U0276474

Miller's Anesthesia

米勒麻醉学

（第 8 版）

注　意

　　医学在不断进步。虽然标准安全措施必须遵守，但是由于新的研究和临床实践在不断拓展我们的知识，在治疗和用药方面做出某种改变也许是必需或适宜的。建议读者核对本书所提供的每种药品的生产厂商的最新产品信息，确认推荐剂量、服用方法与时间及相关的禁忌证。确定诊断、决定患者的最佳服药剂量和最佳治疗方式以及采取适当的安全预防措施是经治医师的责任，这有赖于他（她）们的个人经验和对每一位患者的了解。在法律允许的范围内，出版商和编著者对于因本书所包含的资料而引起的任何人身损害或财产损失，均不承担任何责任。

出版者

Miller's Anesthesia

米勒麻醉学

下卷

（第8版）

原著主编

Ronald D. Miller

原著副主编

Neal H. Cohen

Lars I. Eriksson

Lee A. Fleisher

Jeanine P. Wiener-Kronish

William L. Young

主　译

邓小明　曾因明　黄宇光

副主译

李文志　姚尚龙

古妙宁　王国林

北京大学医学出版社

MILE MAZUIXUE (DI 8 BAN)

图书在版编目（CIP）数据

米勒麻醉学：（第8版）／（美）罗纳德·米勒（Ronald Miller）原著；邓小明，曾因明，黄宇光主译. – 北京：北京大学医学出版社，2016.8（2017.8重印）
书名原文：Miller's Anesthesia
ISBN 978-7-5659-1405-8

Ⅰ.①米… Ⅱ.①罗… ②邓… ③曾… ④黄… Ⅲ.①麻醉学 Ⅳ.①R614

中国版本图书馆CIP数据核字 (2016) 第128754号

北京市版权局著作权合同登记号：图字：01-2016-2814

ELSEVIER

Elsevier (Singapore) Pte Ltd.
3 Killiney Road, #08-01 Winsland House I, Singapore 239519
Tel: (65) 6349-0200; Fax: (65) 6733-1817

Miller's Anesthesia, 8/E
Ronald D. Miller
Copyright © 2015 by Saunders, an imprint of Elsevier Inc. All rights reserved.
ISBN-13: 9780702052835

This translation of Miller's Anesthesia, 8/E by Ronald D. Miller was undertaken by Peking University Medical Press and is published by arrangement with Elsevier (Singapore) Pte Ltd.
Miller's Anesthesia, 8/E by Ronald D. Miller 由北京大学医学出版社进行翻译，并根据北京大学医学出版社与爱思唯尔（新加坡）私人有限公司的协议约定出版。
《米勒麻醉学》（第 8 版）（邓小明　曾因明　黄宇光　译）
ISBN: 978-7-5659-1405-8
Copyright © 2016 by Elsevier (Singapore) Pte Ltd. and Peking University Medical Press.
All rights reserved. No part of this publication may be reproduced or transmitted in any form or by any means, electronic or mechanical, including photocopying, recording, or any information storage and retrieval system, without permission in writing from Elsevier (Singapore) Pte Ltd. Details on how to seek permission, further information about the Elsevier's permissions policies and arrangements with organizations such as the Copyright Clearance Center and the Copyright Licensing Agency, can be found at our website: www.elsevier.com/permissions.
This book and the individual contributions contained in it are protected under copyright by Elsevier (Singapore) Pte Ltd. and Peking University Medical Press (other than as may be noted herein).

Notice
This publication has been carefully reviewed and checked to ensure that the content is as accurate and current as possible at time of publication. We would recommend, however, that the reader verify any procedures, treatments, drug dosages or legal content described in this book. Neither the author, the contributors, the copyright holder nor the publisher assume any liability for injury and/or damage to persons or property arising from any error in or omission from this publication.
Published in China by Peking University Medical Press under special arrangement with Elsevier (Singapore) Pte Ltd. This edition is authorized for sale in the People's Republic of China only, excluding Hong Kong SAR, Macau SAR and Taiwan. Unauthorized export of this edition is a violation of the contract.

米勒麻醉学（第 8 版）

主　　译：邓小明　曾因明　黄宇光

出版发行：北京大学医学出版社

地　　址：(100191) 北京市海淀区学院路 38 号 北京大学医学部院内

电　　话：发行部 010-82802230；图书邮购 010-82802495

网　　址：http://www.pumpress.com.cn

E－mail：booksale@bjmu.edu.cn

印　　刷：北京圣彩虹制版印刷技术有限公司

经　　销：新华书店

策划编辑：王智敏

责任编辑：刘　燕　董采萱　王智敏　李　娜　　责任校对：金彤文　　责任印制：李　啸

开　　本：889 mm ×1194 mm　1/16　印张：194.5　字数：6584 千字

版　　次：2016 年 8 月第 1 版　2017 年 8 月第 2 次印刷

书　　号：ISBN 978-7-5659-1405-8

定　　价：1280.00 元（全套定价）

版权所有，违者必究

（凡属质量问题请与本社发行部联系退换）

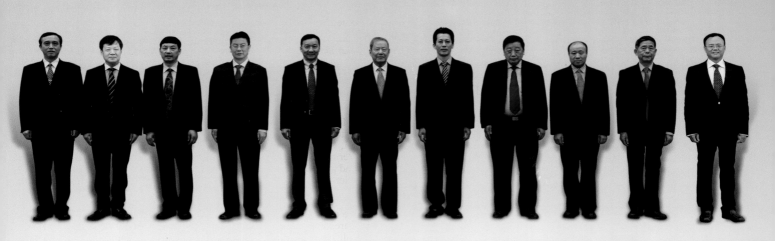

《米勒麻醉学》（第8版）中文版翻译专家委员会委员合影

从左至右：鲁开智　郭曲练　王国林　熊利泽　黄宇光　曾因明　邓小明　姚尚龙　李文志　古妙宁　马正良

主 译 简 介

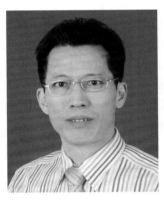

邓小明，1963 年 1 月出生，江西吉安人。1984 年于第二军医大学军医系本科毕业后留校在附属长海医院麻醉科工作，先后师从于王景阳教授、朱诚教授，获得麻醉学硕士与外科学博士学位。1998 年在德国杜塞尔多夫海涅 (Heinrich-Hein) 大学麻醉学研究所任访问教授。1995 年晋升副教授、副主任医师，2001 年晋升教授、主任医师。现为第二军医大学长海医院麻醉科、麻醉学教研室主任、教授、主任医师、博士生导师；任中华医学会麻醉学分会副主任委员兼麻醉科护理学组组长与麻醉学指南共同总负责人、中国高等教育学会医学教育专业委员会常委兼麻醉学教育学组组长、全国高等医药院校麻醉学专业第四届教材编审委员会主任委员、上海市医学会麻醉科专科分会主任委员、全军医学计量科学技术委员会手术与麻醉设备质量安全控制专业委员会主任委员、全军麻醉学与复苏专业委员会副主任委员、国家卫生专业技术资格考试麻醉学专家委员会副主任委员、《中华麻醉学杂志》与《国际麻醉学与复苏杂志》副总编辑等。在疑难复杂高危患者麻醉与围术期管理方面具有丰富的临床经验，在脓毒症的基础与临床方面展开了较深入的研究。获四项国家自然科学基金及多项上海市与军队医疗重点项目等，并获得军队医疗成果二等奖两项。主持我国麻醉学本科教材第四轮修订 / 编写工作、我国麻醉科住院医师规范化培训教材与专科医师培训教材以及麻醉学继续教育教材的编写工作。主编或主译著作或教材二十余部，包括《危重病医学》《麻醉学新进展》（2005、2007、2009、2011、2013、2015）系列、《现代麻醉学》（第 4 版）、《米勒麻醉学》（第 6、7、8 版）、《中国麻醉学指南与专家共识（2014 年版）》等。以第一作者或通讯作者发表论文约三百篇，其中 SCI 论文六十余篇。获得原总后勤部"育才奖"银奖、上海市"曙光学者"以及"上海市医学领军人才"与"上海市领军人才"称号。培养毕业博士生 45 名、硕士生 56 名。

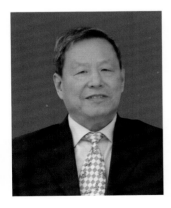

曾因明，1935 年 11 月出生于江苏省江阴市，1959 年毕业于北京医学院（现北京大学医学部）医疗系。现任徐州医科大学终身教授、麻醉学院名誉院长、江苏省麻醉医学研究所所长。兼任江苏省麻醉科医疗质量控制中心主任、中华医学会《国际麻醉学与复苏杂志》总编辑、中国医师协会及中国高等教育学会医学教育委员会特邀顾问等职务。

从事临床麻醉医学工作已 56 年。1983、1987 年分别破格晋升为副教授、教授；1989 年被评为江苏省优秀研究生导师；1990 年被国务院学位委员会评为博士生导师；1993 年获全国优秀教师称号；1993 年及 1998 年两次被江苏省教委授予"优秀学科带头人"称号；1997 年获国家级教学成果一等奖，参加人民大会堂颁奖仪式并受到党和国家领导人接见；2006 年被评为江苏省优秀医学重点学科带头人；2009 年荣获"第三届中国医师协会麻醉学医师终身成就奖"和中华医学会麻醉学分会突出贡献奖。

2006 年退出行政岗位后，继续从事麻醉学教育、学科建设事业和科研活动。2008 年担任《麻醉学》（第 2 版）（供临床医学专业用）主编，《麻醉学高级系列专著》（19 部）总编。2007、2009、2011、2013、2015 年分别担任《麻醉学新进展》主编。2011、2014 年"新世纪麻醉学人才培养模式的探索与实践"先后获得江苏省高校教学成果特等奖和国家级教学成果二等奖。2012 年"碳酸氢盐生理平衡液及其制备方法"（专利号：ZL 2009 1 0207561.8；专利号：ZL 2009 1 0204868.2）获国家发明专利 2 项。2013 年担任《麻醉学》（第 3 版）（供临床医学专业用）主审；2014 年担任《现代麻醉学》（第 4 版）主审。2015 年启动《现代麻醉学科管理学》编写工作并担任主编。

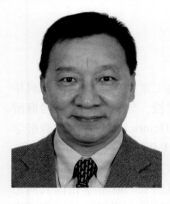

黄宇光，主任医师，博士生导师，教授，北京协和医院麻醉科主任，北京协和医学院麻醉学系主任。1988 年北京协和医学院研究生毕业，1991 年至 1993 年赴美国犹他大学做访问学者，1994 年晋升副主任医师，1998 年晋升主任医师。

现任中华医学会麻醉学分会候任主任委员，中国医师协会麻醉学医师分会前任主任委员（2008—2011），北京市麻醉学会前任主任委员（2012—2015），国际麻醉药理学会（ISAP）前任主席（2013—2014），世界麻醉医师协会联盟（WFSA）亚澳区（AARS）常委兼副秘书长，WFSA 质控专家委员会委员，国家卫生计生委麻醉质量控制中心主任，第七届国家卫生标准委员会血液标准专业委员会副主任委员，中华医学会理事，北京医学会常务理事，中国麻醉药理学会副主任委员，《Anesthesia & Analgesia》杂志栏目编委（Section Editor），《Acta Anaesthesiologica Taiwanica》杂志副主编，《中华麻醉学杂志》副主编，《临床麻醉学杂志》副主编，《协和医学》副主编，北京市政协委员，中央保健会诊专家和先进个人，中国生命关怀协会常务理事。

1998 年获"吴阶平 – 保罗·杨森医学药学奖"二等奖，1999 年获卫生部科技进步二等奖，2006 年获教育部科技进步奖二等奖，2007 年获北京市科技进步奖三等奖，2008 年获中国医师奖，2009 年获国际麻醉药理学会（ISAP）年度最佳论文奖。2014 年当选第六届"全国优秀科技工作者"。2015 年被评为国家卫生计生委"突出贡献中青年专家"。

1994 年率先在国内倡导和践行患者自控镇痛（PCA）技术。1999 年率先在国内开展神经刺激器定位外周神经阻滞技术。2008 年率先在北京协和医院麻醉科手术室倡导实施 WHO "手术三方核查"制度、不良事件上报和 PDCA(Plan, Do, Check, Act) 质量环。2013 年倡导建立临床合理用血预警系统（Heamovigilance）。2014 年协助国家卫生计生委起草制定国家级《麻醉质控核心指标》和《临床输血技术规范》。2012 年至今在北京麻醉界推行"传承行动"和"牵手行动"。2014 年倡导现代团队医学和围术期患者之家（PSH）。

副 主 译 简 介

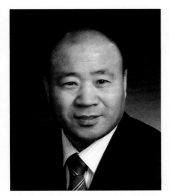

李文志，1960年11月生于黑龙江省。1994年获日本金泽大学医学博士学位。博士研究生导师，教授，主任医师。现任哈尔滨医科大学麻醉学系主任，哈尔滨医科大学附属第二医院副院长，麻醉学教研室主任，麻醉科、重症医学科主任，黑龙江省"龙江学者"特聘教授，卫生部"有突出贡献中青年专家"，享受国务院政府特殊津贴。任全国高等医学教育学会麻醉学教育学组副组长，黑龙江省医学会麻醉学分会主任委员，黑龙江省麻醉科医疗质量控制中心主任，《中华麻醉学杂志》《临床麻醉学杂志》常务编委，《国际麻醉学与复苏杂志》副总编辑，民盟黑龙江省委副主任委员，全国政协委员。

从事麻醉学临床、教学工作至今31年，获得黑龙江省"优秀教师""省优秀研究生指导教师""省教学名师"称号。主编《危重病医学》。主讲的"危重病医学"课程为国家级精品课程、国家资源共享课程等。培养博士研究生34名，硕士研究生58名。主要从事围术期多器官功能保护的研究。近年来发表论文242篇，其中SCI收录48篇。出版著作22部，主编10部，主持国家自然科学基金面上项目4项。以第一完成人身份获教育部科技进步二等奖1项、黑龙江省科技进步二等奖3项、三等奖1项。

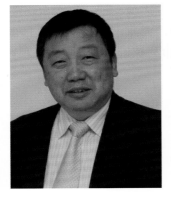

姚尚龙，1956年3月出生于安徽桐城。1990年获同济医科大学麻醉学博士学位。享受国务院政府特殊津贴，二级教授，主任医师，"华中学者"特聘教授，博士生导师。现任华中科技大学附属协和医院副院长，麻醉与危重病医学研究所所长兼麻醉科主任。中华医学会麻醉学分会副主任委员，中国医师协会麻醉医师分会前任会长，中国高等教育学会医学教育专业委员会麻醉学教育学组副组长，全国高等医学院校麻醉学专业教材编审委员会副主任委员，全国卫生专业技术资格考试麻醉学专家委员会主任委员，全国住院医师规范化培训考核麻醉专业专家委员会主任委员，湖北省麻醉质控中心主任。

从事教学工作近三十年，培养博士研究生生五十余名。主要从事麻醉机制、急性呼吸窘迫综合征（ARDS）重症治疗、疼痛治疗、心肺脑复苏和体外循环损伤机制研究工作。先后承担10项国家自然科学基金项目（其中1项国家自然科学基金重点项目）和十余项部省级课题，发表论文三百余篇，其中五十余篇被SCI收录。获发明专利1项，实用专利4项，其中便携式电子视频喉镜专利成功转让并得到广泛使用，此专利获湖北省技术发明一等奖。另获湖北省科技进步一等奖、中华医学会科技进步三等奖、卫生部优秀教材二等奖、教育部提名科技进步二等奖等众多奖项。2015年获"中国消除贫困奖"及"最美医师"荣誉称号，被《健康报》授予"生命英雄——科技之星"称号。2014年被聘为德国麻醉与危重病学会通讯会员。主编和参编专著三十余部，担任《现代麻醉学》（第4版）主编、卫生部住院医师规范化培训教材《麻醉学》主编、《临床麻醉学》（第1、2、3版）主编、《介入手术麻醉学》主编、《临床麻醉基本技术》主编等。担任《中华麻醉学杂志》《临床麻醉学杂志》《国际麻醉与复苏杂志》《中华生物医学工程杂志》《中国医刊》副总编辑。

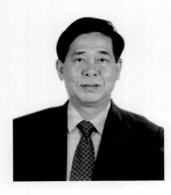

古妙宁，1950 年出生，广东五华人。第一军医大学硕士研究生毕业。1996 年起任南方医科大学南方医院麻醉科主任，现任主任医师、教授、博士生导师。曾任中华医学会麻醉学分会第九届委员会委员，两届广东省医学会麻醉学分会主任委员。现任广东省麻醉质量控制中心主任，《国际麻醉学与复苏杂志》副总编辑，《米勒麻醉学》中文版（第 7 版、第 8 版）副主译；《中华麻醉学杂志》《临床麻醉学杂志》《南方医科大学学报》《中山大学学报（医学科学版）》等国内核心期刊特邀审稿专家或编委。2015 年荣获中华医学会麻醉学分会"中国麻醉学贡献奖"。

从事麻醉学与危重病医、教、研三十多年。获军队科技进步二等奖一项，获广东省科学技术、军队科技进步三等奖多项。主持国家自然科学基金项目一项、广东省自然科学基金项目多项。以第一作者或通讯作者发表论文约两百篇，其中 SCI 收录十余篇。主编专著《器官移植的麻醉及围手术期处理》《中华临床急诊丛书：临床急诊麻醉与复苏学》《围麻醉期与处理》《妇产科麻醉学》，副主编（译）或参编专著、教材多部，包括《麻醉学新进展》（2009、2011、2013、2015）系列、《米勒麻醉学》（第 6、7、8 版）、《胃肠手术麻醉学》《微创手术麻醉学》《现代麻醉学》（第 3 版）等。培养毕业博士研究生 35 人，硕士研究生 40 人。

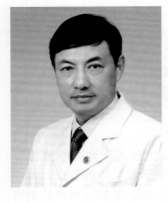

王国林，现任天津医科大学总医院副院长、麻醉科教授、主任医师、博士生导师，麻醉科、重症医学科学科带头人，天津市麻醉学研究所所长。教育部医学教育临床教学研究中心副主任、教育部高等学校教学指导委员会委员，临床实践教学分委会副主任，中华医学会麻醉学分会常委，中华麻醉学会神经外科学组组长，中国医师协会麻醉医师分会副会长，中国高等教育学会医学教育专业委员会麻醉学教育学组副组长，天津市医学会麻醉学分会主任委员，天津市临床麻醉质控中心主任。任《中华麻醉学杂志》和《国际麻醉与复苏杂志》副总编辑，《临床麻醉学杂志》和《天津医药》常务编委。主编专著 12 部，参编专著 15 部。发表核心期刊论文 260 余篇，其中 SCI 收录 40 篇。获国家自然科学基金项目 5 项，天津市科技支撑项目 1 项，面上项目 2 项，教育部博士点基金项目 1 项。获天津市科技进步奖二等奖 2 项。业务专长：临床麻醉、重症治疗。

译 者 名 单

主 译

邓小明　第二军医大学长海医院
曾因明　徐州医科大学附属医院
黄宇光　中国医学科学院北京协和医学院北京协和医院

副主译

李文志　哈尔滨医科大学附属第二医院
姚尚龙　华中科技大学同济医学院附属协和医院
古妙宁　南方医科大学南方医院
王国林　天津医科大学总医院

翻译专家委员会（按姓氏笔画排序）

马正良　南京大学医学院附属鼓楼医院
王国林　天津医科大学总医院
邓小明　第二军医大学长海医院
古妙宁　南方医科大学南方医院
李文志　哈尔滨医科大学附属第二医院
郭曲练　中南大学湘雅医院
姚尚龙　华中科技大学同济医学院附属协和医院
黄宇光　中国医学科学院北京协和医学院北京协和医院
鲁开智　第三军医大学西南医院
曾因明　徐州医科大学附属医院
熊利泽　第四军医大学西京医院

主译助理（按姓氏笔画排序）

卞金俊　第二军医大学长海医院
易　杰　中国医学科学院北京协和医学院北京协和医院
倪　文　第二军医大学长海医院
曹君利　徐州医科大学附属医院

翻译委员助理（按姓氏笔画排序）

王海云　天津市第三中心医院
张　伟　南京大学医学院附属鼓楼医院
张诗海　华中科技大学同济医学院附属协和医院
陈　妍　第三军医大学西南医院
侯丽宏　第四军医大学西京医院
姜　妤　南方医科大学南方医院
郭悦平　哈尔滨医科大学附属第二医院
黄长盛　中南大学湘雅医院

审校专家名单（按审校章节排序）

曾因明　徐州医科大学附属医院
曹君利　徐州医科大学附属医院
黄宇光　中国医学科学院北京协和医学院北京协和医院
左明章　北京医院
郭　政　山西医科大学第二医院
孙　莉　中国医学科学院北京协和医学院肿瘤医院
田　鸣　首都医科大学附属北京友谊医院
董海龙　第四军医大学西京医院
易　杰　中国医学科学院北京协和医学院北京协和医院
邓晓明　中国医学科学院整形医院
李天佐　首都医科大学附属北京世纪坛医院
王国林　天津医科大学总医院
于布为　上海交通大学医学院附属瑞金医院
罗　艳　上海交通大学医学院附属瑞金医院
邓小明　第二军医大学长海医院
李金宝　第二军医大学长海医院
徐国海　南昌大学第二附属医院
岳　云　首都医科大学附属北京朝阳医院
吴安石　首都医科大学附属北京朝阳医院
王天龙　首都医科大学宣武医院
王东信　北京大学第一医院

刘志强　上海市第一妇婴保健院
丁正年　江苏省人民医院
张　兵　哈尔滨医科大学附属第二医院
潘　鹏　哈尔滨医科大学附属第二医院
崔晓光　哈尔滨医科大学附属第二医院
席宏杰　哈尔滨医科大学附属第二医院
俞卫锋　上海交通大学医学院附属仁济医院
张延卓　哈尔滨医科大学附属第二医院
郭悦平　哈尔滨医科大学附属第二医院
赵国庆　吉林大学中日联谊医院
杜洪印　天津市第一中心医院
马正良　南京大学医学院附属鼓楼医院
顾小萍　南京大学医学院附属鼓楼医院
郭曲练　中南大学湘雅医院
徐军美　中南大学湘雅二医院
陈彦青　福建省立医院
欧阳文　中南大学湘雅三医院
古妙宁　南方医科大学南方医院
徐世元　南方医科大学珠江医院
刘克玄　南方医科大学南方医院
喻　田　遵义医学院
韩如泉　首都医科大学附属北京天坛医院
李成辉　中日友好医院

冯　艺	北京大学人民医院
米卫东	解放军总医院
高　鸿	贵阳医学院附属医院
徐铭军	首都医科大学附属北京妇产医院
董振明	河北医科大学第二医院
王秀丽	河北医科大学第三医院
郭向阳	北京大学第三医院
谭　刚	中国医学科学院北京协和医学院北京协和医院
李文献	复旦大学附属眼耳鼻喉科医院
王祥瑞	上海交通大学医学院附属仁济医院
朱文忠	第二军医大学长海医院
方向明	浙江大学医学院
朱科明	第二军医大学长海医院
袁红斌	第二军医大学长征医院
顾卫东	复旦大学附属华东医院
薛张纲	复旦大学附属中山医院
姜　虹	上海交通大学医学院附属第九人民医院
李士通	上海交通大学附属第一人民医院
严　敏	浙江大学医学院附属第二医院
黑子清	中山大学附属第三医院
马武华	广州中医药大学第一附属医院
刘敬臣	广西医科大学第一附属医院
谢玉波	广西医科大学第一附属医院
招伟贤	广州中医药大学第二附属医院
靳三庆	中山大学附属第六医院
余剑波	天津市中西医结合医院
黄文起	中山大学附属第一医院
屠伟峰	广州军区广州总医院
王英伟	复旦大学附属华山医院
曾维安	中山大学肿瘤防治中心
王　晟	广东省人民医院
嵇富海	苏州大学附属第一医院
杨建平	苏州大学附属第一医院
田国刚	三亚市人民医院
陈晔明	南方医科大学第三附属医院
熊利泽	第四军医大学西京医院
吕　岩	第四军医大学西京医院
缪长虹	上海复旦大学附属肿瘤医院
徐美英	上海交通大学附属胸科医院
吴东进	上海交通大学附属胸科医院
刘　进	四川大学华西医院
王　锷	中南大学湘雅医院
王焱林	武汉大学中南医院
贾　珍	青海大学附属医院
张诗海	华中科技大学同济医学院附属协和医院
尹　宁	东南大学附属中大医院
衡新华	昆明医科大学第一附属医院
罗爱林	华中科技大学同济医学院附属同济医院
陈向东	华中科技大学同济医学院附属协和医院
孟凡民	河南省人民医院
麻伟青	成都军区昆明总医院
毛卫克	华中科技大学同济医学院附属协和医院
闵　苏	重庆医科大学附属第一医院
刘　斌	四川大学华西医院
刘　宿	第三军医大学大坪医院
陈力勇	第三军医大学大坪医院
杨天德	第三军医大学新桥医院
鲁开智	第三军医大学西南医院
顾健腾	第三军医大学西南医院
甯交琳	第三军医大学西南医院
郑　宏	新疆医科大学第一附属医院
毕　敏	第三军医大学西南医院
刘保江	山西医科大学第一医院
陶国才	第三军医大学西南医院
易　斌	第三军医大学西南医院
姚立农	第四军医大学唐都医院
侯丽宏	第四军医大学西京医院
王　强	第四军医大学西京医院
戚思华	哈尔滨医科大学附属第四医院
杨承祥	中山大学附属佛山医院
彭书峻	中山大学孙逸仙纪念医院
王婷婷	华中科技大学同济医学院附属协和医院
夏中元	武汉大学人民医院
张马忠	上海交通大学医学院附属上海儿童医学中心
王国年	哈尔滨医科大学附属第三医院
侯立朝	第四军医大学西京医院
邵东华	江苏大学附属人民医院
李伟彦	南京军区南京总医院
孙焱芜	第四军医大学西京医院
张　野	安徽医科大学第二附属医院
顾尔伟	安徽医科大学第一附属医院
张铁铮	沈阳军区总医院
马　虹	中国医科大学附属第一医院
张　卫	郑州大学第一附属医院
王士雷	青岛大学附属医院
方　波	中国医科大学附属第一医院
熊君宇	大连医科大学附属第二医院
于建设	内蒙古医科大学附属医院

宋子贤　河北医科大学第四医院　　　　　周华城　哈尔滨医科大学附属第四医院
贾慧群　河北医科大学第四医院　　　　　连庆泉　温州医科大学附属第二医院

译者名单（按翻译章节排序）

朱珊珊　江苏省徐州市第三人民医院　　　　王　靖　天津医科大学肿瘤医院
龚亚红　中国医学科学院北京协和医学院北京协　李冰冰　南京大学医学院附属鼓楼医院
　　　　和医院　　　　　　　　　　　　　张　伟　南京大学医学院附属鼓楼医院
张瑞林　山西医科大学第二医院　　　　　　卢悦淳　天津医科大学第二医院
丁　超　中国医学科学院北京协和医学院肿瘤医院　宦　烨　中南大学湘雅医院
甄　宇　首都医科大学附属北京友谊医院　　黄长盛　中南大学湘雅医院
王　鹰　首都医科大学附属北京友谊医院　　戴茹萍　中南大学湘雅二医院
路志红　第四军医大学西京医院　　　　　　俞增贵　福建省立医院
马　爽　中国医学科学院北京协和医学院北京协　李　丹　中南大学湘雅三医院
　　　　和医院　　　　　　　　　　　　　赵振龙　南方医科大学南方医院
朱　斌　北京大学国际医院　　　　　　　　张鸿飞　南方医科大学珠江医院
杨　冬　中国医学科学院整形医院　　　　　姜　妤　南方医科大学南方医院
孙艳霞　首都医科大学附属北京同仁医院　　王海英　遵义医学院
陈　怡　天津医科大学总医院　　　　　　　曹　嵩　遵义医学院
王海云　天津市第三中心医院　　　　　　　陈唯韫　中国医学科学院北京协和医学院北京协
张丽芸　上海交通大学医学院附属瑞金医院　　　　　和医院
包　睿　第二军医大学长海医院　　　　　　范议方　首都医科大学附属北京天坛医院
杨　涛　第二军医大学长海医院　　　　　　尹毅青　中日友好医院
胡衍辉　南昌大学第二附属医院　　　　　　徐嘉莹　中国医学科学院北京协和医学院北京协
梁应平　南昌大学第二附属医院　　　　　　　　　　和医院
张　忱　首都医科大学附属北京朝阳医院　　曲　歌　中国医学科学院北京协和医学院北京协
崔　凡　北京大学第一医院　　　　　　　　　　　　和医院
李怀瑾　北京大学第一医院　　　　　　　　李　旭　中国医学科学院北京协和医学院北京协
肖　玮　首都医科大学宣武医院　　　　　　　　　　和医院
王佳艳　首都医科大学宣武医院　　　　　　刘艳红　解放军总医院
徐振东　上海市第一妇婴保健院　　　　　　宋锴澄　中国医学科学院北京协和医学院北京协
孙　杰　江苏省人民医院　　　　　　　　　　　　　和医院
顾小萍　南京大学医学院附属鼓楼医院　　　曹　莹　贵阳医学院附属医院
徐咏梅　哈尔滨医科大学附属第二医院　　　刘　旸　贵阳医学院附属医院
刘金锋　哈尔滨医科大学附属第二医院　　　董　鹏　首都医科大学附属北京友谊医院
岳子勇　哈尔滨医科大学附属第二医院　　　张青林　首都医科大学附属北京妇产医院
赵延华　上海交通大学附属仁济医院　　　　黄立宁　河北医科大学第二医院
周姝婧　上海交通大学附属仁济医院　　　　石　娜　河北医科大学第三医院
李　凯　吉林大学中日联谊医院　　　　　　徐　懋　北京大学第三医院
侯跃东　山东大学齐鲁医院　　　　　　　　韩　彬　北京大学第三医院
于金贵　山东大学齐鲁医院　　　　　　　　陈恺铮　复旦大学附属眼耳鼻喉科医院
喻文立　天津市第一中心医院　　　　　　　肖　洁　上海交通大学医学院附属仁济医院
翁亦齐　天津市第一中心医院　　　　　　　许　涛　第二军医大学长海医院
赵洪伟　天津医科大学肿瘤医院　　　　　　卞金俊　第二军医大学长海医院

刘 灿	浙江大学医学院	王 洁	华中科技大学同济医学院附属协和医院
何星颖	第二军医大学长征医院	谭 虎	第三军医大学新桥医院
张细学	复旦大学附属华东医院	杨纯勇	第三军医大学西南医院
金 琳	复旦大学附属中山医院	张 秦	新疆医科大学第一附属医院
丁 明	复旦大学附属中山医院	郭志佳	山西医科大学第一医院
孙 宇	上海交通大学医学院附属第九人民医院	郭 巧	第三军医大学西南医院
马皓琳	上海交通大学医学院附属第一人民医院	赵 品	第四军医大学唐都医院
郁丽娜	浙江大学医学院附属第二医院	阎文军	甘肃省人民医院
王 勇	广州中医药大学第一附属医院	杨丽芳	第四军医大学西京医院
林育南	广西医科大学第一附属医院	王 颖	哈尔滨医科大学附属第四医院
毛仲炫	广西医科大学第一附属医院	王汉兵	中山大学附属佛山医院
石永勇	广州中医药大学第二附属医院	冯颖露	华中科技大学同济医学院附属协和医院
郑志楠	中山大学附属第六医院	刘慧敏	武汉大学人民医院
张 圆	天津市中西医结合医院	杨 磊	华中科技大学同济医学院附属协和医院
周秋雯	中山大学附属第一医院	黄梦玉	华中科技大学同济医学院附属协和医院
孙 瑗	上海交通大学医学院附属新华医院	王 坤	哈尔滨医科大学附属第三医院
张颖君	中山大学肿瘤防治中心	丁文刚	哈尔滨医科大学附属第二医院
殷 伟	苏州大学附属第一医院	朱萧玲	第四军医大学西京医院
王颖林	同济大学附属上海东方医院	王韶双	第四军医大学西京医院
雷 翀	第四军医大学西京医院	吴 进	江苏大学附属人民医院
袁宏杰	第四军医大学西京医院	聂 煌	第四军医大学西京医院
许平波	上海复旦大学附属肿瘤医院	蒋玲玲	安徽医科大学第二附属医院
蒋琦亮	上海交通大学附属胸科医院	李 锐	安徽医科大学第二附属医院
刘光跃	四川大学华西医院	陈 曦	第四军医大学唐都医院
林 静	四川大学华西医院	孙莹杰	沈阳军区总医院
翁莹琪	中南大学湘雅医院	刘功俭	徐州医科大学附属医院
陈 敏	华中科技大学同济医学院附属协和医院	荆 娜	中国医科大学附属第一医院
王学军	青海红十字医院	张 洁	郑州大学第一附属医院
徐尤年	华中科技大学同济医学院附属协和医院	陈凤收	中国医科大学附属第一医院
夏江燕	东南大学附属中大医院	刘学胜	安徽医科大学第一附属医院
石琴芳	华中科技大学同济医学院附属协和医院	万小健	第二军医大学长海医院
钱金桥	昆明医科大学第一附属医院	刘 洁	大连医科大学附属第二医院
周 静	华中科技大学同济医学院附属同济医院	任晓燕	中国医科大学附属第一医院
陈晔凌	华中科技大学同济医学院附属同济医院	鲁显福	安徽医科大学第一附属医院
毛卫克	华中科技大学同济医学院附属协和医院	都义日	内蒙古大学附属医院
张加强	河南省人民医院	石海霞	内蒙古医科大学附属医院
黄章翔	成都军区昆明总医院	崔伟华	内蒙古医科大学附属医院
钟 琦	华中科技大学同济医学院附属协和医院	朱 倩	首都医科大学附属北京友谊医院
陈向东	华中科技大学同济医学院附属协和医院	柴叶静	河北医科大学第四医院
郝学超	重庆医科大学附属第一医院	雍芳芳	河北医科大学第四医院
彭丽桦	重庆医科大学附属第一医院	刘金锋	哈尔滨医科大学附属第二医院
周 棱	四川大学华西医院	倪育飞	温州医科大学附属第二医院
迟冬梅	四川大学华西医院	马 宇	第二军医大学长海医院
王思洋	四川大学华西医院	王晓琳	第二军医大学长海医院
毛庆祥	第三军医大学大坪医院	王嘉锋	第二军医大学长海医院

刘　征　第二军医大学长海医院　　　　　周　懿　第二军医大学长海医院
刘　毅　第二军医大学长海医院　　　　　倪　文　第二军医大学长海医院
李斌本　第二军医大学长海医院　　　　　侯　炯　第二军医大学长海医院
张伟时　第二军医大学长海医院　　　　　盛　颖　第二军医大学长海医院
孟　岩　第二军医大学长海医院　　　　　樊玉花　第二军医大学长海医院
陈　辉　第二军医大学长海医院　　　　　黎　娜　第二军医大学长海医院
余喜亚　第二军医大学长海医院　　　　　薄禄龙　第二军医大学长海医院
赵珍珍　第二军医大学长海医院　　　　　蒋政宇　第二军医大学长海医院
项明琼　第二军医大学长海医院

原 著 者 名 单

ANTHONY R. ABSALOM, MBChB, FRCA, MD
Professor
Department of Anesthesiology
University of Groningen
University Medical Center Groningen
Groningen, Netherlands

OLGA N. AFONIN, MD
Former Assistant Clinical Professor
Department of Anesthesia and Perioperative Care
University of California, San Francisco, School of
    Medicine
San Francisco, California

PAUL H. ALFILLE, MD
Assistant Professor of Anaesthesia
Harvard Medical School
Director, Thoracic Anesthesia Section
Department of Anesthesia, Critical Care, and Pain
    Medicine
Massachusetts General Hospital
Boston, Massachusetts

PAUL D. ALLEN, MD, PhD
Adjunct Professor
Department of Molecular Biosciences
School of Veterinary Medicine
Adjunct Professor of Anesthesia
School of Medicine
University of California, Davis
Davis, California
Professor of Anaesthesia Research
Leeds Institute of Biomedical & Clinical Sciences
School of Medicine
University of Leeds
Leeds, United Kingdom

J. JEFFREY ANDREWS, MD
Professor and Chair
Department of Anesthesiology
University of Texas Health Science Center
    at San Antonio
San Antonio, Texas

CHRISTIAN C. APFEL, MD, PhD, MBA
Associate Adjunct Professor
Departments of Epidemiology and Biostatistics
University of California, San Francisco, School of
    Medicine
San Francisco, California

JEFFREY L. APFELBAUM, MD
Professor and Chair
Department of Anesthesia and Critical Care
University of Chicago
Chicago, Illinois

CARLOS A. ARTIME, MD
Assistant Professor
Associate Director, Operating Rooms
Department of Anesthesiology
University of Texas Medical School at Houston
Houston, Texas

ARANYA BAGCHI, MBBS
Clinical Fellow in Anesthesia
Department of Anesthesia, Critical Care, and Pain
    Medicine
Massachusetts General Hospital
Harvard Medical School
Boston, Massachusetts

DAVID J. BAKER, DM, FRCA
Emeritus Consultant Anesthesiologist
SAMU de Paris and Department of Anesthesia
Necker Hospital
University of Paris V
Paris, France

ANIS BARAKA, MB, BCh, DA, DM, MD, FRCA (Hon)
Emeritus Professor
Department of Anesthesiology
American University of Beirut Medical Center
Beirut, Lebanon

ATILIO BARBEITO, MD, MPH
Assistant Professor
Department of Anesthesiology
Duke University Medical Center
Anesthesia Service
Veterans Affairs Medical Center
Durham, North Carolina

STEVEN J. BARKER, PhD, MD
Professor Emeritus
Department of Anesthesiology
University of Arizona College of Medicine
Tucson, Arizona

SHAHAR BAR-YOSEF, MD
Assistant Consulting Professor
Department of Anesthesiology and Critical Care Medicine
Duke University Medical Center
Durham, North Carolina

BRIAN T. BATEMAN, MD, MSc
Assistant Professor of Anaesthesia
Harvard Medical School
Attending Physician
Department of Anesthesia, Critical Care, and Pain
   Medicine
Massachusetts General Hospital
Boston, Massachusetts

CHARLES B. BERDE, MD, PhD
Chief, Division of Pain Medicine
Department of Anesthesiology, Perioperative, and Pain
   Medicine
Boston Children's Hospital
Professor of Anaesthesia and Pediatrics
Harvard Medical School
Boston, Massachusetts

D.G. BOGOD, MB, BS, FRCA, LLM
Honorary Senior Lecturer
University of Nottingham
Consultant Anaesthetist
Nottingham University Hospitals
NHS Trust
Nottingham, United Kingdom

DIPTIMAN BOSE, MS, PhD
Assistant Professor
Department of Pharmaceutical and Administrative Sciences
College of Pharmacy
Western New England University
Springfield, Massachusetts

EMERY N. BROWN, MD, PhD
Warren M. Zapol Professor of Anaesthesia
Department of Anesthesia, Critical Care, and Pain Medicine
Massachusetts General Hospital
Harvard Medical School
Edward Hood Taplin Professor of Medical Engineering
Institute for Medical Engineering and Science
Professor of Computational Neuroscience
Department of Brain and Cognitive Sciences
Massachusetts Institute of Technology
Boston, Massachusetts

RICHARD BRULL, MD, FRCPC
Professor
Department of Anesthesia
University of Toronto
Site Chief
Department of Anesthesia
Women's College Hospital
Staff Anesthesiologist
Toronto Western Hospital
University Health Network
Toronto, Ontario, Canada

DAVID W. BUCK, MD, MBA
Department of Anesthesiology
Cincinnati Children's Hospital Medical Center
Cincinnati, Ohio

MICHAEL K. CAHALAN, MD
Professor
Chair of Anesthesiology
Department of Anesthesiology
University of Utah
Salt Lake City, Utah

ENRICO M. CAMPORESI, MD
Professor Emeritus
Department of Surgery
University of South Florida
Tampa, Florida

JAVIER H. CAMPOS, MD
Executive Medical Director of Operating Rooms
Professor
Vice Chair of Clinical Affairs
Director of Cardiothoracic Anesthesia
Medical Director of the Preoperative Evaluation Clinic
Department of Anesthesia
University of Iowa Hospitals and Clinics
Iowa City, Iowa

XAVIER CAPDEVILA, MD, PhD
Professor of Anesthesiology
Department Head
Department of Anesthesia and Critical Care Unit
Lapeyronie University Hospital
Montpellier, France

ROBERT A. CAPLAN, MD
Medical Director of Quality
Seattle Staff Anesthesiologist
Virginia Mason Medical Center
Clinical Professor of Anesthesiology
University of Washington Medical Center
Seattle, Washington

MARIA J.C. CARMONA
Professor, Doctor
Division of Anesthesia of ICHC
University of São Paulo Medical School
São Paulo, Brazil

LYDIA CASSORLA, MD, MBA
Professor Emeritus
Department of Anesthesia and Perioperative Care
University of California, San Francisco, School of Medicine
San Francisco, California

NANCY L. CHAMBERLIN, PhD
Assistant Professor
Department of Neurology
Harvard Medical School
Assistant Professor
Beth Israel Deaconess Medical Center
Boston, Massachusetts

VINCENT W.S. CHAN, MD, FRCPC, FRCA
Professor
Department of Anesthesia
University of Toronto
Head, Regional Anesthesia and Acute Pain Program
Toronto Western Hospital
University Health Network
Toronto, Ontario, Canada

LUCY CHEN, MD
Associate Professor of Anaesthesia
Department of Anesthesia, Critical Care, and Pain Medicine
Massachusetts General Hospital
Harvard Medical School
Boston, Massachusetts

HOVIG V. CHITILIAN, MD
Assistant Professor of Anesthesia
Harvard Medical School
Staff Anesthesiologist
Department of Anesthesia, Critical Care, and Pain
    Medicine
Massachusetts General Hospital
Boston, Massachusetts

CHRISTOPHER G. CHOUKALAS, MD, MS
Assistant Clinical Professor
Department of Anesthesia and Perioperative Care
University of California, San Francisco, School of Medicine
Staff Physician
Department of Anesthesia and Critical Care
San Francisco Veterans Affairs Medical Center
San Francisco, California

CASPER CLAUDIUS, MD, PhD
Department of Intensive Care
Copenhagen University Hospital
Copenhagen, Denmark

NEAL H. COHEN, MD, MS, MPH
Professor
Department of Anesthesia and Perioperative Care
University of California, San Francisco, School of Medicine
San Francisco, California

RICHARD T. CONNIS, PhD
Chief Methodologist
Committee on Standards and Practice Parameters
American Society of Anesthesiologists
Woodinville, Washington

CHARLES J. COTÉ, MD
Professor of Anaesthesia
Harvard Medical School
Director of Clinical Research
Division of Pediatric Anesthesia
MassGeneral Hospital for Children
Department of Anesthesia Critical Care and Pain
    Management
Massachusetts General Hospital
Boston, Massachusetts

†CHAD C. CRIPE, MD
Instructor of Anesthesiology and Critical Care
Department of Anesthesiology and Critical Care
    Medicine
Perelman School of Medicine
University of Pennsylvania
The Children's Hospital of Philadelphia
Philadelphia, Pennsylvania

CHRISTOPHE DADURE, MD, PhD
Professor of Anesthesiology
Head of Pediatric Anesthesia Unit
Department of Anesthesia and Critical Care Unit
Lapeyronie University Hospital
Montpellier, France

BERNARD DALENS, MD, PhD
Associate Professor
Department of Anesthesiology in Laval University
Clinical Professor
Department of Anesthesiology
University Hospital of Quebec
Quebec City, Quebec, Canada

HANS D. DE BOER, MD, PhD
Anesthesiology and Pain Medicine
Martini General Hospital Groningen
Groningen, The Netherlands

GEORGES DESJARDINS, MD, FASE, FRCPC
Clinical Professor of Anesthesiology
Director of Perioperative Echocardiography
    and Cardiac Anesthesia
Department of Anesthesiology
University of Utah
Salt Lake City, Utah

CLIFFORD S. DEUTSCHMAN, MS, MD, FCCM
Department of Anesthesiology and Critical Care
Perelman School of Medicine
University of Pennsylvania
Philadelphia, Pennsylvania

PETER DIECKMANN, PhD, Dipl-Psych
Head of Research
Capital Region of Denmark
Center for Human Resources
Danish Institute for Medical Simulation
Herlev Hospital
Herlev, Denmark

RADHIKA DINAVAHI, MD
Anesthesiologist

†Deceased.

D. JOHN DOYLE, MD, PhD
Professor of Anesthesiology
Cleveland Clinic Lerner College of Medicine
Case Western Reserve University
Staff Anesthesiologist
Department of General Anesthesiology
Cleveland Clinic
Cleveland, Ohio

JOHN C. DRUMMOND, MD, FRCPC
Professor of Anesthesiology
University of California, San Diego
Staff Anesthesiologist
VA Medical Center San Diego
San Diego, California

RICHARD P. DUTTON, MD, MBA
Executive Director
Anesthesia Quality Institute
Chief Quality Officer
American Society of Anesthesiologists
Park Ridge, Illinois

RODERIC ECKENHOFF, MD
Vice Chair for Research
Austin Lamont Professor
Department of Anesthesiology and Critical Care
Perelman School of Medicine
University of Pennsylvania
Philadelphia, Pennsylvania

DAVID M. ECKMANN, PhD, MD
Horatio C. Wood Professor of Anesthesiology and
Critical Care
Professor of Bioengineering
University of Pennsylvania
Philadelphia, Pennsylvania

MARK R. EDWARDS, BMedSci, BMBS, MRCP, FRCA, MD(Res)
Consultant in Anesthesia and Perioperative Research
University Hospital Southampton
Southampton, United Kingdom

CHRISTOPH BERNHARD EICH, PD DR MED
Department Head
Department of Anaesthesia, Paediatric Intensive Care,
and Emergency Medicine
Auf der Bult Children's Hospital
Hannover, Germany

MATTHIAS EIKERMANN, MD, PhD
Associate Professor of Anaesthesia
Harvard Medical School
Director of Research
Department of Anesthesia, Critical Care, and Pain
Medicine
Critical Care Division
Massachusetts General Hospital
Boston, Massachusetts

LARS I. ERIKSSON, MD, PhD, FRCA
Professor and Academic Chair
Department of Anesthesiology, Surgical Services, and
Intensive Care Medicine
Karolinska Institute and Karolinska University Hospital,
Solna
Stockholm, Sweden

NEIL E. FARBER, MD, PhD
Associate Professor of Anesthesiology,
Pharmacology and Toxicology & Pediatrics
Departments of Anesthesiology and Pediatrics
Children's Hospital of Wisconsin
Department of Pharmacology and Toxicology
Medical College of Wisconsin
Milwaukee, Wisconsin

MARC ALLAN FELDMAN, MD, MHS
Staff Anesthesiologist
Department of General Anesthesiology
Director, Cole Eye Institute Operating Rooms
Cleveland Clinic
Cleveland, Ohio

LEE A. FLEISHER, MD
Robert Dunning Dripps Professor and Chair
Department of Anesthesiology and Critical Care
Professor of Medicine
Perelman School of Medicine
University of Pennsylvania
Philadelphia, Pennsylvania

PAMELA FLOOD, MD, MA
Professor
Department of Anesthesiology, Perioperative, and Pain
Medicine
Stanford University
Palo Alto, California

STUART A. FORMAN, MD, PhD
Associate Professor of Anaesthesia
Harvard Medical School
Associate Anesthetist
Anesthesia Critical Care and Pain Medicine
Massachusetts General Hospital
Boston, Massachusetts

KAZUHIKO FUKUDA, MD
Professor
Department of Anesthesia
Kyoto University Faculty of Medicine
Kyoto, Japan

DAVID M. GABA, MD
Associate Dean for Immersive and Simulation-Based
Learning
Stanford University School of Medicine
Stanford, California
Codirector
Simulation Center Anesthesiology and Perioperative
Care Service
VA Palo Alto Health Care System
Palo Alto, California

SARAH GEBAUER, MD
Assistant Professor
Department of Anesthesiology and Palliative Care
University of New Mexico
Albuquerque, New Mexico

SIMON GELMAN, MD, PhD
Chairman Emeritus
Department of Anesthesiology, Perioperative, and Pain
  Medicine
Brigham and Women's Hospital
Boston, Massachusetts

DAVID B. GLICK, MD, MBA
Associate Professor
Department of Anesthesia and Critical Care
University of Chicago
Chicago, Illinois

LAWRENCE T. GOODNOUGH, MD
Professor of Pathology and Medicine
Stanford University
Director, Transfusion Service
Stanford University Medical Center
Stanford, California

SUMEET GOSWAMI, MD, MPH
Associate Professor of Anesthesiology
Cardiothoracic Anesthesiology and Critical Care
Columbia University Medical Center
New York, New York

SALVATORE GRASSO, MD
Section of Anesthesia and Intensive Care
Department of Emergency Organ Transplantation
University of Bari
Bari, Italy

ANDREW T. GRAY, MD, PhD
Professor of Clinical Anesthesia
Department of Anesthesia and Perioperative Care
University of California, San Francisco, School of
  Medicine
San Francisco General Hospital
San Francisco, California

WILLIAM J. GREELEY, MD, MBA
Chair and Anesthesiologist-in-Chief
Department of Anesthesiology and Critical Care
  Medicine
The Children's Hospital of Philadelphia
Professor of Anesthesia and Pediatrics
Perelman School of Medicine
University of Pennsylvania
Philadelphia, Pennsylvania

THOMAS E. GRISSOM, MD
Associate Professor
Department of Anesthesiology
R Adams Cowley Shock Trauma Center
University of Maryland School of Medicine
Baltimore, Maryland

MICHAEL P.W. GROCOTT, BSc, MBBS, MD, FRCA, FRCP, FFICM
Professor of Anesthesia and Critical Care Medicine
Integrative Physiology and Critical Illness Group
Division of Clinical and Experimental Science
Faculty of Medicine
University of Southampton
Anaesthesia and Critical Care Research Unit
University Hospital Southampton
Southampton, United Kingdom
The Royal College of Anaesthetists
London, United Kingdom

MICHAEL A. GROPPER, MD, PhD
Professor and Acting Chairman
Department of Anesthesia and Perioperative Care
Professor of Physiology
Investigator, Cardiovascular Research Institute
University of California, San Francisco, School of Medicine
San Francisco, California

WENDY L. GROSS, MD, MHCM
Vice Chair, Anesthesia for Interventional Medicine
Division of Cardiac Anesthesia
Department of Anesthesiology, Perioperative, and Pain
  Medicine
Brigham and Women's Hospital
Boston, Massachusetts

†FOUAD SALIM HADDAD, MD, FACA, DABA
Clinical Associate
Department of Anesthesiology
American University of Beirut Medical Center
Beirut, Lebanon

CARIN A. HAGBERG, MD
Joseph C. Gabel Professor and Chair
Department of Anesthesiology
University of Texas Medical School at Houston
Houston, Texas

C. WILLIAM HANSON, MD, FCCM
Professor of Anesthesiology and Critical Care
Professor of Surgery and Internal Medicine
Chief Medical Information Officer and Vice President
University of Pennsylvania Health System
Perelman Center for Advanced Medicine
Philadelphia, Pennsylvania

GÖRAN HEDENSTIERNA, MD, PhD
Professor in Clinical Physiology
Uppsala University
Uppsala, Sweden

EUGENIE S. HEITMILLER, MD, FAAP
Professor
Departments of Anesthesiology/Critical Care Medicine
  and Pediatrics
Division of Pediatric Anesthesiology/Critical Care Medicine
Johns Hopkins University School of Medicine
Baltimore, Maryland

---

†Deceased.

THOMAS M. HEMMERLING, MD, DEAA
Associate Professor
Department of Anesthesia
McGill University Health Center
Associate Director
Arnold and Blema Steinberg Medical Simulation Center
McGill University
Associate Director
Institute of Biomedical Engineering
Director, ITAG Laboratory
University of Montreal
Montreal, Quebec, Canada

HUGH C. HEMMINGS, Jr., MD, PhD, FRCA
Joseph F. Artusio, Jr., Professor and Chair of
 Anesthesiology
Professor of Pharmacology
Weill Cornell Medical College
Attending Anesthesiologist
New York Presbyterian Hospital
New York, New York

ZAK HILLEL, MD, PhD
Professor of Clinical Anesthesiology
Department of Anesthesiology
College of Physicians and Surgeons
Columbia University
Director of Cardiothoracic Anesthesiology
St. Luke's-Roosevelt Hospital Center
New York, New York

NAOYUKI HIRATA, MD, PhD
Instructor
Department of Anesthesiology
Sapporo Medical University School of Medicine
Sapporo, Japan

TERESE T. HORLOCKER, MD
Professor of Anesthesiology and Orthopaedics
Department of Anesthesiology
Mayo Clinic
Rochester, Minnesota

STEVEN K. HOWARD, MD
Staff Anesthesiologist
Anesthesiology and Perioperative Care Service
VA Palo Alto Health Care System
Associate Professor of Anesthesiology, Perioperative, and
 Pain Medicine
Stanford University School of Medicine
Stanford, California

YUGUANG HUANG, MD
Professor and Chairman
Department of Anesthesiology
Union Medical College Hospital
Beijing, China

MICHAEL HÜPFL, MD
Consultant
University Clinic for Anaesthesia, Intensive Care, and
 Pain Therapy
Head of Medical Simulation
Medical University Vienna
Emergency Physician
Chair of European Trauma Course Austria
Vienna, Austria

ROBERT W. HURLEY, MD, PhD
Professor of Anesthesiology
Vice Chairman of Pain Medicine
Department of Anesthesiology
Medical College of Wisconsin
Milwaukee, Wisconsin

FUMITO ICHINOSE, MD, PhD
Professor of Anaesthesia
Harvard Medical School
Attending Physician
Department of Anesthesia, Critical Care, and Pain
 Medicine
Massachusetts General Hospital
Boston, Massachusetts

SAMUEL A. IREFIN, MD, FCCM
Associate Professor
Anesthesiology and Intensive Care Medicine
Cleveland Clinic Lerner College of Medicine
Case Western Reserve University
Cleveland, Ohio

YUMI ISHIZAWA, MD, MPH, PhD
Instructor of Anaesthesia
Harvard Medical School
Assistant Anesthetist
Department of Anesthesia, Critical Care, and Pain Medicine
Massachusetts General Hospital
Boston, Massachusetts

VESNA JEVTOVIC-TODOROVIC, MD, PhD, MBA
Harold Carron Professor of Anesthesiology and
 Neuroscience
Department of Anesthesiology
School of Medicine
University of Virginia
Charlottesville, Virginia

KEN B. JOHNSON, MD
Professor
Department of Anesthesiology
University of Utah
Salt Lake City, Utah

OLUWASEUN JOHNSON-AKEJU, MD
Instructor in Anaesthesia
Harvard Medical School
Department of Anesthesia, Critical Care, and Pain
 Medicine
Massachusetts General Hospital
Boston, Massachusetts

DAVID W. KACZKA, MD, PhD
Associate Professor
The University of Iowa Hospital and Clinics
Department of Anesthesia
Iowa City, Iowa

BRIAN P. KAVANAGH, MB, FRCPC
Chief, Department of Anesthesia
Departments of Anesthesia and Critical Care Medicine
University of Toronto
Toronto, Ontario, Canada

JENS KESSLER, MD
Department of Anaesthesiology
University Hospital
Division Center for Pain Therapy and Palliative Medicine
Heidelberg, Germany

TODD J. KILBAUGH, MD
Assistant Professor of Anesthesiology, Critical Care
    Medicine, and Pediatrics
The Children's Hospital of Philadelphia
Department of Anesthesiology and Critical Care Medicine
Perelman School of Medicine
University of Pennsylvania
Philadelphia, Pennsylvania

TAE KYUN KIM, MD, PhD
Associate Professor
Department of Anesthesia and Pain Medicine
Pusan National University School of Medicine
Busan, South Korea

JAMES D. KINDSCHER, MD
Professor of Anesthesiology
Department of Anesthesiology
Kansas University
Director, Liver Transplant Anesthesiology
Kansas University Hospital
Director, Kansas Society of Anesthesiologists
Kansas City, Kansas

BENJAMIN A. KOHL, MD, FCCM
Chief, Division of Critical Care
Program Director, Adult Critical Care Medicine
    Fellowship
Medical Director, Penn eLert Telemedicine Program
Department of Anesthesiology and Critical Care
Perelman School of Medicine
University of Pennsylvania
Philadelphia, Pennsylvania

ANDREAS KOPF, MD
Department of Anesthesiology and Critical Care Medicine
The Free University of Berlin
Charité Campus Benjamin Franklin
Berlin, Germany

SANDRA L. KOPP, MD
Associate Professor of Anesthesiology
Department of Anesthesiology
Mayo Clinic
Rochester, Minnesota

PRIYA A. KUMAR, MD
Professor of Anesthesiology
University of North Carolina School of Medicine
Chapel Hill, North Carolina

ARTHUR M. LAM, MD, FRCPC
Medical Director
Neuroanesthesia and Neurocritical Care
Swedish Neuroscience Institute
Swedish Medical Center
Clinical Professor
Anesthesiology and Pain Medicine
University of Washington
Member, Physician Anesthesia Services
Seattle, Washington

GIORA LANDESBERG, MD, DSc, MBA
Associate Professor
Anesthesiology and Critical Care Medicine
Hadassah-Hebrew University Medical Center
Jerusalem, Isreal

JAE-WOO LEE, MD
Associate Professor
Department of Anesthesiology
University of California, San Francisco, School of
    Medicine
San Francisco, California

GUILLERMO LEMA, MD
Professor
Division of Anesthesiology
Pontifical Catholic University of Chile
Chief of Cardiovascular Anesthesia
Clinical Hospital
Santiago, Chile

BRIAN P. LEMKUIL, MD, FRCA, FCCM
Assistant Clinical Professor
Department of Anesthesia
University of California, San Diego
San Diego, California

CYNTHIA A. LIEN, MD
Professor of Anesthesiology
Department of Anesthesiology
Weill Cornell Medical College
New York, New York

LAWRENCE LITT, MD, PhD
Professor
Department of Anesthesia and Perioperative Care
Department of Radiology
University of California, San Francisco, School of Medicine
San Francisco, California

KATHLEEN LIU, MD, PhD, MAS
Associate Professor
Departments of Medicine and Anesthesia
University of California, San Francisco, School of
    Medicine
San Francisco, California

LINDA L. LIU, MD
Professor
Department of Anesthesia and Perioperative Care
University of California, San Francisco, School of Medicine
San Francisco, California

ALAN J.R. MACFARLANE, BSc (Hons), MBChB (Hons), MRCP, FRCA
Honorary Clinical Senior Lecturer
University of Glasgow
Consultant Anaesthetist
Glasgow Royal Infirmary and Stobhill Ambulatory Hospital
Glasgow, United Kingdom

MICHAEL E. MAHLA, MD
Professor of Anesthesiology and Neurosurgery
Department of Anesthesiology
University of Florida College of Medicine
Gainesville, Florida

ANUJ MALHOTRA, MD
Assistant Professor
Department of Anesthesiology
Pain Management Division
Icahn School of Medicine at Mount Sinai
New York, New York

VINOD MALHOTRA, MD
Professor and Vice-Chair for Clinical Affairs
Department of Anesthesiology
Professor of Anesthesiology in Clinical Urology
Weill Cornell Medical College
Clinical Director of the Operating Rooms
New York-Presbyterian Hospital
New York Weill Cornell Center
New York, New York

JIANREN MAO, MD, PhD
Richard J. Kitz Professor of Anaesthesia Research
Harvard Medical School
Vice Chair for Research
Department of Anesthesia, Critical Care, and Pain Medicine
Massachusetts General Hospital
Boston, Massachusetts

JONATHAN B. MARK, MD
Professor and Vice Chairman
Department of Anesthesiology and Critical Care Medicine
Duke University Medical Center
Chief, Anesthesiology Service
Veterans Affairs Medical Center
Durham, North Carolina

†ELIZABETH A. MARTINEZ, MD, MHS
Anesthesiologist
Department of Anesthesiology, Critical Care, and
  Pain Medicine
Massachusetts General Hospital
Harvard School of Medicine
Boston, Massachusetts

†Deceased.

J.A. JEEVENDRA MARTYN, MD, FRCA, FCCM
Professor of Anaesthesia
Harvard Medical School
Director
Clinical and Biochemical Pharmacology Laboratory
Massachusetts General Hospital
Anesthesiologist-in-Chief
Shriners Hospital for Children
Boston, Massachusetts

LUCIANA MASCIA, MD, PhD
Department of Anesthesia and Intensive Care
University of Torino
S. Giovanni Battista-Molinette Hospital
Torino, Italy

GEORGE A. MASHOUR, MD, PhD
Bert N. La Du Professor and Associate Chair
Department of Anesthesiology
Faculty, Neuroscience Graduate Program
Faculty, Center for Sleep Science
University of Michigan Medical School
Ann Arbor, Michigan

MAUREEN McCUNN, MD, MIPP, FCCM
Associate Professor
Anesthesiology and Critical Care
R Adams Cowley Shock Trauma Center
University of Maryland School of Medicine
Baltimore, Maryland

BRIAN P. McGLINCH, MD
Assistant Professor
Department of Anesthesiology
Mayo Clinic
Rochester, Minnesota

DAVID McILROY, MB, BS, MClinEpi, FANZCA
Staff Anaesthetist
Adjunct Senior Lecturer
Department of Anaesthesia and Perioperative Medicine
Alfred Hospital and Monash University
Melbourne, Australia
Adjunct Assistant Professor
Department of Anesthesiology
Columbia University
New York, New York

CLAUDE MEISTELMAN, MD
Professor and Chair
Department of Anesthesiology and Intensive Care Medicine
Hopital Brabois
University of Lorraine
Nancy, France

JANNICKE MELLIN-OLSEN, MD, DPH
Consultant Anaesthesiologist
Department of Anesthesia, Intensive Care, and
  Emergency Medicine
Baerum Hospital
Vestre Viken Health Trust
Oslo, Norway

BEREND METS, MB, PhD, FRCA, FFA(SA)
Professor and Chair of Anesthesiology
Milton S. Hershey Medical Center
Penn State Hershey Anesthesia
Hershey, Pennsylvania

RONALD D. MILLER, MD, MS
Professor Emeritus of Anesthesia and Perioperative Care
Department of Anesthesia and Perioperative Care
University of California, San Francisco, School of
    Medicine
San Francisco, California

VICKI E. MODEST, MD
Assistant Professor
Harvard Medical School
Anesthetist
Department of Anesthesia, Critical Care, and Pain
    Medicine
Massachusetts General Hospital
Boston, Massachusetts

TERRI G. MONK, MD, MS
Professor
Department of Anesthesiology and Perioperative
    Medicine
University of Missouri
Columbia, Missouri

RICHARD E. MOON, MD, FACP, FCCP, FRCPC
Professor
Departments of Anesthesiology and Medicine
Duke University Medical Center
Durham, North Carolina

JONATHAN MOSS, MD, PhD
Professor
Department of Anesthesia and Critical Care
University of Chicago
Chicago, Illinois

GLENN S. MURPHY, MD
Director, Cardiac Anesthesia and Clinical Research
Department of Anesthesiology
NorthShore University HealthSystem
Evanston, Illinois
Clinical Professor
Department of Anesthesiology
University of Chicago
Chicago, Illinois

JAMIE D. MURPHY, MD
Chief, Division of Obstetric Anesthesia
Assistant Professor
Department of Anesthesia and Critical Care Medicine
Department of Obstetrics and Gynecology
Johns Hopkins University Hospitals
Baltimore, Maryland

PHILLIP S. MUSHLIN, MD, PhD
Research Associate
Brigham and Women's Hospital
Boston, Massachusetts

**MICHAEL MYTHEN, MBBS, FRCA, MD, FFICM,
FCAI (Hon)**
Smiths Medical Professor of Anaesthesia and
    Critical Care
Institute of Sport Exercise and Health
University College
London, United Kingdom

PETER NAGELE, MD, MSc
Assistant Professor of Anesthesiology and Genetics
Department of Anesthesiology
Washington University
St. Louis, Missouri

MOHAMED NAGUIB, MB, BCh, MSc, FCARCSI, MD
Professor of Anesthesiology
Cleveland Clinic Lerner College of Medicine
Case Western Reserve University
Staff Anesthesiologist
Department of General Anesthesiology
Cleveland Clinic
Cleveland, Ohio

SHINICHI NAKAO, MD, PhD
Professor and Chair
Department of Anesthesiology
Kinki University Faculty of Medicine
Osakasayama, Osaka, Japan

ARUNA T. NATHAN, MBBS, FRCA
Assistant Professor of Anesthesiology and Critical Care
    Medicine
Department of Anesthesiology and Critical Care Medicine
The Children's Hospital of Philadelphia
Perelman School of Medicine
University of Pennsylvania
Philadelphia, Pennsylvania

PATRICK J. NELIGAN, MA MB, BCH, FCARCSI, FJFICM
Department of Anaesthesia and Intensive Care
Galway University Hospitals
National University of Ireland
Galway, Ireland

MARK D. NEUMAN, MD, MSc
Assistant Professor
Department of Anesthesiology and Critical Care
Perelman School of Medicine
University of Pennsylvania
Philadelphia, Pennsylvania

**STANTON P. NEWMAN, DPhil, DipPsych, FBPS,
MRCP(Hon), CPsyhol**
Professor
Health Services Research Center
City University London
London, United Kingdom

THEODORA KATHERINE NICHOLAU, MD, PhD
Clinical Professor of Anesthesia and Perioperative Care
Department of Anesthesia and Perioperative Care
University of California, San Francisco, School of Medicine
San Francisco, California

DAVID G. NICKINOVICH, PhD
Consulting Methodologist
Committee on Standards and Practice Parameters
American Society of Anesthesiologists
Bellevue, Washington

EDWARD J. NORRIS, MD, MBA, FAHA
Professor and Vice Chairman
Department of Anesthesiology
University of Maryland School of Medicine
Director and Chief
Department of Anesthesiology
Baltimore VA Medical Center
VA Maryland Health Care System
Adjunct Professor
Department of Anesthesiology and Critical Care Medicine
Johns Hopkins University School of Medicine
Baltimore, Maryland

ALA NOZARI, MD, PhD
Assistant Professor of Anaesthesia
Harvard Medical School
Chief, Division of Orthopedic Anesthesia
Department of Anesthesia, Critical Care, and Pain
  Medicine
Attending Physician
Neuroscience Intensive Care Unit
Massachusetts General Hospital
Boston, Massachusetts

FLORIAN R. NUEVO, MD
Department of Anesthesiology
University of Santo Tomas and Philippine Heart Center
  Hospital
Manila, Philippines

NANCY A. NUSSMEIER, MD, FAHA
Physician Editor, Anesthesiology
UpToDate, Wolters Kluwer Health
Waltham, Massachusetts
Department of Anesthesia, Critical Care, and Pain Medicine
Division of Cardiac Anesthesia
Massachusetts General Hospital
Harvard University
Boston, Massachusetts

SHINJU OBARA, MD
Assistant Professor
Department of Anesthesiology
Fukushima Medical University School of Medicine
Fukushima, Japan

CHRISTOPHER J. O'CONNOR, MD
Professor
Department of Anesthesiology
Rush University Medical Center
Chicago, Illinois

JEROME O'HARA, MD
Associate Professor of Anesthesiology
General Anesthesiology
Cleveland Clinic
Cleveland, Ohio

PAUL S. PAGEL, MD, PhD
Professor of Anesthesiology
Director of Cardiac Anesthesia
Clement J. Zablocki Veterans Affairs Medical Center
Milwaukee, Wisconsin

MANUEL PARDO, Jr., MD
Professor and Vice Chair for Education
Residency Program Director
University of California, San Francisco, School of Medicin
San Francisco, California

PIYUSH M. PATEL, MD, FRCPC
Professor of Anesthesiology
University of California, San Diego
Staff Anesthesiologist
VA Medical Center San Diego
San Diego, California

RONALD PAULDINE, MD
Clinical Professor
Department of Anesthesiology and Pain Medicine
University of Washington
Seattle, Washington

ROBERT A. PEARCE, MD, PhD
Ralph M. Waters, MD, Distinguished Chair
  of Anesthesiology
Professor of Anesthesiology
Department of Anesthesiology
School of Medicine and Public Health
University of Wisconsin, Madison
Attending Anesthesiologist
University of Wisconsin Hospital and Clinics
Madison, Wisconsin

MISHA PEROUANSKY, MD
Professor of Anesthesiology
Department of Anesthesiology
School of Medicine and Public Health
University of Wisconsin
Attending Anesthesiologist
University of Wisconsin Hospital and Clinics
Madison, Wisconsin

ISAAC N. PESSAH, PhD
Professor of Toxicology
Department of Molecular Biosciences
School of Veterinary Medicine
University of California, Davis
Davis, California

BEVERLY K. PHILIP, MD
Professor of Anaesthesia
Harvard Medical School
Founding Director, Day Surgery Unit
Brigham and Women's Hospital
Boston, Massachusetts

YURY S. POLUSHIN, JuS
Professor
Military Medical Academy
President of the Russian Federation of Anaesthesiologists
    and Reanimatologists
St. Petersburg, Russia

KANE O. PRYOR, MD
Director of Clinical Research
Director of Education
Associate Professor of Clinical Anesthesiology
Associate Professor of Clinical Anesthesiology in
    Psychiatry
Department of Anesthesiology
Weill Cornell Medical College
New York, New York

PATRICK L. PURDON, PhD
Assistant Professor of Anaesthesia
Harvard Medical School
Researcher
Department of Anesthesia, Critical Care, and Pain
    Medicine
Massachusetts General Hospital
Boston, Massachusetts

MARCUS RALL, DR MED
Founder, InPASS (Institute for Patient Safety and
    Simulation Team Training)
Department of Anesthesiology
District Hospital Reutlingen
Reutlingen, Germany

V. MARCO RANIERI, MD
Department of Anesthesia and Intensive Care
University of Torino
S. Giovanni Battista-Molinette Hospital
Torino, Italy

LARS S. RASMUSSEN, MD, PhD, DMSc
Professor
Department of Anaesthesia
Center of Head and Orthopaedics
Rigshospitalet
University of Copenhagen
Copenhagen, Denmark

MARIJE REEKERS, MD, PhD, MSc
Staff Anesthesiologist
Department of Anesthesia
Leiden University Medical Center
Leiden, The Netherlands

ZACCARIA RICCI, MD
Department of Cardiology and Cardiac Surgery
Pediatric Cardiac Intensive Care Unit
Bambino Gesù Children's Hospital, IRCCS
Rome, Italy

MARK D. ROLLINS, MD, PhD
Associate Professor
Sol M. Shnider Endowed Chair for Anesthesia Education
Director, Obstetric and Fetal Anesthesia
Department of Anesthesia and Perioperative Care
Department of Obstetrics, Gynecology, and
    Reproductive Sciences
Department of Surgery
University of California, San Francisco,
    School of Medicine
San Francisco, California

STEFANO ROMAGNOLI, MD
Department of Human Health Sciences
Section of Anaesthesiology and Intensive Care
University of Florence
Careggi University Hospital
Florence, Italy

CLAUDIO RONCO, MD
Department of Nephrology, Dialysis, and Transplantation
International Renal Research Institute
San Bortolo Hospital
Vicenza, Italy

STANLEY H. ROSENBAUM, MA, MD
Professor of Anesthesiology, Internal Medicine, and Surgery
Director, Division of Perioperative and Adult Anesthesia
Vice Chairman for Academic Affairs
Department of Anesthesiology
Yale University School of Medicine
New Haven, Connecticut

PATRICK ROSS, MD
Assistant Professor of Clinical Pediatrics and
    Anesthesiology
Children's Hospital Los Angeles
Department of Anesthesiology Critical Care Medicine
Keck School of Medicine
University of Southern California
Los Angeles, California

STEVEN ROTH, MD
Professor
Chief, Neuroanesthesia
Department of Anesthesia and Critical Care
University of Chicago
Chicago, Illinois

DAVID M. ROTHENBERG, MD, FCCM
The Max S. Sadove Professor and Residency Program
    Director
Department of Anesthesiology
Associate Dean, Academic Affiliations
Rush University Medical Center
Chicago, Illinois

MARC A. ROZNER, PhD, MD
Professor of Anesthesiology and Pain Medicine
Professor of Cardiology
University of Texas MD Anderson Cancer Center
Houston, Texas

ISOBEL RUSSELL, MD, PhD
Associate Professor
University of California, San Francisco, School of Medicine
San Francisco, California

MUHAMMAD F. SARWAR, MD, FASE
Associate Professor of Anesthesiology
Director, Division of Cardiac Anesthesia
Department of Anesthesiology
SUNY Upstate Medical University
Syracuse, New York

RICHA SAXENA, PhD
Assistant Professor
Harvard Medical School
Center for Human Genetic Research
Massachusetts General Hospital
Boston, Massachusetts

RANDALL M. SCHELL, MD, MACM
Professor of Anesthesiology, Surgery, and Pediatrics
Academic Vice Chairman
Residency Program Director
Department of Anesthesiology
University of Kentucky
Lexington, Kentucky

REBECCA SCHROEDER, MD, MMCi
Associate Professor
Department of Anesthesiology
Duke University Medical Center
Anesthesiology Service
Veterans Affairs Medical Center
Durham, North Carolina

JOHANNA SCHWARZENBERGER, MD
Clinical Professor of Anesthesiology
Department of Anesthesiology
Geffen School of Medicine at UCLA
University of California, Los Angeles
Los Angeles, California

BRUCE E. SEARLES, CCP
Associate Professor
SUNY Upstate Medical University
Syracuse, New York

DANIEL I. SESSLER, MD
Michael Cudahy Professor and Chair
Department of Outcomes Research
Cleveland Clinic
Cleveland, Ohio

CHRISTOPH N. SEUBERT, MD, PhD, DABNM
Associate Professor of Anesthesiology
Chief, Division of Neuroanesthesia
Department of Anesthesiology
University of Florida College of Medicine
Director, Intraoperative Neurophysiologic Monitoring
    Laboratory
Shands Hospital at University of Florida
Gainesville, Florida

STEVEN L. SHAFER, MD
Professor
Department of Anesthesia
Stanford University
Stanford, California

ANDREW SHAW, MB BS, FRCA, FCCM, FFICM
Professor
Chief, Division of Cardiothoracic Anesthesiology
Vanderbilt University
Nashville, Tennessee

KOH SHINGU, MD, PhD
Professor and Chair
Department of Anesthesiology
Kansai Medical University
Hirakata, Osaka, Japan

LINDA SHORE-LESSERSON, MD, FASE
President-Elect, Society of Cardiovascular
    Anesthesiologists
Professor of Anesthesiology
Hofstra Northshore-LIJ School of Medicine
Director, Cardiovascular Anesthesiology
New Hyde Park, New York

FREDERICK SIEBER, MD
Professor
School of Medicine
Director of Anesthesia
Johns Hopkins Bayview Medical Center
Department of Anesthesiology/Critical Care Medicine
Johns Hopkins Medical Institutions
Baltimore, Maryland

ELSKE SITSEN, MD
Staff Anesthesiologist
Department of Anesthesia
Leiden University Medical Center
Leiden, The Netherlands

MARK SKUES, BMEDSCI, BM BS, FRCA
Consultant Anaesthetist
Countess of Chester NHS Foundation Trust
Chester, United Kingdom

ROBERT N. SLADEN, MBChB, MRCP(UK), FRCP(C), FCCM
Professor and Executive Vice-Chair
Chief, Division of Critical Care
Program Director
Anesthesiology Critical Care Medicine Fellowship
Department of Anesthesiology
College of Physicians and Surgeons
Columbia University
New York, New York

THOMAS F. SLAUGHTER, MD, MHA
Professor of Anesthesiology
Head of Public Health Sciences
Fellowship Director
Cardiothoracic/Cardiovascular Anesthesia
Program Director
Adult CT Anesthesiology
Wake Forest School of Medicine
Winston-Salem, North Carolina

PETER D. SLINGER, MD, FRCPC
Professor
Department of Anesthesia
University of Toronto
Toronto, Ontario, Canada

IAN SMITH, BSC, MB BS, MD, FRCA
Senior Lecturer in Anaesthesia
University Hospital of North Staffordshire
Stoke-on-Trent, United Kingdom

CHRYSTELLE SOLA, MD
Associate Professor
Pediatric Anesthesia Unit
Department of Anesthesia and Critical Care Unit
Lapeyronie University Hospital
Montpellier, France

KEN SOLT, MD
Assistant Professor of Anaesthesia
Harvard Medical School
Assistant Anesthetist
Department of Anesthesia, Critical Care, and Pain Medicine
Massachusetts General Hospital
Boston, Massachusetts

MICHAEL J. SOUTER, MB, ChB, FRCA
Professor
Department of Anesthesiology and Pain Medicine
Adjunct Professor
Department of Neurological Surgery
University of Washington
Chief of Anesthesiology
Medical Director
Neurocritical Care Service
Harborview Medical Center
Seattle, Washington

MARK STAFFORD-SMITH, MD, CM, FRCPC, FASE
Professor
Director, Fellowship Education and Adult Cardiothoracic
    Anesthesia
Department of Anesthesiology
Duke University Medical Center
Durham, North Carolina

RANDOLPH H. STEADMAN, MD, MS
Professor and Vice Chair
Department of Anesthesiology
Chief, Anesthesia for Liver Transplant
David Geffen School of Medicine at UCLA
University of California, Los Angeles
Los Angeles, California

CHRISTOPH STEIN, MD
Professor and Chair
Department of Anesthesiology and Critical Care
    Medicine
The Free University of Berlin
Charité Campus Benjamin Franklin
Berlin, Germany

MARC E. STONE, MD
Associate Professor
Program Director
Fellowship in Cardiothoracic Anesthesiology
Department of Anesthesiology
Mount Sinai School of Medicine
New York, New York

MATTHIAS F. STOPFKUCHEN-EVANS, MD
Staff Anesthesiologist
Department of Anesthesiology, Perioperative, and Pain
    Medicine
Brigham and Women's Hospital
Boston, Massachusetts

GARY R. STRICHARTZ, PhD, MDiv
Professor of Anaesthesia and Pharmacology
Harvard Medical School
Co-Director, Pain Research Center
Department of Anesthesiology, Perioperative, and Pain
    Medicine
Brigham & Women's Hospital
Boston, Massachusetts

MICHEL M.R.F. STRUYS, MD, PhD
Professor and Chair
Department of Anesthesiology
University of Groningen
University Medical Center Groningen
Groningen, Netherlands
Professor of Anesthesia
Ghent University
Gent, Belgium

ASTRID G. STUCKE, MD
Assistant Professor of Anesthesiology
Department of Anesthesiology
Children's Hospital of Wisconsin
Milwaukee, Wisconsin

ECKEHARD A.E. STUTH, MD
Professor of Anesthesiology
Department of Anesthesiology
Children's Hospital of Wisconsin
Milwaukee, Wisconsin

JAN STYGALL, MSc
Health Psychologist
Hon Research Fellow
Health Services Research Center
City University London
London, United Kingdom

VIJAYENDRA SUDHEENDRA, MD
Assistant Professor
Department of Surgery and Anesthesia
Alpert Medical School of Brown University
Providence, Rhode Island
Chief, Department of Anesthesia
St. Anne's Hospital
Fall River, Massachusetts

LENA S. SUN, MD
Emanuel M. Papper Professor of Pediatric Anesthesiology
Professor of Anesthesiology and Pediatrics
Vice Chairman, Department of Anesthesiology
Chief, Division of Pediatric Anesthesia
College of Physicians and Surgeons
Columbia University
New York, New York

BOBBIE-JEAN SWEITZER, MD
Professor of Anesthesia and Critical Care
Professor of Medicine
Director, Anesthesia Perioperative Medicine Clinic
University of Chicago
Chicago, Illinois

JAMES SZOCIK, MD
Clinical Associate Professor
Department of Anesthesiology
University of Michigan
Ann Arbor, Michigan

DEEPAK K. TEMPE, MBBS, MD
Professor and Head
Department of Anaesthesiology and Intensive Care
G.B. Pant Hospital
University of Delhi
New Delhi, India

KEVIN K. TREMPER, MD, PhD
Professor and Chair
Department of Anesthesiology
University of Michigan Medical School
Ann Arbor, Michigan

KENNETH J. TUMAN, MD, FCCM
The Anthony D. Ivankovich Professor and Chairman
Department of Anesthesiology
Rush University Medical Center
Chicago, Illinois

MICHAEL K. URBAN, MD, PhD
Medical Director
Post-Anesthesia Care Unit and Step Down Unit
Department of Anesthesiology
Hospital for Special Surgery
Associate Professor of Clinical Anesthesia
Weill Cornell Medical College
New York, New York

GAIL A. VAN NORMAN, MD
Professor
Department of Anesthesiology and Pain Medicine
Adjunct Professor, Bioethics
University of Washington
Seattle, Washington

ANNA M. VARUGHESE, MD, FRCA, MPH
Cincinnati Children's Hospital Medical Center
Department of Anesthesiology
University of Cincinnati
Cincinnati, Ohio

STEVEN G. VENTICINQUE, MD
Professor of Clinical Anesthesiology and Surgery
Program Director
Anesthesiology Critical Care Fellowship
Director, TRISAT Critical Care Consortium
Director, Audie L. Murphy VA Hospital Surgical
    Intensive Care Unit
Department of Anesthesiology
University of Texas Health Science Center at San Antonio
San Antonio, Texas

DANIEL P. VEZINA, MD, MSc, FRCPC
Associate Clinical Professor of Anesthesiology
Department of Anesthesiology
University of Utah
Salt Lake City, Utah

JØRGEN VIBY-MOGENSEN, MD, DMSc
Emeritus Professor
Retired

MARCOS F. VIDAL MELO, MD, PhD
Associate Professor of Anesthesia
Massachusetts General Hospital
Department of Anesthesia, Critical Care, and Pain
    Medicine
Harvard Medical School
Boston, Massachusetts

JAAP VUYK, MD, PhD
Associate Professor
Vice Chair of Anesthesia
Department of Anesthesia
Leiden University Medical Center
Leiden, The Netherlands

DAVID B. WAISEL, MD
Department of Anesthesiology
Perioperative and Pain Medicine
Boston Children's Hospital
Associate Professor of Anaesthesia
Harvard Medical School
Boston, Massachusetts

CHONG-ZHI WANG, PhD
Research Associate Professor
Department of Anesthesia and Critical Care
University of Chicago
Chicago, Illinois

DENISE J. WEDEL, MD
Professor
Department of Anesthesiology
Mayo Clinic
Rochester, Minnesota

MARK S. WEISS, MD
Assistant Professor of Anesthesiology and Critical Care
Director of Inpatient Anesthesia Endoscopy Services
Perelman School of Medicine
Hospital of the University of Pennsylvania
Philadelphia, Pennsylvania

CHARLES WEISSMAN, MD
Professor and Chair
Department of Anesthesiology and Critical Care
  Medicine
Hadassah-Hebrew University Medical Center
Hadassah School of Medicine
Hebrew University
Jerusalem, Israel

ROGER WHITE, MD
Consultant
Department of Anesthesiology
Professor of Anesthesiology
Mayo Clinic College of Medicine
Consultant (Joint Appointment)
Division of Cardiovascular Diseases
Department of Internal Medicine
Consultant (Joint Appointment)
Division of Prehospital Care
Department of Emergency Medicine
Mayo Clinic
Rochester, Minnesota

JEANINE P. WIENER-KRONISH, MD
Anesthetist-in-Chief
Massachusetts General Hospital
Boston, Massachusetts

DUMINDA N. WIJEYSUNDERA, MD, PhD
Anesthesiologist
Department of Anesthesia and Pain Management
Toronto General Hospital
Assistant Professor of Anesthesia
Assistant Professor of Health Policy Management and
  Evaluation
University of Toronto
Scientist
Li Ka Shing Knowledge Institute of St. Michael's Hospital
Toronto, Ontario, Canada

CHRISTOPHER L. WRAY, MD
Associate Professor
Department of Anesthesiology
David Geffen School of Medicine at UCLA
University of California, Los Angeles
Los Angeles, California

CHRISTOPHER L. WU, MD
Professor
Division of Obstetric Anesthesiology
Division of Regional Anesthesia and Acute Pain Medicine
Department of Anesthesiology
Johns Hopkins Hospital
Baltimore, Maryland

VICTOR W. XIA, MD
Clinical Professor
Department of Anesthesiology
David Geffen School of Medicine at UCLA
University of California, Los Angeles
Los Angeles, California

MICHIAKI YAMAKAGE, MD, PhD
Professor and Chair
Department of Anesthesiology
Sapporo Medical University School of Medicine
Associate Editor-in-Chief, *Journal of Anesthesia*
Sapporo, Hokkaido, Japan

CHUN-SU YUAN, MD, PhD
Cyrus Tang Professor
Department of Anesthesia and Critical Care
University of Chicago
Chicago, Illinois

WARREN M. ZAPOL, MD
Reginald Jenney Professor of Anaesthesia
Harvard Medical School
Department of Anesthesia, Critical Care, and Pain
  Medicine
Massachusetts General Hospital
Boston, Massachusetts

SEBASTIAN ZAREMBA, MD
Research Fellow
Harvard Medical School
Research Fellow
Department of Anesthesia, Critical Care, and Pain
  Medicine
Massachusetts General Hospital
Boston, Massachusetts

JIE ZHOU, MD, MS, MBA
Department of Anesthesiology
Perioperative and Pain Medicine
Brigham and Women's Hospital
Harvard Medical School
Consulting Staff
Dana-Farber Cancer Institute
Boston, Massachusetts

MAURICE S. ZWASS, MD
Professor of Anesthesia and Pediatrics
University of California, San Francisco, School of
  Medicine
Chief, Pediatric Anesthesia
UCSF Benioff Children's Hospital
San Francisco, California

译 者 前 言

在国家第十三个五年计划的开局之年，我们与国内众多麻醉学专家学者，将《米勒麻醉学》（第8版）中文版呈现在全国读者面前。

随着医学科学技术的高速发展，现代医学已进入精准医疗的时代。在享受医学发展所带来的技术进步和知识更新的同时，日渐复杂的疾病类型和医学挑战接踵而来。麻醉学作为一门快速发展的学科，在基础医学、临床医学等诸多学科的推动下，近年来涌现了众多新知识、新理论、新技术和新方法。麻醉学所涉及的范畴不断拓展，内涵不断深入。麻醉医师及时更新自己的知识结构，不断在麻醉学亚专业领域深入探索，既体现自身价值，更有助于患者预后。

《米勒麻醉学》（第1版）于1981年问世。此前，美国并没有质量优良的麻醉学专著与教材。该书甫一出版，就获得了巨大成功。1986年，《米勒麻醉学》（第2版）出炉，厚达2400页的三卷本获得了更佳的口碑。从这时起，《米勒麻醉学》即被视为当今麻醉学的百科全书式教材。《米勒麻醉学》（第3版）于1990年出版，两卷本的风格自此延续至今。2014年10月，《米勒麻醉学》（第8版）问世。三十余年间，《米勒麻醉学》作为当代麻醉学领域最为完整和全面的学科专著，对麻醉学的发展产生了深远影响。

2006年，我们首次组织翻译并出版《米勒麻醉学》（第6版）中文版。2010年，《米勒麻醉学》（第7版）中文版问世。十年来，我们一直为能翻译和出版这样一本权威的麻醉学巨著而骄傲。我们也高兴地看到，广大的读者朋友在这十年间给予了我们持续的支持和鼓励。来自麻醉同道的批评和指正使这本学科译著日渐完善和成熟，也让我们对着手组织翻译出版《米勒麻醉学》（第8版）中文版充满信心。

《米勒麻醉学》（第8版）在继承上一版卓越传统的基础上，对每一章节都进行了细致的修订和更新，并补充了近年涌现的相关知识和内容。全书共新增10个章节，部分章节进行了分拆和整合。新增的章节包括："第21章 胃肠道生理学和病理生理学""第32章 非阿片类镇痛药""第65章 姑息医学""第75章 器官获取的麻醉""第78章 胎儿手术及其他胎儿治疗的麻醉""第86章 麻醉机器人的管理""第90章 非手术室内的麻醉""第112章 ASA临床指南的证据分级和评价"。特别是在第112章中，《米勒麻醉学》首次涵盖了美国麻醉医师协会（ASA）的临床实践指南并对其中的内容进行了评估和分析，从而更好地服务全球麻醉从业人员。《米勒麻醉学》第8版反映了近5年来全球麻醉学学科的众多变化和信息更新，对我国麻醉学的发展和全国同道的临床、科研与教育工作具有重要意义。

《米勒麻醉学》（第8版）的翻译工作从2015年3月启动，历经译者翻译、专家审校、主译再审校、编辑部三审三校、译者主译清样审读等多个流程，共完成该专著全部112章的翻译、校订和出版工作。这些工作得到了全国诸多高等医学院校和各大医院的麻醉学专家与学者的帮助和支持。译者和审校专家们在繁忙的日常工作之余，不辞辛劳地完成了本书的翻译和校订工作，为该书的顺利出版奠定了坚实的基础。在此，我们对他们的工作表示感谢并致以敬意。同时，我们也要感谢翻译专家委员会所有成员的努力和奉献，感谢北京大学医学出版社的王智敏副编审等对全书编辑工作的付出，感谢主译助理卞金俊副教授、曹君利教授、倪文副教授、易杰教授在翻译、审校与协调工作中付出的巨大辛劳，感谢上海长海医院麻醉科团队严谨的审校与清样校对工作。《米勒麻醉学》（第8版）篇幅宏大，内容丰富，在较短的时间内对全书进行翻译校订，难免有不足和疏漏之处，我们恳请广大读者批评指正，以便再版时予以更正。

当前，现代医学正以前所未有的速度向前迈进，我们愿与全国同道一起，为推动我国麻醉学事业的发展和跃进而不懈奋斗！

邓小明　曾因明　黄宇光

2016 年 5 月

原 著 前 言

30 多年来，《米勒麻醉学》一直是全球范围内现代麻醉学实践的最为完整和全面的参考资源，它已经被翻译成了好几种语言并畅销全球。自从第 7 版 2010 年问世以来，我和副主编们以及 Elsevier 的出版员工们就第 8 版中如何保证《米勒麻醉学》继续保持作为本学科在全世界最有影响力和最全面的著作等问题进行了许多讨论。我们一起通过各种途径搜集信息并向全世界的同行征求对第 7 版的评价和建议。我们仔细更新了每一个章节并引入了一些新的章节，这些章节都代表了在过去这个学科发展的 5 年中麻醉学的变化和最新的信息。审订后的结果都展现在了正文的内容中。

《米勒麻醉学》第 8 版中出现的一些新章节主要通过两种方式编撰：一是引入自过去的版本发布以来越来越重要的内容；二是把一些很大的章节拆分成两个较小的部分。新引入的内容主要展现在了十个章节中，比如"麻醉与围术期神经毒性"（第 15 章）、"胃肠道生理学和病理生理学"（第 21 章）和"姑息医学"（第 65 章）。

历史上，麻醉一直被视作术中护理。近几年来，围术期护理中的术前和术后阶段被放到了越来越突出的地位。这个进步可以从我们机构的名称中看出来，因为越来越多的麻醉科已经更名为更加体现麻醉和围术期管理两个方面的名称。同样的，"围术期管理"（第 3 章）和"麻醉管理模式"（第 12 章）章节被包含了进来。药理学上的发展使得一些新的章节成为了必要，如"非阿片类镇痛药"（第 32 章）。因为器官移植不断发展，"器官获取的麻醉"（第 75 章）被引入。我和副

主编们认为我们应该着眼于未来，从而加入了"胎儿手术及其他胎儿治疗的麻醉"（第 78 章）和"麻醉机器人的管理"（第 86 章）。最后，在非手术室环境下的麻醉管理多年来呈扩张趋势，所以"非手术室内的麻醉"（第 90 章）成为必需的章节。

对 4 个章节的拆分使得拆分后的 8 个章节吸引了极大关注。这也使得我们可以更加全面地来展现可以反映目前最新知识的资料。下表展示了这些新章节是如何拆分创建的。

第7版章节	第8版章节
11.睡眠、记忆和意识	13.意识、记忆和麻醉
	14.睡眠医学
29.肌肉松弛药及其拮抗剂的药理学	34.神经肌肉阻滞药药理学
	35.神经肌肉阻滞作用的拮抗
37.神经肌肉疾病和恶性高热	42.神经肌肉疾病和其他遗传性疾病
	43.恶性高热和肌肉相关疾病
75.眼耳鼻咽喉手术麻醉	84.眼科手术的麻醉
	85.耳、鼻、喉科手术的麻醉

将这些章节拆分成两个部分还有一个值得注意的优势，我们将一些被认为是各学科领域的权威们纳入到了我们的专家作者名单之中。同时，关于输血和凝血的章节以总分类为"患者血液管理"的三个章节

（第 61、62、63 章）所代替。

　　在编写此书之时，我们获得了一个特别的机会并且成就了第 112 章——"美国麻醉学会（ASA）临床指南的证据分级和评价"。很多年来，ASA 对大量临床和麻醉学专科活动制定了实践指南。这些指南的制定基于定义明确的并与其他多资源相整合的操作流程，包括对文献的全面检查和麻醉从业者的临床观点。我们认为 ASA 的指南对我们临床实践具有积极的影响，并且纪录和了解他们的历史和制定指南的流程也是十分重要的。我们感谢 Richard T. Connis、David G. Nickinovich、Robert A. Caplan 和 Jeffrey L. Apfelbaum 在本版中组织的这些指南。

　　对目录的修订和作者的挑选是一个十分繁重的过程。最初，我与副主编和出版社员工们在网上讨论了新的目录和可能的作者名单。我们接着以团队的身份仔细审核并挑选了论题专家。一般参与编写了第 7 版相关章节的作者被邀请继续编写第 8 版。为了保证上交的章节是更新后的并符合我们的质量标准，我们发起了非常全面的审核程序，由我和副主编以及编辑分析师 Tula Gourdin 一同参与。在我们完成审核后，每个章节的手稿接着被发给出版商进行进一步的审核并生成版面校样。然后所有章节被送往编辑和作者们进行最后的审核循环。我们始终坚持这种严格而全面的编辑流程，以确保我们可以呈现出本领域无可比拟的国际性著作。这个版本是对世界最有声望的麻醉医生的知识和经验的收集。它全面地囊括了麻醉学、麻醉学附属专业和相关主题，并且我们对这些内容的质量和准确性给予了高度关注，以便把最好的内容呈现给我们的读者。

　　我们尤其对第 2 章"国际麻醉概况、实践及法律问题"感到骄傲。这一章在之前的版本中已有介绍并在此版本中以新的和更新的内容继续呈现。在此版本中，我们在全球的麻醉学领军人物中引出了个人贡献。每位作者描述了他们国家或区域麻醉学的发展和现状。

下面的内容加入到了此版本中：

　　1. 对巴西麻醉学的讨论（Maria J.C. Carmona）。

　　2. 来自日本（Nayuki Hirata）、欧洲（Jannicke Mellin-Olsen）和俄罗斯（Yury S. Polushin）的新的共同作者们。

　　3. 关于世界多区域的安全和医疗法律主动权。

　　很多章节的作者并非来自美国。我们对这个版本的全部决定都伴随着我们要使这本著作变得真正国际化的巨大动力。幸运的是，信息科技的快速发展让临床观念的全球传播变得容易；同样也排除了很多例外，大部分国家不再在学术上被隔离。

　　除了我们的作者们，《米勒麻醉学》的副主编们对麻醉学的贡献在全球都得到了承认。其中的一名副主编，William L. Young, MD，在此版本开始审订时逝世。"追忆"部分总结了 Bill 对麻醉学的巨大贡献和对爵士乐的热情。在我们围绕着写作、编辑、撰写第 8 版的过程中，Dr. Young 的影响和对卓越的奉献都一直陪伴着我们。

　　我们希望表达我们对本书 112 章的每一位作者的感谢，也包括那些以往版本中的各位作者们，他们的努力为这个版本奠定了基础。《米勒麻醉学》如果没有他们的努力和奉献是不可能完成的。我们同样感谢副主编 Neal H.Cohen、Lars I. Eriksson、Lee A. Fleisher 和 Jeanine P. Wiener-Kronish 以及 William L. Young。我们也对编辑分析师 Tula Gourdin 持续的贡献表示感谢，他管理着与参编者和出版商的沟通联系，促进手稿和校样的流通并且核对了每个能够保证各个章节尽可能精确和连续的细节。我们同样希望感谢出版商——Elsevier以及他们的员工——所提供的帮助和奉献，特别是执行内容策划师 William R. Schmitt，高级内容开发专员 Ann Ruzycka Anderson，以及高级项目管理师 Doug Turner。

Ronald D. Miller, MD, MS

（蒋政宇　译　卞金俊　审校）

追　忆

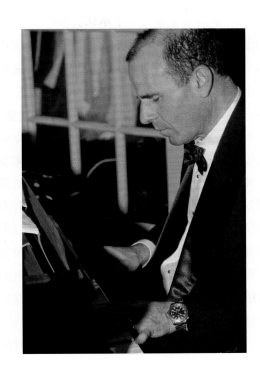

William L. Young, MD
1954.8.6—2013.8.1

（摄于 2008 年 11 月 15 日，加州大学旧金山分校麻醉学部 50 周年庆典晚宴）
麻醉及围术期医学科教授，副主任
神经外科及神经内科学教授
加州大学旧金山分校医学院脑血管研究中心主任
《米勒麻醉学》第 6 版至第 8 版副主编
（Courtesy Christine Jegan.）

William L. Young 博士是 James P. Livingston 麻醉科及加州大学旧金山分校（UCSF）围术期医学科主任。他是一位卓有成就的麻醉医生，也是一位多产的研究者。他的工作对神经麻醉的学术发展产生了巨大的影响，也对我们理解神经血管疾病的机制、病理生理学和患者的治疗产生了深远的影响。

在 2009 年，他被授予了美国麻醉学会卓越研究奖，这是 ASA 授予研究者的一个最高奖项，而他也是这个奖项的不二人选。他为 UCSF 建立多学科的脑血管研究中心提供了极大帮助，这拓展了我们学科在神经外科学、影像学、神经内科学和其他神经科学研究领域的影响及边界。在我们学科成立 50 周年庆典上接受采访时，Bill 说："从根本上来说，我们学科的现状应该成为我们所探寻的问题的结果，而不是原因，而我们所触及到的应该远比我们所掌握的更远。"正是这样的追求成就他如今的事业，并为麻醉学继续的繁荣指明了方向。

Bill 在印第安纳州的 Munster 长大，而我们很巧地同在印第安纳大学念医学院。1985 年，在完成了纽约大学医学中心的临床麻醉训练后，他成为了哥伦比亚大学医学院的一员，也正是在那里，他完成了他的临床和科研培训。之后，他迅速成长为在麻醉学领域内美国国立卫生院（NIH）基金资助下硕果累累的研究人员。2000 年，他重新回到了 UCSF 并成为了 James P. Livingston 的教授，麻醉及围术期医学科的副主任。他所做出的不能磨灭的对卓越的奉献对我们科的同事们及整个 UCSF 校园都产生了巨大的影响。他的科研产出和获得的 NIH 的基金相得益彰。从 1990

年开始他便持续受到 NIH 的基金资助，自 1994 年开始受到 NIH 并行资助，并且从 1999 年开始获得至少 3 次、最多 5 次的 NIH 并行资助。他是麻醉学历史上接受 NIH 基金资助最多的人员之一。

他是"脑血管畸形综合研究"项目的首席主任，并在 2009 年获得了另一个 5 年的连任。Bill 卓越的经历开始于他获得"麻醉教育与研究基石奖（FAER）"；他的成功正是 FAER 和 ASA 所追求的方向。Bill 的专注与追求卓越时平和的态度一直激励着我，他也是整个 UCSF 学院的典范。

他研究的内容甚至更加让人瞩目。从早期研究麻醉对颅脑的影响开始，他逐渐转移到了少有研究的麻醉状态下的病理生理学、神经重症医学和关于术中病理生理学的神经外科学。这也使得我们对再灌注性充血以及灌注压的理解获得突破，而这些研究与对动静脉畸形的治疗息息相关。这个工作同样使得流行病学、临床风险预测和影像学的研究得以发展。当他从哥伦比亚大学回到 UCSF 时，Bill 开始通过分子与基因技术研究血管重构和血管生成的脑血管生物学。研究巨大脑动脉瘤的患者时，他使用网络模型，与生物工程师和影像学科学家联合进行创新研究。

Bill 同样是 NIH 所期望的领导者。从 1997 年直到他逝世，他参与了许多 NIH 的审核委员会。2005 年，他成为了临床神经科学和疾病研究分会的一员。2008 年，他被选为第一届美国国立神经障碍与卒中研究院（NINDS）脑血管畸形研究所联合主席。其在 Madrid 的研究所集合了五十多位国际的临床和基础学专家。此外，Bill 在扩大进行高层次临床和基础研究的麻醉医生的数量上提供了巨大帮助，填补了 ASA 领导者们和一些 Rovenstine 讲师所提出的空缺。

他在帮助青年学者获得职业进步奖项上也取得了巨大成功，并作为早期导师获得了 7 次 NIH 资助的 K awards（K08、K23、K25）和三次美国心脏学会的发展奖。他也是第一位被 NIH 承认的致力于指导工作的老师，并获得了 1999 年的 K24 奖。他的几名学生如今已成为了哥伦比亚大学、康奈尔大学和 UCSF 的学者。

他在编辑、出版上所承担的责任同样十分广泛，在 *Journal of the American Heart Association-Stroke* 和 *Neurosurgical Anesthesia* 等杂志担任过编辑，他早年也是 *Anesthesiology* 的副编辑。他同样是 *Cerebrovascular Disease* 这部专著的联合主编，《米勒麻醉学》第 6 版、第 7 版和第 8 版的副主编。

也许最能完美彰显 Bill 对工作多层面的努力是他作为一个爵士乐迷和专业级别的爵士乐钢琴家。我自己作为一名钢琴手，同样也被他在爵士乐中所使用的多个和声进阶创新性和复杂性所折服。当他搬到旧金山时，他被爵士乐现场所吸引并用他的方式轻松地和我们城市的顶级专业爵士音乐家们打成一片。并且，在我们学科成立 50 周年，三百多名出席者的庆典派对上，他为我们演奏了餐后曲。所以当 Bill 能做别人做不到的事情时，为什么要去聘用其他人呢？

通过使用在麻醉训练中所收获的独特技能，Bill Young 为许多麻醉医生需要掌握的对脑血管障碍的生物学认识和管理做出了巨大贡献。他说："如果我们麻醉医生来照顾一个血管病患者，那么我们应该尽全力去理解这个疾病所有的进程，并且不接受我们所提出问题和所从事的研究的本质上的任何先验性限制"。他的求索始于床旁，并促成了使用最具创新性和富有成效的生理性方法来理解当前的这些疾病，而他则持续地以 NIH 项目领导者的身份进行这些研究，直到他逝世。在达到现今生理学技术的极限之际，Bill 认识到，只有在一个富有思考性的实验室并从在床边时就开始思考，才可能获得真正的进步。

正因为以上种种原因，我和我的同事们缅怀 Bill Young，缅怀他追求卓越全身心奉献的一生。

Ronald D. Miller, MD, MS

（蒋政宇 译 卞金俊 审校）

目　　录

下　卷

第五部分
成人亚专业麻醉管理

成人亚专业麻醉管理

第64章 麻醉与慢性疼痛的治疗

Christoph Stein • Andreas Kopf

雷翀 袁宏杰 译 吕岩 熊利泽 审校

要 点

- 持续性疼痛可改变神经元的功能、受体和离子通道的正常生理状态。
- 由于慢性疼痛的病因和临床表现的多样性，其分类应包括癌性疼痛、神经病理性疼痛、炎性疼痛、关节疼痛和肌肉骨骼疼痛。
- 慢性疼痛的跨学科协作治疗应包括心理学、物理治疗、职业治疗、神经病学和麻醉学领域的专家。
- 治疗慢性疼痛的药物种类繁多，包括阿片类药物、非甾体抗炎药及解热镇痛药、5-羟色胺受体的配体、抗癫痫药物、抗抑郁药物、外用镇痛药（如非甾体抗炎药、辣椒素、局部麻醉剂及阿片类药物）以及其他辅助用药，如局部麻醉剂、α_2-受体激动剂、巴氯芬、肉毒杆菌毒素、止吐药、泻药，以及新型药物，如大麻酚类和离子通道阻滞剂。
- 慢性疼痛的介入治疗包括诊断性阻滞、治疗性阻滞、连续置管神经阻滞（外周、硬膜外或鞘内），以及神经刺激术，如针灸、经皮神经电刺激及脊髓刺激。
- 慢性疼痛患者的围术期管理包括以下三个方面：阿片类和非阿片类镇痛药的使用，对药物依赖、成瘾和假性成瘾的评估，以及临床实践中其他需要考虑的事项。

持续性疼痛患者的生理改变

兴奋性机制

疼痛大致可分为两大类：生理性疼痛和病理性疼痛。生理性疼痛（急性、伤害感受性）是人类必不可少的早期预警信号，通常诱发反射性逃避，使机体免受进一步的损伤，从而提高生存率。与此相反，病理性疼痛（如神经病理性）是一种神经系统（对损伤或疾病）适应不良的表现，是一种疾病[1]。生理性疼痛是由初级传入神经元、脊髓中间神经元、上行传导束以及一些脊髓以上水平的部位组成的感觉神经系统介导的。三叉神经节和背根神经节（dorsal root ganglia，DRG）发出高阈值的 Aδ 和 C 类神经纤维支配外周组织（皮肤、肌肉、关节及内脏）。这些特化的初级传入神经元也称伤害性感受器。它们可将伤害性刺激转换为动作电位并传递到脊髓背角（图 64-1）。当外周组织损伤时，初级传入神经元被热、机械和（或）化学等刺激敏化或（和）直接激活。这些刺激因子包括氢离子、交感胺类、腺苷三磷酸（adenosine triphosphate，ATP）、谷氨酸、神经肽（降钙素基因相关肽和 P 物质）、神经生长因子、前列腺素、缓激肽、促炎细胞因子和趋化因子[2-3]。多数刺激因子可以导致神经元细胞膜上的阳离子通道开放（门控）。这些通道包括辣椒素、氢离子和热敏感的瞬时感受器电位受体 1（transient receptor potential vanilloid 1，TRPV1）或者 ATP 门控嘌呤 P2X$_3$ 受体。通道开放引起伤害性感受器末梢的钠离子和钙离子内流。如果这种去极化电流足以使电压门控钠离子通道激活（例如 Na$_V$1.8），那么它们也将开放，从而进一步使细胞膜去极化而引起爆发性动作电位。动作电位沿感觉神经轴突传递到脊髓背角[3-4]。随后这些冲动被传递到脊髓神经元、脑干、丘脑和大脑皮质[5-6]。

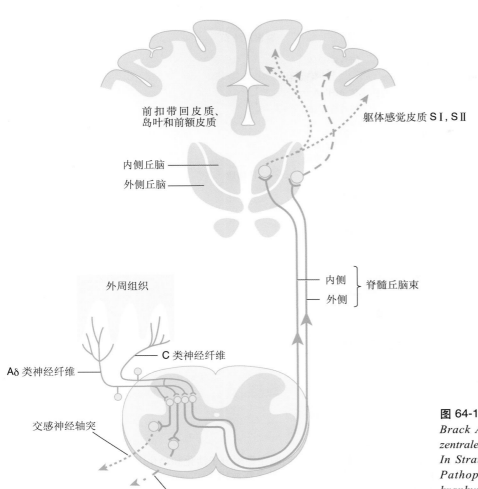

前扣带回皮质、岛叶和前额皮质

躯体感觉皮质 S I , S II

内侧丘脑

外侧丘脑

外周组织

内侧

外侧

脊髓丘脑束

C 类神经纤维

Aδ 类神经纤维

交感神经轴突

运动神经轴突

图 64-1 伤害感受性神经通路 *(Modified from Brack A, Stein C, Schaible HG: Periphere und zentrale Mechanismen des Entzündungsschmerzes. In Straub RH, editor: Lehrbuch der klinischen Pathophysiologie komplexer chronischer Erkrankungen, vol 1, Göttingen, Germany, 2006, Vandenhoeck & Ruprecht, pp 183-192.)*

伤害性感受器将痛觉信号经由脊髓神经元投射到大脑。这个传递过程由直接的单突触连接或者多个兴奋性或抑制性中间神经元介导。伤害性感受器的中枢端含有兴奋性递质，如谷氨酸、P 物质和神经营养因子。它们分别激活突触后 N - 甲基 - D - 天冬氨酸（N-methyl-D-asparate，NMDA）、神经激肽（neurokinin，NK₁）和酪氨酸激酶受体。反复刺激伤害性感受器可使周围神经元和中枢神经元敏化（活性依赖可塑性）。伤害性感受器持续兴奋导致脊髓神经元输出递增，称为上扬现象（wind-up）。随后，敏化因伤害性感受器和脊髓神经元的基因转录改变而持续存在。这些基因编码各种位于伤害性感受器和脊髓神经元的神经肽、神经递质、离子通道、受体和信号分子（转录依赖可塑性）。重要的实例包括 NMDA 受体、环氧合酶 -2（cyclooxygenase-2，COX - 2）、钙离子和钠离子通道以及神经元或（和）神经胶质细胞表达的细胞因子和趋化因子[7-8]。此外，周围和中枢神经系统的细胞出现凋亡。神经生长以及轴突侧支萌芽使神经回路发生生理性重塑[1,5]。

抑制性机制

在发生上述机制的同时，外周和中枢神经系统强大的内源性镇痛机制也发挥着作用。在损伤组织中，白细胞来源的阿片样肽类作用于含有阿片受体的外周伤害性感受器末端[9-10]后会产生镇痛效应，而且分泌的抗炎细胞因子也具有镇痛作用[2]。周围组织炎症导致背根神经元阿片样受体表达和轴突运输增加，以及 G 蛋白阿片受体耦联增加。同时，神经束膜的通透性也增加。这些现象都依赖于感觉神经元电活动、促炎细胞因子的产生以及炎症组织内神经生长因子的存在。与此同时，含有阿片肽的免疫细胞在炎症组织中渗出和积聚[10]。这些细胞上调阿片样肽类前体基因的表达，并通过酶切将其加工成功能活性肽[11-12]。受应激、儿茶酚胺、促肾上腺皮质激素释放因子、细胞因子、趋化因子或细菌等的影响，白细胞分泌阿片类物质。后者激活外周阿片样受体，通过抑制伤害性感受器的兴奋性或（和）兴奋性神经肽的释放而产生镇痛作用[10, 13]（彩图 64-2）。这

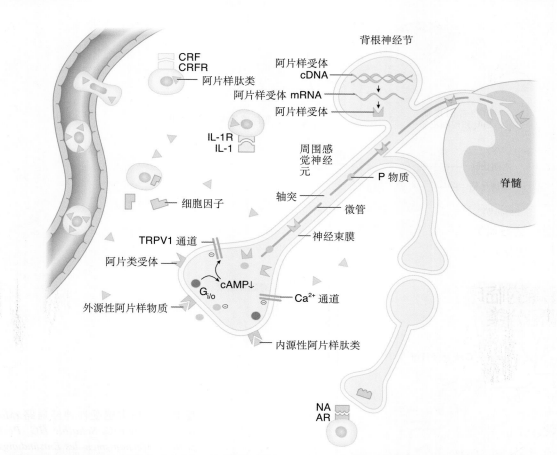

彩图 64-2 周围损伤组织内的内源性镇痛机制。含有阿片样肽类的循环白细胞在黏附分子活化和趋化因子的作用下渗出。随后，这些白细胞受应激或释放因子的刺激分泌阿片样肽类。例如，促肾上腺皮质激素释放因子（corticotropin-releasing factor，CRF）、白细胞介素 -1β（interleukin-1β，IL-1）和去甲肾上腺素（noradrenaline，NA，由交感神经节后神经元释放）可以分别激活白细胞上的促肾上腺皮质激素释放因子受体（CRF receptor，CRFR）、白细胞介素 -1 受体（IL-1R）和肾上腺素能受体（adrenergic receptor，AR），引起阿片样物质的释放。外源性阿片样物质或内源性阿片样肽类（绿色三角符号）与阿片受体结合。这些受体在背根神经节内合成并沿轴突微管被输送到外周（和中枢）的感觉神经末梢。随后通过抑制离子通道（例如 TRPV1、钙离子）（见图 64-3 和文章内容）和 P 物质的释放产生镇痛作用 *(Modified from Stein C, Machelska H: Modulation of peripheral sensory neurons by the immune system: implications for pain therapy, Pharmacol Rev 63:860-881, 2011.)*

些机制已被证实与临床有关。研究发现膝关节炎患者的免疫细胞表达阿片样肽类，其滑膜组织内的感觉神经末梢表达阿片样受体[14]。膝关节手术后，当关节内应用拮抗剂纳洛酮以阻断内源性阿片样肽类和受体之间的相互作用时[15]，这些患者术后的疼痛程度和镇痛药物的使用量显著增加，而刺激阿片样肽类的分泌则可缓解术后疼痛，同时减少镇痛药物的使用[16]。

    脊髓同样存在内源性镇痛机制。脊髓中间神经元释放的阿片类物质、γ- 氨基丁酸（γ-aminobutyric acid，GABA）或甘氨酸激活突触前伤害性感受器中枢端的阿片或（和）GABA 受体，使兴奋性递质的释放减少。此外，阿片类物质或 GABA 分别激活突触后钾离子或氯离子通道，诱发了背角神经元的超极化抑制电位。持续性的伤害性刺激上调了脊髓中间神经元阿片样肽类基因的表达和阿片肽的合成[17-18]。另外，强大

的脑干下行抑制通路也通过去甲肾上腺素能、5- 羟色胺能和阿片能神经元系统而被激活。中脑导水管周围灰质是下行抑制通路的一个关键脑区，它投射到延髓头端腹内侧，然后沿着后侧索投射到脊髓背角[19]。兴奋性和抑制性神经递质介导的神经信号与认知、情感、环境因素（见后）的整合最终产生了疼痛的中枢感知。当生物因素、心理因素以及社会因素之间的复杂平衡被打破时，则开始出现慢性疼痛。

基础研究的临床转化

    疼痛相关的基础研究进展很快，但其临床转化应用却十分困难[20]。开展动物研究是非常必要的。由于伦理方面的原因，动物实验的研究时间仅限于数天或数周。但人类慢性疼痛通常持续数月或数年。因此，

动物模型未能真实地反映慢性疼痛的临床表现，而应更谨慎地将其称为"持续性疼痛"[21-22]。人脑成像研究是目前研究的热点，并且已被用于观察各种疼痛综合征患者的变化。然而，这些研究尚不能为特定疾病或特定综合征的病理生理基础提供可重复验证的结论[21]。神经成像仅能检测到伤害性刺激处理过程中相关的变化，但是临床疼痛包含更为复杂的依赖于自主评价的主观感受。因此，成像技术尚不能成为反映疼痛的较为客观的评估指标、生物标记物或预测指标[23]（见下文）。同样，虽然基础研究为基因治疗控制疼痛提供了一些证据，但是这些研究结果尚不能很快地为临床疼痛的个体化（个性化）治疗提供指导[21, 24]。

慢性疼痛的临床定义、患病率和分类

定　　义

国际疼痛研究协会（International Association for the Study of Pain，IASP）将疼痛定义为"一种与实际或潜在组织损伤相关的、不愉快的感觉和情绪体验，或患者关于此类损伤的描述"[25-26]。该定义进一步阐明了疼痛常常是主观上的感受，是身体局部的感觉。同时它也是不愉快的，因此也包含情绪成分。此外，除了恶性疾病外，许多人在没有组织损伤或任何病理生理改变的情况下感觉到疼痛，通常没有办法区分他们的疼痛是否源于组织损伤。如果患者把他们的感受认定为疼痛或者他们所反映的感受与组织损伤引起的疼痛相同，那么就应当被认为是疼痛。该定义避免了把疼痛和刺激混为一谈。伤害性感受是周围感觉神经元（伤害性感受器）和更高级伤害感受通路中的神经生理活动。IASP 将其定义为"编码伤害性刺激的神经过程"。伤害性刺激不等同于疼痛。疼痛往往是一种心理状态，尽管它常有一个直接的生理基础。美国麻醉医师协会将慢性疼痛定义为"持续时间超过组织损伤和正常愈合预期时间，并且对患者的功能或健康产生不利影响的疼痛"[27]。IASP 分类分委会于 1986 年将慢性疼痛定义为"无明显生理改变且持续时间已超过正常组织愈合时间（通常为 3 个月）的疼痛"。慢性疼痛的存在和程度往往与组织损害程度无关。

患　病　率

除了这些笼统的定义外，人们对慢性疼痛患者的特征还没有达成共识。这可能是不同刊物报告的慢性疼痛患病率有巨大差异的原因之一。由于统计患病率时所选择的人群不同、存在未被检出的合并症、对慢性疼痛尚无统一定义以及数据收集方法不同等原因，所报道的慢性疼痛患病率从 20% 至 60% 不等。一些调查表明，妇女和老年人的患病率更高。另外，慢性疼痛造成了巨大的社会经济负担。仅在美国，每年用于慢性疼痛治疗相关的卫生保健、残疾补偿、误工以及相关费用的总支出就超过了 6000 亿美元。其他国家也有类似的报告[28-29]。

分　　类

按照传统方法，慢性疼痛可分为恶性疼痛（与癌症及其治疗有关）和良性疼痛（如神经病理性、肌肉骨骼性和炎性）。慢性疼痛既有生理学机制也有心理学机制，要想严格地对两者进行区分似不恰当。癌症患者往往比患有慢性非恶性疼痛的患者有更严重的健康损害。患有非恶性疼痛的患者可能比癌症患者的疼痛评分高，对疼痛缓解的期望也更高[30]。非恶性慢性疼痛通常分为炎症性（如关节炎）、肌肉骨骼性（如腰痛）、头痛及神经病理性疼痛（如带状疱疹后神经痛、幻肢痛、复杂区域疼痛综合征、糖尿病性神经病变、人类免疫缺陷病毒相关的神经病变）。神经病理性疼痛的主要症状包括自发性刀割样痛、刺痛或烧灼痛、痛觉过敏以及痛觉超敏，或者这些症状的任意组合[31]。癌性疼痛可发生于肿瘤侵袭由感觉神经支配的组织（如胸膜或腹膜），或者肿瘤直接侵入外周神经丛。后一种情况表现为以神经病理性疼痛的症状为主。对癌性疼痛治疗存在的问题是，患者对疼痛的自我描述与医务人员的评估不吻合。医务人员和家庭成员可能低估了患者的疼痛程度，导致疼痛控制不足[29]。癌症的许多治疗都会伴有严重疼痛。例如细胞毒性的放、化疗经常引起口腔黏膜炎性疼痛，这种现象在接受骨髓移植的患者中尤为显著[32]。

慢性疼痛的生物-心理-社会学概念

生物（组织损伤）、认知（记忆、期望）、情绪（焦虑、抑郁）和环境因素（强化、条件反射）同时影响着癌性与非癌性慢性疼痛患者。很多患者有活动受限，缺乏动力，并存在抑郁、愤怒和焦虑，以及对再损伤的恐惧。这些因素妨碍他们回到正常工作或者参与娱乐活动。这类患者可能会变得过于关注疼痛和躯体的病变，从而影响睡眠，变得易激惹及回避社交活动。其他的认知因素，如患者的期望或信念（如感到无法控制疼痛），会影响其心理、社会和生理功能。疼痛行为，如跛行、服药或抗拒活动等，易受"操作式条件反射"的影响，即应答奖赏和惩罚。例如，患者的疼痛行为会因配偶或医务工作者的关注而加重（如神经阻滞不全或者药物滥用的使用不足）。与此相反，当疼痛被忽视，或因周围人的关注和鼓励而使患者增加了活动时，疼痛行为可能消失[33]。应答的学习机制（即经典的条件反射）可能也参与了疼痛的慢性化[34]。其他参与疼痛慢性化的因素，如药物滥用问题、家庭不和睦、法律或保险制度的限制等常常并存。因此，患者一旦感觉疼痛便会寻医问药，导致医疗保健系统的过度使用。这些生物因素、心理因素以及社会因素的共同作用导致疼痛持续状态和病态行为[33-34]。仅仅治疗这种复杂的综合征中的一个方面显然是不够的。因此，出现了疼痛的生物-心理-社会学的概念。这一概念最早是在1959年由Engel首先提出的[35]，但很晚才被应用到日常医疗实践中，特别是用于慢性疼痛患者的治疗[36-37]。这一概念有助于理解为什么在没有明显生理原因的情况下慢性疼痛仍可存在，以及为什么病理性的身体症状一直未被患者发现。社会性和躯体性疼痛体验和调节可能有一个共同的神经解剖学基础[38]。多模式疼痛治疗应包括生理、心理和社会技能等多个方面，并强调患者的主动参与，从而通过改善患者的功能和健康状况使其恢复健康[34,39]。

慢性疼痛的跨学科治疗

　　麻醉医师John J. Bonica首先意识到慢性疼痛的治疗需要跨学科协作的必要性。Bonica在第二次世界大战中以及战后积累了相当的经验，这使他确信，跨学科联合治疗可使医生根据各自的专业知识和技能对疼痛做出正确的诊断，制订最有效的治疗策略，从而更有效地解决复杂的疼痛问题。华盛顿州的Tacoma总医院成立了第一个跨学科联合的疼痛治疗机构。随后，华盛顿大学在1960年也成立了相似的疼痛治疗机构。1970—1990年，北美和欧洲疼痛治疗机构的数量不断增加，主要是由麻醉医师负责。这些综合疼痛治疗中心应该有专职人员和专门的设施去评估和治疗慢性疼痛的生物医学、社会学、心理学和职业等各个因素，并且应对医学生、住院医师和进修医师进行教育培训。IASP已经公布了疼痛治疗机构建设的指导方针[40]。跨学科、多模式的治疗方法加速了生理、社会和心理功能的恢复，降低了医疗费用，促进了职业能力的恢复。Meta分析研究表明，这种治疗模式为非恶性的慢性疼痛提供了最有效、最经济的基于循证医学的治疗[37]。如果没有跨学科联合的治疗模式，则治疗并不完善，而且极易导致误诊。例如，在椎间盘源性腰痛中忽视了心理学因素，或在"心因性"疼痛中漏诊了身体上的病因，均可能导致错误的诊断[41]。此外，传统的单模式疗法，如单纯的药物疗法，只会使患者继续昂贵且无效的治疗，并不断地寻医问药[37,39]。

　　疼痛治疗核心团队应包括一名治疗疼痛的医师（受过疼痛治疗培训的麻醉医师）、一名心理医师、一名理疗医师以及一名职业治疗师。同时也可以包括其他医学专业，如神经病学。根据当地情况，这个团队可以纳入管理人员、专科护士和药剂师。疼痛治疗核心团队成员初步评估患者，以决定是否需要其他学科专家来完成对疼痛的全面评估。评估后，整个核心团队参与制订综合治疗方案。针对患者的个人要求、能力和对疗效的期望，制订个体化的治疗方案，以获得可量化的疗效。对某些患者来说，患者教育和药物治疗就足够了，其他患者可能需要为时几周的高强度全日康复治疗。根据患者的预后（疼痛导致永久性残疾的低、中、高风险）尽早对疼痛治疗进行分级，可以显著提高临床治疗的性价比[42]。为了培养患者的依从性，结合患者预期，公开讨论治疗目标是有必要的。例如，许多患者希望彻底消除疼痛并恢复全部功能，然而，这个目标可能无法实现。许多情况下，现实的治疗目标是：减轻疼痛，改善躯体功能、情绪和睡眠，形成积极的适应能力，以及重返工作岗位。因此，康复比治愈更适合作为治疗目标[37]。

心　理　治　疗

　　心理医生的作用包括初步评估和心理治疗，例如进行教育、认知行为治疗和放松训练。对患者的评估应着重于慢性疼痛的感觉、情感、认知、行为以及职业等方面。详细询问病史、行为分析以及问卷调查是必不可少的。多数问卷包含对疼痛强度（如数字或视觉模拟量表）、疼痛行为（如West Haven–Yale多维疼痛量表）、多维疼痛性质、认知应对、恐惧（如状态-特性-焦虑-总结）、抑郁和其他相关症状等方面。疼痛心理治疗的适应证包括相关的躯体化症状、抑郁症、适应能力差、药物滥用和易受周围环境（如家庭成员）强化的疼痛行为。某些类型的疼痛综合征患者，如慢性头痛、炎性风湿痛或非特异性背痛，可能从行为治疗中获益[34,37]。这意味着观点的根本转变，即患者从单纯地被动接受治疗转变为积极依靠自己克服疼痛进行功能恢复和职业康复训练，并减少医疗依赖。因此，仅仅减轻疼痛不再是治疗的重点[37]。

物 理 治 疗

理疗师的任务包括对患者的肌肉骨骼系统的初步评估，对患者的工作场所和住所的评估，对患者主动生理适应能力的培训，以及对物理康复的管理。强调患者自我管理的强化训练方案是慢性非恶性疼痛的综合方案的组成部分[37, 43]。适应性、灵活性以及姿势的改善抵消了废用带来的副作用，是行为疗法的补充。理疗师鼓励患者在日常生活中进行定期训练，帮助患者忍受疼痛并尽可能地多运动，以及加强对患者疼痛管理的生物-心理-社会模式的教育。不同的训练技术，例如肌肉适应性训练、有氧运动以及其他方法对改善功能，以及减少痛苦、残疾和恐惧回避行为是有效的[44-45]。但按摩或推拿等被动治疗是无益的[46]。分等级训练的概念来自于 Fordyce[33]。患者在指导下找出对每项训练的基本耐受水平，然后协商制订训练计划。患者每天记录改善情况，并且被要求不论自身感受如何必须完成训练计划。因此，是依照计划而不是根据疼痛情况安排物理治疗。因为物理治疗效果和疼痛改善情况并不是一致的。当然，患者本人的动力是决定其能否很好地学会疼痛管理的重要因素[47]。

职 业 治 疗

职业治疗师指导患者克服疼痛带来的限制并实现生活目标。职业治疗评估包括对工作史及工作场所、家庭生活和日常活动的评估，以及通过体格检查来明确关节活动幅度和可能存在影响活动的运动障碍或畸形。主要的治疗目标是减少疼痛及其导致的功能损害，促进日常生活中最佳的功能，鼓励建立有意义的家庭、社会和工作关系[48]。职业治疗的一个重要的目标是帮助患者重返工作岗位，包括特殊的工作岗位[49]。例如，因腰背疼痛等原因休病假后重返工作岗位的机会会随着休假时间的延长而明显减少，从而产生如工资补偿、社会保障和生产损失等巨大的社会成本[29]。重返工作的障碍包括工作不满意以及认为是工作因素导致了疼痛。职业治疗师应当与患者一起制订治疗方案，以增加患者的自尊，恢复自立，使其克服疼痛，在工作和娱乐中达到最佳状态。

麻 醉 学

过去的几十年间，麻醉医师在慢性疼痛治疗中的作用发生了巨大变化。"神经阻滞治疗"已经被跨学科的疼痛治疗中心所取代。现在，麻醉医师同时担当了医师培训者和技术专家的角色。能否把局部麻醉技术、药理知识和慢性疼痛的心理-社会因素以最佳方式结合，以提供更加全面的疼痛治疗服务是麻醉医师面临的一项挑战。在以广义的生物-心理-社会学为基础的综合治疗中，麻醉医师需要发挥他们在药物治疗、神经阻滞以及操作技巧方面的特长。因为治疗的重点不仅是减轻疼痛，而且要减少残疾、提高生活质量以及改善功能。传统的"按需"给药方式或利用神经阻滞使疼痛短期缓解的方法可能会加重疼痛行为，患者会坚持认为对其潜在的身体异常最好通过生物医学的方法处理[39]，这也会导致患者过度期待治疗效果。例如，患者会认为在治疗中他应该是一个被动接受者而不是主动参与者。患者会错误地认为疼痛是他生活中的首要问题。这种治疗方法忽略了疼痛的心理-社会因素，延续了昂贵且无效的单一生物医学治疗方案，并导致在慢性疼痛患者中产生医源性并发症、过度医疗以及高额的医疗费用[39]。

麻醉医师在跨学科治疗团队中的作用因患者类型的不同而不同。对癌性和急性疼痛的处理需要麻醉医师全面的专业技能和药理知识。在慢性非恶性疼痛治疗中，麻醉医师作为一个教育者、指导者和激励者的角色更为重要。作为一名跨学科治疗团队的成员，麻醉医师必须加强和保持对生物-社会-心理因素的关注，对患者的身体症状做出恰当的判断，并且合理用药。与团队其他成员一起，麻醉医师采用激励策略来鼓励患者在身体、心理、社会、休闲和职业等方面达到自我管理的康复目标。同时，麻醉医师的参与可使患者确信他的疼痛是真实存在的，从而避免患者认为"疼痛只是我的想象"。麻醉医师监测患者的身体状况、新病情发生的可能性以及用药情况。此外，麻醉医师对未检查出相关异常的患者给予安慰和解释，同时负责向患者说明手术的局限性，以便其做出知情选择。麻醉医师在指导制订多模式治疗方案上发挥着决定性的作用。这反映了一个事实，即世界上大多数的疼痛治疗医师是麻醉科医师。在临床上，麻醉医师与其他医护专业人员密切协作，从而在手术室外的工作领域得到了更多的认可[39]。

慢性疼痛的治疗药物

镇痛药物干扰神经系统伤害性刺激（伤害性感受）的产生和（或）传递。这种作用可发生在外周和（或）中枢水平的轴突。其治疗目标是减轻疼痛的感觉。镇痛药用来调节疼痛介质（如前列腺素）的产生，或者调节转导或传递伤害性刺激的神经受体或离子通道的激活（如肽、激肽、单胺受体及钠离子通道）。目前用于治疗慢性疼痛的药物包括阿片类药物、非甾体抗炎药（NSAIDs）、5-羟色胺化合物、抗癫痫药物和抗抑郁药物（表64-1）。其他正在研究的药物包括肾上腺素受体激动剂、兴奋性氨基酸受体（如NMDA）拮抗剂、神经营养因子拮抗剂、神经肽（如降钙素基因相关肽）受体拮抗剂、激肽受体拮抗剂、前列腺素E受体拮抗剂、大麻素类以及离子通道（如TRP、P2X）阻滞剂。局部麻醉药用于局部和区域麻醉。混合性药物具有多种作用机制，例如，同时具有抑制去甲肾上腺素再摄取和激活阿片受体的作用（曲马朵、他喷他多），或同时具有阿片受体激动和NMDA受体拮抗剂效应（氯胺酮）。依据病情可以采用各种不同的给药途径（如口服、静脉注射、皮下注射、鞘内注射、硬膜外注射、外用、关节内注射及经黏膜给药）。此外，已经证实，通过阿片和非阿片机制，安慰剂治疗也可产生显著的镇痛效应[50]。对慢性疼痛需要采取跨学科的治疗方法，包括各种药物治疗和非药物治疗（心理治疗及理疗）（见前"慢性疼痛的跨学科治疗"）。

阿片类药物

阿片类药物作用于具有7次跨膜的G蛋白耦联受体（见第31章）。已克隆出三种类型的阿片类受体（μ、δ和κ）。基于基因的多态性、剪切变异体和选择性处理等方式，阿片受体的一些亚型也被发现（如μ₁、μ₂、δ₁和δ₂）。阿片类受体分布在各级神经轴突，并且可以被激活，包括初级感觉神经元（伤害性感受器）的外周突和中枢突、脊髓（中间神经元和投射神经元）、脑干、中脑和皮质。所有的阿片类受体与G蛋白（主要是Gi/Go）耦联，随后抑制腺苷酸环化酶，降低电压门控钙通道的通透性或开放钾通道，或者是这些效应的任何联合（见图64-3上半部）。这些效应最终导致神经元活性降低。钙离子内流受阻抑制了兴奋性（伤害性）神经递质的释放。典型的例子如抑制初级感觉神经元在脊髓和受损组织内释放P物质。在突触后膜，阿片类药物通过开放钾离子通道产生超极化，从而阻止了二级投射神经元内动作电位的形成或传播。此外，阿片类药物抑制感觉神经元特异性河豚毒素抵抗钠离子通道、TRPV1通道以及脊髓内的谷氨酸受体（如NMDA）诱发的兴奋性突触后电流。其结果是导致伤害性刺激在各级神经轴突传递的减少和疼痛感觉的明显降低。内源性阿片受体配体的前体是来自阿黑皮素原（编码β-内啡肽）、脑啡肽原（编码Met-脑啡肽和Leu-脑啡肽）和强啡肽原（编码强啡肽类）。这些肽类的氨基端包含共同的Tyr-Gly-Gly-Phe-Met/Leu序列，称为阿片类基序。β-内啡肽和脑啡肽是强效止痛剂，作用于μ和δ受体。强啡肽类可以分别经由NMDA受体和κ阿片受体引起疼痛和镇痛效应。约1/4来自未知前体的四肽（内吗啡）不包含泛阿片类基

表64-1 镇痛药物、作用靶点、机制和副作用

药物	目标	机制	功能性后果	副作用
阿片类药物	G蛋白耦联 μ、δ、κ受体	↓cAMP ↓Ca²⁺电流 ↑K⁺电流	↓外周和中枢神经元的兴奋性 ↓兴奋性神经递质的释放	μ、δ：镇静作用、恶心、欣快感/奖赏、呼吸抑制、便秘 κ：焦虑/厌恶、多尿、镇静作用
NSAIDs	环氧合酶（COX-1、COX-2）	↓前列腺素 ↓血栓素	↓感觉神经元的致敏作用 ↑脊髓神经元的抑制作用	非选择性：胃溃疡、穿孔、出血、肾损害 COX-2：血栓形成、心肌梗死、脑卒中
5-羟色胺激动剂	G蛋白耦联5-HT受体 5-HT₃：离子通道	↓cAMP（5-HT₁） ↑cAMP（5-HT₄₋₇） ↑磷脂酶C（5-HT₂）	↑兴奋性神经肽的释放 ↓神经性炎症 ↑血管收缩	心肌梗死、脑卒中、外周血管闭塞
抗癫痫药物	Na⁺、Ca²⁺通道，GABA受体	↓Na⁺电流 ↓Ca²⁺电流 ↑GABA受体活动度	↓外周神经元和中枢神经元的兴奋性 ↓兴奋性神经递质的释放	镇静作用、眩晕、认知损害、共济失调、肝毒性及血小板减少症
抗抑郁药物	去甲肾上腺素/5-HT载体 Na⁺、K⁺离子通道	↓去甲肾上腺素/5-HT再摄取 ↓Na⁺电流 ↑K⁺电流	↑外周神经元和中枢神经元的兴奋性	心律失常、心肌梗死、镇静作用、恶心、口干、便秘、眩晕、睡眠障碍、视力模糊

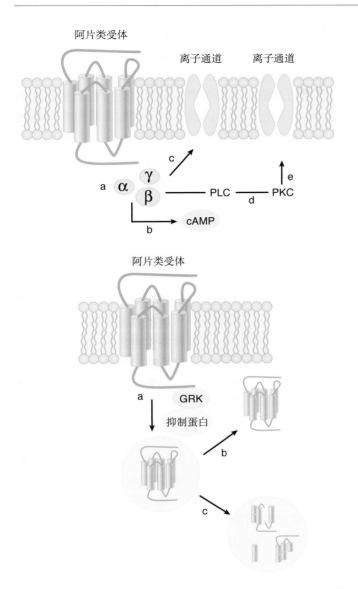

图 64-3　阿片类受体的信号通路和再循环。上半部分：阿片类配体诱导受体发生构象改变，使 G 蛋白与受体耦联。游离的异源三聚体 G 蛋白裂解为活化的 Gα 和 Gβγ 亚基（a），可以抑制腺苷酸环化酶，减少 cAMP（b），降低电压门控钙离子通道（Ca²⁺）的传导性或开放整流钾离子（K⁺）通道（c）。此外，磷脂酶 C（phospholipase，PLC）/ 磷酸激酶 C（phosphokinase，PKC）的途径可以被激活（d），以调节质膜上 Ca²⁺ 离子通道的活性（e）。下半部分：阿片类受体的脱敏化和运输能被 G 蛋白耦联受体激酶（G-protein-coupled receptor kinase，GRK）激活。在与抑制蛋白结合后，质膜上的受体处于脱敏状态（a）。随后，抑制蛋白结合受体可以通过一个依赖性网格蛋白途径被内化，并且循环到细胞表面（b）或在溶酶体降解（c）*(Modified from Zöllner C, Stein C: Opioids, Handb Exp Pharmacol 177:31-63, 2007.)*

序，但能与 μ 受体高选择性结合。阿片样肽类及其受体在整个中枢和周围神经系统、神经内分泌组织和免疫细胞中表达[10, 51]。细胞外的阿片样肽类被氨基肽酶 N 和中性内肽酶快速酶解而失活。这两种肽酶在中枢神经系统、周围神经和白细胞内表达。在阿片样肽类中，脑啡肽是它们的最适底物。许多动物模型和小样

本的人类试验已经证实，在中枢和周围神经系统运用肽酶抑制剂抑制内源性阿片肽的细胞外降解可产生强大的镇痛效应[52-53]。

常用的阿片类药物（吗啡、可待因、美沙酮、芬太尼及其衍生物）是 μ 受体激动剂。纳洛酮是所有三种受体的非选择性拮抗剂。部分激动剂比完全激动剂需要结合更多的功能受体才能产生相同的效应。混合性激动 / 拮抗剂（丁丙诺啡、布托菲诺、纳布啡和喷他佐辛）在低剂量时可作为激动剂，而在较高剂量时可作为拮抗剂（在相同或不同的受体类型）。这类化合物的镇痛效果具有典型的封顶效应，当与纯激动剂一起使用时可能会引起急性戒断综合征。所有这三种受体（μ、δ 和 κ）都介导镇痛作用，但有不同的副作用。μ 受体介导呼吸抑制、镇静、奖赏和欣快感、恶心、尿潴留、胆管痉挛和便秘[54]。κ 受体介导焦虑、厌恶、镇静和利尿作用。δ 受体介导奖赏和欣快感、呼吸抑制和便秘[51]。在实验研究中常常观察到使用阿片类药物产生的免疫抑制现象，但这一现象没有在临床研究中得到证实[55]。长期给予完全激动剂可能会出现耐受性和生理依赖性，突然停药或者使用拮抗剂可导致戒断综合征（见后文"慢性疼痛患者的围术期管理"）。

耐受性指药物的效应在反复给予相同剂量药物后降低，或需要增加剂量来产生相同药效的现象。耐受性与依赖性不同（见"慢性疼痛患者的围术期管理"）。阿片类药物的全部效应（如镇痛、恶心、呼吸抑制、镇静及便秘）均可形成耐受，尽管程度不同。例如，呼吸抑制、镇静和恶心的耐受性通常比便秘或瞳孔缩小的耐受性形成快[54-57]（见后文"其他镇痛药及辅助用药"）。此外，阿片类药物之间的不完全交叉耐受或遗传差别可以解释一些临床现象，如对一些疼痛缓解不理想或有无法耐受副作用的患者，更换阿片药物种类（阿片类药物轮替）有时会有效[58]。阿片类药物引起的适应可发生在多层次的神经水平和其他器官系统，从开始直接改变阿片类受体的信号通路进而扩展到包括学习行为的复杂神经网络。产生药效耐受可能的机制包括阿片受体 -G 蛋白的解耦联，受体内化和再循环减少，以及 NMDA 受体的敏感性提高[51, 59]（图 64-3 下半部分）。此外，药动学（如阿片类药物分布或代谢的变化）和获得性耐受（如轻度中毒时形成的代偿），还有肿瘤生长、炎症或神经瘤的形成导致伤害性刺激增加也是导致剂量需求增加的可能原因[56, 60]。目前尚缺乏设计严谨的临床对照研究，以明确证实患者对阿片类药物镇痛（如减轻临床疼痛）产生药效学耐受[61]。

目前对于阿片类药物是否可引起难以理解的痛觉过敏还有争论。然而，事实上，现有的大多数研究显示存在停药后诱发的痛觉过敏。这是一个众所周知的突然停用阿片类药物出现的现象（见后文"慢性疼痛患者的围术期管理"）[62-63]。有个案报道，重度癌痛患者因使用超高剂量的阿片类药物而导致痛觉超敏，并将其归因于阿片类药物代谢产物的神经兴奋作用[64]。目前尚无明确的证据表明，围术期或长期的常规剂量阿片类药物治疗会产生痛觉过敏[62]。

阿片类药物经外周组织（如体表或关节内给药，尤其是在炎性组织中）、中枢神经系统（如鞘内、硬膜外或脑室给药）及全身性用药（如静脉注射、口服、皮下给药、舌下含服或经透皮吸收给药）均有效[51, 65]。临床上对药物种类及剂型的选择取决于阿片类药物的药动学（如给药途径、起效时间或持续时间和亲脂性等）及与给药途径相关的副作用[65]。用药剂量有赖于患者的个体差异、疼痛类型及给药途径。全身性用药及椎管内用药可产生相似的副作用，这与药物剂量以及药物的鞘内或全身重新分布有关。鞘内应用时，首选脂溶性药物，因为脂溶性药物易局限在脊髓内，而很少随脑脊液循环至脑。仔细调整剂量、密切监测可最大程度地减少阿片类药物的副作用，而联合用药（止吐药或泻药）或阿片受体拮抗剂（如纳洛酮）可治疗这些副作用。尚未见小剂量全身性应用阿片类药物时导致明显的副作用。另外，目前有研究正试图开发可全身应用的肽酶抑制剂以及选择性作用于外周而非中枢阿片受体的阿片类药物[10, 52-53, 66-67]。

阿片类药物被认为是治疗急性重症疼痛和癌症相关慢性疼痛的最有效药物。但对慢性非癌性痛（如神经病理性疼痛和肌肉骨骼痛）患者能否长期使用阿片类药物尚存在争议。此方面的随机对照研究的观察时间最长的仅为3个月。相关 Meta 分析结果表明，疼痛评分降低程度不具有显著的临床意义，并且流行病学资料显示患者的生活质量和功能状态并未获得改善[68-69]。在随机对照研究和非对照观察性研究中，当观察时间超过3个月时，因副作用（如恶心、镇静、便秘及头晕等）和缺乏镇痛效果而使很多受试者退出了试验研究[69-70]。很少有研究观察心理-社会学预后指标，显示这些指标仅获得中度改善。因此，对于由多种因素引起的慢性疼痛，单纯使用阿片类药物也无法产生明显的镇痛效应。例如，在一些慢性疼痛中，主要问题是以情感因素为主或获得性疼痛行为；在这些情况下，需谨记，至关重要的是必须对患者进行全面评估，而非仅仅进行疼痛评估[71]。同时，治疗的目标不仅是处理疼痛的来源（如果可以明确来源的话），而

且还要着重于消除痛苦，改善功能，处理心理-社会因素以及摆脱对医疗系统的依赖。此外，在使用阿片类药物治疗的慢性良性疼痛患者中成瘾率高达50%[72-73]，并且用药过量、死亡率高、阿片类处方药滥用已成为公众健康问题[74-75]。因此，对于慢性非恶性疼痛的患者，并不推荐将阿片类药物作为单一的治疗方法。

非甾体抗炎药和解热镇痛药

酸性 NSAIDs 及非酸性解热镇痛药（如对乙酰氨基酚、安替比林）可抑制环氧合酶（COX）。该酶催化花生四烯酸（是由磷脂产生的一种普遍存在的细胞成分）转变为前列腺素和血栓素（见第32章）[76]。COX 的两种亚型——COX-1 和 COX-2 在外周组织及中枢神经系统内表达。在损伤和炎性介质（如细胞因子和生长因子）的刺激下，这两种亚型都可以上调，从而引起前列腺素生成增加。在外周，前列腺素 [主要为前列腺素 E_2（prostaglandin E_2，PGE_2）] 通过激活 EP 受体引起离子通道（如 Na^+、TRPV1）磷酸化，从而导致痛觉感受器敏化。结果导致伤害性感受器对有害的机械刺激（如压力及空腔脏器的扩张）、化学性刺激（如酸中毒、缓激肽及神经营养因子）或热刺激变得更加敏感。在脊髓内，PGE_2 抑制甘氨酸能抑制性神经元，增强兴奋性氨基酸的释放，同时使上行投射神经元去极化。这些机制易化了伤害性感受器刺激的产生以及从脊髓到达大脑的高级中枢传递。阻断 COX 可以减少前列腺素的合成。最终，伤害感受器对伤害刺激反应减弱，脊髓中的神经传递也减弱。

经过口服给予非选择性 NSAIDs（如阿司匹林、布洛芬、吲哚美辛、双氯芬酸）或解热镇痛药（如对乙酰氨基酚）通常被用来治疗程度较轻的疼痛（如早期关节炎和头痛）。一些药物可经胃肠外、直肠或透皮给药。由于它们属于非处方药物，患者可自行用药，因而常导致该种药物的滥用以及药物毒性反应[77]。其副作用归因于 COX-1 介导的血栓素生成受阻，血小板功能抑制（引起胃肠道及其他出血性疾病），有组织保护作用的前列腺素减少（胃、十二指肠溃疡和穿孔），肾中有血管舒张作用的前列腺素降低（肾毒性），以及高活性代谢产物的生成（对乙酰氨基酚的肝毒性）。在假设 COX-2 仅选择性地表达于炎症组织、而生理性的具有组织保护作用的 COX-1 不受影响的基础上，开发出了选择性 COX-2 抑制剂。然而，研究表明，COX-2 也存在于许多健康组织内（如消化道上皮、血管内皮及脊髓等），抑制 COX-2 可能会加重炎症，抑制溃疡愈合，减少血管保护性前列环素的合成。COX 抑制剂

可增加血栓形成、心肌梗死、肾损害、高血压、脑卒中及肝毒性的风险，也可引起罕见的过敏反应。对乙酰氨基酚（扑热息痛）具有相对较弱的抗炎及抗血小板活性，主要用于骨性关节炎、头痛和发热的治疗[76,78]。

5- 羟色胺类药物

5- 羟色胺（5-HT）是被发现于交感神经系统、胃肠道及血小板中的一种单胺类神经递质。它作用于分布在各级神经组织及血管中的 5-HT 受体。在脊髓背角，血清素能神经元是内源性镇痛机制的一部分。除了 5-HT$_3$（一种配体门控离子通道）以外，其他 5-HT 受体都是 G 蛋白耦联受体。大量研究发现 5-HT$_{1B/1D}$ 激动剂（曲坦类药物）能有效地治疗神经血管性头痛（如偏头痛和丛集性头痛）。现在认为偏头痛的发生与支配脑膜和颅内血管的三叉神经感觉神经元释放神经肽（如降钙素基因相关肽）有关。这些神经肽的释放导致血管舒张和炎症反应，最终产生疼痛。曲坦类药物通过作用于三叉神经传入系统的 5-HT$_{1D}$ 受体抑制神经源性炎症。该类药物其他的作用位点可能包括丘脑神经元及中脑导水管周围灰质。激活位于血管的 5-HT$_{1B}$ 受体可以收缩脑膜血管（及冠状）血管。后一效应迫使人们寻找一种不引起血管收缩的治疗方法，如高选择性的 5-HT$_{1D}$ 和 5-HT$_{1F}$ 激动剂。然而，至今尚未找到抗偏头痛的疗效确切的此类药物。

曲坦类药物可以经口服、皮下或经鼻滴入等方式用药，而且已经被用于治疗偏头痛。所有的曲坦类药物在治疗剂量即可使冠状动脉收缩达 20%，因此，禁用于合并有冠状动脉、脑血管及外周血管性疾病等危险因素的患者。某些曲坦类药物可能引起显著的药物间相互作用（如与单胺氧化酶抑制剂、普萘洛尔、西咪替丁、经肝细胞色素 P450 代谢的药物或 P- 糖蛋白泵抑制剂）。因此，将曲坦类药物仅限用于偏头痛所致的功能障碍患者较为合理[79]。

抗癫痫药物

抗癫痫类药物用于治疗由外周神经系统损害（如糖尿病和疱疹）或中枢神经系统损害（如脑卒中）所导致的神经病理性疼痛，也用于偏头痛的预防。神经病理性综合征被认为是由于再生神经芽突导致伤害感受器敏化而产生的异位电活动，或原先"沉默"的伤害性感受器重新被激活，或者是自发的神经元活动（也可能是这些机制的任意组合）。这些机制可引起初级传入神经元敏化，随后还可能引起二级或三级上行神经元敏化。在这些机制中，研究较为明确的有离子通道（如 Na$^+$、Ca^{2+} 和 TRP 等）表达与运输的增加以及谷氨酸受体的活性增强等。抗癫痫药物的作用机制包括通过阻断病理性活化的电压敏感 Na$^+$ 离子通道（卡马西平、苯妥英钠、拉莫三嗪和托吡酯），以及阻断电压依赖性 Ca^{2+} 离子通道（加巴喷丁和普瑞巴林），从而增强神经细胞膜的稳定性，抑制突触前兴奋性神经递质的释放（加巴喷丁和拉莫三嗪）以及提高 GABA 受体的活性（托吡酯）[80-81]。

抗癫痫药物最常见的副作用有精神障碍（嗜睡、头晕、认知障碍及疲劳）和运动功能障碍（共济失调）。这限制了它的临床应用，尤其是在老年患者。所报道的严重副作用包括肝毒性、血小板减少症以及危及生命的皮肤与血液反应。因此，使用该类药物时，应该监测其血药浓度[79]。另外，临床上抗癫痫药常常与抗抑郁药联合应用。

抗 抑 郁 药

抗抑郁药用于治疗神经病理性疼痛、头痛和其他疼痛。这类药物可分为非选择性去甲肾上腺素 /5-HT 再摄取抑制剂（阿米替林、丙咪嗪、氯米帕明、度洛西汀和文拉法辛）、选择性去甲肾上腺素再摄取抑制剂（地昔帕明和去甲替林）、选择性 5-HT 再摄取抑制剂（西酞普兰、帕罗西汀和氟西汀）。阻断再摄取作用可激活脊髓及大脑中内源性单胺能疼痛抑制机制。此外，三环类抗抑郁药还具有拮抗 NMDA 受体、提高内源性阿片水平、阻断 Na$^+$ 离子通道以及开放 K$^+$ 离子通道的作用。这些作用可抑制外周及中枢神经系统敏化。三环类抗抑郁药阻断心脏的离子通道，可导致心律失常。选择性 5-HT 转运体抑制剂的副作用较小，即使在用药过量时也是相对安全的。除非小剂量即可达到满意的镇痛效果，应用三环类抗抑郁药时常常需要监测其血药浓度，以达到最佳药效并避免毒性反应。缺血性心脏病患者有突发心律失常的风险，三环类抗抑郁药禁用于近期心肌梗死、心律失常或心脏功能失代偿者。三环类抗抑郁药还可以阻断组胺、胆碱能及肾上腺素能受体。不良反应包括镇静、恶心、口干、便秘、头晕、睡眠障碍及视力模糊[82-83]。

外 用 镇 痛 药

外用镇痛药是值得重视的领域，因为许多慢性疼痛综合征在一定程度上依赖于外周初级传入神经元的激活。局部用药可使药物在产生疼痛的部位达到最佳浓度，从而避免过高的血药浓度、全身性副作用、药物相互作用以及省去滴定治疗剂量的过程。一些随机对照临床试验证实了外用 NSAIDs、三环抗抑郁药、辣椒素、局部麻醉药及阿片类药物局部应用的有效性[79, 84-85]。

外用的 NSAIDs 是商业广告中常见的治疗急性和慢性疼痛的典型非处方药。市面上已有许多剂型（乳剂、凝胶剂和软膏剂），可通过不同的给药途径到达皮肤及皮下组织。Meta 分析结果表明外用 NSAIDs 可有效地治疗骨性关节炎[77]。局部不良反应有皮疹和瘙痒。外用三环类抗抑郁药（多塞平）可以有效治疗病理性神经痛，同时还可以作为漱口液治疗化疗引起的口腔黏膜炎。其副作用为烧灼样不适[84]。

辣椒素是辣椒中有活性的刺激成分。局部应用时通过辣椒素受体（TRPV1）与伤害性感觉神经元相互作用而产生效果。辣椒素通过激活伤害感受性神经元释放 P 物质而产生最初的反应。很多（≤ 80%）患者使用后都会有一阵烧灼样或瘙痒的感觉，伴有皮肤潮红。重复使用后出现药效降低，可能是因为感觉神经元中的 P 物质被耗竭。另一种可能机制是辣椒素的神经毒性作用导致小直径的感觉神经纤维变性[84]。研究表明，外用辣椒素在治疗带状疱疹后遗神经痛、乳腺切除术后综合征、骨性关节炎及一系列神经病理性疼痛综合征的患者中是有效的。系统综述分析表明外用辣椒素可取得中度到轻度的镇痛效果，其需治疗的次数为 5.7 ~ 12 次[86-87]。对于其他治疗方法无效或不能耐受的少数神经病理性疼痛患者，外用辣椒素可以作为一种辅助治疗手段。

局部麻醉药的外用制剂通过阻断初级传入神经元的 Na^+ 离子通道而发挥作用。Na^+ 离子通道被阻断后，正常和受损的感觉神经元产生的冲动均减少。受损的神经元自发和异位放电可能是导致慢性神经病理性疼痛的机制之一。另外，在受损的感觉神经元中，轴突离子通道的表达、分布及功能均发生改变。这些都导致神经组织对局部麻醉药的敏感性增加。因此，采用低于完全阻断神经冲动传导的局麻药浓度就可以达到镇痛的效果[88]。对照研究发现，使用利多卡因贴剂和凝胶剂都可以减轻带状疱疹后遗神经痛的触诱发痛[79-89]。除此之外，利多卡因贴剂和凝胶剂还可减轻糖尿病多发性神经病变、复合区域疼痛综合征、乳腺切除术后疼痛综合征及开胸术后疼痛综合征患者的疼痛。除了皮肤刺激外，未见其他严重副作用的报道。此外，利多卡因凝胶对带状疱疹后遗神经痛及口腔黏膜炎亦有效[90-91]。

外用或局部注射阿片类药物可以激活初级传入神经元上的阿片样受体而产生镇痛作用。阿片受体的激活抑制了炎症介质介导的 Ca^{2+}、Na^+ 及 TRPV1 跨膜电流[10, 92]。随后，伤害性感受器的兴奋性、动作电位的传播以及感觉神经末梢促炎神经肽的释放（如 P 物质）都受到抑制。所有这些机制最终都会产生镇痛作用或（和）抗炎作用[9-10, 67]。外用阿片类药物治疗炎性疼痛的其他机制包括感觉神经元上阿片受体的上调[93]和远端转运[94]，外周阿片受体与 G 蛋白的耦联的增加，以及神经周围屏障通透性的增加所导致的阿片激动剂与受体结合的易化[96-97]。沿未损伤神经（如臂丛）周围局部应用阿片类药物并不会产生明显的镇痛效果[98]。此外，由炎症组织内的免疫细胞[2, 14]所生成和分泌的内源性阿片肽与外源性阿片药物似乎可以产生累加或协同作用[99]，而非交叉耐受[100]。临床上围术期关节腔内注射吗啡较为常用并且有效[101-103]。此外，对于慢性风湿性关节炎及骨性关节炎，关节内注射吗啡同样可以产生镇痛作用。在这类疾病中，关节内使用吗啡的效果持久（≤ 7 天），并且与关节内注射甾体类药物的疗效相似，其机制可能与吗啡的抗炎活性有关[10, 67]。在一些小样本研究中，可局部应用阿片类药物（如凝胶剂），以治疗皮肤溃疡、膀胱炎、癌症相关的口腔黏膜炎、角膜擦伤和骨损伤等引起的疼痛，并且未见明显的副作用[84-85]。

其他镇痛药及辅助用药

局部麻醉药有外用、口服、静脉注射、扳机点注射及区域阻滞等给药方法。其中，区域阻滞主要用于局部慢性疼痛综合征的治疗（见下文"慢性疼痛的介入治疗方法"和第 30、36、56 和 57 章）。局部麻醉药的全身用药（如口服美西律）在各种神经病理性疾病中显示不同的疗效。研究证据支持美西律可作为糖尿病神经病变的患者三线用药[79]。Meta 分析表明，静脉输注局部麻醉药对神经病理性痛产生中度镇痛效果，但其临床意义尚存争议[104-105]。严重的副作用包括心律失常、头晕、恶心和疲劳。这些副作用限制了局部麻醉药的全身使用。

α_2 肾上腺素受体是 G 蛋白耦联受体。与阿片类药物作用相似，α_2 受体激动剂（可乐定）可以开放 K^+ 离子通道，抑制突触前 Ca^{2+} 通道和腺苷酸环化酶的活性。因此，与阿片类药物一样，α_2 受体激动剂可以减少神经递质的释放及突触传递，从而在整体上产生抑制效应[106]。现有证据表明，在患有复杂区域疼痛综合征、神经病理性疼痛及癌性疼痛的患者中，硬膜外或全身应用可乐定可以产生镇痛效果，但经常发生的不良反应，如镇静、高血压及心动过缓等限制了使用[79]。氟吡汀用于治疗骨骼肌肉痛，但其作用机制尚不明确。早期的研究认为其机制与肾上腺素能下行通路的参与，间接作用于 NMDA 受体，以及活化 G 蛋白调节 K^+ 离子通道有关[107]。

在过去的几十年中，大麻素类药物被广泛研究。动物和体外模型研究表明四氢大麻酚具有镇痛作用，大麻素受体及其内源性配体在脑、脊髓和外周等与疼痛相关的区域表达[10, 108]。其中外周大麻素受体可能发挥显著的镇痛作用[10]。临床试验 Meta 分析结果表明，大麻素类药物具有中度镇痛效果，其镇痛效果与其他镇痛药相比不具有优势，其临床意义尚存在争议。精神方面的副作用、镇静、头晕、认知功能障碍、恶心、口干和运动障碍等限制了其临床应用[109]。

减轻肌肉痉挛的药物（如苯二氮䓬类药物）常被用于肌肉骨骼疼痛的治疗。但尚无证据显示其有长期的治疗效果，且困倦和头晕等不良反应较为常见[110]（见第 30 章）。巴氯芬可以激活突触前及突触后的 $GABA_B$ 受体，导致兴奋性神经传导降低，抑制性神经传导增强。据报道，巴氯芬在三叉神经痛及中枢性神经病理性疼痛中有镇痛效果。最常见的副作用有困倦、头晕和胃肠不适[111]。肉毒杆菌毒素抑制神经肌肉接头处乙酰胆碱的释放，从而缓解肌肉痉挛状态。肉毒杆菌素注射可用于治疗头痛，但效果尚不确切[112]，而且对肌筋膜扳机点、头面部或颈部疼痛均无效[113-115]。其副作用包括注射部位疼痛、红斑及相邻肌肉的意外瘫痪[116]。

合成多肽齐考诺肽（Ziconotide）阻断 N 型电压敏感性 Ca^{2+} 离子通道，从而抑制脊髓初级传入神经元中枢端兴奋性神经递质的释放。齐考诺肽获批可以鞘内注射，但可产生显著的不良反应（困倦、意识错乱、异常步态、记忆受损、眼球震颤、幻觉、眩晕、谵妄、呼吸暂停和低血压），因此，仅用于少数难治性（如神经病理性）疼痛[117]。此外，虽然尚无确切证据证明其疗效，鉴于它的抗炎活性，类固醇类药物硬膜外或神经周围注射仍被广泛使用（见后文"治疗性神经阻滞"）。

止吐药被用于治疗恶心。恶心是镇痛药常见的一种副作用（尤其是阿片类药物），同时也是癌症患者的常见症状（见第 96 和 97 章）。手术患者术后恶心和呕吐的治疗方法不能照搬慢性疼痛的患者。例如，在癌症患者中，除了要考虑阿片类药物所引起的恶心外，还要考虑放疗、化疗、尿毒症、高钙血症、肠梗阻及颅内压增高等原因导致的恶心。另外，疼痛本身及焦虑也可引起恶心。阿片类药物所引起的恶心通常在几天内逐渐耐受而减轻（见第 31 章）。现在，临床上已有恶心和呕吐的

治疗指南，所以，应根据其机制选择止吐药物[54, 118]（见第 96 和 97 章）。延髓化学感受器触发区、胃肠道刺激或胃肠道功能衰竭、前庭和皮质机制以及味觉与嗅觉的改变都可能导致恶心和呕吐。这在癌症患者中更为明显。常推荐使用的止吐药包括胃肠动力药（甲氧氯普胺）、吩噻嗪类（如甲氧异丁嗪）、多巴胺受体拮抗剂（如氟哌啶醇）、5-HT 拮抗剂（如昂丹司琼）及抗组胺药（如赛克力嗪）。除此之外，还有使用地塞米松（机制不明）、抗胆碱能药物（如东莨菪碱）和神经激肽-1 受体拮抗剂的报道。不同作用方式的止吐药可以联合应用。这些药物很多本身存在副作用（如镇静、困倦、精神错乱和锥体外系综合征）[54, 118]。大麻素类及苯二氮䓬类药物的药效较弱，故不推荐作为一线用药[118-119]。

泻药是用于治疗排便次数减少（每周少于 3 次）和伴有排便困难或排便不畅者。便秘的危险因素包括应用阿片类药物、高龄、癌症晚期、低钾血症、制动以及正在使用三环抗抑郁药、吩噻嗪类药、抗惊厥药、利尿剂及补铁剂治疗。阿片类药物相关的便秘是通过肠内及中枢（部分）的 μ 受体介导的[51, 120]。在癌症患者，这是阿片类药物最常见的副作用，而且常无耐受性。充足的液体摄入量、富含纤维营养支持及加强运动均是预防便秘的方法。泻药包括帮助大便成形、改变渗透压的高渗性泻药，结肠灌洗药，促胃肠动力药和阿片拮抗药。通常建议首选乳果糖、番泻叶和聚乙二醇[54]。但是，乳果糖禁用于液体量不足的患者，例如老年患者及处于癌症晚期的患者。如果这些药物效果不佳，可将一线药物和石蜡油或蒽苷类（比沙可啶）药物联合应用。对于采取以上方法仍未奏效的顽固病例，可进一步采取直肠应用山梨醇或造影剂的治疗方法。对难治性便秘，有时还可加用促胃肠动力药如甲氧氯普胺等。对阿片类药物导致的便秘，可选择阿片受体拮抗剂进行治疗。为了避免纳洛酮进入中枢所产生的减弱阿片类药物镇痛作用或戒断症状，可口服纳洛酮，或使用选择性外周阿片受体拮抗剂甲纳曲酮和爱维莫潘。药物效应较低、副作用大和费用较高等因素限制了阿片类拮抗剂的应用[120-121]。另外，对于恶性肠梗阻的患者，应根据具体病情进行个体化治疗[122]。

新型镇痛药物的研发

新型药物的研究重点和潜在的药物靶点包括：阿片受体、大麻素受体、缓激肽受体、表达于外周痛觉神经元的 Na^+ 离子通道（$Na_v1.8$ 和 $Na_v1.7$）、电压门控 Ca^{2+} 离子通道、K^+ 离子通道、辣椒素受体 TRPV1

和 P2X 受体[123]（见第 32 章）。目前，越来越多的研究关注抑制内源性阿片和大麻素降解的新型酶抑制剂，着重研究外周受体的活化以避免中枢副作用[52-53]。另外，用于给药的纳米材料也是研究热点[124]。但是镇痛药物研发常在临床试验阶段失败，与不恰当的动物模型或疼痛测试、动物种系差异、发表偏倚、对机制的认识不足、试验设计的缺陷、随机化、盲法和统计分析的缺陷有关[20, 22]。

用于治疗慢性疼痛的介入疗法

介入方法的受欢迎程度随着时间的推移有所下降。虽然早期的疼痛治疗学家（如 Leriche）普遍采用"阻滞"来治疗疼痛，慢性疼痛的生物-心理-社会学理念的引入促使临床医师更加谨慎、合理地使用这些技术（见前"慢性疼痛的跨学科管理"），特别是大部分介入技术都没有循证医学的证据。单一的阻滞疗法一般不能治愈疾病，但有利于促进患者参与的康复。因此，阻滞疗法在慢性疼痛的治疗中具有一定的作用。不管采用哪种治疗方法，跨学科团队在使用介入治疗上的意见必须一致[40]。

诊断性神经阻滞

神经阻滞有利于更好地理解患者潜在的疼痛机制，也可预测择期神经毁损术的效果，尤其是癌痛患者（见 57 和 58 章）。根据不同的阻滞目的，诊断性神经阻滞可以是选择性地阻断外周单根神经，或选择性地阻滞某一类神经纤维（自主神经或躯体神经）[125]，以明确疼痛的来源。分别注射局部麻醉药和安慰剂以鉴别安慰剂效应。诊断性神经阻滞可以在外周及中枢（轴索）层面进行。常见的治疗方案包括向鞘内分别注射短效和长效局部麻醉药（或阿片类药），或阻滞时逐步增加局部麻醉药的浓度。诊断性神经阻滞可用于治疗腰背痛、头痛、神经病理性疼痛和复杂性区域疼痛。例如，脊柱关节突关节（小关节）注射及脊神经后支内侧支阻滞[126]、骶髂关节注射[127]、扳机点注射、脊神经阻滞、枕神经阻滞和交感神经阻滞[125]。交感神经阻滞是在交感神经链（如星状神经节）注射局部麻醉药，或经静脉局部应用阻滞交感神经药物（如酚妥拉明）。然而一项对基础及临床文献的综述表明，相关对照研究未能证实这些治疗的确切临床效果[125]。系统综述也证实了以上结论[126-127]。此外，决定疼痛感知的复杂因素限制了诊断性神经阻滞的疗效（参阅前面"疼痛的生物-心理学概念"和"慢性疼痛的跨学科管理"）。关于局部麻醉药选择性阻滞某一类神经纤维的假设本身可能就是错误的[125]。然而，经验丰富和观察力敏锐的医师发现，这些治疗技术有时会对后续的治疗提供指导性的帮助，尽管系统综述认为其尚存在方法学限制[128-129]。只要临床医师谨慎操作，合理分析治疗结果，并将其纳入跨学科团队的决策，神经阻滞疗法仍然在慢性疼痛的综合治疗中占有一席之地[125]。

治疗性神经阻滞

癌性痛

治疗性神经阻滞主要用于治疗少部分癌症相关性疼痛患者。此时的神经阻滞治疗是 WHO 癌痛阶梯治疗的第四阶梯[130]。90% ~ 95% 癌痛患者的疼痛可通过药物治疗得到充分缓解[131]。此外，仔细权衡患者的个体风险和收益以及着眼于生物-心理-社会综合治疗方法是神经阻滞技术成功的先决条件[132]。当保守治疗不能缓解疼痛和（或）出现副作用时，可采用神经阻滞治疗。例如，当全身应用镇痛药物对神经病理性疼痛或爆发性（突发性）疼痛的控制不佳时，可选择神经阻滞治疗。对于癌症患者的姑息性治疗，一些成熟的神经阻滞技术的应用，如腹腔神经丛阻滞、腹下神经丛阻滞和鞍区阻滞非常必要[133]。

对于不能手术切除的胰腺癌患者，腹腔神经丛毁损是常用的疼痛治疗方法（图 64-4）。这种治疗方法也可治疗其他上腹部恶性肿瘤，如肝癌或胃癌所引起的疼

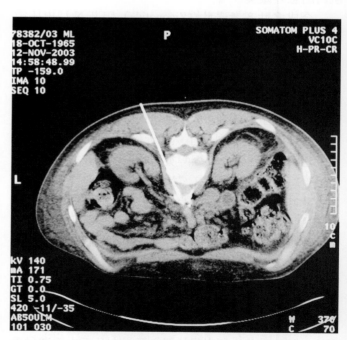

图 64-4　经主动脉腹腔神经丛毁损术，造影剂典型分布于主动脉腹侧。详见正文

痛。该治疗技术是基于以下假设，即传递痛觉的初级传入神经纤维与起源于 $T_5 \sim T_{12}$ 的交感神经纤维以及同位于腹腔神经丛的副交感传出纤维相伴行。腹腔神经节位于 L1 椎体旁的腹膜后间隙内。腹腔神经丛阻滞可在CT、X 线透视及超声的辅助定位下进行[134]，并且这种方法为很多文献所推荐[135-136]。常用技术包括经双侧膈脚和经主动脉入路，使用药物包括乙醇（50%~100%）或苯酚（7%~12%）[131]。在行开腹手术的患者中，也可以在术中完成腹腔神经丛毁损术[137]。大多数治疗中心主张在腹腔神经丛毁损前行诊断性阻滞以预测镇痛效果及其副作用（主要是腹泻及低血压）[138]。关于比较腹腔神经丛毁损和安慰剂阻滞联合标准治疗（口服NSAIDs 和吗啡）或单纯安慰剂阻滞的随机对照试验的系统综述表明，尽管两者差异不显著，但腹腔神经丛毁损术降低了疼痛评分，减少了吗啡用量及便秘的发生[133-139]。

此外，临床上还有一些较少应用的神经阻滞部位，如肋间神经（如肋骨转移）、上腹腔下神经节、奇神经节和腰交感神经节等（如骨盆肿瘤）。对直肠癌局部浸润导致的会阴部疼痛，如果不考虑膀胱及括约肌功能的话，可以行鞘内神经毁损术治疗[133, 140]。肺癌晚期可行胸部鞘内或硬膜外神经毁损术[141]。通常优先选择乙醇作为神经毁损药物，因为乙醇具有较高的成功率，以及与苯酚（2~3 个月）相比更长的疼痛缓解期（3~6 个月）。尽管目前尚未有对这两种药物进行直接比较的研究。鉴于肿瘤患者的生存期较短，通常乙醇神经毁损所提供的疼痛缓解时间是足够的。

治疗前建议行诊断性阻滞以预测镇痛效果及其副作用。由于乙醇比重轻，而苯酚比重大，所以在进行鞘内神经毁损时患者应处于相应的体位。在很多病例，给予神经毁损后，虽然疼痛缓解不完善，但是阿片类药物的使用和副作用均减少。由于疼痛缓解时间有限并且不便于重复注射，神经毁损通常仅用于预期寿命很短的患者[142]。

非癌性痛

疼痛感知及持续存在的复杂因素（参见"疼痛的生物-社会-心理"和"慢性疼痛的跨学科管理"）以及神经毁损术带来的持续性神经损害（自发性异位神经元放电、神经离子通道及兴奋性氨基酸受体表达上调所致的神经病理性疼痛，见"持续性疼痛的生理学变化"和"抗癫痫药物"）都提示对非癌症相关性疼痛的患者应谨慎地实施神经毁损术。尽管如此，许多临床医师仍然在脊椎小关节及骶髂关节处行射频消融术或神经冷冻毁损，以及其他破坏性治疗[143-144]。然而，

除了用脉冲射频治疗颈神经根痛，并没有随机对照试验[145-146]或者系统综述[147]证实这些介入治疗手段能够长期、有效地缓解疼痛[148]。

非破坏性治疗包括使用局部麻醉药或类固醇类药物（或同时使用）进行扳机点注射、硬膜外注射、神经周围及关节内注射。使用类固醇类药物是假设其具有抗炎活性。例如，在对慢性背痛或颈痛的（最常见的主诉）治疗中，尽管并没有确切的远期效果[146-147]，经常使用小关节或关节突关节内注射和沿着脊神经根后内侧支注射。同样，骶髂关节注射、扳机点注射及枕神经阻滞均无确切的远期疗效[128, 149-150]。硬膜外注射类固醇类药物被广泛用于治疗背痛和颈痛[151]，但相关的随机对照试验研究显示，其是否具有长期疗效尚存在争议[152]。这种方法仅适用于经过谨慎选择的患者[153]。经腰椎间孔硬膜外注射类固醇类药物也应如此[154]。虽然认为经椎间孔类固醇类药物注射比经椎板间隙注射更有效，但相关证据支持较少。总的来说，硬膜外类固醇注射可以短期缓解神经根性痛，对缓解背痛的长期疗效有限[155]。此外，没有证据提示注射液中含有其他药物如透明质酸能获得更好的疗效[146, 152]。不管是术前神经阻滞还是术后神经阻滞，都不能持久地缓解幻肢痛[156]。某些随机对照试验研究显示，在带状疱疹和带状疱疹后遗神经痛中，硬膜外或鞘内使用局部麻醉药联合类固醇类药物可以有效缓解症状[157]。此外，带状疱疹病变部位局部浸润缓解疼痛的效果不确切。

交感神经阻滞主要用于治疗带状疱疹相关性疼痛及复杂性区域性疼痛综合征，尽管缺乏随机对照试验证据支持。特别是在青少年和儿童，交感神经和其他神经阻滞的效果受到质疑[158]。一些研究显示交感神经阻滞对带状疱疹疼痛有短期疗效，但并没有确切地减少带状疱疹后遗神经痛发生的风险[157, 159]。同样，交感神经阻滞治疗复杂性区域性疼痛综合征的远期疗效也没有得到随机对照试验的证实[160-161]。此外，还有一些有趣的报道，显示交感神经阻滞可治疗缺血性疼痛，如周围血管性疾病或雷诺病。

虽然缺乏确切的长期疗效，神经阻滞技术可以使疼痛得到短期缓解。在跨学科的疼痛治疗中，使用该技术有助于慢性非恶性疼痛患者早期进行理疗[143, 162]。

连续置管神经阻滞技术

利用程序控制的植入泵、植入式可加药的药物存储系统及皮下隧道外置导管，可将药物持续输注到鞘内或硬膜外间隙。其主要优点是减少了全身用药的副

作用。与神经阻滞相似，该治疗技术对癌痛患者的效果要优于慢性非恶性疼痛患者。

癌性痛

只有少数癌症患者因无法忍受的药物副作用需要进行连续神经阻滞，但是对于全身使用镇痛药物效果不佳的患者，这种方法没有得到充分利用[163-164]。支持这种给药模式的证据主要来自一些非随机、非对照性研究[134, 165]。硬膜外技术的优势在于被大多数麻醉科普遍应用。缺点在于镇痛药分布不均，需要较大的药物容积，可能全身吸收以及由于局部肉芽肿形成和操作失败而导致治疗持续时间有限[134]。鞘内给药使局部麻醉药分布均匀，仅需小容量注射，并且可以通过脑脊液回抽以确认导管是否位于蛛网膜下腔。长期使用的感染率低，尽管有导管尖端形成炎性肉芽肿的病例报道。一般推荐首选吗啡（1~5mg，根据之前全身用药的剂量换算）或氢吗啡酮。对于顽固性疼痛，可联合使用布比卡因、可乐定、齐考诺肽或其他药物[165]。使用这种技术要求治疗中心具备远程急救能力，开通24h紧急呼叫，有充分的家庭护理服务和严格的防感染流程以避免感染。患者从高剂量的全身用药过渡到椎管内镇痛时，需进行24h实时监护。鞘内吗啡的起始剂量为口服吗啡剂量的1%。此后，为了避免出现戒断症状，全身阿片用药先减少50%，以后慢慢地以每日10%的速度递减，同时可使用全身阿片给药作为应急处理。

非癌性痛

虽然尚缺乏随机对照试验的支持，但是一些临床观察已经报道了连续置管神经阻滞技术在慢性非恶性疼痛患者中的使用[134, 166]。在慢性腰背痛患者，大多数研究采用鞘内注射吗啡，另一些则使用氢吗啡酮、布洛芬和齐考诺肽等药物。一般而言在这些患者吗啡用量逐日增加，且并发症的发生率较高（≤25%）。这些并发症包括导管阻塞、导管尖端肉芽肿的形成、皮肤瘙痒、尿潴留和感染。在缓解疼痛或改善身体功能方面，与安慰剂、自然病程或其他治疗方法相比，该项技术尚未显示出有效性[134, 166]或效果有限[167]。

神经刺激技术

神经刺激技术常用于疼痛管理。这些技术包括针灸、脊髓电刺激（spinal cord stimulation，SCS）（或脊髓背角电刺激）以及经皮神经电刺激（transcutaneous electrical nerve stimulation，TENS）。长期以来，针灸

深受患者的欢迎，最近也激起了传统医学界的浓厚兴趣。关于偏头痛预防及关节痛治疗的对照研究的系统综述显示，根据中国传统的经络理论的特定穴位治疗与随机选择针灸穴位治疗无明显疗效差异[168-169]。结论是，与标准的药物预防偏头痛相比，针灸治疗并没有特别的效果[168]。在骨关节炎的患者中，关于针灸治疗的大样本盲法研究没有得出确定的结果[169-170]。对风湿性关节炎的患者不推荐使用针灸[171]。在慢性背痛的患者中，许多综述的结论是：从长远效果来看，针灸并不比其他治疗手段更有效[172-174]。至于癌痛患者的疼痛缓解，现有的数据也不支持针灸的有效性[175]。

通过电刺激调节神经传导的理念可以追溯到古罗马。当时人们观察到痛风患者意外地与电鳐接触之后，疼痛程度得以缓解。20世纪60年代提出了疼痛的闸门控制学说，即疼痛感知受粗、细神经纤维放电平衡的影响，粗神经纤维的逆行非痛性刺激通过调整电压水平来"关闭闸门"[134]。这一学说促进了TENS、SCS以及各种脑内刺激技术的发展。这些技术已经被用于顽固性复杂性区域性疼痛综合征或神经病理性疼痛、腰背痛及缺血性疼痛的治疗。这些技术治疗慢性疼痛的有效性还没有被大样本、盲法随机对照试验所证实[176-177]。非盲法研究表明对部分患有复杂性区域性疼痛综合征或腰背痛的患者，特别是腰椎手术失败综合征（failed back surgery syndrome，FBSS）的患者，应用SCS可能是有益的，但仍需对照试验证实[178]。该技术的并发症包括电极移位、感染和电池故障[177, 179]。由于TENS是无创性治疗且操作简单，因而被广泛应用。但是系统综述未能证实TENS应用于慢性腰背痛[180]、风湿性关节炎或骨关节炎[181-182]是有效的。

慢性疼痛患者的围术期管理

围术期慢性疼痛患者的特征

慢性疼痛患者的一些显著特征对围术期管理十分重要（见第98章）。慢性疼痛患者的中枢敏化增强或内源性镇痛功能减弱[183]会导致术后疼痛程度增加和时间延长。此外，亦需要考虑长期使用阿片类药物后使该类药物的敏感性下降[184]。此外，在慢性疼痛患者，围术期疼痛、焦虑、抑郁或过度警觉的发生率较高[185-186]。通常很难鉴别围术期患者属于正常的紧张还是适应不良的焦虑。但是癌性痛患者发生焦虑的可能性远高于无疼痛的癌症患者。此外，慢性疼痛患者，包括癌性痛患者，对预后不如其他慢性疾病患者自信[187]。因此，对这类患者而言，围术期疼痛控制困难，并且

发展成慢性疼痛的风险增加。然而，对慢性疼痛患者，不管有无阿片类药物长期使用、滥用或误用，都需要而且必须获得足够的疼痛控制。

因此，麻醉前访视时应询问患者慢性疼痛史以及日常镇痛药和辅助药的使用情况（见第 38 章）。虽然已知这类患者的许多特点，如围术期阿片类药物需求增加，疼痛被低估，以及依从性差，但仅有很少的具体性建议可供参考，如阿片类药物剂量的增加应足够满足镇痛需求，持续应用术前镇痛药物以防撤药反应，加强沟通教育以增强患者的应对能力。迄今为止，在特定的术后镇痛技术之间（如患者自控经静脉镇痛和区域阻滞）尚未见明显差异。而且，抛开镇痛药的因素，术前疼痛的强度与术后疼痛呈正相关 [188]。慢性疼痛患者通常伴有长期的活动力降低或（和）神经功能障碍，这增加了围术期不良反应发生的风险。部分关键点归纳于框 64-1。

镇痛药和辅助药物的长期使用

慢性疼痛患者术前常使用阿片类药物、COX 抑制剂、抗抑郁药、抗癫痫药物，或抗抑郁药与抗癫痫药物联合应用来治疗疼痛。围术期可出现药物耐受、药物之间的相互作用以及药物的副作用。此外，用药不当或用药过量也较为常见 [74-75, 189]。慢性疼痛患者可能低估或隐瞒了其用药史 [190]。因此，围术期常出现镇痛药使用不足，从而诱发神经兴奋性的戒断症状，并伴有严重的心、肺功能紊乱。

相关文献对阿片类药物的长期使用进行了全面、深入的探讨（详见前文）。再加上广泛的市场宣传，逐渐改变了医师对使用这类药物的保守态度。结果，阿片类药物已被广泛应用于治疗癌症相关性及非癌症相关性疼痛，大部分非癌性痛患者现今也使用阿片类药物 [74-75, 190]。虽然在癌痛患者及某些严重慢性疾病患者中应用阿片类药物似乎是合理的，但是慢性非癌性相关性疼痛也作为使用阿片类药物的指征似乎不太被接受（详见前文）。然而，麻醉医师面对的是越来越多的长期接受阿片类药物治疗的患者。与首次使用阿片类药物患者相比，之前使用过阿片类药物可以导致围术期全身及硬膜外腔镇痛药的需求量成倍增加 [57, 61, 191-192]。在之前应用阿片类药物进行镇痛治疗的慢性疼痛患者，术后疼痛评分也比较高 [192]。术后镇痛需求增加的原因可能是疼痛阈值较低，或所需药物浓度较高。此外，阿片类药物的需求量还可受性别、遗传因素、年龄、手术类型以及术前疼痛程度的影响 [58, 188]。相反，阿片类药物相关的副作用（如恶心和皮肤瘙痒）要轻得多。医护人员可能高估了阿片类药物的耐受、成瘾以及镇静作用，而低估了患者对药物的依赖。首要关注点是维持围术期足够的阿片类药物剂量，以防止戒断反应 [61, 192]（框 64-1）。

COX 抑制剂是最常用的非阿片类镇痛药。与阿片类药物不同的是，COX 抑制剂并不会出现耐受和生理依赖性，但是可产生严重的副作用，主要见于胃肠道、肾、心血管和凝血系统（见"慢性疼痛的药物治疗"）。麻醉医师关心的主要是凝血功能紊乱，这会增加蛛网膜下腔麻醉和硬膜外麻醉时发生血肿的风险。关于这一点，临床实践指南没有区分选择性 COX-2 抑制剂及非选择性 COX 抑制剂。欧洲及美国学会在此问题上的意见并不一致。德国麻醉及危重病协会（German Society of Anesthesiology and Intensive Care Medicine）和西班牙论坛共识（Spanish Consensus Forum）推荐在行椎管内麻醉之前，停用 24～72h 阿司匹林。然而，美国区域麻醉与疼痛协会（American Society of Regional Anesthesia and Pain Medicine）并不认同这些药物的使用可以明显增加围术期的麻醉风险。这种差异可能源于以下事实，即脊髓血肿或硬膜外血肿的发生率很低（脊髓麻醉的发生率约为 1/22 万，硬膜外麻醉的发生率约为 1/15 万）。迄今为止，尚缺乏足够样本量的研究以预测在手术前继续使用 COX 抑制剂对于硬膜外血肿的形成风险的影响 [193]。

抗癫痫药物能够以不同的方式影响麻醉。抗惊厥药的镇静作用可能与麻醉药物发生叠加效应，而药物的酶诱导作用可以改变麻醉药的反应性以及麻醉药的脏器毒性。加巴喷丁的不良反应较少，很少发生药物相互作用，可以在围术期快速达到治疗剂量并长期持

框 64-1　慢性疼痛患者围术期风险因素的管理

- 常规围术期镇痛方案不能满足慢性疼痛患者的需求。
- 给药不足所致的术后疼痛未缓解以及可能诱发撤药反应。
- 患者倾向于隐瞒既往用药史。
- 因无法控制的焦虑或对疼痛的恐惧，患者往往夸大疼痛。
- 既往使用阿片类药物的患者术后对硬膜外和静脉阿片类药物（包括患者自控镇痛）的需求量是首次使用阿片类药物患者的 2～4 倍。
- 可预见的苏醒延迟及术后对镇痛的需求。
- 焦虑及不够合作导致患者对镇痛方法的依从性降低。
- 由于阿片类药物存在个体差异性，需要通过序贯试验选择最佳药物及剂量。
- 为了寻找镇痛和副作用之间的平衡，需进行药物剂量的个体化滴定。
- 辅助药物可能会对麻醉及术后镇痛产生影响。

Modified from Kopf A, Banzhaf A, Stein C, Perioperative management of the chronic pain patient. Best Pract Res Clin Anaesthesiol, 19:59-76, 2005

续使用[194]。苯妥英钠和卡马西平加快非去极化肌松药的恢复，但其机制尚不清楚。建议术前避免服用过量的苯妥英钠，以减少发生房室传导阻滞的风险。定向力障碍、眼球震颤、共济失调以及复视等可能是苯妥英钠血药浓度过高的临床表现。卡马西平可能会产生镇静、共济失调、恶心和骨髓抑制（罕见）或肝、肾功能损害。围术期应监测血钠水平以避免低钠血症的发生。丙戊酸口服通常用于预防偏头痛，静脉注射用于治疗阵发性头痛[195]。它可抑制肝微粒体酶活性，并干扰血小板聚集[196]。抗癫痫类药物不能突然停药，以免引起中枢神经系统兴奋性过高。整个围术期需要维持稳定的药物剂量。

抗抑郁药通常主要用于治疗神经病理性疼痛和其相关的抑郁症。不良反应多，包括镇静、抗胆碱能作用及对心血管系统的影响。心电图可以发生改变，如PR 间期延长及 QRS 增宽，但是之前提示的此类药可增加心律失常的风险未被证实，除非药物过量[197]。因此，麻醉前无须中断抗抑郁药，但由于酶诱导作用可能需要增加麻醉药物的剂量。由于累加的抗胆碱能作用，术后发生谵妄及意识错乱的可能性会增加。选择性 5-HT 再摄取抑制剂及非典型抗抑郁药，如米氮平或文拉法辛，很少影响麻醉。

氯胺酮是一种混合性阿片受体激动剂 /NMDA 受体拮抗剂，亚麻醉剂量可以在部分神经病理性疼痛患者中产生镇痛作用[198-199]（见第 32 章）。患者需长期口服氯胺酮的情况非常罕见。这种情况下，由于从口服用药转换成静脉用药的调整非常困难，所以围术期应当停止使用氯胺酮[200]。在镇痛剂量范围之内，发生戒断综合征的风险很低[199, 201]。

由于苯二氮䓬类药物并不能产生镇痛作用，所以慢性疼痛的治疗很少用到苯二氮䓬类药物，除非姑息性疗法[110, 202]。然而，慢性疼痛预示苯二氮䓬类药物的使用会增加[203]。与麻醉相关的副作用包括镇静及肌无力。由于其半衰期较长，可能发生延迟的撤药反应，围术期必须维持稳定的剂量以防止撤药反应。围术期也不常用精神安定药，只偶尔用于慢性疼痛[79]。围术期抗精神类药物治疗的患者可能发生恶性综合征。典型症状包括高热、肌张力增高、间断性意识障碍及自主神经系统功能紊乱（见第 43 章）。

药物依赖、成瘾和假性成瘾

生理依赖性是指一种适应状态，表现为针对特定药物的戒断综合征，可因突然停药、快速减少药物用量、血药浓度下降或使用拮抗药等出现（见第 110

章）[204]。依赖性与耐受性不同（见之前"阿片类药物"相关部分）。当使用相当长一段时间阿片类药物、苯二氮䓬类药物以及抗惊厥药后，都可以产生临床相关的身体依赖，但有时药物使用数小时后就产生生理依赖性[205]。因此，所有术前持续应用阿片类药物的患者，如果围术期未得到足够的阿片类替代药物，均有发生戒断综合征的风险。阿片类药物及苯二氮䓬类药物产生的戒断综合征，尤其是心动过速及高血压，对高危的心脏病患者是非常危险的。抗惊厥药物快速撤药可能引发癫痫、焦虑和抑郁。

成瘾性是一种行为综合征，其特点为出现心理依赖性（成瘾），不顾其有害副作用而无法控制地或强迫性地用药，以及出现其他药物相关异常行为（如更改处方、强迫医疗机构、囤积或销售药品以及未经允许地加大剂量）[72, 204]。阿片类药物的成瘾性在慢性非恶性疼痛患者中的发病率高达 50%，而在癌性痛患者中达到 8%[72-73]。使用阿片类药物的慢性疼痛患者的很多问题同样存在于阿片类药物滥用或成瘾的患者。在药物成瘾或滥用的患者，通常阿片类药物的日消耗量特别大，而且这类患者常伴有精神疾病（抑郁、焦虑和精神病）。而且，已知药物滥用史可能会导致医疗机构减少阿片类药物的用量，从而使这类患者特别容易发生术后镇痛不全[61]。对药物成瘾患者管理时其他应注意的问题在相关文献中进行了探讨[61, 192, 206]。

假性成瘾描述的情况是医务人员没有提供足够的药物剂量，这可能导致患者反复要求使用镇痛药。这可被看作是一种"觅药行为"。足够的药物用量以及对医务人员的正规培训可避免假性成瘾[56]。

围术期管理和临床实践的建议

围术期管理必须明确阿片类药物的撤药风险、疼痛敏感性的变化和慢性疼痛患者心理状态的变化。以下建议仅为"专家观点"[192, 207-208]。

术前评估

麻醉前评估包括患者教育，改善患者术前的生理功能，选择最佳的麻醉技术以及制订包括围术期疼痛管理的术后恢复计划[61]（见第 38 章）。患者通常对手术操作、麻醉医师在围术期的作用，以及术后疼痛治疗存在误解[209]。术前需详细了解病史，以知晓所有的术前用药，包括阿片类药物、其他镇痛药及辅助用药，以及辨别合并的精神疾病与药物相关的异常行为。应该告知使用脊髓刺激器的患者术中关闭该设备[210]。此外，进行术前评估时，建议使用筛查工具和进行充

框 64-2　慢性疼痛患者术前考虑及建议
• 收集翔实的病史，以了解患者目前所用的镇痛药及辅助用药、危险因素及合并症。 • 告知患者关于围术期的各种操作、疼痛加重以及阿片类药物需要量增加的可能性。 • 将治疗计划通知手术室、麻醉后恢复室指定的麻醉医师以及病房的手术医生和护理人员。 • 鉴别长期应用阿片类药物患者的成瘾、假性成瘾以及生理依赖性。 • 预计到长期应用阿片类药物患者可能存在生理依赖性。 • 对短时间的手术，可继续使用之前的长效阿片类镇痛药。 • 对接受大手术并且禁食超过 8h 的患者，经计算后在手术室给予等效镇痛剂量的阿片类药物作为背景输注。 • 手术当天早晨给予常规阿片类药物。 • 术前继续服用抗癫痫药物及苯二氮䓬类药物。维持术前剂量的抗癫痫药物及苯二氮䓬类药物。 • 如果禁食超过 24h，停用一切辅助性用药。 • 对患者的睡眠障碍、情绪低落、注意力下降、自信心及动力开展筛查问卷，以发现未处理的抑郁症。 • 通过对患者的烦躁不安、易激惹、难以控制的焦虑及担忧开展筛查问卷，以发现未处理的焦虑症。 • 请疼痛专家会诊评估。 • 根据患者的个体情况选择区域麻醉或全身麻醉。

Data from Farrell C, McConaghy P: Perioperative management of patients taking treatment for chronic pain, BMJ 345:e4148, 2012; and Kopf A, Banzhaf A, Stein C: Perioperative management of the chronic pain patient, Best Pract Res Clin Anaesthesiol 19:59-76, 2005

分的患者教育[186, 211]。必要时可咨询疼痛专家。相关问题及临床实用性建议见框 64-1 和框 64-2。

围术期管理

为了避免阿片类药物戒断综合征的发生，在整个围术期，必须维持术前全身性用药剂量，同时避免应用混合性阿片类药物激动或拮抗剂（丁丙诺啡、纳布啡）（见第 38 和 40 章）。若使用椎管内置管给予阿片类药物，整个围术期应维持一定的给药速度和浓度，以提供背景剂量镇痛[212]。对于中小手术，可继续常规口服缓释阿片类药物。对于需要限制术后进食的大手术而言，应当停止口服阿片类药物，并替换成等效价的静脉用阿片类药物，并应用于整个围术期。这种方法适用于全身麻醉，也适用于区域麻醉。麻醉方法应根据患者的个体情况，结合患者预期进行选择。尚无数据显示对于这类患者，是全麻、区域阻滞还是联合麻醉更具有优势[208]。应根据患者风险选择围术期监测。

在苏醒和恢复期定期对患者的疼痛程度进行评估[213]。为了全面评估疼痛缓解的程度，应把功能性评判标准（咳嗽的能力、深呼吸、物理治疗及行走等）

与患者主诉的疼痛分级结合起来，以决定镇痛治疗的停止时间。疼痛是中枢神经系统抑制剂的拮抗剂，特别是拮抗阿片类药物引起的呼吸抑制。因此，任何去除了主要伤害性刺激（如浸润性肿瘤）的手术操作均可引起术后不能逆转的阿片类药物相关的呼吸抑制或嗜睡。

随机试验表明，对于非慢性疼痛的患者，多模式镇痛带来的充分术后镇痛可促进胃肠功能早日恢复，保护心脏，减少肺部并发症，缩短 ICU 停留及住院时间[214]。这些研究结果是否适用于慢性疼痛患者尚不得而知。不管是否应用特殊的镇痛技术，个体化的镇痛方案通常优于"常规的"的镇痛方案[215]。对于中小手术，联合应用阿片类药物和非甾体类药物常可以提高阿片类药物的镇痛效果。因普瑞巴林和加巴喷丁可减轻术后疼痛，减少阿片类药物用量[216]，并具有抗焦虑作用[217]。慢性疼痛和焦虑患者可从中受益。建议使用普瑞巴林 150 mg，每日 2 次，持续用药至术后 2 ~ 3 天[207]。氯胺酮也可用作辅助治疗[199]，但是没有资料推荐对慢性疼痛患者围术期常规使用。这些药物的使用需要获得多模式疼痛治疗中心的支持。此外，除了镇痛技术的选择和阿片类药物的使用外，优化组织结构也是提高围术期镇痛质量的关键因素[218]。若怀疑成瘾，需在患者度过手术和术后疼痛期以后，对其戒断症状和功能恢复进行重新评估[219]。慢性疼痛患者的特殊风险因素总结于框 64-1。

术后区域镇痛

在慢性疼痛患者的术后镇痛治疗中，尽管缺乏强有力的证据支持区域麻醉技术的优势，然而从个体化角度考虑倾向选择区域麻醉，因为这类患者易经历术后剧烈的疼痛（见第 98 章）。长期应用阿片类药物的患者需经静脉或口服阿片类药物以防止发生撤药反应[61]。除此之外，类似于非慢性疼痛患者，慢性疼痛患者术后可通过硬膜外或神经丛放置的导管联合使用局部麻醉药和阿片类药物，实现术后镇痛（见第 56 章和第 98 章）。由于有报道认为存在口服及硬膜外腔应用阿片类药物之间的交叉耐受，所以推荐硬膜外腔使用更高剂量的阿片类药物。对于长期使用阿片类药物的患者而言，硬膜外亲脂性阿片类药物（芬太尼和舒芬太尼）比硬膜外吗啡注射有更好的术后镇痛效果。这种效果归因于舒芬太尼需要更少的受体结合以及其与吗啡之间不完全性交叉耐受[220]。

术后静脉注射阿片类药物

需要使用阿片类药物的总剂量包括手术前每日使

用剂量以及由手术刺激导致的额外增加的阿片类药物剂量（见第 98 章）。如果患者不能口服用药，推荐给予等效于日常口服剂量的持续性静脉输注药物[61, 215]。在麻醉后监护病房中，额外追加的阿片类或（和）非阿片类药物剂量需根据满足个体患者充分镇痛的需要而进行滴定。根据具体情况，可由患者、护士或医师控制。追加剂量应等于每小时的背景输注量。一旦患者每天所需的额外追加的次数少于 4 次，背景输注量就以每日 20% ~ 30% 的幅度递减。计算等效阿片类剂量时，必须考虑到药物的相对效力、半衰期、生物利用度以及用药途径[221]。尽快恢复口服用药。应将术后 24h ~ 48h 之内的静脉注射剂量换算成等效的口服剂量。总剂量的一半给予长效阿片类药物，另一半间断给予短效阿片类药物[61]。

围术期经皮使用的阿片类药物

透皮芬太尼贴剂是药物释放进入血液循环速度较为恒定的外用贴剂。然而，在手术过程中，药物透皮吸收量可能发生明显的改变。血容量的变化、体温的改变以及挥发性麻醉药改变皮肤的渗透性及灌注，从而对药物渗透入血液的速率产生影响。除此之外，将充气加温毯和加热包覆盖在透皮贴剂上会造成芬太尼透皮吸收增加数倍[57]。因此，在大手术中，去除透皮给药是明智的，这样避免了无法预料的全身阿片类药物摄取的减少或增加。应将经皮吸收的阿片类药物剂量转换为静脉使用吗啡等效剂量，并持续背景输注方式给药[221]。相关问题及实用性建议见框 64-3。

致谢

感谢 Drs. Halina Machelska 和 Jochen Oeltjen-Bruns 对稿件的指正。感谢 Bundesministerium für Bildung und Forschung (ImmunoPain 01 EC 1004 C; Medical Systems Biology 0101-31P5783; VIP0272, AZ 16V0364)，国际麻醉研究协会、欧洲麻醉学会，和 Helmholtz-Gemeinschaft 对这项工作的大力支持。

框 64-3 慢性疼痛患者术中和术后的管理问题及实用性建议

- 患者进入手术室后，立即开始阿片类药物的背景输注。
- 择期大手术时，除去阿片类药物的透皮贴剂；小手术时，可继续使用并且不需要背景输注量。
- 对每一位慢性疼痛患者，术后均应每日访视 3 次，以评估静息痛、运动痛（如咳嗽）、恶心、镇静、活动和睡眠质量。
- 密切监护呼吸抑制及撤药反应征象（如原因不明的心动过速、烦躁不安、大汗淋漓、意识错乱和高血压）。
- 如可行，将患者纳入急性疼痛服务流程。
- 以滴定法给予短效阿片药物控制急性疼痛，其起始剂量为首次应用阿片类药物患者常规剂量的 2 ~ 4 倍。
- 按需加用 COX 抑制剂、抗惊厥药以及其他辅助用药。
- 经常评估患者自控镇痛（PCA）中的按压总次数与实际进药次数的比值；调整单次追加剂量至背景输注量（单次追加剂量等于每小时的背景输注量）。
- 在 PCA 中根据每日累积的追加剂量的比例增加背景输注剂量（将每日累积的追加剂量的 50% ~ 75% 增加至背景输注剂量）。
- 如尽管反复培训患者，药物使用仍存在不足，此时应更改术后镇痛方法。
- 如果硬膜外吗啡镇痛不完善，可以换用芬太尼或舒芬太尼。
- 如果经静脉阿片药物剂量不断增加，可以考虑行鞘内或硬膜外给药或更换静脉阿片激动剂。
- 手术 2 天后开始逐渐递减每日的阿片类药物用量，最终使其达到术前用量。
- 尽早改为口服或经皮用药：将最后一天静脉阿片类药物剂量的 50% ~ 75% 改为口服缓释剂或经皮吸收剂，剩余剂量作为按需追加剂量。
- 当改为经皮给药时，考虑药物起效有 12 ~ 16h 的延迟，要为这部分患者在这一阶段提供充分的按需镇痛。
- 不要试图在术后短时间内解决慢性疼痛的问题。
- 适当使用非药物技术（分散注意力、放松身体），术后恢复后在疼痛病房提供咨询。

Data from Farrell C, McConaghy P: Perioperative management of patients taking treatment for chronic pain, BMJ 345:e4148, 2012; and Kopf A, Banzhaf A, Stein C: Perioperative management of the chronic pain patient, Best Pract Res Clin Anaesthesiol 19:59-76, 2005

参 考 文 献

见本书所附光盘。

第65章 姑息医学

Sarah Gebauer

许平波 译 缪长虹 审校

要 点

- 姑息治疗（palliative care）是严重疾病治疗过程中跨学科参与、以症状控制和决策支持为主的治疗手段。它适用于许多病种，而不仅限于预期行将死亡的患者。
- 姑息治疗团队可降低严重疾病患者的医疗费用，并缓解其症状。
- 医师很少接受敏感话题沟通技巧方面的培训，在与患方交流时易侧重于细节，并使用非医学人士难以理解的医学术语。
- 患者和家属希望医师坦诚交流，对其痛苦感同身受，并参与疾病治疗的决策。
- 医师难以准确预测某个患者的预后，患者及其家属应理解并接受这个现实。
- 小剂量阿片类药物不会加速姑息治疗患者的死亡，相反，其可有效地缓解呼吸困难。
- 对围术期不愿接受某些治疗措施的患者，医患双方应能迅速就围术期治疗方案进行充分的沟通。

什么是姑息医学

定 义

WHO 将姑息治疗定义为"通过早期识别、积极评估、控制疼痛和治疗其他痛苦症状，包括躯体、社会心理和宗教的困扰，来预防和缓解身心痛苦，从而改善患有面临危及生命疾病的患者及其亲属的生活质量"[1]。疾病有多面性，因而症状控制、家庭支持以及决策辅助是姑息治疗团队共同关注的领域[2]（图 65-1）。姑息治疗指跨学科团队的工作，而姑息医学则指为严重疾病患者提供症状控制和决策支持的医学专业。

初级姑息医学和专业姑息医学

根据姑息治疗的水平可将姑息医学分为初级姑息医学和专业姑息医学，以便将普通医师的工作和姑息治疗医师的专业化服务区分开来。初级姑息医学包括患者疼痛或症状的常规处理，患者预后、治疗目标以及抢救力度的探讨[3]；而专业姑息医学则包括处理难

治性或复杂性症状，化解家庭、工作人员以及治疗团队之间与治疗目标相关的冲突[4]。

姑息医学的发展史

"palliative"一词来源于拉丁语"to clothe"，意思是"掩盖"疼痛等症状。现代姑息医学起源于 20 世纪 60 年代末 Cicely Saunders 博士发起的临终关怀运动[5]。从那时起，人们逐渐意识到临终关怀的许多原则，如减轻痛苦同样适用于其他无关预后的重症患者，因而该领域从聚焦于生命终末期患者拓展至所有的严重疾病患者[6]（图 65-2）。20 世纪 70 年代，该学科正式传入美国。到了 20 世纪 90 年代，为了满足日益增长的姑息治疗需求，美国多个医学中心成立了姑息治疗团队[6]。

在过去的 10 年里，住院患者姑息治疗团队蓬勃发展[7]，85% 的床位数 ≥ 300 张的医院以及 63% 的床位数 ≥ 50 张的医院设有姑息治疗团队[8]。2006 年，临终关怀和姑息医学专科正式成立，并于 2008 年进行了该专业的首轮执业医师考试。来自 10 个医学专科（包括麻醉学）的医师成功完成了专科医师培训，并通过了执业医师考试[9]。目前，有 129 位麻醉医师获得

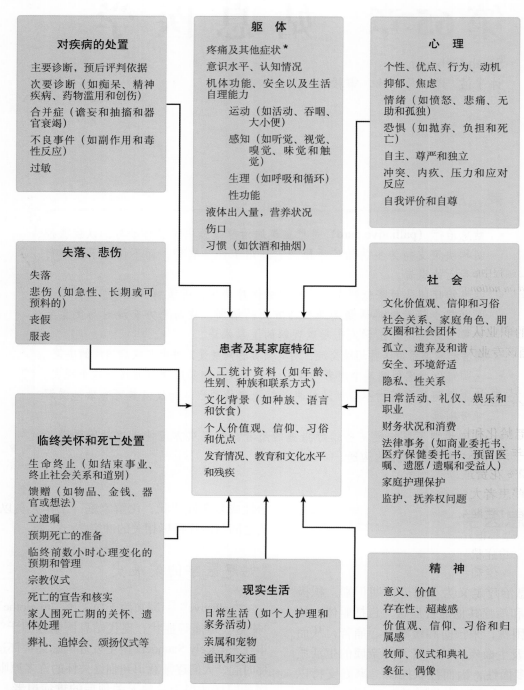

对疾病的处置

主要诊断，预后评判依据

次要诊断（如痴呆、精神疾病、药物滥用和创伤）

合并症（谵妄和抽搐和器官衰竭）

不良事件（如副作用和毒性反应）

过敏

躯　体

疼痛及其他症状*

意识水平、认知情况

机体功能、安全以及生活自理能力

　运动（如活动、吞咽、大小便）

　感知（如听觉、视觉、嗅觉、味觉和触觉）

　生理（如呼吸和循环）

　性功能

液体出入量，营养状况

伤口

习惯（如饮酒和抽烟）

心　理

个性、优点、行为、动机

抑郁、焦虑

情绪（如愤怒、悲痛、无助和孤独）

恐惧（如抛弃、负担和死亡）

自主、尊严和独立

冲突、内疚、压力和应对反应

自我评价和自尊

失落、悲伤

失落

悲伤（如急性、长期或可预料的）

丧假

服丧

患者及其家庭特征

人工统计资料（如年龄、性别、种族和联系方式）

文化背景（如种族、语言和饮食）

个人价值观、信仰、习俗和优点

发育情况、教育和文化水平和残疾

社　会

文化价值观、信仰和习俗

社会关系、家庭角色、朋友圈和社会团体

孤立、遗弃及和谐

安全、环境舒适

隐私、性关系

日常活动、礼仪、娱乐和职业

财务状况和消费

法律事务（如商业委托书、医疗保健委托书、预留医嘱、遗愿/遗嘱和受益人）

家庭护理保护

监护、抚养权问题

临终关怀和死亡处置

生命终止（如结束事业、终止社会关系和道别）

馈赠（如物品、金钱、器官或想法）

立遗嘱

预期死亡的准备

临终前数小时心理变化的预期和管理

宗教仪式

死亡的宣告和核实

家人围死亡期的关怀、遗体处理

葬礼、追悼会、颂扬仪式等

现实生活

日常生活（如个人护理和家务活动）

亲属和宠物

通讯和交通

精　神

意义、价值

存在性、超越感

价值观、信仰、习俗和归属感

牧师、仪式和典礼

象征、偶像

* 其他常见症状包括但不仅限于以下类别：
呼吸、循环系统：呼吸急促、咳嗽、水肿、呃逆、窒息及濒死呼吸模式。
消化系统：恶心、呕吐、便秘、顽固性便秘、肠阻塞、腹泻、腹胀、吞咽困难及消化不良。
口腔状况：口干及黏膜炎。
皮肤状况：干燥、结节、瘙痒及皮疹。
全身表现：烦躁、厌食、精神萎靡、疲乏、虚弱、出血、嗜睡、渗出（胸腔、腹腔）、发热/寒战、大小便失禁、失眠、淋巴水肿、肌阵挛、异味、脱垂、发汗、晕厥、眩晕。

图 65-1　疾病面面观 *(Modified from Ferris FD, Balfour HM, Bowen K, et al: A model to guide patient and family care: based on nationally accepted principles and norms of practice, J Pain Symptom Manage 24:106-123, 2002.)*

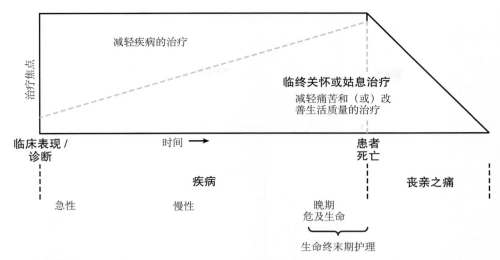

图 65-2　疾病和死亡过程中临终关怀和姑息治疗作用示意图 *(From Ferris FD, Balfour HM, Bowen K, et al: A model to guide patient and family care: based on nationally accepted principles and norms of practice, J Pain Symptom Manage 24:106-123, 2002.)*

了姑息治疗专业的职业认证，可从事临终关怀和姑息治疗工作，占美国该专业大约 4400 名医师中的 3%[10]。

为什么需要姑息医学？

随着人口的老龄化和医学的进步，慢性疾病患者越来越多。2011 年美国医疗保险累计支出 5490 亿美元，但 2008 年 10% 花费最高的患者就占用了 55% 的医保份额[11]。这些患者大多合并多种内科合并症，反复或长期住院治疗，预期寿命不足 1 年，其中许多适于接受临终关怀和姑息治疗[12]。

严重疾病患者的症状十分严重，大多数人常伴有疼痛、呼吸困难、焦虑和抑郁，其家人也常提及类似的担心[13]。在生存期受限的疾病，疼痛管理的质量往往是患方关注的焦点，但多项调查显示此类患者的疼痛管理质量往往较差[13-14]。患者及其家庭还认为存在医患沟通不足，尤其是在预后方面[15]。姑息治疗强调症状的管理和治疗目标的设定，以试图解决上述问题。

为什么姑息医学对麻醉医师很重要？

高龄、重症患者也会接受手术治疗[16]，因而麻醉医师应对姑息医学概念有一定的理解。麻醉医师精于症状管理，可令患者获益，而且他们对手术进程有独特的见解，可为姑息医学和手术团队提供帮助[17]。随着患方与姑息治疗团队接触的增多，麻醉医师应提出自身的关切点，制订包含姑息理念（如商讨治疗目标及控制症状）的麻醉计划。此外，许多疼痛和危重病专科的麻醉医师常定期护理危重病患者，可提供专业化治疗。

姑息治疗全球化

全球范围内，大约有一半的国家至少拥有一家临终关怀或姑息治疗机构，但这些机构大都位于经济较发达的大国。不同国家间姑息治疗医师人均占有量差异极大，从新西兰附近小国纽埃岛每 1000 名居民拥有 1 名姑息专科医师，到中国每 850 万居民拥有 1 名姑息专科医师，再到巴基斯坦每 9000 万居民拥有 1 名姑息专科医师[18]。除了人均拥有量差异悬殊外，获得恰当治疗的机会也常受到限制。由于担心阿片类药物的成瘾性以及国家层面的限用政策，估计全世界有 80% 的疼痛患者无法获得阿片类药物[19]。因而，WHO 实施了"姑息治疗公共卫生策略"（Public Health Strategy for Palliative Care），囊括了国家政策、阿片类药物的供给和宣教等多个方面，旨在全球范围内对姑息治疗进行规范和整合[20]。

姑息治疗团队

指南建议，能满足患者及其亲属躯体、心理、社会和宗教需求的专业人士均应参与制订姑息治疗计划。理想的状态是，根据患者的需要成立一个包括医师、护士、社会工作者、牧师以及其他专业人士在内的跨学科团队[21]。许多专业团队相继开展了姑息治疗的专业认证或培训（表 65-1）。

从何处可以获得姑息治疗

在美国，姑息治疗通常是医院或住院机构设置的一项咨询服务[6]。在美国，约 2/3 的医院和 85%

表 65-1　姑息治疗团队的成员及其分工

医师	• 诊断、治疗和管理患者的各种医疗问题 • 提供专业的症状管理和咨询 • 在与重症患者、家属以及其他医护人员交流中提供专业技能和咨询
护士	• 在执业范围内参与诊断、治疗和处理急、慢性严重疾病 • 评估严重疾病患者的心理和宗教需求 • 在执业范围内参与症状的管理 • 善于与患者、亲属、健康治疗小组以及社会团体沟通
社会工作者	• 满足被严重疾病困扰的患者及其亲属的心理需求 • 参与医疗团队与患者及其家属之间的会谈 • 协助复杂的出院需求，负责协调社区资源
牧师	• 帮助患者及其家属识别和处理严重疾病相关的精神困扰 • 提供或促进适当的心灵或宗教仪式 • 联系社区宗教资源
可提供姑息治疗服务的其他专业人士	• 麻醉疼痛专家 • 药剂师 • 康复治疗师 • 精神病医师

Data from the following resources:
National Association of Social Workers. The certified hospice and palliative social worker. Accessed June 20, 2013. <http://www.socialworkers.org/credentials/credentials/chpsw.asp>
Hospice and Palliative Nurses Association. Accessed June 20, 2013. <http://www.hpna.org/DisplayPage.aspx?Title=Position Statements>
Board of chaplaincy certification. Palliative care specialty certfication competencies. Accessed June 20, 2013. <http://bcci.professionalchaplains.org/content.asp?a dmin=Y&pl=45&sl=42&contentid=49>
Center to Advance Palliative Care. Accessed June 20, 2013. <http://www.capc.org>.
注：角色及其能力受地区和培训方式的影响而有不同

的中大型医院均设有姑息治疗团队，但设置与否受医院所处地域及类型的影响[22]。地域是影响能否获得姑息治疗服务的一个重要因素。在东北部，73%的床位数≥50张的医院设有姑息治疗团队，而在南部该数据仅为51%[8]。尽管美国各癌症中心的住院患者面临死亡威胁或常伴有难以控制的症状，但仅20%～26%的中心可提供姑息治疗专用住院病床[6, 23]。在美国，尽管姑息治疗诊所越来越多，但因不符合收治标准未能入院的患者中，只有极少数能在家中接受姑息治疗，这可能与医保报销模式有关[6]。在全球范围内，姑息治疗实施的方法和场所差异悬殊，与所在国基础设施状况密切相关。

住院患者姑息治疗团队

姑息治疗团队对预后的影响

　　院内姑息治疗团队可降低患者的医疗费用。一项回顾性研究调查了6家配有固定姑息治疗团队医院患者的治疗费用。结果显示：姑息治疗服务使幸存出院患者和院内死亡患者单次住院费用分别下降1700美元和5000美元[7]。研究表明，姑息治疗团队的参与可使医疗补助受益人的住院费用平均下降6900

美元，且ICU住院时间更短[24-26]，死亡率更低[25]（参见第101和102章），但对总住院时间的影响不明确[26]。院内姑息治疗团队提高了患者的生活质量[27]，并提升了患者和护理人员的满意度[28-29]。尤为重要的是，姑息治疗并不增加住院患者的死亡率[24, 30]。这对于那些误以为姑息治疗会加速死亡的患者及其亲属意义重大。

何时咨询姑息治疗团队

　　目前，有许多指标有助于医师决定何时应行姑息治疗评估。经治医师会评估患者接受姑息治疗的必要性，并据此决定是否需要咨询姑息治疗专科医师。首要的筛选标准通常是患者是否患有生存期受限或危及生命的疾病[31]。对上述术语有不同的理解，但并不包括通常可恢复至原有状态的患者，如原本健康的社区获得性肺炎患者[31]。当然，上述术语是用来描述那些可危及生命（如转移癌、肝硬化及慢性肾衰竭）[31]或高致死性疾病的（如多器官衰竭、严重创伤及脓毒症）[31]。此外，患者应至少具备以下一个附加条件，如经常因同一疾病住院、体能低下以及ICU住院时间≥7天。总之，姑息治疗咨询常要为那些难以控制的症状、复杂的决策、医护人员或家庭支持提供帮助。

外科 ICU 的姑息治疗

目前，ICU 姑息治疗一体化主要有两种模式：咨询模式和一体化模式[32]。在咨询模式中，专业姑息治疗团队为该患者的经治医师提供建议，在一体化模式中，不提供专业姑息治疗意见，需要手术医师或重症治疗医师发现并提出姑息治疗相关的问题。目前仍不清楚哪种模式更有效，选择何种模式通常由医院的文化理念和资源配置情况所决定（参见第 101 和 102 章）。最初，姑息治疗工作和研究主要集中在内科重症监护医疗病房（Medical Intensive Care Unites, MICUs），但人们逐渐意识到还应为外科 ICU（Surgical ICU, SICU）患者提供姑息治疗服务，以改善患者的症状管理，更好地就治疗目标进行沟通，并提供家庭支持[32]。一项有关创伤 ICU 患者的研究显示，早期评估患方治疗意愿并进行跨学科讨论不影响患者的死亡率，也不影响患方签署拒绝心肺复苏术（do not resuscitate, DNR）或终止生命支持的协议。然而，住院早期就签署 DNR 或终止生命支持协议的死亡患者，其 ICU 住院时间明显缩短[26]。

外科 ICU 姑息治疗的启动标准

人们逐渐意识到应在住院期间尽早识别那些需要进行姑息治疗咨询的患者。为此，人们预先确定了危重症疾病列表，并将其作为姑息治疗启动的标准，一旦有患者符合该标准，就会自动通知危重病或姑息治疗团队。有时，该标准可用于判定是否应早期行 ICU 姑息治疗咨询，且表现出令人鼓舞的结果[24]。然而，SICU 至今仍缺乏有效的姑息治疗启动标准[32]。许多方案包括以下指标：ICU 住院时间，在 ICU 治疗期间无效，患者年龄及病种[32]。在一项 SICU 研究中，研究人员基于专家共识采用了 10 个姑息治疗的启动标准，其中包括多器官功能衰竭、SICU 住院时间 ≥ 1 个月、单次住院期间入住 ICU ≥ 3 次以及可能死于 SICU 的患者[33]。然而，该研究未能证实姑息治疗的优势，这可能与其适用人数不多有关。在该研究中，仅 6% 的患者达到了启动标准，并且当患者达到启动标准并通报主治医师后，仍然由该主治医师而非姑息治疗专科医师完成姑息治疗咨询[33]。正如一些成功的 ICU 研究观察到的那样[24]，包容性更强的筛选过程或经授权的姑息治疗转诊可能会改变上述结果。

门诊患者的姑息治疗

目前开设了越来越多的姑息治疗诊所，这有助于对出院患者进行随访，或者为门诊患者提供症状控制和心理支持[34]。在全球范围内，姑息治疗诊所内医务人员的组成、门诊时间以及诊疗内容差异巨大[34]。2010 年，Temel 在一项具有里程碑意义的研究中将 151 例伴有远处转移的非小细胞肺癌患者随机分为联合治疗组（早期门诊姑息治疗 + 常规肿瘤治疗）和单纯治疗组（常规肿瘤治疗）。结果发现：联合治疗组患者的生活质量评分更高，抑郁症状更少[35]。或许最令人意外的是，尽管联合治疗组患者较少接受激进治疗，但其平均生存期仍较单纯治疗组长 2.7 个月[35]。上述结果以及其他研究成果最终促使美国胸科医师学会（American College of Chest Physicians）做出如下推荐：应对 IV 阶段肺癌或伴有严重症状的患者在治疗早期启动姑息治疗[36]。一些小样本研究也提示，姑息治疗对症状的控制有积极但多变的作用[37-38]。

临终关怀和姑息治疗的区别

与姑息治疗相比，不同国家间临终关怀的定义差异很大，这主要与临终关怀患者的类别、医疗团队是否参与以及设置情况有关[39]。在一些国家，如美国，临终关怀是政府卫生保健系统提供的一项福利。而在其他国家，临终关怀和姑息治疗可互换使用。一般来说，临终关怀更倾向聚焦于疾病晚期。尽管存在逻辑上的差别，但临终关怀的理念常侧重于减少痛苦，提高生活质量，以及为患者及其家人提供支持。除了患者、护理人员以及医师的关注点不同外，不同国家所能获得的姑息治疗服务也不尽相同，这主要取决于该国的医疗保健体系和文化理念。在美国，姑息治疗服务是以一个连续体的形式提供的，而临终关怀服务只提供给预期寿命不超过 6 个月的患者（图 65-3）。

美国的临终关怀

在美国，临终关怀仅提供某些特定医疗服务，并

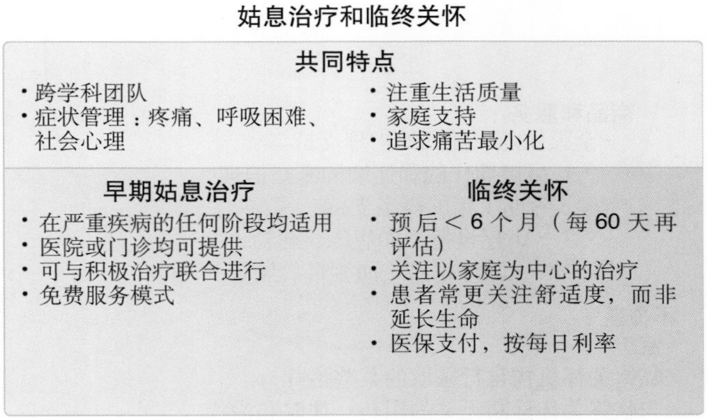

姑息治疗和临终关怀

共同特点	
·跨学科团队	·注重生活质量
·症状管理：疼痛、呼吸困难、社会心理	·家庭支持
	·追求痛苦最小化

早期姑息治疗	临终关怀
·在严重疾病的任何阶段均适用	·预后 < 6 个月（每 60 天再评估）
·医院或门诊均可提供	·关注以家庭为中心的治疗
·可与积极治疗联合进行	·患者常更关注舒适度，而非延长生命
·免费服务模式	·医保支付，按每日利率

图 65-3　美国姑息治疗和临终关怀的特点

且按日收费，主要是针对经两位医师共同确认预期寿命 ≤ 6 个月的患者[40]。国家医疗保险大约支付 80% 的临终关怀费用，而许多私人保险公司也建立了类似的支付方案。其中，有一项服务是护士（临床护理的主要执行者[41]）、医师助理、社会工作者和牧师上门为患者提供服务[40]。此外，家人也有资格获得一年的丧亲咨询[40]。症状控制不理想的患者可获得连续护理和短期住院待遇。临终关怀服务体现了患者的多种核心需求（图 65-4）。当然，除了以上需求外，每个临终关怀团队可决定实施何种治疗，这在不同团队间可能差异很大。例如，一些临终关怀机构可实施姑息性放疗，而其他机构可能无力进行。如果患者存活超过 6 个月，在与医师面谈后如仍符合临终关怀标准，则可额外再享受 60 天的临终关怀服务。

谁有资格获得临终关怀？

要想获得临终关怀服务，需由一名主治医师和一名临终关怀医疗顾问共同确认。若疾病按照正常进程发展，则患者的生存期须少于 6 个月[40]。医保已公布临终关怀服务的准入标准，并拥有解释权。例如，慢性肺疾病患者的准入条件包括：静息性呼吸困难、支气管扩张剂治疗无效、静息性低氧血症以及反复急诊入院[41]。当然，由于对指南的解读存在一定的主观性，某些临终关怀机构可能会接受一些被别的机构拒收的患者。此外，临终关怀机构并不强制入住患者签署 DNR 协议。

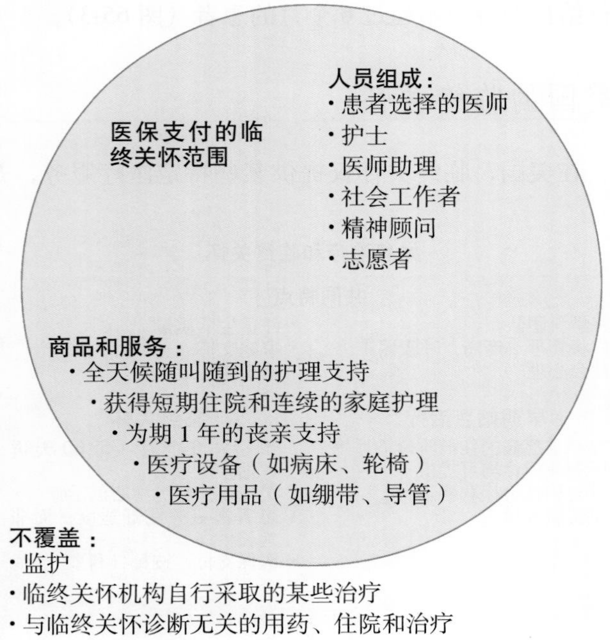

医保支付的临终关怀范围

人员组成：
- 患者选择的医师
- 护士
- 医师助理
- 社会工作者
- 精神顾问
- 志愿者

商品和服务：
- 全天候随叫随到的护理支持
- 获得短期住院和连续的家庭护理
- 为期 1 年的丧亲支持
- 医疗设备（如病床、轮椅）
- 医疗用品（如绷带、导管）

不覆盖：
- 监护
- 临终关怀机构自行采取的某些治疗
- 与临终关怀诊断无关的用药、住院和治疗

图 65-4　医疗支付的临终关怀优势

临终关怀人群

过去，肿瘤患者是接受临终关怀服务的主体，但近年来非肿瘤患者，如痴呆、慢性阻塞性肺疾病（chronic obstructive pulmonary disease，COPD）以及充血性心力衰竭（congestive heart disease，CHF）患者所占比例已从 1990 年的 16% 增加至 2010 年的 69%[42]。与此同时，医保患者临终前接受临终关怀服务的比例也从 5.5% 增加至 44%[42]。目前，尚无可靠指标能甄别生存期少于 6 个月的非肿瘤患者，这使得临终关怀转诊时机的确定变得更为复杂，因而上述增长可能存在许多问题[43]。2010 年，临终关怀患者平均住院时间为 18 天[42]，其中约 1/3 的患者存活时间少于 1 周[41]。最近的临终关怀入住情况显示，许多符合准入标准的患者均顺利地被转诊至临终关怀机构。

临终关怀对预后的影响

临终关怀可减轻患者的症状负担[44]，提升护理人员的满意度，因而有 98% 的患者亲属会向他人推荐临终关怀服务[41]。一项研究调查了 1500 多位死者亲属，结果发现：在同等医疗服务的前提下，在接受过临终关怀服务的患者，其亲属中有 70% 的人给予临终关怀"非常棒"的评价，远高于那些死于医院、疗养院或可提供家庭健康服务的家庭的患者亲属（50%）[45]。目前，有关临终关怀的成本 - 效益研究结果大相径庭，但仍有部分研究认为临终关怀时限与成本节约与否有关[44, 46]。2007 年，Taylor 的研究认为只有临终关怀时限在 53 ~ 107 天的患者才能节省成本[46]。而 2013 年，Kelley 的研究则认为临终关怀时间越短，节省费用就越多[44]。

麻醉医师与临终关怀

手术麻醉医师、疼痛麻醉医师以及从事危重病医学专业的麻醉医师均有可能接触到临终关怀患者。理解临终关怀服务的目标和内容有助于手术麻醉医师制订与患者治疗目标相匹配的个体化麻醉方案。临终关怀的部分优势还在于疼痛治疗医师的参与（参见第 64 和 98 章）。危重病麻醉医师经常被要求协助判断患者是否符合临终关怀的准入标准，并帮助患者亲属制订包括临终关怀在内的治疗计划（可参见第 101 和 102 章）。

儿科临终关怀和姑息治疗

儿科姑息治疗适用于许多患有严重慢性疾病的儿童。WHO 指出，即使在医疗资源相对有限的地区也可成功地实施小儿姑息治疗[1]。儿科临终关怀和姑息治疗基本与成人相似，但小儿的治疗计划要考虑到患者所处的发育阶段。孩子对疾病和死亡的认知取决于年龄的大小：2 岁以内的患儿对死亡没有概念，而 10 岁的患儿可能会关注死亡过程的细节[47]（参见第 93 和 95 章）。

儿科姑息治疗人群的特点

与成人相比，儿科姑息治疗所涉病种更广，尤其以先天性疾病和神经肌肉系统疾病最为常见[48]。迄今，一项样本量最大的观察性研究调查了接受儿科姑息治疗咨询服务患者的年龄，结果显示：1 ~ 9 岁患者所占比例超过 1/3，10 ~ 18 岁患者占 1/3，而 1 岁以下患者所占比例少于 20%[48]。与成人不同的是，小儿在进行首次姑息治疗咨询服务后生存期通常有所延长[48]。成人姑息治疗医师很少碰到患有染色体病、严重发育异常等疾病的患者，因而在治疗此类患儿时可能会遇到更多的困难。对治疗意愿强烈的家庭而言，要做出放弃治疗的决定往往非常困难。同样，对医护人员而言，要做出准确的预后预测也是相当不易的[47]。此外，削减小儿治疗措施会面临诸多的法律问题，这一点与成人相比差异较大[49]。

儿科姑息治疗的症状处理

过去，对严重疾病患儿的症状控制一直不理想。2000 年，一项有关丧子家庭的回顾性调查发现，患儿在离世前经历了"许多"或"大量"痛苦，尤其是疼痛、疲劳和呼吸困难[49]。2011 年，有研究指出，儿童的神经症状远比疼痛更为剧烈，这与大部分有关成人终末期患者的研究结果相反[48]。这表明应对患儿的神经症状予以更多的关注和治疗。有文献报道，区域麻醉有利于减轻那些全身治疗效果不佳的患儿的痛苦[50]。目前，儿科治疗数据有限，因而许多临床医师依据成人数据来进行药物治疗。

姑息手术

姑息手术指"针对绝症患者进行的审慎的外科手术，以缓解其症状，减轻患者痛苦，并提高其生活质量"[51]。尽管未特指是哪一类肿瘤，但目前仅有的姑息手术研究仅关注肿瘤患者。解除肠梗阻是肿瘤患者最常见的姑息手术，而伤口处理则次之[52]。2004 年 Miner TJ 调查了 1000 例晚期肿瘤患者，结果发现：采用姑息治疗后，患者 30 日内并发症的发生率为 29%，死亡率为 11%，其中 80% 的患者症状得到了改善。2011 年，Miner TJ 采用同一方法再次调查了 227 例晚期癌症患者，结果发现：采用姑息治疗后患者的并发症发生率和死亡率分别降至 20% 和 4%，其中 90% 的患者症状得到了缓解，与 2004 年相比显著改善[51, 53]。综上所述，作者认为疗效的改善至少部分与允许患方参与决策进而做出更好的选择有关[51]。此外，上述两项研究发现患者体能低下与生存率降低有关。

交　流

预设治疗计划

1991 年，美国《患者自决法案》（Patient Self-Determination Act）生效。它要求卫生治疗机构或部门提醒患者有预设医疗指示的权利，并建立相应的制度规范和宣教工作[54]。然而，随着预设医疗指示的开展，实际工作中出现了不少问题，如病情的变化改变了患者的治疗倾向，难以预知受环境变化影响的未来需求[55-57]。目前，由于有关预设医疗指示的研究结果并不理想，因而许多专家认为患者指定决策代理人并与其讨论治疗倾向可能是整个过程中最关键的部分[58-59]。当然，决策代理人做出的决策并不总是与患者的预期相符[60]。要想了解患者的治疗目标，需要患者和医师进行开放性的交流，并且随着病情的变化，有时需要进行反复沟通，以明确或修订治疗目标。有关预设医疗指示和决策代理人的详细内容参见第 10 章。

预设治疗方案对预后的影响

1995 年发表的 SUPPORT 研究（Study to Understand Prognoses and Preferences for Outcomes and Risks of Treatments）是一项为期 2 年、包括了 5 家美国教学医院 9105 例患者的具有里程碑意义的前瞻性、随机对照观察性研究，旨在改善终末期患者的预后决策[14]。该研究仅招募了 9 种处于疾病终末期的非创伤患者，6 个月死亡率为 45% ~ 48%[14]。观察 2 年后发现，49% 的不愿接受心肺复苏的患者未事先签订 DNR 协议，而医师很少意识到患者有这方面的诉求[14]。治疗期间，医师可获得患者的预后信息，有专职护士负责共享预后信息、预设治疗计划以及评估疼痛程度。治疗期间，两组患者在医师交流、疼痛管理、临终关怀资源的应用以及其他预后指标方面没有差别[21]（参见第 102 章）。

基于 SUPPORT 研究的结果，一项有关预设治疗计划完成情况的研究显示，虽然病历记录了较多的预设治疗计划，但仅 14% 的患者在完成预设计划后会告知医师，而大约只有 25% 的医师会在患者入院 1 周后才注意到他们预设的治疗计划[61]。相似的研究显示，预设治疗计划并不会影响治疗的类型及其所占用的资源[62-63]。

医师交流技巧的培训

面对困难问题时，医师的沟通能力可能会影响患者及其亲属对疾病、死亡的态度，进而影响其治疗选择。由于医学院并未教授医患沟通技巧，因此，大部分医师在讨论代码状态（译者注：代码状态指患者在入院时签署的有法律效应的预先决策，当发生呼吸心跳骤停时是否接受心肺复苏，full code 指全力抢救，DNR 指不要压胸复苏，DNI 指不要插管）时会觉得不像讨论别的话题（如手术知情同意）那样轻松[64]。40%～75% 的医师认为他们不善于传达坏消息，具体比例取决于他们受训的水平[65]。有调查发现，仅 9% 的外科住院医师认为他们在住院医师期间接受了良好的姑息治疗培训[66]，而多达 90% 的内科住院医师则希望能额外接受如何与患者探讨诸如 DNR 协议等方面话题的培训[67]。尽管缺乏这方面的培训，但住院医师常需要就这些问题与患者进行沟通[68]，从而凸显了在该领域进行相关培训的重要性。

医师交流技巧

医师常对自己的医患沟通能力感到自信，但对患者或其他医师开展的调查显示，医师自我的评价可能并不准确。一项针对 ICU 开展的调查显示，90% 的外科医师对自己在预后方面的沟通技巧感到满意，但仅 23% 的重症治疗医师和 3% 的护士予以认可[69]。同样，尽管肿瘤医师认为他们已向肿瘤患者清楚地解释病情，但患者往往仍不了解自身肿瘤的分期和预后[70]。医患会谈记录显示，医师常专注于技术细节，避谈情感话题，往往主导谈话内容[71]。但当患方谈得更多并且获得医师的理解时，患方满意度会明显增加[71]。即便是医患间的单独谈话，他们也往往无法就预后达成共识。一项调查显示，医师错误理解转移性肿瘤患者采取心肺复苏意愿的概率高达 30%[72]。目前仍无有关针对麻醉医师的对比研究。上述研究结果表明，术前或 ICU 住院期间麻醉医师在评估患者对自身疾病进程的了解程度方面扮演着重要的角色。

什么事情是临终谈话中家属最看重的？

大多数家属认为，在高质量的临终治疗过程中，最重要的两个因素是医患间的信任和坦诚的病情交流[73]。如果能参与更高层次的治疗决策，家属的满足感会更强[74]。在会谈中，医师的安慰性语言会提升患者家人的满意度[75]。了解患者及其亲属的各种喜好有助于医师知道应该告诉他们哪些信息以及如何告诉他们。个人、文化和家庭因素的有机结合会影响患者的喜好，医师不应仅依据患者的人种或民族来猜测患者的喜好[76]。许多姑息治疗医师常问这样一个问题："你想了解多少？"[77] 但仍没有研究调查患者对这种谈话方式的看法。有研究表明，某些肿瘤患者参与决策的意愿会随着疾病的进程而改变[78]。一些研究指出，护理人员比患者更想了解治疗相关的信息[79]。某些患者可能会提出，他们不愿了解所患疾病的现状，因而指定某一代理人帮助其进行决策（参见第 10 章）。有时，上述情况互有冲突。2014 年，美国加利福尼亚州的奥克兰爆发了一件另一种类型的全国性冲突：一名青少年患者因扁桃体切除术后出血而发生脑死亡。此后，患者家长和医疗机构之间存在严重分歧，使该问题长期未能得到解决。

临终时的精神需求

严重疾病及其死亡预期可给患者及其家庭带来一系列的精神困扰，从质疑生命的意义到宗教层面对具体医疗措施的解读均可涉及[80]。患者往往会希望医师询问自己的宗教信仰[81]，但他们常觉得自己的精神需求很少得到满足[82]。有人建议询问患者一个简单的问题，如"在你的生命中，宗教或信仰重要吗？"这个问题有助于甄别那些精神需求未得到满足的患者。许多患者及其亲属常依据宗教信仰做出决策，因而询问患者的宗教信仰可为医疗团队提供参考[83]。理解患者决策的依据有可能提高临终治疗的效果。精神顾问或牧师可帮助患者及其亲属度过精神痛苦期[84]，并确认和促进与疾病或葬礼有关的具体礼仪。

交 流 模 式

上述研究表明，由于医患间误解频繁且沟通不足，因而医患双方进行有效的沟通非常重要[85]。目前，人们已提出许多有助于医患沟通的模式[86-88]，但迄今尚无研究比较上述模式对患者及家人结局的影响。此外，极少研究评估了某一特定交流模式对患者及其亲属结局的影响[77]。上述模式的共同点包括积极倾听、确认患者的关注点以及评估患者的理解程度。

家庭会议

在 ICU，家庭会议越来越多地被用来促进家庭与医疗机构之间的信息共享。入住 ICU 后 72h 内召开家庭会议可减少患者在 ICU 的住院时间，并且不增加死亡率[89]。在为数不多的评估标准化交流方式的研究中，有一项单中心研究将重症患者家庭随机分为标准化交流组（依照丧亲手册进行）和常规交流组[87]。交流干预强调使用安慰性语言，理解患者正常的情绪反应，并允许患者亲属提问，可归纳为重视、认可、倾听、理解和鼓励提问（value, acknowledge, listen, understand, elicit questions）。为了便于记忆，用单词 VALUE 来表示[87]。3 个月后，调查显示标准化交流组家庭心理困扰的症状明显减少[87]（框 65-1）。

许多医师不知如何召开家庭会议。尽管对这方面没有专门的研究，但大致流程如下：介绍患者的家庭成员和治疗团队成员 → 简要解释召开家庭会议的原因 → 请患者或家人介绍他（或她）对病情的知晓程度，例如："医师向您透露了哪些有关您父亲目前病情的信息？"

分解坏消息

可采用 SPIKES 六步法（setting, perception, invitation, knowledge, empathy, sequelae, 即环境、了解、引导、告知、安抚和后续交流）来分解坏消息。它包含多个要素，如找一间安静的会议室，询问患者或家人对病情的知晓程度，以及制订下一步的治疗方案，可用于多种场合[86]（框 65-2）。

不良情绪的应对

NURSE（name, understand, respect, support, explore, 即指出、理解、尊重、支持和探讨）草案是处理患者愤怒等不良情绪的模式。严重疾病患者及其家人常会向医疗保健人员表达愤怒的情绪[90]。此时，医务人员需牢记以下要点：轻松面对，就事论事，认真倾听，并保持适当的安全距离[90]。当然，

在那种场合下往往难以全部做到，但将患者及其亲属的愤怒看作是内心悲痛的一种本能反应，往往有助于问题的解决[91]（框 65-3）。

保密要求

患者家人可能会要求医师不要将病情告知患者。在不同的文化体系或国家，病情告知的文化差异极大。在美国，疾病告知文化发生了很大变化。目前，多数医师希望患者能了解疾病预后[92]。至今尚无处理家属保密要求的规范，但专家共识建议医师应安抚家属，设法理解他们对病情披露后果的担心，并询问患者是否希望以及如何参与治疗决策。例如，"有些人想了解所有的健康问题并自己做决定，而其他人则希望让家人来了解并做决定，您选择哪一种？"[93]

限时试验

当无法判断某种临床干预是否有益于某个特定患者时（如机械通气对缺血性脑病），进行限时试验可能是有益的。医患双方商定在该时限后，将再次评估临

框 65-2　SPIKES 分解坏消息模式

环境 (setting)：安排一个安静、宽敞并可容纳所有与会者的私密空间。

了解 (perception)：了解参与者对病情的知晓程度。"医师向您透露了哪些有关您妻子病情的信息？"

引导 (invitation)：询问患方希望了解哪些信息。"有些人希望了解所有细节，其他人只想知道大概，您想知道些什么？"

告知 (knowledge)：将已知状况通俗易懂地告知与会者，避免使用难懂的医学术语。

安抚 (empathy)：认可患者的情绪。"我真希望事情不是这样的。"

后续交流 (sequelae)：确定下一次会面。"我们明天下午见，届时我会将她最新的状况告诉您。"

Data from Baile WF, Buckman R, Lenzi R, et al: SPIKES–A six-step protocol for delivering bad news: application to the patient with cancer, Oncologist 5:302-311, 2000

框 65-1　VALUE：生命终末期交流框架

重视 (value)：重视和赞赏患者家人的谈话。"谢谢您让我了解了您丈夫过去一年疾病的变化过程。"

认可 (acknowlege)：认可家人的情绪反应。"这往往是家人悲伤的时候。"

倾听 (listen)：积极倾听。记得保持沉默，给家人发言时间。

理解 (understand)：了解患者是怎样的一个人。"您能和我谈谈您的父亲吗？他是什么样的人？什么东西对他最重要？"

鼓励提问 (elicit questions)：询问家人是否有问题要问。"我们已经交流了许多，您有什么问题要问吗？"

Data from Lautrette A, Darmon M, Megarbane B, et al: A communication strategy and brochure for relatives of patients dying in the ICU, N Engl J Med 356:469-478, 2007

框 65-3　NURSE：情绪处理模式

指出 (name)：指出您认为患者及其亲属表现出的情绪。"看来您很生气。"

理解 (understand)：同情并认可患方的情绪。"我无法想象这对您来说是多么困难。"

尊重 (respect)：赞赏患者及其看护人员的坚强。"在这个艰难时期您为您母亲做出了巨大的付出。"

支持 (support)：提供支持。"我愿意帮助您。"

探讨 (explore)：请患者及其看护人员解释情绪变化的原因。"您能告诉我今天为何如此沮丧吗？"

Data from Back AL, Arnold RM, Baile WF, et al: Approaching difficult communication tasks in oncology, CA Cancer J Clin 55:164-177, 2005

床干预的效果[94]。限时试验可让患者家人知道医疗团队将在何时判定治疗措施的有效性，从而拥有对重新评估的期待。

抢 救 力 度

心肺复苏的结局

部分医务人员认为抢救力度是另一个有挑战性的话题[64]，而麻醉医师在 ICU 或围术期常需就此与患者沟通。20 世纪 60 年代，心肺复苏术作为术中意外事件的处置手段被率先用于临床[95]，此后被推广至外科病房以外的区域。目前，接受心肺复苏术的患者的预后大为改观，经初级心肺复苏后 1/2 以上的患者可存活，近 1/4 的患者可康复出院[96]。在外科患者，约 85% 的心搏骤停发生在术后，其存活概率高于其他类型的心搏骤停患者[97-98]。一项大样本研究调查了院内心肺复苏后存活出院的老年患者。结果发现：约 1/2 的患者遗留有中重度神经损伤[99]，1 年后 60% 的患者存活[99]（参见第 101 和 102 章）。

抢救力度讨论

目前尚无研究揭示采取何种沟通方式最能体现患者希望达到的抢救力度[95]。理想的情况是，在全面讨论病情和治疗目标时商讨患者的代码状态。例如，某些患者可能将延长生命作为治疗目标。在这种状况下，即使明知抢救不会成功，医师也可能会试图抢救；而其他同种疾病患者可能将解放身体视作治疗目标，这时医师往往会建议患者签署 DNR 协议，以减少 ICU 时间住院较长或出现无法接受的身体状况的可能性。某些医师认为应依据患者的目标决定抢救力度，但其效果仍不明确。在一项小型仿真研究中，研究人员让肿瘤患者观看了一段商谈患者代码状态的标准化视频。结果显示：不管是直接询问患者希望的抢救力度，还是建议签署 DNR 协议，都不影响患者的最终选择[100]。

围术期限制医疗措施

美国麻醉医师协会发布了有关围术期签署限制医疗措施协议的指南[101]。围术期签署 DNR 协议相关的伦理将在第 10 章讨论。

撤离生命支持

有些患者及其家属可能希望终止机械通气或者其他形式的生命支持。撤离生命支持在伦理学上是可行

的，是对患者自主权的尊重（参见第 10 章）。麻醉医师在药物滴定以及处理疼痛和焦虑方面可为撤机提供专业的技术支持。ICU 备有多种撤机方案，常采用阿片类药物来缓解疼痛和呼吸困难，使用苯二氮䓬类药物来处理烦躁和焦虑，从而迅速提升患者的舒适度[102]。有关撤离生命支持协议的调查显示，医务人员在死亡质量的理念方面并未有所提高[103-104]。特别需要改善的理念包括：根据患者的宗教信仰和家族传统做出相应安排，与家人进行充分的心理沟通，拔除不必要的导管，停止非必需的治疗及监护[102]。某些家庭可能需要牧师的参与。

撤离生命支持的预后

一项研究调查了 74 例预计在拔管后将迅速死亡的 ICU 患者。结果显示，在机械通气最后 1h，这些患者吗啡的平均用量是 5.3mg/h，临死前 1h 吗啡用量是 10.6mg/h[105]，拔管至死亡的平均时间是 153min（4～934min）。令人有些意外的是，吗啡用量每增加 1mg/h，患者的死亡时间将相应延迟 8min[105]。该效应与早期的研究结果相似（苯二氮䓬类每增加 1mg/h，死亡延迟 13 min）[106]。

撤离生命支持时肌松药的使用

正如第 10 章所言，拔除气管导管前不应使用肌松剂。肌松剂不利于对症状的评估，并可增加患者的痛苦。已使用肌松剂的患者应在神经肌肉功能充分恢复后方可拔管，除非这样做会增加患者的痛苦[107]。

预 后

许多研究考察了医师预测特定患者生存率的能力。一项囊括了 8 项研究、患者平均生存期为 4 周的 Meta 分析显示，医师高估了约 30% 患者的预后。并且患者的体能状况越差，则预测准确性越高[108]。一项研究调查了 365 名医师和 504 例临终关怀患者，结果证实：医师预计的生存率比真实值高 5 倍，63% 的预测高估了真实情况[109]。此外，医师了解患者病情的时间越长，预测准确性就越低[109]。ICU 医师往往过于悲观：一项包括了 851 例机械通气患者的研究发现，在 ICU 医师预计生存率低于 10% 的患者中，仅 71% 的患者在 ICU 住院期间死亡[110]。Meta 分析提示，在 ICU 入住 24h 内，医师预测患者预后的准确性高于算法评分模型（algorithmic scoring systems，将在预后工具章节详述）。然而，无论是医师还是评分系统都无法准确预测特定患者的预后[111]。总体而言，医师的预测与患者生存率之间确实存在一定的相关性[112]。然而，

一项包括了 521 例 ICU 患者的研究发现，医师和护士均无法预测入院 6 个月后患者的生活质量满意度。总之，护士往往比医师更为悲观，建议对最终存活的患者停止治疗的概率更高[113]（图 65-5 和 65-6）。

预后判断的困难使某些医师不愿预估患者的生存时间以免犯错[114-115]。然而，在 179 名决策代理人中，

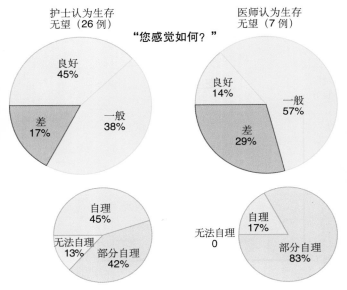

图 65-5　被医师或护士认为目前治疗无法或难以改善其生存期，但在离开 ICU 6 个月后仍存活的患者的回复 *(From Frick S, Uehlinger DE, Zuercher Zenklusen RM: Medical futility: predicting outcome of intensive care unit patients by nurses and doctors—a prospective comparative study, Crit Care Med 31:456-461, 2003.)*

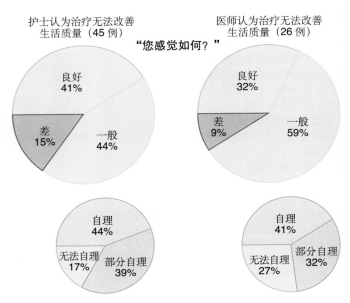

图 65-6　被医师或护士认为目前治疗无法或难以改善其生活质量，但在离开 ICU 6 个月后仍存活的患者的回复 *(From Frick S, Uehlinger DE, Zuercher Zenklusen RM: Medical futility: predicting outcome of intensive care unit patients by nurses and doctors—a prospective comparative study, Crit Care Med 31:456-461, 2003.)*

有 87% 的人希望医师能提供预后预测，即使这种预测并不确切[116]。大部分决策代理人都清楚预后预测本身的不确定性，但在沟通过程中仍希望医师能将这种不确定性表述得更明确些[116]。尽管预后预测存在不确定性，但它仍有助于家人准备丧事，并在协调工作安排、亲友探视和财务方面做出重要决策[116]。目前，仍无告知患者预后的最佳方式。一种可行的办法是用宽泛的时间段，如数小时至数天、数天至数周、数周至数月、数月至数年来形容患者的功能状态。这些范围以及有关预测难度的解释往往能为家人做出重要决策提供充分的依据。然而，不同的患者及其家属可能在理解同一预后预测方面存在巨大差异。有研究人员向 ICU 患者的决策代理人出示了一份模拟的医师预后声明，并要求他们予以解读。结果发现：这些代理人趋于乐观，尤其是预后更差的患者亲属[117]。一项针对 I、II 期临床试验的肿瘤患者的研究也有相似发现[118]。

疾病发展轨迹

临床上存在多种疾病发展轨迹，但大多可归入以下类别：突发重度残疾或濒临死亡；早期功能良好，随后出现迅速、持续的下降；病情恶化与改善，此消彼长，交替出现；功能较差且渐进下降[119]（图 65-7）。上述分类可能有助于医患间的预后交流，特别是对那些难以预测预后的疾病，如 COPD 和慢性心力衰竭。

预 后 工 具

恶性肿瘤

目前有多个基于网络的肿瘤预后预测工具，但没有一个工具适用于所有类型的肿瘤。一个重要的原因在于，许多患者因素，如体能和实验室检测比肿瘤类型更重要。这些因素可随疾病的进展而变化[120]（图 65-8）。总之，每日卧床时间超过 12h 的肿瘤患者其中位生存期为 6 个月[121]（框 65-4）。

重症监护室

目前临床上有多种有助于临床医师预测 ICU 患者死亡率的工具，将在第 101 章深入讨论。

其他需要考虑的情况

许多疾病的发展过程难以预料。该表列出了中位生存期 ≤ 6 个月患者的特征[122]。但需要指出的是，这

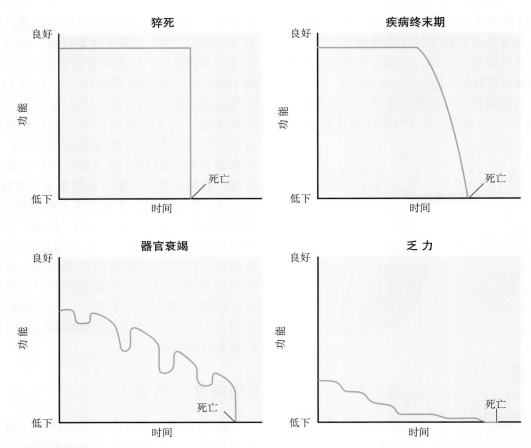

图 65-7　死亡过程 *(From Lunney JR, Lynn J, Hogan C: Profiles of older Medicare decedents, J Am Geriatr Soc 50:1108-1112, 2002.)*

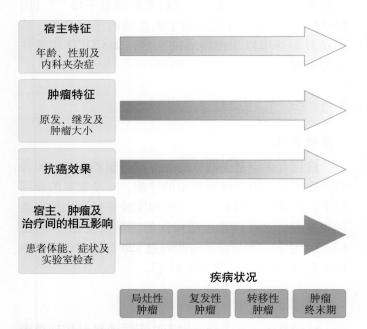

框 65-4　中位生存期 ≤ 6 个月的肿瘤特征
一般的实性肿瘤 至少伴有一个下列因素的所有局部晚期或转移性实性肿瘤： • 每日卧床 ≥ 12h • 血清钙 >11.2mg/dl • 下肢静脉血栓或肺栓塞 • 脑转移灶或颅内转移瘤 ≥ 2 个 • 脊髓受压且运动能力下降 • 恶性心包积液 **原发灶不明的肿瘤** 至少伴有一个下列因素的所有原发灶不明的转移性腺癌或未分化癌： • 患者能行走且生活自理，但无法工作 • 存在肝、骨或肾上腺转移 • 化疗后肿瘤复发 • 血清白蛋白 <3.5 mg/dl 或 6 个月内体重下降 ≥ 10%

Modified from Salpeter SR, Malter DS, Luo EJ, et al: Systematic review of cancer presentations with a median survival of six months or less, J Palliat Med 15:175-185, 2012

图 65-8　影响肿瘤患者生存期的因素。阴影的深度表示该因素在生存期预测中的权重 *(From Hauser CA, Stockler MR, Tattersall MH: Prognostic factors in patients with recently diagnosed incurable cancer: a systematic review, Support Care Cancer 14:999-1011, 2006.)*

些因素的预测价值仍不确切。表 65-2 指出了疾病进程中患者所处阶段的普遍意义。

充血性心力衰竭　充血性心力衰竭的病情常出现反复。西雅图心力衰竭模型（Seattle Heart Failure Model）常用来评估心力衰竭患者 1 ~ 3 年的平均生存率，但无法判断患者是否仅有 1 年的存活期[123]。提示患者预后不良的因素有住院、心动过速、低血压、射血分数降低以及肌酐水平升高[124]。因急性失代偿性心力衰竭住院、高龄以及合并 COPD 是使 1 年生存率降低的高危因素[125]。

痴呆　难以预测痴呆的病程。一旦出现感染、无法进食等常见问题，患者在 6 个月内的死亡率显著增

表 65-2　中位生存期 ≤ 6 个月的非肿瘤患者的特征

诊断	高危因素
心力衰竭	
因中、重度心力衰竭住院，纽约心脏病协会（NYHA）Ⅲ级或Ⅳ级，伴有 ≥ 3 个危险因素	• 年龄 >70 岁 • 左室射血分数 ≤ 20% • 血浆脑钠肽 > 950pg/ml • 肌钙蛋白 I> 0.4ng/ml • C 反应蛋白 >3.5mg/l • 第 4 次因心力衰竭住院，或 2 个月内再次住院 • 出院后至少有 2 项日常活动需他人协助或家庭护理 • 2 个月内体重下降 ≥ 2.3 kg 或血清白蛋白 <2.5 g/dl • 曾有心源性休克、室性或室上性心律失常、心搏骤停、心肺脑复苏或机械通气病史 • 收缩压 <110mmHg • 血清肌酐 >2mg/dl 或血尿素氮 >40mg/dl • 血清钠 <135mEq/L • 外周血管疾病或脑血管疾病 • 其他内科夹杂症，如糖尿病、痴呆、COPD、肝硬化和肿瘤
痴呆	
日常生活完全无法自理的严重痴呆，卧床不起，大小便失禁，语言交流障碍，入住医院或专业护理机构，且至少伴有一个高危因素	• 体重指数 <18.5kg/m²，进食减少，或体重明显下降 • 至少存在一处褥疮 • 至少伴有一种合并症 • 男性，且年龄 >90 岁 • 因吞咽困难或误吸而留置胃管
肝硬化	
失代偿性肝硬化，且至少合并一项高危因素 失代偿性肝硬化，且因肝病有关的急性疾病住院，并至少伴有一项高危因素	• 终末期肝病模型评分 ≥ 21 分 • 终末期肝病模型评分 ≥ 18 分 • 因肝病严重失代偿入住 ICU，并且伴有需升压药治疗的低血压、血清肌酐 >1.5 mg/dl 或黄疸表现 • 肝肺综合征或急进性肝肾综合征
COPD	
因严重慢 COPD 病情恶化住院，PaO₂ ≤ 55 mmHg，PaCO₂ ≥ 50 mmHg，需吸氧治疗，且至少伴有 ≥ 3 项高危因素	• 年龄 >70 岁 • 存在右心功能不全的证据 • 2 个月内因 COPD 再次住院 • 有气管插管或机械通气病史 • 住院前需要大量的支持和频繁的医学护理和（或）至少有 3 项日常生活需要协助 • 出院后需要家庭护理 • 营养不良（体重下降 ≥ 2.3 kg，血清白蛋白 <2.5g/dl，或 BMI <18kg/m²） • 血清肌酐 >2mg/dl

Modified from Salpeter SR, Luo EJ, Malter DS, Stuart B: Systematic review of noncancer presentations with a median survival of 6 months or less, Am J Med 125:512 e1-6, 2012

加[126]。在众多临床指标中，高龄、气促、无法活动以及进食不足预示患者 6 个月内的死亡率增加[127]。

COPD　COPD 的发病率随年龄的增长而增加。BODE 指数囊括了体重指数（body mass index，BMI）、气道阻塞（airflow obstruction）、呼吸困难（dyspnea）和运动能力（exercise capacity），可用于预测 COPD 患者的死亡风险[128]。但麻醉医师无法在床旁实施 6min 步行试验。机械通气 ≥ 3 天或无法成功拔除气管导管则提示预后不良[129]。

肝病　终末期肝病模型（model for end-stage liver disease，MELD）评分常用来预测失代偿性肝病患者的预后[130]（参见第 101 章）。肝性脑病和肝肾综合征也预示预后不良[130-131]。

肾病　在匹配年龄和性别因素后，仅 16% ~ 33% 的慢性肾病 5 期患者（需透析治疗）的生存期与不需要透析治疗的患者相当[132]。对年龄 ≥ 65 岁的肾病透析患者，其 10 年生存概率为 3.1%[132]。体能差、营养状况低下以及合并内科夹杂症者提示预后不良[132]。每年终止透析所致的死亡占透析患者死亡总数的 20%，末次透析后患者平均生存 8 ~ 12 天[133]。

死亡过程

多数医师曾见过死亡患者，但很少有人见证过整个死亡过程。在美国，每年仅在 ICU 死亡的患者就超过 50 万例，并且更多的患者是在离开 ICU 后死亡的[134]。患者亲属可能询问医师患者在死亡过程中会有何感受，因而对医师而言了解死亡过程是非常重要的。麻醉医师需要能识别患者快速死亡的征象。患者在出现临死征兆的时间方面存在显著的个体差异性，84% 的患者在死亡前 24h 表现为嗜睡或昏迷，而在死亡前 1h 出现发绀和桡动脉搏动消失[135]（表 65-3）。

症状的管理

给药途径的选择

许多终末期患者可能因口腔病变、恶心、濒临死亡以及其他原因而无法口服药物。许多姑息治疗或临终关怀患者因频繁的临床治疗、脱水或其他原因而无法开放静脉通路。为了避免多次尝试静脉置管，许多姑息治疗医师和多数临终关怀机构采用皮下注射的给药方式，尤其是阿片类药物[136-137]。皮下注射药物往往是适应证外使用，但该方式的安全性较高，部分原因在于经肌内注射的大部分药物会渗透至皮下组织[138]。目前人们在给药途径变更后药物剂量换算方面存在争议，但皮下注射阿片类药物是安全的[139]。它可经皮下单次注射或连续给药。值得注意的是，皮下使用美沙酮可引起皮肤过敏[140]。还有研究支持经黏膜、舌下和直肠给予阿片类药物[139]。最近又有研究提出经鼻给药。目前已有部分药物，如酮咯酸、氯胺酮和利多卡因采用该种给药方式[141-142]。值得注意的是，在姑息治疗背景下，其他类型的药物，如苯二氮䓬类药物、某些止吐药、抗生素、神经安定药以及液态药物也可经皮下给药[136-137, 143]。

疼痛

严重疾病患者的疼痛管理与普通患者差异较大。某些疼痛患者最好由疼痛科专家来处理（参见 64 章），并且部分患者可能需要用辅助用药（表 65-4）。本文将讨论生存期受限患者在护理方面的主要差异。实性瘤患者的疼痛发生率为 15% ~ 90%，具体取决于肿瘤的类型和分期，以及患者的年龄、种族和性别[144]。癌痛大多源于肿瘤本身，但约 1/5 的患者可因肿瘤治疗而出现疼痛[145]。癌痛管理可大致参照 WHO 发布的"癌痛治疗三阶梯方案"[146]。在 1995 年发表的一项前瞻性研究中，Zech 采用上述方案治疗了 2118 例癌痛患者，其中 76% 的患者疼痛减轻，且副作用轻微[146]。心理因素也可加重癌痛患者的疼痛程度[147]。姑息化疗不以肿瘤根治为目的，旨在减轻患者的症状，尤其是癌痛。有时姑息化疗可延长患者的生存时间，因而可能是某些特定患者疼痛控制的一个有益选择。

骨癌痛

乳腺癌、肺癌、肾癌和前列腺癌常发生骨转移[148]。这些转移瘤具有溶骨性或成骨性效应，因而许多患者兼具成骨性和溶骨性骨质病变[149]。骨癌痛的治疗有多个靶点，但目前仍缺乏公认的最佳治疗方式[150]。有时疼痛非常剧烈。激素疗法可有效缓解乳腺癌、前列腺癌以及子宫内膜癌骨转移引起的疼痛。介入治疗如放置鞘内导管可能适用于部分骨癌痛患者[151]（参见第 64 章）。姑息性放疗有助于减轻骨癌痛，但需几个星期后才能缓解[152]。美国放射肿瘤学协会（American Society for Radiation Oncology）指南指出，与多次分割放疗相比，单次分割放疗缓解转移性骨癌痛的效果相似，且治疗次数减少，但再次治疗的概率显著升高（20% vs. 8%）[153]。尽管只有少

表 65-3　死亡过程中的变化

变化	特征表现
乏力、虚弱	体能下降 对卫生状况的关注下降 无法绕床走动 无力将头抬离枕头
皮肤缺血	骨性突起处出现红斑 皮肤皲裂 伤口
疼痛	面部表情痛苦 皱眉
进食减少、食物浪费	厌食 摄入减少 误吸、窒息 体重减轻，肌肉、脂肪组织明显减少，尤以两鬓为著
眼睛无法闭合	眼睑无法闭合 可见眼白（瞳孔可见或不可见）
液体摄入减少，脱水	摄入减少 误吸 低蛋白血症引起的外周水肿 脱水，黏膜或结膜干燥
心功能障碍，肾衰竭	心动过速 高血压后出现低血压 四肢冰冷 外周和中心型发绀（四肢泛蓝） 皮肤斑点（网状青斑） 皮肤表面静脉淤血 尿色加深
神经功能障碍，包括意识水平下降	嗜睡 唤醒困难 对言语或触觉刺激无反应
交流能力下降	难以恰当地使用词语 单音节词，短句 回应延迟或不贴切 无法口头回答
呼吸功能不全	呼吸频率的改变，先加快后减慢 潮气量下降 异常的呼吸模式——呼吸暂停、潮式呼吸、濒死呼吸 丧失吞咽能力 吞咽困难 咳嗽、窒息 吞咽反射消失 口腔及气管分泌物增加 腹鸣

续表

变化	特征表现
括约肌功能丧失	大、小便失禁 皮肤浸渍 会阴部念珠菌感染 谵妄 认知功能障碍的早期表现（如昼夜颠倒） 烦躁、坐立不安 漫无目的或重复动作 抱怨、呻吟
罕见或突发事件	临死前回光返照，兴高采烈 误吸、窒息

From Ferris FD: Last hours of living, Clin Geriatr Med 20:641-667, vi, 2004

表 65-4　恶性肿瘤性癌痛治疗的辅助用药

类别	例子	评价
多效镇痛药		
糖皮质激素	地塞米松、泼尼松龙、泼尼松	用于骨癌痛、神经病理性疼痛、淋巴水肿性疼痛、头痛以及肠梗阻
抗抑郁药		
三环类抗抑郁药（TCAs）	地昔帕明、阿米替林	用于阿片类药物耐受的神经病理性疼痛；合并抑郁症的疼痛患者；仲胺化合物（如地昔帕明）的副作用少，为首选
选择性 5- 羟色胺去甲肾上腺素再摄取抑制剂（SNRIs）	度洛西汀、米那普伦	有证据表明该药对某些疾病疗效显著，但总体效能不如 TCAs；副作用较 TCAs 小，常一线使用
选择性血清素再摄取抑制剂（SSRIs）	帕罗西汀、西酞普兰	疼痛治疗的证据很少；如需控制疼痛，应首选其他亚类药物
其他	安非他酮	无疼痛治疗的证据，但镇静作用较其他抗抑郁药轻，常用于主诉乏力或嗜睡的患者
α₂ 受体激动剂	替扎尼定、可乐定	除替扎尼定外，副作用大，极少全身用药；可乐定可用于神经阻滞
大麻	四氢大麻酚 / 大麻二醇、大麻隆、大麻	有证据表明四氢大麻酚 / 大麻二醇可用于治疗癌痛；其他商品化化合物无临床使用依据
外用药		
局麻药	利多卡因贴剂、局麻药软膏	偶尔用于局部疼痛
辣椒素	8% 贴剂、0.25%～0.75% 软膏	高浓度贴剂适用于带状疱疹后遗神经痛
非甾体类抗炎药（NSAIDs）	双氯芬酸钠及其他	研究证实可用于局灶性的肌肉疼痛
TCA	多塞平软膏	可治疗瘙痒和疼痛
其他		已开始经验性使用多种药物的复方软膏，但效能有待验证
神经病理性疼痛		
广谱药物	同上	同上
抗惊厥药		
加巴喷丁类药物	加巴喷丁、普瑞巴林	为阿片类药物耐受且不伴抑郁症的神经病理性疼痛首选；鉴于术后痛的使用情况，具有多种治疗潜能；可阻断中枢神经系统 N 型钙离子通道，但个体差异大
其他	奥卡西平、拉莫三嗪、托吡酯、拉科酰胺、丙戊酸钠、卡马西平、苯妥英钠	缺乏文献支持；新药副作用小，应首选，但个体差异大；可用于对阿片类药物耐受且抗抑郁药或加巴喷丁治疗无效的神经病理性疼痛

续表

类别	例子	评价
钠通道药物		
钠通道阻断剂	美西律、利多卡因	有证据支持静脉使用利多卡因
钠通道调节剂	拉科酰胺	新型抗惊厥药用于疼痛治疗的证据极少
GABA 受体激动剂		
GABA$_A$ 受体激动剂	氯硝西泮	无文献支持，但可用于伴有焦虑的神经病理性疼痛
GABA$_B$ 受体激动剂	巴氯芬	治疗三叉神经痛的证据是用于其他神经痛的基础
N- 甲基 -D- 天门冬氨酸抑制剂	氯胺酮、美金刚、其他	氯胺酮治疗癌痛的证据很少，但晚期患者或疼痛大爆发患者静脉注射氯胺酮疗效显著；口服氯胺酮无文献支持
骨癌痛用药		
双膦酸盐类药物	帕米膦酸二钠、伊班膦酸钠、氯膦酸二钠	有证据支持；与 NSAIDs 或糖皮质激素相似，均为一线用药；可减少骨骼相关的不良事件，但下颌骨坏死和肾功能不全风险限制了其临床使用
降钙素		文献依据少，但耐受性好
放射性药物	^{89} 锶、^{153} 钐	有证据支持，但骨髓抑制效应限制了其使用，需专家同意方可使用
肠梗阻用药		
抗胆碱能药物	东莨菪碱、格隆溴胺	与糖皮质激素相似，可作为无手术指征的肠梗阻患者的一线辅助用药
生长抑素类似物	奥曲肽	与糖皮质激素相似，可作为无手术指征的肠梗阻患者的一线辅助用药

量小样本研究支持，但专家共识常推荐口服、皮下或静脉注射地塞米松治疗骨癌痛[154]。研究证实，骨代谢调节药，如唑来膦酸或帕米膦酸钠，有利于部分减轻骨癌痛，因此，应在疼痛初始阶段或从肿瘤学角度认为时机适当时开始应用[148,155]。NSAIDs 也有助于缓解癌痛，但与阿片类药物联合应用时其获益仍不太确定[156]。更积极的治疗措施，如椎体成形术可能适用于某些骨转移患者。

神经病理性疼痛

17% ~ 28% 的晚期癌症患者会伴有神经病理性疼痛[157]。对神经病理性疼痛，利多卡因、氯胺酮以及其他辅助药物的使用已在第 32 和 64 章详细介绍。与其他类型的疼痛相似，治疗神经病理性疼痛时应考虑患者的预期寿命，并且某些药物的靶浓度可能难以在短时间内滴定。神经毁损技术在第 64 章详细介绍。

ICU 的疼痛治疗

在 ICU，疼痛也很常见并且原因众多，如手术口或外伤、有创监测以及长时间制动[158]。另外，由于气管插管或其他导致患者无法交流的因素，医师往往很难评估患者的疼痛程度。行为疼痛量表（Behavioral Pain Scale）[159] 和重症监护疼痛观察工具（Critical Care Pain Observation Tool）[160] 是对 ICU 患者疼痛评估的有效手段[161]。上述工具的共性在于评估患者的面部表情、体动以及机械通气的配合程度。SUPPORT 试验发现，院内死亡患者的疼痛控制较差。有 1/2 的决策代理人反映，他们的家人在临死前 3 日至少有一半的时间处于中重度疼痛状态[14]。然而，最近的研究显示，ICU 在对疼痛的评估和治疗上有所提高[162]（参见第 101 章）。

阿片类药物的使用

全球阿片类药物的用量差异巨大，但生命终末期患者常需使用阿片类药物[19]。2012 年，一项研究调查了美国 6 个医疗中心的 1068 例患者。结果显示，70% 的患者在临终前 1 周、47% 的患者在临终前 24h 使用过阿片类药物[163]。某些医师因担心阿片类药物会加快终末期患者的死亡进程而不愿使用。2001 年，Morita 回顾性分析了 209 例患者临终前 48h 内阿片类药物和镇静药物的使用情况。结果发现，临终前使用阿片类药物或镇静剂并不影响患者的生存时间[164]。一项小样本研究也提示，增加阿片类药物用量并不影响患者的死亡时间，但该研究中的吗啡总量相对较小[165]。2006 年，Portenoy 主持的更大样本研究表明，麻醉药的绝对用量与死亡时间之间有微小的相关性，但即便将其与别的变量合并，合并方差似乎仍不足总方差的 10%[166]。临床上，应根据患者的疼痛程度进行阿片类药物的滴定治疗。大多数专家认为，适当使用阿片类药物是安全的，并不加快死亡进程，一般不需要援引双重效应学说[167]（参见第 10 章）。某些学者认为，对肿瘤或别的预后不确定的患者应谨慎使用阿片类药物，以减少那些治疗后可长期存活患者出现阿片类药物依赖或滥用的风险[168]。

恶心和呕吐

恶心和呕吐是姑息治疗和临终关怀患者的常见症状，常给患者及其亲属带来严重的困扰[169]。对患者严重疾病患者恶心和呕吐的治疗方法基本与术后恶心和呕吐的治疗相似。无论是哪种患者，治疗前均应首先全面评估恶心和呕吐的原因（图 65-9）。本节将重点介绍生存时间受限患者的特殊问题（参见第 97 章）。

与放、化疗相关的恶心和呕吐

化疗患者大多会经历意料中的恶心和呕吐。2011 年，美国临床肿瘤学会的放、化疗实用指南建议联用 5- 羟色胺受体拮抗剂（如昂丹司琼）和地塞米松来治疗放、化疗后的恶心和呕吐，而对高致吐性化疗方案可增用神经激肽 -1 受体拮抗剂，如阿瑞吡坦。对接受姑息治疗的放疗引起的或非化疗相关的恶心和呕吐患者，目前尚无 1A 或 1B 类证据来指导止吐药的使用。

肠梗阻

某些腹部肿瘤患者可出现部分或完全性肠梗阻。类固醇激素和奥曲肽是一线治疗方案的重要组成部分[171]。伴有肠梗阻或预期生存时间不足 2 个月的患者手术治疗的效果较差[172]，此时应考虑放置胃肠道支架。除了别的治疗措施外，应考虑放置胃管以尽快缓解梗阻。对治疗无效的肠梗阻患者可选择放置胃造瘘管，从而在允许患者享用美味的同时可排空胃内容物。

人工水化和营养

许多姑息治疗患者因恶心、吞咽困难或消化道梗阻而无法进食或饮水，但医患双方常难以决定是否进行人工水化和营养。医患双方都怀着强烈的文化或宗教理念，担心患者经受"饥饿"的痛苦[173]。其实，在疾病晚期，饥饿症状不如口渴常见，人们常采用冰块或口腔拭子缓解患者的口渴症状[174]。人工水化和营养有引起液体超负荷，进而导致窒息、水肿、腹泻以及恶心的风险[175]。放置胃造瘘管还存在其他风险，如造瘘管移位、需要额外处理造瘘管刺激带来的不适[175]。肠内外营养以及水化[175]被认为是一种干预措施。因此，在使用前医师应与患方就治疗风险 / 效益进行沟通[173]。人工水化和营养的价值已在长期植物状态、急性卒中或脑外伤、短期重症疾病、口咽癌以及延髓肌萎缩侧索硬化患者的救治中得到体现[176]。此外，尽管人工水化并不影响晚期癌症患者的生存率，但有助于减轻患者的谵妄症状[177]。对老年性痴呆症患者放置经皮营

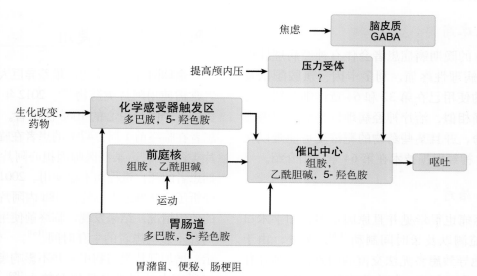

图 65-9 恶心和呕吐的原因 *(From Gupta M, Davis M, LeGrand S, et al: Nausea and vomiting in advanced cancer: the Cleveland Clinic protocol, J Support Oncol 11:8-13, 2013.)*

养导管无法预防肺炎的发生或提高患者的存活时间，因此不予推荐[178-179]。对部分患者，实施限时性的人工水化试验有助于评估患者是否从中获益（如谵妄减轻）。当然，应同时警惕治疗的副作用，如肺水肿和呼吸困难等。

呼 吸 困 难

呼吸困难是"患者主观感受到的不同程度的呼吸不适"[180]，与旁人观察到的呼吸费力或过快有显著区别。姑息治疗患者出现呼吸困难有诸多原因，涉及躯体性和心理性因素[181]。高死亡风险患者常出现呼吸困难[182-183]，是在 ICU 能交流的患者认为最令人苦恼的症状，且不论机械通气状态如何[184]。呼吸困难可加速患者死亡的进程，即便是无心肺疾病史的患者[185]。治疗的目标可以是祛除病因（如胸腔积液），也可以是对症处理。非药物治疗，如机械通气或肺康复治疗可能是有益的[186]。研究证实，小剂量阿片类药物治疗顽固性呼吸困难是安全、有效的[187-188]。在一项随机、双盲、交叉对照研究中，48 例老年 COPD 患者每日服用吗啡缓释片 20mg 后，呼吸困难症状明显缓解，且副作用轻微[189]。目前，尽管采用苯二氮䓬类药物（伴或不伴阿片类药物）治疗呼吸困难的研究样本量较小且存在混杂因素，但总体上仍认为，如将其作为二、三线药物使用，有可能使患者获益[190-192]。通过鼻导管给予加压空气的益处与给氧相似，除非是缺氧患者[193]。

临终前的呼吸杂音

大约有一半的患者临终前会出现呼吸杂音，有时也被称为临死前喉音，通常在临死前 1～2 日出现[194-195]。研究人员认为，分泌物源自气道或口咽部，临终前患者无力咳嗽或无法吞咽而使分泌物积存在上呼吸道，因而出现呼吸杂音[195]。临床上常使用抗胆碱药物来减少分泌物，但值得注意的是鲜有研究支持这种做法。一项大样本研究显示，阿托品、丁溴东莨菪碱和东莨菪碱注射均可减轻呼吸杂音且效能相当，但遗憾的是该研究未设置安慰剂组。有研究表明，舌下含服单次剂量的阿托品其效能与安慰剂相似[196]。此外，早期、小样本研究中有许多存在多种方法学缺陷。同时，患者亲属对呼吸杂音的解释也不尽相同。部分家属觉得这种杂音令人不安[197]。许多临床医师认为，患者临终前大多意识不清，呼吸杂音本身并不会给患者带来不适，但目前仍缺乏相关证据来支持这一观点。

姑息治疗患者的抑郁与焦虑

生命终末期常伴有抑郁和焦虑，其发生率分别为 5%～30% 和 7%～13%[198]。许多因素可引起心理困扰，如严重疾病相关的社会、经济、精神和躯体应激[199]。抑郁症的筛查包括两个问题："您的心情压抑吗？""您是否有对以前喜欢的事情或活动失去兴趣的经历？"此项筛查诊断抑郁症的敏感性和特异性分别达到 91% 和 68%，且研究证实此项筛查也适用于姑息治疗患者[200]。对筛查结果阳性，或有自杀或杀人企图的患者，应将其转诊至心理医师或其他有经验的专业人员。尽管区分困难，但须将抑郁症与谵妄、正常的悲伤情绪区分开来（表 65-5）[200-201]。对麻醉医师而言，理解抑郁症并进行适当的转诊非常重要。抑郁症可影响疼痛治疗、生活质量和治疗决策。患者预期寿命的长短也会影响抑郁症的治疗。选择性 5- 羟色胺再摄取抑制剂（selective serotonin reuptake inhibitor，SSRI）和单胺氧化酶抑制剂（monoamine oxidase inhibitor，MAOIs）的起效时间长达 1～2 个月，因而适用于生存期较长的患者。对生存期在数周至数月的癌症患者，哌甲酯治疗抑郁症的疗效已被多项研究证实。该药的起效时间为 1～3 日，效果往往较好[202-203]。

临终前谵妄

谵妄将在第 80 章详细阐述。28%～88% 的疾病终末期患者会发生谵妄，且越临近死亡则谵妄的发生率越高[204-205]。研究证实，意识模糊评估量表同样适用于姑息治疗患者[206-207]（参见第 80 章）。在某些患者，谵妄的诱因不止一个（框 65-5）。谵妄会明显削弱患者选择合理治疗措施（包括手术）的能力，从而引发道德甚至法律方面的问题。从谵妄恢复后，大部分患者会遗留有谵妄有关的痛苦记忆[208]。

50% 的临终前谵妄是可逆的[205]，但医师往往很难判断哪些谵妄是可逆的。一般来说，年轻、全身损伤较小且不伴器官衰竭的患者更容易从谵妄中恢复[209]。而真正出现终末期谵妄的患者，其预期寿命是很短的[204]。医务人员应依据患者的治疗目标选择治疗措施（框 65-6）。例如，对谵妄前生活质量较高的肿瘤患者，其家属更容易接受尿液检查和胸部 X 线检查，但对谵妄前已接近昏迷且预计生存时间为数小时至数日的患者，家属一般不愿因尿检而接受导尿。

谵妄常表现为躁动，但活动减少型谵妄患者与周围环境的互动减少，对周围环境的关注下降，其发生率可能远高于多数临床医师的预估[210]。活动减少型

表 65-5　悲伤情绪与绝症患者抑郁症的区别

特征	正常的悲伤情绪	抑郁症
自然反应	适应	不适应
困扰焦点	对特定损伤的反应；不影响生活的各个方面	普遍存在，影响生活的方方面面
症状波动	症状波动，常随时间推移而改善	不变
情绪	心情悲伤、烦躁不安	长期持续的抑郁和情感贫乏
兴趣和愉悦能力	兴趣和愉悦能力完好，但因体能下降使参与活动减少	对所有活动不感兴趣或感觉不到乐趣，缺乏快感
信心	对未来短暂或局部性地失去信心，可随时间推移而改变	对未来持续、普遍的绝望
自尊	感觉无望，但仍保持自尊	自觉人生毫无意义
内疚	对特定事情的遗憾和内疚	过度的负罪感
自杀意念	消极且短暂地希望快速死亡	常渴望死亡

From Widera EW, Block SD: Managing grief and depression at the end of life, Am Fam Physician 86:259-264, 2012

框 65-5　谵妄的诱因

代谢紊乱
　高钙血症
　低钠血症
　高钠血症
　脱水
　糖代谢紊乱
器官衰竭
　肾衰竭
　肝衰竭
　呼吸衰竭
药物治疗
　阿片类药物
　苯二氮草类药物
　抗胆碱能药物
　类固醇激素
脓毒血症
　肺炎
　尿路感染
脑部病理性改变
　原发性脑肿瘤
　转移性脑肿瘤
　软脑膜疾病
　无抽搐型癫痫
缺氧
戒断症状
　酒精
　苯二氮草类药物
血液系统疾病
　弥散性血管内凝血
贫血

From LeGrand SB: Delirium in palliative medicine: a review, J Pain Symptom Manage 44:583-594, 2012

谵妄患者的内心烦扰不安，但目前人们尚未就是否以及如何治疗此类谵妄达成共识[211]。

姑息治疗患者出血的诊治

许多病理状况，如凝血功能障碍和肿瘤等均可引起出血。除了敷料止血和放疗止血外，还可以使用纤溶抑制剂（如氨甲环酸），以及进行介入（如栓塞术）或手术治疗来止血。至于采取何种措施，应综合考虑患者的治疗目标和预期生存时间[212]。放血疗法很少用于姑息治疗患者，它可加剧患者、家属以及医务人员的恐慌。目前，尚无随机对照研究探讨最佳的止血疗法。使用深色毛巾、吸引、压迫止血并与患者共处能减轻患者的恐慌。出血期间应使用药物治疗以达到镇静和遗忘的目的。常用药物有苯二氮草类药物和阿片类药物，有时亦可选用氯胺酮，但最常用的药物是咪达唑仑 5～10mg。

姑息治疗患者的麻醉选择

术前评估

患者的决策能力可能在住院期间或随时间推移而改变，因此，应在签署麻醉知情同意书前对其进行评估。如第 10 章所述，对已签署 DNR 协议的择期手术患者，术前应就患者的治疗目标进行充分的沟通，进而制订与其相匹配的术中和术后管理方案。如果患者取消了 DNR 声明，则应立即着手修改治疗计划[101]。麻醉医师还应在适当的时候与手术医师和护士就患者的喜好进行沟通。

术前应对患者所患疾病进行充分的评估，其中应包括患者的认知功能、近期用药史（包括化疗药物）、肿瘤转移情况以及伤口情况。术前评估患者的体能和预后有助于了解手术的风险和获益，进而制订合理的麻醉方案。对伴有特殊疾病如肿瘤和 COPD 等的患者，术前评估内容在第 39 章详述。围术期许多姑息治疗患者可能接受疼痛的药物治疗，麻醉医师应依据第 64 章列出的围术期疼痛管理指南进行处理。

术中注意事项

所有参与术中和术后护理的人员应就患者的抢救力度进行沟通。应预防术后恶心和呕吐以及褥疮的发生。

肿瘤和麻醉选择

近期的研究试图阐明麻醉对肿瘤进展及复发的影响。目前的研究认为，区域麻醉对肿瘤患者的影响复杂，但可能使患者获益。深入的讨论见第 56 章。尽管有关肿瘤手术选择何种全麻药物的研究大多为在体或离体实验，但这些研究也表明不同的药物对肿瘤细胞的影响各不相同[214]（表 65-6）。

术后管理

常规的术后管理流程足以应付大多数姑息治疗患

框 65-6　对谵妄的评估
确定治疗目标
回顾使用过的药物
考虑是否存在戒断症状
确定有无血液系统疾病、代谢紊乱以及器官功能衰竭
代谢相关检查
全血细胞计数
评估氧供需水平
氧饱和度
确认有无感染
尿培养
血培养
胸部 X 线检查
特殊检查
脑电图
动脉血气
弥散性血管内凝血的筛查实验
甲状腺刺激激素的检测
脑部 CT 和 MRI 检查
脑脊液检查

From LeGrand SB: Delirium in palliative medicine: a review, J Pain Symptom Manage 44:583-594, 2012

者。此类患者出现术后疼痛、谵妄、恶心和呕吐的风险增加，并且存在个体差异。对某些患者可在镇痛药的基础剂量上适当加大药物剂量。围术期医务人员应就患者限制抢救措施的意愿进行沟通，当治疗意愿恢复至术前状况时也应如此（框 65-7）。

参 考 文 献

见本书所附光盘。

表 65-6　麻醉药物和宿主防御

药物	对宿主抗肿瘤免疫的潜在效应
氯胺酮	动物实验证实可降低自然杀伤细胞的活性和数量
硫喷妥钠	动物实验证实可降低自然杀伤细胞的活性和数量
异丙酚	动物实验证实可降低自然杀伤细胞的数量
挥发性麻醉药	动物实验证实可抑制干扰素诱导的自然杀伤细胞的毒性作用；降低人类自然杀伤细胞的数量；与局麻药相比，使用挥发性麻醉药的黑色素瘤切除患者预后更差
氧化亚氮	动物实验证实氧化亚氮可加剧肺、肝转移；不影响人结直肠肿瘤术后的转归；抑制与肿瘤细胞相关的造血细胞的形成
局麻药	利多卡因可拮抗表皮生长因子（epidermal growth factor，EGF）受体，并抑制离体肿瘤细胞的增殖；罗哌卡因可抑制肿瘤细胞的生长

续表

药物	对宿主抗肿瘤免疫的潜在效应
吗啡	动物模型证实可抑制细胞免疫功能，如自然杀伤细胞的活性；可抑制人体自然杀伤细胞的活性
芬太尼	可抑制人体自然杀伤细胞的活性
曲马多	动物研究证实可增强自然杀伤细胞的活性，可增强人自然杀伤细胞的活性
COX-2 抑制剂	动物研究证实有抗血管生成和抗肿瘤效应

From Snyder GL, Greenberg S: Effect of anaesthetic technique and other perioperative factors on cancer recurrence, Br J Anaesth 105:106-115, 2010

框 65-7   姑息治疗患者围术期的注意事项

术前注意事项

回顾预设医疗指示或代码状态记录

如果有 DNR 或其他医疗限制记录，应依据 ASA 指南明确患者的治疗意愿[101]

- 限制所有的抢救措施
- 限制某些特定的抢救措施
  - 应告知患者或决策代理人实施麻醉时哪些措施是必不可少的（如气管内管），哪些不是（如胸外按压）
  - 示例：广泛肋骨转移患者拒绝胸外按压，但必要时可接受其他治疗药物或措施
- 依据患者的治疗目标和价值观来限定抢救措施
  - 患者或决策代理人授权医疗团队选择恰当的抢救措施
  - 示例：患者希望接受容易恢复的治疗（如在 PACU 偶尔发生的因麻醉药品过量所致的呼吸抑制），但不愿意接受可能会引起神经系统后遗症的治疗（如长时间的心肺复苏术）
- 明确记录所有限制抢救治疗措施方面的变化
  - 包括所有参与讨论的人
  - 恢复原有预设医疗指示时应做记录
  - 依据 ASA 指南，"……当患者离开麻醉苏醒室或从麻醉、手术的短期影响中恢复时"亦应做恢复的记录
- 与手术医师、护士以及其他健康护理人员就患者限制抢救措施方面的任何变化进行交流
- 保证患者术前服用所有预定的镇痛药物
- 如果患者发生死亡的风险较大，可安排适当的仪式给予精神慰藉
- 回顾患者的用药史，如阿霉素和博来霉素
- 回顾那些可能影响生理机制的转移瘤（包括肺或脑部）记录
- 评估脑转移患者或认知功能障碍可疑患者的决策能力
- 必要时考虑术前硬膜外置管
- 评估患者术前的体能状态和总体预后

术中注意事项

- 要特别关注恶病质或皮肤完整性能较差患者的体位
- 出现术后恶心、呕吐的高危患者应考虑预防用药
- 向新来的医务人员交代患者不愿接受的各种抢救措施

术后注意事项

- 除了基础剂量外，考虑增加阿片类药物剂量的必要性
- 备好术后恶心和呕吐高危患者的止吐补救措施
- 向 PACU 医护人员传达患者不愿接受的各种抢救措施

Data from Ethical Guidelines for the Anesthesia Care of Patients with Do-Not-Resuscitate Orders or Other Directives that Limit Treatment, 2008. Accessed June 20, 2013. <http://www.asahq.org/For-Members/Standards-Guidelines-and-Statements.aspx>

第66章　胸外科手术的麻醉

Peter D. Slinger • Javier H. Campos

蒋琦亮 译　吴东进　徐美英 审校

要　点

- 应从三个方面对肺叶切除术患者的呼吸功能进行术前评估（参见第38章）：肺机械功能、肺实质功能以及心肺储备功能（呼吸功能评估中的三要素）。

- 伴有潜在肺部疾病的患者接受肺叶切除术时，采用视频辅助胸腔镜手术（video-assisted thoracoscopic surgery，VATS）可以降低呼吸系统并发症。

- 肺叶切除术后，经过合理的撤机过程，预计术后呼吸功能良好的患者通常能够在手术室内拔管。需要补充的是，这些患者必须处于AWaC（警醒、温暖和舒服（alert，warm，and comfortable，VATS）状态。

- 能减少胸科手术高危患者术后呼吸系统并发症风险的措施包括戒烟、物理疗法以及胸段硬膜外镇痛。

- 老年患者（参见第80章）在大面积肺叶切除术后发生心血管并发症的风险较高，尤其是心律失常（参见第47章）。术前的运动能力是判断老年患者开胸手术预后最好的预测指标。

- 要想实施可靠的肺隔离，麻醉医师需要掌握纤维支气管镜的操作技能和有关支气管解剖的详细知识。

- 使用双腔支气管导管（double-lumen endobronchial tubes，DLTs）是对成年人进行肺隔离的标准方法。对存在上呼吸道或下呼吸道异常的患者，支气管阻塞导管是进行肺隔离的一种合理的备选方法。

- 当使静脉麻醉或吸入麻醉药浓度 ≤ 1MAC 时，单肺通气（one-lung ventilation，OLV）期间很少发生低氧血症。当使用持续呼吸道正压（continuous positive air pressure，CPAP）或呼气末正压（positive end-expiratory pressure，PEEP）治疗OLV期间的低氧血症时，应在每例患者特定的肺力学特性指导下进行。

- 单肺通气时使用大潮气量（如10ml/kg体重）可造成急性肺损伤，尤其是对呼吸系统并发症风险增高的患者，如全肺切除术后的患者。

- 处理支气管-胸膜瘘患者的基本原则是在正压通气前确保肺隔离或手术治疗。

- 对前纵隔或上纵隔肿瘤患者的麻醉管理应在患者的症状、术前CT扫描的结果以及超声心动图等的指导下进行。这类患者麻醉管理的基本原则是"别断了自己的后路"（"don't burn your bridges"）。

- 局麻药持续椎旁阻滞复合多模式镇痛技术是一种替代硬膜外镇痛的合理方法，其副作用比较少。

胸科麻醉涉及肺、气道以及其他胸腔内结构的各种诊断性与治疗性操作过程。由于胸科非心脏手术的患者人群已发生了变化，相应的麻醉处理技术也已发生了改变。20世纪初的胸科手术主要是针对感染性疾病（如肺脓肿、支气管扩张和脓胸）。虽然在后抗生素时代这样的手术患者仍然存在，但现在大多数的手术已主要与恶性肿瘤（肺、食管以及纵隔）有关。另外，在过去20年里我们已经见证了治疗终末期肺疾病的手术方式的出现，如肺移植术以及肺减容术等。对大多数胸科手术而言，麻醉管理的两大基本技术是：为了便于胸腔内手术暴露而进行肺隔离以及单肺麻醉的管理。本章我们将首先讨论胸科手术的麻醉前评估，然后就大多数胸科手术术中管理的共同原则进行概述，再针对常见和不太常见的手术操作中麻醉需要考虑的特殊问题进行讨论，最后介绍胸科手术患者的术后管理。

胸科手术患者的术前评估（参见第38章）

胸科手术前麻醉评估是一项不断发展的科学与艺术。相关麻醉管理、手术技术以及围术期处理的新进展已经扩展了"可行手术"（operable）的患者人群[1]。本节讨论的重点在于对癌症患者肺叶切除术的麻醉前评估。当然，这些基本原则也适用于所有其他类型的非恶性肺叶切除术以及其他胸部手术的患者。

虽然约87%的肺癌患者将因癌症死亡，但13%的治愈率仍意味着北美每年大约有26 000位幸存者。手术切除是治愈这些患者最根本的治疗方法。所谓"可切除的"肺癌是指可通过合理的手术清除的局部或局限性的肿瘤。"可手术的"患者指在可接受的风险条件下能耐受手术的患者。

患者通常在门诊进行最初的评估，而评估者常常并不是麻醉人员。对这些患者的术前评估应分成两个单独的步骤有组织地进行，并使其标准化，即初步的（门诊）评估和最终的（入院当天）评估。每次评估的关键点将在下面叙述。

越来越多的胸外科医师正在采用"保守的肺切除术"，如袖状肺叶切除术或肺段切除术，并且采用VATS或机器人手术等微创技术进行手术。患者术后的呼吸功能与功能性肺实质被保留的程度成正比。在评估肺功能受限的患者时，麻醉医师除了要了解传统的开放性肺叶切除术或全肺切除术以外，还必须要领会这些新的手术观点。

术前评估应识别出风险增加的患者，然后应用风

险评估实施分级的围术期处理，并将资源集中在高风险患者上，以改善其预后。这是麻醉前评估的主要作用。有时麻醉医师也需要就某一特殊的高危患者是否能耐受某种特殊的手术发表意见。这种情况有时发生在术前，有时也会发生在术中，例如，在计划行肺叶切除术的患者术中需要扩大手术范围时，如果改行全肺切除术，外科医师就可能需要听取麻醉医师的意见。基于上述原因，麻醉医师必须充分了解患者术前的医疗状况，并对肺切除术的病理生理有所了解，以便实施适当的麻醉。开胸手术的术前评估实际上包括了一个完整的麻醉评估的所有内容：既往史、过敏史、用药史以及上呼吸道的情况等。在标准的麻醉前评估基础上，本部分将重点介绍在处理肺切除患者时麻醉医师所需要了解的补充知识。

围术期并发症

引起胸科手术患者并发症与死亡的主要原因是呼吸系统并发症。主要的呼吸系统并发症包括肺不张、肺炎和呼吸衰竭。这些并发症的发病率为15%~20%，并且是造成3%~4%预期死亡率的主要原因[2]。对其他类型的手术，心血管并发症是早期围术期发病与死亡的主要原因。在胸科手术患者，心脏并发症，如心律失常和心肌缺血的发生率达10%~15%。

呼吸功能的评估（参见第19章）

对呼吸功能最好的评估是详尽了解患者既往的生活质量。术前均应对所有肺切除的患者进行简易肺量测定[3]。需要进行肺功能的客观检测以指导麻醉管理，检测结果应以易于在相关医务人员之间进行交流的格式进行记录。呼吸功能可分为既相互联系又在一定程度上相对独立的三个方面：呼吸力学、气体交换以及心脏与呼吸间的相互作用。细胞外呼吸的基本功能单位将氧气输送入肺泡、血液和组织（CO_2按反向过程被排出）。

呼吸力学

呼吸力学与容量的很多指标显示与开胸手术的预后相关，包括1秒用力呼气量（forced expiratory volume in one second，FEV1）、用力肺活量（forced vital capacity，FVC）、最大通气量（maximal voluntary ventilation，MVV）和残气量／肺总量比值（residual volume/total lung capacity ratio，RV/TLC）等（参见第15章）。这些指标以按年龄、性别以及体重校正的

预计容量的百分比（如 $FEV_1\%$）来表示，是十分有用的。上述指标中预测开胸术后呼吸并发症最有效的单个检测指标是术后 FEV_1 预测值（ppo $FEV_1\%$）[4]，其计算方法如下：

$$ppo\ FEV_1\% = 术前\ FEV_1\% \times$$
$$(1-\%\ 功能性肺组织去除量/100)$$

估计功能性肺组织百分比的一种方法是计算被切除的有功能的肺亚段的数量（图 66-1）。ppo $FEV_1 > 40\%$ 的患者术后呼吸系统并发症的发生率低。ppo $FEV_1 < 40\%$ 的患者发生严重呼吸系统并发症的风险增加（虽然这样的患者并不是每例都发生呼吸系统并发症），$< 30\%$ 时则存在高风险。

肺实质功能

与在呼吸过程中将氧气运送至末梢气道同样重要的是肺内血管床与肺泡之间交换氧与 CO_2 的能力。传统上，动脉血气参数，如 $PaO_2 < 60mmHg$，或 $PaCO_2 > 45mmHg$，被用作判断患者能否耐受肺切除术的标准。但不符合以上标准的患者已成功地实施了肿瘤切除术，甚至联合实施了肺减容术。当然，上述指标作为提示患者风险增加的预警指标仍然是有用的。反映肺气体交换能力最有用的检测是一氧化碳弥散能力（DLco）。DLco 与肺泡 - 毛细血管界面总的功能性表面积有关。DLco 校正值可通过与计算 FEV_1 相同的方法，来计算肺切除后（ppo）的值（图 66-1）。如 ppoDLco 低于预计值的 40%，则与呼吸和心脏并发症的增加相关，并且相对于 FEV_1

有独立预测性[5]。与 FEV_1 不同的是，DLco 不受术前化疗的影响，因此可能是预测这类患者并发症最重要的指标。一些作者认为，更高的风险阈值，即 ppoDLco$<50\%$ 可能更为确切[6]。一项全国性肺气肿治疗试验已经表明，术前 FEV_1 或 DLco$<20\%$ 的患者围术期死亡率高到了难以接受的程度[7]。它们可作为争取患者存活的绝对低限值。

心脏和肺的相互作用

呼吸功能评估的最后一个方面，可能也是最重要的方面，是评估心脏和肺的相互作用。实验室正规的运动试验是当前评估心肺功能的"金标准"[8]，而最大氧耗量（VO_2max）则是判断开胸手术预后最好的预测指标。如果术前 $VO_2max < 15ml/(kg \cdot min)$，则术后患者并发症的发病率与死亡率会增加；而如果术前 $VO_2max < 10ml/(kg \cdot min)$，则术后患者并发症的发病率与死亡率则非常高[9]。VO_2max 高于 $20ml/(kg \cdot min)$ 的患者很少发生并发症［作为对照，VO_2max 的最高纪录为 $85ml/(kg \cdot min)$，它是由美国自行车运动员 Lance Armstrong 于 2005 年所创建的[10]］。一套完整的实验室运动测试非常昂贵，现对开胸手术术前评估已有一些有效的替代方法。

慢性阻塞性肺疾病（chronic obstructive pulmonary disease，COPD）患者 6min 步行距离测试与 VO_2max 具有很好的相关性，并且基本不需要任何实验设备[11]。VO_2max 可以通过 6min 步行距离除以 30 来估算［例如：6min 步行距离为 450 米时，估算 $VO_2max = 450/30 = 15ml/(kg \cdot min)$］。如果患者在运动中 SpO_2 下降超过 4%，则其风险亦增加[12]。对能行走的患者，传统的运动试验为爬楼梯试验。如果能爬 5 段楼梯则意味着 $VO_2max > 20ml/(kg \cdot min)$，能爬 2 段楼梯则 VO_2max 为 $12ml/(kg \cdot min)$。

肺叶切除术后右心室功能障碍的严重程度似乎与被切除的功能性肺血管床的量成正比。其确切的病因学以及持续时间尚不清楚。临床证据表明，当患者处于静息状态下时，这种血流动力学的变化影响很小；但在运动时其影响巨大，可导致肺血管压力升高、心排出量受限，并且不再出现正常情况下肺血管阻力下降的代偿反应[13]。

通气 - 灌注闪烁摄影

预计肺切除术后肺功能更精确的方法可以通过采用肺的通气 - 灌注（ventilation-perfusion，$\dot{V}/\dot{Q}$）扫描来评估将要切除的肺或肺叶在术前的功能状况。如果要切除的肺组织没有功能或者功能很低，则术后肺功

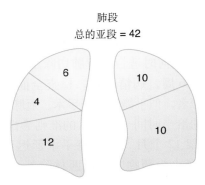

肺段
总的亚段 = 42

6

10

4

12

10

举例：右下肺叶切除术
术后 FEV_1 降低值 = 12/42（29%）

图 66-1　用每个肺叶的亚段数量来计算术后肺功能的预测值。例如：术前 FEV_1（或 DLco）为正常值 70% 的患者在右下肺叶切除术后的 FEV_1 预测值为 70% ×（1−29/100）= 50%。*(Reproduced with permission from Slinger P: Principles and practice of anesthesia for thoracic surgery. New York, Springer, 2011.)*

能的预测值也应该做相应的修改。这对全肺切除的患者特别有用[14]，术前 FEV₁% 或 DLco <80% 的拟行全肺切除术的患者均应考虑进行（$\dot{V}/\dot{Q}$）扫描检查。但是，将（$\dot{V}/\dot{Q}$）扫描用于预测肺叶切除术后的肺功能时其作用有限。

联合测试

没有任何一种肺功能检查能够单独可靠地用于术前肺功能的评估。术前应对每一例患者的肺功能的三个方面进行评估——肺呼吸力学、肺实质功能和心脏与肺的相互作用。肺功能的这三个方面的评估构成了作为开胸手术前肺功能评估基础的所谓"三足凳"方案（图66-2），可以用来制订术中及术后管理计划（图66-3）。这些计划和术中因素有时是术中非预期扩大手术切除范围评估所必需的。若患者的 ppoFEV₁>40%，而手术结束时处于警醒、温暖以及舒适（AWaC）状态，则可在手术室内拔管。如果 ppoFEV₁>30%，且其运动耐量以及肺实质功能高于增

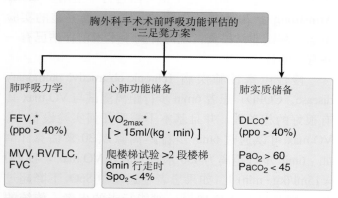

图 66-2　胸科手术术前呼吸功能评估的"三足凳方案"(Reproduced with permission from Slinger P: Principles and practice of anesthesia for thoracic surgery, New York, Springer, 2011.)

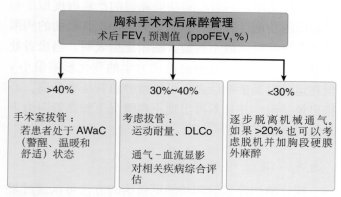

图 66-3　以术前评估和术中切除的功能性肺组织量为指导的麻醉管理 (Reproduced with permission from Slinger P: Principles and practice of anesthesia for thoracic surgery, New York, Springer, 2011.)

加风险的阈值的话，则根据当时患者的全身情况也可考虑在手术室拔管。该亚组患者中不能满足心肺功能和肺实质功能最低标准者，术后应该考虑分步骤渐进脱机（参见第 103 章）。对于 ppoFEV₁ 为 20%~30% 的患者，如果预计的心肺功能以及肺实质功能良好，且采用的是胸段硬膜外镇痛或是在 VATS 下进行的手术，那么也可考虑早期拔管。对于风险增加的患者，术前评估时应注意记录是否存在几种相关的合并因素和疾病，并将其纳入术后管理中应予以考虑的范畴（见后文）。

伴随疾病

心脏疾病（参见第 39 章）

心脏并发症是导致胸科手术患者围术期发病和死亡的第二大原因。

心肌缺血

由于肺叶切除术患者大多数有吸烟史，故已具备了罹患心血管疾病的一项危险因素。择期肺切除术在围术期心肌缺血方面被认为是"中危手术"[15]。文献报道的开胸手术后心肌缺血的总体发病率是 5%，术后 2~3 天达到高峰。除了标准的病史、体检以及心电图检查外，对所有的胸科手术患者术前常规进行心脏病筛选试验的性价比似乎不高。非侵入性检查适用于具有高度（如不稳定性心肌缺血，近期有心肌梗死，严重瓣膜疾病，以及明显的心律失常）或中度（如稳定型心绞痛，既往有心肌梗死，有慢性充血性心力衰竭或糖尿病史）心脏病风险的患者（参见第 35 章）。具有严重冠状动脉疾病的患者可以考虑采用的治疗方案包括：在肺切除术前或术中优化药物治疗、冠状动脉成形术或者冠状动脉旁路移植术。一直以来都很难确定心肌梗死后何时适合进行肺切除手术的问题。心肌梗死后 4~6 周，病情稳定，检查全面且已得到最优化治疗的患者，似乎能够接受手术。冠脉支架术后进行胸科手术的恰当时间一般公认的准则为裸支架 4~6 周，药物支架 12 个月[16]。应将手术延迟至能暂停使用主要的抗血小板药物（阿司匹林除外）时再进行。最近的研究认为植入裸金属支架者手术需延迟 6 周，置入药物支架者则至少需延迟 6 个月（图66-4）[17]。

心律失常

心脏节律紊乱（参见第 47 章）是肺切除术后常见的一种并发症，在 24h 动态心电图监测下，术后第

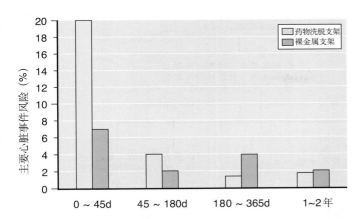

图 66-4　超过 2000 名冠脉支架植入术后患者择期非心脏手术术后 30d 主要心脏事件风险。DE，药物洗脱（drug eluting），BM，裸金属（bare metal）。裸金属支架置入 6 周后以及药物洗脱支架置入 6 个月后风险降至最低 *(Based on data from Wijeysundera ND, Wijeysundera HC, Wasowicz M, et al: Risk of elective major non-cardiac surgery after coronary stent insertion, Anesth Analg 113:s62, 2012.)*

1 周的发生率为 30% ~ 50%[18]。在所有的心律失常中，60% ~ 70% 为心房颤动。有几项因素与心律失常的风险增加有关：肺切除的范围（全肺切除术，60%；肺叶切除术，40%；不切除肺的开胸手术，30%）、心包内剥离、术中失血量以及患者的年龄。胸膜外全肺切除术的患者是一类特别高危的群体[19]。

开胸手术后早期两种因素的相互作用可导致房性心律失常：①由永久性（肺切除）或暂时性（肺不张、缺氧）原因导致的肺血管床的血流阻力增加，并伴有对心脏右侧的牵拉。②交感神经兴奋性和氧耗量增加，术后第 2 天当患者活动开始增加时达到高峰。

一些全肺切除术患者的右心可能并不能相应地增加心排出量以满足手术后应激状态的需求。经胸超声心动图通过测量三尖瓣反流量发现，全肺切除术患者在术后第 2 天而非第 1 天出现右室收缩压升高。三尖瓣反流血流速的增加与开胸手术术后发生室上性快速性心律失常有关[20]。用来评估患者心肺相互作用的术前运动试验可以预测开胸手术术后的心律失常。COPD 患者术后发生心房颤动时更易出现药物抵抗，常需要多种药物联合治疗[21]。

多种抗心律失常药物已被试用于降低肺部手术后发生房性心律失常的风险，其中地高辛最为常用。然而，地高辛并不能预防全肺切除术或其他开胸手术术后心律失常的发生。其他已试用于预防开胸手术后心律失常的抗心律失常药物包括：β 受体阻断剂、维拉帕米和胺碘酮。这些药物都可以降低开胸手术术后心律失常的发生。但由于这些药物都有副作用，因而限制了在这类手术患者中的广泛应用。目前，地尔硫䓬是预防开胸手术术后心律失常最有效的药物[19]。房性心律失常似乎只是反映右心功能不全的一种症状，预防其发生并不能解决潜在的问题。

年龄相关因素（参见第 80 章）

肺切除手术并没有最高年龄的界限[4]。在一项研究中[22]，80 ~ 92 岁年龄组的患者手术死亡率是 3%，这是一个让人钦佩的数值。但与年龄较轻的患者组的预期值相比，老年患者呼吸系统并发症的发生率（40%）增加了 1 倍；心脏并发症的发病率（40%），特别是心律失常，几乎是年轻患者组的 3 倍。对老年患者，开胸手术应被看作是高危手术，因为心脏并发症和心肺功能是术前评估中最重要的部分。老年胸科手术患者的心脏评估流程见图 66-5。虽然老年患者肺叶切除术的死亡率是可以接受的，但是他们的全肺切除术，尤其是右全肺切除术的死亡率却太高了[23]。全肺切除术与其他切除范围较小的肺切除术相比，其术后的生活质量明显要差[24]。因此，要尽可能减少肺切除的范围。全肺切除术占所有肺癌切除术的比例已经下降至 15 年前的 1/3 左右[25]。老年患者的运动耐量似乎是决定预后的主要因素（参见第 80 章）。为了排除肺动脉高压的可能，老年患者应该将经胸超声心动图检查作为最低限度的心脏检查措施。

肾功能不全

肺切除术后肾功能不全曾被认为与高死亡率有关。Golledge 与 Goldstraw 等报道[26]，开胸手术术后出现血清肌酐浓度显著升高患者的围术期死亡率是 19%（6/31），而无肾功能异常患者的死亡率为 0（0/99）。最近的研究表明，开胸术后以血清肌酐浓度显著升高为评价指标的肾功能不全与住院时间延长有关，但并不增加死亡率[27]。肾功能不全的预测因子包括：术前高血压，血管紧张素 Ⅱ 受体阻滞剂，使用羟乙基淀粉和传统开胸手术。

慢性阻塞性肺疾病

在胸科手术患者中最常见的合并症是 COPD，它包括三种疾病：肺气肿、外周气道性疾病以及慢性支气管炎（参见第 39 章）。每一个患者都可能患有其中一种或全部疾病，但患者的主要临床特征还是呼气气流异常[28]。传统上对 COPD 严重程度的评估是以患者 FEV_1 占预测值的百分比（FEV_1%）为基础的。当前美

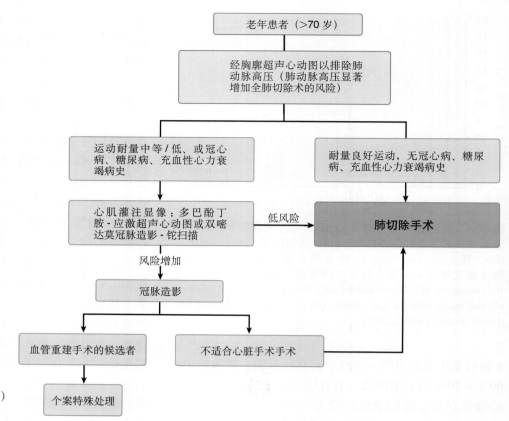

图 66-5 老年患者胸科（非心脏）手术术前心脏评估的流程

国胸科协会（American Thoracic Society）的分级方法是：$FEV_1\%$ > 50% 为 Ⅰ 级，$FEV_1\%$ 在 35% ~ 50% 为 Ⅱ 级，$FEV_1\%$ < 35% 为 Ⅲ 级。Ⅰ 级患者不应该出现严重的呼吸困难、缺氧或高碳酸血症，如果出现这些症状则应考虑其他原因。

呼吸驱动

许多 Ⅱ 级或 Ⅲ 级 COPD 患者在静息状态下存在 $PaCO_2$ 升高。依照病史、体检或肺功能测定无法区分出有 CO_2 潴留的患者[29]。这种 CO_2 潴留似乎与肺通气功能受损而无法满足为维持正常 $PaCO_2$ 所需的呼吸功（W_{Resp}）增加更有关，呼吸调控机制的改变并非主要原因。过去认为，慢性低氧 / 高碳酸血症的患者依赖低氧刺激以作为通气驱动，而对 CO_2 分压不敏感。由此可解释临床上所观察到的现象，即 COPD 患者在呼吸衰竭初期吸入高浓度氧时可能出现高碳酸血症性昏迷。实际上，这类患者的高碳酸血症仅有少部分是由于通气驱动下降造成的，因为患者的每分通气量基本没有变化[30]。$PaCO_2$ 升高是因为吸入氧浓度高造成肺泡通气量的相对下降和肺泡无效腔的增加，由于局部缺氧性肺血管收缩（hypoxic pulmonary vasoconstriction，HPV）的降低[31]以及 Haldane 效应[32]，肺血流从 $\dot{V}/\dot{Q}$ 相对正常的肺区向 $\dot{V}/\dot{Q}$ 极低的肺区重新分布而引起分

流量增加。然而对这些患者术后必须给氧，以防止由于功能残气量（functional residual capacity，FRC）的下降而出现低氧血症。应预见并密切监测可能并发的 $PaCO_2$ 升高。为了术前能区分出这些患者，所有 Ⅱ 级或 Ⅲ 级 COPD 患者均应行动脉血气分析。

夜间低氧血症

COPD 患者比正常人更易出现睡眠中氧饱和度下降，并且情况更为严重[33]。其原因是患者快速动眼相（rapid-eye-movement，REM）睡眠期间呼吸浅快。对于呼吸空气的 COPD 患者，这将导致呼吸无效腔 / 潮气量（V_D/V_T）比例显著升高以及肺泡氧分压（PAO_2）和 PaO_2 的明显下降。这不是睡眠呼吸暂停 / 低通气综合征（sleep apnea-hypoventilation syndrome，SAHS）。COPD 患者 SAHS 的发病率并不升高。

右心室功能不全

多达 50% 的 COPD 患者可能存在右心室功能不全。功能不全的右心室对后负荷的突然增加耐受较差[34]，如从自主呼吸转换到机械通气[35]。当肺动脉压力上升时，右心室功能在维持心排出量的过程中具有关键作用。COPD 患者在活动时并不像正常人一样出现右心室射血分数增加。慢性反复发作性的低氧血症

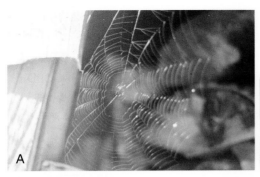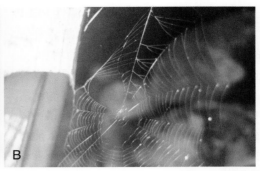

彩图 66-6　A. 以蜘蛛网作为肺模型演示肺大疱的病理生理机制。B. 切断蜘蛛网的一格后，弹性回缩力使蜘蛛网从失去结构支撑的区域被拉开，形成一大疱。虽然大疱周围的小格看起来是被压缩了，但这只是由于弹力的重新分配所造成的，并不是大疱内正压引起的向周围的挤压 *(Reproduced with permission from Slinger P: Principles and practice of anesthesia for thoracic surgery, New York, Springer, 2011.)*

是导致右心室功能不全的原因，并最终发展为肺源性心脏病。正常的肺在间断性低氧血症的作用下（如中枢性肺泡通气不足和 SAHS）[36]，也会发生与 COPD 患者相同的继发性心脏改变。唯一能提高 COPD 患者远期生存率并降低右心张力的治疗方法是增加吸氧浓度。静息状态下 $PaO_2 < 55mmHg$ 以及活动时 $PaO_2 < 44mmHg$ 的 COPD 患者应在家中吸氧。吸氧的目标是维持 PaO_2 在 $60 \sim 65mmHg$。与慢性支气管炎型 COPD 相比，肺气肿型 COPD 的患者更易出现心排出量和混合静脉血氧分压的下降，但能维持较低的肺动脉压。

肺大疱

　　许多中重度 COPD 患者会出现肺实质的囊性气腔样改变，称作肺大疱。这些肺大疱往往在占据超过单侧胸腔的 50% 以上时才出现症状。这时，患者在阻塞型肺疾病的基础上出现限制型肺疾病的表现。实际上肺大疱是肺内失去结构性组织支撑的局部区域在周围肺实质弹性回缩的作用下形成的（彩图 66-6）。肺大疱内的压力实际上等于周围肺泡内呼吸周期平均的压力。这意味着，在正常的自主呼吸时，与周围的肺实质相比，肺大疱内的压力实际上存在轻微的负压[37]。然而，只要一进行正压通气，肺大疱内的压力相对于邻近组织就会变成正压并出现扩张，使发生大疱破裂、张力性气胸和支气管胸膜瘘的风险增加。只要气道压力能维持在较低水平，并且在需要时有专业的医护人员和设备能立即实施紧急胸腔引流和肺隔离，仍可对肺大疱患者安全地进行正压通气。对肺大疱切除术患者的管理将在本章的后面讨论。

流量限制

　　严重的 COPD 患者即使在静息状态以潮气量呼气时，也常常出现"流量受限"[38]。正常人只有在做用力呼气动作时才会出现流量限制。呼气过程中，当等压点出现在胸内气道时，就会出现流量限制。正常人在平静呼气时，由于存在从肺泡传递过来的向上游的弹性回缩力，气道腔内的压力总是高于胸膜内的压力。越往气道的下游，这种弹性回缩压力的作用就越小。用力呼气时，胸膜内压在某一点就可能等于气道腔内压，这一点就是等压点。超过等压点，呼气流量就会受限。这时，在这个特定的肺容量下，无论如何用力呼气也不再能引起流量增加[39]。

　　肺气肿患者存在的主要问题是肺弹性回缩力下降以及显著的劳力性呼吸困难，特别容易出现呼气流量受限。由于呼吸肌内、胸廓内以及等压点远端的气道内的机械刺激感受器受到刺激，流量受限可造成呼吸困难。任何原因引起的呼吸功增加均可导致呼吸困难加重。这种由过度膨胀的肺泡对气道造成的可变的机械性压迫是造成肺气肿患者气流受阻的主要原因。

　　由于肺的动态性过度膨胀的影响，严重流量受限的患者在正压通气时将面临血流动力学衰竭的危险。即使是诱导过程中行皮囊 / 面罩行手法通气时的适度的气道正压也可引起低血压，因为这些患者的吸气阻力并没有增加，而呼气阻力显著增加。这可使这些患者中的某些人出现"Lazarus"综合征，即患者在停止正压通气后才能从心搏骤停中恢复过来[40]。

自发性 PEEP

　　严重的 COPD 患者常在肺泡压力降至大气压水平之前即出现呼气中断。这是由多种原因造成的，包括流量受限、呼吸功增加和气道阻力增加。这种呼气中断导致呼气末肺容积高于 FRC。这种静息状态下肺泡内的呼气末正压（positive end-expiratory pressure，PEEP）被称为自发性 PEEP 或内源性 PEEP。自主呼吸时，只有当胸膜腔内压降至足以抵消内源性 PEEP 的水平以下时才能开始吸气。因此，COPD 患者在呼气负荷已增加的基础上可能还会出现吸气负荷增加。

机械通气时，内源性 PEEP 变得更加重要。它直接与潮气量成正比，与呼气时间成反比。标准的麻醉机的压力计不能检测到内源性 PEEP 的存在。它可以通过采用新一代危重症治疗用呼吸机监测呼气末流量中断来测量。大多数行单肺通气麻醉的 COPD 患者都存在内源性 PEEP[41]。

COPD 的术前治疗

应在术前积极诊治四种可治疗的 COPD 并发症，治疗应从初期开胸手术术前评估时开始。这四种并发症包括肺不张、支气管痉挛、呼吸道感染和肺水肿（表 66-1）。肺不张损害局部肺组织中淋巴细胞和巨噬细胞的功能，容易诱发感染。可能很难通过听诊诊断 COPD 患者的肺水肿，其在放射学诊断图像上的表现也可能极不正常（如仅表现在单侧或肺上叶等）。支气管高反应可能是充血性心力衰竭的表现或可逆性气道梗阻加重的表现。应根据所有 COPD 患者的症状进行最大剂量的支气管扩张剂治疗。只有 20% ~ 25% 的 COPD 患者对糖皮质激素治疗有反应。对应用拟交感神经药和抗胆碱能药不能很好地控制病情的患者，试用糖皮质激素治疗可能有益。

物 理 治 疗

对于 COPD 患者，如术前就开始实施强化的围术期肺部物理治疗方案（参见第 93 章），则较少发生术后肺部并发症[42]。在不同的物理治疗模式 [如咳嗽和深呼吸、激励性肺功能锻炼、PEEP、CPAP] 中，尚不能证明哪种方法更为有效。患者家属或非专业的医务人员都能经过简单培训有效地进行术前胸部物理治疗。这些工作应在初始术前评估时即开始着手进行。即使是最严重的 COPD 患者，也有可能通过物理治疗改善其运动耐量。如物理治疗的时间少于 1 个月则效果不明显。痰多的 COPD 患者从胸部物理治疗中的获益最大。

一份涉及胸部物理治疗、锻炼、营养和宣教的全面肺康复治疗计划可以改善严重 COPD 患者的肺功能[43]。这些计划往往需要持续数月，一般不适合恶性肿瘤切除术的患者，而非恶性肿瘤的严重 COPD 患者在肺切除术前应考虑实施这些康复计划。恶性肿瘤切除前实施短期康复计划的作用尚未被充分评估。

吸 烟

术前戒烟超过 4 周的胸科手术患者肺部并发症的发生率下降[44]。如停止吸烟超过 12h，则血液中的碳氧血红蛋白浓度会降低[45]。患者术后戒烟尤其重要。吸烟延长组织低氧的时间。伤口组织的氧分压与伤口愈合和抗感染能力有关。如果患者术前短时间戒烟（<8周），则其术后肺部并发症的发生率不会出现反弹性增加[46]。采取严格的戒烟干预是最成功的措施[47]。

原发性胸部肿瘤

大多数肺部大手术患者患有不同类型的恶性肿瘤。由于不同类型的胸部恶性肿瘤对手术和麻醉的要求也不一样，因此，麻醉医师应了解一些有关这些肿瘤的临床表现和生物学特性的知识。到目前为止，最常见的肿瘤是肺癌。在北美，每年新诊断出的肺癌患者约有 200 000 例，全球约有 1 200 000 例。1940—1970 年是北美吸烟率最高的时期，目前肺癌是北美癌症死亡的首要原因[48]。在世界范围内，男性的肺癌发病率超过女性 2 倍（比率 2.5:1.0）[49]。

肺癌大致分为小细胞肺癌（small-cell lung caner, SCLC）和非小细胞肺癌（non-small-cell lung cancer, NSCLC），其中 75% ~ 80% 是 NSCLC。其他较少见且恶性程度较低的肿瘤包括类癌瘤（典型性及非典型性）和腺样囊性癌。与肺癌相比，原发性胸膜肿瘤较罕见。它们包括局限性胸膜纤维瘤（以往称为良性间皮瘤）以及胸膜恶性间皮瘤。高达 80% 的胸膜恶性间皮瘤都与接触石棉有关，其剂量-效应关系并不明显，有时即使短暂接触石棉亦可致病。由于肿瘤在出现临床症状前潜伏期可长达 40 ~ 50 年，因而往往很难了解患者的接触史。

吸烟与约 90% 的肺癌发生有关，而肺癌的流行病学特征与吸烟的流行病学特征一致，只是滞后约 30年[50]。其他环境致病因素包括石棉和氡气（是一种铀的自然衰变产物），其作用相当于烟草烟雾的联合致

表 66-1 对 COPD 患者麻醉前需要治疗的并发症

并发症	诊断方法
支气管痉挛	听诊
肺不张	胸部放射检查
感染	病史和痰液检查
肺水肿	听诊和胸部放射检查

癌物。对每天一包的吸烟者来说，其一生的肺癌发病率约为 1/14。如果维持目前的死亡率不变，在 10 年内肿瘤将超过心脏病，成为北美的首要致死原因。

非小细胞型肺癌

这类病理机制不同的肿瘤包括鳞癌、腺癌和大细胞型癌。其总体手术治疗的 5 年生存率接近 40%。该数值虽然看似较低，但非手术治疗患者的 5 年生存率只有不到 10%。虽然还不可能在术前明确每一例肺部肿瘤患者的病理学诊断，但依据以前的细胞学检查、支气管镜检查、纵隔镜检查或经胸穿刺抽吸活检等检查结果，在麻醉前评估时已能明确很多患者的组织学诊断。这是麻醉医师术前需要了解的有用信息。表 66-2 列出了不同类型肺癌的麻醉处理特点。

鳞状细胞癌

这一亚型的 NSCLC 与吸烟密切相关。肿瘤往往体积大，转移比其他类型晚。其临床症状和体征常常是由于肿块体积较大和明显的支气管内占位性病变所致，如空洞、咯血、阻塞性肺炎以及上腔静脉综合征，且病变可涉及主支气管、气管、气管隆嵴和肺动脉主干。高钙血症是这型肿瘤特有的表现，其原因是肿瘤能分泌甲状旁腺样因子，而并不是由肿瘤的骨转移所致。

腺癌

腺癌是目前男女两性中最常见的 NSCLC。这些肿瘤往往是周围型的，常较早出现转移，易转移至脑、骨、肝以及肾上腺。它们常侵犯肺外结构，包括胸壁、膈肌以及心包膜。几乎所有的肺上沟癌都是腺癌。腺癌可以分泌多种副肿瘤性代谢因子，如生长激素和促肾上腺皮质激素。肥大性肺骨关节病（hypertrophic pulmonary osteoarthropathy，HPOE）只特异性地伴发于腺癌。

细支气管肺泡癌（bronchioloalveolar carcinoma，BAC）是腺癌的一个亚型，与吸烟无关。在早期阶段，肿瘤细胞沿着肺泡膜形成薄层，并不破坏肺泡结构。由于其肺外转移的可能性低，对多病灶细支气管肺泡癌可行肺移植治疗[51]。

大细胞型未分化癌

这是一类最少见的 NSCLC。瘤体通常较大，常表现为空洞性的周围型肺癌。快速生长的特点使其易广泛转移，与腺癌相似。

小细胞肺癌

这种神经内分泌源性的肿瘤一般在发现时即已出现转移，通常被看作是一种内科疾病，而非外科疾病。手术治疗仅在极少数情况下适用。其分类方法与 NSCLC 不同，简单地分为局限期和广泛转移期。依托泊苷/顺铂或环磷酰胺/阿霉素/长春新碱联合化疗用于治疗局限期 SCLC 的客观起效率超过 80%。此外，通常要对这些患者的肺部原发肿瘤进行根治性放疗，并预防性地进行头颅放疗。尽管初期治疗反应较好，但肿瘤不可避免地都会复发，并且对进一步的治疗具有抵抗性。这类患者的总体生存率不足 10%。对广泛转移期的患者可根据需要采取化疗及姑息性放疗。

由于 SCLC 能产生肽类激素和抗体，因而可引起多种副肿瘤综合征的表现。其中最常见的是由于抗利尿激素的分泌异常引起的低钠血症。由促肾上腺皮质激素异位分泌造成的库欣综合征和皮质醇增多症也很多见。

一种罕见的与小细胞肺癌有关的副肿瘤性神经综合征称为 Lambert-Eaton（又称 Eaton-Lambert）肌无力综合征，它是由于神经末梢释放乙酰胆碱的功能障碍所导致的。通常表现为下肢近端无力和疲劳，运动可

表 66-2 不同类型肺癌的麻醉注意事项

类型	麻醉注意事项
鳞状细胞癌	中央型病变（大部分） 常有支气管内肿瘤 肿块效应：阻塞和空洞 高钙血症
腺癌	周围型病变 通常存在肺外侵犯 占肺上沟癌中的多数 生长激素、促肾上腺皮质激素 肥大性骨关节病变
大细胞肺癌	较大的外周空洞性肿瘤 与腺癌类似
小细胞肺癌	中央型病变（大部分） 通常不适合手术 副瘤综合征 Lambert-Eaton 肌无力综合征 生长速度快 转移早
类癌	近端型，支气管内 支气管梗阻伴远端肺炎 丰富的血管 良性（大部分） 与吸烟无关 类癌综合征（罕见）

能使其暂时得到改善。肌无力综合征可通过肌电图确诊，表现为高频刺激引起异常动作电位的波幅增加。与真正的重症肌无力一样，肌无力综合征患者对非去极化肌松剂极为敏感（参见第 18 章），但对抗胆碱酯酶拮抗剂的反应较差[52]。临床上需要注意的是，患者还可能存在膈肌和呼吸肌亚临床表现性的受累。胸段硬膜外镇痛已被用于对这些患者开胸手术后的镇痛，无并发症发生。而且，肺癌切除后神经肌肉功能可能得到改善。

类癌瘤

类癌瘤是神经内分泌系统肿瘤的一部分。类癌瘤涵盖了从恶性程度最高的 SCLC 到最为良性的典型性的类癌一大类疾病。典型的类癌瘤切除术后的 5 年生存率超过 90%。全身性转移少见，而类癌综合征是由于血管活性介质的异位合成所造成的，通常见于肠源性类癌瘤已发生肝转移的患者。非典型性的类癌瘤的恶性程度更高，并且可能发生转移。即使在支气管镜切除术，类癌瘤也会诱发术中血流动力学危象或冠状动脉痉挛[53]。麻醉医师应做好准备，患者的严重低血压可能对常用的缩血管药物无反应，必须使用特异性拮抗剂奥曲肽或生长抑素[54]。

胸膜肿瘤

胸膜局部纤维瘤通常是与壁胸膜或脏胸膜相连的大块占位性肿块。它们可以是良性的，也可以是恶性的。

恶性胸膜间皮瘤与接触石棉暴露密切相关。在过去 15 年中，加拿大的发病率几乎增加了 1 倍。随着含石棉制品的逐步淘汰以及即将度过接触与发病之间的较长潜伏期，预计其发病率在未来的 10 年内不再会出现高峰。肿瘤最初在脏胸膜和壁胸膜之间增殖，形成血性胸腔积液是其典型的表现。受胸腔积液的影响，大多数患者出现劳力性呼吸气促或困难。胸腔穿刺常可缓解症状，但很少能确定诊断。VATS 活检是最有效的确诊方法，同时可以在麻醉下撒滑石粉以治疗胸腔积液。

恶性胸膜间皮瘤对治疗的反应差，生存时间的中位值不到 1 年。处于疾病非常早期的患者可考虑行胸膜外肺切除术，但很难了解是否能提高生存率。最近有几个研究小组报道，联合放疗、化疗和手术治疗可提高疗效。胸膜外全肺切除术是一种巨创的手术，术中及术后并发症的发生率均很高[55]。剥除胸膜的胸壁和大血管时都存在出血的风险。膈肌和心包切除术还会带来全肺切除术相关并发症以外的并发症风险。

> **框 66-1　肺癌患者的麻醉注意事项（"4Ms"）**
>
> 1. 肿块效应　阻塞性肺炎、肺脓肿、上腔静脉综合征、气管支气管扭曲、Pancoast 综合征、喉返神经 / 膈神经麻痹、胸壁或纵隔扩张
> 2. 代谢异常　Lambert-Eaton 综合征、高钙血症、低钠血症、库欣综合征
> 3. 转移　特别是转移到脑、骨骼、肝和肾上腺
> 4. 药物疗法　化疗药物、肺毒性（博来霉素、丝裂霉素 C）、心脏毒性（阿霉素）、肾毒性（顺铂）

肺癌患者的评估（参见第 38 章）

对肿瘤患者初始评估时应就其与恶性肿瘤相关的"4Ms"进行评估（框 66-1）：即肿块效应（mass effects）、代谢异常（metabolic abnormalities）、转移（metastases）和药物治疗（medications）。应注意患者是否用过可能加剧肺氧毒性的药物，如博来霉素。博来霉素不是治疗原发性肺癌的药物，对患有源自生殖细胞肿瘤且准备行肺转移瘤切除的患者来说在术前常已接受博来霉素治疗[56]。虽然大量文献证明，既往的博来霉素治疗与吸入高浓度氧所致的肺损伤之间存在明确的相关性，但具体是如何相关的现在仍一无所知（如使用博来霉素后吸氧的安全浓度和时限）。最安全的麻醉处理方法是在保障患者安全的前提下，对任何接受过博来霉素治疗的患者尽量选择最低的吸入氧浓度，并密切监测患者的血氧。我们曾见过一些术前接受顺铂化疗的肿瘤患者，术后使用非甾体类抗炎镇痛药（NSAIDs）后出现血清肌酐升高。为此，对于近期接受过顺铂治疗的患者，我们不会常规使用 NSAIDs。

术后镇痛计划

应在初次术前评估时讨论并制订患者的术后镇痛方案（参见第 98 章）。将在本章结束时讨论术后镇痛。在疼痛控制方面很多技术优于按需注射性（肌内注射或静脉注射）单独保留阿片类药物。在麻醉性镇痛药镇痛的基础上，可以加用其他如椎管内阻滞、椎旁阻滞和抗炎药。但只有硬膜外技术能降低高风险患者开胸术后的呼吸系统并发症[2]。持续椎旁阻滞可产生相似的镇痛效果，且阻滞失败和副作用的发生率较低[57]。

在初次麻醉前评估时应将各种术后镇痛方式的风险及益处向患者讲解清楚。还应注意患者是否存在对特定镇痛方法的潜在禁忌证，如凝血功能障碍、脓毒症或神经系统疾病。如果要对患者进行预防性抗凝

剂并计划采用硬膜外镇痛，则需要合理安排使用抗凝剂及放置神经阻滞导管的时机。美国区域麻醉协会（American Society of Regional Anesthesia，ASRA）指南建议在放置导管前 2~4h 或者放置导管后 1h 再进行预防性肝素治疗[58]。对低分子肝素（low-molecular-weight heparin，LMWH）的预防措施尚不太明确，建议放置导管前至少 12h 以及放置导管后 24h 再给予 LMWH。

术 前 用 药

对肺切除术患者，我们术前并不常规使用镇静药或镇痛药。一般是在建立有创监测及放置导管之前即刻静脉注射短效苯二氮草类镇静剂进行轻度镇静。对分泌物较多的患者，止涎剂（如格隆溴铵）可有助于采用纤维支气管镜定位双腔支气管导管或支气管阻塞导管。对胸科手术患者，预防性短期静脉应用抗生素（如头孢菌素）是常规的方法。如果有些医院习惯在患者进入手术室前使用抗生素，则在术前应开出医嘱。对头孢菌素或青霉素过敏患者的处理必须在首次术前访视时就考虑好。

初次术前评估小结

初次术前评估应考虑的麻醉注意事项见框 66-2。特别要必须注意与患者呼吸系统并发症相关的危险因素，这些因素是导致胸科手术术后患者发病及死亡的主要原因。

末次术前评估

对大多数胸外科患者的末次术前评估是在其进入手术室之前即刻进行的。此时最重要的是回顾初次术前评估的资料及当时开具的检查的结果。另外，也应该评估其他两个影响胸科麻醉的特殊方面，即肺隔离困难的可能性以及单肺通气时氧饱和度下降的风险（框 66-3）。

支气管插管困难

对支气管插管困难最有用的预测指标是胸部平片（图 66-7）。

麻醉医师在麻醉诱导前必须亲自阅读胸片，因为放射科及外科医师在写报告时均不会考虑有关肺隔离的问题。胸片上无法看出的一些远端气道的问题有时

框 66-2　胸科手术的初次麻醉前评估
1. 所有患者　评估运动耐量，估计术后 $FEV_1\%$ 预测值，讨论术后镇痛，戒烟
2. 术后 FEV_1 预测值 <40% 的患者　D_Lco、$\dot{V}/\dot{Q}$ 显影、VO_2 max
3. 癌症患者　考虑"4Ms"：肿块效应、代谢异常、转移和药物治疗
4. 慢性阻塞性肺疾病患者　动脉血气分析、物理疗法和支气管扩张剂
5. 肾风险增加　测定肌酐和血尿素氮

框 66-3　胸科手术的末次术前评估
1. 回顾初次评估以及检查结果
2. 评估肺隔离的困难　阅读 X 线胸片及 CT 扫描结果
3. 评估单肺通气时低氧血症的风险

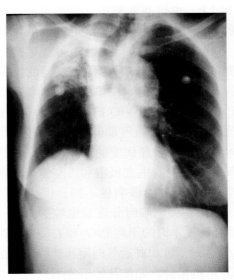

图 66-7　一例 50 岁女性的术前 X 线胸片。患者有肺结核病史和右上肺叶切除史，近来咯血，拟行右侧全肺切除术。通过胸片很容易看出左侧双腔支气管导管存在问题，但胸片报告中并未提及。麻醉医师必须在术前检查胸部影像以发现进行肺隔离可能存在的问题 *(Reproduced with permission from Slinger P: Principles and practice of anesthesia for thoracic surgery, New York, Springer, 2011.)*

在 CT 片上可以看到：气管远端的侧 - 侧向受压（即所谓的剑鞘样气管）在使用左侧双腔支气管导管通气行左侧肺切除术时，可引起气管狭窄而影响下垂一侧肺的通气[59]。同样，能影响支气管导管放置的主支气管外压性狭窄或腔内性梗阻只能通过 CT 片发现（图 66-7）。成功地进行下呼吸道管理的关键在于术前评估的预测与准备。对存在上呼吸道和下呼吸道困难的患者的肺隔离管理将在本章的后面讨论。

框 66-4　单肺通气期间低氧血症风险增加的相关因素

1. 术前 $\dot{V}/\dot{Q}$ 扫描时发现术侧肺高通气或高灌注
2. 双肺通气时，尤其是在术中侧卧位时，PaO_2 较低
3. 右侧开胸手术
4. 术前肺功能测定正常（FEV_1 值或肺活量）或限制性肺疾病
5. 仰卧位单肺通气

单肺通气中氧饱和度下降的预测

对绝大多数患者，都有可能判断出哪些患者在开胸手术单肺通气中出现氧饱和度下降的风险最大。与单肺通气中出现氧饱和度下降相关的因素见框 66-4。对氧饱和度下降的高风险患者，采取单肺通气时采取预防措施可降低风险。最有效的预防措施是采用氧气为非通气侧肺行 2～5cmH$_2$O 的 CPAP，或者通气侧肺加用 PEEP，也可两者都用（见"单肺通气期间低氧血症的治疗"）（或见第 19 章更详细的生理学相关内容）。

预测单肺通气时 PaO_2 变化最重要的指标是双肺通气时的 PaO_2，尤其是术中单肺通气前侧卧位双肺通气时的 PaO_2[60]。在术前 $\dot{V}/\dot{Q}$ 扫描中，非手术侧的灌注或通气比例也与单肺通气期间的 PaO_2 有关[61]。如果术前手术侧肺由于单侧病变的影响已处于低灌注，则单肺通气期间较少发生去氧胞和。左侧或右侧开胸对单肺通气期间 PaO_2 的影响也不同。因为左肺比右肺小 10%，因而左肺塌陷时分流量也较少。在一组患者中，左侧开胸手术时的平均 PaO_2 较右侧开胸时要高约 70mmHg[62]。最后，单肺通气时阻塞性肺疾病的严重程度与 PaO_2 呈负相关。如果其他因素不变，则术前肺功能测定存在严重气流受限的患者在单肺通气期间往往要比术前肺功能检查正常的患者有更好的 PaO_2（将在后文的"麻醉管理"中讨论）[63]。

再次胸科手术的评估

肺癌术后幸存的患者是原发肿瘤复发或出现第二原发肿瘤的高危人群。据估计，每年再发肺原发性肿瘤的发病率为 2%。常规低剂量螺旋 CT 筛查可能提高早期检出率[64]。对再次开胸手术患者的术前评估应采用与首次手术前相同的流程。应按照术前肺力学特性、肺实质功能、运动耐量以及拟切除的功能性肺组织的多少预测患者术后的呼吸功能，并依此判别出风险增加的患者。

表 66-3　胸科手术发生率增加的术中并发症

并发症	病因学
低氧血症	单肺通气期间肺内分流
突发严重低血压	手术挤压心脏或大血管
通气压力或容积的突然变化	支气管导管或阻塞导管的移位或漏气
心律失常	心脏的直接机械刺激
支气管痉挛	气道的直接刺激、气道反应性疾病的发生率高
大量出血	手术导致大血管出血或胸膜炎症
低体温	一侧胸腔开放使热量丢失

术中监测（参见第 44 和 51 章）

这里只强调几点胸科手术患者术中监测的特殊问题。大部分这样的手术都属于手术时间中等（2～4h）的大手术，并都在侧卧位行单侧开胸术。因此，所有的患者都要考虑监测、体温维持和液体管理的问题。由于手术通常在侧卧位进行，因此，应在一开始的仰卧位时就连接好监测，变换体位后应重新检查监测的连接，有时常需要重新安置监测。手术开始后一旦出现并发症，则术中常常很难再增加监测，尤其是有创血管内监测。因此，权衡利弊，常常倾向于在开始手术前更积极地建立有创监测。选择监测项目时应当考量更易发生哪种并发症（表 66-3）。

氧　　合

尽管在单肺通气期间采用吸入高浓度的氧（1.0），但氧饱和度明显降低（$SpO_2<90\%$）的发生率仍占手术人群的 1%～10%（见后"单肺通气管理"部分）。胸科大手术手术时 SpO_2 监测并不能取代间断血气分析直接测定 PaO_2 的作用。与 SpO_2 相比，PaO_2 对估计患者发生去氧饱和的安全边界更有用。在双肺通气的患者，如果 FiO_2 为 1.0 时（或 PaO_2/FiO_2 相当）PaO_2 高于 400mmHg，那么在单肺通气期间通常就不会出现去氧饱和；然而如果 PaO_2 为 200mmHg，则单肺通气时则易出现低氧；而这两种情况下患者的 SpO_2 均为 99%～100%。

CO₂ 气体监测

单肺通气期间呼气末二氧化碳（$P_{ET}CO_2$）监测的可靠性要低于双肺通气时，并且单肺通气期间 $PaCO_2$-$P_{ET}CO_2$ 梯度呈上升趋势。虽然单肺通气期间与肺泡每分通气量的直接相关性较低，但是由于 $P_{ET}CO_2$ 能反映肺灌注及心排出量，因而无论在体位变化时还是单肺通气期间，它也能反映双肺灌注的相对变化[65]。患者改为侧卧位时，上侧肺的 $P_{ET}CO_2$ 相对于下侧肺将出现下降，它反映了下侧肺的灌注增加和上侧肺的无效腔增加。但由于上侧肺的通气分数增加，因而大多数患者这一侧肺的 CO₂ 排出分数也会增加。单肺通气开始时，由于每分通气量都转移到下侧肺，因而该侧肺的 $P_{ET}CO_2$ 通常会短暂下降。随着非通气侧肺的萎陷和肺血管收缩，下侧肺的灌注分数出现增加，继而使 $P_{ET}CO_2$ 出现上升。如果不改变每分通气参数，那么结果将出现 $PaCO_2$ 和 $P_{ET}CO_2$ 的上升及两者之间梯度的增加。如 $P_{ET}CO_2$ 出现严重（>5mmHg）或者持续性的降低，则表明通气侧肺与未通气侧肺之间血流灌注分配不均，这可能是患者将在单肺通气期间出现低氧的一个早期预警信号。

有创血流动力学监测（参见第 45 章）

动脉置管

胸腔内手术时如果压迫心脏或大血管常常会产生短暂性的严重低血压。为此，大多数胸科手术中持续实时监测体循环血压再加上间断动脉血气分析是十分必要的。当然，像对于相对年轻而健康患者的胸腔镜切除术这样的局限性的手术也可以例外。对大多数开胸手术，可在任一手臂进行桡动脉穿刺置管。

中心静脉压

普遍认为在开胸侧卧体位下，中心静脉压（central venous pressure，CVP）的读数作为容量状态监测指标是不可靠的。CVP 对术后监测是有帮助的，特别是对需要严格进行液体管理的患者（如全肺切除术）。在一些情况下，可能需要将中心静脉通路用作血管通路或者用来输注缩血管 / 正性肌力药物。我们的做法是，对全肺切除术、复杂手术或再次开胸手术患者常规放置中心静脉导管，但是对较小的肺切除术则不需要，除非患者存在其他明显的合并症。除非存在禁忌证，

我们常规选择右侧颈内静脉置管，以使气胸的风险降到最低。对上腔静脉梗阻的患者，其颈内静脉的 CVP 数值不可靠。

肺动脉导管

与 CVP 的情况相似，和其他临床情况相比，在开胸侧卧位下，术中肺动脉压力对反映真正的左心前负荷的准确性下降。部分原因是由于往往最初并不知道肺动脉导管尖端是位于下垂侧肺还是非下垂侧肺。此外，还有一个可能的原因是，如果双肺灌注存在显著的暂时性差异，热稀释法心排出量的测量数据就可能不可靠，这种情形可发生在单肺通气时。关于单肺通气期间热稀释测量心排出量的可靠性问题尚未达成共识[66]。

纤维支气管镜检查

放置双腔支气管导管和支气管阻塞导管的问题将在"肺隔离"的部分讨论。听诊或其他判断导管位置的常规方法常难以发现单肺通气中可引起低氧的双腔支气管导管和阻塞导管的明显移位[67]。双腔支气管导管或堵塞器的放置应在纤维支气管镜的指导下完成，并且在患者在被置于手术体位后应再次确认，因为很多这类导管和堵塞器在患者重新放置体位时可发生移位[68]。

持续肺功能测定

旁流式肺功能仪的发展使人们有可能在单肺麻醉时持续监测吸气和呼吸的容量、压力以及流量的相互作用。在肺切除手术中这种监测特别有用。持续实时监测呼气和吸气潮气量可为术中双腔支气管导管位置的意外移动提供早期预警，如果呼气量突然减少则提示肺隔离失败（由于氧的摄取，每次呼吸通常都会有 20 ~ 30ml 的差异）。单肺通气期间出现的持续性呼气末流量增加（一般与出现自主性 PEEP 有关）可以在流量 - 容积环上观察到[69]。此外，能准确测量吸气和呼气潮气量之间的差异对帮助外科医师术中评估和处理肺漏气非常有益。

经食管超声心动图检查

经食管超声心动图检查（transesophageal echocardiography，TEE）可以让麻醉医师能连续、实时地监测心肌功能和心脏前负荷（参见第 46 章）。对处于侧卧

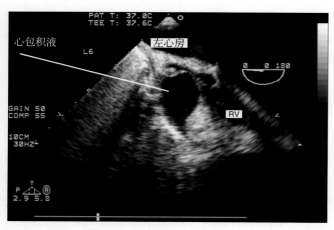

图 66-8　食管中段图像显示转移性乳腺癌患者，因左侧胸腔积液行 VATS 引流手术，全麻诱导后出现血流动力学发生衰竭。使用食管超声诊断血流动力学紊乱并发现了以前未确诊的大量心包积液。"心包积液"标记处显示，在收缩期，由于积液的作用使右心房完全塌陷，符合心包填塞征，在 VATS 引流术的基础上加做了心包开窗术

位的患者，在术中通过其他血流动力学监测方法很难估计到这些信息 [70]。胸科手术中使用 TEE 的潜在适应证包括血流动力学不稳（图 66-8）、心包积液、肿瘤累及心脏、空气栓塞、肺血栓内膜剥脱术、胸外伤、肺移植以及胸膜肺疾病。引起胸科手术中低氧血症的一个罕见原因是存在未经诊断的经卵圆孔的逆向分流。对非胸科手术患者控制呼吸加用 PEEP（达 15cmH$_2$O）时，9% 的患者产生右向左的心内分流 [71]。TEE 应该能够发现胸科手术在术中或术后可能出现的右向左分流。

其他新型监测技术

脑氧饱和度（SctO$_2$）已被报道用于术中单肺通气期间的监测 [72]。年老体弱的患者在单肺通气期间更容易发生 SctO$_2$ 下降，这与患者 SpO$_2$ 下降以及术后认知功能障碍有关。然而，目前尚不清楚任何针对 SctO$_2$ 下降的治疗措施是否对预后有影响。使用间接心排量测定或静脉氧饱和度监测进行目标导向液体治疗似乎可以改善对腹部手术患者的液体管理 [73]。目前胸科麻醉领域也非常需要这方面的研究。

肺 隔 离

肺隔离技术主要用于行心脏、胸腔、纵隔、血管、食管或涉及胸腔的骨科手术患者以便于实施单肺通气 [74]。对支气管胸膜瘘、肺出血和全肺灌洗这样的手术，它也被用来避免健侧肺受到对侧肺的污染。此外，对存

在单侧肺再灌注损伤（肺移植或肺血栓动脉内膜切除术后）或单侧肺创伤的患者，肺隔离也可被用来分别对双肺进行不同模式的通气。

可以通过三种不同的方法实现肺隔离：双腔支气管导管、支气管阻塞导管或单腔支气管导管（single-lumen tube，SLT）（表 66-4）。最常用的是双腔支气管导管。双腔支气管导管是一种具有气管内和一侧支气管内双腔的分叉型导管，可用于实现右肺或左肺的隔离。第二种方法是通过堵塞一侧主支气管使其远端肺塌陷。这些阻塞导管可以经标准的气管导管放置，也可经改良的带有独立通道的单腔支气管导管，如 Univent 导管（LMA，North America，San Diego，Calif）放置。肺隔离的第三种方法是通过将单腔支气管导管或支气管导管插至对侧支气管主干，在保护对侧肺的同时使术侧肺塌陷（图 66-9）。由于导管放置后难以再进入非通气侧肺，并且支气管内放置标准的单腔支气管导管较困难，现在这种技术已很少应用于成人患者（除非是一些困难气道、急诊或肺切除术后的特殊患者）。但是这项技术在需要时仍可应用于婴幼儿：在婴儿支气管镜的直视引导下将无套囊的、未切割过的小儿尺寸的气管导管送入主支气管。

双腔支气管导管

1950 年 Carlens 将其设计的双腔支气管导管（图 59-10）用于肺手术是胸科麻醉的一个里程碑，因为它使麻醉医师可以仅仅靠喉镜和听诊即可对多数患者实施可靠的肺隔离。然而，Carlens 设计的导管由于管腔狭窄，因而气流阻力较大，并且在一些患者其隆突钩难以通过声门。20 世纪 60 年代，Robertshaw 提出了修改建议，将左侧与右侧双腔支气管导管分开，取消了隆突钩并增加了管径。20 世纪 80 年代，制造商们在 Robertshaw 的双腔支气管导管的基础上生产出了一次性聚氯乙烯双腔支气管导管。随后的一些改进措施包括：在气管和支气管气囊附近做 X 线不透照的标记，以及在右侧双腔支气管导管的右上肺叶开口周围做 X 线不透照标记。将支气管气囊做成明亮蓝色的低容量、低压套囊，以便于在纤维支气管镜下更容易看清。表 66-5 列举了双腔支气管导管的不同型号、适合的纤维支气管镜型号以及直径相当的单腔支气管导管。

型号选择

一个大小适当的左侧双腔支气管导管的支气管腔前端的直径应比患者左支气管小 1～2mm，以便容纳放气了的支气管套囊。Eberle 与其同事 [75] 进行了一项

表 66-4　肺隔离的可选方法

选项	优点	缺点
DLT 1. 直接喉镜 2. 经气管导管交换导管 3. 纤维支气管镜引导下	可最快地放置成功 很少需要重新定位 经支气管镜实现隔离肺 对隔离的肺进行吸痰 易加用持续呼吸道正压 易在左右侧肺间进行单肺通气的切换 在无纤维支气管镜的情况下仍可能置 　管，实现绝对肺隔离的最佳装置	型号选择比较困难 对困难气道或气管异常患者置管困难 术后机械通气不理想 有潜在的喉部损伤风险，有潜在的支气 　管损伤风险
支气管阻塞导管 1. Arndt 2. Cohen 3. Fuji 4. EZ Blocker	通常型号选择不是问题 可在气管内导管的基础上容易地加用 在放置过程中允许进行通气 对困难气道患者和儿童容易放置 术后通过撤除堵塞器可行双肺通气 可能进行选择性的肺叶隔离 对隔离肺可实施持续呼吸道正压	放置时间更长 常需要重新放置 放置时需要有支气管镜 由于右上叶解剖因素，右肺隔离不理想 支气管镜无法进入隔离肺 对隔离肺难以进行吸引 难以交替进行双侧肺的单肺通气
Univent 导管	同支气管阻塞导管 与支气管阻塞导管相比，更少需要重新 　放置 很少使用	同支气管阻塞导管 气管内导管段的气流阻力高于常规气管 　内导管 气管内导管段的直径大于常规气管内导 　管
支气管导管	与常规气管内导管类似，对困难气道患 　者放置更容易 较常规气管内导管长 用于肺隔离的是短气囊	放置时需支气管镜 对隔离肺无法进行使用纤维支气管镜、 　吸引或加用持续呼吸道正压 右肺单肺通气困难
ETT 置入支气管	对困难气道患者放置较容易	对隔离肺不能进行支气管镜检查、吸引 　或加用持续呼吸道正压 气囊设计不适合肺隔离 对右侧单肺通气特别困难

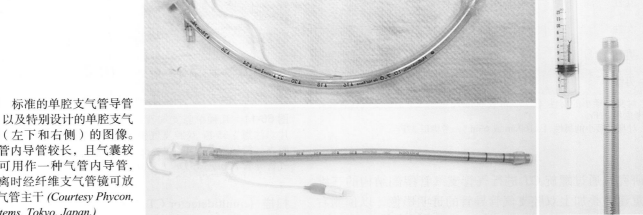

图 66-9　标准的单腔支气管导管（左上）以及特别设计的单腔支气管导管（左下和右侧）的图像。单腔气管内导管较长，且气囊较短。它可用作一种气管内导管，在肺隔离时经纤维支气管镜可放置到支气管主干 (Courtesy Phycon, Fuji Systems, Tokyo, Japan.)

表 66-5　单腔与双腔支气管导管的参数比较

单腔			双腔		
内径（mm）	外径（mm）	French 大小（Fr）	外径（mm）	支气管内径（mm）	纤维支气管镜大小（mm）
6.5	8.9	26	8.7	3.2	2.4
7.0	9.5	28	9.3	3.4	2.4
8.0	10.8	32	10.7	3.5	2.4
8.5	11.4	35	11.7	4.3	≥ 3.5
9.0	12.1	37	12.3	4.5	≥ 3.5
9.5	12.8	39	13.0	4.9	≥ 3.5
10.0	13.5	41	13.7	5.4	≥ 3.5

双腔管外径等于双腔管导管双腔部分的外径近似值。纤维支气管镜大小指能分别通过特定型号双腔管两个腔的纤维支气管镜的最大直径

A　采用多排螺旋 CT 拍摄 25 岁健康男性气管支气管树

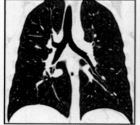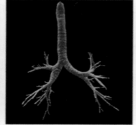

正常的气管支气管解剖

B　采用多排螺旋 CT 拍摄 60 岁吸烟男性气管支气管树

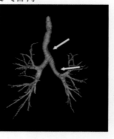

异常的气管支气管解剖，扩张的主动脉导致气管右移

图 66-10　A. 健康志愿者多排螺旋 CT 片和三维重建模型显示气管支气管解剖。B. 60 岁吸烟患者气管支气管异常解剖。箭头指向扩张的主动脉（左）和主动脉增大压迫所致的气管右移（右）

表 66-6　根据成年患者的性别和身高选择双腔支气管导管的导管型号

性别	身高（cm）	型号（Fr）
女性	<160（63in.）*	35
女性	>160	37
男性	<170（67in.）†	39
男性	>170	41

* 对身材矮小的女性（<152cm 或 60in.），检查 CT 上的支气管直径并考虑用 32Fr。
† 对身材矮小的男性（<160cm 或 63in.），考虑用 37Fr

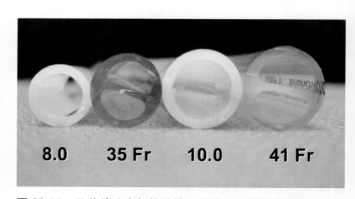

图 66-11　几种单腔支气管导管和双腔支气管导管横截面的照片。注意：35-Fr 双腔支气管导管的外径大于 8.0mm (ID) 的单腔支气管导管；41-Fr 双腔支气管导管的外径 >10mm 的单腔支气管导管 (Courtesy Dr. J. Klafta)

研究，通过螺旋 CT 进行气管支气管解剖结构的三维重建并叠加上双腔支气管导管的透明影像，以预测右侧或左侧双腔支气管导管的适当型号。胸片以及 CT 扫描除了可评估气管支气管的解剖异常外，还是选择双腔支气管导管适当型号的有用工具，在放置双腔支气管导管之前应重新阅片（图 66-10）。胸部多排 CT 扫描（multidetector CT scan，CT）使在放置双腔支气管导管之前就能够鉴别出任何气管支气管解剖异常。表 66-6 列出了一个选择双腔支气管导管型号的简化方法。与单腔支气管导管相比，双腔支气管导管的外径更大（图 66-11），在遇到明显阻力时不能继续置入，

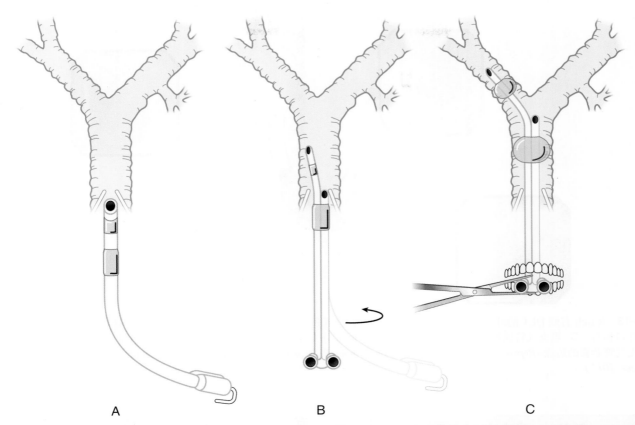

图 66-12　左侧 DLT 盲插方法。A. DLT 在直接喉镜下通过声带；B. 将 DLT 向左旋转 90°（逆时针）；C. 将 DLT 置入适当的深度（一般距门齿 27 ~ 29cm）*(Reproduced with permission from Slinger P: Principles and practice of anesthesia for thoracic surgery, New York, Springer, 2011.)*

认识到这一点非常重要。

置管方法

放置双腔支气管导管有两种常用的技术。一种是盲插法：直接在喉镜下置管，当整个双腔支气管导管套囊通过声带后，将导管逆时针旋转 90°（置入左侧双腔支气管导管）。双腔支气管导管通过声门时应毫无阻力。Seymour 的研究[76]显示，环状软骨的平均直径接近于左主支气管的直径。对平均体型的成人，左侧双腔支气管导管的最佳置管深度与其身高密切相关。成年人双腔支气管导管的适宜插管深度约为：距门齿 12+（身高 /10）cm[77]。亚洲人种由于身材矮小者较多（<155cm），因而身高不是预测插管深度的良好指标[78]。如不注意使双腔支气管导管插入过深，可造成严重的并发症，包括左主支气管破裂。图 66-12 显示了左侧双腔支气管导管的盲插方法。

支气管镜引导下的直视技术指当双腔支气管导管通过声带后，在软质纤维支气管镜的明视导引下，将导管支气管腔的前端置入支气管内的适当位置。Boucek 与同事[79]的一项研究通过比较盲插技术与纤维支气管镜直视技术后发现，32 例行盲插的患者中有 27 例于首次置管成功，最终有 30 例置管成功。相反，27 例采用纤维支气管镜引导置管的患者中仅有 21 例首次置管成功，最终 25 例置管成功。虽然采用这两种方法最终均可成功地将双腔支气管导管放入左主支气管，但使用纤维支气管镜直视引导技术耗时更长（181s *vs* 88s）。

右侧双腔支气管导管

虽然在择期胸科手术中更常使用左侧双腔支气管导管[80]，但在某些特殊临床情况下需要使用右侧双腔支气管导管（框 66-5）。左、右主支气管的解剖差异也反映在了右侧和左侧双腔支气管导管设计上的根本区别。由于右主支气管较左侧短，并且右上叶支气管开口距隆嵴仅有 1.5 ~ 2cm，因此，右支气管导管插管时要考虑堵塞右上叶支气管开口的可能性。对右侧双腔支气管导管的支气管腔一侧的套囊和开口做了相应的调整，以便能为右上肺叶进行通气（图 66-13）[81]。

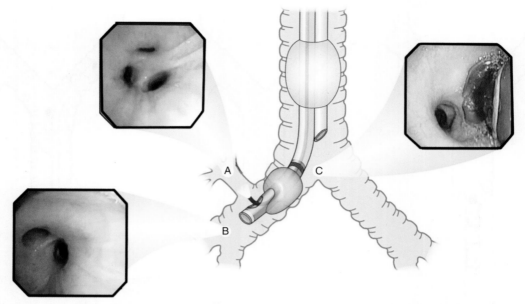

图 66-13　Rusch 右侧 DLT 的纤维支气管镜检查。A. 支气管镜通过支气管开口时的白线标志。B. 支气管导管侧孔恰好与右上肺支气管开口相对。C. 当支气管镜通过支气管管腔远端时的中间部分支气管。D. 当支气管镜通过导管管腔时，可看到右侧主支气管开口处支气管套囊的边缘 *(Reproduced with permission from Slinger P: Principles and practice of anesthesia for thoracic surgery, New York, Springer, 2011.)*

框 66-5　使用右侧 DLT 的适应证*
• **左主支气管入口的解剖学异常** 　• 外部或管腔内部肿瘤压迫 　• 胸段降主动脉瘤 • **手术部位涉及左主支气管** 　• 左肺移植 　• 左侧气管支气管破裂 　• 左全肺切除† 　• 左侧袖状切除术

* 如果气管支气管解剖正常，这是使用右侧 DLT 的常见临床情况——特别是右上肺叶开口位置正常者。然而，有些临床医生对所有的左侧手术都喜欢使用右侧 DLT。

† 使用左侧 DLT 或支气管有可能完成左全肺切除术。但在封闭左主支气管前必须退出导管或堵塞器

双腔支气管导管的定位

　　单靠听诊对确认双腔支气管导管的位置不可靠。每次放置双腔支气管导管及患者体位变更后均应进行听诊（图 66-14）和支气管镜检查。应先通过气管内腔置入纤维支气管镜以确认双腔支气管导管的支气管腔进入了左支气管内，并且支气管套囊充气后没有疝入隆嵴部位。在气管腔内的视野下，蓝色的支气管套囊的理想位置应位于左主支气管内、气管隆嵴下约 5mm 处。在气管腔视野下能确定右上叶支气管的起点至关重要。支气管镜进入右上叶后可显示三个孔腔（尖顶段、前段和后段）。这是气管支气管树上唯一一具

有三个孔腔结构的位置。在仰卧位患者，右上叶支气管的起点常位于右支气管主干侧壁上，相对于隆嵴位于 3—4 点钟的位置。Mallinckrodt 的 Broncho-Cath 导管上有一条不透 X 线的线环绕在导管上。这条线位于支气管套囊的近端，在定位左侧双腔支气管导管时可能有用。这条不透 X 线的标志线距支气管管腔前端 4cm。这条线在纤维支气管镜视野下反射白光，当其位于略超过气管隆嵴的水平时，导管进入左主支气管的深度较为安全 [82]。接着，应将纤维支气管镜经支气管腔检查导管前端的开口并确定安全界限。必须要看到左上叶和左下叶支气管的开口，以避免使导管进入左下叶支气管并阻塞左上叶支气管（彩图 66-15）。图 66-16 显示了纤维支气管镜分别经左侧双腔支气管导管的气管内腔和支气管腔所见的气管支气管解剖结构。

双腔支气管导管的相关问题

　　使用双腔支气管导管最常见的问题和并发症是位置不当和气道损伤。双腔支气管导管的位置不当将使肺无法萎陷，正压通气时导致气体陷闭，或者可导致通气侧或下垂一侧肺的部分萎陷，引起低氧血症。造成位置不当的常见原因是由于支气管套囊的过度充气、支气管处的手术操作以及变动体位期间或之后头颈部的伸展而造成支气管套囊移动。纤维支气管镜检查是诊断和纠正术中双腔支气管导管位置不当的推

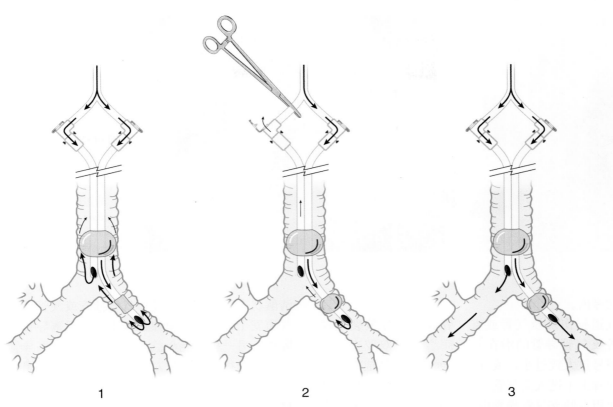

1　　　　　　　　　　2　　　　　　　　　　3

图 66-14　听诊确定左侧 DLT 的"三步"方式：第 1 步，双肺通气时，对气管套囊最低限度地充气，以气体不从声门泄漏为限。听诊确定双肺通气。第 2 步，钳闭 DLT 气管腔的近端（"短的一侧的短管钳闭"），并将钳闭侧管腔的远端开放。在经支气管腔通气时，将支气管套囊充气至气体不从开放的气管端漏出为限。进行听诊，以证实正确的单肺通气。第 3 步，松开钳子并接上远端管腔，进行听诊，以确认双肺呼吸音恢复 (From Youngberg, JA: Cardiac, vascular, and thoracic anesthesia. Philadelphia, Churchill Livingstone, 2000.)

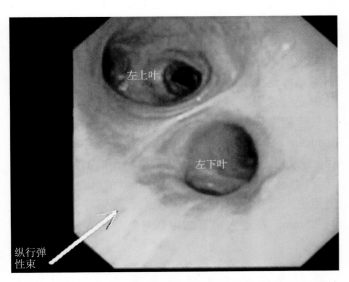

彩图 66-15　对左侧支气管导管正确定位后支气管管腔远端镜下所见图像，可同时看见左上叶与左下叶的支气管开口。注意这些纵行弹性束（箭头）。它们从支气管黏膜的后壁向下延伸至主支气管。它们是将纤维支气管镜保持前后位的有用标志。在左主支气管，它们可延伸至左下叶，可作为区分下叶与上叶的有用标志

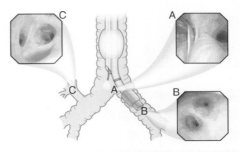

图 66-16　Mallinckrodt 左侧 DLT 的纤维支气管镜检查。A. 当纤维支气管镜通过气管管腔后可见支气管套囊的边缘左主支气管入口周围。在气管隆嵴上方可见一白线标志。B. 左侧双腔支气管导管位置理想时，纤维支气管镜通过导管的支气管腔后可见支气管分叉（左下叶与左上叶）的清晰视图。C. 右上叶支气管及其三个分支开口的清晰图像：尖顶段、前段和后段 (Reproduced with permission from Slinger P: Principles and practice of anesthesia for thoracic surgery, New York, Springer, 2011.)

荐方法。采取仰卧位或侧卧位时，如果双腔支气管导管位置不当，则行单肺通气时发生低氧血症的风险增加。当双腔支气管导管的位置理想而仍出现肺萎陷不完全时，应在需萎陷侧放置一条吸引管。负压吸引将加速肺的萎陷。之后，必须撤除吸气导管以避免被缝

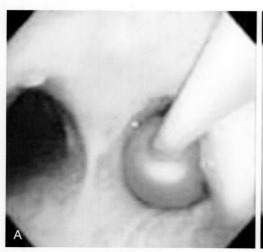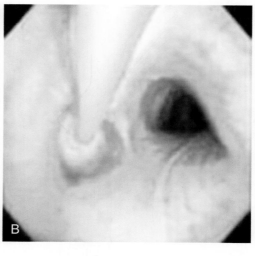

彩图 66-17　放置支气管和阻塞导管。通过纤维支气管镜从气管内隆嵴上方观察支气管阻塞导管在右主支气管（A）和左主支气管（B）的正确位置 (Reproduced with permission from Slinger P:Principles and practice of anesthesia for thoracic surgery, New York, Springer, 2011.)

合在切缘内。

气道损伤以及气管或支气管膜性部分破裂是使用双腔支气管导管的潜在并发症 [83]。当双腔支气管导管型号过大或过小，或导管向远端移位造成双腔支气管导管主干进入支气管时，可造成气道撕裂伤或破裂。使用双腔支气管导管中如发生气道损伤，可出现意外的漏气、皮下气肿、气道大量出血流入双腔支气管导管管腔，以及气管套囊或支气管套囊部分突入术野（外科医师可以发现）等。如果出现上述任一情况，均应进行支气管镜检查并手术修补。另一个潜在并发症是单肺通气期间发生通气侧或下侧肺的张力性气胸 [84]。

支气管阻塞导管

肺隔离的另一种可选方法是通过阻塞单侧主支气管使堵塞部位远端的肺塌陷（彩图 66-17）。必要时支气管阻塞导管还可用于选择性肺叶萎陷。当前可用于肺隔离的阻塞导管有好几种。这些阻塞导管既可作为改良的单腔支气管导管套件的附带组件使用（Torque Control Blocker Univent；Vitaid, Lewinston, NY），也可单独用于常规的单腔支气管导管，如 Arndt 导丝导引的支气管阻塞导管（Cook Critical Care, Bloomington, IN）、Cohen 尖端偏转的支气管阻塞导管（Cook Critical Care, Bloomington, IN）以及 Fuji 联合阻塞导管（Vitaid, Lewinston, NY）或 EZ 阻塞导管（Teleflex, Dresden, Germany）。

在有些特殊情形下，支气管阻塞导管可能要优于双腔支气管导管，比如既往有口腔或颈部手术史的患者，其气道具有挑战性，但拟行胸内手术时又需要进行肺隔离。这些情形下可以选用单腔支气管导管，在

清醒状态下先经鼻或经口气管插管或气管切开以保证气道安全，然后再单独置入支气管阻塞导管以实现肺隔离。另一种可能受益于使用支气管阻塞导管的患者是那些既往曾进行过对侧肺切除术的肺癌患者。对这些患者使用支气管阻塞导管行手术同侧的选择性肺叶堵塞可改善氧合和方便手术暴露。支气管阻塞导管最常采用的是经单腔支气管导管管腔内置入（同轴性的）。Cohen 阻塞导管和 Fuji 阻塞导管也可以在单腔支气管导管的外面单独经声门或气管切开口置入。这样可允许使用内径较小的单腔支气管导管，常用于儿科患者。支气管阻塞导管的另一个优点是可用于在长时间胸科或食管手术后考虑机械通气时。因为很多病例证明这些患者在手术结束时存在上呼吸道水肿。如果术中使用的是支气管阻塞导管，而术后需机械通气则不需要再更换单腔支气管导管。表 66-7 介绍了现有的几种支气管阻塞导管的特征。气管导管内能同时容纳支气管阻塞导管和纤维支气管镜的最小内径（internal diameter, ID）取决于纤维支气管镜和阻塞导管的直径。例如，使用成人 9Fr 的阻塞导管和内径 ≥ 7mm 的气管内导管时，可选用直径 < 4mm 的纤维支气管镜。使用更大直径的纤维支气管镜时，气管导管的内径应 > 7.5mm。在置入所有的阻塞导管前必须进行很好地润滑。

带引导线的支气管阻塞导管（Arndt 阻塞导管）

图 66-18A 展示的是 Arndt 阻塞导管。Arndt 阻塞导管具有一个可回缩的线环用来套在纤维支气管镜上，从而在纤维支气管镜的引导下摆放到位。Arndt 阻塞导管通常可以在不使用线环的情况下轻易置入右主支气管。Arndt 阻塞导管的原始设计是椭圆形的，

表 66-7　Cohen、Arndt、Fuji 和 EZ 支气管阻塞导管的特点

	Cohen 阻塞导管	Arndt 阻塞导管	Fuji 阻塞导管	EZ 阻塞导管
大小	9 Fr	5 Fr、7 Fr 或 9 Fr	5 Fr、9 Fr	7 Fr
气囊形状	球形	球形或椭圆形	球形	2 个球形
引导机制	轮盘装置使尖端偏转	使用的尼龙线圈与纤维支气管镜配合	无，尖端预成型	无
同轴性使用时推荐的最小内径的 ETT	9 Fr (8.0 ETT)	5 Fr (4.5 ETT), 7 Fr (7.0 ETT), 9 Fr (8.0 ETT)	9 Fr (8.0 ETT)	7.5
Murphy 孔	出现	9 Fr 出现	不出现	不出现
中央管道	内径 1.6mm	内径 1.4mm	内径 2.0mm	内径 1.4mm

Modified with permission from Campos JH: Which device should be considered the best for lung isolation: double-lumen endotracheal tube versus bronchial blockers, Curr Opin Anaesthesiol 20:30, 2007

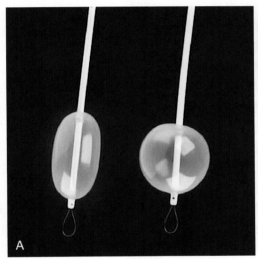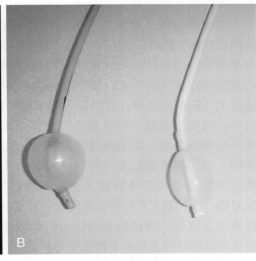

图 66-18　A. 原始的椭圆形（左）和新型球形（右）Arndt 支气管阻塞导管（Cook Critical Care, Bloomington, Ind）（详见正文）。B. Cohen 支气管阻塞导管（左）（Cook Critical Care）和 Fuji 联合阻塞导管（右）（Vitaid, Lewinston, NY）

但目前也提供球形阻塞导管，用于阻塞较短的右主支气管可能表现更好。

Cohen 支气管内阻塞导管

Cohen 阻塞导管（图 66-18B，左）利用位于最近端的一个转盘，可使阻塞导管的顶部偏转而进入目标支气管。这种阻塞导管的远端前部是预成角设计的，以便顺利置入目标支气管。在其远端主干上气囊的上方有一个箭头，通过纤维支气管镜观察可判断出尖端偏转的方向。在定位 Cohen 阻塞导管时，箭头方向应与要插入的支气管方向保持一致。旋转近端的转轮，使远端顶部转向预期的方向，然后在纤维支气管镜的引导下将阻塞导管置入支气管。

Fuji 联合阻塞导管

Fuji 联合阻塞导管（图 66-18B，右）是一种用硅胶材料制成的独立的阻塞导管，其远端类似于冰球杆，具有一个简单固定的角度，以方便置入。若要置入目标支气管，只需要在纤维支气管镜引导下按照需求简单地向左或向右旋转阻塞导管即可。

EZ 阻塞导管

EZ 阻塞导管是最近才问世的一种带有 Y 形分叉的型号为 7Fr 的四腔导管。每个导管远端都带有一个气囊，可以被引导进入右侧和左侧主支气管。该装置自身带有一个多路接头，能够用于 8.0 号单腔管。Y 形分叉坐落于隆嵴上。将两个远端分别置入右侧和左侧支气管，术侧支气管内气囊充气用于肺隔离。

支气管阻塞导管的相关并发症

已有因解剖异常导致无法进行肺隔离或支气管内密闭欠佳的报道[85]。还有报道在右上肺叶切除术时，

支气管阻塞导管或者 Arndt 阻塞导管远端的引导线环被缝线缝住[86]，拔管后因无法撤出支气管阻塞导管而需要再次手术探查。为了避免出现上述灾难性的后果，提醒手术团队术侧有支气管阻塞导管的存在是至关重要的。必须在缝合之前将支气管阻塞导管撤回数厘米。

所有种类的支气管阻塞导管的另一个潜在的危险并发症是充气的套囊可能移位到气管内或意外地在气管内被充气。除非能及时发现并将套囊放气，否则有导致通气不能、低氧甚至心搏骤停的风险[87]。据报道，与双腔支气管导管相比，使用支气管阻塞导管移位的发生率更高。

困难气道与单肺通气

许多需要单肺通气的患者在术前评估时发现存在困难气道的可能。其他一些患者可能在麻醉诱导后意外地出现插管困难。5% ~ 8% 的原发性肺癌患者也伴有咽部癌肿，通常位于会厌部位[89]。这些患者中很多曾行颈部放疗或气道手术，如半颌切除术和半舌切除术，造成上气道解剖变异，导致插管困难和单肺通气困难。另外，需要单肺通气的患者也可能存在隆嵴或隆嵴上水平的解剖异常，如胸段降主动脉瘤可压迫左主支气管的入口，或者靠近支气管分叉的腔内或腔外性肿瘤使左侧双腔支气管导管插入相当困难甚至无法置入。复习胸片和胸部 CT 片可以发现这些异常情况。在选择特殊的支气管导管或阻塞导管进行单肺通气之前，需要使用软质纤维支气管镜检查变形的部位并进行评估。

对于需行单肺通气并伴有困难气道的患者，首要目标是在适当的气道麻醉下，使用纤维支气管镜经口插入单腔支气管导管以先建立人工气道。对一些看起来通气不困难的患者，可在全麻诱导后利用纤维支气管镜或可视喉镜完成气管插管[90]。一旦单腔支气管导管就位，就可置入单独的支气管阻塞导管了。如果患者需要单肺通气而又不能经口插管时，则可经鼻清醒插管（单腔支气管导管），气道建立后再置入支气管阻塞导管。

对于存在困难气道的患者，实现单肺通气的另一个方法就是先插入单腔支气管导管，然后在麻醉诱导后使用交换导管将单腔支气管导管换成双腔支气管导管。对于双腔支气管导管，交换导管至少要有 83cm 长。14-Fr 的交换导管可用于 41-Fr 和 39-Fr 的 DLT；11-Fr 交换导管可用于 37-Fr 和 35-Fr 的双腔支气管导管。专为双腔支气管导管设计的交换导管的前端更柔软，以避免造成气道损伤（例如，Cook 交换导管，Cook Critical Care，Bloomington，IN）。

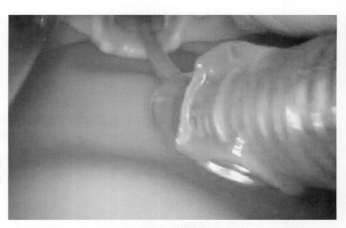

彩图 66-19　通过交换导管在可视喉镜指导下放置双腔管。绿色的交换导管（Cook Critical Care，Bloomington，Ind）最初通过单腔管放置，而单腔管已经被拔除（在这张照片拍摄前），然后将交换导管通过双腔管管腔抽出，而双腔管是在直视下通过声门插入的。照片中的双腔管（Fuji，Phycon，Vitaid，Lewinston，NY）在远端支气管开口处为斜面，并且具有一个可弯曲的支气管腔，有助于这项操作

使用前应对交换导管、单腔支气管导管和双腔支气管导管进行检查。嗅花位有利于进行导管的交换。将交换导管润滑后，经单腔支气管导管插入。导管插入的深度据口唇不应超过 24cm，以免造成气管或支气管意外破裂或撕裂伤。套囊放气后，将单腔支气管导管拔出，然后将双腔支气管导管的支气管腔经交换导管置入。换管时最好是在可视喉镜的直视下引导双腔支气管导管通过声门（彩图 66-19）。如果没有可视喉镜，应让一位助手使用标准喉镜帮助尽量将口咽部和声门调整成一条直线，以便于换管操作。要靠听诊与纤维支气管镜确定双腔支气管导管的最终位置是否恰当。

气管切开患者的肺隔离技术

经气管切开口置入双腔支气管导管容易造成置入导管的位置不当，因为上气道变短了，而常规的双腔支气管导管可能太长。在经气管切开口置入任何肺隔离的装置前，重要的一点是要考虑气管切开口是否是新鲜的（即，若气管切开仅有几天，拔除套管可立刻无法控制气道）还是陈旧的。对气管切开患者实施单肺通气的替代方法是：①先置入单腔支气管导管，再经单腔支气管导管管腔内或管腔外置入单独的支气管阻塞导管[91]。②经带套囊的一次性气管套管置入单独的支气管阻塞导管。③将气管切开套管更换为专门为气管切开患者设计的短双腔支气管导管，如 Naruke DLT[92]。④通过气管切开口置入一小号的双腔支气管导管。⑤如有可能，经口直接插入标准的双腔支气管导

管或支气管阻塞导管（对因呼吸衰竭或术后并发症而需要长期机械通气的患者，有时可以考虑使用）。

总之，理想的肺隔离取决于多种因素，包括患者的气道解剖、肺隔离的指征、现有的设备条件以及麻醉医师的培训等。特殊临床情况下建议采用的肺隔离方法见表 66-8。无论使用什么方法进行肺隔离，肺隔离的"ABCs"原则就是：

A. **解剖**（anatomy）：了解气管和支气管的解剖。对许多麻醉医师而言，不能完成满意肺隔离的主要问题是缺乏对远端气道解剖的了解（图 66-20）。

B. **支气管镜检查**（bronchoscopy）：如有可能，应尽可能使用纤维支气管镜定位支气管导管或支气管阻塞导管。纤维支气管镜的操作技术现在已经是胸科手术麻醉医师必备的基本技能。在线纤维支气管镜模拟软件能帮助训练麻醉医师定位双腔支气管导管或支气管阻塞导管。该模拟软件采用实时图像，可在 www.thoracicanesthesia.com 上免费获得。

C. **胸部影像学检查**（chest imaging）：麻醉医师在置入双腔支气管导管或支气管阻塞导管之前应阅读胸部影像检查资料。通常可以事先确定下呼吸道的解剖异常情况，这对具体病例选择最优化的肺隔离方案将产生重要影响（图 66-7 和 66-10）。

体　位

大多数胸科手术患者的体位是侧位，最常见的是

表 66-8　特定情况下肺隔离建议采用的方法

肺隔离的指征	首选方法	备选方法
右侧肺切除术	左 DLT	BB/ 左 EBT
左侧肺切除术		
不太可能全肺切除术	左 DLT	BB/ 右 DLT
全肺切除术	右 DLT	左 DLT/BB
胸腔镜检查（任一侧）	左 DLT	BB/ 右 DLT
肺出血	左 DLT	BB/ 双腔 EBT
支气管胸膜瘘		
左支气管干	右 DLT	EBT
其他任何部位	左 DLT	右 DLT/BB/EBT
脓性分泌（如脓肿和囊肿等）	左 DLT	右 DLT/BB/EBT
肺大疱	左 DLT	EBT
非肺手术（如胸主动脉和食管）	左 DLT/BB	右 DLT/BB 右 DLT/EBT
支气管手术（肿瘤和创伤）		
左侧	右 DLT	EBT
右侧	左 DLT	EBT
上气道畸形	BB	左 DLT/EBT
肺移植		
双侧	左 DLT	BB/EBT
单侧右肺	左 DLT	BB/EBT
单侧左肺	右 DLT	BB/ 左 DLT/EBT
全肺灌洗	左 DLT	—
上肺通气	左 DLT 右 DLT	—

DLT，双腔支气管导管；BB，同侧支气管阻塞导管（ipsilaleral bronchial blocker）；EBT，对侧单腔支气管导管（contralateral singel-lumen endo-bronchial tube）

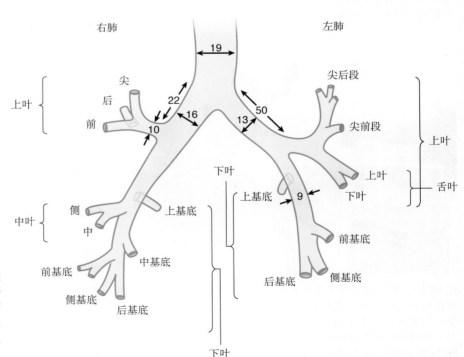

图 66-20　支气管树图解，平均长度和直径以 mm 表示。注意：右中叶支气管开口位于正前方，而下叶上段（一些作者称之为"尖"段）位于正后方 *(From Youngberg, JA: Cardiac, vascular, and thoracic anesthesia. Philadelphia, Churchill Livingstone, 2000.)*

侧卧位。根据手术的不同，可能采用仰卧位、半仰卧位、半俯卧位或侧卧位。这些体位对于麻醉医师而言具有特殊意义。

体位变化（参见第41章）

对侧卧位患者行麻醉诱导比较棘手，因此，通常在患者取仰卧位时建立监测并进行麻醉诱导，然后重新摆放体位。在侧卧位下行麻醉诱导是有可能做到的，很少被用于单侧肺疾病如支气管扩张症或肺咯血甚至肺隔离。然而，即使对这些患者诱导完以后仍然需要重新摆体位，使患侧肺位于上方。

由于麻醉后静脉血管张力降低，患者转为侧卧位或从侧卧位变成其他体位时常常出现低血压。应保证所有监护仪以及连线在转换体位时正常运行，并且在改变体位后需重新校对评估。体位改变时麻醉医师应负责头部、颈部及气道，并负责指导手术小组摆放体位。

框 66-6　侧卧位时臂丛损伤的易患因素

- **下侧手臂（挤压性损伤）**
  - 手臂直接在胸部下面
  - 压迫锁骨向锁骨后间隙
  - 颈肋
  - 胸部衬垫向头侧移位压迫腋窝 *
- **上侧手臂（牵拉性损伤）**
  - 颈椎侧屈
  - 手臂过度外展（>90°）
  - 在手臂固定支撑后改为半俯卧位或半仰卧位

*遗憾的是，胸部下面的衬垫在一些医院被误称之为"腋窝垫"。绝对不能将这个衬垫放在腋窝

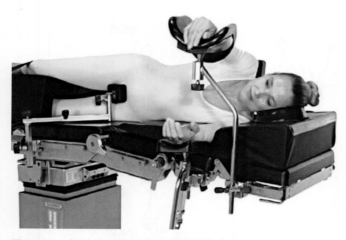

图 66-21　侧卧位开胸手术患者典型体位的侧面观。麻醉医师应在铺巾之前从这个角度检查麻醉患者，以保证没有颈椎侧屈，但如果站在手术台头端则很难评估。还要注意胸部下面及上侧腿部的衬垫 *(From Youngberg, JA: Cardiac, vascular, and thoracic anesthesia. Philadelphia, Churchill Livingstone, 2000.)*

框 66-7　侧卧位时具体的神经和血管损伤：常规的"从头到脚"检查

- 下侧眼睛
- 下侧耳廓
- 颈椎与胸椎成一条线
- 下侧手臂：a. 臂丛，b. 循环
- 上侧手臂：a. 臂丛，b. 循环 *
- 下侧与上侧的肩胛上神经
- 上侧腿的坐骨神经
- 下侧腿：a. 腓神经，b. 循环

* 如果上侧手臂被悬吊或固定于一个独立的臂托，其神经和血管发生损伤的可能性增加

位。在诱导与插管后对患者进行最初的"从头到脚"检查，包括检查氧合、通气、血流动力学、监护仪与导线以及潜在性的神经损伤。在改变体位后还需要重新检查一遍。在重新摆放体位时，双腔支气管导管或支气管阻塞导管的位置移动几乎不可避免。当然，患者的头部、颈部以及支气管导管应与患者的胸腰段脊柱形成一体。然而，支气管导管或者阻塞导管位置的误差范围常常很小，以至于很小的移动都可能具有重要的临床意义。气管隆嵴和纵隔可随体位的变动而发生移位，这将导致先前定位准确的气管导管错位。摆放体位后必须通过听诊和纤维支气管镜重新确定支气管导管或阻塞导管的位置以及通气状况。

神经和血管并发症

必须认识到侧卧位与某些神经和血管的损伤有关[93]。大部分与侧卧位相关的术中神经损伤部位是臂丛神经。基本上分成两种类型：多数是处于下侧的臂丛发生压迫损伤，但是上侧臂丛发生牵拉性损伤的风险也很高。臂丛固定于两点：近端为颈椎横突，远端为腋筋膜。这两点的固定加上附近的骨骼和肌肉组织剧烈位移，使臂丛非常易于受损（框66-6）。患者取侧卧位时应在胸部下放置衬垫（图66-21），以避免上身重力压在下侧臂丛。但是，如果这个衬垫向上移入腋窝位置，那么可增加对臂丛的压力。

手臂不能外展超过90°，不应向后伸展超过中间位置，也不应向前固定超过90°。幸运的是，多数这些神经损伤在1个月后可自愈。使手臂前屈并跨过胸部范围或颈部向对侧弯曲，可造成肩胛上神经的牵拉损伤[94]。这将导致肩后部与侧面较深的疼痛且边界不清，并且可能是导致某些病例开胸术后肩痛的原因。

侧卧位后，由于患者的头部姿势不适宜，很容易发生颈椎过度侧屈。造成臂丛损伤加重的不恰当体位可造成"颈椎过度屈曲"综合征。站在手术台头端时

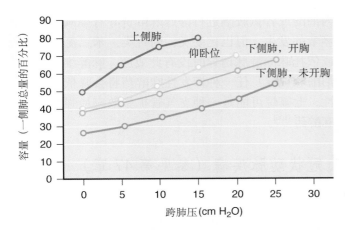

图 66-22　采用机械通气的麻醉患者体位变化时单侧肺顺应性的变化。顺应性的变化决定了侧卧位两肺通气结果的不同。与未打开时相比，打开上侧胸腔后下侧肺的顺应性增加

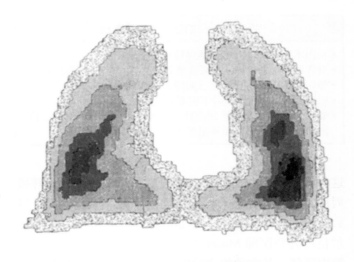

图 66-23　在体肺灌注扫描垂直位显示除了重力因素以外，从中心到外周的肺血流分布在增加下侧肺区域血流的作用中起主导地位 *(From Youngberg, JA: Cardiac, vascular, and thoracic anesthesia. Philadelphia, Churchill Livingstone, 2000)*

很难判断此种情况，特别是在消毒铺巾后。麻醉医师应在体位转换后立即从侧面检查患者以保证整个脊柱适当对齐，这种做法是很有用的。

下侧腿应稍微屈曲，并在膝下放置衬垫，以保护腓总神经外侧以及近端腓骨头。使上侧腿处于中度伸展体位，并且将衬垫置于两腿之间。对下侧腿必须检查血管受压情况。在髋部水平绑扎过紧可造成上侧腿的坐骨神经受压。取侧卧位时其他部位，尤其是眼睛与耳郭的神经和血管容易受到损伤。一项用来监测侧卧位时神经和血管可能存在损伤的"从头到脚"方案见框 66-7。

侧卧位时的生理变化（参见第 41 章）

通气　患者处于侧卧位时两肺通气将发生显著变化[95]。由于容量存在差异，所以双肺的顺应性曲线存在不同。侧卧位时，麻醉和开胸加剧了两肺之间的差异（图 66-22）。肺的顺应性曲线（容量变化/压力变化）取决于两个"变量"的平衡：胸壁（通常扩张肺）和肺自身的弹性回缩。能够改变任一方机械力学的任何因素都可使肺的顺应性曲线不同[96]。

对健康、有意识、自主呼吸的患者，当其改成侧卧位时下肺通气量将增加大约 10%。一旦对患者施行麻醉和肌肉松弛后，下肺的通气量将下降 15%。如果对上侧肺开胸，虽然通气量变化不显著，上肺的功能残气量（FRC）将增加大约 10%。这些变化取决于患者使用的通气模式。开胸后，由于胸壁的完整性被破坏，如果呼气延长，双肺将趋于萎陷至最小容积。因此，每一侧肺的呼气末容积受到呼气时间的作用。一旦对上侧肺开胸，整个呼吸系统的顺应性将显著增加。

由于侧卧位时非通气侧肺 FRC 和顺应性降低，进

行选择性 PEEP 通气（通过双腔支气管导管和麻醉回路）将会改善气体交换[97]。这与侧卧位时对双肺进行无选择性 PEEP 通气明显不同，因为后者在 PEEP 通气时气体易分布于顺应性好的区域，将会导致非通气侧肺过度膨胀，而无法改善气体交换[98]。

仰卧位患者在麻醉诱导后，平均 6% 的肺实质将发展成肺不张。肺不张可能均匀分布于双下肺[99]。患者转为侧卧位后肺不张轻微减少，约为整个肺容积的5%，但是此刻肺不张主要集中在通气侧肺。

灌注　重力对肺血流的分布有一定的影响。一般认为侧卧位时下肺血流与仰卧位相比增加 10%[100]。然而，在不同体位下肺血流的分布与固有的肺血管解剖因素的相关性可能要大于重力因素（图 66-23）[101]。在麻醉过程中，与平卧位相比，侧卧位时通气与灌注的匹配通常会降低。全麻时肺动静脉分流常常从仰卧位时的大约 5% 增加到侧卧位时的 10%～15%[102]。

麻醉管理

在引入乙醚麻醉后，由于仅靠面罩麻醉，麻醉医师不能对存在自主呼吸并且开胸的患者进行很好的管理，而使胸科麻醉与胸科手术的发展延迟超过了 50年。这些患者可发生最初称为"气胸综合征"[103]的症状。哺乳类动物的呼吸系统在单侧胸腔开放时由于以下两方面生理原因而不能充分发挥功能：第一，呼气时气体从闭合侧胸腔转移到开放侧胸腔的肺部，称为反常呼吸（亦称"摆动呼吸"），在吸气时则相反。

框 66-8 肺切除术的容量管理

- 在围术期首个 24h 中液体保持正平衡，不要超过 20ml/kg
- 对普通成年患者，围术期首个 24h 中晶体液不要超过 3L
- 肺切除术中不需要因第三间隙丢失而补充液体
- 尿量 >0.5ml/(kg·h) 时不需要补液
- 如果术后需要增加组织灌注，更可取的方法是应用有创监测以及强心药物，而不是给予过多液体

这将导致高碳酸血症和低氧血症。第二，在每个呼吸周期，胸腔内纵隔的剧烈摆动可干扰心脏前负荷，导致血流动力学不稳定。20 世纪初，一些先驱，如新奥尔良市外科医师 Matas 主张正压通气和初期模式的气管内通气，并在动物实验中证明对胸科麻醉是安全的。单肺通气的现代技术均是从这些实验演变而来的。从本质上讲，任何可为重大手术提供安全、稳定的全麻技术能够并且已被用于肺切除术。

液体管理

由于流体静力学效应，静脉给予过多液体可造成肺内分流增加，随后导致下肺肺水肿，尤其是在手术时间较长的患者[104]。由于下肺在单肺通气期间必须进行气体交换，尽可能精确地管理容量是明智之举。在肺切除术麻醉中，静脉补液仅以维持和补充液体丢失为主，不用补充"第三间隙"丢失液体（框 66-8）。很可能根本不存在"第三间隙"[105]。

体温（参见第 54 章）

由于单侧胸腔开放后存在热量丢失，开胸手术期间体温维持是一个需要注意的问题，尤其是对老年或婴幼儿患者。低体温时人体的多数生理功能如 HPV 均受到抑制。提高手术室室温、输液加温、对下半身或上半身使用空气加温器（或同时使用）均是预防术中意外低体温的最佳方法。

预防支气管痉挛

由于在开胸手术患者中并发反应性气道疾病的概率很高，所以应该选择能降低支气管反应性的麻醉技术。特别重要的是，额外的气道操作如置入双腔支气管导管或支气管阻塞导管将成为潜在引起支气管痉挛的触发原因。麻醉管理原则与任何哮喘患者一样：避免在浅麻醉状态下进行气道操作，使用可致支气管扩张的麻醉剂，并避免使用引起组胺释放的药物。应用

丙泊酚或者氯胺酮进行静脉麻醉诱导有望减少支气管痉挛的发生，但巴比妥类、阿片类、苯二氮䓬类药物或依托咪酯静脉诱导时没有此效应。麻醉维持时，丙泊酚和（或）任一种挥发性麻醉药将会降低气道反应性。七氟烷可能是一种支气管扩张效应最强的吸入性麻醉药[106]。

冠状动脉疾病（参见第 47 章）

由于肺切除术人群多为老年人和（或）吸烟者，这些群体中合并冠状动脉疾病的概率非常高。这是对于多数胸科手术患者选择麻醉技术时需要考虑的一个重要因素。麻醉方法应通过维持动脉氧合以及舒张压，避免不必要地增加心排血量和心率，从而使心肌氧供/氧耗比率达到最佳。胸段硬膜外麻醉/镇痛可能有助于改善心肌氧供/氧耗（见后"术后镇痛"部分）。

胸段硬膜外阻滞能够提供有效的局部麻醉，这使一些胸科手术有可能在清醒下完成。已有报道多种胸科手术应用这种麻醉，包括胸腔镜检查、胸廓切开术及胸骨切开术[107]。硬膜外阻滞常与手术同侧的星状神经节阻滞联合，以减少刺激肺门引起的咳嗽。通常情况下，应用这种技术的具体适应证并没有被普遍接受，但是可能用于气道管理非常困难的患者[108]。VATS 对术侧胸腔能够有效闭合，并且通过保留自主呼吸、辅助给氧，气体交换往往是足够的。

单肺通气的管理

单肺通气期间麻醉医师有唯一并且常常是相互矛盾的目标，即试图使非通气侧肺萎陷达到最大化，以方便手术操作，同时尽量避免肺不张，而使通气侧肺（通常是下肺）气体交换达到最佳。单肺通气前即刻非通气侧肺内混合气体可明显影响该侧肺萎陷的速度。由于血气溶解度低，氮气（或空气 - 氧气混合气体）将可能延迟该侧肺的塌陷（图 66-24）[109]。在 VATS 开始时，这尤其是个问题。当术侧胸腔内的术野受限时，以及肺气肿患者的非通气肺由于弹性回缩力下降而使之塌陷延迟。在塌陷之前即刻通过纯氧通气对手术侧肺进行彻底除氮很重要。虽然氧化亚氮比氧气可以更有效地加速肺塌陷，但是由于之前提到的原因，氧化亚氮并不常用于胸科麻醉，因为很多患者可能患有胸膜下疱或肺大疱。

另外，在单肺通气开始前行双肺通气麻醉时，会在下肺形成肺不张。单肺通气开始后马上施行补偿手法（类似于咽鼓管充气检查法，保持双肺呼末压力在

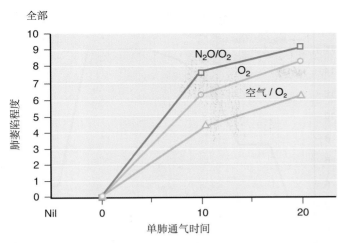

图 66-24 在双肺通气、单肺通气前即刻给予混合气体对单肺通气过程中非通气侧肺塌陷速度的影响。O_2 = FiO_2 1.0 ; N_2O/O_2 = 笑气 / 氧气 60/40 ; Air/O_2 = 空气 / 氧气 FiO_2 0.4。单肺通气期间所有患者通气时 FiO_2 为 1.0。混合气体中氮气的溶解度低，使非通气侧的肺塌陷延迟 *(Based on data from Unzueta C, Tusman G, Suarez-Sipman F, et al: Alveolar recruitment improves ventilation during thoracic surgery: a randomized controlled trial, Br J Anaesth 108: 517, 2012.)*

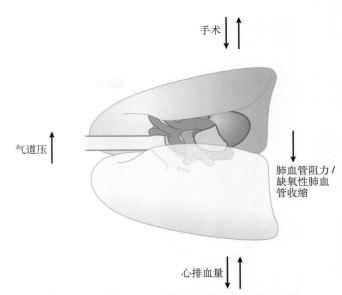

彩图 66-25 单肺通气期间肺动脉血流分布的影响因素。缺氧性肺血管收缩（HPV）以及非通气侧肺的塌陷会增加肺血管阻力（PVR），血流分布倾向于通气侧肺。通气侧与非通气侧胸腔之间的气道压力梯度有助于血流分布于非通气侧肺。外科手术与心排血量具有双相作用，可增加亦可降低流向通气侧肺的比例

20cmH_2O，持续 15 ~ 20s）会很有用处，可以减少肺不张的发生。这种补偿手法在随后单肺通气期间增加 PaO_2 水平上很重要[110]。

低 氧 血 症

单肺通气期间发生低氧血症会影响胸科手术麻醉管理。单肺通气期间，氧饱和度的最低限没有一个普遍接受的数值，但氧饱和度应 ≥ 90%（PaO_2>60mmHg）是公认的，并且对于没有其他严重合并症的患者，初期氧饱和度值短暂性处于 80% 是可接受的。然而，对于缺氧风险较高的患者，包括局部血流受限（如冠状动脉疾病或脑血管疾病）以及携氧能力受限（如贫血或心肺储备低）的患者，其最低可接受的氧饱和度应更高。已证明，慢性阻塞性肺疾病患者在单肺通气期间进行血液等容稀释，其氧饱和度下降比正常人更快[111]。

过去，单肺通气期间频繁发生低氧血症。1950—1980 年的文献报道，单肺通气期间低氧血症的发生率（动脉氧饱和度 <90%）为 20% ~ 25%[112]。最近报道其发生率 <5%[113]。出现这种改善最可能的几个因素包括：改进肺隔离技术，如常规使用纤维支气管镜以避免由于双腔支气管导管造成的肺叶阻塞，改进麻醉技术以使 HPV 抑制更少，以及进一步了解单肺通气的病理生理知识。单肺通气的病理生理学涉及机体将肺动脉血流重新分布到通气肺组织中的能力。有一些因素

有助于也可能可阻碍这种重新分布，并且在麻醉医师的控制下成为一种变量。这些因素在彩图 66-25 详细列举。单肺通气期间麻醉医师的目的是使上肺的肺血管阻力（pulmonary vascular resistance，PVR）最大化，而使下肺 PVR 最小化。对其生理学反应理解的关键在于，PVR 与肺容量呈双曲线相关（图 66-26）。在功能余气量（FRC）时 PVR 最低，随着肺容量增加或降低超过或低于 FRC，PVR 均呈现增加趋势（参见第 15 章）[114]。在单肺通气期间应使肺血流重新分配最佳化，以保证通气侧肺容量尽可能接近功能余气量，而非通气侧肺更易于塌陷以增加 PVR。

术中体位（参见第 41 章）

大多数胸外科手术是侧卧位。患者取侧卧位行单肺通气时 PaO_2 明显优于仰卧位单肺通气时的 PaO_2[115]。这在肺功能正常与慢性阻塞性肺疾病患者中都可见到（图 66-27）[116]。

缺氧性肺血管收缩（HPV）

一般认为 HPV 能够减少 50% 的血液流向非通气侧肺[117]。对 HPV 的刺激因素主要是肺泡氧分压（PaO_2），刺激前毛细血管阻力血管收缩，经 NO 途径

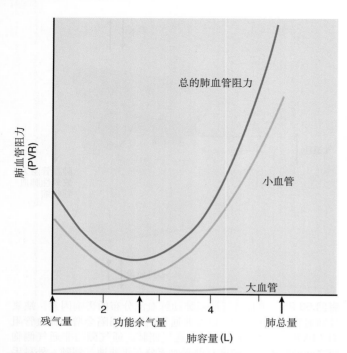

图 66-26　肺血管阻力（PVR）与肺容量的相互关系。PVR 在功能余气量（FRC）时最低，当容量降至残气量（RV）时增加，主要是因为较大的肺血管阻力增加。当肺容量超过 FRC 增至肺总量（TLC）时 PVR 也增加，是由于肺泡间肺血管阻力增加

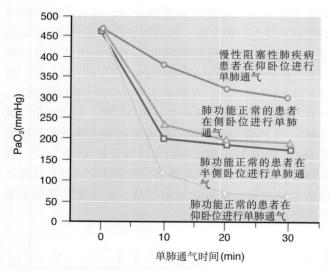

图 66-27　不同组别患者在单肺通气不同时间的平均动脉血氧分压变化。肺功能正常的患者在仰卧位进行单肺通气时最可能发生氧饱和度下降 (Based on data from Bardoczky GI, Szegedi LL, d'Hollander AA, et al: Two-lung and one-lung ventilation in patients with chronic lung disease: the effects of position and FiO2, Anesth Analg 90:35, 2000; Eisenkraft JB: Effects of anaesthetics on the pulmonary circulation, Brit J Anaesth 65:63, 1990.)

和（或）抑制环氧合酶合成，致使血流减少在缺氧的肺局部分配[118]。混合静脉氧分压（PVO_2）与 PaO_2 相比尽管很弱，但也是一个刺激因素。HPV 对肺泡内低氧的反应呈双相性。快速起效期立即出现并在 20～

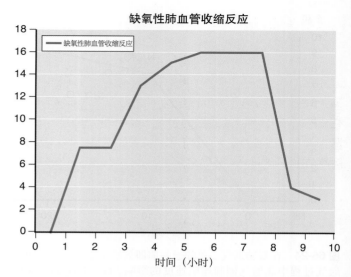

缺氧性肺血管收缩反应

图 66-28　暴露于 CO_2 性缺氧（吸入氧分压大约为 60mmHg）的患者，从基线状态开始暴露至 8h 后恢复正常给氧，其缺氧性肺血管收缩（纵坐标）与以小时为单位的时间（横坐标）之间的关系。通过超声心动图测定右心室收缩压的升高来监测缺氧性肺血管收缩反应。还需要指出的是，长时间缺氧性肺血管收缩后，肺动脉压力在数小时内无法恢复到基础水平 (Based on data from Van Der Spek AFL, Spargo PM, Norton ML: The physics of lasers and implications for their use during airway surgery, Br J Anaesth 60: 709, 1988.)

30min 达到平台。延迟起效期在 40min 后出现并在 2h 后达到平台（图 66-28）[119]。HVR 的消退也是双向过程。长时间单肺通气后肺血管阻力可能在数小时之内无法恢复到基础水平。双侧开胸手术中当第二个肺萎陷时，这一现象可能会导致脱氧饱和的加剧。HPV 也是一种具有预处理效应的反射，第二次缺氧刺激的反应会比首次更强[120]。

　　肺的手术创伤能够影响肺动脉血流的重新分配。手术可能使肺局部释放血管活性代谢物或者损伤肺门周围自主神经丛的反射效应以对抗 HPV。反之，外科手术通过有意或无意机械性地干扰肺动脉或静脉血流[121]，可以明显减少血液流向非通气侧肺。通气可以增加肺血流量，这发生在含氧量低的肺多于含氧量正常的肺。一般认为这没有临床意义，但是可使 HPV 的研究复杂化。应用血管扩张剂，如硝酸甘油和硝普钠可降低 HPV。一般情况下，单肺通气期间使用血管扩张剂可以预料引起动脉血氧分压下降。由于 HPV 是在肺组织内发生的一种局部化学反应，胸段硬膜外交感神经阻滞对 HPV 的影响可能很少或者没有影响[122]。然而，单肺通气期间胸段硬膜外麻醉后如出现低血压和心排血量下降，则对氧合具有间接作用（见后面的"心排血量"部分）。

麻醉药的选择

所有的挥发性麻醉药均呈剂量依赖性地抑制 HPV，这种抑制作用的强度为：氟烷＞安氟烷＞异氟烷[123]。较老的药物抑制 HPV 作用较强，并且可能是造成 20 世纪 60 年代和 70 年代报道的患者单肺通气期间低氧血症发生率高的主要原因（见前）。这些报道研究中很多病例氟烷的剂量是 2~3MAC。

现代挥发性麻醉药（异氟烷、七氟烷[124] 和地氟烷[125]）低于或等于 1MAC，对 HPV 的抑制作用较弱并且是等效的。吸入 1MAC 挥发性麻醉药如异氟烷，对 HPV 的抑制作用相当于整个 HPV 反应的 20%，这仅仅占单肺通气期间总的动静脉分流增加的 4%。在多数临床研究中[126] 由于差异太小以至于无法测到。另外，挥发性麻醉药主要是通过肺动脉血流而较少通过肺泡到达血管收缩的活跃区域，引起较弱的 HPV 抑制。这种模式类似于氧气对 HPV 的刺激特性。在建立单肺通气期间，挥发性麻醉药通过混合静脉血仅仅到达含氧量低的肺毛细血管。已表明单肺通气期间全凭静脉麻醉与 1MAC 现代吸入麻醉的氧合相比，在临床上没有明显差异[127]。

开胸术后 X 线显示，给予 N_2O/O_2 混合气体后下侧肺肺不张的发生率（51%）要高于给予氧气／空气混合气体（24%）。对肺动脉高压患者，N_2O 也容易增加肺动脉压。N_2O 还会抑制缺氧性肺动脉收缩（HPV）。基于以上原因，胸科麻醉时通常避免使用 N_2O。

心 排 血 量

单肺通气对心排血量改变的影响较复杂（图 66-29）。增加心排血量易导致肺动脉压增加以及肺血管床被动扩大，这反过来可抑制 HPV，并且已经表明与单肺通气期间动静脉分流（$\dot{Q}s/\dot{Q}t$）增加有关[128]。对氧耗量相对固定的患者，麻醉平稳时增加心排血量即可增加混合静脉血氧饱和度（SvO_2）。这样，单肺通气期间心排血量增加易使分流以及 SvO_2 增加，却会降低 PaO_2。SvO_2 的增加量存在天花板效应。通过给予强心剂如多巴胺可以使心排血量增加到超常水平，则容易对 PaO_2 产生总的负面效应[129]。相反，心排血量下降将引起分流减少以及 SvO_2 降低，其净效应是 PaO_2 降低。因为即使有最佳的麻醉管理，单肺通气期间也常常存在 20%~30% 的分流，非常重要的就是保持心排血量。

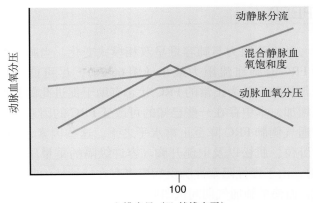

图 66-29　单肺通气期间 PaO_2 与心排出量之间的关系。当心排出量下并降低于基线水平时，动静脉分流（$\dot{Q}s/\dot{Q}t$）降低，而混合静脉血氧饱和度（SvO_2）也降低。相反，增加心排出量并高于基线水平时，SvO_2 倾向于增加，而且 $\dot{Q}s/\dot{Q}t$ 也增加，这样的结果仍是 PaO_2 下降 *(Based on data from Russell WJ, James MF: The effects on arterial haemoglobin oxygen saturation and on shunt of increasing cardiac output with dopamine or dobutamine during one-lung ventilation, Anaesth Intensive Care 32:644, 2004; Kim SH, Jung KT, AN TH: Effects of tidal volume and PEEP on arterial blood gases and pulmonary mechanics during one-lung ventilation, J Anesth 26:568, 2012.)*

单肺通气期间的通气策略

单肺通气期间通气侧肺的通气策略对动脉血流在双肺的分布具有重要意义。单肺通气期间许多麻醉医师习惯采用与双肺通气一样的大潮气量（10ml/kg，理想体重）进行通气。这种策略可能通过使通气侧肺膨胀不全的部位反复复张来减少低氧血症的发生。与小潮气量通气相比，可提高单肺通气期间的 PaO_2 值[130]。然而，目前在单肺通气期间趋向于应用小潮气量复合 PEEP，原因包括：第一，单肺通气期间低氧血症的发生率低于 20~30 年前；第二，持续的大潮气量使通气侧肺急性损伤的风险增加；第三，允许反复肺不张和反复肺复张通气模式似乎是有损伤性的[131]。通气技术需要依赖于患者基础呼吸力学的个体化。

呼吸性酸／碱情况（参见第 60 章）

低氧肺区域的 HPV 反应在呼吸性酸中毒时增强，而在呼吸性碱中毒时降低。然而，OLV 期间低通气量并不会为气体交换带来净增益。这是因为呼吸性酸中毒优先增加富氧区域的肺血管张力，这与临床上任何有益的肺血流重分配正相反[132]。总体而言，过度通气的效应通常会倾向于降低肺血管压力。

PEEP

　　肺血流阻力与肺容量呈双相模式变化，当肺容量为 FRC 时肺血流阻力最小（图 66-26）。尽可能保持通气侧肺容量为正常的 FRC 状态有助于促进此侧肺血流增加。术中存在一些已知的可改变 FRC 的因素，易使通气侧肺 FRC 降至正常水平之下。这些因素包括：侧卧位、肌松以及上侧开胸（容许纵隔的重量压迫下肺）。由于慢性阻塞性肺疾病患者存在持续性的呼末气流，而使单肺通气期间试图测量 FRC 变得复杂[133]。当许多患者试图通过双腔支气管导管管腔呼出相对较大的潮气量时，实际上并没有达到呼气末平衡的 FRC 容积。这些患者出现动态的充气过度以及隐蔽的呼气末正压（内源性 PEEP）[41]。

内源性 PEEP

　　内源性 PEEP 最容易发生在肺弹性回缩力下降如老年性或肺气肿的患者[134]。当吸呼比（I：E）增加即呼气时间缩短时内源性 PEEP 增加。在所研究的多数肺癌患者中内源性 PEEP 平均为 4～6cmH₂O，与以前提到的因素相反。这往往会降低单肺通气期间下肺的 FRC。通过呼吸机对已存在内源性 PEEP 的肺进行 PEEP 模式通气，影响会很复杂（图 66-30）。与内源性 PEEP 较高（>10cmH₂O）的患者相比较，对内源性 PEEP 较低（<2cmH₂O）的患者给予一个中等的外界 PEEP（5cmH₂O）通气时，总 PEEP 增加更显著。单肺通气期间给予 PEEP 模式通气是否可改善患者的气体交换取决于患者个体的呼吸力学。如果应用 PEEP 通气，倾向于将顺应性曲线的呼气平衡点转向曲线较低的拐点，即接近 FRC，然后外源性 PEEP 通气模式则会有受益（图 66-31）。但是，如果应用 PEEP 通气使平衡点上调，而远离曲线较低的拐点，将会使气体交换变得更糟。

　　现有的麻醉机难以检测和测定内源性 PEEP。为了监测内源性 PEEP，在呼气末必须封闭呼吸回路，直到与气道压形成平衡[135]。当前大多数重症监护病房的呼吸机可用于测量内源性 PEEP。

潮　气　量

　　单肺通气期间每位患者将有一套最佳呼吸参数，包括潮气量、呼吸频率、吸呼比以及压力或容量控制通气。然而，现有的麻醉机提供麻醉时，试图评估每一个参数是不实际的，并且临床医师必须首先依赖于

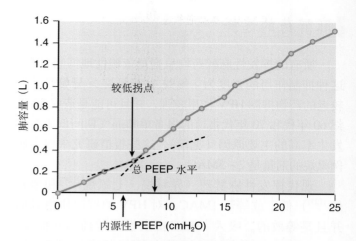

图 66-30　伴有轻度慢性阻塞性肺疾病典型性肺癌患者非通气侧肺静态顺应性曲线。较低拐点被认为代表 FRC。单肺通气期间患者的内源性 PEEP 为 6cmH₂O。通过呼吸机给予 5cmH₂O PEEP，使环路中总的 PEEP 达到 9cmH₂O。附加的 PEEP 通气时患者 PaO₂ 下降 PEEP *(Based on data from Slinger P, Kruger M, McRae K, et al: Relation of the static compliance curve and positive end-expiratory pressure to oxygenation during one-lung ventilation, Anesthesiology 95:1096, 2001.)*

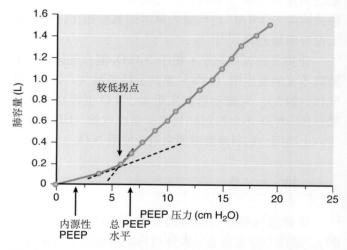

图 66-31　正常肺功能的年轻患者单肺通气期间的静态顺应性曲线（该病例为纵隔肿瘤切除）。曲线较低拐点（FRC）是 6cmH₂O。单肺通气期间内源性 PEEP 是 2cmH₂O。通过呼吸机给予 5cmH₂O PEEP 使环路中总的 PEEP 达到 7cmH₂O，可改善 PaO₂。在年轻患者以及弹性回缩力增加的患者（如由于限制性肺疾病），单肺通气期间 PEEP 通气将增加 PaO₂ *(Based on data from Slinger P, Kruger M, McRae K, et al: Relation of the static compliance curve and positive end-expiratory pressure to oxygenation during one-lung ventilation, Anesthesiology 95:1096, 2001.)*

一个简便的策略（表 66-9）。潮气量改变的结果是不可预测的，部分原因可能是内源性 PEEP 干扰潮气量。应用 5～6ml/kg 理想体重的潮气量加上 5cmH₂O PEEP 通气，在单肺通气期间对多数患者（慢性阻塞性肺疾病除外）起初似乎是一个合乎逻辑的开端。必须控制

表 66-9 单肺通气通气参数的建议

参数	建议	指南 / 附加说明
潮气量	5 ~ 6ml/kg	维持： 气道峰压值 <35cmH$_2$O 气道平台压 <25cmH$_2$O
PEEP	5cmH$_2$O	慢性阻塞性肺疾病患者，不另加 PEEP
呼吸频率	12 次 / 分	保持正常 PaCO$_2$；单肺通气期间 Pa-etCO$_2$ 通常将增加 1 ~ 3mmHg
模式	容量或压力控制	具有肺损伤风险的患者（如肺大疱、全肺切除术和肺移植术后）进行压力控制通气

潮气量，以避免气道峰压超过 35cmH$_2$O，其对应的气道平台压接近 25cmH$_2$O[136]。气道峰压超过 40cmH$_2$O 可能会导致单肺通气期间通气侧肺过度充气损伤[137]。

如患者转为侧卧位，将使呼吸无效腔增加，并使动脉 - 呼气末 CO$_2$ 张力梯度（Pa-etCO$_2$）增大。通常要求每分通气量增加 20% 以维持 PaCO$_2$ 系统。Pa-etCO$_2$ 的个体差异很大，那么与监测 PaCO$_2$ 相比，在单肺通气期间监测 Pa-etCO$_2$ 的可靠性更低。这种影响可能是因为在通气侧肺与非通气侧肺之间 CO$_2$ 排除存在个体差异。

容量控制通气与压力控制通气的比较

传统上，容量控制通气在手术室已被用于各种类型的手术。最近，压力控制麻醉机的出现已使这种类型的通气模式在胸外科的研究和使用成为可能。对多数患者来说，与容量控制通气比较，压力控制通气虽然气道峰压稍低些，但至今还没有证据表明能改善氧合[138]。压力控制通气时气道峰压的下降主要是在麻醉环路中而非远端气道[139]。压力控制通气可避免因胸腔内外科手术操作而引起的气道峰压突然增加。对因高容量或高压力（如肺移植后或全肺切除术期间）而使肺损伤风险升高的患者，进行压力控制通气不无裨益[140]。在肺切除术期间，由于肺顺应性的快速变化，当应用压力控制通气时，必须密切监视潮气量，因为潮气量可能会突然改变。

低氧血症的预测

单肺通气期间的低氧血症促进了胸科麻醉的研究。在绝大多数病例中单肺通气期间的低氧血症是可预测（框 66-4）、可预防和可治疗的[141]。

术前通气 / 血流扫描

术中进行单肺通气时，分流和 PaO$_2$ 与通气侧肺的灌注分数密切相关，正如与术前通气 / 血流（V/Q）扫描得一样[142]。在长期患有单侧（即手术侧）肺部疾病的患者中，通气与血流下降，能够很好地耐受单肺通气。类似地，在术中单肺通气期间下肺气体交换比例高的患者，其氧合更好。

术 侧

右侧开胸的患者往往在单肺通气期间分流增加，PaO$_2$ 降低，这是因为右肺较大，并且通常比左侧血流增加 10%。在平稳的单肺通气期间，左侧与右侧开胸术总的平均 PaO$_2$ 相差大约 100mmHg[143]。

双 肺 氧 合

在侧卧位双肺通气时 PaO$_2$ 较好的患者，在单肺通气期间往往氧合也较好。这些患者的通气与血流匹配能力更强，并且发生通气侧肺不张的可能性也较少。对因创伤需要开胸手术但是通气侧肺又存在挫伤的患者，尤其需要权衡考虑。

术前肺功能测定法

多项研究一致表明，当前面的因素被控制时，术前肺功能较好的患者在单肺通气期间更容易发生氧饱和度降低以及 PaO$_2$ 下降。临床上这是很明显的，因肺气肿行肺减容术的患者通常能很好地耐受单肺通气。其原因尚不清楚，但是对气道阻塞性疾病的患者，在开胸手术单肺通气期间，可能与其保持有利的 FRC，产生内源性 PEEP 有关[54]。

低氧血症的治疗

单肺通气期间动脉氧合将会降低，在单肺通气启动后 20 ~ 30min 常常降至最低点。2h 后随着缺氧性肺血管收缩增强，氧饱和度将趋向稳定或逐渐上升。大多数患者氧饱和度在单肺通气的前 10min 降低得非常快。但单肺通气期间大多数低氧血症对治疗反应很快。治疗方案要点见框 66-9。

框66-9　单肺通气期间氧饱和度下降的治疗方法

- 氧饱和度严重或突然下降：重新双肺通气（如果可能）。
- 氧饱和度逐渐下降：
  - 确保吸入氧浓度为 1.0。
  - 应用纤维支气管镜检查双腔支气管导管或支气管阻塞导管的位置。
  - 确保最佳心排血量，降低挥发性麻醉剂（<1MAC）。
  - 对通气侧肺应用补偿手法（这可能出现一过性的更严重的低氧血症）。
  - 对通气侧肺应用 PEEP（5cmH$_2$O）通气（除非患者伴有肺气肿）。
  - 对非通气侧肺应用 CPAP（1～2cmH$_2$O）通气，在实施 CPAP 之前即刻应用补偿手法。
  - 对非通气侧肺行间隙性再膨胀。
  - 对非通气侧肺行部分通气技术：
    - 氧气吹入法
    - 高频通气
  - 肺叶塌陷（应用支气管阻塞导管）。
  - 对非通气侧肺的血流进行机械限制。

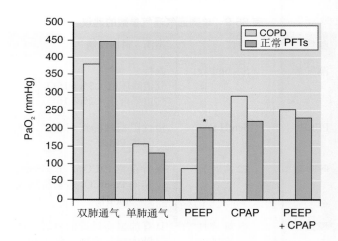

图 66-32　单肺通气期间通气侧肺进行 PEEP 与非通气侧 CPAP 对平均 PaO$_2$ 影响的比较。COPD：一组肺癌手术合并 COPD 的患者；正常 PFTs：一组术前肺功能检测正常的食管手术患者。*$P<0.05$，表示与 OLV 相比差异 *(Based on data from Capan LM, Turndorf H, Patel C, et al: Optimization of arterial oxygenation during one-lung anesthesia, Anesth Analg 59:847, 1980; Rothen HU, Sporrc B, Engberg G et al:Re-expansion of atelectasis during general anesthesia: a computed tomographic study, Br J Anaesth 71:788, 1993.)*

1. 重新双肺通气　对上肺再行膨胀以及将双腔支气管导管或阻塞导管的套囊放气。这将迫使手术中断，但是对严重或突然发生的低氧血症十分必要。在获得适当的氧合水平后，可对低氧血症的原因进行诊断，在试图再次采取单肺通气之前采取指南（见后）中的防治措施。

2. 增加 FiO$_2$　确保吸入气中的 F$_I$O$_2$ 为 1.0。这基本上是所有患者可用的一个选择，但除外接受博来霉素治疗的患者或类似引起潜在性肺氧中毒治疗的患者。

3. 重新检查双腔支气管导管或阻塞导管的位置　确保通气侧肺的肺叶没有被堵塞。

4. 检查患者的血流动力学，以确保心排血量没有下降　外科医师在肺切除术中可能意外地压迫下腔静脉，从而发生血压下降以及心排血量下降，进而导致单肺通气期间氧饱和度迅速下降。这一情况很常见。需要治疗心排血量下降（如果是由胸段硬膜外交感神经阻滞所致，可应用正性肌力／血管升压类药物），停止应用扩血管药物，降低挥发性麻醉剂的 MAC，使其≤ 1.0MAC。

5. 对通气侧肺实施复张　为了消除肺不张，使肺膨胀 20cmH$_2$O 或更多，并持续 15～20s。由于血流短暂性地向非通气侧肺分布，可能导致血压一过性下降，并且 PaO$_2$ 将出现短暂性进一步地下降。

6. 对通气侧肺应用 PEEP 通气　需要在 PEEP 通气之前应用补偿手法以获益最大（参见第 15 章）。对呼吸力学正常的患者以及由于限制性肺疾病使肺弹性回缩力增强的患者，PEEP 通气将增加非通气

侧肺的呼气末容量，使之接近于 FRC。预测每一位患者理想的 PEEP 是不可能的，将 5cmH$_2$O 水平作为起点是十分有用的。PEEP 通气将增加存在内源性 PEEP 患者（如肺气肿）的呼气末容量。不同于 CPAP 通气，施行 PEEP 通气不会使非通气侧肺再膨胀以及中断手术。对肺功能正常的患者，在单肺通气期间 PEEP 表现出与 CPAP 同样的提高 PaO$_2$ 的效果（图 66-32）[144]。对肺功能正常的患者，实施单肺通气前常规进行补偿手法和 PEEP 通气是合理的。

7. 对非通气侧肺进行 CPAP 模式通气是在 PEEP 通气后的二线治疗方法 [145]　当对非通气侧肺进行 CPAP 通气时有一个需要观察的重要警示，那就是必须将 CPAP 用于膨胀的（复张）肺方才有效。肺膨胀不全区域的开放压 >20cmH$_2$O[146]，并且如果对这些区域简单地给予 5～10cmH$_2$O 水平的 CPAP 通气则不能使之恢复膨胀。在 CPAP 通气之前，即使有一个短至 5min 的塌陷时段，在单肺通气时都会严重影响氧合作用 [147]。当将 CPAP 用于一个完全膨胀的肺时，可以使用低至 1～2cmH$_2$O 水平的 CPAP 通气 [148]。因为处于功能残气量状态时正常跨肺压大约是 5cmH$_2$O，如应用 CPAP 以 5～10cmH$_2$O 压力对完全膨胀的肺通气时，将导致肺的容积增大，以致阻碍手术进程，尤其是微创手术。

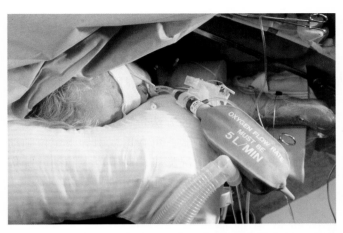

图 66-33 左侧开胸术时用于非通气侧肺商品化的一次性 CPAP 环路（该病例应用右侧 DLT）。这个环路上有一个可调节排气阀，允许 CPAP 压力在 1 至 10cmH$_2$O 之间进行调节

CPAP 水平不足 10cmH$_2$O 时不干扰血流动力学变化。低水平 CPAP 的益处主要是因为非通气侧肺的氧摄取而非血流向通气侧肺转移。当对非通气侧肺给予氧气（F$_i$O$_2$ 1.0）时，CPAP 通气最有效。水平较低的 F$_i$O$_2$ 的 CPAP 具有临床益处，并且可用于有氧中毒风险患者的 CPAP 通气。

已经有很多麻醉系统可对非通气侧肺进行 CPAP 通气。其中最基本的是需要 CPAP（或 PEEP）阀与氧气气源。理想的情况下，在环路中应允许存在 CPAP 水平的误差，包括一个可用来容易膨胀非通气侧肺的储气囊以及一个测量实际 CPAP 水平的压力计。可购买到这些麻醉环路（图 66-33），或者很容易地由标准的麻醉设备进行组合。CPAP 可通过双腔支气管导管或者支气管阻塞导管的吸引通道进行。

在单肺通气期间，即使对 CPAP 采取恰当的管理，应用 CPAP 对改善氧合也不是完全可靠的。当术侧肺的支气管堵塞，或开放于空气中时（如支气管胸膜瘘，或在支气管内的手术中），则 CPAP 不能改善氧合。而且在某些情形下，尤其是在胸腔镜手术操作空间受限的情况下，CPAP 可明显干扰手术[149]。

药 物 治 疗

停用强效血管扩张药，如硝酸甘油、氟烷以及其他大剂量的挥发性麻醉药，可以改善单肺通气期间的氧合[150]。在动物模型上，对通气侧肺选择性地应用血管扩张剂前列腺素 E$_1$[151]，或者对含氧量低的肺叶应用 NO 合酶抑制剂（l-NAME）[152]，会改善肺动脉血流的重新分配。但目前还不能应用于人类。在人类，如果选择性单独给予通气侧肺 NO，并不能产生

有利作用[153]。给予非通气侧肺 NO（20ppm），联合静脉输注阿米屈伦，可以提高 HPV，可使单肺通气期间 PaO$_2$ 水平基本上与双肺通气时一致。但是，这主要是由于阿米屈伦增强缺氧性肺血管收缩效应所致的[154]。阿米屈伦曾经在北美作为呼吸兴奋剂使用，但由于其副作用如肝酶变化以及乳酸性酸中毒而撤回，再想重新回到市场已不太可能。然而，联合应用 NO 与其他肺血管收缩剂如去甲肾上腺素，已证明对 ICU 中需要机械通气的成人呼吸窘迫综合征患者有改善氧合的作用[155]。这在单肺通气期间可能具有应用价值。

间断再膨胀非通气侧肺

反复进行低氧刺激可使 HPV 更加有效。在再膨胀之后，如果肺再一次塌陷时氧饱和度往往是合适的。再膨胀可由额外的 CPAP 环路对非通气侧肺进行规律性地控制而实现。

局部通气方法

单肺通气有一些可替代的方法，包括已经描述过的对上肺的局部通气方法。它们能够改善单肺通气时的氧合。对发生氧饱和度降低风险特别高的患者，如曾行肺切除术的对侧肺部手术，这些方法都很有好处。这些替代方案包括以下内容：

1. 非通气侧肺间断正压通气　这可以通过多种方法实施。Rusell 介绍的一种方法是将抑菌呼吸过滤器与双腔支气管导管非通气侧管腔相连，通过呼吸过滤器上的 CO$_2$ 采样管接口以 2L/min 的速度供氧（图 66-34）[156]。人工阻塞呼吸过滤器 2s 可以使非通气侧肺充入约 66ml 的氧气。每 10s 重复一次，可以使外科暴露的影响降到最低。

2. 选择性充氧从而使术侧远离手术部位肺段复张（图 66-35）[157]　在微创手术中使用纤维支气管镜充氧是一个有用的方法。通过纤维支气管镜的吸引器接头以 5L/min 的流量供氧。将纤维支气管镜在直视下伸入远离手术部位的肺段。按下纤维支气管镜上的吸引器开关即可以使相应肺段复张。外科医师在胸腔镜下通过观察肺的膨胀程度来防止复张肺段过度膨胀。

3. 在开放侧胸腔仅使手术肺叶选择性地塌陷[158]　可将阻塞导管以适当的位置置入同侧肺叶支气管。

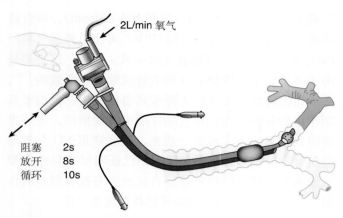

图 66-34　一个对非通气侧肺实施间断气道正压的简单装置。抑菌呼吸过滤器与 DLT 的非通气侧管腔相连，将呼吸过滤器上的 CO_2 采样管代连接氧源。通过间断手工阻塞呼吸过滤器开口端，可以在影响手术暴露最小的情况下改善氧合（细节见正文）*(Reproduced with permission from Slinger P: Principles and practice of anesthesia for thoracic surgery, New York, Springer, 2011.)*

肺血流的机械限制

对外科医师来说，直接压迫或夹闭非通气侧肺的血流是可能的[159]。这可在氧饱和度急剧降低的情形下或者确定要完全肺切除与肺移植时临时使用。另一种限制非通气侧肺血流的方法是将位于术侧肺动脉主干的肺动脉导管球囊扩张。可在透视引导下定位肺动脉导管，并根据术中情况膨胀。对于巨大肺动静脉瘘切除手术，这已被证明是一项有用的技术[160]。

预防低氧血症

大部分低氧血症的治疗原则均可用于单肺通气期间氧饱和度降低风险高的患者。关于低氧血症预防性治疗的优点，除了明显增加患者安全外，还包括在启动单肺通气时以控制模式设定术侧肺进行 CPAP 或其他替代模式通气，因而不需要中断手术以及避免非常不利的非通气肺紧急再膨胀。

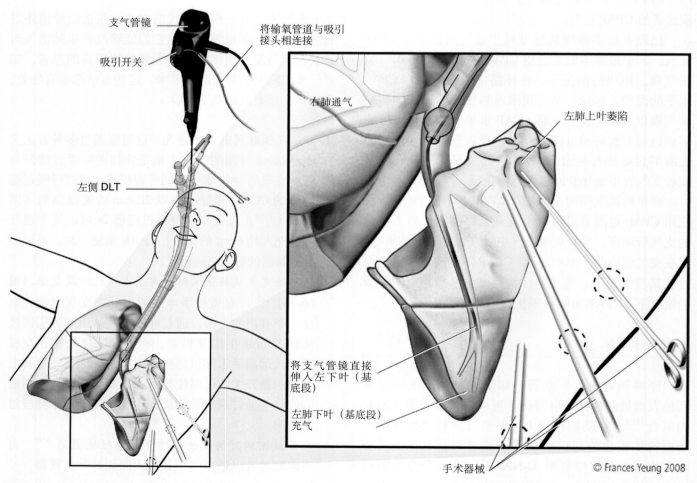

图 66-35　胸腔镜手术中使用纤维支气管镜对术侧非肺通气肺的部分肺段进行充氧 *(Reproduced with permission from Slinger P: Principles and practice of anesthesia for thoracic surgery, New York, Springer, 2011.)*

双侧肺手术

由于术侧肺的机械损伤，在单肺通气后术侧肺的气体交换将会短暂性受损。缺氧性肺血管收缩的补偿作用在复张第一个萎陷肺后也发生延迟。当双侧肺都需要进行手术操作时，尤其是在第二次单肺通气期间氧饱和度降低将成为一个问题（对已采取手术的肺进行单肺通气）[161]。因此，对双肺均行手术时，建议先做气体交换好的一侧肺，以减少单肺通气期间氧饱和度降低的倾向。对大多数患者来说，这意味着首先行右侧肺的手术。

常见手术操作的麻醉管理

光导纤维支气管镜检查

光导纤维支气管镜检查在胸科手术与麻醉的临床实践中是一项很有价值的诊断与治疗程序。在许多临床中心，在肺切除术之前需常规进行光导纤维支气管镜检查，以再次确认诊断（如果肿瘤压迫气道），或确定末端气道的侵犯与阻塞（与支气管切除的范围有关）情况。

麻醉管理

有多种方法用于光导纤维支气管镜检查，包括清醒或全身麻醉下经口与经鼻途径。用于清醒麻醉的方案包括准备局麻醉药喷雾器、手持喷雾剂或浸泡麻醉药的纱布进行局部麻醉；神经阻滞［喉和（或）舌咽神经］；通过支气管镜直接注入局部麻醉药（边行进边喷洒技术）[162]，合用或不用镇静 / 阿片或止涎药。用于全身麻醉的方案包括保留自主呼吸或曾用或不用

肌松药施行正压通气。全身麻醉时的气道管理可采用气管内插管或喉罩通气道（laryngeal mask airway，LMA）。一个带有自动封闭阀的 Portex 旋转连接器（Smith Medical，Ashford，Kent，UK）可用来帮助通气和支气管镜操作；同时吸入和（或）静脉麻醉药可用于麻醉。对围术期分泌物多的患者，可应用抗胆碱能药物治疗，以确保操作视野干燥，使纤维支气管镜提供理想的图像。

喉罩技术的优点包括它可允许声带和声门下结构可视化，并且与气管导管相比，当置入纤维支气管镜时气道阻力较低（图 66-36），对于困难气道患者非常有用。当患者保持自主呼吸时这可能是最安全的麻醉管理方法[163]。可通过纤维支气管镜或硬式支气管镜放置自膨式可屈金属气管和支气管支架（彩图 66-37）。然而，只能通过硬式支气管镜置入硅胶气道支架。

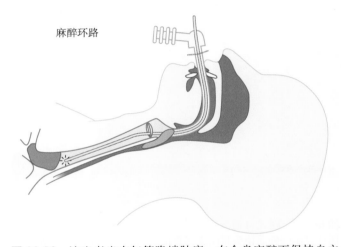

麻醉环路

图 66-36　该患者患有气管隆嵴肿瘤，在全身麻醉下保持自主呼吸，通过喉罩插入纤维支气管镜。在该病例中可进行诊断以及 Nd:YAG 激光肿瘤切除。通过喉罩插入纤维支气管镜可看到声带及声门下结构，而气管导管内插入支气管镜则不可能做到这一点

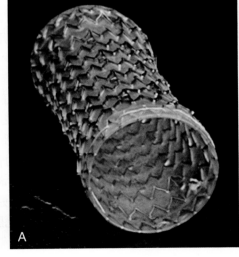

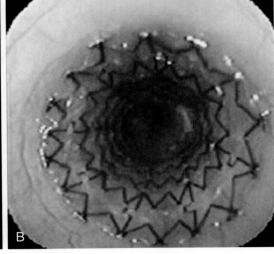

彩图 66-37　A. 自膨式可屈金属气管支架；B. 纤维支气管镜视野下自膨式可屈金属气管支架近端

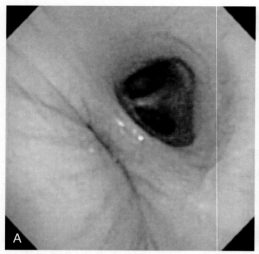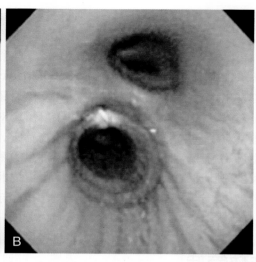

彩图 66-38 A. 肺移植术后左下肺叶塌陷患者的气道图像；B. 通过硬式支气管镜已将硅化橡胶支架置入左下肺叶

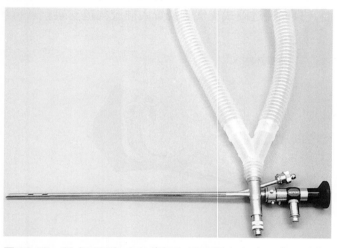

图 66-39 硬式可通气支气管镜与侧壁附有麻醉环路的图像。图片显示一伸缩镜头封闭支气管镜近端 *(From Kaplan J, Slinger P, editors: Thoracic anesthesia, ed 3, Philadelphia, 2003, Churchill Livingstone.)*

硬式支气管镜

在传统上，硬式支气管镜检查被认为是术前诊断性评估气管阻塞、治疗大量咯血以及气道异物的首选方法。随着激光、气管扩张或者支架植入等的开展，支气管镜可用于治疗支气管内及中央气道的恶性及良性病变（彩图 66-38）[164]。硬式支气管镜是气道狭窄扩张术的可选方法。

麻醉管理

应对行硬式支气管镜检查的患者进行包括放射学检查的完整的术前评估。应在术前评估中进行 X 线胸片和 CT 检查。如果时间允许，建议严重哮喘的患者接受药物干预以获得暂时稳定。治疗包括雾化吸入冷盐水、消旋肾上腺素以及全身应用类固醇类药物[165]。

硬式支气管镜检查时有四种通气管理的基本方法：

1. **自主呼吸**　对气道行表面麻醉或神经阻滞，以降低使用挥发性麻醉药时出现屏气和咳嗽的倾向。
2. **间断充氧（有 / 无氧气吹入）**　这需要彻底预充氧，以及麻醉医师在氧饱和度下降之前必须中断手术以行通气。这就是说，允许外科医师操作的间隔为 3min 或更长时间，根据患者病情而定。
3. **通过可通气的支气管镜进行正压通气**（图 66-39）　这需要使用标准的麻醉环路设备。但是，如果较小型号的支气管镜与较大的气道之间相差太大，可能造成严重漏气。
4. **喷射通气**　这需要通过手提式的喷射器如 Sanders 喷射器（Sulz，Germany）[166]或高频喷射通气机来完成。这些技术在联合静脉麻醉时是最有用的。因为喷射机的循环气体是来自室内空气或附属的麻醉环路的气体，因而任何一种吸入的挥发性麻醉药的剂量非常不确定。

在气道操作之前应用抗胆碱能药物（如格隆溴铵，0.2mg 静注）将减少支气管镜检查时的分泌物。对于行硬式支气管镜检查的患者，麻醉诱导时外科医师必须在旁，以随时做好应用硬式支气管镜建立气道的准备。儿童接受硬式支气管镜手术时最普遍采用吸入麻醉药并保留自主呼吸；而对于成人患者，使用静脉麻醉并给予肌松药更为普遍。

对于使用肌松药无禁忌证的患者，可先使用短效肌松药（如琥珀胆碱），以便插入一小单腔支气管导管或硬式支气管镜。非去极化肌松药（参见第 34 章）可用于时间较长的操作，如支架置入或肿瘤切除。应该使用护牙托，以保护上下牙齿及牙龈免遭支气管镜压伤。如果计划使用静脉麻醉，可选瑞芬太尼与丙泊酚[167]。如果外科医师对开放气道需要反复操作（如抽吸与置入仪器），选择静脉麻醉则较为有利。这是因为需要保持一定的麻醉深度，并且可避免呼出麻醉药而污染手术室。

对于使用掺钕钇铝石榴石（Nd:YAG）激光的患者，吸入气中的氧浓度应依照氧饱和度的情况维持在可接受的最低范围（例如，如果可能，<30%），以避免气道燃烧。因为任何普通材料（包括瓷和金属）均可被 Nd:YAG 激光所穿透，因此，当使用 Nd:YAG 激光时，气道中最好避免使用潜在易燃的材料[168]。由于 Nd:YAG 激光具有高能量、短波长的特点，与用在上气道手术的 CO_2 激光相比对于远端气道手术具有很多优势，包括 Nd:YAG 激光穿透组织更深，因而对血管肿瘤组织具有更强的凝血效果；并且遇到柔性或硬式支气管镜时可被折射并通过纤维。然而，有很高的发生反射性激光冲击的可能性，还很可能发生延迟性气道水肿。

硬式支气管镜具有大小不同的型号，通常直径为 3.5～9mm，并具有通气侧孔以方便置入气道时通气。正压通气时，如果在支气管镜周围漏气过多，这可能需要放置咽部填塞物以方便通气。在氧饱和度降低的情况下，有必要与外科医师或胸外科医师保持持续沟通。如果出现氧饱和度降低，必须停止手术，并让麻醉医师对患者进行通气处理。给氧方式可为通过硬式支气管镜，或者取出支气管镜后经面罩、喉罩或气管导管通气。

硬式支气管镜检查时脉搏血氧饱和度的监测是至关重要的，因为发生氧饱和度降低的风险很高。对于监测呼气末 CO_2 或挥发性麻醉药没有简单的方法，因为呼吸道基本保持开放的状态。对于长时间的手术操作，反复测定动脉血气以确定通气充足是很有用的。另一种备选方法是中断手术操作，通过面罩或气管内插管的标准麻醉环路来检测呼气末 CO_2。

与通过气管内导管纤维支气管镜检查不同的是，使用硬式支气管镜检查气道时不能保证安全绝对，并且在风险较高的患者，如伴有饱胃、食管裂孔疝以及病态肥胖症者，常常有误吸的可能。对这些患者，最好推迟硬质支气管镜检查以降低误吸风险。当因推迟而没有明显获益，以及（或）存在紧急气道（误吸阻塞性异物）时，没有简单的解决方法，需要逐个对每个病例根据病情权衡风险以管理气道。

需要麻醉的硬式支气管镜的其他用途包括：良性气道狭窄的扩张、气管恶性病变的中心切除、支气管内或隆嵴上肿瘤的激光消融以及肺癌手术切除前支气管镜介入治疗。此外，介入性支气管镜通常还被用于肺移植后处理呼吸道并发症。

硬式支气管镜的并发症包括气道穿孔、黏膜损伤、出血、术后气道水肿以及手术结束时气道漏气。在某些情况下，如果存在可疑气道水肿，或者不能对患者拔管时，可能有必要在硬式支气管镜检查后插入小号（6.0mm ID）单腔支气管导管。这些患者可能在术后需要通过雾化吸入类固醇和消旋肾上腺素。

纵隔镜检查

在非小细胞肺癌分期中，纵隔镜检查术是用来评估纵隔淋巴结的标准方法[169]。此外，纵隔镜可用来帮助对前/上纵隔肿块的诊断。最常用的纵隔诊断程序是颈部纵隔镜检查术，即在下颈部胸骨上切迹中线做小横切口（2～3cm）。钝性分离气管前筋膜，将纵隔镜朝隆嵴方向插入。另一种程序是胸骨旁（或前）纵隔镜检查术，即在软骨间或第二肋软骨位置做一小切口。

纵隔镜的相关并发症为 2%～8%。最严重的并发症是大出血，这可能需要紧急开胸手术。其他可能的并发症包括气道阻塞、压迫无名动脉、气胸、喉返神经麻痹、膈神经损伤、食管损伤、乳糜胸以及空气栓塞[170]。

麻醉管理

对行颈部纵隔镜检查的患者而言，应该在术前评估时检查 X 线胸片以及胸部 CT 扫描，以便发现可能阻碍气道的肿块。在局部麻醉下也可完成纵隔镜检查（尤其是对前纵隔肿瘤的纵隔镜检查）。对于患有前纵隔肿瘤累及气道且合作比较好的成年患者，这可能是一种选择。然而，患者咳嗽或体动可能导致手术并发症。大多数患者需要全身麻醉并插入单腔气管导管。这些患者无须动脉置管。然而，必须监测右侧手臂脉搏（将脉搏氧饱和度仪置于右手，动脉置管或麻醉医师的手指也应触摸右手）。因为纵隔镜检查可能压迫无名动脉，并且手术医师往往意识不到这种情况的发生。无名动脉的血供不仅包括右手臂，而且还有右侧颈总动脉。在脑侧支循环差的患者（通常不可能预测到是哪些患者），如果无名动脉受压，则发生脑血管缺血的风险较高。应将无创血压袖带放在左臂，以保证在无名动脉可疑受压时提供正确的收缩压。

对少量纵隔出血可采用保守措施，包括将患者置于头高位，收缩压控制在 90mmHg，用手术纱布填塞伤口。但如果大出血，则要求紧急胸骨切开或开胸止血（框 66-10）。如果需要肺隔离，则将现有的气管导管管腔置入支气管阻塞导管，因为外科医师在填塞伤

1. 停止手术并压迫伤口。如果手术麻醉团队没有及早地发现问题，则患者到达循环崩溃点的危险会很大。
2. 外科和麻醉医师一起开始复苏并寻求帮助。
3. 采用大口径留置针开放下肢静脉通路。
4. 动脉置管（如果麻醉诱导时未置管）。
5. 为了预防大出血，准备好输血加温和快速输血装置。
6. 在手术室获取已行交叉配型试验的血制品。
7. 如果外科医师觉得可能需要开胸手术，放置双腔管或支气管阻塞导管。
8. 一旦患者稳定且准备工作充分，外科医师可以重新探查颈部切口。
9. 如果有适应证，改为胸骨切开或开胸术。

口时常常很难更换成双腔支气管导管。动脉应穿刺置管（如果先前没有置入）以监测动脉血压。如果出血是由于上腔静脉撕裂所致，那么补充容量以及治疗药物可能会丢失在手术野，除非通过下肢外周静脉给药。

气胸是纵隔镜检罕见的并发症。如术中发生气胸（其证据是吸气压力峰值增加、气管移位、呼吸音遥远、低血压及发绀），需要立即处理，通过胸腔引流管减压。在纵隔镜术后的麻醉后监护病房中，所有患者必须行胸片检查以排除气胸。

在纵隔镜检查造成的喉返神经损伤中，大约有50%的病例是永久性的。如果怀疑存在喉返神经损伤，在患者自主呼吸时可以直视检查声带的变化。如果声带不动或处在中线位置，则应警惕术后喉梗阻。

在行纵隔镜检查时，其前端位于胸腔内，因此直接暴露于胸膜腔压。患者自主呼吸吸气时，由于胸腔内负压增加，如果发生静脉出血，则可能发生静脉空气栓塞。在此过程中，如使用控制性正压通气，可以最大限度地降低空气栓塞的风险。气管、迷走神经、大血管的受压或牵拉可引起自主神经反射。如果纵隔镜检查不复杂，患者可以在手术室内拔管或当天出院。

支气管内超声引导下活检

可用多种方法以获得纵隔淋巴结的病理标本。这些方法包括CT引导下经皮穿刺术针吸活检、常规支气管镜下经支气管针吸活检以及支气管内超声引导下活检。支气管内超声检查（endobronchial ultrasonography，EBUS）是通过纤维支气管镜的工作通道，用一个辐射状探针识别纵隔及肺门淋巴结[171]。在支气管内超声的直接引导下，针吸活检可用于纵隔肿瘤分期，有助于纵隔及肺门淋巴结介入诊断的安全性和准确性。对这些患者的麻醉管理通常在辅助检查室进行，如超

声或者CT室。一般来说，要对这些患者进行完善的表面麻醉（雾化利多卡因）和清醒镇静［芬太尼和（或）咪达唑仑］。EBUS可能取代纵隔镜检查，成为在肺切除术前进行肺癌分期的一种标准方法。

肺 手 术

可以通过不同手术方法完成任何肺切除术。在不同的病例中，手术方法的选择取决于多个因素，包括病变部位、病理学改变以及手术团队的培训和经验。普通胸部手术的方法及其公认的优缺点见表66-10。

微创胸腔镜手术

电视辅助胸腔镜手术（VATS）是胸膜疾病、不明确周围型肺结节以及间质性肺疾病的诊断及治疗方法。自20世纪90年代初胸腔镜手术进入现代化以来，VATS已经被认为是一种比开放手术创伤更少的手术方式。目前它已被广泛接受并成为一种成熟的手术方式，是肺活检、胸膜切除术、交感神经切除术以及其他各种肺部疾病的首选技术[172]。

此外，VATS还可以用于其他各种外科手术。一些临床中心常规应用VATS施行大部分肺叶切除术。对呼吸储备功能受限的患者来说，与常规开胸术相比，使用VATS进行肺叶切除术的预后似乎更好。术后FEV_1（$ppoFEV_1$）阈值为30%则预示VATS术后风险增加，而常规开胸术则为40%（图66-40）。然而，却无法确定$ppoD_Lco$的阈值[173]。其他手术，如脊柱融合术和脊柱侧凸矫正术均已在VATS下完成。与开胸手术比较，VATS的优势在于：①减少住院时间。②如不出现意外，则出血较少。③疼痛减轻。④与常规开胸相比可改善肺功能[174]。⑤早期活动，早期恢复，并迅速恢复工作和日常生活；⑥通过测量细胞因子反应显示，与开胸手术相比，行VATS肺叶切除术患者[175]炎症反应较轻。

VATS肺叶切除术是一种安全、有效的治疗早期非小细胞肺癌的方法[176]。通过有限数量的切孔（1～3个）和一个大约5cm长的切口进行[177]胸腔镜肺叶切除术。其优势是不用撑开肋骨。胸腔镜手术通常在侧卧位完成，但双侧胸腔镜手术，如双侧楔形肺切除术或肺减容术，可在仰卧位进行。

理论上认为机器人胸科手术是VATS的高级形式，因为通过机器人技术的运用，使外科医师获得更好的三维视野和更大的胸腔内活动范围（图66-41）[178]。麻醉管理的重点概括见框66-11。

表 66-10　肺切除的手术方法比较

切除方式	优点	缺点
后外侧开胸术	整个手术侧的胸腔暴露良好	手术后疼痛，伴或不伴呼吸功能障碍（短期与长期）
外侧肌肉非损伤性（保留）开胸术	减少手术后疼痛	增加伤口皮下积液的发生
前外侧开胸术	特别是对于创伤患者，是剖腹手术、复苏以及对侧开胸术的较好入路	后胸入路受限
经腋下开胸术	减少疼痛 易进行第一肋切除、交感神经切除术以及肺尖部小泡或肺大疱的处理	暴露受限
胸骨切开术	减少疼痛 可采取双侧入路	左下叶及后胸暴露差
经胸骨双侧开胸术（"贝壳状切口"）	双侧肺移植暴露良好	手术后疼痛及胸壁功能障碍
VATS	减少手术后疼痛及呼吸功能障碍	对中央型肺癌及胸壁粘连者操作困难

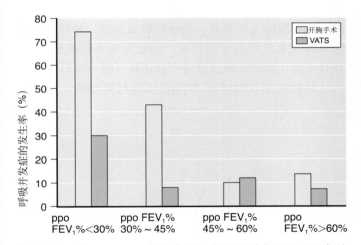

图 66-40　以 ppoFEV$_1$% 值为条件比较开胸手术和 VATS 术后主要呼吸并发症的发生率。只有 ppoFEV$_1$<30% 时，胸腔镜手术术后并发症发生率才会显著升高 *(Based on data from Kaseda S, Aoki T, Hangai N, et al. Better pulmonary function and prognosis with video-assisted thoracic surgery than with thoracotomy, Ann Thorac Surg 70:1644, 2000.)*

麻醉技术

胸腔镜手术可以在局部、区域或全身麻醉下经双肺通气或单肺通气完成[179]。对于较小的诊断性程序，胸腔镜手术可在清醒状态下进行。在切口水平的上下两个间隙进行肋间神经阻滞可提供完善的镇痛效果。当气体进入胸膜腔时，手术侧肺可发生萎陷。当对清醒患者局部麻醉时，试图提高胸腔空间的可视化效果而在压力下将气体注入单侧胸腔是非常危险的。虽然许多患者为晚期肺癌，当在对患者采取局部麻醉并保

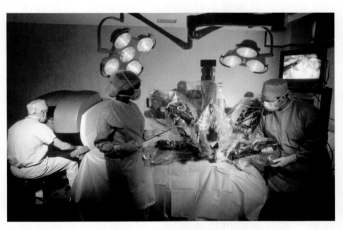

图 66-41　机器人手术。手术医师在左边远处，坐在机器人操纵台前。值得注意的是，机器人就位后，麻醉医师接触患者的通道受限

框 66-11　机器人手术的麻醉注意事项

- 必须预先制订和练习快速紧急（<60s）撤除机器人的流程
- 由于接触患者受限，肺隔离装置的定位必须在机器人就位前确认
- 可能需要延长监护导线和麻醉管道
- 向胸腔注入 CO_2 需求的增加可能会使静脉回流和血流动力学受到损害
- 注意保证在机器人就位时手术床不会移动
- 潜在手术时间的延长可增加体位相关神经损伤的风险，建议采取限制性输液策略

留自主呼吸的情况下进行胸腔镜手术时，术中 PaO_2、$PaCO_2$ 以及心律的变化很小[180]。然而，仍建议通过面罩吸入高浓度氧，以克服由不可避免的气胸造成肺容

积减少而引起的分流。

大多数 VATS 是在全身麻醉下用双腔支气管导管或支气管阻塞导管通过单肺通气完成的。如果手术持续时间比较短，只需要肺短暂塌陷，那么不必常规检查动脉血气。但如果患者接受的胸腔镜手术如肺叶切除术时间较长或肺功能处于边缘状态，则需要动脉置管并监测动脉血气变化。已证实使用局部麻醉药进行椎旁神经阻滞可以减轻患者胸腔镜术后 6h 的疼痛[181]。

虽然外科医师在操作时对任何组织结构都有可能造成损伤，但是胸腔镜手术的麻醉并发症非常罕见。麻醉医师必须明白，如发生大出血或者外科医师不能定位肺部结节活检时，存在转为开胸手术的可能性。大多数胸腔镜手术需要术后放置胸管。胸管闭式引流很重要，可以保证拔管的安全。

肺叶切除术

肺叶切除术是治疗肺癌的标准手术。与肺叶次全切除术相比，肿瘤的局部复发降低。肺叶切除术通常在开胸或 VATS 下完成。有时，如果肺癌的临床分期为晚期，手术中选择性的肺叶切除术可能转为双肺叶（右肺）切除术或全肺切除术。虽然后外侧开胸术是肺叶切除术的经典切口，但是也已经应用前外侧切口和保留肌肉的侧切口。

术后镇痛通常采用胸段硬膜外镇痛（TEA）或椎旁镇痛（见后"术后镇痛"）。在所有要求开胸手术或较大胸腔镜手术的患者，均需要放置动脉导管，以管理动脉血气和测量血压。此外，应放置大口径的静脉导管，在必要时可快速输液。必须使肺叶切除的患者保持体温和血压正常，以及可耐受的动脉血氧分压和氧饱和度，特别是在单肺通气期间。应在患者的下肢放置保温毯，以预防低体温，以及其在缺氧性肺血管收缩中的危害作用。解剖分离完肺叶和血管后，在外科医师夹闭手术部位支气管的情况下，需进行一项测试操作以确定已摘除对应的肺叶。这项操作的方法是松开双腔支气管导管所钳闭的一侧连接管，或者在使用支气管阻塞导管的情况下，将支气管阻塞导管的套囊放气，然后通过手控再膨胀双肺。在胸腔镜肺叶切除过程中，由于残余肺叶膨胀对术野带来干扰，麻醉医师可能需要通过纤维支气管镜检查支气管树，以确定手术未涉及肺叶的支气管是否通畅。一旦完成肺叶切除，需要测试支气管残端。一般是通过麻醉环路中 $30cmH_2O$ 的正压检测有无漏气。对肺叶切除术后的患者，假如术前呼吸功能正常（见本章前面的内容"术前评估"），且患者清醒、温暖、舒适（alert, warm,

and comfortable，AWaC），那么通常可以在手术室拔管。

肺上沟癌又称 Pancoast 肿瘤，可侵犯和压迫局部组织，包括低位臂丛神经、锁骨下血管、颈胸神经节（引起霍纳综合征）以及椎骨。肺叶切除术可能需要两期手术过程，包括前期的后路探查以及稳固脊柱的手术。在肺叶切除术中，可能需要广泛切除胸壁，因而可能发生大出血。由于术中需频繁压迫手术同侧的血管，应将外周的置管与监测放在对侧手臂。

肺叶袖形切除术

支气管袖形切除术被用于治疗肿瘤或良性气管狭窄。支气管肺癌是最常见的肺叶袖形切除术的适应证，其次为类癌、支气管内转移灶、原发性气道肿瘤以及支气管腺瘤。肺叶袖形切除术可以明显缩短 ICU 的停留时间以及术后机械通气的时间。肺叶袖形切除术对肺功能储备受限的患者来说是一项肺实质保留的技术。因此，对不能耐受全肺切除术的患者，这是一种可选的手术方案。术后整体生存率高，局部区域复发少。肺叶袖形切除术涉及支气管主干的切除，但是可以不包括肺实质，并且可能切除肺动脉以避免全肺切除（图 66-42）。

肺叶袖形切除术患者需要使用对侧双腔支气管导

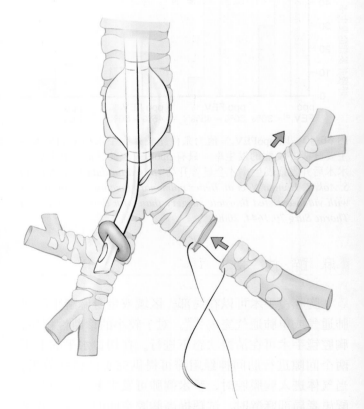

图 66-42 左上叶袖形切除术示意图。采用右支双腔支气管导管进行气道管理。手术中，向同侧支气管插入气管内导管或支气管阻塞导管是不可行的

管或支气管导管（如左侧袖状肺叶切除术需用右侧双腔支气管导管）进行肺隔离。靠近气管隆嵴的切除术可能需要应用高频喷射通气（HFJV）。肺叶袖形切除术如涉及血管重建，必须进行肝素化。在这些病例中，肝素处理后 24h 内不能进行胸段硬膜外导管操作。在动脉成形术时可能发生不可控的大出血，因此，应该建立大口径静脉导管通道。在将肺叶袖形切除术患者转移至麻醉恢复室前通常在手术室内拔管。对病程相当的右上肺癌患者，肺叶袖形切除术后的即时和长期生存率优于右全肺切除术[182]。

全肺切除术

当肺叶切除术或改良肺叶切除术不足以切除局部病变和（或）同侧转移淋巴结时，就需要全肺切除术。全肺切除与肺叶切除一样，术后也可能出现肺不张或肺炎，但是实际上发生率较低，本质上是因为已切除了手术侧残留的功能障碍的肺实质。然而，由于术后的心脏并发症以及急性肺损伤，全肺切除术后的死亡率高于肺叶切除术。全肺切除术后总的手术死亡率为 5% ~ 13%。死亡率与手术的病例数量呈负相关[183]。65 岁以上的患者并发症的发生率增加 5 倍[184]。

通常开胸行全肺切除术是选择标准的后外侧切口。在夹闭所有血管后，夹闭支气管，将肺从胸腔取出。这时通常要进行气体泄漏试验，并完成支气管残端重建。支气管残端应尽可能短，以防止形成分泌物聚集的囊袋。

在处理肺切除术后遗留空间的最佳方法上，胸外科医师没有达成共识。如果对单侧空虚的胸腔进行抽吸，或者胸腔引流管与标准的水下密封系统相连，则有可能导致纵隔摆动并伴有血流动力学崩溃。有些胸外科医师在全肺切除术后不放置胸腔引流管，一些医师宁愿选择临时性引流管以增加或排出空气，可排出 0.75 ~ 1.5L 的空气。将胸腔排空是很必要的，以保持纵隔以及气管位于正中线上（平衡）。有些外科医师放置一个特别设计的全肺切除术后胸腔引流系统，具有低压或高压的水下调压阀以平衡纵隔[185]。在患者进入麻醉恢复室或外科重症监护室后必须行胸片检查，以评估有无纵隔移位。

对拟行全肺切除术的患者应考虑其围术期发病率和死亡率风险较高的问题。放置大口径静脉导管以便输注血液制品十分必要。置入有创动脉导管监测实时动脉血压，并可检测动脉血气。建议放置中心静脉导管，有助于指导容量管理以及给予血管升压药，特别是在术后。

较大的肺切除术，如全肺切除术，可降低通气功能，并对右心室功能有显著影响[186]。全肺切除术后即刻，右心室可能扩张，并且功能降低。右心室后负荷增加是由于肺动脉压和肺血管阻力增加所致。这被认为是较大肺切除术后造成右心室功能障碍的主要原因之一。

全肺切除术患者的肺隔离管理可以通过双腔支气管导管、支气管阻塞导管或单腔支气管导管完成。当全肺切除术患者使用双腔支气管导管时，最好应用不干扰同侧气道导管（如，在右全肺切除术时用左侧双腔支气管导管）。如果将左侧双腔支气管导管或支气管阻塞导管用于左肺切除术，那么在夹闭支气管前必须回撤，以防其被意外缝合。

全肺切除术患者的特殊管理包括：① 容量管理。② 术中潮气量的管理。③ 术后急性肺损伤的管理。在较大的肺切除手术之后输液仍然是一个问题。在 Zeldin 及其同事[187]的回顾性报道中，确定发展成急性肺损伤（全肺切除术后肺水肿）的危险因素是右全肺切除、围术期静脉输液增加以及术后尿量增加。Licker 及其同事的最新研究表明，胸科患者静脉输液过多（第一个 24h 超过 3L）是急性肺损伤的独立危险指标[188]。有合理的临床证据表明，过多的输液与急性肺损伤的发生有关，而急性肺损伤在全肺切除术后死亡率很高。因此，在全肺切除术时应在维持肾功能的同时实行术中限制性输液管理。某些情况下可能需要使用强心/升压药物，在实施限制性输液的同时维持血流动力学稳定（框 66-8）。

呼吸衰竭是行全肺切除术患者术后出现并发症和导致死亡的首要原因。一份涉及 170 例全肺切除的回顾性报告显示[189]，接受平均潮气量超过 8ml/kg 通气的患者，在肺切除术后发生呼吸衰竭的风险很高。与此相反，接受潮气量不足 6ml/kg 的患者，术后呼吸衰竭发生的风险降低。Schilling 及其同事的研究表明[190]，单肺通气期间潮气量在 5ml/kg 可显著降低炎症反应，减少肺泡细胞因子分泌。因此，在对全肺切除患者采取单肺通气期间，应谨慎地使用较低潮气量（即 5 ~ 6ml/kg，理想体重），限制峰期和平台期吸气压力（即分别小于 35 和 25cmH₂O）。

全肺切除术后急性肺损伤（肺切除术后肺水肿）的发生率仅为 4%。然而，死亡率却高达 30% ~ 50%。从病因学上看这似乎是由多重因素造成的。一项研究[190]证实肺切除术后有 4 项急性肺损伤的独立危险因素，包括：① 全肺切除术。② 围术期输液过多。③ 术中通气压力指数高（综合气道压力和时间）。④ 术前酗酒。与左侧全肺切除术相比，右侧的急性肺损伤的发生率要高。这可能与右侧全肺切除术后肺动脉压力大于左

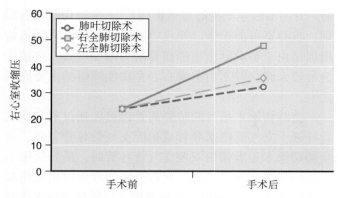

图 66-43 患者肺切除术前和术后 6 个月超声心动图测得右心室收缩压的对比。注意右全肺切除术后右心室收缩压显著升高，随后导致肺动脉压升高 *(Based on data from Iglesias M, Martinez E, Badia JR, Macchiarini P: Extrapulmonary ventilation for unresponsive severe acute respiratory distress syndrome after pulmonary resection, Ann Thorac Surg 85: 237, 2008.)*

侧全肺切除术后有关（图 66-43）[191]。目前对于治疗这种肺损伤只有对症处理是恰当的，包括液体限制，应用利尿药，低压力通气，低潮气量（如果应用机械通气）以及降低肺动脉压力等措施。体外循环呼吸支持技术可能有助于处理这一并发症[192]。

胸膜外肺切除术

胸膜外肺切除术是恶性胸膜间皮瘤患者一种可选的治疗方案[193]。对恶性胸膜间皮瘤晚期患者行胸膜外肺切除术以及术后高剂量放疗后，可显著改善患者生存。胸膜外肺切除术涉及范围广泛，可能包括淋巴结、心包、膈肌、壁胸膜和胸壁的切除。其麻醉管理的特点是由于涉及胸壁静脉，因而会造成大量出血。建议使用中心静脉压导管以指导容量管理，以及确保大口径静脉通道可用。切除肿瘤时，静脉回流心脏受阻，原因有多种因素，包括出血、肿瘤压迫上腔静脉或手术原因。如果继发大量出血，必须补液以保证血细胞压积在可接受范围内，并且维持凝血在正常范围内。由于广泛的肿瘤切除以及右侧手术中可能切除心包，因此，术后患者由侧卧位改成平卧位时可发生心脏疝或者血流动力学不稳定。由于手术持续时间较长以及大量液体转移，通常在术后短时间内需要进行机械通气。如果术中使用双腔支气管导管，那么在手术结束时通常换成单腔支气管导管。

全肺袖形切除术

涉及支气管近端以及隆嵴的肿瘤可能需要进行全

肺袖形切除术。这是右侧肿瘤最常用的方法，并且往往是在右侧开胸且不需要心肺转流术（cardiopulmonary bypass，CPB）的情况下完成的。在气管支气管吻合期间，可将一条长的单腔支气管导管插至左主支气管。也可将高频正压通气用于这一手术程序，并且之前已描述过关于高频正压通气联合使用双腔支气管导管[194]。由于外科手术时从右侧更容易到达隆嵴，所以左全肺袖形切除术通常分两个阶段进行：首先，左侧开胸，行肺切除术；然后，右侧开胸切除隆嵴。并发症的发生率及死亡率很高，5 年生存率（20%）显著低于其他肺切除术。在右全肺袖形切除术后肺水肿更是一个问题。

限制性肺切除术：肺段切除术及楔形切除术

限制性肺切除术指切除范围不足一个完整的肺叶。有两种手术符合这一概念，即肺段切除术及楔形切除术。肺段切除术是对肺动脉、静脉、支气管以及特定段肺实质的解剖性肺切除术。肺段切除术常用于外科治疗原发性肺癌且心脏和呼吸功能储备受限的患者。而楔形切除术是将肺实质边缘 1.5 ~ 2.0cm 范围行非解剖性切除，可以通过 VATS 或开胸手术完成。楔形切除术最常用于组织学不明的肺病变诊断，或者对来自远处原发性肿瘤肺部转移灶的姑息治疗。通常认为如病变小于 3cm，没有淋巴结转移，并且位于肺边缘，则可采用限制性肺切除术。

对一些曾行肺叶切除术或者肺切除术，又发展了一个新的原发性肿瘤病灶者，应考虑行限制性肺切除术。这些肺功能受损的患者围术期风险将增加（单肺通气期间氧饱和度降低或者术后拔管延迟）。Cerfolio 及其同事[195] 报道称，如果选择恰当，肺功能已受损的肺癌患者可以安全地接受限制性肺切除术。肺段切除术以及楔形切除术可通过任何标准的开胸手术或 VATS 完成。最常见的被切除的肺段位于肺上叶或肺下叶上段。

麻醉技术和监测基本上与大的肺切除术相同。为了便于手术暴露以及肺隔离，有必要应用双腔支气管导管或者支气管阻塞导管。如果患者曾经有对侧肺叶切除或全肺切除病史，应用支气管阻塞导管进行选择性的肺叶塌陷将有利于手术暴露，并能维持氧合。在选定的病例中，如联合应用双腔支气管导管与支气管阻塞导管，可在手术同侧行选择性肺叶塌陷 / 通气[196]。选择性肺叶通气时应用低潮气量（如 3 ~ 5ml/kg）非常重要，特别是对于曾经有全肺切除史的患者，可预防残余肺叶过度充气。

表 66-11 食管切除术与食管胃切除术的手术方式

手术	切口	麻醉管理
剖腹术和右侧开胸（"Ivor Lewis"）	两个切口：上腹正中切口，然后右侧开胸（第 5 或第 6 肋间隙）	必要时单肺通气 术中仰卧位改左侧卧位
经膈（"Orringer"）（食管下 1/3；一些临床中心可能中 1/3）	两个切口：上腹正中切口和左侧颈部切口	钝性胸内分离时，由于心脏受压而使血流动力学不稳定 在钝性分离时，气管支气管树有发生隐匿性穿孔的可能性（保留气管导管，以防万一需要直接插入支气管） 在左颈部不行深静脉置管
左胸腹联合切口（仅食管下端病变）	一切口：左侧开胸延至左上腹	需要单肺通气
经颈、胸、腹（"三切口"；上段和中段病变）	三个切口：右侧开胸，剖腹，最后左颈部	必要时行单肺通气 术中侧卧位改仰卧位左颈部 不行深静脉置管
胸腔镜手术 + 剖腹术或腹腔镜手术	一个或两个切口 + 腔镜入口，以避免胸内钝性剥离，最后是颈部切口	必要时行单肺通气 手术时间可能延长

肺段切除术对患有第二个原发性肺癌的患者治疗非常重要。这些患者中多数曾接受开胸手术，其中包括肺叶切除术或全肺切除术，因此，术中将面临出血增加的风险。此外，由于这些患者多伴有肺功能损害，早期拔管未必可行。术后常见的并发症是漏气。放置胸管可使肺在术后最大程度地膨胀，并最大限度减少术后胸腔遗留空间引起的并发症。术后应用吸引和胸腔闭式引流。

特定手术的麻醉管理

食管手术

对食管的恶性和良性疾病都可采取手术治疗。手术可以是根治性的，也可能是姑息性的。应注意，在几乎所有食管手术的患者中可由于食管功能障碍而导致误吸风险增加以及可能发生营养不良。

食管切除术

食管癌姑息性和可能根治的治疗方法是食管切除术。有时食管切除术会用于对保守疗法无反应的良性阻塞性病变。这种较大手术与高发病率和死亡率（10%～15%）有关。围术期死亡率和手术数量呈负相关，而食管癌通过手术的治愈率为 10%～50%。食管癌有多种手术方式（表 66-11），其中三种基本的方式为：①经胸途径。②经食管裂孔途径。③微创手术（腹腔镜 / 胸腔镜，或机器人食管切除手术）[197]。不论是经胸或经食管裂孔行食管癌切除术，据报道

呼吸系统并发症的发生率为 18%～26%[198]。一项研究表明，有 14.5% 的患者发生急性呼吸窘迫综合征（ARDS），而 24% 的患者发生急性肺损伤[199]。与胃食管吻合术相关的并发症是吻合口漏 / 裂开（发生率为 5%～26%）以及狭窄（发生率为 12%～40%）。多模式麻醉管理规程因应用限制性输液、早期拔管、胸部硬膜外镇痛和血管升压药 / 强心药支持血压而使预后得到改善[200]。低血压使胃食管吻合口血流减少。对容量正常的患者使用血管升压药或强心药可以维持体循环血压和吻合口血流量[201]。本质上食管手术的液体管理与肺切除术的液体管理相同。

经胸入路 经胸食管切除术通常分成两个阶段完成。第一阶段为患者取仰卧位进行剖腹手术，制作管状胃作为新的食管。第二阶段为左侧卧位下右侧开胸手术，经胸完成食管重建。有些医师可能会选择单一的在扩大的左胸腹联合切口完成手术。

对这类患者的麻醉管理包括使用标准监护仪、有创动脉置管，以及中心静脉压置管以应对大量液体转移。常规选择右侧颈内静脉入路没有问题，但是因为存在吻合口位于左侧颈部的可能性，左侧颈内静脉入路为禁忌。通常放置胸段硬膜外导管用于术后镇痛。为了涵盖两个切口范围，硬膜外输注药物时必须包括较宽的皮区。最好联合应用亲水性的阿片类药物（如氢吗啡酮）与局部麻醉药，优于应用亲脂性的阿片类药物。多数食管癌患者都有胃反流，因此，应保护呼吸道（包括快速诱导、压迫环状软骨）以防止误吸。

在第二阶段（右侧开胸术），需要使用左侧双腔支

气管导管或者右侧支气管阻塞导管，以便于肺塌陷。因为食管切除术需要较长时间的单肺通气，这个过程为显著的炎症反应过程。Michelet 及其同事的研究表明[202]，单肺通气期间应用保护性通气策略可以降低炎症反应。可通过将通气侧肺潮气量定为 5ml/kg，PEEP 定为 5cmH₂O 实现炎性反应降低，而非传统食管切除术中使用 9ml/kg 的潮气量。

经胸食管手术操作期间可能会影响静脉回流，导致低血压。如果患者能达到拔管要求，则鼓励在手术室内早期拔管。如果不可能拔管，应该将双腔支气管导管换成单腔支气管导管，术后机械通气。

经食管裂孔入路　应用单腔支气管导管进行气道管理。除此以外，在麻醉管理上与经胸入路手术相同。特别令人关注的是，外科医师通过狭缝钝性 / 盲探性地手工分离胸部食管时，常常可发生心脏受压和突发严重低血压。此外，如果肿瘤粘连，那么盲性分离可导致血管或远端气道损伤[203]。对这一手术来说，不剪短气管导管的做法很好，因为万一手术操作造成气管或支气管穿孔，则需要将气管导管向下插入主支气管，实施紧急单肺通气。

微创法　微创食管切除术包括应用腹腔镜、胸腔镜或机器人手术方式。在腹腔镜手术期间，CO₂ 气腹造成腹内压升高而出现血流动力学变化。在这种情况下，重要的是调整呼吸参数，以达到最佳的 CO₂ 分压。对于胸腔镜手术，需要采取左侧双腔支气管导管或支气管阻塞导管。在机器人手术中，使用肺隔离装置以实现单肺通气。在机器人手术中应特别考虑保护患者，以防止患者发生由机器人导致的任何损伤。机器人在操作时不要移动手术台。胸腔镜辅助下食管癌切除有一定的优势，包括失血少、疼痛轻以及住院时间短。但是此方法手术耗时较长。

所有的食管切除术患者均需插胃管，并且手术结束时必须将胃管固定牢靠。呼吸系统并发症包括术后急性肺损伤。胸腔内的吻合口瘘是食管手术后重大而可怕的并发症，死亡率高，为 4%～30%[204]。为了处理这些潜在并发症，必须行胃管减压以及营养支持。严重渗漏通常出现在术后早期，导致胃坏死，症状可能表现为呼吸系统综合征和休克症状。即使有非常高的死亡率，仍建议立刻手术治疗。年龄超过 80 岁的患者食管癌术后死亡风险增加，且不依赖于并存疾病[205]。

食管良性病变的手术

食管裂孔疝　虽然胃食管反流的大多数患者有裂

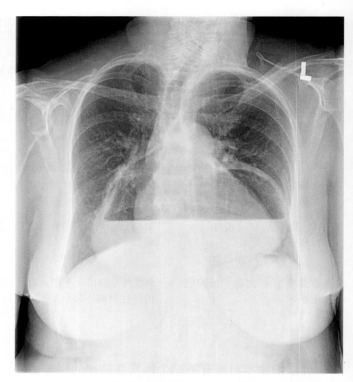

图 66-44　食管裂孔疝患者的 X 线胸片，胸腔内见膨胀的胃，拟行经左胸食管裂孔疝修补术。心脏后面可见胃内液 - 气平。这些患者在麻醉诱导时误吸的风险很高

孔疝，但是食管裂孔疝的大多数患者并没有明显的反流[206]。感觉烧心的患者存在屏障压降低，发生胃内容物反流的风险增加。食管裂孔疝有两种类型：Ⅰ型疝，也称滑动疝，大约占食管裂孔疝的 90%。在这种类型，食管胃交界处及胃底的疝沿轴向经食管裂孔向胸腔突出（图 66-44）。"滑动"指的是存在一个壁腹膜囊。食管下端括约肌朝向头侧的膈肌，对增加的腹压不能适当地做出反应。因此，在咳嗽或呼吸时屏障压降低会导致反流。Ⅱ型疝也称食管旁疝或食管裂孔疝，特点是部分胃向胸腔突出从而位于食管一侧。在Ⅱ型疝中，食管胃交界处仍然位于腹部，其最常见的并发症是失血、贫血和胃扭转。

手术修补滑疝的目的是获得胃食管结合部的反应能力。由于恢复正常解剖并不能总是成功地防止并发的反流，因此，有一些对抗反流的手术程序，比如 Nissen 胃底折叠术。修补食管裂孔疝可以通过开胸、剖腹或微创手术完成。

良性食管狭窄　慢性酸性胃内容物反流可导致溃疡和炎症，最终发生食管狭窄。如果酸性胃内容物终止与食管黏膜层接触，那么这种病理变化是可逆的。如果内科治疗不佳以及扩张不良，则可能需要采取手术。手术的修复方式有两种类型，通常情况下均选择

左胸腹联合切口。将食管黏膜与胃酸性环境之间的胃底经食管扩张干预后，进行胃成形术。可将其余胃底缝合在食管下端，产生一种阀门样的效果。第二类修复是切除狭窄，并且行胸腔内食管胃底侧吻合术。切断迷走神经和胃窦以消除胃酸。采取空肠 Roux-en-Y 胃引流手术可以防止肠道碱性反流。

食管穿孔和破裂　有多种原因可导致食管穿孔，包括异物、内镜检查、探条扩张、损伤性气管插管、胃管及口咽吸痰。医源性原因是最常见的，其中上消化道内镜是最常见的原因。食管破裂往往是由于不协调呕吐，与举重、分娩、排便相关的过度用力，以及胸部与腹部挤压伤等引起的。通常破裂位于食管胃连接处左侧 2cm。断裂是由于食管下端括约肌松弛以及食管入口受阻，同时出现腹压突然增加而造成的。相对于穿孔，食管破裂使胃内容物在高压下进入纵隔，出现的症状更为突然。

除了胸部和（或）背部疼痛，胸内食管穿孔或破裂的患者可能出现低血压、出汗、呼吸急促、发绀、肺气肿和胸腔积液或气胸[207]。影像学检查可能提示皮下气肿、纵隔气肿、纵隔扩大、胸腔积液和气腹。有时对轻微的穿孔可以行保守治疗。如果不手术治疗，较大的损伤将迅速发展成纵隔感染及败血症。因此，通常需要紧急经左或右开胸行修补和引流术。

贲门失弛缓症　贲门失弛缓症是一种食管缺乏蠕动以及食管下端括约肌不能响应吞咽而松弛的功能失调。临床上，患者出现食管扩张，这可能导致慢性反流和误吸。治疗的目的是要减轻远端阻塞，可以通过食管扩张或外科修复术完成。食管扩张存在穿孔的风险，可以通过机械、液压或气体等方法实现。修复手术包括 Heller 肌切开术，是将食管胃连接处的环形肌切开。这种肌切开术常联合食管裂孔疝修补术一起完成，以防止并发的反流。可以通过开胸、开腹或腹腔镜方式进行手术[208]。Dor 手术是对 Heller 肌切开术的一种改良方法，将支架放置到肌肉缺陷处，以防止肌肉的重新对位，以及由此引起的吞咽困难复发[209]。

食管气管瘘　成人的食管气管瘘多为恶性。良性比较少见，可能是由气管插管、外伤或炎症受损所致。在恶性食管气管瘘中，大约 85% 继发于食管癌。在食管气管瘘的儿科患者，通常是下端食管与后面的气管壁相通。与之相反，成人的瘘可与任何部分的呼吸道相通[210]。大多数情况下，通过食管镜或支气管镜可见瘘管。对恶性病例，手术目的通常只是缓解。采取肺隔离的方法将取决于瘘管的位置。对远端气管瘘的成年患者，可选择应用小号双侧支气管导管（5 ~ 6mmID）[211]。

Zenker 憩室　Zenker 憩室实际上是低咽憩室。它邻近食管，源自于甲咽肌和环咽肌交界处的薄弱点。由于它靠近食管上段，并且发病原因可能是由于吞咽时食管上段括约肌不能松弛所致，因而人们普遍认为它是食管病变。早期症状可能是非特异性的，包括吞咽困难及咽喉部异物感。随着憩室扩大，患者的症状多种多样，如未消化食物反流，仰卧时反复咳嗽，甚至发展成吸入性肺炎。

麻醉方面主要关注的是憩室切除术在全麻诱导时存在误吸的可能[212]。即使长时间禁食也不能确保憩室是空的。排空憩室内容物最好的方法是让患者在麻醉诱导前快速吐出内容物，因而要求许多憩室患者在家里做这些常规训练。由于憩室口几乎总是高于环状软骨水平，压迫环状软骨并不能防止误吸，憩室内容物还是可能进入气道而导致误吸。手术切除时通常采取较低的左颈部切口。

管理这些患者的气道时，最安全的方法可能是纤维支气管镜引导下清醒插管。然而，采用患者仰卧及将头部抬高 20° ~ 30° 时，采用修正的不必压迫环状软骨的快速诱导麻醉也是安全的。其他考虑的安全性因素包括在放置胃管、胃肠管和食管探条时有憩室穿孔的可能。

气管切除术的麻醉

气管切除及重建术适用于因气管肿瘤、气管外伤（最常见的是气管插管后狭窄）、先天畸形、血管性损害和气管软化后引起气管阻塞的患者。对可手术切除的肿瘤患者，大约 80% 行一期直接切除吻合术，10% 利用人工材料行重建术，其余 10% 置入 T 形支架。

诊断性回顾被认为是术前评估的一部分，CT 扫描是确定病变的程度、级别和长度的有效工具。支气管镜检查是明确诊断气管阻塞的方法之一。有气管狭窄的患者应在手术室完成支气管镜检查。这是由于手术室内有手术和麻醉人员在，可以随时介入以减少气道意外的发生。硬质支气管镜优于软质支气管镜的一个特点是它可以通过阻塞部位；并且如果发生完全阻塞，它也可以提供通气。手术中应对所有患者行有创动脉置管，以便于行动脉血气分析和监测动脉血压。中心静脉导管或肺动脉导管只用于需要行体外循环的患者。

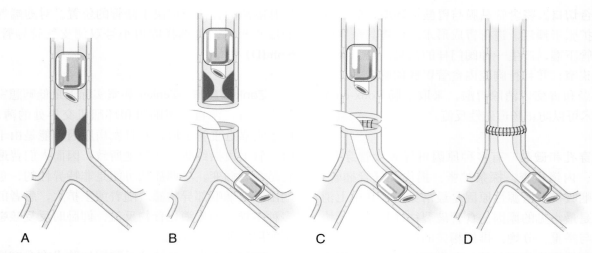

图 66-45 低位气管病变切除术与气道管理。A. 在病变上方先行气管插管（经口）。B. 切断气管后，在病变的远端将另一导管插入左支气管。C. 缝合气管断端后壁。D. 拔出支气管导管，使原经口气管导管越过尚未缝合前壁的吻合口并插入一侧支气管 *(Modified from Geffin B, Bland J, Grillo HC: Anesthetic management of tracheal resection and reconstruction, Anesth Analg 48:884, 1969.)*

在气管切除术期间，有各种方法可以提供充足的氧供和二氧化碳排出，包括：①标准经口气管插管。②向切除区域的远端气管或支气管插入消毒的单腔支气管导管。③跨过狭窄区的高频喷射通气。④高频正压通气。⑤体外循环。

对气道受损的患者行麻醉诱导时需要手术医师和麻醉医师沟通良好。麻醉诱导期间外科医师应在手术室内，如果有必要，随时通过外科手段开放气道[213]。硬质支气管镜应随时可用。诱导前应预先充分给予纯氧。先天性或获得性气管狭窄患者在诱导期间不大可能发生气道塌陷。然而，气管内肿块可在诱导期间阻塞气道，对这类患者的处理方法类似于对前纵隔肿块的患者的处理（后文讨论）。一种方法是首先使用硬质气管镜扩张气管，然后插入单腔支气管导管通过狭窄段。一旦切开气管，将原来的单腔支气管导管退至近端，由外科医师在远端气管插入无菌单腔支气管导管。使用无菌麻醉呼吸管道跨过手术铺单进入手术区域进行通气。对于低位气管病变，右侧开胸可以提供最佳的手术视野。将无菌单腔支气管导管用于病变远端的肺通气。完成气管后壁吻合后，拔出远端的支气管导管，原来的单腔支气管导管越过切除的部位（图 66-45）。这种技术还可以用于隆嵴切除手术。

第三种方法是高频喷射通气，通过一小口径气管导管进行高频喷射通气[214]。这种方法是插入无气囊的小口径气管导管并通过狭窄区。通气是通过间歇性给予高流量新鲜气体来完成的。其他用于远端气管切除术时氧合的方法还包括 HFPPV、氦氧混合物和体外循环。

气管切除后，大部分患者都保持颈部屈曲位以减少缝合线的张力。如有需要进行紧急气管镜检查，可以将单腔支气管导管更换为喉罩。可采用胸 - 颏密集缝合数日以保持颈部前屈位或使用颈托[215]。手术结束后，为了防止声门水肿或需要通气支持，可插入 T 管，并使 T 管上支超过声带 0.5 ~ 1cm。如果行气管切开，一定要在吻合口远端进行。要求尽早拔管。如果患者需要再次插管，应该在纤维支气管镜直视引导下将单腔支气管导管插入气管内。抬高患者的头部可以减少水肿。对这类患者使用类固醇类药物可能有助于减少气道水肿。

术后可能的并发症之一是四肢麻痹，伴随的颈部极度屈曲可能是潜在的病因。在这种情况下，有必要剪开下颏缝线。异丙酚、瑞芬太尼的输注，纤维支气管镜的引导以及患者的全力配合，将有助于拔管[216]。

支气管扩张 / 肺脓肿 / 脓胸

支气管扩张是部分支气管树局限性、不可逆性的扩张。相关支气管容易发生感染和萎陷，导致气流阻塞并影响分泌物的排出。支气管扩张症与一系列疾病有关，但主要是由细菌性感染坏死引起的。如果发生咯血或反复发作性肺炎，则可能需要手术治疗。肺脓肿是肺炎或阻塞远端形成的非解剖区域发生液性坏死（图 66-46）。脓胸是脓液在壁胸膜和脏胸膜之间积累而形成的，常常是肺炎或手术的并发症。脓胸患者中有 2% ~ 16% 需行肺切除术，其围术期死亡率增加 40%。如果并发支气管胸膜瘘，死亡率将进一步增加。

手术措施包括胸膜剥脱术（当脓腔壁增厚而使肺叶无法扩张时选择此种方法）或胸廓造口术（肺切除术后并发肺脓肿时，控制感染症状的理想的胸腔引流方法）[217]。在不很严重的情况下，采用胸管引流、抗生素冲洗和清创治疗即可。

应用抗生素以来，以上这些需要胸科手术的感染在发达国家已不常见。这些感染性手术麻醉的管理要点包括肺隔离，以保护健侧肺不被感染区域的脓液污染。如果在麻醉诱导完后，肺尚未完全隔离时即进行手术体位的摆放，则有污染的风险。此外，由于存在炎症，使手术更加困难，并且发生大出血的风险更大。

麻醉管理

有些患者手术时可能存在败血症，此时不推荐放置胸段硬膜外导管。这些患者需要肺隔离，最好使用双腔支气管导管。双腔支气管导管有利于吸出气管支

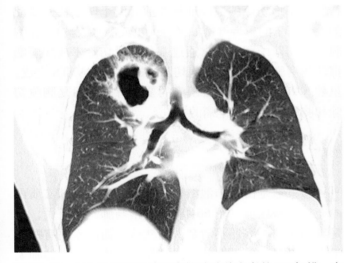

图 66-46 右上叶肺癌远端阻塞性肺脓肿患者的 CT 扫描。在右侧胸腔上部可见具有诊断意义的脓肿厚壁和气 - 液平。这些患者在摆放手术体位时，未感染的肺可能有被脓肿内流出的脓液污染的风险。最好的肺隔离方法为使用双腔支气管内导管

气管内的坏死物和分泌物。行胸膜剥脱术的患者可能发生大出血。如果存在肺慢性萎缩，则应逐步进行肺扩张，以避免复张性肺水肿。如果患者符合拔管标准，提倡在手术室内拔管。

支气管胸膜瘘

发生支气管胸膜瘘的原因可能有：①肺脓肿、肺大疱、肺囊肿或肺实质破裂入胸膜腔。②支气管肺癌或慢性炎症性疾病侵蚀支气管。③肺切除术后支气管残端缝线裂开。在行全肺切除术患者中支气管胸膜瘘的发生率为 2% ～ 11%[218]，死亡率为 5% ～ 70%。

对支气管胸膜瘘的诊断通常是临床诊断。在全肺切除术后的患者，主要依靠突发呼吸困难、皮下气肿、气管向对侧移位以及连续性 X 线胸片检查显示液平的下降（图 66-47）来诊断支气管胸膜瘘。在肺叶切除的患者，若存在持续漏气、脓液引流物及脓痰即可诊断。当瘘发生在胸腔引流管拔出后时，其诊断主要依据发热、脓痰和 X 线胸片显示新的液 - 气平面。

本病的确诊有赖于支气管镜检查。此外，支气管造影及瘘的造影摄片也有助于确诊。其他诊断方法包括向胸腔内注入指示剂，如亚甲蓝，随后在痰中发现该指示剂。吸入氙气或 O_2 和 N_2O 混合气后胸膜内放射性同位素的积累情况也可以作为检测支气管胸膜瘘的一项指标[219]。

如果全肺切除术后早期发生残端裂开，可能会危及生命，可以重新缝合残端。如果是晚期或慢性发生的支气管残端裂开，需要引流或应用 Clagett 方法。该方法包括胸腔开放引流以及用肌瓣来加强支气管残端。在非全肺切除术的病例，如果肺能够扩张充满胸腔，则仅通过胸腔闭式引流即可控制漏气。但是，如果瘘口巨大并且持续存在胸膜腔严重漏气，则不可能自行闭合，需手术切除。

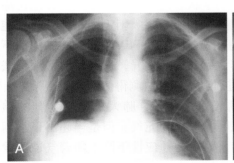
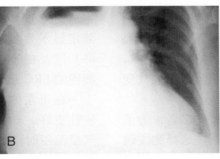
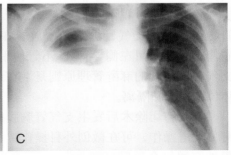

图 66-47 A. 右肺切除术后即刻的 X 线胸片；B. 同一患者术后第 6d 的胸片。这是一个标准的肺切除术后的 X 线胸片。右侧胸腔逐渐被浆液填充；C. 同一患者术后第 7d 的 X 线胸片。患者有突然发生的严重呼吸困难、氧饱和度下降和咳嗽。X 线胸片显示了右侧胸腔液面下降。这是由支气管残端裂开引起支气管胸膜瘘的特征

麻醉管理

支气管胸膜瘘手术的麻醉面临一些挑战，包括：①需要肺隔离以保护健侧肺。②正压通气时可能发生张力性气胸。③气体从瘘口泄漏导致通气不足。

术前估计经瘘口损失的潮气量是很有益处的，通常有两种办法：第一，可通过引流管观察引流气泡是间断的还是持续的。如果是间断的，则瘘口小。相反，当某个患者有大的支气管胸膜瘘或支气管断裂时，胸腔闭式引流瓶的气泡是持续不断的。第二，瘘口的大小可以通过吸入和呼出潮气量间的差值进行测定。对未插管的患者，可以通过密闭面罩和反应迅速的肺活量计来测定。对已插管者，可以通过肺活量计与气管导管直接连接进行测定。漏气越严重，越需要用肺隔离装置（双腔支气管导管或独立的支气管阻塞导管）来隔离支气管胸膜瘘。

已将几种非手术方法（即应用不同类型的机械通气/胸腔引流系统）用于支气管胸膜瘘的治疗。这些方法分为单肺通气和不同侧肺分别通气，包括高频通气，使用与胸腔内 PEEP 相同的胸膜腔 PEEP 以及单向活瓣的胸导管。单向支气管内活瓣已被成功地用于不适合手术的支气管胸膜瘘患者[220]。

对需要手术修复的患者，术前必须仔细考虑能否提供足够的正压通气。诱导前放置胸腔引流，以避免正压通气引起张力性气胸。双腔支气管导管是提供正压通气的最佳选择。双腔支气管导管可向健侧肺提供正压通气而不会通过瘘管损失每分通气量，并且在改为侧卧位时，可以降低健侧肺感染的风险。

肺隔离最安全的方法是清醒状态下使用纤维支气管镜引导双腔支气管导管气管插管[221]。然而，这需要患者的配合和良好的表面麻醉，不经常使用。另一种选择是在诱导和插管时保留自主呼吸，直到肺被安全隔离。这可避免正压通气时因空气泄漏导致的通气不足，但是合并多种严重疾病的老年患者不能很好地耐受。若患者是全肺切除术后发生的瘘，则必须在纤维支气管镜引导直视下进行双腔支气管导管或单腔支气管导管，并将支气管管腔尖端放置在健侧肺（例如，右侧胸膜瘘采用左侧导管）。不管使用什么麻醉技术，支气管胸膜瘘的麻醉管理原则是：在正压通气或改变体位前完成肺隔离。

对全肺切除术后发生支气管胸膜瘘的患者，为了避免气道操作，可在微创外科操作过程中选择胸段硬膜外麻醉复合静脉麻醉[222]。对有多发支气管瘘的患者，可以选择在允许性高碳酸血症的情况下使用高频振荡通气。这可避免非手术侧肺的气压伤，减少支气

管胸膜瘘的漏气，有利于术后转归[223]。与传统的机械通气相比，高频振荡通气的优点是使用低气道峰压，并能减少瘘口漏气。所有行瘘管修补术的患者都应该在手术室内尽早拔管，以避免术后阶段正压通气对手术残端造成气压伤。

胸膜下疱、肺大疱、囊肿和肺膨出

胸膜下疱

胸膜下疱是一种肺泡破裂造成的脏胸膜下积气。气体通过肺实质并在肺表面扩大形成气疱。胸膜下疱最常发生在肺尖，可以破裂进入胸膜腔，造成气胸。对单次、偶发的自发性气胸可放置胸管引流治疗，直至漏气停止。而反复发作的气胸、双侧气胸或胸管引流时间长者需行胸膜下疱切除。对单次的自发性气胸行胸膜下疱切除的适应证是职业暴露于明显快速变动的大气压下的患者（例如飞行人员或潜水人员）。在胸膜下疱切除的同时常常通过部分胸膜切除术或胸膜摩擦法闭塞胸腔。胸膜下疱切除术通常通过 VATS 完成。虽然 VATS 本身对术后镇痛的要求有限，但是胸膜切除和胸膜摩擦是非常痛的。

肺大疱

肺大疱是由于肺泡结构组织缺失造成的肺实质内的充气薄壁区域（图 66-48），通常与肺气肿有关，但是其确切的原因还不清楚。虽然这方面的术语有些混淆，但是对于先天性畸形或继发于外伤或感染的肺大疱样病变，更为准确地应称之为肺膨出或肺囊肿。目前还没有统一的肺大疱手术切除的指征。对出现呼吸困难症状以及一个巨大的大疱（或泡），其体积大于 30% 胸腔容积，并且 X 线片和 CT 提示功能性肺组织能恢复良好的解剖学状态的患者，可考虑行肺泡切除术。支持肺大疱是造成患者呼吸困难的指标是肺功能测定显示为限制性通气困难（FEV_1 和 FVC 成比例下降）以及在肺容量研究中的差异，即通过容积描记法测得的 FRC 超过通过氦稀释法测得值 2L 以上。

在正常的潮气量范围内，肺大疱比正常肺的顺应性更好，自主呼吸时优先充气。但是当超出正常潮气量范围时，肺大疱的肺顺应性下降。随着气道压升高，肺大疱内压急剧升高。麻醉前及麻醉期间应用细针测量体内肺大疱内的压力，没有发现存在活瓣机制的证据[37]。虽然有些气体流通非常缓慢，但是所有研

引流管有可能会进入肺大疱而发生瘘，并且健侧肺没有被瘘管内胸膜外的液体所污染的危险。麻醉诱导时的最佳选择是维持自主呼吸，直到肺或存在肺大疱的肺叶被隔离[225]。当存在误吸风险或者认为患者的血流动力学或气体交换不允许维持自主通气情况下诱导时，麻醉医师则必须使用小潮气量、低气道压正压通气，直到气道被隔离。

囊　肿

先天性支气管囊肿是肺在发育过程中气管支气管分支异常所造成的。它们可发生在肺实质内的外周部位（70%），或发生在纵隔或肺门附近的中央部位。如果支气管囊肿逐渐扩大到影响肺功能或纵隔结构，或者破裂造成气胸或者感染，则会造成麻烦。与支气管不相通的小支气管囊肿通常无症状，可能会偶然在 X 线胸片上发现圆形、边界清晰的病变区域。相交通的囊肿经常产生气 - 液平面，容易反复感染，并可能通过球 - 阀机制吸收气体，有迅速膨胀和破裂的危险。感染的囊肿可被周围的肺炎所掩盖，或很难与脓胸鉴别。CT 扫描有助于区分实质性和囊性病变。不管是否与支气管相通，通常建议行支气管囊肿保守切除手术。

肺包虫囊肿是包含犬细粒棘球绦虫类幼虫的水样寄生虫囊肿[226]。在流行地区（澳大利亚、新西兰、南美和一些第三世界地区），包虫病是肺囊肿的常见原因。包虫囊肿的直径可能每年会增加达 5cm，本病在几个方面上存在医学难题。包虫囊肿可能对邻近组织（例如支气管、大血管和食管）造成压迫；发生自发性或外伤性破裂时将囊液、寄生虫及坏死组织释放至邻近组织、支气管、胸膜或循环系统（导致全身栓塞）。可产生超敏反应、支气管痉挛和过敏反应；引流入支气管时会有大量液体流到支气管，可能会导致呼吸窘迫或窒息，其严重程度取决于所涉及的液体量；破裂入胸膜腔可能会导致大量的胸腔积液和积气、严重呼吸困难、休克、窒息或过敏反应。囊肿越大，发生破裂的可能越大，破裂后的危险也越大。对任何大于 7cm 的囊肿都推荐切除。

小型、完整、肺外周的囊肿往往容易摘除而不损害肺实质。当一个或多个囊肿占据了大部分肺段或肺叶时，应行肺段或肺叶切除术。术前应对化脓性囊肿患者行体位引流及抗生素治疗。剥离囊肿时，肺隔离和（或）降低气道压力可能有助于防止囊疝。切除时增加气道压力可能有助于囊肿摘除。必须找出残腔中支气管的多个开口并进行闭合。在残腔中应用生理盐水进行多次"漏气试验"，以确定所有的支气管的开口

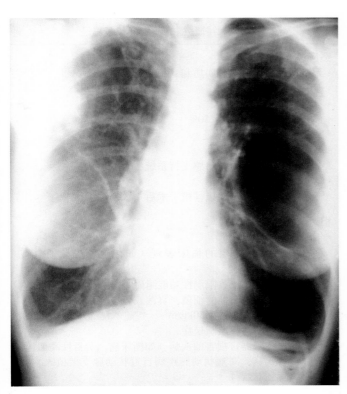

图 66-48　胸部 X 线片，患者有严重的肺气肿和多发肺大疱，包括左上和左下肺叶巨大疱

究过的肺大疱均与中央气道相通。在 X 线或 CT 上看到的典型压缩模式很有可能是正常肺区域的继发性弹性回缩力所致（参见彩图 66-6）。FRC 时肺大疱内压力与一个呼吸周期的平均气道压相符。因此，在自主呼吸时，相对于周围肺组织，肺大疱内为负压。然而，在使用正压通气时，肺大疱内压力与周围肺组织相比升高，这将使肺大疱面临充气过度和破裂的风险。肺大疱破裂的并发症可危及患者生命，是由于张力性气胸造成的血流动力学衰竭或支气管胸膜瘘造成的通气不足所致。

切除巨大肺大疱后，患者的呼吸困难症状和肺功能得到改善，大多数患者 FEV_1 增加 0.3L 以上，生活质量短期内得到极大提高，但是这种改善在 3 年后开始下降[224]。高碳酸血症不是肺大疱切除术的禁忌证。术前必须对肺部感染患者进行细致的治疗。手术效果取决于患者的年龄、吸烟史和心功能状态。其主要的并发症是术后肺漏气。

手术方式主要包括传统或改良的开胸和胸骨切开术或 VATS。激光切除术可减少漏气的发生率。现在已经采用多种非手术性胸腔镜和支气管镜操作，例如肺亚段局部注射纤维蛋白胶的方法来处理漏气。

肺大疱切除的麻醉要点与支气管胸膜瘘手术的麻醉相近，但是最好不要预防性使用胸腔引流，因为

位置。另一种可供选择的手术方式是向囊肿注入高渗盐水灭菌，然后吸出囊内容物并剥除被抽空的囊壁。

肺膨出

肺膨出是因肺部感染或创伤所产生的薄壁、充满空气的空间。它们通常出现在肺炎的第 1 周并在 6 周内自行消退。与其他肺囊肿相似，肺膨出的潜在并发症包括继发感染以及因空气集聚而扩大并可能破裂，或者使正常肺压缩和移位。张力性气胸或张力性肺膨出可引起血流动力学不稳定。后者是不常发生的，推测可能是由单向阀机制造成的，经常在正压通气时发生[227]。有时肺膨出需要手术减压，可经皮穿刺吸引、置管引流或在 CT 或透视引导下放置胸腔引流管。很少需要胸腔镜或开放手术以引流或切除。

肺 移 植

终末期肺病是造成死亡的最常见原因之一。肺移植是治疗这些患者的有效治疗方法。肺移植的适应证和禁忌证见框 66-12。全世界每年大约有 1500 例肺移植手术，移植数量因为缺少供体而受到限制。受体可分为四大类（按适应证的多少）：

1. 慢性阻塞性肺疾病（COPD）
2. 肺囊性纤维化（cystic fibrosis，CF）（图 66-49）和其他先天性支气管扩张
3. 肺纤维化　特发性、与结缔组织疾病相关性及其他。
4. 原发性肺动脉高压

还有其他一些罕见适应证，如原发性支气管肺泡肺癌和淋巴管平滑肌瘤等[228]。根据患者的病理生理改变，手术有几种选择：单肺移植、双肺序贯移植、心肺移植和活体亲属肺叶移植。总的 5 年生存率的基准是 50%，但是取决于受体的年龄和诊断。除了高龄肺纤维化患者以外，双肺移植通常要比单肺移植的生存率高，而高龄肺纤维化患者其两种手术方式的结果无差别。

最常使用双腔支气管导管进行麻醉中气道管理。使用双腔支气管导管的优点是可以直接、连续地对两侧肺进行吸痰和供氧，并检查支气管吻合情况。一些技术进步允许将双腔支气管导管用于肺移植手术。诱导时，在放置双腔支气管导管前通过单腔支气管导管行部分支气管灌洗，有利于对分泌物过多的患者吸痰。

框 66-12　肺移植的适应证和禁忌证

适应证
- 无法治愈的终末期肺实质和（或）血管疾病
- 无其他重大疾病
- 日常活动严重受限
- 预计 2～3 年生存率 <50%
- NYHA 分级为Ⅲ或Ⅳ级
- 有康复潜力
- 有良好的心理素质和情感支持系统
- 营养状况可接受
- 特定疾病的死亡率超过移植手术后 1～2 年的死亡率

相对禁忌证
- 年龄 > 65 岁
- 存在严重或不稳定的临床表现（如休克、机械通气或 ECMO）
- 康复可能性小的严重限制性功能障碍
- 受抵抗力强或致命性的细菌、真菌或分枝杆菌感染
- 重度肥胖，体重指数 >30kg/m²
- 严重或有症状的骨质疏松症
- 其他导致终末器官损害的疾病（如糖尿病、全身性高血压、周围血管疾病、对冠状动脉疾病行冠状动脉支架植入术或 PTCA 术后的患者）

绝对禁忌证
- 合并其他重要脏器严重的功能障碍且无法治愈的疾病（如心、肝、肾等）
- 过去 2 年有活动性恶性肿瘤
- 无法治疗的慢性肺外感染
- 慢性活动性乙型肝炎、丙型肝炎或 HIV 感染
- 严重的胸壁或脊柱畸形
- 无法进行后续治疗或无法进行诊室随访，或两者都有
- 无法配合或完成医学治疗，并且患有无法治愈的精神病或心理疾病
- 缺乏持续或可靠的社会支持系统
- 6 个月以内或活动性物质成瘾（如酒精、烟草或毒品）

Based on Orens JB, Estenne M, Arcasoy S, et al: International guidelines for the selection of lung transplant candidates: 2006 update, J Heart Lung Transplant 25: 745, 2006

在大多数医疗中心，监测包括有创动脉、肺动脉导管和 TEE。麻醉维持主要是静脉麻醉，因为频繁的气道操作需要（例如需要经常吸痰和支气管检查）将难以维持麻醉气体的稳定浓度。尽管肺保存技术得到了提高，但是最好将供肺缺血时间限制在 4h 以内。

在肺移植过程中，CPB 的使用频率存在很大差异，有些医疗中心总是使用 CPB，而另外一些则几乎从来不用。CPB 可以暂时减少手术后气体交换，增加术中出血，并增加术后机械通气时间。应用 CPB 后，术后短期或远期死亡率并没下降。一些医疗中心术中使用体外膜肺氧合（Extracorporeal membrane oxygenation, ECMO）代替 CPB[229]，也越来越多地使用它进行术后呼吸支持。

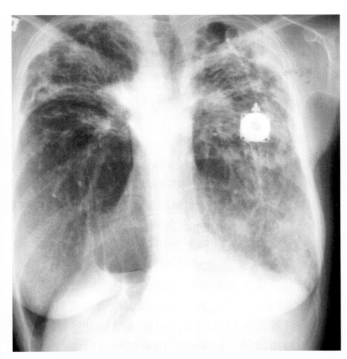

图 66-49　一例双侧肺移植适应证的囊性纤维化患者的 X 线胸片。胸部影像显示了典型的支气管扩张征象。左上胸可见皮下静脉注射泵的储液器

在肺移植术中，麻醉并发症在很大程度上取决于肺的基础疾病。对肺气肿患者诱导时由于正压通气容易发生低血压（请参阅前面"术前评估"，COPD）。肺囊性纤维化患者的问题包括难以处理支气管黏稠分泌物以及难以保证充分通气。由于这些患者吸气和呼气时流速阻力增加，可能从高气道压的慢吸气相通气中受益[230]。由于肺顺应性严重下降，如果可避免空气潴留，这种通气方法几乎没有血流动力学波动。还有一些与受体疾病相关的问题，如原发性肺动脉高压引起的右心功能不全在诱导时导致血流动力学衰竭；肺纤维化患者对单肺通气的耐受性差，以及胸部淋巴管平滑肌瘤患者出现气胸的风险。

肺移植后患者的麻醉

许多肺移植受体由于相关或不相关的手术问题需要再次麻醉[231]。这些患者手术次数增多的原因可能是免疫抑制并发症（如感染、肿瘤和肾衰竭），或移植并发症（如支气管狭窄闭塞性支气管炎）。大多数移植受体都可以接受常规麻醉管理来完成，包括最佳的围术期呼吸管理，预防性使用抗生素以及继续应用免疫抑制剂。近期的血气分析结果、X 线胸片以及 CT 扫描在处理这些患者时是非常重要的。大多数行支气管吻合的成人病例可以接受气管插管。如果需要支气管插管

或使用双腔支气管导管，应首先行支气管镜检查以评估支气管吻合情况，并在纤维支气管镜引导下插管。

肺气肿患者在行单肺移植后需特别注意。因为双肺的顺应性明显不平衡，原肺顺应性高，而移植肺顺应性正常或降低（如有排斥反应）。然而，大部分肺血流都供应移植肺。如果使用常规的正压通气，肺气肿侧由于持续的充气过度可使血流动力学不稳定及气体交换障碍。如果必须进行正压通气，这些患者可能需要行双腔支气管导管插管以及对不同肺分别通气，以减少原有肺气肿侧肺的气道压力和每分通气量。

肺 减 容 术

虽然肺大疱切除术是一种已经成熟的胸科手术，但是进行多个肺楔形切除以减少肺容积、改善重度肺气肿症状的治疗方法（肺减容术）仍处于进展阶段。根据患者和医疗中心的不同，手术可以是单侧，也可以是双侧；手术方式可以采用开胸、胸骨正中切开或 VATS。该手术对异构性肺疾病的治疗效果好于均质性肺疾病（如 α₁- 抗胰蛋白酶缺乏），对异构性肺疾病最严重的病变部位（通常是肺尖）可以切除。极严重的患者（FEV_1 或 $D_Lco<$ 预计值的 20%）手术后存活率很低[232]。这一手术目前最常用于具有肺移植禁忌证的严重肺气肿患者。

通常情况下，患者的症状和肺功能可以在术后立即得到明显的改善，许多患者能够停止或减少使用家庭氧疗。这是因为气道压降低，以及气流阻力和呼吸做功减少[233]。这些变化将导致内源性 PEEP 显著下降，而动态顺应性相应增加。尽管术后早期肺功能可以得到很大程度的改善，但是这种改善是短暂的[234]。因而，必须是在患有这种程度肺气肿的患者预期寿命短并且该手术有可能提高他们生活质量的情况下考虑应用这种治疗措施。

麻醉管理与其他伴有严重慢性阻塞性肺疾病患者胸科手术的麻醉相似（见前"慢性阻塞性肺病的术前评估"），由于存在内源性 PEEP，诱导时有发生低血压的危险，并且术后需要良好镇痛以避免术后机械通气[235]。一些医疗中心已在支气管镜引导下将单项阀门放置在最相关部位，以引起严重肺气肿患者的远端肺区域塌陷[236]，从而避免手术。

肺 出 血

大咯血的定义为 24 ~ 48h 内咯血量超过 200ml。最常见的原因是肺癌、支气管扩张症以及创伤（钝伤、

穿透伤或继发性于肺动脉导管的损伤）。大咯血引起的窒息可迅速导致死亡。对大咯血的处理需要采取四个连续的步骤：肺隔离、复苏、诊断和有效治疗。麻醉医师经常需要在手术室外处理这些情况。对这些病例进行肺隔离的最佳方法现在还没有达成一致意见。肺隔离的初步方法取决于能否提供适当的设备以及对患者气道进行评估。目前肺隔离的基本方法共有 3 种：双腔支气管导管、单腔支气管导管和支气管堵塞导管。在肺急性出血时使用纤维支气管镜引导气管导管或阻塞导管放置通常是没有益处的，肺隔离必须由临床征象（主要是听诊）作为指导。双腔支气管导管能够迅速并安全地完成肺隔离，即使将左侧双腔支气管导管插入右主支气管，仅会造成右上肺叶阻塞。但是，由于双腔支气管导管管腔狭窄，很难通过双腔支气管导管吸出大量血液或血块。一种选择是先放置单腔支气管导管以便于给氧和吸引，然后通过喉镜或交换导管放置双腔支气管导管。可将未剪短的单腔支气管导管直接插入右主支气管或逆时针旋转 90° 进入左主支气管 [237]。通常支气管阻塞导管很容易进入右主支气管，这对于右侧出血是有效的（90% 的肺动脉放置导管所致出血都在右侧）。除了钝伤或穿透伤病例外，在肺隔离和复苏完成后，目前最常用的是通过放射介入阻塞肺动脉假性动脉瘤来进行对大咯血的诊断和确切治疗 [238]。

肺动脉导管诱发的出血

对于已放置肺动脉导管患者的咯血，在确定是由其他原因导致的之前，必须考虑为肺动脉导管引起的血管

穿孔。肺动脉导管引发出血的死亡率可能超过 50%。目前这种并发症似乎比以前减少了，可能是因为使用肺动脉导管的适应证更严格，以及采取更恰当的肺动脉导管管理，包括较少依赖楔形测压。治疗时应根据既定流程进行，并视出血的严重程度进行相应调整（框 66-13）。

体外循环停机过程中

CPB 停机阶段是肺动脉导管引起的出血最易发生的时间点之一。CPB 期间将肺动脉导管从可能引起楔入的深度回撤并观察肺动脉压波形，以避免在 CPB 期间形成楔入性损伤，可能会降低这种并发症的风险。如果发生出血，有几种方法可供选择（图 66-50）。麻醉医师应避免迅速逆转抗凝以迅速停止 CPB，因为这可能会造成出血而导致致命的窒息。继续进行完全的 CPB 以确保氧合，同时充分吸引气管和支气管，然后再用纤维支气管镜检查。可能需要肺动脉插管引流以减少肺血流量，以便确定出血部位（通常为右下肺叶）。应该打开胸腔评估肺损害情况。如果可能，最佳

框 66-13　肺动脉导管诱发肺出血患者的处理

诱导性肺出血

- 首先将患者置于侧卧位，出血侧肺在下。
- 气管插管，给氧，清理气道。
- 通过双腔或单腔支气管导管或支气管阻塞导管实现肺隔离。
- 退出肺动脉导管数厘米，使之停留在肺动脉主干。不要充气（除非在透视指导下）。
- 调整患者体位，将已经隔离的出血侧肺向上。如果可能，对出血侧肺采用 PEEP。
- 如果可行，转运患者以进行影像学诊断和栓塞治疗。

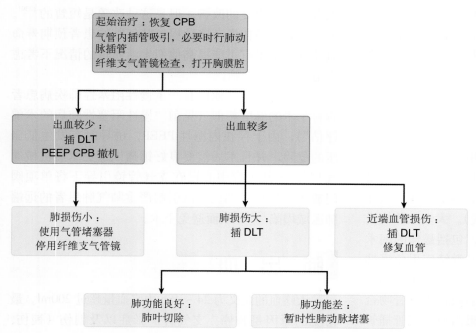

图 66-50 体外循环停机时大出血管理的流程图

框 66-14　对气管无名动脉瘘出血的处理

- 将气管切开导管套囊过度充气以压迫止血。
- 如果此操作失败：
  - 应用经口气管内插管代替气管切开导管。在纤维支气管镜的引导下将套囊刚好放置于隆嵴上。
  - 用手指穿过气管切开口，向胸骨后方压迫无名动脉。
- 如果此操作失败：
  - 慢慢拔出气管内导管并给套囊过度充气，以压迫止血。
  - 然后进行彻底治疗：开胸行无名动脉结扎。

治疗方法是肺隔离，并同时行保守治疗，避免肺切除术。如果患者有持续性出血而又不适合肺切除，可在 CPB 停机时或之后暂时性使用血管环阻断肺叶动脉。

气管切开术后出血

在气管切开术后即刻出现的出血通常是切口的局部血管出血，如颈前静脉或甲状腺下静脉出血。术后 1~6 周大出血最常见的原因是气管无名动脉瘘[239]。大多数患者在大出血之前会有少量出血。对气管无名动脉瘘的处理流程见框 66-14。

肺动脉内膜血栓切除术

肺动脉内膜血栓切除术（pulmonary thromboendart-erectomy，PTE）是可治愈慢性血栓栓塞性肺动脉高压（chronic thromboembolic pulmonary hypertension，CTEPH）的一种手术方式。CTEPH 是一种进行性病变，保守治疗效果不佳。PTE 是其最适合的治疗方法，围术期死亡率约为 4%，低于肺移植。大部分 CTEPH 患者较晚出现临床症状，因为没有明显的深静脉血栓形成或肺栓塞的过程，疾病进展隐匿。患者表现为严重运动性呼吸困难和右心衰竭。手术适应证为血流动力学方面存在严重肺血管阻塞的患者 [肺血管阻力 >300 dynes/（s·cm^5）]。

术前通常应预防性放置下腔静脉滤器。手术采用体外循环下正中胸骨切开，可以应用深低温停循环技术（deep hypothermic circulatory arrest，DHCA）也可以不应用。麻醉管理与对原发性肺动脉高压行肺移植时基本相同，但是不需要肺隔离，气道管理只需行标准气管插管。监测包括股动脉和肺动脉导管、经食管超声心动图、脑电监测以及直肠 / 膀胱温度[240]。

全身麻醉诱导时，患者可因为低血压而导致右心衰竭，从而有血流动力学崩溃的危险。诱导可使用依托咪酯或氯胺酮，以避免低血压。常需用去甲肾上腺素和去氧肾上腺素来维持外周血管阻力。如果使用

DHCA，需预先应用甘露醇、甲基泼尼松龙以减少脑细胞水肿，增强自由基清除。复温和降温速度由 CPB 控制，保持血液温度和膀胱 / 直肠的温度梯度低于 10℃。通常将 DHCA 的时间限制在 20min 内。这类病例在 CPB 期间很少发生大量肺出血。肺出血的处理原则见图 66-50。将去氧肾上腺素 10mg 和血管加压素 20U 用生理盐水稀释至 10ml，经气管导管内给药可能有益。术后患者应保持镇静，保留气管导管，并维持机械通气至少 24h 以减少再灌注肺水肿的危险。去甲肾上腺素或血管加压素可用于提高全身血管阻力、减少心排血量以减少肺血流量。

支气管肺灌洗

支气管肺灌洗（bronchopulmonary lavage，BPL）是全麻下通过双腔支气管导管向一侧肺慢慢灌输总量可高达 10~20L 的生理盐水，然后再排出来的一种治疗方法。每次冲洗量为 500~1000ml，直至流出液变干净为止[241]。可以在同一次麻醉下完成一侧肺的灌洗后进行对侧肺灌洗，或者也可以恢复数天后再次麻醉进行对侧肺灌洗。它是治疗肺泡蛋白沉积症最有效的方法。肺泡蛋白沉积症是由类似于肺表面活性物质的类脂蛋白物质在肺泡积累所致[242]。本病似乎与免疫有关，使用粒细胞 - 巨噬细胞集落刺激因子的传统治疗方法对一些患者有效[243]。其他应用过该方法治疗的病理情况包括肺囊性纤维化、哮喘、吸入放射性尘埃、类脂性肺炎和硅肺病，但是都没有可令人信服的成功报道。

与肺移植相同，应用静脉麻醉药进行全身麻醉诱导和维持。气道管理时应用左侧双腔支气管导管[244]。患者在整个手术过程中保持仰卧位。

由于静水压可以从灌洗肺传至肺循环，在灌入液体阶段氧合增加，吸出阶段则减少，与肺血流量分布的变化一致。这些变化通常是短暂的，患者能很好地耐受。对严重低氧血症患者行支气管肺灌洗时可使用多种方法维持氧合（例如，将灌洗侧肺动脉导管球囊充气，同时向通气侧肺加入 NO[245] 或使用 ECMO）。

通常需要注入 10~15L 盐水，90% 以上被引流回收，剩下的不到 10%。操作结束时要彻底吸引灌洗侧肺。给予呋塞米（10mg），以增加吸收的生理盐水的排出。如果对侧肺也需要灌洗，则至少需要进行 1h 的双肺通气，以恢复灌洗侧的肺功能，在此期间进行动脉血气监测。如果肺泡动脉氧梯度持续较大，则终止该项操作，患者以后再择期进行对侧肺灌洗。灌洗完成后，重新行单腔支气管导管，应用纤维支气管镜检

查并吸引。常规 PEEP 通气，通常少于 2h。常规需在 ICU 观察 24h。有些患者需要每隔数月灌洗一次，而有些患者可能很多年都不需要灌洗。

纵隔肿瘤

纵隔肿瘤，尤其是上纵隔或前纵隔肿瘤，或两者兼而有之，对麻醉医师来说是很棘手的问题。患者在经纵隔镜或 VATS 进行活检，或通过胸骨切开、开胸手术切除肿瘤时可能需要麻醉。纵隔肿瘤包括胸腺瘤、畸胎瘤、淋巴瘤、囊性淋巴管瘤、支气管源性囊肿以及甲状腺肿瘤。纵隔肿瘤可能压迫主气道、肺动脉干、心房和上腔静脉。对前或上纵隔肿瘤患者全身麻醉诱导时，呼吸道阻塞是最常见和最可怕的并发症。重要的是必须注意，气管支气管受压通常发生在所插入气管导管的远端（图 66-51）。麻醉诱导时一旦塌陷，气管导管是不可能强行通过气道的。如果患者有仰卧位时呼吸困难或咳嗽病史，则提示该患者诱导时可能发生气道阻塞。儿童可发生致命的并发症而无症状。其他主要并发症是继发于心脏或大血管受压引起的心血管衰竭。仰卧晕厥症状提示血管受压。

报道的麻醉死亡主要发生在儿童。可能是因为儿童的气道软骨结构易于受压，或者取得儿童体位症状的病史较困难。诊断纵隔肿瘤最重要的检查方法是行气管和胸部 CT 扫描。如果 CT 扫描显示儿童的气管支气管压迫 > 50%，则进行全身麻醉是不安全的[246]。通过流量容积环，特别是用仰卧体位时可变的胸内阻塞（呼气平台）的加重来预测患者术中气道并发症是不可靠的[247-248]。有血管压迫症状的患者可应用经胸超声心动图诊断进行检查。

处　　理

全身麻醉可能通过三个方面加重胸内气道受压。首先，全身麻醉时肺容积减少，气管支气管的直径随容量减小而减小。第二，全身麻醉时支气管平滑肌松弛，使大气道更容易受压。第三，肌肉松弛消除了自主通气期间可看到的横膈向尾侧的运动。这使正常吸气时能使气道扩张，并使胸腔内气道外在压迫降低到最小程度的跨胸膜压消失。

应需根据症状和 CT 扫描（框 66-15 和 66-16）对纵隔肿瘤患者进行处理。对"不确定"气道的患者，应尽可能在局部麻醉和区域麻醉下完成诊断性操作。对"不确定"气道且需要全身麻醉的患者，需要在持续监测气体交换和血流动力学的情况下一步步进行麻醉诱导。在这种"NPIC"（noli pontes ignii consumere，

框 66-15　前或上纵隔肿瘤患者症状分级
• 无症状。 • 轻度：可以平卧伴轻度咳嗽 / 压迫感。 • 中度：只能短时间内平卧，平卧的时间不能确定。 • 严重：不能耐受平卧。

框 66-16　纵隔肿瘤患者全身麻醉危险分级
• 安全：（Ⅰ）无症状的成人，CT 扫描示最小气管支气管直径 > 正常 50%。 • 不安全：（Ⅰ）有严重症状的成人或儿童；（Ⅱ）CT 检查气管直径 < 正常 50% 的儿童，不论有无症状。 • 不确定：（Ⅰ）轻度 / 中度症状，CT 扫描示气管直径 > 正常 50% 的儿童；（Ⅱ）轻度 / 中度症状，CT 扫描示气管直径 < 正常 50% 的成人；（Ⅲ）不能提供病史的成人或儿童。

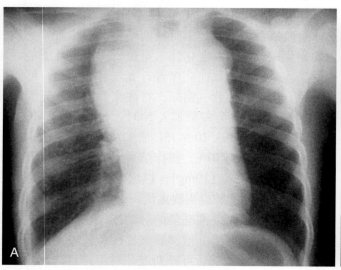

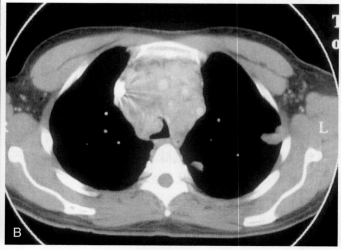

图 66-51　A. 成人前上纵隔肿瘤 X 线胸片；B. 胸部增强 CT 隆嵴上平面显示隆嵴和右总支气管部分受压。该患者为"不确定"气道

框 66-17　纵隔肿瘤和不确定气道患者的全身麻醉管理

- 术前确定患者的最佳体位。
- 如果可行，在清醒时获得超过狭窄处的安全气道。
- 诱导时备好硬式支气管镜，并有外科医师在场。
- 如果可能，保留自主呼吸（给自己留条后路）。
- 术后监测气道受累情况。

框 66-18　纵隔肿瘤患儿气道受累的预测因子

- 肿瘤位置位于前纵隔
- 组织学诊断为淋巴瘤
- 上腔静脉综合征
- 有大血管受压或移位的影像学证据
- 心包或胸腔积液

Based on Lam JCM, Chui CH, Jacobsen AS, et al: When is a mediastinal mass critical in a child? An analysis of 29 patients, Pediatr Surg Int 20:180, 2004

即"给自己留条退路"）麻醉诱导中可以使用挥发性麻醉药如七氟醚进行吸入诱导，也可以滴定浓度方式静脉输注异丙酚，辅以或不辅以氯胺酮，保留自主通气直至确认气道安全或完成操作[249]。对一些成年患者，如果 CT 扫描显示气管远端未受压，则可以在诱导前行清醒气管插管。如果需要肌肉松弛药，应首先将通气逐步转变为手控通气，以确保正压通气是可行的，然后才能使用短效肌肉松弛药（框 66-17）。

由于发生气道或血管受压，要求患者尽快清醒，然后可考虑进行其他操作。对术中危及生命的气道受压通常有两种解决方法：重新改变患者体位（必须在诱导前确定是否存在某种可以减轻压迫和症状的体位）或者使用硬质支气管镜并向阻塞远端通气（这意味着遇到此类病例时，手术室内必须备有随时可用的经验丰富的支气管镜使用者和设备）。硬质支气管镜即使只能到达一侧主支气管，也可用于维持抢救过程中的氧合（见前"硬质支气管镜"）[250]。一旦恢复足够的氧合，可以应用硬质支气管镜放置气管交换导管，可在支气管镜撤出后，通过它进行气管插管。硬质支气管镜在保证气道安全方面的另一项技术是在一细硬质支气管镜（例如 6mm）上先放置一个气管导管（例如 6mm），然后利用支气管镜将气管导管送至阻塞的远端[251]。

对于行"NPIC"全身麻醉还是"不安全"的成年患者，可以在麻醉诱导前建立股 - 股转流 CPB。全麻诱导期间将 CPB 作为"备用"的想法是危险的[252]，因为一旦发生气道塌陷，没有足够的时间在发生缺氧性脑损伤前建立 CPB[253]。"不安全"患者的其他选择包括：局部麻醉下行纵隔肿瘤活检或淋巴结活检（如锁骨上淋巴结活检）；活检前先行放疗，但是要在准备以后活检的区域留有非放疗窗；行术前化疗或短期类固醇治疗以及 CT 引导下肿瘤活检或囊肿引流。前、上纵隔肿瘤患者的管理要点如下[254]：

1. 所有纵隔肿瘤的儿童和成人都应行诊断操作并完成影像学检查，尽可能不要让患者冒全身麻醉的风险[255]。

2. 对于每一位患者，应首先寻找胸腔外来源的组织进行诊断性活检（胸腔积液或胸外淋巴结）。

3. 无论做何诊断或治疗，都不应该强制要求患者取仰卧位。

4. 在高危患儿（框 66-18），如果无胸外淋巴结肿大或胸腔积液，活检前采取皮质类固醇治疗是合理的[256]。在这种情况下，需肿瘤科医师、外科医师和麻醉医师协作，确定活检的适当时间。高危患者术前激素治疗的替代方法包括肿瘤照射，但是要留有一小部分区域不进行照射，以为随后的活检做准备。

随着对患者术中急性呼吸道阻塞的危险认识的提高，手术室发生危及生命的事件越来越少。在儿童，如果术前影像检查时强迫取仰卧位往往容易发生此类事件。目前成人急性呼吸道阻塞更可能发生在术后恢复室[257]。因此，整个围术期都应保持警觉。

胸腺切除术治疗重症肌无力

重症肌无力是一种神经肌肉接头处的疾病，患者由于神经肌肉接头运动终板上的乙酰胆碱受体数量减少而引起肌无力症状[258]。患者可能伴有或不伴有胸腺瘤。即使没有胸腺瘤，胸腺切除术后也常常可以减轻临床症状。重症肌无力使肌肉松弛药的作用发生改变，该病患者对琥珀胆碱抵抗而对非去极化肌肉松弛药极其敏感。胸腺切除术可通过完全或部分胸骨切开或经颈部切口入路、VATS 的微创方法来完成。对于有胸腺瘤的患者，常采用胸骨切开法；对于无确切胸腺瘤者，常采用微创技术。最好避免使用肌肉松弛药。诱导时使用异丙酚、瑞芬太尼和表面麻醉进行气管插管。此外，也可采用吸入麻醉如七氟醚进行诱导[259]。如果采用胸骨切开式，全身麻醉复合胸段硬膜外麻醉是有益的。

大多数患者口服溴吡斯的明，这是一种抗胆碱酯酶药物，并且许多患者应用免疫抑制药物（如糖皮质激素）。手术当天、术中及术后即刻，应保证给予吡啶斯的明的剂量与围术期的常规剂量一样。少数患者需静脉注射新斯的明，直至他们能继续口服溴吡斯的明。已有一个评分系统用于预测经胸骨胸腺切除术后是否需要长期机械通气支持[260]。在该评分系统中，病程超过 6 年、有慢性呼吸系统疾病、溴吡斯的明剂量 >750mg/d 或肺活量 < 2.9L 的患者，术后可能需要机械通气支持。更好的术前准备和微创手术已经减少了与此评分的相关性[261]。在病程早期进行手术治疗并通过药物和血浆置换使病情稳定，同时，微创技术应用的增加已经大大减少了对术后机械通气的需要。患者情况较好时，微创胸腺切除术后的平均住院时间可减少到 1 天，经胸骨胸腺切除后为 3 天[262]。术后患者应该仍保持术前的用药方案。胸腺切除术后肌无力症状的缓解需几个月至几年不等。

术后管理

早期严重并发症

胸科术后早期可能发生多种严重的并发症，如肺叶切除后剩余肺叶扭转、支气管残端裂开和大血管出血。幸运的是，这些并发症不常发生。即使发生，也可按前述的原则进行处理。在这些可能发生的并发症中有两个需要详细讨论：①呼吸衰竭，因为它是胸科手术后主要并发症的最常见原因。②心脏疝，尽管罕见，但是如果得不到迅速诊断和适当治疗，通常是致命的。

呼吸衰竭

呼吸衰竭是较大范围肺切除术后导致患者发病和死亡的主要原因。肺切除术后急性呼吸衰竭的定义为：急性发生的低氧血症（$PaO_2<60mmHg$）或高碳酸血症（$PaCO_2>45mmHg$），或者术后需机械通气时间超过 24h 或拔管后需再次插管进行机械通气。肺切除术后呼吸衰竭的发病率为 2% ~ 18%。术前肺功能下降的患者术后发生呼吸并发症的风险更高。此外，年龄、有无冠状动脉疾病以及肺切除范围等因素是术后死亡率和发病率的重要预测因子。在肺切除术中肺隔离失败导致的交叉感染可能引起对侧肺炎和术后呼吸衰竭[263]。肺切除术后实施机械通气与发生医院获得性肺炎和支气管胸膜瘘的风险相关。

高危患者肺部并发症的减少可能与围术期使用胸段硬膜外镇痛有关[2]。预防肺不张和继发感染可以更好地维持功能残气量及黏液纤毛的清除功能，并减轻接受硬膜外镇痛患者膈肌反射的抑制作用[264]。胸部物理治疗、鼓励肺功能锻炼和早期行走对减少肺切除术后并发症是至关重要的。对不太复杂的肺切除病例，

早期拔管可避免因长期插管和机械通气引起的肺部并发症。目前治疗急性呼吸衰竭的方法是支持疗法，即在不进一步损害肺的情况下提供更好的氧合、治疗感染以及对重要脏器的进行支持。

心脏疝

急性心脏疝是一种不常见、但是已经得到很清楚地描述的并发症，是由全肺切除术后心包闭合不完全或闭合裂开引起的[265]。它通常发生在术后即刻或术后 24h 内，死亡率 >50%。打开心包的肺叶切除术后或其他涉及心包的胸部肿瘤切除手术或创伤后也可能发生心脏疝[266]。右全肺切除术后发生心脏疝的临床表现是由静脉回心血流受损造成的，伴有中心静脉压升高、心动过速、严重低血压和休克。由于心脏的扭转，急性上腔静脉综合征随之而来[267]。与此相反，左全肺切除术后发生心疝时很少发生心脏扭转，但是心包边缘会压迫心肌，可能导致心肌缺血、心律失常和心室流出道阻塞。关胸后两侧胸腔的压力差造成了心脏疝的发生。这种压力差可能导致心脏通过心包缺损而被挤出来。

对心脏疝患者处理时，应将其视作一种严重的急诊手术。鉴别诊断应包括胸腔内大出血、肺栓塞或胸腔引流不当引起的纵隔移位。早期诊断和即刻手术处理，包括将心脏重新放入解剖位置并修复心包或使用人工补片材料是保证患者存活的关键。由于这类患者之前已行开胸手术，所有的防范措施应为"再次"探查而设立，包括使用大口径静脉内套管针和动脉置管。采取措施将心血管反应降至最小，包括将患者体位置于术侧朝上的全侧卧位。由于时间至关重要，可使用单腔管。探查开始时需采用血管加压素或正性肌力药物，或者两者合用进行循环支持。术中应用 TEE 以及在心脏归位和复苏后使用，可防止采取心包补片修补时过度挤压心脏[268]。一般来说，经历紧急再次开胸探查的患者应该带管并转至术后重症监护病房观察。

术后镇痛（参见第 98 章）

1990 年之前的研究报道，一致认为胸科术后 3d 内有 15% ~ 20% 的患者可发生呼吸系统严重并发症（肺不张、肺炎和呼吸衰竭）[1]。发病时间可能与开胸术后肺功能恢复的独特模式有关，即延迟到术后最初的 72h。这种情况在其他行较大外科手术切口的患者身上不会出现[269]。目前呼吸道并发症总的发生率下降，已不足 10%，而心脏并发症的发生率没有改变[2]。术后管理的提高，特别是镇痛管理的改进是导致呼吸

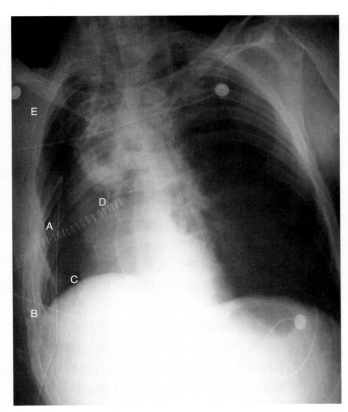

图 66-52　开胸后疼痛感觉传入的多个来源：A. 切口位置的肋间神经（通常 T4～T6）；B. 胸腔引流位置的肋间神经（通常为 T7～T8）；C. 膈肌穹顶的膈神经；D. 纵隔胸膜的迷走神经；E. 臂丛

道并发症下降的主要原因。

　　开胸术后有多个感觉传入神经传递伤害性刺激（图 66-52）。其中包括切口（肋间神经 T4～T6）、胸腔引流（肋间神经 T7～T8）、纵隔胸膜（迷走神经，心交感神经）、中央膈胸膜（膈神经，C3～C5）[270] 和同侧肩部（臂丛）。没有一种镇痛技术可以阻断所有的疼痛传入，因此，镇痛模式应该是多模式的。每例患者镇痛方法的最佳选择取决于患者因素（禁忌证和个人意愿）、手术因素（切口类型）以及系统因素（现有的设备、监测和护理支持）。胸科手术后理想的镇痛技术包括三类经典药物：阿片类药物、抗炎药物和局部麻醉药物。

全身镇痛

阿片类药物

　　单独使用全身阿片类药物能有效地控制背景疼痛，但是若要控制与咳嗽和运动关联的急性疼痛，则需要较高的血浆浓度，而此浓度可能使大部分患者呈现镇静状态或通气不足。即使患者使用自控镇痛装置，

疼痛控制也较差[271]，而且当阿片类药的血浆浓度降至治疗水平以下时，患者的睡眠将中断。

非甾体抗炎药

　　开胸手术后使用非甾体抗炎药可以减少超过 30% 的阿片类药物用量，特别是对治疗同侧肩部疼痛非常有效。术后经常发生同侧肩痛，并且使用硬膜外镇痛的效果较差。非甾体抗炎药可逆性抑制环氧化酶，发挥抗炎和镇痛作用，但是也可能引起血小板功能降低、胃糜烂、支气管反应性增加以及肾功能减退。对乙酰氨基酚是一种解热镇痛药，环氧化酶抑制作用较弱，可口服或直肠给药，剂量可高达 4g/d。它能有效地治疗肩部疼痛，其毒性低于其他具有更强环氧化酶抑制作用的非甾体抗炎药[272]。

氯胺酮

　　肌内注射低剂量氯胺酮时（1mg/kg），其作用相当于相同剂量的哌替啶，并且呼吸抑制的发生概率较低。氯胺酮也可以低剂量静脉注射，适用于其他方法效果控制不佳或有对其他常用技术有禁忌证的患者[273]。人们总是担心氯胺酮的拟精神病作用，但是在镇痛、亚麻醉剂量下很少发生。

右美托咪定

　　右美托咪定是一种选择性肾上腺素 α_2- 受体激动剂，据报道其是开胸术后镇痛有益的辅助药物。联合使用硬膜外局麻药镇痛时可显著减少阿片类药物的需求量。儿童和成人术后镇痛的维持量为 0.3～0.4μg/(kg·h)[274]。右美托咪定可能引起低血压，但似乎有保护肾功能的作用。

局部麻醉药物／神经阻滞

肋间神经阻滞

　　肋间神经区域阻滞是开胸术后手术切口所在皮节镇痛的一种有效辅助方法，它可以经皮完成，也可以在开胸手术时直视下完成。镇痛持续时间因局部麻醉药的作用时间而受到限制，需要重复阻滞才能有利于术后肺功能的恢复。肋间留置导管是一种选择，但是很难经皮确定可靠的位置。神经阻滞是胸腔镜手术后多个小切口以及胸腔引流管引起疼痛的一种有效的镇痛方法。重要的是需要避免将麻醉药注入与肋间神经相邻的肋间血管。此外，阻滞应靠近腋后线，以确保肋间神经的外侧皮支被阻滞。每次阻滞时布比卡因的总量不应超过 1mg/kg（如，体重为 75kg 的患者，需要阻滞 5 个节段，则每个节段注射含 1：20 万肾上腺

素的 0.5% 布比卡因 3ml）。

胸膜腔内镇痛

　　胸膜腔内给予局部麻醉药物可提供多个肋间神经阻滞效果。该镇痛尤其取决于患者的体位、注射容量、胸腔闭式引流管和手术类型。尽管偶有成功的报道，但是大多数医师认为该技术可靠性欠佳，不足以在临床常规使用[275]。

硬膜外镇痛

　　开胸患者术后常规行椎管内镇痛相对来说是较新的概念。蛛网膜下腔注射阿片类药物可为开胸手术提供接近 24h 的术后镇痛。留置蛛网膜下腔导管可能导致感染，而不留置导管则需要反复脊髓注射。因此，临床研究和治疗的重点在于硬膜外镇痛技术。对手术后各类呼吸系统并发症开展的系统性分析表明，硬膜外镇痛技术可减少呼吸系统并发症[276]。胸段硬膜外输注局部麻醉药和阿片类药物用于胸科手术镇痛已经取代腰段硬膜外镇痛。联合应用局部麻醉药和阿片类药物比单独使用一种药物镇痛的效果更好且给药剂量小[277]。在常规外科病房使用硬膜外镇痛时安全性极好[278]。旁正中硬膜外穿刺技术（图 66-53）提高了很

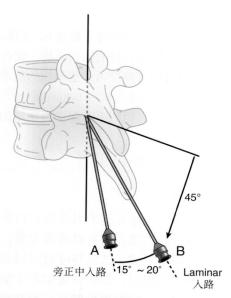

45°

A　　B

旁正中入路 15°～20°　Laminar 入路

图 66-53　A. 目前大多数麻醉医师行中胸段硬膜外穿刺时常用旁正中入路。在靠近上一棘突并旁开 1cm 的位置穿入穿刺针，然后垂直进入，直到下一椎体的椎板。针以与针尖端成 45° 和内侧成 20° 的方向向上进入，直至感觉到椎板边缘。然后使穿刺针越过椎板边缘进入，刺破黄韧带后进入硬膜外间隙时有一种阻力消失的感觉。**B.** 一些医师比较偏爱 Laminar 入路。将穿刺针沿着棘突边缘直接进针，与中线不存在角度 *(Reprinted with permission from Ramamurthy S: Thoracic epidural nerve block. In Waldman SD, Winnie AP, editors: Interventional pain management. Philadelphia, 1996, Saunders.)*

多中胸段硬膜外穿刺的成功率。与其他区域神经组织不同的是，尚未证实超声引导下的硬膜外穿刺有助于硬膜外置管[279]。

　　已有研究证明硬膜外镇痛时局部麻醉药物和阿片类药物协同作用的药理学基础。在一项随机双盲研究中，Hansdottir 和同事[280] 比较了开胸术后镇痛中腰段硬膜外注射舒芬太尼、胸段注射舒芬太尼以及胸段注射舒芬太尼复合布比卡因，滴定药物直至在静息状态下产生相同的镇痛效果。与其他组相比，胸段舒芬太尼复合布比卡因组运动时的镇痛效果更好，镇静程度轻。虽然在舒芬太尼复合布比卡因组中舒芬太尼的剂量和血清水平明显较其他两组低，但是在复合组 24h 和 48h 的腰段脑脊液中舒芬太尼水平高于胸段舒芬太尼组。这表明，局部麻醉药可促进阿片类药物从硬膜外腔扩散入脑脊液。

　　胸段硬膜外镇痛的布比卡因剂量不会造成严重肺气肿患者任何呼吸力学指标的下降和气道阻力的增加[281]。一项志愿者的试验证明胸段硬膜外阻滞可增加 FRC[282]。FRC 的增加主要是由于膈肌静息水平下降导致胸内气体容量增加，而潮气量并没有下降。由于脂溶性不同，当全身使用阿片类药物时，其临床表现差异不大；但是当椎管内使用时则差异很大。高度脂溶性药物（如芬太尼、舒芬太尼）可能扩散的皮区窄、起效快，瘙痒/恶心的发生率低，可采用硬膜外给药。但是，这些脂溶性药物在硬膜外注射时吸收明显，并具有全身作用[283]。在切口涉及多个皮节（如胸骨切开）或胸腹联合切口（如食管切除术）时，选择亲水性阿片类药物（如吗啡或氢吗啡酮）更合适。

椎旁神经阻滞

　　椎旁间隙是一个深至胸内筋膜的潜在间隙，肋间神经从椎间孔穿出，并经由此处穿至肋间隙（图 66-54）。放置胸椎旁导管可以经皮或直接在术中开胸时完成。

　　另外，还有一种结合经皮/直视的方法。无论是开胸或胸腔镜手术，将 Tuohy 穿刺针的针尖在直视下经皮进入椎旁间隙。针尖在直视下进入椎旁间隙而不刺破胸膜，通过穿刺针向椎旁间隙注入生理盐水使其分离，形成一潜在间隙，然后将硬膜外导管送入其中，并将导管固定于皮肤上。超声引导下经皮椎旁注射或置管技术是一个很大的进步（图 66-55）[284]。

　　椎旁局部麻醉药物可产生可靠、单侧的多节肋间阻滞，而很少扩散至硬膜外腔。临床上，这种方法的镇痛作用与硬膜外给予局部麻醉药具有可比性[285]。关于开胸术后行椎旁阻滞和胸段硬膜外镇痛比较的研究

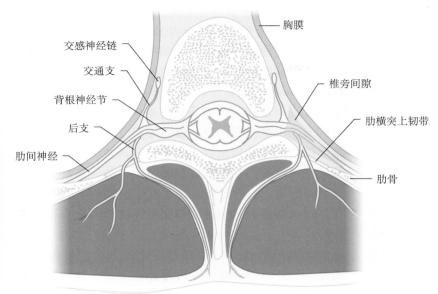

交感神经链
交通支
背根神经节
后支
肋间神经

胸膜
椎旁间隙
肋横突上韧带
肋骨

图 66-54 椎旁间隙图。该空间内侧为椎体，后部由肋横突韧带和肋骨头组成，前方由胸内筋膜和壁胸膜构成 *(From Conacher ID, Slinger PD: Post-thoracotomy Analgesia. In Kaplan J, Slinger P, editors: Thoracic anesthesia, ed 3, Philadelphia, 2003, Churchill Livingstone.)*

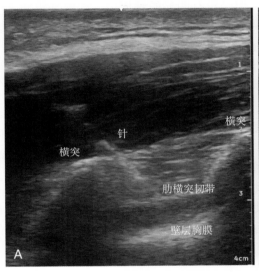

横突
针
横突
肋横突韧带
壁层胸膜
A

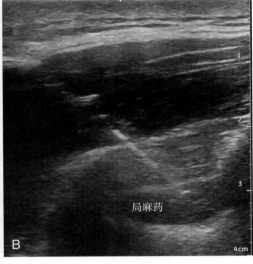

局麻药
B

图 66-55 超声引导下的椎旁神经阻滞。**A.** 超声探头位于旁矢状平面，穿刺针从超声探头头侧边界在脊椎横突下向尾侧进针；**B.** 负荷量局麻药已经注射进入椎旁间隙，随后，椎旁导管可以置入该间隙 *(Courtesy Dr. M. Fiegel.)*

表明，椎旁阻滞的优势在于：镇痛效果相似，阻滞失败率低，引起椎管内血肿、低血压、恶心或尿潴留的概率更低[286]。因为可以选择直视下放置椎旁导管，这或许可以使阻滞失败的发生率比胸段硬膜外镇痛更低。

对于儿童或椎管内阻滞有禁忌证的患者，椎旁阻滞复合非甾体抗炎药和全身阿片类药物是一种合理选择[57]。当使用普通治疗剂量 [如 0.5% 布比卡因 0.1ml/(kg·h)]，4d 后血清布比卡因浓度可能接近中毒水平[287]。椎旁注射的一种替代方案是 1% 利多卡因 1ml/(10kg·h)，极量为 7ml/h。目前尚未证明椎旁阻滞是否可减少高危患者的呼吸系统并发症，而已证实胸段硬膜外镇痛具有这种作用[288]。

术后疼痛管理的相关问题

肩痛

在开胸手术后使用有效硬膜外阻滞的患者中高达 80% 的患者主诉同侧肩痛。开胸和胸腔镜术后都会出现肩痛，主要认为是膈肌受到刺激后由膈神经传入而引起的牵涉痛[274]。其他原因，包括手术体位和主支气管横断术可能与此有关，但是机制尚不清楚。当评估术后患者肩痛时，应考虑以下几个原因：

1. 胸腔引流管放置过深，进入胸廓顶部，刺激壁层胸膜引起肩痛。如果怀疑此原因，应行术后 X 线胸片检查，并拔出部分引流管。

2. 效果良好的胸段硬膜外镇痛可能阻滞不了较大的后外侧切口的后端，这可能被患者描述为肩痛。可以在皮肤上测量感觉神经阻滞的范围。如果是阻滞不够，可以加大胸段硬膜外镇痛的药量。

3. 对慢性肩关节痛患者，由于术中体位原因，同侧臂疼痛在术后可能会加重。重要的是术前应询问患者肩部问题，摆体位时将手臂置于一个不会加重肩痛的位置。

对于肩痛，胸段硬膜外镇痛无法缓解，需要抗炎药物复合或不复合阿片类药物镇痛。肩痛通常是短暂的，往往术后第二天可以完全缓解。有几项利用神经阻滞来处理开胸术后肩痛的报告。膈神经浸润和肌间沟臂丛神经阻滞[289]已经取得了一定成功，但是可能伴有膈肌功能发生障碍的风险。

开胸后神经痛和慢性切口疼痛

与胸科手术相关的急性疼痛综合征可能演变为慢性疼痛综合征，如术后的慢性神经痛，可以通过预防性神经阻滞以及对手术损伤的神经末梢及背角细胞脱敏等方法来部分预防这种情况[290]。

阿片耐受患者的管理

对阿片耐受患者行开胸手术将面临重大挑战。一些患者为了缓解某些胸科病理过程或其他慢性疼痛综合征引起的疼痛，可能使用医师所开的阿片类药物。滥用毒品或在康复过程中的患者及每天接受美沙酮的患者也包括在这一类。只要有可能，术前患者应该继续使用他们常规应用的镇痛药或美沙酮，否则必须提供替代阿片类药物。若要提供足够的术后镇痛，阿片类剂量将增加。

多模式联合镇痛方案是最理想的。必须根据阿片类药物的给药方式（全身或硬膜外给药）进行选择。可以在硬膜外溶液中增加麻醉药物的剂量，也可以在应用标准的硬膜外浓度的同时复合全身用药。De Leon-Casasola 报告[291]，对大多数患者来说，硬膜外使用较高剂量的阿片类药物可减少阿片类药物撤离症状的发生。更常见的是，患者硬膜外使用标准或轻微增加的阿片类药物复合一定的全身阿片类药物，以尽量减少阿片类药物撤离症状的发生。如果患者无法立即口服药物，一种便利方式是采用芬太尼的透皮贴剂。可以通过持续静脉滴注或口服给药来提供全身阿片类药物。

对这些患者进行患者自控镇痛方法的管理比较困难，最好的管理方案是固定给药剂量，然后根据需要进行修改。最终，经过剂量调整后，患者可能接受更多的硬膜外阿片类药物以及比术前剂量更大的全身阿片类药物，但是没有明显的副作用。硬膜外镇痛采用布比卡因－吗啡的镇痛不足的患者，替换为布比卡因－舒芬太尼后可能有反应[292]。正在使用美沙酮治疗处于康复状态的患者可能不太情愿在围术期调整美沙酮的剂量，因为他们经过努力才建立起一个稳定的剂量。

对这些患者的补充治疗包括硬膜外用药中加入肾上腺素 5μg/ml，以及静脉低剂量持续输注氯胺酮[293]。此外，所有对阿片类药物耐受的患者需要经常调整镇痛剂量。尽管如此，最低的疼痛评分常常是 4 ~ 5 分 /10 分。相对于初次使用阿片类药物的患者来说，阿片类药物耐受的患者术后镇痛需求要持续更长时间。

参 考 文 献

见本书所附光盘。

第 67 章　心脏外科手术的麻醉

Nancy A. Nussmeier • Muhammad F. Sarwar • Bruce E. Searles • Linda Shore-lesserson • Marc E. Stone • Isobel Russell

刘光跃　林静译　刘进审校

致谢：作者及出版商感谢 Michael C. Hauser 与 Alina M. Grigore 在前版本章中所作的贡献。他们的工作为本章节奠定了基础。

要　点

- 常见的成人心脏外科手术包括心肺转流术（cardiopulmonary bypass，CPB）下或非体外循环下的冠状动脉重建术，因瓣膜反流或狭窄需心脏瓣膜修补术或置换术，外科治疗心力衰竭（如心室辅助装置、体外膜肺氧合和心脏移植），先天性心脏病首次修补或再次手术，房纤颤行外科射频消融术，心包穿刺术或心包切开术，以及心脏或胸段主动脉外伤修补术。

- 对行再次心脏手术的患者（即既往实施过正中胸骨切开术的患者）需警惕突发性大出血的可能（参见第 61 章）。必须保证所有此类患者能立即获得至少 2 个单位的红细胞。

- 关于麻醉诱导药物和技术的选择，应该考虑到患者的心脏病理生理以及其他合并症。麻醉药可导致交感张力下降，从而继发血管扩张产生低血压，在左心功能较差的患者尤为明显。相反，置入喉镜以及气管内插管刺激交感神经或诱导前焦虑都可能诱发高血压。

- 在体外循环前期以及建立期间应该了解患者的血流动力学和代谢状态。在此期间手术刺激强度变化明显。

- 除了激活内源性和外源性凝血途径外，CPB 还通过血液稀释、低温及转流回路材料诱发的接触性激活等作用直接影响血小板的功能（参见第 62 章）。

- 在体外循环后或术后，可能发生包括外科或操作失败、左右心室衰竭、血管麻痹综合征或左室流出道梗阻导致的低血压。其他潜在问题包括心律失常、肺部并发症（如肺不张、支气管痉挛、黏液或血液堵塞气管导管、肺水肿、血胸和气胸）、术中知晓、代谢紊乱（如低钾血症、高钾血症、低镁血症和高糖血症），以及出血和凝血功能障碍。

- 2007 年，美国胸外科医师协会（Society of Thoracic Surgeons，STS）和心血管麻醉医师协会（Society of Cardiovascular Anesthesiologists）出版了一份关于心脏外科手术输血及血液保护指南的联合申明。这份指南有以下几点建议：①使用降低术后出血的药物，包括抗纤维蛋白溶解药物。②血液保护技术，包括血液回收机、体外循环逆行预充以及血液等容稀释。③实施基于床旁检查的输血流程图（参见第 61 和 63 章）。

- 尽管目前合并糖尿病和高血压的患者数量在增多，但接受单独冠状动脉旁路移植手术的患者发生术后卒中的比例已经降到了 1.2%。中枢神经系统损伤或功能障碍的主要危险因素是微血栓和微气栓，其他危险因素包括脑部低灌注以及手术和 CPB 引起的炎症反应。

要　点（续）

- 虽然许多医疗中心通过持续输注胰岛素的方式更为积极地将心脏手术患者的血糖尽量控制在 150mg/dl 以下，但目前的 STS 指南只是建议在围术期将血糖控制在 180mg/dl 以下即可。当然，也应该避免出现低糖血症。
- 胸骨正中切开或胸廓切开的术后疼痛使交感神经张力升高，这可能导致心率加快，以及肺血管阻力、心肌做功以及心肌氧耗增加，从而导致心肌缺血。疼痛可能导致出现"夹板固定"现象，影响患者咳嗽以及清除呼吸道分泌物的能力，从而导致术后呼吸功能不全。
- 通常在"杂交"手术室或心脏介入治疗室进行的手术包括电生理手术、经皮心脏瓣膜疾病治疗、置入封堵器或伞以封闭房间隔或室间隔缺损、安置经皮心室辅助装置以及胸/腹主动脉瘤支架置入术。

21 世纪的心血管疾病

年龄、性别和种族

据估计，美国成年人中有 8260 万人（<1/3）至少患有一种心血管疾病（cardiovascular disease，CVD），其中年龄在 60 岁及以上者约占一半以上[1]。由于美国人口老龄化以及肥胖和高血压发病率的增加，CVD 患病率似乎在增长[2]。虽然由冠状动脉疾病（coronary artery disease，CAD）导致的死亡率从 20 世纪 70 年代以来已经下降，CVD 依然是美国男性和女性死亡的主要原因（图 67-1）。而且，在美国每年大约有 745.3 万名住院患者接受心血管手术或操作，直接和间接花费的总费用约为 3000 亿美元[1]。由于目前医改扩大了治疗覆盖面，这些费用很可能会上涨[2]。

虽然通常认为 CVD 主要影响男性，但是只在年轻人群中才是如此，CVD 的性别分布随年龄而变化。CVD 在 60 岁人群中男女发病率持平，在 80 岁人群中女性多于男性。CVD 对美国女性健康状况的影响已经获得公认，并成为大众教育的焦点，比如由美国心脏协会（American Heart Association，AHA）赞助的"珍爱女人心"（Go Red for Women）活动以及国家卫生与人类服务部（Department of Health and Human Service）、国立卫生研究院（NIH）和国家心肺和血液研究所（National Heart Lung and Blood Institute）赞助的"红衣"（Red Dress）项目[3]。而且，发表在《胸心血管外科杂志》（*Journal of Thoracic and Cardiovascular Surgery*）[4] 上的一系列编者按和文章以及《胸外科年鉴》（*Annals of Thoracic Surgery*）[5] 上的冠状动脉手术性别-特异性的实践指南都已经强调性别差异对心脏外科手术患者的影响。比如，使用乳内动脉（internal mammary artery，IMA）移植能显著降低两种性别患者的死亡率，但是直至最近这一技术在女性患者的应用仍然较少[5]。虽然一些研究表明女性患者冠状动脉旁路移植术（coronary artery bypass grafting，CABG）后的短期存活率低于男性患者[6]，但其他研究也发现女性患者 CABG 手术后的 5 年存活率要高于男性[7]。

在黑种人患者中 CVD 导致的死亡率始终高于白种人患者[1]。2008 年，CVD 相关死亡率中，每 10 万人中有 390.4 个是黑人男性患者，287.2 个是白人男性患者，277.4 个是黑人女性患者，200.5 个是白人女性患者。已经有报道指出 CABG 预后存在种族差异：黑种人的未校正死亡率和患者相关特征校正死亡率都高于白种人患者[8]。事实上，美国某些州通过 CABG "报告卡"向公众公开患者治疗质量的相关信息导致了一个不幸的结果，即使一些医疗机构和外科医师可以根据"种族特征"来选择患者进行 CABG 手术[9]。例如，纽约州的

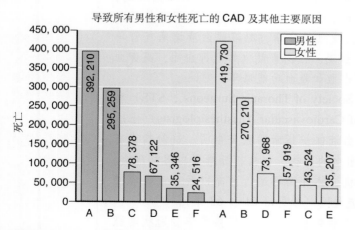

导致所有男性和女性死亡的 CAD 及其他主要原因

图 67-1　2008 年导致美国男性和女性死亡的 CAD 和其他主要原因 *(From Roger VL, Go AS, Lloyd-Jones DM, et al: Heart disease and stroke statistics—2012 update: a report from the American Heart Association, Circulation 2012;225:e2-e220.)*

医师会避免收治少数族裔患者，因为他们出现不良结果的风险更高，从而暂时性地加大了在白种人与黑种人及西班牙裔人之间实施 CABG 手术频率的差异。

遗 传 影 响

人类的迅速进化超越了种族的范畴（在美国这个"熔炉"中，"种族"正逐渐失去其医学和科学意义）。围术期基因组学是一项对外科患者的独特生物学特性的研究。这个领域有希望能揭开具有相同危险因素的患者却有截然不同的围术期临床结局的生物学原因[10]。具有复杂合并症的患者在心脏外科手术中接受了"可控性的创伤"（图 67-2）。希望在不久的将来术前危险评估和结局预测能增加患者对心肺转流和手术本身的炎症反应、血栓形成以及血管反应的个体特异性表现相关的基因标志物的检查。

现以预防围术期心肌梗死（myocardial infarction，MI）为例。心肌坏死的发病机制包括手术和心肺转流导致的一系列复杂的急性炎症反应。例如，已证明细胞因子和白细胞-内皮细胞作用通路的功能性基因变异与心脏手术后的心肌坏死严重程度相关[11]。另外，最为广泛研究的炎性标志物——C 反应蛋白（C-reative protein，CRP）浓度的上升与 CABG 后死亡率增加相关[12]。基础血浆 CRP 水平增加和急性期术后血浆 CRP 水平增加都是由遗传决定的[13]。围术期心肌梗死的另外一项病理生理改变是凝血功能改变，从而更易形成血栓。多态性血小板激活[14]和凝血酶形成[15]与心肌损伤以及心脏术后死亡有关。

已经发现遗传因素和其他术后并发症相关。CRP和白介素-6（IL-6）的常见遗传变异体与心脏手术后发生卒中[16]和认知功能下降[17]的风险显著相关。血管紧张素转化酶（ACE）基因多态性能预测患者发生需要延长心脏手术后机械通气的呼吸并发症的风险[18]。

总之，研究人员才刚刚开始发现能让患者容易发生心脏术后不良事件的遗传和分子决定因素[10]。在不久的将来，快速的代谢表现型测定将作为诊断性检测手段用于术前风险分层以及实时术中诊断，从而影响有关监护、外科操作和危急处理的决策[19-20]。

成年心脏病患者的麻醉处理

术前评估、准备以及监测

心血管系统

心电图　对心脏手术患者的常规心电图（ECG）监测需使用 5 导联电极系统（参见第 47 章）。在每个肢体放置一个电极，将心前区电极放置在 V_5 的位置（左侧腋前线第五肋间隙）。V_5 导联检测到缺血的概率最大。当 II 导联联合 V_5 导联时检测到缺血的敏感性高达 80%[21]。多加一个心前区导联 V_4，有可能使缺血事件的检出敏感性达到 100%[22]。目前，大部分 ECG 监测仪都能进行 ST 段自动分析，发现缺血的敏感性和特异性较高。

即使选择适当的导联并使用 ST 段自动监测，围术期 ECG 监测还是有重大局限。通过视觉观察监护仪上的 ECG 诊断缺血性改变的敏感性较低，而 ST 段自动监测依赖于电脑设定等电位线和 J 点的准确度。在心脏外科操作期间，应该在体外循环前后检查设定点，特别是心率发生持续性的显著变化时，因为手术开始时的设定值对其后的情况可能并不适当[23]。

动脉血压及中心静脉压监测　有创动脉置管及监测是心脏手术患者的常规监护（参见第 45 章）。患者具有的合并症通常包括不稳定型高血压、动脉粥样硬化性 CVD，或者两者都有[24]。而且，心脏外科操作常常因为某些因素，比如直接压迫心脏、由牵拉造成的静脉回流受阻、大静脉插管以及机械性刺激造成的心律失常而发生突发、快速的动脉血压改变。此外，如突发大量失血，则可能导致低血容量和低血压。最后，在非搏动性 CPB 期间，无创血压监测并不准确。动脉内监测能够在整个心脏手术过程中持续、实时、逐次评估动脉灌注压力和动脉波形。动脉内导管也能用于反复抽动脉血做检查[24]。

虽然桡动脉是最常用的穿刺部位，但也可选择股

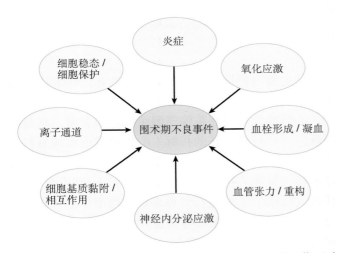

图 67-2　与围术期不良事件遗传性相关的生物系统及作用路径 (Redrawn from Podgoreanu MV, Schwinn DA: New paradigms in cardiovascular medicine: emerging technologies and practices: perioperative genomics, J Am Coll Cardiol 46:1965-1977, 2005.)

动脉、肱动脉、尺动脉、足背动脉以及腋动脉。外周动脉测量的压力不同于中心主动脉压力，因为随着信号在动脉系统向下传导，动脉波形越来越扭曲[24]。虽然在外周动脉测量的平均动脉压（mean blood pressure，MAP）通常与中心主动脉压力相似，但在 CPB 开始后可能发生改变[25]。当选择桡动脉置管时，应注意手部的侧支循环情况以及需要游离桡动脉作为移植动脉通道的可能。如果需要进行桡动脉移植，通常会选择非优势侧的桡动脉作为移植动脉，因而，此时的动脉置管则应选择在优势侧进行。

在心脏手术期间中心静脉通道也是标准监护。除了进行中心静脉压（CVP）监测外，中心静脉导管还为容量替代、药物治疗以及插入其他有创性监测装置，如肺动脉（pulmonary artery，PA）导管提供通道。此外，CVP 导管还可以用来测量右室充盈压和估计血管内容量状态[24]。虽然 CVP 不能直接反映左心充盈压，但是它可能可以用于估计左心室（left ventricular，LV）功能良好患者的左心压力。变化趋势可能比某个单一的测量更可靠[24]。对许多患者而言，使用中心静脉导管的风险 / 效益比优于肺动脉导管[26]。为了准确测压，必须将导管远端置于胸内大静脉或者右心房内[24]。

目前最常选择的是颈内静脉穿刺，因为它易于操作，并且与手术野的距离最合适。虽然也可选择股静脉或锁骨下静脉，但对肥胖患者在腹股沟处置管比较困难，而且在需要进行股动 - 静脉转流置管，或需要游离切除该处静脉做移植用时也不合适。锁骨下静脉通路也有其局限，因为在胸骨撑开时容易发生导管阻塞。

超声的使用正在美国快速推广，原因在于它使中心静脉穿刺置管更为容易并可减少相关的并发症[27]。虽然超声引导的中心静脉置管更加容易，但由于设备和培训的相关费用方面的原因，限制了该技术的全面使用（框 67-1）。

肺动脉导管　肺动脉（PA）导管是一种血流导向导管，通常可通过置于颈内静脉、锁骨下静脉或股静脉的导管鞘管进行放置（参见第 45 章）。该导管可以测量肺动脉压（PA pressure，PAP）、CVP 和肺毛细血管楔压（pulmonary capillary wedge pressure，PCWP）。但是，PCWP 可能高估或低估左心室充盈压（框 67-2）。一些肺动脉导管带有热敏电阻，以记录血液温度的变化，这可以通过热稀释法计算右心心排血量（cardiac output，CO）或射血分数。肺动脉导管也可测定氧含量，从而测量混合静脉血样饱和度（mixed venous oxygen saturation，$S\bar{v}O_2$）。因此，肺动脉导管可

框 67-1　部分公认的超声引导下中心静脉置管的益处和顾虑

益处 *

首次穿刺成功率更高

总体试穿次数更少

对颈部解剖异常的患者穿刺更容易（如肥胖或有既往手术史）

并发症更少（如颈动脉穿刺、增强型抗凝药出血）

直视血管充盈程度，解剖变异

技术相对不昂贵

顾虑

当使用消毒探头套时，人员需经培训后掌握无菌操作技术。

要求额外的培训

无法显示表面解剖

当需要紧急中心静脉置管时，可能丧失了体表标志引导下的穿刺能力

Modified from Kaplan JA, Reich DL, Savino JS, editors: Kaplan's cardiac anesthesia: the echo era, ed 6, St. Louis, 2011, Saunders, p 426.
* 在颈部解剖异常（如短颈或肥胖）或既往接受过颈部手术的患者，接受抗凝治疗的患者以及婴儿进行颈内静脉置管时使用超声引导尤其有利

框 67-2　导致肺毛细血管楔压和左心室舒张末压不一致的可能原因

当 PCWP > LVEDP 时：

当正压通气

PEEP

胸膜腔内压增高

将肺动脉导管置于 Non-West 第 3 肺区

慢性阻塞性肺疾病

肺血管阻力增加

左心房黏液瘤

二尖瓣疾病（如狭窄或反流）

当 PCWP < LVEDP 时：

当左心室顺应性降低（如缺血或肥大）

主动脉瓣反流（二尖瓣提前关闭）

LVEDP>25mmHg

Modified from Tuman KJ, Carroll CC, Ivankovich AD: Pitfalls in interpretation of pulmonary artery catheter data, Cardiothorac Vasc Anesth Update 2:1, 1991

以评估血管内容量状态、测量心排血量、$S\bar{v}O_2$ 以及衍生血流动力学参数[24]。

心排血量代表心脏输送到组织的血容量，这是心脏麻醉医师特别关注的指标。心排血量由每搏量和心率决定，并受前负荷、后负荷、节律和收缩力的影响。能够持续监测心排血量的肺动脉导管于 20 世纪 90 年代进入临床[24]。在进行外循环前后生命体征和体温稳定的患者，连续测量心排血量同使用热稀释法间断测量所获得的数值相关性良好。

持续监测 $S\bar{v}O_2$ 能评估氧供能否满足氧耗[24]。$S\bar{v}O_2$ 数值下降可能提示心排血量下降，氧耗增加，动脉血氧饱和度降低，或血红蛋白浓度降低。假设氧耗

和动脉氧含量维持不变，S$\bar{v}$O$_2$ 改变可以反映心排血量的改变[24]。但是，London 和同事发现持续监测 S$\bar{v}$O$_2$ 的预后价值并不比标准的肺动脉监测预后更好[28]。

起搏 PA 导管也已经上市。起搏 PA 导管包括用于心房、心室或房室（atrioventricular，AV）顺序起搏的 5 个电极。Paceport PA 导管（Edwards Lifesciences，Irvine，CA）有一个能够插入供临时起搏的心室或房室导线的孔。

自 20 世纪 90 年代以来，使用 PA 导管的风险 / 效益比一直存在争议。肺动脉导管置入术的并发症包括在 CVP 置入术中提到的短暂心律失常、完全心脏阻滞、肺梗死、支气管内出血、血栓形成、导管扭结和嵌顿、瓣膜损伤以及血小板减少症[24]。除此之外，肺动脉导管数据的错误解读是常见的并发症之一，会导致错误的治疗[29]。Schwann 和同事发表了一项大样本多中心前瞻性观察性研究，发现 CABG 手术患者使用肺动脉导管比单独使用 CVP 者的死亡率和致残率风险更高[26]。小样本观察性研究同样发现，置入了肺动脉导管的心脏手术患者并发症发生率增加而生存率降低[30-31]。

目前，美国的趋势是只选择性地在可能从肺动脉导管中获益的患者中放置肺动脉导管，特别是随着经食管超声心动图（TEE）的广泛应用。放置肺动脉导管的绝对禁忌证包括三尖瓣或肺动脉瓣狭窄、右心房或右心室肿块以及法洛四联症[24]。相对禁忌证包括严重的心律失常和近期置入起搏导线（可能在放置导管过程中出现导线移位）。显然，对低风险的心脏外科手术患者可以无须置入肺动脉导管来进行安全管理[24]。但是，许多心脏外科医师和麻醉医师在高危心脏手术以及右心衰竭或肺动脉高压的患者仍然使用该导管，特别有助于术后管理（框 67-3）。

经食管超声心动图 许多现代心脏外科手术都在

框 67-3 肺动脉导管监测可能的临床适应证

患者拟接受大量液体转移成血液丢失手术，并且伴有：
右心衰竭、肺动脉高压
对治疗没有反应的左心衰竭
心源性或脓毒性休克、多器官功能衰竭
因血流动力学不稳定而需要正性肌力药物治疗或主动脉内球囊反搏
需要进行肾上阻断的主动脉手术
肝移植手术
原位心脏移植手术

Modified from Kaplan JA, Reich DL, Savino JS, editors: Kaplan's cardiac anesthesia: the echo era, ed 6, St. Louis, 2011, Saunders, p435

使用 TEE。有关这一颇具价值的诊断和监测手段的讨论详见第 46 章。

神经系统

损伤风险 虽然目前糖尿病和高血压的发病率更高，但单纯性冠状动脉旁路移植术后卒中发生率从 2000 年的 1.6% 降到了 2009 年的 1.2%[32]。术后认知功能障碍（postoperative cognitive decline，POCD）也被视为一种更隐匿的疾病，已在许多研究中被提到[33]。但是，评估认知功能、检查时机以及认知下降的诊断和统计学的定义以及评测的多样性，导致 POCD 评估变得更为复杂[34]。而且，研究表明 CABG 患者术后 1 年认知功能下降的发生率与健康的非手术对照组相似[35-36]。

框 67-4 列出了心脏术后发生中枢神经系统损伤或功能障碍的危险因素[37]，最常见的原因是微粒或微气栓[38-39]。其他因素包括脑低灌注，特别是有脑血管疾病以及对手术和 CPB 产生炎症反应的患者[40-41]。

监护

经食管和主动脉表面超声心动图 TEE 可以直观显示升主动脉的第一段、主动脉弓的中远段和大部分胸段降主动脉。但由于气管和支气管位于食管超声探头和主动脉之间，因而不能很好地显示升主动脉远段和主动脉弓的近中段。将手持高频探头放置在升主动脉或主动脉弓表面则可以显示经 TEE 不能显示的"盲点"。

超声发现的主动脉动脉粥样病变与心脏术后中枢神经系统损伤有关[42]。在心脏手术患者中 20% ~ 40% 存在升主动脉粥样硬化，而且随年龄增大发病率

框 67-4 神经损伤的机制和致病因素

栓塞
低灌注
炎症
影响因素
主动脉粥样硬化斑块
脑血管疾病
脑自主调节改变
低血压
心内碎片
空气
体外循环时发生颅内静脉梗阻
体外循环管路表面
再输注未处理的回收血
脑高温
低氧

From Kaplan JA, Reich DL, Savino JS, editors: Kaplan's cardiac anesthesia:the echo era, ed 6, St. Louis, 2011, Saunders, p 1070

表 67-1 主动脉粥样硬化分级

主动脉粥样硬化分级	超声心动图所见
1 级	内膜正常或轻微增厚
2 级	内膜严重增厚，没有突出的粥样斑
3 级	粥样斑向腔内突出 < 5mm
4 级	粥样斑向腔内突出 ≥ 5mm
5 级	任意尺寸的粥样斑，可见活动部分

Modified from Bëïque FA, Joffe D, Tousignant G, Konstadt S: Echocardiographybased assessment and management of atherosclerotic disease of the thoracic aorta, J Cardiothorac Vasc Anesth 12:206-220, 1998

增加。主动脉动脉粥样硬化病变的严重程度是冠状动脉旁路移植术后发生死亡和卒中的有力预测指标（表 67-1）[43]。一项研究对 500 例按顺序纳入的患者与全国性数据库进行了比较，发现 TEE 引导下的主动脉插管或外科操作能显著降低卒中发生率[44]。在严重主动脉粥样硬化病的患者中提倡避免探查升主动脉（"不接触技术"）[45]。加用升主动脉表面扫描可以提高术中超声心动图确诊该段主动脉动脉粥样硬化病的敏感性。对于此种疾病的发现，将这两种技术合用显然优于外科触诊[46]。

脑氧饱和度 脑氧监测采用的是近红外光谱技术，类似脉搏氧监测（参见第 49 章）。将发光电极放在患者的前额，由外至中线覆盖两侧额皮质。由于颅骨在红外光下是半透明的，以及在两种不同波长的红外光下氧合血和未氧合血有不同的吸收特性，因此，通过返回的信号可计算出局部脑氧饱和度（regional cerebral oxygen saturation，rSO_2）。脑氧饱和度监测仪能测量相对于患者自身基线数据的变化，并可同时监测双侧额叶。

近红外光谱技术在围术期的应用已经得到了研究。rSO_2 相对水平下降至术前基础值的 80% 以下，或绝对水平小于 50%，则提示术后不良事件的发生率增加[47-48]。这些事件包括 POCD[49]、卒中[50]、器官功能障碍、死亡以及住院时间延长[53]。已经建议使用一项由生理学衍生的对围术期脑氧饱和度降低的治疗流程图（图 67-3）[54]。Murkin 提到[37]，对脑氧饱和度降低治疗的有效性是影响脑氧饱和度监测重要性的一个干扰因素。

患者吸氧后基础 rSO_2 仍低（绝对值 ≤ 50%）是术后 30d 和 1 年死亡率的危险因素[55]。基础 rSO_2 是术前危险分层的精确指标，有助于临床医师鉴别术后需要加强监护的患者[55-56]。

经颅多普勒 经颅多普勒（transcranial Doppler，TCD）通过使用超声探查大脑中动脉或颈总动脉的血流而间接测量大脑血流[47]。这项技术已经广泛用于研究。例如，联合使用脑氧监测仪时 TCD 已经能提示体外循环期间脑自我调节的极限[57]。TCD 同样能发现颅内血流中的栓子。但与之前提到的信息不同，TCD 发现的栓子和 POCD 之间的相关性仍有疑问[58-59]。

TCD 技术的主要缺陷之一在于它不能区分气栓和固体栓子。其他不足包括以下几点：①信息的质量非常依赖于操作者的水平。②需要将探头放置稳定和准确，以保证准确性，过程繁琐。③患者的相关特点可影响信息，比如皮肤厚度。这些困难限制了这项技术在围术期的应用[47]。

脑电图和脑电双频指数监测 脑电图（electroencephalogram，EEG）通过粘贴或拧入式头皮电极记录，可显示脑皮质表面的电活动（参见第 13 和 14 章）。清醒的患者产生的 EEG 不同于麻醉状态下的 EEG 模式。建立基线值以及监测基线值的变化是 EEG 监测的前提。如出现 EEG 信号频率的改变（脑电波更慢）和波幅下降，可能需要警惕皮质神经元功能的改变。

多通道 EEG 监测在心脏手术中并非常规使用。然而单通道或双通道的 EEG 监测再次兴起，比如脑电双频指数（bispectral index，BIS）[47, 60-61]。许多研究将 BIS 用于监测术中知晓，降低术中麻醉药物的用量，了解脑灌注[47, 62-64]。然而使用 BIS 监测是否能有效降低术中知晓仍存在争议。对心脏手术的临床随机对照研究并未证实 BIS 在指导安全、减少麻醉药物用量以及快通道上的作用[60]。

突发脑缺血相关的 EEG 改变可能是由可纠正的原因引起的，比如上腔静脉梗阻或严重的心排血量降低[60]。最新的双重 BIS 监测通过联合应用双侧额叶 EEG 通道能提高发现单侧额叶缺血的概率，特别是麻醉平稳时如果损伤是突发、广泛或位于额叶，并且术前 EEG 是正常的情况下[60, 65]。但是在心脏手术期间，很多参数可能干扰 EEG 的解读，包括低温、药物抑制 EEG 信号以及泵机械运动产生的干扰。除此之外，EEG 只能测量皮质活动，因此，可能不能发现皮质水平以下的缺血或栓塞。因此，EEG 和衍生的指数在监测脑缺血方面既无敏感性也无特异性[60]。

小结 目前尚缺乏关于纠正异常值的治疗有效性的循证医学建议。虽然尚未成为临床常规监护，但神经监测的研究仍将继续深入开展下去。

肾系统

心脏手术后急性肾损伤（acute kidney injury，AKI）

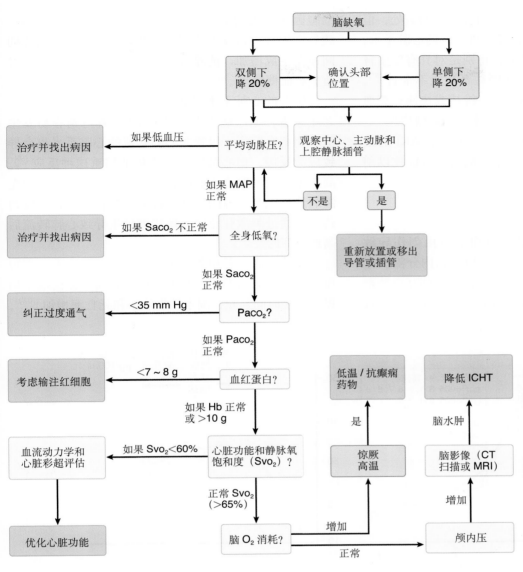

图 67-3　脑氧监测的使用流程图 (Redrawn from Denault A, Deschamps A, Murkin JM: A proposed algorithm for the intraoperative use of cerebral near-infrared spectroscopy, Semin Cardiothorac Vasc Anesth 11:274-281, 2007.)

依然是造成术后发病率增加、医疗费用增加、后期发生慢性肾疾病、短期以及长期死亡的重要原因（参见第 101 章）。虽然 AKI 的发病机制是多因素造成的，但控制某些特异性因素可降低心脏手术患者 AKI 的发生率。Bellomo 和同事发现，心脏手术相关的 AKI 六个主要损伤通路为：毒素（内源性和外源性）、代谢因素、缺血 - 再灌注损伤、神经激素活性、炎症以及氧化应激[67]。

关于心脏术后 AKI 可能的特异性预防措施的相关随机研究很少。可以确定的是，应在围术期避免使用任何有潜在肾毒性的药物（框 67-5）[66, 68]。当然，水化是广为认可的预防造影剂肾病的策略之一[68]。令人遗憾的是，尚无明确的药物可以预防早期 AKI。升主动脉粥样硬化似乎是发生 AKI 的独立危险因素[67]。

对于存在血栓栓塞高风险的患者，应该在术中使用 TEE 监测以便及时发现[67-68]。虽然观察性研究已经

框 67-5　引起肾损伤的药物
造影剂
氨基糖苷类
两性霉素
非甾体抗炎药
β- 内酰胺类抗生素（特别容易发生间质性肾病）
磺胺类药物
阿昔洛韦
甲氨蝶呤
顺铂
环孢霉素
他克莫司
血管紧张素转换酶抑制剂
血管紧张素受体拮抗剂

Modified from Bellomo R, Kellum JA, Ronco C: Acute kidney injury, Lancet 380:756-766, 2012

发现非体外循环手术以及避免主动脉操作的益处，但仍缺乏明确的证据[67-68]。对需要体外循环的心脏手术，应尽可能限制主动脉阻断时间，特别是对具有发生肾并发症高危险性的患者，比如既往肾功能不全者[67]。应该快速识别血流动力学不稳定，维持或快速补充血管内容量[67-68]。最后，应该避免围术期高血糖症[67-68]。

显然，有必要明确能够预防心脏术后 AKI 的措施[67-68]。AKI 给患者以及社会带来的费用可能比以前想象的要高[66]。

内分泌系统

血糖控制 外科患者的高糖血症是由创伤导致的炎性或应激反应造成的。这个反应包括内分泌反应（例如抗调节激素，如皮质醇、生长激素、胰高血糖素和儿茶酚胺类生成增加）（彩图 67-4）。免疫反应导致

细胞因子生成增加，自主神经反应导致的交感兴奋，胰岛素信号通路发生改变。这些改变导致体外循环期间血糖生成增加，清除减少，诱发胰岛素抵抗，最终造成高血糖症[69]。

所有的心脏手术患者都有发生高血糖症的风险。老年患者、糖尿病患者以及 CAD 患者特别容易发生围术期高血糖症。尽管非心肺转流的心脏手术也会导致应激反应，但心肺转流会成倍地加重这种反应[69]。高血糖的程度取决于心肺转流中的几个因素，如预充液的选择以及低温的程度。肾上腺素和其他正性肌力药可能通过刺激肝糖原分解和糖异生导致心肺转流后高血糖症的发生。

在糖尿病患者和非糖尿病患者，心脏手术前空腹血糖水平异常和术中以及术后持续升高的血糖水平均提示住院时间延长，围术期发病率和死亡率增加[70-71]。

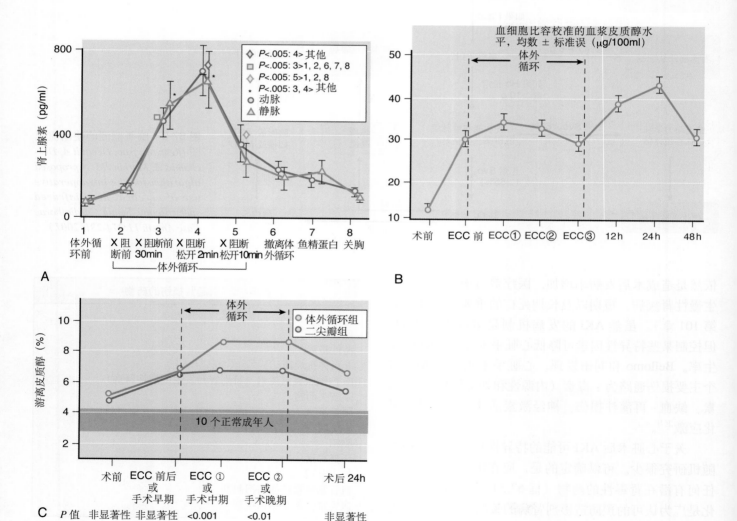

彩图 67-4 A，心脏手术中血浆肾上腺素（Epi）水平。竖条表示标准误；X-clamp，主动脉阻断。B 和 C，心脏手术中的皮质醇水平。ECC，体外循环 *(A, Redrawn from Reves JG, Karp RB, Buttner EE, et al: Neuronal and adrenomedullary catecholamine release in response to cardiopulmonary bypass in man, Circulation 66:49-55, 1982; B and C, from Taylor KM, Jones JV, Walker MS, et al: The cortisol response during heart-lung bypass, Circulation 54:20-25, 1976.)*

但是，在进行心脏手术的糖尿病患者中，高血糖症可能只能部分解释预后不良风险的增加[71]。糖尿病患者的免疫功能异常很常见，如趋化作用、吞噬作用、调理作用、细菌杀灭及抗氧化防护功能的减弱使糖尿病患者发生感染的风险增加，从而增加了不良事件的发生[72]。

应该从术前开始直至出院控制血糖水平[73]。但是在一项经典研究中，患者被随机分配到围术期强化胰岛素治疗组（血糖维持在 80～100mg/dl）或传统胰岛素治疗组（血糖维持在 <200mg/dl）[74]。令人意外的是，研究者发现强化胰岛素治疗组的心脏手术患者的死亡率和卒中发生率反而增加，尽管差异并不显著。目前尚未明确应将术中血糖具体控制到的精确值[71, 75]。胸外科医师协会（Society of Thoracic Surgeons，STS）指南提出，整个围术期的血糖水平应该控制在 180mg/dl 以下[76]。某些心脏外科中心更积极地持续泵入胰岛素，以将血糖控制在 150mg/dl 以下。

甲状腺激素　甲状腺功能异常通过多个途径影响心脏功能（表 67-2）。尚不明确心脏手术时体外循环对甲状腺激素生成的影响。在体外循环过程中或结束后即刻，甲状激素水平可能升高，也可能降低。T_3 是甲状腺激素的生物活性形式，它在心脏病患者中常降低。这是由负责将外周组织中的 T_4 转化为 T_3 的 5′-单脱碘酶活性降低导致的。低 T_3 综合征患者在心肺转流后出现心肌收缩力受损，发生心肌梗死和心力衰竭的风险增加，在成人和儿童均是如此[78]。已有的甲状腺功能障碍有时会在体外循环后明显加重，原因包括低温、非搏动性血流、从 T_4 到 T_3 的转化减少。

接受冠状动脉旁路移植手术的女性患者发生甲状腺功能低下较男性患者更为普遍[79]。Zindrou 及其同事发现，接受甲状腺激素治疗的甲状腺功能低下的冠状动脉旁路移植手术的女性患者的死亡率升高 17%[80]。Edwards 及其同事做的一项文献综述得出的结论是，甲状腺功能低下的女性患者在接受冠状动脉旁路移植手术时确保围术期甲状腺素水平正常有助于降低此类患者的围术期死亡率[5]。虽然亚临床型的甲状腺功能减退和低 T_3 综合征对男性和女性患者的 CABG 预后都有影响，但在推荐术前常规检测甲状腺功能之前仍需要进一步研究明确[81]。

血液系统

需要接受 CPB 的心脏手术的主要并发症是出血（参见第 62 章）。实际上，在美国，15%～20% 的血制品被用于心脏手术，而且这个比例还在不断增加，很大程度上是因为心脏手术变得越来越复杂[82]。来源于 STS 成人心脏手术数据库的大样本数据提示 50% 的心脏手术患者输过血。复杂的心脏手术，比如"再次"手术、主动脉手术以及心室辅助装置安置术（ventricular assist devices，VAD），它们需要的输血远大于简单手术[83-84]。此外，围术期血液输注增加了医疗费用和风险（参见第 61 至 63 章）[85-86]。而且，围术期输血与短期和长期预后不佳相关。因此，心脏手术时减少出血和输血已经成为提高医疗质量的重点[82]。

抗凝剂肝素

概况　自从 1915 年 Jay McLean 发现肝素以来，肝素经受住了时间的考验并始终成为需要体外循环的心脏手术中主要的抗凝剂。肝素抗凝的机制在于肝素分子可以同时结合抗凝血酶Ⅲ和凝血酶。现代命名抗凝血酶Ⅲ就是指抗凝血酶（antithrombin，AT）。结合过程是由与抗凝血酶结合的特异性戊多糖序列介导的。肝素分子使抗凝血酶和凝血酶接近，使抗凝血酶Ⅲ通

表 67-2　甲状腺功能异常对血流动力学和心脏功能的影响

参数	正常值	甲状腺功能亢进	甲状腺功能低下
血容量（正常值 %）	100	105.5	84.5
心率（次 / 分）	72～84	88～130	60～80
心排血量（L/min）	4.0～6.0	>7.0	<4.5
体循环血管阻力 [dyne/(sec.cm^5)]	1500～1700	700～1200	2100～2700
左室射血分数（%）	>50	>65	≤ 60
等容舒张时间（msec）	60～80	25～40	>80

Reprinted with permission from Klein I, Ojamaa K: Thyroid hormone and the cardiovascular system, N Engl J Med 344:501-509, 2001. Copyright © 2001 Massachusetts Medical Society

过结合凝血酶分子活性中心的丝氨酸残基而抑制其促凝血作用[87]。肝素能将抗凝血酶对凝血酶的抑制作用增强1000倍。肝素 - 抗凝血酶复合物能影响很多凝血因子，但因子 Xa 和凝血酶对肝素的抑制作用最敏感，而凝血酶对肝素抑制作用的敏感性比因子 Xa 高出 10 倍[88]。

　　在肝素制剂中只有约 1/3 的肝素分子含有决定其与抗凝血酶有高亲和力的戊糖片段[89]。因此，要想达到体外循环所需的抗凝效果，需要相对较大剂量的肝素。实际上，体外循环所给予的肝素剂量是经验性的。一般是在检测了基础活化凝血时间（activated clotting time，ACT）（正常范围为 80～120s）后单次静注 300～400U/kg 肝素。在体外循环期间应追加肝素以维持 ACT 值高于 480s。在体外测定患者对肝素剂量应答的分析仪已经上市。部分医师已经按照这样的体外剂量反应测定结果给予肝素。也有肝素浓度检测仪，可使用体外鱼精蛋白滴定分析来计算全血肝素浓度。这项结果通常用做 ACT 值 480s 之外的一项辅助，以确定肝素浓度是否足够行体外循环。然而，随着临床因素以及用于测量的具体测定方法的不同，导致 ACT 的测量结果差异很大。因此，支持阈值 480s 的证据几乎只是经验之谈。

　　接受体外循环的患者所需肝素剂量是基于 Bull 和其同事于早在 1975 年发表的标志性研究[90]。一项对灵长类动物和儿童在体外循环时凝血酶活性的小型研究发现了更低的 ACT 安全限，即至少大于 400s[91]。1979 年，Doty 和其同事提出一个不需剂量-反应曲线而只通过 ACT 值来指导肝素剂量的简化方案[92]。这些为数不多的研究所得出的数据和建议是目前肝素剂量方案的主要参考。

　　尽管长久以来肝素一直被用于体外循环患者的抗凝，但它并不是完美的抗凝剂。即便使用了肝素，还是会发生内源性和外源性凝血，血小板仍然会因与体外循环管路接触或在肝素的直接作用下激活[93-94]。替代抗凝剂将在肝素诱导的血小板减少症（heparin-induced thrombocytopenia，HIT）章节中简要讨论。

　　抗凝监测　使用 ACT 监测肝素的有效性并不完全科学（参见第 62 章）。有观察发现，给予规定剂量的肝素后患者的抗凝反应差异很大。造成这些差异的原因是个体间体内肝素结合蛋白和抗凝血酶的浓度不同。因此，ACT 值与实际肝素浓度的相关性较差。不过，自从 Bull 及其同事的早期研究发表以来[90]，ACT 已成为需要体外循环的心脏手术中抗凝监测的主要依据。

　　市面上有各种不同的 ACT 测定仪，每一种都使用不同的测定方法探知血凝块的形成和终点信号。但它们都需要将全血加入一个含接触活化剂的试管。试

表 67-3　影响活化凝血时间的临床因素

血液稀释	有肝素时延长 ACT
低温	延长 ACT
血小板减少症	延长 ACT
血小板抑制剂	延长 ACT
血小板溶解	缩短 ACT
抑肽酶	延长硅藻土 ACT
手术应激	缩短 ACT

管中所含的活化剂可以是硅藻土、白陶土、玻璃或它们的混合物。测量前需要标本加温至 37℃。不同的检测平台可根据速度、压力、渗透压、电磁力甚至颜色的改变来确定血凝块的形成和测量的终止[95]。

　　许多临床因素能够影响 ACT（表 67-3）。除了生理因素外，ACT 测量装置的设计同样影响 ACT 正常和治疗值（厂商不同）。ACT 与全血及血浆肝素水平的相关性差，成人和儿童的 ACT 值也有所差异。有些作者认为，由于 ACT 与肝素浓度相关性差，单用 ACT 不足以监测肝素的有效性，应该在体外循环期间同时或辅助使用肝素浓度监测。导致 ACT 延长的非肝素相关的常见临床因素包括低温、血液稀释、血小板数量和质量异常等。麻醉医师必须了解这些因素，以确定在 ACT 延长时减少肝素用量是否安全。由于 ACT 与检测的肝素浓度相关性很差，可能发生肝素剂量减少导致的肝素浓度不足，而 ACT 值却仍处于可接受范围的情况。

　　床旁（point-of-care，POC）监测仪，如 Hepcon HMS 系统，通过使用鱼精蛋白滴定分析以计算肝素浓度。Despotis 及其同事认为监测肝素浓度并使用大剂量肝素确实对凝血系统有保护作用，从而减少了输血需求[97]。但其他研究者并未能证实大剂量肝素有更好的凝血保护作用，因为不管他们使用传统的 ACT 还是肝素浓度监测指导肝素用量，所测得的凝血过程标志物浓度都是一样的[98]。

　　高剂量凝血酶时间（high-dose thrombin time，HiTT）是可作为凝血酶时间一个替代的检查以测量体外循环期间高浓度肝素条件下的凝血功能[99]。与 ACT 不同，不论是体外循环前还是体外循环中的 HiTT 与肝素浓度都有很好的相关性，并且 HiTT 不受血液稀释和低温的影响。HiTT 检测肝素对凝血酶作用的特异性更高，似乎更少受人为因素的干扰[94]。抑肽酶和术前肝素输注并不影响 HiTT 的值[99]。

鱼精蛋白与抗凝作用的中和　鱼精蛋白在临床上应用的时间与肝素一样久远，一直被用于中和心脏手术中使用的肝素。中和肝素所需的鱼精蛋白剂量尚有争议。Bull 及其同事选择每 100U 肝素用 1.3mg 鱼精蛋白中和，比预计每 100U 需要 1.2mg 略微过量[100]。目前的临床实践常依照下面的方案之一选择剂量：

1. 依据整个手术过程中肝素的总用量，每 100U 肝素使用 1.0 ~ 1.3mg 鱼精蛋白。这种方案可能导致鱼精蛋白剂量过多，能减少理论上或实际发生的肝素反跳风险，但同时患者发生因鱼精蛋白抗凝作用而出血的风险也更高[95, 101]。

2. 另一种方法是通过鱼精蛋白滴定法测量肝素浓度，根据肝素浓度给予鱼精蛋白。如果没有测量肝素浓度，则通过术中持续描记 ACT 值而得到的肝素剂量 - 反应曲线获得肝素浓度。在这种方法中鱼精蛋白的用量是依据进行中和时患者循环中的肝素浓度得出的。理论上讲，这种方法的鱼精蛋白不会过量，但患者可能会有肝素反跳的风险，因而可能需

要追加鱼精蛋白。在一项针对瓣膜手术患者的小样本研究中，鱼精蛋白被分成两次滴定给药，结果导致鱼精蛋白用量增大但出血减少，考虑可能是出现了肝素反跳的原因[102]。

心脏手术特有的血液系统问题

体外循环对凝血系统的作用　体外循环对凝血系统的影响很多。血液暴露在体外循环管路表面是一个强烈的促炎刺激，而凝血系统的激活是正常炎症反应的一个组成部分。传统凝血模型认为体外循环同时激活了内源性和外源性凝血通路并直接影响血小板功能。体外循环管路表面通过将因子Ⅻ活化为Ⅻa 而激活内源性凝血通路[103]。伤口产生的组织因子与血液循环中来自手术部位的组织凝血酶原激酶结合，通过细胞介导的止血激活外源性凝血通路。这一过程涉及了附着有组织因子的白细胞和内皮细胞。组织因子途径中产生的凝血酶是导致体外循环相关性凝血异常的主要原因（图 67-5）[103-104]。

体外循环不仅能同时激活内源性及外源性凝血通

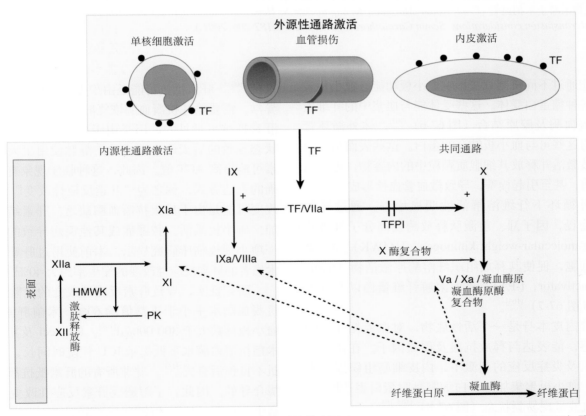

图 67-5　体外循环期间可以通过表面吸附并激活Ⅻ因子、高分子量激肽原（high-molecular-weight kininogen，HMWK）及前激肽释放酶（prekallikrein，PK）而激活内源性凝血通路。体外循环期间通过组织损伤和系统性炎症反应激活外源性凝血通路，并导致单核细胞和内皮细胞表达组织因子（tissue factor，TF）。TF 和Ⅻa 因子一起将 X 因子活化为 Xa 因子而开始共同通路。Ⅴ因子复合物在磷脂表面形成后促使产生凝血酶，并将纤维蛋白原转化为纤维蛋白。组织因子通路抑制物（tissue factor pathway inhibitor，TFPI）抑制 TF/ Ⅶa。凝血酶可以通过活化Ⅺ、Ⅷ和Ⅴ因子消除 TFPI 的这种抑制作用，并通过 X 酶复合物促发 X 因子的活化。*(From Kottke-Marchant K, Sapatnekar S: Hemostatic abnormalities in cardiopulmonary bypass: pathophysiologic and transfusion considerations, Semin Cardiothorac Vasc Anesth 5:187-206, 2001.)*

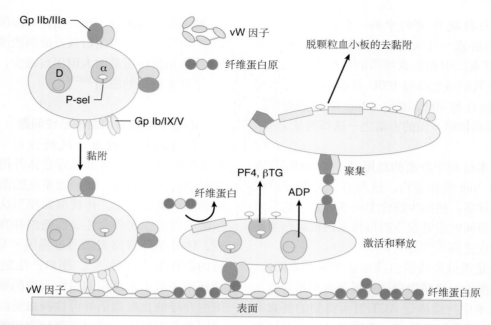

图 67-6 体外循环管道通过引起血浆蛋白 von Wilebrand 因子（vW 因子）和纤维蛋白原的黏附及变构而激活血小板。血小板通过表面糖蛋白（glycoprotein，Gp）Ⅰb/Ⅸ/Ⅴ与 vW 因子结合，并通过 GPⅡb/Ⅲa 受体与纤维蛋白原结合，从而激活血小板细胞内信号传导通路，释放 α 颗粒［血小板因子 4（platelet factor 4，PF4）和 β 血小板球蛋白（β-thromboglobulin，βTG）］，并使磷脂重构而形成凝血复合物及纤维蛋白。致密颗粒释放二磷酸腺苷（adenosine diphosphate，ADP）以及 GpⅡb/Ⅲa 受体的激活使血小板在黏连层聚集。由于血液流体剪切力的作用，黏附和聚集的血小板可被从内膜上冲刷下来，以脱颗粒的状态回到血液循环或形成微小聚集物淤滞于末梢血管 *(From Kottke-Marchant K, Sapatnekar S: Hemostatic abnormalities in cardiopulmonary bypass: pathophysiologic and transfusion considerations, Semin Cardiothorac Vasc Anesth 5:187-206, 2001.)*

路，还能通过不同机制直接影响血小板功能。血小板表面表达各种糖蛋白受体。这些受体能与血浆中的纤维蛋白原、凝血酶及胶原结合（图 67-6）[103]。体外循环管路能吸附这些可与血小板结合的蛋白。这些表面结合的血小板被激活并释放其细胞质颗粒中的内容物，进而激活凝血酶，甚至引起栓塞，导致微血管血栓形成。

体外循环下纤维溶解活性明显增强。通过接触激活的途径，因子Ⅻ、前激肽释放酶及高分子量激肽原（high-molecular-weight kininogen，HMWK）能激活内皮细胞，促使其释放组织纤溶酶原激活物（tissue plasmin activator，t-PA），进而溶解纤维蛋白以及纤维蛋白原（图 67-7）[103]。

血管内皮本身是一个活性底物，对血液循环中的介质敏感，能表达与释放抗凝及促凝因子。在体外循环的低氧及炎症反应的刺激下，内皮细胞组织因子表达上调，血小板聚集加速，白细胞黏附蛋白表达增多，从而使血液呈现易凝状态（图 67-8）[103, 105]。

肝素抵抗、肝素反应性改变以及抗凝血酶 肝素抵抗是指注射推荐剂量的普通肝素后 ACT 值无法达到治疗水平。有人提出肝素抵抗是指静脉使用 500U/kg 肝素后 ACT 仍然小于 480s 的情况[106-107]。也有人提出在体外循环肝素抗凝期间 ACT 值小于 400s 也称为肝素

抵抗[108]。肝素抵抗可能是由于先天的抗凝血酶缺乏或异常，需要输注抗凝血酶恢复肝素的抗凝特性。然而，肝素抵抗更常见的原因是由于患者的疾病状态和生理状态导致的后天改变造成的。静脉使用更大剂量的肝素可能提高 ACT 值。因此，这种临床现象有一种更准确的表达方式，称之为"肝素反应性改变"[109]。这种改变可能是由于后天抗凝血酶缺乏、肝素结合蛋白增加、血小板激活、脓毒症或其他疾病导致的。近期的一项小规模临床研究显示，术前使用过肝素的心脏手术患者的肝素反应性改变的发生率约为 40%[107]。

研究证实，导致肝素反应性改变的危险因素包括抗凝血酶水平小于正常值的 60%、术前肝素使用史、血小板计数大于 300 000/μl[108]。Ranucci 及其同事发现术前抗凝血酶水平低提示 ICU 住院时间长，并且与心肌不良预后有关[111]。并非所有的肝素抵抗都是抗凝血酶介导的。因此，了解造成肝素反应性改变的生理因素十分重要，从而才能开始适当的治疗[112-115]。

临床上针对这种情况一般采用增加肝素用量的方法。对难治性患者，用按计算能产生 80%～100% 活性剂量的浓缩抗凝血酶或重组抗凝血酶进行治疗，可以恢复肝素反应性。当使用抗凝血酶治疗时，需要格外谨慎地用鱼精蛋白中和以及仔细止血，因为抗凝血酶

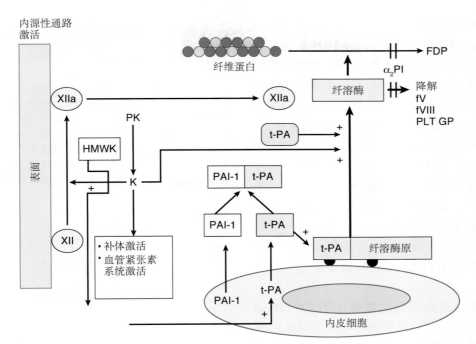

图 67-7　纤溶系统通过激活纤溶酶从而降解纤维蛋白，内源性凝血因子参与了这一过程。体外循环管道表面可以吸附及活化Ⅻ因子、高分子量激肽原（HMWK）及前激肽释放酶（prekallikrein，K）。激肽释放酶（K）及Ⅻa因子使纤溶酶原转换为纤溶酶，组织纤溶酶原激活物（t-PA）也具有同样的作用。它和它的抑制物——纤溶酶原激活物抑制物 -1（plasminogen activator inhibitor-1，PAI-1）都是由内皮细胞释放的。纤溶酶不仅能降解纤维蛋白，也能使因子 V ～ Ⅶ 及血小板表面糖蛋白受体（platelet surface glycoproteins，PLT GP）失活。激肽释放酶同时能激活补体及血管紧张素系统，HMWK 也可通过刺激内皮细胞产生 t-PA 从而加速纤溶过程。FDP，纤维蛋白降解产物；α2PI，α2 纤溶酶抑制物 *(From Kottke-Marchant K, Sapatnekar S: Hemostatic abnormalities in cardiopulmonary bypass: pathophysiologic and transfusion considerations, Semin Cardiothorac Vasc Anesth 5:187-206, 2001.)*

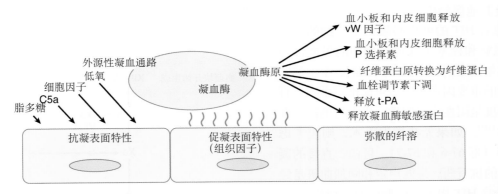

图 67-8　促凝血内皮细胞的激活。内皮细胞激活释放组织因子，从而使凝血酶原转化为凝血酶。凝血酶有多种生物学作用：① 促进 vW 因子及 P 选择素的释放，从而促进血小板聚集和血小板、中性粒细胞和内皮细胞黏附。②促进纤维蛋白原转化为纤维蛋白，形成血凝块的固态部分。③下调凝血调节蛋白 / 蛋白 C 和蛋白 S 系统。④激活 t-PA 的释放，进而催化纤溶酶的形成。⑤激活凝血酶敏感蛋白，后者结合 t-PA，可阻止其被纤溶酶原激活物抑制物 -1（PAI-1）降解，从而加速纤溶酶形成 *(From Boyle EM Jr, Verrier ED, Spiess BD: Endothelial cell injury in cardiovascular surgery: the procoagulant response, Ann Thorac Surg 62:1549-1557, 1996.)*

能提高肝素作用，因而能轻微加重术后出血[112]。

　　肝素反跳　肝素反跳是鱼精蛋白充分中和肝素后 1h 内出现的出血事件。凝血功能测试提示肝素残余，如部分促凝血酶原时间（partial thromboplastin time，PTT）和凝血酶时间延长，以及抗 X a 因子活性增强等。肝素反跳的机制包括：鱼精蛋白清除之后蛋白结合肝素的缓慢释放，鱼精蛋白的清除速度快于肝素，细胞外间隙中的肝素经过淋巴回流，以及血液中不明肝素拮抗物的清除等[109]。肝素反跳很罕见，体外循环终止时按残留的肝素浓度给予鱼精蛋白剂量比根据总体肝素用量按比例给予鱼精蛋白更容易发生肝素反跳，因为按比例给药通常导致轻微"过量"。根据凝血功能检查，肝素反跳可通过追加鱼精蛋白很容易地进行预防或治疗。

肝素诱导性血小板减少症 (heparin-induced thrombocytopenia，HIT)　HIT 是一种由于暴露于肝素后所产生的免疫介导的促血栓性疾病。当血小板因子 4 (protein platelet factor 4，PF4) 与肝素形成复合物时，体内产生抗 PF4 的抗体。在正常情况下，PF4 主要存储于血小板的 α 颗粒中，而在血浆中的含量很低，但肝素能通过解离内皮细胞上的 PF4 使血浆中的 PF4 浓度提高 15～30 倍。PF4 还通过 α 颗粒膜的膜融合作用在激活的血小板膜表面表达。这样，PF4 便可以暴露并与肝素结合[116]。血小板表面的 PF4 肝素复合物被一种特异性的免疫球蛋白 G(IgG) 识别。IgG 可与复合物结合，进而通过免疫介导激活血小板。这些激活的血小板的高聚集性是 HIT 的标志，导致促凝并发症的发生。

HIT 常见的表现是血小板的数量小于 100 000/µl 或者小于基础值的 50%[117]。体外循环和肝素暴露后血清转换的发生率较高 (20%～50%)[117-118]。但有报道提示，体外循环后 HIT 的发生率仅为 1%～3%[118]。因此，术后血清转换的心脏手术患者 HIT 风险低于 10%。决定 HIT 易感及血栓栓塞并发症风险的是免疫反应的强弱，而不仅仅是 PF4 或肝素抗体是否出现[117-118]。除了术后抗体，已经发现术前抗体的存在与心脏术后并发症增加有关[119]。这些并发症包括肠缺血、肾功能不全、肢体缺血以及其他促凝事件。

对心脏手术患者 HIT 的处理必须包括仔细的风险效益评估。真正患病和栓塞事件风险增加的可能性与使用代替肝素的其他抗凝剂的风险之间权衡。手术的紧急程度是影响决策的重要因素。应尽可能推迟手术，直至血浆中的抗体滴度呈阴性或弱阳性。患者可能需要在 90d 以后进行手术[118]。如果无法推迟手术，则应考虑使用其他治疗选择 (框 67-6 和 67-7)。目前，直接的凝血酶抑制剂是首选的抗凝药。来匹卢定和阿加曲班是经 FDA 批准的用于治疗 HIT 相关血栓形成的药物[120]。在体外循环中使用这些药物作为抗凝剂时发生出血并发症的风险较大。比伐卢定是经 FDA 批准的可用于经皮介入治疗的药物。由于它的半衰期短，可作为需要体外循环的 HIT 患者的抗凝剂[121-124]。但目前只有肝素是 FDA 唯一认可的能用于体外循环下抗凝的药物[109]。表 67-6 及框 67-2 总结了不能延期手术至血清检查呈阴性的 HIT 患者的治疗选择及替代抗凝方案。图 67-9 描述了每一类替代药如何抑制 Xa 因子、凝血酶或纤维蛋白原。

鱼精蛋白反应　鱼精蛋白可引起多种血流动力学改变，依据其表现和机制分为不同的种类。鱼精蛋白引起的不良反应囊括了从轻微的低血压到可引起院内高死亡率的严重血流动力学反应等多个种类[125-126]。

框 67-6　肝素诱导性血小板减少症患者体外循环的替代抗凝治疗

1. 安克洛酶
2. 低分子肝素或类肝素 (先进行测试)
3. 其他凝血酶抑制剂 (水蛭素、比伐卢定和阿加曲班)
4. 使用单次剂量的肝素，迅速用鱼精蛋白中和，以及
   a. 推迟手术，从而使抗体能消退，或
   b. 使用血浆去除术来降低抗体水平，或
   c. 使用伊洛前列素、阿司匹林和双嘧达莫 (潘生丁)、阿昔单抗或糖蛋白受体衍生的阻滞剂来抑制血小板

所有患者：
1. 冲洗液中不含肝素
2. 不用含肝素的导管
3. 静脉通路不用肝素帽
目前尚缺乏用于体外循环的抗凝药。

Modified from Kaplan JA, Reich DL, Savino JS, editors: Kaplan's cardiac anesthesia: the echo era, ed 6, St. Louis, 2011, Saunders, p 966

框 67-7　用于体外循环的其他抗凝药

安克洛酶
低分子肝素
Xa 因子抑制剂
比伐卢定或其他直接凝血酶抑制剂 (水蛭素和阿加曲班)
血小板受体抑制剂

From Kaplan JA, Reich DL, Savino JS, editors: Kaplan's cardiac anesthesia:the echo era, ed 6, St. Louis, 2011, Saunders, p 967

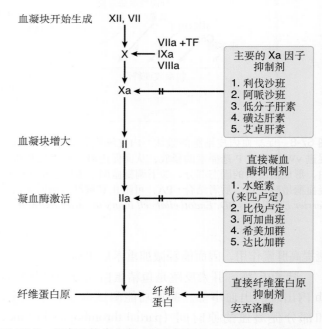

图 67-9　肝素的替代方案。图右侧框显示了最新的抗凝药，这些药物抑制 Xa 因子、凝血酶或纤维蛋白原 *(From Kaplan JA, Reich DL, Savino JS, editors:Kaplan's cardiac anesthesia: the echo era, ed 6, St. Louis, 2011, Saunders, p 968.)*

对于临床症状的解读是对其机制探讨的第一步。通常，这些反应分为Ⅰ型、Ⅱ型和Ⅲ型。Ⅰ型鱼精蛋白反应只表现为低血压，伴随正常或稍低的左心充盈压及正常的气道压。此型反应相对较轻，并且采用补充容量、减缓鱼精蛋白推注速度或少量使用血管活性药物就可有效缓解。Ⅱ型反应包括中到重度低血压以及类过敏反应的特征，比如支气管收缩。类过敏反应，包括鱼精蛋白过敏反应，是由IgE抗体介导的经典的免疫性或过敏性反应。非免疫性反应机制是由IgG或补体激活介导的。Ⅲ型反应被认为是由于肝素 - 鱼精蛋白复合物沉积在肺循环而引起介质释放，并导致严重低血压和肺动脉压力升高，可能造成急性右心衰竭。这显然是一种严重的反应，导致心血管整体衰竭，并且由于严重的右心衰竭而可能需要重新建立体外循环。幸运的是，这种情况在临床上相对少见[126]。

鱼精蛋白反应的机制包括快速输注引起的内皮细胞一氧化氮释放、肥大细胞脱颗粒及组胺释放[109]。Kimmel等的研究发现，鱼精蛋白反应的独立危险因素包括中性精蛋白锌胰岛素的使用、有鱼类食物过敏史及非鱼精蛋白过敏史[127]。此项研究中39%的心脏手术患者具有至少一项上述危险因素。其他可能的但尚未有确切证据支持的危险因素有曾经使用过鱼精蛋白、行输精管结扎术、左心功能降低及血流动力学不稳定等[127]。而鱼精蛋白注射的部位与过敏反应的发病率没有必然的联系[128]。使用组胺受体阻滞剂预处理无法预防鱼精蛋白反应[109]。

以下列举了对有鱼精蛋白反应高危因素的患者临床处理的原则：

1. 推注鱼精蛋白时应缓慢，推注时间应≥5min。
2. 如患者有明确的鱼精蛋白过敏史，应避免再次冒险使用鱼精蛋白。可使用鱼精蛋白替代药物，或者不进行肝素拮抗。可考虑使用非肝素类药物作为体外循环期间的抗凝药物，采用非体外循环冠状动脉旁路移植术（off-pump coronary artery bypass，OPCAB）。如果使用了肝素，可以使用非鱼精蛋白类药物如PF4或肝素降解酶来进行中和，或者直接等待肝素作用消退[129]。
3. 一般情况下，减缓推注速度或暂停推注，并通过静脉通道或主动脉插管进行容量输注就能缓解鱼精蛋白引起的低血压反应。必要时给予血管活性药物，如去氧肾上腺素或麻黄碱等，或加大心脏支持药物的用量。
4. 对严重的或顽固低血压，无论是否合并肺血管阻力升高、支气管痉挛或右心衰竭，都应该给予足够的

重视和积极的干预，必要时可考虑重新开启体外循环。临床处理步骤如下：

a. 可以重新肝素化，以备必要时重新开启体外循环及减少肝素鱼精蛋白复合物。如果血流动力学条件允许，可预先注射低剂量肝素70U/kg。如果确有必要再次行体外循环辅助，则补充全量肝素（300U/kg）。
b. 静脉持续泵注或推注血管活性药物。可用肾上腺素及去甲肾上腺素。如果患者的血流动力学稳定，也可以考虑米力农。
c. 如果血流动力学条件允许，也可考虑使用雾化沙丁胺醇以缓解气道痉挛及高气道压。

抗纤溶治疗：预防出血　随机试验和大量的Meta分析发现，对心脏手术患者在体外循环前预防性使用抗纤溶药物能降低出血和对输血的需求[129]。最为熟悉的抗纤溶药物包括合成赖氨酸类似物 ε- 氨基己酸（ε-aminocaproic acid，EACA）和氨甲环酸（tranexamic acid，TA），以及丝氨酸蛋白酶抑制剂抑肽酶。据推测，合成药物是通过结合纤溶酶的赖氨酸结合位点从而抑制纤溶而发挥血液节约作用的。由于它通过与纤溶酶结合而抑制后者的抗血小板作用，因此也具有保护血小板的特性。

抑肽酶是一种纤溶酶的直接酶抑制剂，同时具有其他的蛋白酶抑制特性，从而使其具有抗炎和抗血管舒缓的作用。但是，一项多中心的观察性研究发现抑肽酶与体外循环后肌酐水平升高以及其他的器官系统不良预后显著相关[130]。一项随机的前瞻性研究发现抑肽酶组患者虽然出血率降低，但死亡率增加。该药物随后在全球下市[131]。虽然并未发现抑肽酶治疗的患者死亡原因与血栓或其他药物相关作用有关，但是这项研究发表以后该药物被禁用了多年。通过再次分析这些研究数据，禁用抑肽酶的决定被重新审视。如今抑肽酶已经在加拿大和其他国家再次使用，并特别指定用于CABG手术。

高凝状态　抗纤溶药物已经成为体外循环手术的常规药物。抗纤溶药物、促凝药和血液制品的使用增加了体外循环期间血栓发生的风险。在此期间反馈机制很重要，平衡受到扰乱。随着消耗性凝血疾病的增加，所有的患者都有形成血栓的风险。但是在先天性或获得性血栓易形成状态下的患者中该风险明显增加[132]。在心脏手术中常规使用抗纤溶药物的现状需要尤为关注这类疾病。

凝血因子Ⅴ的Leiden（factor V Leiden，FVL）突变是最常见的引起先天性血栓易形成状态的疾病，在白种人中发病率为3%～7%[132-133]。临床上，FVL缺失

突变往往意味着心脏术后血栓事件，尤其是对行停循环并使用抗纤溶药物的患者[134-136]。Donahue 在其综述中对 FVL 突变给予了以下几点总结及建议[132]：

- 对携带 FVL 突变基因的患者行心脏手术时出血量往往小于非携带者。
- FVL 突变患者在移植血管早期血栓形成的风险较高。
- FVL 突变患者使用抗纤溶药物（氨基己酸、抑酶肽和氨甲环酸）会增加血栓风险。
- 有未行对照的证据显示，对行深低温停循环手术的 FVL 突变患者使用抗纤溶药物会增加血栓形成风险。

关于先天性血栓易形成状态的详细情况，读者可以参考 Crowther 和 Kelton 的综述文章[137]。

对抗凝患者行心脏手术　心脏手术患者的抗血栓治疗有很多标准及应用原则。缺血性心脏病，无论是急性期还是慢性期，都可能需要使用如阿司匹林、AT 抑制剂（肝素）、直接凝血酶抑制剂或者血小板抑制剂［二磷酸腺苷（ADP）受体抑制剂和糖蛋白 Ⅱb/Ⅲa（GP Ⅱb/Ⅲa）受体抑制剂］等抗凝制剂。对于有外周血管或大血管病变、瓣膜疾病或心脏射血功能降低的患者，需要进行包括华法林在内的抗血栓治疗。在行手术前，患者往往会接受多种药物联合的抗血栓治疗。因此，心脏术后出血是一个常见且十分具有挑战性的问题，尤其是对于体外循环手术的患者。

随着诸如血管成形及冠状动脉支架植入等经皮冠状动脉介入治疗缺血性心脏病手段的进步，抗血栓药物，尤其是抗血小板药物被越来越多地用于维持支架的通畅，以预防堵塞。最新的 ACC/AHA 指南推荐，如对行经皮冠状动脉介入治疗的患者（根据 Ⅰ 类证据）安置药物深层支架后，应至少使用阿司匹林及氯吡格雷 1 年[138]。同时服用阿司匹林和噻吩并吡啶抗血小板药物会增加心脏术后出血的风险[139]，但是仍不清楚单独服用阿司匹林是否增加此项风险。大量证据表明（大部分来自小样本、回顾性、非随机研究的 B 级证据），ADP 受体拮抗剂氯吡格雷（波立维）与 CABG 患者围术期大量出血有关[140-141]。虽然并非所有的研究结果都一致，但已经有报道显示在 OPCAB 人群中有这个趋势[142-144]。某些作者已经建议需要 CABG 手术的患者提前 5 ~ 7d 停用氯吡格雷。但是，最近两项研究发现停药 3d 足以减少出血风险，从而提高预后安全[145]。而且，大部分外科医师不会等到停药 5 ~ 7d 后再行 CABG[146]。可能没有必要停药 5 ~ 7d，但是目前证据支持停用氯吡格雷后一段时间后再行 CABG 手术[139]。

使用 GP Ⅱb/Ⅲa 受体拮抗剂（阿昔单抗）治疗急性冠状动脉综合征，尤其是在手术前 12h 内使用者，会增加围术期出血的风险及血制品的使用量[147-149]。短效 Ⅱb/Ⅲa 受体拮抗剂不会增加围术期出血或不良事件的风险。事实上，使用 GP Ⅱb/Ⅲa 受体拮抗剂可能改善心肌预后[150]。从停用抗血小板治疗到心脏或非心脏手术之间的间隔对预防血栓性事件的同时又不增加出血风险十分关键。可根据药物的药理特性以及抗血小板药物的药效检测来决定是否停药。

依诺肝素是一种低分子肝素，用在体外循环患者时可增加输血率以及外科再次探查的风险[151]。低分子肝素也能降低肝素反应性[152-153]。

对存在残留华法林的患者行心脏手术可能因在体外循环期间增加抗凝而获益。如果术后发现大量出血并通过凝血检查确诊，可输注血制品或给予凝血酶原复合物以补充凝血因子。

房颤的患者可服用新的抗血栓治疗药，包括 AT 药物（达比加群）和 Xa 因子抑制剂（利伐沙班）。这些药物药效好，作用时间长，无拮抗药。因此，心脏外科患者使用这类药物时会增加出血风险。这些药物只在最近被处方用于治疗房颤，但并不建议用于心脏手术。

总之，心脏手术患者已存在药物诱发的凝血功能抑制而可能发生体外循环后出血。不论凝血功能紊乱是由体外循环本身还是由药物抑制造成的，对该并发症的诊断和治疗都应该是一样的。术后持续出血的处理会在"术后问题"这一节中详细讨论。

麻醉诱导和转流前期

术前用药

麻醉医师应确保让患者在术晨用一小口水服用适当的药物。除了少数例外，患者在手术当天应该继续服用平时长期服用的药物，特别是 β 肾上腺素受体阻断剂。医师应该清楚，如果患者在手术当天服用了 ACE 抑制剂（ACE inhibitor，ACEI）类的药物，可能会增加低血压的发生率[154]。已证实在 CABG 术后早期应用阿司匹林会减少缺血性并发症的发生[155]。但是，如果患者在术前服用阿司匹林，可能会导致更多的纵隔出血，增加输血量。STS 发布的指南建议：心脏术前停用低强度的抗血小板药物（如阿司匹林），以降低患者对输血的需要，但是这是只针对单纯择期且不合并急性冠脉综合征的患者[82]。

但是，应该尽可能在冠脉重建术（体外循环或非体外循环）前停用抑制血小板 P2Y12 受体的药物[82]。从停用药物到手术的间隔时间由药物的药动学决定，但是至少需要停用 3d 不可逆的 P2Y12 血小板受体抑制剂。可以用 POC 检查测定血小板的 ADP 反应性。这些检查并不完美，缺乏敏感性和特异性[156-158]。但如果 POC 检查发现在服用初始剂量的氯吡格雷后血小板 ADP 反应性正常，则提示存在 P2Y12 抵抗，其特异性高达 85%[156, 159]。也有更准确的检查，但并非 POC 检查。CABG 术后早期常规联用阿司匹林和 P2Y12 抑制剂可能增加再次探查和后期手术的风险，而且目前证据也并不支持，除非患者达到 ACC/AHA 指南推荐的双联抗血小板治疗标准（比如急性冠脉综合征患者或近期接受药物洗脱冠脉支架植入的患者）。

对绝大多数患者来说，将要进行的心脏手术会带来焦虑情绪。而且在麻醉诱导前必须进行的静脉或者动脉置管会导致疼痛。焦虑反应和疼痛会导致交感神经兴奋，从而发生心动过速和高血压。为了预防这种情况，首先应该向患者全面介绍可能使用的麻醉方法以及各种操作。在患者被转运到手术间前，通常应该给患者使用镇静药或者抗焦虑药（或者两种药物联用），以缓解患者的焦虑和疼痛。在麻醉诱导前进行动脉穿刺置管的过程中，通常有必要静脉追加使用药物，通常为咪达唑仑和芬太尼。但是对充血性心力衰竭导致低心排血量的患者，应该非常小心地使用镇静药物，以避免因为心肌抑制而导致低血压。并且，对于有肺动脉高压的患者，必须避免因过度的镇静和呼吸抑制导致的高碳酸血症或者低氧血症。

麻醉诱导

准备诱导时，医师应该能够立刻获得以下药物：缩血管药物（如去氧肾上腺素、麻黄碱和氯化钙，随时可获得血管加压素）、一种或多种正性肌力药（如麻黄碱、肾上腺素，随时可获得去甲肾上腺素、多巴胺或多巴酚丁胺）、一种或多种扩血管药（如硝酸甘油、硝普钠和尼卡地平）、一种抗胆碱药（阿托品）、抗心律失常药（如利多卡因、艾司洛尔、硫酸镁、胺碘酮和腺苷）和肝素[160]。应该先抽好常用的药物，以备适当的时候推注或泵注，应该在手术间随时准备好其他不太常用的药物。应该备好鱼精蛋白，但是很多医疗中心要求将鱼精蛋白保存在一个特殊的包装里并单独存放在附近，以免不小心提早误用。

除此之外，应该根据外科监护治疗改良方案（Surgical Care Improvement Project，SCIP）选择性地给予抗生素。STS 推荐将头孢菌素作为心脏手术主要的预防性抗生素，并且应该在切皮前 1h 给药[161]。对

青霉素过敏的患者，应该在切皮前 2h 给予万古霉素。最后，心脏手术时常用抗纤溶药物以减少出血和输血。目前使用的抗纤溶药物只有抗凝血酶和 EACA。在心脏手术中这两种药物都能降低总体失血量和需要输血的患者数量[82]。

麻醉诱导的药物和方法的选择应该考虑患者的心脏病理生理和其他合并症。没有单独某个"秘方"能保证诱导期间的血流动力学稳定。一个相对的低血容量状态和麻醉诱导引起交感张力下降导致的血管舒张可能造成低血压。低血压在左室功能差的患者特别常见。相反，在心功能好的患者，由于诱导前焦虑或喉镜置入和气管内插管刺激交感神经，诱导期间可能发生高血压。

在麻醉诱导前应进行桡动脉或者其他部位的动脉穿刺置管测压以实时、动态地监测血压。如果手术需要取某侧桡动脉，则可以在对侧的桡动脉、肱动脉或者股动脉进行动脉穿刺置管。无创血压监测可以用来评价有创动脉的准确性，评价动脉导管的"位置"或者是否"打折"。当然，在麻醉诱导期间也需要监测基本的项目，包括 ECG 和血氧饱和度。在任何心脏手术过程中建立中心静脉通道都是必要的，可以用来进行容量输注、输血治疗以及确保血管活性药物直接进入中心循环。虽然越来越多的麻醉医师更愿意在麻醉诱导后建立中心静脉通道，可以在麻醉诱导前或者麻醉后放置中心静脉导管或（和）肺动脉导管。也应该在麻醉诱导后放置尿管、鼻胃管、食管超声探头以及温度监测探头（如鼻咽温度探头）。

在麻醉诱导和维持期间选择麻醉药物的种类和剂量时，应该考虑到麻醉药的药动学特性可能会影响到血压、心率或者心排血量，以及术后"早期"拔管（即在手术结束后数小时内）的实施。通常使用阿片类药物和镇静催眠药物（依托咪酯、硫喷妥钠、丙泊酚或咪达唑仑）进行麻醉诱导。应记住，所有的麻醉药物都可以通过降低交感神经张力，减小体循环血管阻力（systemic vascular resistance，SVR），减慢心率或者直接抑制心肌，从而导致血压下降。唯一的例外是氯胺酮，它具有拟交感作用。然而对儿茶酚胺耗竭的患者，氯胺酮的拟交感兴奋作用不能抵消其本身的直接负性肌力作用。鉴于药理的复杂性，对危重患者或者左心功能差的患者进行诱导时应该谨慎地使用麻醉药物。

在确定麻醉诱导药物的使用顺序时，通常较早使用肌肉松弛剂，特别是使用相对大剂量的阿片类药物时，这样可以减少胸壁强直（参见第 34 章）。对倾向于早期拔管的"快通道"麻醉方法，吸入麻醉药通

常作为首选的麻醉维持药物。异氟醚、地氟醚以及七氟醚都有剂量相关的血管扩张作用，可以降低体循环阻力，降低血压。这些吸入麻醉药物还具有预处理作用的优势，这对于进行体外循环或者非体外循环下CABG的患者尤其重要。因为这些手术中常常会发生心肌缺血。已研究了吸入麻醉药物的多重心肌保护作用，包括触发预处理反应过程及减轻再灌注损伤[162]。但绝大多数的心脏麻醉医师都会避免使用 N₂O，因为它会增加气泡的体积，同时对肺血管阻力（pulmonary vascular resistance，PVR）也会造成不利的影响。

体外循环建立前

麻醉诱导后必须注意到几个细节，特别是体位（参见第 41 章）。不同的医学中心对放置患者手臂的方法有所不同，但都必须避免因过度外展造成的臂丛神经损伤，因在鹰嘴放置不恰当的衬垫而造成的尺神经损伤，因上臂挤压在胸骨牵拉器支撑柱上而造成的桡神经损伤，或者因将手指卡在手术床的金属边缘而造成的手指损伤。正确的体位同样确保先前在桡动脉、尺动脉或者肱动脉放置的动脉导管不会"打折"。头部也需要衬垫，并在手术过程中不时地调整位置以避免发生枕部脱发。脱发通常发生在术后数天。眼睛应该润滑并贴上胶布，确保避免受压。任何软组织的压伤都可能因为体外循环期间的低温以及低灌注而加重。调整好体位后，应该检查所有的监测导线及气管导管，以确保没有打折、受压、成角或者无法够到。另外，应该在切皮前 1h 内使用抗生素并且记录（万古霉素在 2h 内使用）。麻醉诱导结束后应该尽快检测动脉血气和生化检查（电解质、血糖及血钙）以及基础 ACT。如果置入了能够持续测量混合静脉血氧饱和度的肺动脉导管，应该测定混合静脉血氧饱和度来校正。

在转流前期，麻醉医师的主要任务是在准备建立体外循环时维持患者的血流动力学以及内环境的稳定。这个阶段的外科操作刺激强度的变化是很大的。摆放体位、备皮及取大隐静脉等操作只会带来很小程度的交感刺激。因此，低血容量和心室功能差的患者在这个阶段可能发生低血压。另一方面，切皮、劈胸骨以及取乳内动脉都是刺激很强的操作。这些操作即使对先前低血压的患者也会导致高血压、心动过速以及心律失常。在开始体外循环之前进行大血管插管时的刺激再一次变小，对心脏以及大血管的操作会因为短暂地减少静脉的回流而加剧血压下降。麻醉医师应该对血流动力学的波动做好充分的准备，及时使用前面提到的缩血管药、正性肌力药、舒血管药、抗心律失常药以及抗胆碱能药。

在准备体外循环时必须要进行抗凝。目前肝素仍然是标准的抗凝药物，通过中心静脉管道给予 300U/kg 的初始剂量。给予肝素后会立即起效，但是通常需要让药物在循环内作用 3～5min 后再检测其效果。开始体外循环时 ACT 必须最少达到 300s，虽然绝大多数的医疗中心都要求将 ACT 至少达到 400s 作为开始体外循环的标准。如果需要，可以增加肝素的用量，直到达到所需要的 ACT 时间。随后，通常再给予抗纤溶药（EACA 或抗凝血酶）以尽量减少出血和输血。

在肝素化后的转流前期接下来的一个重要步骤就是大血管插管。对一根或者多根大静脉或者右心房进行插管，以便将所有体循环的静脉血引流到氧合器。另外，会对一根大动脉，通常是升主动脉进行插管，以便将氧合后的血液回输到动脉循环。通常在插管前使用肝素。通常在静脉插管之前建立动脉插管，这样便于能够在必要的时候进行快速的液体或者血液输注。动脉插管的并发症包括动脉剥离、出血及其导致的低血压、主动脉弓血管插管不当和粥样斑块脱落，或者插管时进入的气泡或动脉插管的附壁气泡造成的栓塞。静脉插管的并发症包括失血、心律失常以及外科操作对心脏以及大血管的机械压迫造成的低血压。当动脉插管建立以后并检查确保管道内没有空气时，可以 100ml 递增的方式给予容量输注来纠正因为出血或者低血容量导致的低血压。如果有必要，可以通过电复律或药物来治疗心律失常，也可以立即开始体外循环。

对再次心脏手术的患者（即以前进行过胸骨正中劈开的患者），要特别小心可能突然发生的大出血。对再次手术的病例，应该随时备用至少 2U 红细胞。通常外科医师会对这些患者使用摆锯，但是仍然不可避免地会损伤到纵隔内和胸骨下面相粘连的结构。如果损伤了右心房、右心室、大血管或者冠状动脉血管桥，外科医师会选择紧急建立并开始体外循环。因此，麻醉医师应该准备好全剂量的肝素。一旦患者肝素化以后，立刻在股动脉或者主动脉进行插管，同时通过心脏吸引器来建立静脉回流（称为吸引器转流）。

开始体外循环

开始体外循环以后，灌注师必须检查动脉管道的压力并了解是否有静脉回流不足的现象，以排除有无动脉或者静脉插管位置异常的情况。麻醉医师应该检查有无持续低血压、单侧面部发白、颈静脉怒张、面部或者结膜肿胀。一旦灌注达到全流量而主动脉的射血停止时，便可以停止机械通气并停用吸入麻醉药物。如果使用了肺动脉导管，这时应该回退 3～5cm，以免在肺动脉塌陷时造成肺动脉穿孔。记录并排空转流前的尿量，以便能单独记录转流期间的尿量。可以通过食管超声在开始体外循环后观察左心室的充盈程度，以便了解主动脉瓣反流情况和其他血流动力学障碍。建立体外循环以后，应将探头保持中立位，直到心脏气体排空并准备撤离体外循环。

为了保证足够的麻醉深度，应该补充静脉镇静催眠药物，或者通过将挥发罐连接到氧合器气体入口使用吸入麻醉药维持麻醉。同时，需要继续使用肌肉松弛药物预防自主呼吸、身体活动以及低温和复温时发生寒战。

撤离体外循环

撤离体外循环的准备："CVP"记忆法

幸运的是，大多数患者撤离体外循环的过程相对来说是比较顺利的。Licker 及其同事在一篇综述中强调手术室团队成员之间清晰的沟通是成功撤离体外循环的关键[163]。明尼苏达州罗切斯特市的 Mayo 医学中心[164]开展的一项研究显示，技术错误发生频率与外科医师、麻醉医师和灌注师间沟通合作不良有明显的相关性。

在对临床上所有的心脏手术患者尝试撤离体外循环前都应该满足多条标准。Romanoff 和 Royster 将其总结为"CVP"记忆法，以帮助临床医师能方便地记住撤离体外循环之前需要完成的主要任务（表 67-4）[165]。CVP 的每一个字母代表以该字母为首字母

表 67-4　Romanoff 和 Royster 提出的"CVP"记忆法包含的撤离体外循环需要注意的事项

C	V	P
寒冷（cold）	肺通气（ventilation）	预测（predictor）
传导（conduction）	观察（visulization）	血压（pressure）
心排血量（cardiac output）	挥发罐（vaporizer）	缩血管药物（pressors）
细胞（cells）	扩容剂（volume expanders）	起搏（pacer）
钙（calcium）		钾（potassium）
凝血（coagulation）		鱼精蛋白（protamine）

From Romanoff ME, Royster RL: The postcardiopulmonary bypass period: weaning to ICU transport. In Hensley FA, Martin DE, Gravlee GP, editors: A practical approach to cardiac anesthesia, ed 4, Philadelphia, 2008, Lippincott Williams & Wilkins, pp 230-260

的任务或要点。

第一个"C"表示寒冷（cold），指在撤离体外循环时患者的体温应该在 36～37℃。静脉回流到体外循环管道的温度以及鼻咽温度都不应该超过 37℃，因为高温可能增加术后神经系统并发症（查阅有关温度章节）。

第二个"C"代表传导（conduction），指心率和心律。通常将心率维持在 80～100 次/分是比较理想的。心动过缓时可以安置心外膜起搏导线，也可以使用具有正性频率、正性传导以及正性肌力作用的 β 肾上腺素能药物来治疗。心动过速（即心率超过 120 次/分）也是不好的。导致窦性心动过速的原因包括贫血、低血容量、麻醉过浅或者使用了正性频率作用的药物。应该根据可能的原因采取相应的治疗方法。心脏节律也是改善心排血量的一个重要因素。需要对三度房室传导阻滞进行起搏治疗，最好是按房室顺序起搏。窦性心律对左心室顺应性很差的患者是有利的，这些患者特别依赖于心房的收缩来达到足够的心脏充盈。如果发生了室上性心动过速，可以采用直接同步电复律。另外，一些药物比如胺碘酮、艾司洛尔、维拉帕米或者腺苷也可以作为室上性心动过速的初期治疗或者用来防止复发。

第三个"C"代表心排血量（cardiac output，CO）或者心肌收缩力。心肌收缩力可以通过食管超声检查或肺动脉导管进行评估。

第四个"C"指细胞（cell，即红细胞，red blood cell，RBC）。在撤离体外循环前，患者的血红蛋白浓度应该达到 7～8g/dl 或者稍微再高一些。如果开始复温时血红蛋白浓度低于 6.5g/dl，灌注师和麻醉医师都应该考虑血液浓缩或者输注一个单位的浓缩红细胞（packed RBC，PRBC）。

第五个"C"代表钙（calcium），应该有钙剂随时备用，以治疗低钙血症和高钾血症。在复温后应该测量离子钙浓度以指导治疗。虽然并不常规给予钙剂，但离子钙浓度偏低时可通过补充钙剂来增加外周阻力。

第六个"C"代表的是凝血（coagulation）。使用鱼精蛋白后应测量 ACT。对可能发生凝血功能异常的患者，应在数分钟内立即对 PT、PTT 及血小板计数进行测量。容易发生凝血功能异常的患者包括体外循环时间过长、极度低温、选择性停循环以及患有慢性肾功能障碍的患者。对服用血小板抑制剂（如氯吡格雷或者阿司匹林）的患者进行血小板功能检测是有帮助的。（有关使用华法林、溶栓药物、抗血小板 Gp Ⅱb/Ⅲa 药或直接凝血酶抑制剂的急诊手术患者的详细讨论请参考有关"血液系统"及出血与凝血障碍

的章节。）

第一个"V"代表肺通气（ventilation）。撤离体外循环时静脉引流逐渐被阻断，而肺循环的血流逐渐恢复。必须重新建立肺的通气以及氧合功能，使其再次成为气体交换的场所。理想的做法是首先手动给予几次峰压为 $30cmH_2O$ 的鼓肺动作。如果乳内动脉被用作冠状动脉桥，麻醉医师在鼓肺时必须要检查手术野，防止作为血管桥的动脉不会被过度牵拉而导致远端吻合口撕裂。另外，可以通过初期的鼓肺操作评估肺的顺应性，如果有必要可以使用支气管扩张剂。外科医师需要吸引出胸膜腔内所有的液体或者血液。如果有气胸，则需要放置胸腔闭式引流。

第二个"V"代表观察心脏（visualization of the heart），包括直接观察手术野内的心脏（主要为右侧的心腔）和通过食管超声对心脏整体或者局部的收缩力的评估。心脏的充盈程度（低血容量、容量充足或者容量过度）也可以通过食管超声进行评估。另外，可以通过食管超声检查心腔内是否还有残余气体。

第三个"V"指的是"挥发罐"（vaporizer）。如果在体外循环期间使用挥发性吸入麻醉药预防术中知晓或者控制血压，医师应该在撤机后立即再次使用小剂量挥发性吸入麻醉药。然而，由于挥发性吸入麻醉药会降低心肌的收缩力和降低血压，有时可能会混淆撤离体外循环期间发生低血压或者心肌功能异常的鉴别诊断。

最后一个"V"表示扩容剂（volume expanders）。当体外循环泵内的所有液体都排空后并且没有输血指征时，必要时需要通过晶体液、白蛋白或者羟乙基淀粉进行快速扩容来增加前负荷。

对于"CVP"中的P，Morris，Romanoff 和 Royster 解释的第一个P是注意预测（predictor）可能发生不良心血管后果的因素[165]。例如，术前的低射血分数或者长时间的体外循环都预示该患者可能发生撤离体外循环困难，而需要使用正性肌力治疗支持。另外，对于因为急性冠脉综合征需要进行紧急手术的患者可能发生心肌顿抑。如果外科修复不彻底（如冠状动脉再血管化不完全），可能导致心肌继续缺血。

第二个"P"代表压力（pressure）。在开始准备撤离体外循环时应该重新进行压力传感器校正并归零。应该注意到任何远端动脉压力（通常为桡动脉）和中心主动脉的压力差。有时，外科医师需要放置一个临时的主动脉根部测压管或者长时间使用的股动脉测压管，以便在体外循环期间及停机后准确检测体循环血压。

第三个"P"代表的是缩血管药物（pressors），即缩血管药物和正性肌力药物。这些药物应该准备好随时备用。血管扩张剂，如硝酸甘油、尼卡地平或者硝普钠同样也应该随时备用。

第四个"P"代表的是起搏（pacer）。对所有的患者都应该准备体外起搏器。通常心动过缓需要起搏治疗。对于有心脏传导阻滞的患者，最好选用房室顺序起搏以维持心房的有效收缩。

第五个"P"代表钾（potassium）。因为低钾可能导致心律失常，而高钾可能造成心脏传导异常。另外，也应该检测患者血液内离子钙的浓度。很多临床医师会在离子钙浓度低于某个低限时使用额外的氯化钙。通常在体外循环终止以前给予 2～4g 镁。尽管没有明确的证据表明镁离子对预防术后房性或者室性异常节律有效，但是体外循环后低镁血症比较常见，而且给予 2～4g 镁利大于弊。

最后一个"P"代表鱼精蛋白（protamine）。许多中心要求将鱼精蛋白单独包装或放在附近独立的一个空间以保证不会被错误使用（在体外循环期间使用鱼精蛋白是一个灾难性的错误）。不过，当外科医师、麻醉医师以及灌注师同意使用拮抗抗凝剂时，可能需要花点时间去取鱼精蛋白。

终止体外循环

当完成了上述提到的准备并且肺通气恢复后，通过逐渐钳夹静脉管道来减少回到体外循环泵的静脉血。通过主动脉或者其他动脉插管逐渐小心地增加患者血管内容量。应该避免心室过度充盈，因为这会增加心室壁的张力和心肌氧耗。通过减小泵入主动脉的血液而逐渐过渡到并行循环阶段。这时一些静脉血液会回流到机械泵内，而另一些静脉血会通过右心室和肺，然后通过左心室泵入主动脉。部分临床医师直接将泵流量减半而不是缓慢降低回流至泵内的静脉血。当负荷状态达到一个理想的水平，同时心肌收缩力足够时，可以钳夹主动脉插管而彻底撤离体外循环。

如果成功停止体外循环后心脏功能不是非常好，在成年人可以通过主动脉插管按照100ml 递增的形式泵入血液以增加前负荷。可通过经食管超声定性了解左心室的容量情况，直接目测右心室，以及测量充盈压等很好地评估前负荷是否足够。这时需要外科医师与麻醉医师共同判断心脏是否有良好的充盈和功能。该判断可以通过食管超声对双侧心室的整体以及局部功能的评价来完成。如果可能，可以通过测量心排血量来获得其他一些信息。这时也应该将后负荷调整到最佳水平。在转流后，成年人的收缩压维持在 95～125mmHg 是一个比较理想的状态。应该避免过高的

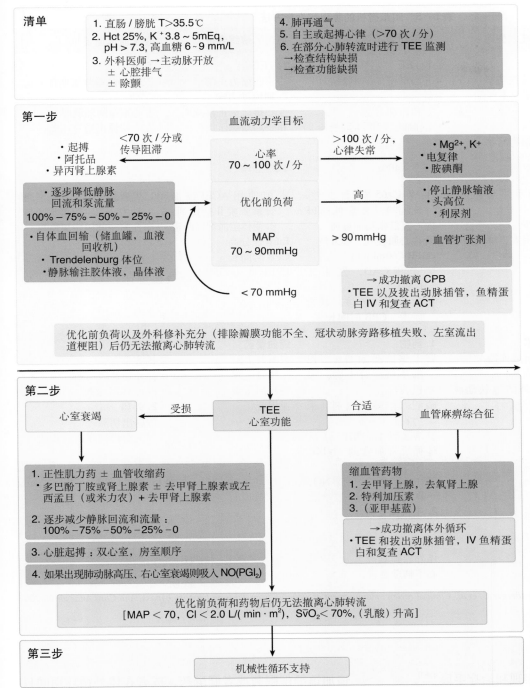

图 67-10　撤离体外循环的流程图 *(From Licker M, Diaper J, Cartier V, Ellenberger C, et al: Clinical review: management of weaning from cardiopulmonary bypass, Ann Card Anaesth 15:206-223, 2012.)*

收缩压，以免对心脏或者主动脉上的缝合处造成过度的张力。如果患者的血流动力学不稳定而使用正性肌力药物或者血管收缩药物又需要一定的时间，则此时可以通过松开静脉插管的钳夹将静脉血重新引流到体外循环氧合器而重新开始体外循环（图 6-10）。

一旦使用了鱼精蛋白，再次开始体外循环是一个更加复杂的过程，因为这时需要对患者进行再次肝素化。因此需要麻醉医师和外科医师在最后阶段共同对

心脏功能、心率、心律、前负荷、后负荷以及灌注进行评定。通常在给予初始试探剂量的鱼精蛋白后就可以拔出静脉导管。很多外科医师在使用至少一半剂量的鱼精蛋白后才拔出动脉插管。不同的中心或者不同的医师使用鱼精蛋白的速度以及方法不尽相同（小量分次推注或者持续输注），但都应该避免大剂量快速地推注鱼精蛋白。

表 67-5 显示了 TEE 诊断确定的终止和撤离体外

表 67-5　困难撤机的表现和治疗方法

	手术或技术失败	心室功能不全	血管麻痹综合征	左室流出道梗阻
诊断标准	TEE 瓣膜反流或狭窄 患者 - 瓣膜不匹配 瓣周漏 心内分流 血管移植物堵塞	1. TEE 左心室和右心室收缩力↓ 舒张↓ 2. 血流动力学, 心排血量↓和平均动脉压↓	1. TEE 心室收缩力正常 2. 血流动力学 或心排血量正常或↑ 和平均动脉压↓	TEE 二尖瓣前瓣收缩期前向运动 左心室室间隔肥厚 左心室流出道有压差
发病率	2% ~ 6%	15% ~ 40%	4% ~ 20%	二尖瓣术后 5% ~ 10%
危险因素	团队和手术者经验、资格 手术量少 疾病范围大,解剖困难	年 龄 (>65 岁),女性,充血性心力衰竭,低 LVEF 左心室舒张功能障碍 既往心肌梗死, COPD eGFR<60ml/min 大 范 围 CAD,左主干 CAD 再次手术,急诊,联合手术, CPB 时间长	术前使用 ACEI 或血管紧张素 Ⅱ 拮抗剂,β- 受体阻滞剂,肝素 Euro 评分高 CPB 时间长 LVEF 低 (<35%)	二尖瓣黏液瘤,左心室高动力,二尖瓣幕状区与左室空间隔距离缩短
特殊处理	**再次手术** 二次修补或换瓣 闭合分流 进行额外的冠状动脉旁路移植	1. 药物 肾上腺能激动剂(多巴酚丁胺、肾上腺、多巴胺) 磷酸二酯酶抑制剂(米力农) 钙增强剂(左西孟旦) 体循环舒血管药(NTG,NPS) 肺血管舒张药(NO, PGI$_2$) 2. 电机械支持 双心室起搏 主动脉球囊泵 体外膜肺氧合 心室辅助装置	缩血管药 去氧肾上腺 去甲肾上腺 特利加压素 亚甲蓝	1. 药物 扩容 停止正性肌力药 β- 受体阻滞剂 2. 外科 隔膨出切除 二尖瓣再次修补或置换

From Licker M, Diaper J, Cartier V, Ellenberger C, et al: Clinical review: management of weaning from cardiopulmonary bypass, Ann Card Anaesth 15:206-223, 2012

循环期间可能遇到的困难的表现和治疗手段[163]。

转流后期

体外循环后的常见问题

术中知晓　在体外循环期间以及之后,必须评估患者是否有发生术中知晓的风险(参见第 50 章)。这一令人痛苦的并发症发生率在心脏手术患者远高于其他手术患者[64, 166]。虽然在复温阶段,因为加热后的血液通过下丘脑的体温调节中枢会导致患者出汗,但如果此时麻醉药物浓度过低,同样可以因为大脑恢复到正常温度后发生术中知晓而导致出汗。如果很久没有

追加镇静催眠药或者麻醉药,或者在体外循环期间只使用了小剂量的麻醉药,或者患者为年轻患者,则更容易发生术中知晓。一旦肺通气恢复以后就应该考虑继续使用吸入麻醉药物,加用镇静药物、麻醉药物或者两者联用。有些临床医师在患者撤离体外循环后开始输注丙泊酚或者右美托咪定,而且在转运过程中以及回到 ICU 或者心脏术后恢复室后仍持续使用。

研究结果支持使用 BIS 等麻醉深度监测手段能降低高危患者术中知晓发生率[63-64](参见第 50 章)。但已经发现泵头旋转、起搏器和低温本身的干扰都可导致假性 BIS 值升高[167]。而且,由于将原始 EEG 数据生成 BIS 值需要 15 ~ 30s,因此, BIS 值要比临床实际

情况滞后一些。

在撤离体外循环期间以及之后另一个重要的决定为是否需要追加肌肉松弛剂。使用外周神经刺激仪可能有助于决策（参见第 53 章）。虽然患者体动可以作为患者术中知晓的一个表现，但是在手术中发生体动是相当危险的，这可能会导致主动脉插管或者静脉插管发生移位。在经历了低温体外循环后，患者可能因为体温"后降"而发生寒战反应（参见第 54 章）。因为寒战使氧耗增加 300% ~ 600%，故应通过肌肉松弛剂来预防。

心血管失代偿　左心室或者右心室功能障碍是导致撤离体外循环期间以及后续发生心血管失代偿的常见原因。这种心功能障碍部分缘于术前存在慢性心室功能不全，而在体外循环期间因为心脏停跳液导致心脏停跳后发生的缺血再灌注损伤又可以加重这种既有的心功能不全。因冠状动脉疾病进行血管再通手术的患者在转流后更容易发生缺血或者心肌梗死。其原因包括在冠状动脉桥或者自身冠状动脉内血栓形成、微栓或者气栓栓塞、血管桥打折、吻合口远段血管狭窄、冠状动脉痉挛、体外循环期间心肌保护不完善以及由于远端血管的病变或者无法手术造成的血管再通术不彻底。另一种可能是因为乳头肌缺血或断裂导致的急性二尖瓣反流（mitral regurgitation，MR）。对于心脏瓣膜疾病，则可能因为机械瓣位置异常而发生瓣周漏，瓣膜功能可能出现障碍，或者也可能因为二尖瓣反流进行瓣膜置换或者成形术后而使原本有的心室功能不全得以显现。

左室功能不全通常可以通过正性肌力药物，或者通过联合使用正性肌力药物和血管扩张药物改善心排血量而得到纠正。拟交感类药物（即儿茶酚胺类，如肾上腺素、去甲肾上腺素、多巴胺及多巴酚丁胺）和磷酸二酯酶抑制剂（如米力农）是常用的一线类药物（请参考第 20 章和 28 章关于药物药理及剂量的专门介绍）。可以单次推注初始剂量的麻黄碱（5 ~ 20mg）或者稀释后的肾上腺素（2 ~ 10μg）来作为临时处理在准备液体输注时发生的心室功能不全和低血压。米力农为一种正性肌力血管扩张剂，在改善心排血量的同时会明显降低体循环阻力，因此，通常需要联合使用动脉血管收缩剂。在怀疑有缺血发生时常常会使用硝酸甘油。偶尔还会需要使用心脏机械辅助装置，比如主动脉内球囊反搏泵（intraaortic balloon pump，IABP）或者 VAD。

体外循环后也可能发生右心功能不全或者衰竭，其原因包括心肌保护不充分、血管再通手术不彻底导致的右心缺血或者梗死、既往有肺动脉高压、冠状动脉或肺动脉内气栓、慢性二尖瓣疾病或者三尖瓣反流等。发生右心衰竭时可以通过食管超声发现右心室扩张或者收缩力差，同时可以表现为中心静脉压以及肺动脉压升高。对右心功能衰竭的治疗包括正性肌力药物支持。米力农、多巴酚丁胺、异丙肾上腺素都是一线药物。其他可能偶尔会用来扩张肺血管的药物还有硝酸甘油和硝普钠。静脉使用正性肌力血管扩张药及扩张血管药物存在的一个问题是它们不仅作用于肺循环，而且必须有足够的外周血管阻力来维持右心室的灌注压。对难治性患者可以考虑使用吸入性药物比如一氧化氮（参见第 104 章）、依前列醇（佛罗兰）和吸入性伊洛前列素。降低肺血管阻力的其他方法包括过度通气（高频）诱导产生轻度低碳酸血症，以预防低氧血症和酸中毒。极少数情况下患者需要右心机械辅助。

血管扩张导致的体循环血管阻力下降是体外循环后发生心血管失代偿的另一个常见原因，可能导致严重的低血压状态。加重这种情况的因素包括长期使用 ACEI 类和 ARB 类药物，因严重贫血而伴有血液黏度降低，酸碱平衡失调以及脓毒症等。通过输注血管收缩剂，例如去氧肾上腺素、去甲肾上腺素、血管加压素或亚甲蓝通常有效。

心律失常　正常的窦性心律最为理想，因为可使心房正常收缩而有助于心室充盈，并且能够使左、右心室同步收缩（参见第 47 章）。但在转流结束即刻有可能发生室上性和室性心律失常。必须对心室扑动以及室颤立即电除颤治疗。可以通过胸内电极直接作用于心脏，使用 10 ~ 20J 的电量进行除颤。如果室性心律失常持续存在或者反复发作，通常会使用利多卡因或者胺碘酮等抗心律失常药物。持续或反复的室颤应该考虑冠脉血流是否足够。

房颤是心脏术后最常发生的心律失常，通常发生在术后 2 ~ 5d。转流后的房颤或者心房扑动，特别是对于体外循环前窦性心律的患者，一般可以通过同步电复律转律转回窦性心律。应该及时纠正低钾血症。镁离子的使用被认为利大于弊，可改善心室的反应速度并提高转律的成功率。治疗房颤最常用的药物是胺碘酮，一般通过给予初始负荷剂量后继续持续输注来进行治疗。其他有可能使用的药物包括艾司洛尔、地尔硫草以及地高辛[168]。术后第一天通常开始使用长效 β 受体阻滞剂（如阿替洛尔或美托洛尔）。现在正在对能够降低术后房颤发生率的预防措施进行相关研究，因为有效预防房颤能减少 ICU 和住院总天数[169-170]。

当体外循环后发生心动过缓、完全性心脏阻滞或停搏时，可以使用心脏表面临时起搏导线进行起搏。窦性心动过缓对心房起搏反应好。如果出现停搏或完全心脏阻滞，最好使用房室顺序起搏，因为这更类似于窦性心律，可使心房收缩以促进左心室充分充盈，并使左、右心室同步收缩。但如果没有有效的心房节律（例如房颤患者）而且心室率很慢，则只能选择心室起搏。不过这种模式的起搏不能使左、右心室很好地同步收缩，因为没有心房的有效收缩而不能使心室充分充盈，这些表现对左室顺应性降低的患者会有更大的不良影响。

出血和凝血功能障碍　尽管手术止血不彻底是导致体外循环后失血最常见的原因，但是必须要排除可能存在的由于过度接触激活、血小板功能障碍以及纤溶导致的凝血功能障碍。心脏手术后过量失血最常见的原因包括因为体外循环管路导致的血小板激活、血小板消耗及纤溶亢进，这在老年患者尤其明显[171]。虽然使用了大剂量的肝素，但体外循环期间仍然会产生凝血酶。这可导致微血管凝血和纤溶的发生，并且对血小板功能产生不利影响。

在心脏手术前服用抗血栓药物的患者是另外一部分在体外循环后有出血风险的人群。可通过术前获得的血小板被抑制程度的相关信息对其导致出血的风险进行评估。Chen 及其同事发现术前测定血小板功能可以鉴别出围术期出血和输血的最高危患者，可能进一步降低围术期输血需求[172]。

要用循证的方法来诊断和治疗体外循环后余留的微血管出血，就必须及时发现并治疗导致凝血功能障碍的原因[173]。（有关这类并发症的诊断和治疗在术后出血和凝血障碍章节有详细的讨论。）通过床旁检测（POC）并将这种检测纳入输血治疗流程可能会使凝血功能障碍的患者受益。制订治疗流程图是为了减少不必要的血液制品滥用[172, 174]。

代谢紊乱　体外循环后低钾血症较为常见，可以导致心律失常。原因包括术前应用利尿剂、体外循环期间使用甘露醇、碱血症以及用胰岛素治疗高血糖症。低钾血症导致自主节律增加，可能造成室性心律失常。低钾血症可以在严密的监护下通过输液泵以 $10 \sim 20$mEq/h 的速度进行补充治疗，补钾期间应定时复查血钾、血糖以及血气情况。

体外循环后偶尔也会发生高钾血症，原因通常为大剂量的心脏停跳液或呼吸性或代谢性酸中毒导致的钾细胞外转移。如果患者有肾功能障碍，则更容易发生高钾血症。有时严重的高钾血症可能影响心脏传导。可以通过适当的过度通气，使用钙剂，葡萄糖加胰岛素或两者联用进行治疗。

低钙血症也可能在体外循环后发生，特别是在接受了大量含有柠檬酸的血液制品的患者。而低温和低心排血量会加重这种状态。应该及时纠正低钙血症，因为它可能降低心脏传导。可以间断推注 10% 氯化钙或葡萄糖酸钙（$250 \sim 1000$mg）。

体外循环后低镁血症比较常见，与术后心律失常、心肌缺血以及心室功能障碍常有关。引起低镁的原因包括体外循环期间不含镁离子的液体对血液的稀释以及利尿剂的作用[175]。如果怀疑低镁血症，可以静脉给予镁剂 $1 \sim 2$g，推注 15min 以上。很多医疗中心在撤离体外循环时或停机后常规使用 $2 \sim 4$g 镁，以减少室性和房性心律失常的发生率。

体外循环后发生高血糖是相当常见的（请参阅前面的内分泌系统章节）。CABG 手术患者围术期血糖控制不佳与并发症的发生率和死亡率增加有关[71, 73]。在糖尿病患者，CABG 手术期间维持血糖水平不高于 180mg/dl 能降低并发症的发病率和死亡率，降低伤口感染率，减少住院时间，改善远期生存率。将非糖尿病 CABG 手术患者的血糖水平维持在 180mg/dl 以下同样能改善围术期预后。目前 STS 指南推荐在 ICU 期间血糖应该控制在 180mg/dl 以下，因呼吸机依赖，需强心药物、机械装置支持、抗心律失常药物或肾替代治疗而在 ICU 住院时间超过 3 天的患者血糖应控制在 150mg/dl 以下[76]。

肺部并发症　体外循环后的肺部并发症非常常见（详见术后问题肺功能不全章节）。体外循环后会很快就出现肺部并发症，从轻到重，包括肺不张、支气管痉挛、血胸、气胸、插管过深、导管内黏液栓或血凝块、肺水肿及肺功能障碍。肺功能障碍表现为肺泡-动脉血氧梯度轻度增加，严重时可表现为一类被称作"灌注后肺综合征"的成人呼吸窘迫综合征（adult respiratory distress syndrome，ARDS）。

体外循环期间肺部未通气或者只使用了小潮气量通气导致的肺不张是体外循环后动脉血氧降低的常见原因。因此，准备撤离体外循环期间，在重新开始机械通气前最好手控进行膨肺治疗。体外循环停机后以及术后短期内通常在机械通气时使用呼气末正压。在体外循环期间，慢性阻塞性肺疾病（COPD）或者有发生支气管痉挛倾向的患者的症状可能加重。治疗方法包括吸入 β_2 肾上腺素能激动剂（如沙丁胺醇）、吸入抗胆碱药物（如异丙托品）、肾上腺素以及糖皮质激素。

胸膜腔内血液或凝血块的积聚可导致血胸，应该在关胸前彻底清除。在分离乳内动脉时进入胸膜腔的气体或者过度正压通气可导致气胸。气胸通常在关胸以后才表现出来，可以通过放置胸腔闭式引流管进行治疗。

如果麻醉医师不能完全看见患者的头部，气管导管就有可能因插入过深而进入单侧支气管内。在准备撤离体外循环时胸腔是打开的，可以通过膨肺来检查双侧肺是否都能完全膨胀。如果气管导管内存在血液或者黏液，则应该在撤离体外循环期间或之后进行吸引清除。

体外循环预冲液额外增加的液体负荷可加重既有的心功能不全而导致发生肺水肿。这种原因造成的肺水肿可以通过体外循环期间进行超滤和利尿进行治疗。非心源性肺水肿可能是由于体外循环时间过长而导致白细胞在肺毛细血管内聚集以及溶酶体酶的活性增强，从而造成局部"炎症反应"以及毛细血管的通透性增加。其他导致 ARDS 的原因包括多发的肺栓塞和输血反应（输血相关性急性肺损伤）。

关胸

关胸时持续出血造成的心包压塞可导致血流动力学不稳定。其他导致关胸期间严重低血压的原因还包括低血容量，由于动脉或者静脉血管桥扭曲造成的心肌缺血，以及由于心肌的严重水肿导致右心收缩功能障碍及静脉回流障碍。TEE 对于明确关胸期间出现的低血压的原因非常有用，因为可以通过 TEE 很快确认心包压塞、低血容量、右心室或者左心室功能不全以及新出现的室壁运动异常。治疗时有可能需要再次打开胸腔。有时因为患者的血流动力学不稳定而不能关闭胸骨。对于这种病例，可以先缝上皮肤，等到在 ICU 心肌功能恢复一定时间以后再回到手术室关上胸骨。

转运到重症监护病房

在缝合所有的切口并贴上敷料以后，如果患者的血流动力学稳定，下一步就是将患者转运到 ICU。在任何时候都不能完全中断监护。理想的转运监护系统是将手术室监护仪上的模块直接转移到转运监护仪上。如果没有这种设备，则监护设备的转换必须依次进行，从而达到对患者的持续监测。

到达 ICU 或者心脏术后恢复室后，患者和患者信息从一个团队被移交给另外一个团队，称为交接或转交。团队内部和团队之间交接失败是造成医疗事故的重要原因[176-178]。执行交接预案能减少信息遗漏和错误的发生。交接过程应该严格按顺序展开：应先转接

监护仪，再转换呼吸机，应该在信息交接前完成第一阶段项目[179-180]。按照正规、有序的交接班步骤并不会延长交接班时间[181]。以下是建议的交接班程序[181]（Wahr J, personal communation, November 17, 2012）：

第一阶段：仪器和技术交接
1. 将监护设备转换到 ICU 设备上。
2. 启动呼吸机。
3. 检查输液和泵注液体。
4. 胸部引流固定且引流通畅。
5. 确认生命体征平稳，呼吸机工作良好，液体输注通畅。
6. 麻醉医师、护士和外科医师确认他们都准备好了信息交接。

第二阶段：信息交接
1. 麻醉医师交接：
   a. 患者信息（年龄、体重、内外科病史、过敏史、基础生命体征、相关的实验室检查结果、诊断、目前的状态和生命体征）。
   b. 麻醉信息（术中经过以及任何并发症、存在的通道、总的输血和输液量、肌肉松弛药或阿片类药物、抗生素、目前输液、生命体征参数或极限值、镇痛计划、实验室检查结果）。
2. 外科医师交接：手术过程（诊断、手术方式、术中发现、并发症、失血、引流、抗生素计划、预防深静脉血栓、用药计划、需要完成的检查、营养、术后 6～12h 的重要目标）。

第三阶段：问题和讨论
对所有的患者，麻醉医师都要等到确定其血流动力学稳定和总体稳定后才能离开。

体外循环

心肺转流术（CPB）是体外循环（extracorporeal circulation，ECC）的一种方式，指将患者的血液从血管系统引出来，体外循环暂时承担心、肺及部分肾功能。本章以下部分将介绍这种技术所需要的管道和设备等。

管道和设备

体外循环中最常见、最复杂的就是心肺转流术，

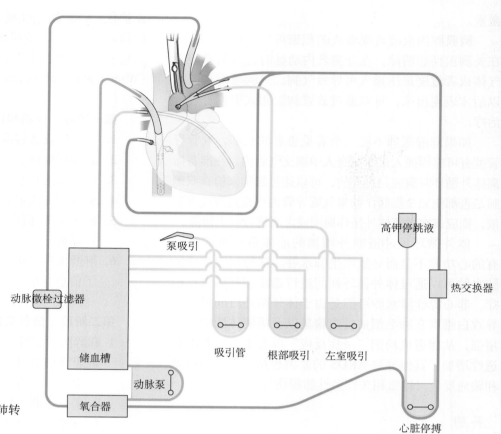

图 67-11　已与患者连接的典型心肺转流环路示意图

（图中标注）
泵吸引
高钾停跳液
热交换器
动脉微栓过滤器
储血槽
动脉泵
氧合器
吸引管　根部吸引　左室吸引
心脏停搏

其目的是将患者心、肺周围的所有血液都引出来，从而为外科医师提供一个静止、无血的手术视野。其他体外循环技术包括：左心转流（left heart bypass，LHB）、心肺支持（cardiopulmonary support，CPS）以及体外膜肺氧合（extracorporeal membrane oxygenation，ECMO）。

　　体外循环所需的泵、管道、人工器官及监测设备见图 67-11。简单来说，本应回到右心房的静脉血通过心肺转流的静脉管道被引至静脉储血罐。动脉泵的功能相当于人工心脏：它将血液从储血罐抽出，驱动血液依次通过变温器、人工肺（氧合器）及动脉滤器，然后通过动脉管道进入患者的动脉系统。附加泵和管道设备用于吸引术中出血（吸引器）、心脏减压（引流）以及灌注心脏停跳液。

血液管道

　　用于连接各部件并将血液从患者的血管系统引出和导入的管道均由医用聚氯乙烯（polyvinyl chloride，PVC）制成。在过去数十年里，所用的这类 PVC 管道的表面都未经处理。新一代 PVC 管道表面已经开始做表面覆膜和其他修饰处理，以显著改善其生物相容性。总的说来，这些处理能降低亚临床凝血标志物，减少

细胞因子及其他炎症反应标志物的释放，并缩短插管时间[182-184]。

静脉储血罐

　　储血罐在心肺转流的过程中发挥着很重要的作用：它能在手术中将大量血液保存于循环之外。储血罐位于静脉管道及动脉泵之间，可以是软塑料袋子或者透明的硬壳塑料容器。硬壳塑料容器内置一套由筛状滤板及深度滤板构成的过滤器。血液必须先通过这个过滤器才能到达出口。几乎所有的硬壳储血罐都有正压和负压减压阀，以便使用负压吸引加快静脉引流。如果使用了负压辅助静脉引流，在满足引流的情况下，应尽可能维持最小负压。绝对禁止术野空气进入静脉管路。当储血器的压力低于 60mmHg 时，在动脉灌注管路中测量到的微泡数目会大量增加[185]。

动脉泵

　　泵驱动装置用于代替心脏功能，临床通常采用滚压泵或离心泵。滚压泵是一种正排量泵，它在转动过程中通过逐渐向前压闭管道，从而驱动压闭点前的液体向前流动，同时压闭点后的管道开放而抽吸液体。而离心泵是一种非压闭性动力泵，它通过高转速发动

机（可重复使用）和安装于一次性锥形泵壳中的塑料泵片、扇叶或管道进行磁性耦合，从而驱动血液流动。此过程中将形成一个漩涡，从锥形泵壳的顶点吸入液体后，由锥形泵壳边缘开口处将液体泵出。这两种泵技术对血液的有形成分都会破坏，但离心泵所造成的破坏相对要小[186]。

必须注意的是，这两种泵各有其特殊危险性。由于滚压泵的压闭性特点，它可以产生巨大的正性和负性压力，也可能泵入大量气体。因此，国家医疗标准规定，对这种泵必须加装辅助设备。当探测到循环压力过高或者气体进入时，自动调节装置能自动降低泵速或停泵。而离心泵为非压闭性泵，不能产生过高或过低的压力。另外，当大团气体进入锥形泵时发动机就会空转，气体将会留在泵壳内，此时泵也不能产生前向血流。这一特点可避免离心泵将大量气体泵入体内。然而，由于泵内缺少压闭点，血液有可能从患者高压的动脉系统逆行，依次通过动脉管道、过滤器及氧合器，并最终进入低压的静脉储血罐。当泵的转速降低到危险的临界值以下时，这种情况也可能发生。在动脉管道上安装一个大口径的单向阀或者电子激活的夹钳，则能避免动脉的血液逆流及无意中对患者放血。

热交换器

热交换器是体外循环的重要组成部分，因为可用它方便地调节患者血液的温度。在整个体外循环过程中，20% ~ 35% 的患者的循环血量被引流至体外并暴露于手术室的室温条件下，容易导致低温。因此，在停止体外循环之前必须通过血液复温。另外，许多手术要求一定程度的低温［浅低温（35℃）到的深低温（18℃）］，以降低患者代谢率。在这些患者中，热交换器在体外循环开始阶段可用于降低血温，在结束前用于升高血温。

氧合器

氧合器代替了患者自己的肺，执行着重要的气体交换功能。人肺和氧合器之间存在诸多相似之处：血液和气体之间均被膜隔开，从而形成气体面和血液面，气体在浓度梯度下被动扩散。氧合器的膜通常由微孔聚丙烯制成。这种材料能被压制成外径 200 ~ 400μm、壁厚 20 ~ 50μm 的微管，整个氧合器的表面积可达 2 ~ 4m²。一般来说，氧合器的静态预充量为 135 ~ 340ml，能以高达 7L/min 的速度将静脉血转变为动脉血[187]。

人的肺通过同一个通道进行吸气和呼气，依靠一定的潮气量和呼吸频率周期性地更新肺泡内的气体。

氧合器则有独立的进气口和排气口，通过持续气流"扫过"氧合器，以不断更新气室内（微管的内腔部分）的气体。氧合器的血液面是指微管的外部。当气体流过中空的纤维内部时，进入氧合器的静脉血同时被引入微管外部。血液面和气体面之间的压力梯度差促使氧气穿过氧合器膜进入血液，而二氧化碳则反向进入气室。同样，挥发性麻醉气体也可以通过氧合器给予患者。然而，氧合器的膜和人肺中真正的膜并不相同。中空纤维的微孔（0.5 ~ 1.0μm）虽然足以大到允许气体通过，但同时也能阻止血浆和血液中的有形成分漏出。因此，需要注意的是，保证气室内压力绝对不能超过血室内压力，否则将形成气栓。考虑到气室高压时存在的这种风险，大部分氧合器都设计了多个出气孔。任何情况下都应该确保气相出口没有被堵塞。

动脉微栓过滤器

在美国，超过 95% 的成人心肺转流术中都使用了动脉微栓过滤器。这些过滤器被放置于动脉管道中，是血液回到体内前的最后一道关口。过滤器孔的大小为 20 ~ 40μm，通过去除血液中的颗粒和微气栓而提高安全性。为了有效地从管道中去除气泡，将少量血液持续从滤器的顶部回到静脉储血器。许多体外循环将血流 - 血气传感器并入这个动脉分流中，从而持续监测氧合血液中的气浓度。这些管路上的血气测量结果通常可靠，可以及时发现氧合器的动态变化趋势，以便于氧合器的精细管理。

▍操 作 流 程

虽然不同医疗机构的心脏手术对心肺转流要求各异，但所有的心肺转流基本上都是按照一套操作流程来进行的。所有机构的心肺转流都包括以下流程：管路选择和预充、抗凝、插管、心肺转流的启动和维持、心肌保护以及最后停止和脱离心肺转流。

管路的选择和预充

在选择体外循环管路时，灌注师首先要计算术中可能需要的最高流量。一般最高流量是 2.4 ~ 3.0L/(min·m²) 或 60 ~ 70ml/(kg·min)。通过对照计算出的流量和管道的额定流量来选择。额定流量是指在可接受的水压（压力和切应力）范围而不引起过度血液破坏的情况下管道所能达到的最高速度。

各部件的容量总和决定了体外循环环路的"预充量"，或者说是完全排除环路中的空气所需要的电解

框 67-8　稀释后血细胞比容（HCTr）计算公式

HCTr = 术前患者红细胞总容量 / 心肺转流开始时的总容量

$$HCTr = (BVp \times HCT) / (BVp + PVc)$$
$$HCTr = (kg \times 75 \times HCT) / (kg \times 75 + PVc)$$

HCTr = 稀释后血细胞比容（resultant nematocrit）
BVp = 患者血容量
kg = 患者体重（以 kg 表示）
PVc = 体外循环的预充量（prime volume of the extracorporeal circuit）

质平衡液容量。心肺转流所致的血液稀释主要源自于这一预充量。因此，灌注师必须计算出患者的稀释后血细胞比容（hematocrit，HCTr），也就是患者术前血容量与体外循环管道中预充液混合之后的预期红细胞压积。将体内血细胞比容除以总容积计算得到 HCTr。这里的总容积是体外循环预充量和患者血容量总和（框 67-8）。当心肺转流开始后，一个成人患者的血管内容积将增加 20%～35%。这部分增加的容积不仅稀释了血液中所有的蛋白和有形成分，也稀释了药物的血浆浓度。如果没有预计到这一稀释，则心肺转流开始时患者的麻醉深度和许多药物的循环浓度将降低。

通常用于预充心肺转流回路的溶液是含有与正常血浆离子相同浓度的电解质平衡溶液。溶液中可添加多种药物，以减弱心肺转流对机体造成的稀释作用（如白蛋白、肝素和碳酸氢盐）并减少水肿形成，或使用利尿剂（如甘露醇）增强预充液体的排出。

抗凝

当完成循环回路的预充并显露好要插管的大血管后，插管前还需要使患者完全抗凝。肝素的使用剂量及 ACT 值的监测已在前面章节讨论过。目前市面上有多种机器可用来监测 ACT 值。虽然 ACT 的测定似乎已经实现标准化，但不同厂家生产的机器测得的结果远不够标准。我们已发现，对同一份肝素化血标本，不同机器测得的 ACT 值差异可以高达 40%（图 67-6）。

ACT 值并非用于监测肝素水平，而是用于监测肝素和其他抗凝剂的抗凝效果。因此，除了肝素以外，在心肺转流期间及其前后，其他因素（如低温、血液稀释、凝血功能障碍以及抗凝药）也可导致 ACT 值升高。

ACT 的检测仍存在争议。部分研究发现，虽然心肺转流期间 ACT 值可以接受，但是仍会发生亚临床凝血。维持较高的循环肝素水平能降低这种情况的发生[98, 188]。POC 肝素测试仪已经上市，可用于监测心肺转流患者

的肝素水平。事实上，一些医学中心同时监测循环肝素水平及其抗凝作用，在手术过程中间断给予肝素以维持预定的肝素水平和可接受的最低 ACT 值。

肝素的用量可由患者体重（300～400U/kg）或剂量 - 反应曲线决定。肝素的剂量 - 反应曲线是通过体外测量患者 ACT 的基础值（未加肝素时）和加入已知浓度的肝素后（2.5U/ml）的 ACT 值决定的。通过对 ACT 值（单位：秒）及对应的肝素浓度进行描记，便可推算出心肺转流中达到目标 ACT 值时所需要的血中肝素浓度。大部分患者需要 1.5～3.0U/ml 肝素，以使 ACT 值达到 480s。目前已有仪器能够根据患者的身高、体重、性别以及肝素剂量 - 反应测试结果，自动计算出心肺转流期间需要的合适肝素剂量。

插管

所有的心肺转流都需要高流量静脉插管和动脉插管，以进行血液的引流和灌注（表 67-6）。大多数手术还需要另外管道，以灌注心脏停跳液和吸引心内血液和气体（彩图 67-12）。不同的手术对插管技术要求不同，下面将介绍最常用的插管技术。

静脉插管的位置通常在右心房。右心房是所有静脉血的中央储存库，而且胸骨劈开后很容易显露右心耳。虽然右心房插管是大多数心脏手术的最佳选择，但是当心脏受到牵拉时，则不适于进行右心房插管，特别是在旁路移植手术中，为了显露后部的冠状动脉或为切开左心房而显露二尖瓣时，则需要大幅度牵拉心脏。由于右心房因手术受到牵拉，二尖瓣修补或置换术中静脉插管位置通常从右心房到上腔静脉和下腔静脉。如果每根腔静脉均有一根插管，则静脉血在汇入右心房前可被截流，这样就能保证手术期间的充分引流。也可经股静脉进行右心房插管，股静脉引流管经过下腔静脉全程，最后开口于右心房。

导管大小或置管位置不合适会阻碍静脉血回流至体外循环，导致 CVP 升高，从而增加液体从血管内向细胞外腔隙（第三间隙）渗透。因此，在启动心肺转流时评估静脉引流情况至关重要。恰当的静脉插管能使右心系统完全减压，此时 CVP 和 PAP 值均为 0，无搏动性动脉血压。

体外循环通过动脉管道将氧合血泵回患者体内。对于冠状动脉旁路移植和瓣膜手术，标准的动脉插管部位应在主动脉弓下、主动脉瓣上 3～4cm 的升主动脉区域。需要对大部分主动脉根部、主动脉弓或者两者都进行操作时，则可选择腋动脉或者股动脉插管。腋动脉插管通常是将一段人工血管与腋动脉侧壁相吻合。这样既有利于插管，也不会阻碍右臂血流。主动

表 67-6　心肺转流中动、静脉插管的常规方法

手术类型	静脉	动脉	心脏停跳方法	心脏引流	备注
冠状动脉旁路移植术	右心房腔房管	升主动脉	主动脉根部和（或）冠状静脉窦	主动脉根部	左室引流有益于低心脏射血分数者或者无法脱机的患者
主动脉瓣成形术或置换术	右心房腔房管	升主动脉	主动脉根部和（或）冠状静脉窦 主动脉根部切开后可直接灌注冠状动脉	左心室和主动脉根部	无
二尖瓣成形术或置换术	上、下腔静脉插管	升主动脉	主动脉根部和（或）冠状静脉窦	左心室和主动脉根部	无
升主动脉置换术，但不包括主动脉弓手术	右心房腔房管	升主动脉	主动脉根部和（或）冠状静脉窦	左心室和主动脉根部	修补位置离头部血管越近，则主动脉插管越难
主动脉弓手术	右心房腔房管	腋动脉或股动脉	主动脉根部和（或）冠状静脉窦	左心室和主动脉根部	冠状动脉没有梗阻时不必经冠状静脉窦进行心肌停跳灌注
再次手术	股静脉	股动脉	主动脉根部和（或）冠状静脉窦	主动脉根部和（或）左心室	只在极端情况下使用，即当心脏与胸骨后壁紧紧粘连时，或者劈开胸骨过程中出现心脏撕裂
其他心内手术	上、下腔静脉插管	升主动脉	主动脉根部和（或）冠状静脉窦	左心室和主动脉根部	任何需要打开右心房或者过度牵拉的手术

脉弓手术时用腋动脉插管另有好处，即在停循环期间可以钳夹无名动脉而进行脑顺行灌注。股动脉插管时可将导管深入至腹主动脉。血液通过主动脉逆行流入胸腔。股动脉插管常有并发置管肢体缺血的风险。所有的动脉置管处都可能发生动脉夹层。在美国，每年大约有 200 台手术在插管位置出现医源性动脉夹层，死亡率达 48%[189]。因此，在启动心肺转流前需要确认置管位置是否正确。

动静脉置管完成后即可开始心肺转流，但是还需要其他插管以完成主动脉阻断和心脏停跳。例如，可将心脏停跳灌注插管置于升主动脉，然后用一个大血管钳（如阻断钳）放置于主动脉插管和顺行心脏停跳灌注插管之间，从而阻断了从动脉管道到冠状动脉的血流，造成一段时间的全心缺血。通过顺行或逆行心脏停搏导管（彩图 67-12）进行间断或持续灌注心脏停跳液，能减少心肌缺血损伤（机制在后面讨论）。

支气管动脉输送大约 1% 心排血量的血液到肺部，然后血液回到左心系统。对慢性肺部疾病患者，支气管动脉的血液可能超过 10% 的心排血量。在主动脉阻断期间，若这部分血液不能有效引流，则会出现左心系统和肺血管膨胀。此外，心内操作也会导致空气进入左心，在患者脱机前必须排出这部分空气。

吸引插管用于心脏减压和排出心内空气。最常用

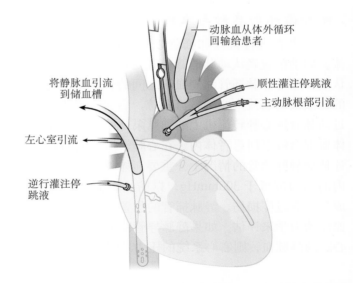

彩图 67-12　一种常见的心肺转流插管方法。心肺转流至少需要两个插管：将一个插管插入右心房，将静脉血引流到体外回路，将另一个插管插入升主动脉，将动脉血从体外回输到患者体内。其他插管是用来阻断后保护心脏。顺行灌注即通过放在升主动脉的一个特殊灌注针（位于主动脉瓣和主动脉阻断钳之间）给予心脏停跳液。逆行灌注指通过一个尖端球囊插管直接经冠状静脉窦灌注心脏停跳液。引流管用于心脏减压，在主动脉钳开放时吸走气泡。顺行灌注针也用于主动脉根部吸引，经右上肺静脉可插入左心室吸引导管

的心脏吸引是在主动脉根部或直接从左心室吸引。主动脉根部吸引通过顺行心脏停搏灌注插管进行（彩图67-12），可将左心室内的血液和空气通过主动脉瓣抽出，然后回到心肺转流储血罐。因为顺行心脏停搏灌注针偏小，并位于主动脉瓣上，所以根部吸引存在一些明显不足：不能同时进行顺行心脏停搏灌注，在阻断钳松开后也无法进行有效的左室减压。对一台不复杂的冠状动脉旁路移植术而言，以上不足一般并不严重。但对于合并严重心功能不全的冠状动脉旁路移植术患者以及所有需要心内操作的手术，则必须进行直接左室引流。左心室吸引通常从右上肺静脉置入，经过左心房及二尖瓣后进入左心室（彩图67-12）。此类引流所使用的10~14Fr导管的引流效果远远优于主动脉根部吸引。必要时用这些导管能在1min内引流几升血液。由于将导管直接插入左心室，它还能有效地排出心内滞留的气泡。另外，由于左心室引流与心脏停搏插管分开，在进行顺行心脏停搏液灌注期间可以通过它进行心脏减压，这对于主动脉瓣反流的患者尤为必要。不幸的是，已有多宗个案报道，由于对引流管的误操作，导致空气被泵入心脏而使患者受到损伤。因此，将引泵连接到患者之前应该确认泵的连接和转向正常。

体外循环的启动与维持

对患者进行抗凝和插管以后，即可启动心肺转流。启动前应确认动脉插管位置是否正确和通畅。确认后，松开静脉插管和储血罐之间的管道钳，则患者的血液被动引流入心肺转流系统，启动心肺转流。通过动脉管道心肺转流机上的动脉泵开始将预充液和自体血混合液泵回患者体内。在心肺转流初始的数秒内评估动静脉插管的情况十分重要。体外循环动脉管道内的压力应低于300mmHg，以防止对血液中的有形成分造成过度损伤。静脉插管的位置主要通过患者的血流动力学来评估。如果静脉导管能充分地引流回到心脏的静脉血，则右心系统的压力（CVP和PAP）应

降到0mmHg，而动脉压应达到正常平均动脉压水平（50~90mmHg），并且无搏动。

因为心脏已被排空，血流动力从心室搏动灌注转变为心肺机的无搏动式灌注，故动脉波通常无搏动。但对于主动脉瓣关闭不全患者，即使静脉引流完全（CVP和PAP＝0mmHg），由于来自动脉插管的血液经过关闭不全的主动脉瓣反流回了左心室，因此，仍能监测到搏动的动脉波。当右心压力未降到0mmHg时，动脉波仍可监测到搏动，而动脉泵流量无法达到全流量时，则必须重新评估静脉插管位置。达到全流量时心肺机就能完全取代心肺功能，此时麻醉医师就可关闭呼吸机，开始降温。

心肺转流启动时常出现一段时间的低血压，可以通过在体外循环的静脉储血器中加入α受体激动剂（如去氧肾上腺）来解决（图67-13）。虽然此时脑血饱和度会下降，但是如在心肺转流开始时脑血氧饱和度即急剧下降，提示可能存在上腔静脉引流差，或选择性主动脉头部血管仅有单根灌注[190-192]。如出现脑血氧饱和度的显著改变，务必要再次确认插管的位置是否正确，引流是否通畅。在心肺转流维持过程中，可通过持续监测血流动力学参数变化来评估灌注是否足够。可将动脉泵的流量控制在1.6~3.0L/(min·m²)，以维持动脉压在50~90mmHg，混合静脉血氧饱和度>65%。流量充足而混合静脉血氧饱和度正常时仍可发生低血压和高血压，这时可用血管收缩药或舒张药来调整患者的体循环阻力。

至少每隔30min检查一次动脉血气以评估氧合器功能，监测酸碱平衡以及维持适当的抗凝状态。碱剩余为-5或者更低时可用碳酸氢钠纠正，当然最终要找出乳酸产生的潜在原因，这时可能需要提高灌注流量和灌注压。当ACT值低于所规定的心肺转流最低值（通常≥400s）时可以通过向心肺转流内直接添加单剂量肝素来纠正。

心肺转流期间同样需要监测尿量，以评估灌注流

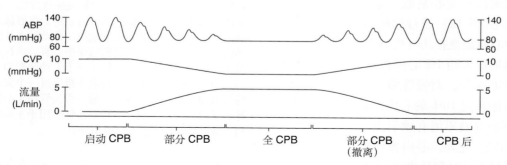

图67-13　心肺转流之前、启动时、全流量、脱机时及停机后的血流动力学演示。ABP，动脉血压；CPB，心肺转流；CVP，中心静脉压

量和灌注压。然而，CPB 期间尿少并不预示着术后肾功能不全。年龄、术前肾功能、心肺转流持续时间和射血分数均与术后肾功能不全有关[193]。

心肌保护

为了给术者提供静止的手术野，可通过灌注高钾的心脏停跳液而使心脏停搏在舒张期。阻断心肌电机械活动是降低心脏代谢的一个最重要步骤。钾诱导的心脏停跳能降低 90% 的心肌氧耗。通常可以通过灌注冷停跳液降低心肌温度，从而进一步降低氧耗。高钾停跳加上低于 22℃ 的心肌温度能使心肌耗氧降低 97%，使组织能耐受长达 20 ~ 40min 的血流中断。手术结束时，通过再灌注含钾正常的温血可以使心脏复跳。

不同的医疗机构均使用高钾停跳液，但心肌停跳液的其他成分差异很大。一些医学中心使用非常简单的高钾全血停跳液，而有些中心则在停跳液中添加了多种化学制剂。但临床应用的趋势则是不再使用晶体停跳液，而是使用含血停跳液。血液与晶体液的比例通常是 4:1 或 8:1。一般的做法是将两个不同大小的管道（粗的一根由心肺转流动脉管道中分出，细的一根从存放晶体停跳液的袋子引出）安装在一个滚压泵中，在泵的出口合成一个管道，从而使心肺转流环路中所抽的氧合全血与晶体液按特定比例精确混合。通常向心脏停跳液内添加的化学成分可使溶液轻度高张，从而减轻心肌水肿。这些化学成分包括缓冲剂（中和心脏产生的酸性代谢产物）、能量代谢底物或促进心脏产生腺苷三磷酸的催化剂。通常会使用到两种不同钾浓度的灌注液：20 ~ 30mEq 的"高钾"灌注液用于诱导心脏停搏，10mEq 的"低钾"灌注液用于维持心脏停搏。

灌注心脏停跳液有两种方式：一种是顺行灌注，指在主动脉插管与主动脉瓣之间放置一根灌注管，通过灌注管经主动脉根部直接灌注冠状动脉；另一种是逆行灌注，是将头端有气囊的导管置于冠状静脉窦进行灌注。顺行心脏停跳液灌注是最符合生理的灌注方式。但是当患者存在严重冠脉疾病或者主动脉瓣关闭不全时，顺行灌注可能无法将停跳液均匀地灌注到整个心肌。逆行灌注也同样存在不足。比如，对右室游离壁和室间隔后 1/3（右冠状动脉分布区）逆行灌注的效果差[194]。除此之外，逆行灌注时心脏微血管区无法维持正常的心肌能量代谢[195]。因此，最完整的心肌保护技术包括顺行和逆行灌注。事实上，同时进行顺行和逆行心脏停跳灌注并不少见。

临床上最常见的做法是间断灌注一定容量的心脏停跳液。在初次灌注 1000 ~ 1500ml 的"高钾"溶液后，中断心脏灌注 10 ~ 40min，以供术者操作。术中周期性灌注 200 ~ 500ml 的"低钾"溶液，以输送营养到细胞并维持钾浓度。术中对心肌保护效果的评估一般靠经验，主要是根据心电图的静止状态、灌注的间隔时间和心脏温度以及心室的充盈状态评估。如果引流管道无法使心脏排空，那么心脏复温会更快，而且心肌会处于高张力状态。这种情况能增加心肌耗氧，心肌保护较差。用含正常钾浓度的温血灌注冠状动脉能恢复心脏的电机械活动。通常可通过向心脏停跳插管灌注一股"热流"，或单纯开放主动脉阻断钳实现。

停心肺转流和脱机

在将患者从心肺机脱机的过程中要求麻醉医师、灌注师和外科医师之间加强交流并密切观察。在脱机和终止心肺转流之前，患者需复温并排空心腔内的空气。确认正常的心电活动已恢复，必要时可安装起搏器。务必保证肺通气，确认实验室检查结果，必要时予以纠正。通过缓慢减少体外循环的静脉引流血量，同时将血液缓慢地从储血器输回患者体内，使心脏重新获得正常的有效循环血容量。当心排血量恢复正常时，逐步降低心肺转流动脉泵的流量直至停止。心肺转流终止后，通常需要输入心肺转流机内的剩余血液来维持患者血流动力稳定，并常需辅助使用血管收缩药或正性肌力药（参见前面"心肺转流脱机"章节）。

当患者的血流动力学稳定后即可给予鱼精蛋白，以拮抗肝素的抗凝作用。注射鱼精蛋白是一件重要事件，需告知所有的相关人员，因此，麻醉医师、灌注师及外科医师需要保持良好的沟通。一旦误将含鱼精蛋白的血经吸引器吸引到心肺转流系统，则心肺转流中的残余血液可能凝固，导致无法紧急重建心肺转流。因此，应在完全拮抗肝素作用前去除所有的导管，通过离心或过滤后回收心肺转流中的残余血液，以供麻醉医师将其回输至患者体内。

鱼精蛋白通过不可逆地结合肝素强酸分子而形成无抗凝作用的稳定盐，从而拮抗肝素活性。许多 ACT 机器能够进行 POC 检查，来计算患者需要的鱼精蛋白量[196]。如果不能自行计算鱼精蛋白剂量 - 反应曲线，许多医学中心会根据注入患者体内的肝素总量计算出所需要的鱼精蛋白量：通常每 100IU 肝素需 1 ~ 1.3mg 鱼精蛋白。应在 5 ~ 10min 内缓慢给完鱼精蛋白。注射完鱼精蛋白后 ACT 值应回到基础值。ACT 值的升高可能意味着肝素中和不完全，也可能是因为凝血功能障碍而需要进一步的实验室检查，如凝血全套检查、肝素测定、血小板功能分析、血栓弹力图，或以上检查的任意组合。

其他问题

温度

低温常规用于心肺转流，是一种可靠的神经保护方法。对必须停循环的心脏手术，深低温无疑是脑保护的重要手段。动物实验证实，即使浅低温（下降 1～2℃）也能减轻脑缺血损伤。低温神经保护作用的各种可能机制均在动物模型中得到证实（表 67-7）[197]。低温可能通过降低脑的氧代谢率而改善脑的氧供需平衡。低温不仅降低脑代谢率，而且可以延缓兴奋性氨基酸的释放。这些神经递质在神经细胞死亡过程中起着非常重要的作用。另外，低温降低脑部小动脉的通透性，有助于防止血脑屏障的功能障碍。低温还可以抑制多形核粒细胞在创伤部位的黏附而抑制炎性反应。

然而，Rees 等通过 Meta 分析得到的结论却是，在常规心肺转流中低温没有确切的神经保护作用，尽管纳入分析的这些研究有严重的局限性。例如，低温的时机可能限制了它的保护效应。一般在主动脉插管和心肺转流启动之后开始降温[198]。在此期间不太可能发生脑栓塞，因为主动脉阻断已将心脏孤立于循环之外。但是，有证据表明，大、小栓子最多发生于主动脉操作期间或操作后以及主动脉阻断和开放时[226-227]。而主动脉插管和阻断一般在心肺转流开始前后进行，但此时脑的温度还没有降低。同样，主动脉开放多发生于心肺转流将要结束时，但通常此时患者已复温。

相反，高温被认为是有害的。体温仅仅升高 2℃就会降低脑对缺血的耐受能力。高温使神经代谢的恢复时间延长，增加兴奋性毒性神经递质的释放及氧自由基的产生，加重细胞内酸中毒并增加血脑屏障的通透性，从而导致丘脑、海马区和纹状体等多部位发生病变（表 67-7）。高温还会影响蛋白激酶的活性，降低细胞骨架的稳定性。临床上，发热和高温使住院的

表 67-7　脑缺血时低温的保护作用以及高温的损伤作用

低温	高温
有利于氧供需平衡	氧供需失平衡
↓兴奋性毒性神经递质释放	↑兴奋性毒性神经递质释放
↓血脑屏障通透性	↑血脑屏障通透性
↓炎症反应	↑炎症反应
	↑氧自由基产生
	↑细胞内酸中毒
	细胞骨架降解

From Hindler K, Nussmeier NA: Central nervous system risk assessment. In Newman M, Fleisher L, Fink M, editors: Perioperative medicine: managing for outcome, Philadelphia, 2008, Saunders, pp 69-88

卒中患者预后更差[199]。

在 20 世纪 90 年代，为了改善心脏预后，一些医学中心开始使用常温心脏停搏液，而不是特意使用低温。这种"温血心脏外科"的做法受到质疑，因为可能会消除低温的神经保护作用。对随后卒中和术后神经认知功能下降的研究所得到的结果并不一致，这可能因为在不同的"温血心脏外科"研究中对温度的管理方式不同。例如，温度续降可导致实际上的轻度低温，而过度复温会导致意外的脑高温[200]。

心肺转流患者复温期间的脑高温可能使已经存在的脑损伤恶化。过去，为了防止心肺转流停止后的温度降低，通常在复温时使患者的温度略高于正常。但这种操作可能导致在这一最易发生脑栓塞的时间发生脑高温。因此，复温应当逐步进行并足够提前，以确保心肺转流结束前获得稳定的目标温度[201]。

还应该意识到心肺转流期间任何温度监测部位都有其局限性。心脏手术期间不能直接测定脑实质温度，其温度必须通过从鼓膜、鼻咽、食管、直肠、膀胱、体表、肺动脉以及颈静脉球处测得的温度而推测获得。但脑部温度与上述大多数部位测定的温度相关性很差[202-203]。一般认为颈静脉球温度是"金标准"，因为颈静脉球接近于颈动脉起点。与其他部位相比，此处的温度与脑部温度更为接近[203-204]。复温期间从鼻咽、食管、直肠、膀胱和皮肤表面测定的温度低于颈静脉球温度[202-203]。由于一般很难监测颈静脉球的温度，最好的方法是在氧合器血流的动脉端[203]或者在肺动脉[204]处监测温度，以估计脑部温度。

术后发生高温的危害与术中高温相似。大约 40% 的患者在术后 48h 体温超过 38.5℃[204]。术后高温与心脏手术后 6 周认知功能障碍发生率增加有明显的相关性[206]。因此，发生术后高温时应当使用退热药治疗，必要时积极使用体表降温。

总之，心肺转流时对患者的复温应当早而慢。所监测到的温度不应当高于 36.5～37.0℃。这种处理可以防止大脑温度过高。

血气管理

温度对气体的溶解度有显著影响。特别是在血气分析时，温度的改变能够显著改变 CO_2 浓度（进而影响 pH）。温度降低时由于 CO_2 在血浆的溶解增加而使 $PaCO_2$ 下降。因此，在心肺转流中体温降低时如何进行最佳的酸碱平衡管理非常困难（也就是说，管理低温患者时是否需要通过温度校正其血气分析值）。这是一个争论了数十年的老问题：α 稳态与 pH 稳态血气管理的比较（表 67-8）。

表 67-8　血气管理措施总结

方法	目标	管理	CO_2 总量	理论上的优点
α 稳态	通过维持稳定的 OH⁻/H⁺ 比值来维持电化学中性	使用非温度校正的血气分析值	恒定	保护酶的功能和脑的自我调节能力
pH 稳态	维持稳定的 pH	使用温度校正的血气分析值	增加	脑降温更加均匀，减少脑氧耗
联合	在降温时维持稳定的 pH，然后在停循环前恢复电化学中性	在降温阶段使用温度校正的血气分析值，然后在停循环前转到非温度校正的血气分析值，在复温期间使用温度校正的血气分析值	在降温时增加，然后恢复到基线	脑降温均匀，然后恢复中性状态；改善脑氧代谢率

α 稳态假说　在水中，[H⁺] = [OH⁻] 时即达到电中性（pN）。水的解离受温度影响，因此，达到 pN 时，pH 随着温度的变化而变化。对变温动物（即冷血动物）开展的酸碱比较生理学研究显示，血液和细胞内的 pH 随着温度的不同而变化。这种情况与在电中性水中的改变相似[207]。由此便形成了 α 稳态理论，其目的是在温度变化时维持细胞内电中性。

维持这种电中性需要合适的缓冲系统。蛋白质缓冲系统被认为是维持温度 pH 关系的主要缓冲系统。比较特别的是组氨酸所含的咪唑基团，它与血液的 pK 值相似。因此，在降温过程中如果 CO_2 的含量保持恒定，则离子化的状态 [专业术语为（α）] 也维持不变。这一点非常重要，因为离子化状态会影响蛋白质的结构和功能。低温通过改变血液 pH 而维持水的电中性，以维持恒定负荷（α 稳态），这对于维持酶的生理学结构和功能非常重要。研究显示，使用 α 稳态时脑的自身调节能力能最大限度地维持正常，直至达到深低温[208]。

在低温心肺转流中使用 α 稳态管理酸碱平衡时，必须要维持非温度校正的血气值。"非温度校正"一词容易让人产生混淆，因为血气分析仪通常所给出的是实际测定值，并没有校正为患者实际温度下的值。例如，当患者在 18℃下进行心肺转流时取血标本测定血气，血气仪在隔离空气的情况下将血标本加热到 37℃，因此，报告出来的值是正常温度下的值。使用 α 稳态管理时，需要尽可能维持非温度校正值正常，这在理论上能维持细胞内电中性。

pH 稳态假说　pH 稳态是酸碱平衡管理的另一种方法。pH 稳态管理的主要方法是在温度变化时维持 pH 不变。冬眠动物使用的就是这种方式。为了避免在降温过程中血液 pH 变为碱性，这些动物通过增加血液 CO_2 含量来维持低体温时 pH 正常。

CO_2 是强效的脑血管扩张剂，因此，pH 稳态管理时增加的 CO_2 含量将会抑制脑的自身调节功能，使脑血流增加不依赖于脑代谢需求的增加[250]。对尚残留主 - 肺动脉侧支分流的婴儿进行心肺转流时，这一效应被认为有神经保护作用，并且有利于在停循环前均匀地进行脑部降温[209]。但复温时采取 pH 稳态管理将会增加脑血流，从而使栓子进入脑内的概率加大。

心肺转流中使用 pH 稳态管理时需要将血气分析仪测定的血气参数校正为在患者体温下的参数。转流期间的温度下降会增加 CO_2 的溶解度，从而使 $PaCO_2$ 降低。因此，灌注师必须降低空氧混合气流的速度，或者可以通过向氧合器吹入 CO_2 气体以增加其含量，从而在低温下维持 $PaCO_2$ 在 40mmHg（pH 正常）。心肺转流期间，在体外管道上安装血液气体分析仪非常重要，它能够在整个循环期间持续监测 $PaCO_2$ 值。

哪种管理方式最好？　关于酸碱平衡管理中哪种管理方法最好的争论，目前依然没有结果。几个独立的前瞻性随机临床研究显示，对中度低温的成年患者，使用 α 稳态管理比 pH 稳态的神经预后效果更好。根据这些研究结果，α 稳态管理已被作为成人中度低温心肺转流时的循证推荐（ACC/AHA IA 级）[200, 210]。但是目前仍不清楚在成人出现深低温停循环或非停循环时哪种管理方法更好。

一项前瞻性随机临床研究显示，pH 稳态管理对小儿心肺转流后的神经预后没有明显优势。但来自于其他的人和动物的研究表明，对婴儿使用 pH 稳态管理优于 α 稳态管理。这些研究显示，与 α 稳态管理相比，使用 pH 稳态管理时降温更加均匀，氧耗更少，脑代谢恢复更好。小儿心肺转流多倾向于仅选用 pH 稳态管理或者在深低温时联合使用 α 稳态管理（即在

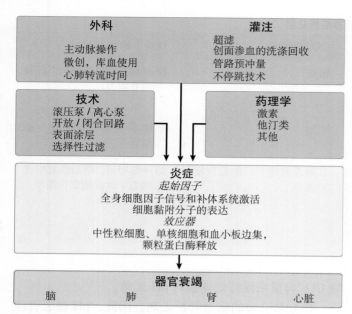

图 67-14 简要回顾目前对影响心肺转流患者炎症反应的各种措施的认识

降温时使用 pH 稳态,而在复温时使用 α 稳态)[211]。

心肺转流相关的炎症反应

从 20 世纪 80 年代,很多文献均报道了心肺转流引起的快速而严重的炎症反应。外科操作本身会导致炎症反应,而心肺转流则通过使血液与异物表面接触、缺血 - 再灌注及气体和固态微栓子而加重了这种炎症反应。这些过程将会启动和放大一系列相互联系的免疫级联反应。在心肺转流开始时,"启动"物质(包括内毒素、肿瘤坏死因子、核因子 κB 以及过敏毒素和细胞因子)的表达增加并刺激"效应"细胞(包括多形核粒细胞、血小板和血管内皮细胞),使其上调黏附分子,并释放细胞毒性氧自由基和蛋白酶。这种反应在不同的器官系统中导致不同程度的组织损伤。

研究显示,在心脏外科患者中运用各种临床方法均能明显减轻炎症反应(图 67-14)。这些方法大致可以分为 3 大类:改进外科和灌注技术,改进循环管路成分,以及药理学干预。

外科和灌注技术的改进

外科技术的改进 微创心脏外科的部分目的是减轻患者的炎症反应。"微创"是指使用改良的外科技术在或不在机器人的帮助下缩小手术创面,包括使用传统的外科方法但缩短或不使用心肺转流以减少血液与心肺转流管道的接触(如 OPCAB)。尽管 OPCAB 不能完全消除炎性反应,但与心肺转流下的旁路移植比较,它能够减少炎症细胞因子的产生和表达[212]。但 OPCAB 这

种降低炎性反应的作用将在手术后数天消失[213]。另外,非心肺转流下冠状动脉旁路移植比心肺转流下标准冠状动脉旁路移植的预后要好的原因可能不仅仅是由于去除了体外循环,同时它还能够减少或避免对主动脉的手术操作。这对严重动脉硬化的患者特别有益,可能是导致卒中发生率下降的独立因素[45]。

灌注技术的改进 目前对心肺转流在炎性反应过程中的作用认识并不一致,其原因包括目前尚无标准化灌注[210]。有多种灌注技术和方法能够减轻炎症反应,如创面渗血的洗涤回收[214]、超滤[215-216]、温度管理[197]、循环管道最小化[217-218]以及心肺转流辅助下的非停跳心脏外科技术[219]。

灌注技术

除了灌注方法之外,灌注的类型也可以减轻心肺转流引起的炎症反应。关于是滚压泵还是离心泵的溶血更少,目前尚无定论。一些研究表明,心肺转流中使用表面改良的管道(如肝素涂敷管道)可能减轻炎症反应[220-222]。另外,选择性地在过滤器管路中加入白细胞滤过器能够减少激活的白细胞数量,抑制炎症反应。Warren 及其同事[223]在一项纳入了 63 项研究的综述中总结道,白细胞滤过可能有些许优势,但尚缺乏改善炎症相关并发症的确切证据。另外,通过大容量零平衡超滤,血液浓缩器可能滤除炎性介质[216],但是对于成人心肺转流患者仍缺乏显著改善临床预后的证据。

药理学方法

经过数十年的实验室和严格的临床试验研究,目前仍无一种药物能降低心肺转流患者的炎症反应。抑肽酶曾被认为是最好的药物,但由于考虑到使用后发生急性肾衰竭的风险增高,其已经在 2007 年下市[130]。但由于影响炎症反应以及临床结果的因素很复杂,很难证明任何一种干预措施在临床上有效。

激素因其免疫抑制和抗炎作用已经被应用于心脏手术数十年。关于甲泼尼龙或地塞米松的小型随机临床试验进行的 Meta 分析结果互相矛盾[224-225]。这些药物能降低房颤的发生率,但也能增加胃肠道出血的发生率,并且不影响术后死亡率或心脏和肺的并发症。另一项大型随机对照临床研究发现,在成人心脏手术中常规使用大剂量的地塞米松(1mg/kg)并不能降低术后 30d 的重大不良事件发生率(死亡、心肌梗死、卒中、肾衰竭或呼吸衰竭)[226]。

一项纳入随机对照研究的 Meta 分析显示,术前预防性使用他汀类药物(术前 1 天到 3 星期每天服用

20 ~ 80mg[227]）能降低血浆 IL-6、IL-8、TNF-α 以及 C 反应蛋白的浓度。另一项研究回顾了 Cochrane 数据库中的 11 项心肺转流或非心肺转流下心脏外科手术的随机对照研究，结果显示术前使用他汀类药物进行预处理能降低术后房颤的发生率，缩短术后 ICU 的住院时间，但对死亡率并无影响[228]。最后，一项 Meta 分析纳入了 14 项关于氯胺酮的研究，结果提示氯胺酮能显著降低 IL-6[229]。

深低温停循环

深低温停循环（deep hypothemic circulatory arrest, DHCA）是指将患者的中心温度降低至非常低的水平（15 ~ 22℃），随后全身血流停止，将全身血液引流至患者体外，保存于体外循环的储血器内。在成年患者，这一操作主要用于主动脉的外科修复，特别是涉及主动脉弓的主动脉夹层或者主动脉瘤手术。

在全身缺血时，将温度降低是唯一可靠的神经保护方法[292]。一些临床医师还将冰袋放置于患者头部，以加速降温或维持脑部低温。一些医学中心还使用药理学方法进行脑保护，如使用类固醇减轻炎性反应，或使用巴比妥类药物或丙泊酚诱导脑爆发性抑制，即使尚缺乏足够的证据支持这些药物对全脑缺血的保护作用[293]。另外，如能监测脑电图（EEG），则在停循环开始前通过低温诱导 EEG 上产生等电位线非常重要，而不是通过追加巴比妥类药物或丙泊酚获得神经保护作用[230]。

在 DHCA 过程中使用的心肺机设备、环路与标准心肺转流通常没有很大区别。在降温和复温期间，对成年 DHCA 患者的血气管理要遵循 α 稳态的管理方法，对小儿则需要遵循 pH 稳态的管理方法（参见前节"血气管理"）。心肺转流开始时即开始全身降温，并持续到患者的温度低到足以提供预期停循环期间的保护。当确定何种温度"足够"时，必须优先考虑脑保护。临床上没有一种方法能够测定脑的温度，因此，必须使用替代温度估计中心温度（参见前面对温度的描述）。从动脉血到达目标温度到脑实质与血液达到温度平衡之间有一时间延迟。因此，当降温过快时，动脉血液温度会低于脑的温度。一个中等体型的成人到达"目标"动脉温度后，必须以全心排血量继续进行 20 ~ 30min 冷的动脉灌注，才能保证脑具有充足的降温时间。如果患者的停循环时间预计为 30 ~ 40min，则 18 ~ 20℃ 的温度可能就足够了；但如果停循环时间较短或能够维持脑灌注，则温度可以略提高[231]。除了监测血液温度外，监测患者身体的多处温度也是一

个有益的选择，这样可以在降温和复温时监测各温度间的相对变化。另外，EEG 为降温时的脑保护提供了一个很好的药效学终点。在停循环开始前，EEG 上应出现低温诱导的等电位线[231]。

随着温度的下降，血液黏度将升高。在 18℃ 时，HCT 为 30% ~ 35% 的血液黏度将会升高到正常的 3 ~ 4 倍。心外科教科书认为血液稀释非常必要，它可以减小血液黏度升高造成的微循环功能障碍[221]。有医师将 DHCA 期间的 HCT 降低至 18% ~ 20%，以适应患者的温度。但 Duebener 等[296]在幼猪 DHCA 模型中的研究发现，维持 30% 的 HCT 较为合适[232]。

当患者多处测定的温度达到目标温度，并经过足够时间的平衡后，动脉血流停止，患者的血液被引流至体外循环储血器。在停循环期间，储血器中的血液应当在体外循环机内保持循环，以维持目标温度，并避免血液淤滞。氧合器的气流应当停止，以避免低碳酸血症。再灌注时应当使用冷血。开始时（5 ~ 10min）的冷灌注能够去除脑微循环血管床内积聚的代谢产物，同时维持较低的脑氧代谢率，从而具有较好的脑保护作用。

由于术后数小时内脑血管阻力升高，脑血流量下降，因此，DHCA 后的神经损伤危险一直延续到手术后。另外，高温（可以是全身炎症反应引起）在术后很常见，应当积极治疗。

为了尽可能减少停循环期间的脑缺血时间，目前已经发展了选择性脑灌注技术。选择性顺行脑灌注可以通过左颈总动脉插管直接灌注[233]；在心肺转流中通过腋动脉或无名动脉插管时，也可以非常方便地通过右颈总动脉行脑灌注[234]。此技术能在降温和复温期间将心肺转流内的血液灌注至全身循环内，也可以通过阻断无名动脉的近端选择性地灌注到右颈总动脉和桡动脉。由于动脉插管接近于右侧桡动脉，从右桡动脉监测的动脉压可能明显高于左侧桡动脉或股动脉监测的压力。因此，降温和复温时不应当使用右桡动脉压力作为灌注标准。在使用冷动脉血选择性顺行脑灌注期间，应维持脑血管血压在 30 ~ 60mmHg。插管位置不同，获得该血压数值所需要的流量也不同。单纯的左颈总动脉直接插管需要的流量最少，多根头部插管或腋动脉（灌注右颈总动脉、右胸内动脉以及右手臂）插管需要的流量则较多。因此，流量从 150ml/min 至 1500ml/min 均有报道。将一根导管从右心房插入上腔静脉导管实施选择性逆行脑灌注，在停循环并阻断腔静脉后即可开始灌注。此时灌注的流量较低［大约为 5ml/(kg·min)］，以维持上腔静脉压力在 35 ~ 40mmHg[235]。虽然目前对是否有必要使

用选择性脑灌注以改善神经系统的预后仍有争议[236]，但目前的观点认为脑顺行灌注（当使用恰当时）优于脑逆行灌注[237-238]。

左心转流

当需要使用人工血管行外科替换降主动脉瘤或主动脉夹层时，必须中断胸主动脉的血流。使用阻断钳阻断大血管将会突然增加心脏后负荷，并导致阻断钳远端身体部分缺血。如患者存在心功能异常或外科操作时间过长导致缺血时间过长，则需要一些循环支持方法。绕过修复区域进行暂时分流（如 Gott 分流）是最简单的方法，但它不能提供左心转流（left heart bypass，LHB）或心肺转流的循环支持作用。

这类手术一般选择左胸切口，易于暴露左心房。最简单的 LHB 是使用离心泵从左心房引流出血液，然后将血液泵回患者的股动脉。这种简单的 LHB 循环能够较好地改善阻断远端的血流，并能控制心脏后负荷（心脏工作时必须克服的阻力）。然而，一些复杂的外科手术需要使用全量心肺转流。

这类患者的外科并发症并不常见，包括低氧、低温及失血等。通常使用双腔气管导管或支气管阻断器分隔左右肺。打开左侧胸腔暴露动脉瘤后停止左肺通气。如患者术前存在肺功能障碍或主动脉夹层引起的创伤性肺损伤，则单侧肺通气很难维持足够氧合。因为如需要较大的外科手术野暴露而手术时间也很长，则很难维持患者的体温。这种手术也有较大的失血风险，从而需要快速给予液体和血制品的概率也增加。建议使用完整的 LHB 以减少这些风险。

彩图 67-15 以图的方式说明了建立简单和完整 LHB 循环管路的方法。完整 LHB 循环管路和标准 CPB 循环的不同在于静脉储血器的位置和静脉插管的位置不同。在完整的 LHB 循环中，储血器不会像心肺转流循环管路那样接收患者体内的血液。储血器位于血流循环通路之外，使 ECC 的有效表面积减少，这将会降低对血液的接触激活，因此，多数情况下并不需要高剂量的肝素。

这两种循环的管理目的均是在整个主动脉阻断过程

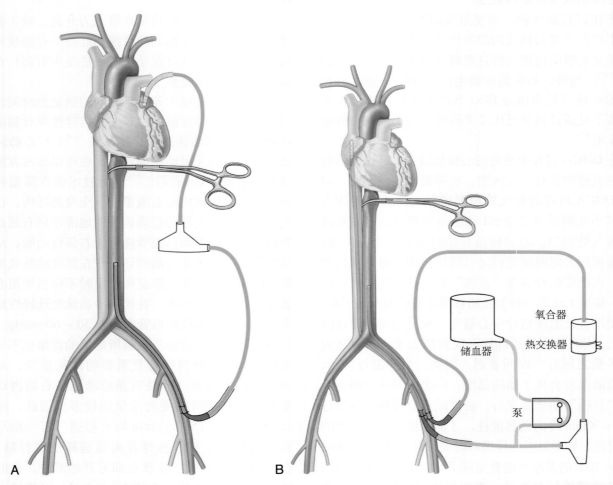

彩图 67-15　左心转流（LHB）简图。A，简单 LHB（左心房、离心泵和股动脉）。B，复杂 LHB（包括氧合器、热交换器以及用于给予液体的储血器）

氧合器

热交换器

储血器

泵

中维持阻断远端和近段的血压在 60mmHg 以上。然而，完整的 LHB 环路让临床医师能够控制低氧、低温和血液丢失。在循环管路中加入氧合器能增加患者的通气和氧合；热交换器用于维持体温正常；储血器有利于出血和（或）低血容量时快速补充液体或血制品。

心肺支持和体外膜式氧合循环

不管临床实施的目的如何，心肺支持（cardiopulmonary support，CPS）循环和体外膜式氧合（extracorporeal membrane oxygenation，ECMO）循环没有区别。两者均不含心肺转流时使用的储血器、动脉滤器以及辅助泵（即吸引泵、排气和心脏停搏液泵）。由于循环内无储血器，一般认为这些系统是"密闭"的。这个密闭的环路有自己的静态内部容量，因此无法为血管系统减负。

从环路中去掉储血器和过滤器各有优缺点。主要的优点是管路的表面积显著降低，有助降低肝素用量。初始肝素剂量为 75～150U/kg，以 25～75U/(kg·h) 的剂量持续泵注，以维持 ACT 在 180～250s。主要的缺点是不容易去除栓塞。因此，将一个闭合的 ECC 连接到插管时，向管路输注液体和药物以及从静脉管路取样时，均需要特别注意。另外，由于抗凝力度降低，应避免管路中血液的淤滞，以及缩短低流量期。

在 ICU 中，一般通过 ECMO 或 CPS 给予患者数天或数星期的心和（或）肺支持。经过十多年的发展，新一代离心泵和中空纤维氧合器能长时间较好地工作，因此在危重患者中得到了更加广泛的应用（彩图 67-16）。

特殊的心血管疾病状态

冠状动脉疾病

冠状动脉疾病的病理生理

冠状动脉解剖　了解冠状动脉解剖对理解冠状动脉疾病（CAD）的病理生理以及心肌血管再通手术患者的麻醉管理非常重要。左主冠状动脉（left main

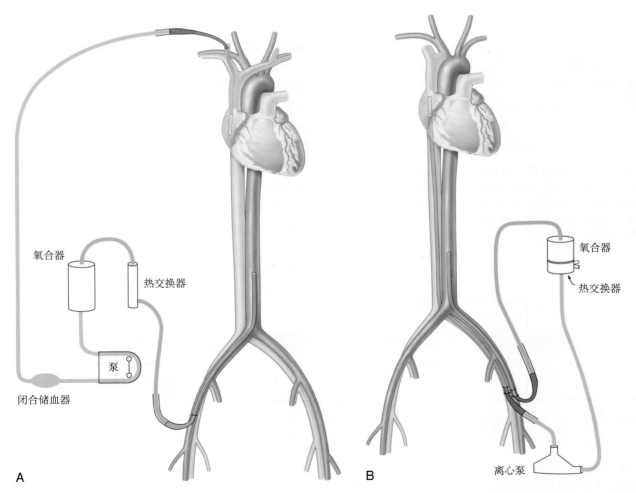

彩图 67-16　A，患者通过颈内静脉和股动脉插管，中间连接传统的 ECMO 管路。B，患者通过股动脉和股静脉插管，中间连接简单的心肺支持管路

coronary artery，LMCA）和右冠状动脉（right coronary artery，RCA）从主动脉分出并为心肌供血。LMCA 分支为左前降支（left anterior descending，LAD）和左回旋支（left circumflex artery，LCx）。左前降支沿前室间沟走行，发出对角支和间隔支。左前降支的对角支血流灌注心脏前外侧面。间隔支血流灌注室间隔、束支和浦肯野系统。左前降支终止于左心室尖部。左主冠状动脉的另一分支是左回旋支。回旋支沿左房室间沟走行，发出 1 ~ 3 支钝缘支灌注左心室侧壁。45% 的人的窦房结动脉起源于左回旋支，15% 的人的左回旋支发出后降支动脉灌注左心室的后下壁（"左冠优势"）。

右冠状动脉横贯右房室间沟，发出锐缘支灌注右心室的右前壁。85% 的人的右冠状动脉发出后降支灌注左心室的后下壁（"右冠优势"）。房室结动脉发自优势侧动脉，灌注房室结、希氏束以及近端分支，窦房结动脉在 55% 的人群中由右冠状动脉发出。

心肌氧供和氧耗的决定因素　氧供和氧耗的平衡较为复杂（图 67-17 和 67-18）。氧供取决于动脉血氧

含量和冠状动脉血流量。静息时动脉血释放出的氧气量已经是最大值。当消耗增多时（锻炼或血流动力性应激），心肌的氧供也必须增加。

正常冠状动脉血流量的决定因素包括跨冠状血管床的压力差（即冠状动脉灌注压）和冠状血管的阻力。左心室的冠状动脉灌注压等于舒张期主动脉压减去左心室舒张末压力（LV end-diastolic pressure，LVEDP）。因此，左心室舒张末压力的升高会妨碍心内膜下的血流。由于冠状动脉狭窄已使其远端的血管最大程度地扩张，因此，冠状动脉灌注压的调控成为决定冠状动脉血流量（以及避免或治疗心肌缺血）的重要方法。但由于心肌氧供需平衡的决定因素复杂，改变它们中的任何一个都会引起多重作用。例如血压升高增加了冠状动脉血流，但也因增加后负荷而增加了心肌壁张力和氧耗。

舒张期持续时间是另一个影响心肌氧供的重要因素，因为 70% ~ 80% 的冠状动脉血流来源于心动周期的舒张期。收缩期的心脏收缩增加了心室内压力和冠状血管的阻力，因而妨碍了心肌灌注。每分钟舒张期的总时间取决于心率，但心率与舒张期持续时间之间的关系为非线性的（图 67-19）。这是将 β 受体阻滞剂作为长期治疗以及在围术期预防心率些许增加时的抗缺血药物使用的一个主要原因。

血液氧含量取决于血红蛋白结合的氧量，在一定程度上也受到氧气溶解量的影响。虽然高血红蛋白水平使血液具有较高的氧气运输能力，但临床研究尚不能确定能避免缺血的最低血红蛋白水平。影响这个限值的因素包括 CAD 的严重程度、心率、灌注压以及心肌的厚度和张力。此外，实际的心肌氧供还取决于根据氧解离曲线的氧气从血红蛋白释放的情况。由碱中毒、低温或低 2，3- 二磷酸甘油酸（多见于大量输注库血后）造成的氧解离曲线左移将会减少氧气的释放。

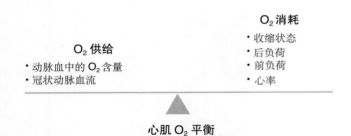

图 67-17　决定心肌氧供和氧耗的因素 *(From Mittnacht AJC, Weiner M, London MJ, Kaplan JA: Anesthesia for myocardial revascularization. In Kaplan JA, Reich DL, Savino JS, editors: Kaplan's cardiac anesthesia: the echo era, ed 6, St. Louis, 2011, Saunders, p 524.)*

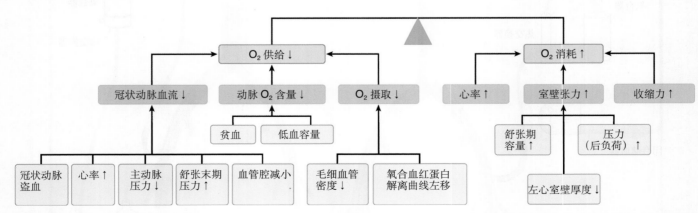

图 67-18　影响心肌氧供和氧耗的因素 *(From Green MS, Okum GS, Horrow JC: Anesthetic management of myocardial revascularization. In Hensley FA, Martin DE, Gravlee GP, editors: A practical approach to cardiac anesthesia, ed 5, Philadelphia, 2013, Lippincott Williams & Wilkins, pp. 319-358; modified from Crystal GJ: Cardiovascular physiology. In Miller RD, editor: Atlas of anesthesia, vol 8, Cardiothoracic anesthesia, Philadelphia, 1999, Churchill Livingstone, p 1:1.)*

在心肌血管重建术的患者心肌氧供下降可能是由于低血压、心动过速、贫血或冠脉血管狭窄所致，同时心动过速或后负荷增加导致氧耗增加。虽然在全身血流动力学没有任何改变的情况下也可能发生心肌缺血，但在围术期全程密切监护心肌氧供需失衡以及心肌缺血的进展十分必要。ECG 监护和 ST 段分析以及 TEE 监测局部室壁运动异常都可能提示心肌缺血。

体外循环下的冠状动脉旁路移植术

术前评估和管理　行冠状动脉旁路移植术

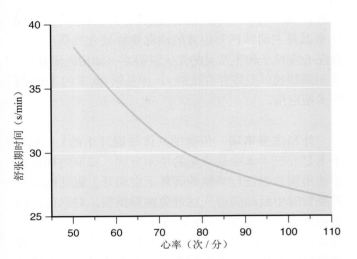

图 67-19　每分钟心跳次数对应的每分钟舒张时间。心率增加使舒张期时间下降导致左室血流减少 (From Green MS, Okum GS, Horrow JC: Anesthetic management of myocardial revascularization. In Hensley FA, Martin DE, Gravlee GP, editors: A practical approach to cardiac anesthesia, ed 5, Philadelphia, 2013, Lippincott Williams & Wilkins, pp 298.)

（CABG）的患者往往需要在术前对他们的心脏疾病进行充分的评估（参见第 38 章）。应注意冠状动脉的解剖情况，特别是存在左主干、左前降支近端或三支病变的高级别病变。通常用血管造影术或超声心动图测定的 EF 值来评估心室功能。也应该充分重视和理解术前检查发现的其他心脏病变，包括瓣膜异常，如并发的二尖瓣反流、主动脉瓣狭窄、主动脉瓣关闭不全、房间隔或室间隔缺损及室壁瘤等。麻醉医师应关注任何心电图上或病史中的异常心律，例如房颤或其他室上性心动过速（可能导致血流动力学不稳定或增加栓塞性神经并发症的发生）、左束支传导阻滞、PR 间期延长（可能发展为更进一步的心脏传导阻滞）及完全性心脏阻滞（可能已经安置了起搏器）。应充分了解所有的抗心律失常治疗情况，不论是药物治疗还是仪器设备，如心脏起搏器或者植入式自动起搏/复律除颤装置（implantable cardioverter-defibrillator，ICD）。

已经存在多种评估总体风险的模型，包括与风险增加明确有关的因素：左心室功能差（充血性心力衰竭病史或 LVEF<30%）、高龄、肥胖、急诊手术、复合手术（比如瓣膜修补或置换术联合 CABG）、既往心脏手术史、糖尿病或肾衰竭病史（表 67-9）[239-240]。ACC/AHA 2004 年冠状动脉旁路移植术更新指南推荐使用一个已发表的模型评估患者死亡率、并发症发生率风险以及住院时间，但是推荐级别仅为 II a 级（证据级别 C）[241]。

术前用药　现在的心脏外科患者经常是在手术日当天才入院。患者接受的唯一术前用药就是在手术当

表 67-9　冠状动脉旁路移植手术不同危险分层方案的危险因素

	蒙特利尔	克利夫兰	纽瓦克	纽约	北英格兰	STS
急诊	+	+	+	+	+	+
左心室功能差或充血性心力衰竭	+	+	+	+	+	+
再次手术	+	+	+	+	+	+
性别或体型小	−	+	+	+	+	+
瓣膜疾病	−	+	+	+	−	+
高龄	+	+	+	+	+	+
肾疾病	−	+	−	+	+	+
肥胖	+	−	+	−	−	−

Modified from Green MS, Okum GS, Horrow JC: Anesthetic management of myocardial revascularization. In Hensley FA, Martin DE, Gravlee GP, editors: A practical approach to cardiac anesthesia, ed 5. Philadelphia, 2013, Lippincott Williams & Wilkins, pp 293-318.
LV, Left ventricular

日清晨给予咪达唑仑来减轻焦虑。但在通道建立期间可追加小剂量的咪达唑仑、芬太尼或两者联合（请参考麻醉诱导和体外循环前期的章节）。这可能对冠脉疾病患者特别重要，可以降低造成心动过速和高血压的交感刺激。但对心输出量低或严重肺动脉高压的患者，应该少量多次谨慎给药。

没有哪一种麻醉用药方案能适合于所有进行CABG术患者的麻醉诱导与维持。一般使用苯二氮䓬类药物（咪达唑仑）联合麻醉性镇痛药，通常是用芬太尼和肌肉松弛药来进行冠状动脉血管再建术的麻醉诱导[240]。另外，还经常使用依托咪酯或丙泊酚联合麻醉性镇痛药，目标是在诱导及气管插管时避免血流动力学剧烈波动。通常在体外循环前、体外循环中以及体外循环后全程吸入麻醉药，从而控制芬太尼的总用量在 10 ~ 15μg/kg。另外，吸入麻醉药有多重心脏保护作用，包括触发预处理级联反应和减轻再灌注损伤[162]。需要追加咪达唑仑以避免术中知晓。

影响麻醉药物种类和使用剂量选择的一个因素是患者之前的左心室功能。左心室功能正常的患者通常会对强烈的手术刺激产生明显的交感反应，可能导致心动过速和血压升高。这种情况下通常需要使用 β 受体阻滞剂，追加丙泊酚、大剂量的吸入麻醉药或血管扩张剂。相反，对左心室功能较差的患者，给予麻醉药物以后可能由于心排血量的减少和（或）血管扩张而引起低血压。这类患者可能需要使用血管收缩药物和（或）正性肌力药物，或两者联用。

麻醉药物种类和剂量选择的第二个考虑因素是进入 ICU 后 4 ~ 6h 内早期拔管的可能性（所谓快通道）。对术前心功能良好以及接受单纯 CABG 手术的患者通常采用快通道技术。快通道策略要求所使用的药物不能让患者长时间内镇静或无法充分自主呼吸。心功能差、严重肺部疾病或肥胖患者以及急诊手术、CABG联合其他手术或再次手术的患者不适合早期拔管。

监护 为了发现术中缺血，从 20 世纪 60 年代起对冠脉重建术患者监护的技术不断发展。通常使用美国麻醉医师协会（ASA）的标准监护以及有创动脉血压监测（无创血压监测备用）。典型的是使用 II 导联和 V_5 导联持续监测以及自动的 ST 段分析以增加发现心肌缺血的概率[242]。

目前肺动脉导管的使用比前一段时间有所减少，因为有几项研究发现肺动脉导管的使用并不能改善预后[243]。事实上，使用这些导管带来的风险可能超过获益[26]。虽然波形的改变更有预见性，但显然不能将肺动脉压的绝对值作为缺血的诊断依据。例如，在肺

动脉楔压波形上出现一个新的 V 波表明缺血性乳头肌功能异常。另外，特殊的肺动脉导管能衍生出多个心脏功能指标，包括心输出量、心脏指数以及混合静脉血氧饱和度。某些临床医师相信肺动脉导管在术后也有用，因为此时无法用 TEE 进行持续监测。

但对于心肌缺血的监测，TEE 监测到的局部室壁运动异常比心电图改变和肺动脉波形和压力变化的敏感性要高[242]。TEE 可以用于同时检查所有三支主要冠状动脉支配的心脏节段。在血管重建术中常通过 TEE 定性观察心腔半径的缩短和室壁厚度的增加来评估局部室壁的运动。这在血管重建操作后特别有价值。另外，TEE 可以用来评估心室前负荷、收缩力、瓣膜异常以及主动脉插管位置的动脉粥样硬化性病变，发现左心室栓子和不常见的先天性异常（如房间隔缺损、室间隔缺损以及残存左上腔）。详见第 46 章的 TEE 的围术期应用。

外科注意事项 传统的（体外循环下的）CABG手术是心脏手术中最常见的手术方式。标准的操作需要使用胸骨锯进行完整的胸骨正中切开。锯开胸骨时需要暂时中断肺的通气以避免胸膜撕裂。对以前进行过胸骨切开术（再次手术）的患者，需要使用摆动锯。再次行胸骨切开术的风险包括右心室穿孔、已有的静脉移植物的损伤以及先前的胸骨钢丝传导电凝器能量导致室颤。因此，应该有浓缩红细胞（2 个单位）随时备用，并在进行消毒铺巾前妥善粘贴体表除颤电极。此外，对先前静脉移植血管进行外科操作可能导致粥样斑块栓塞而引起缺血。如果在胸骨切开或暴露心脏和插管部位的过程中确实发生了并发症，可以通过股动脉和股静脉置管来建立紧急的转流。

如果需要使用乳内动脉，应将手术床升高并稍向左侧倾斜以便于外科医师进行剥离操作，也应减小潮气量以利于显露。通常在夹闭乳内动脉前给予肝素，并可以向该血管内注入罂粟碱。体外循环下的 CABG手术的转流前期可能相对较短（小于 1h），也可能需要数小时以分离左乳内动脉、右乳内动脉、桡动脉或其中数支血管。在大多数的 CABG 手术中还需要分离获取足够的静脉血管以供移植。目前内镜下隐静脉切除术比较常用。

在主动脉插管前，TEE 和（或）主动脉表面的超声心动图可以提供主动脉弓有无钙化或游离粥样斑块的关键信息，并确定它们的具体位置。手术医师可能需要 TEE 引导冠状窦逆行插管。如果伴有残存左上腔静脉，可导致心脏停跳液逆灌出现困难[240]。体外循环建立后，TEE 也可用来确定左室引流管的位置以及

证实近期发生前壁心肌梗死或室壁瘤的患者是否存在左室血栓。

CABG 手术中外科和技术性缺血并发症包括：①移植物近端或远端的吻合不佳。②失误导致冠状动脉后壁切口而形成冠状动脉夹层。③冠状动脉缝合。④移植静脉长度不够使血管在心脏充盈时受到牵拉。⑤移植静脉过长导致静脉扭结。⑥移植静脉血栓形成[239]。可能需要重新建立体外循环来纠正血管重建术后外科原因导致的缺血。如果必须紧急再次建立心肺转流，应该迅速给予肝素。

体外循环后导致缺血的其他原因包括：①由于血管无法架桥或远端冠状动脉弥漫性病变导致血管重建不完全。②冠状动脉气体栓塞或粥样斑块碎片栓塞。③冠状动脉痉挛。④肺过度膨胀导致的移植静脉牵拉或乳内动脉阻塞。⑤血栓形成[239]。对缺血的治疗包括给予多种药物：在 SVR 偏高或偏低时相应地给予硝酸甘油或缩血管药；用硝酸甘油、钙通道阻滞剂（地尔硫䓬、尼莫地平或尼卡地平）或联合二者治疗冠状动脉痉挛；当怀疑存在空气栓塞时用缩血管药物（通常是使用去氧肾上腺素）来"推动"冠状动脉内气体穿过血管；用 β 受体阻滞剂（通常是艾司洛尔）治疗心动过速；必要时使用一个或多个正性肌力药以增加心输出量。此外，可用房室顺序起搏改善心率、心律和血流动力学平稳。有时需要使用主动脉内球囊反搏或左室或右室辅助装置。心脏停跳液的残留、室壁瘤或心包炎可能导致在没有真正的缺血的情况下出现 ST 段抬高。

非体外循环下冠状动脉旁路移植术，微创冠状动脉旁路移植术和杂交冠脉重建术

非体外循环下冠状动脉旁路移植术（off-pump coronary artery bypass surgery，OPCAB） 对体外循环不良作用的认识促进了其他心肌血管再建技术的发展，特别是 OPCAB。OPCAB 的支持者认为该方法术后死亡率和并发症发生率更低，恢复更快，手术费用更低。来源于 STS 的数据显示目前大约 22% 的冠状动脉重建术在非体外循环下进行[244]。

OPCAB 同样需要进行胸骨正中切开。可供移植的血管有左右乳内动脉、隐静脉和桡动脉。心包被切开、反折并固定于纵隔的边缘。在特殊的胸骨撑开器上放置曲度可调节的固定装置。该装置通过对心肌表面直接压力和（或）吸引力而起作用。这些装置可以固定目标血管，并且让外科医师能很好地将心尖提出心包以对位于后壁和侧壁的血管进行操作（彩图 67-20）。各医学中心 OPCAB 的肝素剂量不同，全剂量和低剂量方案目前均有使用。

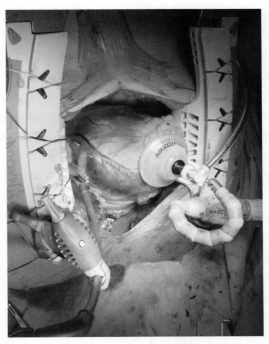

彩图 67-20　本图显示 OPCAB 时第一钝缘支（OM1）与大隐静脉移植血管的吻合。本图是从患者的头端显示。可见已经完成的左侧乳内动脉到左前降支吻合。采用 Maquet 通路装置（MAQUET，Wayne，NJ）以吸引力摆正心脏而使回旋支更易操作 *(Courtesy Alexander Mittnacht, MD, Mount Sinai School of Medicine, New York; From Mittnacht AJC, Weiner M, London MJ, Kaplan JA: Anesthesia for myocardial revascularization. In Kaplan JA, Reich DL, Savino JS, editors: Kaplan's cardiac anesthesia: the echo era, ed 6, St. Louis, 2011, Saunders, p 524.)*

当固定好目标血管和周围心肌后，将一个弹性结扎带放置于冠状动脉周围以减少进行动脉切开时的出血。外科助手使用吹风喷雾器使手术视野最佳化。该装置可以喷出混有二氧化碳的雾状无菌冲洗液。在这种情况下，进行一根或多根的远端冠状血管吻合。将隐静脉移植血管或游离的移植动脉的近端直接与侧壁钳下的主动脉吻合。另一种方法是将冠脉近端行间接 T 形（端-侧吻合）移植至乳内动脉，该血管根部仍与锁骨下动脉相连。

外科注意事项包括：①充分暴露吻合位置。②吻合期间限制心脏活动。③冠状动脉血流中断时保护心肌[245]。为了达到前两个目标，外科医师必须采用一些导致血流动力学严重紊乱的操作，其机制是多方面的，包括影响双侧心室充盈，特别是室壁薄弱的右心室更容易受压。另外，心尖被竖直后，心室充盈也会受影响（可能出现扭结或部分阻塞静脉回流）（彩图 67-20）。另外，自身冠状动脉也可能出现心肌缺血，临时缝合结扎目标血管可能加重缺血[246]。在吻合搭桥血管期间可能出现远端心肌节段的缺血，功能恶化的程度与血管狭窄情况和侧支循环的程度有关[245]。

因此，麻醉医师必须采取措施预防严重的低血压，以减少因为血流动力学改变导致的冠状动脉灌注减少和术中心肌缺血。通常可以增加血管内容量（晶体或胶体）并让患者取头低位，也常使用缩血管药物（去氧肾上腺素或去甲肾上腺素）。当二尖瓣反流加重进一步导致血流动力学紊乱时，一个简单的方法是重新摆放心脏，这样可增加心室充盈并让心室瓣环保持正常的几何形状。

对患者的监护包括五导联心电图和有创动脉血压监测。可以考虑进行肺动脉压和心排血量监测或持续脉搏波形心排血量监测[245]。使用 TEE 是有益的，但在某些手术阶段内其成像会受影响。心脏处于垂直位和心脏表面压迫固定板的应用使超声成像欠佳。当进行远端冠状动脉吻合时，食管中段切面比经胃切面更适于持续 TEE 监测。

持续或不断恶化的心电图改变或即将发生心血管衰竭时要求麻醉医师和手术医师迅速处理。一种选择是将较小的易弯曲冠状动脉内支架植入开放的冠状血管吻合处，以保证远端节段一定的血流。也可以选择建立部分或完全的体外循环和放置 IABP 进行治疗。大约有 3% 的患者由 OPCAB 紧急转为心肺转流下的 CABG[247-248]，而这个过程往往伴发一系列并发症。有报道指出，这种紧急转换与死亡、卒中、肾衰竭、切口感染及呼吸衰竭等增加相关。

OPCAB 的短期预后和长期效果还处于不断研究和争论中。Meta 分析已经发现 30d 死亡率无明显差异[249-250]。目前最大规模的比较心肺转流下 CABG 和 OPCAB 的多中心随机研究显示 30d 死亡率和死亡与并发症的复合结局指标均无差异[251]。相反，许多大型的观察性分析却提示 OPCAB 可降低死亡率。Hannan 及其同事对来源于纽约州立心脏手术数据库的 49 830 名患者通过使用风险校正分析（Cox 比例风险模型和倾向性分析）发现有死亡率优势[252]。但 OPCAB 患者（93.6.%）再次血管重建术的需求比 CABG 患者（89.9%）高[252]。几项比较传统 CABG 和 OPCAB 的大样本回顾性研究发现一个性别相关的存活率优势，女性患者中接受 OPCAB 者优于接受心肺转流下 CABG 者[253-255]。

微创冠状动脉旁路移植术　最受欢迎的代替胸骨切开术的方法是通过左前开胸的微创冠状动脉旁路移植术（minimally invasive coronary artery bypass，MIDCAB），可以通过左前胸廓切口直视下获取乳内动脉并将其吻合至左冠状动脉前降支。某些外科医师也可以在机器人辅助下用胸腔镜设备获取左侧乳内动脉，之后再采用左前胸切口完成左侧乳内动脉和左前

降支的吻合。在这些患者中需要使左肺塌陷以显露吻合部位，可使用双腔气管导管或支气管堵塞器。另外，还需要在肺部塌陷后向左胸充入二氧化碳。

通常 MIDCAB 技术只能移植一条血管，解剖暴露可能欠佳[245]。MIDCAB 术中麻醉医师面临的挑战包括在左侧乳内动脉获取和吻合中需要单肺通气。因为对这些患者只能进行左前降支移植，不会出现极端的心脏摆放位置而导致血流动力学严重波动。但应该在准备和铺巾前就贴上体外除颤器或起搏电极，因为在这类手术中心脏的外科显露有限[246]。

杂交冠状动脉血管重建术　杂交冠状动脉血管重建术联合了导管介入治疗和 MIDCAB 技术[256]。在杂交手术间进行手术较为理想。杂交手术的外科部分可以完全在内镜下使用机器人技术完成。这类手术的目的是缩短恢复时间[256]。虽然杂交手术的围术期结局和中期预后似乎已满足心肺转流下 CABG 的标准，但尚无关于远期结局的数据。

进行 OPCAB、MIDCAB 和杂交冠状动脉血管重建术时无须使用体外循环。因此，不会使用泵进行低温复温。出于胸内外科暴露和显露患者的需要，体表对流加温受到一定的限制。因此，使用保温毯以及提供温暖的手术室环境对预防体温下降十分重要。

心脏瓣膜疾病

二尖瓣疾病

在美国及其他工业化国家，二尖瓣疾病通常是由于原发退行性病变（与年龄有关）或遗传性二尖瓣异常导致的，缺血性心脏疾病导致的二尖瓣功能不全也越来越多。相反，在发展中国家，风湿性心脏病更常见，是导致二尖瓣疾病的主要原因[257]。原发性或"器质性"二尖瓣疾病包含瓣膜本身或瓣膜下结构的异常[258]。二尖瓣脱垂、二尖瓣黏液样退行性变、风湿性二尖瓣关闭不全、与房室间隔缺损有关的二尖瓣裂以及所有的由于全身性疾病导致的浸润性或纤维化病变都与先天性二尖瓣结构异常有关。

二尖瓣的解剖　二尖瓣瓣叶包含几个部分，后方的瓣叶相对更容易辨认，有时叫它"扇形瓣"。Carpentier 分类方案将后方的瓣叶分为 P1、P2 和 P3 三个节段。P1 在侧面，P3 在中间（图 67-21）。前方的瓣叶被分为 A1、A2 和 A3，并与后方的瓣叶有一样的侧面和中间的定位（图 67-21）。通过使用这些术语，外科医师可以与心脏超声检查者（多为麻醉医师）

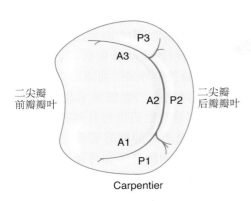

图 67-21 该图显示的是二尖瓣叶的标准术语。前、后二尖瓣叶都各自被分成三个区 *(From Savage RM, Aronson S, Thomas JD, et al, editors: Comprehensive textbook of intraoperative transesophageal echocardiography, Baltimore, 2005, Lippincott Williams & Wilkins.)*

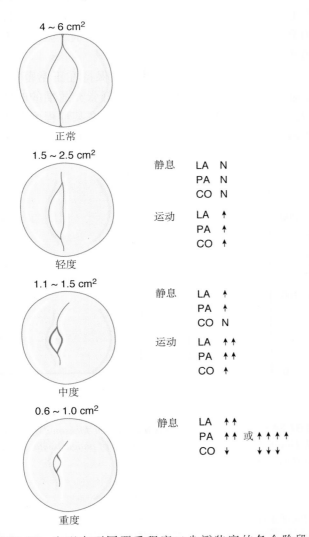

图 67-22 出现在不同严重程度二尖瓣狭窄的各个阶段的血流动力学变化。将瓣膜面积列在各阶段上。LA，左房压（left atrial pressure）；N，正常（normal）；PA，肺动脉压（pulmonary arterial pressure）*(From Rappaport E: Natural history of aortic and mitral valve disease, Am J Cardiol 35:221-227, 1975.)*

就瓣膜疾病的定位进行准确的沟通。

二尖瓣狭窄

病理生理　风湿性二尖瓣狭窄的病理改变包括二尖瓣瓣叶的增厚、连接点融合以及二尖瓣瓣叶逐渐僵硬，也有纤维索和乳头端的挛缩、增厚和融合。此外，长期患有风湿性疾病将不可避免地使瓣膜出现某种程度的钙化。在生理上，这些变化将导致二尖瓣水平的梗阻。

正常的二尖瓣口面积为 $4 \sim 5cm^2$ [259]，面积小于 $2.5cm^2$ 时就可能出现梗阻症状。临床上，当心排血量增加以及相应地通过瓣膜口血流量增加时症状可能加重。这些事件包括应激、运动、贫血、怀孕及发热性疾病（图 67-22）。症状通常不在休息时发生，除非二尖瓣面积（mitral valve area，MVA）已小于 $1.5cm^2$。通过二尖瓣的血流与二尖瓣两侧的压力差或梯度相关。当通过二尖瓣的血流保持不变时，二尖瓣狭窄越严重则压力梯度越大。

二尖瓣两侧的压力梯度取决于通过二尖瓣的血流速度。严重的二尖瓣狭窄可能出现低跨瓣血流量或低压力梯度，例如在右心衰竭和肺动脉高压的患者。二尖瓣面积是更加独立的衡量二尖瓣狭窄程度的指标。虽然也可通过心导管检查时用 Gorlin 方程来计算二尖瓣面积，但目前二尖瓣狭窄主要是由超声心动图来诊断和监测 [260]。超声心动图对二尖瓣狭窄的评估包括瓣膜口的二维面积测量法和多普勒衍生的压力梯度、压力半衰期以及减速时间测量法。3D 彩超技术使临床医师能更准确地显示二尖瓣的解剖结构（彩图 67-23）。

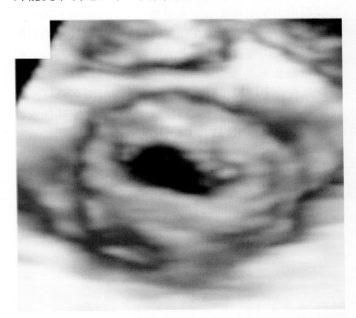

彩图 67-23 从左心房看狭窄的二尖瓣三维图像 *(From Lang RM, Tsang W, Weinert L, et al: Valvular heart disease: the value of 3-dimensional echocardiography, J Am Coll Cardiol 58:1933-1944, 2011.)*

二尖瓣狭窄的治疗策略强调发生在左心房、肺血管、右心和左心室的病理生理改变。随着二尖瓣梗阻引起的左心房压力增加，左心房逐渐扩大，从而容易导致房颤。如果低速血流使右心房或心耳中形成血栓，则还可能还会发生血栓栓塞性并发症。

二尖瓣狭窄和慢性房颤患者发生栓塞性卒中的风险增加，每年发生率为 7% ~ 15%[260]。治疗包括静脉注射肝素或口服华法林的抗凝治疗，用药物控制心率，以及对血流动力学波动大或急性发作的房颤患者进行药物或电复律。对计划进行心脏复律的患者，可能需要首先做 TEE 检查以排除左心房栓子的存在[259]。

左房压升高导致肺静脉和肺动脉压力被动升高。如果单纯考虑左房压力增加的影响，大多数二尖瓣狭窄患者的肺动脉压力超过预计。这些高出预计的压力是由反应性的肺血管收缩或肺动脉及肺小动脉中膜与内膜层的组织学改变导致的。肺动脉压力在一定程度上与二尖瓣狭窄的严重程度相关，但由于受到跨二尖瓣压力差、左心室舒张末期压力、二尖瓣口面积和慢性肺病病史等因素的影响，其压力范围很大。

二尖瓣狭窄引起肺血管压力的慢性升高可导致右心室的代偿性或失代偿性改变。高压力作用导致右心室肥大，但因为右心室形状和室壁厚度上的特点以及所含肌肉成分更少，因此，右心室的肥大反应没有左心室明显。由于右心室相对更易受损，慢性肺高压几乎总是导致右心室的扩张和最终的右心室衰竭。

二尖瓣狭窄对左心室的影响主要是由于左心室舒张期血流流入受阻导致的。狭窄的二尖瓣口导致舒张早期二尖瓣血流受限和左心室充盈延迟。与左心房收缩同步的左心室舒张晚期充盈在伴发房颤的二尖瓣狭窄患者明显受限。二尖瓣狭窄的患者的压力容量环向左移动，因而左室舒张末期压力降低，容量减少。每搏血量减少，特别是在心率增加和舒张充盈期缩短时（图 67-24）。

一般认为大多数二尖瓣狭窄患者的左心室功能或收缩力正常。但是 Klein 和 Carroll 的一篇文献综述显示二尖瓣狭窄患者的左心室收缩功能是否正常尚有争议[261]。相反，多达 30% 的二尖瓣狭窄的患者可能发生左心室功能障碍。可能的机制包括左心室充盈减少，肌肉萎缩，炎症性心肌纤维化导致室壁运动异常，瓣膜下结

构的瘢痕化、左心室收缩模式异常、左心室顺应性降低引起的舒张障碍，增加的左心室后负荷导致左心室重塑，继发于肺动脉高压的右心室改变使室间隔向左移动，以及高血压和冠状动脉疾病等合并症[261]。图67-22 总结了二尖瓣狭窄导致的血流动力学改变。

麻醉管理　对患有二尖瓣狭窄患者的病理生理改变的理解和鉴别是对他们进行麻醉管理的基础（表67-10）。二尖瓣狭窄患者的麻醉管理要点包括控制心室前负荷、心率、肺动脉高压和可能受损的左心室和右心室收缩功能。大多数瓣膜性心脏病患者对心室前负荷的依赖性和灵敏度增加。穿过狭窄二尖瓣的血流需要高于正常的左心房和左心室之间的压力梯度。因此，不论是由于失血或是麻醉导致的静脉血管扩张所引起的前负荷降低都能明显地影响每搏量、心排血量以及组织灌注。但是在更严重的二尖瓣狭窄患者中，左心房压可能非常高，充足的充盈压和导致充血性心力衰竭的左心房压之间仅有很小的差别。因此，需要慎重地进行液体管理。

二尖瓣狭窄患者的心率应该保持在正常范围内。心动过速可能很难被耐受，因为舒张充盈期的时间缩短。而二尖瓣狭窄患者的压力梯度在某种程度上依赖于流量。高流量状态，诸如怀孕和任何原因的交感神

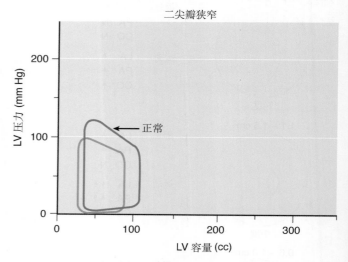

图 67-24　二尖瓣狭窄的压力容量环 (*From Jackson JM, Thomas SJ, Lowenstein E: Anesthetic management of patients with valvular heart disease, Semin Anesth 1:239, 1982.*)

表 67-10　二尖瓣狭窄的病理生理改变

	左心室前负荷	心率	收缩状态	外周血管阻力	肺血管阻力
二尖瓣瓣狭窄	↑	↓	维持	维持	↓

From Townsley MM, Martin DE: Anesthetic management for the surgical treatment of valvular heart disease. In Hensley FA, Martin DE, Gravlee GP, editors: A practical approach to cardiac anesthesia, ed 5, Philadelphia, 2013, Lippincott Williams & Wilkins, p 340

经活性增加能急剧增加跨瓣膜的压力梯度，表现为左房压或肺静脉压力升高。使用连续波多普勒测量跨二尖瓣前向血流速度所得的数据根据改良 Bernoulli 方程，$\Delta P=4v^2$，可得到跨瓣膜压力梯度。这里的"v"是指测量的通过瓣膜的血流速度。因此，任何因心率加快而增加的跨瓣膜血流速度都会显著改变跨瓣膜血流动力学和左房压。

在二尖瓣狭窄患者发病的早期阶段以及没有房颤的情况下，心房收缩对每搏量的贡献可能会增加。伴有房颤时便没有了有效的心房收缩。然而，导致患者临床情况恶化的最重要因素是心动过速本身，而不是心房收缩消失。

二尖瓣狭窄患者的心室收缩力和外周血管阻力通常正常。唯一的变化是二尖瓣狭窄患者的左心室处于慢性低负荷状态，但在一小部分患者可能出现左心室壁运动异常或总收缩功能障碍。外周血管阻力通常不是增加前向血流的一个因素，因为心排血量是由二尖瓣口面积和舒张充盈期决定的。适当降低外周血管阻力对有明显收缩功能障碍的左心室有好处，但是临床应用时必须慎重，因为后负荷降低必然伴有前负荷的降低，而这对二尖瓣重度狭窄患者不利。

对二尖瓣狭窄患者右心室功能障碍的治疗可能比左心室功能障碍具有更大的挑战。长期存在肺动脉高压患者的左房压往往持续升高。对有残留肺血管疾病和不可逆肺动脉高压的患者，临床上应该优先考虑对衰竭或处于衰竭边缘的右心功能进行支持。

对这些患者的监测包括标准的无创和有创血压监测、中心静脉压以及术中 TEE。用肺动脉导管监测肺动脉压和心排血量可能非常有用，但操作时应该小心谨慎，因为在长期肺动脉高压的患者可能导致肺动脉破裂。继发性右心功能障碍或衰竭的患者可能需要正性肌力支持治疗。肾上腺素和米力农是很好的选择。右心室功能的管理包括优化酸碱平衡和降低二氧化碳分压、提高血氧含量及使用血管扩张剂以降低肺血管阻力。

二尖瓣反流　需行手术治疗的二尖瓣反流患者的管理和病理生理与二尖瓣复杂的解剖结构特别相关。二尖瓣包括六个主要结构：左房壁、二尖瓣瓣环、二尖瓣瓣叶、腱索、乳头肌和左室壁。任何结构的异常和功能不全都能导致二尖瓣关闭不全。

二尖瓣反流可分为器质性（瓣膜本身的病变）或功能性（即二尖瓣组件的非瓣膜性疾病）[262]。大多数二尖瓣反流包括功能性和器质性成分，如风湿性瓣膜病导致瓣环或左心室扩张并伴有瓣叶闭合异常。在发

表 67-11　急性与慢性二尖瓣反流

特点	慢性代偿	慢性失代偿	急性
症状发作	无	逐渐活动性呼吸困难	急性发作的充血性心力衰竭
体格检查			
血压	正常	正常	↓
肺充血	无	不定	↑↑↑↑
血流动力学			
左心房压力	正常	↑	↑↑
v 波	无	不定	↑
超声心动图			
左心室大小	↑	↑↑	正常
左心房大小	↑	↑	正常
二尖瓣反流射血 v 波	无	不定	↑

From Otto CM: Valvular heart disease: prevalence and clinical outcomes. In Otto CM, editor: Valvular heart disease, ed 2, Philadelphia, 2004, Saunders, pp 1-17

达国家，最常见的二尖瓣反流原因是：①二尖瓣瓣膜的黏液样变性导致瓣环扩张，索带拉长、断裂以及二尖瓣瓣叶冗长、脱垂或连枷状。②缺血性心脏病引起的二尖瓣关闭不全。二尖瓣反流的手术修补或置换的最常见指征是黏液瘤变性，包括二尖瓣脱垂综合征[263]。10%～20% 的冠心病患者有慢性缺血性或功能性二尖瓣反流，与瓣膜原因所致的二尖瓣反流不同，它不包括二尖瓣形态学异常[264]。不过，这一类型的二尖瓣反流的长期死亡率和致残率很高[258]。

对二尖瓣反流严重程度的估计要考虑二尖瓣反流是急性的还是慢性的。严重程度的估计包括症状、体格检查、血流动力学和超声心动图检查等信息（表 67-11）。超声心动图检查在指导围术期决定是否需要干预以及二尖瓣修补或置换是否适当十分重要。与二尖瓣狭窄相似，二维和多普勒超声心动图参数均可以用于二尖瓣反流严重性的分级（表 67-12）。三维超声技术的出现以及现有的计算软件大大提高了临床医师评估二尖瓣反流的严重程度以及明确其确切原因的能力（彩图 67-25）。

病理生理　二尖瓣关闭不全使血液在收缩期从左心室反流到左心房。反流量的大小与反流瓣口面积、左心房和左心室压力差和反流的持续时间有关[262]。因此，更高的收缩压力，如在高血压患者，可以增加反流量。负荷条件也是很重要的，尤其当瓣环和左心室大小的功能性改变是二尖瓣反流机制的重要组成部分时。应该在对二尖瓣反流进行术中评价时考虑到这些条件，因为麻醉对前负荷和后负荷的影响可明显改变

表 67-12 成人二尖瓣反流严重程度分级

	二尖瓣反流		
	轻	中	重
定性指标			
血管造影分级	1+	2+	3～4+
彩色多普勒反流束面积	小中心型反流束（<4.0cm² 或 < 左心房大小的 20%）	二尖瓣反流图像超过轻度但未及重度	缩流宽度 >0.7cm，伴有大中央射流（面积 > 左心房 40%）或一股冲壁射流在左心房内呈漩涡状
多普勒缩流宽度（cm）	<0.3	0.3～0.69	≥ 0.7
定量指标			
反流量（ml/ 次）	<30	30～59	≥ 60
反流分数（%）	<30	30～49	≥ 50
反流孔面积（cm²）	<0.2	0.2～0.39	≥ 0.4
附加标准			
左心房大小			增大
左心室大小			增大

From Bonow RO, Carabello BA, Chatterjee K, et al: 2008 focused update incorporated into the ACC/AHA 2006 guidelines for the management of patients with valvular heart disease: a report of the American College of Cardiology/American Heart Association Task Force on Practice Guidelines (Writing Committee to revise the 1998 guidelines for the management of patients with valvular heart disease). Endorsed by the Society of Cardiovascular Anesthesiologists, Society for Cardiovascular Angiography and Interventions, and Society of Thoracic Surgeons, J Am Coll Cardiol 52:e1-142, 2008

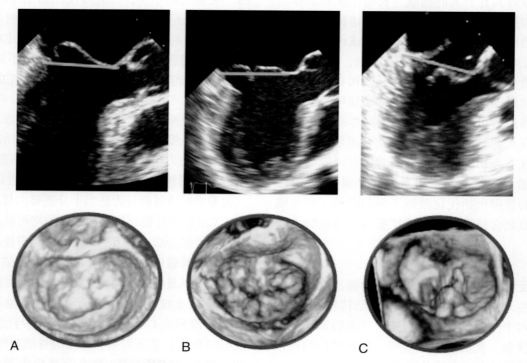

彩图 67-25 二尖瓣脱垂的鉴别诊断。2D TEE 长轴切面显示前瓣脱垂（A，上图），从左心房看 3D TEE 图（A，下图）。当瓣叶游离缘在收缩期超过二尖瓣瓣环平面时可以诊断二尖瓣脱垂。2D TEE 长轴切面显示腱索延长导致波浪样双叶二尖瓣脱垂（B，上图），从左心房看 3D TEE 图像（B，下图）。由于瓣叶组织过多，在收缩期瓣体突入左心房，瓣叶游离缘仍然低于二尖瓣环平面，可以诊断波浪样瓣叶。2D TEE 长轴切面显示由于腱索破裂，出现连枷样瓣叶（C，上图），从左心房看 P2 连枷 3D TEE 图像（C，下图）*(From Lang RM, Tsang W, Weinert L, et al: Valvular heart disease: the value of 3-dimensional echocardiography, J Am Coll Cardiol 58:1933-1944, 2011.)*

二尖瓣反流的程度，使其表现为不同于术前超声心动图或导管检查所看到的情况。

慢性二尖瓣反流患者的左心室功能和压力趋于正常。慢性二尖瓣反流患者的射血分数一般是正常或高于正常的，除非其心室已经失代偿或处于急性缺血的情况下。正常的射血分数具有一定误导性，可能掩盖已有的心室功能障碍，而这在瓣膜修复或置换后可表现出来。左心房在收缩射血期可作为一个低压通路，导致所测的射血分数高估了真实的心室功能。

二尖瓣反流急性发作时，左心房来不及代偿，因而左房压升高。左房压、肺动脉压或肺动脉楔压波形中均可出现"v"波。相反，由于左房腔的扩张，慢性二尖瓣反流时左房压增加并不明显。

二尖瓣反流的长期改变与慢性容量与压力对左心房和左心室的影响有关。左心室处于慢性的持续容量超负荷状态。左心室不断的离心性肥大使左心室腔增大，但室壁厚度没有明显增加。因为离心性肥大和左心房的低阻抗——生理上等同于后负荷降低，使前向心排血量得以维持。增加的左心室每搏量包括左心房的正常静脉回流量外加上一个心动周期反流量。因为左心室顺应性的改变，左心室舒张末期压力在二尖瓣

反流的早期相对正常。随着时间的推移，代偿性的偏心性肥大将不能维持左心室的收缩功能，于是出现收缩功能逐渐衰竭，这可以通过压力-容量环表现出来（图67-26）。决定二尖瓣反流患者的手术时机是心脏科医师的重要职责。因为当左心室收缩功能恶化到某个程度时，瓣膜术后的功能就不可能完全恢复了。

左心房的容量和压力均增大。左心房扩张，以代偿收缩时反流的容量。在二尖瓣反流的早期阶段，保持接近正常的左房压和肺血管是可能的。进行性的左心房增大常常导致房颤，这见于约50%的将要手术矫正二尖瓣反流的患者。然而，二尖瓣反流的患者比二尖瓣狭窄的患者发生血栓并发症的风险低。

当达到左心房顺应性的阈值时，左房压和肺动脉压就会升高。最终，如果长期暴露于升高的肺动脉压下，右心室就会逐渐增大而形成右心功能不全。

麻醉管理　二尖瓣反流的麻醉管理主要目标是要保持足够的前向血流。在慢性、代偿的二尖瓣反流，应该保持前负荷，适当降低后负荷，使心率维持在正常高限（表67-13）。

与大多数代偿的瓣膜性心脏疾病一样，有血流动力学影响的二尖瓣反流的患者对心室的负荷状态很敏

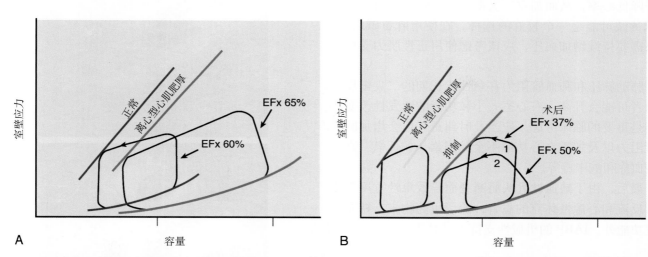

图 67-26　重度的二尖瓣反流室壁应力-容量环及收缩末容量-壁应力关系的图示。A，与主动脉瓣反流一样，舒张和收缩末关系右移使容量超负荷的左心室维持较高的每搏输出量。射血时的平均室壁应力有一定降低。当收缩力正常时，二尖瓣反流情况下的射血分数（EFx）为正常值高限。B，随着收缩力的降低，术前收缩末室壁应力-容量关系右移。即使收缩力严重降低，由于射血时非常大的心室容量和相对低的平均室壁应力，心室也能够维持接近正常的EFx（心跳2，EFx = 50%）。二尖瓣置换后收缩力仍然低，但随着低阻性漏的矫正，心室必须抵抗较高的室壁应力而将每搏输出量全部输送到主动脉；EFx因而降至37%（心跳1）

表 67-13　二尖瓣反流的血流动力学管理目标

	左心室前负荷	心率	收缩力	体循环血管阻力	肺血管阻力
二尖瓣瓣反流	↑ 或 ↓	↑，维持	维持	↓	↓

From Townsley MM, Martin DE: Anesthetic management for the surgical treatment of valvular heart disease. In Hensley FA, Martin DE, Gravlee GP, editors: A practical approach to cardiac anesthesia, ed 5, Philadelphia, 2013, Lippincott Williams & Wilkins, p 346

感。在麻醉诱导之前增加前负荷时应谨慎。然而，我们必须牢记，二尖瓣反流呈动态变化。心室膨胀可导致已扩张的二尖瓣环进一步扩张，从而加重二尖瓣反流。

应将心率维持在正常值高限（80~100 次/分）。心动过缓对二尖瓣反流的有害影响体现在两个方面：一方面，它在延长收缩期的同时也使反流的时间延长；另一方面，它延长了舒张时的充盈期，这可能导致左心室膨胀。在心脏节律上，最好是保持窦性节律，但比狭窄性瓣膜病对心房收缩的依赖性更小。

在二尖瓣狭窄代偿早期，左心室的收缩力可得到保持。但必须要记住，在中到重度二尖瓣反流患者，射血分数与左心室收缩功能的相关性很差，可能低估了潜在的收缩功能不全。存在显著二尖瓣反流患者的低血压可以通过控制心率和容量来得到一定程度的改善，但最好用正性肌力药物来治疗持续的血流动力学不稳定。根据临床医师对监测数据的判断，可选用多巴酚丁胺、小剂量肾上腺素和米力农等正性肌力药物。

关于二尖瓣反流，总的经验原则是降低体循环阻力，使前向的心排血量增大。根据情况，足够的麻醉深度、体循环血管扩张剂、正性肌力血管扩张药以及有时用 IABP 来机械性地降低后负荷均可作为临床选择。直接作用的 α_1 受体激动剂可增加体循环阻力和血压并降低心率，从而加重二尖瓣反流。临时使用小剂量麻黄碱可能是一个较好的选择。在使用麻黄碱后，如果需要持续增加血压，应该考虑使用正性肌力支持治疗。

肺动脉压和肺血管阻力在急性或长期的二尖瓣反流患者可能会升高。右心室大小和功能的继发性改变可能是重要的临床考虑。应当及时纠正任何会增加肺血管阻力以及加重右心功能不全的因素，如低氧、高碳酸血症和酸中毒等。

最后，由于缺血性乳头肌断裂而导致急性重度二尖瓣反流和心源性休克的患者，除了用药物来支持左心室功能外，IABP 的机械性支持也是必要的。

梗阻性肥厚型心肌病与二尖瓣　梗阻性肥厚型心肌病可导致动力性的瓣膜关闭不全和左室流出道梗阻。另外，外科修补二尖瓣后可能出现医源性的左室流出道梗阻。

典型的肥厚型梗阻性心肌病是一种常染色体显性遗传的家族性疾病。遗传性和表型表达存在差异，临床表现也各有所异。一些编码心肌肌原纤维蛋白的基因突变可引起心室节段性肥大。虽然室间隔受累很常见，但梗阻性肥厚型心肌病同样也可累及左心室其他区域[265]。本病是导致年轻人心源性猝死最常见的原

因，但同样也可引起老年患者发病和死亡。

当左室间隔基底受累时，可能导致左室流出道（LV outflow tract，LVOT）狭窄。根据心室和二尖瓣的形态，可发生动力性流出道梗阻伴二尖瓣关闭不全。由于流出道因心肌肥大而狭窄，使基底室间隔和二尖瓣的前瓣靠得很近。心肌肥大和缩短的室间隔-前瓣间距可产生一个狭窄的通道，从而产生一个跨流出道的压力梯度。这会导致进行性代偿性的心肌肥大，进而又会加重流出道梗阻和增加压力梯度。由于血液是在收缩期经过这个狭窄的通道被射出的，前向血流速度将会增加。血流速度的增加可产生文丘里效应，即二尖瓣前瓣或腱索等会被推入流出道，因而导致机械性和动力性左室流出道梗阻，并由于二尖瓣闭合障碍而发生二尖瓣反流[266]。这在心脏彩超上表现为所谓的二尖瓣收缩期前向运动（systolic anterior motion，SAM）（彩图 67-27）。在选择手术治疗梗阻性肥厚型心肌病（即心肌切除术、二尖瓣修复，

预消融

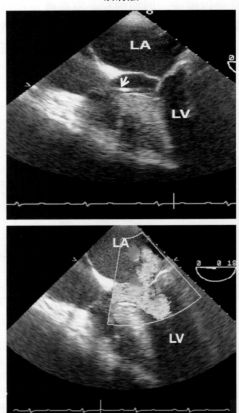

彩图 67-27　TEE 图像。上图，二维图像显示左室流出道狭窄，合并收缩期前向运动（箭头）。下图，彩色多普勒图像显示呈马赛克色块的高速血流信号，二尖瓣偏心反流朝向后外侧 *(From Naguch SF, Bierig M, Budoff MJ, et al: American Society of Echocardiography clinical recommendations for multimodality cardiovascular imaging of patients with hypertrophic cardiomyopathy, J Am Soc Echocardiogr 24: 473-498, 2011.)*

或两者都有）的患者中可看到这种功能异常的二尖瓣运动。

有时可在术前就发现 SAM，或在血管重建或二尖瓣手术中偶然发现。另外，SAM 也可能是由医源性因素导致的，如二尖瓣修补术。要接受二尖瓣修补术的二尖瓣反流患者，心脏彩超的评估和手术观察都可证实二尖瓣关闭不全的机制。可能是腱索断裂或过长、瓣叶冗长或脱垂、瓣环扩张影响了有效的瓣叶闭合等。但通常有多种因素共同存在。手术治疗包括对单纯扩张瓣环进行简单的瓣环成形，但更常见的是涉及对二尖瓣病变部分的切除、腱索的再分配或重建以及瓣环瓣膜成形等。

外科修复时可能会让前瓣以及瓣膜的闭合点与室间隔和左心室流出道靠近，这取决于左心室的几何结构、大小以及二尖瓣的生理特点。隔膜的闭合点可狭窄到一定程度，以至于在流出道产生压力梯度，使前瓣由于文丘里效应而被推入左室流出道，因此，会导致流出道梗阻和继发性二尖瓣关闭不全。二尖瓣闭合点前移以及前瓣多余瓣叶被认为是导致 SAM 的机制，因此，应促进外科技术发展从而降低高危患者 SAM 发生率[267]。梗阻性心肌病的麻醉管理核心主要在于用容量和药物干预去降低梗阻的程度，同时减轻二尖瓣关闭不全的程度。大多数流出道异常的患者具有正常或高于正常的心肌收缩力。

一般要避免使用正性肌力药。肥厚的心室顺应性通常降低，对负荷的变化非常敏感，因此，流出道梗阻在低容量时会加重。在管理一个有流出道梗阻的患者，以及评估是否需要手术重塑 LVOT 和（或）修补二尖瓣时，应适当调整前负荷以及心室充盈量。应该避免降低后负荷，因为它会加重梗阻。相反，增加后负荷会降低经流出道的压力梯度，从而改善 SAM 以及流出道梗阻。因此，应该考虑使用血管收缩药，如去氧肾上腺素和血管加压素。在先天性和医源性 LOVT 梗阻中，梗阻的程度是动态变化的。过度的心脏收缩和心率加快都会使梗阻加重，因此，应考虑使用 β 受体阻断剂以减慢心率。

持续而准确的心脏彩超评估对优化这类患者的术中管理尤其重要。必须由麻醉医师和外科医师合作来共同评估流出道梗阻的严重程度和机制，审慎判断是否需要重新建立心肺转流来修补或置换瓣膜等，最好还能有心脏病专家的指导。

主动脉瓣疾病

主动脉瓣狭窄

病理生理 主动脉瓣狭窄（aortic stenosis，AS）

在美国是最常见的心脏瓣膜疾病。近年来主动脉瓣年置换量显著增长，特别是在老年和高危患者[268]。

主动脉瓣狭窄常由先天性的瓣膜缺陷所导致，因为有 1% ~ 2% 的人具有先天性的主动脉二叶瓣[268]。遗传因素起重要作用，表现为常染色体显性遗传和不同的外显率[269]。当主动脉二叶瓣还未显示出任何损坏的迹象时就存在着打开和闭合的异常折叠，使其发生瘢痕化和钙化，最后形成主动脉瓣狭窄，伴有或不伴有主动脉瓣反流。尽管主动脉二叶瓣患者在病程早期没有症状，但严重的主动脉瓣狭窄或主动脉瓣反流可在中年时发生。另外，瓣叶的异常运动造成进入主动脉的血流产生涡流，这将最终导致主动脉扩张，随之破裂或产生夹层[270-271]。TEE 食管中段横切面的主动脉瓣"鱼口"征是二叶主动脉瓣的典型征象。

获得性主动脉瓣狭窄常常是由于老年退行性病变所致的瓣膜硬化或钙化所导致的。主动脉瓣狭窄的发生率随着年龄增长而增加。目前在 65 岁以上人群的发病率为 2% ~ 4%，预计发病率还在增加[268, 272]。动脉粥样硬化症与主动脉瓣狭窄的形成在临床危险因素上有着明确的联系，均含有一个慢性炎症过程[272-273]。在发达国家，风湿性疾病不是主动脉瓣狭窄的常见病因，但主动脉瓣狭窄通常伴有主动脉瓣反流。

图 67-28 显示了一个典型的主动脉瓣狭窄患者的压力 - 容量曲线。在主动脉瓣狭窄的患者，左室流出道梗阻导致收缩期由左室产生的峰值压力较高，直接刺激左室肌节的平行重构，导致向心性左室肥大。收缩期由左室产生的峰值压力较高，这是由于过高的跨瓣压所致，压力负荷的增加导致向心性左室肥大（图

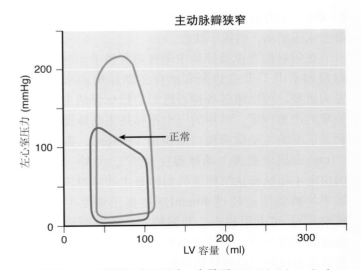

主动脉瓣狭窄

图 67-28 主动脉瓣狭窄的压力 - 容量环 (*Modified from Jackson JM, Thomas SJ, Lowenstein E: Anesthetic management of patients with valvular heart disease, Semin Anesth 1:239, 1982.*)

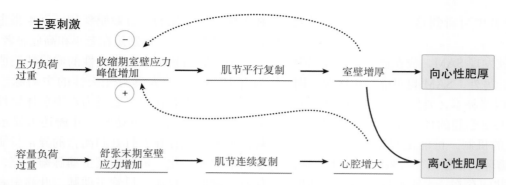

图 67-29 慢性压力负荷过重导致收缩期室壁应力峰值增加，从而直接刺激心室向心性肥厚，这有助于对抗增高的室壁应力或使其"正常化" *(From Grossman W, Jones D, Mclaurin LP: Wall stress and pattern of hypertrophy in the human left ventricle, J Clin Invest 56:56, 1975.)*

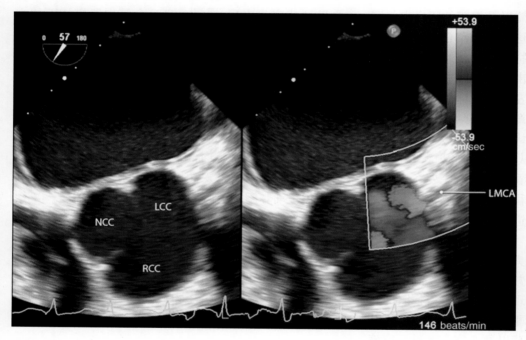

彩图 67-30 食管中段短轴切面。LMCA，左主冠状动脉；NCC，无冠状瓣；RCC，右冠状瓣 *(From Virtual TEE: <http://pie.med.utoronto.ca/tee>.)*

67-29）。压力负荷增加同样导致舒张功能障碍，左室舒张末压增高，内膜下缺血。

在门诊检查以及外科主动脉瓣置换手术时，心脏彩超和术中 TEE 在诊断和治疗主动脉瓣狭窄患者中尤为重要。可以通过各种心脏彩超指标评估主动脉瓣狭窄的严重程度，常用的一个指标是主动脉瓣瓣口面积。正常的主动脉瓣瓣口面积是 3 ~ 4cm²，瓣口面积 <1cm² 即属于重度主动脉瓣狭窄[274]。另外一个常用的决定主动脉瓣狭窄程度的指标是主动脉瓣压差。如果平均跨瓣压差超过 40mmHg 则提示重度主动脉瓣狭窄[259]。可以用超声心动图检查主动脉瓣狭窄的多方面的病理生理，包括主动脉瓣狭窄的程度、导致左室流出道梗阻瓣膜的结构异常以及其他瓣膜病变。

TEE 评估主动脉瓣最佳的平面是食管中段主动脉短轴切面、食管中段长轴切面和经胃切面。食管中段

切面有助于明确主动脉形状以及主动脉瓣狭窄的原因（彩图 67-30），而经胃切面有助于获得跨瓣和左室流出道压差（彩图 67-31）。另外，食管中段和经胃切面都可以测量主动脉瓣环和左室流出道的大小。测量这些有助于外科选择瓣膜大小。

应对没有症状的主动脉狭窄患者在疾病进展过程中进行密切观察。出现症状的患者（包括运动耐量降低、活动后呼吸困难、心绞痛、慢性心力衰竭以及晕厥）应该考虑瓣膜置换。在有症状的患者如延迟手术治疗会导致预后恶化[272]。

麻醉管理 术前用药可缓解患者对手术的焦虑和紧张感，同时也有助于预防围术期主动脉瓣狭窄心动过速。对这类患者的监测包括标准的无创或有创脉血压和 CVP 监测。根据主动脉瓣狭窄的严重程度，脉压可低至 50mmHg，甚至更低。可考虑置入肺动脉导

管来监测术中及术后阶段的 PAP 和心排血量。但在置入过程中主动脉瓣狭窄患者有发生心律失常的危险。在没有禁忌证的情况下最好放入 TEE 探头，其测量结果极有价值（彩图 67-30、67-31、67-32）[275-276]。

主动脉瓣狭窄患者的麻醉管理重点在于使患者既能达到满意的麻醉深度，又能避免血流动力学波动。麻醉诱导时不应使用任何有负性肌力或血管扩张作用

的药物。也应该避免使用加快心率的药。而且，应努力确保患者维持窦性心律。主动脉瓣狭窄患者的"心房收缩"可占总心排血量的 40%[345]。因此，为了纠正任何可能的心律失常，最好在麻醉诱导前放置好体外心电复律的电极片。

最后，我们必须意识到严重主动脉瓣狭窄的存在会降低心肺复苏（cardiopulmonary resuscitation，CPR）在维持足够心排血量来满足患者生理需要这方面的作用。表 67-14 总结了对主动脉瓣狭窄患者的麻醉管理目标。

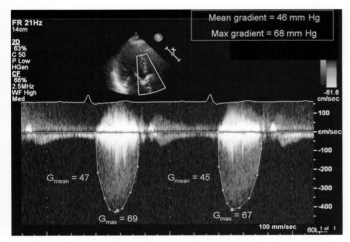

彩图 67-31　连续多普勒定量测量主动脉狭窄的程度 *(From <http://web.stanford.edu/group/ccm_echocardio/ cgi-bin/mediawiki/ index.php/Aortic_stenosis_assessment>. [Accessed 21.08.14].)*

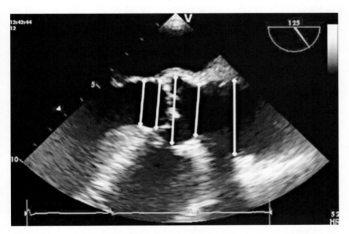

彩图 67-32　术中 TEE 测量主动脉瓣环，包括左室流出道（以排除重度非对称性室间隔肥厚）、主动脉瓣环径、Valsalva 窦、窦管交界以及升主动脉直径（箭头，从左到右）*(From Pasic M, Buz S, Dreysse S, et al: Transapical aortic valve implantation in 194 patients: problems, complications, and solutions, Ann Thorac Surg 90:1463-1469; discussion 1469-1470, 2010.)*

主动脉瓣反流

病理生理　主动脉瓣反流是指血液在舒张期从主动脉回流入左心室。慢性主动脉瓣反流较急性主动脉瓣反流的发病率要高，且预后要好。然而，目前尚不知准确的慢性和急性主动脉瓣反流的患病率[277]。

慢性和急性主动脉瓣反流有各自的病因。导致慢性主动脉瓣反流的原因包括先天性缺损、退行性改变和风湿性疾病，然而特发性病因似乎最常见。这些因素导致主动脉瓣瓣叶闭合异常、瓣环或主动脉根部扩张，从而使主动脉瓣关闭不全。主动脉瓣瓣叶的异常包括先天性病变（如主动脉二叶瓣）、心内膜炎、风湿性疾病、炎症疾病、某些结缔组织病以及引起主动脉瓣瓣叶损伤的胸部创伤。主动脉根部扩张可能是由于长期高血压或正常的年龄老化所致的瓣环 - 主动脉扩张导致的。其他导致主动脉瓣反流的主动脉瓣环或主动脉根部因素包括马方综合征、梅毒，以及先天性疾病，如成骨不全、Ehlers-Danlos 综合征以及特发性因素[277-278]。

慢性主动脉瓣反流　患有慢性主动脉瓣反流的患者可以很多年甚至几十年都没有症状。左心室将经历由肌节系列复制引起的重构过程，随着反流量逐渐增大而形成偏心性心室肥大以及心室腔增大（图 67-29）。尽管慢性主动脉瓣反流患者的压力 - 容量曲线右移了很多，但由于 LVEDV 缓慢增加，LVEDP 仍保持相对正常（图 67-33），可通过扩张外周血管前向血流得以改善。典型地由于一个较大的每搏量而使射血分数维持正常。然而随着时间推移，左室壁应力和后负荷会不断增加。最终，随着左心室扩张和心肌肥大的

表 67-14　主动脉瓣狭窄相关的循环管理目标

	左室前负荷	心率	收缩状态	体循环血管阻力	肺血管反流
主动脉瓣狭窄	↑	↓（窦性）	维持	↑	持续维持

From Townsley MM, Martin DE: Anesthetic management for the surgical treatment of valvular heart disease. In Hensley FA, Martin DE, Gravlee GP, editors: A practical approach to cardiac anesthesia, ed 5, Philadelphia, 2013, Lippincott Williams & Wilkins, p 327

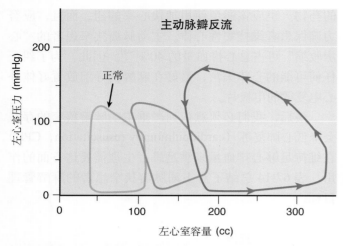

图 67-33　主动脉瓣反流的压力 - 容量环。急性 AR，中间环线；慢性 AR，右侧环线 *(Modified from Jackson JM, Thomas SJ, Lowenstein E: Anesthetic management of patients with valvular heart disease, Semin Anesth 1:239, 1982.)*

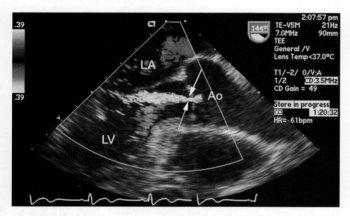

彩图 67-34　缩流。用标尺测量主动脉反流束最狭窄部分，大约与瓣口反流面积相当 *(From Perino AC, Reeves ST, editors: A practical approach to transesophageal echocardiography, ed 2, Philadelphia, 2008, Lippincott Williams & Wilkins, p 232.)*

进展，出现了不可逆的左室功能不全。这时患者会出现症状。作为对心排血量不足的代偿机制，外周血管发生交感性收缩来维持血压，但这种适应性的改变会使反流和心排血量进一步恶化。

除了详细的病史采集和体格检查，诊断性检查如 MRI、放射性核素血管显像和运动负荷试验都能用来评估主动脉瓣反流。但心脏彩超依然是最重要的诊断手段（彩图 67-34）。主动脉瓣反流严重程度的量化分级标准为：反流量小于左心室每搏量的 20% 为轻度，20% ~ 39% 为中度，40% ~ 60% 为中重度，大于 60% 为重度。

许多半定量超声心动图指标可用于评估主动脉瓣反流。其中包括彩色血流频图，它通过主动脉瓣反流束的宽度与左室流出道宽度的比值来明确主动脉瓣反

流的严重程度。由于夹带流体，中心反流束可能看上去要比实际大[277]。当评估对比中心型反流束和偏心型反流束时要考虑到这个可能性。缩流是反流束中最狭窄的部分，测量缩流可以用来评估主动脉瓣反流的严重程度（彩图 67-34）。缩流束 ≥ 6mm 提示重度主动脉瓣反流的敏感性是 95%，特异性是 90%[279]。缩流束小于 0.3mm 提示存在轻度主动瓣反流。超声心动图可以测量主动脉瓣反流束压力降半时间。压力降半时间小于 200ms 提示重度主动脉瓣反流。另外，降主动脉全舒张期反向血流提示中度到重度主动脉瓣反流。

虽然慢性主动脉瓣反流的患者可以数十年无症状，但最终还是会出现左心衰竭的症状，比如运动耐量低下、呼吸困难、夜间阵发性呼吸困难或端坐呼吸。随着疾病进展，有必要降低后负荷。另一部分患者出现心绞痛，虽然冠状动脉正常。这种心绞痛是由于舒张压低导致冠脉血管灌注差造成的。心脏科医师很难决策在疾病的什么阶段应该采取手术治疗，以防止出现不可逆的左心功能障碍，特别是严重主动脉瓣反流的患者[276-277]。

急性主动脉瓣反流　急性主动脉瓣反流较慢性主动脉瓣反流少见，但预后更差。引起急性主动脉瓣反流的常见病因有创伤、细菌性心内膜炎以及主动脉夹层。在极少见的情况下，急性主动脉瓣反流还可以是特发的并发症，如主动脉瓣成形术后。急性主动脉瓣反流的病理生理主要是左心室容量的急剧增加。由于左心室没有时间像慢性主动脉瓣反流那样去经历离心性肥大的过程，所以左心室没有适应左心室容量突然增加的准备。如图 67-33 所示，LVEDP 突然增加导致压力 - 容量曲线右移[278]。交感反应被激活，心率加快和心肌收缩力增强是维持足够心排血量的主要代偿机制。除非急性主动脉瓣反流得到适当处理，这些代偿机制很快就会失效。而且交感反应也会引起外周血管收缩，从而会增加 SVR，使主动脉瓣反流进一步恶化。左心室功能会迅速恶化，需要紧急手术治疗。在患者被运往手术室的过程中使用血管扩张剂治疗可暂时稳定病情[277]。

麻醉管理　对主动脉瓣反流患者的管理应包括维持相对较快的心率（大约 90 次 / 分）以及在维持好前负荷和收缩力的基础上相对低 SVR。表 67-15 显示了对这类患者诱导和维持麻醉的麻醉目标。建议应适当给予术前用药。在考虑为这些患者选择全麻用药时，应避免使用降低心率或升高血压的药物，因为这些变化可能导致主动脉瓣反流恶化以及促使左心室衰竭。

术前常规动脉穿刺测压并放置中心静脉导管。如果有肺动脉高压，还可考虑放置肺动脉导管。在进行

表 67-15　主动脉瓣反流相关的循环管理目标

	左室前负荷	心率	收缩状态	体循环血管阻力	肺血管反流
主动脉瓣反流	↑	↑	维持	↓	维持

From Townsley MM, Martin DE: Anesthetic management for the surgical treatment of valvular heart disease. In Hensley FA, Martin DE, Gravlee GP, editors: A practical approach to cardiac anesthesia, ed 5, Philadelphia, 2013, Lippincott Williams & Wilkins, p 335

体外循环之前麻醉医师可用 TEE 来确定主动脉瓣反流的形成原因，并且评估主动脉瓣反流的程度，测定左心室大小和功能以及其他瓣膜的功能。而且 TEE 可在体外循环后即刻评估新瓣膜的位置及功能是否正常。在术中和术后阶段，接受主动脉瓣置换的患者要避免"高"动脉压，因为切开主动脉可能会造成出血或主动脉夹层。常规进行中心静脉穿刺置管，肺动脉导管可用于术中和术后监测心排血量。

术前存在的左心室功能不全可使脱离体外循环更困难。此外，主动脉瓣机械瓣膜置换可产生轻度的跨瓣压力梯度。因此，需要用正性肌力作用的药物来改善左室功能。必须保持前负荷增大，以维持已扩张左心室的充盈。

其他瓣膜疾病

三尖瓣疾病

三尖瓣反流　大多数成人的右心瓣膜疾病是继发于原发性肺部疾病、肺血管疾病或左心疾病的肺动脉高压的一个表现。原发性的三尖瓣反流的原因可能是风湿、创伤或感染。继发性或功能性的三尖瓣反流是肺心病、原发性肺动脉高压或左心疾病的临床表现。这些疾病都可导致肺血管阻力上升。功能性三尖瓣反流常见于主动脉瓣以及二尖瓣手术的患者，尤其是后者。目前认为严重的三尖瓣反流的三尖瓣修补或置换术是行左心瓣膜手术患者联合瓣膜手术的一级适应证。

三尖瓣疾病主要是反流性的。患有严重三尖瓣反流的患者可能有呼吸困难和右房压升高的表现（如肝大和下肢水肿）。长期三尖瓣反流产生的代偿性改变包括右心房和右心室的扩大。由于右心房的扩张，许多患者有房颤的表现。长期三尖瓣反流和右室扩张可导致右心室收缩功能受损，这将会使右室腔进一步扩大，三尖瓣瓣环也随之扩大，从而加重三尖瓣反流。如果三尖瓣的关闭不全是继发于右心室超负荷状态（如肺动脉高压），随后右心室会变得肥大。肥大的右心室和升高的右心室压力会引起室间隔左移，使左心室的收缩和舒张功能受损。

麻醉管理的重点包括根据临床表现维持前负荷以及适当的正性肌力支持。如果三尖瓣反流是继发于肺血管阻力和压力升高，那么降低肺血管阻力的治疗将是有益的。通过维持正常高限的心率使前向血流达到最大化。虽然三尖瓣瓣环成形术通常是有效的，但它可能残留部分反流，或可能导致跨三尖瓣压力差增大[279]。

三尖瓣狭窄　临床上成年人三尖瓣狭窄很少见。三尖瓣狭窄患者可能会有显著的右心房扩大和房颤。长期慢性右房压升高会引起下腔静脉扩张、颈静脉怒张和肝淤血等。临床症状和体征包括肝大（伴或不伴肝功能异常）、腹水、外周性水肿、疲劳和呼吸困难[279-280]。

三尖瓣狭窄会减少右心室的充盈。正常的三尖瓣面积是 7cm^2，当瓣膜面积小于 1.5cm^2 时心室的充盈会受到影响。三尖瓣狭窄的严重程度通常是通过心脏彩超中多普勒测跨瓣压来评估的。轻度三尖瓣狭窄是指压力梯度 <2mmHg，中度是 2～6mmHg，重度是 >6mmHg[281]。

麻醉管理的重点是保持前负荷和控制好心率。应该避免心率过快，因为会缩短舒张期心室的充盈时间，而在这类患者中由于狭窄的存在恰好应该延长充盈期。另外，心率也不能太慢，因为心率太慢会降低心排血量，最好是将心率维持在正常低限。当患者没有房颤时，保持房室同步性对于维持右心室输出量很重要。尽管右心室衰竭对单纯的三尖瓣狭窄不是主要问题，但在存在多个瓣膜疾病的心脏病或缺血性心脏病中就可能成为主要的问题，因此，要适当考虑用正性肌力药物来支持。应当维持外周血管阻力，因为在三尖瓣水平的梗阻阻止了在后负荷降低时的前负荷代偿性升高。

肺动脉瓣疾病

肺动脉瓣狭窄　肺动脉瓣疾病可以是先天的，也可以是后天获得的。在肺动脉瓣狭窄中有 95% 的病例是先天性瓣膜异常[279]。跨瓣压升高导致了右心室肥大、扩张，最终衰竭。治疗方法包括球囊瓣膜成形术、瓣膜切开术及瓣膜置换术。长期的肺动脉瓣狭窄可引起瓣下肌漏斗部梗阻。心率过快和低血容量可促使流出道梗阻加重。麻醉管理策略包括适当控制心率，保持前负荷，以及当右心室收缩功能衰竭时适当应用正性肌力药物。

肺动脉瓣关闭不全　肺动脉瓣关闭不全的原因可能是儿时先天性肺动脉瓣狭窄做瓣膜球囊扩张，或因法洛四联症或其变体做过瓣膜切开术。肺动脉瓣关闭不全也可与风湿性心脏病、肺栓塞、类癌综合征、创伤、马方综合征、特发性肺动脉干扩张以及心内膜炎等有关[279]。大多数患者都没有症状，但长期严重的肺动脉瓣关闭不全会引起有症状的右室扩张和衰竭，因此应适当考虑肺动脉瓣置换。

在麻醉管理上要注意导致肺动脉瓣关闭不全的原发疾病（如心内膜炎、栓塞以及多种因素所致的肺动脉高压）。对于原发性肺动脉瓣关闭不全的麻醉管理目标应包括保持前负荷、保障心肌收缩力以及通过降低 $PaCO_2$ 和增加吸入氧比例（FiO_2）来降低肺血管阻力。

微创瓣膜手术

Cosgrove、Sabik 和 Cohen 是第一批改良传统心脏手术的医师，并且是在采用微创瓣膜手术理念上的先驱[282]。微创技术的快速发展和精细化让大家意识到微创瓣膜手术并不妨碍患者安全和手术暴露，且预后与传统开胸手术相当。Mihaljevic 及其同事报道了 1000 例在 1996—2003 年完成的微创瓣膜手术。他们也发现微创手术有以下优点：减少体外循环和阻断时间，降低卒中和心肌梗死的发生率，缩短住院时间，患者出院后回家而不是去其他医疗机构的比例也更高[283]。

微创主动脉瓣手术　主动脉瓣手术的入路可通过几种不同的切口，包括右胸骨旁切口、上半胸骨切开或下半胸骨切开[282]。为了获得动脉通路，可选择股动脉置管[283]。另外，如果主动脉粥样硬化疾病妨碍了主动脉反向血流，外科医师可选择尝试直接切开主动脉进行插管或者进行腋动脉插管[282, 284]。静脉引流可通过右心房置管（如果外科暴露没有受到影响的话）或股静脉置管完成。可通过 TEE 引导和判断股静脉导管的引流末端是否位于下腔静脉、右心房或上腔静脉的远端（彩图 67-35）[283]。为了减少左室腔内空气的残留，可向手术野吹入 CO_2[282]。由于术野暴露受限，应在消毒铺巾前贴上经皮除颤电极片以备术中除颤使用[284]。

大体上，微创瓣膜手术的麻醉监护与一般心脏瓣膜手术相似。但由于缺乏开胸手术的直观效果，TEE 在微创手术中显得更具有价值，因为它可以确定体外循环置管的位置是否正确以及室腔内的空气是否排尽[284]。如果术中需要心脏停跳液逆灌，还可用 TEE 指导经颈静脉将逆灌管放入冠状窦。

最近一篇大样本报道纳入了超过 900 例主动脉瓣

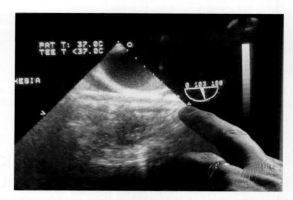

彩图 67-35　静脉置管通过下腔静脉 - 右心房进入上腔静脉

微创手术。与国家平均水平相比，这些患者在血液制品的使用上减少了（在第一次接受主动脉手术的患者中有 53% 的人没有使用任何血液制品），出院回家率更高（包括 40% 为 80 岁以上的患者）[285]。

微创二尖瓣手术　二尖瓣的手术径路可通过下半胸骨切开，右胸骨旁切口切除第 3、4 肋软骨部分，或者一个 4cm 的右侧开胸切口来完成[286]，从而使二尖瓣从左心房或经房间隔从右心房得以暴露。可通过以下方式显露需要修复或置换的瓣膜：直接看到或通过仪器设备；胸腔镜引导和视频辅助的"孔道径路"，这可包括声控的带有机械臂的胸腔镜；或具有更完善的内镜技术的达·芬奇机器人系统（Intuitive Surgical Inc, Sunnyvale, CaLif）（参见第 86 章）。达·芬奇系统由外科医师坐在有电脑三维成像的控制台旁控制仪器操纵机械臂[287]。

内镜或微创二尖瓣手术经常都需要通过股动脉和股静脉进行主动脉和静脉插管来建立心肺转流。外科医师也可以选择新型主动脉阻断设备，使手术视野无血液并注入心脏停搏液（彩图 67-36）。然而，这种导管面临在主动脉根部定位的挑战，术中需要用 X 线透视或心脏彩超来确定其位置是否放置恰当。需要关注的要点和风险包括导管跨过主动脉瓣进入心脏以及向远心端移位而堵塞头臂干[284]。另外，主动脉的阻断也可用可折叠阻断钳通过胸壁的小切口伸进去将其夹闭。Chitwood 经胸主动脉阻断钳（Scanlan International, Inc, St, Paul, Minn）和 Cosgrove Flex 阻断钳（Cardinal Health, McGaw Park, IL）就是用于这个目的（图 67-37）[286]。可在胸腔镜引导或直视下插入心脏停搏液灌注管[284]。尽管不是所有的患者都需要逆行停搏液灌注，但可从手术部位（右心房入路）直接逆行插管到冠状静脉窦，或者在超声引导下经皮从颈内静脉穿刺置入冠状静脉窦导管。手术还需要考虑的是使用机器人系统所需要的特殊体位。大多数

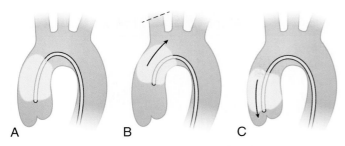

彩图 67-36　A. 图示在升主动脉上定位良好的 EndoClamp。B. EndoClamp 向远端移位，可能堵塞无名动脉的血流。C. EndoClamp 向近端移位，可能主动脉阻断不全和心肌停跳不充分 *(Modified with permission from Kottenberg-Assenmacher E, Kamler M, Peters J: Minimally invasive endoscopic port-access intracardiac surgery with one lung ventilation: impact on gas exchange and anaesthesia resources, Anaesthesia 62:231-238, 2007; from Vernick WJ, Woo JY: Anesthetic considerations during minimally invasive mitral valve surgery, Semin Cardiothoracic Vasc Anesth 16:11-24, 2012.)*

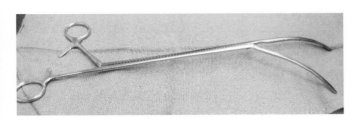

图 67-37　使用前的 Chitwood 经胸主动脉阻断钳（Scanlan International, Inc., St. Paul, Minn）*(From Vernick WJ, Woo JY: Anesthetic considerations during minimally invasive mitral valve surgery, Semin Cardiothoracic Vasc Anesth 16:11-24, 2012.)*

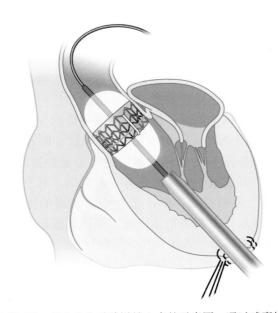

彩图 67-38　经心尖主动脉瓣植入术的示意图。通过球囊扩张在自身瓣环上植入人工瓣膜 *(From Walther T, Ralk V, Borger MA, et al: Minimally invasive transapical beating heart aortic valve implantation: proof of concept, Eur J Cardiothorac Surg 31:9-15, 2007.)*

微创手术都要求一个 30° 右高左低的体位。

在麻醉管理方面，为了使手术有足够的手术视野，通常需要用双腔管或支气管阻塞器提供单肺通气。术中监护与那些常规瓣膜手术大体相似，包括五导联的心电图、有创动脉测压和中心静脉置管等。另外，肺动脉吸引管（PA vent）放置的方式与肺动脉导管相似[284]。这两种导管存在两方面的不同。首先，肺动脉吸引管比肺动脉导管更脆，因此，在放置过程中，麻醉医师在描记时会遇到大量噪音。其次，肺动脉吸引管的孔道不如肺动脉导管多，意味着心脏麻醉医师无法监测混合静脉血氧饱和度和心输出量或心脏指数。

微创的二尖瓣手术的术后效果还是振奋人心的。尽管关于开胸手术和微创手术相比较的前瞻性临床试验很有限，但是技术的发展和完整的团队协作有助于术后预后[286]。有报道显示其死亡率和并发症发生率与全胸骨切开手术相似，住院时间缩短，并且出院回家率更高[282-283]。

经导管主动脉瓣植入术　有症状的重度主动脉瓣狭窄患者预后差，接受医治的患者 1 年死亡率是 50%[288]。对于需要心脏手术但传统的主动脉瓣置换风险极大的重度主动脉瓣狭窄患者，特别是有严重的合并症（瓷化主动脉、有放疗病史、衰弱以及有严重的肝、肺疾病）的高龄患者，经导管主动脉瓣植入术（transcatheter aortic valve implantation，TAVI）是另一种治疗方法[289-291]。技术的进步使 TAVI 操作十分精巧。但是该手术的 30d 死亡率很高（8%～10%），同样，短期和长期并发症发生率也较高，包括卒中、需要植入永久起搏器、通道并发症、瓣膜血栓、肾衰竭、心脏破裂、主动脉破裂、心脏压塞和出血[292-293]。已经出版的关于 TAVI 手术的指南推荐专门的多学科心脏团队需要包括心脏内科医师、心脏外科医师、麻醉医师、重症监护医师、护士和其他人员[294]。在杂交手术间和心导管室开展手术时必须具备足够的空间，专门的心脏彩超、急诊设备、同事的支持，以及必要时可立即到场的心脏外科医师和心肺转流技师。

TAVI 手术既可以逆行（通过股动脉）也可以顺行抵达主动脉瓣环（通过心尖）（彩图 67-38）[294-295]。经心尖通路一般需要全麻[292]。患者均需留置大口径的静脉通路、动脉和中心静脉置管。伴有肺动脉高压的患者需要放置肺动脉导管。诱导后放置 TEE 探头，在操作开始前贴上体外除颤电极片并连接到除颤仪（在心内导管操作或快速心室起搏过程中会诱发室颤）[292]。由于在释放瓣膜过程中需要一段快速心室起搏，需要经股静脉或锁骨下静脉放置一种用于临时起搏的导线

（或在经心尖操作时直接缝在心脏表面）[292]。

TEE 在评估瓣环大小、主动脉疾病、心室功能、二尖瓣反流以及确定血流动力学不稳定的原因上都有重要作用[295-296]。在放入人造生物瓣膜之前需先行主动脉瓣球囊瓣膜成形术。将生物瓣折叠在瓣膜成形的球囊导管上，充气后可植入。该装置在实时 TEE 和 X 线透视检查联合引导下定位。充气后即刻用 TEE 测量主动脉反流的来源和程度，以及检查主动脉是否存在任何夹层[295-296]。

在 TAVI 手术过程中最主要的一个挑战是维持血流动力学稳定。在重度左心室向心性肥厚以及血管容量不足的患者可能由于心室起搏、心内导丝或导管操作或球囊主动脉瓣膜成形本身而出现血流动力学迅速恶化[292]。避免长时间、反复低血压、内膜下缺血以及低心排量对于预防血流动力学衰竭十分重要。需要限制快速心室起搏的频率和持续时间，以在两次起搏期间能有足够的时间让自主循环恢复。必要时可多次逐渐增量推注或持续泵注缩血管药物（去甲肾上腺素、肾上腺素或去氧肾上腺素）。在这项多学科手术过程中成员之间经常沟通十分重要。

虽然经心尖操作需要全麻，但是某些有经验的医学中心的经股动脉植入术可以在保留意识的镇静和麻醉监护下进行[297]。这样做的优势在于能够持续监测清醒患者的神经状态，血流动力学更稳定，以及同全麻相比可以降低术后 ICU 住院时间[297]。但如果手术过程中需要 TEE，则必须采取全麻（并非所有医学中心的经股动脉 TAVI 都会使用到 TEE）。

TAVI 术需要先进的影像技术以及有能够快速、安全建立外科通路和体外循环的人员[291]。超声评估的 TAVI 短期疗效不错[293]，但需进一步收集来源于国家 TAVI 注册处长期预后的相关数据[292, 294]。

微创手术的其他用途　微创手术同样可用于三尖瓣疾病和房间隔缺损的手术治疗[298]。在手术治疗缺血性心脏病方面新近的发展已经考虑将"杂交手术"用于多支病变的冠心病患者。这意味着多支病变的冠心病患者能够在一次住院期间同时接受经皮冠脉介入治疗和左乳内动脉-左冠状动脉旁路移植术[299]。另外，一些临床医师尝试将微创瓣膜手术与经皮介入手术治疗并发的缺血性心脏病联合进行。

一些早期的关于 Heartport 主动脉内阻断导管技术的研究表明有增加主动脉腔内损坏和主动脉夹层的危险[284]。虽然 Chitwood 经胸主动脉阻断钳和 Cosgrove Flex 阻断钳的使用在增加，但是当标准的主动脉阻断存在禁忌时，主动脉内阻断技术可以是一种选择[286]。

框 67-9　心力衰竭的病理生理学：从损伤到临床综合征

1. 病因
   a. 心肌损伤
      i. 缺血
      ii. 中毒
      iii. 容量负荷过重
      iv. 压力负荷过重
   b. 基因变异
2. 心肌重构
   a. 心肌细胞生长
      i. 向心性肥大
      ii. 离心性肥大
   b. 间质纤维化
   c. 凋亡
   d. 肌小节滑脱
   e. 心腔增大
3. 临床心力衰竭表现
   a. 泵功能
   b. 循环动力学
   c. 代谢异常

心力衰竭

可将心力衰竭定义为由任何结构性或功能性异常损害了心脏维持机体代谢所需的足够心排血量的能力而出现的一系列复杂临床综合征。因此，舒张充盈受损或（和）收缩射血受损都能导致心力衰竭。一旦出现心力衰竭，进行性的恶化与短暂的代偿相循环可能让心力衰竭持续数年。基本上舒张末期的容积增加被内源性增加的利尿作用代偿，利尿作用又通过交感激活代偿。交感激活促进进一步的利尿，又需要进一步交感激活以代偿，如此往复。随着这一综合征不断进展，血流动力学逐渐改变，液体潴留和相对低血容量循环出现，机体低灌注扰乱了许多神经内分泌、体液和炎症反馈通路（框 67-9），从而导致心脏和机体主要器官的生理和功能进入不可逆的渐进性循环恶化。在美国，有超过 600 万人患有心力衰竭，其发病率在 65 岁以上者估计为 10%。虽然心力衰竭的生存率在改善，但是心力衰竭相关的死亡率仍然很高，至少有 50% 的心力衰竭患者预计在 5 年内死亡。

ACC/AHA 慢性心力衰竭评估和处理指南根据疾病的分期将患者分为 4 级（框 67-10）[300]。在疾病早期，通过肾上腺素能刺激和肾素-血管紧张素-醛固酮及其他神经激素和细胞因子系统激活来维持心室收缩力[301-302]。这一期的患者属于 ACC/AHA B 级。然而，随着时间的推移，这些代偿作用减小，出现心室扩大和纤维化，心功能逐渐衰退。这将导致慢性低灌注状态，最终出现顽固性终末期心力衰竭，属于 ACC/

框 67-10　ACC/AHA 慢性心力衰竭分级
A：存在心力衰竭的高风险
高血压、糖尿病、冠状动脉疾病和心肌病家族史
B：无症状心力衰竭
既往有过心肌梗死、左心室功能障碍和瓣膜性心脏病
C：有症状心力衰竭
心脏结构异常、呼吸困难、易疲乏和活动能力受限
D：顽固性终末期心力衰竭
尽管接受了最大程度的治疗，静息时仍有明显症状

From Hunt SA, Abraham WT, Chin MH, et al: 2009 Focused update incorporated into the ACC/AHA 2005 guidelines for the diagnosis and management of heart failure in adults: a report of the American College of Cardiology Foundation/American Heart Association Task Force on Practice Guidelines developed in collaboration with the International Society for Heart and Lung Transplantation, J Am Coll Cardiol 53:e1-e90, 2009

框 67-11　纽约心脏协会（NYHA）心力衰竭症状分级系统
NYHA 功能受损分级
Ⅰ：日常体力活动不受限
Ⅱ：日常体力活动下稍有呼吸困难
Ⅲ：轻度体力活动下感到呼吸困难活动受限
Ⅳ：静息状态下感到呼吸困难

AHA 分级中的 D 级。纽约心脏协会（New York Heart Association，NYHA）功能分级系统也被用来评估功能限制的严重程度，与预后之间有良好的相关性（框 67-11）。部分患者虽然出现心室重构和扩张，射血分数下降，但可能多年无症状表现。

心力衰竭的内科处理

处理终末期心力衰竭的目标是限制疾病继续发展，延长生命，以及提高生活质量。药物治疗，如 ACEIs、β 受体阻滞剂、利尿剂、正性肌力药和抗心律失常药等是治疗心力衰竭的标准方法。总体来说，根据目前 ACC/AHA 指南，A 和 B 级心脏结构异常但还未出现症状的患者是使用 β 受体阻滞剂、ACEIs 和 ARBs（用于无法耐受 ACEIs）的 Ⅰ 级适应证[300]。有症状和体征的心力衰竭（C 级）是使用某些已经发现能延长寿命的 β 受体阻滞剂（如比索洛尔、卡维地洛和缓释美托洛尔）、ACEIs 和 ARBs 的 Ⅰ 级适应证。应对液体潴留患者利尿和限盐。在适当的时候应该植入能够进行心脏再同步化治疗和除颤的装置，实施血管重建术、瓣膜修补和置换术。对有症状和无症状的患者，目前 ACC/AHA 指南都列出多个 Ⅱ 和 Ⅲ 级适应证的辅助治疗。

然而，即使采用多种药物联合治疗，也可能不能阻止病程向 D 级心力衰竭发展。若患者达到这一分级标准，其 2 年病死率高于 75%。因此，在病情相对较

早的阶段进行外科干预就成了阻止患者发展为不可逆心力衰竭的一种常见选择。

心力衰竭的外科处理

以前唯一被证实有效的对终末期心力衰竭的外科治疗方法是心脏移植[300]。心脏移植能使患者获得良好的生存率和功能储备能力。但是某些外科治疗可延缓甚至逆转疾病的进程（联合药物和其他治疗策略）。2009 年的 ACC/AHA 指南表明所有阶段的心力衰竭都是某些特殊外科治疗的 Ⅰ 级适应证（如冠脉重建术、瓣膜修补或置换术）。

心力衰竭最常见的原因是冠脉疾病[303]。它是美国心脏移植的第二常见适应证。冠脉疾病约占 1988 年 1 月到 2012 年 5 月所有移植手术的 24%[304]。（第一常见原因是特异性扩张型心肌病，占所有病例的 33%。）在全世界范围内，缺血性心肌病是目前第二常见的心脏移植适应证，占所有注册登记病例的 38%[305]。与美国的情况类似，非缺血性心脏病是全世界范围最常见的适应证，占所有注册登记病例的 53%。

当心肌活力尚存并且有可供手术的目标血管时，衰竭心脏的血管重建术能改善心脏功能和 NYHA 分级[306-307]。它同样也能减缓重构并降低心律失常的发生率[308]，并且已被证实能改善生存。比如，Liao 和同事发现，在心力衰竭的患者中进行血管重建术者的生存率优于未进行手术的患者[306]。关于血管重建术的最佳方法尚无定论，但陆续有研究分析了经皮冠脉支架植入是否与金标准治疗（即 CABG）在改善长期生存率方面同样有效。在某些患者亚群（比如糖尿病患者），这个问题可能因为外科技术（比如体外循环或非体外循环的 CABG）和所使用的支架的类型（比如裸金属或药物涂层）而更为复杂。

谨慎选择的晚期心力衰竭和二尖瓣反流患者能从二尖瓣修补或置换中获得诸多益处，包括左室舒张末容积逐渐下降，左室射血分数逐渐改善，功能状态改善（NYHA 分级下降，6min 步行测试改善，氧耗峰值增加），逆转重构，以及降低远期死亡率风险[309-310]。但如果要实现最大获益，选择合适的患者十分重要。应该在瓣膜的几何结构和功能紊乱达到某种程度之前进行二尖瓣修补或置换。已经明确了多个不能逆转重构的重要预测因素：左室舒张末内径 >6.5cm，左室收缩末期内径 >5.1cm，左心房容量大，左心室球形指数高，以及左室射血分数严重下降[233, 311-313]。最佳的修补方式仍然有待研究。同样，二尖瓣修补或置换是否能够提高老年及危重合并症患者的生存率尚无定论。显然，任何修补的质量都会显著影响预后。

血管重建术联合其他外科手术（瓣膜修补或置换，心室塑形）的效果和潜在生存率优势也将继续需要大样本多中心的研究来回答。针对心力衰竭患者，迄今尚未发现外科心室恢复（塑形）联合血管重建术能改善生存、减轻症状或增加活动耐量[314]。

除了常见的外科治疗外，电生理治疗在现代心力衰竭的处理中占有重要位置。大型国际多中心试验已经显示接受心脏再同步化治疗（双室起搏）和ICDs的有症状或无症状心力衰竭患者的生存率增加，住院风险降低，心脏猝死风险下降，左心室射血分数改善，左心室容量降低，症状缓解[315-319]。

如今，当药物、电生理和外科治疗仍无法阻止心力衰竭的进展时，通常使用心室辅助装置进行机械循环支持（mechanical circulatory support，MCS）。短期的MCS通常作为急性心脏事件后的"快速存活的桥梁""康复的桥梁"或"下一个决定的桥梁"。终末期心力衰竭的患者心室恢复无望（或即便短期支持也无法康复），现在常规接受中期或长期VAD支持作为一种等待心脏移植的过渡性治疗。从2002年起，无法移植的患者可能接受LVADs作为"最终治疗"，其生存率优于单独只用药物治疗。对于终末期心力衰竭患者，心脏移植依然是最根本的外科治疗。但是，每年全世界心力衰竭患者的数量远超过供体数量，因此，用VAD进行MCS是晚期和终末期心力衰竭患者的最佳选择。

之前已经表明VAD是通往心脏移植的过渡性治疗，能改善生存率和失代偿心力衰竭患者的结局，并且在VAD支持期间能改善多器官功能[320-325]。这就是使用这项过渡性治疗技术的患者数量剧增的原因。

但最近从国际心肺移植协会（International Society for Heart and Lung Transplantation，ISHLT）获得的数据分析显示，从2004年7月到2009年6月接受心脏移植的患者中用搏动性或非搏动性VAD过渡到心脏移植实际上并无显著的生存率优势[305]。而且，一项分析了从2002年1月到2009年6月接受心脏移植患者的研究显示搏动性或非搏动性VAD过渡到心脏移植者实际的移植后6个月生存率比不过渡的患者还要低（7年生存率持平）。但是2011国际ISHLT报告显示这项技术初期应用的较高死亡率以及分析使用的统计学方法可能对我们目前的想法有影响。近期正在进行一系列相关的进一步研究分析。由于使用了更先进装置以及具备了更丰富的患者处理经验，近些年总体生存看起来的确更具优势。因此，过渡手术的适应证（如择期或由于严重的失代偿"必须"手术）可能是继续下一步治疗的纳入标准的一个重要部分。在这方面，机械辅助循环支持注册机构（Interagency

表 67-16　INTERMACS：所选患者的特征＊

特征	描述
1	重症心源性休克
2	在使用正性肌力支持的情况下病情逐渐恶化
3	必须依赖正性肌力支持来维持平稳
4	静息时有症状而需要口服药物治疗
5	活动不耐受
6	活动受限
7	NYHA Ⅲ级晚期症状

From Kirklin JK, McGiffin DC, Pinderski LJ, et al: Selection of patients and techniques of heart transplantation, Surg Clin North Am 84:257-287, xi-xii, 2004.
＊使用MCS、频发心律失常以及"常客"者可改变特征。一般而言，具有INTERMACS第3和第4条特征的患者被认为是使用MCS以最高存活的风险和适应证间最好平衡的情况

Registry for Mechanically Assisted Circulatory Support，INTERMACS）的患者信息在选择合适的患者上起重要作用[326]。INTERMACS根据临床表现和症状将患者进行分类（表67-16）[327]。

来源于INTERMACS的最新统计结果提示，自从美国的最终治疗引入持续流量装置以来，总体生存率已经显著提高：1年的生存率为74%，2年的精算生存率为80%[328]。这一发现非常有意义，因为机械性辅助治疗充血性心力衰竭的随机评价（Randomized Evaluation of Mechanical Assistance for the Treatment of Congestive Heart Failure，REMATCH）研究结果显示1年生存率约为25%，因此，2002年9月HeartMate VE获得FDA批准用于最终治疗。

第一代搏动性VAD早在20世纪90年代早期就获得批准用于患者康复的过渡性治疗（如1992年的ABIOMED BVS 5000），并在90年代中期获得批准用于移植的过渡性治疗（比如1995 HeartMate IP，1998的Novacor以及1998的HeartMate VE）。如今这些装置在全世界范围已经被第二代和第三代非搏动性装置所取代。这些装置可产生持续性血流，具有体积小、安静、无瓣膜及可完全植入等优点。与先前的搏动性支持装置相比，目前使用的装置围术期和远期并发症都显著减少。

在撰著此书时，美国最常用的长期VAD是HeartMate Ⅱ（Thoratae Laboratories，Pleasanton，Calif）。Heart-Mate Ⅱ是一种小型轴式流量泵，它通过一个快速的泵轮从左心室心尖持续引出血液，再以非搏动的形式让血液返回升主动脉。从2008年起，它在美国被批准用于移植的过渡性治疗，2010年起被批准

用于最终治疗。HeartMate Ⅱ 的并发症发生率远低于前一代搏动性装置，使用寿命也远超过 HeartMate Ⅰ（>5 年 vs 仅能使用 18 个月）。目前使用 Heart-Mate Ⅱ 维持到移植的成功率大约是 79%。

现在存在完全人工心脏［如 the CardioWest temporary Total Artificial Heart (TAH-t)，Syncardia Systems，Tucson，Ariz. 以 及 AbioCor Implantable Replacement Heart (IRH)，Abiomed，Inc.，Danvers，Mass.］。FDA 已批准将 CardioWest TAH-t（欧洲和加拿大也批准并上市）作为移植的过渡性治疗。TAH-t 十分受欢迎，因为它维持到移植的成功率高达 79%，并且比 VADs 的神经系统不良事件更低。根据厂商数据，已经植入了超过 1100 台 TAH-t 装置。在美国，AbioCor IRH 是目前获批的仅作为无法移植的终末期心力衰竭患者人道主义装置豁免项下的最终治疗。在编写本书时，只有少数 AbioCor IRH 被植入，所以在人体使用的经验相对较少。

心脏移植

在 20 世纪 80 年代早期，免疫抑制剂环孢霉素的发现使心脏移植成为终末期心力衰竭患者可以接受的外科治疗选择[329]。目前，1 年生存率达到 85% 或更高，5 年生存率大约为 70%[305]。30 ~ 59 岁患者以及由于非缺血性心肌病需要移植的受体生存率最好。

大部分心脏移植的候选者属于心力衰竭 D 级，他们已接受过最大限度的药物治疗，但其预计生存期仍小于 1 年。这类患者往往因为心源性休克或慢性低心排量而需要机械或正性肌力支持。但候选者还包括有晚期心力衰竭症状且摄氧量峰值 <10ml/(kg·min)（达到缺氧阈值）的患者，由于终末期肥大性或限制性心肌病导致心功能为 NYHA Ⅳ 级的患者，有顽固性心绞痛和不能接受外科手术的冠状动脉疾病的患者，以及有危及生命的室性心律失常并且药物和外科治疗均无效的患者。通常这类患者的射血分数小于 20%。然而，有时部分 NYHA 心力衰竭 Ⅲ 级但存在恶性心律失常可能发生猝死的患者也会被列在等待手术的名单上。

在美国，心脏移植手术在国家器官共享网络（UNOS）会员医学中心进行。这个机构负责器官获取、分配和信息统计。UNOS 根据每个患者的优先次序、ABO 血型相容性、体型匹配以及与供体所在中心的距离来分配供体心脏。最为优先者是因血流动力学急性失代偿而需要机械性循环辅助装置的住院患者，必须依靠辅助装置但又有严重装置相关并发症的患者，需要持续静脉泵注一种或多种大剂量正性肌力药物，以及若不进行心脏移植则其生存期预计 <7d

的患者。

需要心脏移植的心力衰竭患者所患的最常见疾病包括特发性或者缺血性心肌病和复杂先天性心脏病。较少见的疾病有病毒性心肌病、产后心肌病、难治性心脏瓣膜病、原发性心肌病（如肉状瘤病和淀粉样变）以及药物诱发性心肌病。

近年来，心脏移植供体和受体的选择标准都有所扩大[327]。例如，对以前有糖尿病和超过 65 岁以上的心力衰竭患者是不考虑行手术的，但现在很多医学中心都将这类患者列在等待移植的名单中[330]。另外，尽管一般要求心脏捐赠者的年龄在 35 岁以下，但是这个标准在一些合适的供体已经被适当放宽至 60 岁或以上（如无心脏疾病的高危因素或无冠脉疾病）。让患者只能接受 VAD 最终治疗而不能进行心脏移植的主要禁忌证包括高龄、肾功能不全和高体重指数[327]。目前可变的危险因素（如肺动脉高压）依然是临床研究内容。如果 PVR 高于 5 dyne/ (s·cm^5) 并且对肺血管扩张药无反应，则提示"永久性"肺血管高压。这种肺血管高压与原位心脏移植后早期死亡风险有关[331]。

供体心脏植入的方式也有所改变，从经典的双房技术（在 1960 年由 Lower 和 Shumway 最早报道）到 20 世纪 90 年代早期报道的双腔 Wythenshawe 技术（彩图 67-39）。双腔植入技术的优势包括住院时间更短，术后对利尿剂的依赖降低，左心房扩张、房性心律失常、传导障碍、二尖瓣和三尖瓣关闭不全以及右心衰竭的发生率较低。而且，多个系列病例报道显示与经典的 Shumway 技术相比，双房技术的 1 年生存率更高[332-333]。

一种更新式的植入技术进一步减少了自身左心房残留部分的大小，只剩下分别包含一侧肺静脉的两个相互分离的部分房壁。这被称为完全技术。

由于现代双腔技术都不再常规保留受体自身窦房结，目前移植后 ECG 上的双 P 波理念成为历史。但

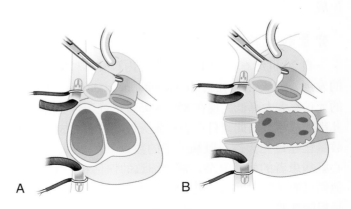

彩图 67-39　心脏移植的外科技术。A，双房技术。供体心脏被吻合至受体的右心房和左心房体部。B，双腔静脉技术。供体左心房被吻合至单独的左心房口，包括受体的肺静脉

是，移植后的生理依然不变：在获取供体心脏过程中进行必要的神经切断导致经由自主神经和躯体神经直接的输入和输出神经缺失。简单地说，移植后的心脏是独立于受体神经系统的，虽然心肌受体（如心肌肾上腺素能受体）保留有可以被循环中的因子直接激活的潜力，也保留了所有内源性心肌反射和机制（如 Starling 机制、Anrep 作用、Bowditch 作用及低碳酸血症的冠状动脉缩血管作用）。移植心脏失去了副交感张力意味着静息时心率比正常快，通常为 90～100 次/分（事实上，在很多病例这是维持心排血量所必需的）。

充分理解什么是保留完整的以及什么是缺失的能指导移植术后的麻醉管理。足够的前负荷很重要。当移植心脏需要正性肌力或正性频率支持时，直接作用药物（如肾上腺素、多巴酚丁胺、去甲肾上腺素、异丙肾上腺素）以及心脏起搏可以迅速、有效地发挥作用。主要的间接作用药物（如麻黄碱和多巴胺）大部分依赖肾上腺分泌肾上腺素和去甲肾上腺素。地高辛通过抑制钠钾腺苷三磷酸酶增加心肌内钙离子浓度而得以保留其对心脏的直接正性肌力作用，但失去了负性频率作用（副交感神经介导作用于窦房结）。在给予通常可导致心动过缓（如芬太尼）或心动过速（如哌替啶和泮库溴铵）副作用的药物后不会出现心率加快或减慢。抗胆碱能药物（如阿托品和格隆溴铵）不能增加去神经心脏的心率，但是通常还是会在使用乙酰胆碱酯酶抑制剂（比如新斯的明）拮抗肌肉松弛作用的同时给予这类药物，以降低抗胆碱酯酶潜在的心外胆碱能不良效应。

去神经后的心脏容易发生进展迅速的动脉粥样硬化，这导致移植受体 5 年 CAD 的发生率显著增加，但他们不会有心绞痛。移植的心脏出现严重心律失常时应该考虑是心肌缺血的征兆，除非明确证实了存在其他病因。

成人先天性心脏病

背景和现状

自 20 世纪 60 年代以来，随着内科及外科手术技术的发展，先天性心脏病（congenital heart disease，CHD）的死亡率大大降低。现在 85%～95% 的先天性心脏病患儿都能成年，因此，目前患有先天性心脏病的成人患者数量已超过先天性心脏病儿童的数量[334]。成人先天性心脏病患者的病情复杂，需要细致的评估和手术计划。他们可能是初次手术，也可能是再次的姑息治疗；可能是根治性的，也可能有病变残留。绝大多数成人先天性心脏病患者可能终生面临医疗挑战[335]，从长期预防性使用抗生素的并发症，到心律失常和肺动脉高压导致的

血栓栓塞性心室功能障碍。

术前麻醉的注意事项

这类人群特有的问题包括单心室生理、发绀、体循环化右心室、复杂心内阻隔和肺动脉下右室功能不良对多个系统的影响[334]。成人先天性心脏病的首次病情评估、病史采集以及体格检查应涉及全身各个器官系统，以获取任何可能的非心脏病变情况。对于每个器官系统的全面评估不在本章讨论范围，建议读者们阅读由 Chassot、Bettex[335] 和 Lovel[336] 撰写的两篇综述。咨询患者的心内科医师（儿童期以及成人后）以及查阅既往病历记录是极其重要的，特别是对于复杂先天性心脏病患者或曾接受过复杂心脏手术的患者。术前超声心动图能帮助麻醉医师充分了解先天性心脏病患者原发性以及代偿性的解剖异常及心功能改变。

对患者的早期临床决策包括确定在指定的医疗机构进行适当的手术治疗。显然急诊手术没有多少选择的余地，但在行择期手术时必须进行谨慎的评估，尤其应该对负责复杂先天性心脏病患者麻醉的麻醉医师的能力和经验进行评定。2001 年举行的第 32 届 Bethesda CHD 会议（Bethesda Conference on CHD）提出应成立成人先天性心脏病中心（ACHD 中心）。在该中心应配备具有在先天性心脏病患者管理技能方面专业的心脏麻醉医师和其他亚专业人员[337]。所有高度复杂（框 67-12）和中度复杂（框 67-13）的成人先天性心脏病患者均应在该中心接受治疗。目前，美国[338] 和

框 67-12　高度复杂的成人先天性心脏病的类型

带瓣或不带瓣的异常管道
发绀型先天性心脏病（所有类型）
心室双出口
Eisenmenger 综合征
Fontan 手术
二尖瓣闭锁
单心室（也称双入口或双出口心室，共同心室或心室未分化）
肺动脉闭锁（所有类型）
肺血管阻塞性疾病
大动脉转位
三尖瓣闭锁
永存动脉干或半共干
其他未提及的房室连接或者心室动脉连接异常（如十字交叉心、异构、内脏异位综合征及心室反向）

From Warnes CA, Williams RG, Bashore TM, et al: ACC/AHA 2008 guidelines for the management of adults with congenital heart disease: executive summary: a report of the American College of Cardiology/American Heart Association Task Force on Practice Guidelines (Writing Committee to Develop Guidelines for the Management of Adults with Congenital Heart Disease). Developed in collaboration with the American Society of Echocardiography, Heart Rhythm Society, Angiography and Interventions and Society of Thoracic Surgeons, Circulation 118:2395-2451, 2008

框 67-13　中等复杂的成人先天性心脏病类型
主动脉 - 左心室瘘
部分或完全的肺静脉异位引流
房室间隔缺损（部分或完全）
主动脉缩窄
Ebstein 畸形
严重的右心室流出道漏斗部梗阻
房间隔原发孔缺损
动脉导管未闭
肺动脉瓣反流（中度至重度）
肺动脉瓣狭窄（中度至重度）
Valsalva 窦瘘管 /Valsalva 窦瘤
静脉窦型房间隔缺损
主动脉瓣上或瓣下狭窄（除外肥厚型阻塞性心肌病）
法洛四联症
室间隔缺损合并
瓣膜缺失
主动脉瓣反流
主动脉缩窄
二尖瓣疾病
右室流出道狭窄
三尖瓣或二尖瓣骑跨
主动脉瓣下狭窄

From Warnes CA, Williams RG, Bashore TM, et al: ACC/AHA 2008 guidelines for the management of adults with congenital heart disease: executive summary: a report of the American College of Cardiology/American Heart Association Task Force on Practice Guidelines (Writing Committee to Develop Guidelines for the Management of Adults with Congenital Heart Disease). Developed in collaboration with the American Society of Echocardiography, Heart Rhythm Society, Angiography and Interventions, and Society of Thoracic Surgeons, Circulation 118:2395-2451, 2008

加拿大 [334] 已更新了相关指南来响应这些建议。

术中麻醉注意事项

本章的主要目的不是深入讨论具体某种成人先天性心脏病的麻醉管理方法。然而，让所有的麻醉医师知道一些基本的原则还是很有必要的，特别是那些没有接受过心脏麻醉以及先天性心脏病麻醉训练，但可能需要处理先天性心脏病患者紧急非心脏手术的麻醉医师。

麻醉管理是一大挑战，需要仔细了解心脏缺损的解剖和生理改变 [336]。一个熟练的跨学科团队能提供最佳的管理 [339-340]。在术前评估成人先天性心脏病患者时，需要全面的系统回顾以查出充血性心力衰竭、发绀或外周血管疾病的体征。对不同种类的缺损有不同的麻醉考虑，很多综述都有相关讨论 [336, 341-342]。

原则 1：是否存在发绀　发绀通常是复杂先天性心脏病的标志。慢性发绀常导致红细胞生成和凝血功能异常。发绀患者血液中促红素水平升高会导致高黏

滞综合征，增加神经系统并发症的风险性。其危险因素包括合并高血压、房颤、有静脉切开病史和小红细胞症。

若患者患有发绀型先天性心脏病，麻醉医师需要进行静脉液体治疗并监测尿量以减少围术期禁食、脱水和术中低血容量对循环的影响。这些情况会使血液黏滞度升高，从而导致凝血功能异常。应该注意长期使用抗血小板药物以确保腔道通畅。需要谨慎决定是否测量 CVP，应该咨询熟悉先天性心脏病及该患者诊断的心脏科医师的意见，同时还需要充分理解患者的解剖和心脏功能状况以及准备进行的外科手术方式。腔静脉 - 肺动脉的连接，比如双向的 Glenn 或者 Fontan 手术增加了静脉置管血栓形成的风险。

原则 2：是否有心内或心外的分流　心内分流大多位于心房或心室水平。分流的大小通常用肺血流（Qp）与体循环血流（Qs）的比值（Qp/Qs）来表示。血流平衡代表正常生理状态。Qp/Qs>1 时常存在非发绀型心脏病，肺血流增多。在发绀型心脏病中 Qp/Qs<1。Chassot 和 Bettex 的综述中还提及一些心内分流的重要特性 [335]：

1. 分流方向很重要。分流可能是向左、向右或者是双向的。分流量可能随分流两侧压差或接受腔室压力的改变而改变。机械通气、咳嗽、Valsalva 动作、支气管痉挛以及呼气末正压使胸内压力升高，导致左向右分流变为双向甚至右向左分流。因此，空气栓子或血栓导致的反常性栓塞对于有心内分流的患者是很危险的，通过静脉通路给药时应非常仔细，确保静脉通道没有气体。

2. 心内缺损的大小很重要。通常根据心导管或者超声心动图测得的血流速度和压力特征将分流分为限制性或非限制性。非限制性分流常见于较大的缺损合并低压力梯度。另外，较大的缺损可能对下游的结构和压力的影响更大。高压力或者压力梯度的小缺损会限制分流量。对存在心内分流患者的麻醉处理要点在于理解和调节影响分流方向和大小的因素。肺血管阻力和体循环血管阻力可直接影响分流的量和方向。增加体循环血管阻力并降低肺血管阻力将明显增加左向右分流的倾向和分流量。相反，降低体循环血管阻力或提高肺血管阻力将会降低左向右分流量。机械通气、吸入氧浓度、二氧化碳水平以及麻醉药物对血流动力学的影响均可作为调节分流的措施。氧气和低二氧化碳分压都是有效的肺血管扩张剂。若患者存在肺血流过多的情况，应该避免

吸入高浓度的氧气。同样，分流的方向和量决定了是否应进行过度通气，以使二氧化碳分压降低或者使其处于正常范围的高限。

3. 存在分流时，接受腔室的扩大以及下游结构的压力升高很重要。房室瓣水平以上的分流，如心房水平的左向右分流通常引起右侧腔室的增大。缺损或者分流位于房室瓣水平以下，如室间隔缺损或者动脉导管未闭（patent ductus arteriosus，PDA），最初常导致左侧腔室增大。当分流同时位于这两个位置时将增加肺血流量。随着病程进展，可能导致肺血管阻力以及肺动脉压力的不可逆性升高。更为严重的是，肺动脉压以及后负荷的增加会导致右心室的扩大、右心衰竭、双向分流，甚至是反向分流和发绀，如 Eisenmenger 综合征患者。

　　心外分流可能来源于先天性心脏病（如肺静脉异位引流）、外科手术建立（如在一些发绀型心脏病患者行 Blalock-Taussig 分流术）或者代偿（如在长时间发绀型心脏病患者中主 - 肺动脉侧支形成）。应特别注意某些外科建立的主 - 肺动脉分流。这些体循环与肺循环之间的分流过去常被用于某些发绀型心脏病的姑息性手术。近端连接可能是来源于升主动脉、头臂干或锁骨下动脉。由于分流量取决于体循环压力，体循环压过低会加重低氧血症。另外，长期的心外分流会因容量负荷过大而导致左室腔扩大以及心功能不全。

原则 3：是否合并肺动脉高压　肺动脉高压的定义为平均 PAP>25mmHg，或者运动时 >30mmHg。成年先天性心脏病患者中有 5% ~ 10% 发展为一定程度的肺动脉高压。这与运动耐量下降及功能储备下降有关，对于患者的预后有重要的预示作用[340]。

　　对肺动脉高压患者的麻醉处理可能非常棘手，常需要进行有创监测以及谨慎的麻醉药物滴定。对于某些合适的手术类型，可以采用区域麻醉，但进行椎管内麻醉时需非常谨慎。肺动脉压明显升高的患者对前负荷很敏感，因此，对原发性（血容量丢失）或继发性（血管扩张）低容量都应该立即处理。肺动脉高压可以通过药物或者物理方法来处理。框 67-14 列出了降低肺血管阻力从而使肺动脉压降低的因素[336]。

原则 4：是否有心室功能不全　若成年患者的心脏疾病是非先天性的，心功能不全是围术期以及远期并发症及死亡的重要危险因素。关于右心功能不全，肺动脉高压、肺动脉瓣关闭不全以及由此导致的肺动脉瓣下心室功能不全提示患者预后不良[342]。法洛四

框 67-14　降低肺血管阻力和肺动脉压力的相关因素
降低肺血管阻力
增加氧分压
低碳酸血症
碱血症
降低胸膜腔内压
自主呼吸
正常肺容量
高频喷射通气
避免交感神经刺激
深麻醉
药物方法
异丙肾上腺素
磷酸二酯酶Ⅲ抑制剂
前列腺素输注（PGE$_1$ 和 PGE$_2$）
吸入一氧化氮
增加肺血管阻力
交感神经刺激
浅麻醉
疼痛
酸血症
低氧
高碳酸血症
低温
增加胸膜腔内压
控制通气
呼气末正压
肺不张

From Lovell AT: Anaesthetic implications of grown-up congenital heart disease, Br J Anaesth 93:129-139, 2004

联症修补后的患者可能发生左心室功能不全，这与男性、左心室扩大、修补前分流时间长短、心律失常病史、QRS 时长、ICD 以及中度到重度右心室功能不全有关[343]。

其他心脏手术

房颤外科射频消融术

　　在美国，估计有 270 百万 ~ 610 百万人患有房颤[1]。在美国联邦医疗保险（Medicare）的 65 岁及以上患者中，房颤发病率从 1992 年的 3.2% 增加到 2002 年的 6.0%[344]。并且年龄越大，发病率越高。卒中依然是房颤最可怕的并发症。房颤患者发生卒中的风险是没有心律失常患者的 4 ~ 5 倍。此外，在 80 岁以上的患者中 24% 的卒中是由房颤造成的[1]。

　　持续性房颤的发病机制和持续存在都涉及左心房和肺静脉。相反，阵发性房颤可能是由于肺静脉内皮和左心房心内膜并置排列导致的。电信号从一种类型的组织传递到另外一种类型可能导致这种心律失常。

经典的 Cox 迷宫手术是目前治疗房颤最有效的方法[345-346]。为了简化手术过程、提高疗效，Cox 和他的同事两次改良了手术方式，因此，目前它的名字是Ⅲ型 Cox 迷宫手术[345]。这种术式能治愈大约 99% 的房颤患者[346]。Ⅲ型 Cox 迷宫手术的适应证包括不耐受药物治疗，不耐受心律失常症状，以及有多次栓塞史[347]。

房颤的消融治疗包括对左、右心房切开、冷冻，从而阻断了导致房颤的多发性折返通路。完整的迷宫手术还包括肺静脉的隔离以及左心耳的切除。这个操作需要进行体外循环（有经验的医师需要 45 ~ 60min）和心脏停跳[348-350]。可通过胸部小切口进行手术，从而代替胸骨切开。

Prasad 及其同事的一项研究提示，在冠状动脉或瓣膜手术期间同时进行Ⅲ型 Cox 迷宫手术或单独行Ⅲ型 Cox 迷宫手术均能有效治愈房颤[347]。前者患者术后的死亡率和发病率并无明显增加。

迷宫手术在过去未得到广泛应用可能反映了手术操作的复杂性。目前，新的技术能够快速阻滞传导通路，外科医师可以利用一些新能源技术如射频（RF）、微波、超声、冷冻以及激光方法在患者行其他心脏外科手术的同时进行消融治疗（表 67-17）。微创外科消融手术也可应用这些技术治疗单纯房颤[346]。另外，心外膜探头的发展推动了非体外循环下对不停跳心脏进行房颤消融治疗的应用。

由于外科消融在术中可直视心脏结构，建立消融通路相对安全，因此可减少肺静脉狭窄的发生率，心外膜消融还可以避免食管损伤[345-346]。外科方法的优点在于可以切除左心耳，从而彻底消除了卒中的风险。然而，目前隔离肺静脉和切除左心耳可以通过"锁孔法"（"keyhole approach"）微创手术（图 67-40）或者胸腔镜进行。这些方法都不需要体外循环[346]。随着 Cox 迷宫手术经验的增加和技术的发展，目标是改善患者的生活质量，无须服用抗心律失常药物和抗凝药。

心脏压塞和限制性心包炎

心脏压塞 心包有两层：外面的壁层心包和直接附着在心脏表面的脏层心包（心外膜）。通常两者间心包腔内的液体量为 15 ~ 30ml，产生的压力比 CVP 低 5mmHg，与胸膜腔的压力大致相等。

心脏压塞是心包腔内的液体量增加并压迫心脏，

表 67-17 房颤外科消融的能量源

能量种类	心内膜消融	心外膜消融	可调节的探头	透壁性评估	无组织碳化	快速性
射频 *	+	+	+	+	−	+
微波	+	+	+	−	+	+
冷冻	+	+	−	−	+	−

From Gillinov AM, Blackstone EH, McCarthy PM: Atrial fibrillation: current surgical options and their assessment, Ann Thorac Surg 74:2210-2217, 2002.
* 射频消融可分为单极射频或双极射频。市售的双极设备可进行透壁性评估

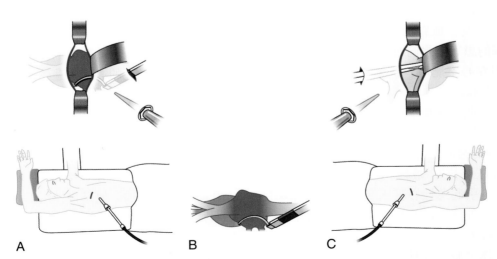

图 67-40 通过左心耳切除进行心外膜肺静脉隔离的"锁孔法"微创手术方式。A，在内镜引导下通过小切口进入右肺静脉。B，采用双极射频夹隔离左心房与右肺静脉的连接处。C，采用相同方法隔离左肺静脉后用吻合器切除左心耳 (From Gillinov AM, Wolf RK: Surgical ablation of atrial fibrillation, Prog Cardiovasc Dis 48:169-177, 2005.)

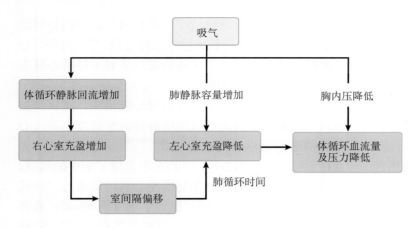

图 67-41 心脏压塞时奇脉产生的机制 *(From Fowler NO: Diseases of the pericardium. In Harvey WP, de Leon AC Jr, Leonard JJ, et al, editors: Curr Probl Cardiol 2:6-38, 1978.)*

因而限制了心排血量[352]。心脏压塞时，机体通过增加全身的静脉压和肺静脉压来平衡心包腔压力，从而避免心室腔的塌陷[353]。PCWP、左心室、右心室和右心房舒张压增加，以平衡心包内的压力。因此，心脏压塞的标志是心房和心室舒张期的透壁压力基本上为0。虽然透壁压的降低使每搏量减少，但高肾上腺素能张力通过使心率增加，而有助于部分保持心排血量。

假如心包内液体足够，心包扩张到一定程度后不能再随之伸展，因此，心包腔容量不再随呼吸周期变化[353]。从而出现心室间相互依赖，即心脏一侧心腔容量的改变引起另一侧心腔容量相反的变化。在吸气相，静脉回流的增加以及右心的充盈导致房间隔和室间隔左移，在呼气相则相反。通过超声可以清楚地看到这种现象。

心室间相互依赖在临床上表现为奇脉[354]，在吸气时桡动脉明显减弱（图 67-41）。奇脉是指吸气时收缩压下降超过 10mmHg[355]。在一些严重的病例，甚至在吸气时不能扪及桡动脉或肱动脉搏动[356]。

心脏压塞不是奇脉的唯一病因。胸膜腔内压的剧烈变化、肺栓塞以及低血容量休克等也可引起奇脉。另外，心脏压塞的患者如果同时合并主动脉瓣关闭不全、房缺，或因左心室肥厚、扩张导致 LVEDP 增加时可能不会出现奇脉。

图 67-42 显示的是当液体快速或缓慢积聚时心包的压力-容量关系[356]。J 形曲线表示心包腔液体快速增加 100～200ml 时会使压力升高 30mmHg 或者更多，引起严重的心脏压塞[435]。液体积聚越快，则血流动力学改变越明显。引起急性心脏压塞的病因包括胸主动脉瘤破裂、纵隔外伤，以及心导管手术时意外导致的心脏或血管穿刺伤[353]。

当心包腔液体缓慢积聚时，壁层心包的顺应性较好，因此随着液体量的增加，对心包腔压力的影响较快速聚积时小。随着心包腔液体增加，压力也随之增

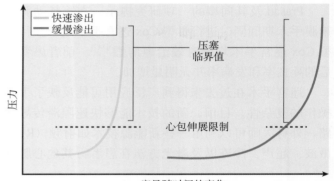

图 67-42 心脏压塞。显示随着容量缓慢或快速增加的心包压力-容量（或应变-应力）曲线。左侧曲线显示急速增长的心包积液先到达心包容量储备极限（初始平坦的节段），之后快速超过壁层心包伸展的极限，最终导致压力陡然增加。心包积液轻度增加导致压力急速上升，最终造成心包压力与液体量增加速度不对称。右侧曲线显示心包充盈速度缓慢，由于心包伸展的时间更多，使机体可启动代偿机制，达到心包伸展极限的时间更长

加，CVP 代偿性增加以保持一定的压力梯度来保证心脏的充盈[353]。当心包的顺应性不能继续增加时，心包内的压力几乎等于心腔内的压力。心排血量逐渐降低，并伴有代偿性的心动过速、外周血管收缩以及心肌收缩力增加[352]。

心脏压塞的症状和体征 心脏压塞的患者可能出现胸部疼痛或者饱胀感、呼吸困难、嗜睡、发热、咳嗽、虚弱、乏力、厌食及心悸[434]。严重心脏压塞时可出现贝克三体征（Beck triad）：低血压、颈静脉压力升高和心音遥远。但是慢性继发性（恶性肿瘤、终末期肾病及胶原血管病）心脏压塞可能不会表现出典型的贝克三体征。

心脏压塞的超声特点 心脏压塞的超声征象变化多样（框 67-15）。其中最具特征性的是舒张期右心房或右心室塌陷。在舒张早期可见右心室塌陷，表现

为右心室游离壁的内陷（彩图 67-43）；而右心房塌陷发生于舒张晚期，表现为右心房壁的内陷（彩图 67-43）。这两个心腔塌陷的时限取决于其腔内压力最低的时间（即右室是舒张早期，右房是舒张晚期）。右心房和右心室的同时塌陷提示心包积液对血流动力学的明显影响。左心塌陷极少见，这是由于左室壁厚，且硬度较大，使之能够抵抗塌陷，并且左心房位于后方。

框 67-15　心脏压塞的多普勒超声征象

吸气时两个心室的明显变化（吸气相右心室扩大，同时左心室受压，呼气相则相反）
右心房塌陷
右心室塌陷
左心房塌陷
左心室塌陷
下腔静脉淤血
跨瓣流速随呼吸的异常增加（吸气相二尖瓣和主动脉瓣跨瓣流速降低）

From Pepi M, Muratori M: Echocardiography in the diagnosis and management of pericardial disease, J Cardiovasc Med (Hagerstown) 7:533-544, 2006

框 67-16　心包穿刺 / 外科引流的适应证

心包穿刺引流术被应用于有明显心脏压塞临床表现的患者，怀疑存在化脓性心包炎的患者，以及特发性慢性大量心包积液的患者。
外科引流术的适应证是心脏压塞、心包穿刺引流术后无效或复发以及入院 3 周症状持续不缓解。
没有心脏填塞表现的大量心包积液患者在首次治疗时并不一定需要进行心包引流。因为其诊断价值低，并且对心包积液的进展影响不大。即使心脏超声显示有右心塌陷（说明心包内压力升高），也不能说明一定需要进行心包引流，因为大多数患者都没有演变成严重的心脏压塞。

Modified from Soler-Soler J, Sagrista-Sauleda J, Permanyer-Miralda G: Management of pericardial effusion, Heart 86:235-240, 2001

然而，当心包积液量很大时，液体积聚在左心房后面，也能够使之塌陷[357]。左心房塌陷高度提示压塞[356]。

心脏压塞的麻醉管理　Soler-Soler 及其同事总结了心包穿刺术（心包积液的外科引流）指征（框 67-16）[358]。对心包疾病采取外科操作时必须进行有创血压监测，有时也可放置中心静脉导管。

对那些出现严重血流动力学紊乱的患者可实施心包穿刺引流或局部麻醉下剑突下探查术[359]，心脏压塞部分解除后才进行全身麻醉诱导。如果拟行全身麻醉，心脏压塞管理的关键是"快、满、强"。为了获得最佳前负荷，诱导前的容量补充是非常重要的。血管内容量的增加有助于提高心脏的有效充盈压，恢复房室间的压力梯度，以及提高动脉血压。

应该避免所有减少心脏静脉回流的措施，包括大潮气量的控制性正压通气，否则会显著降低前负荷和心排血量[359]。如果需要全身麻醉，可让患者保留自主呼吸，直至心包腔被打开[359]，或者选择高频率低潮气量的通气模式以减少平均气道压力。

应避免使用抑制心肌收缩的药物。另外，也应避免心动过缓，因为心率的增加是保障心排血量最重要的代偿机制。前文已描述过在心包开窗术时使用氯胺酮进行麻醉诱导[360]。

一旦解除了心脏压塞，内源性产生的和外源性输注的儿茶酚胺会导致心率突然急剧加快，血压也突然急剧升高。应预见到这一现象并给予处理。

缩窄性心包炎

病理生理　缩窄性心包炎是指增厚、粘连的心包限制了心脏舒张期的充盈。已证实有数种原因可导致缩窄性心包炎，其中包括感染性疾病。另外，在过去几十年中胸部放射和心脏手术本身也是缩窄性心包炎

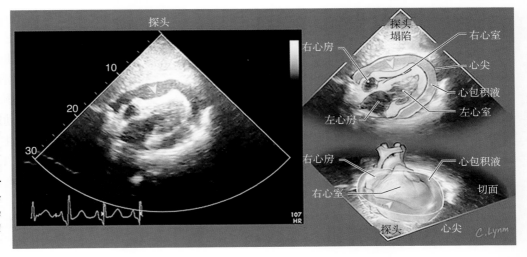

彩图 67-43　心包积液导致心脏压塞的超声表现。舒张早期的剑下切面显示大量的环绕心脏的心包积液导致右心室完全塌陷（箭头）*(From Roy CL, Minor MA, Brookhart MA, et al: Does this patient with a pericardial effusion have cardiac tamponade? JAMA 297:1810-1818, 2007.)*

的原因[361]。如果心包的两层——脏层和壁层，由于心包纤维化和钙化粘连，那么这两层之间的间隙则会消失[361]。

缩窄性心包炎的症状和体征 通常，缩窄性心包炎患者表现为右心衰竭的症状和体征。在舒张期高压血流穿过瓣膜，导致心室快速充盈，从而使心室压力陡增。当心室压力超过心房压力时，血流骤停，四个心腔的压力升高达到平衡。

缩窄性心包炎的另一个体征是 Kussmaul 征（在 CVP 波形图上 x 和 y 下降的幅度增大），它对应的是右心回心血量在吸气相的增加。因为心包膜的增厚让心脏不能继续扩张容纳所有回流的血液，回心血液导致的压力被传递到中心静脉系统[362]。

与心脏压塞相似，缩窄性心包炎的患者也经常表现为奇脉。但在部分病例，心包膜增厚能使心肌免受呼吸周期的影响，因此奇脉可能不明显。由于缩窄性心包炎降低了心排量，从而使患者的活动耐量严重下降，因此，缩窄性心包炎的患者常表现为呼吸困难和端坐呼吸[363]。某些极端的病例会出现心源性恶病质和肌肉萎缩。也可以见到腹水和外周水肿。超声心动图特别有助于鉴别缩窄性心包炎以及有类似临床症状的其他疾病，比如限制性心肌病[363-364]。

心包切除术的麻醉 心包切除术是治疗缩窄性心包炎的有效方法[365]。这一手术通常是经胸骨正中入路，但也可以经左侧开胸。在较严重的患者，心包切除术需要将心包膜从心脏剥离，必要时需要使用心肺转流。

对缩窄性心包炎患者进行心包切除术的麻醉管理与对心包积液和心脏压塞患者手术治疗时的麻醉要点相似。但是，由于需要将心包膜从心脏表面"剥离"，心包切除术还包括了其他风险，如心律失常和心脏破裂等对心肌自身的损伤。应采取措施避免和治疗心律失常以及术中大失血。

心脏和大动脉外伤

心脏穿通伤 在过去的数十年中，随着暴力犯罪的增加，心脏枪伤和刀刺伤的案例数目不断增加。心脏穿通伤的患者可能因为出血或心包压塞，往往情况极不稳定，但他们的心脏伤也可能并不严重[366]。许多患者的血流动力学 ECG 可能无明显变化，但这并不能排除危及生命的心脏及其周围组织的损伤[367]。心脏彩超可以鉴别心脏周围的液体或血液，可以帮助决定手术方案是实施胸骨切开还是其他入路[366, 368]。

对心脏穿通伤患者的麻醉管理与其他创伤患者相似。血流动力学不稳定的患者需要进行急诊手术。得知马上要进行心脏穿通伤手术时，麻醉医师必须立即确认是否有备血。对极度不稳定的患者，麻醉医师必须在外科医师切皮的同时进行气管插管，建立静脉通道，以及连接监护导线。为了高效地处理类患者，麻醉助手的帮忙很有必要。在计划麻醉诱导和气管插管时麻醉医师还应考虑到患者可能存在饱胃和血容量不足情况。监测应包括动脉置管和中心静脉置管。由于既往史的缺乏，除非患者有禁忌证，还应考虑额外的监测——经食管超声（TEE）。麻醉管理应力求维持稳定的血流动力学和防止术中知晓。与其他创伤患者相似，对于不稳定患者，术后应继续控制通气，并在全面监护及通气支持的情况下将患者转运至 ICU。

创伤性主动脉损伤 主动脉钝器伤可导致创伤性主动脉横断（traumatic aortic transection，TAT）或急性破裂，这是钝器伤造成死亡最常见的原因之一，仅次于脑外伤。只有 25% 的胸部钝器伤和继发性主动脉创伤（主动脉横断或急性破裂）在到达医院时患者还是活着的[369]。此外，创伤初期活下来但没有得到治疗的患者的预后是很糟糕的。30% 的患者在 6h 内死亡，50% 的患者在 24h 内死亡，90% 的患者在 4 个月内死亡[370]。

在胸部钝器伤的患者，导致胸主动脉损伤的机制是：由于突然的减速，主动脉相对固定的部分（峡部）受到一个突然的牵引力[369]。主动脉峡部位于左锁骨下动脉的远端、第三肋间动脉的近端，通过动脉韧带与左肺动脉相连。动脉韧带的连接区域类似于主动脉弓活动的铰链。因此，在胸部遭受暴力时它是主要承受剪切力的地方，也是主动脉破裂最常见的部位（50% ~ 70%）。其次是升主动脉或主动脉弓（18%），胸主动脉远端占 14%[369]。胸部钝器伤时胸主动脉的损伤程度可以从单纯的内膜下出血到完全的主动脉横断。

可通过胸部 X 线平片、CT、血管造影或 TEE 检查诊断主动脉损伤。TEE 可以发现心脏压塞、左侧胸腔积液、低血容量、心肌挫伤导致的心室功能不全或胸部穿通伤导致的血管损伤[371]。用 TEE 诊断 TAT 时需要识别在内膜破裂处飘动的内膜片以及内出血导致的动脉壁变形。在降主动脉近端，若探头和主动脉间的距离超过 7mm，同时主动脉壁和胸膜间有血液，则高度提示主动脉破裂。TEE 可以用于监测较小的内膜撕裂伤的进展，或者对胸部钝器伤后纵隔正常患者进行筛查。

主动脉损伤管理的重点在于这种损伤破裂的风险很高。因为难以预计破裂的时间，因此，对这类患者需要加强观察。术前积极的血压控制对降低破裂风险是必要的[372]。收缩压不应超过 100mmHg，心率不应大于 100 次 / 分。推荐使用 β 受体阻滞剂和硝酸甘油或硝普钠静脉滴注。

手术期间的监测应该包括动脉置管和中心静脉通道。对主动脉损伤患者麻醉管理的关键在于避免收缩压的大幅波动以及持续监测终末器官有无缺血。因为许多主动脉损伤患者的手术都是在紧急情况下实施的，因此，建议使用改良的快速循序诱导。即便做好了所有预防措施，在诱导和置入喉镜时还是会经常见到血压显著波动。应备有硝酸甘油和艾司洛尔等药物以随时取用，以便快速处理气管插管、放置 TEE 探头和外科切皮时出现的血压升高。

外科修补降主动脉或主动脉弓需在伴有深低温停循环心肺转流下进行。降主动脉损伤时需要切开修补一小段动脉。主要挑战包括重要器官尤其是脊髓的保护。在开放手术中，使用部分左心转流（LHB）可以使手术更方便，同时保证内脏和脊髓的灌注。因为不需要使用肝素，这一技术并不会导致患者已有的其他创伤恶化[370]。虽然有可能需要开放修补，但是在条件允许的情况下，经皮血管内主动脉修补是更好的治疗手段（STS I 级推荐；证据级别为 B 级）[373-374]（参见第 69 章）。

心脏导管室的缺血性和其他紧急事件

随着心脏介入治疗学的快速发展，在美国及欧洲，在心导管室内接受介入治疗的患者人数正不断增加。这些紧急事件包括冠状动脉剥离、破裂、心包压塞、异物栓塞和导丝嵌顿。如果患者存在冠状动脉解剖异常或严重的心室功能不全，那么他们在心导管室发生并发症的风险就越高。某些病例需要综合考虑心脏外科医师和心脏麻醉医师的建议，并需要他们在一旁待命以备紧急手术。快速的外科介入（如血管重建或临时的技术支持）对降低接受血管造影患者的死亡率和致残率起到了决定性的作用。

如果在进行经皮冠状动脉血管成形术和支架植入术时发生了缺血，在将患者紧急转送至手术室内进行开放性冠状动脉重建术前，可给予药物治疗和一些可能的辅助装置，如 IABP 或 VAD，以稳定患者的血流动力学。患者可能在心导管室内接受紧急气管插管。对于冠状动脉剥离或严重缺血的患者，在将其转送至手术室的过程中有可能要进行心肺复苏[375]。尽管麻醉医师、心内科医师都能指导进行复苏，还是要求介入治疗小组全体成员——医师、护士和技术人员都应该完成基本的心肺复苏课程训练。此外，也特别需要获

得高级心血管支持的资格证并且每年进行重新认证[376]。

如果还没有对患者气管插管，应该依据患者的血流动力学情况来选择麻醉诱导药物，应避免发生低血压和心动过速。另外，还要注意患者之前的进食情况。对这类患者的围术期监护应包括快速建立动脉置管和中心静脉通道。TEE 在心脏问题的诊断及术中监测方面极为重要。

其他需要在心导管室进行的操作、侵入性血管室以及电生理室的治疗（如主动脉瘤支架植入术和射频消融术），也可能需要手术室的后备支持。应有一个专门的手术团队，以应对随时出现的危及生命的并发症。在动脉瘤破裂、导管刺破大血管或心腔时有必要做好转为"开放"手术的准备。介入心血管杂交手术间是处理这种事件的最佳场所[291]。在没有杂交手术间的机构，有必要将患者紧急转入常规手术间。

最佳的救治还取决于是否具有可靠的急诊检验。血气分析、电解质、血色素或血细胞比容的监测在紧急情况下是非常重要的。接受冠状动脉重建术的患者会接受抗血小板凝集的药物。常规的凝血功能检测不能诊断这些患者的出血状态，必须评估血小板功能[377]。

与择期心脏手术相比，急诊心脏手术具有更高的死亡和致残的风险，特别是当患者存在心源性休克时[378]。识别介入手术患者中的高风险的患者，同时加强介入心内科医师、心外科医师及心脏麻醉医师间的交流是改善这类急诊手术预后最重要的保障。

心导管室和杂交手术室内进行的手术

一般注意事项

从 20 世纪 90 年开始，心导管室（cardiac catheterization laboratory，CCL）涉及的范围大大增加，不再仅仅局限于简单的诊断以及对心脏瓣膜疾病、冠状动脉疾病和先天性心脏病的评估[289-290, 376, 379]。在这些场所进行的操作越来越复杂，涉及的患者病情通常也越来越重[290]。因此，心脏麻醉医师会发现自己身处一个相对隔离的环境：有众多的设备，灯光昏暗，操作空间狭小[375, 379]。在需要时，往往也得不到来自外科同仁的帮助。此外，来自麻醉后勤人员、药房和放射科的服务也不是随叫随到。最后，接受深度镇静或全身麻醉的中到重症患者的复苏室往往位于比较远的地方。

由于心导管室和杂交手术室内的介入手术经常要使用透视检查，患者和医务工作者会有很高的辐射暴露的风险。电离辐射的潜在风险包括皮肤损害和细胞

突变，会导致白血病、骨癌和出生缺陷。CDC 的辐射安全程序提出了这样的观念：辐射应尽可能低（"as low as reasonably achievable"，ALARA）。可通过距离、时间和屏障三种方式将辐射暴露降至最低[376]。作业人员与放射源间的距离应尽可能大，因为辐射剂量率与放射源到受照物之间的距离平方成反比。此外，作业人员的暴露时间应尽可能短，因为辐射剂量率与时间直接相关。最后，在个人防护与放射源屏障上都应做到最好。

拉德（rad）是一个吸收剂量单位，指单位质量被照物质吸收的电离辐射能量[376]。人体伦琴当量（rem）是用于量化辐射暴露的单位，是大概的总机体剂量。在辐射环境中工作的医务工作者必须佩戴放射剂量测定仪以追踪个人辐射暴露累积量。应将放射剂量测定器佩戴于暴露风险较高的部位，而且应该戴在防护服的外面（比如甲状腺防护项圈外）。建议对全身每年接受辐射超过 5rem 的个人（患者或工作人员）给予矫治措施（框 67-17）[376]。如果是孕妇，孕期胎儿总的辐射暴露不应该超过每月 0.05rad 或总量 0.5rad。

预防造影剂过敏是心导管室或杂交手术室内手术时需要特别考虑的一个问题。既往有类过敏反应或过敏病史如哮喘是发生高敏反应的最重要危险因素[376]。对于高危患者，特别是之前已知过敏发作的患者应提前使用组胺阻滞剂（H_2）和糖皮质激素。目前的方法为操作前 13h、7h 和 1h 分别口服 50mg 泼尼松，或在心导管检查前 2h 静脉给予氢化可的松 200mg，可联合或者不联合 H_2 受体阻滞剂[376]。

对肾功能不全的患者，造影剂相关肾病也是我们所关心的。糖尿病患者在使用造影剂后出现急性肾功能不全的风险特别高[375-376]。应通过小心注射造影剂和控制造影剂的总量将这些影响降至最低。推荐术前和术后给予生理盐水和（或）碳酸氢钠进行水化治疗[376]。但是，对于存在严重心功能不全的患者，或接近终末期的肾病患者，必须谨慎避免容量超负荷[375-376]。在给予造影剂后，常常发现血清肌酐水平升高，对高风险患者应监测肌酐水平 72h 或更久。目前认为，血浆肌酐水平升高 >25% 或渐进升高 >0.5mg/dl 提示造影剂相关肾病。幸运的是，肾功能不全常常是暂时性的，并且很少发展为急性肾衰竭。

杂交手术室

为了解决某些血管内和经导管操作对外科和影像设备的技术及操作的需求，部分医疗机构建立了杂交手术室。杂交手术室具有完整的双重能力，可以应对需要透视检查和（或）开放手术的手术。它常常位于常规手术室内或旁边。这类杂交手术室的实际位置代表了医疗的进步，因为主要人员可随时处理复杂并发症和紧急情况。

关于在心导管室或杂交手术室内开展的手术类型各医疗机构均不相同，但是应包括：①电生理评估。②经皮处理瓣膜损伤。③房间隔、室间隔缺损或动脉导管未闭患者使用闭塞或伞形装置。④经皮心室辅助装置（VAD）植入术。⑤胸主动脉瘤或腹主动脉瘤支架植入术[289-291]。

尽管要求根据手术的情况各有不同，镇静或麻醉可以提高许多手术的安全性和有效性[379]。麻醉过程中为器官灌注和器官保护提供稳定的血流动力学是一个重要的目标。一些心导管室内的手术只需要麻醉监护或局部麻醉，为患者提供一定的舒适度。然而，在比较困难和时间比较长的手术中，让患者保持不动是很困难的。很多时候全身麻醉也许是最好的选择。如果有指征，气管插管全身麻醉可以使患者具有最佳的舒适度和安全的气道控制[375]。使用喉罩或面罩通气也是可以的，但是自主呼吸时持续的膈肌活动会干扰对心脏的血管结构的透视检查。在没有严重并发症和合并症的情况下，可以在将患者转运入心导管室或病房前拔管。在某些复杂病例，需要将患者转入 ICU。

经皮二尖瓣修补术的优势（如二尖瓣反流矫正和二尖瓣狭窄瓣膜连合部切开术）和经导管主动脉瓣置入术一样避免了胸骨切开、心肺转流以及主动脉阻断[289]。这些手术也是在全麻下进行的需要透视和 TEE 引导[290]。

经皮封堵术也用于房间隔缺损、动脉导管未闭和开窗术，较少用于室间隔缺损[290, 379]。使用超声心动图帮助指导放置封堵器和确认放置成功。如果使用 TEE，需要在全身麻醉下进行。如果使用心内心脏彩超，只要在镇静下即可完成操作[290]。通常需要大口径的外周或股静脉通道和桡动脉置管。

框 67-17 医疗工作者最大允许的辐射限量	
全身	5rem/yr (50mSv/yr)
皮肤	50rad/yr (500mGy/yr)
晶状体	2rad/yr (20mGy/yr)
胎儿（孕期工作者）	整个孕期 0.5rad (5mGy) 或 0.05 rad/mo (0.5mGy/mo)（通过铅围裙下方的腹部辐射剂量牌估算）
累计暴露量（一生）	1 rem × 年龄（10mSv × 年龄）

Modified from Bashore TM, Balter S, Barac A, et al: 2012 American College of Cardiology Foundation/Society for Cardiovascular Angiography and Interventions expert consensus document on cardiac catheterization laboratory standards update: a report of the American College of Cardiology Foundation Task Force on Expert Consensus documents, J Am Coll Cardiol 59:2221-2305, 2012

经皮 VAD 植入（（TandemHeart, Cardiac Assist, Inc., Pittsburg, Pa., and Impella Recover LP 2.5 and 5.0, Abiomed, Inc., Danvers, Mass）适用于进行高危冠状动脉介入、射频消融手术或心源性休克的患者[290]。这些装置的非搏动血流产生的心排血量能完全代替左心室的功能。因此，可能无法使用脉搏氧和非有创血压测量。根据患者的血流动力学以及配合情况，可选择镇静或全身麻醉。由于操作过程中会使用到动脉插管，因而可以进行有创监测[290]。由于可能有大量失血，需要建立大口径的静脉通道。在这些操作过程中需要外科医师随时待命。

腔内腹主动脉瘤修补是一种微创但手术风险高的手术。关于腔内腹主动脉瘤修补的详细信息在第 69 章讨论。

电生理检查

室上性心律失常手术及消融的麻醉要点

目前侵入性的心脏电生理检查是心导管室的常见手术。在很多病例，射频消融已经取代了抗心律失常药物用于治疗复发或持续存在的快速型心律失常。适合这种治疗的快速型心律失常包括局灶性的但更常见的是有折返环路。心导管室的电生理检查通常包含诱导心动过速、标测以及实施经导管射频消融。将 3～5 个导管电极经皮通过静脉通道，或经逆行主动脉导管穿过房间隔入路置入。将导管放在心脏内，以诱发心律失常，并在关键位点记录。心律失常的诱发通过起搏的方式实现。起搏可以引出完全同步的异位搏动以形成折返兴奋。通常可通过给予异丙肾上腺素以提高肾上腺素张力，这是非常必要的。

诱发心律失常是一个不愉快的过程，需要给予一定的镇静。虽然许多心导管室的手术以及电生理试验由培训过的非麻醉科人员给予芬太尼和咪达唑仑进行轻度到中度的镇静，并由心内科医师在放置导管的位置进行局麻浸润，但有并发症的患者需要麻醉医师在场[290]。手术时间较长，以及在处理关键部位时需要患者完全制动，通常需要全身麻醉气管插管[380]。通常可用小剂量阿片类药物、中效肌肉松弛药和吸入麻醉药进行麻醉[380]。但是，在麻醉中使用的很多药物会影响心脏节律（如利多卡因），因此，在使用这类药物时应与电生理学家进行讨论。还应记住，所有的吸入麻醉药物均会影响心脏的传导系统，而大多数静脉麻醉药物对传导系统的影响较小[379]。一旦确定心律失常的起源点，就应将导管电极直接连接到相应位点，射频能量便可通过该导管传送。在消融过程中，患者

的任何体动都可能导致导管移位以及对正常传导组织的潜在损伤。

对房颤患者导管消融术的监护包括直接动脉压力监测。而且，在导管消融和外科操作前进行 TEE 检查以排除左心耳血栓。最后，食管温度监测也很重要，即使电温度轻微升高（0.1℃），也需要向电生理医师报告。电生理医师需要迅速关闭射频消融能量，通过向探头内注射生理盐水给导管尖端降温[380]。

如果导管射频消融术失败，可能需要通过导管消融术或外科手术将肺静脉病灶隔离。进一步的细节可参见"房颤的外科消融"一节。

起搏器或埋藏式自动复律除颤器（AICD）的置入、生成器的更换以及导线的激光取出

埋藏式复律除颤器（ICD）是一种能检测心律失常并进行自动除颤的装置（框 67-18）[380]。在缩小装置大小、延长电池寿命以及改进治疗方案方面人们做了大量改进工作。这类装置常适用于终末期心力衰竭患者以降低猝死风险[315]。因此，这些患者中存在多种合并症，包括既往室速或室颤病史，低射血分数和冠状动脉疾病病史。

目前这些装置的植入需要在心导管室内进行[380]。手术操作包括除颤测试。在手术开始前应贴上体外复律器-除颤器电极片并进行连接[290, 380]。这些电极用来诱导室颤，并在 ICD 装置失败时进行电复律。该操作通常只需要麻醉监护，但在除颤测试时需要短暂的无意识。如果患者存在严重的合并症或焦虑状态，可能需要全身麻醉。需要对这种患者进行严密的监测，因为进行测试时可能出现血压的快速波动，通常需进行动脉置管测压。诱发室颤及除颤后可能需要一些时间使血流动力学指标恢复到基线水平

激光取出感染或受损的 AICD 导线是另一个耗时较长且需要全身麻醉的手术。导线可能牢固地粘连于心内膜，因而需要使用特殊的同轴激光装置，通过其

框 67-18　ICD

ICD 能起搏，也能对快速性心律失常分层治疗（如休克及抗心动过速起搏）

现在的装置几乎都是经皮植入入路

ICD 适合对心脏猝死进行主要或次要的预防措施

与单独的标准治疗比较，ICD 能降低总体死亡率

ICD 适用于心脏骤停后存活且无可逆性病因的患者；缺血性心肌病且射血分数 ≤ 30% 的患者；缺血或非缺血性心肌病患者；射血分数 ≤ 35% 的患者；纽约心脏协会心力衰竭分级 II 级或 III 级的患者

From Kaplan JA, Reich DL, Savino JS, editors: Kaplan's cardiac anesthesia: the echo era, ed 6, St. Louis, 2011, Saunders, p 92

在导线上的滑动烧灼将导线游离。心肌穿孔及心脏压塞是该手术罕见但可致死的并发症[375]。

双室起搏

在许多重度心力衰竭患者，窦房结及房室结功能障碍或（和）室内传导障碍（通常是左束支阻滞）将延缓左心室或右心室收缩[381]。这种左右心室收缩的不协调将进一步降低心排血量，并可能增加这类患者的死亡风险[318]。恢复心脏同步化的治疗是传统房室起搏的一种改良形式，可通过在左心室侧壁的冠状静脉内（经由冠状静脉窦到达）安放一个额外的起搏电极来完成。这样，就可以精确地设定双侧心室的起搏，以恢复左、右心室的同步化收缩，从而改善其做功效能和心排血量。

这种手术有可能会持续较长时间，因此，有时候需要麻醉医师给予适当镇静。这些患者存在严重的低射血分数和其他合并症，包括瓣膜性病变、肺动脉高压以及右室功能不全[290]。平卧后，患者可能出现通气困难。给予镇静剂后，由于血管扩张或高碳酸血症，患者容易发生血流动力学不稳定。因此，正如 Shook 和 Savage 所说的[290]，麻醉医师必须时刻准备在手术的任何时刻转为全身麻醉。

术后阶段的问题

低心排综合征

尽管过去数十年中在心肌保护方面已经得到了改善，但是研究已证实在 CABG 和其他心脏手术后第一个 8～24h 中，左室功能显著降低[382]。心脏手术后缺血及再灌注损伤的双重作用使心肌处于一种能量缺乏状态，限制了从血液中摄取外源性能量底物（框 67-19）。长时间主动脉阻断、血管再通不完全或心肌保护差增加了风险。特别是已存在左室功能不全的患者，

框 67-19　体外循环后低心排综合征的危险因素
术前左心室功能不全
需要修补或置换的瓣膜心脏病
主动脉阻断时间和总体外循环时间长
心脏外科修补不充分
心肌缺血和再灌注
心脏停跳液残余作用
心肌保护差
再灌注损伤和炎性改变

From Kaplan JA, Reich DL, Savino JS, editors: Kaplan's cardiac anesthesia: the echo era, ed 6, St. Louis, 2011, Saunders, p 1028

在心脏手术后心肌恢复相对较慢，需要采取措施以减轻心脏的工作负荷。而且，已经存在的舒张功能不全与撤离性心肺转流困难以及在心肺转流后和 ICU 期间持续需要血管活性药物支持有关[383]。

低心排综合征（low CO syndrome，LCOS）的诊断标准包括心排血指数低于 2.4L/(min·m²)，乳酸水平升高，以及尿量小于 0.5ml/h 超过 1h[384]。另外，$S\bar{v}O_2$ 也可作为 LCOS 的一个很好的指标，因为它反映了心排血量和全身氧需之间的平衡。

对 LCOS 高风险患者的术后管理需要一套符合生理的方案。优化前负荷和降低后负荷有利于增强心脏功能。应避免心动过速和心动过缓，并应治疗术后心律失常。另外，应预防寒战，因为寒战会加大氧需求而使心率加快。术后常给予深度镇静及肌肉松弛，以将全身代谢需求降低 25%～30%，从而减轻心脏工作负荷。

当患者脱离心肺转流，最终进入 ICU 后，常需要药物支持来改善心肌收缩力（表 67-18）[384-385]。儿茶酚胺类（β 受体激动剂）和磷酸二酯酶抑制剂是用于这一目的的最主要的两类药物。儿茶酚胺类（如肾上腺素、去甲肾上腺素、多巴胺、多巴酚丁胺、多培沙明和异丙肾上腺素）常是一线用药。这些药物通过刺激 $β_1$ 受体发挥正性肌力作用，导致细胞内环腺苷酸（cyclic adenosine monophosphate，cAMP）水平增加。不同的儿茶酚胺类药物主要的血流动力学作用取决其于对 α、$β_1$、$β_2$ 和多巴胺受体的刺激程度（详见第 16 和 20 章特殊药物药理学和剂量）。有时也将磷酸二酯酶抑制剂（如米力农、氨力农）称为正性肌力血管扩张药，可以作为一线治疗用药或辅助 β 肾上腺素能药物使用。磷酸二酯酶抑制剂通过抑制环腺苷酸的分解来增强 β 肾上腺素的刺激。当这些药物联合儿茶酚胺类输注时，其增加正性肌力作用是一种叠加效应，或可能是协同效应。磷酸二酯酶抑制剂也能引起体循环和肺血管扩张。因此，这类药物对肺动脉高压、右室衰竭以及主动脉瓣或二尖瓣反流患者尤其有用。

有一种新型药物——钙离子增敏剂（如左西孟旦），虽然目前还没有在美国被批准上市，但其具有很强的正性肌力和扩张血管作用[386-387]。左西孟旦通过稳定钙与肌钙蛋白 C 的结合，增加心肌对钙的敏感性而起作用。这一作用可增强收缩期钙敏感性和增强心肌收缩力，而不引起舒张期钙超载。因此，本药可增强正性肌力作用而且维持舒张功能。与磷酸二酯酶抑制剂类似，左西孟旦可以增强正性肌力作用而不显著增加心肌氧耗。

右心室衰竭也可能出现在 LCOS 患者，表现为肺

表 67-18   常用的血管活性药物的相对效能

		心脏			外周血管	
	剂量	心率	收缩力	血管收缩	血管扩张	多巴胺能
去甲肾上腺素	2~40μg/min	+	++	++++	0	0
多巴胺	1~4μg/(kg·min)	+	+	0	+	++++
	4~20μg/(kg·min)	++	++~+++	++~+++	0	++
麻黄碱	1~20μg/min	++++	++++	++++	+++	0
去氧肾上腺素	20~200μg/min	0	0	+++	0	0
血管加压素	0.01~0.03units/min	0	0	++++	0	0
多巴酚丁胺	2~20μg/(kg·min)	++	+++~++++	0	++	0
米力农	0.375~0.75μg/(kg·min)	+	+++	0	++	0
左西孟旦	0.05~0.2μg/(kg·min)	+	+++	0	++	0

From Hollenberg SM, Parrillo JE: Acute heart failure and shock. In Crawford MH, DeMarco J, Paulus WJ, editors: Cardiology, ed 3, Philadelphia, 2010, Saunders, p 964

表 67-19   术后心率和心律失常

心律失常	常见原因	治疗
窦性心动过缓	术前或术中 β 受体阻滞	心房起搏 β 受体激动剂 抗胆碱酯能药
心脏阻滞（Ⅰ度、Ⅱ度和Ⅲ度）	缺血 外科创伤	房室顺序起搏 儿茶酚胺类
窦性心动过速	躁动或疼痛 低血容量 儿茶酚胺类	镇静或镇痛 补充容量 改药或停药
房性快速性心律失常	儿茶酚胺类 心腔扩大 电解质紊乱（低钾血症、低镁血症）	改药或停药 治疗潜在病因（如血管扩张剂，给予 K^+/Mg^{2+}） 可能需要同步电复律或药物治疗
室性心动过速或室颤	缺血 儿茶酚胺类	电复律 治疗缺血；可能需要药物治疗 改药或停药

Modified from Kaplan JA, Reich DL, Savino JS, editors: Kaplan's cardiac anesthesia: the echo era, ed 6, St. Louis, 2011, Saunders, p 1030

动脉压和中心静脉压升高。超声心动图能够做出诊断，表现为右心室增大且收缩乏力，常伴有显著的三尖瓣反流。对右心室衰竭的处理包括确保足够的右室充盈，以及维持足够的体循环压力以预防右心室缺血。用药物降低后负荷对肺循环有帮助。米力农可以降低肺血管阻力和增加心排血量。一氧化氮和吸入前列腺素类可以选择性地扩张肺血管。其他降低肺血管阻力的措施包括过度通气（较快的呼吸频率）引起轻度低碳酸血症以及积极处理低氧血症和酸中毒。

心 律 失 常

房性心律失常

在进行心脏手术的患者中大量出现术后心律失常（表 67-19），其中房颤最常见（27%~40%）[388-389]。患者在心脏手术后 2~3d 新发房颤的风险最高[389]。这种心律失常可能延长患者的住院时间，由于术后血流动力学紊乱或血栓栓塞并发症而增加治疗费用[390]。

为了预测术后房颤的发生，已研究了许多潜在的危险因素。随着年龄增长，心房扩大会影响心房肌纤维细胞间的电耦联。术后发生房颤的其他术前危险因素包括：房颤病史、慢性阻塞性肺疾病、瓣膜手术、术后停止使用 β 受体阻滞剂或 ACEI 类药物[389]。围术期因素包括术中心房保护不够、心包炎、术后自主神经失衡、随着液体转移心房大小改变、电解质（钾和镁）紊乱以及儿茶酚胺生成过多[391]。术后给予 β 受体阻滞剂、ACEI 类药物、补钾和非甾体类抗炎药（NSAIDs）能降低风险[389]。

房颤的治疗包括药物治疗和电复律。许多研究表明 β 受体阻滞剂显著降低术后房颤发生率，停用 β 受体阻滞剂会增加风险[392-393]。也已研究了预防性或治疗性使用胺碘酮[394]。最近，已研究了一种廉价的用于预防术后房颤的抗炎药物——秋水仙碱[170]。对血流动力学不稳定的房颤患者可使用同步电复律[395]。血流动力学稳定时，可以使用药物来预防快速室性反应。通常用于这个目的的药物包括：钙通道阻滞剂、β 受体阻滞剂、镁剂和胺碘酮。在开始治疗前应请专家会诊，尤其是稳定的患者[393-395]。

室性心律失常

尽管心脏手术后会出现室性心律失常，但是持续性的室性心律失常相对来说并不常见。与之相关的因素包括：血流动力学不稳定、电解质异常、缺氧、低血容量、缺血或梗死、急性移植血管闭合再灌注以及使用心肌变力性药物[395]。

室性心律失常包括单纯室性期前收缩（premature ventricular complexes，PVC）以及室性心动过速。单纯的室性期前收缩不会显著增加发生危及生命的室性心律失常。相反，复杂的室性心律失常，包括频发室性期前收缩（>30/h）和非持续性室性心动过速，特别是长期存在时，可能导致患者猝死。当心室功能受损时，更容易发生猝死。一项纳入了 126 例术后复杂心室异位心律患者的研究发现死亡率高达 75%[395]。持续性室性心律失常患者的短期和长期预后均较差。

如果患者没有症状且血流动力学稳定，通常不需要立刻处理室性期前收缩、甚至非持续性室性心动过速短暂发作，尽管需要纠正任何可逆病因。相反，室性心动过速伴有血流动力学不稳定的患者则需要立即同步电复律[396]。对室性心动过速或对不确定心律患者，如果血流动力学稳定可以使用胺碘酮。应当立即对室颤进行电除颤[395]。对于室性心律失常的长期处理，除了抗心律失常的药物以外，还应考虑电生理学分析和植入 ICD。

缓慢性心律失常

术后短期内常出现缓慢性心律失常。大多数情况下只需要安装临时心外膜起搏器即可。少数患者可能需要安装永久起搏器，尤其是在 CABG 或者瓣膜修补术后出现窦房结功能紊乱或者房室传导异常的患者[395]。需要安装永久起搏器的患者可以接受单腔或者双腔起搏器。多个因素提示某个特定装置将使某个体患者获益最多[397]。

高　血　压

心脏手术后，患者仍可能有血流动力学不稳定，包括高血压[398]。术后高血压的发生常是由多种原因引起的，可能包括停用术前使用的抗高血压药物（如 β 受体阻滞剂和作用于中枢系统的 α_2 受体激动剂）、疼痛、低氧血症、高碳酸血症以及低温。然而，动脉收缩通常是术后急性高血压的主要原因[399]。如果不及时处理，术后高血压可能导致心肌负荷及氧耗增加、心肌梗死、心律失常、脑血管意外、出血增加，甚至出现伤口裂开。术后采用深度镇静以控制高血压可能并不是最好或者唯一可能的方法，特别是需要及早拔管（快通道心脏手术麻醉）的病例[398-399]。

几种抗高血压药物见框 67-20。临床上最常使用的抗高血压的药物为硝基血管扩张药以及二氢吡啶类的钙通道阻滞剂。由于具有抗缺血作用以及被大家所熟知，硝酸甘油常是行冠脉血管重建术患者高血压治疗的首选药物。但是，由于硝酸甘油主要扩张的血管为静脉而非动脉，所以并非总是有效。此外，硝酸甘油还可产生耐药性[399]。

框 67-20　围术期高血压治疗的血管扩张药
腺苷
α_1 肾上腺素能受体拮抗剂
α_2 肾上腺素能受体激动剂
血管紧张素转换酶抑制剂（依那普利）
血管紧张素 II 受体拮抗剂
心房钠尿肽（奈西立肽）
β_2 肾上腺素能受体激动剂
二氢吡啶类钙通道阻断剂 *
多巴胺受体激动剂
肼屈嗪
硝基血管扩张药 *
磷酸二酯酶抑制剂
前列腺素类

From Levy JH: Management of systemic and pulmonary hypertension, Tex Heart Inst J 32:467-471, 2005.
* 静脉血管活性疗法广泛被用于围术期高血压的治疗

由于心脏手术后动脉收缩是产生高血压的重要原因，所以治疗药物的选择通常应针对能有效减弱动脉收缩。作为一种非选择性的静脉和动脉舒张药，硝普钠是一个普遍的选择。然而，理论上硝普钠能引起冠状动脉窃血[399]。此外，肾衰竭患者清除硝普钠的速度减慢，使这类患者更易发生代谢产物（氰化物和硫氰酸盐）中毒反应。

非诺多泮是一种短效多巴胺受体激动剂，通过激动 D_1 受体而特异性舒张动脉。与硝普钠不同，非诺多泮能增加肾血流，产生利尿、排钠的作用[400]。但是，大多数关于非诺多泮肾保护作用的研究都没有得到确切的阳性结果。另外，严重的高血压可能需要更大剂量的非诺多泮，与此同时可能出现心动过速的不良反应。

二氢吡啶类钙通道阻滞剂，如尼卡地平和维氯地平，能够选择性地舒张动脉阻力血管，而不产生负性肌力和负性传导作用，以及引起广泛的肾、脑、肠以及冠状血管床的扩张。尽管尼卡地平和维氯地平相对硝酸甘油和硝普钠价格较昂贵，但是对于进行心脏手术，并且伴有需要紧急处理的急性高血压的患者，这类药物被一些专家推荐为首选药物[399]。

当使用了任何血管活性药物时，有创动脉压监测十分重要。四肢血管的收缩或者灌注不足可能导致中心主动脉压与外周动脉压不符。此外，如果手的位置欠佳，可能影响桡动脉导管的位置，远端肢体灌注不足也会导致动脉波形低平。在围术期，有时麻醉医师或者外科医师必须重新进行外周动脉置管（例如股动脉置管），以确保准确地监测血管活性药物的治疗效果。

肾功能不全

接近 2% 的患者发生需要透析治疗的围术期肾衰竭[193]。尽管肾功能不全或肾衰竭在不同研究中的定义各异，但三条有用的标准是：①血清肌酐水平比术前值 >44mmol/L（>0.5mg/dl）。②血清肌酐水平比术前值增高超过 50%。③血清肌酐水平 >177mmol/L（>2mg/dl）[401]。急性肾功能不全的另一个定义包括"RIFLE"分级标准（表 67-20）[402]。

常与心脏手术后肾功能不全相关的术前危险因素包括：术前即存在肾功能不全，1 型糖尿病，年龄超过 65 岁，大血管手术，动脉疾病，基因易感性以及近期使用过肾毒性制剂（如放射造影剂、胆色素、氨基糖苷类抗生素和非甾体类抗炎药）[193,401]。Ejaz 及其同事发现除了血清肌酐水平外，血清尿酸水平也是提示

表 67-20 急性肾衰竭 RIFLE* 分级标准

	GFR 标准	尿量标准
高危期	血肌酐增加 1.5 倍，或者 GFR 降低 >25%	<0.5ml/(kg·h)×6h
肾功能不全期	血肌酐增加 2 倍，或者 GFR 降低 >50%	<0.5ml/(kg·h)×12h
肾衰竭期	血肌酐增加 3 倍，急性血肌酐水平 ≥ 350μmol/L，或者急性增加 ≥ 44μmol/L	<0.3ml/(kg·h)×24h，或者无尿 ×12h
肾功能丧失期	持续急性肾衰竭 = 完全丧失肾功能 >4 周	
终末期肾病	终末期肾病（>3 个月）	

From Kuitunen A, Vento A, Suojaranta-Ylinen R, Pettilä V: Acute renal failure after cardiac surgery: evaluation of the RIFLE classification, Ann Thorac Surg 81:542-546, 2006.
GFR，肾小球滤过率。
* 根据 risk、injury、failure、loss 和 end-stage kidney disease (ESKD) 首字母缩写而成

急性肾衰竭的重要指标[403]。另外，几个术中危险因素包括：需要急诊手术，再次心脏手术，瓣膜手术，以及体外循环超过 3h[193,401]。其他围术期危险因素包括：低血容量，由于低血容量或者 LCOS 导致的低血压，以及栓塞现象。此外，肾髓质肾小球损伤可导致急性肾小管坏死；缺氧是引起肾髓质肾小球损伤的常见原因[401]。

心脏手术患者术后肾功能不全导致 ICU 停留时间和住院时间延长以及死亡率升高[193,401]。因此，应尽可能地预防其发生。基于造影剂肾病患者的研究发现，在给予放射性造影剂之前水化治疗能够预防术后肾功能不全的发生[401]。由于体外循环后肾损伤的机制与注射放射性造影剂后引起的肾损伤机制相似，研究者认为水化充分和维持正常的血容量有助于预防心脏手术患者术后肾功能不全[401]。

几种治疗方法能预防或减轻术后肾功能不全（框 67-21）[401]。基础支持治疗包括保证足够的心输出量、灌注压和血管内容量。停用任何肾毒性药物（NSAIDs 和某些抗生素）。利尿剂没有帮助，反而可能有害[404]。虽然未证明多巴胺有效，但一些研究提示 D_1 受体激动剂——非诺多泮能改善心脏手术患者的肾功能[405]。未被证明的药物治疗包括甘露醇、钙通道阻滞剂、ACEI 类药、心房尿钠肽以及 N- 乙酰半胱氨酸。最后，如果需要透析，持续透析可能优于间断透析[406]。

框 67-21　减轻或预防术后肾功不全发生的目标及处理方法

1. 保持足够的氧供——确保足够的心排血量、足够的运氧能力以及适当的血红蛋白饱和度。
2. 抑制肾血管收缩——确保足够的容量前负荷以及给予甘露醇、钙通道阻滞剂和血管紧张素转换酶抑制剂。
3. 促进肾血管扩张——多巴胺能药物、前列腺素类和心房钠尿肽。
4. 保持肾小管流量——攀利尿剂和甘露醇（可预防能导致细胞肿胀、缺血和死亡的肾小管阻塞）。
5. 减少氧耗——使用攀利尿剂以及轻度低温。
6. 减轻缺血再灌注损伤——由氧自由基和钙离子释放造成。

Modified from Sear JW: Kidney dysfunction in the postoperative period, Br J Anaesth 95:20-32, 2005

中枢神经系统功能障碍

从 20 世纪 80 年代开始，术后脑卒中的风险已经降至 1% ~ 2%[32, 407]。然而，老年患者以及行联合 CABG 和心脏瓣膜手术或其他复杂心脏外科手术的患者神经系统并发症风险依然高[408-409]。框 67-4 列出了神经功能并发症的危险因素。重要的是，40% 的脑卒中并不是在术中发生的，但在术后表现出来[200, 407]。脑卒中的影响是显著的，表现为住院期间预后更差，ICU 和术后住院时间延长，生存率更差[407]。

一种还未定义明确的疾病——POCD，更常见。谵妄包括在 POCD 定义中，表现为记忆、注意力以及心理运动速度缺陷。早期认知丧失，曾一度被认为是暂时性的，在 40% 的心脏手术患者术后可持续 5 年[410]。以前认为 POCD 是由心肺转流导致的生理紊乱造成的。但是，最近的研究已经明确 POCD 在体外循环心脏手术、非体外循环心脏手术、冠脉支架植入以及非心脏手术的发生率相似[33]。因此，目前的关注集中在与外科应激、麻醉药物、患者相关易感因素有关的因素，特别是术前脑血管疾病的程度[33, 411]。实际上，外科操作可能揭示患者存在认知丧失的易感性。这种认知丧失是已经存在的，并且即使不手术也将最终表现出来，通常是脑血管疾病进展的结果[411]。虽然 POCD 不如脑卒中那么危重，但其对生活质量和总体医疗资源消耗的潜在影响仍然深远[47]。

神经保护策略

已经尝试多种策略来降低心脏手术患者神经功能损伤的发生率和严重程度。最常用的非药物方法强调减少大栓子和微栓子。正如本章之前部分所描述的，这些措施包括应用经食管或主动脉表面超声心动图以避免主动脉粥样斑，优化主动脉上的主动脉插管位置，避免为了

近端吻合使用单个阻断钳部分阻断主动脉，以及在某些患者避免对主动脉的完全阻断（"不接触"技术）[44-46]。其他减少颗粒微栓的策略包括在体外循环管路中常规使用动脉滤器和回输切开心脏过程中吸引的自体血之前使用血液回收机，以排除滤过颗粒和脂肪物质[412]。减少微栓的策略包括任何需要打开心腔的操作都要谨慎地排出空气，以及向手术野灌入二氧化碳以减少心内空气栓子[413]。对某些患者进行非体外循环下 CABG 手术能降低栓塞，但该方法并不能降低术后 1 年或 5 年的 POCD 发生率[414]。由于大约 40% 的脑卒中发生在术后，因此术后预防栓塞仍然重要[200, 407]。许多之后发生的脑卒中可能是由房颤造成的。必须进行早期的药物或电生理治疗以及足够的抗凝（详见术后心律失常部分）。

其他非药物方法包括围术期温度控制以及低温心肺转流期间的血气管理（α 稳态或 pH 稳态）。这些内容在体外循环章节中讨论。

糖尿病被认为是心脏手术后脑卒中和谵妄的一个危险因素[415]。甚至在非糖尿病患者，心脏手术过程中高血糖也极其常见。原因是手术应激反应（心肺转流也是一样）导致循环中儿茶酚胺和皮质醇增加，以及低温导致胰岛素效能降低[200]。实验证据已经表明，高血糖与不同类型的神经功能损伤后预后差有关。但是，很难减轻心脏手术或体外循环应激产生的高血糖。而且，积极尝试控制血糖水平甚至可能会引起单次严重的低血糖[416]。在一项纳入了 400 例心脏手术患者的随机前瞻性研究中，给予严格控制血糖（静脉使用胰岛素，以维持术中血糖为 80 ~ 100mg/dl）或传统管理（血糖水平 <200mg/dl）。研究者发现，严格控制组脑卒中的发生率显著增加[74]。最近 STS 指南推荐应将糖尿病和非糖尿病患者的血糖控制在 180mg/dl 以下[76]。通常在术后比术中心肺转流期间及心肺转流后即刻更容易控制高血糖。

术中的血流动力学可能影响神经功能和其他预后。由 Gold 及其同事开展的前瞻性随机研究对比了维持"正常"MAP（最低 50mmHg）和较高 MAP（80 ~ 100mmHg）[417]。研究者发现心脏和神经系统并发症的发生率在高 MAP 组更低。在另外一项研究中，研究者发现心脏手术心肺转流期间 MAP 比体外循环前低至少 10mmHg，患者发生低灌注类型"分水岭"脑卒中的可能性更高[418]。目前推荐在神经系统损伤高危患者维持更高的 MAP（如 >50mmHg）[200]。最近证据表明，在自主调节下线的个别患者 MAP 波动大，因此，很难估计目标 MAP。在体外循环期间用脑氧指数实时监测自主调节可以提供更为合理的个体化 MAP[57]。

许多关于心脏手术患者的研究已经验证了能减轻

神经系统损伤的药物[419]。由于可以确定高危患者以及有明确的治疗窗，药物预防应该可取。然而，尚缺乏明确证明能预防或治疗心脏手术后神经功能损伤的药物。

中枢神经系统损伤或功能障碍的术后管理

术后短期内如患者不能遵从指令或者活动肢体提示可能发生了术后脑卒中，需要神经学会诊，包括诊断性影像学检查。弥散加权 MRI 是对心脏手术后患者最敏感和准确的成像技术[420]。与传统 MRI 比较，它可以探查出更多的微栓塞灶，能够更好地发现较多个分水岭病灶。

心脏手术后中枢神经系统损伤或者功能障碍的管理包括一般性支持措施：避免低血压，扩容，正性肌力措施（药物或机械），或采用血管活性药（血管加压素或去氧肾上腺素）支持血压以及脑灌注。通过足够氧合、镇静以及严格体温控制使脑氧供需平衡达到最理想的状态。应积极控制高温（发热）。应该避免高血糖和低血糖。由于溶栓治疗有明显的术后出血风险，因此，心脏手术很少使用。

POCD 可能表现得不明显，需要通过心理评估量表才能诊断；而有时也可能比较极端，表现为术后谵妄。谵妄的定义为认知和注意力急性改变，包括意识改变和思维混乱[421]。在心脏手术文献中，因对谵妄的评估方法不同而存在差异，报道的谵妄发生率为 3%（只用表格评估）到 8%（护士访谈）。但是，如果采取每日严格的心理状态评估和应用有效的诊断方案，则谵妄的发病率可高达 53%[422]。

危险因素包括已经存在的认知功能障碍、术前功能状态差、既往脑卒中或短暂性缺血发作、抑郁、酒精滥用以及术前实验室检查异常（血糖、钠、钾和白蛋白）[421]。术后谵妄的起病诱因包括术中和术后用药，尤其是镇静和镇痛药。术后 ICU 环境常导致无法睡眠和过度刺激，容易引起谵妄发作[421]。住院和手术操作的并发症包括长时间控制通气以及活动减少，同样可导致谵妄发生和加重。

表 67-21 列出了术后预防谵妄的非药物治疗。药物，包括用于控制疼痛和焦虑的药物，通常是诱因之一。一些研究已经发现，与苯二氮䓬类（咪达唑仑和劳拉西泮）相比，右美托咪定用于 ICU 镇静时可降低谵妄发生率[423-424]。针对发生躁动的患者，主要的治疗是全面回顾用药史，以及排除其他诱因，如低心排血量或低灌注、代谢紊乱（如高血糖）、液体和电解质紊乱（低血糖或高血糖以及尿毒症）、便秘、尿潴留和环境噪声。对于非药物治疗效果差的患者，氟哌啶醇

表 67-21　预防术后谵妄

模块	术后干预措施
认知刺激	定向力（时钟、日历和方向板） 避免使用认知活性药物
改善感觉输入	眼镜 助听器和扩音器
体动	早期活动和康复
避免精神活性药物	去除不必要的药物 疼痛管理方案
液体和营养	液体管理 电解质监测和补充 足够的营养方案
避免院内并发症	肠道方案 早期拔除尿管 中枢神经系统氧供充分，包括吸氧和 　非常低 HCT 时输血 术后并发症监护方案

Modified from Rudolph JL, Marcantonio ER: Postoperative delirium: acute change with long-term implications, Anesth Analg 112:1202-1211, 2011

（一种抗精神病药物）可作为一线药物治疗谵妄相关的躁动[425]。

谵妄可能加重阿尔兹海默液患者的认知功能障碍，或引起年轻患者出现创伤后应激障碍[421]。还未充分研究谵妄对精神健康造成的长期影响，但可包含功能恢复受损。

其他神经损伤

心脏手术后外周神经损伤时有报道[426]。Sharma 及其同事的综述报道，臂丛神经损伤的发生率为 1.5% ~ 24%[427]。外周神经损伤表现为肢体麻木、无力、疼痛、反射减弱以及协调性降低。最常见的是尺神经病变是第四、五手指感觉异常。虽然术中手臂的体位也可能引起上肢的神经损伤，但其损伤机制最常见的是与使用胸骨牵拉器及臂丛受压有关。

其他神经系统并发症包括膈神经损伤，可能是由于为给心脏表面降温而在心包周围使用冰水[426-427]。另外，也有报道喉返神经损伤、交感链神经病变（霍纳综合征）以及获取长条的大隐静脉时损伤隐神经[426]。外周神经损伤症状通常为自限性的，随时间而改善，必要时可行物理治疗。

呼吸功能不全

即使在无并发症的心脏手术后，正中胸骨切开

（或开胸）和肺操作也会引起总肺容量、潮气量、第一秒用力呼气量（FEV₁）和功能残气量明显下降，以及肺不张和血管内肺水增加 [428]。这些改变可导致动脉低氧血症，这是由于通气 / 血流比值失调，导致肺顺应性下降，呼吸做功增加 [429]。更严重的术后呼吸功能不全导致脱机困难，可能来自于一些内源性肺疾病（如COPD、肺不张、肺炎或者外科性肺损伤）、与心肺转流或输血（输血相关的急性肺损伤）相关的 ARDS、肺栓塞或低心排血量继发的心源性肺水肿。

降低心脏手术后肺部并发症的术前措施包括使择期手术患者的肺功能达到最佳。关于手术方式，研究者认为与心肺转流手术相比，非心肺转流手术理论上对肺力学的影响更小。事实上，使用 CPB [430-431] 和体外循环时间 [432] 已经被认为是通气延长（>48h）的危险因素。

在过去的数十年中，心脏手术后的管理包括机械通气至次日。当然，一段时间的控制通气具有十分重要的临床意义，可以保证患者逐渐复温和麻醉苏醒、改善心功能并确保血流动力学稳定和预防术后出血。然而，现在许多患者如果达到某些标准（框 67-22），在到达术后监护室后 3 ~ 6h 即拔除气管导管（所谓的"快通道"）。为了实现快通道，需要避免使用大剂量的麻醉镇痛药物，并在合适的时机给予适当剂量术后镇痛镇静药物和任何肌松药 [433]。而且，应采取措施避免呼吸机相关性肺炎，包括正式的感染控制方案，洗手，维持足够的气管导管套囊压力，避免胃过度膨胀，半卧位，定期引流呼吸机管路中的冷凝水，每日"镇静休假"，给予足够的营养支持，早期拔除气管导管和鼻胃管，以及避免不必要的再插管 [429-430]。

应加强术后镇痛以减少术后肺部并发症。胸骨劈

框 67-22　术后及早气管拔管的标准

神经系统：清醒，神经肌肉阻滞完全消退（抬头 ≥ 5s），能服从指令，能咳嗽和保护气道。

心脏：平稳，无须机械支持，心脏指数 ≥ 2.2L/(min · m²)，MAP ≥ 70mmHg，无严重心律失常。

呼吸：X 线胸片和动脉血气分析（pH ≥ 7.35）可接受，分泌物极少，心肺转流术或 T 管舒适，自主呼吸频率 ≤ 20 次 / 分，MIT ≥ 25cmH₂O。另外，成功的自动呼吸试验定义为快速浅呼吸指数 <100 和 PaO₂/FiO₂ ≥ 200。

肾：利尿可，尿量 >0.8ml/(kg · h)，无源于术中或心肺转流术给液或全身性炎症反应综合征的明显液体过负荷。

血液系统：胸引流管引流量极少。

温度：复温完全，无寒战。

From Kaplan JA, Reich DL, Savino JS, editors: Kaplan's cardiac anesthesia: the echo era, ed 6, St. Louis, 2011, Saunders, p 1049

开术后的疼痛可能限制了患者的咳嗽能力以及深呼吸的锻炼，取大隐静脉后腿部切口的疼痛限制了患者术后的早期行走，从而增加了发生肺部并发症的风险。读者也可以参考后面关于心脏手术后疼痛部分的内容。该部分涉及了其他一些改善术后疼痛的方法，从而减轻疼痛对身体的束缚，减少如肺叶塌陷、肺炎和延长住院时间等并发症。

幸运的是，仅有少部分心脏手术后患者需要长时间的机械通气。来自 STS 国家成人心脏数据库 [434]（STS National Adult Cardiac Surgery Database）、纽约州卫生署的心脏手术注册网（Cardiac Surgery Registry of New York State Department of Health）[432] 以及利物浦心胸中心数据（Cardiothoracic Centre-Liverpool）[430] 的数据显示，约 5.5% 的行 CABG 患者术后需要 48h 以上的机械通气。需要长时间机械通气的独立术前危险因素包括高龄、术前机械通气、血清肌酐升高、射血分数 <30%、瓣膜手术、既往心脏手术、急诊手术、近期心肌梗死、外周血管疾病、吸烟、FEV₁<70% 预测值以及使用 CPB [430]。

长时间手术后机械通气最常见的原因是心功能不全 [435]。具有临界心功能的患者可能需要利尿、降低后负荷或使用正性肌力药。肺源性脱离机械通气困难的原因包括非心源性肺水肿、肺炎、重度 COPD、ARDS 以及肺栓塞。非肺部并发症，如术后持续出血、神经系统并发症（包括脑卒中和谵妄）、肾功能不全或衰竭、胃肠道并发症以及败血症等也都可能导致需要长时间机械通气。在一项大型的心脏手术后呼吸机依赖性（机械通气时间超过 72h）研究中，30d 生存率为 76%，1 年生存率为 46%，5 年生存率为 33% [435]。

出血和凝血疾病

出血常见于心脏手术和心肺转流术后。在美国，15% ~ 20% 的血液制品使用与心脏手术有关 [436-438]。出于正在进行中的临床研究和经济考量，不同的医学中心和国家处理出血和凝血的方法各异。Spiess 和同事发现不同中心的输血率从 3% 到 92% 不等 [439]，一个国际心脏手术数据库显示了相似的变异 [440]。

有时输血是治疗凝血疾病或贫血的指征，但输血会带来医疗资源的巨大花费，并影响患者预后。一项纳入了超过 1900 例心脏手术患者的研究发现，接受输血的患者按合并症调整后的死亡风险比未输血患者增加了 70%，而 5 年死亡率增加了 1 倍 [85]。一项国际研究显示，不同国家的输血标准不同导致预后不同 [441]。来自于克利夫兰临床数据库的一项纳入 1000 例行 CABG 患者的

研究证实，输血与近期及远期（如 10 年）死亡率相关。该研究使用了一个平衡评分来消除混杂因素[442]。另外，Marik 和 Corwin 对 45 项临床研究进行了 Meta 分析，以明确输血治疗的并发症，发现输血患者的死亡率增加了（比值比：1.7；95% 可信区间：1.4～1.9）[443]。

指南和推荐

2007 年，STS 和心血管麻醉医师协会（SCA）联合颁布了一项关于心脏手术输血和血液保护的工作指南。该指南于 2011 年更新[82, 444]。他们列出了 6 个预测心脏手术中血制品输注的重要因素：

1. 高龄
2. 术前 RBC 容量较低（如术前贫血或者低体表面积）
3. 术前使用抗血小板药或者抗血栓药
4. 复杂手术或者再次手术
5. 急诊手术
6. 非心脏合并症

该专家组给出了血液保护方面的推荐意见，包括以下五点[444]：

1. 应考虑使用增加术前血容量的药物（如促红细胞生长素）或者降低术后出血的药物（如抗纤溶药）。
2. 手术计划中应考虑到血液保护措施，包括血液回收以及逆行预充泵。
3. 为了避免患者的血液在心肺转流中受到损伤，可考虑等容量稀释及富血小板血浆单采。
4. 医疗机构应该执行基于床旁检查结果的输血流程。
5. 前面提到的所有指南的综合应用是最好的血液保护方法。

患者血液管理是一种以患者为中心的输血新方法。它的原则与以上推荐建议是完全一致的。其三个基本内容如下：

1. 术前将红细胞量调节到最佳状态。
2. 围术期将红细胞丢失控制到最少。
3. 围术期贫血治疗达到最优化。

出血和输血指征的定义

为心脏外科患者输血时应该谨慎且深思熟虑，因为异体输血有诸多危险。对具有外科性出血可能的大出血患者应该进行仔细评估，通常需要通过输注异体血制品来维持血红蛋白和完整的凝血功能直至找到出

血点。对由于凝血功能障碍而大量微血管出血的患者应该仔细检查凝血系统，通常用 POC 监测来评估需要输注哪种血制品或哪种药物（将在下面的输血流程中讨论这个问题）。明确输血指征的困难在于对出血的定义含糊不清。在很多地方将胸腔管大量引流定义为连续 2h 出血超过每小时 250ml 或 1h 出血超过 300ml。除了定义出血的严重程度以外，这些标准也常帮助临床医师决定是否需要让患者返回手术室进行开胸探查。

知道何时输注红细胞也同样富有挑战性，因为输血指征通常取决于血红蛋白水平，而这个指标并不能很好地代表组织氧供状况。众所周知，心脏手术和体外循环容易导致贫血而带来某些风险[445]。这些风险包括肾衰竭[446]、其他终末期器官功能障碍甚至死亡[445]，所有的这些都已经在设计良好的观察性多变量分析中被证实。但不同的人群可忍耐的最低血红蛋白不同，在目前文献中也依然没有明确的定义。虽然如此，STS/SCA 血液保护指南还是提供了一组可以适用于大部分患者的输血指征框架。这些指征包括体外循环期间血红蛋白最低为 6g/dl，体外循环之前或之后最低为 7g/dl[444]。但潜在的合并症会提高最低安全的血红蛋白浓度或血细胞比容。

凝血监测

如果仅能进行标准的实验室检查，凝血功能障碍患者在手术间的监测就只能限于监测凝血酶原时间、国际标准化比值、活化 PTT、血小板计数以及纤维蛋白原和纤维蛋白降解产物水平。而这些指标在体外循环术后患者的使用受限，因为它们并不能显示血小板功能，并且出结果的时间太慢以至于无法及时开始治疗。出于这个原因，在没有 POC 检查凝血功能的情况下，可经验性和非个体化地开始输血治疗。

血小板计数可提供血小板浓度的量化信息，但很少提供关于血小板功能的定性信息。血小板计数低于 100 000/μl 通常被视为血小板减少症的标准，但是血小板计数超过 50 000/μl 与术后出血并不相关。实验室测定血小板功能的指标，包括出血时间、集合度测定、红细胞计数，都不够迅速（在 1h 以上出结果），因此，想要在术中获得及时的相关信息是不切实际的。当出现难以接受的微血管出血时，无论血小板计数如何，心肺转流诱发的血小板功能障碍通常被认为是罪魁祸首，但现在 POC 检测可以测定血小板功能了。

比起实验室检测，POC 检测仪能更加及时地提供关于凝血级联的信息以及连续评估血小板功能的动态变化。设计这样的检测仪可节段性地检测凝血系统。黏弹性检查可动态测量血凝块形成，并可以测定血小

板的完整性和血小板纤维蛋白原的结合强度。这些检查包括血栓弹力图（thromboelastography，TEG；Haemonetics，Braintree，MA）、Sonoclot（Sienco，Arada，CO）以及旋转式血栓弹力测定（rotational thromboelastometry，ROTEM；Tem Innovations CTmblt，Munich，Germany）。血小板对激动剂刺激的反应是另一种测定血小板功能的方法。可以在床旁通过以下仪器完成血小板功能测定：血小板功能测定仪-100（Platelet Function Analyzer-100，PFA-100）、PlateletWorks（Helena Laboratories，Beaumont，TX）、VerifyNow（Accriva Diagnostics，San Diego，CA）以及多盘分析仪（Roche Diagnostics，Rotkreuz，Switzerland）[447]。POC 检测仪也能对那些接受了抗血栓治疗药物，比如氯吡格雷、普拉格雷、GP Ⅱ b/ Ⅲ a 受体抑制剂的手术患者进行出血风险分层[448-452]。最后，POC 检测仪还能为在心脏手术患者实施血液保护和输血相关医院的制度和政策提供数据支持[444]。

药物治疗

体外循环中用于止血的药物既可以预防纤溶亢进，也可以治疗出血。心肺转流期间使用抗纤溶药物可以预防由血液和心肺转流管道接触导致不可避免的纤溶激活及凝血。STS/SCA 指南为合成的抗纤溶药物在血液保护中的使用提供了最强力的循证支持。由于有关肾功能不全和其他副作用的报道存在争议，抑肽酶降低心脏手术患者围术期出血的证据在指南更新中被重新评估[82]。

从结构上来说，合成的抗纤溶药属于赖氨酸类似物。它们通过与纤溶酶原或者纤溶酶结合而阻止其与纤维蛋白的赖氨酸残基结合，从而阻碍纤维蛋白溶解。目前临床上使用的合成抗纤溶药有两种，即氨基己酸和氨甲环酸。两者的差异主要是抗纤溶效能以及消除半衰期的不同：氨甲环酸的效能是氨基己酸的 6 ~ 10 倍，同时其半衰期比氨基己酸更长[453]。

合成抗纤溶该药物的给药剂量并不标准。通常在给予氨基己酸的标准用量为 50 ~ 150mg/kg 负荷量后，以 15 ~ 25mg/(kg·h) 的输注速度维持；氨甲环酸的标准用量为 10 ~ 30mg/kg 负荷量后以 1 ~ 15mg/(kg·h) 输注。然而，文献中有其他多种剂量方案[454-459]。

抗纤溶药物相关文献的 Meta 分析对于这些药物的相对安全性得出以下不同结论[129]：

- 与安慰剂相比，抑肽酶、氨基己酸以及氨甲环酸均可明显降低出血量。
- 抑肽酶、氨基己酸和氨甲环酸可以使浓缩红细胞输

注率降低 25% ~ 50%。
- 抑肽酶和氨基己酸可降低再次手术探查率；使用氨甲环酸时再次手术探查率同样有所降低，但是无统计学意义。
- 另一项系统回顾提示把观察性研究纳入到随机对照研究的 Meta 分析中则会显示抑肽酶在生存率和肾功能上有副作用[460]。

由于氨基己酸和氨甲环酸都是经过肾排泄，因此，患有上泌尿道出血的患者不能使用这两种药。它们在肾集合管系统的浓度可能引起血栓形成和梗阻性肾病[109]。

关于抑肽酶，1987 年 Royston 等首次发现它可以降低心脏手术患者的出血[461]。随后，大量研究表明抑肽酶可降低心脏手术和心肺转流相关的出血[444]。抑肽酶是一种牛源蛋白，有过敏反应的报道[462-464]。有报道显示再次使用抑肽酶时发生过敏反应的风险大约是 2.8%[465]。以前抑肽酶一直是心脏手术围术期治疗的一部分，直到 2006 年，有文献报道指出该药物具有在先前的随机对照研究中没有被发现的副作用[130, 466]。在多项观察性研究明确了这些副作用，并且有一项单中心随机对照研究发现抑肽酶与死亡率增加有关之后，FDA 和其他全球性机构随即中止了抑肽酶的销售[131]。

STS/SCA 专家组在指南更新中提到心脏外科出血可以使用的其他药物[82]。对去氨加压素敏感的患者（von Willebrand 因子或Ⅷ因子缺乏、肝硬化、使用阿司匹林和尿毒症性血小板功能不全）使用去氨加压素被定级为"不是不合理"一级[444]。去氨加压素的使用剂量是 0.3 ~ 0.4μg/kg，通常在 20 ~ 30min 内缓慢给药，以降低药物引起低血压的倾向。对重组Ⅶa因子（rⅦa）的使用进行了重新评估，但在指南更新中仍然维持了其 Ⅱ b 推荐级别[82]。对传统治疗无效且威胁生命的顽固性出血使用Ⅶa因子同样被定级为"不是不合理"一级[444]。

rⅦa因子可增加凝血酶的含量而促进止血。它最初被用于治疗血友病患者，然后在"核准标示外"（off label）被用于治疗心脏手术患者术后和转流后的顽固性出血。Ⅶa因子可作为Ⅸ和Ⅹ因子的激活剂，并可以直接与血小板结合，从而导致Ⅹ因子的局部活化以及其后血小板表面的凝血酶生成（图 67-44）[467]。

有数项观察性研究认为 rⅦa 的使用与围术期大出血的心脏手术患者出血减少有关。另一篇心脏外科研究的综述建议，当标准治疗无效时推荐使用该药物[437, 468-470]。一项心脏外科的多中心随机研究发现使用 rⅦa 的患者出血比对照组少。然而接受治疗的患者副作用有增加的趋势，虽然结果没有统计学意义，但该研究被中途

叫停，同时也建议考虑使用该药物时要谨慎[471]。一项对纳入非血友病患者（并非仅限于心脏手术）的随机研究进行的 Meta 分析发现预防性使用 rⅦa 因子能降低出血和输血，但是治疗性使用会使血栓形成的风险呈现为无统计学意义的增加。目前并不推荐在心脏手术中预防性使用 rⅦa 因子。

床旁检查流程

STS/SCA 专家组发表的临床操作指南强烈鼓励多模式降低输血率并保护血液制品（参见第 61 和 63 章）。有关采用 POC 数据指导输血流程图治疗的研究发现这些方法都是有效的，且成本-效益合算[82, 444]。图 67-45 和图 67-46 分别显示了使用 TEG 和 ROTEM 的标准 POC 流程图。流程图可以与任何动态 POC 检测仪相整合[173, 174, 472-476]。对多种不同 POC 检查的研究显示使用 POC 可降低输血率，甚至可不用输血[474]。

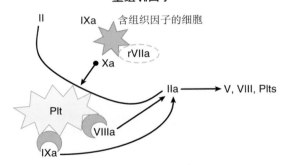

重组Ⅶ因子

图 67-44 应用 rⅦ 因子促进细胞水平的止血以及凝血活性的增强作用。首先是含组织因子细胞将组织因子呈递给它的配体（Ⅶ因子），然后Ⅸ因子和Ⅹ因子在含组织因子的细胞上被激活。凝血酶被激活，并反馈性地激活Ⅷ因子和Ⅴ因子以及血小板。激活的血小板磷脂表面将受体提供给活化的因子Ⅷa 和Ⅸa 以使凝血得以继续

一个总的建议是 POC 仪器应该能够在某种程度上测定血小板的功能。这可以是标准的全血小板检查，比如 PFA-100 或 VerifyNow，或是动态测定血凝块形成的黏弹性。TEG 的黏弹性检测可测定血小板功能以及血小板对 ADP 和花生四烯酸的反应。对许多 TEG 指导流程图的研究发现使用这些流程图能有效降低心脏外科手术相关出血时血制品的使用。新近的 POC 流程图包括了使用 ROTEM 和一个建议早期使用纤维蛋白原和凝血酶原复合体浓缩物的流程图（图 67-46）[477]。这类处理出血的方法延迟了异体输血的时间，因此成功地减少了输血。初步研究显示血栓性事件并没有因为这种"药物性"控制出血而有所增加，但是尚缺乏相关的大型研究。

总之，采用多学科血液保护的方式对心脏手术患者十分重要。围术期和重症医疗人员必须采取一系列联合方法降低输血，以及输血和贫血相关副作用的发生。这个方式的重点是要有一个可靠的流程图。该流程图可整合 POC 检测、药物治疗以及合理使用血制品从而改善预后。

疼 痛

心脏术后的疼痛可以有很多原因，包括胸骨切开术的切口、胸部引流管、血管插管部位和腿部的切口（参见第 98 章）[478]。开胸的胸部手术患者由于疼痛及其导致的呼吸功能不全，因而术后特别虚弱[479]。心脏术后疼痛的有害影响在于应激反应及其引起的炎症反应和交感神经兴奋性提高，使心率、PVR、心肌做功和心肌氧耗增加，所有这些都可能导致心肌缺血。

心脏术后疼痛也会产生膈肌功能障碍相关的呼吸系统并发症，并且患者的疼痛也会引起胸腹肌肉的自

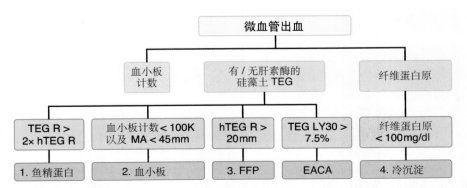

图 67-45 一项研究中 TEG 组的输血需求流程图。一旦诊断出血，患者根据流程图中的检查结果进行输血。根据出血通常是血小板有关的假定以及快速回报的血小板计数和 TEG 检测结果可按标明的优先顺序进行治疗。EACA，氨基己酸；FFP，新鲜冰冻血浆；hTEG，肝素酶激活 TEG；LY30，30min 溶解系数；MA，最大波幅；R，反应时间 *(From Shore-Lesserson L, Manspeizer H, DePerio M, et al: Thromboelastography-guided transfusion algorithm reduces transfusions in complex cardiac surgery, Anesth Analg 88:312-319, 1999.)*

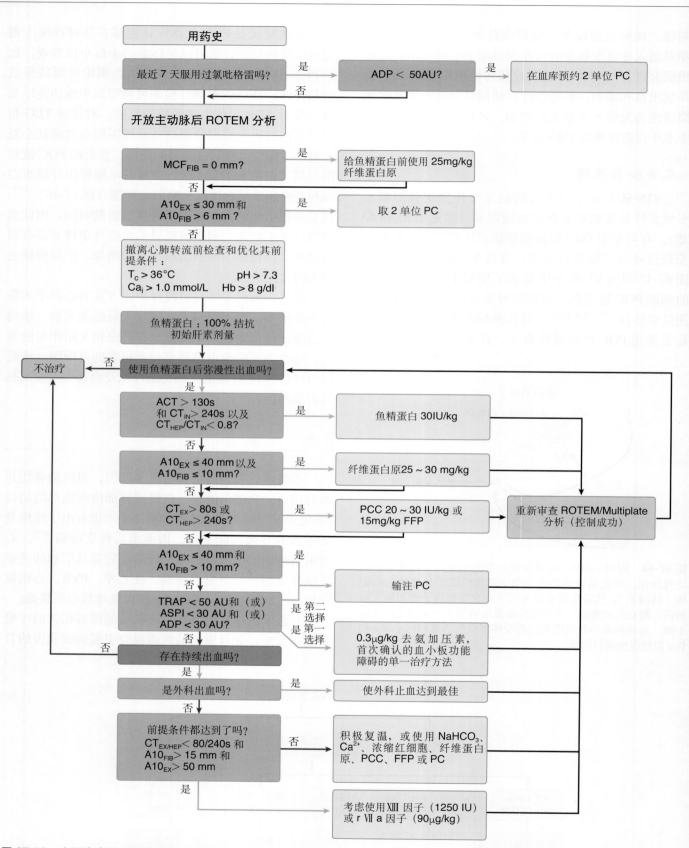

图 67-46　应用床旁检查的止血治疗流程图。ACT，活化凝血时间；ADP，ADP 检测；ASPI，ASPI 检测；AU，聚集单位；A10，凝固时间 10 分钟后凝块的强度值；Ca^{2+}，钙；Ca_i，离子钙；CPB，体外循环；CT，凝血时间；EX，EXTEM；FFP，新鲜冰冻血浆；FIB，FIBTEM；Hb，血红蛋白浓度；HEP，HEPTEM；IN，INTEM；MCF，凝块最大硬度；$NaHCO_3$，碳酸氢钠；PC，混合浓缩血小板；PCC，凝血酶原复合物；TRAP，TRAP 检测；ROTEM（旋转血栓弹力图）和 Multiplate 的生产厂商分别是 Tem International GmbH 和 Verum Diagnostica GmbH，都来自德国的慕尼黑 *(From Weber CF, Gorlinger K, Meininger D, et al: Point-of-care testing: a prospective, randomized clinical trial of efficacy in coagulopathic cardiac surgery patients, Anesthesiology 117:531-547, 2012.)*

主活动减少。这种现象通常被称作"夹板固定"，可影响患者咳嗽和清除分泌物的能力。但目前有关术后镇痛技术能显著影响死亡率或致残率的证据尚不足[480]。

不能缓解的疼痛也会产生心理影响。疼痛相关的焦虑、抑郁和睡眠剥夺可能引起 ICU 患者的谵妄。有效控制疼痛的主要益处在于提高患者的舒适度。所谓的快通道麻醉技术已经成为心脏麻醉的标准治疗，需要早期拔管、ICU 停留时间相对短、出院更快以及费用更低。有效的疼痛控制有助于实现这些目标。

阿片类药物仍然是心脏外科术后疼痛控制的金标准，但其副作用有恶心、呕吐、尿潴留、胃肠蠕动减慢、瘙痒、镇静和呼吸抑制等。一项 Meta 分析显示心脏术后患者自控吗啡镇痛比护士控制吗啡镇痛的益处稍多一些[481]。

目前越来越多地采用鞘内和硬膜外使用局部麻醉药和麻醉剂来改善心脏手术患者的镇痛效果，但尚缺乏相关的 Meta 分析或随机试验能够证实对心脏手术患者进行椎管内镇痛可改善预后[482-484]。不过，某些研究显示胸段硬膜外镇痛的确显著降低了疼痛以及心律失常和肺部并发症的风险，缩短了拔管时间，降低了静息和活动时的模拟疼痛评分。鞘内镇痛在一定程度上减少了全身性吗啡的使用量和疼痛评分，但是显著增加了瘙痒的发生率[482-483]。虽然关于心脏手术鞘内镇痛尤其是硬膜外镇痛担心的主要问题是手术中的抗凝治疗及其可能引起硬膜外血肿而导致的脊髓损伤[484]，但是这种并发症非常少见[483]。其他方法包括双侧椎旁单次阻滞或者肋间神经阻滞复合持续皮下输注局部麻醉药[486]。

由于所有的镇痛药都有副作用，一些作者建议最好联合使用多种药物或者镇痛技术（即多模式镇痛，参见第 98 章）。理论上，多模式镇痛所用的多种镇痛药物的剂量更小，因此降低了单一治疗药物的剂量相关性副作用[487]。虽然呼吁采用多模式镇痛技术，但由于其潜在的血栓栓塞副作用，选择性环氧化酶 2 抑制剂和非选择性的非甾体抗炎药在心脏手术后禁止使用[488]。

致谢

感谢 Stephen N. Palmer，PhD，ELS 对书稿的精心编辑。

参 考 文 献

见本书所附光盘。

第68章 心律失常治疗中的麻醉处理

Samuel A. Irefin

翁莹琪 黄长盛 译 王锷 审校

要 点

- 心律失常的原因包括冲动形成异常、冲动传导障碍或两者兼而有之。心律失常可导致心排出量减少和（或）心肌血流量降低，或引起更严重的心律失常，进而危及生命。
- 多种类型的心律失常可选择射频消融治疗。
- 电生理研究用来描绘正常和异常的心内结构。该技术能说明心律失常的机制，同时能进行消融操作。
- 起搏技术用于治疗心力衰竭。该技术可提高脉压、左室搏出量、心脏指数和肺毛细血管楔压。
- 埋藏式起搏器用于治疗有症状的心动过缓，可对血流动力学需求的变化做出反应。
- 埋藏式心律转复除颤器（implantable cardioverter-defibrillator，ICD）可对心室释放高压电击，从而终止室性心动过速。该技术极大推进了心律失常的治疗。
- 置入 ICD 的主要目的是防止血流动力学不稳定的室性心律失常所导致的心源性猝死。
- ICD 还能用于心脏再同步。心脏再同步治疗可用来改善心力衰竭症状、生活质量、运动能力和心电学指标。
- 心律失常患者的麻醉处理取决于其合并症和拟施行的治疗方案。

心律失常的原因包括冲动形成异常、冲动传导障碍或两者兼而有之。冲动形成异常包括窦房结自律性增高或降低、异位起搏点以及触发活动。冲动传导障碍包括递减传导、兴奋折返、传入或传出阻滞、隐匿性传导和超常传导[1]。

现今，在对多种心律失常的治疗选择上，射频导管消融术已经取代了抗心律失常药物。在 20 世纪 80 年代以前，心电生理学主要用于确定心律失常的机制，而心律失常的治疗主要依靠药物。由于抗心律失常药物的缺陷（包括随机试验的结果），射频消融和 ICD 的应用日渐广泛[2-3]。

历史回顾

采用埋藏式装置治疗心律失常大约始于 1899 年。Prevost 和 Batteli[4] 在一次试验后的回顾中指出直接电击可以终止犬的心室颤动（简称室颤）。30 年后，Hooker 及其同事[5] 发现通过心脏的电流可以引发或终止室颤。1947 年，在一次胸部手术中，Beck[6] 首次用心脏电除颤技术成功地挽救了一例发生室颤的 14 岁男孩的生命。这名男孩最终完全康复。这些早期的成果为 Mirowski 和 Mower[7] 的卓越工作提供了基础。两人在 1980 年最终发明了 ICD。在过去的 30 年里，越来越多的患者使用起搏器和 ICD 来纠正心律失常。

心律失常的范畴

心律失常很常见（参见第 47、48 章）。一些心律失常是致命性的，而其他的仅有轻微不适。心律失常由冲动形成或传导异常引起，可导致心脏节律快或慢、规则或不规则。现今，由于起搏器可根据机体需求调整节律，治疗缓慢型心律失常已不再困难[8]。然而，对快速型心律失常患者的治疗却另有不同。快节律可以起源于心脏的任何部位，并且机制各不相同。这些机制可能是局灶性的，表示异常冲动的起源局限于很小的范围内。快节律也可能由于冲动在一个由许多相互连接的心肌细胞组成的回路中传导所引起。比如心房扑动，以及其他正常房室传导系统和房室间旁路共存的心律失常，这样的回路可大可小[9]。

最初药物干预用于终止和预防快节律。然而最近几十年我们发现，抗心律失常药物可能存在严重的副作用，有时还可能促进致死性心律失常和猝死的发生[10]。因此，人们开始研究定位心律失常的起源或传导路径的技术，从而隔离或破坏该处组织。如今借由心内导管，我们可以确定心律失常的起源或传导路径的准确部位，并且对该部位施行射频、激光、超声、微波或冷冻处理以治疗节律紊乱。

心力衰竭是老年患者的主要问题（参见第 80 章）。尽管心力衰竭的药物治疗已经有所发展，但其结果仍然欠佳。现在新的起搏技术可用于某些心力衰竭患者。多年以来，永久性起搏器被用于治疗有症状的心动过缓患者。当伴有心脏传导阻滞时起搏可以减轻心力衰竭症状。对于不伴有传导阻滞和心动过缓的心力衰竭患者，也有一些研究观察了传统的双腔房室－右室起搏器的治疗效果[3, 11]。双心室起搏旨在恢复心脏同步收缩。研究显示，当心室非同步有所改善时，心脏能更有效地收缩，左室射血分数和心排出量增加，心脏做功和耗氧降低[12]。此外，重建左室同步能延长左室充盈时间，降低肺毛细血管楔压和减少二尖瓣反流。

正常的心脏节律

正常的心脏节律起源于窦房结，其速率为 60～100 次／分（图 68-1）。睡眠时心率可降至 30～50 次／分[13]。当窦房结冲动暂停达 3s 时，常可出现窦房阻滞、交界区心律、Ⅰ度和Ⅱ度房室传导阻滞（尤其见于运动员）。这些属于正常变异[8]。

起源于窦房结的冲动沿三条房室传导路径传播：前、中和后节间束。这些节间束并不是分离、独立的路径，而是一组传导速度比心房肌稍快的细胞[14]。节间束传导至房间束。经由节间束或心房肌传导的电冲动均会聚于房室交界区。位于房室交界区的房室结最终接收到这些来自窦房结的冲动。电冲动在房室交界区稍作延迟，再由蒲肯野纤维传播到心室肌。

正常情况下，最高心率预测值为 220 减去年龄，运动可使心率增加至少 85%，达不到这一标准的则称为"变时性功能不全"。窦性心律失常的定义是窦性节律的 P-P 间期变异 >10%（图 68-2）。窦性心律失常与呼吸相关的迷走神经张力周期性变化有关（吸气时节律加快，呼气时节律减慢）[15]。窦性心律不齐在运动、屏气和阿托品试验时消失，并且多见于无器质性心脏病的个体[16]。

心律失常

心律失常的原因包括冲动形成异常和（或）传导异常。心律失常可导致心排出量下降，心肌血流量降低，或促发更严重的心律失常，从而危及生命[17]。心律失常可按以下原因分类：①速率（心动过缓或心动过速）；②节律（规则或不规则）；③冲动的起源部位（室上性、室性或人工起搏）；④冲动传导（房室、室房或阻滞）；⑤心室率；⑥特殊现象（如预激）。

折返是诱发大多数室性心律失常和室上性心动过速常见的电生理机制。折返最常见的模型是由 Erlanger 和 Schmitt 提出的，并随后由 Wit 改进[1]。该模型假定存在一个功能上与周围组织分离的心肌组织环，该环上某一部位存在短暂性或永久性单向阻滞。这种单向阻滞可以是解剖性的（如束支、纤维化、双通道、房室结和旁路），也可以是功能性的（如缺血、

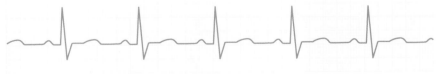

图 68-1　正常窦性节律 (Courtesy M. Kanj, MD, Cleveland Clinic, Cleveland, OH.)

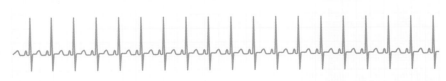

图 68-2　窦性心律失常 (Courtesy M. Kanj, MD, Cleveland Clinic, Cleveland, OH.)

药物作用）。

心房扑动是一种大折返性心律失常，有典型的扑动波，速率为 250～300 次 / 分（图 68-3），常见于胸导联。患者常表现出 2∶1 房室传导，心室率通常为 150 次 / 分。不过房室传导比率也可能突然改变。心房颤动（简称房颤）是一类窄 QRS 波快速型心律失常，一般人群最为常见（图 68-4）。在一般人群，房颤发病率随年龄呈指数增长，40 岁人群为 0.9%，65 岁以上人群为 5.9%（参见第 80 章）。一般人群发生房颤最重要的危险因素是结构性心脏病、瓣膜病和左室肥厚[18]。房颤也是导致心绞痛和卒中的重要原因之一。未接受治疗的房颤患者发生脑卒中的风险为 3%～5%[19]。

室性心动过速的定义为三个或以上连续的室性异位搏动，速率 >100 次 / 分（图 68-5）[20]。室性心动

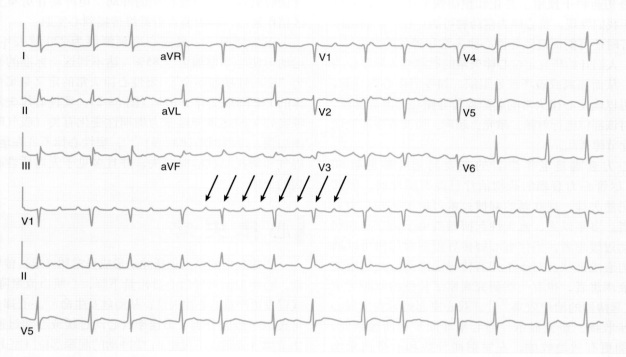

图 68-3 房扑。注意 V1 导联的扑动波（箭头所指）*(Courtesy M. Kanj, MD, Cleveland Clinic, Cleveland, OH.)*

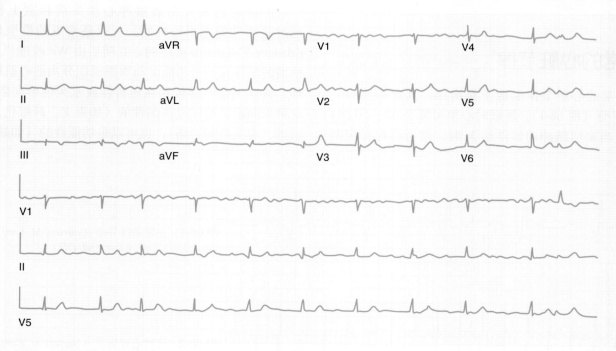

图 68-4 房颤 *(Courtesy M. Kanj, MD, Cleveland Clinic, Cleveland, OH.)*

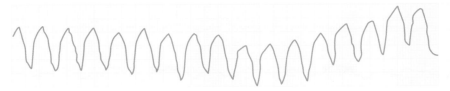

图 68-5　室性心动过速 *(Courtesy M. Kanj, MD, Cleveland Clinic, Cleveland, OH.)*

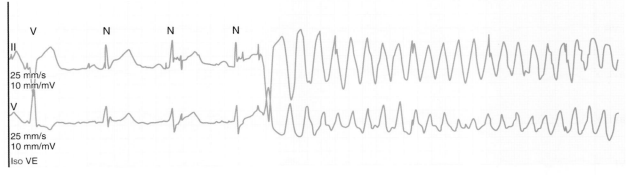

图 68-6　尖端扭转型室速 *(Courtesy M. Kanj, MD, Cleveland Clinic, Cleveland, OH.)*

过速传统上分为非持续性和持续性两类。持续超过 30s 的室性心动过速定义为持续性，而在 30s 以内自行终止的室性心动过速则定义为非持续性。持续性室性心动过速又分为单形（一处起源）或多形（两处或更多起源）[20]。单形性室性心动过速通常因折返引起。折返的部位与心脏疾病的类型有一定的关系。冠心病患者的折返环路通常位于心室肌，而伴左束支传导阻滞的扩张性心肌病患者，其折返环路则通常位于束支[21]。单形性室性心动过速可发生于无其他异常的心脏，而多形性室性心动过速可发生于获得性长 Q-T 间期综合征患者。非持续性室性心动过速通常没有症状，但也可引起心悸、乏力和晕厥[21]。

"Torsades de pointes" 是一个法语单词，意为 "尖端扭转"。这是一种由多形性室性心动过速组成的综合征（图 68-6）。其原因可能是多种药物作用或电解质失衡。尖端扭转型室性心动过速多为阵发性，但通常症状明显且导致意识丧失。有时可发展为室颤。80% ~ 85% 的心源性猝死是由室颤导致的[21]。

室颤常常发生于室性心动过速之后，但也可以是原发的（图 68-7）。最近的研究表明，室颤是由多个随机分散的波长引起的，采用的是折返的主要折返环形式[21]。室颤最常见的原因是急性心肌梗死，也见于慢性缺血性心脏病、任何原因的缺氧、酸中毒、低钾血症和大量失血的患者。

治疗心律失常的适应证

心内电生理研究可提供有价值的关于心内结构正常或异常的电生理信息（参见第 47、48 和 108 章）。这些研究可用来确定心律失常的机制，明确其解剖组成以及如何消除它，也可以对心室的电稳定性和抗心律失常药物的作用进行评估。

此外，日渐发展的起搏技术可为心力衰竭的治疗带来光明前景。该技术可改善心力衰竭患者的发病率和病死率。双心室起搏的血流动力学反应包括左室压力升高、脉压加大、左室做功增加、心脏指数和肺毛细血管楔压升高[22]。与多巴酚丁胺等正性肌力药物相比，心脏同步治疗可在不增加心肌氧耗的前提下改善心室功能[12]，还能随着时间的推移逆转左室重构[23]。

永久性起搏

根据 ACC 和 AHA 的指南，近年来起搏治疗的指征有所放宽，包括缓慢型心律失常和心力衰竭[24]。该指南对窦房结功能不全、获得性房室传导阻滞、慢性双束支和三束支传导阻滞、颈动脉窦高敏以及神经介导性晕厥（neurally mediated syndrome）患者的起搏治疗指征进行了阐述。该指南可指导临床医师辨别哪些患者可从起搏治疗中获益。

一个由 Sennings 和 Elmqvist 领导的瑞典研究小组在 1958 年首次为患者植入起搏器[25]。该患者接受了开胸手术，通过缝合在心外膜的电极进行起搏。在这些早期的装置中，起搏阈值改变、电极感染和断裂是常见的严重问题。Furman 及其同事用经静脉植入起搏器的方法来克服上述问题[26]。1958 年，Furman 用导管电极成功地为一名老年患者经静脉植入了起搏器。

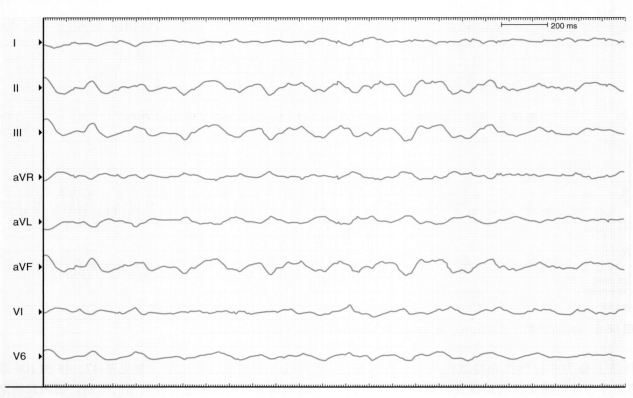

图 68-7　室颤 *(Courtesy M. Kanj, MD, Cleveland Clinic, Cleveland, OH.)*

其他研究人员也相继解决了许多技术问题，如装置微型化、电池寿命延长和更稳定可靠的电极材料[27]。起搏器植入的指征已由房室传导障碍扩展到窦房结功能不全，因此，埋藏式起搏器的使用在快速增长[27]。寿命更长的锂电池的出现给起搏器技术带来了快速革新。用集成电路取代独立元件使起搏器实现微型化。现今的起搏器电极材料采用硅橡胶和聚氨酯，这比传统材料具有更好的生物相容性和稳定性。有了这些改进，现代的起搏器体积更小，能更稳定地工作 8 ~ 10 年。现代起搏器在功能上的最大挑战是如何根据循环需求来调整心率，并模拟心脏兴奋和收缩的正常生理过程来起搏。在健康的心脏，窦房结受自主神经系统调节，其节律由多种因素决定，如运动、情绪和血压。除节律外，激动顺序和房室传导时间也因需而异。这些因素也必须考虑在内。起搏速率由起搏器放电控制，而激动和传导顺序则由起搏电极安放的位置决定。在美国，每年大约有 120 000 例患者植入起搏器。这些人中大部分是病态窦房结综合征患者。其余患者包括房室传导阻滞、颈动脉窦高敏、恶性血管扩张综合征和肥厚型心肌病[28]。随着埋藏式起搏器主要的适应证——心动过缓治疗上的显著发展，人们也开始探索其在新领域的应用。起搏器已由大的、固定速率的单腔起搏装置发展为多程序的多腔装置，可以对血流动力学的变化做出反应。随着科技的发展，起搏器还将有更大的应用空间。

再同步治疗

心脏再同步是起搏疗法的一种，旨在改善心房和两心室的协调性，对传导延迟和左室收缩功能障碍的心力衰竭患者有效[29]。心脏再同步治疗能降低心力衰竭患者的再住院率，改善生存质量[30]。

心脏再同步治疗可以改善心力衰竭症状，提高生活质量和运动耐量，减少住院以及改善超声心动图结果[31]。从已有的研究结果来看，心脏再同步治疗适用于耐药的、心功能Ⅲ或Ⅳ级的缺血性或非缺血性患者[30]。当植入ICD 装置时，这些患者可免于发生心源性猝死的危险[29]。

ICD 的应用始于 20 世纪 60 年代。在冠心病监护病房，使用体外除颤仪治疗室颤和心源性猝死的情况日渐增多。虽然体外自动除颤仪的构想最初是由Zycoto 提出的，但 Mirowski 等[32] 则首次使用了埋藏式自动装置。1969 年，Mirowski 和 Mower 发明了当代埋藏式自动除颤仪的原型[33]。

除颤仪最初的目标是通过对心室释放高压电击来终止室性心动过速。与埋藏式起搏器一样，除颤仪也需要小巧和稳定，并且有足够长的寿命。ICD 还发展出一些其他的功能，如抗心动过速心室起搏、双腔起搏和终止房性心动过速。

起搏和除颤最重要的区别在于：起搏时只有极小数量的心肌需要兴奋，然而除颤则需要兴奋绝大多数心肌。由于心肌在整个舒张期极易兴奋，起搏中一个小的除极波就能在整个心脏播散。与之相反，室颤时常常存在多个复杂的折返波，其位置和大小都在不断变化。要想成功除颤，必须同时消除这些波阵。为了做到这一点，必须同时处理在相对不应期状态的所有组织[34]。除颤成功的一个独特性是其概率性[35]。在某次可成功除颤的能量可能并不适合于下一次除颤。

植入 ICD 的主要目的是预防由血流动力学不稳定的室性心动过速导致的死亡。尽管在技术更新的帮助下，这些装置能更好地监测心律失常并有可变的电击治疗量，其主要目的仍是减少心源性猝死。这意味着每年大约有 30 万名美国人受益。植入 ICD 的另一项指征是对心脏停搏后存活患者的二级预防。这些患者，尤其是找不到病因的患者，已证实植入 ICD 可改善病死率[36]。近年来，房性心动过速也越来越受到关注。目前认为，30% 的室性心动过速患者同时伴有房性心动过速[37]。这些心房来源的心动过速可加重患者的症状，引起异常的心室激动，还可能引发室性心动过速甚至导致心力衰竭。治疗和预防房性心动过速的新策略是，将除颤、抗心动过速起搏和双腔起搏等装置整合在一起[38]。

ICD 植入的便捷和当代除颤仪的使用寿命延长使其成为初级预防的有效工具。在植入过程中，患者无须承担心脏停搏的风险。

术前评估

大多数需要安装起搏器或 ICD 的患者都伴有严重的心脏疾病。此外，纠正心律失常还可能需要射频消融。已证实射频消融能有效治疗房室结折返和旁路心动过速。起搏器和 ICD 植入的指征随着其应用的增加而不断扩展。尽管大多数起搏器植入术都在局部浸润麻醉下进行，但 ICD 植入术可能需要麻醉监护甚至全身麻醉。现代的 ICD 装置具有双腔起搏或感知、可调速率和模式转换功能，可对所有的室性心动过速和心动过缓进行治疗。

如前所述，ICD 植入术有两个常见的适应证。其一是药物治疗效果欠佳的持续性室性心动过速。其二是有突发非心肌梗死所致的心脏停搏病史的患者。一旦决定施行 ICD 植入术，则需要马上进行术前评估（参见第 38、39 章）。需要对这些患者进行全面评估。评估内容包括明确室性心动过速的可诱导性的电生理检查和电生理指导的药物治疗。服用胺碘酮可导致慢性阻塞性肺疾病或肺间质疾病。这类患者需做术前肺功能检查以评价药物的毒性作用。有时，恶性室性心律失常的潜在病理生理与缺血性或原发性心肌病有关[39]。这类患者多表现出左室功能不全并常有充血性心力衰竭。有心力衰竭病史的患者需在术前调整到最佳状态。

一般来说，所有需要治疗心律失常的患者术前评估都应包括心电图（ECG）、胸片、血红蛋白数值和电解质。患者需术前禁食、禁饮至少 8h。此外，由于装置故障或感染而需移除装置和电极的患者可能需要输血。因此，这类患者通常需要检查血型和交叉配血（参见第 61 章）。

麻醉选择

起搏器

永久性埋藏式起搏器是治疗所有类型心动过缓患者的标准模式。大多数这类患者为病窦综合征患者和老年人。因此，这类患者通常在全身麻醉下接受植入术。随着起搏器技术的发展，目前这类装置可用来改善血流动力学状态。过去通常由外科医师负责植入装置，而现在这项任务可由心脏科专家来执行。在门诊，局部麻醉下即可通过心导管术植入装置。除了患有 ACC 和 AHA 指南新近发布的适应证的患者，许多有疑难杂症的高危病患也需要植入起搏器。随着适应证的增加，需要麻醉医师对这类患者进行监测和围术期监护。

监护下麻醉（MAC）

目前，大多数起搏器植入术由心脏科医师实施。大部分手术在局部麻醉和镇静状态下进行。镇静和镇痛也可由经过培训的护士完成。

有时为了使患者舒适，或血流动力学不稳定的严重病患需要使用深度镇静，可能需要麻醉医师进行监护下麻醉（参见第 89 章）。这种情况下需要有充分的监护和复苏设备。监护性麻醉的目的是提供镇痛、镇静和抗焦虑，术后快速苏醒并且使副作用最小化。任何镇静催眠药物都能用于监护下麻醉[40]。亚麻醉剂量的吸入麻醉药也可用于局部麻醉的补充。更新的药物，如中枢性 α_2 受体激动剂，被证实能在监护性麻醉中发挥抗焦虑、镇静和减少镇痛药物用量的作用。

全身麻醉

植入起搏器很少需要全身麻醉。一旦要求全身麻醉，其原因是具有潜在的心脏病理状态，或具有适应证、合并症和血流动力学目标。全身麻醉下植入起搏器需要有快捷、便利的生命支持设备，如心脏除颤器和经皮起搏器。

ICD

自 20 世纪 80 年代起，ICD 的应用日渐增多。在过去的 20 年里，ICD 经历了重要的变革。在 20 世纪 70 和 80 年代，ICD 植入术通常需要施行开胸手术以安放心外膜电极。

术前评估

如前所述，通常 ICD 植入的指征包括药物治疗无效的持续性室性心动过速和既往有非心肌梗死所致心脏停搏病史的患者。最新的适应证还包括各型长 QT 间期综合征患者[41]。已发作过心脏停搏的长 QT 间期综合征患者和有记录的多形室速患者，尤其是正在服用药物的患者，正越来越多地被考虑接受 ICD 治疗。此外，无猝死病史的肥厚型心肌病患者也可考虑接受植入 ICD[42]。其中，持续性室性心律失常、非劳累性晕厥以及有明显的早年猝死家族史的患者是 ICD 植入的强烈指征。

在任何情况下，一旦决定植入 ICD，就需要立即对患者进行必要的评估（参见第 38、39 章）。电生理检查可用来明确心律失常的类型。当室性心律失常的病理生理与肥厚型或缺血性心肌病有关时[43]，这些患者可能表现出左室功能不全和充血性心力衰竭，因此，他们需在术前调整到最佳状态。

麻醉选择

20 世纪 80 年代，ICD 植入术需在全身麻醉单肺通气下切开胸廓并安放心外膜电极。经静脉植入电极系统的发展简化了操作步骤。因此，与起搏器植入术一样，ICD 也可在深度镇静下进行，从而极少甚至不需要麻醉医师的干预[44]。不过，对患者而言，全身麻醉下植入 ICD 可能更安全、舒适。需要植入 ICD 的患者通常伴有严重的心肺合并症。这类患者的心脏射血分数常 <30%，术中常常需要使用血管收缩药物来支持血流动力学。此外，术中测试除颤阈值时需要进行全身麻醉。

监护下麻醉

更小的新一代装置和经静脉植入的电极系统 ICD 植入术可在局部麻醉和静脉镇静下完成。咪达唑仑和芬太尼是监护下麻醉植入 ICD 的常用药物（参见第 89 章）。监护包括脉搏氧饱和度、五导联心电图和无创血压。临床观测麻醉深度。植入 ICD 的另一个重要方面是测试装置，此时要求深度镇静或全身麻醉，因为测试时电击可能会使患者非常疼痛。监护性麻醉下 ICD 植入术可能需要一个麻醉小组的参与。

全身麻醉

大多数植入 ICD 的患者合并有室性心动过速、射血分数 <30% 的充血性心力衰竭、冠心病、肺动脉高压、慢性肾功能不全或瓣膜性心脏病等。这些患者可能无法长时间平卧。此外，测试装置时可能需要关闭血流动力学监测。这类患者应该考虑全身麻醉。一旦选择全身麻醉，除了标准监测项目以外，我们还需要置入动脉导管。所有 ICD 植入术都需准备体外心脏复律除颤装置以备植入除颤仪失败。焦虑和极度紧张的患者也应考虑全身麻醉。因为起搏器和 ICD 都是经皮植入，麻醉医师需要留意可能的并发症，如心肌梗死、脑卒中、可能的心脏损伤（穿孔或心包填塞）和锁骨下血管穿刺导致的气胸。

拆除装置

随着植入起搏器和 ICD 的患者日益增多，当出现机械故障，或需要升级到更复杂的电极，或存在局部或全身感染时，需要拆除电极。拆除电极可能是目前心脏电生理专家需要面对的最大挑战之一。

拆除电极的指征可分为两类——患者相关和电极相关。患者相关的指征包括感染、治疗无效（高除颤阈）、穿孔、移位、栓塞、诱发新的心律失常、静脉血栓形成、剧烈疼痛、仪器干扰和仪器升级[45]。电极相关的指征包括电极回收、电极故障和电极干扰[46]。电极的拆除可通过动力鞘来完成，传递到鞘末端的能量为准分子激光或电烙。该系统可烧灼黏附在电极壁的瘢痕组织。拆除术存在潜在的致命并发症，如电极断裂、静脉或心肌破裂和心脏压塞等，因此，全身麻醉和有创监测是谨慎的选择。

术后监护

起搏器或 ICD 植入术患者的术后监护取决于植入装置前后的多重因素（参见第 96 章）。如前所述，大多数这类患者都伴有严重的合并症，如左室功能不全、射血分数 <30% 的充血性心力衰竭。因此，这些患者必须在麻醉后监护病房进行监护，尤其是全身麻醉下

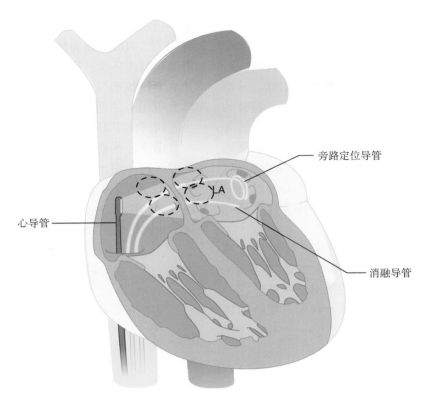

旁路定位导管

心导管

消融导管

彩图 68-8　消融手术中的导管放置。在心内超声心动图的引导下放置定位导管和消融导管 *(Courtesy O. Wazni, MD, Cleveland Clinic, Cleveland, OH.)*

接受植入术或拆除术的患者。术后恢复可选择在术后恢复室或冠心病重症监护病房。大多数植入术在门诊进行，因此，需要调整麻醉方案以确保术后快速苏醒。

射频消融治疗心律失常

　　射频消融治疗心律失常是安全、有效的，治愈率为 85% ~ 98%[47]，主要并发症的发生率小于 3%[47]。心脏消融治疗包括在心内膜放置导管并传递能量、破坏心律失常相关的心肌组织（彩图 68-8）。采用多个电极用来为心律失常定位并消融。通常诊断和消融治疗同时进行 [48]。导管消融的效果取决于定位的准确性。一旦确定了部位，导管电极会与心律失常的相关组织直接接触，导管将传递射频能量并毁损病灶。

　　射频产生的电流是交流电，用于导管消融的电流波长是 300 ~ 750kHz[49]。与电极直接接触的组织被加热，加热的程度与半径的四次方成反比 [50]。因此，射频能量造成的损伤是微小的。尽管电损伤在射频治疗中起一定的作用，但组织毁损的主要机制是热损伤。射频消融造成的快速毁损包括中央区的凝固性坏死以及周围区的出血和炎症 [51]。适用于射频消融治疗的心律失常包括阵发性室上性心动过速、WPW 综合征、

房扑、房颤和特发性室性心动过速。大多数用射频消融治疗的心律失常都不是致命的，但会严重损害患者的生活质量 [52]。射频消融治疗心律失常的优点包括缓解症状，改善生活质量，无须终身服用抗心律失常药物。最主要的危险是并发症，其发生取决于消融操作的类型和术者的技术。

麻醉选择

　　消融于 1982 年被应用于临床。最初，消融由直接电击来完成 [53]。而射频消融由于其优越性逐渐取代了直流电消融。这些优越性包括不刺激骨骼和心肌，能量传输时仅有轻微不适，可在清醒状态下进行操作以及分别独立毁损病灶 [51]。

　　心律失常的导管消融治疗大多可在中度镇静和监护性麻醉下进行。一些患者可能需要深度镇静。极少数焦虑或无法长时间仰卧的患者可能需要全身麻醉。全身麻醉时需进行 ASA 标准监护，并要有足够的静脉通路。导管消融是大多数心律失常的首选治疗，安全且有效。由于其治愈率较高，因此，那些需要长期药物治疗的患者都可尝试。

未 来 趋 势

　　心律失常的治疗在过去 20 年间有了显著的进步。人们关注的重点从药物治疗转移到非药物治疗，从而导致射频导管消融和除颤器的植入明显增多。科技的发展证明这些治疗方法较之抗心律失常药物有着显著的优越性 [54]。因此，消融是室上性心动过速和房室旁路心动过速的主要治疗方法。消融的治愈率非常高。此外，在目前看来，ICD 仍是致死性室性心动过速的首选。ICD 治疗的目标是延长生命，并作为猝死高危人群的初级预防 [55]。

　　近年来，电生理病房围术期护理，特别是对那些接受了消融治疗的患者，使高频喷射通气（high-frequency jet ventilation，HFJV）的使用得以复兴 [56]。尽管在电生理病房使用 HFJV 仍是一种相对较新的技术，但研究表明，HFJV 能改善患者预后，减少操作时间 [57]。HFJV 能为患者身体尤其是心房后壁组织提供稳定的内环境。因此，未来 HFJV 的应用将会增加，并成为传统通气模式之外导管消融患者可选择的一种具有吸引力的通气模式 [19,58]。最近有文章回顾了在电生理病房使用 HFJV 的麻醉指征 [59]。

　　由于这些新进展，在心脏病房中将有越来越多的麻醉医师小组出现。由于会有存在严重合并症、病情更重的患者需要治疗，治疗过程中采用清醒镇静的情况将会持续减少。这些患者需要在麻醉医师的指导下接受全面的监护和治疗。

参 考 文 献

　　见本书所附光盘。

第69章 血管外科手术的麻醉

Edward J. Norris

陈 敏 王学军 译 贾 珍 王焱林 审校

要 点

- 血管外科手术围术期的管理要求麻醉医师对特定血管疾病的病理生理学机制有所了解。
- 大血管手术对麻醉医师极具挑战性，因为此类患者多具有显性或隐性冠状动脉疾病。这也是导致围术期及术后远期患者死亡的主要原因。
- 进行准确的临床评估以预测发生严重冠状动脉疾病的可能性十分必要，有助于术前心脏检查项目的选择以及对检查结果进行合理的解释。
- 围术期心血管评估和管理的指南建议，仅仅是为了降低手术风险而行冠状动脉介入治疗没有必要。冠状动脉介入治疗应有其适应证，而与术前状况无关。有证据显示，预防性行冠状动脉血管重建术并不能减少大血管外科手术围术期或术后远期死亡率。药物治疗才是冠状动脉疾病管理的基石。
- 围术期患者应继续使用原先使用的心血管类治疗药物。应特别重视抗血小板治疗，并且应个体化治疗。
- 为了预防和治疗围术期心肌缺血，必须对影响心肌氧供和氧需的各种决定因素进行严密调控。应采用 ST 段监测，尤其是计算机化的 ST 段分析，以发现围术期心肌缺血。
- 围术期应用 β-肾上腺素能受体阻断剂有利有弊。
- 已经接受他汀类药物治疗的患者在围术期应继续使用该类药物进行治疗。
- 术中选择何种监测技术取决于疾病种类、对数据的准确解读和治疗措施的指导。
- 维持围术期血流动力学的稳定以保障重要器官的灌注和功能对主动脉手术患者的总体预后的影响比麻醉药物和麻醉方式的选择更为重要。
- 主动脉阻断及开放的病理生理学变化极为复杂，取决于多种因素，包括主动脉阻断的水平、冠状动脉疾病及心功能障碍的程度、血管内容量及血液分布、交感神经系统的活性，以及麻醉药物和麻醉技术。
- 术前肾功能不全的严重程度是术后肾功能障碍严重程度最有力的预测指标。
- 血管内主动脉手术创伤较小，已成为传统开放式主动脉修复术的替代手术方式。内漏或者难以做到主动脉瘤囊与主动脉血流间的完全隔绝，是血管内主动脉瘤修补术的特殊并发症。
- 颈动脉内膜切除术中的脑神经功能监测的主要目的是判断患者是否有必要进行颈动脉分流，其次为判断患者是否需要提高血压，是否需要更改手术方案。
- 术后低体温与许多生理功能紊乱有关，并且可能导致心脏不良事件的发生。

血管外科手术患者的围术期管理是麻醉学中最具挑战性和最具争议性的领域之一。大动脉的阻断和开放引起的血流动力学变化及代谢性应激，重要器官如大脑、心脏、肾和脊髓遭受的缺血性损伤，加之老年患者常合并其他疾病（参见第80章），使血管外科手术的围术期并发症的发生率及死亡率远高于大多数其他外科手术。在麻醉管理中，应特别注意保护重要器官的功能，尤其是心脏功能的变化。因为心脏功能障碍是血管外科手术术后并发症最重要的独立危险因素。关于血管外科手术存在诸多争议，涉及术前、手术、麻醉及术后管理方案多个方面。血管外科手术的争论主要集中在术前是否应常规筛查冠状动脉疾病（coronary artery disease，CAD），以及如果发现CAD，是否应对其立即治疗（参见第38和39章）。血管外科手术可以在局部麻醉、区域麻醉、全身麻醉以及复合麻醉多种方式下进行，因此，目前并没有针对血管外科手术的特定麻醉方式。

20世纪70年代，血管外科手术被认为是导致围术期心脏并发症的危险因素。20世纪80年代，为了识别并发症发生风险最大的患者，关注的焦点转为术前的风险度分层。20世纪90年代，通过对麻醉方式的选择、抗交感神经药物的使用、血流动力学的控制及镇痛技术问题进行深入的临床调查，而对心脏疾病及其他并发症的预防、治疗和发病机制有了深入的了解。在此期间，制订了一个基于健康管理的指南并在美国率先使用（参见第102章）。近10年来，血管外科手术管理的规范由常规术前CAD筛查进行风险度分层及侵入性治疗，逐渐转变为通过药物治疗及风险因素调控来降低围术期心脏风险（参见第38和39章）。此外，在过去的10年中，跨学科的血管内血管外科技术更为血管疾病的治疗提供了微创手段，也为传统的血管重建手术提供了一种替代治疗方案。这些最初用于不适合传统开放手术患者的微创技术，已被广泛应用于血管外科手术患者。

本章旨在对血管外科患者围术期管理的相关内容进行全面综述，并阐述存在争议的问题。出于简便起见，将分别按血管外科的五个主要手术类型进行讨论，即腹主动脉手术、胸腹主动脉手术、血管内主动脉血管手术、下肢血管手术和颈动脉手术。

动脉粥样硬化的形成

对全球卫生保健系统而言，心血管疾病都是一项重负。在美国，心血管疾病是致死和致残的首要原因。心血管疾病是由动脉粥样硬化这一病理过程所导致的，动脉粥样硬化是一种动脉血管壁的进行性慢性病理改变，此改变会影响所有重要器官或肢体的动脉血供，从而导致心肌梗死、脑卒中以及坏疽。动脉粥样硬化通常发生在大动脉及中等大小的动脉，并常位于湍流区域，比如动脉分支点。最常见的部位为冠状动脉、颈动脉分叉、腹主动脉、髂动脉及股动脉（图69-1）。尽管动脉粥样硬化是由一系列复杂的病理过

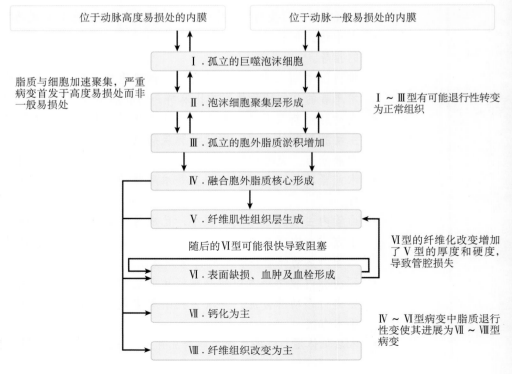

图69-1 动脉粥样硬化病变Ⅰ~Ⅳ型演化序列及Ⅳ型病变后的各种可能后续通路示意图。图中列出了每个病变步骤的主要组织学特征（病变分型）。加粗或区分标记显示在特定部位较易发生何种病变，或提示病变通路的相对发生率和重要性 *(From Stary HC: Natural history and histological classification of atherosclerotic lesions: an update, Arterioscler Thromb Vasc Biol 20:1177-1178, 2000.)*

位于动脉高度易损处的内膜　　位于动脉一般易损处的内膜

脂质与细胞加速聚集，严重病变首发于高度易损处而非一般易损处

Ⅰ．孤立的巨噬泡沫细胞

Ⅱ．泡沫细胞聚集层形成

Ⅲ．孤立的胞外脂质淤积增加

Ⅳ．融合胞外脂质核心形成

Ⅴ．纤维肌性组织层生成

随后的Ⅵ型可能很快导致阻塞

Ⅵ．表面缺损、血肿及血栓形成

Ⅶ．钙化为主

Ⅷ．纤维组织改变为主

Ⅰ~Ⅲ型有可能退行性转变为正常组织

Ⅵ型的纤维化改变增加了Ⅴ型的厚度和硬度，导致管腔损失

Ⅳ~Ⅵ型病变中脂质退行性变使其进展为Ⅶ~Ⅷ型病变

程产生的，但是其发展却有相对固定的几个阶段。动脉粥样硬化最初的病变为脂质条纹，早在儿童阶段即可出现，是由低密度脂蛋白（low-density lipoprotein，LDL）颗粒在血管内膜聚集而产生的。这种病变组织含有大量 T 细胞以及富含脂肪的巨噬细胞（即泡沫细胞）。随着凋亡及泡沫细胞的退化，细胞碎片和胆固醇晶体的积聚，脂质条纹逐渐转变为一种含有坏死脂质核心的粥样化斑块。之后胶原及增殖的平滑肌细胞会形成厚度不一的纤维帽，此时会发生更为复杂的损害。动脉粥样硬化的进一步损害表现为含有膨胀的脂质核心的纤维粥样化斑块的形成、钙的堆积以及血管内皮完整性的破坏。斑块纤维帽的破裂使血液中的成分包括血小板和凝血蛋白与破损脂质核心中的高凝物质（如胶原及组织因子）接触，从而形成血栓（即血栓形成）或导致斑块内出血或斑块进展。血栓形成可导致斑块破裂处血管的完全性阻塞，也可能因血栓脱落而发生斑块破裂远端的血流受阻。

美国心脏病协会（American Heart Association，AHA）血管病变委员会对动脉粥样硬化分类提供了一个组织学数值分型方法[1]。图 69-2 列出了最新分类[2]。Ⅰ、Ⅱ 及 Ⅲ 型病变通常累及范围较小，并且没有临床症状。进展到 Ⅳ 型病变时，则临床疾病的转归各不相同（图 69-2）。尽管 Ⅳ～Ⅵ 型病变可能进展至阻塞大中型动脉管腔从而导致临床事件（心肌梗死、缺血性卒中或下肢缺血），但与动脉粥样硬化疾病的临床表现相关的最常见的是 Ⅵ 型病变。Ⅵ 型病变的组织学标准往往是相互关联的，包括以下一个或多个：表面缺损、血肿及血栓形成。Ⅳ、Ⅴ 和 Ⅵ 型的脂质退行性病变导致的病变在形态学上与 Ⅶ 型和 Ⅷ 型类似。

已明确的与动脉粥样硬化相关的心血管疾病危险因素包括男性、高龄、早发的心血管疾病家族史、LDL 水平较高、HDL 水平较低、糖尿病、肥胖、高血压及吸烟。新近确定的风险因素还包括高同型半胱氨酸、纤维蛋白原、脂蛋白（a）、载脂蛋白 B 及 A-I、高反应性 C 反应蛋白（high-sensitivity C-reactive protein，hsCRP）。由于动脉粥样硬化通常缺乏早期预警征象，在疾病发展到晚期之前，很难做到采取措施进行预防并对发病的危险因素进行处理。目前既定的针对动脉粥样硬化的药理学策略局限于治疗高血压、高脂血症以及调控凝血状态以预防血栓并发症。羟甲基戊二酰辅酶 A 抑制剂（如他汀类药物）是可供选择的脂质修饰药物，已有基于预后的大型临床试验证实了其在降低 LDL 胆固醇及心血管事件风险中的有效性[3]。抗血小板药物，包括阿司匹林和噻吩并吡啶类，如氯吡格雷，亦广

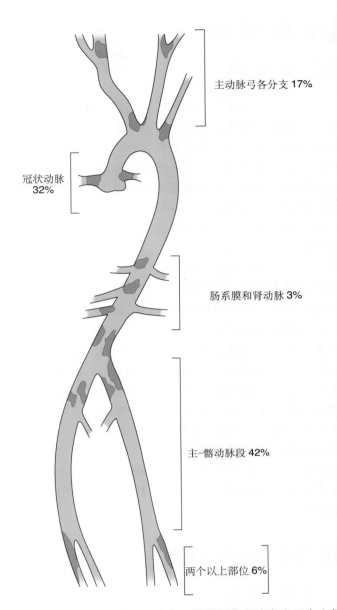

主动脉弓各分支 17%

冠状动脉 32%

肠系膜和肾动脉 3%

主-髂动脉段 42%

两个以上部位 6%

图 69-2　粥样硬化损伤的分布。粥样硬化斑块发生于大血管起源和分叉部位，其分布与严重程度取决于危险因子 *(From Zwolak RM, Cronenwett JL: Pathophysiology of vascular disease. In Yeager MP, Glass DD, editors: Anesthesiology and vascular surgery, East Norwalk, Conn, 1990, Appleton & Lange, pp 3-29.)*

泛用于预防心血管疾病患者血管事件的发生。

在动脉粥样硬化的发生与进展中，动脉血管壁的炎症发挥着关键作用[4]。血清炎症标志物，如 hsCRP，现被用于心血管风险分层。hsCRP 水平与死亡风险和心肌梗死及周围血管病变的发生有关。基于这种新观点，炎症已成为动脉粥样硬化及其并发症治疗及预防的靶点。他汀类药物具有与 LDL 胆固醇水平下降无关的抗炎作用。例如，与安慰剂相比，他汀类药物可使动脉粥样硬化患者的 hsCRP 下降 13%～50%，且他汀类药物治疗期 hsCRP 下降的程度与临床预后的改善相关。

术前评估

并存疾病

血管外科手术患者常常并存其他疾病，包括糖尿病、高血压、肾功能不全及肺部疾病。术前应对上述疾病予以充分评估。如果条件允许，应进行积极治疗（参见第 38 和 39 章）。由于动脉粥样硬化的病变具有全身发病的特点，患有血管疾病的患者通常有影响多个血管分布区域的病变。CAD 是血管外科手术期间死亡的主要原因，心脏事件的高发也是严重影响此类患者术后长期生存的主要因素[5]。在血管外科手术患者中，冠状动脉正常者不到 10%，而半数以上患有晚期或严重的 CAD。未识别的心肌梗死（静息条件下室壁运动异常，无心肌梗死病史）和无症状性心肌缺血（由应激诱导的室壁运动异常，无心绞痛症状）常见于血管外科手术的患者（分别为 23% 及 28%），并与长期死亡率升高和严重心脏事件相关[6]。血管疾病患者的左心室收缩功能不全通常是对照组的 5 倍[7]。目前还不清楚是否有特定类别的血管疾病，这些疾病是否共存 CAD 的可能性更大。一些调查显示，主动脉、下肢血管、颈动脉疾病患者的 CAD 发病率及严重程度类似。亦有研究表明，下肢血管疾病的患者更易发生严重 CAD 及围术期并发症。药物治疗是控制 CAD 的基础。

围术期及远期心脏预后

术前应考虑到血管外科手术患者心肌梗死及死亡发生的可能性（表 69-1）。非致死性及致死性心肌梗死是决定血管外科患者围术期心脏并发症发生率的最重要和最特异性的部分。综合近期多项研究结果，围术期心肌梗死和死亡的总发生率分别为 4.9% 和 2.4%。而对术后 2～5 年的远期预后的评估表明，心肌梗死和死亡的发生率分别为 8.9% 和 11.2%。尽管积极采用药物和手术治疗，上述围术期和远期心肌梗死的发病率和死亡率依然存在[8]。

基于指南的方法

以指南为基础的医疗服务相对较新，主要起源于美国。由美国心脏病学院（American College of Cardiology，ACC）和美国心脏病协会（AHA）共同制订的心血管疾病方面的指南已超过了 20 年。ACC/AHA 实践指南专责小组于 1996 年出版了"非心脏手

表 69-1　血管外科手术患者心肌梗死的发病率和死亡率

研究	发病率 (%)	死亡率 (%)	点评
短期随访（住院期间或住院 30d 内）*			
Ouyang 等[184]	8	0	小型研究
Raby 等[185]	2.3	0.06	主动脉、下肢、颈动脉
Mangano 等[186]	4.1	2.3	仅报道血管病变
Bode 等[117]	4.5	3.1	全部为下肢血管病变
Christopherson 等[39]	4.0	2.0	全部为下肢血管病变
Mangano 等[187]	5.0	0	仅报道血管病变
Fleisher 等[188]	6.0	3.0	仅报道血管病变
Pasternack 等[189]	4.5	1.0	主动脉、下肢和颈动脉
Krupski 等[190]	2.1	2.9	主动脉、下肢血管病变
Baron 等[74]	5.9	4.0	全部为主动脉病变
Norris 等[40]	3.3	5.4	全部为主动脉病变
Fleron 等[80]	5.5	4.1	全部为主动脉病变
McFalls 等[8]	8.4	3.2	主动脉、下肢血管病变
平均	4.9	2.4	
长期随访（住院期间和出院后）*			
Raby 等[185]	7.4	5.1	随访 20 个月
Mangano 等[186]	4.7	3.5	随访 15 个月
Mangano 等[191]	19.4	13.5	随访 24 个月
Hertzer 等[25]	12		随访 60 个月
Krupski 等[192]	3.9	11.2	随访 24 个月
McFalls 等[8]	22		随访 30 个月
平均	8.9	11.2	

* 在短期随访中，报道了住院期间或住院 30d 内的结局。心肌梗死引起的死亡既计入心肌梗死项，也计入死亡项。在长期随访中，由于死因常难以确定，因而未将心肌梗死作为死亡的子项进行统计。在表内的长期随访研究中，心肌梗死的发生率比实际偏低

术的围术期心血管评估指南"。以循证医学为基础的围术期评估及管理在 2002 年、2007 年[9-10] 及 2009 年[11] 进行了更新。新指南已在 2014 年出版。关于非心脏手术围术期心脏评估及管理的阶梯法（2007 年指南的简化）可参阅第 38 章。指南强调，术前评估的目的不是为了进行体检，而是要对患者的心脏问题进行评估，并针对评估，对管理及心脏风险提出建议；同时提供临床风险预测，以便于患者及医护人员制订有益于围术期和长期心脏结局的治疗决策。围术期指南的首要主题是：无论术前状态如何，干预措施都是必要的，否则单纯为降低手术相关风险的干预并非必需。因此，除非可能影响到患者的治疗，否则可不进行术前检查。

本章对血管外科手术患者的特殊情况进行了探讨。更新的指南及其循证方法也将在本章讨论。

心脏风险评估

术前心脏评估有助于实施和优化药物治疗，执行适当的诊断和治疗措施，以及调整整体护理策略。这不仅仅降低了围术期风险，同时也降低了心血管事件的远期风险。临床医师面临的挑战是既要准确评估心脏疾病的发病风险，同时还要控制策略的成本-效益比、临床相关性并遵循循证原则。ACC/AHA 阶梯法考虑到了血管外科手术与其他非心脏外科手术的不同，并在第 38 章进行了详细论述。本章仅对血管外科手术的相关问题进行探讨。

在评估心脏风险后，为了降低风险而调整围术期管理同样充满挑战。具体包括：调整或增加心血管活性药物（如 β- 肾上腺素受体阻滞剂）的应用，行直接冠状动脉介入术 ［如经皮冠状动脉介入术（percutaneous coronary intervention，PCI）或冠状动脉旁路移植术（coronary artery bypass grafting，CABG），调整或加强围术期监测（如有创血流动力学监测），改变术前计划（如将开放性主动脉修复术改为血管内主动脉修复术）。由于不同学科其风险评估的标准和调整的目标可能不同，外科医师、麻醉医师及心脏病专家之间有必要进行协调。

临床风险指数

评估血管外科手术前患者的心脏风险是一个有争议而且艰巨的任务（参见第 37 和 38 章）。虽然风险指数是决定哪些患者需要进一步行心脏评估（即无创技术提供的额外危险分层）的成本-效益筛选方法，但血管外科手术患者 CAD 的高发病率使风险指数的有效性在某种程度上减弱了。最近针对血管外科手术提出了专门的风险指数，以优化对择期及急诊血管外科手术患者围术期死亡率[12]及心脏疾病发病率[13]的预估。虽然风险指数不能为个体提供具体的风险预测，但能将患病群体归类于某一总体风险中。常分为低度风险（心脏风险一般 <1%）、中度风险（心脏风险为 1% ~ 5%）或高度风险（心脏风险往往 >5%）。血管外科手术患者队列中由回归分析确定的临床风险变量可与无创性心脏检查联合，以达到优化血管外科术前心脏风险评估的目的。预防性冠状动脉血管重建的临床试验（coronary artery revascularization prophylaxis，CARP）的登记资料显示，在行择期血管外科手术的患者中如未见多种术前心脏风险变量，则其术后远期生

存率最高[14]。

陈旧性心肌梗死

在对拟行大血管手术的患者进行术前评估时，约有 23% 的患者存在未诊断出的陈旧性心肌梗死（室壁运动异常，既往无心肌梗死病史）。这部分患者术后长期心脏意外风险相应增加[6]。糖尿病和心力衰竭是陈旧性心肌梗死的预测指标之一。如今的指南均推荐非复杂性心肌梗死患者应等待 4 ~ 6 周再行择期手术[11]，并且根据此期间的血管功能及心脏应激试验评估风险分级[15]。大血管手术一般都不是择期手术，尤其是伴有症状的动脉瘤，伴有进展性暂时性脑缺血发作的颈动脉疾病以及髂股动脉或股动脉闭塞引起的肢体缺血等手术都必须实施抢救性或急诊手术。对以上情况，患者必须在严密的围术期临床管理及监护下尽快实施手术。

预行冠状动脉旁路移植术

处于 CAD 早期（发病 <5 年）且没有心绞痛或心力衰竭症状的 CAD 患者在非心脏手术后发生心脏相关并发症的概率较小。预行冠状动脉血管重建术对大血管手术后心肌梗死及死亡的发生并不能提供相同级别的预防作用。随机前瞻性 CARP 试验结果表明，对心脏症状稳定的患者而言，在血管外科手术前采取预防性冠状动脉重建术这一积极策略并不能改善短期或远期生存率[8]。在随机化干预 2.7 年后，干预和未干预组患者的死亡率分别为 22% 和 23%。以肌钙蛋白水平升高为标准，干预组和未干预组患者术后心肌梗死的发生率分别为 12% 和 14%。在随机行血管重建术的患者中，尽管 CABG 组患者比 PCI 组患者病变血管多（分别为 3.0 与 2.2），但与 PCI 组相比，围术期（分别为 6.6% 与 16.8%）和术后晚期（分别为 9.9% 与 23.7%）心肌梗死的发生率均较低[16]。血管重建的完全程度（CABG>PCI）是导致这一差别的主要因素。在荷兰超声心动图负荷超声心脏风险评估（Dutch Echocardiographic Cardiac Risk Evaluation Applying Stress Echocardiography，DECREASE）-V 的初步研究中，以随机的方式研究了预防性冠状动脉重建术用于行大血管手术的高风险患者的作用（高风险患者是指存在 3 个或以上临床风险因素，并且在无创性心脏检查中出现应激性广泛心肌缺血），尽管 Erasmus 大学的 Polermans 小组对该研究的完整性提出了质疑[17-19]。与最好的内科治疗相比，术前行冠状动脉血管重建术并没有改善短期或远期预后[17]。在随机研究中，接受与未接受血管重建术的患者在 30 天时其复合终点（复

合终点指任何原因导致的死亡或发生非致命性心肌梗死）分别为43%与33%，1年随访期内分别为49%与44%，没有显著性差异。与CARP研究结果不同，在围术期心脏事件的发生率方面，CABG组与PCI组之间没有差异。上述两个随机试验的结果与目前ACC/AHA有关围术期管理[11]及CABG[20]的指南一致。值得注意的是，术前血管重建术适用于接受CABG确实能提高生存率的患者，如心脏状况不稳定或冠状动脉疾病晚期患者。在伴有周围动脉疾病的患者，CABG术后并发症的发生率高于不伴有周围动脉疾病的患者[21]。这些并发症可能会使随后的血管手术无法进行或改变手术时机。

预行经皮冠状动脉介入术

关于预防性经皮冠状动脉重建术在血管外科手术患者术前管理中的作用存在争议[8-17]。PCI应仅用于不稳定型活动性CAD患者[11]。外周血管疾病患者往往也不适于PCI治疗。PCI需要在股动脉置入较大直径的引导套管，这容易导致假性动脉瘤并影响下肢血供[22]。PCI也可以通过肱动脉进行，但对技术的要求更高。与没有外周动脉疾病的患者相比，对患有外周动脉疾病的患者行PCI，其手术成功率更低，院内心血管并发症的发生率及死亡率更高[23]。目前的指南指出，在非心脏手术（包括血管外科手术）术前行PCI对预防围术期心脏事件没有任何价值，除非将PCI单独用于改善不稳定性活动性CAD患者[11]。

关于PCI和后续的血管外科手术治疗之间的最佳间隔时间尚无定论（参见第37和38章）。目前的围术期指南对此提供了一个全面的文献综述，并根据临床数据和专家意见提出了建议[11]。必须仔细考虑如下问题：冠状动脉介入治疗的类型，是否需要双联抗血小板治疗，手术出血的风险，终止抗血小板治疗的风险，以及手术治疗的急迫性。

无创的诊断性心脏检查

对发生严重CAD的可能性进行准确的临床评估十分重要。一般来说，最好选择那些具有中度临床风险的患者并在血管手术之前行无创检查。如果不能改变治疗策略，则不需要进行此类检查。此类检查也不能作为初步检查以判断是否行冠状动脉血管重建术。没有必要采取单纯旨在帮助患者度过围术期的血管重建术。进行血管手术前过度的心脏评估检查可能导致发病率升高、手术延迟以及患者拒绝手术。关于这一主题的详尽阐述另见第38章。

心导管检查及预防性血管重建术

Cleveland医院的Hertzer等进行的系列研究是目前规模最大的关于血管外科手术预后的研究[24]。这些研究者对连续1000例血管外科手术患者进行了术前导管检查，拟进行的手术包括主动脉瘤切除术、颈动脉内膜剥脱术和下肢血管血运重建术。根据以下分级评估CAD的发生和严重程度：正常冠状动脉、轻至中度CAD（无狭窄超过70%的病损）、晚期代偿性CAD（狭窄超过70%的病损≥1处，但侧支循环充分）、严重可治性CAD（狭窄超过70%的动脉分支≥1）以及严重无法手术的CAD（狭窄超过70%的动脉分支≥1支，伴严重远端病变或心室功能不全）。该研究最重要的发现是，冠状动脉正常者仅占8.5%，晚期或严重冠状动脉损害（即狭窄超过70%）者高达60%。即使在根据临床病史不考虑存在CAD的患者中，也有1/3以上存在晚期或严重冠状动脉损害（表69-2）。

在Hertzer的研究中，对严重可治性的CAD患者在进行血管外科手术前开展CABG手术，对正常或轻到中度的CAD患者直接进行血管外科手术，对严重无法手术的CAD患者进行个体化治疗。术后即刻及远期死亡率（4.6年随访）情况见表69-3[25]。在216名接受冠脉血管重建术（CABG）的患者中，12名（5.5%）在术后发生死亡。这一死亡率比接受冠状动脉旁路移植术但不伴有外周血管疾病患者的死亡率（1%~2%）更高。可能在此类患者中，应将CABG相关风险作为术前风险评估的一部分认真对待。接受和

表69-2　1000例外周血管疾病患者冠状动脉造影结果

| 根据造影分类 | 临床CAD | | | | | |
| | 无 | | 可疑 | | 合计 | |
	例数	%	例数	%	例数	%
正常冠状动脉	64	14	21	4	85	8.5
轻至中度CAD	218	49	99	18	317	32
晚期代偿性CAD	97	22	192	34	289	29
严重可治性CAD	63	14	188	34	251	25
严重无法手术的CAD	4	1	54	10	58	5.8

Data from Hertzer NR, Beven EG, Young JR, et al: Coronary artery disease in peripheral vascular patients: a classification of 1000 coronary angiograms and results of surgical management, Ann Surg 199:223-233, 1984

未接受 CABG 手术患者的总死亡率（包括早期及 >5 年的远期死亡率）分别为 12% 和 26%。尽管这些数据支持 CABG 有改善患者预后的观点，但该治疗本身的死亡率（5.5%）使其优势不是那么明显。

有研究者进行了两项随机临床试验，以明确预防性冠状动脉血管重建术对开放性主动脉及下肢血管手术预后的影响 [8, 17]。从 5859 例患者中，CARP 试验 [8] 根据临床风险因素和无创性影像学资料筛选出 1190 例患者进行冠状动脉造影 [26]。关于 CAD 的发病率和严重程度，血管造影结果显示，43% 的患者至少有一支主要冠状动脉具有 70% 以上的狭窄，适合血管

重建术（在血管外科手术前随机接受或不接受血管重建术）；31% 的患者未出现冠状动脉堵塞；18% 的冠状动脉狭窄的患者不适合采用血管重建术；5% 的患者左冠状动脉主干狭窄 ≥ 50%。CARP 试验表明，预防性冠状动脉血管重建术（CABG 或 PCI）是安全的，但是并没有改善血管外科手术的远期预后。血管重建组的远期死亡率（2.7 年）为 22%，不适合血管重建术组的远期死亡率为 23%（图 69-3）。虽然该试验的设计目的并不是用来研究预防性血管重建术的短期效益，但此干预并未减少围术期不良后果，如干预组及未干预组的死亡率分别为 3.1% 和 3.4%，心肌

表 69-3　外周血管重建术患者围术期和晚期死亡统计（依据冠状动脉造影分类，随访 5 年以上）

| 临床特征 | 总例数 | 正常或轻到中度 CAD | | 晚期代偿性 CAD | | 严重可治性 CAD | | | | 严重无法手术的 CAD | | 总心源性死亡 | |
| | | | | | | 接受过 CABG | | 未接受 CABG | | | | | |
		例数	%	例数	%	例数	%	例数	%	例数	%	例数	%
男性	685	10/242	4.1	33/204	16	13/174	7.5	6/24	25	14/41	34	76	11
女性	315	5/160	3.1	12/85	14	12/42	29	3/11	27	8/17	47	40	13
年龄 <70 岁	722	10/328	3.0	29/198	15	19/148	13	3/20	15	13/28	46	74	10
年龄 >70 岁	278	5/74	6.8	16/91	18	6/68	8.8	6/15	40	9/30	30	42	15
血压正常	403	7/185	3.8	15/102	15	8/82	9.8	2/15	13	8/19	42	40	9.9
高血压	597	8/217	3.4	30/187	16	17/134	13	7/20	35	14/39	36	76	13
血糖正常	830	12/348	3.4	28/232	12	17/183	9.3	8/30	27	13/37	35	78	9.4
糖尿病	170	3/54	5.5	17/57	30	8/33	24	1/5	20	9/21	43	38	22
总计	1000	15/402	3.7	45/289	16	25/216	12	9/35	26	22/58	38	16	12

Data from Hertzer NR, Young JR, Beven EG, et al: Late results of coronary bypass in patients with peripheral vascular disease.II. Five-year survival according to sex, hypertension, and diabetes, Cleve Clin J Med 54:15-23, 1987

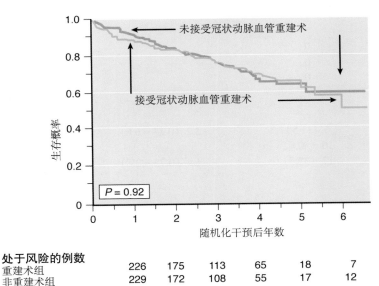

图 69-3　选择性大血管手术前随机化接受或未接受冠状动脉血管重建术的患者长期生存率（CARP 试验）。使用 Kaplan-Meier 法对所有随机化患者的时间作生存曲线 *(From McFalls EO, Ward HB, Moritz TE, et al: Coronary-artery revascularization before elective major vascular surgery, N Engl J Med 351:2796-2804, 2004.)*

梗死的发生率分别为 12% 和 14%。CARP 的试验结果适用于大多数血管外科病例，但不适用于不稳定性心脏病、左主冠状动脉疾病、主动脉狭窄或严重的左心功能不全的患者，因为这些患者被此研究排除在外了。DECREASE-V 试验 [47] 对 1880 例血管外科手术患者进行了筛选，其中 430 例有 ≥ 3 个临床危险因素的患者接受了无创检测，包括负荷超声或灌注成像检查。有严重应激诱发缺血表现（26%）的患者被随机分配接受或不接受血管重建术。冠状动脉造影显示，24% 的患者有 2 支病变，67% 的患者有 3 支病变，8% 的患者有左主冠状动脉疾病。预防性冠状动脉重建术（CABG 或 PCI）并未改善围术期或远期预后（表 69-4）。接受血管重建术与未接受血管重建术的患者，30 天内各种原因所致死亡或非致命性心肌梗死的发生率分别为 43% 和 33%。1 年的复合终点发生率在两组间也很相近，分别为 49% 和 44%。如前面所提到的，不幸的是，此研究因为主要研究者的不端行为而受到审查。

在 CARP 和 DECREASE-V 试验中，预防性冠状动脉血管重建术并无益处，这与其他更有说服力的研究结果不相符，如 Hertzer 等 [24] 及其他一些研究冠状动脉手术临床试验（Coronary Artery Surgery Study, CASS）[27] 和旁路血管重建术研究（Bypass Angioplasty Revascularization Investigation, BARI）[28]，但与目前指南中的建议相同 [11]。显然，要考虑的问题不仅是严重的冠状动脉病变，目前人们对围术期心肌梗死病理生理学的认识还不完整。例如，围术期心肌梗死可能通常是由位于冠状动脉血管没有明显狭窄处的"元凶病灶"（即容易形成血栓的易损斑块）引起的 [29]。对于此类心肌梗死（动脉粥样血栓性），以减少围术期导致冠状动脉斑块不稳定和破裂的触发因素为目的的处理比冠状动脉重建术更为恰当。需求性缺血可能是导致围术期心肌梗死最主要的原因，此观点被最近一个血管造影研究的结果证实 [30]。

肺功能评估

血管外科手术患者术后可能会出现严重的呼吸系统并发症，行主动脉开放手术的患者术后呼吸系统并发症的发病率尤为突出（参见第 67 和 103 章）。最重要的呼吸系统并发症有肺不张、肺炎、呼吸衰竭及潜在的慢性疾病加重。此类患者中吸烟人数众多，慢性阻塞性肺疾病和慢性支气管炎甚为常见。一旦存在此类疾病，患者术后发生肺部并发症的概率便会增加。当临床评估提示存在严重肺部损害时，肺功能检测有助于评估并优化肺功能（参见第 39 和 51 章）。术前进行动脉血气分析可作为术后比较的基准值。基础高碳酸血症（$PaCO_2 > 45mmHg$）提示术后肺部并发症的发病率会升高。肺功能检测的结果可以用来指导支气管扩张药的治疗，但同时也要考虑 β- 受体激动剂所诱发的心律失常及心肌缺血。对于严重慢性阻塞性肺疾病或支气管哮喘的患者，术前短疗程使用糖皮质激素

表 69-4 DECREASE-V 试验中患者的围术期和长期结局

	接受血管重建术，例数（%）	未接受血管重建术，例数（%）	HR（95% CI）	P 值
患者例数	49	52		
术前事件				
各种因素死亡	2 (4.1)	0		0.23
心肌梗死	1 (2.1)	0		
合计	3 (6.1)	0		0.11
术后 30d 事件				
各种因素死亡	11 (22.5)	6 (11.5)	2.2 (0.74 ~ 6.6)	0.14
心肌梗死	17 (34.7)	16 (30.8)		
合计	21 (42.9)	17 (32.7)	1.4 (0.73 ~ 2.8)	0.30
术后 1 年事件				
各种因素死亡	13 (26.5)	12 (23.1)	1.3 (0.55 ~ 2.9)	0.58
心肌梗死	18 (36.7)	19 (36.5)		
合计	24 (49.0)	23 (44.2)	1.2 (0.68 ~ 2.3)	0.48

From Poldermans D, Schouten O, Vidakovic R, et al: A clinical randomized trial to evaluate the safety of a noninvasive approach in high-risk patients undergoing major vascular surgery. The DECREASE-V Pilot Study, J Am Coll Cardiol 49:1763-1769, 2007

（泼尼松 40mg/d，连续 2d）可能有益。若出现肺部感染，则需要适当的抗生素治疗。尽管目前支持区域麻醉能改善肺部预后的证据有限，但是硬膜外阻滞对严重肺部疾病患者可能有益。应用此类技术可避免术后全身性应用阿片类镇痛药所致的呼吸抑制（参见第 98 章）。术后发生肺部并发症是难以避免的。刺激性肺量测定法及持续气道正压通气具有一定的益处 [31]。即使存在严重肺功能不全者，只要处理恰当，也可以耐受主动脉血管手术而不出现过高的并发症发生率和死亡率 [32]。

肾功能评估

慢性肾疾病常见于血管外科手术患者，并且与患者死亡及罹患心血管疾病的风险增加有关（参见第 37 和 52 章）[33]。在有症状的下肢动脉阻塞性疾病患者，无论疾病严重程度、心血管风险及治疗方法，慢性肾疾病均强烈预示远期高死亡率 [34]。作为独立的危险因子，心血管疾病与肾功能衰退和肾疾病发展有关 [35]。血肌酐、肌酐清除率通常用来评估围术期肾功能。术前血肌酐水平 >2mg/dl 是非心脏重大手术后心脏并发症的独立危险因子 [36]。术前肌酐清除率 <60ml/min 是择期血管外科手术后短期及远期死亡率升高的独立危险因子 [37]。对肾功能受损的血管外科手术患者，围术期使用 β- 受体阻断剂 [38] 和他汀类药物 [37] 可降低患者的死亡风险。腹主动脉或肾动脉的粥样硬化病变也可对肾血流和肾功能造成损害。相反，肾动脉狭窄可以通过肾素及血管紧张素诱导血管收缩而导致高血压。高血压本身可导致肾功能不全或肾衰竭。糖尿病肾病也很常见（参见第 39 章）。除了基础肾功能异常之外，术前和术中使用造影剂具有直接的肾毒性。术中主动脉阻断会中断肾血流而引起肾缺血。即使体循环动脉血压和心排出量均正常，在肾下方行主动脉阻断也会减少肾血流。血栓斑块可能会进入肾动脉，尤其容易发生在肾动脉上方主动脉阻断和开放时。术中和术后血容量和心排出量的波动可损害肾灌注。一组超过 500 例腹主动脉重建术的报道显示，术后急性肾衰竭的发生率为 7%。

围术期心肌缺血

病因与预防

在美国，缺血性心脏病发作是导致围术期死亡的最常见原因 [5]（参见第 39 章）。围术期心肌缺血是血管外科手术后发生心脏不良事件的有力预测因素。心肌缺血是由于心肌氧供及氧需之间的失衡导致的，围

术期很多因素可导致这一现象。事实上，血管外科手术中常存在很多可以影响心肌氧供和氧需的因素，比如血管内液体的转移、失血、疼痛、儿茶酚胺释放增加、低温、凝血功能改变和通气不足。心动过速、血容量过多以及贫血的危害尤甚，因为这几个因素可以在减少氧供的同时增加氧需。为了预防和处理围术期心肌缺血，需要仔细调控以上这些以及其他决定心肌氧供和氧需的因素，同时还要关注会加重心肌缺血的生理变化。

表 69-5 总结了 8 项研究，以说明术前、术中及术后心肌缺血的相对发生率。其中 2 项研究的术中心肌缺血发生率最低，主要是源于研究方案中对心率和血压进行了严格的控制 [39-40]。术后 Norris 等 [40] 继续进行了上述严格的血流动力学控制措施，因此，报道的术后心肌缺血的发生率更低（15%）。严格控制围术期血流动力学，特别是将心率保持在 <85 次 / 分，可能对减少心肌缺血有重要作用。尽管有证据支持严格控制心率 <70 次 / 分可以减少血管外科手术后的心肌缺血 [41]，但也有确凿的证据说明该措施会增加某些风险 [42]。应该控制心率，但也应该明确其决定因素。通常推荐将血压控制在基准值 20% 以内。图 69-4 显示了一种处理患者高血压和低血压更为合理的方法。围术期使用他汀类药物同样能减少血管外科手术后心肌缺血的发生 [43]。

尚不明确血管外科疾病患者的最佳血细胞比容。如果术后早期血红蛋白浓度 <9.0g/dl，则会增加心肌缺血和心脏并发症的发生率。因此，应将血管疾病患者的血红蛋白浓度维持在 9.0g/dl 以上，特别是对那些有明显缺血性心脏病风险的患者。因此，应放宽输血标准（参见第 61 章）。

心肌缺血的监测

围术期有三种方法检测心肌缺血：体表心电图（electrocardiogram，ECG）、经食管超声心动图（transesophageal echocardiography，TEE）和肺动脉导管（参见第 45—47 章）。各种检测心肌缺血方法的敏感性和特异性、对操作者的训练要求以及价格均有差异，并且是影响选择的重要因素。血管手术期间及术后心肌缺血的监测十分重要。心肌缺血可能导致心肌梗死，尤其当缺血时间持续 2h 以上时 [44]。因此，应将氧供及氧需的决定因素调整到最佳状态，以缓解心肌缺血。

血管手术后，可通过连续性检测心脏特异标志物来明确心肌损伤的情况。心肌肌钙蛋白 T 或 I 比特异

表 69-5　血管外科疾病患者围术期心肌缺血 * 的发生率

研究	术前	术中	术后	合计
Pasternack 等 [189]				
主动脉 / 下肢	40	38	48	61
颈动脉	38	41	54	68
Ouyang 等 [184]	13	21	63	
McCann 和 Clements[193]	14	38		
Mangano 等 [186]	20	25	41	
Raby 等 [194]		18	30	
Christopherson 等 [39]	8	11	40	40
Boylan 等 [83]				35
Norris 等 [40]	3†	4†	15†	16
平均	19	25	42	44

* 通过 Holter 连续监测和 ST 段分析诊断心肌缺血。
† 未发表数据

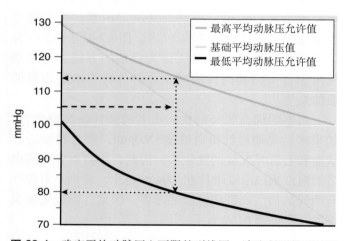

图 69-4　确定平均动脉压上下限的列线图。读取所测的基础平均动脉压值在左侧纵轴上的位置，水平向右与基础平均动脉压线相交；由相交点垂直向上下延伸并分别与最高和最低可运行平均动脉压线相交。如果某患者基础平均动脉压值为 105mmHg，查列线图可知其可允许平均动脉压范围为 80 ~ 114 mmHg *(From Norris EJ, Beattie C, Perler BA, et al: Double-masked randomized trial comparing alternate combinations of intraoperative anesthesia and postoperative analgesia in abdominal aortic surgery, Anesthesiology 95:1054-1067, 2001.)*

性稍差的标志物检测心肌损伤更为灵敏，从而可检测到非常微小的心肌损伤。CARP 及联合吸入万他维和西地那非以提高和改善肺动脉高压（Ventavis Inhalation With Sildenafil to Improve and Optimize Pulmonary Arterial Hypertension，VISION）的研究数据均支持在围术期通过肌钙蛋白水平来对血管术后高风险的患者进行分级 [45-46]。尽管现行的指南未支持该做法，应将

心肌肌钙蛋白作为血管术后的常规检测以发现心脏不良事件并用于术后风险分级 [47]。

围术期 β- 受体阻断剂的使用

围术期 β- 受体阻断剂治疗是一个重要且颇具争议的话题，尤其对于接受血管外科手术的患者（参见第 38 和 39 章）。对长期接受 β- 受体阻断剂治疗的患者，β- 受体阻断剂的使用应贯穿整个围术期。β- 受体阻断剂治疗不能作为围术期事件，如血容量不足、贫血、疼痛或感染因素所致的心动过速的初始或主要治疗方法，因为对上述情况应该进行病因治疗。对高风险患者，尤其是已知有潜在缺血的患者（如术前检测发现缺血的患者），应考虑到手术应激相关的交感神经刺激引起的心动过速。应避免低血压和心动过缓，也应避免围术期突然使用高剂量 β- 受体阻断剂治疗。如果决定在围术期初始采用 β- 受体阻断剂治疗来降低心脏风险，最安全的方法是从低剂量开始，在手术前超过 7 ~ 10d 内逐渐增量直至足量。虽然围术期使用 β- 受体阻断剂可能会减少术前需行心脏检查患者的人数，但不应取消此类检查，应仔细考虑检查的风险 / 收益比。

围术期他汀类药物治疗

除了降低血脂的作用以外，他汀类药物还能抗炎、

稳定斑块及抗氧化（参见第 39 章）。在过去的 10 年中，他汀类药物作为一项有效的治疗措施开始被用于血管外科手术患者，以预防围术期心血管并发症[48]。一项名为 DECREASE- Ⅲ 的双盲安慰剂对照临床试验支持这一药物的使用。不幸的是，Erasmus 大学最近进行的研究发现该研究的科学家有不端行为，因此，此研究的结果也受到质疑[19]。他汀类药物的应用对主动脉术后的肾功能有保护作用，也有利于保持下肢移植血管的通畅。

尽管目前的指南推荐对所有的外周血管病变患者使用他汀类药物，但关于用药的最佳时间和剂量并无定论。因为他汀类药物没有静脉剂型，所以应该使用半衰期较长的药物或缓释胶囊[49]。主动脉术后中断使用他汀类药物会增加心脏风险[49-50]。DECREASE- Ⅲ 研究结果显示如果中断时间较短（<2d）且使用的是缓释剂型，则可以避免上述风险[42]。目前 ACC/AHA 指南用于指导他汀类药物的总体使用情况。由于他汀类药物的使用有一些副作用，并且这些副作用在围术期难以从临床症状上识别，所以，在确定使用此类药物是安全的以前需要持续检测肌酸激酶和肝功能。

血流动力学监测

对血管外科患者采用何种恰当的有创血流动力学监测仍存在争议（参见第 40 章）。是否需要行有创检测由多个因素决定，并且不存在统一标准。血管外科患者通常合并其他疾病，术中有潜在的液体转移和失血可能、大血管阻断／开放均能导致严重的生理功能紊乱，因此，事实上所有的大型血管手术患者均有必要留置动脉内导管以行有创检测。其优点是可进行实时的血压监测，以获得精确的舒张压值，并方便地采集动脉血标本。桡动脉的位置表浅，并有侧支循环，是最常用的置管部位。对是否需要常规检查侧支循环状况尚有争论。Allen 试验能够用来评估掌动脉弓的侧支循环，但有证据显示行桡动脉穿刺置管时，Allen 试验结果正常者仍有缺血性损伤的发生，而试验结果异常者也未必会造成损伤。桡动脉穿刺困难时也可选用尺动脉和腋动脉。腋动脉置管可以采用 Seldinger 技术，但在冲洗腋动脉导管时应特别小心，以避免注入空气。因为导管尖端可能接近或位于主动脉弓，误入的空气有可能进入脑循环。对外周血管疾病患者应尽可能避免股动脉穿刺。

血管外科患者两臂的动脉压可能有很大差别，原因是锁骨下动脉和腋动脉可能存在粥样硬化病变，导致患侧的动脉压较低的假象[51]。拟行颈动脉手术的患者常出现两臂血压不等的情况。为了避免出现低血压假象，应该对两臂的血压进行测量，术中应选择监测血压较高的一侧手臂。也有由于双侧病变而导致两臂的血压值均偏低的可能，此种情况下经股动脉测压为最佳选择。

在血管外科手术期间是否采用中心静脉及肺动脉置管监测也存在争议。手术操作的不同决定了液体转移和失血程度的不同，也决定了实施监测的意义大小。还应结合患者潜在的心脏、肺和肾的功能状态综合考虑。尽管心血管功能高度依赖心室充盈程度（即心脏泵出的血量不可能超过其接收的量），但中心静脉压值和肺动脉闭塞压值与循环血量无关[52]。当不健全的心脏过度应激时，其他信息如每搏量和心排出量也很重要。后面的章节将就中心静脉压（CVP）和肺动脉导管监测的指征做详细讨论。

在过去的 10 年，TEE 在围术期的应用迅速扩大（参见第 46 章）。TEE 可以识别心脏解剖和功能的异常，是心肌缺血的灵敏监测手段。在行复杂主动脉重建术时，TEE 可提供有关心脏充盈情况和功能的重要实时信息，当遇到无法解释的血流动力学不稳定情况时有特别的帮助。

腹主动脉重建术

传统腹主动脉重建术的麻醉要求麻醉医师对相关病理生理学知识有深入了解，熟悉外科手术操作的程序和步骤，能够准确理解复杂的血流动力学监测结果，并能够娴熟地对患者的血流动力学状态进行药物控制和干预。在术前和术中麻醉医师与手术医师进行充分的沟通十分重要。所有的腹主动脉及其分支的开放性手术都有巨大的手术切口并且必须进行广泛剥离，会有主动脉或其分支的阻断和开放，会引起时间不等的器官缺血 - 再灌注，可能引起大幅度的体液转移和体温波动，并激活神经内分泌及炎症性反应。主动脉手术治疗的主要目的是减轻症状，减少相关并发症的发生。如果是主动脉瘤手术，则主要是为了预防动脉瘤破裂。近 20 年来，随着导管技术在外周动脉疾病中应用的成熟和发展，人们开始对采用微创手段治疗主动脉疾病产生强烈的兴趣。已出现主动脉瘤腔内修复术。该方法是一种损伤更小的治疗方式，可以作为传统外科修复手术的一种替代选择（后文将进一步讨论）。该技术已被用于 75% 的择期修复手术，以及 30% 的破裂后修补术[53]。随着新设备和新技术的涌现，以及其在主动脉疾病中适用范围的扩展，腔内血管手术领域正在迅速发展。

自然病史和外科死亡率

腹主动脉瘤

腹主动脉瘤（abdominal aortic aneurysm，AAA）在老年人中的发病率较高，接近 8%（参见第 80 章）。高龄、吸烟、家族史和动脉粥样硬化均为确切的腹主动脉瘤的风险因子。尽管腹主动脉瘤在女性中的发病率较男性低，但是其风险因子与男性相似。在美国[78]，每年死于腹主动脉瘤破裂的患者超过 3 万人[54]。以主动脉瘤为第一诊断出院的人数接近 7 万人。在美国，每年大约有 4 万例患者接受腹主动脉瘤修复术，医疗费用超过 10 亿美元。腹主动脉瘤的发病率似乎还在上升，并且与年龄和性别密切相关。

腹主动脉瘤是一种多因素疾病，与主动脉的老化和粥样硬化有关。尽管还没有统一的学说阐述其发病机制，遗传、生物化学、代谢、感染、机械和血流动力学等因素均可能参与了腹主动脉瘤的发展。主动脉外膜弹力组织解离是腹主动脉瘤形成的标志性改变，也可能是最根本的改变。慢性炎症在主动脉血管壁结缔组织破坏中起关键性作用。腹主动脉瘤患者中有 20% ~ 25% 合并有主髂动脉闭塞性疾病。在接受腹主动脉切除术的患者中约有 5% 的人有炎症性动脉瘤。引起腹主动脉瘤的其他病因包括创伤、真菌感染、梅毒感染及马方综合征。

大多数腹主动脉瘤都是在因为其他原因行影像学检查或筛查时意外发现的。腹主动脉瘤的自然病史为瘤体进行性扩大、破裂，最终导致患者死亡。对无症状的腹主动脉瘤，其直径和扩张速度是预计破裂风险大小的最佳指标。目前的指南强调不可能仅将直径阈值作为针对所有患者要进行手术干预的指标。然而，对直径在 6cm 或以上的腹主动脉瘤患者均应行择期修补手术。尽管对直径在 5.5 ~ 5.9cm 的腹主动脉瘤是否应行择期修补术存在争议，直径在 5.5cm 的腹主动脉瘤的破裂风险（每年）等于或高于围术期死亡率，因此，应该进行手术修补。对直径在 5.5 ~ 5.9cm、6.0 ~ 6.9cm、≥ 7.0cm 的腹主动脉瘤患者，若拒绝或不适合择期手术治疗，动脉瘤在 1 年内破裂的风险分别为 9.4%、10.2% 及 32.5%[55]。

超过 90% 的腹主动脉瘤在发现时其直径还未达到目前手术治疗的指标（5.5cm）。一项对直径在 4.0 ~ 5.5cm 的腹主动脉瘤患者进行的随机对照试验让人们对较小、无临床症状的主动脉瘤的自然转归有了深入的认识[56]。有 4 项临床试验已经证实对小动脉瘤（直径在 4.0 ~ 5.5cm）进行严密观察是一种安全的选择，早期行修复手术（开放或血管内手术）对长期生存率并无益处。如果小动脉瘤出现症状或在 6 个月的时间增大超过 0.5cm，则考虑手术治疗。虽然人们对药物治疗（如抗生素、β- 受体阻断剂或他汀类药物）来延缓或逆转小动脉瘤的扩张有浓厚兴趣，但是关于药物治疗的保护作用支持证据有限[57]。直径 <4.0cm 的动脉瘤为良性，不易破裂或增大。

择期肾下主动脉瘤切除术的围术期死亡率逐步从 20 世纪 50 年代的 18% ~ 20%，下降至 60 年代中期的 6% ~ 8%，70 年代早期为 5% ~ 6%，80 年代 2% ~ 4%，并稳定于此水平。有一项研究纳入了 15 年里连续 1000 例肾下型主动脉瘤择期修复术患者，报道的围术期死亡率为 2.4%[58]。Hertzer 等[59] 报告，克利夫兰医院（Cleveland Clinic）连续 1135 例择期腹主动脉修复术患者的死亡率为 1.2%。这个单中心的死亡率远远低于来自美国的两个全国性资料显示的死亡率（5.6% ~ 8.4%）。全国性资料的高死亡率使一些人认为，过去 20 年来所取得的技术和治疗进步并没有影响腹主动脉瘤患者的预后。治疗区域化和腔内血管治疗技术为改善手术死亡率带来了诱人的希望。

过去 40 年里，围术期腹主动脉瘤破裂导致的死亡率没有显著改变，仍然接近 50%，几乎没有任何例外。如果考虑到入院前就已死亡的患者，则主动脉瘤破裂的总死亡率远远超过 90%。

肾下腹主动脉瘤开腹手术的远期效果良好，移植血管迟发性并发症的发生率很低（0.4% ~ 2.3%）。未破裂腹主动脉瘤术后 1 年生存率为 92%，5 年生存率为 67%。

主髂动脉闭塞性疾病

肾下主动脉和髂动脉是发生慢性粥样硬化最常见的两个部位。主髂动脉粥样硬化具有弥漫性和进行性发展的特征。当粥样斑块增大，使下肢血流降低到某个临界水平以下时便可现缺血症状。与主动脉瘤不同，主髂动脉闭塞性疾病患者只有出现症状时才考虑手术治疗。当存在致残性间歇性跛行和可能导致截肢的下肢缺血时，需行外科手术治疗。手术干预的目的是恢复有效的外周循环，以缓解跛行症状并预防截肢。局限性主髂动脉闭塞性疾病患者典型的表现仅为跛行，因为通常会有侧支循环足以防止下肢缺血。主髂动脉手术的围术期死亡率低于腹主动脉手术。

主髂动脉疾病可供选择的治疗方案包括：解剖重建或直接重建（即腋股动脉旁路），解剖外或间接移植物旁路移植（即植入或不植入支架的经皮血管内血管成形术）。主双侧股动脉旁路被视为主髂动脉闭塞性疾病治疗的金标准。解剖外旁路移植一般用于有特殊情况的患者，如存在感染、先前的血管重建手术失败，或有禁忌风险的患者。其围术期并发症的发生率和死亡率较低，但此优势被其长期通畅率降低及功能改善欠佳所抵消。经导管血管内技术，如经皮经腔血管成形术，适用于部分病变相对局限的患者，10%～15%的主髂动脉闭塞性疾病患者可以采用导管技术替代主动脉双侧股动脉旁路。

肾动脉和内脏动脉病变

　　肾动脉狭窄最常见的原因是动脉粥样硬化。闭塞性病变的部位几乎无一例外地发生在肾动脉的近段和开口处，通常是主动脉粥样硬化的延续。纤维肌性发育不良（fiboromuscular dysplasia，FMD）是导致肾动脉狭窄的重要原因，但更少见，并且主要累及肾动脉的远端 2/3。对血流动力学影响较大的肾动脉狭窄通过激活肾素 - 血管紧张素系统引起高血压，而双侧狭窄可导致肾衰竭。即使采用最大剂量的药物治疗，肾血管性高血压患者的血压控制也并不理想。上述患者往往存在严重的双侧肾动脉狭窄、反复发作的充血性心力衰竭及波动性肺水肿。治疗适应证包括控制高血压以及保护肾功能。手术干预方法包括主动脉肾动脉旁路、解剖外旁路（肝肾动脉或脾肾动脉旁路），或经主动脉行肾动脉内膜切除术。开放性手术常常需要在肾动脉或腹腔动脉开口水平以上行腹主动脉阻断。放置支架的经皮经腔血管成形术是部分择期手术患者的一线治疗方案。

　　腹腔动脉和肠系膜动脉开口处狭窄是由主动脉粥样硬化的延伸导致的。肠系膜下动脉是最常累及的部位，其次是肠系膜上动脉和腹腔动脉。由于内脏血管的侧支循环丰富，单根血管的闭塞很少引起缺血性症状。但是任何两根血管的闭塞或严重狭窄则可能对侧支循环造成严重影响，从而导致慢性内脏缺血。针对内脏血管狭窄所行的外科修复手术适用于有症状的患者。手术干预方法包括经主动脉内膜切除术和旁路移植。后者通常需要在腹腔动脉水平以上行主动脉阻断。上述操作的死亡率为 7%～18%。为了避免开放修复术较高的死亡率，运用支架植入的经皮经腔血管成形术在治疗慢性内脏缺血中的应用越来越广泛。急性的内脏动脉闭塞可以由栓塞引起，也可以由血栓形成导致（比栓塞少见）。为了避免急性内脏缺血导致极高死亡率的发生，必须在肠缺血坏死之前早做出诊断和处理。

主动脉阻断

　　主动脉阻断引起的病理生理变化极为复杂，与多种因素有关，包括主动脉阻断的水平、左心室状态、主动脉周围侧支循环状况、血容量及其分布、交感神经系统的激活程度以及所使用的麻醉药物及技术。多数腹主动脉重建术需要在肾动脉下水平行主动脉阻断。但对肾上型腹主动脉瘤、肾动脉或内脏动脉血管重建术，则必须进行肾动脉上和腹腔动脉上水平行主动脉阻断。此外，对靠近肾动脉的动脉瘤和炎症动脉瘤，以及向近端延伸的主髂动脉闭塞性疾病，也必须在肾动脉上和腹腔动脉上水平行主动脉阻断。在较高水平行主动脉阻断会严重影响心血管系统，并且导致其他重要器官的缺血及低灌注。缺血可能导致肾衰竭、肝缺血及凝血异常、肠梗死以及截瘫。随着血管内血管修复术越来越普遍，开放手术中解剖复杂的动脉瘤比例也在增加，其中很多必须在肾动脉以上水平行主动脉阻断[60]。

血流动力学和代谢变化

　　与主动脉阻断有关的血流动力学及代谢变化在框 69-1 做了总结。这些改变的幅度以及方向是复杂、动态的，在不同的实验和临床研究中观察到的结果也不一致。我们需要考虑到一些重要的影响因素（框 69-2）。主动脉阻断对整个心血管系统的影响很大，其程度主要取决于阻断的水平。阻断水平以上出现动脉血压升高，阻断水平以下则出现动脉血压降低。这是各个水平主动脉阻断时均会出现的血流动力学反应。阻断水平以上出现血压升高的主要原因是主动脉血流阻力突然增大，继而收缩期左心室壁张力或后负荷增加。然而，其他一些因素，如心肌收缩力、前负荷、血容量和交感神经的激活程度也很重要[61]。除非采用分流循环支持方法或静脉应用血管扩张药，膈肌以上的主动脉阻断导致的血压升高最为明显。

　　主动脉阻断时心排出量和充盈压变化的方向并不完全一致，对变化的方向和幅度应进行综合理解（图 69-5）。胸段降主动脉近段阻断使平均动脉压、中心静脉压、平均肺动脉压和肺毛细血管楔压分别升高 35%、56%、43% 和 90%，心脏指数降低 29%[62]。心率和左心室搏出量无显著变化。腹腔动脉以上水平主动脉阻断使平均动脉压上升 54%，肺毛细血管楔压上升 38%[63]。二维超声心动图显示射血分数下降 38%。即使通过麻醉药物及血管舒张剂治疗，使体循环血压和肺毛细血管楔压维持在正常水平，腹腔动脉上主动脉阻断仍导致左心室收缩末容积及舒张末面积显著增加（分别为 69% 和 28%），并且在 12 例患者中发现有 11 例出现异常室壁运动，提示心肌缺血（表 69-6）。肾动脉上水平主动脉阻断对心血管的影响与上述腹腔

框 69-1　主动脉阻断的生理功能改变和干预措施 *

血流动力学变化

↑ 阻断水平以上动脉血压
↓ 阻断水平以下动脉血压
↑ 节段性室壁运动障碍
↑ 左室室壁张力
↓ 射血分数
↓ 心排出量 †
↓ 肾血流
↑ 肺阻塞压力
↑ 中心静脉压
↑ 冠状动脉血流

代谢变化

↓ 机体总氧耗量
↓ 机体总二氧化碳生成量
↑ 混合静脉血氧饱和度
↓ 机体总摄氧量
↑ 肾上腺素及去甲肾上腺素
• 呼吸性碱中毒 ‡
• 代谢性酸中毒

治疗措施

降低后负荷
　硝普钠
　吸入麻醉药
　氨力农
　分流及主动脉 - 股动脉旁路
降低前负荷
　硝酸甘油
　控制性静脉切开放血
　主动脉 - 股动脉旁路
肾保护
　液体输注
　远端主动脉灌注技术
　选择性肾动脉灌注技术
　甘露醇
　增加肾灌注的药物
其他
　低体温
　减小每分通气量
　碳酸氢钠

* 阻断时间越长，阻断平面越靠近近端，则这些改变越明显。
† 胸段阻断时心排出量可能增加。
‡ 通气设置未变与阻断前相同时

动脉上主动脉阻断的变化相似但程度较轻，而肾动脉下阻断仅造成轻微影响，并且不会导致异常室壁运动。

　　高位主动脉阻断时心室充盈压（前负荷）显著升高，被认为是后负荷增加及血容量重新分布的结果。这是胸主动脉阻断时发生的最重要的变化。该假设的中心理论是腹腔内脏循环构成功能血容量储备的重要来源。内脏器官可容纳总血容量的 25%，其中近 2/3 容量（800ml 以上）可在数秒钟内由高顺应性的静脉血管床进入体循环，即自体输血效应 [64]。最初，由于内脏

框 69-2　主动脉阻断时生理功能改变程度及方向的影响因素

主动脉阻断水平
种属差异
麻醉药物及技术
血管扩张剂治疗
分流循环支持
主动脉周围侧支循环情况
左心室功能
冠状动脉循环状况
血容量
神经内分泌激活
主动脉阻断持续时间
体温

静脉容量较小，血容量由阻断远端的血管床再分布到阻断近端相对非顺应性血管床（图 69-5）。胸主动脉阻断时，被动及主动机制同时使内脏静脉容量减少。在腹腔内脏系统以上阻断主动脉导致内脏动脉血流急剧减少，使内脏容量血管的压力显著降低 [52]。这种压力的降低使内脏静脉被动地回流，增加了向心脏的静脉回流，进而增加了阻断近端的血容量。胸主动脉阻断还可使血浆肾上腺素和去甲肾上腺素水平显著升高，从而使阻断水平上下的血管运动张力增加。内脏静脉对肾上腺素的刺激高度敏感。儿茶酚胺对内脏容量血管床的主要作用是引起静脉血管收缩，从而主动驱使内脏血液流出，使内脏静脉血容量减少，并增加心脏的静脉回流 [52]。

　　一些动物实验支持血容量再分布假说。在以狗为对象的实验中，胸主动脉阻断会导致平均动脉压升高 84%，左室舒张末期压升高 188%，而每搏量无显著改变 [65]。在同一个实验模型中同时阻断胸主动脉和下腔静脉，前负荷和平均动脉压没有显著变化（图 69-6），而每搏量减少了 74%。胸主动脉和下腔静脉同时阻断后，在阻断水平以上输血，能够再现与胸主动脉单独阻断相同的血流动力学影响。这项研究还表明，胸主动脉阻断使阻断以上水平的血流量急剧增加（155%），同时阻断胸主动脉和下腔静脉无改变。另有动物实验发现，胸主动脉阻断后发生的近段主动脉高血压和中心静脉压升高能够通过放血的方法完全逆转 [66]。在对狗的动物实验中，在胸段和肾动脉上水平阻断主动脉均可导致近端高血压，但只有胸段阻断会使中心静脉压升高 [67]。在这项研究中，胸主动脉阻断增加了阻断近端器官和组织的血容量，而肾动脉上水平阻断无此改变。这些试验数据强烈支持主动脉阻断期间的血容量再分布假说，也有助于解释不同水平阻断主动脉所观察到的血流动力学反应的显著差异 [63]。

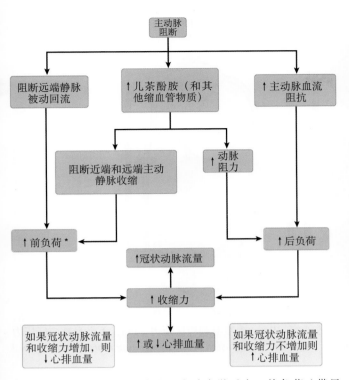

图 69-5　主动脉阻断导致的血流动力学反应。前负荷（带星号标记）并不一定由于肾下腹主动脉阻断而增加。根据内脏血管张力的不同，血流可分流至内脏循环，前负荷可能并不增加 *(Modified from Gelman S: The pathophysiology of aortic cross-clamping, Anesthesiology 82:1026-1060, 1995.)*

表 69-6　主动脉阻断开始时心血管参数的百分比变化

心血管参数	阻断后参数百分比变化		
	腹腔动脉上	肾动脉上－腹腔动脉下	肾动脉下
平均动脉压	54	5*	2*
肺毛细血管楔压	38	10*	0*
舒张末面积	28	2*	9*
收缩末面积	69	10*	11*
射血分数	−38	−10*	−3*
出现室壁运动异常	92	33	0

* 与腹腔动脉以上水平阻断比较有显著差异（P<0.05）。
From Roizen MF, Beaupre PN, Alpert RA, et al: Monitoring with two-dimensional transesophageal echocardiography: comparison of myocardial function in patients undergoing supraceliac, suprarenalinfraceliac, or infrarenal aortic occlusion, J Vasc Surg 1:300-305, 1984

　　主动脉阻断还可出现后负荷依赖性的前负荷增加，这通常见于心肌收缩力受损和冠状动脉储备削弱时。左室功能不全时，对后负荷增加的反应是舒张末期容积增加，并伴有每搏量减少（后负荷不匹配）。导致每搏量减少的原因可能是前负荷储备受限、心肌缺血或压力诱导心肌收缩力增强的能力丧失（即 Anrep 效应）。若右心室功能依然正常，阻断前右心室的每搏量，加上已经增加的左心室收缩末期容积，进而导致左心室扩张和舒张末期容量增加。如果不能正确监测上述变化，则可能出现左心室超负荷，发生严重的外周器官功能障碍和肺水肿。

　　多数临床研究提示，胸主动脉阻断时（无血管扩张剂治疗或分流循环支持）心排出量减少，而大多动物实验未显示心排出量显著变化或增加，然而，左室在其中发挥了重要作用。一个正常、未受损的心脏可以耐受容量负荷的急剧增加，而不会出现明显的心室扩张或功能不全。然而，受损心脏的心肌收缩力与冠状动脉储备降低，对这种负荷增加会表现为由急性左心功能不全和心肌缺血导致的心室扩张。尽管在动物实验中不常出现心肌收缩力减弱和冠状动脉储备减少，但这些异常在接受主动脉重建术的老年患者中十

分常见。胸段或腹腔动脉上主动脉阻断[62-63]造成的心室负荷增加可增加左室壁张力（后负荷），结果导致左心室功能的急剧恶化和心肌缺血。高心肌内压力导致内膜下心肌灌注受损，这可能是出现异常室壁运动和射血分数改变的原因。主动脉阻断后心排出量减少也可能是由于反射机制导致的即刻反馈性抑制。例如主动脉压力升高激活压力感受器，从而抑制心率、心肌收缩力和血管张力。胸主动脉阻断后，使用血管舒张剂使心室负荷维持在正常水平，可以维持或增加心脏输出量[68]。

　　主动脉阻断和开放对代谢的影响总结见框 69-1。胸主动脉阻断使机体总氧耗量减少约 50%。氧耗量减少的现象仅发生在阻断水平以上的组织，但此现象的原因不明。临床研究发现，腹腔干水平以上主动脉阻断使混合静脉血氧饱和度增加。混合静脉血氧饱和度的增加可能是由于氧耗减少的程度超过心排出量的下降，因此，机体氧的总摄取量下降。中心高血容量或阻断近端组织发生的动静脉分流可能对机体氧的总摄取量减少也起到了一定的作用。

　　胸主动脉阻断后，与阻断前的基础值比较，阻断远端的动脉血压降低 78%～88%，血流量减少 79%～88%，氧耗量减少 62%。主动脉阻断水平以下组织和器官的血流量依赖于灌注压，而不受心排出量的影响。已经证明，若使用硝普钠将阻断近端的主动脉压维持在阻断前水平，则会导致阻断远端的动脉压下降 53%。这些数据对主动脉阻断期间重要器官的保

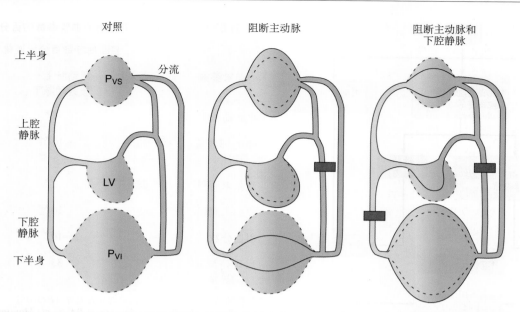

图 69-6　不同阻断方式导致的顺应区变化示意图。上半身、下半身和左心室顺应区；用点线表示；左图为对照组，不行任何阻断，中图表示仅阻断主动脉，右图表示主动脉和下腔静脉同时阻断。LV，左心室；Pvs，上半身顺应区压力；Pvi，下半身顺应区压力
(From Stokland O, Miller MM, Ilebekk A, et al: Mechanism of hemodynamic responses to occlusion of the descending thoracic aorta, Am J Physiol 238:H423-H429, 1980.)

护有重要意义，后面将进一步讨论此问题。

　　肾动脉下主动脉阻断导致的心血管反应不及高位阻断剧烈（表 69-6）。尽管一些临床试验报道，肾动脉下阻断的血流动力学改变不太明显，一般情况下血流动力学发生的变化包括动脉血压升高（7%～10%），体循环阻力增加（20%～32%），而心率无明显改变。心排出量的变化最为一致，下降了 9%～33%，但关于心室充盈压的报道结果不一致。肾动脉下主动脉阻断时，血容量再分布可能影响前负荷（图 69-5）。此情况下，阻断水平以下的血容量转移到阻断水平以上内脏循环的顺应性静脉节段，使预期的前负荷增加程度减缓。肾动脉下主动脉阻断后的前负荷变化还可能依赖冠状动脉循环状况。对有严重缺血性心脏病的患者进行肾动脉下主动脉阻断时，中心静脉压及肺毛细血管楔压明显升高（升高程度分别为 35% 和 50%），而无冠心病者则表现为充盈压降低。超声心动图发现，进行肾动脉下主动脉重建时出现节段性心室壁异常运动者占 30%，其中 60% 发生在主动脉阻断时。主髂动脉闭塞性疾病患者对肾动脉下阻断的血流动力学反应较腹主动脉瘤患者为轻，这可能是由于主动脉周围有更多的侧支循环形成的缘故。

肾功能及其保护

　　在主动脉重建手术期间，肾功能的保护十分重要。在择期行肾动脉下主动脉血管重建术的患者，急性肾衰竭的发生率接近 3%，而术后急性肾衰竭导致

的死亡率超过 40%。尽管对这些患者的围术期管理有了显著改善，但在过去的几十年中，急性肾功能衰竭的高发病率和由此带来的高死亡率状况基本上没有改变。大多数与术后肾衰竭发生有关的疾病实质上并非肾相关疾病。

　　不能依靠尿量推测肾灌注是否充分。在主动脉手术中，虽然尿量受到严密监控且经常增加，但术中尿量不能预测术后肾功能。需行肾动脉上主动脉阻断的手术可使肾血流量急剧减少。有研究报道胸主动脉阻断时肾血流量减少 83%～90%。对人体肾动脉下主动脉阻断可使肾血管阻力增加 75%，肾血流量下降 38%，肾内血流再分布到肾皮质。虽然全身的血流动力学变化并不明显，但肾血流动力学已经出现剧烈变化，这些变化会持续到主动脉开放后。肾动脉下主动脉阻断期间及之后发生的肾灌注和肾功能持续恶化是由于肾血管的收缩所致，但其具体的病理生理学机制目前尚不明确。麻醉平面到 T6 水平的硬膜外麻醉可以阻滞肾交感神经，但并不能预防和改善肾下主动脉阻断所导致的严重肾灌注和功能损害。尽管主动脉阻断期间血浆肾素活性增加，但如在肾下主动脉阻断前用血管紧张素转换酶抑制剂预处理，却不能缓解肾血流量减少和肾小球滤过率降低。另外一些介质，如血浆内皮素、肌红蛋白和前列腺素，也可能与主动脉阻断后肾灌注及功能受损有关。

　　几乎所有主动脉重建术后的肾功能障碍和衰竭均与急性肾小管坏死有关。术前肾功能不全的程度仍然

是预测是否会出现术后肾功能障碍最有效的指标。除了主动脉阻断导致肾血流量减少以外，缺血再灌注损伤、血容量不足、粥样硬化碎片栓塞肾血管以及手术损伤肾动脉均与肾功能障碍有关。

主动脉手术期间，临床上使用甘露醇、襻利尿剂及多巴胺药物以保护肾功能。但关于这些药物的使用及其肾保护的作用机制存在很大争议。尽管还未被证实，但是普遍认为，主动脉阻断前用药物保护对肾是有益的，因此，应该采取该措施。临床上，在主动脉阻断前使用甘露醇 12.5g/70kg 诱导渗透性利尿的做法十分普遍。在肾动脉水平以下阻断主动脉时，甘露醇能够增加肾皮质血流，减轻缺血所致的肾血管内皮细胞水肿和血管床充血。甘露醇还可能通过其他一些机制使肾获益，包括清除自由基、减少肾素分泌以及增加肾前列腺素的合成。

襻利尿剂和小剂量多巴胺 [1 ~ 3μg/(kg·min)] 通过增加术中肾血流量和尿量来保护肾免受主动脉阻断导致的损害。对术前肾功能不全及需行肾动脉上主动脉阻断的患者通常常规使用这些药物。术中使用这些药物时应加强术后对血容量和电解质的监测。由于低血容量及随之带来的肾低灌注，实际上使用襻利尿剂和多巴胺可能有害。此外，多巴胺的正性变力和正性变时作用可能引起心动过速并增加心肌氧耗，对冠状动脉储备不全的患者不利。尽管笔者已经不再预防性地应用多巴胺，但通常还是会在主动脉开放后对少尿患者给予利尿剂治疗，尤其是那些长期接受利尿剂治疗的患者。

甲磺酸非诺多泮是一种选择性多巴胺 1 型受体激动剂，可优先扩张肾和内脏血管床，被认为具有肾保护作用。但该药在预防主动脉手术后肾功能不全的作用上尚不清楚。在需行肾上主动脉阻断的主动脉手术后，他汀类药物的使用与肾功能保护有关[69]。对远端缺血进行预处理能降低开放性主动脉手术后肾损害的发生率[70]。

主动脉阻断期间及阻断后最有效的肾功能保护措施是使体循环血流动力学达到最佳状态，包括血容量的维持，其目标是使前负荷达到某种状态，足以让左心室能够与主动脉阻断引起的心肌收缩力及后负荷改变相适应，从而维持心排出量。然而，采用该措施时，应避免血容量过多，因为在心肌功能储备不足的患者，容量过多会使前负荷过重或导致肺水肿的发生。

治疗策略

原先存在心室功能受损和冠状动脉储备下降的患者对于主动脉阻断对循环系统造成的压力极为敏感。预防主动脉阻断导致的不利影响的合理治疗策略主要包括降低后负荷，以及维持正常的前负荷及心排出量。可以选择性地应用血管扩张剂、正性和负性变力药和控制性减容（即放血法）方法。

当患者的心室功能受损而又必须行腹腔动脉上主动脉阻断时，对其的处理是最具挑战性的。主动脉阻断造成的血流动力学改变可以导致心肌缺血，而心肌缺血反映了心肌氧供和氧需失衡。控制性（即缓慢阻断）腹腔动脉上阻断对避免心脏承受急骤而强烈的压力极为重要。通常需要降低前后负荷。硝普钠（以扩张小动脉为主）最常用于降低后负荷。降低后负荷对减轻心脏负担和降低室壁张力是必要的。一项以需行胸段降主动脉阻断的患者为对象的大型临床研究显示，阻断期间应用硝普钠能够维持稳定的左心室功能。硝普钠可使血容量在主动脉开放前保持充足状态，从而使血流动力学在开放后保持稳定。尽管在胸主动脉阻断期间使用异氟烷能够获得与使用硝普钠同等的血流动力学效应，但笔者并不赞成在左心室功能严重受损的患者中使用异氟烷来控制阻断近端的高血压。在腹主动脉手术期间，应用氨力农也能达到与硝普钠同等的作用，但并不经常应用。维持正常的前负荷同样重要，需要仔细调整输入液体量并应用血管扩张药。硝酸甘油增加静脉容量的作用优于硝普钠，因此应用较普遍。

行腹腔动脉上主动脉阻断时，若无明显的左心室功能失代偿和心肌缺血，近端主动脉平均压达到 120mmHg 是可以接受的。如果遇到主动脉组织脆性高，外科医师会要求降低近端动脉压。阻断部位以下的血流呈压力依赖性，使用血管扩张剂则使压力进一步降低。此时，阻断远端的重要器官和组织灌注压降低，血流量减少。在少数情况下，为了维持足够的心排出量，有时需要应用正性变力药物进行积极干预。

主动脉开放

主动脉开放对血流动力学和代谢的影响见框 69-3。对主动脉开放的血流动力学反应取决于多个因素，包括主动脉阻断的水平、阻断总时间、是否采用分流支持措施以及血容量状况。低血压是主动脉开放后最常见的血流动力学反应。低血压的程度可能很严重，尤其是在腹腔动脉上阻断开放后（图 69-7）。主动脉开放后阻断远端的组织和器官反应性充血，以及随后的相对中心低血容量是发生低血压的主要机制。主动脉开放后的血流动力学反应可能还与缺血组织中洗脱的血管活性物质和心脏抑制介质，以及一些体液

框 69-3　主动脉开放的生理改变*和干预措施

血流动力学变化
↓ 心肌收缩力
↓ 动脉压
↑ 肺动脉压
↓ 中心静脉压
↓ 静脉回流
↓ 心排出量

代谢改变
↑ 机体总耗氧量
↑ 乳酸生成
↓ 混合静脉血氧饱和度
↑ 前列腺素生成
↑ 补体激活
↑ 心肌抑制因子
↓ 体温
代谢性酸中毒

治疗干预措施
↓ 吸入性麻醉药的使用
↓ 扩血管药的使用
↑ 液体输入
↑ 血管收缩药的使用
• 严重低血压者重新阻断主动脉
• 考虑使用甘露醇
• 考虑使用碳酸氢钠

* 阻断时间越长，阻断水平越靠近近端，则这些改变越明显

因子有关。这些体液因子和介质也可能与主动脉阻断后器官功能障碍的发生有关。这些因子和介质包括乳酸、肾素 - 血管紧张素、氧自由基、前列腺素、中性粒细胞、激活的补体、细胞因子及心肌抑制因子[61]。

为了避免主动脉开放时出现显著的低血压，麻醉医师应与手术医师进行紧密沟通，对手术操作技术有一定的了解，恰当地进行补液和应用血管活性药物。在主动脉开放前纠正术前液体缺失，满足术中的液体需要，以及补充失血量十分重要。如果使用了扩血管药，则应逐步减量并在主动脉开放前停用。也应降低吸入挥发性麻醉药的浓度。对肾动脉下主动脉阻断开放前应给予中等量的液体负荷（约 500ml）。而对腹腔动脉上阻断患者，则应在开放前更为积极地补充容量。不主张在主动脉阻断期间维持较高的中心静脉压和肺动脉楔压，因为此措施有可能造成液体和血液制品的过量输注。如果发生严重的低血压，为了维持主动脉开放过程中血流动力学稳定，应该缓慢放开血管钳，甚至重新阻断或用手指压迫主动脉。尽管在肾动脉下水平阻断时，松开阻断钳后很少需要使用升压药物，但腹腔动脉上阻断开放后常常需要药物支持。在这种情况下，当使用升压药时应当密切观察，因为当

进行腹腔动脉上水平再阻断时，可能出现阻断近端的严重高血压。此外，应避免高血压，以防止血管吻合口的损害或出血。

麻醉管理

术中监测

围术期不可忽视发生快速大量失血的可能性。笔者最常使用的是 8.5F 颈内静脉导管，并留置 1～2 根粗管径外周静脉导管。在 8.5F 的导管上安放一个有侧孔的止血阀，用以连接中心静脉或肺动脉导管。所有腹主动脉重建术的患者应该常规留置动脉导管。与其他血管操作相似，桡动脉是最常用的穿刺部位，具有部位表浅、容易置管及并发症少的优点。应在另一只手臂绑上无创性测压袖带，以防直接动脉测压导管出现故障。

应对所有的开放性主动脉手术常规放置中心静脉导管，以便进行 CVP 监测和向中心循环直接给药。行肾动脉下腹主动脉重建时，不推荐无选择性地常规放置肺动脉导管。但如患者出现以下情况则考虑放置肺动脉导管：严重的左心室功能障碍（射血分数 <30%）、有充血性心力衰竭病史、严重肾功能损害（术前血肌酐 >2.0mg/dl）或肺心病。患者的左心室功能和肺功能良好时，CVP 与左心室充盈压之间有很好的相关性。对需要行腹腔动脉上主动脉阻断的患者，笔者常规放置肺动脉导管。既可以在麻醉诱导前放置有创性监测导管，也可以在诱导后放置。诱导前放置的优点是可以评估患者清醒时（基线值）的心血管状态，以便在诱导前纠正心室充盈和心功能方面的严重异常。

有选择地行肺动脉导管监测，准确理解所测数据，并采用合理的治疗策略，肺动脉导管监测对于接受复杂主动脉重建术的高危患者来说是有益的。但还不确定肺动脉导管监测对高危患者的临床价值[71]。过去 20 年里，临床研究的结果各不相同且相当矛盾，研究结果中死亡率升高或降低均可观察到。美国国家心肺血液研究院（National Heat, Lung and Blood Institute）以及食品和药品监督管理局（FDA）[72] 启动了一项大型前瞻性随机临床研究，对两组高危手术患者进行了比较。一组患者接受以肺动脉导管为指导的目标指向疗法，另一组接受无肺动脉导管检测的标准疗法。结果显示放置肺动脉导管没有益处[73]，但亦未发现放置肺动脉导管导致死亡率增加。

二维 TEE 已被用于术中评估整体心室功能、指导液体治疗以及监测心肌缺血。通常采用单个中乳头肌

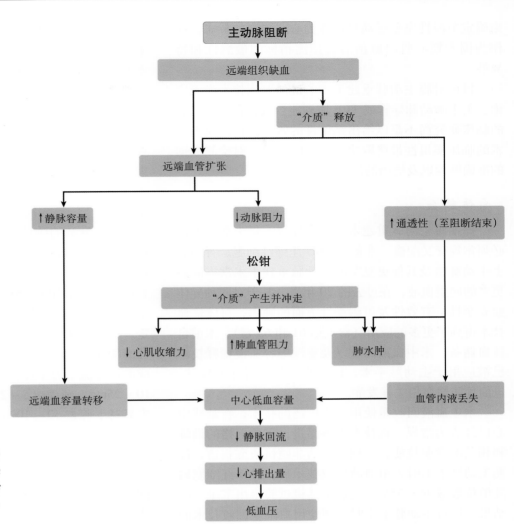

图 69-7　主动脉开放导致的全身性血流动力学反应 *(From Gelman S: The pathophysiology of aortic crossclamping and unclamping, Anesthesiology 82:1026-1060, 1995.)*

水平的短轴切面持续监测心室功能。通过这一切面所显示的舒张末期左室图像可以迅速评估心室充盈（即前负荷）情况。利用左心室舒张末期和收缩末期面积可计算出射血分数。在接受腹主动脉血管重建术的患者中，超声心动图短轴左室舒张末期面积、收缩末期面积和射血分数面积与放射性核素造影术测得的左室容量和射血分数的相应变化密切相关。在需行腹腔动脉上主动脉阻断的患者，超声心动图发现心室舒张末期面积显著扩大，且射血分数显著降低，应用扩血管药也不能完全纠正，而肺动脉导管监测通常不能发现这些变化[63]。

　　TEE 还可以发现左室壁运动异常及心室壁增厚。试验和临床研究均已证实了上述 TEE 改变与冠状动脉灌注之间的联系，并且这些异常的出现常早于 ECG 提示缺血的证据。中乳头肌水平的短轴切面可对所有 3 个主要冠状动脉分支的分布区域进行观察。在高达 37% 的接受肾动脉上主动脉重建术的患者及超过 90% 的需行腹腔动脉上主动脉阻断的患者

中，TEE 可检测出节段性室壁异常运动。一项纳入了 156 例有心脏病风险的非心脏手术患者的研究观察了超声节段性室壁运动异常的自然演变过程。新发节段性室壁运动异常在 24 例主动脉手术患者中的发生率最高（38%）。奇怪的是，在已知有 CAD 与仅有心脏风险因子的两组患者之间，新发节段性室壁运动异常的发生率并没有差异。TEE 检测出的缺血性事件与术后心脏并发症的相关性较差。这些研究的作者还报告，新发节段性室壁运动异常与 ECG 表现的缺血性改变也不相符。在后续的对一亚组心脏并发症风险较高的患者进行的研究中，对 285 例患者行非心脏手术，术中持续行 2 导联 ECG、12 导联 ECG 和 TEE 监测以发现心肌缺血情况。这三种监测缺血方法的结果不相吻合。结合术前临床资料与术中监测结果发现，在鉴别围术期缺血高风险的非心脏手术患者的预后时，术中常规使用 12 导联 ECG 和 TEE 监测心肌缺血的临床价值与 2 导联 ECG 相比几乎没有实质上的优势。因此，尚没有可供参考的数据

来确定节段性室壁运动异常作为心肌缺血的标志，或作为围术期心肌缺血预后的预测指标的敏感性和特异性。

目前对腹主动脉重建手术的最佳监测技术尚无定论。关于肺动脉导管或 TEE 监测能否改善预后，已有的临床研究尚不足以给出结论性的答案。任何监测技术的临床实用性最终取决于病例的选择、对检测数据的准确解读以及恰当的治疗干预。

自体输血

择期腹主动脉重建术可能会导致大量失血，术前必须常规交叉配血，准备 4～6U 压缩红细胞。肾动脉上主动脉瘤及其他更复杂的主动脉重建手术常需准备更多的同型血液。在过去的 20 年里，基于对同种异体血安全性、有效性及可耐受性方面的顾虑，自体输血技术得到了更多的应用（参见第 61 和 63 章）。术前自体血储备、术中血液回收以及急性等容血液稀释技术已被应用于主动脉手术，以减少或杜绝异体血输注，进而预防输血相关并发症。

术中血液回收是使用最为广泛的技术，在某些中心已经成为常规。该技术设备昂贵，需要严格的训练和相关的专业技能。一项早期的非随机研究报道，择期主动脉手术时采用血液回收技术后，异体红细胞输注单位数减少了 75%，但后来随机试验得出了矛盾的结果。进行主动脉手术时常规使用血细胞回收技术的性价比不高（每例花费 250～300 美元），因此，该技术最好仅用于预计失血量极大的部分患者。当能清洗回收的红细胞最少达到 2U 时，使用该技术才划算。体现该技术最优成本-效益的做法是，先进行血液回收，当发生大出血时才进行回收血液清洗。

主动脉手术时经常联合采用等容血液稀释和术中血液回收技术。两项随机研究报道，联合使用上述两种技术可以减少主动脉手术患者对异体血液的需求。与单独使用血液回收相比，使用联合技术可能在失血量较大的手术中益处更为明显。另一项随机研究显示，主动脉手术中联合采用两种技术在费用上与标准异体输血技术相当。血液稀释不仅不会加重心肌缺血，还可能增加 CAD 患者对动脉阻断所致血流动力学变化的耐受性。

麻醉药物及技术

已经有多种成功地应用于腹主动脉重建术的麻醉技术，包括全身麻醉、区域（硬膜外）麻醉以及联合麻醉技术。联合麻醉技术通常是在浅全麻的基础上，结合腰段或下胸段硬膜外置管。将局部麻

醉药、阿片类药物（更为常见的是将二者联合）以单次注入或连续注入方式注入硬膜外腔。维持围术期血流动力学的稳定以保障重要生命脏器的血流灌注和功能对总体预后的影响，比较麻醉药物和麻醉方式的选择更为重要 [40]。因此，针对行腹主动脉重建术的患者选用特殊的麻醉技术非常重要，可以快速而准确地控制血流动力学参数。考虑到主动脉重建术患者心脏并发症的高发病率和死亡率，影响心室功能和心肌灌注的因素是最为重要的。

全身麻醉的诱导应在意识消失、喉镜暴露、气管插管及诱导后各阶段使血流动力学保持稳定。可以应用多种静脉麻醉药（丙泊酚、依托咪酯和硫喷妥钠）。合用短效的强力阿片类药物如芬太尼（3～5μg/kg）通常能够使诱导期间及随后阶段的血流动力学保持稳定。在气管插管前辅助通气期间，以低浓度吸入挥发性麻醉药作为辅助，可以减轻喉镜暴露及气管插管造成的高血流动力学反应。诱导期间应该备有艾司洛尔 10～25mg、硝普钠 5～25μg、硝酸甘油 50～100μg 和去氧肾上腺素 50～100μg，酌情选用以维持血流动力学稳定。

麻醉维持可以联合应用强效阿片类（芬太尼或舒芬太尼）和吸入性麻醉药（七氟烷、地氟烷或异氟烷）（即平衡麻醉）。严重左室功能不全者单纯使用阿片类药有益处，但采用平衡麻醉技术可以充分利用强效阿片类药和吸入性麻醉药的优点，同时还能最大限度地减少其副作用。以阿片类药物或吸入性药物为主时，均可吸入氧化亚氮作为辅助。笔者通常使用低剂量异氟烷合并 50% 的氧化亚氮，并同时给予芬太尼 12～18μg/kg。在诱导及切皮前给予约 50% 的阿片类药物剂量。当合并使用硬膜外局部麻醉药时，笔者仍会使用上述技术，但会将芬太尼的剂量减至 6～8μg/kg。

各种不同的区域麻醉和镇痛技术已被有效地用于主动脉重建的手术期间及术后。过去的 20 年来，应用区域麻醉和镇痛技术以减少主动脉重建术患者围术期发病率是主要的关注点。关于全身麻醉和硬膜外联合麻醉的益处，以及是否将硬膜外镇痛药持续到术后，这些问题仍存在争议 [40, 74-78]。此外，那些显示能改善预后的研究并没有说明是术中麻醉、术后镇痛，还是二者一起的作用。Breslow 等 [79] 的一项随机试验发现，主动脉手术时硬膜外应用吗啡可以减轻肾上腺素能反应，并减少术后高血压的发生。而另一项大型随机试验发现鞘内应用阿片类药物并未减少非手术并发症的发生 [80]。麻醉或镇痛技术对围术期心肌缺血发生率的影响已经受到高度关注。4 项随机试验共观察了接

近 450 例主动脉重建术患者，未发现使用硬膜外技术能够降低术前[40, 81]、术中[82]和术后[77]心肌缺血的发生率。另外一些随机试验也表明，主动脉手术中应用硬膜外技术并未减少心血管、肺或肾并发症的发生率[40, 74, 76-77, 83]。

主动脉手术后需要的时间和强度取决于围术期发生的生理功能紊乱（即意识状态的抑制、低体温、液体超负荷、切口疼痛、肠梗阻和呼吸抑制），以及一些发生率稍低但更为严重的术后并发症（即心肌梗死、肺炎、脓毒症、肾衰竭及组织低灌注）。因此认为，住院时间是反映预后的参数中与所有围术期严重并发症的最终总体副作用（除院内死亡以外）相关性最强的一项，并且是受麻醉或镇痛技术影响最大的一个参数。已有的随机

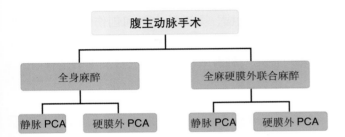

图 69-8　因素研究设计图示。设计中包括术中麻醉和术后镇痛的所有 4 种组合，从而能够将时间和不同技术产生的影响分隔开。在对治疗组的数据进行分析时，对术中治疗、术后治疗以及硬膜外镇痛进行的分析，与同一模型下的术中和术后治疗联合评估（因素分析）一样，都是可行的。可对预后的改善是由于术中麻醉、术后镇痛，或二者的共同作用，还是均无关联进行评价。PCA，患者自控镇痛 (From Norris EJ, Beattie C, Perler B, et al: Double-masked randomized trial comparing alternate combinations of intraoperative anesthesia and postoperative analgesia in abdominal aortic surgery, Anesthesiology 95:1054-1067, 2001.)

试验并未能证明主动脉手术中使用区域麻醉技术能够缩短住院时间[39, 73, 75-76, 79, 82]。Norris 等[40]的一项随机临床试验以不同形式将麻醉方法（即全身麻醉或全身麻醉 - 硬膜外联合麻醉）和术后镇痛措施（即静脉给药患者自控镇痛或硬膜外给药患者自控镇痛）进行组合，比较了在不同的组合下腹主动脉术后患者的住院时间。本研究的两个独特之处为：其一，此研究是一个阶乘设计（图 69-8），包括术中麻醉和术后镇痛的所有 4 种组合，并且可能区分哪些是时间因素，哪些是技术因素。其二，此研究采用双盲设计，以避免研究者与医师导致的偏倚。此研究严格遵照预案进行围术期管理，实施标准的术后外科处理并给予最优化的术后疼痛治疗。尽管此研究中总的住院时间（平均 7d）远远低于已报道的其他研究[74-75, 77, 83]，但该研究并没有证实麻醉或镇痛技术能够缩短住院时间或直接降低医疗费用（表 69-7）。本研究中术后并发症总的发生率较低，但是各种麻醉方法和镇痛技术之间没有差别。术后疼痛也都得到了很好的控制，不同镇痛治疗组的疼痛评分相近。因此，在主动脉手术患者，如果围术期管理和疼痛治疗均能做到最优化，与全身麻醉和静脉给药患者自控镇痛方法相比，硬膜外麻醉和镇痛并没有明显的优势或劣势。

在主动脉重建术时，全身麻醉联合使用硬膜外局麻药存在许多问题，包括主动脉开放时低血压，以及液体和缩血管药的需要量增加。对腹腔动脉上阻断的手术，以上不利作用可能更为突出，因此，一些医师尽量避免在此类手术中使用硬膜外局麻药物。在需行

表 69-7　住院时间和直接重症监护治疗病房的医疗费用（随机治疗评估腹主动脉瘤手术后患者出院生存率试验）

	GA-IVPCA	RSGA-IVPCA	GA- EPCA	RSGA-EPCA	总计	P 值
病例数	35	36	36	44	151	
住院时间（d）*	7.0 (2.2)	8.0 (2.8)	7.0 (2.0)	7.0 (2.8)	7.0 (2.2)	0.833†
范围	4 ~ 43	5 ~ 28	5 ~ 20	5 ~ 18	4 ~ 43	
95% CI	7.0 ~ 13.3	7.4 ~ 10.2	6.9 ~ 8.8	7.6 ~ 9.6	7.9 ~ 9.7	
直接医疗费用（美元，1997）*						
住院	12 413 (2867)	13 786 (4413)	12 492 (3111)	13 767 (3900)	12 793 (3777)	0.242
内科治疗	10 394 (5993)	10 288 (4538)	9 609 (3866)	9 790 (3567)	9 934 (4072)	0.459
总计	22 674 (8783)	23 001 (6079)	22 182 (3914)	22 727 (3961)	22 674 (4930)	0.851

GA-IVPCA，全麻 - 静脉自控镇痛；RSGA-IVPCA，区域麻醉复合全身麻醉 - 静脉自控镇痛；GA-EPCA，全身麻醉 - 硬膜外自控镇痛；RSGA-EPCA，区域麻醉复合全身麻醉 - 硬膜外自控镇痛。
* 变量是中位数（SD resistant）。
† 术中治疗组（GA 与 RSGA 相比；P = 0.416），术后治疗组（IVPCA 与 EPCA 相比；P = 0.673），应用硬膜外技术（GA-IVPCA 与 RSGA-IVPCA，RSGA-EPCA 与 GA-EPCA 相比；P = 0.854），以及因素分析 P = 0.648）中，患者的住院时间在各组间均无显著性差异
From Norris EJ, Beattie C, Perler B, et al: Double-masked randomized trial comparing alternate combinations of intraoperative anesthesia and postoperative analgesia in abdominal aortic surgery, Anesthesiology 95:1054-1067, 2001

腹腔动脉上主动脉阻断的手术中，硬膜外腔可以给予阿片类药物而不是局麻药物。主动脉开放后，在血流动力学及血容量恢复稳定的情况下，再向硬膜外腔注入局麻药物。对于低胸段和高腰段硬膜外腔置管，初始局麻药的用量为 6 ~ 8ml。此后依据术中血流动力学状况和吸入麻醉药情况以 4 ~ 6ml/h 连续输注方式追加麻醉药。尽管有在单纯采用硬膜外麻醉（无全身麻醉）下以逆行腹膜路径行主动脉重建术的报道，但此技术并不被推荐作为常规使用。

应该在循环恢复和建立充分的器官灌注后再行麻醉苏醒。在缝合皮肤前必须使血流动力学、代谢和体温达到稳态，或患者应带气管导管，在控制通气下将其转运至 ICU。以下几种情况通常不考虑早期拔管：腹腔动脉上主动脉阻断时间超过 30min，基础肺功能差，或者术中需要大量输血、输液。缝皮前关闭吸入性麻药，将氧化亚氮用量提高 70%，并用药物拮抗肌肉松弛药的残余作用。如果准备在手术室内拔除气管导管，笔者会常规在麻醉诱导后全身肝素化前放置一个大号的鼻咽通气道。当复苏期间出现高血压和心动过速时，应该积极用短效药物予以纠正，如艾司洛尔、硝酸甘油和硝普钠。应将患者置于斜卧头高位，停止吸入氧化亚氮。如果自主呼吸足以维持，则可以拔出气管导管。有些中心赞成所有患者在 ICU 稳定一段时间后再拔管。对此类患者应该给予苯二氮䓬类药物行轻度镇静，如咪达唑仑。

体温控制

术后低体温会带来许多不利的生理反应，可能会造成预后不良（参见第 54 章）。在切皮前可以通过提高手术室温度、使用加温毯和加热输注的液体维持正常体温。如果手术开始不久就出现严重低体温，则使体温恢复正常极为困难。对此类患者的复苏和拔管将延迟。手术过程中所有输注的液体和血液制品均应在加热后再予输注。患者的上半身应覆盖充气加热毯，下半身则不宜加热。原因是加热后可以增加代谢需求，进而加重主动脉阻断远端组织的缺血性损伤。

胸腹主动脉手术

考虑到整个麻醉及围术期管理，开放性胸腹主动脉修复术是公认的最具有挑战性的手术。需要手术修补一系列病变，包括退行性主动脉瘤、急性和慢性主动脉夹层、壁内血肿、真菌性动脉瘤、假性动脉瘤、穿通性主动脉溃疡、主动脉缩窄以及创伤性主动脉撕裂。自从 1955 年首例胸腹主动脉瘤（thoracoabdomi-nal aortic aneurysm，TAA）修复术实施以来，该领域取得了重大进展。手术死亡率和围术期并发症的发生率显著降低。然而，即使在有大量手术经验的医疗中心，其发病率和死亡率仍然居高不下，尤其是主动脉夹层或破裂的主动脉瘤。为了成功地处理这类患者，麻醉医师必须掌握多方面的知识，如单肺通气、体外循环支持（包括停循环）、肾和脊髓保护、人工降温、有创血流动力学监测（包括 TEE）、大量输血以及凝血功能异常的处理。术中管理需要整个团队的共同努力，外科医师、麻醉医师、灌注师、护理和电生理监测人员之间必须保持密切合作。腔内支架 - 血管移植修复术在胸段和胸腹段降主动脉病变的应用上也正在迅速发展。如下文所述，随着腔内支架 - 血管移植修复术在胸主动脉瘤、主动脉夹层和创伤性主动脉撕裂中应用的经验不断积累，对部分患者而言，腔内血管修复术可能是一种有效地替代开放修复术的选择。

病因和分型

胸腹主动脉瘤发病的主要原因是粥样硬化退行性病变（占 80%）和慢性主动脉夹层（占 17%）[84]。其他原因有创伤、累及主动脉壁的结缔组织疾病（如马方综合征）、动脉囊性中层退行性变、Takayasu 动脉炎及梅毒性动脉炎 [85]。无法得知 TAA 的实际发病率，但是人群研究提示其发病率远远低于肾动脉下腹主动脉瘤的发病率。退行性 TAA 和夹层 TAA 的相关危险因子、累及主动脉的程度和自然演变过程均不相同。因此，对这两类 TAA 的特征必须有透彻了解才能制订出全面的治疗计划。退行性及夹层型 TAA 最终都与主动脉血管壁的薄弱有关。尽管如果不经手术治疗并不确定主动脉瘤的自然转归，但是瘤体通常会进行性扩大，非手术治疗一般预后不佳。随着动脉瘤进行性增大，主动脉自身的营养性血流也会受到影响。即使动脉血压稳定，动脉直径增加也会伴有血管壁张力的增加（LaPlace 定律）。在 TAA 患者中高血压的发病率较高。高血压也会促进动脉瘤增大。

在初诊时，退行性 TAA 和夹层 TAA 中有症状者分别占 57% 和 85%。最常见的早期主诉是背痛。邻近动脉瘤的器官或组织受压迫可引起其他症状。这两类 TAA 发生主动脉破裂（可作为 TAA 的证明）的概率均为 9%。胸段和腹段主动脉破裂的发生率相当，并且破裂通常发生于动脉瘤直径在 5cm 以上的患者。当动脉瘤直径超过 6cm 时，一般建议外科手术修复治疗，但对马方综合征和有主动脉瘤的家族史的患者提倡早期修复。

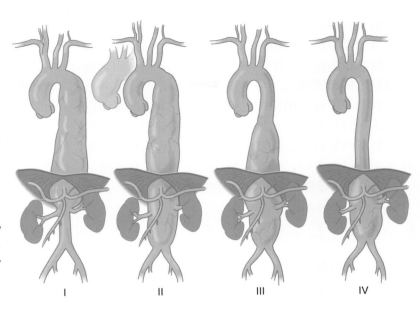

图 69-9 胸腹主动脉瘤 Crawford 分型法。依据解剖部位和累及范围划分：Ⅰ型动脉瘤，累及全部或大部分胸段降主动脉，以及腹主动脉上部。Ⅱ型动脉瘤，累及全部或大部分胸段降主动脉，以及全部或大部分腹主动脉。Ⅲ型动脉瘤，累及胸段降主动脉下段，以及大部分腹主动脉。Ⅳ型动脉瘤，累及全部或大部分腹主动脉，包括内脏节段 *(Modified from Crawford ES: Thoracoabdominal and suprarenal abdominal aortic aneurysm. In Ernst CB, Stanley JC, editors: Current therapy in vascular surgery, Philadelphia, Decker, 1987, pp 96-98.)*

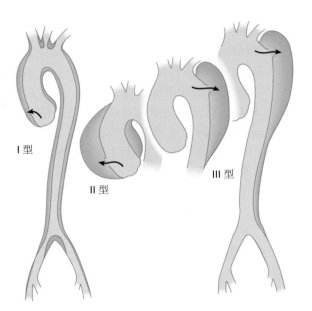

图 69-10 主动脉夹层 DeBakey 分型法。Ⅰ型自升主动脉内膜撕裂，主动脉夹层向下延伸到整个主动脉；Ⅱ型自升主动脉内膜撕裂，主动脉夹层仅限于升主动脉；Ⅲ型自胸降主动脉近端内膜撕裂，主动脉夹层仅限于胸主动脉（ⅢA 型），或延伸到腹主动脉或主髂动脉分叉部位（ⅢB 型）*(Adapted from DeBakey ME, Beall AC Jr, Cooley DA, et al: Dissecting aneurysms of the aorta, Surg Clin North Am 46:1045-1055, 1966.)*

除了依据病因以外，胸腹主动脉瘤还可根据其解剖部位进行分型。1986 年 Crawford 等[84]发现动脉瘤累及程度与临床结局之间的相关性，于是依据动脉瘤累及的主动脉范围提出了一种分型方法（图 69-9）。Crawford 分型将动脉瘤分为Ⅰ、Ⅱ、Ⅲ和Ⅳ型。此分型适用于各种原因引起的主动脉瘤（退行性和夹层性）。Ⅰ型动脉瘤累及全部或大部分胸段降主动脉，以及腹主动脉上部。Ⅱ型动脉瘤累及全部或大部分胸段

降主动脉，以及全部或大部分腹主动脉。Ⅲ型动脉瘤累及胸段降主动脉下段，以及大部分腹主动脉。Ⅳ型动脉瘤累及全部或大部分腹主动脉，包括内脏节段。由于同时累及主动脉的胸段和腹段，对Ⅱ和Ⅲ型动脉瘤的修复最为困难。Ⅱ型动脉瘤发生截瘫和肾衰竭的风险性最大，因为阻断主动脉会导致脊髓和肾缺血。即使采用体外循环支持，由于供给这些器官的血液来自主动脉阻断钳之间，总是有一段无法避免的血流中断时间。因此，采用缺血性损伤的预防措施对于降低发病率极为重要。

无论是否有动脉瘤形成，对主动脉夹层同样也可依据累及主动脉的范围进行分型。应用最为广泛的是 DeBakey 分型法，将主动脉夹层分为Ⅰ、Ⅱ和Ⅲ型（图 69-10）。Ⅰ型始于升主动脉，并延伸到整个主动脉。通常对本型病变分两次进行修复，首次手术修复升主动脉和主动脉弓，第二次手术处理胸段降主动脉。Ⅱ型动脉瘤的范围限于升主动脉。Ⅰ和Ⅱ型都常常累及主动脉瓣而导致反流，有时还会累及冠状动脉开口。Ⅲ型动脉瘤起始于左锁骨下动脉远侧，延伸到膈肌（ⅢA 型），或延伸到主髂动脉分叉部位（ⅢB型）。另一种常用的主动脉夹层分型系统是 Stanford 分型法。这种方法更简单地将其分为两型：累及升主动脉为 Stanford A 型，不累及升主动脉的则为 Stanford B型。主动脉夹层还可根据发病时间分型，发病 2 周以内者为急性，发病超过 2 周以上者为慢性。发病时间分型对判断死亡率有显著意义，急性期死亡率远远高于慢性期。

累及升主动脉的急性主动脉夹层（DeBakeyⅠ型和Ⅱ型、Stanford A 型）属于外科急症，需要立即进

行心脏外科修补（参见第 67 章）。大多累及降主动脉的急性主动脉夹层（DeBake Ⅲ型、Stanford B 型）通常采取保守治疗（即控制血压、心率和镇痛）。因为就病情稳定的患者而言，与内科或介入治疗相比，外科手术修补并不具有明显的优势。如有以下情况可能应早期进行外科治疗：动脉瘤形成、面临破裂危险、发生下肢或内脏缺血，以及对内科治疗反应不佳。在慢性主动夹层患者中，20% ~ 40% 的患者会在胸段降主动脉或胸腹主动脉发展为显著的瘤样扩张。

并发症的发生率和死亡率

尽管外科和麻醉技术均有巨大进步，开放性 TAA 修复术的死亡率和并发症发生率仍然很高。行全胸腹主动脉（Crawford Ⅱ型）置换的患者在围术期的风险性最高。据一些大型医疗机构报道，目前的死亡率为 5.2% ~ 14F，而全州及全美国的死亡率可能更高（约为 20%）。围术期死亡率可能大大低估了与 TAA 修复术相关的风险。一个大样本全州范围的调查显示，选择性 TAA 修复术的 30d 死亡率为 19%，365d 死亡率为 31%[86]。

对患者行 TAA 外科修复术后截瘫或下肢轻瘫的发生率为 3.8% ~ 40%，其发生由一些复杂的因素决定，包括动脉瘤的解剖部位、主动脉阻断的时间、保护措施的应用、剥脱的程度以及动脉瘤是否发生破裂。对广泛剥脱的 TAA 行修复手术导致神经系统功能障碍的风险性最高。同一时期，有一项以连续的 210 例开放性 TAA 修复术患者为对象的研究报告称其中 3 例患者发生截瘫，2 例发生暂时性下肢轻瘫，神经系统功能障碍的总发生率为 2.4%（其中永久性障碍占 1.4%）[87]。肾衰竭的发病率为 3% ~ 30%，影响发病率的因素与前面所述相似。TAA 修复术后患者中大约 6% 需要进行透析，而透析与高死亡率有关（30% ~ 60%）。约 7% 的患者发生胃肠道并发症，并有接近 40% 的死亡率。毫不意外的是，肺部并发症是 TAA 修复术后最常见的并发症。术后肺功能不全的发病率接近 50%，8% ~ 14% 的患者需要行气管切开。与所有其他血管外科手术一样，心脏并发症十分常见，这也是围术期首要的死亡原因。通常，开放性单独降主动脉置换术的围术期死亡率和主要并发症发生率较 TAA 修复术低。

术前准备和监测

必须对开放性 TAA 手术修复进行详尽的术前评估并制订周密的方案。合并存在心肺疾病的评估和处理在本章前一部分已做讨论。手术前一日，麻醉医师和血管外科医师至少应该就以下问题进行讨论：动脉瘤的范围和拟采用的手术修复方式，对主动脉阻断远端如何灌注，脊髓缺血的监测，肾和脊髓保护，血流动力学监测和通气策略。

TAA 修复术的失血量可以很大，不要低估大量输血的可能。笔者常规在手术期间准备压缩红细胞和已解冻的新鲜冰冻血浆各 15 单位以备随时取用，并确保需要更多的血液制品时可随时获得。将血液制品放在手术间内的大冷却器内的冰上，这样可将术毕后未使用的血制品退回血库。也应准备好血小板。专门的重症监护技术人员可协助进行实验室检查并从血库取回血液制品（参见第 61 章）。

留置大孔径的静脉通路极为重要，尤其对计划行部分体外转流者（与完全转流不同），因为灌注师很难或不可能通过局部的紧闭转流环路进行补液或输血。笔者一般在颈内静脉和肘前静脉放置三根 8.5F 导管。其中一根可以连接肺动脉导管，另两根静脉导管连接快速输液系统（rapid infuser system，RIS）。该系统最快可以 1500ml/min 的速率输注血液制品，并将温度控制在 37 ~ 38℃。对近端胸降主动脉瘤患者，应取右侧桡动脉穿刺置管，因为有可能在靠近左锁骨下动脉处行主动脉阻断，从而导致左上肢血流被阻断。当采用远端灌注措施时，笔者还会对阻断远端动脉血压进行监测。可以在右股动脉穿刺置管，或者由手术医师将导管直接置入股动脉或阻断远端主动脉。在主动脉阻断水平高、下半身部分的灌注由分流或体外循环提供时，远端动脉压监测有助于了解肾、脊髓和肠系膜循环的灌注压。桡动脉和股动脉的压力应该同时显示在麻醉医师的监视器上，并且也能让手术医师和灌注师同时看到。TAA 手术修复时常规进行 TEE 监测（参见第 46 章）。接受过正规训练的人员可以通过 TEE 来评估左心室舒张末期容积、心肌缺血和瓣膜功能。动脉瘤的大小及范围也可能通过此手段来明确。

应对拟单肺通气的患者放置双腔气管导管（参见第 66 章）。单肺通气能够提供最佳的手术视野，并减少左肺压缩的相关损伤。左侧支气管导管容易放置，且不易发生位置异常，是最优选择。右侧支气管导管有堵塞右上叶支气管开口的危险。笔者放置双腔导管时均在纤维支气管镜直视下进行。其好处是可以方便、快速地准确插管到位，并直接观察到气管远端和主支气管情形。有时左主支气管被巨大动脉瘤压迫，导致无法置入左支气管导管，此时必须放置右支气管导管。极少数情况下，右侧主支气管也被较大的动脉瘤压迫而难以置管。手术结束时，若有可能，应将双腔导管更换为单腔导管，这样有助于在 ICU 进行气道管理，并减少术后脱机期间的气道阻力。手术结束后时常发生气道水肿，如果不用导管交换导丝，则很难或不可能更换导管。

许多中心使用体感诱发电位（somatosensory evokde potential，SSEP）或运动诱发电位（motor evoked potential，MEP）进行电生理检测以监测脊髓缺血（参见第 49 章）。这些监测技术有助于识别为脊髓供血的重要肋间动脉以及确认主动脉移植物的成功植入。一旦发现脊髓缺血，通常需要改变阻断钳的位置，提高上半身或下半身的血压，以通过侧支循环增加脊髓的血流灌注，或采取其他脊髓保护措施（即脑脊液引流、控制性低温或鞘内用药）。这些技术会在后面讨论。进行 TAA 修复术时应用 SSEP 监测普遍有三个问题：第一，由于是感觉电位监测，更容易检测出与感觉有关的脊髓侧索和后索缺血，而对传导运动的脊髓前索缺血不敏感。因此，尽管 SSEP 数值正常，也有发生截瘫的可能性，第二，吸入性麻醉药和低温对 SSEP 信号有严重干扰，第三，缺血可影响外周神经功能，下肢缺血使来自常用刺激部位（如胫后神经）的信号传导延迟。为了排除外周神经的影响，通过对留置于腰段硬膜外腔的电极进行脊髓刺激，与单用外周监测相比，对发现脊髓缺血可能更有特异性。采用阻断远端灌注技术可以避免下肢和外周神经缺血。为了避免左侧股动脉逆向灌注导管插入处血流受阻而导致下肢缺血，有些外科医师会在股动脉上缝合一个直径较小的人造血管（端 - 侧吻合）用于插入灌注导管，以保证正反两个方向的血流灌注。一项关于 TAA 修复术的大型前瞻性研究显示，SSEP 应用的限制性是神经学预后未能改善的原因。同一项研究还发现，SSEP 假阴性反应的发生率为 13%，假阳性反应的发生率高达 67%，故不能依靠 SSEP 鉴别脊髓的重要血供。

经颅 MEP 技术已经成功地被用于对脊髓前索的监测。该技术相对简单，可以看作是脑和脊髓的"四个成串"（train-of-four）刺激。对运动皮质的电刺激使 α 运动神经元激活，下肢肌肉便可获得诱发的肌电图反应。只有肌电反应才能特异性地反映脊髓前角灰质运动神经元的状态。将双极记录针放在腘窝处（即腘神经），在腓肠肌与胫前肌上放置双面电极。在腘窝放置刺激针是为了监测肌肉的直接反应和神经肌肉阻滞的平面。行主动脉阻断时每分钟监测一次 MEP。若 MEP 波幅降至低于基线的 25% 时，提示脊髓缺血，则应采取纠正措施。因为不需要进行信号叠加处理，一旦发生缺血，脊髓前角细胞几乎立即丧失功能，所以该项技术能够迅速确定供应脊髓的肋间动脉。另外，

可以应用这项技术评估阻断远端的动脉灌注以及对再植起关键作用的肋间动脉的通畅情况。必须精确调节短效神经肌肉阻滞剂的剂量以维持稳定的肌肉松弛状态。如神经肌肉完全阻滞，则无法进行 MEP 监测。笔者采取持续输注的方式使肌电波幅维持在接近基线 50% 左右。异氟烷、地氟烷、七氟烷和氧化亚氮均能抑制突触传导，并显著降低肌源性 MEP 波幅。尽管刺激技术的改进使应用吸入性麻醉药时的监测效果得到了改善，但全凭静脉麻醉仍是最佳选择。芬太尼和氯胺酮对肌源性 MEP 几乎无影响。在一项关于 TAA 修复术的大型病例研究中，这两种药物可作为联合用药用于采用 MEP 监测的病例[87]。在本组 210 例连续病例中，所报道的神经障碍的发生率是最低的，仅为 2.4%，永久性截瘫仅为 1.4%[87]。

使用体外循环时应该同时监测中心温度和外周温度，以便评估降温和升温。然而，体温监测在完全体外循环和部分体外循环下差别是很大的。完全体外循环是通过升主动脉进行灌注，通常上半身的中心体温（即鼻咽和食管）下降和升高最为迅速，而下半身体温的变化较为缓慢。部分体外循环时情形恰好相反，此时旁路的血液返回到股动脉，下半身（直肠和膀胱）的温度变化早于上半身。了解以上差别对达到完全降温及升温十分重要，因为降温和升温的终点是使滞后变化的温度到达目标温度。

麻醉管理

单纯主动脉阻断

胸段降主动脉和胸腹段主动脉手术也可不在体外循环下进行（即左心旁路或心肺旁路）。"夹闭和缝合"（clamp and sew）技术已显示出相对良好的结果，但是这些病例来自一些拥有丰富经验的医疗中心，其阻断时间也是最短的。支持该技术的人多是看重其简洁性。然而，应该将该技术可避免体外循环的复杂性及并发症的优点与重要器官发生缺血性损伤及发生肾衰竭及截瘫并发症的风险相权衡。

除了动脉瘤的部位和范围，主动脉阻断时间是使用夹闭和缝合技术时是否发生截瘫和肾衰竭最重要的独立决定因素。如阻断时间短于 20 ~ 30min，几乎不会发生截瘫；阻断时间在 30 ~ 60min 时（易损期），截瘫发生率会随着阻断时间延长由 10% 上升到 90%。由于正常情况下阻断时间均在此范围或更长，所以常会采用一些特殊手段来防止终末器官出现缺血并发症。此类措施包括硬膜外降温以保护脊髓，局部降温以保护肾，肠系膜同轴分流以减少内脏缺血。

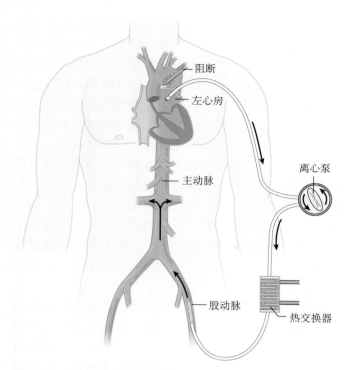

图 69-11 左心房 - 股动脉旁路示意图。左心房和左股动脉插管，通过肝素涂层管道连接离心泵构成环路。可能会在环路中加入热交换器以便降温和复温

采用单纯夹闭和缝合技术时，主动脉阻断可以导致显著的近端高血压，此时需要进行积极的药物治疗。处理方法在腹主动脉重建术一节已有讨论。简言之，硝普钠和异氟烷已经成功地被应用于控制高位主动脉阻断导致的近端高血压。心脏功能良好的患者最适合选用异氟烷。血管扩张药硝普钠可能导致阻断近端肢体发生明显的过度灌注以及阻断远端低血压，应谨慎使用。硝酸甘油可用来使前负荷和心脏充盈保持正常，从而降低室壁张力。单独应用硝酸甘油不能很好地控制近端高血压，但是与硝普钠联合使用时效果良好。对主动脉开放的管理已在前面讨论。

左心转流

只要压力足以灌注器官，通过逆向主动脉灌注的方法维持下半身血供能够减少缺血并改善预后。提供主动脉远端灌注最简单的方法是被动运输或旁路分流。肝素涂层的 Gott 旁路用于将血流从左心室或近端降主动脉引流到远端主动脉。该管道是为了避免全身肝素化而专门开发的。一些中心则安放临时的腋 - 股动脉转流管用作主动脉阻断时的分流。

部分旁路又称左心旁路或左心房 - 股动脉旁路，是最常用的远端主动脉灌注技术（图 69-11）。该技术可以对血流进行调节，通常将血液从左心房引出，

再使其流回左股动脉。需使用离心泵（Bionedicus，Eden Prairie，Minn），不需要使用全量肝素行全身肝素化，因为使用的管道为肝素涂层。部分转流使用的肝素常规用量是 100U/kg。使用此项技术时，由于仅有左心血流经过旁路，故不需要体外氧合器。在环路中安放热交换器以控制血液温度的升降是一项有益的措施，但并非必需措施。左心旁路转流的插管方式多种多样，可以在主动脉弓或胸降主动脉近端插管来代替左心房插管。采用这种环路可以使主动脉阻断时左心室后负荷的升高得到缓解。行左心房插管时，左心室前负荷降低，心排出量也会减少。另外，可以应用这项技术判断阻断远端的动脉灌注以及肋间动脉的供血情况。无论采用何种环路，均能使阻断近端的高血压得到控制，心室做功减少，并保障阻断远端的血流灌注。笔者和同事们还尝试在肺动脉插管代替左心房，效果更为理想。本方法能够达到与心房插管相同的效果，但对心房的干扰更小。当联合应用低温（30℃）和心房插管转流时，近 15% 的患者会出现新发心房颤动。尽管多数患者在复温后恢复窦性心律，但仍然可能需要进行直接的心脏复律。

行左心转流时，监测主动脉阻断近端和远端的动脉血压至关重要。笔者同时监测桡动脉和股动脉压，目标是使阻断以上水平的平均动脉压维持在 80～100mmHg，阻断以下水平则维持在 60mmHg 以上。需要精心调节血容量、旁路泵的流量并应用血管活性药来达到目标血压。进行左心转流时，外科医师、麻醉医师与灌注师之间必须保持不断的交流和合作。在近端主动脉阻断时我们一般按心排出量的 50% 设定初始泵流量，然后逐渐调整流量以达到近端及远端目标血压。这一阶段很少需要使用扩血管药物。由于没有重要器官缺血，手术医师可以从容地完成近端吻合。随着进一步的阻断，可在对泵流量做微小调整的情况下行肋间动脉重建。当行内脏动脉和肾动脉吻合时，泵流量明显降低。此时仅有下肢得到灌注。我们常规在转流器官缺血的情况下实施中度低温（32℃），以便保护重要器官的功能。在完成远端吻合后，增加泵流并主动将患者体温恢复到 37℃。

深低温停循环

进行累及主动脉弓的复杂动脉瘤手术时，由于术中脑血流会有短暂的中断，必须采用选择性心肺转流术，并兼以深低温（15℃）停循环（deep hypothermic circulatory arrest，DHCA）（参见第 67 章）。可以采用股动脉和股静脉插管方式形成旁路（即股 - 股转流）。在 DHCA 期间，一些中心也采用正向（无名动脉）或

逆向（颈内静脉）灌流的方法，选择性地向脑部灌注冷的氧合血液，以延长停循环的最大安全时限。未采用选择性脑灌注时 DHCA 的安全时限为 45 ~ 60min，采用此技术时安全时限则延长到 90min。

当在胸或胸腹主动脉修复术中无法行近端主动脉阻断时，无论主动脉疾病的位置、范围和严重程度如何，都必须行 DHCA。此种情况常见于既往有主动脉弓修复术病史的患者。既往手术使主动脉弓处形成粘连和瘢痕，从而使 TAA 修复时近端主动脉阻断十分困难，甚至无法进行。DHCA 下手术不需要行近端主动脉阻断，并且可为近端主动脉吻合提供无血的手术野。一些医学中心主张常规在复杂主动脉重建术中采用 DHCA，因为这可能会更好地保护终末器官和脊髓功能。这种潜在的优势必须与心肺转流延长以及循环停止时间所致的风险进行仔细权衡。在 DHCA 下完成近端主动脉吻合和肋间动脉 - 移植物吻合后，应对移植物进行插管，从而在上半部形成旁路循环。经过一个低温和低流量转流阶段，主动脉远端吻合得以完成，之后开始进行复温。

麻醉技术

对于 TAA 修补术，并没有最佳麻醉技术可言。通常联合应用阿片类药、小剂量强效吸入麻醉药、苯二氮䓬类及肌松剂进行平衡麻醉。如果采用经颅 MEP 监测，则全凭静脉麻醉为最优选择。麻醉诱导过程应该缓慢而可控。由于急性应激可能导致动脉瘤破裂，故应当避免血压升高。由于心肌缺血与心率有关，故心率应该不高于基础水平。应该在 ICU 中，待血流动力学及代谢均得以稳定后，才能拔除气管导管。术后镇痛方案也应集中于疼痛的控制及血流动力学的稳定。

脊髓缺血及保护

截瘫是主动脉手术一种极为严重的并发症。据报道，截瘫在主动脉缩窄修补术中的发生率为 0.5% ~ 1.5%，在胸主动脉瘤修补术中的发生率为 0 ~ 10%，在胸腹主动脉瘤修补术中的发生率为 10% ~ 20%，在广泛的夹层性 TAA 修补术中的发生率则高达 40%。

脊髓的供血来自两根脊髓后动脉（约为 25%）和一根脊髓前动脉（约为 75%）（图 69-12）。脊髓后动脉接受来自小脑后下动脉、椎动脉和根动脉后支的血液，为脊髓感觉束供血。脊髓前动脉由椎动脉颅内部分的两条分支构成，向脊髓的运动束供血。脊髓上颈段的大部分血液来自椎动脉。脊椎前动脉胸段部

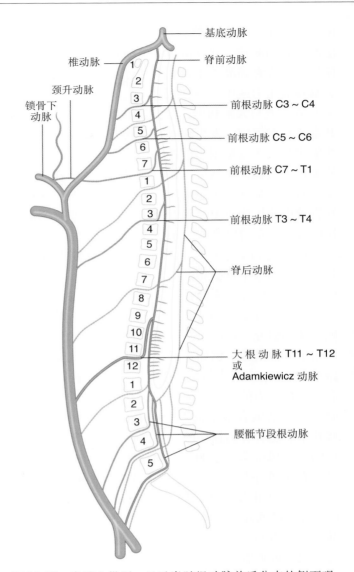

图 69-12　脊髓血供图，显示脊髓根动脉前后分支的侧面观。胸腰段脊髓的主要血供来自大根动脉，即 Adamkiewicz 动脉，其发源部位有变异，通常在 T9 与 T12 之间自主动脉发出 *(From Djindjian R: Arteriography of the spinal cord, Am J Roentgenol Radium Ther Nucl Med 107:461-478, 1969.)*

分的血液由根动脉前支供应（根动脉在颈段有 1 ~ 2 根，胸段有 2 ~ 3 根，腰段也有 1 ~ 2 根）。最大的根动脉称为大根动脉（great radicular artery，GRA）或 Adamkiewicz 动脉。脊髓下 2/3 的血供主要来自 GRA。GRA 的来源节段多变（T5 ~ L5），但其在 75% 的人群中位于 T9 与 T12 之间。GRA 起源的多样化解释了为什么即使行肾动脉下主动脉瘤修复术，截瘫的发生率也有 0.25%。目前还不清楚在 TAA 修复期间脊髓供血广泛受到影响的原因。

在许多方法可用于预防脊髓的缺血性损害。利用体外循环支持灌注远端主动脉可以减少偏瘫的发生。当预期阻断时间超过 30min 时，任何远端旁路技术均可能有益，但是若阻断时间短于 20min，则该措施可

能并无益处。行 TAA 修补术时常采用脑脊液引流的方法改善脊髓灌注，并且常常与主动脉远心端灌注联合使用。可将脊髓灌注压定义为：远端平均主动脉压减去脑脊液压力或中心静脉压中的高值。脊髓血流的自主调节功能与大脑相似，灌注压在 50 ~ 125mmHg 时其血流相对恒定。发生缺氧或高碳酸血症时自主调节功能丧失，血流量则与灌注压呈线性相关。因此，即使灌注压极低，仍然可以保留充足的血流灌注。胸主动脉阻断时脑脊液压通常升高 10 ~ 15mmHg，故认为脑脊液引流极为重要。脑脊液压力升高导致脊髓灌注压降低，从而增加缺血性脊髓损伤的可能性。

尽管动物研究证实脑脊液引流对脊髓有保护作用，但是临床中该措施的应用存在争议。一项随机试验报道截瘫的发生率降低，但另一项研究却报道无益处。绝大多数支持脑脊液引流的报道来自非随机性回顾性队列研究。这些研究中除脑脊液引流术外还联合应用了其他措施，例如罂粟碱鞘内注射和低温部分旁路技术。Coseli 等[88] 的试验提供了支持脑脊液引流有效的最有力的证据。他们进行了一项前瞻性随机试验，来评估脑脊液引流对 Crawford Ⅰ 型和 Ⅱ 型 TAA 修补术后患者脊髓损伤的影响。脑脊液引流使术后损伤的相对风险降低了 80%。对照组 9 例（13%）患者发生截瘫或下肢轻瘫，而脑脊液引流组仅出现 2 例（2.6%）。两组均采取了左心旁路技术、中度肝素化、耐受性轻度低温，以及特定的肋间或腰动脉血管重建。脑脊液压力的目标值为 10mmHg。脑脊液引流还可逆转开放性或血管内 TAA 修补术[89] 后的迟发性神经功能缺陷。

尽管在 TAA 修复术中脑脊液引流技术被普遍采用，但也存在风险。潜在的并发症包括头痛、脑膜炎、慢性脑脊液渗漏、脊髓和硬膜外血肿以及硬膜下血肿。如手术后出现任何下肢神经功能损害，均应该考虑到椎管内病变的可能性。一项由本部门进行的研究对 230 例 TAA 修复术时采用脑脊液引流的患者进行了回顾性分析，该研究报告了 8 例（3.5%）硬膜下血肿[90]。大容量脑脊液引流被确定是硬膜下血肿发生的风险因素，其死亡率为 67%。另外 2 例出现迟发性血肿，对他们均进行了硬膜补片以控制慢性脑脊液渗漏。

低温可能是针对缺血性损伤最可靠的神经保护措施。体温每降低 1℃，则能够减少 5% 的氧需求。即使采用浅低温（34℃），也可使对主动脉阻断的耐受时间延长 2 倍。由于代谢率降低与温度呈线性相关，故中度或深度低温的保护作用更强。无论全身性低温还是脊髓局部降温均是有益的。完全性体外循环（有或无 DHCA）和部分体外循环均可以达到全身性降温

的目的。通过左心房 - 股动脉转流降温到 30 ~ 32℃，并结合脑脊液引流技术，在 20 例平均阻断时间相对较长（约 70min）的患者中没有发现持续的神经系统后遗症。笔者和同事曾在 600 余名患者中应用过此技术。我们将患者的体温降至 32℃，其中截瘫的发生率为 5%。尽管中度低温对未停跳的心脏存在一定风险，但其带来的益处更大。室上性和室性心率失常对转律治疗或复温到 33 ~ 34℃ 反应良好。在动物模型中，经 GRA 灌注冷血液或晶体液对脊髓进行局部降温能够对缺血脊髓提供显著的保护作用。在人类，以 4℃ 盐水进行硬膜外腔输注实施局部冷却也是有益的。即使不采用主动性降温措施，行 TAA 手术时使患者被动降温到 33 ~ 34℃ 也有好处。被动降温措施的难点在于手术修复完成后如何复温。最简单的措施是在患者的上肢覆盖充气式温毯。但对下肢不能采取主动复温措施，因为缺血组织温度升高会增加代谢需求，从而加重代谢性酸中毒和缺血损伤。

很多药物被研究用于降低脊髓缺血性损伤的发生率。巴比妥类药物能够提供显著的保护作用。糖皮质激素对犬能够提供保护作用，但是在人类只有在同时采用脑脊液引流时才有益处。钙通道阻滞剂对脊髓缺血的保护作用还没有一致的结果。N- 甲基 -D- 天冬氨酸（N-methyl-D-aspartate，NMDA）受体拮抗剂也成为研究关注的对象，因为缺血性损伤与兴奋性氨基酸（尤其是谷氨酸）水平升高有关，因其会导致钙离子通透性增加并增加细胞内钙的浓度。右啡烷（dextrorphan）（一种非竞争性的 NMDA 受体拮抗剂）似乎对脊髓缺血有保护作用。镁也是一种 NMDA 受体拮抗剂，在大鼠和犬模型中进行鞘内注射可以促进脊髓缺血的恢复。在 TAA 修复术患者中，联合应用纳洛酮及脑脊液引流技术也显示出保护作用。鞘内注射罂粟碱似乎也有保护作用，尤其是结合应用脑脊液引流术时。其他一些正在研究的药物包括左西孟旦（levosimendan）、别嘌呤醇、腺苷、齐考诺肽、活化蛋白 C 及脱铁氨。除了少数几个研究中心在使用的糖皮质激素和纳洛酮外，大部分药物都处于研究阶段。

术前脊髓血管造影已用于接受 TAA 修复术的患者。实施脊髓血管造影这种高侵入性检查的目的在于确认为 GRA 供血的肋间动脉，以便在手术中再植这些动脉从而预防脊髓缺血。当选择性肋间动脉造影显示某个肋间动脉分支向头侧形成一个发卡样回旋后返回椎管，并为脊髓中央的纵向动脉供血（即脊前动脉），便可确认该肋间动脉为 GRA 的来源（图 69-13）。在 43% ~ 86% 的患者，可以通过传统的血管造影辨认 GRA。有报道称计算机断层血管造影（computed

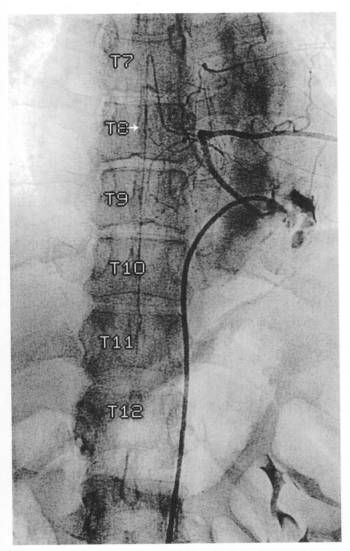

图 69-13　一例广泛变性型胸腹主动脉瘤的脊髓血管造影。将造影剂选择性注入位于 T8（箭头处）水平的肋间动脉，显示大根动脉（GRA）和广泛的侧支循环

tomographic angiography，CTA）及磁共振血流成像术（magnetic resonance angiography，MRA）对 GRA 定位的准确性更高，后者几乎可达 100%[92]。

为 GRA 供血的肋间动脉再植的重要性并未被广泛接受。即使在接受了 GRA 定位及再植的患者，脊髓损伤也并非都能避免。一些研究人员认为，术前 GRA 定位对 TAA 修复术后神经系统的预后几乎没有影响。一份来自笔者所在研究中心的报道称[93]，术前脊髓血管造影未能改善总体神经系统的预后，但是能为动脉瘤类型、GRA 的确认及神经系统的预后提供重要信息。在一组行手术修复治疗的广泛退行性动脉瘤患者中，对 GRA 进行了确认的 45 例患者均未发生脊髓损伤，而未对 GRA 进行确认的 81 例患者中有 10 例发生脊髓损伤（12%）。相反，对慢性扩张性主动脉

夹层，20 例术前经过 GRA 确认者中有 3 例术后发生脊髓损伤（15%），而在 49 例没有进行 GRA 确认者中，仅 3 例发生脊髓损伤（6%）。研究者假定，退行性动脉瘤患者发生附壁血栓导致许多肋间动脉堵塞，倾向于形成广泛的脊柱旁侧支循环（图 69-13）。确认 GRA 并集中进行血管重建便可获得成功。但在慢性夹层患者，绝大多数肋间动脉是通畅的，侧支循环形成不良时，仅对 1 或 2 根肋间动脉实施血管重建并不足以为脊髓提供充分的血液灌注。有临床研究支持该侧支血供的概念。该研究发现在大多数行 TAA 修复术的患者术中阻断供应 GRA 的节段并不会造成严重的脊髓缺血[94]，说明一定有独立于 GRA 的足够维持脊髓完整功能的侧支血供存在。

TAA 修复术后常常会出现迟发性神经功能缺陷[95]。在一项样本量为 2368 例 TAA 修复术患者的研究中，93 例（3.9%）患者发生术后截瘫或下肢轻瘫，其中 34 例（37%）最初脊髓功能完整，但随后出现功能缺陷[96]。术前肾功能不全、急性夹层及 Ⅱ 型 TAA 是迟发性神经系统缺陷的重要预警因素。术后低血压和脑脊液引流障碍可能在这些缺陷的发展中起重要作用。保持最佳血压并维持脑脊液引流常常可以使神经系统缺陷得以恢复。

肾缺血和肾保护

TAA 术后的肾衰竭常由以下因素导致：术前并存肾功能障碍、阻断时缺血性损伤、血栓形成或栓塞发生影响肾血流，以及低血容量和低血压。即使在临床经验最丰富的医疗中心，仍然有接近 6% 的患者需要行术后透析，其相关死亡率也居高不下。术前肾功能不全是推测是否会出现术后肾衰竭最根本的因素。对"夹闭和缝合"技术而言，主动脉阻断时间是非常重要的因素。

逆行远端主动脉灌注术被广泛用于主动脉阻断期间的肾保护。充足的旁路流量和动脉血压对肾功能的维持至关重要。全身及局部降温可以通过减少氧需来保护缺血期的肾。一些中心提倡在远端 TAA（TAA Ⅲ型和Ⅳ型）手术中采用 DHCA 治疗来保护肾功能。

应用药物保护肾功能存在争议。在阻断前经常使用 12.5～25g/70kg 甘露醇。缺血性动物模型研究发现甘露醇能够改善肾皮质血流及肾小球滤过率，同时可减轻内皮细胞肿胀，还有渗透性利尿作用。有动物实验证据显示，甘露醇还具有清除自由基的作用，进而对肾缺血起保护作用。也可以应用襻利尿剂，但动物实验中其效果不及甘露醇。临床研究显示，预防性应用襻利尿剂并未改善预后，也未降低术后急性肾衰竭患者的透析需求。小剂量多巴胺 [1～3μg/(kg·min)] 能够

扩张肾血管，增加肾血流量和尿量。尽管这些作用有益，但多巴胺是否对缺血期的肾具有保护作用还不清楚。甲磺酸培诺多泮（fenoldpam mesylate）是一种选择性多巴胺 1 型受体激动剂，优先扩张肾和内脏血管床，也有一定的肾保护作用。

目前对 TAA 手术患者肾保护的最佳策略包括低体温，应用甘露醇，预防低血压，以及肾低灌注。

凝血功能和代谢功能的管理

凝血功能障碍是 TAA 修复手术常见的并发症。当大量输血达到全身血容量而使患者的全身血容量被替换后，则可能因为血小板缺乏而发生稀释性凝血障碍（参见第 61 章和 62 章）。当输血量达到 1 ~ 2 个全身血容量时，凝血因子被稀释，从而会增加出血。其他引起凝血异常的因素包括肝素的残余，肝缺血导致凝血因子生成障碍，以及转流结束后体温持续低下。早期使用新鲜冰冻血浆和血小板常可以避免严重的凝血障碍发生。应该经常检测凝血酶原时间、部分凝血活酶时间、纤维蛋白原水平和血小板计数。有时必须应用冷沉淀来纠正凝血障碍，尤其是在凝血酶原时间和部分凝血活酶时间延长、血容量过多而不能输注大量新鲜冰冻血浆时。经过以上措施仍然不能改善凝血功能时，可用氨基己酸进行抗纤溶治疗，还可以应用去氨加压素以增加循环中的 von Willebrand 因子（vW 因子）和Ⅷ因子。体外转流停止前应该使体温恢复到正常，此后应采取提高环境并在上肢覆盖充气式温毯以保持体温正常。

应经常检测动脉血气及电解质水平。对阻断期间及此后所发生的代谢性酸中毒应使用碳酸氢钠纠正。应积极纠正高钾血症，特别是少尿或无尿的患者。氯化钙和碳酸氢钠是针对高钾血症最基本的急救药物。

主动脉腔内修补术

腔内血管外科是血管疾病治疗中最令人激动的发展之一，使目前主动脉疾病的治疗方式发生了革新。最初，腔内血管技术作为一种创伤性更小的手术方式用以替代开放性腹主动脉瘤修复术，并且为那些不适合行外科手术的患者提供了一种可选择的治疗手段。使用腔内血管技术治疗外周动脉疾病的实验研究始于 20 世纪 60 年代。近 20 年来，应用腔内技术来治疗主动脉瘤呈现爆炸性增长的趋势。2001—2004 年，在医疗保险受益人中行择期腹主动脉瘤修复术者，约有近一半使用了该技术 [97]。对腔内血管移植技术的关注很快从腹主动脉疾病扩展到累及胸主动脉和胸腹主动

脉的疾病。最近受关注最多的是该技术在升主动脉及主动脉弓的应用。腔内血管移植技术也已经成为主动脉夹层、破裂以及外伤的开放修复术的替代治疗方案。随着腔内技术经验的积累以及支架型移植物的不断改良，这一技术将用于更多的患者，并用于治疗更为复杂的主动脉疾病。

支架型移植物的发展

经血管腔置入腔内支架移植物于 20 世纪 60 年代末开始试验性地用于治疗动脉疾病。20 年后，该技术才被试验性地用于治疗腹主动脉瘤。1991 年，Parodi 等 [98] 首次报告将该技术在临床上用于 5 例肾下型腹主动脉瘤的治疗。患者在局部麻醉或区域阻滞下进行股动脉置管，并逆行置入血管内带支架的涤纶人造血管。支架的球囊扩张使人造血管的末端固定在主动脉壁上，并使体循环避开动脉瘤。此技术在 5 例患者中的 3 例取得了满意的效果。

经过将近 10 年的改良，1999 年美国 FDA 批准了 2 种血管内支架型移植物在美国用于治疗肾下型腹主动脉瘤。FDA 批准这些支架使用时并没有要求通常所必需的随机对照临床试验，而是将同时期的开放性手术患者的"匹配"病例组作为对照。另外，支架型移植物在美国获得了监管审批，几种支架也被世界上其他政府批准使用。获得监管审批后，全国范围内腔内腹主动脉修补术的数量迅速上升。用于肾下腹主动脉瘤修复术的支架型血管移植物是一种分叉型装置，由人造纤维制成，再由不锈钢或镍钛诺（镍钛合金）结构加强，可被压缩于一个基于导管装置的可调节系统。支架的大主干是为肾下主动脉所设计的，两个小分支则是为髂动脉设计的。近段的外部钩子则帮助将支架固定于主动脉壁。带有肾上裸支架部分的装置可以用于经肾固定，而不会影响肾血流。

肾下主动脉腔内修补成功以后，很快便出现了降主动脉胸段的腔内修补术。1994 年，Dake 等 [99] 首次报道了带支架的人造血管在胸降主动脉瘤治疗中的应用。他们在 13 名患者中使用特制的自扩张型带支架的人造血管，其成功率为 100%。2005 年 FDA 批准了一种胸部带支架的人造血管，用以治疗胸降主动脉瘤。另外几种支架也获得了 FDA 批准，有一些还能在世界范围内出售。这些装置是管状的，由 1 ~ 2 部分组成，还有一个各不相同的裸支架结构。最新一代的支架被广泛用于一系列主动脉疾病的治疗，包括动脉瘤、夹层、穿通性溃疡、破裂以及横贯性外伤。

开窗型支架型移植物已被用于协助进行近肾或肾

旁主动脉瘤的修复。这些高度特制的人造血管的血管壁上有与主动脉分支相匹配的开口，使隔开动脉瘤后仍可维持终末器官的灌注。2012 年 FDA 批准了一种标准的开窗型人造血管的使用。相匹配的支架可以使开窗的部位与主动脉分支开口处对准固定。

带分支的支架型血管移植物也可以用于延伸到主动脉分支的复杂型动脉瘤的腔内修复。移植物上的分支是根据患者血管的解剖学结构定制的，而其血管的解剖学结构则是通过三维成像重建得到的。胸腹主动脉及主动脉弓的腔内手术需要使用这些新型带支架移植物。这些新型移植物目前用于欧洲，在美国还有待FDA 批准。

腔内血管技术

腔内血管技术可以避免开放性手术相关的手术切口过大、分离广泛、主动脉阻断时间过长、大量失血和大量体液转移。腔内带支架移植物植入的动脉入口是根据血管大小及粥样硬化病变的阻塞程度来选择的。最常用的方法是行双侧腹股沟横切口以暴露股动脉。对股动脉或髂动脉有严重病变的患者，可以行球囊血管成形术或局部动脉内膜切除术，以便为器械进出操作提供通道。行腔内腹主动脉瘤修补术时，大约有 20% 的患者需要另外行腹膜后操作。行腹膜后操作的指征包括髂外动脉细小而使股动脉通路不能采用；或者合并有髂动脉瘤而无法常规行髂总动脉内支架人造血管远端固定。此时需在下腹部做一横向切口，并向腹膜后分离暴露髂动脉，将一根合成管道与髂总动脉吻合（端侧或端端）导入系统，便可经此髂动脉通道进入主动脉。操作完毕后，该管道可以予以结扎，或者吻合到髂外动脉（形成中间旁路），或者吻合到股动脉（形成髂股旁路）。尽管辅助的腹膜后手术可使更多的患者有可能进行腔内主动脉修补术，但是与标准的经股动脉腔内修复术比较，其发生并发症的风险增加，包括失血量更大，操作时间更长，并且住院时间更长。显然，在采用辅助性手术后，腔内血管手术比开放修复术创伤小的优点不再明显。在行胸主动脉腔内修复术时也需要采用辅助操作。一组关于主动脉疾病患者的病例报道，25% 的患者需要进行开放手术以行主动脉操作，21% 的患者需要行左锁骨下 - 颈动脉转位以提供足够的位置行近端固定。

尽管有时需要进行辅助性手术操作，主动脉腔内手术主要是基于导管技术，因此，经过合适的训练，心脏科、放射科和血管外科医师均能从事主动脉疾病的腔内治疗。常常采用多专业合作的方式，从而为患者提供外科和导管治疗专家两方面的专业技术。尽管还没有统一的标准，在任何地方进行腔内主动脉手术的必需条件是一样的。从外科医师及麻醉医师的角度看，理想治疗的场所是标准手术间，尤其是在有可能改为开放手术时。手术间的必需设备包括腔内血管操作器械和物品、可移动式 X 线成像设备和血管造影床。血管造影室常配备优良的放射成像设备和血管造影床，并能更好地处理电离辐射。优良的放射成像设备可以减少射线暴露和减少造影剂的用量。为了给多专业合作的血管介入手术提供最优的环境，许多中心在手术室旁或手术室内建造了精密的手术血管造影室。

在对主动脉支架型移植物行腔内置入前，需要通过造影检查对主动脉解剖进行细致研究。CTA 及MRA 已成为术前评估的金标准。对腹主动脉瘤而言，必须确定动脉瘤近端颈部的长度和直径、主动脉或髂动脉重要分支的位置（副肾动脉、肠系膜下动脉和腹下动脉）和远端固定部位的特征。若有动脉瘤颈部显著成角、颈部长度过短、颈部直径大和严重的主动脉钙化，则患者目前不能进行腔内血管修复术。

腔内支架型移植物通常需要依据患者的主动脉解剖专门定做。每一种支架移植物的推送器的展开方式都不相同，技术上可能有许多个体化的改变。第一代腔内移植物不是全支架型，在展开时需要球囊扩张其近端部分。球囊扩张时，近端的金属小钩嵌入主动脉壁，使主动脉完全封闭，类似于主动脉阻断。无支撑的腔内移植物容易发生位移或扭转并发症。近端移植物展开时易发生远端位移，这在行胸内腔内移植物置入时特别麻烦。控制性低血压、腺苷诱导心脏停搏和诱导性心室纤颤的方法均成功地使腔内移植物展开时发生的位移减少。新一代腔内移植物均为全支架型（即支架型移植物）并为自膨式。腔内移植物展开时无须球囊扩张。支架型移植物在展开时可以预防移位，并减少相关并发症。在腔内移植物展开后若主动脉仍未被完全阻断，则可以使用一种设计独特的三瓣式球囊，使支架型移植物扩张并与主动脉壁贴附。虽然不再作为要求，但可在支架型移植物展开时适度进行控制性降压（使用硝酸甘油或硝普钠）。

杂交手术（联合开放性手术与腔内支架置入）使腔内技术的应用范围扩展到起源于主动脉但累及其主要分支的主动脉瘤的治疗。可以通过开放性内脏及肾旁路联合在主动脉"无分叉"内脏节段行支架型移植物置入来完成胸腹动脉瘤的修复。相似的方法可以用于治疗累及主动脉弓的复杂动脉瘤。杂交手术几乎不需要行主动脉阻断。对整个主动脉弓均受累的动脉瘤样病变患者，可以联合传统的"象鼻"术及二期在降胸主动脉行支架型移植物置入来治疗。象鼻管远端可以作为支架型移植物的近端固定点。

麻醉管理

在腔内主动脉修补术出现后不久，局部麻醉、区域麻醉和全身麻醉的使用均有报道。多种不同的区域麻醉技术，包括椎旁阻滞、脊髓麻醉、连续脊髓麻醉、硬膜外麻醉和脊髓麻醉与硬膜外联合麻醉都曾有过应用。早期因为操作时间长，经常采用全身麻醉。随着经验积累以及新一代器械的出现，手术时间大为缩短，局部麻醉和区域麻醉的使用更为常见，通常辅助使用静脉镇静药。局部麻醉辅以右美托咪啶镇静的方法已被报道[100]。尽管手术方法不断发展，局部麻醉和区域麻醉具有可行性，但这些技术还未被广泛接受。一项源于 EUROSTAR 数据库（对 5557 例肾下腹主动脉瘤行腔内修复术）对麻醉种类的分析报道称，采用局部麻醉、区域麻醉及全身麻醉的患者分别占 6%、25% 和 69%[101]。基于 EUROSTAR 数据库关于麻醉种类对预后的影响提示，使用局部麻醉或区域麻醉可减少患者 ICU 的转入，缩短住院天数并减少早期并发症的发生[101]。对此数据库中高风险患者的进一步分析表明，当采用局部或区域麻醉时可能降低死亡率[102]。一项对 229 例腹主动脉瘤腔内修复术患者的回顾性分析表明，使用局部麻醉辅用静脉镇静药与采用全身麻醉比较，两者在心脏和肺部并发症的发病率上无差别[103]。有报道提示应用局部麻醉的使用使术中液体需要量减少[103-104]，血管活性药用量减少[104]。考虑到回顾性分析的特性及在选择麻醉方法时的显著选择偏差，特别推荐局部麻醉、区域麻醉或全身麻醉中的一种方法是不成熟的。与开放主动脉修复手术相似，对总体预后而言，保持围术期血流动力学稳定从而维持重要器官的灌注和功能比麻醉方式的选择更为重要。

对需要广泛腹股沟部位分离，或腹膜后分离，以及需要复杂修补而可能中转为开放性修复术的腔内主动脉修复术患者，笔者多采用全身麻醉。通过使用相对短效的药物而最大限度地增加灵活性以达到平衡麻醉。通常阿片类药物的需要量较小（芬太尼 $2 \sim 4\mu g/kg$），术后疼痛也较容易控制。应该备好艾司洛尔、硝普钠、硝酸甘油和去氧肾上腺素，以便维持血流动力学稳定。硬膜外麻醉或蛛网膜下腔的麻醉主要基于患者和手术医师的喜好。

所有的主动脉腔内血管手术必须常规行桡动脉置管。由于左侧可能经肱动脉置管进行主动脉造影，因此一般选择右侧行桡动脉置管。不常使用中心静脉和肺动脉导管监测。建议放置两根大直径的外周静脉导管。尽管失血和液体需求一般不多，但存在急性失血的可能。由于存在主动脉突然破裂的可能，因此，必须准备好需要的液体、血液及快速输液设备。大部分情况下都需要留置尿管。监测尿量有助于液体管理，尤其是使用大量肝素化的冲洗液、造影剂和利尿剂（即甘露醇或呋塞米）时。液体管理主要针对维持血容量的正常。等渗碳酸氢盐注射通常用于肾功能不全患者，以减少造影剂诱导的肾病发病率[105]。有必要采取积极的保温措施以预防低体温，尤其在长时间手术操作时。

涉及胸内降主动脉血管的腔内修复术可能需要额外的准备和监测。这类手术通常需要在手术室全身麻醉下进行。尽管新一代移植物展开后发生位置移动的可能性小得多，但在展开过程中依然常常需要用药物（即硝普钠或硝酸甘油）行控制性降压（即使收缩降到 100mmHg 以下）。应反复行 TEE 监测。该技术对识别支架型移植物两端的附着区、夹层的入口及出口、真腔及假腔以及动脉瘤的隔绝状况有极大帮助。降胸主动脉腔内修复术后的并发症包括截瘫，其发生率高达 8%[88]。同时进行或先前进行过腹主动脉修复术和长节段的胸主动脉隔绝似乎是其危险因素。术后低血压也可能造成神经功能损害。脑脊液引流术可逆转 TAA 修复术后的迟发性神经功能障碍[89]，因此，许多中心对所有的高危患者均进行脑脊液引流。术中检测脊髓诱发电位，加上在支架型移植物展开前进行临时性（15min）胸主动脉球囊阻断，从而可以评估发生脊髓缺血的风险大小[106]。

并发症

内漏

内漏是腔内主动脉修复术特有的并发症，指未能达到或保持动脉瘤与主动脉血流完全隔绝的状态。令人忧虑的是，此时任何形式的动脉瘤腔内压力（即瘤内压）的升高都可以导致动脉瘤的增大和破裂。内漏可以通过动脉造影、CT、MRI 和超声多普勒扫描来诊断。经典的分类系统将内漏分为 4 种不同类型[107]。Ⅰ型内漏指移植物与主动脉内壁之间存在近端或远端封闭不严。Ⅱ型内漏指来自肋间动脉、腰动脉、肠系膜下动脉或睾丸动脉的血液逆行灌注到动脉瘤腔。Ⅲ型内漏专指由于支架型移植物的结构缺陷而导致血流直接进入动脉瘤腔内。造成血管移植物结构缺陷的原因可能是移植物的纤维撕裂，或腔内移植物各组成部分分离。Ⅳ型内漏与移植物材料的孔隙度（porosity）有直接关系。Ⅴ型内漏指血管腔内修复术后动脉瘤囊持续受压但经影像学检查未发现血液渗漏。还可以将内漏分为原发性和继发性两种。前者指支架张开后即发生的内漏；后者指最初封闭良好，日后才发生者。

内漏的发生率取决于许多因素，包括血管内移植物类型、展开方式、血管解剖和疾病进展。发生内漏后如何处理存在争论。有人主张定期进行影像学观察，也有人主张立即行血管内或开放手术予以纠正。Ⅰ型和Ⅲ型内漏发生后主动脉瘤破裂的风险增加，故常常需要积极治疗。Ⅱ型内漏虽然一般不必紧急治疗，但常常会有很多自发性血栓形成，这与动脉瘤扩大有关。Ⅳ型内漏通常是自限性的，几乎不需要特殊治疗。发生Ⅴ型内漏时一旦发现动脉瘤扩大，就需要予以干预。血管内移植物扩张、弹簧圈栓塞和开放修复方法均已被成功地用于内漏的修补。

早期并发症

除了内漏以外，早期并发症还包括血管损伤、支架在重要血管分支处以外展开、动脉瘤破裂、盆腔器官或下肢缺血、急性肾衰竭、心肌梗死、脑卒中、截瘫以及移植后综合征（postimplantation syndrome，PIS）。PIS 的概念目前尚不清楚，是一种与系统性炎症反应相关的相对常见的状态，包括白细胞增多、发热以及炎性介质增加。尽管 PIS 是一过性的，并且通常可以被耐受，但它与住院日延长有关。

晚期并发症

晚期并发症最常见的情况是与内漏有关，但是也包括动脉瘤近端颈部变性、肢体闭塞、移植物移位或变形（扭曲或塌陷）、腔内移植物造成的感染、动脉瘤增大、重新开放以及破裂。为了早期发现并处理上述并发症，需要对患者进行终身影像学检测。约 20% 的患者在腔内肾下主动脉瘤修补术后需要行导管或者限制性手术再干预。

预后

最初腔内修补腹主动脉瘤是为手术条件差的患者提供另一种可选择的治疗方案。早期的研究报告称，与开放性主动脉修补术相比，使用该方法后血流动力学更稳定，应激反应减弱，系统并发症减少，术后住院日缩短，肺功能改善，并且更易于镇痛。基于这些早期研究报告的结果，在没有长期预后数据或随机临床试验显示该方法有益的情况下，腔内动脉瘤修补术已被用于很大一部分腹主动脉瘤的患者。大规模的回顾性队列研究及后续的前瞻性数据收集确认了腔内修复术的安全性与有效性。接下来，欧洲及美国进行的几项前瞻性随机对照临床试验对腔内技术在适合与不适合进行开放性修复术患者中的广泛应用的几个关键问题进行了解答。

一项 Meta 分析就纳入了 28 862 名患者的 163 个研究进行了总结，对无症状性腹主动脉瘤腔内修复术预后的安全性及有效性做出了评价[108]。手术死亡率为 3.3%。技术性成功（达到完全的动脉瘤隔离）率为 82.7%。一期中转开放性修补术的发生率为 3.8%，二期中转开放性手术的发生率为 3.4%（总发生率为 5.4%）。术后动脉瘤破裂的发生率为 1.3%，其相关死亡率达到 44.4%。Ⅰ型内漏的发生率为 10.5%，年发生率为 8.4%。Ⅱ、Ⅲ或Ⅳ型内漏的发生率为 13.7%，年发生率为 10.2%。报告显示预后在研究期间（1992—2002 年）得以改善。另一项 Meta 分析则总结了 2000—2004 年 19 804 名接受肾下动脉瘤腔内修复术患者的情况，结果显示随机试验及非随机试验其 30d 死亡率分别为 1.6% 和 2.0%[109]。移植物成功放置的概率达到 97.6%。技术性成功率在出院时为 81.9%，在术后 30d 为 88.8%。有 16.2% 的患者需要行二次干预，以修补内漏或使移植物保持通畅。

一项针对 45 660 名在 2001—2004 年接受血管内或开放性腹主动脉瘤修复术的医疗保险受益人进行的研究表明，腔内修复术的围术期死亡率较低（1.2% 比 4.8%），并且两组死亡率的差距随年龄增加而加大（在 85 岁及以上的患者中，两组死亡率的差值高达 8.5%）[97]。1.6% 的患者由腔内修复术中转为开放性修复术。腔内修复术与主要并发症的发生率减少、住院日缩短（3.4d 比 9.3d）、出院回家可能性增加（94.5% 比 81.6%）相关。两队列的远期生存率相似，尽管两者的生存曲线在 3 年以后才会合。到第 4 年为止，腔内修复术患者动脉瘤发生破裂的概率较高（1.8% 比 0.5%），接受动脉瘤相关的干预治疗的概率也高于开放性修复术（9.0% 比 1.7%）。

已有针对无症状肾下腹主动脉瘤（适于行开放修复术）患者进行的前瞻性随机对照临床试验，对腔内修复术与开放性手术的并发症发病率、死亡率及需要行再次干预的概率进行了比较。最近的一项 Meta 分析对所有的前瞻性随机临床试验（共 2899 例患者）进行了分析，对其短期（30d）、中期（至 2 年）及远期（3 年或以后）预后进行了总结[110]。腔内修复术一期中转率为 0.6%。接受腔内修复术患者的住院日与 ICU 住院日均降低。两组在围术期并发症的发生上没有差别，包括脑卒中、心肌梗死及肾衰竭。行腔内修复术组的 30d 全因死亡率较低 [相对风险（relative risk，RR）：0.35，

95% 置信区间（confidence interval，CI）：0.19～0.64]。中期随访的结果显示，与开放性修复术比，腔内修复术组的全因死亡率无差别（RR：0.78，95%CI：0.57～1.08），但动脉瘤相关死亡率更低（RR：0.46，95%CI：0.28～0.74），并且接受再次干预治疗的概率较高（RR：1.48，95%CI：1.06～2.08）。远期随访显示，全因死亡率（RR：0.99，95% CI：0.85～1.15）及动脉瘤相关死亡率（RR：1.58，95% CI：0.20～12.74）在两组没有差别，但接受再次干预治疗的概率仍然存在差别（RR：2.54，95% CI：1.58～4.08）。

腔内动脉瘤修复术（Endovascular Aneurysm Repair，EVAR）-2 试验的目的是比较不适合行开放性腹主动脉瘤修复术的患者行腔内修复术与不做干预治疗的情况[111]。有 338 例 60 岁以上腹部动脉瘤 >5.5cm 的患者由于合并症而不适合行开放性腹主动脉瘤修复术，将这些患者随机分配为行腔内修复术或不给予干预。对所有患者的合并症均采用最好的药物治疗。腔内修复术的手术死亡率（30d）为 9%，4 年总死亡率为 64%，腔内修复术组与无干预组的动脉瘤相关死亡率和全因死亡率均无差异。尽管无干预组中动脉瘤破裂所致的死亡例数更多，但腔内修复术组的初期高死亡率使最终的死亡率无显著差异。作者的结论是，与不做干预治疗比较，行腔内修复术没有提高生存率，对健康相关生活质量的影响也不大，并且由于需要持续监测和再次干预治疗，实际上增加了医疗成本。在美国，对高风险患者行腔内主动脉瘤修复术的院内死亡率可能比 EVAR-2 试验报道的要低，这表明高风险患者不应拒绝行腔内修复术[112]。

下肢血管重建术

下肢动脉供血不足或外周动脉疾病是一种常见病，在美国患者人数高达 1000 万，且其发病率还在逐年上升。由于下肢外周动脉疾病患者大多无症状，或者其症状并非典型的间歇性跛行，所以并不清楚该疾病的实际发生率。一项以人群为基础的调查显示，在年龄为 55 岁及以上的人群中，外周动脉疾病的发生率为 19.1%（男性为 16.9%，女性为 20.5%）。在美国的基层医疗单位中，外周动脉疾病的发生率高达 29%，并且常常未被识别（44%）。上肢动脉疾病也有发生，但发生率不及下肢。

外周动脉性疾病的主要原因是动脉粥样硬化。下肢动脉粥样硬化的危险因素与其他部位血管一样，包括高龄、男性、高血压、吸烟、高脂血症和糖尿病。腹股沟以下的动脉粥样硬化可能累及股动脉、腘动脉以及胫动

脉远端的任何动脉。股浅动脉是腹股沟韧带以下发生严重动脉粥样硬化最常累及的部位。除了动脉粥样硬化以外，还有一些原因可以导致外周动脉性疾病，如栓塞、血栓闭塞性脉管炎（Buerger 病）、免疫性动脉炎、放射性动脉炎、巨细胞性动脉炎、外膜囊性病、肌纤维发育不良和同型半胱氨酸血症。

如前所述，外周动脉疾病是全身性动脉粥样硬化的强烈提示因子，也是其他血管病变（包括冠心病、脑血管病变和动脉瘤样病变）的风险标志。比如，合并外周动脉疾病的 CAD 患者，冠状动脉三支病变的发生率高于仅患 CAD 的患者。此外，20% 以上的外周动脉疾病患者合并有狭窄程度达到或超过 70% 的颈动脉狭窄。数据显示，有外周动脉病变的患者其心血管疾病的发生率和死亡风险均高于无外周动脉病变者。心血管疾病的高风险并非完全归咎于动脉粥样硬化，因为此类患者可能由于血小板激活而处于血栓易形成状态[113]，并且有处于广泛高凝状态的倾向[114]。动脉粥样硬化性下肢周围动脉疾病的自然病程见图 69-14。

急性动脉闭塞

急性外周动脉阻塞主要是栓塞和血栓形成的结果。由有创性操作如股动脉置管导致的假性动脉瘤而导致急性缺血的情况比较少见。多数到达下肢的血栓来源于心脏，绝大多数的原因是间歇性心房颤动和心肌梗死。尽管如今风湿性心脏病较少引起栓塞，但人工心脏瓣膜也可能是栓子的来源。其他引起栓塞的原因包括细菌性心内膜炎、心房黏液瘤、反常性静脉血栓和邻近动脉瘤的动脉粥样硬化碎片。动脉栓子常滞留于血管分叉部位。下肢动脉栓塞的常见部位有股动脉和髂动脉分叉处以及腘动脉。

血栓形成性闭塞和栓塞性闭塞的发病比例大约为 6：1。发生在自然血管的急性动脉血栓几乎都发生在既往有严重和长期粥样硬化病变的动脉处。动脉血栓可被视为粥样硬化病变进展的终末事件，也经常发生移植物的血栓形成，可以导致急性缺血。外周动脉疾病患者普遍存在高凝状态，从而容易发生血栓形成[114]。

临床上急性动脉闭塞的 CT 扫描结果各不相同，取决于梗阻发生的部位以及侧支循环的状况。在突然出现急性肢体缺血的患者，往往是突然发生闭塞而先前又未形成良好的侧支循环。虽然栓塞性闭塞比血栓形成性闭塞的缺血症状更为严重，但是二者不易区别。如果先前通畅的肢体动脉发生急性闭塞则有极具特征的表现，包括脉搏消失（pulselessness）、疼痛

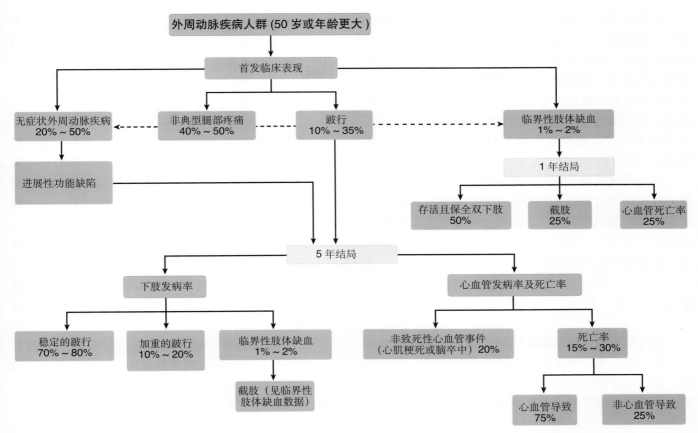

图 69-14　下肢外周动脉粥样硬化性疾病的自然病程。个别外周动脉疾病患者可能没有症状（虽然有功能障碍，但没有明确的腿部缺血症状）或有腿部症状（经典跛行或典型腿部症状）或临界性肢体缺血。所有的外周动脉疾病患者都面临肢体缺陷症状加重、短期心血管事件高发生率及高死亡率等风险。这些事件的发生率非常清晰地定义了跛行与临界性肢体缺血个体，但对无症状外周动脉疾病个体的定义较差 *(Writing Committee to Develop Guidelines for the Management of Patients With Peripheral Arterial Disease) endorsed by the American Association of Cardiovascular and Pulmonary Rehabilitation; National Heart, Lung, and Blood Institute; Society for Vascular Nursing; TransAtlantic Inter-Society Consensus; and Vascular Disease Foundation, J Am Coll Cardiol 47:1239-1312, 2006.)*

（pain）、苍白（pallor）、感觉异常（paresthesia）和瘫痪（paralysis）5 大表现（即"5P"）。早期的征象是肢体无脉搏和苍白。突然发生疼痛也很常见，且可能疼痛剧烈。运动无力和感觉异常通常是严重缺血的晚期症状。

发生急性缺血后应该迅速进行检查评估，因为 4～6h 内可能会出现不可逆性组织损害。早期处理常包括立即行抗凝治疗以防血栓形成进展，稳定和控制并存合并症，并行动脉造影。在肢体严重缺血时常常有指征立即行外科血管重建。如果非粥样硬化性病变肢体发生栓塞，常在局部麻醉下进行股动脉取栓术。若怀疑外周动脉疾病患者发生了血栓形成性闭塞，应该行动脉造影以确定阻塞的严重程度及其发生的解剖部位。可联合动脉造影行血管成形术或溶栓治疗。动脉内溶栓可作为初级干预，以便辨别造成闭塞的确切病灶部位。一般应在评估下肢血流的同时，做好第二天行下肢血管旁路手术的准备。麻醉医师应注意此类患者常会接受肝素抗凝和溶栓治疗，因为正在行抗凝

治疗的患者不宜采用区域麻醉。这一人群患者的并发症发病率和死亡率均较高，尤其是需要进行手术干预的患者。

慢性动脉闭塞

慢性下肢动脉缺血常常继发于长期的动脉粥样硬化，粥样硬化斑块会导致动脉腔进行性狭窄。当狭窄接近完全闭塞，血流显著减少，导致血栓形成性闭塞。即使存在血流动力学上严重的动脉狭窄及完全闭塞，下肢也常常无症状或仅有轻微症状。由于环绕着狭窄或闭塞动脉节段形成了大量侧支循环，那么只有当大血管发生多处闭塞时才会出现临床症状。因此，大多数外周动脉疾病患者是没有症状的。最常见的症状是轻度的间歇性跛行——运动后下肢肌肉疼痛或疲劳，休息后缓解。发生疼痛的肌肉群通常位于病变动脉的远端。随着病变进展，可以发展为残障性间歇性跛行或静息痛，即严重的肢体缺血。

以踝肱指数（ankle-brachial index，ABI）实施无创检测是临床上证实外周动脉疾病存在与否及其严重程度的标准。ABI 是指踝部处测得的收缩压除以手臂处测得的收缩压的数值。正常时 ABI 为 1.0 ~ 1.1，小于 0.9 则提示测量点近端动脉有病变。ABI 与动脉缺血的程度大致平行。发生跛行时，ABI 为 0.3 ~ 0.9；发生残障性跛行或静息痛时，ABI<0.5；肢体出现坏疽时，ABI<0.2。

外周动脉疾病是预示早期死亡率的有力标志。外周动脉疾病患者截肢的风险低于死亡风险。ABI 低是疾病进展的有力预测指标，同时也是全因死亡率最强的危险因素之一。跛行与高死亡率有关，但对下肢而言，它提示预后相对良好。

手 术 处 理

已被认可的下肢动脉疾病的治疗方法有手术和非手术两大类。非手术方面包括改变生活方式、风险因素干预、体育锻炼和药物治疗。手术治疗可采用经皮腔内血管技术和开放手术重建两类。前者包括多种较成熟的技术，比如动脉溶栓治疗、球囊导管取栓术、经腔球囊血管成形术、血管成形术和支架置入术。同时还有一些新技术，比如新型血管成形球囊、斑块切除及激光血管成形系统、冷冻疗法、放置镍钛诺及药物洗脱支架。开放性手术包括动脉内膜切除术、移植物旁路术（一期或再次手术）以及截肢。

下肢动脉再血管化手术适用于致残性跛行患者和严重的肢体缺血患者（为保全患肢）。手术方式的选择主要取决于动脉闭塞的部位和分布范围。有数种手术方式都可用于下肢动脉供血不足。对于腹股沟韧带远端的闭塞，最常用的手术方式是取自体大隐静脉（倒置）行股 - 腘动脉旁路手术。采取本方法移植血管的 5 年通畅率为 59%，10 年通畅率为 38%。也可以利用原位（非倒置）大隐静脉进行旁路移植，但手术难度更大，需要切除静脉瓣以获得足够血流。如果不可用自体大隐静脉（此类患者大多数是由于先前接受过冠状动脉旁路移植术或下肢旁路移植术），可用人脐静脉和聚四氟乙烯（polytetrafluoroethylene）移植物进行下肢动脉重建手术。上肢的头静脉和贵要静脉有时也可作为移植血管。取上肢静脉可能会影响日后放置静脉导管及区域麻醉的实施。

当主髂动脉疾病患者因合并其他内科疾病而不能进行主-股旁路手术时，可用解剖外血管旁路术（如腋 - 股或股-股旁路）作为替代。这些替代手术给机体带来的应激更小。与胫、腓或足部血管建立旁路的远端动脉重建手术，其目的几乎都是为了保全肢体。使用人造移植物的失败率极高，故每次手术时都应尽可能取足够的自体静脉。

术前准备和监测

术前评估并优化心脏风险已在前面章节进行了讨论（参第 38、39 章）。尤其重要的是，患者长期服用的心脏和呼吸系统方面的药物应持续到手术当天早晨。持续长期使用的 β- 受体阻断剂治疗时这一点尤其重要，因为突然停药可能与严重并发症的发生有关。应与外科小组讨论确定当前、近期和预期将使用的改变凝血状态的药物。大多数情况下，应继续使用阿司匹林以行抗血小板治疗。术前应根据个体的具体情况决定是否终止其他抗血小板治疗药物，如噻吩并吡啶衍生物。

下肢动脉血管重建术的监测应该包括动脉内置管，其不但可以连续监测动脉血压，以便优化冠状动脉和移植血管灌注，还可以采集血样进行实验室检查。一般需留置导尿管，因为手术时间通常较长，而观察尿量有助于评估血容量和心排出量。不需要常规使用中心静脉导管，但是对有明显肾功能障碍、需要严密检测血容量以及心室功能严重受损或有充血性心力衰竭的患者，应该考虑监测中心静脉压。对这些患者放置肺动脉导管也有帮助，但是考虑到下肢血管手术时失血和第三间隙液体转移相对较少，故一般无须使用，仅在严重充血性心力衰竭或不稳定型心绞痛的患者中使用。已在前面讨论过我们使用有创性血流动力学监测的标准 [39]。如前面所述的，计算机 ST 段监测分析技术有助于发现心肌缺血。

区域麻醉与全身麻醉的比较

对高危血管外科手术患者如何选择术中麻醉和术后镇痛方式仍存在争议。由于需要同时顾及效果和不断增长的围术期护理费用，临床医师在制订安全、有效的操作标准时面临挑战。血管外科手术术后并发症很常见，不仅对临床预后造成不利影响，还会增加医疗资源的消耗。选择合适的麻醉及镇痛方案可能会改善行血管外科手术患者的临床预后并减少医疗资源的消耗。如果预后和医疗资源的消耗都得以改善，则选择最合适的麻醉及镇痛方案将为患者、医疗机构、保险机构及社会都带来益处。

对血管外科患者应优先选择区域麻醉还是全身麻醉的问题已经争论多年。早期一些非随机试验无法解决这一问题。这些研究存在明显的偏倚，因为很多临床医师盲目地认为对有严重心肺疾病的患者采用区域麻醉更为安全。即使对一些前瞻性研究的结果也应谨慎，因为这些研究在设计和方法学上存在缺陷，包括患者人群构成不均一[78, 115-116]、围术期治疗缺乏标准或对照[74, 76, 78, 81, 83, 115-117]、使用非等效的方法进行术后镇痛[74, 78, 81, 115-117] 以及可能存在研究者偏倚[39, 74, 76-78, 81, 83, 115-117]。许多临床试验致力于优化麻醉技术的使用和管理，但这本身可能掩盖了实际的麻醉相关风险。比如，严格的血流动力学控制、输血标准和术后镇痛方案已被用于临床试验[39-40]。临床医师还应注意，临床试验中报道的总的并发症发生率可能偏高，因为临床试验一般都会采取极为严格的监测手段。一般而言，应该选择本机构最熟悉的麻醉镇痛技术，例如，对硬膜外麻醉技术不熟悉或管理不当会导致严重并发症。笔者的观点是，围术期管理的总体优化，而非麻醉或镇痛技术的选择，才是改善血管外科手术预后最重要的因素。

　　在某些情况下，某种麻醉方法（区域麻醉或全身麻醉）可能比其他麻醉方法更适合。患者可能因为很多因素而更喜欢某种麻醉方法。在不合作、患有精神疾病或不能平躺的患者应避免使用区域麻醉。在严重脊柱畸形或之前有脊柱内固定的患者会有穿刺或置管困难。不同程度的局部感染、影响身体下部的神经系统疾病以及抗凝药物的使用均可视为区域麻醉的禁忌证。在血管外科患者人群中，抗凝治疗和抗血小板治疗十分普遍，此类患者应避免使用脊髓麻醉和硬膜外麻醉技术。有症状的椎管内出血（脊髓血肿或硬膜外血肿）是椎管内麻醉的一种极为严重的并发症，可导致永久性神经损伤。笔者将术前应用肝素或华法林进行抗凝治疗和任何溶栓治疗视为脊髓麻醉和硬膜外麻醉的禁忌证。对近期停药者，应根据个体情况进行审慎分析后再决定是否采用椎管内麻醉。麻醉医师必须考虑所服用药物的种类、停用时间、目前的凝血状态，以及是否同时服用了影响凝血功能的其他药物。在术中全身肝素化的患者，区域麻醉并无显著风险。尽管行椎管内阻滞时若穿刺针回血则推荐取消手术，但是对此建议缺乏证据支持。更重要的是建议术后应保留硬膜外导管，直至停用抗凝药[118]。低分子量肝素的使用和适应证逐渐增多，有证据显示区域麻醉时同时应用该药会显著增加脊髓和硬膜外血肿的风险。目前建议应在最后一次使用低分子量肝素至少 12～24h 后才进行区域麻醉操作[118]。抗血小板药的使用是一个复杂问题。当需要行区域麻醉时，注意到不同药物的药理学特性十分重要[118]。尽管有些中心对区域麻醉前 7 天

内服用过阿司匹林的患者常规检查出血时间，但没有证据显示在这种情况下出血时间的检查是有意义的。一般说来，若准备进行区域麻醉的患者存在任何可疑的凝血功能异常，则宁可选用最小直径的穿刺针进行脊髓麻醉，而不要进行硬膜外麻醉。目前有一个关于椎管麻醉和抗凝治疗的共识，所有临床医师都应当阅读[118]。

　　考虑到在抗凝或溶栓治疗患者中应用椎管内麻醉的相对风险性，有医师主张更广泛地采用外周神经阻滞技术，如坐骨、股、腘及踝神经阻滞（参见第 57 章）。可使用连续置管技术以满足麻醉和术后镇痛的需要。神经结构的高分辨超声显像、经皮神经电刺激仪技术已经被应用于临床。外周神经阻滞技术相关的全身性或脊髓方面的副作用更少，但几乎没有将其应用于血管外科患者人群的资料。由于外周神经阻滞时需要反复使用高容量的局部麻醉药，则应该考虑全身毒性作用。对接受抗凝治疗的患者应该谨慎地使用外周神经阻滞，尤其在需要阻滞的神经解剖部位深或邻近血管时。

　　区域麻醉时无须建立人工气道，也不必要使用肌肉松弛药和吸入性麻醉药，因此，一般认为区域麻醉更适用于有明显肺部疾病的患者。建立人工气道确实可能诱发支气管痉挛或增加院内感染的风险，但是全身麻醉时进行气管插管有利于气道和通气的控制，也许经呼吸道直接给予支气管扩张剂会更易于进行气道分泌物吸引。主动脉手术联合应用区域麻醉和镇痛使术后气管导管拔除时间缩短，但是对肺部疾病的预后没有影响[40, 74, 78, 83]。

　　与肠道外应用阿片类镇痛药物相比，硬膜外镇痛的效果更好，还可改善呼吸肌功能，从而有利于改善术后肺功能。尽管硬膜外镇痛的确效果良好，并且能够改善术后肺功能（即增加潮气量和肺活量），但缺乏其改善肺部预后的临床研究证据。总之，几乎没有设计良好的临床试验证明区域麻醉和镇痛能改善肺部预后[119]。因为术后增加平均肺容量有助于预防肺部并发症，所以能鼓励患者深呼吸的各项预防措施应是关注重点。这些措施包括深呼吸训练、诱发性肺活量测定和胸部理疗[119]。

　　心脏并发症是外科手术患者最常见的死亡原因，而血管外科患者围术期的心脏病发生率是非血管外科患者的 10 倍[5]。11 项前瞻性随机临床研究评估了采用区域与非区域麻醉或镇痛时血管外科手术患者心脏病的预后和死亡发生的情况。有 3 项研究（Bode 等[117]、Christopherson 等[39] 和 Cook 等[120]）比较了单纯区域阻滞（脊髓麻醉或硬膜外麻醉）与全身麻醉在下肢血管疾病患者中的应用。Tuman 等对在主动脉及

表 69-8　区域麻醉和全身麻醉对血管外科手术患者心脏和血管预后的影响

研究	病例数	死亡		心肌梗死		心肌缺血		心力衰竭		移植血管闭塞		备注
		区域麻醉(%)	全身麻醉(%)	区域麻醉(%)	全身麻醉(%)	区域麻醉(%)	全身麻醉(%)	区域麻醉(%)	全身麻醉(%)	区域麻醉(%)	全身麻醉(%)	
Cook 等 [120]	101	2	6	4	2							脊髓麻醉,下肢手术
Tuman 等 [116]	80	0	0	0	8			5	10	3	20	主动脉和下肢手术
Baron 等 [74]	167	4	5	6	6	20	19	6	8			主动脉手术
Christopherson 等 [39]	100	2	2	4	4	35	45			4	22	下肢手术
Davis 等 [76]	50	8	4	0	4			12	8			主动脉手术
Garnett 等 [81]	99	0	4	6	10	58	51	6	10			主动脉手术
Bode 等 [117, 121]	423	3	3	5	4			10	9	6	4	脊髓麻醉和硬膜外麻醉,下肢手术
Bois 等 [77]	114	2	2	4	8	18	19	5	0			主动脉手术
Boylan 等 [83]	40	0	0	5	5	32	38	11	5			主动脉手术
Norris 等 [40*]	168	5	5	4	0	16	17	1	0			主动脉手术,双盲研究

* 所有硬膜外麻醉均包括在区域麻醉组

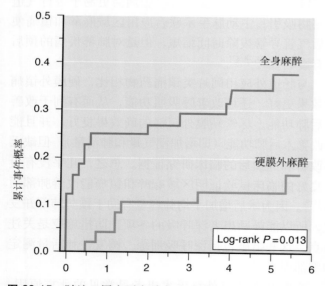

图 69-15　随访 6 周内再次手术(再移植、血栓切除术或截肢)的累计率。与硬膜外麻醉比较,全身麻醉组再次手术更为常见 *(From Christopherson R, Beattie C, Norris EJ, et al: Perioperative morbidity in patients randomized to epidural or general anesthesia for lower extremity vascular surgery. Perioperative Ischemia Randomized Anesthesia Trial Study Group, Anesthesiology 79:422-434, 1993.)*

下肢动脉手术患者中联合应用硬膜外 - 全身麻醉与单纯使用全身麻醉的情况进行了比较 [116]。有 6 项研究(Baron 等 [74]、Bois 等 [80]、Boylan 等 [83]、Davies 等 [76]、Garnett 等 [80] 及 Norris 等 [40])比较了硬膜外与非硬膜外神经阻滞和(或)镇痛技术在主动脉手术患者中的应用。Fleron 等 [80] 比较了鞘内注射阿片类药物与静脉镇痛在主动脉手术患者中的应用。应注意,其中只有 Norris 等 [40] 的研究为双盲设计。该研究纳入了超过 1300 例患者,见表 69-8。

总之,没有研究结果显示死亡率、心肌梗死、心肌缺血或充血性心力衰竭在预后上有显著差异。仅有 Tuman 等 [116] 的研究报告硬膜外麻醉和镇痛使心脏预后显著改善,但这是将一些细微变化(如心律失常)全部纳入观察才得出的结论。Christopherson 等 [39] [即围术期缺血随机麻醉试验(Perioperative Ischemia Randomized Anesthesia Trial,PIRAT 研究)] 和 Norris 等 [40](即 PIRAT II 研究)对患者在术后前 3d 进行连续的 Holter 监测,研究没有发现区域麻醉和全身麻醉在心脏事件或心肌缺血方面有任何差异。本机构的这些研究均制订了严格的术中和术后操作规程,用以指导并最优化围术期管理和术后镇痛。Bode 等 [117] 所报告的是样本数最大的随机研究,除了硬膜外麻醉和全身麻醉组以外,还设有脊髓麻醉组。这 3 组间心脏事

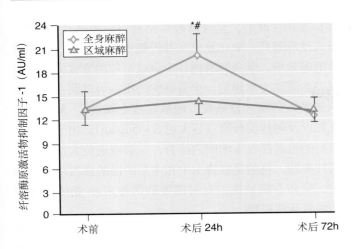

图 69-16 下肢再血管化术前与术后 24h、72h 每毫升纤溶酶原激活物抑制因子 1 的活性单位（AU）测量。纤溶酶原激活物抑制因子 1 的水平在全身麻醉组术后 24h 由 13.6 ± 2.1AU/ml 增加到 20.2 ± 2.6AU/ml，术后 72h 回到基线。相比之下，区域麻醉组的纤溶酶原激活物抑制因子 1 水平未随时间改变 (Modified from Rosenfeld BA, Beattie C, Christopherson R, et al: The effects of different anesthetics regimens on fibrinolysis and the development of postoperative arterial thrombosis. Perioperative Ischemia Randomized Anesthesia Trial Study Group, Anesthesiology 79:435-443, 1993.)

件的发生也没有任何差别。值得注意的是，在此项临床研究中，与脊髓麻醉或硬膜外麻醉相关的患者死亡率为 9%，而成功实施全身麻醉和区域麻醉的患者死亡率为 2%[116]。

以上随机试验中，最有趣且最具有临床意义的发现是，区域麻醉有益于下肢移植血管术后保持通畅。其中有两项研究（Tumanh 等[116]和 Christopherson 等[39]）报道，全身麻醉后移植血管闭塞的发生率是区域麻醉的 5 倍。绝大多数移植血管闭塞发生于术后 1 ~ 3d，此后两组麻醉方法血管闭塞的发生率出现差别，这种差异会持续一段时间（持续 6 周或更长时间）（图 69-15）。这一时间进程提示，不同的麻醉技术可能会对移植血管的闭塞造成影响。Bode 等[121]所报告的移植血管闭塞发生率极低，此结果可以用血流动力学管理、手术方式和患者人群的差别来解释。例如，此研究在手术中进行了血管造影，以确认手术结束前移植血管的畅通，所有患者术后均在 ICU 治疗 48h。因此，保障移植血管通畅性的优化措施可能掩盖了区域麻醉在这方面的益处。应该注意的是，以上研究没有一项是专门为评估手术预后（即移植血管通畅性）而设计的前瞻性研究。一项回顾性综述对 300 例以上股腘 - 胫动脉旁路手术进行了总结，发现硬膜外麻醉（14%）和全身麻醉（9.4%）在移植血管血栓形成率上无显著差异[122]。

区域麻醉上述保护作用的机制可能是麻醉方法对

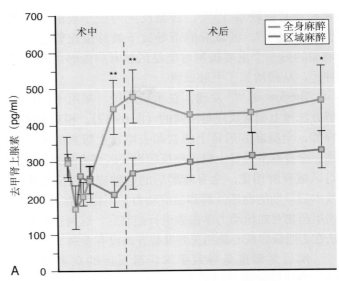

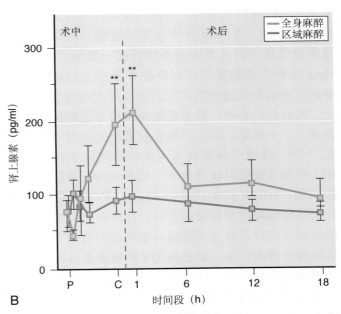

图 69-17 下肢再血管化患者在麻醉诱导前（P）、切皮（C）以及手术后 1h、6h、12h 和 18h 时血浆去甲肾上腺素（A）和肾上腺素（B）的变化。全身麻醉组术后给予吗啡 PCA 静脉镇痛，区域麻醉组（硬膜外）术后给予 PCA 硬膜外镇痛 (Modified from Breslow MJ, Parker SD, Frank SM, et al: Determinants of catecholamine and cortisol responses to lower extremity revascularization. The PIRAT Study Group, Anesthesiology 79:1202-1209, 1993.)

凝血功能影响的结果。全身麻醉与术后早期的高凝状态有关，而区域麻醉会减弱这一影响。Tuman 等[116]通过血栓弹性图，以及 Rosenfeld 等[123]发现纤溶酶原激活物抑制因子（plasminogen activator inhibitor）和纤维蛋白原水平增加均证实了这一点（图 69-16）。全身麻醉后纤维蛋白溶解下降，而区域麻醉后该功能正常。这些现象可能与区域麻醉能够缓解手术应激反应有关，因为在手术应激、儿茶酚胺分泌和急性期反应蛋白（如纤溶酶原激活物抑制因子和纤维蛋白原）之间有着紧密联系[123-125]。应激反应时血小板的反应性也会增强[125]。区域麻醉下导致下肢移植血管通畅性增加的另一个重要机制可能是区域麻醉能够阻滞交感神经，从而增加了下肢血流。

Breslow等[126]发现，在术后阶段，采用不同的麻醉方法肾上腺素反应是不同的（图69-17）。相对于区域麻醉，全身麻醉后肾上腺素和去甲肾上腺素的水平升高。全身麻醉后肾上腺皮质反应也较区域麻醉强烈[126]。与区域麻醉相比，全身麻醉后的这种应激反应与术中及术后早期的血压升高和血流动力学不稳定有关[40, 127]。当用药物对血流动力学参数进行控制后，这两种麻醉方法在心肌缺血或心脏相关并发症方面没有差别[39-40, 117]。

术后疼痛也是导致手术应激反应的众多因素之一。当比较硬膜外阻滞与阿片类药物肠道外给药在大手术术后镇痛的效果时，常发现硬膜外阻滞的效果更好。最近的一项Meta分析也支持硬膜外阻滞的术后镇痛效果优于阿片类肠道外给药这一结论[128]。但该Meta分析总结的既往研究存在方法学上的缺陷。这些研究中的非硬膜外阻滞组的处理没有达到空白对照化、特意化的要求，最重要的是也没有达到最优化的要求。不幸的是，以上问题在更近期的研究中仍然存在[78, 129]。硬膜外镇痛技术可能将继续优于其他不尽如人意的非硬膜外镇痛技术。笔者认为，静脉患者自控镇痛（patient-controlled analgesia，PCA）是目前阿片类镇痛药最理想的给药方式，在所有关于术后疼痛的研究中应将其作为非硬膜外镇痛组的镇痛方式。术后硬膜外镇痛并不一定总是优于静脉患者自控式阿片类镇痛药物的应用。特别要指出的是，无论是硬膜外间断给药还是连续输注给药，其效果都不及硬膜外PCA。因此，无论是硬膜外镇痛还是肠道外使用阿片类药物，给药模式都是一个重要的影响因素。临床医师还应谨记，关于硬膜外镇痛效果更好是相对的，非肠道药物镇痛也能获得满意的镇痛效果。Norris等[40]在目前仅有的一项关于血管外科手术后镇痛的双盲试验中发现，主动脉术后，随机采用PCA硬膜外镇痛或PCA静脉镇痛，两组间术后疼痛评分没有差别。此研究中的两组病例术后都进行了持续时间达72h的最佳疼痛管理（即硬膜外或静脉给药），并由急性疼痛中心（acute pain service）人员负责完成。术后6%的患者出现硬膜外导管移位或脱出。

麻 醉 管 理

很多麻醉技术均已经被广泛用于下肢血管重建手术，包括全身麻醉、区域麻醉（脊髓麻醉/硬膜外麻醉）或联合麻醉。全身麻醉常常通过应用阿片类药物、吸入性麻醉药、氧化亚氮和神经肌肉阻滞剂以达到平衡麻醉的效果。全身麻醉诱导应该以可控的方式完成，以保持血流动力学稳定。全身麻醉的维持可以联合使用小剂量吸入药物（异氟烷、地氟烷或七氟烷）、50%氧化亚氮以及阿片类药物（芬太尼3~5μg/kg）。由于实际上所有的患者都在手术间内拔管，一般应避免大剂量使用阿片类药，目的是维持术中和术后阶段的血流动力学稳定，预防心肌缺血。有时需要酌情使用β-受体阻断剂和血管活性药物。

区域麻醉中脊髓麻醉和硬膜外麻醉两种技术均可采用。脊髓麻醉的缺点包括麻醉作用时间有限，而手术时间和复杂程度有时难以预测。与硬膜外麻醉相比，有时难以控制其交感神经阻滞平面。以上两种技术均可发生低血压，应补液并使用缩血管药予以纠正。硬膜外麻醉的优点是在术后能够继续进行镇痛治疗，并减轻应激反应。腰段硬膜外置管对下肢血管手术是最理想的。手术皮肤切口的神经支配部位通常在L1~L4，与置管节段处于同一平面。只需给予少量局部麻醉药即可，因为阻滞平面上界达到T10时足以满足手术需要。血管外科患者一般年龄较大，容易发生阻滞平面过高，大剂量给药会因广泛的交感神经阻滞而发生严重低血压[130]。高平面交感神经阻滞会有很大问题，因为这样会降低冠状动脉灌注，并增加液体和血管活性药的使用。术后，当交感神经阻滞效果消失时，血管容量缩小，可能会出现充血性心力衰竭。经硬膜外腔推注试验量的局部麻醉药时，应该严密监测心率和血压变化。血压可能是局部麻醉药误入血管更为可靠的指标。血管外科患者接受β-受体阻断剂治疗，或因年龄偏大而导致β-受体反应性低下，因此，心率增加不明显，甚至无变化。当由于交感神经被阻滞而产生低血压时，使用小剂量去氧肾上腺素可以减少液体的需要量。笔者认为与大量输注液体比较，此方法更符合生理学。

术 后 管 理

术后应特别关注疼痛和焦虑问题，因为此阶段最大的顾虑是应激反应和心肌缺血。应优化血容量，避免严重贫血（维持血红蛋白浓度>9.0g/dl），并仔细调控心率和血压。计算机化ST段分析有助于鉴别心肌缺血性改变。应该经常检查外周脉搏，以确认移植血管是否通畅。当外周有低灌注表现时，可能需要加强升压及抗凝治疗。可能还需要急诊手术，以打通有凝血块或发生狭窄的移植血管。

有很多种术后镇痛的方法，包括静脉或硬膜外以PCA 方式应用阿片类药物，硬膜外持续输注，或以PCA 的方式联合给予局部麻醉药并加用阿片类药物。如果采用局部麻醉药进行硬膜外 PCA，应使用低浓度局部麻醉药，以方便进行对下肢的神经学检查，及时发现脊髓或硬膜外血肿。0.0625% 布比卡因为合适的用药浓度。还可以加用芬太尼（5μg/ml），以 2ml/h 的速率持续输注，据患者需要（PCA），单次给予剂量为2 ~ 4ml 的药物，锁定时间间隔为 10min。

颈动脉内膜切除术

目前已明确脑卒中与颈动脉疾病之间有较强的相关性。颈动脉疾病的主要原因是动脉粥样硬化，最常见的累及部位为颈总动脉分叉，而后蔓延到颈内动脉和颈外动脉。颈动脉疾病可表现为轻重不同的一组临床症状，最严重者为脑梗死导致的致死性或致残性脑卒中，其次为非致残性脑卒中、短暂性脑缺血发作（transient ischemic attack，TIA）和一过性黑矇（单眼的短暂失明）。最轻者仅有无症状性颈动脉杂音。颈动脉粥样硬化造成的脑血管后遗症可能是由于血栓或粥样斑块脱落导致栓塞，或颈动脉狭窄导致脑血流量减少（低灌注）。后者在颈动脉粥样硬化导致的脑血管后遗症中所占比例可能不到 10%。尽管对动脉粥样硬化的发生和演变已有相当深入的认识，但对造成粥样斑块不稳定和破裂的原因却知之甚少。不管其机制如何，脑损伤的程度取决于许多因素，例如粥样斑块的形态、血栓的性质、低灌注的时间、脑血管的反应性、颅底动脉环（Willis 环）的完整性和脑侧支循环。已有关于颈动脉疾病处理的多学科指南用于临床[131]。

脑卒中是世界范围内公众健康的主要负担。在美国，脑卒中在致死原因中排第四位，也是导致严重和长期残障的首要原因。此外，脑卒中也在医疗费用中占据一大部分。2008 年美国直接和间接用于脑卒中的治疗费用约为 655 亿美元[132]。美国几乎每年有 78 万人次新发（约 60 万人）或再发（约 18 万人）脑卒中[132]。每年因脑卒中而住院者高达 95 万人次，导致的死亡人数为 16.5 万人。有一些明确界定脑卒中的危险因素，其中最重要的是高血压。大约 83% 的脑卒中原因是由于脑缺血（即脑血栓形成或栓塞），7.6% 的缺血性脑卒中患者在初诊后 30 天内死亡[133]。颅外的粥样硬化在所有的脑卒中患者中占 20%。不到 20% 的患者在发生脑卒中之前有短暂性脑缺血发作。尽管脑卒中的死亡率确实有所降低，但是年发病率却在增长。发病率增长的原因可能是高危人群增加的缘故。围术期脑卒中在全身麻醉

及手术患者中的发生率分别为：在随机患者中为 0.1%，在其有无症状性颈动脉杂音的患者中为 1.0%，在颈动脉至少有 50% 狭窄的患者中为 3.6%。

尽管可供选择的逆转急性缺血性脑卒中的治疗方法有限，但采取恰当的治疗还是能够改善预后。唯一获得批准的治疗是静脉使用重组组织纤溶酶原激活物（tissue plasminogen activator，tPA）。由于治疗窗仅为症状出现后的 3 ~ 4.5h，因此，迅速评估和诊断缺血性脑卒中至关重要。由于数据有限及可预知的高风险性，除颈动脉内膜切除术后的急性脑卒中外，对急性缺血性脑卒中患者行手术治疗存在争议且不推荐。正在进行对急性脑卒中患者行血管内血管治疗的深入研究。还有一些干预措施的效果正处于评估阶段，如急诊血管成形并支架植入术、机械性粉碎动脉血凝块以及机械性栓子取出[134]。美国心脏病协会（AHA）及美国脑卒中协会（American Stroke Association）对缺血性脑卒中的早期处理已公布了指南[135]。

适　应　证

在颈动脉分叉处实施内膜剥脱术用于减轻症状和预防脑卒中已经有 50 多年的历史。尽管大规模随机临床试验已证实，无论有无症状，颈动脉内膜切除术对预防其同侧脑卒中的发生是有效的[136-137]，但在总体评估时应考虑多个因素，包括围术期风险、合并症及预期寿命。在一些技术水平较高的医疗中心，该手术已经成为一种效果持久的低风险操作。在美国，颈动脉内膜切除术已经成为最常见的外周血管手术，每年估计完成 13 万例。自 20 世纪 70 年代早期，行颈动脉内膜切除术的比例和数量有剧烈波动。随着血管外科专业的迅速发展和手术适应证的扩展，在非联邦医院内进行颈动脉内膜切除术的例数由 1971 年的 1.5 万例迅速增加到 1985 年的 10.7 万例，而在随后的 5 ~ 6 年里却逐渐减少。引起手术例数减少的原因可能是发表了一些质疑该手术适应证的文章，以及有一些独立报告过度强调该手术的高并发症发生率和死亡率。

1992 年，在两项大型前瞻性随机试验结果发表后，颈动脉内膜切除术的例数又有了显著增加。这两项研究是北美有症状的颈动脉内膜切除术研究（The North American Symptomatic Carotid Endarterectomy Trial，NASCET）和欧洲颈动脉手术研究（European Carotid Surgery Trial）。这两项研究均报告了颈动脉内膜切除术对有症状的高度颈动脉狭窄（狭窄程度达 70% ~ 99%）患者的确切治疗效果[136,138]。在 NASCET 中，经手术治疗的患者 2 年随访脑卒中发病率为 9%，

经内科治疗的患者则为 26%。颈动脉内膜切除术这一优势一直持续到第 8 年随访[139]。在欧洲颈动脉手术研究中，手术组长期脑卒中的发生率为 2.8%（不包括围术期脑卒中），死亡率为 7.5%，而内科治疗组长期脑卒中的发生率为 16.8%。

已有 5 项随机试验证实了对无症状颈动脉狭窄患者实施颈动脉内膜切除术的有效性[137, 140-143]。第一项公布结果的研究为颈动脉手术无症状性狭窄手术治疗与阿司匹林研究（Carotid Artery Surgery Asymptomatic Narrowing Operation Versus Aspirin Trial）。其结论是，颈动脉狭窄程度 50%~90% 的无症状患者不是进行颈动脉内膜切除术的指征[140]。不幸的是，这项研究存在严重缺陷，结果受到质疑。第二项研究——Mayo 无症状颈动脉内膜切除术研究（Mayo Asymptomatic Carotid Endarterectomy Study）提前终止，原因是手术组急性心肌梗死和短暂性脑缺血事件的发生率显著增加[141]。但这类事件多数与手术本身无关，而是与手术组患者停用阿司匹林有关。第三项试验——退伍军人办事处研究（Department of Veterans Affairs Trial）专门就颈动脉狭窄程度达 50% 或以上的无症状男性患者进行了研究，将采用颈动脉内膜切除术联合阿司匹林治疗与单纯内科治疗（即使用阿司匹林）的治疗效果进行了比较[142]。结果显示手术组的同侧神经系统事件发生率（8%）比内科治疗组（20.6%）显著降低。但总的脑卒中和死亡发生率在两组间没有差别。第四项研究——无症状颈动脉粥样硬化研究（Asymptomatic Carotid Atherosclerosis Study，ACAS）的样本数最大，结果显示无症状的颈动脉狭窄（≥60%）患者接受颈动脉内膜切除术联合阿司匹林治疗，其 5 年内发生同侧脑卒中的风险比单纯使用阿司匹林治疗低（分别为 5.1% 和 11.0%）[137]。这项研究显示 5 年绝对风险仅降低 5.9%，即每年仅超过 1%。值得注意的是，此项研究中随机纳入手术组的患者其预后在术后 3 年才显示出改善趋势。迄今为止最大的试验——欧洲无症状颈动脉手术试验（European Asymptomatic Carotid Surgery Trial）与 ACAS 的结果大部分相同，但前者在某种程度上设计得更实际[143]。这项试验表明，经超声诊断的无症状性颈动脉狭窄（狭窄程度约为 70%）的患者，即刻行颈动脉内膜切除术并联合药物治疗与单独接受药物治疗比较，其 5 年脑卒中的风险更低（脑卒中发生率分别为 6.4% 与 11.8%）。值得注意的是，半数以上的 5 年收益包括致残或致命性脑卒中。

尽管具有里程碑意义的随机临床试验已明确指出对哪一部分颈动脉狭窄患者实施颈动脉内膜切除术可能是有益的（并为世界各地建立循证实践指南提供标准）。但在过去的 10 年里，颈动脉内膜切除术的例数显著增加，部分原因可能是试验结果被过度演绎，而被用于某些试验并不直接支持的患者和机构。例如，无论是 NASCET 还是 ACAS，均排除了 80 岁以上的患者，并严格挑选了医疗机构和手术医师，从而达到手术效果最优化。此外，ACAS 的亚组分析中女性患者并不能获得显著益处[137]。

随着另一项介入治疗手段的出现，即经皮颈动脉血管成形并支架植入术（后面会进一步讨论），以及重症医疗的发展，此问题变得更为复杂。

围术期并发症发生率和死亡率

尽管上述随机试验已显示颈动脉内膜剥落术对同侧脑卒中有预防作用，但是决定一项技术是否有益的最关键因素应包括总的围术期并发症发生率和预期长期生存率。因此，颈动脉内膜切除术的围术期脑卒中发生率及死亡率必须非常低才能显示其效果优于单纯的内科治疗。除此之外，为了抵消手术相关的围术期风险，患者必须有适当的预期寿命（12~18 个月）。在 ACAS（1987—1993 年）中，无症状患者的 30d 脑卒中和死亡的发生率为 2.3%，在 NASCET（1988—1991 年）中，有症状患者 30d 脑卒中和死亡的发生率为 5.0%，此结果被当作基准值。更多最近的研究报告了更低的事件发生率。比如，一项前瞻性数据库研究对 13 316 名在 2007—2008 年接受颈动脉内膜切除术治疗的患者进行了总结，显示在无症状患者中 30d 脑卒中及死亡发生率为 1.3%，而在有症状的患者中则为 2.9%[144]。发生脑卒中的患者 30d 死亡率要高于未发生脑卒中的患者（12.9% 比 0.6%）。有解剖学高风险因素的患者，如发生再狭窄以及对侧颈动脉闭塞，则其围术期脑卒中及死亡风险最高。术前高血压控制不佳及术后出现高血压或低血压的患者更易出现神经系统缺陷。接受颈动脉内膜切除术的患者，其围术期心肌梗死的发生率为 0~5%。最近有研究报道，心肌梗死的发生率相对低下。对颈动脉手术行全麻还是局部麻醉研究（General Anesthesia versus Local Anesthesia for Carotid Surgery，GALA）（将在后面进一步讨论），结果显示在 3526 名患者中有 13 人（0.37%）发成了围术期心肌梗死[145]。其中仅有 4 例致死性心肌梗死病例，在总的 30d 死亡率中仅占 8.9%。虽然对年龄超过 80 岁的患者，颈动脉内膜切除术的效果还不确切，但最近有研究显示在高龄及高风险患者中可以安全地进行颈动脉内膜切除术，其脑卒中及死亡的发生率与随机试验（NASCET 和 ACAS）的结果无明显差异。

术 前 评 估

关于颈动脉内膜切除术患者的最佳术前评估方案还存在争议（参见第 38 章）。近期有症状的颈动脉疾病患者最具有挑战性，因为存在有力的证据支持在出现症状 2 周内应行手术治疗，所以用以评估并优化主要合并症及开始新的药物治疗的时间是有限的[146]。对无症状的颈动脉疾病患者，应优化其药物治疗，治疗药物应包括 β- 受体阻断剂、他汀类药物以及抗血小板药物。家庭医师应注意加强对控制不佳的高血压的治疗。术前几周内使血压逐渐下降可以使血容量得以恢复，使脑血管的自调节能力恢复到正常范围，并改善围术期管理。控制不佳的糖尿病同样需要得到优化，因为此措施可以改善围术期预后[147]。

颈动脉内膜切除术患者常常患有冠心病。冠心病也是行颈动脉内膜切除术的患者早期和晚期死亡的首要原因。Hertzer 等[148] 在术前对拟行颈动脉内膜切除术的 506 名患者行冠状动脉造影。这些患者有一支或多支冠状动脉存在严重狭窄（>70%）。在怀疑有 CAD 的患者中，CAD 的发生率为 83%，在被认为没有 CAD 的患者中，CAD 的发生率为 40%。尽管已知行经动脉内膜切除术的患者 CAD 发病率较高，但是医师在术前很少进行专门评估心肌功能或心肌缺血的检查。当然，这不包括有不稳定型心绞痛、新近发生心肌梗死且目前有明显缺血表现、失代偿充血性心力衰竭和有明显瓣膜疾病的患者。通常，特殊的心脏检查不大可能会取消手术或改变围术期的管理方案。进一步考虑到颈动脉内膜切除术围术期非致死性及致死性心肌梗死的总体发生率低，则过度检查甚至行预防性冠脉血管重建在血管化治疗显得没有那么必要[145]。最近有一项关于冠状动脉造影及再血管化治疗以预防动脉内膜切除术后心肌缺血事件的安全性及有效性的临床研究。随机选取 426 名无 CAD 病史的患者，并随机在进行颈动脉内膜切除术前接受动脉造影（216 名患者）或不接受动脉造影（210 名患者）。在接受造影的患者中，有 68 人存在严重的冠状动脉狭窄，其中 66 人行 PCI 治疗，2 人行 CABG。在术前 1 ~ 8d 进行 PCI，其步骤都包括血管成形及支架置入。接受血管造影的患者中没有人术后发生心脏缺血事件或出现 PCI 相关并发症，然而未接受血管造影的患者中有 9 人发生了缺血性事件（1 例致死性心肌梗死，另 8 人接受药物治疗）。尽管所有的 PCI 患者都接受了双重抗血小板治疗，但没有明显的出血或颈部血肿发生。没有报告长期随访的结果。

对同时患有颈动脉狭窄和需行冠状动脉血管重建的患者的治疗是一个难题，因为常常无法确定应该优先治疗哪种疾病[149]。必须从临床症状和解剖病变的程度对脑血管和冠状动脉病变的严重程度进行评估，然后决定是进行联合治疗，还是分步治疗（先行颈动脉内膜切除术），或是逆序治疗（先行冠状动脉旁路移植术）。对有症状的颈动脉疾病患者及双侧颈动脉严重狭窄的患者，推荐在冠状动脉旁路移植术前先行颈动脉再血管化治疗（分步治疗）。目前尚不清楚如何对行冠状动脉旁路移植术的单侧无症状颈动脉狭窄患者进行围术期管理。目前仅有一项相关的随机临床试验。该试验随机选择了 185 名行冠状动脉旁路移植术并患有严重单侧无症状性颈动脉狭窄的患者，并将这些患者随机分为两组：一组进行分步或联合治疗（94 人），另一组接受逆序治疗（90 人）[150]。尽管两组的围术期死亡率相当（约 1.0%），但 90d 脑卒中和死亡发生率在分步及联合治疗组明显更低（1.0% 比 8.8%）。由于缺乏高质量证据，对具体患者而言，应该根据外科医师和该医疗机构对此类患者的经验，通过仔细评估其 CAD 及颈动脉疾病的相对风险来决定如何治疗。进行分步治疗时，颈动脉血管成形加支架置入术已作为再血管化手术的替代方法被广泛用于冠状动脉旁路移植之前的治疗。最近出现了一种新的联合治疗方案（颈动脉血管成形／支架置入术联合冠状动脉旁路移植）。一项小规模、安全可行的研究（90 例）的结果显示，局部麻醉下行颈动脉血管成形加支架置入，而后紧接着行冠状动脉旁路移植术，30d 时患者脑卒中及死亡的发生率为 2.2%[151]。

麻 醉 管 理

颈动脉内膜切除术麻醉管理的目标是保护心和脑不遭受缺血性损伤，控制心率和血压，缓解手术疼痛及应激反应。在满足这些目标的同时，还必须记住，应保证患者术毕清醒以便进行神经学检查。

颈动脉手术患者的术前访视尤其重要。术前访视时应对血压和心率进行一系列的测量，以便为围术期心率和血压管理确定一个可接受的范围。患者长期服用的心脏治疗药物应继续服用到手术当日清晨并包括手术当日清晨一次。整个围术期不应停用阿司匹林治疗。既往研究发现，颈动脉内膜切除术患者如停用阿司匹林治疗可能导致心肌梗死及短暂性脑缺血事件的发生概率增加。手术当日患者到达医院后，应该问诊是否有与心血管及脑血管疾病相关的新发症状。如果在家未服用长期的心血管用药，只要有可能，则应在术前等待室服用。由于焦虑与心率加快、体循环阻力增加与心肌氧耗增加有关，而在该类患者这些变化会诱发心肌缺血，因此，此时对患者进行安抚也尤其重要。

ECG 应包括连续的 Ⅱ 导联和 V₅ 导联监测，以发现异常心律及 ST 段改变。联机 ST 段分析很有帮助。对所有患者应常规行动脉内置管监测实时血压。推荐在另一侧手臂进行无创血压监测。颈动脉手术通常不需要采用中心静脉置管及肺动脉置管进行监测，除非有失代偿心力衰竭或近期发生心肌梗死并持续有心肌缺血而又需要紧急手术的患者。如果需要进行这些检测，一般选择锁骨下静脉或股静脉置管，以免颈静脉穿刺不慎导致血肿形成而影响颈动脉血流。依笔者经验，行中心静脉置管最主要的原因是建立外周静脉通路困难。对静脉放置中等直径（16G）的单腔导管即可满足输液用药的需要。由于患者的两只手臂将被固定在紧贴身体的部位，因此，应确保摆好手术体位后静脉通路的通畅。

全身麻醉

只要能够维持术中血流动力学稳定，保证患者术毕清醒，任何常用的麻醉诱导药、麻醉维持药和非去极化肌肉松弛药均可安全地用于颈动脉内膜切除术。现简述常规的步骤。术前镇静药物（如咪达唑仑）可能会影响早期的神经功能评估，因此，应避免使用。进行常规监测和面罩给氧后，在建立动脉通道的同时开始输注小剂量阿片类药物（如芬太尼 0.5 ~ 1.0μg/kg）。通过渐进式给予异丙酚并继续追加阿片类药物（芬太尼总用量为 2 ~ 4μg/kg）来完成诱导过程。也可以使用依托咪酯来诱导，此药物尤其适用于心脏功能储备受限的患者。使用短效或中效的非去极化肌松药如维库溴铵来协助气管插管。艾斯洛尔特别适用于缓解喉镜置入及气管导管置入时心率加快和血压升高的情况，可用于诱导期。在插管中和插管之后，是难以预计此类患者动脉血压的反应的，医师应做好处理血压极高或极低情况的准备。笔者通常会选用短效药物来处理血压变化，如使用去氧肾上腺素 50 ~ 100μg 来处理低血压，使用硝普钠 5 ~ 25μg 来处理高血压。对血压控制不佳的患者（舒张压 >100mmHg）需要特别注意。此类患者通常血容量不足，在麻醉期间可能会出现严重的低血压。静脉补液（5ml/kg），仔细调节麻醉药用量，以及立即处理低血压均十分重要。

以 50% 氧化亚氮混合氧气，联合吸入低浓度 [即低于 1/2 的最低肺泡浓度（minimum alveolar concentration，MAC）] 吸入性麻醉药以维持麻醉状态。通常选用异氟烷。因为与氟烷和安氟烷相比，在颈动脉闭塞的情况下，异氟烷几乎不引起缺血性脑电图（EEG）反应。使用 EEG 和局部脑血流（regional cerebral blood flow，rCBF）测定的研究结果表明，使用异氟烷时的临界 rCBF（当 rCBF 低于此数值时，就会出现脑缺血产生的 EEG 变化）要低于使用氟烷或安氟烷时。七氟烷是很好的替代品，因为行经动脉内膜切除术的患者使用七氟烷时的临界 rCBF 值与使用异氟烷时相近[152]，且七氟烷起效更快[153]。切皮以后很少需要追加阿片类药物。笔者也不会进行颈丛神经阻滞，或要求在切口处进行局部麻醉药浸润，因为手术本身的刺激很小，并且随时需要对血压进行控制。有关于联合使用丙泊酚和瑞芬太尼进行麻醉维持的报道，但与吸入性麻醉药相比，其并没有突出优点[154]。

尽管颈动脉内膜切除术只是一种中度刺激的手术，但是术中常出现血流动力学波动。如有需要，术中可以应用短效药物（艾司洛尔、去氧肾上腺素、硝酸甘油和硝普钠），将动脉血压和心率控制在术前制订的个体化的合适范围内。手术过程中，应将动脉血压控制在正常高值范围，特别是在颈动脉阻断期间，以增加侧支循环血流，预防脑缺血的发生。当患者有对侧颈动脉闭塞或严重狭窄时，若颈动脉阻断期间无神经生理学监测，可实施诱导性高血压，即使血压高于基础水平 10% ~ 20%。可以通过应用减浅麻醉深度或使用拟交感药，如去氧肾上腺素或肾上腺素，提升血压。因为血压升高和心率加快可能增加心肌耗氧，从而增加心肌缺血[155]或心肌梗死的风险，因此，应用缩血管药提升血压时应该高度谨慎。在脑缺血的某些特定情况下应有限制地使用缩血管药[156]。一项报道称，颈动脉阻断期间采用诱导性高血压，与心肌缺血的发生无相关性[157]。

对颈动脉窦部位进行的手术操作诱导压力感受器反应，可以导致突发的心动过缓及低血压。及时停止手术操作便可恢复血流动力学稳定，通常用 1% 利多卡因在颈动脉分叉处做浸润麻醉可以预防上述情况再次发生。但是浸润麻醉可能增加术中和术后高血压的发生。作者不主张常规进行颈动脉分叉浸润[158]。

当关闭颈部深筋膜时，停止吸入异氟烷，把氧化亚氮的浓度提高到 70%，并开始进行手动控制呼吸。术毕用敷料覆盖切口时，给予肌肉松弛拮抗药（即新斯的明），并将氧浓度提高到 100%。此时，应减少对患者的刺激，如保持室内安静，关闭头顶上的手术灯，并将患者置于头高卧位。在患者能够自主睁眼或活动前，给予轻度辅助通气。除了极个别情况外，所有患者在进行神经功能评估后即可拔除气管导管。若苏醒期出现神经功能障碍，应该立即与手术医师探讨是否需要进行血管造影或再手术，或者两者都需要。苏醒期及气管导管拔除期间可能出现严重高血压和心动过速，需要进行积极的药物处理。此阶段可能比麻醉诱导期更需要对血流动力学进行严格控制。有报道称，行颈动脉内膜切除术时，与异氟烷比较，使用丙泊酚麻醉时患者在苏醒期的血流动力学更加稳定，所需药物干预更少。另外，丙泊酚组在苏醒期心肌缺血的发生率显著低于异氟烷组（分别为 1/14 和 6/13）。需特别注意的是，所有在苏醒期发生心肌缺血的患者，其收缩压均高于 200mmHg。

区域麻醉和局部麻醉

区域麻醉和局部麻醉应用于颈动脉内膜切除术已超过 50 年。许多中心认为这是可供选择的麻醉方法。区域麻醉是通过阻滞颈浅丛、中间颈丛、颈深丛或行联合颈丛阻滞，以实现对 C2 ～ C4 支配节段的阻滞（参见第 57 章）。单独行颈浅丛或中间颈丛阻滞就可以达到满意的麻醉效果，可能是局部麻醉药扩散到颈部神经根的缘故[159]。在切口和手术区域行局部浸润麻醉可以提供必需的感觉阻滞。最近一项包括 1 万多例在颈丛阻滞下行颈动脉内膜切除术患者的综述报道，与颈浅丛阻滞相比，采用颈深丛（或联合颈丛）阻滞时与穿刺针相关的严重并发症的发生率更高（颈浅丛阻滞：0；颈深丛或联合颈丛：0.25%）[160]。行颈深丛阻滞的患者转为全身麻醉的概率也更高（2.1% 比 0.4%）。两组间严重的系统性并发症发生率没有差别。尽管颈丛阻滞发生严重并发症的概率不高，但是接受颈浅丛和颈深丛阻滞的患者中几乎有一半人的局部麻醉药用量接近中毒剂量[161]。虽然没有出现局部麻醉药中毒相关的严重并发症，但是当要求外科医师使用局部麻醉药进行额外的阻滞时，需要警惕局部麻醉中毒的发生。

区域麻醉或局部麻醉可使患者保持清醒状态从而能够进行持续的神经学评估，这是检测是否有脑灌注不足和脑功能受损最敏感的手段。患者保持清醒可以减少分流操作的需要，并节约间接检测脑灌注的相关费用。被报道过的其他优点还包括血压更稳定，对缩血管药物的需求更少，减少术野出血，并降低医疗费用。局部麻醉或区域麻醉潜在的缺点包括不能通过麻醉药实施药物性脑保护，患者可能出现惊恐或不配合，颈动脉阻断时可能出现惊厥或意识丧失，无法对气道进行管理而不得不转为全身麻醉。在局部或区域麻醉下行颈动脉内膜切除术期间，术中神经功能改变的发生率在报道中范围很大（2.4% ～ 24%）。报道的局部麻醉转全身麻醉率为 2% ～ 6%。颈丛阻滞后常见膈神经麻痹，一般情况下不会造成临床后果，除非患者有严重的 COPD 或者对侧膈肌运动障碍。

区域麻醉和局部麻醉需要患者在整个手术过程中充分配合，最好在术中不断与患者进行交流，并保持手术操作轻柔。术中外科医师追加局部麻醉药浸润是有益的，特别是在下颌骨下缘及下颌支部位。如果在手术中使用镇静药，必须应用最小剂量，以便能够持续进行神经功能检查。手术消毒巾应该越过患者的头面部，以减少幽闭性焦虑。手术中需要不断检测患者的意识和语言状态，以及对侧手的握持能力。如果双侧手臂被固定于身体两侧，则可以通过发声玩具来检测手的握持能力。在颈动脉试探性阻断时或分流以后，如果出现神经系统改变，可应用去氧肾上腺素提升血压。对清醒患者试验性阻断颈动脉 2 ～ 3min 可以迅速判断患者是否能够从分流中获益。患者对区域麻醉的接受程度很高，愿意在将来的颈动脉内膜切除术中再次接受颈丛阻滞者达 92%。可能在颈动脉内膜切除术中使用区域麻醉不存在绝对禁忌证。笔者在以下情况下会避免使用区域麻醉：患者强烈要求行全身麻醉（即幽闭恐怖症），存在语言障碍而交流困难，以及血管存在解剖学变异导致操作困难。解剖学上的操作困难通常见于短颈和颈动脉分叉部位高（向头侧偏移）的患者，可能需要用力行下颌下牵拉。

区域麻醉与全身麻醉比较

过去几十年，关于麻醉方法对颈动脉内膜切除术预后的影响一直都存在争议，并一直在研究中。直到最近，非随机化的研究结果显示，区域麻醉与围术期死亡、脑卒中、心肌梗死和肺部并发症的显著减少有关[162]。具有里程碑意义的 GALA 研究解决了缺乏随机化数据支持这一问题[145]。这项多中心随机对照研究纳入了 3526 名来自 24 个国家 95 个医疗中心的有症状或无症状的颈内动脉狭窄患者。这些患者被随机分配在全身麻醉（1753 例）或局部麻醉下（1773 例）进行颈动脉内膜切除术，试验时间为 1999—2007 年。该研究的初级转归包括围术期死亡、心肌梗死及脑卒中。该研究的主要结果显示，麻醉方法与转归终点的不同不相关（全身麻醉中出现上述初级转归的比例为 4.8%，局部麻醉为 4.5%）。麻醉方法与次级转归也不相关，次级转归包括手术时间、ICU 住院时间、总的住院时间以及术后 1 个月期间的生活质量。全身麻醉组与局部麻醉组在其他转归上也无差别，包括脑神经损伤（10.5% : 12.0%）、伤口血肿（8.3% : 8.5%）、伤口血肿需再次手术（2.6% : 2.3%）和胸腔感染（2.0% : 1.9%）。需要注意的是，4.4% 的局部麻醉患者（其中 93% 接受了颈丛阻滞）出现了并发症而需要取消手术或改为全身麻醉。GALA 研究的重要局限性包括缺乏标准化，未行盲化处理，可能存在研究者偏倚。根据 GALA 研究患者层面的数据，最近有报道称，在成本-效益方面局部麻醉优于全身麻醉[163]。

尽管随机临床试验，如 GALA，被看作是临床研究的金标准，但是，其结果也并非总是具有推广性，也可能不能反映不符合纳入条件患者治疗中的实际情况。来自一个大型国际血管机构的报告称，2003—2007 年在 10 个国家进行的 20 141 例颈动脉内膜切除术中，麻醉方法与围术期死亡率（总死亡率 0.5%）或脑卒中发生率（总发生率 1.5%）无关[164]。这些实际结果对 GALA 研究的结果是一种补充。因此，行颈动脉内膜切除术时，如果主要考虑围术期严重并发症的情况，那么没有理由认为某种麻醉方法优于另一种。最终选用哪种麻醉方式主要取决于手术医师和麻醉医师的经验以及患者本人的意见。

CO$_2$ 和血糖的管理

脑血管对 CO$_2$ 的反应性是复杂的脑血流自主调节系统的组成部分。正常情况下，脑血流自主调节机制能够针对 PaCO$_2$ 的急性改变做出反应，当出现低碳酸血症时，脑血流会减少（即脑血管收缩）；而高碳酸血症时，脑血流会增加（即脑血管扩张）。在颈动脉狭窄或闭塞的患者，由于颅内的侧支循环不足，会发生同侧的脑血流减少。在这种侧支循环不足而导致脑部低灌注的情况下，低灌注区域的阻力血管会扩张以维持脑血流。阻力血管的慢性扩张会使针对 CO$_2$ 的脑血流反应削弱或消失（即"血管运动麻痹"现象）。颈动脉狭窄或阻塞时，脑血管对高碳酸血症反应性的受损可能在同侧脑卒中的发病中起重要作用。尽管可以推测 CO$_2$ 反应性受损可能增加颈动脉阻断后脑缺血的风险性，但术中监测的结果并没有提示这种相关性，而且颈动脉内膜切除术后受损的 CO$_2$ 反应性会得到显著改善。

关于全身麻醉期间对通气和呼吸末 CO$_2$ 的控制存在争议。高碳酸血症会导致"盗血现象"（即低灌注区血管扩张而使血液自缺血区域分流出来），应予以避免。同时，低碳酸血症可使脑血管收缩。有人提倡用此反应来逆转盗血现象，但是能否逆转"盗血现象"还缺乏临床证据。另外，研究结果也不支持在局部大脑缺血的情况下以低碳酸血症作为一种治疗方法以实现血液再分布。实际上，在局部大脑缺血的动物模型中，低碳酸血症（PaCO$_2$ 为 23mmHg）反而扩大了有缺血风险的脑组织面积。因此，在颈动脉内膜切除术

时，通常保持 CO$_2$ 为正常水平，或在轻度低碳酸血症水平。

有证据表明高血糖可加重神经组织的缺血性损伤。来自 Johns Hopkins 医院的数据显示，手术日行颈动脉内膜切除术时，血糖高于 200mg/dl 与围术期卒中或短暂性脑缺血、心肌梗死及死亡发生风险的增加有关[147]。在出现其他数据之前，颈动脉内膜切除术时将血糖水平控制在 200mg/dl 以下可能是有益的。如果在术前或术中使用胰岛素处理高血糖，则应该严密监测血糖水平，尤其是实施全身麻醉时，以免发生低血糖的危险。

神经学监测和脑灌注

关于颈动脉内膜切除术时脑缺血、低灌注的监测以及最近的对脑栓塞的监测问题还存在争议（参见第 49 章）。监测手段包括颈内动脉残端压（internal carotid artery stump pressure）测量、rCBF 测量、EEG 监测、SSEP 监测，经颅多普勒超声（transcranial Doppler ultrasonagraphy，TCD）以及脑氧饱和度监测。使用上述监测手段是基于预防术中脑卒中发生的需要。这些监测最主要的临床用途是鉴别哪些患者可以在颈动脉阻断期间从颈动脉分流中获益。其次可以鉴别哪些患者可以从提高血压或改变手术方式中获益。尽管做了大量调查工作，也只有有限的数据支持脑监测能改善行颈动脉内膜切除术患者的预后。几项大型研究报道，对经动脉内膜切除术患者，无论常规分流术、不行分流术还是选择性分流术，使用下面将要详细讲解的一个或多个监测方法都得到了很好的结果，这使问题更复杂化了。在一篇综述中，文献报道的行常规分流的脑卒中平均发生率为 1.4%，而常规不行分流的发生率为 2%[165]。在行选择性分流的患者中，进行残端压监测时，平均围术期脑卒中发生率为 1.6%，行 EEG 监测时为 1.6%，行 SSEP 监测时为 1.8%，行 TCD 时为 4.8%[165]。

颈动脉残端压

颈内动脉残端压代表来自对侧颈动脉和椎基底动脉系统的侧支循环经 Willis 环反流形成的压力。监测颈内动脉残端压的优点是费用低，操作相对简便，并且可以在颈动脉阻断时全程持续监测（动态残端压）。尽管如此，很少有医疗机构使用该项监测。最近的一个单中心报告称，在连续的 1135 名全身麻醉下行颈动脉内膜切除术患者中行残端压监测，并以 <45mmHg 作为需选择性行分流术的标准[166]。在接受了选择性分

流的患者（21%）中，30d 脑卒中发生率为 3%；在未行分流的患者（79%）中，脑卒中发生率为 0.5%；总体 30d 脑卒中发生率为 1%。总的 30d 死亡率为 0.5%。值得注意的是，没有患者因为术中广泛的大脑低灌注而发生脑卒中。最近一项前瞻性随机临床试验对常规分流与选择性分流两种情况进行了比较。该研究中共有 200 例患者在全身麻醉下行颈动脉内膜切除术，以残端压 <40mmHg 作为选择性分流的标准，结果发现两种方法都与围术期脑卒中的发生有关，虽然发生率不高（常规分流为 0，选择性分流为 2%）[167]。行选择性分流的队列中出现的 2 例脑卒中与颈动脉血栓形成有关。围术期无患者死亡。尽管残端压监测是一种老方法，但该方法似乎经得起时间的考验。

局部脑血流量

颈动脉内膜切除术时 rCBF 监测是通过静脉或同侧颈动脉注射放射性疝，再经放置于同侧大脑中动脉供应皮质区的探测器收集信号，最后对获得的放射性衰减曲线进行分析得到的。监测通常在颈动脉阻断前、阻断期间和阻断后即刻进行。这一技术与 EEG 结合应用，使人们对 rCBF 与大脑缺血的 EEG 证据间的关系，以及不同麻醉药物作用下 rCBF 的临界值有了更深入的了解[168-169]。不同挥发性麻醉药的临界 rCBF 值不同。氟烷、安氟烷、异氟烷或七氟烷与氧化亚氮混合吸入时，临界 rCBF 值分别为每分钟 20、15、10 和 10ml/100g 脑组织[152, 168-169]。但是，由于该技术价格昂贵，技术要求较高并需要专业人员对结果进行解释，目前只在少数中心得到使用。

脑电图

许多中心提倡术中应用 EEG 监测脑缺血的发生，并为后续选择性分流提供依据（参见第 49 章）。全套 16 导联的带状图 EEG 以及经计算机处理的（压缩频谱图）EEG 均可以用于脑缺血的术中监测。后者较原始 EEG 图更容易解读，但敏感性不及前者。全身麻醉下行颈动脉阻断时，所监测的患者中有 7.5% ~ 20% 出现明显的缺血性 EEG 改变。与对侧颈动脉无病变者相比，存在对侧颈动脉病变者严重的 EEG 改变出现更为频繁（发生率分别为有病变者 14.3% 和无病变者 5.1%）。对存在对侧颈动脉闭塞的患者实施颈动脉阻断时，发生严重缺血性 EEG 改变的比例上升到 50%。由于对侧颈动脉闭塞高度预示发生缺血性 EEG 异常，故建议此时不适用 EEG 监测。在分流失效、低血压及脑血栓时也会出现 EEG 的缺血性改变。

在经动脉内膜切除术采用 EEG 进行脑缺血监测时，

必须保持患者的生理以及麻醉状态平稳。异氟烷、地氟烷和七氟烷在等效剂量下对 EEG 的影响相似，当以 0.5MAC 的浓度吸入时，可获得可靠的 EEG 脑缺血监测。

行颈动脉内膜切除术时应用 EEG 对脑缺血情况进行监测的临床效应受到多种因素的限制。第一，EEG 监测可能难以发现皮质下或小的皮质梗死灶。第二，假阴性结果（即术中未发现 EEG 的缺血性改变，但却存在神经功能缺陷）并不少见。既往有过脑卒中或可逆性神经功能障碍患者中假阴性率尤其高。第三，EEG 的变化对脑缺血并无特异性，EEG 可能会受到体温、血压波动及麻醉深度的影响。第四，由于并非所有的脑缺血必然发展为脑梗死，所以也会出现有术中假阳性（即术中有典型的 EEG 缺血样改变，却不存在围术期神经功能障碍）。第五，术中 EEG 监测有固有的局限性，因为术中发生的脑卒中大多被认为是血栓栓塞所致，而围术期脑卒中大多数发生于术后。目前尚无一致的数据可以证明 EEG 监测明显优于其他脑功能监测手段，或证明应用 EEG 监测能够改善预后。

体感诱发电位

SSEP 监测的基础是大脑皮质感觉区对外周神经受刺激后发出的电脉冲信号产生反应。皮质感觉区的血液供应主要来自大脑中动脉，在颈动脉阻断时存在缺血危险。与 EEG 不同的是，SSEP 能够发现皮质下感觉通路的缺血。脑缺血的特征性 SSEP 表现（即波幅降低、潜伏期延长，或两者同时出现）会伴随 rCBF 的降低，并且在灵长类动物，若脑血流量减少到每 100g 脑组织 12ml/min 以下时，SSEP 会完全消失。尚未能确立特定的波幅下降值或潜伏期延长值，以作为人类在手术条件下 rCBF 受损的生理学标志。麻醉药、低温和血压都可能对 SSEP 产生剧烈的影响，已经有关于假阴性结果的相关报道。SSEP 监测颈动脉内膜切除术中脑缺血的有效性尚未得到肯定。

经颅多普勒超声

TCD 检查能够持续监测平均血流速度，并能发现大脑中动脉的微血栓栓塞事件（参见第 49 章）。由于大多数围术期神经系统功能障碍的发生原因都是血栓栓塞，因此，上述参数具有重要的临床意义。采用 TCD 技术已在超过 90% 的颈动脉内膜切除术患者中发现存在术中栓塞。术中发现的栓子绝大多数为空气栓，并且并没有造成不良的神经系统后果。TCD 可能对术中分流效果是否良好和建立分流时是否发生了栓塞提供重要信息。如在颈动脉分离时出现栓塞，则提示颈动脉内粥样硬化斑块不稳定，宜及早进行颈动脉阻断。在动脉分离及伤口缝合时发生的栓塞与术中脑卒中的发生有关。有一个中心报道将 TCD 监测与颈动脉开放前血管造影结合起来，术中脑卒中发生率由 4% 降为 0。超过 70% 的颈动脉内膜切除术患者在术后早期发现存在栓塞，几乎无一例外地是微小栓子。多数 TCD 检查出来的栓塞发生于术后 2～3h。术后早期阶段持续微小栓塞预示血栓形成，并可能发展为严重的神经功能障碍。已证明如果术后早期频繁出现 TCD 血栓信号，则高度提示存在术后早期同侧局灶性脑缺血。研究显示颈动脉内侧剥脱术后应用右旋糖酐治疗能够减少并最终终止栓塞形成。围术期微栓塞在女性和有症状的颈动脉病变患者中更为常见。有报告称，TCD 监测能够早期发现无症状性颈动脉闭塞，以及颈动脉内膜切除术后的高灌注综合征。尽管 TCD 监测显示出一定的作用，但目前还缺乏证明该监测可以改善预后的结论性证据。此外，由于其技术失败率较高，从而大大限制了这种监测手段的临床效用[170]。

脑氧合

通过颈静脉球可直接监测脑氧合。这种监测可以测定动脉-颈静脉氧含量差和颈静脉血氧饱和度，从而提供全脑氧代谢的相关信息。可通过向手术同侧置入的颈静脉球导管以获得颈内静脉血样本。也可以使用连续纤维光学颈静脉氧饱和度导管，但其明显的技术和方法学缺点限制了这一监测在颈动脉内膜切除术中的临床应用。

近红外光谱法是一种无创技术，可通过头皮和颅骨对局部脑氧饱和度行连续监测。与脉搏血氧饱和度测定法相似，脑氧饱和度监测是基于氧合和脱氧血红蛋白对近红外光谱吸收不同的特性而产生的。与脉搏氧饱和度检测仪不同，脑氧饱和度仪测量的是整个组织床（即脑组织、动脉及静脉血液）的血红蛋白氧饱和度。由于其主要为静脉血，因此，脑氧饱和度的值与静脉血接近。市场上能买到的脑氧饱和度传感器用于手术部位同侧的前额皮肤，测得的局部脑氧饱和度来自于传感器下的一小部分额叶皮质。到目前为止，脑氧饱和度基线值在不同患者存在很大变异，同时，尚无脑氧饱和度降低的临床阈值可以提示是否需要行分流术，以上这些缺陷阻碍了这一新颖监测方法的广泛应用。

术后管理

颈动脉内膜切除术后大多数神经系统并发症（短暂性及永久性）可以用术中栓塞、颈动脉阻断时低灌

注，以及术后颈动脉内膜切除部位栓塞和血栓形成予以解释。一般来说，大多数神经系统并发症与外科操作有关。血栓栓塞因素（而非血流动力学因素）似乎是围术期发生神经系统并发症的主要机制，并且多数血栓栓塞发生于术后阶段。颈动脉血栓形成造成的神经并发症可能高达 3.3%，即使即刻进行手术干预，此类患者仍有很高的大面积脑卒中或死亡发生率。其他相对少见的重要并发症包括颅内出血和脑组织高灌注。报道称颈动脉内膜切除术后颅内出血的发生率为 0.4%～2.0%。多数颅内出血发生于术后 1～5d，并有很高的并发症发病率和死亡率。

颈动脉内膜切除术后高血压很常见。不难想象，术前血压控制不佳的高血压患者通常会发生严重的术后高血压。发生术后高血压的原因尚不清楚，但是手术造成颈动脉窦压力感受器的去神经现象似乎起到一定的作用。区域麻醉时较少发生高血压。其他引起术后高血压的原因包括低氧血症、高碳酸血症、膀胱膨胀及疼痛，应及时排除并处理此类因素。由于神经系统和心脏并发症均与术后高血压有关，因此，应该采取积极措施，将术后血压控制到接近术前水平。短效的药物最为安全、有效。血压持续升高者，可在离开 ICU 前改用长效的静脉或口服药治疗。

术后脑组织高灌注综合征是指通过手术处理得到再灌注的脑组织的血流量骤然增加，同时脑血流的自主调节功能丧失，表现为头痛、惊厥、局灶性神经体征、脑水肿以及颅内出血的可能。不幸的是，目前对高灌注综合征的原因和治疗方法知之甚少。典型情况下，颈动脉内膜切除术数日之后才会发生高灌注综合征。术后出现严重高血压及术前有严重颈内动脉狭窄的患者发生高灌注综合征的风险增加。但是最新的数据不支持以上观点，这些数据提示近期接受过对侧颈动脉内膜切除术可能预示高灌注综合征[171]。

颈动脉内膜切除术后低血压的发生率几乎与高血压相当。颈动脉窦压力感受器过度敏感或重激活似乎在其中起重要作用。区域麻醉后低血压可能更为常见。应该及时纠正低血压，以避免脑缺血和心脏缺血的发生。颈动脉内膜切除术后低血压患者的心排出量一般是正常或增加的，而体循环阻力则降低。对术后低血压患者应该严密监测，以及时发现心脑缺血的发生，并合理给予液体及血管活性药物治疗。大多数患者经过 12～24h 其低血压状态会得到纠正。

文献中对颈动脉内膜切除术后脑神经和颈神经功能障碍已有完善的报道。尽管多数损伤为短暂的，但永久性损伤可能导致严重残疾。拔除气管导管后，应该尽快检查患者是否有喉返神经、喉上神经、舌下神

经和下颌缘神经的损伤。单侧喉返神经损伤可能导致同侧声带在旁正中位麻痹。尽管多数患者有声嘶和咳嗽功能障碍，但患者一般可以耐受。但双侧喉返神经损伤会导致双侧声带麻痹，进而造成致命性的上呼吸道梗阻。对先前曾进行过对侧颈动脉内膜切除术或颈部手术的患者应该考虑到这种情况发生的可能性。

颈动脉内膜切除术后可发生颈动脉去神经现象，这是手术操作导致的。单侧颈动脉体功能丧失可能导致通气反应削弱而产生轻度低氧血症，此类情况几乎没有临床意义。双侧颈动脉内膜切除术可能与急性缺氧和静息 $PaCO_2$ 升高引起的正常通气和动脉血压反应丧失有关。此时，中枢化学感受器便成为维持通气的主要感受器，应用阿片类药物可能导致严重的呼吸抑制。幸运的是，多数患者只需要对乙酰氨基酚或酮咯酸来缓解术后疼痛。

伤口血肿的发生率可能高于文献所报道的数值。在北美有症状的颈动脉内膜切除术试验中[136]，5.5%的患者发生伤口血肿。多数伤口血肿的原因是静脉渗血，只需表面压迫 5～10min 即可。若血肿扩大，则应该立即进行床边评估，如果有气道压迫迹象，应即刻抽去积血。积极控制术后血压有助于减少血肿发生率。

尽管一些医师认为颈动脉术后不需要常规行重症监护，但有相当多的患者确实需要重症监护和积极干预治疗。作者本人认为颈动脉内膜切除术后患者均应在 ICU 中观察至少 8h，因为大多数需要干预治疗的事件均发生于这一时间段[172-173]。

颈动脉疾病的血管内治疗：颈动脉血管支架植入术

颈动脉疾病的血管内治疗是预防脑卒中措施进展中的一项革新，目前该治疗包括经皮经腔血管成形及支架置入术。重要的技术进展包括使用双重抗血小板治疗、自膨式支架，以及防止血栓脱落的装置。近 10 年已经发表了比较颈动脉支架置入与颈动脉内膜切除术的主要随机临床研究的结果。最近一篇系统综述对随机试验（共 16 项试验，包含 7572 名患者）进行了总结。结果发现与动脉内膜切除术相比，腔内治疗（包括球囊血管成形术或支架置入术）与围术期脑卒中或死亡发生的风险增高相关[174]。值得注意的是，风险的增加似乎只限于年龄在 70 岁或以上的患者。血管内治疗与心肌梗死、脑神经麻痹以及操作部位血肿发生的风险降低有关。两组患者在围治疗期后同侧脑卒中的发生率上无差别。在对不适宜接受手术治疗的患者进行血管内治疗或内科治疗时，其死亡率或脑卒中

发生率无差别。最新的指南对有症状及无症状的接受再血管化治疗的患者提出了特殊建议[131]。

颈动脉支架置入包括以下步骤：股动脉穿刺置管，主动脉弓造影，选择性行颈总动脉起始处置管并造影，将导丝置入颈外动脉，置入颈动脉套管并使之到达颈总动脉，置入防止血栓脱落的装置，在病变部位进行球囊血管成形术，使支架释放导管越过已扩张的病变部位，打开自膨式支架，支架球囊扩张，完成血管造影，最后处理穿刺部位的伤口。股动脉是标准入路，但据报道肱动脉及高位桡动脉入路的成功率也很高。必须有防止血栓脱落的设备，包括远端滤器以及近端阻断血流或逆转血流的结构。当前，心脏病专家及放射科专家在特殊的血管内治疗室为很大一部分患者进行了血管内治疗。

大多数颈动脉支架置入都是在局部麻醉联合轻度镇静，或在无镇静但患者配合，同时进行持续的神经功能评估的情况下进行的。除了常规检测以外，应行动脉置管以持续检测血压。在放置支架的阶段及放置完毕以后常见一定程度的血流动力学波动。与不进行血管成形术相比，在颈动脉放置支架以后进行球囊血管成形术时，心动过缓与低血压更为常见[175]。一项最近的大型回顾性研究报告称在颈动脉支架置入后有 4.9% 的患者发生心搏骤停[176]。在从右侧进行操作的患者中，对侧颈动脉有严重狭窄的患者及左室射血分数降低的患者发生心搏骤停的概率增加。在球囊扩张以前预防性使用阿托品可以使初次行颈动脉支架置入的患者术中发生心动过缓及心脏相关并发症的概率减小[177]。

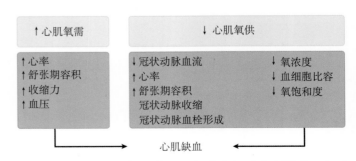

图 69-18　导致心肌缺血的心肌氧供和氧需决定因素。由于围术期发生液体转移、失血、疼痛、儿茶酚胺分泌、凝血异常和通气不足方面变化，每一项心肌氧供和氧需决定因素最终均可受到影响 *(Modified from Beattie C, Fleisher LA: Perioperative myocardial ischemia and infarction, Int Anesthesiol Clin 30:1-17, 1992.)*

血管外科手术患者的术后管理

由于大多数并发症发生于术后，同时还可能出现其他问题需要及时处理，因此，对血管外科手术患者术后阶段需要特别关注。传统的做法是所有血管外科术后患者均进入 ICU 监护治疗。一些中心还设立了专门的血管外科手术过渡病房，低风险的患者可以由专门的护士进行监护，然而还没有临床试验支持这种做法。

心肌缺血和心脏相关并发症最容易发生在术后阶段，因此，应该严密监测患者心肌缺血的症状和体征，但是大约 90% 的心肌缺血事件是无症状的。在高危患者，检测肌钙蛋白是有益的。对所有术后患者均应该优化心肌氧供和氧需的决定因素，以便防止心肌缺血的发生（图 69-18）。整个术后阶段应该继续进行 β-受体阻断剂及他汀类药物治疗。心律失常十分常见，可能与继发于心肌缺血或与区域麻醉造成的交感神经阻滞有关。

除了心肌缺血及心脏相关并发症以外，术后还可能因为肝素的残余作用而发生凝血功能障碍，或因为大量输血而出现稀释性凝血功能障碍。即使没有凝血功能异常，若没有很好地控制高血压，也可能导致血管吻合部位出血。主动脉手术后发生低血容量的原因包括大量液体第三间隙转移以及出血。低血容量可能导致低血压并导致重要器官或下肢移植血管的低灌注。下肢血管或主动脉手术后，3%～10% 的患者发生下肢移植血管的闭塞，必须及时识别该情况并进行手术纠正。应每小时检查下肢脉搏。当对手术修补效果有怀疑或患者有弥漫性动脉粥样硬化病变时，需要应用肝素或右旋糖酐预防血栓形成。

在术后早期阶段，遗留的低体温与心肌缺血和心脏相关并发症有关，因此，应对所有的血管外科手术患者进行体温监测和控制。若血管手术患者术后早期中心体温低于 35℃，则心肌缺血的发生率提高 2～3 倍[178]。即使处于接近 35℃ 的轻度低温状态，术后患者的去甲肾上腺素水平即可升高 200%～700%[179-180]，并出现全身性血管收缩[181] 和血压升高[179]。在典型的老年血管外科手术患者，由于发生寒战而可使总体氧耗量增加接近 40%[182]。一项前瞻性随机研究结果显示，术后早期应用充气式温毯保持正常体温可使心脏并发症发生的相对危险下降 55%[183]。

术后控制应激反应十分重要。这包括预防心肌缺血的潜在诱因，如疼痛、贫血、低体温、血流动力学波动和通气不足。对机械通气患者，脱机阶段的应激反应最重，此时最容易发生心肌缺血。应充分镇静并迅速脱机。如有可能，在手术室内拔除气管导管的应激反应更小，尤其适用于颈动脉和下肢血管手术患者。对创伤更大的血管手术（胸腹主动脉瘤及腹主动脉瘤手术），一般需要行术后机械通气。

由于血管外科手术造成的生理应激大，而患者的年龄相对较高，并且多存在合并症，所以，对麻醉医师而言血管外科手术依然是一项挑战。临床研究和指南已使医师对这类患者术前心脏风险的评估和优化、麻醉技术带来的影响以及心肌缺血的诊断、预防和治疗等多个方面有了更深入的了解。这些研究和指南使血管外科手术的管理更加完善，降低了并发症的发生率并改善了总体预后。

参 考 文 献

见本书所附光盘。

第70章　神经外科手术的麻醉

John C. Drummond • Piyush M. Patel • Brian P. Lemkuil

徐尤年 译　张诗海 审校

要　点

- 在制订颅内压（intracranial pressure，ICP）控制策略时，临床医师应考虑颅内空间的四个组成部分：细胞、细胞间液和细胞内液、脑脊液，以及血液。
- 术前临床医师应评估颅内顺应性的保留量。颅内顺应性的保留量是选择麻醉药物和麻醉技术的基础。
- 脑循环中的静脉端易于被动扩张，是导致颅内压增高或手术野"张力大"的常见原因，而这一点常被临床医师所忽视。
- 近期脑损伤 [如创伤性颅脑损伤（traumatic brain injury，TBI）、蛛网膜下腔出血（subarachnoid hemorrhage，SAH）] 以及脊髓损伤的患者，其静息状态下的脑血流量降低，自身调节功能受损，因此，应将脑灌注压（cerebral perfusion pressure，CPP）维持在接近清醒时的水平。
- 坐位神经外科手术患者的动脉血压应以外耳道的水平进行校正，无高血压病患者的平均动脉血压（mean arterial pressure，MAP）应维持在60mmHg。
- 当存在静脉空气栓塞（venous air embolism，静脉空气栓塞）风险时，标准的监测项目至少应包含心前区多普勒和呼气末二氧化碳分析。
- 虽然浅低温的临床前实验效果令人鼓舞，但目前治疗性浅低温不提倡用于重症监护病房（intensive care unit，ICU）中的颅脑损伤患者或行颅内动脉瘤手术的术中管理，因为人体试验发现治疗性浅低温对这类患者无益。
- 在对急性蛛网膜下腔出血患者行动脉瘤夹闭或栓塞术时，麻醉管理中最重要的注意事项是防止阵发性高血压所导致的动脉瘤破裂的危险。但是，在处理脑血管痉挛的过程中，如果需要临时性夹闭血管，则应维持较高的灌注压。
- 虽然控制性降压较少用于择期动脉瘤手术，但仍应做好充分的准备。一旦动脉瘤破裂，应及时而精确地控制血压。
- 对颈椎损伤情况不明的脑外伤患者，可采用快速诱导顺序气管插管，但应手法保持轴线固定（患者的枕部紧靠背板）。这种方法导致脊髓损伤的风险很小。
- 成人发生脑外伤后的前 48 ~ 72h 内的脑灌注压（CPP = MAP–ICP）应维持在 60mmHg。
- 低碳酸血症有导致脑缺血的潜在危险，近期颅脑损伤的患者以及术中撑开器下受压的脑组织更容易发生。因此，只有在绝对需要，如颅内压剧烈增高或不确定性颅内压的情况下，才可考虑使用过度通气。

本章主要为神经外科麻醉管理中的常见问题提供指导性建议。本章首先介绍了与种类繁多的神经外科手术相关的问题。将这些问题列成一份清单，麻醉医师在实施任何神经外科麻醉前，均应该先复习这份清单。随后，本章就特定的手术问题进行了讨论。在学习本章之前，应当先熟悉第 17 章介绍的脑生理和麻醉药物对脑生理影响方面的知识，以及第 49 章中所讲述的神经系统监测方面的知识。颈动脉内膜切除术、颈动脉成形术和支架植入术在第 69 章讲述。

神经外科麻醉的一般性问题

神经外科手术和麻醉管理中的几个基本问题具有共性。如果外科医师与麻醉医师之间缺乏充分了解，则麻醉医师应该在每次手术前就这些基本问题与外科医师一起讨论并达成共识（框 70-1）。框 70-1 列出的清单因手术的不同而异，但一般包括确定手术体位以及必要的体位固定装置；有关类固醇激素、渗透压调节剂 / 利尿剂、抗惊厥药和抗生素的使用；外科医师对颅内组织"紧张度"的感知及颅内顺应性的残余量；血压、PCO₂ 和体温的控制目标；预计失血量；有针对性地进行神经生理功能监测［麻醉药或（和）肌松药可能导致这些监测技术的使用受限］；以及在某些情况下预知空气栓塞的风险。本节将讨论上述这些问题决策方面的考虑。另一个共性问题——脑保护，将在"动脉瘤和动静脉畸形"一节中进行简单介绍，详细介绍见第 17 章。

控制颅内压和脑松弛度

防止颅内压（ICP）增高和控制已增高的颅内压是神经外科麻醉的共性问题。未打开颅骨前，麻醉医师的目标是维持足够的脑灌注压（CPP）［脑灌注压 ＝ 平均动脉压（MAP）－ ICP］，并防止脑组织在颅内各脑室之间或通过枕骨大孔疝出（图 70-1）[1]。打开颅骨后，应保持脑松弛以利于外科手术操作；或者在某些极端情况下，需行去骨瓣减压以逆转进展性脑疝。无论颅骨打开与否，麻醉管理原则相似。

颅内压增高的临床表现多样，包括头痛（尤其是夜间头痛痛醒的患者）、恶心、呕吐、视物模糊、嗜睡和视盘水肿。CT 可显示颅内压增高或颅内顺应性降低，指征包括中线移位、基底池消失、脑沟回结构和脑室消失（或脑积水时脑室增大）以及脑水肿。脑水肿的 CT 片显示为低密度区。基底池在 CT 上显示为脑干上段周围的黑环（液性）（图 70-2），包括脚间池

框 70-1	神经外科麻醉的共性问题

- 控制颅内压 / 脑松弛度
- PaCO₂ 的管理
- 动脉血压的管理
- 类固醇药物的使用
- 渗透性脱水药的使用
- 利尿剂的使用
- 抗血管痉挛药物的使用
- 患者体位
- 颅内积气
- 静脉空气栓塞
- 监测
- 静脉液体管理
- 低温
- 血糖的管理
- 麻醉的苏醒

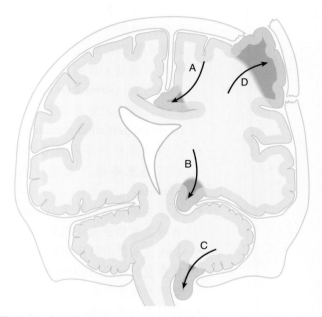

图 70-1 各种脑疝示意图：A. 大脑镰疝；B. 小脑幕疝；C. 小脑疝；D. 经颅盖疝 (From Fishman RA: Brain edema, N Engl J Med 293:706-711, 1975.)

（位于两侧大脑脚之间）、四叠体池（位于上、下丘脑之上）和周边池（位于大脑脚两侧）。

颅内压力 - 容积关系见图 70-3。低脑容量时表现为平台期，表示颅内不是一个完全封闭的空间，颅内存在一定程度的代偿空间。代偿主要是由于颅内的脑脊液（cerebrospinal fluid，CSF）向脊髓内的脑脊液空间转移以及颅内静脉血向颅外静脉转移。当代偿最终耗竭时，颅内容量的轻度增加即可导致颅内压显著增高。颅内压增高可导致脑组织从一个脑区疝入另一个脑区（或进入手术视野），造成脑组织机械性损伤（图 70-1），或引起脑灌注压下降，从而导致脑缺血性损伤。

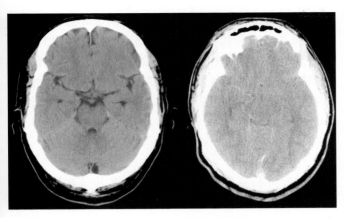

图 70-2　CT 扫描的正常图（左）和受压的基底池（右）。基底池、脑组织周围和脑脊液的腔隙包括脚间池（前部）、周边池（侧部）和第四脑室（后部）。右图显示的是弥散性脑水肿的患者（由于矢状窦血栓形成所致），示脑池结构消失 *(Courtesy Ivan Petrovitch.)*

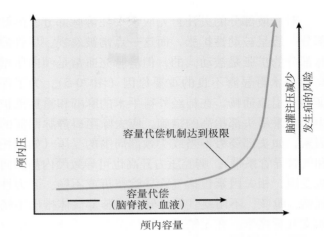

图 70-3　颅内压力 - 容量的关系。曲线的水平部分显示在颅内膨胀性损伤的早期有一定的代偿空间。代偿大部分依赖于脑脊液和静脉血自颅内转移到颅外。一旦代偿能力丧失，则颅内容量轻度增加将导致颅内压明显增高，并伴随脑疝形成和脑灌注压（CPP）降低，最后导致脑缺血

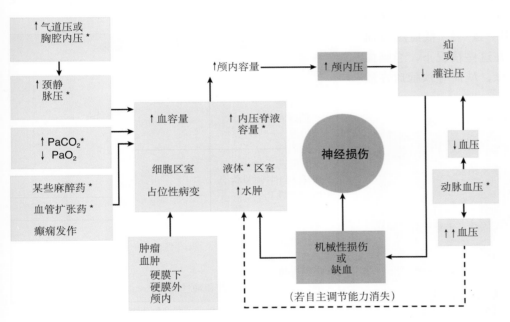

图 70-4　颅内压增高的病理生理。本图显示了四种颅内成分：血液、脑脊液、体液（细胞内液和细胞外液）和细胞。这四种成分中的任何一个或所有成分的增加将导致颅内压增高，并最终导致神经系统损伤。麻醉医师可调控的内容用星号（*）标志（通过脑室引流术的导管调节脑脊液容量）

　　一些因素的相互作用可引起或加重颅内压增高（图 70-4）。当临床医师面对处理增高的颅内压问题时，总体而言，其目标为减少颅内容量的容积。为了便于记忆，颅内空间被分为四个部分（表 70-1）：细胞（包括神经元、神经胶质细胞、肿瘤和外渗性积血）、液体（细胞内液和细胞外液）、脑脊液和血液。

1. 细胞部分　这部分基本属于外科医师的领域，但是麻醉医师有责任给外科医师提出诊断性意见。在清除硬膜外血肿后，当脑组织膨入手术野时，临床医师应当考虑是否存在对侧硬膜下或硬膜外血肿的可能性，可立即穿刺或术后马上进行影像学检查。

2. 脑脊液部分　目前在手术室内还没有可采用的药物方法以在短时间内调控脑脊液的多少。减少脑脊液唯一实用的方法就是引流。当手术野受限时，手术医师有时可通过将穿刺针穿入侧脑室引流脑脊液的方法改善。在没有沟回疝和枕骨裂孔疝的危险时，腰部脑脊液引流可起到改善手术野暴露的作用。

3. 体液部分　这部分容积可用类固醇激素和渗透压调节剂 / 利尿剂处理。这两类药物的使用将在本章讨论。

4. 血液部分　此部分最受麻醉医师关注，因为此部分易于快速调控。血液部分又分为两部分：动脉血和静脉血。

对血液部分的关注首先应该关注静脉部分。静脉部分一般呈被动性扩张，而这一点常被忽视。尽管静脉部分的扩张是被动式的，但静脉充血常是颅内压增高和手术野显露不良的重要原因（图 70-5）。为了保证静脉引流通畅，在神经外科手术的麻醉和重症监护中，常采用头部抬高的措施。应去除阻碍静脉回流的因素，如头部姿势不当或头颈部周围的受压（如颈托和气管导管系带）。胸腔压力升高也可导致颅内静脉回流受阻，相关因素包括气管导管扭折或不畅、张力性气胸、呛咳、不耐受气管导管，或肺部气体排出不畅如支气管痉挛。在无禁忌证的情况下，开颅手术中应保持良好的肌松。肌松剂（参见第 34 章）的使用可防止突然的咳嗽而导致颅内容物膨出手术切口。

最后，也应受关注循环的动脉端。关注麻醉药物和技术（参见第 17 章）对脑血流量（cerebral blood flow，CBF）的影响是神经外科麻醉的固有组成部分。因为总体而言，CBF 的增加与脑血容量（cerebral blood volume，CBV）的增加相一致 [2-4]。低血压或血管阻塞所致的脑缺血是例外。在这些情况下，当脑血流量突然减少时，脑内血管扩张，从而导致脑血容量

增加。然而总体而言，脑血流量的增加导致脑血容量的增加。当容量代偿机制耗竭或颅内压已经增高时，应注意脑血流量的控制。常用的方法是通过选择麻醉药或控制某些生理参数以避免脑血流量的不必要增加。影响脑血流量的参数见框 70-2，并见第 17 章的讨论。

麻醉药物的选择

神经外科麻醉药物如何选择，尤其是在颅内压不稳定的情况下，是经常需要考虑的问题。第 17 章已对相关问题进行了详细讨论，本章只进行概要介绍。

总体而言，静脉麻醉药物、镇痛药和镇静药可降低脑血流量和脑代谢率（cerebral metabolic rate，CMR），且对颅内压没有不利的影响。术前对意识清醒的患者给予大剂量氯胺酮是例外。在麻醉期间，静脉麻醉药物一般不影响脑自主调节功能和对 CO_2 的反

表 70-1 颅内成分及其容量调节的方法

成分	容量控制方法
1. 细胞（包括神经元、神经胶质细胞、肿瘤和外渗性积血）	手术清除
2. 液体（细胞内液和细胞外液）	利尿 类固醇（主要针对肿瘤）
3. 脑脊液	引流
4. 血液 　动脉血 　静脉血	 减少脑血流量 增加脑静脉引流

框 70-2 影响脑血流的因素

- PaO_2
- $PaCO_2$
- 脑代谢率
  - 觉醒 / 疼痛
  - 惊厥
  - 体温
  - 麻醉药
- 血压 / 自主调节状态
- 血管活性药物
  - 麻醉药
  - 升压药
  - 正性肌力药
  - 血管舒张剂
- 血液黏度
- 神经源性通路（轴外和轴性通路）

详细讨论见第 17 章"脑血流调节和麻醉药物对脑血流及脑代谢率的影响"一节

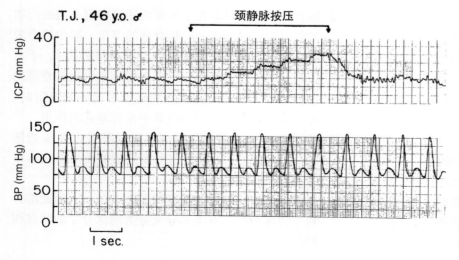

图 70-5 一例颅内血肿患者脑内静脉回流受阻对颅内压的影响。短暂压迫双侧颈部以验证新近放置的脑室引流导管的功能。颅内压的变化显示了保持颅内静脉引流通畅的重要性

应性（参见第 17 章）。

与静脉麻醉药物相反，所有的挥发性麻醉药物均导致剂量依赖性的脑血管扩张。扩张血管作用的强弱顺序约为氟烷＞恩氟烷＞地氟烷＞异氟烷＞七氟烷。正如第 17 章所述，地氟烷、异氟烷和七氟烷引起脑血流量改变的差异性并无临床意义。挥发性麻醉药物引起的脑血流量变化的单独作用受下列因素的影响：麻醉药物浓度、术前脑代谢抑制程度、血压变化合并脑自主调节功能异常，以及 $PaCO_2$ 变化加上原发病引起的对 CO_2 的反应性受损。

氧化亚氮（nitrous oxide，N_2O）也是一种脑血管扩张剂。单独使用 N_2O 麻醉时对脑血流量的影响最大；在已使用麻醉药物丙泊酚或苯二氮䓬类的情况下，再应用 N_2O 时对脑血流量的影响最小；与其他强效挥发性麻醉药物合用时对脑血流量的影响中等（参见第 17 章）。

虽然 N_2O 和强效挥发性麻醉药物具有扩张脑血管的作用，然而经验表明，强效挥发性麻醉药物（后者一般低于 1MAC）辅以阿片类药物的平衡麻醉适用于几乎所有的择期手术和大多数急诊神经外科手术。例外情况罕见。考虑到 N_2O 和其他挥发性麻醉药均扩张脑血管，在脑容量代偿功能耗竭和生理功能异常的情况下，还是不应忽视挥发性麻醉药物的脑血管扩张作用。对存在嗜睡、呕吐、视盘水肿、巨大肿瘤、基底池压缩的患者，以及头部外伤且 CT 检查显示脑室出现大面积脑损伤或基底池和脑沟回消失的患者，应选择以静脉麻醉为主，直至打开颅骨和硬膜。这时可通过观察手术野的情况来直接评估麻醉技术的效果。虽然挥发性麻醉药可用于神经外科手术的麻醉，但当颅内压持续增高或手术野张力持续过高时，应停用 N_2O 和其他挥发性麻醉药，并改为静脉麻醉 [5-6]。

早期的肌松剂（如 D-筒箭毒碱、甲筒箭毒、米库氯铵和阿曲库铵）可引起组胺释放，应少量、分次给药。琥珀酰胆碱可引起颅内压增高，但作用轻微且短暂，而且预先给予甲筒箭毒 0.03mg/kg（或其他非去极化肌松剂）可防止琥珀酰胆碱引起的颅内压增高。此外，至少在一般的急诊脑外科手术患者（如头部损伤或蛛网膜下腔出血）中，琥珀酰胆碱升高颅内压的作用并不明显 [7-8]。因此，当需要快速气管内插管时，可以使用琥珀酰胆碱，并配合适当的气道处理技术和平均动脉压控制技术。

上述内容结合第 17 章讲述的脑生理知识，使我们能够建立起一套系统的临床操作程序。这套操作程序有助于解决急性颅内压增高或手术野条件急剧恶化等紧急情况（框 70-3）。

如果按照框 70-3 的检查清单仍不能满意地解决问题，则框 70-4 提供了备选方案。前面已讨论过有关脑脊液引流问题。神经外科手术中常用到高渗透性溶液（见后面"渗透疗法和利尿剂"一节）。巴比妥类药物常用于降低脑化谢率，继而引起脑血流量和脑血容量的降低。丙泊酚在这方面的应用也越来越广泛。然而，值得注意的是，巴比妥类药物在 ICU 中的使用经验已证实其可有效地控制颅内压（虽然并不改善预后）[9]，但丙泊酚尚无类似的经验。此外，在 ICU 中长期输注丙泊酚的患者，部分发生了致命性的代谢酸中毒和横纹肌溶解综合征 [10-11]。

$PaCO_2$ 的管理

麻醉医师和外科医师在 PCO_2 的管理问题上应达成

框 70-3　颅内压增高 / 手术野组织张力过高时的检查清单

1. 是否已控制相关压力？
   a. 颈内静脉压
      i. 头部过度扭转或屈曲？
      ii. 颈静脉直接受压？
      iii. 头高位？
   b. 气道压
      i. 气道受阻？
      ii. 支气管痉挛？
      iii. 受牵拉、呛咳，肌松适当？
      iV. 气胸？
      V. PEEP 过高或气道压力释放通气？（译者注：原文没有介绍 PEEP 对颅内压的影响，在此列出有些突然。上一版介绍了 PEEP 引起颅内压增高。）
   c. O_2 和 CO_2 分压（PaO_2 和 $PaCO_2$）
   d. 动脉压
2. 是否已控制代谢率？
   a. 疼痛 / 觉醒？
   b. 惊厥？
   c. 发热？
3. 是否使用了脑血管扩张药？
   a. N_2O、挥发性麻醉药、硝普钠、钙离子通道阻滞剂？
4. 是否有未知的脑组织损伤？
   a. 血肿
   b. 颅内积气或积 N_2O
   c. 脑脊液引流（脑室引流管被夹闭）

框 70-4　迅速降低颅内压 / 脑容量的方法（完成框 70-3 的清单检查后）

- 进一步控制 $PaCO_2$（但不低于 23～25mmHg）
- 脑脊液引流（脑室切开引流术、脑室针刺引流术）
- 利尿（常用甘露醇）
- 降低脑代谢率（常用巴比妥类药、丙泊酚）
- 降低平均动脉压（如果脑自主调节功能失调）
- 外科手术控制（如去骨瓣或者脑叶切除术）

共识。控制性低碳酸血症曾是颅脑外科手术中控制颅内压增高的常规方法之一。其基本原理是，低碳酸血症常伴有脑血流量和脑血容量的减少，从而导致颅内压的降低或"脑松弛"（见第 17 章图 17-7）。这种原理是正确的[12]。但是，有两个顾虑影响了临床医师使用过度通气：第一，低碳酸血症的脑血管收缩效应在某些情况下可导致脑缺血；第二，低碳酸血症降低脑血流量和颅内压的效应短暂[13]。

低碳酸血症引发的脑缺血

临床上使用过度通气似乎不会导致正常脑组织损伤，但在某些病理情况下，事实可能并非如此。

正常脑组织　目前的资料显示，当 $PaCO_2 > 20mmHg$ 时，正常脑组织不会出现缺血性损害[14-18]。然而一项研究显示，过度通气使 $PaCO_2 < 20mmHg$ 的志愿者出现了脑电图异常和感觉异常，这些异常可被高压氧所逆转[17]，提示这些异常可能的确是由脑缺血所致。鉴于 $PaCO_2$ 低于 20 ~ 25mmHg 并不能进一步改善颅内顺应性，因此，手术前 $PaCO_2$ 水平正常的患者，应尽量避免 $PaCO_2$ 快速降低至 22 ~ 25mmHg 以下。

受损脑组织　低碳酸血症主要考虑用于防止脑疝形成，保持颅内压 <20mmHg，降低脑撑开器对脑组织的压力，以及有利于外科手术的顺利进行。但过度通气有潜在的危害，应防止滥用。过度通气可引起脑缺血[19-29]，特别是在基础脑血流已经明显减少时更常见[30]，而这种情况常出现在脑损伤后的最初 24h 内[31-37]。颅脑损伤患者在过度通气时，脑血流量低的区域更易受损[19, 28-29]。研究发现，降低过度通气的幅度可增加颈静脉血氧饱和度（$SjvO_2$），并降低颈静脉血的乳酸含量[21, 30, 38]。

要证明过度通气的危害性比较困难。Muizelaar 等进行了一项研究[22]，将实验分为 $PaCO_2$ 基本正常组（$PaCO_2$ 维持在 35mmHg 左右）和低组（$PaCO_2$ 约为 25mmHg）。研究发现，虽然两组患者术后 3 个月和 6 个月的预后没有差异，但是对其中由试验前运动评分最佳的患者组成的亚组进行分析发现，$PaCO_2$ 正常组的预后较低碳酸血症组好。在这些术前运动评分良好的患者，可能意味着他们是一组虽然病情严重到需要气管内插管，但却不需要通过过度通气来控制颅内压的患者，因而也就很少能从过度通气中受益。因此，预防性地进行过度通气似乎是不明智的。目前这个结论的适用人群已被极度扩大，远不再局限于上述研究中相对轻微的创伤性颅脑损伤患者。

不应将过度通气列为每一个"神经外科手术麻醉"的常规方法。过度通气的使用应有确切的适应证（颅内压增高和颅内压不确定，或需要改善手术野的状况，以及同时存在这两种情况）。过度通气存在不良反应，无适应证时应避免使用。从创伤性脑损伤患者中得出的低碳酸血症可能具有危害性的概念已影响到所有的神经外科手术。需要特别指出的是，低碳酸血症在蛛网膜下腔出血患者的管理中更应该避免使用，因为在这类患者中肯定会出现低脑血流量状态[39]。另外，撑开器下的脑组织的低脑血流量同样可降低[24, 40]。然而，在以下情况下，还是可以考虑尽可能短地使用过度通气作为一种"急救"措施。这些情况包括脑疝发生或进展期，以及手术野的状况恶化而导致手术难以继续进行时。

低碳酸血症引起脑血流量减少的时限

低碳酸血症对脑血流量的影响并不是持续性的。图 70-6 为在持续过度通气过程中脑血流量和脑脊液的 pH 的非定量性变化。在过度通气的初期，脑脊液的 pH 和脑组织细胞外液的 pH 均升高（译者注：原文如此，但图 70-6 并没有脑组织细胞外液 pH 的数据），同时脑血流量急剧下降，但脑组织的碱化并不持久。由于碳酸酐酶功能发生改变，脑脊液和脑细胞外液中的碳酸盐浓度下降，8 ~ 12h 后，脑血流量和脑组织细胞外液的 pH 恢复至正常水平[41]。同时，脑血流量也相应地恢复至正常水平[41-42]。这有两层意义：首先，只有当患者需要降低脑容量时才可应用过度通气。持久而非必要性的过度通气带来的结果可能是最终仍需要其他治疗措施来降低脑容量。在这种情况下，加深过

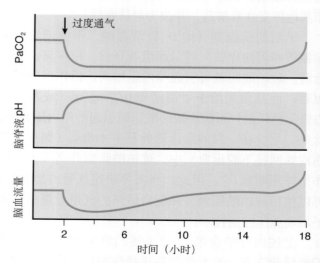

图 70-6　持续过度通气时 $PaCO_2$、脑血流量以及脑脊液 pH 的变化趋势。在持续过度通气、$PaCO_2$ 下降和碱中毒时，脑内 pH 和脑血流量在 8 ~ 12h 后回归正常

度通气是不可行的。首先，如果已经使用过度通气，当 $PaCO_2$ 已处于 23 ~ 25mmHg 时，再加深过度通气有造成肺组织出现气压伤的危险。其次，在已行持续过度通气一段时间（如在 ICU 中持续过度通气 2d）的患者，$PaCO_2$ 应由 25mmHg 缓慢恢复至正常水平（如 40mmHg）。在长时间过度通气的患者，如果 $PaCO_2$ 从 25mmHg 快速增至 40mmHg，与在血碳酸水平正常的患者将 $PaCO_2$ 从 40mmHg 快速增至 55mmHg 时发生的生理改变是相同的。

在开颅手术中，如果需要将低碳酸血症作为一种辅助手段来松弛脑组织，则当移去撑开器后（如果此时关闭硬脑膜没有问题），应升高 $PaCO_2$，以最大程度地减少颅内残余气体（参见"颅内积气"一节）。

动脉血压的管理

在神经外科手术开始前就应确定可接受的动脉血压维持范围。当代神经外科普遍认为，在急性中枢神经系统损伤后和大多数颅脑手术中，脑灌注压应当维持正常，甚至高于正常水平。这种观念基于累积起来的认识，即当存在急性神经系统损伤时，尤其是脑损伤和蛛网膜下腔出血后，某些脑区的脑血流量常非常低。另外两个因素也须加以考虑：首先，整个脑组织对血压下降的自主调节反应可能受损。图 70-7 显示，对脑组织自主调节功能正常时被认为是安全的血压水平，对低脑血流量灌注和脑组织自主调节功能丧失的患者也可能造成脑组织缺血性损害。其次，动脉血压的维持与使用撑开器时的脑组织受压有关[24]，局部组织受压将降低其有效灌注压。

虽然尚无客观证据支持，但我们仍相信，对以下

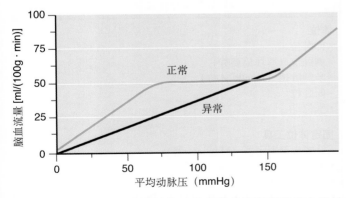

图 70-7　脑血管自主调节功能正常和异常情况下的脑血流量随平均动脉压的变化曲线。"脑血管自主调节功能异常"曲线显示脑血流量与脑灌注压成正比。该曲线提示，在颅脑损伤[21]和蛛网膜下腔出血[39]后即刻，即使血压正常，脑血流量值也可降低。即使中度低血压也可能引起明显的脑缺血

情况也应采取积极的态度支持血压：新近脊髓损伤，脊髓受压或存在脊髓受压的风险，病程发展引起的血管受压或血管病变（最常见于颈椎狭窄，伴有或不伴有后纵韧带骨化），某些特定的手术，以及术中脊髓受牵拉的患者。对这些患者，我们认为其血压维持标准为：应将麻醉期间的血压尽量维持在患者清醒状态时的平均血压水平的 10% 波动范围内。

类固醇激素

应用类固醇激素以减少或防止脑水肿的形成是神经外科手术的公认方法。已证实类固醇激素可减轻脑水肿以及降低肿瘤引起的血脑屏障（blood-brain barrier，BBB）通透性增加[43-46]。虽然类固醇激素起效迅速，但在起效时间上仍不足以应对术中的紧急事件。择期手术前 48h 使用类固醇激素可减轻脑水肿的形成并改善开颅手术期间的临床状况[43, 47-48]。虽然使用类固醇激素在 24h 内即可改善手术条件[47]，但降低颅内压的作用可能在应用激素后的 48 ~ 72h 也不会出现[47]。类固醇激素在减轻脑水肿前以某种方式改善颅内空间的"黏弹性特征"，但机制尚不明确[48]。由于对照研究显示，在创伤性颅脑损伤的患者中使用类固醇激素虽然没有明显的不良反应，但也没有任何有利的作用，所以在这类患者中要使用类固醇激素的观念已被摈弃[49]。

渗透性脱水药物和利尿剂

在神经外科手术和神经外科危重症治疗中广泛使用高渗剂和利尿剂来减少脑组织的细胞内液和细胞外液的容量。临床上常用的有渗透性利尿剂和襻利尿剂。虽然资料证实了襻利尿剂的有效性[50]，但渗透性利尿剂的应用更加广泛。

甘露醇

甘露醇被应用于神经外科术中最为常见，因其应用于神经外科手术的历史悠久，降低脑容量的效果确切而快速。对所有患者，甘露醇的使用剂量为 0.25g/kg 至 100g，最常用的剂量为 1g/kg。然而，研究显示，在颅脑损伤患者中使用 0.25g/kg 的甘露醇也可达到同样的降低颅内压的效果，虽然作用时间不像大剂量那样持久[51]。也有人使用甘露醇的剂量大于 1g/kg[52]。甘露醇必须通过输注给予（输注时间大于 10 ~ 15min）。颅内血管突然暴露于极端高渗的环境中时可出现血管扩张效应，导致脑组织充血和颅内压增高，而在缓慢给药

时两者均不会发生。

输注后甘露醇进入脑组织，并在短时间内进入脑脊液[53]。由于担心甘露醇可能进入脑实质而加重脑组织水肿，因此，部分临床医师在某种程度上不愿意使用甘露醇[54]。大部分临床医师将甘露醇作为控制颅内压的首选。是否只有在大部分脑组织的血脑屏障功能基本完整的情况下使用甘露醇才有效呢？针对这一推测，大部分临床医师采取的态度是凭经验使用甘露醇，即如果使用以后可以有效地降低颅内压，改善手术野条件，则继续重复给药。理论上可接受的高渗性制剂的渗透压上限约为 320mOsm/L（但这一限值的证据支持强度仅为"弱"[55]）。但在危及生命的情况下，其用药往往是经验性的，剂量也是呈递增性的（如甘露醇12.5g），直至观察到的临床效果不再增加为止。

高渗盐水

近年来，在重症监护中（参见第 105 章）高渗盐水（hypertonic saline，HTS）代替甘露醇的情况正逐渐增加[56]。虽然高渗盐水在短期使用时降低颅内压的效果与等渗透量的甘露醇相似[57-60]，但高渗盐水在 ICU 中的使用更具优势，在 ICU 中反复使用甘露醇导致的副作用（多尿和肾损害）更有临床意义。此外，个别报道称，对甘露醇脱水效果不佳的患者，使用高渗盐水有效[61-62]。虽然使用高渗盐水的热情很高[61, 63-64]，但文献证据却比较少[65]。在有限的文献中，研究所使用的高渗盐水的浓度有 3%、7.5%、15% 和 23.4%，种类多，差异大，且渗透负荷也不同，因此，很难对高渗盐水的脱水效果做出客观、公正的评价。

利尿剂的联合使用

有时襻利尿剂（通常是呋塞米）也与渗透性利尿剂联合使用。其显而易见的理论依据是，甘露醇能形成渗透压梯度，使脑实质脱水，而呋塞米则通过加速血管内水的排出而维持该梯度。第二种机制进一步说明了两种利尿剂联合应用的合理性。神经元和神经胶质细胞拥有内稳态机制以调节细胞容积。当细胞外液渗透压增加时，神经元和神经胶质细胞收缩，随后，由于细胞内所谓"原因不明的渗透物质"（idiogenic osmoles）的堆积，缩小了细胞内液和细胞外液间的渗透压梯度，从而使细胞容积迅速恢复。氯离子是这些原因不明的渗透物质中的一种。氯离子通过氯离子通道进入细胞，而襻利尿剂可以抑制氯离子通道，因而抑制了细胞容量的正常恢复机制[66-67]。联合利尿可导致低血容量和电解质紊乱。

神经元和神经胶质细胞的正常容积调节机制可能

与脑水肿的反弹有关。反弹现象通常认为是由于以前使用过甘露醇和脑组织内甘露醇蓄积所致。虽然有这种可能性，但实际上，反弹现象可能是"高张性反弹"而非"甘露醇性反弹"。无论何种原因引起的高渗状态，持续一段时间后，当体内渗透压迅速降至正常时，神经元和神经胶质细胞（已有高渗物蓄积）都可能发生水肿反弹。血糖异常升高期间也可发生脑水肿反弹。应用高渗盐水与应用甘露醇一样，不能避免水肿反弹现象。

抗惊厥药

一般认为，对大脑皮质的任何刺激，包括急性神经系统疾病如创伤性脑损伤和蛛网膜下腔出血，都可导致惊厥[68-69]。皮质层切开部位和撑开器刺激部位均可成为惊厥源。由于现代抗惊厥药物（如左乙拉西坦）的安全性相对较高，因此，只要没有禁忌证，对大多数大脑幕上切开的手术以及近期严重创伤性脑损伤[68]或蛛网膜下腔出血的患者均可常规给予抗惊厥药物治疗。用药目的是防止术后惊厥，因此无须快速给药。

体　　位

应在手术开始前确定好特定手术的体位及必要的体位固定用具。常见的体位、体位辅助用具和支撑装置见框 70-5（参见第 41 章）。

概述

在放置体位时应考虑到许多神经外科手术的时间较长。应确定受压点并用垫子加以仔细保护。应避免

框 70-5　神经外科常用体位和体位辅助工具

体位
- 仰卧位
- 侧卧位（草坪椅姿势）
- 半侧卧位（Janetta 体位）
- 俯卧位
- 坐位

固定体位工具
- 针式头部固定器（Mayfield 器）
- 可透射线的针式头部固定器
- 马蹄形头部支架
- 泡沫头部支架（如 Voss，O.S.I，Prone-View）
- 真空垫（"bean bag"）
- Wilson 型支架
- Andrews（"hinder binder"）型支架
- Relton-Hall（四柱式）支架

神经受压和受牵拉。由于神经外科手术患者存在较高的血栓栓塞风险,应使用弹力袜和持续充气加压装置加以预防。开颅时,维持头部抬高的姿势体位(如抬高 15°～20°)可确保最佳的静脉回流。但慢性硬膜下血肿清除术是一个例外。术后患者应处于平卧位以防止积液。另外,脑脊液分流术后也应平卧,以避免脑室过快萎陷。

仰卧位

仰卧位时头部可位于中间位或适当偏转,通常用于额部、颞部或顶部入路的手术。头部极度扭曲可妨碍颈静脉回流,同方向旋转肩部可改善这一状况。行双侧额骨切开术和经蝶窦垂体手术时,头部一般处于中间位。头部抬高的体位最好是通过将手术台调整成躺椅(草坪椅)状(采取在膝关节下垫枕的放松体位,呈轻度反向 Trendelenburg 体位)完成。这种体位不但可以促进脑静脉回流,还可减轻背部张力。

半侧卧位

半侧卧位又称 Janetta 体位,是以一位神经外科医师的名字命名的。他常用此体位来通过乳突后径路做第 V 脑神经的微血管减压术。此体位通过把手术床倾斜 10°～20° 同时旋转肩部而成。应避免过度旋转头部而导致颈部压迫对侧颈内静脉。

侧卧位

侧卧位适用于顶骨后部、枕部和颅后窝的手术,包括脑桥角的肿瘤以及脊柱和基底动脉处的动脉瘤。在腋下放置卷垫可防止臂丛神经损伤。

俯卧位

俯卧位适用于脊髓、枕叶、颅骨连接处和颅后窝的手术。颈部脊髓和颅后窝的手术体位常是颈部屈曲、反向 Trendelenburg 体位,并常用枕头使下肢抬高,因此,该俯卧位也形象地被称为"协和飞机式体位"(concorde position)。这种体位使手术野呈水平位。在摆俯卧位时,应有计划地进行监护仪导联的断开和再连接,以防止长时间的无监护"窗口期"。对颈椎不稳的患者,为了保证患者的神经功能状态不发生改变,麻醉诱导前即应处于最终的手术体位,可以采用清醒气管插管的方式在俯卧位下行麻醉诱导。肥胖的患者偶尔也可采用这种方法。

摆俯卧位时,常用针形固定器(摆体位前先固定好)或一次性泡沫头枕来固定头部,不常用马蹄形头部支架。俯卧位的一个并发症应引起重视:视网膜

缺血或失明。这是由于眼球受压导致视网膜中央血管血流受阻所致。每隔一段时间(如每 15min)以及术中改变头 / 颈部位置后都应确保眼睛未受压迫。但是,并非所有的术后失明(postoperative visual loss,POVL)都是由视网膜直接受压所致(参见第 100 章)。缺血性视神经病变较压迫性视网膜中央血管受阻更易导致术后失明。导致缺血性视神经病变的病因不明。统计表明,低血压、血细胞比容低、长时间手术操作和大容量血管内补液与缺血性视神经病变有关[70]。关于术后失明在第 100 章有详细的介绍。

直接压迫可导致前额、上额骨和颏部不同程度的坏死,尤其是长时间的脊柱手术。应使压力尽可能均匀地分布于面部各处。应检查腋窝、乳腺、髂嵴、股管、外生殖器、膝和脚后跟处是否受压。当手臂处于"举手位"时,应避免牵拉臂丛神经,通常不超过"90-90"状态(即手臂外展不超过 90°,肘曲不超过 90°)。将肘放在肩前面,以防止肱骨头周围的臂丛扭曲。术中适当使用抑制腺体分泌的药物(格隆溴铵)和黏合剂(如安息香)有助于防止固定气管导管的胶布松动而致气管导管移位。

在俯卧位手术,尤其是腰椎手术,应避免下腔静脉受压。下腔静脉受压使血液进入硬膜外血管丛,可导致椎板切除术中的出血量增加。所有的脊椎手术均应避免下腔静脉受压,应用 Wilson、Andrews 和 Jackson 变形支架极为有效。但使用这些支架增加了发生空气栓塞的风险[71-72],尽管导致严重临床后果的发生率很低[73]。

采取俯卧位时应防止舌损伤。在颈部和颅后窝手术时,常需颈部极度屈曲以利于手术操作。这将缩短下咽部的前后径。在存在异物时(如气管导管、食管听诊器、经口通气道)可能导致舌根(包括软腭及咽后壁)缺血。拔除气管导管后,缺血组织再灌注后的水肿可很快导致"巨舌",从而引起气道梗阻(见后面章节)。因此,应避免使用口咽部不必要的设备。但完全忽视经口通气道并不明智,因为在长时间俯卧位手术期间,随着面部进行性水肿,舌可能伸入牙齿之间而受到上下牙列的压迫。纱布卷牙垫可以防止这一问题,并且不会增加口咽部的容积。

坐位

多篇综述介绍了坐位手术的丰富经验[74-78],均认为采取坐位实施手术所致的并发症的发病率和死亡率处于可接受的范围内。然而,这些综述的作者单位每年的坐位手术量都在 50～100 例或以上,但在较少开展坐位手术的单位发生灾难性并发症的风险可能更高。

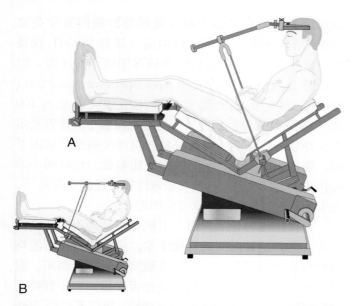

图 70-8　坐位。坐位，称之为半卧位更合适。图 A 显示的头部支架位置正确，该体位可不需要先拆除头部装置即可降低头部。应避免出现像图 B 所示的将头部支架安装在手术台靠近大腿的部分 (From Martin JT: Positioning in anesthesia and surgery, Philadelphia, 1988, Saunders, with permission.)

可以用其他体位（俯卧位、半侧卧位或侧卧位）代替坐位。但在中缝结构部位的手术（四叠体、第四脑室底、脑桥延髓的连接处和小脑蚓部）时，即使倾向于用其他替代体位的医师也可能选择坐位。对颅后窝手术已有替代体位，当坐位有禁忌时，应当考虑采取替代体位。

摆放坐姿　合适的坐姿应是一种斜躺姿势而不是真正意义上的坐位（图 70-8）。应将腿部尽可能地抬高（用软垫垫在膝盖下）以促进静脉回流。应将头架连接在手术台的头端（图 70-8A），而不应靠近患者大腿或小腿端 [79]（图 70-8B）。这样可以在必要时方便降低头部和进行胸外按压而不必先从患者身上取下头架。

采用坐位时，临床医师应注意测量和维持手术野的灌注压。压力换能器的基点以外耳道的水平为准。如果在臂部用袖带测压，则需要对手臂和手术野之间的流体静压差进行校正（32cm 高的血液可产生 25mmHg 的压力）。

坐位存在许多危险因素。本节将讨论坐位时的循环系统不稳定、巨舌症和四肢麻痹。颅内积气将在"颅内积气"部分讨论，静脉空气栓塞（venous air embolism，AVE）和反常性空气栓塞（paradoxical air embolism，PAE）在"静脉空气栓塞"部分讨论。在行颈椎和颅后窝的非坐位手术时也可能发生这几种危险，但坐位时更易发生。

坐位对心血管系统的影响　应避免低血压的发生。防止低血压的措施包括预先扩容，对下肢用弹力绷带以对抗重力，以及缓慢及分阶段升高手术台。在一些患者需使用升压药。大多数健康患者血流动力学的改变达不到威胁生命的程度。Marshall [80] 观察到，对年龄在 22～64 岁的健康成年患者，麻醉后的循环改变相对轻微，平均动脉压不变，而肺动脉楔压、每搏量和心指数降低，后者下降约 15%。这些患者使用的麻醉药物有些差别。平均动脉压不变（一般需要使用"温和"的兴奋交感神经的麻醉药物）而心指数下降则提示外周血管阻力（systematic vascular resistance，SVR）升高。Marshall 等的计算结果以及其他学者的观察结果都说明外周血管阻力显著升高 [81]。因此，对那些不能耐受外周血管阻力剧烈升高的患者，坐位可能较危险，应考虑采用替代体位。对目前或既往有冠状血管疾病和瓣膜病的患者，采取坐位手术时可考虑放置肺动脉导管。

坐位时，应以头部水平进行校正和测量平均动脉压才能真实地反映脑灌注压。健康人脑灌注压（平均动脉压-估计的颅内压）的低限应维持在 60mmHg，以保证正常脑血流灌注。老年患者、高血压或脑血管疾病、颈椎退行性病变或颈椎管狭窄的患者（在这些患者可能出现脊髓灌注不足），以及在撑开器强力或持续压迫脑和脊髓时，脑灌注压的低限值应适度提高。

巨舌症　有少量的报道称在颅后窝手术后出现了上呼吸道梗阻，并观察到咽部结构水肿，包括软腭、咽后壁、咽部和舌根部 [46, 82]。这是由于采用颈部屈曲位（为了术中更好地显露脑后部结构）长时间手术时，口部由于外来物（一般为口咽通气道）压迫使口咽结构发生损伤以及长时间缺血后再灌注而引起的水肿。为了防止口咽部前后径过度减少，常保持颈部和胸骨间至少两横指宽。另外，在我们的临床实际工作中，固定患者体位时先经口放置口咽通气道。当体位固定好以后，去除口咽通气道。用纱布卷放置于上、下齿之间用作牙垫。巨舌症可能与神经外科患者使用经食管超声（transesophageal echocardiography，TEE）有关。在神经外科手术中常规使用经食管超声的医疗中心，一般应采用小儿探头以避免咽喉部结构损伤。

四肢麻痹　坐位本身可引起罕见、不明原因的术后截瘫。有学者推测，坐位常并存的颈部屈曲可导致颈部脊髓受牵拉或受压 [83]。这种可能性提示，颈椎退行性病变，尤其是伴有脑血管疾病的患者可能是坐位的相对禁忌证。对动脉血压的管理见上文有关心血管影响中所涉及的内容。这也提示，对高危患者，在坐位手术的坐位期监测体感诱发电位具有合理性（参见第 49 章）。

颅内积气

颅内积气多发于颅后窝开颅术采取头高位的患者[84-85]。在这些手术中，空气进入幕上，就像空气进入倒置的饮料瓶中一样。颅内积气的压力可能与外界大气压一致，也可能不一致，这取决于脑干和颞叶切迹之间的关系。这种现象与使用 N_2O 有关。N_2O 易进入密闭的空腔，并使空腔扩大。在术中颅内呈完全密闭的气室的情况下（不常发生），使用 N_2O 导致的后果与广泛性组织损伤相似。我们并不认为绝对禁用 N_2O，因为在关闭硬脑膜前，颅内积气的可能性很小。然而，在颅后窝开颅手术，当出现脑膜越来越紧时，应考虑颅内积气的可能性[86-87]。

在头高位经颅后窝手术中，在手术缝合、颅内腔室完全与外界隔绝后，应停用 N_2O，因为 N_2O 可导致张力性颅内积气。值得注意的是，在硬脑膜未关闭前使用 N_2O 对患者有利[88]，因为气体室中的 N_2O 可使气体室的收缩更快（因为 N_2O 比 N_2 弥散得更快）。张力性颅内积气常常简单地被认为仅仅是由于使用 N_2O 引起的。但现在可以肯定，张力性颅内积气是颅内手术的并发症，与 N_2O 完全无关[89]。张力性颅内积气是颅后窝和幕上手术后苏醒延迟和不苏醒的重要原因之一（图 70-9）[89-90]。采取头高位时，患者由于低碳酸血症、静脉回流良好、渗透性利尿的使用和手术野脑脊液丢失等综合性因素使颅内容积减少，空气进入颅内。而关颅后，患者体位变为接近仰卧位，脑脊液、静脉血和细胞外液重新聚集于颅内，颅内空气压缩引起组织广泛损伤（因为 N_2 弥散得很慢）。颅内积气可导致苏醒延迟或严重头痛。在幕上开颅术中，因为使用脑松弛技术以改善手术野，在打开前颅底后，空气从额下大量进入颅内，从而形成较大的气体空间（图 70-9）。手术快结束时，体位改为仰卧位 / 眉弓高位，此时不可能与较小的开颅手术一样，用生理盐水填充颅内死腔，因而留下大量残留气体在颅内。我们不认为在这种情况下应禁用 N_2O。但在头皮缝合时停用 N_2O 是合理的。眉弓侧位片可诊断颅内积气，但 CT 扫描更常用。治疗方法为颅骨钻孔，然后针刺穿破硬膜。

无论是神经外科手术还是非神经外科手术，当患者需要再次麻醉时，应考虑颅内气体残留的可能性。开颅术后 7 天在 CT 上仍常见到气体残留[91]。硬膜缺

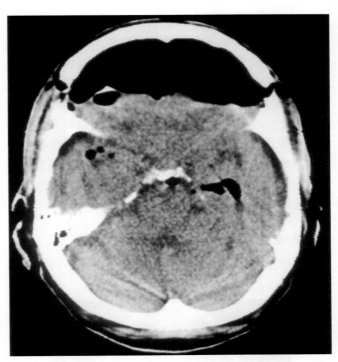

图 70-9　术后 CT 扫描示经额下入路行鞍上部神经胶质瘤术后大面积颅内积气，患者出现意识模糊、烦躁和严重头痛

损患者和鼻窦与颅内空间相通的患者在术后有可能发生自发性颅内积气[92]。

静脉空气栓塞

静脉空气栓塞（静脉空气栓塞）的发生率与手术操作、手术体位和监测手段有关。在坐位颅后窝手术中，经心前区多普勒监测其发生率为 40%，用经食管超声监测则发生率高达 76%[93-96]。在非坐位颅后窝手术中，其发生率要低得多（据 Black 等报道，用心前区多普勒监测为 12%[76]），每次进入的气量可能也较少，但未经证实。坐位行颈椎椎板切除术时，静脉空气栓塞的发生率为 25%（经食管超声监测），明显低于颅后窝手术的 76%[95]。虽然静脉空气栓塞主要发生在坐位的颅后窝和上颈椎手术中，但是也可发生于幕上手术。最常见的疾病包括肿瘤，特别是矢状窦旁或大脑镰脑膜瘤侵犯矢状窦后半部分的肿瘤（图 70-10），尤其是儿童颅骨连接处的手术[97-98]。头钉固定点也可能是进气点。因此，当完成患者的头高位体位后，就应该及时取下头钉。自主呼吸时，患者存在胸内负压，将增加气体进入静脉的风险。最近的研究发现[99]，在保留患者自主呼吸进行脑深部刺激电极置放手术中，用超声监测发现有 6% 的患者发生了静脉空气栓塞。

严重的静脉空气栓塞主要来源于脑的大静脉窦，

尤其是横窦、人字缝窦和矢状窦后部。这些部位由于与硬膜附着，可能不会塌陷。空气也可通过静脉断裂处，尤其是枕骨下肌肉组织、颅骨板（可由颅骨切开术和针状固定器造成）和颈部硬膜外的静脉处进入。我们认为（未经系统性研究证实），在颈部椎板切除术中，由于手术暴露需要横断枕骨下肌肉，断裂的静脉与大气相通，空气自该处进入枕骨，因而发生静脉空气栓塞的危险性很大。有资料显示[100]，在脑室或硬膜下腔内压力的驱使下，空气偶尔可通过脑脊液的正常外流途径而进入静脉系统。

静脉空气栓塞的监测

　　静脉空气栓塞的监测设备应具备以下条件：①灵

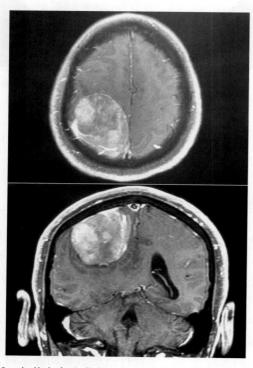

图 70-10　矢状窦旁脑膜瘤患者水平面（上图）和冠状面（下图）MRI 图。在矢状窦旁脑膜瘤、大脑凸面脑膜瘤以及大脑镰旁脑膜瘤的肿瘤切除术中，因脑膜瘤接近矢状窦（在下图中两半球连接处顶端的三角形结构）可能出现静脉空气栓塞

框 70-6　急性空气栓塞事件的处理
1. 防止更多空气进入
• 告知外科医师（掩盖或包裹手术野）
• 颈静脉按压
• 放低头部
2. 处理血管内空气
• 抽吸右心导管
• 停用 N₂O
• 吸入氧浓度改为 100%
• 使用升压药 / 正性肌力药
• 胸部按压

敏度高。②特异性强。③反应迅速。④可定量测定静脉空气栓塞。⑤可监测静脉空气栓塞的恢复过程。联合应用心前区多普勒和呼气末 CO_2 监测即可达到这些标准，而且这两项监测手段是临床上的常规技术。将心前区多普勒探头放置在胸骨左侧或右侧的第二与第三或第三与第四肋间处，监测到气体栓塞的概率极高[101]。当心音明显时，不需要再采用特殊的手法来判断探头的位置。经食管超声监测静脉空气栓塞比心前区多普勒更加灵敏（图 70-11）[101]，并可确定空气有无右向左分流[102]。然而经食管超声在长时间手术（尤其是颈部屈曲度较大的手术）中的安全性尚待证实。呼出气氮气浓度分析在理论上可行，但除了致死性的静脉空气栓塞以外，在其他任何事件中呼出气氮气浓度的变化都很小，因而超出了现有监护仪的灵敏度范围[103]。

　　空气栓塞的生理变化和监测反应如图 70-12 所示。处理空气栓塞的应对措施见框 70-6。

哪些患者需要放置右心导管？

　　所有采用坐位施行颅后窝手术的患者基本上均应放置右心导管。虽然危及生命的严重静脉空气栓塞较少见，但一旦发生，该导管可立即将心脏中的气体抽空，因此，右心导管是成功复苏的必备条件。非坐位手术放置右心导管的指征较宽松，一般只要与手术医师讨论并做好书面记录，不放置右心导管也可以。手术是否有发生静脉空气栓塞的危险性以及患者的生理状况是决定放置右心导管与否的重要因素。对三叉神经痛患者行第五对脑神经血管减压术和对半侧面部痉挛患者行第七对脑神经减压是一般不放置右心导管的例子。在半侧卧位的经乳突后开颅的短小手术中，（在我院）用心前区多普勒监测到的静脉空气栓塞发生率很低。然而，在决定不应用右房导管前，应该了解该单位的外科操作，特别注意头高位的角度。在 Janetta

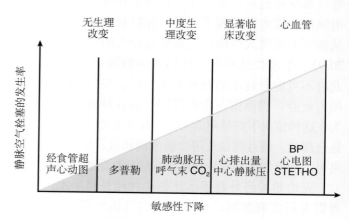

图 70-11　监测静脉空气栓塞的不同技术的相关敏感性

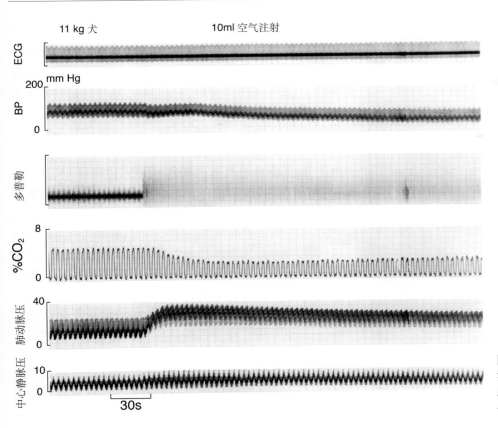

图 70-12　向一只 11kg 的犬在 30s 内注射 10ml 空气后心电图、血压、肺动脉压、呼出气 CO_2 浓度、多普勒和中心静脉压的变化

手术中，在横窦与矢状窦之间实施经乳突后的开颅术，常见到枕骨下骨质中的静脉窦和静脉断裂。如果此时采用头高位，发生静脉空气栓塞的危险性仍然可能较大。

右心导管入路

虽然有些外科医师要求不要通过颈部静脉置管，但是如果操作熟练，经颈内静脉置管也是可以接受的。只有极少数患者由于颅内压增高而不能采取头低位（译者注：在置管的操作过程中需要头低位）。如果解剖结构变异导致置管困难或血肿形成的风险增加，则建议采用其他静脉途径置管。

右心导管的定位

Bunegin 等建议[104]，应将多腔导管的尖端置于上腔静脉（superior vena cava，SVC）和心房连接处的下方 2cm 处，将单腔导管的尖端置于该连接的上方 3cm 处[104]。这种置管位置定位上的微小差别可能有利于气栓量少且心脏射血功能仍维持良好的患者的理想恢复。但在大量空气栓塞而心血管系统功能已崩溃的情况下，导管前端位于右心房内的任何部位都是足以起到引流作用的。确定右心导管位置的方法包括 X 线摄片以及血管内心电图[105]。虽然无文献支持，但经右侧颈内静脉置入导管时，若置入顺畅，放置在胸骨右

侧第 2 或第 3 肋间水平即可。血管内心电图技术利用的是以下原理：处于右心房中部的电极最初能"探测"到朝向电极的逐渐增大的 P 波向量（正向波）（图 70-13）；当心房去极化波形过后，心电向量背离电极，则电极能"探测"到逐渐增大的负向波。双向 P 波是电极位于心房内的特征波形。这项技术要求中心静脉压（CVP）导管作为 ECG 的探测电极。中心静脉压导管内需要用电解质溶液（最好用碳酸氢盐）充满，并且将 ECG 导联（如果选择的是 II 导联，则选择腿上的导联）与中心静脉压导管的中心相连。现在已有市售的带 ECG 电极的中心静脉压套件。血管内不同部位的 ECG 波形见图 70-13。为了降低微电流休克的风险，最好采用电池供电的 ECG 装置，并且在放置导管的过程中，应从患者身上移除任何不必要的电子设备。

反常性空气栓塞

约 25% 的成人存在卵圆孔（patent foramen ovale，PFO）未闭，存在空气经卵圆孔进入左心的可能性[106]，可导致严重的脑血管和冠状动脉事件。然而，反常性空气栓塞（paradoxical air embolism，PAE）是否就是脑血管或冠状动脉空气栓塞的确切原因尚无定论。尚未知开放卵圆孔的最小压力，所需的压力梯度可能高达 5mmHg。Mammoto 等的临床研究观察到，反常性空气栓塞只发生在严重空气栓塞时，因此，右心压力显著

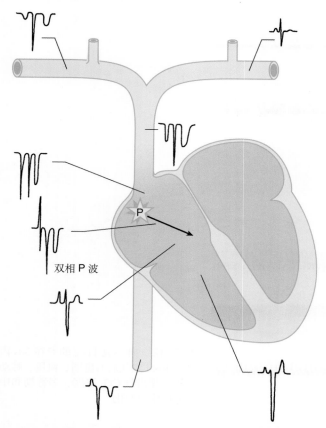

图70-13　将中心静脉导管作为一个血管内 ECG 电极放置在不同部位时的 ECG 波形。该波形记录的是 Ⅱ 导联。阳极（腿部电极）连接在中心导管上；P 表示窦房结；黑色箭头表示 P 波的向量；等量双相 P 波表示导管在右心房的中部

双相 P 波

升高是发生反常性空气栓塞的重要先决条件[107]。一些临床研究者观察了右心房到左心房的压力梯度的影响因素。呼气末正压（positive end-expiratory pressure，PEEP）增加右房压（right atrial pressure，RAP）与肺毛细血管楔压（pulmonary capillary wedge pressure，PCWP）之差[108]，而大量输液（如每人 2800ml 与对照组每人 1220ml 比较）可降低此压力梯度[109]。因此，现已弃用过去曾一度提倡采用的将 PEEP 作为预防空气掺杂作用的方法。其后演化出来的方法是在施行颅后窝手术时输注更多的液体。但即使左心房平均压超过了右心房平均压，仍可能发生反常性空气栓塞。因为在每一个心动周期中，心房间压力梯度都会出现短暂的逆转[110]。

有些治疗中心主张术前用心前区 ECG[96] 或经颅多普勒（transcranial Doppler，TCD）[111] 进行气泡检查，或在放置体位前采用经食管超声[112] 检查，以识别出卵圆孔未闭的患者，以便对这类患者采用替代坐位的其他体位[95, 113]。此后，一些中心提倡术中使用经食管超声来识别反常性空气栓塞[95, 1114]（参见第 46

章）。但是，这些方法均未成为业内的标准方法[78]。而且，因反常性空气栓塞所致的严重事件相对比较少见，当外科医师确信坐位是一些特定手术的最佳体位时[78]，他们是不愿意因为可能通过这种机制导致患者损伤的微小概率而放弃使用坐位的。

空气的跨肺通路

空气偶尔可跨过肺血管床进入体循环[115-117]。当大量空气经肺血管"过滤"时，最可能形成跨肺通路[118-119]。此外，肺血管扩张药，包括挥发性麻醉药，可降低跨肺通道的阈值[118-120]。不同麻醉药物之间作用的差别尚不足以导致需要调整麻醉技术。但即使在发生明显是少量的静脉空气栓塞的情况下，也应立刻停用 N_2O，因为气体可通过卵圆孔或肺血管床进入左心。

框 70-6 介绍了一种应对急性静脉空气栓塞的方法，包括直接压迫颈内静脉以提高静脉压（译者注：颅内静脉压）。PEEP 和 Valsalva 动作曾是非常推崇的提高静脉压的方法，但是 PEEP[108] 和 Valsalva 动作都有潜在的增加反常性空气栓塞的风险，而直接压迫颈内静脉提高脑静脉压的方法基本被确认为有效[121-122]。再者，在静脉空气栓塞已经导致心血管系统功能障碍的情况下，骤然使用较高的 PEEP 所致的体循环静脉回流障碍显然不是我们所期望的。

既往曾推荐将伴有显著血流动力学紊乱的静脉空气栓塞患者置于左侧卧位。其理论基础在于左侧卧位可使空气停留在右心房，避免空气堵塞右心室流出道，并便于从右心导管抽气。但问题在于，对使用针式头部支架的患者，重新调整体位是不可能的。另外，尽管目前唯一验证这种体位调节措施效果的研究是用犬做的动物试验，也未能发现有任何血流动力学的改善[123]。

氧化亚氮

N_2O 可弥散进入停留在血管床中的气泡内，因此，在发生静脉空气栓塞后，应停用 N_2O 以免加重心血管系统损害。如前所述，出现静脉空气栓塞后停用 N_2O 的另一原因是为了避免反常性空气栓塞的发生。当发生严重的静脉空气栓塞时，不论之前的 RAP-LAP 梯度如何，与 LAP 相比，RAP 将快速升高[124]，对卵圆孔未闭的患者而言，严重静脉空气栓塞使导致反常性空气栓塞的危险性急剧升高[107]。至于存在静脉空气栓塞危险因素的患者可否使用 N_2O，有些医师认为"阻力最小的措施"就是麻醉中不用 N_2O，这样就不存在 N_2O 可能引起的不良后果的顾虑。但是，鉴于 N_2O 并不增加静脉空气栓塞的发生率[125]，在发生严重静脉空气栓塞后立即停用 N_2O 并不加重静脉空气栓塞所致的血流

框 70-7　有创动脉压监测的相对适应证

- 颅内压增高
- 神经组织缺血或早期缺血
  - 新近的蛛网膜下腔出血
  - 新近的颅脑损伤
  - 新近的脊髓损伤
  - 可能或潜在的短暂性血管阻塞
- 循环不稳定
  - 外伤
  - 脊髓损伤（脊髓休克）
  - 坐位
  - 巴比妥类药物引起的昏迷
- 存在控制性降压的可能性
- 存在控制性高血压的可能性
- 预计/潜在的大量出血风险
  - 动脉瘤钳夹
  - 动静脉畸形
  - 血管肿瘤
  - 累及大静脉窦的肿瘤
  - 颅面部重建手术
  - 颅骨连接处的大型手术
- 预计实施不需要肌肉松弛的浅麻醉
- 脑干操作/受压或离断
- 预计涉及脑神经的操作（尤其是第Ⅴ对脑神经）
- 有利于术后重症监护
  - 高血容量治疗
  - 颅脑损伤
  - 尿崩症
- 心脏意外事件

动力学紊乱，因此，N₂O 仍可应用^[126]。

监　测

　　神经学方面的监测技术在第 49 章讨论。神经外科手术中使用有创监测常是合理的。框 70-7 列举了有创动脉压监测的部分适应证。

　　颅内压增高的患者可能不能耐受浅麻醉下血压骤然升高所致的血管充盈。由于降低颅内压的外科手术使脑干受压被解除，因而可能导致突发性的低血压。实时直接动脉压监测也可作为一项重要的麻醉深度监测方法和神经损伤的早期预警指标。脑组织大多无感觉，因而许多神经外科手术在颅内操作时无明显的刺激性，较浅的麻醉即可维持循环稳定。此时应注意突然发生躁动（大多数是由脑神经受牵拉或刺激引起的）。这种情况在应用面部肌电图仪监测脑神经功能而不得不减少肌松药用量情况下尤其容易发生。血压的变化可提示即将发生的躁动，也可提示外科医师存在过度或未知的刺激、牵拉或神经组织受压。这些情况多发生在颅后窝的脑干或脑神经手术中，应将血压

的突然变化立即报告给手术医师。

　　用右心导管抽吸空气在"静脉空气栓塞"部分已进行过讨论。对一般情况良好、外周静脉通路通畅且没有空气栓塞风险的患者，我们一般不行右心导管置管。有心脏病病史者可行肺动脉导管置管。心前区多普勒监测也已在"静脉空气栓塞"部分中讲述。

静脉液体管理

　　神经外科麻醉中液体管理的总原则为：①维持正常血容量。②避免血浆渗透压下降。第一条原则是"动脉血压的管理"一节中的概念的衍生，即在大多数神经外科手术和神经外科加强医疗病房中，通常理想的方法是维持患者的平均动脉压正常。维持正常血容量仅是维持平均动脉压正常的措施之一。第二个原则主要是源于我们观察到，血浆渗透压下降可导致正常或异常脑组织水肿^[127-128]。如果输入液中的自由水（液体中所含的非葡萄糖的溶解物不足，导致与血液相比不等渗）超过自由水的丢失量，则血浆渗透压将降低。通常使用生理盐水和乳酸林格液进行术中补液。生理盐水的渗透压为 308mOsm/L，略比血浆（295mOsm/L）高渗。其缺点是大量输入生理盐水可导致高氯性代谢性酸中毒^[129]。尚不明了这种仅涉及细胞外液而非细胞内液的酸中毒的生理意义。至少当存在酸中毒时，它可能混淆诊断。因此，许多临床医师首选乳酸林格液。虽然理论上乳酸林格液（273mOsm/L）补充血容量和第三间隙以及隐性丢失量的作用并不理想，但它是满足了以上两种要求的无奈选择，因而被广泛应用。然而，乳酸林格液是一种低渗液。研究发现，向健康动物输注大量乳酸林格液后血浆渗透压降低，导致脑水肿^[128]。因此，当需要输注大量液体时，如大出血和多发伤时，我们的经验是，采用 1:1 交替输注乳酸林格液和生理盐水。

　　晶体和胶体液孰优孰劣是一个反复讨论的话题，尤其是在脑外伤患者的使用上更是如此。尽管争论很激烈，但一个简单的事实足以说明问题：在实验性动物头部损伤^[130]时，在渗透压不变的情况下，胶体渗透压的降低将加重脑水肿。与血浆渗透压相比，胶体渗透压降低所致的跨毛细血管压力梯度的改变实际上很小。尽管如此，这种在中度脑外伤所致的血脑屏障障碍的动物模型上的实验数据得出的结论依然提示，胶体渗透压梯度微小的改变仍可加重脑水肿。因此，液体补充模式应是，除了维持正常血浆渗透压外，还应防止胶体渗透压明显降低。多数择期开颅术患者的补液量不大，可不必补充胶体液。但在需要大量输液

的情况下（如多发伤、动脉瘤破裂、脑静脉窦撕裂、巴比妥类药物所致昏迷时需要补充液体以支持充盈压），联合应用等张晶体液和胶体液可能更为合适。

选择何种胶体液

胶体液在效能和安全性（参见第 61 章）方面都日益受到关注。根据我们的经验，我们认为白蛋白是一种合理的选择。然而，文献上存在相反的意见和分歧（第 61 章有重点阐述）。一项有关重度脑外伤患者（Glasgow 昏迷评分 3～8 分）的盐水与白蛋白的对比评价（Saline versus Albumin Fluid Evaluation，SAFE）研究表明，使用白蛋白可增加患者的死亡率[131]。但这个结论有几点疑点：第一，SAFE 研究的分组没有遵循随机原则，两组患者受伤的轻重程度不一样，白蛋白组患者的伤情更重[132]。第二，使用的白蛋白的浓度为 4%，为低渗透压液（274mOsm/L），而低渗透压可加重脑外伤患者的脑水肿[133]。而且，关于白蛋白对机体生理功能存在不利影响的原因，此研究没有给出相应的合理化的解释。对脑水肿的形成难以解释清楚也是此研究难以消除的疑点之一[134]。即使该研究的结论成立，此结论应适用于所有的胶体（包括新鲜冰冻血浆和淀粉类液体），而不仅仅适用于白蛋白。其他关于白蛋白在脑外伤中应用的研究并未发现不良反应[135-136]。与此前白蛋白的不良反应的研究相反，另外两项关于白蛋白在颅脑损伤中应用的Ⅲ期临床实验发现，白蛋白具有优势。这两项实验的研究对象是蛛网膜下腔出血和脑卒中的患者[137-138]。在白蛋白应用方面，目前的研究最多提示应限制其在重度颅脑损伤患者中的用量。关于胶体液的适应证和使用中需要注意的问题，特别是白蛋白的使用问题，在第 61 章有详细的介绍。

在神经外科手术中，应慎重使用含淀粉类胶体液，一方面，其可造成凝血因子稀释性下降；另一方面，其直接干扰了血小板和Ⅷ因子复合体的功能[139]。其对凝血功能影响的大小与淀粉制剂的平均分子量和羟乙基取代基所占的比例成正比（参见第 61 章和 62 章）。已有多份病例报告发现，神经外科手术患者的出血与羟乙基淀粉的使用有关。事实上，所有这些报告中患者的淀粉类胶体的用量都超过了厂商建议的限量[140] 或者羟乙基淀粉连续数日的使用而达到推荐的极量，这可能导致蓄积效应[141]。目前应用小分子量、低取代级淀粉类制剂的应用范围较为宽泛。这类制剂在手术室的使用总体上是安全的[142]，也可用于重度颅脑损伤的患者[143]。是否使用这类胶体取决于各医院的态度。虽然羟乙基淀粉可以被正常用于颅脑损伤患者，但临床医师应遵照厂家推荐的剂量，并且对凝

血功能障碍的患者慎用。近期关于羟乙基淀粉制剂对 ICU 中危重病患者肾功能影响的报道使很多医师在任何临床工作中都不愿意使用羟乙基淀粉。应避免使用含右旋糖酐的制剂，因其影响血小板的功能。

长期以来，临床医师对高张液体在多发性损伤，特别是颅脑损伤患者复苏中的应用很感兴趣。然而，到目前为止，还没有科学的、令人信服的证据证实高张液体能够改善任何外伤患者的预后[144]。

血糖管理

血糖升高会加重脑缺血的观点被广泛接受。这种观点对既往脑功能正常的急性脑缺血患者可能适用，但不能外推至所有的"神经科患者"都需要非常严格地控制血糖。在急性缺血早期控制血糖可能有益（在临床上并没有非常确凿的证据）的观点可能被夸大。清晰的证据是，对正常脑组织而言为正常的血糖水平，对脑损伤（脑外伤或蛛网膜下腔出血）的患者而言将导致脑组织"低血糖"和严重的代谢异常[145-148]。这可能与创伤导致的高血糖状态有关[146, 149]。虽然应控制严重的高血糖以降低感染率，但对急性颅脑损伤患者（脑外伤或蛛网膜下腔出血）不应过于严格地控制血糖。正如一篇综述所述，受损伤的脑组织"偏爱甜食"[150]。作者的标准是，围术期血糖的干预值为 250mg/dl，目标是将血糖控制在 200/dl（译者注：原文如此，应为 200mg/dl）以下。最近指南推荐的标准是，对 ICU 中脑外伤患者的血糖应控制在 180mg/dl 以下，但不得低于 100mg/dl[151]。NICE-Sugar 研究将对照组的血糖控制在 140～180mg/dl[152] 是一个合理的范围。控制血糖时切记应防止低血糖的发生。控制血糖水平越低，这种警惕性应越高（见第 39 章）。

低温

低温对脑生理的影响及其脑保护机制见第 17 章。大量的动物实验发现，在标准的脑损伤和脊髓损伤动物模型上，浅低温（32～34℃）可减轻神经系统损害。基于这些研究，低温曾被广泛用于脑血管手术，尤其是动脉瘤，偶尔也用于对动静脉畸形的管理。然而，一项关于对分级较良好的动脉瘤手术的患者使用浅低温的多中心国际研究发现，在 1001 例患者中，神经系统的损害并没有得到改善[153]。临床上似乎应该放弃术中常规使用低温。

由于缺血被认为是导致创伤性脑损伤后神经损伤的原因之一[21, 154]，因此，低温在创伤性脑损伤动物模

型中也已被深入地研究[155]。动物实验结果证明有效，从而催生出一项关于低温的前瞻性多中心研究：在损伤后的 8h 内降温并维持低温（33℃）48h。但结果并未证明有益[156]。采用事后亚组分析显示，对年龄低于 45 岁、进入一个三级医院时的体温不低于 35℃ 的患者，如果将其随机分配在该研究的低温组，则预后明显改善。随后进行了另一项快速低温对预后影响的研究，即在损伤后的 2.6h 内降温至 35℃，4.4h 内降温至 33℃，结果依然为阴性[157]。

由于无确切的临床效果，浅低温不应像《麻醉》（Anesthesia）一书推荐的那样成为神经外科手术中的常规技术。低温技术通常限用于动脉瘤手术，是否应用取决于医院的态度。笔者选择性地应用浅低温技术，主要用于预计术中具有脑缺血高风险的患者。如果应用低温技术，当体温过低时，可能出现心律失常和凝血功能障碍。在患者苏醒前应充分复温，以防止出现寒战和高血压。

与神经外科手术中使用低温技术的情况相比，低温技术在心跳骤停复苏术后的应用更加广泛。两项多中心研究发现，对有目击者的心跳骤停成活的患者，在 4h 内将温度降到 32～34℃，持续 12～24h，则其神经功能的预后更好[158-159]。因此，这项技术被一个国际工作小组推荐广泛应用于临床[160]。

尽管浅低温有导致凝血功能障碍和心律失常的风险，但并未证实神经外科择期手术中采用常规的浅低温（32～34℃）存在上述风险。另一个需要指出的问题是，究竟测量身体的哪一个部位的温度最能够反映大脑的温度？观察发现，食管、鼓膜、肺动脉、颈静脉球的温度与大脑深部温度都很接近，而膀胱温度则不能反映大脑温度。切开脑膜后，大脑皮质的温度明显低于脑组织深部的温度和中枢温度。

麻醉苏醒

大多数神经外科麻醉医师认为应大力提倡"平稳"麻醉苏醒，即苏醒期避免出现咳嗽、屏气和高血压。应该避免苏醒期高血压，因为高血压可导致颅内出血和脑水肿形成[162-167]。在脑血管自主调节功能低下的情况下，高血压可因使血管充血而导致颅内压增高。同样原理，咳嗽和屏气也可使颅内压增高。胸膜腔内压的突然升高通过动脉和静脉系统的传递而引起脑动脉和静脉压力的一过性升高，可导致同样的后果：水肿形成、出血和颅内压增高。在某些手术中，应特别注意咳嗽问题。在经蝶窦行垂体手术时，外科医师打开蛛网膜后需再关闭蛛网膜，以防止发生脑脊液漏。如果这时出现咳嗽，可因突然大幅度增加的脑脊液压力而使关闭的蛛网膜重新开放，从而导致脑脊液漏。颅内与鼻腔之间通道的形成有导致术后脑膜炎的危险。一些操作可能损伤颅前窝底筛板，使空气通向一个单向阀门进入颅内，导致张力性颅内积气。这种情况仅在拔除气管导管后咳嗽时才可能发生。

目前有关评价"不平稳"苏醒的危险程度的临床资料仍较少。两项回顾性临床研究显示，术后高血压与颅脑手术后颅内出血有关[166-167]。然而，尚不清楚苏醒期高血压是否导致术后颅内出血，也未证实苏醒期一过性高血压与脑水肿形成之间的关系。麻醉动物研究显示，突然而急剧的血压升高可引起血脑脊液屏障受损，造成示踪剂外渗[163]，但并无资料证实咳嗽引起的一过性高压或苏醒期一过性高血压与脑水肿的形成有关。尽管如此，还是应采取措施防止这些事件的发生。前提条件是，这些措施本身并不增加患者的风险。

一种常用的处理开颅手术最后阶段循环高血压的方法是，预防性和（或）针对性地应用利多卡因和血管活性药物，常用拉贝洛尔和艾司洛尔[168]。其他药物如肼屈嗪、依那普利和地尔硫䓬的效果也很好。术中应用右美托咪啶也可减轻苏醒期的高血压反应[169]以及防止术后恢复室内高血压的发生[170]。

防止呛咳和屏气的方法也有很多。笔者有自己独特的方法。在手术结束时，我们鼓励受训医师"在保持患者自主呼吸的情况下尽可能多地应用麻醉性镇痛药"。该方法的理论基础是，可待因及其相关化合物具有镇咳效应（麻醉性镇痛药抑制气道反射）。我们也主张 N_2O 是最后被停用的挥发性麻醉药，使患者苏醒地更快、更平稳，并可避免患者处于 0.2～0.3MAC 强效挥发性麻醉药作用下的"迷糊"期。常用的方法是，在开颅手术即将结束时停用挥发性麻醉药，保留 N_2O 吸入。如有需要，可以推注或以 12.5～25µg/（kg·h）的速度泵注丙泊酚［译者注：原文如此。速度可能应该是 12.5～25µg/（kg·min）］。

神经外科手术麻醉苏醒期的另一个原则是，麻醉苏醒始于头部包扎完毕，而不是始于手术缝合的最后一针。适用于神经外科手术的麻醉药物的一个固有缺点是，头部包扎时的扭动可带动气管导管移动，从而引起严重的呛咳和屏气。我们在临床工作中还有一个细节，即在手术结束前的后期阶段，尽可能迟地应用肌松拮抗剂如新斯的明，以拮抗肌松效果。这样使我们在减浅麻醉的过程中而可能出现对麻醉深度的误判时，还存在一种"保护措施"（译者注：由于存在肌松，即使麻醉变浅，患者也不会出现呛咳）。在麻醉苏醒期，在减浅麻醉的过程中，减轻气道反应性以及防止呛咳和屏气的另一项常用且有效的措施是给予利多卡因。我们常在刚刚开始包扎头部时静脉注射利多卡因 1.5mg/kg。

基于防止呛咳、屏气和高血压处于优先地位的原则，现在还有一种在患者意识未完全清醒前拔除气管导管的做法。这种方法在某些情况下是可行的。然而应警惕的是，神经外科手术可导致神经功能受损，从而引起意识恢复延迟，或导致脑神经功能障碍。在这些情况下，最安全的办法还是等患者意识恢复，或者能合作且气道反射恢复后再拔管。

特 殊 手 术

多数与具体神经外科手术相关的问题是共性的，这些共性问题已在本章"神经外科一般性问题"一节中讲述。接下来的讲述将集中在一些特殊手术（框 70-8）。

幕 上 肿 瘤

神经外科最常见的手术是幕上肿瘤开颅切除术或活检术。其中又以神经胶质瘤和脑膜瘤最常见。术前应考虑的问题包括颅内压以及肿瘤的位置与大小。肿瘤的位置和大小可提示手术的部位和预计出血量，有时也提示发生空气栓塞的风险。大多数幕上肿瘤空气栓塞的发生率较低。但当肿瘤（通常是向外凸出的脑膜瘤）侵犯到矢状窦时很可能发生空气栓塞。因而，只有当幕上肿瘤靠近矢状窦后半部时，才考虑采取预防空气栓塞的措施，包括放置右心房导管。

对蝶鞍上的颅咽管瘤和垂体瘤切除的患者，术中可能需要在下丘脑或下丘脑周围操作（图 70-17）。刺激下丘脑可兴奋交感神经，导致高血压。下丘脑受损

框 70-8　特殊手术
• 幕上肿瘤
• 动静脉畸形
• 创伤性颅脑损伤
• 颅后窝手术
• 经蝶窦手术
• 清醒开颅 / 癫痫病灶切除手术
• 脑立体定位手术
• 颅内镜手术
• 介入手术
• 脑脊液分流手术
• 小儿神经科手术
• 脊髓手术

可导致一系列生理功能紊乱，特别是水平衡紊乱。尿崩症最常见，偶尔也可发生脑盐消耗综合征（cerebral salt-wasting syndrome），但相当罕见。水平衡紊乱一般出现较晚，常始于术后 12～24h，而非在术中。术后还可能出现体温调节紊乱。

经额叶下入路开颅术的患者有时表现为术后即刻出现意识障碍。牵拉和刺激额叶表面可导致患者嗜睡和清醒不彻底，表现为苏醒延迟或一定程度的去抑制化或两者都有。这种现象有时又称为"额叶分裂"。这种现象在双侧额叶受牵拉时比单侧更常见。这提示麻醉医师应在拔管前确保患者意识恢复，而不是仅凭估计清醒时间而擅自拔管。另一个提示是（但未经系统研究证实），当双侧额叶下部受牵拉时，应减少常用的镇静镇痛药（阿片类和丙泊酚输注）的用量。这是因为不影响大多数普通患者意识恢复的残余的低浓度镇静药往往影响这类患者的意识恢复。额叶下部入路最常用于嗅沟处脑膜瘤的切除，以及蝶鞍上肿瘤如颅咽管瘤和向鞍上扩展的垂体瘤的切除。

术前准备

患者出现明显的肿瘤相关的压迫症状，尤其是脑水肿时，术前应使用类固醇激素。如果患者没有使用激素，麻醉医师有责任找出原因。激素的使用最好于术前 48h 开始（见"类固醇激素"一节），虽然术前 24h 使用也很有效。最常用的药物是地塞米松，通常静脉注射或口服 10mg，随后每 6h 口服 10mg。为了避免颅内顺应性异常的患者出现 CO_2 潴留，所有存在肿瘤压迫症状的患者不应在手术室外使用术前用药（参见第 38 章）。

监测

常规监测技术的使用因医院的不同而异，但全麻下肿瘤切除术中行有创血压监测是统一的。对存在严重压迫症状和代偿空间很小的患者，应在麻醉诱导前放置动脉测压导管。最迟也应在上头架之前完成动脉穿刺测压。在诱导期和上头架的过程中可能出现高血压，对脑顺应性受损和自主调节功能丧失的患者，高血压可导致高风险。动脉血压监测也有利于麻醉苏醒期的血压管理。除了有创血压外，对手术中可能出现大出血（肿瘤侵犯矢状窦或大血管的肿瘤）的患者，如果外周静脉开放不够，应放置中心静脉压导管。如果没有其他指征，术中是否需要进行颅内压监测？我们认为没有必要。麻醉医师对麻醉药物和麻醉技术的认识非常充分，有能力在没有颅内压监测的情况下进行麻醉诱导。待打开颅骨之后，通过对手术野的直接观察

可以了解与颅内压监测一样的信息（参见第 49 章）。

麻醉管理

麻醉药物选择的原则见"颅内压的控制和脑松弛"一节。

动脉瘤和动静脉畸形

现代观念认为，颅内动脉瘤在蛛网膜下腔出血后应早期干预，理想干预期是出血后 24h 以内，最晚不超过 48h[171]。干预措施包括手术夹闭或血管内介入治疗[171]。后一种方法将在随后的"神经系统放射介入术"中讲述（参见第 90 章）。

早期干预治疗最初只针对评分较好的患者，如世界神经外科医师联合会分级（World Federation of Neurosurgeons，WFNS）Ⅰ～Ⅲ级，至多Ⅳ级（表 70-2）或 Hunt-Hess 评分Ⅰ～Ⅲ级（表 70-3）的患者，但现在早期干预的范围已扩展到大部分患者[171]。如果无法进行早期干预而必须进行手术治疗，则应将手术推迟至蛛网膜下腔出血后的 10～14 天以后，以安全度过

表 70-2　世界神经外科医师联合会（WFNS）蛛网膜下腔出血量化表

WFNS 等级	GCS 评分	运动缺陷
Ⅰ	15	无
Ⅱ	14～13	无
Ⅲ	14～13	有
Ⅳ	12～7	有或无
Ⅴ	6～3	有或无

GCS, Glasgow 昏迷评分

表 70-3　蛛网膜下腔出血后神经系统功能的 Hunt-Hess 分级

分级	标准*
Ⅰ	无症状或轻微头痛和颈强直
Ⅱ	中到重度头痛，颈强直，除脑神经麻痹外无其他神经功能障碍
Ⅲ	昏睡，意识模糊，或轻度局灶性神经功能障碍
Ⅳ	昏迷，中到重度半身瘫痪，可能出现早期去大脑强直和植物人状态
Ⅴ	深度昏迷，去大脑强直，濒死表现

* 存在严重的系统性（全身性）疾病，如高血压、糖尿病、严重的动脉硬化、慢性肺疾病以及动脉造影显示严重血管痉挛时，将患者分入更严重的一级中

血管痉挛的最危险期（即蛛网膜下腔出血后 4～10 天）。

早期干预的理论基础是多方面的：首先，动脉瘤夹闭或切除越早，再出血的可能性就越小（再出血是蛛网膜下腔出血后导致住院患者死亡的首因[172]）。其次，血管痉挛引起的缺血的治疗措施包括扩容和升高血压，早期夹闭动脉瘤消除了这些治疗引起的再出血的风险。以前的治疗方案要求患者绝对卧床约 14d，直至血管痉挛的危险期结束。早期手术夹闭动脉瘤可缩短住院时间，降低因长期卧床而出现并发症（深静脉血栓、肺不张和肺炎）的概率。

早期干预使外科医师的工作难度加大。蛛网膜下腔出血后早期脑组织的水肿程度要高于 2 周。此外，血液混入蛛网膜下腔后常导致一定程度的脑积水。10% 以上的蛛网膜下腔出血患者以后需行脑脊液分流术[171]。早期干预增加了术中动脉瘤破裂的风险，因为出血处的血凝块形成的时间很短，可能不足以堵塞原始出血点。所有这一切要求我们把减少颅内容物的容积（见"颅内压的控制和脑松弛"一节）的技术置于优先考虑的地位，以便清晰地暴露手术野并尽可能减少脑组织受牵拉。

术前评估

许多拟行颅内动脉瘤夹闭手术的患者直接来自于 ICU，ICU 的治疗直接影响到患者术前的状态。

静脉输液管理　对蛛网膜下腔出血后出现抗利尿激素分泌异常综合征（syndrome of inappropriate secretion of antidiuretic hormone，SIADH）的患者应限制输液。但是，蛛网膜下腔出血后的脑盐消耗综合征可导致低钠血症，而脑盐消耗综合征可能是脑组织释放尿钠肽的结果[173-174]。脑盐消耗综合征表现为低钠血症、低血容量和尿中高钠（>50mmol/L）三联征，伴有症状的血管痉挛[175]。鉴别脑盐消耗综合征和 SIADH 很重要。SIADH 以正常血容量或轻度高血容量为特征，治疗上应限制液体输注。脑盐消耗综合征与血管内容量减少有关。对这类患者在蛛网膜下腔出血后限制输液将导致容量不足加剧，对机体特别不利，应当避免[176-178]。虽然临床上区分这两种低钠血症（SIADH 和脑盐消耗综合征）可能很困难，但是治疗相对简单：以正常容量为目标输注等张液体（参见第 59 章）。

血管痉挛　麻醉医师应当判断患者是否出现了血管痉挛，以及已进行了哪些治疗。蛛网膜下腔出血后发生血管痉挛的原因是由于血红蛋白的裂解产物积聚在 Willis 环血管周围所致。尚不明确具体机制或调节

因素。钙离子通道可能参与其中，NO 以及内皮素系统也可能与血管痉挛有关[178-179]。

当临床上怀疑发生脑血管痉挛（典型特征是皮质感觉中枢的改变和新出现的神经功能障碍）时，应当推迟手术，改行 TCD、血管造影或其他影像学检查。对已证实的血管痉挛通常采用在下一段讲述的"3H"治疗，有时也采用球囊血管成形术或动脉内使用血管扩张剂[180]。

如果行手术治疗，术中应避免低血压，应将脑灌注压维持在接近清醒时的水平。低血压与血管痉挛患者的预后不良有关[181]。低血压是脑缺血的潜在诱因或者能加重已经发生的脑缺血[182-184]，这一点已是共识。这种观点甚至适用于 WFNS 分类 I 级的患者。此类患者在血压正常时也可能出现亚临床症状的局灶性脑缺血[39]。

ICU 治疗血管痉挛的方案通常包括联合应用高血容量、血液稀释和升高血压（译者注：即 3H 治疗）（参见第 105 章）。高血容量、高血压治疗血管痉挛缺乏充足的科学依据。前瞻性研究发现"3H"治疗方案以及单纯扩容治疗的效果均不佳[185-187]。虽然单独采用升高血压的措施有效[187-190]，但是血液流变学与血压的关系尚不明确。去氧肾上腺素和多巴胺是最常用的升压药，选择升压药首先应考虑全身的心血管状况。升压的目标值多种多样。大多数情况下，升压的目标为平均动脉压高于基础收缩压 20 ~ 30mmHg（译者注：原文如此，应该为基础平均动脉压）。有报道认为多巴酚丁胺可增加心排出量但不升高平均动脉压，增加脑血管痉挛区域的脑血流量[187]。也有人认为血细胞比容应当低至 30s（译者注：原文如此，应为 30%），但这不应作为主要的临床治疗目标。通常情况下，血细胞比容的降低常继发于作为升高血压的措施之一的高容量治疗之后。

钙离子通道阻滞剂　钙离子通道阻滞剂是目前治疗蛛网膜下腔出血的一部分。尼莫地平可降低蛛网膜下腔出血后脑缺血导致的并发症的发生率[191]，虽然血管造影发现其并不能降低血管痉挛的发生率[192]。蛛网膜下腔出血后的患者在入室前已使用过尼莫地平治疗。由于在北美地区尼莫地平只能口服，因而有研究探讨了以静脉使用尼卡地平代替尼莫地平口服的可能性。多中心研究显示，尼卡地平可降低有症状的血管痉挛的发生率，但不改善预后[193-194]。因此，尼莫地平仍是标准的治疗措施。对顽固性血管痉挛患者，直接经动脉使用钙离子通道阻滞剂（维拉帕米、尼卡地平和尼莫地平[195-198]）是首选。米力农和罂粟碱在临床上也有应用[197, 199]。

其他药物治疗　其他类别的药物也曾被尝试使用以预防血管痉挛，延缓缺血性损伤，但都没有成为常规。近期一项关于内皮素拮抗剂 clazosentan 的研究发现，其可降低死亡率，但对存活者的预后没有影响。有几项小样本的研究认为镁离子有效。然而一项随机对照的大样本研究发现，对蛛网膜下腔出血后 4 天内进行镁剂治疗的患者，镁剂并不能改善预后[200]。另外有几项关于他汀类药物在蛛网膜下腔出血后的应用的小样本研究。Meta 分析结果显示，他汀类药物虽然有减轻出血后缺血性损伤和降低死亡率的趋势，但差异并没有统计学意义[201]。虽然某些中心已经将他汀类药物作为当地的常规治疗，但是广泛应用尚需大样本的研究来证实。最近（2013 年 1 月）有报道称，动脉夹闭后，口服磷酸二酯酶抑制剂西洛他唑可以显著降低脑血管痉挛和延迟性脑梗死的发生率[202]。但该实验不是双盲设计，而且西洛他唑是一种血小板抑制剂，同时还是一种血管扩张剂。因此，虽然结果令人鼓舞，但在推广使用之前尚需进一步证实其安全性和有效性。

抗纤维蛋白溶解药　抗纤维蛋白溶解药曾被用于降低再出血的发生率。虽然其确实降低了再出血的发生率，但长时程以此为目的应用抗纤维蛋白溶解药却是以增加缺血症状和脑积水的发生率为代价的，总体上对预后不利。但是，在动脉瘤被控制前，早期、短时间使用抗纤维蛋白溶解药可能有利于预后[171]。

蛛网膜下腔出血相关的心肌功能障碍　蛛网膜下腔出血可导致大多可逆性的"顿抑"样心肌损伤。心肌功能障碍的严重程度与神经功能障碍的严重程度高度相关[203]，有时足以导致需要使用升压药物支持[204]。其机制尚不清楚，被认为是由儿茶酚胺介导的[205]。肌钙蛋白常升高，但升高的幅度尚未达到诊断心肌梗死的标准[206]。肌钙蛋白的峰值与神经功能损害和超声心动图下的心肌功能障碍的严重程度相关[204, 207]。

蛛网膜下腔出血后的患者通常出现心电图异常（参见第 47 章）[200]。除了典型的"峡谷状 T 波"外（图 70-14），还可出现非特异性的 T 波改变、QT 间期延长、ST 段压低和出现 U 波。心电图的改变与超声心动图所见的心肌功能障碍没有特定的关系[206]。心电图的异常并不能预示心脏疾病的发生和发展[208]。因而，如果心室功能良好，但心电图异常并且为非心肌缺血的典型表现时，无须特殊干预，也不需要改变治疗方案，但应警惕发生心律失常的可能。需特别注意的是，

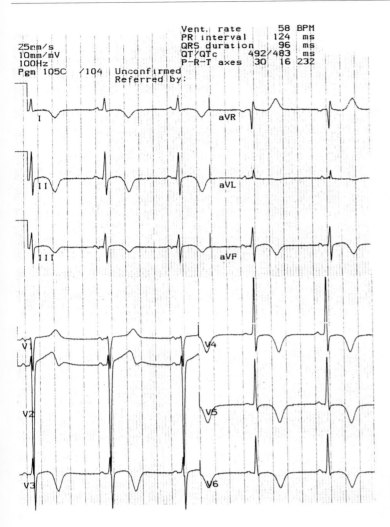

图 70-14　与蛛网膜下腔出血（SAH）相关的心电图异常。发生蛛网膜下腔出血后"峡谷状 T 波"是其典型特征

QT 间期延长（＞550ms）常出现在蛛网膜下腔出血后，尤其是严重的蛛网膜下腔出血患者[207]。这时患者出现恶性室性心律失常，包括尖端扭转型室性心动过速的风险增加[209]。

麻醉技术

重要的注意事项如下：

1. 绝对避免急性高血压，以免发生血管再破裂。
2. 术中维持脑松弛，以便实施动脉瘤手术。
3. 维持正常偏高的平均动脉压，以防止近期受损而现处于临界低灌注区域以及严重依赖侧支循环的区域的脑血流量明显下降。
4. 当手术医师试图钳夹动脉瘤或控制破裂的动脉瘤出血时，包括临时进行血管阻断时，都应精确地控制平均动脉压。

监测

有创动脉压监测有明确的适应证。如外周静脉开放不足，可放置中心静脉导管（参见第 49 章）。

麻醉药物的选择　能精准调控平均动脉压的麻醉技术都可选用，但当颅内压升高或手术野张力增大时，吸入麻醉可能不太合适。在动脉瘤夹闭手术中，唯一绝对需要的技术是防止阵发性高血压。再出血具有致命性[172]，而对蛛网膜下腔出血早期行动脉瘤夹闭术时，由于动脉瘤上的血凝块不牢固而极易发生再出血。麻醉诱导期的再出血尤其具有致命性。从破裂口处流出的动脉血难以通过脑脊液流出道（被血凝块填塞）而被迫渗入脑组织。由于此时颅内顺应性低（脑肿胀、脑积水），因而导致颅内压急剧升高。

控制性降压　控制性降压已不再作为常规（见前面的"动脉血压的管理"部分）。然而，麻醉医师应做好降压准备，一旦需要，应立即并精确地降低血压。在出血前就应做好降低血压的准备。我们在诱导前准备好硝普钠，并用 Y 形管连接到静脉通道上。由于输注药物的液体流速稳定，硝普钠输注速度的变化能迅速反映到中央室。各种降压药各有其优缺点。麻醉医师应当选择其最熟悉的降压方法，以便精确地控制平均动脉压。当出现活动性动脉出血时，麻醉医师需要将平均动脉压控制在 40～50mmHg，但这种情况不常见。如果出血开始时患者处于低血容量状态，则将血压精确地控制在此范围内相当困难。我们的经验是要维持血容量正常。

控制性高血压 在临时性动脉阻断时，为了增加通过侧支循环的脑血流量，可能需要提升血压（见随后的"临时阻断"一节）。此外，在钳夹动脉瘤后，有些外科医师需要穿刺动脉瘤的顶部以确定钳夹部位是否合适，此时可能需要暂时升高收缩压至 150mmHg。在以上两种情况下，均可使用去氧肾上腺素。

低碳酸血症 作为松弛脑组织的辅助手段，低碳酸血症曾一度常规使用。但因其可能加重脑缺血而深受质疑（见前面的"$PaCO_2$ 管理"部分）。因此，现在认为，除非存在降低颅内压和保持脑松弛的需要，否则应避免使用。

腰段脑脊液引流 曾实施脑脊液引流以使手术野显露地更清晰，但现在越来越少用，因为外科医师在手术中可以通过大脑基底池排放脑脊液来达到同样的脑松弛效果。如果放置腰段脑脊液引流管，应避免脑脊液流失过多。引流脑脊液时，应当避免动脉瘤壁与外界之间的压力梯度突然降低（脑脊液过度引流导致颅内压突然降低），这种突然性的减压可引起再出血。在确认腰段引流系统通畅后，关闭该引流，直到手术医师打开硬膜后再开放脑脊液引流。开放引流管，让脑脊液自由流入置于地面水平的引流袋内。在撤除撑开器后，应及时停止引流，以便脑脊液重新汇集，以减轻颅内积气的程度。术后一般立即拔除脑脊液引流管。

甘露醇 有些外科医师使用大剂量甘露醇（例如 2g/kg）。甘露醇在一定程度上可使手术野显露地更清晰，并减轻撑开器对脑组织的压力。除此以外，有证据显示，甘露醇还有其他优点。动物和人体实验均表明甘露醇可提高中度缺血区域的脑血流量，其机制尚不清楚 [210-213]。降低毛细血管周围组织的静水压或改变血液流变学（或两者均存在）可能是甘露醇这种作用的机制。通常在打开硬膜前，使用剂量为 1g/kg 的甘露醇。有些外科医师在临时阻断血流前 15min 再次输注 1g/kg 的甘露醇，认为具有增加脑组织灌注的作用。

临时阻断 在放置永久性血管夹前，为了限制动脉瘤内的血流，许多外科医师会在瘤体流入血管的近端先放置临时性的动脉夹。有时为了能暴露动脉瘤的颈部并完成夹闭，需要先"隔离"出动脉瘤（即需临时性阻断瘤体两端的血管）。这种方法常用于较大的动脉瘤。对于颈动脉虹吸段附近的巨大动脉瘤，可通过单独的颈部切口在颈内动脉根部水平进行阻断。Samson 等通过对神经功能预后的临床观察发现，体温和血压正常的患者可耐受 14min 以内的临时阻断。阻断时间越长，脑缺血损伤的可能性越大。如果阻断时间超过 31min，则脑缺血性损害达 100%[214]。另一项研究显示，阻断引起脑缺血的时间阈值为 20min[215]。有时对单个血管的临时阻断也会采用非正式的所谓"7min 原则"。阻断期间应将平均动脉压维持在正常高限水平，以提高侧支循环的血供。

脑保护 在麻醉药物的选择原则上，我们不应把药物可能具有脑保护作用而作为选择的依据。脑保护的主要措施包括维持平均动脉压以保证侧支循环的血流以及撑开器下脑组织的灌注，保持脑松弛以利于手术进行并减轻撑开器对脑组织的压力，限制临时阻断的时间，以及可能应用浅低温。某些麻醉药被认为具有脑保护作用（见第 17 章的讨论）。丙泊酚和依托咪酯最为大家所熟知。但是，动物实验表明，在标准的脑缺血损伤动物模型上，丙泊酚对脑缺血的保护作用并不比挥发性麻醉药强。旨在证明依托咪酯具有脑保护作用的局灶性脑缺血动物模型的研究结果发现，依托咪酯加重脑缺血性损害[216]。动脉瘤钳夹手术的临床观察也显示，依托咪酯使脑组织的 PO_2 降低，而地氟烷麻醉却可增加脑组织的 PO_2。进而在血管临时性阻断期间发现，使用依托咪酯导致脑组织中的 pH 严重降低，而地氟烷对脑组织的 pH 无影响[217]。由于无实验支持依托咪酯的有效性，不应使用依托咪酯。就挥发性麻醉药物而言，异氟烷曾被实验证实有脑保护作用。但是目前的实验研究发现，各种挥发性麻醉药对局灶性和全脑性脑缺血预后的影响并无差别[216, 218-220]。采用显著抑制脑电图的较高浓度的挥发性麻醉药与中等浓度（如 1MAC）相比，两者产生的脑保护作用也无差别[220-221]。但是，这些动物实验确实显示，与清醒状态相比，挥发性麻醉药可提高对脑缺血的耐受能力[219-220, 222]。同时，动物实验也证实，与单纯的 N_2O 复合麻醉性镇痛药的麻醉方案相比，相对而言，包含强效挥发性麻醉药的麻醉方案更具有脑保护作用[220, 222]。各种麻醉药物的脑保护作用的程度不同，并且缺乏与患者关联起来的证据，使标准教科书常不介绍具体的麻醉方案。选择麻醉药物最重要的目的是能精确控制血流动力学且苏醒及时。这两点决定了大多数动脉瘤手术的麻醉方案的制订。在麻醉药物中，只有巴比妥类药物被证实具有确切的脑保护作用（参见第 17 章）。但是，这类药物在血流动力学控制和苏醒方面存在着潜在的不良作用，因而不建议常规使用。巴比妥类药物可用于预计需要长时间血管阻断的手术。并且在这类手术中，当临时血管阻断致使在脑电图上观察到脑缺血时，使用巴比妥类药物的效果较理想[223]。

对存在脑血管痉挛或者发生脑血管痉挛风险很高的患者，维持其血红蛋白水平高于状态平稳的 ICU 患者的可接受水平（> 7g/dl）可能有益。最新的资料建议，最低的血红蛋白不应低于 9g/dl[190, 224]。

低温　正如前文"低温"部分所述，一项前瞻性研究显示，浅低温用于动脉瘤手术并不能改善神经功能的预后[153]。但是，一些曾经使用过浅低温的神经外科团队在临时阻断血管时仍然使用浅低温（32 ～ 34℃）。愿意接受麻醉延迟苏醒的医疗机构的医师团队才会使用较低温度的低温，以保证患者在苏醒前能得到充分的复温，从而避免患者在低体温下苏醒可能出现的极端高血压。

神经生理监测　诱发电位和脑电图已被用于临床监测，但两者的应用尚未普及[223, 225]。脑电图监测用于指导血流阻断期间的管理或指导阻断前降低脑代谢率的麻醉药物的使用[223]。有些外科医师在阻断时习惯性地把电极安放在危险区域的皮质区，但更常见的是置于额部 - 乳突部位的皮肤表面。在这个部位放置电极足以显示重要的缺血事件。在大多数情况下，如果认为需要阻断血流，则血管常会被临时性阻断，这时应观察临时阻断期间 EEG 的变化。如果 EEG 明显变慢，常用的处理方法是松开夹钳，升高平均动脉压，以及尽量缩短阻断时间或采用间断性的阻断方式。如果预计需要较长时间的阻断，则可使用巴比妥类药物（见前述）以产生爆发性抑制。这种情况非常罕见（参见第 49 章）。

术中血管造影　术中造影越来越多地被应用于颅内动脉瘤的管理。对麻醉医师而言，这种技术并没有带来太大的影响。但是应妥善固定患者头部的装置，以便 C 形臂通过而不影响气道管理和监测设备。

特殊部位动脉瘤的特殊问题

最常见的手术是动脉瘤位于 Willis 环上或 Willis

环附近。血管可能起源于前交通动脉、大脑中动脉、大脑前动脉、眼动脉、基底动脉的顶端和后交通动脉，少数起源于大脑后动脉。所有这些动脉瘤的处理对麻醉医师而言大同小异。一般采取仰卧位，头稍转向手术部位的对侧。

眼动脉瘤　眼动脉是颈动脉进入硬脑膜后发出的第一个分支，因周围有前床突和眼神经，使眼动脉瘤的手术操作比较困难。因此，对这类动脉瘤常需要临时阻断血管。外科医师常先分离颈部的颈动脉。当手术进行到探查通往动脉瘤颈部的确切分支的阶段时，外科医师常首先阻断颈部的颈动脉，然后阻断最接近后交通动脉起源部的颈动脉的颅内部分。在已被阻断的血管段内植入导管并连接吸引器。尽管此时的失血量通常不大，但仍需监测。

椎基底动脉瘤　该部位的动脉瘤手术常需采用侧卧位。手术需要暴露颅中窝和颅后窝，有发生静脉气栓的风险。虽然可能性很小，但也需警惕。皮质或体表 EEG 监测与椎基底动脉瘤的相关性较差，可用听觉或体感诱发电位进行监测[226]。与其他可能影响到脑干出现机械性或血管性损害的手术一样，在此类手术中应监测心血管反应，并立即将外科操作引起的心血管系统的突然改变通知外科医师。椎动脉、椎基底动脉连接处和基底动脉中部的手术中保留自主呼吸较为合适。在处理血管的过程中出现的呼吸暂停、喘息或其他呼吸模式的突然改变是脑干血供不足的重要指标，尽管这些改变不一定具有特异性[227]。现在处理这些动脉瘤大部分采用的是血管腔内的方法，偶尔需要心肺转流和深低温停循环[228]。

盖伦静脉瘤样畸形　盖伦静脉瘤样畸形（Galen aneurysm）是先天性的硬脊膜动静脉瘘，常在婴儿期采用血管腔内的方法进行治疗，对其的处理与动静脉畸形相同。这些方法涉及预测脑自主调节功能障碍的问题，将在接下来的内容中加以讨论。

动静脉畸形

大多数颅内动静脉畸形与动脉瘤手术的注意事项相似：避免出现急性高血压以及在出血时能够精确地控制血压。动静脉畸形的一个独特表现是"灌注压骤增"或脑自主调节功能障碍[229-230]。其特征性表现为突发性的脑充血和脑肿胀，脑组织有时表现为向颅外呈菜花状持续性地突出。这种现象常发生在长时间手术、较大的动静脉畸形手术的后期，是造成术后不能解释的脑肿胀和出血的原因。其机制尚未完全阐明。发生动静脉畸形的血管是一个大容量、低阻力的通路，可以长期使周围附近的血液向此通路内转移，造成血管支配区域处于低灌注的边缘。这部分脑组织的血管可能长期处于极度扩张状态。当动静脉畸形的血管被夹闭后，脑组织的高血压难以通过血管收缩机制进行调节。虽然这种解释表面上看起来与临床表现相符，但是实验证据并不完全支持这种解释[229-232]。至少部分血管充血并不是被动的，可能涉及神经源性或某种旁分泌的机制。

麻醉技术　虽然动静脉畸形术中发生血管破裂的概率非常小，但总体的麻醉管理原则与动脉瘤相同。具体的麻醉管理每家医院不尽相同。除了出现出血，我们一般不会采用控制性降压技术。我们认为，在正常压力下断流血管对动静脉畸形血管支配区域的周围脑组织产生的影响较小。如果出现顽固性脑肿胀，则严格控制血压至关重要，可通过降低平均动脉压以控制脑水肿。后者的理论依据是，受损区域的脑血流量是压力依赖性的，降低平均动脉压可以相应地减少脑血流量。在严重脑水肿期，我们联合使用低碳酸血症、低温和巴比妥类药物（用于配合控制性降压。正常情况下，我们一般慎用控制性降压，因控制性降压有导致脑缺血的风险）。这三种措施通过减少正常脑组织的容积而起作用，即低碳酸血症直接降低脑血流量，巴比妥类药物和低温具有降低脑代谢率和脑血流量的双重作用。低温还可减少巴比妥类药物的用量。所有的神经外科手术后均应防止高血压，而动静脉畸形手术后更应如此。因为动静脉瘤切除后，相邻区域的脑组织发生自主调节功能障碍，如果出现高血压，将导致脑水肿和脑出血。

颅 脑 外 伤

颅脑外伤患者的气管插管

对一个外伤性脑损伤（traumatic brain injury，TBI）的患者，麻醉医师参与协助治疗的第一个措施通常是进行气道管理。Glasgow 昏迷评分（GCS）为7 ~ 8 分（表 70-4）或更低的患者需要行气管插管和控制呼吸，以控制颅内压或（和）气道。对颅脑外伤不严重的患者，如果外伤导致心肺功能障碍或不能配合诊断性操作，也需要进行气管插管。麻醉医师在选择气管插管技术时可能会遇到诸多限制（框 70-9），包括：①颅内压增高。②饱胃。③颈椎情况不明。④气道情况不明（出血，可能有喉 - 气管损伤和颅底

表 70-4　Glasgow 昏迷评分

睁眼	
无睁眼	1
语言刺激时睁眼（译者注：原文如此，应该是疼痛刺激时睁眼。）	2
疼痛刺激时睁眼（译者注：原文如此，应该是语言刺激时睁眼。）	3
自发睁眼	4
言语反应	
无反应	1
含糊和无意义的发音	2
只能说出不适当的单词	3
可应答，但有答非所问的情况	4
表达清楚正确	5
运动	
无运动	1
异常伸展（去大脑强直）	2
异常屈曲（去皮质强直）	3
对疼痛刺激有逃避反应	4
对疼痛刺激定位反应	5
遵从指令动作	6
总分	3 ~ 15

框 70-9　可能影响颅脑外伤患者插管的因素

- 饱胃
- 颈椎情况不明
- 气道情况不明
  - 出血
  - 气道损伤（喉、环杓软骨）
  - 颅底骨折
- 容量状况不明
- 不合作 / 躁动
- 低氧血症
- 颅内压增高

骨折）。⑤血容量状态不明。⑥患者不合作、躁动。⑦低氧血症。没有绝对正确的方案，最好的方法是权衡各种因素的利弊和病情紧急程度的权重。麻醉医师不应一开始就过度关注颅内压，而应始终坚持复苏的 ABC 步骤：保持气道通畅、确保气体交换和保持循环稳定。这些措施比控制颅内压更重要。不能以预防插管时的呛咳或短暂高血压为理由，而冒着不能控制气道或引起严重低血压的风险。

颈椎

应当时刻注意某些因素可导致或加重颈椎损伤的可能性。大约 2% 的钝性外伤住院患者和 8% ~ 10% GCS 评分小于 8 分的严重创伤性脑外伤患者存在颈椎

骨折[233-234]。颈椎骨折的高发生率提示，对闭合型颅脑损伤的患者，在镇静药和肌松药诱导下的经喉镜明视插管可能导致脊髓损伤。虽然有些文献报道认为应将快速诱导顺序插管列为禁忌，但是另一些文献认为，快速诱导插管并不显著增加神经损伤的风险[235-238]。然而也有一种可能，即与插管相关的神经损伤被漏报了。Criswell 等的一项非正式调查[239] 显示此类事件比文献报道[240-241] 的要多得多。尽管如此，上述文献也认为多数情况下我们应该"忽略"这一问题，大多数需行气道控制的外伤性脑损伤患者都是采用镇静药 - 肌松药 - 直接喉镜下完成气管插管的。这些作者的观点是（可能是少数人的观点），插管加重脊髓损伤的风险是存在的，最可能的是存在寰枕关节区损伤的患者。对这种损伤本身采用影像学诊断也是困难的，麻醉医师应能够判断在何种情况下有时间允许进行进一步的检查或影像学评估。如果气道或颈椎情况不明，并且在并不迫切需要采用快诱导程序立即行气管插管的情况下，应当避免使用快速诱导直接喉镜插管（可导致寰枕关节过度伸展）。如果临床情况允许，可以考虑经鼻气管插管。但是应谨记，当存在颅底骨折和脑脊液漏时，经鼻插管可增加感染的风险。麻醉医师选择时应慎重（例如当存在明显的面部毁损伤时），并应能敏锐地感知气管导管前进过程中的非正常阻力。

如果采用镇静药 - 肌松药顺序插管（紧急情况下多用此法），标准的操作包括压迫环状软骨和保持脊柱轴线固定。曾经采用过的轴线牵引法已被轴线固定法所代替，因为前者在脊柱本身不稳定时会导致过度牵拉而引起脊髓损伤。目前最大型的一项临床系列研究结论认为，采用麻醉下经口气管内插管和肌松剂是明智的[235]。在插管的过程中保持患者的脊柱轴线固定，并将患者的枕部紧紧固定在背板上，以限制"嗅花位"的幅度（图 70-15）。毫无疑问，轴线固定方法将增加喉镜暴露的难度，但这也减轻了为暴露声门所必要的寰枕关节伸展的程度[242]。这种情况可能是由于喉镜对抗助手的压力而使舌和口底软组织更受压所致。有人主张在采用喉镜操作时不要移除颈托的后半部分（图70-15），因为其可作为肩部和枕骨间的支架以进一步限制寰枕关节的伸展。

在复苏过程中，在开始采用镇静 - 肌松药顺序插管前，麻醉医师应确认已准备好环甲膜切开装置，且在必要时有人能够快速和熟练地使用。近期受伤的脑组织对低血氧和低血压的耐受性极低[243]。有时难免会碰到气管插管失败。据巴尔的摩 Cowley 休克创伤中心的经验，环甲膜切开术或气管切开术的比例为0.3%[244]。与其他多种临床情况一样，在面对气管插

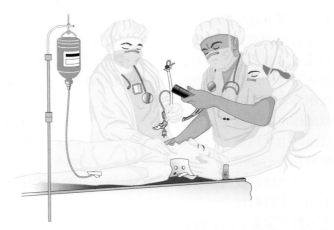

图 70-15　颈椎情况不明的急性创伤患者的气管插管。已用镇静药和肌松药。一助手轴线固定颈椎，使枕骨紧贴背板；另一助手压迫环状软骨。颈托后半部分仍保留，以限制寰枢关节伸展 *(Reproduced with permission from Stene JD: Anesthesia for the critically ill trauma patient. In Siegel JH, editor: Trauma: emergency surgery and critical care, Melbourne, 1987, Churchill Livingstone, pp 843-862.)*

管失败时，喉罩是一种非常有用的临时处理装置，也可作为环甲膜切开的一种替代方法，用于引导气管内插管。

正如第 17 章所述，虽然琥珀酰胆碱可能会增加颅内压，但增加的幅度很小，并且在重度脑外伤患者可能并不增加颅内压[8]。因此，不应将琥珀酰胆碱列为创伤性脑损伤患者的禁忌。当急需保持气道安全（保证氧供和控制 $PaCO_2$），且在其他方面没有禁忌时，应该使用琥珀酰胆碱。

麻醉医师在面对颈椎情况不明时该如何应对？这种情况应当越少越好。曾经的标准的"三视角"X 线平片（这项检查操作困难，假阴性率高）已逐渐被CT 扫描所代替。因为 CT 的检查速度快，扫描层面薄，而且可以对图像进行矢状面重建。一项大样本的Meta 分析认为，"单凭现代的多层螺旋 CT 足以排除创伤性、不稳定性颈椎损伤"[245]。但是有人还是担心CT 可能漏诊韧带损伤，因此对这种损伤需要用 MRI进行检查[246]。对于没有行颈椎影像学评估的清醒患者，几项临床调查发现，神志清楚、没有醉酒、没有显著移位损伤的患者，如果存在颈椎骨折，通常伴有疼痛、中线部位压痛、自主活动受限或神经损伤的症状[247-249]。因此，麻醉医师经常遇到因颈椎损伤情况不明而戴着颈托的患者。只要患者神志清楚，且没有症状，一般也没有必要采取特殊的预防措施。

麻醉技术

麻醉药物的选择　颅骨切开术最常用于清除硬膜

外、硬膜下或颅内血肿。这三种手术的麻醉方法相似。其指导原则在"颅内压的控制和脑松弛"一节中已经讨论过。总体而言，对脑血管具有收缩作用的麻醉药物优于那些对脑血管具有扩张作用的麻醉药物。除氯胺酮外，所有的静脉麻醉药物均有一定程度的脑血管收缩作用而可选用。前提条件是，这些药物需能维持血流动力学的稳定。所有吸入麻醉药物（N_2O 和所有强效挥发性麻醉药）均有一定程度的脑血管扩张作用。虽然使用吸入麻醉药物也可保持良好的颅内压水平和手术野的状态，但是当颅内压失控（或不明）或手术野"紧张"时，应停用吸入麻醉药而改用其他麻醉药物。如患者术后需保留气管导管，以麻醉性镇痛药（例如芬太尼）为主的麻醉和肌松药常常效果较好。所有的肌松剂均可使用，但有组胺释放作用的肌松剂（现已少用）应当以小剂量追加的形式缓慢滴定。对术后可立刻拔管的患者（例如急性硬膜外血肿患者在病情恶化前有短暂的清醒期），开颅后应调整麻醉方案。可根据手术野的情况决定采用吸入麻醉药还是短效的静脉麻醉药。投射物损伤或复合性颅骨骨折的患者在使用 N_2O 时，麻醉医师必须注意颅内积气的可能性。

监测　麻醉医师应认识到，尽快开颅是需要优先考虑的问题[250]。在建立静脉通道后，应当仔细权衡因为建立有创压力监测通路所致的开颅延迟的利和弊。动脉置管测压一般适用于所有急性创伤行开颅手术的患者。紧急情况下，常在麻醉诱导后放置。外周静脉输液通常可满足手术需要。在打开颅内压增高的患者硬膜后，由于解除了对脑干的压迫，可能出现血压剧烈下降[251]。适当的容量复苏可以缓解这种并发症。偶尔情况下，对矢状窦处凹陷性骨折患者应行心前区多普勒监测，并在外科医师评估静脉空气栓塞风险的建议下，考虑放置右心导管。

动脉血压管理　实验室研究已经充分证明，受损的脑组织对轻微的损伤（如中度的低血压和低氧血症）非常敏感[252-253]。虽然在人类这一因果关系尚未被完全证明，但是几项临床观察证实了成人创伤性脑损伤患者预后不良与轻度的低血压和低氧血症有关[243, 254-259]，小儿患者亦是如此[260]。这种对低血压敏感的原因，可能与损伤后 2~3 天内患者的部分脑区出现脑血流量降低[21, 31, 36, 261-262] 以及脑的自主调节功能受损有关[35, 263-264]。创伤性脑损伤患者脑血流量的特征为，创伤性脑损伤后脑血流量先降低，48~72h 后逐渐升高至正常，有时甚至稍高于正常水平[21, 31, 35-36, 261, 265-266]。研究证据表明，脑损伤后脑血流量降低与预后不良

相关[23, 36, 247, 253-254]，创伤性脑损伤后死亡的患者中很大一部分都存在缺血相关的病理性损伤[154]。这些结果导致神经外科医师、神经外科重症监护医师和麻醉医师更加强调创伤性脑损伤患者的血压维持问题。

对颅脑外伤的患者，适宜的血压是多少呢？系统研究，尤其是爱丁堡大学的研究表明：从 $SjvO_2$ 和 TCD 数据推导出的反映脑灌注的参数来看，当平均脑灌注压（CPP）（CPP=MAP－ICP）小于 70mmHg 时[255, 269-270]，脑灌注开始下降。许多中心把 70mmHg 作为脑灌注压的目标值。Robertson 等[271] 进行了一项临床研究，比较了创伤性脑损伤患者在 ICU 治疗中维持脑灌注压在 70mmHg 与 50mmHg 的区别。结果显示，前者反映脑部健康状况的指标虽然较好，但患者的预后并没有明显的改善。这显然是由于为了维持脑灌注压达 70mmHg 而导致呼吸循环系统并发症增加有关。因此，许多中心和权威人士将 60mmHg 作为脑灌注压管理的最低目标值[265, 272-275]。然而，脑外伤基金会（Brain Trauma Foundation）的最新推荐意见为临床医师提供了一个较宽泛的 CPP 推荐范围，即成人"脑灌注压目标值在 50~70mmHg"[68]。儿童与年龄相关的脑灌注压推荐目标值为 40~50mmHg[276-277]。

"在创伤性脑损伤后的前 2~3 天将脑灌注压维持在 60mmHg"可能是一个合理的建议。但临床上可能会出现一些其他相左的意见。有人会质疑这种"一刀切"式的方法不可避免地否定了创伤性脑损伤患者间在病理生理学上存在的差异性。的确如此，并非所有创伤性脑损伤患者的脑血流都会减少，也并非所有的创伤性脑损伤患者都存在脑血管自主调节功能障碍。尽管创伤后初期脑血流量下降是临床上最常见的现象，但确有患者出现脑充血[33, 37, 266, 278-279]。这种情况在脑实质损伤患者中要多于脑挫伤患者。这些患者即使在创伤后即刻出现脑血流量下降，也会在 24h 或更晚的时间出现脑充血高峰[32, 33, 37, 266-267, 279]。脑充血在儿童中可能更常见[280]（参见第 93 章）。有研究表明，提高灌注压并非对所有患者均有利。最可能受益的患者应该是：创伤性脑损伤伴有脑血管自主调节功能障碍、基础脑血流量低、颅内压增高和 GCS 初始评分低的患者[281-284]，因而提倡进行"目标导向治疗"[285-291]。但是，鉴别不同血流状态（连续脑血流量监测设备、TCD、$SjvO_2$）的方法尚未普及。某些拥有必要的数据分析能力的机构采用了另一种方法进行导向治疗。他们根据颅内压随平均动脉压（MAP）变化的关系找出所谓的"最佳脑灌注压"。△ICP/△MAP 比值最小的平均动脉压波动范围值被认为是脑血流自主调节功能良好的范围，也是该患者的目标血压范围[286-287]。这

种方法在大多数 ICU 中并不可行。结果是，尽管"目标导向治疗"这个概念看似极具吸引力，但将脑灌注压 60mmHg 作为目标值更常用。

目前至少有两种替代方法用于创伤性脑损伤患者的血压管理（图 70-16）。第一种就是所谓的 Lund 概念。其理论前提是，血压导致静水压性脑水肿的形成，而且过低的胶体渗透压和晶体液输注过量会加重脑水肿的形成[292-294]。最初提出时，Lund 方法需要在一定程度上进行脱水治疗（呋塞米利尿治疗、限制晶体液的输注），输注白蛋白以维持正常的胶体渗透压，以及输注美托洛尔和可乐定控制血压，以维持脑灌注压在 50 ~ 55mmHg。Lund 概念一经提出即备受争议，因为这种理论与大多数临床医师所熟知的维持脑灌注压在 70mmHg 的重要观念相悖，并且与后来的研究发现保持液体负平衡对创伤性脑损伤患者不利的观点相悖[257]。随着时间的推移（同时也由于部分以前支持维持脑组织高灌注的学者逐渐放宽了灌注压的控制范围[68, 265, 272-273]），Lund 概念的支持者对最初的方案做出了修改。新概念要求维持正常血容量，并且要求大多数患者的脑灌注压维持在 60 ~ 70mmHg。后者的提出一定程度上平息了对 Lund 观念的争议。但是，对颅内压控制不佳的患者，脑灌注压可能降至 50 ~ 60mmHg[135]，这一点仍受到质疑[295]。尽管 Lund 方法的支持者宣称该方法可以改善患者的预后，但这些报道中无一例外地都没有设置对照组或对照组设置不规范[136, 296-298]。目前北美地区还没有采用这种方法。

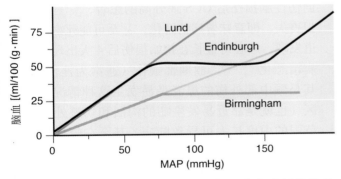

图 70-16　创伤性脑损伤后脑血流量（CBF）与血压的关系。关于脑损伤后的病理生理紊乱存在不同的认识，因此产生了三种脑灌注压管理策略。最常用的一种观点是 Edinburgh 观点（由其最初倡导者的机构命名）。它强调脑损伤后脑血流量降低，脑自主调节功能受损，需要维持脑灌注压 [平均动脉压（MAP）—颅内压（ICP）] 至 70mmHg。Lund 观点强调脑充血促进了颅内压增高。它主张使用降压药降低血压[292]，同时维持灌注压大于 50mmHg。最近主张将脑灌注压值升高到 60 ~ 70mmHg，允许偶尔低至 50mmHg[294]。Alabama 大学的观点称为 Birmingham 观点，它主张用药物诱导高血压。它的理论基础是脑的自主功能大部分完好，高血压将引起血管收缩，与此同时降低脑血容量和颅内压[299-300]

第二种方法是由位于伯明翰的阿拉巴马大学的神经外科医师倡导的（以该方法的主要倡导者的名字命名，有时也被称为"Rosner 概念"）。该方法认为控制性高血压可作为控制颅内压的辅助措施[21, 299-300]。这一概念基于以下理论：创伤性脑损伤后脑自主调节功能至少部分存在，平均动脉压的增加可引起脑自主调节介导的脑血管收缩，降低脑容量，进而降低颅内压[262]。这些研究者报道在当地的应用效果非常令人满意[300]。但其他的研究则报道，作为降低已升高的颅内压措施而言，该方法要么无效，要么使病情恶化[12, 301]。目前看来，Rosner 方法的拥趸者很少（译者注：原文在图 70-16 中介绍了三种方案，但在文字中只介绍了两种）。

面对这些不同的方法，麻醉医师究竟应该如何管理创伤性脑损伤患者？这些方法的一个共同主题是维持灌注压在不同的水平，维持脑灌注压在 60mmHg 或略高的范围内是最可能被大家广为接受的方法。如果单凭维持正常血容量而不能达到这个目标，则可使用去氧肾上腺素、去甲肾上腺素和多巴胺来升高血压。虽然确定了脑灌注压的推荐值，但是各自的做法不同，因此，需要与当地医疗机构的创伤科医师和神经外科医师沟通，以确定脑灌注压的目标值。

过度通气　低碳酸血症已经在"$PaCO_2$ 管理"部分中有详细叙述。已明确急性低碳酸血症对降低颅内压的有效性[12]。但大量的证据表明，过度通气可能有害[21-22, 27-29, 302]，因此应避免滥用。有证据表明，过度通气和由其引发的血管收缩可导致脑缺血[19, 27-30]，特别是在脑血流量的基础值较低的情况下尤其如此[30]。这种情况正是在颅脑外伤后前 48 ~ 72h 内常发生的情况[21, 31, 36-37]。颅脑外伤基金会召集的专家小组特别指出，"不推荐"预防性使用，"在颅脑损伤后的第一个 24h 内常存在脑血流量的显著下降，应避免使用过度通气"[68]。现有的资料则提示，对创伤性脑损伤患者应选择性地使用过度通气，而非常规使用。维持颅内压 <20mmHg，预防或逆转脑疝，尽量减少撑开器对脑组织的压力，以及利于手术操作仍是创伤性脑损伤患者术中管理的重要目标。如果其他方法难以达到这些目标，仍可使用过度通气。在手术开始前，麻醉医师应与外科医师就一些参数的管理达成一致。

液体管理　创伤性脑损伤患者的液体管理见前面的"血管内液体管理"部分。液体管理中关于液体选择的重要原则是防止血浆渗透压降低，力求避免胶体渗透压明显降低，即在大量液体复苏时（如失血量大于循环血量的一半），应混合输注胶体液和晶体液。临床目标是维持正常的血管内容量，以作为维持平均动脉压和脑灌注压的辅助部分。对于慢性液体负平衡，如采用联合中度液体限制和大量应用渗透性利尿剂，对患者不利，应当避免[257]。严重受损的脑组织释放入血的促凝血酶原激酶足以导致消耗性凝血功能障碍[303-305]。应进行相应的实验室检查并予以替代治疗。在麻醉管理的早期测定血浆渗透压有助于评价前期给予的甘露醇和羟基乙基淀粉的蓄积作用。关于高张液体的使用和胶体液的相关属性已在"血管内液体管理"中讨论过。创伤性脑损伤的患者可发生脑缺血，因此，与病情稳定的危重患者的 7g/dl 的血红蛋白的要求相比，对创伤性脑损伤患者要求的血红蛋白水平应更高一些。但这方面的可供参考的信息比较少（参见第 61 章和 105 章）。一项通过观察脑组织氧分压变化的研究建议，这类患者的血红蛋白应维持在 9g/dl 以上[224]。

监测

颈内静脉血氧饱和度　颈内静脉氧饱和度（$SjvO_2$）监测已用于指导颅脑损伤患者的管理[27-30, 38, 255, 270-271, 306-307]。其原理是：脑血流量不足或处于边缘状态将导致氧摄取增加，从而使动-静脉氧含量差增大，$SjvO_2$ 降低。正常人的 $SjvO_2$ 为 60%～75%。当 $SjvO_2$ 小于 50% 达 5min 时，通常认为是"颈静脉血失饱和"。大量研究资料表明，减轻过度通气、提高 MAP 或控制性高血容量等干预措施可使降低的 $SjvO_2$ 得以改善。$SjvO_2$ 是对整个大脑的氧摄取进行评估。可以预见，其对单纯的局灶性脑损伤的评估的敏感性有限。已有资料表明，$SjvO_2$ 降低并不能反映局部的脑组织灌注不足[27-29, 31]。Stoccheti 等[308] 发现，单侧放置 $SjvO_2$ 导管本身就存在固有的缺点。他们观察到，两侧的颈静脉球氧饱和度的差值平均为 5.3%±5%，血红蛋白氧饱和度差值可高达 15%[308]。

尽管有成功使用 $SjvO_2$ 监测的报道[38, 309-310]，但我们认为，这种方法尚不足以被广泛推荐用于术中监测。当然，在排除明显的假阴性结果的情况下，在 ICU 中，它有望成为一种趋势性的监测工具，以判断当 CPP 或过度通气达到何种水平时会出现脑灌注不足，但须警惕其假阴性的概率相当高[27-29, 37]。这种技术不只是能用于监测脑组织灌注。高 $SjvO_2$ 提示患者出现颅内压增高，高灌注是颅内压增高的重要促发因素，因此，积极降低脑血流量（如过度通气、巴比妥类药物）可能对患者有利。

脑组织 PO_2 监测

脑组织 PO_2（$PbtO_2$）已用于指导创伤性脑损伤和蛛网膜下腔出血患者的治疗，但有关此方法改善预后的报道不多[301-315]。$PbtO_2$ 的正常值应大于或等于 20～25mmHg，如小于或等于 10～15mmHg 则被认为有发生低氧性损伤的危险。一项研究发现，尽管脑灌注压 ≥ 60mmHg 或者颅内压 <25mmHg，仍有 29% 的 GCS 评分 ≤ 8 分的创伤性脑损伤患者的局部脑组织的 $PbtO_2$ ≤ 10mmHg[274]。该研究结果看似应鼓励使用这一监测技术。但 $PbtO_2$ 监测存在着与 $SjvO_2$ 监测正好相反的问题：$PbtO_2$ 仅监测电极尖端周围脑组织很小区域的氧饱和状态。如果将电极放置在离受损区域较远的地方来测量脑部整体的氧合，就不能"观察"到受损处的不良事件[316]。如果监测部位位于不可逆性脑损伤区域，则该监测似乎也难以发挥指导治疗的作用。迄今为止，$PbtO_2$ 监测既未被标准化，也未被广泛应用。

对颅脑外伤患者行非神经外科手术时的颅内压监测　在理想情况下，神经外科的会诊意见已经明确，通常也无须麻醉医师来决定是否需要手术。但有时确实需要麻醉医师参与决策，其相关内容包括：

1. **意识水平**　任何时候，如果发现患者意识丧失（或失忆）或 GCS 评分 <15 分，则应进行 CT 扫描。如果 CT 扫描提示基底池受压（显示幕上无代偿空间）、中线移位、脑室消失以及任何可能的颅内损伤（如挫伤、小的硬膜下损伤），则术中应考虑进行颅内压监测，并在创伤性脑损伤后的 48h 内行全身麻醉。对 GCS 评分高的患者也不应放松警惕。创伤性脑损伤后 GCS 评分高的患者，一旦出现意识丧失，即意味着病情恶化，甚至可能死亡。有报道发现，患者可最长在初始损伤后 4 天出现延迟性病情恶化[317-318]。额颞部损伤（通常为挫伤），尤其是颞中部外伤的患者最易发生这种情况。该脑区（也就是靠近易发生疝的沟回和切迹处）损伤范围的中度扩大可导致脑疝，甚至在较低的颅内压（20mmHg 左右）时也可发生脑疝。在我们的医院，神经外科医师会建议此类患者应避免使用麻醉药品。如果必须行长时间的全身麻醉，则建议使用颅内压监测。

2. **损伤时间**　损伤后的时间越长，越不需要进行颅内压监测。病情的恶化可延迟至伤后 48h 出现[317]，个别文献报道可长达 4.5 天[318]。在这个时间段内，对 CT 检查证实有损伤且 GCS<15 分的患者应进行监护。

3. **手术的性质和时间**　俯卧位 6h 以上的脊柱手术发生颅内压不良事件的风险显然要高于 20min 的手

臂清创缝合术。

低温

缺血性损害无疑是创伤性脑损伤的病理生理改变的一部分，浅低温在动物实验中对脑缺血有显著的保护作用。在此基础上开展了对脑损伤行低温保护的动物实验研究，提示低温可改善预后[155]。随后开展了几项关于创伤性脑损伤患者低温保护作用的单中心前瞻性研究[319-322]。这些研究均发现，患者对长时间的浅低温（32～34℃）具有良好的耐受性，同时发现浅低温改善了颅内压和预后，据此开展了一项多中心研究。这项多中心研究要求对创伤性脑损伤患者在 8h 内进行低温治疗。结果发现，低温对患者的总预后无改善作用[156]。考虑到外伤后 8h 内行低温治疗可能太晚，因而进行了另外一项研究——在外伤后 2.5h 内达到预定的低温目标值，但结果依然为阴性[157]。从这些结果来看，低温在创伤性脑损伤治疗中的作用与文章中所写的不一样，并无明确的保护作用。然而学者们对低温治疗的兴趣不减，研究仍在继续。对前面引用的两项研究的数据进行再分析发现，如果颅内血肿的患者被随机分配至低温治疗组，则这些患者的预后得以改善[323]。目前，欧洲正在进行一项有关低温对颅内压增高的治疗作用的多中心研究[324]（参见"低温"部分）。

颅后窝手术

有关颅后窝手术（表 70-5）的大部分应注意的问题在本章"共性问题"部分已讨论过，包括坐位、心血管影响、合并症（例如四肢麻痹、巨舌症）、颅内积

表 70-5　颅后窝手术相关注意事项及其在本章中讲述的位置

应注意的问题	讲述位置（节 / 段）
坐位对血流动力学的影响	体位，坐位
静脉空气栓塞	静脉空气栓塞
反常空气栓塞	静脉空气栓塞
脑干和脑神经手术对血流动力学的影响	颅后窝手术
巨舌症	体位，坐位
颅内积气	颅内积气
四肢麻痹	体位，坐位

气和静脉空气栓塞和反常性空气栓塞。采用坐位可使颅后窝手术操作更方便，但增加了上述并发症的发生率，虽然这些并发症在非坐位时也可能发生。本节主要讲述颅后窝手术对脑干直接刺激的相关心血管效应以及对术后管理的影响。

脑干刺激

刺激脑桥下部、延髓上段和第Ⅴ对脑神经的轴外部分可导致一系列的心血管反应。在第四脑室底部手术时常刺激脑桥下部和延髓上段，在桥小脑角或邻近部位手术时 [如听神经瘤、第Ⅴ对脑神经（三叉神经痛）、第Ⅶ对脑神经（半侧面部痉挛）或第Ⅸ对脑神经（舌咽神经痛）微血管减压术] 常刺激脑桥下部和延髓上段。心血管反应包括心动过缓和低血压、心动过速和高血压、心动过缓和高血压以及室性心律失常[325]。对这些部位进行手术操作时，必须仔细观察心电图的变化并行直接动脉测压，以便及时提醒外科医师，防止损伤邻近脑神经核和呼吸中枢。药物治疗心律失常可能会掩盖有警示作用的体征。

在准备拔管以及术后监护时均应考虑到颅后窝内的组织结构在手术中可能受到的刺激和损伤。特别应注意的是，当涉及第四脑室底部的分离手术时，可能损伤该区域的脑神经核，或术后该区域可能出现水肿，或者两者均发生。脑神经功能障碍，特别是第Ⅸ、Ⅹ和Ⅻ对脑神经功能障碍可导致上呼吸道控制和开放功能丧失，脑干水肿可导致脑神经功能障碍和呼吸驱动力受损。颅后窝的空间相对较小，其代偿空间比幕上空间更为有限。相对较轻的水肿即可导致意识、呼吸驱动力和心脏运动功能异常。麻醉医师应与神经外科医师充分合作，就可否拔管以及术后监护的地点（如 ICU 还是 ICU）等进行协商。

曾提倡在存在损伤呼吸中枢风险的手术中保留自主呼吸。现在已经很少保留自主呼吸，因为呼吸中枢和心血管中枢距离很近，可通过心血管的反应来反映呼吸中枢的受损情况。我们的观点是，当血管阻断（在椎基底动脉瘤手术中阻断破裂的血管时[326]）"危及"脑干时，监测呼吸模式的变化可能具有意义，而牵拉或分离等直接机械动作损伤脑干时，监测呼吸模式的变化意义不大。

在颅后窝手术中，可采用多种电生理监测技术，包括体感诱发电位、脑干听觉诱发电位和面神经肌电图监测。面神经肌电图监测要求患者处于无肌松或不完全肌松状态。体感诱发电位监测需要限制一些麻醉药的使用。这些已在第 49 章进行了讨论。

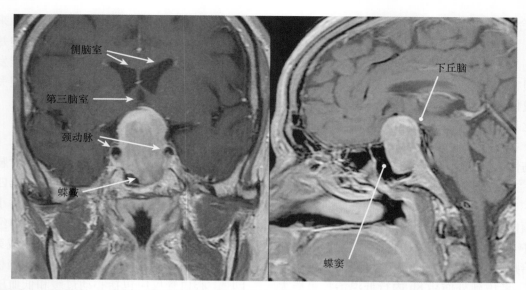

图 70-17　垂体肿瘤侵犯蝶鞍区。左侧图示肿瘤侵犯颈动脉（海绵窦内），脑室受到压迫变形。肿瘤向上生长就可能压迫视神经交叉。右图示鞍区（包括颅咽管）肿瘤，可能侵犯下丘脑。位于肿瘤上方，像帽子一样的密度略高（白色）的区域是正常的下丘脑组织

三叉神经节球囊压迫

　　球囊压迫三叉神经节是可能导致心律失常的另一种情况。该操作是通过在 Meckel 腔内快速充气 Fogarty 式球囊以达到毁损第 V 对脑神经的目的[327-328]。将该球囊从颊部和上颌骨下方经皮置入。手术最好在全身麻醉下进行，因为穿刺针进入 Meckel 腔和球囊压迫（持续数分钟）的刺激都很强。此时可发生严重的短暂性心动过缓，这也是证实压迫作用确切的体征。虽然有建议需要放置体外起搏电极，但我们认为没有必要。

经蝶窦入路手术

　　经蝶窦入路的蝶鞍部手术常用于切除蝶鞍内及邻近部位的肿瘤（图 70-17）。病变多来源于垂体，最常见的病变是分泌催乳素的微小腺瘤和无分泌功能的巨大腺瘤。前者多见于继发性闭经或溢乳的妇女。无分泌性腺瘤表现出明显的压迫症状（如头痛、视物模糊和垂体功能减退症状），并且在就诊时肿瘤就较大。由于肿瘤压迫垂体组织，这类患者常表现出垂体功能减退的症状。其他三种不常见的垂体肿瘤是：分泌生长激素的肿瘤，可导致肢端肥大症；分泌促肾上腺皮质激素（adrenocorticotropic hormone，ACTH）的肿瘤，可导致库欣病；罕见的分泌促甲状腺刺激素释放激素的肿瘤，可导致甲状腺功能亢进。对这类患者的围术期管理已有详细的综述[329]。

术前评估

　　术前评估的重要内容是对患者的内分泌功能和视力情况进行评价。总体而言，当垂体病变增大并压迫垂体组织时，垂体功能受限。激素功能丧失的次序为：首先是促性腺激素，其次是生长激素，再次是 ACTH，最后是促甲状腺刺激素（thyroid-stimulating hormone，TSH）。ACTH 减少可导致肾上腺皮质功能减退。这一点需要特别注意，因为接下来患者可能出现急性肾上腺皮质危象（艾迪生病危象），尤其在手术刺激下更易出现。术前应对严重的肾上腺皮质功能低下及其合并的低钠血症予以纠正。甲状腺功能低下并不常见。但如术前发现严重的甲状腺功能低下则应纠正，因为甲状腺功能低下的患者常不能耐受麻醉药物的心血管抑制作用，也应高度重视垂体分泌功能亢进的表现。分泌 ACTH 的腺瘤（库欣病）通常伴有高血压、糖尿病和向心性肥胖。进行性肢端肥大症的患者可出现舌体肥大和声门狭窄，应进行相应的气道评估。患者的真皮层增厚，使血管内置管更加困难。亦可出现高血压和心肌病（参见第 38 章）。

监测

　　许多医师主张放置动脉导管，因为手术时通常需要自鼻黏膜注入含有肾上腺素的局部麻醉药，此时动脉导管有利于血压的监测。如果术后患者出现尿崩症，动脉置管也便于采血。经蝶窦入路手术的失血量一般不多。海绵窦是蝶鞍区的边侧缘，内有颈动脉通过（图 70-17）。在切除较大肿瘤时，如果涉及海绵窦，

将导致极其严重的出血。另外，在某些患者，两侧的海绵窦由一片宽大的静脉窦相连，可以覆盖整个蝶鞍区的硬脑膜，使经蝶窦的蝶鞍区手术风险极高。有时不得不放弃经此路径行垂体手术。

麻醉技术

虽然向蝶鞍上生长的肿瘤偶尔可导致脑积水（图70-17），增高颅内压，限制了一些麻醉技术的使用，但总体而言此类手术麻醉药物的选择范围是很宽泛的。手术时常采用仰卧位，并取一定程度的头高位以防止静脉回流受阻。咽部填塞可防止血液进入胃内（导致呕吐）或聚集于声门部位（引起拔管时呛咳）。有一种RAE型导管很适用。可将其固定于手术医师优势手对侧嘴角的下颌骨上（例如对右侧优势手的医师来说是左侧嘴角）。可将小型食管听诊器和温度探头与气管导管固定在一起。从下唇开始用消毒巾（一张边缘带有黏性的塑料单）将所有的管线包裹起来，使之像面纱一样自下颌处垂下去，以避免管线与消毒液接触。

这类手术通常需要在 C 形臂机图像增强系统下完成（侧位图像）。因此，在铺巾后，麻醉医师难以再接触患者的头部和手臂。宜将神经刺激仪固定于下肢。手术通常采用经鼻腔入路，切口位于上唇内侧或鼻孔内。术中对鼻黏膜表面用局部麻醉药和肾上腺素浸润，此时应注意观察有无心律失常的发生。

手术对 CO_2 管理的要求视情况而定。有些情况下，要求使用低碳酸血症以减少脑容积，从而最大限度地减轻蛛网膜凸入蝶鞍的程度。手术需要重点关注的问题之一是应尽可能避免切开蛛网膜，以防切开蛛网膜引起脑脊液漏。术后脑脊液漏可发展为持续性的，易引发脑膜炎。相反，蝶鞍上的肿瘤在 CO_2 正常的情况下有助于病变组织进入蝶鞍而便于切除[330]。为了达到同样的有利于手术切除肿瘤的目的，另一种方法是将盐水"泵"入腰段的蛛网膜下腔[331]。

应力求麻醉苏醒平稳（见"麻醉苏醒"部分），尤其是对脑脊液腔隙被打开过（随后用纤维胶封闭或用脂肪或肌肉充填蝶窦）的患者。像咳嗽或呕吐一样，反复、剧烈的 Valsalva 动作可导致脑脊液漏口重新开放，并增加继发性脑膜炎的风险。应将气道清理干净，包括血凝块。考虑到可能出现持续性脑脊液漏，外科医师可能在手术后的早期在腰段放置脑脊液引流管以持续减压。

尿崩症

抗利尿激素（antidiuretic hormone，ADH）是在下丘脑视上核合成的，经视上核 - 垂体束转运到神经垂体。在经蝶窦肿瘤切除术中，这部分垂体通常予以保留。即使神经垂体被切除，一般也不影响体内水的平衡，推测可能是由于 ADH 可从通道的切口端释放出来。如果垂体柄被横断，有时即使神经垂体仍保持完整，也可发生一过性的尿崩症。尿崩症很少发生在术中，常发生在术后 4 ~ 12h。临床特征为多尿并伴有血浆渗透压升高。通过比较尿与血浆的渗透压可做出诊断。低渗尿和血浆渗透压进行性升高可明确诊断。真性尿崩症患者的尿比重低（≤ 1.002），但现已很少使用尿比重测定。

确诊尿崩症后，输液管理方案为：每小时的液体维持量加上前一个小时尿量的 2/3（另一种方案是前一个小时的尿量减去 50ml，再加上液体维持量）。补液的种类应根据患者电解质的检查结果而定。患者丢失的液体通常为低渗和低钠溶液。4.5% 盐水和 5% 葡萄糖液通常用于液体的补充。当大量使用 5% 葡萄糖液时，应注意高血糖症的可能性。既往曾经采用过的维持量加前一个小时尿量的补液方案是不合理的。它会使麻醉医师和患者处于"瞎忙活"状态。由此产生的医源性的容量"超负荷"将使患者无法恢复容量正常；再加上维持量的标准较宽松，终将导致患者容量负荷持续升高。如果患者每小时需要量超过 350 ~ 400ml，通常使用去氨加压素。

清醒开颅术和癫痫手术

当肿瘤或癫痫病灶接近语言和运动皮质（术中要求患者讲话或做出动作）或接近颞正中部短期记忆部位时，需施行清醒开颅术。多数患者为颞叶癫痫。在MRI 中常见器质性病变。有些患者曾有过外伤史。

术前评估

大多数患者术前将进行 Wada 测试或（和）视频脑电监测分析[332]。近年来，逐渐采用 MRI 或（和）正电子发射计算机断层扫描（positron emission tomography，PET）来进行术前功能评估。Wada 测试是将戊巴比妥钠注射入颈动脉以选择性地麻醉大脑半球，用于定位控制语言中枢的半球或（和）是否存在两侧半球的短时记忆。颞叶的后外侧部分主管语言，正中部主管记忆。

放置脑电图电极的麻醉

视频脑电监测被用于确定临床症状性癫痫灶的定位。通常需要在硬膜下放置条状电极（通过颅骨钻孔）或硬膜下电极栅（需要开颅）。较少的情况下，

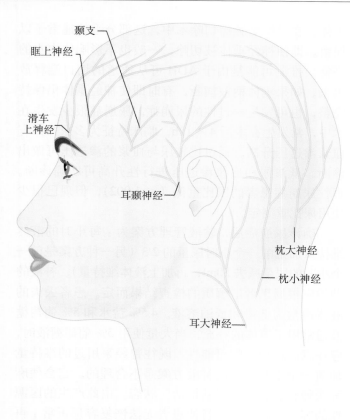

图 70-18　头皮的皮神经

需将电极放置于脑实质，通常置于颞叶内（在立体定位下通过钻孔放置），或者在直视颞叶表面的情况下放置。后者常为卵圆形电极。操作使用的针与硬膜外穿刺针类似。穿刺点位于嘴角外侧大约 2cm 处。穿刺针通过软组织，经颧骨的颞突下方和下颌骨分支的内侧，向上到达颅底卵圆孔附近。该操作常在"监护下的麻醉"（MAC）下完成。当穿刺针到达颅底刺激骨膜时应使用小剂量麻醉药，通常是丙泊酚。放置好相关电极后，应停用患者的癫痫治疗药物。将患者置于观察室，连续观察脑电图和患者的行为。采用这种方法，通过观察临床癫痫发作时脑电图的改变可以确定癫痫的解剖定位。

麻醉前评估和准备

术前访视时，应就操作过程、持续时间，以及术中避免体动等方面的知识对患者进行宣教。应了解患者癫痫发作的前兆及发作时的情况，以便术中能及时识别，同时需要确认患者是否有癫痫大发作病史。如果术中需要通过皮质电图以确认癫痫灶，则通常在预判患者发生难控性癫痫风险的基础上，选择停用或减半使用抗癫痫药物。应避免使用具有抗惊厥作用的术前用药（例如苯二氮䓬类）。这些药物可干扰术中脑电图的定位（参见第 38 章）。

麻醉技术

选择麻醉技术的目的包括：

1. 尽量减轻患者操作部位的疼痛及长时间手术时活动受限造成的不适。
2. 在测试患者对皮质刺激的语言、记忆、运动 / 感觉等反应时，应确保患者的反应性和依从性。
3. 选择对自发癫痫活动抑制作用最小的麻醉技术。

达到上述目标的镇静方法有很多。这些技术包括轻度镇静、保留自主呼吸开放气道的深度镇静（伴有间断无反应性）、使用喉罩（laryngeal mask airway, LMA）的睡眠-清醒-睡眠技术。这个过程中需要用喉罩进行气道管理，甚至行气管插管和正压机械通气。从麻醉一开始，麻醉医师就应该明白实施清醒开颅术的主要麻醉方式是局部麻醉。镇静并不能抑制因神经阻滞和头钉固定点浸润不完善所造成的疼痛（图 70-18）。虽然麻醉医师在增加患者的舒适度以及提高对疼痛性操作和长时间制动的耐受性方面可以做很多工作，但对一个需要保留自主呼吸、气道未受保护且在操作中无法接近气道的患者，麻醉医师不能陷入思维的误区，认为这时我们的责任仍是为患者提供一个完善的全身麻醉。

可选择的镇静方法有很多。一些麻醉医师（包括笔者）主要用丙泊酚[333-334]，必要时也可联合使用小剂量的瑞芬太尼 [例如瑞芬太尼 0.02 ~ 0.05μg/（kg·min）] 或者右美托咪啶 [0.2μg/（kg·h）]。其他组合包括丙泊酚复合芬太尼或瑞芬太尼、复合右美托咪啶加或不加瑞芬太尼，都是合理的[335-337]。联合用镇静药物时必须特别注意，尤其是在联合使用麻醉性镇痛药物时，这些药物与丙泊酚合用对呼吸的抑制具有协同作用。尤其是在使用针型固定器时更应注意，因为使用针型固定器后，当发生呼吸过度抑制或气道梗阻时，麻醉医师的操作将严重受限。在 EEG 记录前应停止丙泊酚输注至少 15min。尽管丙泊酚清醒快，但在 EEG 上仍然会留下印迹，特征为高频、高波幅的 β 波，它可干扰皮质表面的 EEG[333]。右美托咪啶除了有镇静和抗焦虑作用外，还具有镇痛、呼吸抑制作用轻等优点，使其应用越来越广泛[337-341]。许多关于右美托咪啶的研究显示，其可为功能性检查提供满意的条件，在脑刺激确定语言中枢以及脑皮质电图检查时，右美托咪啶持续输注的速度为 0.1 ~ 0.5μg/（kg·h）[337, 339, 342-343]。有报道认为，使用右美托咪啶后需要很长的停药时间才能使患者的反应性恢复[340, 344]。因此，在认知功能检测时推荐的输注速度为较低剂量的速度 [（0.1~0.2μg/（kg·h）]$^{[342]}$。应常规使用止吐药（如昂丹司琼、地塞米松，或两者均用），特别是在使用了麻醉性镇痛药的情况下。

有几个报道称在开颅时可使用喉罩，保留自主呼吸或行控制通气。在脑组织暴露后，停止使用镇静药并拔除喉罩$^{[338-340, 342, 345-346]}$。虽然这些方法都有效，但应注意的是，使用喉罩的患者大多数没有采用头钉。在使用清醒 - 睡眠 - 清醒的技术中，需要插管 - 拔管 - 再插管。一种特制的气管导管可以使局部麻醉药涂抹在声门和气管上，以减轻患者的不适$^{[347]}$。

常规无创监测已足以保证围术期安全。如果手术中要求深度镇静，则必须应用二氧化碳分析仪。二氧化碳分析仪可以显示每一次呼吸的波形，以确认气道是否通畅以及呼吸驱动力是否正常。通常这类手术的时间较长。应注意提高患者舒适度的细节问题（如加温毯、羊毛毯和室内温度），以提高患者的耐受性。

放置针型固定器（不是所有的人都用针型固定器）和开颅时患者将感到不适。许多患者在进行硬脑膜操作，特别是牵拉颞下的硬脑膜时感觉到疼痛。对幕上脑实质的操作是无痛觉的。浸润固定钉部位和头皮神经阻滞麻醉的局部麻醉药的容量很大，麻醉医师应记录使用的局部麻醉药用量，并对局部麻醉药的使用量提供建议。

在放置头位时，麻醉医师应积极参与。在最终锁定头部固定架时，患者的头位越接近嗅花位，则越易于保留自主呼吸和开放气道的管理，镇静的安全性也越高。在摆放体位时，应保持将患者的面部暴露在外。清楚地看到患者的面部很重要，可保证在语言测试时看到患者的表情，运动描记时看到患者的面部活动。

一般情况下，在完全打开硬脑膜后，在切除癫痫灶时，皮质表面的 EEG 记录应可确定癫痫灶的部位。如果未观察到癫痫活动，则需要采用刺激试验$^{[348]}$。使用 0.3mg/kg 左右的美索比妥是安全、有效的，也可使用 0.05~0.1mg/kg 依托咪酯。亦可在浅全身麻醉（例如 N_2O/芬太尼 / 低剂量的异氟烷）下进行癫痫灶的定位。据报道，全身麻醉时静脉推注阿芬太尼的剂量为 30~50μg/kg$^{[349-350]}$，依托咪酯的剂量为 0.2~0.3mg/kg$^{[351-352]}$，瑞芬太尼的剂量为 2.5μg/kg$^{[353]}$ 时，在诱发癫痫灶时有效。过度通气也有助于激发癫痫灶$^{[354]}$。

在用 EEG 确定癫痫病灶后，通过电刺激皮质表面，观察运动、感觉和语言阻断作用来进行功能性检查。在进行皮质刺激之前，麻醉医师应做好控制癫痫大发作的准备。如停止皮质刺激或者给予皮质以冰盐水，癫痫发作一般自行停止。如果癫痫发作

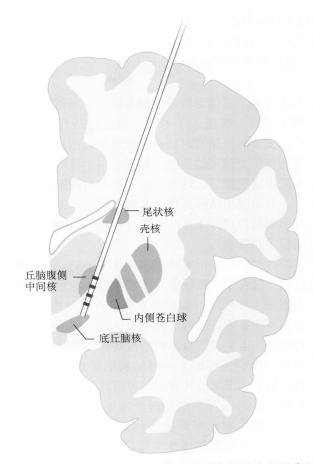

— 尾状核
壳核

丘脑腹侧
中间核

— 内侧苍白球

底丘脑核

图 70-19　脑刺激电极的目标位置。治疗运动失调最常见的目标核是丘脑底核、丘脑腹外侧核（Vim）和苍白球的内侧段（Gpi）

不自行停止，应及时给予药物处理（如追加丙泊酚 0.5~1mg/kg）。如果癫痫发作已自行停止，应立即停用丙泊酚，因为可能还需要使用 EEG 对癫痫灶进行定位，而丙泊酚对定位有干扰作用$^{[333]}$。

脑立体定位术

脑立体定位术的适应证较多，包括深部小病变的活检以及放置深部脑刺激电极。放置深部脑刺激电极可作为运动失调症的治疗（如帕金森病、特发性震颤和肌张力障碍）$^{[355]}$，有时也可治疗其他疾病（抽动病、强迫性抽动症和抑郁）。运动失调症手术最常见的靶核是丘脑底核、内侧苍白球或丘脑腹外侧核（图 70-19）$^{[355]}$。关于深部刺激的有益作用的机制还不清楚。一个重要的理论认为，异常运动是由涉及基底核、皮质神经元的异常同步震荡回路所引起的，高频刺激这个通路中的任何一点都可干扰这种震荡$^{[356]}$。

术前评估包括确保患者的凝血功能正常以及未使

用血小板抑制药物（包括中草药）。应详尽告知患者手术方式、可能的持续时间及必要的体动限制。

麻醉医师面对的困难主要包括：

1. **气道管理**　立体定位装置种类繁多，通常在局部麻醉下安置，在进入手术室以前已经进行了图像定位。安装的支架有时妨碍了面罩的使用和通气、喉镜的使用及颈部的伸展。如果采用全身麻醉，有时需采用清醒插管。这些定位装置常被固定在手术床上。如果使用镇静药物，麻醉医师应知道在紧急情况下如何快速卸下这些装置（包括知道必要的工具或扳手在哪里）。

2. **麻醉药对微电极记录结果和症状的影响**　在深部电极定位过程中，依赖于立体定位轴和特定神经核的典型电生理印迹（如丘脑底核、苍白球内侧）。镇静剂不应影响这些特征性的电信号。但是有关麻醉药对这些电生理信号影响的性质和持续时间（不同的核团影响还可能不一样）我们还缺乏系统的了解。基于"宁可信其有，不可信其无"的原则，一些神经外科医师和电生理学家要求不用任何镇静剂。这种限制麻醉药使用的要求有些过分。目前有几篇这方面的综述性文章 [357-359]。简而言之，苯巴比妥类药物的影响最大，应避免使用。丙泊酚对运动功能干扰严重 [360]，但是还是经常使用该药。应计算好丙泊酚的使用与电极记录之间的时间间隔。在小剂量使用右美托咪啶时对信号没有明显的干扰 [361]，因而应用广泛。瑞芬太尼的半衰期短，虽然也有部分报道称其影响帕金森病患者的震颤，但还是比较适用 [362]。刺激后患者的症状停止，没有出现严重的不良反应，是证明刺激部位准确和参数设置合理的重要指标。震颤不应被镇静药所抑制，而丙泊酚可产生这种抑制作用 [363]。帕金森病患者使用右美托咪啶作为深部脑刺激器放置时的镇静获得了满意的电生理记录和震颤的保留。右美托咪啶的剂量应以能保持患者存在正常言语反应为限 [337, 361, 364]。

有些运动功能失调患者存在的另一个难题是，如何在患者持续性震颤的状态下获得高质量的影像学图像。在对这些患者放置立体定位支架前即刻可能难以避免地要使用镇静药。可使用丙泊酚，但是从停药后至开始记录的时间间隔应尽可能地长。

3. **颅内血肿和预防高血压**　颅内血肿是立体定位手术中的一个严重并发症。预防或迅速控制高血压是麻醉医师管理的重要目标。一个重要的考量是，当多个穿刺针通过脑组织时，高血压可促使脑内血肿的

形成。当出现严重血肿时，可能需要紧急开颅，麻醉医师应自手术开始时就做好充分准备。

另外，如前"空气栓塞"一节所述，行立体定位术时保留患者的自主呼吸也可能发生静脉空气栓塞 [99]。

神经内镜手术

有些切除脑室内的病变（如胶质囊肿，第三脑室终板或基底部开窗术治疗脑积水等）可以在内镜下完成。手术入路一般是在侧脑室的前部或枕角钻孔进行的。麻醉医师需要重点关注的是，像矫形外科关节镜手术一样，行脑室冲洗的液体（应经过预热）应清亮、透明。流出端管道的阻塞可引起颅内压急剧升高，导致生命体征的突然变化。典型特征为血压升高和心率减慢（库欣式反应），但心率改变通常不典型。也可出现心血管系统的反应，但警示作用较差，主要是颅内结构（如下丘脑）受到机械刺激的表现。要在第一时间将血流动力学的任何急剧变化通知外科医师。可与外科医师商量，共同决定是否需要采用直接动脉血压监测。

介入神经放射学操作

多种干预措施可用于评估和治疗颅内外疾病。这些措施主要包括栓塞动脉瘤或肿瘤和动静脉畸形的去血管化，以及动静脉瘘的阻断。这方面的综述文献很多 [365]（参见第 90 章）。

肿瘤和动静脉畸形

在操作过程中需要将病变区域夹闭或者是用材料填塞，过度通气可能有利于血流从正常脑组织分流到将要被闭塞的区域。当介入科医师准备将封堵胶注入血流丰富的病变区域（如动静脉畸形或动静脉瘘）时，要求麻醉医师降低血压，防止封堵胶进入病变区域的引流静脉和进入全身静脉系统。降压药物的选择应依据麻醉医师的个人经验，并考虑患者的全身心血管状态而定。腺苷可导致一过性血流停滞，是达到此降压目标的最有效的药物 [366]。

颅内动脉瘤

国际蛛网膜下动脉瘤实验（International Subarachnoid Aneurysm Trial）和 Meta 分析已经证实，血管腔内方法可治疗大多数的颅内动脉瘤 [367-368]。但是，也有相当多的患者需要采用手术夹闭 [369]，主要是宽瘤

颈动脉瘤、近端血管病变或阻塞以及存在其他复杂解剖的情况。

许多动脉瘤相关的手术，特别是像选择性动脉内使用血管扩张药（罂粟和钙离子通道阻滞剂）治疗血管痉挛，以及更常见的球囊扩张术这类的操作，可能不需要麻醉医师的参与。由于手术时间、患者的个体因素以及有时需要精确地控制生理指标等原因，有时可能需要进行麻醉监护或全身麻醉。放射科医师常采用收颌位（在前后位下 X 线可避开面骨），并要求患者绝对不动。这时需要麻醉医师的协助，通常需要全身麻醉。此外，当血管破裂或血管内装置的位置放置不当时，也需要麻醉医师协助复苏抢救。当血管破裂时，介入科医师可能要求降低血压，并迅速采用充填弹簧圈充填动脉瘤。另外，还需要立刻拮抗肝素化。当弹簧圈或球囊（球囊现已少用）移位时可导致缺血，在取出这些装置的过程中，需要补充液体负荷和使用升压药来提高侧支循环的脑血流量。这时通常需要有创动脉测压。直接动脉测压可通过介入科医师的血管鞘端口进行，但有时不可行。

脑脊液分流手术

脑脊液分流术主要用于缓解脑积水和假性脑瘤。脑积水分为交通性和非交通性两种。在非交通性脑积水，脑脊液从脑室流出的过程受阻。这种阻塞可能是由于脑室内积血、感染或肿瘤位于脑室或邻近脑室所致。在交通性脑积水中，脑脊液可从脑室中流出但不被蛛网膜绒毛所吸收。这种情况多见于继发性脑脊液感染或脑脊液血染。蛛网膜下腔出血后常见一定程度的交通性脑积水。

脑室 - 腹腔分流最常见。通常将导管通过钻孔置入非优势半脑（通常是右脑）侧脑室的前角。将储备囊放置在邻近穿刺孔的皮下，排放端通过皮下隧道直达上腹部，并通过一个小切口插入腹腔内。中度肌松可能有利于操作的进行。胃扩张可导致胃被意外切开。脑脊液阻塞的脑室可能不止一处，这就需要放置双管分流。这种情况多见于小儿。这时引流管的近端有两个端口，通常一个在侧脑室，另一个在第四脑室。第四脑室引流需要采用俯卧位，而大多数脑室 - 腹腔分流术采用仰卧位。

偶尔交通性脑积水需要采取腰 - 腹腔分流。患者取侧卧位，通过 Tuohy 型穿刺针将导管插入腰部蛛网膜下腔。将导管经皮下隧道至腹前壁并通过一个小切口插入腹腔内。

麻醉管理

一般不需要采用有创监测。应选择避免进一步增加颅内压的麻醉技术。常采用中度过度通气（$PaCO_2$ 为 25 ~ 30mmHg）。该手术一般不在外伤的急性期做，因此不必过度担心低碳酸血症的危害。应将血中 CO_2 维持在一个何种水平可以与外科医师共同商量。该手术通常在仰卧位下进行，并将手术床旋转 90°。当导管进入脑室后，血压可能突然下降（脑干压力减轻的结果）。偶尔需用短效升压药。建立皮下隧道时可产生疼痛刺激。术后患者不适感轻微。与其他神经外科患者不同，分流术后患者常取平卧位，以防止脑室系统塌陷过快。分流后硬膜下血肿的发生率较低，脑组织快速萎缩所致的交通静脉撕裂可能是导致硬膜下血肿的一个原因。

小儿脑室腹腔分流术

对小儿采用脑室腹腔分流术比成人更常见。常见的适应证有脑脊髓瘤、新生儿脑室内出血和颅后窝肿瘤伴脑积水。不应打开低龄患儿的囟门以监测颅内压，可通过触诊囟门来连续监控"颅内压"的变化趋势。尽管在理论上用挥发性麻醉药诱导有所顾忌，但临床上患儿对挥发性麻醉药有很好的耐受性，挥发性麻醉药即使对于囟门闭合的小儿也适用。但对已昏迷的小儿不宜采用这种麻醉方法诱导。在建立静脉通道后，一般采用丙泊酚 - 肌松药顺序诱导。当小儿外周静脉通道难以很快建立时，常用七氟烷诱导，并尽快行呼气囊和面罩控制呼吸。当呼吸控制后，应立即建立静脉通道，并通过静脉通道使用肌松药，有时需要给予静脉麻醉药，以便在最佳的条件下行气管插管。此后麻醉维持最常用 60% ~ 70% 的 N_2O、机械控制过度通气和应用强效挥发性麻醉药。对大于 6 个月的未昏迷的小儿，常静脉应用 2 ~ 3μg/kg 芬太尼。因为这种手术并非完全无痛，而且在使用麻醉性镇痛药的情况下，麻醉苏醒可以更平稳（参见第 93 章）。

儿科神经外科手术

表 70-6 列举了常见的儿科手术及其麻醉管理的注意事项。最常见的手术是脑室 - 腹腔分流导管的放置和调整（在前面的内容中已讨论）。多数小儿肿瘤位于颅后窝，且多位于中线附近，许多伴有脑积水。做小儿颅后窝手术时，其发生静脉空气栓塞的风险、监测和治疗类似于成人和儿童，已在前面讨论过。当采用坐位实施手术时，常采用心前区多普勒和右心导管进

行监测。骨缝处的手术出血量可能较大，约与涉及的骨缝的数量成正比。存在明显的静脉空气栓塞风险时，需采用心前区多普勒监测[97]。患有轴索肿瘤的小儿可能已行紧急的姑息性放疗治疗，可能伴有颅内压增高和脑疝形成。患儿可能伴有顽固的疼痛且对镇痛药物耐受，使用糖皮质激素可导致向心性肥胖，并可能伴随有其他的化疗药物的不良反应（参见第 93 章）。

脊柱外科手术

表 70-7 总结了神经外科医师实施脊髓和脊柱手术时可能出现的一些问题。

脊柱手术的内容在第 79 章有详细的介绍。相关的电生理监测技术见第 49 章。俯卧位的问题在前面已有介绍，术后失明的问题在第 100 章有详细的讨论。

脊髓的生理特征通常与脑相似，如对 CO_2 的反应性、血脑屏障、自主调节功能、高代谢率和血流量（虽然在某种程度上少于脑），以及灰质对严重缺血的易感性等。减轻脊髓水肿的方法与降低颅内压增高的方法相似，但很少使用。麻醉医师应特别注意脊髓受压的相关情况。这种情况常见于颈椎椎管狭窄的患者，具推测与脊柱骨折的移位有关。对这类患者需行动脉穿刺置管测压，并维持血压稳定。我们认为，对这类患者和脊髓急性损伤的患者，应将血压维持在接近清醒时的水平。如果只是脊神经根受压，则血压管理不

表 70-6 小儿神经外科疾病和麻醉管理注意事项

年龄	病变	发病原因	麻醉注意事项
新生儿	脑室内出血 颅骨凹陷性骨折 脑脊髓膜膨出	室管膜下血管破裂 钝器伤 脊膜自颅骨缺损处膨出	早产相关问题 脑水肿相关问题 巨大膨出导致气道管理困难 俯卧位或侧卧位 修复手术导致颅内压增高 出血量变化大
	脑疝 脊髓脊膜膨出	脑脊膜及脑组织自颅骨膨出 脊膜及脊神经根自脊椎裂膨出	类似脊膜膨出 俯卧或侧卧位 巨大缺损修复后呼吸受限
婴儿	脑积水 Arnold-Chiari 畸形 颅缝早闭	多种病因 颅后窝内容物疝入枕骨大孔 颅缝过早闭合	颅内压增高 头部屈曲使脑干受压，伴或不伴脑积水和颅内压增高；伴或不伴脊髓脊膜膨出；术后呼吸抑制 开颅或内镜手术 大量出血 空气栓塞 仰卧或俯卧位
	颅面骨发育不良	发育异常	手术时间长 失血量大 脑组织回缩 空气栓塞 气管内导管损伤
	血管畸形	多种病因	充血性心力衰竭 大量失血 控制性降压
	硬膜下血肿	外伤	与损伤相关的问题
较大儿童	颅后窝肿瘤	室管膜瘤 星形胶质细胞瘤 髓母细胞瘤 畸胎瘤 脑干胶质瘤	脑积水 颅内压增高 卧位或坐位 空气栓塞 脑干受压 术后脑神经功能障碍，或脑干水肿或受压

表 70-7 各种脊柱手术的麻醉注意事项和所需的体位

脊柱节段和外科情况	问题及注意事项	采用的体位及评论
颈段：椎管狭窄、外伤、类风湿性关节炎、椎间盘退行性病变	保持颈部中间位以避免脊髓受压	大多数椎间盘切除术都采用仰卧位、前路入路 椎板切除术和椎弓根螺钉固定采用后路（俯卧位或坐位）入路
	将灌注压维持在接近清醒状态下的正常水平	如果存在脊髓受压、近期脊髓损伤，或需要脊髓回缩
	低血压（脊休克）	完全性颈髓损伤时出现
	术后呼吸功能障碍	颈髓损伤时出现
	空气栓塞	坐位行椎板切除术时出现
颈椎前路椎间盘切除术	用手术拉钩压迫气道	仰卧位
	术后水肿 / 气道压迫	放置移植物时可能需要牵拉
	术后脑神经功能障碍	放置牵引器后气管内导管套囊放气 / 再充气
颈椎不稳	清醒插管	俯卧位或仰卧位
	清醒放置体位	
	插管时采用手法轴线固定	
胸腰段：退行性病变、椎管狭窄、外伤	体位变化大	俯卧位、侧卧位或胸膝位
	清醒插管和清醒摆体位	如果颈椎不稳定、外伤后、体位变化大
	失血	尤其是再次手术、器械损伤、椎管狭窄；损伤主动脉、髂动脉或大静脉
	空气栓塞	少见
	术后失明	病因不明，与长时间俯卧位、低血细胞比容、大量出血和低血压有关，也可能与患者的个体差异有关（参见第 100 章）
椎体转移瘤	大量失血	仰卧位、前外侧 / 腹膜后 L1 以上病变使用双腔管插管
脊髓肿瘤	牵拉时需保持灌注压	仰卧位
有严重神经损伤风险的手术	唤醒试验	训练患者
	体感诱发电位	麻醉药物使用受限
	运动诱发电位	麻醉药 / 肌松药使用受限
	使用椎弓根螺钉时应用肌电图监测	肌松药使用受限

必像脊髓受压那样严格。椎管狭窄和慢性脊髓受压的患者通常都有下肢反射亢进和踝阵挛，当然也有例外情况。对颈椎不稳和某些严重颈椎椎管狭窄的患者应选择清醒气管插管，以减轻颈部的屈曲和后伸。轻度的屈曲和后伸可急剧加重颈髓压迫。插管前应与外科医师商量并达成一致。

致谢

作者衷心地感谢 Harvey M. Shapiro 对本章做出的贡献。

参 考 文 献

见本书所附光盘。

第 71 章　减重手术的麻醉

David M. Eckmann

夏江燕 译　尹 宁 审校

致谢：作者及出版商感谢 Dr. Ashish C. Sinha 在前版本章中所作的贡献，他的工作为本章节奠定了基础。

要 点

- 在美国，有超过 2 亿人超重或肥胖。全球肥胖者的数量远远超过营养不良者。肥胖已逐渐成为死亡原因中可预防的、最重要的独立危险因素，是影响疾病发病率及死亡率的一个重要原因。
- 代谢综合征包括腹型肥胖、高密度脂蛋白水平下降、胰岛素水平升高、糖耐量降低及高血压。仅在美国就有大约 5000 万这样的患者。
- 睡眠呼吸暂停最大的危险因素是肥胖，患者的口腔及咽部组织增生。这种状况使面罩通气、气管内插管甚至拔管更具有挑战性。
- 可供选择用于肥胖治疗的药物是有限的，并且单纯靠药物治疗往往不能奏效。患者行为学的改变对治疗是否成功很重要。
- 对体重指数（body mass index，BMI）> 40kg/m^2 或者 BMI > 30kg/m^2 且合并高血压、糖尿病、高胆固醇血症等的患者推荐实施减重手术，患者有望术后体重下降。临床研究发现，实施减重手术的肥胖患者远期生存率优于依赖药物控制体重的肥胖患者。
- 术前评估应重点关注心肺功能及气道情况，同时关注有无糖尿病、高血压及阻塞性呼吸睡眠暂停等（参见第 38 章）。
- 麻醉药物的选择应基于药物的脂溶性以及是否增加迟发性呼吸抑制的风险等。
- 充分的麻醉前准备及良好的体位安置（参见第 41 章）是成功管理气道的关键。如条件允许，术前应辅助使用压力支持通气。
- 术中进行机械通气时，充分肌松、适当的呼气末正压、根据理想体重设置潮气量以及必要时进行肺复张等有助于改善通气。
- 常见的严重术后并发症为深静脉血栓及手术吻合线相关的问题。
- 对肥胖患者行非减重手术时采用与减重手术相似的麻醉方法是有益的。

肥胖是一种疾病

肥胖是 21 世纪严重的流行病之一[1]。在 20 世纪中叶之前，在全世界范围内肥胖都是少见的[2]。但目前，地球上有 16 亿超重者和 4 亿多肥胖者，美国成年人在其中占了相当高的比例[3-5]。目前，估计有超过 7800 万的美国人或 35.7% 的美国成年人群属于超重或肥胖[6]。肥胖以及与之相关的健康问题是目前导致各种疾病发病率和死亡率增加的主要原因，对医疗支出产生了重要影响。美国每年因为肥胖相关的疾病导致死亡的人数超过 30 万例，治疗肥胖相关疾病的医疗费用超过 1470 亿美元[7-8]，肥胖已成为仅次于吸烟的第二大可预防的致死因素[7]。

肥胖可被定义为一种疾病，因为它是一种由于环境、遗传及内分泌原因导致的机体生理功能障碍[7]。肥胖经常发生于摄入食物中的卡路里长期超过机体消耗的热量。肥胖的影响因素既有能量摄入，也包括能量消耗，而能量摄入和消耗又受到遗传因素、生活方式、文化教育及社会经济状态等因素的影响[9]。例如，一些综合征与肥胖有关：瘦素缺乏、Prader-Willi 综合征及 Lawrence-Moon-Biedl 综合征[4]。激素、多肽、营养素、解耦联蛋白、肠、肝、脑及脂肪细胞源性神经调节物质等代谢因素可影响能量调节，但其中多数机制尚未阐明。

体重指数（BMI）是使用最广泛的评价体重状态的分级工具[10]。BMI 的定义为患者的体重（以千克计算）除以患者身高（以米计算）的平方，得到的数值以千克 / 米^{2}为单位（kg/m^2）。表 71-1 显示了以身高（同时以英寸及厘米表示）及体重（同时以磅及千克表示）为坐标，年龄性别修正后的 BMI 为 13 ~ 50 时的曲线。通过该系统，根据 BMI 对患者进行分类，相关健康问题发生的风险见表 71-1。BMI 在 25 ~ 29.9kg/m^{2}时属于超重，在 30 ~ 49.9kg/m^{2}时属于肥胖。又进一步将肥胖划分为三级：1 级（BMI 30 ~ 34.9kg/m^2）、2 级（BMI 35 ~ 39.9kg/m^2）和 3 级（BMI 40 ~ 49.9kg/m^2）。BMI ≥ 50kg/m^{2}时被认为是极度肥胖。如果 BMI 超过正常体重范围，出现严重健康问题的风险显著增加，并且与患者的腰围有关（表 71-2）。营养不良及营养失调通常可用于解释低体重患者为何罹患疾病的风险也会增加。

一些特殊疾病常与肥胖相关，肥胖常并发数种而非一种疾病[9]，这些并发疾病常包括：胰岛素抵抗、2 型糖尿病、阻塞性睡眠呼吸暂停（obstructive sleep apnea，

表 71-1   与 BMI 增加相关的风险分级

分级	BMI（kg/m^2）	发生健康问题的风险
低体重	< 18.5	增加
正常体重	18.5 ~ 24.9	最小
超重	25.0 ~ 29.9	增加
肥胖		
1 级	30.0 ~ 34.9	高
2 级	35.0 ~ 39.9	很高
3 级	40.0 ~ 49.9	非常高
极度肥胖	≥ 50	异常增高

BMI，体重指数

表 71-2   腰围和风险

	体重指数 (kg/m^2)		
腰围	正常体重	超重	1 级肥胖
<102cm（♂） <88cm（♀）	风险最低	风险增加	高风险
≥ 102cm（♂） ≥ 88cm（♀）	风险增加	高风险	非常高的风险

♂，男性；♀，女性；BMI，体重指数

OSA）、哮喘、慢性阻塞性肺疾病、通气不足、心血管疾病、高血压以及某些恶性肿瘤及骨关节炎[1, 11-21]。事实上，BMI 异常增高可能引起的广义上的健康风险可涵盖全身各器官系统。表 71-3 详细列举了最常见的特殊疾病及其与肥胖相关的风险。由于这些合并症的存在，肥胖患者也易于发生过早死亡[10, 22]。在表 71-3 中所列举的健康风险中，需要特别关注代谢综合征及阻塞性睡眠呼吸暂停，因为这两者会对肥胖患者的麻醉管理带来特殊影响。

代谢综合征

现在将一系列代谢异常及生理异常称为"代谢综合征"（metabolic syndrome）[23]。患有代谢综合征的患者常伴有腹型肥胖、高密度脂蛋白（high-density lipoprotein，HDL）降低、高胰岛素血症、糖耐量异常、高血压和其他特征性表现[17]，如框 71-1 所列。诊断代谢综合征的特殊标准见表 71-4。其诊断需要符合以下标准中的至少三项：腹型肥胖、空腹血糖升高、高血压、低 HDL 及高三酰甘油血症[24]。体重增加伴

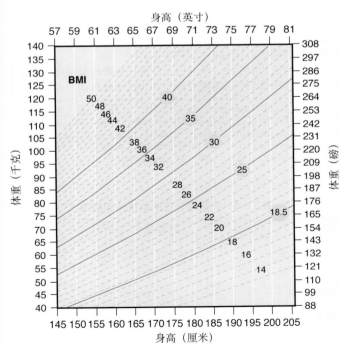

图 71-1   BMI 在 13 ~ 50kg/m^{2}时的年龄性别修订 BMI 曲线。以身高（同时以厘米和英寸表示）和体重（同时以千克和磅来表示）作轴线

有内脏肥胖是代谢综合征的一个主要预测因素。临床上使用腰围而非 BMI 来定义促成代谢综合征的脂肪含量，因为已证实 BMI 对预测肥胖相关的代谢性疾病和心血管疾病相对不敏感。腰围可反映腹部皮下脂肪和腹腔内脏脂肪组织，但 BMI 不能。因此，腰围是反映中央脂肪或躯干脂肪的更好指标。

在美国，约 5000 万人患有代谢综合征，其年龄校正后的患病率约为 24%。在这些患者中，超过 83% 的患者达到了腹型肥胖的诊断标准。代谢综合征的发病率随年龄增加而升高，在年龄达到 60 岁的肥胖人群中超过 40% 的人合并代谢综合征[23]。通常男性患者多于女性，西班牙裔及南亚裔的易感性似乎更高，非洲裔美国男性的发病率常低于白人男性。糖皮质激素、抗抑郁药、抗精神病治疗药物等一些常用的处方药也可能引起代谢综合征。用于治疗人免疫缺陷病毒（human immunodeficiency virus，HIV）感染的蛋白酶抑制剂也可诱发继发于胰岛素抵抗的代谢综合征。

代谢综合征患者发生心血管疾病的风险及各种原因导致的死亡风险增加。代谢综合征患者罹患 2 型糖尿病的风险增加，而糖尿病本身又是动脉粥样硬化疾病的一个重要危险因素，同时也是与冠心病同等级别的疾病[16, 23]。代谢综合征也与多囊卵巢综合征、非酒精性肝疾病、胆结石、睡眠障碍、性功能异常及某些肿瘤有关。代谢综合征在很大程度上与肥胖共同引起一些并发症，详见表 71-3。纳入了近 1900 例患者在内的多项研究发现，对病态肥胖的患者实施减重手术后体重减轻量显著高于非手术减重患者，并且与病态肥胖相关的多数疾病可在 1 年内缓解[25]。在实施减重手术后体重减轻达到预期水平的患者中，超过 95% 的患者代谢综合征可以得到解决[26]。这项发现可清楚地表明减重手术不是简单的一种控制体重的措施，而且可以干预代谢[27]。

表 71-3 与 BMI 增加相关的健康风险

代谢综合征	在发达国家中，30% 的中年人具有代谢综合征的特点
2 型糖尿病	90% 的 2 型糖尿病者 BMI > 23kg/m²
高血压	肥胖患者患高血压的风险增加 5 倍 66% 的高血压患者伴有超重 85% 的高血压患者伴有 BMI > 25kg/m²
冠心病和脑卒中	BMI 每增加一级，冠心病风险增加 3.6 倍 BMI > 21kg/m² 时，患者会逐渐发生血脂异常，同时伴有小颗粒低密度脂蛋白水平升高 在伴有高血压的女性肥胖患者中，70% 的人存在左心室肥厚 在 > 10% 患者中肥胖是导致心力衰竭的促进因素 超重 / 肥胖加上高血压与缺血性卒中的风险增加有关
呼吸系统影响（如阻塞性睡眠呼吸暂停）	男性颈围 > 43cm 和女性颈围 >40.5cm 与阻塞性睡眠呼吸暂停、日间嗜睡以及肺动脉高压的发生有关
癌症	在不吸烟的癌症患者中，有 10% 的死亡与肥胖有关（在子宫内膜癌中则占 30%）
生殖功能	6% 的女性原发性不孕归因于肥胖 男性的阳痿和不育常与肥胖有关
骨关节炎	在老年患者本病常与体重增加有关——老年患者由骨关节炎引起残疾的风险与心脏病引起的风险相等，并且高于任何其他疾病
肝以及胆囊疾病	超重和肥胖与非酒精性脂肪肝（nonalcoholic steatohepatitis，NASH）有关；40% 的非酒精性脂肪肝患者为肥胖患者，20% 的患者合并血脂异常 在女性 BMI > 32kg/m² 时，发生胆囊疾病的风险增加 3 倍，BMI > 45kg/m² 时，风险增加 7 倍

框 71-1　与代谢综合征相关的特征性表现

腹型肥胖
导致动脉粥样硬化的血脂异常（↑ TGs，↓ HDL-C，↑ ApoB，↑ LDL 小颗粒）
血压升高
胰岛素抵抗伴或不伴糖耐量异常
促炎症状态（hs-CRP ↑）
促血栓形成状态（PAI-1 ↑，FIB ↓）
其他（内皮功能不全，微量白蛋白尿，多囊卵巢综合征，雄激素水平降低，非酒精性脂肪肝，高尿酸血症）

ApoB，脂蛋白 B（apolipopootein-B）；FIB，纤维蛋白原（fibrinogen），HDL，高密度脂蛋白（high-density lipoprotein）；hs-CRP，高敏 C- 反应蛋白（high-sensitivity C-reactive protein）；LDL，低密度脂蛋白（low-density lipoprotein）；PAI，纤溶酶原激活物抑制因子（plasminogen activator inhibitor）；TGs，三酰甘油（triglycerides）

表 71-4　代谢综合征的临床诊断标准 *

标准	定义值
腹部型肥胖	男性腰围 >102cm，女性腰围 >88cm
三酰甘油	≥ 150mg/dl
高密度脂蛋白胆固醇	男性 <40mg/dl，女性 <50mg/dl
血压	≥ 130/85mmHg
空腹血糖	≥ 110mg/dl

* 必须满足五项标准中的三项

炎症过程在代谢综合征中似乎具有重要作用[19]。脂肪组织具有两大主要功能：①储存及释放富含能量的脂肪酸。②分泌调节能量代谢所需的内分泌和自分泌蛋白质。脂肪细胞通过释放游离脂肪酸发挥代谢效应，儿茶酚胺、糖皮质激素的释放，β- 受体激动剂活性的增强，胰岛素介导的脂肪储备减少等因素可使此效应增强。内脏脂肪组织被证实是肿瘤坏死因子 -α（necrosis factor-α，TNF-α）、白介素 -6（interleukin-6，IL-6）等促炎因子及脂联素等抗炎因子的重要来源。促炎细胞因子水平升高可能会引起胰岛素抵抗，主要是通过阻断胰岛素信号传导以及促进过氧化物酶体增殖物激活受体 -γ 的下调（此两者为脂肪细胞分化及控制最重要的调节过程）。另外，胰岛素抵抗还可通过削弱胰岛素的抗炎效能起到促炎作用。最后，肥胖患者的氧化应激作用增强，主要由于摄入过量的营养物质和相应增加的代谢率所致。这些因素可能也是引肥胖患者炎症反应增加的原因[19]。

肥胖者的固有免疫反应异常，自然杀伤细胞的细胞毒性作用减弱，血浆中可调节自然杀伤细胞功能的细胞因子 IL-12、IL-18、干扰素 -γ 的水平也均降低[28]。其他细胞因子（主要是 IL-6 及 TNF-α）和脂肪因子（瘦素、脂联素及脂肪抵抗素）是另外两种主要的由脂肪及脂肪相关组织产生及释放的炎症蛋白[19]。肥胖患者血浆及脂肪组织中的 IL-6 及 TNF-α 水平均有升高。在 2 型糖尿病或者糖耐量异常患者的循环中 IL-6 也一直处于较高水平。瘦素及脂联素是主要由脂肪细胞产生的蛋白质，被称为脂肪细胞因子。尽管瘦素的主要作用是参与食欲控制，但其免疫效应包括保护 T 淋巴细胞，避免 T 淋巴细胞凋亡，调节 T 淋巴细胞活化及增殖。瘦素水平降低可增进食欲，降低代谢，同时增强机体对内毒素、TNF-α 等促炎刺激因子毒性作用的易感性。瘦素水平升高具有促炎作用，这可能在心脏病及糖尿病的进展中起重要作用，尤其是对肥胖患者而言。脂联素的血清水平与胰岛素的敏感性相关，在肥胖患者中并不升高。2 型糖尿病患者的血清脂联素水平显著降低。脂联素降低 TNF-α 的产生和活性，也抑制 IL-6 的产生。抵抗素是一种可导致胰岛素抵抗的脂肪细胞因子，能够被内毒素和细胞因子所诱导。抵抗素作用于细胞水平，能够上调促炎细胞因子的产生，其机制很可能是通过核因子 κB（nuclear factor κB，NFκB）途径。抵抗素似乎是介导代谢信号、炎症反应过程及心血管疾病发生和发展三者之间相互作用的分子学桥梁。抵抗素水平的升高与人类炎症反应标记物有关，而与 BMI 之间没有明显的依赖关系[19]。

如果要完全阐明肥胖与炎症反应之间的联系，那么就必须理解 NFκB 在胰岛素抵抗过程中的作用。游离脂肪酸和 TNF-α 通过细胞内炎症反应级联途径来阻断胰岛素信号的传递。此过程是由位于细胞质内的转录因子的激活所介导的。它们转位至细胞核后，最终与转录因子结合，来调节炎症反应过程。细胞质内也含有 NFκB（另一种转录因子），它的激活见于包括糖尿病在内的多种疾病。NFκB 也能被低氧血症所诱导，它能够增加促炎细胞因子 TNF-α 和 IL-6 的产生。后两者在阻塞性呼吸睡眠暂停综合征患者中通常是增加的。因此，炎症反应是联系肥胖、代谢综合征和阻塞性呼吸睡眠暂停这三者之间的桥梁[29]。

阻塞性呼吸睡眠暂停 / 低通气综合征

阻塞性睡眠呼吸暂停（OSA）和阻塞性睡眠低通气是互相关联的两种状态，其特征是睡眠期间反复发作上呼吸道梗阻[30]（参见第 14 和 38 章）。阻塞性呼吸睡眠暂停的定义是：在神经肌肉通气功能正常的情况下，呼吸气流完全停止达 10s 或 10s 以上，每小时睡眠时间发生 5 次或以上，伴有动脉血氧饱和度（SaO_2）下降至少 4%。阻塞性睡眠低通气的定义是：气流部分降低超过 50%，持续至少 10s，每小时睡眠时间内至少发生 15 次，伴有 SaO_2 下降至少 4%。只有对那些做过多导睡眠图或者睡眠测试的患者才能够下此诊断。在测试过程中，需监测并记录患者的脑电图、心电图、眼电图、CO_2 波形、鼻腔或口腔气流、食管压力、血压、咽部以及肢体的肌电图、氧饱和度及鼾声[30]。多导睡眠图的结果以呼吸暂停 / 低通气指数（apnea hypopnea index，AHI）来表示。AHI 取值为发生呼吸暂停和低通气的总次数除以总睡眠时间。在健康人体的流行病学研究中，尚未定义 AHI 的正常低限值。绝大多数睡眠中心通常将 AHI 在每小时 5 ~ 10 次作为正常界限。阻塞性睡眠呼吸暂停 / 低通气综合征（OSA/hypopnea syndrome，OSAHS）通常是一种主观诊断，但是推荐的疾病分级如下[30]：

轻度：AHI 为每小时 5 ~ 15 次

中度：AHI 为每小时 15 ~ 30 次

重度：AHI 为每小时 30 次以上

由于睡眠呼吸暂停 / 低通气综合征患者有继发高血压和肺动脉高压、左心室肥厚、心律失常、认知功能障碍、持续性日间嗜睡及其他疾病的风险，因此，对中、重度患者推荐进行治疗。治疗方法部分取决于睡眠呼吸障碍的严重程度。但有一点是治疗共识，即对于中、重度阻塞性睡眠呼吸暂停患者需要在睡眠期间进行持续气道正压通气（continuous positive airway pressure，CPAP）。其他保守治疗包括减重、睡前避免饮酒以及睡眠时采取侧卧位等。

许多研究已经证实，肥胖是导致 OSAHS 最主要的危险因素，约 70% 的 OSAHS 患者（男性患者中高达 80%，女性患者中高达 50%）属于肥胖患者。严重的睡眠呼吸暂停在男性中更为常见，而 AHI 和最低 SaO₂ 之间存在明显的负相关。在患者手术之前 OSAHS 很容易被漏诊。在一项针对 170 例拟行外科手术的患者进行的研究中发现，术前只有 15% 的患者被诊断为 OSAHS，但通过术前检查却发现有 76% 的患者合并 OSAHS[31]。对拟行减重手术的肥胖患者在术前进行多导睡眠图检查以发现 OSAHS 是很重要的。术前明确诊断并采取合适的干预措施可以获得以下益处：使术后睡眠剥夺减少，对镇痛药和麻醉药的反应改善，使心血管功能紊乱恢复正常[32]。

从解剖学上来说，伴有 OSAHS 的典型肥胖患者口咽部脂肪组织增生，包括悬雍垂、扁桃体、扁桃体柱、舌、杓状会厌皱襞以及侧咽壁。肥胖程度与咽腔大小之间存在反比关系。咽侧壁脂肪沉积使气道变窄，并使口咽部形状改变为横轴短、前后轴长的椭圆形[33-35]。这种外观上的变化可加重气道阻塞的严重程度，而且也使在面罩通气期间保持气道通畅及全身麻醉时行直接喉镜下气管内插管的难度更大[36-37]。此外，使用阿片类药物和镇静药物处理术后疼痛时，可使拔管后气道梗阻的发生率增加，因为这些药物易于降低咽部扩张肌的张力，以及具有上呼吸道塌陷的可能性[36]。

阻塞性睡眠呼吸暂停在炎症反应和代谢综合征中也起着重要作用[19, 29]。发生低通气和呼吸暂停事件时，患者从快动眼睡眠（rapid eye movement，REM）中觉醒，氧合血红蛋白饱和度下降构成了 OSAHS 中的一个周期性事件，而低通气和呼吸暂停事件是这个周期性事件中的一部分。未治疗的阻塞性睡眠呼吸暂停患者在经历周期性低氧血症和再氧合过程中，交感神经系统被激活。此种激活可导致促炎症细胞因子水平升高，以及血管内皮细胞的氧化应激增加，进而在合并阻塞性睡眠呼吸暂停的肥胖患者中诱发更严重的全身炎症反应[29]。在 OSAHS 患者中，许多不同炎症介质的水平都是升高的，包括 IL-6、高敏感 C 反应蛋白（hs-CRP）、瘦素、TNF-α、IL-1、活性氧，以及黏附分子，如细胞内黏附分子 -1（intracellular adhesion molecule-1，ICAM-1）和血管细胞黏附分子 -1（vascular cell adhnesion molecule-1，VCAM-1）[19]。因此，肥胖、代谢综合征和 OSAHS 是互相关联的疾病。这些疾病可显著改变患者炎性疾病的特征，并增加多种患病风险，尤其是心血管和气道方面的疾病。手术干预使患者体重减轻，从而可改善肥胖相关的呼吸系统疾病[13]，但可能发生血清脂联素水平显著而且持续的升高。此外，在此类患者中，IL-6 和 hs-CRP 水平[38] 降低，伴有自然杀伤细胞功能改善，并使 IL-12、IL-18 及 IFN-γ 的血浆水平升高[28]。

肥胖患者的非手术治疗

肥胖非手术治疗的首要目标包括：减重、代谢综合征相关异常的治疗、2 型糖尿病和心血管疾病相关事件的预防。代谢综合征的治疗需要遵循一种积极、多方面的治疗策略，需要同时处理多种潜在的代谢异常和并存的危险因素[23]。对肥胖和代谢综合征患者而言，治疗性的调整生活方式是一种最基本的恰当的治疗方法，具体包括调整饮食、减肥、锻炼身体以及戒烟。治疗的目标是增进健康，这也是提倡减肥的主要原因。由于存在较强的脑 - 胃肠轴驱动摄食行为及饱感，故通过饮食调节达到能量平衡并不容易实现。该脑 - 胃肠轴含有激素成分，包括内源性产生的胃饥饿素（一种由胃产生的促进食欲的多肽）[39]。故应从系统、器官、细胞及分子水平上监测非手术治疗对危险因素及并发症的影响，需要治疗的并发症减少则提示非手术治疗有效。

通过治疗性生活方式改变的减肥目标并非让患者达到正常体重或者理想体重（ideal body weight，IBW）。即使是体重降低在 5%～10% 范围内的适度减肥，也能够降低总胆固醇和甘油三酯水平，提高 HDL 胆固醇（HDL-C），降低血压和血糖以及减少胰岛素抵抗，从而对并存疾病如糖尿病、血脂异常及高血压的治疗获得显著的初步成效[23, 40]。肥胖治疗指南强调了通过行为改变来降低能量摄入，增加体育锻炼，从而减轻体重的必要性。低能量饮食对长期减肥更有效，也更健康。为了能够长期保持减肥的成果，最好将经常锻炼作为减肥方案的主要部分。规律地进行身体锻炼能够改善与肥胖和代谢综合征相关的一些危险因素[41]。有关锻炼标准的建议是每天至少进行 30min 中等强度且易于实行的体育活动。对那些拟行手术治疗的极度肥胖患者，减肥目标有必要订得更高一些。即便是通过手术治疗，患者也很难达到理想体重，经过几年的平台期后体重往往会再次增加。对某些患者，尤其是存在严重合并症的患者，单纯预防体重进一步增加可能就是其最合理的治疗目标。

除了治疗性的生活方式改变对肥胖患者带来的益

处外，还需要对与肥胖和代谢综合征相关的血脂异常及高血压采取一些特殊的干预措施[42]。代谢综合征患者通常存在甘油三酯水平升高和 HDL-C 水平降低。当 LDL-C 水平过高时，很多患者需要接受他汀类药物治疗。他汀类药物被证明可以减少 2 型糖尿病和代谢综合征患者心血管疾病的风险。依泽替米贝可以选择性地抑制肠道对胆固醇的吸收，与他汀类药物合用后可使 LDL-C 进一步降低 15% ~ 20%。纤维酸类药物可以有效降低甘油三酯水平并提高 HDL-C。单用纤维酸类时降低 LDL 胆固醇的作用比较温和，但当与他汀类药物合用时，可增加肌肉疾病的风险。ω-3 脂肪酸能降低代谢综合征患者的甘油三酯水平并改善胰岛素抵抗。它们通常与其他降脂药物联合使用。烟酸对于提高代谢综合征患者的 HDL-C 水平非常有效。烟酸可以降低小而致密的 LDL 颗粒的浓度及血清脂蛋白（a）水平[42]。

对肥胖和代谢综合征患者来说，限制饮食中的食盐量和治疗性的生活方式改变是治疗高血压的基本手段。对血压 >140/90mmHg 的患者需采用药物治疗。对这些患者，没有可以推荐作为一线用药的特异性的降压药物。通常情况下，联合使用多种药物才能达到降压治疗的目标。降压治疗所获得的患者健康风险降低很大一部分原因归功于血压的下降。

通常，代谢综合征、2 型糖尿病和肥胖患者的胰岛素抵抗及高血糖可以通过口服降糖药物进行治疗[42]。一系列不同类型的药物（及同类药物中的不同药物）可以通过不同的作用机制治疗高血糖。这些药物包括 α- 葡萄糖苷酶抑制剂、磺脲类药物、米格列醇类药物、D- 苯丙氨酸衍生物、双胍类以及噻唑烷二酮类药物[42]。麻醉方面的考虑包括：围术期需要对血糖水平进行评估和控制，特别是对那些有胰岛素抵抗但是暂时无法继续使用口服药物的患者需要谨慎地使用胰岛素。目前，对服用二甲双胍（甲福明）的患者麻醉处理仍存在许多争论，因为这类患者术后有发生乳酸酸中毒的可能。因此，对于择期手术前 48h 内服用过二甲双胍的患者，很多麻醉医师会常规取消或延迟手术。然而，也有些医师会在术前和术后继续使用二甲双胍，只要有可能，尽量不中断药物的使用。总的来说，服用二甲双胍的患者发生围术期并发症的风险降低。似乎说明二甲双胍可以安全地用于围术期[43]。

代谢综合征和肥胖患者可能应接受抗血小板治疗。美国心脏协会（American Heart Association）目前建议，对 Framingham 风险评分确定 10 年内发生心血管疾病风险为 10% 或更高的代谢综合征患者，可以使用小剂量阿司匹林作为一种基本预防措施。

行为干预和调整

行为干预和调整对肥胖患者改变他们已经养成的饮食习惯及身体锻炼习惯很重要，这样他们可以实现减轻体重并长期维持减肥的成果[42]，这对于非手术减肥及手术减肥患者均适用。典型的行为治疗方案的主要特点包括：自我监测、目标的设定、营养和运动教育、刺激控制、问题的解决、认知的重构以及对反弹的预防。患者通常可以通过多模式减肥方案，包括饮食控制、体力活动和行为干预等措施来达到减肥目标，获得益处，因为这些综合干预措施不需要药物或者手术就可以提供最好的减重和保持体重的效果。然而，关键的问题在于要识别那些有饮食失调或者存在严重精神障碍的患者，以便其能得到获得理想减肥效果所必需的特殊精神和心理治疗。

减重的药物治疗

在采取药物疗法治疗肥胖之前首先要强调生活方式和行为的调整。通过饮食控制和运动没有达到合理减肥目标的患者可能需要药物治疗来增加减肥效果[29]。有几种减肥药物已经被 FDA 批准，目前可以长期使用。它们通常用于 BMI 为 30kg/m^2 或更高（BMI ≥ 27kg/m^2 但具有肥胖相关危险因素或者合并症）的患者，作为饮食控制和运动的辅助疗法。目前仅有两种类型的减肥药物（食欲抑制剂和脂肪酶抑制剂），包括两种药物——芬特明和奥利司他，均已被批准用于减肥[42]。作为一种肾上腺素能再摄取抑制剂，芬特明能够增强中枢神经系统和外周组织的肾上腺素能信号。芬特明通过降低食欲、减少食物摄入、增加静息代谢率来促进体重减轻。它的副作用包括心动过速和高血压。奥利司他是一种脂肪酶抑制剂，可以可逆性地与脂肪酶结合，抑制某些食物脂肪的吸收和消化。由于奥利司他也抑制脂溶性维生素的吸收，使用这种药物的患者需要补充脂溶性维生素 A、D、E、K。它有明显的胃肠道副作用，包括腹泻、脂肪泻、胃肠胀气、大便失禁以及油性直肠排泄物。第三种药物是西布曲明。它是一种作用于中枢的五羟色胺 - 去甲肾上腺素再摄取抑制剂，具有抑制食欲、增加产热的作用。因为其可增加卒中及急性冠脉综合征的风险，已于 2010 年从美国撤市。

饮食和中草药

Allison 等回顾了有关饮食和中草药减肥的文献[44]。

这些物品作为"食物补充成分"来销售，因此，避开了 FDA 的管理权限。尽管这些补充成分不能合法地宣称其可以治疗疾病，但它们声称能降低罹患某种疾病的风险。根据文献回顾，声称能够减肥的产品为复方制剂，包括壳聚糖、甲基吡啶铬、共轭亚油酸、生物碱类（麻黄）[45] 和藤黄果 [44]。绝大多数有关这些复合物的研究都缺乏随机、对照和盲法设计，因此，这些化合物在有效性和安全性方面仍存在疑问。唯一涉及中草药的被证明有持续减肥效果的研究是麻黄碱和咖啡因的联合使用 [46-47]。从药理学角度可以解释这种作用。因为作为一种肾上腺素能激动剂，麻黄碱是一种众所周知的食欲抑制剂和产热剂。因此，以减肥为目的的大多数（即使不是全部）食物补充成分中都加入了麻黄（是麻黄碱的一种天然来源）。麻黄碱作为一种减肥物质与咖啡因或（和）阿司匹林同时使用，其疗效已经得到了公认。但遗憾的是，已经出现多例服用此药物后心脏和神经系统并发症的报道 [48]，比如高血压、卒中、癫痫甚至死亡。这些并发症的发生可能与药物制备阶段添加的药物剂量不一致，并且患者在使用过程中缺乏医务人员的指导和监督有关。因此，美国国立卫生研究院（National Institutes of Health）禁止在任何推荐的减肥方案中使用这些产品。

植入性电刺激仪

植入性胃刺激仪是被放置于皮下的类似于心脏起搏器的装置，对沿着胃小弯的胃组织起到刺激作用。21 世纪初期有人就开始尝试使用这种胃刺激器，发现其具有中等减肥效果，同时副作用很少 [49-50]。这些研究是在欧洲进行的，美国的研究正在进行中。一项研究发现该设备能够使患者的体重减轻 25%，改善口服糖耐量试验，降低血压，改善胃食管反流的症状，同时增加副交感神经的张力。在此研究中首批 65 例患者没有发生严重的不良反应 [49]，在随后的另一项对 20 例患者的研究中也是如此 [50]。胃生长激素释放肽水平的改变可能是该装置产生减肥效果的原因之一。

肥胖的手术治疗

成人肥胖的根源大部分来自儿童肥胖。成人肥胖的一个主要预测因子就是儿童肥胖。大块头的儿童长大后将成为大块头的成人。不幸的是，在美国，儿童肥胖是最常见的儿童营养失调疾病。年轻人显著肥胖，而且发病率越来越高，这是当前肥胖流行的悲剧之一。公众对此问题的关注开始增加，并随之制订出了

一些诸如调整校园自动售货机的摆放、限制公共场合甜食及软饮料的可获取度等公共策略，以作为控制小儿肥胖流行的一种手段。通常根据 BMI、年龄、性别以及参照美国疾病预防和控制中心（CDC）颁布的定义而绘制的特异性临床生长曲线来做出 [51] 儿童肥胖的诊断。这些百分比曲线适用于年龄在 2 ~ 20 岁的青少年。由于在生长过程中 BMI 显示了非线性的变化，所以使用了百分比范围。CDC 将儿童的 BMI 从第 5 到第 85 百分位数之间定义为"健康体重"，从第 85 到第 95 百分位数定义为"具有超重风险"，大于第 95 百分位数则为"超重"。而以前 BMI 值在第 85 和第 95 百分位数之间和超过第 95 百分位数则分别被认为是"超重"和"肥胖"。这种术语的转变依然有争议。超过第 99 百分位数被认为是极度肥胖儿童。

国家健康和营养测试调查（National Health and Nutrition Examination Survey，NHANES）2007—2008 年的资料显示：2 ~ 5 岁、6 ~ 11 岁以及 12 ~ 19 岁儿童超重的发生率分别为 10.4%、19.6% 和 18.1%。在超过 6 岁的儿童中性别对超重的发生率似乎没有影响。然而，在 2 ~ 5 岁儿童的队列研究中，自 20 世纪 90 年代开始，儿童时期女孩肥胖的发生率为对照组的 2 倍，而男孩肥胖的发生率仅增加了 25%。在一些发展中国家，儿童超重的发生率比美国高 [52]。这提示青少年肥胖已经较为普遍。

儿童肥胖的治疗基础是能量摄入和消耗之间的平衡。在家庭的干预和支持下，改变生活方式最易取得成功。这种治疗方法取得成功的三个关键点是：更好的饮食习惯、增加体育锻炼和减少静坐活动 [53]。要取得治疗成功，不仅要对儿童和家庭进行教育，还包括目标的设定、自我监测、激励物和刺激控制。批准用于治疗儿童肥胖的药物有奥司利他（见前一节"减重的药物治疗"）。

尽管在 2000 年美国所有行减重手术的患者中，只有不到 1% 的患者年龄小于 20 岁 [54]，但总的数字仍在继续增加。不幸的是，目前越来越多的青少年在医学指导和药物的帮助下无法达到减肥目标，或者因出现合并症而接受减重手术（通常是胃束带手术）。尽管成人减重手术方案可以为青少年患者提供安全而有效的围术期处理，但它们可能无法处理青少年独特的代谢和心理需要。由于肥胖的发生时间较短，与年龄相关的合并症也较少。与成年患者相比，需要接受减重手术的青少年患者住院时间更短，术后即刻死亡率也比成人低 [54]。

知情同意对该人群是一个重要问题。对于一个半择期性的、相对风险较高的手术，仅取得父母的同意

是否合适？儿童本人是否真正理解"手术之后的 1 个月内有很高的死亡风险"这一概念？对这些问题以及其他诸如伦理之类的问题需要进行讨论，但超出了本章的讨论范围。

随着病态肥胖和超级肥胖发生率的快速上升，以及与之相伴的肥胖人群过早死亡的风险的增加，每年减重手术的实施数量也在显著增加。"减重手术"指通过手术改变小肠或者胃以达到减轻体重的目的。据估计，美国每年实施 22.5 万台以上的减重手术。对肥胖患者的关注不仅局限于减重手术，因为肥胖患者也会经历各种类型的手术。然而，肥胖手术治疗的益处表现为：可以逆转代谢综合征、2 型糖尿病以及其他肥胖合并症的病理生理学改变，从而产生明显的内分泌和心血管方面的益处。另外，还可为增加减重效果提供一种机械手段[55-61]。有数种减重式可供选择，从早期的减少吸收型胃旁路手术，到新式的控制与热量摄取及饱感相关的激素为目的的手术[62]。所有可选择术式最终可以归结为两类：①胃限制性手术。②将胃减容和诱发营养吸收障碍相结合的手术[63-72]。

限制性手术

限制性手术操作的目的是减少和限制患者摄入的食物量[69]。一般是在胃食管连接部的远端，靠近胃的近端做一个束带来实现。通过这个束带使胃的引流入口缩小。这种方法可以增加摄入固体食物胃排空时的机械阻力，而液体的排空却正常进行。从 20 世纪 90 年代到 21 世纪，垂直束带胃成形术（vertical band gastroplasty，VBG）被广泛应用于限制性手术，但目前在很大程度上它已经被创伤更小的腹腔镜下胃束带手术（laparoscopic gastric band procedure，LGB）所替代（图 71-2）。LGB 的一个显著优势在于其避免了由于组织结扎所导致的胃部解剖的永久改变。尽管因为一些小问题而需要再次手术的概率仍然存在，但 LGB 手术的安全性相当高，手术死亡率非常低[72]。

吸收障碍性手术

吸收障碍性手术的目的在于通过胃减容和营养物质的吸收障碍引起体重减轻。以前，早期的手术是制造一个很长的空肠回肠旁路。术后患者的体重明显减轻，但是这种手术常伴有难以接受的严重的维生素和蛋白质吸收障碍、骨质疏松及肝功能衰竭。

目前，胃分流术（gastric bypass，GBP）（图 71-3）以及胆胰分流术（biliary pancreatic diversion，BPD）是

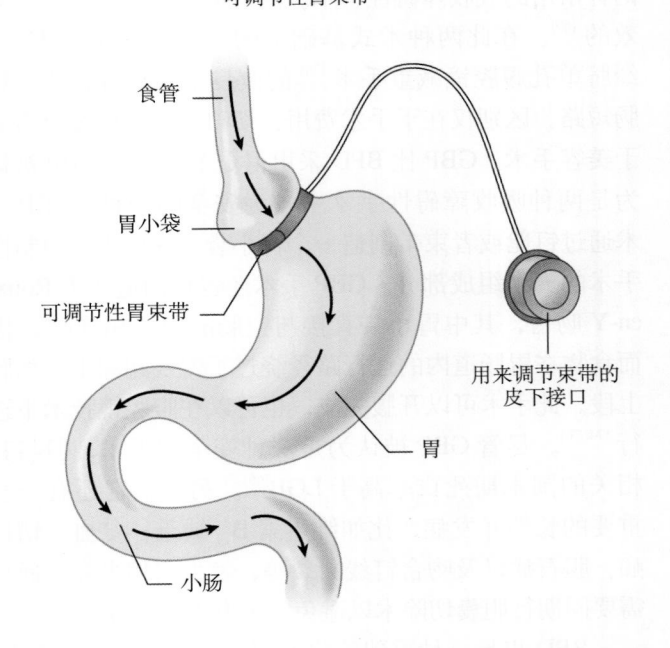

图 71-2　胃束带手术：在胃部放置一个可调节性束带，与束带相连的是一根在另一端有一个接口的管道。将接口置于皮下，通过此接口可以调节束带的松紧程度。接口处有一根特别的针，可以向束带内注入液体而使通道变小，也可以从束带内抽出液体使通道变大

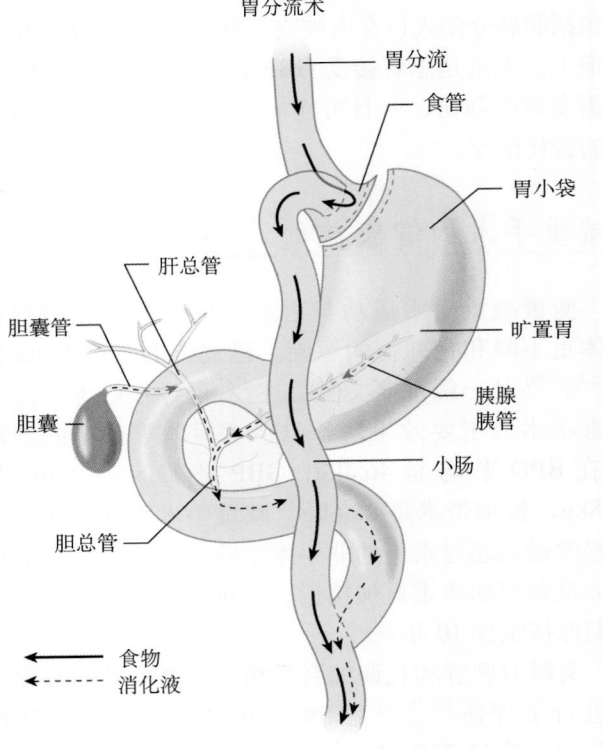

图 71-3　Roux-en-Y 胃分流术。将部分胃从其他部分分离并做成一个小袋。将胃小袋通过一段小肠连接在小肠的低位部分，呈"Y"形，因此绕过了胃和小肠的一部分。然而，消化液（胆汁和胰酶）仍然可以与食物混合，使机体能够吸收维生素和矿物质，从而降低了营养缺乏的风险

两种常用的吸收障碍性手术。两者都被证明是安全、有效的[69]。在此两种术式基础上的机器人减重手术[73]、经脐单孔腹腔镜减重手术[74]的改良术式亦旨在建立胃肠短路，区别仅在于手术费用、切口大小，以及是否属于美容手术。GBP 比 BPD 采用得更多，因为 GBP 被认为是两种吸收障碍性手术中较为安全的一种。GBP 手术通过钉舱或者束带制造一个胃小袋，这成为胃限制性手术的一个组成部分。GBP 手术还包括制造一个 Roux-en-Y 吻合，其中胃小袋直接与空肠的中段相连[75]，因而食物在胃肠道内的运行路径绕过了胃残端和十二指肠上段。此手术可以开腹完成，也可以在腹腔镜技术下进行[74, 76]。尽管 GBP 被认为是一种安全的手术，但与其相关的围术期死亡率高于 LGB[66]。另外，它还有一些重要的长期并发症，比如维生素 B_{12} 缺乏、贫血、切口疝、胆石症以及吻合钉线断裂等，发生率相当高。通常需要同期行胆囊切除术以避免将来发生胆石症[77]。

BPD 也是一种重建消化道解剖的 Roux-en-Y GBP，其中被搭桥的肠道节段还包括十二指肠的胆管和胰管入口处。这使搭桥的小肠暴露在胆汁和胰液下。胃窦被切除可以避免胃溃疡，食物的摄入仅受到部分影响。离断中等长度的小肠也是此术式的必要部分，将离断的小肠远端部分汇合吻合到胃残端上。离断小肠的近端包括胆胰分泌入口在内被吻合到距回盲瓣 50cm 的消化道上。无论是患者接受 GBP 还是 BPD 减重手术后，均需要终生随访，并且可能需要长期接受微量营养成分的替代治疗。

减重手术的健康益处

衡量减重手术成功与否最常用的两个预后指标是体重下降和合并症的解除。已发表的三篇 Meta 分析[57, 78-79]及一篇重要文献综述[78]已经很好地总结了减重手术的主要效果。各类手术后体重减轻的绝对值在 BPD 平均是 46.4kg，GBP 是 43.5kg，VBG 是 39.8kg，胃束带术是 28.6kg。减重手术引起的体重减轻程度远远超过常用的非手术治疗方法，与患者的理想体重和预期体重更加接近。这种程度的体重减轻可长期保持至少 10 年。

文献对肥胖和代谢综合征相关合并症的改善程度也进行了评估[57, 79-81]：85% 的糖尿病患者症状获得了改善，超过 75% 的患者得到了完全缓解（BPD 是 98.9%，GBP 是 87.3%，VBG 是 71.6%，胃束带术是 47.9%）。术后糖尿病的缓解与术前疾病的持续时间呈负相关。这种缓解更多地发生在已经通过口服降糖药使糖尿病得到控制的患者。这就说明针对肥胖的手术

治疗是一种重要的内分泌学治疗措施，因为通过非手术治疗使糖尿病病情得到了中等程度改善的患者，几乎 100% 都会在 5 年之内发生病情反弹。手术治疗对血脂异常的效果也是很明显的。手术人群中大约有 70% 的患者得到了改善，与 BPD、GBP、胃束带术相对应的改善程度分别是最大程度、中等程度和较小程度。超过 60% 的患者术后高血压消失，超过 18% 的患者高血压有所改善。在手术对高血压的治疗效果上，BPD 最明显（83%），GBP（67.5%）和 VBG（69%）中等，胃束带术最小（43%）。OSAHS 的缓解似乎与减重手术的类型无关，共有 85.7% 的患者获得了缓解。手术后其他并存疾病的缓解情况也同样得到了证实。有研究报道，减重手术可改善肥胖患者的肝脂肪浸润程度，增强呼吸功能，减少喘息症状，逆转肥胖性心肌病，缓解关节疼痛症状，以及改善关节活动度等[61, 82-86]。5 年的术后随访确定减重手术可以持续减少肥胖相关的合并症[87]。与通过非手术的生活方式干预方法减肥相比，尽管减重手术可使体重减轻得更多，但其在对并发症的切实解决及危险因素的确切改善方面与成功的保守治疗效果类似[81]。

减重手术患者的麻醉管理

实施减重手术患者接受的是目前最好的、对病态肥胖具有远期疗效的治疗手段。然而，此类患者的术前状态存在一些异常生理状况，甚至累及多个器官病变。正因为如此，各种减重手术均与风险相当高的死亡及致残有关。可使用术前危险分级来识别与减重手术相关的严重致残以及较高死亡风险的患者[88]。无论如何，为了保证患者的安全，必须对围术期、术中及术后各阶段的麻醉管理做出详尽的计划。

术 前 评 估

麻醉的手术前评估包括对高血压、糖尿病、心力衰竭和肥胖性低通气量综合征的评估（参见第 14 章和 38 章）。患者所行的睡眠试验的结果很重要。AHI 评分超过 30 意味着严重的睡眠呼吸暂停，预示麻醉诱导时可能发生迅速而严重的氧饱和度下降。如 CPAP 水平超过 $10cmH_2O$ 则意味着患者有面罩通气困难的可能。

术前评估的另一个重要信息可以通过检查患者既往的手术记录、麻醉处理（比如维持气道困难与否、建立静脉通路有无困难）、是否需要入住 ICU、手术结局、患者当时的体重等相关记录来获得。这些信息有

助于缓解医者的担忧，或者对随后的麻醉管理做出更好的准备。术前推荐的实验室检查包括空腹血糖和血脂情况、血清生化检查（为了评估肾和肝功能）、全血细胞计数、铁蛋白、维生素 B_{12}、促甲状腺素及 25- 羟维生素 D。

如果在围术期能够做到合理评估、充分准备及最优化的管理，即便是合并有明确冠状动脉疾病（CAD）的患者，其并发症的发生率和死亡率也可与无 CAD 的患者一致[89]。关于阻塞性呼吸睡眠暂停对围术期的风险还有争议[90]。但是如果条件允许，大多数患者应该采用夜间氧饱和度监测、多导睡眠图或两种方法联合来筛查阻塞性呼吸睡眠暂停。如果发现有阻塞性呼吸睡眠暂停，推荐行 CPAP，建议患者在家中即开始此治疗并持续至整个围术期。

此类患者中肝功能异常很常见，尤其是非酒精性脂肪肝。肝疾病的严重程度可以作为围术期风险以及术后结局的一个预测因素。肝硬化合并门脉高压被认为是减重手术的禁忌证[90]。如有消化不良的胃肠道症状提示可能存在幽门螺旋杆菌感染，需要接受标准方案治疗。

被视为减重手术禁忌证的情况包括：不稳定性 CAD、未控制的严重阻塞性呼吸睡眠暂停、未控制的精神障碍、智力减退（IQ<60）、无法理解手术、能察觉到的无法遵守术后限制规定者、持续的药物滥用、合并有恶性肿瘤且 5 年生存预后很差。多数情况下，对所有合并症进行术前处理有助于降低风险，使高风险转变为可接受的风险。

由于麻醉药物对已经存在呼吸功能受损的阻塞性呼吸睡眠暂停患者具有副作用，使对此类患者的麻醉管理变得更加复杂。此类患者常见的并存疾病使问题变得更加严重[91]。根据所使用的麻醉药物来改变围术期的麻醉风险只是个案报道的结果。缺乏足够的试验证据来明确回答这个问题。一个在临床上十分常见而至今尚未得到科学证据回答的问题是：对合并睡眠呼吸暂停的患者行门诊手术或日间手术是否安全？对患者来说，哪些手术造成的风险足够大而需要推荐患者手术当晚留在医院？使用的麻醉药是否会影响这个决定？NSAIDs 的使用增加会不会使这个观点发生改变？某些因素（比如颈围、开腹手术或腹腔镜手术）对手术结果和预后的影响作用尚在研究中，与此类患者及其他需要减重手术的患者健康相关问题的深入研究也在继续。

术 中 管 理

肥胖患者给麻醉医师带来了多方面的特殊挑战，包括气道管理、体位安置、监护、麻醉技术以及麻醉药物的选择、疼痛治疗和液体管理等。这些问题在术后管理阶段同样重要，其中最重要，并且研究证据也是最充分的是气道管理，包括气管内插管、呼吸生理以及维持合适的血液氧合和肺容量的技术。为肥胖患者提供麻醉的麻醉管理团队所使用的特殊干预措施和手段是决定患者结局的重要因素。

患者的体位

尽管缺乏循证医学研究来证明肥胖患者在体位安置时更容易发生并发症，但病态肥胖患者在安置体位时需要格外关注（参见第 41 章）。有报道显示：即便是仰卧位，患者也可由于臀部肌肉受压引起横纹肌溶解而出现肾衰竭[92]或死亡[93]。肥胖患者处于俯卧位时，凝胶衬垫或者其他支撑体重的卷巾则可能承受了过多的重量。必须仔细检查受压点，尽管受压点可能已被小心地垫起，但仍有可能发生皮肤撕脱伤。这可能引起组织坏死或感染，尤其对长时间的手术更是如此[94]。当患者处于侧卧位时很难保护下侧髋部不受压力影响。肥胖患者的腋窝组织增加。在此体位下，很难也不必要依据传统做法在腋窝放置一块卷巾。取截石位时，用常规而非大号的腿架来支持患者的重量是一个挑战。为了降低组织压伤或发生骨筋膜间室综合征的风险，应尽可能缩短将患者大腿放在腿架上的时间[95]。

气道管理

任何的体位问题均没有安置肥胖患者喉镜检查或气管内插管的体位重要（参见第 41 和 55 章），通常认为这两种操作在肥胖患者比 BMI 正常的患者实施起来更加困难。颈粗短、舌大以及咽部软组织显著增多可引起肥胖患者喉镜检查和插管困难。然而，在临床实践中并未观察到病理性肥胖和喉镜检查及插管困难之间存在相关性。只要在临床操作中遵循一个简单却重要的方法，即在麻醉诱导前充分关注患者的体位安置，那么对较瘦患者和肥胖患者的喉镜检查和插管的难度就可能没有差别了。合适的体位在插管中的作用十分重要，因为它能够为在直接喉镜下成功实施气管插管提供良好的插管条件。

目前已有大量关于在肥胖患者中喉镜检查和困难插管发生率的研究，但结论却并不一致。一项研究发现口咽部 Mallampati 分级与 BMI 有关。两者的关系可作为困难喉镜检查的预测指标[96]。在喉镜检查时，无论患者的 BMI 是多少，都应该将患者的头部放置于最佳嗅花位。有一项仅包括肥胖患者在内的研究发现

BMI 与插管困难之间没有关系 [37]。既往认为较高的 Mallampati 评分是 "潜在困难插管" 的预测指标，但在 100 例所研究的患者中，有 99 例通过直接喉镜即可成功地完成插管，所有患者的肩膀下面都放置了枕头或者毛巾，以使头部垫高、颈部伸展。另一组关于较瘦患者和肥胖患者的研究发现 Mallampati 评分Ⅲ级或者Ⅳ级是对肥胖患者插管困难唯一的独立危险因素 [97]。该研究证实 Mallampati 评分预测插管困难的特异性较低，阳性预测值也较低，分别是 62% 和 29%。但其得出了肥胖患者插管更加困难的结论。插管时，患者被置于半卧位（抬高 30°），头位于嗅花位。

另一项研究使用超声来定量测定声带水平的皮肤与气管前的软组织量 [98]。该研究还通过其他方法来评估气道，包括甲颏距、张口度、颈部活动度、Mallampati 分级、颈围以及是否存在阻塞性呼吸睡眠暂停。当患者处于嗅花位时，仅有超声测量到的气管前软组织增多和颈围被认为是直接喉镜下困难插管的阳性预测因子。有一项包含 35 份研究的 Meta 分析评价了对没有气道疾病的患者诱导前的检查对预测插管困难的诊断准确度 [99]。肥胖患者困难插管的发生率是非肥胖人群的 3 倍。这可能与患者的体位放置未达到最佳状态有关，这一点在之前的研究中都没有仔细描述。最佳体位包括斜坡位或者抬高病理性肥胖患者的上半身和头部，使外耳道与胸骨角成一水平线。这种体位被证实能够改善喉镜检查时的视野 [100]。这项研究比较了在气道操作时分别置于斜坡位和嗅花位的两组病理性肥胖患者。研究证实两组患者喉镜暴露的视野有显著的统计学差异，斜坡位的喉镜视野更好。

根据随机对照试验所提供的证据以及其他有关肥胖患者气道管理的文献，如果患者被小心地置于斜坡位，直接喉镜下插管应该更加容易。可借助一些市售的体位安置装置 [101] 或毯子及手术单实现斜坡位，从而可使患者的头部与胸部处于所要求的位置 [102]。对肥胖患者必须检查可能导致插管困难的常用客观指标，包括张口度小、龅牙、颈部活动受限以及小下颌等。备选的气道管理技术包括：使用可视喉镜装置为肥胖患者实施气管插管 [103]，因为该装置正在迅速得以广泛使用；对清醒患者给予适当镇静、局部麻醉下直接喉镜检查以评估喉镜视野，从而决定是继续全身麻醉诱导，还是在清醒镇静状态下选用纤维支气管镜插管。当然，紧急气道管理工具，包括喉罩和纤维支气管镜，应该处于随时备用的状态。

围术期另外一个需要特别关注的领域是肥胖患者的呼吸生理。管理肥胖患者时使用一些技巧来维持氧合和肺容量尤其重要。首先，肥胖患者有多种肺功能异常，包括肺活量降低、吸气容量降低、呼气储备容量降低以及功能残气量降低。其次，肥胖患者的闭合气量接近甚至低于潮气量，尤其是在仰卧位或者斜卧位时。另外，由于肥胖患者在异常低下肺容量参数下呼吸时，其肺顺应性及呼吸系统顺应性都较低 [104]。由于存在潜在的呼吸生理异常，肥胖患者很容易发生氧饱和度的迅速降低，特别是在呼吸暂停阶段，例如全身麻醉诱导阶段。只要给予正确的预防措施，单纯阻塞性呼吸睡眠暂停并不增加全身麻醉诱导期氧饱和度降低的风险 [105]。然而，在全身麻醉诱导和气管插管后，患者在整个麻醉过程中可能会继续丧失气体交换单位 [106]。为了保证肥胖患者的氧合和维持肺容量，已经研究了一系列策略。

在一项关于呼吸暂停期间患者低氧血症发生速度的研究中，患者在麻醉诱导之前通过面罩接受 100% 的氧气以去除氮气 [106]，诱导之后继续处于呼吸暂停阶段，SpO₂ 降低至 90% 为终点。肥胖患者在 3min 内达到终点，而 BMI 正常的患者需要 6min 才能达到终点。为了预防肥胖患者全身麻醉诱导阶段发生肺不张和氧饱和度下降，采用的方法包括：在预氧合阶段应用持续正压通气（continunous positive airway pressure, CPAP）[107-109]、通过面罩给予呼气末正压（positive end-expiratory pressure, PEEP）以及诱导后给予机械通气 [109]。在仰卧位预氧合阶段使用 10cmH₂O 的 CPAP，可以使插管之后的 PaO₂ 升高而肺不张的数量减少 [83]。在预氧合阶段使用 CPAP 结合 PEEP 或诱导之后使用机械通气，可以将呼吸暂停阶段的非低氧血症时间从 2min（对照组不接受 CPAP 或 PEEP）延长到 3min。然而，在仰卧位预氧合的 3min 时间内，使用 7.5cmH₂O 的 CPAP 不能改变肥胖患者 SpO₂ 下降到 90% 所需要的时间 [108]。预氧合时，与仰卧位不使用气道正压相比，采用 25° 的头高位（背部斜卧）时麻醉后呼吸暂停的肥胖患者 SpO₂ 下降到 92% 时所需要的时间延长 [110]。采用头高位进行预氧合的患者在麻醉诱导之前 SpO₂ 明显升高。肥胖相关的气体交换功能障碍取决于腰围 / 臀围比例，这是反映环绕胸腔脂肪组织分布的指标 [111]。该研究进一步证明：病理性肥胖的男性比病理性肥胖的女性更容易发生肺部气体交换功能降低。

有一项研究评估了肥胖患者的体位安置与麻醉诱导之后以及插管阶段呼吸暂停时发生低氧血症的关系。在呼吸管路被断开前患者接受 50% 的氧气 /50% 的空气混合气体通气 5min [112]，其后停止呼吸，直到 SpO₂ 下降到 92% 再继续机械通气。仰卧位患者 2min 达到终点；若将仰卧位患者背部抬高 30°，则到达终点的时间可以延长 30s；如果采用 30°的反 Trendelenburg 体位，此时间可延长 1min。肥胖患者在减重手术时采用 30°的反 Trendelenburg 体位。与仰卧位相比，该体位能降低肺泡 - 动脉氧分压差，也能增加全肺顺应性，降低气道的峰压和平台压[113]。与正常体重患者相比，全身麻醉时肥胖患者的肺活量降低程度更严重[114]。

已对维持术中肺容量和氧合的不同策略进行了研究。将肥胖患者全身麻醉机械通气时的潮气量从 13ml/kg 逐步提高至 22ml/kg 并不能改善气体交换功能，但却使气道压增高[115]。研究证明，在全身麻醉肌松状态下，与正常患者相比，肥胖患者使用 10cmH_2O 的 PEEP 能更好地改善使用肌松剂全身麻醉期间的通气力学，并能提高 PaO_2，降低肺泡 - 动脉氧分压差[116]。在单独应用 PEEP 的基础上，使用肺复张手法（如在 55cmH_2O 压力下持续膨肺 10s）后，使用 PEEP 可预防肺不张加重并改善氧合的功效已得到证实，单独使用 PEEP 或肺复张手法时对肺功能的维持不能达到两者合用时的效果[117]。

腹腔镜手术期间的气腹能够增加肺阻力，降低动态肺顺应性[118]。气腹期间，体位、潮气量及呼吸频率的改变对肥胖患者的肺泡 - 动脉氧分压差没有影响[119]。在腹腔镜减重手术气腹期间，通过反复、持续地将肺膨胀至 50cmH_2O，继之以使用 12cmH_2O 的 PEEP 机械通气的措施来募集肺泡能够提高术中 PaO_2，但其代价是可能导致低血压，必要时还需要使用血管收缩药物[120]。为了优化肥胖患者行 LBG 手术时的 PEEP，使用 $15 \pm 1cmH_2O$ 的 PEEP 能维持患者的正常功能残气量。为了预防 PEEP 诱发的血流动力学改变，需要给予扩容治疗[121]。

总之，对肥胖患者，并未能明确在预氧合阶段、麻醉诱导阶段或术中的最佳体位或最佳 PEEP 值。另外，在预氧合、麻醉诱导以及麻醉维持阶段，使用无创通气模式，包括通过面罩给予的压力支持和双水平气道正压（BiPAP），来维持肥胖患者氧合和通气力学的措施均未得到充分研究。在麻醉苏醒前及拔管后患者采取最佳体位，加用 PEEP，使用特殊通气模式对维持拔管后的肺功能和气体交换的影响也没有得到确认。目前还没有任何公认的指南可以指导肥胖患者接受全身麻醉时如何维持氧合和通气力学的问题。因此，对肥胖患者，考虑到之前详细描述过的气道管理问题以及刚才所描述的氧合、肺容量和通气力学问题，麻醉实施者在安置患者体位时应同时实现如下两个目标的结合：提供一个更好的喉镜视野，以便于气管内插管，同时为氧合和肺力学功能的维持提供最好的条件。

我们的常规做法是，先将患者置于斜坡位，在预氧合之前更换为反 Trendelenburg 体位。如果有必要的话，使胸部倾斜 25°～30°。然后在正压通气下采用 100% 氧气对患者进行预氧合。对在家中接受 CPAP 的 OSA 患者，通过面罩给予 CPAP 或者压力支持通气，其压力水平与患者在家中使用的 CPAP 压力相同。采用另外，8～10cmH_2O 的 CPAP 是合适的。在麻醉诱导后，手术期间可持续使用 10～12cmH_2O 的 PEEP。但是必须注意，如果发生了低血压，则需要给予治疗。最后，如果患者在手术期间必须改变体位，在苏醒和拔管之前必须将患者的体位恢复到头高位。

在麻醉苏醒阶段，拔管前必须充分逆转神经 - 肌肉阻滞作用。由于许多新型麻醉机上使用的压力支持模式越来越多，在苏醒期，减重手术患者的自主呼吸一旦恢复即可使用压力支持通气维持，直到自主呼吸充分恢复。当神经刺激器的持续强直刺激试验或者 5s 抬头试验证实肌力已经充分恢复后，就可以安全地对能够接受指令的清醒患者拔管了。拔管后，应具备立即通过面罩给予压力支持或 CPAP 的条件，其实施方法和麻醉诱导之前的预氧合期间相同。在将患者转运出手术室的过程中，应有提供 CPAP 的不同设备。在肥胖患者麻醉恢复的过程中使用 CPAP，尤其是在那些已经接受 CPAP 治疗的 OSA 患者。关于气道管理及其与肺功能之间的整体关系，必须重视的基本前提是：病态肥胖引起了肺功能及肺力学的显著紊乱。需仔细处理或纠正这些紊乱，使肥胖患者术中及术后肺部并发症的发生率降到最低[122, 123]。

麻醉药物以及剂量

众所周知，阻塞性睡眠呼吸暂停的患者对麻醉药品如阿片类药物、丙泊酚及苯二氮䓬类药物的反应增强。这些药物可以降低维持气道通畅所必需的咽部肌肉的张力[36, 124]。在患者有阻塞性睡眠呼吸暂停的背景下，吸入麻醉剂使机体对 CO_2 的通气反应降低，至少在扁桃体肥大的儿童患者中情况如此。另一项儿童研究提示，在气管插管后保留自主呼吸的患儿中，静脉给予 0.5μg/kg 芬太尼可抑制通气，多数患儿甚至会发生呼吸暂停（参见第 92 章）。尽管这些资料来源于儿科文献，在对这些原则没有找到不同的证据之前，将其用于成年肥胖患者时应该谨慎。此时使用短效药物以及对呼吸无抑制作用的药物（如 α_2- 受体激动剂右美托咪定）就很有吸引力了，至少理论上这种方法可以促进患者的呼吸功能恢复到基础状态[94]。

应该根据患者的实际体重（total body weight, TBW）还是理想体重（ideal body weight, IBW）进

行计算常用麻醉药物的剂量主要取决于药物的脂溶性。既往 IBW 解释为不包括脂肪的体重，意味着其可替代"瘦体重"，或者，更为恰当的描述为："去脂体重"（lean body mass，LBM），后者通常大约是 IBW 的 120%。当使用水溶性药物时，去脂体重可以作为很好的体重的估计值。正如所预想的，脂溶性药物在肥胖患者中的分布容积会发生改变。这一点在常用麻醉药物中的苯二氮䓬类和巴比妥类尤其明显。但是针对此规则而言，有两种药物例外，即普鲁卡因胺[125]和瑞芬太尼[126]。这二者尽管是高脂溶性药物，但它们的药物性质与分布容积之间没有关系[127]。因此，常用的麻醉药物，比如丙泊酚、维库溴铵、罗库溴铵和瑞芬太尼的剂量应该根据 IBW 给予。相反，咪达唑仑、琥珀胆碱、顺式阿曲库铵、芬太尼和舒芬太尼的剂量应该根据 TBW 给予。但是需要格外注意的是：丙泊酚的维持剂量应该根据 TBW 来计算，而舒芬太尼的维持剂量应该根据 IBW 来计算[127]。这意味着根据患者体重，可以使用偏大剂量的苯二氮䓬类、芬太尼或者舒芬太尼，尽管这些药物最好应该逐渐增加剂量以达到预期的临床效果。相反，根据实际体重，在对患者实施麻醉时应该使用偏小剂量的丙泊酚。

对维库溴铵或罗库溴铵来说，应该根据 IBW 给予初始剂量，之后应该根据外周神经刺激仪的肌松监测结果来决定追加剂量（参见第 53 章）。对肥胖患者给予充分的肌肉松弛不仅能为外科医师提供方便，也有利于机械通气，药物的选择不如患者的肌松程度重要。

应该根据其组织溶解度等物理特性选择挥发性麻醉药，如血/气分配系数和脂肪/血分配系数。有些证据提示：对肥胖患者，地氟烷是一种可供选择的麻醉药物，因为与七氟烷及丙泊酚不同，其具有更加稳定且迅速恢复等特点[128-129]。然而，一些麻醉医师认为：七氟烷和地氟烷在快速恢复方面并没有明显的临床差异[130]。

尽管 N_2O 具有一定的镇痛效果，而且清除迅速，但应尽量避免使用，因为肥胖患者的需氧量很高。在短小的腹部手术中，N_2O 进入体内空腔对机体的影响可能并不显著，但在减重手术，尤其是腹腔镜下减重手术中，肠腔内气体容量的增加会使本来就具有挑战性的手术操作变得更加困难。

麻醉诱导

关于肥胖患者是否存在胃内容物误吸的风险以及是否需要对误吸进行预防，目前还存在很多争议[131]。在糖尿病患者中，腹部膨隆以及女性这两个因素与胃内固体和液体的排空减慢有关[132]。尽管很多肥胖患者都合并 2 型糖尿病，但对全身麻醉期间胃食管反流的单独研究并未显示体型是反流率的一个预测因子[133]。肥胖患者禁食或者在麻醉前 2h 口服 300ml 清亮液体，其胃内液体容量和 pH 是相同的[134]。肥胖本身并不增加胃内容物误吸的风险。然而，对那些有明确误吸风险的患者，必须考虑使用 H_2 受体激动剂或质子泵抑制剂预防酸性物质的误吸。对这些患者也可以考虑实施清醒纤维支气管镜插管[36]。

基于产科实践中得到的经验显示（参见第 77 章），对体型庞大的患者而言，区域麻醉，尤其是硬膜外麻醉和脊髓麻醉，都是安全可行的[94]。然而，区域麻醉在技术操作上可能更为困难，其对于肥胖患者而言具有生理挑战：导管的置入往往比较困难，而且导管比较容易发生移位，脱出硬膜外腔。这些患者可能需要使用特殊设备，比如更长的穿刺针或者特殊的超声探头来纠正导管的位置。由于肥胖患者的硬膜外腔比正常体重的患者更小，经导管给药时要特别小心，因为药物容易向头侧扩散，产生更强的阻滞作用[135, 136]。当区域阻滞平面过高时，肥胖患者比正常体重的患者更容易发生严重的呼吸抑制。

几乎没有证据显示硬膜外镇痛能够改善患者的总体预后。因为腹腔镜手术有逐渐取代开腹手术的趋势，故术后镇痛问题已不再那么重要。对病理性肥胖患者行开腹手术时，通过胸段硬膜外导管进行术后疼痛控制的最大好处就是可减轻术后肺活量下降[137]。

肥胖本身并不需要有创监测，因此，可以在常规监测下安全进行 GPB 手术。肥胖患者存在合并症则是有创监测的适应证。由于需要接受手术治疗的肥胖患者经常存在合并症，因此，在这些患者中有创监测的使用概率也会增加[138]。病理性肥胖患者存在严重的合并症，比如肥胖性低通气量综合征伴有肺动脉高压或者肺源性心脏病时，可能需要肺动脉导管（pulmonary artery catheter，PAC）或者术中经食管超声心动图（TEE）监测。使用中心静脉导管的原因通常是外周静脉建立困难，而非其他原因。对许多需行减重手术的患者，因为肥胖及手术相关的深静脉血栓及肺栓塞的高风险，会预防性放置下腔静脉滤器[139]。常在减重手术术前一天通过右侧颈内静脉置入下腔静脉滤器，在置入滤器时尽可能保留中心静脉导管以备手术之需。推荐对此类患者手术时在超声引导下进行中心静脉置管，以减少并发症，并易于置管。同样，无创血压测量困难以及与体型相关的血压袖带无法正确放置，均可作为有创血压监测的适应证。动脉血气分析有助于指导术中通气和术后气管导管的拔除。

可以采用 PCA 进行静脉镇痛减重手术患者的术后

疼痛治疗（参见第 98 章），也可以实施胸部硬膜外镇痛。没有证据显示哪种方式更为优越。在实际工作中，倾向于为开腹 GBP 手术患者保留硬膜外导管镇痛。尽管存在一些不足，极度肥胖患者的镇痛成功率大约也能达到 80%。以阿片类药物为基础的 PCA 加上局部麻醉药伤口浸润以及辅助使用非麻醉性镇痛药对大多数患者来说是合适的选择。切皮前在伤口部位注入局部麻醉药可以起到超前镇痛的作用。如果没有禁忌证，使用非阿片类药物来辅助镇痛能够减少阿片类药物的需要量，也能减少阿片类药物引起的不良反应。

手术期间根据患者的体重选用合适的手术床也相当重要。如果手术台与患者的体重不匹配，对患者和手术室人员都会造成严重后果。在整个镇静和睡眠期间，给予患者一定的束缚是有用的。除了安全绑带，在患者的身体下面放一个可改变形状的沙袋也可以预防患者从手术台上滑落。可通过强制空气加热器空气加温实现手术间的温度管理（参见第 54 章）。在手臂下方可能需要放置额外的衬垫，以防止患者的手臂和肩膀发生脱位。如果将手臂包起来放在患者身体两侧的话，则可能需要放置一个较宽而且有很好衬垫的托手板。

液体需要量可能比预期的要多，即便是一台持续 2 ~ 3h 的较短手术，可能也需要 4 ~ 5L 晶体液，以预防肾的急性肾小管坏死（acute tubular necrosis，ATN）。低血容量能导致较长的肾前性少尿状态，促进急性肾小管坏死的发生，可通过适量补液来预防。来自于 Pittsburgh 大学医学中心的回顾性资料提示，减重手术后原发性急性肾衰竭的发生率是 2%。其他诱发因素有：BMI 超过 50kg/m^2、手术持续时间较长、既往肾疾病史以及术中低血压[140]。

术 后 管 理

在实践中，倾向于让减重手术患者在手术后一直待在同一个地方。这种方法有助于为患者提供连续的专业护理和辅助治疗。应该尽可能对这些患者使用 CPAP 或者双相正压通气（biphasic positive airway pressure，BiPAP），同时推荐使用脉氧仪监测 SpO$_2$。在费城宾夕法尼亚大学医院，对确认有困难气道的患者通过腕带及在床边使用醒目标志加以区别，以电子形式记录住院期间的病历。另外，麻醉主治医师会将插管的难度以及在手术室内为了确保气道畅通所采取的措施写成一个便条留在病房。不管是什么原因，万一患者需要行紧急气管内插管，相信这张便条上提供的信息对抢救小组来说都是很重要的。

并发症的处理

虽然减重手术被认为很安全，但也并非没有任何潜在的并发症，目前这些并发症发生的预测率正在提高[141]。LGB 和开腹 GBP 手术的院内死亡率分别是 0.27% 和 0.81%，两者存在显著的统计学差异[140]。死亡率与同次住院期间是否需要再次手术有关[142]，而肠漏是导致很多患者死亡的一个严重并发症[143]。其他危险因素还包括患者合并充血性心力衰竭和肾衰竭。

住院期间，术后短期内发生的并发症可以特征性地分为四类：伤口、胃肠道、肺部和心血管方面的并发症。在每种类型并发症的发生率上，均为腹腔镜手术低于开腹手术，发生情况大致为：LGB 术后 1.35%（伤口并发症）到 4.52%（胃肠道并发症），开腹 GBP 术后 1.98%（伤口并发症）到 5.33%（胃肠道并发症）[140]。表 71-5 列出了减重手术后特异性及非特异性的并发症。

需要再次手术的常见并发症包括：术后腹腔出血、吻合口漏、缝线裂开、小肠梗阻和深部伤口感染[143-148]。这些都需要在全身麻醉下再次开腹手术。尽管围术期已采取了深静脉血栓预防性治疗措施，但患者术后依然可能发生深静脉血栓形成或者肺栓塞，需要在麻醉下放置下腔静脉滤网。如前所述，一般在实施减重手术前置入滤网[139]。

对所有首次减重手术后不久需要再次手术的患者，应该谨慎地复习麻醉记录单。特别应该关注上一

表 71-5　减重手术的特异性及非特异性并发症

	所有种类的手术	胃束带术	Roux-en-Y
早期	出血 感染 脱水 腹膜炎 肠梗阻 穿孔 肺炎 深静脉血栓形成 　/肺栓塞 死亡	束带滑脱 束带功能异常 束带部位的感染	吻合口漏
晚期	胆石症 胆囊炎 胃小袋扩张 胃食管反流病 / 　吞咽困难 切口疝 营养问题 脂溶性维生素缺 　乏，尤其是维 　生素 B$_{12}$	恶病质 束带滑脱 束带功能异常 束带部位感染	小肠梗阻 吻合口边缘 　处溃疡 胰腺炎 狭窄

次麻醉时患者的体位安置以及气道管理所采用的技术。由于存在失血、补液不足、血管扩张以及与发热和感染有关的隐性液体丢失，患者可能处于低血容量状态。特别重要的是，要考虑发生胃内容物误吸的新增风险。误吸原因可能是存在术后肠梗阻、小肠梗阻以及手术造成的 Roux-en-Y 胃分流而使幽门无法发挥预防肠内容物反流的作用和功能。在手术室内行全身麻醉诱导之前，小心放置一根鼻胃管或口胃管能够对手术患者起到胃小袋减压的作用，从而减轻小肠梗阻。但此项操作可能会增加新鲜吻合口缝线撕裂的风险，所以在进行此项操作之前，麻醉医师应该与手术医师进行沟通，权衡利弊。在开腹探查手术中，可以立即修补任何为了达到胃肠道减压目的所造成的吻合口穿孔，随后可将鼻胃管或口胃管调整至合适位置，以用于持续的术后持续引流。

再次手术的患者可能需要延长术后通气，这取决于再次手术的范围，是否需要容量复苏或者输血，吻合口漏造成的腹膜炎的程度，以及脓毒症或者其他持续存在的危害健康的风险。术后疼痛治疗也与初次减重手术时有明显的区别。再次手术前，如果患者的血流动力学足够稳定，可以在麻醉诱导之前放置硬膜外导管以便于疼痛治疗，这也是术后护理的一部分。这对行开腹手术的肥胖患者而言特别有价值，此点在本章前面部分已有描述。

进行减重手术后可能会发生很多潜在的严重并发症，在几周内、几个月内甚至几年内均需要手术干预。患者可能会发生吻合口狭窄或溃疡、腹部切口疝、胃侧壁瘘以及严重的反流疾病，这些都需要再次手术[77]。小肠梗阻可在手术后数周发生[147]。在体重显著减轻之后，患者可能需要行美容手术来去除过多的皮肤，或者吸脂术来重塑身体变形的部位。患者可能需要对胃束带进行调整或者去除胃束带。对这些患者的麻醉考虑应该包括：复习之前的麻醉记录以及了解气道管理和疼痛治疗方面的相关信息。已经达到减肥效果，包括缓解了糖尿病、高血压以及阻塞性睡眠呼吸暂停等合并症的患者，可使此次手术比较上次减重手术的麻醉方案发生显著改变。

一部分患者在接受 GBP 手术后会发生显著的神经系统并发症[149-151]，包括多发性神经病、多发性神经根性神经病、脊髓病、脑病和视神经疾病。最常发生的是脊髓病，但在手术 10 年后才会出现明显症状[149]。在这些患者可检测出营养缺乏。但除了在某些脊髓病患者中能够发现维生素 B_{12} 和铜缺乏之外，没有发现其他特异性的营养成分缺乏与神经系统并发症有关。尽管伴发于减重手术的神经系统症状不太可能需要再次手术治疗，但它提示此类患者可能存在新的或者另外的合并症状态。麻醉医师在处理之前接受过减重手术的患者时，应该充分考虑到这些问题。

减重手术后营养和代谢方面的并发症还包括蛋白质和蛋白质 - 能量营养不良。患者可能发生体重过度减轻（降得太快或降低程度超出了预定目标）、脂肪泻或者严重腹泻、低白蛋白血症、消瘦、水肿或者食欲旺盛[77, 152-154]。如果发生严重营养不良，患者可能需要行肠内或者肠外营养疗法。对体重过度降低和低白蛋白血症的患者，可能需要进行手术纠正。在这种情况下，麻醉方案必须考虑到由于血清白蛋白水平降低引起的药物结合减少。

关于肥胖患者接受非减重手术时的管理

很少有研究评估肥胖患者进行普通手术时肥胖对并发症的重要性。Dindo 等[155] 研究了 6 336 例行普通择期手术的患者，结果发现除了切口感染率之外，其他并发症的发生率和严重性没有差别。其他评估肥胖对伤口感染作用的研究也发现肥胖患者的感染率是增加的[156-157]。有几项研究证实，肥胖患者在妇科、骨科、心血管、泌尿科以及移植手术后的风险更高，但其他研究却没有发现存在肥胖相关的风险差别[158-159]。

根据 Dindo 等[155] 有关并发症和手术操作类型的资料显示：大手术以及开放腹腔镜手术是导致手术后并发症的独立危险因素。他们发现肥胖和非肥胖组患者的术后并发症类型没有差别。此项研究所提供的资料可以减少如下偏见，即肥胖患者术后并发症的发生风险更高。医务人员产生这一偏见的原因可能与此类患者麻醉和手术操作的难度较高有关。病理性肥胖患者所需的手术时间更长，其腹腔镜下手术比开腹胆囊切除术的手术时间要长 25% 左右。在伤口感染率上腹腔镜手术明显优于开腹手术，因此，肥胖患者应尽量选用腹腔镜手术，而避免选用开腹手术。

参 考 文 献

见本书所附光盘。

第72章 肾和泌尿生殖系统的麻醉

Vinod Malhotra • Vijayendra Sudheendra • Jerome O'Hara • Anuj Malhotra

石琴芳 译 张诗海 审校

致谢：编辑和出版商感谢 Sudhir Diwan 在前版本章中所作的贡献，他的工作为本章节奠定了基础。

要 点

- 泌尿生殖系统的腹腔内器官——肾和输尿管的神经支配主要来源于脊髓的胸腰段（T8 ~ L2）。盆腔器官，如膀胱、前列腺、精囊和尿道的神经支配主要来源于腰骶部，部分来自于低位胸段。

- 体外的泌尿生殖器官，除了睾丸（T10 ~ L1）外，疼痛传导的脊髓水平为 S2 ~ 4。

- 肾血流量占心排血量的 15% ~ 25%，其中大部分流向肾皮质。肾髓质乳头更易受到缺血性损害。当平均动脉压为 60 ~ 160mmHg 时，肾可以很好地调节自身血流。

- 肾小球滤过率（glomerular filtration rate，GFR）是衡量肾小球功能的最佳指标。肌酐清除率能较好地反映 GFR，而尿量则不能。

- 高血容量、高碳酸血症、高钾血症、心肺功能不全、贫血及凝血功能紊乱是慢性肾衰竭的表现。

- 肾移植能够逆转终末期肾病的多数异常情况，而透析仅能部分改善，并且其本身可导致其他并发症。

- 新技术的应用，如激光前列腺切除术，使经尿道前列腺切除（transurethral resection of the prostate，TURP）综合征变得罕见。TURP 综合征是一种由于低张性膀胱灌洗液的吸收引起的症候群。心血管系统和神经系统的改变与低渗透压、低钠血症、高血糖、高血氨和高血容量有关。

- 除了激光 TURP 外，标准的 TURP 选择区域阻滞麻醉比全身麻醉更具有优势，但两者的 30 天死亡率没有差别，为 0.2% ~ 0.8%。

- 泌尿外科腹腔镜手术常需要在腹膜后间隙充入二氧化碳。长时间手术时，可发生纵隔气肿和头颈部的皮下气肿。

- 在体外冲击波碎石术（extracorporeal shock wave lithotripsy，ESWL）中，如果使用水浴，可引起明显的病理生理改变。冲击波可导致心律失常和肺损伤。妊娠和未经治疗的出血性疾病是 ESWL 的禁忌证。

- 5% ~ 10% 的肾肿瘤可侵犯肾静脉、下腔静脉和右心房。在手术中可发生循环衰竭甚至肿瘤栓塞等并发症。这类手术可能需要使用心肺转流。

- 根治性前列腺切除术可导致明显出血，有时可引起术中静脉空气栓塞。与全身麻醉和间歇性正压通气相比，保留自主呼吸的区域阻滞麻醉出血量较少。硬膜外麻醉的优点还包括深静脉血栓的发生率降低及超前镇痛。目前仍不清楚麻醉选择是否影响患者的预后。

- 相对于开放性前列腺根治术，机器人根治性前列腺切除术可减少出血和减轻术后疼痛。麻醉医师需要注意严重头低位（参见第 41 章）和气腹引起的高碳酸血症、低氧血症、眼内压和颅内压增高、下肢灌注压降低和体位性损伤。

表 72-1　泌尿生殖系统的疼痛传导途径和脊髓投射节段

器官	交感神经脊髓节段	副交感神经	疼痛传导的脊髓水平
肾	T8～L1	迷走神经	T10～L1
输尿管	T10～L2	S2～4	T10～L2
膀胱	T11～L2	S2～4	T11～L2（顶部），S2～4（颈部）
前列腺	T11～L2	S2～4	T11～L2，S2～4
阴茎	L1 和 L2	S2～4	S2～4
阴囊	无	无	S2～4
睾丸	T10～L2	无	T10～L1

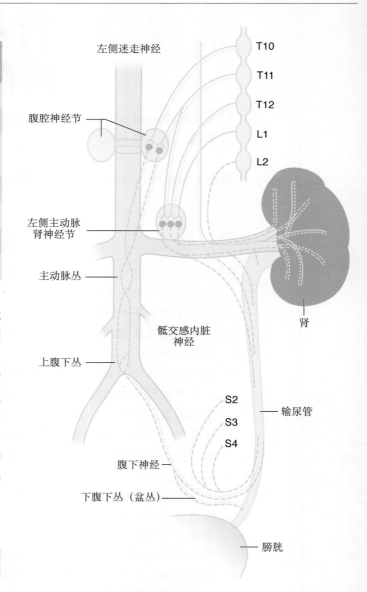

处于年龄两端的患者接受肾和泌尿生殖系统手术的概率更高。在老年患者，除了生理性的老龄化改变外（参见第 80 章），还多见心血管和呼吸系统合并症。询问病史，以及进行体格检查和适当的实验室检查对于评估这些合并症十分必要。对于小儿泌尿疾病患者，应仔细询问病史以排除非泌尿系统的先天性疾病（参见第 93 章）。

泌尿系统手术主要涉及肾、肾上腺、输尿管、膀胱、前列腺、尿道、阴茎、阴囊、睾丸和精索，其感觉神经支配主要来自于胸腰段和骶部脊髓（表 72-1），因此非常适合实施区域阻滞麻醉。

泌尿生殖系统的神经支配

位于腹腔的泌尿生殖系统脏器的神经支配来自于自主神经系统，包括交感神经和副交感神经。位于盆腔的泌尿系统器官和外生殖器受躯体神经和自主神经共同支配。表 72-1 总结了泌尿生殖系统的疼痛传导路径和脊髓水平。

肾和腹腔内输尿管

支配肾的交感神经节前纤维来源于 T8～L1 节段，在腹腔丛和主动脉肾神经节处聚集（图 72-1）。支配肾的节后神经纤维主要由腹腔丛和主动脉肾神经节发出。部分交感神经纤维经内脏神经到达肾。副交感神经支配来源于迷走神经[1]。支配输尿管的交感神经纤维起源于 T10～L2 节段，连接节后纤维的突触位于主动脉肾节、上腹下丛和下腹下丛。支配输尿管的副交感神经由 S2～4 节段传入[1]。伤害感受器纤维与交感神经纤维伴行，到达相同的脊髓神经节段。来

图 72-1　肾和输尿管的自主和感觉神经支配。实线表示节前纤维，虚线表示节后纤维，点线表示感觉纤维 (From Gee WF, Ansell JF: Pelvic and perineal pain of urologic origin. In Bonica JJ, editor: The management of pain, ed 2, Philadelphia, 1990, Lea & Febiger, pp 1368-1378.)

源于肾和输尿管的痛觉纤维主要投射于 T10～L2 躯体节段，即下背部、腰部、髂腹股沟部和阴囊或阴唇。有效阻滞这些神经节段可获得良好的麻醉及镇痛效果。

膀胱和尿道

支配膀胱和尿道的交感神经来源于 T11～L2 节段，随上腹下丛走行，向下通过左、右腹下丛神经支配膀胱[2]。副交感神经自 S2～4 节段发出，组成副交感神经盆丛。该丛有下腹丛加入。膀胱分支延伸到膀

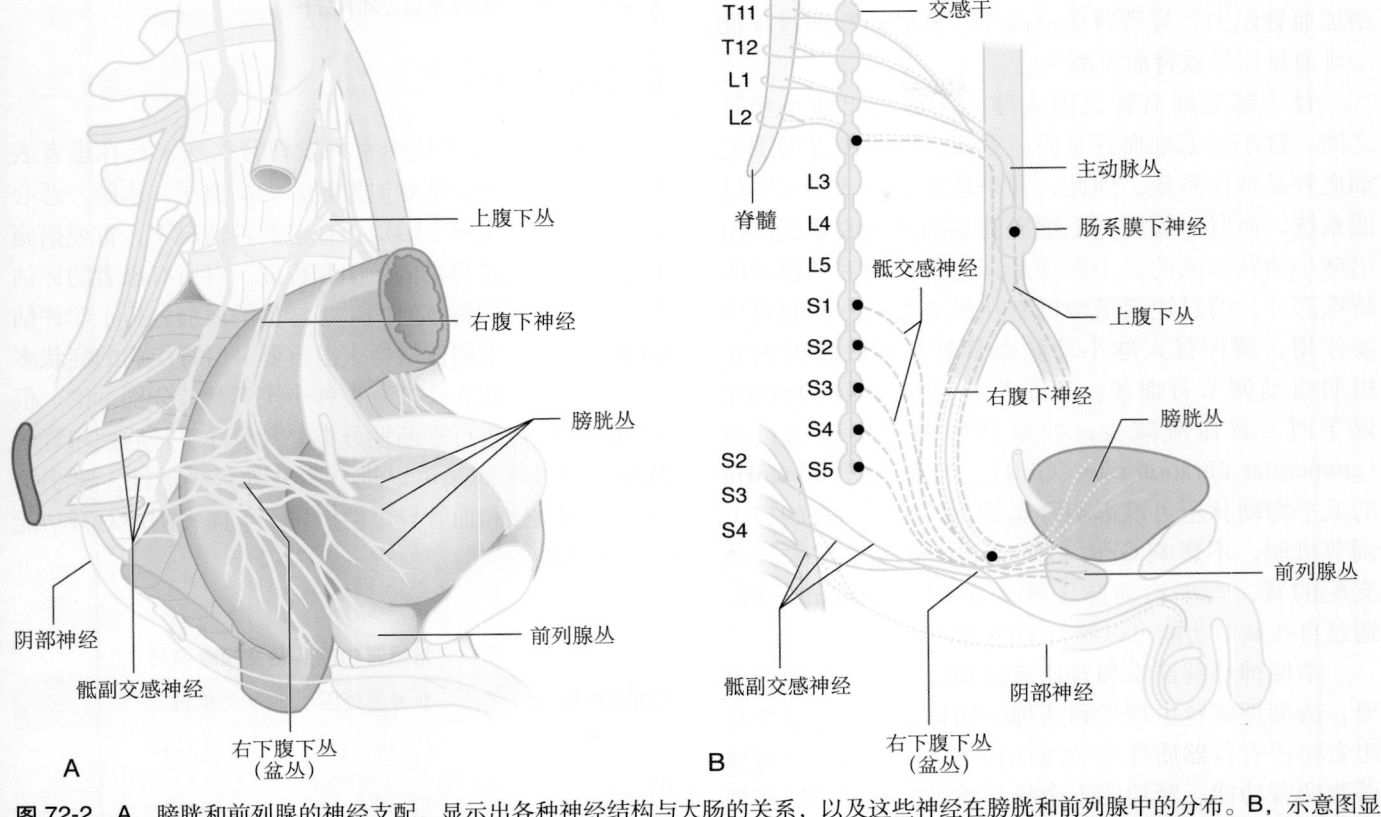

图 72-2 A，膀胱和前列腺的神经支配，显示出各种神经结构与大肠的关系，以及这些神经在膀胱和前列腺中的分布。B，示意图显示出膀胱、阴茎和阴囊的节段性神经支配。实线表示节前纤维，虚线表示节后纤维，点线表示感觉纤维 *(From Gee WF, Ansell JF: Pelvic and perineal pain of urologic origin. In Bonica JJ, editor: The management of pain, ed 2, Philadelphia, 1990, Lea & Febiger, pp 1368-1378.)*

胱底部，支配膀胱和邻近的尿道（图 72-2）。膀胱的运动神经支配主要来自于副交感神经纤维（膀胱三角除外），因此，数量远比交感神经纤维多[2]。

　　膀胱牵张和膨胀感的传入纤维由副交感神经传导，而疼痛、触觉和温度觉的传入纤维由交感神经传导。支配膀胱底部和尿道的交感神经纤维主要为 α-肾上腺素能，支配膀胱顶部和侧壁的交感神经主要为 β-肾上腺素能。这些神经解剖方面的知识很重要，有助于评价神经阻滞、局部阻滞和肾上腺素能或胆碱能药物对泌尿系统的药理学作用[2]。

前列腺和前列腺尿道

　　前列腺和前列腺尿道接受来自前列腺丛的交感神经和副交感神经支配。前列腺丛由副交感神经盆丛发出，部分下腹丛神经加入到副交感神经盆丛。这些神经的脊髓来源主要是腰骶段（图 72-2）[2]。

阴茎和阴囊

　　支配阴茎、尿道和海绵体组织的自主神经来自前

列腺丛。来自外阴神经（S2~4）的躯体神经纤维支配外括约肌。阴茎的背侧神经，即外阴神经的第一分支，是其主要的感觉支配神经。阴囊前部的神经支配为髂腹股沟神经和生殖股神经（L1 和 L2），后部为外阴神经（S2 和 S4）的会阴部分支[2]。

睾　丸

　　在胎儿发育过程中，睾丸从腹腔下降至阴囊。由于睾丸与肾有共同的胚胎来源，所以其神经支配也与肾及输尿管上段相似，向上可至 T10 节段[2]。

肾　血　流

　　肾接受 15%~25% 的心排血量。根据机体的状况，每分钟流经肾动脉的血液可达到 1~1.25L。大部分血液流至肾皮质，仅 5% 的心排血量流经肾髓质。这种情况导致肾乳头对缺血非常敏感。机体通过控制血管平滑肌的活动和改变血管阻力的机制来调节肾血流。运动时肾血管交感神经张力增加，肾血流减少，而运动中的骨骼肌血流增加。同样，在机体处于休息

状态下，肾血管平滑肌松弛。手术导致的交感刺激可增加血管阻力，导致肾血流减少。麻醉药物通过降低心排血量而导致肾血流减少。

肾小球毛细血管位于入球小动脉和出球小动脉之间。肾小球毛细血管是高压系统，而肾小管周围毛细血管是低压系统。因此，肾小球毛细血管是液体过滤系统，而肾小管周围毛细血管是液体吸收系统。由出球小动脉形成的直小血管是肾小管周围毛细血管的特殊部分，通过逆流倍增机制在尿液浓缩方面起着重要作用，调控肾入球小动脉血管舒张和收缩的内在机制自动调节肾血流。当平均动脉压降至 60mmHg 以下时，肾血流减少，并最终影响肾小球滤过率 (glomerular filtration rate，GFR)。持续大于 60mmHg 的低平均动脉压可以影响肾血流。但由于内在的自主调节机制，不影响 GFR（图 72-3）。在完整或去神经支配的肾，当平均动脉压维持在 60 ~ 160mmHg 时，通过自我调节功能可以维持 GFR 稳定[3]。

掌握神经解剖学和肾血流的知识对麻醉医师很重要，透彻理解肾生理学和药理学同样重要。泌尿外科患者常伴有肾器质性或功能性损害。麻醉和手术可显著改变肾功能。肾功能不全将严重影响麻醉药物和辅助药物的药动学和药效学，这一点将在随后讨论对肾疾病患者的评估。

肾疾病患者的麻醉

肾功能的评估

可能在常规体检中意外发现肾疾病，或在患者表现出肾功能不全的症状时发现，如高血压、水肿、恶心以及血尿（参见第 23 章）。在这两种情况下，首要措施是进一步评估肾异常的原因和程度。对所有患者的评估应包括：①疾病持续时间；②详尽的尿液分析；③评估 GFR。虽然病史和体格检查很重要，但肾疾病的症状多变。具体的症状和体征将在各个疾病章节分别讨论。根据解剖学特点进行诊断性分类：肾前性、肾后性和肾性疾病。肾性疾病又可以进一步分为肾小球性、肾小管性、肾间质性和血管异常性疾病。下面将阐述对肾功能评估有帮助的实验室检查（表 72-2）。

表 72-2　常用肾功能实验室检查项目

试验名称	参考值范围	单位
尿素氮	5 ~ 25	mg/dl
肌酐	0.5 ~ 1.5	mg/dl
钠	133 ~ 147	mmol/L
钾	3.2 ~ 5.2	mmol/L
氯	94 ~ 110	mmol/L
CO_2	22 ~ 32	mmol/L
尿酸	2.5 ~ 7.5	mg/dl
钙	8.5 ~ 10.5	mg/dl
磷	2.2 ~ 4.2	mg/dl
尿常规		
颜色	淡黄 - 琥珀色	
外观	透明 - 模糊	
蛋白质	0	mg/dl
血	阴性	
葡萄糖	0	mg/dl
酮体	0	mg/dl
pH	4.5 ~ 8.0	
比重	1.002 ~ 1.030	
胆红素	阴性	
显微镜尿分析		
红细胞	0 ~ 3	每高倍镜视野
白细胞	0 ~ 5	每高倍镜视野
管型	0 ~ 2	每低倍镜视野

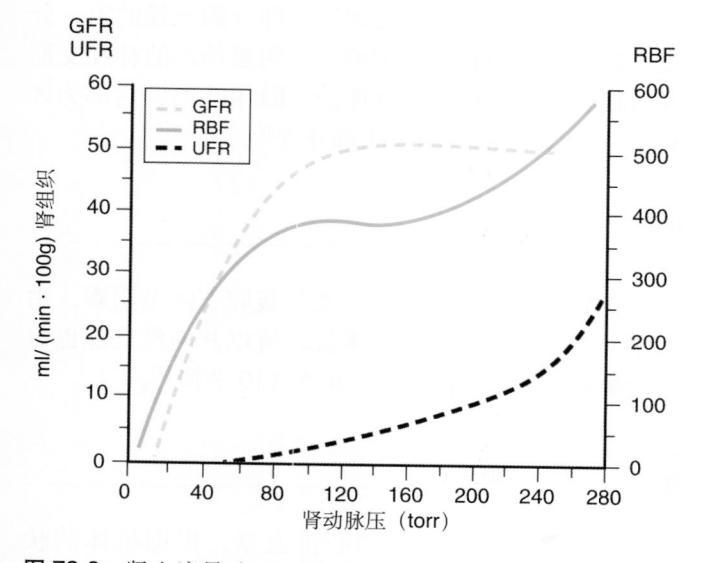

图 72-3　肾血流量（renal blood flow，RBF）和肾小球滤过率（GFR）的自主调节。图示当犬的平均动脉压从 20mmHg 变化到 280mmHg 时，RBF、GFR 和尿量（urine flow rate，UFR）与平均动脉压的关系。当平均动脉压在 80 ~ 180mmHg 时，可以观察到 RBF 和 GFR 的自主调节 *(Redrawn from Hemmings HC: Anesthetics, adjuvants and drugs and the kidney. In Malhotra V, editor: Anesthesia for renal and genitourinary surgery, New York, 1996, McGraw-Hill, p 18.)*

From Miller ED Jr: Understanding renal function and its preoperative evaluation. In Malhotra V, editor: Anesthesia for renal and genitourinary surgery, New York, 1996, McGraw-Hill, p 9

肾小球功能

肾小球滤过率

GFR 是反映肾小球功能的最佳指标。正常 GFR 约为 125ml/min。GFR 下降至正常的 50% 以下才可能被发现。当 GFR 下降至正常的 30% 时，即为中度肾功能不全阶段。患者此时仍无任何症状，仅生化检查发现 GFR 降低（如血清尿素和肌酐浓度升高）。进一步检查常发现其他异常，如夜尿、贫血、乏力、食欲减退和钙、磷代谢异常。

随着 GFR 进一步降低，开始进入重度肾功能不全阶段。这一阶段的特点是尿毒症的典型临床表现和生化异常，如酸中毒、容量超负荷，以及神经、心脏和呼吸系统改变。在轻度和中度肾功能不全阶段，如并发应激反应，将进一步损害肾功能，并导致明显的尿毒症的症状和体征。当 GFR 降低至正常的 5% ~ 10% 时，称为终末期肾病（end-stage renal disease，ESRD）。未行肾替代疗法的患者将无法继续生存。临床上多数促肾上腺皮质释放激素的异常可以通过肾移植而逆转，透析治疗的效果则不确切（表 72-3）。

血尿素氮

血尿素氮（blood urea nitrogen，BUN）浓度与 GFR 降低无直接相关。BUN 浓度受非肾因素影响，如运动、出血、类固醇激素，以及组织大量分解。更重要的是，在肾疾病中，GFR 降低至正常值的 75% 时尿素氮才会升高 [4]。

肌酐和肌酐清除

肌酐检测是评价整体肾功能的一项检测指标。血清肌酐来源于肌肉组织代谢以及日常蛋白质的摄入。正常值为 0.5 ~ 1.5mg/dl，妊娠期为 0.5 ~ 1.0mg/dl。肌酐在肾小球中自由滤过，既不重吸收又不分泌（远端肾单位分泌的肌酐数量几乎可以忽略不计）。因此，血清肌酐检测可反映肾小球功能（图 72-4）[4]，肌酐清除率是 GFR 的特异性检测指标。肌酐清除率可以由 Cockcroft-Gault 导出的以下公式进行计算，从中可以看出 GFR 的降低与年龄、体重以及性别有关：

$$肌酐清除率（ml/min）=（140-年龄）× 瘦体重（kg）/[（血浆肌酐（mg/dl）×72）]$$

此值中女性应乘以 0.85，因为女性机体的肌肉所占比例较低。

由于血肌酐正常值的范围广，除非知道其基础值，否则无法确定代表 GFR 减少 50% 的血清肌酐升

表 72-3　慢性肾衰竭的临床表现及其对透析和促红细胞生成素治疗的反应

透析可改善的症状	促红细胞生成素可改善的症状	反应不确定的症状	不能改善的症状	透析治疗后加重的症状
容量过多和过少	疲劳	继发性甲状旁腺功能亢进	脂蛋白水平升高	再生不良型骨软化
高钠血症和低钠血症	精神异常	高尿酸血症	高密度脂蛋白水平降低	β_2- 微球蛋白血症
高钾血症及低钾血症	昏睡	高甘油三酯血症	生长和发育迟缓	肌肉痉挛
代谢性酸中毒	苍白	蛋白质 - 能量营养不良	不孕症和性功能障碍闭经	透析共济失调综合征
高磷酸血症	贫血	头痛	睡眠障碍	低血压和心律失常
低钙血症	出血倾向	外周神经病变	瘙痒症	肝炎
维生素 D 缺乏性骨软化		不宁腿综合征	淋巴细胞减少	特发性腹水
糖耐量降低		瘫痪	脾大和脾功能亢进	腹膜炎
低体温		癫痫发作		白细胞减少症
扑翼样震颤		肌病		低补体血症
肌紧张		高血压		
肌阵挛		心肌病		
昏迷		渐进性动脉粥样硬化		
充血性心力衰竭或肺水肿		血管钙化		
心包炎		色素沉着		
尿毒症性肺病		消化性溃疡		
瘀斑		胃肠道出血		
尿毒症性寒战		增加对感染的易感性		
厌食				
恶心和呕吐				
尿毒症性恶臭				
胃肠炎				

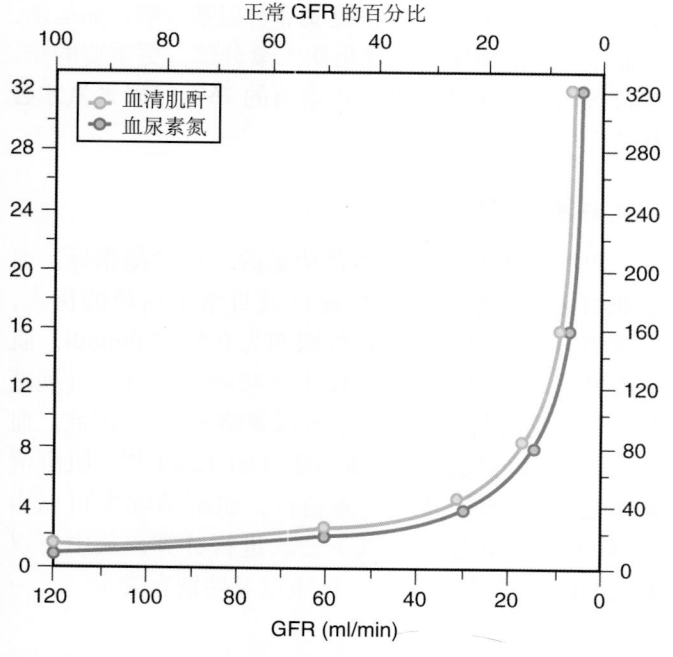

图 72-4　血尿素氮、肌酐和肾小球滤过率（GFR）之间理论上的关系 *(Redrawn from Kassirer JP: Clinical evaluation of kidney function-glomerular function, N Engl J Med 285:385, 1971.)*

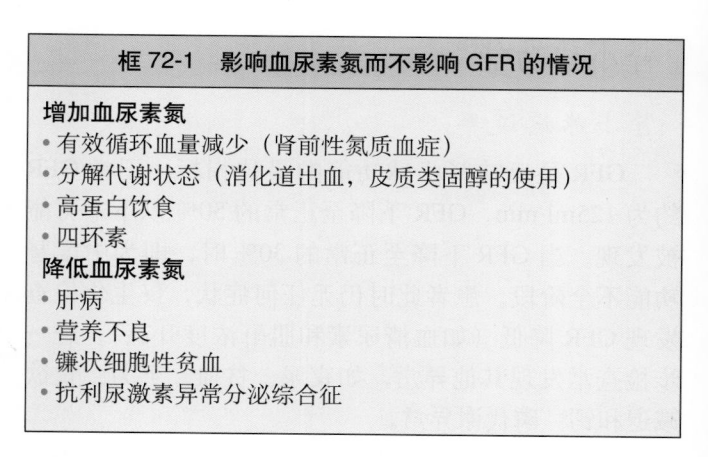

框 72-1　影响血尿素氮而不影响 GFR 的情况

增加血尿素氮
- 有效循环血量减少（肾前性氮质血症）
- 分解代谢状态（消化道出血，皮质类固醇的使用）
- 高蛋白饮食
- 四环素

降低血尿素氮
- 肝病
- 营养不良
- 镰状细胞性贫血
- 抗利尿激素异常分泌综合征

表 72-4　影响血清肌酐而不影响 GFR 的情况

情况	机制
引起血肌酐升高的情况	
酮症酸中毒	非肌酐色原体
头孢噻吩，头孢西丁	非肌酐色原体
氟胞嘧啶	非肌酐色原体
其他药物，如阿司匹林、西咪替丁、丙磺舒和甲氧苄	抑制肾小管肌酐分泌
引起血肌酐降低的情况	
高龄	生理性肌肉含量下降
恶病质	病理性肌肉含量下降
肝病	肝合成肌酸减少及恶病质

高 50% 的数值。同样，尽管血清肌酐值似乎仅仅是轻度升高（1.5～2.5mg/dl），但依赖于肾小球滤过的药物排泄却可能显著降低。相对于尿素氮，血清肌酐浓度和清除率是更好的反映整体肾功能和 GFR 的指标（框 72-1）。但是有些情况下血清肌酐可能发生变化，而 GFR 不受影响（表 72-4）。

肾小管功能

浓缩

尿比重是衡量肾浓缩功能，特别是肾小管功能的指标。测定尿渗透浓度 [每千克溶剂中溶质分子的数量（克分子量）] 的意义与尿比重类似，但特异性更高。浓缩尿（尿比重 1.030，渗透压 1050mOsm/kg）是肾小管功能良好的指标，而尿渗透压维持在血浆渗透压水平（尿比重 1.010，渗透压 290mOsm/kg）则提示肾疾病。出现尿浓缩功能障碍后尿稀释机制仍然存在，所以尿渗透压在 50～100mOsm/kg 可能与肾疾病的加重相一致。

蛋白质

无肾疾病时，人体每天可排泄 150mg 蛋白质；剧烈运动后或者站立数小时后排泄量更大。大量蛋白尿（>750mg/d）通常表示异常，提示严重的肾小球损害。

葡萄糖

葡萄糖经肾小球自由滤过，并随后在近端肾小管重吸收。尿糖标志着糖负荷过高，超过了肾小管的重吸收能力，往往提示糖尿病的存在。无糖尿病但正接受静脉葡萄糖注射的住院患者也可能出现尿糖。

其他诊断试验

尿液分析及外观

尿液及尿沉渣的肉眼和显微镜检查，以及尿 pH、比重、蛋白含量和糖含量检测，是一项简便、低成本、实用的实验室检查。尿的大体外观可提示泌尿生殖系统的出血或感染。尿沉渣的显微镜检查可显示管型、细菌和不同的细胞形态，从而为肾疾病患者的诊断提供信息。

血清和尿电解质

pH 和血气　如果怀疑患者有肾功能受损，应该检测钠、钾、氯和碳酸氢根离子的浓度。然而，只有当患者出现明显的肾衰竭时这些检查结果才可能不正常，只有当患者出现尿毒症时才可能出现高钾血症[5]。对尿钠或尿氯排泄的检测可用于鉴别低钠血症的病因，鉴别低钠血症是由于容量缺少（全身循环容量减少或有效动脉血容量减少）还是由于盐分丢失增加（如抗利尿激素分泌不足综合征、失盐性肾病或肾上腺功能不全）所造成的[6]。如果肾疾病患者摄入高动物蛋白饮食，则可导致代谢性酸中毒。

心电图　与血清钾浓度检测相比，心电图（参见第 47 章）能更有效地反映钾离子过多的毒性反应。

影像学检查

肾 CT 检查　肾、输尿管和膀胱的 CT 检查能够检测各种类型的结石，包括尿酸性结石和非梗阻性尿道结石，因此，可用于肾结石定位的诊断。增强 CT 或肾超声检查均可用于肾肿瘤的诊断[6]。

CT 血管造影　CT 血管造影可用于评估肾动脉狭窄，并迅速在临床上推广。CT 血管造影需要使用碘造影剂，对慢性肾病患者可能引起肾功能不全，因此，在无创方面它不及 MRI[7]。

MRI 与磁共振血管造影　使用核磁共振血管造影（magnetic resonance angiography，MRA）的 MRI 革新了对肾血管疾病的评估方法。它敏感度高，但是易于高估狭窄程度。其在检测纤维肌肉发育不良导致的肾动脉狭窄的准确性方面尚无明确的证据。MRI 也可用于评估肾肿瘤。MRI 的主要优点是无创和无须使用碘造影剂。

慢性肾衰竭的重要病理生理表现（参见第 23 章）

高血容量

发生慢性肾衰竭（chronic renal failure，CRF）时机体钠离子和水的总含量增加[4]，但只有当 GFR 降低到非常低的水平时才可出现临床症状。体重增加通常与容量增加有关，但伴发的体重减轻抵消了容量引起的体重增加。联合使用袢利尿剂与美托拉辛（一种远曲小管 Na^+-Cl^- 协同转运体的抑制剂）可以克服利尿剂

表 72-5　慢性肾衰竭的代谢性酸中毒

	$PaCO_2$ (mmHg)	pH	HCO_3^- (mEq/L)	K^+ (mEq/L)
术前	32	7.32	17	5
术中	40	7.25	18	5.3
术后	44	7.21	19	5.6
	48	7.18	19	5.9

该患者为 36 岁，男性，患有重度糖尿病性肾病，肾衰竭晚期，拟行肾移植。术前，患者有慢性代谢性酸中毒（HCO_3^- 为 17mEq/L），并伴有部分呼吸代偿（$PaCO_2$ 为 32mmHg，pH 为 7.32）。钾为正常值的高限（5mEq/L）。术中患者接受了"标准"机械分钟通气量，维持"正常" $PaCO_2$（40mmHg），但代谢性酸中毒没有改善（pH 为 7.25），血钾上升到 5.3mEq/L。术后拔出气管导管，但移植肾的功能并不理想，仍然存在代谢性酸中毒。由于残余的阿片类药物的作用，患者出现了轻度 CO_2 潴留（$PaCO_2$ 为 44mmHg 及 48mmHg），而且出现了危险的高钾血症（K^+ 为 5.9mEq/L）

抵抗。

酸中毒

虽然大多数 CRF 患者的尿液能正常酸化，但这些患者生成氨的能力下降。在早期阶段，伴随有机阴离子被分泌入尿，代谢性酸中毒不伴有阴离子间隙的改变。但是，随着肾衰竭的进展，会形成巨大的阴离子间隙（约 20mmol/L），相应的血浆 HCO_3^- 浓度降低。血液透析通常能纠正这种酸血症。在中度慢性肾衰竭患者，虽然酸血症可以很好地被代偿，但患者术后仍可发生酸血症和高钾血症[8]（表 72-5）。

高钾血症

每天 K^+ 的滤过量大约为 700mmol，大部分在肾小管被重吸收。终尿液中的 K^+ 含量反映了皮质集合管及其以外的组织结构对 K^+ 的分泌和重吸收情况。CRF 患者的胃肠道 K^+ 分泌增加。但是，多种因素可引起高钾血症，包括蛋白质分解代谢、溶血、出血、输入库存红细胞（参见第 61 章）、代谢性酸中毒以及使用某些抑制 K^+ 进入细胞或在远端肾单位分泌的药物。

心脏和肺部表现

高血压是 CRF 和终末期肾病的常见并发症（参见第 39 章）。由于高血容量是尿毒症高血压的主要原因，所以透析前患者使用利尿剂或者终末期肾病患者进行透析常可使血压恢复正常。经过这些治疗，如果高血压仍未得到改善，则需要使用扩血管药物以克服顽固的高肾素血症。患者普遍存在左心室肥大和急进型动脉粥样硬化（糖代谢和脂肪代谢紊乱）的情况。与规律透析的 CRF 患者相比，未规律透析的患者易发生心

包炎。

即使在无容量超负荷的情况下，也可能发生一种特殊表现的肺充血和肺水肿，并伴随着心脏内压力和肺毛细血管楔压正常或轻度升高。影像学上的特征表现为周围血管充血引起的"蝶翼"状分布，此种变化与肺泡毛细血管通透性增加有关。与循环超负荷引起的心肺异常一样，这种"低压性"肺水肿通常对积极的透析反应良好[9]。

血液学表现

CRF 常导致正常色素及正常红细胞性贫血。当 GFR 降至 30ml/min 以下时，常可观察到贫血，这是由于病肾分泌的促红细胞生成素不足造成的。另一个因素是铁的缺乏，部分是血液丢失造成的，包括重复实验室检查，血液残留在透析机中，以及胃肠道出血等，也有的与血液丢失无关[10]。使用铁剂、达贝伯汀 α 以及重组人红细胞生成素（表 72-6）能够使红细胞比容恢复正常，减少红细胞输注次数，减少住院次数以及降低 30% 的心血管死亡率[11]。

血小板因子 3 活力降低、异常的血小板聚集和黏附以及异常的凝血酶消耗引起的出血时间延长均可导致凝血障碍。能通过透析来纠正与血小板因子 3 相关

的凝血异常，但在透析效果良好的患者也可出现出血时间延长的情况。对肾衰竭患者的出血时间异常和凝血异常可使用去氨加压素、冷沉淀、混合雌激素、输血和促红细胞生成素来控制[10]。

药物对肾功能下降患者的影响

大多数麻醉药物是非离子状态的弱电解质和脂溶性药物，这些药物可被肾小管大量重吸收（参见第 26 和 30 章）。这些药物作用的消失并不取决于肾的排泄，而是由再分配和代谢决定。这些药物经生物转化后，以水溶性、极性原体的形式被排泄入尿液。这些代谢产物在药效学上无活性，所以其蓄积也无不利影响[10]。多数具有中枢和周围神经活性的药物归入此类，包括多数麻醉性镇痛药物、巴比妥类药物、吩噻嗪类药物、苯丁酮衍生物、苯二氮䓬类药物、氯胺酮及局部麻醉药[12]。有些药物为非脂溶性或在生理 pH 范围内高度离子化，将以原形经尿液消除。这些药物的作用时间在肾功能受损患者中将延长。这类药物包括肌肉松弛剂、胆碱酯酶抑制剂、噻嗪类利尿药、地高辛和许多抗生素（表 72-7）[13]。

阿片类药物

肾衰竭严重影响吗啡和哌替啶的临床作用（参见第 31 章），但是对芬太尼类药物则影响不大[14]。

吗啡作为一种阿片类药物，其活性代谢产物的消除依赖于肾清除率。吗啡首先在肝通过结合反应来代谢，其水溶性葡萄糖醛酸盐（3- 葡萄糖醛酸吗啡和 6- 葡萄糖醛酸吗啡）再经肾排出。约 40% 的吗啡在肾通过结合反应而代谢[15]。肾衰竭患者可能由于高浓度的 6- 葡

表 72-6　纠正慢性肾病贫血的治疗指南

促红细胞生成素

开始剂量	50 ~ 150U/（kg·w）静脉注射或者皮下注射（每周 1 次、2 次或者 3 次）
目标血红蛋白	11 ~ 12g/dl
优化率校正	4 周中血红蛋白增加 1 ~ 2g/dl

达贝伯汀 α

开始剂量	0.45g/kg 单次静脉或皮下注射，每周 1 次
	0.75g/kg 单次静脉或皮下注射，每 2 周 1 次
目标血红蛋白	12g/dl
优化率校正	4 周中血红蛋白增加 1 ~ 2g/dl

铁剂

通过转铁蛋白饱和度（percent transferrin saturation，TSat）和血清铁蛋白来检测铁储备
如果患者缺铁（TSat<20%，血清铁蛋白 <100μg/L），则给予铁剂，50 ~ 100mg 静脉注射，每周 2 次，持续 5 周；如果铁指标仍处于低位，重复此处理
如果铁指标正常，但血红蛋白仍然不足，在给予以上处理的同时静脉补充铁剂，监测血红蛋白、TSat 和血清铁蛋白
当 TSat>50% 或血清铁蛋白 >800ng/ml（>800μg/L）时，停止铁治疗

表 72-7　麻醉中常用的依赖肾清除的药物

完全依赖	部分依赖
地高辛、正性肌力药物（常用，对慢性肾衰竭患者监测血药浓度）	静脉麻醉药：巴比妥类
其他：氨基糖苷类、万古霉素、头孢菌素类和青霉素类	肌松剂：泮库溴铵
	抗胆碱药：阿托品、格隆溴铵
	胆碱酯酶抑制剂：新斯的明、依酚氯铵
	其他：米力农、肼屈嗪、环丝氨酸、磺胺类和氯磺丙脲

萄糖醛酸吗啡蓄积而引起呼吸抑制，危及生命[14]。鉴于肾衰竭引起的这些改变，对重度肾清除能力受损的患者而言，给予吗啡并不是一个好的选择。

肾衰竭也可明显影响哌替啶的临床药理作用。去甲哌替啶是哌替啶的主要代谢产物，具有镇痛作用和中枢神经系统兴奋作用[16]。由于哌替啶的这种活性代谢产物需经肾排泄，因此，在肾衰竭患者中，应警惕由于去甲哌替啶的蓄积而产生的中枢神经系统毒性作用。

尽管在肾衰竭患者由于血浆蛋白结合率降低而影响芬太尼类阿片药物的游离部分，但这些药物的临床药理作用整体上不受影响[14]。肾衰竭不影响芬太尼的清除率。与芬太尼相似，舒芬太尼的药动学也不受肾疾病的影响，但其清除率和消除半衰期的变异性较芬太尼大[17]。阿芬太尼的临床效应增强，这是由于其初始分布容积减少而游离部分增加所致[18]。然而，阿芬太尼的恢复并不延迟。瑞芬太尼的药动学和药效学均不受肾功能受损的影响[18]。

在血液透析患者中，氢吗啡酮的原体不出现大量蓄积[19]。然而其活性代谢产物——3-葡萄糖醛酸-氢吗啡酮在两次透析治疗的间期快速蓄积，但可以通过血液透析有效地滤除。在严密监测下，可以在透析患者中安全地使用氢吗啡酮。但是，当患者的GFR<30ml/min而尚未开始透析或已停止透析治疗时，应谨慎使用氢吗啡酮。

吸入麻醉药

所有的吸入麻醉药（参见第25和26章）被部分生物转化，代谢的非挥发性产物几乎完全通过肾排出[20]。但是，吸入麻醉药对中枢神经系统作用的消退依赖于肺部排除，所以，肾功能受损并不影响这些麻醉药的作用。轻度或中度肾功能不全患者应选择对肾功能无损害的麻醉药。依据这种观点，所有的现代强效吸入麻醉药都是合适的。安氟烷生物转化为无机氟化物，但在轻度或中度肾疾病患者，其接受2~4h麻醉后的平均水平仅为19μM，远低于甲氧氟烷麻醉患者肾毒性的阈值50μM[21-22]。因此，这一水平的氟化物应该不会引起进一步肾损害。给予异氟烷后氟化物的水平仅增加3~5μM[23]，给予氟烷后仅增加1~2μM[22]，所以这些麻醉药物无潜在的肾毒性。

地氟烷和七氟烷是两种新型吸入麻醉药，其分子稳定性和生物转化情况明显不同。地氟烷具有高度稳定性，很难被钠石灰[24]和肝降解，使用1.0MAC地氟烷1h后，其平均无机氟化物浓度低于1μM[25]。地氟烷用于肾衰竭患者的安全性已经得到证实[26]。而且，

更敏感的肾功能指标，即尿视黄醇结合蛋白和β-N-乙酰葡糖铵糖苷酶也显示其无肾损害作用。长时间使用地氟烷（7MAC-小时）对肾功能无影响[26]。

七氟烷的稳定性相对较差，钠石灰可导致其分解[27]，而且七氟烷可在肝中进行生物转化。已有报道认为，血浆无机氟化物的浓度在长时间吸入七氟烷后接近肾毒性水平（50μmol/L）[28]。但是，在人类还没有发现七氟烷损害肾功能方面的证据[29]。在一项研究中，将七氟烷用于低流量（1L/min）麻醉时，复合物A和肾功能之间无关。

吸入麻醉药可短暂、可逆地抑制肾功能。GFR、肾血流量、尿量和尿钠排泄均下降（表72-8）。可能机制包括肾血流量减少、肾自身调节功能丧失、神经体液因子（如抗利尿激素、血管加压素及肾素）和神

表72-8 各种麻醉药对肾功能的影响

	肾血流	肾小球滤过率	尿量	尿中溶质
全身麻醉	↓	↓	↓	↓
静脉麻醉药物				
硫喷妥钠	↔	↓	↓	↓
咪达唑仑	↔	↔	↓	↔
芬太尼/氟哌利多	↔	↓	↓	↓
芬太尼（高剂量）	↔	↔	↓	↔
吸入麻醉药物				
氟烷	↔	↓	↓	↓
安氟烷	↓	↓	↓	↓
异氟烷	↔	↓	↓	↓
呼气末正压	↓	↓	↓	∅
区域麻醉				
硬膜外加肾上腺素	↓		↓	∅
硬膜外不加肾上腺素	↔	↔	↔	∅
脊髓麻醉				∅

From Hemmings HC Jr: Anesthetics, adjuvant drugs and the kidney. In Malhotra V, editor: Anesthesia for renal and genitourinary surgery, New York, 1996, McGraw-Hill, p 20.
图例：↔，无明显改变；∅，显著影响；↓，减少。
注：虽然研究方法的不同导致麻醉药对肾血流量影响的报道有争议，但似乎目前的文献支持这些数据

经内分泌反应。多数吸入麻醉药引起 GFR 和尿钠排泄下降，但吸入麻醉药对肾血流量影响的结果并不一致，这种不一致性可能是由于实验方法的不同所致。数据显示，肾血流量在使用氟烷、异氟烷和地氟烷[30-31]时能够维持正常，但在使用安氟烷和七氟烷时下降[32-33]。

静脉麻醉药

超短效巴比妥类药物如硫喷妥钠和美索比妥钠的中枢神经系统作用的消退是由药物再分布造成的，肝代谢是这些药物消除的唯一途径（参见第 30 章）。硫喷妥钠的白蛋白结合率为 75% ~ 85%[34]，但在尿毒症患者，其白蛋白结合率显著降低。由于硫喷妥钠是一种高结合率的药物，结合率的降低将使更多的药物到达受体部位。另外，硫喷妥钠的 pKa 值在生理范围内呈弱酸性，因此，酸中毒将产生更多的非离子化、非结合型的活性硫喷妥钠。这些综合作用使 CRF 患者游离的硫喷妥钠从正常人的 15% 上升至 28%[35]。因为在肾疾病患者中，硫喷妥钠的代谢从本质上没有改变，所以它产生和维持麻醉所需要的量减少[35]。美索比妥钠与硫喷妥钠相似，尽管代谢在其疗效消退中所占的比重略微高一些[36]。

从肌酐浓度的测定来看，丙泊酚对肾功能无不利影响。长时间输注丙泊酚可产生绿色尿液，这是由于尿液中存在酚类物质。这种颜色的改变对肾功能无影响。给予丙泊酚后尿酸排泄增加，在低 pH 和低温条件下，尿酸结晶使尿液呈云雾状[37]。

目前尚无尿毒症患者使用大剂量麻醉性镇痛药和镇静剂的报道。这些药物在排泄前被大量代谢，所以，当复合 30% ~ 50% 氧化亚氮时，它们的作用没有明显延长。苯二氮䓬类药物，尤其是地西泮[13]，半衰期长，所以容易产生蓄积。由于强效吸入麻醉药相对于静脉药物而言更易于苏醒，因而在尿毒症患者中，吸入麻醉药用于全身麻醉诱导更具有优势。

肌肉松弛剂及其拮抗剂（参见第 34 和 35 章）

琥珀酰胆碱可用于肾功能低下或肾功能不全的患者。琥珀酰胆碱被假性胆碱酯酶降解，产生无毒的终末代谢产物——琥珀酸和胆碱。这两种化合物的代谢前体，即琥珀单胆碱，经肾排泄。因此，在肾衰竭患者应避免长时间输注大剂量琥珀酰胆碱。虽然假性胆碱酯酶水平在尿毒症患者中降低[38]，但降低程度不足以引起琥珀酰胆碱的阻滞时间延长。血液透析对胆碱酯酶水平没有影响[39]。

给予琥珀酰胆碱后，血清钾离子水平快速而短暂地升高 0.5mEq/L。在创伤、烧伤或神经功能损伤患者，升高可达 5 ~ 7mEq/L，可能与肌膜去神经性化后对琥珀酰胆碱和乙酰胆碱的超敏感有关[40]，可导致心血管系统衰竭。在尿毒症高钾血症患者中，血清钾的进一步升高非常危险，因此，除非患者在术前 24h 内已经接受透析治疗，否则不推荐使用琥珀酰胆碱。据报道，如果患者最近进行了透析或者血清钾正常，使用琥珀酰胆碱是安全的。

已对非去极化肌松药的使用进行了深入研究。肾衰竭减少了经肾药物或其代谢产物的消除或通过影响药物代谢酶的活性，如美维库铵的代谢，而影响非去极化肌松药的药理学（表 72-9）。此类肌松药的作用时间在肾衰竭患者可能延长。

40% ~ 50% 泮库溴铵经尿液排出，一部分泮库溴铵被生物转化成活性较低的代谢产物——3- 羟泮库溴铵之后再排出[41]。泮库溴铵在肾功能降低患者中的终末清除半衰期延长（表 72-9）[42]，因此，应谨慎重复给予泮库溴铵。

在 20 世纪 80 年代初阿曲库铵和维库溴铵这两种非去极化肌松药被投入临床使用。阿曲库铵通过酯酶水解作用和非酶的碱性降解作用（霍夫曼消除）形成无活性产物，后者不依赖肾排泄[43]。可以预见，其终末消除半衰期和神经肌肉阻滞指数（起效时间、维持时间和恢复时间）在正常患者和肾功能不全患者中相同[44]。

约 30% 的维库溴铵经肾消除。Lynam 和其同事[45]发现，肾衰竭患者与肾功能正常患者相比，对前者给予维库溴铵后神经肌肉阻滞的时间较长（99min 比 54min），这是由于其清除半衰期较长（83min 比 52 min）以及血浆清除率较低 [3.1ml/(kg·min) 比 5.3ml/(kg·min)]。有关环孢素溶剂（Kolliphor EL）与阿曲库铵和维库溴铵之间的相互作用的研究已有报道。在猫的动物实验中这些肌松药的阻滞作用被加强[46]，但是尚不清楚在肾移植患者是否也存在这种强化作用。

顺式阿曲库铵是阿曲库铵的顺式单体。器官非依赖性消除机制（霍夫曼消除）占整个顺式阿曲库铵消除的 77%。由于肾排泄只占顺式阿曲库铵消除的 16%，所以肾衰竭对其作用时间的影响很小[44]。

短效药物美维库铵由血浆假性胆碱酯酶降解。在终末期肾衰竭患者中，其作用延长 10 ~ 15min。这可能与尿毒症患者或者血液透析患者血浆胆碱酯酶活性降低有关[47-48]，因而在肾功能缺失的患者中，美维库铵的输注量应减少[48]。

罗库溴铵在肾衰竭患者中的清除半衰期延长，这是由于其分布容积增加但清除率不变所致。这可以解释在肾功能缺失患者罗库溴铵的作用时间延长，但这

表 72-9　正常患者和无肾患者的非去极化肌松剂的药动学数据

药物	被研究的患者	消除半衰期（小时）	清除率 [ml/(kg·min)]	分布容积（L/kg）
维库溴铵	正常患者	0.9	5.3	0.20
	无肾患者	1.4	3.1	0.24
阿曲库铵	正常患者	0.3	6.1	0.18
	无肾患者	0.4	6.7	0.22
泮库溴铵	正常患者	1.7	1	0.14
	无肾患者	8.2	0.3	0.14
罗库溴铵	正常患者	0.71	2.9	0.207
	无肾患者	0.97	2.9	0.264
顺式阿曲库胺	正常患者	—	5.2	0.031
	无肾患者	—	—	—
美维库铵	正常患者	0.03	106	0.278
	无肾患者	0.06	80	0.478

表 72-10　正常患者、肾功能缺失患者和肾移植患者胆碱酯酶抑制剂的药动学数据

药物	被研究的患者	消除半衰期（h）	清除率 [ml/(kg·min)]	分布容积（L/kg）
新斯的明	正常患者	1.3	8.4	0.7
	无肾患者	3*	3.9*	0.8
	肾移植患者	1.7	9.4	1.1
吡斯的明	正常患者	1.9	8.6	1.1
	无肾患者	6.3*	2.1*	1
	肾移植患者	1.4	10.8	1
依酚氯铵	正常患者	1.9	8.2	0.9
	无肾患者	3.6*	2.7*	0.7
	肾移植患者	1.4	9.9	0.9

* 指与正常相比 $P < 0.05$

种延长有无临床意义尚不得而知[49]。

胆碱酯酶抑制剂新斯的明、溴吡斯的明和依酚氯铵在正常人、肾功能缺失患者和肾移植患者中的药动学数据见表 72-10，三种药物之间无较大的差异[50-52]。肾排泄对于这三种药物的清除都十分重要，大约 50% 的新斯的明和 70% 的溴吡斯的明及依酚氯铵被排泄入尿。所有胆碱酯酶抑制剂的排泄在肾功能受损患者中均延长，延长程度与肌松剂的肌松作用消除延长的程度相同或程度更高。因此，在多数肾衰竭患者中，神经肌肉阻滞作用被拮抗后的"再箭毒化"是由其他原因所致。表 72-10 数据显示，所有胆碱酯酶抑制剂的药动学在正常患者和功能良好的肾移植患者中均相似。

升压药和抗高血压药（参见第 16 章）

严重肾功能疾病的患者常使用抗高血压和其他心血管药物。90% 以上的噻嗪类利尿药[53]和 70% 的呋塞米[54]经由肾排泄，因而在肾功能异常或者肾功能不

全患者中，其作用时间延长。普萘洛尔几乎完全在肝中代谢，艾司洛尔由红细胞细胞质中的酯酶降解，所以这些药物在肾功能异常或者肾功能不全患者中的作用时间不会延长[55]。钙通道阻滞剂硝苯地平、维拉帕米和地尔硫䓬大部分在肝中被代谢为无药理学活性的产物，因此，这些药物在肾功能不全患者中可以给予常规剂量[56]。硝酸甘油代谢迅速，只有不到 1% 从尿液中以原形排泄，所以可广泛使用[57]。

自从 20 世纪 20 年代硝普钠作为降压药用于临床以来，人们对其应用又有了新的认识。氰化物是硝普钠的中间代谢产物，硫氰酸盐是其终末代谢产物。作为硝普钠治疗的并发症，氰化物中毒已经广为人知[58]，但是硫氰酸盐的潜在毒性还没有被充分认识。硫氰酸盐的半衰期超过 4 天，而且在肾衰竭患者中还进一步延长[58]。有报道发现，当硫氰酸盐水平高于 10mg/dl 时，患者出现低氧血症、恶心、耳鸣、肌肉痉挛、定向障碍和精神障碍症状。因此，与曲美芬和硝酸甘油相比，硝普钠不适合长期使用。

与上述三种药物相比，肼屈嗪的作用较为缓慢。在肝被羟化和葡萄糖醛酸化后，其作用消除，只有约 15% 以原形从尿中排泄[59]。在尿毒症患者中，肼屈嗪的消除半衰期延长，所以使用时需谨慎[60]。单次静脉注射 0.5mg/kg 拉贝洛尔后，其分布容积、消除率和消除半衰期在终末期肾病患者和正常受试者中相似[61]。艾司洛尔不依赖于肾功能，由红细胞细胞质酯酶代谢[62]。

如果需要使用血管收缩剂，使用直接作用于 α- 肾上腺素能受体的激动剂将是有效的，如去氧肾上腺素。

然而这类血管收缩药对肾循环的干扰巨大。虽然 β- 肾上腺素能激动剂，如异丙肾上腺素，能够维持心脏和脑的灌注而不造成肾血管收缩，但这些药物增加心肌的应激性。所以，如果可能，最好用简单的方法如血容量的扩充代替药物治疗。如果这些措施效果不佳，应使用 β- 肾上腺素能激动剂或多巴胺。

急性肾损伤和血液透析

到目前为止，急性肾损伤（acute kidney injury, AKI）的定义仍不规范[63]。以前作者们曾使用过的术语众多，如肾功能不全、肾功能障碍、急性肾衰竭，以及需要透析的肾衰竭。定义这些术语的参数包括（图 72-5）肌酐的绝对值和百分比变化值、预估 GFR 的绝对值和百分比变化值，以及尿量减少[64]。急性肾损伤的发生率取决于手术类型和残存的肾功能（框 72-2 和表 72-11）。

在心脏外科手术中，如果定义宽泛，急性肾损伤的发生率为 7.7% ～ 11.4%[65]，而需要透析的急性肾损伤则较低，低于 1% ～ 5%。在胃旁路手术中的发生率为 8.5%[66]，而在主动脉瘤术后为 15% ～ 16%[67]。同样，肝移植术后急性肾损伤的发生率也较高。据报道，肝移植术后 48% ～ 94%[68] 的患者存在急性肾功能不良。

在非心脏手术中，Kheterpal 等[69] 确认的急性肾损伤的独立危险因素包括：年龄、急诊手术、肝病、体重指数、高危手术、外周血管疾病、慢性阻塞性肺疾病（需使用慢性支气管扩张剂治疗）。基于危险因素

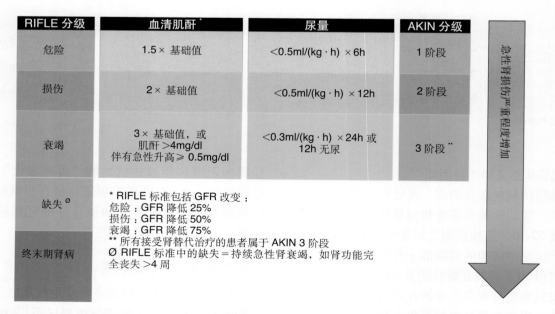

图 72-5　急性肾损伤的相关参数 (From Mehta RL, Kellum JA , Shah SV, et al: Acute Kidney Injury Network: Report of an initiative to improve outcomes in kidney injury, Crit Care 11:R31, 2007.)

的累计评分，肾衰竭的发生率从 0.3% 升高至 4.5%。

急性肾损伤患者的围术期管理

虽然已证明导致手术患者发生急性肾损伤的因素众多，但干预措施有限。在这些干预措施中，未见针对围术期肾损伤治疗的措施。虽然对这些干预措施的详细回顾已超出本章的范围，但有些措施仍值得简单介绍[64]。

透析

透析不能减少围术期急性肾损伤的发生，但可治疗相关的酸中毒、高钾血症和血容量过多。对某些手术，如主动脉手术，透析可使肾功能丧失患者 30d 的死亡率降低[70]，多达 75% 的存活者的肾功能可恢复，从而不再依赖透析。

非透析治疗

目前还不清楚适用于肾功能不全的治疗方法如 ACE 抑制剂或利尿剂对围术期肾功能损害的预防作用[65]。

为了防止急性肾损伤的发生，应将围术期血流动力学参数维持在正常范围。氧自由基清除剂，如甘露醇和 N- 乙酰半胱氨酸，可预防缺血再灌注损伤。然而近来研究显示其并未降低心脏手术患者 AKI 的发生率。多年来，在腹主动脉瘤手术中，一般在阻断主动脉尤其是肾上水平阻断前给予甘露醇。目前还不确定甘露醇是否降低了这类患者肾衰竭的发生率[71]。

之前研究显示多巴胺[72]和心房利钠肽能预防急性肾损伤的发生，这是因为两者具有血管活性作用，增加肾血流量。然而多巴胺和心房利钠肽均不能降低死亡率。同样，之前研究显示选择性肾多巴胺受体激动剂非诺多泮具有潜在的肾保护作用，但大样本研究却显示非诺多泮不能预防急性肾损伤的发生[73]。

肾和泌尿生殖系统手术

经尿道前列腺切除术

前列腺增生的病理生理学

前列腺由四个紧密相连的完整区域组成，即前区、外周区、中央区和前列腺前区。每一区又由腺体、平滑肌和纤维组织组成。所有四个区都被包裹在一个包膜里。前列腺的血供丰富。动脉和静脉穿过前列腺包膜，在腺体内分支。静脉窦邻近包膜，而且非常大。从 40 岁开始，前列腺前区的前列腺组织即开始有结节增生，形成中叶、侧叶和后叶。中叶和后叶与尿道梗阻有密切关系[74]。

框 72-2　术后引起急性肾损伤的危险因素

术前因素
- 术前肾功能不全
- 高龄
- 心脏疾病（缺血性或充血性）
- 吸烟
- 糖尿病
- ASA Ⅳ级或Ⅴ级

术中因素
- 急诊手术，或者腹腔、胸腔、腹股沟以上水平的血管外科手术
- 输注红细胞
- 使用正性肌力药物
- 主动脉阻断时间
- 体外循环：使用呋塞米，尿液输出，再次转流

术后因素
- 输注红细胞
- 使用缩血管药物
- 使用利尿剂
- 使用抗心律失常药物

Data from Abelha FJ, Botelho M, Fernandes V, et al: Determinants of postoperative acute kidney injury, Crit Care 13:R19, 2009; and Parolari A, Pesce LL, Pacini D, et al: Risk factors for perioperative acute kidney injury after adult cardiac surgery: role of perioperative management, Ann Thorac Surg 93:584-591, 2012

表 72-11　术后尿量减少和急性肾损伤的常见原因

	部位		
	肾前性	**肾性**	**肾后性**
鉴别诊断	低血压	急性肾小管坏死	导尿管梗阻
	绝对	缺血再灌注	导尿管扭结
	相对	造影剂	导尿管破损
	血容量减少	急性间质性肾炎	前列腺肥大
	绝对		膀胱痉挛
	相对（如腹内高压）		尿潴留

From Chenitz KB, Lane-Fall MB: Postoperative oliguria, Anesth Clin 2012; 513-526

外科手术

经尿道前列腺切除术（transurethral resection of the prostate，TURP）是通过尿道放入前列腺切除器，用电切 - 电凝金属圈或激光气化能量切除前列腺组织。可分为单极 TURP 和双极 TURP。激光 TURP 也已使用多年。每种技术都应尽可能多地切除前列腺组织，但一般保留前列腺包膜。如果包膜被损伤，大量的灌洗液将通过前列腺周围间隙、腹膜及腹膜后间隙吸收入循环。

在 TURP 过程中出血很常见，但一般都能控制，然而，当大的静脉窦开放时就不容易止血。如果出血不能控制，应尽快停止手术，可以通过在尿道放置 Foley 尿管进入膀胱并牵拉，导尿管膨胀的球囊对前列腺床产生侧向的压力，从而减少出血。大约 2.5% 的 TURP 手术出血需要通过输血来纠正[75]。

灌洗液

理想的 TURP 灌洗液应该是等渗、不导电、无毒、透明、容易灭菌而且价格便宜，但是目前不存在这样的液体。蒸馏水不导电而且便宜，具有良好的视觉特性，然而它的张度极低，大量吸收进入循环后会引起溶血、休克甚至肾衰竭。

目前已有多种接近等渗的灌洗液。常用的包括 1.2% 和 1.5% 甘氨酸、3% ~ 5% 甘露醇、2.5% ~ 4% 葡萄糖、3.5% 山梨醇、Cytal 液（2.7% 山梨醇和 0.54% 甘露醇的混合液）以及 1% 尿素。特意将这些灌洗液调成适度低渗，以保持其透明性。这些灌洗液的渗透压见表 72-12。

虽然在 TURP 中使用这些灌洗液不引起明显的溶血，但是灌洗液大量吸收仍将引起其他并发症，如肺水肿和低钠血症。此外，灌洗液中的溶质也可能有不良反应。甘氨酸可导致心脏和视网膜毒性作用，甘露

表 72-12　TURP 使用的灌洗液的渗透压

灌洗液	渗透压（mOsm /kg）
1.2% 甘氨酸	175
1.5% 甘氨酸	220
3.5% 山梨醇	165
5% 甘露醇	275
Cytal 液（见正文）	178
2.5% 葡萄糖	139
1% 尿素	167

醇快速扩充血容量可导致心脏病患者肺水肿，葡萄糖可导致糖尿病患者严重的高血糖。这些并发症稍后将详细讨论。

用接近等渗的灌洗液代替蒸馏水可以消除单极 TURP 中的溶血及其后遗症。此外，与严重低钠血症有关的中枢神经系统问题如惊厥和昏迷的发生率也将降低。然而，与大量灌洗液吸收相关的其他主要问题如水过多仍然存在。在双极 TURP 及激光 TURP 中，生理盐水作为膀胱灌洗液可以显著减少甚至消除 TURP 综合征。

麻醉技术

在美国，脊髓麻醉曾经是 TURP 最常用的麻醉方法。在传统的单极 TURP 中，脊髓麻醉也是大多数麻醉医师的选择。脊髓麻醉给患者提供充分的麻醉，为外科医生提供良好的盆腔底部和会阴部的肌肉松弛。由于患者是清醒的，能够早期发觉水中毒和液体超负荷的症状和体征。如果将脊髓麻醉平面控制在 T10 以下，也能早期发现膀胱意外穿孔，因为此时患者会感觉到腹痛和肩痛。TURP 满意的区域阻滞麻醉要求阻滞平面达到前列腺和膀胱颈的感觉平面。此外，还应考虑到膀胱膨胀所致的不适感[76-77]。

如前所述，前列腺和膀胱颈的内脏疼痛感觉由来源于 S2 和 S3 神经根的传入副交感神经纤维传导，而 S2 和 S3 神经根伴随盆腔内脏神经走行。膀胱的感觉受来源于 T11 ~ L2 神经根的腹下丛交感神经支配。TURP 的区域麻醉的感觉阻滞平面要求达到 T10 以消除膀胱膨胀和术中其他原因造成的不适。但是，当创伤较小时，稍低的感觉阻滞平面通常也能满足手术要求。在一项监测膀胱内压并保持其处于较低水平的研究中发现，麻醉阻滞平面达 T12 或 L1 即已足够，但到达 L3 平面的阻滞则满足不了手术要求[78]。应避免 T9 以上的感觉阻滞平面，因为此时如果发生包膜穿孔，则不出现包膜牵拉症状（如前列腺包膜穿孔时的疼痛）。

与连续硬膜外阻滞麻醉相比，蛛网膜下腔阻滞麻醉更受欢迎。首先，蛛网膜下腔阻滞麻醉在老年患者中更易操作，而且 TURP 的手术时间一般不会太长；其次，在硬膜外阻滞麻醉中偶尔可出现骶神经根阻滞不全，而蛛网膜下腔阻滞麻醉则不会发生。

鞍麻和骶管阻滞也可有效地被用于前列腺手术中。连续冲洗可避免发生膀胱膨胀。鞍麻可安全、有效地用于高危患者的激光前列腺切除[79]。这种麻醉的主要优点在于血流动力学稳定。虽然局部浸润麻醉的手术镇痛效果与脊髓麻醉相比没有可比性，但有的麻

醉医师建议将会阴和前列腺沟的局部浸润麻醉用于某些 TURP 操作。对需要机械通气、血流动力学支持的患者，存在区域麻醉禁忌证和拒绝区域麻醉的患者，则必须选择全身麻醉。

区域麻醉较全身麻醉存在的优势

TURP 手术的区域麻醉与全身麻醉相比优点很多（参见第 56 章）。与全身麻醉相比，区域麻醉可以降低深静脉血栓的发生率和减少手术失血量，而且失血量的减少不仅表现在 TURP 手术中，还表现在其他盆腔手术中，如膀胱切除术和较大的阴道手术[80]。继发于区域麻醉的交感神经阻滞所引起的收缩压下降并不是导致术中失血量减少的唯一因素。有证据表明，区域麻醉下自主呼吸时，外周静脉压和中心静脉压都下降。可以推测，外周静脉压降低可减少前列腺手术和其他手术的失血量。

影响 TURP 出血量的其他因素主要包括腺体的血管分布、腺体大小和手术时间。前列腺组织释放的尿激酶引起的纤溶酶活性增加也是影响术中失血的一个因素。术中开放的静脉窦的数目、是否存在感染、是否存在因反复或最近置入尿管引起的前列腺炎症都可影响 TURP 的失血量。这些多因素使比较 TURP 失血量的研究变得特别困难，即使通过 Meta 分析也难以得出一个明确的结论[75, 77]。

前列腺切除术患者易发生深静脉栓塞，原因众多，主要包括高龄、合并恶性肿瘤、心脏疾病、静脉曲张和肥胖。在这种情况下，区域麻醉交感神经阻滞引起的血流增加对减少深静脉栓塞的形成起着重要作用[81]。在区域麻醉下，当发生组织损伤时，通过神经内分泌反应调节能降低术后高凝状态，维持正常凝血和血小板功能。与全身麻醉相比，区域麻醉能更好地维持神经内分泌系统和免疫系统的稳态[81]。

TURP 可引起一系列与麻醉相关的特殊并发症。在选择麻醉方法时，除了通常的考虑因素外，还应考虑以下问题，如患者的一般身体状况、手术时间长短、患者和外科医师的习惯等。

选择区域麻醉进行 TURP 时，麻醉医师在术中能观察患者的精神状态。在 TURP 术中，当低渗膀胱灌洗液的吸收过多时，可引起一系列心血管和神经系统并发症，此时患者精神状态的改变可较早地提示灌洗液吸收过多。下一节将详细介绍这些变化。

常有报道与 TURP 相关的视觉障碍，如视野模糊和短暂失明（参见第 100 章）。吸收的甘氨酸转变成氨，与视觉障碍和其他中枢神经系统异常有关。TURP 手术的另一个潜在并发症是膀胱穿孔，常继发于灌洗液导致的膀胱过度膨胀或前列腺切除器接触膀胱壁。在外科医师察觉前，清醒患者能较好地感觉到与膀胱穿孔有关的症状，所以能较早地提醒手术者。膀胱穿孔的症状和体征包括心动过缓、低血压、不安、恶心、腹痛、呼吸困难、肩痛以及呃逆。腹膜后穿孔表现为脐周、腹股沟或耻骨上疼痛。腹腔内膀胱穿孔的发生率很低，可引起与膈肌受刺激的相关症状（如上腹部、心前区、肩部或颈部疼痛）[81]。

与全身麻醉相比，TURP 手术选择区域麻醉有很多优点。首先，虽然术中电解质的实验室监测很有用，但是清醒患者精神状态的改变能较早地反映电解质失衡。其次，如前所述，在清醒或轻度镇静患者能较早识别膀胱穿孔。

感觉阻滞平面不应高于 T9，因为此时如果发生前列腺包膜穿孔（包膜征），则其引起的疼痛就不能被患者明显感觉到。与全身麻醉相比，区域麻醉还有一个优点，就是降低了手术后即刻对镇痛的要求[82]。

TURP 术后并发症的病死率

对 TURP 手术，与全身麻醉相比，毫无疑问脊髓麻醉具有明显的优势，但在死亡率和与患者预后相关的很多指标上，两者却相似。早在 1924 年就已开始讨论前列腺手术最安全的麻醉方式，从那以后，区域麻醉的拥护者很快占据了主导地位[83]。与单极 TURP 相关的 30d 死亡率为 0.2% ~ 0.8%[77]。据报道，接受区域麻醉和接受全身麻醉的患者死亡率相似[84]。但是应注意，与以前很多研究相比，低于 0.2% 的死亡率意味着需要更多的患者参与研究，才能获得一个有价值和有显著统计学意义的结论[76]。某项研究发现，TURP 术后并发症的发病率为 18%[77]。前列腺切除时间超过 90min、腺体超过 45g、急性尿潴留和患者年龄大于 80 岁与 TURP 术后并发症的发病率升高相关[77]。Ashton 及其同事[85] 研究了 250 位接受 TURP 手术的男性患者，观察到 1 例术后心肌梗死（0.4%）导致的死亡病例。有些研究比较了全身麻醉与区域麻醉下行 TURP 的术后并发症发生率，如心肌梗死、肺栓塞、脑血管意外、短暂性脑缺血发作、肾衰竭、肝功能不全和长时间呼吸支持，结果显示这两种麻醉方式对 TURP 术后并发症发生率的影响无差别[75, 77]。

大多数关于 TURP 接受区域麻醉和全身麻醉术后认知功能改变的研究结果未能证实两者在术后患者的认知功能改变上存在明显的差异[86]。脑血氧监测证实了 TURP 术后患者行为功能的改变与液体吸收导致的脑脊液增加有关[87]。老年患者术前精神异常也影响了术后精神状态，所以对这类患者不建议采用深度镇静。

TURP 的并发症

灌洗液吸收

由于前列腺含有很多大的静脉窦，必然导致灌洗液的吸收。影响吸收量的基本要素包括：①灌洗液容器超过手术台的高度决定了促使液体进入前列腺静脉和静脉窦的静水压。②前列腺切除时间与吸收的量成正比。切除前列腺时，平均每分钟吸收 10～30ml 灌洗液，部分持续 2h 的手术的吸收量高达 6～8L。患者是否出现灌洗液吸收所引起的并发症取决于吸收液体的量和种类[88-89]。

循环超负荷、低钠血症和低渗透压

渗液如生理盐水和乳酸林格液等被吸收入血管内时具有良好的耐受性，但这些电解质溶液容易电离，进而使单极前列腺切除器的高频电流易于传导。目前，非电解质溶液如葡萄糖、尿素、甘氨酸、甘露醇、山梨醇或 Cytal 溶液取代了蒸馏水。在目前使用的灌洗液中（表 72-12），甘氨酸和 Cytal 溶液使用得最为普遍[88]。

用接近于等渗的溶液取代蒸馏水可消除 TURP 术中发生的溶血及一系列并发症。此外，与低钠血症有关的严重的中枢神经系统问题如惊厥和昏迷的发生率也有所下降[89]。然而，与大量灌洗液吸收有关的另一个主要问题——容量过多仍然存在。一般情况下，只有 20%～30% 的晶体溶液存留于血管内，其余液体进入细胞间隙。当血管内压力升高时，液体容易进入细胞间隙，从而发展成肺水肿。患者是否出现循环超负荷的症状取决于患者的心血管状态、灌洗液吸收的量和速度，以及外科手术的失血量[89]。

由于 TURP 术中情况随时变化，所以必须严密监测患者。出于这种考虑，辅以少量静脉镇静的脊髓麻醉和硬膜外麻醉具有允许患者主观判断自己状况的优点。此外，还避免了与强效吸入麻醉药相关的心血管抑制作用。再者，区域麻醉的交感神经阻滞使静脉的顺应性增加，可减轻术中容量超负荷。但是，值得注意的是，当阻滞消失后，静脉的顺应性急速下降，有可能发生容量超负荷。

通常灌洗液大量吸收引起的循环超负荷伴有低钠血症和低渗透压。TURP 综合征被认为是由低钠血症以及继发的水中毒引起的。目前认为，本质上 TURP 典型的中枢神经系统症状并非由低钠血症本身所引起的，而是由于伴随急性血浆渗透压降低，水进入细胞而导致的脑水肿所引起[88-89]。

非电解质等渗灌洗液的使用降低了严重中枢神经

系统并发症的发生率，因为此时不发生严重的细胞外液渗透压降低，从而避免了继发性脑水肿[88-89]。从根本上来说，中枢神经系统症状可归结于低钠血症的发生及程度。必须将细胞外钠离子浓度维持在生理范围内，以激动细胞的去极化和形成动作电位。中枢神经系统症状，包括烦躁、不安、混乱、头痛，是低钠血症快速发展的早期预警体征。进一步恶化的低钠血症（钠 ≤ 102mEq/L）和血浆渗透压降低可导致癫痫和昏迷。当细胞外钠离子浓度低于 120mEq/L 时，其对中枢神经系统的影响即已明显。严重低钠血症的心血管影响包括负性肌力作用、低血压和心律失常。当钠离子浓度低于 115mEq/L 时，心电图出现明显的 QRS 增宽和 ST 段抬高[81]。

当细胞外钠离子浓度水平低于 100mEq/L 时，患者的意识丧失，接着发生惊厥[89]。在出现神经系统症状和体征的同时，也可能发生继发于低钠血症的心血管功能不全的症状和体征，如心律失常、低血压和肺水肿[90]。然而，通常这些症状很难与液体超负荷所引起的症状区别开来。

甘氨酸中毒

早在 20 世纪 80 年代麻醉医师就注意到，在 TURP 中某些中枢神经系统症状可能是由于一种非必需氨基酸——甘氨酸（$HO_2-CCH_2-NH_2$）的吸收引起的。一篇文章报道了 5 例患者由于甘氨酸中毒导致的短暂失明[91]。甘氨酸的分布类似于氨基丁酸，而氨基丁酸是大脑中的一种抑制性神经递质。因此，甘氨酸也被视为一种作用于脊神经节和脑干的主要的抑制性递质[91]。正常的甘氨酸血浆浓度为 13～17mg/L，然而发现在一例短暂失明患者，其血浆浓度可高达 1029mg/L。12h 后，这例患者的甘氨酸水平降至 143mg/L。此时，其视力恢复。但是，还没有确定甘氨酸血浆浓度与中枢神经系统毒性之间的全面关系。因此，虽然它们之间的关系令人感兴趣，但需要进一步证实。甘氨酸还与 TURP 综合征的心肌抑制和血流动力学改变有关[92]。

氨中毒

甘氨酸吸收引起的中枢神经系统毒性反应是由甘氨酸的氧化并生物转化而生成氨的结果[93,94]。在一篇报道中，记录了 TURP 手术后 3 例患者出现苏醒延迟。在这些患者中，存在与苏醒延迟相关的血氨浓度升高[93]。在两篇报道中患者的血氨水平都高达 500M[93-94]。研究认为中枢神经系统功能的恶化发生在血氨水平超过 150M 时。在一项观察甘氨酸代谢的前瞻性研究中，TURP 手术使用 1.5% 甘氨酸作为灌洗液，26 例患者中有 12 例术后出现血氨水平升高[93]。同时还监测了血甘氨酸水平。血甘氨酸的水平与血氨水平无相关性，负性相关更为普遍。此外，高血氨水平并不是中枢神经系统的毒性症状的必要因素。虽然研究者推测，苏醒延迟和其他中枢神经系统症状是由氨中毒所引起的，但目前仍不清楚这种推测是否正确。

穿孔

TURP 另一个比较常见的并发症是膀胱穿孔[95]。穿孔一般发生在前列腺切除困难时，大多情况下是由切除器或电刀引起的，但有时也可由电切镜尖端导致，或灌洗液过度膨胀膀胱所致。大多数穿孔为腹膜后穿孔，清醒患者可出现脐周、腹股沟或耻骨上区疼痛。泌尿科医师可观察到灌洗液的回流异常。比较少见的情况是膀胱穿孔发生在膀胱壁，成为腹腔内穿孔。较大的腹膜后穿孔可延伸至腹腔内。在这种情况下，疼痛出现在上腹部，或由膈肌弥散到心前区或肩部。其他一些症状和体征，如苍白、出汗、腹肌强直、恶心、呕吐和低血压也有报道。这些症状和体征的出现和严重程度取决于穿孔的部位、大小，以及灌洗液的种类。一项早期包含了 2015 例 TURP 的研究发现，25 例患者（1.2%）发生了膀胱穿孔[96]。12 例穿孔后超过 2h 才行耻骨上膀胱造瘘术，其中有 4 例死亡，5 例并发其他严重并发症。这些患者中大多数为使用蒸馏水作为灌洗液，因此，不清楚这些并发症和死亡率是否与膀胱穿孔有关。

短暂的菌血症和脓毒血症

前列腺隐藏了很多细菌。这些细菌可通过前列腺静脉窦引起术中和术后菌血症。放置尿管增加了这种风险。这种菌血症通常没有症状，常规联合使用对革兰阳性和革兰阴性细菌都有效的抗生素可有效处理。然而，6%~7% 的患者可发生脓毒血症[77]，通常表现为寒战、发热和心动过速。严重的脓毒血症可导致心动过缓、低血压和心血管衰竭，死亡率为 25%~75%。在发生脓毒血症时，必须积极使用抗生素和进行心血管支持。

低温

TURP 通常使用储存于室温的灌洗液。灌洗和灌洗液的吸收导致热量丧失，可引起患者体温下降及寒战。加温的灌洗液可有效地减少热量丧失和寒战[97]。虽然液体加温后，由于血管扩张可能导致出血增加，但 Heathcote 和 Dyer[98] 的研究否定了这一看法。全身和鞘内使用阿片类药物可减少寒冷引起的术后寒战[99]。

出血和凝血异常

增生的前列腺血管丰富，术中出血通常非常明显。血液被冲洗到引流桶中，与大量的灌洗液混合在一起，所以，对失血量的估计非常不准确和极其困难。目前尝试通过切除时间（2~5ml/min 切除时间）和前列腺大小（20~50ml/g）来估计失血量。然而，这些只是粗略估计，可以通过监测患者的生命体征和血细胞比容来更好地估计失血量，从而决定是否需要输血。由于前列腺组织富含肾上腺素受体，使用肾上腺素受体激动剂可引起前列腺血管床的血管收缩，以减少出血。

TURP 术后异常出血只发生在不到 1% 的病例。有观点认为，这些异常出血与纤维蛋白溶酶引起的全身纤维溶解有关。在前列腺切除术中，前列腺释放纤维蛋白溶酶原激活物，使纤维蛋白溶酶原转变成纤维蛋白溶酶。另有观点认为，在前列腺切除时，富含促凝血酶原激酶的前列腺组织被吸收，引发弥散性血管内凝血，从而导致继发性纤维蛋白溶解[75]。如果怀疑原发性纤维蛋白溶解，可静脉给予氨基己酸，第 1 小时给予 4~5g，以后每小时给予 1g[75]。

TURP 综合征的治疗

TURP 综合征（表 72-13）的治疗包括限制液体量

表 72-13　TURP 综合征的症状和体征

心血管和呼吸系统	中枢神经系统	代谢	其他
高血压	兴奋 / 精神错乱	低钠血症	低渗透压
心动过缓 / 心动过速	癫痫发作	高甘氨酸血症	溶血
充血性心力衰竭	昏迷	高血氨症	
肺水肿和低氧血症	视力障碍（失明）		
心肌梗死			
低血压			

和使用利尿剂如呋塞米。很少使用高渗盐水（3% 氯化钠）。如果需要，只可用于严重低钠血症的患者。高渗盐水的中枢神经系统并发症包括脑水肿和脑桥髓鞘溶解症[76,89]，必要时应给予心血管支持。

TURP 手术应考虑体位对麻醉的影响（参见第 41 章）。TURP 手术通常在截石位和轻度 Trendelenburg 体位下完成。这种体位可导致肺血容量的改变，肺顺应性降低，膈肌向头部移位，以及肺容量参数降低，如残气量、功能残气量、潮气量和肺活量。在这种体位下，心脏前负荷可增加。TURP 手术常见的神经损伤包括腓总神经、坐骨神经和腹股沟神经的损伤[76]。

双极 TURP、激光 TURP 及前列腺微波消融术

目前传统的单极 TURP 手术受到新型经尿道前列腺切除技术的挑战。双极 TURP 具有双极电切的优点，可以使用常规生理盐水作为膀胱冲洗液。采用双极电切时电流局部自限，不会通过膀胱冲洗液传导。生理盐水可以避免低渗膀胱灌洗液相关的并发症，如甘氨酸吸收，但不能预防容量超负荷。

Issa 分析了 16 项 10 年间的研究，比较了单极 TURP 和双极 TURP 的安全性，发现双极 TURP 可明显降低总并发症的发生率、输血率及 TURP 综合征的发生率[100]。Chen 及其同事对单极 TURP 及双极 TURP 进行的随机对照研究发现，双极 TURP 显著减少液体的吸收以及血钠和血红蛋白的变化，而在前列腺症状改善评分方面，两者具有相似的泌尿系统功效[101]。两个比较单极 TURP 与双极 TURP 的 Meta 分析的研究也得出了双极 TURP 更好的结论[102-103]。一项比较了 TURP 术后 18 个月并发症和临床结局的前瞻性随机对照研究发现，与单极 TURP 相比，双极 TURP 组的再入院率较低，术后恢复快；而在长期疗效方面，两者相似[104]。

激光 TURP 正在取代传统的 TURP。在前列腺切除的过程中，激光提供气化能量，产生较薄的切凝治疗层。钕：钇铝石榴石激光（neodymium: yttrium-aluminum-garnet，Nd-YAG）已经被钬激光以及钾钛磷酸激光所取代。激光包含一个 532nm 波长的能量，可以被血红蛋白选择性地吸收。当激光指向前列腺时，可以在切除区域形成一层毫米级的气化组织。这些激光从 80 瓦特演变至 120 瓦特，再发展到目前使用的 180 瓦特的激光。随着激光瓦特数的增加，每次有效切除的组织量也增加，前列腺切除时间缩短。这些激光可以产生不同程度的前列腺组织的电凝和气化。与常规单极 TURP 手术相比，激光 TURP 的主要优点包括失血量少（最少达 50～70ml），液体吸收少，进而几乎可消除 TURP 的这两个主要并发症。然而，激光手术也有其他潜在并发症，包括前列腺沟的电凝和术后前列腺碎片脱落导致继发性尿道梗阻和尿潴留[105-109]。在行激光 TURP 时，应使用保护性眼罩，及时吸出羽状烟雾[110]。对临床危重患者，鞍麻可成功地用于激光前列腺切除术，因为连续冲洗技术和出血量少可减少冲洗液量并使膀胱膨胀最小化[79]。

Hanson 及其同事[111]对新近的前列腺激光切除术对麻醉的影响进行了综述，认为其优点包括减少膀胱冲洗液的吸收，降低 TURP 综合征的风险，可对抗凝患者实施手术，在门诊环境实施手术，并不再强调区域麻醉为首选的麻醉方式。由于减少了 TURP 综合征的风险，全身麻醉也可用于激光 TURP。

在对有症状的良性前列腺梗阻患者使用传统 TURP 和激光 TURP 的随机对照研究的系统综述中，研究者观察到激光 TURP 在改善尿道症状和排尿方面稍有优势，激光手术很少需要输血，尿道狭窄率低，并且住院时间短，但激光手术后需要再次手术的情况比传统 TURP 明显增多[112]。如上所述，当围术期停止抗凝治疗会明显增加患者风险时，可以选择激光 TURP[113]。

一项关于单极 TURP、双极 TURP 和双极血浆气化 TURP 的前瞻性随机长期对照研究发现，双极血浆气化 TURP 极少发生膀胱穿孔和术中出血，而单极 TURP 在术后血尿、输血和血凝块堵塞尿道方面的发生率较高[114]。

经尿道前列腺微波消融术（transurethral microwave thermotherapy，TUMT）具有微创的特点，可以在门诊局部麻醉或骶管阻滞下完成。对某些特定的患者，可以用高能量的 TUMT 替代目前的 TURP 技术。可在门诊实施经尿道前列腺微波消融术，并且无严重并发症。与 TURP 相比，虽然在长期缓解尿道梗阻方面 TUMP 的效果较差，但是由于 TUMP 创伤小，副作用少，可以在门诊实施，因此适用于老年和风险高的患者[115]。

激光碎石术

激光碎石术适用于结石位于输尿管下段而不能使用体外冲击波碎石术（ESWL）的患者。脉冲染料激光器是使 504nm 波长的激光束通过有机绿色染料而产生的[116]。激光束很容易被结石吸收，脉冲能量释放引起结石碎裂。光束通过裸露的金属丝穿过硬式输尿管镜到达结石，输尿管镜比膀胱镜长且定位准确，但仍

有发生输尿管穿孔的危险。理想情况下，应实施全身麻醉并应用肌松剂来保证患者不动。如果使用区域阻滞麻醉，麻醉平面应达到 T8～10。裸露的激光丝较尖锐，容易造成输尿管黏膜损伤。这些激光不被红细胞和其他组织吸收，从而确保不会发生组织凝固和热损伤。激光束可发生反射，所以使用者、其他工作人员以及患者都应使用保护性眼镜。由于患者在激光碎石术后常出现血尿，所以应进行充分的静脉补液[116]。

泌尿外科腹腔镜手术

泌尿外科腹腔镜手术为曾经需要开放手术治疗的疾病开拓了新的手术治疗方法。目前常规开展的腔镜手术包括腹腔镜精索静脉结扎术、疝修补术、肾上腺切除术、肾上腺部分切除术、肾盂或输尿管结石经皮取出术、肾切除术、根治性前列腺切除术、肾上腺外副神经节瘤切除术、肾固定术、肾盂成形术、肾部分切除术和膀胱切除术。许多手术可由机器人辅助进行肿瘤切除和组织重建。在机器人腹腔镜手术中，外科医师位于手术室，远离手术台，通过手术视野的三维画面，使用电脑控制台来手动控制机器人的器械臂，通过腹腔镜套管在患者的腹腔内进行操作。

对根治性前列腺切除术，与常规的手术治疗相比，腹腔镜手术的目的是降低围术期死亡率和提供更加精确的手术操作。可通过腹腔镜视觉倍增和可操控性的手术视野提高手术质量。腹腔镜手术不仅可促进术后恢复，还可更好地保存前列腺周围的血管肌肉和神经血管结构[117]。

在保留肾单位的腹腔镜手术中，可在夹闭肾动脉时通过降低肾的温度来实施肾保护。肾低温技术包括通过腹腔镜在肾表面放置冰块冷却（首选）、内镜逆行灌注冷盐水以及通过股动脉导管路径来进行动脉性肾低温。

虽然在泌尿外科腹腔镜手术中可发生所有腹腔镜手术的常见并发症和相关问题，但应注意两个较特殊的问题。首先，由于泌尿生殖系统主要位于腹膜后，充入 CO_2 后面临的是巨大的腹膜后间隙及其与胸腔及皮下组织的交通，因此，这些患者常发生明显的皮下气肿，并可一直扩散到头颈部[118]。在严重病例，黏膜下 CO_2 可导致咽部肿胀，从而压迫上呼吸道导致呼吸道梗阻。对这些患者拔管前一定要注意该并发症。其次，这些手术的时间较长，CO_2 大量吸收可引起酸血症和明显的酸中毒[118]。充入 CO_2 后可引起腹腔内压和胸膜腔内压明显升高，严重头低位和长时间手术，因此，需要选择控制呼吸的全身麻醉。尽管给予充分

补液，术中仍可能发生无尿，而术后即刻可发生多尿。虽然还不清楚确切的机制，但认为很可能与腹膜后充入的气体使肾周压力升高有关。

体外冲击波碎石术

体外冲击波碎石术是肾结石和输尿管上段结石碎石的治疗方法。最早用于临床的碎石机（Dornier HM-3）是在一个水槽中用钢盆和金属框架椅将患者固定于坐位的装置。目前第一代碎石机还在很多医院使用。由于需要将患者的身体浸入水中，对生理学和监测提出了挑战。第二、三代碎石机（例如 Siemens，Lithostar，Wolf Piezolith，Dornier HM-4，MFL 5000，MPL 9000）主要从消除水浴以及将患者的不适减至最小方面做出改善。所有的碎石机均具有相似的技术原理，由三个主要部分组成：①一个能量源，大部分为火花塞（电磁膜或压电元素）。②一个将冲击波聚焦的系统，如椭圆体或反射镜。③一个荧光镜或超声波，使结石聚焦显像并定位[119]。

技术方面

将一个电极（或火花塞）安装在椭圆形水槽底部，产生火花，导致水爆炸性气化。气泡的突然膨胀产生压力波（冲击波）。冲击波通过椭圆体聚集到 F2 焦点上（电极片的尖端是 F1 焦点）。冲击波通过水和身体组织。由于水和身体组织的声学阻抗相似，因此，能量不出现明显的衰减。当冲击波到达结石表面时，阻抗突然发生变化，从而释放出具有压缩力的能量。同样，当冲击波到达结石的另一面时，又遇到一个接触面，释放冲击波，反复使用则可碎石。冲击波能量通常集中在 F2 焦点区上，并且在焦点外急剧下降[120]。

冲击波治疗的生物机械作用

为了使冲击波的作用达到最佳，治疗过程中应将结石保持在 F2 焦点上[79]。压力能量测定显示，在这个小小的焦点区域外，能量呈指数下降。肾和肾结石可随着呼吸时膈肌的运动而上下活动，所以结石也会随着呼吸动作而进入和离开焦点区域。曾通过增加呼吸频率、减少潮气量或高频喷射通气以增强治疗效果[121]。但是，在现代碎石机器的辅助下，镇静并保留自主呼吸是唯一选择。

为了有效地碎石，冲击波应以能量无衰减的形式到达结石，所以腰部不可接触任何为冲击波能量衰减提供接触面的介质。应拿掉肾造口术后伤口的敷料，肾造口的导管应远离冲击波路径。虽然冲击波穿过大部分组织

时相对不衰减，但冲击波确实可导致组织损伤，并且损伤程度取决于暴露的组织和冲击波到达组织时的能量。损伤多见皮肤损伤和腰部瘀斑，也可发生腰部肌肉的痛性血肿。手术结束时常出现血尿，是由于冲击波引起肾和输尿管内皮损伤所致。必须充分补充水分以防止凝块阻塞。肺组织特别容易受到冲击波的影响。肺泡内的空气是一个典型的水（组织）- 气界面，引起冲击波能量衰减。据报道，实验动物的胸部接触一次冲击波即可出现肺损伤而引起大量咯血甚至死亡[122]。有报道，冲击波引起一例小儿咯血和一例成人肺挫伤。该肺挫伤导致威胁生命的低氧血症[123-124]。与成人相比，小儿似乎更容易遭受冲击波引起的肺损伤，因为小儿的肺底离肾的距离更短。在 ESWL 中，推荐将聚苯乙烯泡沫片或聚苯乙烯泡沫板置于小儿背部以保护肺底部免受冲击波的损伤[123-124]。

　　曾有报道，在 ESWL 术中，10% ~ 14% 的患者出现冲击波引起的心律失常，但目前已经非常罕见[125-126]。心律失常与冲击波对传导系统的机械刺激有关。现代碎石机的接地系统确保了电流不引起心律失常，但心电图伪迹还是很常见。一旦停止碎石，心电图伪迹和心律失常都消失。

碎石术水浴时的生理改变

　　使用 Dornier HM3 碎石机的水浴可导致明显的心血管和呼吸系统改变（框 72-3）。

碎石术的麻醉选择

　　用于碎石术的麻醉方式包括全身麻醉、硬膜外麻醉、脊髓麻醉、使用或不使用肋间神经阻滞的腰部浸润麻醉和镇痛 - 镇静麻醉（包括患者自控镇痛）[127-135]。全身麻醉的优点是起效快，并且可控制患者的体动，通过调节通气参数以减少结石随呼吸的运动。选择硬膜外麻醉时，如果使用空气阻力消失的方法判断硬膜外间隙，应尽可能注射最少量的气体，因为注射入硬膜外腔的空气提供了一个界面，可引起冲击波能量的衰减和局部组

框 72-3　　体外碎石水浴时的变化		
心血管系统	增加	中心血容量
	增加	中心静脉压
	增加	肺动脉压
呼吸系统	增加	肺血流量
	降低	肺活量
	降低	功能残气量
	降低	潮气量
	增加	呼吸频率

织的损伤。Korbon 及其同事[136]发现，在多次碎石术中对患者反复行硬膜外麻醉时，硬膜外腔的顺应性降低，且有穿刺部位疼痛。动物实验也显示，向硬膜外腔注入空气并暴露于冲击波下，可引起硬膜外组织损伤[137]。但令人欣慰的是，在全世界大量的硬膜外麻醉下完成的碎石术中，神经损伤很罕见[138]。

　　硬膜外麻醉的主要缺点是起效慢。脊髓麻醉起效快，可作为一种选择，但与硬膜外麻醉相比，患者低血压的发生率（患者治疗时为坐位）较高。一个系列研究报道发现，全身麻醉、硬膜外麻醉和脊髓麻醉的低血压发生率分别为 13%、18% 和 27%[139]。无论是否联合使用肋间神经阻滞，腰部局部浸润在合并静脉镇静时可提供良好的麻醉，而且避免了低血压的发生[127]。此外，很多麻醉医师也成功地将不同组合的静脉镇痛 - 镇静方案用于碎石术[129-130]。

新型碎石机

　　新型碎石机没有水槽，而且使用的是多功能床。除了完成碎石术外，不将患者搬离手术台也可完成其他手术，如膀胱造口术和支架置入术。由于冲击波高度聚焦，所以在入口处引起的疼痛较轻，因而使用这些新型碎石机治疗时，静脉镇痛 - 镇静是主要的麻醉方法。如果同时开展其他手术，如膀胱造口术、结石的手法移动或支架置入术，则需要改变麻醉方法。很多新型碎石机冲击波的焦点区域很小。使用这些碎石机时，为了保证结石随呼吸的移动仅限于焦点区域而必须给予充分的镇静和镇痛，包括使用阿芬太尼的患者自控镇痛，以及联合应用阿芬太尼和丙泊酚[140-141]。许多中心常规使用短效吸入麻醉药或静脉麻醉药联合喉罩通气的全身麻醉。

禁忌证

　　碎石术的绝对禁忌证仅为妊娠和未经治疗的出血性疾病。术前育龄期妇女应进行妊娠试验并记录在案，以确保在碎石前妊娠试验为阴性。其他检查还应包括标准的凝血功能测定，如血小板计数、凝血酶原时间和部分凝血酶原时间。以前视为绝对禁忌证的其他情况，包括心脏起搏器、植入式心脏自动复律除颤器（automatic implanted cardioverter-defibrillator，AICD）、腹主动脉瘤、矫形假肢和肥胖，现在不再视为绝对禁忌证。

　　安装起搏器的患者，如果是将起搏器安装在胸部，应注意以下问题才能安全地进行碎石（参见第 48 章）[142-144]。在治疗前应将起搏器重新程控，将起搏器调至无请求模式，以避免冲击波干扰其功能。同时

应准备其他起搏方法，以备不时之需。虽然大多数安置于胸部的起搏器与冲击路径之间存在比较安全的距离，但仍有一些起搏器被损坏。Weber 及其同事[142] 检测了 43 个不同的起搏器，发现 3 个受到冲击波的影响。双室起搏器似乎对干扰最为敏感。碎石应从较低能量水平开始，观察起搏器的功能，然后逐渐加大能量。

AICD 的生产厂家和碎石机的生产厂家都认为，AICD 是体位冲击波碎石术的禁忌证，但也有 AICD 的患者成功进行了碎石治疗的报道[143]。应在治疗前即刻关掉 AICD 装置，治疗后即刻重新开启[145]。

对小型主动脉瘤的患者，如果动脉瘤不紧邻结石，则可安全地进行碎石治疗。关于矫形外科假体，如髋关节假体，甚至哈氏棒，如果这些假体不在冲击波的路径上，也不会对碎石造成影响。对肥胖患者，手术体位可能是个难题，同时对麻醉也提出了特殊的挑战。此外，对严重肥胖的患者，冲击波对结石的聚焦极其困难。对这些高危患者，在应用麻醉药前应仔细地将结石聚焦。

泌尿外科根治性手术

泌尿外科根治性手术包括根治性肾切除术、根治性膀胱切除术和根治性耻骨后前列腺切除术。这些手术的普遍特征为手术时间长，可能出现突发性大出血，以及需要注意肾功能保护。进行根治性肾切除时，麻醉医师必须关注侧卧位导致的明显的心血管系统和呼吸系统改变。呼吸系统的改变包括胸廓顺应性、潮气量、肺活量和功能残气量的下降，以及随后的肺膨胀不全和可能的低氧血症。术中可能发生气胸，从而引起明显的呼吸系统和血流动力学改变。肾被托升起时血压下降也不少见。这种血压下降通常与下腔静脉受压有关。此外，肝压迫腔静脉和纵隔移动可进一步减少静脉血回流和心排血量。侧卧位时，颈丛、臂丛和腓总神经由于牵拉或受压可能出现神经损伤。

肾细胞癌的根治性肾切除术

肾最常见的恶性肿瘤是肾细胞癌，85% ～ 90% 的肾实质性包块是肾细胞癌[146]。由于对化疗和放疗不敏感，手术切除是局限性肾细胞癌的唯一治疗方法（框 72-4）。最近，对肾上极较大的肿瘤、肾上腺增大或出现异常的患者需行同侧肾上腺切除[147]。肾部分切除术（肾保守手术）仅用于病变小、双侧肿瘤，或伴有其他疾病，如糖尿病或高血压的患者[146-149]。

5% ～ 10% 患者的肿瘤侵入肾静脉、下腔静脉及右心房。右侧肾细胞癌易侵犯下腔静脉和心房。这些患

框 72-4　肾肿瘤根治性肾切除术的麻醉管理中应考虑的问题

- 85% ～ 90% 为肾细胞癌
- 5% ～ 10% 扩散至下腔静脉和右心房
- 安置大孔径的静脉通路、动脉测压通道、颈内静脉导管（如果出现下腔静脉受侵犯，最好安在左边）
- 副瘤综合征
- 高钙血症，嗜酸性粒细胞增多，催乳素、促红细胞生成素和糖皮质激素增多
- 男性多于女性
- 通常与长期吸烟史有关
- 冠状动脉疾病和慢性阻塞性肺疾病
- 肾衰竭

框 72-5　前列腺癌根治术的麻醉管理中应关注的问题

- 老年病
- 冠状动脉疾病，慢性阻塞性肺疾病，肾功能不全
- 失血量大
- 安置大孔径静脉通路和有创监测
- 急性等容血液稀释与自体输血
- 极度伸展的体位
- 神经损伤、软组织损伤、关节脱位
- 静脉空气栓塞
- 麻醉
- 区域麻醉与全身麻醉比较优劣的争议
- 不明确对死亡率的影响
- 硬膜外麻醉时自主呼吸可降低失血量
- 全身麻醉或联合麻醉中间歇正压通气可增加失血量

者术中可发生许多严重问题，如术中腔静脉被肿瘤完全堵塞引起的循环衰竭，或者肿瘤碎片脱落引起急性肺栓塞。对这种患者，术前应确定病变范围，甚至有可能需要体外循环支持。在这种情况下，由于下腔静脉栓塞导致回流不畅，中心静脉压不能准确地反映血管内容量，经食管超声心动图有一定的价值[150]。静脉回流下降也预示患者在麻醉诱导时可能出现低血压。静脉阻塞可引起硬膜外静脉扩张、腹壁及腹膜后侧支循环的形成。需要进一步强调的是，完善的术前准备非常重要，而只有在明确肿瘤范围的前提下才能进行完善的术前准备[149]。

根治性前列腺切除术

对局限性前列腺癌可用放疗或根治性前列腺切除术进行治疗（框 72-5）。由于常规对年龄超过 50 岁的男性行前列腺特异性抗原的实验检查，以及降低阳痿风险的保留神经手术的普及，目前根治性前列腺切除术越来越多。虽然 1905 年最先描述的是经腹腔径路，但目前多采用耻骨上径路，将前列腺、输精管、贮精

囊和部分膀胱颈随同盆腔淋巴结一起切除。

传统的根治性前列腺切除术在开腹下完成，但现在腹腔镜和机器人手术的应用越来越频繁。开放的前列腺根治术中最常见的问题是出血和大量失血后的输血。减少患者对异体血需求的常用方法为：术前自体血采集，术前使用重组促红细胞生成素，术中等容血液稀释和术中自体血回收。术后早期并发症包括深静脉血栓、肺栓塞、血肿、血清肿和伤口感染，发生率为 0.5% ~ 2%[151]。晚期并发症包括尿失禁、阳痿和膀胱颈挛缩[152]。行前列腺根治术患者的体位为仰卧、背部过伸和耻骨高于头部的 Trendelenburg 体位。前列腺静脉与心脏之间的重力梯度导致经前列腺窝吸入空气而发生空气栓塞[153]。

前列腺根治术麻醉方法的比较

硬膜外麻醉、脊髓麻醉、全身麻醉以及硬膜外麻醉复合全身麻醉均可用于前列腺根治术。对复合麻醉中的硬膜外麻醉部分，胸段或腰段硬膜外可用于麻醉或镇痛；对全身麻醉部分，可采取自主呼吸或间歇正压通气（intermittent positive-pressure ventilation，IPPV）。许多研究报道了这三种麻醉方法用于耻骨后前列腺根治术的优缺点[154-157]。

当选择硬膜外麻醉或硬膜外麻醉与保留自主呼吸的全身麻醉联合使用时，术中失血明显减少。在一项比较了将这三种麻醉方法用于前列腺根治术的研究中，在动脉压几乎没有差异的条件下，全身麻醉和应用 IPPV 的复合麻醉组的失血量明显多于硬膜外麻醉组[154]。据推测，根治性前列腺切除术中 IPPV 引起的静脉压升高可能是全身麻醉和复合麻醉组出血增多的原因。曾有研究证实，硬膜外麻醉或保留自主呼吸复合麻醉的患者，其中心静脉压和外周静脉压低于应用 IPPV 的全身麻醉患者[158]。其次，硬膜外麻醉单独或复合全身麻醉药物可降低术后患者的血栓栓塞风险[159]，降低患者术后疼痛和对镇痛的需求[160]，且患者肠道功能的恢复比全身麻醉快。正确选择硬膜外麻醉可缩短住院时间和降低住院费用，这也确定了其临床应用的合理性[161-162]。在一项研究中，80% 的患者可在手术 1d 后出院，平均住院时间为 1.34d[163]。

目前还不清楚全身麻醉与硬膜外麻醉对患者预后的影响是否存在差异。医院选择何种麻醉方式依泌尿外科医师、麻醉医师及患者的意愿而定。

机器人辅助前列腺根治切除术

机器人辅助前列腺根治切除术（robotic assisted radical prostatectomy，RARP）的优点很多，包括手术

视野更佳，机器人手臂可控性提高使动作更精细，出血减少，切口小，疼痛减轻，恢复时间缩短，日常生活恢复加快，并且改善排尿和勃起能力（尽管这些结果仅仅是来自于短期随访的结果）。麻醉医师需要注意的是严重头低位和气腹对循环和呼吸系统造成的影响。

气腹造成的通气和呼吸变化包括肺顺应性降低、气道压增高和通气／血流比例失调。呼气末正压通气可改善患者的氧合[164]。在注入 CO_2 15 ~ 30min 后，血碳酸浓度开始升高，最终引起高碳酸血症、酸中毒、心动过速、心律失常及其他血流动力学和中枢神经系统的改变[165]。可通过过度通气来避免这些变化。尽管临床表现很明显，但多数健康患者可以耐受这些变化。相对于腹腔内气腹，腹膜外气腹动脉血 CO_2 分压增幅更大[166]。血流动力学变化为静脉回心血量减少和心排血量减少，充盈压的增加提示胸膜腔内压增加。

对容量正常的患者，严重头低脚高位引起的生理变化包括血流动力学变化，如下肢灌注压降低、Willis 环平均动脉压升高、中心血容量增加、心排血量降低和重要脏器灌注压降低。心肌耗氧量增加、心肌缺血、心律失常和心肌氧供降低对心脏病患者具有潜在风险。Lestar 及其同事发现，对 ASA Ⅰ ~ Ⅱ级行根治性前列腺切除术的患者，尽管左、右心室充盈压上升 2 ~ 3 倍，但是心功能没有明显的变化[167]。严重头低脚高位引起的呼吸系统变化为肺顺应性降低，肺活量和功能残气量减少，肺容量减少 20%，以及通气／血流比例失调，这些变化复合了气腹的影响。曾有敏感患者出现肺充血和肺水肿的报道。在机器人前列腺切除术中，曾报道过由于气腹导致一过性的血肌酐升高的病例[168]。对有反流病史的患者，严重的头低位将增加胃内容物反流误吸的风险。由于长时间使用干冷气体维持气腹，因此对这些患者，维持体温正常是一个难题。

严重头低位的其他影响包括颅内压增高、眼内压升高、静脉空气栓塞、臂丛神经损伤、关节痛、筋膜室综合征和手指损伤。对既往脑室腹腔分流的患者，围术期应对分流情况进行详细评估[169]。在严重头低位气腹时，必须意识到颅内压增高或脑室腹腔分流无效这个问题。Kalmar 及其同事研究得出，总体而言，机器人前列腺切除术的患者可以承受长时间的极度头低位和 CO_2 气腹对心脑血管（包括脑灌注压和氧合）和呼吸系统造成的影响[170]。在机器人前列腺切除术中，虽然患者的眼内压明显升高，但临床意义不清楚[171]。需要引起重视的是，前列腺根治术后，至少有 6 例病例发生失明的报道，3 例为开放性手术，3 例为机器人腹腔镜前列腺切除术[172]。在机器人辅助的前列腺根治切除术，术中球结膜水肿很常见，但通常为自限性，一旦患者脱离头低

脚高位，水肿就可缓解。

与耻骨后根治性前列腺切除术相比，机器人辅助的前列腺根治切除术出血更少[173]，尽管一项研究显示输血率没有明显差异。在耻骨后根治性前列腺切除术和机器人辅助前列腺根治切除术术后，患者可能会感到轻到中度疼痛。据报道，术中给予酮咯酸超前镇痛联合苏醒时使用阿片或非阿片类镇痛药，可以获得 0～4 分的疼痛评分[174]。多数患者术后 1d 即可出院。在泌尿外科，机器人辅助手术已经扩展到全膀胱切除术、肾盂成形术、成人及儿童的肾及肾上腺手术，并且新的适用领域也正在探索中。机器人辅助前列腺根治切除术中其他需要考虑的问题与安装腹腔内套件于机械臂上有关。在机器人辅助的前列腺根治切除术中，如果患者出现体动，可导致内脏或者血管的损伤，因此，建议术中评估肌肉松弛的效果。围术期治疗小组应制订一套应急方案，当术中发生心搏骤停和需要进一步行心脏支持时，能够快速拆除机械臂。

泌尿生殖系统疼痛综合征

泌尿生殖系统疼痛综合征可由炎症性疾病、解剖学异常、阻塞性尿路疾病及恶性肿瘤引起。疼痛的部位、类型和性质可帮助临床医师确定疼痛的来源（内脏性、躯体性还是神经性）并给以恰当的治疗（参见第 98 章）。

肾良性肿瘤

腰痛是成人血管平滑肌脂肪瘤常见的症状。血管平滑肌脂肪瘤由异常生长的血管、平滑肌和脂肪组成。这种良性肿瘤可出现压迫症状而影响肾功能。当发生急性疼痛加剧时，应怀疑肿瘤破裂和血肿形成。血管平滑肌脂肪瘤可能与结节性硬化症有关，但也常见于健康患者。治疗措施包括用对乙酰氨基酚和神经调节药物进行对症治疗。由于血管平滑肌脂肪瘤可能影响肾功能，因此，使用非甾体类消炎药物（NSAIDs）时应谨慎。

小儿肿瘤

肾母细胞瘤（Wilms 瘤）通常发生在一侧肾，开始时无痛（参见第 93 章），可能与先天性异常如 Beckwith-Wiedemann 综合征有关。肾母细胞瘤的治疗包括手术切除。由于这种肿瘤对化疗高度敏感，因此，大多数情况下辅以化疗。硬膜外镇痛、对乙酰氨基酚和阿片类药物均可用于围术期疼痛的治疗。化疗导致的神经病变可用抗神经病变药物进行治疗。

肾细胞癌

肾细胞癌的典型三联征为血尿、腰痛和肾实质性包块。疼痛常常是肾细胞癌的晚期症状，可能是肿瘤转移的征兆。肾细胞癌转移通常有广泛的疼痛且预后不佳。早期采取鞘内放置硬膜外导管持续给予阿片类药物、局麻药物或者齐考诺肽来控制疼痛，以提高患者的生活质量。腰痛可能是由于肾筋膜受牵拉所致。肾癌转移主要是沿着肾静脉和下腔静脉，或者转移至肋间神经而导致节段性神经痛。在这些病例中，可以用肋间神经阻滞、神经毁损及透视或超声引导下的射频消融来缓解疼痛。

肾感染性疾病

引起腰痛的感染性肾病通常包括急性肾盂肾炎和肾周脓肿。发热是提示感染存在的重要标志。由于肾是腹膜后器官，因此缺乏腹腔体征。鉴别诊断主要为肾周围脏器的感染，如下叶肺炎、胰腺炎、阑尾炎及胆囊炎。口服和注射麻醉镇痛药对控制急性疼痛非常有效。尽管需要外科干预消除感染灶（如结石、尿道反流、反复性尿道感染），但对大多数肾感染性疾病而言，全身使用抗生素可以治愈。

神经痛

有时分布在下腹部及腹股沟区的感觉神经病变会被误认为同区域泌尿系统的疼痛，称为假性肾痛综合征。疝气手术后的生殖股神经痛很常见，因为它与精索很近。疼痛通过生殖股神经的股支放射至腹股沟韧带，通过生殖支放射至睾丸。下腹部切开或者腹腔镜手术放置套筒时可损伤髂腹下神经和髂腹股沟神经，此时神经痛可放射至下腹部和腹股沟区。在这些情况下，疼痛通常是神经病理性疼痛，皮区试验可证明感觉缺失。超声引导下行神经阻滞有助于明确诊断和区别泌尿生殖痛，以及对疼痛进行治疗[175]。一旦明确神经损伤，则使用治疗神经病理性疼痛的药物有利（参见第 64 章）。

多囊肾

多囊肾多为常染色体显性遗传。多囊肾可造成肾重度增大并伴有肾功能的损害。肾疼痛是由于囊肿扩张和肾筋膜受牵拉造成，囊肿内出血、囊肿破裂或感染可使疼痛加剧。肾囊肿的经皮引流可缓解症状，急性期可使用阿片类药物来控制疼痛。

泌尿系统阻塞性疾病

尿路梗阻可引起严重的痉挛性腰痛。输尿管上 1/3 的疼痛反射至下腹部和腰部，中 1/3 的疼痛反射至髂窝，下 1/3 的疼痛反射至耻骨上和腹股沟区域。液体摄入少和高浓度结石盐易形成肾结石。肾绞痛、血尿和 X 线上不透射线的结石（70% ~ 75% 的结石不透 X线）或普通 CT 可以明确诊断[176]。阿片类镇痛药和 NSAIDs 是缓解严重肾绞痛症状的首选。如果不能口服，可以选择肌内注射或者静脉注射酮咯酸。虽然静脉输液被广泛地应用，但是在肾绞痛时未被证实有益。

尿 潴 留

膀胱疼痛是一种典型的内脏痛，大多情况下是钝痛，通常局限于耻骨上区域。急性膀胱膨胀表现为严重的耻骨上疼痛并伴有尿频。这种情况可见于术后未放置 Foley 导管、椎管内麻醉后或应用阿片类药物导致的尿潴留。尿潴留最初表现包括患者出现谵妄。为了避免膀胱过度膨胀及其带来的并发症，当膀胱内容量超过 600ml 时，应通过膀胱穿刺或者放置尿管来排空膀胱。当梗阻是由输尿管结石或者前列腺肥大造成时应加以注明。

间质性膀胱炎

间质性膀胱炎（疼痛性膀胱综合征）是一种不明原因的疾病，患者没有感染性疾病或恶性肿瘤，以耻骨上慢性疼痛为特征，与膀胱充盈及尿频、尿急相关[177]。间质性膀胱炎的病理特征可能提供一些证据，但是不一定能做出诊断，包括 Hunner 溃疡（表现为膀胱壁的间断出血）和膀胱膨胀后的点状出血。病理生理学认为是由于膀胱壁缺乏黏多糖层而使其渗透性增加，导致炎症和疼痛。可以用戊聚糖多硫酸酯（用于修补黏多糖层）、阿米替林、抗组胺药、二甲亚砜滴注、骶神经阻滞或者膀胱切除术来控制疼痛。

泌尿系统上皮肿瘤

最常见的泌尿系统上皮肿瘤是膀胱移行细胞癌，无痛性血尿是最常见的表现，如果累及膀胱肌层，患者会有膀胱刺激症状。手术治疗包括电灼疗法、经尿道肿瘤切除或膀胱切除术。可以用 NSAIDs、对乙酰氨基酚、阿片类和神经调节药物来控制疼痛。

睾 丸 疼 痛

睾丸疼痛通常由创伤、扭转、感染或者肿瘤引起。睾丸创伤或扭转必须马上急诊手术探查，恢复睾丸血供。全面的病史采集后，如果存在局部或系统性感染的症状并伴有疼痛，应怀疑睾丸炎或者附睾炎。睾丸肿瘤大多数为恶性，但阴囊内的非睾丸肿瘤通常为良性。睾丸肿瘤的早期体征为无痛性睾丸肿块。疼痛是较晚期的症状，而且通常为钝痛或肿块导致的睾丸沉重感。最有效的治疗方法是手术切除，或者放疗对肿瘤减容。

前 列 腺 炎

急性前列腺炎通常为细菌感染，对抗生素治疗有效。由于慢性前列腺炎的症状与前列腺炎症无确定关系，因此，近来更倾向于称作慢性盆腔疼痛综合征[178]。慢性前列腺炎的症状包括盆腔或者生殖系统疼痛，性功能障碍，常伴有下尿路症状。使用抗生素、α-受体阻滞剂、抗雄激素药物、NSAIDs 和盆底部的物理治疗可以缓解症状。

前 列 腺 癌

前列腺腺癌是男性最常见的肿瘤，通常为无痛性，常由常规体检偶然发现。如果使用放射粒子植入式的短距离放射治疗，可以行硬膜外麻醉来控制疼痛。如果前列腺癌患者出现腰部或骶部的疼痛，应考虑肿瘤的骨转移，可以使用大剂量的阿片类药物和二磷酸盐，并且应考虑早期放置硬膜外导管。

阴茎持续勃起症

阴茎持续勃起症是指阴茎持续勃起超过 4h，可由缺血性（静脉闭塞）或非缺血性（动脉）病变引起。缺血性阴茎持续勃起通常是急症，需要立刻采取措施来控制疼痛和预防由阴茎海绵体纤维化导致的阳痿。治疗方法是阴茎背神经阻滞（在耻骨联合处穿刺进入耻骨下间隙），在不加肾上腺素的局部麻醉下，进行抽血或者向阴茎海绵体内注射去氧肾上腺素[179]。非缺血性阴茎持续勃起通常由外伤后的动静脉瘘形成所致。这种类型的阴茎持续勃起疼痛通常较轻，保守治疗有效。对镰状细胞性阴茎持续勃起症，可通过水化、碱化以及输血将血红蛋白提高到 10g/dl 以上来治疗。

阴茎硬结症

阴茎硬结症是一种严重影响性生活的疾病，由于阴茎过度弯曲，导致性交时严重的阴茎疼痛。治疗方法是手术治疗并使用 NSAIDs 处理疼痛。

女性生殖系统疼痛

外阴疼痛是一种不明原因的慢性外阴疼痛，与性冷淡或性功能障碍有关。前庭炎指外阴痛局限于前庭部。在有些病例给予三环类抗抑郁药、坐浴，或局部应用雌激素软膏和外阴神经阻滞进行治疗，收到一定的效果。阴道痉挛与盆底肌（耻尾肌和肛提肌）肌肉张力增加导致的痉挛有关，可导致疼痛性性功能障碍。性交困难被定义为性交前或性交后的复发和持续性生殖器疼痛，不能单独用感染、外伤、缺乏湿润及阴道痉挛解释。心理因素通常起重要作用。治疗包括盆底物理治疗和全身脱敏治疗，不建议使用阿片类药物。

慢性盆腔痛

对慢性痛经用抑制排卵的方法和 NSAIDs 治疗有效。NSAIDs 通过抗前列腺素的作用减小子宫内膜厚度和减轻痉挛[180]。慢性盆腔疼痛也可能与子宫内膜异位症、盆腔充血、盆腔粘连和盆腔炎症性疾病有关。纠正这些异常是缓解慢性盆腔疼痛最有效的方法。子宫颈和子宫的癌症可引起严重的下腹部疼痛，需要使用阿片类药物、上腹下丛的神经溶解或鞘内药物注射进行治疗。

交感神经阻滞的作用

男性和女性的盆腔脏器——泌尿生殖器官、远端结肠和直肠由腰部交感神经链发出的传入纤维支配，

上腹下丛的阻滞可干扰这些神经传导通路。上腹下丛是一个腹膜后结构，位于 L5 和 S1 椎骨前面，可以在透视下行神经阻滞并注射苯酚或者乙醇[181-182]。神经节毁损的目标是治疗尿道末端、外阴、会阴和阴道外 1/3 的混合躯体感觉、自主神经和内脏神经痛，可在骶尾结节的前表面进行阻滞。

小　　结

对肾功能不全的患者，应尽量避免使用哌替啶和吗啡，因为这些药物的代谢产物经肾排泄，可以在体内聚集，如去甲哌替啶和吗啡 -3- 葡萄糖苷酸可以降低癫痫的阈值。吗啡 -6- 葡萄糖苷酸仍具有激动 μ 阿片受体的作用。此外，抑制前列腺素合成的 NSAIDs 可减少易感患者的肾血流。使用这些药物时必须谨慎。

总体而言，泌尿生殖系统的疼痛管理原则与其他系统的疼痛管理一样。对非恶性急性疼痛，首选非麻醉性镇痛药物如对乙酰氨基酚、阿司匹林和 NSAIDs，辅以三环类抗抑郁药和抗惊厥药，尤其是对神经性疼痛。阿片类药物适合用于短期急性疼痛。控制恶性肿瘤疼痛时，往往需要大剂量的阿片类药物。当口服无效时，可以使用肠道外方法给予麻醉性镇痛药。

对泌尿系统疼痛综合征尤其是恶性肿瘤的疼痛，介入治疗是疼痛控制的一种方法。适当的神经阻滞可以消除或大大减少全身性止痛药物的使用。对难治性疼痛，如经最优化的口服治疗和静脉途径给药后仍没有得到控制，此时应考虑隧道导管试验，放置植入式药物输注系统。持续鞘内输注使脑脊液药物水平波动最小，镇痛效果良好，而且椎管内阿片类药物辅以其他药物（局部麻醉药和齐考诺肽）能显著减少药物的剂量依赖性副作用。

致谢

笔者感谢在准备手稿阶段 Cleveland 临床中心的麻醉科编辑助理 Dan Paloski 给予的巨大贡献和宝贵的专家意见。

参 考 文 献

见本书所附光盘。

第73章 麻醉与肝胆系统

David M. Rothenberg • Christopher J. O'Connor • Kenneth J. Tuman

钱金桥 译 衡新华 审校

要 点

- 所有的挥发性麻醉药都会降低肝血流量，但地氟烷和七氟烷对总肝血流量和肝氧供影响最小，而氟烷降低肝血流量的程度最大。

- 严重肝病会降低几种药物的清除，延长半衰期，以及增强临床效应，包括吗啡、哌替啶、阿芬太尼、维库溴铵、罗库溴铵、米库氯铵、苯二氮䓬类药物和右美托咪定。有肝硬化或由任何原因引起的晚期肝病的患者，应该小心使用这些药物，在药物剂量和给药方法上应该做相应调整。

- 高达 4% 的正常人和 36% 的精神病患者存在肝酶测试结果异常。但在这些人群中，只有不到 1% 的人有严重肝功能不全。这提示，对无症状的患者没有必要进一步做昂贵的术前检查。

- 无症状的血清转氨酶升高（不超过正常值的 2 倍）对患者围术期转归影响较小。

- 回顾分析提示，任何原因引起的急性肝炎患者接受择期手术后发生肝衰竭和死亡的风险增加，因而，这些患者的择期手术应该延期，待经证实急性肝细胞功能障碍缓解后再行手术。

- 择期手术前，应该对有慢性肝炎但无症状的患者进行认真评估。应在围术期小心维持肝灌注，避免使用肝毒性药物或出现严重的低血压，因为这些因素会促发肝衰竭或肝性脑病。

- 基于大量回顾性研究，接受腹部手术的肝硬化患者，尤其是 Child-Turcott-Pugh（CTP）分级 C 级的患者，围术期死亡风险增加。对这些患者应该避免行择期手术，如果可能的话，主张进行微创手术。

- 术中肝胆损伤、麻醉诱导的肝毒性、肝严重低灌注（心源性休克或低血容量性休克）和各种药物可导致术后黄疸。

- 对有最严重肝病的患者（如 CTP 分级为 B 级或 C 级肝硬化）的管理目标是：最大程度增加肝灌注和肝氧供；防治并发症，如肝性脑病、脑水肿、凝血障碍、出血和门静脉高压。

肝是人体最大的器官，在生理系统稳态的维持方面发挥关键作用，包括营养和药物代谢、血浆蛋白和关键凝血因子的合成以及很多内源性和外源性物质的解毒和清除[1]。急性或慢性肝功能不全在几个关键的方面上会减弱机体对麻醉和手术的反应，而某些麻醉药和血流动力学紊乱会导致术后肝功能发生独特而严重的改变。

本章讲述急、慢性肝病对麻醉的影响，麻醉药对肝功能的影响，围术期肝功能检查结果和肝胆功能改变的评估和一些特定的肝胆手术围术期的处理。

麻醉药对肝功能的影响

本节重点关注挥发性麻醉药和静脉麻醉药对肝血

流量和肝功能的影响。氟烷性肝炎和相关挥发性麻醉药导致的肝毒性在第 26 章讨论。

挥发性麻醉药

挥发性麻醉药对肝血流量的影响不一，而静脉麻醉药和阿片类药对其影响较小。然而，很多潜在的混杂因素会影响肝血流量和肝功能，包括动物种类、研究对象的年龄、血容量、机械通气类型、测量生理参数时的体位、同时进行的手术、动脉血压的改变、缩血管药和局部麻醉药的使用以及血红蛋白和动脉血氧浓度的改变等。但就有关麻醉药对肝功能正常和肝硬化患者的肝功能的影响及其可能的临床意义方面，仍可得出合理的可靠结论。

已经明确所有的常用挥发性麻醉药对肝血流量（包括肝动脉血流量和门静脉血流量）、氧供及肝氧供需比的影响。初始的研究是在大鼠和猪的实验模型中进行的。后来的人体研究也支持这些早期的实验室研究结果[2-3]。有很多用来评估肝血流量和门静脉血流量的测量技术，但吲哚青绿血浆清除率是最常用的评估肝血流量的方法。经食管超声（TEE）也可用来评估肝静脉血流量，但它只是一种间接测量肝灌注和氧合的方法（参见第 46 章）。有一种新技术可用来准确测量肝动脉和门静脉血流量，是将一个脉冲多普勒探头植入实验动物和行胆囊切除术患者的体内[4]。大多数麻醉药可降低心排血量，因而会降低门静脉血流量（portal blood flow，PBF）。然而，肝动脉血流量（hepatic arterial blood flow，HABF）可能会增加，但常不足以将肝总血流量（total hepatic blood flow，THBF）恢复至正常水平[5]。肝总血流量是门静脉和肝动脉血流量之和。所有的挥发性麻醉药都可导致平均动脉压（MAP）和心排血量降低，但氟烷和和恩氟烷引起的门静脉血流量、肝动脉血流量和肝总血流量的降低比异氟烷和七氟烷明显（图 73-1）[2-4, 6-10]。这些变化通常会发生于一定最低肺泡有效浓度（minimum alveolar concentrations，MAC）范围内。挥发性麻醉药会不同程度地改变门静脉和肝动脉的血管阻力。这些变化加上心排血量、平均动脉压和内脏交感神经张力的降低，导致肝血流供应的改变[11]。

虽然所有的挥发性麻醉药都降低平均动脉压和门静脉血流量，但氟烷对肝动脉血流量的影响更为一致而显著。氟烷可导致肝动脉收缩，表现为肝动脉阻力增加[4, 12]。在体视频显微镜显示，大鼠在使用氟烷后，肝窦直径缩小，导致肝窦血流量降低。这是氟烷能引起血管收缩在微血管水平的直接证据[12]。相反，异氟

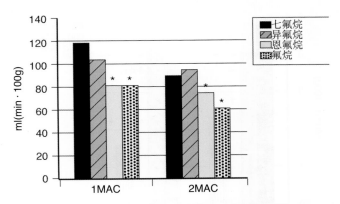

图 73-1　1.0MAC 和 2.0MAC 的氟烷、恩氟烷、异氟烷和七氟烷对犬肝总血流量的影响。挥发性麻醉药浓度升高时肝总血流量减少。七氟烷和异氟烷的作用相似，对肝总血流量有适度的影响；而氟烷则可明显减少肝总血流量，2.0MAC 时最显著。* 在相似 MAC 时，与七氟烷和异氟烷比较有显著性差异（$P<0.05$）(Data from Frink EJ, Morgan SE, Coetzee A, et al: The effects of sevoflurane, halothane, enflurane, and isoflurane on hepatic blood flow and oxygenation in chronically instrumented greyhound dogs, Anesthesiology 76:85-90, 1992)

烷能增加肝窦血流速度，因而对微血管血流量的影响要低于氟烷或恩氟烷[12]。Benumof 等的研究表明，在使用氟烷后，对 2 名患者进行的肝动脉造影可见肝动脉血流量显著降低，停止使用氟烷麻醉 20min 后，肝血流量恢复正常[13]。

氟烷也可降低肝氧供和肝静脉血氧饱和度（图 73-2）[14]。这些变化与平均动脉压降低有关。氟烷引起的心排血量降低比其他挥发性麻醉药更显著[5]。Gelman 等对猪的研究表明，在手术应激条件下，如果氧供充足，芬太尼或异氟烷麻醉降低平均动脉压不到 30%；但如果肝氧供不足，这一数值可超过 30%[9]。这一发现也适用于肝缺血的情况下。肝缺血时芬太尼或异氟烷的肝保护要优于氟烷或恩氟烷。除了血管改变外，若以血清转氨酶水平反映肝功能，也提示氟烷对肝功能的影响要大于异氟烷[3]。

挥发性麻醉药导致的肝血流量改变部分是由维持肝总血流量恒定的自身调节机制介导的。这种生理性适应机制被定义为肝动脉缓冲反应（hepatic arterial buffer response，HABR）。这一反应可使门静脉血流量的降低与肝动脉血流量的增加相匹配，在严重低血容量、腹部大手术的间接效应或大出血时，这一反应可维持肝总血流量恒定[15]。氟烷打破了这种代偿反应，而七氟烷和异氟烷则能保持肝动脉缓冲反应[15-16]。七氟烷可进一步抑制肝动脉血管收缩，因而可比氟烷更有效地维持肝动脉血流量[17]。在维持肝动脉血流量、肝氧供和氧供需平衡方面，七氟烷和异氟烷常常是等效的，甚至七氟烷还优于异氟烷[10, 18-19]。另外，实验

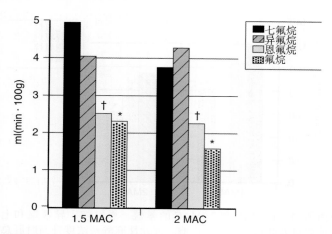

图 73-2　1.5MAC 和 2.0MAC 的氟烷、恩氟烷、异氟烷和七氟烷对长期机械通气犬肝动脉氧供的影响。氟烷减少肝动脉氧供的作用最明显，而七氟烷和异氟烷在任何 MAC 水平时对氧供均无明显影响。* 在相似的 MAC 时，与七氟烷和异氟烷相比有显著差异（$P<0.05$），† 在相似的 MAC 时，与七氟烷相比有显著差异（$P<0.05$）(Data from Frink EJ, Morgan SE, Coetzee A, et al: The effects of sevoflurane, halothane, enflurane, and isoflurane on hepatic blood flow and oxygenation in chronically instrumented greyhound dogs, Anesthesiology 76:85-90, 1992)

室研究表明，在使用异氟烷或地氟烷后，传统的肝功能测试结果未出现显著变化。与其他挥发性麻醉药相比，地氟烷和七氟烷对肝功能的影响最小 [3, 20-23]。

　　七氟烷与旧的挥发性麻醉药的比较研究结果令人鼓舞。有研究结果对此予以进一步支持：通过肝功能检查或动脉血酮体比值测定（一种被认为能反映肝细胞功能的检测方法）发现，长时间低流量七氟烷麻醉后产出的化合物对成人手术患者的肝功能并不会产生不利影响 [24-28]。在一项对七氟烷的大型临床研究中，Bitohe 等对 100 名分别采用低流量和高流量七氟烷或异氟烷麻醉的手术患者的研究发现，术后胆红素和转氨酶会轻度增加，但没有发现临床肝细胞毒性的证据 [28]。手术后和使用挥发性麻醉药后常规肝功能测试结果常有轻度增加，但有关麻醉药本身对肝功能的特异性影响尚存争议 [3, 24-25, 29]。

　　非手术的志愿者使用七氟烷 [26-27, 30] 或地氟烷 [31-32] 后，并未导致肝功能明显异常。这提示可能是围术期的其他外科因素导致的血浆转氨酶水平发生轻微而短暂的改变。实际上，早期人体研究发现，麻醉诱导后即刻就出现了与动脉血压下降相关的肝血流估测量的急剧下降 [33]。手术开始后，肝血流量迅速恢复到正常。这一发现提示，肝血流量的降低是由于心排血量和血压的整体降低引起的，而不是由于某种特定的挥发性麻醉药或静脉麻醉药对肝血流量的持续不良影响所致。在动物和人体缺血 - 再灌注损伤的研究中 [34-35]，七氟烷

通过缺血预处理对肝功能可产生有利的效应。这些结果与七氟烷缺血预处理的心脏保护效应是一致的。

　　动物和人体实验研究表明，地氟烷和异氟烷对肝血流量的影响相似。Merin 等对慢性模型犬的研究表明，1.75MAC 地氟烷可导致肝总血流量显著降低，原因是门静脉血流量的降低。但在一定的 MAC 范围内，地氟烷和异氟烷对肝血流量的影响没有显著差异 [36]。Armbrust 等对猪的研究表明，1MAC 的地氟烷可导致肝总血流量降低，但只有在血压降低到临床上很难遇到的水平时才会出现这种效应，而且，肝功能测试结果没有改变 [21]。其他对犬的研究提示，地氟烷维持肝总血流量的作用要优于氟烷或异氟烷（图 73-3）[37]。随后，对志愿者的肝功能而不是肝血流量的研究表明，地氟烷没有肝毒性 [30-32]。

　　与对健康志愿者和外科手术患者的研究相比，麻醉药对严重肝病患者肝功能影响的研究明显较少。地氟烷和异氟烷不会影响慢性肝病手术患者围术期的肝功能 [38]。与吸入氟烷相比，肝损伤实验模型大鼠吸入地氟烷后肝酶上升幅度较小，没有发生显微肝细胞损伤 [39]。对肝硬化大鼠的研究表明，异氟烷比氯胺酮或氟烷能更有效地维持肝血流量 [40]。但其他研究表明，对肝硬化大鼠使用芬太尼、氟烷、恩氟烷或异氟烷后，肝功能没有差异 [41]。然而，氟烷既降低肝功能，也降低肝血流量，故严重肝病患者不能使用。由于目前有其他挥发性麻醉药，氟烷的使用整体上已显著减少，因而，对这一问题的兴趣已成为历史。而且，由于氟烷有潜在的肝细胞毒性，故不能用于健康成年人或任

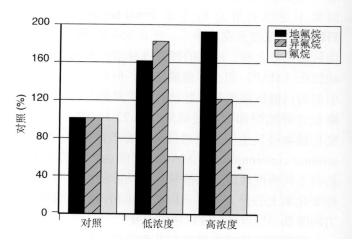

图 73-3　采用放射性微球法检测低浓度和高浓度地氟烷、氟烷和异氟烷对慢性模型犬肝总血流量的影响。地氟烷和七氟烷增加肝总血流量，而高浓度氟烷则显著降低肝总血流量。* 与清醒对照组比较有显著差异（$P<0.05$）(Data from Hartman JC, Pagel PS, Proctor LT, et al: Influence of desflurane, isoflurane and halothane on regional tissue perfusion in dogs, Can J Anaesth 39:877-887, 1992)

何有明显肝功能不全的患者。

有鉴于此，可以使用其他没有肝细胞毒性的麻醉药。氙是一种惰性气体，1951 年首次报道有麻醉效能[42]，被认为是一种理想的吸入麻醉药，原因为：氙不会爆炸，不会燃烧，低毒，没有致畸效应。由于氙的血气分配系数极低，只有 0.115，是目前所知麻醉药中最低的，故诱导和苏醒都比较迅速[43-44]。氙对左心室功能、体循环血管阻力或体循环血压没有显著影响[44-46]。氙对人体血流动力学的影响与丙泊酚麻醉相似[45]。人体研究发现，与异氟烷相比，氙引起的血压下降程度较低，对左心室功能没有影响[46-47]。动物实验提示，与静脉麻醉药相比，氙会引起脑灌注压显著升高，但对其他器官的灌注没有影响，包括肝的灌注。氙不改变肝动脉的血流量。理论上，如果氙不影响心排血量，应该就不会影响肝总血流量（这与其他所有的挥发性麻醉药不同）。它也不会改变肝功能检查结果。在一个猪的实验模型中，Reinelt 等注意到，与戊巴比妥和丁丙诺啡麻醉相比，73% ~ 78% 的氙麻醉后动物肝静脉血氧含量水平更高[48]。认为这些观察结果是由于血浆儿茶酚胺水平可能降低，导致肝代谢下降，继发性地引起肝静脉氧含量增加所致。因此，就肝灌注而言，氙可能是一种理想的麻醉药。要想得出有关氙在急、慢性肝病患者中的安全性的定论，尚需进行大规模的临床研究。

总之，挥发性麻醉药对肝血流量和肝功能的影响是复杂的，不仅与麻醉药本身的特性有关，还与患者的其他相关变量有关，如肝功能不全的严重程度、高龄以及外科应激和腹部外科操作的影响等。然而，研究一致表明，七氟烷、地氟烷和异氟烷比氟烷或恩氟烷能更好地维持肝血流量和肝功能。

静脉麻醉药

与挥发性麻醉药相比，关于静脉麻醉药对肝功能影响的报道较少（参见第 31—33 章）。早期研究提示，依托咪酯和硫喷妥钠降低肝血流量，原因可能是由于肝动脉血管阻力增加，也可能是由于心排血量和血压降低[49]，但氯胺酮对肝血流量几乎没有影响，即使大剂量亦是如此[50]。用敏感的放射性微球示踪测量动物的器官血流量发现，丙泊酚既可增加肝动脉血流量，也可以增加门静脉血流量，故肝总血流量增加。因而，这一结果提示丙泊酚对内脏血管有显著的扩张效应[51-52]。在有些动物模型，即使平均动脉压显著降低，肝总血流量都能维持不变；而另一些动物模型研究发现，即使平均动脉压升高，也会出现平均肝

动脉血流量下降。这可能是一种丙泊酚的种属特异性效应[54]。有限的人体数据提示丙泊酚比氟烷更有利于维持内脏和肝的氧供平衡[55]。Meierhenrich 等的研究表明，丙泊酚可增加人体肝血流量。他们监测的方法是采用经食管超声心动图测定肝血流量。这是一种比肝指示剂染料清除率更准确的技术[56]。用指示剂染料的人体研究和动物研究提示，丙泊酚可导致肝血流量减少[57-58]；而其他不用染料的动物研究显示，丙泊酚麻醉可改善肝血流量[52,59]。总的来说，接受肝手术和原位肝移植的患者在使用丙泊酚后都可能会产生抗氧化效应（参见第 74 章）[60-61]，但这种效应对缺血再灌注损伤的最终作用可能是有限的，充其量在这些研究人群中是这样的。总之，基于有限的临床和实验资料，当血压和心排血量维持良好时，静脉麻醉药似乎对肝血流量只有轻度影响，对术后肝功能则没有明显的不良影响。

椎管内麻醉

脊髓麻醉或硬膜外麻醉对肝血流量和肝功能的影响并不是一种明确的麻醉药物诱导的肝功能改变（参见第 56 章）。Kennedy 等的研究表明，在高位脊髓麻醉和硬膜外麻醉期间，肝血流量降低，似乎反映了平均动脉压的同步下降[62-63]。其他动物实验提示，高位硬膜外阻滞可导致门静脉血流量降低，而肝动脉血流量保持不变，因而造成肝总血流量降低[64]。这一结果在接受胸段硬膜外麻醉的患者中得到证实。超声心动图证实这些患者的肝静脉血流量减少[65]。这些不良改变可通过给予缩血管药物（如多巴胺或麻黄碱）恢复门静脉血流量[66,68]或补液维持正常动脉血压来加以逆转并维持肝血流量[69]。实际上，缩血管药物还会进一步减少肝血流量[65]。据推测，低血压引起的肝血流量减少继发于内脏血流量的减少，因而减少了门静脉血流量。不管加不加肾上腺素，仍不清楚吸收的局部麻醉药对心排血量或内脏血管阻力的影响。

肝功能不全和肝胆疾病对麻醉药物药动学的影响

肝疾病可通过改变蛋白结合、降低血清白蛋白和其他药物结合蛋白的水平、因腹水和全身含水量增加而改变机体的分布容积以及肝细胞功能异常导致代谢降低等因素，从而可能对药物代谢和药动学产生显著影响（参见第 24 章和第 74 章）。另外，镇静药物和阿片类药物对晚期肝病患者可产生严重的影响，可诱发

或加重肝性脑病[70]。长期饮酒对肝酶的诱导作用也可影响肝硬化患者药物的最终效应。

肝病对药物处理的影响不仅取决于该药物的清除途径，也取决于肝功能不全的严重程度。肝对药物的清除效率受几个方面因素的影响，包括肝血流量、肝酶的活性和效率、血浆蛋白结合程度、胆汁郁积导致肝肠循环和肠内药物代谢改变，以及门体静脉分流使某些药物不能经肝清除[71]。另外，肝病对药物清除的影响因肠内和肠外给药途径的不同而不同[70]。总的来说，可以预期的是，严重肝病会改变摄取率高的药物的代谢，如利多卡因和哌替啶。这些药物的清除主要依赖于肝血流量或门体静脉分流。相反，低摄取率的药物代谢，如苯二氮䓬类药物，主要受蛋白结合率的影响，主要是清除未结合部分的药物；也受肝固有清除和代谢能力的影响，其随肝细胞功能不全的严重程度而降低[70-71]。然而，由于血浆蛋白降低导致药物游离部分增加，可能抵消了肝代谢功能降低的影响，使药物的最终效应只发生轻度改变[71]。最后，由于药物蛋白结合部分减少，导致游离部分增多，可使药物在组织的沉积增多（分布容积潜在增大）。加上肝代谢降低，可使药物半衰期延长[71]。因而，很显然，在晚期肝病情况下，药物的药动学是复杂的，对不同药物的影响会单独进行讨论。

阿片类药物

由于在晚期肝硬化患者吗啡的代谢显著降低，导致吗啡的清除半衰期延长，口服吗啡的生物利用度显著增加，血浆蛋白结合率下降，以及镇静和呼吸抑制作用可能增强（参见第31章）[71]。虽然在肝硬化患者肝外代谢有助于吗啡的清除，但给药间隔应延长1.5~2倍。由于生物利用度增加，故应减少口服剂量[71]。哌替啶在这些患者也有类似的改变，已观察到其清除率减少50%，半衰期延长一倍。此外，去甲哌替啶的清除减少，严重肝病患者可由于去甲哌替啶的蓄积引起神经毒性[71]。

与这些药物相反，芬太尼是合成的高脂溶性阿片类药物。单次静脉注射后，由于快速再分布到贮存部位，故作用时间较短。重复给药或持续输注可引起蓄积，导致作用时间延长[71]。由于芬太尼几乎完全在肝代谢，因而可以预见晚期肝病患者的芬太尼清除时间延长。但在肝硬化患者芬太尼的清除并没有出现明显改变[71-72]。目前还不知道这是否是因为这些研究中患者的肝病严重程度有限而导致的对药动学研究数据的影响，或者是因为对肝硬化患者持续或重复给药后会出现更夸张而显著的作用。

舒芬太尼是一种更强效、脂溶性的人工合成的阿片类药物，也是在肝进行代谢的，其蛋白结合率较高。肝硬化患者单次给药的药动学不会发生显著改变。但与芬太尼一样，还不清楚舒芬太尼持续输注和蛋白结合率降低对其药动学的影响[73]。阿芬太尼是一种短效的阿片类药物，其镇痛效能比芬太尼弱，也是只在肝代谢，蛋白结合率高[71]。然而，与芬太尼或舒芬太尼不同的是，在肝硬化患者，阿芬太尼的半衰期几乎会增加一倍，而且，阿芬太尼游离部分的比例较高。该药游离部分的增加可导致作用时间延长和效应增强[74-75]。瑞芬太尼是一种合成的阿片类药物，它有一个酯键，可被血液及组织的酯酶快速水解。这种水解可导致其清除率高。清除快，并且恢复时间几乎不受药物剂量或输注持续时间的影响。可预料的是，在严重肝病或肝移植患者，瑞芬太尼的清除不会发生改变[71, 77-79]。

镇静催眠药

硫喷妥钠的肝摄取率低，因此，在肝病患者硫喷妥钠的代谢和清除能力下降（参见第32章）。然而，在肝硬化患者，硫喷妥钠的清除半衰期并没有改变，可能是由于患者的分布容积增大所致[80-81]。因而，对这些患者给予标准剂量的硫喷妥钠似乎不可能出现效应的延长。与此相反，其他静脉麻醉药，包括美索比妥、氯胺酮、依托咪酯和丙泊酚，由于脂溶性高，由肝代谢以及肝摄取率高，故在严重肝病患者中清除率降低[76]。尽管具有这样的药动学特点，且分布容积的增加会延长药物的清除半衰期，使恢复时间难以预测，但肝硬化患者依托咪酯的清除并未发生改变[82]。其他研究人员的研究表明，对肝硬化患者输注依托咪酯后药动学会发生改变，可能的原因是依托咪酯肝清除率降低所致[83]。与肝硬化患者的情况不同的是，通过预先设定的双频谱指数值进行观察发现，阻塞性黄疸患者依托咪酯的需要量显著少于对照组患者[84]。在肝硬化患者，美索比妥和丙泊酚的清除动力学特征也与正常人相似[76]。丙泊酚不管是单次注射[85]还是连续输注[86]，都是如此。产生这样效应的原因可能是由于丙泊酚的肝外代谢所致[87]。然而，对肝硬化患者停止输注丙泊酚后，平均临床恢复时间会延长[86]。终末期肝病患者咪达唑仑的清除率降低导致清除半衰期延长[88-89]。加之咪达唑仑的蛋白结合率降低和游离部分增加，在严重肝病患者预期作用时间会延长，镇静作用会增强，尤其是多次给药或长时间输注后。对地西泮也观察到有相似的变化[89]。

右美托咪定是一种 α_2 肾上腺素能受体激动剂，有镇静和镇痛效应，主要在肝代谢，肾清除较少。从各种不同严重程度的肝衰竭患者得到的资料表明，右美托咪定的清除率降低，半衰期延长，双频谱指数值比正常对照患者低[90]。因此，对严重肝功能不全患者使用右美托咪定时需要调整剂量。这一证据部分反映了右美托咪定用于肾功能不全患者的研究结果，尽管这类患者右美托咪定的药动学没有改变，但镇静时间会延长，这一作用被归因于蛋白结合率发生了改变，肝功能不全患者的变化也可归因于此[91-92]。

总之，尽管大多数用于诱导的静脉麻醉药大部分是在肝代谢，但从单剂量药动学研究中获得的有限证据提示，肝硬化对镇静催眠药的药动学只有轻微影响。如果苯二氮䓬类的临床效应和作用时间在严重肝病患者较明显，那么，慎重起见，当重复给药或长时间输注时，要相当小心，不管是在手术室，还是在加强医疗病房都是如此，因为可导致药物蓄积、药效延长及肝性脑病的风险增加。

肌肉松弛药

与阿片类药物和静脉麻醉药相比，肝硬化对肌肉松弛药药动学和药效学的影响方面的信息较全面（参见第 34 章）。维库溴铵是一种经肝清除的甾类肌肉松弛药[93-94]，在肝硬化患者维库溴铵的清除降低，半衰期延长，肌肉松弛效应延长（图 73-4）[95-96]。该药对酒精性肝病的影响不如对肝硬化的影响明确。一般来说，在酒精性肝病患者维库溴铵的清除率和清除半衰期不变[97]。罗库溴铵也经肝代谢和清除[98]。肝功能不全会增加罗库溴铵的分布容积，因而，清除半衰期延长[98]，临床恢复时间延长，颤搐恢复正常的时间延长[98-99]。Gao 等观察到，17 名患者在肝移植的无肝期，罗库溴铵的输注需要量减少了 24%[100]。虽然神经肌肉功能的初期临床恢复不受肝病的影响，但在严重肝功能不全患者，如果初始剂量较大或重复给药，通常会导致罗库溴铵的作用时间延长[98]。

在肝硬化患者中观察到某些药物的分布容积增加，这同样也会导致泮库溴铵的清除半衰期延长[101]。不依赖器官清除的肌肉松弛药，如阿曲库铵（非特异性酯酶水解）和顺式阿曲库铵（霍夫曼清除），其清除半衰期和临床作用时间在晚期肝病患者与正常人中是相似的[102-104]。然而，在肝硬化患者，具有独特的血浆胆碱酯酶清除方式的米库氯铵的药动学会发生改变。

米库氯铵的颤搐恢复时间和清除半衰期（正常对照组和肝硬化患者分别为 18min 和 34min）可显著延

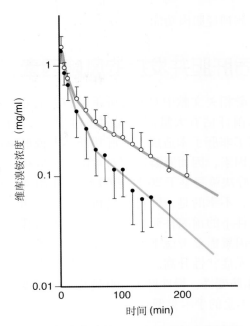

图 73-4　单次注射维库溴铵 0.2mg/kg 后的血浆清除。以维库溴铵血浆浓度随时间变化的半对数曲线表示。与正常对照组患者（黑圈表示）相比，肝硬化患者（空心圈表示）的血浆维库溴铵浓度在清除相仍处于较高水平。这种差异说明，与正常人比较，肝硬化患者维库溴铵的血浆清除率明显下降，清除半衰期和作用时间明显延长

长，肝衰竭患者的作用残留时间要长于正常对照组患者。这一结果与肝硬化患者的血浆胆碱酯酶降低密切相关[105-107]。血浆胆碱酯酶活性的降低导致米库氯铵的两种活性异构体（顺式－反式和反式－反式）的清除减少[107]。在严重肝病患者，米库氯铵的输注速度应随之调整。研究者对有关肝病对米库氯铵药动学影响的兴趣可能已经成为历史，因为在美国，目前已经没有米库氯铵了。如果因为晚期肝病导致血浆胆碱酯酶水平降低，可以预见：琥珀胆碱与米库氯铵有相同的改变。这些患者的胆碱酯酶水平降低[108]，琥珀胆碱的效应延长。

舒更葡糖（sugammadex）能"逆转"甾类肌肉松弛药（维库溴铵和罗库溴铵）的神经肌肉阻滞作用，其作用机制与新斯的明完全不同。舒更葡糖可包裹罗库溴铵，导致罗库溴铵不能产生神经肌肉阻滞效应。然后，舒更葡糖－罗库溴铵复合物通过血流转运到肾进行排泄。舒更葡糖在尿液中是以原型进行排泄的[109]。

总之，肝硬化和其他严重肝病可减少维库溴铵、罗库溴铵和米库氯铵的清除，延长神经肌肉阻滞时间，尤其是重复给药或长时间输注。阿曲库铵和顺式阿曲库铵不依赖于肝清除，可用于晚期肝病患者而无须调整剂量。这类患者无论何时使用肌肉松弛药都推荐要

密切监测神经肌肉功能。

术后肝胆并发症的风险因素

麻醉相关文献中对非心脏手术患者的心脏和肾风险的术前评估有大量而翔实的报道[110-111]。由于尚未完全明了非肝手术造成术后肝功能不全或肝衰竭的术前危险因素，因而麻醉医师对术前存在肝功能不全患者的医疗决策是基于20世纪60年代和70年代的文献进行的。不幸的是，针对当代新型麻醉药和新型外科技术条件下的前瞻性研究很少。评估术后肝功能不全的危险因素需要考虑下面几个方面：①术前肝酶检测结果的无症状性升高。②急性肝炎（病毒、药物和毒素）、脂肪变性、慢性肝炎和肝硬化。③可能导致术后肝功能不全的手术类型。

无症状性术前肝酶检测异常

不必要的实验室筛查可能会在相对健康的患者中发现肝酶有异常升高。标准的肝酶检测包括天冬氨酸转氨酶（aspartate aminotransferase, AST）、丙氨酸转氨酶（alanine aminotransferase, ALT）及碱性磷酸酶。普通人群中有 0.1%～4% 的人可出现肝酶异常[112-113]，而在以酒精和药物滥用为主的精神疾病患者中的比例可高达36%[114]。然而，在无症状的患者中，存在临床显著意义的肝功能不全的患者只占不到1%。一项对91名肝酶高于正常值1.5倍的非肝硬化手术患者的回顾分析发现，这些患者没有发生肝衰竭或肝功能不全相关术后并发症[115]。在这些患者中，34名患者进行了肝病学会诊，会诊结果导致患者需要进行进一步的实验室和超声检查，但这些检查并未影响到这些病例的管理或转归。因此，很少有指征为了进行更广泛的评估而去做昂贵的检查，如超声检查、放射性核素成像或肝活检。

总体来说，对于肝酶检查结果异常的手术患者，最合适的初始措施是详细询问病史和体检。有疲倦、厌食、恶心、呕吐、胆绞痛、皮肤瘙痒、发热或深色尿症状的患者，应该做进一步评估，因为这些症状可能提示肝胆疾病处于活动期，因而不能进行择期手术。然而，如果患者没有症状，那么，应对肝酶异常结果的意义表示怀疑。应进一步询问患者相关病史，如慢性肝炎、肝豆状核变性家族史、色素性肝硬变、α_1- 抗胰蛋白酶缺乏、糖尿病、甲状腺功能亢进、甲状腺功能减退及既往输血史。应回顾患者所有的用药，包括维生素和草药或其他顺势疗法，看有无潜在的肝毒副

作用。还应询问患者是否有饮酒或吸毒、文身、性乱交和吃生海鲜，因为这些都是传染性肝炎的潜在危险因素。

体检可能会发现活动性肝病的相关体征，如黄疸、掌红斑、蜘蛛痣、男性乳腺发育、肝和脾大、腹水或外周性水肿。尽管这些体征总是提示肝硬化的诊断，但如果完整病史和体格检查都不能发现导致生化检查异常的原因，那么就应该复查。肝酶检测结果轻微增加指肝酶增加小于正常值的2倍[115]。这些患者如果病史和体检结果都不支持肝病的诊断，那么麻醉和手术前没有必要进行复查[115]。如果肝酶增加超过正常值的2倍，则需要进行特异性分析。

AST 和 ALT 是反映肝细胞完整性的敏感指标。AST 存在于肝细胞的细胞质和线粒体，但在心肌和骨骼肌、肾、脑、胰腺和肺组织、红细胞和白细胞中也普遍存在。所以，作为细胞损伤的指标，AST 的特异性不如 ALT，因为 ALT 主要存在于肝细胞质中。当肝细胞膜受损时，两种酶都会释放，肝细胞的受损程度和血清转氨酶水平存在相关性。AST/ALT 比值也有助于区分酒精性肝炎和病毒性肝炎。酒精往往破坏肝细胞线粒体，因此，引起的 AST 升高通常超过 ALT 升高的2倍[117]。而且，由于酒精性肝病患者缺乏5-磷酸吡哆醛（ALT 发挥功能时必需的一种维生素），因此，这些患者的 ALT 活性降低。AST/ALT 比值降低更符合病毒性肝炎的诊断。胆管结石、胆管炎和缺血性肝炎患者的转氨酶也可增加。缺血性肝炎患者转氨酶水平高于 10 000 IU/L 也并不少见。

与 AST 相似，碱性磷酸酶也存在于很多组织中，包括骨骼、肠、肾和胎盘以及白细胞。在 pH 偏碱性的条件下，它能催化来自酯类底物的磷酸盐的水解。在肝细胞中，由胆管上皮细胞合成碱性磷酸酶，其释放量与胆管的阻塞程度有关。谷丙酰转氨酶是主要见于肝细胞和胆管上皮细胞的一种酶，检测血清 γ- 谷氨酰转肽酶（γ-glutamy ltransferase, GGT）有助于鉴别碱性磷酸酶的升高是肝原因还是骨骼原因。虽然 GGT 是有无肝胆疾病的一个非常敏感的指标，但是，由于在心肌梗死、肾病、糖尿病和慢性阻塞性肺疾病等患者中 GGT 也会升高，故 GGT 本身缺乏特异性。如果碱性磷酸酶和 GGT 水平都升高，说明可能存在肝胆疾病。浸润性疾病（如肉瘤样病）、巨大肿块（如原发性或继发性肝癌）以及药物性胆汁淤积等引起的肝外胆管阻塞和肝内胆汁淤积可导致碱性磷酸酶和 GGT 水平都升高。

虽然肝酶升高是活动性疾病的一个指征，但肝的合成功能最好还是通过测量血清胆红素、白蛋白和凝

血酶原时间来反映。血浆胆红素的浓度会随其生成而发生变化，与肝清除率成反比。肝微粒体酶将未结合胆红素转化成水溶性更高的形式，从而可分泌到胆汁中，以防止出现中枢神经系统毒性。总胆红素水平反映了结合形式（直接胆红素）和非结合形式（间接胆红素）胆红素的合成。高未结合胆红素血症提示溶血或遗传性胆红素代谢疾病，如 Gilbert 综合征。如果超过 50% 的总胆红素是结合形式的，则提示胆汁淤积或肝细胞功能不全。白蛋白只在肝合成，在健康成年人，白蛋白的半衰期大约是 21d，正常值是3.5g/dl。慢性肝病患者和严重肝病患者的白蛋白水平通常降低，但白蛋白也受到整体营养状况的影响。

最后，肝胆功能不全时，由于必需凝血因子 Ⅱ、Ⅶ、Ⅸ、Ⅹ 的合成减少，可导致凝血酶原时间异常。肝合成这些凝血因子时依赖于维生素 K——一种存在于特定食物中的脂溶性维生素，也可由肠道细菌产

生。因此，凝血酶原活性［通常用国际标准化比值（international normalized ratio, INR）］异常也见于营养不良患者或吸收不良综合征患者。这些维生素 K 依赖性凝血因子的血浆半衰期是非常短的（<24h），因而，INR 能快速反映合成功能的变化。这种快速反应使INR 成为比血清白蛋白更敏感的反映肝功能的指标。

尽管还没有前瞻性的随机对照研究评估无症状性肝酶升高患者的围术期麻醉或手术风险，但图 73-5 列出了对这些患者进行评估的方法。

急 性 肝 炎

肝在药物代谢、止血和凝血等功能方面发挥多种作用，加上手术和麻醉因素引起的肝灌注的改变，使其成为一个极易受到病毒、酒精或其他药物等影响而出现有临床意义的肝细胞损伤的器官。基于一些较早

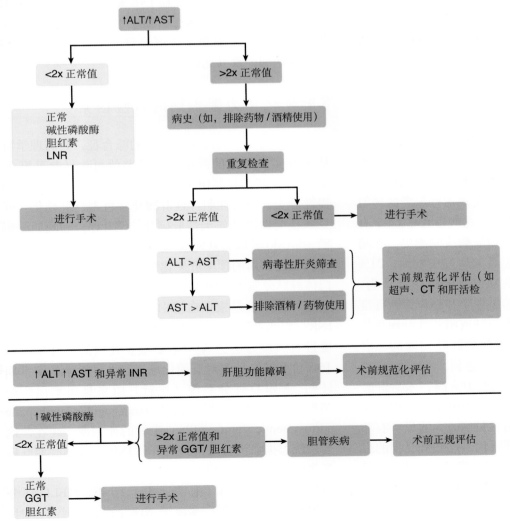

肝功能检查异常的无症状患者

图 73-5　无症状患者术前肝功能检查结果异常时的处理方法

的、以回顾性研究为主的研究资料得出的共识性意见认为，不管是病毒性、酒精性还是药物性急性肝炎，都是择期手术后肝衰竭或死亡的危险因素。1982年，Powell-Jackson等报道了36名因肝外胆道梗阻或腹腔内恶性肿瘤需行剖腹探查术的患者，所有36名患者最终发现都有病毒性肝炎或酒精性肝炎、肝硬化或Budd-Chiari综合征[118]。在这些患者中，61%的人出现了严重并发症，包括术后肝衰竭；31%的患者术后1个月内死亡。组织学检查证实有肝炎的患者100%死亡。Greenwood等也报道，接受开腹肝活检术的酒精性肝炎患者死亡率很高[119]。然而，Bell等注意到，在164名因食管静脉曲张出血行急诊门腔分流术的酒精性肝硬化患者中，经活检证实的肝炎并未对患者的存活率造成影响[120]。

在诊断性检测和影像学技术高度发达的今天，肝外胆管梗阻可以通过像内镜逆行胰胆管造影（endoscopic retrograde cholangiopancreatography，ERPC）这样的非手术方法处理，可以避免行开腹肝活检或剖腹探查术等有创操作。早先的有关围术期发病率和病死率的众多研究结果表明，任何原因引起的急性肝炎患者的择期手术都应推迟，直到被证实肝功能不全得到恢复才能手术[70]。手术类型对肝炎患者的影响将在后面讨论。

脂肪肝和脂肪性肝炎

肝活检时常常发现血清转氨酶慢性无症状性升高的患者有脂肪肝或脂肪性肝炎[121]。Hultcrantz等研究了149名转氨酶水平升高至少有6个月的无症状患者，是在常规实验室筛查时偶然发现这些患者的转氨酶水平升高的[122]。肝活检证实，这些患者中64%有脂肪肝，很多患者为肥胖或有糖尿病或酗酒史。在随后的研究中，Hay等在相似患者的研究中发现，21%的患者有脂肪性肝炎[121]。两项研究的结论都认为，单凭临床实验室检查或无创的影像学和超声诊断标准不能就慢性肝炎或肝硬化与脂肪肝或脂肪性肝硬化作出鉴别诊断。在一项对135名接受肝叶切除的患者进行的回顾性分析中，Behrns注意到，当组织病理学检查发现肝细胞脂肪浸润超过30%时，术后肝衰竭的发病率和死亡率会增加[123]。Brolin等发现，在接受胃旁路手术的患者中，活检证实6%的患者有非酒精性脂肪性肝炎和亚临床肝硬化。这些肝受损的患者术后死亡率高于肝组织学检查正常的患者[124]。尽管与推荐意见相左，但脂肪肝和脂肪性肝炎可能应看作是术后并发症的重大危险因素，尤其是腹部手术

后。正因为如此，在择期手术前，应对无症状的慢性（>6个月）肝酶升高患者应进行全面评估。

慢 性 肝 炎

慢性肝炎给麻醉或手术带来的风险程度主要与肝相关合成功能不全的严重程度有关。Runyon回顾性研究了20名无症状乙型肝炎或丙型肝炎患者。这些患者在全身麻醉或脊髓麻醉下共接受了34次手术。这些手术的手术部位大多数远离肝[126]。术后肝酶测试结果并未发现有进一步升高，也没有患者出现肝衰竭或死亡。Higashi等对119名因原发肝细胞癌行肝叶切除的慢性肝炎患者的术后转归进行了评估[127]，结果发现，肝酶测试结果越异常，肝衰竭、复发性肝癌和死亡的发病率就越高[128]。一个原本健康的患者出现肝酶检测结果异常反映了该患者要么是处于疾病的亚临床进展期，如病毒性或中毒性肝炎，要么是患有慢性疾病，如慢性肝炎。

所有无症状的慢性肝炎患者在择期手术前均应筛查是否存在肝功能不全，而INR是反映肝细胞功能不全严重程度最敏感的指标。当手术不可避免时，则应维持肝灌注，并避免出现可能会加剧肝衰竭和（或）肝性脑病的因素（见后）。

肝硬化作为围术期的危险因素

肝硬化是一种终末期肝病的综合征，其病理学特征为肝实质严重的纤维化和结节状再生（参见第74章）。酗酒仍然是肝硬化最常见的病因，其他病因包括慢性肝炎、原发性胆汁性肝硬化、色素性肝硬化、肝豆状核变性以及先天性肝硬化。CTP评分和晚期肝病模型（Model for End-Stage Liver Disease，MELD）评分系统是最常用的预测肝硬化患者行腹部手术（不包括门体静脉分流术）围术期风险的工具（表73-1）[129-130]。CTP评分系统是根据血清白蛋白水平、胆红素水平、INR、腹水的程度、肝性脑病及分级计分，按严重程度进行风险分层为A、B、C级。几项研究宜采用这套评价系统来预测对肝硬化患者行各种手术的围术期转归。MELD评分系统（见后）原来是用来预测经颈静脉肝内门体静脉分流术（transjugular intrahepatic portosystemic shunt，TIPS）患者的死亡率，现在，这套系统根据血清胆红素、肌酐和INR来预测晚期肝病患者的存活率：MELD=3.78（血清胆红素）（mg/dl）+11.2（INR）+9.57（血清肌酐）+6.43。MELD评分≥40时，预测的死亡率高于70%；而评分小于9时，

表 73-1　改良 Child-Turcotte-Pugh 评分系统

参数	改良 CTP 评分 *		
	1	2	3
白蛋白（g/dl）	>3.5	2.8～3.5	<2.8
凝血酶原时间			
延长时间（s）	<4	4～6	>6
INR	<1.7	1.7～2.3	>2.3
胆红素（mg/dl）†	<2	2～3	>3
腹水	无	轻至中度	重度
脑病	无	Ⅰ～Ⅱ级	Ⅲ～Ⅳ级

From Pugh RNH, Murray-Lyon IM, Dawson JL, et al: Transection of oesophagus for bleeding of oesophageal varices, Br J Surg 60:646-649, 1973.
CTP, Child-Turcotte-Pugh.
* A 级 =5～6 分，B 级 =7～9 分，C 级 =10～15 分。
† 对于胆汁淤积性疾病（如原发性胆汁性肝硬化），胆红素水平与肝功能受损程度不相称，需予以修正。修正值为：1 分 = 胆红素 <4mg/dl，2 分 = 胆红素 4～10mg/dl，3 分 = 胆红素 >10mg/dl

预测的死亡率小于 2%。

Garrison 等对 100 名组织学证实有肝硬化的手术患者进行了回顾性研究，手术以胆道手术（胆囊切除术和胆总管切开术）为主，也包括胃十二指肠修补术、结肠和小肠切除术和开腹肝活检术[131]。结果发现，手术整体死亡率是 30%，额外的围术期发病率是 30%，脓毒症介导的多器官系统衰竭是主要的死因（87%）。当 CTP 分级为 A、B、C 级时，死亡率分别是 10%、31% 和 76%。除了 CTP 分级外，作者也对其他围术期因素进行了多变量分析。作者的结论是，术前凝血酶原时间延长、血清白蛋白降低以及白细胞计数超过 10 000/cm³ 预示死亡率增加。最后，急诊手术患者的手术死亡率比择期手术患者要高得多（57% 和 10%）。10 多年后，Mansourd 等对 92 名肝硬化接受腹部手术患者进行了回顾分析，结果与以前报道的几乎是一致的：CTP 分级为 A、B、C 级的死亡率分别为 10%、30% 和 82%[132]。其他回顾性研究也表明，腹部大手术会增加围术期风险，尤其是急诊手术和 CTP 分级 C 级的患者[133-136]。

但 Rice 等指出，慢性肝衰竭患者无论是接受腹部手术还是冠状动脉旁路手术、矫形外科手术或其他外周手术，CTP 分级都缺乏预测意义[137]。在这项对 40 名患者进行的回顾分析中，围术期 INR 的延长和临床肝性脑病的证据是与死亡率增加最密切相关的变量（分别是正常人的 10 倍和 35 倍）。

Ziser 等进行了最大规模的回顾性研究。他们对 773 名在局麻、部位麻醉或全身麻醉下行各种手术的肝硬化患者进行了回顾性分析。结果发现，这些患者

的 30d 死亡率是 11.6%[138]。多因素分析发现，男性、CTP 分级 C 级、腹水、氮质血症、围术期感染、ASA 分级高、病因不明的肝硬化和呼吸系统手术是死亡率增加的独立危险因素。进一步分析发现了其他围术期并发症的危险因素（图 73-6）。Teh 等回顾性报道了用 MELD 评分预测肝硬化患者接受非肝手术的死亡率[139]。他们比较了 777 名接受大手术的肝硬化患者和 303 名接受小手术的肝硬化患者。研究结果表明，不管手术大小，MELD 评分、年龄和 ASA 分级可以对肝硬化患者的死亡率风险进行量化[139]。MELD 评分系统似乎可以准确预测接受非移植手术的肝硬化患者围术期的死亡率[140-142]。

尽管缺乏前瞻性研究，但肝硬化可能是非肝手术的一个主要危险因素。CTP 分级为 C 级的患者被认为应禁忌进行择期手术[143]。肝硬化患者如果有 INR 延长、低蛋白血症和术前感染或肝性脑病，应避免进行择期手术。对于胆结石的治疗，应考虑采用创伤较小的手术方法，如胆囊造口术或腹腔镜胆囊切除术，而不选用开腹胆囊切除术[144-145]。某些患者术前行经颈静脉肝内门体静脉分流术降低门脉高压可改善术后转归[146]。最后，如果在准备手术时意外地被诊断为肝硬化，则或许应该避免行腹部择期手术[124]。

增加术后肝衰竭风险的手术

除了术前肝功能不全的严重程度外，实际进行的手术可能是术后肝衰竭最重要的因素[147]。在正常情况下，肝通过改变肝动脉或门静脉的血流量来适应灌注压的改变。在疾病状态下，病理改变可能会减弱这

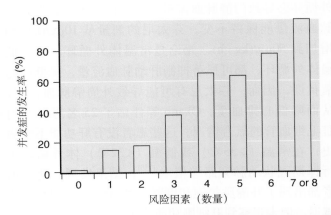

图 73-6　危险因素数量对接受手术的肝硬化患者围术期并发症发病率的影响。危险因素包括 CTP 评分、腹水、肝硬化（除了胆汁性肝硬化）、血清肌酐浓度、慢性阻塞性肺疾病、术前感染、术前上消化道出血、ASA 评分较高、术中低血压以及较高手术分级 *(From Ziser A, Plevak DJ, Wiesner RH, et al: Morbidity and mortality in cirrhotic patients undergoing anesthesia and surgery, Anesthesiology 90:42-53, 1999)*

种双重血供的适应能力，使肝容易遭受手术的不利影响。腹部手术本身就会显著降低肝总血流量。对内脏血管床的手术操作会减少门静脉和肝动脉血流量，部分原因是因为前列环素能扩张静脉容量血管，导致体循环动脉血压降低[148]。气腹对肝血流量的影响仍有争议。然而，Meierhenrich 等用经食管超声心动图发现，接受腹腔镜疝修补术的健康患者腹腔充入二氧化碳后可增加肝灌注[149]。

除了胆道、胃和结肠手术外，肝细胞癌肝切除术是术前肝功能不全患者出现肝衰竭的已知危险因素。大多数肝细胞癌患者的肝功能不全都是因慢性肝炎或肝硬化所致[128, 150]。这些患者的肝功能储备降低，故可切除肝组织的量会减少，这是导致此类患者术后死亡最常见的原因。根据肝功能不全的程度，Wu 等回顾性分析了因肝细胞癌接受肝切除术的肝硬化患者[151]通过限制有严重肝功能不全患者（如 CTP 分级较差）肝组织切除的量。作者发现，这些患者的 5 年期生存率与肝硬化不严重但切除范围更广的患者相当。围术期出血是肝硬化患者因肝细胞癌行肝叶切除的一个常见并发症，因为门脉高压、凝血异常以及之前接受过腹部手术血管高度黏附都会引起出血。采用吲哚菁绿15min 滞留试验[151-152]或肝静脉压力梯度直接测压[153]对肝细胞癌患者进行术前评估有利于预测因肝细胞癌接受肝切除术的肝硬化患者的术后转归。

心胸手术会使有肝疾病患者的死亡率增加[138, 154-155]。体外循环常常加重肝功能不全，尽管其确切机制仍未完全阐明。在一个犬低温停跳体外循环模型中，Koizumi 等发现，虽然门静脉血流量和肝动脉血流量都降低，但肝的氧代谢并未随之发生变化[158]。常温体外循环会导致门静脉血流量发生类似的下降，但肝动脉血流量能保持不变。芬太尼的剂量从 $10\mu g/(kg \cdot h)$ 增加到 $50\mu g/(kg \cdot h)$，无论是常温体外循环，还是低温体外循环，都可显著抑制肝动脉血流量，降低肝的氧代谢，因而，芬太尼有可能导致外周静脉血淤积，从而降低心排血量。Okano 等评估了 25 名患者肝内脏毛细血管的氧合情况。这些患者没有肝功能不全病史，在常温（>35℃）或低温（<32℃）体外循环下行择期冠状动脉旁路移植术[156]。结果发现，两组患者都出现了肝静脉氧饱和度降低和肝窦内皮细胞功能减退，但未观察到肝细胞功能不全。

除了对肝动脉和门静脉灌注的可能影响外，体外循环后其他导致肝功能不全的决定因素还包括低血压、低心排血量综合征、低氧血症、微血栓或大血栓、细胞因子和氧自由基形成、血管活性药和麻醉药的影响。小规模回顾性研究表明，CTP 为 A 级和 B 级的患者

非急诊心脏手术的死亡率为 11% ~ 30%[154-155, 157]。虽然 CTP 分级为 B 级的患者的死亡率更高，但 CTP 分级为 A 级的患者的并发症发病率显著较高，尤其是术后出血和感染。也有研究提示，非心脏胸科手术也是增加肝硬化患者术后死亡率的危险因素，但这种联系的证据基础仍然只是推测性的[138]。

最后，肝硬化患者患腹股沟疝和脐疝的风险增加，可能的原因是腹水导致腹压增高所致。有报道显示，在各种 CTP 分级的患者中，都有在全身麻醉下成功进行脐疝修补术，或在局部麻醉下成功进行腹股沟疝修补术的报道[159-160]。

术后黄疸

术后黄疸是由于胆红素生成过多和排出减少、直接肝细胞损伤或肝外梗阻所致[161]。导致术后黄疸的大多数原因都会在术后 3 个星期内表现出来。术后黄疸可分为轻度（<4mg/dl）或重度（>4mg/dl）。根据病理生理学特性，框 73-1 列出了术后黄疸最常见的病因[161]。如果黄疸是继发于溶血而出现的，则意味着胆红素的生成量超出了肝结合胆红素的能力（正常生成速率为 250 ~ 300mg/d）。因此，溶血性贫血可导致未结合胆红素（间接）升高。围术期发生的溶血常由药物引起，也可因红细胞机械性破坏所致。某些药物导致原发性溶血和继发出现黄疸的机制如下：①药物吸收型，即抗体（IgG）与结合到红细胞表面的药物发生反应。②新抗原型（所谓的无辜旁观者型），即药物与红细胞膜结合，而抗体与新形成的抗原位点结合，激活补体级联反应。③自身免疫型，即由红细胞自身抗体（IgG）引起的自身免疫。与一种或多种溶血性贫血有关的围术期常用药物见框 73-2[162]。

黄疸的程度与溶血的速度和胆红素生成过多有关，新抗原机制是导致急性贫血、血红蛋白尿和肾衰竭最有可能的机制。溶血性黄疸的诊断有赖于多项实验室检查结果，包括贫血、间接胆红素升高、直接抗球蛋白试验阳性、血清结合珠蛋白降低以及外周血涂片可见明显的红细胞碎片和网状细胞增多。手术植入的人工心脏瓣膜或病变的瓣膜也可导致红细胞机械性破坏[163]。

约有 10% 的库存血可在输血 24h 内发生溶血，因此，多次输血可导致非结合胆红素水平升高（参见第 61 章）。每个单位（0.5L）采用柠檬酸盐 - 磷酸盐 - 葡萄糖 - 腺嘌呤（citrate-phosphate-dextrose-adenine, CPDA-1）保存液保存的库存血可产生 7.5g 血红蛋白，随后转化生成约 250mg 胆红素[164]。大量输血可显著

框 73-1　按时间顺序排列的术后黄疸的病因

术后即发性黄疸（<3 周）
　　溶血
　　麻醉
　　低血压 / 血容量不足
　　药物
　　感染 / 脓毒症
　　出血 / 血肿重吸收
　　胆管结扎、狭窄或手术损伤
　　肝动脉结扎
　　胆总管结石滞留
　　术后胰腺炎或胆囊炎
　　急性病毒性肝炎
　　Gilbert 综合征 / Dubin-Johnson 综合征
　　炎症性肠道综合征
　　心力衰竭
　　肺性术后黄疸
　　输血
术后迟发性黄疸（>3 周）
　　药物
　　输血
　　肠旁路术后
　　全胃肠外营养

框 73-2　与溶血有关的药物

对乙酰氨基酚
头孢菌素类
肼屈嗪
布洛芬及其他非甾体抗炎药（如双氯芬酸、托美丁等）
胰岛素
静脉造影剂
青霉素及所有的衍生物（如氨苄西林、甲氧苯青霉素等）
普鲁卡因胺
雷尼替丁
硫喷妥钠

超过肝结合和排泄胆红素的能力。最后，腹膜后或腹腔内血肿的重吸收可增加肝的胆红素负荷，导致术后黄疸。这在严重创伤或主动脉瘤破裂修补术后较常见。

药物、缺血或病毒所致的肝细胞损伤可引起术后黄疸（前面已讨论过）。除了麻醉药潜在的肝细胞毒性外，许多日常用药也可引起类似于肝炎或胆汁淤积性肝细胞损伤（表 73-2 和表 73-3）。除了对乙酰氨基酚可直接引起肝细胞坏死外，特异质反应或导致胆汁淤积的胆汁流量改变是药物性肝毒性的主要原因。

术后黄疸也可由肝低灌注造成。心源性或非心源性休克可降低肝动脉血流量和门静脉血流量，导致肝细胞坏死。转氨酶的显著升高是很常见的，但胆红素升高通常很晚才出现。除了肝血流量的血流动力学改

变外，脓毒症或全身炎症反应综合征也与胆汁淤积和黄疸有关，可能的原因是循环的内毒素或其他炎症介质对胆汁的形成和胆汁流量产生影响所致[165]。最后，由于病毒感染在术前已经发生，所以，病毒性肝炎不应作为术后黄疸的病因。

胆石、胆管狭窄或肿瘤引起的胆总管阻塞可导致结合胆红素不能排出（阻塞性黄疸），伴有围术期病死率显著增加。阻塞性黄疸患者预后较差的因素包括恶性肿瘤导致的肝外梗阻、营养不良、低蛋白血症、低血细胞比容（<30%）、氮质血症、高胆红素血症的水平和持续时间[166-167]。Dixon 等对 373 名阻塞性黄疸需行手术治疗的患者进行回顾分析发现，这些患者的总死亡率为 9.1%，但有贫血、恶性肿瘤以及严重高胆红素血症（>11mg/dl）的患者死亡率则达 60%[168]。死亡率最高的是阻塞性黄疸伴有急性肾衰竭的患者[169-170]。术后急性肾衰竭的发病率为 8% ~ 10%，急性肾衰竭的发生与高胆红素血症直接相关，死亡率高达 70% ~ 80%。胆红素和胆汁酸本身没有直接的肾毒性，但实验证据显示，胆盐具有负性变时、扩张血管和利尿作用，使体循环血压降低，因而导致肾低灌注。这种变化似乎是由于胆汁酸在肠道水平低，而在血清的水平高，从而导致内毒素从胃肠道吸收增加有关。这一过程刺激了炎症介质的释放，尤其是内皮细胞，它可使肾血管强力收缩，导致肾灌注进一步降低[171-172]。其他实验结果提示，内毒素诱导释放的一氧化氮是使肾灌注进一步降低的介质[173]。临床医师常依靠尿量的变化范围作为监测肾灌注的方法。而通过中心静脉、肺动脉导管或经食管超声监测有效血容量和心功能是更可靠的方法，管理的目标是通过增加心排血量以维持肾灌注[114]。没有数据表明甘露醇、呋塞米或多巴胺有围术期肾保护作用[111, 174]，内皮素受体阻滞剂的潜在益处仍未被临床研究加以全面验证[171]。

无症状患者或慢性肝功能不全患者的围术期管理

无症状性转氨酶、碱性磷酸酶或胆红素水平升高的患者或慢性肝病患者围术期的管理目标是预防急性肝衰竭或肝功能的进一步恶化。急性肝损伤（如病毒性肝炎、毒素摄入、特异质药物反应、脓毒症或休克）引起的急性肝衰竭可用肝性脑病来界定。根据从出现黄疸到出现肝性脑病的时间间隔，可将急性肝衰竭进一步分为超急性、急性和亚急性三型（分别为 0 ~ 7d、8 ~ 28d 以及 >28d）[175]。超急性肝衰竭患者的生存率较高（35%），急性和亚急性肝衰竭患者的预后较差，

表 73-2　药物诱导的肝毒性

药物	肝细胞毒性	胆汁淤积	脂肪变性
对乙酰氨基酚 [204]	✓		
乙醇 [205]		✓	
别嘌呤醇 [206]	✓		
胺碘酮 [207]		✓	
阿莫西林 / 克拉维酸 [208]			✓
阿司匹林 [209]	✓	✓	
硫唑嘌呤 [208]	✓		✓
博来霉素 [210]		✓	
波生坦 [211]	✓		
钙通道阻断剂 [208]	✓		
卡托普利 [212]			✓
卡马西平 [208]	✓		
氯丙嗪 [213]			✓
顺铂 [214]		✓	
环孢素 [208]			✓
达那唑 [215]	✓		
丹曲林 [216]	✓		
氨苯砜 [217]	✓		✓
双硫仑 [218]	✓		
依那普利 [208]	✓		
红霉素 [219]			✓
硫酸铁 [220]	✓		
氟尿嘧啶脱氧核苷 [191]	✓		
金 [205]	✓		
异烟肼 [221]	✓		
酮康唑 [212]	✓		✓
甲巯咪唑 [222]	✓		✓
甲氨蝶呤 [223]	✓	✓	
甲基多巴 [224]	✓		
萘夫西林 [205]			✓
奈韦拉平 [212]	✓		
烟酸 [225]	✓		

续表 73-2　药物诱导的肝毒性

药物	肝细胞毒性	胆汁淤积	脂肪变性
呋喃妥因 [211]	✓		
IVSAIDs [226-228]（双氯芬酸、萘普生、吲哚美辛、吡罗昔康、依托度酸、奥沙普秦）	✓		✓（舒林酸）
匹莫林 [229]	✓		
青霉素类（苯唑西林）[219]		✓	
苯妥英 [216]	✓		
普罗帕酮 [212]		✓	
丙硫氧嘧啶 [228]	✓		✓
奎尼丁 [227]	✓		
利福平 [230]	✓		✓
利鲁唑 [231]	✓		✓
类固醇，同化剂 [232]	✓		
类固醇，口服避孕药 [193]			✓
磺胺类药物 [228]	✓		
他克林 [233]	✓		
他莫西芬 [212]	✓	✓	✓
四环素 IV [234]	✓	✓	✓
噻氯匹定 [227]			✓
托卡朋 [235]	✓		
全胃肠外营养 [236]			✓
三唑酮 [216]	✓		✓
丙戊酸 [237]		✓	
维生素 A [238]	✓	✓	
扎鲁司特 [239]	✓		

死亡率分别为 93% 和 86%[175]。术前应对患者判别出围术期的风险因素，治疗的目标在于最大限度地减少肝毒性和增加肝氧供。例如，对无症状性肝酶升高或慢性肝功能不全的患者，应避免使用对乙酰氨基酚或联合使用氢可酮和对乙酰氨基酚等药物。对胆石症和胆道梗阻的患者，术前应限制阿片类药物的使用，因为这些药物会导致胆总管十二指肠括约肌（奥狄括约肌）痉挛，进而引起胆道内压升高[176-177]。这些效应在芬太尼、吗啡和哌替啶中较明显，但阿片类激动-拮抗剂不太明显[176-177]。术中可以使用阿片类药物，这是因为如果发生奥狄括约肌痉挛，可直接给予纳洛酮拮抗，或使用胰高血糖素或硝酸甘油[177-178]（能诱导一氧化氮的释放[179-180]）舒张平滑肌张力。

瑞芬太尼对奥狄括约肌的影响与其他阿片类药物相似。Fragen 对 6 名健康成年志愿者输注瑞芬太尼前后进行了胆囊放射性核素成像[181]。停止输注后，示踪剂在十二指肠出现的恢复时间显著长于对照组。然而作者发现，瑞芬太尼引起的胆囊功能的恢复延迟比吗啡或哌替啶的时间短。最后，对于原先存在肝功能不全的患者，正如前文中所讨论过的一样，除氟烷外，

表 73-3　草药与肝毒性

草药	肝细胞毒性	胆汁淤积
北美升麻[240]	✓	
欧洲毛茛[241]		✓
长绿阔叶灌丛[242]	✓	
聚合草[243]	✓	
紫锥花[244]		
立浪草[245]	✓	
金不换[246]	✓	
卡法根[247]	✓	
棟子油[208]	✓	
麻黄[248]	✓	
檫木[208]		✓
黄芩[249]	✓	
大麻[208]	✓	

没有证据显示区域麻醉或全身麻醉究竟何者有利或有害，也没有证据证明需要使用或避免使用某一特定的麻醉药。

术前应为严重肝疾病患者（如 CTP 分级为 B 级或 C 级的肝硬化患者）制订麻醉计划，以保证术中肝氧供，预防和处理肝性脑病、脑水肿、凝血障碍、出血和门脉高压。肝性脑病常见于慢性肝病患者，原因是：循环中神经毒素的蓄积，如未代谢的氨、肠源性假性神经递质、γ-氨基丁酸（γ-aminobutyric acid，GABA）及内源性 GABA 受体激动剂；兴奋性神经递质谷氨酸导致的神经传递改变；或脑的能量平衡发生了改变[182]。临床上，肝性脑病主要表现为神经精神性异常，包括从轻微的个性改变和认知功能障碍，到比较严重的意识障碍、谵妄和昏迷。临床体征包括心理测试异常和失用症，以及更严重的表现，如扑翼样震颤、反射亢进和去大脑表现。急性肝衰竭发生肝性脑病时，发病常较快，均伴有脑水肿。脑水肿是由于谷氨酸蓄积的渗透效应导致星形细胞肿胀，或者脑血管自身调节功能丧失导致脑血管扩张，以及两种机制的同时存在所致[183]。这些患者一般都需要紧急肝移植。

很多因素会促使慢性肝病患者发展为肝性脑病。应该监测血钾水平，治疗低血钾，以减少其对肾氨生成的影响；由于碱血症会促进氨透过血脑屏障，使肝性脑病加重，故应要维持动脉血 pH 在正常水平[182]；应维持有效循环血量，纠正贫血，以维持肝氧合，促进循环毒素的代谢；由于苯二氮䓬类药物会激活中枢的 GABA-苯二氮䓬受体的配体，导致肝性脑病恶化，故应慎用；所有的精神性药物均可能进一步抑制易受损的中枢神经系统，对肝性脑病都有潜在害处。另

外，丙泊酚可用于行腔镜手术的肝硬化患者。与苯二氮䓬类药物和阿片类药物相比，丙泊酚的安全性更好。丙泊酚的清除较快，可按预定时间苏醒，不会加重肝性脑病，几乎没有副作用，对肝功能没有影响[184-189]。有人发现，肝性脑病也是 TIPS 手术的并发症[190]。

麻醉手术后，当患者出现反应迟钝或意识不清时，治疗的方向常常是降低氨的生成。通过鼻胃管或灌肠给予乳果糖可产生渗透性导泻作用，降低肠道 pH，从而减少产氨菌的存活[191]。氟马西尼是一种中枢性苯二氮䓬类药物特异性拮抗剂，可改善肝硬化严重肝性脑病患者的意识水平[192]。

严重肝功能不全患者由于存在出血倾向和（或）门脉高压，因而围术期可出现出血。以 INR 测量值反映的肝合成功能有助于评估凝血障碍的严重程度和指导治疗，包括维生素 K 皮下注射、新鲜冰冻血浆输注、重组Ⅶ因子或其他因子的使用以及血浆置换[192]。对急性肝衰竭患者，血浆置换可能有益，因为这种方法可促进凝血功能障碍的快速纠正，同时又可尽量避免血容量过高，但尚未得到证实[194]。

出血也可发生于食管或胃静脉曲张破裂引起的胃肠道出血，这是门脉高压的并发症。术中建议不要放置经食管超声探头，以免引起食管静脉曲张破裂出血。急性食管静脉曲张出血的药物治疗包括联合使用血管加压素和硝酸甘油、促生长素抑制素或奥曲肽（一种人工合成的生长抑素类似物）[195-196]。

门脉高压也可导致腹水的形成。严重肝病患者由于肾水钠潴留及门脉高压，导致过多的液体集聚在腹腔，从而形成腹水。除了限制水钠和利尿等措施外，如果患者有大量腹水需要接受手术，术前需治疗性腹腔穿刺放腹水[197]。放腹水可改善肺的气体交换，减少胃内容物误吸的风险。但是，放出大量腹水 6～8h 后血容量才能恢复平衡，故在放腹水的同时就应输注胶体液，以防止出现循环衰竭[195]。最后，终末期肝病患者有发展为肝肾综合征或肝肺综合征的风险。肝肾综合征是一种功能性肾衰竭状态，特征性的表现是氮质血症、高渗性尿以及尿钠排泄低于 10mEq/L[198]。这种综合征的发病机制还未完全阐明，其可能的机制是：体循环血管扩张和交感神经兴奋性增强而使肾自身的调节功能丧失，导致肾灌注压降低[197]。终末期肝病患者一旦被诊断为肝肾综合征，通常意味着需要进行原位肝移植。如果不可能进行肝移植，应该进行支持治疗，包括静脉输注大量液体和穿刺大量放腹水减压。

肝肺综合征指终末期肝病、肺泡－动脉血氧梯度增加和肺内血管扩张所形成的三联征。患者除了门脉高压的其他临床表现外，特征性的表现是杵状指、发

绀、呼吸困难、斜卧呼吸和直立性缺氧。直立性缺氧指患者直立位时动脉血氧饱和度明显降低，斜躺位时缓解。它是肝肺综合征的一个共同表现[199]。肝肺综合征的病因主要与肺血管扩张有关。肺血管扩张可通过对比增强超声、灌注肺扫描或动脉造影术诊断。目前对这种疾病的药物治疗是有限的，然而，原位肝移植可能逆转这些肺部改变。

肝和胆管系统手术的麻醉管理

经颈静脉肝内门体静脉分流术

经颈静脉肝内门体静脉分流术是经皮行门静脉和体循环肝内连接的术式。这种手术一般用于降低终末期肝病患者的门静脉压，减少门脉高压的并发症，如曲张静脉丛出血或顽固性腹水。通过在肝实质内放置可膨胀性导管，可将门静脉的血流转移到肝静脉中（图 73-7）。

虽然大多数患者在镇静状态下就能接受经颈静脉肝内门体静脉分流术，但有些医师对特定的患者倾向于在全身麻醉下进行操作，原因是：这种手术的时间较长；肝硬化患者由于腹水和（或）肝肺综合征引起的低氧血症会导致肺功能不全，这时使用镇静药有发生呼吸抑制的风险；可能存在胃内容物误吸的风险。不管选用什么麻醉方法，手术前常常需要补充适当的容量，尤其是有曲张静脉出血的患者。另外，接受经颈静脉肝内门体静脉分流术的患者常常有严重的凝血功能障碍，所以，手术前需要促凝血治疗。

经颈静脉肝内门体静脉分流术期间发生的几种并发症可能需要麻醉医师进行干预。血管穿刺期间可能发生气胸或颈部血管损伤。在颈静脉穿刺期间采用超声引导会减少这些并发症。另外，导管通过心脏时的机械刺激可能诱发心律失常。最后，肝动脉穿刺导致肝囊袋撕裂或肝外门静脉穿刺时可能会发生危及生命的急性出血。对心功能储备处于临界状态的患者，肺水肿和充血性心力衰竭的出现可导致患者的血流动力学状态恶化[200]。

肝叶切除术

在肝叶切除术前（如前所述）主要用 CTP 和 MELD 评分（参见第 74 章）进行风险评估。手术治疗仅限于 CTP 分级 A 级的患者和代偿良好的 B 级患者。MELD 评分高于 10 分的有肝细胞癌的肝硬化患者术后发生肝衰竭的风险较高。存在严重的血小板减少症或较大的静脉曲张的患者，预示手术风险很大，不应进行手术[201]。术前应纠正明显的贫血和凝血功能障碍。麻醉药物和剂量的选择应考虑肝功能不全的程度，同时也应考虑大部分肝实质切除后有可能导致术后肝功能不全。还没有研究表明七氟烷或地氟烷有肝毒性，因此，只要确保肝灌注良好，这两种药物都可安全使用。实际上，有研究表明，对肝叶切除患者采用七氟烷预处理可减少术后并发症的发生[35]。

尽管术中大量失血的风险已众所周知，而且广为接受的观念是需对肝叶切除患者进行合适的监测和开放足够粗大的静脉通路，以便快速输血，但对于较大肝叶切除患者的液体治疗还颇有争议。有些医学中心在切除肝的早期就开始大量输血和输液，其目的是增加血管内容量，以缓冲突然的大量失血。其他医学中心则倾向于在切除肝期间维持较低的中心静脉压，以减少肝固有静脉、肝总静脉或腔静脉的失血。一般情况下，在肝叶切除期间，这些位置是最常见的引起出血的部位。值得注意的是，也可用适度的头低脚高位要降低肝内静脉压。这种体位可维持甚至增加心脏前

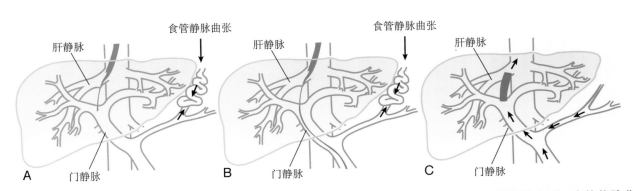

图 73-7　经颈静脉肝内门体静脉分流术（TIPS）。在导丝的引导下，将支架通过颈内静脉放到肝静脉（A）；食管静脉曲张出现扩张。将导丝和支架向前进入门静脉（B）。之后，血液通过支架从门静脉流入肝静脉，使扩张的食管静脉经旁路减压（C）
(Reproduced with permission from University of Michigan Health System: <www.med.umich.edu/1libr/topics/liver09.htm/>)

负荷和心排血量，也可减少肝静脉破裂导致的空气栓塞的风险。对术前没有肾功能不全的患者，后一种方法似乎对术后肾功能没有显著影响[202]。

虽然肝叶切除后基本的术后管理要点与其他腹部大手术相似，但有几个方面是值得注意的：在静脉输液中应添加磷酸钠或磷酸钾，以预防术后出现严重的低磷血症，并有利于肝再生；在选择和使用术后镇痛方法时，考虑到肝代谢的药物清除率降低很重要。

肝冷冻疗法

肝冷冻疗法是指通过术中在超声引导下放置可耐受零度以下低温材料做成的多腔探头。该技术主要用于治疗不能切除的肝恶性肿瘤。肝冷冻疗法的麻醉前考量与肝叶切除术相似。术中应采取保温措施，并持续监测中心温度。术中出血量较少，很少会导致血流动力学不稳定。即使术中情况很稳定，术后也可能会出现肺、肾和凝血方面的问题，即所谓"冷休克综合征"的后遗症表现[203]。

致　谢

作者衷心地感谢药学博士 Kelly Lewis 和 PharmD 在制备表 73-2 和表 73-3 中给予的帮助。

参 考 文 献

见本书所附光盘。

第74章　腹部器官移植麻醉

Randolph H. Steadman • Christopher L.Wray

周　静　陈晔凌　译　罗爱林　审校

致谢：作者和出版商感谢 C. Spencer Yost 和 Claus U. Niemann 在前版本章中所作的贡献。他们的工作为本章节奠定了基础。

要　点

- 腹部器官移植术后的生存率不断提高。
- 器官供体与受体间的供需失衡正在加剧。
- 为了增加器官供体，接受活体器官捐赠以及放宽器官捐赠标准的情况越来越常见。
- 为了能给进行移植手术的患者提供最优化的服务，我们需要了解这些疾病终末期的相关病理生理变化的知识。
- 肾是移植率最高的器官。
- 接受肾移植的患者年龄越来越大，更易合并有其他慢性疾病。
- 肾疾病终末期患者发生围术期和远期心血管意外的风险升高。
- 围术期维持肾的灌注压对移植肾的功能至关重要。
- 接受肝移植的患者的年龄越来越大，较既往更易存在其他合并症。
- 终末期肝病模型（Model for End-stage Liver Disease, MELD）评分有助于优化供体器官在移植受体候选人中的分配次序。
- 肝疾病相关的病理生理改变几乎对全身各个器官系统都有影响。
- 术中管理需要做好大量输血、纠正凝血功能异常和维持血流动力学稳定的准备。
- 胰腺移植是糖尿病的最终治疗手段。
- 胰腺移植可单独实施，也可行胰肾联合移植或在肾移植之后进行。
- 年龄 < 50 岁、糖尿病合并终末期肾疾病的患者行胰肾联合移植有利。
- 围术期应密切监测血糖水平。
- 糖尿病患者发生心血管意外的风险显著升高。

腹腔器官移植

过去 10 年来，器官移植技术所取得的成就使术后生存率显著提高。肾移植患者术后 3 年生存率可达 90%，肝移植患者达 80%（图 74-1），后者与心脏移植数值相近。此外，实体器官移植的适应证也逐渐拓宽，一些过去认为的禁忌证，如高龄、某些类型的心肺疾病已不再列入禁忌。

在各种器官移植手术中，肾移植最多见。2011 年实施的肾移植手术有 1.7 万余例，占据首位。同年，肝移植数量位居第二，有 6300 余例。心脏移植占第三，有 2000 余例。

2011 年中期，美国接受移植手术的有功能的存活患者超过了 27.5 万人，这一数据几乎是 8 年前的 2 倍。其中肾移植患者最多（18 万例），随后分别为肝移植（6.2 万例）、心脏移植（2.5 万例）和肺移植（1 万例）。胸腔器官移植已另作阐述（参见第 66 和 67 章）。大约有 1000 例小肠移植受者存活且移植物功能良好。

尽管取得了这些成就，但需要通过移植手术获

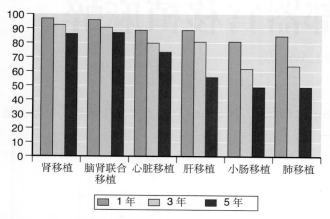

图74-1　各种器官移植术后1年、3年和5年生存率。来自美国1997—2004年的数据 *(From http://optn.transplant.hrsa.gov/latestData/rptStrat.asp. Accessed December 2012)*

益的患者数仍远远大于已接受手术的患者数。每一种器官庞大的等候名单更加突显了器官的严重供需失衡。在肾移植中等待手术患者约为已手术患者的3倍（5.4万多人），在肝移植中约为2倍（1.2万多人）。在2011年，每2名患者接受肝移植手术，就有1名患者在等待期间死亡；每3名患者接受肾移植手术，也有1名患者因等待而死亡[1]。

为了解决供体短缺，人们采取了各种措施，如接受活体器官捐赠。活体肾移植比活体肝移植更多见。2011年肾移植手术中活体移植占1/3，活体肝移植仅占不到5%。其他措施还包括放宽供体标准（参见第75章）。

不同的移植中心对患者的评估不尽相同，但目标是相似的，包括以下明确的3点：①患者在病情需要时可行移植手术。②合并其他疾病不再是手术禁忌。③社会的关心和支持有利于手术开展和术后康复，包括患者对长期免疫抑制治疗的依从。医学中心的移植委员会一般由内科医师（肾内科医师和肝内科医师分别处理肾移植和肝移植）、外科医师、精神科医师、营养师、社会工作者和相关的会诊医师组成。麻醉医师需要会诊高危风险的患者，如合并肺动脉高压、冠状动脉疾病（CAD）或既往出现过麻醉并发症的患者。

移植手术禁忌证在不同的移植中心也存在差异。正在接受生命支持、使用升压药物或者透析的危重患者移植术后生存率降低[2]。某些合并症可使手术风险明显增加，导致有些移植中心可能拒绝实施手术。其中医学因素包括合并严重的CAD、中至重度肺动脉高压、肿瘤转移、未控制的颅内压增高和未治疗的脓毒症。社会心理因素包括嗜酒、药物滥用和缺乏社会支持等，因为可能会妨碍术后的免疫抑制治疗或随访医

疗，两者抑或皆受影响。单纯高龄总体上已不再是手术禁忌证。

移植手术的成功主要是以一个高度专业化的团队工作为基础的，包括器官获取机构、移植器官协调人员、护士、医师以及相关医疗服务提供者之间的密切合作。除了肾移植，大多数腹部器官移植都在三级医疗中心进行，因为其具有可扩充的备用资源来保障手术的成功。很多大型移植中心还配备了专门的移植麻醉组，特别是针对肝移植麻醉。

本章将综述成人肾、肝、胰腺以及小肠移植的麻醉问题。小儿器官移植见第93章，心脏移植和肺移植见第94章，小儿肾移植术后重症监护治疗见第95章。

肾 移 植

第一例肾移植手术开始于20世纪50年代，然而直到20世纪60年代出现有效的免疫抑制治疗后才得到更广泛的开展。从那时起，肾移植成为最常见的移植手术。近40年来，全球肾移植手术量一直持续增长，遍及欧洲、北美洲和亚洲以及许多发展中国家。不同的国家或地区肾来源有很大不同。许多非洲和亚洲国家仅依赖活体器官捐赠，而一些欧洲国家的主要来源是尸体肾[3]。近10年来美国等待肾移植的患者数量正在持续增加（图74-2）。人口统计学显示，这些患者的年龄越来越大（过半超过50岁），并且大多数是由于合并慢性高血压和晚期糖尿病已进展至终末期肾疾病（end-stage renal disease, ESRD）。在美国年龄超过65岁的患者中慢性肾疾病（chronic kidney disease, CKD）的发病率在不断增加（图74-3）。尽管还不知道慢性肾疾病会最终进展为ESRD的比例，但近30年来美国ESRD的发病率也在持续增长，至2009年年底约有90万人[4]。另外，肾移植的等待时间也延长了，反映了严重的器官供需失衡。最近的数据显示，美国每年有超过8万人在等待肾供体，而仅1.6万名患者能接受手术。其中5000多名患者会在等待期间死亡，近2000名患者会因为病情加重而无法再接受手术[5]。这些现状使接受肾移植的患者的年龄越来越大，同时更易合并各种慢性疾病，从而导致围术期风险显著增加。然而，术后3年生存率的最新数据仍显示活体肾移植可达96%，尸体肾移植达90%[1]。

配对肾捐赠正在逐渐增多，从2006年不足100例已增加至2011年超过400例。配对肾捐赠指配型不成功的两供体—受体组之间交换肾供体，以使两组配型均相符。随着肾供体链的发展和国家配对肾捐赠系统的建立，配对肾移植手术的开展将越来越普遍。

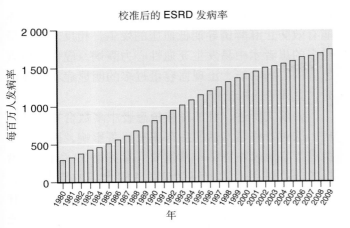

校准后的 ESRD 发病率

图 74-2　终末期肾疾病（ESRD）的发病率。尽管 ESRD 发病率逐年增加，但从 2001 年以来每年增长稳定 *(From Kidney Disease Statistics for the United States, National Kidney and Urologic Diseases Information Clearinghouse, NIH Publication No. 12-3895, June 2012.)*

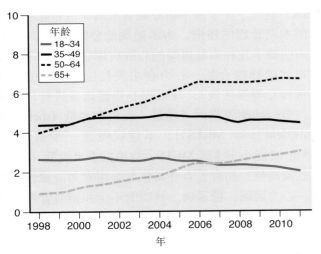

图 74-3　每年成人肾移植的数量（以千计）。该曲线反映了肾移植受体的年龄变化趋势。近 10 年来年龄为 50 ~ 64 岁以及超过 65 岁的患者数量在不断增加 *(OPTN & SRTR Annual Data Report 2011. U.S. Department of Health and Human Services Health Resouces and Services Administration, p 28, figure KI 4.2)*

肾移植适应证

　　肾移植的适应证为各种疾病引起的 ESRD。肾小球疾病、先天性疾病以及多囊肾是年轻患者常见的肾移植适应证。目前在美国，高血压、糖尿病相关的肾疾病已成为肾移植手术最常见的适应证[6]，而因移植肾衰竭需再次手术的患者也越来越多[7]。

终末期肾疾病的病理生理

　　ESRD 是指各种慢性肾疾病进展到晚期时出现不可逆的肾功能损伤，最终引起尿毒症。肾的主要功能为调节血浆电解质浓度和酸碱平衡，维持机体正常的体液容量，清除血液中含氮代谢物和药物，合成促红细胞生成素以及调节血浆 pH。当这些功能严重受损时，会引起肾小球滤过率（glomerular filtration rate, GFR）显著下降和尿量减少，导致尿毒症。出现 ESRD 后需行肾替代治疗。ESRD 对全身各器官系统均有影响。尽管可以通过长期透析维持生命，但仍严重影响患者的死亡率。

　　ESRD 患者体内液体量和电解质存在失衡。尿毒症少尿期细胞外液增加，表现为水肿、高血压等容量过多的症状和体征。血浆中钠、钙、镁离子和磷酸盐浓度异常，可引起骨骼代谢的慢性改变、甲状旁腺功能亢进和血管钙化。高钾血症对心肌有抑制作用，是最严重的电解质失衡。另外，体内的酸性代谢产物清除减少可引起阴离子间隙增大型代谢性酸中毒。

　　ESRD 对心血管系统有很大影响。心血管疾病是引起 ESRD 患者死亡的首要原因，占所有血液透析患者死亡的 35% ~ 40%[8]。随着 GFR 降低，发生心脏意外的风险增加[9]。甚至在肾移植术后，心血管疾病仍是最主要的死亡原因[10]。ESRD 患者发生心肌梗死、充血性心力衰竭和房颤的风险增高[11-13]。另外，ESRD 还可以加速动脉粥样硬化的进程，引起冠状动脉、脑血管和外周血管的缺血性疾病。ESRD 合并高血压和糖尿病时，发生冠状动脉疾病的风险增加，可出现心绞痛、心肌梗死、心律失常和心源性猝死。接近 30% 的 ESRD 是由高血压引起的，或者反过来说，ESRD 相关的高肾素血症、高血容量和肾血管改变也可引起高血压。左心室向心性肥厚、舒张功能减弱常发生在慢性肾疾病早期，是 ESRD 患者超声心动图检查时最常见的异常[14]。ESRD 患者易发生充血性心力衰竭，尤其当血容量过多时。由扩张性心肌病引起的心肌收缩功能降低也会导致 ESRD 患者出现心力衰竭。心肾综合征指心脏和肾中的任一器官功能受损均可引起另一器官功能降低。有证据显示，肾移植术后肾功能恢复可明显改善心肌收缩功能，逆转左心室扩张和肥厚[15]。由于心脏疾病的进展、心肌缺血或电解质失衡，可出现各种心律失常。13% ~ 27% 的透析患者会出现房颤，这是引起卒中的高危因素[16]。另外，心包疾病也很常见，主要表现为心包炎或心包积液。

　　ESRD 患者常有特殊的血液学异常和凝血紊乱。由于促红细胞生成素合成减少，患者通常表现为正常细胞色素性贫血。当合并缺铁、慢性炎症和骨髓纤维化时贫血会加重。贫血降低了患者的生活质量，并且与不良的心脏事件有关。促红细胞生成素刺激素和铁剂是常用的治疗药物，可使血红蛋白提升至 11 ～ 12 g/dl[17]（参见第 61 和 63 章）。凝血异常主要是由于血小板激活、聚集和黏附功能降低所致。另外，vW 因子和 Ⅷ 因子生成也减少。因此，过去认为，肾衰竭会增加出血的风险。然而 ESRD 患者也常表现为血液高凝状态，可能与凝血活性增强和内皮细胞激活有关[18]。在成功的肾移植手术后血液高凝状态可恢复[19]。

ESRD 常出现各种胃肠道症状，包括恶心、呕吐、腹痛和胃动力异常。与肾功能正常的患者相比，有症状的 ESRD 患者胃电图提示胃壁肌电活动减弱[20]，其胃排空延迟与末次进食时间无关。当合并糖尿病或肥胖时，会进一步影响胃排空功能。

由于含氮化合物清除减少，ESRD 还可引起中枢神经系统和神经肌肉功能紊乱。其异常表现包括从记忆力和注意力的轻度变化到出现神经肌肉兴奋性增高的症状和体征。扑翼样震颤、癫痫发作和神志淡漠等严重的神经症状在规律的透析治疗后会消失。另外，也常发生自主神经和外周神经病变，并且可能在肾移植术后恢复。

肾移植麻醉：术前评估

肾移植手术前通常要由跨学科的移植委员会对患者进行长期、认真的评估，以确定是否手术。总的来说，术前评估应重点关注 ESRD 患者的各器官功能，明确风险分级，并使患者在术前达到最佳状态（参见第 39 章）。尸体肾移植通常需要紧急手术，一般在 24h 内进行，因为器官耐受冷缺血的时间有限。活体肾移植多为择期手术，可对患者进行更详尽的术前评估。

透析患者，不论是行血液透析还是腹膜透析，术前应继续按照原计划透析治疗。最理想的方案是在术前进行透析，尤其是对容量过多或者有明确的高钾血症、酸中毒的患者。实验室检查包括电解质浓度、全血细胞计数和血小板计数。交叉配型浓缩红细胞以备术中使用（参见第 61 章）。尽管肾移植术中发生大失血的概率不大，但因手术操作涉及大血管，仍有发生大失血的潜在可能。术前有明确的血钾快速升高，尤其伴有与高钾血症相符的心电图改变时，应立即予以透析治疗。住院患者术前应密切监测生命体征，主要是心率和动脉血压的变化趋势。要想评估患者的血容量是否过多，简单的办法是把目前的体重与患者已知的"干体重"（dry weight）相比较。透析后立即手术的患者可出现明显的低血容量，术中易发生低血压。直立位低血压、静息性低血压和心率加快可用来鉴别

诊断。术前适量补充不含钾离子的生理盐水或者胶体能有效防止麻醉诱导期低血压的发生。相反，血容量过多的患者术中易发生充血性心力衰竭。应仔细检查患者的心肺功能，出现血容量过多的明显症状和体征时，立即予透析治疗。

如前文所述，目前肾移植患者中多数合并心脏疾病，这对肾移植术后的生存率有显著影响。因此，术前进行心脏风险评估非常重要（参见第 39 章）。与常规的非心脏手术术前评估只关注围术期的特点不同，肾移植手术前需要考虑心脏近期和远期的预后。心脏风险评估的目的是为了最终降低心血管疾病相关的死亡率。尽管高危患者可以接受肾移植手术，但术前麻醉医师仍应进行常规的心脏风险评估。对于无任何心脏症状的患者，应重点鉴别是否合并潜在的缺血性心脏疾病。

2007 年美国心脏病基金会 / 心脏学协会（ACC/AHA）制订了关于围术期心血管风险评估和非心脏手术围术期管理的指南，为术前风险分级提供了依据。指南明确了几种高危风险的心脏病理状态（如不稳定性冠状动脉综合征、心力衰竭失代偿、严重的心律失常和心瓣膜疾病），并根据心功能储备进行风险分级。当心功能正常时 [超过 4 级代谢当量（metabolic equivalent tasks, METS）]，不建议做进一步的检查。如果心功能小于 4 级 METS，应根据手术类型（低危、中危及高危）和有无合并其他危险因素如缺血性心脏病、心力衰竭、糖尿病、肾功能不全和脑血管疾病等来确定是否进行进一步的心肌缺血检查[21]。在 ACC/AHA 指南中，肾移植被认为是中等危险的手术。然而依据 2007 年的 ACC/AHA 指南来鉴别肾移植患者是否合并缺血性心脏病的实用性却被质疑[22]。因为 ESRD 患者中更多发生无症状心肌缺血，使不稳定性冠状动脉综合征更难被发现。一项研究报道，透析治疗的 ESRD 患者发生急性心肌梗死时出现胸痛症状的比例低于未透析者（44% 比 68%）[23]。因此，心功能降低对于肾移植患者来说可能不是一个预示心血管风险的特异性或灵敏性指标。另一项研究测试了各种指南用于检出无症状冠状动脉疾病的有效性。共收集了 204 例肾移植候选者，其中选取了 178 人采用无创的方法进行心肌缺血检测，有 17 人被检出阳性。作者认为，如果 ACC/AHA 指南被严格地用于此人群，178 人中仅有 39 人将接受无创检查，且 17 人中仅有 4 人可被检出心肌缺血[24]。此外，肾功能不全本身也是一个危险因素。由于 ESRD 患者的独特特征以及各指南内容间的差异，人们对一些关于肾移植者心功能检查的建议提出了质疑[22]。

学者们对肾移植患者中冠状动脉疾病的无创检查进行了深入研究。其中一些研究比较了对肾衰竭患者与非肾衰竭患者进行多巴酚丁胺负荷超声心动图 (dobutamine stress echocardiography, DSE) 检查和冠状动脉造影心肌灌注成像检查的结果，显示此两种检查方法的精确度在肾衰竭的患者均降低。DSE 的灵敏性为 0.44 ~ 0.89，特异性为 0.71 ~ 0.94；心肌灌注成像的灵敏性为 0.29 ~ 0.92，特异性为 0.67 ~ 0.89[22]。然而尽管无创检查对 ESRD 患者中冠状动脉疾病检出的灵敏性与特异性不确定，但异常的检查结果仍与不良的心脏事件和死亡率相关。一项关于对 ESRD 患者行 DSE 或者心肌灌注成像检查的 Meta 分析发现，检查结果提示发生诱导性心肌缺血或者有心脏结构异常的患者与结果正常的患者相比，发生心源性死亡的风险显著增加[25]。

在 2010 年以前已经出版了一些关于肾移植术前心脏风险评估的指南和专家共识。其中对于无心脏症状患者的风险评估尤为重要[26-27]。美国的评估系统也有很多方法用来筛选无心脏症状的患者[28-29]。尽管术前心脏评估的方法对于肾移植患者没有统一的标准，但评估内容仍应包括全面的心血管病史、有无晚期心脏疾病的症状和体征、心功能分级以及合并的其他危险因素。

对于大多数肾移植患者，尤其是年龄在 40 岁以上者，基础心电图是合适的初筛方法。ESRD 患者中常见与心脏疾病相关的各种心电图异常。对于有冠状动脉疾病、外周血管疾病和各种心脏症状的患者，术前应行心电图检查[22]。无心脏症状、合并多个冠状动脉疾病危险因子的患者也可考虑行无创检查。一项研究显示，使用危险因子修订表与 ACC/AHA 确定的危险因子表相比，可提高对肾移植患者检出隐匿性冠状动脉疾病的灵敏性和特异性[24]。依据这一研究结果，肾移植患者冠状动脉疾病风险增高的相关危险因子包括糖尿病、心血管病史、超过 1 年的透析史、左心室肥厚、年龄超过 60 岁、吸烟、高血压和血脂异常[22]。由于 ESRD 可能出现心脏结构异常和左心室功能不全，大多数肾移植患者术前应通过超声心动图评估左、右心室的功能[22]。经胸超声心动图可提供静息状态下心脏功能和结构的详细信息，并且检查风险很低。

行透析治疗的 ESRD 患者隐匿性肺动脉高压的发病率呈增长趋势。在长期接受血液透析治疗的 58 例 ESRD 患者中发病率达 40%。其发病机制涉及尿毒症诱导的肺血管收缩和动静脉瘘引起的心排血量增加。肾移植手术后肺动脉高压可恢复正常。对肺动脉高压进行诊断很重要，因为它可引起 ESRD 患者术后生存

率降低[30]。心电图筛查可用于鉴别肺动脉高压（参见第 47 章）。另外，超声心动图提示有明显肺动脉高压的患者还可能需行右心导管置入检查。

一些合并心脏疾病的患者可能需要等待数月或者数年才能接受移植手术。在此期间，心脏疾病可能仍在进展。尽管对于无心脏症状的移植患者不推荐进行定期的无创筛查，但对已知合并心脏疾病的患者仍需反复评估心脏功能，然而，目前还不确定理想的评估次数[22]。

术前应详细了解患者既往的心血管疾病治疗情况，并提出明确的治疗方案。一般来说，大多数 ESRD 患者需要使用多种药物治疗慢性高血压，然而目前仍不清楚最佳的联合用药方式。围术期进行降压治疗很重要，但由于肾移植手术通常很紧急，使术前的治疗时间受限。围术期使用 β 受体阻滞剂明显降低了高危和中危患者的心肌梗死发病率和死亡率[31-32]，但对于低危患者和糖尿病患者无效[33-34]。另一项研究显示，围术期使用 β 受体阻滞剂可降低肾衰竭患者进行血管手术时的近期和远期死亡率[35]，然而并没有相关的随机前瞻性研究来证明。2007 年 ACC/AHA 指南建议术前正在使用 β 受体阻滞剂的患者围术期应继续使用[21]。依据对非移植手术患者的建议，当肾移植患者合并冠状动脉疾病、冠状动脉疾病危险因子（糖尿病、心力衰竭病史和动脉粥样硬化）或在无创应激试验中出现心肌缺血时可给予 β 受体阻滞剂治疗[22]。未接受过 β 受体阻滞剂治疗的无心脏症状的肾移植患者，并且没有合并两个或两个以上冠状动脉疾病危险因子时，不应在围术期开始给予 β 受体阻滞剂，因为在非移植手术患者中观察到围术期发生心动过缓和低血压的风险增高[22]。

ESRD 患者易发生动脉粥样硬化，并且可能术前正在进行降脂治疗。尽管没有研究明确显示治疗高脂血症可改善 ESRD 患者的预后，但对于已接受降脂治疗的患者围术期可能仍应继续治疗[22]。

如前文所述，肾移植患者中糖尿病的发病率正在增加。许多研究评估了对肾移植患者使用静脉胰岛素降低血糖的弊与利。最新的 Meta 分析显示，围术期输注胰岛素可引起间断性低血糖，但总死亡率可能降低[36]。一项多国的随机试验对重症监护病房（ICU）患者给予加强胰岛素治疗（血糖目标浓度为 81 ~ 108mg/dl）与传统胰岛素治疗（血糖目标浓度 <180mg/dl）进行了比较，结果显示血糖控制严格的患者 90d 死亡率较高[37]。合并糖尿病的肾移植患者围术期应控制血糖，然而并没有证实严格控制血糖的"利"。术日清晨应检测血糖浓度，对于有严重高糖血症的患者，术前应给

予胰岛素治疗，以维持合适的血糖水平。对于非胰岛素依赖型糖尿病患者，不论采取何种手术，术日清晨应停用口服降糖药（参见第 39 章）。

肾移植麻醉：术中管理

气管插管全身麻醉是大多数肾移植中心首选的麻醉方法。麻醉目标是达到足够的麻醉深度，同时维持血流动力学稳定以及提供良好的肌松以利于手术操作。如前文所述，ESRD 患者因合并尿毒症性胃病和其他异常，如肥胖（参见第 71 章）和糖尿病，易发生胃内容物误吸。麻醉诱导前应口服非颗粒抗酸药液和静脉注射 H₂ 受体阻滞药，如雷尼替丁。快速顺序诱导并按压环状软骨是首选的诱导方法。当血清钾在正常水平（通常 < 5.5mEq/L）时琥珀酰胆碱的标准剂量对于 ESRD 患者是安全的。无论 ESRD 患者还是肾功能正常的患者，血清钾在降至正常水平前可一过性升高 0.5 ~ 1.0mEq/L 并持续 10 ~ 15min[38]。当出现高钾血症或者其他琥珀酰胆碱禁忌证时，改良的快速顺序诱导方案为使用罗库溴铵 0.8 ~ 1.2mg/kg 静脉推注，可很好地替代琥珀酰胆碱。一项包含 26 项研究的 Meta 分析对使用琥珀酰胆碱和罗库溴铵后的插管条件进行了比较，结果显示在给予丙泊酚麻醉诱导时两者的插管条件相似[39]。对合并慢性高血压的 ESRD 患者置入喉镜时可能会引起血流动力学的波动增大。联合使用阿片类药、艾司洛尔、利多卡因或者硝酸甘油可减弱应激导致的心动过速和高血压。在气管插管的应激反应之后和切皮之前患者可能出现低血压，尤其是刚行透析治疗后血容量不足或者正在接受肾素 - 血管紧张素阻滞药治疗的患者。

对于年轻、身体状况较好，并接受择期活体肾科学移植手术的患者，围术期可仅进行标准的无创监护。动脉内血压监测对于高血压未控制、合并冠状动脉疾病或心力衰竭病史的患者可能更有利。合并有症状的冠状动脉疾病、左心室或者右心室功能不全、肺动脉高压的患者可考虑行肺动脉导管或者经食管超声心动图监测。在有些移植中心中心静脉压是标准的监测项目，然而对于体内的容量状态及其反应性来说中心静脉压并不完全可信[40]。置入中心静脉导管为液体输注以及给予免疫抑制药物和血管活性药物提供了可靠的静脉通路。而大口径静脉通路对于围术期的容量管理是必需的。对有些肾移植患者建立外周静脉通路时可能具有挑战性，因为上肢动静脉瘘会使静脉穿刺点受限。相反，因置入过多次中心静脉导管，尤其是已有中心静脉血栓形成的 ESRD 患者，建立中心静脉通路

可能会很困难。

术中麻醉维持通常使用静脉和吸入复合麻醉。根据不同手术操作引起的手术刺激大小不同来调节吸入麻醉药的浓度。地氟烷和异氟烷与肾毒性没有明显的相关性。尽管七氟烷的代谢产物复合物 A 和氟化物离子有潜在的肾毒性，但其对肾功能不全患者的肾功能损害作用并未被证实[41-42]（参见第 26 章）。一项回顾性研究对 200 例肾移植患者接受七氟烷或异氟烷麻醉的预后进行了比较，结果显示两组患者术后肌酐水平、是否需要透析以及 6 个月内移植肾排异率均没有明显差异[43]。尽管大量的前瞻性研究很少涉及肾移植患者，然而肾移植手术中使用七氟烷麻醉仍是合理的。

围术期镇痛可使用合成阿片类药，如芬太尼、舒芬太尼、阿芬太尼和瑞芬太尼，其药动学和药效学不受肾功能的影响。而吗啡、羟考酮和哌替啶等对于肾衰竭患者应慎用，因为它们的活性代谢产物主要依赖肾清除，可能会在体内蓄积（参见第 30 章）。

为了利于手术操作，选择合适的肌肉松弛药很关键（参见第 34 和 35 章）。然而不管使用何种肌肉松弛药，不同的 ESRD 患者肌肉松弛的恢复时间可能不相同[6]。对肾衰竭患者应用维库溴铵和罗库溴铵时肌肉松弛作用的时间延长，因为其清除依赖肾和肝代谢。而顺式阿曲库铵可不经过肝、肾代谢清除，是合适的选择。泮库溴铵主要通过肾清除，肾衰竭患者应避免使用。因此，围术期应合理选用肌肉松弛药，根据手术的需要追加，并密切监测肌肉松弛水平（参见第 53 章）。

手术过程是将移植肾置入左侧或者右侧髂窝内，通常首选右侧（彩图 74-4）。沿耻骨联合到髂前上棘上方做一 20 ~ 25cm 长的垂直弧形切口，分离腹壁各层肌肉，显露腹膜。在最初的切皮和分离操作时手术刺激增大，有些患者可能出现血流动力学波动增大，应根据患者的反应适当加深麻醉深度、镇痛和肌肉松弛。移植肾血管常与髂外动静脉吻合，偶尔也选择其他血管。钳夹血管前可给予肝素。最先夹闭髂外静脉，与肾静脉吻合。接着夹闭髂外动脉，与肾动脉吻合。在肾血管吻合期间，应给予生理盐水扩容。在再灌注前给予呋塞米和甘露醇以刺激利尿。甘露醇的使用以及充足血容量的维持降低了肾移植患者急性肾小管坏死的发病率[44]。使用晶体液或者胶体液充分扩容可增加肾血流，改善移植肾功能[6]。髂血管阻断钳开放后，仍需继续扩容以维持血流动力学稳定。偶尔阻断钳开放后会发生急性失血，需要进行输血和补液治疗。再灌注后低血压可引起移植肾低灌注，导致缺血损伤，并引起血栓形成。对大多数患者来说适当地降低吸入麻醉药的浓度和补液治疗有利于维持足够的

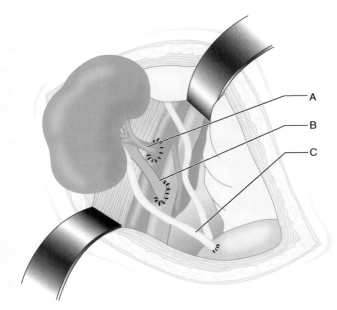

彩图 74-4 肾移植。A. 肾动脉与髂外动脉行端侧吻合。B. 肾静脉与髂外静脉行端侧吻合。C. 输尿管与膀胱黏膜吻合 *(From Hardy JD: Hardy's Textbook of Surgery, ed 2. Philadelphia, 1988, JB Lippincott.)*

肾灌注压。出现低血压时应避免使用肾上腺素类升压药，因为可引起肾血管收缩。补液治疗后低血压无明显改善时，需要采取其他措施来增加心排出量，尤其对于高危患者。此时进行有创血流动力学监测非常重要。多巴胺通常是首选的血管活性药物，然而最近这一观点也有争议。一项研究观察了 105 例肾移植患者，分为使用多巴胺组和不使用多巴胺组，结果显示两组的肾功能参数没有明显差异[45]。另外，多巴胺可使心率加快，心肌耗氧量增加，有诱导冠状动脉疾病患者发生心肌缺血的潜在风险。由于给予多巴胺治疗可防止移植术后并发症的有效性还未得到证明，因此不建议围术期常规使用多巴胺[22]。血管吻合完毕后，将供体肾的输尿管与受体膀胱吻合。为了便于吻合操作，可通过福莱导尿管向膀胱内注入含有抗生素的盐水灌洗液使膀胱充盈，还可以置入临时的输尿管支架。最后逐层缝合切口。应维持肌肉松弛药至筋膜层缝合完毕，以防止患者用力或者咳嗽引起移植肾移位和血管吻合处破裂出血。麻醉苏醒期常发生血流动力学的剧烈波动，尤其是对术前高血压控制不好的患者，应选用合适的短效药物降低心血管应激反应。监测肌肉松弛并给予相应的肌肉松弛拮抗药，这对于避免术后肺部并发症的发生非常重要（参见第 34 和 35 章）。另外，ESRD 患者可出现麻醉苏醒延迟，并且对阿片类药和镇静催眠药的敏感性增加。由于患者术后仍有发生胃内容物误吸的风险，因此，应在患者恢复保护气道的能力后拔除气管导管。

肾移植麻醉：术后管理

拔除气管导管后，患者需要在麻醉复苏室进行监护。术后早期密切关注尿量十分重要。尿量急性减少时应立即查找原因，并给予相应的治疗。如果是肾前性因素导致的，可通过大量补液来纠正。此时有些患者可能还需要有创血流动力学监测。如果是由于移植肾输尿管吻合技术性问题引起的肾后性因素，则可能需要尽早实施再次探查性手术。术后并发症包括血管内血栓形成（1% ~ 2%）、切口血肿（1% ~ 2%）和感染。老年心肺疾病的高危患者可能需要术后送入 ICU 进一步监护。在不同的移植中心，需要将肾移植患者送入 ICU 的比例不同。但总的来说，肾移植患者被送入 ICU 的比例远低于肝移植和胰肾联合移植的患者。一项单中心的研究收集了 10 年内 1015 例连续的肾移植患者资料，发现仅有 6% 的患者术后被送入 ICU。进入 ICU 监护的移植患者死亡率（40%）要高于非移植的 ICU 其他患者（20%）。大部分患者是由于脓毒症被送入，并且需要呼吸支持[46]。

肾移植术后常给予无活性代谢物的合成阿片类药镇痛（参见第 98 章）。术后疼痛程度个体差异很大，在一些患者疼痛较为剧烈，并且在有效镇痛方面具有挑战性。通常在麻醉复苏室即可开始患者自控镇痛。区域麻醉是否合适目前还有争议。有报道显示硬膜外麻醉可提供有效的术后镇痛[47]。然而由于存在对尿毒症凝血病的担忧和硬膜外镇痛发生低血压的潜在风险，因而限制了硬膜外麻醉在肾移植手术中的应用。另一项预实验显示，在切皮前辅助腹横肌阻滞与仅给予阿片类药和对乙酰氨基酚的标准镇痛方法相比，前者可明显改善患者的术后疼痛评分，并可减少阿片类药物的用量[48]。

器官配型和分配

肾移植的配型涉及很多步骤来鉴定供体与受体的相容性。首先检查所有供体和受体的主要血型（ABO血型）的相容性。在移植手术前，把受体和供体的血细胞混合进行交叉配型，判断受体形成的反应性抗体对供体抗原的反应。组织相容配型是配型中的一个重要组成部分，确定受体 HLA 的分型，并与供体的 HLA 分型相比较以判断组织相容性。受体的免疫系统通过识别供体细胞表面非自身的 HLA 抗原产生排异反应。术前应将供体与受体大量的标准 HLA 抗原进行比较。总的来说，HLA 配型差的患者术后生存率低下。尽管近 30 年来免疫抑制治疗的不断提高改善了术后生存率，HLA 配型差的患者移植失败率仍是 HLA 配型好的 2 倍[49]。所有等待移植的受体供体的数量已下降，比较受体与供体的 HLA 分型，相符程度越高配对就越成功。活体供体的 HLA 配型应尽早在术前进行。

目前在美国供体肾的数量下降。与其他器官不同，肾源的分配主要依据受体的等待时间来定。随着免疫抑制治疗的改善，肾分配时对 HLA 配型相符度的要求不再像过去那样高。尽管近 20 年来美国活体肾移植不断增多，人们仍在努力改进当前的尸体肾源分配系统，尽量将器官分配给最迫切需要的患者，这与肝移植的分配原则相似。理想的新分配系统应尽量减少患者配型成功后的术前死亡率，并使移植后生存率达到最高。

肾移植后患者的麻醉

肾移植成功后，大部分患者的 GFR 超过 30ml/min，按照全国肾基金会（National Kidney Foundation）的标准可被归入 2 期或者 3 期 CKD。移植受体的 GFR 以每年 1.4 ~ 2.4ml/min 的速度进行性降低[50]。随着移植肾功能的恶化，患者的死亡率明显增加。术后头几年移植肾功能与排异反应密切相关。一旦发生排异反应，肾功能将显著恶化。对肾移植患者行非移植手术时，术前应仔细评估肾功能。术后最初的几年，大部分患者需要肾病科医师的监护，应在术前详细了解患者的医疗记录和肾功能测定结果。发生排异反应的患者不宜行非移植手术，因为可明显增加术后死亡率[51]。

心血管疾病是肾移植患者最常见的死亡原因。如前文所述，心血管疾病既与肾衰竭的发生有关，也是肾疾病导致的后果。缺血性心脏病、脑血管疾病、外周血管疾病严重影响患者的术后生存率。由于免疫抑制药物可再度引起高脂血症、高血压和糖尿病，合并冠状动脉疾病的患者术后冠状动脉疾病病情可能会恶化。术后高血压（80%）、高脂血症（60% ~ 80%）和新发糖尿病（25%）的发病率增加[50]。肥胖和代谢综合征也很常见（参见第 71 章）。一项研究显示肾移植术后 6 年内超过 60% 的患者被诊断为代谢综合征[52]。由于缺乏关于肾移植患者接受非移植手术时心脏预后的长期研究，因此，也没有关于常规心血管功能检查的特殊建议。因为之前肾移植患者有非移植手术经历，所以 ACC/AHA 指南提出的非心脏手术术前评估可用于指导术前心血管功能检查[21]（参见第 38 章）。

术前应积极了解患者有无合并与肾疾病相关的其他疾病以及免疫抑制药物治疗情况。肾移植患者发生移植后恶性肿瘤、贫血和骨营养不良的风险明显升高。

术后感染是患者的长期困扰，因为发生机会性和社区获得性感染的风险均增大。巨细胞病毒感染最为常见，并且很少由输血引起（参见第 61 章）。需要输血时，巨细胞病毒阴性患者仍应输入巨细胞病毒阴性血液。

非移植手术麻醉可选择全身麻醉、区域麻醉和局部麻醉辅助镇静技术。如果患者的肝、肾功能正常，大部分麻醉药对移植后的患者来说是安全的[51]。尽管肾移植患者术前的血肌酐水平接近正常，但 GFR 通常降低，导致通过肾代谢的药物作用时间延长。另外，应禁用有肾毒性的药物。

胰腺移植

糖尿病的外科治疗方法包括单独胰腺移植（pancreas transplant alone, PTA）、肾移植后再胰腺移植（pancreas after kidney transplan, PAK）和胰肾联合移植（simultaneous pancreas-kidney transplant, SPK）。后两者适用于糖尿病合并 ESRD 患者。通常全胰腺移植来源于尸体器官，而不常见的末端胰腺移植来源于活体捐赠。2008 年美国共实施了 432 例胰腺移植（223 例 PTA 和 209 例 PKA）和 826 例 SPK。然而近几年来美国胰腺移植的总量逐年减少（图 74-5）。其原因尚不清楚[53]。胰腺移植术后患者的 5 年生存率 PTA 为 90%，PAK 为 86%，SPK 为 88%。移植胰腺的 5 年存活率 SPK 为 73%，PTA 为 52%，PKA 为 55%[5]。

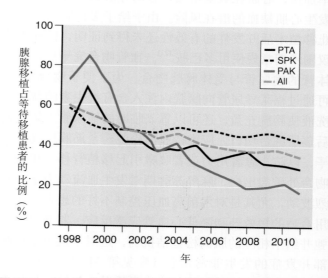

图 74-5　每年各种胰腺移植占等待移植患者的比例（%）。胰腺移植率在逐年降低。PTA，单独的胰腺移植；SPK，胰肾联合移植；PAK，肾移植后再胰腺移植（*OPTN & SRTR Annual Data Report 2011. U.S. Department of Health and Human Services Health Resouces and Services Administration, p 7, Figure PA 1.4*）

胰腺移植和胰肾联合移植的适应证

胰岛素依赖型糖尿病患者行胰腺移植术后可长期自身合成胰岛素，使血糖水平恢复正常。SPK 和 PAK 适用于正在等待或已接受肾移植手术的糖尿病合并 ESRD 患者。PTA 的适应证为糖尿病不伴肾移植适应证，并且出现严重频发的代谢并发症，或者胰岛素维持治疗效果不佳而出现难治性并发症[54]。大部分胰腺移植患者为 1 型糖尿病。极少见的适应证还包括某些 2 型糖尿病、伴内分泌功能障碍的慢性胰腺炎和囊性纤维化以及全胰腺切除后。

糖尿病合并 ESRD 的患者中年龄小于 50 岁比超过 50 岁的患者 SPK 术后生存率更高[55]。SPK 术后的生存优势可能与冠状动脉疾病远期并发症减少有关[56]。肾功能正常的患者 PTA 术后远期生存率与长期接受胰岛素治疗的患者相似[57]。然而，胰腺移植在阻止视网膜病变的进展上有良好的效果。与传统胰岛素治疗相比，很多 PTA 患者视网膜病变进展减缓，甚至可恢复[58]。

胰腺功能不全的病理生理

1 型糖尿病由于胰腺的胰岛细胞受损，永久失去生成胰岛素的功能，因此需要终身补充胰岛素治疗。其发病原因目前尚不清楚。2 型糖尿病是由于胰岛素外周抵抗引起的。两者均引起血糖浓度慢性升高，导致出现糖尿病的多器官临床表现。

糖尿病的各种慢性并发症中对患者发病率和生存率影响最大的是心血管疾病。由于糖尿病可加速动脉粥样硬化，糖尿病患者可出现冠状动脉疾病、脑血管疾病和外周血管疾病。大血管和小血管病变均存在。与非糖尿病患者相比，糖尿病患者发生冠状动脉疾病的时间较早，并且更可能没有典型的临床症状，心肌梗死相关的死亡率也更高[59]。外周和自主神经病变可引起胃轻瘫、下肢感觉异常、溃疡形成、直立位低血压、心率和动脉血压不稳定等。另外，糖尿病患者发生以下疾病的风险也很高，如失明（16%）、肾衰竭（22%）、下肢截肢（12%）、心肌梗死（21%）和卒中（10%）[60]（参见第 39 章）。

1 型糖尿病的急性并发症多与严重的高糖血症有关，如糖尿病酮症酸中毒和高糖血症高渗性昏迷。低血糖是外源性胰岛素补充过多的直接后果。1 型糖尿病更容易发生血糖的剧烈波动。血糖过低可引起糖尿病患者的急性发病和死亡。

胰腺移植麻醉：术前评估

胰腺移植患者的术前评估包括了对 1 型糖尿病所有潜在的急性、慢性并发症的评估。一些胰腺移植中心在列出候选者之前需要对患者进行综合、跨学科的评估和选择。术前评估内容应涉及长期受糖尿病影响最大的器官系统，如心血管系统、泌尿系统和神经系统。对所有患者均应鉴别是否合并冠状动脉疾病及其严重程度，可通过无创的心肌缺血检查、心室功能评估以及必要时行冠状动脉造影检查。以前年龄 < 40 岁、心血管风险低的糖尿病患者才被考虑胰腺移植手术。而现在许多高龄患者也可接受胰腺移植手术，他们合并冠状动脉疾病和血管疾病的风险明显升高[61]。围术期适当使用 β 受体阻滞剂和降脂治疗可减少心血管并发症[21]。

大多数情况下移植胰腺来源于尸体，最长的冷缺血时间不超过 24h，因此，胰腺移植通常是急诊手术。术前麻醉评估应重点关注患者病情所有的急性改变，尤其是发生糖尿病的急性并发症如酮症酸中毒和低血糖时。术前应密切监测血糖，并记录最近的胰岛素治疗情况。仔细评估肾功能。大多数需要胰腺移植的糖尿病患者出现 ESRD 时需要进行 SPK。术前应充分了解有无电解质异常，如肌酐和血钾水平的异常。另外，大部分患者，尤其是肾衰竭患者，既往有高血压病史且使用多种药物治疗，需评估其心率和动脉血压的变化。术前血容量评估对于依赖透析治疗的 ESRD 患者尤为重要（参见第 38 章）。最后，应进行关于气道和心肺系统的体检。糖尿病患者的上呼吸道组织由于长期受高血糖症的影响而产生解剖结构的改变，容易造成气管插管困难，但最新的两项研究却显示出不同的结果[62-63]。然而，关注潜在困难气道的解剖体征对糖尿病患者来说仍十分重要，尤其是当患者合并颈椎关节炎和严重肥胖时。

胰腺移植麻醉：术中管理

气管插管全身麻醉可用于各种类型的胰腺移植。由于移植手术时间长，足够的麻醉深度和良好的肌肉松弛是最佳选择。糖尿病或者糖尿病合并 ESRD 时引起胃病的可能性较大，发生胃内容物误吸的风险明显升高。术前应口服非颗粒抗酸药液。快速顺序诱导和持续环状软骨加压是保障气道安全的最佳方式。糖尿病合并 ESRD、心血管疾病和自主神经病变时，更易发生心率和动脉血压的剧烈波动。应密切监测患者的生命体征，维持血流动力学稳定，尤其在麻醉诱导期前后。标准的监测还包括一些有创监测。动脉穿刺置管可以提供及时的动脉血压变化，并方便采血以监测动脉血气和血糖。需要通过中心静脉途径给予血管活性药物和免疫抑制药物时，可进行中心静脉置管。一些移植中心还会进行中心静脉压（CVP）监测，但其实用性已被质疑，因为 CVP 可能并不是一个血管内液体反应性的可信指标[40]。可考虑在麻醉诱导前进行动脉穿刺置管尤其是患者合并严重高血压或 CAD 时进行 CVP 监测。术中麻醉维持通常采用吸入麻醉药、阿片类药与肌肉松弛药联合用药的平衡技术。对于肾衰竭患者应选择不依赖肾代谢的药物。另外，所有的肾移植的麻醉管理要点可用于 SPK。

正中切口适用于胰腺移植和胰肾联合移植术。腹部暴露的面积大，需要充分肌肉松弛。由于腹腔内脏长时间暴露，导致第三间隙液体丢失严重，通常需要充足的晶体或胶体溶液扩容。一般将胰腺植入髂窝，将胰腺动脉与髂动脉吻合，可将静脉与髂静脉或门静脉吻合。通常与髂静脉吻合多见，其静脉血栓的发生率更低。也可与门静脉吻合，这更符合胰腺静脉回流的生理学方式。然而，胰腺静脉回流通过门静脉与通过体循环静脉相比，似乎并没有明显优势[56]。

可将移植胰腺的外分泌液引流到膀胱或者小肠（彩图 74-6）。尽管直接引流到小肠更符合生理学方式，但这一方法可能因为手术并发症而导致移植胰腺功能障碍、血栓形成和早期排异反应。引流到膀胱有

利于监测尿淀粉酶水平，以判断血糖浓度变化前的早期排斥反应。这一方法可引起泌尿系统并发症和代谢性酸中毒。目前大部分胰腺移植采用小肠引流。因为与膀胱引流相比，移植物存活率和患者生存率均没有明显差异[64-65]。

由于糖尿病患者术中血糖水平经常波动，在血管吻合完成前应至少每小时检测一次血糖。将血糖浓度控制在 200mg/dl 以内，可采用滑动胰岛素输注方案。或者必要时补充葡萄糖，以防止手术早期发生酮症酸中毒。移植血管开放前应进行充分的容量复苏，以保证足够的心脏前负荷和维持正常的动脉血压。

移植血管开放后，足够的灌注压对胰腺功能恢复非常重要。此时应迅速纠正低血压，补足血容量。如果低血压是由心功能不全引起的，心内压监测或者经食管超声心动图有助于诊断和指导治疗。纠正开放后的低血压可能需要输血、补充胶体液和给予血管活性药物。也可根据动脉血气中电解质和血红蛋白的检测结果来指导治疗。

胰腺移植术中管理最重要的是胰腺再灌注后血糖的调控。移植胰腺血管开放后，胰腺分泌的胰岛素可在数分钟内进入血液循环。应每 30min 检测一次血糖。胰腺移植成功后，患者对外源性胰岛素的需要量迅速减少，此时易发生低血糖。若术后仍出现高血糖症，可诊断为移植胰腺功能延迟，此时需要补充胰岛素治疗，以维持血糖浓度不超过 200mg/dl[60]。

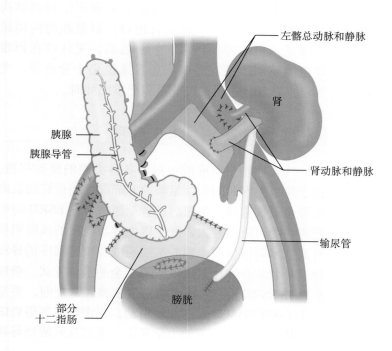

左髂总动脉和静脉

肾

肾动脉和静脉

输尿管

胰腺

胰腺导管

部分十二指肠

膀胱

彩图 74-6　胰腺移植。外分泌液通过胰—十二指肠—膀胱造口吻合术引流至膀胱。肾移植时肾动脉和静脉分别与髂总动脉和静脉吻合 *(Modified from Moody FG, editor: Surgical Treatment of Digestive Diseases, ed 2. St Louis, 1990, Mosby–Yearbook)*

胰腺移植麻醉：术后管理

手术结束后，完全拮抗肌松残余作用、保持血流动力学稳定、体温正常、恢复患者的气道自我保护能力将有利于拔除气管导管，之后患者进入麻醉复苏室和 ICU 密切监护。为了避免发生低血糖，应继续定时检测血糖浓度。由于术后常发生酸碱失衡、贫血和电解质紊乱，应立刻进行电解质测定、全血细胞计数和动脉血气分析，并维持合适的血容量。另外，需要根据患者的年龄和潜在的冠状动脉疾病危险检测血清肌钙蛋白和 ECG，以了解是否发生心肌缺血或心肌梗死，因为此类患者可能没有任何心脏症状。胰腺移植的手术创面大、时间长，术后可能发生剧烈疼痛。术后镇痛常给予阿片类药物，并在术后早期实行患者自控镇痛（参见第 98 章）。也可选择硬膜外镇痛，尽管术后早期有发生低血压的可能。对于 SPK，肾移植的常规术后管理包括密切监测尿量是适用的。

7% ～ 9% 的胰腺移植术后会出现并发症，并通常需要再次手术。技术性并发症与潜在的移植物功能丧失与患者死亡有关[66]。胰腺血栓形成是最重要的早期并发症，需要紧急手术探查。而使用抗凝药物治疗血栓时可引起凝血异常，导致腹腔内出血。迟发型并发症包括膀胱或者小肠漏、腹腔内脓毒症和移植物排异反应。

器官配型和分配

胰腺移植的器官配型过程与肾移植类似。首先检查血型（ABO）的相容性以及受体的 HLA 分型，接着进行交叉配型。近 10 年来，各种胰腺移植手术都逐渐形成了不再严格强调 HLA 相配的趋势。尽管如此，移植胰腺的存活率仍不断提高，这可能是由于外科技术和免疫抑制药物改进的缘故[66-67]。

大部分胰腺器官被分配给年龄小于 40 岁的糖尿病患者。然而近 10 年来，由于器官更多地被分给了 2 型糖尿病患者，使移植患者的平均年龄越来越大[61]。在美国，胰腺器官的分配调控最先在当地进行，接着在整个地区和全国范围内分配。与肾移植不同，技术性并发症是导致胰腺功能丧失最常见的原因。影响移植胰腺存活率的供体危险因素包括供体年龄超过 45 岁，供体体重指数（BMI）> 30kg/m^2，以及供体因脑血管因素或者非创伤性因素死亡[68]。这些危险因素对供体器官的选择有重要影响。

胰腺移植后患者的麻醉

胰腺移植成功后，血糖可长期处于正常水平。胰腺移植患者再次接受手术时，需在术前仔细了解有无移植后并发症以及器官排异反应。手术当日应检测血糖浓度。还需要关注有无冠状动脉疾病、肾疾病和血管病变，因为胰腺移植患者合并这些疾病的概率很高。另外，尽管胰腺移植手术很成功，患者的病情仍可能会进展。目前没有关于胰腺移植患者接受非移植手术时心脏预后的研究，因此，2007 年 ACC/AHA 指南提出的术前心功能评估是适用的[21]。

肝 移 植

1963 年，在确定将咪唑硫嘌呤和泼尼松应用于肾移植的有效性后不久，Thomas Starzl 博士实施了第一例人体肝移植手术[69]。受体是一名 3 岁的先天性胆道闭锁症患儿，然而，最终因静脉侧支损伤和凝血异常导致难以控制的大失血而在术中死亡。4 年后，Starz 对一名 18 个月的肝细胞肿瘤患儿完成了首例成功的肝移植手术。1979 年环孢霉素问世，接着 1983 年国家卫生共识会议（National Institutes of Health Consensus Conference）宣布肝移植试验阶段结束，使肝移植跨入了新的纪元。在之后的几十年里，随着外科技术、免疫抑制药物、纠正凝血异常和抗感染治疗的不断改进，肝移植在全世界范围内广泛开展并逐渐走向成熟。

肝移植的发展与跨学科的团队合作密不可分，其中不仅包括专业的医师如肝病医师、外科医师、肾病医师、重症监护病房及抗感染治疗医师、麻醉医师、儿科医师、放射科医师和病理科医师，还包括移植协调人员、护士、血库人员和器官获取机构。

与腹部其他器官移植不同，由于术中会出现多种特殊的挑战，因此，肝移植手术通常需要专业的团队来完成。依据与美国卫生服务部门签署的合同，器官共享联合网络（United Network of Organ Sharing, UNOS）负责管理全国的器官移植系统。认识到麻醉医师在肝移植患者围术期管理中的重要作用后，2011 年 UNOS 要求各肝移植中心根据个人经验和受过的培训指定一位肝移植麻醉主任。类似的资格要求也适用于对外科医师和内科医师（肝病医师）的选择。另外，UNOS 划分了麻醉主任的临床职责，包括参与移植患者的选择、术前评估、围术期管理、术后随访、死亡与发病讨论[70]。最后，麻醉主任还需要参加与肝移植相关的继续医学教育活动以保持肝移植麻醉领域的最新知识。

肝移植适应证

　　肝移植手术是治疗失代偿期肝硬化、无法手术切除的原发性肝癌、急性肝衰竭和代谢性疾病的唯一有效方法。2011 年，美国成人肝移植手术中失代偿期肝硬化占 75%，接着是恶性肿瘤（占 21%）、急性肝衰竭（占 4%）和代谢性疾病（占 2%）[1]。

　　肝硬化可进一步细分为丙型肝炎（占 2011 年美国肝移植总量的 23%）、酒精性肝病（18%）、胆汁淤积性疾病（9%）和其他类型（22%），包括非酒精性脂肪肝（nonalcoholic steatohepatitis, NASH）和自身免疫性疾病等（图 74-7）。

　　随着对慢性肝病治疗水平的提高，尤其是抗病毒治疗和经颈静脉肝内门体分流术（transjugular intrahepatic portosystemic shunt, TIPS），使近 10 年来患者的生存率得到了明显改善[71]。对肝硬化晚期伴静脉曲张破裂出血的患者尽早行 TIPS 可使 1 年生存率提高至 86%，而未行 TIPS 的患者 1 年生存率仅为 61%[72]。肝衰竭出现威胁生命的并发症如肝性脑病、腹水、胃肠道出血或者尿毒症时，与药物治疗相比，进行肝移植可显著提高生存率（术后 1 年生存率可达 90%）（表 74-1），因此应为首选。

　　在美国，慢性肝病和肝硬化是年龄在 45 ~ 64 岁成人中第五位主要的死亡原因，列于肿瘤、心脏疾病、意外伤亡和慢性呼吸系统疾病之后。2011 年肝疾病引起了所有年龄组超过 33 000 人的死亡，成为第 12 个主要死因[73]。

表 74-1　肝硬化并发症的预后

并发症	生存率
曲张静脉破裂出血	65% ~ 70%（1 年）*
腹水	48% ~ 60%（1 年）†
肝肾综合征	50%（3 个月）‡
肝性脑病（2/3 级）	40% ~ 50%（1 年）§

肝硬化并发症的预后不良，但在肝移植术后 1 年生存率可达 90%。
* *Thomopoulos K, Theocharis G, Mimidis K, et al: Dig Liver Dis 38:899,2006.*
†*Fernandez J, Navasa M, Planas R, et al: Gastroenterology 133:818, 2007.*
‡*Alessandria C, Ozdogan O, Guevara M, et al: Hepatology 41:1282, 2005.*
§*Stewart C, Malinchoc M, Kim W, Kamath P: Liver Transplant 13:1366,2007.*

肝移植趋势

　　近 10 年来，恶性肿瘤和 NASH 引起的肝硬化在肝移植中的比例仍在增加。2001 年恶性肿瘤仅占肝移植的 4%，而在 2011 年占 21%。目前 NASH 是肝移植手术中第三种常见的适应证，到 2025 年有望超过排名第一的丙肝型肝硬化[74]，因为近 10 年来（2001 - 2011 年）丙肝型肝硬化在肝移植中的比例已从 31% 减少至 23%[1]。

　　美国肝移植的总量从 1998 年 3900 例增加至 2006 年 6000 例后，一直稳定在每年约 6000 例[1]。由于手术适应证相同，欧洲每年的肝移植数量也相近（接近 6000 例）[75]。近 10 年来，接受肝移植手术的存活患者（成人和儿童）已从 2001 年 30 000 例增加至 2011 年 62 000 例，超过了 2 倍[1]。

　　至 2011 年年底，美国肝移植的中位等待时间为 12.6 个月（四分位范围为 1.6 ~ 72 个月）[76]。2002 年美国当前的分配系统被启用，使患者的等待时间明显缩短，并且不再主要依据等待时间长短进行器官分配。直至 2005 年后中位等待时间持续延长，然而不同地区的等待时间亦不相同，即器官捐赠区域化[77]。

　　近 10 年来年龄在 50 岁及以上的肝移植患者比例从 58% 增加至 77%，65 岁及以上的患者比例增加了 50%[1]。尽管女性少于男性，但两者之间差距不大。另外，联合器官移植已逐渐成为趋势，尤其是肝肾联合移植，在 2011 年约占移植总量的 7%。

　　肝移植面临的主要问题是器官供体短缺，导致近 10 年来每年几乎都有 12% 的患者在等待中死亡[1]。这一数据的变动不大，然而近 3 年来因为身体状况太差而不能接受移植手术的患者人数已经翻倍。这些问题使肝移植放宽了供体标准，例如进行尸体肝捐赠已从 2001 年占肝移植总量不超过 2%，到 2011 年增加

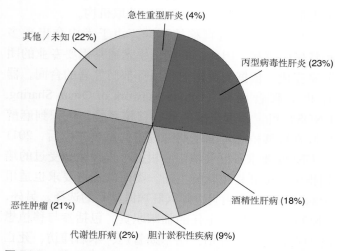

图 74-7　美国 2011 年成人肝移植的适应证（*Adapted from OPTN & SRTR Annual Data Report 2011. U.S. Department of Health and Human Services Health Resouces and Services Administration, p 88, Figure Li 4.9*）

至 6%[1]。近 10 年来活体肝捐赠量减少，尤其是对成人受体。2001 年成人活体肝移植超过 400 例，至 2011 年已不足 200 例[1]。这一变化是由于捐肝者对于术后并发症的担忧，尤其是那些捐肝体积较大者，例如捐赠肝右叶。2010 年报道了 2 名捐肝者死亡，进一步显示了活体肝捐赠的风险。

在成功地进行肝移植后丙型肝炎复发被越来越多地认为是一项挑战。因为丙型肝炎是肝移植最常见的适应证，复发感染和新移植肝衰竭会带来可怕的后果。由于免疫抑制药物有诱发病毒复制的不良作用，很多移植中心试图选择性停止部分丙型肝炎患者的甾体药物治疗。

近 10 年来（2002－2011 年，参见第 93 章）美国儿童肝移植的数量稳定在每年 500～600 例。在美国接近 10%～15% 的患儿接受活体肝移植，这一数据比 10 年前的 20%～25% 有所下降[1]。儿童肝移植最常见的适应证是胆汁淤积性疾病（47%）、恶性肿瘤（14%）、代谢性疾病（13%）和急性重型肝炎（11%）[1]。欧洲肝移植注册中心（European Liver Transplant Registry, ELTR）报道了相似的小儿数据，约占肝移植总量的 10%[78]。

终末期肝病的病理生理

肝硬化是慢性肝实质细胞炎性坏死的最终结果，导致肝结构纤维化和破坏。血流受阻导致门脉高压和门静脉与体循环静脉间形成分流[79]。门静脉和肝静脉之间的压差超过 10～12mmHg 时为重度门脉高压，可出现腹水、食管静脉曲张出血、肝性脑病、肝肾综合征等并发症。肝硬化失代偿期几乎可影响全身各器官系统[80]。对肝移植患者的术前评估需要了解肝硬化失代偿期的一系列病理生理改变。

心血管并发症

以高心排出量、低动脉血压和低外周血管阻力为特征的高动力循环是终末期肝病的标志。尽管动脉收缩压低于 100mmHg，患者仍表现出灌注良好。由于血流量增加，肺动脉压可能轻度升高。肺血管阻力（pulmonary vascular resisitance, PVR）通常在正常范围内。患者的血容量增加，储存于扩张的内脏血管床，使有效循环容量显著减少。

高动力循环是由于门脉高压引起大量舒血管因子生成所致，例如钠尿肽、血管活性肠肽、内毒素和胰高糖血症素，尤其是一氧化氮[81]。在肝硬化患者中一氧化氮在高动力循环之前出现生成增多。舒血管因子

大量生成，引起循环系统对交感刺激反应减弱[82]。临床上通常需要增加缩血管药物的用量。

另外，肝硬化患者可能合并有在基础状态时无明显表现的其他心功能异常，即肝硬化性心肌病，包括心肌收缩功能和舒张功能不全、对 β 肾上腺素刺激耐受及电生理异常。心脏收缩功能不全的表现是尽管心室舒张末期容积增加，在生理或者药物刺激时不能有效地增加心排出量和射血分数。其严重程度似乎与肝疾病的严重程度直接有关[83]。舒张功能不全主要依据超声心动图诊断，显示心室舒张期经二尖瓣的流量异常，包括 E/A 比值减小或者倒置以及 E 波减速时间延长，反映了心室舒张期的充盈阻力。其临床表现为心室充盈量的改变，易发生心力衰竭。

很大一部分肝硬化患者还合并自主神经功能不全，表现为在发生血流动力学剧烈波动时心肌的变时功能不足以及对血流动力学反应不够。有些肝硬化患者还会出现 QT 间期延长，因此给予有延长 QT 间期作用的药物时应谨慎[84]。

肝硬化患者发生冠状动脉疾病的危险因素与其他患者相似：高血压、血脂异常、年龄、性别和肥胖。然而 NASH 已被认为是肝移植越来越主要的适应证，而 NASH 易合并肥胖、糖尿病和慢性炎症。目前还不清楚鉴别肝硬化患者是否合并严重冠状动脉疾病的最佳检查方法。因为药物应激实验是最常用的方法，而许多患者无法接受检查。另外，对无创心功能检查价值的研究，尤其是多巴酚丁胺应激超声心动图，通常显示灵敏度不高以及和阴性结果预测价值的不确定（75%～89%）[85]。因此，当肝移植患者合并冠状动脉疾病的可能性较高时，应考虑行冠状动脉造影检查[86]。而对于一些不太复杂的外科手术，此检查可不需要。有证据显示已接受治疗的冠状动脉疾病患者与没有血管造影结果证实冠状动脉疾病的患者相比，肝移植术后生存率无明显差异[87]。

肺部并发症

50%～70% 的慢性肝病患者有气短的表现[88]。鉴别诊断包括可引起通气/血流比值异常的各种疾病，如潜在的气道阻塞性疾病、肺内液体滞留、胸膜腔积液、大量腹水导致的肺容积减少等。与囊性纤维化一样，α_1 抗胰蛋白酶缺乏肺和肝的表现。另外，门脉高压患者有两种独特的血管异常，并且发病率和死亡率很高，即肝肺综合征（hepatopulmonary syndrome, HPS）和门脉性肺动脉高压（portopulmonary hypertension, PPHTN），可引起各种并发症。

约 20% 的肝移植候选者可出现 HPS[89]。HPS 的

诊断标准包括门脉高压、吸入室内空气时血氧分压低于 80mmHg（或肺泡－动脉氧分压差 > 15mmHg）、或者有肺内血管舒张（intrapulmonary vascular dilation, IPVD）的证据[90]。IPVD 可通过对比增强的超声心动图或者使用锝标记的大颗粒白蛋白进行肺灌注扫描显现。在没有 HPS 的患者，注射入静脉循环的微泡和白蛋白大颗粒可被肺毛细血管床捕获。微泡延迟显影（超过 3 个心动周期）左心房（依据超声心动图）或者肺外摄取锝标记的大颗粒白蛋白增加（大于 5%）提示 IPVD，肺毛细血管直径可明显扩大，从 8 ~ 15μm 增加至 50 ~ 500μm。肺毛细血管舒张和高动力循环导致血液流经整个肺毛细血管床时氧气的弥散时间不足，导致血液氧合不良，出现功能性分流。通常可通过给予纯氧来纠正。由于 IPVD 在肺内主要发生在基底部，站立位比仰卧位时低氧血症更加恶化（直立性低氧血症）。

　　肝肺综合征的自然病程通常是进行性低氧血症的过程。肝移植可能有望纠正超过 85% 患者的低氧血症，尽管可能需要 1 年时间[91]。肝肺综合征患者移植术后的生存率比没有移植患者显著提高。以前动脉血氧分压 <50mmHg 被认为是肝移植患者术前和术后死亡率升高的预示。然而在最大的单中心研究中，肝肺综合征患者肝移植术后 5 年总生存率可达 76%，与没有肝肺综合征的患者接近[92]。这些结果显示肝肺综合征患者尽早进行肝移植手术预后会更好。相应地，器官分配时应优先考虑肝肺综合征患者和吸入室内空气时血氧分压 <60mmHg 的患者[93]。

　　PPHTN 指门脉高压患者在没有其他潜在诱因时出现肺动脉高压。欧洲呼吸协会（European Respiratory Society Task Force）对肝肺疾病的诊断标准如下：①有门脉高压的临床证据，伴或不伴肝疾病。②静息时平均肺动脉压达 25mmHg 或者活动时达 30mmHg。③平均肺动脉楔压 <15mmHg 或者跨肺压差（平均肺动脉压减去楔压）大于 12mmHg。④ PVR>240dyn·s·cm⁻⁵ 或者 3 个 Wood 单位[94]。

　　需要计算 PVR 是由于肝硬化患者仅靠心排出量增加即可使平均肺动脉压轻度增加（表 74-2）。轻度、中度和重度 PPHTN 分别指平均肺动脉压 < 35mmHg 和 35 ~ 50mmHg 及 > 50mmHg。

　　PPHTN 的发病率在已知门脉高压的患者中为 2%[95]，在普通人群中仅为 0.13%[96]，在肝移植候选者中为 4% ~ 6%[97]。PPHTN 的发生与潜在肝疾病的严重程度无关。与 HPS 类似，PPHTN 的临床症状无特异性，一般表现为呼吸困难、乏力及活动耐受减弱。

　　PPHTN 的最佳筛查方法是采用经胸二维超声心动图，利用三尖瓣瓣膜反流的速度评估右心室收缩。在没有肺动脉瓣狭窄时，右心室收缩压可以很好地用来估算肺动脉收缩压。经胸超声心动图对诊断肝移植术前中至重度 PPHTN 患者的灵敏性为 97%，特异性为 77%[98]。然而，要证实肺动脉压升高和测量 PVR 则需要置入右心导管。

　　中至重度 PPHTN 与肝移植患者术后死亡率增加有关。一项多中心的研究显示，36 例合并 PPHTN 的肝移植患者中超过 1/3 的患者在住院期间死亡（手术后 3 周以内）。平均肺动脉压 >35mmHg 的患者全部死亡（13 名患者中有 12 名）[99]。另外，也不可预测成功的肝移植对 PPHTN 自然进程的影响。一些患者在术后 PPHTN 有所改善，一些患者需要继续药物治疗，还有一些患者 PPHTN 甚至会加重。这提示中至重度 PPHTN 患者应在肝移植前进行 PPHTN 的相关治疗。

　　扩张肺血管的药物包括前列腺素（依前列醇）、磷酸二酯酶抑制剂（西地那非）和内皮素拮抗剂（波生坦）。钙通道阻滞剂通常用于有肺动脉高压的非肝硬化患者，对肝硬化患者应禁用，因为相关的肠系膜血管舒张可使门脉高压进一步恶化。对药物治疗反应较好的患者可使平均肺动脉压降至 35mmHg 以下，PVR 减少至 400dyn·s·cm⁻⁵ 以下，被考虑为适合的肝移植候选人[99-100]。

肾功能不全

　　肝硬化患者合并肾功能不全是由于肾低灌注和

表 74-2　向 4 例代表性的、平均肺动脉压升高相同的肝硬化患者置入右心导管后的数据 *

患者	平均肺动脉 压（mmHg）	肺毛细血管楔压（mmHg）	心排血量（L/m）	肺毛细血管阻力（dynes·sec·cm⁻⁵）	诊断
1	35	10	5	400	原发性肺动脉高压
2	35	10	10	200	高动力循环
3	35	25	5	160	液体过多
4	35	25	10	80	液体过多并高动力循环

* 注意仅第 1 位患者是原发性肺动脉高压，因为肺血管阻力增加

钠潴留引起的。肝肾综合征（hepatorenal syndrome, HRS）是由于肝硬化晚期循环改变引起的肾前性异常。由于 HRS 患者的肾可成功地用于肾移植手术，HRS 被认为是一种功能紊乱[101]。肾功能是计算终末期肝病模型（Model for End-Stage Liver Disease，MELD）评分时仅有的三个变量之一，是影响患者死亡率的重要危险因素。

除了 HRS，肝硬化患者还有引起肾功能不全的其他危险因素，如肾实质病变、脓毒症、肾毒性损害和低血容量。HRS 是一个排他性诊断，其他可被治愈的因素均应被排除。HRS 在引起住院肝硬化患者急性肾功能损伤的因素中仅占 1/4[102]。肝硬化腹水患者 5 年内 HRS 的发病率接近 40%[103]。

HRS 是由于门脉高压后局部生成舒血管因子，尤其是 NO 所引起的。内脏血管舒张导致有效循环血容量减少，动脉血压下降，引起交感系统、肾素 - 血管紧张素 - 醛固酮系统和血管加压素系统激活，最终导致肾灌注严重减少和肾小球滤过率明显降低。

Ⅰ 型 HRS 表现为在诱因之后，如自发性细菌性腹膜炎、脓毒症、胃肠道出血或者手术应激，出现快速进行性的肾衰竭和血清肌酐水平翻倍超过 2 周。如果不给予相应的治疗，Ⅰ 型 HRS 患者的中位存活期为 2～4 周[104-105]。Ⅱ 型 HRS 患者的中位存活期约为 6 个月[106]。

尽管肾血管收缩是引起 HRS 的直接原因，但给予前列腺素、多巴胺受体激动剂或者内皮素拮抗剂来直接增加肾灌注的方法却并不成功。针对内脏血管舒张给予收缩血管的药物治疗反而提示更有效[107]。

治疗药物包括精氨酸后叶加压素、生长激素抑制素以及 α 受体激动剂如去甲肾上腺素和甲氧安福林，以及扩容治疗。特利加压素是针对 HRS 研究最多的血管加压素，但在美国未被使用[108-109]。

置入 TIPS 可降低门脉压力，减轻内脏循环的压力。前期的一些研究显示 TIPS 可逆转以上两种类型的 HRS，但由于试验中大量的排除标准和存在使肝性脑病恶化的风险，TIPS 可能并不对所有的 HRS 患者都适用[110]。

肝移植是 HRS 患者的最终治疗方法。对准备接受肝移植的 HRS 患者来说，进行肾替代治疗是移植手术前的标准桥接方案。尽管预期肾功能可恢复，术前有 HRS 的患者中有 35% 的患者仍需要术后短期的支持治疗，而术前没有 HRS 的患者中比例仅占 5%[111]。关于肝移植患者肾功能不全的首届国际肝移植协会专家共识（First International Liver Transplantation Society Expert Panel Consensus on Renal Insufficiency in Liver Transplantation）建议，每周接受透析治疗至少 2 次且持续超过 6 周的患者应考虑行肝肾联合移植[112]。

肝性脑病

尽管病情可逆，肝性脑病（hepatic encephalopathy, HE）仍是各种急慢性肝疾病的严重神经精神并发症。其常见的临床表现包括从轻微的亚临床异常到明显的神经和行为错乱。

肝性脑病是由于血氨过多引起的，但是肝性脑病的严重程度却与血氨水平没有必然联系。肝性脑病的发生也与许多其他因素和机制有关，包括其他肠源性神经毒素、γ- 氨基丁酸（GABA）和其他内源性 GABA 受体激动剂、氧化应激、炎性介质、低钠血症、5- 羟色胺和组胺神经传递异常[113-114]。

评估肝性脑病患者的第一步是排除 HE 以外的其他可能因素。鉴别诊断包括其他代谢因素，如尿毒症、脓毒症、血糖和电解质异常以及内分泌疾病。中枢神经系统结构性和血管性病变或者感染也应该考虑在内。由于肝硬化患者对镇静药物非常敏感，且肝代谢功能受损（通常还合并有肾功能受损），应仔细排查可能的药物相关性脑病。一旦其他的潜在因素被排除，接下来应系统检查潜在的诱因，例如感染（如自发性细菌性腹膜炎和脓毒症）或者胃肠道出血。

降低血氨浓度的治疗包括使用不可被吸收的双糖乳果糖和不可被吸收的抗生素如新霉素、甲硝唑和利福昔明。抗生素似乎与双糖乳果糖同样有效，但长期用药引起的药物毒性限制了其应用。

腹水

腹水是肝硬化患者住院治疗最常见的并发症[115]。在没有肝移植禁忌证时，应对腹水患者进行术前评估。非肝因素引起的腹水占 15%，包括恶性肿瘤、心功能衰竭、肾疾病、胰腺炎和结核病。穿刺检查是重要的诊断方法[115]。血清 - 腹水白蛋白差值 >1.1mg/dl 提示门脉高压的准确性可达 97%[116]。快速纠正低钠血症是有害的，可引起肝硬化患者发生脑桥中央髓鞘溶解症。这是一个潜在的灾难性神经系统并发症。对肝移植患者的观察结果显示围术期纠正低钠血症的波动范围应不超过 16mEq/L[117]。

一旦出现难治性腹水，即对最大剂量的标准药物治疗仍然效果不佳时，治疗方式通常很有限，包括穿刺抽腹水、肝移植、置入 TIPS 和腹腔颈静脉分流。

发生自发性细菌性腹膜炎的危险因素包括之前的急性感染、胃肠道出血、腹水白蛋白水平 <1.5g/dl。对发生过自发性细菌性腹膜炎的患者，推荐长期给予诺

氟沙星或者甲氧苄啶/磺胺甲噁唑预防性治疗[115]。

静脉曲张

由于慢性炎症，肝硬化会增加门静脉压力。纤维化和再生结节引起内脏血流阻力增加，导致门体静脉侧支循环形成。门静脉高压的进展会增加局部一氧化氮产生，加剧内脏血管扩张。高压的侧支血管破裂是门静脉高压的一种高度致命和可怕的并发症。

通过测量肝静脉楔压（wedged hepatic venous pressure, WHVP）来诊断门静脉高压。WHVP 虽然不是直接测量门静脉压力，但已被证明与之有良好的相关性[118]。测量方法是向肝静脉内置入一根导管至楔入位置。为了排除由腹水引起的腹腔内压力增加的影响，应该用测得的 WHVP 减去游离肝静脉或下腔静脉（inferior vena cara, IVC）压力，即得到肝静脉压力梯度（hepatic venous pressure gradient, HVPG）。正常的 HVPG 为 3～5mmHg。静脉曲张患者的 HVPG 可达 10～12mmHg 或更高。

食管胃十二指肠镜检是诊断静脉曲张的金标准。静脉曲张的出血风险与曲张静脉的大小、有无红色凸纹征和曲张静脉的压力（即 HVPG）有关。治疗方案是基于这些观察和检测结果。非选择性 β 受体阻滞剂通过减少心排出量（β_1）和内脏血管收缩（β_2）两种机制降低门静脉压力。对不能耐受 β 受体阻滞剂或有用药禁忌的患者，内镜结扎是预防静脉曲张出血的另一种选择。TIPS 疗法一直被用于静脉曲张的支持治疗，但最近已被推荐用于部分患者的早期治疗[72]。不过，TIPS 疗法相关的脑病发生率较高。尽管如此，TIPS 可能会降低部分患者的死亡率[72]。

对急性静脉曲张出血应该联合使用血管内容量复苏、纠正严重的凝血障碍、用药物控制门脉压力和内镜曲张静脉结扎等多种治疗。过度积极的血管内容量替代治疗会导致持续或反复出血，因为出血与血压高低相关[119-120]。择期行气管插管术保护气道通常是恰当的。降低门脉压力的药物包括抗利尿激素和生长抑素。尽管 β 受体阻滞剂可以降低门脉压力，但它对全身血压的影响使之不适于此种情况治疗。早期内镜结扎曲张静脉联合药物治疗是急性静脉曲张出血的首选治疗。球囊填塞可有效地用于静脉曲张持续出血，但存在严重并发症，包括食管破裂和误吸，建议将其作为更明确的治疗如手术分流桥、TIPS 或肝移植前的过渡治疗。

止血

止血是一个动态过程，是凝血、血小板和纤维蛋白溶解相互作用的产物，导致血凝块的形成和修整（参见第 62 章）。肝疾病影响到所有这些成分的质和量。除了组织促凝血酶原激酶（Ⅲ因子）、钙（Ⅳ因子）和血管性血友病因子（Ⅷ因子）外，肝是所有促凝和抗凝因子合成的部位，也是清除这些活化因子的部位。

由于常规凝血检查如凝血酶原时间（prothrombin time, PT）和部分凝血活酶时间（thromboplastin time, PTT）结果异常，肝硬化患者通常被认为有出血倾向。然而，这些实验只能反映部分促凝因子的活动，而未考虑和评估伴随的抗凝因子减少。凝血酶的有效生成是基于促凝和抗凝作用的平衡，而不是孤立地检测凝血系统的某一部分能反映的。因此毫不奇怪，PT 和 PTT 异常与侵入性操作如肝活检引起的出血并发症相关性很差[121]。有证据表明，肝硬化患者的蛋白 C 水平降低与促凝血因子水平的下降相平衡，从而使体内凝血酶的生成不变[122]。

如果由于抗凝因子（S 蛋白、C 蛋白和抗凝血酶Ⅲ）不成比例地减少，并伴随促凝因子（FVⅢ）的增加，凝血占优势，就会导致高凝状态[123-124]。有研究报道，在肝硬化和非硬化性肝疾病中伴有静脉血栓栓塞，证实了这种可能性[125-126]。

血小板减少是肝硬化的一个常见症状。主要原因是门静脉高压时脾对血小板的截留。vW 因子水平的升高代偿了血小板计数的减少，增加了血管壁上血小板内皮细胞的相互作用。

肝硬化患者的纤溶系统有很多异常，可能加速纤维蛋白溶解。肝是组织纤溶酶原激活物清除的部位，已发现在肝硬化患者中组织纤溶酶原激活物水平升高[127]。肝也是血纤维蛋白溶酶抑制剂如纤溶酶激活物抑制剂（plasmin activator inhibitor-1, PAI-1）和凝血酶激活的纤溶抑制物（thrombin-activatable fibrinolysis inhibitor, TAFI）合成的部位。促进和抑制纤维蛋白溶解的因子最好能保持平衡。常用的用来评估纤溶加速及其严重性的实验包括优球蛋白溶解时间和血栓弹力图。

弥散性血管内凝血（disseminated intravascular coagulation, DIC）早期出现血栓形成，随后继发广泛的纤维蛋白溶解。由于凝血因子的消耗，凝血因子和血小板出现缺乏，DIC 发展为出血。DIC 与否慢性肝病稳定与否的一个特征尚有争议。标准实验室检查不能区分因子消耗与减少合成，所以几乎没有作用。取而代之的是评估凝血酶生成过量的指标，包括凝血因子活化的裂解产物，如凝血酶原片段 F1 + 2、纤维蛋白肽 A 和凝血酶 - 抗凝血酶复合物。这些检测表明，明显的 DIC 不是稳定的慢性肝病的特征[128]，但在肝病

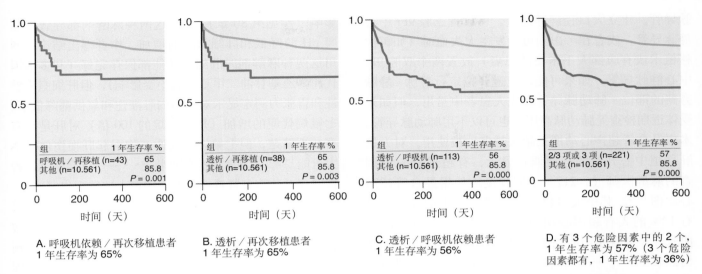

A. 呼吸机依赖／再次移植患者
1 年生存率为 65%

B. 透析／再次移植患者
1 年生存率为 65%

C. 透析／呼吸机依赖患者
1 年生存率为 56%

D. 有 3 个危险因素中的 2 个，
1 年生存率为 57%（3 个危险
因素都有，1 年生存率为 36%）

图 74-8　影响移植后生存率的危险因素。四格图片分别比较了对照组 10 000 例移植后患者的生存率（每一格的最上面一条 Kaplan-Meier 曲线，移植后 1 年生存率 86%）。（A）依赖呼吸机的再次移植患者（移植后 1 年生存率为 65%），（B）进行透析的再次移植患者（移植后 1 年生存率为 65%），（C）呼吸机依赖且进行透析的患者（移植后 1 年生存率为 56%），（D）有任意 2 ~ 3 个危险因素的患者（有 2 个危险因素的移植后 1 年生存率为 57%；有 3 个危险因素的移植后 1 年生存率为 36%）*(From Desai NM, Mange KC, Crawford MD, et al: Predicting outcome after liver transplantation: utility of the model for end-stage liver disease and a newly derived discrimination function, Transplantation 77:99-106, 2004)*

中可见加速的血管内凝血和纤维蛋白溶解这些较低的消耗过程[129]。在已知刺激，如脓毒症或自发性细菌性腹膜炎下表现出加速的血管内凝血和纤维蛋白溶解的患者，发生 DIC 的风险增加。

手术过程

术前处理

2011 年，在美国等待移植的中位数时间是 12.6 个月（四分位范围为 1.6 ~ 72 个月）[76]。因此，等待移植者在确定得到合适的供体时可能离他们最初接受评估已经有数月，所以应该在安排好器官捐赠后回顾受体的状况评价，等待移植者会接受由多个团队进行的广泛的术前评估，通常包括手术团队、肝病学家、心脏病学家、肺病学家、精神科医师及社会工作者。在有特殊并发症时，可能需要更多顾问参与。麻醉医师特别感兴趣的是健康状况的临时改变、住院（如存在感染的可能性应该考虑新发生的脑病、静脉曲张出血、腹水或血流动力学恶化），最初和后续的心肺状况细节的评估（评估有无冠状动脉疾病、心力衰竭、肺动脉高压或心律失常），以及肾的情况（急性肾损伤）。

移植后 1 年预期生存率降低的患者为高危人群，包括接受再移植的患者或靠机械通气、输注血管加压素及肾替代治疗支持的患者（图 74-8）[2]。少尿、酸血症或依赖于肾替代治疗的患者术中使用肾替代治疗可能受益[130-131]。

应该制订规范，通知血库准备移植，以便按照机构规范备好一定量的红细胞和血浆。如果预计获得血液制品可能有任何延迟，例如存在抗体时，血库人员应通知移植协调员和麻醉医师。存在红细胞抗体时，我们的规范是准备兼容的红细胞开始和完成移植手术，在需要大量输血时使用未知兼容性的红细胞（参见第 61 章）。

手术分为三个不同的阶段。在无肝前期或肝切除阶段，肝被移开并对血管结构（肝上和肝下下腔静脉、门静脉和肝动脉）进行标识。无肝期始于阻断这些血管，切除原肝，并持续至移植肝植入。再灌注（通常通过门静脉）标志着新肝期开始，一直持续到完成剩余的血管吻合（通常是肝动脉）、胆管吻合、止血及关腹。

术中管理

不同机构根据其经验、病例数及资源，对肝移植手术的人员配置和监护手段有所不同。大多数中心分配两个麻醉医师负责肝移植，但人员的资质有所不同。在教学型医疗单位常见的安排是一位有丰富肝移植经验的主治医师和一位高年资住院医师。在私立医院，第二人员可能是另一位麻醉医师、注册麻醉护士、注册的卫生保健人员如灌注师，或这些人员的组合。

由于是急诊手术，术前口服免疫抑制剂／肠道消毒的抗生素，并且存在腹水，麻醉通常采用快速顺序诱导。麻醉诱导前或更常见的是在诱导后立即放置动脉导管。建立大口径静脉通道。可放置三腔 9Fr 中心静脉导管，或者在考虑到可能发生大失血时（如再次移植术或有腹部大手术史的患者）放置两个双腔 9Fr 中心静脉导管。如果可能，应避开拟定行静脉 - 静脉旁路的部位。肺动脉导管在成人患者中常用，但如果受体近期检查无肺动脉高压，也可以不用肺动脉导管。术中经食管超声心动图正越来越多地被使用。对大量肝移植中心开展的一项调查显示，有超过 85% 被调查的麻醉医师（n=217）不同程度地使用经食管超声心动图[132]。其中大多数人只能进行有限的检查，只有 12% 的人有超声心动图执照。即使存在食管静脉曲张，经食管超声心动图引起出血性并发症的可能性仍然较低[133]。一些肝移植中心在使用经食管超声心动图时不再放置肺动脉导管，但如果术中需要持续监测肺动脉压力，或用于术后 ICU 血流动力学和液体管理，则必须放置肺动脉导管。动脉压力波形分析和三维超声心动图等新技术与热稀释法参数的相关性并不好，目前尚不主张在术中常规使用[134-135]。

经常使用高流率（>500ml/min）的快速输血输液系统。该系统包含一个贮存罐、泵、过滤器和热交换器，以及防止和监测血液或空气栓塞、低温和线路阻塞的一些安全设置。快速输血输液系统有利于容量替代和输血管理。

尚不清楚麻醉技术对患者预后的影响。在作者所在的医疗中心，通常使用平衡麻醉，一般用低到中等浓度 [0.5 ~ 1.0 最低肺泡浓度（minimum alveolar concentration, MAC）] 的挥发性麻醉剂以确保患者意识消失，同时使用阿片类药物。通常用芬太尼，以阻断刺激引起的交感神经反应，并为术后镇痛提供平稳过渡。对暴发性肝衰竭和脑水肿的患者，避免或谨慎使用低浓度的挥发性麻醉剂。很多情况下会进行颅内压监测（见后）。在这两种情况下，术中发生低血压时可能需要临时停用挥发性麻醉。咪达唑仑对血流动力学的影响很小，发生低血压时仍可用于发挥遗忘作用。历史上挥发性麻醉剂一直选用异氟烷，因为它比以前的挥发性药物能更好地保护内脏血流[136]。对健康人的研究已经证实，异氟烷对肝循环产生血管舒张效应；与之相比，氟烷则引起血管收缩[137]。这种有益于肝氧供的作用有利于新肝的灌注。关于地氟烷对肝血流量的影响研究结果不一致。在动物身上，1.0MAC 以下的地氟烷剂量依赖性地减少总肝血流量；然而，在一项排除肝疾病患者的人体研究中，使用地氟烷者的肝血流量比用异氟烷者略快，尽管这种影响没有统计学差异[138]。另一项研究比较了七氟烷和地氟烷对老年患者肝血流和肝细胞完整性的

影响（参见第 80 章）[139]。这两种麻醉剂都导致胃黏膜 pH 的降低和肝细胞酶的增加。作者得出结论，使用这两种麻醉剂时肝细胞功能都保存完好（利多卡因代谢为乙基甘油二甲基苯胺不受影响），但肝细胞完整性和胃张力测定显示对肝的内脏灌注和氧供都降低了。七氟烷代谢的增加（是地氟烷的 100 倍）对肝是否有害并不清楚，但七氟烷的代谢产物引起肝损伤似乎不太可能[140]。七氟烷的分解产物之一 ——化合物 A，曾被发现对动物有肾毒性，但未曾在人体显现出肾毒性，即使是使用低流量麻醉（参见第 26 章）[141]。

由于顺式阿曲库铵的消除不依赖于器官，且组胺释放减少，因而是肝移植患者很好的神经肌肉阻滞剂（参见第 34 章）[142]。在终末期肝病患者，顺式阿曲库铵的分布容积比健康对照者大。肝病患者的肝清除率也增加，这导致消除半衰期和肌肉松弛持续时间（恢复到 25% 的时间）相似。有报告建议在肝移植中使用罗库溴铵，因为肌松作用时间似乎是一个预测移植肝功能的有用指标。所有恢复时间超过 150min 的患者都发生了移植肝功能不良[143]。

无肝前期

无肝前期始于手术切皮，止于血管离断和原肝切除。使用传统的原位肝移植技术时，需阻断门静脉、肝上 IVC、肝下 IVC 以及肝动脉（彩图 74-9）。如果使用背驮式技术，将保留原本的肝后下腔静脉（图 74-10）。

无肝前期包括对原肝的解剖分离以及肝门的识别。伴有开腹和引流腹水时会出现低血容量。应该预先使用含胶体的液体治疗以减少前负荷的变化。如果已存在凝血功能障碍，切皮后应马上输注新鲜冰冻血浆，尽管一些作者已质疑新鲜冰冻血浆在原位肝移植（orthotopic liver transplantation, OLT）中的使用[144-145]。在欧洲，含维生素 K 依赖的凝血因子（因子 Ⅱ、Ⅶ、Ⅸ、Ⅹ）的浓缩凝血酶原复合物（prothrombin cornplex concentrates, PCCs）正越来越多地用作替代血浆输注，以避免输血相关性急性肺损伤和输血引起的循环超负荷（参见第 61 章）[146-147]。欧洲使用的所谓的含四种因子的 PCCs 含有治疗水平的 Ⅶ因子以及蛋白 C 和 S，与美国使用的含三种因子的 PCCs 不同[148]。使用 PCCs 时需要注意的主要是血栓栓塞并发症，其发生率根据患者的基础疾病、使用剂量和 PCCs 商品中的成分而有所不同[149]。另一种产品——重组激活 Ⅶ因子，也在肝移植中进行了评估，结果发现可以改善凝血功能，但不能减少输血需求[150-151]。重组因子 Ⅶa 引起动脉而不是静脉血栓

栓塞的风险增加[152]。血栓弹力图或标准实验室检查（凝血酶原时间、纤维蛋白原和血小板计数）可用于指导纠正凝血障碍[153-154]。一些作者认为凝血功能监测不影响原位肝移植手术对血液制品的需求[155]。然而，

在患有凝血病的心脏手术患者，使用血栓弹力图实时监测指导治疗可减少红细胞和血浆输注并改善 6 个月生存率[156]。各机构在原位肝移植术中的输血实践有很大区别，正如从 MELD 评分显示的患者病情严重程度也不一样。但对输血需求的差异可能不是由于术中失血不同引起的[157]。在无肝前期纤维蛋白溶解不常见，因此，通常不必使用冷沉淀。不应迅速纠正低钠血症。一例报道中指出，围术期血清钠水平增加 21 ~ 32mEq/L 可引起脑桥中央髓鞘溶解，而增加量不到 16mEq/L 则不会[117, 158]。柠檬酸中毒（缺乏肝功能时输入富含柠檬酸的血液制品导致低游离钙血症）可使用氯化钙来治疗（参见第 61 章）。柠檬酸输入也会引起低镁血症，但移植物再灌注后镁离子数值可逐渐恢复正常[159]。这一现象的临床意义有待研究，但可能影响心血管功能。最好避免积极治疗低钾血症，尤其在准备再灌注时血清钾会随之升高。应该用利尿剂和胰岛素加葡萄糖治疗高钾血症，如果无效，应采取术中透析。除了儿科患者或严重疾病如暴发性肝衰竭外，一般不需要在不用胰岛素时补充葡萄糖。应避免高血糖症，因为血糖水平超过 180mg/dl 会增加肝移植受体手术部位的感染率[160]。应定期检测血气、电解质、血糖、游离钙和血红蛋白水平，在大量失血或已存在异常时应每小时测定。重点照护检测方案可以方便、快速地传回实验室数据。通常是在手术开始时、纠正特定凝血障碍后、再灌注后和出现微血管出血时进行凝血功能检查。

维持尿量是可取的，但为此使用低剂量多巴胺并未得到证实[161-162]。应该避免体温过低。在无肝期可

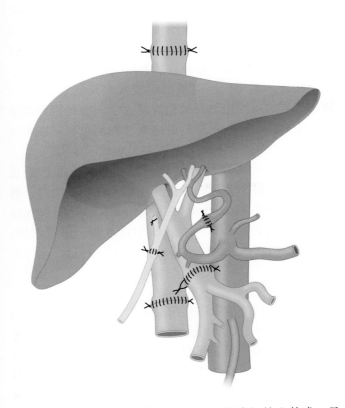

彩图 74-9 肝移植。图示为经典的腔静脉间植入技术，显示了肝上和肝下下腔静脉、门静脉、肝动脉和胆管的吻合 *(From Molmenti E, Klintmalm G: Atlas of Liver Transplantation. Philadelphia, 2002, Saunders.)*

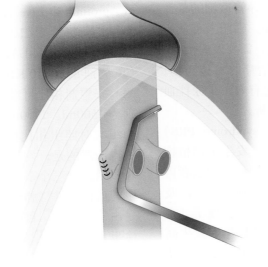

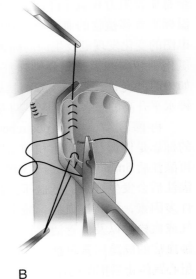

图 74-10 肝移植。A，背驮式技术，图示部分腔静脉阻断和缝合的原肝右静脉。B，保留原有的肝后下腔静脉和肝静脉袖式吻合 *(From Molmenti E, Klintmalm G: Atlas of Liver Transplantation.Philadelphia, 2002, Saunders)*

A   B

以使用静脉 - 静脉旁路加温来辅助控制核心体温。无论使用何种旁路，都应将变温毯垫在患者下方并且覆盖上下肢（参见第 54 章）。这个手术阶段的出血与原有的凝血障碍、是否存在门脉高压及其程度以及手术的复杂性和持续时间有关，后者受既往手术史和腹腔粘连的影响 [163-164]。

无肝期

无肝期始于阻断肝血流，止于移植物再灌注。阻断肝上和肝下 IVC 可使静脉回流减少高达 50%。静脉 - 静脉旁路（veno-venous bypass, VVB）将下腔静脉和门静脉的血流通过腋静脉转移到上腔静脉，从而缓解了前负荷的减少，提高了肾灌注压，减少了内脏淤血，并且可以延缓代谢性酸中毒的发生 [165]。然而，使用 VVB 并非没有风险。空气栓塞、血栓栓塞和管道意外脱落可以是致命的或导致严重并发症 [166]。VVB 未在所有中心统一使用。最近的一个对三项研究的 Meta 分析未发现随机分组的患者使用或不使用 VVB 在肾功能不全患者的发生率或输血需求方面存在差异 [167]。使用背驮式技术保留了 IVC，可减少 VVB 的需要 [168]。

肝切除后需进行止血，并吻合肝上、肝下 IVC 和门静脉血管。尽管在无肝期没有肝产生的凝血因子，但因为已经夹闭进入肝的血管，因而失血通常不多。不过，在这个阶段，由于缺乏肝产生的纤溶酶原激活物抑制剂，导致没有对抗组织纤溶酶原激活物的作用，可能开始发生纤维蛋白溶解。各医疗中心抗纤溶药物的应用各有不同（稍后讨论）。

新肝期

新肝期是从通过门静脉对移植物再灌注开始。再灌注导致钾离子和氢离子浓度急剧增加，前负荷增加，全身血管阻力和血压降低。通过中心导管监测的低体温标志着移植物的血液回流到体循环。临床上可从心电图的变化发现危及生命的高钾血症，需要及时治疗。氯化钙和碳酸氢钠是高钾血症紧急治疗的首选药物。如果时间允许，沙丁胺醇和胰岛素也有效。少尿伴血钾水平升高的患者术中应早期考虑透析。

再灌注综合征（postreperfusion syndrome, PRS）的标志是体循环低血压和肺动脉高压，发生于移植物再灌注后 5min 内。大约 1/3 接受原位肝移植的患者再灌注后会发生严重的低血压。其原因不确定，但涉及许多因素，如高钾血症、酸中毒、低体温、栓子（空气或血栓）以及血管活性物质。再灌注后早期发生高钾血症的危险因素包括无肝前期血钾水平升高以及使用心跳停止后捐献的器官 [169]。对 321 名患者的回顾性研究发现，非理想的移植物（高度脂肪变性）和移植物冷缺血时间也是再灌注综合征的危险因素 [170]。在该研究中，所有的再灌注综合征被定义为平均动脉压 <60mmHg，都发生于冷缺血时间超过 6h 的非理想供体。作者将非理想移植物定义为供体年龄超过 50 岁、有心搏骤停病史、低血压、需要大剂量正性肌力药物、ICU 停留时间超过 5d 或肝脂肪含量升高。与无再灌注综合征组相比，再灌注综合征组再灌注后血钾水平较高（1min 和 5min），再灌注后温度（1min）较低。

此外，术中任何时刻都可能发生其他危急事件，例如严重的急性出血导致血流动力学不能维持而需要大量输血。心律失常和心脏内血栓栓塞也可以在术中任何时间发生，但再灌注后更容易出现 [171-172]。

肝动脉吻合和胆道重建一般在静脉再灌注后进行，但在儿科患者可能在再灌注前完成动脉吻合。移植物有功能的表现可能在手术室和术后早期被观察到，包括对钙的需求减少、酸中毒改善、尿量增加、核心体温增加以及胆汁从移植物流出 [71, 173]。

抗纤溶药物

再灌注后纤维蛋白溶解最为严重，这是因为移植物内皮细胞释放组织纤溶酶原激活物使之突然增加所致，可能需要抗纤溶药物和冷沉淀。在 1997 年之前的研究中，在前瞻性的随机盲法研究中并未发现抗纤溶药物在原位肝移植术中有益于减少失血和输血的需求。几乎所有这些研究都是评价抑肽酶的。相反，氨甲环酸和 ε- 氨基己酸还没有被广泛研究。2001 年，梅奥诊所（Mayo Clinic）的一项随机盲法研究显示抑肽酶与安慰剂相比可以减少对红细胞的需求（中位数分别为 5 个单位和 7 个单位）[174]。抑肽酶在肝移植中的欧洲多中心研究（European Multicenter Study of Aprotinin in Live Transplant, EMSALT）也显示大剂量 [负荷剂量 2×10^6 激肽释放酶抑制单位（kallikrein inhibiting units, KIU），随后 1×10^6 KIU/h] 和常规剂量（负荷剂量 2×10^6 KIU，随后 0.5×10^6 KIU/h）的抑肽酶与安慰剂相比可减少红细胞用量（红细胞需要量分别为 1500ml、1750ml 和 2450ml）[175]。作者报告抑肽酶组与对照组相比血栓栓塞事件的发生率没有区别。值得注意的是，发生肝动脉血栓形成的三个患者都在对照组。这三个事件可能与手术技术有关，而抑肽酶组的血栓事件（肺栓塞、右冠状动脉闭塞）不太可能是由手术所致。目前尚不清楚抗纤溶药物是否增加血栓事件的风险 [176]。纤维蛋白溶解是不可预测的，发生血栓的风险也是未知的。抑肽酶增加肝移植后第 1 周肌酐水平升高的可能性，但不增加肾替代治疗的需求[177]。2008 年抑肽酶退出全球市场，因为它使在心脏手术中使用氨基己酸的患者死亡率增加[178]。

术后管理

术后短期目标是确保患者从麻醉和手术中平稳过渡（维持血流动力学稳定、代谢稳态和充分镇痛），监测移植物功能（转氨酶水平、凝血酶原时间、胆红素水平、胆汁和尿量和酸碱状态），并持续监测已知的并发症（出血、胆漏、血管血栓形成、原发性移植物无功能）。使用糖皮质激素会导致高糖血症，可能需要胰岛素治疗（参见第 95 和 102 章）。

缺乏胆汁分泌伴血流动力学不稳定提示移植物原发性无功能，可能需要紧急再移植。相反，移植肝功能良好可促进神经功能早期恢复和心血管稳定性，改善肾功能，这些迹象可在手术结束后几小时内发生。

肝动脉血栓形成会导致移植物坏死，需要再移植。术后 2～3d 内，由于采集、保存和再灌注过程中移植物的缺血或损伤，转氨酶显著异常很常见。此后，转氨酶和胆红素水平无下降趋势，提示存在肝动脉血栓形成的可能，需要立即行过多普勒超声检查。

术后镇痛一般使用阿片类药物，包括患者自控镇痛（参见第 98 章）。与其他腹部大手术相比，对镇痛药物的需求可能会减少[179-180]。因为事先存在或在围术期发生凝血功能障碍，禁止行硬膜外镇痛。

气管拔管和终止术后机械通气的时间不确定[181-182]。早期气管拔管，包括在手术室拔管，在部分患者是可行的。然而，术后立即拔管的好处似乎仅限于减少资源利用。但在一些医疗中心，移植后患者无论是否需要机械通气都会被直接送去 ICU，这种好处更不明显。因此，许多医疗中心更希望在拔管前看到移植物有功能的清晰迹象。

急性肝衰竭

急性肝衰竭（acute liver failure, ALF，以前被称为暴发性肝衰竭）的定义为原先没有肝病的患者在病程不超过 26 周内发生肝性脑病伴凝血功能障碍 [国际标准化比值（INR）≥1.5]。急性肝衰竭是一种罕见的情况，在美国每年大约发生 2000 例。药物中毒，主要是对乙酰氨基酚中毒，在美国占急性肝衰竭超过一半的病例。其他原因包括特发性急性肝衰竭、急性病毒性肝炎、自身免疫性疾病和缺血。在美国，大约 45% 的患者自行恢复，25% 接受肝移植，30% 死亡[183]。病因对预后有重大影响，对乙酰氨基酚中毒、缺血性损伤或甲型肝炎的患者预后最佳，而非对乙酰氨基酚

引起的药物性肝损伤、急性乙型肝炎、Wilson 病或自身免疫性肝炎如不接受移植则预后不良[184]。

由于疾病进展迅速，通常急性肝衰竭不伴有肝硬化和门静脉高压的征象。慢性肝病的急性失代偿称为急性慢性肝病。这是另一种在病因、治疗和预后指标上均不同的情况。

尽管急性肝衰竭有各种病因，但发生广泛肝坏死的所有患者都有一些共同表现。最严重和致命的是急性脑水肿和颅内压增高。对其他器官系统的影响包括凝血病、循环障碍和低血压、急性肾损伤以及代谢紊乱。

减少脑水肿的一般措施包括维持患者于 30° 头高位，并确保头处于正中位以免妨碍静脉回流。一旦对患者插管，应考虑使用肌肉松弛剂以减轻咳嗽、对抗和寒战引起的颅内压增高。甘露醇用来诱发渗透性利尿，但在患者肾功能受损时使用受限。另一种选择可以是高渗盐水，理想的情况是将血清钠目标值设为 145～155mEq/L。目前推荐保持正常的二氧化碳分压以保留对急性颅内压上升时的过度通气反应。巴比妥类药物可以用来降低脑代谢，但低血压会限制它们的使用。

监测脑水肿和颅内压增高的技术是有争议的（参见第 70 章）。头部序列 CT 图像不是颅内压增高的敏感指标，但 CT 可以提供结构异常方面的信息如颅内出血。尽管许多医疗中心对 Ⅲ～Ⅳ 级昏迷患者使用颅内压监测指导治疗，但没有随机对照研究支持这种做法。此外，放置颅内压监测并不简单，对危重、脆弱的患者经常需要积极纠正凝血障碍并进出手术室。尽管如此，对于指导急性治疗和帮助确定哪些患者不再适合接受移植来说，颅内压监测是非常重要的。除了测量颅内压，这些监测还可以计算脑灌注压 [（CPP）= 平均动脉压（MAP）－颅内压（ICP）]，脑灌注压应该保持在 50～80mmHg。在一个病例研究中，脑灌注压持续低于 40mmHg 超过 2h 与神经系统预后不良有关。有人描述过一个在 Ⅲ～Ⅳ 级脑病患者中管理颅内压增高的有效方案，在颅内压 >20mmHg 时 95% 的患者对治疗有反应。此外，在这项前瞻性研究中，对所有患者都监测颅内压，没有患者单独死于脑水肿。作者使用的方案包括在放置颅内压监测前使用激活重组Ⅶ因子（rFⅦa）纠正凝血功能障碍，未发生颅内压监测引起的显著出血并发症[185]。

关于哪些患者应该接受移植手术的决定应基于哪些患者可能自行恢复或不太可能从移植中受益，这是肝病患者管理期间遇到的最困难的决定之一。两个最广泛使用的预后模型是 Clichy 或者 Paul Brousse 医院

（Clichy or Paul Brouse Hospital）标准和国王学院医院（King's College Hospital）标准。Clichy 标准推荐对 Ⅲ～Ⅳ级昏迷的患者根据年龄和因子 V 的水平决定是否移植[186]。但该标准不考虑急性肝衰竭的病因差别，这是它的一个缺点。国王学院医院的标准在预测对乙酰氨基酚中毒患者的预后方面更有优势，但在没有使用对乙酰氨基酚的患者中其阴性预测值不到 50%[187]。这样，无法满足这些标准的患者有部分会死于没有适当地接受移植。

对于进行有创操作的急性肝衰竭患者，建议纠正血小板减少症到至少 50 000/mm³ 或 INR ≤ 1.5[184, 188]。对没有出血的患者治疗阈值是不太清楚的，但有严重异常时（如血小板计数 ≤ 10 000/mm³，INR＞7，纤维蛋白原 <100mg/dl），建议预防性治疗[184]。对不能耐受大容量血浆治疗的患者，可以使用 rFⅦa 快速纠正凝血障碍。这种药物可能引起血栓风险，在有高凝状态如妊娠和 Budd-Chiari 综合征时为禁忌。

低血压的急性肝衰竭患者在使用正性肌力药物或缩血管药物治疗前应该进行血容量状态和心脏功能评估。缩血管药物可用于治疗全身性低血压或维持适当的脑灌注压。根据对脓毒症患者的治疗建议，应该使用去甲肾上腺素。抗利尿激素的使用有争议，因为有证据表明它的使用与颅内压增高有关[189]。但另一项使用特利加压素的研究并未发现颅内压有类似的增高[190]。

活体供体肝移植

参见第 75 章。

小儿肝移植

参见第 94 和 95 章。

器官配型与分配

供体肝移植物与受体配型的主要标准是 ABO 血型和移植物大小。ABO 不相容的移植（imcompatible transplantation, ILT）通常仅限于紧急情况，并且据早期报道其中多达一半的成人需要接受再移植。后续报告发现了在 ILT 后预后更好的患者群体。O 型血受体和儿科患者对 ILT 的耐受性更好[191]。尽管如此，ILT 仍然是一个用于紧急情况的技术。

在美国，由 UNOS 维护的国家登记中心将器官分配给移植候选人。在欧洲，器官先被分配到移植中心，随后从候补名单中确定最合适的人选。UNOS 在分配

表 74-3　Pugh 对 Child-Turcotte 分级的修正 *

变量	评分		
	1	2	3
脑病	无	1～2	3～4
腹水	无	轻度	中度
凝血酶原时间（延长，s）	<4	4～6	>6
白蛋白（g/dl）	>3.5	2.8~3.5	<2.8
胆红素（mg/dl）	<2	2～3	>3

* Child-Pugh 分级：A 级，5～6 分；B 级，7～9 分；C 级 10～15 分。
Adapted from Weisner RH, McDiarmid SV, Kamath PS, et al. MELD and PELD: application of survival models to liver allocation. Liver Transpl 7:567-580, 2001 (p 568)

尸体供肝时只考虑疾病严重程度，不再考虑等待时间。旧系统使用 Child-Turcotte-Pugh（CTP）评分来确定疾病严重程度（表 74-3）。从 2002 年开始，MELD 评分取代了 CTP 评分。MELD 评分是一个数学公式，结合了血清胆红素、肌酐水平和 INR。它被认为更为客观，因为不依赖于主观体检确定症状的存在和严重性，如腹水或脑病。MELD 评分是一个连续量表，而不是分级的（如 CTP 评分），它将不同的风险值分开而不是放在一个组中，因此具有更高的鉴别能力。此外，它包含肌酐水平（CTP 评分中没有），反映了肾功能不全对进展期肝病预后的重要性。MELD 评分是一个预测移植前（候补名单）90d 死亡率很好的指标（图 74-11）。MELD 评分被认为是肝器官分配的一个重大进步，尽管它无疑将被继续细化。

肝细胞癌（hepatocellular carcinoma, HCC）在 MELD

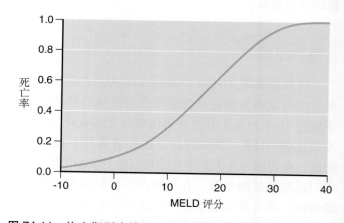

图 74-11　终末期肝病模型（MELD）评分与有肝硬化的住院患者（未移植）3 个月死亡率之间的关系 *(From Wiesner RH, McDiarmid SV, Kamath PS, et al: MELD and PELD: application of survival models to liver allocation, Liver Transplant 7:567-580, 2001)*

评分改变前就可以发展到不能手术的程度，这对患者不利。因此，UNOS 的政策给肝癌患者特别加分，使之在这种情况下可以公平得到器官分配[192]。虽然对 MELD 评分的加分已进行了一些调整，肝癌患者似乎比没有肝癌者更有优势，但是还有待更多的调整[193]。患有肝肺综合征的移植候选人也获得特别加分。UNOS 政策没有指定加分的数量，而是指明应该在 3 个月内为这种特例提供一个移植的机会。证据表明，这一政策可能使肝肺综合征的患者群体与普通移植候选人相比获得更大的生存优势，然而，在做出修订前还需要更多的分析[194]。

大多数肝移植候选者的 MELD 分数低于 25 分，只有 2% 的候选人者 MELD 评分大于 25 分[1]。MELD 分数不到 15 分的候选者不接受移植生存率更高[195]。但当使用供体风险指数考虑供肝品质时，如果能得到理想的供肝（低供体风险指数），MELD 评分为 12～14 分的候选人也能从肝移植中获益[196]。

肝移植术后患者的麻醉

有功能的肝移植受体通常按正常方式代谢药物，但是移植物功能必须接受评估而不是假设。凝血酶原时间（或 INR）是肝合成功能的一个很好的指标。对移植肝合成功能受损的患者，凝血异常可用维生素 K 或新鲜冰冻血浆来纠正；对腹水用利尿剂、白蛋白或穿刺引流来治疗；对脑病用乳果糖治疗，并谨慎地使用镇静剂，使风险最小化。

对这类免疫抑制的人群需要小心遵守无菌技术的要求，以防止感染并发症。对长期应用糖皮质激素的患者应补充应激剂量的糖皮质激素。应该评估并小心处理肾功能，以避免加重免疫抑制剂相关的肾损伤。高血压在使用钙调神经磷酸酶抑制剂如环孢素的患者中常见。应避免使用使肝血流量减少的药物如普萘洛尔。凝血功能较好的患者可选择区域麻醉。

小 肠 移 植

不可逆的肠衰竭和无法继续全静脉营养是小肠移植的适应证[197]。即将发生肝衰竭、缺乏中央静脉通路、频繁的感染或静脉补液后仍反复发作的脱水可导致患者不能耐受全静脉营养。肠衰竭指无法通过消化道保持足够的营养，通常是由于手术切除或先天性缺乏 70% 以上的小肠引起的（短肠综合征）。

2011 年美国大约进行了 130 例小肠移植[1]。等待小肠移植者的数量自 2006 年以后开始下降，很可能是因为医疗技术的进步。2011 年，将近 60% 的等待移植者年龄 <18 岁（5 岁以下者超过 40%）。2011 年，几乎一半的小肠移植与另一个器官移植一起进行，其余的只进行了小肠移植（彩图 74-12）。过去，最常见的同时移植的器官是肝，而在 2011 年是胰腺。2011 年等待移植的平均时间在 18 岁以下患者是 15 个月，18 岁及以上者是 3 个月。小肠移植后患者的生存率正在改善。1 年生存率约为 80%，5 年生存率接近 50%。

小肠移植的候选人应该接受一次适龄的心血管评估，并特别关注血管通路。小肠移植患者因为需要长期留置血管通路，中心静脉血栓形成和阻塞很常见（静脉消失综合征）。手术前可考虑多普勒超声、增强静脉造影术或磁共振血管造影术，或将以上三种方法一起使用[198]。

术中失血根据是否同时移植其他器官和以前手术引起的腹腔粘连程度不同而不同。应准备快速输液设备。患者常常处于高凝状态，应注意避免增加血栓栓塞风险的治疗。

移植后再住院治疗较为常见，移植后，6 个月内 85% 的患者以及 4 年内几乎所有的患者会再次住院。感染占死亡原因的 50%[199]。其他并发症包括急性排斥反应（发热和血便）、慢性排斥反应、移植物抗宿主病占 6%、淋巴增生性疾病占 7%～8%[200]。

多脏器移植

多脏器移植包括小肠、胃、肝、脾和胰十二指肠复合体。修订的多脏器移植包括除了肝以外的其他内脏器官[200]。由于手术技术的进步，多脏器移植与肝小肠联合移植相比吻合数量减少，使其适应证已经扩大。这种手术方式特别适合婴儿。当手术包括肝时，可以避免门静脉吻合口狭窄或血栓形成的风险[201]。

腹部脏器移植后并发症

手术并发症

早期术后手术并发症包括术后出血、引流液漏（胆汁、尿液及胰腺分泌物）和血管血栓形成。当促凝物质和抗凝物质（蛋白 S 和 C，抗凝血酶）之间维持平衡时，出血和血栓形成的风险减小。由于标准实验室检查只监测凝血，缺乏检测全血凝固的黏弹性测试，可能很难评估这种平衡。

并发症随着供体移植物质量和受体的特点而不同。例如，肝动脉血栓形成在儿科受体更常见，因为其血管细小；肝移植后胆漏更常见于使用心脏死亡捐

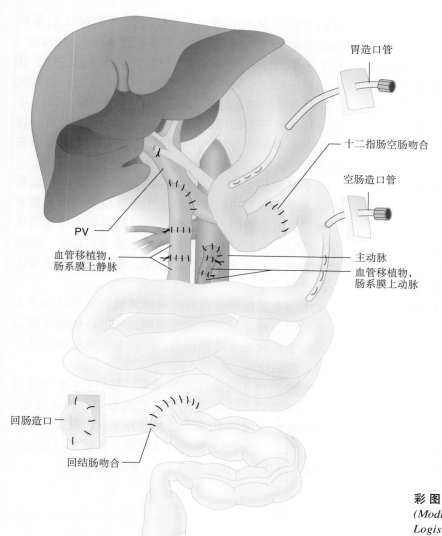

胃造口管

十二指肠空肠吻合

空肠造口管

PV

主动脉

血管移植物，
肠系膜上静脉

血管移植物，
肠系膜上动脉

回肠造口

回结肠吻合

彩图 74-12　小肠移植。图示植入的供体小肠
(Modified from Abu-Elmagd K, Fung J, Bueno J, et al: Logistics and technique for procurement of intestinal, pancreatic and hepatic graft from the same donor, Ann Surg 232:680-687, 2002.)

赠者的器官时（参见第 75 章）[202]。

感染

在术后极早期，感染是首要的死亡原因。用来预防排斥反应的免疫抑制剂是造成这种风险的主要原因。在术后早期以细菌感染为主。常见手术部位感染、腹腔内脓肿和血肿感染。在这类免疫抑制人群中，多重耐药菌是常见的。在肝移植受体，细菌易位或胆漏可导致腹膜炎、胆管炎和肝周脓肿。在最近的一项对肝移植受体的研究中，47% 的 ICU 患者有血液感染，35% 的患者有腹腔内脓肿，17% 的患者有呼吸机相关性肺炎[203]。应该及时诊断和考虑微创引流技术治疗而非早期剖腹手术。当这种方法失败时再考虑行剖腹手术。

长期气管插管和保留中心静脉导管与导尿管是常见的感染源。这些设备在术后应该尽早去除。同时，在留置各种导管时需要严格遵循无菌技术。

糖尿病和肾功能不全等合并症会增加感染的风险。病毒和真菌感染更容易发生在术后 1 周之后。肝移植术后真菌感染的危险因素包括先前存在病毒性肝炎、糖尿病、多器官衰竭、长期肠外营养、长时间机械通气和抗生素使用增多[204]。真菌感染的常见部位包括口腔、食管、肺和颅内。尽管对侵袭性真菌感染延长用两性霉素或伊曲康唑治疗的时间，其预后仍不良。

免疫抑制

急性排斥反应是 1 周及以后发生移植物功能障碍的一个重要原因，发生于 1/4 的肝移植受体[205]。免疫抑制的目标是防止移植物失功能，同时避免抗排斥治疗方案的不良反应[205]。实体器官移植的免疫抑制分为初始（诱导）和维持阶段。钙调磷酸酶抑制剂环孢霉素和他克莫司（原先的 FK506）是大多数诱导和维护方案的基础。这两种药物都抑制白介素（IL-2）和其他细胞因子的转录，主要作用于辅助 T 淋巴细胞。两者都有肾毒性，这是由于人球动脉血管收缩和肾小球滤过率（GFR）减少引起的。由此产生的氮质血症在减少剂量后是可逆的。高血压是血管收缩和钠潴留引起的，通常出现在治疗的头几个星期。神经毒性包括震颤、头痛、抽搐甚至局灶性神经异常。骁悉疗法可以减少钙调磷酸酶抑制剂的剂量，是一种有益的辅助治疗。

除了他克莫司这种使用最广泛的药物外，还有许多其他药物可使用[206]。西罗莫司是蛋白 mTOR 的抑制剂，用于节省钙调蛋白磷酸酶抑制剂以及用于肝细胞癌的移植患者以减少复发[207]。巴利昔单抗是 CD25 的单克隆抗体，用于替代类固醇类药物在肝移植中诱导免疫抑制[208]。

新的免疫抑制剂通常在被用于肝移植前会先用于肾移植。值得注意的是，肝移植的受体比接受其他器官移植的受体需要的免疫抑制剂更少，并且移植肝对来自同一供体的其他移植器官有保护作用。这种作用是肝的特殊免疫状态的一个例子[205]。

诊断排斥反应需要活检。进行活检的门槛应该低，但应意识到其他情况可以出现与排斥反应相似的组织学变化。例如，肾弥漫性淋巴细胞浸润可见于排斥反应或淋巴增生性疾病，而丙型肝炎复发与排斥反应在肝的表现相似。

恶性肿瘤

免疫抑制剂增加移植受体对恶性肿瘤的易感性[209]。这种效应主要与免疫抑制的程度有关，但可能也和转化生长因子（transtorming growth factor, TGF）-β 的产生有关。

恶性肿瘤的范围广泛，包括 HIV 感染（也与免疫抑制有关）后的肿瘤。如果早期停用免疫抑制剂，淋巴瘤可以消退。

在对 25 万多个实体器官移植受体的回顾性研究中，霍奇金淋巴瘤的危险因素包括男性、青年、移植时 EB 病毒（Epstein-Barr virus, EBV）血清反应阴性[210]。在对 17.5 万例实体器官移植受体（主要是肾和肝受体）的一项研究中，有超过 1 万例患者被发现患有恶性肿瘤，与普通人群相比标准化发病率（SIR）大于 2[211]。相对危险因子最高的癌症发生部位包括卡波西肉瘤（SIR=61），嘴唇（SIR=17），皮肤非黑色素瘤（SIR=14），肝（SIR=12），外阴（SIR=8），非霍奇金淋巴瘤（SIR=8）。

移植后淋巴组织增生障碍（posttransplant lymphoproliferative disorder, PTLD）与移植后 EB 病毒感染引起的 B 淋巴细胞增殖有关。临床表现从单核细胞增生样综合征到恶性淋巴瘤各不相同。由于之前接触 EB 病毒的可能性较低，儿科患者的风险增加。通过对病变区域（可能包括移植器官）的活检可以诊断。治疗包括降低免疫抑制水平和对 EB 病毒采取抗病毒疗法，主要是更昔洛韦。高危个体，如对 EB 病毒血清反应阴性的患者或接受血清反应阳性的供体器官者，应维持抗病毒预防。

移植后所有癌症的平均潜伏期为 3 ~ 5 年，但特定的恶性肿瘤表现出独特的时间间隔。发生癌症的部位取决于移植的器官。例如，肾移植受体在自体肾发生癌症的风险比预期要高 100 倍[212]，原因尚不清楚，但移植前长期透析可能是一个危险因素[213]。使用特定的免疫抑制剂也会影响患各种癌症的相对风险。例如，包含抗 T 淋巴细胞抗体的 OKT3 与移植后淋巴组织增生障碍的发病率增加有关。针对 B 淋巴细胞的抗体（利妥昔单抗）可以减少移植后淋巴组织增生障碍的发病率。西罗莫司与癌症发病风险无关，而事实上可能还有抗肿瘤作用。

长期生存率

长期生存率受伴随疾病的影响，如高血压、高脂血症和糖尿病[214]。肝移植 3 年后，心血管疾病和新发恶性肿瘤是主要的死亡原因[215]。反复排斥和丙型肝炎是大多数肝引起死亡的原因。

总　　结

腹部器官移植在过去的 30 年已经成熟。从一开始作为一种实验性方法，已发展到在肝移植的情况下成为最好的生存希望，在肾和胰腺移植时作为一个可独立生活无发病的最佳选择。对未来的挑战包括解决器官短缺、减少疾病复发可能性的方法以及限制免疫抑制剂副作用的药理学进步。

参 考 文 献

见本书所附光盘。

第 75 章　器官获取的麻醉

Victor W. Xia • Randolph H. Steadman

毛卫克 译　陈向东 审校

要　点

- 可供移植器官数量的短缺是一个世界性难题。
- 等待器官移植的患者数量与可供移植器官数量之间的差距在不断扩大。
- 在美国，大多数器官捐赠来自于脑死亡患者，但来源于心脏死亡和活体的器官捐赠数量正在增加。
- 为了确保器官能被移植所用，需要对脑死亡供体的生理改变予以积极处理（参见第 76 章）。
- 确定脑死亡和心脏死亡时应遵循国家有关指南及地方医疗机构的相关程序（参见第 76 章）。
- 麻醉医师必须熟悉与宣告死亡和器官捐赠相关的伦理和法律知识。
- 为了解决器官短缺的问题并降低等待移植患者的死亡率，可通过放宽标准的方式，如纳入某些高危供体器官，以扩大供体库。
- 通过放宽标准采用高危器官会显著影响受体的预后，也对围术期管理提出了诸多挑战。
- 器官在移植中遭受缺血再灌注损伤是难以避免的，然而良好的管理策略可以减少术后移植失败的风险。
- 目标导向供体管理可以提高每个供体提供的移植器官数量。
- 针对预防或降低器官缺血再灌注损伤的临床前研究结果是令人鼓舞的，但其成果尚未被广泛地应用于临床实践。
- 活体捐赠肾移植的数量已在增加，而活体捐赠肝移植的数量却因国家而异。

引　言

器官移植需要供体器官的捐赠和成功地获取。器官移植能否成功依赖于供体移植器官的功能状态。在美国，大多数用于移植的器官来源于宣布脑死亡后的供体［脑死亡后捐赠（donation after brain death，DBD）］。来源于心脏死亡后的器官捐赠（donation after cardiac death，DCD）及活体器官捐赠虽然为数不多，但近年却呈逐渐上升之势[1]（参见第 76 章）。上述不同来源获取的器官生理特点迥异，器官管理所面临的挑战也不同。例如，脑死亡后捐赠供体往往存在与脑死亡相关的重要病理生理改变和血流动力学紊乱。此类变化及紊乱如未得到处理，将会导致器官功能状态恶化，使之难以用于移植。相反，源于 DCD 捐赠的供体在心搏骤停前必定会经历一段时间的低血压期。由此产生的灌注不足可加重再灌注损伤，并增加移植术后胆管功能障碍的发生率。

器官短缺是一个世界性难题，对器官移植的实施构成了重要的障碍。等待移植的受体数量和可用移植供体数量间的差距正在不断扩大（图 75-1）。2012 年 9 月，仅在美国通过器官共享网络（United Network for Organ Sharing，UNOS）上登记并等待移植的患者就超过 114 000 例，其中 74 000 例是急需的候选患者。然而，当时预计 2012 年能够接受移植手术的此类候选患者只有 30 000 例 [2]。大多数候选患者在等待肾移植，而少数在等待肝、心和肺移植。目前已实施了许多策略以缓解移植供需之间的矛盾，包括提高公众认知及更新器官的分配系统。器官捐赠率和每个供体能提供移植器官的数量存在很大的地域差异。以 2009 年美国为例，在 100 例符合标准的死亡人数中，器官捐赠率从 51% 到 91% 不等 [3]。为了增加器官移植的数量，许多项目通过使用放宽标准的供体（extended criteria donor，ECD）来扩大供体库。毫无疑问，每个供体可供移植的器官数量依下述供体类别而异：ECD、DCD 或标准供体（standard criteria donor，SCD）。从 DCD 来源的器官移植数量与 ECD 相似，主要归因于在 DCD 后获取器官时肾能耐受较长时间的缺血

（图 75-2）。许多在伦理或法律上反对使用脑死亡供体来源的国家，无论使用与活体相关还是无关的器官捐献都非常广泛，并且是重要的世界范围的供体来源地。已出台了许多政策以促使器官捐赠的实施达到最佳化 [1, 4]。

　　器官移植是一个复杂过程，需要众多专业团队间的密切合作方能完成。参与者包括获取器官人员、移植协调员、社会工作者、护士、外科医师、内科医师、重症护理人员和麻醉医师。为了获取最大数量的移植器官（图 75-3）并使保存的捐赠器官处于最佳功能状态，麻醉医师需充分了解供体所发生的病理生理紊乱及器官缺血再灌注损伤。此外，麻醉医师还必须熟悉与宣告死亡和器官捐赠相关的伦理和法律问题。

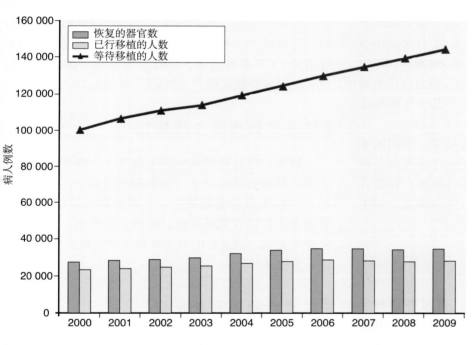

图 75-1　美国每年在等待移植名单（waiting list，WL）上的患者人数与实行移植的人数间的差距呈逐年增加之势。相当数量的获取器官未能用于器官移植 *(Data available at http:// optn. transplant.hrsa.gov. Accessed June 30, Year 2012)*

每一位供体用于移植器官的总数量（ORPD）

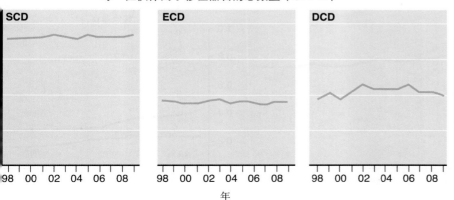

图 75-2　每个供体所能用于移植的器官数取决于供体类型

脑（神经学）死亡后器官供体的管理

在美国，大约 80% 的器官捐赠来自于 DBD，只有在宣布死亡后才能摘取脑死亡供体的器官。脑死亡的概念源于 20 世纪 50 年代，即在临床上患者的脑功能已经停止，但其他器官的功能在机械通气及心肌灌注存在的情况下仍能维持。1968 年，关于不可逆昏迷的哈佛特设委员会（Harvard Ad Hoc Committce on Irreversible Coma）建立了一套标准，该标准如今已被广泛应用于脑死亡的判定[5]（参见第 76 章）。美国于 1981 年由联邦法律委员会的全国会议（National Conferenee of Commissioners on Uniform State Laws）批准了判定死亡的法案（Uniform Determination of Death Act）。该法案的通过是上述机构与美国医师协会（American Medical Association）、美国律师协会（American Bar Association）以及关于医学和生物医学行为的伦理问题研究的总统研究委员会（President's Commission for the Study of Ethical Problems in Medicine and Biomedical and Behavioral Research）通力合作的结果。虽然判定脑死亡的这个标准建立于几十年前的伦理原则，但今天依然有效[6]。

脑死亡的概念已被西方文化广泛接受，不同国家对它的理解和实施有少许差异，但是临床标准却是相似的[7]。但若文化不同，在接受和实施脑死亡标准方面会有很大差异。事实上，脑死亡在某些国家，如中国，还没有获得法律认可。

脑死亡的诊断和判定

从 1995 年确定到 2010 年更新，美国神经科学院（American Academy of Neurolgy）颁布了用于判定脑死亡的实用参数（参见第 76 章）[6]。医生要判定脑死亡，必须确认有以下 3 种临床征象：不可逆性昏迷、脑干反射丧失以及在 CO_2 刺激后无呼吸驱动力。必须排除因低温、低血压或药物残留的影响而导致的可逆性脑功能障碍。下述征象有助于脑干活动丧失的判定：缺乏瞳孔对光反射、角膜反射、呕吐和咳嗽反射，以及缺乏眼球和面部肌肉运动。在无 CO_2 潴留史的患者，常用呼吸暂停试验（CO_2 的挑战）来评估呼吸驱动的缺失。实施呼吸暂停试验时，患者先以 100% 氧进行机械通气至少 10min，以达到动脉氧分压（PaO_2）>200mmHg，动脉二氧化碳分压（$PaCO_2$）达到 35 ~ 45mmHg。然后患者停止机械通气，通过一条吹入导管或连接到气管内管的 T 形管维持氧合。如果在接下来的 8 ~ 10min 仍无呼吸运动，且此时 $PaCO_2 \geqslant$ 60mmHg，则认为呼吸暂停试验阳性。阳性结果提示脑干对呼吸控制能力的丧失。如果测试没有定论，但患者的血流动力学稳定、氧合充分，则测试时间可以延长至 10 ~ 15min。在临床实践中，当神经系统检查不确定或呼吸暂停试验无法进行时，可以应用一些辅助测试方法，包括脑电图、脑血管造影、CT 血管造影、MRI 血管造影、体感诱发电位和经颅多普勒成像[6]（参见第 49 章）。

脑死亡的病理生理变化

脑死亡将导致诸多病理生理变化。脑死亡的病理生理机制深刻影响分子、细胞和组织水平。与脑死亡相关的临床表现也很复杂，不同患者间的差异很大。若患者先前已有病理异常、疾病及治疗史，则临床征象更为复杂。脑死亡的典型病理生理变化在表 75-1 有进一步描述。

脑死亡的心血管反应

心血管系统受中枢神经系统密切调控。脑死亡时的心血管反应通常包括两个时相。第一时相的特点是

图 75-3 每一个死亡后器官供体所能提供的器官移植数 *[Data from the Organ Procurement and Transplantation Network (OPTN) and Scientific Registry of Transplant Recipients (SRTR): OPTN/SRTR 2010 annual data report, Rockville, Md, 2011, Department of Health and Human Services, Health Resources and Services Administration, Healthcare Systems Bureau, Division of Transplantation, p. 127.]*

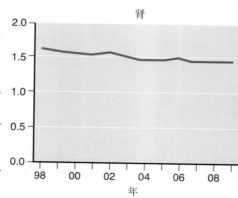

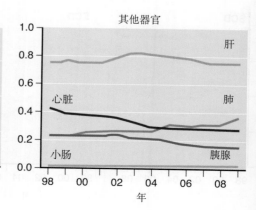

表 75-1　脑死亡相关的病理生理改变

症状和体征	病理生理变化	发生率
高血压	儿茶酚胺风暴	80%～90%
低血压	血管麻痹 低血容量 冠状动脉血流减少 心功能障碍	80%～90%
心动过缓和其他心律失常	儿茶酚胺风暴 心脏受损 冠状动脉血流减少	25%～30%
肺水肿	急性血容量转移 毛细血管损伤	10%～20%
尿崩症	神经垂体损伤	45%～80%
弥散性血管内凝血	组织因子释放 凝血功能障碍	30%～55%
低温	下丘脑损伤 代谢率降低 血管扩张和热量损失	发生率不同
高血糖症	胰岛素浓度降低 胰岛素耐量增加	常见

交感神经放电（儿茶酚胺风暴），出现强烈的血管收缩或全身血管阻力升高（高血压危象）、心动过速以及表现为内脏缺血的血流量再分配。在并无冠状动脉疾病史的脑死亡供体亦可发生急性心肌损伤[8]。在 40% 的用作心脏供体的脑死亡供体中，超声心动图检查发现存在心肌功能障碍[9]。副交感神经的激活有时可导致心动过缓。历经第一时相的交感神经放电后，第二时相出现交感神经张力丧失、心排血量减少、止血反应迟钝和严重的外周血管扩张（血管麻痹）。除了神经内分泌紊乱，其他异常因素包括血液丢失、毛细血管渗漏导致血管内容量损耗、对颅内压增高的渗透性治疗和尿崩症。

第一时相反应与颅内压增高引起大脑不同部位的缺血有关，第二时相则为脑疝和脊髓缺血所致。虽然第一时相高血压期通常代表的脑死亡进程相对短暂，第二时相的低血压期则更为严重而持久。未能纠正这些心血管紊乱会导致器官灌注障碍和组织氧合不足，进而威胁到捐赠器官的存活力。

脑死亡的呼吸反应

脑死亡后由于全身血管阻力增加，导致血液从全身循环向顺应性更好的肺循环转移。结果产生的静水压增加促使肺毛细血管大量渗漏及肺水肿发生。交感神经活性增强触发全身无菌性炎症反应、中性粒细胞浸润和肺血管内皮通透性增加，从而进一步加重肺损伤。促炎细胞因子在肺泡内的释放与肺移植后早期移植失败和死亡率密切相关。脑死亡供体的炎症反应与心功能的恶化和组织向无氧代谢转化有关。激素分泌不稳定可以减少肺泡液清除，导致血管外肺水明显增多。如果不给予通气支持，则呼吸节律改变会进展为呼吸和心搏骤停[10-11]。

脑死亡的内分泌、代谢和应激反应

脑死亡时常引起垂体功能衰竭和皮质醇、甲状腺激素、抗利尿激素和胰岛素分泌的紊乱。脑死亡供体通常都丧失了神经垂体（即垂体后叶）的功能。90% 以上的脑死亡供体会出现中枢性尿崩症，导致严重的体液和电解质紊乱[10]。腺垂体（即垂体前叶）的功能在脑死亡时同样受到影响，导致 T_3、T_4、促肾上腺皮质激素、促甲状腺激素和人类生长激素缺乏。甲状腺激素缺乏可能类似于在非脑损伤多器官功能衰竭患者中所常见的甲状腺病态综合征。脑死亡供体内胰岛素浓度降低和胰岛素抵抗的增加常导致高血糖。下丘脑功能和对体温的控制亦丧失。虽然最初可能呈现高热，但随后出现低温，原因是代谢率低下、肌肉活动减少和外周血管扩张的综合作用。有高达 1/3 的头部受伤隔离患者会出现弥散性血管内凝血，目前认为是脑组织中组织凝血活酶的释放所致[11]。

心脏（循环）死亡后的器官捐赠

在接受脑死亡标准之前，所有的移植器官均来源于心脏死亡供体（DCD，以前被称为无心跳供体捐赠）。当哈佛的脑死亡标准确立后，脑死亡供体迅速成为器官捐赠的主要来源。然而，近年来使用心脏死亡供体器官的兴趣再次升温，原因是脑死亡供体捐赠持续短缺的问题难以缓解。另外，还有一些国家不接受脑死亡。如今，医疗机构已制订出相关政策和方案，鼓励应用心脏死亡供体器官。在美国和其他一些国家该项应用呈增长之势。美国在 2004—2009 年心脏死亡供体的数量增加了一倍多，占 2009 年器官捐赠数的 10% 以上（图 75-4）[12]。而同一时期，活体器官捐赠数略有下降，从 7000 例降至 6600 例[3]。在此期间肾移植占活体器官移植数的 95% 以上。美国麻醉医师协会建立了心脏死亡后器官捐赠的示例策略，并建议其成员积极参与医疗机构心脏死亡供体程序的

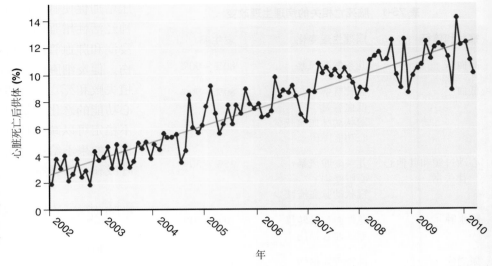

图 75-4 历年心脏死亡后捐赠百分数 *(Redrawn from Wynn JJ, Alexander CE: Increasing organ donation and transplantation: the U.S. experience over the past decade, Transpl Int 24:324, 2011)*

制订。

心脏死亡供体可分为 5 类：第 I 类患者被送至医院时已经死亡；第 II 类为复苏失败的患者；第 III 类是随时可能发生心搏骤停的患者；第 IV 类，心搏骤停的脑死亡器官捐献者；第 V 类患者在 ICU 意外发生心搏骤停。仅第 III、IV 类为可控性心脏死亡供体，其余的都是不可控的。可控性心脏死亡供体意味着可有计划地撤除生命支持，而移植团队正在等待心搏骤停和准备器官快速恢复。相反，不可控心脏死亡供体意味着患者历经了一个意外的心搏骤停，当复苏失败后才考虑器官捐赠。不可控心脏死亡供体器官热缺血时间明显延长。目前用于器官移植的大多数心脏死亡供体为可控性供体，而不可控 DCD 移植成功的案例亦见诸于多个报道[13]。

DCD 供体常已遭受不可逆的脑或脊髓损伤，但并不符合脑死亡标准。因预后差，因而难以维持有意义的生活质量。停止治疗的决定必须基于两点，即临床治疗无益以及符合患者和家属的意愿。若考虑撤除生命支持疗法，必须独立于任何与移植相关的讨论，移植团队不能参与这个决定。在撤除生命支持时可用药物缓解患者的疼痛和焦虑，并提供安慰。目前对那些虽可提高移植质量，却对患者并无裨益的治疗措施有诸多争议。然而，某些方案允许应用对患者影响很小，又可改善器官成活率的治疗。

心脏死亡的宣布应根据国家组织建议的程序和地方机构采用的政策进行[14-15]。一旦做出撤除生命支持的决定，即可拔除气管导管，停止生命支持。而心脏功能停止则应由一位不参与器官移植的医生来宣布。宣布心脏死亡与常规临床程序无异，需要检查确认无脉或动脉波形消失。从心血管活动终止到宣告心脏死亡的时间间隔通常为 2~5min，以确保其不可逆转。一旦宣告死亡，即可开始器官获取工作。

虽然取自心脏死亡供体的器官没有暴露于脑死亡后紊乱的生理环境，但这些器官遭受缺血再灌注损伤的风险却明显大于脑死亡供体的器官。这种潜在后果的原因是获取心脏死亡供体器官时特有的热环境下缺氧和缺血。从拔管到心脏死亡的时间长短是判定该器官是否适宜捐赠的一个重要因素。如果撤除生命支持后自主呼吸和（或）心功能仍持续很长一段时间，则该供体器官可能不适合移植，尤其是当供体患有某种合并症时。为了帮助医生预测生命支持撤除后患者的生命能维持多久，威斯康星大学（University of Wisconsin，UW）开发出了一种 6 项参数评分法（表75-2）。低分（8~12 分）表示呼吸和（或）心功能将继续一段时间，而高分（19~24 分）则意味着将很快发生呼吸和心搏骤停[16]。

脑死亡和心脏死亡供体这两种不同定义和程序的应用引发了针对死亡定义和判定的新的争论。目前正在提出一个统一的死亡概念。该概念综合了先前所有的死亡标准。越来越多的共识是，所有用于诊断人类死亡的标准均依赖于出现呼吸能力及意识能力的不可逆丧失。上述两种能力的不可逆丧失即等同于人类死亡[17]。

第 III 类（即将发生的心搏骤停）DCD 是器官移植的理想来源。来自于 DCD 的肾使用比率较高。一些研究已经表明，尽管移植后器官功能延迟恢复（delayed graft function，DGF）发生率较高，但 DCD 来源的肾移植后短期和长期存活率相当[13]。与 DBD 供体相比较，来源于 DCD 的肝在移植后发生术后胆道并发症的可能性较高，如弥漫性缺血性胆管病变和肝

表 75-2　威斯康星大学制订的心脏死亡后捐献评估标准

参数	分数
10min 后存在自主呼吸	
呼吸频率 >12 次 / 分	1
呼吸频率 <12 次 / 分	3
潮气量 >200ml	1
潮气量 <200ml	3
吸气负压 >20cmH$_2$O	1
吸气负压 <20cmH$_2$O	3
无自主呼吸	9
体重指数（kg/m^2）	
<25	1
25 ~ 29	2
≥ 30	3
血管升压药	
无	1
1 种升压药	2
≥ 2 种升压药	3
患者年龄（y）	
1 ~ 30	1
31 ~ 50	2
>50	3
气管插管	
气管内插管	3
气管切开	1
10min 后氧合	
O$_2$ 饱和度 >90%	1
O$_2$ 饱和度 80% ~ 90%	2
O$_2$ 饱和度 <80%	3

威斯康星大学评分，拔管后继续呼吸的可能性：8 ~ 12 分，高度可能；13 ~ 18 分，中度可能；19 ~ 24 分，低度可能。

Lewis J, Peltier J, Nelson H, et al: Development of the University of Wisconsin Donation After Cardiac Death Evaluation Tool, Prog Transplant 13:265-273, 2003

内胆管狭窄，发生原发性移植肝无功能（primary graft nonfunction，PNF）和 DGF 的比例亦较高[18]。如果供体的年龄较大，体重超重，并且缺血期较长，则移植后缺血性胆管病变的发生比率会更高。由于心脏和肺易遭受缺血损伤，故来自 DCD 的心 / 肺移植成功案例报道极少[16]。

缺血再灌注损伤和器官保存

器官移植造成的缺血再灌注损伤不可避免。在缺血期血液供应中断必然会造成相应的代谢和病理生理学改变。但令人惊讶的是，血流再通和恢复氧供本身亦同样引起组织损伤，以及严重的免疫和炎症反应[19-20]。

众多病理过程可参与缺血再灌注损伤。缺血时，

供氧丧失导致腺苷三磷酸（ATP）和糖原耗竭。由于缺乏 ATP，钠钾（Na-K）离子泵不能维持细胞膜内外的离子浓度梯度。结果是大量细胞外钠离子进入细胞内，造成细胞肿胀；又由于细胞内的环磷酸腺苷（cyclic adenosine monophosphate，cAMP）水平及腺苷酸环化酶活性降低，导致血管通透性增加[19]。恢复血供导致的一系列病理生理变化最终引起组织损伤。再灌注损伤相关的损伤包括坏死 / 细胞凋亡（程序性死亡）和自噬相关的细胞死亡。再灌注同时也激活了一系列自身免疫反应，包括对新抗原的自然抗体识别、补体系统的激活、先天免疫和适应性免疫反应激活以及细胞向受损区组织的迁移。

器官摘取后通常将其在冷保存液（4℃）中存储以减慢代谢速率。目前在世界上使用的各种冷存储方案中，以威斯康星大学溶液（UW 溶液）应用地最为广泛。该溶液含有高钾和腺苷，以便在器官冷藏时供应 ATP。最近，一种组氨酸 - 色氨酸 - 酮戊二酸（histidine-tryptophan-ketoglutarate，HTK）溶液开始在美国盛行，它最初开发的用途是作为心脏停搏液，随后在欧洲被用于器官保存[21]。与 HTK 液使用相比，使用 UW 保存液在器官再灌注时发生高钾血症的潜在可能性（尤其是肝）较高。但是，无论使用何种冷藏液，移植体在再灌注前通常都要用胶体液灌洗，从而降低了发生严重高钾血症的可能性。最新数据表明，在腹部器官移植中，应用 HTK 液可能与移植器官功能不良有关[22-23]。还有一些针对特定器官的保存液，如用于保存肺的 Perfadex 溶液（由瑞典哥德堡的Vitrolife 制造）以及用于保存心脏的 Celsior 溶液（由麻省剑桥 Genzyme 公司制造）。虽然应尽量缩短冷缺血时间，但对不同器官存储时间的要求并不相同。现在普遍接受的冷缺血时间为肾 24h，肝 12h，心脏 6h，而肺仅为 4h。即使在上述时间窗口内，也要尽量缩短存储期。一项研究显示控制肝移植冷缺血时间 <6h 可避免再灌注综合征的发生[24]。但有时更长的存储时间有助于对器官移植进行更精确的配型。

除了保存液外，还有多种技术被用于减少存储对器官的影响，包括应用低温或常温液体行连续灌注（而不是冲洗）[25]。该项灌注技术的潜在优势在于可减少促炎细胞因子的表达，减轻黏附分子活化以及白细胞的迁移[25]。最近对移植受体注册表数据（Scientific Registry of Transplant Recipient，SRTR）的回顾性研究表明，机器灌注与 DGF 发生率降低之间存在关联，在高危供体尤其明显[26]。另外，在常温灌注保存过程中可以对获取器官的功能进行评估，这在心脏移植时特别有用。但是，常温连续灌注需要使用红细胞和昂贵

的设备，因而实用性有限[27]。然而，将氧加入灌注液中有助于细胞内 ATP 含量恢复[28]。有几种药物和生物制剂已被用于动物模型和临床前试验，其中一些包括阻断白细胞黏附的重组因子有望成功[29-30]。在动物模型中挥发性麻醉药预处理对组织的缺血 - 再灌注损伤有保护作用[31]。挥发性麻醉药在人体试验中显示对心肌梗死有某些有益作用，可以减少缺血 - 再灌注损伤，但是还没有定论[32]。

放宽标准的供体

传统意义上，脑死亡器官供体人群指仅遭受颅脑意外或头部外伤（SCD）的年轻或者健康人群。迫于移植等待名单上人数不断增加的压力，许多移植中心应用放宽标准的供体（ECD），以最大限度降低等待人群的死亡率。因此，产生了许多术语，如亚理想的供体、边缘供体、低水平供体、非标准供体及高风险供体等[33]。这些标准使 ECD 人群的界限模糊并且不断变化。不同器官放宽标准供体的特性各有不同，但一般来说包括高龄、冷缺血时间延长、器官功能低下和伴有其他合并症[33-34]。在肾移植中，SRTR 认为与年龄在 10～39 岁、血压和肾功能均正常而没有死于脑血管意外的供体相比较，ECD 来源的肾移植失败的相关风险要大于 1.7。这些包括供体年龄是 60 岁或以上的老年人，以及供体的年龄在 50～59 岁并具备以下两个特点者：高血压病史，脑血管意外引起的死亡，或临终血清肌酐水平 >1.5mg/dl[12]（框 75-1）。在肝移植中，重要的 ECD 变量包括高龄、住院时间延长、缺血时间延长和肝大泡性脂肪变[35]（框 75-2）。在肺移植时，当摘取器官时动脉血氧分压值低（<300mmHg），支气管镜检查有脓性分泌物，以及超过 20 年的吸烟史都将成为影响短期或长期不良后果的重要因素[36]。

最近在肝移植中提出供体风险指数（donor risk index，DRI）的概念。DRI 是对与供体相关移植失败风险的一种定量评估。肝 DRI 是通过以下几个供体特征进行计算的，包括高龄供体、身高降低、DCD 移植

框 75-1　放宽标准的肾供体捐赠标准

供体年龄 >60 岁
供体年龄在 50～59 岁，并有以下特征：
　　高血压病史
　　死因为脑血管意外
　　临终前的血清肌酐水平 >1.5mg/dl

From Port FK, Bragg-Gresham JL, Metzger RA, et al: Donor characteristics associated with reduced graft survival: an approach to expanding the pool of kidney donors, Transplantation 74:1281, 2002

框 75-2　放宽标准的肝供体捐赠标准

模型 1：放宽标准供体的（ECD）评分 *
　　供体年龄 >55 岁
　　供体住院天数 >5d
　　冷缺血时间 >10h
　　热缺血时间 >40min

模型 2：供体风险指数（DRI） †
　　年龄（四个年龄段）：>40 岁，>50 岁，>60 岁，>70 岁
　　死因（两个类别）：脑血管意外（低危）与其他
　　种属：非裔美国人（高危）和其他
　　心脏死亡后捐献（DCD）：是或否
　　部分或分开移植：是或否
　　身高：170cm 以下随身高降低则危险性增加
　　区域或国家分配：是或否
　　冷缺血时间

模型 3：（D-MELD） ‡
　　供体年龄
　　实验性 MELD 评分

* From Cameron AM, Ghobrial RM, Yersiz H, et al: Optimal utilization of donor grafts with extended criteria: a single-center experience in over 1000 liver transplants, Ann Surg 243:748, 2006.
† From Feng S, Goodrich NP, Bragg-Gresham JL, et al: Characteristics associated with liver graft failure: the concept of a donor risk index, Am J Transplant 6:783, 2006.
‡ From Halldorson JB, Bakthavatsalam R, Fix O, et al: D-MELD, a simple predictor of post liver transplant mortality for optimization of donor/recipient matching, Am J Transplant 9:318, 2009

（是或否）、分离或部分移植（是或否）、非裔美国人（是或否）、缺氧或脑血管意外以外的其他死亡原因、国家（和地区）共享和冷缺血时间超过 8h 等[37]。尽管存在移植失败的风险，但与仍在等待中的病例相比较，配型为中至高度吻合的移植候选患者在接受高供体风险指数供体移植后仍有较高的生存优势[38]。计算 DRI 有助于医生决定是否接受或拒绝某个供体。然而，计算时需要权衡冷缺血时间。已发现机器灌注和双肾移植可减少 ECD 肾移植中 DGF 的发生[26]。

应用 ECD 或高危 DRI 移植物对术中管理提出了更高的要求。对肝移植的研究表明，下述一些供体的特征，如 DCD 移植、缺血时间延长以及器官摘除前住院天数较长与成人手术中高钾血症的高发病率关系密切[39]。而 ECD 也与再灌注后综合征、术中出血和术后再次手术有关[40]。

供体器官摘除前的管理

如前所述，各种生理紊乱在 DBD 中十分常见。如果不予治疗，这些异常可导致移植器官功能恶化，使器官不再适合移植。下面将讨论一下相关的治疗策略。

心血管方面的管理

　　与脑死亡相关的高血压和低血压均可导致器官灌注不足，以低血压更为严重，治疗亦更为困难。保持足够的血容量可能是血管麻痹最为有效的治疗方法。没有证据表明某种特定的晶体溶液疗效优于其他溶液。若采用适当的复苏措施，使平均动脉压维持于 60 ~ 100mmHg，就可降低细胞因子水平，增加可利用的移植器官数量[41]。应避免应用大容量淀粉类胶体溶液，因为可能导致 DGF[42]（参见第 61 章）。

　　当液体复苏无法达到血流动力学稳定的目的时，则应考虑使用血管活性药物。多巴胺是最常用的选择。一旦需要大剂量多巴胺来维持，那么应添加另一种血管活性药物。多巴胺和其他儿茶酚胺类药物具有抗炎和免疫调制的有益作用。美国心脏病学院推荐将加压素作为潜在心脏供体的初始治疗选择[43]。加压素可降低对儿茶酚胺的需求，并能有效治疗尿崩症。

　　对潜在的心脏供体而言，应对心脏功能进行评估，并同时进行早期干预，以提高器官获取的成功率。超声心动图非常有用，因为它既可以确认功能，又可发现结构异常（参见第 46 章）。早期识别的功能异常可在心脏移植前得到处理，而结构异常则可能会妨碍移植。对怀疑或已知有冠状动脉疾病者的老年供体，冠状动脉造影很有价值。因儿茶酚胺风暴引起的心肌损伤可通过控制心血管反应得以减轻，这样，心脏移植的数量亦会增加[11]。然而，大剂量应用去甲肾上腺素会加重移植心脏的功能障碍，增加受体人群的死亡率[44]。

　　对于肺供体，过度的血管内液体治疗可能会造成不利影响，应予避免。限制输液量可以增加可供移植的肺供体数量[10]。由于这种情况会对摘取何种器官的选择造成利益冲突，尤其是面临是选肺还是肾时，这时的液体管理应侧重均衡化，以使整个供体的可利用性达到最佳[10]。上述管理的目标在于维持等容量状态，并在尽可能少的血管活性药物支持下维持动脉血压和心输出量。有创血流动力学监测可用于指导血管内液体治疗（参见第 59 章）。

肺 的 管 理

　　肺极易遭受损伤，因此是最难保存的器官之一。仅有 15% ~ 25% 的捐赠肺能够用于移植。目前对肺供体的管理趋向于采用小潮气量通气方法。肺管理的重点是在限制潮气量和吸气压力的同时尽可能复张和保存肺功能单位。这一措施是从针对急性呼吸窘迫综合征的研究中推演而来的。供体肺的呼吸机管理在具体方法上可有多种选择，但通常是给予较低的潮气量（6 ~ 8ml/kg）、低吸入氧浓度（FiO_2）和相对高的呼气末正压通气（PEEP）[45]。也有人推荐肺复张法，即先采用压力控制通气和高 PEEP（15cmH₂O），随后再恢复以较低的 PEEP 和常规容量控制通气。雾化吸入特布他林通过兴奋 β 肾上腺素能受体增加肺泡液的清除[46]。如前所述，大容量血管内补液和（或）大剂量给予血管加压素将会损害肺供体器官的功能[10]。

　　良好的气体交换和肺内氧合是衡量肺功能质量优劣的最重要指标。然而，初始 PaO_2/FiO_2 比值 <300mmHg 不应作为排除移植的理由。某些可逆过程如分泌物、肺水肿和肺不张均可影响 PaO_2/FiO_2 比值。一般应用支气管镜去除黏液栓。

温　　　度

　　应在器官摘取前和摘取期间积极地为供体保温，使体温保持在 35℃ 以上（参见第 54 章）。

激 素、类 固 醇 和 电 解 质

　　在脑死亡供体中激素缺乏较为常见，因而有必要进行激素替代[8, 10]。外源性替代脑死亡供体的抗利尿激素可改善移植肝、肾、心脏的器官功能[10]，而甲状腺激素替代治疗则能改善每一个供体可供移植器官的数量[41]。然而，大多数对补充激素优势结果的研究是回顾性的，缺乏良好的随机试验结果。

　　与脑死亡相关的全身炎症反应导致中性粒细胞肺浸润和白介素升高。供体全身炎症反应与移植失败和受体死亡率密切相关。给予甲泼尼龙可以缓解炎症反应并改善氧合，减少肺水，以及增加可利用的肺组织。甲泼尼龙还可以减少肝、心脏和肾的炎症反应。

　　就尿崩症的治疗而言，血管内容量替代非常重要。在初始输液纠正低血容量后，下一步应考虑应用低张溶液治疗高钠血症[10]。研究表明，供体若存在高钠血症（>155mmol/L），则肝移植后预后较差[47]。对欧洲心脏供体分析后发现，当供体的血钠水平 <130mmol/L 或 >170mmol/L 时受体的死亡率均增加[48]。在器官摘除前即纠正严重的高钠血症可以减轻移植后肝功能障碍[10]。供体出现高血糖症亦很常见，采用类固醇治疗则会加重。若葡萄糖调控不当，则对供体肾功能尤为不利[49]。需要应用胰岛素治疗，使葡萄糖水平控制在 120 ~ 180mg/dl。

供体管理目标

最近强调采用标准化供体管理方式，即在器官摘除前设立特定目标，以增加每个供体所能提供的移植器官数量。供体管理的目标（donor management goal，DMG）在于维持心血管、肺、肾和内分泌的内稳态。然而，不同移植中心和发表报告（表 75-3）的目标不尽相同。2009 年一项对六个预设的临床 DMG 的研究发现，若完全遵循所有的六个目标，则可明显增加可移植器官的数量。然而，该方法对 SCD 比 ECD 更为有利，原因不明[50]。一项针对 8 项常用 DMD 的前瞻性研究表明，如果达到其中 7 项或以上目标，可明确增加器官恢复与移植成功率。某些目标比其他目标更为重要。一项针对单个目标的研究显示，当 $FiO_2 \leqslant 40\%$ 时最终动脉血氧分压 >100mmHg 或 >80mmHg、应用低剂量升压药（≤ 1 种升压药物，使用剂量低）和葡萄糖浓度 ≤ 150mg/dl 均为决定器官高利用量的独立预测因素。若动脉血氧分压维持在 100mmHg 以上，则肺被用于移植的可能性要增加 10 倍以上。严格的血糖控制是胰腺和肺移植的一个重要预测因子。胸腔器官是受 DMG 影响最为显著的器官[51]。

另一项研究使用 10 个预设目标，如果满足 10 个中的 8 个或以上，则每个供体提供 4 个以上可供移植器官的可能性大大增加。在 10 个预设目标中有 4 个对增加可移植器官的数量尤其重要：①中心静脉压（CVP）在 4 ~ 10mmHg。②心脏射血分数 >50%。③ PaO_2/FiO_2>300mmHg。④血清钠浓度 <150mmol/L。其他变量（如年龄、血清肌酐浓度和甲状腺激素治疗）亦为器官恢复数量的重要预测因素[41]。早期实现 DMG 尤其重要，每个将捐出 4 个或更多器官的供体在同意捐献时应满足特定的 DMG。在灾难性脑损伤初期即应对患者进行积极处理，直至达成器官捐献的意向（参见第 76 章）[52]。一项研究显示，在达成捐赠意向时仅有 15% 的供体能满足 DMG 目标，虽然在器官摘除前即刻该数值率较高。

心脏死亡后的供体管理

大多数 DCD 是在 ICU 中等待心搏骤停的患者（Ⅲ类）。为了最大限度地减少热缺血时间，通常在手

表 75-3   文献报道的供体管理目标（DMGS）

预设临床终点	6 项 DMGs *	8 项 DMGs [†]	10 项 DMGs [‡]
平均动脉压（mmHg）	≥ 60	60 ~ 120	60 ~ 100
中心静脉压（mmHg）	≤ 10（或血浆渗透压为 285 ~ 295mmol/L）	4 ~ 12	4 ~ 10
最终钠浓度（mmol/L）	≤ 155	≤ 155	135 ~ 160
升压药	≤ 1（可以接受血管加压素复合 1 种升压药治疗尿崩症）	≤ 1 或低剂量	≤ 1 或低剂量
PaO_2（mm Hg）或 PaO_2/FiO_2	当吸入 100% 氧气时，$PaO_2 \geqslant 300$（或 $PaCO_2/FiO_2$>3）	最终 PaO_2>100	当 PEEP =5cmH₂O 时，PaO_2/FiO_2>300
动脉血气：pH	7.25 ~ 7.50	7.30 ~ 7.50	7.30 ~ 7.45
葡萄糖（mg/dl）		≤ 150	<150
器官摘除前 4h 尿量 [ml/（kg·h）]		0.5 ~ 3.0	1 ~ 3
左室射血分数			>50%
血红蛋白（mg/dl）			>10

* Hagan ME, McClean D, Falcone CA, et al: Attaining specifi donor management goals increases number of organs transplanted per donor: a quality improvement project, Prog Transplant 19 (3):227-231, 2009.

[†] Franklin GA, Santos AP, Smith JW, et al: Optimization of donor management goals yields increased organ use, Am Surg 76 (6):587-594, 2010.

[‡] Malinoski DJ, Daly MC, Patel MS, et al: Achieving donor management goals before deceased donor procurement is associated with more organs transplanted per donor, J Trauma 71 (4):990-995, 2011, discussion, p 996

术室即已撤除生命支持。然而，因家属期望到场，一些医疗机构只得在其他地点撤除生命支持。在确定不可逆死亡即撤除生命支持和宣告死亡期间，器官摘除团队不应该参与对患者的管理。围绕是否给予药物治疗，尤其是给予具有促进死亡的治疗，以最大限度地保证供体的可用性，还存在很多争议。然而，通常持续应用麻醉性镇痛药和苯二氮䓬类药物并调整剂量，以减缓交感神经反应。临终时给予肝素可以方便器官摘取，但因存在出血风险，一些机构不予采用。大多数协议需特别指明同意接受临终供体治疗。

有报道临终采用一些有创技术以减少热缺血时间。此类措施包括在生命支持撤除前行股动静脉插管，以便在宣告死亡后立即快速输注冷保存液。此类插管也可在死亡后用于安置体外膜肺（extracorporeal membrane oxygenation，ECMO）。然而，针对死后是否该使用体外膜肺恢复重要器官的血液供应产生过激烈的辩论。这些辩论使受体管理的伦理学问题更加突出，即如何促使他或她更愿意捐赠器官并最大限度地保障濒死患者的权益[10]。

摘取器官手术中器官供体的管理

只有对脑死亡供体行器官摘取时才需要麻醉。大多数供体器官摘取术是在社区医院而并非在三级医疗中心进行的。对麻醉医师而言，器官摘取流程、社会环境和不寻常的术中事件可能显得有点儿令人生畏。

手术方式常依据摘取单个或多个器官的需要而有所不同。一般来说，需要延长胸骨切开口至腹中线，以使手术野得以广泛暴露。先在主动脉插管，以便用低温保存液灌注器官，再在手术野放置冰块做进一步保护器官之用。一般按对缺血的敏感性差异顺序分离器官，并连同血管结构一起摘取，心脏最先，肾最后。

大多数供体被运至手术室时已行气管内插管，并静脉应用血管活性药物支持。在摘取手术中，患者可能因脊髓反射而出现体动，因此必须使用神经肌肉阻滞剂。自发性脊髓反射或手术刺激可引起儿茶酚胺的释放和高血压。高血压可以通过一系列药物包括血管扩张药物、阿片类药物和麻醉药物进行治疗，通常以挥发性麻醉药为首选。如前所述，挥发性麻醉药可能会提供一些额外的保护，包括缺血预处理效应和减轻缺血-再灌注损伤[53]。

应用输液和血管活性药物可以治疗手术操作引起的失血和心血管系统紊乱。维持血流动力学稳定可使外科医师在摘取器官过程中不会对器官造成进一步的损害。在主动脉钳夹时应用血管扩张剂如酚妥拉明或前列地尔（用于肺恢复）可降低全身血管阻力，确保器官保存液能均匀地分布于相应器官。临床上，脑死亡供体出现的明显心动过缓对阿托品无反应。因此，应备好直接变时作用药物如异丙肾上腺素（参见第76章）。通常在阻断主动脉前给予肝素。如果预计心脏能够恢复，那么在阻断主动脉前应退出肺动脉导管和（或）中心静脉导管。如果预计肺能够恢复，那么主动脉阻断后仍应进行良好的双肺通气。手术团队和麻醉医师之间良好的沟通对确保最佳的器官质量至关重要。一旦开始器官冷液灌注，机械通气和麻醉即可以停止。

活体器官供体的管理

活体供体器官移植已成功地成为一种死后供体移植的替代措施。活体器官移植的数量在美国不断增加，主要是由于活体肾移植数的增加。在一些亚洲国家如日本和韩国，由于文化信仰的因素，脑死亡后供体移植并不常见，因而活体供体器官移植成为一个标准方式。活体器官移植具有一定的优势。该程序可以在同一医疗结构内以择期手术的方式进行，使供体和受体手术协调，并可以尽可能地缩短冷缺血时间。此外，移植也不会经历脑死亡后或心脏死亡后移植供体所遭受的生理改变。活体供者可直接指定捐赠特定的受体，因此，可根据受体情况选择最佳的移植时间，以避免因死后供体移植短缺所需的长时间等候。这样，受体通常处于更好的整体状况中。虽然活体器官移植有其优点，但是会使健康的供体面临医疗风险。其他需要重视的问题是供体潜在生活质量的下降和捐赠后对个人财务的不良影响。针对活体器官捐赠，尤其是肝供体的伦理方面的讨论，仍需仔细考虑[54-55]。

在活体捐赠前必须进行全面的医疗、心理和社会学评估，确认无禁忌证和无强制行为。知情同意内容应包括充分告知可能出现的并发症，在许多机构是供体本人自愿并与受体无关。在过去，捐赠者与受体之间通常有某种关联。虽然活体捐赠的总人数并没有增加，但在过去的10年里与受体无关的活体（主要是肾）捐赠人数却显著增加。在美国，目前与受体无关的活体捐赠占所有活体供肾的28%[56-57]。最近，配对或肾移植链的捐赠已经被广泛宣传。配对捐赠允许两个不相容受体的捐赠者进行交换，以改进对两个受体移植的配对结果。在捐赠链中有两个以上的供体受体对参与。与放宽死后供体标准相类似，活体标准也已放宽到高龄与肥胖人群[58]。

活体肾供体

因为肾是一成对的器官，因而成为活体捐献的自然选择。1954 年首例成功的肾移植是在一个同卵双胞胎体之间进行的活体器官移植手术。在美国，目前活体供体肾移植约占所有肾移植的 40%[59]。活体肾移植为移植肾提供了优化的时间窗口，并避免了移植前透析，这些都使成活率有所提高[56]。此外，与死后供体相比，活体供体移植提供了更好、更长久的器官功能[60]。需要考虑多方面的医疗和非医疗因素，以确保移植供体的安全。为了确保在捐赠后有充分的储备功能，许多移植中心使用肾小球滤过率（glomerular filtration rate，GFR）> 80ml/（min·1.73m^2）作为决定是否捐赠的临界值。通常由测定尿肌酐清除率来估计 GFR。如果估计的 GFR 为临界值，则可用放射性或非放射性示踪剂来获取额外信息[61]。一些医学中心允许采用 GFR 更低的肾[62]。

传统活体肾供体手术是采用经肋下侧切口的开放肾切除术，如今则通常在腹腔镜下进行。此法的优点是术后疼痛减少，恢复更快，住院时间更短[62]。左肾或右肾均可用于移植，然而左肾通常为首选，因为更容易暴露手术野且供血血管较长。右肾静脉较短，且动脉走行在下腔静脉之后。

取肾时供体取侧卧位，调整手术台，使肾所在部位抬高（参见第 41 章）。手术开始时，先分离肾，然后确认和分离输尿管、肾静脉和肾动脉，并分离肾上腺。当切除右侧供体肾时，还需游离十二指肠和分离肝、肾。当游离完闭肾和钳夹血管结构后，可通过手法辅助或非手法辅助技术经一小切口取出肾。可通过经腹途径进行供体肾切除术，但越来越多地使用微创技术经腹膜后途径进行。经腹膜后途径的优点之一是对腹内脏器操作较少。已有报道通过特殊的手术器械进行单切口供体肾切除术。近来已有机器人辅助腹腔镜活体供肾切除术的报道[62-63]。这项技术可以进一步减少供体所遭受的损伤和不适（参见第 87 章）。

对健康供体行择期腹腔镜下肾切除术的麻醉管理与择期腹腔镜肾切除术类似。通常情况下，标准的无创性监测即已足够。通常开放 1 ~ 2 个大孔径外周静脉通路。术中输入红细胞较为罕见。然而为了防止术中损伤大血管，一些医学中心常规配型筛查或配型交叉 1 ~ 2U 血液。腹腔镜下肾切除术通常需要全身麻醉，而如果计划行开腹肾切除术，则多用全身麻醉复合硬膜外麻醉。

虽然腹腔镜下肾切除术对健康患者来说可能是常规操作，但除了术中出血外仍有一些问题需要注意。腹内压增高会减少静脉回流，可引起术后肾功能不全，而较低的腹内压可以防止肾静脉和一些实质组织受压[64]。适当的输液治疗似乎是保护肾功能的最佳策略。尽管腹腔镜下肾切除术通常失血最少，但是仍有人倡导大量输液治疗 [10 ~ 20ml/（kg·h）]。也有人用尿量作为指导输液的指标。为了确保术中尿量大于 2ml/（kg·h），输液量常常超过生理需要量。为了增加尿量，手术医师可能会在手术过程中要求给予呋塞米和（或）甘露醇。目前仍不清楚在供体肾切除术中采用何种液体最佳。在缺乏证据的情况下，多数中心选择等张晶体溶液。应避免使用氧化亚氮，以防止肠道过度胀气而影响手术野。在肾血管被夹闭之前即刻静脉注射肝素（3000 ~ 5000IU）。具体实施方案可能因不同的机构而异，但与移植外科医师的密切沟通是必不可少的。如果经过适当的输液替代治疗后仍发生低血压，与直接作用的血管加压素相比，应用多巴胺和麻黄碱能最大程度减少移植血管的收缩。一旦取出肾，麻醉医师应做好快速停止麻醉的准备，并保证神经肌肉阻滞情况得以恢复（参见第 35 章）。

腹腔镜肾切除术后轻度或中度疼痛多来源于腔镜插入口、腹部切口、盆腔器官操作、膈肌刺激和（或）输尿管绞痛。大多数患者的术后疼痛可通过术后早期静脉注射阿片类药物、术后晚期口服阿片类药物和对乙酰氨基酚得到缓解。应慎用非甾体类抗炎药，因其可能导致前列腺素介导的肾损害。经肋下横向切口肾切除术时疼痛较为严重，可以持续数天，会限制患者的呼吸、咳嗽和活动，导致肺不张及术后感染。对这些患者应考虑应用术后硬膜外镇痛（参见第 98 章）。

器官获取和移植网络（Organ Procurement and Transplantation Network，OPTN）报告捐赠手术后 6 周内的并发症包括需要输血（0.4%）、再次入院（2.1%）、介入手术（0.9%）和再次手术（0.5%）[59]。一项针对 80 000 个活体供肾者开展的研究显示其 90d 死亡率为每 10 000 个供体中 3.1 例（0.03%）。该死亡率在过去 15 年中未有改变[65]。有 0.1% 的供体发生肺栓塞，并且成为导致其死亡的主要原因[59]。肾供体发生静脉血栓栓塞的风险为中度，因此，推荐应用间歇性充气加压装置和预防性肝素化直至能够出院。肾捐赠后预期肾小球滤过率将减少约 30%。大多数供体在 3 个月时，将肾小球滤过率维持在 >60ml/min[62]。供体肾切除术似乎并不会增加长期死亡率或终末期肾病的发生。在捐赠人群中，供体以后发生慢性肾病、高血压和糖尿病的可能性在某些亚组中较高，如非裔美国人和肥胖者，但单侧肾切除对该组人群某些终生性不良风险的发生情况不清楚，因为尚不清楚该组人群未经受肾切除术者的风险[59]。

活体肝供体

活体供肝移植（living donor liver transplantation, LDLT）于 1988 年首次用于儿科受体，后来扩大应用到成人[66]。虽然活体供肝移植在一些亚洲国家较常实施，但在美国仅占所有肝移植的一小部分（<5%）[1]。与肾捐赠相比，主要原因是活体肝移植对供体健康的危害更大。

肝本身具有的强大储备能力和独特的再生能力构成了 LDLT 的基础。当肝被切除 2/3 后，供体的肝可在 2～3 周内恢复到原来的大小[67]。将部分成人的肝（通常是左叶或左外侧段）移植到小儿受体后将会与小儿一并生长。大多数 LDLT 用于慢性肝病患者的择期肝移植。紧急活体供肝移植并不常见，偶尔用于急性肝衰竭患者。对 LDLT 能否用于快速进展型患者仍有相当多的争论。

对活体供肝移植来说，测定供体肝体积并预计移植肝体积的大小是一独特的工作。已经开发出根据人口统计学数据，如体重、身高、年龄和性别来进行计算的公式。也有人提出采用 X 线或超声测量进行计算[68]。为了避免发生受体移植肝体积过小综合征，并为供体肝保留足够的体积，准确估计供体肝的体积大小和预计移植肝体积至关重要[69]。对小儿行活体供肝移植来说，左外侧段（Ⅱ 和 Ⅲ 段）或整个肝左叶（Ⅱ、Ⅲ 和 Ⅳ 段）通常足以提供充分的肝体积（彩图 75-5）（参见第 93 章）。从外科的角度看，左半肝切除术并不复杂，并且手术时间也短。自 2002 年首例报道以来，已有更多的应用腹腔镜行活体左肝叶切除术。但若是对成人进行 LDLT，通常需要肝右叶切除术。肝右叶切除术的外科操作包括将肝右叶（Ⅴ、Ⅵ、Ⅶ和Ⅷ段）与肝左叶分离出来（彩图 75-5）。与左半肝切除术相比，肝右叶切除技术上的难度更大，并且围术期风险更大。供体右肝切除术需要切除 500～1000g 肝组织，只剩下原肝质量的约 1/3。如果一个供体不足以提供相应的移植肝体积，则可采用两个供体对一个受体供肝的技术[71]。对于较小的受体来说，仅用较大供体的左叶即已足够。

麻醉管理开始于术前与供体本人和其家人的讨

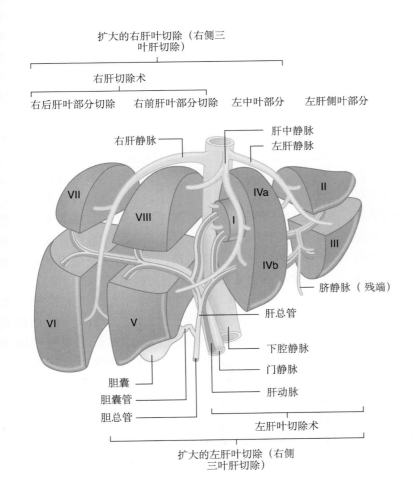

彩图 75-5 肝分段解剖图示了在各种部分肝切除时应切除的肝部分 *(Redrawn from Steadman RH, Braunfeld M, Park H: Liver and gastrointestinal physiology. In Hemmings HC, Egan T, editors: Pharmacology and physiology in anesthesia: foundations and clinical applications. Philadelphia, 2013, Saunders, p 475-486.)*

论，应告知手术过程相关的风险及应关注的问题。大多数移植程序提供深入而充分的教育材料、讨论和支持，并且在手术前即已开始。活体肝移植手术通常需要全身麻醉辅以神经肌肉阻滞（参见第 34 章）。患者一般置于仰卧位，术中采用反 Trendelenburg 体位以使肝更容易暴露（参见第 41 章）。通常开放两条大内径静脉套管通路。常规行标准的无创监测和动脉血压监测。应放置鼻胃管，以便于胃减压和术野暴露。

活体供肝手术通常采用一个 L 形或标准的双边肋下切口中线延伸的手术方式。在分离肝和其所属血管床的过程中，对肝进行操作时偶尔会导致静脉回心血量减少和一过性低血压。将肝复位则可减轻静脉阻塞，还可给予短效血管活性药物和（或）快速补液解决上述问题。大多数失血发生于肝实质离断时。随着肝切除专用外科手术器械的应用，活体供体肝叶切除中的失血已有明显改善。在夹闭和分离供体叶血管床后，移植肝叶被切除，然后缝合血管和胆管。止血完成后关闭腹腔。

肝切除术中失血是一个棘手的问题，常与预后不良有关。某些医疗中心提倡放置中心静脉压（CVP）导管和采用低中心静脉压（<5cmH$_2$O）技术以减少失血和输血需求[72]。低 CVP 方法通过增加肝血窦静脉引流同时降低血液反流而减少失血[72]。此外，低 CVP 可降低移植术后移植肝水肿，改善其功能[64]。低 CVP 多数通过限制血管内输液，有时通过应用药物，包括利尿剂和扩血管药物来实现[72]。有些人认为无须在肝切除手术期间放置中心静脉导管和实施低 CVP 技术，因为无法证明 CVP 的高低与失血量间有因果关系[73]。其他一些因素，包括脂肪肝程度、体重和性别，可能对活体供肝切除术中失血的影响比 CVP 更大[74]。此项低 CVP 技术潜在的缺点在于存在 CVP 导管放置的危险以及在发生大量失血时难以逆转的血流动力学紊乱。还有人指出，低 CVP 的使用源自几十年前的早期经验，那时肝切除术时出血明显。随着手术技术和设备的改进，肝切除术中失血量已大大减少，使 CVP 的放置和监测变得不再必要[73-74]。在笔者的医院，现已很少放置中心静脉导管，而用手臂外周静脉压替代传统的 CVP[75]。

活体供肝切除术还可采用其他节血策略，包括细胞回收技术和术前采集 1～2U 自体血备用，从而减少异体输血的机会（参见第 63 章）。术中行等容血液稀释，即在手术室回收 1～2U 的血液，可最大程度地减少输血量[76]。对绝大部分患者来说，应用一种或多种前面列出的血液节省措施即已足够[73]。在切除移植肝部分后，应避免过量输液，因为它可能会阻碍静脉血回流，造成剩余肝组织充血[64]。

大多数活体肝移植供体在手术结束后可在手术室内拔管，然后转送至术后监护病房。停止机械通气可以降低胸膜腔内压，减轻残肝淤血。患者通常无须被送至重症监护病房，但有些医院首选该方案。术后早期使用静脉镇痛药物和阿片类药物时尤其需要注意。因为虽未得到完全证实，但残肝还是可能有某种程度的功能不全[64]。维护残肝最佳灌注的方法是保证足够的心排血量，避免低血容量、贫血和低温诱导的凝血障碍[64]。

对活体供体手术是否要行术后硬膜外镇痛仍有很多争议（参见第 98 章）。与其他上腹部手术相似，与静脉患者自控镇痛相比，硬膜外镇痛可提供极佳的镇痛，而且镇静程度轻[77]。因使肺内分泌物更容易清除，硬膜外镇痛可减少呼吸道感染的风险。尽管有上述优点，仅有某些移植中心常规术前放置胸段硬膜外导管，而另一些则完全不采用。造成此种实践上差异的原因在于供肝切除术的患者术后会出现凝血功能障碍。术后血小板减少、凝血酶原时间和部分活化凝血酶时间延长。这些改变于术后 2～3d 达峰值，随后数天逐步趋于正常[78]。避免放置硬膜外导管的原因是担心发生硬膜外血肿。但一些研究发现在该类人群中放置硬膜外导管并无不良影响。在一项针对 755 例供体接受硬膜外导管行术后镇痛的研究中，并未出现与硬膜外置管相关的并发症[79]。另一项包含 242 例活体肝移植供体的报告也显示，如果仔细应用，硬膜外镇痛应属于较安全的选择[78]。另有一些证据支持硬膜外置管，因为在大多数肝叶切除术患者，血栓弹力图（thromboelastography，TEG）显示呈高凝状态，而非低凝状态[80]。尽管整体而言硬膜外血肿发生率很低，但有人认为这些研究缺乏对这种罕见事件评估的权威性。一旦置入硬膜外导管后，需待各项凝血参数恢复正常时方可拔出，通常需要 3～5d[64]。如果未行硬膜外置管，则可采用患者自控镇痛。术后选择何种镇痛措施取决于患者的期望值、手术方式、院内共识、术后监测设施及护理人员对各种技术的熟悉程度。

许多与 LDLT 相关的供体并发症及死亡率，在全世界已有相关报道[81-82]。最近一项针对 760 例成人 LDLT 的多中心观察性研究表明，在长达 12 年的随访期间，供体并发症的发生率高达 40%（表 75-4）[83]。有 19% 的供体出现一种以上的并发症。虽然多数并发症并未造成严重残疾，但有一些相当严重。感染是最常见的并发症，胆道并发症，例如胆漏或狭窄，处理起来较困难，并且可导致住院时间延长和再次手术。另外，术前肌酐水平高、术中低血压及术中输血均与供体并发症有关。医疗经验丰富并不意味着并发症会相应减少[81]。一项针对 1263 例活体供肝切除的报告发现接受右肝切除术者比左肝切除并发症的发生率更高[64, 82]。

活体肺供体

活体肺移植是死亡后肺移植的另一种选择。通常情况下，活体肺移植的做法是两位供体供一位受体使用，但是也有单一供体使用的报道[84]。如果涉及两个供体，那么需要对这两个供体和受体的麻醉诱导时程严密协调。其中一个供体的右肺下叶和另一供体的左肺下叶将被移植到受体以替代整个左、右肺。供体肺叶需要足够的支气管、动脉和静脉以便吻合成功。若支气管漏气，则胸管引流时间会延长，导致住院时间延长。

在全身麻醉诱导后，通常先插入单腔气管导管，以便在肺叶切除前行纤维光纤支气管镜检查。一旦做出继续手术的决定，则用左侧双腔气管导管置换单腔气管导管。标准的无创监测、有创动脉血压监测和 CO_2 分析仪即已足够。将供体置于侧卧位后，需用纤维支气管镜再次确认并调整双腔管的位置，然后即可进行开胸手术。术中若能维持心、肺和代谢的内稳态，则术后并发症的风险将会降至最低。通常静脉给予前列腺素 E_1 以扩张肺血管，并视全身血压情况调节滴速（低血压时需停用）。在完全游离肺叶后，应再行膨肺 $5 \sim 10min$，随后给予肝素和类固醇。在肺再次萎陷后可进行肺的横断术。

胸段硬膜外镇痛是围术期管理的一种有用的辅助手段。一般在术前几小时置入硬膜外导管[64]。该方法因患者肝素化而备受质疑，但是其所具有的术后镇痛、防止肺不张和感染的诸多优势的益处可能大于供体硬膜外置管的风险[85]。

参 考 文 献

见本书所附光盘。

表 75-4　活体肝移植供体并发症的类型及发生频率

并发症	频率（%）
感染	13.2
胸腔积液	11.0
胆漏或胆汁瘤	8.1
切口疝	6.6
精神障碍	5.6
神经失用症	3.4
腹水	2.8
计划外的再次手术探查	2.7
肺水肿	2.1
肠梗阻	1.6
腹腔内脓肿	1.2
肺栓塞	1.0
气胸	0.8
深静脉血栓	0.8
胆道狭窄	0.7
门静脉血栓	0.5
下腔静脉血栓	0.4
总计	40

Modified from Abecassis MM, Fisher RA, Olthoff KM, et al: Complications of living donor hepatic lobectomy—a comprehensive report, Am J Transpl 12:1208-1217, 2012

第76章 脑 死 亡

Koh Shingu • Shinichi Nakao

张加强 译　孟凡民　丁正年 审校

致谢：编者和出版商感谢 Kenjiro Mori 博士在前版本章中所作的贡献。他的工作为本章节奠定了基础。

要 点

- 1959 年第一次提出了脑功能停止的概念，这类似于现代脑死亡的定义。在器官移植出现后，这一概念引起了更多争议。1968 年，也就是在第一例心脏移植后 1 年，第一次公布了脑死亡的标准。由于文化与宗教信仰的不同，因而各国对脑死亡的态度各异。全球尚没有统一的脑死亡诊断标准，但脑死亡即是个体死亡的观点得到了广泛承认。许多国家颁布了诊断脑死亡的指南或法规，并将脑死亡作为器官捐献的前提。

- 传统的死亡概念是以心脏和呼吸功能停止为基础，因为其采纳的是一个单纯的非医学的观念——生命开始于出生后的第一次呼吸，死亡终结于最后一次呼气，呼吸停止后几分钟内心脏即停止跳动。相反，现代脑死亡概念采用的是现代生物科学（大脑的中枢整合器理论）的结论：中枢神经系统（包括脑干）是活生物体的控制中心；中枢神经系统功能的丧失意味着生命活动协调的终结；如果没有中枢神经系统的控制，生物体只是活细胞的简单聚集。然而，这种观念也有争议，因为并不是所有的脑死亡患者均在短时间内不可避免地出现心血管功能衰竭，部分脑死亡患者的机体还可以吸收营养、抵抗感染、愈合伤口，甚至可以怀孕。

- 脑外伤或脑血管的损伤导致脑水肿。由于脑组织被包容在坚硬的颅腔内，脑水肿必然伴随出现颅内压增高，严重者甚至可超过动脉血压。当脑循环停止后，脑组织必然出现无菌性坏死。在 3 ~ 5d 之内，脑组织基本液化。颅内压增高会压迫整个大脑（包括脑干），随后出现全脑梗死。

- 临床研究表明，在脑死亡开始后，下丘脑和腺垂体的功能还能维持一段时间。当中枢神经系统的功能完全、不可逆地丧失后，免疫系统对外界刺激的反应显著减弱。脑死亡后的激素水平变化及炎症反应是激素（替代）疗法能维持脑死亡器官供体血流动力学稳定的理论与科学基础。

- 在脑外伤或颅内出血所导致的脑死亡进展过程中，颅内压增高压迫脑干，导致血压显著升高和心动过缓（即库欣现象）。在小脑扁桃体疝引起的脑死亡的起始阶段，动脉血压会突然下降，但随着脊髓自主反射的建立，动脉血压逐渐恢复正常。

- 诊断脑死亡时应证实全脑（包括脑干）的所有功能均不可逆性丧失。不可逆指任何一种治疗都不能改变这种状态。虽然理论上要验证所有脑功能是不可能的，实际操作中根据下列表现来确定脑功能的丧失：意识消失、脑干反射消失、呼吸暂停以及确诊试验。

- 大脑死亡，即所谓的持续性植物状态，指大脑皮质功能丧失，但这并不等于脑死亡。

要 点

- 文化背景和宗教信仰的不同会影响人们对死亡的看法。在国际上，甚至在不同地区和医院，诊断脑死亡的政策和实际操作都有明显差异。
- 脑死亡的确诊试验包括脑电图、诱发电位和脑血流量测定。
- 随着器官移植的进展，脑死亡的概念也得到了发展。"死亡－捐献规则"规定，在取出任何维持生命的器官之前患者必须已被宣布死亡，并且摘取移植器官时不能导致供体死亡，这是道德和法律的基本准则。
- 由于移植器官的严重短缺，不仅脑死亡后器官捐献在增多，心脏死亡后器官捐献也在增多。
- 由于脑死亡患者的脊髓完整，存在躯体反射和内脏反射，需要特殊的麻醉管理，包括使用肌肉松弛药和血管扩张剂，有时还可能需要镇静剂和镇痛剂。麻醉医师应该理解关于死亡的医学和法律概念以及所涉及的伦理问题。

引 言

由于医学的发展改变了死亡的概念和定义，有关死亡的立法也必须相应改变。随着复苏和生命支持技术的日臻完善、器官移植技术的进步及丧失大脑功能的"活人"日渐增多，这个问题越发突出。危重病医学的发展要求神经内科、神经外科和麻醉科医师必须对死亡做出恰当的诊断。尽管文化背景和宗教信仰的差异导致对脑死亡的看法差异巨大，并且缺乏全球统一的诊断标准，但脑死亡作为个体死亡的观念已被公众广泛接受[1-2]。作为器官捐献的必要前提，许多国家已对脑死亡提出了推荐指南或要求立法[3-4]。

历 史

1902 年，Cushing[5] 首次报道，猴子的颅内压一旦超过动脉血压，脑循环即宣告停止。他还报道了一例脑肿瘤患者，在自主呼吸停止后使用人工通气使心脏功能延长了 23h。1959 年，Bertrand 等[6] 报道了一例中耳炎患者在循环衰竭死亡后用机械通气维持了 3d。患者在深昏迷之前曾反复抽搐，尸体解剖证实大脑皮质、小脑皮质、基底核区及脑干神经元等发生广泛坏死，主要是由于人工通气时脑循环已完全停止。Wertheimer 等[7] 提出了"神经系统死亡"的临床状态新标准。同样在 1959 年，Mollaret 等[8] 用类似于现代脑死亡（即深度昏迷或不可恢复的昏迷）的概念首次描述了脑功能丧失。Mollaret 和 Goulon[8] 将深度昏迷从其他昏迷状态区分开来，如植物状态。

这些历史报道证实了脑死亡的概念是在从脑死亡患者身上开展器官移植工作之前即被独立提出来的。最激烈的争论始于 1967 年 Barnard 开展世界上首例心脏移植手术之后，此例心脏供体是从一例深昏迷患者心脏死亡后获得的。1 年后，哈佛大学医学院脑死亡定义审查特别委员会（ad hoc Committee of the Harvard Medical School to Examine the Definition of Brain Death）公布了脑死亡标准，并提出了"将不可逆昏迷作为新的脑死亡标准"[9]。委员会主要侧重于用"全脑"来定义脑死亡。"不可逆昏迷"的标准包括：①无感受性和无反应性。②无运动或者无呼吸。③无反射。④脑电图呈直线。并且具备以下两条：①以上所有征象在 24h 内重复检查无改变。②排除低体温（低于 32℃）及使用中枢神经系统镇静剂。1981 年，医学、生物学及行为学伦理问题研究主席委员会（President's Commission for the Study of Ethical Problems in Medicine and Biomedical and Behavioral Research）将大脑定义为"首要器官"，并证明用全脑定义脑死亡是合理的[10]。通过阐述"当个体持续表现为不可逆的呼吸、循环功能停止或者包括脑干在内的全脑功能停止时，即为死亡。"死亡统一判断法案（Uniform Determination of Death Act, UDDA）将用全脑判断脑死亡的观点法制化[11]。判断死亡必须与公认的医学标准相一致。全脑死亡观点是全世界范围内最普遍采用的观点之一，也构成了许多西方国家编纂法典的基础。一些机构、国家机关、专家小组和政府已经提出了许多关于脑死亡的标准[1-2, 4, 12-13]。美国神经病学会（American Academy of Neurology, ANN）1995 年发布了成人脑死亡诊断指南[12]。1987 年，在多种社会因素驱使下发布了小儿脑死亡诊断指南[14]。

在 UDDA 主席委员会发布统一判断死亡法案后，对是否能将脑死亡定义为人死亡的争论仍然较多，因为允许脑死亡患者为器官移植提供供体，对脑死亡患者进行医学干预也能节约医疗资源，并能使患者有尊严地结束生命。生物伦理学主席委员会发表了一份有关脑死亡议题的白皮书（"诊断死亡的争论"）[15]。白皮书使用新的术语——"全脑衰竭"代替"全脑死亡"。批评家认为，达到脑死亡标准的患者全脑并没有死亡。比如，脑死亡患者可能存在完整的神经内分泌功能，如持续释放泌乳素、生长激素、黄体酮、促甲状腺激素等垂体激素。其次，有些脑死亡患者仍保持脑电活动，在脑血流检查中发现仍有摄取的放射显影物质，或者脑血管造影检查显示有血流。白皮书放弃了"躯体整合"概念，认为脑是躯体功能的"整合器"。大脑被认为是躯体的整合器，并且脑对器官功能的完整性是必需的。因此，"一个需要呼吸机支持的脑功能完全丧失的患者仅仅是人工维持子系统功能的集合体，因为器官功能的完整性已经不存在了"。然而，以上基本准则受到了 Shewmon[16-18] 的批判。他介绍了一些脑死亡的病例，这些病例中肝、肾、心血管和内分泌系统功能持续稳定，包括能维持患者的体温，使伤口得到愈合，抵御感染和异物入侵（免疫系统），针对感染产生发热反应，器官摘取时非麻醉状态下切皮引起心血管反应和应激反应，脑死亡孕妇成功孕育胎儿，脑死亡小儿出现性成熟及均衡发育。白皮书发展了一个新的说法，即活生物体的基本工作是保持生物体的完整性。决定生物体是否保持完整性依靠对活生物体重要的基础工作是持续存在或已经终止的认识，这些工作包括生物体的自我保护以及根据周围环境的自我适应。

诊断成人和小儿脑死亡的指南分别在 2010 年（框 76-1）和 2011 年（框 76-2 和框 76-3）进行了更新[19-20]。

1976 年英国皇家医学院会议（Conference of Medical Royal Colleges）首次使用脑干定义脑死亡[21]。1995 年此文件被命名为"脑干死亡诊断标准"[22]，鼓励使用"脑干死亡"这一更加准确的短语代替"脑死亡"，并对死亡进行了定义。从那时开始，"死亡被定义为不可逆的意识丧失合并不可逆的呼吸丧失"。

在日本，法律只允许在器官移植供体提供者上使用脑死亡诊断，而在其他情况下判断个体死亡时使用传统的标准。

框 76-1　脑死亡诊断检查表

必备条件（均需检查）
1. 原因明确的不可逆昏迷
2. 解释昏迷的神经影像学资料
3. 排除中枢神经系统抑制药物的影响（如有征象则行毒理学筛查，如使用了巴比妥类药物，血清值应 <10μg/ml）
4. 无卒中后遗症（如有卒中病史则行电刺激）
5. 排除严重的酸碱、电解质和内分泌失衡
6. 正常体温或轻度低体温（中心温度 >36℃）
7. 收缩压 >100mmHg
8. 无自主呼吸

检查（均需检查）
1. 瞳孔对强光无反应
2. 角膜反射消失
3. 头眼反射消失（仅在确认颈椎完整性下检查）
4. 眼前庭反射消失
5. 刺激眶上神经或颞颌关节无面部运动
6. 咽反射消失
7. 气管内吸痰时无咳嗽反射
8. 四肢对伤害性刺激的运动（体动？）反射消失（脊髓介导的反射是允许的）

呼吸暂停试验（均需检查）
1. 患者的血流动力学稳定
2. 调整通气，维持正常的血碳酸值（$PaCO_2$ 34~45mmHg）
3. 预吸入 FiO_2 100% 的氧气 10min 以上，直到 PaO_2>200 mmHg
4. 给予 5cmH$_2$O PEEP，患者氧合充分
5. 通过放置在隆嵴水平的吸痰管吸入 6L/min 的氧气或连接 T 形管给予 10cmH$_2$O 的 CPAP 供氧
6. 断开呼吸机
7. 自主呼吸消失
8. 8~10min 抽动脉血气，重新连接呼吸机
9. PCO_2>60 mmHg 或 PCO_2 从正常基础值增加 20mmHg 以上或
10. 因呼吸暂停试验因失败而中止。

辅助检查（仅实施一项；由于患者原因而不能完全实施临床检查或呼吸暂停试验没有结果或因失败而中止）
1. 脑血管造影
2. 六甲基丙二基胺污（HMPAO）SPECT
3. 脑电图
4. 经颅多普勒超声图谱

死亡时间（DD/MM/YY）：_____

医师姓名及签名：_____

Wijdicks EFM, Valelas PN, Gronseth GS, Greer DM: Evidence-based guideline update: determining brain death in adults—report of the Quality Standards Subcommittee of the American Academy of Neurology. Neurology 74:1911, 2010

框 76-2　新生儿、婴儿及儿童脑死亡诊断的推荐总结

1. 新生儿、婴儿及儿童脑死亡的临床诊断是在明确的不可逆转的昏迷下神经功能缺失。昏迷和呼吸暂停是诊断脑死亡所必需的。该诊断必须是由医生经过详细地评估病史及完善的神经学检查后得出的。

2. 评估脑死亡的前提条件如下：
   a. 为了避免影响神经学检查，在检查脑死亡前必须先纠正低血压、低体温及代谢紊乱。
   b. 镇静药、镇痛药、神经肌肉阻滞剂和抗惊厥药应根据药物半衰期停药，以确保其不会影响神经学检查。应了解每种药物的应用总量（mg/kg），以为入院后药物持续影响的风险提供信息。如有条件，应测定血液或血清巴比妥类药物浓度，以确认过高或超治疗量药物镇静作用的影响，必要时可重复测定，直到药物水平低于中度治疗量。
   c. 如果使用了超治疗量或高治疗水平的镇静剂，单靠神经学检查不能诊断脑死亡。如镇静剂量是低度或中度治疗量，药物作用不太可能影响神经检查的结果。如不能确定，应进行辅助检查。
   d. 心肺复苏或其他严重的急性脑外伤后立即评估神经功能是不可靠的，因此，在检查中如存在相关的担忧及矛盾，脑死亡评估应该推迟 24～48h 甚至更长。

3. 检查数目、检查者和观察期
   a. 要求做两项检查，包括呼吸暂停试验和不同观察时期的另一项试验。
   b. 这些检查应由照顾过小儿的不同主治医师施行。呼吸暂停试验由同一医生完成，最好是对小儿进行呼吸管理的主治医师。
   c. 推荐的观察时期为：
      (1) 对新生儿观察 24h（妊娠 37 周至新生儿 30d）
      (2) 对婴儿和儿童观察 12h（出生后 30d 至 18 周岁）
   d. 首次检查时明确儿童符合脑死亡神经检查标准，第二次检查由另一位主治医师执行，明确儿童满足脑死亡诊断标准。
   e. 心肺复苏或其他严重的急性脑损伤后立即评价神经功能是不可靠的，因此，在检查中如存在相关的担忧及矛盾，应将脑死亡评估推迟 24～48h 甚至更长。

4. 呼吸暂停试验

   a. 呼吸暂停试验必须保证安全，测试期间如动脉血 $PaCO_2$ 高于基础值 20mmHg 以上或 $PaCO_2 \geq$ 60mmHg 则支持脑死亡诊断。患有慢性呼吸系统疾病或呼吸功能不全的新生儿和儿童仅表现为超过正常水平的 $PaCO_2$ 水平。在这种情况下，$PaCO_2$ 水平应该比基础值高 20mmHg 或更多。
   b. 因存在药物禁忌证、血流动力学不稳定、去饱和 <85% 或者 $PaCO_2$ 不能 ≥ 60mmHg 而不能实施呼吸暂停试验时，则需要进行辅助检查。

5. 辅助检查
   a. 除了临床检查或呼吸暂停试验不能完成外，辅助检查（脑电图和放射性核素脑血流量）不是确诊脑死亡所必需的。
   b. 辅助检查不能取代神经学检查。
   c. 对各个年龄组，为了缩短观察期，或者在以下情况下可用来协助临床医生进行脑死亡诊断：检查部分或呼吸暂停试验时因为患者潜在的医疗条件而不能安全进行；神经检查结果不确定；药物作用可能影响患者脑死亡评估时的辅助检查。如果辅助检查支持脑死亡诊断，可以进行二次检查和呼吸暂停试验。如果辅助检查用于缩短观察期，所有检查及呼吸暂停试验都应完成并有文件证明。
   d. 因为固有的检查限制而进行辅助检查时，应该完成最初的检查部分并有文件证明。
   e. 在辅助检查可疑或对于辅助检查的正确性存在担忧的情况下，则不能宣告患者死亡。应该继续观察患者，直到临床检查标准和呼吸暂停试验或者之后的辅助检查可以明确诊断脑死亡为止。推荐等待 24h 实施进一步的临床再评估或重复辅助检查。

6. 宣告死亡
   a. 二次临床检查和呼吸暂停试验完成和确认后可宣告死亡。
   b. 如果使用了辅助检查，能够完成的二次临床检查记录资料必须与脑死亡一致。临床检查的所有方面包括呼吸暂停试验，或者辅助检查必须有相应的文件记录。
   c. 临床检查应由熟悉婴幼儿和儿童以及接受过神经重症监护专业训练的临床医师实施。

From Nakagawa TA, Ashwqal S, Mathur M, et al; Society of Critical Care Medicine; Section on Critical Care and Section on Neurology of the American Academy of Pediatrics; Child Neurology Society: Guidelines for the determination of brain death in infants and children: an update of the 1987 Task Force recommendations. Crit Care Med 39:2139–2155, 2011

生物死亡的传统观念

在古希腊，关于容纳"生命主体"（现在知道是指"大脑功能"）的体腔有两种观点，一种是柏拉图提出的，另一种是亚里士多德提出的。在《共和国》(Republic) 和《蒂迈欧篇》(Timaus) 两本书中，柏拉图首先假设灵魂是由三部分组成的，第一部分是理性 (reason)，第二部分是情感 (emotion)，第三部分是食欲 (appetite) 或情欲 (desire)。理性，可能就是指当今我们所说的"意识"，是上帝灵魂（神性）的再现，它存在于理想形状的管腔中，其内任意一点到中心的距离都

是相等的（如头部）。情感存在于心脏，可影响到循环，它的表现形式，例如脉率，是我们认为的与自主神经功能相关联的功能。颈部构成了位于头和胸部之间的峡或分界线，以确保理性不受情感的影响。灵魂的第三部分，也就是食欲或情欲，是最普通的部分，存在于胃部，被横膈与心脏隔开，受苦涩胆汁的惩罚。然而，我们不能过多地从字面上去解释，因为这只是一种普通民众日常生活的比喻。柏拉图认为死亡是理性（意识）从肉身的分离，而柏拉图的老师苏格拉底在他的《辩护》(Apology) 中坦承他也不知道死亡后理性（意识）的命运将会如何。今天的神经生理

框 76-3　新生儿、婴儿及儿童脑死亡诊断的神经检查部分，包括呼吸暂停试验

脑死亡检查前必须排除可逆转的情况或干扰神经学检查的状况。

1. 昏迷。患者必须是意识、发声和意志活动完全丧失。
   a. 患者必须缺乏所有反应的证据。缺乏对伤害性刺激睁眼或眼球运动。
   b. 伤害性刺激不能产生脊髓介导的反射以外的运动反应。临床区分脊髓反应和脑活动相关的运动反应需要专门的知识。

2. 脑干反射消失。包括：
   a. 瞳孔居中、散大，且对光刺激无反应。双眼瞳孔对光反射消失。通常瞳孔固定在中等大小或散大（4～9 mm）。如不确定，可使用放大镜。
   b. 延髓肌肉运动消失，包括面部和口咽肌肉。深压颞下颌关节髁突和眉眶时无皱眉或面部肌肉运动。
   c. 呕吐反射、咳嗽反射、吸吮反射和觅食反射消失。咽反射或呕吐反射是用压舌板或吸引装置刺激咽后壁引起的。通过气管内吸痰的咳嗽反应能可靠地反应气管反射。应将吸引管插到气管的隆崎水平，并进行1~2次吸痰动作。
   d. 角膜反射消失。角膜反射消失指用面巾纸、棉签或者喷射的水触碰角膜时没有出现眼睑运动。在测试中注意不要损伤角膜。
   e. 眼前庭反射消失。眼前庭反射测试指在确认外耳道开放的情况下，用冰水冲洗两侧耳道（冷热试验）。将头抬高30°，每侧外耳道用 10～50ml 冰水冲洗（每次冲洗一侧），观察1min，缺乏眼球运动。对两侧的测试应该间隔几分钟。

3. 呼吸暂停。患者在正式呼吸暂停试验中 $PaCO_2 \geqslant 60$ mmHg 或者 $PaCO_2$ 高于基础值20mmHg以上提示已记录的呼吸用力完全缺失。
   a. 通过动脉血气分析纠正 pH 和 $PaCO_2$，维持中心温度高于 35℃，根据患儿年龄使用相应的血压标准值。测试前务必纠正影响呼吸用力的因素。
   b. 测试前应给患者预吸 100% 氧气 5～10min。
   c. 如患者氧合充分及 $PaCO_2$ 正常，应停止间断的人工机械通气。
   d. 观察自主呼吸运动的整个过程中应持续监测患者的心率、血压和氧饱和度。
   e. 患者脱机后仍应进行血气分析以监测 $PaCO_2$ 的升高情况。
   f. 从呼吸暂停试验开始到 $PaCO_2$ 高于基础值 20mmHg 以上或 $PaCO_2 \geqslant 60$ mmHg，如观察不到患者呼吸用力，则可支持脑死亡诊断。
   g. 患者应恢复呼吸机机械通气和药物治疗，直到二次神经检查和呼吸暂停试验确诊脑死亡。
   h. 如果氧饱和下降至85%以下或血流动力学不稳定而无法完成呼吸暂停试验，或者 $PaCO_2$ 不能达到或超过60mmHg，应给新生儿和儿童恢复机械通气并进行适当的呼吸支持治疗来维持正常的氧饱和度、正常的血碳酸值和血流动力学参数。应间隔一段时间再次尝试呼吸暂停试验或通过辅助检查协助诊断脑死亡。
   i. 如果有任何呼吸用力检查的结果与脑死亡诊断不一致，即应停止呼吸暂停试验。

4. 如果肌张力迟缓并且自主或诱发运动消失，应排除脊髓引起的情况，如回缩反射或脊髓肌阵挛。
   a. 如果没有实施此类检查的限制（如以往外伤史），应通过被动活动患者的四肢来评估肌张力，并观察患者任何自主或诱发的运动。
   b. 如果存在不正常运动，临床上应决定是否进行脊髓反射检查。

From Nakagawa TA, Ashwqal S, Mathur M, et al; Society of Critical Care Medicine; Section on Critical Care and Section on Neurology of the American Academy of Pediatrics; Child Neurology Society: Guidelines for the determination of brain death in infants and children: an update of the 1987 Task Force recommendations. Crit Care Med 39:2139–2155, 2011

学称作的"植物人"，与柏拉图的观点一致，相当于死亡。

与柏拉图不同，被称为遗传学之父的亚里士多德则强调体验或经验知识，而不是抽象思维。亚里士多德认为，脑的所有功能都存在心脏中。他认为心脏是人体中最重要的器官——智慧之所和运动、感觉的起源地。人体其他器官都围绕心脏，例如，大脑和肺的存在仅仅是为了使心脏冷却。为了探索生命的原理（如狗为什么不能生出马），亚里士多德解剖了狗、马、蝗虫、蟋蟀和其他生物体。他认为动物在它们的消化管道里面"烹调"食物，血液从心脏运送营养物质到达每一个器官，这相当于今天神经生理学中的神经电信号传导。根据亚里士多德的观点，肺使心脏冷却，而头颅是一个使一种递质（一种"元气"）液化的冷却装置。

在亚里士多德的理论体系中，中枢通过一定的载体向外周器官和组织传递命令（大致相当于当今神经生理学中神经系统的电信号），这种载体被认为是一种气或蒸汽样的物质。这就是"元气论"（呼吸或精神）的基础。上帝用尘土创造了人（亚当），并通过鼻孔渡气使之呼吸，这样他就成为了具有灵魂的人。随后，上帝用亚当的肋骨造出夏娃。同样，在上帝渡气后夏娃也成为一个具有灵魂的生命。这个故事让我们想起新生儿的第一声啼哭，这是上帝的"灵感"所引发的第一次生命活动。这一创造性的呼吸或灵感，是波提切利（Botticelli）的画作《维纳斯的诞生》（*The Birth of Venus*）的主题。在这幅画中，维纳斯站在贝壳上。西风神赛菲刮着西风，而他的妻子克洛丽丝则向维纳斯轻吐着温暖的呼吸。在很长一段时期内，亚里士多德假定的心脏是精神主要场所的观点，对西方科学产生了深刻的影响。1628 年威廉·哈维（William Harvey）《血液循环》（*Circulation of Blood*）一书的出版，被认为是亚里士多德的观点达到了顶峰。在此书中，亚里士多德是哈维引用得最多的思想家。

所有活的生物体均通过呼吸摄取氧气，经循环系统将氧气送到外周组织，再经循环系统和呼吸系统排出代谢废物。对于活体生物来说，呼吸和循环至关重要。呼吸依靠脑干功能。脑干功能一旦停止，呼吸也就停止了。脑干功能的维持需要不断补充氧气和营养，一旦循环停止，必将导致呼吸停止。心、肺和脑在功能上相互依赖，共同维持生命。一旦其中某个生命支持器官的功能丧失，生物就会死亡。传统的生物死亡强调呼吸或循环的停止，而没有考虑到脑的作用，这是因为评价脑的功能有一定的困难。在广泛应用机械通气之前，脑功能停止直接引起呼吸停止，根本无须评价脑干的功能。

脑死亡的概念

脑死亡代表着生物的死亡，而不仅仅是脑的死亡或坏死。生物是活细胞的集合体，而活细胞的集合体不一定都能构成生物体。只有当细胞集合体在中枢神经系统、内分泌系统和免疫系统等调节系统的控制下时，才能真正算是生物体。当任一系统的功能丧失，除非采用人工方法替代，否则死亡将是不可避免的。脑死亡和心脏死亡的生理学意义在本质上是相同的，两者均代表着控制中心与外周细胞或组织间的联系不可逆的中断，细胞间的功能失去调节。没有这些调节系统，组成生物体的细胞之间的功能协调即停止。因为免疫或内分泌系统的功能完全、不可逆地消除是不现实的，因此，免疫或内分泌死亡的概念并未出现过。

以脑为导向的死亡有三种形式，分别用三种结构来定义：全脑死亡、脑干死亡和新皮质死亡[23]。全脑死亡和脑干死亡的区别在于解剖上的解释，但两者均为不可逆的生物体完整性的生命丧失[24]。脑干对维持生命至关重要，主要是因为脑干是所有大脑半球信息输入和输出的中转站，是产生觉醒的中心（这对维持意识很重要），并且是呼吸中枢。脑损伤（由大面积脑外伤、颅内出血或缺氧引起）大多数是随着颅内压的升高由丘脑向脑干发展。出现脑干死亡时可认为人已死亡。诊断脑干死亡包括不可逆的意识丧失、不可逆的脑干反射消失以及不可逆的呼吸停止。或许多数对维持生命重要的脑功能及循环功能可被计算机及药物代替数月甚至数年。先进技术唯一不能取代的是人性和人格，这两者可能是端脑的产物。"人格丧失"可认为是不可逆的昏迷及想象力、思考能力和情感丧失（不可逆的严重脑功能丧失或新皮质死亡）。然而，合

乎科学地探知人的内心世界是不可能的。有报道称一例达到临床上诊断植物状态标准的患者，功能 MRI 检查显示该患者存在对语言指令的理解和反应能力[25]。应能清楚地区分开新皮质死亡和脑死亡，并且不能将新皮质死亡认为是人的死亡。

脑死亡的机制

多种原因可以引起脑损伤，如脑创伤性损伤、脑血管性损伤以及全身缺氧等，这些损伤均能引起脑水肿。按照病理机制，脑水肿可分为血管源性脑水肿或细胞毒性脑水肿[26]。由于很少只有一种机制起作用，因而血管源性或细胞毒性的分类是相对的。血浆蛋白渗漏到脑实质后（如血脑屏障被破坏之后），脑血管的通透性增加，继而出现血管源性脑水肿。化学介质，如组胺、5- 羟色胺、血管紧张素、缓激肽和前列腺素能够破坏血脑屏障的功能[27]。细胞毒性脑水肿常见于缺氧和缺血的情况下。发生缺血和缺氧时，耗能的离子泵功能衰竭，导致细胞渗透调节功能紊乱。渗透调节功能紊乱导致大量水分进入脑实质。尽管在单纯细胞毒性水肿时血脑屏障可以保持完整，但仍然可以使脑血流紊乱，最终导致缺氧和血管源性脑水肿。最近的研究提示水通道及水通道蛋白 (aquaporins, AQPs) 在脑损伤后脑水肿的形成及消退中扮演重要角色。AQP4 是中枢神经系统中含量最丰富的水通道蛋白，对脑水肿的形成及消退具有双重作用。在早期阶段，AQP4 可促进脑水肿形成。但在后期，AQP4 可促进脑组织中的水向血管内转移[28]。

起初脑水肿较为局限，但随后向全脑按照预定的顺序蔓延。由于大脑被坚固的颅骨包绕，脑水肿常伴随颅内压增高。脑灌注压 (cerebral perfusion pressure, CPP) 的临界值范围是 $10 \sim 20mmHg$(CPP= 平均动脉压-颅内压)。CPP 在临界值以下时脑血流灌注消失（参见第 17 和 70 章）。脑循环一旦终止，脑组织随即发生无菌性坏死。$3 \sim 5d$ 内脑组织即变为液状团块，即呼吸器脑[29]。颅内压增高后压迫整个大脑，包括脑干和钩回，形成小脑扁桃体疝，进而进展为全脑梗死[30]。脑损伤的发展尽管不是依次发生，但多数是从丘脑进展至延脑下部。延髓的存活时间最长，这一重要发现强调低级中枢的损害决定脑死亡[31]。另一方面，除了脑死亡诊断的第一个典型特征外（CPP 降至临界水平以下），Palmer 和 Bader[32] 发现了第二个典型特征，即颅内压不超过维持 CPP 的 MAP 时利用脑组织氧 (brain tissue oxygenation, $Pbto_2$)。他们认为 $Pbto_2$ 下降至 0 即脑死亡，其机制可能是基础脑代谢停止。

原发于脑出血引起的脑干损伤可能不累及丘脑和大脑皮质。根据英国标准，即使脑循环是完整的，只要脑干的临床功能缺失，即可宣布为脑干死亡。但是，部分病例呼吸已停止，所有的脑干功能均不存在，但残存了一些觉醒功能［上行网状激活系统（ascending reticular activating system，ARAS）］，因为临床上很难发现，也从未见报道过[23]。

脑死亡的神经生理学基础

与脑死亡有关的脑区

根据定义，脑死亡是全脑功能不可逆转的丧失。然而，"全脑"仅表示大脑所有临床功能不可逆的丧失，而不是指每个脑神经元的功能，即通过床边的临床检查就可以诊断[2]。脑包括了除脊髓以外的所有中枢神经系统结构。通常认为，脑死亡不包括第二颈髓以下的脊髓，因为这些脊髓位于颅腔之外，在脑水肿时未受到压迫。脑死亡病例的脊髓组织学研究揭示了不同的病理结果，有的脊髓完好无损，有的已经完全被破坏[29]。

英国[21-23]及其他一些欧洲国家[3-4]采用了其他脑死亡标准，其中之一就是不包括双侧脑皮质。这就是所谓的脑干死亡，脑电图检查不作为诊断标准。在英国，不需要做确诊检查（包括脑电图）[34]。Grigg等研究发现，在 56 例临床诊断为脑干死亡的病例中，有 11 例（19.6%）还有脑电图活动，有 2 例（3.6%）甚至有长达 168h 的类似于睡眠相的皮质脑电图活动，但无一例患者能够复苏[35]。将脑皮质排除在外的合理性在于，在控制呼吸、循环和其他自我调节功能等全身重要活动中发挥关键作用的是脑干而非大脑皮质，并且网状结构是形成意识的基础。然而，在脑干死亡的诊断中，一些研究者坚持推荐用确诊检查（通过脑电图经颅多普勒检查和脑干听觉诱发电位），尤其是当所有的脑干检查不能实施时（例如，在不能排除高位脊髓损伤[36]或者镇静因素的残存效应时[37]）。

觉醒和意识

Moruzzi 和 Magoun[38] 证实了脑干网状结构在保持皮质脑电活动中发挥着极为关键的作用。Segundo 等[39] 研究发现，如果破坏了实验动物的脑干网状结构，其意识会马上消失。这些发现就是上行网状激活系统概念的起源。尽管对其认识不断深入，脑干结构控制着意识状态这一概念仍然是正确的，但上行网状激活系统已不再被认为是一个孤立的单位，也不再局限于脑干网状核团这一经典定义。维持觉醒状态或控制睡眠觉醒周期节律并不是大脑某一区域的独特专属功能[40]。利用先进的自动化技术及生理技术，人们对上行网状激活系统内的特异性神经化学唤醒细胞群有了一定的认识[41]。这些唤醒细胞群细胞包括：①蓝斑内的去甲肾上腺素能细胞；②中缝核内的血清素能性细胞；③大脑脚桥被盖和大脑脚桥被盖背侧核内的乙酰胆碱能细胞；④中脑的谷氨酸能细胞；⑤黑质致密部和中脑腹侧被盖区的多巴胺能细胞。投射纤维从脑桥和中脑的觉醒神经元发出后经背侧激活丘脑皮质系统，经腹背侧激活下丘脑皮质和基底部皮质系统。除了上行网状激活系统觉醒神经元细胞群外，前脑细胞群也有唤醒作用，如下丘脑后部结节乳头体核内的组胺能细胞、下丘脑侧部内的含下丘泌素（苯基二氢喹唑啉）细胞、基底前脑内的胆碱能细胞、视交叉上核内的含神经肽 Y 细胞及前额皮质腹外侧内的谷氨酸能细胞。新皮质依靠觉醒系统在维持意识中发挥重要作用。

脑死亡患者被认为是没有意识，失去智力活动，因而没有真正意义的人性。这种状态称作深昏迷，是脑干死亡概念的基础。

呼 吸

吸气和呼气神经元组成的初级呼吸中枢位于延髓的网状核团。研究发现，人和实验动物的脑干损伤后，就会出现各种异常呼吸模式（如喘息样呼吸、长吸式呼吸和不规则浅呼吸）。在脑死亡患者，即使其 $PaCO_2$ 达到 55 ~ 60mmHg，自主呼吸也不会出现。呼吸停止是判断脑死亡的关键因素。机械刺激气管隆嵴可引起咳嗽反射，这一试验有助于检测延髓呼吸中枢的残余功能。

脑损伤后继发神经源性肺水肿的机制已经较清楚。交感神经兴奋引起儿茶酚胺和神经肽 Y 大量释放，引起肺血管收缩和肺毛细血管静水压升高。血管阻力消失或低血压也可引起肺损伤，进而发展为全身炎症反应[42]。

心血管功能

控制循环系统的中枢神经元广泛分布于脑桥和延髓的网状核。其中血管舒缩中枢和心脏加速神经元是通过颈动脉窦和主动脉弓的压力感受器实施负反馈控制的。该反射经延髓的孤束核中转。这些神经元兴奋，交感神经张力增加，引起心率加快和血压升高。血压升高时通过负反馈机制抑制这些神经元的活性，并且恢复到兴奋前的水平。

在颅脑外伤和脑出血引起脑死亡的过程中，颅内压增高，压迫脑干，引起血压升高和心动过缓（称为库欣现象）。在脑死亡的动物模型中，通过不断扩大幕上占位以及逐步加重中枢神经系统缺血来观察心血管反应的确切机制。当整个大脑缺血时，迷走神经兴奋，心率减慢，平均动脉压下降，心排出量降低。当缺血波及脑桥时，交感神经和迷走神经均兴奋，导致心动过缓和高血压（即库欣现象）。当整个脑干缺血时，迷走神经核团缺血，交感神经刺激失去对抗，导致心动过速、高血压和血液儿茶酚胺浓度升高（即自主神经危象）[43-44]。一些专家认为，发生自主神经危象时会导致心肌损伤。此类心脏作为供体用于移植，易发生早期心力衰竭，组织学上的排异表现复杂而难以理解[42]。然而，在人类的自主神经危象时期发生心动过速和高血压的时间非常短暂，无须采取措施来降低血压，也不主张这样做[44]。

当颅内压增高时，动脉压会突然降低（图76-1），这是小脑扁桃体通过枕骨大孔突向颈段脊髓（即小脑扁桃体疝）的征象，此时心脏加速神经元和血管舒缩运动神经元传向脊髓的兴奋性信号突然停止，这是典型的脑死亡征兆。缺氧或其他因素导致的脑死亡发生时没有这么明显的动脉血压变化。此时需要输入平衡盐溶液或胶体溶液，有时还需要输血以补充血容量。有时需要给予多巴胺、肾上腺素和去甲肾上腺素等血管活性药物来维持适当的血压。在失去上位中枢控制几天之后，位于侧角的脊髓中的心脏加速中枢和血管舒缩运动中枢神经元获得自主调控能力，在无血管加压药的情况下血压恢复到正常水平[45]。麻醉医师非常熟悉这种情况，因为在常见的四肢瘫痪的患者，其基础血压通常也是正常的。

脑死亡后，脊髓内就建立了不同类型的自主反射，比如膀胱扩张 - 血压升高反射。麻醉医师都知道，四肢瘫痪患者在受到手术刺激时会出现心动过速和血压升高。在脑死亡患者中也发现类似的现象[46]。脑死亡患者在接受供体器官取出术时应给予扩血管药或全身麻醉或两者同时给予[47]。尽管心脏加速中枢和血管舒缩运动中枢神经元位于脑干，但动脉血压的变化并不是评价脑干功能的指标。

体温调节

Rodbard[48] 研究认为，在爬行类动物进化到哺乳动物的过程中，体温调节神经中枢从循环控制神经元转至下丘脑。血液的温度变化可刺激下丘脑的热敏感受器，使体温得到调节。皮肤的冷觉感受器发出的神经冲动也可以兴奋产热神经元。最重要的产热器官是骨骼肌、脑、肝和心脏。热辐射最强的是皮肤，特别是手部皮肤。局部电流刺激产热中心后可引起寒战，皮肤血管收缩，血管运动神经兴奋，血流量减少。加热散热中枢则可抑制上述的血管运动神经活动，增加皮肤血流量。

脑死亡时，体温调节中枢与周围组织之间失去联系，患者的体温随环境温度而变化。当采用国立神经

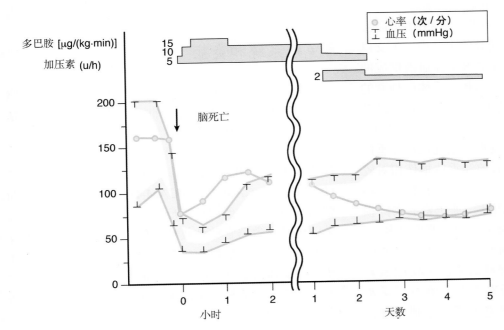

图76-1 脑死亡前后动脉血压和心率的变化。一例交通意外的18岁男性患者，初期持续高血压，之后血压骤降（脑死亡开始），给予多巴胺提高血压，血压逐渐稳定，所需多巴胺的剂量逐渐减少至完全停止

疾病与卒中研究所（National Institute of Neurological Diseases and Stroke）公布的脑死亡标准诊断脑死亡时，这些患者仅表现为"亚正常体温倾向"[29]。相反，如果采用脑干功能丧失的标准诊断脑死亡，"脑死亡24h后所有患者的体温均趋于环境温度"[49]。由于体温调节中枢已经丧失了功能，即使脑死亡患者合并有感染，其体温也不会升高。脑死亡后尽管积极地采取外部保温措施，患者的体温仍趋于低温状态。

下丘脑-垂体的内分泌功能

脑死亡所采用的标准并未涉及判定下丘脑的功能是否存在。临床研究已发现，脑死亡后下丘脑和腺垂体的功能仍能维持一段时期。Schrader 等[50] 报道，在脑死亡后 2 ~ 24h 内，腺垂体中叶一些半衰期不到1h 的激素仍维持在正常水平，如促甲状腺激素、催乳素、生长激素和黄体生成素。下丘脑黄体生成素释放激素和促甲状腺激素释放激素试验结果呈阳性。Sugimoto 等[51] 证实，脑死亡后这些激素水平维持在正常范围内的时间至少可达 1 周之久。

相反，由下丘脑分泌和储存于神经垂体内的加压素（抗利尿激素）浓度在脑死亡后迅速下降[51]，但不一定会发生尿崩症。一项研究发现，很多脑死亡患者并未出现尿崩症[52]。另一项研究发现，31 例脑死亡患者中有 24 例（77%）出现了尿崩症[53]。脑死亡病例出现尿崩症后，如输注精氨酸加压素，心脏搏动可维持数月[54]。脑死亡后甲状腺激素 T_3 和 T_4 也显著下降[55]。但是，脑死亡患者血浆 T_3 水平下降并不一致。T_3 水平下降常伴有逆三碘甲状腺素升高。这一现象类似于甲状腺功能正常的病态综合征。

由于有鞍膈的保护，垂体免受膨大脑组织的压迫。垂体的血液供应主要来自垂体动脉的上、中、下支以及垂体被囊动脉。垂体门脉系统是腺垂体血液供应的另一来源。脑死亡时来自垂体上动脉和垂体门静脉的血液供应很容易被阻断，而颈内动脉的海绵体段及其分支，如垂体下动脉和垂体被囊动脉，可能幸免，仍可供应垂体[56]。形态学研究发现，脑死亡后腺垂体部分未完全受损，但很严重，而神经垂体损伤相对较轻[51]。由于抗利尿激素在下丘脑合成，沿长轴突以轴浆流的形式转运至神经垂体，因此，加压素的实际损耗可能比所见到的神经垂体轻微形态损伤严重得多。

在脑死亡研究中，下丘脑所分泌的激素，如生长激素释放激素、皮质激素释放激素、甲状腺激素释放激素和黄体生成素释放激素均逐渐降至正常水平以下[51, 57]。Schrader 等[50] 报道了低血糖刺激时正

常的生长激素反应。Arita 等[58] 亦证实，给予脑死亡患者胰岛素和精氨酸，其血液生长激素水平升高。低血糖可兴奋腹内侧核的葡萄糖感受器，导致生长激素释放激素和促肾上腺皮质激素释放激素释放，刺激生长激素或促肾上腺皮质激素释放，提示在脑死亡患者中下丘脑仍有部分功能。然而，并不能确切地定位脑死亡患者下丘脑释放激素的释放部位。对下丘脑的形态学研究结果尚存争议。Walker 等[29] 报道，在下丘脑溶解的神经细胞间混有相对正常的细胞，该结果可以解释脑死亡后下丘脑仍有激素持续分泌。Sugimoto 等[51] 发现脑死亡 6d 后下丘脑广泛坏死，推测存在胰、肠或肾上腺等脑外分泌途径。下丘脑的血液供应来自垂体上动脉和后交通支，在相对轻度的颅内压增高时，下丘脑的血流可以保持，至少在其基底部是这样。

激素（补充）疗法已经被用于稳定脑死亡器官供体的血流动力学。移植器官共享网络 (UNOS) 领导下的水晶城会议心脏工作组（Cardiac Work Group of the Crystal City Conference）推荐了一种心脏供体的管理方法：当供体的左心室射血分数 <45% 或血流动力学不稳定时，可联合使用四种激素类药物（T_3、血管加压素、甲泼尼龙和胰岛素）[59]。器官获取与移植网络 (Organ Procurement and Transplantation Network, OPTN)/UNOS 的多变量研究显示，对脑死亡供者使用激素疗法（T_3/T_4、精氨酸加压素和甲泼尼龙）可以显著提高器官移植率以及移植肾和心脏的 1 年存活率[60]。但是，有些研究者没有观察到使用 T_3 会对成人尸体器官供体的血流动力学或者代谢有益[61]。也有研究报道显示使用 T_4 对提高器官移植率无效，而使用类固醇、去氨加压素和利尿剂则可以提高器官移植率[62]。有报道建议甲状腺激素仅对器官供体超过 24 ~ 48h 的病例有益[63]。

免疫系统和炎症

免疫系统受中枢神经系统的影响，脑死亡后中枢神经系统功能发生不可逆性的完全丧失。即使免疫系统非常完整，其免疫应答亦发生相应改变。在脑死亡患者中可见其血液和器官中炎症细胞因子水平升高，如炎症因子（IL-1、IL-6 和 TNF-α）[64-65] 和黏附分子（E-selectin、ICAM-1 和 VCAM-1）[66-67]。据称这些细胞因子与脑死亡的内分泌反应和急性期反应物异常有关，也是导致器官移植成功率低的原因。脑死亡也有可能引起全身炎症反应，其可能机制包括：①炎症介质是由缺血的脑释放的。②儿茶酚胺大量释放，诱发无氧代谢，激活核转录因子 κB(NF-κB) 或者流体诱发的内皮细胞剪切压力，或者诱发内脏缺血。③脑死

亡后代谢的改变对炎症反应的调节。④中枢神经系统释放的神经肽类在炎症反应中也有一定的作用[68]。

脑 干 反 射

多种脑干反射均被用于诊断脑死亡，如瞳孔反射、眼脑发射、眼前庭反射和咳嗽反射。咳嗽反射的存在代表脑干呼吸中枢尚有功能。活生物体并不一定需要所有的脑干反射存在（除了呼吸中枢），但脑干反射可以验证脑干功能的残存情况。

脑死亡的诊断标准

诊断脑死亡时应证实包括脑干在内的全脑所有功能均不可逆性地丧失[12]。不可逆指任何治疗也不能改变这一状态。相关障碍应为器质性病变，而不是由功能性和潜在可逆的原因引起的，如药物过量、低温、代谢或内分泌功能紊乱。诊断脑死亡时确定损伤无法治疗的时间亦至关重要。要验证脑的所有功能是不可能的，大脑所有功能的丧失实际上是通过意识消失、脑干反射消失、呼吸停止以及确诊试验检查（如脑电图活动消失）等来确定的。

意识消失和无反应性

患者应处于昏迷状态，Glasgow 昏迷评分为 3 分。压眶无肢体或面部反应。在呼吸暂停试验[53]中可有自主运动反应（即 Lazarus 征），其中枢在脊髓。Lazarus征在缺氧或低血压时也可能出现。其他源于脊髓的自主运动反应也可见到。

瞳 孔

瞳孔的形状可为圆形、椭圆形或不规则形。瞳孔的大小范围为 4～9mm，但多数病例在 4～6mm[12,70]。脑死亡时颈部的交感神经通路可完整，其传出神经纤维分布于放射状的扩瞳肌，使瞳孔扩大。

脑 干 反 射

不同国家检验脑干反射的方法有所不同。美国神经病学学会（American Academy of Neurology）[19]的判断标准包括对光反射、眼脑反射、前庭变温试验、角膜反射、下颌反射、咽反射和咳嗽反射。

呼吸暂停试验

呼吸暂停试验是诊断脑死亡的强制性试验，而且被认为是最重要的试验，但仍备受争议，其安全性是争议的主要焦点。在行呼吸暂停试验中，可能会发生严重的低血压和（或）恶性心律失常[70-71]，也可能发生气胸，且颅内压会急剧升高。呼吸暂停试验应在其他诊断试验符合脑死亡标准后再实施。Goudreau 等[72]报道，在进行呼吸暂停试验时，之前存在不利因素的 70 名患者中有 27 人（39%）出现明显的低血压或发展成室性心律失常，而不存在这些不利因素的 74 名患者中只有 11 名（15%）出现这些现象。他们认为，在进行呼吸暂停试验之前预给氧不足、酸碱平衡失调或电解质紊乱是主要的不利因素。必须在呼吸暂停试验前进行准备，必备条件包括：①血压正常（收缩压 ≥ 100mmHg）。②体温正常（体核温度 ≥ 36℃）。③体液容量正常。④血碳酸正常（$PaCO_2$ 35～45mmHg）。⑤无 CO_2 潴留。在呼吸暂停试验前应至少吸入纯氧 10min，使 PaO_2 高于 200mmHg。应当评估是否需要呼吸机支持，并使用低压力呼气末正压通气（5cmH$_2$O）以使患者维持较好的氧合。在进行呼吸暂停试验中，通过导管在气管隆嵴水平给予 6L/min 100% 氧气，或者连接 T 形管给予 10cmH$_2$O 的持续正压通气[12,19,70]。如收缩压下降至 90mmHg 以下，或者 SpO_2 低于 85% 持续 30s 以上，应停止呼吸暂停试验。推荐单次静脉注射 100μg 去氧肾上腺素以纠正低血压。

另一个问题是 $PaCO_2$ 的合适水平。自从血气分析仪被广泛使用以来，实践中 $PaCO_2$ 的数值比观察到的呼吸停止时间要重要得多。$PaCO_2$ 的升高使脑脊液中的 pH 下降，刺激延髓呼吸中枢的化学感受器。在对狗的试验中[73]，在 $PaCO_2$ 升至 80mmHg 前，通气反应的增强与 $PaCO_2$ 的升高成线性改变，此后，通气反应有所减弱。当 $PaCO_2$ 达 150mmHg 时，通气反应达到顶峰。延髓呼吸中枢的损伤会影响促发自主呼吸的 $PaCO_2$ 水平。出现自主呼吸时的 $PaCO_2$ 阈值也受 PaO_2 影响。Wijdicks[4] 报道，尽管世界上大多数国家（80 个国家中有 71 个）的指南认为诊断脑死亡需要做呼吸暂停试验，但是这些 71 个指南中只有 41 个确定了明确的 $PaCO_2$ 目标值。由此他认为，如果以高碳酸血症最大限度地刺激呼吸中枢来证明呼吸停止的判定标准被接受的话，那么就意味着有一半国家没有很好地进行呼吸暂停试验。尽管目前尚不确定 $PaCO_2$ 能达到什么水平，美国神经病学学会规定了几种必要条件，以及进行呼吸暂停试验的流程，并且采用

$PaCO_2 \geqslant 60mmHg$ 作为目标值 [12, 19, 70]，但是英国采用 $PaCO_2$ 的目标值为 $50mmHg$ [34]。

诊断脑死亡的必要条件

有几种疾病状态与脑死亡类似，可能导致误诊。在诊断脑死亡前应确切地排除这些疾病状态的存在并考虑以下几个因素。

深　昏　迷

患者必须处于深昏迷状态，并且深昏迷的原因明确。器质性脑损伤是诊断脑死亡的必要条件。应排除药物中毒、严重的电解质、酸碱平衡紊乱或内分泌紊乱、低体温以及其他可以治愈的疾病。

体　　温

当脑干和下丘脑功能丧失以及脊髓完全失去上位中枢的控制后，患者的体温随环境变化而变化。即使给予充分的保温措施，体温还是趋低。由于低体温抑制中枢神经系统的功能，可误诊为脑死亡，在采用脑死亡诊断标准前必须将患者的体温纠正到正常范围（即必须纠正低体温）。

无心血管虚脱征象

当颅内压增高时，库欣现象使体循环血压升高，之后，由于由脑干和下丘脑传向脊髓的血管运动信号突然中断，导致动脉血压突然下降。几天后，由于脊髓血管运动神经元自主活动恢复，患者的低血压状态得以改善，血压趋于正常。因为低血压时脑血流减少，脑电活动可能消失，因此，可能误判成脑死亡，故应给予血管加压药以维持血压。判定脑死亡时，给予血管加压药偶尔能使脑电活动恢复。

脑死亡的临床诊断

不同的国家 [3-4] 以及在美国和加拿大不同的机构对脑死亡的诊断标准和指南也有所不同。然而，诊断脑死亡的原则大致相同 [1, 3-4, 12]。脑死亡的临床诊断程序有以下三步：

1. 明确脑死亡的病因。
2. 排除可能引起类似于脑死亡表现的潜在的可逆性疾病。

3. 证明存在脑死亡的临床体征，如深昏迷、脑干反射消失和呼吸停止。

脑死亡的确诊试验并不总是必需的，但最好是做，尤其是临床表现令人混淆时。通常，脑死亡的两项确诊试验之间至少应间隔 6h。一般规定，参与脑死亡诊断的医师至少有 2 名或 3 名。他们不能是器官移植组的成员，其中至少应有一名是神经内科、神经外科或麻醉科的专家。

特 殊 问 题

脊髓反射和外科手术

脑死亡的定义中所描述的中枢神经系统不包括脊髓。组织学研究发现，在脑死亡病例，中枢神经系统中保存最好的是脊髓，其形态各异。有的基本正常，有的存在组织水肿，还有的神经元缺失、神经溶解，也偶尔有梗死 [29]。

在脑死亡患者中可见自主活动和反射。在下列情况下可能出现自主的肢体运动：进行呼吸暂停试验时，准备运送时，取器官切皮时，以及呼吸机同步通气呼吸时 [1]。Ropper [69] 报道对 60 例脑死亡患者最后撤离呼吸机或进行呼吸暂停试验时，观察到有 5 例患者的上肢出现了奇异、不协调、似乎是有目的的自主动作，称作 Lazarus 征。将患者的双上肢从身体两侧迅速屈曲至胸前，肩关节内收，有些患者双手交叉或手抵下颌。Saposnik 等 [74] 报道，达到脑死亡诊断标准的 38 例患者中有 15 例（39%）出现了自主活动或反射。最常见的运动是手指抽搐、脚趾屈曲征、下肢屈曲三联征、Lazarus 征、旋前-伸展反射以及面肌颤搐等。医务工作者应该了解脑死亡患者对伤害性刺激的反应。如果脑死亡患者需要做供体器官取出术，应该给予足量的肌松药。

儿童方面的问题

儿童的脑是一个持续发育的器官，脑的神经组织发育被认为可以持续到 2 岁甚至超过 10 岁（参见第 93 和 95 章）。在这段时间内，易受伤害的方式以及受伤后的不同反应等均不断地发生变化 [75]。此外，婴幼儿由于有未闭合的囟门和未闭合的颅骨缝，使颅腔有一定的扩张空间，颅内压通常不会超过平均动脉压，脑组织能得到持续的血液供应。尽管有争议且缺乏令人信服的证据，但人们一直认为婴幼儿的大脑对致死性损伤的耐受性较强 [14]。

对婴幼儿要求简化终止生命及进行器官移植过程的需求日益增多。1987 年，儿童脑死亡诊断特别小组（Task Force for the Determination of Brain Death in Children）制订了脑死亡的判断标准并发布了儿童脑死亡诊断指南（Guidelines for the Determination of Brain Death in Children）[14]。该小组回顾了 1987 年后发表的相关文献并阐明了推荐等级后，对 1987 年指南进行了修订（框 76-2 和框 76-3）[20]。1987 年制订的指南排除了年龄小于 7d 的新生儿。因为没有足够的证据，修订后的指南排除了妊娠不足 37 周的早产儿。原因是有些早产儿的脑干反射尚未发育成熟，并且对于危重病早产儿的意识水平评估、镇静和气管插管均比较困难。在 1987 年版指南中，在 1 岁以内的婴儿，EEG 为必须做的一项辅助检查。而在修订后的指南中，在 EEG 和脑血流两项辅助检查中可任选其一。而且，一些不确定的 1987 年版指南的项目在修订版中被确定了。英国已经采用了脑干死亡的标准，儿童脑干死亡的标准为：2 个月以上，标准与成人相同；如孕龄为 37 周至 2 个月，明确诊断脑死亡几乎是不可能的；如孕龄小于 37 周，不适用脑死亡标准[76-77]。在日本，从 2009 年起，只要家庭成员同意，15 岁以下脑死亡的儿童捐献器官是合法的，宣布 6 岁以下儿童脑死亡使用的是世界上最严格的标准（表 76-1）。对于儿童，必须进行 CT 或 MRI 检查，这是证明脑损伤原因的必备条件。而且，如年龄 <18 岁，应该排除虐待儿童的可能性。

脑死亡判定政策和实际上的差异

虽然脑死亡即个体死亡的观点已被广泛接受，但

表 76-1　美国和日本小儿脑死亡诊断指南的比较

	美国（最新指南）	日本
1. 排除年龄因素	早产儿 <37 孕周	早产儿 <12 周校正年龄
2. 中心体温	>35℃（95 ℉）	<6 岁：≥ 35℃（95 ℉），≥ 6 岁：32℃（89.6 ℉）
3. 动脉血压	年龄相关 超过正常年龄 2 个标准差	年龄相关 <1 岁：≥ 65mmHg 1~13 岁：≥ 65+（年龄 ×2）mmHg ≥ 13 岁：≥ 90 mmHg
4. 检查数量	两项检查	两项检查
5. 检查人员数量	两人（不同的主治医师必须进行第一和第二项检查）	两人（神经外科医师、神经学家、麻醉医师、重症病房医师、急诊内科医师及具有执业医师资格的儿科医师）
6. 神经学检查的观察间隔	年龄相关 新生儿（37 孕周）至 30 天：24h 31 天至 18 岁：12h	年龄相关 <6 岁：24h ≥ 6 岁：6h
7. 缩短检查中间的观察期	如果脑电图或脑血流符合脑死亡，两个年龄组都允许	不允许
8. 窒息试验	需要两次窒息试验，除非有临床禁忌	需要两次窒息试验 ≥ 60mmHg
9. 窒息试验最终 $PaCO_2$ 阈值	≥ 60mmHg 和高于平时 $PaCO_2$ 基线 20mmHg 不需要，除外临床检查和窒息试验不能完成的病例	
10. 辅助研究	新生儿（孕 37 周）至 30d：脑血流或脑血流不敏感；首选脑血流 30 天至 18 岁：脑电图和脑血流敏感性相同	必须检查脑电图
11. 死亡时间	第二次检查和窒息试验时间（或完成辅助研究以及第二次检查可以安全完成）	第二次检查和窒息试验时间
12. 其他		为了确定脑损伤的原因，必须检查 CT 或 MRI 除外儿童滥用的可能

From Nakagawa TA, Ashwqal S, Mathur M, et al; Society of Critical Care Medicine; Section on Critical Care and Section on Neurology of the American Academy of Pediatrics; Child Neurology Society: Guidelines for the determination of brain death in infants and children: an update of the 1987 Task Force recommendations.Crit Care Med 39:2139-2155, 2011

各个国家之间甚至一个国家的不同区域和不同医院之间在判定脑死亡的政策和实际情况上都存在较大差别。Wijdicks[4] 调查了 80 个国家，其中 55 个（69%）国家有器官移植的法定标准，70 个（88%）国家有成人脑死亡诊断的指南。所有的指南都明确指出应排除易混淆因素、不可逆性昏迷以及没有运动反应和脑干反射。虽然呼吸暂停试验是判断脑死亡最重要的试验之一，但有少数指南不要求进行此项试验。不同的指南在以下方面有着显著差别：脑的区域（全脑或脑干），必备的确诊试验（脑电图、脑干诱发电位和脑血管造影），检查的数量（包括检查时间的间隔），呼吸暂停试验方法（$PaCO_2$ 基线、$PaCO_2$ 阈值、脱离呼吸机时间及试验中的吸氧方式），损伤后的观察时间，检查医师的数量及专业知识，体温和动脉血压的临界阈值，死亡的法定时间。此外，在美国和加拿大，脑死亡的诊断标准实际上主要由每家医院自己决定，各个医院之间诊断脑死亡的政策和指南有显著差异。Wijdicks[4] 和其他研究者强调对死亡的神经功能测定方法需要标准化[78-79]。除了已有明确的指南要求进行的试验外[82-84]，在小儿人群脑死亡的诊断实际中[80-81] 和英国的脑干死亡标准上都存在较大变异[37]。

2010 年，Jeffe 等[85] 调查了获得美国职业资格的神经科医师对脑死亡概念和诊断试验的认识。此项试验向 500 位神经科医师发放了调查问卷，并对收回的 192 份问卷进行了分析。对于将脑死亡作为个体死亡的判断，大多数人（48%）认为是"一个高级大脑概念（不可逆的意识丧失）"，27% 的人认为是"整体性丧失"，12% 的人认为是"生物体主要工作的不可逆丧失"。在美国，尽管诊断脑死亡的标准不要求无残存脑功能，但多数神经科专家认为某些脑功能残存时不适合诊断为脑死亡，包括脑电图活动（70%）、诱发电位活动（56%）、下丘脑神经内分泌功能（9%）、脑血流（52%）以及正常脑干病理结构（19%）。此项调查结果表明美国的神经科专家对接受脑死亡即是人个体死亡上没有达成统一的认识，对脑死亡诊断试验也没有一致的标准。

脑死亡的辅助检查

用来确定脑电生理活动消失或脑循环停止的试验对成年患者来说是非强制性的（框 76-4）。在欧洲、中美洲、南美洲和亚洲的一些国家，法律要求必须做辅助检查[1-2, 4]。在美国，试验的选择权由医生把握。辅助检查可减少观察时间。当临床检查中某些可靠的方面不确定时，以及在无法完成呼吸暂停试验时，强

框 76-4　确诊脑死亡的辅助检查

1. 脑血管造影
   a. 应使用高压将造影剂注射到动脉弓并达到前循环和后循环。
   b. 从颈动脉或椎动脉入口水平到颅内没有发现脑内充盈。
   c. 颈外动脉循环明显可见。
   d. 前矢状窦充盈延迟。
2. 脑电图
   a. 最少使用 8 个头皮电极。
   b. 电极之间的阻抗应为 100 ~ 10 000 欧姆。
   c. 整个记录系统完好。
   d. 各电极之间的距离至少要有 10cm。
   e. 进行正确的校准后，敏感度应增加到至少 $2\mu V$ 并持续 30min。
   f. 高频设置不能低于 30Hz，低频设置不能高于 1Hz。
   g. 对于强烈的躯体感觉刺激、听觉或视觉刺激，脑电图记录应无反应。
3. 经颅多普勒超声（TCD）
   a. TCD 仅用于发现可靠的信号。异常信号包括心脏收缩早期的反流或收缩期峰值。如发现完全没有血流则不可信，原因可能为没有足够的穿透颞窗的超声波。应该有双向超声波及前和后超声波。应将探头放在颞骨表面：颞弓和椎基底动脉上方，穿过枕骨下颅窗。
   b. 超声波穿过眶窗说明接收到了可靠的信号。对于之前颅骨切开过的患者来说 TCD 的可靠性就降低了。
4. 脑成像 [^{99m} 锝 依沙美肟（HMPAO）]
   a. 同位素重组后应在 30min 内注射。
   b. 在以下几个时间点获得头部前面和两侧平面图像计数（500 000）：即刻、30 ~ 60min 后和 2h。
   c. 能确定肝摄取的图像证实静脉注射无误（可选择）。
   d. 两侧大脑半球的大脑中动脉、大脑前动脉或基底动脉区没有放射性核素存在（空颅现象）。
   e. 前矢状窦没有示踪剂（微量示踪剂可能来自于头皮）。

Wijdicks EFM, Valelas PN, Gronseth GS, Greer DM: Evidence-based guideline update: determining brain death in adults: report of the Quality Standards Subcommittee of the American Academy of Neurology. Neurology 74:1911, 2010

烈推荐使用辅助检查。Young 等[86] 提出，理想的辅助检查应符合下列条件：

1. 无"假阳性"情况出现。也就是说，一旦检查证实"脑死亡"，则应无人能恢复或存在恢复的可能。

2. 单靠此项检查就能充分证实脑死亡是否存在。

3. 不易被其他诸如药物作用或代谢紊乱等所干扰。

4. 该项检查的操作技术、操作方法及结果分级均应能标准化。

5. 该检查应易于获得，安全且使用方便。不应局限于少数研究中心使用。最好能应用在任何一家重症监护（ICU），而且技术可靠并易于掌握。

在所有病例中，必须将辅助检查与适当的临床判断结合起来。

项目	全称	最低流量限制 [ml/(100g·min)]	优点	缺点	共识
DSA	数字减影血管造影	0	直接显示脑血流	有创 暴露于碘造影剂 不易操作 不便携带 价格昂贵	死亡的神经病学诊断（NDD）评估的参考标准 因有创不作为首选
SPECT	单光子发射计算机断层成像	5	用途广 便于携带 价格便宜 能覆盖全脑	非定量 空间分辨率差	NDD 评估的参考标准
PET	正电子发射断层显影	0	定量的 通过使用不同的放射物可判断 多因素影响，包括氧耗量 可重复测定 能覆盖全脑	不能作为日常使用 不便携带 价格昂贵	脑血流评估的参考标准 不能用于 NDD 评估
Xe-CT	氙 CT	0	定量 可与基础 CT 成像技术同时使用 10min 内可重复应用	因没有被 FDA 批准，仅能在个别研究中心使用 不便携带 覆盖面小（6cm） 运送拉气困难	脑血流评估的参考标准 不能用于 NDD 评估
MRA	磁共振血管造影	依靠掌握的技术，<10	不必要进行对比 可联合其他磁共振技术	不易操作 成像时间长 不便携带 价格昂贵	资料有限
MRP	磁共振灌注成像	8	能覆盖全脑 可联合其他磁共振技术	非定量 不易操作 不便携带	由于是非定量的，似乎没有大大用途
CTA	CT 血管造影	不太清楚、似乎非常低（<10）	容易实施 能快速获得结果	暴露于碘造影剂 不便携带	资料有限 因管道遍应用，前景较好
CTP	CT 灌注成像	0	容易实施 能快速获得结果 可定量*	暴露于碘造影剂及电离辐射 覆盖范围有限（2~4cm） 数据完整需要后期处理 依靠完整的血脑屏障 不便携带	资料有限 如覆盖范围扩大仍有应用前景
TCD	经颅多普勒超声	不清楚	快速、无创、便携	无法定量脑血流 实施比较困难 一次测量单次大脑半球	不能用于 NDD

Modified from Heran MK, Heran NS, Shemie SD: A review of ancillary tests in evaluating brain death. Can J Neurol Sci 35:409, 2008. CBF, Cerebral blood flow; FDA, U.S. Food and Drug Administration; NDD, neurologic determination of death.
* 能否真正实现定量仍有争论

脑电图记录

脑电图是应用最为广泛而实用的神经生理学检查，许多国家和机构都把脑电图作为判定脑死亡（全脑死亡）的确诊检查（参见第49和50章）[1-4]。在脑电图上记录到零电位代表大脑电生理活动丧失，是诊断脑死亡的一个可靠的确诊检查。但是，必须考虑几个问题：等电位的脑电图可以在药物中毒（假阳性）后出现，例如巴比妥类中毒[87]，在脑干死亡后或临床标准判定脑死亡（假阳性）的患者仍有残余的脑电活动[35, 88]。

脑电静止（electrocerebral inactivity, ECI; electrocerebral silence, ECS）的定义为：通过间隔10cm及10cm以上、阻抗在 $100 \sim 10\ 000\ \Omega$ 的头皮电极测量，$2\mu V/mm$ 以上的脑电反应消失。指南中有10条脑电图记录如下[89]：

1. 至少应使用8个头皮电极。
2. 电极之间的阻抗应为 $100 \sim 10\ 000$ 欧姆。
3. 整个记录系统完好。
4. 各电极之间的距离至少要有10cm。
5. 必须将记录系统敏感性从 $7\mu V/mm$ 提高到 $2\mu V/mm$，至少记录30min，并进行适当校准。
6. 滤波器的设置应适于评价脑电。
7. 必要时可以增加额外的监测技术。
8. 对于强烈的躯体感觉刺激、听觉或视觉刺激，脑电图记录应无反应。
9. 必须由合格的技术人员来进行记录。
10. 如对脑电静止有疑问应再次进行脑电检查。

诱 发 反 应

脑干听觉诱发电位（brainstem auditory evoked potentials, BAEPs）和正中神经体感诱发电位（somatosensory evoked potentials, SSEPs）已被用于诊断脑死亡。与脑电图信号不同，脑干听觉诱发电位和正中神经体感诱发电位的早期信号较少受镇静及麻醉药物的影响。但是，药物及代谢紊乱可影响脑干听觉诱发电位和正中神经体感诱发电位的中后期信号[86]。脑干听觉诱发电位是在给予听觉刺激后在听神经和脑干内产生的信号，包括5个可辨认的波形，是沿听觉传导通路在特定的脑干结构中产生的。波形 I 代表听神经复合动作电位；波形 II 代表听神经和蜗神经；波形 III 代表上橄榄核的低位脑桥；波形 IV 和 V 代表上位脑桥和下丘以下部位的中脑[87]。通过脑干听觉诱发电位可监测出脑干的异常改变。尽管波形 I 有时依然存在，但

双侧波形 III ～ IV 消失、 II ～ V 消失或无重复性脑干听觉诱发电位出现均可提示脑死亡[90]。外周听觉系统严重损伤或耳聋可导致假阳性诊断。

电刺激外周神经后，体感诱发电位在躯体感觉传入通路中的神经结构中产生：臂丛、上部颈髓、背柱核、腹侧丘脑及感觉皮质[88]。发表在《神经病学》（Neurology）杂志上的文章"成人脑死亡诊断参数"（Practice Parameters for Determining Brain Death in Adult）推荐双侧正中神经刺激无 N20-P22 波形反应是诊断脑死亡的一项确诊检查[12]。Facco 等[90]报道，代表颈髓中央灰质突触后活动的 N13 相以后的部分缺失或 N13 与 P13 分离是脑死亡的可靠确诊指标。研究者还推荐联合使用脑干听觉诱发电位和正中神经体感诱发电位诊断脑死亡。Sonoo 等[92]认为可能产生于延髓楔束核的 N18 电位缺失也是很可靠的脑死亡确诊指标。

脑灌注和脑代谢

脑死亡的可能机制包括脑损伤时脑肿胀导致脑循环梗阻，进而引起脑不可逆的损伤（参见第17章）。在某些情况下虽已记录到脑死亡，但脑灌注仍能维持[32]。Heran 等[93]表示此时有可能出现假阴性结果，应当结合其他条件来确诊脑死亡。表76-2显示了脑死亡状态下测定脑血流的不同辅助检查的优缺点[93]。

血管造影术

显影剂血管造影

血管造影术在诊断脑死亡的辅助检查中是传统的"金标准"。这种方法最初被用于解剖学组织灌注研究，而不是生理检查，也得不到灌注流量的信息。血管造影术诊断脑死亡的最大优点在于不受中枢神经镇静药和低温的影响，已推荐用于脑死亡确诊[88, 94-95]。"成人脑死亡诊断参数"推荐将传统的血管造影术作为脑死亡的确诊检查，并确定了如下标准[12]：在颈动脉分叉或大脑动脉环水平以上不显影；颈外动脉通畅；上矢状窦的血液充盈可延迟。该方法的缺点是必须把患者送到放射科，并且该检查是有创的，需要有经验的神经放射学专家实施，可能产生严重的并发症，如血管痉挛、血管内膜下注射、动脉解离和血栓形成，导致出现无血流或脑缺血的假象。动脉内（主动脉弓）或静脉内（腔静脉）数字减影血管造影术（digital subtraction angiography，DSA）显示与传统的血管造影术同样有效，而且创伤较小，容易操作[96]。

放射性核素血管造影术

作为脑死亡的确诊试验，采用血池造影剂的传统动态放射性核素血管造影术已应用了很长一段时间[97]。与其他检查比较，此类检查创伤性更小，可使用一种移动式闪烁摄像机在患者床旁完成，但是颅后窝显像欠佳。放射性配体，如 99^{m} 锝（99^{m}Tc）六甲基丙二基胺肟（hexamethylpropyleneamine-oxime, HMPAO）可通过血脑屏障，被活细胞摄取并保留数小时，因此被推荐为脑死亡诊断的确诊检查[98]。脑实质不摄取同位素（即空颅现象）是脑死亡的特征。99^{m}Tc-HMPAO 单电子发射 CT（single-photon emission computed tomography, SPECT）可提供更精确的区位信息，已被证实对成人和儿童脑死亡的诊断有效[99-100]。脑室信号的缺失和头部其他部位的正常摄取产生了"空泡"和"热鼻"现象[99-100]。Munari 等[101]证实了 SPECT 在脑死亡诊断上的可靠性并推荐将其作为脑死亡标准诊断上模式的补充。

CT

CT 血管造影术为一种无创性检查，已用于脑死亡的确诊[102]。当向静脉注入造影剂后，配有特殊软件系统的计算机断层扫描器就会获得特定区域的时间-密度图像，经过分析就可对脑流量做出评估。CT 血管造影术拥有多项优势[102]：①在几乎所有的设有 ICU 的医院里随时就可获得。②价格非常低廉。③数分钟即可成像。④扫描后可立刻传输 CT 影像，也可与 CT 灌注扫描相结合。⑤除了注射造影剂以外，均为无创性。⑥影像易于分析。然而，CT 血管造影术和传统的显影剂血管造影有些不一致。CT 血管造影术显示大脑前动脉的近端为乳白色，而传统的显影剂血管造影显示颅内无血流[103]，这可能与 CT 造影术中造影剂的停滞有关。

氙-CT 脑血流量技术已被用于脑死亡的确诊[92]。这种技术可对脑血流定量分析，并且可将流量与 CT 上的解剖部分结合起来。Pistoria 等[104]的研究指出平均脑的血流量低于 5 ml/(dl · min) 即可确诊为脑死亡。

MRI

自从与相配套的呼吸机出现以来，MRI 和磁共振血管造影术就被应用于脑死亡的诊断[105-106]。MRI 能用于颅骨内容物的评估，特别是有助于确定颅后窝的异常。由于该部位有骨性结构掩盖而常导致 CT 摄片较模糊。尽管当前仍在试验阶段，而且受分辨率的限制，

但含磷（^{31}P）和氢（^{1}H）的磁共振波谱分析（MR spectroscopy, MRS）已被用于脑死亡的诊断[107-108]。MRS 能证实完全缺乏高能磷酸化合物（包括 ATP），在 ^{31}P MRS 上仅有一个无机磷酸盐的单峰，在 ^{1}H MRS 上则显示较高浓度的乳酸盐水平。监测水分子扩散情况的扩散加权 MRI 也是诊断脑死亡的辅助手段，因为它能够识别广泛的脑组织缺血[109]。

经颅多普勒超声

经颅多普勒超声（transcranial Doppler ultrasonography, TCD）安全、无创伤、费用低廉，而且可在患者的床旁操作。然而，当颅内主要动脉接受超声检查时，需要应用相关的技能和知识。世界神经病学联合会（World Federation of Neurology, WFN）的神经病学研究小组组建了一个特别工作小组，来评估 TCD 在确诊脑死亡中的作用，并制订了用 TCD 诊断脑循环停止的标准[110]。根据这种标准，如果颅外和颅内多普勒超声记录到如下图像，并且在间隔至少 30min 的两次颅外、颅内和双边的检查中重复出现，则可确定有脑循环停止。

1. 双侧经颅超声在颈内动脉(internal carotid artery, ICA) 和大脑中动脉(middle cerebral artery, MAC) 或其他颅内动脉及分支均能记录到"收缩期钉突"或"震荡血流"（前循环和后循环）。

2. 颅内检查建立起来的诊断必须被颈总动脉、颈内动脉和椎动脉的颅外双侧记录证实。

3. 脑基底动脉的经颅超声检查缺乏信号的结果是不可靠的，这可能是传输问题所导致的。

4. 不存在脑室引流、颅骨大开窗术减压等干扰颅内压增高的因素（会产生假阴性结果——译者注）。

根据美国神经病学学会的治疗和技术评估小组委员会的报告，TCD 用于诊断脑死亡的敏感性为 91%~100%[111]。在对 10 份 TCD 检查研究进行的 meta 分析中，两份高质量的研究表明其诊断脑死亡的敏感性是 95%，特异性是 99%；而在全部 10 份研究中的敏感性是 89%，特异性是 99%[112]。Poularas 等[113]称，他们用 TCD 和血管造影术检查了 40 例临床脑死亡的患者，TCD 和血管造影术确诊脑死亡的一致性达到 100%。然而，Young 等[83]认为，鉴于大量的警告及缺乏精确的指南，在怀疑脑死亡的情况下，TCD 不能单独作为检查脑灌注的方法。

正电子发射断层扫描

正电子发射断层扫描（positron emission tomography, PET）需要静脉注射正电子放射核素标记的放射性示踪剂（如 ^{15}O、^{11}C 和 ^{13}N）。这些放射性核素被摄入体后合成为有机化合物。这些化合物与正常体内的其他化合物化学性质相同，以此来测定几项生理指标。几篇关于将 PET 用于脑死亡诊断的调查报告表明，PET 可用于脑死亡确诊。有研究报道，向脑死亡患者注入 F-18-氟脱氧葡萄糖（^{18}F-PDG）后未检测到葡萄糖代谢[114]。另一方面，Medlock 等[115] 报道了一例被诊断为临床脑死亡的 2 个月大婴儿，其脑电图记录无脑电活动，但 PET 检查显示存在持续的葡萄糖代谢。这些研究者推测，脑死亡后仍存在葡萄糖代谢，可能是由神经胶质细胞所致。因为神经胶质细胞比神经元更能耐受损伤。目前 PET 检查在昏迷或脑死亡患者中的研究还处于早期阶段，高昂的费用和特殊的设备限制了 PET 的使用。Laureys 等[116] 发现，功能性神经影像技术为检测严重脑损伤患者的脑电活动提供了新的视野。通过 PET、功能性 MRI 和电生理方法可反映脑代谢以及脑对感觉刺激的反应活动，而电生理学方法可显示可能残余的脑功能是否存在及其程度和位置。

器官捐献

脑死亡的概念是伴随器官移植的发展而逐渐发展的，诊断脑死亡的主要目的是确诊后可获取多个重要脏器用于移植手术（参见第 75 章）。2010 年，隶属于世界卫生组织的世界卫生大会（World Health Assembly）通过了一项有关人类细胞、组织和器官等移植的指导原则，涉及活体和死者捐献。该指导原则旨在为以治疗为目的对人体细胞、组织和器官进行获取和移植提供一个合理有序、符合伦理和可接受的框架。该指导原则规定摘取死者的组织和器官用于移植时必须符合以下情况：①具有法律规定的所有知情同意。②确保死者本人并不反对组织器官摘除[117]。死者捐献条例[118] 是符合伦理及法律要求的公理。由于可供移植的器官极度短缺，人们采取多种措施以提高脑死亡患者的器官捐献率，如"必要咨询"和"推测同意"[117-118]。而后，"无心跳器官捐献者"，即"心脏死亡后捐献"（donation after circulatory death，DCD）协议的概念也已经被提出来了，指将心搏骤停患者可移植的器官摘除之后停止维持生命的治疗。这类协议获得了广泛欢迎，尤其是得到了医学会的认可[121-122]。然而，这并不是新鲜事物，也并无特别之处，因为在脑死亡后捐献（donation after brain death，DBD）被接受之前，那些被心跳和呼吸标准认定死亡的患者进行尸体捐献，许多用于肾移植的器官就是在被确定心搏骤停后获得的。尽管热缺血损伤限制了 DCD 的潜力，不仅是肾，还包括肝、胰腺和肺对缺血都比较敏感，但是目前也已经通过 DCD 模式重新获取并成功移植[123]。DCD 热缺血时间（warm ischemia time，WIT）开始于心跳和呼吸生命支持的撤离，结束于冷灌注被建立心肺功能中止时。大量的努力用来试图缩短 WIT 的时间跨度及程度，目的在于降低缺血损伤，改善 DCD 来源移植的预后。尽管 DBD 与 DCD 不同的是其有机会通过诸如优化捐献管理及缩短 WIT 时间等措施在获取器官之前去维持其甚至是改善器官的状况，但是仍有很多可加重捐献器官损害并进而增加排斥倾向的危险因素，如心血管系统不稳定、全身炎症反应及激素水平改变[122]。因此，提出了许多治愈目标及治疗指南，以使尸体来源器官可得到最大化利用[59-60, 124-125]。

根据修订的 Maastricht 分类标准，DCD 被分为 5 类：第Ⅰ类（到来时已经死亡）、第Ⅱ类（复苏失败）和第Ⅴ类（ICU 患者非预期死亡）属于不可控 DCD。而第Ⅲ类（可预测的心搏骤停）和第Ⅳ类（脑死亡捐献者发生心搏骤停）属于可控的 DCD。这两类器官的摘除是在心跳和呼吸的生命维持措施有计划地撤离导致死亡后进行的[126]。当捐献者不符合脑死亡标准时，可以实施 DCD。尽管可控的 DCD 是 DCD 中最常见的，仍然存在以下逻辑和伦理上的问题：必须强制性地建立强有力的诊断，并有充分的理由能证明进一步治疗在医学上是徒劳的[127]。在器官捐献之前，有必要确保做出治疗中止或是继续保留维持心跳和呼吸的生命支持措施的决定是独立的，并且是在器官捐献之前做出的。此外，死亡的诊断需要确保决定的不可逆性。但有报道表明有些案例中在心搏骤停后出现自动复苏（即循环骤停后循环自我恢复）。大多数标准允许在心跳、呼吸骤停持续 5min 后做出死亡的诊断（继而开始摘除器官）。以往经验表明这种办法已经有足够的间隔时间来确保意识和呼吸都已中止而不会发生自动复苏，然而美国医学研究所（Institute of Medicine），以 5~10min 时间间隔认定不可逆性缺乏科学证据且具有不确定性[122, 127-129]。与成人类似的是，过去由于移植器官的长期短缺，DCD 也一直被应用在儿童领域，而且 5min 持续循环骤停后即做出死亡诊断[77]。

全球不同地区的器官捐献及移植率差异很大，许多国家每百万人口死亡捐献率超过 20 例，如西班牙、葡萄牙、法国、意大利和美国。而在英国、荷兰和澳大利亚，2009 年这一比例未超过 20 例[130]。在所有的捐献人群中，DCD 的贡献率在全球范围内差异也很大。在荷兰和英国，DCD 在所有死亡捐献者中占据较大比例，而在德国和葡萄牙却几乎不存在[123]。WHO 最近出版了一份可用于 DCD 和 DBD 的临床路径。这项工具可用于每一个国家和地区的特殊医院，而不用考虑其相关医疗制度的发展水平或其死亡器官捐献的基本经验：①对死亡器官捐献流程提供一个公共系统路径，DBD 和 DCD 都考虑在内。②提供一项有用的公共工具以评估死亡捐献的可能性，对死亡捐献流程进行效果评价并确定需要改进的领域。③建立一项公共方案或触发机制，以便可以实施对可能的死亡器官捐献者进行预期的识别和推荐（图 76-2）。

麻醉医师应具备有关脑死亡和器官捐献的丰富的知识，因为他们不仅需要参与死亡患者的器官摘取，还要参与脑死亡的诊断过程。在脑死亡患者中，脑干功能伴随或不伴随皮质功能是分离的，理论上讲患者是没有意识的。然而，由于脊髓是完整的，躯体和内脏反射仍然保留[1, 69]，麻醉管理仍然需要特殊治疗，有必要采用肌肉松弛药物来抑制脊髓反射介导的肌肉活动。由伤害刺激导致的高血压及心动过速通常需要使用血管舒张药物，然而一些人认为对于器官捐献者特别是在脑干死亡情况下，尽管镇痛及麻醉药物在理论上是非必需的，这类药物也要与肌肉松弛药物配合使用[47]。Van Norman 强调麻醉医师必须掌握有关死亡的医学和法律定义的知识，包括其内含的伦理概念。当麻醉医师面对死亡捐献的麻醉管理时，他们应该考虑到患者脑死亡的情况，并进一步确定这些患者是否真的已经脑死亡[119]。

完整的参考文献请在线查阅 expertconsult.com.

参 考 文 献

见本书所附光盘。

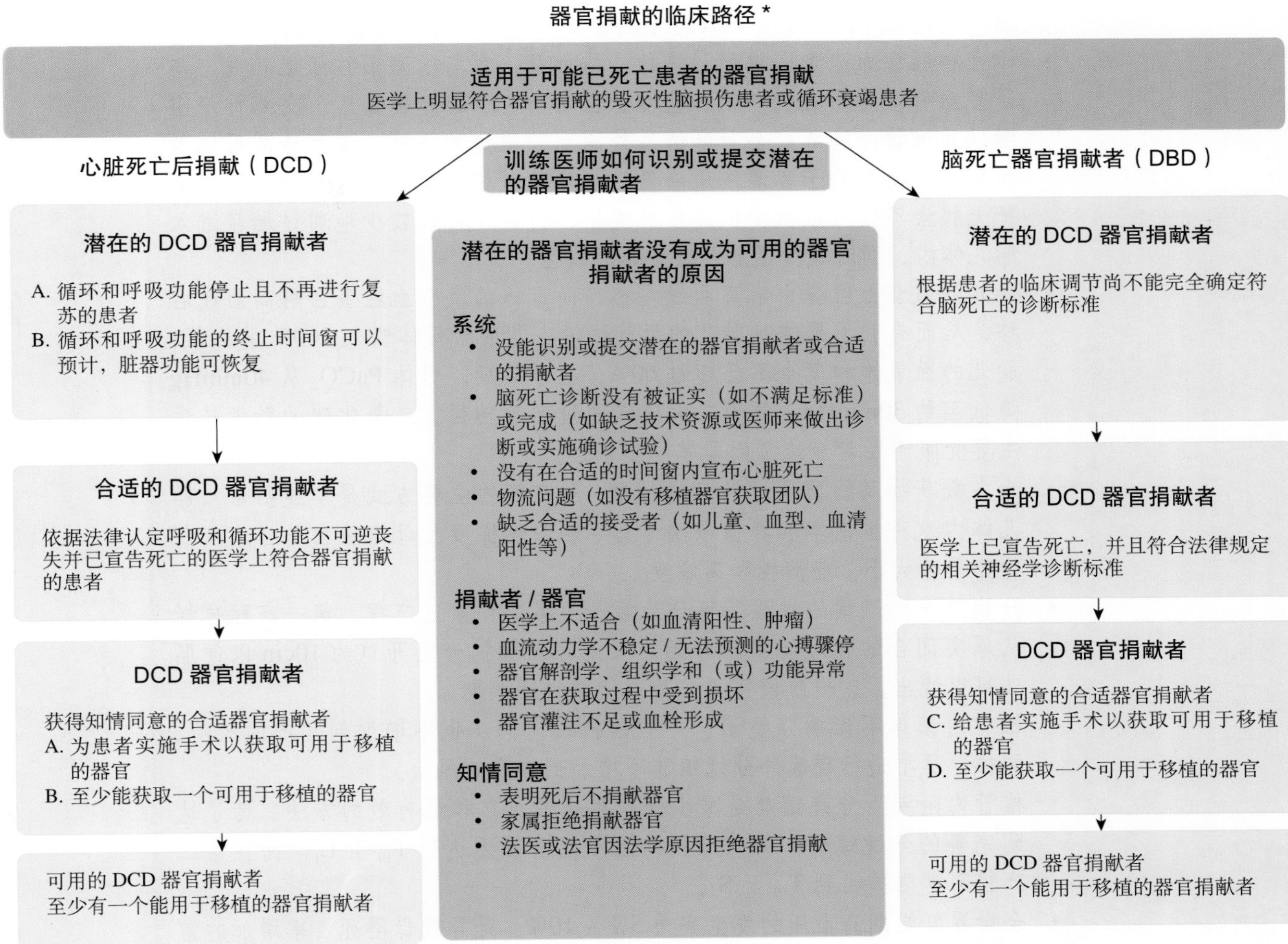

器官捐献的临床路径 *

适用于可能已死亡患者的器官捐献
医学上明显符合器官捐献的毁灭性脑损伤者或循环衰竭患者

心脏死亡后捐献（DCD）　　**训练医师如何识别或提交潜在的器官捐献者**　　**脑死亡器官捐献者（DBD）**

潜在的 DCD 器官捐献者
A. 循环和呼吸功能停止且不再进行复苏的患者
B. 循环和呼吸功能的终止时间窗可以预计，脏器功能可恢复

合适的 DCD 器官捐献者
依据法律认定呼吸和循环功能不可逆丧失并已宣告死亡的医学上符合器官捐献的患者

DCD 器官捐献者
获得知情同意的合适器官捐献者
A. 为患者实施手术以获取可用于移植的器官
B. 至少能获取一个可用于移植的器官

可用的 DCD 器官捐献者
至少有一个能用于移植的器官捐献者

潜在的器官捐献者没有成为可用的器官捐献者的原因

系统
- 没能识别或提交潜在的器官捐献者或合适的捐献者
- 脑死亡诊断没有被证实（如不满足标准）或完成（如缺乏技术资源或医师来做出诊断或实施确诊试验）
- 没有在合适的时间窗内宣布心脏死亡
- 物流问题（如没有移植器官获取团队）
- 缺乏合适的接受者（如儿童、血型、血清阳性等）

捐献者 / 器官
- 医学上不适合（如血清阳性、肿瘤）
- 血流动力学不稳定 / 无法预测的心搏骤停
- 器官解剖学、组织学和（或）功能异常
- 器官在获取过程中受到损坏
- 器官灌注不足或血栓形成

知情同意
- 表明死后不捐献器官
- 家属拒绝捐献器官
- 法医或法官因法学原因拒绝器官捐献

潜在的 DCD 器官捐献者
根据患者的临床调节尚不能完全确定符合脑死亡的诊断标准

合适的 DCD 器官捐献者
医学上已宣告死亡，并且符合法律规定的相关神经学诊断标准

DCD 器官捐献者
获得知情同意的合适器官捐献者
C. 给患者实施手术以获取可用于移植的器官
D. 至少能获取一个可用于移植的器官

可用的 DCD 器官捐献者
至少有一个能用于移植的器官捐献者

* 必须尊重死者捐献条例。患者只有在死亡后才能成为捐献者，器官的复苏必须保证不会导致捐献者死亡。

图 76-2　WHO 出版的脑死亡和心脏死亡后捐献临床路径 *(From Dominguez-Gil B, Delmonico FL, Shaheen FAM, et al: The critical pathway for deceased donation: reportable uniformity in the approach to deceased donation. Transplant Int 24:373, 2011.)*

第 77 章 产 科 麻 醉

Pamela Flood • Mark D. Rollins

黄章翔 译　麻伟青 审校

致谢：编者及出版商感谢 David J. Birnbach 和 Ingrid M. Browne 博士在前版本章中所作的贡献，他们的工作为本章节奠定了基础。

要 点

- 孕妇正常的生理改变开始于孕早期，涉及全身所有器官系统，并改变大多数麻醉用药的药动学和药效学反应。

- 在麻醉诱导期间，所有的孕妇都应被视为饱胃人群，其发生反流误吸的风险增加。因此，对所有孕妇在术前均应考虑使用预防误吸的药物和临床措施。

- 在妊娠期间子宫血流量逐渐增加，从非妊娠状态的大约 100ml/min 上升到妊娠末期的 700ml/min（约占心排出量的 10%）。因此产科出血的发生率显著增高，是美国及全世界孕妇死亡的主要原因。早期识别和及时干预、优化医疗团队配合以及适当的输血都是改善患者预后的关键。

- 子宫和胎盘血流量取决于母体的心排血量，且与子宫灌注压正相关，与子宫血管阻力负相关。低血容量、主动脉 - 下腔静脉受压、交感神经阻滞以及椎管内麻醉或全身麻醉后外周血管阻力的下降，均可造成母体低血压，从而导致子宫灌注压降低。与麻黄碱相比，单次或持续输注去氧肾上腺素不仅可以减少低血压的发生，而且还可以较少地通过胎盘进入胎儿体内，同时减少了胎儿酸中毒的发生。

- 胎儿的氧合血红蛋白解离曲线左移，而母体的氧合血红蛋白解离曲线右移，从而有利于母体对胎儿的氧气运输。即使给母体吸入 100% 的纯氧，胎儿的血氧饱和度也不会超过 60%。在孕早期，母体 $PaCO_2$ 从 40mmHg 降低至约 30mmHg，便于二氧化碳通过胎盘转运。二氧化碳的胎盘转运主要受限于胎盘血流量而非单纯扩散。

- 大多数药物及物质通过胎盘进行母 - 胎交换的主要方式是单纯扩散。胎儿体内这种扩散率和峰值取决于母 - 胎浓度梯度、母体蛋白结合率，药物分子量大小、脂溶性和离解度。

- 分娩是一个连续的过程，可分为第一、第二和第三产程。第一产程包括从厚实闭合的官颈管扩张开始，直到宫颈管扩大至开口约 10cm 以便胎儿可以娩出。这一阶段可再分为潜伏期和活跃期。

- 椎管内镇痛不影响分娩第一产程的持续时间，也不增加剖官产的风险。同样，尽早进行硬膜外分娩镇痛不增加剖官产的风险。

- 椎管内阻滞下分娩镇痛是减少分娩疼痛最可靠和最有效的方法。为了达到完善的分娩镇痛，第一产程的阻滞范围需要达到 T_{10} 至 L_1，而在第二产程则需要扩大到 T_{10} 至 S_4。

- 全世界妊娠期高血压的发生率为 5% ~ 10%，是导致母婴死亡率增加的常见原因。先兆子痫增加产妇颅内出血、肺水肿和凝血功能障碍的风险。先兆子痫产妇的收缩压和舒张压高于 160/110mmHg 应予以治疗，以预防颅内出血的发生。

妊娠及分娩期生理改变

　　妊娠围生期母体解剖学和生理学的实质性改变继发于：①激素活性的变化；②胎儿胎盘系统导致的母体新陈代谢需求的增加和生化的改变；③子宫增大导致的机械性压迫[1-2]。产妇的这些生理改变对麻醉生理、药理和麻醉管理技术产生了重要影响。对于合并其他疾病的产妇，这些生理改变的影响更大。

心血管系统的改变

　　心血管系统的改变贯穿整个孕期，包括：①血容量增加和血液系统改变；②心排血量的增加；③血管阻力下降；④仰卧位低血压。表 77-1 和以下各节将进行详细说明。

血容量和血液系统

　　由于肾素 - 血管紧张素 - 醛固酮系统亢进所导致的水钠潴留，母体血容量从怀孕的前 3 个月就开始增加。导致这些变化的原因可能是孕囊分泌的孕酮不断增加。与非孕期相比，足月产妇血浆蛋白的浓度降低，其中白蛋白减少 25%，总蛋白减少 10%[3]。因此在整个孕期中，产妇的血浆胶体渗透压从 27mmHg 逐渐下降到 22mmHg[4]。足月产妇的血浆容量比孕前增加了约 50%，红细胞容积仅增加约 25%。这种增加的不平均导致妊娠期生理性贫血。即使在足月期，血红蛋白（Hb）通常应保持在 11g/dl 以上，妊娠期间血红蛋白小于 11g/dl 都应警惕贫血[1]。由于孕期心排血量增加，孕妇生理性贫血并不导致机体氧供减少。足月时增加 1000 ~ 1500ml 的额外血容量有助于弥补阴道分娩时的预计失血量（300 ~ 500ml）和标准术式剖宫产中的预计失血量（800 ~ 1000ml）。分娩后，子宫收缩导致血液回输多达 500ml，也可以弥补分娩中的血液流失。孕妇白细胞增多是一种常见现象，通常与感染无关。白细胞增多是指白细胞（WBC）计数大于 10 000/mm³。在怀孕期间，WBC 计数正常范围可以升高到 13 000/mm³。通常而言，足月时中性粒细胞增加，而在分娩时中性粒细胞增加更多，通常达到 34 000/mm³。这些变化通常在分娩后 4 ~ 5 天恢复正常[5]。

　　孕期血液系统处于高凝状态，尤其是凝血因子 I（纤维蛋白原）和凝血因子 VII 显著增加，其他凝血因子轻度增加（见表 77-1）。因子 XI、因子 XIII 和抗凝血酶 III 则降低，因子 II 和因子 V 通常保持不变。这些变化导致正常孕妇的凝血酶原时间（PT）和部分凝血活酶时间（PTT）下降约 20%。由于血液稀释，血小板计数可保持正常或略有下降（10%）。然而 8% 的健康产妇血小板计数低于 150 000/mm³[6]。妊娠期血小板减少症的产妇，如果没有合并其他血液系统疾病，那么其血小板计数通常不会降低至 70 000/mm³ 以下。但这种妊娠期血小板减少症与产科异常出血无关。妊娠期血小板减少症的发生与血液稀释和血小板寿命缩短有关，是一种排除性诊断。必须排除其他更为重要的诊断，例如特发性血小板减少性紫癜和 HELLP 综合征

表 77-1　妊娠期心血管系统的改变

心血管参数	足月参数变化值（对比非妊娠期）
血容量	增加 35% ~ 45%
血浆容积	增加 45% ~ 55%
红细胞容积	增加 20% ~ 30%
心排血量	增加 40% ~ 50%
每搏输出量	增加 25% ~ 30%
心率	增加 15% ~ 25%
体循环阻力	降低 20%
肺血管阻力	降低 35%
中心静脉压	无变化
肺毛细血管楔压	无变化
股静脉压	增加 15%
凝血系统	
浓度升高的凝血因子	I，VII，VIII，IX，X，XII 和 vWF 因子
浓度降低的凝血因子	XI，XIII，抗凝血酶 III 和 tPA
血小板计数	降低 0% ~ 10%
临床研究	
心电图	心率依赖性 PR 间期和 QT 间期缩短
	QRS 轴轻度右偏（孕早期）
	QRS 轴轻度左偏（孕晚期）
	左胸导联和肢体导联 ST 段压低（1mm）
	左胸导联和肢体导联 T 波平坦
	III 导联小 Q 波和 T 波倒置
超声心动图	心脏左前移位
	右心增大 20%
	左心增大 10% ~ 12%
	左心室偏心性肥厚
	射血分数增加
	二尖瓣、三尖瓣和肺动脉瓣环扩张
	主动脉瓣环不扩张
	普遍存在三尖瓣和肺动脉瓣反流
	偶有二尖瓣反流（27%）
	可能合并轻微心包积液

TM, Trimester.
Data from references 1, 2, 283

（溶血，肝酶升高，血小板降低）等（详见母体并发症和凝血病部分）。

血栓弹力图（TEG）是一项反映整体凝血功能的检查，可以提供有关凝血变量的信息，包括血小板功能和凝血因子的作用（参见第 61 章）。在妊娠末期，TEG 分析可以反映血液的高凝状态，包括血凝块形成的启动时间（R）缩短、达到特定血凝块强度时间（K）缩短、血凝块生成速率（α）增加，以及血凝块强度（MA）增加[7]。虽然 TEG 分析中各参数变化出现的时间和程度不同，但大多数变化从孕早期就已开始[8]。

心排血量

与孕前相比，孕妇心排血量在孕早期的后段大约增加 35%，在孕中期的后段则继续增加 40% ~ 50%，然后在孕晚期维持不变。此时心排血量的增加是由于每搏量（25% ~ 30%）和心率（15% ~ 25%）的增加所致。在分娩时心排血量进一步增加，并随每次宫缩而波动。与分娩前相比，心排血量在第一产程增加 10% ~ 25%，在第二产程增加约 40%。分娩结束时心排血量增至最大值，与产前相比，此时的心排血量增加了 80% ~ 100%。这种心排血量的骤增继发于分娩后子宫收缩的血液自体回输、胎盘绒毛间隙剥离导致的循环容积下降，以及主动脉 - 腔静脉压迫解除后下肢静脉压的下降。对于合并心脏病产妇而言，心排血量的剧烈波动是其分娩后的一项独立危险因素，特别是对于那些合并心脏瓣膜狭窄和肺动脉高压的产妇。大约产后 24h，产妇的心排血量开始下降；产后 2 周，产妇的心排血量开始向孕前水平显著下降；产后 12 ~ 24 周，产妇的心排血量恢复至孕前水平。

外周血管阻力

尽管妊娠期间的心排血量和血浆容积增加，但是其外周血管阻力降低还是可以导致体循环血压下降。孕妇的收缩压、舒张压和平均动脉压受其体位和分娩次数的影响，但是这些血压参数都可能随着妊娠的进展而降低 5% ~ 20%，直到妊娠 20 周后才朝着孕前水平逐渐升高[9]。动脉收缩压下降的幅度大于舒张压。尽管孕妇血浆容积增加，但是由于同时伴随着静脉储存容积的增加，所以中心静脉压和肺毛细血管楔压保持不变。

主动脉 - 腔静脉压迫

妊娠子宫对主动脉 - 腔静脉的压迫导致孕妇仰卧位时血压下降。约 15% 的足月产妇出现仰卧位低血压

（定义为平均动脉压下降幅度大于 15mmHg 且心率升高幅度大于 20 次 / 分）[10]，临床表现为出汗、恶心、呕吐和神志改变。这一系列的临床征象被称为仰卧位低血压综合征。足月产妇在仰卧位时下腔静脉几乎被完全压扁，进而导致下腔静脉回流受阻，以及硬膜外静脉、奇静脉和椎静脉回流代偿性增加（见彩图 77-1A）。另外，15% ~ 20% 的孕妇出现主动脉 - 腔静脉受压。下腔静脉在仰卧位时受压不仅导致每搏输出量和心排血量降低 10% ~ 20%（见彩图 77-1B），还可以加重下肢静脉血淤积，进而增加足踝水肿、下肢静脉曲张甚至静脉血栓形成的风险。

大多数孕妇可以代偿仰卧位时主动脉受压所导致的低血压。其中一个代偿机制是反射性地增加交感神经活性，进而提高外周血管阻力，在心排血量降低的情况下维持动脉血压的稳定。由此可见，对于进行椎管内麻醉和全身麻醉的产妇，麻醉降低了交感神经张力，损害了机体的血压代偿反应，从而增加了仰卧位时低血压的风险。妊娠子宫对腹主动脉的压迫导致了孕妇下肢动脉血压的降低，但是上肢血压测量值并不随之降低[11]。因此，即使孕妇在仰卧位时没有低血压症状，其子宫和胎盘的血流也可能出现降低。即使健康产妇，长时间的母体低血压也可以显著减少子宫血流，导致胎儿进行性酸中毒[12]。

因此，进行椎管内阻滞下分娩镇痛或剖宫产的孕妇应避免仰卧体位。左侧卧位可以减轻产妇腹主动脉和下腔静脉的压迫，减小血压的降低幅度，从而维持子宫和胎儿血流的稳定。左侧卧位的摆放方法可以通过旋转手术台保持患者左侧倾斜，或者在患者右侧臀部下垫一个高 10 ~ 15cm 的毯子或楔形垫实现。

下腔静脉受压部位下方的静脉压力升高，从而导致下半身的静脉血代偿性地通过椎旁静脉丛回流至奇静脉。静脉血再通过奇静脉回流至上腔静脉，从而绕过下腔静脉梗阻部位以维持回心血量。孕期硬膜外静脉的扩张增加了硬膜外导管置入位置的不确定性，可能导致大量局麻药物被意外注入血管。大量局麻药物进入血液，作用于心血管系统和神经系统，可能导致严重的后果，甚至可能出现全面的血流动力学抑制、癫痫发作甚至死亡。因此，在椎管内阻滞开始时先使用非中毒性的小试验剂量局麻药可以降低硬膜外导管意外置入血管所致的风险。硬膜外镇痛一节对这项技术进行了描述。

一个正常孕妇心血管系统的变化也是十分显著的。心脏听诊可以闻及第一心音（S_1）增强以及三尖瓣、二尖瓣先后关闭产生第一心音的分裂音。在孕晚期通常可闻及第三心音（S_3）。由于血容量增加和血液

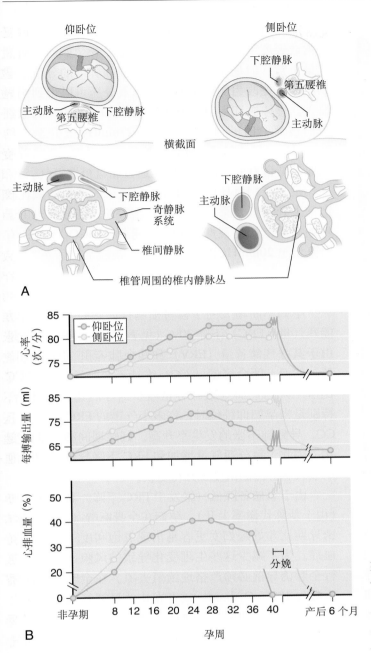

彩图 77-1　A. 妊娠子宫仰卧位时对主动脉 - 腔静脉的压迫和侧卧位时解除压迫的横切面示意图。B. 不同妊娠时期孕妇仰卧位和侧卧位心率、每搏输出量和心排血量的改变 *(Reprinted with permission from Bonica JJ, editor: Obstetric analgesia and anesthesia, Amsterdam, 1980, World Federation of Societies of Anaesthesiologists.)*

湍流，在少数妊娠者甚至可闻及第四心音（S_4）。但 S_3 和 S_4 都没有明显的临床意义。另外，在胸骨左缘常可闻及特征性的 2/6 级收缩期喷射样杂音，这是由于心脏容量增加造成三尖瓣环扩张后轻度反流所致。妊娠期心电图和心脏超声的变化详见表 77-1。如果孕妇出现胸痛、晕厥、大量心脏杂音和明显呼吸急促或严重心律失常的临床表现，就应该进行相应的诊断和治疗。

呼吸系统变化

妊娠期呼吸系统的显著变化包括：①上呼吸道的变化；②肺容量及每分通气量的变化；③氧耗及代谢

速率的变化（表 77-2）。

上呼吸道

妊娠期孕妇毛细血管充盈，口咽、喉以及气管组织脆性增加，黏膜表层水肿，不仅增加了上呼吸道操作时出血的风险，也增加了通气困难和气管插管困难的风险。所以，对上呼吸道进行任何操作，如吸痰、气管插管、喉镜暴露等，都要求动作尽可能轻柔以预防上呼吸道损伤出血（应该避免经鼻操作）。另外，由于孕妇上呼吸道水肿，在拔除气管导管后麻醉苏醒的早期阶段存在气道梗阻的危险。

因此，为了减少孕妇呼吸道水肿导致的气管插管

表 77-2　足月期呼吸系统的变化

呼吸系统参数	足月期参数值与孕前期的比值（%）
每分通气量	增加 45 ~ 50
潮气量	增加 40 ~ 45
呼吸频率	增加 0 ~ 15
肺容量及相关参数	
肺总容量	降低 0 ~ 5
肺活量	无变化
吸气容量	增加 5 ~ 15
吸气储备量	增加 0 ~ 5
潮气量	增加 40 ~ 45
功能残气量	降低 20
呼气储备量	降低 20 ~ 25
残余肺容量	降低 15 ~ 20
氧耗	
足月	增加 20
第一产程	比产前增加 40
第二产程	比产前增加 75
肺功能	
FEV_1	无变化
FEV_1/FVC	无变化
闭合容量	无变化

Data from Cheek TG, Gutsche BB: Maternal physiologic alterations. Hughes SC, Levinson G, Rosen MA, editors: Shnider and Levinson's anesthesia for obstetrics, ed 4. Philadelphia, 2002, Lippincott Williams & Wilkins; and Gaiser R: Physiologic changes of pregnancy. In Chestnut DH, Polley LS, Tsen LC, et al, editors: Chestnut's obstetric anesthesia:principles and practice. Philadelphia, 2009, Elsevier

困难，应该尽量减少喉镜暴露的次数并且使用较小型号的气管导管（内径 6 ~ 6.5mm）。对于合并先兆子痫和上呼吸道感染的孕妇，以及阴道分娩时主动用力导致静脉压升高的产妇，其呼吸道水肿的程度可能更加严重[13]。另外，由于孕妇体重增加，特别是矮胖体型的孕妇，其脖子较短和乳房组织较多，可能导致喉镜暴露困难。因此，所有孕妇在进行气管插管之前都应该保持良好的插管体位，并且准备好所有合适的插管工具。

每分通气量和氧供

胎盘和胎儿的不断生长导致氧耗和二氧化碳生成量增加，孕妇的每分通气量在孕早期就比怀孕之前增加 45% ~ 50%。由于潮气量增加和呼吸频率的轻微增快，导致每分通气量增加。母体在孕早期因每分通气量增加，使 $PaCO_2$ 从 40mmHg 下降至 30mmHg 左右。由于肾代偿性地增加碳酸氢根离子的分泌（足月时的碳酸氢根通常为 20 ~ 21mEq/L），动脉血 pH 维持轻度偏碱（通常为 7.42 ~ 7.44）。由于过度通气和肺泡内 CO_2 降低，妊娠早期母体吸入空气时动脉氧分压大

于 100mmHg。随着妊娠的继续，母体 PaO_2 逐渐恢复正常或轻度下降，最可能的解释是尽管孕妇通气时潮气量正常，但是存在小气道的闭锁和肺内的分流。孕妇从仰卧位改为侧卧位时，动脉氧分压可以得到明显改善。母体血红蛋白氧离曲线右移，P_{50}（50% 的血红蛋白被氧合时的血氧分压）从 27mmHg 上升至大约 30mmHg。母体较高的 P_{50} 而胎儿较低的 P_{50} 意味着胎儿血氧结合力更强，便于胎儿通过胎盘摄取氧气。

足月产妇氧耗增加 20%，分娩第一产程的氧耗较产前上升 40%，第二产程则上升 75%。在分娩时由于疼痛导致产妇出现严重的过度通气，$PaCO_2$ 下降，有时降低至 20mmHg 以下。

肺容量

孕妇不断增大的子宫将横膈推向胸腔，足月时功能残气量（FRC）下降 20%（见表 77-2）。FRC 下降是由于其呼气储备量（ERV）和残余肺容积（RV）均降低。然而，闭合容量（CC）维持不变，导致 FRC/CC 比值下降，进而导致肺容量减少时小气道快速闭合，特别是当孕妇仰卧位时，许多小气道的 FRC 甚至小于 CC，导致肺不张的发生率升高。妊娠期间肺活量无变化。因此，每分通气量增加和 FRC 下降导致孕妇肺泡中吸入麻醉药的浓度上升得更快。

由于氧储备降低（继发于 FRC 下降）和氧耗增加（由于新陈代谢率上升），孕妇在全身麻醉（简称全麻）诱导期比非妊娠妇女更容易出现氧饱和度下降和低血氧症。为了减少这些生理变化导致的风险，对孕妇进行全麻诱导前必须严格地给氧去氮。在全麻诱导前面罩吸入 100% O_2 3min，或者在快诱导插管前进行 4 次深大呼吸超过 30s 以上的纯氧吸入，可预防气管插管时低氧血症的发生。孕妇呼吸道水肿加重了通气和气管插管的困难程度，并进一步增加了妊娠期间全麻并发症的发生风险。

消化系统变化

妊娠中期后，孕妇全麻诱导时胃内容物反流误吸以及发生吸入性肺炎的风险增加。妊娠子宫将胃及幽门向头侧推移，导致横膈下食管向胸腔移位，降低了食管下段括约肌的张力。妊娠期间雌激素和孕激素水平升高，进一步降低了食管下段括约肌的张力。胎盘分泌的胃泌素可以使胃壁分泌的氢根离子增加，从而导致孕妇胃内 pH 降低。上述消化系统的改变及增大的子宫对胃的挤压进一步增加了孕妇出现胃酸反流误吸的风险。孕妇反流性食管炎比较常见（胃灼热症状），并随着妊娠的继

续而不断加重[14]。另外，分娩发动时导致的胃排空延迟、疼痛、焦虑、使用阿片类药物以及饱胃都可能增加产妇反流误吸的风险。然而有研究显示，在分娩发动之前，产妇的胃排空时间并无延长[15]。单独使用局麻药物进行硬膜外镇痛不延长胃排空时间，相比之下在硬膜外腔注射芬太尼可以延长胃排空时间[16]。

所有产妇都应被视为饱胃患者，在麻醉诱导期间存在较高的胃内容物误吸风险。因此，超过孕中期的孕妇进行全麻时必须采取规范的措施，包括使用非颗粒型抑酸药、实施快速序贯诱导技术、环状软骨压迫和气管插管等以降低误吸风险。麻醉诱导前使用抑酸药可以降低误吸性肺炎的发生率和严重程度。对于处于分娩活跃期、需要全麻的产妇，甲氧氯普胺联合非颗粒型抑酸药（例如枸橼酸钠30ml）的使用可以有效地减少胃内液体量。甲氧氯普胺可以在使用15min之后明显减少胃容量，但阿片类药物可以减弱甲氧氯普胺的这种作用[17]。H$_2$受体拮抗剂可以在注射大约1h后升高孕妇胃液的pH。最近一项Cochrane回顾分析显示，与单独使用非特异性抑酸药和不使用药物治疗相比，联合使用非颗粒型抑酸药和H$_2$受体拮抗剂对降低胃酸浓度更有效[18]。近期美国麻醉医师协会（ASA）的产科指南指出，对于进行剖宫产或产后输卵管结扎等产科手术的患者，术前应该考虑及时使用非颗粒型抑酸药、H$_2$受体拮抗剂和（或）甲氧氯普胺以预防误吸的发生[19]。

肝胆系统变化

孕妇肝血流没有明显的变化。其肝功能指标，包括天门冬氨酸谷草转氨酶（AST）、谷丙转氨酶（ALT）和胆汁酸都处于正常水平的上限。孕妇血浆蛋白和白蛋白浓度降低，导致高蛋白结合率的药物在血浆中游离浓度上升。从孕10周到产后6周，患者的血浆胆碱酯酶活性下降25%～30%[20-22]。胆碱酯酶活性下降可能并不明显延长琥珀胆碱或美维松的临床肌松效应，但在拔除气管导管之前仍应判断孕妇的肌松恢复状况。由于胎盘的分泌作用，孕妇体内碱性磷酸酶的血浆浓度大于正常值的两倍。妊娠期胆囊的位置发生变化并且排空不全，从而导致孕妇患胆囊疾病的风险增加。孕妇的胆囊切除率为1/1600至1/5000[23]。

泌尿系统变化

妊娠第3个月孕妇肾血流和肾小球滤过率就上升了50%～60%，并且一直持续到产后3个月。由于妊娠期肌酐、尿素氮和尿酸清除率上升，正常孕妇血浆尿素氮和肌酐的实验室正常值上限下降了大约50%。由于孕妇的肾小管重吸收能力下降，其尿蛋白和尿糖水平通常增高。孕妇24h尿蛋白定量正常值的上限为300mg，而尿糖定量正常值的上限则为10g。

神经系统变化

通常认为孕妇对局麻药和吸入麻醉药的敏感性增高，其吸入麻醉药的最低肺泡有效浓度（MAC）降低[1-2]。动物实验研究显示，怀孕动物的MAC下降40%[24-25]，而人类孕早期MAC下降28%[26]。吸入麻醉药物的MAC和制动效应在脊髓水平。一项脑电图的研究显示，妊娠妇女和非妊娠妇女的大脑对七氟烷的麻醉反应无明显差别[27]。孕妇MAC下降的机制依然不明，可能有多种因素参与，推测孕激素在其中发挥了一定的作用。

孕妇对局麻药更加敏感。与非妊娠妇女相比，孕妇只需较小剂量的椎管内局麻药就可以获得相同的椎管内麻醉效果。足月产妇硬膜外静脉充盈，导致硬膜外腔容量和蛛网膜下腔脑脊液容量减少。虽然孕妇整个孕期脑脊液的压力并不上升，但分娩时由于子宫收缩和挤压，导致其脉冲式地升高[28]。尽管椎管内容积减少有利于局麻药的扩散，但是从孕早期开始，孕妇椎管内阻滞的局麻药需要量就开始下降，而这个时候主动脉-腔静脉的压迫或其他机械和压力的改变还没有出现[29]。因此，孕妇麻醉敏感性上升和局麻药需求量下降可能是由生化因素导致的。

子宫和胎盘生理

母体和胎儿的血液循环在胎盘交汇。胎盘由母体和胎儿组织共同组成，是两系统生理交换的平台。胎盘包括绒毛膜和基蜕膜两部分，中间被绒毛间隙所分隔。母体血液通过子宫动脉进入胎盘，通过螺旋动脉到达绒毛间隙。胎儿血液通过两条脐动脉进入胎盘，最终形成脐毛细血管到达绒毛间隙。经过胎盘的交换，富含营养物质且已将废物排出的血液通过一条脐静脉再返回至胎儿体内。

子宫血流

了解孕妇子宫胎盘血流状况对制订适当的临床方案是十分重要的。妊娠期间子宫的血流量逐渐增加，从孕前的大约100ml/min逐渐增多至足月期的

700ml/min（约占心排血量的 10%）。大约 80% 的子宫血流灌注至胎盘绒毛间隙，其余的血流则灌注子宫肌层。子宫血流的自我调节能力很低，血管床基本上都处于完全扩张状态。子宫和胎盘血流量由母体的心排血量控制，与子宫灌注压呈正相关，与子宫血管阻力呈负相关。子宫灌注压在母体发生低血压时降低，其原因包括：血容量减少、主动脉 - 腔静脉受压、全身麻醉或椎管内麻醉导致的交感神经阻滞和外周循环阻力降低等。子宫静脉压升高也降低子宫灌注压，常见于仰卧位腔静脉受压、子宫收缩时间过长或过频，以及分娩中腹肌用力时间过长（Valsalva 动作）等。另外，分娩疼痛时过度通气导致重度低碳酸血症（$PaCO_2 < 20mmHg$），可能减少子宫的血流，导致胎儿低氧血症和酸中毒。

只要避免椎管内麻醉时的低血压，椎管内麻醉本身并不影响子宫的血流。无论是椎管内麻醉还是全身麻醉，都应该及时纠正母体的低血压。

内源性儿茶酚胺和外源性缩血管药物都有不同程度的增加子宫动脉阻力和减少子宫血流的作用。对妊娠母羊的研究显示，α 受体激动剂甲氧明和间羟胺可以增加子宫动脉阻力从而减少子宫血流，但是麻黄碱在升高母体动脉血压的同时不减少子宫的血流[30]。因此，麻黄碱通常被认为是治疗产妇椎管内麻醉低血压的首选药物。但是越来越多的临床实验却显示了完全相反的结果，即去氧肾上腺素（α 受体激动剂）用于预防和治疗孕妇椎管内麻醉低血压或仰卧位低血压时，不仅升压效果比麻黄碱好，并且可以减少胎儿酸中毒的发生[31-34]。椎管内麻醉及全身麻醉低血压的其他预防和治疗措施将在剖宫产麻醉一节中讨论。

胎 盘 交 换

氧 气 转 运

母体和胎儿氧气交换的影响因素较多，包括母体 - 胎儿的胎盘血流比值，母体 - 胎儿循环的氧分压梯度，胎盘的扩散交换能力，以及母体 - 胎儿各自的血红蛋白浓度、氧亲和力和血液酸碱度（Bohr 效应）。胎儿的氧离曲线左移（高氧亲和力）和母体氧离曲线右移（低氧亲和力）有利于氧气从母体转运至胎儿。即使孕妇吸入 100% 的纯氧，胎儿的血氧分压（通常为 40mmHg）也不会超过 60mmHg[35]。因为大量氧气到达胎盘 - 胎儿系统之前就被解离了。动物实验显示，在母体氧供下降至正常值的 50% 之前，胎儿的氧需都可以通过加强氧的解离来得以满足[36-37]。CO_2 可以十分容易地穿透胎盘，其转运仅受限于胎盘血流而不受

扩散能力的影响。

药 物 转 运

大多数药物和其他分子量小于 1000 的物质主要通过单纯扩散途径进行母体 - 胎儿交换。药物扩散的速度和峰值取决于多种因素，包括母体 - 胎儿浓度梯度、母体蛋白结合率，以及药物分子量、脂溶性和解离程度等。母体血药浓度是决定最终有多少药物进入胎儿体内的主要因素。非去极化肌松药的高分子量和低脂溶性特性决定了其通过胎盘的能力有限（见第 34 章）。琥珀胆碱分子量较小但解离程度较高，因此，一般临床剂量的琥珀胆碱难以通过胎盘屏障。因此，全身麻醉下行剖宫产手术一般不会导致胎儿或新生儿肌肉松弛。由于肝素和格隆溴铵电离程度高，极少通过胎盘。相比较而言，苯二氮䓬类药物、局麻药物和阿片类药物分子量较小，因此易于通过胎盘屏障。

胎儿血液比母体血液偏酸，较低的 pH 导致弱碱性药物（例如局麻药物和阿片类药物）以非离子形态通过胎盘进入胎儿血液后变为离子状态。由于这些离子化的药物通过胎盘返回母体的阻力更大，从而不断蓄积在胎儿体内，甚至高于母体血药浓度，这一过程被称为"离子障"。胎儿窘迫时胎儿血 pH 更低，更容易导致高浓度弱碱性药物的蓄积[38]。高浓度的局麻药物降低新生儿的肌张力。在孕妇椎管内麻醉中，局麻药误注入血管内时，极高浓度的局麻药物可以对胎儿产生各种各样的影响，包括心动过缓、室性心律失常、酸中毒和严重的心脏抑制等。特殊的麻醉和镇痛药物的胎盘转运和胎儿摄取将在后面分娩镇痛和剖宫产麻醉方法的内容中进行详细叙述。

胎儿血液循环及生理

妊娠期间胎儿血容量不断增加，胎儿 - 胎盘血液循环中大约有 2/3 的血液在胎盘中运行[39]。孕中期和孕晚期的胎儿血容量和体重比约为 $120 \sim 160ml/kg$[40]。因此，正常的足月胎儿血容量大约有 0.5L。尽管胎儿的肝功能还没有成熟，但已可以不依赖母体循环系统合成凝血因子。胎儿血浆中凝血因子的浓度随着孕周增加而不断上升，并且不通过胎盘屏障。然而，胎儿组织损伤后，血液凝结能力仍低于成人。胎儿独特的血液循环结构有助于降低脐静脉中高浓度药物带来的风险。因为胎儿大约 75% 的血液首先通过脐静脉进入肝进行代谢（首过效应），从而明显降低了进入大脑和心脏血液中的药物浓度。胎儿和新生儿的肝酶系统代谢活性低于成人，但是依然可以代谢大多数药

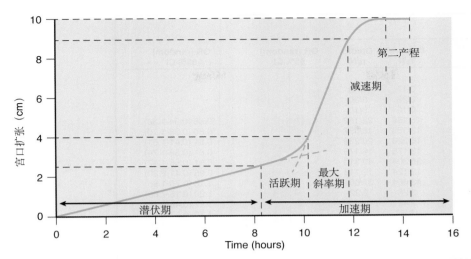

图 77-2　Friedman 宫口扩张的 S 形曲线原始模型图（500 名足月初产妇）。该模型已逐渐发展改进，目前认为不存在减速期，时间轴也有延展，可能是产妇身体构造改变和相关治疗作用的结果 *(Reproduced with permission from Friedman E: Primigravid labor:a graphicostatistical analysis, Obstet Gynecol 6:567-589, 1955.)*

物。另外，药物通过胎儿的静脉导管进入下腔静脉后被来自下肢和盆腔脏器的不含药物的血液所稀释。这些胎儿独特的解剖特点使胎儿血浆药物浓度明显低于母体。

产　程

分娩起始于反复的子宫收缩和随之造成的宫颈扩张。实际上，分娩的准备工作在分娩活跃期之前几小时或几天就开始了，即通过炎性细胞的浸润和局部细胞因子的释放而介导炎症反应，从而促进宫颈软化。目前尚不明确调控自然分娩启动所需要的信号通路。规律而有序的宫缩导致宫颈进行性扩张直至消失。如果产妇到了预产期却没有启动自然分娩，则可以通过各种药物或方法作用于胎儿和母体来触发分娩[41]。

分娩是一个连续的过程，常将其分为第一产程、第二产程和第三产程。第一产程包括宫颈的变化，从厚实、闭合的宫颈扩张至完全开放到大约 10cm，容纳胎儿娩出。这一阶段可以进一步分为潜伏期和活跃期。第二产程是宫口全开到胎儿娩出。第三产程为胎盘娩出期。第一产程的过程特点最早见于 Emanuel Friedman 的研究，其中将宫颈扩张 - 时间曲线描述成 S 形关系（图 77-2）。这种 S 形的曲线关系已经被许多研究所质疑，因为几乎没有证据表明宫颈在宫口开全（大约 10cm）之前存在一个减速期。然而，第一产程被分为宫颈慢速扩张的潜伏期和宫颈快速扩张的活跃期的观点已经受住了时间和现代技术的考验[42-43]。

异常分娩包括分娩潜伏期异常缓慢、活跃期停滞以及胎头下降停滞（第二产程失败）。异常分娩又称为难产，常见原因是异常子宫收缩、头盆不称或胎位不正。产科医师经常通过蒙特维多亚单位来衡量子宫收缩能力。蒙特维多亚单位是指 10min 内宫缩的强度（mmHg，通过宫腔内导管测压）与宫缩次数的乘积。难产的诊断主要根据产程分娩指标偏离人群正常值，然而产妇个体间正常分娩的产程指标也存在显著的差异。通常而言，经产妇分娩的速度更快。产程的差异受到人群因素和基因因素的影响[42-47]。已经有研究证实大体重产妇、高龄产妇和巨大胎儿与分娩迟缓有关[42, 45, 48]。流行病学研究证实了遗传因素对产程的影响[49]。特别是有研究显示 β₂ 肾上腺素受体和催产素受体结构的多样性导致了不同产妇的产程差异[44-46]。部分产妇对内源性或外源性催产素的反应异常低下，从而导致子宫收缩异常；部分产妇对 β₂ 肾上腺素受体激动剂或内源性儿茶酚胺的反应异常增高，从而抑制了宫缩。

许多观察性研究指出硬膜外镇痛与产程延长有关[45, 50]，可是这种相关性在前瞻性随机研究中却未被证实（图 77-3）。目前尚不清楚硬膜外镇痛是否与产程延长有关，当然还有许多互相关联的因素会导致这种相关性存在。可以明确的是，患者的疼痛越剧烈，对镇痛的需求就越迫切，就会越早地提出镇痛要求。一项大样本量的前瞻性研究将产妇随机分为早期镇痛组和晚期镇痛组，结果均显示椎管内镇痛既不延长第一产程的时间，也不增加剖宫产的发生率，即使在分娩早期进行硬膜外镇痛，也不会导致剖宫产率增加[51-55]。有人将早期的观察性研究和近期的随机对照研究进行了对比，推测在椎管内镇痛中使用了不同的低浓度局麻药物是导致这些研究得出不同结论的原因。但事实并非如此。早期的一项研究显示，椎管内使用 0.25%

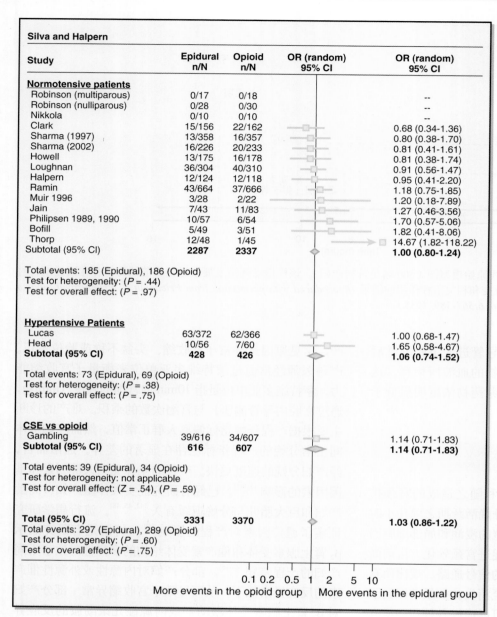

图 77-3　每个研究都显示了剖宫产的数量、比值比（OR）和 95% 可信区间（CI）。每一个方框图形对应着 meta 分析中每一个研究的权重值。图中的数值都经过对数换算。N，患者总数；n，事件总数 *(Reproduced with permission from Leighton, BL, Halperhn SH: Epidural analgesia and the progress of labor. In Halpern SH, Douglas MJ, editors: Evidence-based obstetric anesthesia, Oxford, 2005, Blackwell.)*

布比卡因与 0.1% 布比卡因相比较，并不增加剖宫产概率[56]。其生理机制是子宫平滑肌并不受运动神经支配，因此不受局麻药的影响。目前尚不清楚感觉传导阻滞或局麻药活性降低子宫收缩能力的生理机制。与之相反，几个前瞻性研究显示椎管内麻醉可以导致第二产程一定程度的延长（大约 15min）[57-58]。这是因为胎儿的分娩过程需要母体腹部和盆腔肌肉的参与，而运动神经传导和感觉神经反馈能力的下降会影响分娩用力时的肌肉配合。如果在第二产程中阻滞的效果太强而减弱了肌肉的协调收缩，则需要适当减少椎管内局麻药物的用量。完善的分娩镇痛可以使产妇舒适地忍受较长的第二产程，此过程中有效的宫缩可将胎儿推向更低的位置，以便于产妇在阴道分娩时用力[59]。

分娩监测和胎儿监测

分娩中的胎儿监测是为了尽可能准确评价胎儿状态和及时发现胎儿窘迫，以便于采取相应的治疗措施来避免胎儿永久性损伤的发生。电子胎儿监测（EFM）是一种包括胎心率（FHR）和宫缩的联合监测。胎心监测自从 20 世纪 60 年代发明以来迅速而广泛地被应用，2002 年在全美有 85% 的产妇在分娩中进行了胎心监测[60]。临床医务工作者对胎心变化曲线的解读经常有各种各样的意见[61-62]。一项 meta 分析显示，电子胎儿监测比间断胎心听诊更能减少胎儿的风险 [相对危险度（RR）0.5]，但是不能降低围生期胎儿死亡率和脑瘫的风险[63]。使用电子胎儿监测增加了剖宫产和助产术的采用率[63-64]。

胎心监测仪大多通过体表超声多普勒探头来监测胎儿的心率（宫外监测），但有时也可以通过子宫内的一个胎儿头皮电极来获取连续而精确的胎心数据（宫内监测）。宫内监测通过头皮极采集的胎儿心电图 R 波的波峰或波谷电压来测量胎心率。需要注意的是，这种电极只能在宫颈张开及破膜之后放置。胎儿窘迫激活中枢或外周化学感受器和压力感受器，产生各种中枢神经系统代谢的变化，影响胎儿大脑和心率。胎心率变化的方式和特点为评估胎儿状态提供了依据。2009 年美国妇产科学会（ACOG）对胎心监测相关名词的定义、图形的解读和临床处理进行了重新修正[64]。最新的指南建议将在后面详述，相关专用术语在框 77-1 和框 77-2 中列出。正确地理解宫缩和胎心监测指标及临床意义，对于麻醉医师、产科医师、产科护士和助产士能否在紧急情况下进行良好的沟通是十分重要的。

宫 缩 监 测

宫缩可通过宫外监测，也可通过宫腔内压力传感监测。宫外监测只能测量宫缩的频率，宫内监测可以定量测量子宫腔内的压力。最新 AcoG 指南建议将 30min 时间窗内每 10min 宫缩计数的平均值作为定量指标[64]。将正常的子宫收缩定义为 30min 的时间窗内每 10min 子宫收缩平均小于或等于 5 次。子宫收缩过频被定义为 30min 的时间窗内每 10min 宫缩平均超过 5 次。子宫收缩过频多见于自然分娩或引产，可以分为有胎心减速的宫缩过频和无胎心减速的宫缩过频。术语"子宫过度刺激"和"子宫过度收缩"不再继续使用。可根据分娩时具体的临床状况来对宫缩过频进行不同的治疗，但是这些治疗方案都需要使用短效子宫松弛药物，包括静脉注射或舌下含服的硝酸甘油和选择性的 β_2 受体激动剂特布他林。

胎 心 率 曲 线

FHR 曲线可以非特异性地反映胎儿酸中毒。除了胎儿酸中毒之外，有众多因素对 FHR 曲线产生干扰，因此应结合当时的临床状况和母体及胎儿的其他并发症综合判断。框 77-1 中对 FHR 曲线的基线、基线变异和胎心加速进行了定义。框 77-2 中则详细地叙述了胎心减速的特点。一种类型的晚期胎心减速是由于宫缩时子宫胎盘功能不全导致胎儿大脑相对缺氧，兴奋交感神经，升高胎儿血压，进而激活压力感受器，反

射性地减慢胎儿的心率。另一种类型的晚期减速是由于胎儿缺氧时心肌抑制[67]所致。早期胎心减速往往与子宫收缩有关，可能是胎头受压导致迷走神经兴奋的结果。然而有人认为这种早期胎心减速是一种良性的变化，往往预示着出现与宫缩相关的晚期胎心减速，并且可能会演变为更典型的晚期胎心减速[68]。多变的胎心减速与脐带受压有关。正弦 FHR 曲线与胎盘早剥有关，预示病情的恶化[69]。一般而言，胎心减速而 FHR 变异消失则预示着胎儿酸中毒[70]。重度胎心减速（FHR<70bpm 并持续 60s 以上）与胎儿酸血症有关，预示胎儿极度危险，如果合并 FHR 变异消失，则预示病情更加危急[71]。以下章节将叙述不同种类 FHR 曲线的类型及特点。

框 77-1　胎心监测图形的定义

基线

10min 的时间段内，平均 FHR 上下波动约 5bpm（次 / 分），需排除：

- 周期性或间歇性变化。
- 明显 FHR 变异的时段。
- 变化超过 25bpm 的胎心率基线片段。

任一个 10min 的时间段内，必须以至少 2min 的胎心率为基线。当某个时段的基线无法确定时，可以参考前一个的。10min 时段内的基线。

- 正常 FHR 基线：110 ~ 160bpm。
- 心动过速：FHR 基线 >160bpm。
- 心动过缓：FHR 基线 <110bpm。

基线变异

FHR 基线波动的幅度和频率是不规则的。

变异的程度可以从视觉上量化为 FHR 曲线波峰到波谷的幅度。

- 无变异：波幅无改变。
- 轻度变异：波幅有改变，但 ≤ 5bpm。
- 中度（正常）变异：波幅范围 6 ~ 25bpm。
- 显著变异：波幅范围 >25bpm。

胎心加速

明显可见 FHR 突然上升（30s 内达到波峰）。

- 妊娠 32 周及以后，胎心加速为胎心率较基线上升 ≥ 15bpm，持续 ≥ 15s，但从出现到恢复小于 2min。
- 妊娠 32 周之前，胎心加速为胎心率较基线上升 ≥ 10bpm，持续 ≥ 10s，但从出现到恢复小于 2min。
- 延迟的胎心加速是指胎心加速持续 2min 以上，但少于 10min。
- 如果胎心加速持续 ≥ 10min，则是胎心基线改变。

正弦波图形

明显可见、平滑的、正弦波型摆动方式的 FHR 基线图形，频率在每分钟 3 ~ 5 个周期，持续 ≥ 20min。

Data from Macones GA, Hankins GD, Spong CY, et al: The 2008 National Institute of Child Health and Human Development workshop report on electronic fetal monitoring: update on definitions, interpretation, and research guidelines, J Obstet Gynecol Neonatal Nurs 37:510-515, 2008. bpm, 次 / 分；FHR, 胎心率

框 77-2　胎心减速的定义

早期胎心减速

可以明显看到 FHR 均匀、缓慢地下降和恢复，通常与子宫收缩相关。

FHR 逐渐减速是指从 FHR 开始下降至最低点（谷底）大于等于 30s。

FHR 减速幅度是从起始到减速的最低点来计算。

FHR 减速的谷底和子宫收缩的峰值同时出现。

在大多数情况下，FHR 减速的起始、谷底和恢复分别与宫缩起始、峰值和结束的时间相对应。

晚期胎心减速

可以明显看到 FHR 均匀、缓慢下降和恢复，通常与子宫收缩相关。

FHR 逐渐减速是指从 FHR 开始下降至最低点（谷底）的时间大于等于 30s。

FHR 减速幅度是从起始到减速的最低点来计算。

减速启动的时间延迟，减速的谷底发生在子宫收缩的峰值之后。

在大多数情况下，FHR 减速的起始、谷底和恢复分别与宫缩起始、峰值和结束的时间相对应。

可变胎心减速

明显可见的 FHR 突然减速。

FHR 突然减速是指从减速的开始至降到 FHR 谷底的时间小于 30s。

FHR 减速幅度不小于 15bpm，持续时间不小于 15s，但不超过 2min。

当可变减速与持续宫缩相互关联时，其起始、波幅和持续时间通常出现巨大的变化。

延长胎心减速

明显可见的 FHR 减速至基线以下。

FHR 减速幅度不小于 15bpm，持续时间不小于 2min，但不超过 10min。

如果减速持续 10min 或更长的时间，则是基线变化。

Data from Macones GA, Hankins GD, Spong CY, et al: The 2008 National Institute of Child Health and Human Development workshop report on electronic fetal monitoring: update on definitions, interpretation, and research guidelines, J Obstet Gynecol Neonatal Nurs 37:510-515, 2008.

FHR，胎心率

胎心率曲线的分类

最新推荐使用 FHR 三级分类系统对胎儿进行评估。这个系统可以对胎儿在某个特定时刻的状态进行评价，必须明确胎儿的状态可以随着时间在三级分类之间来回转变。分类系统中某些专业术语的定义和解释详见框 77-1 和框 77-2。

Ⅰ 类 FHR 曲线是正常曲线，反映了观察期间胎儿正常的酸碱状态，因此不需要特殊的临床处理。Ⅰ 类 FHR 曲线的特征包括：① FHR 基线为每分钟 110～160 次；②中度 FHR 基线变异；③无晚期或可变胎心减速；④有或无早期减速；⑤有或无胎心加速。

Ⅱ 类 FHR 曲线不是确定的曲线，包括所有不能被列为 Ⅰ 类或 Ⅲ 类 FHR 曲线的图形。几种常见的 Ⅱ 类 FHR 曲线包括：①胎心过速；②刺激胎儿后没有诱发出胎心加速；③延长胎心减速时间超过 2min，但不超过 10min；④反复出现的晚期减速合并中度的基线变异。Ⅱ 类 FHR 曲线并不能预测胎儿的酸碱异常，因此需要结合所有临床表现来进行反复监测和评估。在某些情况下，可以进行额外的测试来了解胎儿的情况，或者采取宫内复苏技术来改善胎儿的状态。

Ⅲ 类 FHR 曲线是一种异常胎心曲线，反映了在监测期间胎儿异常的酸碱状态。Ⅲ 类 FHR 曲线的特征包括：①正弦曲线图形；② FHR 变异消失并反复性可变减速；③ FHR 变异消失并反复性晚期减速；④胎心过缓。Ⅲ 类 FHR 曲线需要即刻评估孕妇病情，并且努力改善胎儿的状况。干预措施包括：改变产妇体位，进行宫内复苏；抑制产程进展；治疗产妇低血压；吸氧；治疗心动过速。如果 FHR 曲线没有改善，则应该立即采取有效措施娩出胎儿。

分 娩 镇 痛

对于每一个家庭而言，新生命的诞生都是一件大事，常有各种各样的传统和风俗。部分风俗有一定的科学意义，但是大多数只因是传统而流传下来而已。本节介绍了一些非药物分娩镇痛的传统技术，包括针灸、按摩和催眠。直到 18 世纪中期，药物分娩镇痛才在西方医学界推广开来，其中最著名的案例就是英国维多利亚女王分娩利奥波德王子时选择使用吸入氯仿镇痛。

对于大多数妇女而言，分娩是一个十分痛苦的过程。分娩疼痛持续的时间和不断进展的过程具有极大的差异性和不可预知性。部分孕妇在第二产程开始前才感受到剧烈疼痛，而其他产妇从第一次宫缩开始就诉说疼痛难忍。几乎所有产妇都感觉到分娩时的疼痛，并且不愿意再次经历。不同的产妇对分娩疼痛的感受存在差异，其根本原因不明，但可能与基因有关。一项研究指出，亚洲产妇分娩时报告的疼痛等级大于其他人种的产妇。这种结果可能与 β_2 肾上腺素受体的基因单核苷酸多态性有关。其他因素可能包括骨盆的大小和形状、胎位以及宫缩的程度。

非药物分娩镇痛技术

许多产妇愿意在整个或部分分娩阶段进行非药物分娩镇痛。针灸可以有效地缓解剖宫产术后疼痛，但是对自然分娩的疼痛没有效果。最近的一项 meta 分析中将分娩中的产妇分为针灸组和假针灸组（针刺穴位旁的浅表皮肤），结果指出针灸组产妇的疼痛缓解率较低但有统计学意义（4%～6%），作用时间仅仅持续30min[78]。遗憾的是，大多数研究并没有设计出合理的盲法对照，增加了结果偏差的可能。

有研究显示按摩可以减少产妇第一产程的疼痛和焦虑。一篇 Cochrane 系统评价对 7 个按摩分娩镇痛的随机研究进行了回顾，其中 6 个研究具有低或无偏差风险[74]。第一产程中使用按摩可以使产妇的疼痛评分降低 0.98/10（CI，0.47～1.17）。按摩组和非按摩组之间镇痛药物的使用无差别，第二和第三产程的疼痛程度也没有明显区别。一项纳入 60 例产妇的研究认为，按摩可以减轻分娩中的焦虑情绪。

催眠被认为是一项集促进产妇放松和分娩镇痛为一体的技术。将催眠和标准的产科护理进行对比，没有证据支持催眠能降低产妇的分娩疼痛或提高产妇的镇痛满意度[74]。

其他非药物镇痛技术包括 Lamaze 呼吸法、LeBoyer分娩法、经皮电神经刺激、水浴分娩法、家人陪伴分娩、皮内注水法和生理反馈法。一项全美国范围的关于妇女妊娠经历的回顾性调查研究显示，尽管神经阻滞是最有效的分娩镇痛方法，但是水浴分娩和按摩都具有与阿片类药物相同或更好的镇痛效果。虽然许多研究认为非药物分娩镇痛方法似乎可以降低分娩时的疼痛感受，但是由于大多数相关研究都缺乏科学严谨的实验设计，因此无法有效地与药物分娩镇痛相比较。

药物分娩镇痛策略

所有产妇都可能需要进行椎管内镇痛或紧急剖宫产，因此在分娩前需要进行相关程序的术前评估。建议相关风险评估应该在所有产妇分娩之前完成，因为一旦出现分娩紧急状况而需要做出决策，很难有足够的时间来对椎管内镇痛和全身麻醉风险进行适当的安全评估和讨论。对于其他方面都健康的妇女，不需要常规的实验室检查结果[19]。尽管产妇在分娩过程中随时可能行紧急剖宫产，但是由于分娩过程常持续数小时，因此需要适当进食饮水。为了平衡这两方面的风险，美国 ASA 建议进行椎管内镇痛的产妇在整个分娩过程中都可以适量饮水，甚至在进行椎管内镇痛之前都可以食用固体食物[19]。

全身性用药

分娩镇痛最早的全身性用药是草药和种植的植物制品，这些植物提取物包括益母草和麦麸汁[81]。但是这些植物对分娩疼痛的治疗效果并不明确，也没有相关的前瞻性临床研究。罂粟的提取物含有阿片类物质，能激活 μ 阿片受体从而产生确切的镇痛效果。许多其他有明显临床统计学意义的分娩镇痛药，不管是天然物质还是人工合成物，都是通过激活阿片受体来产生效果的。由于阿片类药物通常便宜且容易获得，所以是分娩镇痛中常使用的药物。阿片类药物可以在没有静脉通路时进行肌内注射。近年来，分娩镇痛中使用的长效阿片类药物包括吗啡、氢吗啡酮和哌替啶。哌替啶是全世界产科最常用的长效阿片类药物[82]，但也是最可能有副作用的药物。哌替啶的常规静脉注射剂量不超过 25mg，肌内注射剂量不超过 50mg。在母体半衰期为 2～3h，而在胎儿和新生儿体内半衰期长达13～23h。反复注射哌替啶后，在胎儿体内容易产生并蓄积具有潜在神经毒性的代谢产物去甲哌替啶。在分娩中加大注射哌替啶的剂量会增加新生儿的风险，包括新生儿出生后 Apgar 评分降低和呼吸辅助时间延长[83]。

吗啡极少运用于分娩镇痛。与哌替啶类似，其活性代谢产物吗啡 -6- 葡萄糖苷酸在新生儿体内半衰期较长，容易导致产妇过度镇静。因此，产科医师常在分娩潜伏期对产妇使用吗啡和异丙嗪联合肌内注射，使其产生一种镇静 - 镇痛的休息状态，被称作吗啡睡眠。这种镇静 - 镇痛的状态在注射 10～20min 起效，可以持续 2.5～4h。

最近，产科临床已经开始使用短效阿片类药物芬太尼和超短效阿片类药物瑞芬太尼。芬太尼作用的持续时间较短，不产生活性代谢产物。静脉注射小剂量芬太尼（50～100μg/h）与没有注射芬太尼的产妇相比，两组新生儿的 Apgar 评分和呼吸运动并没有明显的差别[84]。

对于存在椎管内麻醉禁忌证或不愿进行椎管内麻醉的产妇，产科麻醉医师已经开始使用瑞芬太尼替代椎管内麻醉来进行分娩镇痛。一般而言，短效阿片类药物和长效阿片类药物对疼痛的缓解程度没有明显差别。但瑞芬太尼是一个例外，它的效能比其他阿片类药物更强[73]。另外，对于分娩活跃期的产妇，瑞芬太尼的一个突出优势就是安全。因为它作为短效阿片类药物，极容易被胎盘内的酯酶所代谢，胎儿 - 母体血药比值很低。瑞芬太尼的代谢完全依赖于组织与血浆酯酶，而这套系统在胎儿已完全成熟。因此，胎儿体内瑞芬太尼的代谢不需要依赖胎儿任何器官的成熟，在胎盘 - 胎儿单位中就可以有比母体血浆更快的代谢速度。在妊娠母羊的动物实验中，瑞芬太尼的母体 -

胎羊血药比值大约是 10[85]，与临床试验的研究结果大体相同 [86]。瑞芬太尼的这些特性使其安全性大于依赖肝缓慢代谢的长效阿片类药物，所以可以考虑更多地运用于临近分娩的产妇。瑞芬太尼比长效阿片类药物的镇痛效能更强 [73]，但是这可能与使用的剂量大于哌替啶等药物有关 [87]。另有研究将瑞芬太尼、吗啡和芬太尼进行对比，结果显示与其他两组相比，瑞芬太尼组在第一个小时内可以有更好的镇痛效果，而在使用 3h 后三组阿片类药物的镇痛效果没有差别 [88]。一个随机对照试验进行了硬膜外镇痛和瑞芬太尼患者自控镇痛之间的对比，结果发现硬膜外镇痛组的疼痛评分更低 [89]。虽然瑞芬太尼组产妇的镇静程度更高，但是两组胎儿出生后各项指标无明显差异。分娩中使用瑞芬太尼的主要风险是产妇的呼吸抑制。因此需要严密的监测，确保整个用药期间产妇得到充足的氧合。

吸入性镇痛

最早的近代分娩镇痛方法是使用吸入麻醉药。在美国第一个进行分娩镇痛的产妇是范妮·朗费罗，她是诗人亨利·沃兹沃思·朗费罗的妻子。朗费罗像麻醉医师那样亲自为他的妻子进行分娩镇痛，而他的妻子因为决定接受这种镇痛方式而备受谴责。英国著名的查尔斯·达尔文在其妻子 8 次分娩的最后 2 次充当了麻醉医师的角色，对其进行了氯仿麻醉。6 年后，约翰·斯诺医师为英国维多利亚女王实施氯仿镇痛，帮助其娩出利奥波德王子 [90]。尽管宗教当局反对，在英国和美国的孕妇们开始拖着她们水肿的双脚进行投票，请求获得分娩镇痛的权利。然而，随着吸入麻醉药越来越多地运用于分娩，也出现了越来越多的副作用。随着挥发性麻醉药吸入技术日益普遍地应用于手术助娩，新生儿抑制和母亲反流误吸时有报道 [91-93]。在 1932—1945 年进行分娩的 44 016 例产妇中，并发胃内容物反流误吸的产妇有 66 例（0.15%）。门德尔松所提出的孕妇预防性空腹的建议成为产科麻醉的基础。限制饮食以减少胃内容物、使用非颗粒型抑酸药以及改进麻醉诱导技术的措施提高了吸入麻醉药在妊娠妇女中使用的安全性，当今吸入麻醉药几乎只用于剖宫产麻醉而不是阴道分娩镇痛。值得注意的是，氧化亚氮仍然是国际上普遍采用的且受许多产妇欢迎的非创伤性分娩镇痛方法。

1881，俄罗斯的 Stanislav Klikovitch 记录了 N_2O 在分娩中的运用 [94]。Klikovitch 推荐根据宫缩间断吸入 N_2O 与 O_2 混合气体。目前在欧洲、斯堪的纳维亚和澳大利亚，经常用吸入 N_2O 进行分娩镇痛，但在美国则不普遍。N_2O 通常与 O_2 以 50∶50 或稍大的比例混合用于患者自我控制吸入镇痛。根据一项汇总了三项研究数据的 meta 分析，N_2O 有明显的镇痛效果，疼痛评分平均减少 14/100（95%CI −24 ~ −4）[95]。在一项纳入 509 例产妇的研究中，与安慰剂组或不治疗组相比，N_2O 的疼痛评分平均下降 3.5/10（95% CI 3.3 ~ 3.8）[95]。某些研究认为吸入 N_2O 可以产生中等程度的镇痛（6/10 ~ 8/10）[96]，而某些研究则认为 N_2O 并不导致疼痛评分的差异 [97]。奇怪的是，虽然 Carstoniu 和同事的研究得出 N_2O 镇痛的阴性结果，但是许多产妇在研究结束后依然希望继续进行 N_2O 吸入。在其他研究报道中，许多产妇因吸入 N_2O 获益，大多数表示愿意在后续分娩中继续吸入 N_2O 镇痛 [98-99]。除镇痛效果之外，N_2O 还产生镇静和肌松效应，让产妇获益。在不联合使用阿片类药物的情况下，使用 50%N_2O 混合 O_2 是安全的，不会导致产妇缺氧、无意识或气道反射丧失 [100]。此外，在 N_2O 使用期间也不会发生子宫收缩力下降或新生儿抑制。

椎管内镇痛

椎管内镇痛是最可靠和最有效的分娩镇痛方式 [80]。但是，椎管内镇痛也确实存在少量可预知的风险。

椎管内镇痛的时机

椎管内分娩镇痛的最佳时机已被广泛研究。2011 年一项最新的 Cochrane 系统评价分析了 38 个临床研究共计 9658 例产妇，结果认为硬膜外分娩镇痛效果优于对照组，疼痛评分降低 3.4/10（95%CI 1.3 ~ 5.4），对其他镇痛药物的需求也降低 [101]。但是在这些试验中，椎管内镇痛组的产科风险上升，包括实施阴道助产术（RR 1.4，95%CI 1.3 ~ 1.6）、运动阻滞（RR 32，95%CI 4 ~ 232）、尿潴留（RR 17，95%CI 5 ~ 60）、第二产程延长（平均差 13.7min，95%CI 6.7 ~ 20.7）和胎儿窘迫行紧急剖宫产（RR 1.4，95%CI 1.03 ~ 1.97）。然而，两组总的剖宫产率和新生儿 Apgar 评分无明显差别。因此得出结论：硬膜外分娩镇痛的效果较好，但是可能增加实施阴道助产术和第二产程延长的风险（详见产程一节）。究竟在产程的哪一个时期进行椎管内分娩镇痛会影响分娩的持续时间呢？我们在前面已讨论过，在一项没有随机分组的早期研究中由于使用了较大的局麻药剂量，得出的结论是在产程早期进行硬膜外镇痛与第一产程延长有关。在椎管内麻醉等复杂临床研究中对患者和医务人员采取双盲是十分困难的，而且不恰当的双盲和随机分组也会导致试验结果出现偏差。2011 年的一项 meta 分析研究在第一产程早期进行椎管内镇痛是否会导致第一产程延长[102]。汇总了 6 个前瞻性和随机性良好的临床试验共计 15 399 例产妇，按椎管内镇痛的时机将其分为宫口不大于 3cm 组和分娩活跃期组。结果显示椎管内镇痛并不会导致剖宫产率增加和第一产程延长。因此，如果临产产妇同意承担椎管内镇痛导致的第二产程延长和母体发热的风险，没有证据显示在第一产程中任何时间点进行椎管内镇痛会"过早"。最新的 ASA 指南指出，产妇对分娩镇痛的要求是十分合理的，分娩镇痛的时机不取决于宫口扩张的程度。

硬膜外镇痛

最常见的是在 $L_{2\sim3}$ 至 $L_{4\sim5}$ 之间硬膜外穿刺置管进行硬膜外镇痛。不建议通过硬膜外穿刺针推入首次剂量，因为这样可能导致局麻药误注入血管内突发的局麻药中毒，包括抽搐、心律失常和循环衰竭。硬膜外镇痛应该先给予试验剂量的局麻药。如果试验剂量的局麻药误注入血管，将会出现感觉异常，最常见的有眩晕、耳鸣和口唇麻木感，但不至于造成损害。试验剂量的局麻药注入硬膜外腔不会导致明显的感觉阻滞，但是如果误注入蛛网膜下腔，则会导致下半身麻木和运动阻滞。因此，试验剂量可以检测硬膜外导管是否不小心置入血管或蛛网膜下腔[103]。有的麻醉医师喜欢在试验剂量中添加少量肾上腺素，这样如果导管置入血管，可以出现心率轻度增快。然而，产妇的试验剂量中是否需要加入肾上腺素一直有争议，这种心率改变的敏感性和特异性很低，无法排除子宫收缩导致的干扰。一项前瞻性双盲研究将 59 例产妇随机分为四组，分别静脉注射 0ml、1ml、2ml 和 3ml 1.5% 的利多卡因混合 1∶200 000 的肾上腺素，所有药物都被生理盐水稀释到 3ml，通过以上方法模拟硬膜外试验剂量局麻药误注入血管，然后通过盲法观察该干预措施的敏感性和特异性[104]。研究结果显示 2ml 和 3ml 组的产妇有 100% 的敏感性，但是 0ml 组产妇的特异性只有 79%（15 例中有 11 例阴性结果）。虽然 100% 的敏感性有助于发现硬膜外导管置入血管，但是 21% 的假阳性率干扰了对硬膜外导管位置的判断。与大剂量高浓度的局麻药反复推注相比，低浓度的局麻药缓慢推注可以降低血管内注射的风险。

蛛网膜下腔和硬膜外腔联合镇痛

蛛网膜下腔镇痛可以独立地完成分娩镇痛，但是更多情况下则是联合硬膜外腔置管，以便在蛛网膜下腔镇痛失效时通过硬膜外腔给药完成镇痛。然而，如果可以对产程进行正确的评估，可以单独使用蛛网膜下腔镇痛。例如，当经产妇在第二产程要求分娩镇痛时，麻醉医师该怎么做呢？阿片类药物联合小剂量的局麻药可以快速起效镇痛，并且在不需要镇痛时效果快速消退。对于蛛网膜下腔联合硬膜外腔镇痛的产妇，硬膜外导管置入后不需要推入首次剂量，因为蛛网膜下腔药物的镇痛效果一般会持续到硬膜外药物稳定起效。在这种蛛网膜下腔镇痛起效的情况下，可能难以准确地判定硬膜外导管的位置。然而，常规剂量的蛛网膜下腔联合硬膜外腔镇痛不会导致运动阻滞，并且上文所讨论的判断硬膜外导管是否置入血管的方法可能依然有效[104]。

椎管内镇痛药物

任何不含防腐剂的局麻药都可以应用于硬膜外腔。最常见的是布比卡因和罗哌卡因，因为它们产生感觉运动分离的效果优于利多卡因和 2- 氯普鲁卡因。硬膜外利多卡因和 2- 氯普鲁卡因通常用于外科手术而非分娩镇痛，术中不需要保留肌肉的运动功能。

在 20 世纪 90 年代，许多病例报告报道椎管内使用利多卡因和 2- 氯普鲁卡因导致暂时性神经功能障碍和持久性马尾神经综合征[105-106]。必须注意的是，绝大多数病例使用的高比重液含有高浓度的局麻药。在细胞学研究中，高浓度的局麻药可以导致神经组织的坏死或凋亡，这可能是发生马尾神经综合征的原因，但是导致暂时性神经功能障碍的原因一直不明[107]。有研究报道暂时性神经功能障碍和马尾神经综合征与椎管内使用布比卡因有关[108]；然而，与布比卡因相比，使用利多卡因发生暂时性神经功能障碍的风险更大（RR 5.1；95%CI 2.5∼10.2）[109]。

硬膜外分娩镇痛开始于 1909 年，Stoeckel 报道了 141 例骶管硬膜外麻醉[110]。后来，腰椎硬膜外分娩镇痛取代了骶管分娩镇痛。不断有研究试图发现理想的分娩镇痛方式，既有良好的镇痛效果，无运动神经阻滞，对母体和胎儿也不产生不良影响。然而，目前尚无完美的镇痛方式报道。近几年，有人单独使用低浓度局麻药或合用阿片类药物等许多其他的麻醉辅助用药，以减少运动神经阻滞的同时增强感觉神经阻滞。所有局麻药都产生剂量依赖性的交感神经阻滞。高浓度的局麻药会导致母体低血压，造成胎儿缺氧。布比卡因（0.125%∼0.625%）和罗哌卡因（0.2%∼0.625%）最常用于产科硬膜外镇痛，它们可以减轻运动神经的阻滞。罗哌卡因和左旋布比卡因是人工合成的特定化学结构，可以减少意外血管内注射导致像布比卡因一样的心脏毒性。然而，目前分娩镇痛一般使用小剂量的局麻药，心脏毒性并不常见。

添加脂溶性的阿片类药物芬太尼 1 ~ 3μg/ml 或舒芬太尼 0.1 ~ 0.5μg/ml，一方面可以减少局麻药物的剂量，另一方面可以在保留镇痛效果的同时减轻运动神经阻滞，增加产妇的满意程度[111]。可是，硬膜外使用阿片类药物在加强镇痛的同时都伴随一些难以接受的副作用。最麻烦的副作用是瘙痒，从而限制了芬太尼的使用剂量。患者自控硬膜外镇痛允许患者经硬膜外导管自行控制给药，并限制给药的最大速度，以预防局麻药中毒。有研究指出，患者自控硬膜外镇痛可以用较少的局麻药获得相似的分娩镇痛效果[112]。

有研究试图找到完美的硬膜外分娩镇痛辅助用药，从而可以在不影响镇痛效果的基础上减少所需的局麻药剂量。这些药物大多通过激活肾上腺素受体来起作用。肾上腺素是一种非选择性肾上腺素受体激动剂，激活 α_1、α_2、β_1 和 β_2 肾上腺素受体。肾上腺素激活硬膜外腔内的 α_1 肾上腺素受体可以导致血管收缩，从而延缓局麻药和阿片类药物的吸收[113]。肾上腺素激活 α_2 肾上腺素受体可以产生额外的镇痛作用[114]。硬膜外肾上腺素的常规稀释浓度是 1：400 000 到 1：800 000，较大的剂量易产生全身影响，有导致子宫动脉收缩的顾虑。新斯的明可以减少突触内肾上腺素的降解，有类似低剂量肾上腺素的作用[115-117]。蛛网膜下腔注入新斯的明有很高的恶心和呕吐的发生率[115]，并且硬膜外注入新斯的明与肾上腺素相比无任何优势（参见第 97 章）。可乐定相对选择性地激动 α_2 肾上腺素受体，可以混合在局麻药稀释液中以产生辅助镇痛效果[118-119]。尽管可乐定有明确的分娩镇痛作用，但是美国 FDA 在相关声明中提醒不建议将其用于分娩期、产褥期或围生期的镇痛，因为其导致血流动力学不稳定的风险（例如低血压和心动过缓）在上述人群中是不能被接受的。此声明的监测指南中指出，可乐定用于分娩期、产褥期或围生期的镇痛，收益极少大于风险。右托美旋嘧啶是 α_2 肾上腺素受体的高选择性激动剂，目前在美国并没有被批准进行硬膜外镇痛[120]。然而一项随机对照研究显示，右托美旋嘧啶联合布比卡因进行硬膜外镇痛有十分显著的效果[121]。

神经系统并发症

正如上文所述，硬膜外的镇痛药物可以导致罕见但严重的药毒性神经系统并发症。最早有研究报道，在蛛网膜下腔使用可卡因可以导致严重的硬膜穿破后头痛（PDPH），其原因一般认为是由于脑脊液漏引起的脑血管充血，生理性偏头痛和痛觉神经纤维牵扯可能也参与其发生。PDPH 的发生率、严重程度和持续时间与穿刺针的型号和针尖的形状有关。如果使用型

号为 25 ~ 29G 的硬脊膜穿刺针进行蛛网膜下腔-硬膜外联合麻醉，其 PDPH 的发生率不超过 1%[122-123]。通常使用 17 ~ 18G 的钝头针置入硬膜外导管，因此报道的 PDPH 发生率为 30% ~ 80%[122]。由于 PDPH 的临床症状和生理机制与偏头痛相似，使用治疗偏头痛的药物来处理 PDPH 通常有效。咖啡因可能通过收缩血管的作用在短期内有效地治疗 PDPH[124]，但是头痛的持续时间可能与硬脊膜破口的愈合有关。一旦硬膜外穿刺针穿破了硬脊膜，则可能需要换一个椎间隙进行穿刺，或者直接置入蛛网膜下腔导管。千万不要通过蛛网膜下腔导管错误地注射硬膜外剂量的麻药。在不小心穿破硬脊膜之后置入蛛网膜下腔导管，不仅可以提供有效的镇痛，还可以避免多次硬膜外穿刺导致的硬脊膜再次穿破的风险[125]。与再次硬膜外穿刺相比，硬脊膜穿破漏液后置入蛛网膜下腔导管的 PDPH 发生率可能不变或降低，但是分娩镇痛的起效时间更快[125]。如果进行严格的无菌操作，蛛网膜下腔和硬膜外麻醉感染的发生十分罕见[126-127]。

硬膜外腔有丰富的血管，因此硬膜外穿刺针容易刺破其中的静脉。然而，只要产妇的血小板和凝血因子正常，硬膜外血肿极为罕见，目前在产科的发生率不超过 $4·6 \times 10^{-5}$[128]。尽管罕见，但出现背部疼痛和持续的运动阻滞等硬膜外血肿的潜在信号时，应该进行全面彻底的评估。所有产妇在术后都应该进行监测直到硬膜外效果完全消失。因为穿刺的部位低于脊髓圆锥水平，所以分娩镇痛时蛛网膜下腔穿刺针和硬膜外腔穿刺针对中枢神经的直接损伤十分罕见。硬膜外镇痛直接的神经损伤发生率为 $6/10^6$，而蛛网膜下腔镇痛则为 $3/10^4$[129-131]。腰痛是产妇常见的产后症状，无论是否进行了产后椎管内镇痛。然而，没有证据显示椎管内镇痛会导致产后腰痛增加。有部分研究认为产妇体温增加与硬膜外操作存在因果关系。这种关系其实是很难确定的，因为分娩进程中体温的升高更可能与产热细胞因子有关[132-133]。硬膜外镇痛多在分娩发动之后实施，因此体温的增加也可能与分娩时代谢增加有关（硬膜外麻醉和镇痛的相关内容参见第 56 章和第 98 章）。

其他区域神经阻滞

多年来，使用局麻药神经阻滞已被用于分娩镇痛，大多是由产科医师来完成的[134]。宫颈旁阻滞是将局麻药注射至子宫颈旁四点钟和十点钟方向的神经，要注意避免进入血管。宫颈旁阻滞可以有效地缓解宫颈扩张的疼痛，而对子宫体收缩的疼痛没有作用。但是

宫颈旁阻滞确实可以减少在第二产程的疼痛。与安慰剂或肌内注射哌替啶相比，宫颈旁阻滞有更好的分娩镇痛效果[135]。与患者自控芬太尼静脉镇痛相比，在疼痛的缓解程度上没有差异[136]。宫颈旁阻滞可能发生局麻药注射到入盆的胎头内，造成灾难性的并发症。因此，在宫颈旁阻滞后必须进行密切的胎儿监测。宫颈旁阻滞较常见的并发症是短暂性胎儿心动过缓和产妇局麻药中毒[137-139]。目前穿刺针引导技术可以确保注射的部位更为表浅，使用局麻药的浓度更低，宫颈旁阻滞技术的安全性得到改善。

会阴神经来源于骶神经丛，可以通过经阴道途径或经会阴途径进行局麻药阻滞，以缓解第二产程和会阴切开修补术的疼痛。会阴神经阻滞有助于减轻疼痛，但是效果不如芬太尼和布比卡因的蛛网膜下腔阻滞那样完善[140]。会阴神经可以影响第二产程阴部肌肉的分娩用力[141]。其他的并发症包括常见的阻滞失败、全身局麻药毒性、坐骨直肠血肿或阴道血肿和罕见的局麻药胎儿注射（见第56章和第58章区域阻滞）。

助产术的麻醉

低剂量的硬膜外镇痛不能满足阴道产钳助产术和负压吸引助产术的需要。这种情况下可通过留置的硬膜外导管注入高浓度的药物达到"椎管内麻醉期"来提供完善的会阴区镇痛。一般而言，硬膜外补充给予 5～10ml 1%～2% 的利多卡因或 2%～3% 的 2-氯普鲁卡因，可以达到负压吸引助产术或产钳助产术所需的镇痛效果。会阴神经阻滞也可以考虑使用于助产术。

剖宫产的麻醉

产妇的麻醉风险和注意事项

美国的剖宫产率在 1998—2008 年上升了 50%，从 22% 上升至 33%[142]。尽管 20 世纪上半叶以来母体死亡率已经大幅下降，但是据 2000—2006 年对 150 万产妇的回顾性研究，剖宫产的母体死亡率还是比阴道分娩高出 10 倍[143]。有些产妇可能死于十分危急的病情，只能进行全身麻醉而不能选择神经阻滞。与神经阻滞相比，全身麻醉剖宫产的产妇增加了肺吸入反流胃内容物、气管插管失败和（或）通气不足的风险，尤其是在紧急情况下。然而近年来，这种风险的 RR 不断降低。美国 1979—1990 年的数据显示，与神经阻滞产妇相比，全身麻醉剖宫产产妇死亡率的 RR 上升了 16.7[144]；而 1997—2002 年全身麻醉剖宫产死亡率

的 RR 仅为 1.7[145]。硬膜外或蛛网膜下腔麻醉剖宫产的优点是母体安全性较高和新生儿麻醉药物暴露程度降低，并且允许母亲分娩后立即看见自己的孩子。尽管剖宫产麻醉的策略有很多，但是接下来的讨论只进行大体的总结，如果想了解更多信息，可以参考其他文献资料[146-147]。

无论选择何种分娩方式或麻醉计划，所有产妇都需要进行术前评估和讨论，以降低风险。需结合麻醉方案调整当前胎儿及产科处理计划。另外，应该始终准备好适当的仪器和药物，以确保紧急或意外情况时可以安全有效地实施全身麻醉。尽管难以确定在产妇全身麻醉诱导期间发生明显反流误吸的概率，但是回顾性研究显示，反流误吸导致的产妇死亡占 5%～15%[148-149]。正如上文所述，ASA 指南中建议"在产科手术之前应该及时使用非颗粒型抑酸药、H_2 受体持抗剂和（或）甲氧氯普胺来预防反流误吸的发生"。剖宫产的麻醉选择是全身麻醉还是神经阻滞，影响因素多，包括母体并发症、是否留置硬膜外分娩镇痛的导管、手术策略和产妇的意愿。现在发达国家的剖宫产大多数使用椎管内麻醉。

蛛网膜下腔麻醉

如果平诊剖宫产的产妇没有预先放置硬膜外导管，那么通常对其进行蛛网膜下腔麻醉。与硬膜外麻醉相比，蛛网膜下腔麻醉有许多优点：操作更简单、快速，手术等待时间更短，阻滞程度更深，性价比更高并且失败率更低（< 1%）[150-151]。蛛网膜下腔麻醉产妇出现显著低血压的概率大于硬膜外麻醉。左侧子宫卧位、适当输液和使用血管收缩药物可以减少血压降低的程度。尽管静脉输入晶体液和胶体液都可以预防剖宫产蛛网膜下腔麻醉导致的低血压[152]，但是一项随机对照研究显示，预先给予胶体液扩容的效果优于晶体液[153]。另有研究指出，在蛛网膜下腔穿刺操作前与操作中输入胶体液，两者预防低血压的效果相同[154]。然而，由于人工合成胶体的安全性仍存在疑问，其在手术和 ICU 中急救复苏时的应用仍应有所顾虑（见第61章）。

过去认为麻黄碱是产妇椎管内麻醉后低血压的首选血管收缩药；然而与麻黄碱相比，去氧肾上腺素的推注或泵入不仅可以更有效地升高血压，而且不转移到胎儿体内，从而减少胎儿酸中毒的发生[31, 34, 155]。最后，尽管存在低血压的顾虑，蛛网膜下腔麻醉还是可以安全地应用于先兆子痫患者[156-157]。虽然各种局麻药都可用于蛛网膜下腔麻醉，但是最常用的是 10～15mg 的高比重布比卡因以达到足够的阻滞平面（T_4

水平）。无论患者的身高和体重如何，都不影响局麻药的扩散[158]，但对于某些极端身高的患者还是要调整局麻药剂量。芬太尼、舒芬太尼和肾上腺素可以添加到局麻药中以提高麻醉的效果。0.10～0.25mg 的无防腐剂吗啡经常用于蛛网膜下腔以减少麻醉效果消失后的疼痛，镇痛效果可持续至术后 18～24h。

硬膜外麻醉

如果剖宫产的产妇已经预先放置硬膜外导管进行分娩镇痛，那么可以直接为手术提供良好的麻醉。这种硬膜外置管技术可以精确地给予局麻药以控制合适的麻醉平面，并且可以根据不同情况随时增加麻醉药的剂量。如果产妇没有预先放置硬膜外导管，那么选择硬膜外麻醉的条件是剖宫产手术有一定的等待时间，或者由于母体合并某些疾病需要硬膜外麻醉平稳有效地起效。硬膜外麻醉达到满足手术条件的时间长于蛛网膜下腔麻醉，但是如果产妇已经进行了硬膜外分娩镇痛，可在很多紧急状况时迅速起效满足手术需要。在置入硬膜外导管后，即使快速起效的局麻药如 3% 的 2- 氯普鲁卡因达到 T_4 水平可能也需要 10min[159]，使用 3% 的 2- 氯普鲁卡因或 2% 的碱性利多卡因从之前分娩镇痛的 T_{10} 水平上升到剖宫产所需的 T_4 水平大约只需要 5min[160]。如果不需要那么快的起效速度，可以选用其他几种局麻药进行硬膜外麻醉，依据之前硬膜外给药的情况，局麻药的剂量通常为 10～20ml。推注硬膜外局麻药应该分次进行，以确保导管的位置没有移至血管或蛛网膜下腔。局麻药中加入 1：200 000 的肾上腺素、芬太尼 50～100μg 或舒芬太尼 10～20μg，可以改善硬膜外的麻醉效果。在硬膜外推注可乐定 50～100μg 有益于合并慢性疼痛或严重高血压的产妇，但是必须权衡收益与导致低血压和心动过缓风险之间的关系。通常在硬膜外推注 3～5mg 吗啡来进行术后镇痛。

蛛网膜下腔与硬膜外腔联合麻醉

在某些情况下，联合蛛网膜下腔与硬膜外腔麻醉是剖宫产麻醉的最佳方式，因为它结合了蛛网膜下腔麻醉和硬膜外麻醉的优势。这项技术可以迅速起效，阻滞完善、可靠，而且可通过硬膜外导管控制阻滞平面和持续时间。这项技术可能的缺点包括：无法及时确定硬膜外导管的位置，硬膜外导管可能移位或者硬膜外麻醉失败。该椎管内阻滞技术的详细叙述可见于本章无痛分娩部分。

全 身 麻 醉

在某些紧急情况下（例如胎儿心动过缓、产妇出血或凝血功能障碍、产妇创伤或子宫破裂），全麻下剖宫产由于其快速、可靠的特点而被麻醉医师所采用。此外与椎管内麻醉相比，全身麻醉的优点包括控制了产妇的气道，控制了通气和增加了血流动力学稳定性。

无论是全身麻醉还是椎管内麻醉，为了保障产妇的安全，都需要准备适当的麻醉设备、了解患者的基础疾病、评估气道情况和熟悉困难气道处理流程。有专家已经将 ASA 的困难气道处理流程稍微修改以用于剖宫产[161]，图 77-4 中显示的是已发表的处理流程。此外，全麻下剖宫产的处理建议详见框 77-3。对于突然发生的紧急情况，手术团队所有成员之间进行简明清晰的沟通是特别重要的，这样可以最大限度地提高患者的安全性和减少并发症的发生。对麻醉诱导时机、气道管理和手术切口的开放性讨论是必不可少的。如果气管插管失败，就必须保障患者可靠的面罩或喉罩通气才能进行手术操作[19]。产妇有较高的喉罩通气成功率，但是由于它不能防止胃内容物的误吸，应该主要作为插管失败的补偿措施。在一项超过 1000 例择期剖宫产的前瞻性研究中，使用喉罩的情况下无误吸或缺氧发生[162-163]。困难气道导致的麻醉相关死亡病例多见于急诊患者，可发生于麻醉诱导期或麻醉恢复期。产妇病情紧急、麻醉监测不当、麻醉医师经验缺乏和患者的肥胖程度都可能增加产妇的风险[164]。急诊剖宫产是一种并不常见但可预见的紧急情况，可以进行医疗团队的模拟训练。

全麻诱导：静脉用药

在美国，硫喷妥钠 4～6mg/kg 静脉注射曾经是最常用的全麻诱导方式，现在许多国家依然采取这种方式诱导（见第 30 章）。硫喷妥钠可导致显著的低血压，其脐动脉 / 脐静脉血流比为 0.7[165]。目前剖宫产最常用的全麻诱导药物是丙泊酚，使患者的意识消失大约需要 45s。常规静脉诱导剂量（2.5mg/kg）的丙泊酚不影响新生儿的 Apgar 评分，但反复或大剂量（9mg/kg）给药可以产生明显的新生儿抑制[166]。丙泊酚对新生儿的影响较小，其确切的原因尚不清楚，可能的解释包括：①丙泊酚在母体组织中快速再分布；②新生儿肝的首过效应；③药物从胎儿静脉导管进入下腔静脉时被来自下肢和盆腔脏器的血液所稀释；④高水含量的胎儿大脑降低了药物的中枢效应。

依托咪酯起效迅速，可以快速地发生水解，作用时间相对较短。与硫喷妥钠和丙泊酚相比，依托咪酯

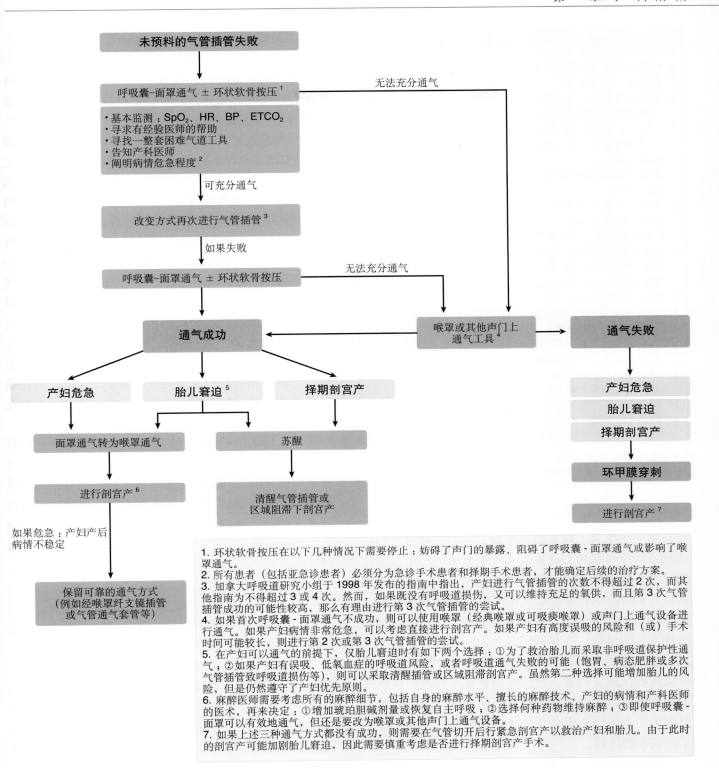

图 77-4 产科病人中未预料的困难气道的处理流程。BP，血压；ETCO₂，呼气末二氧化碳；HR，心率；SpO₂，氧饱和度 (*Redrawn from Balki M, Cooke M, Dunington S, et al: Unanticipated difficult airway in obstetric patients: development of a new algorithm for formative assessment in high-fidelity simulation, Anesthesiology 117:883-897, 2012, with permission.*)

对产妇血流动力学的影响较小，但产妇恶心、呕吐的发生率较高，会降低癫痫发作的阈值从而增加癫痫患者发作的风险。常规诱导剂量（0.3mg/kg）的依托咪酯导致新生儿皮质醇降低的作用不超过6h，并且没有

发现明显的临床意义[167]。

氯胺酮抑制 N-甲基-D-天冬氨酸受体，具有镇痛、遗忘和催眠的作用，呼吸抑制作用较小。常规诱导剂量（1～1.5mg/kg）的氯胺酮刺激交感神经系统，

框 77-3　剖宫产全麻的流程建议

1. 麻醉诱导前口服非颗粒型抑酸药物，并考虑给予甲氧氯普胺或 H_2 受体阻断剂。
2. 实施常规监测，维持子宫左倾位，确保吸引器正常工作，气道处理设备及相关药品准备就绪。
3. 确保患者有通畅的静脉通路，并且开始输入晶体液。
4. 如果时间允许（非急诊），预防性使用抗生素并且填写流程备忘录。
5. 高流量纯氧给氧 / 去氮大于 3min 或 4 次最大肺活量呼吸（超过 30s）。
6. 当外科医师和患者准备完毕，助手应进行环状软骨压迫（保持加压直到确认了气管插管的位置）*。
7. 通知外科医师，确认患者已经做好麻醉诱导的准备。
8. 使用麻醉诱导药物和肌松药进行快速诱导。等待 30～60s，使用直接喉镜气管插管。在产妇存在低血压时，可用依托咪酯或氯胺酮进行麻醉诱导。
9. 确认气管导管位置正确之后，通知外科医师进行手术操作。
10. 使用 50% 氧气和 50% 氧化亚氮以及 0.5～0.75MAC 值的吸入麻醉剂维持麻醉。
11. 调整每分通气量，保持正常的二氧化碳水平（呼气末二氧化碳分压 30～32mmHg）。
12. 胎儿娩出后，给予阿片类药物、巴比妥类药物或丙泊酚复合吸入麻醉。如果需要，可以考虑使用肌松药。
13. 使用催产素并且评估子宫张力。
14. 在手术结束时，当患者清醒，麻醉充分逆转，可以听从指令，并且充分拮抗肌松后，拔除气管导管。

* 并非公认环状软骨按压对所有患者都有用或者必需。

Modified from Lucero JM, Rollins MD: Obstetrics. In Miller RD, Pardo MC, editors: Basics of anesthesia, ed 6. Philadelphia, 2011, Elsevier, p 531

并且抑制去甲肾上腺素的再摄取，有助于维持产妇的动脉血压、心率和心排血量。对于出血的产妇，氯胺酮是维持血流动力学平稳的理想诱导药物。常规诱导剂量的氯胺酮不会导致新生儿抑制[168]。大剂量的氯胺酮可以增加子宫张力，减少子宫动脉灌注和增加产妇癫痫发作的风险。在某些情况下，可以静脉注射小剂量的氯胺酮（< 0.25mg/kg）镇痛，联合使用苯二氮䓬类药物以减少幻觉。当氯胺酮重复给药进行镇痛或清醒镇静时，需要对产妇进行密切监测，因为清醒镇静保留了患者的意识是失去了对呼吸道的控制，增加了肺误吸的风险。

肌松药

骨骼肌松弛剂不影响子宫平滑肌的张力，并且常规剂量的肌松药都很难转移到胎儿体内（见第 34 章）。1～1.5mg/kg 的琥珀胆碱静脉注射后起效迅速（30～45s），效果持续的时间较短。琥珀胆碱静脉注射后被血浆中的胆碱酯酶水解，由于其离子化高和脂溶性低，只有少量进入胎儿体内。注射较大剂量的琥珀胆碱（2～3mg/kg）才能在脐带血样中检测出来，

而极大剂量的琥珀胆碱（10mg/kg）才可能导致新生儿神经肌肉阻滞[169]。注射琥珀胆碱后应该对产妇进行长时间的肌松监测，因为一旦血浆中水解酶浓度降低或结构改变，或者术前曾注射过硫酸镁，均可以延长肌肉无力的时间。

罗库溴铵是一种可以替代琥珀胆碱的肌松药。静脉注射 0.9～1.2mg/kg 罗库溴铵使产妇在给药 60s 之内有足够的肌松条件进行气管插管[170-171]。琥珀胆碱是美国之外常使用的肌松药，罗库溴铵替代琥珀胆碱有重要的临床意义，特别是特异性的肌松药拮抗剂 sugammadex 上市之后。即使静脉注射 0.9～12mg/kg 的罗库溴铵，产妇肌肉神经阻滞的效果也可以快速地被大剂量 sugammadex（12～16mg/kg）逆转，肌松的持续时间甚至短于琥珀胆碱（见第 35 章）。和琥珀胆碱一样，非去极化肌松药也不通过胎盘进入胎儿体内导致胎儿肌无力[172]。然而，如果长时间大剂量地给予非去极化肌松药，也会产生明显的胎儿神经肌肉阻滞。尽管胆碱酯酶抑制剂可以应用于新生儿，但还是主要采用呼吸支持治疗直至肌松药完全消除。新生儿的肌松药清除速度明显慢于成人。

非去极化肌松药在使用了硫酸镁的部分产妇中作用明显增强，导致肌松恢复时间延长。因此，肌松药种类和剂量的选择需要考虑与硫酸镁的相互作用，以避免因肌松残余而导致产妇在术后复苏时发生肌无力的潜在风险。因此，应该在客观肌松观察技术的基础上，使用肌松监测仪（见第 53 章）来评估这些产妇的神经肌肉功能。

全身麻醉的维持

麻醉诱导后多采用挥发性麻醉药吸入维持，可混合氧化亚氮。吸入麻醉有助于减少产妇的术中知晓。尽管妊娠妇女对伤害刺激无肢动反应的 MAC 值下降，但是脑电图证据显示吸入麻醉药中卤化成分对妊娠妇女和非妊娠妇女大脑的作用是相似的[27]。挥发性麻醉药脂溶性高并且分子量低，易于进入胎儿体内。胎儿的药物浓度取决于母体血药浓度和胎儿娩出前麻醉持续的时间。在胎儿娩出后，可以辅助使用阿片类药物、丙泊酚和苯二氮䓬类药物，但是这些辅助药物应在剪断脐带之后再添加，以预防其进入胎儿体内而导致胎儿呼吸抑制。单独采用高浓度挥发性吸入麻醉时，麻醉药容易降低子宫张力，进而加重出血[173]。

全麻剖宫产具有麻醉快速、可靠的特点，在胎儿窘迫时经常被采用。产前的胎儿窘迫常可以明确地导致后新生儿抑制。一项关于无合并其他疾病的剖宫产孕妇的 Cochrane 系统评价中，将产妇分为全身麻醉组和椎

管内麻醉组，结果显示两组足月新生儿在娩出后 1min、5min 的 Apgar 评分出现 6 分及以下或 4 分及以下的概率相同，需要抢救复苏的概率也没有明显区别[174]。该研究认为，没有任何一种麻醉方式是特别有益于新生儿的。

长时间大剂量地吸入挥发性麻醉药可以导致新生儿松弛、呼吸循环系统抑制及肌张力下降。如果挥发性麻醉药导致新生儿抑制，那么应该对其进行辅助呼吸以排出麻醉药。因此，在全麻剖宫产期间必须有儿科医师在场，以便进行新生儿辅助呼吸支持。另外，如果预计胎儿娩出前全身麻醉的时间较长，则与所有围生期医师进行沟通是非常必要的。

妊娠合并疾病

妊娠期高血压

妊娠期高血压是最常见的孕产妇并发症之一，并且与母婴死亡率的关系越来越密切[175]。全世界妊娠期高血压发病率为 5% ~ 10%，先兆子痫的发病率为 3%[175]。世界卫生组织（WHO）已经明确妊娠期高血压是导致孕产妇死亡的最主要因素，占孕产妇死亡率的 16%[176]。患者在怀孕之前可能已经患慢性高血压，合并或不合并先兆子痫。

尽管全世界对高血压的定义不同，但是美国使用的是 2013 年 ACOG 协会工作组制定的标准[177]。

妊娠期高血压定义为无高血压病史的孕妇在妊娠 20 周之后新出现的高血压（收缩压 > 140mmHg 或舒张压 > 90mmHg），不合并蛋白尿。

先兆子痫定义为孕妇在妊娠 20 周之后出现高血压（收缩压 > 140mmHg 或舒张压 > 90mmHg）合并蛋白尿。先兆子痫患者的 24 小时尿蛋白大于 300mg，或蛋白质 / 肌酐比值 ≥ 0.3。2013 年后，大量蛋白尿（> 5g/24h）和胎儿生长受限不再被纳入先兆子痫的诊断标准，而被认为是重症先兆子痫的症状。另外，不再使用中度先兆子痫的诊断，仅分为先兆子痫和重症先兆子痫。重症先兆子痫的症状包括：①孕妇卧床休息时在两个间隔至少 4h 的时间点测量血压，收缩压 ≥ 160mmHg 或者舒张压 ≥ 110mmHg；②血小板减少；③肝功能受损，肝酶升高两倍；④右上腹疼痛；⑤进行性肾功能不全，血清肌酐 >1.1mg/dl，或无肾脏疾病的情况下血清肌酐升高至正常值的两倍；⑥肺水肿；⑦新出现的脑功能或视觉紊乱。如果孕妇只有高血压和上述重症先兆子痫的症状而没有蛋白尿，那么只能诊断为先兆子痫。

HELLP 综合征包括溶血症、肝酶升高和血小板减少。目前认为 HELLP 综合征与先兆子痫相关。先兆子痫合并抽搐发作则被称为子痫。可能是因为高龄孕妇和肥胖孕妇增多，先兆子痫的发病率有所上升，但是由于越来越多的产前护理和预防性镁剂的使用，子痫的风险已经下降[175, 178]。先兆子痫的发病机制尚不清楚，其可能的机制包括胎盘循环失调或对父方抗原的免疫排斥，以及母方自身基因的原因或外界环境的因素。体质、基因和血流动力学因素已经被证明可以导致早期的先兆子痫。妊娠 34 周之前发现先兆子痫的患者与晚发的轻症患者相比，在妊娠 20 周就已出现了心排血量降低和血管阻力增加，虽然那时还没有先兆子痫的临床症状[181]。先兆子痫的患者发生脑出血、肺水肿和凝血异常的风险增高。最近的指南中建议，收缩压大于 160mmHg 的孕产妇就需要进行治疗以预防颅内出血[177]。初始的常规治疗包括使用拉贝洛尔和肼屈嗪。最近的指南还建议警惕呼吸道水肿导致困难插管的风险，以及使用镁剂导致术后子宫收缩乏力的风险。先兆子痫患者使用麦角新碱需要非常小心，因为它可以导致高血压危象。

先兆子痫的患者在进行硬膜外置管或拔管时需要检查血小板的数量。重症先兆子痫的患者在椎管内麻醉之前还需要进行凝血检查，包括凝血酶原时间（PT）、国际标准化比值（INR）和活化部分凝血活酶时间（APTT）。凝血异常是椎管内麻醉的禁忌证。尽管孕产妇发生椎管内血肿的风险比年纪大的妇女低[130]，但是一项研究显示，椎管内麻醉之后出现血肿的患者 68% 存在凝血性疾病[182]。

凝血功能异常

10% 的孕妇可因为多种病因而导致血小板减少[183-184]。有的血小板减少发生于怀孕之前，有的则是怀孕直接导致的。正如前面所讨论的，妊娠 20 周之后出现的血小板减少可能是先兆子痫的一种表现。然而大多数血小板减少是良性的，即妊娠性血小板减少。正常妊娠可以导致血小板计数下降约 10%[185]。自身免疫性血小板减少症、抗磷脂综合征和肝脏疾病则较为少见[184]。在某些严重疾病中静脉使用糖皮质激素或免疫球蛋白可增加血小板计数，但是需要数天的治疗才有一定效果[186]。没有一个确切的血小板计数可以保障所有患者硬膜外麻醉的安全。大多数麻醉医师认为当血小板计数大于 100 000/mm³ 时，硬膜外置管是安全的，而当血小板计数小于 50 000/mm³ 时，硬膜外置管是危险的。争论大多集中于当血小板计数在 50 000 ~ 100 000/mm³ 之间时硬膜外置管是否安全[187]。

值得一提的是，此范围也是手术医师对患者是否需要进行血小板输注的争论范围（见第61章和第62章）。

血管性血友病（von Willebrand disease，vWD）的妇女在分娩中和分娩后出血的风险增加[188]。建议对血管性血友病因子（vWF）小于50IU/dl的妇女进行预防性治疗。由于不同种类及不同亚型的血管性血友病对治疗的反应不同，因此将血液学检查作为指导绝大多数合理治疗的参考是非常必要的。Ⅰ型vWD孕妇的vWF只有部分减少，并且通常在孕晚期恢复至50IU/dl以上，因此不需要进行预防性治疗。Ⅰ型vWD的妇女通常使用去氨加压素来升高vWF。Ⅱ型vWD的特征是vWF的功能下降，因此升高vWF的治疗无效。Ⅲ型vWD的孕妇在分娩前几乎都需要补充vWF，因为她们体内几乎没有内源性vWF。尽管有硬膜外血肿发生风险增加的顾虑，正常vWF水平的妇女如果血小板计数也正常的话，可以进行椎管内麻醉[189]。

凝血因子Ⅴ是Xa因子激活凝血酶的辅助因子，Leiden第Ⅴ因子（Factor V Leiden）是凝血分子Ⅴ的异常变体。Leiden第Ⅴ因子难以通过活化蛋白质C降解，因此导致高凝血症。虽然Leiden第Ⅴ因子的患者不会有硬膜外血肿的风险，但是她们必须进行持续的抗凝治疗以预防深静脉血栓（DVT）。

肥 胖

孕妇肥胖（孕前体重指数 ≥ 30kg/m²）和代谢综合征发生率增加是导致先兆子痫增加的原因之一（见第71章）[175]。代谢综合征可能与先兆子痫有相同的免疫学异常改变[175]。肥胖孕妇出现胎儿过大、产程延长和剖宫产的风险增加[48, 191]。肥胖孕妇进行剖宫产出现气管插管失败、伤口感染和血栓栓塞的风险加大，从而导致死亡率增加[192-193]。睡眠呼吸暂停是肥胖孕妇的常见症状，预示着使用阿片类药物后通气不全和全身麻醉时困难插管的风险。肥胖孕妇实施硬膜外麻醉的困难程度增加，导管置入血管和硬膜穿破的风险也加大[194]。无论病态肥胖的孕妇计划采取何种分娩方式，都应该及早对其进行麻醉评估。

心 脏 疾 病

在体外循环出现之前，只有最轻微的先天性心脏病患者才能正常地生长至成年。通常建议有心脏疾病的妇女不要尝试怀孕（见第39章）。成功施行了先天性心脏病姑息手术和根治术的妇女常无视这个建议，而且有证据显示，大多数先天性心脏病妇女可以在适当的监测下顺利妊娠。然而，妊娠期正常的生理改变对于先天性心脏病而言的确是一大挑战，包括心排血量增加、外周血管阻力下降和肺血流增加。瓣膜反流和左向右分流性心脏病比瓣膜狭窄性心脏病更容易耐受妊娠，因为产妇循环容量的增加和外周血管阻力的下降增加了前向的血流动力[195]。对于二尖瓣狭窄孕妇，心率和循环容量的增加导致左心房压力增加，进而增加了心房颤动和左心衰竭的风险[19]。最常见的发绀型先天性心脏病是法洛四联症，其缺损包括较大的室间隔缺损、主动脉骑跨、肺动脉狭窄和右心室流出道肥厚。通常在婴幼儿期进行法洛四联症矫治术，即室间隔缺损修补和肺动脉流出道拓宽。大多数患者在法洛四联症矫治术后可以正常生活，然而孕妇循环容量的增加可以导致肺动脉流出道拓宽相对不足。建议对孕妇进行心脏病专科会诊和心脏B超评估。由于手术导致的心室传导异常，法洛四联症矫治术后的孕妇有房室传导阻滞的风险[196]。推荐对心脏病产妇进行硬膜外镇痛，以减少分娩疼痛导致的心动过速和心排血量增加。主动脉狭窄的产妇，硬膜外镇痛可以降低后负荷，因此需要泵注α肾上腺素受体激动剂以预防心动过速和心肌缺血。

部分先天性心脏病、人工瓣膜置换术后、肺动脉高压和心肌病患者需要进行持续抗凝治疗。硬膜外麻醉的产妇需要谨慎地掌控停用抗凝治疗的时间，且在分娩后需要重启抗凝治疗以预防血栓形成。因为肝素可以被快速代谢，所以它可以持续使用至分娩前。椎管内麻醉操作或硬膜外导管的拔除必须在停用肝素2~4h之后且凝血功能正常（PTT或ACT正常）时进行[197]。如果抗凝治疗不能转变为肝素静脉注射，那么口服华法林的患者进行椎管内麻醉必须推迟到PT正常和INR值小于1.5后。越来越多的孕妇使用低分子肝素来预防深静脉血栓。由于不是完整的肝素分子，低分子肝素的抗凝效果无法可靠地监测，并且它不能被鱼精蛋白所中和。使用了低分子肝素的治疗剂量24h后或预防剂量12h后才能进行硬膜外麻醉[197]。通常在孕晚期增加预防性普通肝素和低分子肝素的剂量，指南中指出需谨慎调整给药剂量[197]。非甾体类消炎镇痛药本身并不增加硬膜外血肿的风险，但在联合其他抗凝治疗时风险可能增加[197]。如果在分娩开始之前不能安全地实施椎管内镇痛，那么在某些情况下可以选择使用静脉注射瑞芬太尼和吸入氧化亚氮分娩镇痛[198-199]。

肺 部 疾 病

正如前文所述，妊娠期呼吸系统发生了许多变化以适应母体和胎儿代谢增加的需求，包括每分通气量增加和氧储备降低，最显著的是呼吸道水肿增加（见第39章）。

社区获得性肺炎是导致孕妇死亡最常见的非产科感染性疾病[200]。孕妇气管插管时胃反流误吸的风险高于非妊娠妇女，原因是胃贲门括约肌松弛和增大的子宫压迫胃肠道[201]。建议在孕妇进行全身麻醉之前严格控制禁食时间、快速诱导气管插管和使用非颗粒型抑酸药。

妊娠期间激素水平的变化导致深静脉血栓和肺栓塞增多。重要的风险因子包括莱顿第V因子、凝血酶原G20210A、S蛋白和C蛋白，此外还有抗凝血酶缺乏症和抗磷脂抗体[202]。合并深静脉血栓或肺栓塞的孕妇需要长期的抗凝治疗，在择期椎管内麻醉和分娩之前需暂停抗凝治疗。

囊性纤维病是一种常见的常染色体显性遗传性疾病，北欧血统的女性多发。随着医疗水平的提高，患者多存活至生育年龄之后。囊性纤维病患者的妊娠并不常见（216/24 000），但一旦发生，需要多学科的悉心治疗[203]。这种疾病是由基因突变导致上皮细胞出现囊性纤维性变，导致肺、胰腺、肠和肝胆系统异常。在怀孕期间的主要问题是肺限制性疾病和糖尿病。

神经系统疾病

多发性硬化症是一种好发于年轻女性的神经炎性疾病（见第39章）。多发性硬化症的复发率在怀孕期间下降，但在分娩之后上升。多发性硬化是神经脱髓鞘疾病，因此理论上存在局麻药毒性增加的问题。有病例报道在区域麻醉后多发性硬化症的症状加重，但是解释这一现象时很难区分是发生在多发性硬化症的复发期还是缓解期。然而，麻醉中应该尽可能使用最低有效浓度的局麻药，并且不能添加血管收缩药物。

神经纤维瘤是一种临床表现复杂的常染色体显性遗传性疾病，发病率为1/3000。它的特点是皮肤咖啡牛奶（Café-au-lait）色斑、皮肤神经纤维瘤、虹膜Lisch结节、骨骼异常和脊髓脑神经肿瘤[203]。神经纤维瘤通常在妊娠期也生长。神经纤维瘤产妇存在椎管内血管瘤的可能，因此该病是否为椎管内麻醉的禁忌证一直存在争议。有病例报道，一位神经纤维瘤的患者在椎管内肿瘤的位置出现了硬膜外血肿[204]。怀孕期间激素水平的变化可能导致肿瘤生长，因此需要了解肿瘤的部位和当前的临床症状以避免操作伤及肿瘤，从而保障椎管内麻醉的安全[205]。

胎位异常的麻醉

多胎妊娠可能经常因为脐带缠绕和胎头压迫而进行剖宫产。双胞胎可以经阴道分娩，但可能出现分娩困难。如果第二个胎儿不是顶先露的胎位，在硬膜外麻醉提供的腹部肌肉松弛和和充分镇痛的条件下，可进行胎位倒转术或人工助产[206-208]。此外，硬膜外麻醉可以满足助产术的镇痛和松弛会阴，便于在第二个胎儿窘迫或不能经阴道分娩时中转实施剖宫产。对于臀位的胎儿，同样也可以在硬膜外麻醉下进行胎位外倒转术。对于这些操作，麻醉药物的浓度要大于分娩镇痛的药物浓度。所有孕周胎位外倒转术的整体成功率约为60%，其风险包括胎盘早剥、胎儿心动过缓、胎膜破裂和紧急分娩。因此，麻醉医师需要时刻做好紧急分娩的准备。

肩难产指在胎头娩出时或之后，由于胎儿肩部嵌顿于母体骨盆而出现的胎儿娩出困难。这是一个产科紧急状况，相关因素包括过期妊娠、引产术、母体肥胖、胎儿过重、宫口扩张8～10cm时间延迟和硬膜外镇痛[209-210]。过期妊娠和难产的产妇往往要求硬膜外镇痛，这可能是硬膜外镇痛和肩难产之间存在相关性的原因。但是硬膜外镇痛为肩难产时胎儿窘迫的抢救提供了良好的条件。推荐处理肩难产的流程包括McRoberts手法，即产妇大腿屈曲并用力推挤她的腹部以增加耻骨上压力[211]。硬膜外镇痛可以放松肌肉并缓解疼痛，便于McRoberts手法的实施。然而实施Gaskin手法时需产妇双手及膝部着地，因而为避免运动神经阻滞对肌力的影响，硬膜外不应使用大剂量局麻药。如果这些手法失败，则应该将胎儿推回骨盆，进行紧急剖宫产。肩难产分娩增加了产后出血和会阴四度裂伤的风险[212]。

产 科 急 诊

孕妇在医疗过程中可能出现各种各样的突发情况。这些紧急情况通常包括孕妇出血和（或）胎儿窘迫。为了追求最好的临床预后，围生期的医疗团队中所有成员应该提前进行准备和充分交流。

产 科 出 血

妊娠期出血的发生率较高，是全世界孕妇最主要的死亡原因之一[213-214]。此外根据2008—2009年间美国围生期的医疗数据，是否需要输血是预示产妇病情严重程度的最常用指标[215]。大多数出血相关性死亡是可以避免的。适当的培训、模拟演练、团队沟通和医疗教育是改善患者预后的重要因素[216-217]。处理产科出血常见的困难包括无法准确估计出血量、不易察觉的出血危险因素、延误出血治疗和血液制品输注不足及不当。围生期出血的各种原因和相关治疗将在下面的章节中更详细地讨论。

前置胎盘和胎盘植入

胎盘附着于子宫下段，甚至胎盘下缘达到或覆盖宫颈内口，则可发生前置胎盘。其发生率约为0.5%。前置胎盘的危险因素包括高龄产妇、辅助生殖、经产妇、前置胎盘史、感染或手术导致的瘢痕子宫。前置胎盘通常表现为无痛性阴道出血，第一次出血常可自行缓解。前置胎盘可通过超声检查确诊。前置胎盘一般需要进行剖宫产术，除非在分娩之前胎盘位置发生了明显的改变，至少远离宫颈2cm。

足月妊娠时的胎盘植入通常分为粘连性胎盘、植入性胎盘和穿透性胎盘。粘连性胎盘，指胎盘附着于子宫肌层，但缺乏分隔的蜕膜线；植入性胎盘，指胎盘穿入子宫肌层；穿透性胎盘，指胎盘穿过子宫肌层，并附着于子宫周围组织包括膀胱、小肠或卵巢等。发达国家孕妇的胎盘植入发病率为0.04%；然而，据犹他州最近一项研究显示，2002—2006年胎盘植入的发病率为0.12%，意味着胎盘植入发病率在不断增加[218]。在一个多中心队列研究中，胎盘植入的超声或磁共振成像检查的灵敏度分别为93%和80%，特异性则是71%和65%[219]。胎盘植入的发病率与前置胎盘和子宫切开术之间存在明显的关系。经历0、1、2或更多次数子宫切开术的前置胎盘患者，合并胎盘植入的概率分别是3%、11%、40%和60%[220]。不幸的是，如果不对胎盘植入高风险产妇进行影像学检查确诊，那么可能直到剖宫产切开子宫时才意识到胎盘植入，极可能发生大出血[19, 217]。如果在分娩前产妇确诊植入性胎盘或穿透性胎盘，可以考虑行手术前介入治疗，例如双侧髂总动脉球囊导管或选择性子宫动脉栓塞，但是疗效尚不清楚[221-223]。

前置血管

脐带帆状附着时，若胎膜上的血管跨过宫颈内口位于胎先露前方，即发生罕见的前置血管[224-225]。前置血管的发病率为0.02%~0.04%，如果没有及时的产前诊断，那么胎儿的致死率很高。在一项包含155名妇女的研究中，产前诊断出前置血管的新生儿生存率为97%，而没有诊断出的新生儿只有44%[226]。如果没有诊断出前置血管，那么在胎膜破裂时，阴道的出血

意味着胎儿出血而非产妇出血，应予以注意。分娩前才突然发现的前置血管是产科急诊，需要紧急剖宫产，通常采取快速的全身麻醉方式。如果早已在产前诊断出前置血管，则需要在分娩发作前择期剖宫产。还不能确定前置血管胎儿分娩的最佳孕周，但是建议用类固醇药物促进胎儿肺成熟，在妊娠大约36周时进行剖宫产，并且建议妊娠28~32周的产妇住院治疗以预防早产[224-225]。

胎盘早剥

胎盘早剥是妊娠20周后至分娩前部分或全部胎盘组织和子宫壁分离，发生率大约是1%。孕妇的年龄、绒毛膜羊膜炎、滥用可卡因、酗酒、高血压、胎膜早破、胎盘早剥史、吸烟和创伤都是胎盘早剥的危险因素。胎盘早剥的临床表现有阴道出血和查体子宫紧张。然而，大量的出血可以蓄积在胎盘后而无法流出子宫。对于妊娠期任何情况下的大量失血，常常并发凝血功能障碍。所以应该进行相应的实验室检查和准备大量血制品和凝血因子，需要与输血科或血库的专家密切配合（参见下面产科大出血的处理相关讨论）。

子宫破裂

子宫破裂是对母体和胎儿都存在生命威胁的产科急症。有剖宫产病史的产妇发生子宫破裂的概率为0.4%~1%，包括从瘢痕裂开到子宫完全破裂的一系列病理过程[227]。子宫破裂的其他危险因素包括胎不正、器械助产、巨大胎儿、过量使用缩宫素、急产分娩、创伤和肿瘤。典型的临床表现包括胎心减慢、宫缩停止、腹部疼痛、阴道流血和意识丧失。最可靠和最灵敏的临床征象是出现了无法改善的异常胎心曲线。少数患者有突发的剧烈腹痛，与是否已进行硬膜外麻醉无关[228-230]。ACOG建议有剖宫产病史的产妇进行阴道分娩时必须有产科医师、麻醉医师和护理人员的陪伴，如果突然发生子宫破裂，则需要紧急剖宫产手术和必要的止血治疗[231]。

子宫收缩乏力

子宫收缩乏力导致的产后出血是全世界产妇死亡的首要原因，并且发病率不断上升[232-233]。子宫收缩乏力的危险因素包括母体因素（绒毛膜羊膜炎、多次分娩、产程过长）、胎儿因素（多胞胎、巨大胎儿、胎盘稽留）和药物因素（催产素使用过量，以及使用吸入麻醉药、硫酸镁或特布他林）。催产素通常是子宫收缩乏力首选的预防性用药和治疗性用药，但是催产素也有导致子宫收缩乏力的可能。不同国家和医疗机构的

催产素使用剂量不同[234]。WHO 建议正常剖宫产术后使用催产素 20 个国际单位（稀释于 1L 的晶体液），但是大多数情况下会使用更小的剂量[235]。缓慢滴注稀释的催产素对血流动力学影响很小，产妇多能很好地耐受，但大剂量和追加剂量的催产素却可以导致产妇出现明显的低血压、心率增快、恶心和头痛。如果催产素不足以控制产后出血，可以考虑肌内注射 0.2mg 麦角新碱或 0.25mg 前列腺素 $F_{2\alpha}$（$PGF_{2\alpha}$），以及舌下含服、阴道或直肠栓入前列腺素 E_1（PGE_1）。但是这些药物的副作用较多[236]。麦角新碱是一种麦角碱的衍生物，其副作用包括恶心、高血压、肺动脉高压和冠状动脉痉挛，是先兆子痫产妇和心脏病产妇的禁忌用药。$PGF_{2\alpha}$ 的副作用包括肺动脉高压、支气管痉挛、缺氧、恶心和心率过快，因此它是哮喘患者的禁忌用药。前列腺素 E_1 没有明显的心血管作用，但是可能导致轻度的体温升高。如果药物治疗不能控制产后出血，那么应该进行介入治疗和手术治疗，具体参见下文。

产科大出血的治疗

　　产科大出血的成功救治需要所有医务人员对围生期治疗方案进行很好的交流和配合，包括麻醉医师、妇产科医师、手术室护士、产科护士、新生儿医师、介入治疗医师和输血科专家。框 77-4 内列出了产科大出血处理和急救的要点清单。产科出血的早期诊断和及时治疗是降低产妇病死率的关键。产科出血的相关研究很少，大多数发表的研究都是军队和创伤医院对输血比例和输血时间点的研究（见第 61 章和第 81 章）。有研究探讨了治疗产科大出血时血制品的输注比例，包括新鲜冰冻血浆（FFP）、血小板和（或）压积红细胞（PRBCs）[217, 238-239]。这些输注比例大约是 1 单位压积红细胞配输 1 单位的新鲜冰冻血浆，4 ~ 6 单位的压积红细胞配输 1 人份的血小板。一般建议输注这种高比例的血制品以降低凝血异常和酸中毒的风险。尽管最好的治疗方法是随时进行床边实验室检查，但是应该根据临床病情和患者评估的情况开始输注血制品，并非必须等待实验室结果。另外，如果出现纤维蛋白原降低的表现，应该考虑使用冷沉淀，而仅在某些罕见的病例中需要使用重组激活的Ⅶ因子。尽管剂量 70 ~ 90μg/kg 的Ⅶ因子可以减少产科出血，但是不正规使用Ⅶ因子治疗产科大出血所导致的多种不良反应已向 FDA 报告[239-241]。已有血细胞回收成功运用于产科出血的大量病例报告，但是理论上还是存在羊水栓塞的顾虑[242-243]。使用可以滤过白细胞的血液回收机可以明显减少组织因子、甲胎蛋白、胎儿鳞状上皮细胞、细菌和其他不良污染物质[243-244]。虽然有两份

框 77-4　产科大出血的处理共识

如果预测产妇可能出现大出血，需要多科室医务人员一起讨论治疗计划，可以考虑单独或联合使用以下技术：血液回收、髂动脉球囊介入治疗或动脉栓塞治疗。

参与大出血急救的人员包括：麻醉医师、产科医师、护士、妇科医师和介入放射科医师。

了解患者简要病史，评估患者实际病情。

与在场所有医务人员进行快速核对流程（具体见于 WHO 制定的核对流程）。

开放粗静脉通道（14 ~ 16G 静脉留置针）。

建立有创监测（动脉血压和中心静脉压）。

尽可能频繁地进行实验室检查，最好进行即时血液检测（血常规、血气分析、电解质、血钙、凝血功能）。

使用液体加热器和鼓风加热器。

留置尿管以监测尿量。

进行下肢加压以减少血栓栓塞的风险。

准备好快速输血系统（血液加压装置）。

在手术室准备好心搏骤停的急救设备（例如心搏骤停急救车）。

指定一名医务工作者来清点和记录血制品和失血量。

直接联系血库和中心实验室，要求物流人员优先提供服务。

要求血液制品进行按比例分类装包（PRBCs/FFP/ 血小板）。

如果有明显的产科出血，可以根据临床状况输注血液制品而不需要等待实验室检查的结果。

准备进行全身麻醉。

准备好升压药和宫缩剂。

当快速输注血液制品液时，应该适当地补充钙剂以防止低钙血症。

联系好术后 ICU 的床位。

考虑使用血液回收。

考虑使用冷沉淀（纤维蛋白原 < 100mg/dl）。

在使用了大约 10 单位的压积红细胞后可以考虑使用Ⅶ a 因子（说明书没有注明适用于止血治疗），以替代使用 FFP 和冷沉淀。

如果患者可以稳定地转运，则可以考虑到介入放射科进行动脉栓塞治疗。

考虑其他的手术方式，包括子宫球囊填塞、加压缝合和子宫切除术。

留出时间来落实各科室工作的执行情况。

Based on management suggestions from the California Maternal Quality Care Collaborative (CMQCC) Hemorrhage Task Force <http://www.cmqcc.org>; and Gallos G, Redai I, Smiley RM: The role of the anesthesiologist in management of obstetric hemorrhage, Semin Perinatol 33:116-123, 2009.
FFP, 新鲜冰冻血浆；PRBC, 压积红细胞

关于使用回收血细胞导致低血压的病例报告[245]，但该技术还是适用于产科大出血。在 Rh 阴性血的产妇，应尽快进行 Kleihauer-Betke 试验和输注抗 D 免疫球蛋白，尽量防止血细胞回收时将胎儿的红细胞输给母亲导致的同种异体免疫反应。当标准的急救方法不足以控制产科出血时，围生期产科团队应该考虑进行有创治疗，包括加压缝合、子宫球囊填塞或子宫血管结扎。当产妇可以稳定地搬运时，可以到放射室进行子宫动脉栓塞介入治疗。基于一篇 2007 年的系统性文献综

述，对于产科出血没有一项最有效的有创治疗方法，每种方法都有 85%～90% 的成功率[246]。如果这些治疗方法均失败或不可行，应及时进行子宫切除术。

羊水栓塞

1999 年的统计数据显示，羊水栓塞（amniotic fluid embolism，AFE）的发病率约为 8/10 万，而目前的统计为 1.2/10 万～5/10 万[247-248]。羊水栓塞的临床表现包括低血压、呼吸窘迫、低氧血症、DIC、意识改变和循环衰竭。这一系列的临床表现与某些疾病类似，因此需要排除那些更常见的诊断，例如空气栓塞、肺栓塞、心力衰竭、大出血和胃反流误吸。AFE 的发生机制尚不清楚，但是目前倾向于认为 AFE 不是栓塞，而是一种过敏反应[247,249]。过去常通过尸检在母体肺循环中发现胎儿鳞状上皮细胞来确诊，但是现在发现无典型症状的产妇在分娩中及分娩后的肺循环中也存在胎儿鳞状上皮细胞。因此，目前 AFE 的确诊主要是通过临床表现进行排他性诊断，而不是实验室检查或尸检。对于羊水栓塞，通常进行支持性治疗，主要包括气管插管、机械通气、心肺复苏、血管活性药物支持、治疗 DIC 和纠正动脉低氧血症。

其他产科急诊

某些发生于围生期的紧急情况需要适当的麻醉处理以改善母婴的预后。脐带脱垂出子宫颈可导致胎心骤降。脐带脱垂的发病率为 0.1%～0.6%[250]，其危险因素包括胎横位、胎臀位、多胎妊娠和脐带过长。另外，脐带脱垂多发生于胎膜破裂时，通常见于胎位不正或羊水过多的产妇。通过在阴道看到或用手摸到胎先露部位下面的脐带可以确诊脐带脱垂。常见的处理措施是，在可行紧急剖宫产手术前将造成压迫的胎儿肢体推回盆腔，以解除其对脐带的压迫。如果胎心曲线正常，则可以选择椎管内麻醉；如果显示胎儿窘迫，则通常进行紧急剖宫产。

子宫内翻的发病率约为 0.04%[251]，通常表现为低血压、疼痛和大量失血。子宫内翻的危险因素包括在胎盘分离之前过度牵拉脐带、胎盘的位置在子宫底部和存在植入性胎盘。子宫内翻的治疗包括松弛子宫后的子宫复位、产妇的液体治疗和子宫复位后增加子宫张力以减少产后出血。可以使用硝酸甘油静脉滴注或挥发性麻醉药来快速有效地松弛子宫[252-254]。应该根据产妇的血流动力学状态来选择治疗方案。由于子宫不松弛、产妇疼痛和血流动力学不稳定等原因，可能

导致在硝酸甘油辅助下子宫复位失败，则应该将产妇送至手术室。在产妇进入手术室后，在标准的预防措施下进行快速诱导插管，然后使用吸入麻醉药以满足子宫复位所需的子宫松弛和镇痛等条件。大多数经阴道子宫手法复位都会成功，只有极少数需要进行腹腔镜手术复位。子宫复位后应该探查子宫腔是否有子宫穿孔、撕裂或胎盘残留。在适当的检查后可以开始使用子宫收缩药物。

阴道分娩最常见的损伤是阴道、宫颈和会阴的撕裂伤。血肿的形成可能掩盖显性出血，产妇低血压和心动过速可能是出血性损伤的首要表现。腹膜后血肿很罕见，但可以危及生命，因此需要手术探查止血。撕裂修补术和出血探查术的麻醉管理取决于产妇的血流动力学状态。一般的患者可以进行局部麻醉或椎管内麻醉，严重血流动力学紊乱的患者则应该进行全麻气管插管。在产妇急救的同时应该进行血流动力学评估，因为两者同样重要。即使是很小的撕裂伤口，也可能导致大量的失血。

妊娠期间非产科手术的麻醉

围术期注意事项

虽然一般不会对孕妇进行择期手术，但是孕妇这种非产科手术的要求并不少见（0.75%～2%）。最常见的适应证是孕妇急性阑尾炎、胆囊炎、创伤和癌症[255]。

麻醉药的毒性

所有全身麻醉药都可以通过胎盘。虽然没有确切的证据表明麻醉药物在人体存在毒性，但是对啮齿类动物和灵长类动物的研究表明，全麻药物（包括吸入麻醉药、丙泊酚和氯胺酮）可以诱导神经元凋亡，从而导致长期的行为异常[256-258]。这些动物研究的结果引起广泛的关注，但还不知道这些药物是否对人类产生毒性。从胎儿期到 2 岁是人类神经突触快速发育的关键时期[259]。通过分析现有的临床试验数据发现了相互矛盾的证据。在一项以人群为基础的系统评估研究中，有证据显示进行过多次全身麻醉的产妇所分娩的小孩，语言、数学或阅读学习障碍风险增加[259]。这类研究的结果难以令人信服，因为它们往往把麻醉的原因与结果混为一谈。另外，即使是最新的研究也没有分析麻醉的时机、麻醉的种类或麻醉的持续时间。没有研究显示全身麻醉会增加胎儿的畸形率，但大多数研究发现全身麻醉可能小幅增加孕妇早产或流产的

风险[260-262]。一般而言，孕妇非产科手术的时机首选孕中期，因为孕早期是胎儿许多器官成长发育的重要时期，而孕晚期则增加了早产的风险。建议在手术中监测子宫的收缩，并在术后使用硫酸镁或吲哚美辛来抑制可能的宫缩。全身麻醉对胎儿的长期影响是未知的，因此当区域麻醉可以满足手术要求时应该尽量避免全身麻醉。但是不应该勉强特定的麻醉方式，除非麻醉医师和手术医师对其所选择的治疗方式都有丰富的经验。

围术期胎心监测

妊娠 18 周后可以进行胎心监测；妊娠 25 周后，胎心变异率是一个可靠的评估胎儿状况的指标。ACOG 指出，"虽然目前还没有孕期非剖宫产手术和麻醉的具体建议和数据支持，但是在术前咨询产科医师相关事宜还是十分重要的。应该进行个体化的胎儿监测，并且每一例母婴的安全保障都需要医疗团队的通力配合"[263]。全身麻醉下胎心变异率消失可能并不代表胎儿状态下降，而只是麻醉导致的迷走神经张力变化。胎儿心动过缓的原因包括低温或母体酸中毒，还可能是产妇使用的 β 受体阻滞剂通过胎盘减慢胎心率。

麻醉管理

正如上文所述，出于理论上对胎儿的考虑，孕期非剖宫产手术最好选择区域麻醉而不是全身麻醉。实际上，许多产妇本人对区域麻醉也青睐有加。孕妇的全身血容量从孕中期就开始增加，从而导致呼吸道水肿且容易受损。Mallampati 气道分级可以更为准确地预测孕妇的困难气道。麻醉医师应该考虑到孕妇困难气道发生率增加，从而在气管插管前就需要准备好高级插管设备。麻醉管理中相当重要的一点是避免减少子宫的血流量和胎儿的氧供。剖宫产麻醉中讨论的麻醉注意事项同样适用于妊娠期非产科手术的麻醉。麻醉计划的制订需要尽可能优化孕妇和胎儿的状态。围术期麻醉医师应该与产科医师和新生儿医师团队合作，一起商讨和制订意外事件的对策，包括可能出现紧急剖宫产或孕妇急救。

术 后 镇 痛

对于孕妇而言，妊娠期非产科手术的术后镇痛非常重要（见第 98 章）。椎管内麻醉下进行的手术可以采用持续硬膜外术后镇痛。术后使用阿片类药物，包括患者自控镇痛，都可以通过胎盘减少胎心率的变异性。然而，没有证据显示阿片类药物对胎儿存在危害。如果在产妇使用阿片类药物后的短时间内发生了胎儿早产，则需要对胎儿进行呼吸支持。非甾体类消炎镇痛药可以作为非妊娠患者的镇痛辅助用药，但是在妊娠期使用则需要谨慎。孕早期使用非甾体类消炎镇痛药会增加流产和胎儿畸形的风险，而在妊娠 30 周后使用则会增加动脉导管未闭和羊水过少的风险[264]。对乙酰氨基酚通常被认为可以安全地应用于产妇。

应该监测术后的 FHR 和子宫张力。可以通过合适的保胎药物预防早产。因为术后镇痛药物的使用可能导致患者难以察觉早期的宫缩，因此不能凭患者自身的感觉来替代标准的产科监测。另外，如果没有外科禁忌，孕妇应采取措施预防血栓形成。

妊娠期高级循环生命支持

孕妇高级循环生命支持（ACLS）措施与普通成人患者心搏骤停处理基本相同，唯一的区别是增大的子宫对大血管的压迫影响胸外按压的成功率（见第 108 章）。产妇心搏骤停后应该在 4 分钟内进行剖宫产娩出胎儿[265]。尽管不知道这种紧急剖宫产手术是否对胎儿有利，但是其主要的目的是通过增加静脉回心血量、改善胸廓顺应性和增加孕妇通气量来提高 ACLS 的有效性和改善孕妇的生存率[266]。值得一提的是，如果产妇可能是因为局麻药中毒而导致心搏骤停，那么应该及时使用脂质乳剂进行抢救[267]。

妊娠期间的特殊手术

腹腔镜手术

妊娠期阑尾炎手术和胆囊炎手术十分常见。腹腔镜技术多用于非妊娠患者，但是目前也越来越多地应用于孕妇。这是因为腹腔镜技术可以减少孕妇的并发症，由于其减少了对子宫的干扰，从而降低了早产发生率[268]。与腹腔镜手术相比，开腹阑尾切除术可以轻微地降低胎儿的病死率，但是同时增加了孕妇的并发症[269]。然而，瑞典的一项研究统计了 200 万腹腔镜手术和开腹手术的孕妇，结果显示两组之间的胎儿预后没有差异[270]。孕中期的孕妇在腹腔镜手术中必须保持左倾子宫位，这样可以确保子宫血流灌注，尽量避免发生 CO_2 潴留和酸中毒。腹腔镜气腹导致腹腔内压力升高，进而降低了孕妇的心排血量和子宫胎盘灌注。因此，应该尽量使用最小的气腹压力。美国胃肠腔镜外科医师协会指南中指出，妊娠期腹腔镜手

框 77-5　孕妇腹腔镜手术要点

选择切开的方法进入腹腔。

监测孕妇呼气末 CO_2 分压（30～35mmHg）和（或）动脉血气值以避免胎儿高碳酸血症和酸中毒。

使用低压气腹的腹腔镜手术（8～12mmHg）或非气腹的腹腔镜手术。

尽量减轻屈氏体位和反屈氏体位的程度，并且尽量缓慢地改变体位。

监测胎心率和子宫张力。

Modified from Reitman E, Flood P: Anesthetic considerations for nonobstetric surgery in pregnancy, Br J Anaesth 107(suppl 1):i72-i78, 2011

术应该尽可能地推迟到孕中期，妊娠期腹腔镜手术的适应证与非妊娠患者相同。妊娠期腹腔镜手术的注意事项详见于框 77-5。术中应该进行胎儿和子宫状态监测，并且注意维持孕妇呼气末 CO_2 分压的稳定。腹腔镜手术中患者呼气末 CO_2 分压和动脉 CO_2 分压之间的压力差通常小于 3mmHg，因此除非有特殊的适应证，一般不需要进行动脉血气监测[272]。孕妇的腹腔镜手术最好选择切开的方法进入腹腔。手术中需要避免对主动脉 - 腔静脉的压迫。最后，应使用低压气腹技术（< 1.6kPa）。一篇系统性综述分析了妊娠期腹腔镜阑尾炎手术，结果显示妊娠的时间对手术并发症的发生率没有影响，中转开腹率小于 1%，并且腹腔镜手术的早产率比开腹手术要低[269]。

创伤手术

在美国，创伤是导致产妇死亡的最常见原因。产妇的创伤救治应该首先直接救治产妇本身，并且在创伤初级检查和高级检查中考虑妊娠导致的生理变化（见第 81 章）。妊娠时间是一个重要的创伤评估指标。在孕早期，胎儿被骨盆保护，所以只有产妇严重失血才可能对胎儿造成伤害。然而，随着妊娠的进展，子宫不仅暴露于骨盆之外，还对产妇的下腔静脉和主动脉造成压迫，从而可能损害血流灌注和抢救复苏。妊娠大于 20 周的产妇开始急救时应该处于左倾子宫位。钝性创伤的风险包括胎儿损伤、宫内胎儿死亡、胎盘早剥和子宫破裂。相关检查包括超声胎心监测和 CT，如果有明确的指征，也可以进行剖腹探查手术[273]。产妇 ACLS 的流程详见前一章节。

心脏手术

心脏病产妇的妊娠性生理改变对其本身是一个严峻的挑战（见第 67 章）。特别是二尖瓣或主动脉瓣重度狭窄的产妇，由于妊娠的持续需求导致血容量和心排血量的负荷越来越重，心脏疾病的风险也越来越高。经皮球囊瓣膜成形术的新技术可以避免产妇在妊娠期间进行开胸心脏手术，并且降低胎儿和新生儿的死亡率[274-275]。体外循环导致胎儿的风险增加，其原因包括非搏动性灌注、血流灌注压低、子宫胎盘系统栓塞和产妇儿茶酚胺释放[276]。为了维持子宫胎盘的血流量，建议增加产妇心脏手术中体外循环的泵流量 [> 2.5L/（min·m²）] 和灌注压力（> 70mmHg）。常温体外循环和脉冲式泵压转流可以改善子宫血流灌注，从而增加胎儿生存率。在常温体外循环中需要特别注意产妇的酸碱平衡，不仅要避免低碳酸血症导致的子宫胎盘血管收缩，还需要避免高碳酸血症导致的酸中毒，因为胎儿酸中毒会导致胎儿心功能下降。

神经外科手术

孕妇脑出血导致的神经外科急诊并不罕见，其病因多见于脑动脉瘤破裂或脑血管畸形（见第 70 章）。并不清楚妊娠是否会增加动脉瘤破裂的风险。然而，妊娠期高血压确实增加了颅内出血的风险。对于非妊娠患者而言，通常的神经外科手术麻醉处理包括控制性降压、控制性低体温、过度通气和高渗利尿。但是对于妊娠患者，这些处理技术都需要小心谨慎。平均动脉压降低到 70mmHg 以下就会导致子宫胎盘血流量的显著下降。因此，为了保障胎儿安全，应该考虑使用胎心监测。如果进行控制性低体温，胎心率会随着温度的降低而降低；但是在体温恢复后，胎心率也随之恢复。在一项研究中，母羊的体温下降至 18℃ 以下时则导致胎羊出现不可逆的酸中毒和缺氧[279]；有临床病例报道，产妇的体温下降至 33℃ 以下时胎心率减慢[280]。过度通气也会导致子宫动脉收缩和胎盘灌注下降。高渗利尿可以减轻大脑水肿，但是也会导致胎儿循环容量不足。甘露醇会特异性地蓄积于胎儿体内，导致高渗血症、肾血流量降低和血钠浓度升高[281]。可以使用袢利尿剂取代甘露醇，但是使用时应该小心，并密切监测羊水量。

参 考 文 献

见本书所附光盘。

第78章 胎儿手术及其他胎儿治疗的麻醉

Mark D. Rollins
钟 琦 陈向东 译 毛卫克 审校

要 点

- 大多数的胎儿异常不适合进行宫内治疗，只有在胎儿遭受进行性的不可逆损害而通过早期治疗能予缓解时方行胎儿治疗，治疗时机多选择在能进行宫外新生儿干预的胎龄前。
- 多学科全面开放的沟通合作是成功进行各种胎儿干预的必要条件。
- 保障孕妇安全及"不伤害"原则是决定最适当治疗方式及围术期方案的首要法则。此时，要求对孕妇及胎儿进行全面评估，并由治疗团队的所有成员与孕妇就相关的风险和益处进行坦诚的讨论，以确定适当的诊疗方案。
- 虽然行开放性胎儿手术通常需要全身麻醉，但在局部麻醉或神经阻滞麻醉下行微创手术同样可行。
- 随机对照临床试验表明，采用激光光凝胎盘血管治疗双胎输血综合征及宫内开放手术治疗脊髓脊膜膨出能改善预后。
- 妊娠期间非产科手术除需考虑相关的麻醉问题外，胎儿手术时还需考虑胎儿麻醉及镇痛方案、胎儿监护、对子宫的松弛作用、术后胎儿监护及保胎等诸多问题。
- 胎膜分离、胎膜早破和早产是胎儿手术最常见的并发症，也是导致术后出现并发症和预后不佳的重要原因。
- 深入研究针对不同胎儿介入诊疗操作的最佳麻醉方式对改善患者预后及推动胎儿手术领域发展至关重要。

直到最近，医疗专业人士才将胎儿当作患者一样关注，并能进行胎儿手术或医疗干预。这一发展主要得益于产前检查、影像技术及手术设备等系统性的改进。尽管许多胎儿手术只能在高度专业化的机构才能施行，但有些胎儿干预措施已被认为是一种传统的治疗手段并已广泛推行。本章主要综述有关不同胎儿的独特病理生理过程及适合进行干预治疗的胎盘情况、目前的结果资料、操作中需考虑的特殊问题，以及围术期麻醉的注意事项。

大多数的胎儿异常不适合进行产前干预，而更适合于在分娩后进行治疗。然而，一些解剖异常会导致不可逆的终末器官损伤，而产前干预会对其有利。这就导致了这样一种理论的出现：采用子宫内手术或操作进行校正将能使胎儿正常地发育，并可缓解预期出现的有害病理过程[1]。其他缺陷，如先天性气道梗阻，可于分娩期在保持子宫胎盘完整性的前提下进行修复或控制气道，而不必在分娩后即刻紧急进行相似的操作。

最早关于实行胎儿手术的指南是 30 年前由来自 5 个国家的 13 个医疗机构的专业人士组成的一次多学科会议中颁布的[2]。随着时间的推移，此指南逐渐演化，包含了以下几个要素：①胎儿的损伤已被明确诊断；②胎儿异常的发育过程及其严重性是可预期的，并已被充分了解；③已排除胎儿合并其他禁忌进行胎儿手术操作的严重异常；④如果胎儿异常在出生前不进行治疗，将会导致胎儿死亡、不可逆的器官损伤或严重的产后并发症，因而出生前进行干预将改善胎儿的预后；⑤孕妇的风险应低至可接受的水平[1, 3]。

所有的干预措施应在一个多学科团队对临床病例进行全面评估后再进行。讨论的重点在于全面的风险效益分析，并能为患儿家属提供适当的咨询服务，包括可选择择期终止妊娠或不进行胎儿治疗而继续妊娠。孕妇自身的潜在风险应作为知情同意内容的一部分，并将对孕妇进行全面而详细的术前评估作为程序的一部分，以最大限度地降低孕妇的风险[4-5]。

胎儿手术的进步得益于多学科的合作，以及致力于通过国际登记程序传播技术和结果数据的国际胎儿内外科协会的成立。医疗中心之所以能进行胎儿治疗，主要依赖于具有专注于为这些复杂的孕妇和胎儿患者提供治疗和咨询服务的外科医师和麻醉医师，同时，也离不开放射科医师、围生期医师、遗传学专家、新生儿学专家、社会工作者及大量其他后勤人员的专业意见和支持。源于美国妇产科学会及美国儿科学会的一个生物伦理委员会为胎儿治疗中心提供了实践指南，其推荐内容包括：全面的知情同意和咨询服务程序、孕妇-胎儿研究的监管、采用多学科参与的方法，以及加入协作性的数据共享的胎儿治疗网络等[6]。

胎儿手术大致分为三种干预类型：微创手术、开放手术和分娩期手术。表78-1总结了胎儿干预的条件以及相应的原理和治疗方式。

胎儿微创手术包括：①超声引导下的经皮干预，亦称胎儿影像引导下的手术干预或治疗（FIGS-IT）；②胎儿内镜手术，在直接胎儿镜相机视图与实时超声影像的双重指导下，使用纤细的内镜进行手术操作。胎儿内镜手术通常经皮完成，但有时也需要对孕产妇施行微型腹腔镜操作。与开放性手术如子宫切开相比，微创技术应用后早产的风险大大降低。与胎儿开放手术不同的是，孕妇此次妊娠和今后的妊娠都可安全地进行经阴道分娩。然而，胎膜早破（PPROM）的风险依然存在。

胎儿开放手术涉及孕妇的腹腔镜操作、子宫切开以及术中需要子宫松弛等问题。与微创手术相比，这些操作对胎儿及孕妇造成的风险都较高。增加的风险包括胎膜早破、羊水减少、早产、子宫破裂及胎儿死

表 78-1 目前可考虑进行干预的胎儿状况

胎儿状况	治疗理由	类型	干预措施
胎儿贫血或血小板减少	预防胎儿心力衰竭或积液	FIGS-IT	子宫内输血
主动脉狭窄、房间隔完整、肺动脉闭锁	预防胎儿积液、心功能障碍、左右心发育不良	FIGS-IT	经皮胎儿瓣膜成形术或间隔成形术
下尿路梗阻	在肾功能不全、肺发育不良、羊水过少和肢体畸形的情况下行膀胱减压	FIGS-IT 或胎儿镜检查	经皮膀胱羊膜分流术或胎儿镜下后侧瓣膜激光消融术
双胎反向动脉灌注	通过对双胎中无心畸形胎儿断流来预防正常胎儿出现高心排出量性心力衰竭	FIGS-IT 或胎儿镜	经脐射频消融或经胎儿镜电凝
双胎输血综合征	降低双胎胎儿间血量并预防心力衰竭	胎儿镜	胎儿镜下激光胎盘血管凝固治疗
羊膜带综合征	预防肢体缺损	胎儿镜	胎儿镜引导下羊膜带消融
先天性膈疝	预防肺发育不良	胎儿镜	胎儿镜引导下胎儿气管闭塞
脊髓脊膜膨出	减轻脑积水和后脑疝，以改善神经功能	开放手术	子宫切开修复胎儿缺损
骶尾部畸胎瘤	预防高心排血量性心力衰竭、积液和羊水过多	FIGS-IT 或开放手术	肿瘤血管消融或开放式胎儿减瘤术
先天性肺囊性腺瘤样畸形	逆转肺发育不良和心力衰竭	FIGS-IT 或开放手术	胸羊膜分流或开放手术切除
胎儿气道受压	保证开放气道和（或）循环灌注，防止出生时呼吸窘迫	分娩期开放手术	分娩期子宫外治疗，依靠胎盘循环确保胎儿情况稳定

Modified from Partridge EA, Flake AW: Maternal-fetal surgery for structural malformations, Best Pract Res Clin Obstet Gynaecol 26:669-682, 2012.
FIGS-IT，胎儿影像引导下的干预或治疗

亡[7-8]。其他的孕妇及胎儿风险不仅包括在妊娠期非产科手术的麻醉风险（参见第 77 章），还包括肺水肿、出血、胎膜分离、绒毛膜羊膜炎[4]。开放性胎儿手术后均需采用剖宫产的方式分娩，而且对于孕妇将来的每一次妊娠，在子宫切开部位发生子宫裂开或破裂的风险都会增加。

对于已知的胎儿气道狭窄或阻塞，分娩期子宫外治疗（EXIT）[9]可以保证胎儿在气道修复或进行其他操作期间，继续得到完整的子宫胎盘血供（胎盘旁路），而无须担心胎儿出生后即刻出现呼吸功能障碍、低氧血症及窒息。可采用 EXIT 进行治疗的先天性病变包括囊状水瘤、淋巴管瘤、宫颈畸胎瘤和其他可能威胁气道安全的先天性综合征。在对患严重心肺疾病的胎儿进行EXIT 治疗时，可以采用体外膜式氧合（ECMO）。利用胎盘旁路已成功实施了时间超过 2.5h 的胎儿手术，分娩时胎儿脐带血二氧化碳分压及 pH 均正常[10]。EXIT 正成为越来越普及的胎儿手术，且适应证越来越多。

过去 30 年中，胎儿治疗的成功主要归因于超声检查及磁共振成像（MRI）技术的非凡成就。它们大幅改善了产前检查的准确性，并拓宽了我们对各种未经治疗的胎儿异常的病理生理因素的理解。

超声换能器及数字信号处理的显著进步使影像分辨率更高，对胎儿解剖异常的区分更为准确，并全方位改善了多视角的视图和近场、远场信噪比。采用这一改进的超声成像技术作为实时监测手段使医师能改进和实行多种诊断方式，使胎儿治疗更精确和安全。胎儿超声引导下的诊断包括孕早期绒毛膜绒毛取样、胚胎胎儿镜检、羊膜穿刺、胎儿血样检查及胎儿活组织检查[11]。这些诊断技术的进步使产前咨询更为精确，从而能在妊娠的更早期进行干预，并保证孕妇一旦有需要时能有足够的时间改变产前护理的场所及分娩方案。实时的超声波检查通常用来指导所有的胎儿微创手术，并在胎儿开放手术及胎儿监测的最初阶段也具有重要作用。

MRI 已经历技术改进，包括减少图像采集时间、减少运动伪影及提高图像分辨率等，使胎儿 MRI 经常用来与超声结合，更好地检测和分析胎儿解剖的病理进程[12]。

除影像技术的进步外，几十年的革新和研究也为当今临床宫内胎儿干预措施奠定了基础。William Liley是胎儿治疗领域的先驱之一。20 世纪 60 年代早期，Liley[13]率先采用腹腔内输血方法，使输注的红细胞经膈下淋巴管和胸导管吸收进入胎儿循环，成功地治疗了胎儿骨髓成红细胞增多症[14]。不幸的是，直接通过脐血管置管进行胎儿输血直到 1981 年胎儿镜得到应用

才得以尝试[15-16]。随着分辨率的提高，用超声引导识别脐血管已成为标准技术。20 世纪 70 年代早期，Liggins 对有呼吸窘迫综合征风险的早产儿经孕产妇循环系统使用皮质类固醇以增加胎儿肺泡表面活性物质的产生[15]。20世纪 80 年代早期，在对羊[17-19]和猴子[20]动物模型进行了严谨的研究及技术改进后，胎儿手术得以开展。Harrison 及其同事[21]对一位先天性尿路阻塞导致双侧肾盂积水的胎儿施行了小儿膀胱造口术，这是首例成功的人类胎儿手术。20 世纪 80 年代早期与 Harrison共事的 Rosen[22-23]在猴子[20]身上改进了麻醉技术，以改善术中子宫松弛和临床预后，并将研究结果应用于其后的第一例人类胎儿手术，且在文献中详细介绍了这些技术。从 20 世纪 80 年代早期开始，经皮微创技术、胎儿镜以及剖宫产的胎儿手术有了巨大的进步。从发表的病例报道和系列性的前瞻性随机对照研究的结果评价来看，胎儿治疗也已取得了进步[24]。

胎儿手术对于矫正一些特定的可预测具有致命风险或严重发育后果的胎儿畸形，是一种合理的治疗措施。对于所有的胎儿干预措施，细致的计划和多学科成员的合作对取得治疗成功都至关重要。接下来的部分将对先天性损害、结局资料、程序上的考量以及围术期麻醉的注意事项等方面和目前应遵从的胎儿干预的各种情况进行回顾和总结。

适应证、操作程序和结果

贫血和子宫内输血

自 20 世纪 60 年代后期以来，随着 RhD 免疫球蛋白的预防性应用，继发于 RhD 的胎儿贫血的发病率已降低至 1/1000 左右[25]。然而，其他红细胞抗原、细小病毒 B19 感染、孕妇胎儿出血、纯合型地中海贫血也会导致胎儿贫血，上述因素加在一起使存活新生儿的贫血发病率达到约 6/1000[25-26]。尽管对羊水分次采样进行光谱分析检测胆红素水平最初用来检测胎儿贫血并决定治疗时间，但目前大多数的医疗中心都依赖无创的多普勒技术检查大脑中动脉（MCA）[26]。MCA最高血液流速比平均值增加 1.5 倍以上已经被证明可以准确地发现中度到重度的胎儿贫血，并需要进行干预[27-28]。峰值流速阈值随着每次输血而增加的现象可以用来减少假阳性率。在子宫内输血（IUT）前采集的脐静脉胎儿血样是诊断胎儿贫血程度的金标准。脐静脉在妊娠 18～20 周以前难以进入，因此在此胎龄前无法采用 IUT。对于需要更早期进行干预的病例，腹腔内输血是首先应考虑的措施[29]。

IUTs 通常使用局部麻醉，辅以最小的孕妇镇静与镇痛。然而，胎儿在可生存的孕龄时，麻醉医师在此过程中的任何时候都应准备好施行紧急剖宫产。在超声成像的引导下，将一根 20G 或 22G 的穿刺针置入脐静脉。穿刺点通常选择在胎盘附着点附近以保持穿刺针稳定（图 78-1）。如果穿刺到动脉而不是静脉，会导致长时间的出血以及继发于血管痉挛而出现的胎儿心动过缓[25]。有时可以选用游离的脐带或者脐静脉的肝内部分进行穿刺。脐带可能没有疼痛受体，但进入脐静脉肝内部分的针可能会刺激胎儿的疼痛受体。芬太尼可减弱胎儿对肝内穿刺的应激反应[30]。最近的一项研究显示，胎儿在 IUT 中应激激素的改变与置针位置没有相关性[31]。然而激素水平会随胎儿贫血及血管容量扩张所导致的血流动力学变化而变化，因此上述结果很难解释。考虑到这些不确定因素，在进行肝内操作前可先对胎儿使用芬太尼。

胎儿的移动可能会使针管脱离或者使脐静脉移位，对胎儿使用肌松剂可减少这种状况的发生[32]。O 型 Rh 阴性、经辐照和病毒筛查的浓缩红细胞的输注量需根据孕龄、胎儿体重、输注的血红蛋白（HB）的单位含量以及胎儿输注前的 HB 进行评估[33]。输血速率一般为 5 ~ 10ml/min，输注目标为血细胞比容 45% ~ 55%。在输注过程中，可通过超声多普勒评估穿刺针尖是否稳定地位于血管内。通过定期取样来判断最终需要输注的血容量。IUT 治疗后，胎儿的 HB 水平大约每天下降 0.3g/dl[34]，可以依据 HB 的下降速度多次重复采用 IUT，一般为 1 ~ 3 周一次。

每次 IUT 治疗导致的围生期胎儿流产率约为 2%，短暂的胎儿心动过缓（8%）是常见的并发症[35]。在对 254 个胎儿施行的 750 例 IUT 中，整体生存率为 89%，与每次 IUT 操作直接相关的胎儿流产率为 1.6%[36]。每次 IUT 导致的其他并发症的发生率为：紧急剖宫产 2%、子宫内感染 0.3% 和胎膜破裂 0.1%[36]。水肿胎儿的生存率略低。对 210 个胎儿施行的 593 例 IUT 进行回顾性研究发现，没有水肿的胎儿生存率为 92%，而水肿胎儿的生存率为 78%[37]。有些胎儿治疗中心公布的生存率超过了 95%[38-39]。对 291 名因妊娠期溶血病经历过 IUT 的儿童（平均年龄为 8.2 岁，年龄跨度为 2 ~ 17 岁）进行的长期结果研究发现，4.8% 存在神经发育障碍，包括脑瘫（2.1%）、严重的发育迟缓（3.1%）、双侧失聪（1.0%）[38]。严重的胎儿水肿与神经发育障碍之间存在独立的相关性。

先天性心脏缺损

先天性心脏异常的发生率为 8‰ ~ 10‰（参见第 94 章）[40]。在这些病例中，3.5‰ ~ 4‰ 的病例需要在胎儿期进行干预[41-43]。超声成像在妊娠 12 ~ 14 周早期就可以对心脏缺损进行诊断[44]。大部分心脏干预包括：①对严重的主动脉狭窄和左心发育不全综合征（HLHS）实行主动脉瓣膜成形术；②对见于 HLHS 的高度限制性和完全性房间隔实行房间隔造口术；③对肺动脉闭锁、完全性室间隔及右心室发育不全实行肺瓣膜成形术[45]。应在不可逆的损伤发生前进行子宫内治疗，以期停止或扭转心脏损伤的病态结果。因严重心脏损伤如 HLHS 等而致的早期死亡率仍维持在 25% ~ 35%[46-47]。幸存者有显著的神经发育相关畸形[48-49]。这些胎儿手术主要是开放一个狭窄的瓣膜或者扩大一个受限的通道。

最常见的手术是对出现 HLHS 的主动脉狭窄患者实行主动脉瓣膜成形术。目前施行胎儿主动脉瓣膜成形术的适应证主要是出现明显主动脉狭窄并出现 HLHS、且在技术上成功的可能性较高以及出生后会有双心室的胎儿[46, 50]。当胎儿存在严重的主动脉狭窄时，胎儿血流主要是通过阻力较低的卵圆孔流动，从而影响了左心室的发育。手术过程中[51]，胎儿理想的体位

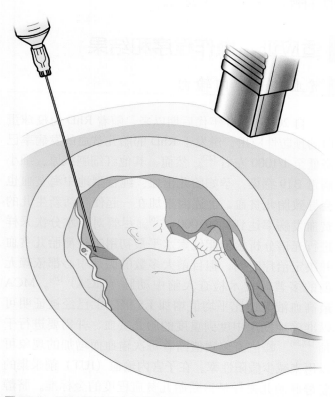

图 78-1 图解用于子宫内输液的脐带穿刺过程 *(Redrawn from Ralston SJ, Craigo SD: Ultrasound-guided procedures for prenatal diagnosis and therapy, Obstet Gynecol Clin North Am 31:101-123, 2004.)*

是左胸前侧位，在超声引导下经皮将 18G 或 19G 穿刺针经子宫和胎儿左胸置入左心室顶端（图 78-2A）。此操作过程中孕妇常用局部浸润或者神经阻滞麻醉，必须备好胎儿复苏药物。有些病例可以采用全身麻醉维持子宫松弛，以利于施行胎儿体位的外倒转术并改善穿刺导管的进针轨迹。在导管置入前，需在超声引导下给胎儿肌内注射芬太尼与镇痛药物，具体流程在胎儿麻醉与镇痛中有详细介绍。导管前端最好放置在左心室，直接位于狭窄的主动脉瓣开口的前面，与左心室流出道平齐。带导丝的气囊导管通过套管进入狭窄的瓣膜并放置在主动脉瓣环内，进行多次充气和放气（图 78-2B）。肺动脉瓣成形术与房间隔成形术也采用相同的技术[52]。对一些特定的患者，可以使用微型腹腔镜，以方便改良的导管与心脏病变部位对位。通过使用带导丝的血管成形球囊，胎儿主动脉瓣成形术的成功率为 70%～75%[50, 53-54]。从奥地利的利兹（n=24）和波士顿的医学中心（n=70）获取的胎儿主动脉瓣成形术并发症发生率分别为：胎儿心动过缓（17%、38%）、心包积液（13%、14%）、心室血栓形成（21%、15%）和胎儿死亡（13%、8%）[50-51, 53]。大约 40% 的成功病例会出现主动脉反流及轻度后期左心室生长。然而，左心室的射血分数会增加，并且主动脉瓣及二尖瓣的发育得到了改善[45]。大约 30% 的成功病例在出生时出现双心室血液循环。

除对主动脉瓣狭窄的治疗外，其他心脏异常也可在子宫内得到治疗。一些胎儿房间隔造口术的治疗预后良好；然而，除非放置支架（此技术很难精确施行）[55-56]，球囊扩张治疗的缺陷将随着时间延长而逐渐重新关闭。对肺动脉闭锁实行的肺动脉成形术及对右心室发育不良的治疗已在 11 例患者中获得了 7 次成功，但长期结果还未知[45, 57]。在子宫内放置心脏起搏器能治疗对经胎盘给予抗心律失常药物这一对传统治疗方式不敏感的胎儿心律失常[58]。但是这些尝试并未取得大规模的成功。

泌尿道梗阻

先天性泌尿道梗阻的发生率大约为 1/1000[59]。梗阻可为单侧或者双侧，可发生于输尿管肾盂连接处、输尿管膀胱连接处及尿道处。如果梗阻发生在尿道或者双侧输尿管，会引起明显的发育障碍（框 78-1）。上述病例的围生期死亡率大约为 90%，幸存者中 50% 有肾损害[60]。

后尿道瓣膜是男性先天性双侧肾盂积水最常见的病因。尿道阻塞是女性中最常见的病因，其他病因包

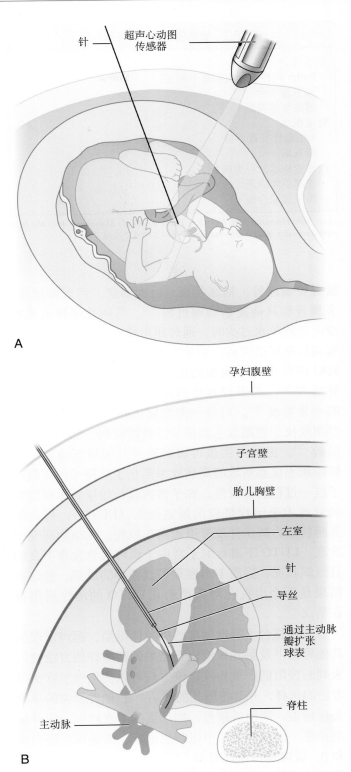

图 78-2　A. 理想的胎儿体位及进针方位示意图。B. 直线插管从左室顶点向主动脉瓣方向进行 *(Redrawn from Tworetzky W, Wilkins-Haug L, Jennings RW, et al: Balloon dilation of severe aortic stenosis in the fetus:potential for prevention of hypoplastic left heart syndrome—candidate selection, technique, and results of successful intervention, Circulation 110:2125-2131, 2004; with permission from Lippincott Williams & Wilkins.)*

框 78-1　胎儿尿道梗阻的发展后果

羊水过少
　Potter 面容（突出的眶下褶皱）
　肺发育不全
　屈曲挛缩畸形
肾盂积水
　4 型囊性发育不良
　肾衰竭
输尿管积水、巨型膀胱
腹部肌肉缺乏
梅干腹综合征

Data from Harrison MR, Filly RA, Parer JT, et al: Management of the fetus with a urinary tract malformation, JAMA 246:635-639, 1981

括异位输尿管、输尿管疝、巨大膀胱、巨大输尿管、多囊肾和其他复杂病理过程[61]。当胎儿尿排出量减少而导致羊水过少时，通过超声检查可敏感、精确地发现这些尿道疾病。如果发生严重的羊水过少，胎儿 MRI 应作为一个附加的成像技术来判断相关的胎儿异常[60, 62]。基于肾直径的超声成像可确定肾盂积水的严重程度[63]。对每一类型尿道疾病的相关发病率预测取决于梗阻发生的部位、持续时间、胎儿性别及胎龄[64]。提前出生虽可缓解新生儿尿道压迫，但因肺组织不成熟所致的高病死率阻止了早期干预并限制了这一过程的有效性。在子宫内施行输尿管羊膜腔穿刺分流术来治疗低位的尿道梗阻（LUTO），可使胎儿膀胱压力减少并使尿道通向羊膜腔。在动物研究中发现，LUTO 下进行的子宫内干预可改善发育不良的肾组织状况、提高羊水容量和改善肺的成熟。但这些结果是否会出现在对人类胎儿 LUTO 的治疗后仍存在争议[65]。

一种整合了特殊标准的染色体组型、超声发现的其他异常以及胎儿尿液检查结果的新型评估方法被用来判断梗阻的严重程度，该方法可以优化经子宫治疗方法的选择，并改善胎儿的预后[66]。胎儿异常的早期表现越差，则预后越差，如严重的羊水过少、伴有解剖异常，以及胎儿尿中电解质浓度、渗透压、蛋白质和 β_2- 微球蛋白浓度升高[64, 67]。每一个病例都需进行彻底的评估，以确定是否存在其他异常，并判断胎儿是否适合进行早期干预。

输尿管羊膜腔穿刺分流术开始于 20 世纪 80 年代，此分流技术可以降低胎儿膀胱压力从而改善肾发育，并减轻因羊水过少导致的肺发育不全。通常先行局部麻醉，经皮在超声引导下插入无瓣膜的双曲分流导管。其中一个卷曲在膀胱，另一个保留在羊膜腔，预先向羊膜腔内输入液体可帮助分流装置置于适当的部位。与上述导管置入相关的一般问题包括放置困难、放置后闭塞和位置迁移（超过 60% 的病例会出现故障）[68]。相关的胎儿并发症包括创伤、医源性腹壁损伤、腹裂、羊水腹腔泄露[64]。膀胱羊膜腔分流术打破了膀胱中尿液蓄积与排空的生理性循环，在动物实验中出现了膀胱壁的纤维化[69-71]。孕妇的并发症包括 PPROM、早产和感染[64]。文献报道在进行输尿管羊膜腔穿刺分流术后，新生儿存活率为 40% ~ 90%，其中 50% 的幸存者肾功能正常[65, 72-74]。当前，一项多中心随机对照研究（低位尿道梗阻的经皮分流术，PLUTO）正在进行中，该研究比较了对胎儿 LUTO 分别施以输尿管羊膜腔穿刺分流术或保守的非干预性治疗对围生期死亡率和肾功能的影响，研究计划对患儿随访至 5 岁[75-76]。其结果将在未来数年里获知。

胎儿膀胱镜检是最近常用的检查技术，可对胎儿尿道行可视化检查，做出产前诊断并可进行尿道梗阻消融这一产前治疗。膀胱镜检由于可以鉴别尿道闭锁或后尿道瓣膜导致的 LUTO，因而提高了诊断的准确性。两组小样本实验显示，与超声成像相比，膀胱镜检技术将诊断成功率从 25% 提升到 36%[76-78]。胎儿膀胱镜可通过激光电灼消融后尿道瓣膜，与不进行处理相比，可增加生存率，但在输尿管羊膜腔分流术方面未显示能改善胎儿围生期的存活率[76]。

通过分流或者膀胱镜检而进行的选择性胎儿干预可恢复羊水容量、阻止肺发育不良及减少围生期死亡率。然而，此技术对中长期肾功能、膀胱功能和其他疾病发病率的影响仍不清楚，仍需进行进一步的研究[79]。

双胎反向动脉灌注序列

双胎反向动脉灌注（TRAP）序列是一种同卵双胎异常，妊娠发病率约为 1/35 000，双胎妊娠中的发病率为 1/100，三胎妊娠中的发病率为 1/30[80]。这种情况下，同卵双胞胎中的一个胎儿出现心脏缺如或心脏无功能，并与胎盘无关联。双胞胎中无法存活的胎儿通过来自另一胎儿的动脉 - 动脉瘘口的逆行血液得以灌注，血液通过静脉 - 静脉瘘口绕过胎盘回流入正常胎儿的循环。接受不充分灌注的胎儿（主要通过脐动脉发生逆灌）会出现如无心畸形、无头畸形这些致命异常。由于正常的胎儿，或者称为"泵血"胎儿，要为自身和无存活能力的胎儿供血，导致出现高心排血量性先天性心力衰竭以及由羊水过多导致的尿容量增加而有早产风险，且无存活能力胎儿因水肿会出现体积增大[81]。如果不进行治疗，TRAP 序列将有 35% ~ 55% 的风险出现正常胎儿的宫内死亡，而存活胎儿的

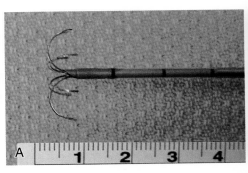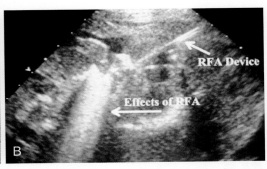

图 78-3　A. 顶部展开状的射频消融装置（RFA）图片；B. 术中超声图片显示 RFA 装置（顶部展开）的位置合适，并显示出射频能量对胎儿组织作用的效果（局部回声增强）*(Figures reproduced with permission from Hopkins LM, Feldstein VA: The use of ultrasound in fetal surgery, Clin Perinatol 36:255-272, 2009.)*

平均孕期也只有 29 周[82-83]。超声检测出无存活能力胎儿脐动脉出现反流是诊断此疾病的依据。治疗的目标是中断胎儿间的血管交通，以阻止泵血胎儿出现心力衰竭。TRAP 序列的成功治疗使接受血液胎儿的脐动脉血流中断并使其死亡。

　　一些方法可完成这一目标，包括选择性地对无存活胎儿进行剖宫产、结扎、用激光或双极电凝进行横断，通过线圈或其他可形成血栓的物质进行凝固，用激光、乙醇、高频技术直接在脐血管底部对无心畸形胎儿进行消融治疗[84-87]。在单一机构进行的回顾性研究中，118 名 TRAP 序列患者进行胎儿镜双极电凝凝固脐带，如果是在 19 周孕龄前接受治疗，则流产率将明显升高（45% 比 4%），且总生存率为 71%[88]。对无心畸形胎儿（图 78-3）用内镜激光凝固术进行血管吻合、在脐带底部进行射频消融都是可行的治疗手段[84, 89]。对 60 例 TRAP 序列采用内镜激光消融的回顾性研究显示，生存率接近 80%，分娩时的孕龄平均为 37.4 周[90]。对 26 例 TRAP 序列患者使用高频消融治疗的单中心研究显示，可存活胎儿有 92% 的存活率，并且分娩时的孕龄平均为 35.6 周[89]。一项回顾性病例系列研究以及对 6 个先前报道进行 meta 分析的报告显示，对 88 个伴有 TRAP 序列的妊娠使用高频消融后，可存活胎儿的生存率为 85%[86]。在高频消融及胎儿镜下两端脐带凝固术的匹配性研究中，生存率是相近的[91]，尽管胎儿镜手术过程与穿刺手术相比发生PPROM 的频率更高[86, 92]。

　　采用微创技术治疗 TRAP 时，尽管可以使用神经阻滞麻醉，但通常在胎儿镜的穿刺点对孕妇使用局部浸润麻醉。超声引导与评估是操作过程的一个组成部分，手术成功的标志为手术结束后或 12 ~ 24h 后没有血流流入不能存活的胎儿。我们仍不能确定实施干预的最佳孕龄及其他标准。

双胎输血综合征

　　单绒毛膜双胎共用同一胎盘，通常在胎儿间有共享血液的相互连接的血管。大量的绒毛血管吻合会导致两个单绒毛膜胎儿间胎盘血流不平衡，从而导致双胎输血综合征（twin-to-twin transfusion syndrome，TTTS）。TTTS 的发生率为（1 ~ 3）/10 000[93-94]。单绒毛膜双胎在双胎妊娠中的发生率为 20% ~ 25%，其中 10% ~ 15% 会出现 TTTS[93, 95-96]。TTTS 通常在妊娠早期的开始 3 个月中即显示出来，并在妊娠中期得到诊断[95, 97]。

　　脐动脉通常运送去氧的血液到胎盘表面，在此处与孕妇血液循环进行气体与营养物质的交换。回流的静脉血与动脉血流伴行，两者相距很近（图 78-4）。这种胎儿 - 胎盘的血管结构（绒毛叶）是正常的解剖结构。TTTS 会出现一种异常的单向及不平衡的血管连接（图 78-5）。在 TTTS 中，脐动脉的一个分支汇入胎盘和绒毛叶，但它并没有和配对的静脉相连接，而是连接到了另一根为另一个胎儿输送血液的静脉上，从而导致两个胎儿间出现动静脉融合[98]。尽管在单绒毛膜双胎中有 90% ~ 95% 会出现胎儿间的动静脉血管结构，但由于动脉 - 动脉及静脉 - 静脉间双向连接的存在，从而使共享的血流得以平衡；在单绒毛膜胎盘中，这现象出现的比例分别为 85% ~ 90% 和 15% ~ 20%[93, 99-100]。动脉 - 动脉连接的出现被认为是一种保护机制，它能使双胎间的血管整体阻力和血流达到平衡，因而可显著减少 TTTS 的发生[96, 101]。

　　TTTS 的复杂病理生理过程是动态的，它继发于两个胎儿的各种体液、生化、血流动力学和功能等方面的改变。两个胎儿中受血的一方由于血流量增加，会导致红细胞增多症、多尿症、羊水过多，并可出现肥厚性心肌病、胎儿水肿和胎儿死亡。而供血胎儿

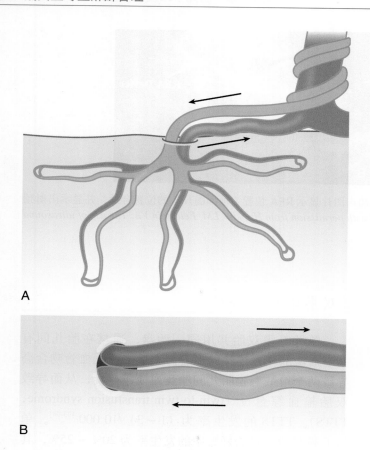

图 78-4　A. 正常胎盘血管造影（绒毛叶）。B. 进出绒毛叶的双向血流的表面观 *(Redrawn from Rand L, Lee H: Complicated monochorionic twin pregnancies:updates in fetal diagnosis and treatment, Clin Perinatol 36:417-430, 2009.)*

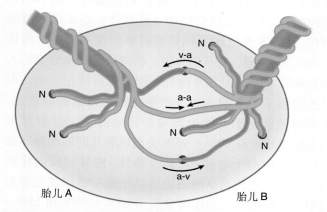

图 78-5　单绒毛膜双胎胎盘中各种类型血管吻合的示意图。a-a，动脉-动脉吻合；a-v，动静脉吻合；N，正常的血管造影（子叶）；v-a，静脉-动脉吻合 *(Modified with permission from Simpson LL: Twin-twin transfusion syndrome, Am J Obstet Gynecol 208:3-18, 2013.)*

（通常被称为"泵血"胎）可出现特征性的低血容量和生长受限，并在羊水过少的囊袋中受到子宫内膜的限制。这一胎儿的主要风险在于肾衰竭、心功能不全，

以及由高心排血量状态导致的胎儿水肿。

　　TTTS 的诊断需要符合：①单绒毛膜的羊膜囊妊娠；②超声检测羊水量出现显著异常：在羊水过少胎儿中最大垂直径（MVP）小于 2cm，而羊水过多胎儿的 MVP 大于 8cm[93, 96]。TTTS 中常出现双胎发育大小不一致和宫内发育受限的表现，但其不能作为确诊 TTTS 的依据。尽管有很多判断 TTTS 严重程度的分级系统存在，但最常用的还是基于超声成像的 Quintero 分级系统（表 78-2）。Rychlik 及其同事[105] 制定的评分系统可对受血方胎儿肥厚性心肌病的发展进行详细描述，此评分系统结合 Quintero 分级系统可对 TTTS 严重程度进行更详细的评估[96]。

　　患有 TTTS 的胎儿存在出现 PPROM、早产、伴有白质病变的神经损伤及长期残疾的风险[106]。神经发育损伤与低孕龄有关[106-108]。各种资料显示，TTTS 会导致超过 80% 的胎儿死亡，并且幸存儿中会有 15%～50% 出现严重的并发症[96, 102, 109]。也有研究资料并不支持这一统计结论。这些资料显示，对 I 期的 TTTS 患儿采用保守治疗，其总体存活率可以达到 86%[93, 110]。尽管有关严重 TTTS 胎儿结局的研究资料十分有限，但可以预见，病情越重的胎儿病死率会越高[93, 110]。

　　治疗 TTTS 的方法已经有很多。羊水抽取术有助于控制羊水过多，从而减少早产及孕妇呼吸窘迫的风险。而且，通过降低羊膜囊内的静水压，可能在胎盘脉管系统处增加胎盘血流量。间断地采用羊水抽取术可以改善胎盘灌注，并降低早产率[111]。对 223 例 TTTS 患儿的回顾性研究显示，施行羊水抽取术后，胎儿出生时的总体存活率可达 78%，在分娩后 1 个月时受血胎儿的存活率为 65%，供血胎儿的存活率为 55%[112]。另一项对 112 例 TTTS 病例的回顾性分析显示，采用羊水抽取术后，围生期存活率为 60.9%[113]。采用超声引导的穿刺针施行胎囊间隔造口据信可以通过平衡两个胎囊间的羊水压力，改善 TTTS 胎儿的预后。一项比较间断羊水抽取术与胎囊间隔造口术的前瞻性随机对照研究显示，两种技术的胎儿存活率没有差异[114]。间隔造口术很少用于 TTTS 治疗，因为它并不能改善胎儿的预后，而且人工创建的单羊膜囊会增加脐带缠绕的风险。有研究者采用双胎反向动脉灌注一节所使用的技术进行选择性的堕胎，以期改善另一胎儿的存活概率。此种方式通常只用于最严重的 TTTS 病例。

　　对胎儿间的血管吻合进行选择性胎儿镜超声消融术（SFLP）是治疗 18～26 周孕龄 TTTS 的最好治疗手段[93, 96]。在开始操作前，通过精细的超声检查以确定胎盘的位置、脐带的植入点、胎位及解剖结构。孕

表78-2　双胎输血综合征的分期

分期	超声表现
I	供血胎儿羊水过少，MVP<2cm；受血胎儿羊水过多，MVP>8cm
II	符合I期标准，且供血胎儿超声观察1h以上没有发现膀胱
III	符合II期标准，且①脐动脉舒张末期血流缺失或出现反向血流，②出现静脉导管反向a波血流，或③脐静脉出现搏动性血流
IV	符合I期或II期标准，且两胎儿中的任意一个出现水肿
V	通过胎心活动消失判断双胎中的一个或两个胎儿死亡

Staging data based on criteria from Quintero RA, Morales WJ, Allen MH, et al:Staging of twin-twin transfusion syndrome, J Perinatol 19:550-555, 1999.
MVP，最大垂直径

妇可以采用神经阻滞麻醉，或使用局麻药从孕妇的皮肤至子宫肌层行局部浸润麻醉。在超声引导下，将3mm的穿刺鞘或套管经皮沿置入到双胞胎中受血方羊膜囊内的导丝插入，穿刺方向应与双胞胎中供血方的长轴相垂直[97, 109]。将胎儿镜插入套管鞘中，并将激光纤维束插入胎儿镜的导引孔腔内。此时可见穿过隔膜并分隔开羊膜囊的血管，将异常的连接血管选择性地进行激光凝固，并尝试分离出正常的绒毛叶[95, 98]。理想情况下，上述这种方法可以创建两个独立的胎盘区域，每一区域都独立供应一个胎儿。通常应该避免对所有交通血管无选择性地进行激光消融，因其会增加胎儿宫内死亡的风险，并可能会无谓地消除一些正常的胎盘血管[95, 115]。手术成功并不意味着要消除所有非正常连接的血管[116]。激光消融后，仍可采用羊水抽取术以降低早产风险。

2004年的一项随机多中心研究比较了对15～26周孕龄诊断出严重TTTS的胎儿施行激光治疗与羊水抽取术[117]。采用激光治疗组双胎中至少一个胎儿存活的比率都要高于羊水抽取术组，无论是在治疗后第28天（76%比56%，P<0.01）还是6个月（76%比51%，P<0.01）。此外，激光治疗组的神经病学方面的结局也更好。在这一研究中，对大部分存活者随访了6年，在存活率与长期神经病学结局上与术后6个月的原始数据相比没有改变[118]。对1997—2007年发表文献的meta分析也确定了激光消融治疗TTTS与羊水抽取术相比存活率更高[119]。这一结论与Cochrane对TTTS的回顾性研究一致[120]。进行过SFLP治疗的TTTS存活者的长期神经病学结局目前仍不清楚，存活者出现严

重神经异常的比例为6%～25%[96, 107]。最近，一项纵向研究筛查了190名采用SELP治疗TTTS的儿童在6岁时的神经发育结果，发现有轻微神经损伤者占11.6%，严重神经损伤者占8.9%[121]。

一些执业医师提倡在凝固多种类型的异常血管吻合时可使用特殊的顺序，以创建一个从受血胎儿到供血胎儿的血液净流出网络，从而降低供血胎儿在操作过程中出现血流动力学紊乱和低血压的风险[122]。首先消融含有供血胎儿动脉的表浅动静脉吻合支，然后凝结动脉-动脉吻合支，最后再消融静脉-静脉吻合支。一项单中心的研究回顾了连续99例采用SELP治疗TTTS的病例，采用上述程序性操作的双胞胎的存活率要高于SELP操作中未采用程序性操作的胎儿[122]。一项前瞻性的多中心研究比较了程序性与非程序性SELP后发现，程序性SELP能提高两个胎儿和供血胎儿30天的存活率[123]。然而，采用程序性操作的手术时间和手术难度都会增加，尤其是当胎盘位于子宫前壁时。

SFLP最常见的并发症为PPROM，最终会出现早产。PPROM发生率在不同的研究中相差很大，用SFLP治疗TTTS后出现PPROM的发生率为12%～30%，而32周孕龄前早产的发生率大约为30%[95-96]。其他可能的并发症包括胎盘早剥、需要行第二次SFLP、套管鞘置入胎盘、出血、可能的羊膜穿孔导致肢体圈套与缺血[95-96]。

总之，对TTTS进行SFLP治疗与羊水抽取术相比结局更佳。需要进一步的研究以确定最佳的手术时机、改进手术技术，以及减少用SFLP治疗TTTS后的长期神经病学不良结局。

羊膜带综合征

羊膜带综合征（ABS）是指纤维状的束带在子宫内缠绕或限制胎儿身体的不同部位或脐带所导致的多种胎儿畸形。导致的畸形包括肢体与手指离断、颅面部异常、内脏缺陷和体壁缺陷。其发病率为1/15 000～1/3000[124-125]。ABS的主要病因与发病机制仍然未知，但这些缺陷通常继发于受损部位的血管损伤或其他原因造成的灌注异常[126]。有关其病因学的理论包括胚胎发育的原发性缺陷、早期羊膜破裂形成的羊膜绒毛膜带以及妊娠早期的血管破坏[124, 127-128]。这种分类方法中可能还存在由其他原因造成的分类亚型。

其确诊依据为超声检查发现相关解剖部位出现特征性的胎儿畸形。看见羊膜带本身并非确立诊断所必需的[129]。胎儿MRI可作为超声诊断的有益补充，目

前其应用效果仅限于病例报告和小样本系列报道[130]。在出现肢体圈套的病例中，羊膜带的收缩会减少肢体的动静脉血流。这种灌注减少最终会导致圈套肢体远端离断。对于相对健康的胎儿，在胎儿镜的引导下用激光切除束带有可能会恢复远端的灌注，并可能在某些病例中改善肢体的功能[131]。此技术的效果判断主要是基于文献病例的回顾，其中有一些有利的结果，但PPROM的发病率较高[124, 131]。除了上述结局研究外，还需对所提出的分类方法进行确认，并找出影响治疗效果的预后因素[124]。

先天性膈疝

约1/2500的新生儿会出现先天性膈疝（CDH）[132]。在妊娠早期，腹内容物会疝入胸腔并挤压胎肺。这会导致新生儿并发症的发病率和死亡率增加，包括肺发育不良、呼吸功能不全与肺动脉高压。过去20年中，在三级医疗中心其生存率已经提高到了60%～92%[133-137]。这些高度专业化的医疗中心能提供的医疗措施包括：使用表面活性物质、能减轻肺创伤的特殊通气方法、手术闭合膈疝以及进行体外膜式氧合（ECMO）治疗。患儿的死亡率随着肺动脉高压和呼吸功能紊乱的严重程度不同而差异显著[133]。CDH的胎儿治疗目标是改善胎儿的肺发育和降低肺发育不良的发病率。

在羊模型中进行的子宫内膈疝修复可以逆转与CDH相关的肺实质发育不良和肺血管改变[17]。最初在人体进行的宫内胎儿治疗主要是行胎儿膈肌的开放性修补，其成功率十分有限[138-139]。然而，这些最初的治疗方法促进了胎儿手术技术的发展，并为微创治疗CDH铺平了道路。

早期的开放性手术经验发现，需要使用胎儿腹部补片以便腹腔内能容纳增加了的脏器容量。应用补片完成修复术能避免对腹内压及静脉导管血流的影响。这些开放性的手术也证明了，肝疝入部分下降会导致脐带血液循环障碍，胎儿的死亡率显著增加。同时行胎儿肋缘下切口和胸廓切开术可改善手术暴露，通过采用推和拉的操作技术有助于内脏下降，而使用人工补片则有利于膈肌重建[140]。其他得到的经验还包括：①打开子宫时使用吻合器有助于有效止血；②改善了关闭子宫的技术；③使用纤维蛋白胶以阻止羊水渗漏。然而，如何在术后适当控制子宫的张力仍然是一个大问题。由美国国立卫生研究院赞助的一项前瞻性临床试验报道，与标准的出生后治疗相比，对不存在肝疝入胸腔的CDH胎儿行宫内开放性胎儿手术并不能增加新生儿的存活率[141]。

经过上述努力后，人们开始探索一些微创的方法，关注的焦点在于气管闭塞术。胎儿肺每天能分泌超过100ml/kg的液体，经气管开口排入羊膜腔。在羊的胎儿模型中，气管闭塞限制了胎儿肺中液体的正常流出，使肺的静水压升高。这种压力的增加会将内脏推出胸腔，并促进发育不良的肺膨胀，从而改善肺的生长和发育[142-143]。胎儿可逆性的气管闭塞术[144-145]已经取代早期的宫内修复术用于治疗CDH。开始时通过开放性手术将一块气管海绵塞置入胎儿的气道，但其并不能可靠地阻塞气道[146]。后来，又通过精细的颈部解剖将金属止血夹放置在气管周围[146]。但不幸的是，这种早期的开放性气管闭塞术的存活率很低（15%），甚至低于采用标准的出生后治疗CDH的方法（38%）[147]。

随后，微创胎儿内镜手术放置血管夹的技术代替了开放性的手术。这一手术中，孕妇采用的是局部或神经阻滞麻醉，胎儿则采用肌内注射麻醉的方法。在不同的医学中心已经试用了多种封闭装置，包括套囊、塞子、瓣膜和球囊[148]。目前，主要采用的是经皮内镜下放置的气管内插管，在胎儿气管内置入一个可分离的小封闭球囊[149-150]。在最初的手术过程中，该球囊被留置到胎儿分娩时（参见EXIT过程的讨论），但最近多在胎儿分娩前通过第二次内镜手术将其放气并移除。移除球囊可改善Ⅱ型肺泡上皮细胞的功能，增加表面活性物质的产出，如果条件合适，胎儿可以经阴道分娩[148]。这些技术加上做好了胎儿出生后行切的手术修补的准备，已经降低了CDH相关并发症的发病率[142, 151]。

用超声确定胎儿的肺面积与头围的比值（LHR）以及肝疝入胸腔的情况（"肝上位"与"肝下位"对照）是判断CDH胎儿预后最可靠的指标[148, 152-153]。通过分析患有左侧CDH且肝疝入胸腔的胎儿出生后治疗的生存率发现，LHR ≤ 0.7的胎儿的生存率为0，LHR ≥ 1.4的胎儿的生存率为72.7%（表78-3）[154]。不幸的是，LHR随着孕龄的增加而呈指数性增长，在孕28周后该比率的意义已显著下降[155]。一个产前CDH注册小组发现，按孕龄校正LHR后得到的一个LHR观察值与期望值的比值（o/e LHR）[156]能与胎儿的生存率之间良好相关（图78-6）[157-159]。最近，采用MRI测量的胎儿肺容量（作为评估肺发育不良的一个指标）能与患有孤立的CDH胎儿的新生儿生存率相关良好[134, 160]。

一项前瞻性的随机对照研究（1999—2001年）评估了对CDH胎儿分别使用夹子与球囊进行内镜下气管闭塞产前治疗[161]。入选指标包括孕龄22～28周、肝疝入左侧胸腔和LHR<1.4。此实验被提前终

表 78-3　左侧先天性膈疝伴肝疝入胸腔的胎儿按胎儿 LHR 预估的出生后生存率

	出生后治疗		胎儿镜气管阻塞	
LHR（mm）	胎儿数（%）	存活数（%）	胎儿数（%）	存活数（%）
0.4 ~ 0.5	2	0	6	1（16.7）
0.6 ~ 0.7	6	0	13	8（61.5）
0.8 ~ 0.9	19	3（15.8）	9	7（77.8）
1.0 ~ 1.1	23	14（60.8）		
1.2 ~ 1.3	19	13（68.4）		
1.4 ~ 1.5	11	8（72.7）		
≥ 1.6	6	5（83.3）		
总数	86	43（50）	28	16（57.1）

Modified from Jani JC, Nicolaides KH, Gratacos E, et al: Fetal lung-to-head ratio in the prediction of survival in severe left-sided diaphragmatic hernia treated by fetal endoscopic tracheal occlusion (FETO), Am J Obstet Gynecol;195:1646-1650, 2006.
LHR，肺面积与头围的比值。
*LHR 测量值为 23 ~ 29 周孕龄的数值

止了，因为出生前治疗（n=11）与对照组（n=13）相比，没有发现生存率改善和 90 天发病率减少（生存率为 73% 比 77%）。此外，胎儿干预组 PPROM 与早产发生率更高，进行胎儿镜干预的胎儿 100% 出现 PPROM[161]。该研究中让 LHR 高达 1.4 的胎儿入组可能影响了对显著性差异的辨识，因为许多这样的胎儿出生后在三级医疗中心可以存活（见表 78-3）。

三个欧洲医学中心和胎儿镜气管闭塞术（FETO）专家组开始合作，进行有关高死亡风险的 CDH 重度病例（LHR<1.0、肝疝入单侧胸腔）的治疗[156, 162]。由于考虑到极早期放置气管球囊有致气管损伤的风险[163]，因而一般在妊娠 26 ~ 28 周放置气管球囊，并于胎儿出生前取出。210 例来自 2008 年 FETO 专家组的病例（孕龄平均为 27 周，LHR<1.0，主要为左侧 CDH）与既往传统的出生后治疗病例（1995—2004 年）进行对比。出生前可逆性的气管闭塞可显著改善存活率（47% 比 20%），分娩时孕龄的中位数为 35.3 周[162]。此外，平均手术时间很短（<10min），且超过 95% 的手术在第一次即成功。胎儿存活率的提高可能部分得益于选择偏倚及后期技术和新生儿护理水平的提高。

最近（2008—2010 年）的一个随机对照单中心研究将严重的 CDH 病例（LHR<1.0 伴有肝膈疝）随机分为在妊娠 26 ~ 30 周进行 FETO 治疗组（n=21）与标准的出生后治疗组（n=20）[164]。所有的治疗组胎儿在 38 周孕龄时都按计划通过 EXIT 过程进行分娩，并移除气管球囊。FETO 干预组的总体生存率明显高于出生后治疗组（52.6% 比 5.3%）。2009 年，一项多中心

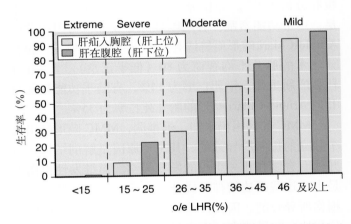

图 78-6　根据肺面积与头围比值的观察值与期望值的比值（o/e LHR）和肝的位置统计的胎儿生存率 *(Redrawn from Deprest JA, Nicolaides K, Gratacos E: Fetal surgery for congenital diaphragmatic hernia is back from never gone, Fetal Diagn Ther 29:6-17, 2011.)*

随机化的"气管闭塞以加速肺的发育"研究（TOTAL）开始接受病例注册（http://www.totaltrial.eu）[165]。该研究将出生后治疗同时与治疗中度肺发育不良的晚期（孕龄 30 ~ 32 周）FETO 干预和治疗严重肺发育不良的早期（孕龄 27 ~ 30 周）FETO 干预进行对比。研究采用了 o/e LHR 分级标准，且计划于孕龄 34 周时移除气管阻塞气囊，并按照一个专家共识方案标化出生后的治疗措施。但如果要将 FETO 应用于严重的 CDH 病例，仍需进一步研究其对远期治疗效果和神经发育的影响。

脊髓脊膜膨出

脊柱裂包括所有的神经管闭合不全畸形。脊髓脊膜膨出（MMC）是最常见的脊柱裂类型，可导致脑脊膜和脊髓经脊椎的发育障碍处膨出，其上一般覆有肌肉和皮肤。MMC 在妊娠 3～4 周发生，伴有胚胎期神经板发育不完全。在孕妇饮食里补充叶酸可使 MMC 发生率下降近 50%，但其效应存在平台期，并不能完全避免 MMC 的发生，其发生数仍占存活新生儿的约 1/3000[166-167]。采用甲胎蛋白测定和超声检查等改良的分娩前筛查方法能让孕妇及时终止妊娠。据估计，25%～40% 的 MMC 妊娠被终止。MMC 可导致终身疾患并致残，根据损伤程度不同，可出现运动和感觉异常、肠及膀胱功能紊乱、性功能紊乱、脑积水、Ⅱ 型小脑扁桃体下疝畸形（Arnold-Chiari 畸形）、脊髓束紧症和认知障碍[168-169]。如果在子宫内未得到矫正，则对脊髓缺陷的手术封闭必须在出生后几天内完成。大约 80% 的 MMC 胎儿因脑积水需要进行脑室 - 腹腔分流术[170]。即使分流术成功，中枢性肺通气不足、声带功能紊乱、吞咽困难等并发症也可因相关的 Arnold-Chiari 畸形而持续存在[169]。经历过脑室 - 腹腔分流术的胎儿平均智商为 80（低于正常）[171]。有脊柱裂的新生儿 5 年死亡率为 14%，有脑干功能紊乱与 Ⅱ 型 Arnold-Chiari 畸形的胎儿死亡率为 35%[166, 171]。

MMC 的病因仍未知。据推测，MMC 畸形是由两个独立的机制所导致的。其主要原因是解剖结构异常并伴有脊髓和相关组织的发育异常。而继发性损伤则是由于这些开放的神经成分暴露于羊水中以及直接的损伤所导致的。因此，与延迟至出生后再闭合损伤部位相比，如果能在子宫内封闭此缺陷并将神经组织与子宫内环境隔离，将有望改善胎儿的预后。

动物模型实验支持了上述假设，实验发现在子宫内进行胎儿缺陷封闭可改善新生儿的神经功能[172-174]。超声评估证实，在妊娠期，中枢及外周的神经损伤呈进展性[175-176]。与经阴道分娩或在产程发动后再行剖宫产相比，在产程发动前即行剖宫产的儿童 2 岁时的运动功能得到了改善[166, 177]。因此，对孕有 MMC 胎儿的孕妇，通常都在产程发动或胎膜破裂前行剖宫产，以期减轻对暴露的神经组织的额外损伤。

对 MMC 进行胎儿干预的原理是改善功能和生活质量[178]。MMC 的产前修复需进行开放性的胎儿手术，需进行孕妇的剖腹术及子宫切开术。麻醉医师在 MMC 修复术中的注意事项包括：广泛积极地参与术前孕妇的多学科评估和咨询；做好术中出血的准备；做好松弛子宫的麻醉方案；直接对胎儿进行镇痛及肌松治疗；术中进行胎儿评估，并做好胎儿复苏及紧急分娩的准备；术后孕妇镇痛以及术后子宫及胎儿监护[179]。开放性胎儿手术的术中注意事项将在稍后麻醉管理讨论与开放手术管理中详细介绍。

MMC 的子宫内手术通常在孕中期（妊娠 26 周前）进行。早期的人体研究发现，子宫内修复能逆转 Ⅱ 型 Arnold-Chiari 畸形中的后脑疝，并减少了 1 岁前婴儿对脑室 - 腹腔分流术的需求[180]。此外，1999 年对 10 例在妊娠 22～25 周进行子宫内 MMC 关闭的胎儿研究中发现，与按照损伤程度预计的功能障碍水平相比，9 例胎儿中 6 例的下肢功能得到了改善，1 例于妊娠 25 周早产死亡，并伴有呼吸功能不全[7]。近期一项前瞻性随机临床研究统计了美国三个医疗中心 2003—2010 年 183 例行开放性 MMC 子宫内修复术的风险效益和结局[181]，发现开放性胎儿修复术减少了患儿在 30 个月时需行脑室 - 腹腔分流术的比率，并改善了患儿的下肢运动功能。然而，出生前修复明显增加了孕妇及胎儿发生并发症的风险，如自发性的胎膜破裂、羊水过少、部分或完全性的子宫撕裂、早产伴呼吸窘迫综合征的风险（表 78-4）。每组都有 2 例胎儿在术中死亡。研究将在实验参与者 6～9 岁时对其进行重新评估，以确定产前修复的远期效果。

在该研究进行期间，美国一度终止了除 MMC 子宫内修复术临床研究以外的其他单位开展该类手术。该研究的良性结果促成了其他医学中心正在为该研究提供相应的病例。该研究结果不能推广应用于本研究入选标准以外的其他患者，而且只有在具备了适当人力和物力资源的医学中心才能考虑进行这类手术[182]。目前推荐这一手术只能在具备专门知识、有多学科合作治疗小组、具有为该类患者提供重症治疗所需的相应服务和设备的单位中进行，且需严格地筛选患者[183]。

在外科技术和设备取得进步、且动物模型研究证实内镜修复术具有显著的优势之前，产前 MMC 修复术仍需采用开放手术的方式进行。最近，欧洲的一项关于微创内镜下子宫内 MMC 修复术的研究结果显示，孕妇和胎儿并发症的发生率达到了惊人的高度[184]。19 例采用内镜修复的患者中，3 例胎儿术中死亡，另外 3 例因导致术中严重出血而终止了手术。而在完成了手术的患者中，与采用出生后治疗的配对对照组新生儿相比，采用微创治疗的新生儿的神经功能得到了改善。但采用微创治疗方法者的并发症发生率明显较高，该研究报告者的结论认为，在目前的临床条件下开展这一技术是不合适的，需要进一步加以改进[184]。

表 78-4　脊髓脊膜膨出研究患者的产科、胎儿及新生儿并发症

	产前（N=78）（%）	产后（N=80）（%）	P 值
母体结局			
绒毛膜羊膜分离	20（26）	0	<0.001
羊水过少	5（6）	0	0.03
肺水肿	16（21）	3（4）	0.001
胎盘早剥	5（6）	0	0.03
自发性胎膜破裂	36（46）	6（8）	<0.001
自然分娩	30（38）	11（14）	<0.001
分娩时输血	7（9）	1（1）	0.03
分娩时子宫切开部位变薄，局部或全部撕裂	27（36）	N/A	—
胎儿结局			
心动过缓	8（10）	0	0.003
平均出生时的胎龄（周）	34.1 ± 3.1	37.3 ± 1.1	<0.001
平均出生体重（g）	2383 ± 688	3039 ± 469	<0.001
呼吸窘迫综合征	16（21）	5（6）	0.008

Modified from Ferschl M, Ball R, Lee H, et al: Anesthesia for in utero repair of myelomeningocele, Anesthesiology 118:1211-1223, 2013.
* 表中列出了脊髓脊膜膨出研究[182]中出生前修复组与出生后修复组相应的孕产妇与胎儿以及胎儿与新生儿的并发症发生率，并相应地标注了统计学差异。虽然研究还比较了其他并发症的发生率，但表中仅列出了两组间有统计学差异的数据。括号中标注的是每一实验组并发症的发生率

骶尾部畸胎瘤

骶尾部畸胎瘤（SCT）的发病率为 1/40 000～1/27 000[185-186]。畸胎瘤通常在妊娠中期由超声诊断，其生长很迅速（每周 >150cm³），有一些将达到 1000cm³ 或更大[187]。较大的肿瘤就相当于一个大的动静脉短路，其血管阻力低，可导致出现高心排血量性心力衰竭。不同文献中报道的胎儿围生期病死率不同，波动范围为 16%～63%[186]。患有较大 SCT 的胎儿可出现胎盘增大、羊水过多和胎儿水肿，宫内死亡的风险较高。此外，患有 SCT 的胎儿还具有分娩期难产、肿瘤破裂出血及尿路梗阻的风险，经常需行剖宫产。

肿瘤按照 Altman 分级标准，由骨盆外或骨盆内肿瘤体积的大小决定分级[188]。Ⅰ 期肿瘤完全在骨盆外，骶骨前没有肿瘤，因此适于进行胎儿干预。相反，Ⅳ 期肿瘤完全位于骨盆和腹部内，不适于进行胎儿切除[187]。胎儿 MRI 可帮助进行肿瘤分期并对肿瘤进行定位[189]。妊娠 30 周前诊断出 SCT 的胎儿或肿瘤生长迅速的胎儿预后不良，但子宫内治疗可能有益。子宫内治疗可采用射频消融术、热凝固术或囊肿

引流术，但其有效性仍未知[10, 185-186]。已有子宫内成功切除 SCT 的报道（彩图 78-7），但这类手术的时机及操作标准仍未明确[10, 187, 190]。胎儿畸胎瘤切除术的出血风险很高；因此，术中在胎儿手、腿或脐带静脉放置静脉导管对于为胎儿及时输血、输液或紧急使用复苏药物是十分重要的。

在一些病例中，胎儿 SCT 会导致孕妇镜像综合征，即孕妇的生理功能会仿效水肿胎儿的异常循环生理表现[191]。孕妇出现高血压，并伴有因外周和肺水肿所致的高血流动力学状态。孕妇镜像综合征不会随着胎儿病理生理的纠正而立刻得到缓解，并可引发孕妇出现致死性的并发症[191]。

先天性肺部损伤

先天性肺气道畸形（CPAM）也被称为先天性囊性腺瘤样畸形，它是一种通常局限于某一肺叶、由囊性和实性成分组成的良性无功能性肿瘤[192-193]。这些胎儿损伤约占妊娠的 1/25 000[194]。其他可能需要进行鉴别的肺畸形包括支气管肺隔离、先天性肺气肿和

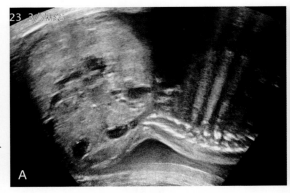
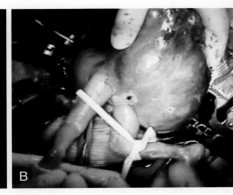

彩图 78-7　A. 骶尾部畸胎瘤（SCT）胎儿的超声成像。注意肿瘤的骶尾部起源。B. SCT 胎儿正在行子宫内切除术。注意在静脉导管插入大隐静脉前，止血带应短暂放置于左腿上 *(Courtesy Dr. Anita Moon-Grady, Department of Pediatrics, University of California, San Francisco, Calif.)*

外周性细支气管闭锁[195]。按囊肿的大小、上皮层的特点、囊壁的厚度以及是否存在黏液细胞、软骨及骨骼肌等，可将 CPAM 分为 5 个亚型[196-197]。产前超声检查可将损伤分为巨大囊肿（囊肿直径 >5mm）及微小囊肿（囊肿直径 <5mm），其中微小囊肿更偏实质性或回声信号更强。胎儿的预后主要取决于 CPAM 的大小及生长特征，而不是肿瘤的类型[198]。为了使肿瘤体积与胎儿大小的比例标准化，一般将超声测量的肿瘤体积与胎儿头围的比值（CVR）作为评估胎儿水肿及出生后结局的预测指标[199-200]。CVR 由公式（瘤体的长度 × 宽度 × 高度 ×0.52）（cm³）计算的椭圆球状瘤体的体积除以胎儿头围（cm）计算所得。对 71 例胎儿的回顾性分析发现，CVR 小于 0.56 的胎儿不会出现出生后不良后果（阴性预测值为 100%），而将 CVR 大于 0.56 时，出生后不良后果的阳性强测值为 33%[199]。此外，CVR 大于 1.6 的胎儿发生水肿的风险较高[193, 199-200]。最近对 24 名 CVR 大于 1.6 的胎儿进行的回顾性分析发现，出现超声心动图异常并伴有胎儿水肿是一个提示胎儿死亡率增高的明确的预测指标，这类胎儿需要进行胎儿干预[201]。

一些病变的后续影响轻微，而另一些则生长很迅速。通常来说，小的病变在妊娠末 3 周会减小，可在产后进行手术切除或者仅保守治疗，不进行手术干预[202]。大的病变会压迫大血管，造成肺发育不良，从而导致心脏受压及纵隔移位，常导致胎儿水肿（继发于心脏病变）。伴有水肿的 CPAM 肿瘤胎儿在不进行干预的条件下，生存率低于 5%[203]。大的囊性病变可通过放置囊肿与羊膜腔的分流导管而在子宫内进行减压（图 78-8）。在超声引导下给胎儿肌内注射镇痛药及肌松剂可减少胎儿的应激反应，并可在操作的关键阶段防止胎儿移动。分流管的放置可抑制或逆转水肿的生成，此举可将瘤体切除术推迟至出生后进行[204]。对 24 例伴有严重纵隔移位的无水肿胎儿的回顾性分析发现，在妊娠 27 周采用胸腔羊膜腔分流术治疗的胎儿出生后生存率为 87.5%，

而另 50 名采用胸腔穿刺引流或胸腔羊膜腔分流的胎儿出生后生存率为 66%[205-206]。在一些 CPAM 病变中，由于囊肿间不存在交通性连接、分流障碍或分流导管移位，因而分流术无效。此外，放置分流导管可导致胎儿出血或绒毛膜羊膜炎[207]。放置胸腔羊膜腔分流管也已成功地用于因乳糜胸造成的胎儿严重先天性胸腔积液的减压，该病变也可造成胎儿水肿、肺压缩、胎儿及新生儿死亡[208]。

一些不适于分流的胎儿可进行开放性的肺叶切除（彩图 78-9）。与开放性的 SCT 切除相似，存在胎儿明显出血及需要行子宫内复苏的风险。伴有水肿的 CPAM 病变开放性切除胎儿，出生后 30 天的生存率为 50%，肿瘤切除后肺可以代偿性地生长，水肿也可得到解决[209]。孕妇用倍他米松治疗也可改善胎儿水肿，从而改善一些 CPAM 胎儿的预后[210]。对 24 例主要患有微小囊性 CPAM 并伴有水肿的胎儿的回顾性分析表明，与开放性胎儿手术治疗相比，类固醇治疗可提高胎儿的生存率。

在某些情况下，对于存在持续纵隔移位的胎儿，已有成功采用 EXIT 程序在分娩前行胸腔切开、肿瘤切除并确保气道的方法[211]。9 例存在巨大肺部肿瘤（CVR 为 1.9 ~ 3.6）的胎儿，采用 EXIT- 肿瘤切除的流程后，所有手术都取得了成功，没有出现明显的手术并发症[211]。

术前评估与咨询

对于经历孕妇 - 胎儿手术的孕妇，术中管理的注意事项类似于妊娠期的非产科手术（参见第 77 章）。在制订改善胎儿预后的治疗方案时，孕妇的安全是需要优先考虑的问题。多学科综合小组的所有成员应积极参与孕妇咨询、患者评估、围术期计划的制订。为使胎儿治疗计划达到最优化，常需要多学科综合小组成员的有效沟通，包括外科医师、超声医师、孕产妇

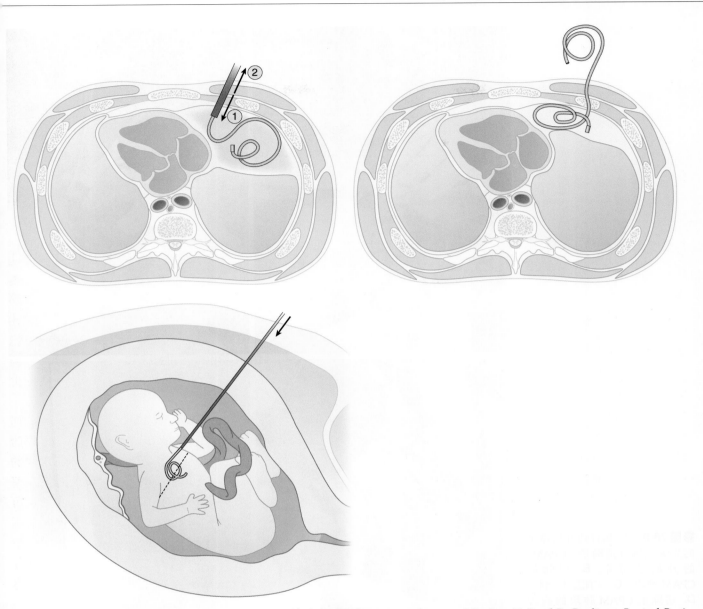

图 78-8 胸腔分流管的置入（左上及右上图）及释放（左下图）*(Redrawn from van Mieghem T, Baud D, Devlieger R, et al:Begin equation minimally invasive fetal therapy, Best Pract Res Clin Obstet Gynaecol 26:711-725, 2012.)*

胎儿医学医师、麻醉医师、护士、遗传咨询师和社会工作者。定期安排多学科会诊有助于确保围术期治疗计划的完善，以及在操作过程中及时获得所需的设备和人员，尽量使孕妇和胎儿都能获得最佳的治疗结果。术前进行孕妇评估时，麻醉医师的参与至关重要，有助于判断在考虑胎儿可能受益的情况下，孕妇的风险是否在可接受的范围内。在制订围术期计划和风险评估时，需要掌握有关妊娠生理变化及其对麻醉管理的影响等相关知识（详见第 77 章）。除了要详细了解妊娠过程对孕妇健康的影响外，也应掌握影像学检查的相关信息，以指导制订手术计划和帮助决定胎儿的用药剂量。

在为孕妇提供相关手术的风险和收益咨询时，应

确保内容完整而无偏差，并能向孕妇转达相关治疗的最新结果及并发症的发生情况。对于非紧急手术，咨询过程通常耗费时日。治疗团队必须向孕妇传达其胎儿特殊病情的自然病程、诊断的局限性以及是否发现其他反常情况[212]。讨论的重点应在于所推荐的治疗方法对孕妇本人、本次妊娠、胎儿、出生后治疗和今后妊娠方面的影响，以及相关治疗的中远期预后方面的所有资料和备选方案等[6]。类似的讨论也应包括替代治疗方面的意见，如不进行干预以及在适当情况下终止妊娠的可能性等。为了保证咨询意见的统一，所有咨询医师都应提供其本专业相关的内容咨询，但应了解胎儿病程和所推荐的治疗措施的总体风险及收益。应按照循证的要求区分不同的干预措施，并了解

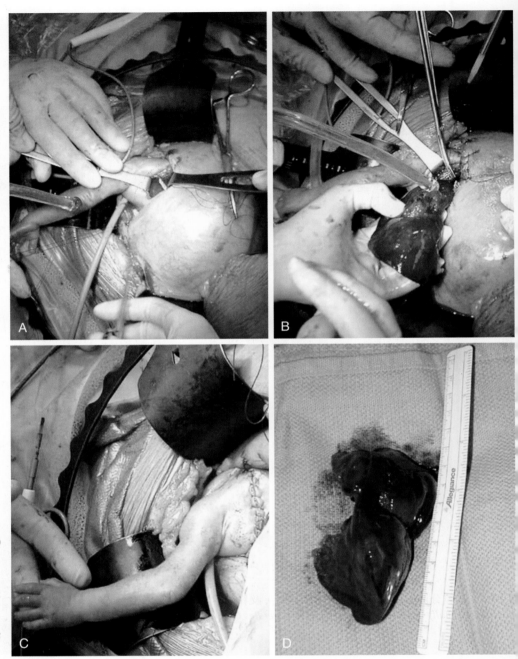

彩图 78-9 A. 胸骨切开后显示的先天性肺气道畸形（CPAM）的开放性切除。B. 切除的CPAM肿块。C. 关闭胎儿胸腔。D. 切除的CPAM肿块的病理标本 *(Courtesy Dr. Anita Moon-Grady, University of California, San Francisco Fetal Treatment Center, San Francisco, Calif.)*

哪些方法是创新性的或实验性的。孕妇应被告知分娩的计划时机和方法、对再次怀孕的影响，以及如果计划采用剖宫产，其造成本次妊娠和再次妊娠时子宫破裂和需采用剖宫产的风险等。胎儿开放手术似乎并不影响生育能力，但产前子宫破裂或裂开的风险是显著的，其发生率相当于甚至高于既往采用传统切口行剖宫产的再次妊娠孕妇[213]。

在某些情况下，可能需要咨询姑息性治疗医师、神职人员或伦理学家。此外，在咨询时应该详细列出事件的顺序，这样可以保证回答所有的问题。在大多数情况下，咨询过程中有孕妇伴侣或其他支持者参与

是非常重要的，这样可确保他们对治疗决策的合理性有一个更好的理解。然而，孕妇本人的意愿在妊娠过程中具有最高优先权。针对小儿外科疾病的全面咨询可减轻父母的焦虑[11, 214]。大多数母亲更愿意接受以富有同情心的方式提供的明确且实事求是的信息，而无论这些信息是多么可怕，并且希望能保留期待可能的最佳结果的权利[215]。如果胎儿的胎龄已达到可存活期，还需额外提供有关一旦出现与所计划的治疗无关的意外胎儿宫内窘迫事件，孕妇希望进行紧急分娩和新生儿复苏方面的咨询。最后，在孕妇有足够的时间仔细考虑所有相关信息并签署知情同意书之前，不应

进行胎儿治疗操作。

术中管理与注意事项

　　与大多数妊娠期间进行的手术中胎儿只是一个"旁观者"（如孕妇阑尾切除术）不同，胎儿手术要涉及两个患者。因此，除了要考虑妊娠期间的麻醉管理对孕妇的影响外，还有必要了解手术和麻醉管理对胎儿生理的影响，以及胎儿镇痛与麻醉方法、胎儿监测、术中麻醉管理及术后护理对孕妇和胎儿双方面的影响。

胎儿生理与监测

　　在胎儿手术中，操作和药物干预可以直接影响胎儿的生理，或通过改变子宫胎盘或胎儿胎盘的循环和气体交换产生间接影响。适当的监控有利于早期进行干预。麻醉技术的改变、孕妇血流动力学的调节和早期开始进行子宫内胎儿复苏可降低术中胎儿出现缺氧、血流动力学紊乱或死亡的风险。除了要了解孕妇和胎儿用药对生理功能的影响外，详细掌握胎儿心血管、神经学和胎盘生理学方面的相关知识是能为胎儿提供最佳治疗的基础。子宫胎盘和胎儿胎盘生理学，包括子宫灌注、胎盘气体交换、药物转运等，详见第77章。第77章还讨论了孕妇体位、孕妇神经阻滞麻醉和子宫胎盘单位全身麻醉的管理。

　　胎儿心排血量主要取决于心率[216]。胎儿心肌的顺应性不如成人，前负荷的变化对心排血量的影响有限[217]。充满了液体的肺也限制了心室的充盈以及前负荷增加对心排血量的影响[218]。正常胎儿心排血量（左、右心室排出量的总和）在整个妊娠期波动在425～550ml/（min·kg）范围内[216]。

　　妊娠期间胎儿血容量逐渐增加，大约2/3的胎儿-胎盘血容量都留存在胎盘中[219]。在妊娠中期，按胎儿体重计算的胎儿血容量为120～160ml/kg[220]。妊娠后期，以孕龄（GA）计算胎儿血流量的公式为：估计的胎儿血容量（ml）= $11.2 \times GA - 209.4$[221]。正常妊娠中，胎儿Hb平均值从妊娠17周的11 g/dl线性增加到妊娠40周的15 g/dl，标准差为 ±1g/dl[222]。

　　胎儿肺上皮细胞每天产生超过100ml/kg的液体，这些液体充满肺部并促进肺的生长和发育。多余的肺液从气管内排出，被胎儿吞咽或流入羊水中。尽管胎儿肝功能仍不成熟，但其凝血因子却可以独立合成，并不依赖母系循环且不通过胎盘。这些因子的血清浓度随着孕龄的增加而升高（见表78-5）[223]，但与成人相反的是，胎儿在整个孕期中组织损伤引起的血块形成能力是下降的。

　　在开放性胎儿手术中，对胎儿或脐带的操作会影响胎儿的心排血量、胎儿血液循环的局部分布或脐带中的血流量。在开放手术中，对脐带、下腔静脉和纵隔的直接压迫会严重影响胎儿循环。在微创手术中，胎儿心率（FHR）监测也很重要。在IUT中，胎儿的意外移动可能造成输液针对胎盘血管的损伤，而采用激光治疗TTTS可能会损伤胎盘表面对胎儿血流量至关重要的血管。在分娩过程中，通常使用多普勒超声或胎儿头皮电极监测FHR以评估胎儿的状况。然而，在胎儿手术中评估胎儿状态的主要方法是使用超声心动图、脉搏氧饱和度仪和超声监测脐动脉血流。在EXIT术中暴露出胎头后，已有作者成功地采用置入胎头电极的方法监测FHR[224]。对于采用氧饱和度仪或FHR监测脐带-胎儿血流的下降是否更敏感，目前仍不清楚。一项采用羊胎模型压迫脐带的研究发现，在出现心动过缓前，脉搏氧饱和度仪即探测到了血红蛋白氧饱和度的下降[225]。但在分娩过程中，FHR减速

表 78-5　胎儿和足月新生儿的凝血功能筛查

检查*	孕周			
	19～23	24～29	30～38	新生儿
PT (s)	32.5 (19～45)	32.2 (19～44)	22.6 (16～30)	16.7 (12～24)
PT (INR)	6.4 (1.7～11.1)	6.2 (2.1～10.6)	3.0 (1.5～5.0)	1.7 (0.9～2.7)
aPTT (s)	169 (83～250)	154.0 (87～210)	104.8 (76～128)	44.3 (35～52)
TCT (s)	34.2 (24～44)	26.2 (24～28)	21.4 (17～23)	20.4 (15～25)

Modified from Reverdiau-Moalic P, Delahousse B, Body G, et al: Evolution of blood coagulation activators and inhibitors in the healthy human fetus, Blood 88:900-906, 1996.
aPTT，部分活化凝血酶原时间；INR，国际标准化比值；PT，凝血酶原时间；s，秒；TCT，凝血酶凝血时间。
* 凝血功能监测的正常值由脐带取血确定。数值以均值表示，括号内为包含 95% 研究对象的上下限

反应却出现在采用脉搏氧饱和度仪探测到氧饱和度下降之前[226]。

术中超声监测能显示 FHR、心肌收缩力和心脏充盈情况，同时，多普勒超声可用于评估脐带血流。脐动脉舒张期血流中断和出现逆向血流都与围生期的发病率和死亡率增加有关[227]。在许多情况下，采用超声评估胎儿的状态只能间断进行。这是因为术中可能反复需要超声引导下操作，或在某些情况下，超声探头的放置可能会干扰手术操作。

在胎儿手术中，一旦出现长时间的心动过缓、氧饱和度下降或脐动脉血流动力学的明显改变，即需迅速采取措施增加子宫灌注、确保子宫 - 胎盘连接的完整性并释放对脐带或胎盘的任何压迫。有些情况下，如果先前已判断胎儿处于可存活的孕龄，则可能需要进行胎儿子宫外复苏。

在子宫内，胎儿无法自我调节体温[228]，其温度取决于母体的体温。全麻诱导、手术暴露和子宫切开术可明显降低胎儿体温。胎羊的研究表明，在子宫里胎儿无法通过产热机制产热[228]，胎温降低会导致宫内心动过速和高血压。相反，人体研究发现，低温与胎儿心动过缓相关[229]。因此，在微创手术中监测体温并采用主动式加温装置维持孕妇的体温可能会改善胎儿的状况；在开放性胎儿手术中，采用加温的液体进行子宫内灌流并监测孕妇的中心体温和羊水温度也很重要。

胎儿麻醉和镇痛

对胎儿是否能感知疼痛仍然存在争议。胎儿早在妊娠 18 周就表现出对伤害性刺激的垂体 - 肾上腺、交感和循环应激反应[230-231]。虽然对胎儿的有创操作会诱发应激反应[30, 232]，但这种反应是在脊髓、脑干和（或）基底节水平介导的，并不像清醒状态下对疼痛的感知那样需要皮质的参与[233]。早产新生儿使用阿片类药物能够减弱对手术的主要应激反应（包括血浆肾上腺素、去甲肾上腺素、胰高血糖素、醛固酮、皮质酮、葡萄糖和乳酸盐的变化）[234]。适当的麻醉和镇痛能够减轻有害影响并改善结果[232]。继发于胎儿有创操作的应激反应能够被阿片类药物抑制[30]，但血浆应激激素的水平未必是镇痛适当的证据[233]。

在 6 ~ 10 周孕龄时，人体皮肤开始出现压力、温度和振动感觉神经末梢的发育[235]。外周伤害性感觉神经末梢的发育可能出现在 10 ~ 17 周孕龄。伤害性刺激沿着传入神经纤维的反射弧与脊髓中间神经元发生突触连接，继而与运动神经元进行突触连接。胎儿

自 19 周孕龄起即可对伤害性刺激出现逃避反射，而无须大脑皮质的传入信号[236]。

疼痛的感知不仅需要外周至初级感觉皮质神经通路保持完整，而且需要更高级的皮质结构参与[236]。丘脑皮质环路的组织学研究表明，在 24 ~ 26 周孕龄时丘脑痛觉纤维可能已到达躯体感觉皮质[236]。丘脑神经在妊娠 20 ~ 22 周时投射到视觉垫板[237]，在 23 ~ 27 周到达视觉皮质[238]，在 26 ~ 28 周到达听觉皮质板[239]。然而，胎儿在妊娠 24 周前可能不会体验到疼痛，因为这时皮质需要进一步生长和发育才能建立与其他中枢神经系统（CNS）结构的广泛神经网络通路。

上述时间表得到了脑电图（EEG）研究的支持，研究证实皮质活动大幅增加。在妊娠 24 周时，胎儿只有 2% 的时间会出现皮质活动，在妊娠 34 周时皮质活动时间达到 80%，EEG 的模式也变得更有特征性[241]。

未经处理的胎儿应激的长期影响以及胎儿疼痛感知的时间变化仍然未知。鉴于这种不确定性，加上超过 30 年的对新生儿和胎儿进行有创操作的麻醉安全管理经验[242-244]，要求在胎儿手术中给予镇痛[245]。麻醉的目标包括预防胎动、抑制循环应激反应、适当缓解疼痛，甚至可能使胎儿失忆。

阿片类镇痛药可以通过母体给药转运至胎儿，或在超声引导下胎儿直接肌内注射或经脐带静脉给药。对于大多数可能会导致胎儿伤害性刺激的有创操作，可在操作前即刻给胎儿肌内注射芬太尼 10 ~ 20μg/kg（或等效剂量的其他阿片类药物）进行镇痛[30, 179, 244]。可在超声引导下经皮穿刺给药，也可在子宫切开后直视下给药。某些医师在使用阿片类药物的同时预防性地肌内注射阿托品 20μg/kg 以减少胎儿心动过缓的风险[246-247]。胎动可以通过超声引导下肌内注射或脐带静脉内给予肌松剂来预防[179, 243-244, 246]。已经使用过的药物包括泮库溴铵或维库溴铵，剂量为 0.3mg/kg 肌内注射或 0.1 ~ 0.25mg/kg 静脉注射。胎儿肌松作用的起效时间随药物种类和剂量的不同而异，但通常为 2 ~ 5min，持续时间 1 ~ 2h[248]。在很多情况下，阿片类药物、抗胆碱能药物和肌松剂常混合后单次注射。在只涉及脐带或胎盘的胎儿镜手术中，母体静脉使用瑞芬太尼经胎盘转运至胎儿即可发挥适当的胎儿制动作用[244, 249]。

对于开放性胎儿手术，可以通过母体吸入全身麻醉药并经胎盘转移提供胎儿麻醉。这些麻醉药物容易通过胎盘转移，胎儿体内药物浓度和胎儿与母体的比值（F/M）主要取决于母体吸入的麻醉药浓度和给药的持续时间。在对人体剖宫产时麻醉药物浓度的研究（全身麻醉时间约 10min）中发现，异氟烷和氟烷的 F/M 都约为 0.7[250]。尽管地氟醚和七氟醚的胎盘转移可

能是相似的，但已发表的文献中仍缺少有关人体 F/M 方面的资料。另外，N₂O 给药 3min 后 F/M 就可达到 0.83[251]。

高浓度挥发性麻醉药可抑制胎儿心肌，增加胎儿酸中毒风险[252]。在动物模型中，已证实常用于松弛子宫的挥发性麻醉药浓度 [>2 倍最低肺泡有效浓度（MAC）] 可显著减少母体心排血量，导致子宫灌注量下降达 30%[253]。动物模型中母体使用氟烷后胎盘及胎儿血管阻力均增加，导致胎儿心脏后负荷增加[254]。对开放性胎儿手术和 EXIT 操作的超声心动图资料的回顾性分析发现，使用高浓度的地氟烷可导致胎儿出现中度至重度心功能不全[255]。此外，有病例报道，暴露于高浓度七氟烷的成人和胎儿 EEG 上均可能出现癫痫样电活动和广泛的强直痉挛性发作[256]。因此，尽管已经成功使用了多年，且使用高浓度的挥发性麻醉药有利于松弛母体的子宫，但对胎儿来说，它可能并不是一种理想的麻醉药。瑞芬太尼的胎盘转移作用明显，可预防 TTTS 激光光凝治疗中胎儿的胎动[249, 257]。有些人倾向于在开放性胎儿手术和 EXIT 操作中给母体加用瑞芬太尼和硝酸甘油，以减少挥发性麻醉药的用量[246, 249]。目前尚无证据表明，与其他麻醉方法相比，有任何一种麻醉方法能够改善胎儿或母体的结局。

麻醉药会影响新生儿的大脑发育，并引起组织学变化以及学习和记忆障碍[258-261]。然而，麻醉药是否会对新生儿或胎儿大脑功能造成长期的特定影响，目前尚无定论。2007 年，美国食品药品监督管理局咨询委员会得出结论：依据现有的数据，尚无须改变临床麻醉方法[260, 262]。目前尚不清楚丙泊酚对神经发育的影响是否比挥发性麻醉药更广泛[261]。在没有新的对胎儿神经认知功能影响的研究结论之前，开放性胎儿手术和 EXIT 操作中使用挥发性麻醉药对母体和胎儿进行麻醉的方法可能还要继续下去。另外，无论是在子宫内或产后暴露于麻醉药，其对神经认知功能的影响仍属未知。

微创手术的管理

在妊娠期非产科手术中需要考虑的问题（见第 77 章）在胎儿手术中同样需要遵循。对于大多数 FIGS-IT 操作（见表 78-1），在麻醉监护下采用局部浸润麻醉进入腹腔可满足孕妇对舒适度的要求。可以使用其他阿片类、苯二氮䓬类或其他麻醉药对孕妇进行镇痛和抗焦虑治疗，需滴定给药以避免出现深度镇静，以及与之相应的胃内容物误吸和妊娠期呼吸功能障碍的风险增加。此外，使用的辅助麻醉药物可能通过胎盘

转移，降低胎动的风险[249, 263]。局部浸润麻醉可用于胎儿镜手术，该类手术中最常使用的胎儿镜穿刺器的直径仅为 1~5mm[264]。在特定情况下，椎管内麻醉可能是胎儿镜检时较好的方法，但应根据患者的个体情况做好与团队其他成员的交流，以确定最佳的技术方法。当需要采用多点穿刺、孕妇需要制动、必须使用小切口剖腹操作或在操作中需要患者足够舒适或适当配合时，椎管内麻醉可能有利[95, 119]。除非胎盘位置和胎位特殊导致操作难度增加，或需要术中外置子宫，经皮手术操作通常很少需要使用全身麻醉。

虽然应按照术中需求进行母体静脉输液管理，但胎儿镜手术中应避免在羊膜腔内使用大量加压的晶体子宫灌流液，以免出现母体肺水肿[265]。

在 IUT、脐带血取样或放置胸腔分流管的操作中，胎动可引起穿刺针或导管的移位，导致损伤、出血或脐带循环障碍。在对胎儿镜手术的一项研究中，与孕妇使用地西泮相比，输注瑞芬太尼 [0.1μg/(kg·min)] 能够减少胎动并改善手术操作条件[249]。尽管母体使用阿片类和苯二氮䓬类药物可减少胎动[117]，但并不能保证在涉及胎儿的操作中胎儿仍能不动。正如前文中有关胎儿镇痛和麻醉中的叙述一样，胎儿直接肌内注射或经脐静脉给予肌松剂可以安全地保证胎儿不动。对于对胎儿存在潜在伤害性刺激的有创操作，例如放置分流导管或心脏间隔成形术，应肌内注射或静脉给予阿片类药物[30, 243]。全身麻醉时，挥发性麻醉药通过胎盘转移可提供胎儿麻醉，并防止胎动，但也可辅助使用阿片类药物进行胎儿镇痛。

应将按体重计算的阿托品 20μg/kg 和肾上腺素 10μg/kg 抽于单独做好标记的注射器中，以备在胎儿出现紧急情况时，外科医师能马上用药。在开始手术操作前，即应将上述药物按无菌原则在手术区域内备好，并仔细做好标记，确保剂量无误。当紧急情况发生时，外科医师可以根据其紧迫性选择不同的给药途径，包括肌内注射、静脉注射或心脏内给药。如果胎儿已发育至可以在子宫外存活的阶段，则麻醉医师还应做好紧急施行全身麻醉的准备，一旦胎儿经过子宫内复苏的努力后心动过缓仍持续存在，则产科医师应做好施行紧急剖宫产的准备。

开放性胎儿手术的管理

尽管大多数妇女接受剖宫产时都采用椎管内麻醉，但对于需要行子宫切开术的胎儿手术，仍首选全身麻醉。与微创胎儿手术不同的是，开放性胎儿手术需要较深程度的子宫松弛，除间歇性超声检查外，往

往需要额外的胎儿监护，这会对胎儿造成更多的刺激，干扰胎儿的血流动力学，并有造成胎儿损伤的风险；有时还需直接对胎儿用药。麻醉医师和其他团队成员应做好孕妇和胎儿失血、孕妇和胎儿复苏甚至紧急分娩的准备。孕妇和胎儿麻醉以及松弛子宫通常选用挥发性麻醉药，所需浓度可能超过 2MAC[266]。有关开放性胎儿手术的围术期注意事项详见框 78-2。

正如前文中有关胎儿麻醉与镇痛一节中所详细讨论的那样，手术医师应能随时取用按 kg 体重计算的单次剂量的镇痛药和肌松剂。另外，复苏用药（阿托品 20μg/kg，肾上腺素 10μg/kg，晶体液 10ml/kg）也应在术前做好准备，已备术中当胎儿出现血流动力学障碍时能紧急取用。应备好给孕妇输血所用的经交叉配型的血液。对于胎儿出血风险高的手术，应备好供胎儿紧急输注的血液（即 O 型阴性、巨细胞病毒阴性、经放射辐照、去除白细胞、与母体做过交叉配型）。

为尽量降低胃内容物误吸的风险，应采取药物或技术性的预防措施。孕妇术前应使用子宫安胎药（即吲哚美辛）。术前应放置硬膜外导管用于术后镇痛。应

评估胎儿的基础 FHR 和超声心动图，并于麻醉诱导前及麻醉用药的早期间断使用超声评估脐带血流的特性，以评估母体体位变化、麻醉药物的使用以及母体血流动力学的任何变化对胎儿的影响。采用与妊娠非产科手术相似的技术，将孕妇置于子宫左侧位后，以快诱导顺序行全身麻醉诱导（参见第 77 章）。

在孕妇全身麻醉诱导后、切皮前，使用传统浓度的麻醉药（约 1MAC）；控制性通气以保持血二氧化碳浓度正常（呼气末二氧化碳水平为 30～32mmHg）；超声重新评估胎儿的胎位、朝向和胎盘的位置。如果计划使用硝酸甘油进行保胎治疗，则需为孕妇放置动脉测压导管。如果不放置动脉导管，则应将孕妇的一条手臂置于可随时接近的位置，以备术中意外情况下需要建立有创动脉压监测（如产妇血流动力学不稳定时）。还需建立第二条大口径的静脉通路，以备术中意外大量出血。但术中应尽量减少孕妇的输液量，以降低在胎儿手术中使用硫酸镁或大剂量硝酸甘油时孕妇发生肺水肿的风险[267]。有些胎儿手术团队对术中输液量有更严格的限制（<500ml），但没有临床研究证

框 78-2　开放性胎儿手术围术期注意事项

术前
- 完成孕妇的病史和体格检查
- 完整的胎儿检查以排除其他异常
- 影像检查以确定胎儿病变和胎盘的位置
- 由多学科团队和术前咨询小组会诊孕妇
- 放置腰段硬膜外导管，使用前需给予试验剂量
- 预防性术前用药：非颗粒状的制酸剂（预防误吸），直肠吲哚美辛（安胎）
- 血型鉴定和血制品的交叉配型，以备母体或胎儿需要输血；胎儿用血应为 O 型阴性、去除白细胞、经放射辐照、巨细胞病毒阴性，并与母体血做交叉配型
- 预估胎儿体重以确定按体重计算的用药剂量
- 放置下肢连续压迫装置预防血栓形成

术中
- 左侧子宫卧位和标准监测
- 在诱导前预充氧 3min
- 快速顺序诱导插管
- 保持母体 FiO₂ 大于 50% 和呼气末二氧化碳 28～30mmHg
- 超声测定胎儿、胎盘位置
- 放置导尿管；建立第二条大口径的静脉输液通路，放置或不放置动脉测压导管
- 打开身上型和（或）身下型加温装置以维持母体体温正常
- 预防性使用抗生素
- 按无菌操作要求将复苏药物和液体交给洗手护士

- 切皮后，开始使用高浓度的挥发性麻醉药（2～3MAC）或其他松弛子宫的药物（即静脉使用硝酸甘油）
- 静脉使用去氧肾上腺素、麻黄碱和（或）格隆溴铵维持血压，目标是维持合适的心率以及保持动脉血压波动在诱导前水平的 10% 以内
- 如果子宫张力仍然较高，考虑加大挥发性麻醉药剂量或加用硝酸甘油
- 如果需要，放置胎儿监测装置（如胎儿脉搏血氧饱和度仪、宫内温度探头）
- 子宫切开后，胎儿肌内注射阿片类药物和肌松剂；也可与阿片类药物一起使用抗胆碱能药物
- 如果预计胎儿有大出血的风险，应建立胎儿静脉通路
- 按需以加温盐水灌洗胎儿
- 晶体液的用量应限制在 2L 以内，以免母体出现肺水肿；可考虑使用胶体液
- 一旦开始关闭子宫，静脉使用负荷剂量的硫酸镁
- 一旦负荷剂量的硫酸镁用完，停用挥发性麻醉药和（或）硝酸甘油
- 按需使用丙泊酚、氧化亚氮、阿片类药物
- 开始进行术后硬膜外镇痛操作
- 因为使用了硫酸镁，需仔细监测神经肌肉阻滞作用
- 患者完全清醒后拔除气管导管

术后早期注意事项
- 继续保胎治疗
- 患者自控硬膜外镇痛
- 监测子宫收缩和胎儿心率
- 继续胎儿监测评估

Modified from Ferschl M, Ball R, Lee H, et al: Anesthesia for in utero repair of myelomeningocele, Anesthesiology 118:1211-1223, 2013.
FiO₂，吸入氧分数；MAC，最低肺泡有效浓度。
* 本总结可能需要根据开放性胎儿手术的类型和患者的并发症进行调整

明严格限制静脉输液量是有益的[267]。

孕妇血流动力学管理的典型目标是维持动脉收缩压波动在基础值的 10% 范围内，平均动脉压大于 65mmHg。可使用去氧肾上腺素治疗母体低血压，其对胎儿的酸碱平衡状态影响很小[268]。单次注射麻黄碱或格隆溴铵有助于母体维持心率和心排血量[269]。当挥发性麻醉药浓度适当时，母体通常不需要使用非去极化肌松药，但也可用于改善操作条件。如果使用了非去极化肌松药，则应仔细监测神经肌肉功能，并于拔管前使用适当的肌松拮抗药，尤其是在同时使用硫酸镁的情况下，因其会显著增强神经肌肉阻滞作用（参见第 53 章）。

皮肤切开之前增加挥发性麻醉药的浓度，子宫切开前进一步增加挥发性麻醉药的呼气末浓度（≥ 2MAC），以使子宫完全松弛。如果通过观察宫缩或触诊发现子宫松弛不够，增加挥发性麻醉药吸入浓度（达 3MAC）或静脉泵注或单次静脉注射小剂量（50 ~ 200μg）的硝酸甘油有助于降低子宫张力[270]。一项回顾性研究发现，静脉注射丙泊酚或者瑞芬太尼联合 1.5MAC 的地氟醚可提供充分的子宫松弛作用[255]。对于罕见的禁忌使用挥发性麻醉药或全身麻醉诱导的患者，神经阻滞麻醉结合静脉注射硝酸甘油达 20μg/(kg·min) 的方法已成功应用[270]。这种方法可能会增加孕妇因使用大剂量硝酸甘油继发肺水肿的风险，因而应留给可能从该方法中获益的特殊患者使用。虽然要想成功地实施开放性胎儿手术就需要松弛子宫，但使用硝酸甘油可能影响胎儿血管的张力，导致脑血流量的改变并增加胎儿脑缺血的风险，同时也会增加脑室内和脑室周围出血的风险[271]。目前，还没有一种技术被证实能显著改善胎儿的预后。

定期采用超声评估 FHR 和胎儿的心脏功能。如前所述，在一些开放性胎儿手术中，在子宫切开后可以采用脉搏血氧饱和度仪或其他胎儿直接监测技术。在一些罕见情况下，当不能确定胎儿的状况时，可以采集脐带血进行血气检查。如前一部分有关胎儿麻醉与镇痛中所述，可采用在子宫切开前超声引导下穿刺注射或子宫切开后直视下给药的方式，给胎儿肌内注射阿片类药物和肌松药。也可同时肌内注射阿托品，以降低阿片类药物诱发胎儿心动过缓的风险。

在子宫暴露并用超声检查过胎盘后，于远离胎盘的位置做子宫小切口。采用装有可吸收钉的吻合器延长切口。这些吻合钉能防止松弛的子宫出血，并能将羊膜密封到子宫内膜上。子宫出血可能很迅速，且出血量难以估计。仔细观察手术野并密切监护孕妇对于避免漏诊隐蔽的出血是必不可少的。使用加温的晶体液代替丢失的羊水来浸泡暴露的胎儿。密切监测子宫内的温度，以避免体温过低及其所致的胎儿循环功能障碍[229]。

对于胎儿肿块切除术或出血风险高的其他开放手术，应该在胎儿的肢体上放置静脉内导管用以输血。可以使用一根无菌的细导管越过手术区铺单连接到静脉导管上，让麻醉医师给胎儿输液。胎儿输注的任何血制品或液体都必须经过加温。在紧急情况下，如果无法建立胎儿静脉通路，可以通过在手术野中建立的脐静脉输液通路直接为胎儿输液。

在出现孕妇血流动力学障碍的罕见情况下，如果超过 4min 仍无法使孕妇血流动力学恢复正常，则胎儿应该紧急分娩以解除对孕妇主动脉 - 下腔静脉的压迫，提高孕妇复苏的质量并增加胎儿存活的概率[272]。在需紧急分娩的情况下，新生儿专家和新生儿复苏团队应随时就位，并按目前推荐的指南要求进行新生儿复苏[273]。

胎儿手术操作完成后，在关闭子宫的过程中，通常静脉缓慢注射（20min 以上）4 ~ 6g 的硫酸镁，以降低子宫肌层的收缩力（参见第 77 章）。单次静脉注射后，以 1 ~ 2g/h 的速度持续泵注硫酸镁，维持子宫无收缩状态直至术后阶段。硫酸镁单次注射完成后，可以急剧减量或停用挥发性麻醉药或静脉硝酸甘油。硬膜外使用试验剂量后，可以开始硬膜外镇痛。采用硬膜外麻醉维持孕妇的麻醉，辅以静脉注射阿片类药物、吸入氧化亚氮和（或）静脉注射丙泊酚；这样能让孕妇在腹腔切口关闭前有足够的时间排出挥发性麻醉药。在孕妇清醒并确认神经肌肉功能恢复、血流动力学稳定后，可以拔除气管导管。

术后管理及注意事项

除了术后需关注与剖宫产手术相同的问题（即疼痛管理、预防静脉血栓形成、监测出血征象和避免切口感染）外，对于胎儿手术后的患者，还应关注安胎和胎儿监护方面的问题。对于微创手术，如脐带穿刺或 IUT，通常不需要进行安胎治疗。对于创伤更大的手术（如放置分流导管、内镜手术），有些胎儿外科手术团队会在术前给予安胎药，如吲哚美辛，术后很少需要补充额外的药物。

开放性胎儿手术后，患者常早期出现宫缩，需持续监测子宫 2 ~ 3d。胎儿手术后早产的术后护理仍是一个挑战，胎儿并发症的发生率显著升高[120]。术中开始输注的硫酸镁应持续至术后约 24h 或更长的时间。经常还需要使用其他安胎药（如吲哚美辛、特布他林、硝苯地平）。加用安胎药（如吲哚美辛）往往是必要的。使用吲哚美辛的患者需定期进行胎儿超声心动图检查，因为动脉导管早闭是此种治疗已知的一种并发症。

术后采用超声进行胎儿评估。术后持续监测 FHR，并制订好胎儿宫内窘迫的处理预案。监测的时间由胎儿孕龄、胎儿状况及所制订的胎儿宫内窘迫处理计划而定。胎儿可能出现的并发症包括感染、心力衰竭、颅内出血和死亡。若怀疑孕妇出现肺水肿，应行胸片检查。情况严重时，孕妇应收治入加强医疗病房并行气管内插管机械通气、血流动力学监测及利尿治疗。

对于微创手术，口服以阿片类药物为主的镇痛药常可取得完善的术后镇痛效果。而对于开放手术，采用稀释的局麻药和阿片类药物行硬膜外镇痛可持续数天。应用患者自控装置行静脉阿片类药物镇痛可用以替代硬膜外镇痛，或在硬膜外镇痛结束后继续给药。使用阿片类药物可降低胎儿心率的变异性[275]，给 FHR 监测的解读带来一定困难。镇痛不全可导致血浆催产素水平升高，增加早产的风险[272]。

在开放性胎儿手术后，患者存在 PPROM、早产、感染和子宫破裂的高风险。除了这些风险外，出于评估胎儿健康状况、生长情况以及妊娠的完整性的需要，手术后的开始几周内，孕妇应居住在离胎儿治疗机构较近的地方。由于有早产的风险，可能需要对孕妇进行一个疗程的类固醇治疗，以促进胎儿肺成熟。开放手术后，一般都计划于妊娠 37 周时行剖宫产，但可能因胎儿出现早产征象而提前进行。近期做过子宫切开术会增加子宫破裂的风险，可能相应地需要行急诊剖宫产。

分娩期子宫外治疗操作的管理

虽然 EXIT 最初的目的是能在一个可控而稳定的条件下取出前期因治疗 CDH 而放置在胎儿气道中的封堵装置，但目前该方法已拓展为一种治疗多种其他胎儿疾病的技术（框 78-3）[246, 276-280]。这些疾病包括：危及胎儿气道的状况（如巨大颈部肿块）、先天性上呼吸道梗阻或严重的小下颌畸形。EXIT 操作使胎儿能在进行手术修复和复苏治疗的同时，在可控的状态下继续得到胎盘单位的供血，以维持适当的氧合和灌注。该方法已成功用于胎儿胸内肿瘤切除、连体胎儿分离以及作为一种体外支持的桥梁。

EXIT 的主要目标是保持长时间的子宫松弛状态，延缓胎盘分离，并维持胎盘 - 胎儿灌注。类似于开放

框 78-3　分娩期子宫外治疗的适应证

颈部肿块
　囊性水瘤
　甲状腺肿瘤
　血管瘤
　淋巴管瘤
　神经母细胞瘤
　畸胎瘤
颌面部畸形
　严重的小颌畸形
　严重的下颌退缩
肺部肿块
　支气管肺隔离
　先天性囊性腺瘤样畸形
纵隔肿块
　淋巴管瘤
　畸胎瘤
先天性上气道阻塞综合征
　喉闭锁 / 狭窄
　气管闭锁 / 狭窄
为了体外膜式氧合行分娩期子宫外治疗
主动脉狭窄伴完整的 / 限制性的房间隔
　先天性膈疝伴严重肺损害
　左心发育不全综合征伴完整的 / 限制性的房间隔
取出因治疗 CDH 而放置的气管阻塞装置
联体儿

Data from Garcia PJ, Olutoye OO, Ivey RT, et al: Case scenario: anesthesia for maternal-fetal surgery: the Ex Utero Intrapartum Therapy (EXIT) procedure, Anesthesiology 114:1446-1452, 2011; and Ngamprasertwong P, Vinks AA, Boat A: Update in fetal anesthesia for the ex utero intrapartum treatment (EXIT) procedure. Int Anesthesiol Clin 50:26-40, 2012.
CDH，先天性膈疝

性胎儿手术，EXIT 治疗通常在全身麻醉下进行，常采用高浓度（≥ 2 MAC）的挥发性麻醉药使子宫松弛。椎管内麻醉联合瑞芬太尼、硝酸甘油，或两者同时用，都已经被成功地应用[270, 280-282]。已经发表了多篇关于 EXIT 的麻醉、外科及产科注意事项的综述[246, 276-280]。术前和术中麻醉管理方法总体上类似于之前介绍的开放性胎儿手术（见框 78-2）。最主要的差异出现在胎儿娩出后，此时不再需要维持子宫松弛。因此，新生儿分娩后的麻醉管理变得与全身麻醉下剖宫产的管理相似。

在 EXIT 操作之前，开展一个详尽的多学科会诊是非常有价值的。确保在进入手术室之前，所需的胎儿监测设备，孕妇、胎儿和新生儿的复苏设备，以及产后监护等都准备到位。除了胎儿超声外，还要采用脉搏血氧饱和度仪和呼气末二氧化碳指示器监测胎儿，并帮助确认气道安全。类似于开放性胎儿手术，应备好按体重计算的阿托品、肾上腺素和钙剂，以防可能需要进行紧急胎儿复苏。除了要备好用于胎儿气

管插管的不同型号的气管导管、喉镜和新生儿用喉镜片外，还需另外准备一套带有空气/氧气源和压力表的胎儿通气回路。如有需要，还应准备无菌袖带、静脉导管、晶体液和血液（O 型阴性、巨细胞病毒阴性、去除白细胞、与母体做过交叉配型）。

产妇的麻醉注意事项与开放性胎儿手术类似（见框 78-2）。包括可能需要放置硬膜外导管用于术后镇痛、建立大口径的静脉输液通路、备好动脉有创监测或放置动脉测压导管、胎盘娩出后可能需要使用缩宫药物，以及备好经交叉配型供孕妇使用的血液等。产妇的麻醉诱导和气管插管类似于剖宫产的全身麻醉，维持合适的产妇血流动力学状态对于保证足够的胎儿灌注是至关重要的（参见第 77 章）。与开放性胎儿手术技术相似，可能需要采用高浓度（≥2MAC）的挥发性麻醉药加用/不加用静脉注射硝酸甘油（剂量 50~200μg，输液）来维持长时间适当的子宫松弛。胎儿通过从胎盘转移获得母体的挥发性麻醉药而得以麻醉，可辅以胎儿肌内注射一种阿片类药物（如按指征给予芬太尼 5~15μg/kg 或吗啡 0.1mg/kg）和肌松药（罗库溴铵 1~3mg/kg 或泮库溴铵 0.1~0.3mg/kg）。有时需要肌内注射阿托品（20μg/kg）以预防胎儿心动过缓[246, 276]。胎儿肌内注射的麻醉药可在子宫切开前在超声引导下给予，或在子宫切开后直视下给药。在行 EXIT 时，由胎儿脐带采血可知，胎儿血清芬太尼浓度存在很大的差异[283]。尽管能引起所观察到的变异的原因很多，但胎儿血清肌松药和其他用药的浓度也存在很大的个体差异，使得这些药物的药理作用更难预测。

产妇静脉使用瑞芬太尼后可迅速通过胎盘；有研究报道，在 EXIT 操作中产妇采用椎管内麻醉并辅以瑞芬太尼静脉注射 [0.1~0.2μg/(kg·min)]，在不像先前所描述的那样对胎儿使用麻醉药的情况下，胎儿也会出现良好的制动效果[257, 280-281]。另一种替代麻醉方法是，产妇采用椎管内麻醉并静脉使用硝酸甘油，其目的在于避免出现前文中所提及的采用全身麻醉后可能出现的许多风险[270, 280-282, 284]。但常需要使用 1~10μg/(kg·min) 的大剂量硝酸甘油才能起到长时间适当松弛子宫的作用。尽管硝酸甘油能通过胎盘，但其中很大一部分被代谢掉了，对胎儿的影响很小[270, 282]。当计划需长时间使用硝酸甘油时，推荐为孕妇放置动脉测压导管，并做好肺水肿的监测。尚缺少前瞻性的临床研究来确定 EXIT 操作中的最佳麻醉技术。

在评估子宫松弛是否适当后，采用超声确定胎盘的边界。在开始做好的子宫小切口上，在胎盘边界外采用吻合器扩大子宫切口，以防止失血过量。如果进行 EXIT 操作的目的是便于胎儿气管内插管或切除颈

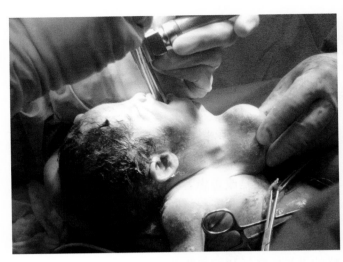

图 78-10　分娩期子宫外治疗中，患有颈部肿块的胎儿头颈及上胸部首先被娩出，并予以及时插管 (Courtesy Dr. Anita Moon-Grady, University of California, San Francisco Fetal Treatment Center, San Francisco, Calif.)

部肿块，则开始时仅需让胎儿头部和肩部先娩出（图 78-10）。如果操作范围更广，需要接近胎儿胸腔或其他解剖部位，可以让胎儿完全娩出。

子宫切开前，采用超声心动图监测胎儿，并采用超声评估脐带的血流状况。子宫切开后，将脉搏血氧饱和度仪探头放在胎儿手上并避光。使用加温的晶体液持续灌注子宫腔，以维持胎儿体温并防止出现胎盘分离或脐带血管痉挛。须注意避免对脐带造成意外压迫或进行不必要的操作，以防出现血管反应并导致血流量下降。

按照适应证不同，EXIT 操作的持续时间从几分钟（如气管插管）到几小时不等（胸内肿块切除、颈部肿块切除术并气管造口或放置 ECMO 导管）。现有的麻醉技术已能为孕妇及胎儿提供安全的麻醉，并维持适当的子宫松弛和子宫胎盘稳定达数小时之久[285]。在胎儿肺通气之前，血红蛋白氧饱和度一般只有 40%~70%[286]。一旦开始进行胎儿肺通气，则氧饱和度应明显上升至 90% 以上。若胎儿肺通气不能相应地升高氧饱和度，则是在夹闭脐带和胎儿娩出前行 ECMO 的指征[287]。呼气末二氧化碳指示器也有利于确认气管导管的位置是否正确。如果需要，一旦放置了气管内导管，即可使用肺表面活性物质。在将新生儿转运至加强医疗病房进一步治疗时，需特别小心，要确保至关重要的临时性气道不脱出。

胎儿一旦娩出，即可显著降低挥发性麻醉药的吸入浓度，也可以停止硝酸甘油的输注，或者两个都停止，以使子宫能恢复收缩，避免产后出血的风险[276, 288]。可

以给予氧化亚氮、丙泊酚和（或）阿片类药物以维持足够的麻醉。常规使用催产素，必要时可以加用其他缩宫药物（详见第77章）。一旦患者血流动力学状态稳定且子宫张力正常，就可以开始使用硬膜外镇痛了。

结论和展望

在各种学术中心建立有组织、多学科、综合性的胎儿治疗方案是改善患者预后的关键，同时要引入创新性的手术技术和完善诊断与治疗策略，并进行能明确对新生儿长期预后影响以及对孕妇和胎儿并发症发病率影响的临床研究。外科技术和产前诊断与治疗策略的进步能降低孕妇和胎儿的风险，并可能安全地用于对其他先天性畸形以及更轻微异常的治疗。未来的改进可能包括：使用动态气管闭塞装置治疗CDH、胎儿宫内放置心脏起搏器以及内镜修补MMC。此外，干细胞和基因治疗的研究可能会促进新型胎儿治疗方法的出现，使胎儿在存在先天性畸形的情况下仍能正常发育[289]。对早产和分娩处理的进步将大大改善胎儿治疗的预后。早产儿的并发症，包括呼吸窘迫综合征、坏死性小肠结肠炎和脑室出血，都会对儿童产生长期影响，且代价高昂[290]。

胎儿外科是儿科医学中一个相对较年轻且发展迅速的领域。子宫内治疗会带来远超过大多数成人或儿科手术所涉及的复杂而困难的伦理、社会和法律问题，这些问题包括孕妇的权利、有权接受医疗以及终止妊娠的选择等[291]。

每一项新治疗方案的评估或治疗方案的改变都只能在完成了适当的转化医学研究和动物实验，并证实了其可能的益处后，才可进行多中心的临床研究。这种从创新性的突破到随机临床试验，再到标准治疗方案的转变，必须在一个可靠的伦理框架下进行管理。此外，针对胎儿宫内治疗的预后，与由更完善的胎儿治疗中心参与的临床研究所得到的结果相比，由仅具有有限经验的新机构对未按严格的入选标准筛选的患者进行治疗的临床研究结果往往更加不利，且并发症的发病率升高[292]。针对这些问题，来自美国妇产科学会和美国儿科学会的一个生物伦理委员会对提供胎儿治疗的中心给出了推荐意见。这些推荐意见总结起来包括一个完整的知情同意流程、适当的机构性研究安全保障、多学科团队的参与以及开放合作研究网络的需要。虽然该方法的经济成本较高，但对更好地管理未来可能出现的革新性技术的风险和效益而言，全面的基础与临床研究及转化都是至关重要的。同时，还需更好地建立适当的病例选择标准（包括孕妇和胎儿双方）并明确干预的时点。

按照"首先确保无害"（*primum non nocere*）的原则，任何一种治疗方法在完成适当的动物模型测试之前进行人体研究都是不符合伦理的[293-294]。对于胎儿外科手术的新进展，不仅需要评估其对胎儿的益处，同时也要验证其对胎儿和孕妇并发症发病率的可能影响。近期的一项有关子宫内MMC内镜修复术的配对研究发现，内镜手术组胎儿和孕妇并发症的发病率升高，胎儿的死亡率也升高[184]。尽管证实了内镜修复术具有阶段性的脊髓神经保护作用，但作者认为："在考虑将胎儿MMC内镜修复术作为标准的临床治疗方法之前，应降低其并发症的发病率，其结果也需经长时间的大样本研究验证。"[184]

目前只有动物研究结果和描述性的临床系列研究概要可以用来指导胎儿手术的临床麻醉管理。需要进行进一步严格的研究才能确定能保障孕妇和胎儿血流动力学稳定的麻醉方法，评估进行胎儿麻醉的最佳孕龄，评价麻醉管理策略对子宫肌层张力和子宫胎盘灌注的影响，并提高我们判断麻醉是否能提供适当的胎儿制动和阻断胎儿应激反应的能力[295-296]。

该领域中临床需求出现增长的部分包括对胎儿治疗下麻醉和其他亚专业培训项目的需求，以及制订这类特殊手术操作的胎儿麻醉及围术期处理的标准指南。胎儿治疗是临床医学中一个相对年轻而发展迅速的领域，具有治疗患者疾病并改善其终身生活质量的远大前景。为实现这些目标，同样具有重大意义的是支持开展相应的研究、发展新的技术及制订伦理标准。

致谢

作者非常感谢Mark Rosen博士对本章节的编辑和改进。本章作者最近还与Mark Rosen博士合著了另外两本教科书的类似章节[297-298]，虽然作者对本章内容的更新做出了努力，但在行文的布局、概念及胎儿治疗相关资料的介绍方面可能仍会存在一定的相似之处。

参考文献

见本书所附光盘。

第79章 矫形外科手术的麻醉

Michael K. Urban

郝学超 彭丽桦 译 闵苏 审校

要 点

- 高龄是矫形外科手术预后不良的重要危险因素。行矫形外科手术的高龄患者常有多种并发症，在围术期麻醉方案中应考虑这些因素。
- 关节炎患者（骨关节炎、类风湿关节炎、强直性脊柱炎）存在一些特殊问题，应在麻醉计划中予以关注。
- 对于多种类型的矫形外科手术而言，区域麻醉与全身麻醉相比，其围术期并发症更少，并且能提供更良好的术后镇痛。
- 脂肪栓塞综合征是一种公认的矫形外科创伤和大关节置换手术的并发症，对该类患者应早期治疗和稳定病情，避免发生严重并发症。
- 脊柱畸形矫正手术（脊柱侧凸、后凸、后侧凸）给麻醉医师带来严峻挑战。这些患者存在大出血、肺部并发症、神经功能受损和术后失明的风险。优化麻醉管理可减少部分并发症的发生率。

行矫形外科手术的患者对麻醉医师而言特别具有挑战性。这些患者可能存在一系列的问题：从伴有多种并存疾病的老年患者到貌似健康的年轻创伤患者，后者伴有的损伤可能会明显影响麻醉实施方案。因此，麻醉医师必须全面检查患者，而非仅关注手术区域。就此而言，完整的病史十分必要，因为它可以揭示患者存在的可能改变麻醉方案的慢性结缔组织疾病。

矫形外科领域诸多方面正在日益变化，影响着这些患者的麻醉处理。有活力的老年人对关节置换的需求日益增多，同时伴有对区域麻醉、术后疼痛管理方案和及早出院的需求。现在越来越多的矫形外科手术作为日间手术开展，麻醉医师转而需要决定哪些患者可以出院以及负责疼痛管理。成人脊柱手术也正急剧增加。由于存在困难气道、患者长时间俯卧位、术中大量失血及术后严重疼痛，这些手术对麻醉医师而言最具挑战性。

本章讨论可能影响矫形外科手术患者预后的围术期因素。重点阐述与特殊手术相关的并发症，包括这些并发症的识别、可能的预防措施以及处理。还讨论基于现有证据针对特定手术的最佳麻醉方式。关于区域麻醉与全身麻醉的利弊，会在本章多处提及，但本章不会就区域麻醉的技术方面进行专门讨论。本章将就常见矫形外科手术患者的麻醉提供指导。

术 前 评 估

所有接受矫形外科手术的患者均应进行全面的术前评估（见第38章）。每例矫形外科手术患者对麻醉医师而言都可能具有挑战性。然而，某些特定类型的患者接受矫形外科手术的可能性更大，发生围术期并发症的可能性更高。

老年矫形外科手术患者

2011年，美国65岁以上的老年人占全美人口总数的13%（4100万），其中至少2000万老年人患有晚期"老年性"骨关节炎（见第80章）。同年，美国施行了逾60万例膝关节置换术。到2030年，预计美国65岁以上的公民总数将翻倍，达到7200万[1]。这意味着伴有多种并存疾病的老年患者届时将接受日益增多的矫形外科手术，包括全关节置换术。

女性绝经后及年龄相关性骨质疏松症影响老年人

群，增加其发生骨折的风险。年龄相关性骨质疏松症可能是血液循环中甲状腺旁腺激素水平增加，维生素D、生长激素和胰岛素样生长因子水平降低的结果[2]。骨质疏松症患者骨小梁（结构性）不成比例地减少，因而存在发生应力性骨折的风险。理论上所有骨骼均存在骨折风险，然而，胸段和腰段脊椎、近段股骨、近段肱骨和腕关节发生骨折的风险最高[3]。胸段和腰段脊椎的压缩性骨折也很常见，并且可能需要手术干预。骨质疏松症降低骨折术后愈合率，并且影响愈合质量。美国国家骨质疏松症基金会建议，存在骨质疏松症风险的患者及绝经后女性应检测髋部或脊椎骨密度。骨质疏松症可通过增加膳食中钙摄入、负重和肌肉力量锻炼进行治疗[4]，但该类人群存在轻微外力创伤导致骨折的风险，以及需行关节置换以缓解疼痛的可能。

髋关节和膝关节成形术后死亡率为0.4%～4.6%，这取决于患者是行初次置换手术还是翻修手术[5-9]。近期研究提示，严重并发症的发生率可能增加，但患者全关节成形术后院内死亡率及并发症发生率可能有所降低（0.13%～0.18%）[9-10]。髋关节骨折修复术后的院内死亡率为4.8%，出院1年后死亡率增加到30%。在所有这些研究中，高龄是围术期死亡的主要危险因素，最常见的围术期并发症为心肺并发症[11-12]。在一项连续纳入1638例髋、膝关节置换手术患者的回顾性研究中，Parviz及其同事报道，术后严重并发症的发生率为6.4%，最常见的并发症与患者心脏并存疾病有关[7]。一家矫形外科医院的报道显示，该院所有非日间手术患者（约8000例）围术期心肌梗死的发生率为0.6%，存在心肌缺血风险者为6.5%[13]。来自荷兰的一项全国范围的队列研究报道，与配对的对照组非手术患者相比，手术后2周内全髋、全膝关节置换术患者围术期心肌缺血发生率显著增加，分别为对照组的25倍和31倍[14]。

术后并发症

心脏并发症 美国心脏病学院/美国心脏协会（American College of Cardiology/American Heart Association，ACC/AHA）指南推荐，对心脏风险增加的患者根据临床风险情况、心功能储备和手术类型进行术前心脏检查[15]。ACC/AHA将矫形外科手术分级为中危手术，多数情况下该类手术患者为心脏病中危患者。老年患者矫形外科手术围术期心肌并发症的发病率和术后死亡率增加（见第80章）。老年患者风险增加的可能原因如下：①许多老年患者伴有多种内科并存疾病[16-17]；②老年患者器官功能储备有限；③部分矫形外科手术可能引

发全身炎症反应综合征；④部分矫形外科手术可能引起严重的失血和体液转移；⑤矫形外科手术后疼痛是一个重要的管理问题[18]（见第61章和第98章）。上述所有因素均能触发应激反应，导致心动过速、高血压、需氧量增加和心肌缺血。

鉴于矫形外科手术后心脏并发症的高发病率，并且矫形外科疾病限制患者活动，使得这些患者心脏的功能状态难以得到评估，因此，他们需要进行术前心脏检查。有矫形外科手术资料表明，术前风险分级或（和）冠脉重建对改善患者结局有一定作用，但作用有限（见第37章和第38章）。Salerno及其同事[9]的研究报道提示，术前异常的无创性心脏检查结果几乎不会改变矫形外科手术患者术前内科药物治疗。Decrease-Ⅱ研究对中危患者非心脏手术前进行心脏检查的价值提出了质疑[19]。在CASS（Coronary Artery Surgery Study）注册研究中，Eagle及其同事[20]报道，矫形外科手术前行冠状动脉搭桥术对于降低患者心脏相关死亡率并无任何益处。经皮冠状动脉介入治疗的研究也得出类似的结果。存在心脏风险的患者在非心脏手术前行经皮冠状动脉介入治疗并不降低术后心肌梗死的发病率和死亡率[21-22]。对于接受经皮冠状动脉介入治疗并放置了支架的患者而言，如果术前停止抗血小板治疗，该类患者将增加再狭窄和栓塞的额外风险；如果术前不停用，那么围术期将增加出血的额外风险[23]。

如果术前心脏检查和血管重建术不能降低患者术后心脏病发病率，那么降低血流动力学应激反应可能是有效的措施。大量研究表明，围术期使用肾上腺素能β受体阻滞剂能减少心肌缺血及术后心肌梗死[19, 24-25]。而近期几项研究报道对β受体阻滞剂预防术后心脏并发症的效果提出了质疑，尤其是对于中危患者更是如此[26-27]。对于接受矫形外科手术的老年患者而言，如果术前长期服用β受体阻滞剂，围术期应继续使用；对于最高危的患者，如果未长期用药，术前也应开始使用β受体阻滞剂，心率控制目标为不超过80次/分[24, 28]。

对于存在围术期心脏并发症风险的矫形外科手术患者，应在术后评估其是否存在心肌缺血。术后心肌梗死的诊断非常重要，因为如果不妥善治疗，术后心肌梗死与显著的心脏并发症发生率和死亡率有关。此外，术后活动对于矫形外科手术患者恢复最佳的运动功能十分必要，患者何时开始物理治疗和康复训练取决于其是否存在术后心肌梗死。血浆肌钙蛋白Ⅰ检测的临床应用极大地提高了对心肌损伤的诊断能力。血浆肌钙蛋白Ⅰ浓度升高是心肌损伤的高度特异性指标，与肌酸激酶的同工酶MB相比，血浆肌钙蛋白Ⅰ是矫形外科手术后心肌梗死更具特异性的标志物[29-30]。

呼吸系统并发症　随年龄增长而发生的呼吸系统改变可能使老年患者更易发生术后肺部并发症。这些改变包括进行性动脉血氧张力下降、闭合容积增加，以及年龄每增加 10 岁，1 秒用力呼气量（forced expiratory volume in 1 second，FEV_1）下降约 10%。上述许多改变都是患者胸廓力学变化的结果，这些改变在老年关节炎患者中更为明显。持久未经治疗的髋关节骨折的老年患者动脉氧分压（PaO_2）明显低于同龄的其他手术患者[31]。这些患者的低氧血症可能反映了年龄相关的呼吸系统变化，也可反映关节成形术后骨髓碎片所导致的肺部栓塞。此外，在接受关节成形术和脊柱手术的患者中，肥胖和阻塞性睡眠呼吸暂停（obstructive sleep apnea，OSA）具有较高发生率，呼吸系统的改变及并发症仍然是我们关注的重点。伴有 OSA 的患者围术期并发症的风险增加。一项对髋、膝关节成形术患者的回顾性分析发现，OSA 与术后 ICU 入住率升高有关[32]。建立 OSA 患者围术期最佳管理模式的根据尚不具备，然而，采用诸如 STOP-Bang 问卷进行术前筛查，以及缜密的术后管理可能是最佳措施[33]。

神经系统并发症　除心、肺并发症以外，意识模糊或谵妄是老年患者矫形外科手术后第三位最常见并发症。2004 年，美国老年人医疗保险（Medicare）花费 690 亿美元用于治疗患者医院获得性谵妄。谵妄与住院时间延长、功能恢复不良、进展为痴呆以及死亡率升高有关[34-35]。术后谵妄表现为注意力下降和意识障碍，包括急性意识模糊、注意力下降、认知功能改变、易激惹、焦虑、偏执和幻觉。谵妄一般起病急，病程中通常有病情波动，可持续数日（见第 80 章）[36]。部分谵妄患者可表现为活动减退型，即意识模糊但较安静，无躁狂表现，可能造成诊断困难。术后谵妄的主要危险因素包括高龄、饮酒、术前痴呆或认知功能损害、精神药物治疗以及伴有多种内科并存疾病。围术期可能诱发谵妄的因素包括低氧血症、低血压、高血容量、电解质紊乱、感染、睡眠剥夺、疼痛以及使用苯二氮䓬类药物和抗胆碱能药物。

衰老可改变大多数药物的药动学和药效学，包括麻醉药和镇痛药。"常规"成人剂量的药物对老年患者中枢神经系统（central nervous system，CNS）的影响可能时间更长、更明显。降低术后谵妄发生率的策略包括：早期明确危险因素、易感人群和患者，保护定向功能，早期活动，充分镇痛，保持正常睡眠周期，避免使用抗精神病药物。由于在多数情况下患者均可出现精神状态的变化，因此谵妄是一种排除诊断。明确诊断需要采用神经功能检查，排除局部神经功能缺失；采用实验室检测，排除血电解质紊乱、高碳酸血症和低氧血症；查看所有用药，以停用非必要的中枢神经作用药物；充分镇痛。谵妄患者的处理既可以简单到仅由护理者予以看护，也可以对攻击性患者给予镇静和抗焦虑药物治疗，以预防其自伤或伤人。非典型抗精神病药物无锥体外系副作用，可有效用于谵妄的急性处理。

脂肪栓塞综合征

众所周知，脂肪栓塞是一种骨骼创伤和涉及股骨骨髓腔内器械操作手术的并发症[37]。脂肪栓塞综合征（fat embolism syndrome，FES）是机体对体循环中脂肪的生理性反应。脂肪栓塞和 FES 并非同义词。几乎所有骨盆或股骨骨折的患者均能检测出脂肪栓塞，但是 FES 的发病率低于 1%。

FES 的临床表现包括呼吸系统、神经系统、血液系统及皮肤的体征和症状。FES 的临床表现可呈渐进性，在 12～72h 内逐渐出现；也可呈暴发性，导致急性呼吸窘迫和心搏骤停。Gurd 和 Wilson[38] 在 1974 年提出了用于诊断 FES 的主要和次要标准（框 79-1）。诊断 FES 至少需要符合其中任何 1 条主要标准和 4 条次要标准，同时有脂肪微球蛋白血症的证据。然而，诊断需要在血液循环中发现脂肪微滴这一标准受到质疑，因为在健康志愿者血液中也能检测到脂肪微滴，而创伤患者血液循环中检测到脂肪微滴并不一定与 FES 有关。

框 79-1　脂肪栓塞综合征的 Gurd 诊断标准
主要标准（至少 1 项）
呼吸功能不全
大脑受累
瘀点性皮疹
次要标准（至少 4 项）
发热
心动过速
视网膜改变
黄疸
肾功能改变
实验检查特征
脂肪微球蛋白血症（必需）
贫血
血小板减少症
红细胞沉降率

From Gurd AR, Wilson RI: The fat embolism syndrome, J Bone Joint Surg Br 56:408-416, 1974

框 79-2　　Schonfeld 脂肪栓塞综合征指数 *	
体征	**评分**
瘀点性皮疹	5
弥漫性肺泡浸润	4
低氧血症：$PaO_2 < 70mmHg$，$FiO_2 = 100\%$	3
意识模糊	1
发热，体温 > 38℃（> 100.4℉）	1
心率 > 120 次 / 分	1
呼吸频率 > 30 次 / 分	1

From Schonfeld SA, Ploysongsang Y, DiLisio R, et al: Fat embolism prophylaxis with corticosteroids: a prospective study in high risk patients. Ann Int Med 99:438-443, 1983.

* 诊断脂肪栓塞综合征必须评分 > 5 分

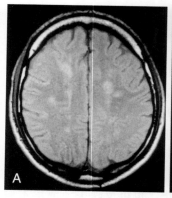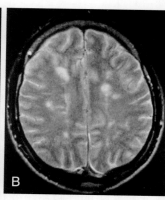

图 79-1　大脑脂肪栓塞。质子密度加权（A）和 T2 加权（B）的磁共振成像中可见位于半卵圆中心的多处高信号病灶 *(From Stoeger A, Daniaux M, Felber S, et al: MRI findings in cerebral fat embolism, Eur Radiol 8:1590-1593, 1998. © Springer-Verlag.)*

此外，Gurd 和 Wilson[38] 建议每日检测患者血液中的脂肪微滴，并推测血液循环中脂肪微滴含量的变化与患者症状有关。最近研究表明，循环中脂肪微滴含量与 FES 的严重程度或患者是否发生急性呼吸窘迫综合征（acute respiratory distress syndrome，ARDS）并不相关[39]。

瘀点性皮疹是 FES 患者的特征性体征，皮疹通常出现在结膜、口腔黏膜以及颈部和腋窝的皮肤褶皱处。该体征被纳入了 Schonfeld FES 指数，该指数将 FES 的各项症状和体征按其发生率进行评分，发生率较高的事件评分较高（框 79-2）[40]。FES 患者也常有呼吸系统体征，约 75% 的患者可表现为轻度低氧血症，并且存在双侧肺泡浸润的影像学表现，但只有不到 10% 的患者可进展为 ARDS。FES 的神经系统表现为嗜睡、意识模糊直至反应迟钝、昏迷。在无肺部明显并发症的情况下，患者也可出现中枢神经系统症状，这可能与脂肪微滴通过房间隔缺损或其他房室分流道到达中枢神经系统有关[41]。这些患者的脑部磁共振成像可显示脂肪栓塞的特征性病变（图 79-1）。

FES 的病理生理学尚不清楚，但是可能包括以下两个过程：脂肪和骨髓碎片的栓塞，机械性地堵塞终末器官的毛细血管，以及诱发全身性炎症反应[37]。在全髋关节置换（total hip arthroplasty，THP）中应用经食管超声心动图（transesophageal echocardiography，TEE）发现在植入含有骨水泥的股骨假体时，可在右心腔内探测到骨髓残片的栓塞（图 79-2）[42-43]。在部分患者中，这种栓塞引起心脏节段性室壁运动异常、肺动脉压升高和右心室功能减退，并且有 1 例患者出现心搏骤停并死亡[43-44]。

多数情况下，THA 术中栓塞事件并无临床意义，但是仍有部分患者可进展为 FES。嵌入肺部或其他终末器官微循环中的脂肪栓子被代谢为游离脂肪酸，后者可诱发全身性炎症反应。这种炎症反应包括炎症细胞浸润、细胞因子释放，以及肺部内皮细胞损害和 ARDS[45]。

FES 的治疗是早期复苏和稳定病情的支持治疗，最大限度降低低氧血症、低血压和终末器官灌注减少所引起的应激反应。有发生 FES 危险的患者应监测脉搏血氧饱和度，在呼吸衰竭发生之前行气管插管和机械通气。尽管有 10% 的 FES 患者需要机械通气，但是其中大多数患者的症状会在 3 ～ 7 天内缓解。人们对糖皮质激素用于治疗 FES 进行了广泛的研究，多项研究认为有益，但是也有一些相反的结果[46-47]。在推荐应用糖皮质激素治疗 FES 之前，有必要进行结局明确的、严谨的对照研究。

对矫形外科手术原发病的特殊考虑

骨关节炎

约 22% 的美国人（4600 万）被诊断患有关节炎，约 8% 的美国人（1700 万）因关节炎而导致机体活动受限[48]。骨关节炎是最常见的关节炎类型，其病变包括关节软骨缺损和相关的炎症反应。多数情况下，骨关节炎是一种老龄化疾病，在 65 岁以后有 90% 的女性和 85% 的男性出现关节软骨缺损的影像学表现[49]。其临床表现包括疼痛、跛行、活动减少及受累关节畸形。体检可发现手部远端指间关节（Heberden 结节）和近端指间关节（Bouchard 结节）处骨刺形成和关节肿胀。

尽管骨关节炎没有全身表现，但是麻醉医师应了解患者既往的矫形外科手术史（包括关节置换）以及患者哪些关节存在疼痛和活动受限。这些信息对于手术体位的摆放和适当的麻醉选择十分重要。对于严重

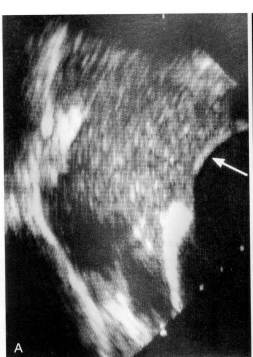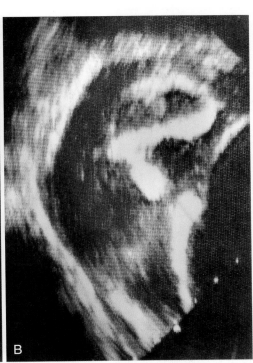

图 79-2 右心房的超声心动图：A. 右心房内多发性小栓子（箭号）；B. 大栓子（长 7cm），可能是股静脉脱落的栓子 *(Modified from Christie J, Burnett R, Potts HR, et al: Echocardiography of transatrial embolism during cemented and uncemented hemiarthroplasty of the hip, J Bone Joint Surg Br 76:409-412, 1994.)*

肩关节炎患者而言，在接受同侧前臂手术时行腋路臂丛阻滞是不适宜的。尽管手术区域完全麻醉，但是患者在术中仍可能诉肩部活动时疼痛。此时，适当的区域麻醉应覆盖发生关节炎的肩关节，经肌间沟阻滞可能是合适的麻醉方法。

类风湿关节炎

　　类风湿关节炎（rheumatoid arthritis，RA）是一种慢性炎症性关节炎，成人发病率约为 1%，其中女性发病率是男性的 2 ~ 3 倍。RA 的特征性病变为关节滑膜组织持续性炎症，后者导致骨质侵蚀、软骨破坏及关节完整性丧失。RA 也是一种全身性疾病，可累及多个脏器系统[50]。RA 常在病情反复恶化和缓解中进展，有 20% ~ 30% 的患者在确诊后 3 年内出现永久性残疾。

　　RA 的诊断主要是临床诊断。患者通常表现为多个关节疼痛和僵硬。RA 以关节晨僵为特征，通常持续至关节活动 1h 以上才缓解。通常受累的是腕关节和掌指关节；这是 RA 有别于骨关节炎的表现，后者常累及远端指间关节。RA 的临床症状可在数周或数月内逐渐出现，由一个关节受累逐渐进展到多个关节受累，并且可能伴有食欲减退、疲乏和虚弱症状。受累的关节通常表现为松弛、触痛和皮温升高。患者可能出现明显的肱骨内上髁、腋窝和颈部淋巴结肿大。皮下结节（类风湿结节）可分布于关节周围、伸肌表面和骨性突出部位。

　　尚无任何一项实验室检查能明确诊断 RA，但是90% 的 RA 患者类风湿因子都增高，后者是一种抗免疫球蛋白抗体。此外，RA 患者的 C 反应蛋白和红细胞沉降率增高，这常用于监测该疾病的病程。RA 也必须与其他表现为多关节病变的疾病相鉴别，如血清阴性脊柱关节病、结缔组织病（硬皮病、狼疮）、纤维肌痛、血色素沉着病、多关节痛风、风湿性多肌痛和结节病等。

　　由于 RA 患者的关节破坏出现较早，诊断该病后应立即开始使用缓解病情的抗风湿药物，目标在于保护关节功能和生活质量。最常用的缓解病情的抗风湿药物包括甲氨蝶呤、羟氯喹、柳氮磺胺吡啶、来氟来特、英夫利昔单抗（类克）和依那西普（恩博）。这些药物有增加感染的风险，因此，接受关节置换的 RA 患者需特别注意。药物治疗通常还包括非甾体类抗炎药（NSAIDs）及口服或关节腔内使用糖皮质激素。对于应用 NSAIDs 的 RA 患者，应评估其胃肠道副作用和肾脏并发症。鉴于糖皮质激素的骨质疏松症、白内障、库欣样症状和高血糖等副作用，尽管其对缓解症状十分有效，也应低剂量谨慎使用。使用大剂量糖皮质激素治疗的患者需要使用手术应激所需剂量的激素。

　　由于 RA 本身以及治疗药物的副作用所引起的全身众多问题，麻醉需考虑的因素可能很复杂（表79-1）。胶布常常容易引起患者表皮撕脱伤，自动血压计容易引起患者测压部位皮肤挫伤，手术体位易引起压迫伤。RA 患者的气道管理尤其具有挑战性。由

表 79-1　类风湿关节炎患者的麻醉管理要点

气道	TMJ 活动受限
	声门裂狭窄
颈椎	寰枢椎不稳
心脏	心包炎
	心脏压塞
眼睛	干燥综合征
胃肠道	ASA、皮质激素引起的胃溃疡
肺	弥漫性间质性纤维化
肾	NSAIDs 引起的肾功能不全

ASA，阿司匹林；NSAIDs，非甾体类抗炎药；TMJ，颞颌关节

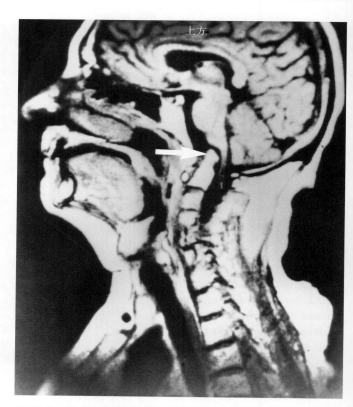

图 79-3　晚期类风湿关节炎患者的磁共振成像显示，C_2 椎体齿状突（箭号）通过枕骨大孔内陷并压迫脑干；注意 C_4 和 C_5 椎体退行性变，常见于类风湿关节炎患者

于这类患者气道的复杂性，即使是接受区域麻醉的患者，也应制订气道管理预案（见后）。颞颌关节滑膜炎可严重限制这类患者的下颌活动和张口度。关节损害累及环杓关节可能引起声带活动度下降，导致声门裂狭窄；该类患者术前表现为声音嘶哑和喘鸣。喉镜暴露时，可见声带红斑及水肿，声门裂狭窄可能影响气管导管插入[51]。暴力性的气管内插管引起环杓关节脱位的风险亦增加。

　　RA 患者常见颈椎关节炎。40% 的患者可能出现 C_1-C_2 关节前向半脱位（寰枢关节半脱位），症状表现为进展性颈部疼痛、头痛和脊髓病（图 79-3）。齿状突后向和纵向移位较少见。寰枢椎不稳时，头部俯屈可导致齿状突易位移向颈椎和脊髓，并压迫椎动脉（图 79-4）。这可能造成突发性四肢瘫痪、脊髓休克甚至死亡。伴颈部活动受限和神经症状的 RA 患者，术前应评估其颈部屈伸位的 X 线片。如果寰椎的前弓与齿状突的距离超过 3mm，则患者应在清醒状态下采用光纤喉镜行气管插管，并在插管过程中使用颈托保护颈椎。由于包括气管切开在内的紧急气道处理极为困难，术后这些患者需监测脉搏血氧饱和度，并谨慎使用阿片类镇痛药。

　　麻醉医师同时也应注意 RA 患者的关节外表现，因为其可能引起严重的术后并发症。该类患者常合并急性心包炎。缩窄性心包炎以呼吸困难、右心衰竭、发热、胸痛、心包摩擦音和奇脉为特征。伴有上述症状的 RA 患者应行超声心动图检查。他们还可出现胸膜疾病和肺内结节，但通常无临床症状。部分 RA 患者可能发生肺弥漫性间质性纤维化并伴有局限性肺炎，表现为进行性呼吸困难和慢性咳嗽。肺功能检查显示限制性通气功能障碍。这类患者可进展为呼吸功

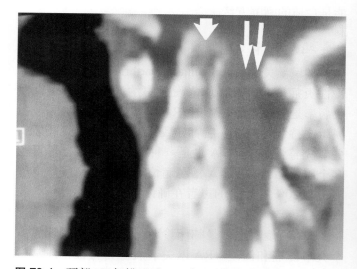

图 79-4　颈部 CT 扫描显示，C_1 与 C_2 关节中度半脱位。齿状突（单箭号）有压迫脊髓（双箭号）至 C_1 后弓的趋势，尤其在颈部屈曲时

能不全、肺动脉高压和右心衰竭。对于任何矫形外科手术而言，该类患者均属于高危人群。

　　患者也可发生重叠结缔组织综合征。RA 患者可发生干燥综合征（Sjögren 综合征），表现为眼部干涩及角膜和结膜损伤。患者通常应用人工泪液和眼膏进

行治疗，术前应继续使用。慢性累及实质性器官的 RA 患者可能出现 Felty 综合征，表现为脾大、淋巴结病、贫血、血小板减少以及包括中性粒细胞在内的白细胞减少。

强直性脊柱炎

　　强直性脊柱炎是一种慢性炎症性关节疾病，可导致中轴骨骼融合。强直性脊柱炎可引起中轴韧带自腰骶部向头侧进展性的骨化，导致脊柱活动度显著下降（图 79-5）。由于这些患者颈椎和颞颌关节活动受限，其气道管理对麻醉医师而言是极大的挑战。多数情况下，这些患者的全身麻醉需要在清醒状态下采用光纤喉镜行气管插管。胸椎僵直使多数患者术中需要行控制性机械通气。虽然有时椎管内麻醉是替代全身麻醉的一个好方法，但是患者脊柱韧带骨化使椎间隙封闭，可能导致硬膜外穿刺困难以及脊髓麻醉失败。某些情况下，骶管麻醉可能是可行的替代方法。

　　强直性脊柱炎的骨骼外表现包括主动脉瓣关闭不全、心脏传导异常、虹膜炎、肺上叶纤维性肺大疱病变及胸腔积液。必须严格注意术中体位的摆放，以避免融合的脊柱骨折，造成脊髓损伤。

软骨发育不全

　　软骨发育不全是侏儒症的最常见原因，表现为身材矮小、躯干短小和全身发育不成比例。其发病率约为 1/26 000。软骨发育不全通过常染色体显性基因遗传。患者智力正常，能完全正常地生活，并具有生育能力。然而，患者与该疾病相关的临床问题常需矫形外科手术治疗，并存在围术期并发症的风险[52-54]。软骨发育不全患者最严重的并发症是颅底骨骼过早融合，导致颈椎管和（或）枕骨大孔狭窄。该遗传性疾病的另一种常见并发症是可能伴有神经症状的脊柱后侧凸。这些受累患者需接受多种矫形（脊柱）手术，包括针对枕骨大孔狭窄的枕下开颅术、针对脊柱后侧凸的矫正或固定术以及为解除脊神经根压迫而进行的椎板切除术。

　　对于软骨发育不全性侏儒患者，常规喉镜暴露和气管插管可能是困难和危险的。颈椎后凸的侏儒患者可能难以直视下暴露喉部；对于寰枢椎不稳或枕骨大孔狭窄的侏儒患者，应避免颈部屈曲。清醒状态下采用光纤喉镜行气管插管是保护这类患者气道最安全的方法。由于许多患者因脑干受压而存在中枢性睡眠呼吸暂停，因此，在气道准备期间使用静脉镇静药应十分谨慎。即使没有任何脊髓受压的临床证据，这些患者也可能发生严重的睡眠呼吸暂停。

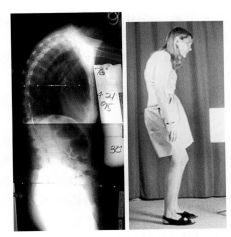

图 79-5　强直性脊柱炎患者，存在显著的脊柱后凸。注意，侧位 X 线片提示明显的脊柱后凸

　　由于侏儒患者存在限制性肺疾病和肺动脉高压，即使其气道有保证，仍存在麻醉挑战。肺动脉高压是继发于气道梗阻、睡眠呼吸暂停和胸椎后侧凸的慢性低氧血症和高碳酸血症所致。侏儒患者术前肺活量检查结果可能很难解释，检查结果的动态改变可能较其绝对数值更有意义[55]。重大手术前应行超声心动图检查，以评估肺动脉高压和心内分流的程度。肺动脉高压引起的肺心病是侏儒患者最常见和最危险的心血管并发症。这些患者麻醉时必须避免加重肺动脉高压（低氧血症和酸中毒），并保证足够的心排血量和终末器官的灌注。许多情况下，更安全的方法是让患者术后在 ICU 继续保持气管插管和监护，直到其完全苏醒并恢复自主呼吸。

患有特殊疾病儿童的矫形外科手术

　　儿童矫形外科手术的麻醉管理不在本章讨论（见第 92 章和第 93 章）。除了首选区域麻醉而非全身麻醉的一些病例，多数情况下，矫形外科手术患儿的麻醉管理与其他手术类似。然而，有部分患儿需要接受多次矫形外科手术。

青少年特发性关节炎

　　青少年特发性关节炎（juvenile idiopathic arthritis，JIA）是发生于 16 岁之前的关节滑膜炎症。JIA 可分为以下 5 种类型：

1. 少关节型关节炎，占 JIA 的 50%，受累关节少于 5 个；该类患者常合并葡萄膜炎。
2. 多关节型关节炎，受累关节 5 个或 5 个以上。

3. 全身型关节炎，占 JIA 的 10% ~ 20%，以合并高热、皮疹和关节外器官受累为特征。

4. 附着点相关关节炎，累及脊柱、髋关节及骨骼上的肌腱附着点。

5. 银屑病关节炎，患者同时存在银屑病和关节炎。

与成人 RA 一样，JIA 为慢性病程，静止期无症状，可反复急性加重。亦与成人 RA 一样，气道病变使气管插管困难，并可能存在风险。多数情况下，可以在患者麻醉后保留自主呼吸的条件下，采用光纤喉镜进行气管插管。插管成功后才能使用肌松药。与成人 RA 不同，JIA 患者肺部疾病并不常见，但其可伴发疾病相关性胸膜炎、胸腔积液和局限性肺炎。JIA 患者常合并心包炎，使用糖皮质激素治疗有效。部分 JIA 患者也可存在心肌炎和心脏传导系统异常。此外，由于 JIA 患者静脉脆性较大，并且易出现瘀斑和出血，因此，建立静脉通道可能极其困难。与成人 RA 一样，JIA 患者均采用类似的药物治疗，并具有相似的并发症。

成骨不全

成骨不全是一种罕见的常染色体显性遗传病，患者的 I 型胶原蛋白合成缺乏或不足，导致骨骼非常脆弱[56-57]。反复、多处骨折是该病最具特征性的临床表现（表 79-2）。最严重的情况是，在娩出过程中胎儿发生多处骨折，甚至死亡。病情较轻的患者在遭受轻微外力或创伤后也会出现多发性骨折。骨折以下肢为主，其中股骨骨折最多见。骨盆骨折畸形可导致髋臼突入患者腹腔。韧带稳定性下降常引起脊柱后侧凸。患者由于胶原蛋白合成缺陷，通常可出现蓝巩膜。患者在围术期也可能因血小板功能障碍而出血增加。

尽管成骨不全被认为与恶性高热有关，但尚未经

表 79-2 成骨不全患者的麻醉管理要点

气道	上颌骨、下颌骨和颈椎骨折的风险
出血	血小板异常
心脏	先天性和瓣膜性心脏病，主动脉近端囊性退变
眼睛	突眼——俯卧位
高热	恶性高热，补液，物理降温
体位	反复骨折的风险
肺	脊柱后侧凸——限制性肺疾病
区域麻醉	骨折，髓内注射

肌肉活检证实（见第 43 章）[58]。然而，高热和代谢性酸中毒是成骨不全患者术中常见的临床表现。与疾病相关的心脏异常包括动脉导管未闭、房（室）间隔缺损、获得性主动脉反流及近端主动脉的囊性退变（见第 93 章和第 94 章）。

由于成骨不全患者的结缔组织和骨骼的脆弱性，麻醉期间摆放体位和衬垫时应极为谨慎。血压计袖带所覆盖的肢体区域应放置衬垫，较长时间手术患者应行动脉置管测压以避免血压计袖带反复充气以及肱骨骨折的风险。成骨不全患者常伴颈椎活动度受限，因此气管插管时尽量避免移动颈部。在多数情况下，谨慎的方法是选用光纤喉镜进行气管插管。理论上琥珀酰胆碱不仅存在诱发高钾血症和高热的风险，并且其产生的肌肉抽搐可能引起骨折，因而在麻醉诱导时应避免使用。成骨不全患者术前应进行超声心动图检查，并应对异常结果进行相应的处理。

术前应评估成骨不全患者的出血风险，并根据需要准备围术期输注血小板。有的患者使用精氨酸加压素（DDAVP）可能纠正血小板异常。由于成骨不全患者存在术中高热和代谢性酸中毒的风险，因此应积极进行液体治疗，并且必要时采取积极的物理降温措施。区域麻醉可作为全身麻醉的替代方法，但是必须谨慎操作以避免穿刺入骨或将药物注入骨髓内（见第 57 章和第 58 章）。

脑瘫

脑瘫是一种因发育早期脑损伤所致的非进展性运动障碍——可发生于子宫内、出生时以及出生后不久，其所占比例分别为 75%、10% 及 15%（见第 93 章）。脑瘫的发病原因不明，以前认为胎儿分娩期窒息是其主要病因，然而，现在认为仅有 10% 的脑瘫与其有关。围术期感染和出生时低体重可能具有更重要的作用。根据运动障碍的不同表现，脑瘫可分为 4 种主要类型：痉挛型、手足徐动/运动障碍型、共济失调型和混合型。痉挛型脑瘫最常见，是由于皮质脊髓束、运动皮质或锥体束损伤所致。许多患儿也合并有癫痫和认知障碍[59]。

尽管脑瘫患者的神经功能缺陷呈非进展性，但是继发于该疾病的骨骼系统改变常使患者需要接受多次手术。正常的骨骼发育需要来自肌肉的应力，以帮助其产生适当的形状和大小。当脑瘫患者肌肉应力缺乏或应力异常时，就可能出现各种关节成角畸形和细长（薄）骨干以及关节异常发育。矫形外科手术常包括松解紧张肌肉（髋关节内收肌和髂腰肌松解）、松解固定关节、矫直异常扭曲的骨骼（股骨旋转截骨术）、缓解

痉挛的神经根切断术以及脊柱后侧凸的矫正手术。

脑瘫患者存在明显的胃食管反流和喉反射迟钝，增加误吸的风险。多数情况下，脑瘫患者的手术需进行气管插管的全身麻醉，也可联合使用区域麻醉，以减少全身麻醉药物的用量并进行术后镇痛。术后单用局麻药行硬膜外镇痛可避免麻醉性镇痛药的潜在并发症；为缓解肌肉痉挛，可持续使用地西泮。区域麻醉也可缩短全身麻醉苏醒时间，而患者固有的脑损伤和抗惊厥药物的作用可使苏醒时间延长。患者手术后肺部并发症很常见，其诸多原因包括误吸、呼吸乏力和胸廓顺应性降低。脑瘫患者重大手术后应持续监测数小时。

区域麻醉与全身麻醉的比较

区域麻醉技术适用于多种矫形外科手术（见第 57 章和第 92 章）。关于区域麻醉是否优于全身麻醉的争论已持续几十年，而仍无证据肯定其中某种方法的优越性。然而，区域麻醉可以减少某些手术的围术期严重并发症，包括深静脉血栓形成（deep vein thrombosis，DVT）、肺栓塞、失血、呼吸系统并发症和死亡 [60-62]。此外，区域麻醉技术为矫形外科手术提供更佳的术后镇痛效果 [63]。使用长效局麻药或留置导管行外周神经阻滞可达到完善的术中麻醉和术后镇痛效果 [64-65]。区域麻醉可提供预先镇痛，并且有证据表明区域镇痛可防止严重急性疼痛发展为慢性疼痛综合征 [66]。除了改善疼痛控制外，区域麻醉及镇痛还有利于物理治疗及患者功能恢复 [67]。

如前所述，矫形外科手术患者常存在气道管理困难的问题。区域麻醉避免了气道操作，并且清醒患者能协助摆放最安全及最舒适的手术体位。但是，我们应该认识到 Benumof 的警示 [68]："对已知困难气道的患者，采用区域麻醉并没有解决困难气道的问题，它仍然存在。"因此，对该类患者必须制订周密的气道管理计划，以便在区域麻醉失败时或紧急情况下控制气道。

矫形外科手术采用区域麻醉技术的另一优点是减少术中失血量。1966 年以来，17 项有关 THA 手术患者的随机试验表明，与全身麻醉下进行同样手术相比，区域麻醉可减少出血量 [69]。Modig [70] 将 THA 患者随机分成硬膜外麻醉组、保留自主呼吸的全身麻醉组和正压通气的全身麻醉组，比较各组患者出血量。结果显示硬膜外麻醉组患者的失血量最少，但是动脉压与失血量无明显相关性。作者提出，硬膜外麻醉可降低静脉血压（测取手术切口部位），这是决定手术出血量的重要因素。

矫形外科手术患者的围术期管理

矫形外科手术的血栓预防

血栓栓塞性并发症仍是矫形外科手术患者术后并发症和死亡的主要原因之一 [71-72]。THA、全膝关节置换术（total knee arthroplasty，TKA）以及髋部与骨盆骨折手术患者静脉血栓栓塞的发生率最高，包括深静脉血栓（DVT）和肺栓塞（PE）。DVT 和 PE 患者存在发生近期和远期并发症及死亡的风险。有症状的 PE 患者的死亡风险比单纯 DVT 患者高 18 倍。急性 DVT 和 PE 存活患者的近期并发症包括住院时间延长、与 DVT 和 PE 治疗相关的出血性并发症、DVT 局部扩大及进一步的栓塞。远期并发症包括血栓后综合征（低氧血症、肺动脉高压）和复发性 DVT。

静脉血栓由纤维蛋白多聚体组成，因此，DVT 的预防和治疗应使用抗凝药物。溶栓药物应该仅在发生严重的、致死性的 PE 时才给予。DVT 及 PE 的围术期处理应根据第九次美国胸科医师学会会议关于术后 DVT 及 PE 的会议指南进行 [73-74]。DVT 和 PE 初始治疗推荐使用低分子肝素（low-molecular-weight heparin，LMWH），其作用优于普通肝素（静脉或皮下给药）。应用 LMWHs 不需要监测抗凝程度。虽然术前开始预防 DVT 可能更为有效，但同时也增加了手术出血的风险。应用 LMWH 预防血栓应在手术前 12h 或更早，或于手术后 12h 或其之后使用，而非术前或术后 4h 或 4h 内开始（等级 1B）[74-75]。大多数重大矫形外科手术的患者应在门诊行预防血栓的延长治疗，直至手术后 35d（等级 2B）[74]。手术后发生 PE 的危险因素包括高龄、肥胖、既往 PE 或 DVT 史、恶性肿瘤、长期卧床和有血栓形成倾向。血栓形成倾向是指一种易于形成血栓的病理情况，其可增加围术期发生 DVT 的风险。多数血栓形成倾向是遗传性疾病引起凝血因子活性增加所致。因子 V Leiden 突变是与 DVT 相关的最常见的遗传性血栓形成倾向。华法林（香豆素）通常用于 DVT 的长期治疗，治疗期间国际标准化比值（international normalized ratio，INR）维持在 2.5。华法林通过抑制维生素 K 依赖性凝血因子发挥抗凝作用，由于内源性活性凝血因子代谢与新生无活性因子合成有一定周期，因此，其生物有效性起效延迟。华法林需要数天才能发挥抗凝作用，并且其生物活性可能难以准确预知，因此，许多研究提倡使用 LMWH。在美国 LMWH（依诺肝素）用法为每

12h 给予 30mg，而用于治疗 DVT 的 LMWH 剂量则更高。在任何情况下，椎管内麻醉后都存在椎管内血肿的风险。

近期已研发了华法林和 LMWH 的替代药物。磺达肝癸钠，一种合成的戊多糖，是因子 Xa 的选择性抑制剂，其血浆半衰期约为 18h。磺达肝癸钠每日用药 1 次，能产生可预见性的抗凝效果[76]。达比加群是一种凝血酶抑制剂，其血浆半衰期约为 8h，肾功能不全时其半衰期延长。达比加群可延长活化部分凝血活酶时间，但该作用并非呈线性关系，因此，活化部分凝血活酶时间不应作为判断其抗凝效果的指标。目前，唯一可用于逆转达比加群作用的药物是重组因子 Ⅶa。

美国胸科医师学会指南不推荐单独使用阿司匹林来预防 THA、TKA 和髋骨骨折手术后的 DVT。但是新近研究认为，使用阿司匹林、充气加压和早期活动均是预防 THA 和 TKA 术后 DVT 的有效措施[77]。

围术期抗凝药的使用对区域麻醉的应用有重要影响，特别是椎管内麻醉时，有导致硬膜外血肿的风险。美国区域麻醉协会（American Society of Regional Anesthesia，ASRA）已发表和更新了关于使用抗凝药与区域麻醉的会议推荐共识[78]。全量抗凝是区域麻醉的禁忌证。在使用 LMWH 时硬膜外血肿的发生风险显著增加，因此，ASRA 发布了框 79-3 内所列的推荐意见。

阿司匹林和 NSAIDs 似乎并不增加椎管内麻醉后硬膜外血肿的风险[79]。ASRA 对于接受华法林和其他抗凝药治疗患者麻醉管理的最新推荐意见见框 79-4。

下肢手术

关节镜手术

膝、髋和踝的关节镜手术作为日间手术开展正日益增多（见第 89 章）。这些手术对麻醉医师特别具有挑战性，因为麻醉医师必须决定患者是否适合门诊手术或者手术是否适合在门诊进行，决定适合该手术的麻醉方式，并提供患者所期望的术后恢复和术后镇痛。

目前指导判定哪些患者不适合进行成人日间手术的文献数量有限。在大多数临床中心，病理性肥胖和睡眠呼吸暂停患者应用全身麻醉药和镇痛药后，需要在密切监护下留院观察过夜[33]。稳定性并存疾病并不增加日间手术患者术后并发症的发生率，但是 ASA 3 级和 4 级的患者应有医疗文件明确证实其病情稳定。而病情不稳定的患者不适合接受门诊手术。

在一项纳入了 1088 例日间手术患者的前瞻性研

框 79-3　接受低分子肝素治疗患者的麻醉管理

1. 抗 Xa 活性水平不是出血风险的预测指标。我们不推荐常规监测抗 Xa 活性水平（等级 1A）。

2. 抗血小板药物或口服抗凝药与 LMWH 联用会增加椎管内血肿的风险。有必要对整个患者管理团队进行培训，以避免过度抗凝。我们推荐，不论 LMWH 剂量方案如何，均不应联合使用影响止血的药物，例如抗血小板药物、标准肝素或右旋糖酐（等级 1A）。

3. 穿刺或置管时发生出血无须推迟手术。在这种情况下，我们建议 LMWH 的治疗应推迟至术后 24h 开始，并将这种情况与外科医师协商（等级 2C）。

4. 术前使用 LMWH。
   - 可以假定手术前接受 LMWH 以预防血栓的患者均存在凝血功能改变。我们推荐至少在 LMWH 用药 10～12h 后再进行穿刺操作（等级 1C）。
   - 对于接受更高（治疗）剂量 LMWH 的患者，如依诺肝素每 12h 给予 1mg/kg 或每日 1.5mg/kg，达替肝素每 12h 给予 120U/kg 或每日 200U/kg，或亭扎肝素每日 175U/kg，我们推荐至少在用药后 24h 再进行穿刺操作，以保证正常的止血。
   - 对于手术前 2h 使用了 LMWH 的患者（普通外科手术患者），我们推荐避免使用椎管内麻醉，因为穿刺的时间点可能正是抗凝活性达到高峰的时间（等级 1A）。

5. 术后使用 LMWH。术后接受 LMWH 预防血栓的患者可安全地进行单次注射或持续置管操作。应根据每日药物总剂量、术后首剂时间及剂量方案进行管理（等级 1C）。
   - **每日 2 次给药方案**。这种剂量方案可增加椎管内血肿的风险。不论何种麻醉技术，LMWH 首剂给药时间不应早于术后 24h，并且应仅在充分的（手术）止血情况下进行。在开始使用 LMWH 预防血栓前应拔除留置导管。如果选用持续阻滞技术，那么硬膜外导管可留置过夜，但必须于首剂 LMWH 给药前拔除。给予 LMWH 必须在拔除导管 2h 后。
   - **每日 1 次给药方案**。手术后首剂 LMWH 应于术后 6～8h 给予。手术后第 2 次给药应在首剂 24h 后。椎管内留置导管是较为安全的。然而，拔除导管应在前一次 LMWH 给药 10～12h 后。随后的 LMWH 应至少于拔除导管 2h 后给予。鉴于对叠加作用的考虑，不应另外给予影响止血的药物。

From Horlocker TT, Wedel DJ, Rowlingson JC, et al: Regional anesthesia in the patient receiving antithrombotic or thrombolytic therapy: American Society of Regional Anesthesia and Pain Medicine evidence-based guidelines (third edition), Reg Anesth Pain Med 35:64-101, 2010.
LMWH，低分子肝素

究中，Pavlin 及其同事报道[80]，决定患者出院时间的最重要的因素是疼痛、恶心和呕吐、神经阻滞作用未消退以及尿潴留。该研究强调了麻醉延长日间手术患者院内滞留时间的作用。全身麻醉是关节镜手术安全、有效的麻醉方式，但是可增加术后恶心、呕吐及疼痛。合理设计的区域麻醉可能减少上述因素的影响。

膝关节镜手术可以在关节内与关节外的联合局部麻醉下完成。短效局麻药常常与长效局麻药（布比卡因）和吗啡联合使用，以提供术后镇痛。膝关节镜手

框 79-4　接受口服抗凝药治疗患者的区域麻醉管理

1. 对于近期中止华法林长期治疗的患者，在施行椎管内麻醉时应当谨慎。停用华法林治疗的第一个 1～3 天，尽管 INR 降低（表明因子 Ⅶ 活性恢复），但患者此时的凝血状态（主要反映因子 Ⅱ 和 Ⅹ 的水平）可能仍不足以发挥止血作用。可能直到 INR 恢复至正常参考值范围内时，因子 Ⅱ、Ⅶ、Ⅸ、Ⅹ 才可达到适宜的水平。我们推荐在行椎管内阻滞前停止抗凝药治疗（理想状态是于择期手术前 4～5 天），并确保 INR 处于正常水平（等级 1B）。

2. 我们推荐接受口服抗凝药治疗的患者避免同时合用影响其他凝血机制的药物，因为这可能增加患者出血风险，而对 INR 无影响。这些药物包括阿司匹林以及其他 NSAIDs、噻氯匹啶、氯吡格雷、UFH 和 LMWH（等级 1A）。

3. 对华法林反应性增强的患者，我们建议减少给药剂量。目前已经推出了华法林剂量计算方案，以指导医师根据所需指征、患者因素和手术因素决定华法林的适宜剂量。这些剂量计算方案对于存在华法林反应性增强风险的患者极为有益（等级 1B）。

4. 对于手术前开始使用华法林的患者，如果其首次给药是在椎管内阻滞操作前至少 24h，或其已接受第二次口服抗凝药，那么我们推荐该类患者于施行椎管内阻滞前检查 INR（等级 2C）。

5. 对于硬膜外镇痛期间接受低剂量华法林治疗的患者，我们建议每日监测患者 INR（等级 2C）。

6. 对于接受华法林治疗的患者，在硬膜外镇痛期间应常规进行感觉和运动神经功能检查。为了便于评估神经功能，我们建议镇痛药液专门配置，以尽量减轻对感觉和运动神经的阻滞（等级 1C）。

7. 如果已经开始使用华法林预防血栓，我们建议拔除椎管内导管时 INR 应低于 1.5。这个数值是由多项止血相关研究得出的，研究发现 INR 为 1.5 时凝血因子活性水平可超过 40%。我们建议对这些患者进行神经功能评估至少持续至导管拔除后 24h（等级 2C）。

8. 对于 INR 高于 1.5 但低于 3 的患者，我们建议拔除留置导管时应当十分谨慎，并且回顾患者用药记录以明确是否使用了其他影响凝血功能而不干扰 INR 的药物（例如 NSAIDs、ASA、氯吡格雷、噻氯匹啶、UFH、LMWH）（等级 2C）。同时也建议导管拔除前进行神经功能评估，并持续评估直至 INR 稳定于所期望的预防水平（等级 1C）。

9. 对于 INR 高于 3 的患者，我们建议对椎管内留置导管的患者维持或减少华法林的使用剂量（等级 1A）。对于同时接受治疗剂量的抗凝药和椎管内导管输注药物的患者，如何管理以便顺利拔除椎管内导管，尚无明确建议。

From Horlocker TT, Wedel DJ, Rowlingson JC, et al: Regional anesthesia in the patient receiving antithrombotic or thrombolytic therapy: American Society of Regional Anesthesia and Pain Medicine evidence-based guidelines (third edition), Reg Anesth Pain Med 35:64-101, 2010.
ASA，乙酰水杨酸；INR，国际标准化比值；LMWH，低分子肝素；UFH，未分级肝素

术后关节腔内注射吗啡并不明显增强镇痛效果。对于更复杂的关节镜手术，如前交叉韧带修复术，则还要求组织结构松弛。采用笔尖式无创穿刺针行腰麻，可为这类手术提供理想的手术条件，并可避免硬脊膜穿破后头痛。

日间手术行椎管内麻醉存在的相关问题包括脊髓阻滞的起效和消退时间难以预计、尿潴留以及短暂性神经综合征（transient neurologic symptoms，TNS）。单次注射等比重甲哌卡因 45mg 可引起运动阻滞的平均时间为 142±37min。Yoos 和 Kopacz 报道，门诊手术患者腰麻使用 30～40mg 氯普鲁卡因 155±34min 后，患者可恢复运动能力[81]。TNS 表现为平稳腰麻后数小时至 24h 内出现臀部疼痛，并可向双下肢放射[82-83]。其发生率在日间手术截石位患者和膝关节镜手术患者中更高。患者疼痛轻重不等，可持续 2～5 天，应用 NSAIDs 治疗效果最佳。使用利多卡因进行腰麻后 TNS 的发病率约为 14%，高于甲哌卡因（6.5%）和布比卡因（<1%）。因此，日间手术患者在考虑腰麻中使用短效局麻药的优点时，必须权衡其引起 TNS 的风险。对于前交叉韧带修复术后镇痛而言，采用长效局麻药行股神经阻滞优于关节腔内注射。由于股四头肌被阻滞，因此，患者在活动前适应膝关节支具就显得非常重要。阻滞内收肌管内的隐神经可提供术后镇痛，同时不影响患者早期活动[84]。

髋关节镜手术已成为髋关节疾病诊断和治疗的一种常见的门诊手术。手术中患者可采用仰卧位或侧卧位（手术侧朝上），并对手术侧下肢给予 50～75lb（1lb = 4.45N）的牵引力，以便关节镜进入关节腔。在摆放患者体位时，麻醉医师必须确保会阴部衬垫、避免阴部神经受压以及防止长时间过度牵引（见第 41 章）。由于该手术需要肌肉完全松弛，因此，应选择全身麻醉或椎管内麻醉。术后镇痛可采用腰丛神经阻滞。

髋部骨折

髋部骨折在老年人中十分常见（60 岁以上人群发生率为 1/50）。如前所述，髋部骨折患者并发症发生率和死亡率显著升高（1 年死亡率为 30%）[5]。该类患者围术期并发症高发生率与许多因素有关，包括心脏情况、肺部情况、DVT 和谵妄。术后常见意识模糊和谵妄，据报道，老年患者髋部骨折修复术后其发生率为 50%，并增加患者死亡率[34-36]。在多种情况下，脱水和电解质紊乱可诱发术后谵妄。一项研究显示，低钠血症的发生率为 4%，与院内死亡率增加 7 倍有关[85]。

这些患者入院时常有疼痛，并处于严重应激状态，可能诱发心肌缺血的症状和体征。尽管术前准备

是必需的，但是推迟手术可能加重上述问题，增加并发症的发生率。早期手术（<12h）可降低疼痛评分、缩短住院时间，并减少围术期并发症[86]。然而，与延迟手术相比，早期手术并不提高患者的总体生存率。研究显示，采用老年科服务可改善手术预后，尤其利于下肢功能恢复[87]。

因骨折部位可积存大量渗出的血液，髋部骨折的患者常存在脱水和贫血。由于脱水患者血液浓缩，其血细胞比容往往正常。麻醉和手术前应将血管内血容量恢复正常，该过程最好在中心静脉导管监测下进行。中心静脉导管监测还可防止容量过度，后者可诱发充血性心力衰竭。动脉置管可用于准确地监测术中血压，并能连续监测动脉血气。低氧血症可能由脂肪栓塞所致，是该类患者死亡的主要决定因素。

数项研究报道，与全身麻醉相比，区域麻醉可改善髋部骨折患者的手术预后[61]。髋部骨折手术的患者死于 PE 的风险最高[71]。一项关于股骨颈骨折修复手术的 meta 分析表明，全身麻醉患者 DVT 的发病率几乎是区域麻醉患者的 4 倍[88]。采用 0.5% 等比重布比卡因进行腰麻，可为该修复手术提供稳定的麻醉效果和足够的阻滞时间。由于大部分患者术后需要积极的抗凝治疗，因此，通常不宜采用硬膜外术后镇痛[73]。术中使用静脉镇静时必须保证患者能维持足够的氧合。因长效苯二氮䓬类药物与术后意识模糊有关，故应避免使用。多数情况下，这些患者需要在类似 ICU 的环境中进行术后监测。

骨盆骨折

骨盆骨折通常是由躯干下部严重创伤所引起，常伴有胸部（21%）、头部（16%）及肝脾（8%）的损伤[89]。骨盆骨折患者伤后 3 个月内的死亡率约为 14%。骨盆骨折所致的腹膜后出血与患者急性死亡直接相关。骨盆骨折后急诊探查手术的指征包括持续性低血压和进行性腹围增加。膀胱和尿道损伤也常与骨盆骨折有关；通常在放置 Foley 导管前，应先明确尿道情况。由于患者存在发生严重 DVT 和 PE 的风险，因此，术前许多患者需要放置临时性下腔静脉滤网。

近期报道提示，骨盆骨折固定手术最好在受伤后第 1 周内进行，但是相关损伤常常使手术推迟。最佳的麻醉方式可能是全身麻醉，并联合硬膜外置管用于术后镇痛。由于医源性坐骨神经损伤是最常见的手术并发症（约 18%），术中不可经硬膜外导管给药以便进行神经肌肉监测，待下肢运动与感觉功能明确恢复后再进行硬膜外导管给药镇痛。大多数情况下，这些

患者需要行动脉和中心静脉导管监测，并且留置大号静脉导管，以便处理突发性术中出血。

髋关节和膝关节成形术

随着人口的老龄化，以及 60 岁以上的人群依然有较强的行走活动能力，大关节置换手术日益普遍。1991—2010 年间，每年行 TKA 手术的美国医保患者数量从 93 230 例增加至 243 802 例，增加了 162%[90]。髋关节和膝关节成形术后严重不良事件的发生率为 6.4%，如前所述，其最重要的危险因素是高龄（见第 80 章）[4-10]。THA 和 TKA 术后最常见的并发症为心脏事件、PE、肺炎和呼吸衰竭以及感染[5, 10, 91-92]。对于合并心、肺疾病和糖尿病等严重并存疾病的老年患者，手术前应该进行全面的医疗评估。此外，尤其对于 TKA 患者而言，肥胖是麻醉面临的棘手问题，并且术后又面临 OSA 和感染的问题[33, 92]。多数患者需要在麻醉恢复室或 ICU 延长术后监测时间（见第 96 章）。

THA 可以经前入路或侧入路进行。前入路手术优点是其术野暴露过程中可避免损伤肌肉，但是限制了股骨的充分暴露，并有损伤股外侧皮神经的风险。侧后入路手术能充分暴露股骨和髋臼，肌肉损伤少，但是髋关节后脱位的风险增加。大多数手术医师倾向于采用侧后入路术式，即将患者摆放于侧卧位，手术侧在上。麻醉医师必须注意，这种体位可引起通气／血流比例失调，导致氧合下降，尤其是在肥胖和严重关节炎患者中更是如此。此外，为防止下侧腋动脉和臂神经丛过度受压，必须在上胸部的下方放置保护垫或垫圈。

支配髋关节的神经包括闭孔神经、臀上神经和臀下神经。THA 区域麻醉的最佳方法是腰麻或硬膜外麻醉。尽管大多数研究提示，与全身麻醉相比，区域麻醉可减少术后并发症，尤其是 DVT、PE 以及肺部并发症，但是仍存在一些争议[61]。当需要拔除硬膜外导管以进行术后抗凝时，可采用腰椎旁神经阻滞进行术后镇痛[93]。

THA 术中出血明显，行翻修术的患者出血量可达到 1～2L。数项研究表明，硬膜外麻醉下施行控制性低血压，维持平均动脉压在 50～60mmHg，可将初次 THA 术中出血量减少至 200ml[94]。高龄患者（平均 72 岁）能耐受这种程度的低血压，而不发生认知、心脏和肾脏并发症[95]。除了减少术中出血，控制性低血压麻醉还可能通过减少股骨髓腔出血，促进假体与骨的固定[96]。研究表明，静脉注射氨甲环酸或术中喷洒纤

维蛋白也可减少关节成形术后出血量[97]。

　　股骨假体可借助甲基丙烯酸甲酯水泥或通过骨质嵌生固定于股骨髓腔内。骨水泥固定股骨假体可并发"骨水泥植入综合征"，后者可导致术中低血压、低氧血症、心搏骤停以及术后FES（图79-6，见图79-2）[42-44]。其机制可能是：股骨髓腔内加压时骨髓碎片进入血液循环造成栓塞；循环中甲基丙烯酸甲酯单体的毒性作用；股骨髓腔钻孔扩大时细胞因子释放促使微栓子形成，及继发肺血管收缩。犬静脉注射骨水泥单体可引起体循环低血压，但是无其他大部分的全身表现，如无FES中所

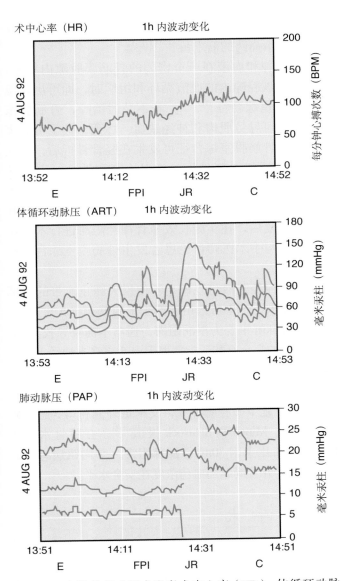

术中心率（HR）　　　1h内波动变化

4 AUG 92

每分钟心搏次数（BPM）
200
150
100
50
0

13:52　　14:12　　14:32　　14:52
E　　　FPI　　JR　　　　C

体循环动脉压（ART）　1h内波动变化

4 AUG 92

毫米汞柱（mmHg）
180
150
120
90
60
30
0

13:53　　14:13　　14:33　　14:53
E　　　FPI　　JR　　　　C

肺动脉压（PAP）　　1h内波动变化

4 AUG 92

毫米汞柱（mmHg）
30
25
20
15
10
5
0

13:51　　14:11　　14:31　　14:51
E　　　FPI　　JR　　　　C

图79-6　全髋关节成形术患者术中心率（HR）、体循环动脉压（ART）和肺动脉压（PAP）示踪波形。E，硬膜外麻醉诱导；FPI，植入骨水泥股骨假体；JR，假体髋关节复位，可引起低血压，注射肾上腺素后血压回升；C，关闭切口 (From Urban MK, Sheppard R, Gordon MA, et al: Right ventricular function during revision total hip arthroplasty, Anesth Analg 82:1225-1229, 1996.)

见的心肌抑制[98]。FES发生机制最可能的解释是骨髓碎片引起的栓塞，因为应用TEE可在右心发现这种碎片（见图79-2）。

　　骨髓栓塞后的低血压应当使用肾上腺素治疗。此外，在假体植入前，对股骨髓腔进行高压搏动灌洗，以及在股骨上钻减压孔，可减轻骨髓栓塞引起的血流动力学波动。该并发症的危险因素包括翻修手术、长干股骨假体、病理性骨折后THA、术前存在肺动脉高压以及所使用的骨水泥总量。该类患者应采用动脉及中心静脉导管监测。

　　THA术中可能发生血栓栓塞。髋关节处于脱位状态，在股骨钻孔或假体植入时股静脉可能被阻断，引起血流淤滞、血栓形成。在髋关节复位和股静脉变直时，股骨假体植入过程中产生的栓子物质会释放入血。部分医院在髋关节脱位前静脉使用肝素。TKA也正成为老年患者一种主要的矫形外科手术，其术前评估的要求与THA患者一样。支配膝关节的神经包括胫神经、腓总神经、闭孔神经后支和股神经。尽管TKA患者能安全地实施全身麻醉，但是一项前瞻性病例对照研究发现，气管内插管的全身麻醉是TKA术后非手术相关并发症的一项主要危险因素[60]。区域麻醉中的椎管内麻醉（腰麻或硬膜外麻醉）或股神经与坐骨神经联合阻滞也适用于该手术。然而，膝关节外翻畸形患者采用坐骨神经阻滞可能影响对坐骨神经和腓总神经麻痹的早期发现。

　　TKA患者术后疼痛严重，数项研究显示采用区域镇痛可减少术后并发症，改善预后[99-101]。单次股神经阻滞联合静脉和硬膜外患者自控镇痛，已被用于手术后镇痛和促进功能恢复。当使用LMWH预防DVT时，可用股神经置管持续阻滞的方法来代替患者自控硬膜外镇痛。

　　TKA术中常规在大腿使用充气止血带，以减少术中出血，并为股骨端和胫骨端骨水泥固定提供无血术野。然而，止血带放气后开始出血，并且通常可持续24h。止血带的充气压力通常比患者收缩压高100mmHg，并持续1～3h。充气时间过长（大于120 min），缺血和机械损伤的共同作用可造成神经损伤。腓总神经麻痹是公认的TKA并发症（发生率为0.3%～10%），可能是由止血带压迫所致的缺血和手术牵拉联合作用所致[102]。Horlocker及其同事报道[102]，TKA后有7%的患者同时出现胫神经与腓总神经功能障碍，其发生与患者年龄较轻、术前有屈曲畸形以及止血带使用总时间较长有关。当需要延长充气加压时间时，止血带放气30min行肢体再灌注可减轻神经缺血。

　　即使区域麻醉能满足手术要求，止血带充气引起

的疼痛也可能在充气 60min 后出现。推测止血带疼痛是由于随着椎管内阻滞作用的消退，无髓鞘 C 纤维阻滞作用消失所致。腰麻或硬膜外麻醉时加用阿片类药物可能缓解止血带疼痛。在止血带放气后，平均动脉压会显著降低，其部分原因是缺血肢体的代谢产物释放进入血液循环，以及外周血管阻力降低。对于手术侧下肢术前存在坐骨神经传导功能障碍、神经病理性疼痛和血管疾病的患者，可以在不用止血带的情况下实施手术。

许多患者为双膝症状性关节炎，需要接受双侧 TKA，以改善疼痛和生活质量。关于采用一期手术顺序双侧 TKA（simultaneous bilateral total knee arthroplasty，SBTKA）还是分两期手术（通常间隔数月）的问题，目前仍有争议。SBTKA 的优点在于只有一次麻醉风险、只经历一次手术后疼痛、康复和住院时间缩短以及能更早恢复基本功能。然而，SBTKA 围术期严重并发症的发生率更高，包括心肌梗死、脂肪栓塞和血栓栓塞事件。严重术后并发症在心血管疾病的老年患者中更为多发 [102-106]。SBTKA 患者需要的输血量更大，转入康复中心的可能性更高，手术后进入 ICU 的概率更大。

新近两项研究认为，SBTKA 可以不发生严重并发症 [107-108]。Urban 及其同事 [107] 报道，采用区域麻醉和临床积极干预后，包括术后 ICU 24h 监测，SBTKA 患者严重并发症发生率与匹配的单侧 TKA 患者相似，但是 SBTKA 患者 FES 和心律失常的发生率显著高于单侧 TKA 患者，可能是由于前者引起更加严重的炎症反应 [109]。根据已发表的 SBTKA 患者术后并发症危险因素，Urban 及其同事 [107] 发表了有关 SBTKA 手术患者排除标准的指南（框 79-5）。

框 79-5　一期手术行双侧膝关节成形术的患者排除标准

年龄 ≥ 75 岁
ASA Ⅲ 级
活动性缺血性心脏病（应激试验阳性）
心室功能差（LVEF < 40%）
依赖吸氧的肺疾病
并发症发生率和死亡率风险增加的患者
　IDDM
　肾功能不全
　肺动脉高压
　激素依赖性哮喘
　病理性肥胖（BMI > 40）
　慢性肝病
　脑血管病

ASA，美国麻醉医师协会；BMI，体重指数；IDDM，胰岛素依赖型糖尿病；LVEF，左心室射血分数

足踝手术

坐骨神经和股神经联合阻滞的区域麻醉能满足膝关节以下不需要使用大腿止血带的所有手术的需求。股神经支配大腿内侧至内踝的区域；膝关节以下的其他区域，包括足部，则由腓总神经和胫神经支配，它们均为坐骨神经的分支。通常在腘窝进行坐骨神经阻滞，以确保阻滞胫神经和腓总神经。坐骨神经可借助神经刺激仪诱发足内翻（运动神经反射）或者通过超声引导来定位。当手术操作还涉及小腿内侧区域时，可在小腿内侧紧贴膝关节下方阻滞股神经（隐神经）。研究表明，通过术前单次注射或连续导管输注行腘窝坐骨神经阻滞，可减轻足部与踝部手术后的疼痛，减少麻醉性镇痛药的需求量 [109-112]。

当水肿和血液在一个密闭的骨筋膜腔隙内积聚，并危害到该腔隙内的血液循环和组织时，即可出现急性骨筋膜室综合征 [113-114]。若不及时治疗，骨筋膜室内的压力可导致肌肉和神经缺血、坏死，甚至可能丧失肢体。骨筋膜室综合征可发生在胫骨骨折后，其次是股骨骨折和踝部骨折。延误诊断和治疗（手术减压）是导致严重并发症的最常见原因。与骨折本身不相应的疼痛是常见的早期症状。因此，胫骨和踝部骨折手术修复后，在实施长效坐骨神经阻滞进行术后镇痛前，应与手术医师讨论患者发生骨筋膜室综合征的风险。

踝部神经阻滞可以满足不使用大腿止血带的足部手术的需求，术中可选用踝部水平的 Esmarch 止血带。由于这种麻醉主要为浸润阻滞，通常不需要寻找异感。

足部的完全麻醉通常需要阻滞 5 支终末神经：①胫后神经，支配足底感觉；②隐神经，支配内踝；③腓深神经，支配第 1、2 趾间区域；④隐浅神经，支配足背及第 2～5 趾；⑤腓肠神经，支配足外侧和第 5 趾外侧（图 79-7）。Mineo 和 Sharrock 报道 [115]，在跗骨水平用 0.75% 的布比卡因 30ml 行踝部阻滞，平均镇痛有效时间为 17h，并且局麻药血药浓度在安全水平。

上肢手术

通过不同穿刺位点阻滞臂神经丛，直至阻滞其分支的外周神经，能成功地实施从肩部到手的上肢手术（表 79-3）。目前有多种方法来确定阻滞臂神经丛的最佳位置，包括诱发异感、刺激运动神经、超声引导定位以及血管周围浸润。采用长效局麻药或持续导管输注技术施行上肢区域麻醉也能提供术后镇痛。

使用区域麻醉行肩部手术（见第 57 章和第 58 章）

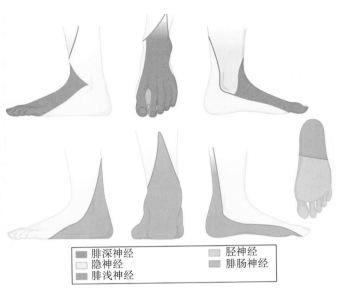

图 79-7　踝部神经阻滞的皮肤分布 *(From Carron H, Korborn GA, Rowlingson JC: Regional anesthesia: techniques and clinical applications, New York, 1984, Grune & Stratton.)*

表 79-3　臂丛麻醉

阻滞部位	刺激臂丛分支	反应
肌间沟	根、干	肩到手
锁骨上	干（中、下）	上臂到手
锁骨下	外侧束	前臂屈曲 手内旋
	后束	腕伸直
	内侧束	手指和拇指
腋路	正中神经	前臂内旋 腕屈曲
	尺神经	屈指 拇指对掌
	桡神经	腕伸直

尚未得到广泛的认同，因为麻醉医师和外科医师认为该麻醉往往不够满足手术需求，同时还顾虑术后神经症状（postoperative neurologic symptoms，PONS）。数项研究报道，通过寻找异感、使用神经刺激仪或超声引导行斜角肌肌间沟臂丛阻滞（interscalene block，ISB），手术麻醉成功率可达到或超过 97%[116-119]。

臂丛由 $C_5 \sim T_1$ 脊神经根的前支组成。这些神经根从前、中斜角肌之间穿出后，融合形成 3 干（$C_5 \sim C_6$ 形成上干，C_7 形成中干，$C_8 \sim T_1$ 形成下干）。在 ISB 操作时，局麻药于环甲切迹水平（C_6）注入两斜角肌之间（图 79-8）。

与 ISB 相关的严重急性并发症和副作用包括呼吸抑制、血管内注射所致的惊厥和心搏骤停、气胸、硬

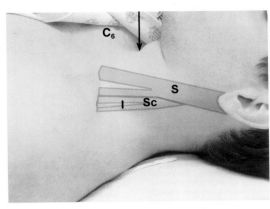

图 79-8　臂丛阻滞的肌间沟入路。在环状软骨水平（C_6 水平），麻醉医师手指由胸锁乳突肌（S）后缘向前、中斜角肌（Sc）之间的斜角肌间隙（I）横向滑动。由 I 点进针，与穿刺面垂直，针向尾侧成 45° 角 *(From Urban MK: The interscalene block for shoulder surgery, Tech Shoulder Elbow Surg 5:61-65, 2004.)*

膜外麻醉和腰麻、Horner 综合征、声音嘶哑以及吞咽困难。ISB 的患者都伴有同侧膈神经阻滞，可引起单侧膈肌麻痹[120]。由于单侧膈肌麻痹可使肺功能下降 25%，因此，严重呼吸系统疾病患者在无机械通气的情况下可能无法耐受 ISB。对侧肺切除术后或双侧手术都是 ISB 的禁忌证。超声引导下行锁骨上臂神经丛阻滞能提供有效的肩部麻醉，同时也可避免同侧膈神经麻痹[121]。

由于 ISB 穿刺部位邻近大血管（椎动脉、颈动脉、颈静脉），通常认为局麻药的 CNS 毒性是 ISB 的主要风险。但是报道的 CNS 毒性的发生率非常低。Conn 及其同事报道[122]，100 例 ISB 的患者中有 3 例出现 CNS 症状，并且仅有 1 例发生惊厥。Urban 和 Urquhart 报道[116]，266 例患者中有 2 例出现 CNS 症状，但无惊厥。

PONS 与臂丛麻醉直接相关，这一理论常常被作为肩部和手部手术避免使用区域麻醉的理由。旨在明确 ISB 与神经损伤相关程度的几项大型研究结论认为，尽管有部分患者术后可能诉神经损伤方面的症状，但是大多数并不是麻醉所致，且大部分都能恢复（表 79-4）。Conn 及其同事的一项回顾性研究表明[122]，100 例患者中有 2 例发生 PONS，症状分别持续了 7 个月和 18 个月。Urban 和 Urquhart 前瞻性分析 266 例患者的结果显示[116]，有 9% 的患者在术后 1 天诉感觉异常，其中 2/3 的患者症状在 2 周后消失，1 例持续时间超过 6 周。Liguori 及其同事[117] 报道了 ISB 后 PONS 的发生情况，采用异感法的发生率为 10/108，使用神经刺激仪的发生率为 11/109，症状持续的中位时间为 2 个月，所有 PONS 患者的症状均在 1 年内消失。

表 79-4　肌间沟阻滞并发症：术后神经综合征

参考文献	急性症状（%）	慢性症状（%）
Conn 等 [122]	—	2
Urban 和 Urquhart[116]	9	0.4
Borgeat 等 [123]	14	0.2
Faryniarz 等 [118]	1.4	0
Liguori 等 [117]	10	0

框 79-6　气管内插管困难的预测因素
面部不对称（创伤） 气管移位 颈椎骨折 张口度小（上下切牙间距） 无法看到咽腭弓和悬雍垂（Mallampati 分级） 颈部活动受限 门齿突出 甲颏间距 <6cm 上颌弓狭窄

肩关节镜手术常常采取坐（沙滩椅）位。低血压和心动过缓被认为与区域麻醉下坐位行肩部手术有关，部分患者可能发生心搏骤停 [124]。一些证据表明，这些事件是由心室容量减少（坐位下静脉血液淤滞）及心室强烈收缩引起的反射性心脏抑制，即 Bezold-Jarisch 反射所致。预防性使用 β 受体阻滞剂、抗焦虑药物及加强静脉补液可降低这些事件的发生率 [125]。

对于肘部至手部的手术，可采用锁骨下入路或腋路阻滞臂丛。在腋窝处阻滞支配手臂的神经可采用动脉穿透法，或者单支或多支神经刺激技术来实现。Thompson 和 Rorie 主张采用多点异感技术，其研究认为腋鞘内神经由不连续的隔膜所分隔 [126]。Urban 和 Urquhart 报道，采用动脉穿透法的成功率达 93%[116]。异感法或使用神经刺激进行腋窝阻滞的倡导者认为，动脉穿透法可能引起血肿，有导致臂神经丛缺血的风险。242 例前臂或手部手术的患者，采用动脉穿透法行腋路阻滞后，有 23% 的患者诉腋窝疼痛和瘀斑，19% 发生急性 PONS[116]。

锁骨下臂丛阻滞可能是肘部手术的最佳麻醉方法，尽管尚缺乏客观证据，但是其用于前臂和手部手术时引起的不适和 PONS 少于腋窝阻滞 [127-128]。两项大型系列研究结果显示，采用神经刺激仪技术，仅仅通过刺激后束就可使锁骨下阻滞的成功率达到 90% ～ 94%，然而，其他报道仍然推荐使用双刺激技术。超声引导锁骨下阻滞可避免多次进针，并可避免血管刺伤和气胸等并发症 [129]。

前臂和手部手术也能在局部静脉麻醉下进行。这是一项简单的技术，即采用一根加压绷带缠绕手臂，以驱除手臂内的血液，用止血带在上臂充气至约 250mmHg，经手部静脉注射短效局麻药约 50ml（0.5% 利多卡因）。在第一根充气止血带的近端放置另一止血带，15min 后将其充气，然后再将第一根止血带放气，以尽量减轻止血带疼痛。该技术仅限用于短时间手术（约 1h）。注射局麻药期间，止血带未能扎

紧或过早放气时（< 30min），可出现并发症，有导致局麻药全身中毒的危险。

脊 柱 手 术

在美国，具有行走活动能力的老龄人群中，有 460 万人在其一生中的某个时期会接受脊柱手术。脊柱手术包括多种不同式式，诸如从治疗椎间盘突出的微创椎间盘切除术到治疗脊柱畸形的复杂性脊柱重建术等。这些手术过程可能很简单，也可能涉及多脊柱节段融合、经前路或后路手术以及大量失血。少数手术，如椎间盘切除术，可在区域麻醉下完成 [130]。

大多数脊柱手术需要全身麻醉。对合并有关节炎的患者而言，气管插管常常是一个挑战（框 79-6）。清醒、镇静下采用光纤喉镜行气管插管实施全身麻醉，对多数患者是最安全的方法。这也是颈椎不稳定的患者行后路颈椎固定手术的标准处理方案。这类患者应该首先用可塑型纤维支气管镜进行气管插管，然后在这种状态下改换为俯卧位，如果可能，采用清醒镇静，并在全身麻醉诱导前评估患者上、下肢的活动情况。部分患者颈部活动度降低但尚能保持稳定，可在全身麻醉诱导后使用视频喉镜进行插管。

谨慎地摆放患者体位是脊柱手术中麻醉医师和外科医师共同的重要职责（见第 41 章）。如上所述，有脊髓压迫风险的患者应在轻度镇静状态下摆放体位，并在全身麻醉诱导前观察上、下肢的活动情况。由于一些后路颈椎减压术需在坐位下实施，对可能出现的静脉空气栓塞必须做好预防。复杂的脊柱畸形手术常需要联合使用前路和后路术式。对于低位前路腰骶椎手术，患者应仰卧并将双腿分开。由于该手术期间骨盆回缩可能造成下肢血流减少，因此，应在足趾处放置一个脉搏血氧饱和度探头以监测下肢血流。前路胸腰椎手术通常采用侧卧位，这时必须重点关注下侧的手臂、大腿以及颈部的位置。表 79-5 列出了这些俯卧

表 79-5　俯卧位并发症 *

气道	ETT 扭结、脱落 上呼吸道水肿
颈部	过伸或过屈 颈部转动——脑血流量下降
眼睛	眼窝受压——视网膜中央动脉闭塞，眶上神经受压 角膜擦伤
腹部	压力传递至硬膜外静脉，增加硬膜外出血
上肢	手臂外展——臂神经丛牵拉 手臂侧放（尺神经受压）
下肢	屈髋——股静脉阻塞，DVT，移植血管扭曲 腓骨外侧受压——腓总神经麻痹 髂嵴受压——股外侧皮神经受损

* 见第 41 章。
DVT，深静脉血栓形成；ETT，气管内导管

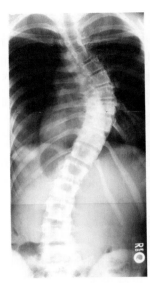

图 79-9　脊柱侧凸患者的 X 线片。Cobb 角是指在侧弯部分的上椎体上缘与下椎体下缘各作一条垂直线，两条垂直线所形成的角度即为 Cobb 角。该患者 Cobb 角度为 62° *(From Reamy BV, Slakey JB: Adolescent idiopathic scoliosis: review and current concepts, Am Fam Med 64:1-10, 2001.)*

位脊柱手术可能的并发症。

对于单次行多个节段前路、后路或前后路联合颈椎减压术及椎体融合术的患者，术后气道管理是麻醉医师应主要考虑的问题。术后并发症包括吞咽困难（12%）、发音障碍（4%）和气道阻塞（可高达 14%）[131]。术中组织创伤常常引起气道水肿，后者可进展为完全性气道梗阻。研究报道，术后呼吸系统并发症的危险因素有手术时间长度、输注晶体容量、肥胖、翻修手术、≥ 4 节段的椎体融合、C₂ 椎体融合。对于这类患者，应当建立气道管理方案，即存在术后气道并发症风险的患者应在备有紧急气道装备以及专业人员的环境中监护，并且（或）保留气管导管过夜，待上呼吸道水肿消失后再拔管。

用于治疗退行性椎间盘疾病的后路腰椎融合手术，常常需要同时进行前路融合，以达到稳定手术区域和增加融合成功率的目的。在近期的多例手术中，已采用微创技术代替前路开放手术，包括经腹前路腰椎间融合以及极外侧椎间融合[131]。为了降低椎间盘切除过程中神经根损伤的风险，术中可使用肌电图监测，避免使用肌松药。因为这些技术在大血管附近操作，存在医源性损伤的风险，因此，该类患者术中应建立较普通手术更粗大的静脉通道。

复杂的脊柱矫形手术包括脊柱侧凸、脊柱后凸、脊柱后侧凸手术以及胸腰椎融合术后的翻修手术。脊柱后凸患者表现为脊柱过度的前屈畸形，类似强直性脊柱炎所见。脊柱侧凸指脊柱侧向旋转大于 10°，并伴有椎体旋转。脊柱侧凸分为特发性、先天性或神经肌肉性三类。先天性脊柱侧凸是胚胎早期脊柱形成异

常的结果，其中半数患者伴有其他器官系统的异常。青少年特发性脊柱侧凸较常见，10 ~ 16 岁青少年的发病率为 2% ~ 4%；其中只有 10% 的患者需要治疗。经 Cobb 法评估弯曲度超过 40°（图 79-9），且侧凸极有可能进一步进展的患者需要接受手术治疗。大多数特发性脊柱侧凸偏向右侧，向左侧的胸部弯曲很可能伴发其他胸廓异常。

胸椎侧凸引起胸腔狭小，从而导致胸廓顺应性下降和限制性肺疾病。Cobb 角大于 65° 时通常可引起肺容量显著下降。尽管运动耐量是反映脊柱弯曲程度对呼吸功能影响的一项重要指标，但是术前还应进行正式的肺功能检测。肺功能检测的结果可指导一次手术的允许范围，以及术后是否需要机械通气支持。肺活量低于正常范围 40% 的患者，预计术后需要通气支持。动脉血气分析的主要异常为低氧血症，它是由于肺泡通气不足造成通气/血流比例失调所致。

慢性低氧血症可引起肺血管阻力升高，最终导致肺源性心脏病。患者应做超声心动图检查，以评估肺动脉高压和右心室肥大的情况。肺动脉高压患者可有右心室肥大和右心房增大的心电图表现。

前路高位胸段的脊柱矫正术或电视胸腔镜手术需要单肺通气。传统的单肺通气可采用双腔气管导管实施。对于单次手术中先行前路、再行后路的椎体融合术以及术后需要机械通气的患者，必须将双腔气管导管更换为单腔气管导管。带有支气管阻塞器的单腔气管导管也可用于单肺通气，有利于经前路手术结束后，

将阻塞器放气，作为单腔气管导管留置使用[132]。对于限制性肺疾病患者，单肺通气可能难以保障充分的氧合，因此，可能需要对非通气侧合用持续气道正压通气，对通气侧合用呼气末正压通气。

脊柱畸形矫正术通常伴随着大量失血。研究提示多种因素可影响失血量，包括手术技术、手术时间长度、融合椎体数量、麻醉药物、平均动脉压、血小板异常、稀释性凝血功能障碍和原发性纤维蛋白溶解[133]。已有数项技术可减少失血和控制异体输血，包括通过适当体位降低腹内压、外科止血、控制性低血压麻醉、自体血回输、术中等容血液稀释、应用促进血栓形成的药物以及术前自体血液预存。

青少年特发性脊柱侧凸矫正术中已普遍应用控制性低血压麻醉，以减少术中失血，但是对老年患者必须慎用[134]。年轻健康患者能很好地耐受 50 ~ 60 mmHg 的平均动脉压，而伴有心血管疾病的成年患者则需要较高的平均动脉压。此外，脊柱畸形矫正术中脊髓血流量可能对低灌注压非常敏感。通过有创监测、尿量 0.5 ~ 1ml/ (kg·h)、定期血气分析查找代谢性酸中毒的证据等方法，可评估终末器官是否灌注足够[135]。另外，中心静脉血氧饱和度分析可作为评价患者终末器官氧供需的一项指标。控制性低血压麻醉时心率可以增加，但也可能提示存在贫血、低血容量或"浅"麻醉；为了降低心肌缺氧的风险、减少手术结束时肾素释放和伴随的血压反弹，可使用 β 受体阻滞剂，然而，这同时也会消除心率增加的生理指示作用。合成的赖氨酸类似物，如氨基己酸和抑肽酶（一种具有丝氨酸蛋白酶抑制剂活性的多肽）也已应用于这些手术，其可减少纤维蛋白溶解，控制术中失血，但值得关注的是，新近发现它与术后心脏事件有关[136]。

术后神经功能缺损是复杂性脊柱重建术最令人担心的并发症之一。一项纳入 97 586 例脊柱手术的大型调查结果表明，神经功能缺损的发生率为 0.55%[137]。为减少这种并发症，Vauzelle 及其同事采用了术中唤醒的方法，以确定脊髓功能的完整性[138]。这项测试仅限于测试下肢大肌肉的运动功能，并受麻醉药和患者认知功能是否健全的影响。此外，该测试的相关并发症包括俯卧位运动时患者气管导管意外脱出、深吸气时出现空气栓塞以及剧烈动作导致手术器械移位等。

多模式术中监测已经成为复杂性脊柱重建术的标准监测[139]。这些监测包括体感诱发电位（somatosensory evoked potential，SSEP）、运动诱发电位（motor evoked potential，MEP）和肌电图（electromyogram，EMG）监测。在椎弓根螺钉安置和神经减压过程中，EMG 可用于监测运动神经根的损伤（见第 49 章）。

SSEP 用于监测脊髓后部（感觉）功能。MEPs 用于评估脊髓前部（运动）的完整性。采用 MEP 监测可能的不良反应包括：认知功能损害、惊厥、咬伤、术中知晓、头皮烧伤以及心律失常。建议在 MEP 监测期间使用软牙垫，以防止舌咬伤和牙齿损伤。活动性癫痫、脑内血管夹和人工耳蜗植入的患者应避免应用 MEP 监测。SSEPs 监测中，神经冲动从外周神经发出并在中枢进行检测。在 MEPs 监测中，通过诱发大脑的神经冲动来监测特定肌群的运动。SSEPs 和 MEPs 的评价以振幅（信号强度）和潜伏期（信号通过脊髓传递所需的时间）作为指标，并与患者非手术侧对照值对比，判断是否正常。

多种生理因素可干扰 SSEP 和 MEP 监测，包括低血压、低体温、低碳酸血症、低氧血症、贫血和麻醉药物。强效的吸入麻醉药呈剂量依赖性地降低信号振幅，延长潜伏期。如果应用挥发性麻醉药，其浓度应保持在最低肺泡有效浓度的一半左右，并在整个手术过程中维持不变。氧化亚氮可引起信号振幅降低，因此，在 MEP 监测中可能要避免使用。全凭静脉麻醉已经成功地应用于 SSEP 和 MEP 监测。

阿片类药物、咪达唑仑和氯胺酮对 MEPs 影响最小，但是丙泊酚可抑制 MEPs。由于氯胺酮可减轻丙泊酚的这种抑制作用，因此，最佳的全凭静脉麻醉药物可能是静脉输注阿片类药物、氯胺酮（小剂量）和丙泊酚[140-141]。MEP 监测期间不可使用肌松药。

术后失明（postoperative visual loss，POVL）是脊柱手术的另一种灾难性并发症（见第 100 章）。脊柱手术后 POVL 罕见（≤ 0.1%），其发生原因可能是缺血性视神经病变（ischemic optic neuropathy，ION）、视网膜动脉或静脉闭塞和大脑皮质缺血。为明确 POVL 的病因，ASA 职业责任委员会建立了一个 POVL 登记系统，收集这些病例的详细信息[142]。大多数视网膜中央动脉闭塞患者有单侧眼外伤的证据，提示体位不当起到一定的作用。ION 是脊柱手术后 POVL 的最常见原因。根据视野缺损以及视盘水肿是早期出现（前部 ION）还是后期出现（后部 ION），ION 可分为前部 ION 和后部 ION。两类 ION 都是由来自眼动脉的终末小动脉分支血流量或氧供减少所致。

ASA 登记在册的 93 例脊柱手术后 POVL 患者的资料显示，大多数患者相对健康，96% 的患者术中失血量超过 1000ml 和俯卧位时间超过 6h。在无眼睛直接受压的情况下也可发生 ION。在一项多中心病例对照研究中，对比了 ASA 登记系统中的 80 例 ION 患者和 315 例中央脊柱融合术后无 ION 的患者，发现发生 ION 的危险因素有肥胖、使用 Wilson 脊柱架、手术时间、失血量、液体治疗中胶体使用过少[143]。因为 ION 发生时并无其他重要器官的血管损伤，也没有低血压或贫血的报道，由此可见，俯卧位时视神经血供可能对血流动力学的波动尤为敏感。

多节段脊柱器械辅助融合术后的患者会感到严重疼痛（见第 98 章）。多数患者早期采用阿片类药物进行镇痛，但是由于阿片类药物的副作用较多，现已推荐采用与其他药物合用的多模式镇痛方案。对于腰椎融合术患者，可在切口以上平面安置硬膜外导管，采用输注局麻药与阿片类药物进行患者自控硬膜外镇痛。对于涉及更多脊柱平面的手术，已经证实术中鞘内注射吗啡能够提供可靠的术后镇痛[144]。然而，NSAIDs 可能对脊柱融合有不良影响。对阿片类药物耐受的患者，亚麻醉剂量的氯胺酮 [单次注射 0.2mg，并继以 $2\mu g/(kg \cdot h)$ 持续给药] 可减轻后路脊柱融合术的术后疼痛[145]。

参 考 文 献

见本书所附光盘。

第 80 章　老年患者的麻醉

Frederick Sieber • Ronald Pauldine

周 棱　迟冬梅　王思洋 译　刘 斌 审校

要 点

- 衰老的重要原则是机体全身各器官系统的功能储备进行性地丧失，但个体与个体之间又存在一定程度的差异。
- 老年患者对麻醉药物比较敏感。通常应用较少的麻醉药物即可达到期望的临床效果，且常伴有药物作用时间延长。随着心血管系统的衰老，静脉麻醉药物对血流动力学的影响可能会加大。
- 术前患有痴呆的老年患者术后谵妄的发生率将进一步增加。
- 对术后可能发生谵妄的高风险患者的评估及早期进行积极有效的干预，能够防止术后谵妄的发生或减轻其严重程度及缩短持续时间。识别与处理谵妄的诱发和促发因素是谵妄管理的重要环节。
- 老年患者术后认知功能障碍（postoperative cognitive dysfunction，POCD）主要发生于术后几天至几周内。POCD 已有翔实记载，早期 POCD 往往可逆。
- 老年患者围术期急性内科疾病的治疗优先于处理围术期抑郁症。
- 虽然预立医嘱有助于围术期的处理决策，但对许多老年患者仍然缺乏预立护理计划的正确文书。
- 老年患者围术期发生的并发症常导致不良转归。发生并发症最重要的因素包括年龄、生理状态和并存疾病（根据 ASA 分级）、择期还是急诊手术以及手术种类。
- 评价老年患者外科治疗成功与否，一定程度上取决于能否恢复患者原有的活动能力和独立生活水平。
- 老年患者的急性疾病呈现不典型临床表现的情况并不少见，及时识别急性疾病和慢性疾病的急性发作充满挑战。

为老年患者制订和实施合理的围术期治疗策略，对患者、保险公司和政府机构等所有利益相关者的重要性日益增加。近年来，医疗改革立法的焦点越来越强调对老年患者的成本管控、医疗价格和预后改善的严格评估。人口统计学调查数据发人深省。美国 2010 年普查显示：全美 65 岁以上人口增长至 4040 万，其中 65 ~ 74 岁者有 2170 万，75 ~ 84 岁者有 1310 万，85 岁以上者有 550 万。全美平均预期寿命为 78.2 岁。据估计到 2030 年，20% 的美国公民将超过 65 岁。到 2034 年，美国婴儿潮时期出生的人年龄都将超过 70 岁。到 2050 年，在 65 岁以上人口中，85 岁以上者的比例将高达 14%[1]。在世界范围内，60 岁以上的老年人口将接近 20 亿 [2]。

老年人经常会去医疗机构。2003 年，老年患者约占全美健康保健总人数的 12%，占住院总人数的 1/3，占住院患者总花费的 43.6%[3]。据估计，65 岁以上老年患者接受外科手术的概率是年轻患者的 2 ~ 3 倍，且他们往往需要更长的住院时间 [4]。

老年患者麻醉管理的核心理念

论述衰老的生理机制时，必须牢记两条重要原则：第一，衰老与所有器官系统功能储备的进行性丧失密切相关；第二，这些改变的发生和程度因人而异。对大多数老年患者而言，其生理代偿足以应对年龄相关的改变，但在运动、疾病和手术等生理应激情况下，其生理代偿的不足将表现出来。正确评估潜在疾病、有限的终末器官储备和围术期应激的相互影响，有助于围术期医师对老年患者实施最佳的医疗救治。

衰老的机制

衰老是一种自然界普遍存在的、渐进的生理过程，主要表现有终末器官储备下降，器官功能减退，机体稳态平衡的紊乱逐渐加剧，以及疾病发生率不断增加[5]。现在认为衰老的机制非常复杂，它是多因素共同作用的结果，是不同程度、不同作用的多通路相互作用的交汇[6]。广义而言，衰老的理论分为两类，即进化机制和生理机制。围绕这两种机制有"程序化"学说和"误差"学说。"程序化"学说又称生物钟学说，是指遗传机制决定了机体功能减退的进程；"误差"学说是指来自环境的损害介导了机体功能的损害和进行性衰退进程。因衰老的这些过程彼此交错重叠，故也可进一步将衰老定义为机体在组织水平按照某种既定程序自然出现的过程。机体在一个层面的改变将影响另一层面的进程，分子水平的效应将影响细胞的功能，继

而引起主要器官系统的改变，最终可能因影响物种的生存和繁衍而改变物种的进化过程。关于衰老的机制已有综述[5, 7]，总结如下表（表 80-1）。

中　枢　系　统

随着年龄的增长，机体发生的若干重要生理改变引起了麻醉医师的关注[8]。这些改变可随机体其他潜在的病理或年龄相关的过程不同而产生个体差异[9]。在年龄超过 60 岁的人群中，超过 40% 的老年人出现记忆力下降，但这一改变在老年人中并非普遍现象[10]。然而，年龄相关的记忆力下降又非常重要，因为它会严重影响老年人的日常生活活动。

从结构上观察，随着年龄的增长，中枢神经系统的灰质和白质体积都会减少[11]。大脑区域均被选择性和具有差异性的方式影响，灰质体积的减少继发于神经元的固缩而非神经元的丢失。近年来研究提示，来自大脑新皮质的神经元发生小块整体丢失[8]，但这种神经元数量的减少远不及较早期研究结果中多。随着年龄的增长，也有些大脑新皮质区域根本不会随年龄增加而发生神经元的丢失，白质随年龄增长丢失的比例可能高达 15%[8]。这些结构上的改变将导致大脑灰质萎缩和脑室体积增大。此外，高血压和血管疾病可能加速皮质下和海马神经元的固缩。

表 80-1　衰老学说的分类与简要说明

生物学水平 / 学说	内容说明
进化学说	
基因突变积累	老年人基因突变对健康的影响是不可抗拒的
一次性体细胞	体细胞的维持仅仅是为了保证持续的繁殖能顺利进行；繁殖后，体细胞即可抛弃
矛盾基因多效性	年轻时有益的基因在年老时变得有害。
分子水平	
基因调节	衰老是由调节生长发育和衰老的基因表达发生变化所致
密码子限制	由于 mRNA 解码密码子的衰老，导致 mRNA 的保真度和精确度受损
误差突变	随着年龄的增长，基因表达的保真度下降，机体内异常蛋白比例增加
体细胞突变	机体的分子损害主要累积于 DNA 和遗传物质
异常分化	随机分子损害的逐渐累积影响了基因表达的调节
细胞水平	
衰老 - 端粒学说	端粒丢失或细胞应激使衰老细胞数量逐渐增加，最终形成衰老表型
自由基	氧化代谢过程中产生的自由基对机体细胞造成损害
耗损与撕裂	正常损伤不断累积
凋亡	程序化细胞死亡
系统水平	
神经内分泌	由神经内分泌系统调控的机体稳态的改变引起生理变化
免疫	免疫功能下降使机体感染和自身免疫的发生率变化
生命度	假定每个生物体都有一个固定量的新陈代谢潜能（生长得越快，死亡得越早）

Modified from Weinert BT, Timiras PS: Invited review: theories of aging. J Appl Physiol 95:1707, 2003. With permission

目前有关衰老过程是否会改变皮质区突触的数量仍存在广泛争议。来自灵长类动物的研究数据表明：随着年龄的增长，在大脑重要区域观察到多巴胺、乙酰胆碱、去甲肾上腺素和5-羟色胺等神经递质的减少[12]。但皮质中最重要的神经递质——谷氨酸盐的水平并未受影响。此外，老年人的脑电活动、脑代谢率和脑血流量的匹配也未受影响。

衰老大脑的生物化学和解剖学改变已较明确，但大脑功能储备下降的确切机制目前仍不清楚。大脑功能储备下降的主要表现有功能性日常生活活动能力下降，麻醉药物敏感性增加，围术期谵妄和术后认知功能障碍发生率增加。

脊髓的改变包括硬膜外腔面积减少、硬膜渗透压增加和脑脊液容量减少。老年人背侧和腹侧神经根的髓鞘神经纤维的直径和数量都有所减少。在周围神经中，施旺细胞间的距离和传导速度都减小。这些改变使老年人对椎管内和周围神经阻滞更为敏感[13]。

心血管改变

血管系统或动脉老化的原发改变会引起心脏、脑和肾等其他终末器官的严重继发改变。高血压、动脉粥样硬化等原发心血管疾病和糖尿病、吸烟、肥胖等其他危险因子会加速脉管系统的衰老进程。随着年龄的增长，心脏基本功能的改变也将随之出现，其形态学改变主要表现为心肌数量减少、左心室壁增厚，传导纤维密度和窦房结细胞数量减少[14]。这些改变反映在功能上表现为心肌收缩力下降，心肌细胞舒张能力下降，心室充盈压增加以及心脏对β-肾上腺素能药物的敏感性下降[14]。同时，随着年龄的增长，胸主动脉和近端大血管分支的弹性蛋白裂解，会导致主动脉扩张，动脉壁增厚以及血管弹性下降[15]。一氧化氮所介导的血管扩张作用的改变也发挥了作用[16]。这些改变反映在功能上则表现为平均动脉压和脉压增加且容易被观察到[17-18]。

血管弹性下降会导致严重的心脏继发反应。就功能而言，血管系统是为保证心脏向外周有效而顺利输送血液的缓冲和管道系统。年轻人的心泵和血管配合良好，使效率达最大化[19]。随着血管阻力增加，脉搏波沿血管树的传导速率增加。脉搏波速率的增加在外周形成了脉搏波的早期反射。年轻时，由于脉搏波传播速度较慢，因此所形成的波形反射出现得也较晚，当这种反射的脉搏波到达心脏后，其主动脉瓣膜已经关闭，这一时间差帮助维持中心主动脉的压力，有利于舒张期冠状动脉的灌注。随着脉搏波传输速度增加，

脉搏波反射提前到达心脏，这时正处于心室的射血后期，从而引起心脏负荷增加[18]。左心室后负荷的改变会导致左心室室壁增厚、肥大以及舒张期充盈受限[20]。心室顺应性降低和后负荷增加两者共同作用，引起心肌收缩期代偿性延长，由此导致心脏舒张早期充盈时间减少。在这种情况下，心房收缩的作用对心室晚期的充盈至关重要，这也就解释了为什么老年人对非窦性心律的耐受性极差和对前负荷非常敏感。

外周血管压力的测量结果常常不能精确地代表中央主动脉压力。在年轻人中，脉压沿血管树前进会发生放大作用。此现象可以从中央主动脉比外周小动脉的收缩压低10~15mmHg，舒张压与平均动脉压仅有轻度下降而观察到。随着年龄的增长，这种现象随之消失，表现为中央主动脉压力增加（图80-1）。通过无创性技术测定主动脉脉压、脉搏波速率和主动脉反射波增强指数等方法已被用于测定主动脉弹性的改变[21]。有研究发现不良心血管事件与通过以上方法所测得的血管弹性下降密切相关[22-23]。中央主动脉压力和外周血管压力对药物的反应不同，这种差异可能对心血管疾病的治疗有重要意义[21]。

衰老引起自主神经系统的改变包括机体对β受体刺激的反应性降低和交感神经系统活性增强[24]。β受体应答性降低是由受体亲和力降低和信号转导变化所引起的[25]。当机体对心脏的流量需求增加时，β受体反应性降低对心肌功能的影响尤显重要。正常情况下，β受体调节机制的效应是增加机体心率、静脉回流量和动脉收缩压而保存了心脏的前负荷储备。然而老年人的β受体反应性降低，这一变化将导致他们在运动和应激时最大心率和峰值射血分数降低，进而导致外周血流量需求的增加只能依靠前负荷进行代偿，这使心脏更易发生心力衰竭[14]。机体交感神经系统的活性随着年龄增加而增强。尽管β受体反应性的变化已经阐明，但年龄增加是否改变α受体的反应性仍存在争议。静息时交感神经系统活动的增加可能与体循环血管阻力增加和外周血管的机械性僵硬相关[14]。这一机制部分解释了为什么许多老年患者对降低交感张力措施的反应极敏感。临床上，这些自主神经系统的变化将导致手术中出现不良血流动力学事件的风险增加和满足术中新陈代谢需求的能力降低。

虽然机体对年龄相关性心血管生理改变的耐受性较好，但有几种病理生理状态仍需引起注意。衰老心脏舒张期的松弛功能受损会导致舒张期功能紊乱，舒张期心力衰竭是其最严重的表现形式之一，现在也称为射血分数正常性心力衰竭（heart failure with preserved ejection fraction，HFpEF）。HFpEF可被以下

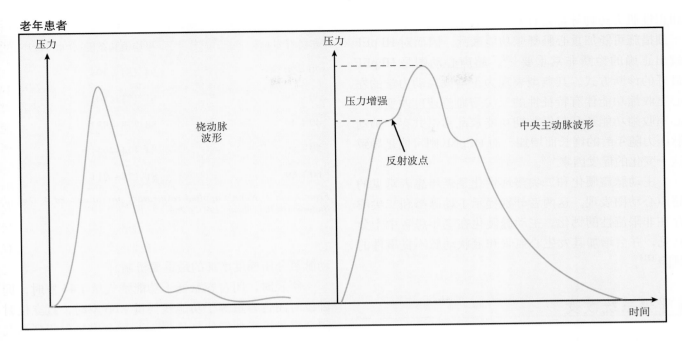

老年患者

压力

桡动脉
波形

压力

压力增强

反射波点

中央主动脉波形

时间

年轻患者

压力

桡动脉
波形

压力

反射波点

中央主动脉波形

时间

图 80-1　周围（桡动脉）和中央（主动脉）血管弹性下降所衍生压力的影响。对周围桡动脉压力而言，血管弹性正常（左下图）和血管弹性下降（左上图）产生的压力类似。年轻人的血管弹性正常，且中央主动脉压力低于桡动脉压力（下图）。相反，老年人的血管弹性下降，中央主动脉压力上升，可与周围动脉压力接近甚至相等，从而导致收缩期波反射和中央动脉反射波增强（上图）
(Redrawn from Barodka VM, Joshi BL, Berkowitz DE, et al: Implications of vascular aging [Review article], Anesth Analg 112:1048-1060, 2011. With permission)

几种疾病状态所诱发：左心室肥厚、缺血性心脏病、肥厚型心肌病和心脏瓣膜病。流行病学研究显示，女性 HFpEF 患病率是男性的 2 倍[26]。近年来大量群体研究发现心脏舒张期功能紊乱十分常见，并伴有全因死亡率的上升[27]。此外，在有临床表现的心力衰竭患者中，射血分数正常者占一半以上，有明显 HFpEF 的患者占 40%。队列研究发现射血分数正常患者与射血分数降低患者之间死亡率并无差异[28]。HFpEF 的病理生理过程包括：左心室舒张期顺应性下降，导致左心室舒张压明显增加，这种压力可逆行传导至肺循环，引起肺静脉淤血和肺水肿。HFpEF 常常与全身血压相关，故 HFpEF 并不一定预示着容量负荷过重。HFpEF 的临床表现与左心室收缩期衰竭相同，这给它的临床诊断带来了很大困难。常用的临床干预措施如利尿剂和正性肌力药物等都是针对心脏收缩期衰竭的，这些干预措施可能加重心脏舒张功能紊乱，因而对 HFpEF 做出正确的诊断非常重要[29]。超声心动图是 HFpEF 最好的诊断方式。其典型表现为正常或高动力学的左心室收缩功能伴有特征性的二尖瓣血流速度改变。左心室收缩功能紊乱与舒张期功能紊乱常常共存。肺动脉压力随年龄的增长而增加，而 HFpEF 则可能是导致这一变化的促发因素[30]。

　　主动脉瓣硬化和二尖瓣环钙化是老年患者常见的超声心动图表现。这两者分别提示主动脉瓣和二尖瓣存在非限流性的钙化。主动脉硬化在老年患者中十分常见，并会增加其发生心血管和冠状动脉不良事件的风险[31]。

呼吸系统改变

　　呼吸控制、肺结构、呼吸力学和肺部血流量的改变会增加老年人围术期肺部发生并发症的风险。继发的中枢神经系统活动性下降损害了机体对低氧血症、高碳酸血症以及机械负荷的通气反应[32]。此外，苯二氮䓬类、阿片类药物和挥发性麻醉药的呼吸抑制作用也会增强[32-33]。这些变化会损害老年患者在麻醉和手术后对低氧血症的一般保护性反应。

　　衰老引起的肺部结构变化包括肺实质中胶原蛋白和弹性蛋白重组后肺弹性回缩力损失。肺部结构与肺表面活性物质的改变共同引起了肺顺应性的增加。顺应性增加导致机体最大呼气流速受限和对运动的通气反应降低[34]。肺内弹性元素损失与呼吸性细支气管和肺泡管的扩大，以及呼气时小气道早期萎陷的发生密切相关，这极易造成气体陷闭和充气过度。同样，随着肺泡小孔的增大，肺泡表面积也会进行性减少。这些肺部变化对肺功能的影响包括解剖无效腔增加、弥散量减少和闭合量增加，最终将导致气体交换受损。

　　胸壁顺应性改变会导致吸气时更大的弹性阻力，从而增加呼吸做功。身高萎缩、脊柱和胸廓钙化导致典型的桶状胸外观，并伴有膈肌变平。扁平膈肌做功的效率降低，同时因衰老所引起的肌肉萎缩将加剧这一情况[35]。

　　虽然随着年龄的增长，肺各个容积会改变，但肺总量相对不变，肺残气量每 10 年会增加 5% ~ 10%，从而使肺活量下降。闭合容量指位于下垂部的小气道开始闭合的容量，随年龄的增长而增加。虽然功能残气量随体位改变不发生变化或仅轻微增加，但闭合容量并不受体位的影响。功能残气量与闭合气量关系的改变易引起通气 / 血流比失调，也是随年龄增长肺泡 -

表 80-2　动脉氧分压的正常范围

年龄（岁）	平均值和范围（mm Hg）
20 ~ 29	94（84 ~ 104）
30 ~ 39	91（81 ~ 101）
40 ~ 49	88（78 ~ 98）
50 ~ 59	84（74 ~ 94）
60 ~ 69	81（71 ~ 91）

From Nunn J: Nunn's applied respiratory physiology, ed 4, Oxford, Butterworth-Heinemann, 1995, p 269

动脉氧分压梯度增加的最重要机制。

　　年轻时，闭合容量低于功能残气量；44 岁时，仰卧位时闭合容量等于功能残气量；66 岁时，直立位时闭合容量等于功能残气量[35]。当闭合容量侵犯到潮气呼吸时，会发生通气 / 血流比失调。当功能残气量低于闭合容量时，肺内分流将增加，动脉氧合作用将下降。这种效应可在衰老个体静息动脉血氧分压降低时观察到，并会削弱全身麻醉诱导前机体吸入氧气的效率（表 80-2）。闭合容量增加的另一机制则与肌肉的逐渐萎缩相关，可导致第 1 秒用力呼气量下降，通常每 10 年下降 6% ~ 8%。随年龄的增长，肺血管阻力和肺动脉压力升高，这可能与肺毛细血管床横截面积减少相关[36]。此外，老年人低氧性肺血管收缩反应减弱，这可能导致单肺通气管理困难。

　　研究发现，老年人可能对支气管收缩药物敏感性增强而对吸入性 β 受体兴奋剂治疗的反应性下降[37]。老年人免疫反应的改变可能导致其对环境危害和肺损伤的易感性增加[38]。

肾和容量调节

　　肾的结构和功能改变是衰老生理改变的一个部分。随年龄的增长，可观察到肾硬化出现，但这与肾小球滤过率下降无关[39]。40 岁以后，肾血流量几乎每 10 年下降 10%，肾小球滤过率也以 140ml/(min·1.73m²) 为基线，每 10 年下降 8ml/(min·1.73m²)[40]。

　　肌酐清除率随年龄的增长逐渐下降，但正常衰老过程中，血清肌酐却保持相对不变，这是因为随年龄的增长，肌肉量也逐渐下降。因此，血清肌酐并不是预测老年人肾功能的理想指标[41-42]。这一观念对指导麻醉医师调整经肾排泄药物的剂量非常重要。

　　随年龄的增长，肾对异常电解质的代偿和对尿液的浓缩和稀释等功能会发生改变[42]。此外，肾的保钠能力也下降。总体而言，老年患者在盐摄入量不足时容易有低钠的倾向。再加上老年人对渴觉的反应性下降，更易导致脱水和低钠的发生。围术期观察到老年患者有钠潴留和细胞外液容量扩张时，说明老年人对钠负荷增加的调节能力也相应下降。这个变化在液体摄入有限制的条件下变得重要。

肝 的 改 变

随着年龄的增长，肝的体积减小将近 20% ~ 40%，肝血流量则几乎每 10 年减少 10%[43]。同时，肝代谢药物的固有能力也有不同程度的下降，以 I 相反应的改变最为明显。快速代谢药物的维持剂量需求可因肝血流量的减少而减少。而慢速代谢药物的药动学主要受肝本身能力的影响而非肝血流量的影响[44]。

老年人的认知问题

痴 呆

痴呆在老年人群中十分常见。在 65 岁及以上的老年人群中，痴呆的患病率达 5% ~ 8%；在 75 岁及以上的老年人群中，痴呆的患病率高达 18% ~ 20%；在 85 岁以上的老年人群中，痴呆的患病率甚至超过 1/3[45]。引起痴呆的原因多种多样，其中以阿尔茨海默病为最主要原因。痴呆患者的围术期管理主要包括痴呆的检测，知情同意，麻醉药物相互作用可能引起的苏醒延迟，术后谵妄，疼痛的管理以及死亡率增加。

目前，多种耗时不同的手段可用于测量认知功能损害[46]。然而对痴呆的准确诊断却并不容易。AD8 是一种用于痴呆筛查的快速而可靠的测试手段，它包含 8 项问卷调查，能初步区别痴呆患者与正常人[47]。简洁 Blessed 测试只能用于患者手术前认知状态的基线测定，不能用于痴呆的检测，它的优点在于快速筛查[48]。此外，与患者家属沟通以了解患者认知功能的基线和日常生活活动对痴呆的发现也会有所裨益。某些认知测试手段对医生判断患者是否有知情同意的能力可能有帮助[49]。

痴呆患者可能表现出一些精神症状，如焦虑、抑郁和睡眠障碍等[50]。许多治疗痴呆及其症状的药物与全麻药物可相互作用[51]，导致苏醒延迟。有关应用脑电双频指数（bispectral index，BIS）监测仪（参照第 50 章）或其他经处理的脑电活动描记法来指导药物管理是否有帮助目前仍不清楚，原因是痴呆会影响 BIS 的基线数据[52]。在制订老年人麻醉计划时，目前没有

任何一项麻醉技术或麻醉药物被证明优于其他。然而，患者的合作却是局部麻醉中要考虑的问题（参照第 56 章和第 57 章）。

痴呆对患者术后谵妄的危险分层至关重要，术前伴有痴呆的患者术后谵妄的发生率大大超过不伴痴呆的患者[53]。

痴呆患者的疼痛管理因以下原因而充满挑战（参照第 98 章）。首先，痴呆患者的疼痛评估很困难[54]，除了要用最简洁的疼痛评估工具外，还要面临因痴呆导致的术后疼痛评分下降和阿片类药物的管理等[55]。其次，痴呆患者可能丧失使用自控镇痛工具的能力，因而增加护理患者的工作。此外，临床医生要把握好阿片类药物的中枢神经系统效应与疼痛管理不佳导致的谵妄两者间的微妙平衡[56-57]。

与痴呆相关的合并疾病包括血管病、糖尿病、酒精中毒和神经退行性疾病（如帕金森病、亨廷顿病等）。研究发现在非计划的急性住院治疗中，痴呆导致患者相关不良事件发生的相对危险度为 2.18（置信区间：1.10 ~ 4.32）[53,58]。术后远期死亡率与痴呆相关[59]，且认知功能损害越重，死亡率越高[60]。

对全身麻醉是否会加速老年性痴呆的进程目前仍有争议[61-62]。能够确定的是，越来越多的体外和动物模型研究表明，吸入麻醉药会增加 β 淀粉样蛋白交联[63]，增加转基因小鼠（人类 APP 基因）斑块密度[64]，诱导 caspase-3 的活化（凋亡的终末途径之一）以及增加细胞培养中 β 淀粉样蛋白的水平[65]。然而，近期的回顾性研究提示，既不能将长期认知功能减退单独归因于外科手术（和麻醉）或疾病本身，也不能确定外科手术（和麻醉）或疾病是否会使痴呆的进程加速[66-67]。令人遗憾的是，关于这个问题目前还没有前瞻性的人类研究能给出令人信服的答案。综上所述，关于麻醉药物的暴露与痴呆进程加速间的关系目前仍未可知，引用某研究的评论即"有关麻醉和阿尔茨海默病关系的人类研究结论不一，原因是目前研究它们的统计效能受合并疾病、痴呆相关独立危险因素和外科手术等混杂因素的影响。"[68]

谵 妄

据估计，老年患者外科手术后谵妄的总患病率达 10%[69]，其发生率受手术类型、并发症和 ICU 留住等因素的共同影响。例如，心脏手术和髋骨骨折修复术后谵妄发生率就比其他类型手术高[69]；ICU 患者术后谵妄发生率高达 60% ~ 80%[70]。

术后谵妄会导致极大的经济负担，它与住院时间延长、家庭护理需求率和术后并发症发生率增加密切

相关[71]。据统计，每年有超过 2 百万～3 百万的老年患者在住院期间发生谵妄，这涉及超过 1750 万天的住院日[70]，而每年全美用于谵妄的健康花费高达 1430 亿～1520 亿美元[72]。除增加花费外，术后谵妄还会加速潜在痴呆患者认知功能下降的进程[73]。

谵妄与术后认知功能障碍（postoperative cognitive dysfunction，POCD）不同。术后谵妄是伴有注意力和意识改变的一种急性精神错乱状态。而 POCD 是多种多样的神经精神区域改变（如记忆、执行功能、反应速度等）。谵妄是以急性发作的意识水平的改变和波动为特征，并伴有不同程度的精神症状的临床综合征。按照惯例，谵妄的诊断根据《精神障碍诊断和统计手册》第 4 版（DSM-Ⅳ）的诊断标准："谵妄的基本特征是意识障碍伴有认知功能的改变，而且这种认知改变不能用已有的或进展性的痴呆解释。"（框 80-1）[74] 术后谵妄可有多种表现形式，1% 的患者表现为活动过度活跃（"野人"），68% 的患者表现为活动减退（"闷闷不乐"），31% 的患者表现为混合性（即活动减退和过度活跃交替出现）[75]。

目前有多种测试工具可用于诊断谵妄。在北美应用最为广泛的是意识障碍评定方法（The Confusion Assessment Method，CAM）[76]，它是非精神科临床医师用来快速、准确诊断谵妄的一种床旁评分量表，它可以被所有临床医师掌握，包括内科医师、护士甚至经过培训的非专业人士。有研究显示专科老年医师、护士和经过培训的非专业人士应用 CAM 的效果与精神科医师并无差异[77]。以精神病学诊断的金标准为参照，CAM 的敏感性为 94%～100%，特异性为 90%～95%[76]。CAM-ICU 由 CAM 改良而成，能更好地诊断 ICU 机械通气患者的谵妄[78]。

谵妄有多种可能的病理生理学发病机制。谵妄可能与炎症介质或神经递质系统某一环节的改变相关[79]。

迄今为止，虽然我们尚未完全了解谵妄的基本发病机制，但在老年患者中，谵妄已成为某些急性疾病的一种非典型表现[80]，这些急性疾病的症状主要表现在大脑等最易受伤害的器官系统或"最薄弱环节"。该理论认为正常的衰老过程可被视为"均匀性狭窄"，每个器官系统的应激反应能力都逐步削弱[81]。此外，衰老的大脑更易受疾病和药物的影响，使其感觉变得模糊。这些影响的综合效应导致老年患者在神经功能失调的边缘摇摆。一旦施加任何刺激，这些老年患者的精神状态就会急速恶化。基于老年人"脑储备不足"使其在面临应激时容易发生谵妄的理论，调查人员对导致老年患者发生谵妄的术前危险因素进行了研究。

Inouye 和 Charpentier[82] 为患者制订了谵妄的风险评估模型，这个模型表明，预先存在的危险因素越多，引发谵妄所需的应激强度就越轻。在这个模型中，最重要的危险因素包括高龄、视觉障碍（视觉敏锐度 <20/70）、严重疾病（apache 评分 >16）、认知损害（简明精神状态量表评分 <24）和脱水（血尿素氮/肌酐比值 ≤ 18）。Kalisvaart 及其同事[83] 在老年患者髋骨手术中验证了这个医学风险模型，研究表明该模型对预测患者术后谵妄大有帮助，同时也验证了预先存在的危险因素越多，术后谵妄的发生风险就越高。

通过对术后易发生谵妄的高风险患者进行预测，临床医师提前制订出有效的干预措施，可防止术后谵妄的发生或减轻其严重程度或持续时间。因此，谵妄管理的根本是认识和治疗任何引发谵妄的诱因和触发因素（框 80-2）。近期研究表明，采用标准方案对已知的危险因素（如认知障碍、失眠、行动不能、视觉损害、听力损害和脱水等）进行干预，可明显减少住

框 80-1　DSM-Ⅳ谵妄诊断标准

A. 意识障碍（即对环境认识的清晰度降低），伴有注意力集中、持久或变换目标的能力减弱。

B. 认知的改变（例如记忆缺陷、定向不全、言语障碍），或出现知觉障碍，而又不能用已有的或进展性的痴呆来解释。

C. 在短时间内发生（一般为数小时或数天），并在一天内有所波动。

D. 从病史、体检或实验室检查中可有迹象表明是一般病情的直接生理性后果。

From American Psychiatric Association: Diagnostic and statistical manual of mental disorders, 4th ed, Text Revision (DSM-IV-TR), Washington, DC, 2000, American Psychiatric Publishing

---

框 80-2　术后谵妄的诱因和触发因素

易患人群特征：年龄大于 65 岁，男性
认知功能损害或抑郁症
功能损害
感觉损害，尤其是视觉和听力损害
经口摄入量减少
药物：联合用药、酒精中毒、精神药物、镇静剂、阿片类药物、抗胆碱能药物
并发症：重度疾病和神经系统疾病
手术类型：高风险手术（参照美国心脏协会指南）和矫形外科手术
入住 ICU
疼痛
睡眠剥夺
制动或身体状况差

Modified from Inouye SK: Delirium in older persons. N Engl J Med 354:1157-1165, 2006

院老年患者谵妄的发生率和持续时间[84]。在患者管理早期积极邀请老年科医师会诊是预防谵妄发生的一项简单而有效的非药物干预措施[85]。近期对高风险患者预防性应用抗精神病药物的效果进行了大量研究，结果显示氟哌利多和非典型抗精神病药物对预防谵妄的发生可能有效[86-87]。麻醉专科的干预措施包括纠正代谢、电解质紊乱和围术期持续抗神经精神疾病药物治疗。其他干预措施的主要目标在于减少应用任何一种可能会诱发谵妄的药物（如阿片类、苯二氮䓬类、二氢吡啶类和抗组胺类药物等）[88]。研究显示麻醉方法（局部麻醉或全身麻醉）和术中血流动力学并发症都与谵妄的发生无关[89-90]，但使用局部麻醉辅以轻度的镇静可能会减少术后谵妄的发生[91]。

早期研究显示术中大量出血、术后输血和术后血细胞比容低于 30% 会使术后谵妄的发生率升高[89]。然而近期随机临床对照试验显示输血策略与谵妄的严重程度或发生都无关[92]。

对使用阿片类药物进行术后疼痛管理的系统评价提示，哌替啶是唯一与谵妄的发生肯定有关的阿片类药物[93]。芬太尼、吗啡和氢吗啡酮对认知的影响均无差异。此外，硬膜外腔和静脉内使用阿片类药物对认知的影响无差异[93]。外周神经阻滞[94]和以使用加巴喷丁为主的多模型疼痛治疗[95]是能够减少术后谵妄发生的两种重要的疼痛管理技术。对癌性疼痛的管理应该考虑交替使用阿片类药物，来减少阿片类药物诱导的谵妄，这种方法比较确切[96]。（参见第 98 章和第 99 章）。

尽管采用了预防措施，谵妄还是可能会发生。首先，提供支持性护理和关注并发症预防非常重要。其次，临床医师要积极搜寻和治疗任何可能触发谵妄的潜在医学原因。如果必须应用药物治疗，近期有综述总结了谵妄的药物治疗策略[97]。在治疗谵妄的效果上，典型和非典型抗精神病药物之间并无差异，但非典型抗精神病药物的锥体外系副作用更小[98]。

术后认知功能障碍

患者术后几天到几周内认知功能测试变化结果的典型表现涉及多个认知区域，如注意力、记忆力和精神运动速度（参见第 99 章）。术后认知功能障碍（postoperative cognitive dysfunction，POCD）非常重要，因其影响患者生活质量，同时可带来沉重的社会和经济负担[99]。

令人遗憾的是，POCD 并非 DSM 标准正式认可的一种状态。因而，POCD 的诊断标准主要基于患者术前和术后涉及多个认知区域的神经精神测试评分的改变[100]。而有关 POCD 存在的时间节点目前仍无明确定义。此外，患者 POCD 的主诉也不是总能被客观测试所验证。年龄增长是 POCD 最重要的危险因素[101]，对所有年龄组进行对比后发现，老年人 POCD 发生率更高[102]。

早期非对照观察性研究显示，在冠状动脉搭桥手术（coronary artery bypass graft，CABG）的患者中，术后第 6 周认知下降的发生率达 36%，术后第 5 年认知下降的发生率则高达 42%（参见第 67 章）[103-104]。

然而，后来对神经认知与 CABG 手术关系的研究中包括了与非手术对照组的比较，结果表明，长期 POCD 可能是麻醉和手术以外因素所致。首先，有冠状动脉疾病的患者，无论是否进行手术，其认知测试基线分数都比没有冠状动脉疾病者低[105]。其次，体外循环和非体外循环冠状动脉搭桥术后患者远期认知预后相似[106]。最后，在 CABG 和非手术冠状动脉病变配对组中，患者的长期神经系统认知表现相似[107]。以上数据表明，麻醉和手术后远期认知水平改变可能与潜在的脑血管危险因素相关。然而，也有研究者报道了与前述相反的结果，认为心血管危险因素并非 POCD 的预测因素[108]。在非心脏大手术中，大于 65 岁的老年患者术后第 1 周认知功能障碍的发生率为 26%，术后第 3 个月发生率为 10%[100]。

大多数非心脏大手术后患者的认知下降是可逆的，可能只有 1% 的患者会持续存在 POCD[109]。慢性 POCD 可能增加患者术后 1 年死亡率，因此对它的诊断非常重要[102]。对于非心脏大手术患者，目前已确定的长期 POCD 危险因素包括：年龄 [OR 2.58（置信区间 1.42 ~ 4.70）]、术后 3 月内感染并发症 [OR 2.61（置信区间 1.02 ~ 6.68）] 和术后 1 周内发生 POCD [OR 2.84（置信区间 1.34 ~ 5.96）][109]。

POCD 的发生是多因素共同参与的结果，其中最主要的几个因素包括药物、手术以及患者相关因素。麻醉是否会导致长期 POCD 目前仍存在争议，是临床和实验室研究探索的一个方面[110]。有研究对比了冠状动脉造影（镇静）、全髋关节置换术和 CABG 第 3 个月 POCD 的发生率，结果显示三者间并无差异，这提示 POCD 的发生可能独立于手术和麻醉外。长期 POCD 发生的最主要危险因素可能是患者潜在的合并疾病而非其他因素。极轻度认知损害可能是术后认知缺陷的一个危险因素[111]。与之类似，在外科整形手术中，痴呆也是 POCD 的一个危险因素[112]。今后研究对潜在的极轻度认知损害的识别，有助于更好地确定患者是否存在罹患长期 POCD 的危险。

总之，现有证据提示 POCD 通常发生在术后头几天到几周内，且这种情况在老年患者中尤为明显。对大部分患者而言，这种早期的 POCD 通常是可逆的，但有小部分患者的 POCD 会持续存在。令人遗憾的是，目前尚不能确定何种麻醉方法可以预防 POCD 发生。局部麻醉和全身麻醉的术后 POCD 发生率并无差异，也没有任何一种麻醉药物能减少 POCD 的发生。迄今为止，也尚未发现任何针对 POCD 的特别有效的治疗方法。

抑　　郁

社区居住的 65 岁以上老年人群中抑郁发病率估计为 8%～16%[113]。术前抑郁是术后谵妄的独立预测因素[114]。抑郁也是重大心脏不良事件的较大危险因素[115]。在 CABG 术后[86]，术前和持续的术后抑郁患者相对于非抑郁患者的死亡风险增加[116]。

停止服用抗抑郁药可能加重抑郁和精神错乱的症状，因此围术期应继续使用抗抑郁药[117]。与患者的急性疾病管理相比较，围术期抑郁管理处于次要优先地位。然而，术前对患者情绪和认知功能的评估十分重要，它可以帮助临床医师衡量术后谵妄、痴呆或抑郁的程度。

知情同意、委托代理和预立医嘱

麻醉医师获取老年患者的知情同意和临终决策是件很复杂的事情。尊重患者自主权是老年患者医疗决策中最重要的原则[118]。然而，自主权要求患者具备思考能力，这种思考能力的法律标准为：患者有能力表达自己的选择，理解相关信息，了解现状及其后果，并且理性处理相关信息[119]。对于一些体弱的老年患者，认知和感知困难常影响他们的知情同意。而痴呆症、抑郁症、听力障碍和卒中也都可能影响老年患者独立做出决定的能力。如果患者的决策能力严重受损，那么必须获得委托代理人同意。然而，在这种情况下就必须要注意，由代理人做出的保健决策和老年患者自身愿望之间的一致性较低[120]。

委托人在面临决策困难时，老年患者若曾有预立医嘱，则将起到极大的帮助作用。但即使如此，依然有难于决策的问题。往往是缺乏准确记载的预定临终照顾计划[121]。近年来，来手术室有"不抢救"医嘱的患者逐渐增加，成为常见问题[122]，但这一情况对短期手术转归并无影响[123-124]。

风险估计和术前评估

并发症的影响

预期寿命增加、麻醉安全性提高和微创手术技术的开展使更多的老年患者考虑手术治疗（参见第 38 章）。虽然能够对老年患者进行较为安全的围术期管理，但老年患者的手术死亡率和并发症发病率仍有增加[125]。手术死亡率和并发症发病率受许多因素影响[126]，但老年患者的围术期并发症与手术转归较差直接相关[127]。严重的围术期并发症随年龄而增加[128]，并与升高的死亡率相关[129]。老年患者围术期并发症的最重要危险因素包括：年龄、患者的体能状态和并发症（ASA 分级）、择期或急诊手术、手术种类。

衰老如何增加手术风险呢？年龄与手术风险的关系主要与老化过程、伴随的器官功能储备下降和慢性系统疾病发病率增加有关，很难将衰老进程的影响与同时发生的并发症的影响分割开来。生理储备降低的情况下发生急性和慢性病造成的伤害对机体正常的代偿机制产生重大影响。对较高龄的患者进行围术期风险评估时，这些因素更具迷惑性。极端高龄会带来额外的风险，例如：与相对年轻的患者相比，大于 90 岁的患者在髋部手术后住院期间更易死亡[130]。然而，与合并疾病的累积效应相比，单纯高龄的风险则较低[131]。因此，单纯年龄因素本身似不足以构成禁止手术的理由。

急诊手术是老年患者非心脏手术后不良转归的独立预测因素[131-132]。术前生理状况欠佳和准备较差对手术转归的影响很大。急诊医疗存在特有的问题，如疾病的临床表现不典型、心肺功能受损、代谢需求改变所继发的液体和电解质失衡以及衰老伴随的机体代偿所致的抢救复杂化。

老年患者的手术死亡率根据其手术方式而各不相同[133]。不同手术方式存在不同风险的观点已被广泛接受。现有的对非心脏手术患者进行心血管评估的指南将手术分为低危、中危和高危，这是一种行之有效的分类方法[134]。

术前评估

老年与老年相关疾病

对老年人进行术前评估之前需谨记几条原则（亦见于第 38 章）。第一，高度警惕疾病进展通常在很大程度上与衰老相关。老年患者的常见疾病可能对麻醉管理产生较大影响，并需要特别关注和诊断。第二，神经系统疾病、肺部疾病和心脏疾病是老年患者最常见的术后并发症[135]，麻醉医师应关注这些特殊的器官系统（心血管系统的麻醉生理学，神经系统和肺部功能紊乱在第五、第六部分已作讨论）。第三，应在手术前对特殊和相关的器官系统功能储备程度及患者的整体水平进行评估。应从实验室检查、辅助检查、病史、体格检查、器官系统功能多方面评估患者的生理储备，这有助于更好地预测患者对手术和麻醉应激的耐受情况。

功能状态和功能储备的评估

能否在手术后恢复原有的活动水平和独立生活能力是老年患者最关注的问题，也是衡量老年患者手术治疗成功与否的最重要的方面。有证据表明，患者目前的功能储备状态有助于预测患者治疗的远期效果[136]。有多种工具或量表可用于评估患者的活动功能[137]以及健康相关的生活质量[138]。术前评估常用的测定患者独立性和功能水平的筛查工具是日常生活活动量表（ADL）和工具性日常生活活动量表（IADL）。ADL 代表日常生活自理的功能，而IADL 代表更复杂的活动能力。这些筛查工具有助于判断患者目前的行动能力。应用工具对患者进行纵向评估，可以看出患者的活动能力是进步还是退化。ADL 和 IADL 在功能预测方面也很重要。ADL 中的任何一项受到损害，提示患者 90 天死亡率的相对危险度为 1.9（95% 置信区间为 1.2 ~ 2.9）。IADL 中任何一项受到损害，提示患者 90 天死亡率的相对危险度为 2.4（95% 置信区间为 1.4 ~ 4.2）[136]。ADL中任何一到两项受到损害，提示患者从丧失的能力中恢复独立功能的风险比为 1.47（95% 置信区间为1.08 ~ 2.01）[139]。

体弱

体弱是指人体多个系统的生理储备降低，在遭受应激打击期间或之后更容易致残。体弱是以体重减轻、疲惫、虚弱为特征的临床综合征。慢性炎症和内分泌失调是体弱的病理生理学改变的关键驱动力[140-143]。体弱综合征包括活动性差、肌肉无力、活动耐力下降、平衡失调，以及与机体构成有关的因素如体重减轻、营养不良和肌肉组织消耗等[143-144]（框 80-3）。据估计，65 岁以上的社区居民中，体弱发生率为 6.9%[145]。体弱是不良转归的预后因素[145-146]。如果随访 3 年以上，体弱则可以预测残疾、住院和死亡。对接受大手术的患者进行研究后发现，体弱是并发主要疾病、死亡、住院时间延长和机构解雇的独立危险因素[147-151]。

框 80-3　体弱的诊断标准*

体重降低标准
询问患者："在过去的一年中，你是否不因节食或运动而体重下降超过 10 磅？"
患者回答"是"，则满足体重下降的标准。

疲惫标准
患者阅读下面两个句子：①我感觉做每件事都很费力。②我干不动了。
询问患者："在上周是否经常有上述想法，其频率是多少？"
　　患者的回答按以下评分：0 = 很少或几乎没有（<1 天），
　　1 = 有时（1 ~ 2 天），2 = 经常（3 ~ 4 天），3 = 绝大多数时间。
若患者的答案为 2 或 3，则符合虚弱的疲惫标准。

体力活动标准
询问患者每周的体力活动时间。
若回答为"很少活动"，则满足虚弱的体力活动标准。

行走时间标准
让患者行走一小段距离并计时。
若患者行走缓慢，则满足本条标准。

握力标准
测量患者的握力。
若握力降低，则满足本条标准。

Modified from Fried LP, Tangen CM, Walston J, et al: Frailty in older adults:evidence for a phenotype. J Gerontol A Biol Sci Med Sci 56:M146-M156, 2001.
* 虚弱是一种临床综合征，满足上述 3 条以上的标准则可诊断

老年患者围术期的特别注意事项

疾病不典型的临床表现

临床上要鉴别老年患者的急性疾病或慢性疾病的急性发作是极富挑战性的。急性疾病通常可能会有不典型的临床表现[152]，如老年患者的肺炎可能表现为意识混乱、嗜睡以及全身情况恶化[153-154]。疾病的临床表现在痴呆患者和非痴呆患者之间也有很大差别。研究表明，老年人疾病的非特异性临床表现与痴呆有着更大的联系，而不是老龄化进程的特征[155]。

多药联合治疗

有 61% 的老年急症住院患者都需要进行多药联合治疗[156]。所用药物的数量与出现药物不良反应的可能性直接成比例。麻醉医师不仅要熟悉每位患者所用药物之间的相互作用，还要清楚地了解围术期用药的相互作用。

营养、行动不能和脱水

据报道，社区居住的老年人群中约有 16.9% 的女性和 11.4% 的男性存在营养不良[84]。在因急性疾病住院的老年患者中，营养不良发生率为 52%[156]。营养不良的手术患者的患病率、死亡率[157] 和住院时间增加[158]。老年人营养不良尚缺乏统一的定义[159]。营养不良的诊断应当依据术前病史、体格检查和实验室检查做出。

卧床休息会诱发骨骼肌丢失，从而影响做功能力[160]，亦可导致心室萎缩、低血容量和不耐受直立体位[161]。2008 年，美国 Medicare 中收入院治疗脱水的患者超过 99 000 人[162]。脱水通常与并发高钠血症相关，而且易伴发感染。

创　伤

65 岁以上老年患者创伤性损伤和死亡的首要原因是意外跌倒（参见第 81 章）[163]。药物滥用，尤其是酗酒，在意外跌倒事件的诱发因素中往往未受到充分重视[164-165]。急诊收治的老年患者中与酗酒相关者可能占 5%～14%[166]。

跌倒是医院内外共存的问题。和其他创伤一样，预防是首要目标。简单的干预措施可降低跌倒风险，包括识别有跌倒风险的老年人、物理治疗、环境改造、避免使用易诱发直立性低血压的药物[167]。年龄与多种创伤性损伤的死亡率增加有关，这可能由多种因素导致，包括储备功能下降、合并疾病以及使用多种药物，尤其是抗凝药物。例如，受伤前使用抗凝药物或抗血小板药物的老年患者与未用药者相比，未用药者头部受伤后的死亡率明显较低，功能恢复更佳[168-169]。

美国外科医师协会意识到，对老年患者应降低转送至创伤中心的门槛[170]。然而，证据显示老年患者常低于创伤转送的分检标准，这可能是由于现行标准条件对老年患者而言是不正确的。或许应在转诊患者模式中考虑年龄差异。

慢 性 疼 痛

社区居住的老年人群慢性疼痛的发生率为 25%～50%（参见第 64 章）[171]。对养老院中居住的老年人进行调查后发现，止痛药物最常见的适应证是关节炎（有 41% 的老年人使用止痛药），其次为骨折（12.4%）和其他肌肉骨骼问题（9.7%）。其中有慢性疼痛的老年人（76.8%）明显多于有急性疼痛的老年人（19.9%），仅 3% 的老年人同时存在慢性和急性疼痛[172]。

慢性疼痛常未被发现，并且也需要了解现用镇痛药物的情况[173]。老年患者持续疼痛的不利影响很多，包括抑郁、睡眠障碍、行走能力受损[171]。

麻 醉 管 理

临床药理学

影响老年患者药理学反应的因素已有详细阐述，主要包括血浆蛋白结合、躯体构成、药物代谢作用以及药效学等几个方面的改变。

酸性药物主要与血浆白蛋白结合，碱性药物主要与 α_1- 酸性糖蛋白结合。循环中的白蛋白水平随年龄增加而下降，α_1- 酸性糖蛋白的水平则随年龄增加而上升。血浆蛋白含量的变化对药物的影响取决于药物所结合的蛋白种类，以及未结合药物的比例。这种关系很复杂，一般而言，血浆结合蛋白水平的变化并非决定药动学随年龄改变的主要因素。

身体成分随年龄的变化集中反映在躯体瘦肉含量减少，脂肪含量增加，总含水量下降。由此推断躯体总含水量下降会使中央室变小，导致一次性推注亲水性药物后血清药物浓度增加。身体脂肪含量上升可能会导致分布容积增大，从而可能延长亲脂性药物的临床效果[174-175]。

如前所述，肝、肾清除率随年龄而变化。根据药物的降解途径不同，肝、肾的储备能力下降会影响药物的药动学类型。

老年患者对麻醉用药的临床反应可能是靶器官敏感性改变的结果（药效学）。对于老年患者，所使用药物的物理学性质和受体数目或敏感性的改变，决定了麻醉药物作用的药效学变化。总之，老年患者对麻醉药物更加敏感，施以较少的药物就可以达到所需的临床效果，而且药物作用时间往往会延长。不希望发现的血流动力学波动更为常见而且也更加严重。受老龄化的心脏与血管双重作用的影响，使用静脉麻醉药物后可能会出现更强烈的血流动力学反应。受正常老化和老年相关性疾病的影响，正常的代偿功能或反射反应通常会变得迟钝甚至消失。不管改变药理学作用的原因为何，老年患者的用药剂量都需要下调。

特殊麻醉药物的临床药理学

表 80-3 归纳了老年患者麻醉药物的临床药理学。

吸入麻醉药

大多数吸入麻醉药的最低肺泡有效浓度（MAC）

表 80-3 老年患者麻醉药物的临床药理学

药物	大脑敏感度	药动学	剂量
吸入麻醉药	↑	—	↓
硫喷妥钠	—	↓初始分布容积	↓
依托咪酯	—	↓初始分布容积 ↓清除率	↓
丙泊酚	↑	↓清除率	↓
咪达唑仑	↑	↓清除率	↓
吗啡	↑	↓清除率	↓
舒芬太尼	↑	—	↓
阿芬太尼	↑	—	↓
芬太尼	↑	—	↓
瑞芬太尼	↑	↓清除率 ↓中央室容量	— ↓
泮库溴铵	NA	↓清除率*	↓*
阿曲库铵	NA	—	—
顺阿曲库铵	NA	—	—
维库溴铵	NA	↓清除率	↓

NA，无资料。
* 参见正文

随年龄变化，每增加 10 年降低约 6%。最低肺泡清醒浓度（MAC-awake）的变化也与之相似[176]。吸入麻醉药的作用机制与烟碱、乙酰胆碱、GABA$_A$ 以及谷氨酸等受体的神经元离子通道的活性改变有关。离子通道、突触活动或受体敏感性的年龄改变也许可用于解释吸入麻醉药的药效学变化。

静脉麻醉药和苯二氮䓬类药

硫喷妥钠已较少应用于现代麻醉，但其一些药理学原理仍然很重要（参见第 30 章）。大脑对硫喷妥钠的敏感性不随年龄增加而变化[177]，但对于老年患者，硫喷妥钠在麻醉中的用量仍随年龄增加而有所降低，这与其初始分布容积降低有关。老年人初始分布容积降低会导致给硫喷妥钠后的血浆药物浓度升高[177]。依托咪酯药动学的年龄依赖变化亦同此理（清除率和分布容积降低），大脑对药物反应的改变并不能用来解释老年患者对依托咪酯的需要量降低[178]。大脑对丙泊酚作用的敏感性随年龄增加而升高[179]，对丙泊酚的清除率则随年龄增加降低，这种叠加效应使老年患者对丙泊酚的敏感性增加 30% ~ 50%[174]。

上消化道内镜检查时，老年患者用咪达唑仑镇静的剂量降低了近 75%[180]，这与大脑对药物的敏感性增高和药物清除率降低有关[181]。

阿片类镇痛药

年龄是术后镇痛吗啡用量的重要参考，老年患者镇痛药用量减少（参见第 32 章）[182]。吗啡及其代谢产物吗啡-6-葡糖苷酸都具有镇痛特性。老年人对吗啡的清除能力降低[183]。

吗啡-6-葡糖苷酸经肾排泄[184]。肾功能不全的患者对吗啡葡糖苷酸的清除能力降低，这可能是部分老年患者给予吗啡后镇痛作用增强的原因[185]。

Shafer[174] 综述了舒芬太尼、阿芬太尼和芬太尼对老年患者的药理学作用。舒芬太尼、阿芬太尼以及芬太尼用于老年患者时，其药效约为原来的 2 倍。这主要与大脑对阿片类镇痛药的敏感性随年老而增高有关，并非药动学改变所致。

衰老与瑞芬太尼的药动学及药效学变化有关。大脑对瑞芬太尼的敏感性随年龄增加而增高。同样，瑞芬太尼用于老年人时，其药效约为原来的 2 倍，因此单次剂量麻醉时只需用一半剂量即可[186]。中央室容积、V1 以及清除率都随年老而降低，输注速率应大约为青壮年的 1/3[186]。

神经肌肉阻断药

总的来说，年龄对肌松药的药动学影响并不显著（参见第 34 章）。然而，如果药物清除依靠肝或肾代谢，那么药物作用时间可能会延长。由此可以预测老年人对泮库溴铵的清除能力降低，因其主要依赖肾排泄。但泮库溴铵随年老而清除率下降的观点却存在争议[187-188]。有一小部分阿曲库铵依赖肝的代谢和排泄，老年人对其的清除半衰期有所延长。但清除率并未随年龄变化，提示其他清除途径（如酯水解和霍夫曼消除）在老年患者中的重要性[189]。顺阿曲库铵通过霍夫曼途径降解，因此不受年龄的影响。老年患者维库溴铵血浆清除率较低[188]，年龄相关的维库溴铵作用时间延长可反映出肝或肾功能储备降低[190]。老年患者罗库溴铵的作用时间也相应延长，在使用舒更葡糖（sugammadex）后其逆转作用可能滞后[191-192]。

椎管内麻醉和周围神经阻滞

年龄不会影响用布比卡因进行脊髓麻醉的运动阻滞作用的时间（参见第 56 章）[193]，但是药物的起效时间延迟，而高比重布比卡因溶液扩散增强[193-194]。年龄对使用 0.5% 布比卡因进行硬膜外麻醉的作用时间的影响尚不确定[195]。使用 0.75% 罗哌卡因进行周围神经阻滞麻醉时，年龄是决定运动和感觉阻滞作用时间的重要因素[151]。

麻 醉 技 术

老年患者的用药特点

围术期治疗方案应该根据术前并发症以及手术操作需求制订。有关生理学和药理学管理的几点建议供临床参考。老年人的麻醉管理中应用短效麻醉药较为适合，尤其是使用可预计作用时间的短效阿片类镇痛药如瑞芬太尼。通过调整注射剂量和输注速率，瑞芬太尼药动学的变化远较其他静脉注射阿片类镇痛药少[197]。同样原理可类推到短效肌松药的使用上。有研究表明，应用泮库溴铵与应用阿曲库铵或维库溴铵相比，术后残余阻滞和肺部并发症的发生率增加[198]（参见第 34 章和第 35 章）。使用不同的吸入麻醉药后，认知功能的恢复似乎并无显著差异。地氟烷是目前苏醒最快的吸入麻醉药[199-200]。

总之，目前尚不清楚何种因素能够组成最佳的生理学管理措施，产生最佳手术效果。然而，麻醉和手术导致的血流动力学反应可能和不良手术转归相关。早先的研究认为，老年人可以较好地耐受低血压，但以下研究的发现却与此相悖[90]。近来有研究报道，非心脏手术中，脑电双频指数低和最小肺泡气浓度低的情况下，低血压与 30 天死亡率有很强的相关性[201]。另有研究报道，老年患者术中低血压的严重程度和持续时间与 1 年死亡率相关[202]。目前尚不能确定这些研究可以通过对麻醉药物的敏感性确认出终末器官储备降低的人群，或者提示术中管理的潜在目标。然后，既往有研究表明，老年患者在骨外科手术期间，能安全地接受控制性降压麻醉（平均动脉压在 45 ～ 55mmHg 范围内）而并不增加风险[90]。使用血流动力学监测优化血流动力学结果和液体管理时，目标导向疗法能否带来更好的转归存在进一步的争议。需要重症监护的高危老年外科患者并未从使用肺动脉导管监测指导治疗中获益[203]。

区域麻醉与全身麻醉

区域麻醉与全身麻醉对老年患者手术转归影响的差别尚不明确[204]。各类手术包括大的心血管手术以及骨科手术中都有类似研究[205-206]。区域麻醉与全身麻醉相比，术后认知功能障碍的发病率相似[207]。区域麻醉的一些特殊作用可能有一定的优势。首先，局部麻醉药通过减少术后纤溶系统对凝血的不良影响而维护凝血系统[208]。某些高危手术后的患者深静脉血栓和肺栓塞发生率为 2.5%[209]。区域麻醉可以降低全髋关节置换术后深静脉血栓的发生率[210]。然而这些结果存在争议，因为在全膝关节置换术后并未得到类似结果[167]。与全身麻醉相比，区域麻醉在下肢血管重建中使术后移植血管血栓形成的概率降低[212]。其次，区域麻醉对血流动力学的影响可能使盆部手术及下肢手术的失血量减少[213-214]。再次，区域麻醉不需要气道通气设备，保留患者的自主呼吸，维持患者的肺功能水平。老年人在复苏室中对低血氧的耐受能力降低。接受区域麻醉的患者出现低氧血症的风险可能较低。然而，目前尚不清楚区域麻醉与全身麻醉相比，肺部并发症的发生率是否有所降低。最后，对于进行全髋关节置换术的老年患者来说，操作规范的区域麻醉可以减少阿片类镇痛药的使用从而使其获益[216]。

术后注意事项

麻醉后苏醒室

麻醉复苏的问题在各个年龄组中均有讨论，因此未特别制定老年人的麻醉后苏醒室（PACU）管理指南（参见第 96 章）。导致术后肺部并发症最重要的患者相关因素是年龄和 ASA 分级，因此对老年患者术后肺部问题的管理格外重要[217]。据报道，PACU 中的老年患者低氧饱和状况的发生率非常高[218]。此外，老年人因咽喉部感觉进行性减退和吞咽功能障碍而继发吸入性肺炎的风险可能较高[219]。尿潴留在老年患者中更为常见[220]，但恶心和呕吐并不常见[221]。

急性术后疼痛的治疗

实验室和临床研究支持痛觉随年龄增加而下降的观点（参见第 87 章）[222-223]。然而，目前还不清楚这种改变是由老化进程引起的，还是其他年龄相关效应的反映，如并发症增加[224]。认知功能受损患者存在一个较严重的问题。阿尔茨海默病与自述痛觉减退相关[225]。与无痴呆症的老年人相比，患有阿尔茨海默病的老年人感知疼痛的强度减弱，相应的情绪反应也有所减少[226]。

尽管阿尔茨海默病患者的感觉仍然存在，但对疼痛的耐受力随痴呆的严重程度增加而增强[227]。评估老年患者疼痛的基本原则与其他年龄组类似。另外，衰老会改变器官功能储备和药动学。因此，疼痛评估和药物剂量调节是老年患者术后疼痛管理所面临的挑战。老年患者术后疼痛管理的许多原则在第 64 章和第 98 章中进行了讨论。管理虚弱、相对高龄的患者时应谨记以下几点基本原则。第一，应考虑多种镇痛方式，如患者自控静脉镇痛，合并使用的区域神经阻滞可提高镇痛效果并减少阿片类镇痛药的使用。虚弱的老年患者对全身应用阿片类镇痛药的耐受力差，因此该原则尤为重要。第二，使用特定部位镇痛是对全身镇痛方法的有效补充。某些手术部位，如上肢，特别适合局部神经阻滞镇痛。第三，尽可能使用非甾体消炎药物以减少阿片类镇痛药用量，提高镇痛效果，减少炎性介质释放。非甾体消炎药应常规使用，除非患者有禁忌证或高度怀疑有出血和消化道溃疡的可能[228]。老年患者可以使用阿片类镇痛药进行术后镇痛管理，但需牢记药物剂量应根据年龄进行调整。

医源性并发症

老年手术患者住院存在许多风险。医源性并发症在老年患者中常见且更严重[229]。

对麻醉医师有重要意义的医源性并发症包括：药物不良反应、脱水、谵妄和器官功能减退。据报道，70 岁及以上住院患者的药物不良反应发生率为14.6%，且与新住院患者用药的数量和入院时的认知状态相关。出现过药物不良反应的患者住院时间通常会延长并伴有器官功能减退[230-232]。

转 归

外科干预的目标在于保护或提高患者的活动能力和独立性，避免残疾[233]。对于高危老年患者，虽然可以进行多项死亡率相对较低的医疗操作，但功能康复仍然具有挑战性，需要投入大量时间[129]。腹部大手术后，60 岁以上患者的功能康复可能需要 6 个月或更长时间[234]。许多进行血管手术的患者术后独立生活能力下降[235]。老年住院患者常伴有术后并发症，术后并发症发病率为 20% ~ 50%，且与短期及长期死亡率相关[236]。

对需要入住 ICU 的老年患者来说，出院时生存与进入 ICU 时的疾病严重程度最为相关。而年龄和住院前功能状态与长时间生存的相关性最大[237]。康复通常是一个长期的过程，许多老年患者出院后需要依赖器械帮助长达 1 年时间[238]。

参 考 文 献

见本书所附光盘。

第81章 创伤麻醉

Maureen McCunn • Thomas E. Grissom • Richard P. Dutton

毛庆祥 译 刘宿 陈力勇 审校

要 点

- 急性创伤患者围术期麻醉管理的成功与否取决于对创伤急救体系设计和外科优先级的理解程度。

- 一个明确的预案，如美国麻醉医师协会（ASA）困难气道处理流程创伤修订版，是紧急气道管理成功的基础。一般而言，快速序贯麻醉诱导并保持颈椎轴向稳定，然后用直接喉镜或视频喉镜插管是最安全、有效的方法。压迫环状软骨的作用现有争议，不再是 I 类推荐。

- 识别失血性休克是高级创伤生命支持的中心任务。失血性休克需要立即手术处理，可能会采取损伤控制策略。虽然建立合适的人工气道是第一优先任务，但对于明显的出血，也应立即同时通过上止血带或直接压迫出血点进行处理。

- 急性失血性休克的复苏重点有重大调整。目前推荐在活动性出血期间限制性输注晶体液，以维持控制性低血压。认识创伤后早期凝血病的危害，实施"止血性"复苏，强调早期输注红细胞、血浆和血小板来维持血液成分，以及条件允许时进行血液黏弹性监测（参见第 61 章）。

- 在创伤性重型颅脑损伤患者（参见第 70 章）的手术和重症监护期间，需监测并维持脑灌注和氧合，才能确保救治成功。

- 创伤麻醉学涵盖了危重病医疗中的重要内容（参见第 101 章）。术中应用高级通气策略如允许性高碳酸血症和保留自主呼吸通气（双水平或气道压力释放通气）可能会改善患者结局。

- 危重创伤患者的院前、院间和院内转运是创伤麻醉团队的职责，需要周密计划，考虑每一个细节。

意外伤害是美国 1 ~ 45 岁人群的首要死亡原因，也是全美人口的第五大死亡原因[1]。由于创伤以年轻人受累为主，故它是小于 75 岁人群寿命缩短的主要影响因素。世界卫生组织（WHO）估计，创伤是全球 15 ~ 44 岁男性和女性的首要死亡原因；到 2020 年，创伤将成为所有年龄段人口死亡和伤残的第三大原因[2]。预计到 2020 年，发达国家的道路交通死亡人数将会降低，而中低收入国家恰好相反，其年度道路交通事故死亡率将增加 80%[3]。

全球每天约 16 000 人、每年约 580 万人死于创伤，相当于每年死亡率为 97.9/10 万。创伤导致的死亡还不足以代表全部的疾病负担，因为许多患者在死亡之前需要住院治疗。根据《2002 年世界暴力与健康报告》，创伤带来的疾病负担占总疾病负担的 12.2%[4]。创伤致儿童和年轻人受伤及伤残人数与死亡人数的比例与其他疾病和健康状况的比例不同。这给卫生部门和社会福利机构造成很大负担，造成的经济后果包括医疗费用增加和大量劳动力丧失。

全球每分钟超过 9 人会死于创伤或暴力。创伤和暴力相关性死亡的 3 个主要原因是道路交通事故、自杀和他杀[5]。全世界许多创伤患者极少或无法得到救治。研究显示，美国严重创伤患者在 1 级创伤中心接受治疗可使死亡风险降低 25%[6]。美国疾病预防控制中心（Centers for Disease Control and Prevention,

CDC)、美国国家伤害预防控制中心和 WHO 暴力与伤害预防计划部正在推进几个全球性项目，旨在建全创伤反应能力以减轻相关负担。

创伤患者的救治使医疗卫生体系面临特殊的挑战，患者可有全身多系统多发性损伤，急性损伤还可与各种慢性疾病叠加并相互影响，因此需要消耗大量资源。在指定创伤中心工作的麻醉医师从急诊科（ED）的气道管理与复苏开始，延续至手术室（OR）和重症监护治疗病房（ICU），参与创伤患者的救治。在夜间和周末值班期间处理的手术患者中，创伤患者占有很大比例。重症和疼痛专科医师的很大一部分临床工作也是处理创伤患者，具体比例取决于所在医疗中心的救治重点。即使在门诊手术中心，医师也会遇到需要实施重建、矫形或整形的创伤患者。

美国目前极少有麻醉医师会选择创伤麻醉作为他们的主要专业。欧洲的情况与之截然不同，欧洲的麻醉医师参与院前救治，可以担任急诊科主任或医院创伤救治小组组长。在美国模式中，许多麻醉医师参与救治创伤患者，但极少成为专职医师，这导致该领域的研究、出版物和教育相对缺乏，当然与军事条件（如战争）下创伤相关的出版物除外。这种情况令人遗憾，因为美国国内非军事性创伤是一个迅速发展的研究领域，对临床医师具有独特的挑战性，并且创伤救治的改善对整个社会能产生重大影响。

创伤患者的麻醉不同于日常手术麻醉。大多数紧急手术发生在下班时间，此时最有经验的手术者和麻醉工作人员可能不在位。在小型医院、军事或人道主义医疗救治中，有限的条件也影响资源的获得。患者信息可能不全面，过敏、遗传性疾病和过去的手术史可能诱发突发危象。希望随着医疗信息技术（计算机）的发展，能更容易获得此类患者的信息。患者常常是醉酒者并伴有饱胃和潜在的颈椎不稳定。看似简单的手术可能会复杂化，短时间内需要专业的手术和麻醉设备。患者常常为多发伤，需要复杂的体位和多次手术，还要考虑处理的优先顺序。隐匿性损伤如张力性气胸可在意想不到的时候表现出来。幸好创伤麻醉伴随的医疗法律责任风险并不比非创伤手术麻醉高[7]。患者围术期的成功救治需要麻醉医师具有良好的基础知识、充分的准备、灵活性以及对情况的变化具有快速反应能力。

与其他流行性疾病防治一样，创伤的成功救治远远超出了单个医院的能力范围。社会层面的预防措施包括机动车辆中安装气囊，强制摩托车驾乘者佩戴头盔，鼓励市民系安全带，惩罚醉驾司机，提高枪支持有人的责任感[8]。这些方法对创伤人口统计学的影响与戒烟、饮食习惯及常规乳腺 X 线检查对心脏疾病及癌症发病率的影响是类似的。当预防措施失败时，社区承诺建立的创伤救治组织会对创伤救治结局产生重要影响[9]。

从改变转运创伤患者的体系着手可改善患者结局。创伤救治体系是一个连续的整体治疗措施，包括院外和院内救治人员的努力协作以及在不同救治阶段专科医师间的密切合作。1998 年首届关于创伤救治体系效率的证据评估学术研讨会（Skamania 会议）系统回顾了已发表的文献，就当时人们对创伤救治体系有效性的认识进行量化分析，并且为未来研究方向规划路线图[10-11]。Skamania 研讨会得出"与非创伤中心相比，创伤中心内不必要的死亡和伤残率更低"的结论。该结论在 2006 年被《新英格兰医学杂志》的一篇研究报道证实：在创伤中心接受救治的患者死亡率低于非创伤中心[12]。美国的一些研究结果表明，与一般医院相比较，创伤中心的不必要死亡率已从大于 30% 降至不足 5%；另外，实施检伤分类标准、拥有专职创伤中心的地区救治体系也能使可预防死亡率降至 1%～3%。但是，美国一项覆盖各州的观察创伤救治体系项目启动后死亡率变化的研究显示，从授权立法到伤员存活率出现明显改善，平均需要 9 年时间[13]。

在美国，各州创伤救治体系之间的组织和管理有很大差异。马里兰州、宾夕法尼亚州、康涅狄格州和伊利诺伊州等已经建立了涵盖从急救医疗人员最初接触患者开始的创伤救治规范。其他州的救治体系可能不完整，不同辖区之间医疗救治标准相差较大。一个成熟的创伤救治体系应包含患者分类和转运流程、创伤救治医院的标准和数据收集系统，便于标杆管理。虽然已有一些州公布了各自的创伤医院认证标准，但最具影响力的方案是美国外科医师协会创伤委员会（American College of Surgeons Committee on Trauma, ASC-COT）2006 年出版的《创伤患者最佳救治方案》（*Resources for Optimal Care of the Injured Patient*）[14]。这份资料基于关键资源的拥有度、治疗过伤员的数量、预防和教育的制度承诺等，提出创伤医院的认证标准。符合 1 级创伤中心的关键资源标准是拥有一名熟练的麻醉医师和一间随时可用的手术室。当一家医院建设并达到创伤中心的标准后，入院患者的结局会有明显改善[15-16]。

过去 10 年里涌现出一大批亟待教育推广的创伤救治技术革新，包括有目的性的止血复苏，"损伤控制"手术技术，高速计算机断层扫描（CT）、血管造影、腹部针对性超声等诊断技术，以及处理创伤性颅脑损伤（TBI）时以脑灌注为中心的策略。未来几十年里可能会出现针对休克和再灌注的新药疗法、止血新策略，以及更好的监测技术。想要不断改善创伤患者的结局，还要建立对麻醉医师和创伤救治团队每位成员的继续教育制度。

本章概述了创伤救治中麻醉医师需关注的重要内容。首先介绍创伤患者的早期处理，接着讨论紧急气道管理、复苏以及中枢神经系统（CNS）损伤患者的救治。简要介绍处理矫形外科和重建手术患者的注意事项，最后对创伤麻醉医师需要了解的术后和重症救治要点进行讨论。

创伤救治的优先原则

美国外科医师协会的高级创伤生命支持（ATLS）课程[17]是创伤医师全部培训科目中最被广泛认可的科目。虽然没有涵盖所有亚专科领域，但 ATLS 课程为创伤患者的救治提供了一个框架和共同语言。ATLS根据原始调查，包括同时面对危及生命和肢体的情况时，应处理最紧急的问题。核心为紧急问题第一，体现为"黄金一小时"，这也是 ATLS 最重要的课题。简而言之，诊断和治疗越快，患者结局越好。处理完紧急情况后，需要仔细地再次评估（secondary survey）和进一步行诊断性检查，避免损伤漏诊。参与创伤救治的所有医师均须掌握 ATLS 的基本要素。图 81-1 是ATLS 流程的简化示意图。

ATLS 侧重于 ABCDE 代表的 5 项内容：气道（Airway）、呼吸（Breathing）、循环（Circulation）、失能或残疾（Disability）和暴露（Exposure）（参见第108 章）。确认气道通畅和呼吸动力是否足够是重要的步骤，因为缺氧对生命的威胁是最紧急的。患者缺氧5 ~ 10min 内会出现永久性脑损伤和死亡。可造成创伤患者气道梗阻和呼吸动力不足的原因见框 81-1。无论是院前环境还是在医院急诊室，气管内插管后必须立即通过呼气末二氧化碳监测予以确认。气管导管误入食管或脱出很常见，如果不立即纠正，将造成灾难性后果。当患者发生心搏骤停时，呼气末二氧化碳值可能极低；如果对气管导管位置有任何疑问，应该用直接喉镜进行检查（参见第 55 章）。

如果建立安全气道需要有创操作，如气管切开、置管开胸或普通开胸术，这个操作必须优先实施。实际上，这些操作一般在急诊室进行，且常在麻醉医师到达之前完成。环甲膜切开改为气管切开或关闭紧急开胸切口的后续手术可在手术室里完成。

出血是第二紧急的情况，因为持续失血将导致死亡。休克症状见框 81-2。在排除其他原因之前，休克

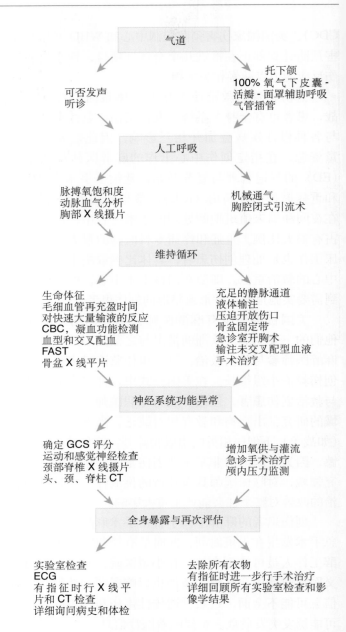

图 81-1　创伤患者的简要评估和管理。CBC，全血计数；CT，计算机断层扫描；ECG，心电图；ED，急诊科；FAST，针对性超声创伤评估；GCS，格拉斯哥昏迷评分 *(Modified from the Advanced Trauma Life Support curriculum of the American College of Surgeons.)*

应考虑为出血所致。对循环的评估可分为早期、活动性出血以及晚期，指从实现止血开始，直至正常生理止血功能恢复为止。在早期阶段，诊断重点是表 81-1 所列的 5 个出血部位，也只有这些部位才会造成致死性出血。控制出血的紧急措施包括用骨盆固定带控制骨盆骨折引起的出血，给四肢出血上止血带。任何用来诊断或控制活动性出血的手术操作都要求必须尽快转移至手术室进行。这些手术包括颈部或心包探查，以排除敏感部位腔室内出血。在手术室内，创伤外科医师的重点是在

框81-1　创伤患者气道梗阻或者通气不足的原因

气道梗阻

面部、下颌骨或颈部直接损伤

鼻咽、鼻窦、口腔或上呼吸道出血

创伤性脑损伤、药物过量或麻醉性镇痛药等所致的继发性意识障碍

胃内容物、血液或异物（如义齿、脱落牙、软组织）误吸

口咽通气道或气管导管应用不当（如食管插管）

通气不足

继发于创伤性脑或高位颈椎损伤、休克、药物过量、低温或过度镇静的呼吸动力抑制

气管或支气管的直接损伤

气胸或血胸

胸壁损伤

误吸

肺挫伤

颈椎损伤

继发于烟雾或毒性气体吸入所致的支气管痉挛

框81-2　休克的体征和症状

苍白

出汗

烦躁或反应迟钝

低血压

心动过速

毛细血管再充盈迟缓

尿量减少

脉压变小

框81-3　格拉斯哥昏迷等级评分*

睁眼反应

4 = 自发睁眼

3 = 言语吩咐睁眼

2 = 疼痛刺激睁眼

1 = 无反应

语言反应

5 = 能说出姓名

4 = 答非所问

3 = 词语不清

2 = 只能发声

1 = 无反应

肢体运动

6 = 能依指令动作

5 = 能定位疼痛刺激

4 = 有躲避疼痛刺激反应

3 = 异常屈曲（去皮质姿势）

2 = 异常伸展（去大脑姿势）

1 = 无反应

* 格拉斯哥昏迷等级评分等于三类评分中最佳得分的总和

表81-1　创伤性出血的诊断和治疗方法

出血部位	诊断方法	治疗方案
胸部	胸部 X 线平片 胸腔引流管出量 胸部 CT	观察 手术
腹部	体格检查 超声检查（FAST） 腹部 CT 腹腔灌洗	手术结扎 血管造影（栓塞）术 观察
腹膜后腔	CT 血管造影术	血管造影（栓塞）术
长骨	体格检查 X 线平片	骨折固定术 手术结扎
体表	体格检查	直接压迫 手术结扎

CT，计算机断层扫描；FAST，创伤超声重点评估

解剖上控制出血，麻醉医师负责恢复患者的生理状态。早期和后期复苏的目标将在下文详述。

循环评估完成后，接着用格拉斯哥昏迷量表（GCS）（见框81-3）评估患者的神经系统状况[18]；检查瞳孔的大小、反应和对称性；检查每个肢体的感觉和运动功能。神经系统检查中发现明显异常时，应立即安排头颅 CT 检查。大多数 GCS 评分降低的创伤患者并不需要手术，但对于少数需要手术清除硬膜外或硬膜下血肿的患者而言，手术时机对结局有很大影响。早期手术固定对不稳定性脊椎损伤和不完全性神经功能缺失的患者也有好处。

初步评估的最后一步是暴露患者全身，从头到脚检查可见的损伤或畸形，包括骨骼或关节的畸形、软组织挫伤以及皮肤破损。在这个过程中，麻醉医师应给予头部及颈部固定和保护，维持呼吸道通畅，对脊柱操作时保持其稳定。

初步评估完成后，需要进行更为详尽的再次评估，包括获取全面病史和彻底的体格检查、诊断性检查以及专科会诊。该阶段要诊断出其他部位存在的损伤，以确定治疗方案。再次评估中也会发现需要紧急或急诊手术的指征。血管受损、筋膜间隙综合征或严重的粉碎性骨折等可能威胁肢体的创伤就属于这类手术指征。虽然唤醒（awake）、呼吸（breathing）、配合（coordination）、监测和处理谵妄（delirium）以及早期活动（early mobility）的 ABCDE 治疗是首先需要开展的，但若患者伴有四肢末梢脉搏消失、筋膜间隙综合征、几乎完全离断或者极其严重的肢体伤等病情时，

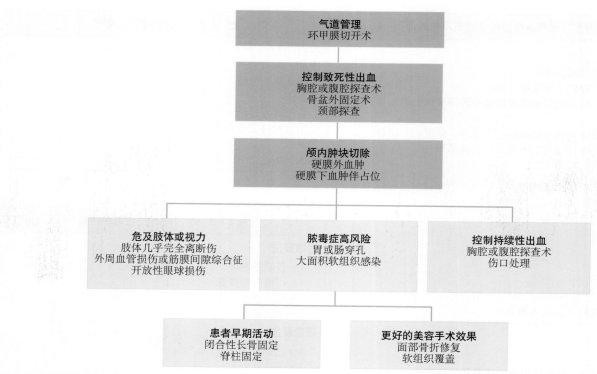

图 81-2 创伤患者的手术优先级 *(Reprinted with permission from Dutton RP, Scalea TM, Aarabi B: Prioritizing surgical needs in the patient with multiple injuries, Probl Anesth 13:311, 2001.)*

一旦情况稳定，必须尽快送入手术室进行手术。

随着时间延长，另一类紧急情况是患者可能出现全身性感染。脓毒症是导致创伤患者并发症和死亡的首要原因，因此开放性创伤应尽早彻底清创，情况允许时可闭合伤口（参见第 101 章和第 102 章）。其他紧急手术的指征包括肠穿孔、开放性骨折、广泛性软组织伤。尽管最近一个 meta 分析对 6h 内清创的传统观点提出质疑[20]，但一般认为，开放性骨折感染性并发症的发生率随着受伤至清创时间的延长呈线性上升[19]。另外，患者是否需要早期手术必须与诊断性检查、充分的术前复苏以及其他优先情况进行权衡比较后再做决定。

图 81-2 是创伤患者外科优先处理的顺序图，需要根据实际医疗条件和患者对治疗的反应进行相应调整。送达手术室的创伤患者可能需要多个手术小组实施多种手术。需急诊手术的创伤患者可能同时伴有其他非紧急手术伤情。在确定做什么手术、以何种顺序治疗、哪种手术可以推迟至患者稳定后再开展等问题时，麻醉医师发挥重要作用。

在战争和简陋环境下的麻醉

Bourne 说过：“很显然，麻醉的基本原则不受战争环境的影响，但毫无疑问，致力于寻求尤其适合于战场急救的麻醉方法是我们的责任。”[21]

这句经典名言写于 1942 年，但时至今日依然适用，早年历次战争中形成的诸多原则仍可用于现代战场或大范围灾难中（参见第 83 章）。近期各种冲突和突发事件为麻醉医师、麻醉护士和其他救治人员对创伤患者在麻醉、复苏管理和损伤控制外科等方面的改进创造了条件。战场伤员的典型处理过程与上文所述的流程一致，但是在院前干预、复苏技术与后勤支持、患者转运、成批伤员处理和手术治疗等方面有自身的独特之处[22]。创伤疼痛治疗也受伤情和转运等因素影响[23]。

现代环境中的战场防护、院前干预、提供靠近火线的外科支援以及复苏策略等方面的改进已经对战伤伤员的生存率产生重大影响。在最近的伊拉克和阿富汗冲突中，阵亡率（killed-in-action）已经从越南和第二次世界大战中的 20.2% 下降至 13.9%[24]。病死率也出现同样的下降。反常的是，将大批严重创伤患者送至医院的后方转运模式（直升机快速运送）却导致“伤亡”（died-of-wounds）率增加。如果不是外科处理方面的改进如损伤控制技术、ICU 救治的完善、腹腔间隙综合征的早期识别、大量使用新鲜全血（参见第 61 章）以及战区创伤救治体系的建立，这种伤亡率很可能还会更高。

野战医疗救援的主要进展之一是将患者从作战地区迅速转送至条件更好的综合性医院救治。即使是 20 世纪 60 年代末，受伤军人也可在伤后 3 天内被转运出越南。在最近的军事冲突中，即使是最严重的伤员，从中东战场受伤到转送回美国的时间也通常少于 81h[25]。这个时间可能包括战区内早期损伤控制手术的时间，以及一到两次长达 12h 有重症救治空运小组（CCATT）伴随的空运。麻醉医师必须在伤员转运之前完成气道管理、疼痛控制和充分复苏等围术期干预措施，为这种快速转运做好准备。另外，麻醉医师因具备全面的技能，在转运途中能为危重或创伤患者提供救治，经常担任 CCATT 医师团队的成员。除了战时提供医疗支援以外，CCATT 在重大灾害后（如 2005 年卡特里娜飓风）危重患者的转运中也起到了很好的作用[26]。

战时条件下的大批量伤亡并不少见，麻醉医师的任务会因为患者数量和紧急手术量而有所变化。由于在绝大多数战斗环境里，麻醉医师的数量有限，他们一般不参与伤员的检伤分类。但如果可能的话，麻醉医师可协助管理紧急气道、建立静脉通路和指导复苏救治。尽管送达的伤员中大多数最终需要手术治疗，但只有 10%～20% 的伤员需要紧急抢救[27]。一个成熟的创伤救治体系是不断完善的，且其参与批量伤员救治的情况将成为常规[28]。

总体而言，战场伤员的麻醉处理与平民创伤类似；但是，为战伤伤员制订围术期救治计划时必须考虑诸多因素[29]。极端气温、有无水源、沙尘污染、稳定的电源等环境因素以及其他方面的因素都要在考虑范围之内。后勤保障链可能很长，在军事冲突早期阶段可能无法提供足够的供应。配发装备如抽吸式蒸发器或便携式呼吸机可能与平时所用的不同，因此对装备的使用进行培训至关重要（图 81-3）[30]。此外，全凭静脉麻醉和区域麻醉或镇痛等麻醉技术会经常采用，因此需熟悉麻醉管理及相关设备的使用（见第 51 章和第 52 章）[29]。

要想做到对战时或重大灾害伤员的最佳救治，救治人员不仅要熟练掌握广泛的麻醉原则和技术方法，还要具备对快速变化环境的应变能力。由于麻醉医师在气道处理、实施麻醉和镇静、复苏、疼痛管理方面受过专门培训，他们在检伤分类、急救处理、围术期管理和重症救治等方面大有用武之地。

紧急气道管理

美国麻醉医师协会（ASA）的困难气道处理流程创伤修订版（参见图 55-2）为急诊室或者手术室的创伤麻醉医师提供了一个很好的参考（参见第 55 章）[31-32]。建立处理流程的理念很重要，麻醉医师应当对气道处理的最初方案以及如何应对可能出现的困难建立一个预案。图 81-4 是针对情况不稳定创伤患者紧急气管插管的典型流程。注意该流程与 ASA 流程的不同之处在于它没有再唤醒患者的选项，因为这种情况下患者建立气道的需求可能仍然存在。一旦决定要建立确定性气道，无论是通过传统插管还是手术方式，一定要将带套囊的导管送入气管。临床上，未能迅速以手术方式建立气道产生的

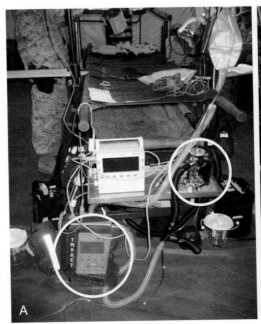
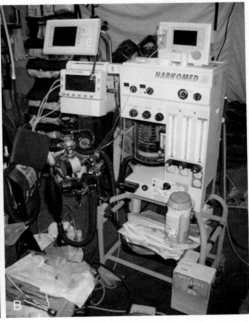

图 81-3 配发的军用麻醉设备。A. 野战医院内的抽吸式蒸发器和便携式呼吸机（画圈处）。B. 便携式麻醉机 *(Used with permission from CPT Bruce Baker, MD, USN.)*

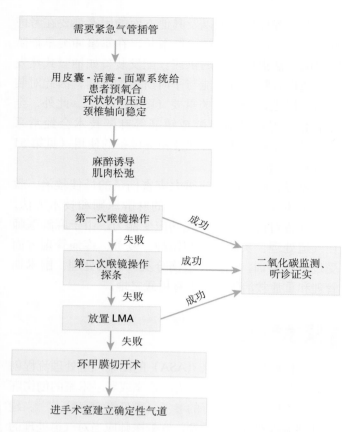

图 81-4 R. Adams Cowley 休克创伤中心所用的紧急气道管理流程，供参考。不同麻醉医师和创伤医院应根据自身的技术和资源来制订自己的流程。LMA，喉罩

恶果比多余无创操作引起的并发症更为多见。

适 应 证

　　紧急气道管理的目标是确保足够的氧合与通气，同时防止患者发生误吸。下列情况需要也尤其适合行气管内插管：

- 心搏或呼吸骤停
- 呼吸功能不全（见框 81-1）
- 气道保护
- 需要深度镇静或镇痛治疗，甚至全身麻醉
- 颅内占位病变和颅内压升高（ICP）患者进行短暂过度通气
- 一氧化碳中毒患者给予 100% 氧气吸入（FiO_2）
- 便于对不合作或药物过量患者行诊断性检查

气管内插管的方法

　　一般而言，急诊室气道管理的监测标准应当与手

表 81-2　手术室外药物辅助气管插管术

作者	患者例数	问题
Talucci 等 [35]	260	无血流动力学或神经系统并发症
Stene 等 [34]	>3000	与手术室内无显著差异
Rotondo 等 [33]	204	与手术室内无显著差异
Karlin*	647	无明显不同

Modified from Karlin A: Airway management of trauma victims, Probl Anesth 13:283, 2001.
* 未发表资料

术室一样，应有心电图（ECG）、血压、氧饱和度以及二氧化碳监测。任何可能进行紧急气管内插管的场所（含急诊室）应该配备以下设备：氧源、皮囊 - 活瓣 - 面罩通气装置、呼吸机、吸引器、一整套喉镜镜片、气管内导管、处理困难插管的用具等。

　　熟练的麻醉医师应用改良的快速序贯法，能顺利完成几乎所有患者的气管内插管。有人担心手术室外使用神经肌肉阻滞药和强效麻醉药会增加并发症发病率，但是事实可能恰好相反。麻醉和神经肌肉阻滞能为首次气管内插管提供最佳插管条件，这对不合作、缺氧或误吸患者是有利的。反之，尝试对清醒或轻度镇静患者建立气道，会增加气道损伤、疼痛、误吸、高血压、喉痉挛和挣扎行为发生的风险。在有合适的监测和设备的条件下，操作熟练者在手术室外药物辅助下气管插管与手术室内紧急气管插管的情况类似（表 81-2）[33-35]。

预防胃内容物误吸

　　创伤患者常伴有饱胃，麻醉诱导期间有误吸胃内容物的危险（参见第 55 章）。饱胃原因包括受伤前进食或饮用液体，吞入伤后口腔或鼻腔内的血液，创伤应激引起的胃排空延迟，以及腹部 CT 扫描时服用液体造影剂。与产科麻醉类似（参见第 77 章），如果时间允许且患者合作，麻醉诱导前应当给予创伤患者非颗粒状抗酸剂。

　　环状软骨压迫即 Sellick 手法，推荐持续用于从患者失去保护性气道反射至确认气管导管位置、套囊充气的整个紧急气道管理期间。Sellick 手法包括上提患者下颌（不移动颈椎），然后将环状软骨压向后方以闭合食管。但是，环状软骨压迫可能会使高达 30% 的患者在喉镜下视野分级变差 [36]，且不能有效防止误吸胃内容物 [37]。最近一项评价环状软骨压迫对气管内插管成

功率影响的院前研究发现，停止环状软骨压迫有利于气管内插管而且不影响喉镜下视野[38]。因此，如要改善困难插管，就应该松开对创伤患者的环状软骨压迫。由于缺乏支持使用环状软骨压迫的证据，加之它有增加气管内插管难度的可能，美国心脏学会建议在心搏骤停急救中不再使用该方法[39]。此外，美国东部创伤外科学会（EAST）紧急气道插管临床实践指南已经把该方法从 1 类推荐中移除[40]。

在传统的快速序贯麻醉诱导中，给药至气管插管期间不进行任何通气，可能是担心正压通气会将气体挤入患者胃内，引起反流和误吸。Sellick 的原始论文中有给饱胃患者实施环状软骨压迫时进行通气的描述，他们相信面罩通气时行环状软骨压迫可防止胃充气[41]。或许他们是对的，但环状软骨压迫可降低潮气量、增加吸气峰压或阻碍通气[37]。从另一方面来看，由于创伤患者氧耗增加，应尽可能对患者预给氧。如果创伤患者由于面部创伤、自主呼吸的努力减弱或躁动而难以预给氧，则可能会出现血氧快速降低。如果插管困难，在紧急气道处理时，整个诱导期间给予正压通气可提供最大限度的氧储备，有助于减轻缺氧。创伤患者诱导期间，应当避免大潮气量和高气道峰压。在正压通气期间可考虑行环状软骨压迫以减少胃充气，但是如果妨碍患者有效通气，应当停止环状软骨压迫。

颈 椎 保 护

标准规范要求，所有钝性伤患者均应视为伴有不稳定颈椎，直到颈椎损伤被排除。麻醉医师管理此类患者的气道时需格外小心，因为使用直接喉镜可引起颈椎移位，有加重脊髓损伤（SCI）的风险。颈椎固定一般在院前救治中实施，入院时患者颈部已放置硬质颈托。颈托需要放置数日，直到完成全部的颈椎不稳定性相关检查（见后文）。在颈椎情况"不明确"时，尝试气管插管过程中应保持颈椎轴向（in-line）稳定（不是牵引）[17]。轴向稳定法允许将颈托的前面部分撤去，以利于张口和下颌移动；但是会轻度延长插管时间和影响喉镜暴露时的喉部视野[42]。轴向稳定法经过大量临床实践验证，是 ATLS 课程中的标准操作。清醒条件下纤维支气管镜引导的紧急气管插管虽然很少需要移动颈部，但常因为气道分泌物和出血、氧饱和度迅速降低以及患者不能很好地配合而增加引导的难度，因此该方法最好用于已知颈椎不稳定是在控制下的、并能配合操作的患者。使用间接视频喉镜系统如 Bullard 喉镜[43]或 GlideScope[44-45]可以一举两

得：患者处于麻醉状态，同时对颈椎移动很小[46-47]。比较直接喉镜、视频喉镜，纤维支气管镜引导、经鼻盲探或环甲膜切开等插管方法的研究发现，对于颈髓或脊柱受伤或两者兼有的患者，各种插管方法在加重神经系统功能变化方面没有差异，也没有明确的证据证实直接喉镜会增加患者的不良结局[48]。

人 员

与可控条件下气管内插管相比，紧急气管内插管需要更多的协助（参见第 7 章）。一般需要 3 名参与者分别负责患者通气、维持气道通畅，给予麻醉药和保持颈椎轴向稳定，如果认为有必要，还需要第 4 个人行环状软骨压迫，图 81-5 是这种方法的示意图。对于因药物使用过量或脑外伤（TBI）而合并有躁动的患者，可能还需要额外的助手来控制患者。

外科医师或其他能进行环甲膜切开的医师能够迅速到场则更为理想。即使不需要手术开放气道，熟练的助手在困难气管插管期间也能派上用场。如果患者有面部或颈部创伤，外科医师也希望在喉镜暴露咽喉部期间检查上呼吸道。一些创伤患者正压通气后可能会出现张力性气胸，也需要立即行胸腔置管术。

麻醉药和麻醉诱导

对于失血性休克的创伤患者，给予任何静脉麻醉药物都可能诱发严重低血压甚至心搏骤停，因为麻醉药物会抑制循环内儿茶酚胺的作用。丙泊酚虽然是主要的静

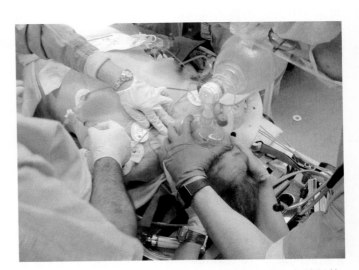

图 81-5　对固定在长脊柱板上的创伤患者进行紧急气管插管。用手法轴向稳定颈椎后，将颈托前半部分取走，以便于环状软骨压迫和下颌骨上提 *(Reprinted with permission from Dutton RP: Spinal cord injury, Int Anesthesiol Clin 40:111, 2002.)*

脉诱导药物，但是它很不适用于创伤患者，因为它具有血管扩张和负性肌力作用。此外，失血性休克对大脑的影响会使麻醉药物的效力增强，如丙泊酚使休克动物达到深度麻醉的剂量仅为正常动物的1/10[49]。此时依托咪酯常用来替代丙泊酚，它在保持创伤患者心血管稳定方面有其他静脉镇静药物不可比拟的优势[50-52]，但它对儿茶酚胺释放的抑制作用仍可能导致低血压。

氯胺酮一直广泛用于创伤患者的麻醉诱导，因为它是一种中枢神经兴奋剂[53]。然而，它也是一种直接的心肌抑制剂[54-55]。用于普通患者时，诱发儿茶酚胺释放的作用掩盖了对心脏的抑制效应，表现为高血压和心动过速。在血流动力学处于应激状态的患者身上，氯胺酮的心肌抑制效应可能会占优势，引起心血管性虚脱[56]。

低血容量患者给予任何麻醉药都会出现低血压，这是因为代偿性交感神经兴奋被药物阻断，以及呼吸模式突然转为正压通气。既往健康的年轻患者出现血压下降时，失血量可能已高达血容量的40%，此时不论选择何种麻醉药进行麻醉诱导，都可能导致潜在的、灾难性的循环衰竭。因此，对伴有出血的创伤患者，麻醉药用量必须减少，对有危及生命的低血容量患者，甚至可以不用任何麻醉药物。对于循环功能受损患者，可单用肌松剂完成快速序贯麻醉诱导和气管内插管，但药物起效时间会延长。此类患者以后对插管和急救操作过程的回忆程度差异较大，与并存TBI、醉酒、失血性休克程度等因素有关（参见第13章和第14章）。脑灌注下降可抑制记忆，但还没有发现与特定血压或血内化学物质有确切的相关性，故而以此来消除记忆并不可靠。在这种未用麻醉药物的情况下，可给予0.2mg东莨菪碱（叔铵类迷走神经阻滞药）抑制记忆形成，但该药半衰期长，可能会干扰后续的神经功能检查。小剂量咪达唑仑可降低患者知晓的发生率，但是也会加重低血压。尽管在这种情形下发生的急诊室/手术室事件回忆并不少见，但似乎对麻醉药医师的负面影响不大；一项对ASA终审索赔数据库（ASA Closed Claims Database）内术中知晓诉讼的分析报告显示，目前尚无创伤手术相关的患者索赔[57]。

神经肌肉阻滞药物

琥珀酰胆碱依然是目前起效最快（短于1min）、作用时间最短（5～10min）的神经肌肉阻滞药（参见第34章和第35章）。由于这些特点，它被广泛用于快速序贯麻醉诱导。尽管给予琥珀酰胆碱后，一旦出现"既不能插管，又不能通气"情况，患者能在发生明显

缺氧前恢复自主呼吸，但这一特点对创伤患者紧急气管插管的意义不大。麻醉医师不应该依赖自主呼吸的及时恢复来应对创伤患者困难气道的处理难题，而应该继续想方设法建立确定性气道，在各种办法均失败的情况下，甚至可行环甲膜切开术。

给予琥珀酰胆碱可引起多种不良反应。它可使血清钾离子浓度升高0.5～1.0mEq/L，一些特殊患者的血钾浓度可上升5mEq/L以上[58]。高血钾易发生于烧伤患者以及继发于直接损伤、去神经支配（如伴有脊髓损伤）或制动后引起的肌肉病理改变者。创伤后24h内不会出现高血钾反应，因此琥珀酰胆碱可安全用于紧急气道处理。有高血钾反应风险的患者一般是受伤前已存在病理改变，或者是创伤后数周至数月进行后续手术治疗的患者。

琥珀酰胆碱可引起眼内压升高，眼部创伤患者应慎用[59]。琥珀酰胆碱还可导致颅内压（ICP）升高[60]，它在颅脑创伤患者中的应用存在争议。缺氧和高碳酸血症这两种情况的潜在危害，可能与琥珀酰胆碱引起短暂压力升高造成的损害不相上下。如果能更快地完成气管插管，使用琥珀酰胆碱可能会利大于弊。麻醉医师应根据每个患者的CNS损伤程度、预计气管插管完成的速度以及发生缺氧的可能性等个别情况来权衡是否选用琥珀酰胆碱。

琥珀酰胆碱的替代药物有罗库溴铵（0.9～1.2mg/kg）和维库溴铵（0.1～0.2mg/kg）。一般优先选择罗库溴铵，因为它起效时间比维库溴铵短。给予大剂量罗库溴铵后，可以用新型拮抗剂sugammadex（γ-环糊精）迅速逆转其肌松作用。联合使用罗库溴铵和sugammadex可以基本实现琥珀酰胆碱的全部优点且避免其缺点。由于这些肌松药没有明显的心血管毒性，可大剂量给药以达到快速肌松的目的（1～2min）。

临床上常有一些特殊情况，需要在气管插管期间保留患者自主通气，以便更好地进行操作。如果患者能暂时维持气道通畅，又有建立人工气道的明确指征（如气管穿刺伤），用氯胺酮或吸入七氟烷进行慢诱导（slow induction）并压迫环状软骨，也能完成气管插管且不影响患者安全。

气管内插管的辅助工具

在任何地方处理紧急气道，都应准备好困难插管的辅助设备（参见第55章）。具体设备的选择取决于麻醉医师的个人偏好；大部分设备的实际效果更多取决于使用者的经验，而不是设备本身。某些设备值得推荐，因为它们常被用来辅助困难气道处理。

弹性橡胶探条（gum elastic bougie），也称为气管插管探条（intubating stylet），是一种便宜、易掌握的困难气道辅助器具。先通过直接喉镜将探条送入声门，然后沿探条将气管导管送入气管。放置探条比直接气管插管更容易，因为一方面它直径较小，另一方面熟练的操作者能感知其进入声门，即使是在声门不能充分暴露的情况下。探条通过会厌后，轻柔向前推进；如果遇到阻力，回撤探条，略微旋转再前进。麻醉医师可以按这种方式摸索着"触诊"喉部，直到探条进入气管。这种探条也可与间接视频喉镜系统如 GlideScope（Verathon，Bothell，Wash）联合使用，尤其适用于因颈椎情况不确定而不能采用"嗅花位"（sniffing position）的急诊室患者。GlideScope 可以改善操作视野（根据 Cormack 评分），可安全用于佩戴颈托患者的气管插管[61]。

喉罩（laryngeal mask airway，LMA）（LMA North America，San Diego，CA）在 ASA 困难气道处理流程中也推荐使用。当遇到创伤患者是未预计到的困难气道时，可以经喉罩的内腔将气管导管盲插入气管内；或者用纤维支气管镜引导气管导管通过喉罩进入气管。对于伴有困难气道的创伤患者而言，只要没有重要的解剖损伤或口咽部出血，喉罩是合适的急救设备。在我们的临床实践中，放置喉罩是紧急气管切开中最常用的过渡性措施，因为它比环甲膜切开术有更高的可控性。

经口与经鼻气管内插管

最近的 ATLS 指南建议，负责紧急气道处理的医师应采用他们最熟练的气管插管方法[17]。一般情况下，在紧急救治中人们优先选择经口气管插管而不是经鼻，因为如果患者存在颅底或筛板骨折，经鼻插管有脑损伤的风险。此外，对机械通气可能超过 24h 的患者而言，经鼻插管会使罹患鼻窦炎的风险增加，并且由于使用直径较小的导管，吸痰和纤维支气管镜检查的难度也会增加。若估计经鼻气管插管成功的可能性较大，则应选用。一旦患者的病情稳定，应该改为较大内径的导管经口插管。

面部和咽部的损伤

面部和上呼吸道创伤会给麻醉医师带来特殊困难。严重的骨骼错位可能会被看似轻微的软组织损伤所掩盖。由于面部或颈部创伤的漏诊，创伤部位的肿胀和血肿会诱发急性气道梗阻。咽部黏膜受化学或热灼伤的患者还有发生喉水肿的危险。口腔内出血、咽部红肿、声音改变都是早期气管内插管的指征。

一般而言，上颌骨或下颌骨骨折会增加面罩通气困难，但下颌骨骨折则使气管内插管变得较为容易。麻醉医师在处理气道前触诊面部骨骼，有助于发现可能的骨折。颌骨和颧弓骨折的患者往往牙关紧闭。虽然牙关紧闭可用肌松药缓解，但是它增加了气管插管前气道评估的难度。尽管用直接喉镜暴露时可减少阻力，使气管插管相对容易，但双侧下颌骨骨折和咽部出血会导致患者上呼吸道梗阻，尤其是患者处于仰卧位时。因此，由于气道受损以坐位或俯卧位送达急诊室的患者，在麻醉诱导和气管插管之前最好保持原有体位。

失血性休克的复苏

复苏是指创伤后机体恢复正常生理状况。失血性休克的复苏特指恢复正常的循环血容量、血管张力和组织灌注。创伤后患者可通过自身代偿机制立即启动复苏过程，并在院前、急诊室、手术室和 ICU 的整个救治过程中一直维持。

失血性休克的病理生理机制

大量出血时，全身氧供与氧耗之间出现失衡。失血可导致血流动力学不稳定、凝血功能障碍、氧供降低、组织低灌注和细胞缺氧。对出血的初步反应发生在大循环水平上，由神经内分泌系统介导。动脉血压下降引起血管收缩和儿茶酚胺释放，以维持心脏、肾和脑部的血流，而其他区域的血管床处于收缩状态。创伤造成的疼痛、失血和肾上腺皮质反应引起激素和其他炎性介质释放，包括肾素、血管紧张素、加压素、抗利尿激素、生长激素、胰高血糖素、皮质醇、肾上腺素、去甲肾上腺素等[62]。这些反应为以后的微循环反应创造条件。

单个缺血的细胞对失血的反应是吸收组织间液，这使血管内液进一步减少[63]。细胞水肿可能会压闭毗邻的毛细血管，导致无复流现象，即使是在总体灌注充足的情况下[64]，也会妨碍后期的局部缺血逆转。缺血细胞产生乳酸和自由基，如果灌注降低，这些物质会在微循环内蓄积。这些化合物直接损伤细胞并形成毒物负荷，当血流恢复后，毒性物质被洗入中心循环中。缺血细胞还产生和释放炎性因子：前列腺环素、血栓素、前列腺素、白三烯类物质、内皮素、补体、白介素和肿瘤坏死因子等[65]。图 81-6 显示了休克时

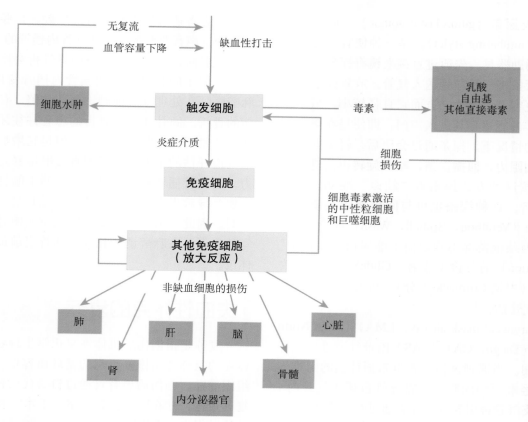

图 81-6　"休克级联反应"。机体任何区域的缺血都将触发炎症反应，即使在全身灌注已经充分恢复的情况下，炎症反应也将对非缺血脏器造成损害 *(Reprinted with permission from Dutton RP: Shock and trauma anesthesia. In Grande CM, Smith CE, editors: Anesthesiology clinics of North America: trauma. Philadelphia, 1999, WB Saunders, pp 83-95.)*

的炎症反应，强调了免疫系统的放大效应。炎症反应一旦启动，就成为一种独立于始动因素的疾病过程，这些改变成为后续出现多器官功能衰竭的基础，后者是一种全身性炎症反应过程，可导致多个重要脏器功能障碍，具有很高的死亡率[66]。

不同脏器系统对创伤性休克的反应方式不同。**中枢神经系统**是休克时神经内分泌反应的首要启动者，该反应以牺牲其他组织为代价保证心脏、肾及大脑的灌注[67]。大脑局部葡萄糖摄取在休克期间发生变化[68]。神经反射和皮质电活动在低血压期间均受到抑制；这些改变在轻度低灌注时是可逆的，但若是长时间缺血，将造成永久性损伤。神经系统功能无法恢复至损伤前水平是预后差的一个标志，即便生命体征已经恢复正常[69]。

肾及肾上腺是休克伴随神经内分泌变化的主要反应器官，可生成肾素、血管紧张素、醛固酮、皮质醇、促红细胞生成素和儿茶酚胺[70]。肾在低血压时通过选择性血管收缩，使血流集中于髓质和深皮质区以维持肾小球滤过。长时间低血压将导致细胞能量减少以及尿液浓缩能力丧失（肾细胞休眠），随后引起细胞片状

死亡、管状上皮细胞坏死和肾衰竭[71]。

心脏在休克期间能较好地耐受缺血，这是由于自身营养性血流维持不变甚至略增加；心功能到休克晚期才开始恶化。缺血细胞释放的乳酸、自由基及其他体液因子具有负性肌力作用，这些因子可诱发出血患者的心功能障碍，即休克螺旋式进程中的终末事件[72]。伴有心脏疾病或心脏直接受创伤的患者，其心功能失代偿风险很高，因为心脏每搏量无法增加，削弱了机体为针对低血容量和贫血做出反应而增加血流量的能力。患者唯有通过加快心搏来增加血流量，这会给心脏自身的氧供需平衡带来灾难性后果。因此，老年患者的休克往往进展迅速，并且液体治疗达不到预期效果[73]。

肺是机体缺血后炎症毒副产物的过滤器。免疫复合物及细胞因子在肺部毛细血管内积聚，导致中性粒细胞和血小板聚集，毛细血管通透性增加，肺组织结构破坏和急性呼吸窘迫综合征（ARDS）[74-75]（参见第101章）。肺是创伤性休克患者发生多器官功能衰竭（MOSF）的首发器官[76-77]。单纯出血，如果没有组织低灌注，一般不会引起肺功能障碍[78]；创伤性休克显然不仅仅是血流动力学失调的问题。

肠是受低灌流影响最早的脏器之一，可能是 MOSF 的启动器官。强烈的血管收缩出现较早，并且常导致"无复流"现象，即使在大循环已经恢复的情况下[79]。肠细胞死亡使肠道的屏障功能受损，细菌向肝和肺的转移增加，从而加重 ARDS[80]。

肝具有复杂的微循环，在休克恢复期可能会受到再灌注损伤[81]。肝细胞也具有代谢活性，参与缺血性炎症反应和血糖代谢紊乱[82]。休克后出现肝合成功能衰竭几乎总是致命的。

骨骼肌在休克期间没有代谢活性，对缺血的耐受性强于其他器官。然而，数量庞大的骨骼肌细胞使其缺血后在生产乳酸和自由基方面有重要意义。肌细胞持续缺血可引起细胞内钠离子和自由水增加，加剧血管及组织间隙的液体丢失[83]。

急性创伤性凝血病

失血性休克复苏期间，应当注意尽量避免和纠正凝血病（参见第61章）。在创伤严重度评分（ISS）相同的情况下，伴有凝血病的患者其死亡率至少增加 2～4 倍[84-85]；因此，目前复苏策略的重点集中在初期和后续复苏中的凝血病和休克问题的处理上。创伤诱发的凝血病（trauma-induced coagulopathy，TIC）的定义为"严重创伤后维持正常止血功能的凝血系统发生多因子综合性衰竭"，出现 TIC 时有一种与低灌注和组织损伤相联系的内源性成分，被称为急性创伤性凝血病（acute traumatic coagulopathy，ATC）[86]。发展为 ATC 的可能机制是前述的继发于创伤后炎症反应的内皮细胞使蛋白 C 激活[87]。由于组织低灌注，生成的血栓调节蛋白 - 凝血酶复合体又产生了活化的蛋白 C（APC）。APC 灭活 FVa 和 FⅧa，加以促进纤维蛋白形成的凝血酶减少，促进 ATC 的发生[88]。此外，低灌注导致的内皮细胞表面的糖萼降解，对 ATC 形成也有促进作用[89]。

根据临床定义，早期黏弹性监测有血块强度减弱及实验室血凝指标低下意味着 ATC 启动，伴随着死亡率升高和大量输血的倾向[90]。Davenport 及同事提出[90]，旋转式血栓弹力测定（ROTEM；Tem Innovations，Munich，Germany）5 分钟时血凝块的振幅低于 35mm 可作为预计大量输血的临界值，该指标的检出率为 77%，假阳性率为 13%（参见第61章）。用 RapidTEG 黏弹性检测（Haemonetics，Niles，Ill）得出的结论与 ROTEM 类似[91]。由于时间原因，实验室凝血指标的检测对早期判断 ATC 的价值有限。但是，Frith 及同事[92]发现，如果患者入院时 INR 值大于 1.2，往往需要输更多的血，同时死亡率增加。在严重创伤患者失血性休克复苏期间，不管采用何种方法检测凝血病，复苏本身都应考虑到早期治疗 ATC 的问题。

除了上述凝血级联反应异常，一些更严重的创伤患者会出现纤溶亢进，并参与 ATC 发生[93-94]。早期纤溶的机制还不是很清楚，可能与低灌注诱导的 APC 形成进而导致纤溶酶原激活物抑制剂（PAI）被消耗有关。后者正常情况下可以抑制组织型纤溶酶原激活剂（tPA），而 tPA 可促进纤维蛋白凝块降解。关于纤溶亢进发病率的报道相差较大，可能是由于诊断纤溶的方法和临界值各不相同所致，但纤溶亢进一旦出现，就会伴有死亡率升高和输血需求增加，这与 ATC 类似。

早期复苏

液体输注是复苏的基础（参见第59章和第108章）。血管内容量因为出血、缺血细胞摄取和外渗到组织间隙而减少，静脉输液必然会使低血容量性创伤患者的心排血量和血压上升。ATLS 教程提倡，任何低血压患者都可快速输注多达 2L 加温后的等张晶体液，目标是恢复正常动脉血压[17]。

相反，活动性出血期间输注液体可能会适得其反。红细胞总量稀释会导致氧供减少，促进低体温和凝血功能障碍。动脉血压升高导致出血是血块破碎以及逆转代偿性血管收缩的结果[95]。积极输液的结果往往是血压短暂上升，随后出血增加，再次出现低血压并需要更多的液体输注。第一次世界大战以后人们已经认识到这种恶性循环，至今它仍是复苏治疗中的一个并发症。ATLS 手册将这些伴有活动性持续出血的患者称为"短暂有效者"[17]。对这些患者的复苏应区分为以下两个阶段：

- 早期，活动性出血仍在持续
- 后期，所有出血均得到控制

后期复苏可根据最终目标进行处理，包括给予足够的液体以实现最大氧供。早期复苏治疗更为复杂，因为积极的容量补充伴有风险（框81-4），包括可能会加重出血并使危重期延长，因此必须与低灌注和缺血的风险进行权衡。

控制性低血压已被认为是一些择期手术如全关节置换术、脊柱融合术、根治性颈清扫术、面部重建术、骨盆或腹部重大手术等手术的麻醉管理中常用的技术[96]。该技术在出血早期处理中的应用尚有争议，一直是很多实验室与临床研究的重点。1965 年，

框 81-4　　早期复苏过程中积极容量补充的风险*
血压上升 血液黏度降低 血细胞比容降低 凝血因子浓度下降 输血需求量较大 电解质平衡紊乱 直接免疫抑制 过早的再灌注 低体温风险增加

* 容量复苏的大多数并发症是由于出血量增加或血液过度稀释所致

表 81-3　　控制性低血压复苏的随机研究结果*

	常规复苏组	低血压组	总例数
入选患者	55	55	110
男性	46	41	87
钝性伤	22	31	53
穿透伤	33	24	57
创伤严重度评分	19.65	23.62 ($P = 0.11$)	
预期生存率	0.94	0.90 ($P = 0.19$)	
研究期间的收缩压	114	100 ($P < 0.001$)	
存活出院	51	51	
死亡	4	4	

* 预期生存率根据以往发表的资料计算而得

Shaftan 和同事发表了一篇对犬的凝血研究报道，结果证明动脉创伤后，腔外软性血凝块的形成可限制出血[97]。该研究还比较了不同条件下标准动脉损伤引起的失血量，发现低血压动物组的失血量最少（不论是出血还是应用血管扩张剂引起的低血压），其次是对照组，最后是使用血管收缩药的动物。在出血期间，进行快速再输液的动物会丢失更多的血液。

　　实验数据发现，限制血管内液体容量和血压对活动性出血动物是有益的[98-101]。在最高级的动物模型研究中，直接测定心排血量和局部灌注显示，中等容量与大容量复苏组在心排血量、动脉血压、心脏、肾和肠道的局部灌注等方面无显著差异。适度复苏至一个低于正常的血压水平时，肝灌注可显著改善[102]。Burris 及其同事[103]对常规复苏液以及高张盐水与右旋糖酐不同比例混合液进行研究，发现再出血与平均动脉压（MAP）关系较为密切，而且 MAP 低于正常值的复苏组生存率最高；输注液体不同，复苏的最佳目标血压也不同[103]。1994 年的失血性休克复苏专家共识指出，哺乳动物能够承受低至 40mmHg 的血压达 2h 而无不良后果。专家组的结论是，活动性出血期间减少复苏液体输注，维持灌注略高于缺血阈值，可使自发止血效应和远期生存率最大化[104]。

　　目前有两项创伤患者控制性低血压复苏的前瞻性研究报告，以及另一项研究的初步结果。前者由 Bickell 与同事[105]以及 Martin 和同事[106]在 1994 年发表。他们将躯体穿透伤患者随机分为两组：常规治疗组（院前救治期间输注多达 2L 晶体液）或延迟复苏组（患者到达手术室之前不输液）。该项设计良好、长达 37 个月的研究最终纳入了 598 例患者。从受伤到送达急诊室的平均转运和救治时间是 30min，至送入手术室的平均时间是 50min；限制输液组在此期间平均输注约 800ml 液体。立即复苏组在同一时期平均输注 2500ml 晶体液和 130ml 血液。尽管整个研究期间两组患者的血压差异相当大，但是到达手术室时两组患者的血压接近，据此作者将其作为未复苏组已经实现自

身止血的证据。延迟复苏组存活出院比率明显高于立即复苏组 [70% vs 62% ($P < 0.04$)]。文献中没有患者出血控制之前到达手术室后的麻醉资料，也没有术前已自身止血的患者给予容量负荷和麻醉诱导后再出血的发病率数据。

　　1996 年发表的一项对洛杉矶医学中心收治伤员的回顾性调查也支持上述结论。分析发现，用私人运输工具直接将患者送到医院，其预后好于由医护人员送者，即使前者是严重创伤的患者也是如此[107]。对一组早期复苏中使用快速输注系统（RIS，Haemonetics，Niles, Ill）的出血性创伤患者的结局进行回顾性调查，进一步证实这个结论[108]；比较这组患者的生存率与该中心创伤登记处的预期生存率，发现使用快速输注系统患者的生存率只有 56.8%，而年龄和创伤相似的病例配对对照组为 71.2%（$P < 0.001$）。

　　继这个回顾性调查之后，2002 年第二项创伤患者延迟性复苏的前瞻性研究发表[109]。研究人员将收缩压低于 90mmHg 并有出血证据的患者随机分为两组，在手术控制出血之前行液体复苏，分别使收缩压达到 100mmHg（正常组）或 70mmHg（研究组）。这项研究的结果概要见表 81-3。与 Bickell 的研究结论一致，低血压有利于出血自行停止和自身复苏；一旦止血，血压在没有外源性液体补充的情况下也会升高。患者的典型表现为一开始低血压，随后血压恢复到目标值附近，随着出血和输注液体的持续，血压在目标值上下波动，出血控制后即使不再输注液体，血压最终也会超过目标值（图 81-7）。这个研究中患者总体

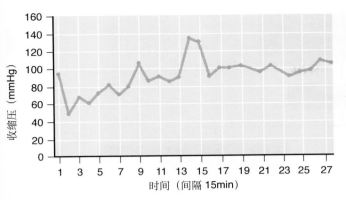

图 81-7 一例 V 级肝损伤后行损伤控制手术的患者在控制性低血压期间收缩压监测的典型趋势。早期复苏期间因为持续出血和快速输液，血压常波动不定。一旦控制出血，血压也趋于稳定

表 81-4 择期手术中控制性低血压患者与急诊创伤患者之间临床表现的区别*

项目	择期手术患者	创伤患者
血管内容量	正常	低
体温	正常	可能低体温
毛细血管床	扩张	收缩
全身麻醉的深度	深	常较浅
术前精神状态	正常	可能受损
合并创伤	没有	可能很重
合并疾病	已知并经过处理	未知

* 其中任何一种因素都可能是创伤患者应用控制性低血压的明确或可能的禁忌证

生存率为 93%，高于历史资料的预期值，也明显高于 Bickell 团队的研究数据。这可能是由于该研究未纳入死于院前救治的患者以及送达创伤复苏医院时濒临死亡的患者，也可能是由于整体救治水平上升、观察效应（如两组患者接受的救治好于未纳入研究的患者）或受试者纳入偏倚。在第一个 24h 内，两组患者的乳酸和碱缺失恢复至正常，对液体和血制品的需求量相似，提示两组都达到了相同的复苏终点。作者的结论是，活动性出血患者的液体补充应当精确至特定生理学终点，需要麻醉医师权衡多补液增加出血、少补液灌注不足的利弊。

在一项最新的研究中，Morrison 和同事比较了低血压复苏法（维持 MAP 为 50mmHg）与常规复苏法（维持 MAP 为 65mmHg）对紧急手术患者的救治效果。在初步结果中，他们发现低血压复苏组患者的术后早期死亡率较低，凝血病发生率降低，凝血病相关死亡率较低。总体而言，目前大部分创伤中心的共

框 81-5 早期复苏的目标*

维持收缩压在 80 ～ 100mmHg
维持血细胞比容为 25% ～ 30%
维持凝血酶原时间和部分凝血活酶时间在正常范围内
维持血小板计数在每高倍视野 50 000 以上
维持正常的血清钙离子浓度
维持中心体温高于 35℃
维持正常的脉搏血氧饱和度
防止血清乳酸增加
防止酸中毒加剧
达到适当的麻醉和镇痛程度

* 通过输液缓解低灌注，需要与血压异常升高造成出血进行权衡

识是允许低血压复苏。尽管对最佳动脉血压仍有争议，但将收缩压控制在低于 100mmHg，MAP 在 50 ～ 60mmHg 之间是较为合理的方案[110]。

最后，对择期手术或急诊失血性休克患者实施控制性低血压时，需要注意麻醉药物在这两种情况下对出血后机体反应的干扰程度有重要差别。考虑到麻醉药物对动脉血压有显著抑制作用，处于高血压状态的创伤患者即使在诱导期间，也只给予最低剂量的麻醉药物。低血压的创伤患者处于全身血管收缩状态，这与择期术中控制性低血压患者在有出血之前，血管受全身麻醉影响已处于扩张状态是不同的。表 81-4 总结了这两种状态之间的生理学差异。需要指出的是，在动物模型中如果失血没有导致休克，不会引起全身并发症如 ARDS[78]。基于这种生理特点，早期复苏的推荐目标如框 81-5 所示，其处理流程见图 81-8。在这种情况下强调必须快速诊断，控制持续性出血；将患者的血管收缩状态转为舒张状态，以恢复血容量和维持合适的麻醉；同时保持较低的动脉压，便于止血。

止 血 复 苏

如前所述，早期创伤性凝血病的处理必须整合到总体复苏策略中，常被称为止血复苏。面对持续性出血，以复苏终点为目标的治疗几乎没有作用。威胁生命的凝血病是大量出血后严重休克患者最严重的并发症之一，通常在早期可以预测[111]。

大部分创伤患者开始表现为正常或高凝状态。但如前所述，极为严重的创伤患者可能会有低凝、纤溶亢进加速或两者兼有，提示有 ATC 存在[112-113]。因此，必须对患者的凝血状态进行评估，以便在早期复苏阶段进行合适的治疗。常规实验室检查，如凝血酶原时间（PT）、部分凝血活酶时间（PTT）、国际标准化比值（INR）、纤维蛋白原浓度和血小板计数，仍然是临

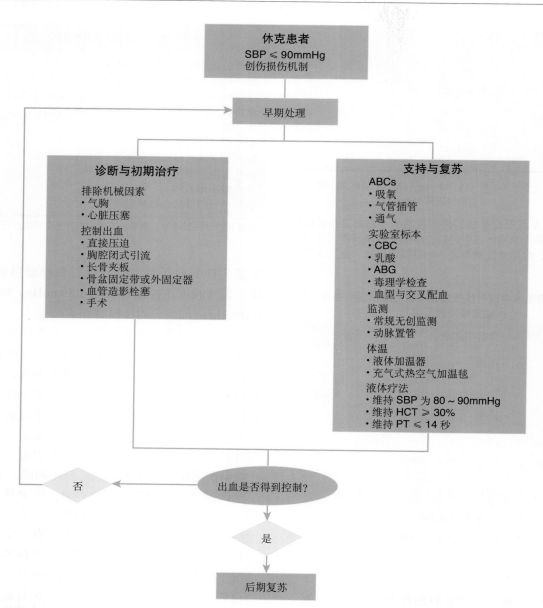

休克患者
SBP ≤ 90mmHg
创伤损伤机制

早期处理

诊断与初期治疗

排除机械因素
· 气胸
· 心脏压塞
控制出血
· 直接压迫
· 胸腔闭式引流
· 长骨夹板
· 骨盆固定带或外固定器
· 血管造影栓塞
· 手术

支持与复苏
ABCs
· 吸氧
· 气管插管
· 通气
实验室标本
· CBC
· 乳酸
· ABG
· 毒理学检查
· 血型与交叉配血
监测
· 常规无创监测
· 动脉置管
体温
· 液体加温器
· 充气式热空气加温毯
液体疗法
· 维持 SBP 为 80 ～ 90mmHg
· 维持 HCT ≥ 30%
· 维持 PT ≤ 14 秒

否

出血是否得到控制？

是

后期复苏

图 81-8 失血性休克的早期处理流程。ABCs，气道、呼吸、循环；ABG，动脉血气；CBC，全血细胞计数；HCT：血细胞比容；PT，凝血酶原时间；SBP，收缩压

床上最常用的凝血功能筛查项目，尽管大量证据表明它们对体内止血状态的反映极不全面[114-115]，不能预测临床出血[116]，也不能为合理的止血复苏目标治疗提供足够依据[117]。入院时 PT 和 PTT 显著延长是创伤后死亡率增加的预测指标，但它们不是复苏中的一个真实的治疗靶点。此外，从入院到获取检查结果的时间延迟可能会对治疗有影响，因为对凝血功能异常的干预越早，越有利于患者。这几个指标数值的中度增加几乎没有临床意义，如果要将检查结果纠正到"正常"值，可能会需要大量液体复苏，特别是新鲜冰冻血浆（FFP）。在没有临床活动性出血的情况下，将实验室检查结果纠正到正常，可能会引起输血相关性并发症和血管内容量相关性并发症。

常规凝血功能检查的缺陷使临床上迫切需要一种应对大出血所致凝血病具有临床意义的、可靠的床旁止血检测方法。越来越多的证据显示，对于伴有大出血和弥散性凝血的创伤或手术患者而言，黏弹性检测技术如血栓弹力图（TEG）和 ROTEM 在检测外科或外伤患者临床相关的止血异常中有很大的优势[118-119]（参见第 61 章）。Schöchl 和同事[120] 发表了一篇黏弹性检测指导靶向复苏的综述。黏弹性检测和常规凝血功能检查一般都是将血标本加热到 37℃ 后检测，不能反映低体温对体内止血功能所可能产生的巨大影响[121]。

证据显示，严重创伤患者可能会在早期出现进展迅猛的内源性凝血病，这不同于后期由于凝血因子丢失和稀释导致的、且随低温和酸中毒而加重的凝血

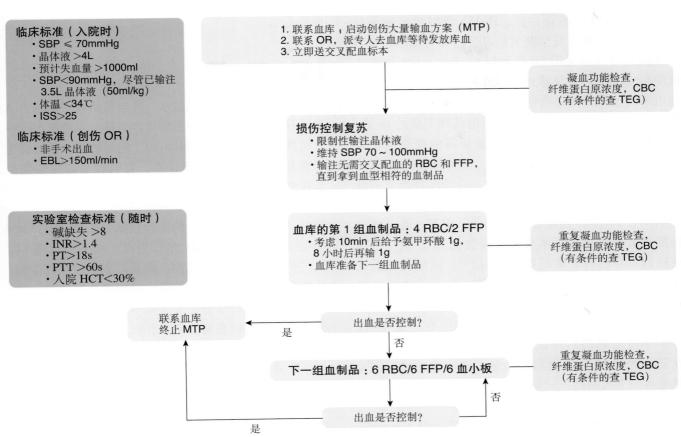

图 81-9　使用不同比例血制品的大量输血方案示例。CBC，全血细胞计数；EBL，预计输血量；FFP，新鲜冰冻血浆；INR，国际标准化比值；ISS，创伤严重度评分；OR，手术室；PT，凝血酶原时间；PTT，部分凝血活酶时间；RBC，红细胞；SBP，收缩压；TEG，血栓弹力描记图

功能异常[85, 88, 122]，因此，对伴休克和持续出血的极度严重创伤患者实施止血复苏的做法已经很普遍。止血复苏需要早期积极使用止血用品，首选红细胞悬液（RBC）为复苏液体，避免病情急剧恶化进入"血液恶性循环"（bloody vicious cycle）和出现经典死亡三联征，即低体温、酸中毒和凝血病[123]。现有两种止血复苏方案：①损伤控制复苏模式，按经验比例提前输注接近全血的血液和止血产品，一般按照本单位既定的大量输血策略实施[124-127]（图 81-9）；②目标导向性止血复苏模式（通常也是流程图形式），通常是将床旁黏弹性检测技术与快速补充止血浓缩物的方法联合使用[114-115, 120, 128]（参见第 61 章）。

损伤控制复苏主要采用低血压复苏和限制晶体液输注，以及前述的按经验比例使用血制品和止血产品。Borgman 和同事[129] 对战伤伤员的回顾性调查发现，每输注 4 个单位 RBC 的同时输注血浆少于 1 个单位的患者死亡率达 65%，而血浆与 RBC 用量比例为 1∶2 或更高的患者死亡率仅为 20%。这个结果可能与幸存者偏倚有关，因为在出血较快的情况下，往往是在输注了 RBC 而血浆尚未送至床旁前患者已经死亡。尽

管存在幸存者偏倚的问题，但这种输血方式已经得到公开发表文献的肯定[129-130]。目前，1∶1∶1（红细胞∶血浆∶血小板）的输注比例是最常用的，但是一些专家认为绝大部分病例可减少 FFP 用量。

除了 ATC 相关的低凝状态外，纤溶亢进对严重创伤患者也特别有害，可使患者死亡率远远超过 50%[112, 131]。很多严重失血性休克致原发性纤溶亢进的患者，可能无法存活至送入 ICU。最近发表的严重失血抗纤溶治疗的临床随机研究 2（Clinical Randomisation of an Antifibrolytic in Significant Haemorrhage 2，CRASH-2）的试验结果是目前唯一的 Ⅰ 类证据，该研究发现复苏治疗中使用氨甲环酸（TXA）可提高患者 30 天生存率[132]。亚组分析发现就诊 1h 内开始 TXA 治疗可使保护效应最大化；但是随后的分析发现，3h 后才给予 TXA 反而使死亡率增加，提示如果患者存活时间超过这个时间点，该治疗的风险大于收益[133]。根据这个研究和其他的研究结果[134]，现在很多的大出血后复苏治疗流程要求早期使用 TXA。

其他在止血复苏中可能发挥作用的药物包括人重组活化凝血因子Ⅶ（rF Ⅶa）、浓缩凝血酶原复合物

（PCC）和浓缩纤维蛋白原。rF Ⅶ a 已被批准用于治疗血友病，活动性或预期失血以及已知有Ⅷ因子自身抗体的患者（参见第 59 章和第 61 章）。由于这些人群使用 rF Ⅶ a 后能快速止血，临床上开始将它经验性地用于其他先天性或获得性凝血病的治疗中，包括创伤失血引起的稀释性凝血病。应用药理剂量的 rF Ⅶ a 通过使血小板表面的凝血酶（被暴露的组织因子激活）陡增，促使血栓快速形成。因为需要组织因子参与，凝血仅限于血管损伤部位，在未受伤器官或血管，虽然知道有不适当凝血的风险，但出现反常凝血的概率较低 [135]。前瞻性研究显示，rF Ⅶ a 可以减少择期开放性前列腺手术患者的失血量 [136]，也可快速逆转服用华法林患者的凝血异常 [137]。回顾性分析发现，rF Ⅶ a 在急性创伤性失血 [138]、肝硬化致胃肠道出血 [139]、心血管 [140] 和肝移植 [141] 术后出血、新生儿 [142] 和老年人 [143] 颅内出血的治疗中有一定作用。一个小型安慰剂对照试验发现，rF Ⅶ a 可降低出血性创伤患者的失血量和输血量，进而改善结局 [144]，但是另一个大型随机试验没有发现其有降低死亡率的作用 [145]。

浓缩凝血酶原复合物（PCC）的临床使用经验较少。PCC 用于治疗先天性凝血功能障碍已有很多年，被推荐用于逆转口服抗凝药物。PCC 含有凝血因子Ⅱ、Ⅶ、Ⅸ和Ⅹ。不同市售产品内凝血因子的含量不同，其他成分如肝素、蛋白 C 和蛋白 S 的含量也互不相同，一种产品相应的试验结果不一定能在其他产品上重现。浓缩纤维蛋白原对于治疗纤维蛋白原缺乏的凝血病患者也有一定的作用 [146]。

易 感 人 群

临床试验的低血压复苏结果要审慎地避免在有缺血并发症风险的人群中应用 [105, 109]，包括已知缺血性冠心病患者、老年患者以及伴有脑或脊髓创伤的患者（参见第 39 章、第 70 章和第 80 章）。低血压处理已明确禁止用于 TBI 患者，因为经历低血压和未经历低血压的 TBI 患者结局差异很大 [147-148]。在创伤严重程度相似的情况下，老年患者的结局比年轻患者差，可能与老年人生理储备减少有关 [149]。这些患者的临床救治重点是避免缺血应激反应和迅速纠正低血容量。然而情况也可能是，有利于迅速控制出血的控制性低血压对易感患者同样有益。虽然至今尚无这方面的临床试验，但实验室研究确实发现控制性低血压对伴有 TBI 和失血性休克的动物有益 [150]。鉴于缺乏人类研究的有力证据，老年或颅脑创伤患者一般避免采用控制性低血压。

复 苏 液

等张晶体液（生理盐水、乳酸林格液、勃脉力 A）是所有创伤患者最先使用的复苏液体（参见第 59 章）。它们具有价格便宜、随时可用、无过敏原、无传染性、能有效恢复全身体液等优点。它们容易储存和使用，与其他药物混合相容性良好，可被快速加温到正常体温。晶体液的缺点包括无携氧能力，无凝血作用，血管内半衰期较短。最近的实验数据发现某些晶体液有免疫抑制和触发细胞凋亡的作用 [151]。与细胞坏死不同，凋亡受到高度精确的调控，涉及基因调控和复杂的信号传导通路。目前看来，凋亡是再灌注损伤的一个重要形式。对控制性出血大鼠模型的研究发现，输注乳酸林格液的动物在复苏后，肝和小肠的细胞凋亡迅速增加 [152]，而输注全血或高渗盐水均不增加细胞凋亡。

高渗盐水（HS）或含右旋糖酐的高渗盐水（HSD）用于失血性休克复苏已被广泛研究 [153]。理论上讲，HS 可将液体从组织间隙"拉"回至血管内，从而逆转非失血性休克和缺血引起的血管内容量丢失。与相同容量的等渗液相比，HS 在恢复血管内容量方面有更好的效果。因此，在简陋环境下液体复苏中选择 HS 较多。一些欧洲国家批准 HSD 用于院前救治，美国军事单位也批准 HSD 用于复苏。多个致命性出血的动物研究显示，HSD 复苏后的生存率优于用生理盐水或单用 HSD 中的各个成分复苏。HSD 在创伤患者中的有效性尚无可靠结论 [154]；仅在一个合并出血和 TBI 的多发性创伤亚组患者中发现有明显的保护效应，研究发现这些患者输注 HSD 进行复苏后的神经功能改善明显。HS 作为一种渗透性利尿剂，确实常用于 TBI 伴 ICP 升高的患者 [155]。

胶体液，包括羟乙基淀粉溶液和白蛋白，一直被推荐用于血管内血浆容量快速扩容（参见第 61 章）。与晶体液一样，胶体液随时可用，易储存和输注，价格相对便宜。与高渗液一样，胶体液能将游离水拉回到血管内，增加血管内容量。胶体液复苏恢复血管内容量比输注晶体液更快，输注量更少，适用于静脉通道有限的情况。胶体液不能运输氧气或促进凝血，它们的稀释效应与晶体液类似。系统性回顾依旧显示，在创伤复苏中，胶体液不比晶体液有优势 [156]，对这个议题一直有争议，而几个进展顺利的随机试验可能会有助于得出正确结论 [157]。最近又出现对某些胶体液如 6% 羟乙基淀粉的使用和肾功能副作用的顾虑（参见第 61 章） [158]。

性低血压。

以上总结的积极输液相关风险很多都与循环血容量的稀释有关。由于人们注意到这一事实，加之献血安全性持续改善，血制品用量在失血性休克的早期处理中持续增加（见第55章）。维持适当的血细胞比容可减少全身缺血的风险，早期输注血浆可以降低稀释性凝血病的潜在风险。复苏液体的组成与液体输注速度和应用时机一样重要。一项回顾性队列研究收集4年里行急诊手术的严重创伤患者资料，对短期救治结局与输血量之间的关系进行分析[159]。141例患者在术前和术中复苏阶段大量输血（≥20单位RBC）。存活组（30%）与未存活组（70%）的血制品用量之间没有显著差异，但其他11项指标存在显著差异：行主动脉夹闭控制动脉血压，使用增加心肌收缩力药物，收缩压低于90mmHg的时间，手术室停留时间，体温低于34℃，尿量，pH低于7.0，PaO_2/FiO_2比值小于150，$PaCO_2$大于50mmHg，钾离子浓度大于6mmol/L，钙离子浓度低于2mmol/L。输血超过30单位RBC悬液时前三项指标同时异常的患者均不能存活。总失血量与输血量对患者的威胁远不及休克严重程度和持续时间。这些问题促使损伤控制手术理念的兴起，强调快速控制活动性出血[160]。

红细胞是治疗失血性休克的主要液体。1个单位RBC的平均血细胞比容为50%~60%，能恢复携氧能力，扩充血容量能力与胶体液相当。A型、B型或AB型RBC均携带主要不相容性抗原，如果给患者输入不同血型的RBC，这些抗原可诱发致命性输血反应。由于RBC还携带十多种次要抗原，也能在易感患者身上引起反应，因此，时间允许时最好行交叉配血（从血标本送达血库至RBC送到患者床旁的时间通常为1h）。特定血型的血液从血库发出的耗时较少（通常约30min），某些情况下可作为替代品。O型血——"万能供血者"血型——能用于任何血型的患者，引起严重反应的风险极低[161]。对于到达急诊室已处于失血性休克的患者，首选输注O型血。如果Rh阴性的女性患者输注O型血并且存活，则有预防性使用抗Rh_0抗体的指征。

输注RBC的风险包括输血反应、传染性病原体的传播、低体温（详见第61章）。例如，RBC储存于4℃，输注时如果不经过加温器或与加温过的等张晶体液混合输注，会迅速降低患者体温。

血浆需要测定血型但无需交叉配血，血浆获取延迟的原因是它需要先解冻才能输注。繁忙的创伤医院常备有预解冻血浆（解冻的新鲜血浆），以便紧急需要时可迅速提供；在基层医院救治时，如复苏中可能需要血浆，应尽早预约。非常繁忙的创伤中心正在尝试

为创伤复苏部门保留2~4单位的预解冻AB型（万能供血浆者）血浆。血浆每次以这种备用形式保存2天，如果未在紧急情况使用，血浆将返回血库并发放给下一位需要血浆的患者使用。这种做法能否改善救治效果，目前尚无研究。

血小板输注通常仅用于已明确有血小板浓度偏低的（每高倍视野小于50 000）临床凝血病患者。但当患者处于休克且失血量可能很大时，如前"损伤控制复苏"部分所述，可根据经验将血小板与RBC、血浆按比例（1：1：1）输注。输注的血小板血清半衰期很短，一般只用于活动性凝血障碍性出血的患者。血小板输注时不应该使用过滤器、加温器或快速输液系统，因为血小板可与这些材料的内腔结合，减少实际进入血液循环的血小板数量。

快速输注库存血可给受血者带来"枸橼酸中毒"的风险。采集的血液需用枸橼酸盐处理，螯合游离钙离子，从而抑制血液凝固级联反应。连续输注大量库存血可相应地导致大量枸橼酸入血，后者可抑制机体动员游离钙的能力，并且对心脏有明显的负性肌力作用。低钙血症可能造成大量输血患者出现低血压，也可能是充足的容量复苏后低血压仍然持续的原因之一。对失血患者应定期测定离子钙浓度，必要时给予钙剂（通过未输血制品的静脉通道）以保持钙离子血清浓度大于1.0mmol/L。

复苏设备

没有静脉通道，则不可能进行任何形式的血管内液体复苏。推荐在创伤患者的初步评估期间，立即放置至少两个大口径静脉导管（16G或更大）[17]。对于肘静脉或其他外周静脉通道建立失败的患者，救治人员应尽量考虑建立一条大口径中心静脉通道。中心静脉通道的部位包括颈内静脉、锁骨下静脉和股静脉，这些部位各有其利弊。虽然大多数麻醉医师熟悉颈内静脉入路，但是操作中需要解除患者颈托并且移动颈部，因此不推荐用于紧急情况下，除非其他办法均告失败。股静脉容易迅速建立通道，适合于无明显骨盆或大腿创伤但又需要紧急给药或输液的患者。腹部穿透伤患者应慎用此入路，因为从股静脉输注液体可能会加重下腔静脉或髂静脉损伤所引起的出血；这些患者应尽可能在膈肌以上建立静脉通道。股静脉置管伴有较高的深静脉血栓形成风险[162]，这也限制了它在紧急情况下的应用。当患者病情稳定后，应尽早拔除股静脉导管。锁骨下静脉是创伤患者早期和后续救治中最常用的中心静脉通道入路，因为锁骨下区域易于

显露并且很少直接受伤。该入路引起气胸的风险最大，虽然许多患者已有一侧或双侧胸腔置管术的指征；在可能的情况下，首选在引流管同侧进行锁骨下静脉穿刺置管。留置动脉导管有利于频繁的实验室检查和密切监测血压；应该尽早建立动脉通道，但不应妨碍其他诊断或治疗措施。

麻醉医师应尽力维持创伤患者的热能平衡（参见第 54 章）。虽然有人建议将控制性低体温作为治疗失血性休克[163]和 TBI[164] 的一种方法，但是尚无充足证据支持这种方案。低体温可加重稀释性凝血病和全身性酸中毒；寒冷引起的寒战和血管收缩增加额外代谢负担，易诱发患者心肌缺血。低体温还大大增加以后发生脓毒症的风险。由于许多创伤患者之前暴露于风雨天气中，到达急诊室时体温低下，必须早期积极复温。所有静脉液体应预先加温或者通过加温设备输注。尽可能给患者覆盖保温的被褥，环境温度应足够温暖，使患者舒适。如果患者已经出现低体温，则充气式热空气加温具有很强的使用指征，以恢复正常体温。虽然所有这些保温措施属于手术室常规并且司空见惯，麻醉医师应努力推动急诊室、CT 室和血管造影室等场所配备这些设备并用于患者。

快速输液装置对创伤救治有很大帮助，特别是对失血性休克患者。这些机器在可能需要大量输液的情况下能发挥作用（框 81-6）。早期经验显示，使用这些设备的患者首次手术结束时体温较高，酸中毒较轻[165]，但是快速输液有可能会导致液体输注过多、血压上升过高以及再次出血[108]。遵循前述的输液原则可预防此类并发症；维持较慢的基础输液速度（200～500ml/h），收缩压低于 80～90mmHg 时小剂量推注液体。在实际应用中，快速输液可以与静脉注射麻醉药物交替进行，以达到正常的麻醉深度而不升高收缩压。

后 期 复 苏

框 81-7 总结了后期复苏的目标，图 81-10 是相应的处理流程。静脉液体输注是复苏整体构成中不可或缺的部分。判断复苏是否充分不单凭生命体征正常与否，而主要是看器官和组织灌注是否恢复。麻醉与重症救治人员此阶段的职责是发现创伤性出血后的持续性休克，在合理时间内采用适当的液体和剂量，对患者进行复苏。

出血一旦通过手术、血管造影术或随着时间推移得到确切的控制，即可开始后期复苏。这个阶段的目标是恢复各个器官系统的正常灌注，同时继续支持重要脏器功能。失血性休克引起的低灌注可触发生化级

框 81-6　液体输注系统在失血性休克复苏中的优点

主动机械泵能使液体输注速率高达 1500ml/min
适用于晶体液、胶体液、压积 RBC、洗涤后自体回收血和血浆（但不适用于血小板）
贮存器允许复苏液混合，以备快速失血时使用
输入液体的温度可控（38～40℃）
能同时通过多个静脉通道进行泵注
故障安全检测系统能防止输入空气
精确记录所输入的液体量
能方便地随患者在各治疗单位之间转运

框 81-7　后期复苏的目标*

维持收缩压高于 100mmHg
维持血细胞比容高于适合患者的输血阈值
使凝血状态恢复正常
保持电解质平衡
恢复正常体温
恢复正常尿量
在有创或无创监测下使心排血量最大
纠正全身性酸中毒
记录乳酸降到正常范围

* 在全身灌注充分恢复之前应持续进行液体输注

联反应，进而引起生理紊乱，并且在恢复足够血流后持续很长时间。低灌注程度，即休克程度和持续时间，与随后的器官功能衰竭程度相关。然而，传统的生命体征指标如动脉压、心率和尿量，对复苏充足与否不敏感。创伤患者术后多伴有隐匿性低灌注综合征，尤其是年轻患者[166]。该综合征的特点是血压由于全身性血管收缩而表现正常，血管内容量和心排血量降低，脏器系统缺血。如果不立即纠正这种低灌注，患者发生 MOSF 的风险很高。

对最佳复苏终点的研究已经形成血流动力学、酸碱平衡和区域灌注等几种不同的复苏靶点。表 81-5 汇总了现有的复苏评估模式以及每种方式的缺点。虽然组织床的血流量是影响组织灌注的决定因素，但是灌注压力也是一个重要因素。左心室每搏作功指数（stroke work index）是一个同时涉及流量和压力的指标。此外，左心室功率输出可用于量化评估左心室功能状态。一项研究将这些指标与仅反映流量的血流动力学变量和氧输送变量进行比较，以探讨更适合作为危重创伤患者复苏期间灌注与结局的标志[167]。在复苏最初 48h 内，用容量性肺动脉导管对 111 例患者进行连续监测；观察 24h 内乳酸的清除能力和生存率。结果发现，存活者的每搏作功和左心室功率输出显著高于未存活者；除心率之外，也只有这些变量与乳酸清

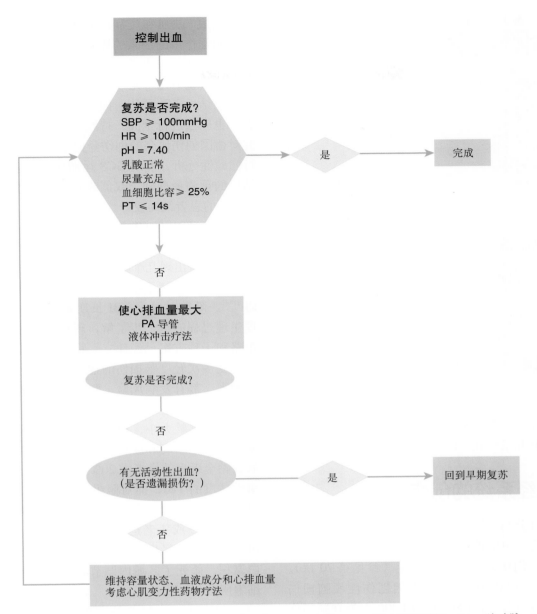

图 81-10 失血性休克后期管理流程图。HCT，血细胞比容；HR，心率；PT，凝血酶原时间；PA，肺动脉；SBP，收缩压

除和生存率明显相关。存活者每搏作功和左心室功率输出较高与他们心室 - 动脉偶合较好相关，因此心功能效率更高有关。

目前复苏监测正逐渐由有创监测技术向评估外周组织床内代谢、呼吸和氧运输恢复情况的无创化监测转变。组织氧监测（皮肤、皮下组织或骨骼肌）就是其中一项技术。骨骼肌血流量在休克早期减少，在复苏后期恢复，因此骨骼肌氧分压是反映低血流量的一项敏感指标[168-169]。感染性休克的早期目标导向治疗强调要测定混合静脉血氧饱和度，这对创伤患者救治产生重大影响，现在许多 ICU 都使用连续静脉氧饱和度测定来指导复苏[170]。每搏量变异，即呼吸周期引起的动脉压力变化，是另一种新出现的评估液体容量状态的微创技术；正压通气周期间动脉压力变异增加是血管内血容量减少的一项可靠预测指标[171]。

组织高碳酸血症是组织灌注量严重减少的公认指标。胃黏膜气体张力计测定创伤患者胃黏膜内 P_{CO_2} 是确定内脏血流是否恢复的一项可靠指标，远端肠道 pH 也是一个可靠指标[172]。胃肠道的起始端区域，即舌下黏膜，是测量组织二氧化碳分压（Psl_{CO_2}）的适宜部位[173]。当 Psl_{CO_2} 超过了 70mmHg 的阈值（正常为 45.2 ± 0.7mmHg）时，对循环休克的阳性预测率为 100%[174]。无论是上述特异性监测，还是传统的全身性指标如血清乳酸、碱缺失和 pH 降低，它们所反映的组织灌流不足必须在持续性出血得到控制后立即进行纠正。发生休克后乳酸恢复至正常水平的速度与患

表 81-5　全身灌注的评估方法

技术指标	不足
生命体征	不能反映隐匿性低灌注
尿量	可能受药物过量、利尿剂疗法、昼夜生理节律变化或肾损伤干扰
全身酸碱状况	受呼吸状态干扰
乳酸清除	需要时间等待实验室结果
心排血量	需要放置肺动脉导管或者使用无创技术
混合静脉血氧合情况	获取困难，但准确可靠
胃黏膜气体张力测定	达到平衡需要时间，易受人为因素影响
组织氧合	最新技术，似乎有益
每搏量变异	最新技术，需要建立动脉通路
超声测定血流量	研究性技术，尚未证明

者结局密切相关，24h 内乳酸水平未能恢复正常的患者发生 MOSF 和最终死亡的风险较高[166, 175]。

中枢神经系统的创伤

　　基于人群分析[176]或创伤中心[177]的创伤性死亡尸检报告发现，中枢神经系统（CNS）创伤后死亡人数几乎占所有创伤死亡人数的一半（参见第 70 章）。另外，每年超过 90 000 名美国人因创伤性颅脑损伤（TBI）而致残[178]，另有 8000～10 000 人为脊髓损伤（SCI）所致[179]。与失血性休克一样，CNS 损伤也包括原发性和继发性损伤两个部分。原发性损伤是指机械力对组织的直接伤害，而在继发性损伤中机体对创伤的后续反应起着重要作用。快速诊断以及早期目标导向治疗能减轻继发性 CNS 损伤。除提前预防外，无法使原发性 CNS 损伤最小化，但创伤后相当一部分的死亡和残疾是由继发性脑损伤造成的[180]。初期救治可显著影响患者结局。重视 ABCDE 急救策略是复苏成功的关键，创伤麻醉医师应直接参与整个过程。本书另有章节介绍 TBI 患者的重症治疗管理（参见第 105 章）。以下简单讨论这些患者的早期处理。

　　创伤产生的剪切力可引起神经元胞体、轴突以及血管系统的原发性损伤。而继发性损伤的病理生理过程包括代谢衰竭、氧化应激以及生化和分子的级联反应，导致迟发性细胞坏死与凋亡[181]。继发性损伤常因

组织缺氧/缺血和炎症反应而加重，TBI 患者结局受多个相互作用的因素的影响。个别药物如自由基清除剂、抗炎药物、离子通道阻断剂对动物模型有效，但在人体试验中几乎无效或结果令人失望[182]。TBI 患者的长期结局无法预测，因此，即使是最严重的创伤患者，也应当进行全面、持续的复苏治疗。最近一项研究对德国创伤协会的创伤登记系统中 50 000 例患者进行回顾性分析，发现 GCS 运动评分和瞳孔反应对患者结局的预测最准确。双侧瞳孔固定、散大的患者中仍有 8% 的患者结局较好[183]。

　　轻度 TBI（GCS 评分为 13～15）患者在创伤后 24h 内 GCS 评分稳定，其病情不太可能进一步恶化，虽然他们有出现几个脑震荡后遗症的风险，包括头痛、记忆丧失、情绪不稳定（攻击行为和暴力）和睡眠障碍[184]。随着对轻度 TBI 长期效应的认识，即对其病理生理过程的进一步了解，现在针对此类患者的预防策略和干预方案已经建立。特别是从战场返回的战士和遭受多次轻度脑损伤的运动员，甚至仅受过一次打击的人，都有发病风险。弥漫性轴索损伤伴有多个生理过程的改变是最常提及的细胞机制。严重 TBI 后 2h 内，无论年龄大小，30% 存活者的脑内有可溶性 β 淀粉样肽水平增高和淀粉样斑块沉积。伴有阿尔茨海默病或帕金森病的患者中 20%～30% 会出现急性、单次事件诱发的 TBI，而对照组只有 8%～10% 的发病率。TBI 研究人员和美国国家橄榄球联盟现在已经发现，常见于退役或年老运动员的慢性创伤性脑病（CTE）可以发生于年轻患者。CTE 可能是由于脑内大量 τ 蛋白聚积，杀死了区域内调节心情、情绪和执行功能的细胞所致[185, 186]。

　　中度 TBI（GCS 评分为 9～12）患者可能伴有颅内损伤，需手术治疗，是早期 CT 检查的较强适应证。此类患者可能需要早期气管插管、机械通气和密切观察病情，因为这些患者在诊断性检查期间可出现好斗或躁动行为，有发生呼吸抑制或误吸等灾难性事件的潜在风险。诊断性检查后，如果患者血流动力学稳定并具有适当的反应能力，可拔除气管导管。继发性脑损伤的治疗需要早期纠正缺氧并避免再次发生，要迅速进行液体复苏以及处理相关损伤。对这些患者非颅脑部位手术时机的把握存在很大争议，因为早期手术可增加缺氧和低血压的发生[187]。虽然早期手术后患者神经系统结局会变差[188-189]，但是矫形外科和软组织伤的手术延迟会增加肺部并发症和脓毒症的发生率[190-191]。尽管现在还没有明确的前瞻性试验报道，但并没有早期手术增加上述并发症风险的报告。

　　中度 TBI 患者的神经系统监测包括对意识状态、

运动和感觉功能的连续评估（参见第49章）。GCS评分下降需行紧急CT检查，以确定是否需要行开颅手术或有创ICP监测。如果患者由于全身麻醉超过2h、积极的镇痛或震颤性谵妄的预防性治疗而无法接受频繁的神经系统监测，则应进行有创ICP监测[148]。尽管中度TBI的死亡率较低，但几乎所有患者都会有较高的远期并发症发病率。

严重TBI是指入院时GCS评分小于或等于8，患者死亡风险显著增大。严重TBI患者的死亡率是其他类型创伤患者的3倍[192]。以恢复全身内稳态为重点的早期、快速处理和受损伤脑的灌注导向治疗措施可能会给这类救治困难的患者带来最好的结局。美国神经外科医师协会和脑创伤基金会为严重TBI患者制定了全面的处理指南，现已更新为第3版[148]。图81-11

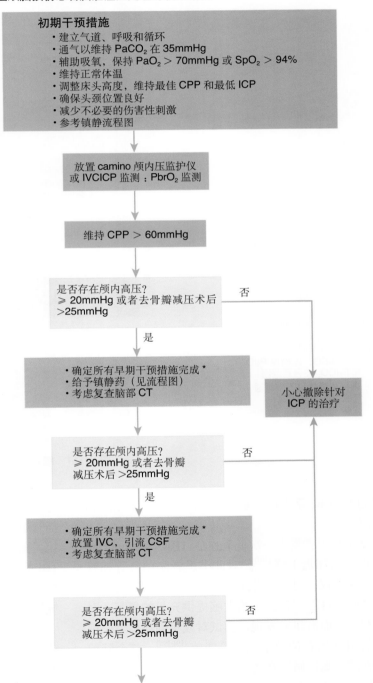

创伤性重型颅脑损伤患者脑灌注压处理的临床路径

适用于所有患者的一般参数
- 传感器位于心脏水平位置时维持收缩期BP > 90mmHg
- 保持Hct在30%～33%
- 患者无ICP升高时，维持血清钠在140～145mmol/L
- 鼓励应用$P_{ET}CO_2$监测
- 启动DVT预防措施
- 伤后7天患者条件允许情况下，尽早开始全热量替代营养治疗
- 伤后前7天内连续使用抗惊厥药物，苯妥英为首选药物

初期干预措施
- 建立气道、呼吸和循环
- 通气以维持$PaCO_2$在35mmHg
- 辅助吸氧，保持$PaO_2 > 70$mmHg或$SpO_2 > 94\%$
- 维持正常体温
- 调整床头高度，维持最佳CPP和最低ICP
- 确保头颈位置良好
- 减少不必要的伤害性刺激
- 参考镇静流程图

放置camino颅内压监护仪或IVCICP监测：$PbrO_2$监测

维持CPP > 60mmHg

是否存在颅内高压?
≥ 20mmHg或者去骨瓣减压术后 >25mmHg — 否

- 确定所有早期干预措施完成 *
- 给予镇静药（见流程图）
- 考虑复查脑部CT

小心撤除针对ICP的治疗

是否存在颅内高压?
≥ 20mmHg或者去骨瓣减压术后 >25mmHg — 否

- 确定所有早期干预措施完成 *
- 放置IVC，引流CSF
- 考虑复查脑部CT

是否存在颅内高压?
≥ 20mmHg或者去骨瓣减压术后 >25mmHg — 否

* 当患者出现不能解释的ICP升高或有精神状态改变时：
- 检查ABG，以确保PaO_2和$PaCO_2$在合适范围
- 确保患者体位不限制通气或引起ICP升高

图81-11　创伤性重型颅脑损伤管理的临床路径。治疗目标是通过支持循环和控制颅内压来维持脑灌注压大于60mmHg。逐渐增加治疗力度直至达到治疗目标。ABG，动脉血气；BP，血压；CBF，脑血流量；CPP，脑灌注压；CSF，脑脊液；CT，计算机断层扫描；DVT，深静脉血栓形成；Hct，血细胞比容；ICP，颅内压；IVC，脑室内导管

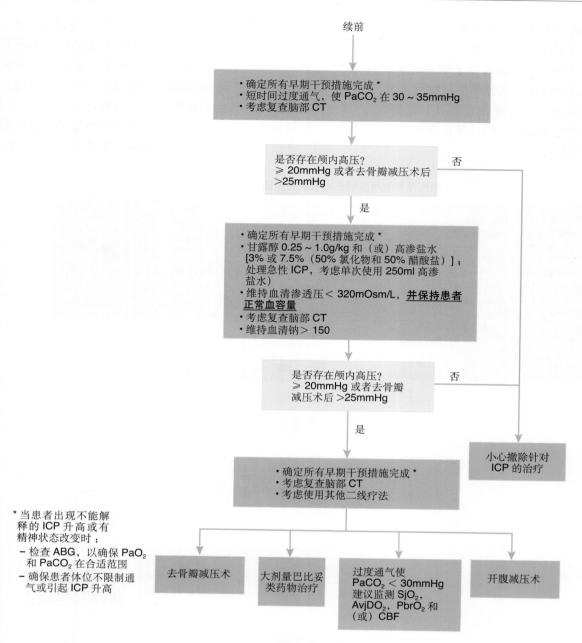

续前

- 确定所有早期干预措施完成 *
- 短时间过度通气，使 PaCO₂ 在 30 ~ 35mmHg
- 考虑复查脑部 CT

是否存在颅内高压？
≥ 20mmHg 或者去骨瓣减压术后
>25mmHg

否 →

是 ↓

- 确定所有早期干预措施完成 *
- 甘露醇 0.25 ~ 1.0g/kg 和（或）高渗盐水 [3% 或 7.5%（50% 氯化物和 50% 醋酸盐）]；处理急性 ICP，考虑单次使用 250ml 高渗盐水）
- 维持血清渗透压 < 320mOsm/L，并保持患者正常血容量
- 考虑复查脑部 CT
- 维持血清钠 > 150

是否存在颅内高压？
≥ 20mmHg 或者去骨瓣减压术后 >25mmHg

否 →

是 ↓

- 确定所有早期干预措施完成 *
- 考虑复查脑部 CT
- 考虑使用其他二线疗法

小心撤除针对 ICP 的治疗

* 当患者出现不能解释的 ICP 升高或有精神状态改变时：
　— 检查 ABG，以确保 PaO₂ 和 PaCO₂ 在合适范围
　— 确保患者体位不限制通气或引起 ICP 升高

去骨瓣减压术

大剂量巴比妥类药物治疗

过度通气使 PaCO₂ < 30mmHg 建议监测 SjO₂，AvjDO₂，PbrO₂ 和（或）CBF

开腹减压术

图 81-11　续前

是巴尔的摩市 R. 亚当斯·考利休克创伤中心建立的相关临床路径。

重度 TBI 患者发生一次低氧血症（PaO₂ <60mmHg）可使死亡率增加近 1 倍[193]。对此类患者院前气管插管的作用存在争议。过去推荐患者入院前行气管插管，因为建立"确定性"气道便于给大脑提供充足的氧气，对患者有利。然而有研究发现，尝试对成年创伤患者院前气管插管可使患者神经系统结局变差[194-195]。首个院前气管插管的前瞻性研究在澳大利亚城市地区开展，严重 TBI 患者（定义为有头部创伤证据和 GCS 评分小于 9）随机分为两组，分别由医疗辅助人员在现场插管或由医师在患者入院时插管[196]。共观察 312 例患者，其中医疗辅助人员插管组结局较好的患者比例为 51%，而入院插管组的此比例仅为 39%（P = 0.046）。由于目前还没有相关国际标准或共识，此类患者应尽快送至能处理严重 TBI 的医院或最近的能实施气管插管和全身复苏的医疗机构。最关键的是一定要想方设法保证患者有足够的系统氧合。

TBI 患者围术期经常需要进行 ICP、脑部温度、动脉压和脑氧合监测（参见第 49 章）。ICP 可通过放置脑实质内探头或脑室内导管进行监测，并维持在 20mmHg 以下。多种监测设备可用于评估脑氧合是否充足，包括颈内静脉氧饱和度、正电子发射型计算机断层显像、近红外光谱分析和脑组织氧合直接监测

(direct brain tissue oxygenation，PbtO$_2$）[197]。如果 ICP 增加使脑血流降低，可通过增加 FiO$_2$、输血、使用正性肌力药物或镇静纠正脑组织缺氧[198-201]。小规模研究发现，脑氧合靶向治疗策略可以改善患者的格拉斯哥结局评分（Glasgow Outcome Score，GOS）和死亡率，但是尚未达成共识。

最后，严重 TBI 患者的非 CNS 器官也有发生功能衰竭的风险。对仅有 TBI 的患者进行回顾分析发现，患者常有继发性器官衰竭，89% 的患者至少会有一个非中枢神经的器官系统出现功能障碍。严重 TBI 可引起 Takotsubo 心肌病，造成脑损伤患者严重的心肌功能不全[202]。该病的诱发原因涉及神经内分泌系统与受损伤脑之间的相互作用。TBI 后体内儿茶酚胺水平急剧上升，表现为心内膜下缺血，引起双心室心力衰竭，即使是既往健康的年轻患者也会发病。在手术室治疗中如果使用血管活性药物，可能会加重这个恶性循环。β 肾上腺素受体阻滞可能会对伴有脑损伤的患者发挥保护作用。回顾性数据分析显示，在患者受伤期间给予 β 肾上腺素受体阻滞剂，会改善神经系统结局，降低发病率和死亡率[203-206]。

创伤性颅脑损伤与并发创伤

单纯头部创伤患者可采用传统通气策略进行处理，但伴有胸部创伤、误吸或休克后大量液体复苏的患者发生急性肺损伤（ALI）的风险较高（参见第 70 章和第 101 章）。关于不采用或仅采用低水平的呼气末正压通气（PEEP）以防止 ICP 升高的经典教学是不正确的，因为这样可能无法纠正低氧血症。在血管内容量复苏充足的情况下，PEEP 并不增高 ICP 或降低脑灌注压（CPP）[207]，实际上可能会由于改善大脑氧合而使 ICP 下降[208]。TBI 后发生 ALI 的患者有脑缺氧风险[209]。"双重打击"模式被认为是中枢神经系统创伤后继发 ALI 的原因，即严重 TBI 引起全身炎症反应，使肺对有害机械通气模式或其他肺损伤介质的易感性增加。TBI 后出现的 ALI 和心功能不全可使患者全身氧合降低，进而降低脑氧供[210]。长期以来，过度通气（如 PaCO$_2$ 降至 25mmHg）治疗是处理 TBI 患者的主要方法，如今已不再推荐其作为一种预防性治疗手段。目前主张将 PaCO$_2$ 维持在 30 ~ 35mmHg，只有在 ICP 升高时并且给予镇静药、脑脊液引流、神经肌肉阻滞剂、渗透性利尿药或巴比妥类药物昏迷疗法（barbiturate coma）治疗无效的情况下，才过度通气使 PaCO$_2$ 降到 30mmHg[147]。创伤最初 24h 内需谨慎使用过度通气，因为脑血流灌注在这个时间段内下降明显。

但是，运用这些推荐意见时应了解其前因后果，在临床情况不稳定时（如脑组织大面积受损或有即将脑疝的征象），应根据实际状况进行修正[211]。

所有创伤患者中最具有挑战性的是严重 TBI 合并失血性休克的患者。重度 TBI 后发生一次低血压（定义为收缩压低于 90mmHg）可使患者发病率明显增加，死亡率上升 1 倍[193]。低血压合并缺氧可使死亡率增加 30 倍。目前主张严重 TBI 患者应维持正常血容量状态。因此，液体复苏是最主要的治疗手段，必要时输注血管活性药物。理想的复苏液体至今尚未确定，但高渗盐水可能是最适合的。急性失血引起的贫血应优先处理，但是血细胞比容的最佳目标值尚未明确。动物模型和健康人的试验证实，血红蛋白应当维持在不低于 7g/dl，因为更低水平可损害脑功能；然而对 TBI 患者而言，血红蛋白低于 10g/dl 就会对康复造成不利影响[212]。但 TBI 患者的最佳输血时机目前还不清楚（参见第 61 章）。严重 TBI 患者经过初期 ABCDE 处理后，即可启动阶梯式疗法维持 CPP，目前建议的 CPP 目标范围如第 70 章所述是 50 ~ 70 mmHg。

去骨瓣减压术是脑卒中后用于控制 ICP 严重升高和预防脑疝形成的一种外科手术，目前也用于有相同指征的严重 TBI 患者[213]。去骨瓣减压术适用于一些特殊解剖类型的 TBI 患者，如在积极应用上述治疗方法（包括巴比妥类药物昏迷疗法）后 CPP 仍然不能维持的患者。采用去除颅骨片和硬脑膜补片的方法降低 ICP，可改善难以存活患者的发病率和死亡率[214]。严重 TBI 患者如果合并腹部创伤或大量液体输注使腹腔内间隙压力超过 20mmHg，可能需要行腹腔减压术。腹腔压力升高可使肺力学参数恶化，因此需要提高平均气道压（mean airway pressure）来维持动脉血氧饱和度。通气压力上升会增加胸膜腔内压，阻碍头部静脉血回流，进一步降低 CPP。行开腹减压术降低 ICP 的疗法现在已有报道[215]。最近已经提出严重 TBI 患者多发性间隙综合征（multiple compartment sysndrome）的概念[216]。液体治疗和（或）急性肺损伤可能增加腹腔内压和胸腔内压，从而升高 ICP。进一步输注液体以维持脑灌注或者增加通气治疗急性肺损伤均可使情况进一步恶化。这样形成恶性循环并最终导致多发性间隙综合征，患者不得不接受开腹减压术，甚至是没有原发性腹部创伤的患者。单纯的 TBI 就这样演变成多系统疾病。

与过度通气治疗一样，低体温在严重 TBI 治疗中的运用也发生变化。早期研究显示，实验动物脑皮质损伤后给予中度全身低温处理可降低脑水肿发生率与死亡率[217-218]。人类小规模临床试验也提示，TBI 患者维持低体温 24h 或 48h 后，预后有改善[219-220]。但是一项多中心随机试验发现，低体温（33℃）TBI 患者与正常体温者相比，结局并无改善[221]。入院时已低体温但被随机分至正常体温组的患者结局比继续维持低体温的患者更差，因此作者推荐入院时出现低体温的严重 TBI 患者不宜进行积极复温。最新版脑创伤基金会指南指出，仅有 Ⅲ 类证据认为：目标体温维持时间超过 48h 可降低死亡率，并且神经系统长期结局的改善与预防性低体温有关[148]。

手术室内的颅内压处理

虽然严重 TBI 患者的大多数干预措施在 ICU 内进行，但是患者也常需要实施紧急开颅或非颅脑手术（参见第 49 章）。

上述各种治疗措施应贯穿整个围术期，包括体位干预治疗（条件允许），积极的血流动力学监测和复苏，应用渗透性利尿剂（注意维持血容量正常）以及足够深度的镇痛与镇静。合适的麻醉药物选择包括麻醉性镇痛药和低浓度挥发性麻醉药。药物治疗 TBI 是手术室麻醉医师的主要手段。术中处理 ICP 升高的药物有渗透性利尿剂或高渗盐水。两组患者分别使用甘露醇或高渗盐水，6 个月后的长期结局没有显著差异，尽管高渗盐水有增加脑血流和 CPP 的短期效应[222-223]。一项 meta 分析对 TBI 患者术中常用药物包括丙泊酚、巴比妥类、阿片类、苯二氮䓬类和皮质醇类药物进行分析，发现只有皮质醇类药物可以增加患者死亡率。其他药物有镇静和降低 ICP 的短期益处，但是没有明显的长期保护效应[182, 224]。

脊 髓 损 伤

美国每年约 10 000 人因创伤致脊髓损伤（SCI）[179]。钝性伤是 SCI 的主要原因：40% 由于机动车辆碰撞，30% 由于高空坠落，15% 由于穿透伤[225]。在所有严重创伤患者中，颈椎创伤占 1.5%～3%。半数 SCI 病例有颈椎创伤，通常累及 $C_{4\sim7}$ 节段。完全性四肢瘫痪患者中一半是 SCI 病例。必须指出，SCI 患者中超过 40% 可能伴有其他重大创伤（包括 TBI）。

绝大多数脊髓损伤发生于低位颈椎，刚好位于胸廓上平面；或者是发生于上段腰椎，刚好位于胸廓下平面。钝性 SCI 好发于最易屈曲的脊髓节段，尤其是在易屈曲与不可弯曲节段的结合部。脊椎可纵向分为前、中、后三柱，任意两柱同时受损均可导致生物力学不稳定，这些患者常需紧急手术固定脊椎。不稳定

性颈椎损伤患者如符合紧急插管的标准，应当采用快速序贯诱导（见颈椎保护部分）。中胸段水平的 SCI 不太常见，因为肋骨支架和肋间肌群具有旋转性稳定作用。

SCI 常伴有 X 线可见的脊柱骨性部分损伤，以及起支撑作用的肌肉、韧带和软组织撕裂。但是临床症状明显的颈髓损伤也能在无可见骨性损伤的情况下发生。这种疾病被称为"无放射影像学异常的脊髓损伤"（SCTWORA），更常见于儿童，推测可能是由于不足以引起骨骼破坏的颈部短暂性过度拉伸或旋转所致[226]。

患者受伤时发生的原发性脊髓损伤可能会因继发性因素而加重（图 81-12）。在生物化学改变、血管破裂和电解质异常的共同作用下，细胞改变和 SCI 损伤加重可持续到受伤后 3 天[227]。SCI 可有感觉和（或）运动缺失。一侧躯体的不完全性神经功能缺失可能会比另一侧严重，并且可能会在受伤后数分钟内迅速改善。完全性功能缺失意味着脊髓在相应节段完全断裂，预后更差，几乎不会随着时间而改善。$T_{4\sim6}$ 以上节段的脊髓损伤后，由于心脏加速纤维的去支配化，患者可伴有严重的血管扩张、心脏收缩力减弱和心动过缓（神经源性休克）。（需注意"神经源性休克"与易误用的"脊髓休克"两者间的区别，后者是指神经反射丧失。）较低位脊髓的功能会逐渐恢复，血管张力也同时恢复正常。颈椎不稳定性患者的诊断比较困难。美国东部创伤外科学会（EAST）公布的指南明确指出哪些患者需要颈部影像学检查，需要哪些影像和切面，以及如何确定一个昏迷患者有无明显的韧带损伤[228]。SCI 的诊断是否需要磁共振成像或者 CT 是否已经足够，目前还没有定论。$C_{1\sim2}$ 和 $C_7\sim T_1$ 脊柱水平的骨折最常漏诊，通常是由于显影范围不足。

颈椎骨折和四肢瘫痪的患者几乎都需要早期气管插管。C_4 节段以上神经功能缺失的患者基本都需要通气支持，因为患者会伴有膈肌功能不全。$C_{6\sim7}$ 受损患者因为呼吸肌功能受损，可能部分会需要（通气）支持：①胸壁肌肉失去神经支配；②矛盾呼吸运动；③无力清除气道分泌物；④肺和胸壁顺应性降低。一般推荐在缺氧引起患者烦躁和不配合之前行早期气管插管，如果有条件，可在纤维支气管镜或视频喉镜辅助下清醒插管[229-230]。此外，有两个回顾性研究对颈部 SCI 患者气管插管的迫切性进行了分析。Como 和同事[231] 收集了 119 例患者，其中 45 例为完全性 SCI。C_5 或更高节段损伤的患者都需要插管，其中 71% 同时接受了气管造口术。另一项研究分析了 178 例完全性颈部 SCI 患者发现，70% 需要行气管造口术，特别

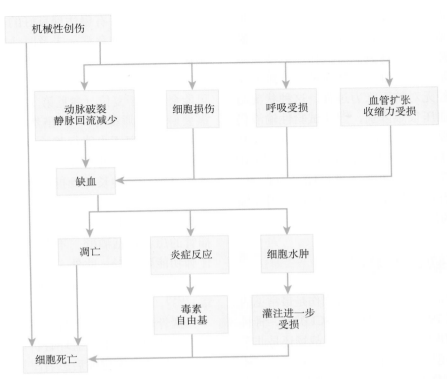

图 81-12 脊髓损伤机制。全身低灌注或缺氧可加重机械性脊髓损伤 *(Reprinted with permission from Dutton RP: Spinal cord injury, Int Anesthesiol Clin 40:109, 2002.)*

是 $C_{4\sim7}$ 节段损伤患者[231]。虽然肺炎是常见且反复发作的并发症,常需要行气管造口术以便清洁肺部,但骨折手术固定和神经源性休克稳定后,患者恢复自主呼吸和拔除气管导管仍是可能的[230]。

虽然过去曾推荐给予钝性 SCI 和神经功能缺失患者单次负荷剂量的糖皮质激素,现在的指南建议谨慎使用。两项大型多中心临床试验研究——美国国家急性脊髓损伤研究(NASCIS) Ⅱ 和 Ⅲ 的结果表明,SCI 后大剂量糖皮质激素疗法可使患者神经功能水平略有改善,结果有统计学意义[232-233]。但是,NASCIS 的结果因多种原因已经受到质疑[234-236]。应用大剂量类固醇后所看到的保护效应可能只是一些亚人群的阳性表现,实际上对大多数患者并无效果。使用类固醇后脊髓功能改善并没有增加患者生存率或提高患者生活质量;另外,这些结果在其他急性 SCI 研究中未能重现。美国神经外科医师协会和美国外科医师学会的声明是,可以选择给予患者类固醇,但前提是要清楚它的副作用比任何有益效应更确切[237]。

脊髓损伤的手术中管理

拟行脊柱骨折复位和固定手术的患者给麻醉医师带来挑战。首要问题是如何给已知颈椎损伤的患者行

气管插管(参见第 55 章)。保持颈椎轴向稳定前提下行直接喉镜插管适用于紧急情况,以及脊椎状况不明又无意识、烦躁或低氧血症的患者[238]。对于手术室内清醒、警觉且合作患者的气管插管,有多种较少移动颈椎的方法可供选择,这些方法理论上加重不稳定性 SCI 的风险应该较小。目前临床实践中常用的技术是纤维支气管镜下清醒气管插管。尽管经鼻途径对绝大多数患者而言更容易放置气管导管,但是如果术后不拔除导管,患者在 ICU 中患鼻窦炎的风险增加。经口气管插管虽然在技术上更有挑战性,但如需保留机械通气,则对患者更有价值。经鼻盲探气管插管、光棒透视引导法,或使用插管式喉罩、Glidescope 或 Bullard 喉镜,或使用辅助间接喉镜等其他器械都是可行的。在比较直接喉镜、视频喉镜、纤维支气管镜检查、经鼻盲探或环甲膜切开术对已知颈髓或颈椎损伤患者影响的研究中,没有发现神经功能恶化与插管方法有关系,也没有确切证据证实直接喉镜可加重患者不良结局。建议临床医师使用自己最熟悉的器械和插管技术。关键是成功气管插管且对颈椎移动最小,并且在导管固定后仍可评估患者的神经功能[48]。

如果患者有部分神经功能缺失而且影像检查可见椎管受损,应当考虑急诊手术,因为减压术后患者的神经功能可能会恢复。神经功能无缺失或完全缺失的

患者也需要手术固定以利于患者活动，但是手术紧迫性较低。患者血流动力学不稳定会使紧急和急诊脊髓手术的难度增加。神经源性休克患者低血压的特点是伴有心动过缓，这是由于心脏失去加速神经纤维的支配，以及副交感神经无对抗而张力过强。这种状况与急性失血引起的低血压很难区别，因此试验性输液仍然是有指征的，但要遵守前面所述的复苏终点。控制出血或者排除失血后，使 SCI 患者维持较高的 MAP（>85mmHg）持续 7 天，其功能恢复可能会有改善。这种血压管理方法有很大争议，但现在仍是美国神经外科医师协会推荐的治疗方案之一 [237]。

矫形外科和软组织损伤

在大多数创伤中心，肌肉骨骼系统损伤是最常见的手术适应证（参见第 79 章）。与 TBI 和 SCI 类似，骨科创伤患者也可有长期疼痛和残疾。无论是战场还是非军事环境下发生的骨科创伤，除导致患者躯体残障外，还可引起长期的心理创伤 [239-241]。许多手术耗时较长，应留意患者体位，维持正常体温、体液平衡，以及维持外周血流量，特别是对多发性肢体创伤的患者。

过去的 15 年中，多发伤处理一直强调对长骨、脊柱、盆骨和髋臼骨折进行早期固定；如果未能做到，会导致患者并发症发生率升高、肺部并发症增加以及住院时间延长 [242]。在一项研究中，在伤后 24h 内实施固定的股骨干骨折患者中仅 2% 出现肺部并发症，而伤后 48h 以上才进行骨折固定的患者中 38% 出现肺部并发症 [243]。

特殊创伤

髋部骨折是老年人常见的耗费高的疾病（参见第 80 章）。常有单纯髋部骨折患者被送至 OR 行紧急修复术。与全身麻醉相比，区域麻醉可降低髋部骨折患者住院死亡率和肺部并发症发生率 [244]。对 126 家医院内接受手术的 18 158 例髋部骨折患者进行回顾性队列研究发现，5254 例（29%）采用区域麻醉，虽然不同麻醉方式对应的死亡率和心血管并发症发生率在未经校正的情况下无显著性差异，但数据校正后发现，与全身麻醉相比，区域麻醉可降低死亡的比值比 [比值比 0.710，95% 置信区间（CI）为 0.541 ~ 0.932，P = 0.014] 和肺部并发症发生风险 [比值比 0.752，95% 置信区间（CI）为 0.637 ~ 0.887，P<0.001] [245]。

髋关节脱位多见于高能量创伤，常伴有髋臼骨折。髋臼骨折本身可延期手术或以非手术方式安全处

理，但如果患者有望达到良好的功能性结局，脱位是必须迅速处理的急症。未及时诊断和复位髋关节脱位是股骨头无血管性坏死的一个重要危险因素。复位术通常需要深度镇静，使用非去极化类神经肌肉阻滞剂可能会有利于复位（参见第 34 章和第 35 章），因此常需要麻醉医师参与 [246]。虽然患者在镇静并且保留自主呼吸的情况下也能行髋关节复位，但急诊创伤患者是误吸胃内容物的高危人群。对于任何即将接受手术治疗（如开放性长骨骨折或剖腹探查）的患者，应在关节复位时进行气管插管，并且维持合适的镇静、镇痛直至患者送达 OR。其他简单关节复位也需要气管插管的患者包括酒醉、不合作、血流动力学不稳定或伴肺功能障碍者。此外，病态肥胖患者与正常体重指数者相比，这种骨折的复位成功率更低（参见第 71 章）[247]。

盆骨环骨折与髋臼骨折不同，需要创伤团队迅速识别和处理。严重骨盆环骨折后出血甚至大出血很常见，是机动车辆碰撞后患者早期死亡的首要原因。出血来源于盆骨后部静脉血管床的多发性断裂；如果骨盆整体不稳定，就丧失了阻止腹膜后出血持续扩大的解剖屏障。经腹腔手术探查通常无效，因为很难找到出血的血管 [248]。过去的治疗措施包括支持性容量复苏、对不稳定性骨盆进行外固定以及血管造影（栓塞）术。尽管有多学科处理方法，这种患者的死亡率仍居高不下，部分是由于目前还无法通过血管栓塞术控制极严重骨折引起的静脉丛丰富部位出血。后腹膜前间隙填塞法已经被美国很多创伤中心采用。剖腹手术行后腹膜前间隙填塞可快速控制骨盆骨折引起的出血，可替代紧急血管造影（栓塞）术，还可降低输血需求和死亡率 [249]。紧急情况下低血压患者常需要实施气管内插管，麻醉医师可能会在稳定患者病情的最初几小时内留守床旁，管理患者的镇静、镇痛、转运和持续液体复苏。在没有矫形外科专家的情况下，特制骨盆固定带、军用抗休克裤的骨盆部分或者床单包裹骨盆后打紧结等方法也可用于部分骨盆骨折患者，发挥临时性固定和压迫作用 [250]。结构不稳定的骨盆环骨折可使患者复苏中液体和输血需求量增加，并发损伤显著增加，通气支持和 ICU 停留时间延长，MODS、脓毒症发病率和死亡率增加 [251]。

开放性骨折在受伤之后应尽快进行脉冲式冲洗和清创术，以降低感染性并发症发生风险。如果患者因持续复苏或不稳定性 TBI，不能进手术室接受早期处理，可在床旁进行伤口处理。尽管开放性骨折很常见，但它们的处理仍然是矫形外科最大且最有争议的挑战之一。开放性骨折手术固定的时间通常因外科医师或

医院的不同而异，因为在最佳治疗方案问题上，矫形外科医师之间几乎没有达成任何共识[252]。

区域麻醉与全身麻醉的优缺点总结见框 81-8 和 81-9。区域麻醉似乎可以降低术后并发症发生率和死亡率[245, 253-254]（包括认知功能监测）。但是接受全身与区域联合麻醉的患者可能没有临床上可量化的益处[255-257]。

在矫形外科创伤患者的处理中，区域麻醉 / 镇痛与静脉血栓预防措施如何同时使用是一个被普遍关注的问题，这在第 79 章有论述。

术中经食管超声心动图（TEE）显示，大多数长骨骨折手术患者可有脂肪和骨髓微栓塞[258]。这种情形对大多数患者没有显著的临床影响，但是有一些患者会出现明显的急性炎症反应。长骨骨折之后，几乎所有患者都会出现不同程度的肺功能障碍，包括从轻度实验室检查异常到典型的脂肪栓塞综合征（FES）。由

于缺乏公认的诊断标准，以及患者可能并存肺和心血管功能障碍，文献所报道的发病率不一致。3% ~ 10% 的患者可出现临床表现显著的 FES，但是多发伤或创伤严重程度评分较高的患者可能会漏诊 FES[259]。并存肺部损伤的患者发生 FES 的风险更高。微栓塞症状包括低氧、心动过速、精神状态改变、以及腋窝、上臂和肩部、胸部、颈部和眼结膜有典型出血点。任何时候患者出现肺泡 - 动脉氧分压差减小，同时伴有肺顺应性和 CNS 功能下降，均应想到脂肪栓塞综合征的可能。在全身麻醉下，CNS 改变可能不明显，但是可能表现为术后无法唤醒。如果有中心血流动力学监测，可发现肺动脉压升高，常伴有心脏指数降低。OR 中 FES 的诊断主要根据临床表现，并且需要排除导致低氧血症的其他原因。尿液中出现脂肪球并不具有诊断价值，但胸片有肺部浸润影可确认肺部损伤，需要给予氧气、高 PEEP 等适当通气处理，患者还可能需要长时间的机械通气支持[260-261]。治疗措施包括早期诊断、给氧以及谨慎的液体管理[262]。这种患者可考虑改变手术方案，如将股骨髓内钉固定改为外固定。

四肢急性筋膜间隙综合征是一种"由于有限空间里压力升高致间隙内组织循环与功能发生障碍的疾病"[263]。筋膜间隙综合征的最常见原因是肌肉损伤后继发性水肿以及血肿形成。尽管创伤性损伤是主要致病因素，其他一些创伤相关因素也可诱发筋膜间隙综合征，包括再灌注损伤、烧伤、药物过量以及肢体长时间受压（框 81-10）。易引起筋膜间隙综合征的常见骨折部位是胫骨干（40%）和前臂（18%）[264-265]。前臂筋膜间隙综合征需要行筋膜切开术的多为男性，骨折或软组织伤均可诱发。另有 23% 的病例是由无骨折的软组织损伤所致[266]。虽然没有随机前瞻性试验证实，但只要不是深度运动神经阻滞，区域麻醉一般不会妨碍筋膜间隙综合征的发现[267]。

对于任何伴有临床症状恶化，有组织内压力升高证据，大面积软组织损伤或者肢体总缺血时间达 4 ~ 6h 的患者，当筋膜间隙压力仅低于舒张压 20 ~ 30mmHg 时，都需要行筋膜切开术。热缺血时间超过 2h、腘区或大腿远端大静脉结扎以及挤压伤患者可能需要行预防性筋膜切开术。早期或预防性筋膜切开术可以减少肌肉坏死[268]。

挤压综合征是持续长时间压迫一个或多个肢体而引起挤压伤的综合表现[269]，多见于被长时间限制于一种体位的患者。缺血引起的肌肉损伤可造成肌红蛋白尿，后者可导致急性肾衰竭和继发的严重电解质紊乱。晶体液复苏是最重要的治疗方法之一，严重横纹肌溶解症患者的体液丧失总量可高达 15L[270]。甘露醇渗透

框 81-8　创伤患者区域麻醉的优缺点

优点

允许持续评价精神状态
增加血流量
避免使用气道相关器械
改善术后精神状态
减少失血量
降低深静脉血栓发生率
改善术后镇痛
促进肺部排痰
早期活动
降低长期疼痛综合征的发生率

缺点

难以评估外周神经功能
患者通常拒绝
需要镇静
麻醉操作时血流动力学不稳定
完成麻醉的时间较长
不适用于多部位创伤的患者
在手术结束前作用可能会消退

框 81-9　创伤患者全身麻醉的优缺点

优点

起效迅速
持续时间：可按需要维持麻醉
可对多发性损伤进行多个手术
患者更容易接受
便于实施正压通气

缺点

妨碍全面的神经功能检查
需要使用气道相关器械
血流动力学管理较复杂

框 81-10	发生筋膜间隙综合征的危险因素

矫形外科
骨折和修复手术
血管
再灌注损伤
出血伴血肿形成
动、静脉损伤引起的缺血
软组织
挤压伤
烧伤
制动状态下长期受压
医源性
石膏模型和环状包扎敷料
使用充气式抗休克衣裤
婴儿 / 小儿骨髓内补液
脉冲式冲洗伴液体外渗
静脉或动脉穿刺点体液渗出
其他因素
蛇咬伤
急性劳累

性利尿和碳酸氢钠碱化尿液预防肌红蛋白在肾小管内沉积的效果尚有争议[271-272]。在休克创伤中心，横纹肌溶解症引起肾衰竭的首选疗法是连续性肾替代疗法和血液滤过[273]。大多数患者的肾功能最终能完全恢复[274]。

软组织创伤

软组织损伤的评估对创伤患者的处理至关重要。肌肉覆盖是任何骨科修复术后组织存活的必要条件，但是受伤时的撕脱伤、间隙压力升高导致的缺血以及开放性伤口持续细菌感染等因素均可能会危及肌肉覆盖。软组织损伤的急诊手术处理原则明确：必须清除所有坏死或无活力的组织，彻底冲洗创面以减少细菌污染。当肌肉或筋膜受累严重时，须频繁地间断实施清创术以确定完全存活组织的边缘。真空吸引敷料在大面积软组织创伤中的应用正逐渐普及，因为覆盖创面的持续负压可清除污染物，并促进血液流动[275]。连续清创明确伤口边缘均为存活组织后，可安排手术最终封闭伤口。伤口封闭术可以是最简单的中厚皮片移植，也可能是移植未受伤部位需动脉和静脉吻合术的肌肉和筋膜游离组织的复杂手术。

套状撕脱伤，尤其是四肢部位的，可导致大量软组织死亡。患者可能需要多次整形和重建手术。手术一般要求在全身麻醉下进行，尽管全身麻醉与硬膜

外或区域神经镇痛联合使用可发挥两种麻醉方式的优点。建议麻醉医师与手术团队进行细致讨论。

更换浅表伤口负压敷料可在床旁轻度镇静下进行，但是对深部伤口的敷料更换往往需要全身麻醉。患者需多次手术是麻醉管理中必须考虑的重要因素。游离组织移植手术的麻醉需要格外注意细节，因为这些手术可能会相当耗时。应尽力增加移植血管的血流灌注，具体包括使患者温暖、舒适、血容量正常，维持血细胞比容 25% ~ 30% 以达到最佳的血液流变学状态。硬膜外麻醉与镇痛的应用尚有争议，一些外科医师认为它具有血管扩张效应而支持使用，而也有人担心它会引起"窃血现象"，使无神经支配的移植组织的实际血流减少[276]。显微外科手术患者一般不要使用缩血管药物。但是一项研究显示，缩血管药物并不增加此类患者的并发症发生率[277]。

其他创伤性损伤

头颈部手术

除对颈部 II 区（锁骨上至下颌角区域）穿透伤的急诊探查外，大多数头颈部创伤的手术修复是在创伤亚急性期、患者完全复苏和再次诊断评估结束后进行的（参见第 85 章）。虽然此类创伤可能会影响患者体位、气道管理和呼吸机设置，但是患者的麻醉管理与类似择期手术麻醉没有本质上的区别[278-279]。虽然经鼻气管插管有利于下颌骨和上颌骨手术，但是患者可能会因创伤性肿胀或体型原因而导致喉部显露困难，此时麻醉医师不要试图将经口插管改为经鼻插管，以免危及已有的安全气道。对于这些患者，更安全的方法是外科医师将经口气管导管固定在第二白齿后方（以便牙齿闭合），或者如果患者需要长期气管插管和机械通气，就直接行气管切开术。颧骨和鼻骨、眶骨和筛骨部位的手术都可在经口气管插管下完成。用细金属丝将气管导管固定在白齿旁有助于确保手术过程中导管的稳固。所有这些手术都会导致术后早期软组织明显肿胀，常需要患者留置气管导管并镇静数日，直到静脉回流良好后才能安全拔除导管。气管导管套囊抽瘪后如有气流泄漏，提示拔除导管后气道可以维持通畅，虽然该方法（漏气试验）本身并非是确定性的。

胸部损伤：肺

对于伴有气胸的肺实质损伤，可行胸腔引流术以解除胸腔内正压、引流积血，并持续抽吸胸膜腔直到

漏气部位自发性愈合（参见第66章）。低压的肺循环出血通常具有自限性；胸廓造口术并不常用，但是在有纵隔损伤证据，胸腔导管引流量在伤后头几小时内超过1500ml，气管及支气管损伤且明显有大量气体漏出，或者患者血流动力学不稳定并且有胸部病变证据时，需要实施胸廓造口术[17]。从胸腔内回收的血液通常不含凝血因子，可通过任何一种商用系统直接回输给患者[280]。肋间或乳内动脉以及肺实质损伤引起的出血可能需要手术治疗。此类患者行肺损伤部位楔形切除甚至肺叶切除术的并不少见，特别是穿透伤患者。

虽然紧急开胸手术期间采用双腔气管导管插管比较合适，但不宜作为首选方法。快速序贯诱导后，放置大口径（内径至少为8.0mm）常规气管导管有利于行诊断性支气管镜检查，还可防止患者在未放置胃管减少胃内容物前发生误吸。然后，就可以在氧合充足、麻醉和肌肉松弛、下胃管减少胃内容等可控条件下更换为双腔气管导管。创伤患者对单肺通气的耐受程度各异，主要取决于通气侧肺有无明显的病理改变。许多钝性胸部创伤患者为双肺挫伤，甚至在双肺通气情况下也需要增加FiO_2和高水平PEEP以维持充分氧合。

需行全肺切除术的胸部创伤患者的历史死亡率接近100%，但最近一项多中心回顾性研究报告，这种手术有了一些幸存者[281]。术中死亡的主要原因是无法控制的出血、急性右心衰竭和空气栓塞。经初期处理后存活的患者仍面临术后早期并发症与死亡的危险。由于需要在持续容量复苏与治疗右心衰竭之间权衡利弊，液体管理可能会更复杂。需要实施全肺切除手术的钝性胸部创伤患者常伴有腹部和骨盆创伤。容量替代治疗应慎重，进行肺动脉导管（对于肺切除术后患者，需小心放置）和TEE监测有利于治疗。超声心动图在评估右心室功能和肺动脉高压方面也可发挥重要作用（参见第46章）。创伤性肺切除术后的右心室衰竭很难治疗[282]。低血容量休克期间，肺血管阻力增加与体循环血管阻力增加不成比例[283]，此外，失血性休克合并全肺切除术的患者死亡率高[284]。对于严重右心功能障碍患者，最好能维持高于正常水平的前负荷。现有多种治疗方法可用于治疗右心室衰竭，包括密切监测肺动脉压、使用利尿剂处理容量超负荷以及给予肺血管扩张剂。由于这种创伤罕见，文献报道中的患者例数较少，所以很难确定最佳治疗方法。最近一个个案报道了一氧化氮被成功用于处理创伤后肺切除术后肺动脉高压患者[285]（参见第104章）。体外支持也可用于患者的围术期辅助，当然技术性挑战十分明显，患者成功脱离体外循环支持可能需要数日甚至数周。根据我们的经验，早期开始体外支持有利于

患者，最近报告生存率约为60%。

钝性外力或穿透性创伤均可导致气管支气管损伤。穿透伤的诊断和治疗通常较快。钝性伤常引起隆突周围2.5cm内的气管支气管分支损伤，并且最初不易被察觉。在无明显诱因情况下，患者出现皮下气肿、纵隔积气、心包积气或气腹，提示可能存在气管支气管损伤[286]。尽管有支气管镜和螺旋CT扫描，但是细小的支气管损伤可能永远不会被发现。如果引起的气管损伤为不完全性撕裂伤，则它可能愈合并形成狭窄，继而引起肺不张、肺炎、肺损伤和脓毒症。当延迟性不完全性气管支气管损伤患者需要手术治疗时，如果存在明显的肺组织破坏，可能需要行肺切除术；而完全离断的气管损伤适合采用保留肺组织的气管重建手术。气管损伤位置决定手术径路。颈段气管损伤可采用颈部横切口，左侧支气管损伤可经左侧开胸术，气管或右侧主支气管损伤选择右侧开胸术。在颈部区域的手术中，有时可能需要切开气管前部才能对后面的气管膜部纵性撕裂伤进行修补，同时还要在气管导管周围进行手术操作。

胸部损伤：创伤性主动脉损伤

任何高能量损伤如机动车事故或高处坠落患者，都可能伴有创伤性主动脉损伤（TAI），必须予以排除。近年来由于机动车内安全气囊的增加，TAI发生率下降；过去10年内，大部分病例是由于车辆侧面碰撞所致[287]。主动脉损伤好发于左侧锁骨下动脉的起始端，是由于可活动的心脏和主动脉弓与固定的降主动脉之间形成剪切力所致。TAI由轻到重症状不一，轻者仅为小片内膜损伤，重者可有被周围纵隔和胸膜包绕的游离性横断伤。诊断一般先采用胸部X线筛查，然后进行血管造影术、CT或TEE明确诊断。大多数TAI患者有行手术或血管腔内修复的指征，因为伤后数小时至数天内患者发生血管破裂的风险较高[288]。现有多种技术可用于这种高危手术，效果最好的是部分转流术，该技术将血液从左心房引出，经过离心泵再回流至降主动脉[289]。高风险TAI患者选择性非手术治疗已有报道[290-291]；治疗方法与非复杂性B型主动脉夹层的治疗类似，包括使用β受体阻滞剂以使心率-血压乘积降至最低。血管腔内修复术可以降低死亡率和并发症发生率，正逐渐成为TAI的标准治疗方案[292-294]。

胸部损伤：肋骨骨折

肋骨骨折是钝性胸部创伤最常见的损伤。骨折

本身一般不需要特殊处理，可在数周后自愈。患者所需治疗主要是致力于减少肋骨骨折引起的肺部并发症如疼痛、肌肉僵直、肺不张、低氧血症和肺炎。老年患者（>55岁）的肋骨骨折应特别关注。肋骨骨折老年患者的死亡率和胸部并发症发生率是类似伤情年轻患者的2倍。重度疼痛者、老年人以及已存在肺功能下降的患者应该积极使用硬膜外麻醉。研究显示，老年患者采用硬膜外麻醉可使发病率和死亡率下降6%[295]；但是最近一项meta分析未能证实硬膜外麻醉降低死亡率的作用[296]。硬膜外镇痛可最大限度减少或避免肌肉僵直和疼痛引起的并发症，如低氧血症、通气不足、气管插管需求以及可能发生的肺炎。对于不能维持氧合或通气或者需要气道保护的患者，应做好气管内插管的准备。

相邻肋骨的多发性骨折可引起连枷胸综合征，其特征是自主呼吸期间有胸壁反常运动。并不是所有连枷胸患者都需要正压通气，气管内插管只留给符合一般（插管）标准的患者。对于初期未气管插管的患者，应在ICU内密切观察有无呼吸功能恶化的征象。无创正压通气技术（NIPPV）用于治疗创伤后继发性肺损伤的报道逐渐增多[297]。对于后续手术仍需气管插管的患者，麻醉医师需要评估术后拔管是否安全。NIPPV较少引起肺炎，从而减少气管切开率和缩短ICU停留时间。经面罩持续气道正压（CPAP）或双水平气道正压（BiPAP）等通气技术的成功应用，使患者早期拔除气管导管成为可能[298]。连枷胸患者常伴有肺损伤，特别是肺挫伤。肺挫伤可引起分流，导致低氧血症。这种综合征在伤后数小时至数天内进展迅速。初期正常的胸片并不能排除肺挫伤的可能性，如有明显的胸壁创伤体征，应当密切观察病情。对于所有创伤患者，高度怀疑并不断寻找可能漏诊的损伤都是很有必要的。肺挫伤尚无特异性疗法，治疗主要是针对伴随的损伤或继发的低氧血症。对于明显肺挫伤患者，早期积极实施肺保护策略可使其发展成ARDS或并发呼吸机相关性肺损伤的可能性降至最低。

胸部损伤：心脏损伤

钝性心脏损伤是一种罕见、了解甚少的疾病，在任何胸部遭受正面撞击的患者身上均可能发病。心肌挫伤或水肿在功能改变上与心肌缺血无法区别，但在病因上可能有联系，因为心脏挫伤的病理生理改变与不稳定性动脉粥样硬化斑块受外力脱落有关。如果患者血流动力学稳定，心电图无传导紊乱或快速性心律失常，可安全地排除钝性心脏损伤[299]。如果患者新出

现快速性心律失常或传导紊乱，或不能解释的低血压，则应该首先排除其他原因（低血容量、肾衰竭）。如果检查无异常，应当进行经胸壁心脏超声检查（TTE）。在对创伤患者低血压的常见原因进行排查时，可能会忽略右心室功能障碍引起的低血压。对于肥胖患者或者胸壁损伤而难以获得足够声窗的患者，TEE优于TTE；但是TEE通常需要在气管插管和深度镇静下进行（参见第71章）。钝性心脏损伤一旦确诊，可按照缺血性心肌损伤进行治疗：完成容量复苏后严格控制液体容量，给予冠状动脉扩张药，监测心律失常并对症治疗。可根据患者具体情况选择是否使用阿司匹林或肝素钠进行抗凝治疗，一般取决于患者其他损伤情况。如果冠状动脉造影和随后的血管成形术或狭窄血管内植入支架对患者有益，应及时约请心脏专科会诊。

伴有一个或多个心腔（通常为心房）破裂的穿透伤或钝性伤患者，由于院前死亡率高，在创伤中心并不常见[300]。因心脏破裂大出血未直接流入胸腔而没有立即死亡的患者一般有心脏压塞，这种患者在入院后最初数分钟内极不稳定。这种情况可通过临床推测、创伤重点超声评估（focused assessment by sonography for trauma，FAST）或者急诊开胸术直接探查进行诊断。解除心脏压塞，对心脏受伤部位进行钳夹或缝合控制有助于恢复自主循环，随后紧急转送至手术室进行确定性止血和关胸。心脏损伤修复期间可能需要体外心肺转流的辅助。

腹部损伤

剖腹探查术曾经是创伤外科医师的主要治疗手段，近年来其使用率明显下降；一方面FAST和高分辨率CT降低了剖腹探查的阴性发现率，另一方面血管造影栓塞技术也减少了肝和脾出血开放性手术的需求。确有必要时，紧急剖腹探查术一般要遵循前文所述的损伤控制原则[160]。腹腔打开后对四个象限进行紧密填塞，并依次对每个象限进行系统探查，手术仅限于控制出血和对开放性胃肠道损伤进行快速U形钉吻合术。手术结束时，填塞并开放腹腔，用无菌单覆盖暴露内脏，然后将患者转入ICU完成复苏。非致命性创伤的确定性治疗以及恢复肠道连续性的手术操作应推迟到24～48h后的二次手术期间进行。

紧急剖腹探查术的麻醉处理应遵循前面叙述的早期复苏原则。需建立足够的静脉通道和持续动脉血压监测。采用血液回收装置可减少患者库血输注量，如果腹腔有明显的肠内容物污染，应推迟回收血液的回输。在大量出血期间，快速输液系统有助于维持血管

内容量和正常体温。患者循环稳定后可能需要进行后续的腹腔手术，此时一般不会有特殊的麻醉挑战。由于瘢痕和粘连形成，后续的重建手术技术难度大，麻醉医师应做好麻醉时间长的准备，并应对可能出现的明显血流动力学问题。

特殊创伤患者人群

创伤与妊娠

妊娠患者的创伤易引起自然流产、未足月待产或早产，具体情况取决于母体受伤的部位和程度（参见第 77 章）。对于任何创伤，孕妇均有必要尽早请产科医师会诊，并参与当前治疗和长期随访。对发育胎儿的最佳处理方案中包含对母体进行迅速、完全的容量复苏。处于孕早期（头 3 个月）的创伤患者可能不知道已怀孕；因此，人类绒毛膜促性腺激素（HCG）试验应作为任何育龄期受伤妇女的早期实验室检查项目之一。胎儿器官形成期母体遭受严重创伤后，治疗用药、盆腔射线检查或失血性休克引起的胎盘缺血可导致胎儿出生缺陷或流产。虽然必要的放射影像学检查不能推迟，但是应尽可能地屏蔽保护盆腔[301]。应当告知未自然流产患者胎儿可能存在出生缺陷的风险，必要时可请会诊咨询[302]。应建议流产的患者行刮宫术，以避免妊娠残留物所致的毒性反应[303]。

妊娠中晚期患者创伤后，应尽早进行超声检查以确定胎龄、大小和存活情况。如果妊娠已足月且胎儿分娩后能存活，则有必要监测胎心。这类患者易发生未足月待产，应在产科医师的指导下使用 β 受体激动剂或镁剂进行治疗；只要胎儿不是母体难以承受的代谢应激负担，就应该推迟分娩。如果母体濒临死亡、子宫本身出血或者妊娠子宫影响到手术控制腹腔或骨盆出血，则有指征行剖宫产术[304]。滥用药物或腹部创伤可诱发胎盘早剥，导致危及生命的子宫大出血；这些患者需要行紧急剖宫产术。胎儿血红蛋白酸洗脱试验（Kleihauer-Betke blood test）可用于确定胎儿血液是否进入母体血液循环[304]；如果结果为阳性，推荐对胎儿 Rh 阳性的 Rh 阴性孕妇使用抗 -Rh_0 免疫球蛋白。妊娠晚期患者仰卧时，扩大的子宫可压迫下腔静脉，影响静脉血回流至心脏，诱发低血压；有必要将子宫向左侧推移进行处理。如果患者因胸椎或腰椎骨折而被固定在脊柱板上，可将整个板向左倾斜。由于妊娠子宫将腹腔内容物向上推移，可能需要抬高床头以改善患者呼吸。

老年创伤患者

相同程度的创伤对老年人造成的后果明显比年轻患者严重（参见第 80 章）[305]。由于心肺储备功能降低，老年创伤患者术后机械通气的使用率较高，失血性休克后发生 MOSF 的风险更大。术中体位摆放必须小心以避免造成压伤。通常建议更严格地控制液体输注以达到较高的血细胞比容，维持最大限度的组织供氧。创伤后心肌功能障碍严重威胁老年患者，特别是在心率因失血、疼痛或焦虑继发性增加的情况下。复杂手术或大量失血时应提倡进行 TEE 或有创动脉监测以及无创心排血量和容量监测，以指导液体治疗和心肌变力性药物使用[149]。虽然对重大择期手术的老年患者推荐预防性使用 β 受体阻滞剂[306]，但是此类药物在老年创伤患者早期处理中的作用尚不明确[213]。老年患者对术后镇痛的需求减少，镇静治疗可能会引起反常的躁动反应。对于术后不能立即活动的患者，预防深静脉血栓形成和积极进行肺部理疗同样重要。

耶和华见证人教派患者

拒绝使用血制品的创伤患者需要特殊处理。早期发现和控制出血显然十分重要（参见第 61 章），控制性低血压以减少出血可能会有帮助。应将术前和术中静脉采血量降至最低。事先与患者商讨是否使用红细胞回收（来自于术中收集或者胸腔引流）技术，因为一些耶和华见证人教派患者认为只要整个回收装置与血管系统保持连续性，就可以接受输注回收血液[307]。使用来源于血液循环蛋白的白蛋白或其他制品也应提前告知。有必要进行早期血流动力学监测，以确定胶体疗法、升压药和心肌变力性药物在维持最高组织氧供水平中的作用。有病例报告称，用重组 Ⅶa 因子（rFⅦa）和血红蛋白氧载体（hemoglobin-based O_2 carriers，HBOCs）成功救治耶和华见证人教派患者，可快速纠正出血和增加氧供，但是这些制剂尚未被批准用于此用途，缺乏大样本病例研究[308]。创伤急性期后给予促红细胞生成素可促进红细胞生长，缩短相对贫血的时间[309]。

术 后 治 疗

急诊和气管拔管

创伤患者初期手术后在麻醉后恢复室（PACU）或 ICU 内监测和继续治疗期间，仍需要麻醉医师密切参与（参见第 96 章）。必须确保创伤后复苏达到前述

框 81-11　手术室和麻醉后监护室内创伤患者的拔管标准
精神状态 醉酒现象已消失 能遵从指令 无攻击性 充分控制疼痛 **气道解剖与反射** 有适当的咳嗽和呕吐反射 能够避免气道误吸 无明显气道水肿或气道不稳定 **呼吸力学** 潮气量和呼吸频率适当 呼吸肌力量正常 所需 FiO_2 小于 0.50 **全身稳定性** 复苏充分（见上述） 返回手术室紧急手术的可能性小 体温正常，无脓毒症体征

的要求，并完成再次评估中的诊断性检查。快速逆转全身麻醉状态很受欢迎，特别是对术前意识水平改变或有其他 TBI 证据的患者。与术前基础水平相比有精神状态改变的患者应复查头颅 CT，检查是否存在代谢性紊乱或中毒性精神错乱。

尽管术后需要评价神经系统功能，但是这并不意味着创伤患者必须术后早期拔管。由于 CNS 损伤、直接肺损伤或胸壁损伤、大量输血、上呼吸道水肿或仍处于醉酒状态，许多患者需要呼吸机继续支持。框 81-11 列出了紧急或急诊创伤手术后的拔管标准。如果对患者是否符合这些标准存在任何疑问，宜保留气管导管并将患者转入 PACU 或 ICU。应适当应用镇痛药，必要时给予患者镇静药。进行 12～24h 的术后支持治疗，有助于确认患者容量复苏和手术修补是否成功，恢复血流动力学平衡，达到合适的镇痛水平以及解除醉酒现象。此时，许多患者能顺利安全地拔管。未能拔管的患者面临进展为 MOSF 的高风险（其先兆表现是出现创伤后 ARDS），通常需要数天至数周的重症监护医疗（参见第 101 章）。

急性疼痛管理

由于创伤患者存在多部位损伤、长时间反复治疗、复杂的心理与情绪问题以及曾经或正在药物滥用（参见第 98 章）等，使临床医师在疼痛管理方面面临严峻挑战。与其他疾病类似，创伤患者的疼痛控制常不充分，这是造成患者不满意的一个重要原因。由于

创伤患者可处于从健康年轻运动员到虚弱老年人之间的不同生理状态，麻醉医师必须做好充分思想准备，以满足不同程度的需求。

不同的创伤患者对疼痛药物的需求量差异很大，因此实施镇痛必须从低剂量开始逐渐加大剂量，最好是在严密监测条件下如在 PACU 进行。建议先采用小剂量多次给予快速起效的静脉药物的方法使患者疼痛缓解。这种方法可使医师在开始使用长效镇痛药物或患者自控镇痛之前确定患者的基本需求量。镇痛药引起低血压反应常提示患者存在低血容量，应在进一步复苏的同时迅速查找隐匿性出血。

如果给予患者综合性情感支持系统治疗，镇痛药的需求量和镇痛治疗时间就可降至最低。创伤由于其突发性，带有强烈的消极心理负荷，这种作用对大脑如何感知机体疼痛以及伤者对其的反应都能产生深远影响[310]。受伤后，患者可能有法律、财务和家庭方面的顾虑，但没有能力立即处理这些问题。若有专门顾问能够帮助患者和家属处理宗教、财务或法律等方面的问题，将对患者康复极为有利。麻醉医师告知患者具体伤情、可能需要的恢复时间以及整个病程中的疼痛管理计划，也是对患者的一种帮助。麻醉医师应建议患者在必要时寻求咨询服务，并且对创伤患者发生创伤后应激障碍（PTSD）的可能性保持警惕[311]。如果 PTSD 影响患者康复，应当邀请经验丰富的精神科医师或心理学家参与治疗。

镇痛治疗的需求受患者理疗计划的影响。总体而言，创伤后患者活动越积极，其发生肺部并发症、静脉血栓形成和压疮的风险就越低。尽管在短期内会感到疼痛，但是患者活动越早，其长期镇痛药的需求量越低。早期活动是患者的"康复之路"，同时还有利于改善患者的情绪状态。因此，镇痛的目标之一是为患者提供合适的药物治疗，以便于患者进行理疗，而不是使患者深度镇静而无法接受物理治疗。

当重要的感觉神经受到直接损伤后，可产生神经病理性疼痛，常见于脊髓损伤、创伤性截肢和严重挤压伤后。神经病理性疼痛的特征有烧灼感、周期性触电感以及受累区域皮肤感觉迟钝。神经病理性疼痛的鉴别诊断极为重要，因为用于缓解躯体疼痛的镇痛药对这种疼痛几乎无效。当疼痛控制效果差或者患者对镇痛药物的需求量不断增加，并且不能用解剖性损伤来解释时，应当考虑神经病理性疼痛的可能。加巴喷丁的广泛使用是神经病理性疼痛一线治疗方法的重大变革，这种抗癫痫药对于神经病理性疼痛有极强的特异性[312]。加巴喷丁疗法一般初始剂量为 200mg，每日 3 次；可逐渐每日调整剂量直到最大剂量为每天 2～3g。如果神经病理性疼痛

持续存在，可选择性进行区域麻醉或镇痛，以打断脊髓内受体动员（receptor recruitment）形成的恶性循环[313]。

　　放置硬膜外或臂丛神经导管进行区域镇痛（参见第 56 章和第 57 章）可考虑用于任何可能从中获益的创伤患者，因为该方法避免全身性使用阿片类药物，并且有利于患者早期活动。择期重大胸腹部和矫形外科手术后行硬膜外镇痛，患者满意度水平高，并可改善肺功能[314]；创伤患者极可能也是如此。当患者多个部位损伤时，或者骨折或开放性伤口使穿刺置管困难时，区域阻滞的实用性降低。由于硬膜外穿刺置管有掩盖麻醉患者脊髓损伤的可能，是相对禁忌的，但是对于许多创伤患者，在考虑风险 - 疗效比后更倾向于在手术期间放置硬膜外导管，而全身麻醉有利于给患者摆放合适体位以及使患者完全"合作"。

小　结

　　创伤涉及所有年龄段的各类患者，从年轻力壮者到年老体弱者。正因为其极大的普遍性，临床麻醉医师在整个职业生涯中不可避免地会遇到创伤患者。公众对创伤后果认知度的增加也激发了人们对创伤研究和教育的兴趣，也使诊断和治疗技术近年来迅速发展。作为围术期内科医师的麻醉医师，正处于了解和运用这些新技术的最佳位置。

参 考 文 献

　　见本书所附光盘。

第82章 麻醉、院前急救与创伤救治

Peter Nagele • Michael Hüpfl

王 洁 译 张诗海 审校

要 点

- 第二次世界大战以后，在麻醉学的主导下，演化出了院前急救医学这一亚专科。在世界上许多国家，院前急救医学与临床麻醉、重症监护和疼痛治疗一起，被认为是麻醉学的四大支柱。

- 不同国家间，甚至同一国家内，急救医疗服务（emergency medical service，EMS）系统都有所不同。这些差异归纳起来主要有两种模式。在美国，所有患者的院前救治都由医疗辅助人员完成（单层系统）。而在许多欧洲国家，则将院前救治的高级生命支持交由 EMS 医师负责（双层系统）。

- 院前急救的核心措施包括基础生命支持（BLS）和高级生命支持（ALS）。

- 院前气管内插管和快速顺序诱导麻醉是院前急救的关键技能。因而，院前高级气道管理对于经验不足的人员而言是巨大的挑战，且与死亡率增加和神经功能预后不良相关，对于创伤性脑损伤患者而言尤其如此。

- 对于严重创伤，院前救治务必要限制现场滞留时间、控制出血、尽快转运至创伤中心，救援直升机转运常是最理想的方法。虽然这种运输方式有军用（如越战）和民用两种，但并非随时可供。严重创伤的院前液体复苏方法各异。对于躯干贯通伤和失血性休克的患者，限制性静脉液体复苏和允许性低血压可能有利，对城市环境下的患者尤其有利。防止低温、酸中毒和凝血功能障碍这三种致死性三联征为重中之重。

- 对于急性冠状动脉综合征（ACS）和卒中患者，快速恢复缺血组织的灌注最为优先。由于只有专业中心才能提供 24h 的心导管治疗或卒中治疗团队，所以将患者快速转运到急性心肌梗死（MI）或卒中治疗中心至关重要。给予吗啡、氧气、硝酸酯和阿司匹林（MOHA）是 MI 院前救治的主要措施。院前纤溶治疗对 MI 非常有效，但需要在 EMS 医师的密切监督下进行。

本章的目的是简明地概述创伤患者的院前急救治疗，以及阐述麻醉医师在院前急救中的重要作用。

历史背景与简介

在世界上许多地区，麻醉医师是医师主导的院前急救医疗服务（EMS）系统的骨干力量[1-3]，且急救医学与临床麻醉、重症监护以及疼痛治疗一起，被认为

是麻醉学的四大支柱。麻醉学的专业性在现代院前急救医学创立中也发挥了积极作用[4-5]。

第二次世界大战后，对于具有战时经验的医师来说，平民的救护车服务已存在极为明显的缺陷，因为车祸导致的伤亡数量出现了剧增，而救护车的作用仅仅是将伤员转运到医院。在德国，这一缺陷引发了"把医师送到患者身边"而不是传统意义上的"把患者送到医师身边"的呼声出现[1, 5]。于是，1957 年第一

个有外科医师加入的救护车（流动诊室，*klinomobil*）
在海德堡诞生了，其作用相当于一个流动的手术室[5]。
但这一概念很快被内科医师主导的流动重症监护治疗
病房（ICU）所取代[6]。类似的改进在整个欧洲逐渐
流行起来，包括布拉格、美茵兹、慕尼黑、莫斯科和
其他一些斯堪的纳维亚国家，这些国家的内科医师开
始加入车祸及其他事故的急救车救护小组[3-4]。在爱尔
兰的贝尔法斯特，Frank Partridge 是第一位将除颤器带
上救护车用于治疗因室颤导致心搏骤停的院前患者的
医师[7]，从而形成了移动冠状动脉治疗病房（CCU）。
在以后的几十年中，几个欧洲国家，如法国、德国、
澳大利亚及挪威，在全国范围内都实行了医师主导的
救护服务，并以直升机急救医疗服务（HEMS）系统
作为补充[1-3, 8-9]。当前麻醉学已成为欧洲 EMS 医师的
主导专业，许多医院由麻醉科负责救护车和直升机系
统医师的管理[3, 10]。

　　美国的做法却不同。由于种种原因，配备医师的院
前急救未被考虑，取而代之的是经专业训练的急救医疗
技师（EMTs）和医疗辅助人员，这些人员成为北美院
前急救系统的主力。现代院前急救系统创立的里程碑事
件是 1966 年由美国国家科学院发表的被称为"白皮书"
的一份报告：《车辆致死和致残：现代社会被忽略的疾
病》[11]。在众多著名医师中，两名麻醉学专家——心肺
复苏（CPR）之父、匹兹堡的 Peter Safar 以及迈阿密的
Eugene Nagel，是在 20 世纪 60 年代美国创立的第一个
由医疗辅助人员主导的 EMS 中具有最重要影响力的两
位专家。在急救医学成为专业之前，麻醉专家由于具备
独特的心肺复苏经验以及气道管理和重症治疗能力，常
常参与院前急救。按照近来被广泛引用的美国医学研究
院的报告《急救医学——正在十字路口》所述，院前急
救医学的主要问题是：气道管理、静脉液体复苏、快速
麻醉诱导和疼痛治疗[12]（另见第 59、61、81、83、98
和 101 章）。鉴于此，在美国，麻醉医师在院前急救医
学中仍能扮演重要的角色。但近 20 年来，麻醉医师的
上述作用正逐渐被弱化。

院前急救的组织模式

救 治 级 别

　　最初，基础生命支持（BLS）和高级生命支持
（ALS）仅用于描述 CPR 的两种不同救治级别（见第
108 章），后被延伸用于所有急诊，包括创伤和儿科急
诊。目前，在有组织的 EMS 系统中，这些词汇用于描
述救治分级——BLS 级和 ALS 级。现场第一救护人，

如警察和消防员，不属于 EMS 系统的成员，他们仅能
提供现场救护，其救治级别连 BLS 级都达不到。

基础生命支持

　　院前 BLS 级急救由 EMT 提供，不包括高级的有
创操作和技能[13]。BLS 强调经典的 ABC（气道、呼
吸、循环）以及简单的气道手法处理操作，如提下颏
或托下颌、建立鼻咽口咽通气道、简易呼吸囊人工通
气、出血控制，以及给氧（见框 82-1）。心肺复苏时

框 82-1　基础生命支持和高级生命支持实施者及院前急救医师应具备的技能

基础生命支持
- 患者基本评估
- 生命体征和基本监护（无创血压监测、脉搏血氧饱和度、心率）
- 直接压迫或加压包扎止血以控制出血
- 采用自动体外除颤器进行心肺复苏（BLS 级别）
- 简易呼吸囊面罩通气
- 建立口咽和鼻咽通气道
- 口腔内吸痰
- 给氧
- 基础的救援、体位和转运技巧
- 颈椎固定
- 骨折夹板固定
- 协助患者用药（例如沙丁胺醇吸入）

高级生命支持
- 静脉穿刺和液体治疗
- 给予指定药物*
- 高级监护（心电图、呼气末二氧化碳）
- 心肺复苏（ACLS 级别）
- 手动除颤
- 基础 12 导联心电图解读
- 体外起搏
- 气管内插管*（不使用药物，一些 EMS 系统允许进行快速顺序诱导）
- 环甲膜切开
- 镇静*
- 张力性气胸穿刺减压
- 群体性事故的处理及伤员分类的相关知识
- 生物、化学和核武器伤的相关知识

院前急救医师
- 不受限制地应用急救药
- 麻醉和管制药品的应用（如芬太尼）
- 院前快速顺序诱导和麻醉
- 高级气道管理
- 放置胸管
- 高级 12 导联心电图解读
- 高级技术（超声、无创通气）
- 急诊手术
- 在群体性事故中可以胜任医疗救护指挥的角色

ACLS，高级心脏生命支持；ECG，心电图；EMS，急诊医疗服务
* 并非所有 ALS 水平的 EMS 系统均提供此项目

运用自动体外除颤器被认为是 BLS 技能。只具备 BLS 级别的救护车常在急诊发生率低的郊区服务，而且救护车上只有 EMT 志愿者。

高级生命支持

ALS 常由受过严格培训的助理医护人员和飞行护士提供，可以操作高级和有创技术（见框 82-1）。在很多国家，ALS 级救治人员可以在医师的间接指挥下，通过使用 EMS 医疗总监签署的长期医嘱和协议，在一定程度上独立地开展工作。而用药则严格控制，如果需要使用核准清单以外的药物，必须得到急诊医师的许可。多数城市 EMS 系统用 ALS 单元提供院前急救。在没有 EMS 医师对现场救护进行直接指挥的 EMS 系统中，ALS 级实施者的执业范围往往更宽，也被允许更独立地开展工作。军队中的战斗医疗小组一般承担 ALS 级别工作。EMS 医师、飞行护士、重症治疗 EMTs 则提供高于或超出 ALS 级别的救治。

模　　式

不同国家在院前急救的组织结构及人员组成方面存在着很大的差异。本章无法也无意描述世界上各类 EMS 系统的所有不同的细节。因而，本章只从救治级别的医师是否直接参与的角度粗略阐述两种模式的差异：基于 EMS 人员模式和基于医师的模式。这两种模式也被称为美国辅助医疗人员模式和法德 EMS 医师模式 [14]。虽然对哪种模式能提供更好的急救治疗和预后仍存在争议，但传统习惯和财政能力才是决定 EMS 系统设计的因素。

以 EMT 和医疗辅助人员为基础的 EMS 系统

在北美，EMTs 提供有组织的院前急救 [15]，仅在极少数情况下医师才直接到院外救治现场 [16]。根据美国法律，多数州要求医师监督 EMT 系统的医疗运作，可以通过"在线"的方式，持续进行交流；也可以采用"离线"的方式，由 EMT 医疗总监负责完善和执行标准的治疗方案。除了制作标准救治流程外，EMT 医疗总监还要负责质量控制和质量改进，并且还是 EMT 教育不可分割的组成部分 [17]。在美国，EMT 医疗总监通常由在当地医院急诊科工作的急诊科医师担任。

在美国，根据教育背景可以把 EMT 人员分为三级：EMT 初级（EMT-B）、EMT 中级（EMT-I）和 EMT 医学助理（EMT-P）。EMT-B 从业人员通常接受过 80 ～ 120h 的培训，仅被允许实施 BLS 技术。EMT-B 是被允许加入有组织的救护服务的最低级别。EMT-B 级人员通常从事非紧急患者的救护车转运，也可从事非紧急呼叫的应答工作。EMT-I 级从业者的工作情况在每个州各异，其技术水平介于 BLS 和 ALS 之间。尽管很多州不允许 EMT-I 级人员进行气管内插管和用药（除非该药非常对症，如沙丁胺醇治疗哮喘），但允许他们建立静脉通道。EMT-P 级则是 EMT 从业人员的最高级别，他们接受过 1 ～ 2 年各类不同院前急救方面知识与技能的强化训练。他们的工作范围是 ALS，可进行高级操作，如气管内插管、选择性使用药物、人工除颤。多数发达国家同美国一样，对 EMT 从业者有受训的要求。

以医师为基础的 EMS 系统

德国和法国是将医师整合进院前急救的典型范例 [14]。这种整合的 EMS 系统将 BLS 级的救护车与以医师为成员的 ALS 救护车和直升机以一种非竞争性的、相互补充的方式进行组合。以医师为基础的 EMS 系统常常是多层系统的一部分，常采用被称作"会合系统"的方式，同时向现场派出两个小组，一个小组由 EMT（BLS 或 ALS 级）组成，另一辆救护车装载医师。通常载有医师的救护车是非转运车辆，以便能对急救事件做出快速反应，而不必在交通车流中驾驶一辆笨重而缓慢的运输车。EMS 医师是获得执照的、经过院前急救培训的不同医学专科的医师。每个国家对强制教育水平要求不一。在直接参与院前急救的医师中，麻醉医师占了很大一部分，其角色往往是主要急救医师和医学总监 [18-19]。

直升机急救系统

在大多数国家，直升机急救系统（HEMS）是整个 EMS 系统的一部分。HEMS 能快速到达较远距离，覆盖面积大，是地面 EMS 系统的完美补充。美国 HEMS 系统是由私人组织和资助的，而一些欧洲国家已经建立起了全国性的 HEMS 网络，通过战略性的布局，能够应对国内任何地方的急救呼叫。直升机救援特别是对边远地区应对 ALS 级救助最有价值，适用于所有紧急情况，包括创伤和医学急救 [20]。EMS 直升机通常配备富有经验的救护人员，这些人员通常是医疗辅助人员加上飞行护士或者一名 EMS 医师 [9, 21]。在群体性事故中，大范围内的所有直升机可以在短时间内集中到事发地点，带来多个经过高级培训的 ALS 团队支援当地的救援行动，并将伤员迅速转运到创伤中心去（图 82-1）。HEMS 系统成为最重要的疏散手段的另一个领域是高山救援行动。在阿尔卑斯山脉由受过特殊培训的 ALS 团队进行的直升机高山疏散撤离行动已经成为瑞士、奥地利、德国和法国等国家的标准救治措施（图 82-2）。与地面 EMS 系统相比，对于严重创伤，直升机运送伤员极大地提高了患者的生存率 [22-23]。在过去 50 多年中，直升机撤离在军事上，包括在越南战争中，占据了主导地位。

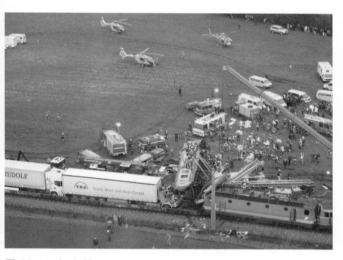

图 82-1　奥地利 Wampersdorf 发生的火车事故。事故导致 6 人死亡，17 人受伤。现场除了地面有 50 余名 EMS 人员和 EMS 医师外，另有 5 架载有 EMS 医师的直升机提供宝贵的 EMS 医师级别的支援，并极大地提高了转运能力

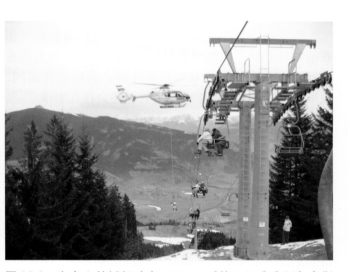

图 82-2　在高山救援行动中，HEMS 系统已经成为阿尔卑斯山脉事故和医疗急救行动中人员撤离的标准方法。图中显示的是在奥地利阿尔卑斯山脉的一次复杂的模拟滑雪缆车救援行动中，一架救援直升机正在提供支援

通　讯

一旦出现急救呼叫，通讯就成为院前急救的一个至关重要的环节。采用统一急救电话号码（美国、加拿大是 911，欧洲数个国家是 112，澳大利亚是 000，英国是 999）[17] 是院前急救的一个里程碑。如今，呼救者的位置可被全球定位系统（GPS）自动确定。移动电话，包括申请用于特殊情况的移动电话，无疑将在院前急救中发挥日益重要的作用 [24-28]。

基于标准化的问卷调查结果，由急救医学的调度员决定应对反应的形式和优先顺序，并在救护车到达现场前即为呼叫者提供可能挽救生命的宝贵指导意见。例如，由调度员辅助进行的 CPR 可以提高心搏骤停患者的生存率 [29-30]。

基本技术与技能

患者检查和现场初评

紧急情况下的患者可表现出各种各样的症状，对于院前急救小组来说，要想迅速得出初步诊断并开始进行特异性的治疗，无疑是一种挑战。与急诊室不同的是，院前环境中可以利用的诊断工具十分有限。"望、听、触"这样的经典方法仍是进行体检的最重要的措施。通常患者的分类是根据其主诉，如胸痛，而不是现场的明确诊断。院前急救中最常见的主诉是呼吸困难或呼吸窘迫、心脏或循环问题、意识状态改变和创伤。在靠近患者前，快速评估现场的潜在风险十分重要。

生命体征

初级评估采用的是引申自高级心脏生命支持（ACLS）的众所周知的 ABCDE 助记符 [31-32]（另见第 108 章）。第一步是用听觉和触觉刺激来排除患者存在意识障碍。第二步是判断气道（A）是否梗阻，必要时要保护气道。在维持气道通畅的同时，通过观察患者的呼吸状态和胸廓起伏来评估患者的呼吸（B）[33-34]。同时评估患者的呼吸频率、有效性、呼吸功和呼吸模式。如有指征，须进行氧疗或辅助通气，以改善氧合和通气。循环（C）评估从触诊中心大动脉开始，继而可以触诊患者肢体近端和远端的脉搏。脉搏触诊时需了解其频率、质量及节律。步骤 C 的最后一步是评估毛细血管充盈时间，特别是儿童 [35-36]。通过格拉斯哥昏迷量表（GCS）评估患者的反应、意识状态和残障情况（D），并快速检查患者瞳孔的大小和对光反应。GCS 评

分是脑外伤[37-38]和其他非创伤性意识障碍[39]患者可靠的预后评估工具。对于小于 3 岁的儿童，GCS 评分的言语检查部分需要校正。在创伤事件中，初级评估的最后一步是评估患者的环境（E）和暴露情况。此时，须对患者从头到脚彻底检查，包括轴向翻身后检查背部[40]。

监测和设备

与外科病房和 ICU 相似，院前急救监测也已经相当标准化，包括脉搏血氧饱和度、无创血压、心电图、温度和呼气末二氧化碳监测（另见第 44、47 和 101 章）。

脉搏血氧饱和度

从 20 世纪 80 年代开始在院前急救中使用以来，脉搏血氧饱和度已经成为一种易于操作和使用的普遍监测方法[41]。该仪器改进后不但体积越来越小，而且质量也越来越好，并适用于移动和冰冷环境中[42-43]。此外，新的指标如高铁血红蛋白和碳氧血红蛋白的检测[44-45]，有利于诊断像一氧化碳中毒这样的情况。

动脉血压

无创动脉血压是院前急救中最常用的血压测量方式。最常采用的是自动或手工充气袖带，其所使用的震荡技术具有众所周知的局限性[46]。转运途中患者的移动将会降低无创震荡式血压监测的精确度和准确度。在院内转运，特别是在转运危重患者时，更常使用有创直接动脉测压。

心电图

院前急救监测心电图有两个目的。3 导联或 4 导联 ECG 抑或从除颤器电极得到的 ECG 节律足以快速而粗略地判断患者的 ECG 节律（例如在 CPR 过程中判断患者的心律是否是休克性的节律）[31]。相反，要想鉴别心肌缺血或 MI，则需要监测 12 导联 ECG。如果院前 12 导联 ECG 支持 MI 的诊断，患者就可以被直接迅速地转运到能进行急诊经皮冠状动脉介入治疗（PCIs）的医院，从而极大地缩短恢复再灌注的时间[47-49]（另见第 47 章）。

温度监测

考虑到在野外条件下要在更极端的温度环境中工作，因而口、食管和鼓膜一般是测量体温的可靠位置[50-52]。现场测量体温最重要的方面是诊断低体温。对于严重低体温（<28℃），须使用特殊测温探头，因为大多数商用温度计在这种低温时测值是不可靠的。与儿童和老年患者一样，创伤后出现功能障碍（休克或昏迷）或中毒的患者易发生低体温，尤其是在冬季。即使在室外中等低温情况下，长时间的暴露也可引发低体温[53]（另见第 54 章）。

二氧化碳监测仪

比色剂和主流式或旁路式二氧化碳监测仪最初用于院前检查气管内插管位置是否正确[54-56]。连续监测呼气末二氧化碳（ETCO2）可用于监测心排血量和复苏的有效性[57]，但该仪器尚未统一用于 EMS 系统。心搏骤停患者 CO2 水平低是预示患者预后不良的一个指标[58]。过度通气也可能导致预后不良[59]，应使用 ETCO2 监测并调节呼吸以避免过度通气[60-61]（另见第 51 章）。

院前现场检测

目前，只有血糖测试成为 EMS 常规的现场检测项目。心肌肌钙蛋白、乳酸、血气分析等有望成为现场检测项目[62-63]。

超声

小型便携式超声仪可用于院前急救[64-65]。超声诊断需医师在场（如果图像能远程传输，医师可在线）。超声诊断有可能成为常规技术。腹部创伤超声（FAST）即使不熟练的人也能快速可靠地用于急诊科和野外作业[66]。FAST 有望改善创伤患者的分类和处理[67]。在心搏骤停的复苏过程中，心脏活动是提示自主循环恢复（ROSC）的一个预测指标[68]（另见第 58 章）。

院前气道管理和通气

快速而安全的气道管理和通气是院前急救和创伤救治的核心救命措施（另见第 55 章）。对于每天都在进行高级气道管理的麻醉医师来讲，特别是在美国，很难理解院前急救医学中气道管理还会存在困难[69-75]。原因有很多，主要在于野外环境不同于手术室，正如一名 EMS 人员所说："野外条件下没有容易的气道。"挑战来自于以下方面：非标准化的环境、难以接近患者的头部、气候和照明条件恶劣、出血，以及呕吐物、分泌物和异物梗阻气道。相对于手术室环境而言，即使对于有经验的麻醉医师来讲，在野外环境下处理一名病情危重、氧储备下降且氧耗量升高的患者的气道，也会觉得困难程度显著提高[76-81]。

基础生命支持（BLS）级别的气道管理

在 BLS 级别，除了简单的开放气道的手法外，院前气道管理最重要的措施是辅助给氧和面罩通气（另见第 108 章）。急救医学技师都接受过训练并能熟练使用无重复吸入的面罩给氧以显著提高吸入氧浓度（FiO2）。此外，允许 EMT 人员使用鼻咽通气道或口咽通气道以维持气道通畅，并采用简易呼吸囊进行人工通气。使用最初发明用于 CPR 的在导管远端和近端有双套囊的联合管（EasyTube）插管也是 BLS 级技能[82-83]。在经过培训和有足够经验的情况下，使用其他替代的声门上气道管理技术，如 King LT（喉管）和喉罩，也越来越多地被认为是 BLS 级技能[84]。医疗辅助人员和 EMTs 人员应用这些简单易用的替代技术的成功率极高[85-88]。同带套囊的气管内导管相比，这些替代技术的缺点是放置位置不当时不能进行通气，而且无法保护气道。具有讽刺意味的是，现在许多没有在 EMS 医学部门工作的麻醉医师居然对这些替代气道技术不熟悉，不知道 King LT 已经在院前急救中取代了旧的口咽设备[84]，成为 EMT 的气道管理技术。尽管如此，院前气道管理的金标准仍然是气管内插管，因其改善预后的效果优于其他喉上技术[89]。

院前急救的人工通气主要使用简易呼吸囊。对插管患者使用野外便携式呼吸机和人工通气在欧洲非常常见，但在美国只有少数的 EMS 组织使用。使用简易呼吸囊的弊端是由于潮气量和分钟通气量不能控制，常导致过度通气，对心搏骤停[59, 90-91]和脑外伤患者[92-96]有害。

高级生命支持（ALS）级别的气道管理

气管内插管是院前急救气道管理的标准措施，也是医疗辅助人员和 EMS 医师的标准干预措施。气管内插管能切实地控制气道并防止胃内容物误吸（另见第 108 章）。相比手术室的气管内插管，院前气管内插管有些不同。首先，多数院前插管患者是心搏骤停患者（50% ~ 70%），不需要麻醉诱导和肌肉松弛[97]。需要镇静和麻醉诱导的自主呼吸患者则采用快速顺序诱导（RSI）。因面对的是氧储备很少的重症患者[81, 98]，充分预给氧特别重要，推荐直接经口明视气管内插管。RSI 时是否需要压迫环状软骨仍有争议，压迫环状软骨增加了暴露会厌的困难[99]。野外气管内插管需听诊或监测 ETCO2 以确认插管成功。

野外气道管理中困难气道、气管内插管误入食管或支气管[79]的发生率显著增加[78, 100-101]。每一位高级气道管理的院前急救人员必须接受困难气道培训，包括应用替代气道和实施外科气道干预（环甲膜切开术）[102]。由有经验的麻醉医师担任 EMS 医师可以显著降低院前气管内插管并发症的发生率[103-106]。

院前环境下的镇静、麻醉和镇痛

本节的重点是讨论院前镇静、麻醉诱导和维持以及疼痛控制策略。重点讨论院前用药与院内用药的不同（另见第 30、31 和 98 章）。

院前镇静、麻醉和镇痛的常用药物

总的来说，不是所有常规用于手术室的全身麻醉药物都可以安全地用于院前环境[107]。非麻醉人员，如医疗辅助人员和护士，对这些药物的熟悉程度与麻醉医师相比存在显著不足。重症患者常需要采用特殊方式给药。因此，用于野外的镇静、镇痛、麻醉药物必须有以下特征：

- 安全范围广，即使是没有用药经验的人员，也可使用
- 血流动力学稳定
- 呼吸抑制小
- 可通过多种途经给药（如静脉、肌内注射、直肠黏膜下给药）
- 起效快，副作用少[108]

苯二氮䓬类如咪达唑仑（0.05 ~ 0.2mg/kg 静脉注射）和地西泮（3 ~ 10mg 静脉注射）适用于成人和儿童镇静，安全范围广，可多途径给药。然而，由于无镇痛效果，对疼痛患者需要联合使用镇痛药。而氯胺酮是接近于理想的院前镇静镇痛药（0.5 ~ 1mg/kg 静脉注射），大剂量还可用于麻醉诱导（1 ~ 2mg/kg 静脉注射，4 ~ 8mg/kg 肌内注射）。氯胺酮也非常适用于受困的创伤患者在镇静、镇痛下脱困[109]。氯胺酮可镇痛、镇静，并可维持低血容量性休克患者的血流动力学稳定，有支气管扩张作用，呼吸抑制作用轻微。由于氯胺酮具有致幻作用，应联合应用苯二氮䓬类药物。传统意义上认为氯胺酮用于脑外伤患者具有争议，但事实上，其用于脑损伤患者的麻醉诱导可能是有益的[110-112]。新型顺式氯胺酮的效能增加 2 倍，而其特性同消旋体一样。依托咪酯很少用于野外镇静，常用于野外麻醉快速诱导（0.2 ~ 0.3mg/kg 静脉注射），其血流动力学稳定但有肌颤的副作用，因而不利于插管。此外，依托咪酯由于可抑制肾上腺皮质功能而不能用于脓毒症患者[113]，但单剂量用于 EMS 环境下非脓毒症患者的效果尚无研究[114-115]。丙泊酚虽然在手术室常用，但用于院前的缺点很多。丙泊酚显著抑制呼吸和循环，这些均对重症患者不利。巴比妥类，如硫喷妥钠，药理学作用和副作用与丙泊酚相似，只可由有经验的医师选择性使用，

如应用于癫痫发作的患者。院前麻醉快速顺序诱导的肌松药仍首选琥珀胆碱（1~1.5mg/kg 静脉注射）[116]，尽管罗库溴铵也被麻醉医师成功用于 EMS 系统[117]。阿片类药物因快速起效且对严重疼痛有效，对院前急性疼痛的止痛仍以其为主[118]。吗啡是用于急性冠状动脉综合征（ACS）的金标准药物（0.1~0.2mg/kg 静脉注射），但对于创伤患者，其他类的阿片类药物如芬太尼（1~3μg/kg 静脉注射）以及在欧洲广泛使用而在美国尚未使用的哌腈米特（氰苯双哌酰胺）（0.1~0.2mg/kg 静脉注射）都可应用，有时曲马多更常被应用（50~100mg 单次静脉注射）。尽管可采用静脉外途径给药的对乙酰氨基酚、布洛芬、酮络酸可供使用，但非阿片类镇痛药在院前环境下不常用。

麻醉诱导——快速顺序诱导

院前急救麻醉诱导最常用的方式为快速顺序诱导（RSI）。在 EMS 文献中也称为药物辅助下的气道管理（DAI）（另见第 55 章）。院前麻醉诱导有两个目的：①安全而迅速地确切地控制气道和通气；②能进行完善的镇静和镇痛。如前所述，院前急救时的 RSI 原则与手术室、ICU、急诊室没有什么不同，只是操作环境不同[71]。标准操作步骤如框 82-2 所述。正如

框 82-2　院前快速顺序麻醉诱导

1. 必需品的准备——吸引器、氧气、喉镜、气管导管、简易呼吸囊、面罩、导芯
2. 100% 纯氧预给氧至少 3min
3. 给予小剂量非去极化肌松药如维库溴铵（0.01~0.015mg/kg 静脉注射）预处理（可选）
4. 给予镇静药（咪达唑仑）和（或）阿片类镇痛药（芬太尼）预处理（可选）
5. 诱导药物（静脉给予氯胺酮 2~3mg/kg 或依托咪酯 0.3mg/kg）与琥珀胆碱（1~1.5mg/kg 静脉注射）
6. 外伤患者和怀疑颈椎损伤的患者轴向固定（可选）
7. 直接喉镜经口气管内插管（推荐使用导芯）
8. 确认气管导管位置正确：双侧听诊加 ETCO$_2$ 确认

前面讨论过的一样，环状软骨按压的有效性一直都受到质疑。比手术室更重要的是必须做好气管内插管失败后的紧急预案。简易呼吸囊通气、替代气道如喉罩（LMA）或插管型喉罩、喉管都可供选择。EMS 人员必须懂得，院前 RSI 不是一种尝试性操作，一旦操作不当，即存在很高的并发症发生率和死亡率[119]。如果气管内插管延迟或通气困难，即可导致致命性的低氧血症（图 82-3）。

院前创伤急救

严重创伤患者的管理是院前急救最困难的挑战之一。抢救严重创伤患者的生命是 EMS 系统的原动力，这也是在历史上创建现代 EMS 系统的推动力（另见第 81 章）。讽刺的是，院前创伤急救的点点滴滴知识都来自于战争。从历史分析，自第二次世界大战、朝鲜战争、越南战争到中东冲突这段时间，院前急救的发展和军事冲突密切相关。相应地，从伊拉克和阿富汗战争的战伤救治中获得的经验已经极大地改变了诸如静脉液体复苏以及创伤性凝血病的预防等相关院前创伤救治的核心策略。这些新近获得的理念已经使过去几年中创伤指南发生重大更新。院前创伤急救最常用的指南是由国家急救医学技术协会（NAEMT）同美国创伤外科学术委员会（ACS COT）共同编写的《院前创伤生命支持》（PHTLS）[40]。PHTLS 是在院内创伤救治《高级生命支持》（ATLS）的基础上形成的[120]。ATLS 和 PHTLS 有什么大的改动呢？创伤生命支持现在更注重团队合作，提倡限制晶体液用量的平衡液体复苏（最初输液量为 1L，而不是 2L），并且建议早期使用血液制品，对出血性休克患者采用大量输血方案（另见第 59 章到第 62 章）。

严重创伤救治中，EMS 工作人员与其他第一现场反应者（如警察和消防员）共同面临的挑战始于现场评估——安全性、伤亡人数、受伤机制、创伤严重程度和环境风险。基于创伤"黄金一小时"和"铂金十

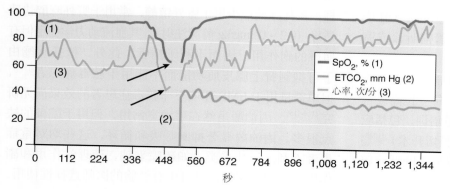

图 82-3　院外快速顺序诱导和气管内插管后血氧饱和度下降和心动过缓可能危及生命。SpO$_2$，血氧饱和度；ETCO$_2$，呼气末二氧化碳 *(Modified from Dunford JV, Davis DP, Ochs M, et al: Incidence of transient hypoxia and pulse rate reactivity during paramedic rapid sequence intubation, Ann Emerg Med 42(6):721-728, 2003.)*

分钟"的理念，尽量缩短现场留滞时间和转运时间是非常紧迫的任务[121]。

伤员的现场评估与初步处理

EMS 人员在关注伤员之前，一定要确保环境安全，特别是在火灾、化学、电力或繁忙的高速公路的灾难现场，保护组员安全是第一要务。车祸伤员常不止一人，EMS 人员必须快速巡视现场并分类所有伤员。现场初级评估的首要目标是通过众所周知的"ABCDE"（气道、呼吸、循环、神经功能、暴露或环境）原则来判别危及生命的损伤。救治应在发现危及生命的损伤后立即开始，即"最致命的应先治"。首先治疗危及生命的创伤，包括紧急气道处理和气道保护、大量出血的控制或气胸穿刺减压。现场急救一开始就应使用无重复吸入的面罩给氧，同时进行监护（心电图、脉搏血氧饱和度监测、动脉血压监测、二氧化碳监测），目的是维持 SpO_2 在 90% 以上。如果呼吸状态恶化或患者不能自主保护气道（如昏迷、中毒、低灌注、气道直接创伤），需立即建立确切的人工气道，推荐 RSI 下行气管内插管。

控制出血可能是院前创伤急救最关键的措施，特别是战伤。创伤早期死亡中很大一部分是因为失血[122]。控制出血的第一步推荐直接压迫伤口，包括给予适当的压力加压包扎。第二步是压迫出血处供血动脉的近端。在战伤救治中，使用止血带挽救了许多生命[123-124]，已成为肢体大出血的标准救治方法。数十年来止血带曾经不被推荐民用，但现在又有异议，许多机构组织推荐用于平民创伤[125-127]。对失血性休克患者，应建立两条粗大的静脉通道并快速补充 1L 温晶体液[40]。这一做法现在常受质疑，特别是对市区内发生贯通伤的患者[128-129]。更新的理念，如用于未经控制的出血患者的允许性低血压理念，已得到推广，也正处于研究中[130]。尽管最初很热门，但小容量高渗晶体液和高渗高胶的羟乙基淀粉液复苏并未能明显改善临床预后[131-132]。事实上，这些淀粉溶液也可能会造成伤害（另见第 59、61章）。关于野外最佳液体治疗的争论，以及是"抬着就走"（迅速离开现场）还是"留下做事"（现场复苏）的讨论，还有对于严重创伤是 BLS 优越还是 ALS 更好的辩论从未间断过[133]。强有力的证据支持：对于躯干贯通伤患者，应尽量减少现场救治（只做 BLS）；这类创伤急诊只有手术才可能有效地进行治疗；大量输液很可能导致凝血病而增加出血。无论对严重创伤患者的液体复苏存在怎样的争议，其目标都是要减少现场救治和转运时间。推荐使用直升机转运严重创伤

框 82-3 需转运至创伤中心治疗的严重创伤患者的现场分类标准

损伤机制
- 救出时间 >20min
- 高速碰撞：
  侵入乘客座舱 >20cm
  速度 >40 英里 / 小时（译者注：1 英里约等于 1.61km）
- 甩出车外
- 同一辆车中有人死亡
- 翻车
- 行人或自行车被机动车碰撞
- 摩托车时速 >20 英里 / 小时时发生的碰撞或骑手与摩托车分离
- 跌落高度 >3m（9.8 英尺）

生理标准
- 收缩压 <90mmHg
- 呼吸频率 <10 次 / 分或 >29 次 / 分
- GCS 评分 <14 分
- 妊娠

解剖标准
- 连枷胸
- 肢体近端长骨骨折 ≥ 2 处
- 骨盆骨折
- 头、颈、躯干或四肢肘关节或膝关节近端的贯通伤
- 开放性或凹陷性颅骨骨折
- 腕关节或踝关节近端离断
- 瘫痪

急救医务人员的裁量
急救医务人员可以裁定患者为严重创伤患者。另外，患者原有基础疾病可能导致其评分上调，如冠状动脉疾病、充血性心力衰竭、严重的慢性阻塞性肺疾病、病态肥胖或出血性疾病。

From O'Connor RE: Trauma triage: concepts in prehospital trauma care, Prehosp Emerg Care 10(3):307-310, 2006

患者，它的快速性有利于降低患者的死亡率[23]并且有利于创伤中心的救治（框 82-3）[134]。对于严重脑外伤（另见第 70 章），野外救治需要采用改良的方法：

- 供氧充足以避免低氧血症（SpO_2>90%）
- 使用等渗液或高渗液以维持适当的脑灌注压（>70mmHg），并维持收缩压不小于 90mmHg
- GCS 评分低于 9 分者须行气管内插管
- 维持正常通气（$ETCO_2$ 35～40mmHg）
- 避免通气不足或过度通气

这些步骤是院前脑外伤的重要救治手段。但是一旦怀疑脑疝，须行中度过度通气（$ETCO_2$ 30～35mmHg）并进行甘露醇或高渗盐水脱水治疗。

成人医疗急症

大多数有关院前急救医学的教科书都是按患者的最终诊断讨论成人的医疗急症的，如充血性心力衰竭、心肌梗死（MI）或慢性阻塞性肺疾病（COPD）。但现场每个伤员并不是诊断明确地摆在 EMS 人员面前。患者通常是先给出一个主诉（或主要症状），如呼吸困难或胸痛。因此，本书将根据主诉来阐述成人医疗急症的处理。多数成人急症的主诉无外乎下列三者之一：①呼吸困难或呼吸窘迫；②心脏或循环问题；③意识水平变化。

呼吸困难或呼吸窘迫

呼吸困难是院前急救最常见的症状，相关死亡率高达 12%～18%[136]。单在美国，每年 EMS 转运的呼吸窘迫患者就达 200 万。据加拿大 Ontario 院前高级生命支持（OPALS）的大样本结局研究报道，院前 ALS 降低了这类患者的死亡率[136]。成人急性呼吸困难最常见于支气管痉挛或肺水肿，其次是充血性心力衰竭（CHF）。但是也可能有其他不同的诊断如肺栓塞、肺炎、异物梗阻[137]（框 82-4）。现场正确鉴别诊断不是件容易的事[138-140]，有些呼吸困难是多原因的，如严重 COPD 和 CHF 患者合并肺炎。

患者评估

对呼吸困难患者进行初级评估最重要的方面是判断呼吸困难是否致命并是否需要立即治疗。提示有致命风险的生理指标和症状为：发绀、呼吸急促（呼吸频率 >30 次 / 分）、喘鸣、心动过速、不能说整句话（<5～6 个词）、使用辅助呼吸肌进行呼吸[141]。脉搏血氧饱和度简便易用，很快成为诊断低氧血症的标准方法，而且提供了一个判断呼吸窘迫严重程度的客观依据。无论什么原因，所有呼吸窘迫患者必须给予高流量氧，最好通过无重复吸入的面罩给予。本文将讨论成人呼吸窘迫最常见的两个原因：①由哮喘和 COPD 导致的支气管痉挛；②由充血性心力衰竭所致的肺水肿。

院前处理

支气管痉挛：COPD 和哮喘支气管痉挛引起的呼吸困难通常根据病史和目前的用药史可获诊断支持。这些患者常使用吸入性 β- 肾上腺素受体激动剂和皮质类固醇，重症患者还有全身用药。这些患者和 EMS 人员及急诊科医师经常打交道。除呼吸困难的临床指征外，支气管痉挛的典型症状还包括喘鸣和咳嗽。严重支气管痉挛患者听不到任何呼吸音，导致"寂静胸"。EMS 系统的一个长期的传统观念是，严重 COPD 患者不能给予高流量氧以防止呼吸暂停[137]。然而这些患者常死于低氧血症，因此应当给予和其他呼吸窘迫患者一样的吸氧治疗。

哮喘发作与急性 COPD 呼吸衰竭的现场处理相似，须遵循相关指南[142-144]。除给氧预防低氧血症以外，一线用药仍是吸入性 β- 受体激动剂辅助抗胆碱能药，如沙丁胺醇（舒喘宁）加上异丙托溴铵定量雾化吸入。通常这些患者在呼叫 EMS 人员前已经使用了自备的吸入药，因此在中重度衰竭患者中，应适当全身应用皮质类固醇（甲泼尼龙 60～125mg 一次性静脉注射）。对于致命的哮喘和 COPD 呼吸衰竭患者，静脉注射 β- 受体激动剂（肾上腺素 100～200μg 单次注射）有特效。对于即将发生或已经出现呼吸停止的患者，需行气管内插管，常使用 RSI，氯胺酮因具有支气管扩张作用而成为首选的诱导药物。EMS 组员必须对其他可能加重低氧血症的情况保持警觉，如肺炎、气胸、过敏和肺栓塞。

充血性心力衰竭所致的肺水肿

急性心力衰竭常由其他疾病因素的叠加作用所致，如急性冠状动脉综合征（ACS），因此，应采用 12 导联 ECG 监测仪指导急性肺水肿患者的院前急救，并排除 MI 的可能。治疗由三部分组成：氧疗（NIPPV，即无创正压通气）、利尿剂和血管扩张剂[145]。NIPPV，如持续气道正压（CPAP），已成为院前治疗急性肺水肿的标准方法[146]，多数急性肺水肿患者都应采用[147]。随后的治疗应根据患者的 SBP 来决定：

- **SBP 高于 140mmHg**：NIPPV 加硝酸盐制剂；硝酸甘油喷剂或持续静脉输注，初始剂量为 10～20μg/min。

框 82-4　成人非创伤性急性气促的常见原因
• 慢性阻塞性肺疾病加重
• 哮喘
• 心源性肺水肿（充血性心力衰竭）
• 非心源性肺水肿（吸入性、与脓毒症相关）
• 肺炎
• 肺栓塞
• 呼吸道异物梗阻
• 误吸

Modified from Fowlkes TD: Shortness of breath. In National Association of EMS Physicians, Kuehl AE, editors: Prehospital systems and medical oversight, Dubuque, Ia, 2002, Kendall and Hunt, pp 665-671

- SBP100 ~ 140mmHg：NIPPV 加硝酸盐制剂，如果存在体液潴留的征象，则加用一种利尿剂（呋塞米）。
- SBP 低于 100mmHg：如果存在明显的低灌注和心源性休克征象，则需要使用血管活性药物，如多巴胺和多巴酚丁胺，并谨慎地滴定输液容量。
- 肺水肿合并 ACS 征象：这些患者除了使用 NIPPV 和硝酸盐制剂外，还需进行 ACS 相关的特殊处理[147]。

治疗的目的是使患者病情稳定，改善氧供和灌注，并减轻呼吸困难。

心脏和循环急症

急性胸痛和循环问题（如晕厥、高血压）在院前急救中很常见。既往关注的重点多在于 EMS 人员对 ST 段抬高型心肌梗死（STEMI）的处理上，但野外对其他急症如肺栓塞、高血压急症或心律失常的处置也需要急救人员具备高超的诊断和治疗技能（另见第 67 章）。本章重点讲述引起胸痛的常见原因：ACS、肺栓塞和高血压急症。ACS 是一类冠状动脉综合征的统称，包括 STEMI、非 ST 段抬高型心肌梗死（NSTEMI）和不稳定型心绞痛。心搏骤停和 CPR 将在独立的章节中进行讨论（新 CPR 指南发表于 2010 年[31-32, 148-149]）。

患者评估

对于急性胸痛和出现循环系统紧急情况的患者，评估时最重要的是检出危及生命的病症，如 ACS 和肺栓塞。由于胸痛是一个常见主诉，很难将高风险患者从普通良性状况如背部痉挛、食管反流或其他消化系统疾病中区分开来。病史、体检和 12 导联 ECG 常能指导诊断。如有需要，EMS 人员可快速行 12 导联 ECG 检查，并将结果远程传送给医师，对诊断心肌缺血与心肌梗死具有高度的敏感性和特异性。对于左束支传导阻滞、心室起搏心律、单纯后壁心肌梗死或 ECG 的 aVR 导联 ST 段抬高（右臂导致 ECG 导联放大）的患者，ECG 诊断 ACS 很困难。评估胸痛的类型和程度（刺痛或烧灼痛、放射状、加重和缓解）对鉴别诊断非常重要（框 82-5）。然而有 30% 以上的 ACS 患者的疼痛症状为不典型（上消化道不适、下颌痛），某些糖尿病患者的急性心肌缺血甚至可以完全无痛。

急性冠状动脉综合征的院前处理

可疑 ACS 患者处理的首要目标为缩短诊断和复灌治疗的时间，并在现场处理和转运途中尽量维持血流

> **框 82-5　成人急性胸痛的鉴别诊断**
>
> - 急性冠状动脉综合征（不稳定型心绞痛，心肌梗死）
> - 肺栓塞
> - 胃食管反流
> - 消化道溃疡
> - 胃炎或食管炎
> - 主动脉夹层动脉瘤
> - 心包炎
> - 肺炎
> - 气胸
> - 胸膜炎
> - Boerhaave 综合征（食管破裂）
> - 胰腺炎
> - 肌肉骨骼痛

动力学稳定。如果怀疑 STEMI，快速进行复灌治疗最为重要。根据最近的多数指南建议，在复灌治疗方法中，初始 PCI 治疗优于溶栓治疗，但联合使用两种方法可能效果更佳[150-151]。

疑患 ACS 的患者必须立即行连续 ECG、动脉血压和氧饱和度监测。必须备有除颤器，特别是 STEMI 患者，因为急性心肌梗死发生室颤的风险很高。最新指南推荐的现场开始的支持治疗包括吗啡（镇痛）、高流量给氧、硝酸盐制剂（若患者无低血压）、口服阿司匹林，其便于记忆的首字母缩写就是 MONA，即 morphine、oxygen、nitrates 和 aspirin 的首字母[152-153]。如果患者合并心动过速和（或）高血压，可考虑使用 β-肾上腺素能受体阻滞剂，目的是减少心肌氧耗，改善氧供。12 导联 ECG 对 ACS 的院前救治至关重要，因为它是唯一能可靠地判断院前复灌治疗是否对患者有益的监测工具（图 82-4）。压倒一切的目标是尽量缩短心肌缺血时间。如果考虑进行院前溶栓治疗，"从接触患者至开始注射"的时间应当少于 30min。如果考虑行初始 PCI 治疗，则"从入室至放置球囊"的时间应当少于 90min。院外溶栓治疗可降低 STEMI 死亡率，并减少左束支传导阻滞的发生[154]，但如果能在 1h 内行初始 PCI 治疗，则不推荐进行溶栓治疗。如果 1h 内不能行 PCI 治疗，则院前溶栓可以改善预后[151]。不同的医疗机构，有多种溶栓药物可供选择。但溶栓治疗也有一些禁忌证（框 82-6），并存在颅内出血的风险，导致 1% ~ 2% 的患者严重致残或死亡。

肺栓塞　现场确诊肺栓塞非常困难，因为其症状和体征均为非特异性，并且没有像 12 导联 ECG 诊断 ACS 那样的快速而客观的诊断方法。患者病史可给予提示（如下肢制动并且原先存在深静脉血栓的征象，

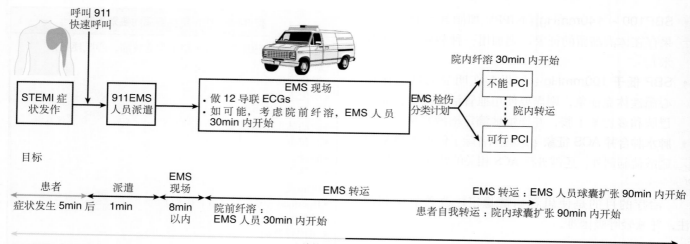

目标

| 患者 | 派遣 | EMS现场 | EMS转运 | EMS转运：EMS人员球囊扩张90min内开始 |

症状发生5min后　　1min　　8min以内　　院前纤溶：EMS人员30min内开始　　　　患者自我转运：院内球囊扩张90min内开始

*黄金1小时=第一个60min　　　　　　总缺血时间：120min以内

图82-4　ST段抬高型心肌梗死患者院前主要处理。ECG，心电图；EMS，急救医疗服务；PCI，经皮冠状动脉介入治疗 (Data from Antman EM, Anbe DT, Armstrong PW, et al: ACC/AHA guidelines for the management of patients with ST-elevation myocardial infarction: a report of the American College of Cardiology/American Heart Association Task Force on Practice Guidelines [Committee to Revise the 1999 Guidelines for the Management of patients with acute myocardial infarction], J Am Coll Cardiol 44:E1-E211, 2004; and Armstrong PW, Collen D, Antman E: Fibrinolysis for acute myocardial infarction: the future is here and now, Circulation 107:2533-2537, 2003.)

框82-6　ST段抬高型心肌梗死（EMI）患者纤溶治疗的禁忌证

绝对禁忌证

- 任何原有颅内出血者
- 已知有脑血管结构性损害者（如动静脉畸形）
- 已知有颅内恶性肿瘤者（原发性或转移性）
- 3个月内发生过缺血性脑卒中，但急性缺血性脑卒中发作3h以内者除外
- 可疑主动脉夹层
- 活动性出血或出血体质者（月经除外）
- 严重的头部闭合性外伤或颜面外伤3个月内

相对禁忌证

- 长期、严重、控制不良的高血压病史
- 现存未控制的高血压（收缩压>180mmHg或舒张压>110mmHg）*
- 缺血性卒中发作<3个月、痴呆或已知存在禁忌证中未涵盖的颅内病理性改变
- 创伤或持续CPR（>10min）或大手术（<3周）
- 近期的（2~4周内）原发性出血
- 不能压迫止血的血管穿刺
- 曾使用过链激酶/复合纤溶酶链激酶（<5天）或曾对该类药物过敏
- 妊娠
- 活动性消化道溃疡
- 正在使用抗凝药物：INR越高，出血的风险越高

Adapted from American Heart Association Guidelines for Cardiopulmonary Resuscitation and Emergency Cardiovascular Care, Part 8: Stabilization of the patient with acute coronary syndromes, Circulation 112(24 Suppl): IV-89–IV-110, 2005; and O'Connor RE, Brady W, Brooks SC, et al: Part 10: acute coronary syndromes: 2010 American Heart Association Guidelines for Cardiopulmonary Resuscitation and Emergency Cardiovascular Care, Circulation 122(18 Suppl 3):S787-S817, 2010.
CPR，心肺复苏；INR，国际标准化比值。
* 在低风险心肌梗死患者中可能是绝对禁忌证

单侧肢体轻度肿胀）。肺栓塞的严重程度与血凝块的大小直接相关，可表现为从仅仅中度呼吸困难到危及生命的急性右心衰竭所致的心源性休克。肺栓塞的典型症状包括颈静脉怒张、低氧血症、心动过速、呼吸急促和胸痛。更客观但非特异性的临床表现为新出现的右束支传导阻滞、胸前导联（$V_1 \sim V_4$）T波倒置，以及12导联ECG出现$S_I Q_{III}$波形[155]。12导联ECG对于确诊和排除心肌梗死的意义较肺栓塞大。

　　在院前环境下，由于没有客观可靠的诊断肺栓塞的指标，因而其处理大多为支持性治疗[156]。给予常规标准监测、高流量给氧、建立静脉通道、阿片类药物镇痛是标准治疗手段。伴有低血压（SBP<90mmHg）的严重肺栓塞患者，则需要使用血管活性药物进行循环支持。对院前使用肝素的意见并不统一，必须根据患者的实际状况而定，主要依据肺栓塞是否确诊以及症状的严重程度。虽然有极个别成功的例子[157]，但院前肺栓塞溶栓并不推荐。

　　高血压急症　EMS人员经常要应对急性高血压事件，但这些往往不是真正的高血压急症。对高血压事件的分类非常有助于判定院前处理的紧急程度（框82-7）。急性高血压合并终末器官损害（高血压急症）时必须立即予以治疗并防止其发展，如高血压性脑病、卒中、肺水肿、心肌梗死、主动脉夹层、急性肾衰竭和子痫前期。目标是在30~60min内迅速使动脉血压降低20%~25%[158]。但对于脑梗死患者，降血压应

框 82-7　急性高血压事件的分类
1. 高血压急症：也称高血压危象，高血压伴有急性终末器官功能障碍
2. 高血压紧急情况：高血压发作并极有可能导致终末器官功能障碍，但尚未出现
3. 急性高血压事件：收缩压 >180mmHg 或舒张压 >110mmHg 而没有证据表明将导致终末器官功能障碍
4. 一过性高血压：与焦虑或原发病相关

Modified from Chobanian AV, Bakris GL, Black HR, et al: Seventh Report of the Joint National Committee on Prevention, Detection, Evaluation, and Treatment of High Blood Pressure, Hypertension 42(6):1206-1252, 2003

框 82-8　成人意识水平改变的原因：助记符为 AEIOU-TIPS
A 酒精和气道（低氧）
E 癫痫、电解质紊乱和脑部疾病
I 胰岛素——低血糖
O 阿片类药物或药物过量
U 代谢性的尿素升高
T 外伤或肿瘤
I 感染
P 精神病
S 休克、蛛网膜下腔出血或蛇咬伤

Adapted from Wolfe RE, Brown DFM: Coma and depressed level of consciousness. In Marx JA, Hockberger RS, Walls, RM, editors: Rosen's emergency medicine: concepts and clinical practice, ed 6, Philadelphia, 2006, Mosby–Elsevier

缓慢，因为脑梗死部位的血供可能严重依赖侧支循环的灌注压。有关急性抗高血压治疗的有利一面的证据很少，因此只有异常高的 SBP 或 DBP 才可能需要处理[159]。相反，主动脉夹层患者则需要迅速而积极地降压，降压的目标为 SBP 小于 120mmHg，DBP 小于 80mmHg[160]。降压药物的选择应考虑到患者的病理生理状况，例如急性高血压合并 ACS 和心动过速的患者应使用 β- 肾上腺素能受体阻滞剂和硝酸甘油，而颅内出血的患者可能更宜选用拉贝洛尔治疗。如果有并且允许使用，则 α- 肾上腺素能受体拮抗剂乌拉地尔特别有效。

意识水平改变

院前急救常遇到意识水平改变的患者。意识改变的鉴别诊断很多，且治疗手段选择有限，因而对多数患者只是采取对症支持治疗。首要目标为维持生命体征稳定，快速鉴别和治疗危及生命的状况，确诊可能的病因[161]。例如，严重低血糖昏迷的患者通过现场检测就能快速诊断，并且静脉给予负荷量葡萄糖即可迅速缓解症状。本节虽然重点是讲述一般原则，但对少数特殊情况，如卒中或惊厥，也进行简要阐述。

意识水平改变的患者须迅速给予高流量氧，开放静脉，脱去衣服，按标准监测项目监测生命体征。如果可能，行持续二氧化碳监测有助于评估通气是否适当。应当行 GCS 评分以评估患者的意识水平。院前环境下的评估只需判断患者是否警觉（对语言指令有反应），以及是仅对疼痛刺激有反应还是完全没反应（昏迷）[162]。

因意识障碍的患者存在误吸胃内容物的风险，所以必须评估是否需要保护气道。现场诊断的推荐步骤包括：观察瞳孔大小和对光反应性、测量中心体温和救治时间点的血糖。在进行神经功能检查的同时，EMS 人员必须判断主要的神经症状是全脑性的还是局部性的神经功能障碍。可放置口咽或鼻咽通气管以确保气道通畅，并检测患者的呕吐反射。完成这些基础步骤后，EMS 人员应尽可能多地查询患者和环境信息，以缩小造成患者昏迷的可能原因的范围（框 82-8）。通常这些信息只能由旁观者和家属提供。昏迷的发作和进展情况（立即发作还是延迟发作）、发热、昏迷发生前患者的状态、头痛、用药史和病史（如高血压、糖尿病、抑郁症）、中毒征象（如开盖的药品、针筒、药物包装附带品）以及受伤征象等都十分重要。

对于低血糖患者，推荐立即给予葡萄糖（D$_{50}$W，每支 50ml）。如果无法建立静脉通道，可选择胰高血糖素 1～2mg 肌内注射。一般来说，经此治疗，血糖可上升至 100～150mg/dl，患者数分钟内可清醒。对于阿片类药物过量的可疑患者（呼吸减慢，呼吸频率 <10 次 / 分），可给予阿片受体拮抗药纳洛酮。推荐的起始剂量为静脉注射 0.1～0.4mg，但需滴定给药至出现临床效果，即患者自主呼吸恢复而非完全清醒。所需药物剂量的波动范围很大，可以低至 0.2mg，也可高达 10mg[162]。如果纳洛酮用量过大，可导致出现严重的阿片类戒断症状。同样，对于苯二氮䓬类药物过量的患者，过度使用氟马西尼拮抗可能导致惊厥，且该惊厥对再次使用苯二氮䓬类药物无反应。

直到最近，急性卒中患者才和急性心肌梗死患者一样得到院前急救的重视。现已明确，对于急性卒中患者也存在同样的"黄金一小时"[163]。在美国，卒中是成人死亡的首因，也是导致成人残障的第一位因素。快速鉴别和治疗卒中同样能降低脑损害，提高生存率[164]。卒中的典型症状为偏瘫、失语和意识改变。正式的院前筛查工具如辛辛那提院前卒中评分很实用，应当被采用[165]。

卒中院前急救的目标是快速诊断并将患者转运至

有 24h CT 检查的卒中治疗中心 [164, 166]。必须行急诊 CT 检查，以区分出血性和缺血性卒中。由于单凭临床征象不能分辨缺血性（占 85%）与出血性卒中（占 15%），因此，院前急救不能进行溶栓治疗，溶栓治疗只能在排除出血性卒中后才能进行。院前卒中的初期治疗目标是进行能稳定患者生命体征的支持治疗 [167]，避免出现影响预后的负面因素，如缺氧、低血压、高血糖。卒中患者需给氧，建立静脉通道，持续监测 ECG 和动脉血压。卒中患者常伴有高血糖或低血糖，因此推荐监测血糖。是否需要控制动脉血压现存争议，过度降低 SBP 可使预后恶化，急性卒中患者的高血压有时对患者有利。但是如果出现终末器官功能障碍如心肌缺血、血压 SBP 高于 220mmHg，则现场就应开始抗高血压治疗。

癫痫是 EMS 人员需面对的常见疾病。通常在 EMS 小组赶到时，癫痫已经自行停止，而不需要进行干预。如果发作持续，则需要立即处理，通常包括静脉给予苯二氮䓬类药物以及预防继发性并发症（如低氧血症）[168]。癫痫大发作时建立静脉通道很困难，可通过肌内注射或骨内给药。可通过无重复吸入的面罩高流量给氧。癫痫持续状态是一种难治性的癫痫持续大发作状态，它是一种真正致命性的急症，常需要进行全身麻醉以控制发作 [169]。

儿科急症

儿科急症是院前急救最大的挑战。多达 5% ~ 8% 的 EMS 呼救是儿科急症 [170-171]。1 岁以内小儿的常见急症是呼吸问题和高热惊厥。年长儿童的创伤发生率增加 [170]。本节主要阐述儿科急症和成人急症在病因、诊断程序和治疗上的不同（另见第 93 章）。

呼吸困难和呼吸窘迫

呼吸窘迫是儿童，特别是 6 岁以内儿童最常见的儿科急症之一，是儿童心搏骤停的首因。儿童因气道解剖结构与成人不同且残气量较小，因而氧储备少，而基础耗氧量高，所以对缺氧事件更敏感。在年幼儿童组，感染和呼吸道异物梗阻更常见；在年长儿童组，呼吸道疾病如哮喘则为主要原因。

患者评估

呼吸窘迫患儿的初始评估往往因患儿的哭闹和恐惧而变得更加困难。提示呼吸窘迫的重要体征和症状是呼吸急促和三凹征（肋间、胸骨上和肋下）。儿童常

用辅助呼吸肌支持呼吸，表现为点头样呼吸和鼻翼翕动。早期呼吸窘迫症状是用胸壁呼吸肌呼吸，胸部和腹部反常呼吸运动（跷跷板样呼吸）提示呼吸失代偿。

院前处理

儿童呼吸支持包括给氧、简易呼吸囊辅助呼吸或控制气道人工通气。与在手术室相比，院前儿童气道管理更具有挑战性。因此，在野外更可能遇到困难气道。

感染　喉气管支气管炎（哮吼）是 6 个月到 3 岁小儿的典型急症。由于发病急且常在夜间发作，并伴有响亮的吸气性喘鸣，因而常使大人和患儿都受到惊吓。除了近期有上呼吸道轻度感染的病史外，其他病史往往都没有提示意义。

轻度哮吼（无三凹征）的现场处理包括 EMS 人员进行心理安慰、面罩湿化给氧以及将患儿转运到儿科急诊室。更严重的病例［出现三凹征和（或）意识淡漠或躁动等神经症状］需口服地塞米松（单次 0.6mg/kg，最大剂量为 16mg）治疗，并且雾化吸入肾上腺素（0.5ml 2.25% 消旋肾上腺素或 5.0ml 1：1000 的肾上腺素，不计患儿的体重）[172]。需要院前行气管内插管的患儿很少。

会厌炎是另一种非常危险但发病率低的小儿上呼吸道感染。会厌炎常发病于 2 ~ 7 岁的小儿，特征是吸气性喘鸣、分泌物多、高热、吞咽困难。小儿的声音听起来含混。应避免可能诱发患儿焦虑的操作，如过度检查或建立静脉通路。完全性气道梗阻可能迅速出现，需要进行紧急气道处理，包括环甲膜切开 [173]。

哮喘　急性哮喘恶化是儿童常见急症。儿科哮喘发病率为 5% ~ 10%，急性加重的"哮喘发作"是常见并发症。15 岁以下儿童中，哮喘是居第三位的入院病因。严重哮喘发作表现为响亮的喘鸣、心动过速，SpO₂ 在 92% ~ 95%。在出现危及生命的哮喘时，儿童无法说话，很安静，进而发展成反常呼吸，SpO₂<92%；这时，心率"恢复正常"往往是假象，进而可能出现心动过缓，最后出现心搏骤停。最近的指南推荐，轻度哮喘患儿的一线用药是吸入 β- 肾上腺素能受体激动剂（沙丁胺醇每 2min 2 揿，最多 10 揿）和糖皮质激素（口服泼尼松龙 1mg/kg，每天 1 次）[174]。对于危及生命的哮喘，可以静脉注射肾上腺素，可能需要全身麻醉和气管内插管。氯胺酮因具有扩张支气管的作用，是可选择的麻醉药。

气道异物梗阻　气道异物梗阻是低于 3 岁儿童，特别是男孩儿常见的意外事故。其特点是无任何疾病

的小儿突然发作呼吸窘迫，伴随咳嗽、作呕或喘鸣。小儿气道异物梗阻在目前儿科 BLS 指南中占重要地位。在轻度气道异物梗阻的情况下，若患儿仍能有效咳嗽，EMS 小组不必立即进行取出异物的操作，要鼓励患儿继续尽量咳出异物。如果发生严重的气道异物梗阻，咳嗽无效，则需紧急干预。对于大于 1 周岁的小儿，推荐采用腹部冲击手法（Heimlich 手法）操作（最多可冲击 5 次，直到异物排出）；而对于新生儿，推荐连续进行 5 组拍背、挤胸的组合手法。如果患儿意识丧失，必须立刻开始行标准的 BLS[175]。ALS 小组则可在直接喉镜下目视尝试取出异物。

心脏急症与休克

小儿危及生命的院前心脏急症少见，而急性失血或腹泻导致的低血容量性休克较常见，并需要紧急处理。

患者评估

除了标准评估外，精神状态、心率、脉搏质量，尤其是毛细血管充血时间，都是反映小儿低血容量状态的良好指标。

院前处理

心律失常　儿科患者院前发生的心律失常多是继发性的，多由基础疾病导致，而非原发性。小儿出现心动过缓常是不良预兆，多由缺氧或中毒引起。当心律低于 60bmp 并且有终末器官灌注不足的征象（如意识丧失）时，必须采取 BLS 措施，并找出心动过缓的原因予以治疗。而在野外发生的快速心律失常多为室上性代偿性的，很少需要治疗。如果需要治疗，室上性心动过速几乎均可通过刺激迷走反射进行控制，如颈动脉窦按摩，或静脉注射腺苷。室性快速型心律失常在儿童少见但更危险。典型的室性快速型心律失常发生在以下两种情况——遗传性长 QT 综合征和心震荡。在遗传性长 QT 综合征患者中，可触发一种特殊类型的室性心动过速——尖端扭转型室性心动过速，并可导致心搏骤停。然而，多数尖端扭转型室性心动过速为自限性，不需要采取 ALS 措施、除颤或药物治疗（可选用镁）等。心震荡是指一种在心脏复极化的临界相，小儿的胸部遭到棒球或冰球等物体的撞击而出现室颤的现象。其病死率非常高（高达 70%），而且除颤是唯一有效的治疗措施（另见第 45 章和第 47 章）。

休克　最常见的是急性出血或急性腹泻导致的低血容量性休克，其次为脓毒性、心源性和分布性休克。处理儿童休克的首要措施为快速建立血管通路并开始进行积极的液体复苏。首选静脉通路，但若不能很快建立，骨内输液可以代替。骨内输液通道快速、可靠，可以给予静脉用药和液体。推荐初始输注平衡晶体液 20ml/kg，如乳酸林格液。

意识改变

主要的神经系统疾病如脑膜炎、脑炎、高热晕厥、昏迷等在院前急救中很少遇到。儿童神经功能检查十分困难，现场救治也往往只能是对症治疗。

患者评估

在评估呼吸和循环后，须快速评估神经功能。使用儿科 GCS 评分进行年龄相关性神经功能反应评估（见第 97 章）。GCS 的运动评分对儿童创伤性脑损伤的预后有较好的预测价值。现场必须进行血糖监测，以排除严重低血糖。

院前处理

感染　EMS 人员院前处理的脑膜刺激征阳性儿童中，细菌性脑膜炎约占 30%，病毒性和无菌性脑膜炎约占 13%[181]。鉴别这一潜在的致命性疾病对院前急救人员而言极具挑战性。从病史和体检中能获得的细菌性脑膜炎的独立预测指标包括：主诉的病程长度、呕吐史、脑膜刺激征、发绀、瘀斑样出血和意识改变[182]。在转运患儿去儿科急诊室前可能需要进行气道处理和液体复苏。细菌性脑膜炎一旦确诊，与患儿有过直接接触的所有人都必须预防性应用抗生素。

惊厥　高热惊厥是小儿最常见的惊厥，约占儿童的 2%～5%，发病年龄多为 6 个月到 5 岁[183]。通常 EMS 人员到场时惊厥发作已结束，患儿处于惊厥后状态，使用退热药或许可以预防惊厥再度发生。

患儿生命体征稳定后应收治入院，以便排除其他可能导致惊厥的状态，如缺氧、中毒、感染、代谢紊乱、外伤、头部撞击等。如果惊厥复发或持续（惊厥持续状态），初级评估需再次遵循 ABC 原则（气道、呼吸、循环）。应给予高流量吸氧并测量血糖。可快速建立静脉通道的患儿，应静脉注射苯二氮䓬类药物，如劳拉西泮 0.05～0.1mg/kg。如果不能快速建立静脉通道，可直肠给予 0.5mg/kg 地西泮（骨内给予亦可）。如果惊厥复发，可给予第二次剂量的劳拉西泮（0.1mg/kg）[184]。

创　伤

1～18 岁儿童及青少年中，创伤是首要死因。男孩风险大于女孩。90% 创伤为钝器伤，10% 是贯通伤。儿童创伤院前急救中的患者评估和处理与成人创伤类似，因而本节重点放在讨论成人与儿童创伤的不同上。

由于解剖结构的差异，儿童受创伤的模式与成人不同。儿童头部相对较大，因此发生头部损伤的风险更高[185]。涉及骨骼生长端的骨折几乎全见于儿童。由于儿童肋骨软而有弹性，因而肋骨骨折少见，但发生肺挫伤的风险增加。儿童体表面积相对较大，因而易出现低体温，并易发生与创伤相关的所有并发症，如创伤性凝血病。严重创伤患儿的院前急救总体而言比成人更具挑战性。血容量严重不足的儿童快速建立静脉通路很困难，这种情况下，院前急救人员应采用骨内通道。创伤患儿的气道管理比成人困难，其并发症如气管导管误入食管和严重低氧血症的发生风险也更高。

被虐待儿童

儿童受虐待很常见，对院前急救人员来说也是一种挑战[186]。受虐待儿童多见的损害特点包括：各种年龄都有、不典型烧伤、手或器械打击造成的各种擦伤和血肿、幼儿摇晃综合征、不常见部位的损害（学步儿童的股骨骨折）。家长迟迟不提供病史或提供的病史不完整时需引起怀疑。处理目标是保障患儿安康。如果怀疑虐童，须通知有关部门，并将儿童转运到医院或其他安全的机构（另见第 93 章）。

院前大批伤员事故处理和灾难医学

院前急救经常遇到患者数量超过了救援小队或当地救援力量所能救治的事故人数，比如多发车祸、火灾和火车相撞。这类事件称为"群体性事故"，其定义为救援人员数量相对于受害者人数比例不足。群体性事故不同于灾难，前者可以通过当地或区域性的资源解决，而灾难则仅指国家层面的救援。群体性事故的例子是火车相撞，而灾难的例子是飓风、地震或海啸等（表 82-1）。群体性事故和灾难这两种情况都存在人员大批伤亡，都必须启用"分类"的概念；在不能提供一对一救治的情况下，尽可能救治更多的伤者。这一做法的目的在于尽快识别出哪些严重伤员可以通过即刻的救生处理获益，并保存有限的资源[187]（另见第 83 章）。

第一个到达现场的小组最重要的任务是，对现场进行快速评估，包括灾害程度、伤员人数和其他相关方面的情况，并把这些评估结果迅速传送给 EMS 调度中心。在群体性事件中，EMS 调度中心是非常重要的机构，它能够提供准确而及时的通信，并动员适当的额外支援力量。群体性事件的初始阶段常是混乱的，反应过度或反应不足的情况都很常见。常见的评估错误包括：现场多重交流（38%）、伤员人数估计错误（56%）、对医师资源的信息不明（43%）[188]。据信，只有 1/3 的群体性事件的院前分类信息是准确的。

在 EMS 医务人员个体和小组进行救援、分类和治疗的同时，EMS 系统将向群体性事件现场调配后勤、协调和通讯小组，以发挥指挥控制作用。通常这种现场控制包括分类区域的划定，在这里 EMS 医师常常发挥对伤员进行分类和治疗的重要作用。在灾难发生时，如发生飓风，国家资源如灾难医学救援小组（DMAT）或国民警卫队也将被动用。

表 82-1　灾难医学的定义

	定义	院前医疗救援的可能层级	事例
急症	紧急情况需要立即处理 影响时间：数分钟至数小时	个体医疗	自行车事故、卒中、心绞痛
群体性事故	短期内有大量人员伤亡，开始时超过了当地后勤保障的能力 持续时间：数小时至数天	分类 视医疗资源的情况，尽可能提高治疗层级	飞机坠落、火车碰撞、集体中毒
灾难	出现大量的人员伤亡和基础设施受损，超过了当地的应对能力 需要上级（或国家）的力量支援以解决问题 影响时间：数周至数年	分类 现场急救 存在明显的救援延迟，通常只有在临时性的基础设施建立起来之后，专业的医疗救助才能进行	飓风、地震、海啸、核灾难（如切尔诺贝利核泄漏）

野外伤员分类中，采用不同的策略 [简单分类和快速治疗（START）、飞行急救分类、改良 START] 在正确鉴别伤员受伤的严重程度上无显著差异（表 82-2）。多数情况下会采用分类卡登记和分类已经过分类的伤员（彩图 82-5）。伤员分类应根据伤员的病情状态和可供利用资源的动态变化而不断更新[189]。预后不良的重伤员（如创伤性心搏骤停）常被分到"等待"组，对他们不应分配更多的医疗资源去救治，否则这些伤员将耗费大量"更有用"的资源而得到徒劳的救治[190]。对已经过适当分类的伤员需要进行现场救治或向医院转运。目的不是将现场所有伤员塞满附近的医院，而是睿智、恰当而有效地将伤员转运至多个周围的医疗机构救治。

完整的参考文献可在网上查阅：expertconsult.com

参 考 文 献

见本书所附光盘。

表 82-2　群体性事故中伤员的分类

采用分类标签或彩旗将伤员分为 4 组

检伤分类标签	治疗需求的评估	损伤类型
绿色（轻伤）	创伤轻微，无须立即处理 需要心理治疗 可以自己行走	有伤口 小的骨折
黄色（延迟处理）	需要紧急处理 没有生命危险	骨折、关节损伤 断肢、大量失血 烧伤
红色（立即处理）	有即刻生命危险	呼吸功能不全、休克 脑创伤 有即刻致命风险的烧伤 腹部外伤
黑色（等待）	死亡或濒死的伤者	呼吸停止 心搏骤停 预后不良的头部损伤

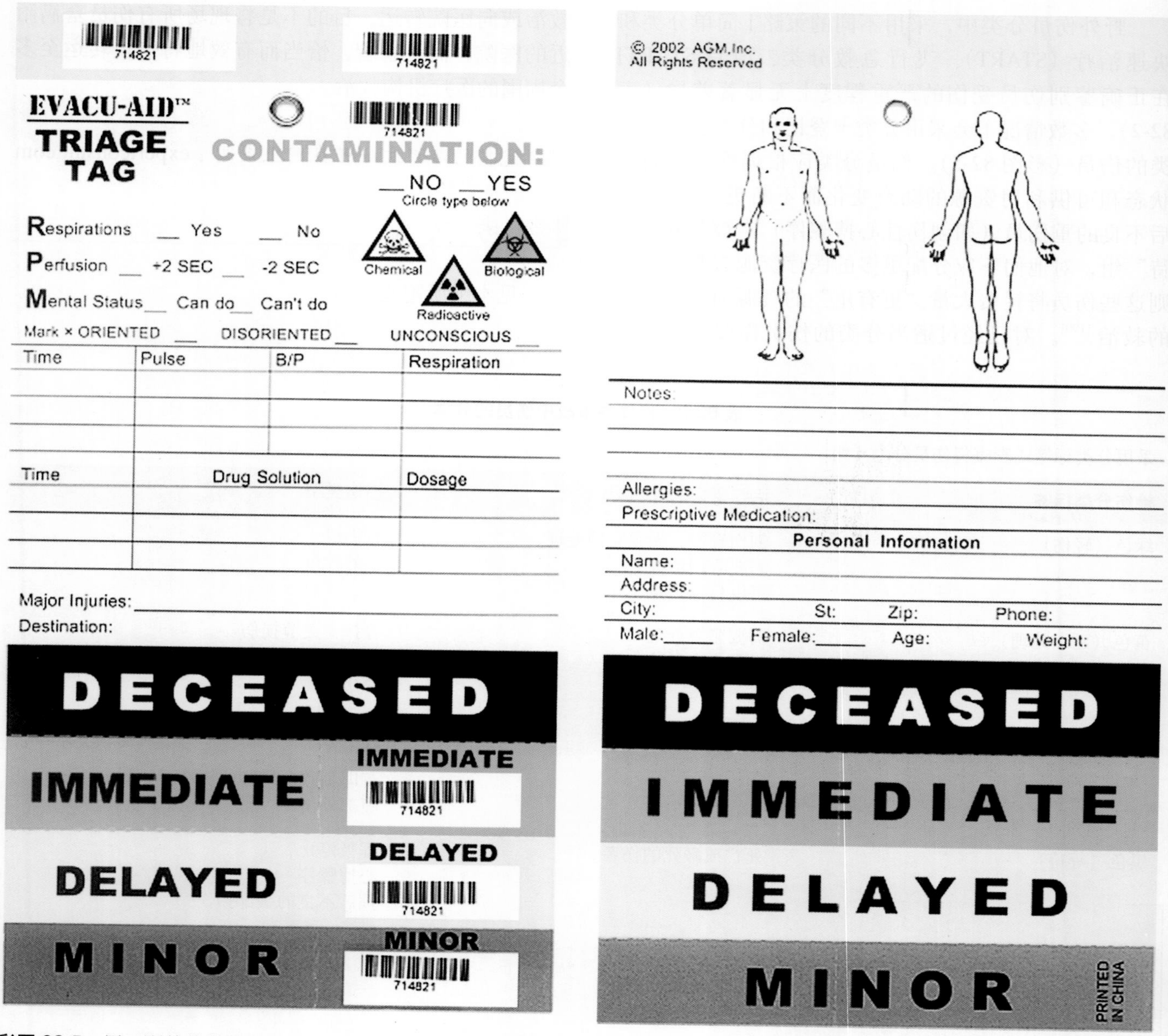

714821

714821

EVACU-AID™

TRIAGE TAG

714821

CONTAMINATION:

__NO __YES

Circle type below

Chemical

Biological

Radioactive

Respirations __ Yes __ No

Perfusion __ +2 SEC __ -2 SEC

Mental Status__ Can do__ Can't do

Mark × ORIENTED __ DISORIENTED__ UNCONSCIOUS __

Time	Pulse	B/P	Respiration

Time	Drug Solution	Dosage

Major Injuries:

Destination:

DECEASED

IMMEDIATE — IMMEDIATE 714821

DELAYED — DELAYED 714821

MINOR — MINOR 714821

© 2002 AGM,Inc.
All Rights Reserved

Notes:

Allergies:

Prescriptive Medication:

Personal Information

Name:

Address:

City: St: Zip: Phone:

Male:_____ Female:_____ Age: Weight:

DECEASED

IMMEDIATE

DELAYED

MINOR

PRINTED IN CHINA

彩图 82-5 用于野外分类的标签（正面和背面）。根据患者伤情的严重程度以及是否需要立即现场救治或迅速转运到创伤中心，将患者分为 4 组

第83章 麻醉从业人员在自然灾害和人为灾害救援中的作用 *

David J. Baker

谭 虎 译 杨天德 审校

83A 自然灾害救援：麻醉从业人员的作用

要 点

- 灾害可分为人为灾害和自然灾害。两种类型的灾害均可导致大规模伤亡，灾害的救治需要麻醉从业人员和重症治疗医师参与。
- 在自然灾害中，地震所产生的需要紧急处理和麻醉干预的伤员最多。
- 自然灾害可能会影响麻醉实践，这种影响可来自于其对医院手术和恢复的直接影响，也可来自于大量伤亡人员所致工作量增加的间接影响。

30多年来，《米勒麻醉学》被认为是现代麻醉学最全面的权威书籍。而近年来麻醉学在现代治疗学中扮演的角色和承担的责任不断扩大，需要科学地分析整个医疗行业的多个方面。在第7版中 David J.Baker 所编撰的章节"化学和生物战制剂：麻醉医师的作用"对麻醉在人类遭遇罕见的重大威胁时所起到的作用进行了阐述。电台播放的"911"恐怖袭击给编者留下了深刻印象，即纽约和华盛顿特区遭受恐怖袭击后，推测旧金山可能是下一个袭击目标。当天早晨，我负责手术室工作，我和同事们研究是继续工作还是腾出一些手术间以防万一。幸好旧金山未被袭击。而我们决定如同平常一样继续按部就班地工作被证明是正确的。个人经验使我相信此章有继续保留的必要。编者和同事是这样想的，虽然大多数麻醉医师可能一生都遇不到恐怖袭击，但我们应该对那些"万一"出现的场景有所准备，并了解其基本处理原则。

进行第8版规划时，编者们认为本章节在第7版中撰写得很不错，但需要增加地震或海啸等自然灾害中麻醉的作用。有的地区易发生自然灾害，比如智利的地震、菲律宾的台风和美国墨西哥湾岸区的飓风等。最近还有其他地区遭遇意外的恶劣天气、洪水、火灾。由于这些事件的不可预测性和危害大，麻醉医师往往措手不及。很多人可能是第一次在自然灾害的艰苦条件下实施麻醉。

编者们认为，应继续由 David J.Baker 修订和更新本章节，从而为麻醉从业人员提供当遭遇突然的灾害时，如何在资源有限的情况下进行临床急救治疗的全面的基本理论。

Ronald D. Miller

---

* 本章内容仅代表作者个人观点。

引 言

很难给"灾害医学"下一个确切定义，因为其不单单与灾害事件相关，还与其造成的伤害性质和伤亡人员数量相关。世界卫生组织（WHO）给出的定义是"一个需要借助外界援助的足够大的生态现象，这一现象超出了一般既定的反应体系"[1]。对于医学和麻醉学而言，其更好的定义应该是"由于灾害而导致的巨大数量的民众损伤和疾病"[1]。人们也逐渐接受了这一定义。约翰·霍普金斯大学疾病控制和预防中心的医学流行病学家 Eric K. Noji 对灾难的定义进行了进一步修正，即"严重影响人们生活的群体性紧急事件，并超出了该群体的有效反应能力"[2]。

布鲁塞尔 CHU Brugmann-Brien 急诊科的 Patrick Guérisse 医师曾就灾害医学的数种定义进行讨论[3]，认为"灾害"这一术语最好应保留用于以下情况，即社会和医疗基础设施在事件中严重毁损，并对基本社会功能造成极大的负担，包括法律和社会秩序、通信、交通以及食物和水的供应等。

分 类

灾害可分为自然灾害和人为灾害。受害者受伤和感染的数量均对麻醉和重症治疗产生影响。自然灾害经常有规律地发生，发生机制与气候变化和地震活动等相关。人为灾害包括有毒物质意外泄漏事件或故意释放毒物、病原体，或发生爆炸和火灾。一般创伤或烧伤的麻醉处理在本书的其他章节中介绍（第 81 章）。本章主要对自然灾害以及发生化学和生物毒物施放的人为灾害所导致的伤害的麻醉处理进行阐述。

自然灾害主要由于气候原因和地质原因造成。有的自然灾害可以有一定程度的预警，如飓风；有的却几乎无法预警，如地震。无论是发达国家还是发展中国家，自然灾害都可能发生，但在贫穷国家，其造成的破坏往往会因为医疗基础设施的不完善而被放大。

自然灾害包括以下种类：

- 洪水
- 热浪
- 火灾
- 飓风
- 海啸
- 地震

所有这些灾害中，地震造成的躯体创伤病例最多，最需要紧急外科援救。

应对自然灾害的策略

自然灾害对麻醉实施的影响可能是直接的，也可能是间接的。直接影响是对当地医疗服务的影响，间接影响是由过量的伤员涌入造成的医疗设备功能退化。自然灾害对服务业和基础设施的影响在发展中国家和发达国家是相似的，但其对发展中国家的影响往往程度更深，对其紧急医疗救助反应是一个巨大的挑战。

在资源有限的国家里，来自国外医疗队（FMTs）的麻醉从业者要想实施有效的干预，必须有充分的了解和准备。Lind 及其助手为国外医疗队的调整和组织拟订了一个框架[4]。以地震为例，作者给出了灾害发展的四个阶段：

- 第一阶段（大约 72h）：国外医疗队一般未到达，仅能依靠本地资源。
- 第二阶段（4～21 天）：国外医疗队到达，建立医疗服务设施，可进行外伤手术。在地震发生后的第 1 周，外伤治疗的工作量增加，而非外伤治疗的工作量减少。
- 第三阶段（4～12 周）：慢慢恢复到正常的疾病救治。在此阶段，国外医疗队已经到位，当地医疗卫生机构的压力开始逐渐显现。
- 第四阶段（3～6 个月）：医疗工作逐渐恢复到地震前的水平，恢复常态时间的长短与地震的规模和伤亡的严重程度相关。

在地震的各个阶段，我们必须认识到救治的三个水平：

- 初级（基本）救治和快速紧急救治。
- 二级（中等医疗水平），包括在医院中的诊断和治疗。
- 三级，涉及专业技术性很强的当前技术水平的医疗。

值得注意的是，不同国家地震前的医疗水平有很大差异。在这一框架内存在一个包括灾害发生、反应和恢复的循环[5]。

自然灾害对麻醉医师工作的影响

在灾害的各个阶段，麻醉医师都是应急外科反应团队的一员。其总体部署如下：

1. 规划和培训：要掌握在先进国家日常工作中不用的、不熟悉的设备的使用方法。
2. 反应：在野外实施麻醉和高度依赖性救治。
3. 恢复：应对外伤后的长期后果和重建当地正常麻醉工作。

实际上，自然灾害对麻醉医师工作的开展有相当大的影响，包括以下几点：

- 影响正常的社会基础设施：自然灾害破坏通信和日常服务，如水和电力供应。这使紧急医疗服务的开展，包括麻醉工作，具有相当大的挑战性，因为它需要在其他任何有组织的医疗机构登场前就启动。1995 年日本神户地震，因为医院位于一个独立的岛屿上，地震彻底切断了灾难地与医院的联系[6]。
- 对院前应急救援的影响：自然灾害发生后，麻醉医师可能作为紧急医疗系统（emergency medical system，EMS）成员参与院前急救[7]，也可作为野外手术专家组成员参与救援被困人员[8]。此外，麻醉医师可能需要在野外医院为重伤员提供高质量的麻醉，但其设施却非常简陋，与平时工作的常用设备差异很大。
- 院内影响：在医院内，可能同时出现大量需要急救及早期外科干预的伤员。复苏、检诊和术前准备时间均十分有限，医疗资源达到高负荷运转。
- 重症伤员的进一步处置：自然灾害所造成的破坏可能使术后监护条件缺乏。灾害破坏了电力和气源供应，而术后监护所需的复杂设备却需要有电力和气源供应，且危重或中毒伤员离不开重症治疗服务[9]。

国家紧急医疗应急分队是国际应急医疗队的一部分，应优先响应受害国家的求援。van Horning 及其同事在这方面指出存在的问题：国际应急医疗队是一个"灾害旅行团"，他们在灾害地短暂停留和工作，提供零碎的服务，难以对术后的患者进行长期随访[10]。

应对自然灾害：现实问题考量

准备和计划

麻醉医师和麻醉护士作为野外手术队成员，要参与第二阶段的灾害救援。工作计划和准备必要设备非常重要，尤其是要制订出灾前特殊预案。关于紧急救援，我们可从 2010 年海地地震中得到很好的经验教训，包括在发生灾害时，如何从外国一个没有专门应

急计划的大医疗中心快速调度应急力量[11]。除了组织工作准备外，麻醉医师还必须熟悉灾害伤情的病理生理表现，包括挤压伤、穿透伤、钝性创伤、急性肺损伤、烧伤、淹溺和近乎淹溺。这些都是灾害医学的专科伤情特征[12]。

培训

除了需要灾害管理规划，EMS 团队还需要对灾后常用设备及麻醉技术进行特殊培训以获取经验。这些常用设备和技术与发达国家日常医疗中所使用的设备和技术差异很大，但对于军队、人道主义援助组织及发展中国家医务人员来说也许并不陌生。然而，许多麻醉医师从未离开过现代化的、先进的医院设施和复杂的高科技装备，因此他们需要进行专门培训，以熟悉最基本的设备和设施，从而进行野外麻醉。关于野外麻醉，后面有专门章节进行讨论。

院前现场急救

麻醉医师可能会参与灾害现场急救。比如伤者被倒塌建筑物掩埋，需要行紧急截肢才能脱困，这时就需要麻醉医师参与，通常此时由专家团队来进行救治。在法国，就有专门的团队服务于院前应急，这已经成为一种国家政策，当需要医疗紧急救助服务时，它就将"医院"直接带到患者身边[13]。英国亦有类似的医疗辅助组织，即危险区域响应小组（the United Kingdom's Hazardous Area Response Team）和城市搜索和救援队（Urban Search and Rescue Teams，USARs）[14]，它们可应要求从医疗小组抽调人员以得到加强。同时，军事医疗队也是合格的应急分队。它能提供及时的检伤分类、评估及治疗，包括手术。

地震：一种特殊的灾情

地震是导致死亡和损伤的主要原因。现有记录显示，过去 40 年内，地震活动造成了超过 100 万人死亡[15]。无论是发达国家还是发展中国家，其社会和医疗基础设施均受到影响。但对基础设施本已脆弱的发展中国家而言，影响可能更大。地震是突发式灾害，多无预兆。这是由地壳板块运动引起的，即板块漂移学说。当板块相撞时，断层线形成，决定了可能发生强震的地点[16]。

影响地震破坏结果的因素有[16]：

- 地震强度

- 抗震计划和准备的完备度
- 当地地质条件
- 建筑设计
- 人口：许多人口稠密地区处于断层线上

地震强度用里氏震级表示。它是 1 和 10 之间的对数。改变里氏震级一个单位相当于改变 10 倍地面运动和 32 倍辐射能量。可使用仪器和（或）观察人类受影响程度或两者同时应用来对地震进行衡量。里氏 5 级以上地震会造成损坏，7 级以上为大地震。2011 年日本北部地震，为里氏 8.9 级。它引发了海啸，其造成的 30 英尺（译者注：1 英尺约等于 0.30m）高海浪席卷内陆 3 英里（译者注：1 英里约等于 1.61km），导致 15 000 人死亡，并造成福岛核电站核心融毁。

震后院前应对处理

地震造成的伤害包括直接效应和次发效应。直接效应指由于板块结构改变和能量释放造成的结构性破坏；次发效应指其后续效应造成的伤害，如火灾、山体滑坡、洪水、海啸以及有毒物质释放。此时，卫生保健设施可能遭到损坏，所以在提供救治前，必须对医疗设施进行检查。

灾难院前急救管理的关键问题如下：

- 患者自行转诊至医院：未被困住的地震伤员往往自行到最近医院就诊，这可能迅速挤占地震后余下的医疗资源。而不恰当的患者分流，如许多没有重大伤情的患者自行到大医院就诊，会导致医疗资源的不合理利用[17]。
- 通信：早期可能发生通信系统破坏，如移动电话和互联网故障或超载。人们往往对这些系统过度依赖，而现有条件下，其发生故障后往往难以灵活调整。已确认的问题是缺乏应急人员间通信的标准化无线电频率。
- 交通和社会基础设施：地震会对到大医院去的路径造成直接影响，1995 年神户大地震就是如此。此外，在较贫穷的国家，机场和空中交通可能会迅速表现为超负荷运转，如 2010 年海地地震[18]。这会对试图进入该国提供紧急医疗帮助的医疗队形成重大影响。
- 受困：地震遇难者大多数死于倒塌建筑物或废墟受困。与那些未受困伤者相比，受困者死亡率升高 67 倍，伤害率升高 11 倍。90% 地震导致的死亡与建筑物压迫相关[19]。地震 24 ~ 48h 后受困者存活率明显降低。1980 年意大利伊尔皮尼亚地震后的一项研

究表明，在超过 3000 例地震受困幸存者中，93% 是在地震后 24h 内解困救出的。相反，95% 的遇难者均为不能及时解困[20]。高级生命支持，包括气道、通气和循环管理，是救援响应的一个重要组成部分。在受困伤员救治中，麻醉医师不仅需要管理手术麻醉，还需要给患者全身麻醉或镇静以帮助他们解困。

- 检伤分类：地震伤员检伤分类是必不可少的，特别是在医疗资源有限的地区。麻醉医师应该熟悉已有的几个检伤分类系统。其中，最简单、最为大家所熟悉的是简捷检伤分类系统（Simple Triage and Rapid Treatment，START），其效果较好[21]。这个系统虽强调基本的挽救生命措施，但要求救援人员不得在现场进行任何后续治疗。
- 紧急治疗延误：许多受灾者均由于地震后挽救生命的应急医疗运送延迟而死亡。在全世界现已建立了特殊的城市搜索和救援队（urban search and rescue teams，USARs），它可立即在自己国家开展工作和快速部署到任何其他地方。但由于调度延迟，问题仍然存在。有研究表明，救援队在美国部署需要 24h，而对于国际任务，时间会更长。1999 年土耳其地震就是一个例子，第一个部署的美国救援队是在灾后 48h 开始工作的[16]。

院 内 处 理

地震对医院救治服务有直接影响，会加重处理应急事件时医院供需的不平衡，2009 年日本神户地震就是一个典型例子。由于缺乏能源、水、气源以及互联网系统，所有的服务都停止了，包括麻醉。现在许多大医院均有了灾害应急处理计划。在地震带区域，该计划应行特别修订，计划中均需考虑到在灾害发生后医院应如何保持其救治能力。

其他延缓应急反应的主要障碍包括与离院工作人员进行联系和安排交通设施。

患 者 处 理

无论是在发达国家还是发展中国家，灾害救援中应尽早建立患者身份识别和跟踪系统，并将其运送至医疗机构。在早期阶段，只能给伤员指定临时 ID 号，直到患者有了真实身份资料。麻醉医师和外科医师均应熟悉患者到医院的处理流程，知道如何安排手术室资源最佳。以下是 Schutz 和 Deynes 描述的患者流动至医院的模式[16]。

- 地震后 30 ~ 60min：轻伤和撕裂伤伤员步行到达。这些患者应迅速被转移到观察区。治疗应推迟到有了更详细的评估后。
- 地震后 60min：会出现更严重的伤员，如挤压伤伤员。这些患者会由医疗辅助人员或其他紧急医疗队员陪伴，并可能在院前接受一些治疗。这个阶段的受难者可能会迅速耗尽现有的医院资源，进行进一步检伤分类极为重要。前面提到的 START 系统不能鉴别出哪些患者会耗费大量医疗资源，或哪些是尽管积极治疗，其预后仍然很差的患者。为了解决这个问题，引入了修正的检伤分类评估系统，即 SAVE（Secondary Assessment of Victim Endpoint）系统。该系统的目的是降低患者死亡率和确保医疗资源只分配至那些将受益于后续医疗处理的伤员[22]。

特殊的损伤和对麻醉的影响

地震会造成各种各样的外伤。主要包括颅骨骨折、颅内出血、脊髓损伤，以及腹腔、盆腔创伤。以前关于地震伤的研究发现伤员有下面几种重要的伤后并发症：

- 低温
- 伤口感染
- 坏疽
- 脓毒症
- 急性呼吸窘迫综合征（ARDS）
- 慢性肺疾病急性发作，如哮喘
- 心肌梗死
- 多器官功能衰竭
- 挤压综合征

挤压伤是地震伤致死的主要原因。对于那些需要连续性肾替代治疗的挤压综合征患者，病死率可能达到 40% 或更高[23]。

这是由于挤压伤后可能出现以下危及生命的并发症：

- 低血容量性休克
- 乳酸性酸中毒
- 横纹肌溶解症
- 急性肾衰竭
- 低钙血症
- 高血钾
- ARDS
- 弥散性血管内凝血

- 致命性心律失常

使用琥珀胆碱快速诱导插管需要着重排除高钾血症的可能性。

野外麻醉

因为短期内需要管理大量伤员，自然灾害麻醉管理对于麻醉医师来讲是个挑战。本质上必须遵循标准的麻醉程序，但在患者评估和使用的麻醉技术层面应简洁、简单。

复苏和检伤分类

灾害麻醉医师必须熟悉标准化的创伤管理系统[例如高级创伤生命支持（ATLS）][24]，该系统可向伤者提供一个统一的医疗模式。框 83A-1 介绍了大批伤员复苏及检伤分类的常用指南（见第 81 章和第 108 章）。

术前评估

病史

在处理大批伤员时，需要有一致和基本的术前麻醉管理。如果患者是有意识的，可以按照 AMPLE 步骤进行快速的病史采集[11]：

- 过敏或呼吸道问题（Allergies/Airway problems）
- 药物，包括既往服用或现场给予（Medications）
- 既往史（Past medical history）
- 最近进餐情况（Last meal）
- 环境/事件（Environment/event）

框 83A-1　对自然灾害伤员的初级救治

复苏
A：维持气道并保护颈椎
B：呼吸及通气（包括胸部损伤的处理）
C：保证循环，控制出血
D：残疾或神经系统状态的评估（AVPU 评分）
E：暴露患者，脱掉衣服，对患者的伤情进行全面评估
E：环境，避免低体温并注意工作区域的安全性

检伤分类
P1：需要紧急外科手术以维持生命
P2：可以延迟至 2h 后进行手术
P3：非卧床的伤员，可数小时后进行处理
P4：可等待

AVPU 是注意力（alert）、声音（voice）、疼痛（pain）和反应迟钝（unresponsive）的英文首字母缩写

在野外进行急诊麻醉处理的每一位患者都应被视为饱腹。创伤可导致胃排空延迟，故而不能按正常胃排空时间进行评估。

体格检查

在野外环境中，对于需要麻醉的患者，可供实施完善体格检查的时间很少，但仍应进行一些简略、必要的体格检查。检查应包括以下项目：

- 观察基本生命体征
- 评估气道
- 检查心脏和肺部
- 评估出血和低血容量
- 评估胸部、腹部和其他损伤

野外麻醉设备和技术

因为灾害损坏了设备及基础设施，在发达国家常用的复杂麻醉工作站在灾难现场附近常不能获得或者不能应用。因此，有必要熟悉适用于极端条件的麻醉设备及简单安全的麻醉技术。在灾难环境中，通常缺乏瓶装气体及电力资源，在设备准备时应考虑到这些问题。设备必须具备以下几点：

- 操作简单
- 坚固耐用
- 便于运输

19 世纪麻醉医师常使用吸入麻醉剂，其操作简便，可在医院内或医院外使用。野外麻醉系统沿用了早期麻醉人员使用的简单可靠的方法。这在军事医疗中得到了大力发展，因为其需要在战场环境中提供安全的全身麻醉[25]。然而，在远离医院的野外进行麻醉对于许多麻醉医师来说都存在问题。由于野外麻醉系统的设备不同于医院常规麻醉设备，麻醉医师通常不熟悉其使用方法。

野外麻醉设备的使用

应该在灾害发生前对野外麻醉设备的组装和使用进行常规培训。相对于简单的野外麻醉设备，目前只习惯在医院使用的先进复杂的现代装备可能会带来副作用。在灾难现场展开急救之前，麻醉从业人员很有必要完全熟悉野外急救设备，熟练野外技术。

野外麻醉设备至少应该包含以下项目：

- 手电等应急照明
- 气道管理
  - 手持大口径抽吸装置
  - 喉镜：包括传统及可视化喉镜（参见第 55 章）
  - 气管导管和喉罩
  - 环甲膜切开包
- 必要的监测
  - SpO_2、心电图、呼气末二氧化碳和无创血压监测装置。最好采用便携式设备，以便适用于野外麻醉。

野外麻醉系统

目前已经开发了大量的野外麻醉系统（见第 29 章）。这里仅提及以下两个在野外麻醉的起源和发展中具有代表性的设备。英国三军通用麻醉机（TSA）发明于 35 年前（图 83A-1）。在其简单回路中，抽吸型设备为其提供载气。含有三氯乙烯和氟烷的两个麻醉挥发罐串联在一起。氧气通过调节器和 T 形管从压缩氧气源得到补充。后期对该装置回路进行了一定的修改，在蒸发器末端加载了一个自膨式球囊，变成通气模式。1992 年发现，使用抽吸型和增压模式麻醉挥发罐仍工作良好，故进一步将该装置改进，用便携式通气机驱动空气，在一定压力下进入含有异氟烷的麻醉挥发罐。

TSA 的麻醉设备取得了巨大的成功，特别是在马岛战争中[26]，现仍广泛应用于世界各地。然而，由于使用牛津微型挥发罐 50（OMV 50，Penlon，Abingdon，United Kingdom），使其不能应用具有特殊物理特性的现代麻醉药，如七氟醚。

使用标准增压麻醉挥发罐的较新麻醉机是麦哲

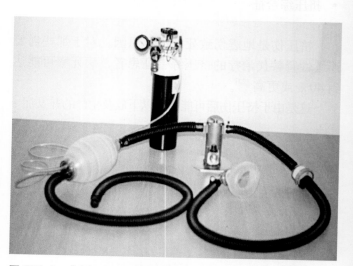

图 83A-1　英国三军通用麻醉机（TSA），此装置在马岛战争的伤员救治中获得了巨大成功

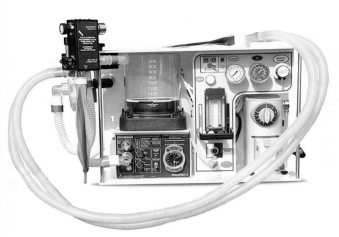

图 83A-2 麦哲伦麻醉机（英国史密斯国际医学院）*(Courtesy Pneupac Ventilation, Smiths Medical International, Luton, United Kingdom.)*

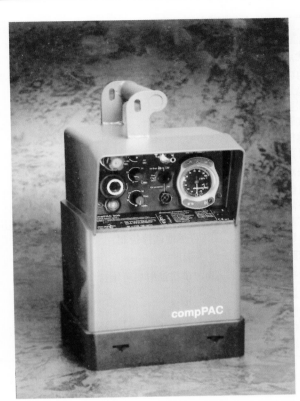

图 83A-3 ComPac 便携式气体驱动紧急通气设备，用于已被污染的环境（英国史密斯国际医学院）*(Courtesy Pneupac Ventilation, Smiths Medical International, Ltd, Luton, United Kingdom.)*

伦机（Oceanic Medical Products，Atchison，Kan.）（图83A-2）。通过氧气瓶或氧浓缩器，可使麻醉气体的含氧水平达到供氧的要求。用这种方式可以节省昂贵的气体资源。主要驱动气还是空气。还有一内置野外用呼吸机（ComPac，Pneupac，Smiths Medical International，Luton，United Kingdom），可以适用各种电源，包括 28 伏车内电源（图 83A-3）。这使麦哲伦机在无压缩气体供应的情况下，也可在压力通风系统中使用标准挥发罐。

自然灾害中使用的麻醉技术

对于自然灾害救治中使用何种全身麻醉技术，目前尚无规范。在做出选择时可考虑下列因素：

- 麻醉医师对基础设备要熟悉，并且在日常工作中有能力对此继续提高
- 环境和基础设施
- 发达国家和发展中国家均可得到的麻醉药品和设备，以便于发展中国家发生灾害时麻醉医师可以熟练使用
- 要考虑到在大规模伤亡时可能出现的工作负荷和需要，以尽可能提供最多、最好的服务

一般来说，在极端灾害条件下，局部麻醉、腰麻和硬膜外麻醉的作用非常有限。这是因为患者术前多存在血压不稳且无消毒操作的条件。然而，在某些情况下，区域麻醉已在可提供全身麻醉之前成功应用[27]。

所有患者接受全身麻醉时均应被视为饱腹；因此，需快速诱导麻醉行气管插管。此后，可应用平衡

麻醉，包括肌松药、阿片类药物及呼吸机。实际工作中，麻醉药物可根据灾害情况和该国家可供使用的药物选用。需要冷藏的药品（例如氯化琥珀胆碱）通常不可用，需考虑其在室温下亦稳定的替代品。

所用麻醉方案应考虑到术后尽快清醒，以保证手术结束时即清醒拔管。应给予患者充分镇痛，直至护理单元可以接手。

在发展中国家工作的麻醉医师可能会发现，即使在正常工作中适合快速诱导和苏醒的现代麻醉药也常不能获得。在这里，发达国家早已淘汰的吸入麻醉老药如乙醚或氟烷反而常规使用。因此，复习这种麻醉药物的性质应为灾难麻醉管理训练的一部分。

野外麻醉中的全身麻醉诱导

静脉麻醉药的使用取决于药物的有无和经验。近年来，相较于巴比妥类药物如硫喷妥钠，丙泊酚已取得优势地位，但其在灾害救治中却不一定是可选的理想药物。它以液体分装，在灾难处理时的非无菌环境中易受污染。但是，如能保证无菌存储环境，丙泊酚可能是伤口换药、烧伤清创术的理想麻醉药物。另外，因其成本

框 83A-2　氯胺酮的药物特性和用法

优点

可以肌内注射，也可以单次注射或以静脉滴注的方式静脉给药

稳定，无须冷藏

需要基本气道管理，通常需要辅助通气

气管舒张剂

镇痛

复苏快

缺点

可能出现喉痉挛

分泌物增加

有苏醒致幻的风险（笔者注：在极端灾难情况下和儿童使用时非常少见，且其可用地西泮控制）

麻醉持续时间

药物半衰期为 2～3h，单次注射后可维持 30min

用量（成人）

静脉诱导：1～2mg/kg

维持剂量：0.1～0.5mg/min 或诱导剂量的一半

持续输注：10～30μg/(kg·min)

高，丙泊酚在某些发展中国家不可能常规应用。

　　氯胺酮，一种已在临床上应用了几十年的短效麻醉药，虽有较强致幻作用，仍然是野外麻醉处理中最有效和安全的麻醉药，其性能和使用见框 83A-2。

在医院设施破坏条件下的通气管理

　　在灾难环境的严峻条件下实施通气应在进入现场前就做好计划。通气管理是急诊平衡麻醉和术后监护的重要部分。因为在灾害条件下，电力和压缩气供应均可能出现故障，故必须考虑适用于该条件的呼吸机。而大多数医院的呼吸机，包括麻醉工作站，均不适合使用。

　　因此，麻醉医师应该熟悉适用于灾害条件的便携式气动或电池供电的电动通气设备。选择时可考虑以下因素：①熟悉度，即是标准通用设备吗？②操作简单，即是否具有在野外环境工作的呼吸机所绝对必需的功能？因为在野外麻醉处理中，通气是确保平衡麻醉及患者快速恢复的关键，而医院的复杂通气模式并不适合野外。气动便携式呼吸机因提供了稳定的气流、可控制通气时间及预置潮气量，并在野外条件下经受了考验，已在最近的战场救治中得到了广泛应用。Pneupac ComPac 呼吸机（Pneupac Ventilation, Smiths Medical International, Luton, UK）即是很好的例子，它不需要压缩氧气，适合多种野外供电模式[28]（见图 83A-3）。

83B　化学与生物战制剂：麻醉医师的作用

要　点

- 化学与生物战（CBW）损伤的处理是从有毒制剂释放地点到医院的连续过程。麻醉医师可提供全程服务，从必要的早期生命支持直到参与重症监护治疗病房救治。
- CBW 的处理需要高级生命支持和其他专业技能，这些正是麻醉医师工作范畴的一部分。
- 应从以往危险性物质（HAZMAT）意外泄漏和自然界流行性感染的许多临床救治中吸取经验，用于 CBW 损伤的处理中。CBW 释放的物质威胁到医务人员的安全，所以应该培训并装备医务人员，以便其在沾染区或感染区域安全地进行工作。
- 化学和生物有害物品是一系列危险品之一。不同类危险品制剂对易受累的机体系统可能具有共同的作用。由于不能立即检测出所释放的制剂，所以应从伤员出现的症状和体征出发进行处理，可能需要实施生命支持。

要　点（续）

- 危险品系列中的每种危险品都具有四种关键特性：毒性、潜伏性、持续性和传染性。前两者决定了对伤员的处理，而后两者决定了对事件的处理。
- 人们一直担忧许多的潜在危险品（常不严格地称为威胁）可能用于恐怖袭击。根据已有的军事和情报信息，这些潜在危险品能被提炼并用于制造真正的危险品，管理协议能适用于这些危险品。
- 在医学上不应该将 CBW 制剂归为大规模杀伤性武器（WMD），但正是这些制剂可能引起大规模损害。早期生命支持及特异性疗法能够避免大规模损害导致的大量死亡。
- 可能民用的大多数毒性危险品被列入了联合国"危险品分类系统"中。意外工业泄漏事故的应急预案可作为处理人为 CBW 释放的参考。
- 在过去的 35 年里，有毒制剂一直在军事和民用领域中应用，目前应该将这些制剂作为潜在的恐怖威胁。
- 对暴露患者的管理取决于医务人员的防护、早期提供生命支持、特异性解毒药和抗生素疗法。对伤员进行除沾染处理可能延误治疗的开始，因此其并非总是必需的。如果必要的话，应该在除沾染过程中给予基础生命支持（TOXALS）。在由意外或人为的化学和生物因素所致呼吸衰竭的救治中，重要的是医院有提供大量呼吸支持的能力。
- 在民众中释放军用化学战制剂如神经毒剂、糜烂剂、致肺水肿剂、氰化物以及某些毒剂所造成的危害最大。许多工业用化学制剂具有同样的危害。
- 传统的生物战制剂如炭疽和鼠疫用于有目的地诱发流行病，其潜伏期远远长于化学战制剂的攻击。重症监护治疗阶段通常需要麻醉医师介入。
- 从目前对人为毒剂释放的恐惧中得到的教训有利于处理日益增加的意外事件，以及 21 世纪大规模毒剂暴露对人类生命造成的更大的危险。

引　言

直到最近，化学与生物战（CBW）制剂暴露的影响一直是临床实践中偏僻的领域，主要是军事专家、微生物学家和毒理学家关注该问题。从 2001 年 9 月纽约市世贸中心遭袭击后，民众越来越关注恐怖分子释放 CBW 制剂的可能影响。2005 年 7 月的伦敦袭击中，在狭窄的空间内使用了烈性爆炸装置。当时患者出现毒性反应，急救人员认为恐怖分子使用了化学装置。直升机救助机构的麻醉医师是到达事发地处理受伤者的首批人员[29]。因为恐怖分子使用 CBW 制剂的威胁确实持续存在，所以麻醉医师已越来越多地参与到 CBW 制剂损伤的院前和院内救治中。因此，以前对 CBW 制剂伤员救治主要考虑的仅仅是毒性和致病性，现在还考虑到通过早期以及持续生命支持来改善患者预后。

本章旨在从麻醉学方面讨论人为的 CBW 制剂暴露后损伤或感染伤员的管理。从危险品意外泄漏事件处理中吸取的重要教训可用于处理 CBW 事件。在一些国家，麻醉医师是第一批急救医务人员的成员，他们接受了个人防护和除沾染的培训[30]。即便是在医院内，他们也可能参与沾染伤员的最初收治过程，尤其是在医疗自动分送时[31]。毒性损伤的伤员也可能具有需要手术的一般性损伤，毒性制剂影响下的手术麻醉管理是一个全新的课题。最后，许多被 CBW 袭击的伤员需要立即并长期给予通气支持以及其他重症监护治疗，这是麻醉医师和重症监护医师需要积极参与的工作领域。

本章中，对于生化危险品的性质与管理，首先明确其定义和分类，其次讨论关键的代表性制剂的病理生理作用特性。大量文献介绍了很多潜在的 CBW 危险品，在此不再重复。而本文从麻醉学和重症监护治疗的角度讨论不同种类危险品的代表性制剂的关键特点。最后介绍麻醉医师和重症监护医师参与 CBW 制剂释放处理中的实际问题。该讨论涵盖对患者的处理以及事件期间的安全手术，包括对释放制剂的检测、全体参与人员的防护以及除沾染处理。

文 献 检 索

一个多世纪以来，对 CBW 的研究涉及了许多不同的学科与临床专业领域。相关文献也极为丰富，涵盖了广泛的临床领域。在所涉及的专业领域中，毒理学、微生物学和职业卫生学一直是最主要的专业，并产生特殊的影响。大多数与 CBW 制剂相关的文献出现于医学文献分析与检索系统（Medline）之前，目前很难通过该系统找到。但是，仍有许多综述和书籍，特别是在胆碱能传递方面有详细的研究，这可使现代麻醉医师仍能较易了解早期研究者的相关工作[32-38]。建议读者参考这些文献，以获得有关 CBW 制剂作用的背景知识。

循 证 研 究

CBW 制剂在人类的研究一直不如其他人类临床医学领域的研究广泛。这可以理解，因为以人类为对象的 CBW 制剂前瞻性研究除非是自愿受试，否则均受国际公约严格控制或者禁止。然而，仍可从早期临床志愿者研究和化学战制剂意外泄漏事故所报道的文献中获得大量的信息，现在已公开提供许多未出版或保密的报告[36]。在生物战领域，近期也有较多综述[39-41]；此外，也有对意外发生（非人为）的传染进行的有价值的临床研究，以及关于抗微生物和抗病毒制剂开发的文献，这些与生物战制剂的投放有直接相关性。

保 密 性

虽然公开的文献中有大量关于 CBW 患者病理生理改变和治疗的信息，但是很可能有更多的相关资料仍被政府列入了保密范围而不易看到[36]。尽管如此，从解密的政府资料[42]以及对美国信息自由法提供的资料进行搜寻可获得很多有用的历史信息。其他一些非

政府组织如斯德哥尔摩国际和平研究所（SIPRI）也已经公布了大量信息，尽管这些信息可能有一定的政治偏见[43]。迄今为止，对 CBW 制剂研究得最深入的是冷战时期的前苏联，仍有大量的研究结果未公布。然而，参与了 CBW 制剂研究项目如 Mikrobioprom[44] 和基因工程在 CBW 中的应用的前苏联科学家确实曾公开发表了许多相关技术的论文。1972 年签署生物武器公约[45]后，西方国家终止了生物战的研究，而前苏联的大部分研究计划正是从此时开始的，因此通过数据库能够容易地查到这些研究结果。

定 义

化学与生物制剂的经典定义

化学战制剂公认的经典定义为：有目的地用于军事行动，并通过病理生理学作用导致人类死亡、严重致伤或使人类失能的化学物质[46]。传统上曾将控制暴乱的制剂和除草剂排除在该定义之外，尽管这两种制剂一直常用于与化学战制剂定义相符合的用途。1972 年生物武器公约将生物战制剂定义为：有目的地造成人类、动物或植物产生疾病或死亡的有机活体（无论其本质如何）或由其衍生的传染性物质[45]。毒素是细菌感染后引起病理生理学改变的一种基本物质，其不包括在生物武器公约中，其本质上被认为是化学战制剂。

化学 - 生物危险谱

虽然传统上一直将生物与化学制剂分开对待，但是从医学上可恰如其分地将它们视为危险连续谱的一部分[42]（见图 83B-1）。图 83B-1 中的制剂按照分子量由低到高排列，从左侧的化学毒素制剂到右侧的可自身复制的制剂如细菌和病毒。该危险品谱有助于强调这条线上不同的制剂通过类似的方式作用于机体。神经毒剂抗胆碱酯酶和肉毒杆菌毒素都可引起神经肌肉接头失活就是一个很好的例子。细菌通过可能影响机

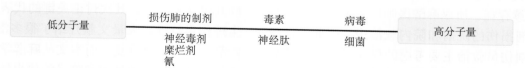

图 83B-1　化学 - 生物危险谱。从来源上，制剂可分为化学或生物制剂，按分子量从低到高排列。毒素从来源上属于生物制剂，与正常作为中枢神经系统递质的神经肽同处于该危险谱的中间位置。这些制剂有时称为生物源制剂，能够通过基因工程技术来合成。*(Modified from Baker DJ: Anesthesia in extreme environmental conditions. Part 2. Chemical and biological warfare. In Grande CG, editor: Textbook of trauma anesthesia and critical care, St. Louis, 1993, Mosby–Year Book, p 1331.)*

体不同系统的毒素而发挥其毒性作用。该危险谱可提示 CBW 损伤的医疗管理中应该主要针对系统功能障碍，而不是特定的致病因素。

CBW 制剂的基本性质

CBW 谱中的危险品有四个基本性质：毒性、潜伏性、持续性和传染性[38]。这四个特性为化学与生物制剂所共有，并且决定了其危险程度以及正确的应对措施。CBW 制剂的毒性效应似乎有一个特定的潜伏期。一般来讲，化学制剂和毒素在出现特定症状与体征前的潜伏期短。相反，典型的生物战制剂在致病效应开始出现前有一段长时间的潜伏期（通常与孵化期相似）。持续性与毒剂保留并持续释放到环境中的能力有关，是该毒剂理化性质的标志。化学制剂的持续性有一定差异，但是大多数生物制剂的持续性通常极短，除了产芽胞制剂如炭疽外。最后，一种危险品的传染性指通过稳定的化学制剂使受害者身体沾染或通过空气播散进行传染。通过去污染能够控制化学传播，但是生物战制剂因为其活性持续存在，传染性较难控制。总之，毒性和潜伏期决定了对受害者的处理，而持续性与传染性决定了对 CBW 制剂释放相关事件的处理。

毒性及其解毒

毒性通常以半数致死剂量（LD_{50}）或 LCt_{50} 来表示，其中 C 是指在吸入的时间（t）内，引起 50% 暴露种群死亡所需吸入制剂的浓度。LD_{50} 通常与通过注射途径所致的毒性有关。大多数化学制剂一般是通过吸入途径进入体内，故应用浓度与时间的表示式。

Haber 定义致死率系数如下：

$$W = C \times t$$

式中 C 为毒剂吸入浓度，t 为暴露时间。实际上，毒剂所吸收的总量取决于暴露个体的分钟呼吸量。正是这个因素可改变毒性的表现。其他因素包括在呼吸衰竭时对生命的支持能力和解毒剂的效能。读者可查阅对此进行更为详尽讨论的专门文章[36]。

NBC 分类

自从第二次世界大战结束以来，核武器、生物武器和化学武器就按条约统一被归类为"NBC"制剂，在冷战时期双方都开发此类武器的新型号。虽然所有

三类武器均具有"毒性"，但是这种分类忽略了核爆炸时产生的巨大的物理损害。近年来，"大规模杀伤性武器"（WMD）术语取代了"NBC 制剂"，尽管第二次世界大战末期英国最早使用了该术语[42]。最近，术语"NBC"已从能够传播放射性同位素（而不是通过裂变过程产生）的爆炸装置改变为集化学、生物、放射性和核危害（CBRN）为一身的威胁。CBW 制剂是指在大量人群中大规模施放，通常不用于称呼个体或小群体布毒。

CBW 制剂作为大规模杀伤性武器的神话与现实

在第二次世界大战结束时，Tizard 报告[42]了在第二次世界大战中均被使用过的核武器和生物武器在未来的应用潜力。"大规模杀伤性武器"一词就首次出现于此报告中，因为这两种武器能引起大量伤亡。到 20 世纪 50 年代，化学武器被加入，使当前国际力量的平衡取决于对这三种大规模杀伤性武器的拥有情况。回顾起来，大规模杀伤性武器的分类（至少从医学角度看）是不合适的。第二次世界大战表明，核武器应该被归为常规武器系统，其可以造成大量伤亡，破坏物体和环境，类似德军在战争后期使用的烈性炸药和燃烧弹。

民用毒性危险品（危险性物质）

与 CBW 制剂的定义类似，对用于日常的工业生产中的危险性物质（HAZMAT）也有分级。HAZMAT 一般因偶发事故而泄漏。许多 HAZMAT 的毒性如同化学战制剂。联合国公约包括这些分类为 HAZMAT 的毒性物质，公约控制这些物质的使用和运输（框 83B-1）[48-49]。HAZMAT 被定义为从受控状态泄漏会引起大规模伤亡的物质。生物战制剂泄漏相当于民间传染病的流行。HAZMAT 的另一术语是毒性工业化学品。这些物质可能被用作恐怖袭击中的临时化学制剂。

CBW 制剂的背景与发展

第一次世界大战

在 1915—1918 年的第一次世界大战中使用过化学战制剂。战壕战使战争陷入僵持，因而加速了化学战制剂的使用；化学战制剂不适宜用于第二次世界大战时机动战的战术。1915 年大规模施放氯气和光气对

框 83B-1 HAZMAT 分类

联合国危险品分类将有毒物质（HAZMAT）分为九大类。它们在生产和运输过程中都有统一的危害识别号码和标签。携带联合国控制的危险品车辆必须有显示板（Kemler 板）显示所运危险品信息，便于紧急救援人员参考。Kemler 板形式在国际上可有不同。

Kemler 板标示种类

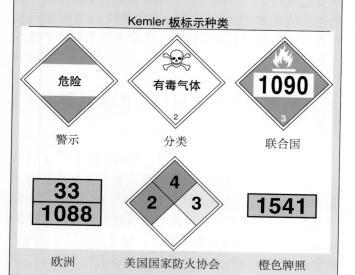

危险	有毒气体	1090
警示	分类	联合国

33 / 1088	4 / 2 / 3	1541
欧洲	美国国家防火协会	橙色牌照

分类	亚类	有毒物类型
1		爆炸物
	1.1-1.5	大型爆炸物
		非常敏感物质
2	2.1	易燃气体
	2.2	非易燃无毒气体
	2.3	有毒气体
3		易燃液体
4	4.1	易燃固体
	4.2	自燃物
	4.3	湿式危险物质
5	5.1	有机物外的氧化物质
	5.2	有机过氧化物
6	6.1	毒物
	6.2	感染性物质
7		放射性物质
8		腐蚀性物质
9		其他危险物质

发射，但是这种方式难以达到致死的高浓度，且应对措施不断发展，受过良好训练的戴面具部队较少受其影响。尽管光气可能被认为是所用化学战制剂中最致命的制剂，可引起无法治疗的中毒性肺水肿，但是芥子气作为一种糜烂性失能剂，可引起的损伤最严重，使许多战士离开战场（通常为暂时性）。第一次世界大战时伤亡人员被忽略的一个特征是毒性损伤与物理性损伤的复合伤。目前并没有确切的伤亡人数，但是在 1918 年 3 ~ 11 月间暴露于化学战制剂而死亡的 546 名美国士兵中，6% 也有弹道伤[50]。该死亡与受伤人数并不能说明暴露于毒剂所致失能的真正程度，毒剂可能导致长期的病理损害，特别是在当时战后医疗条件有限的情况下。

第二次世界大战期间 CBW 制剂的发展与使用

第二次世界大战期间，德国在最严格保密的情况下于 1936 年由 Schrader 通过对有机磷酸盐（OP）杀虫剂的研究发现了抗胆碱酯酶"神经毒剂"。尽管第二次世界大战期间战场上从未使用过该神经毒剂，但是这些神经毒剂成为冷战期间及其之后主要的毒性危险品[42]。俄罗斯人获得了一个主要的神经毒剂工厂，并于 1945 年在苏联重建，使苏联在拥有核武器之前就具有了"大规模杀伤"的能力。军队和民间麻醉医师应预料到使用毒剂后会出现复合性伤。长期以来，苏联指挥官都把化学武器的使用作为常规武器的一部分，而并不将其作为特种武器[51]。

一些证据表明，日军在侵华战争中使用了生物战制剂。20 世纪 30 年代早期，日本人就秘密组织了对生物武器的研究[42]。他们在中国的犯人身上进行了鼠疫和梭状芽胞杆菌的试验以对付一般群众。其主要负责人被美军俘房，并将大量资料透露给美国，这成为美国攻击性生物武器发展计划的基础，该计划直到 1972 年签署生物武器公约后才终止。

冷战时期的发展

现在知道，前苏联在 20 世纪 70 年代早期开始了一项重要的生物战制剂研究项目，该项目利用基因工程和其他技术研制了一套全新的制剂，包括现在可能部署的毒素和"生物源制剂"[44]。冷战期间还不断地开发神经毒剂和其他制剂，并对伤员管理中的解毒方法进行了广泛的研究。随着冷战结束，前苏联实验室的许多专家可能已移居到其他国家，增加了开发 CBW

无防护部队造成了巨大影响，引起大量的人员伤亡。这些早期的攻击可能引发了将 CBW 制剂研发成为大规模杀伤性武器的思考。事实上，在战争中使用的所有武器中，因化学战制剂死亡和受伤的比例最低，低于 4%[42]；而炮弹所致伤亡率最高，大于 15%；火炮所致各方面的总体死亡率达 59%。第一次世界大战中试用过许多不同的化学制剂，通常填充在炮弹中进行制剂的风险，并且投放技术可能更容易被恐怖组织利用。

伊朗 - 伊拉克战争

20 世纪 80 年代期间的伊朗 - 伊拉克战争中不仅频频使用化学战制剂，而且使现代医学技术第一次应用于化学武器损伤的救治中（框 83B-2）。通过联合国广泛调查证实，该战争期间一直将腐烂性毒剂芥子气和刘易斯毒气，与神经毒剂塔崩以及毒剂真菌毒素联合使用[52-53]。伤亡者几乎全是伊朗人，伤亡人数约 27 000 人，死亡率低于 1%。这与第一次世界大战中化学武器与其他武器相比的低死亡率相一致，也几乎肯定地反映了对伤者进行有组织医疗救治以及防护技术的影响。然而，1989 年伊拉克攻击了 Halabja 的一个毫无医疗服务及防护措施的库尔德人村庄，导致了 5000 人死亡。

20 世纪后期恐怖分子释放化学生物制剂

1995 年，恐怖分子第一次对平民使用化学战制剂，即采用神经毒剂沙林攻击了日本的松本和东京，这是医院医疗小组从伤亡发生开始到整个医疗管理过程中第一次直接接触化学战制剂事件[31,54]。由于缺乏经验，参加紧急救助的许多人员受伤，但是死亡人数少。此次事件给医疗救助人员，包括麻醉医师带来许多教训。首先，恐怖组织有可能使用目前所拥有的军事化学战制剂；其次，事件处理强调了 HAZMAT 系统所教授的所有课程的重要性，即由于缺乏控制、防护和除沾染，在负责救治的医务人员中引起了继发性伤害；再次，在施放地点发生的死亡基本上是由于所在地缺乏复苏措施；最后，数千名入住医院受害者的临床详细治疗记录首次给我们提供了暴露于神经毒剂人群的临床重要资料[55]。

危害和威胁

危害和威胁两个概念常被混淆。从定义上，CBW 制剂指有危害性的物质。"威胁"一词通常用于军事方面，指将一种危险品武器化，攻击方有使用该武器的能力和企图。下面的等式可以表明它们的关系：

$$威胁＝危害＋能力＋企图$$

对 CBW 攻击的恰当医学救治来说，事实上许多引起公众关注的 CBW 危险品难以被武器化并投放。了解这一点对医疗救治人员非常重要，因为这可使人们认识到 CBW 攻击所致伤亡的可能性限于某些制剂，在伤亡发生前就能考虑到这些制剂的特性和病理生理机制。

框 83B-2　伊朗 - 伊拉克战争中化学战制剂使用情况

两伊战争期间，现代医学用于治疗硫芥、塔崩、刘易斯剂和生物制剂毒素损伤*,†。虽然数据有限，但其救治经验仍值得参考。最让人感到意外的是出奇的低死亡率：在 27 000 名伤员中死亡率低于 1%‡。

接触到有机磷者可以分为四种类型。大量接触者在战地当场死亡。尽管伊拉克军队多是对毫无防护的伊朗军队实施攻击，但当场死亡的人数极少；特别严重的伤员被送到战地医院时多已失去意识，不能唤醒，并常伴有呼吸停止；中毒严重者会出现眩晕、定向障碍、焦虑、流涎和呼吸困难；症状相对较轻的伤员由于存在定向障碍，往往难以控制其自身体。迄今为止，人们认为大多数伤员需要的并非是治疗而是除沾染处理。

从第一次世界大战以来，这 80 年我们在烧伤治疗方面积累了很多经验，这在两伊战争中为治疗芥子气损伤提供了帮助。治疗的第一步就是尽早、完全除沾染。在受伤早期，水疱并不一定出现，但此时去除沾染过的衣物非常重要，这样可以减少伤员与化学战制剂接触的时间。清理受损皮肤，并用液体冲洗以稀释制剂。抽吸出水疱中的液体，清创，用磺胺嘧啶银软膏涂于患处。呼吸道接触芥子气后会出现其他情况，应视其严重程度进行不同的治疗。防止气道阻塞可用加湿的空气或氧气，或者支气管扩张药、黏液溶解药和祛痰药。对严重的伤员应使用呼气末正压通气并维持酸碱平衡直至病情缓解。

对眼伤的治疗主要是冲洗，全身用药止痛。伤员通常体重下降超过 10kg，故营养支持非常重要，可以减少由于负氮平衡而致的死亡。后期的治疗分为两个部分：对败血症和脱水进行常规的支持治疗，以及躯体的排毒*。

两伊战争中获得的有意义资料如下：

- 早期除沾染（用肥皂水冲洗伤处并剃净毛发）不仅可以保护医务人员，而且可以简化后期的治疗。
- 接触神经毒剂而昏迷的伤员，如果没有心血管疾病，则可以静脉注射大剂量阿托品（50～200mg）。大部分伤员每 8 小时给予 2mg。合并有心血管病变（静脉给予 2mg 阿托品后仍心动过缓）的昏迷患者通常难以存活。
- 始用于第一次世界大战的芥子气仍然是重要的化学战制剂。它虽为一种糜烂剂，也可以作用于全身多个器官。

*Colardyn F, de Keyser H, Ringoir S, et al: Clinical observation and therapy of injuries with vesicants, J Toxicol Clin Exp 6:237-246, 1986.
†Kadivar H, Adams SC: Treatment of chemical and biological warfare injuries: insights derived from the 1984 Iraqi attack on Majnoon Island, Mil Med 156:171-177, 1991.
‡Hammick M: All stick and no carrot, Int Defense Rev Dec 1991, pp. 1323-1327

CBW 制剂的施放方式

化学战制剂施放

军事行动中施放

战争中施放 CBW 制剂是通过弹壳或导弹进行发射或者直接喷洒的蓄意行为。通过呼吸道发挥作用的制剂以气雾方式施放，但是对地域造成更持久污染的制剂通常通过喷洒进行传播，这些制剂通过皮肤起作用。直到第一次世界大战结束，化学战制剂的投放几乎都是通过弹头发射；战争结束时，40% 的炮弹中填充物为化学战制剂，表明化学战制剂在战场上的有效性 [42]。第二次世界大战前空袭的增加引起巨大恐慌，担心毒气弹将摧毁整个城市，但是这种恐惧毫无依据。现在知道通过爆炸大范围（而不是有限战术范围）散布化学武器并非易事。冷战时期，前苏联开发了利用 BM21/24 多功能火箭发射器（喀秋莎火箭）快速投放高浓度非持久性毒剂如氰化氢（HCN）的大量专门技术，可对无保护的军队施放。同时，其他国家也研制了用导弹如飞毛腿导弹施放化学战制剂的技术。1991 年海湾战争前，人们曾担忧伊拉克已经开发出这些技术用于化学战。

在军事行动中，可能公开或隐蔽地施放毒剂。不论通过何种方式攻击，军方通常通过大量情报可预测和侦查到在某区域有化学与生物制剂。经调谐的侦测系统可探测到可能存在的威胁，而威胁本身通常也有相关的情报信息，这意味着可据此对侦测系统进行调整。宽谱侦测系统如质谱分析仪也用于野外 CBW 侦测（框 83B-3）。

对普通民众的施放

在日常生活中，毒剂释放通常为意外事故，且一般在现场可明确该事件。道路和其他交通事故，尤其是携带 HAZMAT 的运输工具发生事故时，根据标志牌可立刻警惕问题的性质 [48]。意外释放，特别是在缺乏紧急反应系统的国家，仍然可引发灾难性后果。例如 1984 年在印度城市博帕尔发生的甲基异氰酸盐大量泄漏造成了 5000 多人死亡，5 万多人受伤 [56]。与军人不同，普通民众一般没有受过训练且无法对毒剂进行防护；此外，对 CBW 制剂影响的恐慌使紧急医疗反应的效力下降。

生物战制剂的施放

经典生物战制剂如细菌或病毒的有目的施放可能并不简单，不像媒体报道或大众相信的那样。大规模有效施放是指用气雾形式施放，几乎没有一种生物战制剂能够在恶劣的环境下存活。人们长期以来认为某些生物战制剂如炭疽芽胞对环境的抵抗能力强，一直引起许多研究者的关注。唯一可用作生物战制剂的其他两种细菌性疾病是兔热病和鼠疫。前者通过感染的饲料传播；后者的传播媒介是一种传统的寄生于鼠的跳蚤 [42]，据称日本在第二次世界大战期间曾用于中国。

前苏联在冷战时期为寻找投放生物战制剂的新方法进行了大量的研究工作，并利用了基因工程技术对生物战制剂进行改进 [44]。他们还研制了一些能引起微小病理生理改变且在死后尸检中难以发现的生物源制剂，这些制剂位于 CBW 谱的中间。在军事方面，生物战制剂总是被当作一种削弱战斗力的武器，它可以自我繁殖，潜伏期长，可用于削弱敌军后方如机场驻守部队或关键部队的战斗力。对普通民众而言，生物战制剂尚未被用于恐怖袭击，但是有证据表明在此方面有所关注 [57]。

毒　剂

有很多关于 CBW 危险的综述。本节只对具有潜在应用可能的毒剂进行介绍，因为将来参与救治的麻醉人员可能会遇到。

毒剂特异性的临床对策：提供麻醉服务者须知

在处理 CBW 伤员时，麻醉医师是临床医疗小组的成员。为安全有效地实施救助，需要掌握以下事项：

- 个人防护的物理、药物和免疫方法

框 83B-3　探测和监护

探测是指确定有生化战制剂沾染的环境。特定的探测技术包括：

特定制剂化学
化学种类探测技术
质谱法
离子流装置
生物发光技术
微生物技术
对制剂伤员的化学和病理研究
体内外的探测

监护是指对接触到制剂的患者探测污染物。它是了解传播风险和去污效果的重要手段。

- 紧急生命支持措施
- 特异性解毒药疗法
- 考虑到迟发效应

　　本节选择性介绍各类具有代表性的危险品制剂，其中某些已用作战争的武器。这些危险品能较容易地合成，或可从贮存库或相关实验室中获得。

神经毒剂

　　神经毒剂为有机磷（OPs），是一类数量极多的化合物家族，发现于19世纪，但是20世纪30年代才首次进行详细调研[35-36, 58]。目前已经合成了超过5万种OP化合物，其中数种在世界范围内常规用作杀虫剂，包括对硫磷、马拉硫磷和倍硫磷[59]。虽然最初开发OPs是用作杀虫剂，但是第二次世界大战之前研制出专用于军事上的某些高毒性成员，称为神经毒剂。先是德国，随后是俄国、美国和英国，生产出至少5种神经毒剂。常用神经毒剂的化学式如图83B-2所示。首先生产出来的神经毒剂是塔崩（军队名称GA），随后第二次世界大战期间生产出沙林（GB）和梭曼（GD）。冷战期间开发出VX、VR以及环沙林（GF）。1992年第一次海湾战争期间在伊拉克发现了储存的环沙林（沙林中的异丙基被环丙基所取代）。目前，麻醉医师可能面临的最重要的神经毒剂是沙林（甲氟膦酸异丙酯），其广为生产和储存，并也为恐怖分子所合成和使用[31, 55]。

　　物理性质方面，GA、VX和VR的作用持久，而GB、GD和GF作用短暂。然而GD可能被制成增稠剂型，则作用持久。理化性质与临床表现的相关性表现在非持久性毒剂通常造成呼吸道损害，而持久性毒剂通过皮肤吸收而产生危害。不同的毒剂对受害者和实施救治的医务人员可造成特异性危害。

　　最初将神经毒剂称为神经毒气，但是都是液体，其挥发性存在差异，介于汽油和重型润滑油之间。无一种神经毒剂的冰点在−40℃以上。它们外观呈淡黄色到无色，无味，可溶于水，在水中水解缓慢。在强碱或次氯酸盐溶液环境下，其水解迅速，这是战场G系列毒剂除沾染的基础。使用次氯酸盐对V系列毒剂除沾染本身可产生毒性产物，不推荐使用。神经毒剂能透过衣物、皮革和皮肤。橡胶和合成材料如聚乙烯与丁基合成橡胶对其抵抗能力较强。神经毒剂的物理特性见表83B-1。

图83B-2　有机磷神经毒剂化学式：塔崩（GA）（A）、沙林（GB）（B）、梭曼（GD）（C）和VX（D）*(From Baker DJ: Anesthesia in extreme environmental conditions. Part 2. Chemical and biologic warfare. In Grande CG, editor: Textbook of trauma anesthesia and critical care, St. Louis, 1993, Mosby–Year Book, p 1331.)*

神经毒剂的作用

　　神经毒剂的主要作用是抑制胆碱能神经系统中的乙酰胆碱酯酶（AChE）和丁酰胆碱酯酶（参见第18章）。在日常工作中就使用氨基甲酸抗胆碱酯酶和新斯的明来抑制这两种酶，以逆转非去极化神经肌肉阻滞剂的作用。OPs也抑制其他酶，特别是神经毒性酯酶。这种抑制作用可导致与胆碱能变化无关的神经系统长期作用。OPs与AChE的相互作用复杂，类似于该酶与其天然底物乙酰胆碱的相互作用（图83B-3）[32]。乙酰胆碱酯酶的抑制可引起乙酰胆碱在胆碱能神经系统的毒蕈碱和烟碱突触处蓄积。胆碱能系统工作的经典药理学作用能直接解释OPs中毒时中枢与外周的症状和体征。

　　虽然OPs的经典作用部位是天然的胆碱能系统，但是对其他受体系统也有重要的作用，尤其是γ-氨基丁酸及N-甲基-D-天（门）冬氨酸受体，这可引起中枢兴奋，在急性OPs中毒中可见早期惊厥。

　　OPs与AChE的相互作用在一定时间后呈不可逆性，其取决于神经毒剂。不可逆复合物的形成称为老化。每一种神经毒剂具有一种老化半衰期。GB约5h，而GD只有2min。GA和VX的老化半衰期为40h。在5个半衰期后，95%以上的AChE发生酶老化并且不能被再次激活。这对于尽力逆转AChE抑制作用的临床治疗时间窗[59]具有重要意义（见后面有关肟的章节）。

表 83B-1   神经毒剂的物理化学特性

特性*		塔崩（GA）		沙林（GB）		梭曼（GD）		VX	
分子量（道尔顿）		162.3		140.1		182.18		267.36	
比重（25℃）		1.073		1.0887		1.022		1.0083	
沸点（℃）		246		147		167		300	
溶点（℃）		−49		−56		−80		−20	
蒸气压及挥发性†,‡	℃	VP (mm Hg)	Vol (mg m⁻³)	VP (mm Hg)	Vol (mg m⁻³)	VP (mm Hg)	Vol (mg m⁻³)	VP (mm Hg)	Vol (mg m⁻³)
	0	0.004	38.0	0.52	4 279.0	0.044	470.9	—	—
	10	0.013	119.5	1.07	8 494.0	0.11	1 135.5	—	—
	20	0.036	319.8	2.10	16 101.0	0.27	2 692.1	0.00044	5.85§
	25	0.070	611.3	2.90	21 862.0	0.40	3 921.4	0.0007	10.07
	30	0.094	807.4	3.93	29 138.0	0.61	5 881.4	—	—
	40	0.230	1 912.4	7.10	60 959.0			—	—
	50	0.560	4 512.0	12.30	83 548.0	2.60	23 516.0	—	—

From Baker DJ: Anesthesia in extreme environmental conditions. Part 2. Chemical and biologic warfare. In Grande CG, editor: Textbook of trauma anesthesia and critical care, St. Louis, 1993, Mosby–Year Book, pp 1320-1354

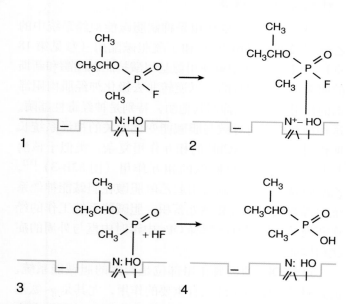

图 83B-3   乙酰胆碱和沙林与乙酰胆碱酯酶的反应 *(From Baker DJ: Anesthesia in extreme environmental conditions. Part 2. Chemical and biologic warfare. In Grande CG, editor: Textbook of trauma anesthesia and critical care, St. Louis, 1993, Mosby–Year Book, p 1341.)*

神经毒剂中毒的症状和体征

神经毒剂中毒的典型症状和体征见表 83B-2。中毒是由于乙酰胆碱的蓄积所致，而并非由 OPs 本身引起。毒蕈碱突触的兴奋作用表现为：瞳孔缩小，睫状体痉挛引起疼痛[60]；腺体分泌增多，包括涎腺、支气管腺体和泪腺；出汗；心脏效应包括心动过缓、房室传导阻滞和 QT 间期延长；支气管收缩；呕吐；严重腹泻；以及大便失禁。烟碱效应表现为肌束震颤和神经肌肉接头麻痹。有时交感神经系统中烟碱神经节兴奋后可能出现异常的心动过速。中枢神经效应可引起忧虑、眩晕、健忘、抽搐、昏迷和呼吸抑制[61]。长期接触低剂量 OPs 可引起易怒、疲劳、注意力不集中和记忆力减退。

有机磷中毒的临床经验

许多有关 OPs 在人体作用的资料来自于动物实验研究和农药中毒的治疗。需要注意的是，动物研究的结果并不能完全代表人类的反应，农药研究也可能并不能准确地反映接触神经毒剂后所发生的胆碱能综合征。虽然从沙林意外泄漏事故和冷战早期一些人类志愿者研究中获得了一定的资料，但是临床循证资料少于农药中毒资料。冷战早期，在人类志愿者中进行过暴露于神经毒剂的许多实验性研究，Sidell 及其同事对这些研究进行了综述[36]。1994 年和 1995 年日本袭击事件也提供了沙林中毒后有关症状和体征的重要信息[31, 55]。

表 83B-2　神经毒剂中毒后作用于不同类型胆碱能受体和靶器官所产生的症状和体征

受体	靶器官	症状和体征
毒蕈碱受体	虹膜肌，睫状肌	瞳孔缩小，痉挛引起眼内疼痛，恶心与呕吐，头痛
	结膜血管	血管扩张和充血
	鼻内腺体	流涕和充血
	支气管腺体	分泌增加
	支气管肌	支气管收缩，胸部紧缩感，呼气哮鸣，呼吸困难
	胃肠道	厌食，恶心，呕吐，腹部绞痛，腹泻，里急后重，大便失禁
	汗腺	分泌活性增强
	涎腺	分泌活性增强
	泪腺	流泪（通常不明显）
	心脏	心动过缓，偶有心动过速
	膀胱	尿频，尿失禁
烟碱受体	骨骼肌	肌无力，疲劳，肌束震颤，痉挛，松弛性麻痹（早期累及呼吸肌可能引起呼吸困难）
	自主神经节	苍白，偶有血压升高
毒蕈碱受体与烟碱受体	中枢神经系统	焦虑，眩晕，坐立不安，头痛，退缩与抑郁，记忆力减退，注意力不集中，言语不请，呼吸与心血管中枢抑制，潮式呼吸

From Baker DJ: Anesthesia in extreme environmental conditions. Part 2. Chemical and biologic warfare. In Grande CG, editor: Textbook of trauma anesthesia and critical care, St. Louis, 1993, Mosby–Year Book, pp 1320-1354

近期军事行动中获得的临床资料

伊朗 - 伊拉克战争为神经毒剂中毒的作用和处理提供了第一手临床资料[52]。神经毒剂所致伊朗人伤亡明显地分成四大类。最大程度暴露者死于战场，因为宗教原因而蓄须严重妨碍伊朗部队过滤型面罩的保护作用。尽管伊拉克攻击了保护不严密或缺乏保护的伊朗军队，但是伊朗军队死亡人数少。送至医院救治的最重伤员表现为昏迷、无反应，且常呼吸停止。下一类为次严重者，有眩晕、定向障碍、焦虑、流涎和呼吸困难的症状。定向障碍者虽然仅有轻度症状（这与 OP 农药处理中得到的经验一样），但是一类难以处理的患者。最后一类是大多数伤员，只需除沾染处理。神经毒剂中毒患者以大剂量阿托品进行治疗，通常静脉注射 50 ~ 200mg。这些患者通常处于昏迷状态，给予的高级生命支持有限。大多数患者仅每 8h 注射 2mg 阿托品。合并显著心血管损害的昏迷患者通常不能存活。

杀虫剂中毒的临床资料

全世界的农业地区每年都会发生成千例 OP 杀虫剂中毒者，这为 OP 杀虫剂的效应提供了大量临床资料[62]。虽然这些病例完全符合既往描述的症状和体征，但是与神经毒剂仍有很大差别。也可能不同神经毒剂对中枢和外周神经系统有不同的作用。

神经毒剂的心血管作用

OP 杀虫剂中毒的救治表明其对心脏有短期和中期的改变[63-64]。起初表现为心动过速（由异常的交感神经系统介导）和迷走神经诱发的心动过缓，室性心律失常包括尖端扭转性室性心动过速和 QT 间期延长。报道表明心律失常是预后差的表现。

神经毒剂中毒的治疗：解毒剂和生命支持

阿托品　长期以来，阿托品是治疗 OP 中毒的主要药物[58, 62]。阿托品在毒蕈碱突触部位起到拮抗乙酰胆碱的作用，从而控制毒蕈碱效应，其中最严重的是心动过缓。多年来，阿托品一直用于处理 OP 杀虫剂中毒。然而，农药处理的经验与神经毒剂中毒的相关性尚不明确[36]。当部队怀疑或证实其遭到神经毒剂攻击时，传统反应是自己应用自动注射器，内含 2mg 阿托品、一种苯二氮䓬类药和一种肟类药（图 83B-4）。冷战期间，北大西洋公约组织（NATO）军队配备有 3 种这样的装置以按序使用。从伊朗 - 伊拉克战争[65]和日本恐怖袭击事件[55]中已得到有用的治疗适应证。静脉注射 2mg 阿托品（小儿剂量为 0.02 ~ 0.05mg/kg），每

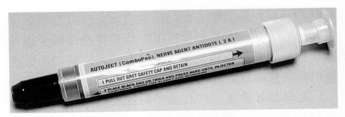

图 83B-4　含神经毒剂解毒剂的军用自动肌内注射器 (ComboPen, Meridian Medical Technologies, Colombia, Md.)

5 ~ 10min 可重复该剂量，直到瞳孔散大，心率增快至每分钟 80 次以上 [36, 66]。阿托品输注可用于治疗 OP 杀虫剂中毒时发生的持续性心动过缓 [67]。

肟类化合物　肟类化合物是能使某些患者体内 OP 与 AchE 所形成的复合物再活化的化合物。临床上，这意味着肟类化合物能逆转 OP 在烟碱受体的作用，从而降低肌麻痹的程度 [68-69]。肟类化合物已广泛用于临床处理 OP 杀虫剂和神经毒剂中毒。从化学上，肟类化合物是单吡啶或双吡啶化合物，它们能与该复合物结合，从而引起神经毒剂分子与 AChE 分离开来。肟类化合物是一种遭受神经毒剂攻击的部队配备的标准药物，且广泛用于农药中毒的处理中。然而，其功效取决于：①有关神经毒剂的确切性质；②用药前遭受攻击的持续时间。

神经毒剂 - 酶复合物形成称为"老化"。人类暴露于 GD 后，老化发生极为迅速，但是暴露于其他神经毒剂后发生老化较慢。与肟类化合物研究相关的一个主要问题是选择一个合适的动物模型。最初，人们曾认为猴子和豚鼠是研究人类 OP 中毒的良好模型，人类的治疗方案来自这些研究。但是，目前已知灵长类和啮齿类动物的老化速率大为不同 [70]。不同种族中老化酶形成的速率从慢到快排序为：小鼠 < 大鼠 < 豚鼠 < 兔 < 狗 < 牛 < 猴子 = 人类。从人类红细胞的研究得出其老化速率极快（半衰期 =1.3min），这表明豚鼠并不是研究人类用肟类化合物治疗的良好模型。

有数种肟类化合物可供选用，近几年已开发了一些新型肟类化合物 [68-69]。最常用的是解磷定（可为氯化或甲磺酸盐形式）。一些国家对 OP 农药中毒使用双复磷，该药可能对 GA 有效。最近更多的研究集中在合理使用肟类化合物上，包括使用何种肟类化合物，用药的剂量和时间 [68-69, 71]。有人认为肟类化合物 HI-6 能再活化 GD- 酶复合物，这是临床最难治的情况。HI-6 可能因为其他药理学特性而有利，在处理 GF 中毒和已用双复磷的其他病例中可能具有一定的优势。

麻醉医师治疗的有神经毒剂中毒症状的患者中，最可能的状况就是暴露于沙林的普通民众。逻辑上应以此为前提制订治疗计划。军队麻醉医师可能面临其他危险品，但他们配备专门的检测设备和根据威胁评估的治疗方案。在平时情况下，所有神经毒剂受害者除了接受阿托品和机械通气生命支持外，最初均应接受甲磺酸解磷定。

实际治疗方案：应在给予阿托品的同时行肟类化合物疗法 [66, 68]。推荐缓慢静脉注射解磷定，以防止喉痉挛、肌强直和高血压。成人与儿童静脉或肌内注射解磷定 15 ~ 30mg/kg，给药时间大于 20min。4h 后（如果肌肉麻痹加重，则可在 1h 后）可重复该剂量。治疗所需血药靶浓度应达到 4μg/ml。然而，Worek 及其同事 [71] 的研究表明，在更高血药浓度时可能达到解磷定的完全治疗效应。他们对人类红细胞的研究显示，解磷定治疗后存在 AChE 再抑制的可能性，但是与全身的关系尚不明了。沙林在血液中通过水解迅速分解。在医院内，只要有需要应用阿托品的情况，则应持续使用肟类化合物治疗。

苯二氮䓬类　OPs 的中枢作用可引起棘波放电和惊厥。长期以来一直应用苯二氮䓬类来对抗该作用。已知 OPs 对 γ- 氨基丁酸（GABA）受体的作用以及苯二氮䓬类对该位点的拮抗作用，苯二氮䓬类的这种作用本质上可能是非胆碱能作用 [72-73]。

惊厥可能是严重神经毒剂中毒的早期体征，必须迅速控制以避免远期脑损害。

溴吡斯的明预处理　OP-AChE 复合物老化的问题，特别是 GD 导致的老化以及肟类化合物疗法无效，引起军事上采用新的方法来预防神经毒剂中毒 [37]。溴吡斯的明是含有四价氮原子的二甲基氨基甲酸酯化合物。因此，其丝毫不能透过血脑屏障。与其他氨基甲酸酯化合物如新斯的明和毒扁豆碱一样，溴吡斯的明是一种抗胆碱酯酶剂，基本上具有与 OPs 同样的作用。在氨基甲酸酯存在的情况下，与酶形成的复合物易于逆转。溴吡斯的明的正常治疗剂量是每 8 小时 30mg。它不与血浆蛋白结合，也不与其他药物产生相互作用竞争结合位点。吸收剂量的 79% ~ 90% 以原形从尿中排出。与 AChE 形成的复合物具有可逆性：最后一次给药后 12h 之内，胆碱酯酶水平可恢复至正常的 90%。另外，血药浓度稳态情况下，只有 40% 的可用胆碱酯酶会被结合成复合物。由于胆碱能突触处胆碱酯酶水平的安全范围相当大，应用溴吡斯的明治疗不产生除轻微副交感神经体征以外的其他表现 [74]。

溴吡斯的明对抗 OPs 的保护作用是根据结合氨甲酰基后成复合物的 AChE 能抵抗随后暴露于 OPs 的攻击。如果应用溴吡斯的明者随后暴露于可能致死剂量的 OPs，则在随后的时间内有储存的酶能有效地自动释放进入患者血液中。该过程并不需要肟类化合物参与。暴露后，OPs 在血液中会迅速水解，不再与释放的 AChE 发生作用。由于突触部位胆碱酯酶有较大的安全范围，从氨甲酰复合物释放的酶总量足以恢复神经肌肉的传递。然而，在 OPs 中毒的重症患者中，必需实施生命支持方案，以度过 OP 攻击该突触与 AChE

通过自动释放入血恢复正常水平的这段时间。

溴吡斯的明预处理涉及的麻醉问题：溴吡斯的明的抗胆碱能作用与正常麻醉实践密切相关。琥珀胆碱代谢的决定性因子——丁酰胆碱酯酶也被抑制，应用溴吡斯的明的患者该药物的作用可能延长[75]。手术结束时通常给予氨基甲酸新斯的明来拮抗非去极化神经肌肉阻滞剂。应用氨基甲酸酯预处理而又没有暴露于 OP 的患者对神经肌肉阻滞剂的作用可能产生一定的抵抗。实验研究表明[76]，在离体人类前臂肌肉中，溴吡斯的明并不改变神经肌肉阻滞的总体特征，对神经肌肉的作用很小，而且越是中枢性的呼吸肌如膈肌，其神经肌肉传递的安全性越大，受溴吡斯的明治疗的影响越小。应用衰减关系如四个成串刺激[77]对神经肌肉阻滞程度进行评估在理论上可能受溴吡斯的明预处理的影响，因为衰减的决定因素是对接头前胆碱能受体的反馈[78]（参见第 18 章）。溴吡斯的明预处理并不影响离体人类前臂肌肉中衰减开始和终了的滞后环[76]。普通麻醉医师可参考更专业的军事书籍[36, 41]以了解对溴吡斯的明及其临床作用的更详细讨论。

糜烂性毒剂

第一次世界大战期间，糜烂性毒剂第一次被用作化学武器[42]。最著名的制剂是硫芥子（1917 年，常称为芥子气）。它曾被用作一种使战斗力丧失的制剂，其潜伏期长达 2 ~ 4h。其次是刘易斯毒气，它是一种砷基化合物（2- 氯乙烯二氯砷），其挥发性较强，潜伏期短，除糜烂外可立即引起眼睛疼痛[46]。芥子气是最常遇到的糜烂剂。虽然它是早期的化学战制剂，但目前仍广泛分布在世界各地，其合成容易，使其可能成为恐怖分子利用的制剂。麻醉医师应注意其多种病理特点。对芥子气损伤的全面处理需要外科医师和专业的肺科医师密切配合[36, 79-80]。重症监护治疗病房（ICU）管理存在较长期的问题，主要是呼吸方面。眼睛和皮肤的损伤需要其他专科医师的帮助。

性质

硫芥子（双氯乙基硫醚）是一种无色或淡黄色的油状液体，有微弱的芥末味。其嗅觉域值为 1.3mg/m³，低于战场上通常达到的浓度，在达到失能剂量前可能有数分钟检测时间。其 LCt_{50} 约为 1500mg/（min·m³）。尽管来自伊朗 - 伊拉克战争的资料显示，在较寒冷的气候中其潜伏期约为 4h，但是最近对应用环境条件的研究表明[81-82]，随着环境温度升高，其潜伏期大大缩短，除了其作为皮肤糜烂剂的典型作用外，还可导致严重

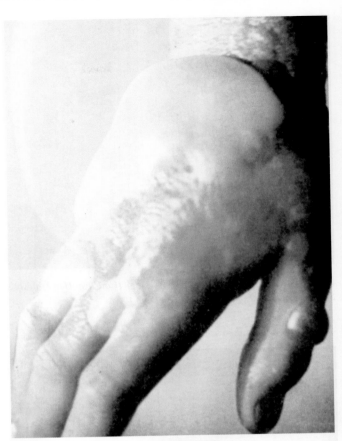

图 83B-5　芥子气暴露引起的皮肤起疱 (Courtesy Her Majesty's Stationery Office, London, United Kingdom.)

的呼吸系统损伤。

体征和症状

暴露于芥子气后，潜伏期为 4 ~ 12h，随后出现眼部症状，包括眼痛、视物模糊、流泪，还伴有暴露皮肤弥漫性红斑、水肿和Ⅰ度烧伤。腹股沟和生殖器部位特别易感。暴露于高剂量芥子气可造成严重皮肤损伤及坏死。这种烧伤有点类似于热烧伤，但是愈合极慢且易继发感染。暴露于芥子气后的特征性大疱内充满本身没有腐蚀性的液体（图 83B-5）。这种充满液体大疱的特点是在暴露数日后以明显无规律的方式出现（即并非成组或成群出现）。眼睛特别容易受到芥子气的损伤，通常造成暂时性失明（图 83B-6）。大疱中的液体没有糜烂剂的作用。

对呼吸系统的影响

暴露于芥子气对呼吸系统的影响可能很严重，特别是当环境温度高时[82, 84]。暴露于芥子气后，早期出现伴有干咳和声嘶的气管支气管炎。严重者气管和主支气管的结构发生严重破坏，表现为坏死、脱落和阻

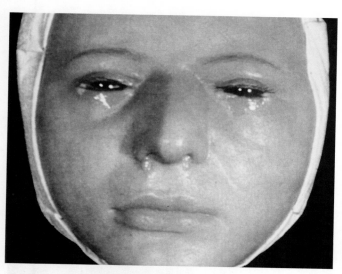

图 83B-6　芥子气暴露引起的眼睛损害 *(Courtesy Her Majesty's Stationery Office, London, United Kingdom.)*

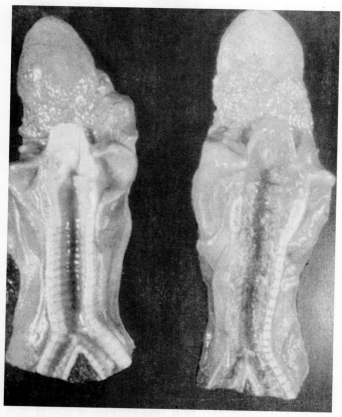

彩图 83B-7　芥子气暴露引起的气管损害 *(Courtesy Her Majesty's Stationery Office, London, United Kingdom.)*

塞（彩图 83B-7）。当环境温度高时，较低剂量下就可引起化学性细支气管炎，导致严重支气管痉挛，需要机械通气和重症监护治疗[82]。暴露于芥子气所致的肺损伤能产生严重且持久的后果，表现为慢性阻塞性肺疾病、支气管扩张和反应性气道功能障碍综合征。

芥子制剂的细胞作用

硫芥子制剂作用于细胞水平，可形成高活性的锍离子，后者通过硫基和氨基的烷基化作用来攻击DNA[36]。这可导致上皮暴露的远期致癌作用，尤其是皮肤、咽部和呼吸道。

治疗

对芥子气暴露无特异性治疗，但是动物实验研究表明，联合应用硫代硫酸钠、维生素 E 和地塞米松可能提高存活率并减轻器官损伤[36]。治疗的关键在于：①需要除沾染；②作用的潜伏期；③对呼吸道暴露者给予呼吸支持。Willems[80] 总结了芥子气中毒伤员临床管理的资料，早期进行气道管理并保证足够的通气是重要的，及早插管有利于大气道清创并进行评估。出现严重呼吸道症状表示病情有所加重，需要机械通气的患者中有 87% 死亡。暴露于芥子气后治疗中另外一个较长期的问题是白细胞减少症。它在暴露后 3~5 天表现明显，通常在 7~9 天降到最低。此时可考虑外周或骨髓细胞置换，因为暴露后芥子气在体内结合极为迅速，不会引起新细胞的破坏。

最近的临床证据

20 世纪 80 年代期间伊朗 - 伊拉克战争广泛地使用了硫芥子，积累了大量皮肤和呼吸道损伤伤员的临床资料[81]。自从硫芥子首次使用以来，治疗烧伤患者的经验就被用于芥子气受害者的治疗。早期消除沾染可减少与该毒剂的接触时间。由于芥子气潜伏期长，此时常不出现小水疱。受影响区域剃毛，通过冲洗稀释该制剂。小疱的处理包括吸出小疱中的液体，清除坏死组织，应用含银磺胺嘧啶乳膏。从麻醉的角度来看，发现芥子气伤员的呼吸道损伤具有重要意义，这与第一次世界大战中在较低温度条件下暴露的后果是不同的。有报道发现引起气道阻力增加的化学性细支气管炎，伴有继发于腐肉形成而受累较大气道。对于较严重的损伤患者，需要给予 ICU 支持并使用间歇性正压通气和呼气末正压通气。欧洲的医院曾救治过其中许多患者，许多麻醉医师和重症监护治疗医师第一次遇到化学战损伤。最终到达医院治疗的伤员需要长时间恢复，患者因严重负氮平衡而出现恶病质。

肺损伤剂

肺损伤剂以前被称为窒息性毒剂，但是该名词不能充分表明其作用于肺的许多层面。肺损伤剂可作用于上呼吸道与下呼吸道水平，但是其主要的致死作用是引起中毒性肺水肿。第一次世界大战期间，肺损伤剂第一次被用作化学武器，首先使用的是氯气，然后是光气。这些制剂在军用和民用中都是属于危险品，因为它们也被广泛地用作许多化学工业生产过程中的工业原料。其中被广泛用于该方面为异氰酸盐，1984年印度博帕尔发生的甲基异氰酸酯意外泄漏事件就造成了战争和和平时代毒素释放以来创纪录性的最大伤亡，超过 5000 人死于中毒性肺水肿 [57-58]。化学武器和 HAZMAT 文件中列出了许多肺损伤剂 [36, 48]。

光气

光气 [87] 一直被用作一种化学战制剂，在世界范围内被列为工业危险品，并且可能被恐怖分子用于潜在的威胁。光气是该类危险品的代表。光气又称碳酰氯，是三氯乙烯与钠石灰反应的产物，为较早期的麻醉医师所熟悉。光气首次合成于 19 世纪，用于工业目的的已超过一个多世纪，但是由于在第一次世界大战中双方于 1915 年后都大量使用光气作为化学武器而使其臭名昭著。因化学战制剂而死亡的所有人中有 85% 以上死于光气 [42]。光气在常温下是一种气体，且不稳定（框 83B-4）。光气的水溶性不如氯气，氯气是在 1915 年使用光气之前最常用的化学武器，光气的特点是能进入很深的支气管树而到达肺泡。自第一次世界大战以来，人们就知道光气的作用具有双重潜伏性，这是其本质上具有危险特征的基础。暴露于光气后的症状可分为以下两个阶段：

- 第一阶段：暴露于光气后立即出现强烈的上呼吸道刺激症状，表现为咳嗽、干呕、窒息和胸部紧迫感。出现这些症状的同时伴有眼部刺激和流泪。某些暴露于高浓度光气的患者随后死亡，而不出现中毒性肺水肿。其原因尚不清楚，可能与强烈的喉或

框 83B-4　光气的特性和毒性暴露分级

特性

化学名称：碳基氯化物（$COCl_2$）或氯甲酰氯化物

沸点：8.2℃

气压：20℃时为 1215mmHg

蒸气密度：3.5×气体

降解：缓慢水解为 HCl 和 CO_2

毒性暴露分级

1ppm 剂量长期暴露：慢性肺疾病

> 25ppm/min：急性肺部效应

50 ~ 100ppm/min：开始出现炎症反应，可能随后发生肺水肿

> 150ppm/min：出现明显的、威胁生命的肺水肿

800ppm 持续 2min：人类暴露的致死剂量

支气管痉挛引起的低氧有关。

- 第二阶段：在急性窒息症状出现后有一个 2 ~ 24h 的潜伏期，随后出现一些更严重的症状与体征，包括呼吸困难、疼痛性咳嗽和发绀，并且肺水肿体征加重而导致循环衰竭和心搏骤停。

中毒性肺水肿的病理生理　肺是一个脆弱的平衡系统，整个心排血量要通过其间质（疏松的胶原、弹性蛋白和各种细胞）中的微血管网。因为其脆弱的组织结构，肺对毒性物质的反应通常表现为肺水肿，液体从微血管流向间质和肺泡间隙。光气通过共价键攻击许多底物的基团包括 –NH2 和 –SH 而发挥作用 [88]。可能的靶细胞是 I 型和 II 型肺泡细胞以及肺泡巨噬细胞。主要的攻击方式是共价结合，引起自由基释放。继之以继发性攻击，释放炎症介质，包括前列腺素（导致血管收缩、血管扩张和血小板解聚作用）、缓激肽（引起毛细血管通透性增加）、5-羟色胺（导致后毛细静脉收缩）和血栓素 A_2（导致血管收缩），并释放补体激活酶类（导致白细胞收缩和白三烯释放）。

光气暴露的治疗　暴露于光气的患者应由配有防护装置的紧急医疗人员尽快转移出暴露现场。如果无液体沾染，一般不需要进行除沾染处理。对光气尚无特异性解毒药，治疗包括有针对性支持措施和使用药物调节炎症介质的级联放大反应 [87]。第一次世界大战以来，对暴露于光气患者进行处理的可靠措施之一是完全卧床休息，并观察 24h；这种措施目前仍然适用。任何具有明显暴露于光气风险的患者不应在 24h 内出院，除非有负责的观察人员陪同。在入院前和住院期间，要准备专门的呼吸救治措施。一些患者可能需要早期插管和机械通气，更多的患者需要早期供氧和支持通气。关于紧急通气的方法是一项有意义的话题。最近对创伤患者治疗的经验表明，"开放"肺策略 [89-90] 通过开放肺泡并应用正确水平的呼气末正压保持肺泡开放可有效地预防炎症级联反应。该技术的假说认为，肺泡反复开放与关闭所造成的肺泡壁的剪切力作用可使激肽释放。这可能是暴露于光气后对肺损伤进行早期治疗的一个重要经验，同时，对通气方式的选择可能也是关键所在。呼吸囊-活瓣式通气可能有害，因为它能引起极高的充气压和高流速。更合适的紧急通气策略是早期使用呼气末正压通气并控制流速。应用小型自动气动式呼吸机就能提供这种功能（图 83A-3）。处理大规模中毒性肺水肿患者的经验有限，但是必须认识到，如果不采取适当的措施，中毒性肺水肿的存活者中有相当多会发展为呼吸窘迫综合

征。Parkhouse 及其同事的一项研究表明，与常规通气策略比较，暴露于光气的猪接受肺保护通气策略后氧合改善、分流分数下降且死亡率降低[91]。

类固醇激素的应用　多年来对毒性光气暴露患者应用吸入性和全身性类固醇激素一直存在争议[92]。近期对氯气损伤的实验对象进行了一些重复性研究，在猪和大鼠的实验研究中取得了一些令人鼓舞的结果。Gunnarsson 及其同事[93]发现，18 只猪接受 140ppm 氯气 10min 后吸入二丙酸倍氯米松，其 PaO_2 和通气/血流比值较高，而组织学损伤轻于对照组。在另一项研究中，Wang 及其同事[94]将 24 只猪暴露于较高浓度的氯气（400ppm）中 10min，结果发现暴露 30min 内吸入类固醇激素布地奈德 0.1mg/kg 可减轻心肺症状，并且解剖时肺湿重也较轻。Demnati 及其同事[95]研究了暴露于高浓度氯气（1500ppm，持续 5min）的大鼠中地塞米松的作用，发现地塞米松组肺气道阻力和乙酰胆碱诱发的支气管痉挛均明显轻于对照组。然而化学战制剂的反应存在种属差异，这些研究结果应该谨慎地应用于人类。然而，临床上有效的治疗方案很少，所以这些实验结果有助于开展进一步研究和必要时做出临床治疗选择。Borak 和 Diller 综述了人类暴露于光气后治疗方案的现有证据[96]。

环磷酸腺苷二酯酶抑制剂的作用　Kennedy 及其同事[97]的研究提示，氨茶碱能增加环磷酸腺苷的水平，从而对暴露于光气可能具有保护作用。其他化合物包括 β-肾上腺素能激动剂也具有这种作用，可能是一个新的治疗方向。

光气和谷胱甘肽的缓解作用　另一种有前景的治疗方法是使用能提高细胞内还原型谷胱甘肽水平，从而预防暴露于光气所引起的脂质过氧化反应的化合物。该方法的依据是光气可与细胞内 SH 基团发生反应，从而降低还原型谷胱甘肽的氧化还原反应，增加花生四烯酸介质产物和脂质过氧化反应。Sciuto 及其同事[98]研究了 N-乙酰半胱氨酸对暴露于 1500ppm 高浓度光气的麻醉兔子的影响。结果显示 N-乙酰半胱氨酸治疗组动物肺湿重增加较少，白三烯水平较低，谷胱甘肽水平较高。该研究提示，N-乙酰半胱氨酸通过维持还原型谷胱甘肽水平和抑制炎症性白三烯产生可能对光气暴露者具有保护作用。

细胞毒剂（血液毒剂）：氢氰酸

氢氰酸（HCN）是以前被称为血液毒剂的数种毒剂之一，但是这种称法是误称，因为该制剂作用在细胞线粒体水平[99]。HCN 是一种在工业生产中广泛使用的易挥发性液体，并且有可能为恐怖分子所利用。HCN 从第一次世界大战起就一直被用作为化学战制剂。其持续时间极短，这意味着释放后通常不需要除沾染。它不会被 C 级防毒面具（见后文"CBW 制剂伤员处理中麻醉医师的职责"一节）中的活性炭所吸附，但是能通过与 HCN 发生反应的银盐浸渍活性炭来去除。高浓度 HCN 可迅速致命。据估计 LCt_{50} 为 $200mg/m^3$ 浓度下 10min。HCN 通过结合细胞色素氧化酶中的铁原子来发挥作用，从而抑制催化反应；这种催化反应使氧作为电子受体而发挥作用，并产生腺苷三磷酸（ATP）。由于线粒体解偶联，因此理论上通过复苏措施恢复血液氧合作用来改善组织氧合并不能逆转 HCN 所导致的乳酸酸中毒。

体征和症状

人体暴露于 HCN 后，首发体征是过度通气，这具有增加所吸收剂量的作用。随后出现眩晕、意识迅速丧失和惊厥，最后出现呼吸停止。在非致死剂量水平时，患者主诉其味如杏仁，有恐惧感，且口中有金属味，可能出现呼吸困难。因为 HCN 作用迅速，医院内几乎不可能遇到急性中毒患者。解毒剂疗法至关重要，如果成功用药，则可治愈。尽管接触近致死剂量 HCN 的存活者会产生远期效应如智力下降、精神错乱和帕金森症，但是几乎不可能治疗 HCN 中毒后的长期后遗症。

治疗

在体内，HCN 由硫氰酸酶分解成硫氰酸盐而失去毒性[100-101]。加入硫代硫酸钠能加速该反应过程，硫代硫酸钠为硫氰酸酶提供硫烷基的储备[102]。硫代硫酸钠的通用剂量是 25% 的溶液 50ml（小儿剂量为 50% 的硫代硫酸钠 1.65ml/kg）。通常联合应用亚硝酸钠[静脉内用量为 300mg，给药时间 10min 以上（小儿剂量为 3% 的亚硝酸钠 0.15~0.33ml/kg）]，亚硝酸钠可引起高铁血红蛋白形成。高铁血红蛋白作为一种 HCN 清除剂而发挥作用，其可降低 HCN 血浆水平。可能需要拟肾上腺素药支持亚硝酸钠引起的低血压。HCN 也与重金属发生反应，这是依地酸二钴和维生素 B_{12} 使用的依据，因为它们能提供这种反应所需要的钴。钴离子本身具有毒性，但是给予葡萄糖能对抗这种毒性，这是标准疗法的一部分。一般认为依地酸二钴在与氰离子结合方面较高铁血红蛋更有效，尽管依地酸二钴可继发性引起高血压和恶心。长期以来，人们一直认为在氰化物中毒治疗中氧疗和机械通气没有作用，因为这种情况下血液已经充分氧合。最近该

表 83B-3　用于氰化物中毒治疗中的解毒剂

解毒剂	作用	给药途径	剂量	合并用药	给药时间	可能副作用
氧气	增加动脉中的血氧含量，增强其他解毒药的活性	通过面罩或气管插管给氧	通过面罩高流量给氧，气管插管时给予纯氧	所有病例都将氧气用作主要解毒药	不超过24h	几乎没有——COPD患者可能存在副作用
亚硝酸异戊酯	高铁血红蛋白形成	吸入	成人：0.2ml 小儿：0.2ml，可能需要重复给药	氧气（不同时使用）	30s/min	难以达到有效的解毒药水平而不发生心血管虚脱
亚硝酸钠	高铁血红蛋白形成	静脉注射	成人：300mg（3%的溶液 10ml，30mg/ml） 小儿：3% 的溶液（30mg/ml）0.13 ~ 0.33ml/kg（即 4 ~ 10mg/kg）	成人：50% 的硫代硫酸钠（500mg/ml）25ml 和氧气 小儿：25% 的硫代硫酸钠（250mg/ml）1.65ml/kg（约400mg/kg）和氧气	≥ 5min，≤ 20min	高铁血红蛋白血症、血管扩张和心血管系统虚脱
依地酸二钴	通过依地酸二钴和游离氰化物与氰离子结合	静脉注射	成人：300mg（15% 的溶液 20ml，15mg/ml） 小儿：4 ~ 7.5mg/kg（15% 的溶液 0.3 ~ 0.5ml/kg，15mg/ml）	每次剂量后立即静脉内给予 50ml 葡萄糖液（500g/L）和氧气	1min	荨麻疹，面部与颈部水肿，胸痛，呼吸困难，低血压和惊厥
4- 二甲基氨基苯酚	高铁血红蛋白形成	静脉注射	成人：3.25mg/kg 小儿：3.25mg/kg	氧气和硫代硫酸钠	1min	高铁血红蛋白血症，血管扩张和心血管系统虚脱，溶血，胆红素和铁离子升高（这可能与单次用药有关）
羟钴胺（维生素 $B_{12}\alpha$）	与氰离子相结合	静脉注射	成人：5 ~ 10g 小儿：70mg/kg	0.9% 盐水 100ml 中再加入 5g，氧气	20min	粉红色的皮肤和黏膜脱色
硫代硫酸钠	为氰化物转换为硫氰酸盐的内源性酶性转换提供硫供体	静脉注射	成人：50% 硫代硫酸钠溶液 25ml（500mg/ml）和氧气 小儿：25% 硫代硫酸钠溶液 1.65mg/kg（约 400mg/kg）和氧气	氧气和亚硝酸钠或氧气和二甲基氨基苯酚	10min	给药过量可能引起高钠血症

COPD，慢性阻塞性肺疾病；ETT，气管导管

观点受到质疑，因为一些研究表明氧可增强传统氰化物解毒剂的解毒作用[103]。表 83B-3 列出了目前解毒剂治疗的方法。

毒　素

毒素是位于 CBW 制剂分类谱中间的高分子量化合物[47]。虽然国际条约已将其作为生物制剂，但是其不可再生并且具有化学战制剂的特点。它们由细菌和生物有机体天然产生，后者包括从原生动物到爬行动物如蛇和蝎子[104]。毒素对人类的危害来自自然和有意放毒，因此，对这些毒素的作用和治疗进行了大量的研究[105]。从科学角度看，毒素也可用作研究工具，以探测自然过程如神经传导和神经肌肉传递。在战争方面，毒素常被

表 83B-4　常见毒素的特性

来源	毒素	作用
细菌		
炭疽芽胞杆菌	炭疽毒素	DNA 毒素
金黄色葡萄球菌	葡萄球菌肠毒素	肠毒素
霍乱弧菌	霍乱毒素	肠毒素
肉毒杆菌	肉毒杆菌毒素	接头前乙酰胆碱释放减少
产气荚膜梭菌	产气荚膜梭菌毒素	磷脂酶 C 介导的坏死
破伤风梭菌	破伤风毒素	运动神经元的神经毒性增加
原生动物		
南极小磷虾	蛤蚌毒素	去极化神经阻滞
真菌		
镰刀菌	Tricothecenes	DNA 毒素，出血综合征
植物		
蓖麻（蓖麻子）	蓖麻毒素	DNA 毒素，肝肾衰竭
两栖动物		
哥伦比亚蛙	蛙毒	不可逆性；钠离子通道阻滞，去极化神经阻滞
爬行类		
亚洲眼镜蛇（眼镜蛇）	眼镜蛇毒素	通过磷脂酶 A_2 产生作用的突触后神经毒素
台湾金环蛇（银环蛇）	α- 银环蛇毒素	乙酰胆碱受体阻滞剂
鱼类		
致命性河豚	河豚毒素	非去极化神经阻滞

Modified from Baker DJ: Anesthesia in extreme environmental conditions. Part 2. Chemical and biologic warfare. In Grande CG, editor: Textbook of trauma anesthesia and critical care, St Louis, Mosby–Year Book, 1993, pp 1320-1354.)

称为"世界末日的武器"，公众对其作用极为恐惧。已发现的毒素有 500 多种，但是仅有一部分适用于战场和恐怖袭击，因为其难于生产，并且在气溶胶状态下缺乏稳定性。常见毒素的特性见表 83B-4。

在化学战的情况下，麻醉医师可能遇到潜伏期短的毒素（神经毒素如肉毒杆菌毒素），需要立即进行生命支持和治疗；也可能遇到潜伏期长的毒素（DNA 毒素如蓖麻毒素），可引起重要器官功能障碍，且需要重症监护治疗。

肉毒杆菌毒素

肉毒杆菌毒素由厌氧菌肉毒杆菌产生，从单位重量上看为毒性最强的物质，其毒性比沙林至少强 5000 倍[106]。肉毒杆菌中毒为天然存在的食物中毒事件，为人类和动物的共患疾病。母体可产生 7 种功能不同的相关神经毒素（从 A 到 G）。肉毒杆菌毒素中毒实质上是梭状芽胞杆菌污染食物后产生的毒素被食用而引起的中毒，食物通常为不合格的罐装肉。在人类，原发性肉毒杆菌中毒即直接感染较为罕见，只有婴儿才发生。作为一种毒剂，肉毒杆菌毒素能轻易通过发酵过程（已被用于生产抗毒素）来生产，且其以气溶胶形式稳定存在，理论上有大规模施放的可能性。据计算，1kg 该毒素足以摧毁整个地球上的人类。肉毒杆菌毒素中毒能够进行治疗，这大大地减轻了其毒性。据估计，接受通气和抗毒素支持治疗的自然中毒者死亡率低于 10%。有一项共识性文件调查了肉毒杆菌毒素对民众的危害[107]。

肉毒杆菌毒素作用于胆碱能突触的神经末梢。它通过被摄入囊泡并易位至细胞质，催化钙介导的乙酰胆碱胞吐作用相关成分的蛋白水解，从而阻断乙酰胆碱的释放。这种抑制作用具有不可逆性，只有当新突触小泡重新形成后才能恢复。毒素阻滞神经传递、副交感神经突触以及外周神经节，据此能解释肉毒杆菌毒素中毒的症状和体征。

通常情况下，食用（常见途径）毒素后有数小时的潜伏期，随后副交感神经作用产生口干，继之出现进行性延髓性麻痹（发音困难、言语障碍和吞咽困难）与眼部体征（复视和上睑下垂）。这些体征后出现进行性、对称性、下行性肌无力而导致呼吸衰竭，需要长时间通气支持。神经肌肉检测显示为典型的突触前抑制，反复刺激出现强直后易化。常规神经刺激检测前，单纤维肌电图可检测到先于普通神经监测器检出的异常改变；肌电图上肌束震颤和阻滞增强，这些表现可通过增加神经放电频率而减轻[108]。尚不明了有目的的大规模吸入剂释放后中毒者的症状和体征表现形式，但是表现为突发性胆碱能传递紊乱的任何患者，必须同时考虑为肉毒杆菌毒素和神经毒剂中毒。

传统的 C 级防护措施（见"个人防护"章节）和除沾染程序可有效地对抗肉毒杆菌毒素，并且有多种抗血清可供使用。所有血清中都含有一种七价的抗毒素，但是其对人类的有效性尚不肯定[107]。确诊的患者需要抗毒素和正压通气的支持治疗，后者可能需要进行较长时间。

蛤蚌毒素

蛤蚌毒素可能成为恐怖分子使用的毒剂，但是在军事领域没有其生产或使用的记录。蛤蚌毒素由海洋有机生物甲藻（可引起"赤潮"）产生，甲藻包括亚历山大罗望子、串形裸甲藻和吡啶甲藻。贝壳类动物可浓缩该毒素，该毒素是麻痹性贝类中毒的原因[104]。其毒性是沙林的近 20 倍，小鼠 LD_{50} 为 $8\mu g/kg$。蛤蚌毒素通过吸入途径具有活性，可导致延髓麻痹、呼吸衰竭和心血管衰竭。毒素通过阻断电压门控型钠通道而发挥其作用[109]。治疗主要基于通气与器官支持。已经从豚鼠体内开发出一种抗毒素[110]。

蓖麻毒素

蓖麻毒素被认为是一种严重的恐怖威胁，因为它能轻易地从蓖麻子植物——蓖麻的种子中提取出来。蓖麻油生产过程中的水含有约 5% 的蓖麻毒素，为恐怖分子提供一种可能的来源。蓖麻毒素已经用于暗杀[42]，一般认为吸入高浓度蓖麻毒素可致死。在蛋白质合成抑制所致的全身症状与体征出现前有一段明显的潜伏期。症状和体征包括发热、腹痛、腹泻、嗜睡、意识错乱、惊厥、昏迷、肌无力、心血管虚脱和呼吸衰竭，这些表现在 $36\sim72h$ 内进行性发展成为多器官功能衰竭和死亡。对蓖麻毒素中毒的处理是 ICU 的巨大难题。治疗为支持性措施，但是已研发出用于动物的抗毒素[111-112]。

药理学制剂和生物源性毒剂

2002 年莫斯科大剧院围攻事件[113]突出地表明，原本研制用于麻醉剂或麻醉辅助药物的物质可能用作"致昏"武器。在这次围攻中，特种部队通过空调系统向大剧院释放了一种物质，导致 800 名人质中的 127 名死于呼吸衰竭。该事件强调被潜伏期短的毒剂袭击后，需要立即生命支持。俄罗斯政府在发动攻击之后宣称所用的制剂为"芬太尼"。除了临床中常用的制剂之外，已合成了多种芬太尼制剂，有些在一般使用下毒性太强。另外一种可能是使用短链神经肽。前苏联解体前，曾对这类化合物进行了大量的研究[44]。制剂如 BZ（3-quinuclidinyl benzylate，最初亦曾被认为可能是大剧院事件中的原因）已被使用多年，为作用于中枢的抗胆碱能药物。冷战时期，在化学战研究的早期，曾对苯环利定化合物（与氯胺酮相关）以及其他致幻剂进行过试验性研究；对于可能受到毒剂攻击并出现中枢神经系统症状的患者，进行鉴别诊断时应考虑这类化合物。

经典的生物战制剂

概论

虽然研究提示许多生物体能用作生物战制剂，但是只有其中一些被作为威胁而不是危险品进行了研究[42]。专科医师的作用是进行专业的流行病处理，麻醉医师可能遇到只导致严重肺效应并可能需要在 ICU 救治的制剂。有目的的生物战袭击与正常的流行病暴发有许多相似之处，尤其是恐怖袭击。2004 年重症急性呼吸综合征（SARS）的流行就是一个有价值的教训。它是一种新的传染性病原体，在世界范围内快速通过空气接触传播。在以前较慢的旅行方式下，感染者在到达目的地前可处于症状潜伏期（而到达目的地后可表现出症状，从而能被检出），但是飞行旅行就不同了，患者在到达目的地时可能没有症状。目前，所有医务人员必须意识到传染病远距离传播的可能性。近期旅行史应该是最初询问患者程序中的必要部分。

炭疽

炭疽芽胞杆菌是一种需氧性革兰氏阳性菌，以芽胞形式存在，呈杆状，它是被列为"标准"生物战制剂的少数几种之一，已被证明是一种危险品和武器威胁。该疾病的自然来源是土壤中的芽胞，其芽胞具有高度复活性，这是其用作生物战制剂的基础。在第二次世界大战的试验中，整个苏格兰岛被实验性污染，并且这种状况持续了 40 多年[42]。其他国家也有使用炭疽杆菌作为生物武器的证据。1979 年，前苏联的军事仓库发生意外泄漏，导致 100 多人死亡[43]。2003 年的伊拉克战争中，传闻可能实施炭疽杆菌攻击，但是并没有发现该武器。虽然标准的生物战是施放雾化芽胞，但是在 2001 年它以粉末形式通过邮寄被散布到美国，致多人死亡，表明它可用于恐怖分子袭击。

炭疽杆菌可以存在于皮肤、胃肠道和肺组织中。麻醉医师和 ICU 医师最为关注的是肺炭疽。肺炭疽在自然条件下罕见，但是有目的的以气溶胶形式施放其芽胞将使其更为多见。

体格检查 肺炭疽的体格检查无特异性，但是胸部 X 线检查可能显示渗出或肺水肿以及纵隔变宽的征象。一种免疫测定法能检测到血液炭疽毒素。吸入 $8000\sim15\ 000$ 个芽胞可达到炭疽的感染剂量。直径 $2\sim5\mu m$ 的芽胞可进入肺泡；更大的芽胞落在上呼吸道，之后通过肺巨噬细胞被带到纵隔和肺门淋巴结。经过 $1\sim3$ 天出芽期后，大量炭疽毒素释放入血液，引起肺炭疽的临床表现。开始为隐伏期，持续 $1\sim4$ 天，表现为全身不适、疲劳、肌痛、干咳和发热。肺炭疽接下来出现坏死性出血性纵隔炎，引起胸部不适、呼吸困难和喘鸣。如不治疗，随后发展为多器官功能衰竭，极难治疗，并可在 $24\sim36h$ 内造成死亡。50%

的患者可出现出血性脑膜炎合并昏迷。

发病机制　人们对炭疽感染及其毒素作用的发病机制进行了大量研究。发病机制包括三种蛋白质，中心防护成分结合其他两种被称为水肿因子与致死因子的成分。转移到细胞质之后，水肿因子——一种钙调蛋白依赖性腺苷酸环化酶将腺苷三磷酸转化为环磷酸腺苷 [114]，从而引起组织水肿，并抑制与多形核白细胞吞噬作用相关的氧暴发 [115]。一般认为致死因子与巨噬细胞表达肿瘤坏死因子和白介素 -1 有关，这些细胞因子是全身炎症反应的基本要素。

治疗　已经建立了炭疽感染的经典治疗，即应用青霉素，但是可出现耐药。现在推荐使用的抗生素是环丙沙星 400mg/8h，2001 年美国遭受恐怖袭击期间，该方案作为预防性措施广泛使用。其他药物可能更有效，包括多西环素（静脉注射 200mg 后每 8h 静脉注射 100mg）、庆大霉素、红霉素和氯霉素（表 83B-5）。

推荐的预防性抗生素为环丙沙星 500mg/12h 或多西环素 100mg/12h。暴露后应该尽早开始用药 [116]。人们一直在对疫苗进行研究，标准密歇根疫苗应用应该在 0 周、2 周、4 周、6 个月、12 个月、18 个月，然后每年加强一次。如果无疫苗，抗生素的预防性用药应持续 60 天。对于麻醉医师、ICU 医师以及其他较长期接触炭疽患者的工作人员，预防十分重要，并注意通气仔细滤过防护和消毒。如果可能，应使用一次性管道。

鼠疫

鼠疫是中世纪流行的瘟疫，自然暴发持续到 20 世纪。长期以来，人们一直认为鼠疫是一种可能的生物战制剂，前苏联对其进行了广泛的研究 [44]。肺鼠疫非常严重，需要 ICU 支持治疗。病原微生物是鼠疫（耶尔森）杆菌，为一种厌氧性革兰氏阴性球杆菌，它可通过啮齿类动物携带的跳蚤传播给人类，也可通过动物 - 人或人 - 人之间的飞沫进行传播 [117-118]。鼠疫发病形式有腹股沟淋巴结炎型、肺炎型和败血症型，后两种形式如不治疗，可致死亡。其感染剂量仅为 100 ～ 5000 个鼠疫杆菌。潜伏期为 2 ～ 3 天，随后出现肺炎伴不适、高热、肌痛、咯血，最后出现败血症。患者可出现呼吸困难、喘鸣和发绀。对于严重病情，需要给予间歇性正压通气以及强效抗生素治疗。

血、淋巴结或痰培养检出病原菌即可确诊。也可通过酶联免疫吸附测定法（ELISA）做出诊断。长期认为肺鼠疫为致死性疾病，但是抗生素治疗已使病死率降低到至少 60%。一线治疗药物是链霉素 30mg/kg，每 12h 给药一次，连续 10 天。也可用庆大霉素或氯霉素。有灭活疫苗（Greer 疫苗），但是一般认为其效能并不高。

霍乱

霍乱是一种始发于远东地区的广泛传播的自然传染病，在 19 世纪传到欧洲后引起过数次流行。虽然霍乱属于专科医师的处理范畴，但是重症患者由于疾病导致严重液体失衡，可能需要收入 ICU。曾怀疑霍乱被制作成为生物武器，但是只有通过放入水源导致大规模人员中毒时才能有效传播。一般认为第二次世界大战期间霍乱在中国暴发是由水源引起的 [42]。

发病机制　霍乱的感染部位在小肠，可导致大量体液和电解质丢失。奇怪的是，液体仍能吸收，这是发展中国家大规模暴发时经口补液的依据。

治疗　霍乱的治疗基本上是水与电解质的补充治疗。传统上应用静脉途径补充，但是现代实践是经口补充含电解质及糖的液体 [119]。通过口服进行早期补液治疗可避免收入 ICU。在人为的霍乱大流行时，对大量伤员行早期经口补液治疗为首选方法。传统上一直首选四环素进行抗生素治疗，但是已有耐药性的报道 [119]。

马鼻疽

马鼻疽为革兰氏阴性杆菌鼻疽伯克霍尔德菌引起的马类疾病。长期以来一直认为其改进剂型可能作为生物战制剂，因为已知这种微生物在气溶胶状态下具有高度传染性。人类患该疾病有急性和慢性两种类型 [120]。其潜伏期长，暴露后 10 ～ 14 天出现败血症。表现为突发高热、僵直、肌痛合并颈部淋巴结病、脾大、白细胞减少或增多。急性发病类型可出现感染性休克和多器官功能衰竭，如不治疗，病死率高。在吸入病菌后，急性肺部表现为败血症、双侧肺炎及肺结节样坏死。胸部 X 线检查显示粟粒样阴影。急性重症患者很可能需要重症监护医师救治，但是口咽型马鼻疽类似于天花，表现为鼻中隔与鼻甲溃疡、带血的脓性分泌物和大丘疹或脓疱疹。慢性发病者可能出现慢性淋巴结病、多发性肌皮脓肿形成以及口咽部结节。马鼻疽的一线治疗方案为抗生素联合治疗（阿莫西林 - 克拉维酸联合磺胺嘧啶，30mg/kg，每 8h 给药一，服用 3 周）。多西环素、利福平及环丙沙星为二线药物。目前尚无针对马鼻疽的疫苗。

表 83B-5　暴露于生物战制剂患者的治疗

制剂	感染剂量	潜伏期	（吸入后的）作用	医务人员的防护	特殊治疗方法	化学预防	疫苗	如果不治疗，病死率
炭疽杆菌	8000~15 000个芽胞	1~5天	纵隔炎，脑脊膜炎，MOF	隔离，接种疫苗，一般防护措施	环丙沙星 400mg，IV，3次/天，后多西环素 100mgIV，3次/天，1次/2小时，联合链霉素 30mg/kg，IM，3次/天	环丙沙星 500mg，PO，2次/天，连服4周；多西环素 200mg，联合疫苗接种，多西环素 100mg，PO，2次/天，连服4周，联合疫苗接种	密歇根疫苗于0周，2周，4周及6个月，12个月，18个月分别接种1次，然后每年加强1针	100%死于肺炎
鼠疫（那尔森）杆菌	100~500个细菌	2~3/天	肺炎，败血症，MOF	隔离，一般防护措施	链霉素 30mg/kg，IM，4次/天，连用10天；多西环素 200mg IV，而后 100mg IV，3次/天，连用14天（氯霉素）	多西环素 100 mg，PO，2次/天，连服7天；四环素 500mg，PO，1次/天，连服7天	Greer 疫苗于1~3个月接种1次，然后3~6个月接种1次	100%死于肺炎
出血热病毒	1~10个病毒	4~21天	凝血性疾病，水肿，MOF	隔离，HEPA面罩，一般性防护措施	利巴韦林 30mg/kg，IV，然后 15mg/kg，IV，4次/天，连续4天，而后 7.5 mg/kg，IV，3次/天，连续6天（免疫球蛋白）	不用	无	90%死于 Ebola-Zaire
脑炎病毒	10~100个病毒	2~6天 (VEE型) 1~14天 (EEE型和WEE型)	脑炎，惊厥，昏迷，CNS损害	一般性防护措施	支持疗法，抗惊厥药	不用	VEE型、EEE型和WEE型有疫苗	EEE型和WEE型病死率为75%
弗朗西丝菌属土拉菌	10~50个细菌	2~10天	肺炎，胸膜渗出	一般性防护措施	链霉素 30mg/kg，IV，3次/天，连用10~14天；庆大霉素 3~5 mg/kg，IV，1次/天，od	多西环素 100 mg，PO，2次/天，连服14天	减毒活疫苗	35%
天花病毒	10~100个病毒	7~10天	皮疹，继发性肺炎	隔离，一般性防护措施	西多福韦 5mg/kg，IV，1次/2周	接种牛痘后，免疫球蛋白	Wyeth 疫苗	未注射疫苗者为30%，注射疫苗者为3%
伯克霍尔德菌属马鼻疽菌	1~10个细菌	10~14天	败血症，肺炎，淋巴结病	一般性防护措施	复方阿莫西林 20mg/kg，IV，3次/天	四环素 500mg，PO，3次/天，连服14天	无	不明确：出现败血症者病死率＞30%
伯内特考克斯体	1~10个病原体	10~14天	肌痛，不适，发热	隔离护理	多西环素 100 mg，PO，2次/天，连服5~7天，接触病原体后再服5天	多西环素 100mg，PO，2次/天，连服8~12天	Q vax	＜1%
布鲁菌属某些菌种	10~100个细菌	5~60天	不适和咳嗽，骶髂关节炎，全血细胞减少症	隔离护理	多西环素 100 mg，PO，2次/天，加利福平 900mg，PO，3次/天，共3周	多西环素和利福平共用3周	无	＜5%
埃希菌属	10~100个细菌	1~5天	呕吐和腹泻，肾衰竭	隔离护理	不需要使用抗生素	不用	无	大肠埃希菌 O157:H2 ＜5%

Modified from White SM: Chemical and biological weapons: Implications for anaesthetic and intensive care, Br J Anaesth 89:306-324, 2002.

CNS, 中枢神经系统；EEE, 东部马脑炎；HEPA, 高效空气微粒过滤器；IM, 肌内注射；IV, 静脉注射；VEE, 委内瑞拉马脑炎；WEE, 西部马脑炎

可能作为生物战制剂危险品的病毒性疾病

许多病毒引起的疾病被视为潜在的生物战制剂。这些属于传染性疾病专科医师的范畴，麻醉医师可查阅专门资料以进一步了解。

天花 在可能用于恐怖袭击的危险品制剂名单中，天花高居榜首，因为该病毒株一直保存在实验室中，并且通常仅能通过人类宿主进行传播。全世界牛痘接种成功实施后，世界卫生组织宣布天花绝迹，此后停止了大规模接种计划。然而，对天花的实验室研究仍在继续，目前担心菌株可能被窃，并用于有意地在大量无免疫能力人群中造成广泛流行。对染上严重继发感染患者可能需要重症监护治疗。尽管治疗主要是隔离和支持疗法，但是目前研究提示可应用抗病毒药西多福韦和利巴韦林[121]。

CBW 制剂伤员处理中麻醉医师的职责

化学与生物战事件的处理方法

麻醉医师有可能在院内或院外处理 CBW 危险品蓄意施放或意外泄漏的伤员。重要的是要有这种患者的处理体系，该体系要考虑医务人员的安全性，以及为伤员提供正确的治疗方法。对于与 CBW 制剂施放相关的危险，应该考虑的处理包括：①对事故的处理；②对患者病情的处理。根据 CBW 谱中制剂的四项性质（见"CBW 制剂的背景与发展"部分），对事故的处理取决于其持续性和传染性，对患者病情的处理取决于其毒性和潜伏性。

许多化学危险品持续性有限，不需要进行除沾染处理。"持续性有限"意味着通过接触传播给其他个体的风险降低。然而，某些化学制剂的持续时间长，传播性强。许多这类制剂通过吸入并不具有明显危害，但是可能通过上皮吸收产生明显毒性（如神经毒素 VX）。对于这类制剂，必须仔细地进行除沾染处理。

大多数经典生物战制剂持续性低，在环境中迅速降解，其依赖于在潜伏期通过宿主传播。这种情况下传染性强。炭疽是一个例外，其芽胞持续性非常长，但是没有任何传染性。而与之恰恰相反的是，病毒性出血热的持续时间非常短，但是传染性强。

事故的处理

"灾难处理计划"是许多麻醉医师熟悉的一种程序，它为如何处理毒剂施放事件提供了良好模式。毒剂施放是一种特别的灾难，可能为意外泄漏或蓄意施放。应对恐怖分子施放 CBW 制剂的计划同样适用于更可能发生的意外泄漏事故。Moles[122] 将"灾难处理计划"的基本要点总结如下：

1. 危险评估的重要性：不是所有列出的危险品都是可以辨认识别的。
2. 预先制订计划：这个必需的计划应该将涉及 CBW 事件处理的所有不同应急部门整合在内，如消防、民防组织和警察。
3. 根据事件的发展和评估，分阶段反应的重要性。

个人防护

防护是事件处理中的一个主要特征，麻醉医师应熟悉个人防护分级（框 83B-5）和防护服、防毒面罩及除沾染技术。如框 83B-5 所示，毒剂施放的处理中应用数种防护分级，但对于医疗救助，合适的级别是"C"级防护措施，这可保持合理的触觉灵活性来处理患者，以现场提供基础生命支持和解毒药疗法[49]。"C"级防护措施（图 83B-8）相当于军队所使用的防护措施，可防护毒性最强的化学战制剂和剧毒的生物战制剂。

框 83B-5　HAZMAT 事件中个人防护分级
A 级
正压 SCBA
全封闭式防化服
双层防化手套
防化靴
防化服、防化手套和防化靴接缝处的密封圈
B 级
正压 SCBA
长袖防化服
双层防化手套
防化靴
C 级
全罩式空气净化装置（呼吸器）
防化服
外层防化手套
防化靴
D 级
不提供对呼吸道或皮肤的特别保护装置，通常为普通工作服

SCBA，自带呼吸装置

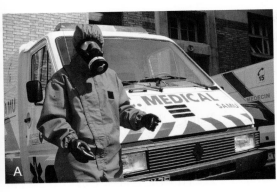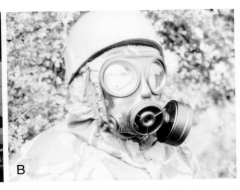

图 83B-8　民用（A）及军用（B）"C"级防护面具与防护服 *(Courtesy Service d'Aide Médicale Urgente [SAMU] de Paris, France.)*

框 83B-6　生化战制剂的军事防御和人防处理途径

军事防御：事先情报预知有毒剂施放，军方已有对危险和威胁的分析。

- 调整有针对性的特殊危险品的监测系统
- 启动通用型监测系统
- 由军方特训人员对事件做出鉴定

人防：常为毒剂泄漏事故。

- 传染病自然暴发
- 伤员的伤情最先反映出致病物的特性
- 没有固定的监测系统
- 紧急救援不受战场的约束
- 危险品控制系统种类繁多
- 面对失控和无纪律的人群

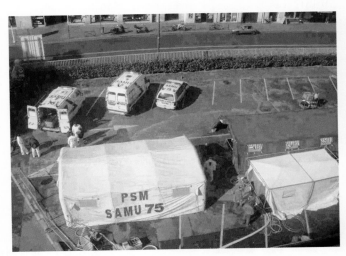

图 83B-9　巴黎教学医院建立的特殊伤员检伤分类、除沾染和复苏中心 *(Courtesy Service d'Aide Médicale Urgente [SAMU] de Paris, France.)*

危险品的检测和鉴别

与军用 CBW 制剂施放不同，民用危险品意外泄漏可能无相关危险品性质的早期信息或情报（框 83B-6）。受害者表现的症状和体征可能是判断致病制剂性质的首要迹象。目前已有确定军用化学战制剂的检测和监测设备，但是并未广泛地用于民用。情报信息可能用于恐怖袭击。在毒性制剂意外泄漏的情况下，从 HAZMAT 系统和恰当分类代码可获得信息（见框 83B-1）。

化学与生物战制剂施放后患者的早期处理

如果施放的危险品具有持续性和传染性，就必须对沾染区进行除沾染处理。在某些国家，"C"级防护的医护人员或辅助医疗人员在此区域中能与消防队员一起进行工作，提供以下服务：①对患者进行检伤分类，判断患者是否需要除沾染以及患者伤情；②立即实施生命支持措施（TOXALS）；③立即使用解毒药和其他药物。

图 83B-9 所示为巴黎一家医院接收化学战伤员

的场景。在除沾染区提供早期生命支持非常重要[123]。（参见第 107 章）1996 年引入了 TOXALS 的概念[124]，将熟悉的生命支持 ABCs 方案扩展为毒剂施放救治相关的方案，如下：

- 气道（Airway，参见第 55 章）：必须始终保持伤员的呼吸道通畅。对于无意识患者，可能需要简单的基础维持气道手法加上吸引与化学中毒相关的大量分泌物。有时可能需要进一步的气道处理，如气管插管，以保护气道并防止胃内容物反流引起误吸。

- 呼吸（Breathing）：在完全除沾染和恢复前，必须密切观察伤员的呼吸情况。给氧可加速挥发性化学毒剂中毒伤员的恢复。如果伤员呼吸功能受损，必须应用自膨式复苏呼吸囊 - 活瓣 - 面罩或自动呼吸机行人工通气给氧进行支持。在污染的环境中，伤员通气时必须对吸入气体进行过滤。

- 循环（Circulation）：必须严密观察和监测伤员的循环功能。无创血压、脉搏血氧饱和度和心电图监测

表 83B-6　CBW 制剂对机体各系统的作用

受影响的系统	制剂
上皮	糜烂剂（如含硫芥子气）、天花、蓖麻毒素
呼吸系统 　上、下呼吸道 　呼吸控制系统 　气体交换 　呼吸动力	糜烂剂，光气 神经毒剂，ABO， 致肺水肿制剂 神经毒剂，神经毒素
中枢神经系统	神经毒剂，氰化物，神经肽，麻醉药物衍生物（如苯环己哌啶、BZ）
外周神经系统	神经毒剂，神经毒素（如肉毒杆菌毒素、蛤蚌毒素）
免疫系统（诱发免疫反应、炎症反应和器官衰竭）	糜烂剂、ABO（引起免疫反应、炎症反应、器官衰竭）
心血管系统	神经毒剂，ABO
消化系统和肾	神经毒剂，毒素，传染性制剂

ABO，生物源制剂；BZ，quinuclidinyl benzilate

都是有助于判断循环功能的指标。早期建立静脉通道有助于补液和用药。

- 失能（Disability，意识水平）：应该应用简单的 AVPU 量表评价伤员意识水平 [清醒（Alert）、对声音有反应（responds to Voice）、对疼痛刺激有反应（responds to Pain）、无反应（Unresponsive）]。应该每隔一段时间进行重复评价，以了解伤情进展情况。
- 药物（Drugs）：应当在确定了特殊毒剂后给予药物治疗，特别是特异性解毒药。
- 暴露（Exposure）：暴露伤员不仅是评估身体损害所必需的，而且也要除去已被化学物质沾染的所有衣物。脱掉衣物可以去除约 80% 的表面沾染。
- 环境（Environment）：救援人员需要穿防护服，这可能严重限制了上述初期处理。只有那些身穿防护服仍技术娴熟并且受过训练的人员才能进入沾染区救治伤员。所有其他人员均应该在清洁区域等候经过除沾染处理伤员的到来。

化学品的鉴别和确定特异性解毒药可能需要一

表 83B-7　毒性制剂对呼吸系统的作用

呼吸组成部分	作用	毒性制剂
中枢神经系统	呼吸驱动抑制和惊厥，导致呼吸停止	神经毒剂，氰化物，神经肽
外周神经系统	呼吸肌神经肌肉麻痹	神经毒剂，神经毒素
鼻咽部	分泌物过多而阻塞 前驱性鼻炎和鼻溢液 打喷嚏	肺损伤制剂，神经毒剂 糜烂剂 芥子气的早期症状
喉部	易激惹，喉痉挛	上呼吸道刺激剂，肺损伤制剂 防暴剂，特别是 CS 和 CR（催泪气体）
大气道	分泌物阻塞 吸入呕吐物引起阻塞 气管和主支气管壁腐烂造成"假白喉"膜，严重者可引起大气道阻塞，导致支气管肺炎和死亡	神经毒剂（理论上） 多种制剂 糜烂剂
小气道	分泌物阻塞 影响胆碱能神经支配，支气管痉挛（阿托品可缓解） 化学性毛细支气管炎，而后出现严重支气管痉挛	神经毒剂 糜烂剂
肺泡	毒性肺水肿	各种制剂，特别是肺损伤制剂（潜伏期 6～24h） 糜烂剂，特别是环境温度高时吸入

From Baker DJ, Rustick JM: Anesthesia for casualties of chemical warfare agents. In Zaitchuk R, Grande C, editors: U.S. Army textbook of military medicine. Part IV, Vol I. U.S. Department of the Army, Office of the Surgeon General Borden Institute, Washington, DC, 1995, pp 833-856.
CR, *Dibenzoxazepine*; CS 邻氯苯亚甲基丙二腈（催泪气体）。
* 数据摘自：*Willems JL: Clinical management of mustard gas casualties. Ann Med Mil Belg 3 (Suppl) 1-61: 47, 51, 1989*

定时间。但是，这种情况一定不能延误伤员的基本医疗处理。

毒性危险品对身体各系统的影响

对患者进行早期处理是根据：①危险品制剂的鉴定结果；②出现的症状和体征。根据患者出现的症状和体征，以及毒剂对不同系统已产生的作用，有助于辨别所用的制剂（表 83B-6）。许多化学制剂可影响呼吸系统，表 83B-7 对其做了总结。

化学与生物战事件医疗处理中的问题

CBW 事件医疗处理中可能出现的问题包括：

- 没有认识到 CBW 制剂的施放。
- 没有执行正确的 HAZMAT 程序来控制继发性伤亡。
- 制剂施放使紧急救治与医疗资源受到重创。
- 计划和训练不充分。
- 缺乏恰当的防护装备。
- 缺乏早期生命支持的复苏技术。
- 缺乏处理毒性或传染性危险品的专业知识。
- 不负责任、添油加醋的报道加剧公众恐慌而导致过度反应。

如果计划周密、装备完善、训练有素，在处理 CBW 制剂施放时与处理其他大型灾难相同，则可以将这些问题降至最小。

CBW 制剂对麻醉实践的影响

毒剂和身体复合伤的处理

化学武器和 HAZMAT 释放可能伴有爆炸和火灾，从而造成需要手术治疗的相关损伤。释放的制剂对随后实施全身麻醉的影响重大。先前介绍的许多制剂可影响患者的情况和麻醉药的作用。

对患者情况的影响

休克和气道毒性损伤会引起通气血流比值异常，从而影响紧急诱导时的预氧合作用（参见第 55 章）。分流与肺水肿程度影响肺泡通气量本身和麻醉气体的

框 83B-7　军用、民用致肺水肿制剂
军用
氯
光气
全异丁烯
民用（HAZMAT 分类为危险品工业原料）
光气
异氰酸酯
酚类化合物
乙二醇和其他

摄取。最重要的是，毒性制剂的作用可能改变全身麻醉的平衡和分布流动，可能导致苏醒延迟，这需要在处理中进行人工监护。在术后重症监护方面，暴露于致肺水肿制剂或 OPs 的患者问题可能最为明显（框 83B-7）。

重症监护治疗方面

暴露于化学战制剂可能导致已经讨论的许多综合征，需要中期或长期 ICU 治疗，其中包括肺水肿和急性呼吸窘迫综合征。在 OP 中毒患者中，存在出现中间综合征的可能[125-126]，患者表现为反复肌肉麻痹，需要数天呼吸机支持。尽管从农药中毒中得到大量证据，但仍缺乏关于 OP 抗胆碱酯酶的临床经验。

作为生物战制剂的许多传染性制剂可引起非常严重炎症反应和器官功能障碍。尽管处理生物战制剂引起的传染性疾病属于专科医师的范畴，但是全身炎症反应综合征和多器官功能障碍综合征的患者需要重症监护治疗（参见第 100 章）。禽流感暴发的可能性一直存在，这突出表明在一些重点医疗单位需要配备简单的大规模呼吸支持系统。在这些医疗单位中，能应用比 ICU 中简单的呼吸机给患者进行通气，并且能由非 ICU 工作人员操作这些呼吸机。医院为大量伤员提供间歇正压通气是一项必要的能力，这不仅针对呼吸系统流行病，而且针对本章中所提到大量 CBW 制剂导致的后果，即这些 CBW 制剂所致的病理学终末表现期是呼吸衰竭。

参 考 文 献

见本书所附光盘。

第 84 章　眼科手术的麻醉

Marc Allan Feldman

杨纯勇 译　鲁开智 顾健腾 甯交琳 审校

致谢：编者及出版商感谢 Anil Patel 博士在前版本章中所作的贡献，他的工作为本章节奠定了基础。

要　点

- 理解眼部的解剖学、生理学以及眼科用药对全身的影响，对制订合适的麻醉方案十分重要。
- 压迫眼球或眶内容物可导致三叉迷走神经或眼心反射而发生心动过缓、房室传导阻滞甚至心搏骤停。
- 视网膜的血供取决于眼内灌注压，而眼内灌注压由动脉压和眼内压（intraocular pressure，IOP）决定。
- 足够的吸入麻醉深度可降低 IOP，而氯胺酮和琥珀酰胆碱可增加 IOP。
- 开放性眼球损伤如发生 IOP 突然增加时可导致玻璃体丢失和失明。
- 球后阻滞的并发症包括球后出血、眼内压增加、动脉内注射导致惊厥、视神经鞘内注射导致药物进入蛛网膜下腔而致呼吸停止。
- 眼内注入气体前 15min 应避免使用氧化亚氮，使用眼内气体后的 7 ~ 45 天或在气泡被吸收前也必须避免使用氧化亚氮。
- 真正的眼科急诊例如化学烧伤和视网膜中央动脉闭塞必须争分夺秒地立即处理以避免永久性视力丧失。对于开放性眼球损伤和其他急症手术，可以在合适的禁食状态下择期进行。
- 面罩或体位所致的眼部压迫可引起视网膜中央动脉闭塞。

眼 部 解 剖

　　眼球是一个直径约为 24mm 的球状体，位于锥形的骨性眼眶内。眼球壁分为三层：巩膜、葡萄膜和视网膜。

　　巩膜位于眼球的最外层，是眼睛中强韧且呈纤维性的白色部分。巩膜的最前面的透明部分是角膜，眼睛的聚焦能力主要来自于角膜的曲率。

　　眼球中层的葡萄膜有三层结构：脉络膜、虹膜和睫状体。脉络膜是一层位于后方的血管丛。脉络膜出血是手术中暴发性出血的原因之一。虹膜通过肌纤维改变瞳孔的大小来控制进入眼内的光线量。交感神经兴奋时通过收缩虹膜扩张肌使瞳孔扩大，而副交感神经兴奋时瞳孔缩小，是通过瞳孔括约肌的收缩而引起的。睫状体位于虹膜后方，产生房水。睫状肌通过晶状体上的悬吊纤维或小带的放松或拉紧来调节焦距。晶状体浑浊造成白内障。葡萄膜炎指这些结构（虹膜、脉络膜和睫状体）的炎症。

　　眼球的最内层是视网膜。光线刺激视网膜光感受器产生神经信号，视神经将这些信号传入大脑。视网膜上没有血管，脉络膜为视网膜提供氧供。视网膜从脉络膜剥脱而导致视网膜血液供应障碍是引起失明的主要原因。视网膜于虹膜后方约 4mm 处终止。位于角膜边缘和视网膜之间的区域被称为睫状体扁平部。由于该处没有视网膜层，因此这成为玻璃体切割术的安全切入点。

　　眼球的中央充满玻璃体凝胶。这种黏稠的玻璃体凝胶附着于血管和视神经。对视网膜上的玻璃体牵拉可导致视网膜脱离。通过玻璃体切割术可以治疗玻璃体瘢痕、出血或玻璃体混浊。

眼球外肌肉带动眼球在眼眶内转动。眼外肌起于眶顶部的纤维环终止并附着于巩膜。六条眼外肌位于眼球后方的圆锥形眼眶内，眼外肌包绕视神经、眼动静脉以及睫状神经节。

眼睑由外层的皮肤、肌层、睑板的软骨和结膜层构成。结膜是内层眼睑的黏膜层，覆盖于眼球前部的巩膜表面，终止于角膜 - 巩膜交界处。

泪腺位于眼眶颞侧上方，产生的眼泪流经眼球表面，通过靠近内眦的泪小点排出。眼泪通过泪小管到达泪囊和泪管流入鼻咽。

眼动脉是颈内动脉的分支，为眶内组织提供大部分的血供，紧邻脑底动脉环。眼上静脉和眼下静脉直接引流至海绵窦。

脑神经（cranial nerves，CN）支配眼部组织。视神经（CN Ⅱ）传递视网膜的神经信号；动眼神经（CN Ⅲ）、滑车神经（CN Ⅳ）和展神经（CN Ⅵ）支配眼外肌；三叉神经传递触觉和痛觉信号。下眼睑的感觉由上颌神经支配，上眼睑感觉由眼神经的额支支配。眼神经的鼻睫支发出感觉纤维到达内眦、泪囊和睫状神经节。

睫状神经节发出的感觉神经纤维支配角膜、虹膜和睫状体。起源于动眼神经（CN Ⅲ）的副交感支进入睫状神经节交换神经元后再支配瞳孔括约肌。起源于颈动脉神经丛的交感神经穿过睫状神经节后支配瞳孔舒张肌。局部麻醉药物阻滞睫状神经节产生固定的、中度扩大的瞳孔。

面神经（CN Ⅶ）从颅底的茎乳突孔出颅。其颞支支配眼轮匝肌的运动。局部麻醉药阻滞面神经可防止紧闭眼睑运动。

眼 心 反 射

眼心反射最先于 1908 年由 Aschner 和 Dagnini 描述[1-2]。牵拉眼外肌或压迫眼球会引起窦性心动过缓、房室传导阻滞、室性异位心律或心搏骤停。在牵拉内直肌时尤为明显，但任何刺激眶内容物包括骨膜均可引起眼心反射。

眼心反射属于三叉迷走反射。其传导途径由眶内容物传入支到达睫状神经节，再经三叉神经的眼支传入到第四脑室附近的三叉神经感觉核；传出支通过迷走神经到达心脏[3]。

眼心反射在表面麻醉下的手术更为常见。球后神经阻滞预防该反射时不完全可靠。眶内注射可诱发眼心反射，高碳酸血症或低氧血症可加剧该反射。

当发生有眼心反射引发的心律失常时，麻醉医师应当首先要求外科医师停止操作，并评估通气状态。如严重窦性心动过缓持续或者反复发作，可按 7μg/kg 的递增剂量静脉注射阿托品。严重的窦性心动过缓和心搏骤停很少发生。尽管可能需胸外按压使阿托品进入循环，但通常仅停止手术操作即可使心律恢复正常。反复刺激可使这一反射减弱。

预防性应用阿托品或格隆溴铵可能有效。当患者有房室传导阻滞、血管迷走神经反射病史或接受 β 受体阻滞剂治疗时可有指征应用预防性治疗。

眼 内 压

视网膜和视神经的血液供应依赖于眼内灌注压[4]。眼内灌注压是指平均动脉压和眼内压（IOP）的差值。眼内压过高影响眼内血供，可导致视神经功能受损。眼球手术切开后，眼内压增高的因素均可造成眼内容物的脱出和丢失，从而导致永久性失明。

眼球是一个相对无顺应性的腔隙。除了房水和脉络膜的血容量，眼球内的组织容量是固定的。因此，房水量和脉络膜的血容量便成为调节眼内压的两大因素。

三分之二的房水是由睫状体通过钠泵机制主动分泌，三分之一的房水是通过虹膜的血管被动滤过产生。房水的生成速率为 2μl/min。房水流经晶状体和瞳孔，滋润内层的角膜内皮细胞；然后进入前房角，通过小梁网进入 Schlemm 管。Schlemm 管与上巩膜静脉相连续。眼内压主要是由小梁网的阻力进行调节，正常的眼内压为 10～20mmHg。

房水引流系统的任何一个部位受损均可升高眼内压。小梁网硬化症被认为是引起开角型青光眼眼压逐渐升高的原因。而闭角型青光眼则是眼球前房角关闭，眼内的房水排出受阻所致。这种情况发生于虹膜周水肿或向前移位。先天性前房角狭窄的患者易发生这种情况。眼内压急性增高可引起剧烈疼痛，是眼科的急诊。

脉络膜血容量的改变可引起眼内压的迅速升高。高碳酸血症可引起脉络膜充血[5]。咳嗽、用力或呕吐可使眼内压升高到 30～40mmHg，气管插管也能导致同样的眼内压升高。这种眼内压升高是短暂的，这对于密闭的眼球相对来说是无害的。但对于处于开放状态的眼球，如眼球创伤后或在行白内障手术时，眼内压的升高可引起眼内容物的脱出、出血甚至永久性失明[6]。

眼球外压迫也可导致眼内压升高。一个正常的眨眼会使眼内压升高 10mmHg，用力挤眼可使眼内压升高超过 50mmHg[7]。如果麻醉面罩位置放置不当（直接压在眼球上），可使眼球过度受压而导致眼内压升高到足以阻断眼内血流的供应。

吸入或静脉（如丙泊酚）深麻醉可使剂量相关性眼内压下降 30% ~ 40%[8]。阿片类药物有极弱的降低眼内压的作用。常规剂量的阿托品不会引起眼内压的明显升高，即使是开角型青光眼患者亦如此。氯胺酮可引起中度的眼内压升高。

静脉药琥珀酰胆碱可使眼内压升高 6 ~ 12mmHg[9]，并持续 5 ~ 10min。因次，开放性眼外伤的饱胃患者用琥珀酰胆碱进行麻醉诱导仍有争议。但未见有关于琥珀酰胆碱诱导后引起玻璃体脱出的报道。

眼 科 用 药

眼科的用药是具有全身效应的药物。滴眼液具有全身效应，并与麻醉药有重要的相互作用。乙酰唑胺是碳酸酐酶抑制剂，用于降低青光眼缓慢升高的眼内压。该药可产生碱性利尿的作用而导致钾离子的流失。因此，使用乙酰唑胺的患者术前应做电解质的检查。阿托品滴眼液能引起心动过速、皮肤干燥、发热和易激动[10]。阿托品用药过量可通过逐步增加毒扁豆碱剂量来治疗。

二乙氧膦酰硫胆碱是一种局部抗胆碱酯酶药，在青光眼的治疗中产生持续缩瞳作用。该药经血吸收后可使全身血浆胆碱酯酶受抑制，如果随后使用琥珀酰胆碱可使其肌肉松弛时间延长（见第 34 章）[11]。该药还可使酯类局部麻醉药的代谢受到抑制，因而患者发生局部麻醉药中毒的风险性增高。二乙氧膦酰硫胆碱是一种长效药，停药后需要 4 ~ 6 周的时间才能使胆碱酯酶的活性恢复正常。

甘露醇是一种渗透性利尿剂，可使眼内压降低并维持 5 ~ 6h。使用甘露醇的患者应当进行导尿以防止膀胱的过度充盈。甘露醇会增加血容量，对于心室功能差的患者可能会导致充血性心力衰竭。

去氧肾上腺素是 α 肾上腺能激动剂，局部应用可引起瞳孔扩大。10% 的去氧肾上腺素溶液全身吸收后可引起严重的高血压[12]。2.5% 浓度的溶液相对较安全，但在某些患者可加重高血压。

毛果芸香碱和乙酰胆碱是胆碱能药物，用于缩瞳，但可引起心动过缓和支气管痉挛。

马来酸噻吗洛尔是一种局部应用的 β 受体阻滞剂，用于治疗青光眼。吸收后可引起全身的 β 受体阻滞表现，如心动过缓、支气管痉挛或使充血性心力衰竭加重[13]。这些方面的关注对于患有严重慢性阻塞性肺部疾病的患者尤为重要。

盐酸坦索罗辛（坦洛新）是一种选择性 α 肾上腺素能受体拮抗剂，可长时间与支配虹膜舒张肌的神经结合，影响瞳孔扩张和引起白内障手术的并发症。坦索罗辛在停药 7 ~ 28 天后虹膜仍可保持松弛[14]。

术前评估（见第 38 章）

眼科手术是老年患者最常见的手术（见第 80 章）。2005 年，美国的医疗保险制方案为白内障手术支付了大约 300 万的索赔。这些眼科门诊手术操作时间短，失血少且术后疼痛轻。但是眼科手术对于患者来说并不是小手术，可能是他们生活中较大的事件。建立良好的医患关系可缓解其术前焦虑，帮助患者做好术前准备。给患者提供信息与从患者处得到信息同样重要。被充分告知的患者会显得更平静、放松与合作。患者也需要知道将要发生什么样的事情。

眼科手术的患者为高危人群，多为老年患者，且多数患者合并其他高危风险因素，比如糖尿病、高血压和动脉粥样硬化[15]。在护理健康研究调查中发现白内障是患者死亡率增加的标志[16]。但是眼科手术风险仍然很低。相对于普通外科手术而言，眼科手术死亡则更为少见。Backer 及其同事[17] 发现相对于普通外科手术而言，眼科手术并不会增加心肌再梗死的风险。患者所患的慢性疾病对其眼科手术预后的影响也较小。在一项关于门诊眼科手术后患者的非预期需再入院治疗的研究中显示年龄和 ASA 分级并不是其重要因素[18]。

关于最佳的术前管理目前仍存在争议。一些临床医师认为由于白内障摘除手术应激小且没有手术失血，因此不需要进行术前评估。一项大样本、多中心的研究显示术前血液检查和心电图对术后转归结果是没有影响的[19]。另外一种观点认为每一个患者必须接受全面评估，包括每一项尽可能的检查，以尽可能地发现每一项疾病并对其进行治疗。因此手术尽可能地延期，以使患者达到最佳的状态，从而才能尽可能地降低手术的风险。比较合理的做法是采用以上两种观点的折中做法。术前进行合适的医学咨询是很重要的。一项对白内障手术医疗事故诉讼的研究表明关于医疗咨询的诉讼为 16%，而与局麻或全麻相关的诉讼是 17%[20]。

风险是不容忽视的，但也无需将每一种风险降至我们能想象的极低限。麻醉医师术前准备的目标是使患者在外科手术时的风险降低到可接受的程度，这种程度和医护告知风险与患者签的知情同意书密切相关。如果患者的术前情况提示其需要入院治疗或患者有某种可逆的疾病可能导致围术期并发症，则这种风险是不能被接受的。

本章节编写的目的是制订指南以鼓励围麻醉期管理方案的一致性，从而使对患者和手术的干扰最小化。

以下的指南是回顾了文献和已发表的相关指南后制订的（见第 38 和 80 章）。

病　史

回顾患者住院病史和手术史，并关注变态反应和药物敏感性。应特别关注对乳胶类过敏情况，了解近期用药清单。可能影响麻醉管理的因素包括：智障、耳聋、交流困难、多动腿综合征、阻塞性呼吸睡眠暂停综合征、震颤、头晕和幽闭恐惧症。术前患者问卷调查对获取这些病史非常有用。充分回顾病史有助于制订围术期的管理方案和建立医患关系。

体 格 检 查

检查重要的心、肺疾病体征。尤其是注意与体位相关的疾病情况，如严重的脊柱侧凸或端坐呼吸。

实验室检查

做常规筛选性的实验室检查并无证据能改善患者预后。实验室检查项目应依据患者的病史和体格检查结果来选择。通常来说，眼科手术前所需的实验室检查与常规健康检查内容类似。当估计检查结果有可能会对术中管理计划产生改变时可以特选一些术前检查。达到危机值时，应进行紧急医疗处理。实验室检查的指征和危险结果如下：

- **心电图**：新出现的胸痛、运动耐量下降、心悸、接近晕厥、疲劳和呼吸困难。心动过速、心动过缓或脉搏不规则。
  - 危险结果：急性心肌缺血或损伤、恶性心律失常、完全性心脏传导阻滞、新发生的房颤或心率 >100 次/分。
- **血浆电解质**：严重呕吐或腹泻、进食差、利尿治疗方案的改变、心律失常。
  - 危险结果：钠离子低于 120mEq/L 或高于 158mEq/L。钾离子低于 2.8mEq/L 或高于 6.2mEq/L。
- **尿素氮**：肾失代偿的体征或症状。
  - 危险结果：高于 104mg/dl。
- **血糖**：多饮、多尿或体重减轻。
  - 危险结果：低于 46mg/dl 或高于 480mg/dl。
- **血细胞比容 / 血红蛋白**：出血史、进食差、疲劳、运动耐量下降或心动过速。
  - 危险结果：低于 18% 或高于 61%。血红蛋白低

于 6.6mg/dl 或高于 19.9mg/dl。

眼 科 评 估

术前应关注患者双眼的视力。如果患者本身视力差，其非手术侧的眼视力差可能会面临较大的功能丧失的风险。这类患者焦虑程度较重。如果该类患者被敷料整晚覆盖，医师应该对预防其术后暂时性失明提供更多的帮助。

医师应该估计眼球的中轴长度。如果能应用超声进行测量，应该记录其中轴长度。如果没有超声，应该注意到近视患者的中轴长度会更长。如果是后巩膜葡萄肿的患者，注射麻醉的风险会显著增加。术前青光眼病史、眼压升高和眼球中轴长度增加是上脉络出血的重要危险因素。严格控制术中心率和血压可以降低风险。术前应用压迫器软化眼球也可以降低风险。

心血管功能评估

美国心脏病协会和美国心脏病学会出版了实施非心脏手术患者围术期心血管评估指南 [21]。眼科手术如白内障摘除术被特别认为是低风险手术。对于这类手术，术前应着重对患者伴有的主要临床风险预测因素进行评估。这些主要的预测因素和对患者的评估见第 38、39 章。

高 血 压

高血压是眼科患者的常见疾病。严重的高血压可以导致围术期的并发症（见第 39 章）。高血压的分级已经明确定义。重度高血压 3 级是指收缩压 ≥ 180mmHg 或舒张压 ≥ 110mmHg。持续的重度高血压 3 级的患者应推迟手术并进行 2 周的降压治疗。

肺 部 情 况

眼科手术通常需要患者能够处于舒适和安静的平卧状态。如果患者不能平卧，或伴有顽固性咳嗽，则围术期的并发症的发生率可能性增高。术前降低风险的措施包括戒烟、应用支气管扩张剂或类固醇药物治疗气道阻力增加，应用抗生素治疗呼吸系统感染。

应该评估患者有无睡眠呼吸暂停。有睡眠呼吸暂停的患者通常应禁忌实施静脉镇静。对于某些患者，应用轻度的兴奋剂如咖啡因有助于患者在手术期间维持清醒与合作。

内分泌系统评估（见第 39 章）

糖尿病在眼科手术患者中较为普遍。这类患者最好能在清晨进行手术，因为不会对每日常规治疗造成干扰。应该避免在术前发作严重的高血糖和低血糖。术前应该监测空腹血糖。如果需要，应该使用胰岛素治疗以维持血糖在 150～250mg/dl。应该考虑到可能存在自主神经功能性疾病，尤其是患者由仰卧位直立时。

长期应用甾类激素治疗的患者在眼科手术时通常不需要"应激剂量"的类固醇治疗。手术当天应该给予患者常规剂量的类固醇。但手术医师应对围术期可能出现的需要额外糖皮质激素治疗的特殊情况保持警惕。突发的低血压、疲乏和恶心可能是患者需要额外类固醇的征象。

抗　凝

许多眼科手术的患者使用抗凝剂。围术期抗凝剂管理应当权衡血栓形成和可能的出血并发症的相对风险之间的利弊。这两种并发症中的任何一种情况的发生对患者来说都是灾难性的。一项对超过 19 000 例行白内障手术的患者调查显示出血和血栓形成的发生率均非常低[22]。

血栓形成并发症的风险依赖于以下几点：

1. 抗凝治疗的适应证。可能发生动脉血栓栓塞严重并发症的疾病如房颤或瓣膜性心脏病，比静脉血栓栓塞疾病如深静脉血栓更为常见。
2. 血栓栓塞的危险因素，尤其是患者以前发生过血栓栓塞。

出血并发症的风险依赖于以下几点：

1. 抗凝的程度。
2. 手术操作出血的可能性。严重的出血并发症最常见于眼眶或眼整形外科手术中；玻璃体视网膜手术、青光眼和角膜移植手术出血可能性居中；而白内障手术可能性最小。

正在进行华法林治疗的患者可以安全地行白内障手术，这一点已经达成共识；对于中度危险的手术例如青光眼手术，需术前停用华法林 4 天；对于可以引起出血或血栓形成的高风险手术，可能需要将抗凝治疗由华法林改为肝素。

麻 醉 方 法

区 域 麻 醉

眼科手术通常需要眼球固定（或不能运动）和手术部位的麻醉要充分。术中任何的不适都有可能加剧患者的焦虑和对可能失明的恐惧[23]。多种区域麻醉技术能满足眼科手术的需要并且通常也是安全可靠的。患者的不适和焦虑多与这些区域阻滞相关，虽然并发症很少，但可能十分严重。以静脉麻醉药镇静和持续麻醉监测常常是首选的补救方法[24-25]。但静脉麻醉药镇静也可能会增加医疗不良事件的发生率[26]。

区域麻醉同全身麻醉相比有许多优势（见第 57 和 89 章）。局部阻滞可以提供良好的术后镇痛，很少发生恶心和呕吐。患者可以更快地恢复自行活动。大多数患者不需要经历麻醉后监护病房的停留，手术结束后即恢复到出院的标准。

建立静脉通道，并监测血压、心电图和血氧饱和度。经鼻导管吸氧。在膝盖弯曲处放置楔形泡沫垫以预防下腰痛。将吹风机出风口置于手术布单覆盖下的胸部以清除其下集聚的二氧化碳和提供氧气，同时也可预防幽闭恐怖症。

静脉注射咪达唑仑（0.5～1mg）、芬太尼（12.5～50μg）和丙泊酚（30～50mg）可以为神经阻滞的实施提供良好的遗忘和镇静。卒中后认知功能损害或轻度智障的患者由于更容易发生或加重认知功能方面的问题，作者则不使用咪达唑仑和芬太尼。我们使用不加肾上腺素的 1：1 的 0.75% 布比卡因和 2% 利多卡因麻醉[27]。局麻药中加入透明质酸酶可以增加其组织的渗透力。同时，透明质酸酶对于预防麻醉药相关的眼外肌的损伤也很重要[28]。一种人重组的透明质酸酶产品（Hylenex）可以在市面购买。

面神经阻滞

当需要眼睑完全不能运动时，可以通过实施面神经阻滞实现[29]。眼睑阻滞的三种方法如下：

1. **改良的 van Lint 阻滞**：在眶缘外侧 1cm 处进针，向眼眶上外侧和下侧缘深达骨膜处注射 2～4ml 局麻药。这种阻滞的缺点包括患者不适、过于接近眼球和术后常见瘀斑。
2. **O'Brien 阻滞**：在患者张口和闭口时在颧突后方之下，耳屏之前可以触摸到下颌髁突。垂直于皮肤进针约 1cm 到达骨膜，退针时注射 3ml 局麻药。

3. Nadbath-Rehman 阻滞：12mm、25G 穿刺针垂直刺入乳突与下颌骨后缘之间的皮肤。将针全部刺入后，仔细回抽，边退针边注射 3ml 局麻药。这种方法可以阻滞面神经的主干。该方法阻滞前应该告知患者术后几个小时可能会有面部下垂。该阻滞方法的主要缺点是注射点附近有颈动脉和舌咽神经等重要结构。

球 后 阻 滞

球后阻滞可以为眼科手术提供完善的制动和麻醉[30]。推荐使用 3cm、23～25G 钝性的 Atkinson 针可以防止眼球被穿破。进针点位于眼眶下壁和侧壁的结合点，正好位于眶下缘上[31]。沿眶壁进针约 15mm，越过眼球的中纬线然后针头转向上眼眶。继续进针直至进入眼外肌之间；注射 2～3ml 局麻药。当眼球向下凝视时将会发生向内旋偏向，因位于肌肉圆锥外的上外斜肌可能未被阻滞。

球后出血是这种阻滞方法最常见的并发症，眼球突出和结膜下瘀斑也可能发生。因此必须监测眼内压。如果眼内压升高，可以实施外眦切开术降低眶壁压力。眶肌圆锥外出血表现为结膜下瘀斑而不伴有眼球突出。球后阻滞后，经监测如果眼内压没有上升，手术方可以安全地实施。

尽管已行回抽实验，仍有可能发生局部麻醉药误注射入血管内。局麻药的用药总量非常少，即使全部剂量的局麻药都注射入静脉内，也不可能会出现全身性的反应。误入动脉内的局麻药可经颈内动脉逆行入脑，使大脑内的局麻药水平增高。可以观察到中枢神经系统兴奋和癫痫发作，但通常非常短暂，随着局麻药重分布出脑而消失。但也有出现反应迟缓和呼吸停止的报道。意外的作用时间延长可能是局麻药注入了与蛛网膜下腔相连的视神经鞘内。

视神经损伤、伴有视网膜脱落的眼球穿孔和玻璃体积血亦有报道。高度近视的患者行球后阻滞时必须格外注意。如果眼球的中轴长度超过 25mm，眼球就比较大，巩膜就会薄一些，从而增加了眼球穿透伤的风险。高度近视患者可以采用其他麻醉方法。

后球周阻滞

为了预防球后出血，后球周阻滞变得更加普遍[32]。选择钝性的 23G、7/8 英寸的 Atkinson 针于下眼睑的中外 1/3 在下眼眶的上方进针；在眶隔下注射 1ml 局麻药，3ml 注射至中纬线，2ml 在肌肉圆锥的外后方。如果在上眼睑鼻部的区域没有看到膨出，再向下鼻侧注射 2～3ml。这种方法的缺点包括起效时间长（9～12min）和完全性运动瘫痪但发生率较低。偶有眼球穿透伤的报道[33]。

Sub-Tenon 阻滞

为避免锐利的针头所带来的并发症，一种在 Tenon 筋膜下使用钝性针头的技术应运而生[34]。该技术可使用数种不同长度的套管针。患者镇静后，在表面麻醉下将一个张开器放在收缩的眼睑中间。从角膜缘鼻侧或外侧象限下 5mm 处烙一个直径 2～3mm 的点。后在该点结膜上做一个 2mm 的切口，钝性分离至 Tenon 筋膜下，用特殊的钝性针头沿该筋膜下向球后推进，但不要超过眼球中纬线，注入 1～3ml 局麻药。此种方法虽然经常会引起轻度的结膜水肿，但镇痛效果通常很好[35]。

表 面 麻 醉

白内障手术可以在单独的表面麻醉下完成。随着小切口手术和晶状体乳化法的普及，表面麻醉的应用也相应增加[36]。表面麻醉可以避免球后和球周阻滞相关的并发症。此外，患者几乎能在手术完成后立即感受到视力得到改善的效果。其缺点是手术过程中眼球可能运动、患者焦虑程度会增加和显微镜光线照射带来的不适[37]。0.5% 的丁卡因和 4% 的利多卡因均非常有效。首先给予 2 滴丁卡因，随后在手术开始前每 5min 追加一次滴丁卡因或利多卡因共 3 次。

选择合适的患者是非常关键的，如果患者信心十足、平静合作，采用表面麻醉后手术是非常好的。而对于紧张、高度敏感的患者最好选用其他麻醉方法。可能会出现畏光、瞳孔小或需要较大切口的患者问题。

全 身 麻 醉

全身麻醉或区域麻醉的选择取决于手术时间的长短、每种麻醉方法相对于患者的风险和优点，以及患者的选择。没有何种麻醉方法比其他方法更为安全之说。以前，区域麻醉具有大大降低术后恶心、呕吐发生率的优点。随着新型短效麻醉药和非阿片类镇痛药的应用，全身麻醉后恶心、呕吐发生率已显著降低。氟哌利多经常被用做止吐剂，尽管某些患者会出现迟发术后焦虑。昂丹司琼止吐效果好且副作用少。一项关于全身麻醉或局部麻醉加镇静药对患者记忆功能影响的对比研究显示两者均无优越性[38]。

全身麻醉的目标包括插管平稳、眼内压稳定、避免严重的眼心反射、制动以及苏醒平稳。吸入麻醉药、阿片类药物平衡麻醉或全凭静脉麻醉，复合或不复合肌松剂均可实现这一目标。喉罩可以用于眼科手术，并可减少急诊手术的咳嗽反应。但是由于在手术期间麻醉医师很难接近呼吸道，以及存在喉痉挛和误吸的风险，因此只有熟练掌握该项技术的麻醉医师才可以应用。喉罩更适合于眼外手术。

在玻璃体视网膜手术时应用氧化亚氮可能会出现一些特殊问题[39]。在一项被称为"液-气交换"的技术中，外科医师会在玻璃体内注射气泡以压迫视网膜到眼球壁。六氟化硫由于难溶解而通常用于延长玻璃体内注射气泡再吸引的时间。氧化亚氮的弥散可以引起气泡膨大，可能增加眼内压增高的风险。在应用六氟化硫15min前必须停用氧化亚氮，术后7～10天也应避免使用。

一种新药全氟丙烷（C3F8）的应用可能会使上述问题变得更加为严重，因为这一药物可以持续数周。对于此类患者，氧化亚氮在术后至少1个月内应避免使用，或直至气泡被吸收。如果一个非眼科手术的患者有视网膜手术的病史，在使用氧化亚氮前确定患者是否已进行了玻璃体内注射气泡技术，这是非常重要，否则可能会导致失明。

小儿眼科手术的麻醉

小儿眼科手术麻醉本身可认为是一亚专业（见第93章）[40]。幼儿需要在麻醉下进行眼科检查。当建立静脉通道有困难时，有时肌注氯胺酮是一个很好的选择。一些眼科医师倾向于氯胺酮，因为它并不像巴比妥类药和吸入麻醉药深麻醉那样会导致眼内压降低。

小儿最常见的眼科手术是斜视或双眼视轴有偏差。这类手术通常不会产生剧烈的术后疼痛，但是在未经治疗的情况下恶心、呕吐发生率高达50%～80%。5～75μg/kg氟哌利多可以显著降低恶心、呕吐的发生率而不会延迟出院。昂丹司琼具有同样效果但不产生镇静作用。如果术中需进行眼肌被动牵拉试验以评定肌肉紧张度，外科医师必须注意是否使用了琥珀胆碱。琥珀胆碱可以引起眼肌肉圆锥的张力增加，20min后方可恢复。

斜视是非常常见的情况，大多数小儿的身体其他方面都很健康。在21三体斜视或唐氏综合征、脑瘫、脑积水的患儿中斜视的发生率较高。斜视可能会并发恶性高热和肌紧张性营养不良症。肌紧张性营养不良症的患者也会见于有上睑下垂和白内障。

患有Pierre-Robin综合征和苯丙酮尿症的患儿可能患有白内障。马方综合征患者晶状体脱位或半脱位的发生率较高。肾母细胞瘤和高血压的患儿通常伴有无虹膜，即先天性虹膜缺失。先天性青光眼也见于Sturge-Weber综合征患者，患者同时伴有癫痫和口咽部的血管瘤。有先天性疾病患儿伴有的眼部疾患总结在表84-1。

眼科手术

常规手术

大部分的眼科手术是在表面麻醉或局部麻醉下完成。眼球摘除术可以在神经阻滞下完成，但通常是在全身麻醉下完成的。

睑板腺囊肿切开引流

睑板腺囊肿是由睑板腺慢性炎症引起的眼睑肿块。当保守治疗无效时采取外科治疗。

眼睑缝合术

眼睑部分或完全缝合术是为了保护眼球、促进溃疡愈合或避免眼球过度暴露。

颞动脉活检术

颞动脉活检术是为了诊断颞动脉炎。

前房穿刺术

行前房穿刺术引流房水是为了诊断性试验或迅速降低眼内压。

眼球摘除术

眼球摘除术是指肌肉和神经切断后将整个眼球的摘除。眼球摘除术的指征是失明性眼痛和眼内肿瘤。

白内障摘除术

白内障是指眼睛的晶状体浑浊。白内障摘除术通常在表面麻醉或局部阻滞下完成。很少应用全身麻醉。

白内障囊内摘除术

白内障囊内摘除术指混浊的晶状体连同晶状体囊

表 84-1 眼部体征和儿童综合征

眼部体征	儿童综合征	眼部体征	儿童综合征
斜视	21 三体综合征 脑瘫 脊髓脊膜膨出 早产 视网膜成视神经细胞瘤 颅咽管瘤 恶性高热 肌强直性营养不良 Ehlers-Danlos 综合征		Sturge-Weber 综合征、脑面血管瘤病 多发性神经纤维瘤 Ehlers-Danlos 综合征
		视网膜出血	获得性免疫缺陷综合征（AIDS） 多发性骨髓瘤
		玻璃体积血	镰状细胞综合征 多发性骨髓瘤
		眼眶肿瘤	多发性神经纤维瘤
上睑下垂	恶性高热 肌紧张性营养不良	视神经神经胶质瘤 视网膜病	糖尿病 高血压
白内障	21 三体综合征 肌紧张性营养不良 Pierre-Robin 综合征 苯丙酮尿症 Lowe 综合征 风疹 结节病 半乳糖血症 甲状旁腺功能减退症 糖尿病 葡萄糖 -6- 磷酸脱氢酶缺乏症	眼病 眼肌无力 眼部糜烂 结膜炎或虹膜炎 干性角膜结膜炎 葡萄膜炎	青少年糖尿病 毒性弥漫性甲状腺肿 重症肌无力 Stevens-Johnson 综合征（多形红斑） Reiter 综合征 传染性单核细胞增多（症） 类风湿性关节炎 Sjögren 综合征 结节病 系统性红斑狼疮 强直性脊柱炎 幼年型关节炎 结节病
晶状体半脱位	马方综合征 高胱氨酸尿症 Ehlers-Danlos 综合征	视神经炎	多发性硬化
青光眼	高胱氨酸尿症 Lowe 综合征 风疹 无虹膜		

一起完全摘除。可以通过冷冻探针完成。白内障囊内摘除术在晶状体半脱位、脱位或晶状体内异物时选择性地实施。

白内障囊外摘除术

白内障囊外摘除术是指摘除晶状体而保留晶状体后囊和小带的完整性，前囊的边缘同样被保留，这为人工晶体的植入提供一个良好的位点。

晶状体乳化白内障吸出术

晶状体乳化白内障吸出术是指应用超声波振动晶状体的碎片同时冲洗和抽吸晶状体。这一技术切口极小。新技术使飞秒激光已用于该类手术的角膜切开、晶状体囊切开和分割晶状体三个步骤中 [41]。因为激光手术要求患者配合且禁止使用氧气，因此在做这部分手术操作时完全在局部麻醉下进行。

青光眼手术

青光眼通常指以眼内压增高为特征的眼部疾病。

滤过手术

青光眼小梁切除术是指外科切除小梁以增加房水的引流。Baerveldt 和 Ahmed 是一种青光眼房水引流置入器，可将房水从眼内分流至眼眶的结膜下。

角膜手术

全层角膜移植术

当视力低下、角膜感染或受伤时需行角膜移植术。在这类眼球开放的手术过程中控制眼内压和避免患者体动是十分重要的。

板层角膜移植术

以供体的角膜层取代全层的角膜移植[42]。利用气泡技术承接角膜层并将其黏附于受体角膜处。图84-1示术中光学相干断层扫描技术[43]显示的是当供体角膜层放置到位后，对眼球加压促使角膜层黏附于受体。

放射状角膜切开术

在角膜上通过切出一系列尖刺样的切口以改变角膜的形状来纠正近视。

翼状胬肉切除术

翼状胬肉是指睑裂间异常折叠的膜组织。当这些异常组织侵犯角膜，影响视力或美观时需要实施外科手术。

玻璃体视网膜手术

视网膜冷冻疗法

冷疗探针用于预防视网膜裂孔和撕裂。同样在视网膜肿瘤和血管畸形的患者中也可以应用。

视网膜剥离修复术

视网膜复位术包括撕裂和破裂的视网膜固定，使脉络膜视网膜黏合，以及巩膜扣带术即用硅酮带绕眼球一周托住巩膜以支持视网膜。

玻璃体切割术

玻璃体切割术指手术摘除玻璃体腔内的内容物由生理性溶液所替代。眼后段玻璃体切割术用于眼球内异物取出、修复视网膜脱落、去除膜和浑浊的介质以及减轻玻璃体对视网膜的牵拉。手术时间可能比较长。多数患者患有糖尿病或严重的慢性高血压，为麻醉医师的处理带来困难（见第39章）。

眼整形外科手术

大多数眼整形外科手术是在局部浸润麻醉下完成。一些时间长、损伤大的手术需要全身麻醉。

睑外翻修复术

睑外翻通常是由眼睑老化引起。其他原因包括机械性或先天性眼睑疾病。睑外翻患者眼睑向外翻出。

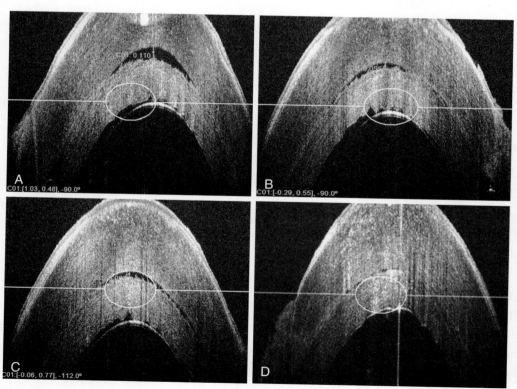

图84-1　术中对正在行后弹力剥离自动化内皮角膜移植术（DSAEK）的患者，在供体角膜层刚好展于受体时进行光学相干断层扫描（A）。在眼内压升高后，角膜层间的间隙减小（B，C）。对角膜进行扫描后，层间间隙消失（D）(Courtesy William J. Dupps.)

睑内翻修复术

退行性睑内翻通常由老化引起。眼睑倒置或向内翻转。

上睑下垂修复术

上睑下垂可以是先天性的（提肌营养不良）或由老化或创伤引起。

眼睑整形术

眼睑整形术是为了去除阻碍视力的赘生组织和改善眼睑外观的眼睑塑性手术。

泪囊鼻腔吻合术

泪囊鼻腔吻合术指泪囊与鼻腔之间形成一个连接管道。应用于先天性或后天性鼻泪管堵塞。通常在全麻下完成。

眼 眶 手 术

大多数眼眶手术的实施需要全麻。如果手术部位非常表浅，也可以应用局麻。眼眶手术列举如下：

* 粉碎性骨折修复术。
* 眶脓肿引流术。
* 视神经减压术。
* 眼眶部恶性肿瘤剜除术。

眼 科 急 诊

大多数眼科急诊并不需要在紧急状况下实施手术。这一点很重要，因为麻醉实施必须考虑患者的禁食情况和全身状况。但这不适用于真正的急诊。在这些罕见的情况下，治疗必须在数分钟内开始。其他眼科急诊可以在 1h 至数小时后开始治疗而不改变预后。

真正的急诊

对于角膜化学烧伤和视网膜中央动脉闭塞，治疗应该在数分钟内开始。

紧急情况

治疗应该在 1h 到数小时内开始。紧急情况包括开放性眼球损伤、眼内炎、急性闭角型青光眼、急性视网膜剥离、角膜异物和眼睑撕裂伤。

半紧急情况

治疗应该在数天内开始，但有时候需要重新安排达数周时间。半紧急情况包括眼球肿瘤、眼眶粉碎性骨折、先天性白内障和慢性视网膜剥离。

开放性眼外伤和饱胃

对于麻醉医师来说眼外伤患者的处理是一种挑战。麻醉的困难是既要防止患者误吸胃内容物，又要防止眼内压急性改变导致玻璃体脱出、视网膜剥离和失明。快诱导能够迅速控制气道，但琥珀酰胆碱会使眼内压有一定的升高。当然，在浅麻醉或肌肉松弛药没有完全起效前做气管插管会导致眼内压的剧烈增加，必须完全避免。应当注意进行肌肉松弛的监测以确保插管时达到足够的肌肉松弛（见第 34 和 53 章）。也可采用局部麻醉技术 [44]。需考虑的因素包括：

* **穿透伤的大小**：较小的穿孔在眼压改变时可以有效地防止玻璃体脱出。
* **肺功能**：如果患者功能残气量减少导致缺氧耐受性差，需要快速诱导。
* **禁食状况**：误吸的风险有多大？
* **手术时间长短**：如果手术非常短小，应用大剂量的非去极化肌肉松弛剂，肌肉松弛是否能被拮抗或患者术后是否需要机械通气？

与麻醉相关的眼部损伤

在麻醉或手术过程中麻醉医师必须谨防眼部损伤的可能性（见第 41 章）。如果患者全麻苏醒后主诉视力障碍，必须认为是急症，因为有可能发生视网膜中央动脉闭塞。应用面罩时，必须注意避免过度压迫眼球。全身性低血压和贫血同样可以导致失明。

其次可能的并发症是角膜擦伤。全麻会减少泪液生成。适当地用胶带闭合眼睑以及用或不用润滑剂可以保护角膜。如果患者全麻后出现眼痛或异物感，必须对患者随访以确定症状改善。如果不进行处理，角膜擦伤会进一步发展为角膜溃疡。

参 考 文 献

见本书所附光盘。

第85章 耳、鼻、喉科手术的麻醉

D. John Doyle

张 秦 译 郑 宏 毕 敏 审校

致谢：作者和出版商感谢 Marc Allan Feldman 和 Anil Patel 博士在前版本章中所作的贡献，他们的工作为本章奠定了基础。

要 点

- 在行耳、鼻、喉（ear、nose and throat，ENT）手术的患者中存在更多的困难气道，尤其是肿瘤患者。回顾术前的 CT 扫描或者气道内镜检查结果有助于识别潜在通气困难或困难气道的病理特征。
- 尽管行 ENT 手术的患者通常使用普通的聚氯乙烯气管内导管（ETTs），但也常应用显微喉管、激光安全导管及钢丝加强导管（见第 55 章）。
- 当存在全身麻醉诱导后插管困难时，通常采用纤维支气管镜对患者进行清醒气管内插管（可回顾第 55 章中内容。有时麻醉诱导后声门显露不清）。
- 纤维光导喉镜气管内插管术是患者能够耐受的温和插管方式，不需要使用暴力显露声门。
- 当严重呼吸道疾病使清醒气管内插管实施困难时，局麻下行气管切开术（联合 / 不联合使用静脉镇静）会是更好的选择。在严重紧急困难气道时，环甲膜切开术能迅速完成因而优于气管切开术。
- 在一些行头颈部手术的病例中，例如行腮腺手术的患者，需行面神经电测试，应避免神经肌肉阻滞药物的过量应用。
- 很多患有头颈部疾病的患者，平稳的麻醉苏醒、避免咳嗽和用力对预防因静脉怒张而导致的再出血极其重要。
- 扁桃体切除术术后出血通常发生在术后第一个 6h 内，但也可以发生在数天后。
- 颌面部创伤可导致持续出血，牙齿、血液、骨及组织碎片的误吸以及颈椎损伤。气道损伤可由钝挫伤、贯通伤、烧伤、吸入性损伤及医源性原因而引起。在这两种情况下，最初治疗取决于呼吸窘迫的程度、潜在的气道狭窄、可用的设备及临床偏好。
- 对喉部外伤的患者进行气管插管可能会导致气道的进一步损伤，甚至完全丧失对气道的控制。如果需要尝试进行气管插管，则建议在纤维支气管镜下置入小号气管导管。正压通气会加重任何原因所致的皮下气肿。在某些病例中，气管切开可能是最明智的选择。
- 喘鸣的原因包括异物吸入、双侧声带麻痹、气道水肿、血管神经性水肿、会咽炎、外伤、声门下狭窄及其他病理情况。不管喘鸣的原因是什么，首要考虑是否需要立即气管内插管或手术建立气道，从死亡或伤害中解

要 点（续）

救患者。用无重复吸入面罩给予氦氧混合气体可作为紧急的过渡措施。

- 内镜检查的麻醉方法选择根据患者的病变特点、临床偏好和手术工具（激光、硬质支气管镜）而不同。在这些病例中普遍选择全凭静脉麻醉。
- 激光可用于气化耳鼻喉病变，然而，为预防意外热损伤或气道着火（见第88章）采取特殊防范措施十分必要，气管切开术也可能存在此种致死性并发症。当气道着火风险极大时，应把氧气维持在最低浓度。此外，不应在气道手术中使用氧化亚氮，因为它和氧气一样助燃（见第88章）。

1846 年 10 月 16 日，William Morton 医师使用乙醚吸入麻醉为 Gilbert Abbott 提供了全身麻醉，协助外科医师 John Warren 博士切除了 Abbott 的颈部肿瘤[1-2]。从这个乙醚麻醉首次公开展示起，麻醉学与五官科手术之间的关系变得至关重要。的确，没有其他哪个外科学分支需要像五官科手术医师和麻醉医师之间这样互相理解，密切合作，共同制订操作计划。例如很多 ENT 手术操作需要麻醉医师与外科医师共用气道。因此，一个好的麻醉医师必须具备五官科手术操作相关的专业知识，并了解手术可能会对患者带来的影响。

五官科（ENT）手术的麻醉涵盖了很多种操作，其复杂性、手术时间及潜在危险各不相同[3]。有时，耳鼻喉麻醉医师可能被安排全天做一些简单的病例，例如鼓膜切开术及扁桃体切除术，也有可能安排需做时间长达一整天的癌症切除术。也可能遇到那些气道解剖结构严重破坏、有时甚至是气道梗阻的患者，如操作涉及气管、声门甚至声门下手术，在联合使用特殊设备如外科激光手术时，需要共用气道。鼻部手术通常需要保护气道避免吸入血液及分泌物，更需要麻醉复苏平稳。口内 ENT 手术，例如扁桃体切除术可能需要使用手术器械保持张口状态，但也可能造成意外气道阻塞。耳部手术可能需要头部的过度外旋，这些仅是在 ENT 手术麻醉中出现的部分特殊风险。

耳、鼻、喉的解剖要点

图 85-1 至图 85-4 为 ENT 的各个解剖部分的图示。口咽从悬雍垂延伸到舌骨。下咽部从舌骨延伸到环状软骨。声门包括声带、前联合及杓状软骨间区域。声门下区延伸在声带的顶端下 5mm（前端）到 10mm（后端）。喉头对于呼吸和发声很重要，具有临床上重要的声门闭合反射，该反射通过双侧喉上神经介导，是为了保护气道防止误吸。例如吞咽动作可激活这种

保护反射。有时，这种保护反射可带来问题，因为当出现声门括约肌持续痉挛（即喉痉挛）时将不能进行气体交换[4-6]。喉痉挛与浅麻醉相关，常会因血液及分泌物刺激声门而诱发，也常发生在鼻中隔成形术及隆鼻术后。因为喉痉挛可造成患者无法通气，故其是真正的麻醉急症之一（见下文）。

喉部受左右迷走神经的分支支配。右侧的迷走神经发出右侧的喉返神经，而左侧的迷走神经发出左侧的喉返神经。两侧喉返神经可支配除了受喉上神经分支支配的环甲肌及下咽缩肌外所有喉内肌肉的运动。

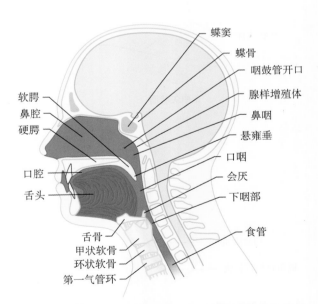

图 85-1 耳鼻喉的解剖特征。注意：①气管位于食管的前部；②口咽是从悬雍垂延伸到舌骨；③下咽部是从舌骨延伸到环状软骨；④环状软骨环，在快速插管时，用压迫环状软骨阻塞食管（Sellick 法）预防胃内容物的反流；⑤第一气管环的位置，是非常重要的手术标志，因为大部分的气管切开术都是在第二到第三气管环之间完成的 *(From Feldman MA, Patel A: Anesthesia for eye, ear, nose, and throat surgery. In Miller RD, editor: Miller's anesthesia, ed 7. Philadelphia, 2010, Churchill Livingstone, pp 2357-2388.)*

图中标注：蝶窦、蝶骨、咽鼓管开口、腺样增殖体、鼻咽、悬雍垂、口咽、会厌、下咽部、食管、软腭、鼻腔、硬腭、口腔、舌头、舌骨、甲状软骨、环状软骨、第一气管环

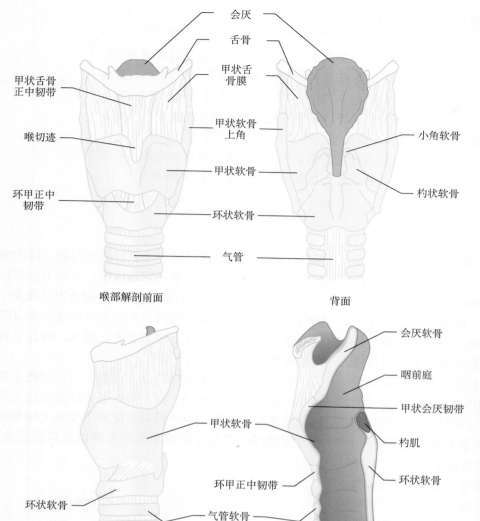

会厌

舌骨

甲状舌骨
正中韧带

甲状舌骨膜

甲状软骨
上角

喉切迹

甲状软骨

小角软骨

环甲正中
韧带

环状软骨

杓状软骨

气管

喉部解剖前面　　　　背面

甲状软骨

会厌软骨

咽前庭

甲状会厌韧带

环甲正中韧带

杓肌

环状软骨

环状软骨

气管软骨

正中矢状面　　　　矢状面

图 85-2　喉部的正面、背面、正中矢状面、矢状面。注意：①背面不完整的气管软骨环是如何允许气管轻度塌陷而使食物容易通过食管（在支气管镜操作中还可提供定位）；②甲状软骨的上角在喉上神经阻滞中是重要的标志，因为它靠近于穿透甲状软骨膜的喉上神经的内支；③环甲正中韧带（未标注）及双侧的环甲韧带，统称为环甲韧带，可进行紧急环甲膜切开术及经气管高频通气 *(From Feldman MA, Patel A: Anesthesia for eye, ear, nose, and throat surgery. In Miller RD, editor: Miller's anesthesia, ed 7. Philadelphia, 2010, Churchill Livingstone, pp 2357-2388.)*

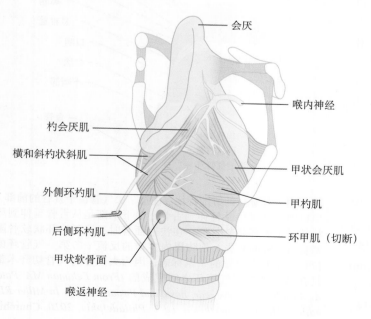

会厌

喉内神经

杓会厌肌

横和斜杓状斜肌

甲状会厌肌

外侧环杓肌

甲杓肌

后侧环杓肌

环甲肌（切断）

甲状软骨面

喉返神经

图 85-3　喉部的解剖主要关注于喉内神经及喉返神经。这两支喉返神经支配除了受喉上神经外支支配的环甲肌及下咽缩肌外所有喉内肌的运动。喉头到声带的感觉神经是喉上神经的一个内支支配的（喉内神经）。这些依次是迷走神经的分支。声带以下气管以上的感觉神经是喉返神经支配的 *(From Schuller DE, Schleuning AJ: Otolaryngology: head and neck surgery, ed 8. St. Louis, 1994, Mosby, p 252.)*

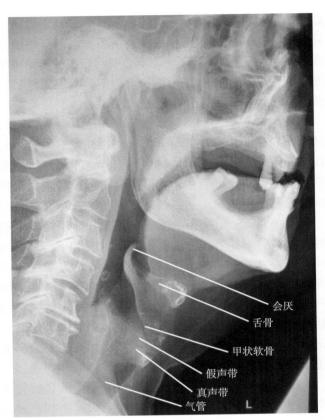

会厌
舌骨
甲状软骨
假声带
真声带
气管
L

图 85-4　侧位平片显示的喉部解剖。注意：①通常极薄的会厌，在吞咽时可作为喉入口的保护盖，也可能在水肿时变成更大的"拇指"形状（例如由儿童会咽炎引起）；②口咽及咽下区域有限的椎骨前软组织，当发生水肿时（如咽后脓肿所致），软组织将向前延伸而阻塞气道；③舌骨，可辅助舌头运动及吞咽，如果在尸检时发现舌骨断裂，则提示有运动时非法锁喉或有勒颈史。（注意到丢失的牙齿了么？）*(From Feldman MA, Patel A: Anesthesia for eye, ear, nose, and throat surgery. In Miller RD, editor: Miller's anesthesia, ed 7. Philadelphia, 2010, Churchill Livingstone, pp 2357-2388.)*

喉内神经是喉上神经的一个喉内支（见图 85-3），与喉上动脉伴行，穿过甲状舌骨膜。支配喉头到声带的感觉。声带以下和上部气管的感觉由喉返神经支配（见图 85-3）。

在甲状腺手术及其他操作过程包括气管内插管时，支配大部分喉内肌的喉返神经损伤令人担忧，但这是可以预防的并发症[7-12]。如果损伤的是单侧喉返神经，患者出现声嘶是由丧失单侧声带外展作用和正常的环甲肌内收作用共同作用下产生，这种情况可引起受损声带处于旁正中位。双侧神经损伤可能导致呼吸困难、喘鸣甚至完全性呼吸道梗阻，这是由于双侧声带都处于旁正中位。这些患者可能需要气管切开。神经监测（见第 49 章）常用于降低喉返神经的损伤概率，在甲状腺手术中更是如此[13-15]。

耳鼻喉科手术的术前评估

尽管外科手术患者的术前评估已经在第 38 章中详细讨论，但有一些问题为 ENT 手术所特有。许多 ENT 手术患者，尤其是头颈部恶性肿瘤患者有长期吸烟、酗酒史以及许多患者患有肥胖症及阻塞性睡眠呼吸暂停（OSA）。而患有慢性气道阻塞性疾病的患者则可能诱发肺动脉高压，有时可发生右心功能衰竭（肺心病）。有声嘶病史可能提示喉返神经损伤甚至预示更严重的问题，而出现喘鸣音常需紧急处理。在与气道相关的病例中，手术医师和麻醉医师常常会回顾患者现有的放射片检查及视频记录来共同制订一个气道管理计划。头颈部有放疗史的恶性肿瘤患者常常出现插管困难，因为颈部结构可能会变得坚韧及纤维化（"像木头一样"），这些患者使用器械时易出血。有打鼾史的患者则提示有睡眠呼吸暂停且容易发生通气困难。

ENT 手术常涉及老年患者，他们中许多患者是发生术后谵妄及认知功能障碍（参见第 80 章）的高危人群[16-18]。尽管很多 ENT 手术是低风险的，但一些较大的头颈部手术也被认为是"中危"手术。术前建议患有例如心脏病、外周动脉疾病或脑血管疾病的患者需行 12 导联 ECG（见第 38 章）检查。此外，有心力衰竭、糖尿病或肾衰竭病史的患者行中危手术可从 ECG 检查中获益（也可见第 39 章）。在行低危手术的无症状患者术前 ECG 检查则非必要。

可以选择性对患者进行术前的气道内镜检查。这种技术是应用光学纤维镜，在局部麻醉下快速经鼻进行喉镜检查。该检查可有助临床医师发现是否存在不能通过常规手段发现的声门上喉部病变。这项操作快捷，需要患者准备最少，患者耐受好。在 Rosenblatt 的综述中提供了充足的细节说明[19]。

耳鼻喉科麻醉的气道管理

ENT 麻醉中常会遇到简单气道和复杂气道。美国麻醉医师协会（ASA）的困难气道流程（或类似的流程）[20-28]可普遍地运用于 ENT 麻醉气道管理的各个方面。特殊气道管理技术的选取在很大程度上取决于临床情况、麻醉医师和外科医师的气道管理技能、偏好和可用的设备。

一般有以下几种方式：①气管内插管的全身麻醉；②建立声门上气道（SGA）的全身麻醉（例如喉罩（LMA）；③使用 ENT 喉镜（暴露气道）从旁路联合喷射通气的全身麻醉；④间断停止呼吸；⑤利用患者自然气道（可辅助使用鼻咽通气道或托下颌

工具）的全身麻醉；⑥局部麻醉加静脉镇静并保留患者自主呼吸。第一种选择是最常用的。然而，这项技术的选择和实施有赖于常规气管内插管的难易程度。在这些特殊方面的气道评估也在第 55 章中探讨。

气道梗阻的原因很多。例如：吸入异物；感染，如会厌炎、白喉或咽峡炎；喉痉挛；肿瘤和血肿影响呼吸道通气；气道创伤；阻塞性睡眠呼吸暂停；扁桃体肥大和气道水肿（例如过敏反应，长时间喉镜检查，吸入烟雾或烧伤）。在大多数情况下，麻醉和手术者共同讨论后决定气道管理的方式。

大多数患者在气管内插管下进行 ENT 手术。尽管一般情况下进行气管内插管简单易行，但当发现气道难以暴露而置管困难时则需使用特殊设备，如视频喉镜或纤维支气管镜。这种情况下，是选择在患者清醒下行气管内插管，还是全身麻醉诱导后行气管内插管很关键。其他重要的抉择是当通气或插管困难时该应用何种措施和相应设备。特殊情况下需局部麻醉下行气管切开术。

ENT 手术的患者通常使用普通聚氯乙烯（PVC）气管导管，但显微喉管（MLTs）、激光管和钢丝加强导管也很常用。钢丝加强导管的优点是不易打折且富有弹性而适合置入气管切开术口内。激光管在第 88 章进行讨论。

还需考虑的是用胶带或其他方式充分固定气管导管。一些颌面外科医师将气管导管缝合至一侧口角或者用线将气管导管系到牙齿上。此外，气管导管套囊压力常需保持低于 25mmHg，以避免气管黏膜缺血性损伤。当使用氧化亚氮时，氧化亚氮可扩散进入套囊，套囊的压力会逐渐增加。在手术时间较长时需特别关注这一点，如游离皮瓣手术。

拟行气管内插管前先行直接喉镜检查通常可以预测其难易程度。2003 版的 ASA 处理困难气道步骤中包含的 11 种气道评估工具很有帮助[20]。此外，遇到困难气道应在完成气管内插管后及时总结。Adnet 和同事的困难气道量化表（IDS）是极为有用的工具[29-33]。困难气道量化表是一个表明困难气道整体性的量化分值，以每例困难插管与七个因素的相关程度为依据，七个因素分别为尝试再次插管次数、插管者人数、使用特殊插管技术、喉镜检查分级、操作者所用提升喉结的力度、按压喉部操作和声门的特征。

尽管提倡几种新型喉镜，但大部分仍使用传统的 Macintosh 和 Miller 喉镜进行气管内插管。喉镜检查视野不佳时，使用引导器如 Eschmann 插管芯（弹性橡胶探条）有时会非常有帮助[34-39]。具体使用方法如下：当喉镜视野不佳时，将引导器经口轻柔地通过开放的声门（二级暴露）或在会厌下方向前（三级暴露）。引导器通过气管环表面摩擦引起轻微的震动可帮助确定引导器位置是否正确。保持引导器的位置固定，然后将气管导管通过引导器送入声门。

视频喉镜如 GlideScope（Verathon，Bothell，WA），McGrath（Covidien，Mansfeld，MA），Storz（Karl Storz，Tuttlingen，德国）和 Pentax AWS（Hoya Corporation，东京）已经变得十分有用，尤其是针对前位喉或需颈椎制动的患者[40-50]。

正如第 55 章所述清醒气管内插管也包括轻度镇静下的气管内插管。它通常用于全身麻醉下行气管内插管风险太大时，如通气或气管内插管困难及胃内容物反流。尽管局部麻醉下纤维支气管镜引导清醒气管内插管是最常见的方法，但也使用其他方法包括局部麻醉下清醒使用 Endotrol、Macintosh、Miller、GlideScope 或行经鼻盲探气管内插管。有时表面麻醉还加用某些气道神经阻滞。这些在第 55 章中讨论。

ENT 手术的患者使用纤维支气管镜插管进行气道管理较为普遍，因为即使存在多种呼吸道疾病，该技术依然有效。尽管全身麻醉诱导后通常可安全地进行纤维支气管镜插管[51]，但许多临床医师选择局部麻醉或轻度镇静下进行纤维支气管镜插管，这取决于麻醉医师的技术水平、患者的配合和病理过程的严重程度。针对选择"清醒"还是"睡眠"下行纤维支气管镜插管这一问题需基于安全性考虑，大多数人建议清醒：即使没有成功完成插管，患者仍保留自主呼吸的能力。此外，清醒插管保留了气道保护性反射，有利于防止肺误吸，这对误吸风险高的患者尤为重要，饱胃和创伤的患者误吸的风险很高。

清醒气管内插管并不等同于纤维支气管镜插管。清醒插管可以使用许多其他气道设备来安全完成。可选择的设备包括 Macintosh 和 Miller 直接喉镜、经鼻盲探插管钳、GlideScope 或其他视频喉镜，发光管芯等。

通常清醒气管内插管患者的气道需先局部喷洒 4% 利多卡因进行局部麻醉。有时偶尔应用喉上神经和经气管阻滞。另外，还需谨慎地对患者予以镇静。咪达唑仑、芬太尼、瑞芬太尼、氯胺酮、丙泊酚和可乐定是常用的药物。最近有使用右美托咪定的报道，右美托咪定是一种选择性 α_2 肾上腺素受体激动药，具有镇静、镇痛、遗忘和止涎作用。右美托咪定的主要优点在于其可保持自主呼吸，且对呼吸几无抑制作用[52-55]。使用右美托咪定镇静的患者通常容易唤醒。然而大剂量应用时易唤醒和保持自主呼吸的优点均不再存在。

Doyle 记录了 4 例成功使用 GlideScope 进行清醒气管内插管的病例 [56]。其潜在优势如下：首先，视野清晰；其次，相比于纤维支气管镜插管该方法不受分泌物或血液的影响；再次，GlideScope 的使用对气管内插管的类型没有特殊限制，但使用纤维支气管镜时则不行；最后，GlideScope 比纤维支气管镜更加坚固，使用时不易受损。经纤维支气管镜将气管导管推进气管常常因顶到杓状软骨而失败，GlideScope 通常不存在这个问题。

最后，总体来说有呼吸道疾病的患者清醒状态下应用纤维支气管镜插管很受欢迎，因为它是柔软的引导器，通常能良好耐受，避免了暴力暴露声门。

特别提出有必要充分准备处理紧急 ENT 气道突发事件，因为这些患者可能需要立即手术干预。除了传统的困难气道车外，医护人员可能希望设置一个特殊 ENT 气道设备车，其内有框 85-1 中的设备 [57]。除了医护人员者自身偏好的物品外，ENT 外科医师希望备有可使用的紧急气管切开术托盘以及可悬挂喉镜或硬支气管镜。特别注意纤维支气管镜的维护和清洁也很重要，因为在需要的时候必须易于获得且绝对可用。对于带有视频显示器的电子纤维支气管镜，在使用前正确设置照明和白平衡尤其重要。

耳鼻喉科中的气道疾病

ENT 气道疾病有时会给临床医师带来巨大的麻醉和气道管理风险。在这样的情况下通常会选择清醒气管内插管（例如纤维支气管镜法）。当清醒插管不可

框 85-1　ENT 气道应急车设备列表
储气囊 - 活阀 - 面罩人工呼吸器（急救氧气袋）
口咽和鼻咽通气道
各种声门上通气道
各种气管内导管，包括显微喉管和激光管
可塑性管芯
局部麻醉药，注射器和喷雾器
各种喉镜和备用灯泡和电池
McGill 钳（用于经鼻气管内插管）
Boedeker 钳（用于视频喉镜）*
气道引导器（弹性橡胶探条）
气管导管交换器
二氧化碳检测系统
视频喉镜（例如 GlideScope，McGrath，Pentax-AWS）
外科手术气道设备（例如 Melker 环甲软骨切开术工具包）
紧急气管切开术托盘
纤维支气管镜

*Boedeker 钳是视频喉镜时用的（弯曲）插管钳，用于取出异物 [57]

行时（例如浸润性肿瘤侵犯气管、设备不足、经验不足），使用局部麻醉气管切开术（轻度镇静或特殊情况下不使用镇静）有时是首选。此时最担心的是气道完全梗阻，这可发生在应用麻醉药物或肌松药后，气道肌肉张力下降，导致气道结构改变而发生不良后果。

许多耳鼻喉病理状态会使气道管理困难。呼吸道感染包括上呼吸道脓肿、咽后脓肿、扁桃体周围脓肿、咽峡炎和会厌炎（声门上炎）。气道肿瘤可能是口腔或舌部恶性肿瘤，也可是声门、会厌、喉部肿瘤或前纵隔肿物。其他病理状态也可使气道管理更加复杂，如先天性畸形（Pierre Robin 综合征、耳椎骨综合征），会厌水肿（如硬质支气管镜检查后），喉返神经损伤（如甲状腺手术后），颌面创伤或阻塞性睡眠呼吸暂停。下面将着重探讨几种病理状态。

血管性水肿

血管性水肿（原称为：血管神经性水肿）是补体系统异常激活释放组胺和其他炎性介质介导的一种快速组织肿胀 [58] 反应。通常是过敏反应的结果。遗传性血管性水肿是源自一个常染色体显性遗传的基因突变导致一族变异。在前述两种严重的情形下可完全丧失气道。肾上腺素可治疗过敏性血管性水肿，但对遗传性血管性水肿治疗无效 [59]。这些患者通常需要在清醒或轻度镇静局部麻醉下行气管内插管。

急性会厌炎

会厌炎是会厌、杓状软骨和杓状会厌皱襞的炎性疾病，是最可怕的气道相关性感染之一，尤其是在儿科患者中（参见第 93 章）[60-64]。在过去，患者通常是 2 ～ 6 岁的儿童，常感染流行性嗜血杆菌。现今流感疫苗减少了这种疾病的发生率。临床表现通常包括咽痛、吞咽困难、声音嘶哑和发热。可能发生因吞咽困难导致的流涎。患者似乎是系统性疾病（"中毒"）并采取"三脚架"体位，张口呼吸以减轻呼吸困难，可能发生喘鸣、呼吸窘迫及完全性气道梗阻。儿童需与喉气管支气管炎（假膜性喉炎）相鉴别 [65-66]。

床边检查患儿的呼吸道可能加重病情，应尽可能避免任何可能使患儿哭闹的事物（如针头）。最常见的管理方法是让孩子坐在麻醉医师的膝上，小心地使用七氟烷进行吸入麻醉诱导，然后使用比平时小的气管导管行经口气管内插管。患儿应该接受"深"麻醉但应能保留自主呼吸。加深麻醉的同时开放静脉和建立完整的监护。如果喉镜检查不能识别气道，一个诀窍

让助手按压一次患者胸部，使麻醉医师可以看到声门处产生的一个小气泡以此定位气管。如果该方式未能确定气道，可能需要通过硬支气管镜检查，建立外科气道或其他方式来救助。过去这类患儿通常以行气管切开术的方式进行气道管理，然而，现今的管理方式包括转入 ICU、咽喉部和血培养、转为经鼻气管内插管、静脉抗菌药物治疗。

成人也可发生会厌炎[67]。据说第一任美国总统乔治·华盛顿死于会咽炎，无疑反复放血（当时的习俗）促使了他的死亡。因为成人呼吸道较粗，情况不会那么差。在可配合的成年患者中仔细检查口咽和经纤维支气管镜引导的鼻咽部检查可帮助评估疾病的程度。目前的共识是，大多数成年患者可以在 ICU 通过雾化吸入抗生素和糖皮质激素进行治疗，只有呼吸窘迫症状恶化时才需行气管内插管（见第 101 章）。对可配合的患者行清醒纤维支气管镜插管保证气道可能是最好的办法，现在认为对有气道不畅的成年患者使用吸入麻醉诱导比过去认为的更危险。

咽后脓肿

咽后脓肿的形成可能是细菌感染牙或扁桃体导致后咽部感染[68-74]。如果未做处理，咽后壁可能会凸起至前面的口咽腔，导致呼吸困难和气道阻塞。其他临床结果可能包括吞咽困难、牙关紧闭症和波动的咽后肿块。侧位颈部射线 X 片可见上咽部的脓腔和食管向前移位。牙关紧闭或部分气道梗阻会使气道管理变复杂。因为脓肿破裂会污染气管，在喉镜检查和插管时应尽可能避免接触到咽后壁。切口引流是主要的治疗方法，常常实施气管切开术，但并非总是必需的。

卢氏（Ludwig）咽峡炎

卢氏咽峡炎是一种口底的多间隙感染[75-79]。感染通常开始于下颌磨牙感染，传播至颌下、舌下、颏下和口腔。舌体抬高且向后移位，这可能会导致气道阻塞，特别是当患者处于仰卧位时。和咽后脓肿相似，值得关注的是脓肿可能破裂到下咽部（可能污染肺部），这常发生在自发性或是试图喉镜检查和插管时。气道管理的选择取决于临床症状严重程度、影像学检查（例如 CT 或 MRI 结果）和手术方式，但是以往切开排脓前选择气管切开术仍然是一种经典的治疗方式[79]。许多专家提倡尽可能使用纤维支气管镜进行插管。此外，由于咽峡炎常伴牙关紧闭，通常需行经鼻纤维支气管镜插管。

气道肿瘤、息肉和肉芽肿

气道良性或恶性肿瘤（图 85-5～85-7），暂不论他们的病理特点，肿瘤引起的气道梗阻始终是一个潜在的危险[80-83]。与外科手术团队讨论肿瘤的大小和位置以及回顾各种鼻咽腔检查的视频结果，这将有助于确定是否需要清醒气管内插管，息肉可发生在气道内的任何部位以致造成部分或完全的气道梗阻。声带息肉、囊肿和肉芽肿可能是插管创伤、插管过程刺激声带或其他原因所致，尤其是在女性患者[84-90]，声带癌也可能发生[91]。服用阿司匹林、酮咯酸和其他非甾体消炎药物（NSAIDs）（Samter 三联疗法）的鼻息肉患者可能会导致哮喘加重[92-93]。

喉乳头状瘤

由人乳头状瘤病毒（HPV）感染引起的喉乳头瘤样增生的患者可能需要频繁地应用激光治疗以期根治乳头状瘤[94-99]。在某些情况下由于病变增生可使气道阻塞。在激光治疗期间，吸入氧浓度应维持最低，避免使用氧化亚氮，以降低气道着火的概率（见第 88 章）。治疗后气道创面显露并水肿。患者偶可出现喉气管软化，有时在拔除气管导管后会发生完全性上呼吸道萎陷。

全内镜检查的麻醉

全内镜检查，有时被称为三重内镜检查，涉及三个检查部分：喉镜检查，支气管镜检查和食管镜检查。这些操作和其他包括咽、喉或气管的检查往往需要特殊的 ENT 喉镜，通常小直径的 ETT 与为激光手术专门设计的气管导管同时使用。全内镜检查用于寻找头颈部癌患者的声带病变，获得组织切片，监测肿瘤复发等。在这种情况下，应该与外科手术团队讨论以下具体问题：预期的病变过程是什么？其对插管操作和通气有何影响？（在某些情况下，患者的疾病不允许进行气管内插管，此时需要喷射通气或使用硬质支气管镜）。管理气道的计划是什么，对麻醉产生什么影响？并存的疾病？（如冠状动脉疾病、慢性阻塞性肺疾病、胃食管反流性疾病）或使用特殊器械对气道管理产生何种影响？（例如当气道梗阻时外科医师可能使用球囊扩张、激光或微清创器来开放气道）。

全内镜检查有 5 种可选择建立气道的方式：① ETT 的使用，典型方式为小口径显微喉管，为外科医师提供了一个清晰的声门视图；②使用 ENT 硬

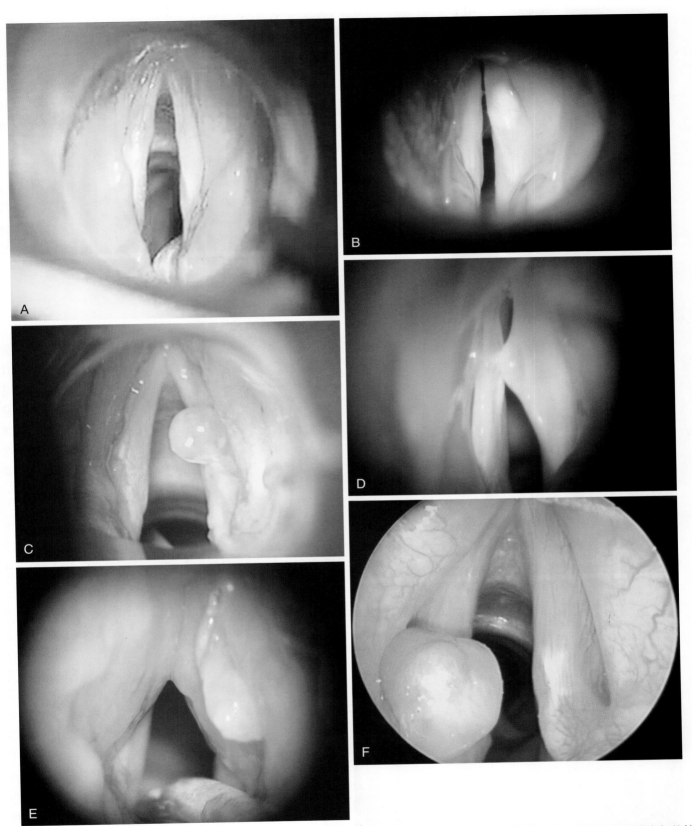

图 85-5 轻度或未阻塞气道的声带病变：A. 正常声带；B. 右侧声带微小病变；C. 右侧声带中部的肉芽肿；D. 右侧声带中部的粘连结节；E. 声带前呈蹼状；F. 插管肉芽肿 *(From Feldman MA, Patel A: Anesthesia for eye, ear, nose, and throat surgery. In Miller RD, editor: Miller's anesthesia, ed 7. Philadelphia, 2010, Churchill Livingstone, pp 2357-2388.)*

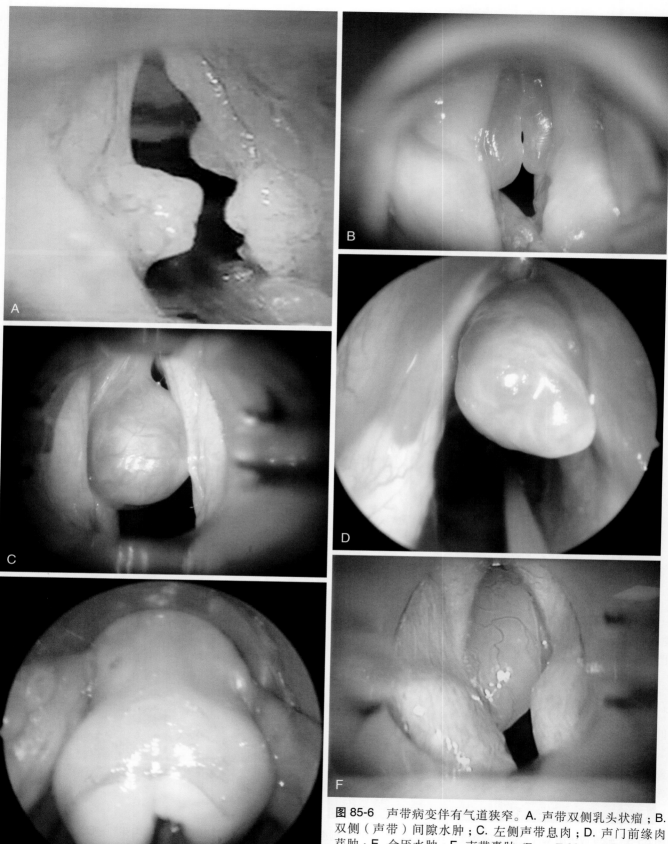

图 85-6 声带病变伴有气道狭窄。A. 声带双侧乳头状瘤；B. 双侧（声带）间隙水肿；C. 左侧声带息肉；D. 声门前缘肉芽肿；E. 会厌水肿；F. 声带囊肿 *(From Feldman MA, Patel A: Anesthesia for eye, ear, nose, and throat surgery. In Miller RD, editor: Miller's anesthesia, ed 7. Philadelphia, 2010, Churchill Livingstone, pp 2357-2388.)*

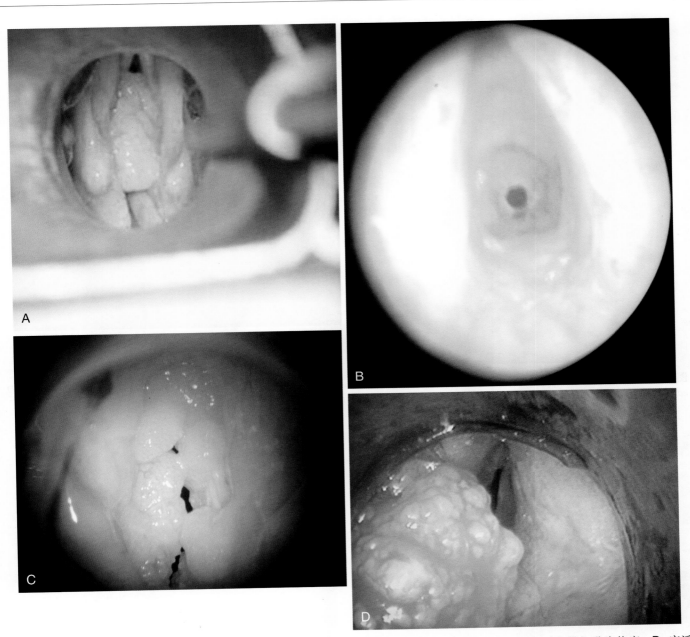

图 85-7　声带病变伴有严重气道狭窄。A. 声带乳头状瘤；B. 严重声门下狭窄（2mm 气道）；C. 双侧（声带）乳头状瘤；D. 广泛声门上癌

性喉镜和应用喷射通气，不使用 ETT；③联合法，如间断使用声门上气道或者显微喉管，联合应用硬喉镜与喷射通气或间歇呼吸暂停；④全身麻醉诱导前局部麻醉下行气管切开术；⑤选择性放置一种特别设计的经气管的喷射通气导管（例如，诱导前置入 Ravussin 喷射通气导管[100]）。最后两种选择只是偶尔用于疑似困难气道者；困难气道患者最常见的方法是清醒气管内插管。此外，当使用喷射通气技术时，静脉全身麻醉（TIVA）是必要的，例如静脉输注丙泊酚和瑞芬太尼。最后，全内镜联合激光手术时常使用防激光气管导管[101-102]。

一般在全身麻醉下行全内镜检查，患者颈部前屈，头部后仰，肩膀下放置卷状垫肩，头部用头圈固定（Jackson 体位）。通常情况下，使用前联合喉镜且固定于悬架上（图 85-8）。这种技术可以让外科医师的手自由使用和操作显微镜。其他常用的专业 ENT 喉镜常与显微镜联合应用进行喉显微手术，包括电道喉镜（Elmed，Addison，IL）和通用模块化声门镜（Endocraft，Providence，RI）。一旦喉镜正确组装（"固定"）后，外科医师将操作显微镜显露视野并使用多种喉显微工具对患者进行治疗。

全内镜检查可用各种麻醉技术。最常见的方法是

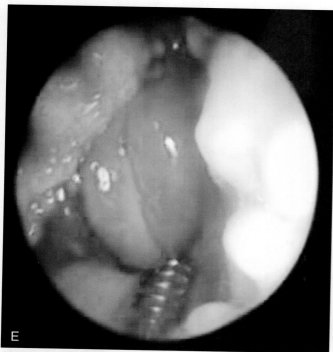

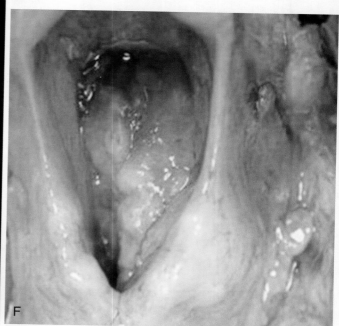

图 85-7，续 E. 急性会厌炎；F. 喉癌 *(From Feldman MA, Patel A: Anesthesia for eye, ear, nose, and throat surgery. In Miller RD, editor: Miller's anesthesia, ed 7. Philadelphia, 2010, Churchill Livingstone, pp 2357-2388.)*

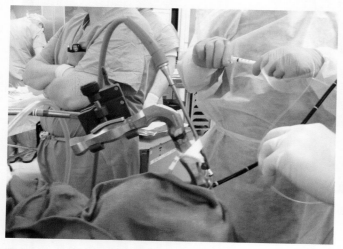

图 85-8 患者在实施耳鼻喉科手术中使用悬挂式前联合喉镜。喷射通气装置附件用胶布系在手柄处。纤支镜通过激光光纤将激光脉冲发送到病灶部 *(Image courtesy Dr. Basem Abdelmalak, Cleveland Clinic.)*

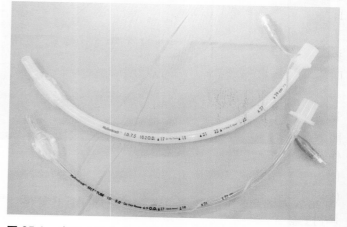

图 85-9 内径（ID）为 7.5mm 普通气管导管（上方）与内径（ID）为 5.0mm 喉显微型气管导管相比较（下方）。喉显微型气管导管较细，为手术医生增加声门部位的暴露。代价为需要提高细管腔通气压力才能达到满意的通气量

患者在肌肉松弛的全身麻醉下通过 MLT（喉显微型气管导管）完成操作（图 85-9）。这是麻醉医师熟悉的一种方式，它可同时提供气道保护和控制通气，允许可靠的呼气末二氧化碳（CO_2）监测和使用挥发性麻醉剂而不会污染手术室。该技术的缺点是小内径导管需要高的通气压力，或多或少妨碍外科操作，且需注意激光引起气道着火的风险。

气管导管可能会妨碍术者对声门周围组织的操作，然而，在一些病例中，在使用了神经肌肉阻滞药的全身麻醉管理过程中可以应用间歇性呼吸暂停的通气方式。这种技术的不利方面包括：需要全凭静脉麻醉技术，需要插管 - 拔管的重复操作（潜在产生声带的损伤），手术过程被暂停呼吸所打断，反复中断通气与氧合。

接下来，全内镜检查常采用声门上喷射通气 [103-104]。

这种技术需要全凭静脉麻醉并带来一些特殊的问题，因为它涉及高压氧脉冲通气（成人压力通常每平方英寸 20~50 磅，按开 1s 关 3s 的频率通气），常通过一个适配器连接到外科喉镜。此外，介绍声门下（使用 Hunsaker 导管[105-106]）和经气管喷射通气的方法[107-110]。每次脉冲氧都混合了室内空气，从而增加了传递的气体体积，稀释了氧浓度（文氏管效应）。喷射通气的不利方面包括需要全凭静脉麻醉技术，以及可能导致气压伤（每平方英寸 50 磅的压强相当于 3515cmH_2O），无法方便地测量呼气末二氧化碳（ETCO_2）和潮气量。对于肥胖患者，这种技术不是最完善的。最后，有时在这些病例中使用喷射通气的一种形式，称为高频喷射通气[111-112]，经常与特殊的呼吸机，气管内的导管，和经皮 CO_2 监测仪协同使用。

耳鼻喉科创伤

尽管创伤患者的麻醉特点是第 81 章的主题[113]，但在这里强调几个与头颈部创伤患者相关的问题。首先，头颈部外伤的患者可能同时存在颅脑或颈椎损伤。没有排除颈椎损伤之前，患者应以硬质颈托固定颈部。此外，尽管惯用的"鼻嗅位"有利于喉镜检查，但为了避免加重损伤，对于怀疑颈椎损伤的患者禁用这个姿势。同时，患者使用颈托或者出现粉碎性下颌骨折时很难应用提下颏和推下颌的方式开放气道。

其次，面部创伤可能引起大量出血，以及血液、骨头、软骨、牙齿和组织碎片的误吸。最后，气道可能出现受累，尤其当患者发生双下颌骨折时。气道损伤可能由钝器、锐器、烧伤、吸入性损伤甚至医源性创伤所致。紧急气道管理措施包括：经口明视插管（清醒或快速诱导）、局部麻醉下建立外科气道，甚至在气管横断时可经开放的气管行气管内插管。放置口咽通气道对于咽反射仍然存在的患者可能难于耐受，放置鼻咽通气道可能会加剧出血。

虽然纤维支气管镜下插管在创伤病例中看起来有许多优势，临床经验表明远非如此，至少在部分病例中，即便对于经验丰富的支气管镜检查者，想要操纵（纤维支气管镜）通过扭曲的、充满血液和泡沫状分泌物的气道也是一个巨大的挑战。对于喉部外伤的患者行气管插管应该特别小心，可能会导致进一步的损伤甚至完全丧失气道（例如倘若疏忽大意下将 ETT 通过喉破裂的部位进入纵隔）。提示喉部损伤的临床表现包括：喉部附近的擦伤、皮肤颜色的改变、内陷、喉的局部疼痛、出血、呼吸、吞咽发音困难、喘鸣、咯血、皮下气肿、声音嘶哑。气胸也可能是喉部损伤的

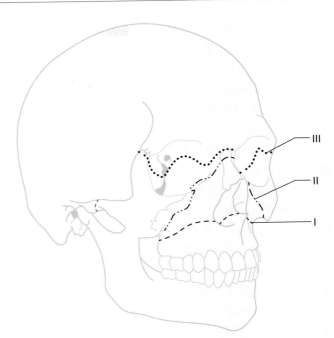

图 85-10 面中部骨折的分类。Le Fort 1；牙槽骨折；Le Fort 2；颧骨 - 上颌骨混合骨折；Le Fort 3；颅面骨发育不全伴颅面分离 *(From Schuller DE, Schleuning AJ: Otolaryngology: head and neck surgery, ed 8. St. Louis, 1994, Mosby, p 157.)*

表现，然而纤维支气管镜检查可显示水肿、出血、血肿及不正常的声带功能。如果拟行气管内插管，可以尝试纤维支气管镜 + 小口径的 ETT。对于之前所述纤维支气管镜在创伤病例中的关注点要牢记在心。此外，面罩正压通气和 SGA 使皮下气肿恶化。对某些患者气管切开术可能是最谨慎的决定。对喉部钝性创伤的患者压迫环状软骨是不当的，可造成环状软骨和气管分离。所有情况下，颌面部损伤和气道损伤后最初的管理措施由呼吸窘迫的程度、潜在的气道狭窄、现有的设备以及临床上的偏好所决定。

面中部骨折在这里要特别提出。这种骨折由 Le Fort 分类法定义。Le Fort 1 类骨折是水平骨折，累及下鼻孔，将上颌齿槽和其余中面部骨骼分离，Le Fort 2 类骨折是鼻颌骨的锥形骨折，和上部颅面骨分离。Le Fort 3 类骨折比其他两种少见，是颅骨底部和面骨分离。这些骨折的图文说明可见图 85-10。

鼻科手术

鼻科手术包括鼻外部和鼻腔中部的操作，鼻腔中部的操作涉及鼻骨和鼻窦的手术。除了常规关注的问题，术前评估应该重点关注鼻部血管收缩药物使用是否恰当、未确诊的睡眠呼吸暂停综合征的可能性、潜在的 Samter 三联征（鼻息肉、哮喘以及可能导致致死

性支气管痉挛的阿司匹林和非甾体消炎药的敏感性）。

　　术后出血是鼻部手术常见的并发症，所以患者最好能在术前 1~2 周停用非甾体消炎药及阿司匹林。

　　术前计划从是否采用局部麻醉（通常辅助给予镇静药物）或全身麻醉开始。尽管局部麻醉可能适用于成人的短小手术，比如烧灼术、简单鼻甲切除术及息肉切除术，但是也常需要全身麻醉。选择全身麻醉后要选择面罩通气（适用于小儿的鼓膜切开术）或者声门上气道通气（比如可弯曲的喉罩），气管插管（比如抗折弯的钢丝加强管）。应该与外科医师共同决定通气方式。虽然在 ENT 手术中，有一些麻醉医师是使用声门上气道通气方法的热衷者，但这种方法的弊端如通气装置错位引起气道梗阻，使很多临床医师在这些病例中更喜欢应用气管导管。

　　鼻整形术的患者通常都是年轻、健康、存在鼻部畸形需要接受重建的患者[114-115]。鼻中隔成形术（纠正偏曲的鼻中隔）[116-118] 及鼻息肉切除术[119-120] 用于改善鼻部的气流和鼻窦的换气情况。一些恶性病变需要切除整个鼻子，后续分阶段用额部皮瓣进行重建。开放性的鼻部骨折复位术通常在水肿消退后进行，如果修复时间间隔太久，损伤的骨头很难准确复位，同时手术过程中可能大量出血。在这种案例中，常采用全身麻醉，通常将加强管用胶布固定在下骸正中位。闭合鼻骨骨折外科医师通常使用手法复位，虽然只需数秒钟时间将骨折两端对齐，但是疼痛很剧烈，手法复位前通常给予患者单一诱导剂量的丙泊酚，当鼻部塑模固定后按需要提供气道支持。但是，如果估计复位过程出血较多或者较为复杂，最好用 ETT 或声门上气道通气设施保护气道。在很多这些操作中，需放置纱布垫、支架或者塑模。其中支架优于纱布垫，因其可透过支架呼吸。

　　在许多 ENT 手术中，浸透生理盐水的长条纱布填塞在气管插管周围称为"喉部垫"，能够预防血液和手术产生的组织碎片进入咽喉部。典型的做法是在口腔外留出几英寸纱布作为提醒，否则不小心将填塞的纱布滞留，会在拔管后导致灾难性的气道梗阻[121]。在取出纱布条并充分用吸引器清理后，很多医生再行拔管前喉镜检查并做颈部屈伸运动操作，保证残留血块（所谓的"验尸官血块"）通过软腭滑落到明处，以便能够在直视下清除。

　　鼻部手术后平稳的苏醒至关重要，因为在清醒过程中频繁的咳嗽和干呕可能导致意外出血。预防这种情况发生常有效的方法是输注瑞芬太尼或深麻醉时暂时抽出 ETT 套囊的气体，在气管插管内滴入利多卡因。苏醒前进行口腔和胃内容物的吸引，可以减少术

后恶心呕吐（PONV）的发病率（见第 97 章）。如果应用了鼻腔纱布填塞，在麻醉诱导前要提醒患者，清醒过程中要用口呼吸。苏醒过程中，不能将面罩加压扣在患者的鼻部，避免破坏外科医师的手术成果。此外，所有鼻部填塞的患者术后鼻道均处于阻塞状态，除非将鼻咽气道预置于鼻部填塞物中，患有 OSA 的患者尤其需要严密的术后呼吸监测。最后，这类手术患者术后镇痛通常不需要应用阿片类药物，口服对乙酰氨基酚类或非甾体消炎药可以满足要求（也可见第 98 章）。

　　在许多手术过程中，常应用去氧肾上腺素、羟甲唑啉、可卡因等局部血管收缩剂。这些局部用药对于鼻部手术及内镜操作时减少出血、提供清晰的术野十分重要，但有时也会表现出心血管毒性[122]。通常局部应用可卡因溶液的浓度为 4%（40mg/ml），对于心血管的影响表现在药物阻断交感神经末梢对去甲肾上腺素的重吸收。因此，对于患有冠心病、高血压以及服用单胺氧化酶抑制剂的患者，可卡因不作为血管收缩药物的第一选择[123]。适用可卡因的使用剂量不能超过 1.5mg/kg。

　　去氧肾上腺素是一种 α 肾上腺素能受体激动剂血管收缩药物，可以单独使用或加入利多卡因使用。初始剂量不超过 500μg（≤ 25kg 的儿童 <20μg/kg）。应用去氧肾上腺素后可能导致严重的高血压，所以血压监测尤为重要。出现严重高血压时应选用血管扩张剂或 α 受体拮抗剂。避免使用 β 肾上腺素能以及钙通道阻滞剂，因会减少心排血量，导致肺水肿[124]。

　　羟甲唑啉是一种选择性的 α_1 受体激动剂及部分 α_2 受体激动剂，属于咪唑啉衍生物。羟甲唑啉因为安全性很高，而且属于非处方药[125-127]，是 ENT 最常用的局部血管收缩剂。每侧鼻孔喷 3 次 0.05% 溶液。服用单胺氧化酶抑制剂的患者应避免使用。尽管羟甲唑啉相对安全，但也有并发症的报道[128-129]。

扁桃体切除术及腺样体切除术

　　腺样体是位于鼻腔后方、鼻咽顶部的淋巴组织。这块组织增生阻塞鼻咽部会导致一系列的并发症，需要外科手术切除（增殖腺切除术）。当切除后，扁桃体通常也被切除。扁桃体切除术的其他适应证包括扁桃体增生、反复发作的扁桃体炎以及恶性病变[130]。这里需要特别关注的问题是，扁桃体肥大引起的慢性口咽气道阻塞可能导致阻塞性睡眠呼吸暂停以及伴随的并发症（日间困倦、肺心病、肺源性高血压、右心室肥大、心脏扩大）。因此，除了常规的术前评估，还要

注意有无阻塞性睡眠呼吸暂停症状，和可能存在的心脏并发症，以及反复的上呼吸道感染史。出现发热或有痰的咳嗽，可能需要推迟手术或术后加强监测提高警觉（比如术后送入 ICU 或者过渡病房），尤其是婴儿（见第 93 章）。

成人全身麻醉通常静脉诱导，小儿麻醉则常用吸入诱导，随后开放静脉通道，给予格隆溴铵（胃长宁）。经口 RAE（以发明者 Ring、Adair 和 Elwyn 命名）气管导管或钢丝加强管，以胶布固定在下颌骨正中。外科医师偏爱这种气道管理方法，在使用牵开器时气管插管不易打折。当患者出现扁桃体或咽旁脓肿时，气道可能不通畅，还可能出现因牙关紧闭或喉头水肿而造成的复杂性气道梗阻。在这种情况下，虽然有时会在诱导前穿刺吸脓减压，但通常会采用清醒下纤维支气管镜气管插管。

外科手术结束时，之前放置的填塞物要取出，吸净口咽部的分泌物。同时放置胃管排空胃内容物。有时在深麻醉状态下拔除气管导管，但大多数都是在患者呼吸道反射完全恢复的情况下拔除气管导管。带管时出现呛咳，可以使用静脉注射或经气管插管滴注利多卡因，此前可短暂对气管导管气囊放气帮助麻药扩散。小剂量静脉输注瑞芬太尼亦有益处。

扁桃体切除术后出血是很危险的外科紧急事件，尤其对于儿童更加危险[131-133]（见第 93 章）。常发生于术后 6h 之内，但也有几天之后出现的情况。一旦出现这种情况，术前尽可能静脉补充液体（必要时可以输血）。血容量减少时诱导药物剂量要减少，或者使用依托咪酯。出血后胃内可能有大量的血液，因此为了预防反流误吸，常用快诱导伴环状软骨压迫。喉镜检查时必须有强力的吸引器清除口咽部常见的大量血液。

内镜下鼻窦手术

内镜下行鼻窦手术已成为耳鼻喉科常规操作，其适应证广泛，包括鼻息肉、复发性慢性鼻窦炎、鼻出血、肿瘤切除、眼眶减压（即治疗突眼性甲状腺肿眼病）、异物取出、鼻窦黏液囊肿的治疗等[134-136]。

合适的麻醉管理有助于保证良好的预后。实施此类麻醉需要考虑选择局部麻醉还是全身麻醉，喉罩还是气管内插管，吸入麻醉还是全凭静脉麻醉，同时要考虑到该患者的并存疾病以及外科和麻醉医师的偏好。最重要的目标是术野清晰，患者无体动，呼吸、循环稳定，苏醒平稳。有时运用控制性降压以保证术野清晰，为外科操作提供良好条件，术中应用 β 受体

阻滞剂比血管扩张药物可更好地保证良好的术野。

尽管有轻微的血压不同，丙泊酚复合瑞芬太尼静脉全麻较传统的平衡麻醉方案（如异氟烷 - 鸦片类药物麻醉）能提供更好的术野，这可能是由于其使心率及心排血量较低所致[137]。喉罩比气管内插管更能保证手术条件及平稳的麻醉复苏，但喉罩易移位在防止胃内容物反流方面不如气管内插管[138]。

操作前先消除鼻腔充血，用 1% 利多卡因加入 1：100000 肾上腺素浸润麻醉，然后鼻骨两侧填塞 4% 可卡因浸润过的脱脂药棉。手术多数情况下应用图像引导手术系统，外科医师通过术前 CT 断层扫描清楚地知道他所操作的部位，这种技术允许外科医师同时显示四个不同的观察视图：冠状面，矢状面以及轴向 CT 断层扫描，同时观察实时内镜图像。这需要患者安装头部特殊装置，故会影响脑电图（脑电双频指数）的监测（参见第 44 章）。

因为大血管及神经、眼眶和大脑非常靠近，可能出现并发症，尤其在术野有血液不能看清手术标志时。主要并发症包括：眶内血肿形成、眼眶损伤导致的失明或视神经损伤、脑脊液外漏、颈动脉或筛骨动脉损伤、操作误入颅腔、严重出血甚至死亡。

最后，并非所有鼻窦手术都是在内镜下完成。例如过去常用的 Caldwell-Luc 手术，在上颌窦前壁开窗进入鼻窦，再向鼻腔开窗，放置引流。但现在多被内镜取代。

甲状腺和甲状旁腺手术

常见的甲状腺手术包括甲状腺癌，有症状的甲状腺肿以及药物疗效不佳的甲状腺功能亢进（简称甲亢）。这些大多数为择期手术[139]。甲状旁腺手术最常见的指征是甲状旁腺良性肿瘤亢进导致的高钙血症，严重时需要术前治疗（例如补液、呋塞米、二磷酸盐）。

甲亢患者术前应接受治疗以降低发生甲状腺危象（甲状腺毒症）的风险。甲亢患者可表现出窦性心动过速、心房纤颤、心肌缺血、充血性心力衰竭、神经质、发抖、失眠、怕热、体重减轻以及一些其他症状[140-141]。

巨大甲状腺肿可造成气管移位、气道受压进而导致严重气道狭窄，霍纳综合征或上腔静脉梗阻，尤其是延伸到胸骨后的甲状腺肿[142-143]。术前通过内镜检查及 CT 进行气道评估以确定严重程度及是否需要胸骨切开。

此类手术通常适合气管插管全身麻醉辅以肌肉松弛药物，即便如此必须避免插管后再次使用神经肌

肉阻滞药物，因为许多外科医师常规使用神经监测仪（NIM）进行监测[144-146]。平稳的复苏有助于避免气管内插管导致的呛咳以及静脉怒张导致的血肿形成。拔管期使用小剂量瑞芬太尼 [0.01～0.05μg/(kg·min)] 输注是减少气管内插管导致呛咳的常用手段。虽然深麻醉状态拔管也能降低干呕及肌肉过度用力的危害，但许多临床医师考虑到可能诱发气道梗阻而尽量避免使用。

甲状腺及甲状旁腺手术的并发症包括血肿形成（可能导致气道问题），喉返神经损伤导致的声带功能障碍、气胸等。气管受压患者甲状腺切除术后可能出现气管软化。甲状旁腺以及甲状腺全切术后的患者，应进行一系列血钙水平检查以发现容易忽略的低钙血症。

气道起火

气道起火是气管切开术中可能发生的潜在致命并发症，多发于气管切开及气道激光或其他手术过程中（详见第55章、第80章和第109章）。起火需要三要素：可燃物（气管导管、洞巾、海绵），氧气和起火源（激光或者电刀）。美国麻醉医师协会发布了手术室火灾预案（图85-11）供读者查阅[147]。另外 B. Abdelmalak 博士（框85-2）制定了一份检查表也很有帮助。直到最近，普遍传统观点认为应遵循立即拔除气管内导管的预案。虽然这是十分合理的经验法则，但在某些患者身上仍须指出拔除气管导管可能导致不可逆的气道丧失。临床医师在这种情况下面临一个非常困难的抉择：保留气管导管可能导致患者烧伤或者冒着丧失气道的致命风险而拔除气管导管。

耳部手术

耳部手术包含简单的如鼓膜切开置管术及涉及诸多方面的颅底手术。这些操作被分为外耳手术（如骨刺切除或异物取出术），中耳手术（如鼓膜切开术、中耳整复术、镫骨切除术），乳突手术（如乳突根治术）。这些操作尤其是耳内手术操作患者特别容易发生术后恶心呕吐。

尽管多数简单操作可以在局麻或静脉麻醉下对精心选择的适合者实施，但更多复杂的操作尤其是显微镜下操作（严格要求患者制动）最好采用可保证气道安全的全身麻醉。无论怎样，在这些手术中麻醉医师必须充分考虑诸如适当的气道管理形式、是否需吸入氧化亚氮、要使用面神经监测而必须避免插管后再次应用肌肉松弛药的情况，以及术后恶心呕吐的预防。大多患者需要带套囊的气管导管；常用钢丝管以防导管在头部旋转后弯折引起的气道问题，也可使用预先塑形的气管导管（如 RAE 管）。

中耳手术禁用氧化亚氮，因其可从血液扩散至中耳导致中耳压力升高而有可能使精心移植的鼓膜受力而异位。然而，如今许多耳鼻喉手术采用"支撑式"移植，在该手术中升高中耳压力可以帮助固定移植物，而在过去"覆盖式"移植术中提高中耳压力可能使移植物移位。

许多中耳手术可改善感染或炎症导致的听力下降。最常见的操作如鼓膜切开置管术，在儿童中常用单纯面罩吸入七氟烷，结合使用对乙酰氨基酚或（不常用）芬太尼治疗术后疼痛。此操作可在不建立静脉通道的情况下安全完成[148]。

治疗耳硬化症的镫骨切除术通常采用全身麻醉，且术中可能用激光（需有激光预防措施）以及面神经监测（手术某阶段可能需要尽可能少的神经肌肉阻滞）。联合使用吸入麻醉和瑞芬太尼能提供轻度低血压（可减少失血），并保证术中无体动。理论上手术早期阶段可以使用氧化亚氮，但稍后的过程须避免使用以防"支撑"植入物移位和鼓膜损伤。但是，大部临床医师全程不使用氧化亚氮以降低术后恶心呕吐的发生率（见第97章）。常需要注射瑞芬太尼使复苏平稳以避免咳嗽或带管干呕导致的骨质假体移位。有时也采取深麻醉下拔出气管导管。听骨链成形术也需注意此类问题。

常见的内耳操作包括耳蜗、内淋巴囊以及迷路手术。患者迷路以及内淋巴囊病变诸如梅尼埃病，可有头晕伴听力下降，特别容易出现手术后恶心呕吐。在耳蜗植入术中，乳突根治将植入信号耦合器同时将电极列阵植入耳蜗，这个操作通常需 4h。麻醉需考虑的因素类似镫骨切除术的要求，包括可能需要对神经功能进行监测，术后恶心呕吐的预防，以及平稳的麻醉复苏。一些外科医师还需要一定程度的低血压来减少失血量。

未经治疗的慢性中耳炎常导致乳突炎症、鼓膜穿孔以及听骨链损伤，此外，胆脂瘤的形成（角化鳞状上皮的侵入性生长）可能播散至乳突腔、内耳，甚至并发大脑损伤。抗生素治疗失败即有乳突根治术（去除感染病灶，骨膜下脓肿引流，重建中耳通气）的指征。由于出血量较多，有时需行控制性降压。之前讨论过的神经辨认以及平稳复苏也同样适用。鉴于要行鼓室成形术，因此至少在手术的后程禁用氧化亚氮。

外耳手术常用于矫正先天或后天畸形，尽管这些患者常不存在特殊的挑战，但应警惕这些畸形可能是 Goldenhar 综合征或 Treacher Collins 综合征的局部表

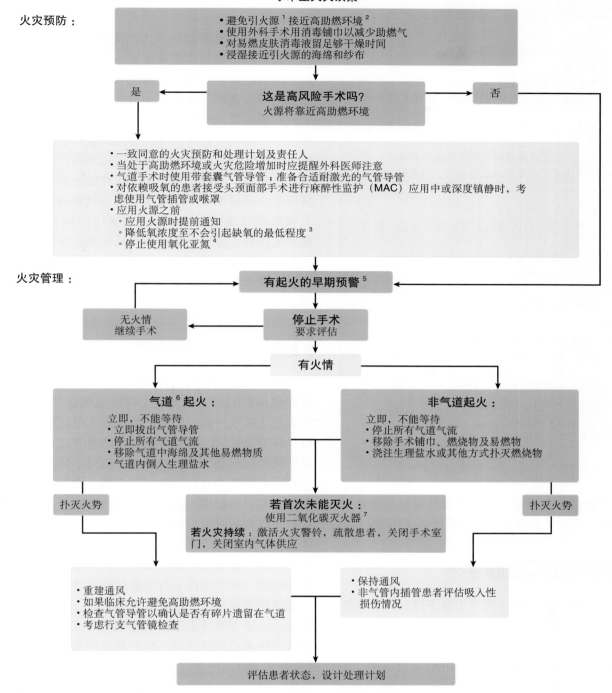

图 85-11 美国医师协会，手术室火灾预案 *(From Caplan RA, Barker SJ, Connis RT, et al: Practice advisory for the prevention and management of operating room fires, Anesthesiology 108:786-801, 2008. <www.asahq.org/~/media/Lifeline/Anesthesia%20Topics/Practice%20Advisory%20for%20the%20Prevention%20and%20Management%20of%20Operating%20Room%20Fires%202013.pdf>.)*

1. 引火源包括但不限于外科电刀、电凝和激光。
2. 富氧环境发生于氧含量高于室内空气和（或）任何浓度氧化二氮存在时。
3. 减少氧供后，使用火源前等待一段时间（如 1～3min），对于氧依赖型患者，降低氧供至避免缺氧的最低水平，用血氧饱和仪监测血氧饱和度，如果可能监测吸入、呼出以及供氧浓度。
4. 停用氧化亚氮后，使用引火源前等待一段时间（如 1～3min）。
5. 非预期的火花、火焰、烟雾或发热、不寻常的声音（如"砰""嚓啪"或"开水声"）或气味、异常的手术巾移动、手术巾或呼吸回路变色、患者非预期的体动或主诉。
6. 在这个预案中，气道起火是指呼吸道或呼吸回路起火。
7. 必要时，二氧化碳灭火器可用于患者。

框 85-2　气道火灾管理

预防和准备

1. 保持氧浓度在 30%，如果可能则可更低，使用空氧混合气体，避免使用 N$_2$O。
2. 使用"耐激光"的气管导管。
3. 用有色的生理盐水充入气管插管套囊，可早期提示套囊破裂。
4. 如果发生火灾，可用预先装满盐水的 50ml 注射器冲入术野熄灭火情。
5. 如果发生火灾，保证有额外的气管导管可重新插管。
6. 如进行气道操作时正在使用高浓度氧气，需及时告知外科手术团队。

气道发生火灾时

1. 停用激光，停止通气，关闭氧源（如误用 N$_2$O，也及时关闭）。
2. 告知手术小组，并指派专人至控制台求救。
3. 拔出燃烧气管插管*，如果可能，并将其放入装满水的水桶。
4. 用灭火器灭火。
5. 起火区域需用生理盐水冲洗。

火灾扑灭后

1. 100% 氧气面罩通气（如果适用，可用声门上通气装置）。
2. 当患者稳定后，评估气道的损害程度。考虑使用硬质支气管镜通气，去除碎片和异物。
3. 如果发现显著气道损伤，应再次置入气管内导管。
4. 适当的时候，转入 ICU。

Courtesy Dr. B. Abdelmalak, Cleveland Clinic, Cleveland, Ohio.
* 某些情况下不能取出气管内导管（见文中）

现，这些患者常伴有困难气道。如行肋骨移植通常采用全身麻醉，术后疼痛剧烈，需大剂量镇痛药物。

腮腺及其他唾液腺手术

唾液腺包括一对腮腺，两个下颌下腺，两个主要的舌下腺和许多小唾液腺。作为外分泌腺的功能是分泌多种唾液、消化酶（淀粉酶），润滑以及抑菌功能。颌下腺手术的适应证包括肿瘤，药物难治性唾液腺炎以及切除受损骨质。腮腺手术常用于治疗良性新生物，常为多形性腺瘤。对于此种病变常行表面腮腺切除术（完全或部分）加面神经分离术，有时也行简单摘除术[149-151]。通常采用神经刺激引导法鉴别面神经及其分支，这是手术的关键步骤。因此，外科团队通常要求气管内插管后避免使用肌肉松弛药。

除外科患者常规的考虑内容以外，唾液腺手术的术前评估（参见第 38 章）应考虑曾接受过的头颈部手术及放射疗法（可能导致面罩通气困难）。体格检查应确定肿瘤与气道的相对位置关系，受累的颞下颌关节活动度以及一些其他的困难气道的体征。手术团队术前应研究头颈部 CT 或 MRI，有效地评估气道，讨论相关问题。

尽管有局麻下腮腺手术的案例报道[152]，操作过程中患者的可靠制动非常重要，因此通常需要插管全麻。喉罩应用于腮腺切除术的气道管理已有报道，然而通常手术需 2 ~ 4h 且术中需保持头偏向一侧，故大多数麻醉医师选择带套囊的气管导管。常用相对大剂量的阿片类药物和吸入麻醉剂达到足够的麻醉深度且患者无体动反应，避免使用肌肉松弛药以配合腮腺以及（不常用）下颌下腺手术中面神经监测的需要。通常单次小剂量使用罗库溴铵以便于气管内插管，吸入七氟烷联合瑞芬太尼泵注 [如 0.1μg/(kg·min)] 保持患者无体动。最后，在这些术式中保护面神经是最重要的；通常外科医师在术中需用神经刺激仪来识别面神经，如果阻滞了神经（肌接头）则这种手段无法实现。

睡眠呼吸暂停手术

阻塞性睡眠呼吸暂停（OSA）包括睡眠中咽部气道塌陷所致的部分或完全上呼吸道梗阻[153-158]。典型的表现为膈肌持续运动但仍然可引起气道完全梗阻所致气体交换暂停、部分梗阻所致呼吸不足以及用力呼吸所致的睡眠觉醒。出现睡眠觉醒可不伴有氧饱和度下降，而缺氧本身会导致睡眠觉醒，重新开放气道和吸气。多导睡眠仪可监测每小时这类呼吸事件发生的次数，以判断呼吸暂停的严重性。保守治疗（如控制体重、持续气道正压通气、双水平气道正压通气、口内小器械）失败的患者，或许可以通过外科手术重建上呼吸道，罕有情况下行气管切开改善症状。常见术式包括腭咽成形术、悬雍垂腭瓣手术、扁桃体腺样体切除术、颏舌肌或上下颌前移植术等。有时两种及两种以上的术式同时进行。应注意可能的并发症如肥胖（见第 71 章），代谢综合征，2 型糖尿病，冠心病或肺心病。睡眠呼吸暂停患者可能会有插管困难或面罩通气困难，术后容易出现缺氧。此外，这类患者通常伴有舌体肥大，咽部组织过多，舌扁桃体肥大，声门过高等，都会使直视喉镜下插管困难。

OSA 的临床特征包括体重指数大于 30kg/m^2，大颈围（男性 > 17 英寸，女性 > 16 英寸），高 Mallampti 评分（3 或 4），大悬雍垂，巨舌，小下颌，扁桃体肥大或高拱状腭。所有易发生 OSA 临床特征也是困难气道所共有的。例如 OSA 患者，遭遇插管困难的概率大于常人 5 ~ 8 倍。此外，打鼾和 OSA 是面罩通气困难的独立危险因素。

气管插管全身麻醉适宜治疗 OSA 的手术，因为其可降低手术部位出血的误吸和避免血液和分泌物接触声带造成喉痉挛的风险。

提高术后管理警惕性至关重要。一方面，OSA 患者术后发生呼吸道梗阻次数会增加，3 天后达峰值，1 周后恢复术前水平。因此 OSA 患者不宜行门诊气道手术。另一方面，术后气道水肿也是需注意的问题，因此，术后减少呼吸抑制剂如阿片类药物和镇静药物的用量是明智的选择。地塞米松常用于缓解气道水肿。

咽下部憩室（又译：食管憩室）

食管憩室，首次描述是在 1874 年，是一个疝或是下咽部后壁咽部黏膜外翻形成的组织（常处于环咽肌的斜部与水平部之间）[159-160]。典型的可以在六十岁至九十岁之间的人看到，并且也可以在大约 800 例胃肠钡餐试验中发现一例。患者描述未消化的食物在仰卧位、食物卡在喉部、吞咽困难、口臭时会发生反流，并且在喉部可以感觉得到。在临床中咽下部憩室通常根据吞钡试验或（和）内镜检查进行确诊。

通常实施开放性手术或是内镜手术，在开放性手术中，在侧颈部切口中暴露咽下部憩室行切除术，或是将其向上固定于椎前筋膜（憩室固定术）。加用环咽肌切开术则有可能防止复发。在内镜手术中，不需皮肤切口，这种手术方式通常可以使用内镜切割闭合器、手术激光或其他手段消除食管和食管憩室颈部间的共用壁。

有关麻醉注意事项如下：首先，患者通常为老年患者，有多种并发症，比如冠心病。其次，有可能在食管憩室中发现食物，也有可能进入气道。另外，口服药例如手术当天的抗高血压药有可能会嵌入到食管憩室中，并引起误吸。也许可以在麻醉前通过应用外部的压力使食管憩室术前的残留物排空。但这并不经常使用，因为可能会引起医源性吸入性肺炎的发生，通常使用的是在麻醉诱导前采用患者头部抬高 30 度倾斜的体位。

尽管清醒气管内插管可以为防止食管憩室内容物的反流误吸提供较好的保护，但理论上在操作过程中需注意，不管是由于使用气管内局部麻醉，还是使用器械导致的任何咳嗽，都可能引起食管憩室内容物的反流误吸。常用的一项技术是使用改良的快速麻醉诱导，不使用环状软骨的压迫，避免食管憩室内容物压力的排出（环状软骨压迫的应用只有在食管憩室颈部在环状软骨的下方才推荐使用；详见图 85-12）。一些专家表示了对使用琥珀酰胆碱的担忧，特别是如果在

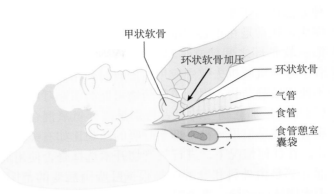

图 85-12　用环状软骨压迫时环状软骨与憩室的解剖关系 *(From Thiagarajah S, Lear E, Keh M: Anesthetic implications of Zenker diverticulum, Anesth Analg 70:109-111, 1990.)*

非去极化型肌肉松弛剂之前使用，可能会产生肌索震颤，压迫食管憩室（详见第 34 章）。即使在气管插管后，手术操作过程同样会在气管插管套囊周围发生渗漏。一些临床医师在咽喉部放置潮湿的纱布来防止反流误吸。最后，这种手术偶尔采用局部麻醉如颈浅丛和颈深丛阻滞麻醉（详见第 57 章）。

要注意避免憩室的穿孔，如经鼻盲插胃管或困难气管插管时。在手术过程中，牵拉颈动脉鞘有可能会刺激压力感受器并且引起心律失常，特别是心动过缓，如果大血管被意外切破，在发生大出血的同时可能会有空气栓塞。平稳的麻醉苏醒避免咳嗽和肌肉用力，能够避免颈部血肿和伴随的呼吸道梗阻风险。

建立外科气道的麻醉：环甲膜切开术和气管切开术

有两种常用创建外科通气道的方法。在紧急情况下可以使用环甲膜切开术，通过环甲膜进入呼吸道[161-162]。这种方法可用经皮肤环甲膜气管壁穿刺插入套管针进行紧急的高压力喷射通气，或是插入粗口径管道进行常规的人工呼吸囊低压机械通气。（例如"AMBU"囊）后种方法是在环甲膜上用手术刀行垂直的切口，辨认出环甲膜，再在环甲膜上戳一个水平切口，置入一个内径为 6mm 的气管导管。另一种方法采用商用气管切开包应用 Seldinger 技术完成置管。环甲膜切开术的教学视频可以在以下网址共享：http://www.cookmedical.com/cc/educationMedia.do? mediaId=1522

第二种获得手术气道的方法是气管切开术[163-164]。（尽管不同的临床医师根据他们的希腊字根交替使用"气管切开术"和"气管造口"，气管切开术是指切进

气管内，气管造口是指在气管内建立一个通气口。）这种方法适用于非极度紧急的情况，需要更长的时间来完成，通常是在小心解剖颈部组织后在第二软骨环和第三软骨环之间建立。尽管常在全麻插管的 ICU 患者中呼吸机脱机失败中应用，但有时会用局部麻醉而不使用镇静药物，因为镇静药物可能会引起呼吸抑制（常见的是那些喘鸣的患者特别是需要氦氧混合气的患者）或是使用一种不抑制呼吸的药物比如右美托咪定。在任何情况下，进行气管切开术选择是否使用局部麻醉是由外科和麻醉医师根据呼吸道病变的范围、手术团队的经验、患者对头部完全后伸仰卧位的耐受程度而共同决定的。在一些情况下，手术必须在患者半坐位下进行（见第 41 章）。

在患者已经进行了气管插管的情况下，在手术某个时刻要求麻醉医师在没有任何障碍的情况下缓慢退出气管插管，以免阻碍经切口置通气道入气管。此外，此时应使用手术刀进行呼吸道的建立而不是电刀，防止在富氧环境下起火。

气管切开术后会存在一系列的问题[165-167]。出血，气胸，皮下或纵隔气肿，通气不足或气道阻塞都有可能在术后立即发生，后期的并发症包括气管狭窄，气管食管瘘的形成，气管软化，甚至是气管坏死。尽管气管切开术后的出血通常并无大碍，出血进入到呼吸道内可能会引起患者咳嗽和剧烈呕吐。此外，手术区域大动脉或大静脉（通常是甲状腺上动脉的交通支）的大量出血必须要立即探查，来自无名动脉的出血可能是发生于气管套管末端的侵蚀。（一个小窍门来确定最初插入的套管可能会压迫无名动脉就是发现套管有搏动。出血处理方法包括：对气管套囊进行充气加压，并将导管装置拉向前方进行填塞止血。此时必须在手术室内进行口腔内气管插管。）

气管切开套管需要更换并不少见，例如套囊的泄漏或是分泌物的结痂堆积阻碍通气。这种情况最应关注再次置入气管套管时可能会进入徦道而不是气道（进入错误的通道后进行机械通气，本身就是问题，结果可能会造成皮下气肿，使重新建立气道发生困难）。这种可能出现的问题最终会消失，因为气管造口会长成一个确定的、可支撑自身的窦道。然而在新鲜的气管切开术后缺乏这种硬度和组织的支撑性。如果移除气管切开术中的气管套管，气管切开术的组织就会"坍塌"并且阻碍通气。因此，当处理新鲜的气管切开术的气管套囊时，必须要保持高度的警惕性。第一，在第一周内，更换气管套管应该在手术室内进行，并准备一系列的气管切开术的设备（比如环形拉钩）。如果丧失气道后，最后关头必须有进行"从上面"插管

的手段。第二，一旦气管切开术中的组织变得成熟，就不再需要在手术室内进行气管套管的更换。但仍需要准备全套器械包括环形拉钩。此外，用换管器进行换管是有益的，然而有些临床医师认为这些并不需要。第三，在更换气管套管之前，患者必须吸入 100% 的纯氧。最后，在进行任何正压机械通气治疗前，纤维支气管镜在确定气管套管的位置时起到十分重要的作用。事实上，气管套管的错误位置就能造成皮下气肿。

颈淋巴结清扫术和喉切除术

颈淋巴结清扫术通常单独进行，或是在喉头切除术中防止头颈部恶性肿瘤的局部扩散时进行[168-169]。颈淋巴结清扫术的范围是根据颈部 6 组淋巴结的侵犯范围和其他组织（副神经、颈内静脉、胸锁乳突肌）的侵犯范围所决定的。根据肿瘤的可切除程度、扩散、复发预防能力、保护吞咽功能和发声功能的程度，可以选择不同的手术方式。局限性疾病有时可以使用放疗、激光或显微手术，或是部分喉头切除术来保留器官的功能。在全喉切除术中，喉头被全部切除，在颈部表面皮肤建立一个气管开口形成人工气道（结果是气管独立于食管）。通常会在食管和气管中进行造瘘（气管食管穿刺术）以最终植入发声假体[170]。在一些病例中，手术会附有微血管游离组织的转移（游离皮瓣）。

麻醉诱导可通过标准静脉通道内注射实施，在诱导后可以建立动脉和粗口径静脉通道，常无需建立中心静脉通道。动脉穿刺后可通过监测动脉收缩压的变异度和其他临床指征来指导液体治疗。虽然在颈淋巴结清扫术中通常要求监测神经功能，但在手术开始时仍可使用神经肌肉阻滞药物。当不需要神经肌肉阻滞时，静脉输注阿片类药物（瑞芬太尼）并联合吸入麻醉剂可以保持满意的镇痛效果。临床医师个人偏好使用平衡麻醉技术，而不使用如较深的吸入麻醉或全凭静脉麻醉（丙泊酚加或不加瑞芬太尼）来避免麻烦的低血压。避免静脉输入过量的晶体液以防止手术部位水肿。

在全喉切除术中，手术一开始通常会进行气管切开术，在造口处放置钢丝加强气管插管（注意：这种措施通常易发生意外的支气管内插管）。在这种手术中患者通常与麻醉机呈 180° 的角度，必须要确定没有任何管路的脱开。此类手术的拔管极为简单，当患者符合拔管指征时，只需要将气管导管从造口处拔出，如有必要再次插管，只需将气管插管再次插入造口处。将氧气面罩放置在造口处，患者即可送入麻醉后复苏室。如果进行了游离皮瓣的移植，患者通常会在镇静

下带管行机械通气送入 ICU（取决于手术外科医师的偏好和该单位的制度）。

上颌骨、下颌骨、颞下颌关节的联合手术

上颌骨切除术可能是局部（切除一侧上颌窦壁如内侧的上颌骨切除术），次全（切除两侧上颌窦壁）或全切（切除整个上颌骨）[171-173]。上述手术如果由于肿瘤侵犯眼眶，也许进行眶内容物摘除，上颌骨切除术的指征包括：上颌窦、上颚或其他结构的肿瘤；一些难治性的真菌感染和其他情况。手术通常使用气管内插管的全身麻醉，并且根据患者情况和手术范围应用适当的有创血压来监护患者。尽管大量失血并不常见，但还是要预防出血的发生（例如横断了上颌骨内动脉时）。适当的麻醉控制性降压可以有助于减少出血，内镜下行内侧上颌骨切除手术与普通的上颌窦切除术麻醉没什么区别。当要求使用肌电图脑神经监测时应避免使用长时间的肌肉松弛剂。

下颌骨及颞下颌关节手术通常由颌面外科医师操作，也同样可以由耳鼻喉科及整形科医师进行[174-176]。下颌骨手术的范围可从简单的组织检查到复杂的一整天的根治性带有微血管骨皮瓣的手术。在某些病例中要求清醒状态下经鼻腔插管，在正颌手术中通常使用控制降压来减少出血。在一些病例中下颌钢丝固定后就不能张口，若术后需要重新插管，则富有挑战性。

颞下颌关节紊乱通常表现为疼痛及张口困难，可因骨关节炎、滑膜炎或纤维化引起。大部分颞下颌关节手术需要使用全麻鼻腔插管。下颌骨手术中，若有张口受限表明手术需要清醒鼻腔插管。

ENT 激光手术

激光常在 ENT 手术中使用[177-180]（框 85-3 和表 85-1）。广泛应用于耳鼻喉激光手术的为二氧化碳激光，能够精确地切掉目标并且有凝固功能，可减少出血。此种激光能有效地将组织蒸发，因为组织的水分极易吸收远红外光子（10 600nm 的波长）。这种激光应用于喉部肿瘤的切除，扁桃体组织的切除，血管瘤的消融和一些口咽部恶性肿瘤的切除。

另一种 ENT 手术中常用的激光器是钕：钇 - 铝石榴子石（Nd：YAG）激光器，它发射波长为 1064nm 的光子，这种光子很难被水吸收。与二氧化碳激光相比，它能够渗透到更深的组织。此外，Nd：YAG 激光器的光线能够通过弯曲的光学纤维，能够与纤维支

框 85-3　一些可应用激光技术的临床耳鼻喉科手术

鼻
鼻甲骨缩小术
鼻中隔成形术
鼻塞，鼻息肉，鼻黏膜切除术
肥大性酒渣鼻的治疗
瘢痕和增生性瘢痕的治疗

口咽和咽部
乳头状瘤、黏膜白斑、血管瘤的汽化术
肿瘤手术（例如：半舌切除术）
悬雍垂腭咽成形术
扁桃体切除术

喉
声带息肉切除术
会厌切除术
声带切除术
杓状软骨切除术

气管支气管
气管狭窄的治疗
结节、息肉、肿瘤、纤维瘤的切除术

耳
镫骨的手术
激光辅助的鼓膜切开术
胆脂瘤手术

From Abdelmalak B, Doyle DJ, editors: Anesthesia for otolaryngologic surgery. Cambridge, UK, 2012, Cambridge University Press

---

气管镜结合来治疗支气管的病变。

由于该激光能量高，有可能会误伤组织，同样会引起起火，游走的激光束有可能会点燃手术洞巾。为了减少这种风险，必须在手术室外设有注意激光的警告，手术室窗户用不透明的遮盖物覆盖，使用护目镜。患者面部周围存的高氧浓度可能会助燃，因此，通过面罩或鼻导管输氧需要引起特别的注意。美国国家标准协会标准 Z136.3（激光器的安全使用）提供了额外的信息和相关的指导。

特别要注意的是，普通的气管导管同样可能被激光束点燃。在过去，有时会用类似胶带的薄金属带螺旋形缠在导管外壁。现在，一些特殊的气管导管可适用于这种情况（表 85-2）。

麻醉方法的选择根据临床情况而定。ENT 激光手术中，使用全凭静脉麻醉很普遍，在患者使用喷射通气而未进行气管插管时，使用全凭静脉麻醉更有必要。当患者进行气管插管后，常会使用强效吸入麻醉剂，尽管在这种情况下，也常联用静脉输注瑞芬太尼［经典的速率：0.05 ~ 0.10μg/（kg·min）］（瑞芬太尼的类迷走神经作用，对悬挂式喉镜反应所引起的强烈的交感神经刺激时能够有效地减慢心率）。最后，为了减少

表 85-1　临床使用的各种激光汇总

类型	固体或气体	波长 *(nm)	颜色	光纤是否传导
氦 / 氖	气体	633	红光	是
氩†	气体	500	蓝绿光	是
二氧化碳	气体	10600	隐形（远红外）	否
红宝石	固体	695	红光	是
Nd: YAG	固体	1064	隐形（近红外线）	是
KTP	固体	532	绿光	是

From Abdelmalak B, Doyle DJ, editors: Anesthesia for otolaryngologic surgery. Cambridge, UK, 2012, Cambridge University Press.
KTP，磷酸钛氧钾；Nd：YAG，钕：钇铝石榴石。
* 波长用纳米计算。10^9 纳米为一米。
† 氩激光产生一定数量波长的蓝绿相干光，但大部分的能量波长为 488nm 和 514nm

表 85-2　一些临床应用中激光气管内套导管的类型

名称	描述	预期用途
激光弯曲	有双气囊不漏气的不锈钢丝螺纹管。http://www.cardinal.com/us/en/Distributed products/ASP/43168-145.asp 由此网站获取更多信息	二氧化碳或磷酸钛氧钾激光
激光保护 Ⅱ	包裹铝和聚四氟乙烯的硅橡胶管。http://assets.medtronic.com/ent/flipbook-us/files/assets/basic-html/index.html#190 由此网站获取更多信息	二氧化碳或磷酸钛氧钾激光
激光套管	白色柔软橡胶，加强的波纹铜箔和可吸收海绵；双气囊。http://www.myrusch.com/images/rusch/docs/A20C.pdf. 由此网站获取更多信息	二氧化碳或磷酸钛氧钾激光
谢里丹激光	红色的橡胶设计压花铜箔和外壳，旨在减少损害黏膜表面和声带。http://www.teleflex.com/en/usa/productAreas/anesthesia/documents/Sheridan-ET-Tube-Guide.pdf. 由此网站获取更多信息	二氧化碳或磷酸钛氧钾激光

From Abdelmalak B, Doyle DJ, editors: Anesthesia for otolaryngologic surgery. Cambridge, UK, 2012, Cambridge University Press

火焰的产生，使用激光时应避免一氧化二氮的使用，氧浓度应该限制到最低且能够维持可接受的动脉血氧饱和度。关于其他的详细说明，详见第 88 章。

在激光手术中，气道的管理十分具有挑战性，外科医师及麻醉医师必须共同协作来制订计划。一个问题是，全身麻醉前是否先使用清醒气管插管。因为气道疾病有可能使得机械通气和气管插管很麻烦。另一个问题是，全身麻醉手术过程中是否保留患者的自主呼吸，虽然在前纵隔肿瘤手术中需要保留自主呼吸。常常应用肌肉松弛剂，以保证安静的术野。在美国，市场仍然无新型肌肉松弛对抗剂（sugammadex）的供应（在编辑本版本时），在患者合并潜在的困难气道时通常首先使用琥珀酰胆碱。在患者无法进行气管插管和机械通气的管理时，由于琥珀酰胆碱的短效作用能够为患者提供安全的管理。许多欧洲医师更加喜欢使用罗库溴铵，当无呼吸又无法插管时可使用"sugammadex 急救"。但许多医师在遇到这种情况时简单地先用清醒气管插管解决问题。

在一些病例中整个手术过程不进行气管插管，这种方法的好处就是减少了着火的风险（无易燃的导管），并且有良好的手术野。缺点包括，未保护的呼吸道会有反流误吸的风险、患者有潜在通气困难的问题。在这种情况中经典做法是用前联合喉镜或相似的装置联合使用全凭静脉麻醉和喷射通气。在其他情况下，喉镜与小直径的气管导管（例如 MLT 5.0 号）同时应用。当手术需要时可暂时拔出导管中断呼吸，以供良好喉部手术的暴露和操作。

激光气化组织时，特别是 CO_2 的激光，通常会产生烟，是危险的。在手术区域建议使用排烟雾装置和保护性面罩，尤其是气化组织中有病毒颗粒时。

这种情况下的气管拔管可能有挑战性，一些患者可以在静脉内注射地塞米松来减少水肿。在拔管后有时会出现喘鸣。尽管这种情况下可能需要再次插管，有时可使用吸入消旋肾上腺素或氦（常为 70%）氧混合气来避免再次插管。当拔管时对可能需要进行再次插管或插管可能困难的患者使用换管器是很有帮助的。

即使在激光手术后，保守地拔出患者的气管导管，后来仍然会发生一些呼吸道问题。激光手术后立即出现呼吸困难，应考虑以下可能性：组织水肿（例如使用 Nd：YAG 激光），残余肌肉松弛剂或麻药问题，呼吸道分泌物，气胸，出血，纵隔气肿。

发音外科学（咽科学）

发音外科学是可改善患者发声的外科手术[181-185]。在许多情况下患者的声音因单侧声带麻痹所致。常用的一种手术是将麻痹侧声带向内靠拢（喉成形术），使正常声带能和瘫痪的声带接触。手术在局麻和轻镇静（用 20mg 丙泊酚在注射局麻药前用药）下进行，满足患者在需要时进行发声。术中连续进行声带成像术，在发声过程中实现修复，有时也输注右美托咪定。

头颈部皮瓣整复术

带蒂皮瓣或微血管游离皮瓣的组织移植术通常用来重建肿瘤手术后形成的缺损[186-188]。这种皮瓣潜在的优点包括避免后期手术、改善伤口愈合、优良的美容效果和提高术后放射治疗的耐受性等等。为了提供更好的麻醉，麻醉医师必须清楚地了解这些手术过程和对麻醉管理的影响。

带蒂皮瓣是转移一个有完整血管的旋转皮瓣。如果皮瓣来自遥远的"供体"区域，并且皮瓣血管与接受者区域血管吻合被称为吻合血管的游离皮瓣。肌皮带蒂皮瓣的例子如胸大肌皮瓣和背阔肌皮瓣用于覆盖静脉移植代替切除的颈动脉造成前面的皮肤缺损。与带蒂皮瓣不同，游离皮瓣为外科医师提供了更多供体部位的选择。通常供体和受体的手术区域均有独立的手术团队。游离皮瓣的相关手术可以为择期，也可在紧急情况下为挽救发生缺血的游离皮瓣而进行。择期手术往往是在全身麻醉下进行的长时间操作。一般动脉穿刺置管时需要特别注意，以确保动脉插管和任何附加的静脉插管不会干扰手术区域（例如前臂皮瓣）。通常不使用中心静脉，容量状态的信息可用微创方法获得，如观察收缩压随呼吸周期变化度。许多这样的手术一开始即行气管切开术，结束时患者带管机械通气入 ICU。术中及术后游离皮瓣血供可用临床方法（检查颜色、组织肿胀、水肿、毛细血管再灌注情况）和使用多普勒超声来评估。

静脉内补充晶体液和胶体液要充分但也要谨慎，须注意预防低血容量和低血压，这有可能会导致皮瓣缺血坏死。相反，过多的液体治疗会导致有害的皮瓣内水肿。游离皮瓣移植过程中通常不主张使用血管活性药物如去氧肾上腺素和去甲肾上腺素，因为这些药物可能因血管收缩导致移植物缺血。

喘鸣和氦氧混合气

喘鸣是上呼吸道湍流的气体流动产生的吸气相杂音。喘鸣应该引起临床关注，因为它几乎都是气道阻塞的结果[189-194]。临床关心的首要问题是喘鸣发生时是否有必要立即进行气管插管。若可以推迟一段时间进行插管，则可根据情况的严重性和其他临床细节，考虑更多可行的选择。这些选择包括：严密监测，100% 的面罩吸氧，床头抬高达到最佳位置（如 45°～90°）；当气道水肿可能是病因时，使用 2.25% 消旋肾上腺素喷雾（如 0.5～0.75ml 加在 2.5ml 生理盐水中）和地塞米松（每 8～12h 静脉注射 4～8mg）和使用氦氧混合气（70% 的氦，30% 的氧气）。地塞米松可以在几个小时充分生效，使用剂量不超过 3mg/kg 的可卡因雾化吸入可用来代替肾上腺素。最后，尽可能迅速地找出病因（如异物、声带水肿、杓状软骨脱位、气管肿瘤压迫）。

通常拔管后发生喘鸣是喉水肿的结果，若在儿童发生则问题较多，因为他们的气道狭小。值得注意的是，随着喉水肿的发展，喘鸣音的减弱可能反映气道即将发生完全阻塞。喉水肿发生的具体原因常常通过鼻咽部的光导纤维支气管镜检查而确定，原因往往分为声门上或声门下两类。声门上水肿最常见的原因是手术仪器刺激，静脉回流受阻，子痫或先兆子痫，血肿形成或过多的液体治疗。最后，声门下水肿的原因可能是创伤性的反复插管，导管刺激时的呛咳，长时间的插管过程，气管插管过粗或过度的套囊压力。

值得注意的是氦氧混合气缓解气道梗阻的方式。有些气道阻塞可被理解为呼吸气流通过孔口所致，即涉及气流通过一个长度小于半径的管道口造成的。通过孔口的气体流动或多或少是湍流。在此情况下流速大致与气体密度平方根呈反比。与层流相比，流速和气体黏度呈反比。尽管氦气和氧气的黏度是相似的，但是他们的密度却不同。例如空气和氧气在 20℃ 的密度分别是 1.293g/L 和 1.429g/L。然而，氦气在此温度

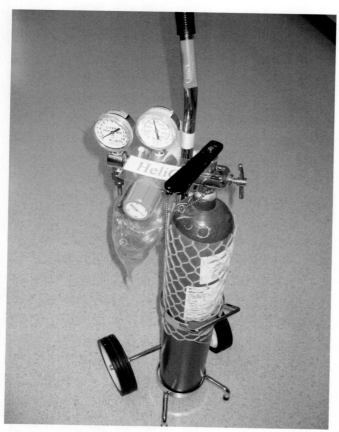

图 85-13　一个 E 号的氦氧钢瓶混合气装置，在塑料袋内连接一个非重复呼吸面罩。这种情况下，常用 70% 的氦气和 30% 的氧气，也可以使用其他比例的混合气。这种混合气通常用 10L/min 的气流，连接非重复呼吸面罩，作为喘鸣患者的临时治疗措施

额外的氧气。总之，在每个耳鼻喉手术间中都必须配备可用的氦氧混合气装置来治疗喘鸣。

面部移植术的麻醉

　　面部移植仍然是非常罕见的手术（图 85-14）[195-196]。手术可以进行全脸移植或部分移植。受者必须能够接受一个非常长时间的麻醉且患者无严重的并存疾病。每一个手术指征的针对性，以及皮瓣性质和范围都是独一无二的。供体方面，尽管麻醉原则和普通器官切除相似，但因考虑到手术的复杂性和时间，切取面部皮瓣通常应该在摘取其他器官之前进行。尽管供体在组织摘取时通常已经有气管插管，但可能会先行气管切开术，以免影响手术区域。没有进行气管切开术的受体可先行清醒纤支镜下气管插管，然后进行气管切开术，常使用钢丝加强管。要建立粗的静脉导管以保证液体畅通，放置中心静脉管有利于监测中心静脉压。如果行中心静脉置管，则不能影响手术区域。血液和液体管理跟其他微血管游离皮瓣长时间的外科手术相同。如同在微血管手术当中一样，不主张用一般手术常用的去氧肾上腺素和去甲肾上腺素等血管升压药治疗低血压，以减少移植物低灌注的风险。最后，因需使用电刺激来进行定位神经，可能有某些手术阶段须避免使用肌肉松弛药。

参 考 文 献

　　见本书所附光盘。

的密度只有 0.178g/L。临床上，通常从 E 号钢瓶提供流速为 10L/min 氦氧混合气，用开放式面罩吸入（图 85-13）。当 30% 氧浓度太低的时候，可由鼻插管给予

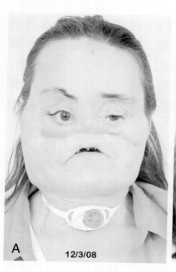
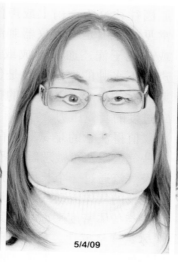
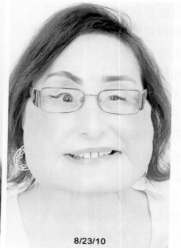

A　　12/3/08　　　　5/4/09　　　　8/23/10

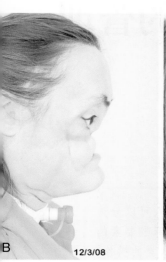
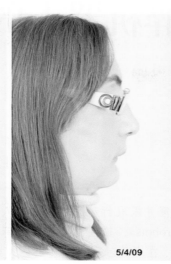
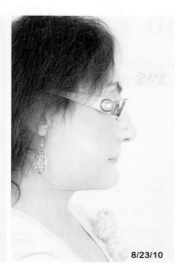

图 85-14　Connie Culp 女 士 在克利夫兰诊所进行脸部移植的前（A）和后（B）两个阶段的变化。阶段 1 是在 2008 年 12 月进行（主刀医师：Maria Siemionow 博士）

第86章　麻醉机器人的管理

Thomas M. Hemmerling

郭志佳 译　刘保江 审校

要　点

- 机器人可以测量多种变量，作出决策并采取行动。麻醉机器人可以分为两类：药理机器人（pharmacologic robots），输注建立或维持麻醉要素的药物；手动机器人（manual robots），在麻醉时可辅助或代替人类的操作。决策支持系统能测定参数，作出决策，可以看做是麻醉机器人的前身，但会将执行动作留给使用人员。

- 手术室的决策支持系统将得到持续发展。目前，其常被纳入麻醉信息管理系统。其作用限于及时提醒和适当使用抗生素以及预防术后恶心呕吐。近年的研究更侧重于，在多任务和易于大意或疲劳为特征的复杂工作环境中建立决策支持系统以辅助麻醉医师。

- 决策支持系统可以改善预后；遵循这些系统还能起到持续的实时提醒作用。

- 麻醉中的闭环系统即为药理机器人；它们可以自主控制麻醉，多数系统均作为丙泊酚输注的研究工具进行开发。所有研究均证实，麻醉机器人的性能和给定目标的维持与人工操控相当，多数更佳。

- 控制原理涉及简单的开/关控制、比例-积分-微分控制的模型驱动控制，以及其他自适应的可能性。有时还应用了模糊逻辑控制理论以及神经网络等。目前尚未能证明哪种控制机制更胜一筹。

- 与手术机器人相似，手动机器人已被开发用于协助麻醉医师实施手动操作，如气管插管或区域神经阻滞。

- 远程麻醉是麻醉在远程医疗中的应用，主要局限于实时监控、音频视频会诊以及远程术前评估。最近也开启了远程控制实施麻醉的应用。

机器人手术系统（或任何其他此类系统）是外科医生手臂的延伸。若未收到外科医生"开始"的指令后，手术机器人不会做出相应动作，且无触觉反馈信息。机器人麻醉系统的概念强调闭环系统、自适应系统和控制系统，这些系统比任何目前市售的手术机器人更接近机器人的定义。

什么是机器人？

目前，机器人的定义尚不明确。20世纪20年代，捷克剧作家 Karel Capek 在他的作品《罗素姆的全能机械人》中创造了"机器人"一词。他的描述十分精彩：奴隶们开心地做着人类的工作，让人类可以无忧无虑地享受生活。

多数现代的定义都认为，机器人是一种自控设备，是一种由机械、电气、电子元件组成的装置。机器人的另一个共性是它可以替代人类在智力或肢体行为方面的某些行为动作。典型的工业机器人体现了现代机器人的重要特征：无疲劳的重复相同工作；精确度高，尤其是机械机器人；不受工作条件限制；不受情绪影响。

机器人由以下几部分组成："效应器"，相当于人的四肢；"传感器"，相当于输液泵，可以感知环境变化并将其转换成电子信息反馈至中央处理器；中央处理器，相当于大脑；还有其他一些电子、电气、机械的部件，例如界面屏幕，可以模仿人的基本功能。机器人与其他设备不同之处在于，它们具备独立运作能力，对环境作出反应并适应不同环境的能力，以及分析自身行为并纠正之前不当行为的能力。

加拿大蒙特利尔 McGill 大学智能机械中心主任，Gregory Dudek 对机器人作出了如下定义 (http://www.cbc.ca/news/background/tech/robotics/definition.html)：

机器人必须能对外界进行测量，必须能做出决策（也就是说机器人类似计算机，可以把它理解为一种非正规思考的机器人），必须能采取行动。如果有这样一件设备可以做到以上三点，我们就可以称之为机器人。

本章中，我们讨论了手动机器人，其中包含被视作麻醉机器人前身的决策支持系统（decision support systems, DSSs）和麻醉中的药理机器人闭环系统。

决策支持系统在麻醉中的应用

决策支持系统是手动的、主观的人工麻醉监测与围术期护理之间的首座桥梁，是全自动化操作系统。目前，决策支持系统主要用于危重症治疗和加强医疗，但在麻醉领域中也开始得到缓慢的发展。麻醉医师的工作环境日益复杂，面对越来越多的老年患者和一些需要接受复杂外科手术的重症患者（另见第 80 章）。持续的经济压力要求麻醉医师进行多重任务，其内容涵盖远程麻醉站点的工作、其他麻醉任务、管理任务、教学或同时进行多台手术的任务。除了如此具有挑战的工作环境之外，专业人才的短缺以及为麻醉医师开发决策支持系统的需求也十分明显（表 86-1）。决策支持系统的开发基于以下 6 条原则[1]：

1. 根据用户共识制订方案；
2. 初步研究测试；
3. 经额外测试将这些方案集成为计算机化协议；
4. 使用历史数据验证；
5. 在常规应用前进行临床验证，并修正故障；
6. 利用决策支持系统准备并实施常规临床案例。

决策支持系统按照预设的方案进行分析，提供详细的建议——诊断意见、治疗方案或分级评估。详细的分析基于输入的多项数据，例如患者统计数据、生

命体征、失血量、静脉液体管理以及许多其他类别的信息数据。

早期的决策支持系统主要是对麻醉信息管理系统（anesthesia information management systems，AIMS）进行后续更广泛的研究与使用（另见第 4 至第 6 章）。麻醉信息管理系统是用来设计并集成决策支持系统，主要帮助麻醉医师遵循临床方案。

麻醉实践中最常见的决策支持系统是一个提醒麻醉医师在麻醉诱导后使用抗生素的弹出式的对话框。集成进入 AIMS 的被称为智能麻醉管理器（smart anesthesia manager，SAM）的系统即是一种范例[2]。麻醉信息管理系统通常被用作记录和调查一定时期的护理质量。尽管通过改变现行策略可以提升调查研究的质量，但是麻醉信息管理系统不会实时控制给定方案的遵守程度，也不能避免重要任务的遗漏，如抗生素的使用。于是，在一位生物医学工程师、两位麻醉医师用时 3 个月的通力合作基础之上，加之另一位数据库程序员在位于西雅图的华盛顿大学不断测试和优化了 2 年之后，SAM 由此而诞生。

麻醉信息管理系统中的智能麻醉管理器可以与系统服务器和工作站进行数据交换，智能麻醉管理器模块查阅 AIMS 数据库，识别并解决问题，必要时通过客户模块显示具体处理信息。

决策支持系统将这些信息通过弹出式对话框的形式显示在手术室的麻醉信息管理系统屏幕上，并将这些信息以文本的形式（例如通过寻呼机或智能手机）直接传递给具体的麻醉医师。这种双向信息发送的设计（即以屏幕显示和文本形式传递信息）能确保医生

表 86-1　决策支持系统（DSS）：结局

	使用 DSS (N=75)	不使用 DSS (N=75)	P
未检测出的事件（%）	0.8 ± 3.4	26.5 ± 19.7	<0.0001*
检测延迟（s）	9.1 ± 3.6	27.5 ± 18.9	<0.0001*
危险事件 /h	8.4 ± 6.8	9.1 ± 6.7	NS
低 SpO_2/h	0.7 ± 1.0	1.4 ± 2.2	0.036 *
低 RR/h	3.0 ± 3.0	3.0 ± 3.6	NS
低 MAP/h	4.7 ± 6.4	3.5 ± 3.6	NS
低 HR/h	0.3 ± 0.7	0.4 ± 0.4	NS

数据以均数 ± 标准差表示
*$P < 0.05$（双尾），连续资料的 t 检验
DDS，决策支持系统；HR，心率；MAP，平均动脉压；RR，呼吸频率；SpO_2，血氧饱和度

的依从性更好，因为在信息传递时麻醉医师可能不在手术室的麻醉信息管理系统屏幕前工作，但却可以通过寻呼机或智能手机实时接收到文本信息。AIMS 屏幕上的 SAM 信息是标准的弹出式对话框，它会指示麻醉医师使用抗生素，并在使用后立即关闭[3]。

智能麻醉管理器的应用使得抗生素首次给药的比例提高了 11%[4]，（从 88.5%±1.4% 到 99.3%±0.7%）。当在手术中检测到需要再次使用抗生素时[3]，智能麻醉管理可以将依从性提高 21%（从 62.5%±1.6% 到 83.9±3.4%）。在早期的一项研究中，O'Reilly 等将一个类似的系统集成至 SAM 中当中[5]，该系统持续记录了决策支持系统使用 1 年的时间里系统及时（切皮 60min 内）使用抗生素的情况。此后，用户黏性逐渐从 69.9% 升至 92.3%。

决策支持系统应用的另一个主要领域是为了遵循预防术后恶心呕吐（PONV）的指南（另见第 97 章）。临床上，PONV 指南的遵循情况相当差。一项针对超过 5000 例患者的研究显示，仅 38% 存在 PONV 的患者给予了常规、足够的预防措施，即使有一篇论文版指南。Kooji 等[6]研究调查了在麻醉入院前门诊的大量患者，在术前运用 AIMS 对患者进行评估（另见第 38 章），并采用一个简单的 DSS 系统来评估患者的 PONV 风险。选择实施全身麻醉后，出现提示信息："该患者存在至少有三种风险因素会导致 PONV，符合 PONV 预防应用，目前尚未开具预防处方。你现在是否想开具预防 PONV 的治疗处方？"根据提示，麻醉医师会选择确认或取消。研究分为三个时期：最开始

是为期 8 周的控制期，根据论文版指南检测术后恶心呕吐预防指南的遵循情况应用情况，之后是为期 16 周的决策支持加强期，最后是为期 8 周的决策后支持期，也仅有一份论文版指南。当前 PONV 预防指南的遵循程度从 38% 显著提高到 73%（图 86-1）。

然而，一旦决策支持系统失效，"旧"习惯会恢复，指南遵守性百分比也会降至研究前的水平，研究结果类似于许多其他 AIMS 预防术后恶心呕吐的研究。这说明，决策支持系统的设计和操作越简单，其指导方案的完成度明显增加[7]。研究显示，麻醉医师缺乏从彼此麻醉实例中学习的能力，因此纳入这样的决策支持系统很有必要。一旦移除决策支持系统，旧有的不遵循习惯会再次恢复。因此，只有当决策支持系统一直存在，才可以帮助减少人为错误。作为学习的工具，它们和任何其他学习工具一样，医生会在频繁的提醒中更积极地遵守指南。在随后的研究中，Kooij 等[8]发现术中的自动提醒功能的确可以提高 PONV 预防指南的遵守，减少患者 PONV 的发生改善预后，尤其是对恶心呕吐高危患者。在自动提醒功能的帮助下，高危患者整体的术后恶心呕吐发生比例从 47% 降到 31%（P < 0.001）。

多数集成入 AIMS 的决策支持系统作用单一，局限于简单的药物定量给予或再次给药时机的提醒，以及特定监测设置的提醒，例如撤销体外循环后打开标准警报器[9]，以及纠正计费的提醒[7, 10]。

很少有研究会尝试在手术室里使用决策支持系统应对更加复杂的麻醉情况，例如麻醉深度不足或危急

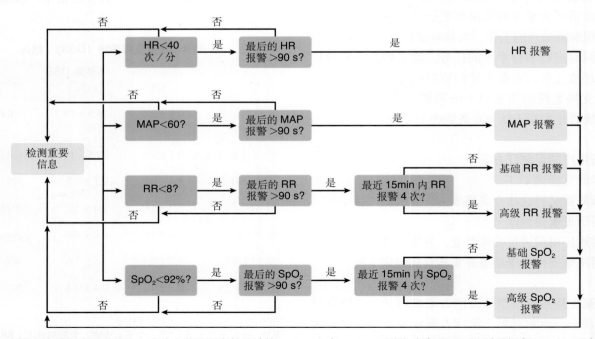

图 86-1　决策支持系统检测呼吸和血流动力学重要事件的计算。HR，心率；MAP，平均动脉压；RR，呼吸频率；SpO₂，血氧饱和度

事件。

1993 年发表了一份关于决策支持系统的初步描述，被称作实时辅助控制系统（real-time system for advice and control，RESAC），用来指导全身麻醉[11]，并采用 Atari ST 电脑进行编程。RESAC 包含 39 项参数，这些参数有些是自动实时采集，有些是通过询问麻醉医师获得的。麻醉医师会被要求输入某些手术相关的数据，如手术刺激或敷料使用的时间，还有一些主观选择的数据，例如心率或动脉血压。

RESAC 每隔 1min 就会生成关于麻醉是否充分的文字提示，麻醉医师可以选择遵循决策支持信息或是忽略。但是该系统错误率较高，受测试的 7 例中有 2 例出现了技术错误，因此该系统无法应用。这项研究的重要性在于，仅仅在 20 年前，就提出了使用合适的 DSS 的理论框架来辅助进行全身麻醉的理念，同时也提出了该系统设计所必需的特性：输入大量数据的能力，包括病患相关的实时数据以及确切的手术时间点，和用户设置某些个性化、主观的目标参数值（例如心率或动脉血压）的能力。这些数值甚至可以在整个手术过程中改变。部分结构的设计可以在 20 年后按照 McSleepy 麻醉药理机器人的设计原则重新修订。近期的一项出版物中评估了基于规则的计算机算法，在术中使用患者血流动力学实时数据，检测浅麻醉（不充分）或不稳定的动脉血压值[12]。通过应用 AIMS，Krol 和 Reich[12] 根据经验丰富的麻醉医师获得的 162 例患者的信息，形成了可以提示麻醉深浅或波动的一致的数据，结果观察到 81 例浅麻醉。为了解动脉血压波动情况，该实验组调查了 239 例接受心脏手术患者在体外循环期间的动脉血压数据。根据这些血流动力学参数、心率、平均动脉压和动脉收缩压等数据开发了计算机运算规则。为了避免主观影响，每隔 2min 取 8 次测量结果的平均值。然而，直至 2012 年 12 月，基于这些协议的决策支持系统仍未进行临床测试。DSSs 正被开发用于辅助临床医生发现麻醉不充分：研究组正在研究基于年龄相关的最低肺泡浓度（MAC）报警的运算法则[13]；基于模糊逻辑，分析收缩期动脉血压和心率变量等数据作为指导麻醉深度的信息，但尚未在临床进行过测试[14]。

目前唯一设计并经过临床测试的麻醉决策支持系统是一种混合镇静系统（hybrid sedation system，HSS）[15]，它被特异性用于识别辅以丙泊酚镇静的椎管内麻醉患者的血流动力学和呼吸危急事件。混合镇静系统涉及以下变量：心率、呼吸频率、平均动脉血压和外周血氧饱和度。超过各参数阈值系统会报警，屏幕上弹出对话框，提示触发警报的多种原因，医生

可在触摸屏上选择相应的治疗方案。麻醉医师只需要确认应采取的措施即可，这些操作同时也会因法律需要被记录。以下流程图介绍了该运算协议（见图 86-1）。

警报声音和弹出的对话框可以通过无线网络发送到智能手机上，或是以文字信息的形式传递。系统也会考虑到麻醉医师不在手术间的可能性，弹出对话框上有特定的按键，按下后会提醒麻醉医师立即返回手术室，以避免紧急事件发生（图 86-2）。

在经椎管内麻醉和丙泊酚镇静患者上测试混合镇静系统，比较了预先设定的危急事件的发生率，实验组为安装了 DSS 的 75 例患者，对照组为 75 例没有预装 DSS 而接受手术室麻醉医师人为定义的患者。结果表明，在没有决策支持系统的情况下 25% 的危险事件都未被发现，而且与决策支持系统立即弹出的对话框相比，人工通常的反应时间约为 30s（见表 86-1）。

自 2012 年 12 月起，麻醉决策支持系统的发展可总结如下。迄今为止，决策支持系统主要被设计为简单的提醒装置，提醒医生在规定的时间注射药物，例如抗生素使用或处方、应用预防 PONV 的药物，或是提醒医生收费的信息。根据麻醉信息管理系统获取的数据分析，有些系统被用于检测麻醉不充分（浅麻醉）的状态。目前正在尝试开发决策支持系统，辅助麻醉医师进行麻醉，但系统尚未经大规模临床患者测试。目前唯一经大规模临床患者测试的决策支持系统是一个可以检测呼吸道和危急事件的系统，它能自动通过屏幕和警报声实时提醒麻醉医师危急的情况，并提供诊断和治疗建议，执行操作需要麻醉医师在弹出式对话框上确认，点击确认后对话框才会消失。显然，在术中麻醉中的困难决策时刻辅助麻醉医师的决策支持

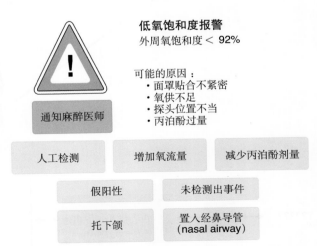

图 86-2　警弹出菜单示例。以外周氧饱和度低于 92% 为例，它列出了预设的可能原因；使用者必须按下触摸按钮以确认其进行过的操作

系统目前仍处于初期阶段。

闭环系统

什么是闭环系统？

麻醉闭环控制系统利用患者反馈的信息自动调整给药剂量。与药物效应的客观测量值相比，患者的反应，如在某一时间点的镇静程度，与在预定义的时间间隔所需的响应时间的区别为零。处理差值的控制器就是包含所有集成算法的中央处理器（CPU）。

麻醉中最常被设计和测试的闭环反馈控制系统是通过使用脑电双频指数（BIS）监测获得反馈信息的丙泊酚的闭环控制系统。图86-3解释了不同的控制机制。

该控制器利用不同的算法和运算构造影响目标效应和测得效应之间的差值。

最常使用的控制机制有以下几种：

开/关控制

开/关控制（on/off control）是指在给定的时间间隔里，在目标效应和测量效应之间的差值不为零时，差值会被多次计算，用于恒定药物剂量，例如固定的输注速率或单次推注药物剂量。这类系统尤其适用于肌松药的使用。虽然系统的原理非常简单，但却呈现出令人惊讶的控制器性能。

例如，带有开/关控制闭环控制系统的肌松药输注泵，在"开启"状态下可以提供 1mg/(kg·h) 的阿曲库铵；在"关闭"状态下，输注则会中断。

比例-积分-微分控制器

PID 控制器（proportional-integral-derivative controller）即比例-积分-微分控制器，其运算协议涉及三种独立的常量参数。P 取决于当前的错误，指的是目前这一时段测得结果和目标结果之间的差值；I 取决于过去的错误积累，指的是过去测得的结果和目标结果的差值，如超调量影响的趋势；D 是对未来的错误预测，

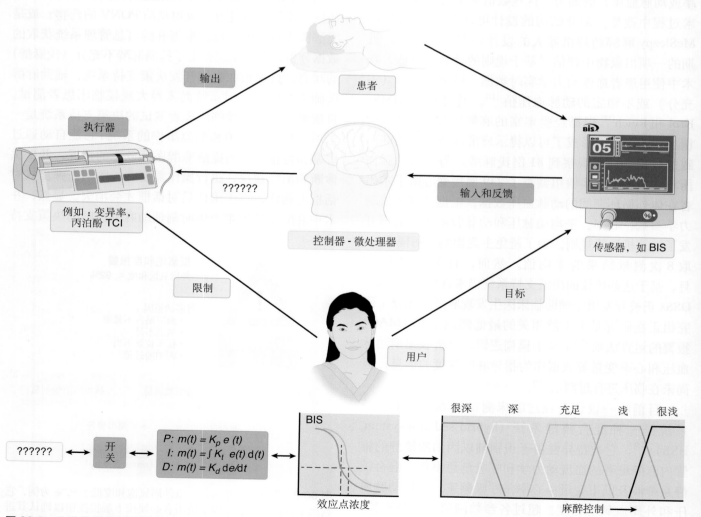

图86-3　几种控制机制的说明。底部从左至右：开/关、比例积分微分、基于模型、模糊机制。TCI，靶控输注

指的是未来的测得结果和目标结果的差值。这些参数在使用丙泊酚的闭环系统中很常见。

基于模型的控制

基于模型的控制机制（model-based control）与用于麻醉药靶控输注的药代学模型一同被开发。运算协议是基于药效的相互作用，例如某种药物对人体的影响、药代动力学现象、人体对药物的影响、药物分布的间室以及药物消除过程。一些课题组利用这些控制机制进行闭环管理麻醉药。这些模型有时是根据患者在诱导时对固定药物剂量的反应的情况分别建立的。有时，这些模型会在闭环使用过程中发生改变，称为适应或自适应模型。

基于规则的控制

基于规则的控制（rule-based control）使用了一套应用于改变药物剂量以达到目标效果的规则。出现行为不确定性时会使用到该机制，通常与模糊逻辑控制联合使用。模仿人类行为是这些基于规则系统控制背后的观念，这些规则被用于指导治疗策略。通常，这些规则会过度简化人类的思维。

模糊逻辑

1965 年 Zadeh 第一次提出模糊逻辑（fuzzy logic）这一术语，它处理近似推理，而不是精确或准确推理。在通过闭环控制使用肌松药时，会用到一部分这种控制系统。大多数系统使用的是 0 或 1 进行运作，而模糊逻辑系统使用的是连续的 0 至 1 的思维策略，其中有重叠的类别。

神经网络

神经网络（neural network）尝试模仿人脑，设法从错误和正确的决策中吸取经验，信息流能根据精确的计算和法则，连接不同层级的神经节。神经节的功能就像是人脑一样，决定将信息"全或无"逐级传递给下一个层级。

适应、自适应模型为包含或不包含某种形式的"学习"系统的模型，它将控制器以前的操作行为考虑其中，自动执行随后的改变。

Varvel 参数的控制器性能评价

Varvel 参数（Varvel parameters）指的是性能误差（PE）、性能误差偏倚或中位数（MDPE）、不准确或绝对性能误差中位数（MDAPE）、分散度（divergence）和摆动度（wobble）[25]。

性能误差中位数（MDPE）或偏倚可以描述实测值高于或低于目标值，它描述了实测值的趋势，一般偏大或偏小，但不是性能误差的大小。它是一种有符号的值，代表性能误差的"方向"。

绝对性能误差中位数（MDAPE）描述的是实测值与目标值之间误差的波动幅度，例如 MDAPE 为 10% 意味着有 50% 的测量值分布在目标值上下 10% 的范围内。

分散度是与时间相关的参数，表示随时间的增加输注装置变化的不准确程度。一个非零值代表实际血浆浓度与目标浓度之间的差异较大，而零值说明性能精确度并未随时间变化而发生改变。正值说目标值和测量值的差值随时间变化而增大，负值说明随时间变化测量值向目标值集中。

摆动度是指与时间相关的性能精确度变化的指数，测量同一受试者内部性能误差的变异性。摆动度数值增加提示控制器行为不稳定。

目前对控制器性能尚无公认的评价指标，不过这些参数便于研究者比较不同模型和不同研究中控制器的性能。

临床性能评价

临床性能（clinical performance）由与目标值有偏移的时间百分比来定义。这与临床医生更相关；BIS 值很好、好、不好或不足可能分别对应着测量值在目标值的 10%、11%～20%、21%～25% 和超过 25%。这些分级常由研究小组选择，不同研究小组和不同目标参数之间均会有所不同。

临床性能数值可以为读者提供参考价值。举个例子，当控制器 80% 的时间内选择的 BIS 目标值在 50，该控制器能够将 BIS 值保持在目标值 10% 的范围内，这意味着 20% 的时间里 BIS 值高于 55 或低于 45。让我们进一步假设，在 10% 的时间里 BIS 值高于 55，在强烈的手术刺激下会导致一些患者术中知晓，因此，在该 10% 的时间内，BIS 控制器的风险升高。同样适用于 BIS 值在 60 或更高情况下的控制器。因此，对于多数临床医生而言，控制器临床性能比 Varvel 执行参数可能更为重要。

早期工作：Schwilden 课题组的工作

20 世纪 80 年代末，Schwilden 等 [26-27] 率先完成了闭环反馈控制的研究工作，先于商用的意识深度监测器。

1987 年，Schwilden 等为 13 名志愿者使用了脑电图（EEG）的平均功率谱频率，并通过自适应控制器模型使用美索比妥。控制器的设置点为 2～3Hz，闭环系统 75% 的时间内将脑电图维持在这个范围内。1989年，他们用相同的设置进行丙泊酚的闭环应用，脑电图（EEG）的平均功率谱频率的目标值设为 2～3Hz。测得的平均脑电图频率为 2.5±0.3 Hz。

早期的闭环麻醉控制工作：Kenny 小组在苏格兰 Glasgow 的工作

1999 年，Kenny 和 Mantzaridis[28] 展示了丙泊酚的闭环控制系统，他们利用听觉诱发电位（AEPs）测量麻醉深度。这与 1992 年发表的闭环系统描述的概要基本相同[29]。

在基于比例 - 积分控制算法的个人计算机中使用 3 秒运行平均 AEP 指数，执行器是丙泊酚靶控注射泵。选取 100 例患者（平均年龄 50 岁、ASA 分级 Ⅰ～Ⅱ级、接受体表手术）接受靶控输注阿芬太尼进行镇痛，目标血浆浓度控制在 15 ng/ml。麻醉诱导时无法获得反馈信息，但可使用预设的丙泊酚目标浓度增量。在这种情况下，用户选择 AEP 目标值控制在 30～40 之间，平均 38，来判断意识深度。一般不使用肌松药以避免对监测的影响。通气的目的是术中维持自主呼吸，在

多数患者上得以实现，因此，这似乎独立于闭环控制系统，但与麻醉方式相关。由于不同手术的细节，闭环控制期（麻醉诱导开始到手术结束）在 38min 内。虽然大范围的质量控制表明，部分患者相对目标值的偏移度较大，但控制器性能普遍非常满意，见框 86-1，Varvel 参数结果未列出。

他们随后又研究了 10 例接受长时间（72min）整形科手术的患者（ASA 分级 Ⅰ～Ⅱ级）的闭环控制系统[29]。研究者采用同种全麻方法，即放置喉罩开放气道保持自主呼吸，监测 BIS 值[30]，同时通过硬膜外麻醉给予镇痛。

该研究根据 BIS 值提供 Varvel 参数和临床性能两项结果。Varvel 参数整体的 MDPE 2.2%，MDAPE 8%，摆动度 7.3%，结果满意，而与前期试验相比临床性能不满意[28]。经 AEP 反馈得到，在 65%～99% 的时间内，实测值在目标值的 5%～15% 范围内变化，而根据 BIS 反馈的信息，相应只有 34%～75% 的时间。

作者将差异归因为受试者个体差异、不同的镇痛方法、不同的麻醉诱导方式以及不同的麻醉深度监测方法。此外 10 例的样本量过小也可能误导临床性能结果。闭环系统中出现的麻醉控制不足和 BIS 测量值在目标值上下波动的现象被称为摆动现象。受试的 10 例患者中有 3 例出现了摆动现象，有一位患者情况最糟（图 86-4）。

该患者的初始 BIS 值目标为 57，这个数值可能过高，太接近唤醒阈值，此时患者可能会因为镇痛效果不理想，在手术刺激后易被唤醒。手术开始后 45min，将目标值降低至 45 时，摆动也随之减少。然而，摆动的例子却说明了闭环系统设计的通病。早期研究中，Absalom 和 Kenny 并未针对患者个体差异设计系统的适应控制功能，后期逐渐增加了此项内容[31]。BIS 值越高，越接近阈值 60，患者越容易因手术刺激而觉

框 86-1	麻醉闭环总时长中的 AEP 参数 % [均数（标准差），（极差）]
目标值 ±5% 之内	65.2 (14.1) (10.3～89.0)
目标值 ±10% 之内	89.6 (9.5) (46.7～100.0)
目标值 ±15% 之内	98.7 (4.6) (74.9～100.0)

图 86-4 一例最差的患者发生明显摆动（oscillation）的示意图。摆动通常提示控制性差，这是在特殊患者中所有控制系统的通病。摆动的频率和幅度体现了特殊控制器的性能，摆动越少控制性越佳。BIS，双频指数 *(From Absalom AR, Sutcliffe N, Kenny GN: Closed-loop control of anesthesia using Bispectral index: performance assessment in patients undergoing major orthopedic surgery under combined general and regional anesthesia, Anesthesiology 96:67-73, 2002.)*

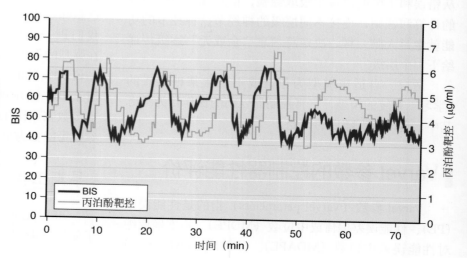

醒。这提示麻醉效果的好坏关系到丙泊酚闭环系统的功能。不论是否自动化，麻醉镇痛不足引发的术中知晓常发生在 ASA Ⅳ 级患者的麻醉中，与是否自动实施麻醉无关（参见第 33 和 50 章）。

Kenny 研究小组进一步改进了控制运算协议，测试了 20 位接受平均时长为 27min 的体表手术的患者（平均年龄 43 岁，ASA 分级 Ⅰ ~ Ⅱ 级）。与之前差强人意的闭环控制研究 [30] 相比，这项研究选取了不同的人群和手术类型，在前期研究中患者年龄更大（平均 67 岁），接受的是经硬膜外镇痛的、时长大约 70min 的大型手术。与他们前期研究相比 [30]，使用了最新的 BIS 计算软件，对第二部分患者（11 ~ 20）调整了增益常量，在避免摆动方面允许效果设置替代血浆设置，以期在麻醉减浅时更快调整。结果虽然 Varvel 参数仅有小幅提升，但临床性能没有差异。

Kenny 小组也使用了闭环系统研究药物的相互作用，例如丙泊酚和瑞芬太尼的相互作用 [32]。这是闭环系统使用的一个重要发展，使自动输注丙泊酚成为可能。此外，我们可以围绕特定的目标进行麻醉，用以研究丙泊酚和其他药物的相互作用。

Kenny 小组设计了一个闭环系统，使用脑电双频指数（BIS 值）作为控制参数，测试了 16 位接受丙泊酚镇静的结肠镜检查患者 [33]。患者注射镇静剂后 OAA/S 评级为 3 级，根据临床镇静要求设置一个 BIS 目标值，在镇静不足的情况下可以修改该目标值。有趣的是，该镇静系统效果优于全麻控制系统，在 81% 时间中其 BIS 值在设定点 10% 的范围内，显著优于前期试验 57%[30] 和 71%[34] 的结果。镇静研究中患者的 BIS 目标值为 80，完全清醒患者最高 BIS 值为 99，因此，镇静研究中最大正偏移度为 19。

该小样本研究提示了重要的信息，丙泊酚达到相同临床镇静终点指标所需的剂量差异较大，最高一例患者需要达 5.6 μg/ml 即 160 mg 才能满足 OAA/S 3 级，说明经验性用药存在很大局限性，这也是支持自动化系统的理由之一。反馈控制的方法恰好避免了这些限制，包括使用 BIS 监测器为非手术过程评估镇静的可行性。该监测亦可用作闭环镇静的控制参数（另见第 50 章）。

Kenny 工作的总结

Kenny 研究小组的研究成果总结如下：

1. Kenny 和 Absalom 团队设计了第一款利用脑电双频指数反馈的闭环丙泊酚镇静系统，并在人体上测试成功。

2. 他们利用 PID 控制器控制的丙泊酚闭环系统，同时获取听觉诱发电位和脑电双频指数的反馈数据。听觉诱发电位反馈的控制器的性能要比脑电双频指数反馈的性能更佳。

3. 闭环系统使用靶控输注作为执行器。闭环反馈控制用来进行麻醉维持，但不能用作麻醉诱导。

4. 他们清楚地描述了控制参数数值的摆动问题，提出控制设计的改进意见，特别是效应部位的浓度，而不是血液或血浆的浓度。由于样本量太小，这些变化是否显著提高了控制器的性能还无法回答。

5. 他们发现了使用闭环系统作为工具研究药物相互作用的可能性，例如他们针对瑞芬太尼和丙泊酚所做的研究。

6. 虽然为 ASA 分级为 Ⅲ ~ Ⅳ 级的患者整合了控制算法，但实际上他们从未在该组人群中进行过测试；仅在无控制呼吸和肌松药的情况下测试过。

7. 闭环控制多用于短小手术。

Struys 和 De Smet 小组的闭环系统：从闭环到基于适应性模型的计算机控制

在 Schwilden 等人 [27] 的早期研究之后，Struys 和 De Dmet 的课题组基于模型控制器设计了一种基于适应性的闭环丙泊酚系统，这意味着药物剂量不仅是按照脑电双频指数测量值和设定值之间的偏移进行修正，也会根据患者个体对丙泊酚的反应作出调整。他们在最初的研究中并未描述精确的运算协议。他们首先对 10 位需要接受短期（约 30min）椎管内麻醉的骨科手术患者（ASA 分级 Ⅰ ~ Ⅱ 级）使用该系统 [35]。和 Kenny 小组的研究类似，执行器是一个丙泊酚靶控输注泵，麻醉诱导使用自动循序渐进的方法，但无来自 BIS 控制的反馈信息。与 Kenny 小组后期研究类似 [33]，镇静目标值根据临床要求而定，OAA/S<1 时镇静值越强，且此时的 BIS 目标值作为闭环目标。由于 OAA/S 目标值偏低，导致 BIS 目标值也低于 Leslie 研究 [33] 的平均值 64。研究结果缺乏对临床或其他方面实际效能参数的反映。图中描述的是脑电双频指数随时间推移目标值和测量值的差值，显示偏移的范围较宽。

在随后的研究中 [36]，他们详细介绍了模型驱动的丙泊酚闭环控制系统的"适应性"特征。该运算协议中纳入了一个控制因素，能分析两个连续测量的 BIS 值之差，再乘以一个差动系数：适应性控制的校正因数 = (BIST1-BIST0) × 差动系数（根据模拟研究，差动系数设定为 0.05）。

该系统采用开环、血浆靶控输注，RUGLOOP（跟踪记录输注浓度和信息管理程序）计算效应部位的血浆目标浓度。诱导期间一旦 BIS 目标值达到 50，模型将根据 BIS 值和血浆目标浓度进行成对计算，从而基于开环诱导的结果计算得到每位患者的个体化模型，类似于贝叶斯（Bayes）原理。

该研究设计有几项特点：第一，样本量小，每组只有 10 例患者（闭环组与开环组）；第二，闭环组中 BIS 目标值为 50，对照组里则使用了"麻醉足够"临床症状，虽然这反映了临床常规实践过程，但限制了对麻醉控制性能比较的可能性。因此，闭环组更快速的气管拔管可能不仅与闭环控制有关，也与对照组未使用 BIS 监测有关。此外，由于对照组未使用 BIS 当作变量进行监测，因此基于 Varvel 参数的控制器性能值的比较缺乏有效性。

因此，Struy 研究中的 Varvel 参数应该与 Kenny 小组的进行对比，Kenny 组采用不同的、更简单的控制机制，未采用适应性模型（表 86-2）。

与 Absalom 和 Kenny 的标准 PID 模式相比，Struys 小组是否将适应模式改良还不清楚，且适应模型支持许多控制系统工程师的理论。控制模式运算协议似乎不如反馈控制的时间间隔重要。

认为控制运算协议不甚重要的看法与 Struys 及其同事[37]进行的模拟研究（10 例）的结果相反，该研究比较了前述述两个闭环控制系统的控制性能，认为支持个性化、基于模型的闭环适应系统优于标准 PID 控制（表 86-3）。然而临床性能（例如维持 BIS 在目标值的 10% 上下）更倾向于基于模型的闭环适应系统控制器。当维持较高 BIS 目标值（BIS = 70）时，PID 控制系统性能更好，从而避免过低的 BIS 出现，反之，当 BIS 值过高时同样适合。

基于模型的闭环适应系统的 Varvel 参数优于 PID 系统，尤其是 MDPE 值。不过该指标意义有限，因为 MDPE 反映的是偏差范围而不是实际大小。

显然，该研究在患者模拟方面仍有局限性，将历史数据输入模拟器则可能对模型驱动的控制系统有利，因为模拟器和模型驱动的控制系统使用的模型相同。临床上，二者均可满足麻醉要求。

模拟研究可用于精密管理运算法则，De Smet 及其同事[38]已经通过创建高度复杂的控制模型对此进行了广泛的验证。但其在临床上能否改善控制器的性能尚需考证。

Struys 和 De Smet 的工作可总结如下：

1. 率先将贝叶斯定理引入到闭环设计当中，使用个人药代动力学信息来创建个性化的药代学模型，并将其应用在该闭环反馈系统中。
2. 认识到适应性模型的有效性，控制运算协议可以在整个手术过程中得到更正，取决于模型的实施方法。
3. 临床上，该控制系统的临床效果不如本章介绍的其他控制系统好。
4. 使用闭环丙泊酚控制系统主要在小范围研究，研究的重点在模型的理论建设上。
5. 与 Kenny 和 Absalom 的研究一样，Struys 和 De Smet 的闭环控制系统仅应用于 ASA 分级 Ⅰ～Ⅱ 级的患者。
6. 闭环控制主要用于 30～45min 的短小手术中。

表 86-2　基于 Varvel 参数的控制器性能比较

	Struys, De Smet 等（2001）	Absalom 和 Kenny（2003）
PE（%）	−6.23 ± 10.44	−0.42（−0.141～−0.57）
MDPE（%）	−6.6. ± 2.63	5.63（4.5～6.75）
MDAPE（%）	7.7 ± 2.49	
发散度（%/min）	0.024 ± 0.029	
摆动（%）	5.9 ± 2.33	−0.024（−0.83～−0.35）
	均数 ± 标准差	均数（95% 置信区间）

MDPE，性能误差中位数；MDAPE，绝对性能误差中位数；PE，性能误差

表 86-3　精确和非精确控制中双频指数维持时间百分比

性能	目标 BIS 水平	PID 控制器（%）	基于模型的控制器（%）
精确 BIS 控制时间的百分比（±10%）	30	58 ± 4*	67 ± 4*
	50	47 ± 10*	65 ± 12*
	70	44 ± 9	17 ± 7
BIS 超低值的时间百分比（降低 >10%）	30	17 ± 6	17 ± 7
	50	27 ± 7	31 ± 13
	70	30 ± 5*	48 ± 20*
BIS 超高值的时间百分比（超过 >10%）	30	24 ± 4*	16 ± 8*
	50	26 ± 3*	6 ± 3*
	70	26 ± 5*	4 ± 3*

From Struys MM, et al: Performance evaluation of two published closed-loop control systems using bispectral index monitoring: a simulation study, Anesthesiology 100:640-647, 2004.

*P < 0.05。

BIS，双频指数。PID，比例 - 积分 - 微分

闭环麻醉给药系统：Puri 的研究团队

2007 年 Puri 研究小组发表了一个闭环麻醉给药系统（closed-loop anesthesia delivery system，CLADS）[39]，该系统可以用于麻醉诱导和维持。像其他系统一样，在其标准反馈系统中也使用 BIS 值作为控制参数，并使用市售丙泊酚注射泵，安装了一个基于算法的自制微处理器，配有 RS 232 端口来调节。用户通过个人 PC 电脑的用户界面可以手动操控系统。系统允许用户选择目标 BIS 值，最大输注速率与 ASA 分级相关，ASA 分级 I ~ III 则风险低，ASA 分级 > III 则风险高。BIS 值每 5s 记录一次，但丙泊酚输注率每 30s 或更长时间才修正一次。该系统根据当前的输注速率和 BIS 值的变化，数据采用比例 - 积分 - 微分运算协议处理。接受 BIS 数据前，先核准信号质量指数。延迟效应是基于丙泊酚对 BIS 产生作用的延迟时间的计算[37]。

在第一个研究中，他们比较了 20 例使用 CLADS 丙泊酚镇静患者和 20 例手动控制丙泊酚镇静 BIS 值在 50 的患者[39]。两组镇痛用芬太 1 μg/(kg·h)，肌松用维库溴铵分次推注。在控制 BIS 值接近目标值（±10）的时间上，CLADS 控制组优于手动控制组（87% vs. 77%）。

更重要的是，CLADS 提供了更精确的麻醉诱导，使用丙泊酚麻醉诱导剂量更小，从而减少 BIS 过多超过目标值。

在第一项研究中，患者较年轻，平均约 40 岁，体重正常，接受非心脏手术。Puri 等[40-41]随后在接受心脏手术的患者人群中应用他们的系统，并与手动控制麻醉相比较。在后续研究中应用相同的设计，将 37 例接受择期心脏手术的患者随机分成两组，CLADS 组 19 例，手动丙泊酚控制组 18 例。在病情较重、接受大手术的老年患者人群中测试的结果再次确认了他们前期的结论：CLADS 在完成麻醉诱导时更少导致 BIS 过量，甚至控制血流动力学更具优势。所有性能指标都显示 CLADS 组明显优于对照组。

他们还利用 CLADS 进行术后镇静[41]。在 ICU 中，心脏术后患者使用 CLADS 维持 BIS 目标值在 70 来进行术后镇静（见第 101 章）。结果显示，维持 BIS 目标值在 70 时，CLADS 的性能优于人工控制；CLADS 组相较手动组，BIS 维持在 60 ~ 80 的时间更长（69% vs. 45%）。虽然结果部分未详细描述，手动控制组的平均执行误差为 -3，说明术后平均 6 ~ 9h 的机械通气期间 BIS 呈降低趋势。手动组从停止镇静到气管拔管的时间更长，其原因是否与更深的镇静或更久的机械通气时间相关仍不清楚。

他们还将这一系统用于在海拔 3505m 接受腹部或矫形外科手术的患者中[43]。最有趣的结果是，该研究证实了之前的发现，高海拔比低海拔需要更大剂量丙泊酚进行麻醉诱导，从而避免了使用闭环系统的主观影响[44]。这一结果可能是因为位于高海拔患者需要更大剂量丙泊酚来达到目标 BIS 值。但该结果是否因为人群特殊或海拔仍不清楚。

为了验证该系统在接受复杂手术的重症患者中的稳定性，同一研究小组还研究了 13 例接受肾上腺切除术的嗜铬细胞瘤的患者[45]。结果与前面类似，CLADS 组 BIS 在目标 50 的 10% 范围内的时间是 87%，性能指数类似，血流动力学指标也更稳定。该研究中人群的 BIS 值趋向于浅麻醉，平均 BIS 值约 60，也许意味着术中知晓的风险较大，可以通过降低目标 BIS 值纠正。

该小组近期改进了他们的系统，使之适用于挥发性麻醉剂，称为"改进的麻醉给药系统"（improved anesthetic agent delivery system，IAADS）[46]。他们在 40 例接受心脏手术的患者上使用该系统，其中 20 例使用闭环系统，20 例作为对照组。用 20ml 注射器或注射泵把异氟烷注射进低流量呼吸系统中。

采用与前期丙泊酚闭环系统 CLADS 类似的运算协议，但异氟烷的最小停药周期还不清楚：他们的 CLADS 系统丙泊酚输注率改变周期是 30s，而异氟烷药代动力学不同，其消除半衰期更长，因此在给定时间内异氟烷浓度的改变更小。

该研究创新性在于利用了闭环系统给药，在不同时间进行了两种不同麻醉药的研究：①用 CLADS 或手动注射丙泊酚进行麻醉诱导；②在体外循环（CPB）前使用 IAADS 吸入异氟烷进行初期麻醉维持，或 CPB 期间手动给异氟烷；③ CPB 后，麻醉维持使用丙泊酚闭环系统或手动给予丙泊酚和异氟烷。

该研究可能更多被视为可靠性尝试，而非其临床重要性。CPB 期间由于可以用异氟烷注射入循环中，因此连续输注丙泊酚的必要性有限。丙泊酚和异氟烷效果的叠加也被纳入，成为独立的新运算协议。这意味着一旦停止输注丙泊酚，异氟烷将取而代之，反之亦然。但其中一种药物对另一种药物可能的附加效应尚未充分考虑。然而，因为持续反馈系统的调节，考虑这种药代动力学交互模型（丙泊酚对异氟烷的影响或相反）可能没有必要。也就是说，由于丙泊酚停药后仍未完全清除，BIS 值仍很低，异氟烷控制器先给较小量异氟烷，再逐渐增加，直到丙泊酚作用消失。丙泊酚输注速率和异氟烷注射率的改变参数仍未明确

（实际上，该研究组没有报告显示 CLADS 系统中每小时丙泊酚变动的量，仅显示了手动控制的量）。实际上，手动控制组异氟烷的设定仅在 CPB 前和后各修正过两次。IAADS 组异氟烷的注入频率的变化也未有详细信息。在手动控制组，调整次数越多可能维持 BIS 目标值效果越好。

Puri 工作的总结

Puri 课题组的研究成果总结如下：

1. CLADS 是一个 PID 控制的闭环系统，用来注射丙泊酚达到镇静催眠的效果。CLADS 的性能和其他课题组的研究相似。这项研究在小范围的患者中测试（每组 20 人），然而该系统在大型、高危手术中的应用（例如心脏手术或嗜铬细胞瘤的肾上腺切除术）还是很有价值和意义的。
2. 研究证实，闭环系统不仅可以用于小手术的健康年轻患者，也可以用于大手术、高龄、有合并症的患者。
3. Puri 小组提出了独特的挥发性麻醉药的闭环系统，使用常规的注射泵向呼吸回路中注射液态异氟烷。这种注射吸入麻醉药的闭环系统显著有别于市售的其他系统，比如 ZEUS（Draeger, Lübeck, 德国）系统。后者是一种靶控系统，它能维持任何吸入麻醉药的呼气末浓度且与新鲜气流无关，但不能控制维持指定的镇静深度。
4. 该系统可用于丙泊酚镇静的闭环控制。在多任务环境的 ICU 内，丙泊酚镇静的闭环控制应用价值可能更高（另见第 101 章）。
5. 此外，除了需要大样本量来进行研究，每项研究更需提供更多的信息，尤其是控制器功能的信息（例如每小时丙泊酚输注率的更正次数、CLADS 或 IAADS 系统下异氟烷浓度改变等）。

Liu 的课题组：从丙泊酚的单环控制到丙泊酚和瑞芬太尼的双环控制

2006 年，Liu 等人发表了丙泊酚麻醉诱导[47]和维持[48]的新型闭环系统。该系统可通过脑电双频指数监测获得反馈信息，但输出信息不是丙泊酚输注速率，而是靶控输注速率（图 86-5）。

另一个亮点是它的前馈循环，可以快速修正高于 60 的 BIS 值，避免患者术中知晓。脑电双频指数的目标数值设为 50 时，丙泊酚的最小和最大目标浓度设为 $1\mu g/ml$ 和 $5\mu g/ml$；当然用户可以修改这些数值。当人为修改的 BIS 值被系统认为是错误时，系统会触发一个安全措施即不改变丙泊酚最后的目标值。Puri 小组使用持续芬太尼输注进行术中镇痛，而 Liu 小组则通过靶控输注瑞芬太尼，并手动控制预先常规镇痛。早期研究仅在麻醉诱导时使用该闭环系统，即从麻醉开始到 BIS 值达到目标值 50 的这段时间，因此是在喉镜检查或气管插管之前。40 位患者被随机分成两组，20 人使用丙泊酚靶控输注闭环麻醉诱导，另 20 人使用手控麻醉诱导[47]。

该研究表明，闭环麻醉诱导组达到目标 BIS 值时丙泊酚使用量更少且诱导所需时间更短（381s vs. 手控组 490s）。两组在血流动力学方面无显著差异，手控组 BIS 值超出目标值，但临床意义不大。

有趣的是，在后续更大规模的研究中，164 人被随机分为两组，手动靶控丙泊酚输注组 81 人，闭环靶控丙泊酚输注组 83 人[48]，手动麻醉诱导使用的丙泊酚剂量更大，但是麻醉诱导时间明显要比闭环组短（271s vs. 320s）。这表明小样本研究中一些的"显著"结果有时在大样本研究中变得不明显甚至无差别。然而，在半数 60 岁左右接受大手术的患者，闭环控制的结果令人印象深刻：所有临床性能变量以及系统控制效能的 Varvel 参数，在闭环控制下都会显著改善（图 86-6）。

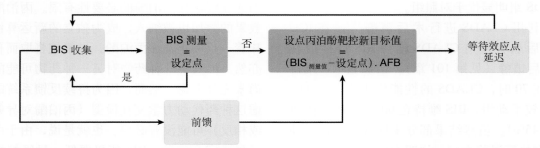

图 86-5 主要控制运算协议。效应点延迟计算应用施耐德药代动力学模型。当实测 BIS 值高于 60，通过前馈纠正丙泊酚靶控参数。AFB，反馈放大 *(From Liu N, Chazot T, Genty A, et al, Titration of propofol for anesthetic induction and maintenance guided by the bispectral index:closed-loop versus manual control: a prospective, randomized, multicenter study, Anesthesiology 104:686-952, 2006.)*

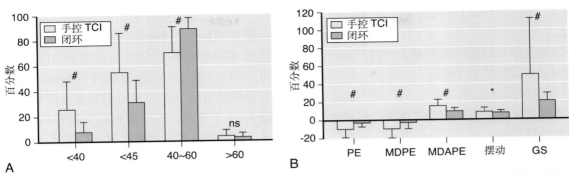

图 86-6　A. 麻醉维持中的系统效果。P＜0.0001。双频指数（BIS）＜40=BIS 值低于 40 的时长所占百分比。BIS＜45=BIS 值低于 45 的时长所占百分比。40＜BIS＜60=BIS 值在 40 ~ 60 之间的时长所占百分比。BIS＞60=BIS 值高于 60 的时长所占百分比。TCI 手控组：以 BIS 值指导的手动调节 TCI 靶控输注组。NS，无统计学差异。B. 麻醉维持中的控制性能。*P＜0.05，#P＜0.0001。GS，全脑评分；PE，性能错误；MDPE，性能误差中位数；MDAPE，绝对中位性能误差中位数 *(From Liu N, Chazot T, Genty A, et al, Titration of propofol for anesthetic induction and maintenance guided by the bispectral index: closed-loop versus manual control: a prospective, randomized, multicenter study, Anesthesiology 104:686-952, 2006.)*

Varvel 参数还取决于 BIS 的水平，因此，Liu 及其同事[49]使用了整体评分（global score，GS）这一复合参数，更好地描述和区分控制系统和整体评分之间的性能差异。计算方法如下：GS =（MDAPE+ 摆动度）/BIS 在 40 ~ 60 的时间百分数。

Liu 的研究[51]还表明，闭环丙泊酚麻醉亦适用于危重患者，即使最为复杂的手术。他们研究了 20 例接受单侧或双侧肺移植的患者，这些患者的临床效能和那些病情稍轻的患者相似。结果显示，该实验组 BIS 值在 40 ~ 60 的麻醉时间为 84%，低于 40 的时间为 13%，高于 60 的时间为 3%。

Liu 及其课题组根据前期工作，利用 BIS 作为一个控制参数，创建了一种双环系统，可同时进行丙泊

酚和瑞芬太尼的闭环控制给药。他们假设 BIS 的微小误差（设定值与测量值之间的误差）反映伤害性刺激大小，可以只调节瑞芬太尼的靶浓度；大误差反映镇静状态（和伤害性刺激）改变，则两种药浓度都需调节。他们还设计了交互作用的规则，如果瑞芬太尼浓度连续增加三次，则不管 BIS 误差多大丙泊酚浓度也同时增加。但是反之则不行，即控制器不能增加丙泊酚、减少瑞芬太尼的浓度（图 86-7）。

这种具有两个 PID 控制器的双控制器含有以下主要元素：

1. 脑电双频指数误差计算（计算 BIS 目标值和实测值的差）。

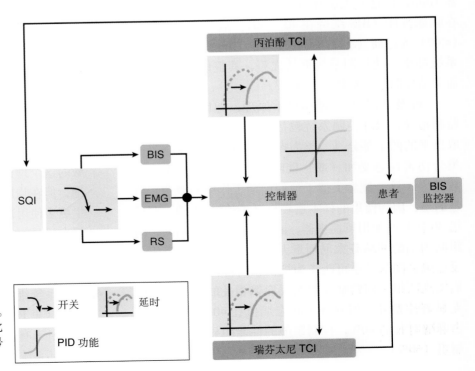

图 86-7　Liu 双环系统的控制运算协议。BIS，双频指数；EMG，脑电图；PID，比例 - 积分 - 微分；SR，抑制率；SQI，信号质量指数；TCI，靶控输注

2. 反馈放大（连续修改目标浓度值，使 BIS 值误差值为 0）。

3. 每种药物浓度修改的间隔时间基于两种药物的药物代谢动力学原则和患者年龄。

4. BIS>60 则前馈反应迅速。

5. 相互作用原则：瑞芬太尼的浓度增加三次以上会触发丙泊酚浓度增加。

6. 脑电双频指数出现故障或信号质量差时，自动维持最后一次的目标浓度。

Liu 的课题组认为，脑电双频指数的微小变化意味着伤害感受的变化，而 BIS 值更显著的变化则意味着伤害感受和（或）意识深度的变化，但这种假设似乎有些武断。然而，在临床上这项技术似乎运作良好。

2011 年，Liu 等人发表了一份针对 196 例手术患者（30% 成年人，15% ASA Ⅲ 级）的研究报告，使用丙泊酚、瑞芬太尼双环控制系统（N=83）或手动控制系统（N=84）。结果与其他闭环系统研究一样，双环控制系统能更好地维持 BIS 值 50 的目标值，与手动控制相比，该系统可能受药物浓度发生更大变化的影响。双环控制系统与手动控制系统相比，丙泊酚每小时变化次数 26 vs. 9，瑞芬太尼每小时变化次数 32 vs. 8，手动控制系统浓度变化更少。很明显，存在判断瑞芬太尼控制性能的直接方式，因为其通过 BIS 值变化定义伤害性刺激。一般来说，全麻期间的伤害感受可通过血流动力学变化来体现，该研究并未在两组中发现心率或血压的任何变化。在双环组拔管时间更快，只需 1min，但这并无临床意义。正如他们的前期研究，在临床性能（BIS 维持在 40 ~ 60）、避免 BIS 值过低（<40）或过高（> 60）以及系统控制能力方面，双环系统都比手动控制系统更具优势，其整体评分为 26，而手动控制系统整体评分为 43。

Liu 及其同事[50] 遵循以下原理，即以 M- 熵光谱监测指导，双环控制系统包括由意识深度监测参数提取出来的两个部分 [一类为疼痛或伤害性感受，另一类为伤害性感受和（或）催眠]。当使用 BIS 作为参数时[51]，这一概念类似于他们前期工作中的概念。有趣的是，因为使用的样本量较小（手动组 31 例，双环组 30 例）或使用熵监视器，麻醉诱导或维持期间，两组间丙泊酚和瑞芬太尼剂量无显著差异，且状态熵与反应熵之间的关系可能作为抗伤害的替代指标[52]。他们发现两组之间镇痛作用及反应熵相关的性能指标均无显著性差异，但双环组状态熵值在 40 ~ 60 之间约占麻醉时长的 80%，控制镇静的性能明显优于手动控制组（60%）。

该研究组最近将他们的双环系统用于危重患者进行深度镇静[53]。Puri 小组[42] 可以通过调整控制参数达到不同的镇静程度（术后镇静 BIS 目标值为 70），与之相比，Liu 组的控制系统则无法根据不同的镇静需要调整目标 BIS 值。他们只能设定相同的 BIS 目标值 50 用于镇静，对于多数需要镇静的重症患者来说，这个数值镇静效果可能过深（另见第 101 章）。在这个小样本研究中，14 例接受手动镇静（人工模拟镇静，同时使用丙泊酚和瑞芬太尼），15 例使用双环控制系统进行自动模拟镇静 8 ~ 24h。双环控制组相比手动控制组，BIS 值更长保持在 40 ~ 60 之间。双环组的丙泊酚和瑞芬太尼平均每小时目标修正次数为 30 ~ 40，而手动组为 1 ~ 2。当危重患者需要深度镇静时，自动闭环系统维持长时间稳定镇静效果的优势就体现出来。这在 ICU 应用中意义更大，因为 ICU 内治疗和多重任务的工作量增加，限制了医生及时调整丙泊酚或瑞芬太尼的浓度，该双环系统的调整给药频率每小时仅修正 1 ~ 2 次，而与之相比，多数术中研究需要麻醉医师手动进行多次调整输注速率。

Liu 工作成果总结

Liu 研究小组的研究成果总结如下：

1. Liu 及其团队建立了一个广泛的多通道平台对双环系统进行评估，其测试对象包括从健康人群到危重患者，从接受小手术到接受高难度手术（例如肺移植）。他们研究了三千多例患者（与 Liu 博士的个人通信，2012）使用该系统的数据，没有发现任何系统设计上的失误或弊端。这使得双环系统成为具有最大患者样本量的闭环系统。

2. 闭环系统麻醉超越手动麻醉的优点在于，可以根据时间变化多次调整丙泊酚和（或）瑞芬太尼的浓度。麻醉医师和重症医生的工作很繁重，因此使用这种自动化系统很必要。

3. 毫无疑问，BIS 值变化小可以代表（抗）伤害性刺激的这个理论有时被质疑，尚未有研究支持这种理论。但在临床实践中，由于血流动力学改变时，医生更多使用瑞芬太尼镇静，尽管已被广泛接受，但其也只是间接代表伤害性感受。通过闭环系统使用瑞芬太尼更可行，进一步观察其他阿片类药物如芬太尼或舒芬太尼也将很有意义。

4. 双环系统维持麻醉中 BIS 值在 50 限制了镇静药作用，这里 Puri 系统可以任意选择 BIS 值从而显示出前所未有的优势。

5. 双闭环系统可应用于麻醉的诱导和维持。对于诱导而言，比人工诱导更具优势，能避免目标值过高偏移。对于血流动力不稳定的患者，诱导期使用该系统可维持血流动力学更加稳定。

6. 拔管时间略短的优势可能并无临床意义。

7. 和 Puri 系统类似，当麻醉深度监测信号质量差时，双环系统或单环系统可以维持丙泊酚和（或）瑞芬太尼浓度在最后一次设定的浓度。在 ICU 这样的噪声密集环境里，报警可能会被长时间忽略，导致安全隐患。更好地调整浓度如一段时期内的最终平均值，可能会更合适。目前还不清楚在上述情况下用户如何撤销系统，即再次从手动切换到自动控制。

Rostock 的经验：两种全麻成分的闭环控制

2009 年[54]，德国 Rostock 的研究小组，根据 2006 年的一份概要[55]，提出了一个多入 - 多出控制器（multiple-input-multiple-output controller，MIMO），以 BIS 反馈指导丙泊酚靶控输注，以肌电图（EMG）指导美维库铵的输注。

这两个控制系统根据不同的控制策略独立运作。

Rostock 小组使用常规的自适应广义预测控制器（adaptive generalized predictive controller, aGPC），用于神经肌肉阻滞的控制。注射初始剂量后根据个体反应驱动上游的开 / 关控制器（另见第 53 章）。

对于镇静闭环控制，使用特殊的模糊比例 - 微分附加积分的控制器。比例项代表 BIS 测量值与目标值的实际差异；微分项代表 BIS 测量值和目标值改变的速率；积分项代表 BIS 实测值与目标值差异的持续时间。PID 控制是多数闭环系统的基础。Rostock 小组设计了一种模糊 PID 控制器，将 BIS 目标值与测量值之差分级，从最大负值到最大正值，代表 BIS 测量值到目标值的最大负差（负值越低镇静越深，例如 -40）到最大正差（正数越大麻醉越浅，例如 +40），分级之间呈模糊递进。有关模糊 PID 控制器的详细描述可见 2003 年的报道[56]。

一项早期可行性临床研究中，20 例行矫形外科或普外手术的患者（ASA 分级 I ~ II 级）接受手动镇静，根据 BIS（目标值 40）反馈调整闭环控制进行丙泊酚给药，平均时长 95min。手动使用瑞芬太尼 0.2 ~ 0.4 µg/(kg·min) 满足镇痛。控制器临床效能未公开，但在其他闭环研究中都含有 Varvel 参数值。遗憾的是该研究缺乏对照组，且样本量小。

2011 年，该小组发表了一份可行性报告，20 例患者（17 例 ASA I ~ II 级，3 例 III 级）接受了从小型

到大型不等、平均时长 2h 的手术。手动麻醉诱导后，闭环控制的丙泊酚（反馈：BIS=40）和美维库铵（反馈：肌电图，T1/T0=10%，第一背侧骨间肌）开始给药。丙泊酚系统控制性能与其他课题组所观测到的相似，65% 的时间内 BIS 都维持在目标值 10% 内。美维库铵闭环系统的控制器性能同样良好，在 87% 的时间里 BIS 都保持在目标值 10% 内。不过，并未看到临床性能的完整信息，特别是没有提及 BIS 大于 60 或小于 35 所占时间的百分比。此外，也没有设置对照组。因此，是否一个完全的神经肌肉阻滞有助于手术，尤其是肢端手术，仍有争议。对于以前被称为的"手术肌松"方面，神经肌肉阻滞的控制器性能可能仅通过一种简单的上游开 / 关控制器来控制界限以往，由于担心肌松药代谢延迟或残留，深度肌松已被摒弃。在最近 3 年又提出把深度肌松维持到手术最后反而对手术有好处。此外，肌松作用可以被拮抗药舒更葡糖（sugammadex）所拮抗（见第 34、35 章）。固有风险在于术后残余肌无力以及掩盖术中知晓，可以通过连续 BIS 监测降低风险（见第 50 章）。

Rostock 经验的总结

Rostock 课题组的研究成果总结如下：

1. 该系统似乎较稳定，是较好的丙泊酚、美维库铵闭环控制系统，由 BIS 和 EMG 两种反馈控制系统独立作用，与文中其他闭环系统一样具备良好的性能。

2. 目前为止，他们只发表了很小一部分案例的研究（两个研究各 20 例患者），绝大多数患者 ASA I ~ II 级。该系统需要在 ASA 更高分级患者和更大样本量上进行测试。

3. 目前为止，该系统开发还处在可行性研究阶段，没有发表与手动控制对照的研究。

4. 从早期的结果判断，将模糊逻辑添入传统的 PID 控制器似乎并没有显著提高控制器的性能。

5. 他们的系统未提及用于麻醉诱导。

ITAG 课题组的工作

麻醉智能技术（Intelligent Techniques in Anesthesia，ITAG）课题组的研究的重点在于机器人与操作者之间交流的重要性。

第一份报告发表于 2009 年，研究通过使用反应时间、反应准确性和工作人员工作量作为变量，对比了四种不同的界面，从简单的数字界面到图形界面，

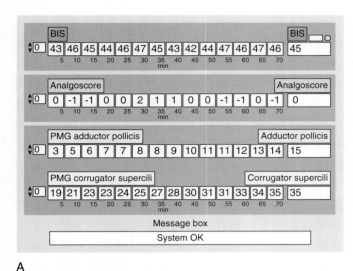

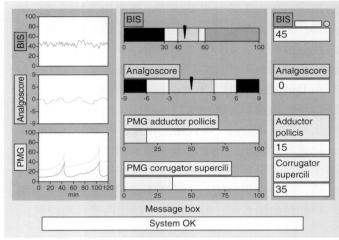

A

B

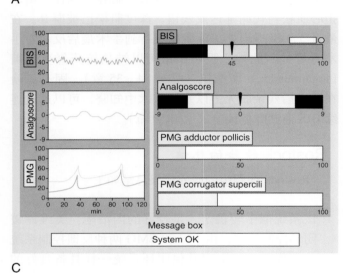

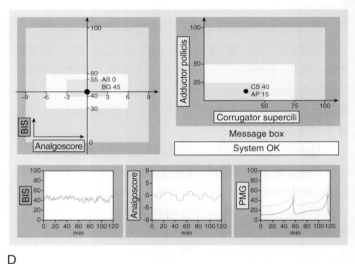

C

D

图 86-8　A. 每 5min 和实时双频指数（BIS）、痛觉消失评分、拇内收肌和眼轮匝肌肌音图 (PMG) 评分示例。B. 左为混合数 - 图演示，中为图示，右为数字演示。C. 图演示，图示上给予了最基本的数字指示。D. 二维图示，BIS 值（y 轴）和痛觉消失评分（x 轴）以及其他肌音图位点。黑点为实时数值

再到数图混合界面以及二维界面[57]。界面上的选择可以大幅度减少工作量；在这项研究中，数图混合界面的工作量最少（图 86-8）。

该课题组将研究结果用在了随后的闭环研究的设计里。他们将界面允许用户与闭环系统之间更好地通信，不仅可以是为了单纯监测也可用于手动干预[31]。

该研究所呈现的丙泊酚闭环系统是一个自适应系统，与其他课题组的研究成果类似，显示了相似的性能（临床和控制器性能的参数）。在一项随机对照试验中，40 例接受平均时长为 2h 手术的患者，术中随机闭环或手动丙泊酚给药，维持 BIS 为 45。

如前所述，系统使用一个独特的用户界面显示闭环控制，给用户提供尽可能多的信息，界面上包括彩色的脑电双频指数显示，从黄到红指示特殊的意识或知晓风险。

系统提供各种用户交互方式，允许用户自定义个体化的丙泊酚控制的文件。其中包括设定丙泊酚输注率的最小和最大值、计算新输注率的时间间隔（例如 30s）、计算用于自适应的抵消趋势的时间间隔、急救药的注射速度和剂量等，这是 Liu 设计的当 BIS 超过 60、出现知晓风险时的快进补救机制。

该系统可测量临床效能（即维持 BIS 在目标值 10% 的范围内，以及避免过多偏离目标 BIS 值）、性能误差中位数、绝对性能误差中位数、摆动度和总体性能指数（global performacne index, GPI）。GPI 是一个类似 Liu 课题组研究中的整体评分的一个复合参数，分值越高，性能越好。与 Liu 课题组研究中的整体评分相比，GPI 能直观看到良好控制与欠佳控制的百分

比。GPI 值越高，BIS 测量值在目标值 ±10% 之内的时间百分比高，低 MDAPE 和摆动度，不恰当控制比例小。在这项研究中，闭环组的 GPI 和手动对照组分别是 155 和 40。

该课题组还设计了一个闭环系统，用于瑞芬太尼的给药，之后又使用该闭环系统的元件设计了一款名为 McSleepy 的药理学机器人。McSleepy 有几项特有的功能：它可以实现麻醉诱导和维持、镇静、镇痛和肌肉松弛的给药；它具有实时传送影像和远程医疗的能力；它可以通过声音指令与用户交流，告诉用户执行某些手动操作，在紧急情况中也可以提供指导；它还有用户手动输入多种选项的功能和直观的触摸屏界面。

它将一个标准的闭环系统转变成了一个功能完备的药理学机器人。

McSleepy 的特点可总结为如下内容：

- 全自动或半自动模式（例如，结合手动镇痛的闭环镇静控制）。
- 配有三个用于麻醉诱导和维持的闭环控制器。
  - 使用脑电双频指数或其他意识深度监测参数作为反馈的自适应 PID 用于镇静。
  - 使用痛觉缺失分数表作为反馈参数自适应 PID 用于镇痛。
  - 利用可供使用的任何神经肌肉阻滞装置进行神经肌肉阻滞的开 / 关控制器。
- 超大触摸屏界面作为与用户沟通的平台。
- 四个不同的界面：设置界面、诱导界面、维持界面以及自动改变的紧急情况界面。
- 与用户的交流：通过语音命令输出；在手术不同的阶段可以进行输入。
- 远程医疗功能：通过蓝牙或互联网与任何无线设备进行连接。
- 视频直播。
- 记录和监测数据。
- 麻醉医师不愿对患者的情况失去掌控而让患者经受更多痛苦的经历，从而催生了 McSleepy 的理念。因此，麻醉医师提交患者数据，如体重、身高、ASA 分级以及实行的手术信息、将要使用的药物或是否需额外的镇痛控制等。此外，系统操作者可以选择全自动或半自动模式，在全自动模式下的全身麻醉的三个过程是由设备自动进行的，在半自动模式下只有一个或几个麻醉步骤是由设备自动控制的。因此，系统操作者或麻醉医师可通过触摸屏使用 McSleepy 进行全手动、半自动或全自动的麻醉。

在全自动模式下，设备允许麻醉医师控制患者，包括手控通气。McSleepy 会以语音指令引导用户或麻醉医师进行操作。McSleepy 根据 BIS 值提醒用户何时开始使用面罩供氧，根据诱导屏幕上可显示的意识深度、瑞芬太尼以及肌松药剂量信息，建议适时气管插管，从而减少麻醉医师在麻醉诱导时的工作量，并把精力放在其他临床任务上。在全自动模式下，脑电双频指数、痛觉消失评分以及神经肌肉阻滞是自动设定的，但是可以随时手动修改。用户需要向设备输入明确的手术步骤，如插管、定位、消毒、切皮以及手术结束前 20min，这些变量可指导药物剂量的调整控制。

McSleepy 使用的是报警前确定的时间间隔内不断变化的平均输注率，而不仅仅是最后时刻的输注率。当 BIS 高于 60 时，设备不会给肌松药，即当患者部分或完全麻痹时避免患者知晓。另一个内置的安全措施是从诱导时 BIS 达到目标值到开始使用肌松药之间有一个自动延迟的 60s，这给麻醉医师足够的时间在诱导屏幕上按下"不能通气"的按键停止肌松药的使用。在手术中一旦按下"20min 后手术结束"的按键，系统将不再使用肌松药。手动撤销操作时，设备会提醒距离手术结束还有 20min，并询问用户是否继续。手术完成后，用户会通过按键启动设备的苏醒界面，并引导用户整个苏醒过程的操作。这个过程中屏幕上会显示所有累计的数据，包括药物、参数趋势，还有用反色编码显示的当前 BIS 值，BIS 大于 60 时会在绿色区域提示用户。当明确的 BIS 值达到约 65 时，设备会通过语音命令提示用户可以唤醒患者了。这样的设计是为了能让麻醉医师直观地关注患者，或了解血流动力学和呼吸系统的参数，语音命令是为了可以及时通知操作者当前的麻醉情况[58]。

该小组还对 186 位接受择期手术的患者进行了 McSleepy 控制的随机测试，接受的多为大型手术，平均耗时 3h[59]。如其他研究组发现的一样，闭环组的镇静控制的临床效能明显更好，包括避免镇静不足和过度，然而，通过对比两组等量样本的痛觉消失评分发现，手动组和闭环组的瑞芬太尼控制同样精确。

在 McSleepy 组，苏醒时间明显提前了 5min，但是考虑到手术时长 3h，其临床相关性可能很有限。闭环组避免了 BIS>60 这样的意外事件，减少了术中知晓的固有风险，更有临床意义。

图 86-9 是 McSleepy 控制机制的示意图。

该课题组还开发了一个闭环系统，将决策支持系统纳入了一个丙泊酚闭环镇静系统，称作混合镇静系统。系统的决策支持的内容之前已有介绍（详见决策支持系统部分）。

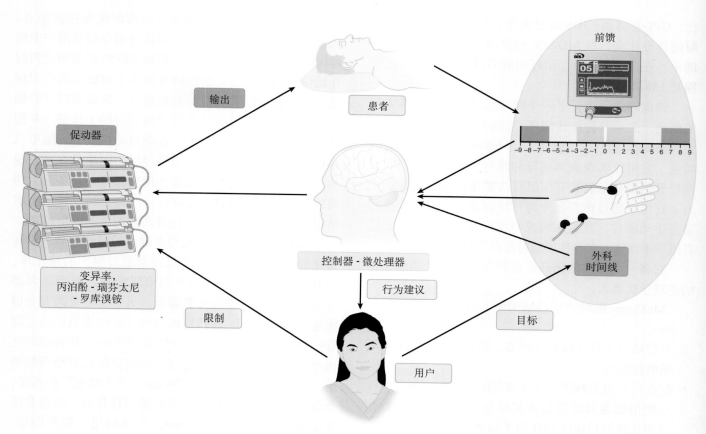

图 86-9　McSleepy 控制机制

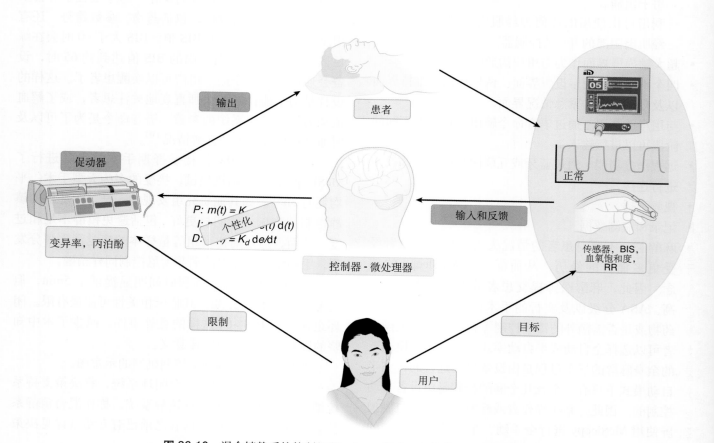

图 86-10　混合镇静系统控制机制。BIS，脑电双频指数；RR，呼吸频率

丙泊酚镇静的闭环系统使用 PID 控制器，将脑电双频指数、外周氧饱和度以及呼吸频率作为监测参数纳入其中。控制器使用个性化的给药方案，在第一次给药后，控制器会分析患者反应，从而建立一个个性化的 PID 控制程序（图 86-10）。

ITAG 课题组的工作总结

ITAG 课题组的研究成果总结如下：

1. ITAG 课题组的研究重点是开发可以和用户互动的药理机器人。其控制机制为关注点，不是因为它们使用非常不同的基本控制器（实际使用了 PID 和开 / 关控制器），而是因为它们引入了手术时间点信息作为控制机制，例如体位、切皮或手术类型，这些信息集成为控制机制。
2. McSleepy 提供了全自动和半自动两种控制方式，从而实现了全手动模式、半自动模式（部分麻醉步骤是自动控制的）或全自动模式。
3. McSleepy 使用语音命令与用户交流，这样可以让麻醉医师更加关注患者本身。
4. 它整合了闭环系统的特性，如人工干扰控制，此外，类似于日常操作的安全特性，例如给肌松药前确认面罩通气的可行性。
5. McSleepy 也包含了远程医疗和实时视频直播的功能。

神经肌肉阻滞的闭环控制系统

闭环控制系统设计于 20 世纪 80 年代，主要使用肌电图反映的神经肌肉阻滞结果作为反馈方式，该设备可易通过 RS232 端口连接至任何闭环设备中（另见第 53 章）。这些早期系统的兴趣热点并非基于临床应用，而被当作评估药物作用的研究工具，特别是研究挥发性麻醉药对肌松药的协同作用。控制器[97-107]包括从简单的开 / 关控制，到经典的 PID 控制器，再到基于适应性模型的控制器。一个研究组甚至使用了极为复杂的神经网络控制器（被称为动态矩阵控制器）[60]和一个模糊逻辑控制器[61]。

所有闭环系统都从手动单次注射大剂量肌松药开始，以达到或超过预期的和常为深度水平的肌松状态，之后神经肌肉阻滞反应可自行恢复。当闭环系统开始持续输注给定神经肌肉阻滞药物来进行维持使用时，多数根据对单次注射剂量后所计算的个体化反应，来建立个体化的控制机制，而与使用的控制器无关。

虽然汇总表格里并未涉及各种控制法则的具体优

势，但本章介绍了基于适应性模型的控制器和动态矩阵控制器[62]。

基于适应性模型的控制器首先假定某个模型会准确反映特定药物的药代动力学和药效学的关系。Olkkola 等[62]使用了一种二室模型（生物相效应间室和中央血液室）。在单次应用肌松药后，生物相的药物会达到一定浓度，这个过程可以用数学公式描述：

$$C_e(t) = \int_0^t dt'\ G(t-t')I(t')$$

这个公式描述药物输入函数 I（t）和效应室药物浓度 $C_e(t)$ 之间的关系。另一个公式描述的是浓度 $C_e(t)$ 和效应 E(t) 之间的关系：

$$E(t) = \frac{E_{max}\left[C_e(t)\right]^\gamma}{C_0^\gamma + \left[C_e(t)\right]^\gamma}$$

这些公式的某些参数在持续应用神经肌肉阻断剂的过程中不断更新，从而创建了一种基于模型的适应性控制器。显然，这些公式的具体参数需要根据每种神经肌肉阻断剂或其他药物进行调整，因为药物在中央室和效应室的吸收和消除的方式不同。

Geldner 等[60]选择了完全不同的方式。他们首先实施了多例通过徒手指导给予神经肌肉阻滞剂的全身麻醉，以建立起神经框架，继而在证实阶段进行测试。神经网络试图像人脑一样"工作"，从错误 - 正确的决策中进行学习，从而将其行为与以前的经历相适应。通过"动态控制器"的应用，推断该系统能够从正确或错误决策中进行学习[63]。

在此基础上，系统会在任何给定时间内考虑最后 20 次的搐动张力值（twitch tension values），按照 4 个不同输注率计算并预测搐动反应，根据预期搐动反应和目标搐动反应中最匹配的数据调整实际输注速率（图 86-11）。

基于模型驱动、基于适应性和基于神经网络控制器的理论基础较为有趣。但正如表 86-4 所示，从简单的开关控制器到极为复杂的神经网络控制，尚未发现任何控制理论中的控制器性能具有明显优势。

在神经肌肉阻滞剂的闭环系统中，与临床最为相关的重要内容并不在于其临床应用，即是否有必要进行连续、稳定或深度的神经肌肉阻滞，而是用于对药物相互作用的（客观）评价，尤其是与吸入麻醉药的相互作用[64-69]。

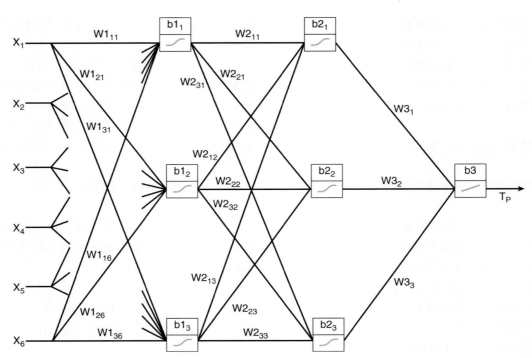

图 86-11　具活化 / 调节结点（"神经元" b1 ~ b3）的四节感知器，调节通路（通路 W1 ~ W3），和最后 20 次搐动（x1 ~ x20）以及预期搐动反应 T1-Wert(T$_p$)

表 86-4　控制器性能

第一作者	参考文献	年	药物	控制	反馈	目标（%）	N	偏移（%）
Asbury	97	1986	PANC	PID	EMG	T1/T0 = 20	40	7
De Vries	98	1986	VEC	On-off	EMG	T1/T0 = 15	28	2
Webster	99	1987	ATR	PID	EMG	T1/T0 = 10	20	1.1
Wait	100	1987	ATR	On-off	EMG	T1/T0 = 5	11	3
Uys	101	1988	ATR	基于适应性模式	MMG	T1/T0 = 15	11	4
MacLeod	102	1989	ATR	PID	EMG	T1/T0 = 20	36	1.3
Ebeling	103	1991	VEC	基于适应性模式	EMG	T1/T0 = 10	11	0.65
Olkkola	62	1991	ATR	基于适应性模式	EMG	T1/T0 = 10	5	1.1
						T1/T0 = 30	5	0.2
						T1/T0 = 50	5	0.1
Kansanaho	104	1997	ATR	基于适应性模式	EMG	T1/T0 = 10	10	2.9
			VEC				10	4
Edwards	61	1998	ATR	适应性模糊逻辑	AMG	TOF = 10	10	0.45
Geldner	60	1999	MIV	适应性动态矩阵	KMG	T1/T0 = 5	20	0.55
Hemmerling	65	2001	CIS	基于适应性模式	EMG	T1/T0 = 10	56	2-3
Pohl	105	2004	CIS	On-off	EMG	T1/T0 = 10	20	−1.6%
Eleveld	106	2005	ROC	PI	AMG	TOF count 1-2	15	4
Schumacher	107	2006	MIV	基于适应性模式	EMG	T1/T0 = 10	11	1.8

AMG，加速度监测；ATR，阿曲库铵；CIS，顺阿曲库铵；EMG，肌电图；KMG，运动肌电图（kinemyography）；MIV，美维库铵；MMG，机械肌电图（mechanomyograghy）；PANC，泮库溴铵；PI，比例 - 积分；PID，比例 - 积分 - 微分；ROC，罗库溴铵；动态矩阵 = 神经网络控制；T1/T0，肌松药作用前第一次搐动率；TOF，4 个成串刺激；VEC，维库溴铵

挥发性麻醉药的闭环控制

挥发性麻醉药的靶控输注：ZEUS 设备

所谓的"挥发性麻醉药的闭环控制"主要用于维持稳定的呼气末挥发性麻醉剂或氧气的浓度，正如市售的德格尔"宙斯"（ZEUS Draeger）麻醉机的功能一样。虽然闭环系统持续测量呼气末浓度，不管流速如何，可将之调节至一个稳定水平，但它缺乏整体的患者反馈监测功能。因此，就患者的生物反馈指导催眠的意义来说，它还不算是一个自动麻醉给药系统。

该系统的功能描述如下："旁流红外技术以及顺磁氧气传感器可以测量吸入和呼出的药物浓度。样品气流会反馈给系统，所以系统是完全'闭合'的。此外，新鲜气体混合物以侍服控制的方式保持吸入的氧气浓度达到目标水平，并保持在呼气结束时手控呼吸囊里的压力恒定。如果压力下降，新鲜的气流就会自动增加。相反，如果压力增高，气流就会自动减少[70]。"

不可否认，这些系统可能具有一些临床优点，例如呼气末浓度需要改变时不易出现药物不足和过量的情况[71]，还有成本更低[72]，减少麻醉医师工作量等[70]。

然而，系统无法根据测得的意识深度或其他参数来调整挥发性麻醉剂的呼气末浓度。

挥发性麻醉药的闭环系统

很少有研究报道描述真正意义的闭环挥发性麻醉剂给药系统的设计和临床测试的情况，这些系统会使用意识深度监测作为反馈参数。我们在之前已经讨论过了 Puri 研究组[46]开发的闭环系统。

Bern 研究团队的 Zbinden 和 A. Gentilini 提出了另一种系统[71-73]。该系统与 Puri 系统类似，使用现在很少使用的挥发性麻醉药异氟烷。控制系统集成了一个外级联（outer cascade），将呼气末浓度通过一个简单的比例 - 积分控制器反馈给气道，系统还集成了一个内置控制器，它是一种整合了从脑电双频指数反馈到基于模型运算协议的控制器，这样可以维持特定深度的催眠状态。

该系统的安全开关为一电子按钮，可将供给气体切换回标准剂量系统[74]。

控制器每隔 5s 采集一次 BIS，并据此调整药物剂量。Bern 小组使用模型衍生的外部控制器，类似于适合静脉麻醉药的控制模型。

该系统内置一种安全运算协议作为合理的措施。例如，内部控制器仅识别在 0 ~ 5vol% 之间的"真实

的"异氟烷浓度，所有其他测量值均被认为是人为干扰，或当 BIS 值易受电气或其他干扰时将采取干扰安全措施。在这种情况下，系统会按照麻醉医师在操作前预设程序切换到一个完全基于模型控制的异氟烷给药状态。该系统还将适应性控制机制与在切皮时血流动力学和 BIS 的反应相整合，以用来个体化地调整控制运算协议。一项随机对照实验中（大型手术，ASA Ⅰ ~ Ⅲ级，N=10/ 组），对闭环、BIS 反馈与手动、BIS 引导的异氟烷给药进行了比较，以使得目标 BIS 为 50 时的平均持续时间约为 2h。所有患者均使用手控镇痛，以保证血压和心率数值在术前的 20% 范围内。两组的 BIS 目标值在 10% 之内的临床效能并未呈现，Varel 值更偏向闭环控制。没有临床效能指标则不能评价其临床的重要性。此外，异氟烷的浓度随时间的变化也未体现，也限制了手动组的性能效果评估。如果手动组里几乎没有浓度水平的变化，那么这就可能会影响结果的可重复性。闭环组 BIS 值持续低于 60 超过 3min 的事件发生率显著低于手控对照组，意味着通过降低术中知晓的风险可以改善治疗结局。

另一个问题是手动组的阿芬太尼浓度显著升高，但可能这并不会影响该研究的性能结果。

镇痛的闭环控制

虽然有催眠和神经肌肉阻滞的充分监测，但是却没有参数可供评估无意识状态下的痛觉。然而，临床共识认为，血流动力变化可作为评估痛觉或伤害感受的间接指标。多数麻醉医师利用生命体征变量例如动脉压和心率作为指标。

2000 年首次报道了使用血流动力参数的临床尝试[75]。动脉血压变化对止痛的重要性占 5/6，而心率占 1/6。一个模糊逻辑控制器指导的阿芬太尼的连续输注研究显示，8 例患者中平均动脉血压在 90% 的时间里保持在目标值 15% 的范围内。但是没有得出心率稳定性的结果。位于 Gentilini 的 Bern 的一个研究组[76-79]对 13 例接受小型手术的健康志愿者进行测试，他们使用基于模型的预测控制器进行阿芬太尼靶控输注。该控制器仅使用平均动脉血压作为参数。

研究中指出，使用平均动脉压的模型预测控制器作为首要输入变量，预测的血浆阿芬太尼浓度（Pred Cp）作为次要输入变量（PK= 药物代谢动力学）

该可行性研究并未设立对照组。手术期间与目标平均动脉血压 70 ~ 90mmHg（分别由麻醉主治医师选定）绝对平均差值为 11 mmHg，相当于平均偏移约为 16%。本研究未能表明术中阿芬太尼浓度多久发生一

次变化。

这些闭环研究均未与设置对照组比较控制器性能，这就限制了性能的评估。

一份研究提出一些新的观点：系统中应有新型综合疼痛评分、闭环控制运算协议、瑞芬太尼的闭环控制，并专注于用户界面。这可能是最好的考虑用户界面重要性的闭环研究之一[80]。

因为之前所有的闭环研究均使用血流动力学参数作为术中痛觉感知和伤害感受的替代目标参数，最近的一项研究创造了一项称为痛觉消失评分（Analgoscore）的新型评分。Analgoscore 以平均动脉血压和心率为基础评分，分值为-9（镇痛过度）至 +9（镇痛不足），而 0 分是镇痛治疗和疼痛之间的最佳平衡点。痛觉消失评分同样也考虑到其他可能会影响这些血流动力参数的生理变化，例如血容量不足和迷走神经的反应，这些可能会影响抗伤害感受的有效性。其控制机制是适应性的 PID 控制器，能分析过去某段完整的时间间隔里的抵消作用，并相应调整输注速率。

一项对比性研究对 27 例行 2h 左右手术的患者使用 Analgoscore 进行瑞芬太尼的输注滴定。闭环组 16 例，对照组 11 例。麻醉医师根据 Analgoscore 来指导瑞芬太尼的输注速度，使之尽可能维持在目标为 0。有趋势显示闭环组中的止痛效果优于对照组（Analgoscoe 为 +3 至-3 之间的时间分别为 84% 和 70%）。由于对照组使用了 Analgoscore 指导评估，对用户界面的特殊关注使得这一任务尽可能简便。用户

界面以不同颜色标注，绿色为目标 Analgoscore 区，并显示心率、平均动脉压、趋势以及上次和最新输注速率的目标值和测量值（图 86-12）。

监管问题：为什么闭环系统至今无法实现商业化应用？

基于目前的研究，手控麻醉与闭环系统的比较后可以得出下述评估：

- 对特定目标的麻醉更易维持。
- 较少出现麻醉过度或不足。
- 对可能出现的不良影响反应（例如 BIS 值超过 60）更迅速。
- 血流动力学控制效果更佳。
- 趋向于恢复更快，药物消耗更少。

2008 年，Manberg 等[81] 描述了需要利用闭环系统处理的关键产品开发问题。根据最近出版的文献，闭环系统最近得到了修改，并考虑到用于催眠以外的用途。

所有主要的子组件的选择如下：

- 使用的药物（丙泊酚、挥发性麻醉剂、阿片类药物、神经肌肉阻滞剂）。
- 输液泵（蠕动泵、活塞、注射器、可变速率、靶

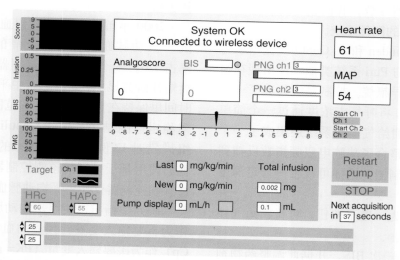

图 86-12　用户界面。不同位置代表不同的止痛区间。Analgoscore 范围-9（剧烈疼痛）~ 9（镇痛不足），增量为 1。分为三个控制区域，-3 ~ 3 代表镇痛良好，-3 ~ -6 和 3 ~ 6 代表镇痛满意，-6 ~ -9 和 6 ~ 9 代表镇痛不足。这些区域以颜色标注。此外还有数字显示准确的 Analgoscore 数值。其余显示的参数为：上次（last），最新（new）的瑞芬太尼输注速度以 μg/(kg·min) 为单位，微泵（pump display）显示以 ml/h 为单位。平均动脉压（MAPc）和心率（HRc）目标值以及每分钟的实际心率和平均动脉压均显示出来。界面左栏，Analgoscore 趋势、输注速率，双频指数（BIS）以及肌音描记图（PMG）是反映麻醉深度和肌松程度的参数示例

控）。

- 生理控制变量（在无意识期间疼痛的综合评分、心电图衍生的参数、神经肌肉阻滞监测方式）。
- 监测设备（独立或集成）。
- 目标水平（特定目标、范围目标、可变或固定）。
- 控制器的运算协议（经典的开 / 关 PID，基于模型，或模糊逻辑，神经网络，自适应，贝叶斯原理）。
- 单一、双重或三重系统（与全身麻醉、闭环控制的组件相关）。

　　分别评估和减轻各组件在单独时和集成至系统后相关的所有危害。具体如下：

- 是否已经了解所有的风险和性能特点？
  - 所有的软硬件组件是否是经过有效的设计控制过程进行开发？
  - 是否使用合适的软件模型测试极端条件下的潜在影响？
  - 是否遵守了所有的国际监管标准？
  - 是否确定了所适用的患者群和使用目的？
    - 全身麻醉还是镇静？
    - 在手术室、重症监护医疗病房还是在某些操作中使用？
    - 择期手术、门诊手术、ICU 镇痛镇静、某些操作中使用？

　　成功的临床试验并得出有意义的有益结果的设计和执行应遵循如下：

- 主要终点指标的选择。
- 治疗结局改善程度的临床相关的提前识别。
- 比较：
  - 开环？
  - 规定的治疗流程？
  - 标准的临床实践？

　　很明显，决策支持系统在麻醉中研究尚不充分，其可作为完全人工实施麻醉和机器人麻醉之间的一座桥梁。从课本知识到决策支持系统的转变类似于从打字机向计算机迈进的一步。不久的将来应对此领域集中进行广泛的研究。

远 程 麻 醉

　　2000 年底，远程医学已经成为欧盟和世界卫生组织（WHO）的主要倡议。远程麻醉（tele-anesthesia）被定义为医疗的远程应用，旨在为缺乏相应医疗保健设备的地区提供高质量的医疗保健服务。尽管这些倡议很重要，但远程医学在麻醉学中的应用，也就是"远程麻醉"的应用仍然十分有限。理论上讲，远程麻醉可以应用于术前远程评估以及麻醉实施的远程控制中。

远程术前评估

　　在一项试点研究中，Wong 及其同事[82]为加拿大安大略中北部农村地区提供了远程临床会诊。一位麻醉医师（会诊医师方）与一位护士（远程位置）通过便携视频通信设备一同在线工作。在这些技术工具的帮助下，麻醉医师可以获得病患的病史，还可以为病患进行体检，尽管体检内容仅限于电子数字化听诊、目视检查以及利用特制的气道摄像头评估气道。遗憾的是，该试点研究只从患者和麻醉医师的角度出发，仅注重程序的可行性和满意度，并未从科学的角度比较远程和本地的患者术前评估的差异。利用类似气道摄像头获得的气道评估的准确性尚无法肯定。这种便携式视频通信装置被称为远程参与装置，可以在市场上购买到，而且被广泛应用于美国的外科查房中。远程参与装置有助于麻醉会诊，但在麻醉领域里广泛使用之前，需要科学地检测疑难患者会诊结果的准确性。不过，从其他医学领域的早期应用结果来看，其效果还是令人鼓舞的。凭借远程参与视频装置，非专业的本地用户可以完成专家的操作，例如远程神经外科手术[83]中的现场神经调控或辅助医生在外科 ICU 中的外科查房[84]。

　　可以预见到，这种装置在未来还可以用于为麻醉患者进行术前或术后查房。

　　利用 PC 电脑，通过 Skype 连接的标准音视频系统可以用来评估患者病史，并通过现代电脑的内置摄像头进行气道评估[85]。这个系统能让患者在家中完成术前病史采集和气道评估，而不需要前往医院，也不需要额外配备人员（例如护士）。由于病史采集和气道评估是术前麻醉评估中最重要的部分，此系统可以避免大多数患者不必要的外出就诊。

麻醉中远程实时音频 - 视频监测和会诊

　　互联网已经让基于网络的的实时音频 - 视频的监测和会诊成为可能。包括实时生命体征在内的远程音视频监测实现跨洲使用的数项个案报道已经发表。远程实时音视频通信已经被用于交流和监测困难的麻醉管理案例，例如小儿肝移植[86]；更为常规的病例，如应用于气管插管的实时录像[87]，还有用于困难插管的处理[88]。

远程控制的麻醉实施

一项试点研究利用专用的光纤网络连接，来研究通过带有脑电图反馈的闭环系统进行丙泊酚靶控输注的可行性。研究中有 11 例患者在德国慕尼黑接受了从相隔 200 公里以外的 Erlangen 远程控制的全身麻醉[89]。试验很成功，不过，期间出现了一次网络中断的现象导致一位患者不得不转为接受当地丙泊酚的输注。手术中 65% 的时间为闭环控制，麻醉诱导为手控实施。仅丙泊酚实施闭环远程控制。然而，闭环系统的性能基于操控运算协议和生物反馈系统，因此其性能不受远程控制的影响。

2010 年，在蒙特利尔（远程点）和 Pisa（本地）两地进行了第一次跨洲机器人麻醉，全身麻醉中催眠、镇痛和肌松通过三个闭环系统实施远程控制，麻醉诱导到苏醒亦为远程控制。气管插管受到远程中心的实时监控，必要时予以指导。患者的术前评估也通过远程进行，同时也进行本地评估，并进行比较。远程监测凭借四个额外的摄像机得以实现：本地的麻醉医师头部安装了一个摄像机，第二个摄像机可以实时显示呼吸机的设置并监测呼吸机参数，第三个摄像机实时显示生命指征的监测，第四个摄像机实时拍摄手术部位的画面[90]。此次试点研究共有 20 位患者参与，所有患者均获得成功，未使用手动控制或需在当地撤销试验。远程和本地有关患者病史的术前评估具有非常

好的一致性；仅 Mallampati 气道分级受摄像成角质量的限制（图 86-13）。

最后这项研究显示了使用当前技术在世界范围内的手术室中可以实现的操作。

高质量的非专用网络可以远程辅助进行以下麻醉操作：

- 远程引导的视频喉镜插管。
- 药理机器人远程控制麻醉诱导、麻醉维持以及麻醉苏醒。
- 术中实时反馈关键的感兴趣的领域如生命体征监测、呼吸机、手术部位、总体概况。
- 远程术前评估。

手动机器人

机器人辅助气管插管

麻醉医师的工作包括使用麻醉药，以及从静脉留置针置管至气管插管等的手动动作。在麻醉概念里，手动机器人等同于手术机器人，后者是外科医生手臂的延伸，但是精准度更高，颤抖更少。Tighe 等[91]利用达芬奇手术机器人在人体气道模型中进行辅助气管插管。其中一个机械臂装配了摄像机，并被放置于人体模型的头部。另一个机械臂配有一个小抓钳。第三个机械臂配有较大的抓钳，允许医生进行手动操作。第四个机械臂会操控经口或鼻腔插入的光导纤维支气管镜。达芬奇手术机器人系统并不是为了这些动作而制造的，所以这两个模拟插管进行得相当困难。使用价值 150 万美元的机器人系统辅助气管插管可能

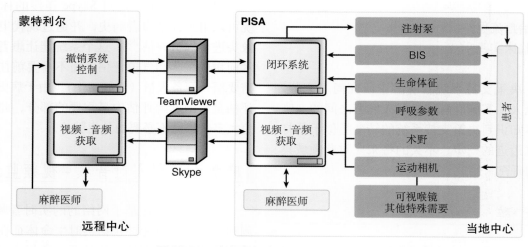

图 86-13 跨大陆麻醉设置图示。BIS，双频指数

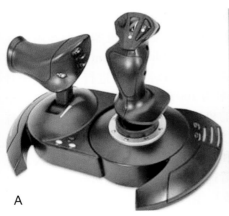
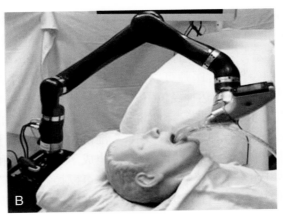

图 86-14　Kepler 插管系统。A. 双柄标准游戏操作杆。B. 安装了机械臂和视频喉镜的 Kepler 系统用于模拟人的气道操作

仅限于满足科学的好奇心。来自 Montreal 的 ITAG 小组开发了一种新型机器人系统，专门用于气管插管，称为开普勒插管系统（Kepler Intubation system）（图 86-14）[92]。

在第一次的模拟研究中，气管插管取得成功，通过直接和间接的视角一共进行了 30 次成功的尝试，每一次均显示了可观的学习曲线。该系统使用一个标准的两段式操纵杆与一个碳纤维机械臂相连，机械臂有 6 个自由移动的角度，并提供标准的视频喉镜画面。咽喉内外有几个实时的视频提供相机，辅助开普勒系统找准位置进行插管。开普勒系统的优点是不会因使用者的体质影响操作效果——不论高矮，力强或力弱，均可同等程度操作该系统。此外，在 30 次插管中，喉镜仅与口轴线重合，按照预先设定好的程序自动进行插管。插管的高重复性令人印象深刻，且插管总是正好在 40s 内完成，这就足以证明机器人的重要特性——不会疲劳，且比人工操作的可重复性更好。该研究组在此模拟研究后对 12 位志愿者测试，成功率达 91%。其中有一例因视频喉镜出现了雾气而插管失

败，其余插管操作均在 2~3min 内完成[93]。

现在讨论机器人插管技术将把我们带往何处还为时过早。问题在于在此任务中是否只是为了辅助麻醉医师，还是取代他们，让机器人自动执行所有的操作。

用于区域麻醉的手动机器人

区域麻醉可能是一个复杂的过程。现代区域麻醉是利用探头操作的超声设备，结合屏幕上同步显示神经、穿刺针和导管进行操作。在同时关注无菌技术时，正如很多住院医师或区域超声的新手医生所经历的那样，医务人员的双手动作协调性会受到影响。在操作超声探头时，针头运动的协调性通常会很困难而且麻烦。此外，在超声屏幕上识别微小神经必须进行全面的培训，有时需要专业的研究。从商业的角度，通过发回声针头或穿刺针在超声屏上的显像的帮助有限但确实存在。例如高端针头可视化系统（Sonosite, Bothell, WA）通过特定的运算协议增强了穿刺针的可视性，更复杂的 SonixGPS 技术显示了针和超声图

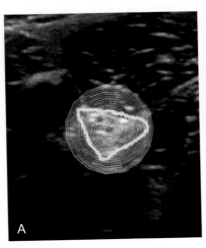
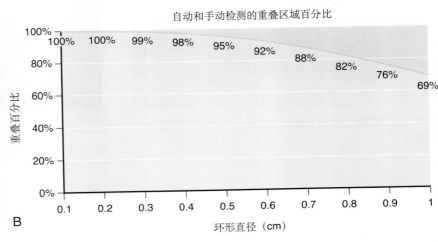

图 86-15　A. 自动神经检测区（环形），人工坐骨神经检测区（三角形）；环形画是手工标记的自动检测出的神经中心。B. 自动和手动检测的重叠区域百分比（手动为蓝色）

像之间的相对位置，穿刺针在目标区域更容易定位。然而，这些系统仅有助于在超声图像中显示穿刺针。ITAG 小组最近发表一项研究显示，特定的图像识别软件实际上已经可以自动识别神经。麻醉医师可以使用这个软件来识别神经，并引导穿刺针到达神经位置，将此作为全自动神经阻滞机器人的目标区域[94]。使用专有的图像软件来识别 100 幅腘窝坐骨神经的超声图像时，其可自动检测图像中神经中心的 99% 的区域，其与手动定义之间的重叠率为 100%（神经中心附近直径 1mm 范围）到 69%（神经中心附近直径 1cm 范围）（图 86-15）。

开发检测神经的软件是走向全自动神经阻滞的重要一步。

在区域麻醉中使用机器人设备辅助手动操作是高级麻醉机器人的另一种形式。Tighe 等人[95]在区域神经阻滞的人体模型上进行了超声引导的神经阻滞和神经导管置入。虽然超声探头是手动放置的，但是阻滞是用达芬奇系统进行的，这个过程类似机器人插管时的工作。同样，他们再次遇到了相当程度的困难（图 86-16）。

ITAG 小组设计开发了麦哲伦机器人神经阻滞系统（Magellan robotic nerve block system），并在 13 位患者身上进行了测试[96]。该测试共进行了 16 次坐骨神经阻滞，成功率为 100%。系统使用操纵杆和一个具 6 个自由角度的机械臂，机械臂顶端装配着一个标准的注射器和针头。整个系统的操舵中枢（cockpit）集成了超声图像和从外部摄像头获得的实时输入，医生可以控制机械臂速度的快慢（从低速到高速，可以根据用户偏好修改）（图 86-17）。

现阶段，整个系统类似于可以精准操控仪器的外科机器人，可以作为操作者手臂的延伸。未来的发展目标是进一步实现全程自动化。

参 考 文 献

见本书所附光盘。

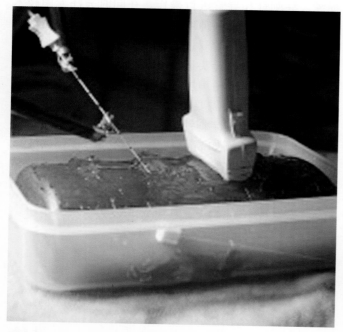

图 86-16　在局部神经模型上使用达芬奇系统演示神经阻滞穿刺针的操控

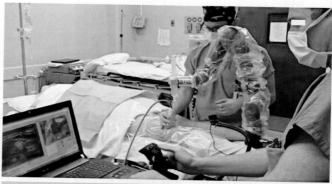

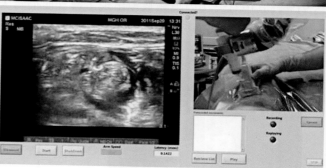

图 86-17　Magellan 区域阻滞机器人的操作（上图）和操控界面（下图）

第 87 章　机器人手术的麻醉

Sumeet Goswami • Priya A. Kumar • Berend Mets

郭 巧 译　鲁开智　陶国才　易 斌 审校

致谢：作者及出版商感谢 Ervant Nishanian 博士在前版本章中所作的贡献，他的工作为本章节奠定了基础。

要 点

- 近年来机器人手术取得了爆发性的进展。在 2011 年，达芬奇机器人系统（Da Vinci system）共开展了 36 万例手术。

- 机器人手术（robotic surgery）是指应用自主的、重复编程的操纵器通过程序化动作来移动、旋转以关节连接成的特殊器械来完成特殊任务。机器人能从任何影像学设备（如 CT）获取三维坐标使之能够识别将要进行特殊性程序化任务的位置。

- 机器人辅助手术（robotically assisted surgery）是指机械设备在部分程序化控制下通过机械系统实现移动，而手术医师干预能立即控制或调控这些机械设备。

- 计算机辅助手术（computer-assisted surgery）是指由手术医师以手工的方式控制系统，该系统包括追踪系统、传感器和终端效应器设备。该系统能直接连续地操控运动。

- 远程外科手术（telesurgery）指能够远距离运用计算机辅助设备施行外科手术。

- 远程操作（telemanipulation）指能够远距离利用电子化精密器械运动来完成操作。

- 遥现（telepresence）指远方图像的虚拟投射。这种虚拟成像不仅能使手术医师看见远程机器人有目的的运动，也能远距离监督和指挥远程机器人的运动。

- 机器人辅助系统刚开始应用于胸科手术时，所需全麻时间增加。同时，单肺通气时间也达到了一个新的时间极限，这使麻醉医师对长时间单肺通气的呼吸生理学有了进一步的认识。随着外科医师对机器人辅助手术技术的提高，其手术时间有望大大缩短，接近传统开胸手术所需时间。

- 由于机器人手术系统的载运推车靠近患者，所以必须防止机器人手臂移动时误伤患者。更要注意的是，当手术器械装上机械臂并进入患者体内时，不能改变患者的体位，除非手术器械完全离开患者体腔。

机器人手术是微创手术发展的必然演化结果。机器人设备正应用于手术领域，这缘于其在微创手术中手术器械无与伦比的操控性和精细性。机器人或机器人辅助手术具有疼痛较轻、创伤较小、恢复较快、住院时间较短以及外观更美的优势。随着这些技术的革新，这些患者的麻醉新观念正在形成。随着外科手术逐渐迈入机器人时代，麻醉医师必须同时关注这些变化及其对患者医疗和安全性的影响。

手术机器人正在世界上很多手术室中使用。然而，它们并非真正意义上能实施手术任务的自动机器人，而只是一种机械性"助手"，用于辅助完成各种外科手术。这些机器仍需要人的干预来操作或输入操作指令。本章所述的机器人设备只是帮助外科医师，而非替代外科医师。

历　史

1921 年，Capek 在他的节目 "Rossum's Universal Robots" 中首次应用 "机器人"（Robot）一词 [1]。该词来源于捷克语中的 Robota，意为 "被强迫的劳力"（forced labor）。美国国家航空航天总署（National Aeronautics and Space Administration，NASA）首先开发出机器人，用于太空探险 [2]。这种装置或称为遥控装置（telemanipulator），能在太空中的太空船上或太空船外进行手工作业。地球或太空船上的远程控制人员可通过电子设备控制这些装置。1983—1997 年期间遥控装置广泛应用于 NASA 航天飞机的任务。对轨道和导弹制导系统的研究最终开发出高精度制导机制。精确的目标定位，如地球和各种行星，对于太空望远镜实验来说至关重要。遥控装置如仪器定位系统特别设计为精确度极高 [+1.2 角秒（arcsec）]。美国 NASA 艾姆斯（Ames）研究中心的科学家曾经负责开发 "虚拟现实"，其以视觉编程语言（visual programming language，VPL）和数据包为基础，这些技术的整合使得其与三维虚拟场景的互动成为可能。然而，为适应手外科手术中神经和血管吻合术，需要将机器人工程学与虚拟现实结合，以开发出一种灵巧遥控装置。

美国国防部（DOD）从这些应用中显然意识到，虚拟现实和远程呈现（简称为 "遥现"）在处理战场上的战伤方面可作为一种有用的工具。通过虚拟现实，远方的外科医师就好像在患者的身边一样，这种观念被描述为 "遥现"。来自越战的创伤性伤亡数据统计显示，所有受伤的战士中有 1/3 死于头部创伤和严重创伤；还有 1/3 死于大出血，但是这部分伤员如能得到及时救治，则可能生存 [2]。美国国防部也在寻找医疗途径使这 1/3 的伤员能得以生存。遥现技术可使外科医师在航空母舰上（借助远程操作技术）给遥远战场上的受伤伤员进行手术。藉这一理念，美国国防部在通过遥现技术对远程移动式手术室进行远程操作技术方面资助了大量的研究。

推动机器人手术发展的另一动力是腹腔镜手术固有的局限性。1987 年，Phillipe Mouret [3] 在法国里昂第一次实施了电视腹腔镜胆囊切除术。1988 年，Perissat 及其同事 [4] 将这种手术方式展示给美国胃肠镜医师协会后，腹腔镜外科手术才开始迅猛发展。虽然腹腔镜手术给患者带来了很大益处，但是其本身仍存在很大的手术局限性，如无三维视觉感、触觉降低、手术器械长和支点效应所带来的灵巧性差。支点效应是指手术器械尖端围绕一个支点的相反方向所产生的直觉差异大的后果，支点通常在皮肤入口处。人们不得不学

习新的技巧。为了克服内镜手术的不足，人们开始研制机器人辅助系统以提高手术技巧并更好地掌控手术器械。

第一台手术机器人装置诞生于 20 世纪 80 年代，当时用于脑外科手术中立体定位。1992 年，ROBODOC（Integrated Surgical Systems，Sacramento，CA）美国加州首府萨克拉曼多手术整合系统被引入髋关节置换术中，用于研磨骨头以留出空间便于假体置入。到 20 世纪 90 年代中期，出现了定位机器人。用于最佳定位的自动内镜系统（AESOP；Computer Motion Inc，Goleta，CA）用于声控最佳照相定位，腹腔镜辅助机器人系统（LARS；巴尔的摩，约翰霍普金斯大学）用于摘取器官的自动化机器人 [5]。早在 20 世纪 90 年代初就有人提出了主从式（master-slave）遥控装置的概念用于医疗用途。1991 年斯坦福研究所开发出第一代主从式医用随动式机械手（master-slave manipulator），目的是利用计算机将外科医师的手工运动转换至远端的终末效应器 - 受控制的手术器械。最初设计的手术臂仅有 4 级自由度，但是到 1992 年，德国研制出一种具有 6 级自由度的手术臂的雏形 [6]（图 87-1）。1994 年，Intuitive Surgical 公司（森尼韦尔市，加利福尼亚州）从斯坦福研究所获得技术专利，并于 1997 年发布了达芬奇系统的原型。

工程师们认识到患者与手术医师之间的距离有一定的上限；超过该限度，手术器械控制的精确度与灵巧性将大打折扣。执行时间是指将手部动作的电子信号传送至远方荧屏上真实显现该手部运动真实所需的时间。地球电子信号传输至 22 300 英里之外的地球同步卫星然后再返回地面的滞后（或时延）时间为 1.2s。这种传输时间延迟使外科手术不可能进行，因为人们所能容许的滞后时间不能超过 200ms。滞后时间较长将影响手术操作的精确性。当施加外力时组织将会移动；当视觉的延迟时间超过 200ms 时，将不会注意到这种组织移动，这样不可避免地会误伤其他组织。

应用高速宽带地下纤维电缆是解决远距离传输远程手术图像的最佳方法。155ms 的滞后时间使得 2001 年 Marescaux 及其同事 [7-8] 在美国纽约市与法国 Strausbourg 之间施行机器人辅助腹腔镜胆囊切除术成为现实。2003 年，加拿大一所教学医院与一所距离其 250 英里外的社区医院建立了远程机器人手术服务。设计这种服务的目的在于让 "专家级" 的手术医师通过远程机器人辅助社区医院的手术医师。所开展的部分手术包括腹腔镜下 Nissen 胃底折叠术、腹腔镜下右半结肠切除术、腹腔镜下乙状结肠 / 前部切除术

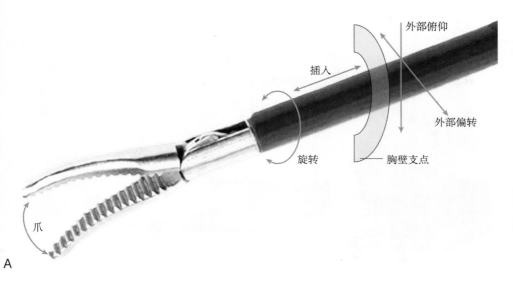

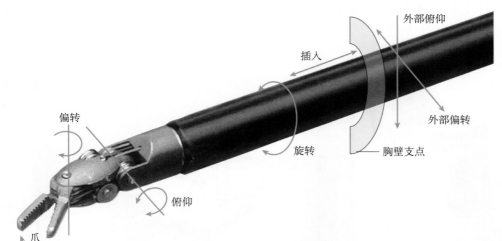

图 87-1　自由运动度（degree of freedom，DOFs）。**A.** 常规腹腔镜手术器械只有 4 个 DOF 和爪。插入（即在 Z 轴移动）、旋转、相对身体外部支点沿 x 和 y 轴运动，这就组成 4 个 DOF。**B.** 具有两个附加内置关节的内腕式手术器械有 7 个 DOF *(Copyright © 1999 Intuitive Surgical, Sunnyvale, Calif.)*

（sigmoid–anterior resection）及腹腔镜下疝修复术[9]。

　　近年来，机器人手术数量激增。2000 年完成 1500 例机器人手术。2004 年已超过 2 万例机器人手术。2011 年全世界有 36 万例手术通过达芬奇手术系统完成。在统计的 36 万例手术中，子宫切除术大约有 14.6 万例，前列腺切除术接近 11.3 万例[10]。

机器人系统

　　"机器人"一词是用于描述能承担各种任务的自动装置（详见前面历史部分）的通用术语。用于工业流水线上的机器人能承担高精度、重复性的工作。可在机器人离线时预编程序，机器人按照指令进行工作。用于矫形外科和神经外科手术的机器人即为其代表[11]。根据预先设定的数值进行精确操作如钻孔和插入探针。预置数值是一个数学过程，它根据术前计算机断层扫描（CT）或磁共振成像（MRI）衍生的数据

在三维空间进行定位和解剖定向。

　　第二类机器人定义为一种辅助装置，如 AESOP。这种机器人用于控制器械定位和导向。辅助装置机器人不是自主型，它们需要接受操作者输入的指令。

　　第三类机器人是一种遥控装置。这类机器人在操作者的实时控制下。这些装置能精确地或按比例地模仿控制者的手部活动。世界上已有数种远程装置机器人系统。达芬奇机器人手术系统（Da Vinci robotic surgical system）（图 87-2）和宙斯（ZEUS）机器人手术系统（图 87-3）获得了同步开发。这两种系统极其相似，只有某些细小差别。宙斯（ZEUS）系统被其竞争对手达芬奇系统的制造商（Intuitive Surgical 公司）收购后，慢慢淡出市场。本章以达芬奇机器人手术系统作为最现代化的手术机器人代表进行描述。美国食品和药物管理局（FDA）已批准达芬奇机器人手术系统用于泌尿外科、普通腹腔镜、妇产科、经口耳鼻咽喉科、普通胸腔镜以及胸腔镜辅助下心脏切除手术[12]。

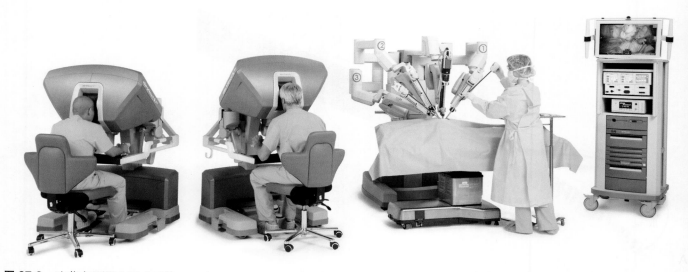

图 87-2 达芬奇机器人手术系统：两个手术医师控制台、装载四个手术臂的床旁系统和光学塔 *(Courtesy Intuitive Surgical, Sunnyvale, Calif.)*

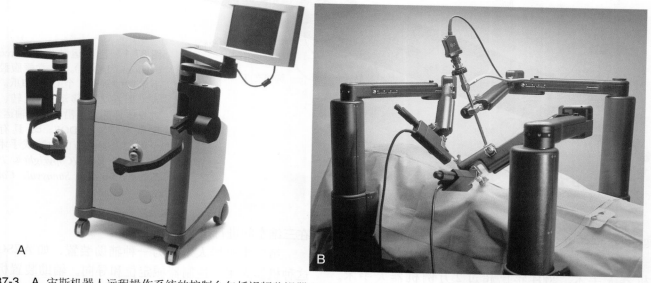

图 87-3 A. 宙斯机器人远程操作系统的控制台包括视频监视器和两个器械手柄，其作用是将医师的手部动作转换为电子信号，指挥机器人手术器械运动；B. 两台台式 AESOP 手臂夹持着手术器械，第三个臂控制摄影机 *(Courtesy Computer Motion, Sunnyvale, Calif.)*

达芬奇系统由以下部分构成：手术医师操控台（Surgeon Console）、床旁系统（patient-side cart）、体内机器手（EndoWrist instruments）和视频系统（Optical Vision Tower）（图 87-2）。手术医师舒适地坐在操控台前（图 87-4），且能够看见患者体内高清晰度的三维图像。手术医师所看到的视野类似于双目镜显微镜（图 87-5）。操控台的每只眼睛所对应的目镜显示立体内镜的一个通道，手术医师所观看的两个独立的目镜可形成手术野的虚拟三维立体图像（图 87-6A）。手术医师双手的拇指和示指通过目镜下方的主控器（master controls）来操控机械臂末端的体内机器手的运动。控

制台一个脚踏板用于终止体内机器手的运动（如离合器功能）、另一个可调节内镜影像，第三个用于控制电灼的能量。医师坐在操控台前来操控成像臂和三个机械臂。2009 年后引进的达芬奇系统，可提供培训及机器人手术配合的双操控台的功能。

床旁系统有四个器械臂（图 87-7），手术医师通过实时计算机辅助控制系统来操控这些臂。前两个臂相当于手术医师的左右臂，用于夹持手术器械；第三个臂用于安置内镜。内镜由双道独立的光学通道，将数字图像传输至操控台目镜显示器。第四个臂为可选臂，可用于手术医师抓持其他手术器械或实施其他的

工作，如保持反牵引，进行连续缝合。该系统允许手术医师远离患者进行操作（图 87-8）。该床旁系统庞大而笨重，它必须推至患者手术区域附近，并加以锁定车轮。由于床旁系统很靠近患者，所以必须保障患者安全，防止机器人手术臂移动时不慎误伤患者。更重要的是，当手术器械安装到机器人臂上并进入患者体内时，不可改变患者的体位，除非已经完全从患者体腔内取出手术器械。肌肉松弛剂不足导致患者的任何体动都可能造成灾难性后果。离合器踏板可使机器人手术臂经套管或通道孔准确定位而不必移动手术器械。离合器功能还能允许助手更换各种手术器械。

该系统手术器械臂设计有 7 级自由度，使其灵活度超过了人类手腕关节（图 87-9）。7 级自由度包括三个手臂动作（进出，上下，左右侧）和三个腕部动作：（侧向或左右偏摆，上下纵摆，侧滚或旋转），第七级自由度是抓握或剪切。该系统设计内置有一种频率滤过器，可消除超过 6Hz 以上的手颤抖。移动比例（motion scaling）设定最高能达到 5：1（即手术医师移动 5cm，机器人移动 1cm），以便进行微小操作。进入体腔内的手术器械必须保持无菌，但是又必须与非消毒的机器人手臂接口相连接。每种手术器械需要具备不同的压力和移动标度，以适合手部任务的要求，并需要特定的计算机处理软件。整个手术过程中还需要额外的手术人员来装卸和更换执行特殊任务的手术器械。监视器置于成像系统推车（Optical Vision Tower）顶部，以便于手术室内的所有人员都能看到手术野。

视频系统内置有计算机设备，可整合左右光通道以形成立体影像，并运行软件来控制机器人的手臂活动。计算机将手术医师的手部动作转换为数字编码，控制机械杠杆、传动器和绞索的移动，使机器人手臂准确地根据指令按手术医师的手部动作进行活动。

宙斯机器人系统是主从式遥控装置的另一范例（图 87-3）。它采用 AESOP 机器人系统作为可视系统的辅助装置。它基本上是手术医师所用的一个机械臂，负责抓持进入患者体内的摄影机（内镜）。手术医师通过脚踏控制或声音控制软件来定位摄影机，此时腾出双手来继续给患者手术。宙斯系统操纵器可随意地安装在手术床上，类似于 AESOP。它具有提震颤干扰过滤功能，移动比例为 2：1～10：1。

触觉障碍仍是需要研究解决的问题。机器人传给手术医师所施加的力反馈质量很差。机器人是能提供一些触觉，但与施加于组织的力并不完全一致。这种对应关系因手术器械类型而异，取决于所用手术器械

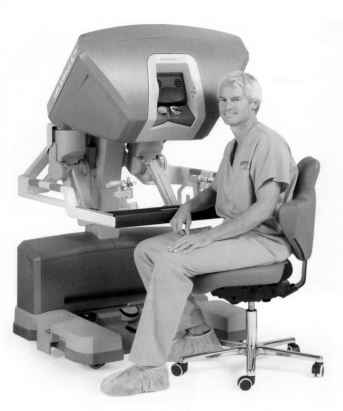

图 87-4 达芬奇机器人手术系统：手术医师控制台 (Courtesy Intuitive Surgical, Sunnyvale, Calif.)

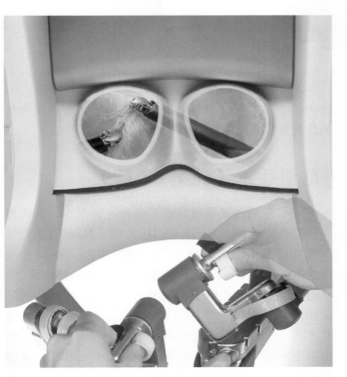

图 87-5 达芬奇机器人手术系统：产生虚拟三维立体影像的立体观察镜 (Courtesy Intuitive Surgical, Sunnyvale, Calif.)

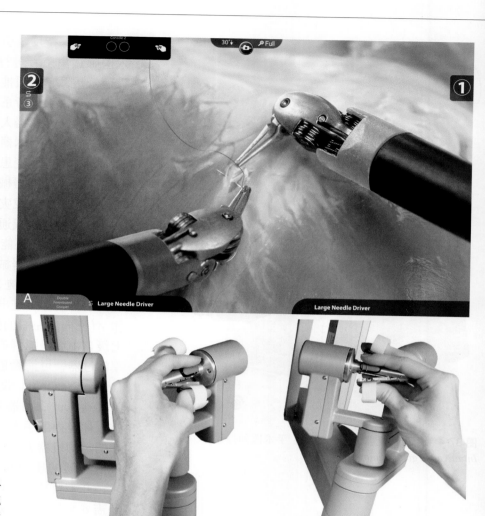

图 87-6　达芬奇机器人手术系统。A. 手术区域的虚拟三维立体影像。B. 系统将手术医师的手、腕和手指的活动转换成手术器械在患者体内的实时活动 *(Courtesy Intuitive Surgical, Sunnyvale, Calif.)*

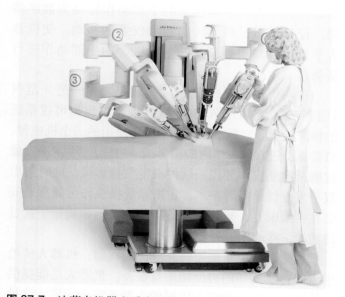

图 87-7　达芬奇机器人手术系统：床旁系统 *(Courtesy Intuitive Surgical, Sunnyvale, Calif.)*

的力矩；手术医师必须根据所看到的手术野组织变形的状况来判断所施加力量的大小。

心脏手术（见第 67 章）

应用常规内镜器械完成了多种心脏手术，为机器人辅助心脏手术铺下了基础。1997 年，Nataf 在胸腔镜下成功地分离出内乳动脉[13]。1998 年，Loulmet 及同事首次报道完全在内镜下施行冠状动脉旁路移植术[22]。机器人辅助下的心胸手术范围正在扩大，包括房间隔缺损闭合术[15-17]、二尖瓣修复术[18]、动脉导管未闭结扎术[19]、完全内镜下冠状动脉旁路移植术[20-21]、微创房颤手术[22-23]以及左心室起搏器导联植入术[24]。虽然微创外科技术的进步将引入极小切口技术，最终可能将摒弃胸骨切开术，但是手术医师仍必须接受这种训练，以备必要时转为开放式胸骨切开术。

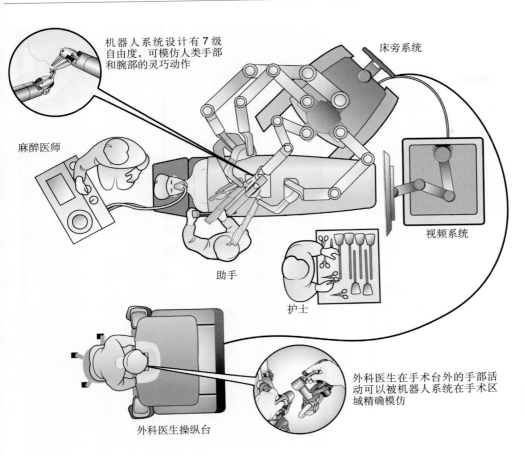

机器人系统设计有 7 级
自由度，可模仿人类手部
和腕部的灵巧动作

床旁系统

麻醉医师

助手

护士

视频系统

外科医生在手术台外的手部活
动可以被机器人系统在手术区
域精确模仿

外科医生操纵台

图 87-8 手术机器人系统应用
于普外科手术时的手术间示意
图 *(Courtesy Intuitive Surgical,
Sunnyvale, Calif.)*

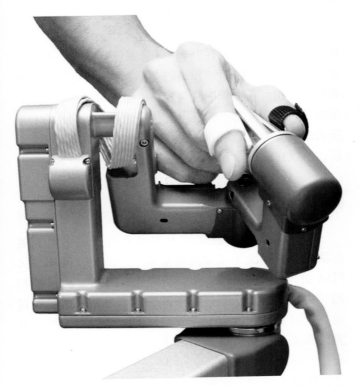

图 87-9 达芬奇机器人手术系统的内腕装置可模仿手术医
师手部与腕部的自然动作。这种设计有 7 级自由度 *(Courtesy
Intuitive Surgical, Sunnyvale, Calif.)*

框 87-1　单肺通气的策略
1. 应用 $FiO_2 = 1.0$
2. 开始单肺通气时便采用压力控制模式，维持气道平台压 $<30cmH_2O$
3. 调整呼吸频率使 $PaCO_2$ 接近 40mmHg
4. 监测动脉血气
5. 对非通气侧肺应用持续气道正压
6. 对通气侧肺应用呼气末正压通气

　　麻醉医师必须对心脏和胸科手术麻醉熟悉，并具
有专门技术，因为这两个器官系统需要安全管理。必
须有能力实施并管理单肺通气，并且能处理生理性变
化（框 87-1）。如果患者有明显肺部疾病，应进行术
前肺功能评估。肺功能检查结果差以及肺动脉高压的
患者可能是机器人辅助下心脏手术的禁忌证，因为这
些患者可能不能耐受单肺通气。机器人心脏手术可能
需要无法估计的长时间单肺通气，这将是对我们认识
呼吸生理程度的一个挑战。采用经食管超声心动图
（TEE）持续监测心脏功能已经成为一项标准监护，也
是几种机器人辅助手术中安全所需。

心肺转流术的实施

机器人心脏手术需要在心肺转流术（CPB）前置入几根额外血管导管。典型的做法是选择股动静脉进行 CPB 置管。由于存在医源性置管误入夹层或其他损伤的潜在危险，一些医院提倡术前对血管进行影像学检查排除严重的动脉粥样硬化病变。静脉插管通常在 TEE 引导下经皮自股静脉置入 21 ~ 28F（Fr）的多孔导管。单腔或双腔均可。单腔导管的尖端放置在右心房（RA）和下腔静脉（IVC）接合点。双腔导管则放置在上腔静脉（SVC）。静脉导管可根据医师偏爱进行选择。有的医师选择双腔静脉导管，有的医生则喜欢下腔静脉放置单腔导管，另从右侧颈内静脉置入一根导管来排空心脏血液。采用 Seldinger 技术自 SVC 置入 15 ~ 18F 的生物医学材料导管（明尼苏达州明尼阿波利斯市美敦力公司），SVC 导管的尖端正好位于 RA-SVC 接合点前端。采用加强型 SVC 导管可抵抗外压或者扭折，避免长的经胸主动脉钳将其阻断。置管时，导管内宜用 5000U 的肝素冲洗或者通过微孔点滴设备向导管持续输注稀释肝素液，以确保其通畅。TEE 的食管中段两腔心平面图像有助于指导 SVC 和 IVC 导管的定位（图 87-10）。有时可通过右侧颈内静脉置入尖端带球囊的 9F 导管至肺主动脉替代 SVC 置管。这种肺动脉引流导管直径明显小于 SVC 导管，通过肺动脉被动引流可达 50ml/min[25]。可采用负压或辅助装置促进静脉回流[25-26]。一般在股动脉置入 17 ~ 21F 动脉导管。为防止继发主动脉夹层剥离，在动脉插管之前，应用降主动脉的 TEE 图像进行可视化指导。

心肌保护方面，心脏停搏有顺行灌注和逆行灌注两种方式来实施。TEE 确定主动脉瓣功能尚好后，可采用顺灌和逆灌实施心脏停跳进行心肌保护。TEE 确定主动脉瓣功能正常后，直接从右胸壁置入 Heartport Straight-shot（Heatport，Redwood City，Calif.）停跳液顺灌导管入升主动脉近端。通过另一个胸壁穿刺器将长柄主动脉阻断钳置于主动脉灌注导管远端。或者通过股动脉留置鞘管将 100cm 长 10.5F 的远端带球囊的导管（EndoClamp；Edwards Lifesciences，Irvine，Calif.）放到升主动脉。球囊充气时，起到血管内阻流作用，同时，经导管前端输注顺灌心停液。保持升主动脉导管球囊的精确位置至关重要，防止移位导致冠状动脉阻塞或无名动脉闭塞。可通过同时监测双侧桡动脉压力来确定，并且可通过 TEE 实时监测球囊位置[25]。对主动脉瓣重度关闭不全或严重冠状动脉疾病患者，可以放置逆行停跳液灌注导管。在 TEE 引导下，经皮自右侧颈内静脉置入该逆行导管至冠状窦。

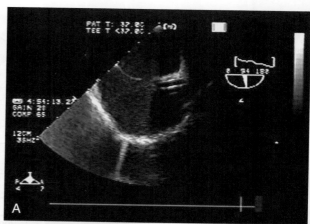

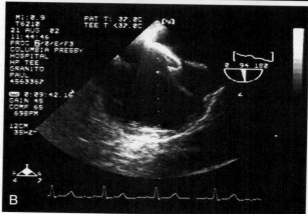

图 87-10　A. 超声图显示上腔静脉导管。B. 超声图，双腔静脉切面，显示内有一个 J 型引导丝的下腔静脉。两个超声切面图有助于纠正心肺转流术中静脉导管的位置

在 TEE 指导下旋转（扭转）导管来进行定位。在食管中段四腔心平面，用 TEE 前进和背曲探头可显示冠状窦图像。也可在食管中段两腔心平面观察到导管和冠状窦图像。导管位置正确，当冠状窦球囊充气后，右心房压力曲线变为右心室的曲线。由于这些导管不是肝素涂层，所以在放置导管之前应静脉注射 5000U 肝素。

二尖瓣手术

1997 年，两个独立的手术组分别报道了他们的首例机器人辅助下二尖瓣修复术[27-28]。2002 年 11 月，FDA 批准机器人辅助手术用于二尖瓣修复术。最初的二尖瓣修复术是通过小型开胸术切口下进行，而目前完全可在胸腔闭合下完成。然而，二尖瓣置换术可能仍然需要在胸廓作小切口，以将新型人工瓣膜置入心脏。

机器人协助二尖瓣手术的麻醉监测要求和麻醉诱导计划类似开放手术。另外，行双侧桡动脉穿刺置管监测桡动脉压，以排除主动脉腔内导管错位引起的无

名动脉阻塞。麻醉诱导计划类似于开放手术[29]。麻醉诱导后，使用双腔气管导管或带有支气管封堵器的单腔气管导管实行单肺通气。采用纤维支气管镜确认导管位置恰当。置入 TEE 探头，用于评估心脏与瓣膜功能，并指导肺动脉导管和其他心肺转流术导管置入。可用经皮电除颤和心停跳起搏。前面已经介绍需置入特殊导管实施 CPB。

患者取改良的左侧卧位，即右肩向左侧倾斜 30°且右手臂放置在右侧。盆骨位置相对较平以便于进行股动静脉置管。要确保臂丛神经不受到过度牵拉。显露右股动静脉，左肺施行单侧通气后，手术医师能确定打孔的适当位置，根据患者体型可能有所差别。当完成打孔后，不要改变患者体位，以防止被坚固的套管或设备造成器官损伤。机器人协助二尖瓣修复手术通常在右乳房下第 4 或第 5 肋间处作 2～3cm 切口，因为此处可提供各瓣膜和瓣环的良好视野[30]。机械臂通过此切口的套管插入。根据激活凝血时间（ACT）指导方案进行患者肝素化后，按前面章节介绍的股-股心肺转流方案置入股静脉与股动脉导管。建立心肺旁路后，可以通过血管腔内钳闭或经右腋窝皮下插入经胸主动脉阻断钳来阻断升主动脉。机械臂分别从胸部微型切口外侧的套管处置入，内镜臂直接从胸部切口处放入。

停止心肺转流前，应用 TEE 评估二尖瓣功能，了解有无瓣膜残留反流，并确认心腔内无空气（见第 46 章）。进一步检查二尖瓣前叶收缩期前向运动的情况。在手术结束时，应用换管器把双腔气管导管换成单腔导管。框 87-2 示为获得最佳效果，患者的选择尤其重要（见第 66 章）[31]。

目前尚无数据表明体重指数（BMI）高的患者接受这类手术预后会有什么不同。术后生活质量和早期重返工作岗位，可以抵消额外的设备和手术费用[32]。

房间隔缺损修复术

除了不需要微型开胸术外，房间隔缺损修复术的手术过程与二尖瓣修复术相似[15]。手术可在胸腔闭合情况下进行。类似所有须要进入胸腔的机器人手术，手术期间必须单肺通气。房间隔缺损修复术还需要打开心脏，要防止任何血液进入心脏。这可通过颈静脉和股静脉插管以及索带圈套阻断下腔静脉和 SVC 来实现（见第 67 章）。在主动脉根部灌注停跳液后的心肺转流术用于使心脏停搏。使用血管内阻断实施心肺转流的方法在冠状动脉旁路移植术部分描述。

目前尚无数据表明体重指数（BMI）高的患者接受这类手术预后会有什么不同。也缺乏有关房间隔缺损修复补术的性价比数据。

框 87-2 机器人辅助二尖瓣修复术的排除标准

- 二尖瓣环严重钙化
- 重度肺动脉高压
- 缺血性心脏病
- 需要多瓣膜修复的手术
- 曾经有过左侧胸腔手术史
- 严重主动脉和外周动脉粥样硬化

获取内乳动脉术

麻醉诱导后，应用双腔导管、Univent 导管或支气管堵塞器进行单肺通气；支气管镜确认导管位置。患者体位采取左侧垫高约 30°。体外除颤和心脏起搏器垫子放置于左后和右前外侧胸壁。左手臂抬高以暴露和伸展左前外侧胸壁皮肤。如果仅游离右侧内乳动脉，则取与上述相反的右侧体位。

为提供良好的术野和对抗牵引，需要充入二氧化碳；二氧化碳（压力 5～10mmHg）充入左侧胸廓将纵隔脂肪垫推向内侧，使胸骨与心脏之间空间扩大，从而在一定程度上提供较好的视野。当游离双侧内乳动脉时，左侧胸廓充气可因心脏位置偏左和视野角度的改善而足以暴露好右侧内乳动脉[33]。胸腔内充气时以 2～4mmHg 为单位递增开始。气体流速可自动调整，直至达到预先设定的压力限度。对于左心室功能差或低血容量（中心静脉压 <5mmHg）的患者，胸腔内充气应谨慎对待。

充气前应补充足够液体。二氧化碳充气及单肺通气可轻度增加中心静脉压力和肺动脉压[34]。游离双侧乳内动脉时，有意造成双侧气胸。研究显示，大多数患者在短时间内可很好地耐受双侧气胸[35]。

冠状动脉旁路移植术（见第 67 章）

机器人辅助全内镜下冠状动脉旁路移植术，对血管造影明显病变的患者与开放手术相比，有相同的血管通畅率和安全性[21]。框 87-3 列出了机器人冠状动脉旁路移植术的主要排除标准[21]。

麻醉前准备和麻醉监测的方法类似于二尖瓣手术（见二尖瓣修复术）。TEE 应作为监测标准常规用于监测心脏功能和确定导管位置。肺动脉导管慎用于适当的病例。患者体位与乳内动脉游离术时相同，鞘管（Trocar）位置如图 87-11 所示。

预计需要心肺转流术时，可经左股动脉插入带有主动脉阻塞气囊的 17F 或 21F 远距离灌注管（图 87-12）。框 87-4 列举了血管内心肺转流术的排除标准。远方灌注管顺行灌注流量可达 4L/min 或 5L/min。这种导管有一个独立的腔，用于输注心脏停搏液至主动脉根部气囊阻塞部位的近心端。在 TEE 引导下，将主

动脉导管置于主动脉瓣上方 2cm 处的升主动脉（图 87-13）。血管内球囊充气（以毫升计）的容量相当于主动脉窦部的直径（以毫米计）。球囊内压力超过 300mmHg 通常可使主动脉血流完全阻断[36]。TEE 监测彩色血流能发现球囊周围泄漏血流。双侧桡动脉压监测有助于发现主动脉内球囊向无名动脉异位。TEE 监测很容易发现球囊向近端移位，可以防止球囊疝入主动脉瓣。

置管完成及心肺转流平稳后，可将右肺塌陷，开始行左侧单肺通气。调节呼吸机参数，使呼气末二氧化碳分压维持在 35 ~ 40mmHg。右侧气胸形成后能安全地进行胸壁打孔。右侧胸腔充入二氧化碳气体，压力持续维持在 5 ~ 10mmHg；这可使右侧肺会进一步塌陷，提供较大的视野。这也可防止大潮气量单肺通气期间纵隔移位，与肺气肿患者相类似。充气造成的人工气胸并不能有效地抬高心脏前表面的胸骨。为此，有的手术医师使用胸骨抬升牵引器来增大胸骨后间

框 87-3　机器人辅助冠状动脉旁路移植术的排除标准

- 单肺通气禁忌证
- 射血分数 <30% 或心衰失代偿（NYHA Ⅲ 或 Ⅳ）
- 中度或重度主动脉或二尖瓣疾病
- 心梗 30 天内或心梗需紧急 CABG 或梗死后心绞痛
- 冠状动脉左前降支钙化或位于心肌内或存在广泛病变
- 左胸腔内心脏扩大
- 病态肥胖（BMI>35kg/m²）
- 严重的外周血管疾病
- 严重的非心脏疾病
- 有胸部手术史、胸膜粘连、纵隔或胸腔内放射治疗史

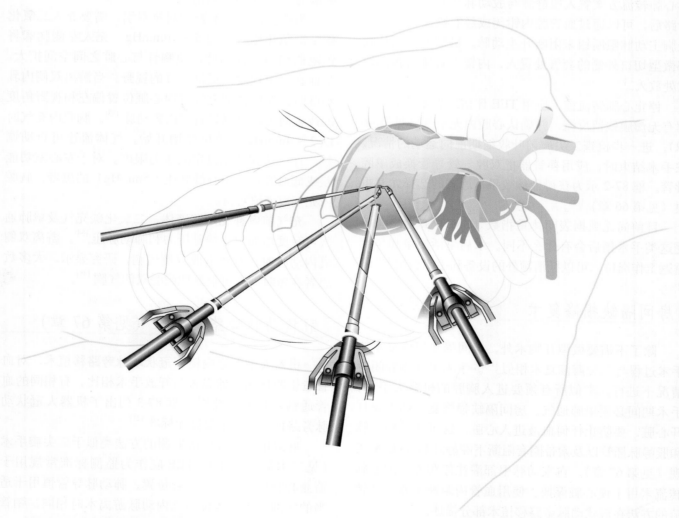

图 87-11　冠状动脉旁路移植术的打孔位置。套管安置于第 3、6、8 肋间隙。双侧内乳动脉游离术采用类似的定位方式

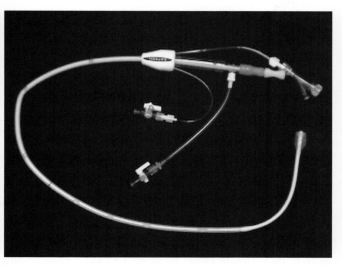

图 87-12　远程灌注（Estech Systems，Plano，Tex）导管。这种血管内导管带有圆柱形的球囊，用于闭塞主动脉。该导管顺行灌注流量可达 5L/min，并可输注心脏停搏液至主动脉根部

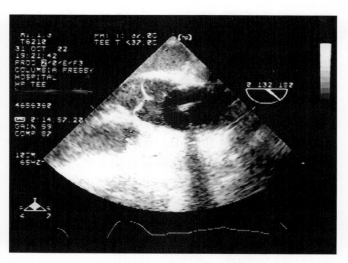

图 87-13　原位远程灌注（Estech Systems，Plano，Tex）导管球囊的超声影像。麻醉医师可通过经食管超声心动图动态观察导管球囊的移动过程。球囊应定位于升主动脉，距主动脉瓣远端 2～4cm 处。主动脉内球囊异位、堵塞无名动脉时，右侧桡动脉压力信号减幅

框 87-4　血管内心肺转流系统的禁忌证
• 多普勒超声影像发现髂动脉、股动脉和腹主动脉等大血管病变
• 严重动脉粥样硬化
• 主动脉直径 >4cm
• 中重度主动脉关闭不全

隙，使暴露视野更好[37]。经剑突下孔道放入稳定器能使心脏前表面稳定，以有利于血管移植术[38]。停止心肺转流术之前，使用 TEE 评估心室功能。在手术结束时，应用换管器将双腔气管导管换成单腔气管。只要病例选择恰当，机器人辅助不停跳冠状动脉旁路移植术能顺利完成。肥胖患者（第 71 章）可能会从全内镜下冠状动脉旁路移植术中获益，因为相对于传统手术，机器人手术不增加术中和术后并发症的发生率。机器人辅助全内镜冠状动脉旁路移植术和传统手术相比的成本效益数据还未知。

房 颤 手 术

房颤是一种临床常见的心律失常（见第 68 章）。Cox 迷宫手术常是药物治疗无效的房颤的首选方法。据报道这种手术的远期效果极好[40]。这种手术通过联合左、右心房切开术与冷冻消融术可阻断折返节律而恢复窦性心律。传统上，该手术需正中胸骨切开术和心肺转流术。随着冷冻疗法、微波和射频等技术革命，新型手持设备已用于微创手术中。

许多方法已用于房颤消融微创术。目前最常用的方法是采用达芬奇机器人通过右侧微型开胸术和心肺转流术[22]。也有一些关于不停跳心脏完全内镜方法的介绍[41]。最近开发了一种远距离机器人导航系统，应用于心内导管的操作。小样本观察报告此系统同手工操作导管消融相比，可显著缩短 X 线透视时间，并有同样的效果。

以下介绍不停跳心脏完全内镜方法。患者取仰卧位。除了标准监测外，还需要监测有创血压和中心静脉压。适当的患者可应用肺动脉导管。麻醉诱导后，应用双腔气管内导管行气管内插管。通过纤维支气管镜确定导管位置。插入 TEE 探头用于术中监测心脏，并排除左心耳血凝块。体外除颤电极贴于胸壁。实施左侧单肺通气，使右肺萎陷，以 CO_2 充气造成右侧气胸。分别在右侧腋前线第 3、4、5 肋间打 3 个 1cm 左右的通道切口，以插入机械臂和内镜。分离心包暴露心脏。环绕肺静脉应用微波探针（Flex10；Boston Scientific，Natick，Mass.）进行环形连续损害。术后早期心律失常可采用胺碘酮和 β 受体阻滞剂治疗[41,43]。

目前尚无体重指数（BMI）高的患者接受这种手术的预后资料。也缺乏有关房颤手术的性价比数据。

左心室起搏电极的安放

有些外科医师开展了机器人辅助全内镜下置入标准经静脉右心房和右心室电极，和经左半胸微切口植入左室电极的手术[44-46]。由于标准方法放置的左心室

电极，早期和后期的失败率高，机器人方法逐渐发展起来。完全内镜的机器人手术，建立标准监测和有创动脉压监测后，实施全麻诱导，气管内插入双腔气管内导管。应用纤维支气管镜确定气管内导管的位置。随后置入 TEE 探头和肺动脉导管。患者后外侧开胸术位。建立（右侧）单肺通气。将左肺隔开，左侧胸腔充入 CO_2，维持 8～10mmHg 压力。

在腋后线第 5、第 9 肋间打孔插入机器臂，在第 7 肋间插入摄像头。通过工作孔将起搏电极引导至并缚在心底与心尖之间的第一与第二个钝缘之间。第二根起搏电极缚在第二钝缘附近，缝合心包覆盖上述电极。这两个起搏电极导线经隧道至腋窝切口处，再次测试起搏所需阈值。将最佳起搏阈值的电极导线与起搏器相连接，另一导线用保护套包裹并贴上标志备用。如果需要置入右侧起搏电极，可通过静脉内置入起搏导线后连接双心室起搏器。这种方法能可靠地将左心室起搏电极置入胸腔，又能达到心脏完全同步。

目前尚无体重指数（BMI）高的患者接受这种手术的预后资料。也缺乏有关左心室安置起搏电极的性价比数据。

机器人辅助胸腔镜手术

虽然电视辅助胸腔镜手术（VATS）已经成熟，但是仅限于一些简单的手术。几乎没有医院采用 VATS 实施复杂性手术如肺叶切除和胸腺切除术[47]。人们希望机器人手术能够克服胸腔镜的某些缺陷（见第 66 章）。

与机体其他部位的微创手术相比，机器人辅助胸腔镜手术（RATS）面临一些不同的挑战，这些挑战包括坚硬的胸壁以及心脏、肺和纵隔的移动。麻醉医师面临的挑战包括长时间单肺通气和单侧胸二氧化碳充气所引起的血流动力学不稳定。

患者体位对于不容易进入的手术野的暴露至关重要，因为纵隔结构有重量可活动，且随重力影响而改变位置（见第 41 章）。仰卧位或轻度侧卧位（一侧垫高 15°～30°）体位是前纵隔手术入路的理想体位，90°侧卧位可能是肺门肿瘤和肺叶切除术的最佳体位，而近似俯卧位可能对于暴露后纵隔肿瘤较好[48]。CO_2 充气通过将纵隔推向对侧而在提供合适的手术视野方面也起到很大的作用，而且可压迫肺组织暴露手术部位。它还可降低起雾和排除烧灼产生的烟雾。而 CO_2 充气的缺点是血流动力学不稳定。

目前机器人在手术中的应用日益增加，近年来也越来越多地应用于胸内手术中。目前实施的手术有多种食管手术如 Heller 肌切开术、食管肿瘤切除术手术[50]和食管切除术[57]。其他手术包括肺叶切除术[51]、纵隔肿瘤切除术和胸腺切除术[47]。

目前尚高体重指数（BMI）高的患者接受这种手术的预后效果资料。RATS 和 VATS 相比并发症发生率类似但花费高昂，但缺乏相关的性价比数据。

泌尿外科手术

机器人第一次应用于泌尿科学是在 20 世纪 80 年代末，当时开发出来的机器人框架应用于经尿道前列腺切除术（见第 72 章）。当时该框架支持 6 个轴组成的 Unimate Puma 机器人（最初由 Unimation，Danbury，Conn. 设计）。该设备的安全性来源于钢制圆形框架，它限定机器人对前列腺进行精确的弧形切除。机器人前列腺切除术手术时间更快；由于只需要在手术结束时进行一次止血即可，所以冲洗液体吸收的时间较短。Puma 机器人已经安全地用于切除前列腺组织[53]。

1996 年开发出经皮入路机器人（PAKY-RCM；URobotics，Baltimore，Md），后来在 2003 年被 Tracker 所替代。Tracker 在 X 线透视或 CT 引导下可提高经皮肾镜取石术和经皮组织活检时进针的精确性。AESOP 系统也已成功地用于腹腔镜泌尿外科手术。目前用于泌尿科学中最先进的系统是主从式系统，如达芬奇机器人手术系统。应用达芬奇系统已经成功实施的手术包括根治性前列腺切除术[54]、根治性膀胱切除术[55]、根治性与单纯性肾切除术、活体供者肾摘除术、肾盂成形术和肾上腺切除术[56]。

根治性前列腺切除术

Guillonneau 和 Vallancien[57] 第一次展示了经腹腔镜根治性前列腺切除术的可行性和有效性。随后，数所医疗中心证实了机器人辅助下根治性前列腺切除术（RAPR）的可行性。在 2011 年，全世界已完成超过 11.3 万例[10]。RAPR 的学习曲线似乎远远短于腹腔镜入路。

用于 RAPR 最常见的技术似乎是 Ficarra 及其同事[54] 在 Vatikutti 泌尿外科中心（Detroit, Mich.）提出的经腹膜的顺行入路[62]。研究结果显示，RAPR 在输血比率、排尿节制恢复、勃起功能以及肿瘤结局等方面都优于经腹腔镜或传统性耻骨后路手术[58-61]。手术者掌握该技术后，手术时间也与传统的耻骨后路相近。

RAPR 的麻醉诱导和开放手术类似。在麻醉诱导后，可行动脉置管监测血压以及供多次采血。预计可能大失血的情况应考虑开放两条大口径静脉通道。麻醉维持可采用吸入麻醉剂。肌肉松弛剂的使用特别重要，以避免手术器械在患者体内时患者出现任何体动。患者体位采用仰卧膀胱截石位后，通过脐部穿刺针建立气腹，气腹最大压力设定为 15mmHg。根据标准化 Heilbronn 方法插入套管，呈半月形排列 5 个套管，第 6 个套管置于耻骨上区域 [62]。采用 Montsouris 技术修改法进行手术 [63]。患者采用深度的屈氏体位，以便为机器人系统腾出足够的空间。由于手术时间可能会比较长，体位摆放要特别注意防止神经损伤（见第 41 章）。患者每一个受压处均要放置硅胶垫。一些外科医师主张在患者清醒时将上肢包裹于体侧以使患者舒适并避免神经麻痹 [63]。腓总神经损伤是截石体位最常见的并发症之一。截石体位的其他神经损伤包括股神经、闭孔神经和坐骨神经。过度的头低脚高位可能会造成患者臂丛神经损伤的危险 [64]。气腹的影响归罪于腹腔内压力的增加和高碳酸血症。一些麻醉医师采用压力控制通气模式来改善呼吸机械性能。一项 RAPR 的小样本研究显示，在呼吸力学和血流动力学参数上，压力控制相比容量控制通气模式除了具有大的动态顺应性和较低的气道峰值外在机械学和血液动力指标方面没有更多优势 [65]。这种手术中，当有血管损伤且气腹压力超过静脉压力时，可导致静脉气栓。RAPR 静脉气栓的发生率相对低于开放性手术 [66]。过度的头低脚高位和气腹压力会导致颅内压增高。尽管颅内压增加了，但由于平均动脉压和中心静脉压同步增高可使脑灌注保持相对不变 [67]。有脑卒中或脑动脉瘤史的患者不宜长时间采取头低脚高位。有报道 RAPR 术后发生眼部损伤，包括永久性视力丧失、视野缺失以及视网膜裂孔 [64]。眼部损伤的确切机制还不明确。一些医师提倡安置胃管、眼球用润滑剂以及潜水镜盖双眼，来降低过度的头低脚高体位导致的胃液污染眼睛的潜在风险。

由于术中膀胱被打开，尿液流到手术区域，所以尿量不能作为血容量水平的评估指标。可能会因为尿液和出血混合而过多估计出血量。一些医院限制术中液体入量来降低体位引起的头颈部水肿的发生率以及减少尿量提高手术野清晰度。由于过度的头低脚高位会造成部分患者气道水肿和术后气道危象，建议在长时间手术的患者拔除气管导管前做气管套囊漏气试验 [68]。在高 BMI 患者，RAPR 的优良率优于腹腔镜手术 [69-70]。在患者收治体量大的医疗中心，PAPR 和腹腔镜前列腺切除手术相比，略为降低早期伤害风险和优良率高的优势抵消了高昂花费的不足 [71]。

机器人辅助根治性膀胱切除术

机器人辅助根治性膀胱切除术（RARC）是治疗侵袭性膀胱癌的一种新兴的可供选择的方法（见第 72 章）。采用六孔式达芬奇系统可进行骨盆淋巴结切除术和膀胱前列腺切除术。将切除的膀胱置于标本袋内通过耻骨上 5 ~ 6cm 的切口取出。通过该切口拉出回肠，并在体外制作新膀胱。随后在机器人辅助下行尿道新膀胱吻合术 [72]。与开放式根治性膀胱切除术比较，RARC 并发症发生率较低 [73-74]。目前尚缺乏 RARC 患者远期肿瘤学预后的资料 [73]。从并发症的影响考虑，RARC 和开放根治性膀胱切除手术相比具有更高的成本效益，在回肠手术的患者这种效益更明显 [75]。

目前没有高体重指数（BMI）的患者接受这种手术的预后效果资料。缺乏有关 RARC 的性价比数据。

普通外科手术

机器人手术技术已应用于胃肠道腹腔镜手术 [1]。首例应用机器人远程操作实施的外科手术是 1997 年在比利时布鲁塞尔进行的腹腔镜胆囊切除术 [76]。机器人辅助外科技术让外科医师使手术切口尽可能地小，手术应激反应最小。这种技术能让手术医师可以在狭小空间内进行手术操作。实际上，外科医师使用该技术安全地实施了所有胃肠道手术。实施最多的手术包括胆囊切除术、胃底折叠术、Heller 肌切开术、减肥手术和结肠切除术 [13]。

机器人手术克服了常规腹腔镜手术的一些缺点，如提供了三维影像，消除了操作上的相反移动，可有成比例运动，静止性颤抖的滤除，并提供符合人体工程学（译者注：对术者）舒适体位。有人报道机器人腹腔镜手术的显著优点包括术中出血量少 [78]，学习掌握需时短，优越的图像，操作自由度好 [79]。患者对机器人腹腔镜手术满意度也高 [80]。由于目前缺乏有关机器人腹腔镜手术的后期效果的数据，机器人手术的较高费用 [81-82] 和较长的手术时间 [78] 可能构成其在某些外科手术中的应用。

麻 醉 管 理

手术室中患者用常规监测。一些医师主张放置第二个无创血压袖带作为替补，因为术中可能一侧血压测不到或者麻醉人员术中不能将袖带进行调整。建立双侧外周静脉通道很重要，因为术中左上肢不能随时待用。可用挥发性吸入麻醉药维持麻醉。肌肉松弛剂

（见第 34 章）的使用特别重要，以避免手术器械在患者腹腔内时患者出现任何体动。应经口置入胃管，常规放置尿管。如有可能，应放置空气对流型身体加温器。

患者仰卧，消毒、铺单后，腹腔内充入二氧化碳气体，气腹压力不能超过 20mmHg。首先，人工放置内镜套管（trocar）。尼森胃底折叠术及胆囊切除术的打孔位置见图 87-14 及图 87-15。然后将机器人推车推至非常接近患者头部位置，在机器人内镜直视引导下置入其他套管。由于机器人推车位置靠近患者头部，因此接近患者气道和颈部受限，并且术中必须保护患者，以防止机器人手臂移动不慎误伤患者 [83-84]。和机

器人连接后，不能改变患者身体位置。当发生气道或麻醉意外时，手术小组应该能够快速退出机器人设备。由于腹腔镜手术需要二氧化碳气腹，所以术中需要调节呼吸机参数使呼气末二氧化碳处于正常范围。有些手术医师认为有创血压监测得不偿失 [84]。应该根据每例患者权衡利弊来选择有创血压监测。

妇科手术

1999 年首次报道了采用机器人妇科手术用于输卵管结扎术后输卵管吻合术 [74-75]。随后陆续有小样本报道应用机器人辅助下的妇科手术，包括骶骨阴道固定术、子宫肌瘤切除术、子宫内膜异位症治疗、单纯性与根治性子宫切除术、输卵管卵巢切除术、卵巢囊肿切除术及膀胱阴道瘘修复术 [76-77]。2011 年，全世界开展了 14.6 万例子宫切除术 [10]。尽管越来越多的机器人妇科手术开展，但从并发症发生率比较，没有证据说明其比开放手术更优越 [85-87]。机器人妇科手术和开放手术相比具有相似的并发症率、有较长手术时间，更高昂的费用 [82, 86-87]。目前没有高体重指数（BMI）的患者接受机器人妇科手术的预后资料。麻醉医生在处理这类手术时应考虑到过度头低体位和气腹造成的生理影响 [88]。

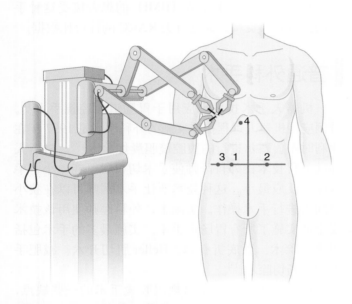

图 87-14　尼森胃底折叠术的打孔定位编号和机器人手臂位置

神经外科

从 20 世纪 80 年代后期到 1993 年，神经外科医师探讨了机器人用于脑实质内精确定位切除探针和装置，以达到微创手术和保护正常脑组织（见第 70 章）。虽然达芬奇机器人并不是为神经外科手术设计，但是已经应用于经鼻内镜颅底手术 [89]。NeuroMate 立体定向机器人（Renishaw plc，Gloucestershire，UK）是一种可获得 CT 或 MRI 影像资料，使医生有能力行精确的立体定位手术如癫痫手术、取活检、向脑室放置储液袋以注射化疗药以及安置大脑深部刺激电极 [90-93]。Cyberknife（Accuray，Sunnyvale，Calif）是治疗脊髓肿瘤的一种无框式影像导航的立体定位性外科电刀（radiosurgery）手术系统。脊髓肿瘤电刀手术治疗的主要优势在于这种手术能在门诊实施，且恢复快 [94]。机器人学科、机械智能化、纳米技术和高级计算机网络等多学科的整合作用将给 21 世纪神经外科手术带来革命性的改变。

目前缺乏高体重指数（BMI）的患者接受机器人手术的预后资料。也缺乏机器人神经神经外科手术的性价比数据。

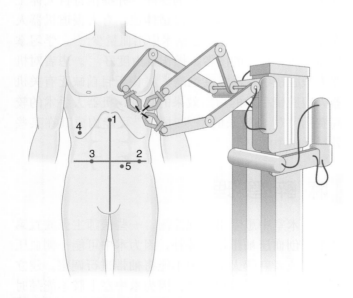

图 87-15　胆囊切除术的打孔定位编号和机器人手臂位置

矫形外科手术

机器人第一次应用于医学领域即在矫形外科手术中。主要有两种机器人系统应用于矫形外科，即自主系统和触觉系统（见第 79 章）。1992 年与国际商业机器公司（IBM）合作的一名兽医保罗[78]开发出一种可用于犬髋关节置换术的机器人系统。这项研究合作项目产生了第一台自主手术机器人系统 ROBODOC（Integrated Surgical Systems，Davis，Calif）。最早的 ROBODOC 应用于全髋关节置换。在该手术中，股骨植入物放入股骨近端骨干的中轴腔内。机器人完成的股骨管腔手术精密度要高于手工操作方法[95]。机器人从 CT 或 MRI 等图像信息获取髋部视觉或坐标信号，将钛钉置入股骨髁和大转子中。机器人识别三颗定位钛钉的位置，并与从 CT 获得的资料进行比较。这样，机器人能完美地掌握股骨在三维空间的位置，能对股骨干进行精准的研磨。其他的手术操作由外科医师手工完成。自主机器人系统因为手术时间较长、手术出血较多没有得到推广[96-97]。这个系统还和诉讼风险逐渐增加有关[98]。

机器臂互动整形外科系统（佛罗里达州劳德代堡市里约马科手术公司）以及 Acrobot 系统（英国伦敦 Acrobot 公司）是市售的触觉机器人系统的代表。这些系统要求外科医生主动参与手术以及利用术前的 CT 扫描来构建膝关节的三维立体模型。术前医生按照模型制定植入物的尺寸和位置，以及手术过程中把术前模型和膝关节实际解剖结合起来。术中医生边操作骨边观看膝关节的三维模型图像。机械臂有听觉和触觉反馈系统，能降低切割噪音以及按照设定好的切割区域进行切割骨质。这种触觉系统学习曲线短，给外科医生提供的手术精确度增加[99-100]。

目前缺乏高体重指数（BMI）患者接受机器人矫形手术的预后效果的资料。机器人矫形手术与开放手术相比费用昂贵[101]。

小　　结

因为机器人精确性增强、自由度大大提升、震颤过滤，以及能够将术前（CT 和 MRI）和术中图像进行整合为医生提供指导，机器人将越来越多地用于未来的手术中。

虽然机器人手术在灵巧性、技术性上获得了很大的发展，但还要做大量工作才能认识其巨大潜能。目前的研究领域包括开发感觉输入和传递机器人工具的触觉到术者。有些实验室致力于研发不使用缝线的手术吻合设备。手术室内实现某些自动化操作的工作的可能性是另一个令人振奋和有争议的概念。将来，机器人将更多地被视为一种信息系统而不是单纯机械工具来应用。机器人系统会使富有经验外科医师的远程会诊和指导变为可能。机器人学的最新发展是以图像引导手术，外科医师能够实时地观察到手术视野迭合的扫描影像。将可透明地显示人体解剖，将可清晰地显示机体任何重要组织结构的准确位置。术前诊断影像结合虚拟现实模拟器，外科医师就可预演操作复杂手术，并给机器人输入程序以回避手术操作过程中任何重要组织结构。

正在开发的可视化系统将会改善活动结构的手术，如跳动的心脏。动作门控技术的进步可使心脏看起来像是静止的一样。当闪光灯的频率与心脏跳动的频率相一致时就可获得心脏静止不动的虚拟影像[2]。

麻醉医师必须全面了解这个飞速发展的领域，并熟知机器人手术对麻醉技术和麻醉实施的影响。最初阶段，机器人辅助下胸科手术增加了所需全麻的时间。随着外科医师熟练掌握机器人辅助手术，手术时间大大缩短。随着机器人系统的体积减小和成本降低，可能改善预后的数据得到提供，机器人系统可能不只是市场上的一种工具，更多是作为可改善患者的健康的技术创新。如同对待其他新发明一样，我们应对取得的进展持谨慎的乐观态度。

参　考　文　献

见本书所附光盘。

第88章　激光手术的麻醉

Vickie.Modest • Paul H. Alfille
赵 品 译　姚立农 审校

致谢：编者和出版商感谢 Ira J. Rampil 博士在前版本章中所作的贡献，他的工作为本章节奠定了基础。

要　点

- 激光具备波长、功率和脉冲持续的特性。
- 高能激光器（分类风险 3 级或 4 级）应由激光监督安全员监管。
- 激光能被传输到很远的距离而不衰减。
- 眼睛是激光最易损伤的器官。
- 激光护目镜必须与波长、频率和能量水平相匹配。
- 气道内或气道附近使用激光时很易发生气道着火。
- 吸入高浓度（FiO_2）氧气显著增加气道着火风险。
- 氧化亚氮（N_2O）并非是安全的稀释气体。

激光（laser）是 light amplification by stimulated emission of radiation（受激辐射光放大）首字母的缩写——单频率发射的高度准直束光子。现代社会中激光的使用无处不在，在手术室的应用也越来越多。理解激光技术对麻醉操作的安全非常重要。激光能量的某些特性在有用的同时也对患者和工作人员的安全造成一定威胁。

尽管任何高强度光源均可引起生物学影响，但激光的精度是独一无二的。激光的主要特征如下：

1. 准直：精确准直的光束甚至月球上可见。
2. 相干性：光相位。
3. 功率密度高。
4. 频率谱窄。
5. 脉冲可小于 10^{-11} 秒（飞秒范围）。

激光最初于 20 世纪 50 年代发现，然后经历了与麻醉的发现类似的原创性冲突以及冗长的专利保护，随后激光很快开始应用于手术中并得以迅速发展。

激光的物理特性

Max Planck[1] 最初发现离散的量子产生电磁辐射并于 1918 年获得诺贝尔奖。这些量子的能量与辐射的频率成正比：

$$E = h\nu$$

h 是普朗克常数（6.6×10^{-34} 焦耳 / 秒），ν 是频率。

爱因斯坦的光电效应 [2]（1921 年诺贝尔奖）发现，光是量子化的（光子），并且沿原子轨道运行以特定频率的电能状态进行传播。当然，反之亦成立——光子可将电子提升至更高的能量状态而产生电流。由于光子的频率（ν）和波长（λ）与光的速度有关，$c = \nu\lambda$，普朗克的假设也可以表示为：

$$E = ch / \lambda$$

因此，高频率光子（或短波）具有更高的能量。

典型的光源如太阳或白炽灯发出的光有一个波长范围，可用棱镜或彩虹镜分解。受热气体里的原子，根据（Boltzmann）统计也有一个能量光谱。光子辐射的形式会随着温度或辐射源的变化而改变（因此白炽灯和太阳光的色谱存在差异），但这种模式有一个频率范围（图 88-1）。

理解激光现象需要详细回顾电子-光子的相互作

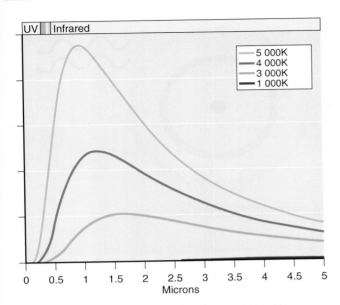

图 88-1　高温物体以高强度及短波长辐射

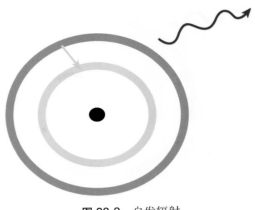

图 88-2　自发辐射

用。电子在不连续的能量轨道绕行于原子称为量子态。电子与光子碰撞被推到更高的能量轨道，但最终会通过发射光子回归到较低的能量轨道。由于只有特定水平的能量才可激发光子，因此发射出的光子具有固定的能量和频率。在自发的能量传递中，发射光子的相位和方向是随机的（图 88-2）。在荧光的物理过程中，高能量光（或 X 射线）发射的光子可激发荧光原子在特定频率发光。

激光辐射不仅有较窄的频率范围，而且相位和方向一致。爱因斯坦基于理论依据提出了受激辐射现象。受激辐射（不同于自发辐射）是一个发射的光子触发另一个激发态原子产生完全相同的相位、方向和能量的光子的过程（图 88-3）。

激光器用于放大激发的光子电流，以引起更多的激发和光子释放。通常情况下，激光腔两端的镜面反射释放的光子以增加受激的光子数量，信号（光谐振器）同样如此；所以，激光的完整描述是：受激辐射光放大。

另有一些微妙设计确保了激发放大。激发的光子有三种可能结果：①作为工作束的一部分被释放，②被未受激的原子吸收，或③激发受激过的原子发射。为使激光器放大光子流，受激的原子数目必须多于低能量状态——电子群逆位。外部光子源（另一种激光或闪烁灯）或化学方式可诱导激发。事实上还有更多的能量状态（三级或四级激光）以抵消可吸收的低能状态。去除未激发的原子的其他方法还有如化学离解（准分子激光）或气体解离。

激光器的类型

众多类型激光器有许多微妙差别并不断改进，但激光器的分类主要基于激光产生的物理过程（彩图 88-4）。

- **固态激光器**　激光材料是固体结晶，如第一台红宝石激光器，或合成宝石晶体如钇铝石榴石（YAG）——不同于固态电子材料如二极管激光器。
- **气体激光器**　二氧化碳（CO_2）和氦气激光最常见。二氧化碳常用于工业金属切割和医疗。
- **准分子激光器**　成对的气体分子在激发态成为二聚体。气体通常是惰性气体如氙气或氩气，或反应性卤化物如溴和氟。气体仅在激发状态（高气压放电）下生成并在发射后快速解离，但保留电子群逆位（如维持足够高能量状态以确保产生持续的链式受激辐射）。该型激光的波谱属紫外线。在医疗中主要用于组织消融，很少引起烧伤。
- **染料激光器**　以有机染料作为激光介质。该型激光器波长范围较广、功率较高。广谱波长可匹配特定的颜料（文身去除）、血红蛋白吸收以及各种皮肤病变。染料和悬浮介质往往有致癌性，操作时必须小心。
- **二极管或半导体激光器**　当电子和空洞结合的时候，在硅衬底上的特殊构造层可发射激光。光或电均可作为激发源。该型是现在最常见的激光器，用于电子商品（如，激光指示器、CD 和 DVD 播放器）以及感应器、指示器和通信设备。

激光器的模式和设置

选择功能旋钮可调整激光治疗。

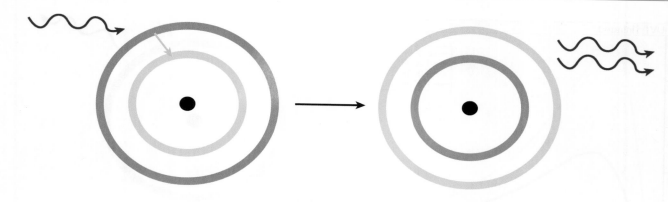

图 88-3　受激辐射。激发出的光子与触发光子有相同方向和频率

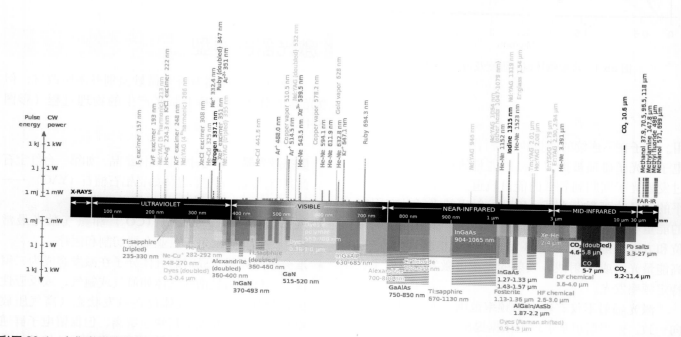

彩图 88-4　市售激光器的能量和波长。纵轴：能量；上方：频率；下方：波长。蓝色：染料激光器；绿色：固体或半导体激光器；红色：气体或准分子激光器 *(From Danh. Wikipedia Commons. <http://en.wikipedia.org/wiki/File:Commercial_laser_lines.svg> Accessed 11/22/2013.)*

1. 定时模式。连续波模式（CW）或脉冲模式。脉冲的波长与激光物理生成系统有关，但可以通过物理或电子方式缩短（即模式锁定）。超短波长脉冲（飞秒脉冲）的应用逐渐增多。

2. 能量水平。瓦数用于持续波，焦耳用于脉冲波。激光器通常有两个应用模式：连续波模式和脉冲模式。

连续波模式由光子不断逸出扩增室产生。脉冲模式产生的几种方法包括：①通过机械或电方法变化扩增器壁的反射特性；②采用间断泵源如另一种脉冲激光器或闪光灯激励激光序列；③模式锁定，相位的变化被简化，造成干扰状态以产生极短脉冲。

生物效应

组织吸收光产生生物效应（Grotthus-Draper 法则），可使组织的电子处于较高能量状态，提升动能（热）或引起化学反应。激光自 1962 年用于医疗[3]，目前应用广泛且不断进展。Boulnois 将其生物学效应分为四种类型[4]。

* **机电效应**　脉冲激光器产生冲击波导致机械冲击。常用于输尿管结石碎石术。钬：YAG（Ho：YAG）激光碎石术与体外震波碎石同样有效[5]，实验模型中低频大功率冲击波效果更佳。

- **热效应** 与其他手术技术（射频电灼，超声刀）类似，激光局部加热可烧灼和分离组织，避免切口出血。激光的热效应与其他方式差别不大[6]，但可以经光导纤维将高能光束更精确地聚焦于手术部位。Bolliger 发现应用激光、电灼或氩气刀治疗气道病变时气道更好管理[7]。视网膜或血管瘤手术时，使用特定的可被吸收的激光频率能加强凝血，优势更为明显。治疗红斑痣时使用脉冲染料聚焦血红蛋白，结合表皮降温可保护周围组织[8]。

- **光消融效应** 激光可使分子裂解和组织消融，产生的气体散失热量保护周围组织免受热损伤。光消融效应可用于微观水平（角膜手术的飞秒激光器）或宏观水平（前列腺气化）[9]。

- **光化学效应** 激光应用的最新进展并取得些许成效。低功率的激光治疗（low-level laser therapy, LLLT）广泛用于各种手术和非手术过程。多种理论已指出，特定波长的激光可直接或通过一氧化氮[12]修饰酶系统[10]、改变电子传递和组织氧化状态[11]。尽管仍需深入研究，但目前已建议使用特定波长的激光治疗神经损伤[13]。

常见的激光操作

确定激光手术可应用范围是困难的。一般情况下，激光器用于表面操作和内镜操作，其能量通过光导纤维束传播。激光手术最常用于皮肤科、口腔科、耳鼻喉科和眼科。

皮 肤 科

激光在皮肤科广泛用于病灶切除和促进伤口愈合[14]。大部分操作在门诊完成，除儿童外[16]均使用局部镇痛，不需麻醉医师参与[15]。

口 腔 科

激光在口腔科的应用包括治疗牙齿变色、牙周疾病以及口腔病变[17]。

耳 鼻 喉 科

激光在耳鼻喉科的应用包括内镜下喉肿瘤切除、门诊微小病变[18]或硬质支撑喉镜下手术[19-20]。另一常见应用是血管损伤的精确凝血以避免发音结构损伤。此外，激光也可应用于乳头状瘤的切除[21]（见第 85 章）。

眼 科

激光在眼科应用广泛，包括青光眼治疗，短脉冲激光可靶向定位小细胞团，从而可用于角膜塑形以矫正视力[22]，可穿透角膜被视网膜色素细胞吸收用于视网膜手术。角膜手术可通过间质组织表面消融（通常是短波准分子激光器），或者通过 1053 nm 激光飞秒脉冲震荡角膜表层下形成微浆泡使组织分离[23]。多数眼手术施行局部或球后视神经阻滞麻醉并静脉注射镇静药物。低能量激光治疗可取代高能量用于视网膜疾病的治疗（见第 84 章）[24]。

激光治疗的风险：标准和法规

安 全 框 架

临床上激光安全由各层次及多学科负责。医疗机构负责制定适用于控制激光危害的安全管理程序和政策。

国家科学院医学研究所指出："是人都会犯错：应制定一个更安全的健康系统"，安全性被定义为："避免意外伤害"[25]。此外，国家患者安全基金会（National Patient Safety Foundation, NPSF）强调，安全取决于多方面相互合作，而不是个人或设备的问题[26]。手术室激光安全应用的规定指出：需要以团队的方式确保安全操作的实施，并限制供应商的参与（见第 109 章）。

监 管 机 构

多个机构监督制定激光安全使用的规定，尤其是卫生保健部门。国际电工委员会（International Electrotechnical Commission, IEC）是制定标准的主体，特别是在欧洲，但是美国的标准与之相近。国际技术委员会（TC-76）的指南得到众多部门专家的指导[27]。IEC 有关激光的报告是 IEC 60825-8："激光产品的安全——第 8 章：激光产品人体应用安全指南"[28]。

日本的激光指导方针 JIS C 6802:2011："激光产品的安全"，由日本标准协会出版。

美国激光安全指南由美国国家标准协会（American National Standards Institute, ANSI）制定。目前的激光安全指南版本是：ANSIZ136.1—2007[29]，卫生保健的具体指南是：ANSIZ 136.3—2011[30]。医用激光由美国食品和药品管理局（Food and Drug Administration, FDA）根据联邦食品、药品和化妆品条例（FFDCA）第五章 C 节"电子产品辐射控制"的相关规定管理。FDA 的标准（在线）在标题 21，第 1 章 .J.1024.10[31]。FDA 规定使用旧罗马数字 Ⅰ 到 Ⅳ 进行安全分类，包括安全标记和各种安全机制。

除了 FDA，没有其他强制性的联邦机构标准或法规规范医用激光器的临床安全使用，但存在被广泛接受的标准，可自愿使用。某些组织包括 FDA 的放射卫生中心（Center for Devices and Radiological Health，CDRH）、ANSI、职业安全与健康管理局（Occupational Safety and Health Administration，OSHA）、非营利的辐射控制计划专家会议（Conference of Radiation Control Program Directors，CRCPD）同样关注激光的使用安全。许多国家也有各自的规定和准则。FDA 在 1983 年拟定了一套制度，已被几个国家采用和修订[32]。CRCPD 正试图建立一个"国家模式"[33]的标准。

OSHA 是美国工作场所安全和卫生立法的主要机构。目前，OSHA 没有一个全面的激光安全标准，但该组织出版了激光灾害[34]技术手册，由于缺乏恰当的其他安全标准，因而遵循了 ANSI Z136.1—2007 标准。联合委员会（Joint Commission，TJC）[原名医疗保健机构认证联合委员会组织（美国）]将 ANSI Z136.1—2007 与 ANSI Z136.3—2011 作为指南。按照该指南，医疗机构需任命一个激光安全官员（laser safety officer，LSO），受训后管理整体机构内安全项目，包括监控和加强激光危害控制。目前，激光造成患者和工作人员损伤的发生率数据还不完善，但违反安全规定的报告系统是完善的，包括：①要求激光器制造商报告特别的事故或伤害；② 1990 年医疗器械安全法令中，授权临床医师可报告使用医疗设备发生的所有严重伤害。

专业学会组织对如何预防和管理手术室危害有一致声明（见第 6 章）。2008 年和 2013 年，美国麻醉医师协会（American Society of Anesthesiologists，ASA）对与激光有关的手术室火灾的预防和管理提出特别建议（见第 109 章）[35]。

面对医疗中应用激光的潜在风险，应执行州和联邦的安全指南以及社会标准以确保安全监管，设置整体框架以识别和控制激光使用风险，制定有效的安全教育和培训计划，以更好地保护患者、员工和财产。建立安全、依从性高的医疗激光使用系统需要相应的标准和培训。美国激光研究所（Laser Institute of America，LIA）是一个独立的专业机构，与 OSHA[36]同为 ANSI 的秘书机构。LIA 提供会议和培训材料、课程，包括医用激光安全官员证书[37]的证明。

激光风险分类

激光对手术室人员构成安全风险。因为光束是高度准直的，可衰减，极少直接穿过术野或间接反射到术野外。最常见的生物风险是视网膜损伤，因为眼睛的结构可以聚集光束，色素细胞吸收可见波长。长时间、高强度曝光的热效应（即皮肤灼伤）可造成热损害，也取决于附近组织的敏感性。

目前根据 IEC 60825-1 对激光分类是基于安全风险。四种分类包括安全和警告（图 88-5）、培训标准及危险控制。

- **1 类激光器**　即使有光学放大，正常使用下仍是安全的，尽管透镜使能量集中可能造成损害。Class 1M 属弥漫性光束，在放大镜下观察是有害的，若防护完善则无害。
- **2 类激光器**　眨眼反射使眼睛暴露时间短于四分之一秒，因此是安全的。典型的例子是激光指针。只要不使用光学放大镜，2 类激光器是安全的。2 类激光器局限于可见光范围（400 nm 到 700 nm），同时非可见光维持在 1 级水平。对瞬目反射抑制的患者是有害的。
- **3 类激光器**　根据强度分为 2 组。3R 激光的可见光范围是 2 类激光的 5 倍，非可见光范围是 1 类激光的 5 倍。3B 类激光远高于该水平，可直接引起眼损伤。3 类激光器观察不光滑表面的反射是安全的。
- **4 类激光器**　包括高功率激光器，即使弥散反射光也可引起火灾和伤害。

暴露极限的计算很复杂，它决于波长、强度、持续时间和损伤类型（眼睛或热量）。制造商应将医疗激光器合理分类，不随意改变设置并及时维修。前已

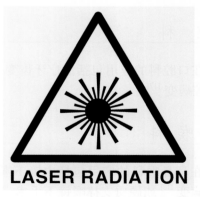

图 88-5　国际电工委员会（IEC）对 2 级和更高级激光的警告标志

提及，美国的医用激光器由 FFDCA 下辖的 FDA 监管。职业暴露极限的设置由 OSHA 根据指南 ANSI z136.1—2007 制定，视网膜最大允许暴露（maximum permissible exposure，MPE）取决于波长和曝光时间。

与美国的安全法规一样，许多现存的设备仍使用旧的分类方案（ANSI Z136.1 或 IEC 825）。罗马数字 I 至 IV 大致与当前的分类对应，分类如下：

- **I 类激光器**　任何情况下都是安全的。几乎所有激光器（例如 CD 播放机）的功率均非常低。
- **II 类激光器**　因为存在眨眼反射，所以是安全的。眨眼反射使可见光范围激光的暴露水平小于四分之一秒。能量高达 1 毫瓦。
- **IIa 类激光器**　长达 1000 秒连续注视都是安全的。
- **IIa 类激光器**　视觉暴露短于 2 分钟是安全的。放大时可能不安全。能量高达 5 毫瓦。
- **IIIB 类激光器**　短暂暴露也会引起视网膜损伤，间接反射应该是安全的。需要戴激光护目镜。能量高达 500 毫瓦。
- **IV 类激光器**　能量超过 500 毫瓦。很容易造成眼损伤或烧伤。即使从不光滑物体的表面反射也会造成损伤。

修订的 ANSI Z-136.1—2007 指南使用 IEC 1 到 4 分类。ANSI Z-136.1—2007 指南中，3B 类和 4 类激光的管理包括核心控制、远程联锁连接器、报警系统（音频警告）、窗口保护、护目镜、培训及激光安全官员的监督（表 88-1）。

特定的激光危害

激光具有临床价值同时也威胁到患者及工作人员的安全。风险分为三类：①大气污染，②气体栓塞，③能量异位传送。

为评价相关的安全风险，来自激光安全数据库对泌尿系统损伤的回顾指出，46% 的损伤为机械损伤（如光纤维断裂），其次是包括永久性失明的眼损伤。其中 7 例死亡，3 例输尿管穿孔，4 例气体栓塞[38]。该组手术人群并未描述有气道着火。

大气污染：激光烟雾

激光手术中组织破坏会产生微粒气溶胶和烟雾的混合物。研究证实烟雾中包含复合物和有毒气体，如多环芳烃碳氢化合物、氰化氢、甲醛、苯和细胞成分

（死的和活的）[39-40]。微粒（直径 0.1~0.8μm；平均 0.31μm）和燃烧产物很容易扩散至整个呼吸道内。动物实验表明烟雾与吸入性肺损伤有关，可造成纤毛功能降低、气道炎症、间质性肺炎、毛细支气管炎和肺气肿[41-43]。

激光烟雾在体外具有致突变、致畸作用。CO_2 激光对 1g 组织产生烟雾的致突变作用相当于吸入 3 支未过滤的香烟。这种烟雾毒力是高频电刀的一半，但高于 Nd:YAG 激光[44]。

尽管尚存争议，但激光烟雾具有向大气中释放活性微生物[45-47]的可能，但研究并未发现足够依据证明这一危害[48]。已从尖锐湿疣和皮肤疣[50]患者的烟雾中检出人类乳头状瘤病毒（HPV）[49]的 DNA，但转移至人的证据仍不充分。OSHA 通过网站声明"没有任何传染病可以通过手术烟雾传播"（见 OSHA 网站关于激光 / 电外科学烟雾的声明：https://www.osha.gov/sltc/laserelectrosurgery plume/）。关于激光烟雾中 HPV 感染性的文献评价较为矛盾并且数量不足[51]。外科烟雾可通过三条途径接种牛乳头状瘤病毒（BPV）DNA，产生牛纤维瘤[52]。另有研究表明，激光烟雾中虽有活性粒子，但对敏感细胞没有传染性[53]。喉乳头状瘤激光外科发展的调查发现，激光治疗后医师与患者具有同样的 HPV 血清型病变[54]。最近报道了 2 例外科医师使用激光后由 HPV 诱发的气道肿瘤[55]。外科医师治疗乳头状瘤和尖锐湿疣的 HPV 感染率与一般患病率基本相当[56]。电外科手术烟雾中未检测出人类免疫缺陷病毒（HIV）[57]，CO_2 激光烟雾中只发现无感染性 DNA 片段[58]。

烟雾清除器置于手术部位 1cm 内，99% 都是有效的[59]。因此，OSHA 强烈推荐在手术室使用烟雾清除器。美国疾病预防控制中心（The Centers for Disease Control and Prevention，CDC）指出手术室吸引系统不能替代烟雾清除器[60]。另外，高效面罩（干燥的）可使吸入颗粒直径下降到 0.3~0.1 μm。但是，病毒颗粒因太小而无法被过滤，标准外科口罩可过滤的最小颗粒为 3μm。

气体栓塞

Nd：YAG 激光可导致静脉气体栓塞。具体而言，激光的气体冷却剂是气体栓塞的来源。宫腔镜手术使用 Nd：YAG 激光器时，冷却剂引起的宫腔膨胀可导致意外死亡[61]。还有一例石英光纤（有同轴冷凝气体）导致的大量的、致死性气体栓塞的报道[62]。液体（生理盐水）冷却剂是宫腔镜手术时更安全的选择，但

表 88-1　各类激光操作的安全建议

所需细节	分类						
	1 类	1M 类	2 类	2M 类	3R 类	3B	4 类
激光安全员 10.1	不需要，建议应用时可直接观看激光束				可见的辐射不需要，不可见的辐射需要	需要	
远程联锁 10.2	不需要					连接到房间或门电路	
关键控制 10.3	不需要					不使用时拔除钥匙	
光束衰减器 10.4	不需要					使用时，防止无意的曝光	
发射指示装置	不需要				激光为不可见波长的光提供能量	激光有能量	
警告标志 10.5	不需要					对警告标志要留心	
光路 10.6	不需要	1Ma 与 3B 级一样	不需要	2Mb 与 3B 级一样	在有效长度的末端解除光束		
镜面反射 10.7	没有要求	1Ma 与 3B 级一样	没有要求	2Mb 与 3B 级一样	防止意外的反应		
眼镜保护 10.8	没有要求				若工程和管理程序不可行或 MPE 超出规定，则需要		
防护服 10.9	没有要求				有时需要	特别要求	
培训 10.10	没有要求	1Ma 与 3R 级一样	没有要求	2Mb 与 3R 级一样	所有操作和维修人员均需要		

注：本表仅提供了预防措施的概括，完整预防措施的标准见正文。*From IEC 60825-1:1993+A1:1997+A2:2001 Safety of laser products, p. 108*

会造成液体过量[63]。如果必须要用气体冷却剂，CO_2 比氮气或空气危害更小。静脉气体栓塞在其他情形下也会发生，如使用 Nd：YAG 激光[64-65] 治疗气道肿瘤[66]、腹腔镜手术、应用 CO_2 激光行鼻内手术[67]。持续气道 CO_2 监测可能会有助于栓塞的监测。在 CO_2 气腹行腹腔镜手术时应使用过度机械通气促进吸收的 CO_2 排出，头低体位，同时必须警惕潜在肺水肿的风险。

能量异位传送

目前所用的医疗激光均可在空气中传播，具有不衰减性和破坏性。如果靶向目标不准确，可导致患者、手术室工作人员伤害以及财产损失。激光束的无意照射、反射和散射均可引燃各种易燃物品（例如，手术单、塑料气管导管、皮肤表面贴膜）。

组织和血管穿孔

脱离目标的激光可能意外击穿内脏[68-69]或大血管（血管直径大于 5mm 时不易被烧灼）。喉部手术术后有发生气胸的报道[70]。值得注意的是，使用 Nd：YAG 激光时，无法即刻精确评估损伤深度，直至术后数天水肿和坏死明显时才发现穿孔和出血。

眼外伤和眼保护

激光光束由于准直性、连续性和高能量的特性，可导致与传统光源不同的安全隐患。损伤程度取决于激光强度、时间和激光器类型。眼损伤部位取决于波长。可见光和近红外激光（400 ~ 1400 nm）会损伤视网膜。氩、钾 - 钛磷酸盐（KTP）Nd：YAG 及红宝石激光器可导致永久性视网膜损伤[71]。紫外线和红外线激光可被眼球前结构吸收。CO_2 激光器的红外线能量会导致角膜和晶状体损伤[72]。大功率的激光器会在几分之一秒内造成永久性眼损伤。

瞬目反应太慢，不足以避免激光眼损伤。带侧翼的护目镜、适当的过滤器和光密度（适用于所用激光器）对手术室人员的安全是必需的。非手术侧眼睛应用盐水浸泡过的不透明材料或金属贴膜覆盖[73]。CO_2 激光器发出的远红外线不能透过任何透明玻璃或塑料透镜。普通眼镜有贴膜，可以充分保护眼睛，但隐形眼镜不能。由于激光器的能量各不相同，需要特定颜色的防护镜片。Nd：YAG 激光器配绿色护目镜（不利于评估皮肤颜色和识别显示器），或过滤镜头（Nd：YAG 保护玻璃镜片；外科激光技术，Malvern，PA），对近红外线有一特殊的不透明涂层。氩气或氪激光器需要橙色护目镜，KTP Nd：YAG 激光器需要红色滤光片。不恰当佩戴护目镜无法产生保护作用。进手术室前必须正确佩戴护目镜。使用激光器过程中透光窗户必须遮盖，按照 ANSI Z136.3—2011 的要求张贴警示标志（见第 84 章）。

激光护目镜

激光防护镜需要与 3 级或 4 级波长的频率相匹配，同时要有清晰的视野以确保医疗安全。有些情况下，还需看清不同波长的微弱瞄准光束。IEC 60285-8 建议远程视频观察可替代防护眼镜，只要没有光纤断裂或直接暴露意外发生。

激光防护镜一般标明波长、衰减分贝（dB）或光密度（optical density，OD）。Nd：YAG 激光器在 1064 nm 波长下 OD 6 表明能量传递以 10^{-6} 的速度衰减。应计算所需的光密度使最大可发射（maximum accessible emission，MAE）能量低于 MPE。不幸的是，护目镜本身可能无法承受激光攻击[74]。

EN-207 是更严格的 IEC 标准[75]，不仅包括滤过的程度也包括护目镜本身对激光的抵抗及再辐射能量。EN-207 标记包括 L 号，即最大容许功率（L1 ~ L10）和 DIRM 调节器：

标记	模式
D	连续波（CW）
I	长脉冲 >1μs
R	短脉冲 1ns ~ 1μs
M	飞秒 <1ns

EN-207 中有功率限制和不同的操作模式（DIRM 如上表中所示），还有波长范围（180 ~ 315 nm，315 ~ 1400 nm，> 1400 nm）。

手术室火灾

火的点燃与蔓延需要三组分：火源、燃料和氧化剂。该三要素（图 88-6）在手术室无处不在，且在激光手术中彼此非常接近。激光器是高效和快速的火源[76-77]。鉴于安全的考虑，激光使用者需详细了解相应的标准和规范。正确使用易燃物品，使用 21% 的氧气（空气）作为主要氧化剂[78]。在条件允许时，尽量使用较低浓度的氧气。氧化剂浓度高时着火可能性增大。目前普遍应用的氧化剂有两类：氧气和氧化亚氮（N_2O）。麻醉医师和激光操作人员必须共同努力，以确保在激光使用的关键步骤尽可能降低氧浓度（FiO_2）。手术室易燃物品包括 ETT、塑料制品、手术单、洞巾和酒精溶剂。有时头发和皮肤软膏也可着火，因此，需提醒患者做好术前准备，包括清除面部化妆品及整理头发。

火灾固然可怕，但美国每年手术室火灾的实际发生率依据不同报告差异很大，并无准确数值。独立的非营利紧急医疗研究机构（Emergency Care Research Institute，ECRI）估计每年有 550 ~ 650 例手术火灾，仅占 65 000 000 例年手术总数的极小部分。此外，ECRI 指出，手术火灾主要发生在气道（34%）和头面部（28%）[79-80]。TJC 报告手术室每年发生 20 ~ 30 例火灾[81]。一份 1984 年的报告报道了上千例与 CO_2 激光手术相关的并发症，气道着火的发生率是 0.14%[82]。

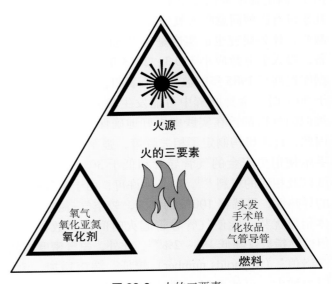

图 88-6　火的三要素

估计气道激光手术导致气管导管着火的发生率可能高达 0.5%～1.5%[83-84]。激光光束直接或间接照射 ETT 导致的手术火灾是内镜气道激光手术最常见并发症[85]。手术区域飞溅的组织颗粒可引燃气管导管[86]。2011 年发布的耳鼻咽喉部手术调查显示，27 例气道和气管内镜手术着火案例中，26 例由激光引起，15 例引燃了气管导管，其中 7 例次吸入氧浓度为 21%[76]。100 例耳鼻咽喉部手术火灾中，电手术引起的占 59%，激光引起的占 32%，光束引起的占 7%。氧浓度过高占 81%；31% 由气管导管引起[87]。

吸入氧化剂和手术室火灾

使用激光时必须考虑吸入的氧化剂浓度。氧化剂浓度较高时容易起火，燃烧更强烈，无论使用氧气或 N_2O 都有可能发生。N_2O 使用的相关风险并不明显，在静息状态下，N_2O 不产生活性氧。当两种气体同时使用时，氧气分析仪发现氧气能稀释 N_2O 浓度（同时吸入氧分数降低）。但 N_2O 容易分解，释放热量和活性氧。因此，氧气和 N_2O 混合物发生火灾的风险性与 100% 的氧气是等同的。最新的 2013 ASA 关于预防和管理手术室火灾的公告指出，ASA 的大多数成员认为[35]："……强烈同意：考虑到发生火灾的高风险性，应避免设备中使用 N_2O。"

吸入氧浓度低时，不燃烧的材料在加入氧化剂时会强烈燃烧。随着环境温度的增加，满足燃烧的吸入氧分数会降低。环境温度较高时，即使氧浓度低至 14%～16%，也会发生燃烧（国家消防局 921 火灾指南和 1998 年爆炸调查）[88]。2013 ASA 实践公告中没有给出高风险火灾操作中允许的最大吸入氧分数，但指出："满足临床最低使用限度……""……以防缺氧"。几乎没有医师同意吸入氧分数大于 0.4 或 0.5 时可使用激光，体外研究也证实这是相当危险的。对高风险设备，吸入氧分数应小于 0.3。2013 年 ASA 终审索赔数据库追溯至 1985 年的数据分析表明，当吸入氧浓度大于 30% 时，全身麻醉中可能发生激光火灾[89]。许多类似的分析都旨在实践中更好地确保患者的安全[90]。因此，许多机构制定了相关政策，强制所有口腔激光手术使用更安全的气管导管和低于 30% 的吸入氧浓度以及相应的材料[91]。如条件许可，由于氦气有较高的导热性，可稀释 100% 的氧气，较空气-氮气混合气体稍显优势，能使气管导管起火时间延迟数秒[92-93]，但可燃指数仅降低 1%～2%[94]。此外，氦气密度较低，雷诺值*（Reynolds number）较低，湍流增加，流动阻力增大，可使用较小型号的气管导管[95-96]。最后，

降低吸入氧浓度并不能立即降低气道内氧浓度，直至呼出气氧浓度降低方可起到保护作用，在新鲜气流量较低时这一过程常需数分钟[97]。

监测麻醉和手术室火灾

手术火灾在麻醉性监护的常见损伤中高居第二位[98]。上半身手术麻醉期间手术室常是富氧环境，存在诱发火灾的极高风险，着火所需的基本要素——火源、燃料和氧化剂均已具备[99]。因此，2009 年 ECRI 和麻醉患者安全基金会（Anesthesia Patient Safety Foundation，APSF）发布了上身手术氧气管理指南[80]。建议当存在可燃材料时，使用面罩或鼻导管等开放输氧时不得使用高浓度氧气。自主呼吸患者，无论是否镇静，需要吸入氧气以维持正常血氧饱和度时应使用 ETT 或喉罩（laryngeal mask airway，LMA）确保气道安全[100]。理论分析认为，高浓度氧比空气重，易在面部和上半身积聚导致手术单和洞巾起火[101]。

如果不采用全身麻醉，氧气的补充目标是在维持正常血氧饱和度的前提下，尽可能吸入低浓度氧气。在开放吸氧装置中，仅简单地降低纯氧的流量并不能很好地控制输出的氧气分数。如预先将氧气与空气配比，将会达到较好的效果[102]。可选择使用文丘里面罩[103]。ECRI 推荐使用氧气混合器或三种气体有一个共同出口的麻醉机[80]。要将面罩或鼻导管连接到呼吸回路，需用 5mm 的接头连接到 Y 型回路[100]。应考虑应用一种器具收集手术区域积聚的多余氧气[104]。

全身麻醉和气道火灾

气道内或气道周围手术时，麻醉医师和手术医师的协作很必要，是否需要插管、导管类型、供氧计划以及通气模式的选择等都需协商。计划插管时需选择各种插管用具，包括气管导管和喷射通气导管。一些给氧通气策略包括：选择带或不带套囊的 ETT，在拔除气管导管以利于手术野的暴露时使用皮囊呼吸器给予持续通气或间断通气，喷射通气时选择声门上或声门下置管。此外，麻醉药的选择也必须考虑。常选择七氟烷保留自主通气[105]；但使用喷射通气时，挥发性麻醉药不能可靠地输送给患者，会造成手术室污染。最后，虽然目前使用的挥发性麻醉药在临床应用浓度不可燃、不爆炸[106]，但暴露于明火时，有可能分解为潜在毒性成分[107]。因此，ANSI Z136.3—2011 标准谨慎建议在气道激光手术中不要使用挥发性麻醉药。

气管导管着火会加重患者损伤，需要迅速采取

纠正措施。在适当的条件下，如果管理得当，点燃的气管导管不会造成很大的危害。然而，灾难性的损伤也会发生[108-109]。如果点燃的火焰烧透了气管导管引燃导管内的氧化剂，气道就会产生吹风样的火焰（图88-7），也会对远端气道产生热损伤。此外，完全或不完全的燃烧产物、燃烧的碎片、颗粒物、有毒气体和化合物会造成更多的损伤。

最新的 2013 ASA 实践咨询强烈建议，在气道附近使用激光时，"应使用激光防护气管插管（导管），导管的选择应适用于手术操作和激光类型……"；如果要使用带套囊导管，套囊内应尽可能充满生理盐水而不是空气[35]。亚甲蓝染色盐水有助于快速识别套囊破裂[110]。管道附近或声门周围放置浸水海绵可起到额外的保护作用。这些海绵可封闭套囊漏气，避免氧气溢出声门；防止气管导管遭到激光破坏。

气管导管组分及燃烧相关特性

标准的聚氯乙烯（PVC）、红色橡胶以及硅胶气管导管在气道附近的激光手术中是必备物品，但都是可燃的，需要采取保护措施。对它们的不同特性、对不同激光的反应性及其燃烧产物已做了相关研究。研究表明，聚氯乙烯易吸收远红外光且易受 CO_2 激光的影响。Smith 和同事证实，使用 5 W 的 CO_2 激光时，聚氯乙烯气管导管在 100% 的氧气中极易快速燃烧（小

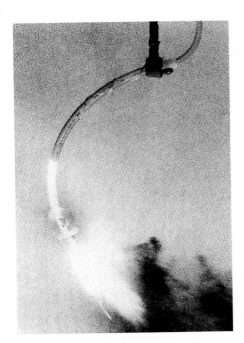

图 88-7　气管内导管吹风样火焰 (No authors listed: Airway fires: reducing the risk during laser surgery, Health Devices 19:109, 1990.)

于 2s）。Ossoff 等[111]对比了狗吸入 1% 氟烷、70% 氧化亚氮和氧的混合气维持麻醉中，PVC、橡胶和硅脂气管导管着火后对气道急性损伤的程度。PVC 导管点燃后猛烈燃烧，导致广泛的含碳物质沉积和明显的气管溃疡和炎症。红色橡胶导管不易点燃，燃烧后产生很少的碎屑和较轻的炎症。硅胶气管导管最不易点燃，但会产生大量白色二氧化硅灰尘，有可能导致硅肺。其他研究[82, 112]也有类似的发现，但 Ossoff[92]发现红色橡胶气管导管较硅胶导管点燃慢。

另一方面，Nd：YAG 和可见激光的能量不易被透明聚氯乙烯气管导管吸收；然而，如果有其他情况（如血液、组织、气管导管表面的字迹）破坏导管的透明度，能量会被吸收从而使气管导管处于易燃的高风险状态。1991 年的一项研究中，70 W Nd：YAG 激光及 100% 氧气，连续照射导管透明部位 1 分钟，并不会对 PVC 导管造成任何损害。但是，当照射有标记的气管导管部位时，2.6 秒即发生燃烧；当照射有血液或黏液的部位时，点燃时间短于 6 秒[113]。该研究组和其他研究结果证实，三种常用的气管导管材料——聚氯乙烯、红色橡胶、硅胶，当暴露于 Nd：YAG 激光时没有一种是安全的[114-115]。

耐激光气管内导管

自 20 世纪 70 年代开始，保护气管导管免受激光损害的策略已经展开。标准的 ETT 需要采用保护材料以提高耐火性，或者使用具有保护性外层的耐激光气管导管（LRTTs）。每当使用激光时，必须考虑气道着火的风险，对任何可预见的着火可能都必须采取适当的预防措施。

防止气管导管（EET）激光损伤的首要方法是用抗激光材料自行包装。抗燃、光滑、柔韧的各种条带，如铝、铜箔及金属涂层的塑料等都经常用到。这些材料在商店和市场均有售，且已证实可减缓激光燃烧[116-117]。

虽然旧的医学文献支持使用金属条带制作 LRTT，但使用者应知晓 FDA 并没有批准过该做法。从业人员手工缠绕金属条带需承担较大责任和患者安全风险。即使是 FDA 批准的 Merocel 激光防护条带，由于需求量不多已不再销售。

FDA 批准的 LRTTs 市场有售。这些 LRTTs 有不同的设计和用途。其中一些产品已退出市场，包括 Norton、Xomed 激光盾和 Bivona Fome-Cuff 气管导管。激光盾在发生 3 例气道着火、其中 1 例死亡后被禁用[118]。Medtronic 激光盾（Medtronic ENT, Jacksonville, Fla）Ⅱ型气管导管是 Xomed 导管的新版本。其

他目前可用的 LRTTs 包括 Sheridan Laser-Trach (Hudson RCI/Teleflex/Medical，Research Triangle Park，NC)，Rusch Lasertubus (Teleflex/Medical，Research Triangle Park，NC)，以及 Mallinckrodt Laser-Flex，现在的品牌是 Covidien Laser Oral/Nasal Tracheal Tube Dual Cuffed Murphy Eye (Covidien，Mansfield，Mass)。

目前可用的 LRTTs 是由金属材料制成或是采用表面金属镀层的非金属管芯导管。非金属管芯 LRTTs 如：① Medtronic Laser- Shield Ⅱ，主要用于 CO_2 和 KTP 激光，由硅胶管包绕铝条带外覆氟塑料层制成。这是一种单套囊 LRTT，在未覆盖金属箔膜的硅胶弹性套囊中有干性亚甲蓝指示剂。覆盖层可承受（在体外）35000 W/cm^2 的 CO_2 激光能量或 11000 W/cm^2 的 KTP 激光能量 3 分钟。在实验室测试中，20 W 的连续激光束照射可气化氟塑料薄膜，但是套囊以上部分没有穿孔或点燃[119]。管道表面的血液没有导致着火或烧穿，即使测试功率增加到 38 W[120]。② Sheridan Laser-Trach，也是用于 CO_2 和 KTP 激光的气管导管，红色橡胶管外覆铜箔，套囊不受保护。当暴露于 40 W 的连续 CO_2 激光时，套囊以上部分会在 60 秒内穿孔，高能量的 Nd：YAG 激光器照射时很容易点燃[121]。③ Rusch Laser tubus，适用于所有医用激光器。具有柔软的白色橡胶中央管，"由波纹铜箔和吸水海绵加强"（产品信息提供：厂家 Teleflex Medica），配备"囊套囊"系统。Teleflex Medica 公司的试验证实，暴露于 20 W 的 CO_2 激光器 40 秒时管道的完整性不被破坏。在独立测验中，套囊上部可耐受 25 W Nd：YAG 激光器以及 75 W CO_2 激光器 90 秒照射[122]。

Covidien 激光口/鼻双套囊气管导管是另一种金属 LRTT，用于 CO_2 和 KTP 激光器。具有柔韧的不锈钢管体和两个独立的套囊。套囊以上管体可承受 69 W CO_2 激光 1 分钟。不能承受高能量的 Nd：YAG 激光[123]。38 W CO_2 激光照射时，干燥管体有四分之一机会被点燃，如果表面污染血液，管体会被立即点燃。

所有 LRTTs 只能耐受激光损伤。没有任何管道，无论是有金属包膜的还是纯金属的，在任何情况下都是绝对安全的，所有带套囊的 LRTTs 其套囊和管端均易受损。手术室使用 LRTTs 并不能放松警惕性和严密保护。

气管导管套囊的保护

ETT 和 LRRTs 的高容量、低压力套囊是弹性薄膜塑料，被激光误照射可导致套囊破裂。若未及时识别，高浓度氧气流可泄露到手术区域，当使用激光器时，有发生气道火灾的风险。与已经不再使用的 Bivona Fome 套囊不同，现在的套囊在破裂后不能保持膨胀。如果预计在气道附近应用激光，实施如下的套管保护是非常重要的：①套囊充满生理盐水。一旦套囊破裂可熄灭小火。更新的 2013 ASA 操作建议中，大多数成员和顾问同意："使用激光器时气管导管的套囊应尽量用生理盐水而不是空气充填[35]。"②将套囊里的盐水用亚甲蓝染色作为套囊破裂的早期标记[35]。③套囊尽可能远离激光使用位置（在气管远端）。④用湿棉纱布或海绵覆盖暴露的套囊。这些措施的作用已在 CO_2 激光得到证实[124-125]。

喷射通气

为获得最佳手术条件，常使用喷射通气创造无阻碍气道，可通过声门上（不需要气道器具）或声门下柔性小口径喷射通气管进行。伯努利原理阐明了该通气模式虽然通气量较小，却能满足氧合和通气的机制。喷射通气用高压气源输送高速气流，在气流周边形成低压环境并裹挟周围气体，这些气体与高速气流一起为患者输送大量氧气。由于该通气方式有可能增加气道手术时激光烟雾中一氧化碳的吸收，但 Goldhill 等[126]证实 Nd：YAG 激光支气管镜时喷射通气不增加血中碳氧血红蛋白浓度。

喷射通气在正确使用和安全预防下，气压伤、气胸及皮下气肿等并发症很少发生。需关注的是激光切除喉乳头瘤时喷射通气可能导致病毒向远端支气管播散。虽然 Shikowitz 等[127]在 96 例激光手术中并未发现这方面的证据，但是 Cozine 等在一项 15 701 例气道手术的多中心调查中证实，喷射通气比标准气管导管通气有较高的通气并发症发生率（图 88-8），唯一的死亡病例由气管导管着火引起。其结论是激光手术中没有单一通气模式具有明显优势[128]。

声门上喷射通气时间歇气流通过小金属管如通气型支气管镜通气或者 12 号粗针喷向声门[129-130]。回顾 942 例显微喉镜中喉内喷射通气的应用，只有 4 例发生并发症[127]。声门上喷射通气的优势是不使用易燃材料。但是，富氧气体可以来回流动，切除部位氧浓度较高，有发生火灾的相关报道[131]。

声门下喷射通气对导管有一些选择。不可燃的刚性金属导管虽不易燃烧但给外科医师造成累赘。非金属导管的应用必须仔细考虑。激光喷射导管如聚四氟乙烯管（Acutronic Medical Systems，Hirzel，Switzerland）和 Hunsaker Mon 喷射管（产品 7080100，Medtronic ENT，Jacksonville，Fla）不易燃烧，但可

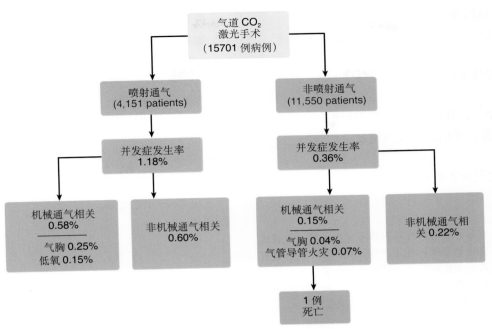

图 88-8　气道激光手术并发症。气胸常见于喷射通气，但潜在的致命性气道火灾发生于气管内插管 *(Data from Cozine K, Stone JG, Shulman S, et al: Ventilatory complications of carbon dioxide laser laryngeal surgery, J Clin Anesth 3:20-25, 1991.)*

被 CO_2 激光冲击变形或破裂[132]。

　　为进一步减少通气设施对外科手术区域造成的阻碍，也许所有的设施都应移除而给予自主通气或间断呼吸暂停，经鼻或支气管吸入挥发性麻醉药[105, 133] 或静脉注射麻醉药[100, 134] 实施全身麻醉。另一常见的技术是适当过度通气，间断拔出气管导管创造 90 ~ 120s 的激光使用时段[135-136]。脉搏血氧饱和度一定程度上可增加安全性。

其 他 考 虑

　　尽管并非特异地发生于气道内激光治疗，但在气管插管和使用喉镜支架时常出现迷走神经高反应性。应立即识别和处理，取出支架并必要时静脉注射抑制迷走神经的药物。气道精细激光手术常需神经肌肉深度松弛。小细胞癌和其他气管内肿瘤可合并类癌综合征，可延长神经肌肉阻滞药物的代谢[137]（见第 52 和 53 章）。

气道及患者体表的其他火灾

　　有起火征兆或火灾发生时，必须及时快速响应。一旦发现着火的早期迹象，需立即通知手术室所有人员并进行全面检查。起火的可疑迹象包括气味、声音、坠落、布料的异常抖动、闪烁及材料变色。清醒患者

感到不适、烦躁、在手术台上扭动等可能是重要信号。如果发现了火灾，根据现行的 ASA 手术室火灾管理操作意见，应该立即发出警告，终止手术操作，启动火灾处理程序。

　　ASA 手术室火灾管理操作意见和 ECRI 在处理手术患者气道和其他火灾的主要步骤几乎相同[35, 80]。（见 ASA 手术室火灾规则相关文件）[35]。要点如下：

　　气道火灾：

1. 拔出气管导管或撤离呼吸回路。灭火后检查。
2. 中断气道气流（考虑断开回路）。
3. 清除气道内所有易燃及燃烧物。
4. 气道内注入盐水或水（灭火并组织降温）。

　　非气道火灾：

1. 中断气道内气流。
2. 去除患者的敷料、易燃及燃烧物。
3. 扑灭任何火点。

　　气道火灾扑灭后：

1. 重新面罩通气，避免使用氧气或 N_2O。
2. 检查气管导管完整性，避免碎片遗留在气道内。支

气管镜评估损伤并去除异物。

3. 评估患者状况 *，并制订后续治疗计划。

非气道火灾扑灭后：

1. 评估患者状况 *，并制订后续治疗计划。
2. 如果没有插管，评估烟雾吸入情况。

如果第一次灭火不成功：

---

* 评估也包括其他专业的参与。外科医师可行支气管镜检查或支气管肺泡灌洗。重新插管或行气管切开。胸部摄片。热量或烟雾或两者同时吸入会造成肺损伤，可能延长气管插管和机械控制通气时间。需要湿化气道、检查支气管镜，处理一氧化碳或氰化物毒性。专家会诊评估体表烧伤并制订治疗方案。

1. 使用二氧化碳灭火器。
2. 如果火势持续，那么：
   a. 启动报警系统。
   b. 如果可行，遵照相关程序撤离患者。
   c. 关闭手术室门。
   d. 切断手术室医疗气体供应。

参 考 文 献

见本书所附光盘。

第 89 章　日间（门诊患者）手术的麻醉

Ian Smith • Mark Skues • Beverly K. Philip

阎文军 译　熊利泽　侯丽宏 审校

致谢：作者和出版商感谢 Paul F. White 和 Matthew R. Eng 博士在前版本章中所作的贡献，他们的工作为本章节奠定了基础。

要 点

- 日间手术量正在持续增长，其主要原因是微创手术的开展、患者意愿和准备的完善及诊室手术的不断扩展。
- 日间手术几乎没有绝对禁忌证。年龄、体重指数或 ASA 分级等不应成为日间手术的排除指征。
- 对患者有效的术前评估和准备是必需的，这是保证日间手术安全、高质量和效率的基础。
- 各种麻醉药物和技术均可应用于日间手术。为了实现高质量快速恢复和副作用最小化，最重要的是经验和注重细节处理。
- 脊髓麻醉能够扩大适合行日间手术的患者和手术类型的范围，但这一麻醉方式需要使用小剂量布比卡因复合阿片类药物或短效局部麻醉药物以避免恢复延迟。
- 镇静技术适用于在医院、诊室或偏远地区进行的各类手术，但镇静并不比全身麻醉更安全，它需要给患者提供与全身或区域麻醉的患者同样标准的医护人员、监护及围术期护理。
- 应用局部或区域麻醉复合对乙酰氨基酚、非甾体消炎药物进行多模式镇痛，可有效缓解疼痛。阿片类药物需求的减少降低了不良反应的发生率和强度。
- 预防性抗呕吐治疗应基于患者个体风险。对于出现并发症概率高的患者和手术，需要多模式抗呕吐方案。
- 患者离院时应以书面形式告知术后护理、恢复正常活动、随访评估和联系电话等事宜。告知书中必须包括危险症状的早期表现和能采取的适当措施。
- 日间手术因不良事件和并发症少而受到患者的欢迎。最大程度降低术后恶心呕吐的发生是日间手术和麻醉成功的重要组成部分。

日间手术起源于苏格兰的格拉斯哥市，1898 年至 1908 年间 James Henderson Nicoll 完成了近 9000 例儿童日间手术，近半数患儿年龄低于 3 岁[1]。与当时主张手术后长时间卧床休息的主导理念相反，Nicoll 鼓励术后早日活动及回家，并由护士进行家庭随访，以降低交叉感染率、克服医院床位不足和经费短缺的问题。数年后，Ralph Milton Waters 在爱荷华州的苏城开办了市区麻醉诊所，允许成人患者在困难拔牙、脓肿引流或轻微骨折复位几小时后回家[2]。之后日间手术发展缓慢，直到二十世纪中叶，长时间卧床的危险和短期住院的经济优势开始被人们所认识。首批基于医院的日间手术室出现于 1951 年的密歇根大急流城、1952 年的加利福尼亚州洛杉矶，及 1969 年英国伦敦的哈默史密斯医院[3]；与此同时，第一个独立的日间手术中心在亚利桑那州凤凰城成立[4]。紧接着，在 20 世纪 70、80 年代，有许多独立日间手术中心在美国北部地区出现。

随着 1984 年日间手术麻醉学会（Society for Ambulatory Anesthesia，SAMBA）成立[5]和 1989 年英国日间手术协会成立，日间手术麻醉作为公认的亚专科得到发展。它们和其他的 9 个国家级学会在 1995 年共同形成了国际日间手术协会（International Association for Ambulatory Surgery，IAAS），一个致力于日间手术国际化发展的庞大组织。

日间手术已经远远超出对健康患者进行简单手术的范畴。目前，许多大手术可以采用日间手术，而且这类患者常有复杂的并存疾病。正如越来越多的微创外科技术出现一样，优良的麻醉与镇痛药物使麻醉不良反应降至最低，并有利于术后恢复。同样重要的是理念的改变，它对过时且保守的医疗实践以及要求患者住院的做法提出了挑战。在美国，日间手术现在在所有的择期手术中占到了约 80%[6]。虽然不同手术的日间化比率在欧洲的不同国家之间有所差异，但在英国和其他许多国家，日间手术也在择期手术中占有相当大的比例[7]。

定　义

虽然日间手术被广泛应用，但其精确定义在不同的国家和卫生体系中并不相同。为保持一致性，我们采用 IAAS 的共同创始人提出的定义："日间手术是患者在有计划的非住院情况下进行检查和手术，恢复时依然需要医疗机构。整个过程不需要在医院过夜"[8]。这个定义要求对患者的管理从开始就要计划手术当天离院，入院、手术、离院都在一天内完成。定义中强调计划概念，是为了确保不会让计划住院的患者当日离院，因为该类患者不具备高质量日间手术所应有的准备工作与必备条件。

短期停留手术包含了日间手术的所有原则，还包括术后在医院过夜。这可能是因为严重的合并症、缺乏社会支持、手术范围大或手术太晚而不能当日离院。短期停留手术与日间手术的目的相一致，即尽可能地降低对患者的生理干扰，从而改善恢复质量，缩短医院停留时间；它们的围术期管理也相似，所以本章节包含了短期停留手术的内容。

日间手术的优点

实施更多日间手术的主要目的是通过减少组织创伤，最大程度减少不良事件的发生并促进恢复；给予有效的术后镇痛，恰当的术后注意事项告知和术后支持，使患者获得高质量的医疗。患者赞同更高效的手术安排，不需要住院，在熟悉的家庭环境中进行舒适便捷的恢复。日间手术具有经济优势，可免除住院过夜的相关费用。在美国和英国，不论医院停留时间的长短，符合行日间手术指征的手术所获得的费用是相同的（分别来自于保险公司和地方预算单位）。因此，如果患者在医院过夜，额外的费用则由医疗机构承担。目前在英国，有少数手术如果按照日间手术实施，会给予更高一点的资金[9]，以激励优化医疗，为这种重新设计的医疗行为提供资金。

日间手术机构

在美国，美国麻醉医师协会（American Society of Anesthesiologists，ASA）制定了日间手术机构指南[10]，其中包括遵守地方规定、人员要求和最低设备标准。医疗质量标准的制定和实施受到政府监管、许可或认证。在美国和加拿大，医院内的日间手术机构需要联合委员会（The Joint Commission，TJC）、挪威船级社（Det Norske Veritas，DNV）和医疗机构认证规划（Healthcare Facilities Accreditation Program，HFAP）认可。日间手术中心和诊室手术场所需要日间医疗认证协会（Accreditation Association for Ambulatory Health Care，AAAHC）、美国日间手术机构认证协会（American Association for Accreditation of Ambulatory Surgery Facilities，AAAASF）或 TJC 认证。在美国，除了接受上述组织机构的认证决定外，医疗保险与医疗补助服务中心（Centers for Medicare & Medicaid Services，CMS）还有自己的检查程序。

日间手术机构的构建模式多样。其中一些是专门为日间手术设计的，其他一些是利用现有设施改造而成。日间医疗服务机构因国家而异，但大致可分为 4 种医疗模式，每种都有自己的优点和缺点[11]。

院内整合模式

最简单的日间手术模式是与住院患者共享手术设施，但术前准备和术后恢复的区域是独立的。这种模式以前被认为是效率低下的，为了保障更多住院患者的大手术或急诊手术，可能将日间手术延迟，甚至取消。但是通过给日间手术设定明确的手术日期，使用严格的诊疗流程，院内整合模式的效率几乎与独立的日间手术中心相同[12]。这种设计是非常灵活的，允许日间和住院手术比例每天变化；并且，当日间手术增加一些新病种时，不需要将手术室所有设备和技术再复制一套给独立的日间手术机构。当日间手术增长时，扩大术前和术后区域面积的费用也相对低廉。

院内独立模式

院内独立模式的日间手术单元在功能和结构上与住院患者诊疗区域相分隔，有独立的候诊室、入院区域、手术室、恢复区域和行政管理机构。这种设计能够确保日间手术从功能上与急症和急诊工作分开，但医院的所有后备设施可以就近便捷地使用。在许多方面这是一种理想的医疗模式；然而日间手术的容纳能力被限定了，并且不可避免地需要重复配备一套通用于日间患者和住院患者的手术设备与技术。

独　立　式

独立的日间手术中心能够确保其与住院患者及急诊工作分离，这样可以提高效率，让工作完全集中于日间医疗。虽然独立的日间手术中心通常可以较好地进行患者选择和准备，使潜在的围术期并发症最小化，但仍存在不能安全处理这类问题的风险。除非日间手术中心有容纳患者过夜的能力，否则任何非预期的住院都需要转至附近医院，这多少会限制日间患者和手术的复杂程度。日间手术中心的规模差异较大，从高度专科化的单一手术机构到多专科的综合手术机构不等。

以诊室为基础

在医师诊室的相关区域进行日间手术、诊断性操作，或两者兼备的医疗模式在美国迅速扩展[6]。主要优势是增加了患者和外科医师的便利和较少的手术总费用。与独立日间手术中心相比，诊室为基础的医疗受到的监管更宽松。尤其是如果得不到认证，它们可能存在明显的设备、医护人员和环境的局限性，处理围术期并发症的能力较低。

患者选择标准

外科因素

微创手术的发展、外科技术的进步、疼痛管理

和短效麻醉药物的问世显著增加了能够当日离院的外科手术种类。现在，手术持续时间相对不重要，手术创伤程度是更重要的决定因素。日间手术应预期不会出现的持续出血、大量的围术期体液转移，或术后需要复杂、特殊的治疗。手术并发症仍然是非预期住院的唯一原因[13-14]，但因为并不常见，并且离院前可以发现，所以仍然应考虑行日间手术。当手术当日不能离院时，许多患者需要在医院停留一晚，使更多的手术成为短期停留手术。在美国和英国，不予支付日间手术后需要在医院停留一夜的费用，这部分额外费用由日间手术机构承担。英国日间手术协会出版了包含150多种外科手术的名录，并提出适合于行日间或短期停留手术的比例[15]。日间手术选择如表89-1。

在许多国家腹腔镜胆囊切除术已成为常规的日间手术，许多更先进的腹腔镜手术的开展，保证了越来越多的手术患者当日离院是安全和有益的，包括胃底折叠术[16]、子宫切除术[17]、肾切除术[18]、肾盂成形术[19]和胃束带术[20]。甚至一些传统上需要较长住院

表 89-1　适合日间手术的外科手术种类

专业	外科手术举例
乳腺外科	切除或组织活检，包括局部扩大切除，前哨淋巴结活检，单纯乳房切除，微创乳腺导管检查，乳头部位的手术
普通外科	肛瘘，藏毛窦，痔切除术，开腹或腹腔镜疝修补术，腹腔镜胆囊切除术，肾上腺切除术，脾切除术，胃底折叠术，胃束带手术
妇科	宫颈手术，腹腔镜输卵管结扎术，卵巢切除术，子宫切除术，女性尿失禁手术，阴道前后壁修补术
头颈外科	牙科手术，唾液腺切除术，甲状腺切除术，甲状旁腺切除术
眼科	白内障手术，斜视手术，玻璃体切割术，鼻泪管和所有眼睑手术
骨科	关节镜检查和治疗手术，前十字韧带修复术，腕管松解术，拇指囊肿手术，骨折复位术和内固定取出术，腰椎微创椎间盘切除，微创髋关节手术，单膝关节手术
耳鼻喉科	鼓室切开和鼓膜成形术，鼻整形术，鼻中隔和鼻甲手术，鼻息肉切除术，扁桃体和腺样体切除术，喉镜检查，内镜下鼻窦手术
泌尿外科	内镜膀胱和输尿管手术，经尿道激光前列腺切除术，包皮环切术，睾丸切除术，腹腔镜肾切除术，肾盂成形术，前列腺切除术
血管外科	静脉曲张手术，血液透析瘘管形成术，腔内动脉手术

时间的复杂手术患者只需短期住院，一些患者当日即可离院。包括术中唤醒的开颅肿瘤切除术[21-22]和微创髋关节成形术[23]。有 2000 例因肥胖症行腹腔镜胃分流术的患者，84% 于 23 小时内离院，再住院率低于 2%[24]（见第 71 章）。一些微创手术，如用于诊断或治疗的宫腔镜检查，正在从日间手术室走出，在检查室、门诊部或诊室内进行[25]。

术后疼痛和在家庭中进行术后镇痛是日间手术的主要挑战。本章后面将讨论到，高容量局部浸润阻滞镇痛[26]和通过留置于伤口处的导管在家庭中给予局部麻醉药物[27]有助于拓展镇痛范围。

日间手术发展的最大障碍可能是保守主义，源于对离院后可能发生的严重并发症的不适当担忧。例如，尽管有充分的数据表明，扁桃体切除术的原发性出血发生于术后 6 ~ 8h[28-29]，但在一些国家仍然常规的住院过夜；而其他国家 80% 或者更多的患者在手术当天离院[7]。同样，早在 1986 年日间甲状腺手术已首次被证实是安全和有效的[30]，然而这个结论被广泛采纳非常缓慢[31]，主要原因是担心出血和气道受损。这些并发症是罕见的，尤其是当手术是由那些有大量甲状腺手术经验的专家进行时，短时间离院是可以实现的[32]。或许是因为甲状腺切除术对外科技术的要求比较细致，在局部麻醉下行甲状腺切除术似乎也可增加日间手术率[33]。关于乳腺手术，尽管现在认为早期离院，使患者离开家的时间尽可能短，可以改善患者心理健康状态，但对于术后心理支持问题的担忧，阻碍了将乳腺切除术和其他肿瘤手术归为日间手术的进程[34]。挑战传统思维可能是有益的；例如，乳腺切除术或腋窝淋巴结清扫术后不再进行常规引流，并未显著增加包括伤口积液在内的术后罹病率，反而有助于当日离院[35]。

内 科 因 素

过去，日间手术依赖于相对严格的患者选择标准以限制术后并发症的发生。然而在实践中，多数这些标准可预测围术期可处理的不良事件的发生，但不能预测非预期入院或再次入院[36]。虽然一项指数综合了年龄、手术时间和并存疾病，如外周或脑血管疾病，可以发现入院高危患者，但其特异性差，当日离院仍然为最大可能性[37]。日间手术非常安全，围术期死亡率小于 1/11 000[38]，低于一般人群围术期死亡率。尽管手术和患者病情越来越复杂，但日间手术的安全性依旧很高[39-41]。

日间手术几乎没有绝对禁忌证。患者是否适合于日间手术，应对其整体健康状况进行评估，考虑早期

离院的风险和益处，不能凭任意一项指标来决定，如年龄、体重指数（body mass index，BMI）或 ASA 身体状况分级[42]。无论术后处理计划如何，慢性疾病患者在择期手术前病情应比较稳定，并给予最佳治疗。许多稳定期的慢性疾病，如糖尿病、哮喘、癫痫，通常被患者自身控制良好，日间手术有助于减少对该类患者生活常规的干扰[42]。应该将患者的并存疾病分类，有的增加手术日的管理难度，有的增加术后晚期并发症的发生。因此，并存疾病是日间手术的相对禁忌证[43]。

肥胖患者是一个很好的例证，对于外科医师、麻醉医师、手术室人员来说，肥胖与众多围术期问题有关（见第 71 章）。这就需要有经验的医护人员和专用设备，如为了保证医疗安全所需的更长的手术器械和更宽的手术推车；但患者迅速恢复后，任何风险都能很快解决，并且在医院过夜不能预防风险的发生。肥胖患者受益于早期活动、使用短效药物和避免阿片类药物镇痛的日间手术管理[43]。肥胖不会增加非预期入院、术后并发症、再次入院或离院后与医疗机构非计划联系的发生率[44]。甚至病态肥胖（BMI > 40kg/m²）不再认为是当日离院的绝对禁忌证[42]。肥胖增加了远期并发症的可能性，但这些应由患者自己进行评估。

阻塞性睡眠呼吸暂停

阻塞性睡眠呼吸暂停（obstructive sleep apnea，OSA）在一般普通人群中可以发生，但更常见于肥胖者。尽管如此，大多数阻塞性睡眠呼吸暂停患者可安全、有效地行实施日间手术[45]。围术期间的问题如困难气管内插管和气道阻塞[46]应能够被预计到。然而创伤大的手术，尤其涉及胸部或气道时，或围术期需要大剂量阿片类药物的患者不适于日间手术[45]。当疑有 OSA 但尚未经确诊和治疗的患者可能会增加难度。简单的调查问卷，辅以一些基本测量方法（如 STOP-Bang），能够发现大多数高度怀疑 OSA 的高危患者[47]，他们应在手术前进行确诊并予以治疗。在儿童，OSA 是行扁桃腺切除术的主要适应证之一，并且被视为日间手术的相对禁忌证。然而，最近的一项研究表明，在没有其他合并症的情况下，当日离院仍然是安全的[48]。

年龄

医疗和社会问题随着年龄的增加而增加，日间手术应对患者进行个体化评估和管理，而不是武断地设定年龄上限（见第 80 和 93 章）。年龄超过 65 岁的患者术后 7 天内死亡和再入院的风险分别为 41/100 000 和 2.53%[49]。虽然这比年轻患者的发生率稍高一些，但主要风险因素似乎是高龄（年龄超过 85 岁）、创伤

大的手术和有近期住院治疗的经历[49]。围术期心血管不良事件的发生率也随年龄的增加而增加。总体上，老年患者术中发生心血管不良事件的风险会增加两倍，但这不应被视为日间手术的禁忌证，而是表明患者需要术中更细致的管理[50]。相反，一些术后并发症发生率在老年患者中是降低的[50-51]，尤其是老年患者术后疼痛、头晕、恶心呕吐的程度远低于年轻患者[50, 52]，非计划入院率和二次入院率较低。一项研究表明，相比于接受同类手术的老年住院患者，接受日间手术的老年患者术后认知功能障碍的发生率降低[53]，推测可能与使用短效麻醉药物技术并缩短他们离开熟悉的家庭环境的时间有关。

年龄的另一个极端，日间手术的年龄下限根据每个机构的专长和专业有所不同。早产儿术后发生呼吸暂停的风险较高，因此，直到他们生长到适当的孕后年龄（postconceptual age，PCA）才可行日间手术。一些历史回顾性研究表明，PCA 超过 48 周的患儿术后呼吸暂停的风险低于 5%，并且若患儿出生时胎龄大于 35 周且当时没有贫血，在术后恢复室未发生呼吸暂停[54]。然而，由于呼吸暂停的发生率存在相当大的可变性，并且这些研究的样本量相对较小，因此风险低至可以接受的 PCA 年龄尚存争议[55]，通常 60 周是日间手术的最低年龄[56-57]。既往早产儿使用咖啡因似可显著减少术后呼吸暂停的发生[58]，但这不能替代对患者的仔细选择[56]。脊髓麻醉对出生后一周行腹部手术的早产儿有益，但对婴儿是种挑战，且失败率较高（28%）[59]。在早期关于挥发性麻醉药物的研究的比较中可发现，七氟烷和地氟烷麻醉使出生胎龄小于 37 周、PCA 不足 47 周的婴儿疝气手术后呼吸暂停的发生率更低[60]。尽管呼吸暂停不需要气道干预，但其仍会在术后 12h 观察期内发生，并且两种挥发性麻醉药的发生率相等[60]。

心血管疾病

高血压是最常见的心血管疾病，已成为延迟和取消日间手术的常见原因。尽管高血压是危害长期健康的重要危险因素，一项约 13 000 名患者的 meta 分析表明，高血压增加围术期并发症风险仅为 1.35 倍[61]，这一数值可能无临床意义。对于日间手术患者，高血压使围术期心血管事件风险增加约 2.5 倍[51]，但这些都是相对次要的。如果舒张压低于 110mmHg，那么高血压并不是围术期心血管并发症的独立危险因素[62]。较高的动脉血压可诱发围术期缺血、心律失常、心血管系统不稳定，但无明显证据表明推迟手术可降低围术期的风险。在英国，手术不能仅仅因为动脉血压升

高而取消[61]。在临床工作中，控制不佳的高血压通常在术前评估时便可发现，可在手术安排前进行治疗。推迟手术直至高血压得到控制可能并无益处[63]。

确诊有高血压的患者应该继续服用其长期用药，尤其是 β- 肾上腺素能受体阻滞剂。手术当天早晨有时会停止服用血管紧张素转换酶抑制剂和血管紧张素受体拮抗剂，以防止麻醉诱导后低血压的发生[64]。然而，短暂和适度的血压下降对静脉补液和缩血管药物反应良好。β- 肾上腺素能受体阻滞剂不应该突然停药[65]，因而若建议在手术当天继续服用所有的心血管药物，患者则不易混淆[66]。

如果患者有严重的不稳定型心绞痛，活动明显受限或静息时疼痛，通常不适合实施日间手术。在无心律失常、心功能不全等并发症时，心肌梗死或血管重建术三个月后患者的心脏风险不会降低[67]。运动耐量是围术期风险的主要决定因素[67]，不能爬一层楼梯[约 4 运动代谢当量（METs）]可高度预测（89%）术后心肺并发症的发生[68]。

服用抗凝和抗血小板聚集药物的患者需要仔细评估，以权衡围术期出血风险和停止治疗的风险。对于微创手术，国际标准化比值可以短暂地降低到正常值低限或亚治疗范围，术后可立即恢复口服常用剂量的抗凝药物[65]。如果出血或血栓栓塞的风险较高，可以使用低分子肝素作为过渡治疗[69]。放置了裸金属支架或药物涂层冠状动脉支架的患者在推荐治疗期内应继续抗血小板药物治疗，因为过早停药有 25% ~ 30% 的支架内栓塞的风险，这可以导致高于 60% 心肌梗死的风险和 20% ~ 45% 的死亡风险[70]。

社 会 因 素

一般来说，若患者在术前具有充分的生活自理能力，那么术后生活应该可以适应。如果患者的运动能力因手术受到严重限制，例如石膏固定，术后需要一些必要的适应。电话寻求援助是最基本要求，由于手机无处不在，这几乎不是问题。患者通常生活在距离医疗机构的合理距离内，但在农村或人口稀少的地区可能并不现实。在斯堪的纳维亚半岛的部分地区，日间手术后回家需要数百或数千英里路程的并非闻所未闻[43]。对于那些居住偏远的患者，应该考虑在家附近提供紧急救护，以及在旅途中为患者提供舒适的服务。日间手术后选择长途跋涉的患者通常对他们的医疗管理非常满意[71]。医院酒店可提供就近住宿，但很少或没有护理，对患者是一种成本较高的选择；由于不切实际，大部分医院酒店已被放弃。

通用的安全措施则要求所有在全身麻醉或镇静下进行手术的患者，离院时有具备行为能力的成人陪同，且离院后 24h 有人陪伴。即使 24h 陪护是强制的，患者常常不顾术后指导建议，如果在家里感觉良好，就会让陪护人员离开 [72]。在美国，标准做法是要求除了接受局部麻醉的所有患者，离院时需有一个能负责的成人陪同 [10]。如果没有，手术需延期。加拿大一项单中心的研究报道了当陪护没有到达而患者独自离院 [73] 的做法，似乎并没有增加 30 天内急诊就医或再入院率。大不列颠和爱尔兰麻醉医师协会建议，大部分手术（但不是全部）需要陪同人员 [42]；手术相对较小和麻醉时间短、患者离院时不会因麻醉或镇痛的镇静作用受到影响时可除外 [43]。如果患者单独离院，他们不应自己驾车回家 [74]；已发生数起严重的事故，尤其是在使用镇静剂量的苯二氮䓬类药物之后。

术 前 评 估

术前评估的作用

有效的术前评估流程对于实施安全、高质、高效日间手术很有必要 [63]。日间手术并不只是选择特定的低风险患者进行，而是逐渐被认定为多种手术的默认选择；住院治疗仅限于那些术后无法早日离院的患者。术前评估不是为了辨别这该少数群组患者，而主要为了评估并优化患者，提供适当的信息（表 89-2）。这些评估和优化的作用可以进一步提炼成两个关键问

题："这位患者术后在医院过夜有无益处？""如果这位患者需要做日间手术，还有哪些事情是必须准备的？" [63]。

术前评估的机制和时机

术前评估的时机至关重要。为了完善必要的检查与优化治疗而不延缓手术进程，术前评估必须尽早完成。决定手术日与手术日之间的时间越短，术前评估的难度就会增加。理想的做法是在决定手术之后立即进行术前评估，提供"一站式服务"。术前评估在外科会诊后立即进行，尽管由于评估要求的多变性可能很难实现，但这种模式受到患者的高度欢迎 [75]。另一种做法是借助一套基本的筛查方式，确定可以直接手术治疗的患者和需要进一步评估或处理的患者（图 89-1）。

术前评估门诊可以为所有的患者提供评估。但是在实践中，它需要配备很多资源，对于要从工作中请假的患者也不方便。筛查时允许许多患者通过电话或问卷接受评估。当筛查内容没有涵盖一些预料之外的问题，或患者自己要求，才需要在门诊进行评估。在所有拟行乳腺微小手术的年轻健康患者中进行电话的评估中，仅发现 2% 的患者有医疗问题，需要在日间手术中心进一步评估 [76]。借助电子化的信息整合和分类工具，结合一些手术的基本信息，约 1/3 的日间手术患者术前不需要约见麻醉医师 [77]。这种方法省去了术前面对面评估的必要，但是并未省去术前对患者内科疾病信息的评估。相反，对于老年患者，术前面对面评估更为恰当，因为老年患者更有可能存在多种合并症、多重用药和诸多社会问题 [78]。早期离院计划对于老年患者也很重要，所以要确定有助于他们康复的环境因素 [79]。

在英国，术前评估通常由护士严格根据流程完成。在面对病情复杂的患者时，麻醉医师可以提供建议或自行评估 [80]。在美国，对拟行微小手术的健康患者，通常采用麻醉医师引导、流程指导的术前评估。然而美国医院经常使用这种术前评估门诊，不仅用于有复杂内科或外科问题的日间手术患者，也用于大多数手术当日早晨入院的住院手术患者。病情更为复杂的患者其术前麻醉评估由麻醉医师完成。术前评估门诊通常会为外科医师提供一份由执业护士完成的全面的术前病史和体格检查报告。执业护士协助术前评估保证了患者的安全和满意度，释放了有价值的人力资源，提高了工作人员的满意度 [81]。受过良好培训的护士和实习医师在发现可能影响患者后续治疗的问题方面发挥着同样的作用，而且他们明显减少了不必要的检查 [82]。

表 89-2 日间手术术前评估和准备的四个关键作用

作用	举例
1. 确定日间手术的绝对禁忌证	无法确定一位负责的看护者，除非是较小的手术并且达到完全而快速的预期恢复；严重的未纠正的心血管疾病
2. 确定是否需要调整患者至最佳状态	患者需要进一步检查，调整治疗方案或干预以改善功能状态；确定一名朋友、亲戚或邻居作为看护者
3. 麻醉医师或其他医务人员关注的问题（可能会改变医疗措施，但不会取消手术）	潜在的插管困难问题需要提高气道管理技能；恶性高热易感患者需要无激惹的麻醉药物；乳胶过敏；肥胖患者需要准备能承受超重和加宽的手术床或推车
4. 告知患者相关信息	关于术前准备、药物治疗、术前禁食等的书面材料

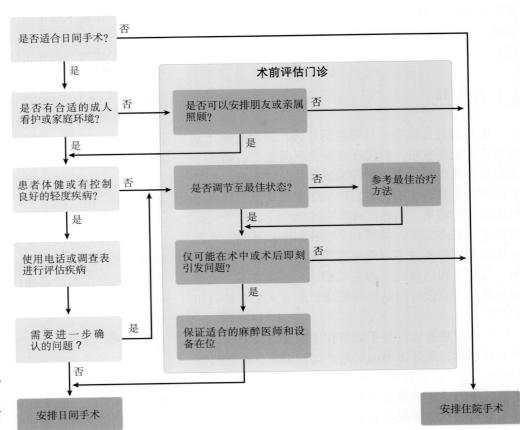

图89-1 选择日间手术患者的基本流程。流程中整合了筛选可能不需要在诊室面对面全面评估的患者的方法 *(Modified from Smith I, Hammond C: Day case surgery. In Radford M, Williamson A, Evans C, editors: Preoperative assessment and perioperative management, Cumbria, Calif, 2011, M&K Books, with permission.)*

患者通常给予其在术前评估门诊的经历好评，他们最为关切的是等候时间[83]。为ASA Ⅲ级和Ⅴ级患者提供两倍于Ⅰ级和Ⅱ级患者的就诊时间，这种预约安排减少了患者的积压，将术前评估的最长等待时间降低至10min左右的可接受程度[84]。

术前检查

尽管可以采用更复杂的技术手段，病史和体格检查仍然是术前风险评估的关键因素[67]。事实上，通过病史，辅以对患者简单的体格检查，可以获取大部分的有用信息[85]。基本体格检查如常规的胸部听诊，通常对于成年日间手术患者并无帮助[63, 86]，因为即使有阳性发现，但患者无伴随症状或功能受限时，这些发现并不能改变治疗方案。主动脉瓣狭窄在非常严重之前，患者可能一直无症状，因而胸部听诊对于发现这种疾病并不可靠。在一组高危人群中，31%的患者无心脏杂音而其中10%的患者有一定程度的中度或重度主动脉瓣狭窄[87]，但是另外31%的患者出现提示性杂音，超声心电图却未发现有主动脉瓣狭窄。有报道10位严重主动脉瓣狭窄患者（瓣口面积1cm²或更小，压力阶差35～58mmHg），在无调整的麻醉方案下接受了144次电休克治疗，未出现任何问题[88]。这说明，未被诊断的主动脉瓣狭窄患者进行日间手术，如果操作选择得当，并非不可避免地存在高风险。

人们认为常规的实验室检查并无帮助，因为这些检查可产生假阳性结果，或者不能改变后续的治疗[89]。此外，这些检查对患者而言，增加费用，令人不愉快并且耗费时间，也许还会进行重复检查，进一步产生费用及延误病情。因此，许多权威机构建议基于患者临床评估和人口统计学的提示，进行更多的选择性检查[90-91]。

由于随着年龄的增长，合并症越来越多，因此倡导对老年患者进行更多的术前检查[91]。但即便如此这种做法也可能过于保守。70岁及以上的老年人，常规的术前血液检查结果并不能预示术后并发症[92]。尽管超过50岁的患者术前心电图发现了异常，如出现束支传导阻滞，或预示术后可能出现心肌梗死，但是这些发现并未给患者病史中获取的信息提供额外的预测价值[93]。一项大型研究表明，与常规检查相比，取消所有术前检查并不增加围术期不良事件发生率，也未改变术后30天的非计划入院率或再次入院率[94]。

患者的准备

术前评估在为患者准备接受日间手术过程中发

挥着根本性作用。它可能包括：确保合理的社会支持到位、核实患者的并存疾病已得到最佳治疗以及提供信息。

术前告知

患者需被告知手术日将经历什么，因为准备充分的患者可能更放松，对医疗服务也更满意[63]。熟悉手术信息的患者对重要的指导和流程依从性更好，如禁食时间和常规药物的使用。许多患者过于担心根本不可能出现的结果，如死亡或术中知晓[95]；而较少关注更为常见的并发症，如恶心、呕吐和术后不适。术前交谈应缓解患者对不可能存在的危险的焦虑。研究表明，与口头和书面结合的方式相比，涵盖文本、动画和视频的专业设计网站能明显增长患者关于麻醉的知识[96]。

应该向患者提供关于如何在术前使用其常规药物的具体信息，最好以书面的形式加以补充。一些药物（如华法林）应该在术前数日内停用[69]，某些降糖药术前应停用[97]。但其他重要药物不能停止使用[66, 70]。

用药信息中应包括非处方药和草药，患者常服用这些药物且认为其无害又安全[98]。尽管用药后会出现一些与草药相关的严重后果和相互作用[99]，但并非在所有实践中都会常规特别询问或建议患者关于草药的使用问题[100]（见第40章）。

术前禁食

现在几乎已达到共识，即清亮液体的安全禁饮时间至多2h，清淡饮食后禁食6h（见第38章）[101-102]。这种禁食间隔可以保证成年肥胖患者[103]、儿童[104]以及糖尿病和胃食管反流患者[102]达到安全胃容积。实际上，2h的间隔可能是保守的，胃以指数方式排空清亮液体，半量时间大约是10min[105]。

尽管指南均为基于数十年的研究，但是实施力度仍然欠佳。许多患者禁食间隔过长，继而产生严重不适[106-107]。与其关注最短禁食时间，不如鼓励患者持续饮水直到禁饮的安全时间，以减少术前脱水和与之相关的并发症发生[102]。事实上，这就意味着要求患者离家之前喝水；或患者到达医院后，如果距离手术时间还有2个多小时，要为患者提供饮品。建议患者手术当日早晨饮水也使其更容易服用药物。术前嚼口香糖也许并不像之前所怀疑的那样有害。无证据表明成人嚼口香糖可以产生有临床意义的胃容积增加[102]；对儿童而言，术前嚼口香糖会促进胃排空，可以作为一

种有效的常规术前用药[108]（第92～95章的儿科麻醉部分）。

除了感到口渴和饥饿，过度禁食也引起大量患者发生低血糖，14%的禁食的健康女性日间手术患者入院时血糖值为45mg/dl（2.5mmol/L）或更低[109]。已经证明术前口服糖类可以提高个人健康状况，改善口渴和饥饿的感觉，减轻术后胰岛素耐药性，不过缺乏有力证据证明可缩短住院时间[102]。

术前用药

术前用药传统上是指手术前给予患者一些药物以缓解焦虑。但是这一术语包含了术前所有的药物治疗，因此它包括预防性镇痛药物、止吐药、促进胃排空或抑酸药。

抗焦虑

术前给予抗焦虑药物在日间手术麻醉中并不常用[110-111]，可能因为担心这些药物可以延迟患者恢复。事实上，一项最新的meta分析发现，没有证据显示术前抗焦虑药物会延缓日间手术患者的离院，不过一些精神运动功能测试中患者表现异常。研究者因而质疑，既然短效麻醉药的使用成为常规，一些以往的研究方法与现代的日间手术实践是否还有相关性[112]。

但是焦虑在日间手术患者中仍普遍存在[110]，有近2/3的患者表现出症状。麻醉医师的术前访视可以减轻术前焦虑，但仅限于术前即刻进行，而不是在日间手术中心或术前门诊[113]。这一结论必须谨慎对待，因为研究中这一非典型人群的所有组的患者都有严重焦虑，压力大，围术期的家庭支持少[113]。其他一些研究显示超过手术前2周的访视仍然可以减轻患者的焦虑，提高满意度，尤其当患者感受到麻醉医师的认真的态度时[114]。如果患者的术中麻醉是由负责术前访视的同一麻醉医师进行，患者满意度会进一步提高[114]。

术前抗焦虑药物

鉴于患者呈高度焦虑状态，无疑某些患者会从术前抗焦虑药物中获益，但最佳方案是什么呢？口服咪达唑仑比替马西泮抗焦虑作用强，但也带来更多的镇静和遗忘，导致更多的过度镇静患者，延缓恢复[115]。和咪达唑仑相比，口服阿普唑仑能达到同等的缓解焦虑效果，且不引起遗忘[116]，但它也可以造成术后早期患者的精神运动功能严重受损。这两种药物均未延缓临床康复，但是这可能是一种相对粗糙的评估工具，因为康复更主要取决于其他因素。麻醉诱导之前的短时间内静

脉给予咪达唑仑可以缓解焦虑和术后恶心[117]。但因为给药时间较晚，所以无法缓解患者在等待手术之前的焦虑，更近似于诱导技术，这一点后面会讨论到。静脉注射咪达唑仑对于手术开始之前会经历一些不舒服操作的患者来说可能有效，例如乳房摄影针刺定位，在这一操作中及随后的乳腺活检中患者的满意度都会提升[118]。

术前抗焦虑用药可能还有其他益处。虽然焦虑的感觉并未降低，但是口服咪达唑仑可降低诱导期之前患者的心率和动脉血压，减少麻醉诱导时丙泊酚的使用剂量[119]。肌内注射咪达唑仑促进术后心理恢复和镇痛效果[120]，口服地西泮能够降低门诊手术患者尿液中儿茶酚胺和皮质醇水平[121]。这些发现的临床意义还不确定。

术前用药在儿童患者中较为普遍（参见第 93 章）。术前用药时，口服 0.2mg/kg 的咪达唑仑能够减轻七氟烷麻醉后的苏醒期躁动，且无明显恢复延迟[122]，即使 0.5mg/kg 的剂量也不会造成恢复延迟[123]。但是也有患者在给予这样的剂量后出现了恢复延迟[124-125]，同时焦虑感并未得到缓解[125]。术前口服咪达唑仑可能诱发儿童的焦虑，但第一时间予孩子玩具玩耍可减轻这种焦虑[126]。遗憾的是，用玩具来代替咪达唑仑的效果尚未经评估。游戏疗法和注意力分散法对于减缓儿童焦虑来说是很好的手段，但要获得足够的疗效仍需精心设计。当两个职业表演者在诱导前扮演成小丑来到儿童身边，使用众多手段包括魔术、闹剧、音乐、游戏、木偶、文字游戏和肥皂泡等来逗乐孩子时，手术前焦虑得以缓解的效果远大于术前用药咪达唑仑或者父母的陪伴[127]。一档"星期六早晨俱乐部"的术前教育节目也可以缓解焦虑[128]，但是研究者对于节目带来的好处是否值得它所花费的时间和资源颇有疑问。一种更简单而高效的方法是让儿童在静脉诱导（韩国）或吸入诱导（加拿大）时观看适合年龄的视频短片或电影[129-130]。

因为苯二氮䓬类术前用药效果的多变性及延迟恢复的潜在影响，人们一直在寻找其替代药品。对于儿童，经口腔黏膜给予芬太尼制剂可减缓术前焦虑和术后躁动，但是可预见的副作用出现率很高，如术后恶心呕吐、排尿延迟，这些均限制它的使用[131]。选择性 α_2 肾上腺素能激动剂有潜在的镇静和镇痛效果，这类药物在日间手术中使用的益处是否多于引起不良反应的风险，经过多年研究仍无明确结论[132]。可乐定被广泛用于儿童麻醉，它尤其可以降低苏醒期躁动[133]，但是临床试验的满意效果并不总是能很好地转化到日常临床实践，其在诱导期间的抗焦虑效果说服力欠佳[134]。

术前镇痛药物

日间手术患者通常术前口服预防性镇痛药，以期获得术后早期的镇痛作用。因为对乙酰氨基酚（扑热息痛）的作用持续时间相对较短（4～6h），无法提供有效的术后镇痛，除非是非常短时的手术。患者在关节镜膝关节手术前 1h 口服 1g 对乙酰氨基酚，到达恢复室 30min 后仅仅 1/3 的患者血浆中药物浓度达到治疗剂量的镇痛水平，但是术中静脉给予对乙酰氨基酚能够持续保持这种镇痛浓度[135]。

非甾体消炎药（NSAIDs）作为术前镇痛药物更为有效。一些证据显示非甾体消炎药具有较弱的超前镇痛效果（即术前使用比术后使用的效果更好）[136-137]，不过其中一项最能够证明这一结论的研究近来受到质疑[138]。腹腔镜胆囊切除术前使用帕瑞昔布、术后使用伐地昔布，可以显著降低对阿片类镇痛药物的需求，减少术后阿片类相关不良反应发生率[139]。除了提供有效的术后镇痛，依托昔布术前用药在踝部日间手术中也具有降低麻醉药用量的作用[140]。使用一种普通的牙科术后疼痛模型，术前使用布洛芬、双氯芬酸和含有可待因的对乙酰氨基酚，都可以有效地控制术后早期疼痛[141]。同样，罗非昔布和酮咯酸[142]控制日间手术后疼痛的效果相同，布洛芬和酮咯酸相比也类似[143]。非甾体类药物缓释剂的使用为临床带来更多便利，术前可以更早使用，而术后镇痛效果持久。与标准布洛芬相比，1.6g 布洛芬缓释剂延长了第三磨牙手术后需要再次给予镇痛药物的时间[144]。

尽管外科医师更倾向于使用选择性环氧化酶 -2（COX-2）抑制剂，但是在日间手术中与传统 NSAIDs 药物相比，选择性 COX-2 抑制剂并未表现出更好的效果及更多的优势。尽管不抑制血小板功能，但是与非选择性 NSAIDs 药物相比，选择性 COX-2 抑制剂并未减少高危手术（如扁桃体切除术）的失血量[145-146]。为了减少 NSAIDs 的胃肠道不良反应（其实在短期使用中很少发生）而使用选择性 COX-2 抑制剂，但却带来了其他副作用，已导致一些药物被撤回[147]。对阿司匹林敏感的哮喘患者对选择性 COX-2 抑制剂的耐受性可能更好[148]。

其他一些药物作为术前用药的效果也得到了评估。羟考酮控释剂在妇科腹腔镜日间手术中，未能改善术后 24h 疼痛评分，或降低对阿片类药物的需求[149]。与布洛芬合用，150mg 普瑞巴林降低了妇科腹腔镜手术后休息与活动时的平均疼痛评分，但是未能减少术后镇痛药物的需求[150]。围术期使用 75mg 普瑞巴林在腹腔镜胆囊切除术后可短暂地缓解疼痛，meta 分析证实其镇痛作用有限，未能减少阿片类药物的副作用且镇静作用增强[151]。手术前预处理使用 4g 硫酸镁效果更不确切，对腹股沟疝修补术或静脉曲张手术患者的术后疼痛及镇痛药需求无影响[152]。

预防性止吐药

术后恶心呕吐的中危到高危患者应该预防性给予止吐药，可以在麻醉诱导后给予，或作为术前用药，这取决于药物的特性（也见第 97 章）。术前使用类固醇类药物能够镇痛并预防呕吐。在妇科腹腔镜手术，地塞米松作为术前用药能够提高恢复质量，缓解术后呕吐、疼痛，减少术后阿片类药物的使用，有利于患者恢复至正常状态[153]，但是达到所有这些效果需要 0.1mg/kg 而不是 0.05mg/kg 的剂量。对成人而言，大约使用 8mg 地塞米松，在腹腔镜胆囊切除术后通过缓解恶心、疼痛和疲乏而提高患者的康复质量[154]。该剂量地塞米松的长期副作用尚未评估。

术前使用抗酸药及胃肠动力药

在禁食的择期手术患者中，很少发生胃内容物误吸。尽管多种替代措施有所改进，但是并无充足的证据证明，在择期日间手术前常规使用抗酸药、甲氧氯普胺、H_2 受体拮抗剂或质子泵抑制剂，可带来有益的临床结果（即降低误吸的病死率）[101-102]。长期使用这类药物的患者应该用至术前。对禁食后规律发生严重胃酸反流的患者，麻醉诱导时采用头高位是有好处的。这种体位对接受减重手术的超级病态肥胖患者也有好处，这类患者可以考虑预防性使用质子泵抑制剂和枸橼酸钠[46]。

麻醉技术方式

方式选择

在设施、人员，以及给予麻醉药物、监护和复苏等方面，日间手术需要有与住院手术同样的基本标准。质量、安全性、有效性以及药物和设备的费用都是日间手术中选择麻醉方式的重要考虑因素。选择特定的麻醉药物和麻醉方式应该保证术中情况安全和可控，术后患者快速恢复且副作用最小，并迅速恢复至正常的精神运动状态。要达到这些目标还需要细心地关注镇痛、止吐、液体治疗的细节，并且需要有经验的医护人员提供优质、高效和经济的服务。

对于日间手术不存在单一理想的麻醉药物或麻醉方式，其选择依赖于社会和患者两方面因素。尽管有些情况下局部麻醉和区域麻醉有明显的优点，但通常全身麻醉仍是患者和手术医师最欢迎的技术[155]。脊髓麻醉是下肢和会阴手术常用的技术，但在日间手术中必须要采用低剂量[156-157]或短效药物[158]，防止因残留的运动和交感阻滞导致离院延迟。局部浸润麻醉、外周神经阻滞或者二者联合，可通过减轻全身麻醉后术后疼痛和阿片类药物用量而促进患者恢复，应尽可能地使用。许多日间手术可在局部麻醉下完成，如果有必要可以使用镇静药和（或）镇痛药。

全身麻醉

全身麻醉仍是患者、外科医师、麻醉医师普遍选择的技术。全身麻醉诱导通常选用起效快、作用时间短的静脉麻醉药，而对儿童和有针头恐惧症的成年人多采用吸入诱导。静脉麻醉药也是麻醉维持常用的药物，特别是靶控输注（target controlled infusion, TCI）系统简化了给药操作[159]，但是短效吸入麻醉药联合或不联合氧化亚氮的方式更为常见。日间手术中尚无单一的麻醉方式具有明显的优势。麻醉医师的经验，辅助药物的使用以及麻醉设计等因素对于提供最佳的医疗质量仍很重要[160]。

静脉麻醉

在美国，美索比妥偶在日间手术中用于麻醉诱导，尤其是当丙泊酚短缺时，但在英国可能不再使用。硫喷妥钠可延长术后镇静时间，特别是在麻醉维持期重复给予后，在日间手术麻醉中已很少或完全不再使用。全麻诱导剂量的苯二氮䓬类药物和氯胺酮也已很少使用。依托咪酯可致肌阵挛、注射痛，并且术后恶心呕吐发生率高。尽管重新配方后的脂溶剂可减少一些缺点[161]，但是对肾上腺皮质功能抑制的持续担忧[162]限制了其使用。对于新型和改良静脉麻醉药物的研究还在继续，几种有前景的化合物正在评估之中[163-164]。但就目前而言，丙泊酚依然是日间麻醉最实用的静脉麻醉药。

丙泊酚

丙泊酚有许多理想麻醉诱导药的特性，因其麻醉诱导迅速、平稳，不产生呼吸道刺激症状，并且快速复苏、术后恶心呕吐发生率低[165]、术后意识清晰的特点而被广泛使用。但是丙泊酚也有不足之处，包括注射痛、不自主运动、短暂的呼吸停止和麻醉诱导后低血压。已提出许多方法用于减少注射痛，最有效的是使用肘前的大血管或利多卡因预处理，同时进行静脉压迫[166]。丙泊酚的其他剂型，如含有亚硫酸盐[167]或中长链三酰甘油[168-169]，在减少注射痛方面仅有很小的或可忽略不计的作用；有些配方还会显著增加疼痛[170]。与选择丙泊酚配方相比，注射时加用利多卡因能更有效地减轻注射痛[171]。

联合使用辅助药物可以减少丙泊酚用量，使丙泊酚的一些不良反应最小化，辅助药物中最常用的是咪达唑仑。0.1mg/kg 咪达唑仑预处理可以减少麻醉诱导时丙泊酚用量，减轻血流动力学波动[172]。麻醉诱导前 10min 给予咪达唑仑也可以大大减少丙泊酚用量，这种方法使患者在诱导过程中更为舒适[173]。但是这样会引起苏醒延迟。0.03mg/kg 咪达唑仑可将丙泊酚的用量减至一半，但严重影响了精神运动的恢复，即使患者的苏醒时间没有延迟[174]。丙泊酚与短效阿片类药物共同诱导，如阿芬太尼，可以提高诱导质量，易于喉罩置入，但会增加低血压和较长时间呼吸暂停的发生率[175]。同样，芬太尼减少了丙泊酚的用量并优化了喉罩置入时的条件，但是也延长了呼吸抑制时间[176]。此外，围术期应用 1μg/kg[177] 或给予 75μg[178] 到 100μg[179] 固定剂量的芬太尼可增加术后恶心呕吐发生率。给予 30mg 初始剂量的丙泊酚后可以减少其总诱导剂量，与给予 2mg 咪达唑仑产生的作用相似[180]。这种技术称为丙泊酚自身联合诱导[181]，可以减少丙泊酚的用量和低血压的发生，其效果与给予咪达唑仑预处理的效果相当，并且不会出现恢复延迟。

丙泊酚的药代动力学特性允许其以不同的输注速率用于麻醉维持，联合使用氧化亚氮，或联合应用阿芬太尼或瑞芬太尼进行全凭静脉麻醉。与丙泊酚诱导后吸入麻醉药维持的方法相比，用丙泊酚进行麻醉维持并不会使患者的恢复更快[165]，并且同更短效吸入麻醉药比较初始苏醒可能会延迟[189]。这些苏醒时间的差异不超过 2～3min[182]，所以没有临床意义。丙泊酚麻醉后患者恢复至准备回家状态的时间比异氟烷快 15min，但不比七氟烷和地氟烷快[182]。与吸入麻醉药比较，丙泊酚麻醉始终如一的特点是术后恶心呕吐发生率低[165, 182-183]。然而，即便这种优势也被描述为临床相关性不确定，除非患者术后恶心呕吐的基础发生率非常高[183]。全凭静脉麻醉降低术后恶心呕吐发生率，尤其是使用丙泊酚、不使用氧化亚氮的情况下，其效果与预防性使用单一止吐药相似[184]。

丙泊酚越来越多地通过 TCI 输注，除了美国，大部分国家有商业化的输注系统[159]。与人工输注相比，TCI 使丙泊酚给药更加简便，很少需要麻醉医师干预[185]。但是，这并不会提高麻醉质量、缩短恢复时间和减少不良事件的发生[185-186]；因为到目前为止的临床试验质量还欠佳，TCI 系统计算出的丙泊酚预测血浆浓度和实测

值之间存在相当大的差异[186]。如果把效应室，而不是血浆作为靶浓度，则会出现更多的差异[187]。目前在商品化产品中有两种不同的药代动力学模型，其数据都来自于健康的个体。年轻体健的患者选择哪种模型都差别不大，但是老年患者会表现出较大的差异[187]；而病态肥胖患者这两种模型均不可靠[187-188]。

吸入麻醉药

吸入麻醉药仍然是日间麻醉维持中最常用的药物，因其使用简便，可控性好，恢复迅速。氟烷和安氟烷已成为历史，溶解度小、更短效的吸入麻醉药问世后，异氟烷的使用也大幅下降。

七氟烷

七氟烷因水溶性低和无呼吸道刺激，已成为适合日间手术的可控性好、作用时间短的麻醉药物[189]。与异氟烷相比，七氟烷可明显缩短苏醒和定位力恢复时间，几乎不引起术后嗜睡，使离院时间平均提前 25min[182]。与丙泊酚比较，七氟烷定向力恢复更早，但恢复至可以回家状态的时间相似[182]。七氟烷无气道刺激性，意味着患者可以很好耐受吸入浓度的快速增加[190]，利于麻醉深度的控制。而突然增加异氟烷或地氟烷的浓度可引起咳嗽反射[191]并一过性升高心率和血压[192]。

无气道刺激使七氟烷成为近乎理想的吸入诱导药，尤其适用于儿童和有针头恐惧症的成年患者[189]。在成年患者中，8% 浓度七氟烷的麻醉诱导速度快于丙泊酚，不同副作用的发生率相似[193]。在老年人中，七氟烷诱导降低平均动脉压的程度明显小于丙泊酚，因此同样可作为麻醉诱导药物使用[194]。七氟烷用于吸入麻醉诱导和维持（volatile induction and maintenance of anesthesia, VIMA）对日间手术患者有一些益处，但与单纯丙泊酚进行麻醉诱导、维持，或两种药物联合使用比较，VIMA 术后恶心呕吐发生率高[189]。这似乎有部分原因是因为合用了阿片类药物，VIMA 中很少需要阿片类药物，阿片类药物的减少使术后恶心呕吐发生率低[177, 193, 195]。在儿童，七氟烷（和地氟烷）麻醉后的快速苏醒可导致苏醒期谵妄的高发生率，尤其在未采取充分措施控制术后疼痛时[196]。已经评估了很多用来减少苏醒期谵妄的方法。术前给予咪达唑仑是无效的，但是辅助使用 1μg/kg 芬太尼、丙泊酚、氯胺酮和 α_2 肾上腺素能受体激动剂都可以一定程度上减少躁动的发生[133]。尽管苏醒期谵妄是不良事件，但不会引起长期不良后果，也不会延迟从恢复室离院的时间[197]。

地氟烷

地氟烷在血中溶解度很低，应包含可成为日间手术麻醉的理想麻醉药。然而，一项 25 个随机研究的 meta 分析显示，接受吸入麻醉 3.1h 以内的患者，麻醉后听从指令、拔除气管导管和定向力恢复时间地氟烷组只比七氟烷组早 1 ~ 1.2min[198]。地氟烷与七氟烷的恢复室停留时间[199] 和术后恶心呕吐发生率[198] 没有区别。对地氟烷更易于产生气道刺激性的担忧，使地氟烷无法迅速改变其浓度而调整麻醉深度[192]。但是在使用喉罩保留自主呼吸的情况下，地氟烷联合应用芬太尼的患者发生的问题较少[200-201]。虽然地氟烷比七氟烷的脂溶性低，但两者扩散入脂肪组织的速率都相当慢；因此，低脂溶性不能成为地氟烷作为病态肥胖患者理想麻醉药的理由，除非患者手术时间相当长。事实上，日间手术的一些研究中表明，病态肥胖患者使用地氟烷比七氟烷恢复得更快[202]，而其他研究却发现两种药物的苏醒和恢复时间相似[203]。

麻醉辅助药

一些辅助药常用于增补全麻效果并尽量减少不良反应的发生。

氧化亚氮（nitrous oxide, N₂O）

虽然 N₂O 是目前为止仍在使用的最古老的麻醉药，但其作用常被质疑。N₂O 有较弱的致呕吐作用，不使用 N₂O 可以降低呕吐高风险人群的术后呕吐率，但对减少恶心反应无效，也不能完全控制术后恶心呕吐[204]。这可能因为使用的替代药物，尤其是高浓度的吸入麻醉药或辅助使用了阿片类药物，都导致术后恶心呕吐的发生。此外，不使用 N₂O 降低了术后恶心呕吐的发生，却同等程度地增加了术中知晓的可能[204]，这在某种程度上减少了这种方法的可行性。现代日间麻醉中 N₂O 仍占有一席之地，因为它可以提高麻醉诱导的质量和安全性，促进快速恢复并减少总费用[205]。

阿片类镇痛药

在日间手术中不应不加选择地使用阿片类镇痛药物，这样才能避免术后恶心呕吐和非计划入院的发生[206-207]。长效阿片类镇痛药物如吗啡尤其有害，甚至超短效阿片类药物瑞芬太尼，当和地氟烷联合使用并采取了多种预防措施时，也可导致 35% 术后恶心呕吐发生率；相比之下，不使用任何阿片类药物时术后恶心呕吐发生率仅有 4%[208]。对于较小的和中等大小的日间手术，

常规给予 1μg/kg 低剂量芬太尼，其作用仅是增加了术后恶心呕吐的发生[209]；采用局麻药浸润和术前使用非甾体消炎药的预防性镇痛方法，术中不使用芬太尼也不会加重术后疼痛[177]。但对于疼痛较为剧烈的手术，在手术结束前给予小剂量芬太尼有助于提高镇痛效果。

阿片类药物是全凭静脉麻醉中的基本组成部分。与同样的阿片类药物联合吸入麻醉药比较，丙泊酚的止吐作用使全凭静脉麻醉术后恶心呕吐的发生降至最低[210]。与阿芬太尼相比，瑞芬太尼更有效地抑制术中反应并且不延长苏醒时间[211]。

非阿片类镇痛药

对于长时间或创伤较大的手术，手术结束时静脉注射对乙酰氨基酚有良好的镇痛效果[135, 212]，其效果相当于阿片类药物曲马朵[213]。使用志愿者的疼痛模型研究中，对乙酰氨基酚的镇痛效应可被 5-HT₃ 类止吐药所抑制，如昂丹司琼和托烷司琼[214]。然而，最近的一项研究证实，在常规的临床使用中二者并未发生明显的相互作用[215]。在短小手术中，可在使用麻醉药前口服对乙酰氨基酚，成本也会更低。

心血管药物

尽管术中通常通过增加主要麻醉药物浓度和（或）给予阿片类镇痛药来控制血流动力学紊乱，但给予心血管药物处理可能更为恰当。在关节镜检查中静脉输注艾司洛尔代替阿芬太尼来控制心率，可缩短苏醒时间[216]；妇科腔镜检查中用艾司洛尔代替瑞芬太尼能减少术后恶心[208]。联合应用艾司洛尔和尼卡地平来分别控制心率和血压的升高，可以避免增加吸入麻醉药浓度，缩短了苏醒和恢复时间[217]。术中使用艾司洛尔控制血流动力学的日间手术患者术后对阿片类镇痛药的需求量也明显减少[217-218]。在妇科腹腔镜术中持续输入艾司洛尔的患者，其七氟烷的使用量可减少 18%，缩短了恢复室停留时间，降低术后疼痛评分并减少芬太尼的使用量[219]。一项相似的研究表明，输注艾司洛尔可减少术中瑞芬太尼需要量，降低术后疼痛评分，使术后芬太尼镇痛用量减半[220]。在较长时间的手术中，用拉贝洛尔替代艾司洛尔具有较好的成本效益，尤其对于老年患者来说，拉贝洛尔不易导致反应性低血压[221]。

神经肌肉阻滞剂

在日间手术麻醉中可以使用神经肌肉阻滞剂（肌肉松弛剂），以便于气管内插管或为外科手术提供完

全的肌肉松弛（见第 34 章）。尽管现在有一些可用的化合物，但由于对琥珀酰胆碱应用后的肌肉疼痛、短小手术使用中等时效肌肉松弛剂的残余肌松作用的担忧，推动了替代品的研究。寻找一种类似于琥珀酰胆碱的非去极化肌肉松弛剂还未获得成功。目前最有前途的候选药物瑞库溴铵，由于其导致频发的严重支气管痉挛而退出临床应用，同时其他因素如给药不方便、临床中气管内插管的需求下降和高昂的费用也是其不能商业化的原因 [222]。对起效迅速、作用时间短的非去极化肌松药的研究仍在进行，几种可被 L- 半胱氨酸拮抗的延胡索酸化合物 [223] 已被作为研究对象。

可替代短效肌肉松弛剂的方法是使用环糊精素来终止神经肌肉阻断作用。环糊精素可以快速、完全地逆转罗库溴铵（或维库溴铵）的肌肉松弛作用，且无论其残余神经肌肉阻滞程度 [224]（也见第 35 章）。环糊精素已在美国以外的多个国家使用，但与新斯的明相比，其价格非常昂贵。目前还没有关于环糊精素在日常临床使用中成本–效益比的相关研究。尽管环糊精素消除残余肌松作用来改善恢复时间可能存在潜在的成本效益，但这取决于在节省的时间中医疗人员的工作能力，并且要获得实际的益处可能需要对工作流程进行重大改变 [224]。

在不使用肌肉松弛剂的情况下也可进行气管内插管，从而避免了其所有的不良反应。这种方法在儿童中最普遍，因为手术中需要保护气道，但并不需要长时的肌松作用（也见第 93 章）。气管内插管最佳的麻醉方法依赖于个人经验和习惯，但最普遍采用的是较深的七氟烷麻醉 [225]，或瑞芬太尼、阿芬太尼联合丙泊酚麻醉 [226]。对于成年人，推荐 3μg/kg 瑞芬太尼与 2mg/kg 丙泊酚联合应用 [227]，但 2μg/kg 瑞芬太尼也可达到满意效果，从而降低心动过缓和低血压的发生。

气道管理

许多日间手术患者可以采用喉罩进行气道管理，与气管内插管相比，喉罩可显著降低咽喉痛、声音嘶哑、咳嗽和喉痉挛的发生 [228]。喉罩偶尔会引起多种颅神经的压迫伤，特别是喉返神经。而在短时间麻醉中使用气管内插管导致声音嘶哑、声带损伤很常见 [229]。俯卧位患者置入喉罩相对容易 [230]，因此使藏毛窦修复术或小隐静脉手术的管理相对简单。中小手术中使用全凭静脉麻醉的患者可通过一种简易的赫德森面罩吸氧（图 89-2）[207]，但大多数患者需要一种更安全的通气方式，如喉罩。

传统上，提倡在腹腔镜手术和肥胖患者手术中使

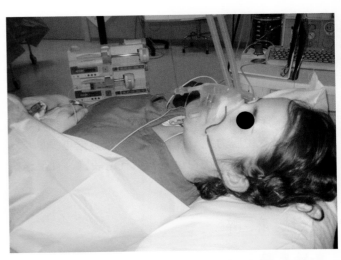

图 89-2　全凭静脉麻醉下的患者通过一个赫德森面罩自主呼吸氧气 (From Stocker ME, Philip BK: Adult general anaesthesia. In Smith I, McWhinnie D, Jackson I, editors: Oxford specialist handbook of day surgery, London, 2011, Oxford University Press, p. 63, with permission.)

用气管内插管，但是喉罩的进一步发展和对其使用的自信性增加，改变了传统观念。ProSeal 喉罩（LMA, San Diego, Calif）已经改良为可提供更高的封闭压、减少胃胀气、能够进行胃引流，因此，提供了更好的保护措施以防胃内容物误吸，同时保持相似的置入特性 [231]。虽无临床试验的严谨性，但至少一项大规模连续的系列研究支持在日常临床工作中使用喉罩的益处 [232]，该研究由一位有经验的操作者完成。在腹腔镜胆囊切除术中，虽然肥胖患者应用 ProSeal 喉罩通气效果比气管内插管差，但 ProSeal 喉罩可为非肥胖患者提供足够的肺通气，且无胃胀气 [233]。喉罩临床优势在于苏醒非常平稳，咳嗽明显减少。除非反流的实际发生率和 ProSeal 喉罩防止误吸的能力得到更好的证实，喉罩用于腹腔镜胆囊切除术仍存争议 [234]。

若能保证喉罩的安全性，腹腔镜手术中使用 ProSeal 喉罩来避免气管内插管似具备可观的优势。妇科腔镜手术中，使用 ProSeal 喉罩可降低术后第 2 小时和第 6 小时的疼痛评分及镇痛药的用量，相同评估点的恶心发生率更低 [235]。同样，接受妇科腔镜手术或乳房手术的女性患者，术后恶心呕吐的绝对风险降低 40%，并减少了咽喉痛、镇痛药用量和恢复室停留时间 [236]。在腹腔镜胃束带术中，ProSeal 喉罩可减轻术中应激反应并缩短恢复室停留时间和出院时间 [237]。

自从喉罩专利保护期失效后，许多制造商引入相似的设计，但常使用不同的材料生产低成本的一次性产品，关于这些非专利产品的有效性和安全性几无相关数据 [238]。此外，喉罩的成功带来许多新型声门上气道

装置设计的发展。一些装置在日间手术中具有优势[239]，不过几乎没有与喉罩相比较的数据。目前新型气道装置的制造商未获得较相当的试验数据便可销售这些产品，因为大多数监管要求与生产过程和质量控制有关，而非临床使用的有效性和安全性[240]。即使的确存在对比性研究或病例系列研究，它们在提供产品失败率的可靠评估方面仍缺乏说服力[241]。儿童中的对比数据更少见[242]。麻醉医师因此要谨慎使用这些新型气道装置，直至这些装置得到充分地评估[243]。

区域麻醉

脊髓麻醉

全身麻醉风险过高的患者在日间手术可使用脊髓麻醉（参考第 56 和 57 章）。这也增加了患者的选择，允许患者（如运动损伤患者）参与术中决策的制定并提供良好的术后镇痛。许多日间外科手术，如前列腺切除术、女性尿失禁手术、踝关节和足部手术，均适合采用脊髓麻醉。

多种尺寸合适、笔尖式脊髓穿刺针的应用，将穿刺硬脊膜后头痛的的发生率降低至 0.5% ~ 1%[244-245]。现在主要的挑战是预防发生在一些离院延迟患者中的长时间的运动阻滞，或关节位置感觉的丧失。尽管利多卡因的作用时间适合于日间手术，但事实上，利多卡因有较高的短暂性神经综合征的发生率，已不再用于脊髓麻醉[246]。现在布比卡因是替代利多卡因的最好选择，布比卡因不会产生短暂神经综合征，但如果使用标准剂量将导致不能接受的离院延迟。

为了在日间手术中更好地使用布比卡因脊髓麻醉，需要对其进行改良[247]。减少布比卡因的剂量可缩短恢复时间，但需调整患者体位或使用芬太尼等辅助药才能够保证术中足够的镇痛。这种技术可概括为选择性脊髓麻醉（selective spinal anesthesia, SSA），其定义为"使用最小剂量的鞘内注射药物，仅使支配特定区域的神经根和需要被麻醉的主要感觉受到影响"[248]。SSA 为手术提供了充分的镇痛，而保留了轻微的触觉、温度觉、本体感觉、运动觉和交感神经功能[248]。这带来显著的心血管系统稳定性，但使得阻滞平面测试困难，患者的配合对于这种技术的成功非常重要。

现在已经有各种 SSA 方案[157]，通常允许患者在术后 3h 多一点时间内即可离院[249]。芬太尼辅助应用稍延长恢复时间，且与瘙痒相关[249]（尽管大部分病例不需要治疗），但减少了术后疼痛和镇痛药的用量[250]。对于单侧膝关节镜检查，患者保持侧卧位

的条件下，4 ~ 5mg 重比重布比卡因可有满意的效果而不需要辅助用药[250]。可乐定过去常辅助用于小剂量脊髓麻醉，但可能会延长运动阻滞时间，加重低血压和延迟排尿[132]。

脊髓麻醉可能会导致术后尿潴留。这在低风险患者中不常见，但在老年患者、某些特定手术或布比卡因使用量超过 7mg 的患者中更容易发生[247]。腹股沟疝手术后尿潴留的风险尤高[251]，但单纯的浸润麻醉常可满足此种手术，可能是一种更好的选择[155, 252]。

用于日间手术脊髓麻醉的新型药物

随着日间手术脊髓麻醉的日益普及，一些老的局麻药被重新评估，并且一些国家将其应用于脊髓麻醉。老的局麻药中，丙胺卡因、普鲁卡因、阿替卡因和 2- 氯普鲁卡因是最有望发展的药物；甲哌卡因可导致较高的短暂性神经综合征发生，使其在应用上大打折扣[158]。重比重丙胺卡因与普通制剂相比具有起效快且持续时间较短的特点，40mg 2% 重比重丙胺卡因可使患者在 208 ± 68mins 内出院回家[253]，这一离院时间与报道中小剂量布比卡因联合芬太尼相当[249]。但是因为研究方案中重比重丙胺卡因的持续作用时间短于 1h，所以有 13% 患者因镇痛不完善，需要在手术快结束时予以辅助用药[253]。2- 氯普鲁卡因持续时间更短，因此恢复时间比小剂量布比卡因[254] 或阿替卡因[158] 更短，与盐酸利多卡因相当[255]。事实上，一些学者已经质疑，是否真的需要这么短的作用时间，特别是在一些因教学或其他因素妨碍手术按照预期的短时间内完成时的情况中[256]。

应用短效局麻药的日间脊髓麻醉的心血管稳定性应与 SSA 相比较。20mg 丙胺卡因联合 20μg 芬太尼时，发生有临床意义的低血压概率明显低于 7.5mg 布比卡因联合 20μg 芬太尼[257]。两组中布比卡因和芬太尼的剂量均高于常规，而丙胺卡因的用量是迄今为止应用于脊髓麻醉的最低剂量[158]。

硬膜外麻醉

硬膜外麻醉很少用于成人日间手术（也见第 56 章）。尽管导管技术可以延长硬膜外麻醉的麻醉时间，但其阻滞起效时间长，阻滞成功与否不确定，并且药物可能误入血管或蛛网膜下腔。膝关节镜手术中硬膜外麻醉给予 3% 2- 氯普鲁卡因 15 ~ 20ml 后，其恢复时间比普鲁卡因联合 20μg 芬太尼脊髓麻醉更快[258]，也降低了皮肤瘙痒的发生率。日间膝关节镜手术时，应用 3% 2- 氯普鲁卡因硬膜外麻醉不需追加药物，离院时间比 1.5% 利多卡因硬膜外麻醉提前 1h[259]，但 2- 氯

普鲁卡因硬膜外麻醉背痛的发生率较高 [260]。

在儿童，骶管硬膜外镇痛更常用，可以缓解术后疼痛，例如使用 0.25% 左布比卡因 0.5～1ml/kg [57]。这一技术常用于双侧手术，或最大安全剂量不能满足伤口局部浸润麻醉的需要量时。包皮环切术后应用骶管阻滞镇痛，在减少镇痛药用量，减轻恶心、呕吐方面并不优于胃肠外镇痛、全身镇痛或背神经阻滞 [261]。接受骶管麻醉的男性患儿常发生运动阻滞和下肢无力。添加可乐定 [262] 或右美托咪定 [263] 可加强骶管麻醉镇痛效果，但其引起镇静和血流动力学副作用以及神经毒性的风险依旧令人担忧 [132, 262]。

静脉区域麻醉

静脉区域麻醉（intravenous regional anesthesia, IVRA）（Bier's block）是一种最常应用于上肢的简单可靠的镇痛方法，有时亦有效用于下肢镇痛 [264]。在英国和欧洲，普鲁卡因因其较高的治疗指数而成为首选局麻药 [265]。利多卡因也已应用多年 [264] 并是一种安全的替代药 [266]。罗哌卡因用于 IVRA 也已得到广泛的研究。与利多卡因相比，0.2%～0.375% 的罗哌卡因可延长并改善术后镇痛效果 [267-269]。但与丙胺卡因相比，罗哌卡因起效慢，不能有效地延长术后镇痛作用。尽管罗哌卡因的用量降低了 60%，但其血浆浓度比丙胺卡因高两倍以上 [265]。

对行手部门诊手术的患者，IVRA 成本低，可替代全身麻醉，其同样可以迅速给药，而且恢复更快，术后并发症更少 [270]。但是 11% 的病例镇痛不充分，需要辅助一些局麻、重复阻滞，甚至改为全身麻醉。与臂丛神经阻滞相比，IVRA 同样成本低，操作较快，但因为止血带疼痛而有 4.4% 的失败率 [271]。

许多辅助用药已经用于 IVRA 来减少止血带疼痛，改善阻滞质量，延长袖带放气后的镇痛作用时间 [272]。阿片类药物相对无效，并在止血带放气后产生恶心呕吐和头晕的症状 [272]，但一些非甾体消炎药已被证明有效。氯诺昔康 [273] 可减少止血带疼痛并改善术后镇痛效果，替诺昔康也可改善术后疼痛 [272]。但是证明酮咯酸在 IVRA 中有效的大多数证据被撤销后，其效果则不确定 [138]。地塞米松可以提高阻滞效果，增强术后镇痛 [274]。α_2 肾上腺素受体激动剂右美托咪定也已被证明具有相似的效果 [275-276]，然而可乐定可减轻止血带疼痛但不能改善术后镇痛 [277]。

其他局部和区域麻醉技术

许多区域麻醉技术的应用有助于日间手术进行或提供术后镇痛（表 89-3）[278]。这些技术能否使用取决于拟行手术的特点、患者、外科医师和麻醉医师的偏好以及麻醉医师实施阻滞的技能和经验。区域麻醉的优点包括良好的术后镇痛和减少术后恶心呕吐，但是这些优点必须能抵消以下不足，即阻滞过程中带来的疼痛与不适、阻滞作用消退时重新获得满意镇痛的

表 89-3　成人日间手术常用的上下肢神经阻滞

阻滞类型	手术类型	单次剂量（围术期）*	持续注射	患者自控区域镇痛（PCRA）
肌间沟阻滞	肩部手术	布比卡因 / 左布比卡因 0.25%～0.5%，20～40ml 或罗哌卡因 0.5%，20～40ml	罗哌卡因 0.2%，5ml/h	罗哌卡因 0.2%，5ml/h
锁骨上或锁骨下阻滞	肘部、腕部、手部手术	布比卡因 / 左布比卡因 0.25%～0.5%，20～40ml 或罗哌卡因 0.5%，20～40ml	罗哌卡因 0.2%，5ml/h	罗哌卡因 0.2%，5ml/h
坐骨神经阻滞	后十字韧带修复、足部和踝部手术	布比卡因 / 左布比卡因 0.25%～0.5%，20～40ml 或罗哌卡因 0.5%，20～40ml	罗哌卡因 0.2%，5ml/h	罗哌卡因 0.2%，5ml/h
股神经阻滞	膝关节成形术、前十字韧带修复术	布比卡因 / 左布比卡因 0.25%～0.5%，20～40ml 或罗哌卡因 0.5%，20～40ml	罗哌卡因 0.1%，5ml/h	罗哌卡因 0.1%，5ml/h
椎旁阻滞（胸椎）	乳房手术	布比卡因 / 左布比卡因 0.25%～0.5%，20～40ml 或罗哌卡因 0.5%，20～40ml	罗哌卡因 0.2%，5ml/h	罗哌卡因 0.2%，5ml/h

* 剂量相似，使用超声技术时推荐采用较低剂量。根据手术类型，为了达到良好的术后镇痛效果可能需要阻滞多根神经。当留置导管时，给患者使用预先注入局麻药的一次性镇痛泵，同时给予必要的书面与口头指导。
From Gupta A, Smith I: Local and regional anaesthesia. In Smith I, McWhinnie D, Jackson I, editors: Oxford specialist handbook of day surgery, London, 2011, Oxford University Press, pp 93-108

难度及围术期神经损伤的风险。对存在出血问题或正服用抗凝药物以及有局部感染的患者禁忌使用区域麻醉。虽然超声引导似乎能够提高许多阻滞的成功率，但区域麻醉对于经验不足的医师来说失败率很高，尤其患者为病态肥胖患者[279]。超声的使用能够减少阻滞定位过程中的疼痛[279]，但是目前尚无令人信服的证据证明超声能够提高区域麻醉的安全性[280]。

较为简单的局部麻醉技术可能更适合某些手术。在膝关节镜手术中，关节内局麻能够产生适度、作用时间短暂的术后镇痛，但这仍被认为在日间手术中具有临床意义[281]。在许多情况下，简单的伤口浸润麻醉可能与中枢或外周神经阻滞一样有效，并且允许患者更早地活动[282]。对可能的感染风险及大剂量局麻药引发全身毒性的担忧，似乎在临床工作中并没有依据[282]。

浸润麻醉在很多日间手术具有优势，也是腹股沟疝修补术的一种选择方案[155]。一些大规模研究已经证实这种具有较高成本效益的技术效果很好，有79%的患者需要术后口服镇痛药7天或更少[283]，91%的患者在术后5天内恢复正常活动[284]。在局麻下行疝修补术并不是疝复发的独立因素，疝的复发受疝的类型和术者的经验水平影响[285]。浸润麻醉与全麻或区域麻醉相比，可减少腹股沟疝修补术后内科和泌尿系统并发症[252]。如果行腹股沟疝修补术时选择脊髓麻醉，麻醉医师应该考虑到尿潴留和其他医学并发症的风险增加，尤其是老年患者[252]。

简单的伤口浸润麻醉的概念已经进一步发展成局部浸润镇痛，用于多数骨科日间手术。这种多模式技术起源于澳大利亚，Kerr和Kohan将其用于行膝关节和髋关节手术的住院患者的镇痛[286]。他们的方法是将300mg罗哌卡因、30mg酮咯酸和1.5mg肾上腺素混合，用生理盐水稀释至150～200ml，在手术中用超过1h的时间，将其浸润至术野的所有组织中。在伤口处置入导管可以后续重复给药。在最初研究中，325名患者主要行择期髋关节表面修整术，也包括一些基本的髋关节和膝关节置换术，镇痛效果良好（数字疼痛评分0～3分）。其中2/3的患者未应用吗啡，大多数患者可以在术后5～6h在帮助下行走，71%的患者住院一晚后独自行走离院（图89-3）[286]。一项对单膝关节成形术患者的盲法、随机研究也证实了这些结果，他们使用类似的局部浸润镇痛方法能够显著减轻疼痛，减少阿片类药物的使用，平均住院时间减少2天，68%的患者在医院停留1晚后离院[287]。

一般而言，浸润麻醉的局限性在于所提供的镇痛时间相对较短，即便使用长效局麻药如布比卡因。将布比卡因包装在生物降解的载体中有望延长局部麻醉的作用时间，预实验表明，其镇痛作用至少可维持96h[288]。然而，在广泛应用之前尚有一些潜在问题需要解决，包括确保大剂量的局麻药在载体内不会被迅速释放而导致局麻药的毒性反应，或者载体材料不能分解成有害物质[289]。Exparel是一种作用时间延长的布比卡因剂型，应用成型的脂质体药物运输系统（Lipo Foam，Contour^MD），目前已获得美国食品药品监督管理局的审批。早期试验结果表明，与普通剂型布比卡因相比，Exparel能够改善拇囊肿手术[290]、膝关节置换术[291]和丰胸手术[292]后24～48h或更长时间患者的疼痛评分，减少阿片类药物的用量。其中一项研究中发现6例患者使用Exparel后发生肌痛[292]，但对研究对象两年的随访未观察到长期并发症[293]。

几种天然生物碱毒素可能潜在有更长时间、更安全的局麻作用[289]。新蛤蟾毒素的一项初步研究表明，腹腔镜胆囊切除术后12h新蛤蟾毒素的镇痛效果优于布比卡因[294]。置管技术也可延长有效的局部或区域镇痛时间，降低疼痛评分、阿片类药物相关副作用和住院时间，也可提高患者满意度[295]。

镇　　静

尽管有些手术使用局部麻醉或区域麻醉即可完成，但经常需要辅助药物以解除患者的焦虑，从而提供额外的镇痛作用，或帮助患者以适当的体位制动来达到适宜的手术条件。不同的治疗、诊断、或外科手术需要的镇静水平不同，必须个体化给予镇静，以达到患者舒适与安全的平衡[296]。

美国麻醉医师协会根据患者反应的不同将镇静分为三个水平[297]。轻度镇静为缓解焦虑，但患者反应正常、气道通畅。中度（清醒）镇静时患者更为困倦，但是能对语言及触觉刺激做出有目的的反应。自主呼吸通常足够且不需干预手段来维持气道通畅。深度镇静时患者仅对反复的或有疼痛的刺激做出有目的的反应，可能需要一定程度的气道或通气支持。这三个镇静阶段并不是分离的，而是相连续的（图89-4），当患者失去意识且即使痛觉刺激也不能唤醒时，则进入全麻状态[297]。严密监测至关重要，接受镇静患者的监测标准应与全身麻醉或者区域麻醉患者相同，包括麻醉监护的所有层面[298]。遗憾的是，医师和患者普遍认为镇静是一种更安全的方式[299]，但美国麻醉医师协会终审理赔数据分析揭示，镇静与全身麻醉在死亡与永久脑损害上的风险相似[300]。可以预料的是，最大的风险来自于阿片类药物和镇静催眠药物引起的呼吸抑制所造成的伤害，很多病例通过更好的监护和

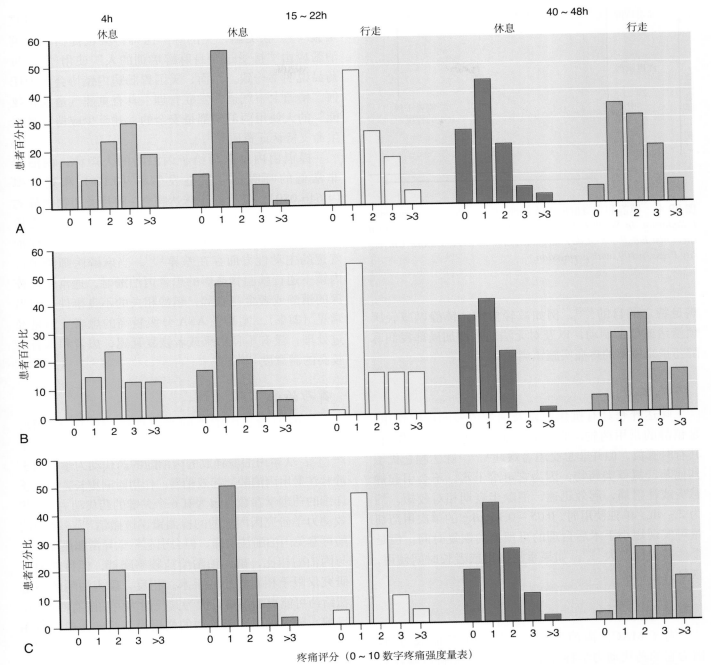

图 89-3　在局部浸润麻醉下接受髋关节表面修整关节成形术（A，n=185），全髋关节置换术（B，n=54）和全膝关节置换术（C，n=86）的患者术后不同时间点的数字疼痛评分 (Data from Kerr DR, Kohan L: Local infiltration analgesia: a technique for the control of acute postoperative pain following knee and hip surgery: a case study of 325 patients, Acta Orthop 79(2):174-183, 2008)

提高警惕性应能避免发生[301]。

　　美国术语"监测下的麻醉管理（monitored anesthesia care, MAC）"有时被错误地描述为由麻醉医师实施的镇静。然而，美国麻醉医师协会对于 MAC 有着明确的定义，它是用来描述麻醉的术语，包含所有围麻醉期监护[298]。MAC 可以包含不同的镇静深度，甚至必要时转变为全身麻醉。然而，"如果患者失去意识和对外界有目的的反应能力，无论是否使用气

道管理工具，这种麻醉管理都是全身麻醉"[298]。

镇静药物的选择

　　对于辅助镇静药物和镇痛药物的具体需求取决于手术类型、实施局部麻醉操作者的技能、患者的经历和期望。在每个阶段给予患者有关爱的照顾，术前的沟通，分散患者注意力的方法，如深呼吸、交谈和听音乐等都可减少药物的用量[299]。辅助药物的选择应

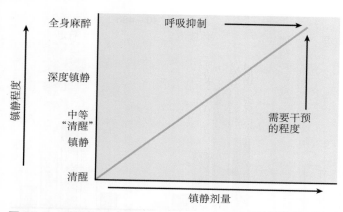

图 89-4 镇静和全身麻醉的连续性 *(From Ahuja M, Armstrong I. Sedation. In Smith I, McWhinnie D, Jackson I, editors: Oxford specialist handbook of day surgery, London, 2011, Oxford University Press, p 109, with permission.)*

满足特定的目的[302]，例如减轻焦虑，镇静以减轻厌烦情绪或帮助制动，以及对无法通过增加局部浸润麻醉药量来缓解的疼痛实施镇痛。

咪达唑仑

咪达唑仑具有抗焦虑以及剂量依赖的催眠作用，是镇静的常用药物。它也有显著的顺行性遗忘作用。其有时有益，但并非总受患者欢迎[303]。咪达唑仑优于其他苯二氮䓬类药物，因为它可溶于水，不会引起静脉炎或注射痛，起效迅速，消除半衰期相对较短，约为 2 ~ 4h。单独使用时，0.05 ~ 0.1mg/kg 的单次用药剂量可实现短小手术后合理的可预测的恢复时间，但是个体差异性较大[304]。如果重复使用或者长时间使用，恢复会非常慢。

丙泊酚

对于 MAC，丙泊酚是非常好的镇静催眠药物，因为它的药代动力学特性使得单次给药和持续输注后均可迅速恢复。丙泊酚是一种相对纯粹的催眠药，无镇痛作用，仅有中度的遗忘作用。丙泊酚常用的输注速率为 25 ~ 75μg/（kg·min）[305]，但其短效作用时间有助于滴定至生效。

与咪达唑仑相比，丙泊酚镇静效果好、恢复有优势[306-308]，因此，一些领域对于丙泊酚镇静的需求快速增长，例如传统上麻醉医师并不参与的内镜下治疗。丙泊酚使意识消失之前，可快速导致呼吸暂停，甚至是在镇静剂量时也可发生，所以非计划地转为全身麻醉是常见的风险。因此非麻醉医师使用丙泊酚的安全性一直备受争议。在英国，皇家麻醉医师学院以及英国胃肠病协会联合声明，丙泊酚用于复杂的上消化道

内镜操作时的镇静必须由"经过适当培训的麻醉医师"实施[309]。在美国，美国麻醉医师协会也提倡使用丙泊酚应由"接受过全身麻醉培训的人"使用[310]，与药品说明书一致。然而，美国胃肠病内镜协会认为任何"精通上下气道并发症管理、具有重建气道通畅技能"的人使用丙泊酚都是安全的，并至少应持有基本生命支持认证资质[311]。

提倡由内镜医师给予丙泊酚的人声称，丙泊酚非常低的呼吸道并发症发生率（0.1%）和死亡率（4/646 080），低于给予咪达唑仑 - 阿片类药物镇静的发生率[312]。他们的数据也显示，需要紧急气道支持的频度不确定，同时在采用气道支持技术、干涉保护气道的主动性方面存在差异[312]。当麻醉医师给予行内镜下逆行胰胆管造影的患者丙泊酚时，通常使用较深的镇静或者全身麻醉，镇静相关的不良事件也相当常见（21%），尤其是 ASA 分级较高的患者；但是经过处理，没有不良后果或者恢复延迟，患者和术者有较高的满意度[313]。

磷丙泊酚

磷丙泊酚是丙泊酚的水溶性磷酸酯前体药物，2009 年被美国批准用于成年人的镇静，但目前尚未生产[314]。从磷丙泊酚释放的丙泊酚的药代动力学不同于静脉注射用丙泊酚，起效稍慢、作用时间更长，但缺乏详细的药理学参数，因为有 6 个关键的药代动力学 / 药效动力学研究因丙泊酚的检测错误被撤销[315]。磷丙泊酚可避免丙泊酚注射痛，但会引起感觉异常和瘙痒[314]。与丙泊酚相比，磷丙泊酚给药频率降低，但目前为止研究仅限于相对短小的手术。相反，磷丙泊酚的滴定法给药可能更加困难，因为其代谢为丙泊酚有滞后性。目前，磷丙泊酚在镇静中的作用尚不明确，现有的许可限制了麻醉医师的使用[314]。

镇痛辅助药

单纯使用局部麻醉效果不完善时，阿片类药物有助于手术镇痛[296]。女性乳腺组织活检术中，瑞芬太尼与阿芬太尼相比，在分离深部组织时的疼痛评分较低，并减少局麻药的用量[317]。在经阴道悬吊术[318]以及为清醒开颅术提供最佳条件中[319]，瑞芬太尼都是丙泊酚镇静的有效辅助用药；而清醒开颅术已更多地成为日间手术和短期住院手术[21-22]。在丙泊酚镇静下行宫腔镜检查过程中，辅助应用瑞芬太尼的疼痛评分低于使用芬太尼组，但确实未提高术后恢复或患者的满意度[320]。宫腔镜手术中，与全凭静脉麻醉相比，宫颈旁阻滞辅助瑞芬太尼输注可使患者较早地活动和离

院，且多数患者首选这种镇静技术。瑞芬太尼通常通过持续输注给药，但对于某些手术间断静脉推注更为有效[321]。

可乐定和右美托咪定有潜在的镇痛、抗焦虑和镇静作用。可乐定起效和消除缓慢，并且常有心血管系统不稳定的报道，意味着两种药物在镇静麻醉中都不是常规使用[132, 322]。但是在清醒开颅术中右美托咪定是一种有效的镇痛辅助药[323]。氯胺酮用于辅助丙泊酚镇静时可以增加镇痛效果，但使用较高剂量时，会增加术后恶心呕吐、致幻觉的副作用，并延迟离院[324]。

镇静药给药方式

因为催眠、抗焦虑、镇痛及遗忘等的需求不同，麻醉医师在实施镇静技术时，通常联合用药。在丙泊酚输注前，先给予小剂量（2mg）咪达唑仑可以增强抗焦虑、镇静和对手术早期事件的遗忘作用，而对术后镇静、遗忘及恢复时间并无有害影响[325]。然而联合用药增加了药物间相互作用的风险，可能导致副作用的发生。镇静剂量的丙泊酚及瑞芬太尼单独使用时，对心率和动脉血压仅有微弱的影响，但对呼吸系统二者具有显著协同作用，可导致严重的呼吸抑制[326]。瑞芬太尼和咪达唑仑相互作用也会明显增加呼吸抑制[327]。苯二氮䓬类和阿片类药物的拮抗剂在药物意外过量时可能很有效，但不能常规依赖拮抗剂逆转深度镇静，因为拮抗剂作用时间短，在离院前[328]或离院后[329]可能会再次出现镇静。

使用全凭静脉麻醉时，TCI 系统可以改善镇静方案的稳定性和可控性[330]。通常靶浓度为丙泊酚 0.5～2μg/ml 和瑞芬太尼 0.5～1ng/ml[296, 322]，但需个体化滴定给药。有效的镇静通常通过临床终点或评分来判定。随着镇静程度的加深，脑电双频指数（bispectral index, BIS）会发生改变，但因其变异度太大[331]并不能常规应用，也无法作为咪达唑仑有效镇静的临床终点[332]。内镜下逆行胰胆管造影中，BIS 监测并不能提高镇静质量，减少丙泊酚用量或低氧血症、心动过缓及低血压等并发症发生率[333]。而对于临床体征可信度差的智障患者，在 BIS 指导下靶控输注丙泊酚有助于术中管理[334]。与持续输注丙泊酚相比，允许患者通过自控镇静来调整其镇静程度，可以减少丙泊酚用量，这种方法越来越受到患者欢迎[335]。

低剂量的七氟烷吸入镇静也是一种替代方法，其镇静效果好，恢复迅速[336-337]。但是七氟烷吸入使围术期兴奋发生率高，以及变为全身麻醉的风险较大，所以使用起来比较复杂[338]。

麻醉深度监测

目前很多设备可用来监测麻醉的催眠部分，作为对我们传统上依赖患者自主神经体征的补充（也见第50章）。大多数麻醉深度监测仪记录自发的或外部刺激诱发的脑电图信号，并处理成一个无量纲的数值，范围通常从 0 到 100。哪些变量被精确记录并如何被处理是其专利信息[339]，麻醉深度足够时不同监测仪显示的具体值也不尽相同[340]。

BIS 是第一个被注册和广泛研究的麻醉深度监测仪，然而对于它实际上能否预防术中知晓尚有争议[340]。迄今为止规模最大的一项研究仅显示结果有统计学意义[341]，但因其统计权重不足、选择偏倚和只研究高危人群而受到诟病[342-343]。最新一项更大的研究未能显示 BIS 较呼气末麻醉药物浓度测定对于预防术中知晓更具优越性[344]，在高危人群也未得到证实。日间麻醉中术中知晓较少见[345]，人们更多的兴趣在于 BIS 及类似的设备能否减少麻醉药的过量使用，从而提高恢复速度和质量，降低成本。两个 meta 分析表明，滴定麻醉法使 BIS 值在 40～60 时，苏醒时间仅轻微缩短（2～4min），恢复室停留时间也仅缩短 6.8min，并没有促进患者及早离院[346-347]。BIS 滴定法同样仅轻度降低了术后恶心呕吐发生率（从 38% 至 32%）[346]。尽管麻醉药物的使用有所减少，但节省的费用实际上少于 BIS 相关一次性耗材的费用[346]。监测听觉诱发电位，在减少药物使用和缩短苏醒时间方面与 BIS 相类似[348-349]。其中一项研究中患者离院时间没有差异[348]，但在另一项研究对象近似的研究中，使用 BIS 和听觉诱发电位监测可缩短患者的离院时间[349]。

虽然麻醉深度指导的药物滴定使用法并无明显临床和经济利益，但我们真正应该考虑的是使用这些监测的目的，而不是那些研究中设计的问题。虽然 BIS 值低于 60 时麻醉深度通常是足够的，但 BIS 缺乏高标准的辨别力，一些患者可能在 BIS 值低至 40 时还有记忆[350]。因此，使用滴定麻醉法来降低成本和缩短恢复时间，即便调整 BIS 值至 40～50，也可能无意中增加了患者术中知晓的风险[339]。

日间手术麻醉的恢复

恢复通常分为三个阶段。早期第一阶段恢复在麻醉后恢复室（postanesthesia care unit, PACU），患者进一步苏醒，处理疼痛及恶心，监测血流动力学稳定性。中期恢复继续进入第二阶段恢复，患者可能转移至一个单独的病房，至达到离院标准时结束（见后面的讨论）。第一阶段和第二阶段恢复可能在不同的地点，或者在同一场所。

早期恢复

　　恢复室或 PACU 应集中设置在手术室附近，需要配备与住院患者相同标准的医护人员和设备[351]。PACU 的一些设施可与住院患者共用，但如果日间患者有一个单独的第一阶段 PACU，其恢复时间可以大大缩短[11]。在美国，日间 PACU 护士与患者的比例通常为1：3，低于住院患者 PACU 比例，反映出手术后较低的需求[6]。患者的病情应该充分地交接给 PACU 护理人员，从术前、术中的问题一直到术后指导。PACU 中监测的内容和频率取决于手术类型和患者的恢复状态。因为日间手术麻醉药通常是短效的，在 PACU 中，如果患者吸空气时 SpO_2 高于 92%，可能不需吸 O_2[352]。

　　在英国，当患者从第一阶段恢复至第二阶段时，如果意识清醒、定向力好、体温正常、气道通畅并通气良好、心血管系统稳定即可离院。伤口应比较干燥，疼痛及术后恶心呕吐轻并给予充分的治疗。这个评估通常依靠临床判断[351]。在美国，从第一阶段过渡到第二阶段基于医师的预定标准。典型的日间手术标准包括清醒，生命体征平稳，疼痛最小化、恶心轻，及可坐立，并仅有轻微头晕[353]。如果想得到更标准化的数据，可应用评分系统。最普遍使用的是改良的 Aldrete 评分系统[354]，它基于活动、通气、血压、意识和氧合的状况而设定评分点（表 89-4）。在日间手术麻醉研究中，患者清醒、定向力恢复及拔管时间用于评估早期恢复，在 PACU 停留时间是恢复的关键终点指标之一。

第二阶段恢复

　　第二阶段恢复是患者准备离开日间手术区域并接受自我护理。患者应该端坐在手推车或躺椅上，手推车或躺椅用以协助患者活动。低剂量脊髓麻醉后，在运动功能完全恢复后 1h 内或从脊髓麻醉开始后约 2.5～3h[156, 355]，患者通常即可活动。

快通道恢复

　　随着短效药物应用的增加及技术的不断发展，许多患者在进入 PACU 之前，或刚进入 PACU 时就达到了离院标准[356]。在这种情况下，患者进入 PACU 进行进一步的观察，只会产生不必要的延迟离院。反之，这些患者可以绕过第一阶段的恢复直接进入第二阶段

表 89-4　改良的 Aldrete 恢复评分

		评分*
活动	自主或遵嘱活动四肢	2
	自主或遵嘱活动双肢	1
	不能自主或遵嘱活动肢体	0
呼吸	深呼吸和咳嗽不受限	2
	呼吸困难或受限	1
	窒息	0
循环	血压较麻醉前波动 ±20% 以内	2
	血压较麻醉前波动 ±20%～49%	1
	血压较麻醉前波动 ±50%	0
意识	完全清醒	2
	可以唤醒	1
	无反应	0
氧合	呼吸室内空气 SpO_2>92%	2
	需要吸氧才能维持 SpO_2>90%	1
	即使吸氧 SpO_2 < 90%	0

* 总分为 10 分；患者分数 ≥ 9 分即可从第一阶段恢复离院。
From Aldrete JA: The post-anesthesia recovery score revisited (letter), J Clin Anesth 7:89-91, 1995

恢复单元，被称为快通道恢复。

　　改良的 Aldrete 评分同样可以用作快通道恢复的评估标准[357]。通常在 PACU 处理患者的疼痛和术后恶心呕吐，而 Aldrete 评分标准不包括这两项，故 White 和 Song 添加了两个项目，作为快通道恢复的标准[358]。虽然此项标准降低了到达 PACU 时已符合快通道恢复条件的患者的比例，但是也明显减少了在后续阶段需要给予胃肠外镇痛药或止吐药物的患者的数量[358]。其他学者也建议了一系列标准，患者必须全部符合才能进入快通道恢复（框 89-1）[359]。从第一阶段过渡到第二阶段的标准，与直接进入第二阶段的标准应该相同。

　　快通道恢复是局部麻醉患者的标准，但在英国它同样适用于大多数接受镇静[359-360]和低剂量脊髓麻醉的患者[156]。全身麻醉患者可能也能接受快通道恢复，这取决于手术类型、麻醉技术、手术持续时间和患者个体差异的综合影响。在腹腔镜输卵管结扎术后，虽然最终没有尝试快通道恢复，但是地氟烷麻醉组 90% 的女性，七氟烷组 75% 的女性，持续输注丙泊酚组 26% 的女性达到了快通道恢复的标准[357]。更新的一项关于体表手

框 89-1 省略 PACU，直接进入第二阶段恢复单元的标准*

患者需清醒、警觉、定向力恢复、有反应力（或恢复到基础状态）

疼痛程度最低（不太可能需要肠道外给药）

没有活动性出血发生（不太可能需要专业处理）

生命体征稳定（不太可能需要药物干预）

轻微恶心

没有呕吐发生

如果使用了非去极化肌肉松弛剂，患者应该能抬头 5s 或四个成串刺激监测显示肌松无残留

呼吸室内空气 3min 或更长时间 SpO_2 达到 94% 或更高，或恢复至基础水平

* 在随访阶段，应该使用上述标准在患者即将离院前于手术室进行麻醉恢复状态的评估。如果要省略 PACU 过程，患者必须满足上述所有标准，并由麻醉医师判断能够转移至第二阶段恢复单元。
From Apfelbaum JL, Walawander CA, Grasela TH, et al: Eliminating intensive postoperative care in same-day surgery patients using short-acting anesthetics, Anesthesiology 97:66-74, 2002

术的研究中，麻醉深度采用 BIS 监测，虽然最终没有患者省略 PACU 恢复，但所有接受地氟烷或七氟烷麻醉的患者在离开手术室时都达到了快通道恢复标准[361]。

快通道恢复具有吸引力是因为它能为患者提供高质量的恢复体验，在一种更愉快、更舒适、更方便的环境中恢复正常。这也节约了更多的资源给那些需要第一阶段恢复的患者。实现快通道恢复是复杂的过程。在某些研究里，尽管很大比例患者按照 White 标准可以越过 PACU 阶段[357, 361]，但实际实现快通道恢复的患者只有 35%～53%[362]。麻醉深度监测一直被视为有利于快通道恢复[363]，但有些研究没有发现其优势[364]。实现快通道恢复不仅需要麻醉恢复迅速，也有赖于流程的支持，包括护士和外科医师的参与和环境支持。实现快通道，不仅仅是为了提高能够完全略过第一阶段的患者比例，而是要建立使所有患者从恢复至离院的最快捷路径更有效的方法。

快通道恢复的经济效益问题应另当单独考虑[365]。在某些情况下，快通道恢复可以缩短整体恢复时间，与 PACU 停留的时间相当[366]，或更长[359]。然而其他一些研究发现，整体恢复时间并无差异[362]，特别是在腹腔镜手术后[366]。即使使用脑部监测来优化麻醉，腹腔镜手术后仍需要约 30min 才能达到快通道恢复的评分要求[348]，因此患者离开手术室的时间可能延迟。第二阶段治疗单元的护士不一定总能及时接收患者，或经常发现患者到达时低体温，或实际上并未达到快通道恢复的所有标准[367]。虽然快通道恢复似有一定的

经济效益，但实际上仅在完全不需要 PACU 或者人员配置可以减少的情形下才能实现，截至目前尚无证据支持这一点[365]。一项随机研究表明，护理工作量及费用只是简单地从一个区域转移到另一个区域，整体上并未节省成本[366]。快通道恢复仍有助于改善患者的分流，在较小的医疗机构中实现最高工作效率，从而实现人员在不同区域的灵活调配[365]。

术后疼痛

术后疼痛管理，应开始于患者手术前。患者需要对术后恢复阶段可能的经历有适当的准备（见第 98 章）[368]。术前评估中应告知患者术后疼痛的程度、持续时间及一些简单的能减轻疼痛的方法，包括保持舒适体位休息、抬高肿胀肢体、使用热敷或者冷敷或分散注意力。预防是疼痛管理的主要手段。然而，研究表明日间手术后的疼痛管理经常不充分[369]。常见原因是对镇痛指南的依从性不够和未实施多模式镇痛[370-371]。对阿片类镇痛药过度依赖会产生一些可预见的副作用[372]，这是导致患者非必要住院的原因中仅次于镇痛不充分的因素[369]。

多模式镇痛

多模式镇痛利用药物间的相加或协同作用，在疼痛通路的不同环节起效[373]。典型的组合包括伤口局部浸润或区域阻滞，以及常规使用 NSAIDs，必要时辅助小剂量的阿片类药物。表面麻醉也可能有一些好处，利多卡因联合硝酸甘油贴剂可为许多日间手术提供有效的局部镇痛效果[374]。多模式镇痛对多种日间手术术后镇痛有效[375-376]。多种药物联合可减少阿片类药物的用量[377]，但是大多数的证据仅限于阿片类药物联合另一种药物，尚无真正多模式镇痛的评价或尝试去发现最佳组合[371]。手术类型不同镇痛效果也有所不同[378]，建议应根据手术类型量身定制多模式镇痛方法[379]。然而，减少阿片类药物用量确实能够在相当程度上减少术后恶心呕吐的发生，以及其他阿片类药物相关副作用，例如镇静、睡眠障碍、尿潴留和呼吸抑制[372]。目前，没有证据表明多模式镇痛可以改善患者的长期预后[380]，因为关于此类研究的数量较少，而且日间手术后的不良事件发生率较低。

紧急镇痛

即使采取了预防措施，部分患者术后苏醒期依然

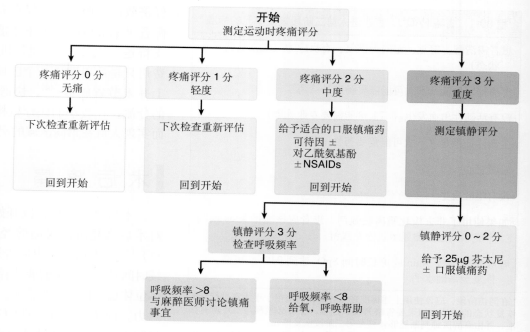

图 89-5　日间手术患者疼痛管理流程示例。NASIDs，非甾体消炎药 *(Modified from Lipp A, Jackson I: Adult day surgery analgesia. In Smith I, McWhinnie D, Jackson I, editors: Oxford specialist handbook of day surgery, London, 2011, Oxford University Press, p. 133, with permission.)*

会经历疼痛。轻度疼痛通过额外地给予口服镇痛药即可处理，更严重的疼痛通常需要使用胃肠外阿片类药物。这种情况下通常使用芬太尼，小剂量（约 20～25μg）即可迅速产生镇痛效果。与吗啡相比，芬太尼起效更快并且可以减少术后恶心呕吐的发生[381]，芬太尼紧急镇痛比羟考酮副作用更小[382]。一旦疼痛得以控制，即给予额外的口服镇痛药物，通常可以预防恢复后期疼痛的再次发作。在患者的恢复期内，应根据方案定期对患者进行疼痛评估与处理（图 89-5）。

家庭疼痛管理

在美国，通常会给患者开具术后镇痛药处方，包括弱阿片类药物，这些处方最好在手术前开具，这样一旦患者需要就可以在家中使用。在英国，会给患者提供标准化的家用镇痛药包，在日间手术中心即已分装好，以避免给药延迟。典型的家庭镇痛药包括 NSAIDs 和对乙酰氨基酚以及一种弱阿片类药物。联合使用可待因 - 对乙酰氨基酚[383]或氢吗啡酮 - 对乙酰氨基酚[384]在许多日间手术后是有效的，但有部分患者不能将可待因代谢为它的活性形式而导致药物无效[385]。虽然普瑞巴林单次术前给药可适度缓解日间手术后疼痛，但术后持续追加给药并无更好效果[151]。

阿片类药物并发症的处理

多模式镇痛技术旨在减少阿片类药物的使用，然而强效阿片类药物可作为创伤较大的手术后镇痛的紧急之选。吗啡和羟考酮一类的镇痛药，可提供强效且

持久的作用，但也伴随着更加强烈和持久的阿片类药物副作用。新型的给药方式，如电离子导入[386]或经鼻腔芬太尼镇痛[387]，方便患者使用，却不能降低药物的副作用。除了多模式镇痛外，有其他一些方法可以降低这些副作用，包括药物的进展，如曲马朵，即结合了阿片类药物和非阿片类药物的作用机制。曲马朵在日间手术后使用是有效的[388-389]，但其仍有较高的不良反应发生率，包括镇静、眩晕，特别是术后恶心呕吐[390]。最近他喷他多在美国和英国获得批准，其具有类似于曲马朵的双重作用，疗效与羟考酮相当，且胃肠道不良反应更少，如恶心、呕吐、便秘[391]。与曲马朵不同，它不需要代谢活化，也不受异构体依赖的药效学影响[147]。

羟考酮与纳洛酮（Targinact）口服用药可拮抗胃肠反应，特别是预防阿片类药物引起的便秘，但对镇痛作用的影响不大，因为首过效应可防止大量纳洛酮到达中枢神经系统[147]。爱维莫潘是另一种作用于外周的 MOP（以前称为 μ 阿片受体）拮抗剂，旨在减少阿片类药物引起的便秘。外周 MOP 受体也部分介导阿片类药物相关的术后恶心呕吐、胃排空延迟和尿潴留[147]，这为使用阿片类镇痛的同时规避其严重的不良影响提供了可能。

家庭中局部麻醉管理

术后回家的患者在神经周围、切口内或关节内留置导管是术后疼痛管理一个全新的和不断发展的领域[27]。肩峰下减压术后，患者使用弹性球囊止痛泵通过术中留置于伤口内的导管给予罗哌卡因，进行自控区域麻醉，

为其提供了有效镇痛并减少了活动时的疼痛强度[392]。虽然研究中要求患者在医院进行观察和评估，但根据疼痛评分，作者得出结论：活动组的所有患者可以在术后2h内离院。另一项较小的研究显示在家庭中进行连续肌间沟阻滞的镇痛效果良好，这样可以使多种肩部手术患者当日离院，包括肩关节囊肌腱套开放修补、肩峰下减压和关节置换术[393]。

最近，几个医疗机构报告了一些软骨溶解的病例，似乎与术后使用止痛泵进行关节内局部麻醉有关[394]。在一位骨科医师报道的375例患者的研究中，只有术后关节内注入布比卡因或利多卡因的病例发生了软骨溶解[395]。体外实验中，大多数局部麻醉药，包括布比卡因、利多卡因、罗哌卡因对人体关节软骨有毒性作用。并且与单次注射相比，关节软骨长时间暴露在较高浓度的局部麻醉药中，如使用镇痛泵，软骨溶解的风险也会随之增加[396]。因此，许多医疗单位都在减少或停止肩部手术后使用局部麻醉药注入。

许多输注泵可用于离院后局部麻药注入，或患者自控区域麻醉。电子泵可能会出现一些技术问题[397]，家庭内使用似乎并不可靠[393]。患者更满意一次性弹性球囊止痛泵[397]，其可信度更高；但不是所有该类型的一次性泵都工作良好，而且它们在人体使用时的表现并不一定与体外的测试结果一致[398]。

术后恶心呕吐

术后恶心呕吐（postoperative nausea and vomiting，PONV）在未用止吐药的普通外科手术住院患者中发生率高达30%（也见第97章）[399]。某些日间手术患者因为术中和术后对阿片类药物的需求降低，出现PONV的风险非常低，非常小型的手术中的发生率低于5%[50, 400]。然而，其他类似研究中，日间手术患者离院前PONV的发生率却高达41%。如果整体风险评估包括了离院后可能发生的后续呕吐，一些作者认为即使患者服用了止吐药，总体发生率也超过40%[401]。

风险评估和策略

可以预期，日间手术患者PONV的管理应包括普遍的多模式药物预防方法，尽量减少可能导致患者延迟离院或回家后再次出现的症状。然而，目前建议[402]用更有针对性的方法来实现预防性药物治疗的目的。首先要尽量减少来自致呕吐刺激的基础风险，例如在可使用区域麻醉的情况下不采用全身麻醉，如必须采用全身麻醉时，要减少挥发性麻醉药、N_2O、大剂量新

斯的明或阿片类镇痛药的使用。在这种情况下，应将患者的个体因素确定为相对风险。1998年由Apfel及其同事[403]在耳鼻喉科患者中开始使用的评分系统，因其使用简便而广受欢迎。但其是否适用于日间手术仍存在争议，因为PONV的风险（表89-5）在这类患者中似被高估，可能与原始评分系统是来自于欧洲住院患者有关。这似乎被同一作者后来的文献所证实[401]，文中报道根据评分系统属于PONV高风险的患者，PACU恶心发生率19.9%，呕吐发生率3.9%，恶心和（或）呕吐发生率20.7%。然而，如果包括离院后直至术后第二天的PONV发生率（表89-6），并发症发生率是相当的。其他预测日间手术患者PONV风险的评分方法，相对复杂且需要使用计算器或计算机[400]。最近对PONV风险因素的一项重新评估（也见第97章）[404]重申了Apfel评分中原有指标的重要性[399]，同时还包括低龄及手术时长因素，但手术类型不包含其中。

总之止吐治疗应该根据患者PONV的风险评估，来决定使用单一还是多模式的预防治疗方案。IMPACT研究[184]表明，昂丹司琼4mg、氟哌利多1.25mg和地塞米松4mg对降低PONV发生率同样有效，均各自能降低25%的发生率；同时使用其中的两种药物会产生叠加效应（即多模式止吐）。具体而言，预防性使用其中一种药物可将PONV的发生率从60%降到44%；使用其中的两种药物会将发生率从44%进一步降低至33%，三种药物一起使用则会降至24%。

表 89-5　Apfel 评分中 PONV 的风险因素和预测发生率

风险因素	评分
女性	1 分
不吸烟者	1 分
既往 PONV 史	1 分
术后使用阿片类药物	1 分
最高得分	4 分

分数	PONV 风险（%）
0	10
1	21（≈20）
2	39（≈40）
3	61（≈60）
4	79（≈80）

PONV，术后恶心呕吐。
Data from Apfel CC, Laara E, Koivuranta M, et al: A simplified risk score for predicting postoperative nausea and vomiting: conclusions from cross-validations between two centers, Anesthesiology 91:693-700,1999

表 89-6　离院后恶心呕吐的风险因素和预测发生率

风险因素	评分
女性	1 分
年龄小于 50 岁	1 分
既往 PONV 史	1 分
术后使用阿片类药物	1 分
在 PACU 发生恶心	1 分
最高得分	**5 分**

分数	PONV 风险（%）
0	10.9（≈ 10）
1	18.3（≈ 20）
2	30.5（≈ 30）
3	48.7（≈ 50）
4	58.5（≈ 60）
5	79.7（≈ 80）

PACU，麻醉后恢复室；PONV，术后恶心呕吐。

Data from Apfel CC, Philip BK, Cakmakkaya OS, et al: Who is at risk for postdischarge nausea and vomiting after ambulatory surgery? Anesthesiology 117:475-486, 2012

使用丙泊酚全凭静脉麻醉，同时避免使用 N_2O，其效果等同于使用一种止吐药 [184]。一些简单的措施，例如常规静脉输注 1 ~ 2L 晶体液可减少 PONV 的发生率及严重程度，减少眩晕和困倦 [405]，减少高危人群术后疼痛的发生 [406]。

止 吐 药

第一代药物

甲氧氯普胺是一种多巴胺能（D_2）和 5- 羟色胺能（5-HT_3，较高剂量时外周 5-HT_4）拮抗剂，具有促进胃动力的特性，首次报道于 1964 年。一项 meta 分析显示，无证据支持标准临床剂量 10mg 的甲氧氯普胺对 PONV 有益 [407]，因此近期的日间手术 PONV 管理指南建议，一线治疗应使用其他更有效的止吐药 [402]。然而，新近的系统回顾挑战了这些观点 [408-409]，认为可以考虑使用 10mg 甲氧氯普胺。更高的剂量，如 20 ~ 25mg 更有效 [410]，但其导致患者不能静坐的发生率增加。

氟哌利多是丁酰苯类药物，其止吐功能源于对多巴胺受体（D_2）的拮抗作用。因其有潜在的 QT 间期延长作用，美国 FDA 对使用 2.5mg [411] 或更大剂量的发出了黑框警告。通常用于预防 PONV 的剂量为 1.25mg 或

更少，更大剂量的氟哌利多使 QT 间期延长和其他副作用，如镇静和静坐不能的发生率明显增加 [411]。自从黑框警告提出后，氟哌利多在美国很少使用，但这主要是法医学的原因，而非出于对疗效或副作用的考虑。近期的 meta 分析 [412] 已经证实了小剂量氟哌利多的止吐作用。英国制造商基于氟哌利多无市场生存空间的预测而停止供应。虽然该药物已经被再次引入英国，但由于其甚至在 0.5mg 的剂量下亦可产生不利的锥体外系效应，尤其是静坐不能，因此很少用于日间手术 [413-414]。澳大利亚的一项研究分析了 228 名行日间妇科腹腔镜手术的女性，使用 10μg/kg 氟哌利多后静坐不能的发生率为 29% [415]。

组胺 H_1 受体拮抗剂在治疗前庭通路异常引起的恶心呕吐中有独特的效果，在晕车及斜视或中耳外科手术中使用有明确疗效。茶苯海明（苯海拉明和 8- 氯茶碱的复合物，增加 8- 氯茶碱可以减少困倦）的止吐作用与氟哌利多和 5-HT_3 受体拮抗剂近似 [416]，但这些抗组胺药物的不良反应包括显著的镇静、口干、尿潴留和视物模糊，这是伴随着毒蕈碱受体拮抗的结果。氯环利嗪是一种 H_1 受体拮抗剂和抗晕动病药物，镇静程度最低，作用时间长，可有效治疗 PONV，预防离院后恶心呕吐 [417]。在美国，因其价格低廉并且不需要处方，在离院后使用的药物中很有吸引力。

东莨菪碱经皮给药系统也在临床使用。透皮贴剂设计是使总剂量 1mg 的东莨菪碱以持续的恒定的速度释放 3 天的时间 [418]。大量研究表明，东莨菪碱透皮贴可有效减少 PONV 和离院后恶心呕吐发生率及严重程度，效果与恩丹西酮或氟哌利多相当。它的作用时间长，但起效慢，使用后 2 ~ 4h 方能有效 [419]。起效缓慢的不足可采用手术前一天晚上敷用的方法解决。采用这种方式给药，妇科腔镜检查后恶心和呕吐的发生率，与安慰剂组相比分别从 62.5% 和 37.5% 降至 20.8% 和 8.3% [420]。在美国，临床医师在术前使用东莨菪碱透皮贴，因此药物预防离院后恶心呕吐的作用在早期恢复阶段即可起效 [418]。

东莨菪碱的不良反应，主要是口干，困倦、头晕、视物模糊也相对常见，但通常较轻微 [418,420]。

5- 羟色胺 5-HT_3 受体拮抗剂

自从 20 世纪 80 年代 5-HT_3 拮抗剂问世以来，其在治疗 PONV 中已经发挥了重要的作用，因为与当时能用的其他药物相比，5-HT_3 拮抗剂不良反应较少。5-HT_3 拮抗剂在手术结束前给药有更好的预防作用 [421]。它们也是有效的呕吐紧急治疗用药，昂丹司琼抑制呕吐的作用似乎更明显 [需要治疗的人数（NNT）= 4]，

而不是缓解恶心（NNT = 7）[422]。虽然 5-HT$_3$ 拮抗剂相对耐受性好，但是它的副作用包括头痛的风险增加（受此伤害人数 = 36）和肝转氨酶升高（受此伤害人数 = 31）[422]。所有 5-HT$_3$ 拮抗剂均被证实可引起 QT 间期延长。近年研制的 5-HT$_3$ 受体拮抗剂，如多拉司琼、格拉司琼和帕洛诺司琼[423]，在高危患者预防性使用能同等程度地减少 PONV 发生率。这些药物的半衰期较长（分别是 8h、10h 和 40h），可更好地预防患者离院后出现恶心呕吐等症状。帕洛诺司琼具备独特的结合特性，可引起 5-HT$_3$ 受体内在化[424]；其半衰期长，可用于治疗离院后出现的恶心呕吐[425]。价格昂贵是这些新型 5-HT$_3$ 拮抗剂广泛应用于临床的巨大障碍。

类固醇药物

地塞米松静脉注射 4 ~ 5mg（取决于当地的药物包装）可起到有效的止吐作用[426]。它通过调节内啡肽释放或抑制前列腺素的合成发挥中枢性作用。因为地塞米松起效较慢，故应在麻醉诱导后尽早给药[427]。预防性使用地塞米松在减少术后疼痛、改善恢复质量方面也是有效的[153-154]，但有时达到止吐作用所需要的剂量较大（通常是 8mg）。

神经激肽 -1 拮抗剂

速激肽的催吐作用最初是通过免疫组化方法在雪貂的迷走神经背核发现了 P 物质后而阐明的，迷走神经背核被认为是大脑呕吐反射的基本区域[428]。随后的研究证明了特异性神经激肽 -1 受体拮抗剂的潜在价值，P 物质、神经激肽 A 和 B 通过中枢和胃肠道外周机制，在神经激肽 -1 受体处相互作用而抑制呕吐。阿瑞匹坦是此类药物中第一个商业化生产的。术前口服 40mg 阿瑞匹坦与昂丹司琼减少恶心的效果类似，但是服药 48h 后其抑制呕吐的潜在效果更优[429]。静脉使用的前体药物福沙匹坦，于 2008 年获准用于治疗化疗所致的恶心呕吐，但是至今对其在术后恶心呕吐中的作用和价值没有进一步的研究[430]。rolapitant 是一种半衰期长达 180h 的竞争性神经激肽 -1 受体拮抗剂，一项多中心研究评价了口服 rolapitant 的效果[431]。与安慰剂及昂丹司琼（诱导时给药）在早期症状的控制上有相似的效果，但 rolapitant 似乎同样在预防 PONV 上具有长时的保护作用。价格高昂仍然是限制这类药物使用的障碍。

顽固性恶心呕吐的处理

紧急止吐治疗后如症状持续出现则需要进一步的临床分析。应考虑导致这些症状的其他原因，特别是水合状态，潜在的血容量不足或早期感染。分析患者的生命体征（温度，脉搏和血压）及临床相关检查，以排除持续恶心呕吐与腹痛恶化、潜在的化脓性病灶或尿潴留的关系。这些分析很重要，在考虑给予药物缓解症状前排除更有害的其他原因。

给予 20ml/kg 等渗电解质溶液可以降低日间手术后恶心及头晕的发生，并且对减轻持续的症状也有作用[405, 432]。麻黄碱 0.5mg/kg 肌内注射有预防和治疗作用，疗效与氟哌利多相当，并且镇静评分低于安慰剂[433]。在 6h 内再给予已使用过的止吐药是没有意义的，但是在一线治疗失败后可考虑使用其他二线药物。这些选择包括小剂量静脉注射纳洛酮；丙泊酚 20mg；吩噻嗪类，包括丙氯拉嗪、奋乃静、或小剂量异丙嗪（6.25mg）；及神经激肽拮抗剂。

特殊场所

诊室麻醉

诊室麻醉是一种在北美和欧洲部分地区迅速扩展的日间麻醉形式。可以说，美国第一个日间手术中心（爱荷华州苏城市中心的麻醉诊所）即基于诊室模式[2]。应用局部麻醉或镇静技术在医师诊室进行简单的微创手术已开展许多年。随着诊室手术的复杂性日益增加，现在已有越来越多的麻醉医师参与其中。

诊室手术的优势在于提高患者的便利性，但其最初的出发点是方便外科医师控制工作安排及手术场地。潜在的巨大获利直接使外科医师受惠，此外，这种环境中较低的间接开销导致手术总费用明显较低。例如，腹腔镜腹股沟疝修补术在医院的总费用比在诊室高出 3.5 倍[434]。开腹疝修补术[434]和各种鼻科手术[435]费用在诊室能减少 2.5 倍。然而，对诊室手术安全性的合理担忧已经出现。一项对比研究显示，与日间手术中心相比，医师诊室手术不良事件和死亡的发生率增加 10 倍[436]。

这些灾难的发生往往是无资质或未经训练的医师，在不适合的或未经认证的环境中实施镇静的结果[436-437]。深度镇静是一个相当大的风险因素。ASA 终审索赔数据显示，40% 的死亡来自于面部及眼部手术中的 MAC 技术，该技术通常在诊室中实施[300]。过度镇静引起的缺氧和通气不足是最常见的死亡原因，警惕性差、监控不力、延迟复苏导致死亡，其中一半被认为是可以预防的[300]。这些数据并不支持镇静比全身麻醉更安全的通用理念。

框 89-2　来自美国监管机构的诊室手术操作指南小结

雇用经过适当培训并取得资质的麻醉人员

麻醉设备维护良好、在位，能够满足所提供麻醉的需要

尽可能完整地像其他外科区域所要求地提供医学文件

根据美国麻醉医师协会的原则和指南，使用标准的监测设备

提供麻醉后护理单元或恢复室，配备经过适当培训的护理人员，并能提供具体的离院指导

急救设备在位（例如气道设备、心肺复苏设备）

一旦患者发生不良事件或并发症而需要更深度的监护或入院过夜时，要制订将患者紧急转运至能够提供更全面医疗的区域的书面计划

维护并归档质量保证项目

建立医务人员的继续教育计划

不能为了方便患者或节约成本而使安全标准受到影响。

在美国，诊室机构的监管由各州负责，但直到 2012 年，只有几个州实施监管[438]。监管的确能提高安全性。有报道称，在麻醉医师和外科医师都具有专科医师资格的被充分认证的诊室中，其连续完成的超过 23 000 个病例无死亡报告[439]。ASA 和 SAMBA 均发布了诊室麻醉指南[440]，来自于其他组织和专家的综合建议也已经发行。标准的诊室麻醉的安全建议归纳在框 89-2 中。实质上，诊室必须与医院中的或独立的日间手术机构有同样的设置标准。必须健全安全程序，因为孤立的诊室环境意味着不能立即获得外界的帮助。

诊室麻醉的患者选择应依从于指南以保证麻醉安全。因为围术期并发症在孤立的环境中不易处理，患者的选择标准应该比目前医院中日间手术所倡导的更为严格[42]。选择标准必须涵盖手术创伤大小、患者病情复杂程度、诊室的能力和舒适程度以及工作人员[440]。术前准备应该在相同的临床洞察力和基本常识指导下进行，这些原则在独立日间手术中心中决定着决策制定过程，使并存疾病能够得到良好的控制。适合于诊室手术的麻醉方式与那些医院中或独立的日间手术中心所使用的相似。MAC 应用仍很常见，但很明显，"在日益增多的创伤性操作中慎重、熟练使用 MAC 麻醉以达到充分的镇静和镇痛作用"存在巨大的挑战[441]。一种倾向于浅全麻的趋势正逐渐显现，即应用喉罩或面罩管理气道[442-443]。丙泊酚、七氟烷、地氟烷均适用于诊室麻醉，但是挥发性麻醉药的使用离不开麻醉机。标准设备应该安装在使用频率高的诊室，也要准备一些不太常用的便携式设备[437]。快通道恢复是理想的模式，可保证患者清醒、警觉、能自行从手术床转移至躺椅上，这样可促进手术间在 10min 左右周转，患者在清醒后 1h 内离院[437]。尽量减少离院后恶心呕吐的发生非常重要[444]。推荐应定期评估诊室麻醉后的其他并发症[440, 445]。美国医学会发布了一套诊室外科手术核心准则，以提高为诊室操作提供镇静、镇痛医疗服务的安全和质量[446]。

在英国，类似的牙科诊室麻醉已经开展了数十年。一系列的牙科诊室麻醉死亡事件引发了一些反思，最终建议所有的麻醉药物必须由有工作经验、有资质且经过牙科麻醉培训的麻醉医师使用，同时建议要配备在紧急情况下需要使用的复苏设备和药品[447]。麻醉设备和维护的高昂成本是将所有的麻醉最终移出牙科诊室，回到医院的原因之一[448]。随后，诊室麻醉在英国没有进一步发展。局部麻醉下的小手术在一些配备有专门设备的初级医疗手术中心进行；而大部分在美国诊室内进行的操作，在英国是在隶属于医院的日间手术单元、治疗室或外科门诊完成的。

手术室外麻醉

以前需要在医院门诊手术室进行的许多操作，现在可以在放射科、心血管科、内镜检查室由非外科医师进行介入治疗（也见第 90 章）。在许多情况下需要深度镇静或麻醉，这意味着麻醉医师必须到自己不熟悉的、通常有害的环境中去。这些与不同场所有关的问题在第 90 章进行了详细的阐述，但因为许多操作按照日间手术的特点实施，或需要采用的麻醉管理要符合所有常用的短期留院原则，因此需要在这里简要说明。已经介绍过的基本的镇静和麻醉技术适用于大多数操作，但麻醉实施可能不得不根据具体的环境而进行调整。

手术室外的麻醉或镇静存在很大风险[449]。一些风险是某些特定场所所特有的（表 89-7），通常包括陌生的环境，小、狭窄或黑暗的房间，与患者的接触受限，培训支持不足或薄弱，患者监测受限和资源不足。ASA 终审索赔分析显示，与手术室内相比，手术室外麻醉不良事件的死亡率更高[450]，主要是由呼吸系统不良事件所引起（44%）。MAC 是最常用的麻醉技术，超过 1/3 索赔是继发于过度镇静的呼吸抑制。大多数死亡相关的索赔病例中，监护低于标准水平，给予更好的监护则可以避免[450]。在美国，医疗保险与医疗补助服务中心强制要求，麻醉科主任负责全医院的监护和镇静麻醉评估；认证机构如联合委员会（TJC）和挪威船级社（DNV）审计其依从性。

表 89-7　手术室外麻醉的相关危险

区域	具体危险举例
磁共振（MRI）扫描仪	噪声 强磁场；扫描仪内禁止放置铁磁设备 MRI 兼容设备的特性 远程监控可能出现信号延迟（如二氧化碳浓度监测仪） 在螺旋电缆中感应电流引起燃烧的风险 超长呼吸回路的顺应性和无效腔
X 射线和介入放射学	辐射暴露；铅衣致活动受限 光线经常较差 活动受限和 X 线设备的突然移动 患者可能有明显的合并症 造影剂过敏反应 CT 扫描仪内的患者不易靠近
内镜室	黑暗的环境；活动受限 患者可能有明显的合并症 因肠道准备或刺激迷走神经引起血流动力学紊乱的风险 上消化道检查共享气道 患者在俯卧位下行 ERCP，同时有辐射的风险
普遍问题	陌生的环境 旧式或不熟悉的设备 很少使用或检查的紧急药品或设备 缺乏专业的或受训人员的帮助 清理困难或缺乏

ERCP，经内镜逆行胰胆管造影

准备回家和后续

患者告知

离院前应给予患者术后指导，包括关于离院后治疗，如何过渡至正常生活和随访的相关要求。这些指导应为书面形式[451]，因为在麻醉后早期恢复阶段患者的记忆力受损[452]；并且最好能对患者的陪同人员重复这些指导内容。除了一般性的建议，离院信息还应该包含患者术后主要并发症的早期预警症状[451]，以及一旦发生应采取的措施。

离院标准

在美国，日间手术麻醉后患者离院由医师负责[10]，医师书面确认离院标准方能离开（框 89-3）。一般情况下，患者应具备定向能力、心血管系统稳定（包括站立时）且伤口无问题。也可将离院标准整合入评分系统，如麻醉后评分系统[453]。即使在脊髓麻醉后，排尿不再

框 89-3　马萨诸塞州，波士顿 Brigham 妇女医院的离院标准

患者清醒，且时间和方位定向力可

生命体征平稳

口服镇痛药可控制疼痛

目前恶心呕吐轻微或无

手术部位无意外出血

无眩晕，可以行走

已经给予离院指导和处方药

接受离院准备

有成人可陪同患者回家

Courtesy B. K. Phillip

被视为那些尿潴留低风险患者的离院基本必备条件[454]。对于高风险患者，应通过超声评估膀胱容量[455]并给予相应的处理（图 89-6）。实际上，只要按照相应程序给予患者适当的处理，且患者满足所有的基本离院标准，通常可由护理来负责离院手续[451, 456]。

尽管患者术后必须有充分的观察时间以保证心血管系统稳定，但是在大多数情况下，不存在日间手术后最短的观察期。扁桃体切除术可能是例外，提倡最短的观察期是 6～8h，以发现大多数原发性出血[28]。但即使如此也受到质疑，有人认为 4h[457-458]或更短时间[459]的观察期即可视为安全。

离院后医疗和随访

适当的离院后医疗是日间手术的主要安全保障之一。急性并发症可能与麻醉或手术相关，患者应接受细致的离院前教育，告知麻醉与手术后可能会发生什么。应该给患者提供 24h 急救联系电话，白天通常联系日间手术中心，但在夜间日间手术中心下班后有必要提供另外一个电话，或直接将患者的电话自动转接[451]。在美国，会常规给予患者外科医师办公室电话和自动接听服务电话，外科术后问题可直接联系。尽管英国医疗保健系统包括初级保健医师，但其处理可危及生命的术后早期并发症方面经验有限，不建议最先联系。如果患者给医疗机构或医师的电话中确实提示有问题，那么将患者带回医院进行外科复查非常重要；让患者去急诊室也可能带来不必要的延误。因为日间患者为自我护理，可能会早活动，手术并发症症状的发现和报告早于在医院恢复的患者，可以更早发现，并增加安全性。

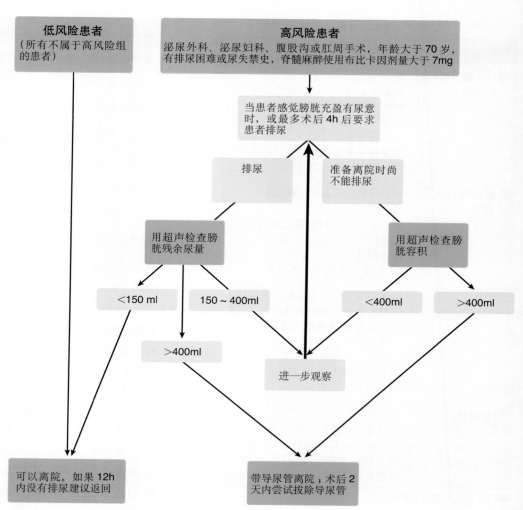

低风险患者
（所有不属于高风险组的患者）

高风险患者
泌尿外科、泌尿妇科、腹股沟或肛周手术，年龄大于 70 岁，有排尿困难或尿失禁史，脊髓麻醉使用布比卡因剂量大于 7mg

当患者感觉膀胱充盈有尿意时，或最多术后 4h 后要求患者排尿

排尿　准备离院时尚不能排尿

用超声检查膀胱残余尿量　用超声检查膀胱容积

<150 ml　150 ~ 400ml　<400ml　>400ml

>400ml　进一步观察

可以离院。如果 12h 内没有排尿建议返回　带导尿管离院；术后 2 天内尝试拔除导尿管

图 89-6 日间手术后不能排尿患者的管理流程 (*Reproduced from British Association of Day Surgery. Spinal anaesthesia for day surgery patients. London, <http://www. bads.co.uk.>*)

随访和效果评估

　　大多数的日间手术中心常规于术后第 1 天给患者电话回访，以此来进行记录和审计。美国麻醉医师协会专门为日间和诊室手术及麻醉开发了一套预后评价指标[460]。它们包括术后 1 天、14 天、30 天关注的预后指标和持续的质量指标。国际日间手术协会[461]制定了一系列指标（表 89-8）来有效评估整体组织流程是否成功，其中也加入了其他国家专业学会的意见[42, 462]。Lemos 和 Barros[463]进一步将预后分为几个方面评估，包括临床因素、组织因素、社会因素和经济因素[463]，这样允许将个人和机构两方面的表现记录下来（表 89-9）。通过寄回的调查问卷可用于患者日间手术后随访，有助于发现理论上患者可能发生的常见后遗症[368]。无论数据如何收集，重要的是，来自于质量评价的信息以有效的方式反馈给负责医师和科室，从而保证继续改进[464]。

日间手术后不良反应

　　日间手术麻醉后轻微的不良反应比较常见

（86%）[368]。嗜睡是最为常见的不良反应，可持续至离院后（62%）；疼痛和咽喉痛常见于气管插管患者（分别为 47% 和 49%）。头痛（25%）和头晕（20%）也会发生，但离院后恶心、呕吐不常见（分别为 17% 和 7%）。患者重新恢复正常活动需要 2 ~ 3 天[368]。这些已知的不良反应应该整合入患者术前教育中，在美国可写入麻醉知情同意书中。

　　急性心血管事件（高血压和低血压、心律失常、心肌缺血、心搏骤停）总的发生率为 2.9%，既往存在心血管疾病的患者的风险更高。呼吸系统事件（低氧血症、喉痉挛、支气管痉挛、误吸、肺水肿和气胸）在所研究人群中发生率 0.1%，吸烟、哮喘和肥胖患者的风险增加[51]。非预期的留院过夜的发生率全球报道为 1% ~ 6% 之间。在工作中将这一数据作为标准需要慎重，除非入院的原因已明确。虽然该指标为术前评估不充分和患者未达到术前最佳状态提供了证据，但是外科疾病种类和复杂性的不同可以解释不同医疗机构之间的差异。极端保守的选择标准可导致入院过夜率非常低，给人们留下不准确的印象，即该机构的管

表 89-8　国际日间手术协会对日间手术预后指标的建议	
指标	原因
未能进入日间手术中心	内科急症 患者的决定 组织机构的原因 其他原因（需要解释）
到达日间手术中心后，预定手术取消	先前存在的医学问题 紧急的医学问题 组织机构的原因 其他原因（需要解释）
在同一天计划外重返手术室 计划外入院过夜	手术因素 麻醉或医学问题 社会或管理因素
计划外重返日间手术中心或医院	< 24h > 24h，且 < 28 天
计划外患者于日间手术中心或医院再次入院	< 24h > 24h，且 < 28 天

表 89-9　日间手术预后评估指标	
分类	具体的预后评估指标
临床因素	围术期心血管和呼吸系统不良事件 轻微的术后并发症 　疼痛 　恶心呕吐 　其他：咽喉痛、头痛、困倦 手术当天计划外返回手术室 计划外入院过夜 计划外返回日间手术中心或医院， 　或入院： 　< 24h 　> 24h，且 < 28 天
组织因素	日间手术占择期手术的比例 日间手术项目的可完成性： 　不同种类手术的数量 　预期手术取消 　患者未能到达日间手术中心 　患者到达日间手术中心后手术取消
社会因素	患者满意度 功能健康状态和生活质量
经济因素	手术间的使用率

From Lemos P, Barros F: Outcome measures. In Smith I, McWhinnie D, Jackson I, editors: Oxford specialist handbook of day surgery, London, 2011, Oxford University Press

理很好，而非是患者选择的过度谨慎。将这一指标与所有择期手术（按照不同专业或特定手术分类）中的日间手术比例进行横向比较，有助于解释上述问题。

日间手术患者满意度

患者满意度是一个很难定义的标准，某些程度上取决于患者对治疗的期望值。虽然如此，日间手术后患者的满意度通常很高。当患者认为工作人员是友好的，且离院前医师就结果进行讨论时，患者的感受可以得到改善[465]。经历日间手术后的患者认为这些因素比术后疼痛的管理、顺利的静脉穿刺和避免离院延迟更重要。其他人还发现提供围术期预期的准确信息非常重要。提高患者满意度的其他因素是有效的术后镇痛、减少恶心反应、工作人员礼貌和尊重隐私、缩短术前等候时间、无匆促的感受、术后电话联系，当然还要有良好的手术效果[461]。

参 考 文 献

见本书所附光盘。

第 90 章 非手术室内的麻醉

Wendy.L.Gross

杨丽芳 译 王 强 熊利泽 审校

致谢：作者及出版商特此感谢上一版此专题作者 Paul E. Stensrud 博士。他的工作为本章的编撰奠定了扎实的基础。

要 点

- 非手术室区域扩展了临床麻醉的执业范围。随着技术的发展和患者复杂度的增加，非手术室麻醉（non-operating room anesthesia，NORA）在患者管理和必备资源方面的需求都日益增高。
- 有限的费用和操作的限制为管理提出了额外的挑战。NORA 与手术室内麻醉的显著差别，源于 NORA 病例发生在远离手术室的区域，且通常由刚刚接触麻醉工作范围的内科医师实施操作。此外，麻醉医师对于在新环境实施麻醉并不熟悉，如显著的辐射危害，设备限制麻醉医师移动和接近患者，设备布局与手术室内也存在差异。
- 本章作为非手术室内麻醉的一般性指导，强调了一些与文化和实践相关的改进，目标是提供安全优质的麻醉服务。

概述： 非手术室麻醉的定义 —— 它是什么和为什么需要

非手术室麻醉（non–operating room anesthesia，NORA）指的是所有非手术室内进行的操作。NORA 涵盖了一系列多种类型的手术操作。在过去，手术室外病例多为小手术，有针对性，病例少且患者病情稳定，很少需要麻醉支持。然而目前情况已截然不同。NORA 目前已涉及几乎所有医学专科，在许多医院其产生的手术数量和盈利与手术室内病例相当，对麻醉医师的要求亦与最先进的外科手术对麻醉的要求一样高。这一切扩大了我们的实践范围，与手术室内麻醉一样，需要关注操作效率、合理安排、认真严谨。

由于科技的快速发展和患者老龄化和生存率的提高带来的患者复杂性的空前增加引发了需要麻醉支持的 NORA 的增长浪潮。NORA 涵盖了从小手术到极具挑战性的大手术，范围从日间手术到术后需要 ICU 治疗的心脏大手术。许多 NORA 手术都涉及"太虚弱而无法手术"的患者；有些患者病情危重或不稳定，因此对高级和专科麻醉技术的需求也日益增长。

本章内容有两重目的。首先是强调非手术室环境中 NORA 病例本身常见的、独特的特点，其对麻醉医师造成的特殊约束。其次提出麻醉医师可能并不熟悉的干预措施的目标、方法和缺陷。本章不再重申在本书其他地方已描述的麻醉实践基本原则，也不赘述新技术的操作细节。它应该作为非手术室麻醉及其环境的一般性指导。提供优质麻醉服务的关键（无论在手术室内外）在于做出麻醉选择时充分考虑到手术的基本原则和患者生理情况。花时间与内科操作人员讨论手术和患者情况这一步骤是无可替代的。多数内科操作者并不像外科医师那样接受过麻醉相关培训，也不了解麻醉医师的技术内容，对许多相对罕见但严重的并发症（如气道失去控制、过敏反应等）也缺乏经验，因此沟通起来并不容易。许多人仍然认为麻醉支持没有必要，因为他们通常不会考虑中到深度镇静和复杂操作对于老年、重病患者的协同影响。这一章旨在为麻醉医师提供一些基本的概念和用语，希望能扩大我们自己的视野，也有助于向同事们宣教医疗实践中团队协作的优势。

NORA 病例的新特点

非手术室麻醉具有三个鲜明的特点：地点、操作者和相对新颖（的技术）。首先，操作场所不在典型的手术室内；其次，多数情况下（虽然不总是）执行治疗的操作者不是外科医师，而是内科介入医师或操作人员；最后，所进行的操作或采用的技术可能在某方面有新颖性。当麻醉医师需要在非手术室环境向非外科医师提供服务时，日程安排不一致、特殊需求、硬件设施不足、沟通不良、资源限制等带来的问题可能会阻碍问题迅速有效的解决。需要紧急治疗而内科病情复杂的患者越来越多，而围术期评估的缺乏则给麻醉医师带来了更大的压力。随着手术室外麻醉服务需求的不断增加，为重新肯定我们的技能和使命提供了新的机遇。

对于许多急性和慢性疾病，目前的内科操作已将以往只能通过手术解决的问题或患者纳入靶标范围。有些从业人员认为与有创手术相比，患者更容易耐受无创内科操作。然而在多数病例中，由于无创操作相对较新颖，尚缺乏对患者的远期预后研究。但可以肯定的是对于越来越多的急性和慢性疾病，手术室内手术不再是唯一的治疗途径。

现在内科治疗和外科手术已有很大重叠。例如肺栓塞可以在手术室、心导管室或介入放射室进行治疗。最终选择的地点可能取决于急症症状的表现，也可能取决于患者首诊科室或可提供服务的科室。

作为麻醉医师，我们的任务是无论何种治疗方式，无论在哪里治疗，确保患者安全度过治疗过程。在大多数情况下，历史把我们置于手术室的可控环境中，在那里我们可以有明确的日程安排规划、规范的流程以及行为和交流的标准。在手术室内我们变得安然自得，或许还有点自鸣得意。

现在我们的视野范围已扩展超越了我们所熟悉的手术室，而进入了其他医疗从业者的领域，例如介入心脏病医师、介入放射科医师、胃肠病科医师、放射肿瘤科医师和电生理医师等。给新的领域、患者及医疗从业者提供服务并带入已然成功的手术室安全标准是我们的义务。这意味着舍弃一些手术室麻醉的教条，为更广泛的医疗实践创造普适的标准。随着领域的改变，产生了一些不寻常的和不可预见的困难。新环境带来了无法预测的物质、政治、经济和医学上的挑战。本章描述了我们面对的困难，从最基本到最复杂，从金融到医疗方面——同时也提供一些越来越被广泛认可的视角。我们的目标是提升意识、鼓励预见性规划，并明确学科合作设计治疗策略的必要性。

独特的障碍：从麻醉设备到医疗麻醉文化的差距

非手术室麻醉操作间的设施是由操作者设计陈设的，并没有考虑麻醉医师的需求。操作间常常拥挤而陌生。（麻醉医师）与患者的接触可能不充分。例如，利用透视引导的操作间，无一例外地配置了 C 型臂，限制了（医师）接近患者头部，并阻碍了麻醉医师和操作者之间的直接交流。血流动力学和其他监控信息可能在房间外控制，麻醉医师却看不到。可能缺少防辐射的铅屏，如若放置了铅屏来防止麻醉医师受辐射，微量泵和静脉管道又可能触及不到。透视屏幕通常是 90° 面向麻醉管理者，所以他（她）站在患者头部时无法看到屏幕（是我们在手术室内的习惯位置）。同时操作设备处于合适位置，常常使得麻醉设备、监控装置不能接近患者。

在许多情况下，操作间设置在较远的区域，因为技术支持人员不在附近且不能及时获得配件，电和机械故障常常难以及时修复。这种情况要求我们在操作开始前仔细地检查设备在位、功能正常、备用设施（急救器件、困难气道装置）功能正常且可随时获取。某些操作间需要麻醉医师调整自己和设备的位置以适应手术需求，或重新配置手术所需要的设施。这要求我们注意观察那些通常认为是理所当然的情况。面对新颖或者复杂的操作时，我们监护患者的注意力如果被分散，可能造成灾难性的后果。

相反，大部分手术室内的常备设施，在非手术室操作间内没有。虽然麻醉医师了解引进该设备的必要性，医疗操作者却不了解。例如，可能没有废气排除系统，氧气和抽吸装置可能不在合适位置，因为受到测绘系统或其他电子设备的干扰，监护设备可能无法正常工作。除了这些问题之外，麻醉医师有义务了解并致力于更改一些设施以确保麻醉安全。为此美国麻醉医师协会 (ASA) 制定了一份关于 NORA 操作间的声明——细致阐述了这些区域内所有操作的最低标准 [1]，但这些标准是很基础的，可能不属于医疗操作者的考虑范围。

比设备限制更严重的问题是文化冲突，这种文化差异可以主宰医疗操作者和麻醉医师之间的相互交流。缺乏共同的经验、语言、极度专业化和独特的经济和政治倾向均可能导致沟通不良或误解。在这种情况下共同目标难以确定，医疗介入手术者可能会认为麻醉医师阻碍操作，麻醉医师经常觉得内科手术者不仔细。许多内科操作者并不理解麻醉医师的技能，更不用说复杂而微妙的麻醉管理，他们连自己缺乏的知识是什么都不清楚。同样，许多麻醉医师对无创操作过程也知之甚少，也没有提出足够的问题。他们在特定的环境里可能经验有限，也许操作过程无法看到，透视屏幕也在视野之外或无法理解。通常术者在操作中不太可能讲解操作过程。麻醉医师可能不了解手术过程中容易出现问题的环节和手术中并发症；尽管在手术室内，在不理解手术的情况下他们不会开始实施麻醉，在非手术室却常常不了解所要进行的操作便开始麻醉。虽然良好的沟通还需要努力实现，但对于优化预后结果却绝对是至关重要的。

操作者常常是由初级保健医师列出的会诊医师，他们不会得到初级保健医师传达的有关患者的所有相关信息。即使所有信息都提供，专业性使得操作者更关注专科治疗点而忽视一般性问题，如电生理学家专注于治疗心动过速导致的心肌病，但对于原发病，以及需要他们处理到何种程度以避免并发症的增加则不清楚，而麻醉医师可能考虑不到拔管时的呛咳可能导致腹股沟鞘严重血肿。

当介入手术者采用新技术进行新操作时，情况会更为糟糕。操作过程未知，操作过程中各事件的发生时间和顺序不清，并且整个过程中操作的关注点可能会改变。当手术者不清楚状况时，麻醉医师不可能获得足够的信息给予合适的麻醉药物。随着技术不断革新，经济和政治因素在非手术室也开始发挥影响力。大家都想要昂贵的新技术，购买设备需要投入大量资金，设备经年则会贬值。设备的升级和维护需要额外支出，为了让投入有所回报，则需要使用这些昂贵的设备。为了确保不使患者的需求屈从于对使用最新技术的需求及期望，有时需要医师提供不同视角的解释。麻醉医师可能在不习惯的非手术室场所为长而复杂的操作过程进行麻醉管理时发现同一操作在手术室内进行可能耗时更短而直接。这可能会令人不安，但是新的合作方式要求我们必须忘记那些教条的理念，整合内科和外科的观点，灵活地运用我们的知识。

外科医师早就意识到有效的手术需要由另外的医师进行麻醉管理。因此，他们习惯于与其他医疗从业人员交流其操作。然而，非手术室的医疗操作者并不这样，他们习惯于独自工作和吩咐护士进行麻醉镇静。随着医疗操作对技术的要求增加，患者的情况也更加复杂，医疗操作者会发现有麻醉医师支持的好处。这需要团队的合作与协作。如果没有相互尊重、良好的沟通、共同的语言、经验的分享、真正意义上能力的补充，团队无法运行。因此，有人推荐应该将具有共同知识基础的专科医师和专科麻醉医师组合。整合内科与外科视角在推动非手术室新操作和避免意外方面

都非常重要，可惜麻醉医师与内科操作者双方同步的情况时常未能达到。我们希望能够增进相互理解，培养在追求患者最好管理策略方面的求知欲。追求这一目标，我们可能可以在促进患者安全和预后方面获得杰出的成绩并载入麻醉学史册。

经济和运营限制

经济与经营性基础设施对于非手术室麻醉服务的实施影响重大，因为医疗、金融和经营的约束以及优先需要考虑的事项通常变得模糊，那么理解现在是什么驱动项目的发展以及原本应该是什么驱动项目的发展就显得尤为重要。如果经济差异、政治斗争和医疗需求这些因素不能被很好地区分优先级或组织，那些以往未能解决的包括哪些患者需要麻醉，何时、在哪里、需要多少关注，以及哪一方（患者、保险公司等）应为该类麻醉支持支付多少金额这些问题，仍将无法解决，或做出错误的决策。麻醉医师在其中的作用可能很重要，但他们所提供服务的质量、安全性和效率则是环境整体的功能决定的。

支付系统的影响

私人保险系统是在医院由贫困和濒死人员的避难所演变为人们确实可在其中恢复休养的机构的过程中衍生出来的。住院治疗计划，最初由医院在20世纪30年代提出，是一种增加经济来源以满足医院发展和扩张的方式。那个时候，医院在许多方面是私人诊所的延伸。而从那时起，支付系统已更加官僚和复杂，但在促进医疗整合方面仍不成熟。

可以预见，医疗优化和金融效率并不是医疗支付系统的终产物。随着人口老龄化，医疗变得越来越专业和复杂。医疗保险支付咨询委员会（MedPAC）报道称，截至2006年，医疗保险受益人平均每年看5位医师，具有三种或以上慢性疾病的投保人则每年看超过10位的医师[2]。现在一些新的非手术治疗方法的引进为以往只能通过手术解决的问题带来了一系列医疗服务专家，并给以往已经很复杂的系统带来了难以预计的结果。MedPAC报道，对于每年看4位或以上医师的患者，48%经历过治疗错误、用药错误或实验室检查错误。随着科学技术的进步和人口的老龄化，风险和收益已变化，同时新类型的服务出现并逐渐扩大。过去十年中在各学科间爆炸式发展的影像服务，目前可以由放射科、血管外科、心脏病科、内科、麻醉科以及部分外科亚专业等多学科专家提供[3]。传统医疗

收费服务支付系统无法确保正确的治疗方法在合适时间、地点由合适的医师通过合适的途径提供。结果是：院内服务由一群各式各样的医疗操作者提供，服务与收费系统均零散而独立——依靠一系列专科医护维持着联系，尽管专科服务的本质是相互依赖的。医疗协作十分必要，但这种服务是医源性的，无偿但往往被忽视。未协调的、分离的医疗服务会滋生额外的需求、重复服务、资源利用的变异以及质量标准实施不一。（分离的）付款系统使得本有着共同关注点的不同专业目标难以达成一致，引起学科间的竞争而不是合作，令从业者团体的利益出现冲突，进一步抑制协作。

此外，由于医疗保险行业较晚意识到新科技对治疗费用和效果带来的影响，在新科技上的消费一开始是滞后的，也由此使得新科技的采用率降低。然后，调整付费为时已晚，在可能不合适的情况下鼓励过度地新技术应用。支付系统无法跟上不断扩大的新服务、新场所和新的医疗从业者。患者则在医疗和金融漩涡中失去了方向。

麻醉医师特别容易在支付系统的结构中不能获得足够的补偿，因为他们可能受到低效或利用率低的影响。此外，许多他们提供的间接服务无法收费。术前评估、术后监护和围术期管理服务非常耗时，但并不给予酬劳。服务收费系统促进了医疗服务数量的增加，但并不能刺激医疗协作或提升医疗质量。这些问题正在进行全国性讨论[4]。

有三种改革途径旨在提高学科间合作和在院内不同支付系统间协调医疗，分别是捆绑式支付、医疗家庭模型和可靠的医疗机构。想要改革，必须做出政治和哲学基础方面的巨大变化，而且这些改变将如何有效地提高医疗质量还有待观察。任何情况下，金融基础设施仍是行为方式的决定因素。随着在非常规场所对麻醉服务需求的发展，该环境中我们对自己收入的控制力被削减，那么站在这些发展的最前沿则是我们麻醉医师的义不容辞之事。

操作限制

尽管大量的报道谴责手术室效率低、生产力差，但机构的传统性、特殊性以及为方便手术方面的考虑，仍制约着手术室的常规实践和政策的制定。而在非手术室，医疗操作者已经是专业性极强的医学顾问（相当于私人医院的主治医师），他们对自己口中所说的患者的全身情况知之甚少，也不清楚麻醉操作，对于与"支持"其工作的其他医师协作也缺乏经验。更糟的是，所实施操作的具体细节常常定义不清，或十分

新颖。所有这些变量使得计划非手术室麻醉病例变得极其困难。非手术室病例的计划和人员配置问题包括以下方面：

1. 非手术室麻醉场所的设置通常适于进行特定的术式，满足医疗操作者的需求。与手术室内不同，他们不能互换。
2. 灵活性的问题可能更凸显，因为在任何非手术室场所，人员数量更少，灵活性也较低。
3. 无法及时获取排班时间，需要麻醉的病例可能在任何时候出现，难以有效率地利用麻醉人员的工作，未被充分利用却被占据的资源可能会增加。
4. 非手术室操作可能发生在远离手术室的地方。缺乏麻醉设备存储空间可能延长周转周期，或许要额外的麻醉技术服务。
5. 许多非手术室操作间针对的都是由院外医疗从业者转诊或计划办公中心预订服务的患者。围术期评估往往非常粗略甚至完全缺失，这对麻醉医师来说又是一重瓶颈，他们也许需要在操作开始前进行评估，而在最后一刻取消或推迟手术。
6. 由于许多非手术室操作是全新的，因此很难估计手术时间。预计时间可能并不实际，计划麻醉时间也非常困难。此外，随着新技术和无创方法的发展，操作者很可能在过程中更改或扩展操作[5]。

作为一个整体，非手术室病例的变化更大且难以预测，因此很难有效控制员工绩效。有些困难是技术层面的，但有些是文化断层和麻醉医师与内科操作者之间缺乏沟通的结果。这个情况下有效的管理控制至少需要以下几点：

1. 如果可能，麻醉科和手术科室之间建立合同，鼓励持续利用可用的时间和最小化"工作人员（承包）时间"和"富有成效的时间"之间的差异。此外，转移价格的方法值得考虑，既不增加麻醉科的成本，同时保留按服务记账来弥补成本的方法。
2. 将所有非手术室病例加入到手术室病例的电子数据库，以便可以计划部署资源并根据需要进行修改。
3. 为手术区域创建一个计划安排是有意义的，也就是说，如果本区域可能会较晚结束，那么就为那几个小时预约好麻醉医师，而不是让当天的麻醉医师去超时加班完成更多的更长时间的手术。鼓励麻醉科高效利用有限的时间。
4. 实现实时调度。计算最早开始时间、最优的到达时间和调整所有患者术前禁食时间。避免患者因为护

士忙不过来，坐在术前区域长时间等待，或者因为恢复室没有床位而使患者在操作间停留。

5. 通过创建分诊表格和成立收治办公室促进门诊患者排序的专业分诊制度，以最大程度地减少延迟手术或停手术的情况。要营造一个能把专家投入到最合适的术前评估中去的环境。

6. 围术期分诊室和手术后恢复区的麻醉监督应该以确保将具有合并症的患者调节到最佳状态和快速处理术后并发症的为目标。非手术室麻醉监督内容与手术室内麻醉一样，包括非预期收治、恢复时间过长、影响收诊量、效率、滞留时间以及治疗预后等。

人员和非手术室地点的安排有很多种方式，其原则与手术室内麻醉一样，目标是降低可变性、尽可能避免特殊情况的发生、并在可能的时候使用实时数据（即：对区域间实施实时调度）。此外，对于可用时间和高效时间的考虑也十分重要。应该避免非手术室操作间利用率低于手术室利用率的情况，鼓励完整的排班和充足的收费，否则由于机会成本增大，麻醉部门可能需要付出补贴。毫无疑问的是，非手术室麻醉的需求会增加。只要可能，操作者都应该安排手术，这样他们也能投入这个过程。我们的目标是合作，以使麻醉的目标与操作者的目标协调一致，并让两者的能力得以整合。通过这种方式，专业重要性的附加值得以显现，预后也能得到改善。

非手术室的麻醉医师过渡期的优先事项

随着麻醉学继续稳步融入非手术室的环境，新的挑战和机遇都随之而来。非常规的手术场所和不熟悉麻醉实践范围的术者对规范化操作构成威胁。在过渡期，需要我们面对、解释、重新定位并加强我们的安全实践理念与医疗规范。在过去的40年里，麻醉学专业大大提升了手术室安全，随着麻醉学的范围扩大，我们有更多的理由去重新定义并坚定地保持已确立起的安全实践标准，虽然对于麻醉医师来说如同天性，医疗操作者可能并不熟悉。

确定非手术室的跨学科安全：标准化、可靠性与沟通力

由外科医师和麻醉医师共同建立的无可比拟的手术室安全记录，有赖于规范化的、标准的操作实践。

麻醉医师实现麻醉预后最佳化以及评估手术进程的能力取决于手术室和手术本身可预测的特征。但非手术室病例基本上很少遵循常规，患者状态也没有达到最佳，采用技术也十分新颖。如果手术操作者和麻醉医师之间缺乏沟通，发生失误和预后不良的可能性就会增加。操作者宁愿没有麻醉，而麻醉医师也不愿参与，这种情况下只有患者无法受益。非手术室操作间安全标准和可靠性的建立应该遵循手术室和其他工业建立安全标准的流程。

Frankel[6]等强调，促进安全性与可靠性的环境具有以下几种特点：

1. 鼓励所有参与者持续不断地学习；
2. 强调责任和义务公正、公平的文化；
3. 支持团队合作；
4. 基于数据证据推动安全性和可靠性；
5. 有效的沟通和信息传递。

即使不同的场所，NORA也可能有惯例可循，但与手术室内的惯例不同。专业特异性的操作间实现以上几点会遭遇不同程度的困难，取决于医疗、经济、手术限制以及当时的优先顺序。所有这些要素都是一个安全环境的关键特征。

持续学习

把持续学习作为持续进步的要素这一概念来源于工业安全[7]，但也适用于医学许多学科的情况。每个生产要素从某种程度上都影响着最终产品，因为最终目标的达成是所有小项目成功执行的总和。鼓励所有团队成员的持续改进才能使结果最优化，尤其在需要通过努力才能理解过程中每一步或每一个阶段会发生什么事情。应该由数据的采集和分析驱动程序回顾，也应该鼓励团队成员提出问题和建议。学习如何作为团队的一员做好一件事，与学习独立做好一件事并不相同，组织中相互依赖方面之间的竞争可能在改善预后的共同目标中相互靠近。持续的学习意味着在多方面寻求改进，包括横向（因素之间）和纵向（与最终结果相关）的过程。

问责制和责任文化

在问责制中，个人仅仅对自己的行为负责，而不为整个系统失误负责。医学中的问责制是指对于不良事件的分析应该是公开的，并且能够统一不同意见，这样解决问题是通过合作思考而不是分配责任，或权利、歧视以及传统决定的。这在一些对固有情况做出

挑战的环境中特别困难，因为主流文化会发生改变。如果跨学科合作想要有所进展的话，诸如这是"谁的"手术室或者患者的过时观念必须摒弃；这种情况下，正需要责任设置和具体分析来改善相互合作的功能。美国海军飞机的起飞和回收是一个以结果为中心、非惩罚性的审查过程的典型案例[8]。

支持团队协作结构

支持团队协作结构是跨学科协作成功的一个重要根基。它要求工作定义明确，在合理的时间间隔下进行有用的简报，领导者则能够采取措施以确保顺利的部分重复运行，而出错的部分不能再次发生。实现这一点的根基在于对团队其他成员保持尊重的基本态度；而对于医师来说通常是最难的部分，因为他们的教育和培训宗旨就是自足、独立、不授权于人。我们也必须认识到，团队合作并不是说大家坐在一起互相安抚溜须。"大师级团队"[9] 的特点是固执、尖锐并接受紧急情况下执行能力的挑战。他们完成工作的方式是相互对质并达成一个双方都能接受的解决方案。这一行为过程中领导者显然很重要，而过程的关键在于解决冲突与协商。在进行过程改进时，支持依靠证据追求安全性和可靠性的环境十分重要。随着技术创新的发展和操作过程越来越复杂，也会产生新的操作模式。在非手术室区域实施安全、可靠的麻醉应该基于数据分析、科学、患者评估，而不是传统模式、付费计划或医院政策。采集医疗结果的数据在许多机构都是常规。应该竭力使这些数据可供改善医疗服务，这不是什么新的或难以实现的途径。

有效沟通与信息流通

有效的沟通包括信息流通是非手术室麻醉安全最基本的要求。新的干预措施和技术，麻醉医师和操作者可能都不熟悉，不可避免地使得对情况的了解、流畅直接的语言运用、及时的建议以及闭环交流这些因素都成为了麻醉医师和操作者之间语言交流的重要元素。再者，操作者可能并没有注意到患者的并发症，麻醉医师可能没有意识到麻醉药物对操作的影响，沟通不良或缺乏沟通可能会对患者预后具有重大影响。这一特点也愈加明显。甚至麻醉医师或手术操作者任何一方在医学上完全正确的行为，如果不能传达给对方，可能极大地改变结果。例如，如果麻醉医师降低血压但未能告诉介入手术操作者，可能操作者还以为一切正常，忽略了本应该寻找的腹膜后出血。麻醉医师有时候无法看到术者的操作，可能看不到透视屏幕、造影过于复杂或手术时程非常短且手术者不与其他人

沟通。在这种情况下，麻醉医师可能真正需要询问手术操作者，他或她在做什么，而无需感觉羞愧。只有在事实摆在眼前却还在臆断时才应感觉羞愧。想要创建与手术室同样的安全性和可靠度，各方都必须在文化和医学设想方面做出让步和调整，没有良好的沟通这是无法实现的。

新的非手术室麻醉单元：什么可以接受，什么不能接受

潜在的手术室以外的麻醉点在持续增长，必须尽可能地视为潜在的麻醉给予点来评估，还要考虑到干预手段的关注点和复杂程度以及需要治疗的患者的常见合并症。随着技术的发展，任何非手术室的操作点都可能成为麻醉实施点。虽然非手术室场所建设时有麻醉医师参与会比较理想，但这种情况很少见，即使出现，病例的变化和范围的扩大都可能使当初设计良好的操作单元变得不足。获得足够的监测设备对于非手术室操作间与手术室内同样重要，甚至更胜。美国麻醉医师学会（ASA）关于基本麻醉监测[10]的标准可以作为一个基础指导，但特殊的操作所需要的往往不止基本监测。虽然有时现场有一些监控设备，但麻醉医师无法看到或接触到便等于没有，还需要额外的设备。无论所提供的是哪一种或哪一级别的麻醉监护，NORA 现场都应该有麻醉机（或能够及时获取），因为改为全麻的可能性随时都存在。如果房间不能容纳麻醉设备（因尺寸、电气或其他空间的原因），那么该手术室则不能作为实施麻醉的地点。非手术室护理标准应与在手术室内的相一致，当越来越多的较危重的患者在非手术室麻醉场所接受治疗，监控条件显得更加关键，当然，现在没有什么情况能阻止镇静手术的开展，当患者不能耐受清醒镇静时又采取某种应急程序（Code），但有望在未来的几年内能改变这一现状。适当的监控增加早期检出的可能性并能减轻困难、改善不良后果。因为非手术室麻醉点远离储备设备和额外的麻醉帮助，给予患者适当的监测可以尽早发现和解决问题。我们行业所建立无可比拟的手术室内安全记录主要是由于坚持对患者使用适当的监测从而能够早发现、早解决出现的问题。有些术者可能不习惯充斥设备和警报的空间，但为了其方便或舒适而牺牲患者的安全是绝对不可接受的。可能需要我们具有灵活性、创新思维以及对可能不理解为什么需要额外或重复设备的医疗操作者或技术人员进行一些解释。无论在哪里实施麻醉，维持安全标准对于实现一个恰当的麻醉方案对于至关重要的。在非手术室，患者可能需

要手术室来源的帮助或转运至手术室，这些地方的应急预案必须明确且张贴在外，并标明急救电话。对于接受介入治疗或接受麻醉的患者，应该备有充分的术前和术后护理空间。在复苏期间有麻醉医师看护是术后治疗的明确标准[11]。

非手术室麻醉的监护

生理监测是所有麻醉医师的核心技能，也是任何地方实施安全麻醉的重要特征（见第 44 章）。就像所有手术室皆遵循监测标准一样，在非手术室麻醉区域也应该保持一致。有些研究显示，由于缺乏最基本的监测手段，有些非手术室发生的不良事件比手术室内发生的更容易出现不良后果或严重损伤[12-13]。由于麻醉医师没有提出明确的需求，而操作者也不清楚需要什么，NORA 场所的监护常常没有达到最优化。目光短浅的成本限制通常决定着购买何种监护设备。直到最近，脉搏氧饱和度仍被视为评估氧合与通气是否充分的主要指标，然而事实上脉搏氧饱和度在这方面具有严重的局限性。有许多文献显示在非手术室非麻醉专业人员对患者脉搏氧饱和度有明显的误解[14]，ASA 指南可能将会帮助改善这一现状。而在非手术室实施麻醉的医师可能常常需要解释脉搏氧饱和度相对二氧化碳监测的缺点，尤其涉及讨论在新的 NORA 场所购买什么样的新设备时。这一方面有几篇相当不错的论文和网页可供参考[15]。过去 20 年间，二氧化碳监测已经成为通气、循环和代谢的标准监测手段[16-18]，它可以直接测量呼末 CO_2 水平，间接监测组织 CO_2 产量以及这些 CO_2 输送至肺的情况。由于对其不熟悉，或在麻醉医师群体之外存在误解，安装费用较高，尽管用途广泛、优势明显，二氧化碳监测在非手术室场所却并不常有。甚至很多 ICU 也不具备监测插管患者二氧化碳的能力。在麻醉医师管理下的患者，二氧化碳监测通常与麻醉机整合在一起，但在其他医师镇静失败的状况下，麻醉医师介入时，缺乏二氧化碳监测设备可能会威胁到患者生命并且病例管理非常困难。

非手术室麻醉患者的围术期评估：额外的思考

无论在哪里实施，术者是谁，围术期评估是麻醉实践的一个重要组成（另见第 38 章）。越来越多具有严重合并症或明显在代偿状态的患者会需要接受非手术室操作治疗，对于这些患者，通常没有优化调节其身体状况的可能，采取非手术措施常常是因为患者

"无法耐受手术"。然而，即便看起来很小的操作在情况不稳定的患者都可能发展为一场灾难。2012 年颁布的 ASA 麻醉前评估指南[19]指出，麻醉前访视应该至少包括以下几个方面：

1. 患者访谈，包含体格检查以及既往史、手术史、麻醉史、用药史。
2. 实验室检查和其他诊断相关信息。
3. ASA 状态评估。
4. 制订可能的麻醉方案，并向患者讲明。

由于有一些研究打破了一系列常规检查可降低麻醉风险这一观念[20-21]，麻醉医师应该根据患者病史及拟实施手术提示或强调的内容指引检查需求。许多非手术室操作预约的患者不曾与操作者接触，因此收集这些患者的信息有一定困难，分享和讨论它们则更为困难。如果患者有很多严重合并症，又有术前评估门诊，那么让患者去做术前评估是比较合理的做法。若没有术前评估的条件，就需要收集信息，否则操作者在手术当天就面临停手术的风险。有时需要专业人员进行会诊或收入院检查。本书（另见第 38 章）和其他一些书籍[22]有关于麻醉前评估的指南，这些指南也适用于非手术室场所。非手术室场所有一些额外的顾虑，会使合并症的问题更突出。例如：

1. 非手术室麻醉用床其承重和活动性均不及手术室内。
2. 介入室的床不能置于头高脚低位或头低脚高位。
3. 抗凝状态通常需要考虑，有些手术指南的范围可能会放宽。
4. 肾功能状况可能会改变术程或决定造影剂的用量。
5. 在经皮介入手术，出血可能难以预料，术前需提到术中输血的可能性。
6. 经皮介入手术通常需要患者保持不动，因为手术依赖于导管导丝的精确移动。若存在极度焦虑、慢性疼痛、幽闭恐惧症、精神障碍、动作障碍、肥胖、阻塞性睡眠呼吸暂停、年龄过大或过小，即便手术操作没有多大刺激，患者也可能无法耐受长时间平躺。这些患者就需要更深层次的镇静甚或全身麻醉。

现行的术前禁饮食（NPO）指南是：对于不存在增加误吸风险疾病的患者（胃食管反流病、胃排空障碍、食管裂孔疝、糖尿病、肠梗阻或其他腹腔疾患），饱餐后 8 小时、少量进食后 6 小时、饮水后 2 小时可进行手术[23]。禁食时间也经常成为麻醉医师和手术医

师争论的焦点，手术医师可能意识不到饱胃对患者的影响，也可能坚持术前已经注射了造影剂或吞食了钡餐。及时的术前评估并强化执行标准的 NPO 可以避免手术调整、不必要的延误或停手术。这可能需要对手术操作者及其团队普及相关知识。

胃肠道内镜手术

过去的 5 年中，由于人口老龄化、癌症筛查意识的提高以及筛查性结肠镜检查普遍可以报销、技术的改进，胃肠道内镜手术数量快速增长[24]。手术复杂性提高和危重患者数量增多增加了内镜麻醉医师的挑战性，也增加了跨学科合作的需求。麻醉医师需要对手术和并发症有透彻的了解并据此选择合适的麻醉方法。术前评估和术后护理仍然具有更为重要的意义，即使需要耗费一定的人力物力。过去，大多数内镜医师给健康患者实施较小的手术时，由护士给予中度镇静。然而，对危重患者行简单手术或给健康患者行复杂手术时，中度镇静是不够的。因此，本章着重讨论了常见胃肠镜手术的重点和方法、可能影响手术应用的报销方案、手术的常见并发症以及该领域麻醉专家推荐的麻醉方法。

报 销 限 制

结肠镜检查中麻醉费用的增加使医疗保险和私人保险费用快速增长，这激起了医疗保险和商业保险支付人对报销限制的关注。2008 年，一个大型保险公司修正了其报销政策，声称他们将不再支付使用丙泊酚麻醉进行常规结肠镜筛查所产生的费用[25]。只有患者存在明确的合并症以至于可能存在中度镇静的禁忌，费用才能报销。这项修正案是针对费用的大量增加及麻醉医师大量使用丙泊酚具有明显的地域差别而出台的。尽管列表中可接受的合并症包括 200 多个，患者和医师还是进行了全国性的抗议活动来迫使其延后，最终取消该修正案的执行。独立的结肠镜检查中心增多，由于丙泊酚的使用，患者周转很快，每天收治大量的患者。经济因素影响具体实践，而争论仍在继续。毫无疑问，政治和经济方面的争论仍将持续，但是麻醉医师必须继续把患者需求和手术需要作为麻醉方案制定的标准。胃肠科的操作大多在内镜下完成，从常规结肠镜筛查到复杂的内镜黏膜下切除都可应用。每一项检查都需要根据手术的创伤性和刺激性以及对患者可能的影响来制定特定的麻醉方案。最常见的检查是食管胃十二指肠镜（EGD）、乙状结肠镜、结肠镜和内镜逆行胰胆管造影（ERCP）。

食管胃十二指肠镜

食管胃十二指肠镜（esophagogastroduodenoscopy，EGD）是用纤维内镜检查胃肠道上段（食管、幽门和胃）。对患者来说，该项检查最痛苦之处在于内镜需通过食管和幽门。内镜过程中进行任何介入操作（活检、切除、扩张）都需要提前与内镜医师讨论，因为这些操作会造成额外的刺激。重要的且具有潜在刺激性的内镜下操作包括止血、活检、支架、扩张、黏膜或黏膜下切除[26]。

绝大多数患者只需要阿片类或苯二氮䓬类药物镇静就能耐受检查，但对那些存在梗阻或吸入风险、年龄较小或者极为焦虑的患者，全身麻醉可能是最好的选择。不幸的是，很多做 EGD 的患者合并有严重的胃食管反流病、病态肥胖、哮喘、阻塞性睡眠呼吸暂停，他们也属于高风险的一类人。对某些患者，只需要充分表面麻醉就可以解决一切问题，但在某些患者，这是不够的，有时甚至难以实现。ProSeal 喉罩有一个内置的胃吸引孔，儿科内镜可由此通道穿过，对于儿童和其他需要全身麻醉并且适合使用喉罩的患者，这种方法或许是最好的选择[27]。正因为所有的使用电刀的操作都是在乳头连线上方，所以必须采取预防措施降低气道灼烧的可能[28]。该部分内容在第 55 章介绍。

乙状结肠镜和结肠镜检查

乙状结肠镜和结肠镜能够用于诊断和治疗，检查部位为胃肠道下段，分为仅检查乙状结肠或检查乙状结肠至回肠末端两种。绝大多数患者都能通过苯二氮䓬类和阿片类混合使用来耐受检查，少数人感觉较为痛苦。一些操作如活检或息肉切除需要加强镇痛。绝大多数麻醉医师都使用丙泊酚镇静；然而，一项研究发现，即使允许胃肠道内镜医师直接指导护士给予丙泊酚镇静，患者的平均脑电双频谱指数（BIS）仍然是 59，表明他们处于全身麻醉状态[29]。一些消化科医师认为在这种镇静或麻醉深度下可以进行更进一步的检查，但是还没有数据表明他们进行了"更好"的检查。在结肠镜镇静方面，瑞芬太尼与丙泊酚进行了对比，相比于丙泊酚组，瑞芬太尼组的患者"恢复"得更快，但是更多的患者出现了恶心和呼吸抑制。行结肠镜的患者，使用吸入性麻醉药如七氟烷和 N_2O 麻醉组与使用静脉麻醉药（TIVA）如丙泊酚、芬太尼和咪达唑仑麻醉组相比较发现，TIVA 组患者比吸入性麻醉药组诱导更快，但精神运动障碍更持久[30-32]。

与上消化道镜检一样，乙状结肠镜和结肠镜过程中特殊的介入操作构成了对患者的额外刺激，这些操作包括内镜的插入、结肠充气、内镜进一步深入以及其他的内镜操作如活检、息肉切除术、支架扩张术和黏膜切除术。

快速恰当滴定一种药物的能力决定着麻醉药物的选择，关于患者自控镇静泵的新研究正在进行。患者的满意度和手术成功的指标也在研究，同时一些患者自控镇静及其他类型的自动化镇痛泵的试验也在进行中。

内镜逆行胰胆管造影

内镜逆行胰胆管造影（endoscopic retrograde cholangiopancreatgraphy，ERCP）是一种在内镜引导下由十二指肠乳头注入造影剂，对胆管或胰管进行透视的检查。患者通常处于俯卧位。ERCP过程中需要精确操作；患者在检查时呕吐或扭动将会引起严重的操作损伤，对气道、肺和其他器官造成灾难性的后果。所以许多拟行ERCP的患者病情危重，他们可能患有胆管炎、胰腺炎、胆管阻塞、胰腺癌及其他严重的合并症。ERCP中可能产生刺激的介入操作包括止血、支架放置、结石取出、胰胆管显影、激光碎石和括约肌切开。

这些都是精细的操作，患者必须制动。正因为如此，行ERCP时许多麻醉医师更倾向于全身麻醉。另一个重要原因是麻醉医师很难接近患者气道。现有的数据也支持这种做法，镇静患者的检查失败率是全麻患者的2倍，全麻患者并发症发生率可能更低[33-34]。

经自然孔道内镜外科学：内镜的前景？

经自然孔道内镜外科学（natural orifice translumenal endoscopic surgery，NOTES）整合了内镜医学和微创外科学，代表了腹腔和腹膜手术的一个新方法。NOTES在人体的运用还处在最初的阶段，已经报道过几个经阴道和经胃行胆囊切除术的病例[35-36]。到目前为止，这些手术仍需要腹腔充气和全麻；然而，随着科技的发展，这些情况都会改变，NOTES可能会像其他介入手术一样，在非手术室区域广泛开展。

消化科内镜医师应用NOTES的一个案例是经口内镜下肌切开术（POEM）治疗食管失弛缓症。食管失弛缓症的特征是食管蠕动降低、肌张力增加和食管下段括约肌（LES）不完全松弛。食物不能顺利排入胃从而导致恶心、呕吐、吞咽困难和（或）疼痛。

POEM手术已经发展为纠正贲门失弛缓症的微创外科手术，具体为：内镜下向食管内充入CO_2，然后从中段食管（通过胃食管连接处）到胃近端2～3cm处作一个切口进入黏膜进行手术。充气过程中，患者的$ETCO_2$可能会升高，可以通过机械通气加以控制。充气的可能风险从皮下气肿到气胸、纵隔积气和气腹。该手术通常需要几小时，最好在全身麻醉气管插管下进行，可以防止胃内容物误吸，还可以让麻醉医师将CO_2充气的风险降到最低。正如所有的NORA手术一样，谨慎、合作和沟通不仅对手术的成功而且对患者的安全都是至关重要的。

肺介入手术

支气管镜介入术的发展已经覆盖了许多手术室进行的传统外科手术。行气道手术时，不仅绝大多数患者处于高风险状态，而且潜在的危险也很高，因此，在这种情况下，讨论、沟通和规划是极为关键的。

常规支气管内镜术

常规支气管内镜术包括以下内容（见第66章）：

1. 支气管内支架：放置自膨式金属支架治疗狭窄。
2. 支气管内活检、激光治疗和烧灼。
3. 球囊扩张和冷冻治疗。

随着技术的进步和目标人群的增多，新的手术方式正在开展。一些介入手术代表了现有技术的有机融合，它们正朝向支气管镜进展，如下所示：

1. 经支气管镜超声引导针吸活检（EBUS-TBNA）。这项技术用于显示支气管壁和附属结构。它使得纵隔淋巴结和其他支气管周围病变在超声下可视，因此是一个比较有用的分期工具。
2. 电磁导航支气管镜（ENB）。这项技术使得借助于计算机软件从CT数据上创造一个虚拟的多平面肺重建可以对看不到的支气管组织进行活检。传感器探头和电磁定位板引导手术者操作内镜到达恰当的位置。
3. 基准标记物植入。通过支气管镜或ENB在立体定位性放射外科手术前放置标记物[37]。

麻醉医师新困扰

介入点产生了一些特殊麻醉要求。术前审查患者的常见合并症非常重要。这些合并症包括阻塞性和限制性肺疾病、心脏疾病、营养不良、慢性吸入性疾病和烟酒滥用。简单手术可在镇静下完成，复杂手术可能需要在全麻下完成。当使用硬质支气管镜进行介入操作时，静脉麻醉更好。气道的仪器、活检或治疗的设备可能影响挥发性麻醉药的吸入，从而对手术间造成潜在的污染。丙泊酚和瑞芬太尼静脉使用患者更易耐受且可精确滴定效果。也可使用右美托咪定。BIS监测可能有帮助。使用肌松剂有利于抑制咳嗽、消除胸壁僵硬，也易于手术设备进入手术位置。目前还未证明治疗中和治疗后使用激素对减轻水肿有效。那些不使用全麻的患者，误吸风险增加。对这些患者，止吐药和地塞米松可能有帮助 [38]。常见并发症为气道阻塞、支气管痉挛、出血、缺氧、气道灼烧（见第 88章）。因为潜在的并发症较严重，所以患者术后需要在一个合适的地方观察，如有必要，应入院观察。

影像介入麻醉学：新领域进展

在过去的几十年中，随着科技的进步及患者需求的增加，放射学从过去主要以诊断为主发展为如今包含介入放射学在内的大学科。在介入放射室开展的手术已经几乎应用于已知诊断的所有疾病，并不断扩展。事实上，不是所有的介入放射手术都是由放射医师完成的，一些在专科进行，被冠以其他名字，如导管室、神经放射室、CT、MRI，甚至在手术室内，一些由介入心脏病医师或外科医师完成。正因如此，我们以他们的目的和重点来讨论介入手术，而不是依据完成手术的地点和完成手术的医师进行分类论述。绝大多数介入术的共同特征是：无外科切口；有某种类型的成像技术包括在内 [X 线、超声、CT、正电子发射断层扫描（PET）、MRI]；导丝或导管通过一个小孔进入到器官、肿瘤或血管。此外，现有的技术和可能的手术措施（诊断和治疗）也特别广泛。与传统观念不同，在操作室中进行的手术其范围与强度与传统手术室中进行的外科手术旗鼓相当，而且接受非手术室内操作的患者比那些接受常规外科手术的患者更加虚弱。然而，他们往往缺乏术前评估，也没有调整到最佳状态。患者常常因为病情过重或风险太高不适合行常规外科手术，或是因为情况危急需急诊介入干预才选择介入手术。

可以理解的是，这使得秉持传统观念的麻醉医师感到不适，但这些都是我们的患者，我们就是来处理这样的情况的。鉴于此，麻醉医师必须尽可能彻底了解操作过程（理解可能中途生变）及患者的合并症，

这些对手术者来说可能并不熟悉。像在手术室内一样，关键是对一个病例预先想到手术会如何影响患者的生理状况并设计一个最佳的麻醉方案。然而，必须额外注意，对于所有非手术室麻醉医师，这可能需要学习一些新的、不熟悉的或正处于临床试验的操作、技术或方法。同时，麻醉医师有责任以一种建设性的方式向术者介绍患者的合并症的潜在后果及麻醉风险。许多介入专家不参与他们患者的初级治疗。他们可能并不知道其患者看上去相对次要的身体疾患，而事实上这对于患者预后相当关键。手术者和麻醉医师共同搭建一个明确的、合作的沟通平台是至关重要的。需要麻醉支持可能反映患者病情的需要，并不是因为手术本身复杂。术者术中精神是高度集中的，不能够很好地理解麻醉医师关注的问题。我们共同的任务是意识到需要做些什么来搭建学科间差异的桥梁，营造跨学科合作的氛围，从而使结果更加优化。

诊断性和治疗性的介入手术：新的挑战

微创手术对麻醉的需求随着影像引导的手术范围的扩大而扩大。随着人口老龄化和技术进步，介入手术将继续补充或者取代传统的手术，特别是对于病情危重不适于传统手术的患者。介入手术，虽然无创，也可引起疼痛、焦虑以及存在威胁生命的潜在并发症。请麻醉医师参与是为了患者舒适、安全以便取得最佳效果。介入手术可能是诊断性的、治疗性的或两者兼有。许多诊断操作时间很短，耐受性良好，只需清醒镇静；然而，对于危重病例，即使是最简单的操作也问题重重。介入手术室有普通手术室不曾有的限制，要额外考虑可能出现的设备布局不佳、放射暴露、隐匿性出血的风险以及造影剂过敏等情况。

设 备 布 局

放射室的布置给麻醉医师出了难题，因为 X 射线机和移动 C 臂使某些地方难以接近患者头部，并占用了麻醉机的使用空间。这就需要延长麻醉机的呼吸环路和静脉通路，因而增加了系统隐患。输液泵、血液加温器和其他监护仪必须放置在远离移动成像设备的地方，防止它们被撞倒或缠绕在移动的 C 臂上。此外，从麻醉医师的角度来看成像屏幕通常成直角，这样麻醉医师不可能看到术者操作或评估进展情况。因此，除非麻醉医师和放射工作人员之间有良好的沟通，否则结果很难预料。

辐射暴露

麻醉医师必须认真考虑辐射暴露的问题，而且必须采取措施减少它。大多数的暴露是 X 射线束散射的结果。本章中不讨论此细节；第 67 章和 110 章对辐射安全的优化准则进行了详细介绍。麻醉医师穿合适的铅衣是非常重要的，包括甲状腺防护罩、含铅玻璃眼罩、使用便携式铅屏、佩戴按月监测的放射剂量监测仪。尽管如此，最近的一些研究表明，麻醉人员的辐射暴露是相当高的，由于其在手术室中的位置关系，麻醉人员头面部暴露的辐射剂量超过放射科医师的 3 倍[39]。不幸的是，麻醉医师往往要费力寻找别人穿过的铅衣，这是因为他们没有被认为是手术团队的一分子。麻醉医师参加的手术，时间往往很长，存在明显的辐射暴露。穿着别人的铅衣是不舒服的，合身的铅衣才具有保护作用。

涉及辐射暴露时，需要麻醉医师在某些特定的造影情况下离开房间，如数字减影血管造影（DSA）。在有计划和组织下，这样做不会干扰麻醉过程并且安全可行，这也是 NORA 的一个新方面。许多麻醉医师没有连续的或重复的辐射安全培训。所有的辐射暴露应遵循 ALARA 原则（"合理可行尽量低的原则"）。辐射束的衰减程度与辐射源距离的平方成反比（$1/d^2$）[40]，缩短曝光时间，增加与辐射源的距离，增加辐射障碍物（铅屏蔽）是降低辐射暴露的三个手段。通常，辐射时间为由术者控制。许多新的、更复杂的手术增加了辐射暴露时间。随着麻醉医师非手术室的工作增加，我们的辐射暴露也会相应增加，这将成为我们的日常工作的一部分。

造影剂

造影剂在介入手术中较常应用。标准的离子型造影剂、高渗透压的造影剂在 5%～8% 的患者中存在剂量和浓度依赖性有关的不良反应[41]。过敏性（异质性）的反应是与剂量或浓度反应不相关的，主要包括严重的喉头水肿、支气管痉挛、肺水肿、低血压、呼吸骤停以及癫痫发作。吸氧、肾上腺素和支气管扩张剂可用于急救。对于既往发生过造影剂反应患者，预处理推荐使用类固醇和苯海拉明。低渗造影剂的使用进一步降低了不良反应的风险。肾功能不全的患者存在造影剂诱发肾病的风险。这些患者应在术前进行水化，并在术前和术后应用 N- 乙酰半胱氨酸[42]。

出血

接受经皮介入手术的患者可能发生较为隐匿的出血，正在接受抗凝治疗的患者，这个问题显得尤为突出（参见第 62 章）。关于凝血参数的指南经常变化。对于因其他原因而没有接受抗凝治疗的患者，国际标准化比值（INR）应小于 1.5，血小板计数超过 50 000。如果可能的话，术前应停用华法林 5～7天，氯吡格雷和阿司匹林停用 5 天，低分子肝素停用 12～24h。术前 4～6h 停用肝素。非甾体消炎药物（NSAIDs）虽然不太重要，在可能的情况下应停用 1～2天[43]。在介入手术前采集血液样本送到血库较为合理。当然，关键是在血流动力学参数变化或需要维持血压的情形下与术者进行明确的沟通。

血管介入手术

血管造影，是对血管成像的总称，包括动脉和静脉造影（参见第 69 章）。涉及造影剂注射过程中的图像采集。在许多机构，该技术已被 CT 血管造影（CTA）代替。数字减影血管造影（DSA）技术，是在先获得的平扫图像基础上增加注入造影剂后获得的影像学结果，有助于提高精度。动脉造影可用于评价动脉粥样硬化和缺血性疾病，确定肿瘤血供和损伤部位。影像学确立诊断后，采用球囊、支架或者球囊 - 支架进行介入治疗。接下来可以通过再次造影来评估干预结果。在某些情况下，动脉造影为下一步手术做准备。

溶栓治疗适用于栓塞的静脉、动脉以及导管。越早溶栓成功率越高。溶栓药物包括重组组织纤溶酶原激活剂（r-TPA）、尿激酶等[42-44]。溶栓治疗的禁忌有持续出血、近期出血、妊娠、已知溶栓药物过敏、疑似主动脉夹层或肢体坏死。

栓塞治疗适应证较多，包括创伤、出血、血管畸形、子宫肌瘤、动脉瘤和肿瘤。目标是暂时地或永久地栓塞动脉或静脉。可以机械性地使用弹簧圈、球囊或胶栓塞；或使用化学制剂，如暂时的栓塞使用明胶，永久栓塞使用酒精。在这种情况下，首先通过动脉造影定位病变部位然后在影像介导下使栓塞剂到达适当位置。

对于所有这些血管介入手术，病例的性质、患者的合并症以及手术的复杂性将决定是否需要麻醉和麻醉的程度。可预测的并发症包括溶栓过程中出血、周围组织的意外栓塞、血管损伤。根据靶血管位置来预测可能的并发症，并对其可能产生的生理影响及血液制品的需要量做好准备。

静脉系统造影或成像应用于支架置入、下腔静脉（IVC）滤器安装或去除、肺动脉造影、肺动静脉畸形所致栓塞（AVMs）、溶栓和选择性静脉采样。有留置装置的患者最常使用中央静脉血管成形术。置入下腔静脉过滤器可尽可能减少来源于下肢或盆腔静脉的深静脉血栓迁移引起的肺栓塞。下腔静脉置入术适用于肺动脉栓塞高危患者、抗凝失败或有抗凝治疗禁忌的患者、抗凝剂过敏患者。可拆卸的或永久过滤器可通过股静脉或颈内静脉途径置入。最重要的是，这些手术很少需要或不需要镇静；不能平卧的肥胖患者需要全身麻醉的支持（见第 71 章）。由于成像速度快且可靠性高，肺动脉 CTA 已逐步取代了肺动脉造影；但后者在寻找肺动静脉畸形或假性动脉瘤并评估肺动脉高压方面仍有应用[44]。

胆道和肝的介入手术

　　肝胆手术是非手术室手术中最具有挑战性的。手术本身不仅疼痛刺激大，过程复杂、技术要求高，而且患者病情较重。肝和胆道手术包括经肝胆管造影、经皮肝穿刺胆道引流术、肝静脉血流动力学测定、肝活检和经颈静脉肝内门体静脉分流术（TIPS）和门静脉栓塞（PVE）。胆道手术的患者可出现黄疸、胆管炎、胆管漏或其他相关异常。同时可能合并其他严重的并发症。手术禁忌证包括出血体质、不能耐受造影剂、大的肝动静脉畸形、大量腹水及肝包虫病。

　　胆道引流时，患者取仰卧位，穿刺针斜插入肝实质，向靶组织注入造影剂以明确组织位置。胆管造瘘置管术可以改善不能外科手术的急性胆囊炎患者的症状。胆囊成像主要靠超声、CT 或透视；可以通过肝穿刺针进入胆囊并放置引流管。手术麻醉剂的选择完全取决于患者的体质、合并症和对疼痛的耐受性。肥胖患者成像较为困难，穿刺位置也较难选择（见第 71 章）。对镇痛药物耐受以及药物代谢障碍的患者需要慎重选择麻醉剂。腹水患者平卧较为困难。

　　肝静脉造影和血流动力学检查用于诊断怀疑有静脉异常（Budd-Chiari）的疾病和评估门脉高压水平。检查的同时可以进行肝活检。这些手术通常是经颈静脉插入穿刺针后置入引导丝和长血管鞘。许多患者难以耐受。肝静脉造影和压力监测是通过一个倾斜的导管楔入肝静脉。校正后所得的窦压力以及正常压力和楔压之间的差异反映了肝硬化门脉高压的程度。导管一楔入即可测定门静脉压力[45]。肝内门体分流术需要一个定位针通过肝实质进入门静脉。球囊成形及支架置入形成扩张的实质道。这是一个复杂艰辛的过程，这里只简要概括了一下。手术过程可能相当长，所以全身麻醉为宜。TIPS 的适应证包括反复的食管静脉曲张破裂出血以及难治性腹水。它常被视为肝移植的桥联过渡。手术的禁忌证包括已有肝性脑病和持续的酒精滥用，已排除肝移植的可能。肺动脉高血压、瓣膜性心脏病、心力衰竭也可能对手术产生影响，有时也成为该手术的禁忌证[46]。PVE 作为相对较新的技术，旨在减少含肿瘤细胞的肝段血流量，同时促进残留肝组织增生肥大。目的是增加手术切除术后肝组织的体积以提高肝癌患者的存活率。可通过门静脉造影及置入栓塞圈进行栓塞治疗。急性并发症包括出血、胆漏、胸腔感染以及造影剂过敏。

胃肠道和泌尿生殖系统的介入手术

　　介入放射医师可以直接进行胃肠道的手术，其中最常见的是置入经皮胃造瘘管，其他的手术包括置入盲肠造瘘管和空肠造瘘管。胃造瘘手术需要经鼻胃管（NG）对胃充气使其扩张，接着采用胃固定术使胃处于固定位置，随后穿刺针进入胃腔，置入导丝，放入合适的造瘘管并妥善固定。急性并发症包括出血、侵犯邻近组织结构及腹膜炎。一般情况下，这些手术在镇静下即可施行。

　　泌尿生殖系统（GU）的介入手术主要针对肾集合系统。常见的有扩张术、支架置入术和耻骨上膀胱造瘘术。在结石、肿瘤以及其他阻塞性病变近端放置肾造瘘管引流尿液。一般来讲，手术步骤包括注射造影剂，确定肾盂位置，进入肾盂，造瘘管置入[47]。患者取俯卧位，因而产生一系列麻醉的相关问题，包括气道开放、镇痛的治疗与评估、通道建立等。介入术者可能会以"少就是多"的理念试图说服麻醉医师，然而这些手术中刺激可能较大，而且一般来说，应当慎重考虑可能发生的情况，如俯卧位患者由深度镇静改为全麻是非常困难的。

肿瘤经皮介入

　　肿瘤介入治疗相对较新且发展较快。可通过影像学如 CT、超声、透视引导。肝动脉栓塞化疗（TACE），在放射性造影剂引导下经皮（射频、激光、冷冻或酒精）可直接针对肿瘤进行治疗，也可经影像引导下注入放射性物质。常用于肝、肾、肺及肾上腺病变。并发症与其他介入手术相似；定位是否准确取决于具体部位。通常，手术最适宜使用全麻，因为手术可能间断性地产生疼痛。最好控制呼吸，患者镇静到达一定深度可能难以配合术者[48]。

CT、正电子发射断层扫描（PET）、磁共振成像（MRI）引导下的手术

CT 成像

CT 是目前常被广泛应用于介入手术的引导方式，其中 CT 透视结合了 CT 的成像能力与 X 线透视成像的实时性，应用也很广泛。CT 成像可以用于诊断和治疗。诊断包括活检和积液引流；治疗包括肿瘤切除和止痛剂的注入。在 CT 引导下的介入手术对手术者和麻醉医师均有辐射暴露，患者则有出血和造影剂反应的风险。另外，一些特殊的术前评估显得尤为重要。扫描仪对于肥胖患者可能不太适用，必要时需要特制的加长穿刺针和特殊的引流装置。扫描仪内定位也可能是较为困难的，同时要考虑气道管理问题，特别是麻醉医师几乎不可能持续接近患者头部。大部分情况下，在镇静下即可完成 CT 引导下的穿刺活检，但当刺激强烈或需频繁屏气时需要全身麻醉。对于有严重合并症的患者（肥胖、肺或心脏疾病、慢性疼痛、既往插管困难的病史），手术中保持气道开放十分重要。

CT 引导下穿刺活检

CT 引导有助于获取活检组织以行细胞或组织学检查。穿刺针有 18～25 号，患者取特殊体位，使病变与皮肤的距离最近，最大程度提高手术安全性。肝活检通常取仰卧位或稍偏向一侧，对于腹膜后肿块可能需要取侧卧或俯卧位。最重要的是，如果镇静水平在整个手术过程中保持一致且不因通气的转换而使定位点发生改变有利于术者开展手术。然而，手术过程中刺激的程度变化很大，这也就使得非全麻条件下麻醉医师面临相当大的挑战。无论是在手术室还是介入室，类癌或肾上腺肿瘤的活检仍然面临很多问题。这两种情况下，应激相关激素的释放可导致严重的难以控制的低血压或高血压。如果怀疑嗜铬细胞瘤或类癌，应做相应的预防性治疗。

CT 引导下的介入手术

CT 引导下的介入手术包括置管引流、肿瘤切除和镇痛治疗。这些手术麻醉方案的制订需要全面了解患者并发症的和介入治疗医师的技术。因为没有预计的患者体动或介入的小失误均能带来致命的后果，因此麻醉医师与术者之间应针对手术与麻醉的协调建立良好的沟通。

导管引流

CT 引导下脓肿切开引流已很常见，包括改良的 Seldinger 穿刺术和套管针技术。虽然表浅穿刺采用局部麻醉就已足够，但在积液的位置及未预料的穿刺针及套管入路中穿刺或扩张时仍可引起强烈的疼痛。术前，术者应与麻醉医师就手术方式、可选择的麻醉方案、加深镇静或麻醉的备选方案进行深入的讨论。预先讨论制定预案可使手术顺利且成功。麻醉医师必须做好准备处理由于周围结构损伤而导致的可能并发症。

CT 引导下射频消融

各种消融技术现在主要用来治疗恶性肿瘤。经皮注射无水乙醇（95%）或苯酚（6%）至靶肿瘤。酒精可经穿刺针或导管注入，过程相当痛苦。酒精过量或误注入血管可引起心动过速和呼吸抑制。其他消融技术包括射频消融、冷冻和微波，这些手术一般耗时较长，因为无论用哪种消融设备都必须准确地定位。定位过程中可能需要反复的屏住呼吸。射频消融在 50℃ 以上的温度才能够诱导凝固性坏死，加热过程中会引起疼痛，而冷冻治疗则痛苦相对较小 [49-50]。

CT 引导下的疼痛治疗

止痛治疗包括将苯酚和酒精注射到神经节、神经丛或神经（见第 64 章），预期的结果是神经溶解。关节腔内注射类固醇激素可以起到止痛及抗炎的作用。采用这种手术的患者很多对止痛药耐受。在这些患者中体型是一个重要因素，同时也要考虑疼痛的病因，癌症患者由于可能合并其他并发症因而更具有挑战性。

正电子发射（计算机）断层扫描（PET）

PET 是一种用于诊断、分期和随访肿瘤的成像技术。注射放射性荧光标记的葡萄糖类似物氟脱氧葡萄糖（18F-FDG）后进行成像，18F-FDG 可以优先被肿瘤细胞摄取并不被代谢而作为一种肿瘤标志物。FDG-PET 可用于鉴别良恶性病变、确定肿瘤的坏死和代谢活跃部位并监测治疗反应。正电子发射断层扫描和计算机断层扫描（PET/CT）组合使 PET 提供代谢信息和 CT 的解剖精度两种优势相互结合。PET/CT 引导下的介入手术是一种新的方法 [51]。这些手术中患者在注射标记物 60min 后开始成像。成像过程可能需要连续定位，而 PET 和 CT 图像是依次获得的，所以在整个图像采集必须使患者的体位保持一致，这样可以减少

图像重叠误差。PET 扫描仪有一个较长且可移动的架台，这不仅限制了观察患者，也要求监护设备必须有足够长的导线使其随着 PET 的设备和患者一起移动。PET/CT 室代表着另一个可能实施麻醉的场所。在任何可能的情况下，麻醉医师应当参与操作间的设计，壁挂式气体、吸引器、监护仪等麻醉相关设备必须配备齐全。将来 PET 有可能扩展 CT 引导的介入手术。因此，在 PET/CT 室中规划安装麻醉相关设备有利于介入手术安全及成功实施。

磁共振引导介入手术

MRI 是一种利用磁场和电磁波的无放射性成像技术。对软组织显像质量优于超声或 CT。MRI 在很大程度上仍是一个诊断工具，但已逐渐成为一种新兴的介入引导方法。由于磁共振成像可获得多平面、温度敏感、增强的图像以及使介入手术用的线及穿刺针可视化[47]。图像质量是磁场强度成正比例。磁场强度分为低（0.1～0.5T），中（0.5～1T），高（1.5～3T），超高（>3T）。成像与组织水含量、血管分布特点及含铁血黄素有关。MRI 的优势在于能够对 CT、超声不显像的软组织进行活检及消融[48]。

磁共振成像室的限制

磁共振室中所有设备必须具 MRI 相容性；即设备不会对患者造成伤害、影响图像质量或是被 MRI 影响。由于磁场的存在，无论体积多大的含铁或不锈钢的物体均会在磁场力的作用下移动。因此，必须特别注意确保用于磁共振室的所有设备不受磁场吸引力、加热或电磁感应的影响。同样，患者也要经过筛选。任何植入的装置必须评估是否是 MRI 相容的。装有心脏起搏器、植入型心律转复除颤器（ICDs）（参见第 48 章）、人工耳蜗、泵、神经刺激器或其他金属物品如动脉瘤夹、金属碎片或子弹的患者不能行 MRI 检查。这些含有金属的装置会被加热并且移动。越来越多的血管夹、U 形钉、整形外科植入物、心脏瓣膜和其他一些假体已使用非磁性材料制作，使得植入这些装置的患者可以行 MRI 检查。随着科技发展，能够在磁共振室中使用的监护仪、介入设备、外科手术设备以及麻醉设备应运而生[52]。在第 110 章和其他章节会对 MRI 的安全性进行详细的介绍。

幽闭恐惧症或体型较大的患者可能在磁共振机器内无法忍受，而使诊断遇到困难。新的磁共振成像结合宽口径的高磁场系统，使其更容易为患者接受。因为介入 MRI 需要扫描仪不断扫描，常规手术时间要相对延长。因为磁共振室相对独立且不配有常规的急救设备，即使常用的喉镜也可能成为致命性"飞弹"，所以必须配备有相应的急救措施。

磁共振成像引导介入手术

在 CT 不适用的情况下，MRI 以其多层面采集而可被采用。磁共振成像已应用于乳腺活检、前列腺活检及其他手段不能成像的肿瘤的活检。在大多数情况下，这些手术在局部麻醉和镇静下即可进行。肿瘤的冷冻消融也可以在 MRI 引导下进行。这个手术也可以通过超声或 CT 引导下进行，当需要精确的软组织成像时则采用 MRI。MRI 对组织在冻结和解冻过程中的成像要优于 CT 或超声，MRI 引导的冷冻消融治疗对肝、肾、乳腺、前列腺肿瘤以及子宫肌瘤安全有效[53]。这些手术需要反复屏气，手术时间长。冷冻和加热组织时常引起疼痛，因此可能需要全身麻醉。

出血是术中最常见的并发症（参见第 62 章）。血小板减少是肝消融手术一种罕见但严重的并发症。广泛的消融也可诱发肌球蛋白血症或肌红蛋白尿。由于正常肾上腺组织对冻融的应激，肾上腺病变的冷冻治疗可诱发高血压危象[54]。MRI 的精确成像有利于高强度超声治疗技术的应用。该技术正在进行临床试验。温度敏感 MRI 可以用于评估超声的剂量，钆（Gd）增强 MRI 图像可以用于评估组织反应。由于优于 CT 或超声成像能力，MRI 在拓展介入手术范围上存在许多潜在的优势。为了扩大这一新兴技术应用范围，下一步需要开发 MRI 应用的安全环境、相关设备及监测技术，以及更深入地了解在时间长、技术复杂的介入手术中镇静的局限性和麻醉的必要性。

专业领域的介入手术：神经放射及介入心脏病学

神经放射学和介入心脏病学被视为专业领域是因为在这两个相关领域中，麻醉学也将其划分为专业领域并需进行专业培训（神经麻醉学和心脏麻醉学）（见第 68 章和第 70 章）。神经外科麻醉和心脏手术麻醉中的部分术语来源于神经病学、神经放射学、心脏病学、心血管介入病学。因此，存在一个明晰的沟通平台可使得手术结果最优化。当然，正如本章前面提到的，共同的术语有必要但还不够，一个成功的团队应该具备相互尊重、安全与良好学习的氛围和团队合作意识。

神经放射学和介入心脏病学正在以惊人的速度发展着；技术在不断革新，适用人群也在不断地扩大。在这些领域，经皮治疗传统外科疾病的例数成倍的增加，也使得麻醉医师的参与越来越多。在许多方面，新技术的发展往往在医学领域内是一个"毁灭性技术"[55]，可能进一步模糊了内外科治疗之间的差异。无法预测的、要求繁多的新介入手术将超出麻醉医师的预料。是时候我们重新审视以往的经验，并从多方面力促进新技术的成功；这些手术是未来的发展方向。设想放射技师与麻醉医师讨论一个新的或复杂的手术时，被问及"为什么不去手术室做呢？"仅仅是因为手术室安排会更方便或麻醉医师更顺手吗？手术安排必须解决可能的冲突，每个人都需要服从。如果在我们看来手术室更安全，那么我们需要向手术者阐明要做哪些改变以及为什么要做这些改变，以使介入手术室也同样安全。没有无风险的手术，对舒适度和便利性的追求不应该是引导医疗行为的标准。

神经放射学介入手术

神经放射学领域中的介入手术相对较新，并随着介入设备技术（导管、线圈和支架）的改进、更好的成像技术发展和更安全的造影剂的研制而迅速发展（参见第70章）。脑血管造影是脑血管成像的金标准。诊断性脑血管造影通常在清醒镇静下即可完成，但介入手术由于手术时间长、技术复杂、需要患者保持不动，所以需要全麻。某些手术会引起血流动力学波动，因此需要麻醉医师来管理。另一方面，一些手术（例如颈动脉支架置入术）可以在患者清醒状态下做，便于神经功能的评价。对于每一个接受这些手术的患者，麻醉医师必须切合实际地根据患者的可能并发症以及患者自身状态进行麻醉。神经放射学介入手术的技术细节（见第70章）超出本章节的范围，在这里仅简单列出基本的关注点和要求。

介入手术室的麻醉医师应该考虑的问题

在手术室以外的地方做手术，介入手术室的硬件设施影响着麻醉的实施过程（参见第49章）。必须考虑到接触患者的头部较为困难，辐射暴露，造影剂反应等。如果手术复杂，患者不配合或患者有意识障碍或运动障碍等因素，应考虑给予全麻。如果时间允许，建议留置动脉导管；如果时间不够，神经外科专家可以从股鞘进行动脉监测。其他神经检测技术对脑灌注监测也有益；脑电图、躯体感觉、运动和脑干诱发电位也在相关领域中应用。许多神经麻醉专家使用阿片类药物来避免使用吸入剂对脑电图和诱发电位的

影响。无论是否在手术室内手术，麻醉医师和手术者都应了解对方的手术方案、进程和并发症。

脑动脉瘤的血管内治疗

脑动脉瘤血管内治疗是经皮达到动脉瘤位置以铂金弹簧圈阻断动脉瘤内的血循环（见第70章）。动脉瘤栓塞术可能需要数个弹簧圈。目前有若干种类型弹簧圈供选择。放置弹簧圈手术在细小颈动脉瘤中比较容易。栓塞大颈动脉瘤需要使用支架；线圈随后通过支架进入[42]。支架置入术在术前和术后均需要抗凝治疗，因此增加了出血风险。因此，支架辅助弹簧圈栓塞限于未破裂动脉瘤。对于一个动脉瘤所致蛛网膜下腔出血，血管内弹簧圈栓塞术优于外科夹闭手术，但是外科手术改善了颅内神经病变的预后[56]，并发症包括动脉瘤破裂或血栓栓塞。如果发生破裂，应停用肝素，应用鱼精蛋白（1mg/100国际单位的肝素）并降低动脉血压，一般会采取的措施是尽快继续放置弹簧圈。血小板相关的血栓栓塞发生率3%，其中1.7%～5%可造成永久性神经功能障碍[57]（见第62章）。如果发生血栓栓塞，应采用机械方法或动脉内注射溶栓剂或抗血小板药物清除血块。一些动脉瘤没有狭长部分或难以到达，最常见于海绵窦、颅外椎动脉、颈内动脉或蛛网膜下腔的动脉。处理此类动脉瘤时必须确定侧支循环良好才能够进行动脉栓塞。这需要动脉球囊闭塞测试[58]。首先使导丝到达将要栓塞的动脉，然后进行神经系统检查，给予肝素延长活化凝血时间，将球囊充气闭塞动脉，再进行神经系统检查。一些医疗机构已经开展放射性核素增强脑血管方面的研究。如果患者对栓塞耐受，那么可以进行夹闭；如果不能耐受，则可能需要开颅进行血管旁路移植手术。

动静脉畸形的血管内介入治疗

大脑动静脉畸形定义为小动脉与静脉系统直接相连，并没有正常的毛细血管。这种病变通常表现为颅内出血。动静脉畸形患者必须造影评价是否合并动脉瘤。这种评价涉及选择性动脉导管插入来确定出血的确切来源。目前大脑动静脉畸形的治疗包括栓塞、显微外科切除、立体定向放射治疗或联合治疗。手术前的栓塞可以减少出血和减少动静脉畸形的大小。小的动静脉畸形也许适合血管内的介入治疗。在神经放射学中的动静脉畸形栓塞技术包括血流导向微导管的使用、固体闭塞设备、颗粒和液体栓塞剂。并发症包括引流静脉栓塞引起的畸形血管破裂、栓塞材料进入肺

循环和微导管截留[59]。

介入神经放射学：急性脑卒中的治疗

急性脑卒中的治疗在过去的 10 年里具有显著的发展。静脉 r-tPA 治疗已被动脉内溶栓治疗替换，因而将时间窗从 3h 延长至 6h，同时提供较高浓度的溶栓药物到靶向血管，产生较高的再通率，并可结合其他介入技术。

最初利用脑血管造影确定了闭塞程度。微导管通过微导丝插入，注射造影剂，使血凝块得以定位。在该位置上，r-tPA 注入时超越血块和导管被拉回时又通过血栓。如果阻塞持续存在，考虑用机械方法对血块进行再通或取出。该操作必须在 8h 内进行。一些设备可用于取出或吸出血栓。也可以行支架置入术或血管成形术。最近一项研究显示，8h 内进行血栓切除术的患者被证实血管再通率为 57.3%，进行辅助治疗后再通率为 69.5%。39% 患者得到了较为理想的结果[60]。

大多数急性脑卒中患者病情危重，建议行全身麻醉。此外，介入治疗治疗窗较窄：正常情况下，动脉溶栓要在患者被发现后 6h 内和机械再通方法要在 8h 内。通常麻醉医师没有时间来收集术前信息。在这一过程中，螺栓式或外引流等方式监测颅内压可能是有必要的。

介入心脏病学手术：导管实验室和电生理实验室的注意事项

在过去的 20 年里，医学见证了介入心脏病学和电生理学的发展高潮（见第 68 章）。根据导管室、电生理实验室的数量和范围来界定他们的新特点。同时，对麻醉的需求应随之增加。随着新技术涌现，经皮治疗器质性心脏病已成为部分的介入心脏病学治疗范畴，为心脏麻醉医师带来令人兴奋的新机遇。在导管室中对器质性心脏病患者的麻醉监护拓宽了心脏麻醉医师的新视野，实时超声心动图为心脏封堵器置入提供了良好的引导。心脏麻醉医师作为共同的手术者的作用会在本章后面部分进行讨论。

同样，电生理实验室为晚期心力衰竭、复杂心律失常提供了更为广泛的治疗方案。因为这些手术时间长且复杂，大多需全身麻醉或者镇静与全身麻醉复合。许多患者有明显并发症。虽然术者未注意到这对手术成功的意义，但这种情况正在改变。在这个具有挑战性的新领域，术者和麻醉医师之间的协作确保了患者

的安全和结果的优化。对手术过程、可能的缺陷以及患者的个体差异有清晰的认识对于制订安全有效方案是十分必要的。总之，共同的知识基础和共同的词汇有助于治疗的整合。

导管室环境：麻醉医师面临的独特挑战

本节对导管室环境进行概述，简单介绍目前临床实践路径的发展和未来的展望，常见手术以及目前的麻醉方法。在心导管室开展的侵入性心脏手术包括：

1. 诊断性心导管检查及冠状动脉介入。
2. 周围血管病诊断和治疗术。
3. 通过植入心内人工装置改善结构性心脏病。
4. 植入主动脉内球囊反搏和经皮左心室辅助装置。

常见的电生理导管室手术包括（也见第 48、68 章）：

1. 电生理研究。
2. 心房和心室射频消融手术。
3. 植入和取出心脏起搏装置和除颤装置。

如果患者有显著的并发症，这些手术可能需要麻醉医师参与。但是，某些射频消融治疗、电生理研究和一些装置植入和移除术在护士协助的镇静下即可实施。有些手术较漫长，技术要求较高；一些手术要求患者制动。在这些情况下，需要保证患者血流动力学稳定，维持镇静或睡眠状态，可能需要实施全麻。

导管室和电生理治疗室环境与传统手术室环境显著不同。麻醉医师要认识到麻醉实施条件的局限性，理解患者的高流动性和辅助人员的责任。对于设备的可用性和位置以及麻醉学 - 心脏病学交叉的本质和合拍应具有变更性和灵活性。

电生理治疗室和导管室建有独立的控制室和手术室。控制区域可屏蔽辐射，并可全程记录手术进程。非手术室面的操控人员负责记录数据、患者监护、影像采集和编辑，以及其他数字资料保存。非手术室的操控区域不包括麻醉设备。如果使用机器人设备，应将其置于操作室之外并在此进行导管操作。

术间配置和设备布局

在导管手术室内，心脏科医师、麻醉医师、护士和放射技师负责在手术过程中看护患者。要分清人员身份和各自的职责，如果不确定最好问清楚。在紧急

情况下，知道谁主管救命治疗（如除颤器）可以消除混乱和挽救生命。手术室包括透视设备（X射线管和C型臂），其通常围绕患者的头部，这使得接近患者困难。手术台是移动的，手术显示屏幕90度面向麻醉医师。心脏科医师的无菌台，存放各种导管、导丝的壁橱或便携式存储设备，血气分析机占用了大量的空间。麻醉设备（机、车、泵、监护仪），往往安置于房间的后部。尽管铅屏挂在天花板上，以保护心脏科医师，但没有这样的保护用于麻醉医师，因此可移动铅屏，即使笨重也必须安置于麻醉区域与X线透视设备之间。麻醉医师应该熟悉每个手术室的内容物，在不同机构布局不同，因为通常有些设施需要移动，移动失误可能会产生问题。气体出口和吸引器、监护仪、除颤器、紧急药物以及气道设备是至关重要的，但未被放在合适的位置，甚至没有放在明显的地方。呼吸机软管以及静脉和吸引装置等需要加长或扩展管道。电源插座位置可能不合理，可能必须使用延长线。手术室其他常见设备可能包括心室辅助装置、主动脉内球囊反搏装置、设备编程器和超声心动图机。当复杂病例需要附加设备时，空间也是需要考虑的问题。

透视台和透视设备由放射技师和心脏科医师控制。手术过程中移动这些设备以便成像，有时候没有警告。当麻醉工作区域不在附近，如同所有NORA位置一样，备用设备以及困难气道车是必不可少的。对于心脏病患者，时间就是生命。摆放静脉注射器具、药物、气道工具的麻醉车，在心导管室和电生理治疗室是至关重要的。介入手术室的全体成员应当了解应急设备位置和名称，因为麻醉医师在紧急情况下需要多人协同救治患者。

在电生理治疗室的麻醉医师

临床电生理学在过去15年的发展中被重新定义（也可参见第48章）。先进的技术和需求增加驱使电生理手术的数量呈指数增长。此外，电生理介入手术的范围也大大改变，从简单的诊断到救命的治疗性介入大手术。超过1400万美国人有心律失常疾患，许多患者需要住院治疗和复杂的内科治疗。植入ICDs降低了快速性恶性心律失常死亡率和发病率，因此植入和移除这些装置的需求大量增加[61]。

当前许多电生理手术的时间长，很多患者存在并发症，无法在单纯镇静中耐受，经常需要全身麻醉。最优的麻醉计划需要麻醉医师综合考虑患者的合并症、心律失常的性质、电生理手术的节奏和概况。本节回顾了最常开展的电生理介入治疗术。

电生理学研究

诊断性电生理研究通常在评估和治疗特定心律失常介入手术或是装置植入相关情况下进行（参见第48章）。它们能够确定某些特定症状或事件的电生理学病因。心内记录是经导管股静脉通路进入高位右心房、希氏束、冠状静脉窦、右心室尖或右室流出道。心律失常通过程序性刺激诱发[62]。对于这些研究，应用苯二氮䓬类和短效阿片类药物镇静通常已足够。某些药物可能影响心律失常的诱导应避免使用。

经导管射频消融

许多病因可引起传导系统异常，产生血流动力学不稳定和心脏损伤。在一般情况下，这些病理节律导致不协调或者非适时收缩，太慢、太快或是机械异常。缓慢性心律失常源于异常冲动产生或异常冲动传播。带正常QRS波形的快速性心律失常包括心房扑动、房室结折返性心动过速（AVNRT）和室上性心动过速（SVT）。不规则型QRS快速性心律失常包括心房颤动、多源性房性心动过速。宽QRS型快速性心律失常包括室性心动过速和反常的室上性心动过速[63]。心律失常可以有很多病因，包括代谢性和机械性。常见心律失常的电生理发生机制包括自律性异常、解剖性折返和触发激动。这些异常可经导管射频消融技术证实和治疗。

通常应用导管消融术治疗室上性心动过速，如AVNRT、Wolf-Parkinson-White征相关性心动过速、心房扑动、心房颤动和经选择的室性心律失常患者。射频能量和冷冻疗法是最常用的消融手段，将这两个能源传送至靶组织的过程是痛苦的。

近期美国心脏病学会（ACC）和美国心脏协会（AHA）房颤指南指出对于轻度或没有左心房扩大的心房颤动患者，消融是一个可替代药物治疗的合理选择并可以防止房颤复发[64]。

射频消融术是用于药物治疗难治型心律失常和其他心律失常一线治疗措施。以下心律失常可以通过射频消融治疗：房室折返型心动过速、与Wolf-Parkinson-White征相关性室上性心律失常、房室折返型心动过速、房性心动过速、心房扑动、特发性室性心动过速、束支折返型室性心动过速、右室流出道型心动过速、不可控的快速心室反应性（房室节射频消融和永久起搏器安置）心房颤动及房颤。射频消融也可用作冠心病致复发性室性心动过速或右心室发育不良致心律失常的辅助治疗[65]。

在消融手术中，导管放置在整个心腔和不同的点进行程序性刺激诱导快速性心律失常。采用复杂标记技术定位心律失常的确切来源位置。标记技术包括激活标记、节律标记和拖带标记。基于透视、三维电生理解剖标记、三维非接触式标记、腔内超声引导下解剖标记。由于要求标记精确度和运用射频能量，患者必须在手术过程中躺着不动，全身麻醉可确保患者舒适和最优标记。在射频消融术中应避免肌松药物的使用，这样膈神经受到刺激时可被发现从而避免损伤。瑞芬太尼或舒芬太尼可用于手术全程。

射频消融手术时间正变得更长。房颤消融往往需要 4～6h，在消融后 30min 内反复刺激（有时用药物）观察疗效，以确保手术成功[65]。

从年轻健康患者到伴多种合并症患者都应用这项技术。咳嗽、打鼾和部分气道阻塞是影响镇静和手术进展的问题。打鼾能引起房间隔摆动，使穿刺导管置入困难。肥胖、OSA 或潜在肺部疾病患者首选通气控制下全身麻醉。如果可能的话，异位病灶追踪标记过程中，影响交感神经系统的药物应避免使用。对于心功能不全患者，正性肌力药物和血管活性药物可能是必要的，以保持心律失常诱发中血流动力学稳定。在这些情况下有必要与心脏科医师密切沟通，通常情况下，电复律也是必要的。

电生理设备

用于控制或消灭心律失常的电生理装置，在过去 10 年中体积已经减小而复杂性逐渐上升（参见第 48 章）。更多患者适合相关装置植入，因此植入、调整和升级装置的手术数量有所增加，最常见的两种装置是植入式心律转复除颤器（ICDs）和起搏器。

植入式心律转复除颤器

植入式心律转复除颤器（ICDs）在一些冠心病和非冠状动脉心脏疾病的大型前瞻性多中心随机研究中已被证明是安全有效的，受益者主要为左心室射血分数小于等于 35% 的患者[66]。2008 年版 ACC、AHA 和心律学会（HRS）列出的 ICD 植入指征已清楚显示其可延长寿命和降低原发或继发性室性心动过速和心室颤动引发的猝死风险[67]。随着体积更小的双相、经静脉植入的 ICD 问世，及多年经验的积累，电生理医师在电生理治疗室经患者胸部植入 ICD 是安全可行的，常用局部麻醉配合轻度镇静的麻醉技术。如果进

行除颤阈值测试，麻醉医师的作用是至关重要的，特别对于有严重合并症的患者。但通常不做除颤阈值测试，因为对于不稳定的患者或未处理的冠状动脉疾病患者，术中存在威胁生命的风险。

现已推出新的皮下 ICD（S-ICD），可消除对静脉路径需要。虽然该器械可检测和治疗恶性室速和室颤，但无法提供抗心动过速起搏、先进的诊断信息及远程监测射频信息，因此不适合于所有患者。这些器械的植入要求隧道置入相对较大的导联，其过程痛苦需要深度镇静或全身麻醉[67a]。

双心室起搏器和除颤器导联安置

有或无除颤系统的心脏再同步化治疗，是有缺血和非缺血性病因相关的心脏衰竭导致心源性猝死患者的一级和二级预防适应证。在 ACC/ AHA/ HRS 指南提出：有或无 ICD 心脏再同步治疗，对于那些左心室射血分数 35% 或更少、QRS 时限 120ms 或更长、药物治疗无效的纽约心脏协会心功能 III 级或正接受药物治疗的心功能 IV 级的门诊心脏衰竭患者是 I 类适应证[67]。

双心室 ICD 植入过程可能复杂而漫长，将左心室导联进入冠状静脉窦和腔静脉定位困难，特别是心脏扩张和心力衰竭致心室解剖复杂的患者。此外，瓣膜关闭不全可使导联定位复杂化。最后，导联安置后立即发生导联错位，尤其是在大冠状静脉窦患者，进一步延长手术时间。

无论哪种器械在植入过程中，导联定位相关的气胸或冠状动脉窦穿孔均有可能发生。冠状静脉窦穿孔可立即经造影剂外渗确认。在心室或心房导联安置过程中冠状静脉窦穿孔或心脏穿孔，可导致心脏压塞，需要立即心包穿刺。同样，避免使用肌松剂，导联安置导致膈肌起搏可被识别从而避免膈神经损伤。

适于这些装置的患者常合并多个并发症，包括室性心动过速或心室纤颤史、射血分数小于 30% 和冠状动脉疾病（这些都是 ICD 安置适应证）。然而，这些装置大多数在轻度至中度镇静和标准监护下植入，测试设备需要深度镇静或全身麻醉，ICD 植入和测试不需要动脉路径即可以完成。患者在手术开始前安装外置式心律转复除颤器，当测试 ICD 时，如果植入式装置发生故障可作为备用。

有些患者需要 ICD 可能受益于双心室起搏器用于再同步化治疗。计划双心室起搏器治疗的患者存在严重的心脏病变，包括低射血分数、心脏瓣膜疾病、肺动脉高压和右心功能不全。患者可能无法平躺和镇静中很容易造成血流动力学不稳。过度镇静可导致高碳酸血症，在肺动脉高压或右心功能不全患者，风险增

大。麻醉医师应该在需要的情况下提供协助。

气道梗阻在这种情形下是极其凶险的。

在导管室的麻醉医师

导管室麻醉学反映了在导管室进行的治疗措施越来越多（参见第 68 章）。导管室，原介入放射师的工作场所（"原始"造影师），现成为所有需利用 X 线透视及一系列更加复杂介入技术的介入心脏病学医师、血管外科医师及其他医师的治疗地点。介入手术范围广泛，可在外周或心脏，从为狭窄或堵塞血管放入支架到心脏瓣膜植入。麻醉学科参与范围从为患者给予静脉注射丙泊酚到提供一个完整心脏麻醉，以及执行经食管超声心动图（TEE）操作。

经皮冠状动脉介入术

经皮冠状动脉介入术适用于稳定的冠状动脉疾病患者和急性冠状动脉综合征患者，过去的 10 年数量越来越多。经皮冠状动脉介入术（PCIs）包括采用裸支架和药物洗脱支架行冠状动脉腔内成形术（冠状动脉支架置入术前立即执行）、旋切术和冠状动脉内血栓清除术。PCI 通常在冠状动脉粥样硬化管腔阻塞 70% 或更多的患者和证实存在心肌缺血的稳定冠状动脉疾病患者中实施。PCI 的主要好处是可以减轻缺血性心脏疾病的症状和增加有氧运动能力 [68]。一项针对积极药物治疗患者或积极药物治疗加上采用裸支架 PCI 血管成形术患者随机对照研究证实，两组总死亡率、非致死性心肌梗死或其他主要心血管事件方面没有显著差异 [69]。但对于表现为急性冠状动脉综合征患者，对比单纯药物治疗，PCI 可有效降低死亡率和心肌梗死复发率 [70]。

PCIs 可在心脏科医师指导下护士执行的轻度至中度镇静中进行，当患者呼吸道或血流动力学存在问题时，需麻醉医师参与。

如果患者呼吸或血流动力学失代偿时，则急需麻醉医师。在这种情况下，与心脏科医师明确直接的沟通是必需的，通常需要迅速做出处理决策。药物治疗、静脉通路和手术阶段的相关信息必须提供给麻醉医师。如前述由于 X 射线设备，接近患者头部较困难，如果需要建立气道，可能有必要临时移动手术台和透视设备并保持胸外按压。气管内插管的选择优于喉罩（LMA），因为移动设备和（或）心肺复苏，会引起 LMA 移位。显然，对于循环不稳定的患者，气管内插管是首选，但如果插管困难，LMA 可以作为临时解决方法。PCI 期间，患者在处于高度抗凝状态，出血伴

主动脉内球囊反搏与经皮心室辅助装置

主动脉内球囊反搏（IABP）是经皮插入到主动脉增加心肌氧灌注和心排血量的机械装置（参见第 68 章）。球囊距离锁骨下动脉远端大约 1 英寸，分别在舒张期和收缩期膨胀和放气，提供反搏，可增加冠状动脉血流量和心肌氧供和提高心排血量。球囊泵由程控系统控制，由操作者选择在不同时间间隔膨胀气囊，与心电图轨迹或导管远端头压力换能器关联。IABPs 在清醒镇静状态下通常可以成功安置，除非患者血流动力学不稳或呼吸功能受损，在这种情况下，团队会寻求麻醉医师的援助。

经皮心室辅助装置（PVADs）在高风险的 PCI、心肌梗死致心源性休克或其他心功能不全患者中提供正性肌力支持。临床上多种 PVADs 可用，TandemHeart 装置（CardiacAssist, Philadelphia, Pa）是一种经皮左心房到股动脉旁路系统，由一个穿隔插管、动脉插管和位于外部的离心血液泵组成，它可以提供高达 4L/min 的血流速度 [71]。另一种经皮左心室辅助装置是 Impella Recover（ImpellaCardiosystems, Aachen 德国），该设备有两种尺寸，一个 2.5L 和 5.0L 系统，并通过股动脉逆行插管跨主动脉瓣至左心室。这种泵不需要间隔穿刺，尺寸更小，更容易植入，导管系统内可置入微轴泵，从而避免需要体外血液。应用 Impella 装置，可以实现 2.5L/min 或 5.0L/min 的心排血量 [72]。术中需要麻醉医师，因为患者状态不稳定和（或）呼吸道或血流动力学不稳的可能性大。根据手术要求和患者状态，选择镇静或全身麻醉。这些设备实现的心排血量，可完全取代左心室功能，血流量可能没有搏动，所以脉搏血氧饱和度和无创血压计可能无法正常工作。然而，在手术过程中可通过动脉插管有创监测，如果可能应在手术开始前与心脏科医师讨论麻醉方式的选择，可能的术后治疗和预后等相关事宜。

经皮房室间隔封堵

如经 TEE 引导行房室间隔缺损封堵术需要全身麻醉（也见第 46 和 47 章），如果应用心腔内或血管内超声心动图，可能不需要全身麻醉。对于房间隔缺损（ASD），已有几种封堵器经过了美国食品和药品监督管理局（FDA）批准。迄今为止，尚无针对曾发生不明原因卒中的卵圆孔未闭（PFO）患者经皮介入封堵

的前瞻性随机对照研究[73]。FDA 并没有批准使用经皮封堵器植入卵圆孔未闭患者，来预防可能复发的不明原因卒中。保险公司越来越不愿意支付这些手术费用。

Amplatzer 封堵器和 CardioSEAL 封堵器是临床上常用的封堵器。Amplatzer 封堵器呈双盘状，中间由腰部相连，伞盘是由镍钛合金丝编织而成，内部附着涤纶织物，涤纶织物为植入后提供了组织生长的表面[74]。CardioSEAL STARflex 封堵器由两个自膨胀涤纶贴片覆盖的伞盘构成，与房间隔各面贴合。伞盘是由四个由中心向外辐射状的金属臂彼此连接而成。该封堵器含有由自中心机制，镍钛环连接的双伞[75]。PFOs 经皮封堵术较 ASDs 经皮封堵术容易，ASD 患者术前需确认右心室功能、肺动脉压和分流量，对于制订最佳的麻醉方案是非常重要的。PFO 和 ASD 封堵成功率从 79% 至 100%[76]。

这些封堵器也可用于治疗其他类型的缺损，如瓣周漏和肌部或膜周部室间隔缺损（VSDs）（先天性或获得性）。据报道，VSDs 可封堵率约为 96%，主要并发症发生率为 2%[77]。经 TEE 可观察到病变处左到右分流。外伤性（心肌梗死后）VSDs，血流动力学通常不稳定，尝试封堵过程中并发症较常见。组织的完整性常受到损害，植入封堵器困难。缺损位置的可视化和封堵器的引导具有挑战性。心梗后 VSDs 患者更可能出现各种并发症[78]。

心导管室植入的任何器械都可能出现并发症，包括空气栓塞、封堵器栓塞、移位、血栓形成、心律失常、低血压、瓣膜功能不全、心肌穿孔、损伤非靶结构组织等。至关重要的是，这些并发症得到及时发现和迅速处理。快速有效的沟通至关重要。如经 TEE 引导，术中不良事件可能最初由麻醉医师发现。

通常需要在术中应用超声心动图引导封堵器安置并确认效果。TEE 可由心脏科医师、麻醉医师或者超声技师来实施，这取决于治疗机构的偏好和人员的可用性。如果使用 TEE，一般将选择全麻。如果心脏麻醉医师负责管理麻醉，其可在术中逐步引导手术操作，还可同时整合麻醉相关参数。虽然对于术前患者评估，二维超声心动图是最广泛应用的超声技术，通过超声心动图的三维成像，多排 CT 和心脏 MRI 也可以协助分析心内结构的细节。术中经 TEE 三维超声成像目前也可应用[79]。心腔内超声心动图（ICE）可用于引导手术，但是这必须由心脏科医师执行，因为操控是在腹股沟处进行。在 TEE 不可用或由于合并症无法执行的情况下，ICE 是一个合理的选择。

如果需要动脉监测，而心脏科医师不打算经股动脉途径，麻醉医师应该放置桡动脉监测。如果患者状态可能不稳定，应准备两条静脉通路［和（或）中央静脉通路］。

外周动脉疾病

外周动脉疾病影响约 8 百万美国人（参见第 69 章），患病率随着年龄的增加而升高，在非洲裔美国人中更常见，其主要症状是间歇性跛行和静息疼痛。间歇性跛行的症状是由于动脉血流量不足及下肢缺血，症状包括疼痛、疲劳感或其他不适，休息后症状减轻。症状最常出现在近端狭窄动脉供应的肌肉床，臀部或大腿跛行与主动脉或髂动脉阻塞相关。小腿跛行通常是由于股动脉或腘动脉狭窄引起，胫骨或腓骨疾病常导致的踝关节或足部跛行[80]。

根据 ACC 和 AHA 指南，在间歇性跛行的患者中遇到以下的任何一个情况时应考虑实施经皮血运重建术：

1. 跛行症状明显患者。
2. 患者能够从改善运动中获益。
3. 康复和药物治疗效果不明显。
4. 手术风险效益比合理。
5. 病变特点提示干预风险低，一次性和长期的高成功率；和（或）患者存在危及肢体的缺血，表现为静息痛、缺血性溃疡或坏疽[81]。

在心血管科医师行外周血管介入术时麻醉医师可能起到关键作用，由于静息痛症状和其他相关的合并症，这些患者术中无法平躺。此外，手术本身可能造成患者短暂性疼痛性缺血，患者出现体动反应，降低手术成功的可能性。

经皮瓣膜修复和置换

目前，针对二尖瓣关闭不全和主动脉瓣病变的经皮治疗技术是可行的，相关器械和手术方法的研究正在进行（参见第 67 章）。这项技术的出现是介入心脏病学领域又一重大突破，也意味着与传统外科和内科治疗结构性心脏病的交叉融合。

经皮二尖瓣修复

目前，对于有症状的二尖瓣关闭不全或二尖瓣关闭不全伴左心室射血分数 <60% 患者，手术修复治疗是最常用的方法。然而，目前正开展评估经皮二尖瓣修复技术，包括冠状静脉窦瓣环成形术、直接瓣环成形术、瓣叶修复或其他[82]。

应用冠状窦来收紧二尖瓣环的装置,这种方法的安全性和有效性仍未确定。另一种方法是经皮植入夹样装置(MitraClip,Abbott Vascular,Abbott Park,IL)达到 Alfieri 边到边修复(Evalve,SanFrancisco,CA)。经房间隔穿刺后,二尖瓣夹定位在二尖瓣孔的中心,打开夹子,进入左心腔然后回拉以接触二尖瓣瓣叶,随后关闭造成双孔二尖瓣[82]。该技术需全身麻醉,透视及 TEE 在术中协助引导定位[76]。

经皮主动脉瓣置换术 (经导管主动脉瓣置换术)

在美国,经皮主动脉瓣置换术或经导管主动脉瓣置换(TAVR)是一个相对较新的治疗主动脉瓣狭窄方法。在手术过程中,瓣膜被压缩在导管内,经股动脉放至主动脉环,当瓣膜在理想位置球囊扩张成型时,行快速心室起搏,以减少心排血量。经心尖或经主动脉行经导管瓣膜置换术需多学科协作在杂交手术室进行,未来该技术的改良术式有可能用作置换其他部位的瓣膜。

经导管瓣膜置换的理念最初在 20 世纪 90 年代初提出。在欧洲 2002 年 Cribrier 首次在人体开展了经皮心脏瓣膜置换术[83-84]。在美国,Edwards SAPIEN 介入瓣膜在 2011 年 11 月获得 FDA 批准[85]。目前,主要有两种介入瓣膜用于 TAVR:美敦力的 CoreValve(美敦力公司,明尼阿波利斯,MN)和 Edwards Lifesciences 公司 SAPIEN(爱德华生命科学,欧文,加利福尼亚州)介入瓣膜。CoreValve 介入瓣膜是采用猪心包瓣叶,缝合至镍钛合金支架,构成自膨胀式人工支架瓣膜。SAPIEN 介入瓣膜是采用牛心包瓣叶,缝合至需球囊扩张的金属支架上,构成球囊扩张式人工支架瓣膜。

在严重主动脉瓣狭窄高危患者中,TAVR 术后 1 年生存率不劣于手术主动脉瓣置换。然而,与手术主动脉瓣置换相比,TAVR 术后 1 年脑血管事件的风险增加,30 天血管并发症风险较高。经导管主动脉瓣置换后的患者显示 30 天症状改善,但在 1 年随访时组间没有显著差异。

对于适用于传统手术治疗的患者,采用新一代经皮主动脉瓣行 TAVR 与传统手术置换比较的临床试验正在进行。随着临床研究结果的报道,TAVR 对于无法耐受传统心脏手术的高危患者,是另一个替代传统手术的可行选择[86-87]。

这项技术改变了治疗结构性心脏病的模式和介入心脏病学的技术范围,手术和患者状况都比较复杂。内科和外科治疗范围开始重叠,麻醉医师必须准备处理这个具有挑战性的新领域。

在我们研究机构,所有经皮瓣膜修复术均在全身麻醉下进行,采用透视和 TEE 引导。术前 CT 检查获得瓣膜大小和解剖信息,TEE 3D 技术可以在术中使用,在支架瓣膜释放前后确认解剖信息。患者通常高龄且伴有严重瓣膜病变及随之而来的并发症,沟通和协调是非常关键的。

在经皮瓣膜置换和修复术中,房间挤满了工作人员和设备。由于患者合并症及操作技术的原因,要花时间准备可能出现的问题的对策。术前应召开小组会议,患者的病史往往值得跨学科推敲和讨论。应安排两条外周静脉通路,建议危重患者采用 Swan-Ganz 导管。如果应用 TEE,气管插管是必需的。患者被快速起搏时,无创血压袖带可能无法正常工作,所以还需动脉监测。沟通和无障碍获得影像对于术中介入瓣膜的成功定位释放是至关重要的,可能需要多次尝试,以确保导管和介入瓣膜释放在适当位置及良好的效果。患者术中可能出现血流动力学不稳定、心肌缺血或明显的心律失常,麻醉医师和心脏科医师之间不断的沟通是至关重要的。

经股动脉 TAVR 可以在心导管室或杂交手术室中进行,需足够的空间来确保全身麻醉、TEE、心肺辅助循环以及术者操作空间。经皮股动脉途径需要足够的血管直径,但随着技术的发展,小尺寸鞘管和更灵活的支架瓣膜将问世。在未来股动脉途径将不受限于曲折髂动脉条件或动脉斑块的影响。

采取经股动脉途径的病例,一般首选气管内插管全麻,虽然在美国和欧洲一些机构,有患者仅需镇静在有意识的状态下完成手术的成功报告。有创动脉压监测和中心静脉是必要的,拔管的时机要合理考虑患者的合并症和手术过程的允许。

虽然在欧洲的研究机构有仅使用 ICE 和(或)透视成功实施 TAVR 的报告,我们的经验是 TEE 起着至关重要的作用(参见第 46 章)。在介入手术前,主动脉三叶瓣狭窄应予以确认,TAVR 不能在二瓣叶型主动脉瓣上进行。应术前评估主动脉瓣关闭不全的程度,当主动脉瓣球囊扩张成形术后出现的严重瓣膜关闭不全时,术前存在轻度到中度主动脉瓣关闭不全可能有保护作用。射血分数、二尖瓣及三尖瓣关闭不全程度、存在二尖瓣环钙化与二尖瓣狭窄、估测肺动脉压和冠状动脉口起点位置都是有用的测量。主动脉瓣环的精确测量有助于选择人工支架瓣膜尺寸,在支架瓣膜定位过程中,实时超声引导可以评估瓣膜位置、瓣膜释放、瓣膜功能快速评估、是否存在瓣周漏和室壁运动异常,都是至关重要的。

随着技术进步，适用范围和情况会发生变化。目前，在我们的机构，以下列出了经股动脉途径行 TAVR 的步骤：

经股动脉行 TAVR 的关键技术步骤：

1. 放置静脉通路与动脉（A-line 动脉导管监测），麻醉诱导。
2. 放置肺动脉（PA）导管，更大的通路，监测脑 SvO_2。
3. 进行 TEE 讨论，整个团队对其预期和意外发现进行评价。
4. 建立股动脉血管系统：动脉鞘、对侧股动脉闭塞球囊、置入静脉起搏器。
5. 执行标准的球囊主动脉瓣成形术：确认大小和扩大瓣口。
6. 评估快速心室起搏。
7. 最大化输送鞘（27F）或合适的引导管。
8. 先进的支架瓣膜，通过透视和超声心动图评估位置。
9. 在快速心室起搏中释放支架瓣膜。
10. 评估瓣膜位置和功能。
11. 移除输送鞘和完全闭合血管。

常见的并发症和补救

血管并发症　移除鞘管时可能造成股动脉撕脱，预留在对侧股动脉球囊可顺势闭塞远端主动脉控制出血。出现血管并发症时，能够有效防止致命出血。如果无法经皮进入，手术进入主动脉分叉血管是可行的，这种情况下行手术血管修复是必要的。所有这些潜在的不良事件需要麻醉医师保持警惕。

起搏故障　经静脉起搏用于建立快速心室起搏并达到支架瓣膜释放时接近零的心排血量。瓣膜成形或支架瓣膜释放后，如果房室结功能障碍发生，释放后起搏可能是必要的。沟通不良在快速心室起搏过程中可能带来灾难性的结果。球囊瓣膜成形术中起搏器捕获缺失，会在球囊扩张时过度牵拉原位瓣膜，在释放支架瓣膜时，心室射血能引起瓣膜栓塞。

瓣膜异常展开　瓣膜待继续球囊扩张时释放展开时间显著不够，支架瓣膜不适当展开，可导致明显的主动脉瓣关闭不全。这种情况下植入额外支架瓣膜（瓣中瓣）可能是必要的。

术中可能出现多次血流动力学变化，多学科间沟通是必不可少的。患者对球囊瓣膜成形术反应存在个体差异，新出现的主动脉瓣关闭不全可能需要强力支持，同时需快速导入和释放展开瓣膜。在球囊和被挤压的瓣叶穿过瓣膜孔时保持体循环血压，正性肌力支持可能是必要的。侵入性监测通常反映低心排血量、SVO_2 降低和肺动脉压力增高，笔者经常使用各种浓度的肾上腺素、去甲肾上腺素推注及抗利尿激素。

瓣膜栓塞　由于起搏捕获不足或不适当的高位释放，心室射血时支架瓣膜进入主动脉造成栓塞。一旦瓣膜在主动脉栓塞，在血管内无法回退。有报道支架瓣膜卡在降主动脉仍可耐受，然而第二个支架瓣膜必须在主动脉瓣位置定位释放。如果释放位置过低，支架瓣膜有可能进入心室，这种情况需要手术取出，如果并发症严重可能会是致命性的。

冠状动脉闭塞　如果钙化或原主动脉瓣闭塞冠状动脉口，则可导致冠状动脉闭塞。先期行冠状动脉旁路移植术可起到部分保护作用，可在高危患者放置冠状动脉导丝，需要成熟介入技术以重新开放闭塞的冠状动脉。处理室壁运动异常、ST 段变化和血流动力学损伤时，跨学科沟通是必要的。

需要体外循环　在经股动脉行 TAVR 时，心力衰竭可能需要心肺支持。关于支持方案各家机构不尽相同，一些机构即使在非手术室的心导管室也备有体外循环机，其他一些机构备有经皮 VAD 支持设备。

神经学事件　急性卒中可能通过脑血氧饱和度读数的非双向改变被检测到。在 PARTNER 临床研究中队列 A 患者呈现较高的卒中发生率，可能与球囊扩张钙化原位瓣膜，应用尺寸较大球囊穿过瓣膜附属结构有关。麻醉医师建议对神经系统进行早期评估。

随着患者要求的提高，麻醉医师和心脏科医师需在心导管室和电生理治疗室为目标人群提供安全高效的服务。麻醉医师是唯一训练有素的可照顾这类复杂状况患者的专业人员，同时允许心脏科医师专注于介入手术。麻醉医师协同心脏科医师，需建立跨学科指南，在心导管室和电生理治疗室处理患者的复杂状况。伴随病情复杂患者持续增长和尖端科技的不断涌现，导管室介入手术的需求可能将继续增长。心脏科医师和麻醉医师之间的协作越来越有必要，重新划定医疗专科界限可能是成功的关键。我们的目标是提高介入手术的安全性和有效性，在传统非手术室推进医疗前沿的发展。

前方的路 —— 介入超声心动图麻醉医师成为共同操作者

经皮介入手术治疗结构性心脏疾病的数量在增加，范围在扩大，需要多学科投入精力。在手术室内心脏麻醉医师通常在体外循环前后应用 TEE 诊断心脏结构问题和评估手术修复效果。在导管室，需要使用全身麻醉完成复杂手术的病例越来越多，这就要求心脏麻醉医师在新的背景下进行这项服务。

与在传统手术室一样，诊断性超声心动图在导管室也是重要的。然而，导管室实施 TEE 的新特点是需对技术性很强的复杂心内操作进行逐步指导（见第 46 章）[88]。透视作为介入心脏病学手术的传统成像方式，较多辐射暴露，需要经静脉造影，并且可能在时间上和空间上不精确。介入性 TEE 在定位或移除装置、植入瓣膜、修复瓣周漏或其他结构缺损时，可提供精确的辅助成像。此外，心脏麻醉医师了解在麻醉监护中 TEE 的意义，有能力根据心功能需要应对血流动力学变化。在修复时，对心脏结构性缺陷而致心功能变化方面的全面了解是至关重要的。在导管室或杂交手术室治疗结构性心脏病，心脏麻醉医师成为共同操作者，提供影像、控制血流动力学，观察心脏功能，一步一步指导介入医师操作。实时三维成像引导导管定位、球囊扩张或器械植入是介入心脏病学领域又一个新的重要组成部分，这是一个体现时间敏感性、超高精准度的事业。对于心脏麻醉医师，是在心脏内成像领域相对较新的技术，比起在传统手术中麻醉医师的工作仅是维持患者的稳态，无疑这项技术重新定位了麻醉医师的重要作用。

在房室间隔封堵术、瓣周漏修复术和经导管瓣膜置换术中行介入性 TEE。如在传统手术室，术前介入性 TEE 全面评估心脏结构和功能，包括原始结构性病变和病理改变。团队成员之间的有效沟通是至关重要的，因为如果相互不理解，二维和三维 TEE 会失去价值[89-90]。为此，当从透视和超声心动图图像观察到解剖或临床情况异常时，可以互相补充。如果矛盾的解释出现时，应当讨论每种成像方式的数据资料。

TEE 包括二维图像及辅以实时三维数据采集的多普勒成像。为清楚时间和空间细节，在二维和三维多普勒成像间转换是必要的，以利于精确布置导线和导管。例如，封堵瓣周漏或肺静脉狭窄支架置入术，可能需要两种成像方式。实时三维成像通过允许在所有方向上获取影像信息，可以清楚地显示器械和装置接近目标结构性缺损，实现原位结构再现。在传统手术室开胸体外循环下 TEE 影像可以和实际解剖相结合，

但经皮介入手术无法实现。因此准确成像和解读至关重要。

在 TAVR 术中，介入超声心动图对于优化瓣膜植入位置和诊断并发症非常重要。TAVR 瓣膜展开后，需进行全面的 TEE 检查。评估瓣膜功能，确认无冠状动脉开口处闭塞，测量跨瓣压差，评估瓣膜周和中央漏，讨论是否需要任何补救措施。这要求和手术者及心脏科医师共同商讨。

随着技术的发展，经皮手术治疗结构性心脏病将变得更加复杂。随着相关器械的不断完善，目标人群数量将增长。患者先天、后天以及手术造成心脏结构性缺陷将适用介入治疗[91]。TEE 的出现成为心脏麻醉领域的新革命，心脏科介入医师和麻醉医师优化合作的发展，提供了多学科稳健互动的基础，构建了麻醉医师推动临床实践进步和占据医学最前沿的平台。

前方的路：走向综合策略

随着技术的进步，内科操作趋于更加复杂化。随着人口老龄化和内科治疗效果的提升，急性疾病往往转变为慢性。在当前，针对疾病的微创治疗、非手术治疗方法的探索将持续扩大。这对麻醉的需求不断升级，但因为操作人员绝大多数为内科医师，而非外科从业人员，所以对麻醉医师的需求并不一致。因此，有时麻醉医师服务了并不需要他们服务的患者，相反，一些病例本来应该参与其中但没有被要求参与，直到危机发生时才被需要。解决人员配备问题非常复杂；对于介入手术，顺利度过这一天，完成手术成为主要目标，而效率和最优化医疗成为次要的目标。当政治和财政日益主宰医师做什么和给谁治疗，麻醉医师必须肩负起进一步加强患者所接受治疗的安全性和舒适性的使命。重新规划医学专家的治疗界限是成功的关键。

很明显我们必须突破手术室限制，扩展我们的专业领域。要使我们的服务包含非手术室区域需要构建一个新的服务模型。不仅是新兴市场在涌现，财政政策也在变化。我们不应该在医学进步的机遇中中断我们的专业发展或使麻醉学显得不合时宜。对于传统外科疾病，新的微创手术方法解决方案改变了在哪里做，给谁做，怎样做，以及在何种情况下选择外科手术或经皮介入治疗等问题的标准。

在过去的 30 年中，麻醉医师在手术室范围内革命性地创造了安全、可靠的实践经验。是时候我们也在非手术室范围内发挥作用做同样的事了。麻醉医师应超越传统在手术室的角色，我们可以提供扩大服务，

例如在 ICU 内或外承担监护的责任，作为手术住院医师和治疗整合人员，并作为非手术室的创新者。如果这些在新兴医疗市场结构中被忽视，我们就放弃了我们对患者和医疗的真正责任。我们必须思考麻醉学科作为内科专科的生产力和可持续性。然后，何为有效的策略呢？

运作效能

运作效能是成功的竞争战略和财政可持续性的重要组成部分。这不仅意味着创新，更要有能力管理一个更成功更广阔的活动范围，而不是简单地去竞争。我们必须提供更好更灵活的服务，比竞争对手更好的可量化的结果。对于我们来说，竞争包括：①术者认为不需要麻醉协助，②其他非麻醉专业人员，③公司设计和生产的有给药能力和监护分析能力的设备。更好的结果需要由数量和质量数据等证据证实。因此，记录保存和数据分析必须成为手术的重要组分。此外，运营效能需要优化资源管理：规划是关键，临时管理是不可接受的。

成本、唯一性和增值

麻醉医师经过培训并且有经验向非手术室领域提供卓越的、集成的、具有成本效益的服务。在医疗专业化和精细化不断提升的时代，特别是在此情况下有责任的医疗机构和捆绑支付兴起，这些都是成功的关键指标。

样本花费统计数据表明，合理有效配备麻醉医师可使整个医疗系统的成本小于开始无麻醉医师参与但最后在紧急情况下麻醉医师参与救治所消耗的成本。花费包括：①延迟手术费用；②麻醉不足或过度镇静而停止手术；③患者因此住院；④重新安排和重做手术的费用消耗令人生畏。但成本并不总是很明显，因为它们是分布在多个中心。

有麻醉服务的内科和外科医疗机构也可以从麻醉学科中获益。然而，麻醉医师的回报远不能体现他的付出。空闲时间和工作时间几乎没有分别，且没有规律。如果外科医师可以随心所欲地安排手术，如在手术开始 5min 前安排手术，或在最后时刻改变手术和患者，那非手术室也会和在手术室里一样不规律运作。

战略地位

对于麻醉医师，当客户或潜在客户的需求以最小的成本得到满足时其战略地位才会显现。洞悉市场环境，社会背景分析，及其他市场评估标准工具有助于规划麻醉学使命以及修订与需求匹配的核心竞争力

（生产线）。客户不只是患者，也是术者和第三方付款人。如果我们为术者能够提供一个更安全、更舒适、更高效率和成本效益更好的环境，麻醉医师的参与价值就会明确。如果我们通过辅助杂交手术和科室间沟通，建起内科和外科治疗的桥梁，对于手术者、患者、保险公司、监管机构和政府机构，我们的存在价值将是不容置疑的。

财政来源和团队合作

获得第三方付款人对整合多学科医疗的理念坚定支持，需要跨学科协作努力。这样的医疗机构普及后，可以预期保险公司将大范围捆绑销售这样理念的保险项目。麻醉与内科医师的关系将被迫加强。只有内科医师认识到麻醉医师的参与价值时，这些理念才会得到增长和发展。团队协作的未来依赖于治疗效果提升和财政上成功支持。

团队建设要基于共同经验和共同语言的相互交流，因此，才有了内科医师与专科麻醉医师的结合。通常内科医师进行介入手术与传统外科手术具有相同的最终目标，但他们缺乏麻醉医师在手术室获得的手术视角。整合内科和外科视角，可以而且已经被用来解决新问题，避免非手术室的失误。在导管室心脏麻醉医师对经皮器械植入和先天性心脏病治疗中的贡献是一个很好的例子。类似的在内镜室需超声引导参与，在放射介入的情况下也是可能的。孤岛间需桥梁构筑团队。凸显整合益处的时代即将到来。为什么不做好准备，先发制人呢？

可持续发展战略：关键点

有效的策略可维持一个动态的、有利润的市场存在。麻醉医师有两个相关平行的重点：创建和维护一个稳定而灵活的客户群，并实现财政的可持续性。

运作效能将确保适当的资源分配从而允许创新。扩大医疗培训和非手术室的参与都有助于增加核心竞争力，这也将为现行服务的更加丰富提供基础。团队建设将确保手术者理解密切合作的意义和建立更好的综合财务基础。重新定义界限和消除孤岛会提高整合度、生产力和整体医疗水平。总体战略必须是保持我们的专业对于客户和潜在客户是不可缺少的，同时改善治疗效果和促进医疗进步，提高患者生活质量。

如果我们有数据证明获益存在，我们的专业知识将产生与之相匹配的回报。我们在非手术室领域中参与，和在手术室中一样可以刺激和推动医药发展。随着技术层出不穷和多样化，内科和外科治疗方法之间的区别变得模糊。追求创新一直是麻醉医师的特征，

如果麻醉学科希望生存，我们必须继续在新领域追求创新，努力建立桥梁。

　　如同实践不断拓宽医疗知识，麻醉学迫切需要采用更广泛、更务实的发展规划。如果这样的机会及其相关知识的挑战被忽略，麻醉学作为重要的医学专科，其地位可能受到威胁。如果接受挑战，麻醉学将会成为改进和推进医学科学的排头兵。随着本书的出版，将不断有新兴技术挑战 NORA 案例的现行治疗方法。这里介绍的一些信息可能已经过时，手术者、场所和设备将继续革新。无论场地还是技术，麻醉医师仍然是重要的守护者，能够整合医疗资源，保证患者安全和确保手术高效。当我们超越了手术室领域，时刻保持警惕、致力于团队合作、互相尊重和有效沟通仍是成功的关键。

参 考 文 献

　　见本书所附光盘。

第 91 章　极端环境（高压、低压和太空）中的临床治疗

Richard E. Moon • Enrico M. Camporesi
王　颖 译　戚思华 审校

要　点

- 高压氧环境下（hyperbaric oxygen，HBO）[在压力升高的环境中吸氧，通常 2 ~ 3 个大气压（ATA）] 引起动脉血和组织 PO_2 升高，而动脉血 pH 或 $PaCO_2$ 无明显变化。

- 在 HBO 治疗期间，心排血量和肺血管阻力降低，体循环血管阻力增加。

- 适用于 HBO 治疗的急性疾病包括 CO 中毒（基于随机对照研究）、气泡损伤（气体栓塞和减压病）和软组织坏死性感染。

- 应基于临床标准决定是否使用 HBO 治疗动脉气栓或减压病的患者，包括：出现的症状、体格检查的异常或虽无症状但最近数小时内有动脉气体栓塞史。神经生理学测试和影像学检查均无帮助，仅在极少情况下需要排除其他疾病时才可能有用。

- 应基于临床标准决定是否使用 HBO 治疗 CO 中毒的患者，包括：存在意识障碍或其他神经学表现、怀孕或严重 CO 中毒 [如：碳氧血红蛋白峰值（HbCO）> 25%]。HbCO 水平（浓度）与疾病的严重程度相关性较差，一般仅用作诊断。

- 氧气诱发的惊厥罕见且具有自限性。恰当的处理方法应为中止吸氧。惊厥发作期间不应改变舱内压，因为此时减压可导致肺气压伤（气胸或纵隔气肿）和动脉气栓。

- HBO 预处理可减轻心脏手术和有创心脏操作导致的部分不良反应（见第 67 章）。

- 治疗急性高原病的原则包括降低海拔并给氧。如果无法做到，推荐应用地塞米松和乙酰唑胺治疗急性高原病（acute mountain sickness，AMS）或高原脑水肿（high-altitude cerebral edema，HACE）。高原肺水肿（high-altitude pulmonary edema，HAPE）的推荐治疗措施包括使用能降低肺动脉压力的药物如硝苯地平、一氧化氮或磷酸二酯酶 -5 抑制剂（如西地那非）。

- 对高原习服良好的相对健康患者实施麻醉时，应最小量给氧，仅需维持动脉血氧饱和度接近基础水平（而非正常水平）。长期高浓度给氧可能会逆转患者的习服。

- 当环境压力改变时，麻醉剂蒸发器（地氟烷的蒸发器例外）输出麻醉剂的浓度改变，但其分压保持恒定。因此，在高压舱或高原地区实施麻醉时不需要调节蒸发器的设置。地氟烷蒸发器输出麻醉蒸汽的浓度是固定的，因此在高原使用时需上调地氟烷的设定浓度。

- 经历太空飞行之后的灵长类动物在接受小手术麻醉后出现了意外并发症。对于太空飞行期间或之后实施椎管内麻醉或全身麻醉的生理学和药理学作用目前仍知之甚少，但应包括低血压、对非去极化肌松剂和 α- 肾上腺素能激动剂的耐药及琥珀酰胆碱导致的严重高血钾（见第 34 章）。

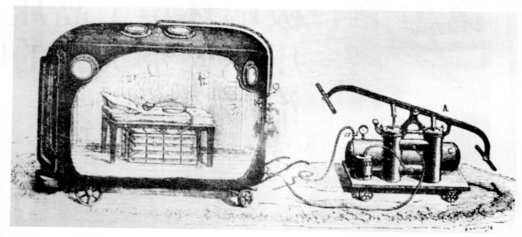

图 91-1　1879 年由 Fontaine 描述的移动高压治疗室[11]。在治疗室中，氧化亚氮的储存罐置于治疗台下，患者吸入 1.25～1.33 ATA 的氧化亚氮和氧气混合压缩气体，吸入气中的氧分压（PO₂）相当于在 1 ATA 下吸入 26%～28% 的氧气

高压医疗始于 19 世纪，当时已观察到患有减压病（decompression sickness，DCS）的潜水员及在压缩空气环境中工作的工人经再加压后临床症状得以改善。高压空气随后被用于治疗多种疾病，包括结核病、心力衰竭、肺气肿、支气管炎、哮喘、哮吼、百日咳、贫血、厌食症、消化不良、白带、月经过多、神经痛和抑郁症，但缺乏科学依据。一个特例是 1879 年 Fontaine[1] 将移动高压舱用于麻醉和手术，他向患者提供压缩至 1.25～1.33 个绝对大气压（atmospheres absolute，ATA）的氧化亚氮和氧气的混合气（图 91-1）。Fontaine 高压舱中吸入气氧分压（PO₂）相当于 1ATA 时 26%～28% 的 O₂，这或许是首次在麻醉中提高 PO₂，但肯定是第一次应用高压氧化亚氮。

虽然已有使用高压氧治疗 DCS 的建议[2]，且有相关病例报道[3]，但直至 20 世纪 60 年代初，这仍属于孤立的医学罕见病例现象。使用高压氧进行氧合支持疗法在少数适应证中被证实无效，如新生儿透明膜病[4] 和心脏手术[5-6]。但随机对照研究和大量临床实践证实，HBO 治疗（HBOT）对其他适应证有效，如一氧化碳（carbon monoxide，CO）中毒、动脉气栓（arterial gas embolism，AGE）和 DCS。海下和高压医学会（the Undersea and Hyperbaric Medical Society，总部在 Durham，NC）定期对高压治疗的适应证进行复审。该医学会每 2～3 年对其出版的附有治疗适应证目录的大量书目进行一次更新[7]。实验室和临床数据均支持利用 HBO 可治疗一些急性或慢性疾病（框 91-1），此时常需要麻醉医师对处于这种特殊环境的患者进行管理。

在 19 世纪，登山运动和高原气球飞行的盛行引发了对高原的生理学和医疗方面的兴趣[8]。随着乘坐

框 91-1　有效高压氧治疗的适应证
气泡损伤
* 空气栓塞 [7, 83, 85]
* 减压病 [83, 85]
中毒
* 一氧化碳 [7, 41, 47-49, 54-55]
氰化物 [41]
四氯化碳 [323-324]
硫化氢 [41]
感染
* 气性坏疽 [7, 100-103]
* 其他软组织坏死性感染 [7, 102-103, 325-326]
* 慢性难治性骨髓炎 [7, 93, 327]
* 颅内脓肿 [7, 328]
毛霉菌病 [329-330]
急性缺血
* 挤压伤 [7, 331]
* 损伤的皮瓣 [7, 332]
* 视网膜中央动脉阻塞，视网膜中央静脉阻塞 [333-334]
慢性缺血
* 放射性坏死（软组织、放射性膀胱炎、放射性骨坏死）[7, 335-337]
* 缺血性溃疡，包括糖尿病溃疡 [7, 11, 338-342]
急性低氧血症
* 特殊失血性贫血（输血延迟或未能输血）[7]
治疗性肺灌洗时行氧合支持 [104-105]
热损伤
* 烧伤 [7, 343-346]
螫刺毒作用
棕隐士蜘蛛咬伤 [347-348]
其他
原发性突发神经性听力丧失 [349]
* 海下和高压医学会批准的 HBO 治疗适应证 [7]

表 91-1　陆地海拔高度的范围

海拔高度*		环境压力		
(ft)	(m)	(ATA)	(mmHg)	注释
		0.32	235†	志愿者持续暴露的最低压力（低压舱研究：珠穆朗玛峰工作舱）[350-351]
29 028	8 848	0.35	263†	珠穆朗玛峰：地球上的最高点
20 320	6 194	0.45	345	美国阿拉斯加的 McKinley 山（Denali）：北美最高点
19 521	5 950	0.49	372†	智利的 Aucanquilcha 矿山：人类长期居住的最高海拔地区[352]。矿工们居住在村内海拔较低的位置（Quilcha，5334m）
17 716	5 400	0.51	384	埃佛勒斯峰（珠穆朗玛峰）营地
17 060	5 200	0.54	409	玻利维亚的 Chacaltaya 滑雪胜地（最高点为5422m）
16 733	5 100	0.55	414	秘鲁的 La Rinconada：海拔最高的永久居住城镇
	5 050			智利阿塔卡马大型毫米级射电望远镜。配备使氧气浓集达27%的设备[353]
14 110	4 301	0.58	458	美国科罗拉多州的 Pike 峰[216]
13 796	4 205	0.60	460†	美国夏威夷的 Mauna Kea
		(0.57～0.63)	(433～479)†	(Keck 天文台)[354]
11 910	3 630	0.65	497	玻利维亚的 La Paz
10 500	3 200	0.69	524	犹他州的 Alta 滑雪胜地
10 430	3 179	0.69	525	美国科罗拉多州的 Leadville：北美海拔最高的城市（人口3 000）[355]
9 321	2 841	0.67～0.68	507～516†	南极洲的南极考察站[356]
9 249	2 819	0.72	549	厄瓜多尔的 Quito
7 546	2 300	0.77	583	墨西哥的墨西哥城
5 280	1 609	0.83	633	美国科罗拉多州的丹佛和瑞士的 Zermatt
4 500	1 372	0.86	650	加拿大的阿尔达班佛和尼泊尔的 Katmandu
0	0	1.00	760	海平面

ATA，绝对大气压；ft，英尺。
* 表中所示为珠穆朗玛峰和几个至少部分时间有人类居住的地区的海拔高度和大气压。大气压是根据 West 运算法则计算得出[357]，以上数据除去标有星号†的，都经直接测量获得[351]

飞机、从低海拔到高原地区旅行和在高原地区工作和生活的人越来越多（表 91-1），高原性低氧所致生理反应的相关知识应用更为广泛。因此，近年来大量工作致力于探索此类疾病的预防及治疗技术。

太空旅行对机体的影响主要由微重力状态、辐射和封闭状态所致。远程太空任务（如火星旅行）中至关重要的医疗支持是了解这些影响并研发治疗宇航员伤病的方法。

气压增高对生理的影响

气压增高

环境压力改变的一些影响总结于图 91-2。

增加环境压力会伴有明显的绝对热量的生成，而减压则产生冷却作用，这导致了加压过程中舱内温度升高，而减压过程中则发生明显的冷却作用和水珠凝结。此现象可能限制了载人舱加压的速度，以确保温度处于舒适的范围内。

此外，积存于体内腔隙中的气体在加压和减压过

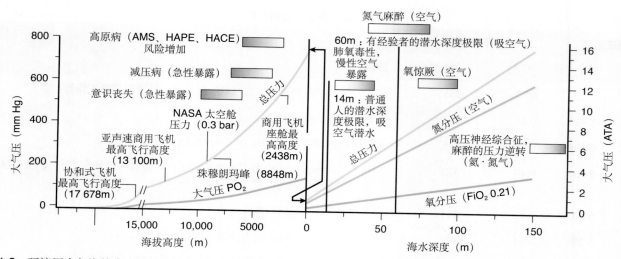

图 91-2 环境压力与海拔高度和海水深度的关系。环境压力和海水深度呈线性关系，而与海拔高度却呈非线性关系。由于空气在吸入的过程中被湿化，因而吸入气 PO_2 与大气 PO_2 相比轻微降低。然而在高海拔处，吸入气 PO_2 的降低占整个环境气压的比例增加。图中显示了吸入氧浓度为 21% 时不同水深 PO_2 值。随着深度增加，吸入气 PO_2 最终将超过肺毒性极限（≈14m 深处）和中枢神经系统毒性极限（≈70m 深处）。高压神经综合征和麻醉的压力逆转阈值（在无麻醉性气体环境中观察）为 150～200m 深。图中蓝色条形阴影部分显示风险由低（浅色阴影）到高（深色阴影）的海拔高度和水深范围。AMS，急性高原病；HACE，高原脑水肿；HAPE，高原肺水肿

表 91-2 压力单位

绝对大气压 (ATA)	绝对压力 (mmHg)	压力计压力 (mmHg)	海水深度英尺数 (fsw)	海水深度米数 (msw)
1	760	0	0	0
2	1 520	760	33	10
3	2 280	1 520	66	20
6	4 560	3 800	165	50

程中会被压缩或膨胀，包括中耳、鼻旁窦、肠腔、气胸以及监测和生命支持系统中的气体。气体容积的改变遵循 Boyle 法则：

$$PV = 常数$$

因而，当环境压力（P）加倍时，充满气体的腔室容积（V）将减半。该效应也是高压治疗气体导致的病理状态如动脉气栓和减压病（见下文）的主要有利基础之一。

临床所用的气压单位和通常高压环境中所用的气压单位的比较见表 91-2。

氧分压增高

在环境压力增高的情况下，吸氧会使肺泡氧分压（P_AO_2）升高。P_AO_2 可根据氧气的肺泡气体方程式计算：

$$P_AO_2 = FiO_2 (P_b - PH_2O) - P_ACO_2 \cdot \left(FiO_2 + \frac{1 - FiO_2}{R} \right)$$

其中 FiO_2 为吸入气氧浓度，PH_2O 为体温条件下的饱和水蒸气压力（通常为 47mmHg）；P_ACO_2 为肺泡 CO_2 分压（PCO_2），假定与动脉血二氧化碳分压（P_aCO_2）相等；R 为呼吸换气率（respiratory exchange ratio）（在静息状态下通常约为 0.8），从计算的 P_AO_2 值可估计动脉血氧分压（P_aO_2），前提是假定动脉/肺泡 PO_2 比值（a/A）保持不变[9]。在 1ATA 下，动脉血中以溶解形式携带的氧含量极低。当 P_aO_2 在 1 000～2 000mmHg 范围内升高时，溶解氧的含量显著升高（表 91-3）。

P_aO_2 增加至少发挥 4 种药理学效应：

1. 增加血氧含量
2. 血管收缩
3. 抗感染作用（特别是抗厌氧菌感染）

表 91-3　14 名正常受试者暴露于高海拔和高压氧压下平均血液酸-碱比和心血管反应

绝对大气压 (ATA)	吸入气体	动脉血						混合静脉血				CO (L/min)	MAP (mm Hg)	MPAP (mm Hg)	PAWP (mm Hg)	SVR (dyne/s)	PVR (dyne/s)
		PO2 (mm Hg)	pH	PCO2 (mm Hg)	SpO2 (%)	溶解氧 (ml/dl)	总氧含量* (ml/dl)	PO2 (mm Hg)	pH	PCO2 (mm Hg)	SpO2 (%)						
0.56（海拔 4572m）	空气	38	7.46	32	73.4	0.1	18.2	30	7.44	36	57.1	9.1	87	18	10	762	83
1	空气	94	7.40	37	95.7	0.3	18.4	43	7.39	42	75.5	6.5	86	13	9	1061	64
3	100% O2	1542	7.42	36	99.1	4.6	22.7	399	7.37	43	97.7	5.8	95	12	9	1286	41

Data from McMahon TJ, Moon RE, Luschinger BP, et al: Nitric oxide in the human respiratory cycle, Nat Med 8:711-717, 2002.

ATA，绝对大气压；O2，氧气；PCO2，二氧化碳分压；PO2，氧分压；MAP，平均动脉压；MPAP，平均肺动脉压；PAWP，肺动脉楔压；SVR，体循环阻力；PVR，肺循环阻力。

* 假定 Hb = 13g/dl

4. 抑制受伤组织的内皮与中性粒细胞黏附

增加动脉血氧含量为 HBO 治疗缺血状态（例如未愈合的缺血性伤口）提供了理论基础。组织 PO_2 可通过经 PO_2 电极进行测定[10-11]。提高 PaO_2 可增加组织 PO_2，即使是缺血组织也同样如此，而 HBO 治疗创伤性水肿（如挤压伤）可通过上述第二种效应即血管收缩作用进行解释。HBO 引起血管收缩的机制可能是其增加了过氧化物的生成[12]以及降低 NO 从循环中的 S-亚硝基血红蛋白中释放[12-14]，从而增强了对 NO 的灭活。

血氧含量增加和血管收缩这两种效应导致的血流动力学变化[14-15]见表 91-3。此过程中平均动脉压也轻度升高。HBOT 对去神经支配的心脏[16]或自主神经阻滞的动物[17]的作用研究表明，HBOT 对心肌收缩性并无内在影响；在正常动物或人，HBOT 则可致其心率减慢、心排血量降低和体循环阻力增加[14-15, 18]；此外，HBO 还可降低麻醉状态下犬和清醒状态下人的肺血管阻力[14, 19]。在 2 ATA 下，吸入 100% 的氧气对清醒状态下犬的冠状动脉血流量无影响[18]，然而在 3 ATA 下吸入 100% 的氧气时，冠状动脉血流量和心肌氧耗均降低[17]。超过一定压力范围给氧可使脑血流量降低，而在 2 ATA 下肝、肾和肠系膜血流量不变[18]。

在各种疾病状态下（见下文）HBOT 还对微循环和细胞产生影响。

惰性气体分压增高

吸入混合气体时，惰性气体（通常是氮气）分压增高与麻醉样（narcotic-like）效应有关，这一现象可通过 Meyer-Overton 假说推测出来。根据 N_2 在橄榄油中的溶解度，N_2 的麻醉效能约为氧化亚氮的 0.03 ~ 0.05 倍。在 3 ATA（吸入空气）下，大多数人均有轻度欣快感；在 6 ATA 下，一些人可能会出现记忆力丧失和判断力减弱；在 10 ATA 下，部分人的意识消失。N_2 产生的麻醉效能与酒精中毒相似，环境气压增加 1.5 ATA 的麻醉效能相当于喝一杯马提尼酒。氩气的麻醉效能比 N_2 低，氢气也有镇痛类效应，而氦气的麻醉效能最低，几乎为零。将动物暴露于高氮气分压中，发现黑质纹状体通路中多巴胺能神经元的 $GABA_A$ 受体激活，这使得多巴胺的释放减少[20]。

绝对压力增高

高压神经综合征

高气压能导致一系列症状，包括震颤、共济失调、恶心和呕吐，即所谓的高压神经综合征（high-pressure nervous syndrome，HPNS）[21]，通常发生于环境压力超过 15 ~ 20 ATA 时。该综合征发生于吸入氦-氧混合气的深海潜水加压期并被首次报道。缓慢加压以及在混合气体中加入具有麻醉样作用的气体（如氮气）能改善 HPNS[22]。HPNS 的发病机制可能与纹状体内多巴胺增加有关[23]。

麻醉的压力逆转

动物实验表明，高压能逆转全身麻醉效应。提高不含麻醉性惰性气体的吸入气体压力能减弱吸入和静脉麻醉药的效果。不同吸入麻醉药在 50 ATA 下作用于小鼠，其半数有效量（ED_{50}）约增加 20%；在 50 ATA 和 100 ATA 下，巴比妥类药物的有效剂量增加 30% ~ 60%[24]。在 90 ATA 的氦-氧混合气环境中，大鼠地西泮的 ED_{50} 显著增加[25]。在 31 ATA 下，丙泊酚使蝌蚪翻正反射消失的半数最大效应浓度（EC_{50}）增加 19%，而在 61 ATA 下，增加 38%[26]。同样方法，在 31 ATA 下，右美托咪啶的 EC_{50} 几乎是 1 ATA 时的两倍，而在 61 ATA 下则为 1 ATA 时的 2.5 倍[27]。在 80 ATA 下，如果以对伤害性刺激发生反应衡量，地氟烷的最低肺泡有效浓度（MAC）增加 19%[28]。压力逆转全身麻醉的机制并不十分清楚，但可能继发于压力作用于细胞膜产生的理化效应[29]，或可能与压力改变神经递质的释放有关[23]。然而，在 HBOT 的压力范围内（上至 3 ~ 6 ATA），压力对镇静或麻醉药物的影响没有显著的临床意义。

高压环境对药物分布的影响

少数实验研究了环境气压增高对药物分布和药物作用的影响。有研究表明清醒犬暴露于 6 ATA 气压下且环境 PO_2 达 2.8 ATA 时，环境气压或 PO_2 升高都将导致肝血流减少。在 1.3 ATA 时，血浆容量明显增加。压力再增加时血浆容量逐渐向 1 ATA 水平恢复。同样研究发现环境气压对血浆容量的影响是不一致的，但 PO_2 升高会使血浆容量降低[30]。

6 ATA 的高压对大多数药物的药代动力学和药效学影响不大，环境气压升至 6 ATA，吸入 PO_2 达 2.8 ATA 时，哌替啶[31]、戊巴比妥[32]、茶碱[33]和水杨酸[34]的药代动力学不受影响。

已有报道，在一项正常人潜水至 650m（66 ATA）的研究中，采用苯二氮䓬类药物、氯丙嗪和碳酸锂治疗高压诱发的躁动、幻听幻视和躁狂等症状[35]。每日给予 120mg 地西泮和 60mg 替马西泮难以控制上述症状，而每日给予 300mg 氯丙嗪方可有效控制；给予传统剂量的碳酸锂，其药代动力学不变。虽然此项研究显示氯丙嗪的临床效果较好，但地西泮未达到预期治疗作用是由于患者的状态，还是由于压力逆转现象尚不明确。

总之，根据临床经验和已发表的文献表明，在 HBOT 的临床应用压力下，传统胃肠外给药的推荐剂量可能是安全的。

针对特殊综合征的治疗原理

一氧化碳中毒

血红蛋白（Hb）与 CO 的亲和力远高于与 O_2 的亲和力（约为 O_2 亲和力的 200 倍）。CO 与 Hb 结合形成碳氧血红蛋白（COHb）产生 2 种主要效应：首先，与 CO 分子结合的 Hb 不能再参与 O_2 的运输，导致功能性贫血；其次，剩余 Hb 对 O_2 的亲和力增加（Hb-O_2 解离曲线左移），导致毛细血管内血液中 O_2 向组织释放的能力降低，因此组织 PO_2 降低。起初认为仅仅这些效应即可解释 CO 的毒性，然而越来越多的证据表明，CO 与细胞内色素结合（如细胞色素 a、细胞色素 a_3、肌红蛋白）以及氧化应激可能在 CO 毒性中发挥更重要的作用[36-44]。接触 CO 还引发血管内血小板 - 中性粒细胞聚集和中性粒细胞激活[44]，这些机制导致 CO 对包括心脏和脑在内的多器官系统的毒性[41, 45]，免疫介导的作用也参与其中[46]。

CO 中毒的临床表现包括头痛、恶心、呕吐、头晕、心肌缺血、意识丧失和孕期胎儿窘迫，持续或延迟出现的神经后遗症常发生于一个明确的清醒期之后[47-48]。导致永久性后遗症增加的风险因素包括年龄（≥ 36 岁）和较长时间接触 CO[49]。

诊断 CO 中毒应具备接触史（内燃机的废气、着火、使用气体或燃油取暖不当以及使用木炭或煤气烧烤，接触含二氯甲烷的染料清除剂，其中二氯甲烷可被肝代谢成 CO）。检测到动脉或静脉血中 COHb 水平升高可确诊 CO 中毒。中毒患者抗凝血样中的 COHb 浓度数日内可保持稳定。因此，如果某些机构不能检测 COHb，可在接诊患者时采集血样并将血样和患者一同转运到其他机构检测以确诊 CO 中毒。在使用某些四波长实验室血氧测量计时，胎儿血红蛋白（HbF）可造成 COHb 的读值假性升高[50]。出生后的最初数周，正常婴儿中的血样 COHb 可误报达 7% ~ 8%。

在到达急诊室时测得的血 COHb 水平与临床情况相关性较差，因此不应将其作为确定是否需要治疗的

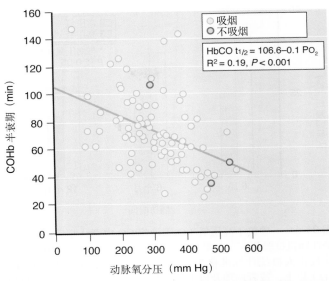

图 91-3 93 例一氧化碳（CO）中毒患者的碳氧血红蛋白（COHb）的消除半衰期（$t_{1/2}$）。尽管数据分散，显然在较高的氧分压（PO_2）下 CO 与血红蛋白解离更快 *(Redrawn from Weaver LK, Howe S, Hopkins R, Chan KJ: Carboxyhemoglobin half-life in carbon monoxide–poisoned patients treated with 100% oxygen at atmospheric pressure, Chest 117: 801-808, 2000.)*

表 91-4　在 1 ATA 及 2.5 ATA 下吸入空气或纯氧时的一氧化碳消除半衰期

吸入气体	平均半衰期 (min)*	例数
空气，1 ATA	214	10
氧气，1 ATA	43	15
氧气，2.5 ATA	19	10

ATA，绝对大气压。
* 平均值数据来自 Pace 等[54]

唯一标准。由于细胞内 PO_2 较低，CO 从细胞内的结合位点清除较慢。所以即使 COHb 水平正常，也可能存在明显的反应迟钝、呕吐和头痛等症状。

CO 中毒患者的脑部影像学可表现为多种异常，包括苍白球和皮层下白质密度降低、大脑皮层病变、大脑水肿、海马病变、灰 - 白质分化缺失和白质高强度[51-53]。脑部影像学可排除其他病变并提供有关预后的信息[51]，但对确定哪些患者应接受 HBO 治疗并无帮助。

氧疗是 CO 中毒的基本治疗方式。HBO 缩短 COHb 的半衰期，这表明高氧分压促进 CO 从血液中清除。图 91-3 显示了一组给予高压氧治疗的 CO 中毒患者的 COHb 半衰期，HBO 治疗使 COHb 半衰期进一步缩短，2.5 ATA 下约为 20min（表 91-4）[54]。此外，在 CO 从 Hb 和其他重要的携 O_2 蛋白移除过程

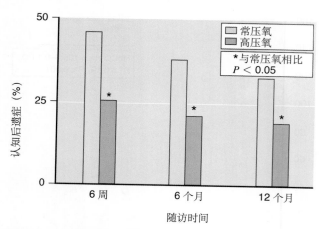

图 91-4 一项关于高压氧（O₂）治疗 CO 中毒认知后遗症的前瞻性随机试验研究。如果任一项神经心理子测验的 T 值低于平均校正人口统计标准化 T 值 2 个标准差（standard deviations, SD）以上，或者两项及以上的子测验 T 值低于平均值 1 SD 以上，则可确定有认知后遗症。如果患者存在记忆、注意力和专注困难，则任一项神经心理子测验的 T 值低于平均校正人口统计标准化 T 值 1 SD 以上，即可确定存在认知后遗症 *(Drawn from data reported by Weaver LK, Hopkins RO, Chan KJ, et al: Hyperbaric oxygen for acute carbon monoxide poisoning, N Engl J Med 347:1057-1067, 2002.)*

中，血浆中溶解 O₂ 增加可维持组织氧合。大量的证据表明，HBOT 可降低 CO 中毒早期和晚期神经症状的发病率[55]。尽管有一项比较高压和常压氧气的随机前瞻性试验结果表明 HBO 无明显益处[56]，但在另外四项试验中，与在 1 ATA 下治疗相比，HBO 治疗可改善预后（图 91-4）[47-48, 57-58]。

应用 HBO 治疗 CO 中毒的常用指征如下：

神经系统损害病史（包括眩晕、意识丧失）
心脏疾病的证据（心肌缺血、心律失常、心室衰竭）
COHb 水平高于正常值 25%

胎儿对 CO 毒性尤为敏感，因而具备上述标准或存在胎儿宫内窘迫的孕妇应当接受 HBO 治疗。诸多病例报告[59-61]、系列研究[62-63]和一项述评[64]均认为，CO 中毒治疗不充分对于母体和胎儿极为危险，而应用 HBO 治疗理论上对胎儿利大于弊。目前实施 HBO 治疗方案的潜在副作用尚未在临床实践中得到证实。

气体栓塞和减压病

气体进入动脉循环（arterial gas embolism，AGE）通常发生在潜水员上浮过程中使用水下呼吸器吸入压缩气体发生肺气压伤时。然而在某些临床情况下也可以发生医源性气体栓塞，如体外循环期间、诊断性动脉造影或血液透析过程中误注空气（见第 67 章和 90 章）。此外，大量气体可能进入静脉系统（见第 49 章和 70 章），例如患者坐位接受神经外科手术操作、血液透析、背部大手术、全髋关节置换术、剖宫产术、腹腔镜检查、子宫内激光手术、关节镜检查（气体从有故障的气动电钻中逸出）以及使用过氧化氢冲洗或经口摄入（由于组织中气态氧与血过氧化氢酶的精确反应）。静脉气栓（VGE）也可发生在中心静脉导管与大气相通时。重症 VGE 可发生在口 - 生殖器性交过程中经阴道吹入空气后[65]。VGE 也可发生于进行呼气末正压通气（PEEP）的急性呼吸窘迫综合征（ARDS）患者[66]。当大量静脉气栓超出了肺血管系统滤过气体的能力时，气泡便进入动脉循环。潜水员使用水下呼吸器时，即使很少量的静脉气体（如潜水减压过程中发生的 VGE）也可经未闭合的卵圆孔通过跨心房途径引起神经综合征[67-68]。

气栓不仅造成血管阻塞，而且气泡与血管内皮的相互作用还使毛细血管通透性增加、液体外渗[69-70]以及内皮细胞功能损害[71]。麻醉状态下兔动脉气栓的模型显示了气栓的另一个影响[72-73]：颈动脉内少量气体即可在通过大脑微循环时产生血管麻痹、脑血流延迟恢复和神经生理性损伤。中性粒细胞减少症时这种血流减少现象消失，因此认为中性粒细胞可能是该效应所必需的[74]。大脑血流延迟恢复的现象可能是临床观察到的 AGE 后早期神经学改善之后又恶化的原因[75]。

组织或血液气栓的病理学效应所致的相关综合征即为 DCS，可见于飞行员和使用压缩气体的潜水员。在这种情况下，环境压力降低的速率足以使局部组织储存的惰性气体过饱和，导致在原位组织储存气体形成气泡。AGE 的典型症状包括意识损害、轻度偏瘫或癫痫发作，但都可能不严重。DCS 通常表现为关节痛、感觉异常、运动无力、膀胱或肠道括约肌功能障碍、眩晕、耳鸣或听力丧失[76-77]。

AGE 和 DCS 这两种类型气栓疾病的治疗原则多数情况下是相同的。急救治疗包括氧疗[78]，高 PO₂ 导致气泡溶解速率增加，这是因为较高的分压梯度能使气泡内的惰性气体重新弥散到周围的组织和血液中。血管内气泡导致内皮渗漏、血浆外渗和血液浓缩[69, 79]。通过对动物[81]和人类[69]的观察已证实：液体复苏可补充血管内容量、减轻血液浓缩并改善微循环血流[80]。但是，输入过多的液体会使心肺减压病患者（继发于 VGE 的肺水肿）的肺气体交换恶化，积极的液体治疗不适于单纯性 AGE[80]。尽管大脑 AGE 导致的毛细血管渗漏可增加颅内压（ICP），但对麻醉状态下猪进行的研究表明，过度通气并无益处[82]。

HBOT 是 AGE 和 DCS 确切的治疗措施[83]。压力升高能使气体体积缩小从而进一步加速气体的溶解。HBOT 对潜水或航空迅速减压所致气体栓塞的有效性已得到了充分证明[84-85]。尽管有一些证据表明，即使在栓塞事件发生和治疗之间相隔多时或多日，HBO 治疗仍能有效改善神经学症状[86-88]，但治疗不及时则很难改善严重的症状[89]。治疗 AGE 时通常将环境压力调至 2.8 ～ 6 ATA 之间（见后面治疗策略部分）。

应该完全根据临床评估决定是否给予复压治疗[83]。大脑和脊髓成像（如 CT、MRI）仅适用于排除其他病理状态，如出血以及高度怀疑患者的症状非气栓所致。只要 AGE 患者的脑 CT 成像显示存在空气，就需给予 HBO 治疗[90]；然而，只有少数 AGE 或 DCS 患者的脑成像显示异常[88-89]，并且无论是 CT 还是 MRI 发现的异常一般都不具有特异性。但无论有无气体均不能预测其对高压治疗的反应[88-89]。用单光子发射计算机成像技术（single-photon emission tomography，SPECT）或正电子发射成像技术（positron emission tomography，PET）[91] 进行脑的核成像，均不能对气泡导致神经性损伤患者的治疗提供有用的临床信息。

急 性 感 染

厌氧菌对组织 PO_2 升高特别敏感。高张力氧抑制梭状芽孢杆菌 α- 毒素的产生[92]。其他机制包括逆转低氧激活的中性粒细胞功能[93-95]、提高巨噬细胞白介素 -10（IL-10）的表达[96] 以及抗炎症作用[97-99]。一系列临床研究和数据分析结果均证实[100-103]，在梭状芽孢杆菌和非梭状芽孢杆菌感染中采用 HBO 治疗是有益的。

动脉氧合的支持

HBO 是治疗性肺灌洗期间支持动脉氧合的一种安全有效的方法，此期间的氧合必须通过对侧（非灌洗侧）肺维持[104-105]。根据我们实施的 100 多例次肺灌洗的经验，采用该技术均可成功的维持动脉氧合，且无并发症发生。通过向需要灌洗的肺临时以 5% ～ 6% 的氧 / 氮平衡气通气，可模拟肺灌洗时肺气体交换过程，即将该侧肺 P_AO_2 降至混合静脉血 PO_2 水平，从而使氧气的交换局限在对侧肺部。5min 以内出现低氧血症预示实际肺灌洗期间可能发生低氧血症。

严重贫血时氧运输的维持

即使在没有 Hb 的条件下，HBO 治疗仍能将血浆中的动脉氧含量增加至临床有效水平以支持组织氧供。因而对于严重贫血患者，在交叉配血等确切治疗之前 HBO 治疗可作为临时支持（见第 61 章）。

未 来 方 向

术前高压氧

预适应（preconditioning）是指应用一种微小侵害以激活内源性保护机制，减小随后侵害导致的形态学和功能后遗症。缺血预适应（ischemic preconditioning，IP）是指应用短时程缺血激活内源性保护机制，以减轻随后的缺血性侵害的损伤。首次于犬心肌发现具有缺血预适应现象，随后发现这一现象也存在于大脑。此后在药理学领域进行了大量研究以识别其他导致预适应的药物，如吸入麻醉剂、脂多糖、高温、中枢神经系统（CNS）癫痫发作、低氧和高氧症以及新近的高压氧。

已有几项临床试验提供的证据表明，在心脏或其他外科手术前的 HBO 治疗可改善预后。Sharifi 及其同事描述，在急性心肌梗死患者中使用 HBO 治疗可以抑制经皮冠状动脉介入治疗后的血管再狭窄[106]。2005 年，Alex 等观察到，在体外循环下冠状动脉旁路移植术（CABG）前用 2.4 ATA HBO 重复预处理 3 次可降低术后神经心理功能障碍，有利于调节炎症反应[107]。Yogaratnam 等报告，在体外循环 CABG 术前，采用一个时程的 2.5 ATA 下 HBO 治疗进行预适应，可降低术中失血量、ICU 停留时间、减少术后并发症，同时可改善 CABG 术后左心室每搏功[108]。Li 等证实，接受体外循环或非体外循环下 CABG 术的患者，HBO 预适应可降低脑和心肌生化标记物的释放；而接受体外循环的患者采用 HBO 治疗预适应可缩短 ICU 停留时间、减少正性肌力药物的使用[109]。

目前还不清楚 HBOT 保护作用的机制，但这不涉及通过增加组织 O_2 贮存的代谢支持因素，因为在 HBO 暴露后组织和血液的氧在几分钟内就消耗殆尽了。脑损伤的病因可能是多因素的，包括脑微栓子、全脑低灌注、炎症反应、脑温调节、遗传易感性[110]。因此，HBOT 的保护机制可能包括：通过增加 ROS 生成导致了 HBOT 诱导的氧化应激，继而诱发与缺血再灌注相似的缺血耐受；或者，HBOT 预适应可通过降低组织白细胞的补充和激活、减轻缺血再灌注损伤、减轻组织水肿、防止细胞坏死、减少组织凋亡来改善组织预后和保存[111-112]。另一个可能的机制是抗氧化酶上调，正如在一个肝缺血模型中表现出来的那样[114]，超氧化物歧化酶[113]、也可能有血红素氧合酶-1表达上调。在一些特定的操作之前或之后应用HBOT可能是有益的，HBOT的作用仍需要通过大型的临床试验来确定。

卒　中

有几项大鼠大脑中动脉闭塞模型研究证实了HBOT的有益作用[115-118]。在症状出现5h内接受治疗的、未经选择的急性卒中的一系列病例中，HBO治疗使一些患者症状改善，这些患者的动脉血PO_2为1100～1300mmHg[119]。几项已完成的临床研究结果显示利弊不一[120]，其原因可能是因为没有及时开始HBO治疗[121]或者是使用了未达治疗剂量的PO_2。一项双盲研究表明，急性卒中后给予HBO治疗改善了预后，此发现表明该治疗对神经可塑性有一定影响[122]。

高压氧的治疗系统

传统的高压治疗方法是使用一个能容纳2例或多例患者的多人治疗舱（图91-5）。治疗舱的大小差别很大，小的仅能容纳2例患者，用于运转患者，而大的直径可达20英尺或更大，能舒适的容纳多达12例患者及陪护。多人治疗舱中的空气被压缩，患者通过头罩（图91-6）、面罩或气管内导管吸氧。陪伴的医护人员可快速到达患者身边，因此监测和复苏操作相对直接。然而，多人治疗舱占用空间较大且费用昂贵。

单人舱仅够容纳一位患者（图91-7）或伴有一名看护的小儿。舱壁大多由有机玻璃制成以便密切观察患者。治疗舱通常使用压缩纯氧。单人舱的优点是花费较低、安装简单。将氧气接口与医院的供氧系统连接方可使用治疗舱。这种治疗舱操作相对简单，但不能直接接触到里面的患者。由于监测距离过远，不能

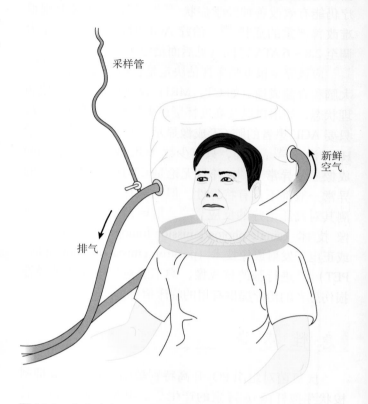

图91-6　多人治疗舱内应用的头罩环路。新鲜气体（100% O_2）以恒定的速率（＞30L/min）通过头罩。废气可排出治疗舱或通过一个CO_2吸收器再循环。采样管与废气管连接以监测患者的呼出气

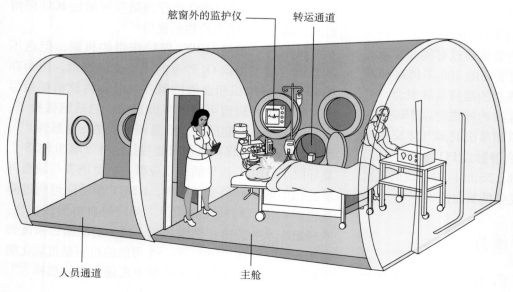

图91-5　能够容纳一例或多例患者和看护人员的多人高压治疗舱。治疗舱内的气体是压缩空气。患者通过面罩、头罩或气管导管吸入100%氧气。考虑到用电安全，监护仪通常放置于治疗舱外，通过舱窗进行监测。医师、护士或其他人员以及药物、食物和血样通过工作人员通道和转运通道进出治疗舱，这样可避免让患者反复加压和减压

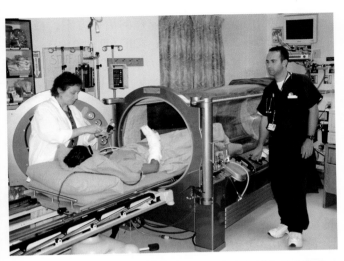

图 91-7　单人治疗舱。这种治疗舱只能容纳一例患者或伴有一名看护的小儿。患者躺在轮床上进出治疗舱。舱内气体通常为 100% O_2。治疗舱由透明的有机玻璃构建以方便观察。左侧舱门体上的贯穿设计可用作监测、静脉输液和控制舱内的呼吸机 *(Photograph courtesy Dr. Lindell Weaver).*

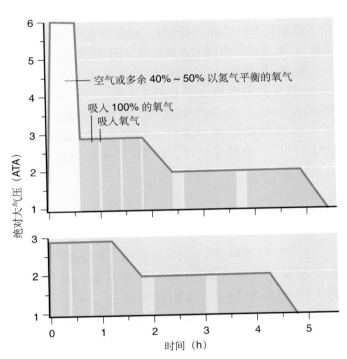

图 91-8　美国海军治疗方案。上图，美国海军治疗方案 6a。该方案偶尔用于治疗动脉气栓。在 6ATA 下可给予空气或 40%～50% 氧气 30min。下图，美国海军治疗方案 6。该方案最初是为治疗减压病而设计的，但目前该方案也常用于治疗气栓。蓝色区域代表吸入 100% 氧气；白色区域代表吸入空气阶段（见图 91-10）*(From U.S. Navy Department: U.S. Navy diving manual, rev 6, vol 5: Diving medicine and recompression chamber operations, NAVSEA 0910-LP-106-0957, Washington, DC, 2008, Naval Sea Systems Command.)*

进行紧急气道处理。因为在减压前不能用针头或胸管进行胸膜腔减压，治疗期间发生的气胸特别是张力性

框 91-2　Duke 修正的对看护人员减压方案
标准空气减压 　　在标准海军深度分界线的 2ft 内，应用下一个最大深度 　　在标准海军时间分界线的 2min 内，应用下一个最大时间 　　吸压缩空气潜水后在舱内减压期间，从相当于 50fsw（2.5 ATA）深处上升至水面过程中吸入 100% 氧气，或吸纯氧 15min，采取时间短的方案。 　　减压时间 　　68～30 fsw（3.06～1.9 ATA）：3min 　　30～20 fsw（1.9～1.6 ATA）：1min 　　20～10 fsw（1.6～1.3 ATA）：1min 　　10 fsw（或最后停止）～"水面"（1.3～1.0 ATA）：5min **方案 6 或 6A** 　　当扩展 USN 方案 6 和 6A 时，根据 60fsw（2.8 ATA）时的时间加以延长，看护人员应在 30fsw（1.9 ATA）下吸入 100% 氧气 30～90min：30min（不延长），60min（1 次延长），90min（2 次延长）。看护人员在从 30 fsw（1.9 ATA）上升至水面（1ATA）的过程中始终吸入 100% 氧气

fsw，海水英尺

气胸可能致命，然而这种并发症极其罕见。此类治疗舱的一个小缺点是环境压力最高仅为 3 ATA，并且由于应用时的原因（在心理上对禁闭的厌恶）限制了治疗次数。此外，在某些治疗方案中（见下文）为了降低氧中毒的风险需要间断吸入空气，这就要求安装额外的气体传输系统。然而，目前单人舱技术允许从舱外进行静脉输液、有创血管内监测、机械通气以及使用可调节的胸膜腔引流系统[123-124]。

高压氧治疗方案

　　理想情况下，有 HBO 治疗适应证的患者暴露于 HBO 的时间应该没有限制，应持续至症状改善为止。但是，有以下多种因素限制了 HBO 治疗的剂量与持续时间：

氧毒性
给陪伴患者的护理人员（或其他看护人员）减压的义务
完善的监护
在封闭环境中患者感到孤独和厌烦

　　确定治疗方案应考虑两方面因素：一方面是氧分压和治疗时间；另一方面是氧毒性和其他实际的限制因素。世界各国的海军为治疗潜水员 DCS 和气栓制定了最初的 HBOT 方案（图 91-8）。

　　美国海军方案 6 规定起始治疗压力为 2.8ATA[相当于 60 英尺海水深度（fsw）或 18m 海水深度

(msw)]，然后缓慢减压至 1.9 ATA（30 fsw）（框 91-2，图 91-8）。在吸入纯氧期间，为降低氧毒性可间断吸入 5min 或 15min 的空气（见下文）。该方案仍然是全球多人舱内 DCS 的主要治疗方案。如症状和体征未完全缓解，可每天按美国海军表 6 中的方案重复治疗或进行每日 1～2 次的更短期治疗。

"饱和"治疗指长期暴露于增加的高压下（如 2.8 ATA），不限定时程（一般 1～2 天）直到状态稳定为止。如患者可耐受应根据推荐治疗方案进行间断吸氧。由于饱和治疗导致患者和看护人员的氮气吸入量增加，因而必须更加缓慢减压，通常超过 24～36h[125]。尽管这种治疗可避免间歇治疗理论上的缺陷——气泡溶解失败，但需花费大量人力。由于用于饱和治疗的高压舱需要额外的硬件（如 CO_2 吸收器）和工作人员，因此在军事和商业潜水之外的应用受到限制。

对气性坏疽或其他威胁生命的厌氧菌感染的治疗方案见图 91-9。治疗方案为 3 ATA 下 85min，随后用 33min 为看护人员减压至 1.3 ATA 时停止。这样设计治疗方案的目的是在不增加高氧癫痫风险的条件下使 PaO_2 达到最大（从而增加氧气相关的组织杀菌活性）。

对 CO 中毒的治疗方案不一。然而，Weaver 报告的方案（3 ATA 下 60min，2 ATA 下 60min 外加空气中断和加压/减压的时间）被证明有效，推荐至少在首次治疗中采用 3 ATA[48]。

应用 HBO 治疗慢性疾病时（如放射性坏死）通常采用环境压力较低、时间较短的治疗方案。最常用的方案是 2.0～2.5 ATA 下 1h～2h（见图 91-9），每日 1～2 次。在这种较低环境压力下，氧毒性的风险最小且大多数患者能很好地耐受治疗。

HBO 治疗的不良反应

氧 中 毒

大量证据支持氧中毒源于氧自由基的过度产生（如超氧化物、羟自由基和单线态氧）这一观点。在高氧分压下，自由基产生的速率超过机体的清除速率[126]。在 1 ATA 下供给 O_2，氧中毒的表现几乎仅限于肺部。但是在接触高压氧期间，其他器官也会受到影响。

HBO 治疗期间氧中毒主要影响肺、中枢神经系统和眼。清醒患者肺毒性的先兆症状为气管支气管激惹，即出现咳嗽和烧灼样胸痛。长时间进行 HBO 治疗可导致肺活量降低，持续给 O_2 则会导致 ARDS。当极少情况下需延长 HBO 治疗时间时，间歇吸入空气（"空气中断"）可减缓肺毒性的进展速度（图 91-10）。

氧中毒与吸入气 PO_2 有关。在 1 ATA 下吸入 100% 氧气的毒性相当于 6 ATA 下吸入 16.7% 氧气或 50 ATA 下吸入 2% 氧气的毒性。量化 O_2 暴露的方法之一为单位肺毒性剂量（unit pulmonary toxic dose，UPTD）[127]。在该系统中，UPTD 单位的数值由以下公式计算：

$$U = t \cdot \sqrt[m]{0.5/(P - 0.5)}$$

其中，U 为单位；t 为接触时间，以分钟为单位；P 为 ATA 下的吸入 PO_2；m 为斜率常数，其经验值为 1.2。暴露于 1425 个 UPTD 单位 O_2 之后，肺活量（VC）平均降低 10%；暴露于 2190 个 UPTD 单位 O_2 之后，VC 平均降低 20%。已观察到，即使在 2 ATA 环境下延长暴露于 O_2 的时间，VC 降低达对照组的 40%[127]，也可完全恢复。

应用包含 UPTD 模型中的数据且比 UPTD 模型更大的数据集进行再次分析可得出不同的预测公式：

$$\%\Delta VC = -0.009 \cdot (P - 0.38) \cdot t$$

其中，P 和 t 的意义与上面的公式相同[128]。

根据已发表的数据，Arieli 等总结出以下公式[129]：

$$\%\Delta VC = -0.0082 \cdot t^2 (PO_2/101.3)^{[4, 57]}$$

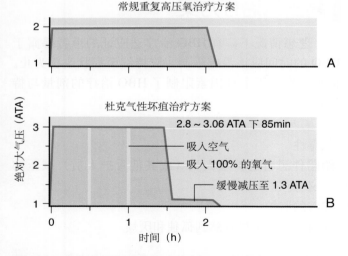

图 91-9 临床高压氧治疗方案实例。A. 患者在 2ATA 大气压下吸入 100% 氧气 2h。该方案一般用于慢性疾病（如放射性骨坏死）的反复治疗。B. 治疗方案常用于治疗气性坏疽。患者和看护人员在 2.8～3.06 ATA 下（图中所示为 3ATA）持续 85min。患者吸入 100% 氧气，间断吸入空气 2 次，每次持续 5min，以降低肺脏和中枢神经系统的氧毒性。依照美国海军标准空气减压方案，至 1.3ATA 时停止减压。此方法有利于对在 3ATA 下吸入空气的护理人员的安全减压

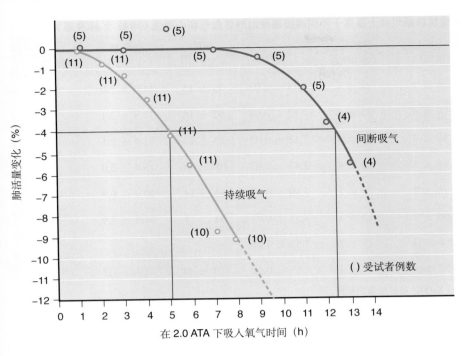

图 91-10　在 2 ATA 下随着吸入 100% 氧气时间的延长人类肺活量（VC）降低。图中显示了间断吸氧（20min 氧气，5min 空气）与持续吸氧相比在预防肺氧毒性中的重要性。括弧内的数字表示受试者例数 *(From Clark JM: Oxygen toxicity. In Bennett PB, Elliott DH, editors: The physiology and medicine of diving, Philadelphia 1993, Saunders, pp 121-169.)*

其中，t 为时间，以 h 为单位。PO$_2$ 为压力，以千帕（kPa）为单位。

虽然这些算法对暴露于氧气的人群安全具有指导意义，但是人群中的个体差异很大，依据这些算法不能精确预测每例患者肺氧中毒的具体进展[130]。此外，湿度[131]、循环中儿茶酚胺和皮质类固醇激素的水平、肺内白细胞的聚积（如肺炎）和循环中的内毒素均可影响氧毒性。而对肺毒性的进展更为有用的指导是患者的症状，包括咳嗽和吸气时中央型烧灼样胸痛。患者在日常反复 HBO 治疗期间并不出现这些症状，但在 2.8 ATA 下 O$_2$ 接触时间过长（例如当治疗神经减压病时）就会出现以上症状。无临床症状的患者 VC 通常改变很少或无改变。在反复 HBO 治疗期间，1s 用力呼气量（FEV$_1$）改变轻微[132]，其临床意义尚不明确。

一些抗肿瘤药物，如博来霉素[133]和丝裂霉素 C 可增加机体对氧中毒的易感性[134-135]，患者对本应很好耐受的吸入 O$_2$ 表现为致死性的肺氧毒性作用（ARDS 和呼吸衰竭）。尽管我们已采用 2 ATA 下 2h 的 HBO 剂量反复治疗（起初每日一次，随后增加至每日二次）数例很久以前使用过博来霉素的患者，但是以往接触过这些药物的患者在 HBO 治疗时发生肺氧毒性的风险尚不清楚[136]。偶尔确有患者出现轻微的肺氧毒性症状，如胸骨后胸部紧缩感，但尚无一例发生重度的肺氧毒性。提示这些药物产生的肺氧毒性倾向在停药后数周内即逐渐消失。

中枢神经系统（CNS）的氧毒性表现为恶心、呕吐、麻木、抽搐、眩晕及嗅觉、听觉或味觉障碍，更为严重的表现为非局灶性强直/阵挛性癫痫发作[137-138]。随着 PO$_2$ 升高和暴露时间延长，癫痫发作的概率增加。在一项研究中，36 名潜水员在 3.7 ATA 下吸入 100%O$_2$，所有受试者在 100min 或更短的时间内均发生了以上一种或数种症状[137-138]。在临床实践中，当环境 PO$_2$ 达到 2.5 ATA 时，接受 HBO 治疗的患者发生抽搐者罕见（典型情况为发生率 0.008% ~ 0.035%[139]），且通常伴有其他的诱因（通常是低血糖）。在治疗急性适应证如 CO 中毒时，抽搐发生的可能性也增加[140]。某些代谢因素可降低惊厥阈值，如给予大剂量青霉素（如治疗梭状芽孢杆菌感染）、脓毒症和低血糖。

对高氧惊厥的处理为立即降低吸入氧分压直至惊厥停止。因此，一些医师常规应用抗惊厥药物如苯巴比妥、苯妥英钠或苯二氮䓬类药物。当患者正处于惊厥发作时一般不主张治疗舱减压，因为此时患者气道闭合不能呼气，减压可导致肺气压伤。即使继续 HBO 治疗，高氧惊厥也无后遗症，且极少再次发作。因此不应因出现 CNS 氧毒性而停止进一步的 HBO 治疗。尚无证据表明高氧惊厥在已有惊厥患者中更常见。

HBO 治疗对眼的急性影响表现为视野狭窄[141]，一般仅在 PO$_2$ 达到 3 ATA 或更高时出现，而在常规 HBO 治疗中罕见。对亚急性或慢性的视觉影响表现为晶状体折射率的改变，进而导致近视[142-143]。这种折射率的改变发生在为期数周的间歇 HBO 治疗期间，通常也在相同的时间段内消失。但有些患者尤其是老年人会有一定的近视后遗症[144]。

怀孕期间需要行急性 HBO 治疗的女性，其胎儿发

表 91-5　一组健康志愿者在低压舱内或珠穆朗玛峰上暴露于不同海拔高度时静息血气和心率值（均数 ± 标准差）

海拔高度 (ft)	气压 (mmHg)	PaO$_2$ (mmHg)	SaO$_2$ (%)	PaCO$_2$ (mmHg)	pH	HR (次/分)	通气量 (L/min)	资料来源
0	750	99 ± 9	99 ± 1	34 ± 4	7.43 ± 0.03	78 ± 15	11.0 ± 3.0	*
5 000	632	78 ± 8	94 ± 4	33 ± 3	7.42 ± 0.04	92 ± 16	12.3 ± 2.1	*
10 000	523	57 ± 6	89 ± 4	33 ± 4	7.42 ± 0.03	95 ± 13	11.4 ± 2.5	*
15 000	429	41 ± 7	78 ± 8	29 ± 4	7.47 ± 0.03	104 ± 16	13.4 ± 3.0	*
20 000	347	41 ± 2	76 ± 2	20 ± 1	7.50 ± 0.02	85 ± 14	20.9 ± 6.3	†
25 000	282	37 ± 1	68 ± 2	13 ± 1	7.53 ± 0.01	94 ± 15	36.6 ± 7.9	†
27 559	272	25 ± 5	54 ± 18	13 ± 2	7.53 ± 0.06			‡
29 000	240	30 ± 1	58 ± 1	11 ± 1	7.57 ± 0.02	101 ± 14	42.3 ± 7.7	†

PaCO$_2$，动脉血二氧化碳分压；PaO$_2$，动脉血氧分压；SaO$_2$，动脉血氧饱和度。
* 杜克大学，低压舱，未习服者 [180, 358]
† 珠峰行动 II，低压舱，已习服者 [189]
‡ 珠峰地区研究，低压舱，已习服者 [359]

生晶状体后纤维增生症的风险已日益受到关注。尽管许多孕妇曾接受过单次 HBO 治疗（如治疗 CO 中毒），但我们并未发现婴儿出生后发生晶状体后纤维增生症。由于孕妇已有的急性疾病（如 CO 中毒[60, 62, 64, 145-146]）对胎儿的威胁更大，因此怀孕并不是 HBO 治疗的禁忌证。

惰性气体的摄入

在高压环境下吸入空气可导致氮气麻醉——由于氮气的麻醉特性而产生剂量依赖性的大脑功能减退。在大多数情况下，该特性仅在环境压力超过 4 ATA 时出现，而此压力仅用于治疗重症 AGE 或 DCS。理论上氮气的摄入也导致减压期间和减压后发生 DCS（见前）。但是，由于舱内减压方案很保守，所以很少有DCS 发生（大多数高压设施采用美国海军压缩空气减压方案[147]）。另外，患者在减压前即刻和减压期间吸入一段时间 100% 氧气可增加其安全性（表 91-5）。高压舱内看护人员很少有 DCS 发生，即使发生通常也较轻，一般表现为轻度的关节疼痛。氮气麻醉和 DCS仅发生在多人高压舱内的看护人员，而患者因吸入100% 氧气却不易发生。

气 压 伤

当环境压力改变后，体内含有气体的间隙内压力必须与环境压力相平衡或容量随之发生改变。顺应性好的间隙如胃肠道很容易发生体积改变，而由坚硬组织包绕的腔隙（如肺、鼻旁窦和中耳），其内自由进出的流动气体遇到阻碍则可发生组织破裂和出血。实际上患者使用高压舱最常见的副作用是中耳压力难以平衡[148]。清醒患者可通过采取数项措施达到这种平衡，例如间断进行 Valsalva 动作、捏紧鼻吞咽、下颌前伸或在加压过程中简单地间断吞咽。有头和颈部照射病史以及急性呼吸道感染的患者尤其危险。通过局部应用鼻黏膜血管收缩剂 [如 0.05% 羟甲唑啉（安福能]）有利于压力平衡。对于已应用以上措施仍不能平衡中耳压力或反应迟钝以及已气管插管的患者，需行鼓膜切开术或鼓室造孔插管术。理论上咽鼓管梗阻的患者应用 HBO 治疗可导致迷路窗破裂。但这种情况在 HBO 治疗期间尚未见报道。

肺气压伤最可能出现在减压期间。在局部通气不足的区域可导致肺压力过度增加和肺泡破裂进而造成气胸、纵隔气肿或 AGE[149-150]。可能由于通常采用了慢速减压，HBO 治疗期间的肺气压伤极其罕见。

虽然在加压后气胸的范围减小、气体吸收更迅速，但是在减压过程中如肺内空气持续泄漏则可导致张力性气胸[149]。HBO 治疗前发现的气胸通常以置入胸腔引流管、水封或 Heimlich 瓣治疗（这种情况下，在单人舱治疗前，通常需置入胸腔引流管）（见第 66章和 81 章）。在舱内加压期间使用某些商业化的胸膜吸引调节器必须格外小心，因为其可能产生很高的胸膜腔负压[151]。多人舱内的护理人员可通过调节舱内胸腔引流装置的手动减压阀减轻过度的抽吸作用。

尽管 HBO 治疗存在潜在的不良反应，但是严重并发症极其罕见[148]。

高压治疗的实践

患者的监测

尽管在压缩空气中声学特性会改变，但是使用标准的血压计和听诊器测量血压并无困难（见第 44 章）。为避免密闭环境的污染，推荐使用优于水银压力计的无液压力计。心电图监测和血管内压力监测需要换能器电缆通过治疗舱壁与舱外的前置放大器相连接。使用标准的重症监测仪可同步测量动脉压、肺动脉压以及用热稀释法间断测量心排血量。如果用加压袋用于驱动连续流动系统，那么在舱内加压期间必须为加压袋重新加压，在减压之前或减压期间则必须放气。在加压和减压期间肺动脉导管球囊开口应向舱内开放。

如果在除颤电极板的附近存在可燃材料和发生火花，则除颤可能引发火灾（见第 109 章）。在皮肤和电极之间使用低阻导电胶[152]或预先使用可传导的一次性电极板可最大限度地减少火花和热量的产生[153]。为避免设备发生压力相关性故障，除颤器需置于舱外通过贯穿舱壁的高压电线与患者相连。尽管担心引发火灾，但是在多人舱内已实施过多次除颤，未发生过电击、火灾或爆炸[154-155]。在有压缩氧气的单人舱内不能安全进行电击除颤。

静脉输液

在多人舱的 HBO 治疗中，输液器内的空气在加压阶段压缩，在减压阶段膨胀（这会驱使气体进入静脉血管）（见第 59 章）。大多数静脉输注泵在高压舱内的高压下运转良好 [尽管仍存在用电安全问题（见后）]。玻璃瓶最好置于舱外，因为其在减压过程中可能发生爆裂。

在加压的单人舱中给患者输液需要一个可经受压力变化的输注泵（跨舱壁的压力梯度高至 3 ATA 或 1 500mmHg）。在未连接输注泵的情况下，单向阀能阻止患者的血液反流。当患者在舱内时，采用硬质的动脉压力换能器管道将有助于防止其扭曲。

动脉血气评估和呼吸器管理

测定高压舱内患者的动脉血气可能得出错误的结果（见第 63 章和第 103 章），原因来自两方面：在 1 ATA 下，氧张力超过环境压力时将会使氧过度饱和，因而氧气会迅速从血液中弥散出来降低其张力；而当 PO_2 值超过约 700mmHg 时，由于氧电极不可能精确校准，会产生其他错误（推断错误）。因此，在高压舱内测量血液气体张力应采用与之相符的校准分析器。如果不能提供这样的设备，应对减压至 1ATA 的血样进行快速分析得到精确程度可被接受的结果[156]。

另一种方法是以 1ATA 下的测量结果为基础估计高压下的 PaO_2，这就需要 1ATA 下测得的 PaO_2 和计算出的 PAO_2，而二者之比（PaO_2/PAO_2，或 a/A 比）是恒定的[9, 157]。以此为基础，可利用 1ATA 下的动脉血气值和如下公式预测高压下的 PaO_2。

需通过肺泡气体方程计算 PaO_2：

$$P_AO_2 = (Pb - P_{H_2O}) \cdot FiO_2 - PaO_2 \cdot \left(FiO_2 + \frac{1 - FiO_2}{R}\right)$$

其中 Pb 和 P_{H_2O} 分别为环境压力和饱和水蒸气压力，R 为呼吸换气率。如果 $FiO_2 = 0.2$，$R = 0.8$，体温 = 37℃，那么该公式可简化为：

$$P_AO_2 = (Pb - 47) \cdot 0.2 - 1.2 \cdot PCO_2$$

在 1 ATA 下计算出 PaO_2、测出 PaO_2，就可获得 a/A 比。当环境压力增高，吸入 100% O_2 时，PaO_2 的预测值可通过如下公式获得：

$$PaO_{2(pred)} = a/A \cdot [(760 \cdot ATA - 47) - PaCO_2]$$

其中 ATA 为绝对大气压下的舱内压。虽然尚无 HBO 治疗的剂量 - 反应曲线，但在常规长期治疗中使 PaO_2 达到或大于 1 000mmHg 是一个合理的目标，在治疗急性坏死性感染中应尽可能提高 PaO_2 的水平（图 91-11）。

监测组织氧合的更好指标为混合静脉血 PO_2（$P\bar{v}O_2$），在无左向右分流时 $P\bar{v}O_2$ 可准确合理地估计组织平均 PO_2[158]，因此，$P\bar{v}O_2$ 数值低表明尽管予以 HBO 治疗，但由于心排血量不足，仍存在组织氧供不足。

pH 和 PCO_2 的正常值在临床静息高压条件下与 1 ATA 下的正常值相同[14]。血样中的 PCO_2 以及 pH 在减压后无明显改变。

在高压环境中实施机械通气面临诸多挑战（见第 103 章）。理想的机械通气要求包括：体积小、不用电、不用易燃润滑剂，可基于容量环广泛调节潮气量

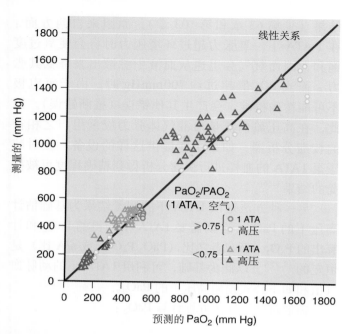

图 91-11 环境压力增高时动脉血氧分压（PaO_2）测定值与预测值关系曲线。假定动脉-肺泡 PO_2 比（PaO_2/P_AO_2 或 a/A 比）恒定，根据在室内空气下测定的动脉血气值计算预测的 PaO_2。图中所示既有肺功能正常患者的数据（a/A 比 ≥ 0.75），又有气体交换异常患者的数据（a/A 比 < 0.75）。显然，通过这种方式预测的 PaO_2 与实际测得的 PaO_2 接近 *(From Moon RE, Camporesi EM, Shelton DL: Prediction of arterial PO_2 during hyperbaric treatment. In Bove AA, Bachrach AJ, Greenbaum LJ Jr, editors:Underwater and hyperbaric physiology IX. Proceedings of the ninth international symposium on underwater and hyperbaric physiology, Bethesda, Md, 1987, Undersea and Hyperbaric Medical Society, p 1127.)*

和呼吸频率、安装时需要较少调整、可提供呼气末正压、间歇指令通气和辅助 / 控制呼吸模式[159]。此外，理想的呼吸机驱动气源应把静电积聚导致燃烧的风险降至最低。

当环境压力增高时气体密度也成比例增加，而气体黏滞度的改变相对较小。因此，在湍流区（如大气道内）呼吸道阻力增加。在潮式呼吸时，呼吸传导率（阻力的倒数）的测定结果[160]表明，呼吸传导率根据如下公式随着气体密度的变化而改变：

$$G = G_0 \rho^\kappa$$

其中 G 为气体密度为 ρ 时的肺传导率，G_0 是气体密度为 1.1g/L（1 ATA）时的传导率。κ 为常数，平均值为 −0.39。根据该公式预测，在 6 ATA 下肺传导率会降低 50%，相当于肺阻力增加 1 倍。此外，较高的气体密度导致通气的有效分布较差，表现为生理无效腔量增加[161]。这两种现象的影响导致机械通气时气

道压力增高和对通气的需求增加。如果呼吸机设置不能补偿增加的无效腔量，$PaCO_2$ 将升高。

已在高压舱中使用并测试了多种呼吸机（见第 103 章）。压力转换型呼吸机已成功应用，因其结构紧凑简洁，极大满足了体积小的需求。但随着环境压力的改变，需要不断调节频率和转换压力。尽管在压力升高时呼吸频率可能发生一些改变，但是容量转换型呼吸机也运转良好[159, 162]。

有两个特殊的安全因素需要考虑。首先，在任何输送富含 O_2 的呼吸机内都有可能因 O_2 积聚或 O_2 泄漏至舱内而发生燃烧危险。这种危险通常可通过细微的改变消除（例如气动呼吸机采用空气替代氧气驱动风箱[159]）。燃烧危险可通过使用惰性气体如 100% 氮气（见后）冲洗呼吸机而大幅度减低。充满空气的气管导管套囊在加压期间体积趋于减小而在减压期间又再度膨胀。在加压和减压期间可通过手动调节囊内的空气压力维持适宜的套囊膨胀容量，或改用水充注套囊。

舱内气体成分控制

治疗舱的气体安全包括对 O_2、CO_2 和微量气体浓度的控制。在多人治疗舱中有必要使患者吸入尽可能高浓度的氧（通常为 98% 或更高），而同时舱内氧浓度应接近 21% 以使燃烧的危险降至最低。在某些高压治疗室中常规监测头罩中的氧浓度。而在其他高压治疗室内，由于通过头罩的氧气流速较高，因此氧浓度也可能较高。从头罩、面罩和呼吸机漏出的氧气会提高舱内环境气体的氧浓度。通常以 23% 左右作为氧浓度上限标准，可通过向舱内输送空气或少量 100% 氮气以降低氧浓度。

吸入 CO_2 浓度显著升高将增加 CNS 氧中毒的风险。因此，头罩内 CO_2 的上限值标准为 1% "水面当量"的 CO_2，其分压为 7.6mmHg。应用无二氧化碳吸收剂的（开放回路）系统，头罩内氧气流量在 40 ~ 60 L/min（在舱内压力下测定）时，通常足以维持 CO_2 浓度在上述水平。舱内 CO_2 分压一般限制在 0.5% "水面当量"（3.8mmHg）以下。

可能进入治疗舱内的微量气体包括 CO 和碳氢化合物，这些物质来自有故障的压缩机或压缩空气设备吸入附近的汽车尾气。挥发性气体如皮肤消毒液中的酒精蒸气和从血压计的汞柱中泄漏的汞蒸气都有可能污染舱内空气。由于微量气体的药理学或毒学作用与其分压有关，因此在一个大气压下无毒害作用的微量气体浓度在高压环境下可能具有毒性。高压舱内不应

有任何形式的汞，因为汞泄漏可导致舱内人员急性中毒。

使用电池可能影响舱内大气调控以及有燃烧的危险。所有电池均会释放少量氢气，但通常并未达到危险剂量。理论上，锂/二氧化硫电池有释放二氧化硫的风险。同样的，也应反对使用汞电池（目前在美国禁用）。尽管已发现在环境压力极高时（40～60 ATA）会暂时失效，但碱性电池相对安全。

燃烧危险

虽然高压舱内极少着火，可一旦发生均为致命性的。环境压力增高时燃烧速度极快且极具破坏性，以至于灭火系统可能无效（见第 88 章）。已发生数起由暖手器、喷火花的玩具以及其他经由患者衣物带入治疗舱的起火源引起的高压舱内燃烧事故。采取以下措施能最大限度地减少燃烧危险：

控制舱内氧浓度（单人舱除外）；
尽可能少地在舱内使用可燃性物质；
控制热源和火花源；
配备舱内灭火系统。

正如前所述，氧浓度的增加使燃烧率呈几何级增加，因此必须严密监测舱内的 O_2 浓度。当环境压力升高时，即使 O_2 浓度为 21%，燃烧也会更迅速。推荐使用棉制服装，因为这样能降低静电的危险。清除发油和湿化头罩内的 O_2 可降低头发燃烧的风险。在高氧张力时碳氢润滑剂（如润滑担架车轮）与铝接触可发生自燃，故应以不易燃的碳氟润滑剂替代。

应尽可能减少电器设备产生的电火花。香烟打火机、火柴和其他起火源不应带入治疗舱内。在高压治疗期间，插拔电源线均可产生火花，在加压前将所有电线均插入插座可消除电火花。在多人治疗舱中，可通过在电器外罩上钻好的小孔注入 100% 氮气以降低电器设备（如静脉输液控制器）的可燃性，为了将氧浓度维持于不诱发燃烧的水平，注入氮气的流速需足够（一般流速为每分钟 2～3 倍内部容积）。在单人舱内使用的电力系统必须符合专门的规则，包括指定类型的开关、地线和绝缘装置[123]。

高浓度的挥发性麻醉剂在 1 ATA 下易燃。然而，异氟烷和七氟烷的 Dräger 蒸发器已被检测可（Drägerwerk AG，吕贝克，德国）在高达 3ATA 下 100% 氧气的条件下使用，尚无证据表明其在室温下自燃。根据在高压环境中使用氟烷的经验表明，无任何有关燃烧的报道，且在 1 ATA 下吸入 100% 氧气可阻燃。在无火源的情况下，高压环境中任何现代氟化麻醉剂都不具有失火的危险。

接受高压氧治疗患者的安全性评估

除了确保患者的疾病是 HBO 治疗的适应证外，全面评估患者接受 HBO 治疗的有效性和安全性十分重要，应注意以下问题：

能否使 PaO_2 达到足够高；
患者能否平衡中耳压力；
可逆性阻塞性肺疾病以及肺大泡能否控制到最佳状态；
患者是否易患幽闭恐惧症。

前面已描述过高压舱内 PaO_2 的预测计算。例如患有肺疾病或肺损伤达一定程度的患者在治疗期间 PaO_2 不会超过 1000mmHg。因此，除非是气栓病，否则很难从 HBO 治疗中获益。

患者捏住鼻子或做 Valsalva 动作时用耳镜直接观察鼓膜，可在治疗前评估中耳平衡压力的能力。鼓膜的运动反映咽鼓管的功能及其平衡中耳压力的能力。如果耳气压伤不可避免（例如智力障碍或存在气管内导管）或存在易导致内耳损伤的情况（如镫骨足板切除术），在 HBO 治疗前可进行鼓膜切开术或置管术。尽管大量临床经验表明气压伤发生的可能性很低，但是肺大泡仍被认为是 HBO 的相对禁忌证。

对于需要接受 20～30 次 HBO 治疗的患者，定期检查患者的视敏度有助于发现高压性近视。

由于大多数高压舱系统都比较狭小，因此不能忍受密闭空间的患者可能需要抗焦虑治疗以利于耐受 HBO 治疗。

环境压力增高下的麻醉实施

一项递交给美国麻醉医师学会委员会关于 HBO 治疗下麻醉实施问题的综述报告已经发表[163]。报告中探讨了许多问题，包括氧化亚氮作为基础麻醉药应用的潜力。

早在 20 世纪 50 年代，在 3 ATA 下自主呼吸吸入 100% 氧气的麻醉即用于放射治疗[164]。先给予患者苯巴比妥 250～750mg 和哌替啶 100mg；对有些患者还需给予氯丙嗪 50mg，注射琥珀胆碱和气道表面麻醉之后实施气管插管，患者保留自主呼吸。

高压治疗过程中偶尔可能需要麻醉。Ross 等[165]

讨论了在饱和潜水系统中（如在北海油田）为受伤的潜水员提供看护时，高达 35 ATA 的压力对麻醉的挑战。因为存在污染舱内环境的问题，他们建议采用静脉麻醉剂实施全麻。在条件允许的情况下，推荐采用区域麻醉。因为曾报道约 10 ATA 左右的压力对肌肉松弛有一定的逆转作用，应通过滴定给药的方式使肌肉松弛剂达到最佳效果。

自 20 世纪 60 年代以来，在高压环境情况下应用各种麻醉剂为以下手术实施了麻醉，包括颈动脉内膜剥脱术[166]、剖宫产术[167]、对肺泡蛋白沉积症患者进行治疗性肺灌洗[104-105]、饱和潜水下行急诊手术[168]、心内直视手术[169] 以及用于增强肿瘤放疗的疗效[170]。

吸入麻醉

任何类型的吸入麻醉剂均可能污染密闭治疗舱内的大气，尤其是在高压环境的情况下对舱内的医务人员可产生药理学作用。Russell 等[154] 曾报道舱内空气中氧化亚氮的浓度为 2 500ppm，需要以高流速空气（3 500L/min 的空气）对治疗舱进行通风才能使氧化亚氮浓度降至 25 ~ 75ppm[171]。

氧化亚氮　在高压舱中环境压力升高使氧化亚氮（nitrous oxide，N_2O）分压超过其最低肺泡浓度（MAC），此时可使用 N_2O 麻醉[171-173]。尽管在两个研究中 N_2O 的麻醉诱导迅速（小于 60 秒），但是同时伴有呼吸急促、心动过速、高血压、出汗、肌肉僵直、四肢紧张性痉挛、睁眼和角弓反张。在麻醉 2 ~ 4h 后，大多数患者能迅速从麻醉中苏醒，但随后大多数出现恶心和呕吐，且常较严重（见第 97 章）。

在高压环境下实施 N_2O 麻醉的潜在问题是组织在减压过程中可能发生 N_2O 过饱和，导致 N_2O 气泡形成。Russell 等[171] 采用经验性阶段减压法使患者在 1.3 ATA 时停止减压 30min 并吸入 100% O_2，未发现上述问题。若患者吸入一种气体而周围存在另一种可溶性更高的气体时，即使不减压也会形成气泡。例如在 5 ~ 7ATA 的氮 / 氧混合气环境中吸入空气时，由于氮气迅速弥散入组织造成局部惰性气体压力超过环境压力（等压气体逆向弥散），会导致荨麻疹和前庭功能障碍[174]。若一个人在氮气环境中吸入 N_2O/O_2 混合气，即使是在正常大气压下也会发生上述现象[175]。因此，在氮 / 氧混合气环境中绝对不能使用 N_2O。

使用高压 N_2O 的另一个危险是在减压过程中大量溶解的气体进入肺产生稀释效应，造成稀释性低氧。这种情况可通过在减压前吸入数分钟富含氧气的混合气加以预防。

对于近期使用水下呼吸器潜水或患有减压病的患者，因为 N_2O 可能会导致组织或血液内气泡增大、疼痛或神经症状复发，即使是在 1 ATA 下也应避免使用 N_2O。表面上自愈的减压病患者在接受 N_2O 麻醉后可出现神经症状[176]。

卤化麻醉剂　吸入麻醉剂对患者的作用不是与其肺泡浓度而是与其分压成正比。例如 1 ATA 下 1% 氟烷（分压为 7.6mmHg）的作用相当于 2 ATA 下 0.5% 氟烷（分压相同）的作用。麻醉剂专用校准蒸发器内的麻醉剂浓度随环境压力的改变而改变，但其输出分压保持不变（图 91-12）。由于气体密度的增加影响流量比，因此在实践中输出分压在一定程度上取决于环境压力。在 3 ATA 时，观察到 Fluotec 挥发器输出的氟烷分压轻度升高（见图 91-12）[163]。我们对一种七

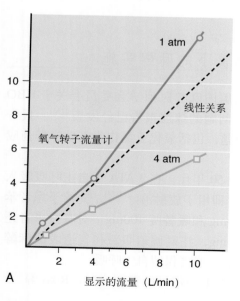

A　显示的流量（L/min）

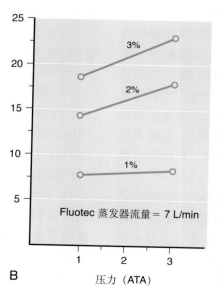

B　压力（ATA）

图 91-12　麻醉剂挥发系统在环境压力增高时的工作情况。A. 显示转子流量计系统的流量特征。在 4 ATA 时实际输出流量低于转子流量计显示流量的 60%；B. 以 Fluotec 挥发器输出氟烷时的分压作为环境压力的函数。在 3 ATA 下，氟烷浓度为 2% 和 3% 时，输出分压仅轻度增加 *(From Committee on Hyperbaric Oxygenation: Fundamentals of hyperbaric medicine, publication no. 1298, Washington, DC, 1966, National Academy Press.)*

氟烷蒸发器的测定表明，环境压力升至 3 ATA，输出的七氟烷分压仍保持恒定。

由于气体密度增加，因此在 1 ATA 下校准的转子流量计在环境压力升高时显示值虚高。McDowell 报道转子流量计的流量有如下关系[177]：

$$Flow_{actual} = Flow_{read} \cdot \sqrt{\frac{\rho_1}{\rho_P}}$$

其中 $Flow_{actual}$ 和 $Flow_{read}$ 分别为实际的流量值和读出的流量值，ρ_1 和 ρ_P 分别为 1 ATA 和 P ATA 下的气体密度。其他研究者也已证实在高达 4 ATA 时转子流量计流量不准确（见图 91-12）[163]。

静脉麻醉

静脉麻醉剂有相似的特性，在临床常用的环境压力范围内不受影响（见第 30 章）。在环境压力高达 6 ATA 时，哌替啶[31]或苯巴比妥[32]的药代动力学无明显改变。在环境压力高达 3 ATA 时，对于治疗性肺灌洗，我们采用常规剂量的氯胺酮和苯二氮䓬类药物或丙泊酚以及麻醉性镇痛药和非去极化肌松药实施全麻。

区域麻醉

在高压环境中，由于不需要机械通气，区域麻醉可能既安全又有效（见第 56 章和 57 章）。已有人在环境压力为 6.75 ATA 的氦/氧混合气环境中局部注射利多卡因辅以注射哌替啶实施了肠切除手术[168]。尤其应注意确保无菌技术，因为高压舱内温暖、湿润的环境可促进细菌生长，特别是在饱和舱内。

海拔高度的影响

全球约有 1.4 亿人终年生活在海拔超过 2500m 的地区[178]，同时每年可能有同样数量的人到达高海拔地区，他们中的很多人需要医疗保健。因此，确实需要麻醉和重症监护人员了解这种环境下人体的生理状态。

与环境压力和水深度之间的关系不同，大气压和海拔高度的关系是非线性的（见图 91-2）。海拔高度对生理的影响主要取决于以下 3 个变量的降低：吸入气 PO_2、环境压力和气体密度。长时间置身于高海拔地区或处于极度高海拔环境可能伴随出现一些可影响生理反应的额外因素，比如低体温、劳累、脱水、晒伤和红细胞增多症。孕妇和伴有缺氧情况的人如脑血管疾病、先天性心脏病、冠状动脉疾病和低氧性肺疾病患者可能具有更高的风险，需进行医疗评估[179]。

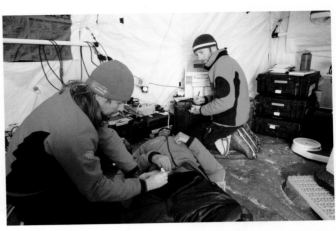

图 91-13　在考德威尔珠峰探险期间，在海拔 6400m 高度（大气压 350mmHg），从股动脉取得的血气样本。测量值为 Grocott 报告[359] *(Photograph courtesy Caudwell Xtreme Everest.)*

低　氧

生理改变

高原地区发生低氧血症的主要原因是吸入气 PO_2 降低，且肺循环中的红细胞不能与肺泡气达到充分平衡（弥散不平衡）[180]和通气血流比值（$\dot{V}_A/\dot{Q}$）失调加重[181]使低氧血症进一步恶化。

血气和心率对急性低氧的急性反应见表 91-3 和表 91-5。心率和心排血量增加[182]，全身血管阻力降低，肺血管压力增高[183]。器官血流包括脑血流相应增加。低氧也会诱发呼吸增强（通过呼吸频率增加），但程度因人而异。一个站在珠穆朗玛峰顶峰（大气压为 263mmHg）呼吸空气的人，其呼气末 PCO_2 为 7.5mmHg，而 PaO_2 为 37.6mmHg[184]。动脉血采自后来一次探险的近山顶高度（图 91-13）。这种低碳酸血症有如下作用：增加 Hb 与 O_2 的亲和力（Hb-O_2 解离曲线左移）从而提高肺内血液的氧合，同时干扰了 O_2 由组织毛细血管向线粒体转运。但总体上对 O_2 转运的影响是有益的[185]。

低氧血症可能在睡眠期间尤为明显。图 91-14 描绘了在一个模拟海拔高度为 4572m 的低压舱内，测定由睡眠转向清醒的连续脉搏血氧饱和度，显示 SpO_2 呈呼吸周期性变化和循环式波动。在 1 ATA 下有中度睡眠呼吸暂停的患者在高海拔地区存在严重中枢性睡眠呼吸暂停的风险[186]。

急性暴露于 4000 ~ 5000m 的海拔高度可造成 PaO_2 降至近 40mmHg，Hb-O_2 饱和度降至约 75%，急性置身于轻度低氧环境中对 CNS 功能仅有轻微的影响。Crow 和 Kelman 发现，当正常人置身于模拟海拔高度为 3658m（吸入气 PO_2 为 92mmHg）时，自由回

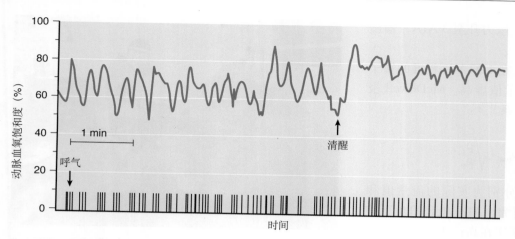

图 91-14　在相当于海拔 4572m 的低压舱中的脉搏血氧饱和度和呼吸模式（图底部的钉状线代表呼气）。睡眠期间呈周期性呼吸和外周血氧饱和度（SpO₂）波动，当清醒后呼吸形式更加规律、SpO₂ 更加稳定

忆和视觉扫描能力并没有下降[187]。而严重低氧可导致脑病和意识丧失。衡量上述情况的标准为有效执行时间（effective performance time，EPT），定义为个人能有效执行飞行任务的时间[188]。在海拔 5500m 时的 EPT 为 20 ~ 30min，而在 8500m 时减少至 2.5 ~ 3min，在 9100m 时为 1 ~ 2min。

　　渐进地或长期置身于高原地区会发生一系列适应性反应，使人维持良好的生理功能并可进行大量的体力劳动，而刚到高原地区者则几乎不能正常工作。例如那些已适应高原环境者在无补充氧供的条件下可登上珠穆朗玛峰，而突然达到此海拔高度者常表现为迅速意识丧失。在一项历时 40 天的低压舱研究中，受试者暴露于逐渐降低的大气压下，直至模拟海拔高度为 8848m。虽然受试者的 PaO₂ 平均仅为 30mmHg（动脉 Hb-O₂ 饱和度为 58%）[189]，但仍可以在功率为 120W 的运动测力计上进行活动。该研究还发现，血红蛋白浓度由 13.5g/dl 升至 17.0g/dl（血细胞比容由 40.4% 升至 51.9%）。红细胞增多症的形成可能是机体耐受低氧的多种机制之一，但机体的适应性机制仍未完全了解。

　　另一个适应性机制是血浆碳酸氢盐逐渐降低[189]，脑脊液（CSF）碳酸氢盐降低出现得更早[190]，这有助于抵消早期呼吸性碱中毒。受试者在低压氧舱中经过约 40 天的模拟"攀登"珠穆朗玛峰，静息血清碳酸氢盐由 22.2mM 降至 9.9mM，pH 由 7.43 升至 7.56[189]。其他适应性改变包括血细胞比容升高和毛细血管密度增大，无疑还有其他仍未知的机制。

　　尽管存在适应性机制，在攀登 7000m 或更高的海拔高度时，分别对登山前后的探险者进行详细的神经心理学测试，结果表明存在持续的执行能力轻度受损[191-192]。这种长时间置身于极高海拔后的神经心理学损害与活跃的低氧通气反应有关[191]，可能是由于

脑血管收缩增强和脑氧供减少所致。

母体低氧对胎儿的影响

　　母体低氧对胎儿影响的资料极少（见第 77 章），但以胎心率（fetal heart rate，FHR）的改变作为观察点，胎儿对母体中度低氧相对能够耐受。让 5 例初次妊娠、孕期为 36 ~ 38 周的妇女吸入 15% 的 O₂（吸入 PO₂ = 108mmHg，相当于海拔 2500m 的高度）4min，FHR 每分钟仅增加 2 ~ 3 次[193]。该研究者还发现，28 例孕妇吸入低至 10% 的 O₂（吸入 PO₂ = 71mmHg，相当于海拔 5300m 的高度）20min，其中 8 例的 FHR 无变化。孕期 35 ~ 41 周的孕妇吸入 10% 的 O₂ 10min，FHR、心率变异性或胎儿脐动脉和大脑中动脉多普勒测速均无显著改变[194]。由于子宫血流增加，此种程度的急性低氧对健康胎儿未产生可察觉的作用。因此，快速置身于海拔 2 500 ~ 3 000m 的高度时可能不会对胎儿产生任何负面影响。

　　对于长期置身于高原地区的孕妇，还有其特殊的适应性改变，包括胎盘毛细血管容量增加和绒毛膜厚度下降[195]。即使是出生在 4329m 的高原地区的婴儿，其头皮静脉氧张力也与出生于海平面的婴儿相接近[196]。因此，母体氧供显著减少对胎儿的氧耗无任何影响，胎儿可以耐受。

出生在高原地区的婴儿

　　与成年人一样，婴儿的 SpO₂ 随着海拔的上升而下降，但是这种下降也取决于活动量（睡眠中更低）、生后年龄（图 91-15）以及种族[197]（见第 77 章）。围生期低氧似乎可钝化成年后的低氧通气驱动反应[198]。

　　在海平面水平，肺动脉压力在出生后 24h 内降至正常水平，而在高原地区，肺动脉压力通常在出生后数周或整个婴儿期均维持在较高的水平[197]。在科罗拉

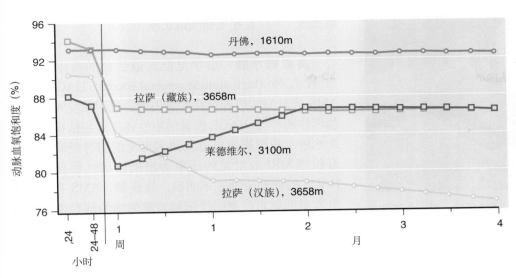

图 91-15　出生在不同海拔高度地区婴儿的动脉血氧饱和度（SaO₂）。在中国拉萨（海拔高度为 3658m）出生的婴儿中，中国汉族婴儿的 SaO₂ 越来越低，而藏族的婴儿 SaO₂ 仅在刚出生后短时间轻微降低，随后维持稳定。SaO₂，动脉血氧饱和度 (Redrawn from Niermeyer S: Cardiopulmonary transition in the high altitude infant, High Alt Med Biol 4:225, 2003.)

多的莱德维尔（海拔高度为 3179m）相继出生的 35 例足月婴儿，在出生后的头 3 个月中有 17% 因肺动脉压升高或呼吸衰竭需要吸氧或（和）机械通气[197]。出生于高原地区的婴儿向成人型循环过渡的过程更漫长，并且卵圆孔未闭和动脉导管未闭的发生率增加[199]。对出生在玻利维亚的拉巴斯（海拔高度为 3700 ~ 4000m）的 16 例婴儿的研究中，6 个月大的婴儿中有 7 例发生卵圆孔未闭[200]。早产儿出生后发生急性低氧（吸入 15% O₂）会产生反常的低通气、周期性呼吸和呼吸暂停[201]。患有 21 三体综合征（Down 综合征）的婴儿发生高原肺水肿（high-altitude pulmonary edema，HAPE；见后）的风险增加[199]。围生期肺动脉高压使婴儿在成年后更易发生低氧性肺血管过度收缩[202]。

高原环境对儿童的影响

尽管在高原地区 SpO₂ 较低，居住在海拔高度达 3000m 地区的儿童 SaO₂ 一般保持在 90% 以上[203]。到海拔高度达 3500m 地区旅行的正常儿童，心肺功能的改变与成人相似[204]。在高原地区出现严重的低氧血症可提示存在以往未确诊的心肺异常，如 Pierre-Robin 综合征或气管软化 - 喉软化[199]。

高原病

高原病由一组亚急性和慢性综合征组成，持续暴露于低氧导致其基础的病理生理学改变。这些症状详见以下部分，也可从详细的综述中获取更进一步的信息[205-208]。荒野医疗协会已发表关于预防和治疗急性高原病的指南[209]。

急性高原病　急性高原病（acute mountain sickness，AMS）最常见的症状为头痛、食欲减退、恶心呕吐、失眠、共济失调以及周围水肿[210]。AMS 可以在进入海拔 2500 ~ 3000m 以上数小时后出现，但有些人更易患 AMS，可在较低的海拔高度即出现 AMS。在美国落基山（Rockies，海拔为 1920 ~ 2960m），去滑雪胜地的游客大约有 25% 发生 AMS[211]。

预防登山运动员 AMS 的措施包括缓慢攀登（约 300m/d）或其间在海拔约 2000m 左右的中海拔高度停留数天[209-210]。药物预防措施包括应用乙酰唑胺[212]，其部分作用认为是通过碳酸氢盐利尿从而增强低氧导致的通气反应[213]。然而，其他可能的机制还包括组织呼吸性酸中毒、通过减少周期性呼吸（由于反常的抑制了颈动脉体对 CO₂ 的反应）从而改善睡眠质量以及利尿作用[214]。乙酰唑胺的有效剂量范围为 250 ~ 700mg，在海拔升高之前一天开始每日口服[205, 209, 215]。

尽管在高原地区大多数 AMS 患者在数天之后可自愈，但 AMS 还可通过降低海拔高度和给氧而得到有效治疗。仅仅降低海拔 500 ~ 1000m 通常就可以使 AMS 患者的症状缓解。应用脚踏泵操控的便携充气式高压舱（Gamow 袋或类似产品）模拟海拔高度降低也同样有效（图 91-16）。根据海拔高度，仅将该舱充气至 2psi（100mmHg）就相当于降低海拔 1500 ~ 2000m[205]。剂量为每 6h 应用 4mg 的地塞米松对 AMS 也有效，一旦停药症状就会再次出现[216-217]。也可使用银杏叶，但结果不一[218-219]。乙酰唑胺对治疗与 AMS 有关的失眠症有效。镇静 - 催眠剂可抑制通气并恶化低氧血症，因此应谨慎应用。唑吡坦（zolpidem，10mg 口服）和扎来普隆（zaleplon，10mg 口服）均可改善高原环境下的睡眠质量，二者似乎均不抑制健康年轻人的通气反应[220-221]。

可以想象，在海平面高度，低氧血症时也可发生 AMS 症状。曾有人指出与阻塞性睡眠呼吸暂停和阿片

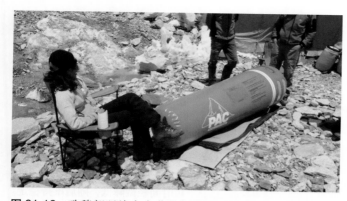

图 91-16　珠穆朗玛峰大本营的便携式治疗舱。用一个脚踏泵可使袋内的压力升高至 2psig（约 100mmHg）。该设备可有效降低袋内者的"海拔高度"，以此提高氧分压（PO_2）。当既不能给氧又不能真正降低海拔高度时，使用这些治疗袋可治疗高原病 *(Photograph courtesy Caudwell Xtreme Everest.)*

有关的头痛可能就是"AMS"的一种形式，继发于呼吸抑制导致的低氧血症。

高原肺水肿　高原肺水肿（HAPE）比 AMS 少见得多，但更严重，发生于到达高原地区数天之内的一小部分易感人群[183]。当肺血管流量或压力非常高时有发生 HAPE 的趋势（如缺乏肺对侧到同侧的肺动脉）[222]，这就提示了 HAPE 血流动力学的病理生理过程。对 HAPE 患者的监测显示存在肺动脉高压、正常肺动脉楔压但肺毛细血管压力升高（采用单侧阻断法评估[223]）。HAPE 患者的支气管肺灌洗液蛋白含量高，提示肺泡 - 毛细血管层破坏或通透性增加[224-226]。

预防 HAPE 的措施包括缓慢升高海拔。存在已知发病诱因的患者如单侧肺动脉缺如者应避免到高原地区。对已知 HAPE 易感的登山者，预防措施可能包括服用硝苯地平（20mg 缓释剂型 /8h）[227]、他达那非（10mg，每日 2 次）或地塞米松（8mg，每日 2 次）[228]，吸入沙美特罗似乎也是一种有效的预防药物[229]。尚无随机研究证实是否乙酰唑胺能阻止 HAPE 发生，但根据动物研究和其可提高低氧期间 PaO_2 的情况，至少说明乙酰唑胺可能部分有效[230]。

HAPE 的治疗措施包括降低海拔高度、给氧或二者合用[205]。如果不能降低海拔高度或者无法吸氧，就应采用药物降低肺动脉压。硝苯地平（10mg 舌下含服）继以每 6h 给予 20mg 的口服缓释剂用于 HAPE 已获成功[231]。也可以服用肼屈嗪、酚妥拉明或吸入 NO 降低 HAPE 患者的肺动脉压[231-234]。其他推荐的治疗措施包括：可降低肺动脉压的药物（如前列腺素[235]和磷酸二酯酶抑制剂如西地那非[235]）或者利于肺泡液体清除的药物（如 β_2 受体激动剂[229]，在 Gamow 袋中重

新加压[205]以及呼气期气道正压[236]）。

高原脑水肿　最罕见但却最致命的高原病是高原脑水肿（high-altitude cerebral edema，HACE）。当 AMS 或 HAPE 患者存在共济失调、意识改变时可作出临床诊断[237]。HACE 患者的阳性体征可包括视神经乳头水肿、视网膜出血以及偶尔可见的脑神经麻痹[228]。有报道 MRI 最常见的征象为胼胝体局灶性异常[239]。HACE 的病理生理并不明确。据推测，AMS 和 HACE 患者对低氧血症期间伴随脑血流增加的脑容量上升的适应能力有限[205, 240]。

HACE 治疗属于急诊医学，理想的治疗应包括撤离或降低海拔高度并吸氧。尽管降低海拔高度 500 ~ 1000m 对 AMS 通常有效，但治疗 HACE 却需要降得更低。使用 Gamow 袋也有效。推荐的辅助治疗包括：立即给予地塞米松 8mg，然后每 6h 给予 4mg。如果不能降低海拔高度，每日给予乙酰唑胺（两次 250mg）可能也有效[205]。

慢性高原病（Monge 综合征）　慢性高原病定义为出现在原住民或长期生活在 2500m 海拔以上的居民中的一个临床综合征，该病的特征为严重的红细胞增多症（女性患者 Hb ≥ 19g/dl；男性患者 Hb ≥ 21g/dl）、严重低氧血症，并且有些病例有中度或重度肺动脉高压，可演变为肺心病导致充血性心力衰竭[241]。其他临床表现包括头痛、眩晕、呼吸困难或心悸、睡眠障碍、疲乏、局部发绀、手掌和足底灼热、静脉曲张、肌肉和关节疼痛、食欲不振、注意力不集中及记忆力减退[241]。作出诊断需要排除导致低氧血症的其他情况，如发绀型心脏病和慢性肺疾病。通常放血至少可暂时改善临床症状、提高工作能力，而降低海拔高度则可完全缓解症状。慢性高原病的其他推荐治疗方式包括使用血管紧张素转换酶抑制剂、D_2 多巴胺受体拮抗剂多潘立酮、乙酰唑胺、呼吸兴奋剂甲羟孕酮和阿米三嗪[242]。硝苯地平和西地那非均可有效降低肺动脉压力[242]。

环境压力降低

在飞机上，海拔高度急剧增加时可由于大气压降低和氮气过饱和而导致 DCS。虽然曾有关于飞机快速升至仅 2437m 的高度时即发生 DCS 的报道[243]，但通常 DCS 仅发生于飞行超过海拔 5000 ~ 6000m 的机舱内压力下[244]，一般仅在军用飞机内发生。在使用水下呼吸器潜水之后 12 ~ 24h 内置身于较低的机舱海拔高度（2400m 或更低）如商业飞机中也会发生 DCS[245]。

为减少发生 DCS 的风险，对计划快速减压至低大气压（如空军飞行员、宇航员）的人，根据所要达到的海拔高度需通过提前持续吸纯氧数分钟至数小时的方法以去除组织中的氮气。不过，已有报道即使飞行员充分预先吸入氧气后仍发生 DCS[246-247]。

较低的环境气压提示气体密度降低，导致较低的呼吸阻力。0.5～5 ATA 的大气压力对健康人气道阻力的影响可用下面 2 个公式之一进行评估[248]：

$$R_P/R_0 = 0.057 + 0.44 \cdot P_{ATA}$$

或

$$R_P/R_0 = P_{ATA}^{0.59}$$

其中 P_{ATA} 是以 ATA 表示的环境气压，R_P 为在此环境气压下的气道阻力，R_0 是在 1ATA 下的气道阻力。例如在环境气压为 0.5 ATA 时（5486m），气道阻力减小约 20%。静息时，与在海平面相似程度的低氧条件相比，海拔高度上升造成的呼吸方式的变化更为轻微[249]。

高原条件下的其他环境应激

处在高原环境的人要面对低温、大风和紫外线辐射，因此低氧的影响还同时伴随着低体温、脱水、冻伤和晒伤。鉴于高原地区脑卒中[250]、血栓性静脉炎以及肺栓塞[251]的发生率较高，因此有人怀疑长时间低氧可导致血液高凝状态[252]。实际上，在低压舱中快速暴露于高海拔可导致部分凝血酶原时间缩短[229]、凝血酶原片段 1 与 2 增加、凝血酶-抗凝血酶复合物以及Ⅶa 因子的活性升高[254]。

高海拔环境下的麻醉

基本原则

由于高原地区环境 PO_2 降低，围术期低氧的风险可能增加，尤其是对初次进入高原地区者。阿片类药物可抑制急性低氧所致的呼吸深快和心动过速。已有报道使用硫喷妥钠同时吸入空气或氧化亚氮麻醉后会出现麻醉后头痛和意识恢复减慢的情况[255]。当麻醉期间实施辅助或控制通气且术后给予吸氧时，则不会发生这些并发症，表明术中或术后的低氧血症可能是其病理生理因素。另一方面，长期居住在高原地区的人对低氧血症的耐受性更强，在这些人中其他因素可能是重要的，包括较高的血细胞比容、肺动脉高压、较低的 $PaCO_2$ 和碳酸氢盐浓度[189]。因肾潴留碳酸氢盐

可减弱换气动力，为了防止上述情况，对需要控制呼吸的患者应将他们的 $PaCO_2$ 维持在其基线水平而非传统的正常范围内。同样，把 PaO_2 维持在海平面高度时的正常范围内则会导致患者适应能力丧失并难以重新适应吸入室内空气。

有报道在高原地区手术创面的渗血增加[256]，这是由于静脉压较高、血容量过多、血管舒张以及毛细血管密度增加所导致的。Camporesi[257]针对高压和低压环境下的麻醉问题进行了综述。

麻醉设备

在海平面、海拔 5000 英尺（1524m）和海拔 10 000 英尺（3048m）高度[258]比较 Fluotec Mark Ⅱ 型和 Drager 麻醉机的氟烷蒸发器的性能，无论在任何设定下，它们输出氟烷的百分比均随海拔高度的升高而增加，但其分压却保持恒定。因此，蒸发器设置不变时使用这些设备，麻醉剂效能不会因海拔而改变，将保持恒定（见第 29 章）。

海拔高度对漂浮线轴或浮球式气体流量表的影响也进行了测试[258]。在模拟海拔 10000 英尺（3048m）高度，N_2O 和 O_2 流量表的流量读数均低于实际流量，该百分误差逐渐增至 4L/min，此时 2 种流量表的误差约为 20%，因此，当低流量 O_2 与高流量 N_2O 混合时，就可能引起危害。除非使用 O_2 分析器，否则供给 O_2 的比例会显著低于流量表测量的结果。

在高原地区，文丘里式气体混合装置供给的 O_2 浓度比在海平面时趋于更高[258]。在海拔 10 000 英尺（3048m），在海平面设置为输出 35% O_2 的面罩实际上输出 O_2 达 41%。

镇静

标准海平面下的镇静催眠药剂量在高原处可使未习服者的呼吸抑制加重（见第 89 章和第 90 章）。口服小剂量乙醇（50g，所产生的血浆乙醇浓度估计为 65mg/dl，在海平面水平对通气无影响）在海拔急剧升高达 3000m 后使血 PCO_2 平均升高 1.5mmHg[259]。在海拔 3000m 的高度，地西泮（5mg 口服）和替马西泮（10mg 口服）[260]均显示对呼吸有显著影响。另一方面，在 5300m 处，替马西泮（口服 10mg）可改善睡眠质量并在睡眠期间对部分已习服环境的登山者可减少氧饱和度降低发生的次数[261]。不同研究的差异可能是由于对高海拔适应程度不同所引起的。在健康年轻人紧急暴露于高原环境时，唑吡坦（10mg 口服）和扎来普隆（10mg 口服）均不会对睡眠期间的 SpO_2 产生不利影响[220-221]。

全身麻醉

在玻利维亚的拉巴斯（海拔 12 000 英尺）Bandolz-Frank 报道了大约 900 例全身麻醉，几乎未出现问题[262]。对于成年人采用短效巴比妥如硫喷妥钠实施麻醉诱导，继以乙醚或静脉输注普鲁卡因维持麻醉，大多数患者保留自主呼吸。在巴比妥酸盐诱导后，有时需要使用呼吸兴奋剂尼可刹米来重新恢复自主通气。1933 年的英国珠穆朗玛峰探险活动中，在西藏海拔 14 000 英尺高度，为便于固定断裂的锁骨给一位藏族患者实施了短时开放点滴氯仿麻醉，导致了心搏呼吸骤停，经过体外心脏按压和心内注射呼吸兴奋剂尼可刹米后呼吸和循环恢复。1h 后患者充分恢复，甚至

表 91-6　在高原环境下 50% N$_2$O 对健康志愿者痛阈的影响*

海拔高度（m）	大气压（mmHg）	疼痛阈值增幅（%）	不良反应
0	760	71.5	恶心 3 例，半昏迷 2 例
1 460	636	40.0	无
3 300	517	19.0	无

* 在每一海拔高度，用弹簧秤对胫骨前侧面施加压力测量 20 名患者的痛阈。在一个高压舱中模拟海拔高度。固定浓度的氧化亚氮其效能随海拔高度升高逐渐降低。

Data from James MFM, Manson EDM, Dennett JE: Nitrous oxide analgesia and altitude, Anaesthesia 37:285-288, 1982

可以吸烟[263]。Firth 和 Pattinson 提供[263]了其他的案例和有关高原环境下麻醉药物应用的综述。

麻醉气体的效能与其分压成正比。因此当大气压下降时，固定浓度的吸入麻醉药效能较低。已发现在海拔 3300m 高度，50% N$_2$O 提高健康志愿者痛阈的效能显著降低（表 91-6）[264]。据报道，在低压舱中 375mmHg 的大气压下（相当于海拔高度 5490m）采用氟烷全麻诱导成功[265]，苏醒平稳迅速。

由于一些山区不能提供吸氧设施和条件，此类地区迫切需要选择一种对呼吸抑制最轻的麻醉技术。已有报道，在海拔 1830m 地区对 23 例需要全麻的患者实施了保留自主呼吸的氯胺酮麻醉[266]，其中 2 例患者出现显著的氧饱和度降低，但时间短暂，恢复迅速。作者认为对于设立在高海拔地区的无供氧条件的乡村医院，此麻醉方法较为实用。

已报道在尼泊尔的 Kunde 医院（图 91-17，海拔 3840m），连续入选的 11 例患者（ASA Ⅰ～Ⅱ级）需在全麻下实施短小手术的麻醉方案，静脉给予阿托品 0.02mg/kg 和咪达唑仑 0.05mg/kg，随后给予氯胺酮（总量 1～6mg/kg）[267]。其中 9 例患者行脱位或骨折复位术，1 例患者（9 岁）行面颊撕裂伤缝合术，1 例患者行脓肿引流术。氯胺酮的诱导剂量为 1mg/kg 静脉注射，注射时间超过 1～2min，然后逐渐追加剂量直至维持有效麻醉。吸入室内空气时，SpO$_2$ 的基础值为 86%～91%。11 例患者中有 3 例在 SpO$_2$ 降至 80% 以

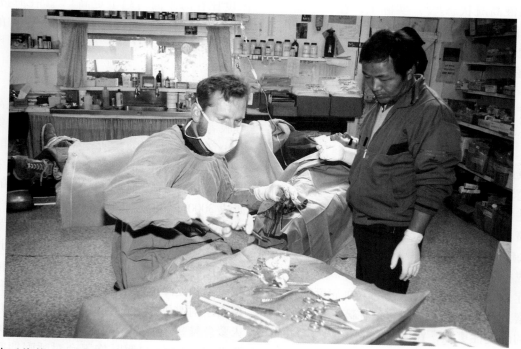

图 91-17　尼泊尔（海拔 3840m）的 Kunde 医院，上文所述进行一系列全麻的医院[267]。照片展示了 David Murdoch 医师在 Kami Temba Sherpa 协助下工作（照片由 Lynley Cook 博士惠赠）

下达 1min 且未能通过托下颌或声音 / 触觉刺激来纠正低氧，因而通过 O_2 浓缩器给予吸氧。两例来自低海拔地区的居民需要在恢复期吸氧 20min，而 9 名高原地区的居民中仅有 1 人需要吸氧。据报道在海拔更高的地区（4243m）将氯胺酮用于一例 22 岁女性控制产后出血[268]。仅需静脉注射 25mg 氯胺酮（约 0.5mg/kg）就可达到深度全麻，且出现了 5min 左右的呼吸暂停，需要吸氧和控制气道。20 ~ 25min 的手术需要氯胺酮的总量仅为 50mg。作者认为低氧血症和血流动力学不稳定的复合因素是低剂量氯胺酮超常作用的原因。

与居住在 300m 低处的居民相比，在高于海平面 3500m 处为高原原住民（术前 SpO_2 平均为 88.5%）实施伍用芬太尼的麻醉时，需要丙泊酚的剂量更大[269]。与低海拔地区居民相比，高原地区居民静息心率较慢，对手术应激的心率反应也显著减弱。

区域麻醉

据报道蛛网膜下腔阻滞麻醉可导致发生率极高的硬脊膜穿刺后头痛[255]，可能的原因包括脑脊液压力的慢性升高、脱水以及高原地区居民的 CNS 对颅内压变化的敏感性改变[255]。在 20 名年轻的山地原住民中使用 25G 穿刺针获取 CSF 样本并无头痛的报道[255]。

围术期供氧

在高原地区正常情况下，因低氧驱动呼吸导致过度通气使 PaO_2 升高。应用麻醉药或麻醉性镇痛药均可弱化低氧性呼吸驱动，从而可致低氧。低氧引发的症状包括易怒、意识模糊和烦躁不安，可被误认为是疼痛引起的反应，如错误地给予额外的麻醉性镇痛药会使病情更复杂。据报道，镇痛药导致的呼吸抑制可能是一名居住在海拔 4300m 的夏尔巴人因手指冻伤行清创术发生死亡的原因之一[265]。因此，如果应用阿片类镇痛药，患者必须吸氧。

监测

电化学和顺磁氧气分析仪均可测量 PO_2 而不是 O_2 百分比（见第 44 章）。因此，如果以"百分数"显示，那么实际的百分比将会虚低，除非将分析仪依海拔高度进行校准。然而，从生理学角度来说，重要的是 PO_2。二氧化碳分析仪也是测量 CO_2 分压。在高海拔处，由于呼气末 PCO_2 常在正常范围内（或略低），数值将不受海拔高度的影响。

在一架非承压或部分承压的飞机中，抽空空气将使密闭空间的气体产生容量膨胀，比如气管导管套囊和肺动脉导管气囊。

危重患者的航空运输

危重患者航空运输的重要问题包括：在空间和资源有限的环境下监测和干预以及海拔高度本身相关的问题的挑战[270]（见第 81 章）。环境压力降低导致固定容量气体容积膨胀，例如气管导管套囊和气胸时。在海拔 5000 英尺和 10 000 英尺（1524m 和 3048m），容积分别增加 20% 和 45%。因此需要调整套囊的压力。与此类似，颅腔积气的气体容积也被认为将增加并导致 ICP 升高。这一问题在一项综述中已被评估：在一个海拔高度为 5000 ~ 80 000 英尺的舱内，21 名患有创伤后颅腔积气的患者通过军用飞机（8h 飞行时间）从伊拉克疏散到德国兰施图尔地区医疗中心；2 名患者有脑室内引流；在转运期间和到达目的地之后 24h 内，没有一例患者经历出现临床神经功能恶化[271]。颅脑损伤最严重的一名患者的基础 ICP 为 25 ~ 30mmHg，仅仅在起飞和水平飞行过程中出现了暂时的 ICP 升高，均自行恢复。鉴于该机舱海拔高度是在一般商业飞行（见后）的高度范围内，动脉 PO_2 的轻度下降可通过给 O_2 进行处理。

在加拿大安大略省，一个用紧急民用运输机运输 19 228 架次成人患者的回顾分析表明，固定翼飞机或直升飞机，在 5% 架次中至少发生一例严重事件[272]。血流动力学恶化是最常见的严重事件，发生在 3.2% 架次中。意外拔管并不常见（0.1% 例次），但需气道处理者占 0.7% 例次（气管插管、喉罩置入或环甲膜切开术）。经口和经鼻一次插管成功率分别为 64.5% 和 75.0%。实施了 63 例胸腔穿刺引流术（0.33%）。在 1.25% 例次中实施了心脏复苏术（大多为胸外按压、除颤、心脏复律或体外起搏）。

商 业 飞 行

飞机飞行的临床影响

在商业运营的飞机飞行中，要求机舱内的压力不低于海拔 8000 英尺（典型机舱海拔高度为 1500 ~ 2438m）的大气压。在飞行期间环境空气 PO_2 会从海平面的 159mmHg 降低至 118mmHg。在商业飞行期间，一项已发表的观察报告表明机舱海拔高度有时达 8549 英尺[273]。尽管会发生与高海拔相关的综合征，如不适和疲劳，但正常人一般均可较好地耐受随后发生的轻度低氧血症（通常 SaO_2 > 90%）[274]。已有报道正常人肺动脉压轻度升高[275]，在易感人群中临床改变更明显[276]。周围大气压力的变化可诱发耳和鼻窦的气压伤以及由于肠管内气体扩张导致的疼痛。晕动病现已罕见。不能移动以及可能出现的低氧血症可导致更为严重的后果，包括静脉血栓形成[277-278]。通过空运传播传染病的情况已有报道[278]。一些综述已经探讨了空中旅行的医疗指南[279-280]。

商业飞行中氧合的预测

由慢性阻塞性或限制性肺疾患导致有气体交换障碍的患者在飞行中可发生显著的低氧血症[281-282]以及呼吸困难、水肿、喘息、发绀和胸痛等症状[283]。

为了预测海拔高度对肺脏疾病患者动脉氧合的影响，可将患者置身于模拟海拔高度的低压舱中，测量SpO_2和（或）动脉血气。其他方法包括给予通过预混达到和目标高度空气一样的吸入氧分压的（通常是15%氧气）[284]低氧气体，或应用专门设计的能够输送30% ~ 40%氧气及100%氮气的文丘里面罩[285-286]。以海平面血气值为基础的预测算法也已经成功使用[287]。某高海拔预测的PaO_2($PaO_{2\,alt(predicted)}$)可根据地平线水平的血气指标（$PaO_{2\,GL}$，$PaCO_{2\,GL}$）、地平线水平计算的肺泡PO_2（$P_AO_{2\,GL}$）和某海拔高度下肺泡PO_2（$P_AO_{2\,alt}$）通过以下公式计算：

$$PaO_{2\,alt\,predicted} = P_AO_{2\,alt} \times (PaO_{2\,GL}/P_AO_{2\,GL})$$

一些其他预测公式的系统测试也已有报道[286, 288]。在6min步行试验之后进行SpO_2监测可提供更好的预测准确性[289]。

推荐因固有心或肺疾病所致低氧血症的患者在飞行中吸氧[290]。Stoller对此程序的细节作出了综述[287]。

飞行中的紧急情况

商业航空公司报道，每百万乘客中有1 ~ 75人在飞行中发生医疗事件[291]。最常见的是昏厥、胃肠不适、轻微外伤及心脏、肺或神经系统问题。所有美国商用飞机均配备了医药箱，要求由一名飞行乘务人员携带以便为病情严重的乘客进行紧急处理。此外，所有有效载荷超过7500磅的美国商用飞机上都配备有自动体外除颤器。飞行中的死亡事件极少见（死亡率为0.01 ~ 0.8人/百万乘客）。在一项以美国航空公司为主的为期一年的经验研究中（1999—2000年），据估计大约一半的航班中都会有一名医师在飞机上[291]。Silverman和Gendreau已概括了评估飞行中急诊的指南[279]。设有可供咨询的地面医师的系统可以帮助决定有关飞机转航的问题。

太空医疗

太空飞行期间的生理和医疗问题

宇宙飞船发射的数分钟内，当飞船加速至轨道速度（通常俄罗斯的Soyuz飞船为4G）时重力增加。在太空期间，宇航员的主要生理应激是失重（微重力），该现象导致左心室舒张末容量增加，但矛盾的是同时伴随中心静脉压降低[292]。血液的重分布引起颜面水肿、尿量增加，因而血容量减少（达20%或更多）直至着陆后[293]。到达轨道后不久，大多数宇航员感到自限性头晕、嗜睡、恶心及呕吐[294]。在返航期间，宇航员在没有抗超重飞行衣的条件下又会经历重力增加。一般Soyuz飞船为4 ~ 5G，但也可高达6 ~ 7G。为增加血浆容量，在返航之前的4h内，宇航员常饮入4L的电解质液。然而着陆后，宇航员一般会感到一定程度的体位性不适[295]，常再次出现恶心呕吐[294]。直立性低血压与血容量不足、腿部肌张力下降、内皮细胞一氧化氮合酶（eNOS）表达增加及α-肾上腺素受体表达下调[296]有关。在轨道上停留数天后可观察到左心室重量降低[297]，可能的原因是心脏萎缩[298]或脱水[299]。甚至在执行短期任务后可发生骨骼肌萎缩[300]。

航天飞机和国际空间站的舱内压为760mmHg。但在太空行走（extravehicular activity，EVA）期间，宇航服的内压为4.3 psi(222mmHg)。在EVA期间宇航员通过吸入100% O_2防止低氧，但压力降低有引起DCS的潜在风险[301]。为了通过降低组织氮含量来降低气泡形成的可能性，宇航员预先吸入100% O_2约4h。如果在EVA期间宇航服破裂，宇航员的环境压力迅速降至零，这将导致低氧并形成广泛的气泡，即所谓的体液沸腾（因环境压力低于饱和水蒸气压力而导致的体液沸腾）。

失重导致骨质脱钙，长时间宇宙飞行会导致明显的骨质疏松。由此引起的高钙尿症以及发生肾结石的可能性增加，这成为人类星际旅行的主要障碍。

太空中的紧急医疗救治面临很多挑战，包括液体容量改变对药物分布的作用、低血容量、机械力实施困难（如插管）以及供给和专业技能限制[302]。对于在国际空间站不能充分治疗的紧急医疗状况，联盟对宇航员进行的评估可能长达24h。出血造成的低血容量可因供给量有限而不能得到充分治疗，而且在返航过程中已存在的容量缺失和重力增加将加重低血压。静脉输注液体的气液表面会产生气泡（图91-18）。因此，飞行前静脉输液袋必须排气或串联过滤器滤除气泡。在微重力条件下，全麻或区域麻醉的生理学影响

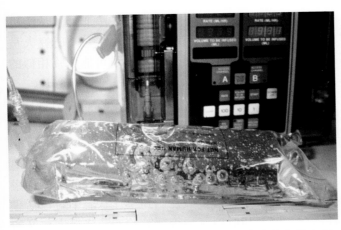

图 91-18　微重力状况下配有输液泵的静脉输液袋内的空气。失重环境使液体袋内的气体难以用通常方式排出。必须在飞行前就将静脉输注液体袋气体排出，气泡必用串联过滤器去除 (Courtesy National Aeronautics and Space Administration.)

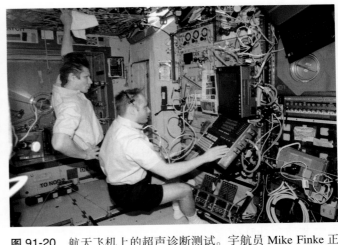

图 91-20　航天飞机上的超声诊断测试。宇航员 Mike Finke 正在一名地面医师的指导下操作超声波成像仪 (Courtesy National Aeronautics and Space Administration.)

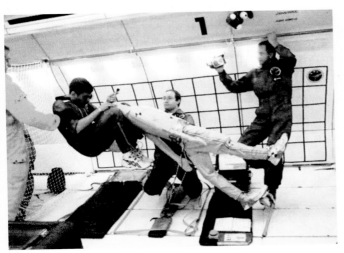

图 91-19　在微重力条件下对自由漂浮的人体模型的气管插管。操作者通过双膝夹住模型的头部使其稳定 (From Groemer GE, Brimacombe J, Haas T, et al: The feasibility of laryngoscope-guided tracheal intubation in microgravity during parabolic flight: a comparison of two techniques, Anesth Analg 101:1533- 1535, 2005, with permission)

尚不清楚。传统的麻醉蒸发器依赖重力保持液体位于底部。因此，需要为在太空中使用而重新设计。此外，实际的限制还包括需要防止挥发性麻醉气体或呼出氧气（失火危险）对密闭环境的污染。

颜面水肿可能导致气管插管困难。喉罩（laryngeal mask airway，LMA）、带套囊的口咽气道以及插管型喉罩（intubating LMA）都已在用中性浮力罐模拟微重力的条件下成功演示[303]。在一项飞行器上短期微重力条件下使用人体模型的研究表明，使用喉镜和标准的气管导管（图 91-19）、食管 - 气管联合导管（Nellcor，Pleasanton，Calif.）以及插管型喉罩可成功

插管[304-305]。然而，在微重力条件下一名非医师的操作人员使用传统喉镜进行气管插管常常失败[304]。所有的插管技术中，患者和操作者均需要保证安全[304]。在微重力条件下胃食管反流更常见。因此，全麻期间误吸发生的可能性更大。

像远程指导超声检查这样的飞船承载诊断工具也在发展（图 91-20）。Komorowski 等已对在太空提供麻醉的挑战进行了概述[306]。

人们正在考虑用远程遥控的机器人来替代飞船上的外科医师进行手术。事实上，身在纽约的医师已成功对处在法国斯特拉斯堡的一位患者实施了机器人腹腔镜下胆囊切除术。外科医师开始操作至监测器探测到该操作的整个延迟时间约为 155 毫秒[307]。在加拿大安大略省汉密尔顿市的麦克马斯特大学的一个外科中心，通过使用互联网连接成功地为 250 英里以外的北部湾实施了几例机器人手术，仅延时 135～140 毫秒[308]，而可接受的延迟时间界限约为 330 毫秒。在星际飞行期间（延迟时间长得多），是否可通过训练或提高技术从而开展此类手术尚未可知。

返回地面后的生理和医疗问题

太空医疗上的挑战可能延伸至着陆后。在太空停留 14 天后，2 只恒河猴在着陆后 24h 内由一名合格的兽医麻醉医师对它们实施全麻（肌注氯胺酮 10mg/kg，随后吸入 1%～1.5% 的异氟烷 3.5～4h）以进行活组织检查。其中一只恒河猴出现误吸而未能成功复苏，另一只在苏醒后 3h 出现难以解释的嗜睡和颜面水肿[309]。根据这次经历可推断，广为接受的标准医疗技术可能

对太空飞行着陆后不久的宇航员实施麻醉并不安全。

研究者已经阐明了一些特殊的挑战，可以在两篇出色的综述中找到其详细内容[310-311]。与麻醉风险最为相关的一些问题如下。

低血容量和肾上腺素能低反应性

飞行后很多宇航员不能耐受直立体位。部分原因是低血容量，但同时也是由于肾上腺素能反应的功能紊乱[312]。有飞行后立位耐受不良的宇航员对去氧肾上腺素的升压反应与飞行前没有区别，但低于那些能耐受急速改变为立位的宇航员[313]。心血管系统去适应、心室萎缩和动脉硬度的改变也发挥了作用[298-299, 314-315]。飞行后即刻对全身麻醉和椎管内麻醉的血流动力学反应包括预期外的低血压，但迄今为止原因还不清楚。

电解质紊乱

已有报道宇航员执行航天任务后发生血清钾和镁的降低，可能的原因为饮食摄入量减少[316-317]。在阿波罗15号任务期间，已经观察到低钾血症引发的心律失常[318]。

琥珀酰胆碱引发的高钾血症

由于制动和失用导致的骨骼肌萎缩使乙酰胆碱受体增加，从而对琥珀酰胆碱的敏感性增高（见第34和35章）而胆碱酯酶活性降低[319]。根据从神经-肌肉疾病患者以及制动四肢的患者得到的数据显示，此类患者对非去极化神经肌肉阻滞剂存在耐药可能[320]。

在制动的重症监护患者中，使用琥珀酰胆碱被认为可能导致严重的高钾血症和心搏骤停[321-322]。研究人员提示，由于存在骨骼肌萎缩，宇航员可能面临相似的风险[311]。

小结

危重患者应用HBO治疗日益广泛，对熟练应用此技术的人员需求增加。设计并规划有效的监测预案将使血流动力学和氧合被控制到最佳状态；对包括患者选择、监测和舱内流程等细节的专注将最大程度的保证患者在此环境下的安全；对作用机制的研究和进一步的临床试验研究将有助于制订最佳的治疗方案。防治氧中毒的进展可延长目前的安全治疗期，从而更加积极有效地治疗缺血和感染综合征。

急性暴露于高海拔引起的环境压力降低及随后的低氧可导致明确的生理学改变，后者常引起临床症状，防治方法如前所述。由于低氧和环境压力降低，同时在高原环境下往往不能得到最理想的设备，要在高原环境下安全实施麻醉需要对海平面实施的麻醉技术进行调整。

太空麻醉展现出独一无二的挑战性，这种挑战甚至延伸至返回地球着陆之后。

参考文献

见本书所附光盘。

第六部分

儿科麻醉

第92章 小儿区域麻醉

Christophe Dadure • Chrystelle Sola • Bernard Dalens • Xavier Capdevila
王汉兵 译 杨承祥 彭书峻 审校

致谢：编者和出版商感谢 Bernard J. Dalens 博士在前版本章中所作的贡献，他的工作为本章节奠定了基础。

要 点

- 过去的 30 年里，区域麻醉在小儿中的应用不断增加。
- 区域麻醉已经成为小儿患者术中和术后预防及治疗疼痛的可供选择的主要手段之一。
- 近年来，外周神经阻滞替代椎管内神经阻滞，减少了不良反应的发生率。
- 越来越多的区域阻滞方法施用于小儿后被证明是安全有效的。
- 小儿区域麻醉设备和穿刺技术的改进，促进了区域麻醉在小儿中的常规应用。
- 外周神经置管技术已经成为了常规操作。
- 安全有效的区域麻醉技术改善了疼痛管理，促进了术后早期运动功能的恢复，适用于家庭治疗，有利于儿童的康复。
- 传统观点认为，神经刺激仪是神经丛定位的金标准，而今超声引导越来越多地应用于儿童区域麻醉。
- 超声引导下区域麻醉技术的优点是，使目标神经和周围区域以及注药后局麻药的扩散具有可视性。
- 超声引导下的外周神经阻滞可以减少局麻药的使用剂量和穿刺次数，缩短起效时间并且延长感觉阻滞时间。
- 为了避免局部或全身神经毒性的发生，应该精确计算局麻药的用量，包括局麻药的容量和浓度。

小儿区域麻醉经常辅助应用于全身麻醉，在手术患儿和非手术患儿的多模式镇痛中起到重要作用，并且可以提供良好的术后镇痛。小儿穿刺针和导管的改进使小儿区域麻醉更加安全和容易操作。大量回顾性和前瞻性研究表明，小儿区域麻醉并发症的发生率低，小儿区域麻醉尤其是外周神经阻滞不会产生严重的后遗症。心脏毒性较低的长效局麻药如罗哌卡因、左布比卡因的应用增加了小儿区域麻醉的安全性。事实上，目前所有的神经阻滞技术在小儿中的应用都得到了评估，我们可以对其适应证、禁忌证及不良反应做出准确的界定。本章节将详细介绍各种区域麻醉方法。

连续外周神经麻醉是小儿区域麻醉的最新进展之一。单次剂量的局麻药其作用时间有限，可以用于部分小儿手术，但不能满足许多大型手术的麻醉需求。小儿矫形外科大手术会引起强烈的和长时间的术后疼痛，因此在这类手术中应用连续外周神经阻滞非常重要。

超声成像技术在区域麻醉中的应用是区域阻滞的第二次革命（见第 58 章）。应用超声影像的优势在于能观察到局麻药的扩散。毫无疑问，超声引导提高了区域麻醉的麻醉质量，在局麻药扩散不恰当的情况下可以调整穿刺针的位置，减少小儿局麻药的用量。

小儿与成人的差异

解剖差异

成长过程中的体型改变

小儿与成人之间最明显的差异是体型。"正常"足月新生儿体重为 3~3.5 kg，身高 50 cm，而 10~15 年内体重将增加 12 倍以上（>1200%），身高增长 3 倍以上（>300%）。早期发育阶段，脊髓占据了整个椎管，但随后脊椎生长的速度超过脊髓[1]，尾端脊神经、脊髓以及各层被膜在椎管内受到"牵引"。出生时，硬脊膜终止于骶椎的四分之三水平，脊髓末端（脊髓圆锥）在 L_3 至 L_4 水平。1 岁末时上述解剖结构才达到成人水平，即脊髓圆锥终止于 L_1 水平、硬脊膜达 S_2 水平。

整个婴儿和儿童时期的解剖关系和标志都在不断地变化，增加了区域麻醉技术的难度。因此，操作者必须熟悉发育解剖学，用准确的辅助技术对解剖间隙和神经干进行定位。

先天畸形、遗传性疾病、胎儿/新生儿窒息导致的后遗症（脑性瘫痪）是儿科常见和特有的情况。这会引起骨/关节和神经结构的生长异常和畸形，并在儿童期趋于恶化。

影响局部神经阻滞适应证和实施的主要解剖、生理因素见表 92-1。

骨骼骨化和骶椎融合延迟

新生儿的骨骼，包括椎骨，大多为软骨。由于软骨抵抗穿刺力的能力低，易被锐利的针尖刺入，从而导致骨化中心损伤，影响骨或关节的发育。因此，神经阻滞期间应尽可能避免触及骨质，特别是婴儿。X 光和超声也较易透过软骨。

脊柱弯曲的形成

出生时，脊柱仅有一个弯曲，无论在哪个椎间隙行硬膜外穿刺，进针方向都相同。但脊柱弯曲并不固定，整个儿童期的脊柱都具有可塑性，脊柱弯曲容易被强制的屈曲抵消，这是儿童期的一个主要优势（骨赘除外）。

筋膜连接疏松和硬膜外脂肪的流动性

筋膜和神经血管周围鞘与其覆盖的结构（例如神经、肌肉、肌腱、血管）连接疏松。这使得局麻药容易扩散，不论使用何种区域麻醉技术都能获得完善的神经阻滞效果，但偶尔也会意外地扩散到较远处的神经或其他解剖间隙。婴儿和较小的小儿（6~7 岁以下）的硬膜外脂肪流动性很强。硬膜外脂肪具有流动性且包绕脊髓神经根的鞘膜较疏松，使注入硬膜外间隙的局麻药持续地渗漏。因此，硬膜外阻滞时需要相对较大的局麻药容量（可达 1.25 ml/kg）才能达到预期的麻醉效果。

神经纤维髓鞘化不完善

胎儿时期颈神经分节开始髓鞘化，随后向头侧和尾侧延伸[2-3]，但髓鞘化过程在 12 岁前都未停止。婴儿髓鞘化的神经纤维非常少，这也是他们不能行走的主要原因。这种情况导致的主要药理学结果是局麻药容易渗透进入神经。成人应用的局麻药浓度至少是小儿的 2 倍，但小儿应用浓度较低的局麻药就可获得与前者相同的神经阻滞效果。小儿神经阻滞的起效时间缩短，但同时阻滞持续的时间也相应缩短，这是因为局麻药被髓鞘包裹后的进行性释放减少；再者，婴儿局部血液循环丰富，局麻药被血液吸收较多。

疼痛的感知

躯体痛觉是一种主观感觉体验，由三种主要成分混合产生[4]：动机指令（motivational-directive）、感觉辨别（sensory-discriminatory）和认知评价（cognitive-evaluative）。动机指令由无髓鞘的 C 纤维传导（"慢"痛或"真实"痛），引起保护性反射，例如自主神经反应、肌肉收缩、肌紧张。C 纤维在胎儿早期就具有了完善的功能。C 纤维与背角神经元的联系在出生后的第二周才成熟。但是，由 C 纤维传递到背角的伤害性刺激能引起持续性反应[5-6]，这可能是因为 P 物质大量产生后，引起周围的神经元广泛去极化。出生后两周内 P 物质的背角受体数量减少，新生儿对伤害性刺激的过度反应逐渐消失，刚出生时并不成熟的抑制性控制通路也逐渐完善。

新生儿期的疼痛性操作能使随后婴儿和儿童期的疼痛反应发生改变[7]，这种改变取决于婴儿的发育阶段（足月抑或早产）和婴儿对疼痛的累积体验。足月的新生儿对后期伤害性操作的反应表现为行为反应性增加，而早产的新生儿反应性减弱。疼痛性操作之前给予麻醉药（局麻药或阿片类药），婴儿对操作的疼痛表现和痛觉长期改变的幅度会减小[7]。

小儿无法向医务人员准确表达不适与痛苦，致使小儿疼痛的认定与诊断非常困难。过去 20 年间，小儿疼痛引起了广泛的关注。人们已设计可靠的、与年龄

表 92-1　小儿期影响区域阻滞选择或实施的主要解剖与生理因素

儿科因素（主要为婴儿期）	导致的危险	对区域麻醉的影响
脊髓末端位置较低	直接损伤脊髓的风险增加	尽可能避免在 L_3 以上硬膜外穿刺
硬脊膜囊投射位置较低	意外穿破硬脊膜的风险增加	检查有无脑脊液流出（包括骶管阻滞） 建议在较低位置行硬膜外穿刺
神经纤维髓鞘化尚未完成	局麻药液易进入神经内	起效时间缩短，低浓度局麻药即可产生成人较高浓度局麻药的效果
骨骼为软骨性结构	锐利穿刺针穿刺时阻力下降 骨化中心直接损伤和细菌污染的风险增加，进而影响骨／关节的生长	避免使用细、尖的穿刺针；宜使用针体短、针尖斜面短的穿刺针 进针时不可过分用力；遇有阻力时，停止进针
骶椎尚未融合	存在骶骨椎间隙	整个儿童期能实施骶部椎间隙入路的硬膜外穿刺
脊柱的弯曲尚未形成	颈椎生理弯曲（3～6 个月） 腰椎生理弯曲（8～9 个月）	6 个月前硬膜外穿刺针方向与脊柱水平相同，之后随脊柱弯曲调整方向
尾骨轴改变，骶裂孔不生长	随着年龄增长，骶裂孔相对变小	6～8 岁后，骶裂孔定位更为困难（骶管阻滞失败率增加）
髂棘的骨化和生长尚未完成	婴儿 Tuffier 线（两侧髂前上棘连线）平 L_5 或更低水平	Tuffier 线平对 $L_5 \sim S_1$ 椎间隙，而不是 $L_4 \sim L_5$ 椎间隙
硬膜外脂肪的流动性增加	6～7 岁前，局麻药扩散随着年龄增长而增加	6～7 岁前，使用骶管麻醉能取得很好的阻滞效果
神经鞘和腱膜与其覆盖的结构连接疏松	局麻药沿神经走向的扩散能力增加，有渗透到远处解剖间隙的危险，可阻滞远端神经	局麻药沿脊神经根处渗漏出椎管，硬膜外阻滞时需较大容量的局麻药 只需较小容量的局麻药就可产生很好的周围神经阻滞效果
酶尚未成熟	局麻药代谢较慢（通常被其他酶途径代偿）	特征为药物的机体平均滞留时间与半衰期延长，易蓄积（特别是重复注射和持续输注局麻药后）
细胞外液含量高	局麻药（以及大多数药物）的分布容积与机体平均滞留时间增加	单次注射后药物峰值浓度（C_{max}）降低，但是重复／持续注射后蓄积
血浆蛋白含量低（HSA 和 AAG）	竞争结合 HSA 的非特异性结合位点 AAG 特异结合局麻药的能力有限，导致血浆游离局麻药浓度增加	所有局麻药的未结合的游离部分增加：全身毒性反应的风险增加
心排血量与心率增加	局部血流增加，导致局麻药全身吸收增加	局麻药全身吸收增加（T_{max} 降低，阻滞时间缩短） 添加肾上腺素的效应增强：血管收缩作用可减少吸收（从而减少毒性反应），延长阻滞时间
交感神经发育不成熟，心脏自主神经适应能力低下，下肢血管床较小	椎管内阻滞期间血流动力学稳定	不必液体预扩容或使用血管收缩药
体形和概念化尚未形成，焦虑	患儿不能对自己身体部位精确定位 不理解"异感"的概念 难于配合	须使用定位技术对神经／间隙进行定位，而不依靠患儿配合 大多数患儿需要行深度镇静或全麻（特别是实施"危险"技术操作时，以避免患儿在阻滞过程中的关键阶段惊恐发作）

AAG，α_1- 酸性糖蛋白；C_{max}，血浆峰浓度；HSA，人血清白蛋白；T_{max}，达 C_{max} 的时间

相关的疼痛评分表来评价疼痛的严重程度和治疗的有效性。

局麻药和辅助药的药理学

小儿用药的药理学特性主要受两个因素影响：①某些酶代谢途径不完善，被其他的生化途径替代；②生长过程中体表面积逐渐增加。根据体表面积计算药量与成人相同（或按比率）[8]。由于体表面积不易获得，临床上一般根据体重计算药量。随着小儿生长，用药量需要不断地调整，用药量错误并不少见。

局麻药

局麻药的药物特点和作用机制在本书其他章节已有详细叙述（见第 36 章）。两者在小儿期基本相同，仅药代动力学的特点可能有较大差异，特别是新生儿和婴儿[10]。

局麻药的固定

简言之，与成人相比，婴儿局麻药固定减少，扩散增加。特别在硬膜外间隙，由于硬膜外脂肪流动性增加以及聚集的脂肪少，局麻药更易扩散。上述改变导致的主要结果是：①局麻药起效时间缩短；②局麻药沿纵向扩散和周围扩散更为广泛；③局麻药局部结合部位的二次释放减少，作用时间更为短暂。

局麻药向靶点的扩散　局麻药作用的靶点是神经纤维的电压依赖性 Na^+ 通道。非离子化的分子才能透过生物膜，其速度取决于神经鞘膜的数量和厚度（随年龄增加而增加）。

全身吸收和分布

血浆蛋白的结合　非离子化的局麻药能自由地穿过注射部位附近的毛细血管壁。由于婴儿的心排血量和局部血流量是成人的 2～3 倍，局麻药的全身吸收会相应增加。血管活性药（如肾上腺素）能有效延缓局麻药的全身吸收。

局麻药进入血管床后，主要与人血清白蛋白（HSA）、α_1- 酸性糖蛋白（AAG）或 α- 酸性黏蛋白结合。局麻药与 HSA 的亲和力低，很多药物能与其竞争结合位点。出生后的第一个月，血浆 HSA 的水平低，尤多见于早产儿和禁食的婴儿。因此，HSA 防止局麻药全身毒性和预防术后毒性反应的作用减弱。局麻药与 AAG 的亲和力是 HSA 的 5000 至 10000 倍，因此AAG 能有效防止局麻药全身毒性反应（后者的发生取决于非结合、游离的局麻药）。但是，出生时 AAG 的血浆浓度也很低（0.2～0.3 g/L），在 1 岁前也未达到成人的水平（0.7～1.0 g/L）[11-13]。

出生时，能结合局麻药的两种蛋白的血浆浓度低，因此婴儿血浆中局麻药的游离成分增加。即使 AAG 的血浆浓度在术后会增加（除非发生肝功能不全），在此年龄段所有氨基酰胺局麻药的最大剂量也必须大幅度减少[13]。另一方面，手术的应激，尤其是婴幼儿感染或接受急症手术时，血浆 α- 酸性黏蛋白的浓度会升高[11]。血浆 α- 酸性黏蛋白浓度的升高能改变游离罗哌卡因的比例，增加结合型罗哌卡因的浓度，因此可以防止局麻药全身毒性的发生[14]。这可以大幅减少局麻药单次注射后的毒性作用，可以使局麻药的浓度处于安全范围。

红细胞储存　局麻药进入血流后会分布到红细胞上，这部分占局麻药总量的 20%～30%，取决于局麻药的种类和血细胞比容。红细胞储存通常对局麻药的药代动力学影响较小，除非存在下列情况：

- 新生儿：血细胞比容高（可超过 70%）和红细胞增大（生理性巨红细胞症）使得局麻药持续"被捕获"，导致单次注药后血药峰值浓度（C_{max}）降低，但二次释放增加。因此，所有局麻药的半衰期延长。
- 婴儿：生理性贫血减少红细胞对局麻药的储存，当血浆蛋白结合位点饱和后（接近中毒的血液浓度），防止局麻药全身毒性反应的效应降低（仅指单次注射）。

硬膜外间隙局麻药的吸收　硬膜外局麻药的吸收已能被很好地评估。小儿和婴儿的局麻药动力吸收已有报道，但较年长患儿的局麻药血浆浓度曲线的双相性形状不明显。虽然达到血药峰值浓度（C_{max}）的时间（T_{max}）基本不变（如布比卡因的 T_{max} 不随年龄改变，大约是 30 min）[15]，但血浆峰值浓度和浓度下降曲线的坡度增加。

罗哌卡因是个明显的例外。婴儿骶管或腰部硬膜外注药后，罗哌卡因的 T_{max} 延长至 2 h，C_{max} 也增加[16]。这一不典型的药代动力学特征可用以下因素来解释，如酶不成熟，全身吸收缓慢，分布容积减少[17-18]。另外，罗哌卡因具有内源性血管收缩的作用，如同局麻药中添加了肾上腺素，这也可能发挥了一定作用。无论如何，由于很多婴儿手术时间短，年长患儿在骶管 / 硬膜外阻滞后 2h 内（即达到血浆峰浓度之前）就会离开手术室和麻醉后恢复室（PACU），因此不能忽

视 C_{max} 和 T_{max} 的增加。

左布比卡因的药代动力学特征与罗哌卡因类似。2岁以下婴幼儿骶管注射 2 mg/kg 左布比卡因后，C_{max} 的范围为 0.41 ~ 2.42μg /ml (0.91±0.40μg /ml)，高于注射同等剂量的消旋布比卡因[19]。由于其血浆清除率减少，未满 3 个月婴儿的 T_{max} 值也相应延长（婴儿为 50 min，成人为 30 min）[20]。

重复注射时，要减少硬膜外的给药剂量，使 C_{max} 值保持在首次注射后的相同范围内。第二次注射时应注意以下两点：

- 降低到首次剂量的三分之一。首次注射利多卡因、甲哌卡因或丙胺卡因后，30 min 内不可行第二次注射，而布比卡因、左布比卡因或罗哌卡因 45 min 内不可行第二次注射。

- 或第二次剂量为首次剂量的二分之一。但间隔时间为首次注射利多卡因、甲哌卡因、丙胺卡因 60 min 后或布比卡因、左布比卡因、罗哌卡因 90 min 后。

如果需要多次注射，剂量应该减少到第二次剂量的二分之一（首次剂量的六分之一），间隔的时间与第二次注射相同。

为获得术后 24 h 内的稳态浓度，可采用持续输注的方式。青少年患者以 0.3 mg/(kg·h) 速率持续输注布比卡因、左布比卡因或以 0.4 mg/(kg·h) 速率给予罗哌卡因，可达到此目的。

婴儿的给药速率必须减慢[21-22]。未满 4 个月的婴儿，布比卡因给药速率须小于 0.2 mg/(kg·h)（或其他等效剂量的局麻药），大于 4 个月的婴儿以 0.25 mg/(kg·h) 速率给药。由于不能达到稳态的血浆浓度，即使是"安全"的输注速率，未满 4 个月的婴儿（有时候 4 ~ 9 个月）也可发生全身毒性反应，甚至是在给药后 48h 时。该年龄群体在给药 24 h 后可获得稳定的峰值浓度，因此宜选择左布比卡因[23]或罗哌卡因[24]，不宜选用消旋布比卡因。

其他注射部位的吸收 局麻药在婴儿的黏膜部位吸收增加[9]。长期以来，人们认为黏膜表面麻醉禁用于该年龄群体。但是只要做好某些预防措施，该技术仍可安全应用：选择特制的透黏膜纱布片[25]或喷洒稀释的利多卡因[26-27]；要认识到利多卡因表面麻醉会使喉软骨进一步软化[28]。

经皮应用 EMLA（利多卡因和丙胺卡因的混合物）乳剂后，血浆峰值浓度出现在 4 h 后，且维持在低水平[29]：利多卡因不超过 200 ng/ml，丙胺卡因不超过 131 ng/ml，即使未满 6 个月的婴儿也是如此。

腔隙阻滞（例如髂筋膜、脐、腹股沟、阴部阻滞）时，局麻药的吸收与硬膜外阻滞时的双相曲线相同[30-33]。由于吸收面积大，注入高浓度局麻药经常导致很高的血浆峰值浓度（偶尔可达到有中毒可能的血浆峰值浓度），特别是使用 0.5% 罗哌卡因时[33]。但使用较低浓度局麻药后，其血浆浓度会很低。

外周神经阻滞时，局麻药吸收也呈相似的双相曲线，但 C_{max}、T_{max} 不同。后两者取决于局麻药本身、是否添加肾上腺素、注射的部位，注射位置越在远端，吸收过程越缓慢（与成人相同）。

肺摄取 氨基酰胺类局麻药进入静脉血流后，一部分与血浆蛋白结合，一部分被红细胞储存，然后到达右心室，再进入肺循环，被肺摄取。随后其在肺静脉的血浆浓度、体动脉循环血浆浓度（特别是冠状动脉和脑动脉）持续降低。因此，肺摄取起到了临时防止毒性反应的作用。但某些药物如普萘洛尔能降低肺摄取，抑制这种保护效应。右向左分流心脏病的小儿肺血流减少，局麻药的动脉血浆浓度会显著增加，即使少量局麻药也可导致全身毒性反应[34]。

分布容积 静脉注射氨基酰胺类局麻药后的分布容积稳定，为 1 ~ 2 L/kg（表 92-2）。其他部位注射局麻药后，由于"反转"效应，计算的分布容积通常显著增加，尤其见于长效局麻药。婴儿和新生儿的细胞外液含量增加（表 92-3），所有局麻药的分布容积比成人大，这会导致以下结果：①所有局麻药的血浆峰值浓度明显降低，单次注射后的全身毒性危险减少；②反复注射时，药物血浆浓度增加，清除半衰期延长，清除减少。

肝对酰胺类局麻药的摄取及清除 短效酰胺类局麻药的肝摄取率很高（利多卡因为 0.65 ~ 0.75），该指标主要取决于肝的血流量而不是药物的血浆浓度。有关左布比卡因在小儿中应用的研究资料很少。出生后几个月的小儿，单次注射左布比卡因后的清除率增加，但持续输注时（即使是 0.0625% 左布比卡因），其清除率降低的程度与消旋布比卡因相同，且血浆浓度不能达到稳态水平[20]。

胎盘转移 孕妇胎盘对局麻药的摄取会持续地影响其在组织的分布。血浆蛋白结合率会影响药物的胎盘转移：利多卡因在胎儿脐静脉血和产妇动脉血中浓度之比大约为 0.73，丙胺卡因为 0.85，而布比卡因只有 0.32。药物的旋光性可能也有一定的影响，至少布比卡因如此。与肾上腺素合用时，右布比卡因的胎盘转移远超过左布比卡因[35]。绝大多数酯类局麻药可被快速分解代谢，不会发生胎盘转移。丁卡因和可卡因分解缓慢，仅用于表面麻醉或脊髓麻醉（仅丁卡因）。

表 92-2　酰胺类局麻药药代动力学参数的年龄相关差异

局麻药	蛋白结合率（%）	稳态分布容积（Vdss）(L/kg)	清除率 [ml/(kg·min)]	消除半衰期（h）
利多卡因				
新生儿	25	1.4 ~ 4.9	5 ~ 19	2.9 ~ 3.3
成人	55~65	0.2 ~ 1.0	11 ~ 15	1.0 ~ 2.2
甲哌卡因				
新生儿	36	1.2 ~ 2.8	1.6 ~ 3	5.3 ~ 11.3
成人	75 ~ 80	0.6 ~ 1.5	10 ~ 13	1.7 ~ 6.9
布比卡因				
新生儿	50 ~ 70	3.9（±2.01）	7.1（± 3.2）	6.0 ~ 22.0
成人	95	0.8 ~ 1.6	7 ~ 9	1.2 ~ 2.9
左布比卡因				
婴儿	50 ~ 70	2.7	13.8	4
成人	95	0.7 ~ 1.4	28 ~ 39	1.27 ±0.37
罗哌卡因				
婴儿	94	2.4	6.5	3.9
成人	94	1.1 ±0.25	4 ~ 6	1.15 ±0.41

表 92-3　不同年龄段体液分布的差异

体液分布	早产新生儿（%）	足月新生儿（%）	婴儿（%）	儿童（%）	成人（%）
液体总量	80 ~ 85	70 ~ 75	65	55 ~ 60	50 ~ 55
细胞内液	20 ~ 25	30 ~ 35	35	35 ~ 40	40 ~ 45
细胞外液	55 ~ 60	45	30	20~25	20

由于两者的全身吸收速率缓慢，血浆浓度非常低，因此不必顾虑胎盘转移。

代谢　酯类局麻药由血浆胆碱酯酶迅速水解。刚出生时的血浆胆碱酯酶活性很低（这并不会导致不良反应），此后逐渐增加，至 1 岁时活性可逐渐达到成人水平[36]。氯普鲁卡因的消除率最快 [4.7 mol/(ml·h)]，普鲁卡因较慢 [1.1 mol/(ml·h)]，而可卡因仅 0.3 mol/(ml·h)。氯普鲁卡因和普鲁卡因也有一部分通过肝胆碱酯酶分解代谢。

酰胺类局麻药在肝内的分解代谢主要通过两种酶促反应：第一时相，在肝微粒体酶系细胞色素 P450 的作用下发生氧化反应；第二时相，第一时相的代谢产物与葡萄糖醛酸或氨基酸残基结合，生成易于排出体外的无毒性水溶性化合物。

出生后几个月内，人体肝细胞色素 P450 氧化酶（CYP450）的活性很低。布比卡因在成人主要是由 CYP3A4 分解，但婴儿体内缺乏此酶。然而，婴儿体内胎儿型 CYP3A7 的活性很高，其对布比卡因的分解能力与 CYP3A4 相当[9]。罗哌卡因和左布比卡因[20]主要被 CYP1A2 分解（3 岁前此酶的功能尚不完善），小部分被 CYP3A4 分解。小儿的肝细胞色素 P450 氧化酶虽不成熟，但临床意义有限（清除率低、延迟的 T_{max} 和增加的 C_{max} 仅见于罗哌卡因，但仍在临床可接受的范围内），这并不妨碍这些局麻药在新生儿和婴儿中的使用。

刚出生时，药物在体内代谢的第二反应时相，特别是与葡萄糖醛酸的结合反应并不完善，这种情况一直持续至 3 岁。但在出生后 1 个月，其他的结合反应途径如与硫酸基团的结合，却很活跃，且非常有效。

消除半衰期　消除半衰期（$t_{1/2}\beta$）取决于药物的分布和代谢。可以通过以下公式计算（Cp 为血浆清除率，Vdss 为稳态分布容积）。

$$t_{\frac{1}{2}}\beta = (0.639 \times Vdss)/Cp$$

1 岁以上小儿与成人的消除半衰期基本相同，主要是因为增加的 Vdss 被增加的 Cp（部分与小儿肝的高血流量相关，其肝血流量占体重 4%，而成人仅为 2%）所代偿。1 岁前，所有局麻药的清除率低且消除半衰期延长（见表 92-2），重复注射时容易蓄积。但 Bricker 和其同事 [37] 的研究表明，婴儿和成人之间的药代动力学参数没有差异。

局麻药的全身毒性　据报道，利多卡因和甲哌卡因血浆浓度达 7～10μg/ml，布比卡因血浆浓度达 1.5～2μg/ml（术中）或 2～2.5μg/ml（术后）时就会出现神经系统毒性反应症状。然而有报道，布比卡因血浆浓度超过 4μg/ml 也未曾出现任何临床毒性反应。通过对成年志愿者的研究，以下局麻药在血浆中游离状态时的毒性阈值已经确定：

- 未结合布比卡因为 0.3μg/ml
- 未结合左布比卡因或罗哌卡因为 0.6μg/ml

婴幼儿局麻药血浆蛋白结合率较成人低，发生全身毒性的风险更大，所以心脏毒性反应与中枢神经系统毒性反应常同时发生，而非在中枢系统毒性反应之后发生。关于局麻药的更多信息见第 36 章。

阿片类药物

阿片类药物用于婴幼儿椎管内麻醉时，消除半衰期明显延长 [38]。椎管内注射吗啡 10 min 内达到血浆峰值浓度，但这个浓度非常低，不能达到临床镇痛水平 [39-40]。阿片类药物在脑脊液中的消除半衰期与血浆消除半衰期相同，但硬膜外注射阿片类药物后，脑脊液中的浓度很高，需要经过 12～24 h 才能降低到最小有效浓度（约 10 ng/ml）。因此，儿童椎管内注射阿片类药物后，24h 内要密切观察其生命体征，而且门诊手术不适合椎管内注射阿片类药物。表 92-4 列出了椎管内麻醉药的常用剂量。短效脂溶性阿片类药物（芬太尼、舒芬太尼）都可用于镇痛。但是，与成人相同，它们并不能明显延长术后镇痛的时间，除非反复注射或持续输注。阿片类药物镇痛作用主要是全身性的，可能会导致患者急性呼吸抑制（突然窒息）。这与成人患者硬膜外 / 鞘内注射吗啡过量后患者先有皮肤瘙痒、嗜睡，继而呼吸频率减慢，然后出现进行性或延迟性呼吸抑制的情况不同。

其他辅助药

肾上腺素（5 mg/L 或 1/200 000）常与局麻药混合使用，特别是用于 4 岁以下的小儿时，可降低局麻药血浆峰值浓度 [30] 并延长局麻药作用时间 [41-42]。小儿对肾上腺素致心律失常的作用非常敏感，故合用肾上腺素时，还可以早期发现药物（试验剂量）误入血管。但肾上腺素是否会引起脊髓缺血一直存在争议，尽管事实证明这种担心是没有必要的 [46]。对新生儿和婴儿区域阻滞添加肾上腺素时，许多麻醉学家推荐使用低浓度肾上腺素（2.5mg/L 或 1/400 000）；此时布比卡因在骶管的吸收率可下降 25% [42]。

可乐定为 α_2 - 肾上腺素能受体激动剂，与肾上腺素一样，其与局麻药配伍用于小儿椎管内 [43-45] 或外周神经阻滞时有很多优势（见表 92-4）[46]：可增加（2 倍）神经阻滞的持续时间且不引起血流动力学紊乱；减少局麻药的血浆峰值浓度；手术后还可以维持 1～3h 的轻度镇静（这并不影响患者出院）。混合使用可乐定时，无需为术后镇痛留置导管，从而降低并发症及费用。可乐定在婴幼儿体内的代谢途径尚不完善，其清除率仅为成人的三分之一 [47]。可乐定引起婴幼儿呼吸抑制已有报道 [48-49]，因此 6 个月内的小儿应尽量避免使用。

氯胺酮，尤其是 S- 氯胺酮，有阻断 N - 甲基 - D - 天冬氨酸（NMDA）受体的效应，对钠离子通道的影响与局麻药相似（与局麻药的结合位点相同），其作为辅助药已引起人们的关注。与局麻药混合使用时，0.25～0.5mg/kg 氯胺酮能显著延长局麻药的镇痛时间 [44-50] 且无明显副作用。

表 92-4　小儿区域麻醉常用的辅助药及使用剂量

辅助药	推荐剂量	最大剂量
吗啡		
硬膜外给药	30μg/kg	50μg/kg
鞘内注射	10μg/kg	20μg/kg
芬太尼（硬膜外给药）	1～1.5μg/kg	2.5μg/kg
舒芬太尼（硬膜外给药）	0.25～0.5μg/kg	0.75μg/kg
可乐定（硬膜外或周围神经给药）	1～1.5μg/kg	2μg/kg
氯胺酮*（硬膜外给药或偶用于周围神经给药）	0.5mg/kg	1 mg/kg

* 不含防腐剂的氯胺酮（最好是不含防腐剂的 S- 氯胺酮）

还有很多药物曾被用作区域阻滞时的辅助用药[51]，尽管已证明其中一些具有镇痛作用（糖皮质激素、丁丙诺啡、新斯的明、曲马朵、咪达唑仑、可生物降解的布比卡因/聚酯微球），但副作用大，从而限制了它们的使用。此外，因涉及伦理问题，它们不能用于小儿。

生 理 因 素

手术引起新生儿、婴儿、小儿的神经内分泌应激反应[4, 52]，导致代谢状态和免疫功能发生改变[53]。硬膜外麻醉能减少甚或消除这种应激反应[54-56]。8 岁前的小儿在实施中段硬膜外阻滞时，不影响左心室功能及血流动力学平稳[57-58]。硬膜外阻滞不会引起体循环或肺循环平均动脉压、左心室舒张末期容积、左心室射血分数、左心室周径纤维平均缩短速率的改变[59]。硬膜外阻滞期间，肺多普勒血流速度降低，可能是由于肺动脉阻力增加的原因。小儿硬膜外阻滞前，不推荐预先输注盐水。即使是青少年，也很少需要液体扩容或使用血管活性药物。

心 理 因 素

小儿对手术室新环境产生恐惧，绝大多数存在无法控制的焦虑感[60-61]。他们觉得被父母遗弃，置身于一群拿着注射针来威胁他们的陌生人中。此外，年龄小于 10 岁的儿童对身体还没有完全的认识，还不能清楚辨别相邻近的部位，比如前臂和上臂。年幼的患儿还无法理解异感和有差别的阻滞状态（"触觉"不是"疼痛"）。因此，需要使用不依赖患者合作的方法（阻力消失感、神经刺激器、超声技术）对神经干和某些解剖间隙进行定位。婴儿和大多数儿童对注射针会感到焦虑不安和恐惧。为了避免患儿在区域阻滞操作过程中惊恐发作和躁动，实施镇静或浅全麻是必需的。

区域麻醉对心理有明显的影响。术后无痛可以改善患儿、家属及护士的心理舒适感。外科医师也乐于为安静、易处理的患者诊疗。临床上，有时可以观察到区域麻醉的不良心理影响：术后持久的运动（甚至感觉）功能丧失会引起小儿（尤其是 3～5 岁）和父母的恐惧感，即使是术前已经充分解释此种预期的围术期情况。友好的环境、医护人员的同情心以及对区域麻醉药的作用做进一步解释，可以减轻这种术后焦虑。除非手术需要，任何情况下都应该牢记避免阻滞运动神经。

适应证、禁忌证和并发症

适 应 证

小儿区域麻醉的适应证跟成年人并不完全相同，这不仅是因为外科情况有明显的不同，还因为区域阻滞是一种用于已被麻醉小儿的镇痛技术，而不是有意识或轻度镇静的患者。

麻醉适应证

有时候，较大的儿童和青少年愿意保持清醒状态在区域麻醉下实施手术。如果区域阻滞可以提供充分的镇痛，没有任何理由拒绝这种麻醉方式，特别是短小手术。

有时候，某些特殊原因致使小儿全身麻醉会有严重并发症风险时，可以考虑局部阻滞的方法[62]：

- 睾丸扭转或嵌顿疝有随时破裂的风险，而患儿未禁食。
- 不足 60 周的早产儿行腹股沟疝修补术，术后有窒息的风险。
- 严重的急性或慢性呼吸功能不全。
- 患儿有严重的代谢或内分泌失调的紧急情况。
- 神经肌肉疾病、重症肌无力或某些类型的卟啉症。
- 某些类型的多发畸形综合征及骨骼畸形。

Chiari 综合征患儿的颈椎不稳定，而全身性软骨发育不全及唐氏综合征患儿常伴有颈椎不稳定（气管插管有导致四肢瘫痪的危险）。患儿合并面部畸形、小口及下颌骨畸形可能导致插管困难，对这类患儿实施全麻的风险较大。此外，大疱性表皮松解患儿的全麻管理非常棘手，此时可以选择区域阻滞，风险较小[63-65]。只要注意采取适当的措施防止筋膜室综合征的隐匿发展（见后），四肢创伤患者施行外周神经阻滞有诸多优点：减轻患儿疼痛的同时不影响对头部创伤的观察，血流动力学平稳，有利于伤口包扎，暂时稳定骨折。

术中/术后镇痛及操作性疼痛

镇痛是小儿应用区域阻滞的主要指征，可为很多门诊或住院手术患儿提供最佳的利益/风险比，包括：矫形外科（包括脊柱侧凸矫正）、胸外科、泌尿外科、上腹部和下腹部的手术[66-68]。心脏手术能否实施区域阻滞仍有争议[69-70]，很多麻醉医师不愿意对使用了抗凝药物的患儿实施神经阻滞。

操作性疼痛可以早期预见，大多可以通过区域阻滞或浸润麻醉预防[71-73]。周围神经置管的指征取决于预期的术后疼痛的时程[74]，同样伴有强烈术后疼痛的手术（大型的整形手术、手足的截肢手术）、术后疼痛管理、持续数天的疼痛的体格检查（膝关节或踝关节松解术、圆韧带成形术）都是置管的良好指征。然而在术后镇痛的过程中确保没有任何干扰因素的存在非常重要，置管技术不应影响手术的结果。

　　大部分区域阻滞的适用性及利益／风险比的比较评估见表92-5。

非手术疼痛的处理

　　局部神经阻滞技术可以用于减轻如带状疱疹、获得性免疫缺陷综合征（AIDS）、黏膜／皮肤损伤及癌症等内科疾病所致的疼痛[75-76]。镰状细胞病小儿发生血管阻塞危象或胸部综合征时，会出现顽固性疼痛，其他方法不能缓解时，可采用硬膜外镇痛，前提是疼痛局限在一定区域，且同时存在的发热并非由菌血症引起[77-78]。

慢性疼痛和姑息治疗

　　小儿慢性疼痛并非人们认为的那么少见。硬膜外阻滞、星状神经节阻滞及连续周围神经阻滞常用于治疗小儿慢性疼痛，特别是幻肢痛和复杂性局部疼痛综合征

表 92-5　小儿各种区域麻醉技术的适用性及优点及超声引导可行性评估

麻醉方法	操作难度*	利益／风险比	超声引导可行性	是否置管
椎管内阻滞				
蛛网膜下腔阻滞	+ ~ ++	+++	中度	否
骶管阻滞	+++	++++	容易	偶有
腰段硬膜外阻滞	+++	+++	困难	是
胸段硬膜外阻滞	+++	+++	困难	是
骶段硬膜外阻滞	++	++	困难	是
颈段硬膜外阻滞	避免	极低	避免	避免
肢体神经丛和周围神经阻滞				
肌间沟阻滞	++	++	中度	偶有
肌间沟旁路阻滞	+++	++++	中度	是
锁骨下阻滞	+++	+++	中度	是
腋窝阻滞	++++	++++	容易	偶有
腰丛阻滞	+++	++	困难	偶有
股神经阻滞	+++	++++	容易	是
近端坐骨神经阻滞	++ ~ +++	+++	中度	是
臀下坐骨神经阻滞	+++	++++	中度	是
腘窝坐骨神经阻滞	+++	++++	容易	是
末梢神经阻滞	++ ~ +++	+++	不可行	否（踝部胫神经阻滞除外）
躯干部神经阻滞				
肋间神经阻滞	++	+	不可行	偶有
胸膜神经阻滞	++++	0 ~ +	不可行	是
胸椎椎旁神经阻滞	++	+	困难	是
腹直肌鞘阻滞	++++	+++	容易	否
髂腹股沟／髂腹下神经阻滞	++++	+++	容易	偶有
经腹横肌平面阻滞	++++	+++	容易	偶有
阴茎神经阻滞	++++	++++	中度	否
阴部神经阻滞	+++	+++	困难	否
面部神经组织				
三叉神经浅支阻滞	++++	++++	中度	否
腭弓上上颌神经阻滞	+++	+++	中度	偶有
下颌神经阻滞	+++	+++	困难	否
其他麻醉技术				
Bier 阻滞	++ ~ +++	+	不可行	否
伤口浸润麻醉	++++	+++	不可行	是
表面麻醉	++++	++++（皮肤）黏膜	不可行	否

（CRPS），可减轻疼痛、协助理疗并促进康复[79]。用长时的外周置管技术治疗慢性左髋部脱白这种棘手的难治性疼痛已有报道[80]。红斑性肢痛症很罕见，但疼痛非常剧烈，连续硬膜外阻滞可以有效缓解患者的疼痛[81]。当药物治疗的效果不佳或副作用太多时，可用区域阻滞控制由原发癌或转移癌引起的癌痛。实际上，所有的区域阻滞技术包括硬膜外阻滞、鞘内注射、腹腔神经丛阻滞、臂丛阻滞在小儿终末期疼痛的应用都有报道[82-83]。

非止痛性适应证

在某些特定的情况下，局部神经阻滞不止有镇痛的优点。严重创伤时，交感神经阻滞对保护／改善上肢或下肢的血液供应非常重要。现已证实，连续硬膜外阻滞可有效治疗川崎病、麻醉药误注入动脉[84]、含肾上腺素局麻药阻滞阴茎神经及严重冻伤所致的血流灌注不足。腋神经和星状神经节阻滞也可有效治疗急性上肢血流灌注不足[85]。

禁忌证和限制

椎管内阻滞的绝对禁忌证

禁忌应用小儿椎管内阻滞的病情包括：①严重的凝血功能障碍，可见于先天原因（血友病），或后天原因（弥散性血管内凝血），或医源性；②严重感染，如脓毒症或脑膜炎；③脑积水及颅内肿瘤进展期；④局麻药过敏（即使是酯类局麻药也非常罕见）；⑤某些化疗药（如顺铂）易引起亚临床的神经损害，区域阻滞会加重神经损害；⑥未纠正的低血容量；⑦任何原因（感染、血管瘤、营养不良或肿瘤、文身）导致的穿刺部位皮肤或皮下组织的损伤。父母拒绝椎管内阻滞是一个非医学的绝对禁忌证。

有时虽然属于禁忌证，但根据患者的病情和治愈的可能性（至少暂时性的），仍可考虑使用区域阻滞。只要与其他镇痛技术相比时椎管内阻滞利大于弊，血友病患儿在纠正低血容量及补充Ⅷ因子后、脓毒症患者经有效的抗生素治疗后[86]，可以实施椎管内阻滞。一些学者认为，预防性使用抗生素后，可对安装分流装置的患儿实施骶管阻滞[87]。

周围神经阻滞的绝对禁忌证

局麻药过敏是周围神经阻滞唯一的绝对禁忌证。凝血功能障碍患者实施外周神经阻滞风险较椎管内阻滞低，但操作时要谨慎，避免损伤动脉，特别是在压迫动脉困难或不可能压迫的部位操作时（锁骨上臂丛神经阻滞、腰神经丛阻滞）。若利大于弊，脓毒症患者实施周围神经阻滞则不属禁忌证。需注意注射部位的感染，尤其是需要置管的患者。周围神经阻滞对血流动力学影响轻微，因此低血容量时并不禁忌。

存在骨筋膜室综合征风险的患者

疼痛是骨筋膜室综合征的主要症状，通常认为任何减轻疼痛的治疗包括区域阻滞都属于禁忌，因为疼痛减轻后会掩盖患者的临床症状，从而延误"拯救性"的手术治疗。但是医学和伦理学均不认同这种对疼痛不予处理的方式[88]。小儿骨折常见，但很少并发骨筋膜室综合征。无论是否进展为骨筋膜室综合征，患儿都会有剧烈的疼痛[90]。大不列颠国家儿科硬膜外审计报告（the national pediatric epidural audit in Great Britain）已证实，适度的镇痛包括连续硬膜外阻滞[89]并不妨碍对病情的早期诊断[90]。

剧烈的疼痛并不是骨筋膜室综合征的早期症状，而是晚期，甚至可能是非常晚期的症状。有骨筋膜室综合征风险的患者必须得到严密监测，但绝大多数时候，即使是大学附属医院也无法做到。另外，要积极采取预防措施：不要使用闭合石膏固定，并且固定时关节弯曲角度不能大于 90 度[91]；肱骨髁上骨折的闭合复位，要反复观察肢体末梢血流灌注及组织氧合情况；无创监测骨筋膜室压力，即使该监测并非百分之百的可靠。对于有骨筋膜室综合征高风险的患者（例如肱骨骨折移位、胫骨或桡骨髓内钉固定、反应迟钝的患者），应该在其骨折处附近的筋膜室行压力有创监测：监测方法简单，费用不高，只需一个静脉导管，一条静脉输液管和一个压力测量仪（如同测量中心静脉压）[92-93]。

血红蛋白疾病

镰刀形红细胞贫血病患儿在出现低氧血症或血流缓慢（如血液浓缩、休克、外科止血带）引发广泛微血栓导致患儿出现反复剧烈的疼痛时，容易发生溶血[94]。如患者有缺氧（呼吸系统疾病）或血流动力学紊乱（大出血手术、使用止血带）的风险，应避免实施区域阻滞（尤其是椎管内阻滞）。

骨及关节畸形

轻微或局限性的脊柱畸形（半椎体、隐性脊柱裂、脊柱骨软骨病）仍然可以实施椎管内阻滞，但严重的畸形如脊椎融合、脊髓脊膜突出、开放脊柱裂以及脊椎显著前移则为椎管内阻滞的禁忌证。脊髓栓系综合征并不少见，也常被误诊。椎管内阻滞时，脊柱过度弯曲或伸展，有时会造成患儿脊髓永久性损伤，从而增加其总体并发症。如果腰骶部棘突线的皮肤有丛生性毛发或营养障碍性皮损，或有轻度骨盆神经功能失调的情况（轻度括约肌功能失调，会阴部感觉障碍），应考虑是否有脊髓栓系综合征。尽管有些学者认为脊髓栓系综合征并非椎管内阻滞禁忌证[95]，但最好选择其他的麻醉方式。很多儿科综合征（如脑性瘫痪、脊柱侧凸）常合并骨、关节畸形，实施局部阻滞技术时较为困难，但并非禁忌。

先前存在的神经功能障碍或疾病

已控制的癫痫并不是区域麻醉（包括椎管内阻滞）的禁忌。尽管并没有资料支持区域阻滞会使这些情况恶化[96]，但长期以来，先前存在的中枢神经系统障碍和退行性轴突疾病被认为是区域阻滞的禁忌，至少是相对禁忌。最近一项对139例小儿患者的研究显示，先前存在神经系统功能障碍的患者实施椎管内阻滞后，并未出现不良神经后果（对照研究）[97]。

并　发　症

小儿区域麻醉并发症与成人基本相似。最近的一项大型流行病学调查表明，小儿区域阻滞并发症的概率为0.12%，两个主要的危险因素是年龄和椎管内阻滞[98]，它们可以划分为局部的、区域的和全身的（或系统的）。

局部并发症

主要有以下四种局部并发症：

1. 穿刺针损伤神经及周围解剖结构。
2. 组织碎片或上皮细胞异位并形成压迫性肿物（尤其椎管内）[99]。
3. 神经毒性溶液的注射（如终末动脉附近注射肾上腺素）。
4. 穿刺点周围渗漏，尤其是留置导管，这可能导致部分阻滞失败或细菌感染（极少见）。

这些局部并发症通过恰当的处理及标准的预防措施（合理的防护及无菌技术）可以很好地避免。导管隧道及轻度紧压的敷料可以减少导管周围渗漏。

区域麻醉药具有局部神经毒性作用。对神经根具有保护作用的鞘磷脂在小儿中不是很丰富或缺失，使得神经对局麻药更加敏感。在动物实验中已经明确地表明，神经纤维对局麻药的敏感性与年龄成负相关[100]。然而

在大部分情况下，局麻药都注入到了肌肉周围。在人体和动物实验中都已证明局麻药具有肌肉毒性[101]，主要是通过损伤线粒体引起的，这在幼年动物中也得到了证实[102]。通过对成年大鼠和幼年大鼠持续外周神经输注布比卡因，作者发现布比卡因对幼年大鼠肌肉、线粒体和超微结构的毒性作用更加显著[102]，因此强调了在年轻患者中应该使用低剂量的局麻药。

全身并发症

全身并发症通常是由意外静脉注射局麻药引起的，也可见于局麻药剂量使用过大时[10, 103]。局麻药的全身毒性通常有两种类型：神经毒性和阻滞钠钾通道引起的心脏衰竭。神经毒性的早期征兆（耳鸣、心神不安、口腔内有金属味）可以被全身麻醉所掩盖。因此主要的不良事件有心脏传导阻滞、心律失常（心动过缓或心动过速）和房室传导阻滞。QRS波增宽、心动过缓和尖端扭转型室性心动过速会在心房纤颤或心脏停搏后产生[104]。然而，布比卡因发生心脏毒性或神经毒性的血浆浓度要比罗哌卡因低[105]。这种毒性可以因为血浆结合蛋白浓度的降低而加剧，主要是α_1-糖蛋白酸，可以引起游离型的局麻药的比例增加。出生时α_1-糖蛋白酸的血浆浓度较低，并随着年龄的增加而逐渐增高，到10个月时达到成人水平[106]，因此在持续输注的过程中必须更加注意。在非常年幼的小儿或持续输注以后（> 48h），局麻药的用量必须减少。

儿童局麻药的全身并发症可以威胁生命的安全，应该与成人一样采取同样的处理措施。儿童与成人最主要的差别是心血管系统并发症没有预先的神经征兆，但却与大脑的毒性同时发生[107]。除了药代动力学的因素以外，小儿过快的心率也会增加局麻药引起的心脏毒性。即使在使用罗哌卡因时发生了中毒事件，小剂量的肾上腺素也可以使情况快速好转[108]。局麻药中毒的主要表现是心室传导阻滞，其治疗措施包括供氧、心脏按压和给予单次注射1～2μg/kg肾上腺素并逐步递增。如果心室纤颤一直持续，就需要施行除颤（2～4 J/kg）。尽管必须首先采取复苏的措施，局麻药中毒的特殊处理措施还包括及时给予脂肪乳剂（Kabivitrum, Stockholm, Sweden）。小儿推荐的脂肪乳剂给药剂量是浓度20%的脂肪乳剂2～5 ml/kg静脉注射。如果心功能不能恢复，则应该重复给予脂肪乳剂[9]。

流行病学

可获得的儿科信息是非常有限的，在ASA首份

已结案的医疗事故索赔报告中，有 238 个儿童案例（10% 索赔），但仅 7 例涉及区域阻滞[109]。然而，那时区域阻滞并未在美国儿童中普遍开展，因此，从这份报告中获得的并发症发生率低没有太大的实际意义。1996 年，法语国家儿科麻醉医师协会进行了一项为期一年的前瞻性研究，评估了 85 412 例儿科麻醉方案，其中包括 24 409 例区域麻醉[110]。有 23 例并发症（无后遗症、无死亡、无法律后果）发生在椎管内阻滞。2000 年，澳大利亚医疗事件监测研究涉及 2000 例索赔案，其中 160 例与儿科区域阻滞相关（83 例硬膜外麻醉、42 例脊髓麻醉、14 例臂丛阻滞、4 例静脉区域阻滞、3 例眼部阻滞和 14 例局部浸润）[111]。最大的并发症是循环问题，有 24 例用药问题（10 例用错药，14 例不当用药）。2007 年，大不列颠国家儿科硬膜外审计报告 10 633 例硬膜外阻滞中有 96 例意外事件发生[90]：

- 56 例（0.53%）与硬膜外穿刺及麻醉维持有关，绝大部分无严重后遗症发生，仅一例留有马尾综合征（药物输注程序错误所致）。
- 40 例（0.38%）主要为褥疮[31]，与硬膜外连续输注技术有关。

新生儿期区域麻醉并发症发生率明显增高，主要为用药错误和局麻药毒性反应，与留置导管无关。有 28 例感染相关并发症，主要为轻微的皮肤感染，骶管内置管并不增加感染的发生率。6 例年龄大于 8 岁的儿童发生脊椎穿刺后头痛。4 例发展为筋膜室综合征，但经硬膜外输注后并未掩盖病情。

从 2005 年 11 月到 2006 年 10 月，法国的 47 家医院进行了关于小儿接受区域麻醉的大型流行病学调查[98]。如之前 Rochette 及其同事研究的一样[112]，法国的麻醉医师现在已经用周围神经阻滞逐渐替代椎管内麻醉，包括置管技术。一项为期一年的前瞻性调查对 31132 例接受区域麻醉后的并发症和副作用进行了研究，结果发现并发症非常少（只有 40 例），也没有严重的并发症，也不会引起后遗症。这篇研究报道的并发症非常低，仅有 0.12%，比椎管内麻醉的并发症低 6 倍。年龄也是一个危险因素，因为 6 个月以下的儿童的并发症比 6 个月以上儿童的并发症要高（6 个月以下的是 0.4%，6 个月以上的是 0.1%），这其中有 15 例发生了心脏毒性。留置导管并不会增加并发症的发生率。

总之，局部阻滞技术，主要是椎管内阻滞，其不良反应（约 0.5%）一般比较轻微，但偶尔也较严重。主要原因为术前（错用药物）和术后（褥疮）防范不足引起。同时，在确保完善的监护下筋膜室综合征都可以被及时发现。

材料、方法和药物的选择

正确选择阻滞方法

阻滞方法的选择应建立在解剖学基础上。首先，感觉神经阻滞必须覆盖所有可能接受伤害性刺激的区域（如手术野、移植皮肤或移植骨、上止血带处和引流处）。其次，对阻滞方法可能存在的并发症需从患者的一般情况、体位要求及该阻滞方法本身固有的不良反应来评价。最后，应该预计术后疼痛的时间，区域阻滞技术应该提供完善的镇痛，将镇痛药的用量降到最低。麻醉医师将选择以下方法：

- 单次注射短效或长效局麻药。
- 单次注射局麻药及辅助药。
- 留置导管多次或持续注射局麻药。

神经阻滞针具及导管的选择

硬膜外麻醉（骶管、腰段、胸段）常使用 22 ~ 17 号，长度为 50 ~ 90 mm 的图奥针（Tuohy needle）。更短的 Tuohy 针（25mm）更多用于新生儿和婴儿，但供货少。过去各种类型的穿刺针都曾用于骶管阻滞，现在认为不可取，要求使用有斜面且带管芯的短穿刺针或静脉穿刺套管针。

早产儿脊髓麻醉可选择新生儿腰穿针（22 号）或更细的脊髓麻醉针（短于 50mm）。穿刺针尖端的设计并没有成人穿刺针那么重要，因为小儿发生穿刺后头痛的概率非常低[113-114]。最重要的是穿刺针末端与开口的距离应尽可能小，以免当穿刺针未完全穿透硬脊膜而造成硬膜外腔漏药。在婴幼儿使用笔尖式穿刺针并不能改善麻醉效果，反而使局麻药在硬膜下腔扩散而降低脊髓麻醉的成功率。儿科患者区域阻滞推荐穿刺针的小结见表 92-6。

麻醉溶液的选择

局麻药的选择与成人不完全一致，因为区域阻滞技术主要目的是用来镇痛而并非麻醉，应考虑：①手术部位及大小；②预计术后严重疼痛的时间；③住院及尽早出院。常用剂量见表 92-7。

利多卡因和甲哌卡因多用于门诊手术，对于住院

表 92-6　小儿区域阻滞推荐用器具

阻滞方法	推荐器具	替代器具
皮内注射和掌部阻滞	皮内注射针（25G）	无
皮下浸润或区域阻滞	标准肌注注射针（21～23G）	皮内注射针（25G）
筋膜腔隙阻滞（胸椎旁阻滞、腹直肌鞘阻滞、髂腹股沟神经 - 髂腹下神经、阴部神经、阴茎神经）	短（25～50mm）和短斜面（45°～55°）针	硬膜外针（肋间神经阻滞）新生儿脊髓麻醉针
周围神经阻滞或神经丛阻滞	适当长度穿刺针并连接神经刺激器（0.5~1mA）绝缘的 21～23 号短斜面针 专用留置管（持续给药技术）	带鞘的笔尖式穿刺针 无鞘穿刺针只适合在超声引导下使用 硬膜外导管（持续给药技术）
脊髓麻醉	脊髓麻醉针（24～25 G；30、50 或 100mm 长，Quincke 斜面，带针芯）	新生儿腰穿针（22G，30～50 mm 长） Whitacre 脊髓麻醉针
骶麻	短（25～30 mm）和短斜面（45°）带针芯针	静脉套管针（22～18 G），尤其适用于硬膜外置管 儿科硬膜外麻醉（偶用脊髓麻醉）穿刺针
硬膜外麻醉	Tuohy 针（22、20、19/18 号）；无阻力注射器和硬膜外导管	Crawford、Whitacre 或 Sprotte 合适大小的硬膜外穿刺针 无阻力注射器和中号硬膜外导管

表 92-7　神经阻滞局麻药推荐常用剂量及最大剂量（静脉区域阻滞及脊髓麻醉除外）

局麻药	常用浓度（%）	普通溶液最大剂量 (mg/kg)	加肾上腺素最大剂量 (mg/kg)
酯类			
普鲁卡因	1~2	7	10
氯普鲁卡因	2~3	7	10
酰胺类			
利多卡因	0.25～2	5（或 400mg）	10（或 700mg）
甲哌卡因	0.25～2	5~7（或 400mg）	尚无
布比卡因	0.125～0.5	2（或 150mg）	3（或 200mg）
左布比卡因	0.125～0.5	3（或 200mg）	4（或 250mg）
罗哌卡因	0.1～1.0	3（或 300mg）	尚无（并且不推荐）

患者罗哌卡因、左布比卡因和布比卡因更常用。左布比卡因和罗哌卡因由于具有更低的心脏毒性而常用于持续输注给药[115]。罗哌卡因可以产生不同的神经阻滞效果[116]，与布比卡因相比具有更低的肌肉毒性作用[117]。血管外注射以后，罗哌卡因的血浆达峰浓度要比布比卡因慢，有时注射 2 小时后才达峰值浓度[18]。罗哌卡因这种达峰效应的延迟可以减少最大血浆浓度，可以减少毒性的发生，这在一些儿科研究中已经证实[18, 118]。即使幼儿游离和总血浆罗哌卡因浓度比较高，罗哌卡因及其代谢物并不受局麻药输注时长的影响。对于 3 个月以下的婴儿，罗哌卡因硬膜外持续给药不应超过 36h[119]。罗哌卡因的清除率随年龄的增加而增加，但

在每个年龄段的输注模式保持不变。罗哌卡因用于持续输注 48～72 小时比布比卡因更合适、更可控、更安全。随着输注时间的延长，布比卡因的血浆浓度增加清除率降低[120]。有关儿童人群神经旁连续输注局麻药的药代动力学的研究较少，儿童中连续区域麻醉的安全性依赖于使用低浓度局麻药，以降低其吸收入血的毒性反应。此外，可乐定和氯胺酮可以改善阻滞效果和延长阻滞时间，但不影响早期出院。在许多情况下使用上述药物时可提供完善的术后镇痛而不需留置导管和进行持续输注。

许多年来，持续硬膜外麻醉被认为是适合治疗持续疼痛的唯一技术。最近研究表明，周围神经置管技

术更为有效[67]。与持续硬膜外阻滞相比，其并发症少，适应证广，对于部分儿科患者甚至适合出院后院外治疗[79]。持续输注或按需注射 2～5ml/h 低浓度的左布比卡因或罗哌卡因（0.1%～0.2%）是外周神经置管阻滞技术中最好和最安全的选择。

患者自控的持续输注更适合于儿童，在达到同样镇痛效果的情况下可以减少局麻药的用量[121-122]。Duflo 及其同事[122]比较了接受髂筋膜和髋部置管持续输注 0.2% 的罗哌卡因 0.1 ml/(kg·h) 和患者自控的区域麻醉［背景输注 0.02 ml/(kg·h)，单次追加 0.1 ml(kg·30min)］，结果表明患者自控的区域麻醉每小时局麻药的用量要少。与标准组相比，患者自控的区域麻醉的罗哌卡因的血浆浓度要低（24h 血浆浓度分别是 0.31mg/ml 和 0.86mg/ml，48h 血浆浓度分别是 0.31 mg/ml 和 0.52mg/ml）。最近的一项研究比较了小儿接受连续硬膜外阻滞和连续腰大肌阻滞时罗哌卡因的血浆浓度[123]。在连续腰大肌阻滞中，局麻药的用量是 0.2% 的罗哌卡因 0.2 mg/(kg·h)，罗哌卡因的平均血浆浓度不超过 0.59 μg/ml，比连续硬膜外阻滞时罗哌卡因血浆浓度要低。

区域麻醉的解剖定位

人工定位

区域麻醉技术的成功依赖于给予的局麻药是否接近神经及其周围间隙，源于神经阻滞时解剖结构的限制和筋膜对局麻药较少的渗透。少部分神经阻滞可以不在神经刺激仪或超声的引导下进行人工定位，这些技术在儿科麻醉或镇静的情况下是可行的。

不借用任何设备实施区域麻醉有一些要点需要遵循：

- 熟练掌握不同年龄小儿的解剖学基础，对穿刺位点的解剖学标志可以进行良好的定位。
- 确定局麻药扩散的解剖间隙，以阻滞目标神经。
- 确保不存在损伤其他周围结构的风险（如血管、神经、器官）。

中轴阻滞（包括骶管阻滞、硬膜外或腰麻）属于不需要借用其他设备就可以完成的阻滞类型，虽然目前已有建议用超声引导进行穿刺。硬膜外麻醉的实施得益于落空感的存在，腰麻时穿透到蛛网膜下腔可以通过穿透硬脑膜（坚实的纤维结构）来进行确定：可以感受到一个轻微的突破感，接下来会有脑脊液流出。

对于骶管阻滞，可以通过穿透骶尾部隔膜时阻力的增加和消失来定位。大多数的肢体外周神经阻滞可以通过使用神经刺激仪或超声引导进行定位。对于神经干的阻滞，在过去很长一段时间内是通过解剖标志来进行定位的，现在除了阴茎阻滞以外（需要借助超声进行评估）的神经阻滞均得益于超声引导的定位。阴部神经的阻滞虽然可以通过解剖标志来进行定位，也可以通过神经刺激仪[124]或超声引导[125]的定位来更靠近神经。面部三叉神经的浅丛在很长时间内是通过解剖标志进行定位的，现在可以通过超声引导进行定位[126]。还有其他的一些阻滞技术，比如异感、经动脉的腋窝神经阻滞、借助听诊的骶管阻滞（在注射液体的过程中用听诊器听诊尾椎）这些都不应继续使用。

电刺激

超声引导下神经阻滞是小儿和成人区域阻滞的一次革命，尽管其使用逐渐增多，电刺激仍然是小儿和成人神经定位的金标准。神经刺激设备已经有了很大的改善，临床应用也更加安全。穿刺前确定针尖的进针部位可以减少试穿的次数，降低神经损伤的可能性[127]。

对于神经丛和神经干阻滞，麻醉医师应该使用神经刺激仪来诱发肌肉颤搐。神经刺激仪阳极应该远离神经阻滞位点。神经刺激仪可以提供时长 50～100 微秒、频率 1～5Hz 的电刺激方波。初始输出电流是 2～2.5mA，不断进针直到可以诱发出所需的肌肉运动，在 0.5～0.8 mA 时肌肉仍然继续收缩，是判断针尖位置正确的标准，此时针尖距离神经大约 1 mm 或在神经筋膜鞘内。0.5 mA 或低于 0.5 mA 被认为是成人实施成功的神经阻滞可接受的指标[128]。如果电流低于 0.5mA 时，小儿肌肉收缩依然存在，应该退针以避免神经内注射和损伤神经[129]。Gurnaney 及其同事[130]评估了全身麻醉下接受外周神经阻滞的小儿，观察诱发运动反应的最低电流、阻滞的成功率和神经并发症发生率之间的关系，发现低强度的电流刺激（<0.5 mA）和高强度的电流刺激（0.5～1.0 mA）时外周神经阻滞的成功率相似，结果表明可能不需要通过调整针尖的位置靠近神经而获得一个低强度的刺激电流（<0.5 mA），因为这可能会增加神经内注射的风险。更为重要的是，为已麻醉的小儿实施外周神经阻滞的过程中，针尖不应置于神经束内。降低强度至 0.5 mA 持续 0.1 毫秒的电流刺激，如果肌肉运动消失即可以保证针尖未接触神经束。在一项成人临床研究中，Bigeleisen 及其同事[131]比较了超声引导下锁骨上神经阻滞时神经内和神经外电流刺激阈值，研究了最小刺激电流与针尖置入神经

内的关系，结果表明 54% 的患者神经内刺激阈值在 0.2 ~ 0.5mA 之间，穿刺针在神经内时 10% 的患者刺激阈值超过 0.5mA。因此，低于 0.2 mA 持续 0.1 毫秒的电流刺激仍诱发出肌肉反应时，针尖可能位于神经内，需要避免此种情况发生。

儿童不同于成人，外周神经位置较浅，可以经皮肤定位。神经体表投影画线能提高儿童外周神经阻滞的成功率 [132]，该技术有助于确定穿刺时皮肤进针点，因此可以减少试穿的次数，降低神经损伤的风险。

神经刺激仪可以用作超声引导的培训，结合使用神经刺激仪有助于增加学员的信心，减少指导者的焦虑。新手练习过程中常见的错误包括不能区分邻近回声区的结构 [133]。

超声引导技术

小儿超声引导下区域神经阻滞已经逐渐引起了大家的关注。这种技术的好处是使目标神经及其间隙和局麻药的扩散具有可视性。

现今，超声仪器的分辨率得到显著提高，小儿区域神经阻滞的绝大多数外周神经在超声下都可视。然而，神经并不是静态的结构，它会因为小儿体位的变化、施加探头的压力、进针的过程和局麻药的注射而发生改变。在小儿用 25mm 表面积的线阵超声探头（或者年龄稍大的儿童使用 38mm 表面积探头），可以提供没有失真的方形图像。8 ~ 13MHz 频率的探头可以为上肢浅表结构提供良好的分辨率（如腋窝神经阻滞），也可以为下肢提供良好的穿透深度（如腘窝神经阻滞），高频可以为浅表结构提供敏锐的影像。原则上用来实施外周神经阻滞的穿刺针都可以在超声引导下应用。在体研究表明，穿刺针的可视性主要取决于穿刺针的直径和进针角度 [134]。实施外周神经阻滞时应用小平面的针尖有助于针尖的精确定位及减少小儿的疼痛感觉 [135]，这对于没有接受全麻或镇静的小儿是非常有意义的。保持穿刺过程和部位的无菌是进行超声引导下穿刺的首要条件，在单次或连续神经阻滞过程中应该使用无菌单。

超声引导下最简单的神经阻滞是腋神经阻滞、股神经阻滞、髂筋膜阻滞、骶神经阻滞、髂腹股沟神经阻滞和脐周阻滞 [136]。上述神经阻滞实施时比较安全，也容易学习。超声引导下区域神经阻滞最主要的优点是可以看清楚不同的组织解剖结构和穿刺针针尖的位置，小儿超声引导下神经阻滞的优点还包括，运动和感觉阻滞起效快，感觉阻滞的持续时间更长 [137]，阻滞的质量更好 [137-138]，局麻药的用量减少。超声引导在中轴神经阻滞中的应用可以分辨不同组织结构，脊

髓、棘突、黄韧带、硬脊膜、脊髓圆锥和脑脊液都可以辨别，提供脊髓、硬膜外腔以及皮肤至硬膜外腔之间距离的信息 [140]。最后，在骶神经阻滞中超声显像可以评估骶管的解剖结构，尤其是骶裂孔和硬膜囊的关系，发现隐性脊柱裂 [141]。最近，超声引导下实施骶管阻滞比寻找落空感更具有优势。注入盐水或局麻药后硬膜前移是阻滞成功的标志 [142]。超声引导可以减少试穿的次数，提高了中轴阻滞的安全性和有效性。不过，随着小儿年龄增大，组织骨化不断进展，图像的质量改变很快 [143]。

表 92-5 显示超声引导下大部分区域神经阻滞可行性的比较。

安全要点、注意事项和出院标准

实施区域神经阻滞所需要的环境条件

区域神经阻滞是麻醉技术之一，因此必须在配备有监护仪、麻醉药品和复苏设备（包括麻醉药和抢救药品）的情况下才能实施。另外麻醉医师必须配备专业辅助人员，以协助患者监护和急救。手术室是保证任何类型区域麻醉安全实施的最佳场所。

镇静和全身麻醉

成人在接受或不接受镇静的清醒状态下就可以实施区域神经阻滞，一般不需要施行全麻。部分小儿患者也可以进行同样的处理，有时小儿也会主动要求在清醒时实施神经阻滞 [144]。然而，大多数儿童都需要在非清醒时接受神经阻滞。如果全身麻醉不是禁忌，浅全麻下实施区域阻滞已被广泛接受 [68, 98, 145]。

实施阻滞技术时患者的监护与安全措施

监护与麻醉记录单

即使患者未行全身麻醉，手术所采用麻醉方法主要为区域麻醉，麻醉医师术中也应始终常规监测心电图、血压、体温、呼吸频率及脉搏氧饱和度。实施区域麻醉前必须建立静脉通道 [146]，并在麻醉记录单上详细记录患者生命体征参数、区域麻醉的方法及局麻药的剂量。

注射方法

成人与儿童的注射方法相同，最重要的是在 30 ~ 60s 内评估含肾上腺素溶液的试验量（0.1ml/kg，不超过 3ml，含 0.5 ~ 1μg/kg 肾上腺素）对心电图的影响：

出现任何 ST 段抬高或 T 波增高[147-149]，伴有血压升高但仅偶伴有心动过速，提示误入血管，必须马上停止注射。对肾上腺素有禁忌者，可改用异丙肾上腺素 $0.05 \sim 0.1\mu g/kg$[150]。

阻滞效果的评估

每次阻滞完毕后，在切皮前均应评估镇痛的效果和范围。然而，即使是清醒的儿童，这种评估也比较困难。轻掐皮肤是感觉神经测试最可靠的方法，尤其是浅麻醉的儿童。术后也应对患者的阻滞区和非阻滞区进行比较，此时要求评估者获得患儿信任，而且患儿看不见评估者的具体操作，也不受评估者或患儿家属的影响。在健康志愿者中使用神经刺激器进行不同阈值的电刺激来评估镇痛效果已被证实有效，但在儿童中获得的数据却很有限。皮温测试不适用于患儿，瞳孔反射（镇痛不全患儿受到刺激时瞳孔扩大 0.2mm）也不适用于临床[151]。

防范与医疗操作无关的诉讼

尽管进一步的检验分析大多不能确认是区域阻滞导致所指责的损伤或不良后果，但一旦区域阻滞患者出现不良事件，首先就归因于阻滞技术本身。为了最低程度地减少与医疗操作无关的诉讼，应遵守框 92-1 列出的推荐。

恢复室的术后监测

与接受全身麻醉的患儿一样，所有区域麻醉复合全身麻醉的患儿术后必须转运到 PACU 进行监护并保证呼吸循环的稳定。除了标准的麻醉后监护外，还需反复评估阻滞范围。应尽可能避免阻滞运动神经，如果出现运动神经阻滞，则应注意查证其阻滞范围是否与被阻滞的神经所支配的区域相一致。运动神经阻滞会给患儿带来不适感，应安慰患儿及其父母，反复告诉他们这只是暂时性的。须仔细护理患者，常规检查患者体位以免压伤，并防止患儿出现某些可能损伤阻滞区域的不恰当动作以及扯掉敷料。时刻要注意有发生骨筋膜室综合征的可能，并反复评估相应肢体的血运情况及镇痛效果。

椎管内麻醉后应注意有发生尿潴留的可能，但大多数情况下并不要求患儿离室时排空膀胱。对于婴儿及不能自理的小儿则应更加谨慎，应在 PACU 观察直至排尿后或用超声探头检查膀胱尿量不多后方能离开复苏室。尿道下裂术后的患儿尤应注意，因为该类手术术后尿潴留的发生率比其他手术高[152]。

框 92-1	避免与各种区域或局部麻醉技术无关的医疗诉讼的基础安全建议

1. 仔细评估患者体格状况，获取实验室检查、影像学检查及其他任何有用的检查结果。
2. 选择风险最小的阻滞技术。
3. 即使是急诊手术，也应向患儿家属说明计划实施的麻醉管理方案（包括有利之处及潜在风险）。
4. 讨论阻滞失败的可能性并阐明补救方法。
5. 取得麻醉的书面同意。
6. 按照在全麻下实施相同手术的要求来管理和监测患者。
7. 详细填写麻醉单，包括监测项目、生命体征、阻滞方法、药物剂量和不良反应。
8. 处理一切并发症并提供包含有确切时间的所有处理措施相关记录。
9. 所有儿科患者应转送到儿科急症监护病房并适当监测生命体征，反复评估阻滞的程度及范围，并在麻醉后记录单上详细记录。只有患儿恢复达到各项客观标准后方能离开。
10. 所有硬膜外或鞘内注射吗啡的患者必须在能够进行常规或连续呼吸功能监测的病房监护至少一晚（首 6h 为每小时监测一次，之后为每 2h 一次）。

麻醉方法为区域阻滞的成人患者，术后常不需进入麻醉后复苏室进行监护。但儿童即使未给任何镇静药，也应送入复苏室：适当的监护及专业护理可以促进患者术后即时并发症的恢复[153]。对于短小手术，外部刺激的突然停止可能会出现一些代偿性的不良反应（尤其是血流动力学和呼吸方面），及早发现可避免对患者造成危害。同时，如前所述，罗哌卡因和左布比卡因在婴儿均有较长的达峰时间（长达 2h）和峰值浓度，对于时间短的手术，可能在局麻药达到血浆峰值浓度前手术就已经结束，因此，建议该类患儿在 PACU 至少监护到神经阻滞后 2h。

单次阻滞离室标准

转出 PACU 的标准与全身麻醉相同（Aldrete 评分或在相关研究机构有专门适用于儿科患者的评分），如无运动神经阻滞，一般 30min 内可以离开 PACU。否则，则要视患儿的运动功能恢复情况而定。即使是有家人细心照顾的乖巧小孩，离开 PACU 前也必须恢复部分运动功能，对于顽皮的小孩运动功能则必须完全恢复方能离开 PACU。此外，保护性敷料（包括石膏）可防止损伤患肢。除非家庭条件不允许，持续的感觉神经阻滞并非患者早期离院的禁忌证。出院时应给予患者镇痛药口服并嘱其规则服用，以预防患儿感觉阻滞消退后发生的剧痛[154]。绝大多数辅助用药并不妨碍患儿早期离院，但椎管内或鞘内应用阿片类药尤其是吗啡者，当晚应在医院留观。

连续阻滞技术的管理

需要重复、按需或持续硬膜外给药的患儿必须住院并适当监护。偶有部分慢性痛或终末期癌痛患儿可以带硬膜外导管出院治疗。如外科护理不要求住院，那么行连续外周神经阻滞的成人患者也可带管出院。此类连续阻滞技术对于儿科患者而言还比较新颖[74]，也未广泛应用。儿科整形手术尤其喜欢此种镇痛方式。有研究报道，采用家庭监护的行外周神经阻滞的患儿并发症发生率低且镇痛效果好[155-156]。有一个研究机构甚至在患儿家中采用外周神经置管连续阻滞技术治疗患有复杂性区域疼痛综合征的小儿[79]。用于注射局麻药的一次性弹力装置有助于简化患儿的这种家庭医疗并减少护理费用。或许这种治疗模式在不久的将来会获得广泛的认可，但目前尚需评估。

椎管内麻醉

骶管阻滞

骶管阻滞可能是全世界最常用的小儿硬膜外阻滞技术。然而在某些喜欢使用外周神经阻滞技术的国家却较少使用此技术[98]。此技术简单，易于实施，并发症少。

骶管阻滞能明显减少手术应激反应[157-159]。其完全或部分失败率仅为3%～11%[160]，尤其是大于7岁的儿童。

骶裂孔解剖

小儿骶骨解剖特殊。1岁以前，5个骶椎易于识别且外观与腰椎相似。每个骶椎有5个原始骨化中心，并于2～6岁融合，这是由于此阶段小儿身体开始直立，需学习步行且椎体需承受机械应力。

骶裂孔是由第5（或第4）骶椎椎弓融合不全形成的U型或V型孔，两侧有可触及的骶角，由骶尾韧带（黄韧带在骶尾部的延续）覆盖。儿童（10个月到18岁）骶裂孔顶点离硬脊膜终点距离约为（30±10.4）mm（13.6～54.7mm）[161]。2个月至7岁小儿皮肤至骶骨前壁的平均距离为21mm（10～39mm）[140]。患儿体重及年龄对皮肤到硬膜外腔的距离影响轻微（见图92-1）。对大多数患儿而言，25mm长的穿刺针即足以到达硬膜外腔且不容易穿破硬脊膜。

随着年龄的增长，骶管的中轴发生变化；骶裂孔变得定位困难，间隙变窄。同时，硬膜外腔脂肪增厚，从而限制了局麻药的扩散。这些变化增加了年龄大于

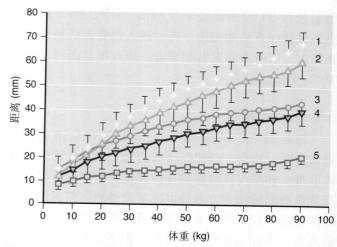

图92-1 不同椎间隙水平及骶裂孔从皮肤至硬膜外腔或蛛网膜下腔的距离。1，脊髓麻醉；2，腰段硬膜外途径（中路）；3，胸段硬膜外途径（中路）；4，骶部硬膜外途径；5，骶管途径

6～7岁的儿童实施骶管阻滞的难度，故该方法不太适合于该类儿童。

适应证、禁忌证及并发症 大多数脐部以下的外科手术推荐应用骶管阻滞，包括腹股沟疝修补术、泌尿科手术、消化道手术和骨盆及下肢矫形外科手术[163]。通常在浅镇静下行骶管阻滞，对于后孕周数小于50～60周早产婴儿也可以在完全清醒时局麻下进行，可单次注射[164-165]，也可留置硬膜外导管以便重复或连续注射局麻药[166]。

禁忌证主要包括骶管畸形（脊髓脊膜膨出、脊柱裂）、脑膜炎和颅内高压。

如果使用恰当的穿刺器械，骶管阻滞并发症少且轻微[90, 98]。但值得注意的是，如果穿破硬脊膜并注入局麻药，也可导致循环衰竭及呼吸停止（呼吸暂停）。

操作技术

操作时患儿取侧卧位，非麻醉状态下的早产婴儿取俯卧位，骨盆下面垫以卷好的毛巾或双腿屈曲呈青蛙状。两个骶角位于V型骶裂孔两侧，可沿着棘突在骶尾关节水平进行触摸定位（图92-2）。两侧髂后上棘与骶裂孔形成等边三角形，但在临床实践中，当不能触及骨性标志时，这种解剖特征对骶裂孔的定位并无帮助。骶管穿刺技术如图92-3所示。

骶管阻滞主要采用单次注射法，偶行硬膜外置管重复或连续给药。任何硬膜外阻滞的导管置入长度一般为2～3cm。由于婴儿硬膜外腔脂肪具有流动性，更深置入容易将导管置至腰椎乃至胸椎水平，这种技术仅限于专家谨慎实施，且必须控制导管尖端的最终

位置，其误置率可高达 28%[167]。可通过对比增强的 X 线检查或以下技术确认：

- 相当高强度的神经刺激（这种技术的安全性尚未确定）[168-169]。
- 记录导管金属线的心电图，并将其与将电极放在导管尖端应在的相应棘突线上获得的心电图进行比较，两者一致时即为导管顶端所在位置[170]。这是一种巧妙的无创方法，但这种继发的心电图在一些患者中很难获取（尤其是当患者清醒或活动时）。
- 超声引导[171]是最有前景的无创技术。

　　推荐通过导管隧道来减少细菌感染[172]。阿米替及提出的容量方案尽管已发表多年，但目前仍然是最可靠的依据：

- 0.5ml/kg，所有骶部皮肤区域可被阻滞。
- 1.0ml/kg，所有骶部及腰部区域可被阻滞。

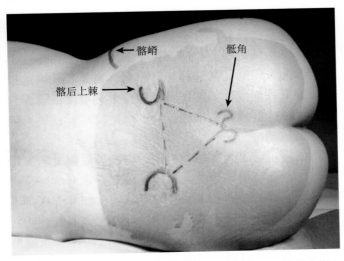

图 92-2　侧卧位时骶管阻滞体表标志。两个髂后上棘形成等边三角形，其顶点为 V 型骶裂孔，骶裂孔两侧为骶角

- 1.25ml/kg，麻醉范围至少到中胸段。

　　然而，当骶管阻滞注射量达 1.25ml/kg 时有扩散平面过广的风险（T4 以上）[173]，因此局麻药用量最好不超过 1.0ml/kg。Hong 及其同事[174]力求寻找骶管阻滞时镇痛效果及局麻药扩散两者之间的最佳方案。作者比较了相同总剂量的局麻药（罗哌卡因 2.25 mg/kg），一组为高容量低浓度（0.15% 罗哌卡因 1.5 ml/kg），另一组为低容量高浓度（0.225% 罗哌卡因 1 ml/kg），结果发现，高容量低浓度组的局麻药扩散范围明显广于另一组，阻滞平面分别为 T_6（$T_3 \sim T_{11}$）和 T_{11}（$T_8 \sim L_2$）。此外，高容量低浓度组能提供更长时间的镇痛（554.5min vs. 363min）。导管置入后应减少重复注射，避免全身毒性反应。第二次注射与首剂量之间应间隔至少 60min（短效局麻药）或 90min（长效局麻药），且剂量减半。再次注射剂量应是第二次剂量的一半（1/6 初始剂量），间隔时间相同。

　　超声促进了骶管阻滞在小儿中的应用，可通过超声对骶骨的解剖进行初始扫描评估（见图 92-4），了解骶裂孔到硬脊膜囊的距离，了解有无椎管闭合不全[141]。Roberts 及其团队[171]通过骶管阻滞时注射试验量的生理盐水论证其超声图像值，用以确认穿刺针的正确位置。作者认为，注射生理盐水时硬膜的移位是阻滞成功的标志。他们发现，超声引导下骶管阻滞成功的敏感性为 96.5%，特异性为 100%，阳性预测值为 100%。超声也比 Swoosh 试验更能准确判断穿刺针的位置[142]。最近，Shin 及其团队[175]发现，对小儿进行骶管阻滞或骶椎间隙阻滞前先用超声扫描骶部解剖有助于明确骶裂孔位置和硬脊膜囊水平。

椎间硬膜外麻醉

解剖和生理

　　硬膜外腔环绕脊髓，硬脊膜从枕骨大孔延伸到

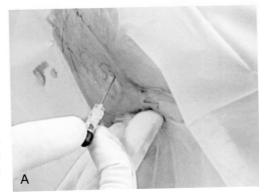
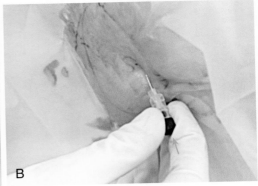

图 92-3　骶管穿刺技术。A. 从右骶角皮肤处进针。B. 穿破骶尾韧带后朝头端重新调整针头方向

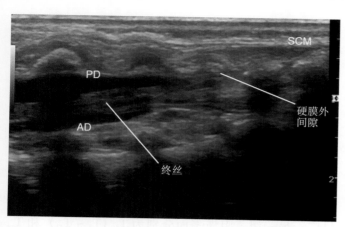

图 92-4　超声引导下骶管阻滞时骶骨的解剖超声图像。AD，硬脊膜内层；PD，硬脊膜外层；SCM，骶尾膜

- 穿透硬膜外腔的压力为：1 ± 10 mmHg（-17 到 16 mmHg）
- 以 1ml/min 速度注射局麻药的峰压为：27.8 ± 18.6mmHg，注射完后1min剩余压为 12 ± 5.5mmHg.
- 以 0.5ml/min 速度注射局麻药的峰压为：15.2 ± 9.5mmHg，注射完后1min剩余压为 14.8 ± 5.4mmHg。

　　人出生时脊柱只有一个生理弯曲：脊柱后凸。学会行走后才出现腰椎前凸。在其之前脊柱是直的，如进行硬膜外穿刺，穿刺针应垂直于背部平面。此外，出生时腰椎骨化不全，穿刺时有损伤软骨组织的风险。

骶裂孔。硬膜外腔后方为椎弓板及黄韧带，与椎旁间隙和神经根囊自由相通。由于蛛网膜颗粒的突起，硬膜囊靠近脊神经节的地方与蛛网膜下腔连接紧密，使局麻药容易通过。婴儿及 6～8 岁以下的小儿硬膜外腔内有丰富的血管及淋巴管，并填充有疏松的脂肪组织。

　　小儿行中枢阻滞的一个主要标志是两侧髂嵴连线——Tuffier 线。该线在小儿中成比例缩短，1 岁以内婴儿髂嵴连线与棘突连线交点为 $L_5 \sim S_1$，而 1 岁以上儿童及成人则为 $L_4 \sim L_5$[176]。58.3% 的患者屈曲脊柱时（如硬膜外阻滞体位）会改变 Tuffier 线与脊柱的交点水平。小儿椎骨的活动性和韧带弹性可改变脊髓在椎管内的位置。坐位时脊髓后移并靠近椎弓，此时硬膜外腔较难识别。侧卧位时脊髓向前移，远离黄韧带并增加了硬膜外腔间隙。因此小儿应优先选择侧卧位下行硬膜外麻醉（图 92-5）。

　　硬膜外注射将产生明显的压力改变。在 20 例婴儿患者置入 20 号硬膜外导管后，Vas 与其同事检测到了下列变化[177]：

适应证与禁忌证

　　小儿可以较好地耐受硬膜外麻醉且血流动力学稳定[58, 178]。硬膜外麻醉主要用于腹部、腹膜后、骨盆以及胸部手术[179-180]，包括漏斗胸修补术[181] 及脊柱侧弯手术[182]，此类手术多倾向于双管阻滞[183]。在某些医院甚至用于心外科手术[70, 184]，但这存在争议，大多数学者因抗凝而将硬膜外阻滞列为禁忌。

　　椎间隙的选择还存在争论，主要取决于患儿的年龄及麻醉医师的经验。脐部以下的手术如采用单次阻滞，婴儿及年幼儿常选择骶管阻滞，而年长儿则选择腰段硬膜外麻醉。如需置管，则更常选用腰段硬膜外麻醉以减少肛周附近细菌感染的风险，尽管这种可能性很小[90]。

　　如需阻滞上胸段感觉神经，则胸段硬膜外阻滞最可靠，但是有损伤脊髓的风险，因此要求麻醉医师必须要有熟练的专业技术。有学者建议，如麻醉医师不习惯采用婴儿胸段硬膜外阻滞，可考虑经骶管朝头端置入较长的导管以到达胸段[185]。此法同样要求麻醉医师技术熟练且要一定的运气：即使是技术熟练者导

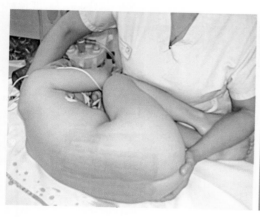
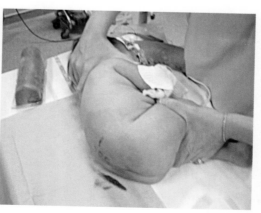

图 92-5　10 岁男孩（左图）和 4 个月女婴（右图）侧卧位时硬膜外穿刺

管误置率仍高达 30%[167, 186]，还可能导致严重的并发症（如脊髓、血管损伤，细菌感染、退管时神经根周围损伤或受压变形等）[187-189]。

硬膜外阻滞的特异性禁忌证包括脊柱及脊髓严重畸形（非隐性脊柱裂）、脊髓损伤及肿瘤、脊髓栓系综合征等。在绝大多数情况下，有脑积水、颅内压增高、不稳定癫痫或颅内顺应性降低等病史的患儿不宜选用硬膜外阻滞，但上述并非绝对禁忌证，取决于患者的病情[190]。同时，有脊柱手术史患者可能会导致硬膜外阻滞或腰麻穿刺困难甚至失败，但除非有脊髓损伤，否则这并非硬膜外阻滞的禁忌证。

技术

腰段硬膜外麻醉　$L_2 \sim L_3$ 间隙（脊髓圆锥最低点）以下椎管内麻醉通常采用中路法（图 92-6）。穿刺技术和成人基本一致。对于棘突异常或脊柱畸形患者可采用旁正中法。小儿取半俯卧位，使操作的地方位于最底端，脊柱尽量弯曲，增加椎间隙距离。坐位姿势只能在清醒患儿中使用。

阻力消失法（LOR）所使用的媒介存在争议，有人选择空气，有人选择生理盐水。根据 Ames 的调查，更多人倾向于使用生理盐水[191]。但是，对于新生儿和婴儿，空气（或者 CO_2）可能更为灵敏。

皮肤到硬膜外腔的距离与患者年龄和体型相关（图 92-1），6 个月到 10 岁小儿约为 1mm/kg[192]。应用超声探头可以准确测量皮肤到黄韧带以及皮肤到硬脊膜的距离（图 92-7）。

当针头进入硬膜外腔，去掉注射器，无液体（血液或脑脊液）流出，然后经硬膜外针或硬膜外导管缓慢注射局麻药。2 岁以下小儿在注药期间将超声探头

平行放置在棘突连线上时可看见硬脊膜向内凹陷[143]。通过使用超声可以看清椎管、脊髓位置、黄韧带以及棘突的解剖（见图 92-7）[193]。置管不宜超过 3cm，以免发生卷曲、打结或偏向一侧并导致导管堵塞。隧道导管可以减少导管脱出和细菌感染的发生率[194]。和骶管阻滞相同，如需置入较长的硬膜外导管，应严格控制好导管尖端位置。

局麻药所需容量取决于手术所需的最高镇痛平面，每阻滞 1 个神经节段约需要 0.1ml/ 岁的局麻药[195]。常用剂量为 0.5 ~ 1ml/kg（最大剂量为 20ml），可使 80% 的患者感觉阻滞平面上限达 $T_6 \sim T_9$ 之间。

许多小儿外科手术使用单次硬膜外麻醉即可，尤其是辅用可乐定（1 ~ 2μg/kg）、氯胺酮（0.25 ~ 0.5mg/kg）和吗啡（30μg/kg）等辅助药时。大手术术后疼痛时间长，需留置硬膜外导管并注射局麻药进行术后镇痛（表 92-8）。

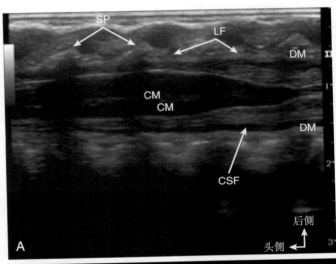

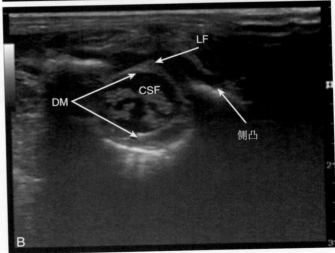

图 92-7　脊髓圆锥横向（A）及纵向（B）超声图像。CM，脊髓圆锥；CSF，脑脊液；DM，硬脊膜；LF，黄韧带；SP，棘突

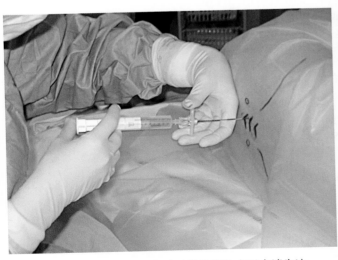

图 92-6　腰段硬膜外麻醉时的生理盐水阻力消失法

能理解患者自控镇痛概念并愿意使用这种方法的年龄稍大的儿童，可以选择硬膜外患者自控镇痛（PCEA）。一项针对 128 例 5 岁以上小儿进行的前瞻性研究结果显示，PCEA 的成功率为 90.1%，分别有 6.1% 和 3.8% 的儿童因副作用或镇痛不全中断 PCEA [196]。局麻药为 0.0625% 或 0.125% 布比卡因复合芬太尼 2 ~ 10μg/ml，背景剂量小于或等于 0.2ml/（kg·h），每 15 ~ 30min 追加负荷量为 1 ~ 3ml [布比卡因最大剂量 0.4mg/（kg·h）]。

另一项对 58 例行下肢矫形手术的小儿（年龄 7 ~ 12 岁）进行的前瞻性研究比较了给予 0.2% 罗哌卡因持续输注 [0.2ml/（kg·h）] 与 PCEA（背景剂量 1.6ml /h，负荷量 2ml，锁定时间 10min）两种镇痛效果，结果两组均获得相同的疼痛评分，但 PCEA 组每小时罗哌卡因的需要量仅为持续输注组的一半 [121]。

骶部硬膜外麻醉　由于骶椎在成年以前未融合，因此儿童可选择 $S_2 \sim S_3$ 间隙进行骶椎硬膜外阻滞，其定位方法为两侧髂后上棘连线与脊柱交点下方 0.5 ~ 1cm，其他骶椎间隙也可以作为麻醉穿刺点 [197]。操作方法与腰段硬膜外麻醉相同。因骶椎棘突已经萎缩，Tuohy 针头可朝头端（但更常朝尾端）进针，以针尖圆凸部分接触硬脊膜从而减少其意外穿破。硬脊膜囊多终止于 S_2，因此也有穿破硬脊膜的风险。值得注意的是，与腰段硬膜外麻醉比较，骶部皮肤到硬膜外腔的距离更短（见图 92-1）。如必要，可以置入硬膜外导管（方法与腰部硬膜外麻醉相同）以提供术后长时间的镇痛。

无论是对因皮肤损伤而禁忌行骶管阻滞的婴儿，还是对骶管阻滞较难实施且效果不确切的年龄大于 6 ~ 7 岁的小儿，骶部硬膜外阻滞均是一种良好的替代方法。骶部硬膜外阻滞所使用局麻药的剂量及容积与骶管阻滞相同。超声影像可以准确测量从皮肤到硬膜外腔的距离，使进针过程、导管置入及局麻药的扩散都在可视下进行。

胸段硬膜外麻醉　胸段硬膜外阻滞适用于大手术的长时间术后镇痛，因此，要求留置硬膜外导管以便重复或连续给药。由于胸段硬膜外阻滞主要用于胸部及上腹部手术，且有脊髓损伤的风险，因此较少应用于小儿。1 岁以内的婴儿，因脊柱只有一个弯曲（尤其屈曲时），穿刺方法与腰段硬膜外阻滞相同，应垂直于棘突连线进针。随着年龄的增加，脊柱弯曲形成，其穿刺方法越来越接近于成人，Tuohy 穿刺针应向头端与皮肤成 45 度角进针。也可采用旁正中入路，但儿童较少采用。使用超声可以看见婴儿硬脊膜位置、Tuohy 针的进针过程，很多情况下甚至可以看到硬膜外导管的置入过程及其最终位置 [198]。

颈段硬膜外麻醉　小儿颈段硬膜外麻醉无手术适

表 92-8　儿科患者硬膜外麻醉常用剂量及给药方案

药物	初始剂量	持续给药（最大剂量）	重复注射
布比卡因 左布比卡因	溶液：0.25%　含 5μg/ml（1/200 000）肾上腺素 剂量： <20kg：0.75ml/kg 20 ~ 40kg：8 ~ 10ml [　或 0.1ml/（岁·神经节段）] >40kg：与成人一致	<4 个月：0.2mg/（kg·h）[0.125% 浓度 0.15 ml/（kg·h）或 0.0625% 浓度 0.3 ml/（kg·h）] 4 ~ 18 个月：0.25mg/（kg·h）[0.125% 浓度 0.2ml/（kg·h）或 0.0625% 浓度 0.4ml/（kg·h）] >18 个月：0.3 ~ 0.375mg/（kg·h）[0.125% 浓度 0.3ml/（kg·h）或 0.0625% 浓度 0.6ml/（kg·h）]	每 6 ~ 12h 给予 0.25% 或 0.125% 溶液 0.1 ~ 0.3ml/kg（根据疼痛评分）
罗哌卡因	溶液：0.2% 剂量：ml/kg，方案与布比卡因相同（见上）	与布比卡因相同的年龄相关输注速率 mg/（kg·h）（罗哌卡因常用浓度为 0.1%、0.15% 或 0.2%） <3 个月的婴儿输注时间不超过 36h	每 6 ~ 12h 给予 0.15% 或 0.2% 溶液 0.1 ~ 0.3ml/kg（根据疼痛评分）
辅助用药	<6 个月婴儿避免应用 芬太尼（1 ~ 2μg/kg）或舒芬太尼（0.1 ~ 0.6μg/kg）或可乐定（1 ~ 2μg/kg）	仅选用一种辅助药 芬太尼：1 ~ 2μg/ml 舒芬太尼：0.25 ~ 0.5μg/ml 吗啡：10μg/ml 氢吗啡酮：1 ~ 3μg/ml 可乐定：0.3 ~ 1μg/ml	吗啡（无防腐剂）每 8h：25 ~ 30 μg/kg

应证，极少数情况下可用于慢性疼痛的治疗或防止上肢（如肱骨骨肉瘤）截肢前的幻肢痛，但几乎只用于青少年，穿刺方法与成人相同。

脊 髓 麻 醉

解剖生理

1 岁以内的婴儿脊髓及硬脊膜终止点比年长儿低（见骶管阻滞部分）。根据年龄的不同，脑脊液的容量变化较大，新生儿超过 10ml/kg，小于 15kg 的婴儿 4ml/kg，儿童 3ml/kg，青少年和成人 1.5 ～ 2ml/kg。脑脊液在脊髓和大脑的分布也随年龄不同而不同：儿童一半的脑脊液分布于脊髓蛛网膜下腔，而成人仅占 25%。这主要与药代动力学有关，也解释了为何婴儿或小儿脊髓麻醉时需要较大剂量的局麻药。

婴儿脑脊液压力在仰卧位时较低[199]，全麻时更低。脊髓麻醉时，进针应慢，每次进针前均应观察穿刺针是否有脑脊液流出。

5 岁以上小儿脊髓麻醉后的临床表现与成人相同，然而年龄更小的小儿却能保持血流动力学稳定，无明显的低血压及心动过缓[200]，即使是有心脏畸形的患儿也是如此[201]。但是，有报道称，1.5 ～ 5 个月大的婴儿在注射 0.5% 布比卡因 0.8ml/kg 10min 后，平均动脉压降低[202]，这种血压的降低具有时限性，可耐受，且静脉输液可迅速纠正。也有报道认为后孕周数 41 周龄的早产儿平均动脉压降低时伴有脑血流减少[203]。

适应证与禁忌证

儿科患者脊髓麻醉的适应证有限。后孕周数小于 60 周的早产婴儿腹股沟斜疝修补术是脊髓麻醉的一项适应证[204-205]，因为这类患儿全麻甚至浅镇静下手术后也易发生呼吸暂停[206]。而且即使是单纯脊髓麻醉，术后也可能发生呼吸暂停（包括术前），此类风险高的婴儿应留院观察。其他适应证很少，主要是择期下腹部或下肢手术[207-209]，偶用于心脏外科或心导管手术[210-211]，但存在争议。

操作方法

脊髓麻醉的穿刺方法与腰穿相似（图 92-8），患者可以取侧卧位或坐位（图 92-9）。

目前最常用的局麻药为重比重的丁卡因或布比卡因，也可用等比重的布比卡因[207]。尽管罗哌卡因[212]及左布比卡因[213]目前还不允许用于儿科患者脊髓麻醉，但将来可能会成为一线用药。

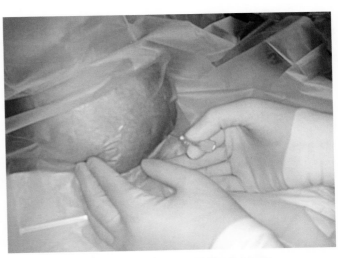

图 92-8 1月龄女婴坐位下行脊髓麻醉

药物和剂量

最常用的药物为 0.5% 丁卡因和 0.5% 布比卡因。达到较低平面的常用剂量为 0.5 ～ 0.8mg/kg，高平面（T_2 ～ T_4）则为 1mg/kg。两种药物的阻滞持续时间均约为 60 ～ 75min。新生儿和婴儿如使用酰胺类局麻药其神经毒性的风险可能会增高，黄疸患儿风险更高[214]。从新生儿到青少年的常用剂量如表 92-9 所示。

小儿年龄越大，所需剂量越小。6 个月～ 14 岁儿童使用 0.5% 重比重布比卡因 0.2 mg/kg，阻滞成功率达 98%。最近有学者对 1 ～ 17 岁患者使用 0.5% 罗哌卡因 0.5 mg/kg、1 ～ 14 岁患者使用 0.5% 左布比卡因 0.3 mg/kg，均获得良好的阻滞效果。有儿科文献认为辅助药可乐定 1μg/kg、芬太尼 1μg/kg 及吗啡 4 ～ 5μg/kg 可延长脊髓麻醉阻滞时间（见表 92-9）。

不良反应及并发症

新生儿及婴儿脊髓麻醉操作比较困难，总失败率达 10% ～ 25%[206, 215]。其最大局限性就在于阻滞时间短且无残余镇痛作用。常需考虑好备选方案（清醒骶麻）或辅助镇痛技术（髂腹股沟或髂腹下神经阻滞）。8 岁以下小儿很少发生穿刺后头痛，但并非绝对，笔尖式腰麻针可能增加其发生率[216]。所有腰段硬膜外麻醉并发症在脊髓麻醉时都有可能发生。

上肢神经阻滞

解 剖

支配上肢的臂丛神经主要由 C_5 ～ T_1 脊神经前支组成。神经根出椎间孔后经斜角肌间隙（前斜角

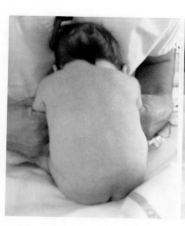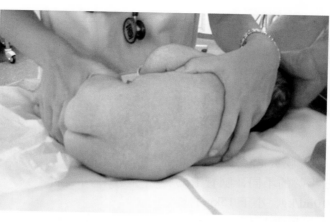

图 92-9　坐位或侧卧位下脊髓麻醉

表 92-9　脊髓麻醉时局麻药常用剂量

局麻药	剂量	持续时间 (min)
新生儿		
0.5% 丁卡因	0.6 ~ 1mg/kg	60 ~ 75
0.5% 布比卡因	0.5 ~ 1mg/kg	65 ~ 75
0.5% 罗哌卡因	1.08 mg/kg	50 ~ 70
0.5% 左布比卡因	1 mg/kg	75 ~ 90
婴儿到青少年		
0.5% 布比卡因	0.4 mg/kg （5 ~ 15kg）	
0.5% 丁卡因	0.3mg/kg （< 15kg）	
0.5% 左布比卡因	0.4 mg/kg （5 ~ 15kg）	
0.5% 罗哌卡因	0.3mg/kg （> 15kg）	
	0.4 mg/kg （5 ~ 15kg）	
	0.3mg/kg （15 ~ 40kg）	
	0.25mg/kg （> 40kg）	
	0.5mg/kg （最大剂量 20mg）	
辅助用药		
可乐定	1µg/kg （新生儿）	
芬太尼	1µg/kg （< 1 岁的婴儿）	
吗啡	4 ~ 5µg/kg （所有年龄段）	

肌与中斜角肌之间）穿出。与成人相同，小儿臂丛神经纤维也是由脊神经根先合成 3 干（上、中、下干），在锁骨和第一肋之间各神经干分成前后两股共 6 股，这 6 股围绕腋动脉重组成三束，并根据它们与动脉的关系分别命名为外侧束、内侧束以及后束（图 92-10）。正是因为臂丛神经纤维如此复杂的重新分配组合，麻醉阻滞的范围很大程度上取决于麻醉医师注射局麻药的具体部位。解剖知识对于预测运动和感觉神经阻滞的范围至关重要，并决定了某一特定手术最适合使用哪种神经阻滞入路（彩图92-11）。

婴儿臂丛神经与肺尖及胸膜顶的解剖关系与成人有着显著的差异。锁骨与第一肋形成胸廓上口，婴幼儿的肺尖及胸膜顶通过胸廓上口与颈部相通，锁骨下血管及低位臂丛神经在胸膜顶处交汇。因此婴幼儿在锁骨下或邻近部位进行穿刺，都极有可能穿破胸膜。尽管存在大量的胚胎学及解剖学证据，围神经血管鞘这个概念一直受到强烈质疑，但最近一项放射性研究却肯定了这个概念，甚至指出可精确测量腋鞘的容量（成人为 5.1 ~ 9.5ml）[217]。

超声成像可精确地识别壁胸膜、锁骨下及腋窝血管，可连续监测穿刺针针尖的位置，提高了锁骨上及锁骨下入路臂丛神经阻滞的安全性。超声结合神经刺激仪进行神经定位可避免神经内注射。

Roberts[136] 建议从简单的神经阻滞法做起。肌间沟入路及锁骨周围入路技术难度较高，必须由受过专业培训的麻醉医师实施。腋路及前臂神经阻滞相对容易，尤其是对于超声引导下区域阻滞的初学者。

臂丛神经阻滞适应证主要为清醒或全麻下行上肢急诊或择期手术的患儿[218-220]，尤其适用于门诊手术，并可提高患者满意度：

- 儿科患者腋路臂丛神经阻滞是首选（尤其是手及前臂的手术）。该法优点主要在于易于操作，安全性高，成功率高以及并发症少。
- 随着超声引导技术的发展，越来越多的麻醉医师选择锁骨下喙突旁入路行臂丛神经阻滞。该法可为上肢提供完善的阻滞效果。与腋路比较，该法更易于置管，患者感觉更加舒适，且导管容易固定，意外脱落的机会较少。
- 锁骨上臂丛神经阻滞适用于肩部及手臂近端（包括肘部）手术。婴儿应慎重选择经锁骨上入路进行臂丛神经阻滞，因为该部位臂丛神经紧邻胸膜顶，但超声引导可减少意外穿破血管和胸膜的风险。在超

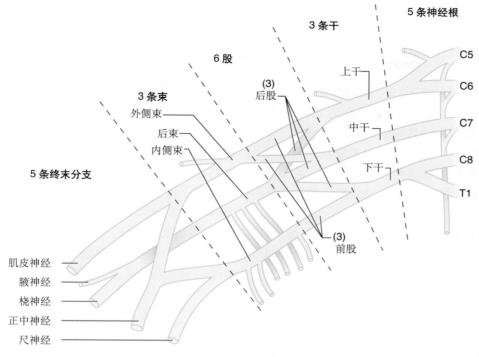

5 条神经根

3 条干

6 股

3 条束

外侧束
后束
内侧束

5 条终末分支

(3)
后股

上干

中干

下干

C5

C6

C7

C8

T1

(3)
前股

肌皮神经
腋神经
桡神经
正中神经
尺神经

图 92-10 臂丛神经解剖

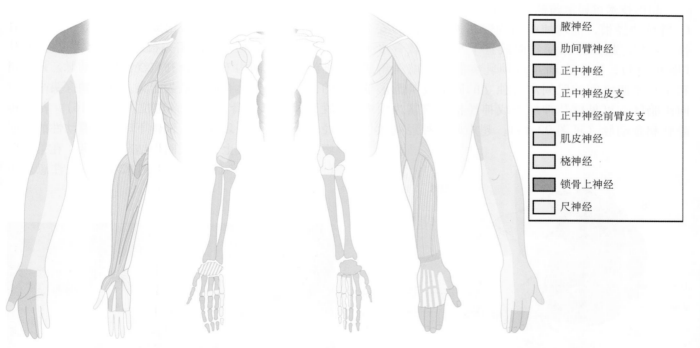

腋神经
肋间臂神经
正中神经
正中神经皮支
正中神经前臂皮支
肌皮神经
桡神经
锁骨上神经
尺神经

彩图 92-11 上肢皮肤、肌肉及骨骼的神经支配图

声引导神经阻滞技术出现前，斜角肌旁或改良的斜角肌间隙入路（事实上两种方法的针尖均在肌间沟）臂丛神经阻滞是较为安全的方法。

- 上肢远端手术（手或单根手指的手术）或近端神经阻滞不完善时，可行臂丛远端神经阻滞。

颈部臂丛神经阻滞

由于潜在的并发症（气胸、误入椎动脉及鞘内），而且儿童也很少有单独的肩部手术，因此，儿童较少使用颈部臂丛神经阻滞。

肌间沟入路

肌间沟入路旨在进入 C_6 横突附近的肌间沟顶点。患儿取颈肩部垫高仰卧位，手臂伸展置于胸壁侧方，头稍微偏向对侧。

体表标志包括环状软骨、C_6 横突前结节（Chassaignac 结节）及肌间沟。穿刺点为肌间沟的 Chassaignac 结节，位于胸锁乳突肌的外侧缘后方。穿刺针与皮肤呈 80° 角（非垂直），稍向尾端及背侧，朝锁骨中点进针，直至接近臂丛神经其中一干（而非神经根）并引出上肢的肌颤搐，任何远端的肌颤搐及肱二头肌、肱三头肌及三角肌肌颤搐均可（图 92-12）。膈肌收缩表明刺激到膈神经，针尖过于靠前。相反，如果刺激到斜方肌，说明穿刺针过于靠后。Borgeat 等[221]提出一种成人改良穿刺法，可用于儿童，该法与经典法进针点相同，但进针偏外侧朝锁骨中点进针，直至接近臂丛神经其中一干（而非神经根）并引出上肢的肌颤搐。由于肌间沟入路并发症较多，如同侧膈神经阻滞，损伤血管（如椎动静脉）及颈部硬膜外阻滞/蛛网膜下腔阻滞，故在小儿中较少采用。

超声技术可显示颈部大血管、斜角肌腱膜及 $C_5 \sim C_7$ 臂丛神经根，能增加肌间沟臂丛神经阻滞的安全性[137, 222]。超声探头横斜向放置于平环状软骨水平（图 92-13），图像上面是胸锁乳突肌，在前斜角肌和中斜角肌之间的肌间沟为独立的圆形或椭圆形低回声暗区，可见臂丛神经干或神经根。内侧为颈内静脉和颈动脉（见图 92-14）。超声联合神经刺激仪下采用平面内技术，从探头外侧（后）向内侧（前）朝目标神经进针。穿刺针的精确定位可明显减少局麻药用量[223]。

斜角肌旁路

Dalens 及其团队[224]提出斜角肌旁路臂丛神经阻滞法，目的在于使穿刺针既可到达斜角肌间隙，又可远离胸膜顶及颈部大血管。其体表标志为锁骨上缘和 C_6 横突（可于肌间沟内触及，位于平环状软骨平面、胸锁乳突肌后缘）。C_6 横突体表投影与锁骨上缘中点连线的上 2/3 与下 1/3 交汇处为穿刺点（图 92-15）。该法成功率高，安全性好。偶可发生低位臂丛神经（如尺神经或正中神经的内侧分支）阻滞不完善的情况。该入路几无并发症发生[225]。

锁骨上臂丛神经阻滞

与其他入路比较，由于该部位接近胸膜，因此锁骨上入路行臂丛神经阻滞发生气胸的风险较高。采用平面内技术在超声引导下进行操作使进针全过程实时可视化，这大大避免了不慎穿破胸膜的风险。

目前已有数篇文献报道成人超声引导下锁骨上臂丛神经阻滞，但小儿的相关报道却极少[226-227]。臂丛神经干在肌间沟下部汇合并包绕锁骨下动脉。该入路的优点在于臂丛在此处最为密集。将高频探头平行放置于相对于锁骨的冠状斜切位（图 92-16）。臂丛神经（干或股）表现为位于锁骨下动脉（搏动性的低回声区）外、后及上方的低回声结节状暗区，在第一肋（曲线状的高回声区）上方（图 92-17）。应注意采用

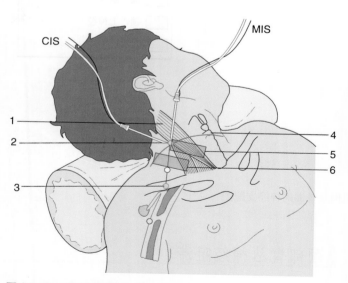

图 92-12　肌间沟臂丛神经阻滞。CIS，经典法（Winnie）；MIS，改良法（Borgeat）；1，胸锁乳突肌；2，Chassaignac 结节体表投影；3，锁骨中点；4，环状软骨；5，经典法探头位置；6，改良法探头位置

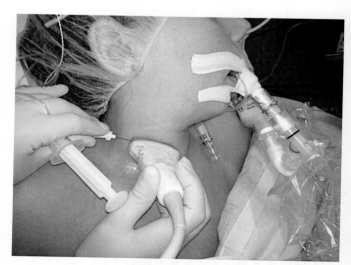

图 92-13　超声引导肌间沟入路臂丛神经阻滞患者头部及超声探头位置，采用平面内技术进针

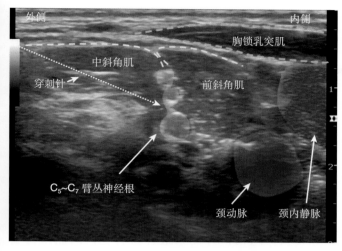

图 92-14　肌间沟入路臂丛神经阻滞的超声图像

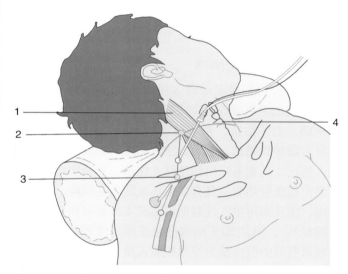

图 92-15　斜角肌旁路臂丛神经阻滞。1, 胸锁乳突肌；2, Chassaignac 结节体表投影；3, 锁骨中点；4, 环状软骨

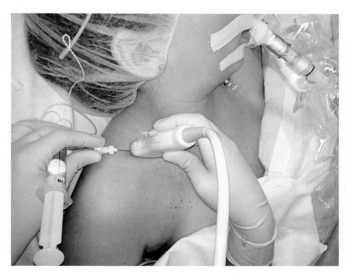

图 92-16　锁骨上臂丛神经阻滞超声探头位置，采用平面内技术进针

彩色多普勒超声以免将局麻药注入邻近血管内（如肩胛上动脉或肩胛背动脉）（图 92-18）。在直视下采用平面内技术由外向内将穿刺针朝第一肋与锁骨下动脉构成的夹角进针（见图 92-17）。锁骨上入路的成功标志就在于看见局麻药在该夹角处扩散。

超声引导增加了锁骨上臂丛神经阻滞的安全性，因此对于经验丰富的麻醉医师而言，该法可能是最为可靠且有效的臂丛神经阻滞方法之一 [223]。

锁骨下臂丛神经阻滞

锁骨下入路

随着超声引导技术的发展，锁骨下臂丛神经阻滞备受关注。锁骨下臂丛神经阻滞可阻滞股（锁骨旁）或束（喙突旁或喙突下）。锁骨下臂丛神经阻滞法有两条主要路径：锁骨中路和喙突旁路。两种入路患儿均取颈肩部垫高仰位 [228]。与腋路比较，该法置管容易且导管易于固定。

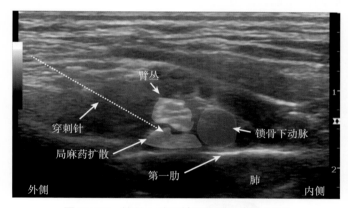

图 92-17　锁骨上臂丛神经阻滞的超声图像

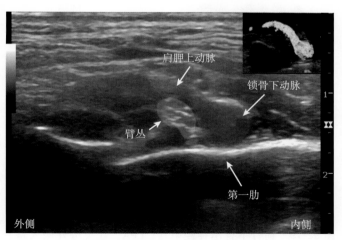

图 92-18　彩色多普勒下锁骨上臂丛神经阻滞的超声图像及周围血管影

锁骨中点入路

锁骨中点入路有垂直法及前外侧法两种。垂直法穿刺时，穿刺针紧临锁骨下缘中点并垂直于皮肤进针，直至同侧上肢出现肌颤搐。尽管有报道指出此方法用于患儿没有严重并发症发生[226, 229]，但该法的穿刺路径有损伤胸膜顶及肺尖的风险，因此不建议小儿选择该法行臂丛神经阻滞。

前外侧法用于小儿患者更为安全。患儿取仰卧位，患侧上肢紧贴身体旁。肩胛骨的喙突、锁骨下缘及三角肌胸大肌肌间沟均为前外侧法的定位标志（见图92-19）。穿刺点在锁骨下缘中点下1cm处，向背侧30°~45°，向外30°，平行于三角肌胸大肌肌间沟朝腋窝进针。目的是进入肩胛骨喙突内侧1~1.5cm处神经血管鞘内，直至引出上臂、前臂或手部的肌颤搐。

喙突旁入路

喙突旁内侧入路是小儿患者目前最常用的锁骨下臂丛神经阻滞方法。该法建议结合神经刺激仪进行神经定位，其并发症发生率最低。在三角肌胸大肌间沟尾端，距喙突内侧缘及尾端1~2cm（根据患者的年龄）处为穿刺点（见图92-19）。上臂外展90°（而非紧贴躯干），使臂丛靠近皮肤，且利于局麻药的扩散[230]。穿刺针与皮肤垂直进针，直至引出上肢的肌颤搐。

超声引导锁骨下臂丛神经阻滞

如果不同时使用超声引导，仅在神经刺激仪下行喙突旁内侧入路臂丛神经阻滞，操作虽然灵活简便，但安全性低，可能会穿破胸膜。患侧上肢伸展贴于躯干，或外展110°同时屈肘90°，使神经血管鞘远离壁层胸膜并处于松弛状态，利于局麻药的扩散。有用的超声标志为位于神经束内侧深部的腋动静脉，其中静脉位于动脉的内侧尾端。胸大肌和胸小肌大多位于神经血管组织的上方。

常用两种主要的锁骨下入路。一种为近端法，探头平行放置于锁骨下缘，神经束位于腋动脉外侧（图92-20）。另一种为喙突旁入路，将探头矢状放置于喙突内下侧，可以看到臂丛神经的短轴图像（图92-21）。包绕动脉的神经束具体位置个体解剖差异较大。通常，外侧束最容易看见，内侧束位于动静脉之间，后束位于动脉深面且最难辨识。采用平面内技术使穿刺针由外（表面）向内（深面）朝动脉后方进针，使局麻药在动脉后方靠近后束的位置扩散（图92-22）。

腋路臂丛神经阻滞

腋路臂丛神经阻滞时，局麻药可充分浸润臂丛神经在腋窝的各终末分支，因此，小儿臂丛神经阻滞常选腋路。对于肘部、前臂及手的手术，该法简单安全。儿童有数种腋路法，不同方法其临床麻醉效果相近。与成人相比，儿童不采用经动脉入路法，其原因在于儿童容易出现血管痉挛，且有缺血坏死的潜在风险。与成人不同，患儿采用单次注射即可阻滞支配前臂和手部的所有神经[231]，但是50%病例的肌皮神经例外。解决这个问题最有效的改良法为经喙肱肌入路臂丛神经阻滞。患儿取仰卧位，患侧上肢外展并后旋90°[218]。喙肱肌与

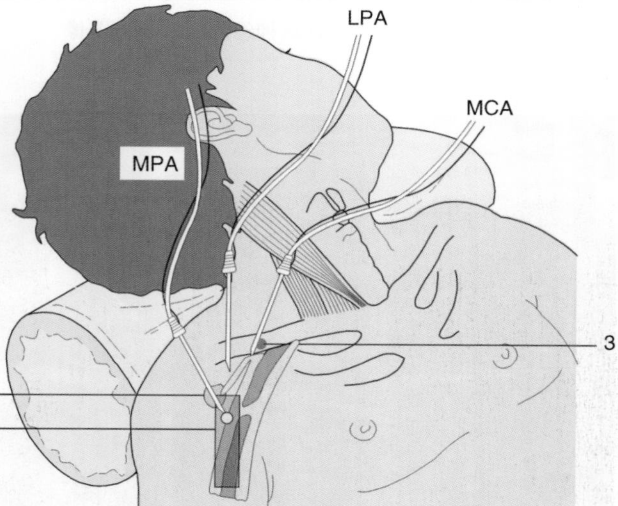

图92-19 锁骨下臂丛神经阻滞。LPA，喙突旁外侧入路；MCA，锁骨中点入路；MPA，喙突旁内侧入路；1，超声探头；2，肩胛骨喙突；3，锁骨中点

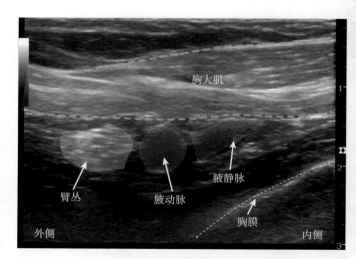

图92-20 超声引导锁骨下臂丛神经阻滞，近端法。在该阻滞平面，胸大肌是血管神经束表面可视的主要肌肉，胸小肌位于远端。血管神经束中，腋静脉位于最内侧，动脉在中间，最外侧为臂丛神经

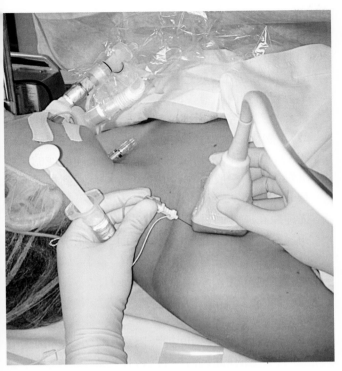

图 92-21 喙突旁入路锁骨下臂丛神经阻滞探头位置，采用平面内技术进针

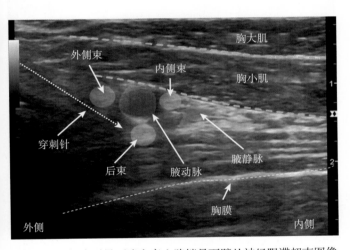

图 92-22 超声引导下喙突旁入路锁骨下臂丛神经阻滞超声图像

胸大肌下缘交叉处为穿刺点（图 92-23），向后经喙肱肌的外上部（肌皮肌位于其内），朝肱骨的内侧缘进针。如使用神经刺激仪，可发现穿刺针常先经过肌皮神经（建议在退针时进行阻滞），继续进针至血管神经鞘旁[217]，直至引出手及前臂肌颤搐。在此处神经束已分为各个终末神经，穿刺针常最先触及正中神经。随之注入局麻药，退针时在肌皮神经旁再注入小剂量局麻药（0.1ml/kg，最大剂量 5ml）。所有上止血带的疼痛（由肋间臂神经支配）均可通过腋窝处皮下注射解决。

如用超声引导技术，高频探头应与手臂长轴垂直放置以获得神经血管鞘的短轴图像。穿刺时应严格采用多点注射法。该处正中神经、桡神经和尺神经均位于腋动静脉附近。但不同患者神经的具体解剖位置关系变异很大[232]。大体上而言，正中神经位于动脉外侧与肱二头肌之间，尺神经位于动脉的内上方，桡神经位于动脉下方。可通过从远端向腋窝方向移动探头以辨识各根神经。在超声波平面下进针时，穿刺针全程可视（图 92-24）。针尖可精确置入到三根神经的附近，退针时，也可精确退到喙肱肌和肱二头肌短头间的肌皮神经旁。

腋路臂丛神经阻滞非常安全。意外损伤动脉是最不希望出现的并发症，偶可引起短暂性供血不足或形成血肿。局麻药注入神经纤维内最为可怕，被认为是永久性神经损伤的主要病因，且全麻的患者不易发现。在一项前瞻性研究中，Biegeleisen 等[131]在志愿者身上通过超声引导刺中腋神经干（令人意外的是该研究居然得到伦理委员会的许可），并进行神经内注射，注射后即刻及注射 6 个月后评估神经功能，未发现一例运动及感觉功能障碍。不论该研究本身是否具有争议性，其结果却非常有趣地显示，神经内注射可能并非如大家既往所认为的那么有害，如非神经束内注射

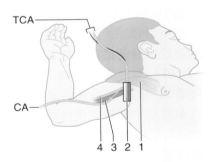

图 92-23 腋路臂丛神经阻滞。CA，经典入路；TCA，经喙肱肌入路；1，胸大肌；2，超声探头；3，腋动脉；4，喙肱肌

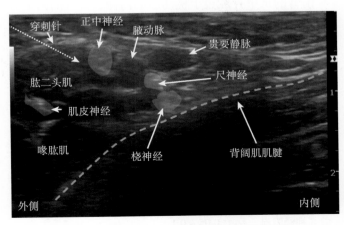

图 92-24 超声引导下腋路臂丛神经阻滞超声图像

（注射时阻力较大且可引起剧痛），甚至是无害的。然而，仍需注意避免神经内注射，尤其是超声影像有提示时（针尖位于神经内，注射少量局麻药时神经直径增大）。

如需连续阻滞，可进行腋窝神经血管鞘内置管，但导管难以固定。因此常选择导管易于固定且患者舒适度高的锁骨旁或肌间沟入路进行置管。

局麻药的容量影响神经阻滞的效果，采用不同的神经定位方法，所需的局麻药容量不同（表92-10）。使用神经刺激仪进行定位时，不能观察到局麻药在神经周围的扩散情况，因此，局麻药的推荐容量是根据获得完善的阻滞效果的概率制定的。如用超声引导技术，则可清楚地观察到局麻药在神经周围呈"甜麦圈"样扩散。临床实践证明，超声引导下神经阻滞技术可明显减少局麻药的用量。

远端神经阻滞

肘关节和前臂入路

单独使用神经刺激仪很难定位桡神经、正中神经及尺神经，如果盲目皮下注射局麻药，神经阻滞的失败率则会更高。因此，患儿很少在肘或腕部行桡神经、正中神经及尺神经阻滞。长期以来，远端神经阻滞的适应证仅限于作为辅助措施用于不完善的臂丛神经阻滞。

近来，在超声引导下，这些表浅神经更容易识别和定位，远端神经阻滞的适应证增多，而且仅需少量的局麻药（0.5ml/kg，最大量 1~2ml）即可达到完善的神经阻滞。随着超声的广泛应用，从腋窝到腕部的任何一点都可以阻滞正中神经和尺神经，但是在腕关节处，由于尺神经与肌腱超声影像相似，常常难以区分，因此需要谨慎辨别。

- 肘前窝的正中神经在肱动脉的内侧走行（图92-95）。前臂的正中神经位于桡动脉的内侧，桡骨的内上方

表92-10　臂丛神经阻滞时局麻药注射剂量和输注速度：0.1%～0.2% 罗哌卡因或 0.125%～0.25% 左布比卡因（0.1% 罗哌卡因及 0.125% 左布比卡因均为新生儿所用浓度）

阻滞技术	单次注射剂量（ml/kg）	输注速度
锁骨上或锁骨下臂丛神经阻滞	0.3～0.5	0.1～0.2 ml/（kg·h）
肘部神经阻滞	0.1～0.2	—
腕部神经阻滞	0.05～0.1	—

（图92-26）。在腕部，正中神经走行于掌长肌腱和桡侧腕曲肌腱中间，所以很难区分神经与肌腱。

- 为避免尺神经沟内注射局麻药引起神经损伤，肘部的尺神经阻滞一般选择在肘部以上或以下几厘米。不能行肘管内阻滞，因为鹰嘴和肱骨内上髁之间的骨性神经沟空间狭小，神经很容易被压迫（图92-27）。腕部的尺神经紧邻尺动脉的内侧走行（图92-28A），是一个高回声的三角，从安全和简便的角度出发，我们一般追踪到尺神经近端，直到神经与动脉分离（图92-28B）。
- 桡神经在肱骨的后方下行通过肘部外侧，分为浅支和深支。在肘部上方，肱骨表面，肱肌下方可见到桡神经（图92-29）。

末端神经阻滞

麻醉医师很少将指间神经阻滞用于小儿，因为有其他更加安全的麻醉方法可以替代，如掌部或经掌鞘

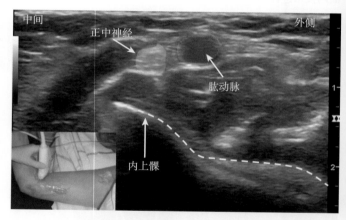

图92-25　肘部正中神经超声图像

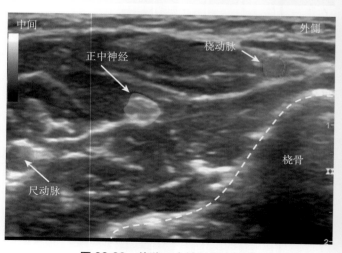

图92-26　前臂正中神经超声图像

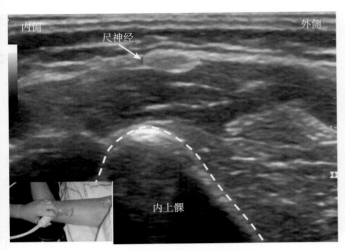

图 92-27　肘部尺神经超声图像

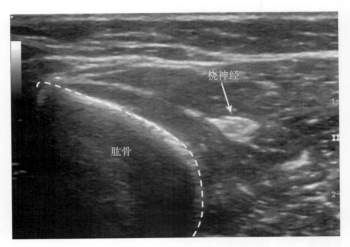

图 92-29　肱骨中段桡神经超声图像

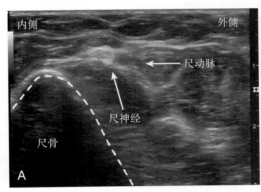

图 92-28　腕 部（A）和 前 臂
（B）尺神经超声图像

神经阻滞以及皮下浸润。

　　指屈肌腱的滑膜鞘和纤维鞘之间有一狭小腔隙，其近心端与中间三指掌骨头相连（该腔隙在拇指及食指处较狭长），经掌鞘神经阻滞时[233]，将局麻药注入该腔隙即可。与指间神经阻滞相比，经掌鞘神经阻滞因远离动脉，操作安全，单点注射更简便，即使对于清醒患儿也只会感觉轻微的疼痛。该法存在滑膜鞘被细菌污染的风险，所以阻滞部位有感染病灶的应列为禁忌证。掌骨头为体表标志。掌心向上时，可扪及相应的掌骨头，用 25 ~ 27G 皮内针垂直手掌刺向掌骨头体表投影的中点处（图 92-30），直至触及骨质。为避免药物注入骨膜下，注药前可退针少许，再注入局麻药（1% 或 2% 利多卡因，不加肾上腺素）。

　　改良的单次掌骨神经阻滞避免了液体进入腱鞘，一定程度上可以避免注射感染的发生。用 25G 穿刺针在掌心相应的位置进针[234]。

　　需要注意的是，经掌鞘神经阻滞或者掌骨神经阻滞都可能出现仅阻滞两指节的神经和近指节的掌侧神经。

下肢神经阻滞

腰丛神经阻滞

解剖

　　腰丛由 L_1 ~ L_4 神经前支组成，有时部分 T_{12} 神经和 L_5 神经也会加入，位于椎旁内的腰大肌间隙内，腰大肌间隙的前壁是腰大肌，后壁是腰方肌。腰丛发出支配下肢的 4 个分支：股神经、股外侧皮神经、闭孔神经和生殖股神经。髂筋膜覆盖于腰大肌及髂肌，腰丛自腰大肌发出后，其分支在髂筋膜下走行各不相同。将足量的局麻药注入髂筋膜的内面，局麻药可沿该筋膜扩散，并浸润腰丛，即髂筋膜腔隙阻滞。

腰大肌间隙阻滞（腰丛神经阻滞）

　　患儿取侧卧位，患侧向上。患侧髂后上棘、两侧髂嵴与第 5 腰椎棘突为体表标志。腰丛神经阻滞有 3 种入路，各入路穿刺点分别如下（图 92-31）：

　　1. 患侧髂后上棘与 L_5 棘突连线的中点处（改良的

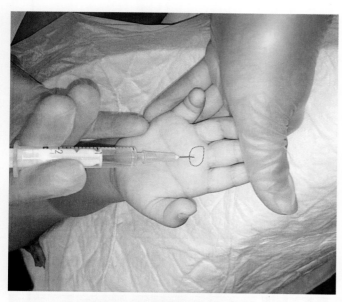

图 92-30　经掌鞘神经阻滞 扪及的掌骨头

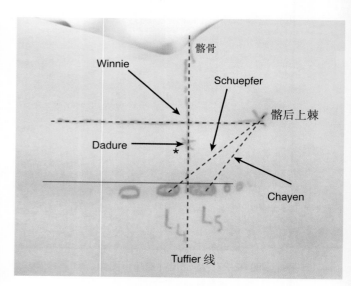

图 92-31　不同入路的腰丛神经阻滞

Chayen 入路）。

2. 患侧嵴间线（Tuffier 线），L4 棘突与经髂后上棘平行脊柱的连线的 3/4 处[235]。

3. 患侧髂后上棘与 L4 棘突连线内 2/3 与外 1/3 处[236]。

无论选择哪种入路，穿刺针都应垂直皮肤进针，直至引出同侧股四头肌颤搐。并发症包括：误入血管导致心搏停止，腰大肌血肿，局麻药误入椎管内，进针过深损伤腹膜后脏器[237-238]。所以，应该由有经验的麻醉医师进行操作，可以根据患者的年龄、体重和腰大肌的解剖结构评估进针的深度。

腰丛神经阻滞适用于髋部和股骨的手术（髋关节和股骨干切开术）。这些手术都需要同时阻滞支配髋关节的三支神经：股神经、股外侧皮神经和闭孔神经。术后的 48 小时内，腰丛神经阻滞都可以提供良好的术后镇痛作用。有研究采用超声波扫描腰丛神经发现，患儿体重与腰丛神经阻滞的穿刺深度关系比年龄更密切[239]。连续腰丛神经阻滞能够为患儿的髋部和股骨手术提供良好的镇痛作用[123, 235, 240]。有研究比较了小儿髋关节和股骨手术使用连续腰丛神经阻滞和连续硬膜外阻滞作为术后镇痛[123]。与连续硬膜外阻滞相比，连续腰丛神经阻滞不仅有同样良好的术后镇痛作用，而且副作用少，罗哌卡因的用量也减少。

股神经阻滞

患儿取仰卧位，最好患肢轻度外展。腹股沟韧带及股动脉是体表标志。穿刺点取腹股沟韧带下 0.5 ～ 1.0cm（非腹股沟皱褶处），股动脉外侧 0.5 ～ 1.0cm 处

（图 92-32），穿刺针可垂直于大腿前部向后进针，也可与大腿前部呈 45°角向头侧、后侧进针（特别是需要置入导管时，穿刺针应与大腿前部呈 45°角），针尖朝脐的方向，直至引出股四头肌肌颤搐。

超声显像技术使神经阻滞更加容易实施[139]。超声探头放置于腹股沟韧带稍上方，与腹股沟韧带平行（图 92-33 和 92-34）。

适应证包括股骨干和膝关节的手术。股神经[241]或者髂筋膜腔隙神经[242-243]置管都是连续镇痛的好方法。但是这两种方法在小儿身上尚未证实其有效性[244]。髂筋膜腔隙神经阻滞不需要神经刺激仪和特殊体位，较少误入血管，对于股骨骨折患者操作也会相对容易。

髂筋膜间神经阻滞

此阻滞法是将局麻药注射至髂筋膜下[244]。局麻药在髂筋膜内扩散，浸润腰丛发出的支配下肢的神经，其扩散程度取决于药物容量。髂筋膜腔隙神经阻滞时，患儿常取仰卧位（见图 92-32）。该法常可同时阻滞股神经和股外侧皮神经，通常也可阻滞闭孔神经近端分支（该支发出小分支支配髋关节）。超过 70% 的患者，腰丛近端分支如生殖股神经也可被阻滞。

目前尚未在小儿身上进行股神经阻滞和髂筋膜腔隙神经阻滞的比较[244]。髂筋膜腔隙神经阻滞股外侧皮神经、闭孔神经和生殖股神经阻滞具有优势。而血管旁股神经阻滞误入血管的概率高。此外，对于骨折患者，髂筋膜间隙神经阻滞不需要神经刺激仪和特殊体位，操作相对更容易。

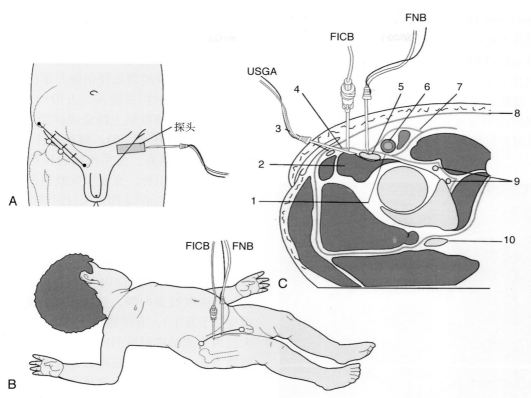

图 92-32　股神经阻滞及髂筋膜腔隙阻滞。A. 体表标志和探头位置。B. 患者体位。C. 大腿横截面。FICB，髂筋膜腔隙阻滞；FNB，股神经阻滞；USCA，超声引导法；1，髂耻弓；2，腰大肌；3，股外侧皮神经；4，髂筋膜；5，股神经；6，股动脉；7，股血管鞘；8，阔筋膜；9，闭孔神经分支；10，坐骨神经

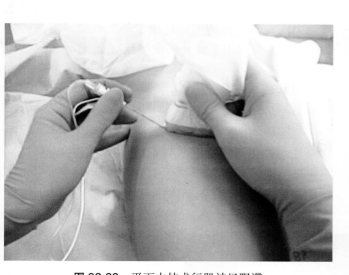

图 92-33　平面内技术行股神经阻滞

采用超声辅助髂筋膜腔隙神经阻滞比使用神经刺激仪具备更多优点，例如术后镇痛时间更长，局麻药量更少[139]。超声辅助下只需要 0.15ml/kg 的局麻药，镇痛时间长达 508±178min，而使用神经刺激仪需要 2 倍的药量即 0.3ml/kg，镇痛时间只有 335±69min[139]。

长效局麻药术后连续镇痛的单次注射量为 0.2～0.5ml/kg，持续剂量为 0.1～0.2ml/(kg·h)。患者自控

镇痛剂量设置为每次 0.1ml/kg（最大剂量 5ml，每小时最多 3 次）。只要没有禁忌证局麻药内均应加入肾上腺素。另外伍用少量的可乐定（1～2μg/kg）可以明显延长镇痛作用时间[46]。

在超声引导下股神经置管和髂筋膜腔隙置管操作都比较容易，而且能够有效发挥持续镇痛作用（图 92-35）。目前，Lako 等[243]比较患儿的骨盆手术术后应用连续股神经置管和静脉吗啡镇痛的镇痛效应和副作用。与吗啡组相比，股神经阻滞具备更好的镇痛效应，而且较少发生镇静和恶心呕吐的副作用。此外，Paut 等[242]证实在患儿股骨骨折手术和膝关节手术时可以安全使用布比卡因作为连续髂筋膜间隙术后镇痛的局麻药。单次注射量是 0.25% 加入肾上腺素的布比卡因，持续剂量是 0.1% 的布比卡因，维持 48h。他们发现小儿股神经置管应用布比卡因在安全血浆浓度之内，24h 和 48h 分别为 0.71±0.4g/ml，0.84±0.4g/ml。

其他腰丛神经阻滞

隐神经阻滞　小剂量局麻药阻滞隐神经常用于辅助坐骨神经阻滞。隐神经是感觉神经，不能被神经刺激仪识别，因此，虽然隐神经阻滞相关报道较多，但

失败率均很高（30% 或更高）。目前，虽然超声引导下隐神经阻滞尚未被认可，但其前景可喜。

经典隐神经阻滞时，患者取仰卧位，在膝关节处扪及腓肠肌内侧头前缘和胫骨结节，从胫骨结节到腓肠肌前缘画一直线，并与内外髁连线成 45 度角，沿此线皮下注射局麻药即完成隐神经阻滞术。该法操作简单，几乎无任何并发症，但失败率非常高。

隐神经位于大腿上部的收肌管内，与股内侧神经邻近。因为隐神经、股内侧神经的这种解剖特点，可同时行隐神经及股内侧神经阻滞。股内侧神经是混合神经，较易被神经刺激仪识别。定位后在局部注射局麻药，即可同时阻滞隐神经及股内侧神经。股动脉、腹股沟韧带和缝匠肌上缘是隐神经 / 股内侧神经阻滞的体表标志（图 92-36）。缝匠肌上缘，股动脉旁开 0.5cm 处为穿刺点。使用绝缘的带斜面的短针，于穿刺点垂直皮肤进针，直至引发股内侧肌肌颤搐，使用局麻药 0.1 ~ 0.2ml/kg 即可同时阻滞两条神经，获得完善的小腿内侧、足内侧镇痛。

经缝匠肌入路，可穿过缝匠肌下和大收肌肌腱之间的脂肪垫。于髌骨上缘可扪及缝匠肌内侧缘，此处即为穿刺点。穿刺针向内向后与尾端成 45 度角缓慢进针，针尖朝股骨内髁，至缝匠肌下脂肪垫时（隐神经即穿行于其中），有明显的落空感。静脉旁路法，是在大腿内上侧的隐静脉的内外两侧分别进行盲穿的一种阻滞方法。目前，在超声显像技术辅助下，该阻滞方法得到了改进。超声显像技术易于识别隐静脉，当穿刺针沿探头中轴线进针时，可清晰地看见穿刺针向血管方向行进的整个过程，以及局麻药的扩散情况。

股外侧皮神经阻滞 儿童很少单独使用股外侧皮神经阻滞，其主要适应证是用于辅助股神经阻滞。超声引导技术也可用于股外侧皮神经阻滞。

闭孔神经阻滞 患儿取仰卧位，下肢轻度外展外旋（如病情允许）。长收肌肌腱与耻骨肌内侧缘之间的肌间沟为闭孔神经阻滞的体表标志，闭孔神经阻滞的穿刺点在该肌间沟的股骨大转子水平处。在神经刺激仪辅助下，穿刺针应严格按照由浅入深的顺序进针，直至引出长收肌、短收肌的肌颤搐（刺激了闭孔

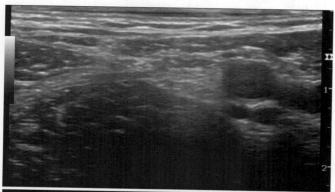

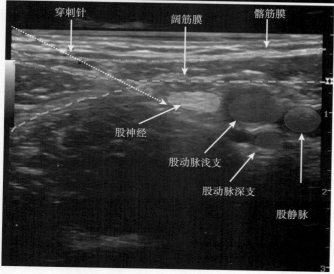

穿刺针　阔筋膜　髂筋膜

股神经

股动脉浅支

股动脉深支

股静脉

图 92-34　股神经阻滞操作超声图像

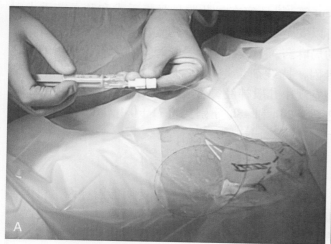

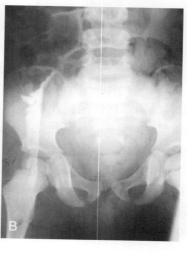

图 92-35　放置股神经导管
（A）导管在造影下的定位（B）

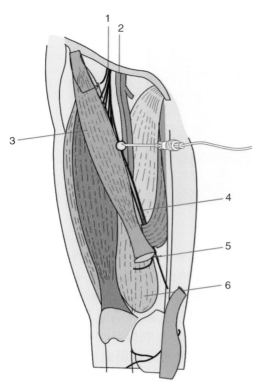

图 92-36　隐神经 / 股内侧神经阻滞。1，股神经；2，股动脉；3，缝匠肌；4，隐神经；5，支配缝匠肌的运动神经；6，股内侧肌

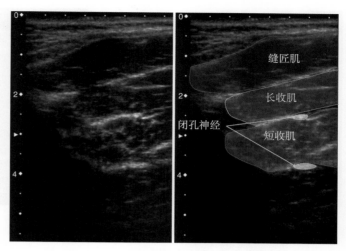

图 92-37　闭孔神经阻滞：大腿前内侧的超声显像图

神经的前支）。穿刺针可继续进针 1 ～ 2cm，直至引出大收肌肌颤搐（刺激了闭孔神经的后支），注入局麻药总量的一半（总量为 0.1ml/kg，最大剂量为每根神经 5ml），退针至闭孔神经前支，再次用神经刺激仪定位后，注入剩下的半量局麻药。

闭孔神经阻滞也可在超声成像技术辅助下完成。探头置于耻骨结节下，中轴平行于腹股沟韧带，识别出缝匠肌和长短收肌腱膜后，即可在长短收肌之间找到闭孔神经前支，而后支则位于短收肌和长收肌之间（图 92-37）。

坐骨神经阻滞

解剖

骶丛由 $L_4 \sim L_5$ 的前支，$S_1 \sim S_3$ 和 S_4 的部分组成。骶丛位于骶骨前到梨状肌的表面。骶丛发出股后皮神经（也称为小坐骨神经）和坐骨神经支配下肢。坐骨神经阻滞通常是指阻滞这两条神经。这两条神经包裹在同一神经鞘内，穿出坐骨大孔后分开走行于大腿后侧。沿着大腿后侧中央下行至腘窝处分为腓总神经和胫神经两大分支。腓总神经绕过腓骨头和腓骨颈继续下行，分为皮支和深支。胫神经在小腿内侧，沿胫动

脉的后外侧下行，在内踝外侧穿出。终末端分支支配踝关节外侧和跖面。

适应证和禁忌证

坐骨神经阻滞被推荐用于小腿和足部手术，由于小腿内侧皮肤受隐神经支配，所以联合隐神经阻滞效果更佳。根据手术的不同，可以选择经腘窝或近段坐骨神经阻滞。坐骨神经阻滞无特殊禁忌证，同其他下肢神经阻滞相同，对存在骨筋膜室综合征风险的患者，需要密切监测，同时应稀释药物浓度以避免阻滞运动神经

近段坐骨神经阻滞

近段坐骨神经阻滞有多种阻滞方法，虽然这些方法的并发症发生率有显著差异，但如果实施成功，其阻滞范围相似。拟行近段坐骨神经阻滞时，麻醉医师必须考虑以下几点：①阻滞方法的并发症；②患者的体位；③所采用神经定位的技术；④是否需要置入导管；⑤麻醉医师应用该技术的经验。

臀下入路　臀下入路在小儿坐骨神经阻滞应用较多。这一入路患者的体位可以是仰卧位、侧卧位和俯卧位。患者取仰卧位，大腿弯曲成 90 度，膝关节弯曲 90 度（图 92-38）。这种体位也适用于较小患儿。较大儿童选择侧卧位和俯卧位。穿刺点在坐骨结节和大转子的中点垂直线上。穿刺针水平垂直于皮肤朝股骨下缘刺入，直至引出小腿和足肌颤搐。此处神经位于沟内，位置较浅，穿刺容易成功。

超声引导下时，无论有无神经刺激仪，成功率都很高[245]。在患儿的关节或者足部手术可以使用连续

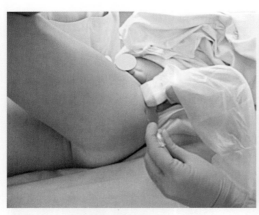

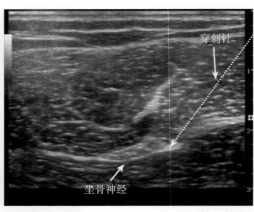

图 92-38　超声引导下平面内技术的坐骨神经阻滞

坐骨神经阻滞作为术后镇痛[245]。

外侧入路　行外侧入路坐骨神经阻滞时，患者取仰卧位[246]，患肢轻度内旋。穿刺针水平朝股骨下缘刺入（图 92-39）。如触及骨质则稍退针，略向后侧再进针，直至引出小腿和足肌颤搐。穿刺深度与患儿的年龄相关（图 92-40）。

　　侧入法的坐骨神经阻滞主要是适用于患儿的足部手术，但是需要局麻药的剂量大，由于患者体位的不配合还可能导致导管移位[247-248]。其穿刺点和方法参见下文。为了延长使用时间，导管需要用透明敷贴或者固定器固定。

腘窝坐骨神经阻滞

　　腘窝坐骨神经阻滞是一种简单、安全有效的方法，只需要少量局麻药就有良好的镇痛效果。对于儿童足部和踝关节手术，首选这种方法，并且容易置管。腘窝坐骨神经阻滞有两种入路：侧路和后路。侧路法，患儿取仰卧位。体表标志是在平膝盖上方的股外侧肌和股二头肌长头肌腱的凹槽内（图 92-41A）。后路法，患儿取俯卧位，最好是半俯卧位，非手术侧朝下。患儿后路腘窝坐骨神经阻滞的体表

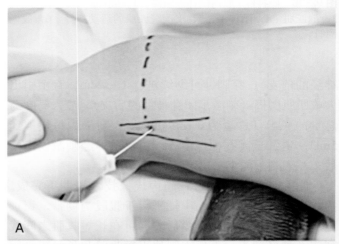

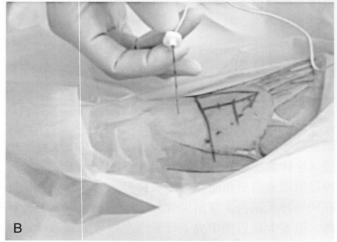

图 92-39　近段坐骨神经阻滞

图 92-40　坐骨神经阻滞的侧入法（A）和改良的 Singelyn 后路法（B）

标志（图 92-41B）用 Singelyn 法 [249]。操作需要神经刺激仪定位。定位正确时神经刺激仪的输出电流为 0.6mA 即可诱发胫神经（足背屈）或者腓总神经（足外翻）的反应。

腘窝坐骨神经使用超声辅助引导操作比较容易，根据操作者的习惯选择平面内或平面外技术。超声可以清楚扫描坐骨神经的位置及其分支 [245, 250]。坐骨神经一般走行于腘动脉的外侧，位置比动脉浅（图 92-41）。此外，应该在坐骨神经发出分支前进行阻滞才能取得较好的阻滞效果。

连续坐骨神经阻滞可以用于足部和踝关节手术的术后镇痛。远端坐骨神经阻滞操作容易，效果好，局麻药用量少，镇痛持续时间长 [67, 156, 251-252]。有学者对患儿足部和踝关节手术使用连续远端坐骨神经阻滞和连续硬膜外阻滞作为术后镇痛进行比较 [252]。结果显示这两种方法均有效，但是连续远端坐骨段神经阻滞较少引起尿潴留，较少发生恶心呕吐，局麻药用量少。越来越多的患儿选择在家里放置远端坐骨神经导管作为术后镇痛 [79, 155-156]。

跖骨阻滞和纤维鞘内阻滞

跖骨（或跗骨）阻滞操作简单，能为脚趾手术提供良好的镇痛。患儿取仰卧位，在足掌侧触及相应的跖骨头，紧贴跖骨内侧缘，用标准肌肉注射针从足背进针，直到在足掌侧感觉到针尖及可见针尖轻微推动足掌侧皮肤，缓慢退针同时注入 1 ~ 3ml 局麻药，在同一跖骨外侧缘重复该操作，即可得到完善的阻滞效果。

在手指阻滞中应用的纤维鞘内阻滞可用于足部，当触及足底部相应跖骨头时，将少量的局麻药注入屈肌腱腱鞘周围的纤维鞘内即可。除了大𧿹趾之外，体表标志在其他脚趾难以确认，另外，由于足掌较厚，导致药液扩散困难，故此法不大确切。

躯干神经阻滞

躯干神经阻滞也常用于儿童胸腹部的手术。以前，胸腹部手术大多数采用硬膜外麻醉，但是有广泛运动阻滞、尿潴留、瘙痒、恶心呕吐，甚至发生脊髓损伤或硬膜外，血肿等并发症，儿童发生概率更高 [98]。流行病学显示，躯干神经阻滞的副作用少，优于硬膜外麻醉，应用更广。腹部神经阻滞可以满足腹部的一些小手术要求。当然这些操作都需要超声的辅助。

腹部神经阻滞

经腹直肌鞘和脐部阻滞

经腹直肌鞘和脐部阻滞是沿着支配脐周感觉的第十肋间神经终末支将局麻药注入腹直肌内。可以为脐部手术或者腹中线切口的手术，比如脐部或者上腹部疝修补术、腹腔镜手术和幽门肌切开术等提供良好镇痛。现在这种麻醉方式应用得越来越多。

腹部的两侧分支都需要阻滞。一般使用低浓度 0.2% ~ 0.5% 的长效局麻药，使用短斜针成 45 度角进行操作，阻滞神经的各个分支。局麻药的使用总量单侧 0.1 ~ 0.5ml/kg。使用超声辅助时药量可以大大减少。

采用突破感法的体表标志为腹直肌鞘的外缘与脐部的中点。已有小儿方面的文献介绍了两种方法，当穿刺针穿透腹直肌鞘时会出现突破感。

超声辅助可以降低腹腔脏器损伤和穿刺部位不准确的发生率 [253]。与突破感法相比，超声引导可以明显增加阻滞成功率（88% *vs*. 44%）减少腹腔脏器损伤发生率（11.5% *vs*. 34.5%）和注射药物过于表浅（0% *vs*. 20.9%）[254]。超声下腹直肌鞘和脐部均有回声。超声探头水平置于脐上，穿刺针沿长轴内侧进针，穿过浅筋膜后继续向前进针，直至触及深筋膜（利于局麻

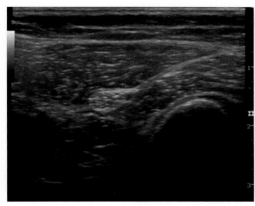
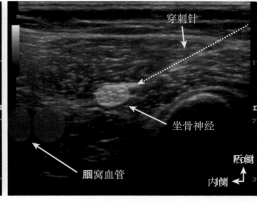

穿刺针
坐骨神经
腘窝血管
背侧
腹侧
内侧

图 92-41 腘窝坐骨神经的超声图像。坐骨神经一般走行于腘动脉的外侧，位置比动脉浅

药的纵向扩散），注射局麻药时超声下可见逐渐扩大的双凸型影像（图 92-42）。

髂腹下神经和髂腹股沟神经阻滞

　　腹股沟区由三条神经支配：髂腹股沟神经、髂腹下神经和生殖股神经。50% 的患者腹股沟管的感觉神经来自生殖股神经生殖支（男性也称之为精索外神经）。近年来，伴随着超声成像技术的发展 [138, 255]，一些文献只关注阻滞髂腹股沟神经和髂腹下神经。毫无疑问，由于支配该区域内感觉神经的主干并未发生变化，因此麻醉效果欠佳。

　　髂腹下神经和髂腹股沟神经阻滞可以为腹股沟部位的手术提供良好的术中和术后镇痛要求，例如腹股沟疝修补术、睾丸固定术、鞘膜积液修复术或固定术。大量文献报道使用突破感法。由于这三条神经都位于靠近由腹外斜肌腱膜形成的腹股沟皮下环的同一筋膜层，故单次注药即可安全可靠地同时阻滞这些神经。体表标志为脐、同侧髂前上棘（ASIS）和腹股沟韧带中点。将髂前上棘和脐的连线分为四等份，穿刺点位于外四分之一与内侧四分之三交界（图 92-43）。各个平面的阻滞均使用短的穿刺针。其主要并发症是误入血管和穿刺过深导致腹膜或者腹膜内脏器损伤。另外，文献报道髂腹下神经 - 髂腹股沟神经阻滞扩散广泛而阻滞股神经，其发生率为 10%[256]。一般用长效局麻药按 2.5mg/kg 计算给药。如果手术需要可以行双侧阻滞。

　　超声辅助下行该神经阻滞既可以确定镇痛效果，又可以减少局麻药的用量，具有明显优势。探头置于脐与同侧髂前上棘中间的连线。在这一位置，可以看到腹部的两块肌肉：腹横肌和腹内斜肌。神经阻滞点位于肌肉之间（图 92-44）。采用平面内或者平面外技术均可。Willschke 等 [138] 研究发现，超声辅助比突破感法能够明显减少局麻药的用量（分别是 0.3ml/

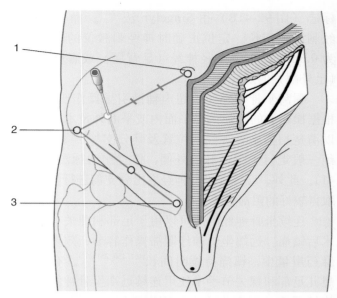

图 92-43　髂腹下神经和髂腹股沟神经阻滞。1，脐；2，髂前上棘；3，耻骨棘

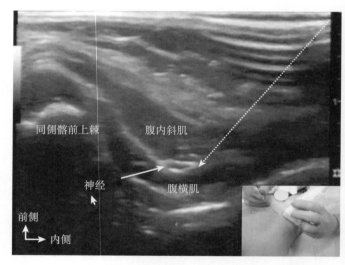

图 92-44　平面内技术阻滞髂腹下神经和髂腹股沟神经超声图像

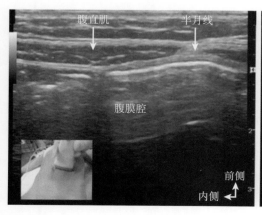

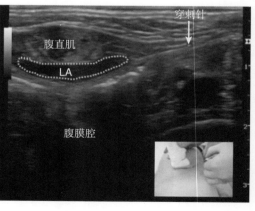

图 92-42　脐部神经阻滞超声图像。穿刺针靠近腹直肌后筋膜刺入和注入局麻药后形成双凸暗影

kg，0.15ml/kg，0.25% 左布比卡因）。他们发现超声辅助下局麻药的最少用量是 0.25% 左布比卡因 0.075ml/kg[257]。85% 突破感法发生穿刺针定位不准确，阻滞失败率达 45%[258]。

腹横肌平面阻滞

对于儿童的腹股沟手术，腹横肌平面阻滞可以替代髂腹下神经和髂腹股沟神经阻滞[259]。能够为腹部手术的提供良好的术后镇痛。单次给药后，局麻药通过腹横肌和腹内斜肌扩散可以同时阻滞髂腹下神经、髂腹股沟神经和 $T_9 \sim T_{12}$ 的部分神经。

Petit 三角（髂骨、背阔肌、腹外斜肌构成的空间区域）是腹横肌平面阻滞的体表标志，出现两次突破感后即到达准确的阻滞部位。第一次突破感是进入腹外斜肌筋膜，第二次是腹内斜肌筋膜。一般徒手进行腹横肌平面阻滞操作也比较容易，并发症较少。

对于儿童建议使用超声成像辅助引导。探头位于髂嵴与第十二肋骨之间连线、对锁骨中线的点，行平面内穿刺（图 92-45）。在超声辅助下操作更安全，可以分清不同肌群，观察到穿刺针及其走向和局麻药的扩散情况[260]。操作时需要分清楚不同肌群，但是神经可能不能直接看到。有人对超声辅助下腹横肌平面阻滞和髂腹下神经及髂腹股沟神经阻滞进行了比较。髂腹下神经及髂腹股沟神经阻滞比腹横肌平面阻滞的术后镇痛效果更好，可能是由于阻滞腹横肌平面时不能完全阻滞生殖股神经导致的。

阴茎手术的周围神经阻滞

阴茎神经阻滞

包皮和阴茎手术在儿童中很普遍。这种门诊手术要求 12 ~ 24h 的持续镇痛。阴茎主要由阴部神经的终末支阴茎背神经支配。使用长效局麻药物行耻骨下入路阴茎神经阻滞是这类手术镇痛的好方式。常用剂量是 0.1ml/kg（最大剂量 5ml）局麻药物作双侧局部麻醉。具体操作是垂直于皮肤穿刺，在 Scarpa 浅筋膜之后，耻骨之下的两个潜在间隙里注射适量的局麻药物（图 92-46）。在阴茎上轻柔绷紧 Scarpa 浅筋膜，即可更好地感觉到筋膜突破感（图 92-47）。这种阻滞方法简单且特别容易掌握[262]。阴茎神经腹侧注射阻滞与阴茎背神经阻滞联合应用于包皮环切手术，可以减少单纯阴茎背神经阻滞的失败率。

B 超可以显示 Scarpa 浅筋膜交汇处[263-264]。通过术后第一小时疼痛程度与术后第一次要求镇痛药物的时间比较，B 超引导下阴茎神经阻滞比筋膜突破感技术效率更高[265]。

阴茎神经阻滞并发症发生率很低（不加肾上腺素单独使用局麻药时，其并发症几乎为零），但也有在 Buck 筋膜下行局部浸润麻醉阻滞阴茎背神经引起并发症的报道。

使用肾上腺素和穿刺部位皮肤破损是阴茎神经阻滞的主要禁忌证。严重的并发症包括有误穿血管引起的背动脉损伤，穿刺时损伤海绵体，此时注射局麻药相当于静脉注射相同剂量的局麻药物引起的危险[266]。

一般适应证为择期手术如包皮环切术、包茎矫正

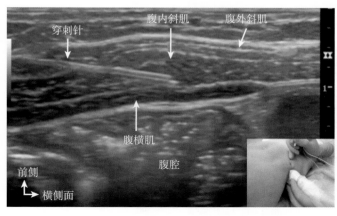

图 92-45　平面内行腹横肌阻滞的超声图像

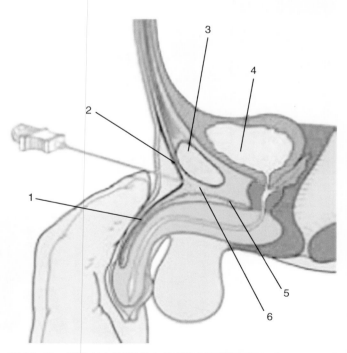

图 92-46　阴茎神经阻滞的耻骨下间隙原始穿刺通路。1，Buck 筋膜（阴茎筋膜）；2，Scarpa 筋膜；3，耻骨；4，膀胱；5，阴茎背神经；6，耻骨下间隙

术，或者急诊手术如减轻包皮挛缩、解放被紧身裤子拉链夹住的前部皮肤。

阴部神经阻滞

儿童包皮包茎手术使用阴茎神经阻滞的效果有随意性，有团体提倡使用阴部神经阻滞。阴部神经支配盆腔及其内容物，包括外生殖器的感觉和运动。体表标志是双侧坐骨结节和肛门。麻醉范围依赖于注射剂量。0.1ml/kg（最大剂量为5ml）的局麻药通常可以阻滞支配阴囊后部的会阴神经（这足以补充髂腹股沟神经、髂腹下神经和生殖股神经阻滞，以满足阴囊手术的需要），每侧采用0.3～0.4ml/kg（最多15ml）的局麻药可阻滞阴部神经所有分支，包括阻滞阴茎背神经，可为会阴部手术提供完善的镇痛。

阴部神经是混合神经，可利用神经刺激器进行准确定位[267]（见图92-48A）。预期的运动反应是肛门外

侧括约肌收缩，建议从1.5到2.0mA强度开始刺激。当刺激强度为0.5到0.8mA间（0.1～0.2ms，1Hz）肌肉仍有反应时，认为针的位置是正确的。

目前超声引导法已用于成人神经阻滞，但仅半数患者可经超声辨认出阴部神经[268]。由于终动脉（阴部动脉）与阴部神经伴行，注射局麻药时应避免伍用麻黄碱。

Naja和同事[269]在60例接受包皮环切手术的儿童中，对使用神经刺激仪技术行阴部神经阻滞和使用筋膜突破感技术行阴茎背神经阻滞的两组患儿作比较，结果显示阴部神经阻滞组的疼痛评分和对镇痛的抱怨度显著降低，而患儿父母和外科医生的满意度更高。会阴神经在阴茎的神经分布中有重要的作用，在包皮环切手术中建议阻滞会阴神经。会阴神经和背神经是阴部神经的终末分支，单次注射阻滞阴部神经即可阻滞背神经和会阴神经。

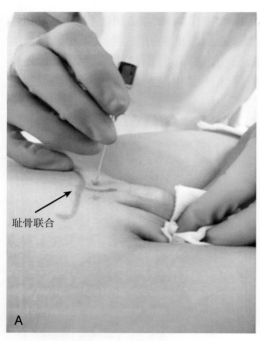

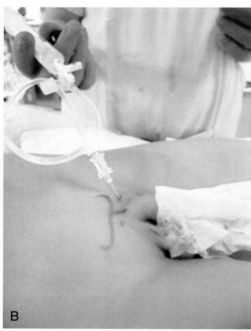

图 92-47　阴茎神经阻滞技术的步骤。在阴茎上轻柔用力绷紧Scarpa筋膜及感觉贴紧筋膜（A）。轻松注入局麻药物而没有阻力（B）

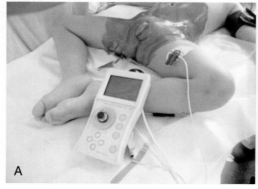

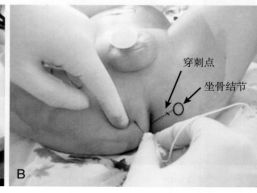

图 92-48　阴部神经阻滞过程的体位（A）和体表标志及穿刺位置（B）

肋间神经阻滞

肋间神经沿肋骨下缘走行，肋间隙是一个三角形的区域，包括：①后肋间肌、最内肋间肌、脏胸膜和壁胸膜组成的内侧缘；②由肋间内肌、肋间外肌和肋间筋膜（肋间外肌内筋膜增厚形成）组成的外侧缘；③由下肋骨构成的底部。肋间神经阻滞可以仅在一个肋间隙中注入局麻药完成，如同时阻滞邻近的数个肋间隙，可为开胸手术[270]、肝移植、胸腔引流和肋骨骨折固定等术中和术后提供充分的镇痛。

呼吸功能障碍的患者应避免行肋间神经阻滞，由于临床上可能出现迟发性气胸，故需对患者进行严密监测，且不适用于门诊患者。

肋间神经阻滞最安全的方法是患儿取半俯卧位，使用一根短的 22 或 20G 的 Tuohy 穿刺针（皮内穿刺针并不合适）沿腋中线穿刺（图 92-49）。

在阻滞区域中央肋间隙置入导管便于重复给药，导管也可在术中由外科医师直视下放置[271-272]。然而持续给药存在导致局麻药大量吸收的风险[273]。单次注药可为许多患者提供较长时间的充分镇痛，其原因可能是大剂量局麻药通过椎旁间隙扩散到远端（甚至对侧）肋间隙，甚至可能扩散到硬膜外间隙，因而应对患儿进行严密的呼吸功能监测，以免发生迟发性气胸。

胸椎旁神经阻滞

儿童的椎旁神经阻滞自 30 年前第一次提出[274]，已进行了很多相关的研究。该技术通过在胸椎旁间隙单次注射局麻药物，使药物在椎旁缓慢渗透，同时阻滞几个脊神经后支感觉神经分布的皮区，类似于神经丛阻滞。置入导管可以延长麻醉时间。椎旁神经阻滞可以提供躯体神经阻滞以及交感神经阻滞（交感神经链位于局麻药物渗透的区域）。首剂量为长效局麻药物 0.5ml/kg，以相同浓度的局麻药物 0.2 ~ 0.25ml/(kg·h) 持续注射维持麻醉。

解剖学上的体表标志为胸椎棘突，穿刺点旁开平行于椎体纵轴线，位于棘突水平，针尖必须接触椎体横突。确定儿童的体表标志如下[275]：

- 穿刺点：棘突旁开距离 10.2mm+（0.12×千克体重）mm
- 间隙深度：18.7mm+（0.48×千克体重）mm

椎旁间隙穿刺点视手术而定，通常胸部手术为 T_5 ~ T_6 间隙，肋下（腹部）手术为 T_9 ~ T_{10} 间隙。Tuohy 针通过肋横突韧带时，可以用阻力消失法定位椎旁间隙，通过选定平面的间隙也可通过神经刺激仪辨别相应脊神经。超声引导用于辨别横突、肋横突韧带，以及施行阻滞前测量皮肤到壁胸膜的距离[276]（图 92-50）。

儿童胸椎旁神经阻滞的适应证包括开胸手术[277]和一侧切口的上腹部手术（肾手术、胆囊手术、脾手术）的术后镇痛[278]，也有报道用于儿童单侧疝修补术[279]。禁忌证是有同侧开胸手术史的患者，以避免增加气胸和肺组织损伤的风险，以及脊柱畸形的患者以避免增加胸腔穿刺伤的风险。该阻滞还应该避免在可能出现严重并发症的患者使用（患有呼吸系统疾病通气功能差的患者）。

椎旁神经阻滞要求麻醉医师技术精湛。另外一种

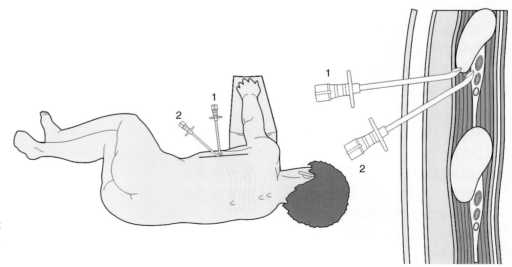

图 92-49 肋间神经阻滞。1，穿刺针与皮肤成 80 度角进针；2，向尾侧和背侧进针

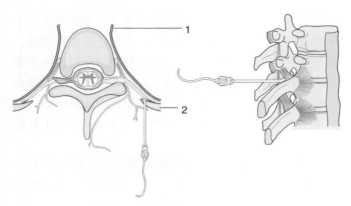

图 92-50 胸椎旁神经阻滞。1，壁胸膜；2，肋骨

可选择的阻滞方式是胸段硬膜外麻醉，脊髓直接损伤的风险相对更小。

其他躯干神经阻滞

胸膜间（或胸膜内）神经阻滞是在避免气胸的前提下在胸膜腔内注入局麻药，这一技术在数年前曾较流行，但在儿科手术中一直未被认可。其他躯干神经阻滞包括：椎旁神经节阻滞、生殖股神经阻滞、宫颈旁（子宫骶骨）神经阻滞和经骶骨神经阻滞，但均未用于小儿。

面部、头部和颈部神经阻滞

面部神经阻滞

面部所有感觉神经分布发自三叉神经（第五脑神经，或者迷走神经），$C_2 \sim C_4$ 颈神经根构成的浅表颈丛神经参与其中。

解剖学

第五脑神经是感觉和运动混合神经，感觉神经纤维在位于后颅窝颞骨岩尖三叉神经压迹处的三叉神经节（半月或三叉神经节）联合起来，节后纤维组成三条神经，如下：

1. 眼神经（V_1），支配前额、眉毛、上眼睑及鼻前部区域。
2. 上颌神经（V_2），支配下眼睑、上唇、鼻外侧部及鼻黏膜、脸颊、扁桃体窝的前部、上部牙齿和齿龈、上颌窦、硬腭和软腭。
3. 下颌神经（V_3），支配舌前 2/3 和皮肤、黏膜、牙齿以及颚骨。

无论在颅骨起源处的深部操作（V_2 和 V_3），还是在远端分布的面骨处浅表操作（V_1，V_2，V_3），都可以阻滞这些感觉神经末端（图 92-51）。

浅表三叉神经阻滞

行浅表三叉神经阻滞，局麻药需要紧贴由三叉神经分出的三条特别的终末浅表分支注射：额神经（由眼神经，V_1 分出）、眶下神经（上颌神经，V_2 分出）、颏神经（下颌神经，V_3 分出）。解剖上每一条神经与各自穿出的骨孔关系紧密，每个骨孔通常位于垂直于瞳孔中央的一条直线上。

成人的眶上孔在眼眶上沿、中线旁开约 2cm 处很容易触摸到（中外 1/3 处），针头（皮内注射针，成人 25G，儿童 30G）在眉毛下缘半厘米处向中线并向头侧刺入，针尖接近框上切迹时回抽并注意没有穿刺到孔内，可注射局麻药物（0.5 ~ 1ml），形成皮下包块。滑车神经阻滞的体表标志是眉毛和鼻梁形成的夹角顶端，神经在此处穿行于骨上。针头继续向中线前进 1 厘米左右，再注射 0.5ml 局麻药物即可阻滞滑车神经。

上颌神经（三叉神经第二分支）终末分支到达眶下孔时，称为眶下神经，眶下动静脉与其紧密并行。它的分布包括皮肤、上唇黏膜、下眼睑和脸颊。阻滞方法有口内和口外操作两种。无论哪种方法都必须避免穿透眶下孔，以免最终可能损伤与眶下孔相连的眼球。

口内方法的体表标志包括可以触摸到的局限性骨性小孔、门齿和第一前白齿。针尖（25 或 27G）在犬齿或第一白齿水平的齿槽沟刺入颊黏膜，方向向上向

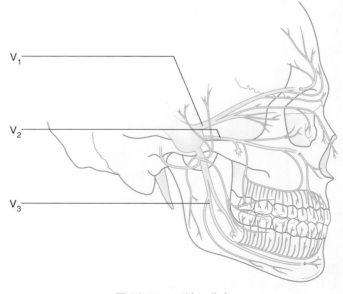

图 92-51 面神经分布

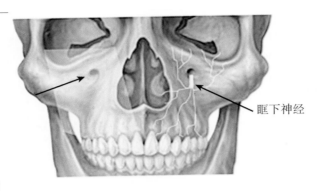
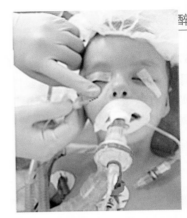

图 92-52 眶下神经阻滞步骤

眶下神经

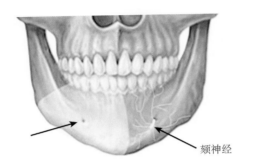
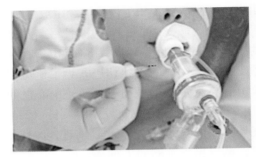

图 92-53 颏神经阻滞步骤

颏神经

外进入犬齿窝，在眶下孔放置一只手指以评估针尖的正确方向，以免损伤瞳孔。

口外方法的体表标志眶下孔可以在眼眶下沿触及，位于同侧瞳孔中央的垂直线与鼻翼水平线的交点。针尖（25 或 27G）垂直头部进针，向正中方向接近眶下孔，直到触及骨质（图 92-52）。

儿童的主要外科适应证是为唇裂修复术提供良好的围术期镇痛，减少阿片类用药量[280-282]。

颏神经是槽神经（下颌神经的最大分支）的终末分支，于颏孔穿出。颏孔位于下牙床，同侧瞳孔与下臼齿的连线上。触摸到颏孔，旁开 1cm 穿刺进针，25 或 27G 针尖向中部前进，注意避免穿透颏孔（图 92-53）。

负压回抽后，以不同的阻滞方法入针均可注射 1～3ml 局麻药物。并发症有血肿、神经支配范围持续感觉异常、长时间麻木及局麻药物误入血管。

超声引导可以用于表浅三叉神经阻滞中的孔隙定位，简单安全。孔隙在超声成像中表现为骨面上的断裂（图 92-54）。

上颌神经阻滞

上颌神经从颅骨圆孔穿出并分成几支，除了中间支配硬脊膜的脑膜神经，其他分支（颧支、上牙槽神经、翼突腭和副交感神经分支、上腭和咽分支）都起源于面部的翼腭窝。在翼腭窝上部，上颌神经容易被

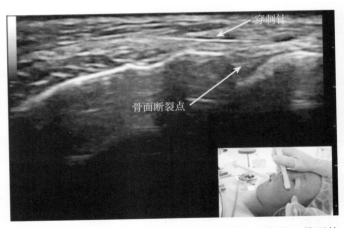

穿刺针

骨面断裂点

图 92-54 眶下神经阻滞的超声成像与面部探头位置。骨面的断裂指示三叉神经孔隙

接近并完全阻滞。阻滞范围包括下眼睑、鼻翼、面颊、上唇、颧骨和颞骨带、上颚带以及上颌骨。

儿童前颧骨接近上颌神经的翼腭窝入路是最为安全和可重复的[283]。患者仰卧位，头部正中稍微转向对侧，进针点位于颧弓上缘和眼眶外缘形成的内夹角（图 92-55）。阻滞针（22～25G）垂直皮肤刺入约 10～15mm 到达蝶骨大翼，调整方向向下向后进入 35～45mm 深度到达翼腭窝（图 92-56）。负压回抽血液试验后，缓慢注射 0.15ml/kg、总量不超过 5ml 的局麻药物。

采用超声引导技术可把探头置于颧骨下区域，在上颌骨上方，与前额及水平面皆成 45° 夹角（图 92-

57）。这种探测位置可以使由前方的上颌骨和后方的蝶骨大翼限制形成的翼腭窝显像。采用平面外技术入针。实时超声引导技术操作简单而且保证局麻药物注射在翼腭窝里（图 92-58）^[284]。

下颌神经阻滞

下颌神经是三叉神经的最大分支，从蝶骨大翼的卵圆孔穿出颅骨。前干由支配颞肌、咀嚼肌、翼突、下颌舌骨肌、鼓膜张肌及腭帆肌的神经分支和颊神经组成。耳颞部、舌和下齿槽神经组成后干。

穿刺区域受限于上方的颧骨弓与耳屏前部及下方的下颌切迹（图 92-59）。穿刺点位于喙状突和颚骨下颌支的髁突之间的乙状切迹。为了避免损伤动脉，建议穿刺点尽量在颧弓和下颌切迹中心之间靠上的位置（图 92-59）。垂直穿透皮肤，穿刺针（22 ~ 25G）向翼突外侧板（深度为 2 ~ 4cm）前进，保持此深度向后向下，诱导出下颌的向上抽搐。确定最小刺激强度（约0.5mA）仍可引出抽搐，负压回抽血液试验后可缓慢注射 0.1ml/kg，最多 5ml 的局麻药物。神经刺激仪辅

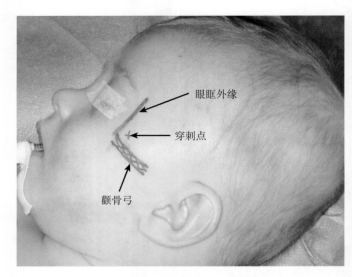

图 92-55　前颧骨上颌神经阻滞体表标志

助下的经皮穿刺过程更容易且成功率高。

鼻区阻滞：鼻睫神经阻滞与外鼻神经阻滞

鼻和鼻腔的神经支配构成比较复杂，包括三叉神

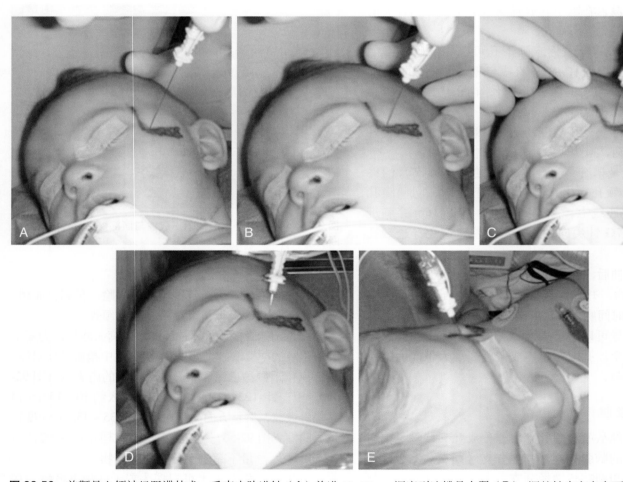

图 92-56　前颧骨上颌神经阻滞技术。垂直皮肤进针（A）前进 10~15mm 深度到达蝶骨大翼（B）。调整针尖方向向下向后（C）进入 35~45mm 深度到达翼腭窝（D 和 E）

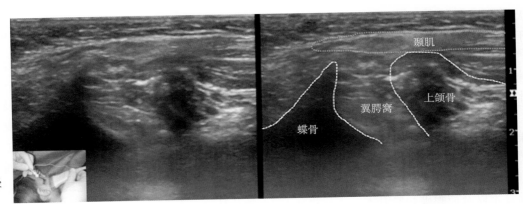

图 92-57　前颧骨上颌神经
阻滞超声图像

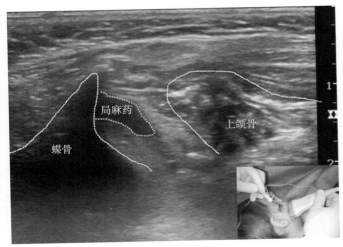

图 92-58　局麻药物注射的前颧骨上颌神经阻滞超声图像

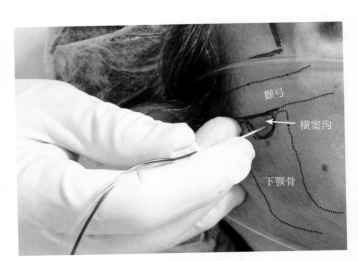

图 92-59　下颌神经阻滞步骤

经的眼支（V_1）和上颌支（V_2）。

　　鼻睫神经阻滞点位于筛骨孔旁，此后神经分为筛前神经鼻分支和滑车下神经。25～27G 穿刺针在眼睛中点上方约 1cm 处，眼睑皱褶和眉毛连线的中点刺入，针尖向中向后指向眼眶上壁骨缝结合处，进入 1.5cm 深度，将到达筛骨孔。负压回抽试验后，注入最多 2ml 局麻药物[285]。

耳郭的神经阻滞

　　解剖学情况　耳郭的神经支配复杂，主要由三叉神经和颈丛神经构成。

　　三叉神经腭支的耳颞神经分支支配前表面的上 2/3。耳颞神经与颞浅动脉伴行，穿过腮腺向上向前到达耳道，后穿越浅层到达颧骨弓。

　　后表面和前表面的下 1/3 由颈丛神经的两个分支耳大神经和枕小神经支配。

　　耳大神经起源于颈丛神经第二和第三神经根，从胸锁乳突肌后侧缘穿出，向上分布（分为前支和后支）到腭部、腮腺和耳郭，支配耳郭下后部、耳垂和下颌

角的皮肤（与下颌神经相互补充）。

　　枕小神经起源于颈丛神经第二和第三神经根的腹侧神经干，分布到耳垂上部和枕骨侧面。

　　迷走神经（Arnold 神经）的耳支分布在外耳、耳道的大部分后侧壁（Ramsay Hunt 带状疱疹）以及鼓膜下部。

　　区域麻醉技术　除了 Ramsay Hunt 区域（图 92-60A），支配耳郭周围感觉的每个神经分支都可以被阻滞麻醉。

　　在颧骨后部上方，耳前位置，颞浅动脉的后面注射局麻药物可以阻滞耳颞神经。穿刺针（27G）在耳屏的前上方刺入。因附近有颞浅动脉故须谨慎操作。

　　耳大神经和枕小神经可以在耳后的乳突远侧被阻滞。穿刺针在耳垂下部的后方刺入，沿后沟的弧线前进。

　　环形阻滞技术下的局麻药物浸润可以为耳郭提供额外的麻醉效果（见图 92-60B）。

　　颈丛神经浅丛阻滞被广泛应用于麻醉枕小神经和

耳大神经的终末分支（见第57章）。这种麻醉阻滞有益于几种耳的有痛操作，例如脓肿或血肿的切开引流术[286]、耳或耳周围皮肤巨大撕裂伤的缝合术[287]、鼓室乳突手术或耳蜗植入术的耳后切开[288]、耳整形术[289]以及"板状"耳矫正术[280]。

鼓室乳突手术中，耳大神经阻滞提供良好的麻醉效果，减少阿片类药物的使用量，减轻术后疼痛和呕吐[288]（见第96章）。

迷走神经耳支阻滞用于控制鼓膜切开置管术、中耳整复术以及鼓膜破裂修补术的术后疼痛[286]。翻开耳屏，以30G穿刺针刺入耳屏，回抽试验后注入0.2ml局麻药物施行阻滞（见图92-60 C）。

头部神经阻滞

枕大神经阻滞 枕大神经起源于第二颈神经根，在寰椎与枢椎间穿出，在头下斜肌与头半棘肌之间上行，后穿过头半棘肌。穿过斜方肌腱鞘后到皮下，稍低于上项线。枕大神经最常见于枕动脉接近中部的位置。枕大神经提供从枕骨隆突水平到顶部的后头皮大部分的皮肤神经支配。

枕大神经体表标志位于沿上颈部的乳突中点与枕外隆突连线约2/3远端，枕动脉中部。枕动脉的搏动很容易被触摸到，当触摸到神经分布的区域时会引出感觉异常或不适感。视患者的体型选择25G或27G的穿刺针，针尖呈90度角向枕骨部刺入，吸收试验后，注入1～3ml局麻药物。针尖拔出时压迫注射部位以促进神经浸润和防止出血。注射后头部的异常麻木显示枕大神经阻滞成功。

最近有报道超声引导下枕大神经阻滞可获得良好

的神经影像[290]。

头皮阻滞 头皮阻滞的经典方法为阻滞7条潜在的神经，包括颈段脊神经的分支和三叉神经的分支。

枕大神经、枕小神经以及耳大神经起源于颈2和颈3脊神经的腹侧、背侧分支。枕大神经向上移行至头顶，枕小神经支配耳后的皮肤。

三叉神经发出的眼支，通过额神经、眶上神经和滑车上神经，支配从前额到人字缝的皮肤。

起源于三叉神经上颌支的颧神经有两条分支，其中一条分支颧颞神经支配前额上很小的区域以及颞部。

耳颞神经起源于三叉神经下颌支，支配太阳穴后部的皮肤。

头皮阻滞用于成人和儿童的各种头颈部神经外科操作或慢性疼痛诊疗（很多由肌肉和神经源引起的不规则头痛）。麻醉头皮的常见原因有头皮裂伤修复术、异物清除术、头皮外伤探查术，以及脓肿或硬膜外血肿引流清除术。

头皮阻滞绝大部分采用浸润麻醉。支配头皮感觉的全部神经都趋于表浅和易于麻醉。为了阻滞整个头皮，需要沿着枕骨隆突经过耳郭上缘到眉毛所画虚线，用局麻药物（混合1:200 000肾上腺素）浸润一圈。沿头皮阻滞一圈大约需要30ml。

最常见的并发症是穿刺部位血肿和注射误入血管。

颈部神经阻滞

颈丛神经阻滞 在儿科手术中，颈丛神经阻滞有

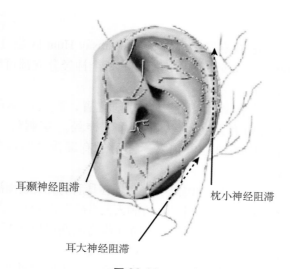

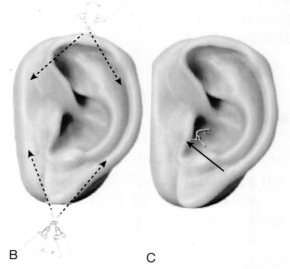

耳颞神经阻滞　　枕小神经阻滞　　耳大神经阻滞

A　　　　　　　　　　　　　　　　　　　　　　B　　　　C

图92-60 A.耳的区域阻滞。B.耳的环形阻滞。C.迷走神经耳支阻滞

着极少但明确的指征——颈部淋巴结活检、甲状腺切除术[291-292]以及声带手术[293]。只需要沿胸锁乳突肌外侧缘表面浸润阻滞浅丛分支即可。

喉神经阻滞　喉神经阻滞用于清醒患者的短时间喉镜检查，或怀疑困难插管患者的辅助清醒气管插管，还可用于阻止或处理喉痉挛[294]。在已报道的几种方法中，最简易的是在舌骨终点背面旁皮下注射局麻药物（双侧）（图 92-61）。27G 皮下穿刺针紧贴舌骨终点刺入直到触到软骨，轻微拔出针尖并皮下注射 0.1～0.2ml/kg（最多 8ml）1% 利多卡因，常常获得满意的喉阻滞。

颈胸（星状）神经节阻滞　星状神经节阻滞过程相当危险，儿童只有极少但明确的指征：①先天性 QT 间期延长综合征引起的快速室性心律失常[295-296]（建议阻滞左侧星状神经节）；②同侧上肢的严重循环紊乱。患有某些急性疼痛综合征如眼部带状疱疹[76]，或者罕见的慢性疼痛综合征如交感神经持续性疼痛综合征[297-298]的患者，可能适用此方法治疗。

其他方法

静脉局部麻醉

静脉局部麻醉（Bier 阻滞）从未在小儿麻醉中得

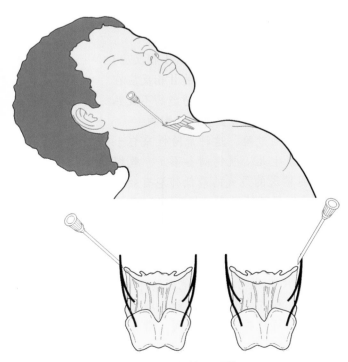

图 92-61　喉神经阻滞

到广泛应用。目前这项技术已经过时，只在骨折修复术中仍有应用（一般在急诊室）[299-301]，方法与成人相同。采用驱血带或是向心引力进行患肢驱血，移除驱血带前在手臂近端上止血带，并充气至压力为收缩压的 2～3 倍，然后注射 0.5% 的利多卡因 1ml/kg（不超过 3ml/kg）。青少年可用丙胺卡因代替。小儿不容易耐受止血带引起的疼痛，且该方法曾有数个死亡病例的报道。

皮内注射

皮内注射常规用于成人麻醉覆盖深部目标组织表面的皮肤。除了用于非麻醉患儿行区域阻滞时穿刺点的麻醉外，儿童较少应用。用 25、27 或 30G 穿刺针斜面向下贴近皮肤进针，不穿过真皮层，注入少量（小于 0.5ml）局麻药（0.5%～1% 的利多卡因或丙胺卡因，加或不加肾上腺素）。该处皮肤呈橘皮样，相关区域几乎立即获得麻醉效果。这种方法唯一的缺点是存在注射痛。

伤口浸润

一些成人研究显示持续的伤口导管是有益的[302-303]。而当前关于儿童使用持续的伤口导管文献报道很有限。Ouaki 和同事[304]评价了通过髂嵴导管持续输注罗哌卡因，用于为行上颌牙槽骨移植术的儿童取植骨后镇痛的效果。导管紧贴供体的髂骨膜放置，使用一次性橡胶弹性泵以 0.125ml/（kg·h）速度持续输注 0.2% 罗哌卡因 48h。研究结果显示疼痛评分很低，镇痛效果很理想，三个月后的慢性疼痛症状与文献对比也有所减少。

在 Dashow 和团队[305]的研究中，放置了一块布比卡因浸泡的吸收海绵复合布比卡因的伤口浸润在供体髂前上棘区，以处理儿童的术后镇痛。结果显示，这种区域麻醉方法明显降低疼痛评分，减少止痛药物的需求，以及缩短住院时间。

必须采取措施避免细菌污染和药物过量，特别对于大面积创伤或重复注射的病例。

参考文献

见本书所附光盘。

第 93 章 小 儿 麻 醉

Charles J. Coté

冯颖露 刘慧敏 译 王婷婷 夏中元 审校

要 点

- 在出生后的最初几周，新生儿的循环状况易"来回跳动"，即在成人型循环和胎儿型循环之间转化。缺氧、高碳酸血症、酸中毒、感染、低温及早产等因素增加了肺动脉压突然升高的潜在风险，继而导致血液经未闭的卵圆孔或可能重新开放的动脉导管分流到肺，这种情况在出生后十天内的新生儿中尤其容易发生。

- 新生儿心脏中起收缩作用的细胞少，致使心室顺应性较差，从而导致心脏对静脉容量超负荷的敏感性增加，对后负荷的耐受性差（如左右心室衰竭），且心排血量呈心率依赖性。此外，新生儿心脏钙储备不足，使得强效麻醉药对心脏抑制作用的敏感性增加，也使得新生儿依赖于外源性钙（如血中游离钙）并对低钙血症的负性肌力作用特别敏感，尤其在输注含枸橼酸盐的血液制品时，如输注新鲜冰冻血浆时。

- 新生儿气道与成人气道相比存在 4 点不同：喉位于颈部较高的位置，声门形状不同且与喉入口成角，声带成角，最狭窄部分位于声门下的环状软骨水平。因此，在新生儿，直喉镜片比弯喉镜片更有优势，且通常使用无套囊气管导管。

- 新生儿肾小球滤过功能和肾小管功能不成熟，但在新生儿期发育很快；在 2 岁时已接近成人水平。在出生后第一个月内，经肾排泄的药物（如抗生素）的给药次数变化很大。在此阶段，应特别注意避免因抗生素的血浆药物浓度过高而导致的药物毒性（如耳毒性）。

- 出生时新生儿肝代谢能力尚不成熟。部分细胞色素 P450 酶系（Ⅰ相反应）已发育完全，而其他酶类约为成人的 50%。增加药物水溶性的 Ⅱ 相反应在新生儿期常不完善，直至一岁以后才能完整进行。新生儿肝功能的不成熟对某些药物如苯二氮䓬类药物、吗啡和咖啡因的代谢有重要临床影响。

- 麻醉药物过量有致新生儿和婴儿心功能异常的危险，这种危险性来自于众多因素的综合作用，包括心肌不成熟、新生儿心肌钙储备不足、氟烷和七氟烷蒸发器的"系统问题"，即两者可输送的最大的最低肺泡有效浓度（MAC）的能力不同，也就是说氟烷蒸发器可输送最高接近 6MAC 给新生儿，而七氟烷蒸发器最高仅能输送约 2.5MAC。因此，麻醉药物引起的心搏骤停是蒸发器的设计以及新生儿对麻醉药物导致的心肌抑制作用特别敏感共同所致，特别是在由自主呼吸转为控制呼吸的过程中。

- 瑞芬太尼对于新生儿是一种独特的强效阿片类药物。与其他药物不同，新生儿瑞芬太尼的时量相关半衰期与年长儿和成人相似。因此，即使是对新生儿，瑞芬太尼也能快速诱发或终止强阿片类效应。然而，瑞芬太尼也会发生阿片类药物导致的心动过缓和胸壁强直。

- 早产儿若受孕后年龄小于 60 周和（或）存在贫血，有发生术后呼吸暂停

要 点 （续）

的危险（如血红蛋白 < 10gm/dl）（译者注：原文如此，应该为 10g/dl）。手术时的孕龄和孕后年龄是术后发生呼吸暂停的独立危险因素。这类患儿使用区域麻醉可能会降低麻醉后呼吸暂停的发生率。所有吸入麻醉药物的使用，包括地氟烷和七氟烷，均可导致术后呼吸暂停的发生。

- 对大多数患儿而言，术前实验室检查（另见第 38 章）应尽可能少。需常规进行血红蛋白检测的群体应该是针对 6 月龄以下的婴儿用于评估生理性血红蛋白的最低值（尤其是有呼吸暂停潜在危险的早产儿），以及预计将出现大量失血的年长儿。通常无需术前进行胸部放射线检查。使用蒽环类药物化疗和有先天性心脏病的儿童以及合并有心脏异常的患儿，术前应进行超声心动图检查。接受化疗的患儿通常需要近期的整套血液系统检查结果，包括血小板计数。有癫痫史的患儿应进行术前评估，包括确定体内抗癫痫药物的血药浓度应达到治疗水平。

- 体温调节（另见第 54 章）对新生儿和婴儿特别重要。新生儿和婴儿因体表面积与体重的比值大而特别容易出现术中低体温。保持手术室温暖、使用加温设备如热气垫、对皮肤消毒液进行加温、使用适当的转运设备并在转运期间盖好被子，这些措施均有助于避免患儿出现低体温的危险。

- 术中液体治疗已经由经典的 Holiday 和 Segar 的 4-2-1 原则转变为围术期给予等渗溶液（乳酸林格溶液）20 ～ 40ml/kg。术后使用新的 2-1-0.5 原则（第一个 10kg 的补液量为 2ml/kg，10 ～ 20kg 的补液量为 1ml/kg，20kg 以上的补液量为 0.5ml/kg）。目前认为这种治疗方法可缓解术后常发生的抗利尿激素分泌失调，避免低钠血症。若患儿在术后 12h 仍不能进食，应该根据 4-2-1 原则给予 5% 葡萄糖 0.45% 氯化钠溶液。

麻醉医师必须清楚地认识到小儿和成人在生理学、药理学和心理学方面的差异。应特别注意早产儿和先天性异常的患儿。尽管麻醉引起的神经毒性值得关注，但是更重要的是关注一些基本要素：维持氧合、充足血流灌注和充分的镇痛／麻醉。本章将描述儿童独有的特点将如何影响麻醉的安全实施。

发 育 问 题

受孕 8 周内器官开始形成，第二个 3 个月时（中期妊娠）器官功能发育，第三个 3 个月（晚期妊娠）胎儿体重增加主要是肌肉和脂肪。头 3 个月内（早期妊娠），任何生理或药理损伤或应激反应均可导致器官形成异常；中期妊娠可能出现器官功能发育异常；晚期妊娠可能出现器官小于正常或肌肉与脂肪不足。这些损伤和应激反应包括先天性病毒感染、药物影响（治疗性药物或消遣性药物）、营养不良（热量或血管内营养）或其他母体疾病。引起发育畸形的遗传因素同样可产生不良影响。以上这些影响胎儿正常生长发育的因素可导致各种生理异常，包括早产和一系列的先天性畸形。

早产是指胎儿在孕 37 周之前出生；过期妊娠是指胎儿在孕 42 周以后出生。新生儿体重低于 2500g 称为低体重儿。按体重和胎龄作图可将体重分为三类：小于孕周、符合孕周和大于孕周（图 93-1）。体重低于或超出孕周的新生儿常存在与母体疾病有关的发育异常（表 93-1）。出生时对新生儿进行仔细的体格检查和神经系统检查可准确评估其孕周。麻醉医师应当了解此类评估以便发现潜在的问题。对围产期病史包括怀孕期间（如母亲滥用药物、母体感染、子痫、糖尿病）、分娩中或分娩后（如胎儿窘迫、胎粪误吸、早产、产后气管内插管）的掌握，有利于评估可能产生的麻醉影响，为此在麻醉期间及麻醉后须作出特殊考量。在出生后的数周内将测得的体重、身高和头围记录在标准发育曲线上；如果偏离正常范围（如与发育线交叉），常提示存在严重的生理损害。麻醉医师应检查生长表，以评估小儿的发育情况。

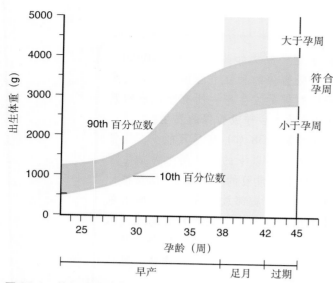

图 93-1　将新生儿按体重和孕周绘图，以确定新生儿是否小于、符合或大于孕周。小于或大于孕周极有可能存在各种问题，如代谢、发育、感染、结构异常，以及药物成瘾和戒断等 (Modified from Battaglia FC: Intrauterine growth retardation, Am J Obstet Gynecol 106:1103-1114, 1970. Used with permission.)

心血管系统

　　在出生后第一年里，心血管系统在生理和生长发育上发生了巨大的变化。在子宫内，大部分的心脏射血经胎盘穿过卵圆孔进入升主动脉（氧合血），而上腔静脉血（去氧合血）流至肺动脉和动脉导管。这种循环模式导致宫内胎儿肺血流很少。出生后，一系列事件改变了血流动力学的相互作用，使胎儿血液循环转变为成人型循环。在这些转变中，最重要的是胎盘脱离了循环系统；门静脉压下降，从而导致脐静脉闭锁使血液经过肺氧合。氧合的血液促使动脉导管闭合。在肺复张、血液直接与氧接触、丧失低阻力胎盘血流的综合作用之下，肺血管阻力下降而外周循环阻力快速上升。肺血管阻力在出生后的第一天开始下降，并在之后的几年内随肺血管结构的改变而持续性下降。左心压力的升高（外周循环阻力增高的结果）导致卵圆孔结构性关闭。至此，连接左右循环的 3 条通路都关闭。尽管动脉导管的关闭最初主要是由于动脉血氧浓度的升高，但是其完全闭合还需要动脉平滑肌的参与。早产儿多半缺乏这一组织，这可部分解释为何早产儿动脉导管未闭的发生率较高。动脉导管由于纤维化引起的完全性结构闭锁直到出生后 2～3 周才会出现。

　　在此关键时期，婴儿容易从成人型循环再次转为胎儿型循环，这一转变称为过渡型循环。很多因素（例如缺氧、高碳酸血症、麻醉药物诱发的外周或肺血

表 93-1　与新生儿体重和孕周有关的常见问题

孕周	体重	发生率增加的新生儿问题
早产 （<37 周）	小于胎龄儿	呼吸窘迫综合征
		呼吸暂停
		围生期抑郁症
		低血糖
		红细胞增多症
		低钙血症
		低镁血症
		高胆红素血症
		病毒性感染
		血小板减少症
		先天性异常
		母体用药成瘾
		胎儿酒精综合征
	适于胎龄儿	呼吸窘迫综合征
		呼吸暂停
		低血糖
		低钙血症
		低镁血症
		高胆红素血症
	大于胎龄儿	呼吸窘迫综合征
		低血糖；母亲患糖尿病的胎儿
		呼吸暂停
		低血糖
		低钙血症
		高胆红素血症
足月产 （37～42 周）	小于胎龄儿	先天性异常
		病毒性感染
		血小板减少症
		胎儿酒精综合征
		围生期抑郁症
	适于胎龄儿	低血糖
	大于胎龄儿	—
		分娩创伤
		高胆红素血症
		低血糖；母亲患糖尿病的胎儿
过期产 （>42 周）	小于胎龄儿	胎粪吸入综合征
		先天性异常
		病毒性感染
		血小板减少症
		母体用药成瘾
		围生期抑郁症
		吸入性肺炎
		低血糖
	适于胎龄儿	—
	大于胎龄儿	分娩创伤
		高胆红素血症
		低血糖；母亲患糖尿病的胎儿

From Coté CJ, Lerman J, Anderson BJ, editors: A practice of anesthesia for infants and children, ed 5, Philadelphia, 2013, Saunders

管阻力改变）都会影响这一不稳定的平衡，并可导致突然返回至胎儿型循环。这一转变一旦发生，肺动脉压迅速升高至体循环压的水平，血液流经未闭的卵圆

孔，随后动脉导管可能重新开放而使血液分流。这一系列反应出现恶性循环导致严重的缺氧，这可解释尽管以 100% 氧气进行通气，婴儿低氧血症仍不能很快缓解。大多数情况下，过度通气可以通过降低动脉 CO_2 分压（$PaCO_2$）使升高的肺动脉压降低至正常水平。

早产、感染、酸中毒、肺疾病等危险因素可使这种过渡型循环时间延长，并进一步导致高碳酸血症、低氧血症（误吸胎粪）、酸中毒、低温和先天性心脏病。对这类小儿尤其要注意保温、维持正常的 PaO_2 和 $PaCO_2$，并尽可能地减少麻醉造成的心肌抑制作用。

婴儿的心肌，尤其是具有收缩功能的心肌细胞量显著少于成人。这种结构上的差异加上收缩蛋白的差异导致婴儿心功能曲线左移，心室顺应性下降。生长发育中未成熟心肌易发生双室性心力衰竭、对容量负荷敏感、对后负荷增加的耐受力差，以及心排血量呈心率依赖性[1-2]。另一个问题是，由于肌浆网的不成熟，心脏钙储备低下，因此婴儿更多地依赖于外源性（离子）钙，并可能对有钙通道阻滞作用的吸入麻醉药物所造成的心肌抑制作用更加敏感。

呼 吸 系 统

当呼吸系统和心血管系统发育足够成熟到能满足血流经肺泡/血管床从空气交换氧时，呼吸系统方能维持生命。24 ~ 26 周孕龄以上的新生儿才有可能存活，尽管 22 ~ 24 周孕龄的新生儿也可能存活，但是存在较高的神经认知损伤的风险[3]。约在 8 岁以前，小儿的肺泡数目和大小将不断增加。随后呼吸系统进一步的发育表现为肺泡变大及气道变粗。足月儿发育完全成熟的肺泡表面活性物质有助于维持气道开放。早产儿因缺乏这种活性物质，可能发生呼吸衰竭（例如呼吸窘迫综合征）。

婴儿呼吸系统相对不完善。婴儿气道直径小，导致气流阻力增加；气体流动为层流时气道阻力与气道半径 4 次方成反比，湍流时气道阻力与气道半径 5 次方成反比。婴儿气道顺应性高且缺乏周围组织支撑，胸壁的顺应性也高，导致肋骨不能支撑肺，使胸内负压很难维持。因此每次呼吸均伴随功能性气道关闭。婴儿无效腔通气的比例与成人相似，然而耗氧量是成人的 2 ~ 3 倍。早产儿的呼吸作功接近成人的 3 倍，而在冷刺激（例如氧代谢需要量增加）或不同程度的气道受阻时呼吸作功更高。另一个影响呼吸的重要因素是膈肌和肋间肌的结构。大约 2 岁以后这些肌肉才发育为成人的 I 型纤维（图 93-2）[4]。因为 I 型肌纤维才能进行重复运动，任何增加呼吸作功的因素将很

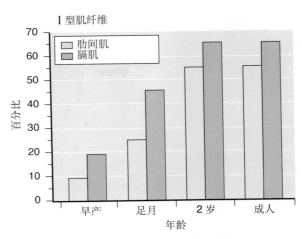

图 93-2　出生后 2 年内膈肌和肋间肌结构发生显著的变化。I 型肌纤维的数目与年龄成反比，这部分解释了呼吸作功增加时婴儿呼吸疲劳的原因 (Data from Keens TG, Bryan AC, Levison H, et al: Developmental pattern of muscle fiber types in human ventilatory muscles, J Appl Physiol 44:909-913, 1978.)

快导致婴儿呼吸肌疲劳。这些差异可部分解释婴儿呼吸频率快和血红蛋白去饱和快，以及气道阻塞的婴儿更易于发生疲劳和呼吸暂停的原因。

气道解剖上的差异解释了婴儿出现困难气道的可能性比青少年和成人大得多的原因。一般来说，婴儿气道与成人差异主要体现在 5 个方面[5]：①相对口咽而言较大的舌体增加气道受阻和喉镜检查困难的可能性。[然而，磁共振成像（MRI）研究认为该问题值得进一步讨论][6]；②喉位于颈部较高的位置（偏向头端），这使直喉镜片较弯喉镜片更有用；③会厌形状不同，短，肥，"Ω"形，与喉入口成角，这使喉镜操控更加困难；④声带成角，因此在盲插气管导管时，导管不易滑入气道而在声带前联合部受阻；⑤最后，婴儿喉呈漏斗状，最狭窄的部位在环状软骨处（图 93-3）。传统教学认为成人咽喉是圆柱形而婴儿呈漏斗形。然而，最新尸检资料表明大约 70% 成人咽喉最狭窄的部位也是位于平环状软骨的声门下区，但是开口比较大，使得通常所用的气管导管较容易通过声门下区进入气管[7]。婴儿或幼儿气管内插管时导管容易通过声带，但因为环状软骨水平处气管相对狭窄，在通过声门下区时可能就比较紧。因此，6 岁以下的儿童既往会优先选用无套囊气管导管。然而，随着气管导管设计研制的改进和一些前瞻性研究相结合，带套囊气管导管的应用也变得更加广泛，甚至可以用于婴儿[8-9]。尽管如此，应确保套囊周围存在适当的缝隙（不管套囊是否充气），以避免对气管黏膜造成损伤。Microcuff 气管导管可能会进一步提高带套囊气管导管的安全性[10]。这种导管使用的新材料非常柔软，套

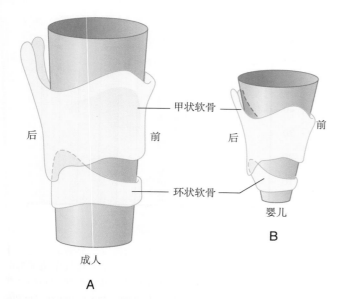

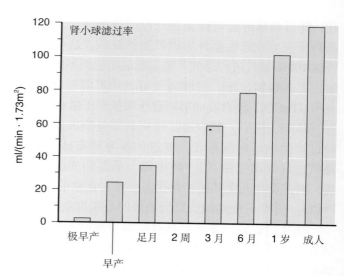

图93-3　成人和儿童喉最狭窄的部位位于环状软骨水平。传统观点认为成人喉呈圆柱形，但是尸检资料表明成人（A）咽喉狭窄并不像婴儿（B）那么明显。婴儿喉最狭窄的部位在环状软骨水平；直至十几岁喉结构才发育成正常成人结构。这种解剖学差异是传统6岁以下的儿童优先选用无套囊气管导管的原因之一 *(From Coté CJ, Lerman J, Anderson BJ, editors: A practice of anesthesia for infants and children, ed 5, Philadelphia, 2013, Saunders.)*

图93-5　出生时肾小球滤过率显著不足，但是在出生后一年迅速发育。出生后数月内肾处理大量离子和水的能力也受限。这些发育上的变化，对于药物排泄和液体治疗有很大影响，尤其是在出生后的前4周。患病或早产的新生儿肾功能的发育成熟可能延迟 *(Data from McCrory WW: Developmental nephrology, Cambridge, Mass, 1972, Harvard University Press.)*

囊的形状更为独特（使得套囊侧密封闭压更为均匀分布），套囊的位置更靠近远端，因此可能会越过环状软骨的位置（图93-4）[11]。因而，这种昂贵的气管导管通常被用于预期插管时间较长的儿童（以降低呼吸机相关性肺炎的发生率）[12]，而价格较低的气管导管仍常规用于短时间手术的气管内插管。

婴儿常被认为是鼻式呼吸。但是，约有8%的早产儿[孕后年龄（PCA）31～32周]和40%的足月儿在鼻腔阻塞时可转为口式呼吸。5个月后，几乎所有的婴儿均易转为口式呼吸。如果受阻超过15s，大部分婴儿可转为口式呼吸。

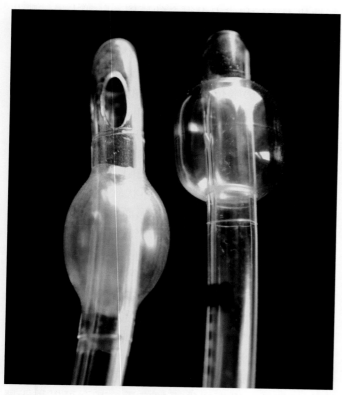

图93-4　Microcuff 气管导管（Microcuff; PET; I-MPEDC, Microcuff GmbH, Weinheim, Germany, Kimberly-Clark USA）（右）拥有一个柔软的聚氨酯套囊，充气后能够均匀膨胀，套囊的位置比标准气管导管（左）更靠近远端。套囊这种构型使得压力更均匀地作用于气管黏膜，由于套囊位于环状软骨以下，可减少声门下区水肿形成的可能性，以及降低呼吸机相关性肺炎发生的风险

肾

由于灌注压低肾小球及肾小管功能未成熟致使新生儿肾功能明显低下，早产儿表现更为明显（图93-5）。肾小球滤过能力和肾小管功能近乎成熟发生在出生后20周左右，而早产儿会有延迟。肾功能在2岁才能完全发育成熟。因此，新生儿对水和电解质的处理能力相对不足，以肾小球滤过方式排泄的药物半衰期会相应地延长（例如抗生素，因此新生儿应延长给药的时间间隔）。

肝

出生时，新生儿的肝功能并未完全发育成熟。虽然肝中药物代谢所需的大部分酶系已经发育，但这些酶系的活性尚未被其所代谢的药物所诱导（激活）。随着婴儿的成长，药物代谢能力迅速增加，原因有 2 点：①肝血流增加导致更多药物被输送至肝；②酶系统发育并被激活[13]。细胞色素 P450 系统负责亲脂类药物的 I 相代谢。出生时该系统的活性接近成人的 50%，这意味着对一些药物（如咖啡因）的代谢能力降低。但是，这种情况并不适用于所有脂溶性药物，因为有些药物在新生儿体内代谢依赖于某些特异性的细胞色素酶。CYP3A（细胞色素 P450，家族 3，亚家族 A）从出生时就通常达到成人水平[14]，而其他一些细胞色素酶则缺失或不足[15]。II 相反应涉及结合反应，可增加药物的水溶性便于肾排泄[16]。这些反应在新生儿中通常较弱，导致出现黄疸（胆红素降解减少）和药物（及其活性代谢产物）半衰期延长（如吗啡和苯二氮䓬类的半衰期长达数天）。其中有些反应的活性直到 1 岁以后才能达到成人水平。因此，对有些药物进行量化是非常重要的[17-18]。

早产儿肝糖原储备很少，且不能代谢大量的蛋白质。这种差异可解释为什么当饮食中包含太多蛋白质时，早产儿有发生低血糖和酸中毒的倾向而且体重不增加。此外，与年长婴儿相比，足月新生儿结合药物所需的血浆白蛋白和其他蛋白质要少（早产儿更少）（图 93-6）。这一情况在新生儿凝血功能障碍（如出生时即需要维生素 K）、药物结合和药效动力学方面

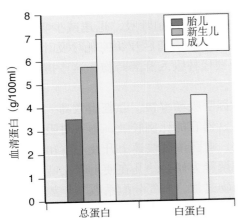

图 93-6 血清总蛋白和白蛋白在成熟过程中的变化。早产儿的总蛋白和白蛋白比足月儿少，足月儿比成人少。这个结果可能使与蛋白质高水平结合药物的药代动力学和药效动力学发生改变，因为药物与蛋白质结合越少，越容易产生临床效应 *(Abstracted from Ehrnebo M, Agurell S, Jalling B, et al: Age differences in drug binding by plasma proteins: studies on human foetuses, neonates and adults, Eur J Clin Pharmacol 3:189-193, 1971. From Coté CJ, Lerman J, Anderson BJ, editors: A practice of anesthesia for infants and children, ed 5, Philadelphia, 2013, Saunders.)*

具有重要临床意义。白蛋白水平越低，结合型药物越少，非结合型药物越多（非结合型药物才可以通过生物膜）。此外，新生儿期的病理性高胆红素血症可影响药物与白蛋白的结合，从而产生大量的非结合型药物，因此该效应对于蛋白结合率高的药物更为重要。

胃肠道系统

出生时，胃内 pH 值为碱性。出生后第 2 天，胃内 pH 值即处于年长儿童的正常生理范围。吞咽和呼吸的相互协调能力直至 4 个月到 5 个月大时才完全成熟，因此新生儿的胃食管反流发生率较高，早产儿尤为普遍。如果胃肠道系统发育有问题，出生后 24 ~ 36h 就会出现症状。上消化道异常表现为呕吐和反胃，下消化道异常则表现为腹胀和无胎便排出。

体温调节系统（另见第 54 章）

婴儿因体表面积与体重的比值大，皮肤薄，对冷刺激的处理能力有限，特别容易出现体温过低。冷刺激导致氧耗量增加和代谢性酸中毒。早产儿由于皮肤更薄和脂肪储存有限所以对冷刺激更加敏感。婴儿可通过寒颤和非寒颤（细胞）产热（棕色脂肪代谢）代偿热量的丢失。然而，出生后 3 个月内，寒颤能力很弱，使得细胞产热（棕色脂肪代谢）成为产热的主要途径。寻找围术期所有可能导致热量丧失的原因非常重要。将婴儿放在温暖的床垫上并升高手术室内温度（80°F 甚至更高）从而减少传导散热。将婴儿置于保育箱并盖上毛毯以减少对流散热。还应该盖住头部。在转送患儿过程中采用双层保育箱可减少辐射散热。湿化吸入气体、应用塑料薄膜减少皮肤失水、加温皮肤消毒剂均可减少挥发散热。热气垫是最为有效的小儿保温措施。但必须避免温度过高，特别是新生儿。麻醉药物可影响很多体温调节机制，尤其是新生儿的非寒颤产热。

药理学和药效动力学效应

发育药理学

婴幼儿（尤其是新生儿）对药物的反应受到很多因素的影响：身体组成、蛋白结合、体温、心排血量的分布、功能器官（心脏、肝、肾）的发育程度、血脑屏障的成熟情况、肝肾的相对大小以及有无腹腔内压力增高（先天性腹裂或脐膨出闭合）或有无先天性畸形[13]。

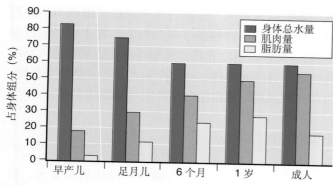

图 93-7　在出生后头 12 个月内早产儿和足月儿身体构成变化迅速。体内含水量高使水溶性药物的分布容积增大，但因婴儿脂肪和肌肉含量较低，使得某些通过再分布于脂肪和肌肉而终止药效的药物再分布的空间变小。因此，身体的构成可显著影响药代动力学和药效动力学 (Data from Friis-Hansen B: Body composition during growth. In vivo measurements and biochemical data correlated to differential anatomical growth, Pediatrics 47:264, 1971. From Coté CJ, Lerman J, Anderson BJ, editors: A practice of anesthesia for infants and children, ed 5, Philadelphia, 2013, Saunders.)

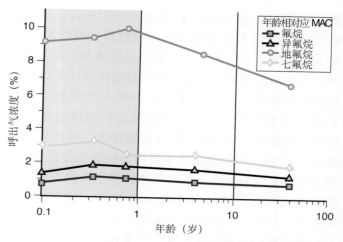

图 93-8　以 4 种常用吸入麻醉药最低肺泡有效浓度（MACs）对应年龄作图。3 ～ 6 月龄儿 MAC 最高，原因不明（数据来源于参考文献 19 ～ 26）

身体组成（包括脂肪、肌肉、水）随着年龄变化而变化（图 93-7）。早产儿总含水量显著高于足月儿，足月儿高于 2 岁儿童。脂肪和肌肉含量随年龄增长而增加。新生儿身体组成的改变具有以下临床意义：①水溶性的药物分布容积大，首次剂量（mg/kg）通常要加大才能达到理想的血药浓度（如大多数抗生素及琥珀酰胆碱）；②由于新生儿脂肪少，因此依赖脂肪再分布来消除反应的药物其临床药效将延长；③在肌肉中再分布的药物的临床药效可能延长（如芬太尼，但此药在肌肉中的饱和量尚无定论）。

除了这些基本因素外，还有其他重要因素参与新生儿对药物的反应：①分布容积大继而导致药物清除延长；②肝肾功能不成熟；③蛋白结合率低而使药物清除发生改变。进一步干扰药代动力学和药效动力学的因素包括极早产和脓毒症、充血性心力衰竭、腹内压增加、控制性机械通气、依赖血管活性药物和营养不良[13]。所有这些因素导致药效动力学和药代动力学改变，使得新生儿临床表现出显著的个体差异。

年长儿趋向于成熟的肝肾功能和接近于成人的蛋白、脂肪和肌肉含量。年长儿与新生儿相比，肝肾重量相对于总体重的比例较大，供给肝肾的血流在心排血量中所占的比例也较大。这些因素通常表明，2 岁以上儿童大多数药物的半衰期比成人短或接近成人。随着小儿逐渐进入成年期，很多药物的半衰期逐渐延长。总体而言，大多数药物的清除半衰期在早产儿和足月儿延长，从 2 岁到少年早期的儿童半衰期将缩短，进入成年期时逐渐延长。

吸入麻醉药

儿童吸入麻醉药物的呼出气最低肺泡有效浓度（MAC）随年龄不同而变化（图 93-8）。早产儿对麻醉药物的需要量比足月新生儿低，足月新生儿又比 3 个月大的婴儿低。婴儿的 MAC 比年长儿和成年人高。但 MAC 的这种年龄相关性改变的原因尚未得到充分解释。事实上，由于从麻醉药物过量（从心血管角度）到麻醉深度不够（满足气管内插管）之间的安全范围很窄，因此为获得满意的气管内插管条件而采取较深的麻醉深度将置婴儿于危险之中。避免在静脉通道建立前进行控制呼吸，迅速减少吸入麻醉药物，尤其要在给予肌松药后开始控制呼吸时，有时需要用阿片类药物代替吸入麻醉药物，这些措施都能提高麻醉安全性。

儿童因呼吸频率快、心脏指数高、心排血量分布至血流丰富器官的比例较大，导致对吸入麻醉药物的摄取更快。血药浓度快速上升及心脏功能尚未发育完善可部分解释为何婴幼儿在使用吸入麻醉药时容易出现麻醉药物过量。血气分配系数与年龄有关，血气分配系数的差异也可造成婴儿肺泡中麻醉药物浓度上升更快。其他影响麻醉药物摄取的因素包括脱水（如过度禁食将使较小的婴儿相对脱水）及所采用的麻醉环路类型。例如，Mapleson D 型环路比闭合环路容量小，因此当从蒸发器进入环路中的药物浓度升高时，这种环路达到药物浓度平衡所需的容积也较小。对于 Mapleson D 型环路（极少应用于现代麻醉实践中），新鲜气流直接由气道进入患儿的肺中。影响新生儿麻醉药物过量的最重要的因素可能是蒸发器传送的麻醉药物的 MAC 值，例如氟烷蒸发器最高可传送 5.75 MAC，而七氟烷蒸发器为 2.42 MAC（表 93-2）。

七氟烷

七氟烷的血气分配系数与 N$_2$O 相似（另见第 25 和 26 章）。七氟烷的刺激性较异氟烷和地氟烷小，七氟烷可能在小儿诱导方面效果优于或近似于氟烷。与所有强效吸入麻醉药物一样，七氟烷的 MAC 在婴幼儿中最高：新生儿为 3.3%，1 ~ 6 月龄儿为 3.2%，超过 6 月的小儿为 2.5%[19-20]。七氟烷和氟烷在麻醉诱导期间的气道并发症的发生率相似（喉痉挛、支气管痉挛及屏气），但七氟烷的诱导速度更快。和氟烷相比，七氟烷诱导期间咳嗽的发生率较低（6% vs. 10%）而苏醒期兴奋的发生率增高了 33%（21% vs. 15%）（表 93-3）。七氟烷和氟烷均可导致剂量依赖性呼吸抑制，然而氟烷可降低潮气量并增快呼吸频率，七氟烷可同时降低潮气量和减慢呼吸频率。七氟烷麻醉的患儿在诱导早期需行辅助呼吸。除非吸入气中七氟烷的浓度显著下降（通常至 3%），否则这种辅助呼吸将在建立静脉通道的过程中可能导致麻醉药物过量[27]。

七氟烷与氟烷在心血管效应方面也存在差异。3 岁以上儿童在应用七氟烷时常出现心率增快而收缩压不变，氟烷不影响心率但收缩压下降。研究发现，心率上升不显著而收缩压下降最显著的年龄组（新生儿为 34% ± 16%，小于 6 月龄儿为 26% ± 20%）对麻醉药物过量最敏感[19]。收缩压的这一变化与相同 MAC 浓度的氟烷相当[20]。据儿童围术期心搏骤停（Pediatric Perioperative Cardiac Arrest，POCA）汇总报道，控制通气与心搏骤停之间存在密切联系，一般心搏骤停发生于静脉通道建立之前[27]。七氟烷对婴儿的心血管系统也会造成致命的影响。尽管七氟烷心肌抑制作用比氟烷轻，但是两者安全性的差别并未被完全确认。因此，使用肌松剂以利于气管内插管或避免吸入高浓度七氟烷被认为是对于这一年龄群体更安全的方法。

所有强效麻醉药物的安全性与药物的使用方法、麻醉医师的经验及其他不明确的因素有关。若七氟烷麻醉诱导时新生儿出现呼吸暂停，应立即快速降低七氟烷的吸入浓度并给予辅助呼吸。在静脉通道建立后，必须对下一步采取的措施作出决定，如面罩给氧、声门上气道装置（例如喉罩）或行气管内插管。如果选用声门上装置，应先给予丙泊酚（1mg/kg），30 ~ 45s 后再置入。大多数患儿在该剂量丙泊酚下能保留自主呼吸，但少数可出现呼吸暂停并且需要辅助通气几分钟。如果选用气管内插管，以下两种方法可能比较安全：① 将七氟烷的浓度调至 8%，同时机械通气一段较短时间（通常 1 ~ 2min）以迅速加深麻醉深度，自主呼吸消失后，给予 1 ~ 2mg/kg 丙泊酚并关闭蒸发器（确保不再继续给予 8% 浓度的七氟烷），然后插入气管导管；② 如果要求肌肉松弛，应将七氟烷的浓度维持在 3.5% ~ 4%（新生儿略低），注射适当的肌肉松弛

表 93-2 现有蒸发器能提供新生儿 MAC 倍数

药物	蒸发器的最大输出 (%)	MAC (%)	可能的最大 MAC 倍数
氟烷	5	0.87	5.75
异氟烷	5	1.20	4.2
七氟烷	8	3.3	2.42
地氟烷	18	9.16	1.96

From Coté CJ, Lerman J, Anderson BJ, editors: A practice of anesthesia for infants and children, ed 5, Philadelphia, 2013, Saunders.
MAC，最低肺泡有效浓度

表 93-3 比较七氟烷与氟烷特性的 17 项研究统计摘要

存在的问题	七氟烷			氟烷			卡方值
	有	无	%	有	无	%	
喉痉挛	22	773	2.8	22	601	3.5	0.503
屏气	32	635	4.9	34	439	7.2	0.143
咳嗽	42	662	6.0	52	454	10.3	0.008
诱导期兴奋	92	556	14.2	58	423	12.0	0.338
支气管痉挛	2	604	0.33	2	436	0.46	0.856
苏醒期兴奋	169	645	20.8	102	573	15.1	0.006

数据来源于参考文献 19 ~ 26

剂（另见第 34 章），然后插入气管内导管。此时，应降低七氟烷吸入浓度或改用合适浓度的氟烷或异氟烷维持麻醉。不同种类的吸入麻醉药物对出院时间（即"出街就绪"）的影响并无显著差异。

与七氟烷有关的其他几个问题也值得注意。其中最危险的是与干燥剂发生放热反应[28-31]，导致火灾和爆炸（七氟烷和钡石灰）（另见第 109 章）。目前由于市场上不再供应钡石灰，因此也不会存在火灾和爆炸的危险[32-34]。这些事件的发生往往与回路中长时间预充高流量的氧气和随后高浓度的七氟烷相遇有关（如周一早上的第一次使用）。另一个问题就是七氟烷与 CO_2 吸附剂的相互作用可产生有毒代谢产物[35-36]。动物研究发现，复合物 A 显示出肾毒性，有无临床意义尚存在争议。长时间低流量（2L/min）七氟烷麻醉并未发现肾功能指标有明显的改变。看来七氟烷是一种安全的麻醉药物，甚至可用于长时间的手术。七氟烷麻醉时，新鲜气流量最好不低于 1L/min。新型但更昂贵的不含有强碱的 CO_2 吸附剂的应用可能会大大消除这些顾虑。

七氟烷麻醉的另一顾虑是苏醒期躁动的发生率明显高于氟烷（表 93-3）。苏醒期间七氟烷的躁动反应与疼痛无关，在 5 岁以下的儿童中发生尤其频繁。预先给予咪达唑仑或可乐定（口服或硬膜外）、酮咯酸、芬太尼或右美托咪定可降低躁动发生率[37]。汇集大量研究资料发现，分别使用七氟烷和氟烷麻醉时躁动的发生率相差很小（七氟烷 21% 和氟烷 15%）。七氟烷引起苏醒期躁动的问题引起重视主要是由于小儿常常在到达术后恢复室（postanesthesia care unit, PACU）时处于躁动状态。而使用氟烷麻醉，小儿被送入术后恢复室时仍处于部分麻醉状态，护士能用图表记录初次生命体征，随后小儿才开始躁动。不管哪种情况只需要使用小剂量芬太尼和丙泊酚就有效果而且持续时间很短（5 ~ 10min）[37]。另一个值得注意的问题是，在七氟烷诱导期间可出现癫痫样活动。至少没有一项细致的脑电图（EEG）研究记录到癫痫样活动，因此提示这些异常活动可能不如最初认为的那么严重[38]。

在采用吸入麻醉行保留自主呼吸的支气管镜检时，气道反射不能被充分抑制，有时需要联合静脉使用丙泊酚、小剂量瑞芬太尼，或在使用七氟烷时需要肌松剂。在支气管镜检的麻醉中，氟烷是一种优于七氟烷的吸入麻醉药，尽管目前应用得很少。由于氟烷的清除半衰期较长和对自主呼吸的维持，使其适用于需要间断脱开面罩的操作，如支气管镜检或唇裂修补后拆线手术。

氟烷

氟烷在美国应用已经显著下降，然而世界上其他国家仍然在广泛使用氟烷。氟烷无难闻气味，仍在那些因受财政预算限制七氟烷使用的国家应用于吸入麻醉诱导。研究显示，氟烷、恩氟烷和异氟烷在苏醒快慢上差异无临床意义。氟烷与地氟烷、七氟烷相比苏醒速度较慢（通常是 3 ~ 5min），这一发现虽然有统计学差异但无重要临床意义。为节省费用，作者常以七氟烷诱导麻醉而以氟烷或异氟烷维持麻醉。最为重要的是，诱导时氟烷和七氟烷的气道相关并发症比异氟烷或地氟烷要少得多。氟烷和七氟烷是儿童吸入麻醉诱导的合适选择。

1987 年的 1 份包含 7 例（1 例死亡）"氟烷性肝炎"的报道的结论提示儿童不宜反复使用氟烷（另见第 26 章）[39]。我们应当客观地对待这一报道。迄今为止，氟烷已应用于上百万儿童的麻醉。其中可能有十几例"氟烷性肝炎"的病例，包括 1 例或 2 例儿童死亡。该结果对任何药物而言都是相当可观的安全记录。因为"氟烷性肝炎"主要出现于成人，因此对十几岁的患者使用其他麻醉药物或技术可能很有意义。由于费用的原因，氟烷仍可能是贫穷国家最常用的强效麻醉药物。此外，包括七氟烷和地氟烷在内，所有强效麻醉药物在儿童中都有引起肝功能异常的报道。

氟烷的另一个问题是可增加心肌对内、外源性儿茶酚胺的敏感性而出现心律失常。大多数与氟烷相关的儿童心律失常主要是由高碳酸血症或麻醉深度不够所致[40]。儿童使用高达 10μg/kg 的肾上腺素时发生心律失常的风险也很低。此外，在氟烷麻醉中心率通常很稳定或轻微减慢。如果氟烷麻醉的患儿发生心动过速，通常意味着麻醉深度不够或低血容量。这种情况与异氟烷、地氟烷和七氟烷完全不同，这三种药物可直接导致心动过速。

氟烷是一种强效的心肌抑制剂，对有先天性心脏病的新生儿和儿童影响巨大。在给危重患儿实施"麻醉"时为保证足够浓度的麻醉气体常常引起严重低血压。在这种情况下，改用短效阿片类药物复合低浓度的氟烷通常可达到满意的效果。POCA 研究报道了大量氟烷麻醉引起心搏骤停的病例，心搏骤停常发生在控制通气（可能并未降低吸入麻醉药的浓度）期间[27]。尽管氟烷和七氟烷均显示具有抑制心脏功能的作用，七氟烷的心肌抑制作用较氟烷轻[41-42]。但是据报道，1MAC 和 1.5MAC 的氟烷和七氟烷在儿童麻醉中对平均动脉压的影响均无显著差异[41]；1MAC 的氟烷和七氟烷在婴儿麻醉中对平均动脉压的影响无差异，但 1.5MAC

有显著差异。单纯给予阿托品即可消除这种差异。

异氟烷

异氟烷与氟烷相比有诸多优点：心肌抑制轻、心率稳定、脑氧代谢率降低（另见第 25 和 26 章）。异氟烷的这些特点对某些患儿而言是有利的。异氟烷的主要缺点是气味难闻，很多患儿不能接受这种气味，而且异氟烷麻醉时气道相关并发症（例如喉痉挛、咳嗽）的发生率较高。当异氟烷的吸入浓度迅速升高或由七氟烷突然变为异氟烷时，有时可观察到血压升高，尤其是青少年。其可能机制与地氟烷相似：肺部感受器受体兴奋导致交感活性升高及肾素 - 血管紧张素系统兴奋。异氟烷麻醉的患儿偶尔出现主要位于躯干的弥漫性皮疹。这些症状和体征随着异氟烷吸入浓度的降低而消退。

地氟烷

地氟烷的气体分配系数与 N_2O 相似（另见第 26章）。但是，在小儿麻醉诱导期间地氟烷导致喉痉挛的发生率高达 50%，令人难以接受[43]。合理的做法是采用氟烷或七氟烷进行麻醉诱导后，改用地氟烷进行维持以及唤醒。这种转换，不同于转换为氟烷或异氟烷维持，由于地氟烷的气体分配系数有利于药物的排出，这在临床上可能具有重要意义。然而，转换成地氟烷对于较长时间的手术比短小手术更有意义，因为减少了长手术过程中药物的蓄积。快速唤醒对于神经外科和脊柱融合手术也很重要，因为可以尽早评估精神和神经方面的状况。一项儿童腺样体切除术的研究表明，地氟烷比七氟烷、氟烷苏醒更快，但地氟烷易引起苏醒期躁动[44]。经鼻给予芬太尼（2μg/kg）可降低地氟烷苏醒期躁动的发生率，但会增加术后呕吐的发生率[45]。

地氟烷的 MAC 与年龄相关：新生儿为 9.2%，1 ~ 6 月龄婴儿为 9.4%，6 ~ 12 月龄婴儿为 9.9%，1 ~ 3 岁为 8.7%，5 ~ 12 岁为 8%[22]。有趣的是，与其他强效麻醉药物不同，N_2O 和地氟烷的 MAC 无协同作用[46]。与其他吸入麻醉药物不同，地氟烷不经肝代谢。地氟烷与干燥的 CO_2 吸附剂相互作用可产生有毒性的一氧化碳（异氟烷可能也有此作用），在使用地氟烷之前将 CO_2 吸附剂湿化可预防这种作用。新型 CO_2 吸附剂不含强碱，安全性可能得以提高。

麻醉诱导药物

丙泊酚

丙泊酚脂溶性高，易快速进入血供丰富的器官，快速从这些器官中清除。丙泊酚的快速再分布、肝葡萄糖酯基化和肾清除率高的特点决定了其药效短暂（另见第 30 章）。与巴比妥类药物相似，年龄小的儿童（2 岁以下儿童 2.9mg/kg）比年长儿童（6 ~ 12 岁儿童 2.2mg/kg）的丙泊酚诱导剂量大。这种差异与年龄小的儿童中央室容积较大、清除较快有关[47]。丙泊酚的主要缺点是注射时疼痛，尤其是经小静脉注射时。只要 0.2mg/kg 的利多卡因（与丙泊酚混合）就可有效减轻注射痛，但不能完全消除。用一根止血带扎住血管，在给予丙泊酚前 15 ~ 20s 给予 1.0mg/kg 利多卡因（最多 40mg），随后在静脉液体点滴的情况下给予丙泊酚，一旦大部分丙泊酚进入静脉就松开止血带。这种"迷你型 Bier 阻滞"技术似乎对减轻疼痛极为有效。减轻疼痛的另一种方法是使用一根小号套管针（22 ~ 24G）经大的肘前静脉给药。丙泊酚经中心静脉给药特别适用于小儿放射治疗时简短和反复镇静。连续输注丙泊酚适用于小儿实施放射操作时进行镇静以及在转送中维持小儿麻醉，如从放射室转运到手术室。给予大剂量丙泊酚常伴有收缩压的轻度下降。丙泊酚麻醉术后呕吐发生率低。由于丙泊酚中含鸡蛋和豆油成分，故慎用于对鸡蛋或豆油过敏的儿童[48-49]。然而，一项研究发现，对于已知鸡蛋过敏的儿童给予丙泊酚麻醉，只有一例未发生过敏反应[50]。因此，鸡蛋过敏的儿童应避免给予丙泊酚。

应用丙泊酚最大的担心是丙泊酚输注综合征（例如乳酸酸中毒、横纹肌溶解症、心脏和肾衰竭），一般而言这与长期大剂量的应用有关 [常见于在重症监护室（ICU）使用很多天丙泊酚][51]（另见第 30 章）。除了有一例遗传性脂质代谢障碍患儿行脊柱侧弯矫正术使用了 150μg/（kg·min）[约 9mg/（kg·h）]丙泊酚输注 6.5h 出现外，健康儿童常规麻醉中没有这样的病例报道。这例报道结合另一项研究[52]提示，已知存在脂质代谢障碍包括一些线粒体疾病的儿童，使用丙泊酚应谨慎。然而，目前丙泊酚已经安全用于很多患有线粒体疾病的儿童，对丙泊酚输注综合征的关注只适用于那些脂质代谢障碍的儿童[55]。

美索比妥

美索比妥通常以 1% 的浓度、约 1 ~ 2mg/kg 的剂量静脉给药（另见第 30 章）。静脉给药伴随的问题包括灼烧感、呃逆、呼吸暂停、锥体外系症状。与硫喷妥钠相比，美索比妥的清除半衰期较短。直肠给药（10% 溶液）在放射检查时能提供有效镇静。一般给予 25 ~ 30mg/kg 能使患儿在 8 ~ 10min 内进入浅睡眠并可持续 20 ~ 40min。美索比妥麻醉时可能偶发阻塞性或中枢性呼吸暂停。因此，必须准备有效的通气工具，准确监护脉搏血氧是很重要的。因其可致癫痫发作，美索比妥禁用于颞叶性癫痫患儿。接受癫痫药物治疗的患儿通常需要更大剂量的美索比妥。

硫喷妥钠

大多数健康、术前未用药的儿童可静脉给予 2.5% 的硫喷妥钠（5~6mg/kg）进行麻醉诱导（另见第 30 章）。硫喷妥钠经肌肉和脂肪组织再分布而使药效消失。那些脂肪储备少的儿童尤其是新生儿或营养不良的婴儿，硫喷妥钠应减量（2~4mg/kg）。残留的巴比妥盐镇静作用可能导致致麻醉时间延长，年长儿硫喷妥钠的总量控制在 10mg/kg 以下可将这种可能性降至最低。在禁用美索比妥的情况下，也可经直肠给予硫喷妥钠（10% 溶液，30mg/kg）。美国不再使用硫喷妥钠。

氯胺酮

氯胺酮可引起大脑皮层分离而出现镇痛和遗忘作用（另见第 30 章）。除静脉和肌内注射，氯胺酮还可经直肠（10mg/kg）、口服（6~10mg/kg）或经鼻（3~6mg/kg）给药。口服氯胺酮（4~6mg/kg）复合咪达唑仑（0.5mg/kg）及阿托品（0.02mg/kg）能够为患儿提供深度镇静。静脉给予小剂量（0.25~0.5mg/kg）氯胺酮可用于疼痛性操作的镇静和镇痛，而 1~2mg/kg 的剂量足以使镇静转为全身麻醉。更高剂量（高达 10mg/kg 肌内注射）可为麻醉诱导前（心脏手术）实施有创监测或静脉通道受限的患儿提供足够的镇痛。氯胺酮对低血容量患儿的麻醉诱导很有利，但氯胺酮的个体差异相当大。分泌物增多是氯胺酮的主要副反应，常需给予减少腺体分泌的药物。氯胺酮的其他副作用包括呕吐和术后梦魇或幻觉，合用苯二氮䓬类药物可降低氯胺酮引起的梦魇发生率。尽管在应用氯胺酮后常可维持自主呼吸和保持呼吸道通畅，但也可能发生呼吸暂停和喉痉挛。

儿童应用氯胺酮的禁忌证包括急性上呼吸道感染（URI）、颅内高压、开放性脑外伤及精神障碍或癫痫发作。应用氯胺酮后咽反射消失，因此不能单独用于饱胃或食管裂孔疝患者的麻醉。氯胺酮也可作为硬膜外麻醉药物的一种成分用于硬膜外腔[56]。但是，**因一般氯胺酮制剂中所含防腐剂具有神经毒性，所以在硬膜外腔中应给予不含防腐剂的氯胺酮（另见第 30 章）**。

依托咪酯

依托咪酯是一种基于类固醇的全麻诱导药（另见第 30 章）。与丙泊酚一样，注射痛发生率高。考虑到其类过敏性反应和对肾上腺功能的抑制，限制了该药物在全麻中的大量使用。由于依托咪酯对心血管系统并无实质性的副作用[57-58]，因而对头部外伤和心血管功能不稳定的儿童中很有利，如心肌病儿童。依托咪酯在急诊科气道管理中应用越来越普遍[59]。在给予小剂量阿片类药物和肌松剂之前，常规给予 0.2~0.3mg/kg 的依托咪酯。依托咪酯常用于危重儿童的气管内插管术。因为有相当高比例的危重儿童，特别是那些对血管升压药耐受的儿童存在肾上腺皮质功能不全，对于这类需使用依托咪酯安全管理气道的患儿有必要补充类固醇[60-61]。一种新型超短效的依托咪酯类似物（环丙基甲咪酯）可能避免了对肾上腺功能的抑制，从而可以用于持续输注[62]。

镇静药和抗焦虑药

地西泮

小儿口服地西泮吸收比成人快。口服 0.1~0.3mg/kg 地西泮常能在 1h 内提供满意的镇静（另见第 30 章）。地西泮静脉注射痛强烈，不易耐受，也可经直肠给药。因肝是降解地西泮的主要器官，所以肝病患儿应慎用。新生儿地西泮的半衰期极长（80h），因此地西泮禁用于 6 个月龄以下或肝代谢途径尚不成熟的婴儿。

咪达唑仑

咪达唑仑为水溶性，因此通常无静脉注射痛（另见第 30 章）。因其水溶性的特征，**与脂溶性的地西泮相比，咪达唑仑需要 3 倍时间才能从脑电图上观察到最大镇静效果**。因此，临床医师在两次静脉给予咪达唑仑之间至少应等待 3min，以避免效应"叠加"[63]。与地西泮的清除半衰期（约 18h）相比，咪达唑仑的消除半衰期较短（约 2h），这有利于儿童术前用药。咪达唑仑是唯一经美国食品药物管理局（FDA）同意应用于新生儿的苯二氮䓬类药物，新生儿咪达唑仑的半衰期要长得多（6~12h）[64]。此外，有新生儿静注咪达唑仑后出现严重低血压的报道，而且给予芬太尼后发生低血压的可能性显著增加。肌内注射（0.1~0.15mg/kg，最大剂量 7.5mg）、口服（0.25~1.0mg/kg，最大剂量 20mg）、直肠（0.75~1.0mg/kg，最大剂量 20mg）、经鼻（0.2mg/kg）或舌下给药（0.2mg/kg），这些情况下咪达唑仑都能迅速吸收[65]。大多数儿童经鼻给药会出现不适。咪达唑仑可能加重了阿片类药物的呼吸抑制作用。与咪达唑仑有相互作用的药物主要有红霉素、钙通道阻滞剂、蛋白酶抑制剂，甚至葡萄柚汁可因抑制细胞色素 P450 而导致咪达唑仑代谢延迟。在这种情况下，应避免使用咪达唑仑或减量 50%[66]。经鼻给药可能会通过药物经神经连接（嗅神经）进入中枢神经系统而增加发生中枢神经系统毒性的可能性[67]。因为咪达唑仑神经毒性从未被验证，而且大多数儿童在经鼻给药时哭闹，作者认为通常应避免经鼻给予咪达唑仑。

右美托咪定

右美托咪定是一种选择性 α_2-肾上腺素能受体激动剂，具有抗焦虑、镇静和镇痛的特性（另见第 30 章）。关于这种新药用于儿童医疗有待进一步研究以阐明其确切的优缺点。目前严格控制的相关儿科研究非常少。一项纳入 36 名 2～12 岁的小儿的药代动力学试验显示右美托咪定的最终清除半衰期为 110min，并随着剂量增加会出现心率减慢（≤ 15%）和收缩压降低（≤ 25%），与成人相似[68]。10min 内分别以 2μg/（kg·h）、4μg/（kg·h）或 6μg/（kg·h）速度注射右美托咪定（0.33～1.0μg/kg），对麻醉诱导前 1h 内呼吸频率和氧饱和度无明显影响。只有一例儿童出现血压增高，但不能确定是否与药物有关。注意到所有儿童都出现了短暂的镇静，作者推荐缓慢静脉输注右美托咪定，最大程度降低大量静脉注射引起的任何血流动力学不良事件的可能性。右美托咪定作为单独的镇静药或复合其他镇静药，在小儿心导管检查和各种放射检查中已有描述[69-70]。右美托咪定也可用于纤维支气管镜插管[65]，小儿清醒颅骨切开术的镇静[66]，可减少苏醒期躁动的发生[73-74]，也有利于停用阿片类药物[75]。此外，该药已经用于危重患儿的长时间镇静[76]。因此，该药对小儿的适应证似乎与成人相同。大剂量的右美托咪定［起始剂量 2～3μg/kg，随后维持剂量 1～2μg/（kg·h）］输注可发生严重心动过缓（心率 40 次/分）[77-78]，但给予格隆溴铵治疗会导致不明原因的持续严重高血压[79]。由于这些潜在的严重不良反应，不推荐使用大剂量的右美托咪定。一般认为，右美托咪定以 0.7～1.0μg/kg 起始剂量缓慢输注，输注时间超过 10min，随后维持输注 1～2μg/（kg·h），而深度镇静则需要联合给予阿片类、苯二氮䓬类或其他镇静药物[80]。

阿片类药物（另见第 31 章）

吗啡

吗啡是最古老、最常使用的长效镇痛药物。早期新生儿的研究提示吗啡的呼吸抑制作用比哌替啶严重，故吗啡是否可应用于新生儿（小于 10 日龄）仍存在争议。新生鼠脑内吗啡水平比成年鼠高，提示新生儿血脑屏障的通透性高，可能部分地解释新生儿对吗啡更敏感[81]。这一推断演变成了一种共识，即婴儿对阿片类药物敏感。最近一些研究发现其药代动力学呈年龄依赖性。新生儿吗啡清除率较低，清除半衰期较长，从而导致小剂量吗啡可产生较高的血药浓度[82]。10 日龄以上的足月婴儿清除吗啡的速度快一些，达到了与成人相似的水平。

吗啡对小儿呼吸抑制的程度以及到什么年龄减轻的问题尚未解决。吗啡和芬太尼的呼吸抑制作用似乎存在差异，该差异可能与药物转运至大脑无关[83]。若果真如此，则主要是因为药效动力学的改变所致，而非简单地因为血脑屏障的发育不完全。吗啡须慎用于未行监测的新生儿和早产儿。超过 6 个月的小儿对吗啡的反应可能与成人相似。

哌替啶

由于哌替啶对新生儿呼吸抑制的程度比吗啡轻（另见第 31 章），因此哌替啶得到了足够的重视[84]。这一差别可能部分与哌替啶比吗啡的脂溶性高有关。与吗啡不同，哌替啶进入新生儿脑内的比例与年长儿相似。哌替啶与所有应用于新生儿的药物相似，在代谢和药物反应方面存在极大的个体差异。因为毒性代谢产物去甲哌替啶可聚集，哌替啶不适用长期或反复给药。很多儿童医院已将哌替啶从处方上删除。

芬太尼

芬太尼是婴幼儿最常用的阿片类药物（另见第 31 章）。芬太尼的主要优点为起效快，作用持续时间短。芬太尼的脂溶性比哌替啶大，易于透过血脑屏障。小剂量芬太尼作用消失主要是药物再分布的结果，而大剂量则依赖于药物清除。大剂量芬太尼可达到长效阿片类药物的效果。

芬太尼诱导进入麻醉状态时，心血管反应非常稳定。芬太尼麻醉所需的剂量个体差异极大，与患者的年龄、外科手术、健康状况及使用麻醉辅助药物有关[85]。新生儿实施腹部手术时芬太尼半衰期比其他手术长；肝血流以及影响肝血流增多或减少的因素，如呼气末正压（PEPP）或血管收缩药的使用，都可能影响芬太尼的药代动力学。肝功能受损伴腹内压增加对芬太尼的药代动力学影响也很大[86]。因此，新生儿较之年长儿，芬太尼的药代动力学和药效动力学个体差异性更大。足月新生儿腹部手术麻醉芬太尼剂量为 12.5μg/kg[85]，而心脏手术则需要较大剂量（30～100μg/kg）（另见第 94 章）。该剂量对于术后需要控制呼吸的儿童是安全的，术后未行控制呼吸的儿童应使用更小剂量的芬太尼（2～10μg/kg）并复合其他麻醉药。因新生儿的心排血量由心率决定，所以芬太尼引起的心动过缓可能需要给予抗迷走药物，如阿托品或泮库溴铵。

阿芬太尼

阿芬太尼比芬太尼清除更快，且药代动力学与剂量无关（另见第 31 章）。阿芬太尼的剂量越大，清除得也越多，该特点使其安全范围很广。儿童阿芬太尼的清除可能快于成人。与其他阿片类药物一样，新生儿及肝血流受损的患儿阿芬太尼的药代动力学和药效动力学的个体差异较大。

舒芬太尼

舒芬太尼主要用于心脏手术，其药代动力学与年龄也有明显相关性，尤其在出生头一个月（另见第 31 章和第 94 章）。舒芬太尼在儿童中的清除比成人快。有报道发现，若未同时给予迷走神经阻滞药，舒芬太尼可引起严重的心动过缓甚至心搏骤停，故应谨慎使用 [87]。经鼻使用舒芬太尼（2μg/kg）也作为术前用药或镇痛，但可能会发生缺氧。

瑞芬太尼

瑞芬太尼是最近才用于儿童医疗的阿片类药物（另见第 31 章）[88]。其最大优点是半衰期极短。研究发现成人即使是长时间输注，其效应室浓度（对呼吸系统的作用）下降 50% 的时间约为 4min。一项研究瑞芬太尼儿童药代动力学的试验发现，其年龄相关的差异主要在于分布容积和清除容积的不同而不在于半衰期（图 93-9）[89]。与大多数药物的药代动力学不同，新生儿清除瑞芬太尼的速度比年长儿快！更有趣的是，与其他阿片类药物相比，不同患儿之间瑞芬太尼的药代动力学参数差异极小，尤其是婴幼儿和新生儿。因瑞芬太尼经血浆和组织非特异性胆碱酯酶降解，所以肝肾功能的发育程度也不重要。这也有助于解释

为什么婴幼儿与成人的瑞芬太尼半衰期差别极小。瑞芬太尼特别适用于肝、肾衰竭的婴幼儿。瑞芬太尼在新生儿优良的药代动力学特点允许其提供阿片类诱导的麻醉深度，同时又避免心血管抑制作用及术后机械通气。一项婴幼儿幽门环切术的多中心研究发现，与氟烷麻醉相比，瑞芬太尼麻醉术中血流动力学参数、拔管时间、PACU 停留时间、止痛药的需求或不良事件均无差异 [90-91]。瑞芬太尼对必须迅速评估神经状态的年长儿的麻醉管理很有用。瑞芬太尼非常适用于心脏手术的患儿，因为其提供了满意的镇痛、维持心血管系统稳定及早期拔管并过渡到长效低剂量的阿片类药物（另见第 94 章）。

一些研究证实单次注射瑞芬太尼可替代琥珀酰胆碱 [92-93]。一项研究发现 1.25μg/kg 瑞芬太尼复合 4mg/kg 丙泊酚可以满足所有儿童（2～16 岁）的气管内插管，但会引起较多的咳嗽反应。并且，与等效剂量的丙泊酚复合琥珀酰胆碱（1mg/kg）组相比较，瑞芬太尼组发生呼吸暂停的时间延长，没有一例瑞芬太尼组的儿童发生胸壁僵直 [92]。另一项研究表明 2～12 个月的婴儿和 1～6 岁幼儿的成功气管内插管的 98% 有效剂量（ED_{98}）基本相同（约 2.9μg/kg）[93]。该研究的第二部分中，3μg/kg 瑞芬太尼复合 4mg/kg 丙泊酚用于 2～12 个月的婴儿，与使用 2mg/kg 琥珀酰胆碱复合 4mg/kg 丙泊酚相比，气管内插管反应和呼吸暂停时间基本相同。作者认为这些数据不能充分证明瑞芬太尼可完全代替琥珀酰胆碱进行快速气管插管。因为快速注射瑞芬太尼可能导致低血压和心动过缓，需使用抗迷走药物。

在新生儿和幼儿中，使用稀释浓度更低的瑞芬太尼（例如 5μg/ml）和用针头刺入注射端而绕过无效腔（或者预充无效腔）是有必要的，以确保药物起效不延迟 [94-95]。在年长儿童，可用瑞芬太尼标准溶液 50μg/ml。一般而言，瑞芬太尼没必要给予起始剂量，

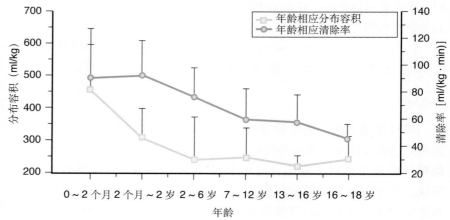

图 93-9　瑞芬太尼是新近用于新生儿的强效阿片类药物。瑞芬太尼与其他药物不同，其半衰期在新生儿与年长儿短，可能因其经血浆和组织非特异性酯酶代谢消除以及新生儿分布容积更大。该研究的重要性在于肝、肾功能的发育不成熟不影响瑞芬太尼的药代动力学 (Data abstracted from Ross AK, Davis PJ, del Dear G, et al: Pharmacokinetics of remifentanil in anesthetized pediatric patients undergoing elective surgery or diagnostic procedures, Anesth Analg 93:1393-1401, 2001.)

以 0.1μg/（kg·min）的输注速率给药，并根据需求追加或减量。两项研究比较了儿童与成人持续输注瑞芬太尼切皮时躯体和自主神经反射[96-97]。结果显示阻滞 50% 儿童躯体和自主神经反射所需的输注速度显著高于成人（约为 2 倍）。儿童与成人在瑞芬太尼需要量上如此不同的原因尚不清楚。但是，此研究在临床上很重要，因为提示了儿童可能需要：①开始输注速度要大些；②在评估最初反应后应快速增加输注速度；③辅助氧化亚氮或其他强效麻醉药；④增加其他镇痛药。在上下消化道内镜检查中，作者对小于 10 岁的儿童给予 100μg 瑞芬太尼复合 18ml 丙泊酚的混合液（瑞芬太尼终浓度为 5μg/ml），10 岁以上的儿童给予 50μg 瑞芬太尼复合 19ml 丙泊酚的混合液（瑞芬太尼终浓度为 2.5μg/ml），起始输注速度相当于 150μg/（kg·min）的丙泊酚，这种输注组合可以提供优越的操作条件。对于较大的儿童给予较小剂量的瑞芬太尼是为了避免呼吸过慢。一项研究显示这种输注组合在 6 个小时内都是稳定的[98]。

从临床要求和安全目的出发，瑞芬太尼应采用持续输注，并应由另一种持续输注的液体带入静脉。因为由静脉输液速率变化所导致的给药速率的变化将显著影响阿片类药物的用药速度[94-95]。新生儿和小儿，作者通常采用持续输注泵维持静脉液体的输注，并尽可能将瑞芬太尼的输注端接近静脉套管针。对于复杂病例，作者将开放一条单独的静脉通路用来给予所有麻醉药物。另一个极为重要的问题是，瑞芬太尼停止输注后即需镇痛处理。作者通常在停用瑞芬太尼前给予吗啡（0.05 ~ 0.2mg/kg，取决于预计的疼痛程度）或使用区域神经阻滞。在小儿脊柱手术中，作者也曾利用瑞芬太尼的迷走样神经作用来降低血压同时深度镇痛。因为小剂量吸入麻醉药或丙泊酚输注可用于抗焦虑和遗忘，所以这一方案可以避免干扰诱发动作电位或感觉电位。这种情况可能导致急性耐受[99]。

肌肉松弛剂（另见第 34 章）

去极化肌松药

琥珀酰胆碱水溶性高且迅速向细胞外液再分布。因此，婴儿静脉给予琥珀酰胆碱的剂量（2.0mg/kg）约为年长儿（1.0mg/kg）的 2 倍。琥珀酰胆碱是唯一可肌内注射给药的短效肌松药。婴儿肌内注射 5mg/kg、超过 6 月龄幼儿肌内注射 4mg/kg 可在 3 ~ 4min 内达到完全肌松。肌内注射给药后，骨骼肌松弛时间可持续长达 20min。将琥珀酰胆碱分两次注射或改变其浓度并不能使起效增快。在紧急情况下，琥珀酰胆碱可经舌内给药（通过颏下途径），将缩短肌松起效时间，因为琥珀酰胆碱经舌吸收比经外周骨骼肌吸收快。

静脉给予琥珀酰胆碱常出现心律失常，尤其见于氟烷麻醉过程中。预先静脉给予阿托品（而非作为术前用药肌内注射阿托品）可降低心律失常的发生率。给予琥珀酰胆碱首剂时可发生心脏窦性停搏，重复给药更为常见，这种停搏可发生于任何年龄的儿童。尽管年长儿心动过缓的发生率较低，但作者曾观察到 1 例 13 岁患儿在单次给予琥珀酰胆碱复合硫喷妥钠而未给予阿托品后约 30 ~ 45s 发生心搏骤停；这种心搏骤停发生于气管内插管前，给予 100% 纯氧通气和阿托品并给予胸外按压几次以促进阿托品进入循环即可迅速恢复。因此，对于所有儿童，包括青少年，在给予琥珀酰胆碱首剂之前应静脉给予阿托品，伴有心动过速者（例如心肌病）除外。

琥珀酰胆碱的并发症很严重，引起了人们的高度重视。琥珀酰胆碱的严重并发症包括横纹肌溶解和高钾血症（特别是小于 8 岁的男孩，可能伴有未发现的肌肉萎缩症）、咬肌痉挛及恶性高热，因此琥珀酰胆碱不应常规用于儿童[100-101]。琥珀酰胆碱使下颚肌张力增加（咬肌痉挛），这可能是一种正常变异。然而，咬肌痉挛（牙关紧闭）使张口困难，代表咬肌紧张到了极限，可能是与恶性高热相关的反应。作者曾 2 次观察到这种情况，两位患者均未发生恶性高热，但有 1 例患者第 2 天早晨肌酸激酶高于 20 000IU。

尽管存在很多问题，琥珀酰胆碱仍很重要，因为其为市面上唯一的超短效肌松药物，起效快、肌松完善。静脉注射琥珀酰胆碱应限于饱胃的患儿或为了解除喉痉挛。当必须控制气道而静脉通道的建立又遇到困难时，可选用肌内注射或颏下（舌内的）给予琥珀酰胆碱。

目前有希望用更安全的方法替代快速顺序化插管和治疗喉痉挛（如大剂量罗库溴铵，1.2mg/kg）[102]。如果新型拮抗剂 Sugammadex 能被证明在儿童（见后续讨论）使用是安全有效的，并且能进一步证实 Sugammadex 具有拮抗儿童深度神经肌肉阻滞的能力，那么绝大部分与使用琥珀酰胆碱有关的威胁生命的不良反应将消失。在全世界很多国家，Sugammadex 已被证实为非常好的神经肌肉阻滞的拮抗剂。

非去极化肌松剂

比较婴儿与年长儿或成人对非去极化肌松剂的反应显示，通常婴儿对非去极化肌松剂更敏感，而且个体差异更大（另见第 34 章）。尽管按千克体重计算不同年龄的患儿，肌松剂的起始剂量基本相同，但由于新生儿的分布容积较大、肝肾功能较差而导致肌松剂清除速度较慢、药效延长，并在血药浓度较低时即可出现神经肌肉阻滞。

选择非去极化肌松剂取决于其副作用及所需的肌松时间。如果需要增快心率（如芬太尼麻醉），则泮库溴铵是合适的选择。维库溴铵、阿曲库铵、罗库溴铵和顺式阿曲库铵适用于婴儿和儿童短时间麻醉；这些药物也可连续输注给药。阿曲库铵和顺式阿曲库铵的特殊清除途径（Hofmann 清除和酯解）使其特别适用于新生儿和有肝肾疾患儿童。维库溴铵的优点在于无组胺释放，但与泮库溴铵一样，用于新生儿时肌松作用时间延长。

罗库溴铵的临床特点与维库溴铵、顺式阿曲库铵和阿曲库铵相似，但其优点在于可肌内注射给药。研究发现，新生儿肌内注射罗库溴铵 1mg/kg，1 岁以上的小儿肌内注射罗库溴铵 1.8mg/kg，可在 3 ~ 4min 内达到满意的气管内插管条件，同时发现行三角肌肌内注射比股四头肌内注射更可靠[103]。肌内注射罗库溴铵的起效时间与肌内注射琥珀酰胆碱相似，但肌内注射罗库溴铵的肌肉松弛持续时间约 1h，不适用于短小手术。静脉给予罗库溴铵（1.2mg/kg）的肌肉阻滞起效时间和插管条件与静脉给予琥珀酰胆碱（1.5mg/kg）相同[102]。作者曾在预吸氧后以该剂量罗库溴铵复合丙泊酚（3 ~ 4mg/kg）对不适于使用琥珀酰胆碱的患儿进行快速顺序化诱导；若再复合给予利多卡因（1mg/kg）可获得更满意的气管

内插管条件。大多数儿童可在 45s 内插管。不足之处在于肌松持续时间为 45 ~ 70min。因此，这种方法仅限于长时间手术或不得不接受长时间神经肌肉阻滞的情况。相反，小剂量罗库溴铵（0.3mg/kg）复合吸入麻醉药物可在 3min 内获得满意的气管内插管条件，但是神经肌肉阻滞通常可在 15 ~ 20min 内恢复。

表 93-4 为肌松剂的常用推荐剂量。由于个体差异极大，婴幼儿长效肌松药应谨慎使用，起始剂量应从年长儿常规剂量的 1/3 ~ 1/2 开始使用。作者建议，所有新生儿和婴儿均应常规使用肌松药的拮抗剂，即使这些患儿的呼吸已完全恢复，因为呼吸作功可导致呼吸疲劳和呼吸衰竭。肌肉恢复的体征为婴幼儿能抬腿和上肢以及外周神经的四个成串刺激已恢复。

Sugammadex

Sugammadex 是一种能和骨骼外的罗库溴铵结合形成水溶性复合物的环糊精结构药物，它是罗库溴铵特异性的拮抗剂[104-105]（另见第 35 章）。这种拮抗剂的优势在于它通过共价键起作用。由于 Sugammadex 由糖制得，所以其潜在的不良副作用极小[105-106]。该药物也能拮抗其他甾体类松弛剂，如较少程度上拮抗维库溴铵和泮库溴铵的作用。这种拮抗的机制是降低血浆肌松药浓度，逆转血浆药物浓度和神经肌肉接头肌松药浓度梯度，将神经肌肉接头处的罗库溴铵游离出来[105, 107]。因此，它拮抗罗库溴铵较新斯的明／阿托

表 93-4　儿童常用肌松药及其拮抗剂

药物	平均插管剂量（mg/kg）	类别	大致持续时间
肌松药 *			
泮库溴铵	0.1	长效	约 45 ~ 60 min
顺式阿曲库铵	0.1	中效	约 30 min
维库溴铵	0.1	中效	约 30 min
罗库溴铵		与剂量相关	
	0.3	短效	约 15 ~ 20 min
	0.6	中效	约 30 ~ 45 min
	1.2	长效	约 45 ~ 75 min
拮抗药 †			
依酚氯铵	0.3 ~ 1.0 mg/kg + 阿托品 0.02 mg/kg		
新斯的明	0.02 ~ 0.06 mg/kg + 阿托品 0.02 mg/kg		

* 早产儿和足月新生儿（对药物可能更敏感）对肌松药的反应个体间的差异极大。因此，所有剂量均应根据反应调整。在复合强效吸入麻醉药时，推荐的插管剂量应减少 30% ~ 50%。
† 非去极化肌松药拮抗药的剂量应根据残留的神经肌肉阻滞程度而定（如剂量应根据临床作用调整）

品起效更迅速[108]。最重要的是，Sugammadex 不产生心血管反应，因此也不需要联合使用阿托品等药物。这一新的拮抗神经肌肉阻滞方法避免了新斯的明和抗胆碱能药的所有副作用，并能拮抗深度神经阻滞。这项令人兴奋的发现能真正停止在儿科临床实践中使用琥珀酰胆碱，除外在没有建立静脉通路时需肌内注射琥珀酰胆碱。即使在这种情况下，肌内注射罗库溴铵仍能被足够剂量的 Sugammadex 拮抗。可以肯定的是，Sugammadex 用于成人是令人满意的，如果其不良事件极小，Sugammadex 也能改变我们目前的小儿麻醉现状。资料显示，Sugammadex 也可以被用于急救药物来快速拮抗罗库溴铵引起的过敏反应[109-110]。不幸的是，运营商将 Sugammadex 的定价很高，以至于由于财政上不可行而导致其不能作为常规使用（表93-5）。因此，此阶段 Sugammadex 可能只被作为抢救药物来使用。

麻醉需要考虑的事项

术前准备

对于手术患儿进行术前访视和术前准备比术前用药更重要（另见第 38 章）。在此期间，麻醉医师应评估小儿的病情、择期手术的必要性和患儿及家属的心理状况。麻醉医师亦需阐述麻醉诱导方法，解释诱导

表 93-5　根据患者体重和阻滞深度所需的拮抗罗库溴铵的费用*

阻滞深度	体重（kg）			
	3	10	20	70
轻度（4 次抽动并逐渐消退）2mg/kg	$1.4625	$9.75	$19.50	$67.90
中度（1～2 次抽动）4mg/kg	$1.95	$19.50	$39.00	$135.80
深度（无抽动）8mg/kg	$3.90	$39.00	$78.00	$271.60
浪费药物（单个患者使用；深度阻滞）	$93.60	$58.50	$19.50	$68.025†

Reproduced with permission from Coté CJ, Lerman J, Anderson BJ, editors: A practice of anesthesia for infants and children, ed 5, Philadelphia, 2013, Saunders.
* 目前为止罗库溴铵还未被美国食品药物管理局批准，因此以上价格是基于英国费用。
† 假定一瓶 200mg 和一瓶 500mg 的药物包装：
200 mg 费用：£ 60 约等于 $97.50（$0.4875/mg）；
500 mg 费用：£ 149 约等于 $242.125（$0.4843/mg）

可能出现的问题，并帮助减轻家属的顾虑。因为患儿父母的紧张情绪可传递给患儿，任何可减轻父母紧张的措施也可减轻患儿的紧张。因此，麻醉医师应尽可能详细地回答患儿和家属提出的问题，并说明为保障最大程度的安全所采取的措施。患儿和家属获得的信息越多，越容易缓解手术和住院的压力。其他术前措施，如影视、文字材料及院内引导，也均有帮助。游戏治疗也可以缓解压力。令人惊喜的是观察到儿童可沉迷于 iPad 视频游戏中，以至于他们在玩游戏时进入睡眠状态。

在病历回顾、体格检查并对手术大概开始时间和持续时间进行解释之后，麻醉医师应向患儿描述何为麻醉及如何保证良好的诊治。所有监护项目均应向患儿及家属解释。应让患儿明白，任何一个设备都不会伤害到他们，而且他们还可以观察到如何连接监测设备。在开放静脉通道前，应告知患儿将开始使用使其"麻木"的药。特殊监测项目，如动脉通道、中心静脉通道、胃管或尿管等，也应向家属交代清楚，并保证这些项目是在麻醉诱导后才放置的。这部分告知内容也是麻醉医师在手术室工作的描述。向家属解释"麻醉处方"与手术一样会根据患儿的病情进行调整，这一点很重要。作者偏爱用"麻醉处方"这个词，因为麻醉医师与外科医师或儿科医师一样，都是医师，让家属清楚地理解这一点很重要。

儿童只理解具体事物，因此必须注意避免误导。向患儿解释麻醉药物产生的"睡眠"与"正常睡眠"不同很重要。他们应该知道麻醉药物的使用是为了避免他们术中清醒及回忆手术。亦应向其解释麻醉药物的作用将在术毕消失，然后他们会苏醒并回到父母身边。这种解释无需花太多时间和精力即可消除儿童和家属对治疗的顾虑。

千万不可忽视疼痛问题。需要向儿童保证在其清醒时会尽可能地采取措施以减轻其疼痛。因此，应向其解释疼痛治疗措施，如局部神经浸润、连续硬膜外或骶管给药、患儿自控硬膜外镇痛、患儿/父母/护士三方控制镇痛（另见第 92 和 98 章）。PACU 或 ICU 的情况亦应向其解释以免其惊恐。

恐惧的儿童

由于过去的经历或缺乏理解，某些儿童十分害怕进入手术室。倘若见到一名正在流泪的儿童，如果能够与之交谈，麻醉医师应放下手头一切工作，坐在他的旁边，询问其真正关心的事情。有时儿童并不给予回应。在这种情况下，作者会询问这些儿童是否害怕

入睡、是否害怕会感觉到手术操作或害怕术后疼痛。通常他们能描述其所顾虑。如果这一办法亦无效果，作者会反复交代**"麻醉下的睡眠与在家的睡眠不同。在家里，爸爸或妈妈摇你，你会醒来。但在手术室里，无论医疗人员做什么你都感觉不到，也不会记得，药物停掉后，这些药物将被呼出，然后就可醒来并回到家人身边。"**

这种解释通常会让患儿停止哭泣。有时流泪是因为他们希望有父母在场安慰，即使年长的儿童也有这种情况。这一要求容易满足，而且通常会止住流泪。如果是过去的一段经历导致患儿焦虑，应调查一下是否有事情被误解，或是向患儿解释我们将采取措施避免这一问题再发生。对于曾经有过麻醉史的小孩，只要让他们自己拿着麻醉面罩，可使他们觉得自己能控制整个局面而不会哭闹。曾经有一个 7 岁的患儿写下这样的遗愿：**"再见了我的小妹妹（玩具），再见了我的毯子。"**当作者问她这有什么含意时，她告诉作者说**"她今天要睡着了。而有时候，人睡着了就不会再醒过来。"**她是一个烧伤患儿，需要经历几次手术。作者于是对她解释：有的人是会睡着后就醒不来，但是他们通常都是心脏或脑部有问题的老人，还从没见过像她这种手术的小孩。作者询问她是否自己拿着面罩会感觉好些，事实上她确实这么做了，整个诱导过程很顺利，醒来后她很感谢我**"因为在此之前从未有医师跟她解释过。"**这个小故事告诉我们直接跟孩子交流的重要性，而与年龄无关。最后，有些儿童劝导无效，也不可能知道他们为什么焦虑，对于这类儿童应加大术前用药，例如联合口服咪达唑仑、氯胺酮和阿托品（另见之前讨论部分）。

禁　　食

研究发现，儿童在麻醉诱导 2 ~ 3h 前不受限制饮用清流质（水、苹果汁），其胃残余容积或 pH 与标准禁食相比并无差别。该措施对儿童及其父母而言更人性化而且并不增加胃内容物误吸的风险。婴幼儿比成人代谢率高、体表面积与体重之比较大，而且比成人更容易脱水。这一改良的禁食指南可降低麻醉诱导期间低血容量的发生率。作者倾向于午夜以后不食用牛奶和固体食物，但诱导前 3h 可饮用不限种类的清流质。如果手术安排更改，作者仍赞同禁食 2h（表 93-6）。母乳喂养的婴幼儿可在麻醉诱导前 4h 最后喂一次奶。作者将母乳视为乳剂，因为其脂肪含量随母亲饮食的不同而有异，并且可导致胃排空延迟。美国麻醉医师协会（ASA）指南允许在诱导前 6h 给予清淡饮

表 93-6　儿科患者禁食指南

类型	禁食时间 (h)
清流质*	2
母乳	4
婴儿配方乳	6†
固体（脂肪或油炸）食物	8

* 包括不含汁的清水，清茶或不含牛奶的咖啡。
† 美国麻醉医师协会（ASA）指南允许在诱导前 6h "清淡饮食"（茶和简单的烤面包），但是，很难定义什么是小儿的"清淡饮食"

食，如面包和清流质等，但很多家长误以为是任何食物均可，包括蛋和熏肉[111]！

术　前　用　药

几乎所有镇静剂均可有效作为术前用药。关键问题在于麻醉医师自己的选择。是否需要术前用药必须根据病情、手术长短、麻醉诱导方法、患儿和家庭的心理状况来决定。6 个月大的婴儿一般无需术前用药，但对害怕与父母分开的 10 ~ 12 个月大的婴儿需要术前用药。口服咪达唑仑是美国最常见的术前用药方法。口服 0.25 ~ 0.33mg/kg 咪达唑仑（极量 20mg）通常可使小儿非常配合，离开父母时不哭闹[65]（另见第 38 章）。回顾既往麻醉记录对于明确小儿以前术前用药的反应也是很有用的。

术前用药可经口服、肌内注射、静脉注射、直肠、舌下或经鼻给药。所有途径都可靠而有效，但每一种都有其不足之处。口服或舌下给药无伤害，但药物起效慢或可能被吐出；成功的关键是药物的味道及患儿的配合程度。口服氯胺酮（4 ~ 6mg/kg）复合阿托品（0.02mg/kg）及咪达唑仑（0.5mg/kg，极量为 20mg）可致患儿深度镇静。肌内注射给药有伤害并可能导致无菌性脓肿。静脉给药在打针和注射时都可能引起注射疼痛。直肠给药有时会造成患儿不舒服，造成排便，偶尔还会有烧灼感。经鼻给药尽管吸收迅速但易出现激惹问题。中等剂量氯胺酮肌内注射（2 ~ 4mg/kg）复合阿托品（0.02mg/kg）及咪达唑仑（0.05mg/kg）一般用于拒绝口服用药或既往小剂量术前用药效果不佳的患儿。肌内注射大剂量氯胺酮（高达 10mg/kg）复合阿托品和咪达唑仑可用于静脉穿刺困难的患儿，以及那些诱导时必须有一条静脉通道的患儿（如先天性心脏病的患儿），可以为静脉穿刺提供良好的条件。

因为存在注射痛而且在麻醉诱导期间并不能显

著减轻喉反射，所以儿童不常规使用抗胆碱能药肌内注射。

上呼吸道感染儿童

上呼吸道感染（upper respiratory tract infection, URI）的儿童可能会出现严重的麻醉并发症，是麻醉医师最大顾虑之一。遗憾的是，由于每项研究对 URI 的定义不尽相同等多方面原因，导致有关 URI 及麻醉并发症的资料很难明确。对于上呼吸道感染的儿童是否可以实施手术及麻醉取决于很多因素。URI 可能是一种更为严重疾患的前驱症状之一，也可能仅仅是儿童常见的病毒感染，尤其是在冬季。URI 的儿童气道应激性高，而且有可能增加喉痉挛、支气管痉挛、插管后哮鸣、肺不张、肺炎及缺氧的发生率。既往曾被动吸烟的儿童气道相关性问题的发生率较高[112-115]。避免气管内插管或使用声门上装置如喉罩（LMA）可降低这些并发症出现的可能性。然而，气道相关不良事件的发生率并不会因为给予抗胆碱能药或支气管扩张剂而降低[116-117]。由于支气管高反应性可持续至 URI 后 6 周，因此手术推迟 6 周或更长才可避免气道并发症[118-119]。URI 恢复期儿童同 URI 急性期儿童的气道相关并发症的发生率实际上是一样的[112, 119-120]。如果患儿出现急性上呼吸道感染而且逐渐加重，就取消手术；有干啰音和咳痰患儿也取消手术；如果患儿病情平稳，不发热而且上呼吸道感染已有数天，作者通常会实施麻醉。作者主要的顾虑是那些手术时间长和术后需住院的患儿，因为这些患儿将暴露于其他免疫功能障碍的住院儿童中间。而对于术后回家的患儿，作者会告知家属和手术医师存在的风险增加，他们通常会选择实施手术。可以采取各种措施来成功处理常见的并发症。利用氧气对付缺氧，使用沙丁胺醇和吸入麻醉药处理支气管痉挛，肌松剂处理喉痉挛，亦可对短小手术采取其他方法而不进行气管内插管。在最后 1min 才取消手术对患者家庭来说是不公平的，而且打乱了手术安排。当然，不应出于经济或社会方面的原因而将患者置于危险之中。避免在最后时刻取消手术的最好办法是由护士在手术前一天打电话询问患儿的健康情况。如果患儿有 URI，麻醉医师可打电话给家属，询问病史以决定下一步该如何做。这样可避免患儿在医院和家之间往返奔波，而且父母也可避免不必要的请假。对于某个患儿在某一天实施某一手术，医师最好自己根据临床情况来作出最佳决定。如果手术决定已上日程，应该做一记录以便术前讨论。

麻 醉 诱 导

麻醉诱导方法的选择取决于许多因素：患儿的病情、手术过程、患儿的紧张程度、配合程度和交流能力（如由于年龄、发育延迟或语言障碍而不能交流）、是否饱胃及其他因素。

婴儿

因为小于 10～12 月龄的婴儿容易与父母分开，所以通常采用面罩进行诱导而不是术前用药。面罩诱导极简单，抓住麻醉回路末端的手握成杯状放在患儿的脸上或用一只手将面罩置于患儿脸上方，另一只手调节麻醉药浓度。给新生儿或较小的婴幼儿吸吮橡胶奶嘴或戴手套的手指常常能避免诱导期间的哭闹。当患儿意识丧失后，紧扣面罩以增加麻醉药吸入并降低手术室的污染。这段时间最危险，因为非常容易错误判断麻醉深度而导致心肌受抑制。一旦诱导完成，应迅速降低氟烷（降至 1.0%～1.5%）或七氟烷（降至 3.0%～4%）的吸入浓度，并维持这一水平或更低水平直至建立静脉通道。在静脉通道建立后，即可加深麻醉或使用肌松剂。在无静脉通道的情况下加深麻醉是危险的，若缺乏这种警觉性，一旦出现问题复苏会很困难。

第二个最危险的时间点是完成气管内插管即刻。如果在放入喉镜前未关闭蒸发器，很容易忘掉仍吸入高浓度的麻醉药物，在检查呼吸音时会出现吸入麻醉药过量。因此，一名谨慎的麻醉医师在置入喉镜及气管内插管前即应停用所有的麻醉药物。Mapleson D 型环路因麻醉药物直接进入气道很容易导致致麻醉药物浓度过高。相反，在重复吸入环路中可能需要更长时间才可使环路中的药物达到平衡，因此除非使用高流量的新鲜气体，吸入麻醉药物浓度是逐渐地上升（或下降）的。当由七氟烷转为氟烷或异氟烷时应特别小心，因为这些药物的心肌抑制作用具有叠加作用。

年长患儿

采用面罩进行满意的、无心理创伤的麻醉诱导需要年长患儿的理解和配合。1～4 岁患儿术前用药有利于麻醉诱导。麻醉诱导可采用多种技巧。一种方法是玩游戏。例如，让较小的儿童玩"吹气球"的游戏。稍大的小儿（4 岁以上）可在诱导期间接受催眠性暗示。麻醉医师可将麻醉面罩比喻成"一个飞行员的面罩"而氟烷或七氟烷的气味是"氧气"或"燃料"，暗示"飞机飞得越快越高，燃料气味就越浓"，可以有效地分散患儿的注意力。在进行面罩诱导期时，麻醉医师必须与患儿进行无干扰地交流，并每3次或4次呼吸后逐渐增加麻醉药物的吸入浓度，可使患儿平稳过渡至全麻状态。在许多地方，麻醉诱导期间，麻醉医师会用"游戏疗法"吸引患儿的注意力，有时会借助视频游戏的方式分散患儿的注意力。如果采用此方法，则需要旁人帮忙拿着游戏设备，避免患儿入睡后设备打到患儿面部。诱导期间，患儿可能会屏气，在这种情况下，不要使用辅助呼吸，因为辅助呼吸可诱发咳嗽或喉痉挛。麻醉医师必须明确气道阻塞和喉痉挛与屏气之间的区别。检查胸壁及腹部运动情况有助于明确气道阻塞，气道阻塞可导致胸腹的摆动样运动（当膈肌下降，腹壁膨起而胸壁不动）。患儿意识消失后，立即降低麻醉药物的吸入浓度并建立静脉通道。如果发生喉痉挛和上呼吸道阻塞，应关闭通气活瓣，在允许患儿自主呼吸的同时产生约 $5 \sim 10cmH_2O$ 的气道正压以利于气体正常交换。如果该措施无效，则实施快速正压通气并避免胃胀气，通常可解除喉痉挛。当然，给予肌松剂也可消除喉痉挛。琥珀酰胆碱仍是紧急情况下的正确选择。

第三种诱导方法是使用带香味的面罩。有多种香味的面罩和润唇膏可供患儿选择以减少麻醉气体的难闻气味。患儿可选择一种自己喜爱的味道。

第四种诱导方法称为单次呼吸技术，要求患儿配合并能按指导进行呼吸。麻醉医师可使用麻醉面罩向患儿演示麻醉过程，患儿再按以下步骤重复：①深吸一口气并憋住；②完全呼出再憋住，然后在呼气末将面罩放在儿童面部；③再深吸一口气并尽可能憋住；④然后恢复正常呼吸。诱导前，呼吸环路中充满了60%氧化亚氮和5%氟烷或60%氧化亚氮和8%七氟烷。呼吸囊必须反复充放数次以保证整个环路充满5%氟烷或8%七氟烷。在面罩与环路的Y形接头连接后，重复步骤1至步骤4，放置面罩时注意勿将气体对着眼睛（碰触睫毛），因为这样可能导致患儿恐惧。如果患儿十分配合，眼睑反射通常在1min之内消失。有时，会出现一些意外状况，比如患儿不能进行深呼吸，或患儿变得很恐惧，或面罩尺寸不合适等。如果患儿未完全进入麻醉状态，诱导时间会稍微变长，但患儿通常不会记得诱导过程。如果患儿在吸入麻醉药物前出现恐慌，则不应强行采用这种方法诱导，而应该代之以其他方案。

手术室里的父母

父母要求于麻醉诱导期间在场是人之常情。笔者认为，应当欢迎他们参与这一过程（常仅限于1人，而非父母双方），因为有时保证父母一方在场，避免患儿与父母分开，可不用术前用药。但是，如果患儿病情需要，即便父母在场，也不应取消术前用药。在其他情况下，父母在场足以减轻患儿的焦虑，也可以减少术前用药量。但是，父母是否在场必须依患儿的发育情况和父母在场的必要性而定。新生儿或6个月龄的小儿完全信任陌生人，此时让父母在场并无任何意义。同样，术前用药量较大的儿童亦不必让父母在场。当然，饱胃情况下行快速诱导时父母亦不必在场。父母在场应对患儿有益才行，如果对患儿无益或医师觉得干扰治疗时，就不必让父母在场。总之，应将患儿的安全和护理放在第一位。有时可向父母解释参与此过程只是一种特殊待遇，而非其权利。各位医师和各个医疗机构可根据自身的情况决定如何操作。如果决定让父母到场，麻醉医师应向其解释可能看到的情形，并向其保证不用担心出了什么问题，以免受惊。首先，可以向父母解释"当人睡着的时候眼睛会向上转动"这是正常现象，其次告之他们，当患儿睡着时"喉咙中会发出响声"（如鼾声）也是正常的（笔者认为，不必向他们说明这种声音可能是气道受阻或是喉痉挛引起的）。最后，麻醉医师应指出"大脑常在入睡前变得兴奋"，因为，当患儿短暂吸入麻醉药物后常会突然变得躁动，手腿乱动或左顾右盼。患儿这一反应是预料之中的，并且很快就会完全进入麻醉状态。也可以进一步解释，即使患儿看起来像是清醒的，实际上根本记不得任何事情。这样，眼球转动、可能发生的气道阻塞以及麻醉诱导期间兴奋都已做出合理的解释，当出现这些状况时父母就不会害怕。麻醉医师须确保患儿父母坐下，并向其解释一旦患儿意识消失，他们亲吻患儿后必须离开，因为此时麻醉医师的注意力必须完全集中在患儿的安全上。

对于更小的患儿，笔者倾向于在其父母膝盖上施行麻醉。患儿面朝父母，父母抱着并帮助抓住患儿两臂于身侧以避免患儿抓到面罩。麻醉医师须向父母解释，在患儿入睡期间他们都应抱紧患儿，避免患儿身体变软后摔倒。当患儿意识消失后，麻醉医师将抱起患儿并放到手术台上。那时，父母可以亲吻一下孩子，然后回到家属等候区等待。如果与患儿父母存在语言障碍，可通过翻译人员解释这一过程，并让翻译人员在手术室帮忙完成无创性面罩诱导。此外，在麻醉诱导前，需对患儿进行脉搏血氧饱和度的监测。

直肠用药诱导麻醉

有些药物可经直肠使用来进行麻醉诱导或作为麻醉前用药，但是，目前已很少应用于临床。此方法的主要优点在于患儿可在父母怀抱中入睡，以咪达唑仑为例，使用后可平稳地将患儿与父母分开。此方法对患儿的影响和测肛温差不多，但是仅用于穿尿布的患儿。使用此方法时，应避免让患儿看见对他们而言很大的肛管或注射器。直肠给予 10% 美索比妥（20～30mg/kg）可在 8～10min 内使 85% 幼儿及学步儿进入诱导阶段。除非患儿低头造成气道受阻，一般不会导致缺氧发生。此方法的主要缺点在于药物吸收显著延迟或增快。其他经直肠给药的药物包括 10% 硫喷妥钠（20～30mg/kg）、咪达唑仑（1mg/kg，极量为 20mg）、氯胺酮（6mg/kg）。

肌内注射诱导麻醉

药物，如美索比妥（10mg/kg）、氯胺酮 [2～10mg/kg，复合阿托品（0.02mg/kg）和咪达唑仑（0.5mg/kg）]，或单用咪达唑仑（0.15～0.2mg/kg），可通过肌内注射给药用于麻醉前用药和麻醉诱导。此方法的主要优点是效果确切，缺点是存在注射痛。

静脉诱导麻醉

静脉诱导麻醉是最可靠和最快的诱导方法。其主要缺点是建立静脉通道时，患儿可能非常痛苦并产生恐惧感。在面罩吸入诱导禁忌（如饱胃）时，宜采用静脉诱导麻醉。年长患儿通常可在给予 50% 氧化亚氮及局麻后进行静脉置管；此外，外用麻醉药膏 [如恩纳（EMLA），ELA-Max] 也可起到良好的镇痛效果。麻醉医师需要向患儿强调这一操作并不特别痛。有时患儿会在局麻操作时哭闹，当看见静脉导管时会变得更加歇斯底里。这时麻醉医师可采用以下两种方法：①不要让患儿看见静脉导管；②用一根针扎患儿的局部麻醉区域，让患儿看见针，询问患儿有无感觉。患儿通常会在不痛后目瞪口呆并停止哭闹。

小儿气道管理

气管导管

对于大多数儿童，气管导管的型号和相对于牙槽嵴的插入深度基本是恒定的（另见第 55 章）。现有公式都是估算值，还需依据体格检查或患者的特殊体型来调整。表 93-7 为气管导管型号选择及推荐插管深度（起始于牙槽嵴）的指南。对于小于 6 岁的儿童，多使用无套囊的气管导管（见前文讨论）。图 93-4 展示的是新型带套囊气管导管与老式带套囊气管导管，新型带套囊气管导管相比有许多优点。如果使用带套囊气管导管，应当选择比无套囊气管导管小半号的气管导管，而且套囊压力应调至充气压达 20～30cmH$_2$O 时

轻微漏气的程度。使用氧化亚氮麻醉期间应定期检查套囊的压力。如果使用无套囊气管导管，合适的型号是在充气压达 20～30cmH$_2$O 时轻微漏气。笔者认为，如无套囊气管导管（或未充气的带套囊气管导管）在气道峰压达 40cmH$_2$O 时仍不漏气，就应该换相邻更小号的气管导管并再次检查是否漏气。由此可见，依据气管导管漏气程度来确定患儿喉部尺寸是非常重要的。此外，依据笔者经验，每年都会在气管插管时遇到许多术前未发现的声门下狭窄的患儿（图 93-10）。

喉镜片

收治小儿的医院必须备有各种型号的喉镜片以便使用。通常，新生儿与学步儿因与年长儿有解剖上的差异而使用直镜片（见"呼吸系统"讨论部分）；因为 Wis-Hippel 1.5 号镜片面是平的，所以是适用范围比较广的镜片。年长儿既可选用弯镜片也可选用直镜片。有些患儿因面中部发育不良或其他解剖异常使用直镜片比弯镜片更具优势（表 93-7）。配有内置给氧通道的 0 号和 1 号喉镜片在新生儿清醒或镇静插管上具备独特的优势（图 93-11）。

饱胃患儿

饱胃患儿的处理应与饱胃成人一样，即均需实施快速顺序诱导并下压环状软骨（另见第 34 章和 55 章）。因耗氧量显著增加，儿童血红蛋白解离比成人快，新生儿比小儿快。此外，患儿可能因不配合而拒绝在麻醉诱导前吸氧（即拒绝预吸氧）。在这种情况下，为避免进一步加重患儿的不安情绪，最好行高流量给氧以提高周围环境中的氧浓度。另外，需

表 93-7　推荐儿科患者使用的气管导管型号、插管深度及喉镜片的型号

患者年龄	气管导管内径（mm）	直喉镜片的推荐型号	插管深度 *（cm）
早产儿（< 1250 g）	2.5 无套囊	0	6～7
足月儿	3.0 无套囊	0～1	8～10
3 个月～1 岁	3.5～4.0 有套囊	1	11
2 岁	4.5～5.0 有套囊	1～1.5	12
6 岁	5.0～5.5 有套囊	1.5～2	15
10 岁	6.0～6.5 有套囊	2～3	17
18 岁	7.0～8.0 有套囊	3	19

* 插管深度是指气管导管从上颌骨或下颌骨牙槽到位于气管中部导管末端的距离

年龄	ETT	2	2.5	3	3.5	4	4.5	5	5.5	6
采用无套囊气管导管周围漏气评估气道受阻百分率（型号 ETT，内径：mm）										
早产儿		40								
早产儿		58	30			无梗阻				
0～3 个月		68	48	26						
3～9 个月	未见空隙	75	59	41	22					
9 个月～2 岁		80	67	53	38	20				
2 岁		84	74	62	50	35	19			
4 岁		86	78	68	57	45	32	17		
6 岁		89	81	73	64	54	43	30	16	
	Ⅳ级	Ⅲ级			Ⅱ级		Ⅰ级			

图 93-10　评估气道受阻百分率的方法。放置无套囊气管导管（ETT）后，在麻醉环路和 ETT 连接的弯头外放一个压力计。当压力到达能听到漏气时，此时的压力与患者年龄及 ETT 的尺寸相匹配，可以评估喉部的狭窄程度。需要注意的是，这张表的数据是基于一个研究机构的研究成果，并且未描述气管导管的厂家，因此，所使用的气管导管的实际外径是不得而知的 *(Reproduced and modified with permission from Myer CM 3rd, O'Connor DM, Cotton RT: Proposed grading system for subglottic stenosis based on endotracheal tube sizes, Ann Otol Rhinol Laryngol 103:319-323, 1994.)*

要 2 根吸引管（如果一根堵塞，马上可用另一根）及 2 副合适的带手柄喉镜（如 Macintosh 2 型和 Miller 2 型镜片，如果发生灯泡、接触或电池故障马上可用另一镜柄）。在患儿吸氧过程中，可静脉给予阿托品（0.02mg/kg）以预防反射性心动过缓或琥珀酰胆碱及低氧所致的心动过缓。琥珀酰胆碱的神经肌肉阻滞效果起效快，故仍是这种情况下理想的肌松药选择。使用方法是，在注射硫喷妥钠（5～6mg/kg）或丙泊酚（3mg/kg）后立即给予琥珀酰胆碱 1～2mg/kg。当患儿意识消失后轻轻按压环状软骨。需要注意的是，麻醉前，麻醉医师应告诉患儿当他们睡着时会"觉得有人碰他们的脖子"，这是"正常"的。另外，头高位并不能明显降低患儿将酸性胃内容物误吸入肺的可能性。禁忌使用琥珀酰胆碱的患儿可给予罗库溴铵（1.2mg/kg）诱导。罗库溴铵与琥珀酰胆碱一样可在 30s 内提供满意的气管内插管条件[89]。但是，罗库溴铵的神经肌肉阻滞作用将持续 45～75min（另见前文及第 34 章）。氯胺酮（2mg/kg）适用于低血容量患儿的诱导。而血流动力学不稳定的患儿，如合并心肌病的患儿，应用依托咪酯（0.2～0.3mg/kg）诱导是一个比较好的选择。

困难气道

困难气道是指难以保持气道通畅而导致缺氧，或者气管插管时遇到困难的一种临床情况。困难气道的处理方法部分取决于是已知困难气道并有既往病史记

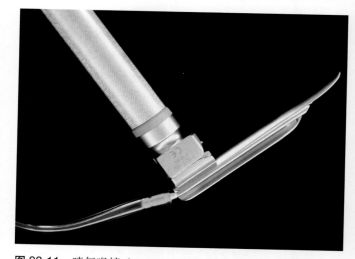

图 93-11　喷氧喉镜（Heine Optotechnik，D-82211 Herrsching，德国）是一种 Miller 1 号喉镜片，沿着镜片长轴的喷氧通路可以连接供氧。喷氧喉镜可以提高吸氧浓度（FiO₂），尤其适用于氧耗量很高的清醒新生儿以及饱和度下降很快的患儿

录，还是预料之外的困难气道。在前一种情况下，应携带年龄匹配和型号合适的困难气道设备（表 93-8）到手术室，并安排有儿科气道管理经验的同事协助。在后一种情况下，应紧急推送困难气道设备到手术室并呼叫技术协作。笔者注意到，很多事故中最常见的问题是缺乏工具或工具不合适、缺乏技术协助、呼叫失败或延迟以及麻醉医师未能尽快行环甲膜切开。据此，最重要的措施就是配备一个儿科专用困难气道推车、熟悉其所载设备及使用方法以及随时可获得技术

表 93-8　困难气道车的推荐设备

设备种类	推荐设备
通气道	从早产儿到成人的各种型号的口咽和鼻咽（喇叭形）通气道
气管导管	各种型号的带套囊和无套囊气管导管（无套囊气管导管型号最小到 2.0mm 内径）
导芯	各种型号的导芯
喉镜	各种型号和形状的喉镜 多种镜柄，备用电池 喷氧喉镜（Heine Optotechnik，D-82211 Herrsching，德国）
喉罩（LMAs）	1.0～6.0 的各种型号 ProSeal 喉罩，用于饱胃或高气道压才能成功通气的患者 用于大喉罩的大容量注射器
纤支镜插管	各种型号的纤支镜，包括能通过 2.5mm 内径气管导管的型号 光源 牙齿保护器 为纤支镜插管特制的口咽通气道 硅润滑剂
逆行插管的设备	逆行插管的设备（带导丝的穿刺针）
光导芯或视频喉镜 *	各种型号的光导芯或视频喉镜，包括能通过 2.5mm 内径气管导管的型号（Storz, Karl Storz GmbH & Co. KG, Tuttlingen, Germany）或 3.0mm 内径气管导管的型号（Shikani, Clarus Medical, Minneapolis, MN）或 GlideScope 视频喉镜（Verathon Inc., Bothell, Wash.）
气管导管交换器	适于各类儿科患者的型号
环甲膜切开设备	适于年长患儿的经皮环甲膜切开包（穿刺针、导丝、扩张器） 与静脉导管相似的喷射通气设备（18G、14G、13G），其对婴儿很有效
喷射通气设备	喷射通气的探针及与氧气接头匹配的连接器
二氧代碳监测器	用于非手术室区域

* 这些设备都必须是可使用的，而不能仅出现在物品列表中

协助。

对于可能存在插管困难的患儿，在诱导前至多给予轻度镇静，并用面罩维持自主呼吸。这样不至于在给予肌松剂、丧失自主呼吸前就措手不及。在患儿保留自主呼吸的情况下，可凭借呼吸音行气管内插管。当看不到正常气道解剖结构时，在气管导管内放一根导芯并将导管前端弯曲（弯曲 90°）以使导管尖端恰好位于会厌正后方（图 93-12A）；注意聆听并分辨气管导管出口处的呼吸音，当听到良好的气体进出声时，导管即可顺着导芯滑入声门（导芯勿进入）（图 93-12B）。这种插管技术使气管导管呈锐角放入而不对周围组织造成损伤。如果患儿自主呼吸消失，则不能使用该技术。另一种保留自主呼吸的插管技术是，利用一种特制面罩（Frie endoscopy mask, VBM Medical, Noblesville, Ind.46060）行纤维支气管镜插管。有经验的助手用干纱布或塑料牵引器将舌头拖至口腔外可有助于暴露声门（图 93-13）[121]。

经喉罩行纤维支气管镜插管需使用两根气管导管套在纤支镜上（在移除喉罩时利用第二根导管将第一根导管维持于原位）。喉罩算是气道管理中最重要的设备，因其能在气管插管或环甲膜切开前有效地开放气道（表 93-9）。对于可能存在困难气道的新生儿，如 Goldenhar、Treacher Collins 或 Pierre Robin 综合征患儿，可在清醒状态下气道内给予利多卡因行表面麻醉（1% 喷雾以免过量），然后放置喉罩以利于清醒或镇静状态下指引纤维支气管镜插管。有经验的助手可扶住患儿头部并协助处理困难气道，这在大多数成功处理困难气道的过程中是至关重要的一环。值得注意的是，由于 ProSeal 喉罩较经典喉罩（吸气峰压约 15cm H_2O）能在更高的吸气峰压（约 25cm H_2O）时正常通气，因此 ProSeal 喉罩更适合用于困难气道，特别是使用 ProSeal 喉罩后可进行胃吸引操作[122]。另一种重要的气道管理设备是 Air-Q 喉罩（Mercury Medical, Clearwater, Fla.），其可作为纤维支气管镜插管的通道。

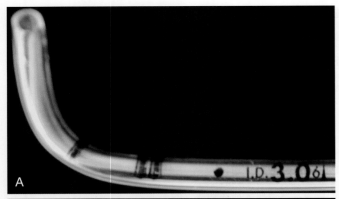

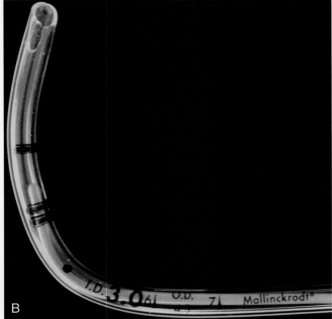

图 93-12　对于面中部发育不良或套有颈圈的患儿，应顺着舌面，以近 90° 弯曲角度进行气管插管。在气管导管内放一根导芯并将导管前端弯曲近弯曲 90°（A），注意聆听并分辨气管导管出口处的呼吸音，当听到良好的呼吸音时，导管即可顺着舌面弧度进入气管（导芯勿进入）（B）

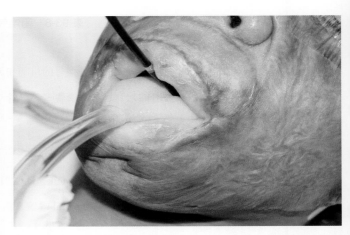

图 93-13　患儿面部烧伤合并重度张口受限，麻醉医师使用塑料吸引器吸住舌头便于将舌体向外牵引，以利于暴露声门。此技术特别适宜用在患儿口腔分泌物致舌面湿滑或张口度小时，其还可避免干纱布直接摩擦而损伤舌面 *(Reproduced with permission from Coté CJ, Lerman J, Anderson BJ, editors: A practice of anesthesia for infants and children, ed 5, Philadelphia, 2013, Saunders.)*

表 93-9　相对患者体重的喉罩型号*

喉罩型号	患者体重
1	≤ 5 kg
1.5	5 ~ 10 kg
2	10 ~ 20 kg
2.5	20 ~ 30 kg
3	30 ~ 50 kg
4	50 ~ 70 kg
5	70 ~ 100 kg
6	> 100 kg

* 厂家推荐（LMA North America）

Air-Q 喉罩拥有较大的管径，可允许带套囊气管导管通过。而其长度较短，有利于纤支镜插管成功后移除喉罩。需要注意，在使用 Air-Q 喉罩前务必检查所选的带套囊气管导管是否可以顺利通过喉罩。此外，一类有三种儿科尺寸的特殊的气管导管插管器，可在移除喉罩时防止气管导管移位（图 93-14）。当然，还有许多其他辅助气道管理设备，如 Storz 视频喉镜（Karl Storz GbmH, Tuttlingen, 德国）、GlideScope 视频喉镜（Verathon, Bothell, 华盛顿）、MultiView 视频喉镜（Medical Products International, 东京）及 Airtraq 视频喉镜（Prodol Meditec, S.A., Vizcaya, 西班牙）等，就不在本章中赘述。

　　如果患儿发展为"既不能通气又不能插管"时，必须马上手术建立人工气道。将布巾卷好垫在患儿肩下使喉前移，这是暴露喉部的重要措施。还应备齐各种供环甲膜切开的工具，包括分别适用于新生儿、年长儿和青少年的工具。适于年长儿的设备包括实施 Seldinger 术所需的器械（Seldinger 术流程：环甲膜穿刺，置入导丝，切皮，再经导丝置入带扩张器的导管）（如 Arndt and Melker kits, Cook Medical, Bloomington, Ind.）或使用增强型气管导管（Cook Medical）。静脉导管是最简单的环甲膜切开设备，可用于包括婴儿在内所有年龄段的患儿。使用时，可用 15mm 的接头将静脉导管与 3mm 内径的气管导管相连[123]。笔者认为，采用设计极为类似静脉穿刺针但内置 15mm 接头和侧孔的预成形导管更为有效。这种导管有 3 种型号（16G、14G 和 13G），并配置 Luer-

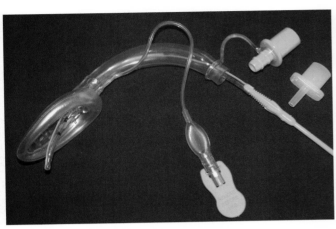

图 93-14 Air-Q 喉罩长度短、管腔大，有利于纤维支气管镜插管。移除喉罩时，利用气管导管插管器可保证气管导管不移位 *(Reproduced with permission from Coté CJ, Lerman J, Anderson BJ, editors: A practice of anesthesia for infants and children, ed 5, Philadelphia, 2013, Saunders.)*

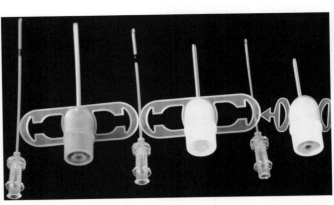

图 93-15 这种气道通气设备是在患儿 "无法通气和插管" 时紧急气道管理的最佳设备之一（通气导管，VBM Medical, Noblesville, Ind.）。其设计类似于静脉穿刺针，但配置有侧孔，麻醉医师较易掌握其使用原理，而且有小到可用于新生儿的型号。其配置一个 15mm 的转接头可与任何标准带呼吸囊的通气设备相连接，此外，还配置 Luer-lok 连接头以用于喷射通气。其有三种型号可供选择：16G（婴儿），14G（儿童）和 13G（成人）。使用时，建议起始氧流量为 0.5L/min，一旦确定胸廓随呼吸起伏后，可依据情况调节氧流量

lok 接头以进行经气管喷射通气（图 93-15）（通气导管，VBM Medical, Noblesville, Ind.）。其他紧急气道管理设备还包括带导芯的气管导管转换器（用法和导丝相似），其配置有 15mm 接头和 Luer-Lok 连接头 (Cook, Inc., Bloomington, Ind.)（图 93-16）。当没有喷射通气装置时，有一个简单的办法可将氧气送到 Luer-lok 接口，就是在标准吸氧管的侧面剪一个孔，通过打开和关闭侧孔来输送氧气（起始氧流量 0.5L/min，可依据情况调节）。需要注意的是，在使用该技术时，需明确导管位置正确以避免气压伤，并确保患儿胸廓在呼吸之间放气回陷。总之，紧急气道管理设备需触手可得[124]。

伴有喘鸣的儿童

下呼吸道阻塞的患儿存在呼气时喘鸣及呼气时间延长（如支气管炎、哮喘、下呼吸道异物）。而上呼吸道阻塞的儿童表现为吸气时喘鸣（如会厌炎、喉气管支气管炎、喉部或声门下异物）。当儿童受到惊吓或哭闹时可发生动力性气道塌陷（图 93-17），会显著加重气道阻塞并导致呼吸衰竭和低氧血症。因此，应尽量减少进行让儿童惊恐的操作，如抽血行血气检查、抽静脉血行血液检查及将患儿与其父母分开。此外，应该准备好困难气道设备车，配备好手术人员，并准备在一旦发生完全性气道阻塞、面罩通气或气管内插管术无效时行紧急气管切开术。

笔者发现下述措施对喘鸣患儿的麻醉诱导十分有效。为减轻患儿的惊恐，可让父亲或母亲陪同患儿一起进入手术室并在诱导期间抱住患儿（推荐采取半立位姿势）。因为需保留患儿自主呼吸，所以诱导时宜

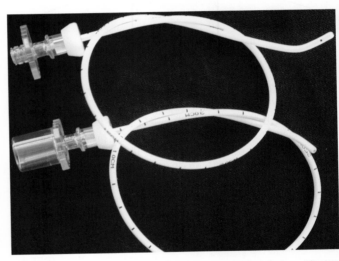

图 93-16 气管导管转换器通过尖端的侧孔输送氧气，并可以和喷射通气系统或配置 22mm 外径的标准转接头相连。将导芯放入该设备后，其可轻微弯曲用作气管内插管的探条

选氟烷或七氟烷混合氧气通过面罩通气进行诱导。当患儿意识消失后，麻醉医师将抱起患儿并轻轻放到手术台上，同时患儿家属应离开手术室。在浅麻醉下行局部麻醉后，建立静脉通道以便于取血样检查。静脉滴注乳酸林格液（20～40ml/kg），并给予阿托品（0.02mg/kg）或格隆溴铵（0.01mg/kg）。此时，加深麻醉深度更加安全。如果喘鸣加重或发生轻度喉痉挛，应关闭通气活瓣以产生 10～15cm H_2O 的呼气末正压。这些操作可减轻因患儿对抗气道阻塞而用力吸气所造成的气道动力性塌陷及咽喉肌张力消失引起的气道受阻的程度（图 93-18）。随着麻醉加深，有必要进行辅

助通气，但应尽可能保留患儿自主呼吸。

　　在达到喉镜暴露及气管内插管所需的麻醉深度之前，对气道梗阻患儿的麻醉诱导应缓慢进行。由于七氟烷蒸发器设定的最高吸入浓度仅能达到 2.5MAC 而氟烷蒸发器可达到 6MAC，因此笔者一般会选择氟烷进行麻醉诱导（如果有的话）。此外，氟烷排除速度

较慢，可为长时间的气道管理操作提供较好的麻醉条件。此外，饱胃是困难气道需要注意的第二个问题。**对这类患儿禁忌应用快速诱导麻醉。**对合并喉气管支气管炎或会厌炎的患儿通常需要应用无套囊气管导管，并且导管内径比正常情况下小 0.5 ~ 1.0mm（见表93-7）；使用导芯也有利于气管插管。（困难气道管理的详细内容另见第 55 章）。

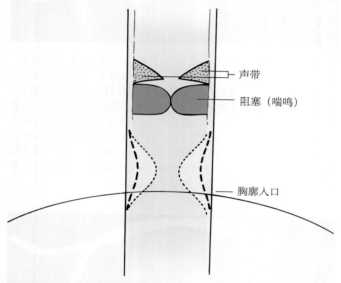

图 93-17　婴儿和幼儿的气道组织顺应性很高。正常呼吸过程中，可发生胸外部分上呼吸道动力性塌陷（虚线）。当儿童存在上呼吸道阻塞（如会厌炎、喉气管支气管炎及胸外部分的气管异物）（暗蓝色）而通过用力吸气对抗气道阻塞时，气道动力性塌陷（点线）会更严重，进而加重气道机械性阻塞。因此，在成功管理气道前，应避免进行导致患儿不安的操 作 (Modified from Coté CJ, Lerman J, Anderson BJ, editors: A practice of anesthesia for infants and children, ed 5, Philadelphia, 2013, Saunders.)

静脉输液及输血治疗

静脉输液

　　儿童静脉输液治疗必须考虑其高代谢率及体表面积和体重的高比例的生理特点（另见第 59 章）。Holliday 和 Segar 通过数据分析发现儿童每日所需液体量与代谢量直接相关，进而得出了估算液体生理需要量的计算公式[125]。具体而言，即每消耗 100 卡的能量需 100ml 水。儿童体重在 10kg 以内时所需液体量为 4ml/（kg·h）；体重在 10kg ~ 20kg 时额外增加液体量 2ml/（kg·h）；20kg 以上体重再额外增加液体量 1ml/（kg·h）（表 93-10）（4：2：1 法则）。例如，一名体重 25kg 的儿童所需液体维持量为 65ml/h，即（10×4）+（10×2）+（5×1）= 65ml。

　　这种计算方法不包括液体丢失量、第三间隙丢失量以及因低温、发热或异常代谢需求所致的改变。第三间隙丢失量根据手术不同而不同，小手术第三间隙丢失量仅 1ml/（kg·h），而腹部大手术第三间隙丢失量可高达 15ml/（kg·h）（如腹裂修补术）。由于 Holliday 和 Segar 的原始计算方式只能估算患儿的基础生理

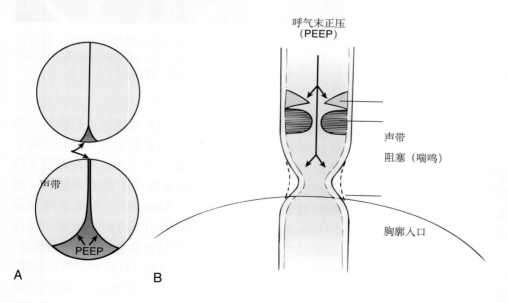

图 93-18　当患儿因喉痉挛（A，上图）或机械性阻塞（B）发生上呼吸道梗阻时，自主呼吸期间实施约 10 ~ 15 cm H₂O 的呼气末正压（PEEP）（箭头）通气能减轻阻塞的程度。也就是说，PEEP 有助于保持声带（A，下图）和气道（B，虚线）开放。如果这一简单的操作不能缓解气道梗阻，可能需要压力更高的正压通气。舌后坠所致的气道梗阻可通过放置口咽通气道进行处理

需要量，而不能有效应用于急重症患儿或合并重度心、肾功能不全的患儿，所以需要重新审视和评估该计算方式。目前 Holliday 和 Segar 推荐一种更简单有效的液体管理方式，其主张在麻醉期间输注 20 ~ 40ml/kg 平衡盐溶液，术后液体管理则应遵循 2 : 1 : 0.5 法则。具体而言，儿童体重在 10kg 以内时所需液体量为 2ml/（kg·h）；体重在 10 ~ 20kg 时额外增加液体量 1ml/（kg·h）；20kg 以上体重再额外增加液体量 0.5ml/（kg·h），所用液体均为等张溶液[126-128]。如果 12h 后患儿仍然无法口服补液，需按照 4 : 2 : 1 法则补充标准低张溶液（5% 葡萄糖 +0.45% 氯化钠溶液）以避免出现高钠血症（表 93-10）。

研究发现血糖水平高的动物，缺氧所致的脑损伤程度较重，因此不推荐常规使用含糖液，特别是在短小手术中。然而，因担心患儿出现隐匿性低血糖，故而推荐儿童可常规使用含糖液，尤其是禁食禁饮时间较长和糖原储备不足的患儿。因为动物实验数据与人体的相关性尚不清楚，而且不同年龄段患儿禁食后低血糖的发生率也是个未知数，所以目前尚无实验证据足以证明应完全取消含糖液的应用。此外，患儿年龄不同，低血糖的定义也不同，也使得这一问题更加复杂化。

如果患儿存在低血糖风险，可用便携式输液泵以恒定速度输注含 5% 葡萄糖的 0.45% 氯化钠溶液，这样不仅可以减少单次推注葡萄糖的次数，而且不必担心出现隐匿性低血糖或意外高血糖的问题。但是不建议常规使用 5% 葡萄糖或含 5% 葡萄糖的 0.45% 氯化钠溶液进行水分丢失、第三间隙液体丢失和失血的补液治疗。大多数患儿仅需要补充乳酸林格液即可。静脉营养的患儿存在一个特殊问题（另见第 106 章）。这类患儿术中推荐应用 10% 葡萄糖溶液以降低持续静脉输注营养液导致术中高血糖和突然停止输注静脉营养液诱发低血糖的风险。然而，尚无充分的实验数据支持改用 10% 葡萄糖溶液具有这种预防和治疗作用。笔

者在临床工作中进行长时间手术时会将静脉营养的输注速度减慢 33% ~ 40%（考虑到麻醉状态下机体代谢率降低）并定时检查血糖水平。该做法不用浪费正在使用的营养液，只用改变液体的输注速度。合并线粒体疾病的患儿需要特殊的静脉输液管理。对于线粒体疾病患儿而言，可以恒定速度输注含糖液，并避免使用含乳酸液体。有些线粒体疾病患儿的葡萄糖需求量巨大，可能需要用到 10% 葡萄糖溶液。此类患者必须结合患儿的儿科医师的意见进行个性化液体管理。

足月儿和早产儿的液体管理必须考虑其他因素。隐性失液量与孕周呈负相关。患儿越小、发育越不成熟，则皮肤渗透性、体表面积与体重的比值及代谢率就越高。另外，辐射加温器及光疗也会增加隐性失水。反之，使用保温装置可保持患儿体温以减少隐性失水。

新生儿的肾无法排出过量的水分或电解质。此外，新生儿细胞外液容量极大，而在出生后数日内部分细胞外液会被排泄出来。因此，足月儿出生后第一周内液体需要量较少。出生后几天的足月儿每日液体需要量如下：第一天约为 70ml/kg，第三天为 80ml/kg，第五天为 90ml/kg，第七天为 120ml/kg。早产儿每日液体需要量会稍多一些。钠离子和钾离子浓度通常保持在 2 ~ 3mmol/100ml 的水平。为防止低血糖，新生儿通常一开始就输注 10% 葡萄糖溶液并持续数日直至血糖水平稳定。母亲有糖尿病或母亲在分娩前被给予大量葡萄糖的婴儿需要更高浓度葡萄糖以防止发生反跳性低血糖。不能进食的婴儿应持续静脉给予 10% 葡萄糖溶液，甚至需要外周或中心静脉营养。但是，许多转诊到笔者所在医疗机构的婴儿因为过度使用这种治疗方法而出现了严重甚至危及生命的高血糖（如血糖高达 700 ~ 900mg/dl）。如果患儿需要手术治疗，应谨慎使用输液泵以维持速度输注 10% 葡萄糖溶液，并尽量避免单次推注葡萄糖，同时注意监测血糖水平。

浓缩红细胞

由于担心感染疾病，尤其是人类免疫缺陷病毒（HIV），手术患儿应用血液制品的比例已大幅减少。因为 HIV、乙肝病毒（HBV）、丙肝病毒（HCV）及其他一些致病性病毒能通过少至 10ml 浓缩红细胞（PRBCs）进行传染，所以使用任何血液制品均需要有明确的临床指征，并且最好标注在麻醉记录单上（另见第 61 章和第 62 章）。在过去的十年间，这些疾病的传播已经越来越罕见。目前，HIV 的传播风险约为 1 : 2300000U，HBV 的传播风险约为 1 : 250000U，HCV 的传播风险约为 1 : 1800000U（另见第 61 章）。虽然血液制品的安全性显著提高，但是输血仍需要遵

表 93-10　儿童患者液体维持量的计算*

体重 (kg)	术后第一个 12h (ml)†	不能口服补液时 (ml)‡
< 10	2ml/kg	4ml/kg
11 ~ 20	1ml/kg	40ml +（体重 − 10）× 2ml/kg
> 20	0.5ml/kg	60ml +（体重 − 20）×1ml/kg

*此方法可避免患儿出现术后高钠血症。
† 手术后的第一个 12h 的每小时所需液体输注量。
‡ 手术 12h 后，如果不能口服补液时，每小时所需液体输注量

守严格的指征。目前鼓励家属为自己或亲友的孩子献血，不过在这种情况下，血液制品需经放射线照射以避免发生移植物抗宿主反应。

在给患儿输血时，应特别注意按血液丢失量及失血比例而不是按单位数进行输血；因为1个单位的血可能是早产儿血容量的数倍，却只是健壮青少年血容量的一部分。故输血前应估算达到可接受血细胞比容时的最大允许失血量（maximal allowable blood loss，MABL）。MABL受患者年龄、体重、初始血细胞比容的影响。一般情况下，早产儿的血容量接近100～120ml/kg，足月儿约为90ml/kg，3～12个月小儿约为70～80ml/kg，超过1岁小儿约为70ml/kg。当然，这仅能估算血容量。患儿的血容量可用患儿体重乘以每千克体重估计血容量（estimated blood volume，EBV）来计算。虽然MABL计算公式有许多，但下面这个公式最简单易记：

$$MABL = \frac{EBV \times (初始\ Hct - 目标\ Hct)}{初始\ Hct}$$

例如，一名3岁患儿，体重15kg，初始血细胞比容为38%，理想的临床术后血细胞比容约为25%，则计算如下：

$$MABL = (15 \times 70) \times [(38-25) \div 38] = 1050 \times 13/38$$
$$= \sim 360ml$$

通过MABL，临床上可按每丢失1ml血补充3ml乳酸林格液来进行补液治疗。在此例中，用3ml乳酸林格液乘以360ml失血量估算出约需要1080ml乳酸林格液来补足失血量。如果失血量小于或等于MABL，且术后不易发生失血时，则不需要输PRBCs。但是，如果已出现或可能发生术后出血，则应与外科医师商量是否需要输血。一般而言，已补足丢失血容量的患儿可较好地耐受贫血。通过观察术后尿量、心率、呼吸频率及心血管系统的稳定性，再来决定是否输血。遗憾的是，尚无一个公式能帮助判定是否需要输血。需要注意的是，出现乳酸性酸中毒是组织携氧能力不足的晚期征象。

如果患儿失血量已经达到MABL水平，而且手术期间还可能发生大量失血，则应补充足量PRBCs以维持血细胞比容在20%至25%之间。除非临床治疗需要，否则失血量并不需要完全补足，因为欠缺的PRBCs可以用其他的血液制品进行补充。除了早产儿、足月新生儿、合并发绀性先天性心脏病或呼吸衰竭患儿需要高携氧能力外，大多数患儿一般可良好地

耐受20%左右的低水平血细胞比容（另见第61章和第94章）。由于血细胞比容小于30%的新生儿和早产儿较易发生呼吸暂停，因此，需要与外科医师及儿科医师慎重讨论此类患者的最低目标血细胞比容，并将讨论结果记入病例[129]。有镰状红细胞病病史的年长儿可能需要术前输血，此时，应与患儿的血液科主治医师一同制订患儿的治疗方案。以15kg儿童为例，用公式估算其术中或术后维持血细胞比容在20%所需的PRBCs的量为：

需输入的PBRs量 =
$$\frac{[期望\ Hct(35) - 目前\ Hct(20) \times EBV\ (70ml/kg \times 15kg)]}{PBRs 的\ Hct(约60\%)}$$
$$= \frac{(35-20) \times (70 \times 15)}{60} = \sim 262ml PRBCs$$

新鲜冰冻血浆

新鲜冰冻血浆（fresh frozen plasma，FFP）用于在大量输血时（通常定义为失血量超过1倍血容量）补充凝血因子，如弥散性血管内凝血或先天性凝血因子缺乏。在大量失血的情况下，麻醉医师可独立决定使用FFP。但在患儿合并弥散性血管内凝血或先天性凝血因子缺乏时，使用FFP前应征求血液科医师的意见。

对于存在已知凝血因子缺乏情况的患儿，如大面积烧伤或凝血障碍的患儿，可在失血量达1倍血容量之前输注FFP。无凝血因子缺乏的健康患儿只有当失血量超过1倍血容量时才需输注FFP[130-131]。失血量达1倍血容量仅会导致凝血酶原时间（PT）和部分凝血活酶时间（PTT）轻度延长。补充FFP适用于输注PRBCs的患儿；而对于输注全血的患儿，即便失血量达数倍血容量时也不需输注FFP。

当失血量超过1～1.5倍血容量时，即使已经用PRBCs、晶体液、白蛋白或其他非血液制品进行补充治疗，仍然需要输注FFP。尽管理论上应依据有无凝血障碍及PT和PTT的延长情况做出是否输注FFP的决定，但是实验室检查往往较晚才能出来结果，可能会影响治疗。此时应记录失血量已超过1倍血容量并且手术野中仍有异常渗血，但绝不能用输注FFP来纠正本应手术止血的出血。

目前，尚无针对儿童的研究来阐明PT和PPT延长到何种程度会导致病理性出血而需要输注FFP以补充凝血因子。若凝血因子缺乏可能导致异常出血，那么当PT超过15s[国际标准化比值（INR）>1.4]或PTT延长超过60s（>1.5倍基础值）时，麻醉医

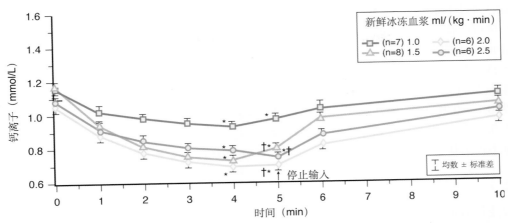

图 93-19　低钙血症常发生在输注含枸橼酸盐的血制品（如新鲜冰冻血浆，含枸橼酸盐的全血）时。新鲜冰冻血浆每单位所含的枸橼酸盐比其他血制品都高，因此在快速输注期间最容易导致低钙血症。针对重度烧伤患儿的研究表明，超过 1.0ml/（kg·min）的速度输注新鲜冰冻血浆可导致严重的低钙血症。如果未使用其他含枸橼酸盐的血制品，机体可通过枸橼酸代谢自行纠正异常情况。但是，肝灌注不足的患者（如婴儿、肝移植患者、创伤患者）可能需要外源性钙治疗。*P＜0.001；†P＜0.0021vs. 基础值 *(From Coté CJ, Drop LJ, Hoaglin DC, et al: Ionized hypocalcemia after fresh frozen plasma administration to thermally injured children: effects of infusion rate, duration, and treatment with calcium chloride, Anesth Analg 67:152-160, 1988. Used with permission.)*

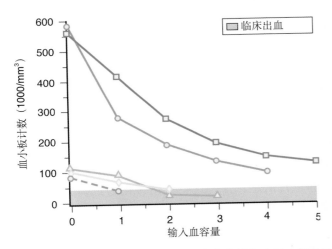

彩图 93-20　稀释性血小板减少常发生在大量失血时。但是否需要输注血小板则取决于初始时的血小板计数。初始血小板计数低的患儿在失血量达 1～2 倍血容量时即可发生稀释性血小板减少，而初始血小板计数高的患儿则无需输注血小板治疗。蓝色虚线、黄色实线、绿色实线代表初始血小板计数低的患儿；蓝色和橙色线代表初始血小板计数高的患儿 *(Data from Coté CJ, Liu LM, Szyfelbein SK, et al: Changes in serial platelet counts following massive blood transfusion in pediatric patients, Anesthesiology 62:197-201, 1985.)*

师必须严密观察并及时采取措施。不过，INR＜2 时通常不需要采取治疗措施。在神经外科或骨科手术中，如果患儿凝血检查结果异常，但没有渗血并且手术野未见血肿形成的情况下，麻醉医师不需要输注 FFP 治疗，而应继续严密观察。

在纠正 PT 及 PPT 延长的情况下，FFP 的输注量受患儿凝血因子缺乏程度以及是否存在消耗性凝血障碍的影响。一般而言，FFP 输注治疗需要置换 30% 或

更多的患儿血容量。此外，以超过 1.0ml（/kg•min）的速度输注 FFP，有时会导致严重低钙血症（离子钙）及伴低血压的心肌抑制，特别是在吸入强效麻醉药物的情况下更易发生（图 93-19）[132-133]。因此，在快速输注 FFP 时，应由其他静脉通道给予氯化钙（2.5～5mg/kg）或葡萄糖酸钙（7.5～15mg/kg）[134]。因为新生儿的钙动员能力和枸橼酸代谢能力低下，所以新生儿输注 FFP 时常发生低钙血症。同样，由于枸橼酸代谢能力下降，接受肝移植手术的患儿、肝功能不全或肝灌注不足的患儿发生低钙血症的危险性增加。

血小板

某些疾病（如特发性血小板减少性紫癜、化疗、感染、弥散性血管内凝血）或大量失血致血液稀释将导致血小板减少。特发性血小板减少性紫癜或化疗的患儿，其血小板计数下降，但通常可耐受血小板计数低至 15 000/mm³ 而无需输注血小板治疗。而血液稀释（大量失血）导致血小板计数降至 50 000/mm³ 或更低时，患儿则需输注血小板治疗（另见第 61 章和第 62 章）。导致这种差异的原因不明。但根据笔者的经验，术前血小板计数对于预测术中血小板的需求量是非常有价值的[135]。术前血小板计数高于正常的患儿，即使围术期丢失 4 倍血容量甚至更多，也无需输注血小板治疗。相反，术前血小板计数低于正常（约 100 000/mm³）的患儿，当失血量在 1～2 倍血容量时即需输注血小板治疗。术前血小板计数正常（150 000～350 000/mm³）的患儿，通常在失血量达 2 倍血容量或以上时，才需输注血小板治疗（彩图 93-20）。

无论何时输注血小板，麻醉记录皆应记录输注血小板的原因，并尽可能在输注前取得血小板计数结果。临床渗血是输注血小板的典型指征，特别在神经外科手术、心脏手术或大器官移植术中，如不及时输注血小板将可能发生危及患儿生命的出血。血小板的初始输注量一般约为 0.1 ~ 0.3U/kg。输注后患儿血小板计数增加程度存在极大的个体差异，这主要受是否存在血小板抗体及血小板消耗速度的影响。

血液加温器

任何需要快速扩容的患儿都十分有必要使用液体或血液加温器。但是，对于静脉持续输液的患儿，该设备作用不大。因为输液速度太慢，以至于液体从加温器里流出到输入患儿体内时液体温度已接近室温。采用逆流或微波加温的新型加温器功效要优于老式水浴螺旋管加温器。低容量被动加温器如 Hot Line（Level 1 Technologies, Inc., Rockland, Mass）虽然有效但不能用于维持输液的加温。Belmont Buddy 液体加温器（Belmont Instrument Corp., Billerica, Mass）制造商宣称其具有从低至保持静脉开放（keep vein open, KVO）到高至 100ml/min 的输注速度均可使冷液体加温至 38℃ 的能力。高容量加温器如 Level 1 System 1000（Level 1 Technologies, Inc.）使用逆流加温的技术，能以高达 250ml/min 的速度使血液从 5 ~ 6℃ 加热至 33℃。另一高容量加温器 Belmont FMS（Belmont Instrument Corp.）利用微波加温，能以 10 ~ 750ml/min 的速度输送液体。通过临床应用于小儿静脉导管进行比较研究发现，Belmont FMS 通过大于 18G 静脉导管维持温度和高容量输血的技术优于 Level 1[136]。因此，Hot Line 或 Belmont Buddy 加温器可能适用于新生儿和婴儿，Level 1 可能适用于体重小于 30kg 的儿童进行大量快速输血，而 Belmont FMS 在更大的儿童的治疗中更具有优势。

小儿的监测和安全事项

儿科患者监测设备的复杂程度应视患儿病情的严重程度和外科手术难易程度而定。笔者认为，如果对一名接受特殊手术的成人放置了动脉导管及中心静脉导管，那么对于接受同样手术的儿童或婴儿也应放置。

常规监测及安全问题（另见第 44 章）

麻醉期间的监测至少应包括无创血压袖带、心电图、温度探头、脉搏血氧探头、呼气末二氧化碳监测器，如可能，还应有麻醉气体浓度监测器。无创血压（noninvasive blood pressure cuff, NIBP）有助于麻醉医师随时了解血压的变化情况。呼气末二氧化碳、NIBP、脉搏血氧饱和度监测可在出现发绀、心动过缓、严重低血压或呼吸音消失等晚期临床症状出现前，为即将发生的灾难性事件提供预警。脉搏血氧饱和度信号消失，同时出现血压无法测出，常提示低心排血量或无心排血量。如果脉搏血氧饱和度可测，而 NIBP 逐渐无法测出，则必须立即检查是否存在低血容量或麻醉药物过量可能，但可放心的是此时机体组织仍有灌注。

CO_2 描计仪是判定气管内插管成功的金标准。其还可以用在许多其他情况下。CO_2 波形及波幅的变化可提示支气管痉挛、支气管内插管、气管导管扭曲或肺血流量降低。但是，CO_2 描计仪用于小儿无重复吸入呼吸回路时，其主要缺点是记录不准确。为避免这一缺点，最好在气管导管内对呼出气体进行采样，或使用环路系统；除此之外，即使是应用于小婴儿时也需注意新鲜气体流量要低。一般而言，呼出气 CO_2 分压与动脉血 CO_2 分压相差 2 ~ 3mmHg。然而，当存在严重的肺部疾病或肺不张时，呼出气 CO_2 分压与动脉血 CO_2 分压差别会很大。对于此类患儿，动脉血与呼气末 CO_2 分压的差值可用于评估分流的严重程度。当存在分流时，呼气末 CO_2 水平仅能用于监测趋势变化。归根结底，最重要的监测仪是麻醉医师的眼、耳、手。麻醉医师必须严密观察患者并及时收集监护仪提供的患儿信息，并将这些数据转化为正确的印象，并做出相应的反应。

新的术中监测仪（Cardiotronic, Osypka Medical, La Jolla, Calif.）现已推出，其通过监测阻抗的变化可持续进行无创性心排血量评估[137-138]。虽然仍有一些限制存在，如术中使用电凝操作或者开胸手术的情况下，该设备无法正常工作。但是，由于该设备便于安装使用，如仅用贴 4 个心电图电极及输入患者的身高、体重、年龄、性别等数据，已使之利大于弊。目前，该设备已应用于体重低至 1 千克的患儿，并且其趋势监测评估与临床评估和常用的麻醉监测类似。这类技术通过早期预警心血管功能障碍或即时评估血管活性药物作用可进一步提高儿童麻醉的安全性。其他设备，如借助呼气末二氧化碳进行脉搏波形分析或利用 Fick 原理测定心排血量，仅适合于行气管插管或动脉置管的患儿[139-140]。

前瞻性研究表明，6 个月以内的婴儿危急事件发生率较高[27, 141-144]。此外，ASA 分级 3 ~ 4 级的患儿危急事件的发生率比 ASA 1 ~ 2 级患儿高。这些结果可能与以下因素有关：小儿代谢率高、婴儿管理的技术难度大、多种可供选择的呼吸回路使之难以评估患儿实际通气情况，以及照顾小婴儿不够熟练。自愿呈报系统（POCA）估计小儿心搏骤停发生率为每 10 000 例患儿有 1.4±0.45 例。在 289 例心脏骤停患儿中，有 83 例为 12 个月龄以下的儿童。急诊患儿和 ASA 3 级及以上的患儿死亡率高。值得注意的是，系统显示有 2 例与七氟烷吸入有关的儿童心脏骤停，但是该数据采集期间七氟烷尚未在美国广泛使用。氟烷吸入浓度过高（约 3%）造成 14 例心搏骤停，其他相关原因包括控制通气（$n=18$）和困难静脉通道建立（$n=4$）。心搏骤停最常见的早期表现为心动过缓和低血压（$n=25$）。其中，有 3 例患儿合并未发现的心肌病，1 例患儿合并先天性心脏病。与气道相关的心搏骤停事件仅占 20%，且大多数与气道阻塞和喉痉挛有关。从这些数据中可吸取以下几个教训：① 1 岁以内儿童特别容易发生围术期不良事件；② 使用高浓度吸入麻醉药同时进行控制通气易导致不良事件发生；③ 在建立静脉通道前应避免使用高浓度吸入麻醉药；④ 导致心脏骤停的主要原因是吸入麻醉药的使用方式而不是吸入麻醉药本身；⑤ 特别注意麻醉诱导期间应实时监测血压和心率的变化；⑥ 与早期研究相比，目前研究发现脉搏血氧仪和 CO_2 描计仪的使用可降低气道相关不良事件的发生率；⑦ 先天性心脏病患儿对强效吸入麻醉药的心肌抑制作用特别敏感（另见第 94 章）。一项研究通过对比观察幽门肌切开术以瑞芬太尼为主麻醉和以氟烷为主麻醉，得出的研究结果支持上述结论[90-91]。该研究中无一例患儿出现明显心动过缓，两组间血流动力学参数、拔管时间、PACU 停留时间及不良事件发生率无统计学差异。总之，氟烷（一种起效慢、清除慢的强效吸入麻醉药物）与瑞芬太尼（一种起效快、清除快的强效阿片类药物）之间不良事件发生率基本上无明显差异。该研究表明，如果麻醉医师观察细致，可以避免不良预后及严重不良事件的发生。此外，麻醉诱导前开放一条静脉通道也可提供额外的安全保障。最新 POCA 数据表明，在合并单心室的患儿（如接受 Fontan 术式治疗的患儿）、合并 Williams 综合征的患儿（如主动脉瓣上狭窄、冠状动脉异常血管、肺动脉狭窄），及接受快速输血而导致病理性高钾血症的婴儿中，心搏骤停的发生率高[145-146]。

有创监测

只要使用动脉置管和中心静脉导管有助于小儿麻醉管理，麻醉医师就应采取该有创监测措施。而不能只因为患儿太小或自己不愿意就不采取这些监测措施。目前，临床上有很多种类的成品穿刺包可供使用，其中，静脉穿刺包多采用薄壁穿刺针和导丝引导。如果患儿有相应的监测指征，麻醉医师、外科医师、心脏科医师或儿科医师就应放置这些导管以供监测。此外，经外周静脉置入中心静脉导管（peripherally inserted central catheters, PICC）是一种能够准确测量中心静脉压的微创操作。

多腔静脉导管在处理危重患儿方面是非常有用的。其有利于同时静脉输注各种液体、血管收缩药和抗生素。但是，不能因为多腔导管有三个静脉出口就错误地认为其很安全。需要注意的是，在需要快速输注 PRBCs、胶体液或晶体液时，多腔导管长而狭窄的管腔会大大限制输液速度，影响快速扩容。此时，如果需要快速扩容，应置入单腔大口径静脉导管，也可实施股静脉或头臂静脉短期置管，方可挽救患儿生命。

小儿麻醉设备

特制儿科设备推车

麻醉医师在进行小儿麻醉前应做好准备应付意外发生，尤其是对于可能存在未诊断的先天性畸形或困难插管的患儿更需注意。拥有一个特制的包含儿科设备的麻醉推车，可便于麻醉医师在手术室内外提供最佳的医疗服务。推车中应包含有：儿童专用静脉穿刺包、各种型号的静脉导管、蝴蝶针（头皮穿刺针）、心电图电极片、适用于婴儿至成人的各种规格的血压袖带、心前区听诊器、成人及儿童食管听诊器、搁手板、儿童用静脉液体、适用于早产儿到成人的各种规格的喉镜片及镜柄、适用于早产儿到成人的各种规格的口咽通气道、气管导管（2.0 ～ 2.5mm 内径无套囊气管导管和 3.0 ～ 7.0mm 内径带套囊气管导管）、管芯、适用于早产儿到成人的各种规格的面罩、1 号到 5 号的喉罩、敷贴、急救药及常规用药和注射器、尤其是便于精确给药的结核菌素注射器。此外，药物抽屉里应配备能够将沙丁胺醇气雾剂与气管导管连接的适配器（图 93-21）。

骨内针可用于建立应急静脉通路，以便静脉给药或输注晶体液。而便携式骨内针通过电池供电并带有电钻功能，可用于快速建立骨内静脉通路[147-148]。这个设备和方法是小儿麻醉管理上的重大突破，并应有效应用于抢救的过程中。

麻醉环路

有关儿科患者的各种麻醉环路之优劣已有大量报道（另见第 29 章）[149]。关注的重点已经转向了新生

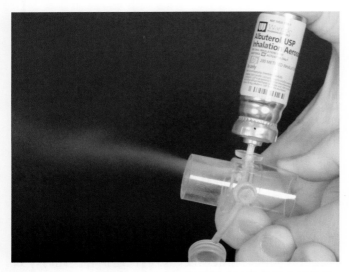

图 93-21 使沙丁胺醇能通过气管导管进行给药的专用接头。在吸气时给药可保证提供最大给药量。借助静脉导管延伸至超出气管导管尖端下方，可进一步改善给药状况。而多达 20 次的喷药可保证气道末端也有充足的药量 *(From Coté CJ, Lerman J, Anderson BJ, editors: A practice of anesthesia for infants and children, ed 5, Philadelphia, 2013, Saunders.)*

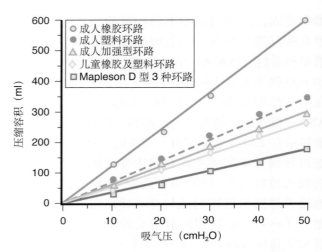

图 93-22 对比由于麻醉气体压缩（压缩容积）和回路伸缩（顺应容积）而导致的通气损失（环路性能）在 8 种麻醉环路中的不同。压缩容积和顺应容积的损耗受 5 个因素的影响，取决于回路的容积和构建回路的材料。低容积和低顺应性的回路（Mapleson D 系统）是最有效的，能够给麻醉医师提供最多关于小儿潮气量和肺顺应性的信息。目前，大多数麻醉医师使用儿科重复吸入环路进行辅助通气或控制呼吸，这样可减少环境污染，更具经济效应 *(From Coté CJ, Petkau AJ, Ryan JF, et al: Wasted ventilation measured in vitro with eight anesthetic circuits with and without inline humidification, Anesthesiology 59:442-446, 1983. Used with permission.)*

儿麻醉环路的设计及减少呼吸作功并避免重复吸入的方法。因为无重复吸入环路中没有活瓣，所以患儿无需用力呼吸，从而能够减少呼吸作功。由于无重复吸入环路的容量较小，且无 CO_2 吸附罐的缓冲作用，因此吸入麻醉药可迅速从气道进入患儿肺内，加快麻醉诱导速度，并期望气体被压缩的量及顺应容积也明显减小[149]。无重复吸入环路的这一特点使麻醉医师能够通过麻醉气囊的运动来观察呼吸，也可用于估计肺顺应性。这一特点对实际通气量也有影响。当 Mapleson D 型环路与呼吸机的风箱连接时，如果未对潮气量进行补偿调节，这种环路的实际通气量要比重复吸入环路大（图 93-22）。最新一代的呼吸机由于能够自动补偿新鲜气流的变化和环路顺应性而不存在这类问题。

只要麻醉医师充分了解儿科麻醉重复吸入环路的特点，如压缩容积丢失大、麻醉药物浓度达到平衡的时间较长、不易判断顺应性的改变等，儿科麻醉环路同样可以安全地应用于新生儿。笔者通过过去 20 年使用儿科重复吸入环路的经验发现，当采用相同充气道峰压进行压力模式通气时，此环路与无重复吸入环路提供的潮气量相同[150-152]。重复吸入环路的最大优点在于减少新鲜气体流量，从而节省资金并减少空气污染。

新生儿麻醉注意事项

在设备、静脉通道、液体及药物治疗、麻醉药

物剂量及环境控制等方面新生儿均有自己独特的要求（另见第 94 章和第 95 章）。新生儿麻醉管理规则繁多无法在这里一一描述。但是，对所有新生儿而言，基本的麻醉管理都是相同的。制订一个安全麻醉计划的关键在于对新生儿生理学、药理学与药效动力学反应的差异及潜在的外科问题造成的病理改变要有一个基本了解。多数并发症的发生就是由于在麻醉诱导前对这些特殊情况缺乏了解。新生儿管理常存在危险、突发变化、未预计到的反应、未知的先天性疾病。麻醉医师要做好儿科患者的麻醉管理，就必须在手术室及 ICU 中对意外情况有所准备，备好各种可用的合适型号的设备以及能获得高水准的帮助。如果麻醉医师只是偶尔才做一次婴幼儿的麻醉，那么出现问题的可能性将大为增加。

1 岁以内儿童并发症的发生率比年长儿高[27, 141-144, 153-154]。这些并发症与氧合、通气、气道管理、对麻醉用药的反应有关，其更常见于 ASA 3～4 级的患儿。新生儿，尤其是早产儿，脏器功能处于代偿边缘，因此常常难以耐受应激状态。新生儿易出现问题可能与处理上的技术难度、器官未发育成熟（特别是心血管、肺、肾、肝和神经系统）、代谢率高、体表积与体重之比大及药物剂量容易算错有关。

在处理婴儿及新生儿时，必须特别注意麻醉及

手术管理的各个环节。麻醉医师必须认真计算药物剂量和稀释药物。静脉通道及注射器使用前务必排尽空气，回抽所有静脉注射部位以除去残留于接头处的气泡，并在静脉给药前推掉少许药液以清除针头无效腔里的空气，以防空气栓塞。临床上少量空气对成人不会造成任何影响，但对婴儿则可造成严重后果。皮肤消毒液和灌洗液在使用前均应加温以尽可能减少热量散失。应使用限制容量的设备进行静脉输液，输注泵可有效避免静脉输注液体过多。应计算好冲洗液的成分和冲洗速度，并计入液体维持量中。对于新生儿和小婴儿，以基础速率静脉泵注平衡盐溶液是很有用的。此外，第三间隙丢失量的补充和静脉推注液体可通过背驮式装置或三通阀实施。

必须尽可能保持婴儿体温以降低温度应激。手术室内应加温，使整个手术间成为一个大型温箱。此外，热气垫设备对维持患儿体温有显著效果。

对小婴儿进行呼气末 CO_2 浓度监测时，虽然监测结果可能不太准确，但对于判定患儿状态、诊断支气管痉挛、气管导管扭曲或支气管内插管仍很有帮助。脉搏血氧监测除了常规监测氧饱和度外，还可用于防止高氧症。维持氧饱和度在93%～95%可使早产儿的氧-血红蛋白解离曲线维持在陡峭段，这对易患早产儿视网膜病（retinopathy of prematurity，ROP）的婴儿（PCA 小于 44 周）可能具有重要意义。尽管一项多中心临床试验未能证实严格控制供氧对早产儿视网膜病的发生率有任何影响[155]，但是由于这类婴儿耗氧量最大，氧饱和度在93%～95%之间会在数秒内造成严重缺氧。因此，在处理此类精细平衡的情况时，麻醉医师应知道监护仪可能存在轻度误差，并且提高警惕，随时准备对氧饱和度的变化作出快速反应。保持动脉 CO_2 分压在正常范围（35～45mmHg）对于防止早产儿视网膜病变也很有意义。但有些超出麻醉医师可控范围的影响因素还是可能导致患儿视网膜病变的发生。

凋　亡

由于婴儿和幼儿正处于一个大脑快速发育的时期，而给婴儿和学步儿（特别是小于 3 岁的幼儿）使用镇静、镇痛和麻醉的药物可能导致细胞凋亡。而随着互联网的广泛应用，相关信息的普及，越来越多的家长提出"**我的孩子做麻醉安不安全?**"，还可能提到细胞凋亡的问题。因此，麻醉医师面临着一个巨大的挑战，必须时时跟进这些信息，才能做到有话可说、有理可依、有据可查。目前，所有的强效吸入麻

醉药物（如氧化亚氮）、氯胺酮、丙泊酚、依托咪酯、巴比妥类、苯二氮䓬类、水合氯醛、乙醇等，在动物实验研究中都会导致细胞凋亡率的增加[156-159]。但是，大部分动物研究所用的药物剂量远远超过临床使用范围。另外，此类研究没有在血压、通气或者氧合方面进行对照观察。令问题更加扑朔迷离的是，每种动物的大脑快速发育时期不同，并且对某些动物的麻醉时间（如曲线下面积）也长于临床实践中的情况。举例说明如下，新生猴的 3h 麻醉时间相当于人类新生儿近 8h 的麻醉时间；新生大鼠 6h 麻醉时间相当于人类新生儿 222h 麻醉时间。此外，许多实验中所用药物剂量远远超过人类使用限值。那么，有问题就需要解答：致凋亡的麻醉药物是否会杀死正常细胞，而导致神经认知异常发展？其是否只是加速细胞程序性死亡的速度，而不会产生后遗症？人类的大脑是否存在足够的可塑性以抵御潜在的不利影响？

至今，对灵长类（猴子）的研究数据有限，没有哪项研究明确证明了这些观察结果能用到人类身上。而前期研究主要是关于氯胺酮，这些研究仅表明"可能存在一个体内使用氯胺酮的安全范围并且现今临床上使用的其他麻醉药物也可能存在其相应的安全范围"[157]。在针对灵长类动物的研究中，持续输注氯胺酮 3h，没有发现 5 日龄新生猴和 35 日龄新生猴出现细胞凋亡。没有相应的人体实验数据。一项包含 120 项儿童行为量表的回顾性调查问卷研究发现，6 岁前接受过麻醉的儿童，其行为障碍的发生率高，比值比是 1.38～1.19。研究人员认为，否定或证实一种麻醉效果需要调查"至少 2268 例患儿"[160]。梅奥诊所通过调查研究 4 岁前没有接受过麻醉、接受过一次麻醉、接受过两次麻醉或接受过多次麻醉的儿童的学校记录[161]，发现没有接受过麻醉与接受过一次麻醉的儿童之间学习障碍没有明显的差异；然而，接受过两次麻醉的儿童学习障碍的比值比是 1.59（可信区间 1.06～2.37），接受过三次甚至更多次麻醉的儿童学习障碍的比值比是 2.6（可信区间 1.6～4.24）。在他们接受麻醉期间，脉搏血氧监测和二氧化碳描记并未常规用于临床监测，从而无法判定有多少患儿发生过隐匿性缺氧、过度通气或者通气不足。上述任一因素皆有可能诱发细胞凋亡[162]。同一研究小组又对 350 例 2 岁前接受过麻醉的患儿和 700 例未接受过麻醉的儿童进行回顾性对照研究。其主要研究以下几个方面：学习障碍、接受"情感/行为失调个体化教育"情况及"团队管理的成就测验"评分[163]。他们发现多次接受麻醉会增加学习障碍的风险（危险比 2.12，可信区间 1.26 至 3.54）；但是，在情感或行为个体化教育上无明

显差异。此外，针对 1976 年至 1982 年间接受过麻醉的患者的研究，由于当时脉搏血氧仪和二氧化碳描记仪尚未作为麻醉的标准监测，因此也存在着同样的缺陷。另一项针对 1143 对同卵双胞胎的研究，主要研究 3 岁前接受麻醉与学习障碍之间的联系[164]。研究人员在双胞胎 12 岁时对其进行学习成绩和认知问题的评估。他们发现，当两个双胞胎皆接受过麻醉时，认知障碍和学习成绩较差的风险增加；然而，当双胞胎只有其中一个接受过麻醉时，这些项目评估未见明显差异。研究人员认为，没有证据表明接受麻醉与学习和认知存在因果关系，也就是说，可能存在其他因素影响后期学习成果。一个重要的动物实验，研究大鼠接受 4h 七氟烷麻醉后认知的改变。在实验第 4 周时，所有实验大鼠都表现出认知障碍[165]。然后，将实验大鼠随机平均分成两组：一组接受"正常环境饲养"，另一组接受"刺激环境饲养"。4 周后再次检查实验大鼠是否发生认知功能障碍。"刺激环境饲养"大鼠的认知功能障碍出现完全逆转，从而首次证明认知障碍是可逆的。当然，临床上，我们不可能将孩子圈养在一处并忽略，因此，这只是临床医师对于人类生存条件和此现象的一种合理假设。事实上，每年有数千名婴幼儿在诊疗过程中接受了全身麻醉，如果人类使用这些药物真的存在问题，那么如今我们就应该有证据说明大多数脆弱儿童、婴儿、新生儿和幼儿存在和动物模型相符的对发育有害的后果。此外，很多早产儿和足月儿在新生儿重症监护治疗病房（NICU）中使用了数天至数周同样的药物治疗，这些患儿可能因为其他原因导致出现神经认知缺陷[158]。

目前，药物诱导的细胞凋亡似乎是一个值得关注并需要认真研究的领域[166-167]。右美托咪定、阿片类药物和氙气看起来与药物诱导细胞凋亡无关，但在倡导改变麻醉方法前确实还需要进一步的研究。哪个年龄或者哪个发育阶段后才不用去担心细胞凋亡问题，尚不清楚。仅仅是早产儿、足月儿、幼儿、青少年还是甚至成人，都需要担心？人类大脑的可塑性能否克服这种（潜在的）短期损伤？还有哪些其他因素可能与学习障碍或认知功能障碍有关？如果根据动物实验的结果而不使用这类药物，又该如何提供充分遗忘、镇痛及抗焦虑的麻醉？因为家长所需要的是他们的孩子能得到充分的氧合、有效的通气、良好的灌注及完善的镇痛，所以在更可信的数据出现前，我们能够做的就是谨慎地继续使用目前可用的药物[168-169]。在没有充分的科学证据支持下对现有儿童的麻醉治疗作出大幅度的改变是不合理也是不负责任的。

应激反应

新生儿甚至包括早产儿都能够感知疼痛并对疼痛刺激有反应；但何为儿童的理想"麻醉"状态仍需探讨。任何儿童都不应因为体格小或年龄小而不接受镇痛或麻醉。众所周知，早产儿的心血管系统难以耐受强效吸入麻醉药物的心血管抑制作用。但是，即使是危重婴儿通常也能够很好地耐受合成的麻醉性镇痛药（如芬太尼、舒芬太尼、阿芬太尼、瑞芬太尼）。这些强效麻醉性镇痛药必须根据患儿的反应随时调整用量。因此，在用药的过程中，麻醉医师应密切注意镇痛药物诱发的心动过缓及其对心排出量的影响。可应用低浓度吸入麻醉药复合麻醉性镇痛药来保持血流动力学稳定，而又不会对心肌造成明显抑制。不同麻醉技术之间的优劣尚不明确。麻醉性镇痛药和吸入麻醉药可抑制疼痛所致的激素反应。为了阐明这个问题所进行的令人兴奋的研究带来一个重要结果，就是让我们意识到合适的麻醉和镇痛对新生儿颇为重要。正如前所述，结果往往取决于麻醉医师的能力而不是药物本身。

特殊新生儿手术问题

脊髓脊膜膨出

脊髓脊膜膨出是指患者部分脑脊膜和脊髓经脊柱的缺损向外疝出，是较常见的新生儿畸形。对于此类新生儿，其麻醉管理除了一般的注意事项外，还应注意以下几点：①气管内插管时的特殊体位（如缺损处垫空心圆枕且头下垫毛巾）；②有可能低估的失血和失液量；③该疾病并发脑积水的概率高；④可能发生脑神经损伤，如声带麻痹，从而导致吸气性喘鸣；⑤脑干疝形成的可能。麻醉医师必须建立足够的静脉通道并选择合适的有创监测（极少应用），补足所有液体缺失，包括缺损处的丢失（常用生理盐水进行补液）；并确保术前已行交叉配血。这类患儿在首次和其后的麻醉中应预防乳胶过敏。

脐膨出和腹裂

脐膨出和腹裂是腹壁闭合时发生的大缺损，以致有腹膜包裹（脐膨出）或无腹膜包裹（腹裂）的内脏外露（图 93-23；表 93-11）。这类缺损主要导致以下问题出现：①严重脱水和裸露的脏器表面（腹裂-化学性腹膜炎）及部分性肠梗阻所致的第三间隙液丢失而引起的大量失液；②热量丢失；③手术闭合难度大；④该疾病与早产及其他先天性缺陷如心脏畸形（约占脐膨出患儿20%）高度相关。这类患者在手术前应进行超声心动图检查；因为腹部闭合张力大，术后应注意实施机械通气；及依据情况而采取分阶段修

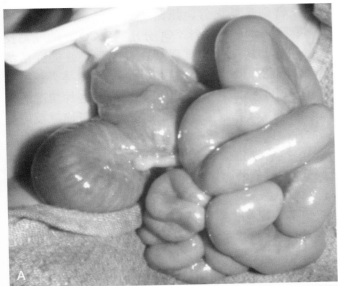

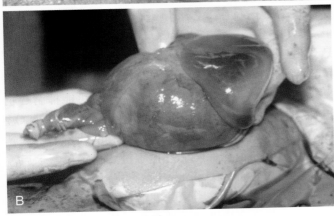

图 93-23 A. 腹裂畸形。其内脏在腹膜外突出成疝；B. 脐膨出畸形。其内脏仍被腹膜覆盖

复治疗。

脐膨出和腹裂的患儿必须及时接受治疗，以降低感染概率、改善肠道功能并尽可能减少体液丢失和体热散失。具体治疗原则涉及以下几个方面：①术前应尽可能纠正液体和电解质失衡；②必须确保开放充足的静脉通道并依据病情实施有创监测，如合并心脏缺损的患儿需接受有创监测；③术中应使用足量的肌松剂为缝合缺损提供最佳的手术条件；④注意主要脏器（肝）或腔静脉受压常导致继发性低血压。此外，如果手术医师不能一次性修补缺损，患儿通常需在新生儿 ICU 等待进行分期手术。不管哪种情况患儿术后皆应接受机械通气，以使腹壁有时间伸展从而容纳其内容物。另外，静脉营养对这些患儿的快速恢复也可起到了重要作用。值得注意的是，张力较大的缝合可能增加腹内压（腹腔室隔综合征），导致肝、肾功能下降而显著影响药物代谢。使用预制的弹性硅胶袋进行分期缝合日趋广泛，此举可以减少再次手术的可能性。此外，少数脐膨出患儿可能还合并 Beckwith-Wiedemann 综合征，这是一种以严重低血糖、高黏滞综合征、先天性心脏病及内脏肥大为特征的综合征。

气管食管瘘

气管食管瘘可分为 5 种或 5 种以上的类型，多数类型主要症状为食管闭锁（食管末端为盲腔）引起的吞咽困难。该疾病的特征性诊断试验是放置吸引管不能进入胃内。因胃与气管通过食管在远端瘘管相连或食管近段与气管相连，患病的新生儿可发生吸入性肺炎。此外，这种异常可能是一系列异常的一部分，如 VATER 联合征（V，脊椎；A，肛门；TE，气管食管；R，肾）或 VACTERL 联合征（VATER：C，心脏；L，肢体）。因此，对于患有气管食管瘘或食管闭锁的患儿都应怀疑存

表 93-11 腹裂和脐膨出畸形的比较

	腹裂	脐膨出
病理生理学变化	脐肠系膜动脉闭塞	脏器不能经卵黄囊进入腹腔
发生率	约 1：15 000	约 1：6000
合并其他畸形的发生率	约 10%～15%	约 40%～60%
缺损部位	脐周围	脐带内
缺损相关问题	暴露的内脏炎症 水肿 肠道扩张及短缩（化学性腹膜炎）	先天性心脏病（约 20%） 膀胱外翻 Beckwith-Wiedemann 综合征（巨舌、巨人症、低血糖、血液黏滞度过高）

From Coté CJ, Lerman J, Anderson, BA, editors: A practice of anesthesia for infants and children, ed 5, Philadelphia, 2013, Saunders

在上述的异常。麻醉前应进行超声心动图检查，明确是否存在右位主动脉弓和先天性心脏病[170]。

此类患儿麻醉的主要问题包括：①吸入性肺炎的评估；②空气经瘘管直接进入胃致使胃过度膨胀；③因瘘管太大而不能进行机械通气；④合并其他异常，特别是动脉导管未闭（分流）和其他先天性心脏病；⑤需要术后重症监护[171]。

麻醉管理上，患儿应禁食。置吸引管于食管引流唾液并将患儿处于头高俯卧位。如患儿合并肺炎，应实施治疗并延期手术，直至肺炎缓解或痊愈。在患儿肺炎恢复期间，可以考虑行胃造口术以便提供营养。麻醉评估应以肺和心血管系统为核心。通常选择"**清醒镇静**"插管。在临床工作中，笔者常给予 0.5～1μg/kg 芬太尼和 25～50μg/kg 咪达唑仑行镇静镇痛，并应用不超过 5mg/kg 的利多卡因（1.0%）在舌、喉、声带处行表面麻醉。气管内插管时，先将气管导管插入右主支气管，然后慢慢退导管直到听到左肺呼吸音为止，这一措施通常能保证气管导管尖端越过瘘管的开口，避免胃过度膨胀。麻醉管理期间，麻醉医师必须谨慎操作以免胃破裂，故而比较恰当的做法是，在瘘管结扎和胃造口术完成前保留患儿自主呼吸并适当辅助通气。此外，气管导管插管深度即使只有 1～2mm 的变化也可能导致双肺通气、单肺通气或瘘管通气等不同结果。鉴于氧饱和度的变化是问题出现的早期指征，因而脉搏氧饱和度仪是此类患儿麻醉管理最有用的监护之一。将其分别置于动脉导管前和动脉导管后（2 个脉搏氧饱和度仪）可以诊断心内分流。将听诊器置于左侧胸部腋窝处听诊呼吸音可减少不确定的支气管内插管的概率。一些外科医师主张患儿术后保留气管内插管，而另一些外科医师则倾向于尝试术后拔管；应该注意到大约 30% 的拔管患儿术后需要重新插管来清除分泌物。

可以通过骶管导管置到胸段水平来实施术后镇痛。具体镇痛方案是每 6～8h 间断给予布比卡因（含 1:200 000 肾上腺素的 0.125% 的布比卡因 1～2ml）或者以 0.3～0.8ml/（kg·h）速度持续输注氯普鲁卡因（1.5%）和芬太尼（0.4μg/ml）混合液。需注意的是，这种疼痛治疗需要在儿科疼痛服务的全力支持下才能实施（另见第 92 章）。

膈 疝

膈疝常因呼吸困难和舟状腹而于出生后第一天即被发现。这种异常是腹腔脏器经膈肌缺损处突出形成疝，最常见的缺损部位是左侧的 Bochdalek 孔。几乎所有的腹腔脏器，包括肝和脾，都可能疝到膈肌以上。发生膈疝时的胎龄可能决定了患儿肺发育不全的程度。

麻醉需要注意以下几点：①因胃过度扩张和纵隔疝越过中线导致的低氧血症和低血压；②原发性肺发育不全所致的低氧血症；③肺动脉高压所致的低氧血症；④高压通气时引起对侧肺发生气胸；⑤大血管，特别是肝血管，扭曲所致的低血压。总的来说，麻醉医师调控动脉 CO_2 分压（$PaCO_2$）的能力反映患儿肺部病变的严重程度并影响到最终的存活情况。若不能降低 $PaCO_2$ 会导致预后不良。体外膜肺氧合（ECMO）和 NO 的应用可轻度降低这种情况的死亡率，并给稳定患儿病情和最大程度降低应激反应提供治疗时间，从而减少紧急外科手术的概率。膈疝患儿的麻醉管理包括以下几点：①采取不用气囊和面罩通气的清醒插管，以避免胃过度扩张和膈疝越过中线（通常患儿数日内不会来手术室，因而这种情况目前不常见）；②置入动脉导管监测每搏血压并密切观察手术野对于判断静脉回流和心排血量的减少最为有用；③通过使用阿片类镇痛药（常用大剂量芬太尼，25μg/kg 或以上）镇痛和应用肌松剂（常用泮库溴铵）控制呼吸来减轻应激反应；④谨慎进行机械通气及氧合以防止肺动脉压突然增高（$PaCO_2$ 维持在 40mmHg 以下，PaO_2 维持在 100mmHg 以上），脉搏血氧饱和度有助于诊断亚临床期的低氧血症；⑤避免低体温以降低产热所需的氧耗；⑥在肺复张前避免使用可能抑制心肌的吸入麻醉药物；⑦为避免肠扩张，不应吸入 N_2O；⑧应加强气压伤可致同侧或对侧气胸的认识；⑨建立足够的静脉通道以保障循环血容量的稳定；⑩术后需重症监护（另见第 95 章）。

大多数医院对这类患儿的治疗方法是首先进行支持治疗，包括允许性高碳酸血症、体外膜肺氧合、高频通气及吸入 NO[172-173]（另见第 104 章）。患儿不再需要一出生就立即进行手术治疗，并且这种支持治疗似乎可轻度降低死亡率[173-176]。在一些医院，治疗操作可以在新生儿重症监护病房内床旁完成。

幽 门 狭 窄

幽门狭窄常于出生后 3～6 周内被发现。麻醉医师应注意以下事项：①饱胃，有时充满了造影剂；②低氯低钾性代谢性碱中毒；③重度脱水。

该手术一般不属于急诊手术。术前医师应对患儿进行仔细评估，并纠正严重的代谢失衡。即使患儿到达手术室时已留置经鼻胃管，并且多数是经超声检查而非钡餐检查来诊断病情，麻醉诱导前仍应迅速在仰卧位、右侧卧位和左侧卧位用大口径胃管将胃内容物尽可能吸干净。这种吸引方法可吸除 98% 的胃内容物[177]！幽门狭窄的患儿可行清醒气管内插管后给予小剂量罗库溴铵（0.1mg/kg），也可以注射阿托品（0.02mg/kg）、丙泊酚（3mg/kg）及琥珀酰胆碱（2mg/kg）后按压环状软骨行快速顺序诱导后气管内插管。诱导方法的选择应根据麻醉医师的技术和熟练程度来进行。不过，一项研究表明应用肌肉松弛药时，插管尝试次数较少，时间也只是不使用肌肉松弛药物的一半[178]。术后镇痛一般可用布比卡因（0.25% 布比卡因，最大剂量 1mg/kg）局部浸润皮肤切口及经直肠给予对乙酰氨基酚（首剂 40mg/kg，然后每 4～6h 口服 10～15mg/kg，24h 总量约为 75mg/kg）镇痛。此外，关于幽门肌切开术术后发生呼吸暂停的报告仍存在争议[179-180]。虽然一项严格的临床对照研究发现，13 例患儿中有 3 例在氟烷麻醉后出现新发呼吸暂停[91]。但是，在更大样本量的研究得出结论之前，应谨慎监测患儿术后呼吸暂停情况和脉搏血氧饱和度。

出生时胎龄小于 37 周的患儿（former preterm infants）

原早产儿（出生时胎龄小于 37 周的患儿）发生术后呼吸暂停的概率高。发生麻醉后呼吸暂停的患儿中大部分患儿的受孕后年龄（postconceptual age，PCA）少于 46 周；但也有报道发现 PCA 为 60 周的婴儿也可发生呼吸暂停[181]。因病例数相对较少，这些研究的结论值得商榷。笔者曾有幸获得并分析了 8 项前瞻性研

究的原始数据，分析发现针对呼吸暂停危险因素的联合分析仅涉及实施腹股沟疝修补术的患儿，未包含接受其他特殊处理如咖啡因治疗或区域麻醉的患儿[129]。且仅有 2 项危险因素显著涉及所有年龄段，即胎龄和 PCA。呼吸暂停发生率与胎龄和 PCA 呈负相关。例如，如果有 2 例 PCA 均为 45 周的婴儿，其中一例胎龄为 28 周而另一例胎龄为 36 周，则前者发生呼吸暂停的概率是后者的 2 倍（彩图 93-24）。此外，手术时患儿年龄越小（如 PCA 45 周与 PCA 55 周相比），发生呼吸暂停的可能性越大。采用连续监测设备的医院患儿呼吸暂停的发现率高于依靠肺顺应性变化或护士观察的医院。贫血（血细胞比容小于 30%）是与原早产儿发生呼吸暂停相关的独立危险因素（见彩图 93-24）。该危险因素的独特之处在于贫血的原早产儿发生呼吸暂停的风险并不因胎龄或 PCA 变化而改变；也就是说 PCA 60 周的贫血原早产儿与 PCA 45 周的贫血原早产儿，发生呼吸暂停的危险将是相同的。即便是排除了恢复室里有明显呼吸暂停发作的婴儿和贫血婴儿，也只有当 PCA 56 周且胎龄 32 周或 PCA 54 周且胎龄 35 周的婴儿，其呼吸暂停的危险性才会降至低于 1%（统计学 95% 可信区间内）。总之，所有 PCA 不足 60 周的原早产儿皆应接受床边监护，并且临床医师需特别注意贫血的原早产儿，其发生呼吸暂停的危险性非常高。

尽管区域麻醉可减少呼吸暂停的危险性，但仍可能发生呼吸暂停，特别是在区域麻醉复合镇静药（氯胺酮、咪达唑仑）的情况下发生呼吸暂停的概率反而

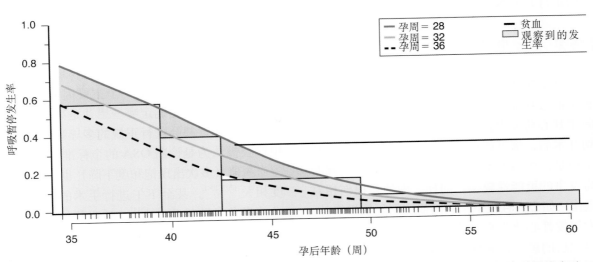

彩图 93-24 根据胎龄（GA）和受孕后年龄（PCA）预测所有婴儿发生呼吸暂停的概率。贫血的患儿以水平黑线表示。横坐标显示了 PCA 对应的数目。出生时胎龄大的婴儿发生呼吸暂停的危险性降低。阴影部分代表该胎龄范围内婴儿呼吸暂停的总发生率。贫血的婴儿无论其胎龄或 PCA 如何，其发生呼吸暂停的概率相同（水平黑线）*(Reproduced with permission from Coté CJ, Zaslavsky A, Downes JJ, et al: Postoperative apnea in former preterm infants after inguinal herniorrhaphy. A combined analysis, Anesthesiology 82:809-802, 1995.)*

可能增加[182-187]。目前，关于区域麻醉是否比全身麻醉发生呼吸暂停的危险性显著降低的严格的临床对照研究尚不够多[188]。此外，有研究发现应用七氟烷或地氟烷进行麻醉管理仍然可发生呼吸暂停，可见新吸入性麻醉药物并没能消除这一忧虑[189]。

在如何治疗此类儿童的问题上，有部分难处是尚不清楚无需处理的伴随心动过缓的短暂性呼吸暂停发作有何临床意义。因为当心率低于 80 次/分时，脑血流量显著减少，所以即使伴随心动过缓的短暂性呼吸暂停的时间很短也可能产生不良后果[190]。脉搏血氧饱和度有助于确定氧饱和度下降的严重程度，而心电图监护有助于发现导致脑血流量减少的心动过缓的发作。因此，出现氧饱和度下降并心动过缓比单纯发生呼吸暂停的病理意义似乎更大。

如果术后没有合适的监测设备，PCA 小于 60 周的早产儿应转到配备这些设备的医院。推荐应用大剂量的咖啡因（10mg/kg）[191]，其可能是一种有效的治疗手段。但是由于对于年龄稍大的原早产儿，其咖啡因的半衰期仅为 6h 而麻醉后 12h 可能才发生首次呼吸暂停[129]。因此，麻醉医师不能认为给予咖啡因治疗的婴儿就可以安全回家。

令问题更为复杂的是，有研究曾观察到一例足月儿接受全身麻醉后发生呼吸暂停的病例。该婴儿呈周期性呼吸，这在足月儿中无疑很罕见并且可能存在呼吸问题[192]。因此，麻醉医师仍不确定足月儿是否可以安全地进行门诊手术麻醉。因为出生后第一个月（PCA 44 周）时，大多数器官仍在快速发育阶段，所以出生后第一个月内的择期手术应考虑延期，并且小于一个月的足月儿应术后留院并监护呼吸暂停情况。

心脏修复术后患儿

麻醉医师不应认为先天性心脏缺陷**矫正**术后的患儿具有正常的心功能。尽管其循环可能是正常的，但决不能断定其心功能也正常。不论是哪个患儿，在经历心室切开术后，都可能存在心室切开所致的心室功能障碍；但是，如果手术入路是通过心房切开，则心功能障碍发生的可能性较小。同样，即使是损伤相对较小的操作，如心内直视下室间隔或房间隔缺损修补，仍可伴发迟发性心律失常。某些患儿，尤其是单心室生理修复术后的患儿，病理性心律失常所致的猝死发生率极高；对于此类患儿，详细的询问病史尤为重要。若术中出现心律失常，必须同患儿的心脏病医师进行协商，因为这可能是一个严重的潜在性致心律失常病灶的首发征象。射频消融术可能会挽救生命。

生理性单心室的患儿（接受 Fontan 术治疗的患儿）需要接受非常具体细致的麻醉管理。首先，因为此类患儿的血液是被动地流到肺部（类似于无泵无阀门的情况），所以需要较高的静脉压以保证肺部血流灌注（如充分补液）。其次，应避免使用 PEEP，而推荐使用高频低压的呼吸模式。然后，还应避免出现任何会增加肺动脉压的情况（如高碳酸血症，氧饱和度明显降低）[193]。此外，Fontan 术后的患儿难以耐受腹腔镜手术。因为腹腔镜手术需要升高腹腔内压力，该操作会影响患儿呼吸，导致高碳酸血症并增加肺动脉压。而且气腹所用的二氧化碳会吸收入血，也会增加肺动脉压。腹腔镜手术中采用的极度头低位或头高位都会阻碍血液的被动回流，从而影响肺部血流灌注。另外，此类患儿往往还合并有其他疾病，如蛋白丢失性肠病、塑形性支气管炎。如果麻醉医师不熟悉此类特殊的生理异常，就会存在极大的麻醉风险[194]。

另一类麻醉相关猝死的高危人群是合并 Williams 综合征的患儿（如主动脉缩窄、冠状动脉畸形、肺动脉狭窄）[195]。接受了心脏移植的患儿还需要特别注意是否合并冠状动脉小血管病[196]。虽然详细阐述先天性心脏病相关问题已超出本章范畴，但是当非儿科麻醉医师需要进行阑尾切除术或前臂骨折治疗的麻醉时，仍会面临这些问题（另见第 94 章）。

阻塞性睡眠呼吸暂停的患儿

阻塞性睡眠呼吸暂停（obstructive sleep apnea, OSA）定义为"以持续上呼吸道阻塞和（或）间歇性完全性阻塞（阻塞性呼吸暂停）扰乱睡眠中正常通气为特征的睡眠期间的呼吸障碍"。此类患儿对二氧化碳变化的反应不同[197]。高危患儿包括颅面部畸形、神经肌肉障碍、肥胖症、腺样体扁桃体肥大的患儿[198-199]。越来越多的肥胖患儿是一个主要因素[200-202]。麻醉医师所面临的难题是确定哪些患儿是高危患儿，因为不是所有的儿童都会进行正规的多导睡眠图检查，而这项检查被认为是诊断 OSA 的金标准[198]。异常的睡眠中血氧值（多次出现饱和度下降）也与 OSA 的严重程度相关[203-204]。甚至下午进行手术的患儿比早上行手术的患儿危险性更高[205]。呼吸暂停指数（AI）和呼吸障碍指数用以监测和测量 OSA 综合征的发生和严重程度。这些指数反映了睡眠中每小时呼吸阻塞和部分阻塞事件的发生频率。当 AI 大于或等于 1 时（即睡眠中每小时发生一次或多次呼吸暂停）可认为发生了 OSA 综合征。其严重程度分级如下：睡眠中每小时 AI 介于 1~5 为轻度，5~10 为中度，高于 10 为重度。要特别关注出现心功能异常（肺源性心脏病）的患儿和可能发生阻塞后肺水肿的患儿。这些患儿可能需要在 ICU 接受整夜的机械通气。总体而言，术后并发症的危险因素包括：①年龄小于 3 岁；②凝血功能异常；③存在 OSA 相关症状或检查异常；④系统性疾病增加了患儿围术期风险（如肺源性心脏病、代谢性疾病）；⑤颅面部畸形或其他气道异常；⑥扁桃体周围脓肿手术；⑦居住地附近缺乏充足的卫生保健设施、气候条件不利，或者家庭情况无法密切观察、协作或无法迅速返回医院（如药物滥用的父母，少年母亲）；⑧肥胖［体重指数（BMI）或体重 > 95% 相同性别和年龄的人］；⑨非洲裔美国人 [206-207]。麻醉医师面临的主要问题是何时送这些患儿回家是安全的以及应该如何做好术后镇痛 [202]。在一些日间手术中心，患儿实施扁桃腺切除术后可立刻回家；而另一些则要求患儿留院观察至少 4h（此期间很可能发生出血或呼吸障碍）。医院倾向于患儿留院观察 23h（避免 24h 入院），从而既延长了观察时间（通常不满 23h）又减少了保险费用。通常选用对乙酰氨基酚术前口服或诱导后直肠给药联合小剂量吗啡（33 ~ 50μg/kg）来提供镇痛。一些麻醉医师喜欢使用短效阿片类药物（如芬太尼）镇痛，此举可将呼吸抑制风险降至最低，然后在麻醉后恢复室（PACU）补充长效阿片类药物镇痛。另外，酮咯酸可提供镇痛而不抑制呼吸，但是若在止血前给予药物则术后出血的发生率会增高 [208]。术后恶心和呕吐常使用 5-HT$_3$ 拮抗剂处理，而术后肿胀（伴呕吐）可用地塞米松（0.0625 ~ 0.15mg/kg）治疗 [209]。

最常见的家用镇痛药是含可待因的对乙酰氨基酚。需要进一步研究的是，当反复出现轻度缺氧时，阿片类受体可能发生变化（如 μ- 受体上调），对二氧化碳的反应也会发生变化 [197, 210-212]。这些改变导致了机体对阿片类药物的呼吸抑制作用敏感性增高 [213]。因此，对于重度 OSA 的患儿，正常剂量的阿片类药物可能相对过量，故此类患儿仅需使用一半正常剂量进行镇痛 [214]。除此之外，由于 OSA 患儿发生上呼吸道塌陷的风险增加，因此此类患儿可能存在结构性气道狭窄 [215]。这些危险因素部分解释了为什么 OSA 患儿术后发生呼吸系统并发症的风险显著增高。另需关注的是，近期有病例报道，扁桃体切除术后的患儿死亡与可待因转化成吗啡的过程发生改变有关 [216-217]。大约 2% 至 10% 患儿由于 CYP2D6 基因的缺失（细胞色素 P450，家族 2，亚家族 D，多肽 6）而表现为慢代谢型，从而导致可待因的镇痛效果不佳。然而，更令人担忧的是存在 CYP2D6 重复基因的患儿，体内药物会极快代谢转化为吗啡 [218-219]。因此，若患儿同时存在 OSA 相关阿片类

药物的高敏感性和药物快速代谢型，可能会发生致命性并发症 [216-219]。FDA 已经在指南里用黑框标注，警告可待因不能用于儿童扁桃体切除术后的镇痛，特别是对于那些存在阻塞性睡眠呼吸暂停的患儿 [220]。

除了基因变异，重度 OSA 的患儿仍存在非常高的风险。如果患儿没有接受正规多导睡眠图检查或夜间持续脉搏血氧饱和度监测，那么临床医师在遇到以下情况时，必须高度怀疑患儿存在 OSA：①肥胖（体重 >95% 同性别同年龄的人）；②鼾声大，白天嗜睡，可见呼吸停顿或喘息，或新发尿床；③合并其他综合征；④非裔美国人 [221-222]。此类患儿不能接受门诊手术麻醉，而应接受过夜的系统性医疗安全监测。笔者回顾了一些医疗不良事件的资料，发现皆是已知合并 OSA 的患儿在接受扁桃体切除术后回家观察，发生了呼吸暂停而导致死亡。

区域麻醉和镇痛

只要严格注意局麻药和肾上腺素的用量、给药途径和使用合适的设备，大多数应用于成人的区域麻醉技术可安全用于儿科患者。术后镇痛方法的进展可能是儿科麻醉的最大进步（另见第 92 章和第 98 章）。骶管麻醉、骶管应用阿片类药物镇痛、区域阻滞、患儿 - 父母 - 护士控制镇痛技术已被麻醉医师和患儿所接受。超声设备的新进展已进一步提高了神经阻滞的准确性，并降低了药物使用量。患者自控硬膜外镇痛技术甚至已成功应用于 5 岁小儿 [222]。考虑到各自独特的配方，各医院及从业者必须决定哪一种方法最为有效。很显然，在制定出用药指南和监护安全标准之前，这些技术应只限于在熟悉其用法的医院应用（另见第 92 章）。

在缓解患儿疼痛方面，采用长效局麻药物行区域神经阻滞或外科伤口直接局部浸润麻醉的方法仍然是简单而行之有效的方法 [224-225]。在大多数医院现在很少有患儿从麻醉中清醒而未用区域阻滞镇痛的情况。这种操作特别适用于门诊患者；鼓励家长在观察到孩子变得焦躁不安时便开始给予镇痛药，而不要等到神经阻滞完全失效时才开始镇痛。这种方法通常能够使得患儿从全麻和无痛苦状态中平稳过渡苏醒。（第 56 到 58 章详细讨论了区域麻醉和镇痛，第 92 章重点讨论了儿科患者的区域麻醉）。

参 考 文 献

见本书所附光盘。

第 94 章　小儿心脏手术麻醉

William J. Greeley • †Chad C. Cripe • Aruna T. Nathan
黄梦玉　杨磊 译　张马忠 审校

致谢：编者和出版商感谢 Darryl H. Berkowitz 博士在前版本章中所作的贡献，他的工作为本章节奠定了基础。

要　点

- 从出生到青春期，器官系统的成熟（如心血管、中枢神经系统、肺、肾、血液系统）影响机体生理功能，并因此影响麻醉和手术处理及预后。

- 对先天性心脏病生理的理解和据此作出的麻醉处理，是基于四类缺损病变的病理生理特点：分流、混合病变、狭窄和反流性病变。

- 先天性心脏病的慢性转归过程——病变修复、姑息性处置或病变未修复——影响麻醉处理：心室衰竭、残余血流动力学影响（如瓣膜狭窄）、心律失常和肺血流改变（如肺动脉高压）。

- 心脏状态的术前评估（如病史回顾和体检、超声心动图和心导管资料及咨询患者的心内科医师）与方案制订是麻醉成功的关键。

- 术中经食管超声心动图和中枢神经系统监测可改善手术效果，减少并发症。

- 麻醉诱导技术的选择依据心功能不全的程度、心脏缺损类型、术前用药产生的镇静深度以及是否已留置静脉内套管；需考虑的其他因素包括是否存在肺动脉高压、电节律紊乱和其他合并疾病。麻醉维持依据患者的年龄和状态、手术性质、体外循环时长和是否需要术后通气。通常理想的状态是在手术结束时使患者恢复到内环境稳定且无并发症的可唤醒、伴有自主呼吸的镇静状态。

- 体外循环对新生儿、婴儿和幼儿的生理影响明显不同于对成人的影响。体外循环期间小儿患者常暴露于未见于成人患者的极端生理状态：包括深低温（18℃）、血液稀释（循环血容量稀释 3～5 倍以上）、低灌注压（20～30mmHg）和泵流量的巨大变化 [范围从 200ml/(kg·min) 到全循环停止]。

- 复杂的先天性心脏缺损修复后，患者脱离体外循环可能很困难。原因可能是伴有需修复的残余缺损、肺动脉高压、右或左心室功能不全。

- 改良超滤的应用逆转了与小儿体外循环相关的血液稀释和炎性反应的有害作用。应用改良超滤显著减少了围术期失血和用血量。改良超滤改善了左心室功能和收缩压并增加氧供，还改善了体外循环后的肺顺应性和脑功能。

- 经历体外循环下心脏手术的新生儿、婴儿和幼儿术后出血的发生率高于大龄患者。这是由于以下几个因素：①过度暴露于非内皮性体外循环管道产生的炎症样反应。这种对体外循环的炎性反应与年龄成反比——患者年龄越小，反应越重。②新生儿和婴儿实施的手术类型通常包含更广泛的重建和缝合线，导致手术出血概率比成人心脏病患者更高。③手术常采用深低温或停循环，可能进一步损害凝血功能。④新生儿不成熟的凝血系统也可能加重受损的凝血功能。⑤发绀型心脏病患者显示出体外

　　　† 已故。

要　点

循环前后出血倾向增加。

- 术后患者管理的指导原则是对麻醉和心脏手术后正常和异常恢复过程的认识。即便处于正常恢复过程，术后即刻阶段是持续生理变化时期之一，这是因为残余麻醉药的药理作用和继发于血流动力学负荷状态突然改变、手术创伤和体外循环的正在发生的生理变化。
- 成人先天性心脏病患者的治疗是一个新兴领域，需要经验丰富的多学科团队的熟练管理。
- 先天性心脏病患者行移植手术、非体外循环下闭式心脏手术、心脏介入操作和非心脏手术时，麻醉管理需要额外考量。

心脏手术是先天性心脏病患儿确切有效的治疗方法。早期成功的手术治疗开辟了先天性心脏病治疗的新时代，也促进了儿科心脏病学和心脏外科亚专业的发展和协作。通过这一合作性努力，医学诊断和手术治疗取得了巨大进步。这些成就相应地造就了小儿心脏麻醉医师的进步，出现了一群熟悉先天性心脏畸形病理生理学、治疗心脏疾病的诊断和手术操作、小儿与心脏麻醉及重症监护治疗原则的医师。作为一门令人兴奋的有技术要求的亚专业，其麻醉管理基于生理原则，小儿心脏麻醉得到了持续发展。

先天性心脏病心血管手术和麻醉常常是在不寻常的生理状况下完成的，临床医学中很少有如先天性心脏病手术期间使患者处于如此极端生理状态。通常，患者被降温至 18℃，急性血液稀释超过自身细胞外液体容量的 50%，经历的总停循环时间可长达 1h。在这种极端生理状态下管理患者是小儿心血管麻醉医师的关键职责。如同其他医学领域，技术应用与管理之前应全面理解其生理作用。

很显然，这些复杂病例的围术期管理需要作为团队的一组医师（手术医师、麻醉医师、心内科医师、重症监护治疗师）、护士和灌注师的共同工作。这一团队的努力方向是取得最佳效果的关键。尽管手术修复的质量、体外循环的影响和术后监护治疗是患者预后的主要决定因素，但精细化麻醉管理不可或缺。理想状态下，无论病例的复杂程度、体外循环和手术所致的显著生理变化，麻醉处理不应从本质上影响并发症与死亡率[1]。其挑战性在于掌握先天性心脏病患者的基本管理原则并用于临床麻醉。阅读本章前，我们假设读者已充分了解成人心脏麻醉（参见第 67 章）和小儿全身麻醉（参见第 93 章）。

小儿心脏麻醉特征

小儿心血管的管理有其独特之处，与成人心脏手术有很大差别（框 94-1）。这些差异源于新生儿和婴幼儿正常的器官系统成熟度、先天性心脏病不同的病理生理状况、手术修复的多种方式和特殊体外循环技术的应用，如深低温和停循环。

框 94-1　小儿心脏麻醉特点

患者

婴幼儿期正常器官系统发育和成熟的变化

　心血管：出生时循环血流模式，心肌顺应性，体肺循环血管系统及 β- 肾上腺素能受体

　肺：呼吸商，闭合容量，胸廓顺应性

　中枢神经系统：脑发育，脑血流，自主调节功能

　肾：肾小球滤过率，肌酐清除率

　肝：肝血流，微粒体酶活性

疾病与生长发育相互关系

系统性疾病影响体格和器官发育

发育中的器官对损伤修复的代偿能力

婴幼儿免疫系统发育不成熟

客观上的小型化（即患儿体格小，体表面积小）

先天性心脏病

多种解剖结构缺损和生理改变

心肌肥厚和缺血致心室重构的改变

先天性心脏病的慢性转归过程

手术操作

手术方式多样性

频繁的心内和右心室操作

修复期间采用深低温和停循环

在婴幼儿早期实施修复术的趋势

为避免残余病变和后遗症的手术技术改良

某些手术的应用趋势广泛

小儿患者的生理学考虑和成熟特点

出生时由于血流模式的显著改变，其心血管系统发生明显变化（彩图 94-1）。胎儿期间，回到右心房的血流绕过未通气的充满液体的肺组织，随后优先经未闭的卵圆孔分流入左心房或通过右心室经未闭的动脉导管进入体循环。出生时，动脉导管和卵圆孔的生理性闭合促成了正常成人循环模式。某些先天性心脏缺损或肺部疾病的存在可破坏这一正常适应过程，产生一个持续经卵圆孔或动脉导管的右向左分流的过渡性循环。在这种情况下，持续存在的过渡性循环可导致新生儿出现难以耐受的严重低氧血症、酸中毒和血流动力学不稳定。相反，在最初治疗某些类型的先天性心脏病时，这一过渡性循环的持续存在事实上是有益的，增加了体循环或肺循环血流量和出生后生存能

力。后面这种情况的一个例子如肺动脉闭锁，其肺血流经由动脉导管提供。如果没有侧支血管，动脉导管闭合将断绝肺血流的主要来源，导致低氧血症和死亡。给予前列腺素 E_1 可维持动脉导管的开放。重要的是，可通过治疗性通气策略调控过渡性循环，从而改善小儿患者的血流动力学稳定性。与健康成人相比，正常新生儿和婴儿心血管系统的另一个特点是心肌储备功能降低，新生儿左心室功能受 α- 肾上腺素能受体数量减少、高静态水平的循环儿茶酚胺水平、可添补每搏功受限、钙转运系统不成熟和心室顺应性降低的限制[2]。这限制了收缩储备并导致左心室的静态张力处于高水平。尽管新生儿静态心肌功能可能高于成人和大龄儿童，但对 β- 受体阻滞剂的敏感性较高，并只在给予多巴酚丁胺和异丙肾上腺素等 β- 受体激动剂后，心脏功能有适度增加[3]。

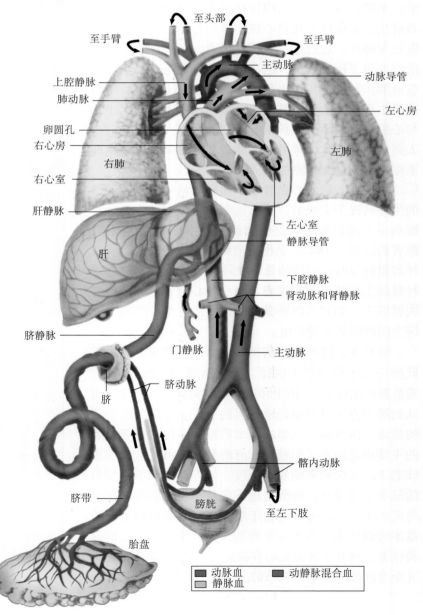

彩图 94-1　妊娠晚期胎儿循环路径，注意经由卵圆孔和动脉导管的选择性血流模式（译者注：原图有误。①图中降主动脉内血流指示箭头的方向错误，应从近心端指向远心端；②图中脐静脉内血液颜色为蓝色，而胎儿脐静脉内应为氧合的动脉血，颜色应为红色）

至头部 / 至手臂 / 至手臂 / 主动脉 / 动脉导管 / 上腔静脉 / 肺动脉 / 左心房 / 卵圆孔 / 右心房 / 左肺 / 右肺 / 右心室 / 肝静脉 / 左心室 / 静脉导管 / 肝 / 下腔静脉 / 肾动脉和肾静脉 / 脐静脉 / 门静脉 / 主动脉 / 脐 / 脐动脉 / 髂内动脉 / 脐带 / 膀胱 / 至左下肢 / 胎盘

■ 动脉血　■ 动静脉混合血
□ 静脉血

在超微结构水平，各种细胞合成功能发生于占新生儿心脏主导地位的未成熟肌原纤维。大细胞核、线粒体和膜表面主要位于肌原纤维内。在新生儿中，可以发现肌原纤维数量减少50%，并以非线性无序排列。作为直接的后果，心脏收缩质量的效能降低，导致心室顺应性降低。当充盈压较低时（1～7mmHg），增加前负荷有效，但当左心充盈压超过7～10mmHg时，左心室每搏量的增量最小[2]。因此，当充盈压在7～10mmHg或更高时，新生儿维持心排血量更依赖于心率，对前负荷依赖程度较小[4]。

除了收缩质量下降，新生儿心肌钙转运系统发育不全。横管系统缺如，储存和释放钙离子的肌浆网较小且效率低下。因而新生儿心脏较成人心肌更依赖细胞外钙离子水平[5-8]。由于细胞内钙离子浓度在心肌收缩力中发挥关键作用，因此，正常或升高的血浆离子钙水平可能是增加或维持有效每搏量所必需的。这与成人心脏病患者不同，由于对心肌缺血和再灌注损伤的直接关注，心脏手术期间钙剂的使用已逐渐被弃用。

另一特点与肺循环有关。出生后第一个月肺循环发生显著变化，这些变化的主要特征是存在于宫内的肥厚的肺动脉中层平滑肌的退化，导致肺血管阻力随之降低。在刚出生时期，肺血管阻力的大幅降低是由于肺的扩张和相比宫内较高氧分压的血管扩张作用。随后两个月，肺血管阻力进一步下降是由于肺动脉平滑肌层退化的缘故。随着肺血管阻力减小，肺动脉压相应地降低。新生儿期的急性生理应激如低氧血症或酸中毒可升高肺动脉压并因此增加肺血管阻力。如果所致的右心室压力升高导致右心室顺应性下降，可在卵圆孔处发生右向左分流。一旦肺血管阻力超过体循环阻力，动脉导管处发生右向左分流。以上任何一种情况均会加重低氧血症，并最终限制组织氧供直至发生乳酸酸中毒。相反，左向右分流，例如伴有室间隔缺损，使肺血管内膜发生改变和中层肌肥厚退化延迟，将导致肺血管阻力持续升高。

成人与小儿心脏病患者间的体型差异需要不同的麻醉技术和设备小型化。与成人患者相比，解剖学上小儿患者上、下呼吸道较窄，动静脉较细，体表面积较小。有几项与体型大小相关的麻醉方面的考虑。一些医疗中心认为，在新生儿和婴儿中切开动脉置管是最便捷的方法，尤其是最佳穿刺部位受限时。肺动脉导管不常使用，这是由于定位导管尖端于肺动脉的技术难度和由于患儿存在心内或心外交通时，肺血流量与心排血量间无必然联系的基本事实。通常由从术野放置的用于压力监测和输注血管活性药物的经胸导管

替代颈部经皮血管穿刺。修复术的效果和功能恢复的程度可通过带微型探头和彩色多普勒血流影像的经食管超声心动图来评估[9-10]。体外循环是另一项在管理上受患者体型影响的因素。较小患儿的预充液容量与血容量比值显著大于成人，导致血液稀释度更高。几项研究表明与成人相比，小儿对体外循环的炎症反应更严重[11]。这一作用与单位体表面积过度暴露于非内皮化的体外循环回路有关。对血液有形成分和血浆蛋白的较大破坏，导致炎症介质的激活。

在先天性心脏病的小儿患者中，心血管系统常是病变的唯一原因。与此相反，成人获得性心血管疾病患者常有多重诊断和器官系统受累。而且，特定疾病与生长的相互关系，对生长期的婴幼儿尤为独特，使生长中的器官发生代偿和改变现有疾病的进程。由于这一生长中器官系统的代偿能力，小儿的修复和恢复过程更强大。不幸的是成人心脏病患者未表现出同样的恢复能力。尽管小儿能很好地适应心血管系统的病理进程，但长期存在的心脏疾病的负面影响仍然存在。先天性心脏病对体格生长，脑、心肌和肺的生长发育均有不利影响。

其他需特别考虑的是关于早产儿的问题（参见第95章）。早产儿分为低出生体重儿（31～34周，1～1.5kg）、极低出生体重儿（26～30周，600g～1kg）和超低出生体重儿（<26周，400～600g），这一患儿群具有独特的麻醉挑战性。心肺衰竭较常见且因素众多。细小的气道容易发生梗阻，导致气道阻力增加和呼吸作功易疲劳。对上呼吸道疾病如声门下狭窄、气管软化和气管狭窄的耐受性差，常需采用呼气末正压或持续气道正压保持气道开放。由于肺泡表面活性物质不足，肺顺应性降低，导致肺内分流和通气 - 灌注不匹配。机械通气可防止肺泡塌陷，保持气道通畅和维持肺容量、防止缺氧。早产儿肺容易发生气压伤和氧化损伤，通气应采取措施降低吸气峰压和气压伤，应降低吸入氧浓度以避免自由基生成。早产儿容易受围术期呼吸暂停的影响，呼吸暂停的原因可能是中枢性或梗阻性的，两者均可因麻醉药物而进一步加重。呼吸暂停可由氧合和呼吸力学的突然变化、脑出血和低温诱发。持续呼吸暂停可导致氧饱和度降低，通常始于麻醉苏醒后并可持续长达48h。治疗方法为通过纠正贫血（血细胞比容 >30%）和静脉注射咖啡因，并持续监测呼吸暂停和氧饱和度。术后呼吸暂停发生率与孕龄、胎龄、贫血和手术方式有关。早产儿心脏收缩不全，对细胞内钙离子变化很敏感，伴有舒张功能不全。心排血量依赖心率，储备能力低。早产儿的绝对血

容量也相对较低，对失血的耐受性较差。由于自主调节功能发育不良，失血后在发生其他低血容量表现前脑和冠状动脉血流量已受累及。在这些患者中避免液体超负荷也极其重要。动脉导管未闭导致伴有心力衰竭的肺循环超负荷和大量左向右分流。如果不被纠正，将导致继发于肺血管梗阻性病变的肺动脉高压。由于早产儿棕色脂肪储备不足，通过非寒战产热体温调节的能力也较差。通过升高手术室室温、使用转运保温箱、加温和湿化呼吸气体和加温所有静脉液体来维持正常体温极其关键。早产儿血糖控制困难，易发生低血糖或高血糖。应确认和维持正常血糖。通常情况下，这些患儿需在围术期持续接受较高浓度的注射用葡萄糖溶液。早产儿因高吸入氧浓度和脑室内出血容易患视网膜病变。应采用各种措施避免早产儿血流动力学紊乱和氧饱和度波动。总之，器官系统发育不成熟导致药物作用增强和药物作用时间延长，须谨慎滴定给药。

与足月儿相比，早产儿的心血管畸形发生率增高了两倍[12]。1/6的先天性心脏病患儿为早产儿，除外动脉导管未闭和房间隔缺损。有些畸形如法洛四联症、肺动脉狭窄、肺动脉闭锁合并室间隔缺损、完全性房室间隔缺损、大室间隔缺损伴或不伴主动脉缩窄和主动脉狭窄在这类患儿中更普遍[13]。小胎龄发生的可能性在患有法洛四联症、完全性房室间隔缺损、左心发育不全、肺动脉狭窄和大室间隔缺损的患儿中显著增加[14]。

尽管仍需较长期随访以便对生长发育状况作出判定，但心导管检查、介入治疗和彻底手术修复可在低风险情况下在极低出生体重儿（<1.5kg）中成功施行。然而，由于新生儿器官系统的复杂性，加上心肺病理生理学变化，其并发症和死亡率升高[15-17]。据手术适应证描述，已能在低出生体重患儿中使用体外循环，然而低出生体重仍是新生儿复杂单心室疾病行姑息性手术死亡的重要风险[18-19]。介入性导管手术与并发症的高风险相关，尤其与血管穿刺、心律失常和呼吸受累等问题有关[15]。新生儿导管置入和手术操作可选择性地施行气管插管和呼吸控制。虽然建立良好的静脉通路和有创监测极具挑战，但在大多数情况下是必需的。维持正常血糖和体温正常，关注液体和电解质平衡相当重要。应通过维持与年龄相当的血压、适当的血管内容量和血细胞比容提供充分氧供。必须发现和积极纠正任何酸中毒。通常这样的患儿应在特殊的儿科心脏重症监护病房进行恢复。

先天性心脏病

先天性心脏病的解剖和生理学状况明显不同于成人获得性心脏病。多种心内分流、瓣膜病变（狭窄、反流或闭锁）、大动脉错位和一个或多个心腔缺如，排除了在先天性心脏病患者中实施统一麻醉模式的可能。而且，这些缺损所致的血流动力学影响和心脏作功增加导致心肌改变，这些心肌改变是术中心室发生心肌缺血和衰竭的高危因素。因此，对孤立性缺损、相关心肌改变和血流动力学影响的理解，是制订适当麻醉方案的根本。将先天性心脏病细分为一定数量的生理学分类，使麻醉医师能构建策略来采用性能可预见的药物作用、通气管理和液体治疗以优化心血管表现。尽管可鉴别孤立性心脏畸形，但通常会影响整个心肺系统。

先天性心脏病的生理学分类

尽管先天性心脏病的结构变化构成百科全书式的畸形列表，但麻醉管理则更多地在逻辑上维持成满足生理学目标。一般生理学分类见表94-1。尽管结构复杂，但这些缺损可在更有限的生理学范围内得以理解。基于生理学的鉴别和分类，为复杂先天性心脏病患儿术中麻醉管理和术后监护治疗提供了组织框架。先天性心脏缺损大体上分为四类：分流、混合性病变、血流梗阻和瓣膜反流（见表94-1）。每种分类至少强加三种病理生理状态的一种：心室容量超负荷、心室压超负荷或低氧血症。最终，这些病理生理状况可导致心力衰竭或肺血管疾病。内外科围术期管理策略应着眼于最大程度减轻这些缺损的病理生理学后果。

分流病变　分流是心内腔室间或心外体循环与肺动脉间的交通，如房间隔缺损、室间隔缺损和动脉导管未闭。分流处的血流方向取决于分流两侧的相对阻力和分流开口的大小。非限制性室间隔缺损或动脉导管未闭，不妨碍血液在每个方向上的自由流动，血流的主要决定因素是肺循环和体循环血管床阻力。心房水平的分流方向和流量取决于心室顺应性的相对差异和各自的房室瓣功能。分流病变对心血管系统的影响取决于流量大小与方向，或右向左，或左向右。当肺血管阻力低于体循环阻力时，发生左向右分流，血液优先流向肺部，导致肺血流量增加。

在伴有大量左向右分流且肺血管阻力低下的患者中，肺血流量可大幅增加，可导致三种病理生理学改变：①肺循环充血；②血管内容量超负荷，致左心室做功增加以提高每搏量和心率，确保足够的体循环灌注；③过多的肺血流量导致肺血管阻力进行性升高。容量超负荷引起心室扩张，将心脏置于机械和生理的不利位置，导致心室舒张期顺应性下降。这些舒张期改变可导致相应的静脉床充血，在容量超负荷状况自然病史的早期产生临床上充血性心力衰竭的症状和体征。凭借婴幼儿不成熟结构，增加左心室作功提高心排血量的需求是有限的，以致大量左向右分流可能超过左心维持足够体循环灌注的能力，导致充血性心力衰竭的发生。经手术修复明显影响血流动力学的室间隔缺损，可通过显著降低左心室搏出需求而直接获益。

有时在术后早期通向肺循环的低阻"排压口"被封闭后，扩张的左心室必须单独对抗体循环阻力，突然增加的室壁张力可能加重心力衰竭。如果左向右分流未修复，肺血流量长期增加将导致肺血管阻力进行性升高，肺小动脉发生不可逆性改变，直至发生肺血管梗阻性病变。表 94-1 列举了常见的左向右分流病变。

当肺血管或右心室流出道阻力超过体循环阻力时发生右向左分流，从而降低肺血流量。体循环经由分流接受脱氧混合血，临床表现为发绀和低氧血症。肺血管阻力升高所致的完全右向左分流可见于艾森门格综合征和新生儿顽固性肺动脉高压伴心房和动脉导管水平的分流。更常见于肺血管阻力低下，伴有肺动脉流出道梗阻的复合病变，其近端连接于肺血管，产生右向左分流。法洛四联症代表了典型的右向左分流，由于肺动脉流出道梗阻，经室间隔缺损产生右向左分流。除非严重的低氧血症已累及组织氧供，伴右向左分流病变时体循环灌注一般可维持正常。因此，存在两个病理生理改变：①肺血流量下降，导致体循环低氧血症和发绀；②右心室射血阻力增加，可最终导致右心室功能不全、衰竭。然而，在疾病发展自然进程的早期，设计代偿压力超负荷的生理学机制很少造成收缩或舒张功能异常。与造成心室容量超负荷的病变相比，在孤立性压力超负荷的情况下，心室功能不全和衰竭通常需要数年的进展。

混合性病变　混合性病变构成发绀型先天性心脏病的最大群体（见表 94-1）。在这些病变中，肺循环和体循环相互混合，以致体循环和肺循环动脉血氧饱和度几乎相同。肺循环 - 体循环血流比值（$\dot{Q}p/\dot{Q}s$）与分流大小无关，完全取决于血管阻力或流出道梗阻。肺循环与体循环往往呈并联而非串联状态（见表 94-1）。在无流出道梗阻的患者中，血液流向体循环或肺循环取决于两者回路的相对血管阻力，例如单心室或右室双出口。典型的情况下，如果体循环阻力超过肺血管阻力，趋势是肺血流量过多，主要的病理

表 94-1　先天性心脏病的分类

生理学分类	肺血流	备注
左向右分流		
VSD	↑	心室容量超负荷
ASD		发生 CHF
PDA		
房室通道		
右向左分流		
法洛四联症	↓	心室压力超负荷
肺动脉闭锁 /VSD		发绀
艾森门格综合征		低氧血症
混合性病变		
大动脉转位 /VSD	一般 ↓，但 $\dot{Q}p/\dot{Q}s$ 可变	压力随容量负荷变化
三尖瓣闭锁		发绀多见
静脉异位引流		
单心室		
阻塞性病变		
主动脉弓离断		心室功能不全
重度主动脉狭窄		心室压力超负荷
重度肺动脉狭窄		动脉导管依赖性
左心发育不全综合征		
主动脉缩窄		
二尖瓣狭窄		
反流性病变		
三尖瓣下移畸形		心室容量超负荷
其他继发性因素		发生 CHF

ASD，房间隔缺损；CHF，充血性心力衰竭；PDA，动脉导管未闭；Qp，肺循环血流；Qs，体循环血流；VSD，室间隔缺损

生理学过程为左向右分流。这些患者的肺血流量增加、心室容量超负荷，肺血管阻力随时间逐渐升高。如果肺血管阻力超过体循环阻力，可间断发生于导管依赖性病变如左心发育不良综合征，体循环血流占主导地位、肺血流量显著减少，导致进行性的低氧血症（表 94-2）。

在患混合性病变和左心室流出道梗阻的患者中，

表 94-2 动脉导管依赖性病变

PDA 提供体循环血流	PDA 提供肺循环血流
主动脉缩窄	肺动脉闭锁
主动脉弓离断	重度肺动脉狭窄
左心发育不良综合征	重度肺动脉瓣下狭窄伴 VSD
重度主动脉狭窄	三尖瓣闭锁伴肺动脉狭窄

PDA，动脉导管未闭；VSD，室间隔缺损

肺血流量过多损害全身灌注。在患混合性病变和右心室流出道梗阻如单心室伴肺动脉瓣下狭窄的患者中，体循环至肺循环的血流可从流量持平到肺血流量显著降低不等，后者低氧血症的严重程度取决于梗阻的程度。典型的混合性病变包括永存动脉干、单心室、完全性肺静脉异位引流、肺动脉闭锁伴大室间隔缺损和单心房。

梗阻性病变 梗阻性病变从轻度到重度不等。新生儿期重度病变表现为压力超负荷、发育迟缓或梗阻近端心室功能重度不全。这些病变包括重度主动脉狭窄、重度肺动脉狭窄、主动脉缩窄和主动脉弓离断。尽管主动脉和肺动脉闭锁代表了流出道梗阻的最极端状况，但它们与这类心室极度发育不良有关（分别为左心发育不良综合征和室间隔完整型肺动脉闭锁），这种情况下心室功能无正常的循环生理作用。如同患有其他重度梗阻性病变，这些极端状况有动脉导管依赖性循环，但除此相似点之外，也许将它们看作单心室更好理解，其混合性病变的管理特点仍占据重要地位。在重度新生儿左心梗阻性病变中，体循环灌注依赖于经由动脉导管来自右心室的血流（脱氧血），冠状动脉灌注由来自降主动脉的逆向血流供血（表 93-3）（译者注：原文有误。应为表 94-2）。在右心梗阻性病变中，肺血流由来自经由动脉导管的主动脉供血，右心室功能受损。

新生儿重度左心梗阻性病变的病理生理学改变包括：①严重左心室衰竭；②冠状动脉灌注受损伴室性期前收缩发生率增加；③体循环低血压；④动脉导管依赖性体循环；⑤全身低氧血症。新生儿重度右心梗阻性病变的病理生理学改变包括：①右心室功能不全；②肺血流减少；③全身低氧血症；④动脉导管依赖性肺血流。除了新生儿期已很明显的极端变化，伴有流出道梗阻的婴幼儿（例如轻中度主动脉或肺动脉狭窄、主动脉缩窄）对压力超负荷表现出有效的代偿机制，可多年无临床症状。

瓣膜反流 反流性瓣膜是罕见的原发性先天性缺损。三尖瓣下移畸形是新生儿期唯一的反流性缺损表现病变。然而，反流性病变常于瓣膜结构异常有关，如不完全或部分房室管缺损、永存动脉干和法洛四联症伴肺动脉瓣缺如。反流性病变的病理生理学改变包括：①容量超负荷循环；②进行性心室扩大和衰竭。

综上所述，就所有先天性心脏缺损的发病率而言，三种简单的左向右分流（室间隔缺损、房间隔缺损、动脉导管未闭）和两种梗阻性病变（肺动脉狭窄、主动脉缩窄）占先天性心脏病的60%。混合性病变、复杂的梗阻性病变和右向左分流缺损占余下的40%的绝大多数，此类病变需投入的人力更多，并发症和死亡率显著较高。这一观点直接归因于此类患者的心血管异常的复杂性，存在心腔缺如或大的心室动脉连接。

先天性心脏病的慢性效应 先天性心脏病的慢性效应是指缺损施加的血流动力学应激状态或心脏手术后残余病变和后遗症作用的后果，这些效应在整个生命过程中持续改变心血管系统和其他器官系统的正常生长发育。几乎无法做到完全手术治愈，一些修复术为姑息性而非纠治性，因此手术修复前后的异常对先天性心脏病患者造成长期影响[20]。尽管大多数情况下这些患者的总体前景良好，但每种病变均与心肌改变有关，每种修复术均遗留某些固有的异常病变。许多病变轻微没有大的意义，但其他某些病变影响重要器官系统功能，如心室功能、中枢神经系统发育、心脏传导系统或肺血流。在这些情况下，长期生活质量受到影响。无论是为首次或后续的心脏修复术还是为非心脏手术麻醉这些患者，应明确这些慢性改变并反映在麻醉方案中。

在宫内和整个生命过程中心肌被特定的血流动力学应激状态不断重构。右心室的生长发育受肺循环低阻力后负荷的影响。左心室与高阻力体循环相联接，加快了生长发育的速度。这种情况导致成年心肌质量以左心室占主导地位的状况。整个发育过程被称为动态心室构建。与先天性心脏病相关的异常血流动力学负荷状态干扰了正常的心室构建过程（图 94-2）[21]。异常心室重构通常始于宫内，刺激心室质量增加。心室质量增加是由于心肌细胞的增生和肥大，这是对发育期心室室壁张力变化的反应。由此产生的这种心室生物力学形态变化改变其几何形状，影响正常的收缩和舒张功能。

慢性血流动力学超负荷和复杂的发绀病变患者可见静息或运动状态下的心室活动异常，这些心室功能

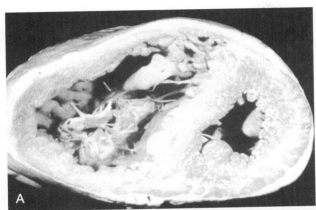

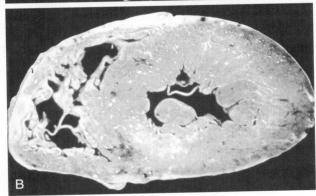

图 94-2 两种不同先天性心脏病中用于阐明心室重构变化的心室肥厚形式比较。A．显示法洛四联症中右心室肥厚，左心室偏小。B．显示主动脉狭窄中重度左心室肥厚和室间隔突向右心室

	正常	压力超负荷	容量超负荷
LVp	$\dfrac{117 \pm 7}{10 \pm 1}$	$\dfrac{220^* \pm 6}{23^* \pm 3}$	$\dfrac{139 \pm 7}{24^* \pm 2}$
h	$.8 \pm .1$	$1.5^* \pm .1$	$1.1^* \pm .1$
r	$2.4 \pm .1$	$2.8 \pm .2$	$3.3^* \pm .1$
h/r	$.34 \pm .02$	$.58^* \pm .05$	$.34 \pm .02$
σ_s	151 ± 14	161 ± 24	175 ± 7
σ_p	17 ± 2	23 ± 3	$41^* \pm 3$

图 94-3 伴压力和容量负荷异常的青少年和成人心室生理学变化。示意图显示伴异常压力和容量负荷的心室切面几何形态变化。数据来源于 30 例青少年和成人受试者的导管介入和超声心动图测量结果。压力超负荷引起室壁厚度和壁厚/半径比（h/r）显著增加，但这些代偿机制使 σ 值保持在正常范围内。而容量超负荷导致扩张和肥厚足以维持正常的 σ_s 值，但舒张功能显著受损。σ_d，舒张末期室壁张力（# 译者注，原图中有误。σ_p 应为 σ_d）；LV_p，左心室压；r，左心室腔半径；σ_s，收缩期峰值室壁张力；* P=0.01(From Grossman W, Jones D, McLaurin LP: Wall stress and patterns of hypertrophy in the human left ventricle, J Clin Invest 56:56, 1975.)

异常是慢性心室超负荷、反复发作的心肌缺血和手术治疗（心室切开，冠状动脉供血改变，心肌保护不充分）的残余病变与后遗症的后果。对慢性缺氧和心室容量或压力超负荷的生理适应性反应，是产生长期心室功能不全的主要刺激因素。尽管伴有左向右分流的慢性左心室容量超负荷或左心梗阻性病变引起的慢性左心室压力超负荷可导致充血性心力衰竭，但压力超负荷代偿机制引起的生理学障碍较小，尤其是舒张功能。因此，充血性心力衰竭常发生于孤立性梗阻性病变自然病程的晚期，新生儿期通无需治疗。同样，法洛四联症术后肺动脉瓣关闭不全引起的右心室容量超负荷比伴有残余肺动脉狭窄所致的右心室压力超负荷与慢性心室功能不全和衰竭的关系更大。事实上，当扩张的容量超负荷心室叠加压力超负荷时，是导致心室功能不全和衰竭的最强力的组合因素（例如法洛四联症术后伴有肺动脉瓣关闭不全和肺动脉分支狭窄）。心功能不全和衰竭的机制是多因素的。

充血性心力衰竭的最初表现反映了心室顺应性的改变，是由对异常负荷状态的各种生物物理反应所致。伴随过多血管内容量的心室扩张和代偿性肥厚提供了保持正常收缩期室壁张力的有效代偿，但舒张期室壁张力变化明显（图 94-3）。最终，慢性的或严重的压力引起相似的变化，由此引起的心肌肥厚超出血供能力，并导致心肌缺血和成纤维细胞增生。最终结果是心肌结构和功能永久性改变。

处于发绀状态的患者慢性低氧血症的长期代偿方式为器官灌注大范围再分布，血流优先供应心、脑和肾，至内脏、皮肤、肌肉和骨骼的血流减少。慢性低氧血症患者呼吸作功增加以增加氧的摄氧和输送。低氧血症最显著的并发症为生长发育迟缓、代谢率增加和血红蛋白浓度升高。

先天性综合征可能与影响长期预后的先天性心脏病有关联（表 94-3）。

外科手术和特殊技术 先天性心脏手术的最终目标是：①循环的生理性分隔；②缓解流出道梗阻；③保护或恢复心室结构和功能；④恢复正常预期寿命；⑤维持生活质量。达到这些目的可选用的手术方式复杂多样（表 94-4）。相比成人患者的心脏手术，小儿先天性心脏手术包含更多心内操作，经右心房和右心室完成有较大优势。先天性心脏病 1 手术大体可分为姑息性手术和根治性手术。手术方式和时机取决于患者的年龄、特定的解剖缺陷和手术医师及团队的经验（表 94-4）。

当存在解剖部位缺如时，通常实施婴儿期姑息性

表 94-3　先天性心脏病相关综合征

综合征	病变	心脏病变	备注
伴有气道问题和先天性心脏病的综合征			
CHARGE 综合征（联合征）		VSD，ASD，PDA，TOF	小颌畸形，困难气道可能
Edwards 综合征	18 三体综合征	VSD，ASD，PDA	小颌畸形，小口，困难插管
Di George 序列	22q11.2 缺失	主动脉弓和动脉圆锥畸形	气道短——易致支气管内插管
Goldenhar 综合征		VSD，PDA，TOF，CoA	上颌骨和下颌骨发育不良，C 形脊椎——困难插管
Hurler 综合征	MPS 1，存储障碍	多瓣膜病变，CAD，心肌病	巨舌，短颈——严重困难插管
Noonan 综合征		PS，ASD，心肌病	短蹼状颈，小颌畸形——困难插管
Turner 综合征	X 单体综合征	LVOT O，AS，HLHS，CoA	小颌畸形，蹼状颈——困难插管
VATER 综合征		VSD，TOF，ASD，PDA	困难插管可能
伴有心律失常的综合征			
长 QT 间期综合征（LQTS）		尖端扭转型室速，SCD	
Brugada 综合征		VT/VF/SCD	
致心律失常源性右心室发育不良（ARVD）		VT/SCD	
儿茶酚胺介导的多形性室性心动过速		多形性 VT、SCD	
预激综合征		SVT	
母体狼疮		新生儿 CCHB	
伴有先天性心脏病的染色体变异			
Down 综合征	21 三体综合征	VSD，ASD，CAVC	
Edwards 综合征	18 三体综合征	VSD，ASD，PDA	
Patau 综合征	13 三体综合征	VSD，PDA，ASD	
Turner 综合征	X 单体综合征	LVOT O，AS，HLHS，CoA	
3p 综合征	3p 缺失	CAVC	
猫叫综合征	4p 缺失	多种	
8p 综合征	8p 缺失	CAVC	
9p 综合征	9p 缺失	VSD，PDA，PS	
Williams 综合征	7q11 缺失	SVAS，SVPS，肺动脉分支狭窄	
Smith-Magenis 综合征	17p11.2 缺失	ASD，VSD，PS，房室瓣畸形	
Miller-Dieker 综合征	17p13.3 缺失	TOF，VSD，PS	
CHARGE 综合征		VSD，ASD，PDA，TOF	眼缺损、心脏缺损，鼻后孔闭锁，发育迟缓，生殖器和耳畸形

AS，主动脉瓣狭窄；ASD，房间隔缺损；AV，房室；CAVA，腔静脉（译者注，原文有误。CAVA，vena cava，应为 CAVC）；CAD，冠状动脉疾病；CHARGE，眼缺损、心脏缺损、鼻后孔闭锁、生长和（或）发育迟缓、生殖器和（或）泌尿系畸形、耳畸形和耳聋；CHB，先天性完全性心脏传导阻滞；CHD，先天性心脏病；CoA，主动脉缩窄；HLHS，左心发育不全综合征；LVOT O，左心室流出道梗阻；MPS 1，1 型黏多糖病；PDA，动脉导管未闭；PS，肺动脉瓣狭窄；SCD，心源性猝死；SVAS，心室上主动脉瓣狭窄；SVPS，肺动脉瓣上狭窄；SVT，室上性心动过速；TOF，法洛四联症；VATER，脊柱畸形、肛门闭锁、气管食管瘘、桡骨和肾发育不良；VSD，室间隔缺损；VT/VF，室性心动过速 / 室颤

手术，如肺动脉闭锁（缺右心室和肺动脉）、三尖瓣闭锁（缺右心室和三尖瓣）、左心发育不良综合征（主动脉闭锁和左心室发育不全）、单心室（缺左心室或右心室）和二尖瓣闭锁（缺左心室）。这些姑息性手术可进一步细分为肺血流增加、肺血流减少和增加心内混合（表 94-4）。增加肺血流的姑息性手术包括分流

表 94-4　先天性心脏病及其修复术

解剖缺陷	姑息性治疗	根治性手术
法洛四联症		闭合 VSD 及 RVOT 补片加宽
伴肺动脉闭锁	分流术	
伴右冠状动脉变异	Rastelli 术	
HLHS	Norwood 术 1 期 / 移植	
大动脉转位		动脉调转术
冠状动脉解剖异常	心房调转术（Senning）	
三尖瓣闭锁	Fontan 分流术	
肺动脉闭锁伴 VSD	Fontan 分流术	
室间隔完整	Fontan 分流术	
重度主动脉瓣狭窄		主动脉瓣切开术
主动脉弓离断		端端吻合 / 锁骨下动脉翻转补片 / 人工血管移植
完全性肺静脉畸形引流		肺静脉 - 左心房引流及闭合 ASD
单心室 / 肺动脉正常	Fontan 环束术	
伴小肺动脉	Fontan 分流术	
永存动脉干		RV-PA 分流管道和闭合 VSD
房室间隔缺损		修补瓣膜裂口 / 使用补片闭合 ASD/ 瓣膜固定至补片

ASD，房间隔缺损；HLHS，左心发育不全综合征；PA，肺动脉；RV，右心室；RVOT，右心室流出道；VSD，室间隔缺损

术（Blalock-Taussig 分流术、中央分流术、Glenn 分流术）、流出道补片和扩大室间隔缺损。减少肺血流的手术包括肺动脉环束和动脉导管结扎。改善心内混合的手术包括房间隔造口术（球囊法、切开法和 Blalock-Hanlon 术）。

手术技术的改进加上麻醉和技术支持的进步，使患儿早期手术修复不仅可行，而且在许多病例中优先选择[22]。目前，可为多种先天性心脏病提供婴儿期修复术，见表 94-4。手术干预时机反映治疗需要、生理和技术可行性以及最佳预后判断。需通过动脉导管维持体循环和肺血流的心脏病变（例如肺动脉闭锁、左心室发育不良综合征、主动脉弓离断、重度主动脉狭窄和重度肺动脉狭窄），需要在新生儿期实施干预。各种缺损的最佳修复时机在婴幼儿早期。如大动脉转位，如果在出生后最初几周内实施动脉调转术可表现出更佳的左心室功能，此时新近增高的肺血管阻力足以增加左心室收缩压，而其他手术（如法洛四联症、房室间隔缺损）如果推迟数周或数月直至肺血管阻力持续降低，表现为术后生理更加平稳。每种病变可能存在缓解因素，为此推迟最终修复将有助于获得最佳手术

效果（例如法洛四联症伴冠状动脉分支畸形或多发室间隔缺损，大动脉转位伴室间隔缺损和重度左心室流出道梗阻）。

尽管有些病变（例如完全性肺静脉异位引流、主动脉缩窄）一经诊断即需手术，但其他病变表现为广泛的生理干扰，因此干预时机必须个体化（例如室间隔缺损、主动脉狭窄、肺动脉狭窄）。有些心脏畸形造成极轻度的病理生理改变，手术修复可推迟至婴儿晚期或儿童期（如单纯房间隔缺损）。当生理紊乱需进行干预但病情无法行根治手术时，可行姑息性手术。

小儿心血管手术在婴儿期宜根治病变而非姑息性治疗[24]。这一趋势反映了技术能力的提高和降低与长期药物治疗和多次姑息性手术后遗症相关的并发症和死亡率的愿望。早期根治将降低先天性心脏病慢性并发症的发生率，如心室超负荷相关改变、发绀和肺血管梗阻性病变等[23]。早期根治也有加强手术期间器官系统保护的选择性优势，这是由于不甚明了的因素提高了抗损伤和增强了修复潜力（如可塑性增强）。随着手术技术进步和先天性心脏病的早期治疗，特定的器官系统如脑、心、肺等将免受慢性血流动力学紊乱和

氧输送障碍的不利影响。

先天性心脏病治疗手段不断发展降低了长期并发症并提高了生存率。例如，与修复大动脉转位的 Mustard 手术有关的长期右心室功能不全和衰竭的问题，促使许多手术团队开展新生儿动脉调转术，后一术式或许提供了远期疗效更好的解剖矫正。技术不断发展的第二个例子是法洛四联症手术。法洛四联症右心室流出道修复术后长期存在的肺动脉瓣关闭不全与右心室功能不全和衰竭有关。如果根治手术期间首次修复采用经心房和肺动脉联合路径保留肺动脉瓣，并在肺动脉瓣关闭不全的情况下尽早植入同种肺动脉管道，是试图避免长期右心室功能不全和衰竭问题的常用技术 [24]。同样，心导管室的非手术疗法不断发展用于治疗手术指征不强的患者。在法洛四联症姑息性手术中，存在继发于使用无瓣膜的右心室 - 肺动脉管道的右心室功能不全或衰竭的患者，经导管置入肺动脉瓣能改善其预后 [25]。其好处包括避免了右心室扩大的情况下再次开胸和无需体外循环。

左心发育不良综合征曾被认为是致命性疾病，通过一系列分期重建手术后，手术的长期存活率显著提高 [26-27]。作为传统体 - 肺分流的替代方案，采用右心室 - 肺动脉管道由于消除了舒张期流向肺循环的径流，同时减轻了体循环化右心室的负荷，对改善一期姑息性手术后存活率起到了一定作用。伴随着舒张压升高、主动脉氧饱和度降低和心肌作功减少，心肌灌注得以改善。单心室患者行右室切开术的长期影响尚不清楚 [28-30]。2008 年，美国国立卫生研究院资助的儿科心脏网完成了作为部分一期 Norwood 手术的随机对照试验入组登记，比较了改良 Blaylock-Taussig 分流和右心室 - 肺动脉管道的效果 [31]。最近的结果显示，尽管长期预后无差异，但右心室 - 肺动脉管道分流治疗的患儿较改良 Blaylock-Taussig 分流患儿的生存率有改善 [31-32]。采用低阻力策略提供了稳定的术后病程，包括体外循环中使用血管扩张药如酚妥拉明和体外循环后吸入一氧化氮和纯氧以最大程度降低肺血管阻力 [33-34]。

与单心室姑息性手术风险增加有关的几项因素包括解剖变异，如主动脉闭锁、二尖瓣闭锁、升主动脉小于 2.0～2.5mm、限制性房间隔缺损、肺静脉回流受阻，存在其他先天性异常，早产，出生体重低于 2.5kg，手术时年龄偏大（>14 天），手术经验不足，体外循环和停跳时间过长等。围术期因素可对预后产生不利影响，包括术前代谢性酸中毒、术前正性肌力药物支持、形态右心室位于体循环回路、右心室功能不全、存在重度三尖瓣反流、肺动脉瓣反流（轻度除外）和 Norwood 手术后混合静脉血氧饱和度低于 30% [35-41]。手术修复后的神经系统预后持续受到关注。证据显示各种先天性心脏病患者术前脑血流量降低，而脑血流量低下与脑室周围白质软化有关 [42]。一些医疗中心主张这类患者主动脉弓重建时常规实施局部低流量脑灌注，并采用经颅多普勒影像测量局部脑氧饱和度指数和脑血流速度。局部脑氧饱和度指数或脑血流量降低超过基线的 20% 时，应积极处理力求通过升高平均灌注压、输注红细胞和维持氧分压正常高限以扩张脑血管来提高脑组织氧供。

最初设计用于特定心脏病变的某些外科手术已扩大了手术治疗的应用范围。例如改良 Fontan 手术，其最初设计用于三尖瓣闭锁患者，现在用于治疗各种单心室包括左心发育不良综合征 [43-44]。起初以为 Fontan 手术广泛用于那些曾经认为不能手术的复杂病变，与发病率和死亡率增加有关。然而，通过几组研究采用分期手术（上腔静脉 - 肺静脉吻合，随后再完成 Fontan 手术）、Fontan 手术时左右心房间开窗和至少在低龄患儿中使用改良超滤证明了预后得到改善，这一趋势在最近几年发生了逆转 [45]。术后早期允许存在右向左分流，以便在较低体循环静脉压力下维持心排血量。必要时，一旦患者从急性术后变化中恢复，可在床边用手术时或导管室中放置的圈套器通过蛤壳装置关闭窗孔。大部分病例窗孔会自行关闭无需处理。然而，随着这些患者年龄的增长，他们将面临难治性心律失常、单心室功能不全、蛋白丢失性肠病和塑形性支气管炎等独特的病理生理学挑战。大多数患者成年后需儿科和成人心内科联合治疗，并需要多学科重症监护治疗以优化心肺状态。事实证明高难度 Fontan 手术的巧妙构思和创新已不断改善了所有先天性心脏病患者的生存率。心肌切口越来越小，缝合定位越来越精，以及手术技术的不断进步，心室功能不全、心律失常和残余梗阻等并发症也将减少，进而持续改善患者生活质量。

先天性心脏病手术的独特之处在于心肺支持方式对麻醉管理产生重大影响。由于低年龄患者修复的复杂性，手术常需显著改变体外循环技术，诸如采用 18℃ 深低温体外循环和停循环。许多手术是在这种极端低温和灌注的生物状态下进行。目前新生儿、婴幼儿和儿童的体外循环管理方法涉及体温、血液稀释、体循环灌注压和流量的巨大变化。尽管这些技术已在体外循环中广泛应用，但其对重要器官系统功能影响的了解才刚刚开始，这些生理影响将在下面章节中讨论。

总之，应认识到先天性心脏病患儿心脏手术时治疗的独特之处。这些特性包括患儿生长发育状况、发育中不成熟的心血管系统、先天性心脏病病理生理学、手术方式和体外循环技术。对成人和小儿心脏麻醉原则基础知识差别的充分了解是围术期管理成功的关键。

麻醉管理

术前管理

麻醉评估

麻醉医师管理先天性心脏病患儿时面临各种解剖和生理异常（参见第 96 章）。患者从幼小、健康、无症状的小房间隔缺损闭合手术儿童，到需围术期积极血流动力学和呼吸支持的左心发育不良综合征新生儿都有。这些患者交织在一起治疗的多样性是影响患儿和家长的心理因素。患儿和家长的术前准备是费时的，若忽略和轻视患者的这一问题将影响手术效果及患儿和家属的满意度。团队合作也是先天性心脏病心脏手术严格的围术期治疗中预防失误和遗漏的保障。术前访视为家属与外科医师和麻醉医师的交流提供了机会。

术前应向家长咨询患儿的一般情况和活动能力，一般情况和活动基本上能反映其心肺储备状况。心血管或其他系统缺陷可影响麻醉和手术风险，患儿的运动耐量是否受损十分重要，患儿体重是否正常或有无心脏恶病质导致发育停滞的体征？有无充血性心力衰竭体征（如出汗、气促、纳差和反复发作的呼吸系统感染）？有无进行性加重的发绀或新的发绀发作？任何并发疾病都须明确，如近期上呼吸道感染或肺炎等。由于下呼吸道感染增加气道反应性和升高肺血管阻力可能影响手术效果，常需推迟择期手术。反复发作的

肺炎常与患儿肺血流增加、肺循环充血和肺顺应性改变有关。

完整的病史必须包括既往手术史和心脏病治疗史，这些可能会影响本次手术和麻醉方案。已使用锁骨下动脉行锁骨下动脉补片血管成形术治疗主动脉缩窄或行 Blalock-Taussig 分流术的患者，当监测置于左臂时将不能准确显示体循环动脉压，或甚至是脉搏血氧读数。同样，导管术后股静脉闭塞的患儿不宜行股静脉穿刺，特别是拟行股静脉体外循环而胸骨劈开被证明是不可能的患者。查明当前用药，既往麻醉中的问题和麻醉实施困难的家族史同样重要。

在当今超声心动图和心脏介入检查的年代，体格检查很少能为潜在的心脏病变提供额外的解剖学信息。然而在评估患儿总体临床状况时非常有用。例如呼吸窘迫的病态、恶病质患儿心肺储备有限，术前用药过量或吸入麻醉诱导时间过长可导致明显的血流动力学不稳定。

伍用药物和药物相互作用

辅助治疗的心血管药物间和心血管药物与麻醉药之间（参见第 93 章）的相互作用很常见。了解药物相互作用的机制对小儿心血管麻醉医师很有用。一些常用心血管药物和麻醉注意事项见表 94-5。

拟行心脏或非心脏手术的小儿肿瘤患者，由于化疗药物的心脏毒性可表现出更高的心血管风险[46]。常见的心脏毒性药物包括抗代谢药 5- 氟尿嘧啶、蒽环类抗生素阿霉素和柔红霉素以及烷化剂环磷酰胺。急性毒性表现的特征为心电图急性 ST 段 /T 波改变、严重心律失常和与心包积液有关的充血性心力衰竭。慢性心脏毒性心力衰竭由药物蓄积所致，与剂量相关，对地高辛治疗无反应。严重的心肌病与剂量、放疗和蒽环类药物有关，死

表 94-5　常见围术期用药和注意事项

心脏药物分类	相互作用	注意事项
血管紧张素转化酶抑制剂	全麻诱导时低血压	低血压患者考虑术晨停用或减小剂量；当使用强拟迷走神经作用药物时，避免固定剂量的诱导方案
β- 受体阻滞剂	急性撤药可诱发心动过速和心律失常；吸入麻醉可能加剧低血压；可降低对正性肌力药物的反应	围术期持续使用
钙通道阻滞剂	可加重吸入麻醉的负性肌力和变时作用	围术期持续使用
利尿药	低血容量 / 低钾血症；可能增强肌松药的作用	术前停用
抗心律失常药物	与正性肌力药合用、电解质紊乱时可致心律失常；高儿茶酚胺状态；与其他抗心律失常药合用可致心动过缓	避免电解质紊乱避免使用致心律失常药物密切监测
α₂- 受体激动剂	减少围术期寒战、缺血；减少麻醉药和镇痛药用量	适当监护下，围术期持续使用

表 94-6　可能引起先天性长 QT 间期综合征患者尖端扭转型室速的药物

药物种类	药物名称
抗心律失常药	胺碘酮，普鲁卡因胺，丙吡胺，伊布利特，奎尼丁，索他洛尔
抗精神病药	氯丙嗪，氟哌啶醇，硫利达嗪，美索达嗪
抗菌药	红霉素，克拉霉素
其他	西沙必利，砷剂，美沙酮，氟哌利多，多潘立酮，多拉司琼，昂丹司琼，格隆溴铵

亡率可超过 50%。这些患者应全面术前评估，包括全血细胞计数、肝肾功能和凝血指标以及超声心动图评估。在这类患者中，异氟烷／氧化亚氮为主的麻醉药物可能赋予比阿片类为主的麻醉更稳定的血流动力学[47]。

麻醉药物可引起尖端扭转型室速这一恶性心律失常。其危险因素包括女性、电解质紊乱如低血钾和低血镁、遗传性离子通道多态性先天性长 QT 间期综合征、亚临床型长 QT 间期综合征、基线 QT 间期延长和使用延长 QT 间期的药物，特别是在高浓度或快速静脉注射时。降低复极储备的状况如充血性心力衰竭或地高辛中毒可诱发尖端扭转型室速。可能引起先天性长 QT 间期综合征患者发生尖端扭转型室速的药物见表 94-6。网站 http://www.qtdrugs.org 提供了延长 QT 间期药物的更新列表。

实验室评估应包括血红蛋白、血细胞比容、脉搏氧饱和度和特殊患者（例如使用利尿药或肾功能受损患者）的血浆电解质分析。血容量正常患儿的血细胞比容升高提示了低氧血症的严重程度和慢性病程。血细胞比容大于 60% 的患者易患毛细血管血流淤滞并继发终末器官损伤，包括脑卒中。尽管存在这些风险，但放宽禁食原则，允许患儿麻醉诱导前 2h 饮用清亮液体，事实上避免了对这些患者提前入院进行术前静脉补液的需求[48-49]。

彩色多普勒血流影像超声心动图是提供无创心内解剖评估方法、血流模式和生理资料评估的重要工具[50]。对众多心脏病变而言，如果实施了全面超声心动图评估，通常无需更多创伤性检查。多普勒超声影像特别有助于明确心内畸形。心外畸形如肺动脉或静脉狭窄难于经多普勒超声确诊，常需心导管介入检查。准确解读解剖学和生理学的能力需要经验丰富的超声科医师，重申了对构建完整的互动团队的需求。尽管极端解剖变异和不断变化的负荷状态的复杂性，使术中多普勒超声检查甚至对经验丰富的超声科医师也是一种挑战，但小儿心脏麻醉医师应熟悉其功能和局限性，以便参与紧急术中管理决策。

心脏和大血管磁共振成像是心脏病患儿非常有用的无创影像手段（参见第 90 章）。通常磁共振成像用于节段性描述心脏异常，评估胸主动脉异常，无创性探测和量化分流、狭窄和反流，评估圆锥动脉干畸形和复杂变异，确定肺循环和体循环静脉异常，以及成年先天性心脏病患者术后研判与评估[51]。磁共振成像在量化心室功能、节段性室壁运动、瓣膜功能和流速流量图方面特别有用。尤其对复杂先天性心脏病患儿主动脉弓、肺动脉及纵隔血管成像极有帮助。磁共振成像可提供准确有用信息的心脏病包括主动脉缩窄、肺动脉异常、肺静脉异位引流、永存左上腔静脉以及心内隔板、孔道和分流。磁共振成像也用于声窗不佳的老年患者和胸壁畸形患者[51]。特殊患者也可用作心导管检查的替代工具。更近的进展为磁共振成像可用于冠状动脉畸形、心肌灌注缺损的无创性评估，并可检测与心肌瘢痕相关的状况（例如心律失常性右心室发育不良）。这些检查耗时长，需患者绝对制动且控制呼吸以获得良好图像。腺苷负荷心脏磁共振成像用于描绘心肌诱导缺血区域。但磁共振成像不能获得氧饱和度等生理参数。麻醉注意事项与所有心脏病患者麻醉一样，应额外注意监护条件欠佳的麻醉患者磁共振成像安全性和及时到位的限制。

心导管检查依然是评价先天性心脏病解剖和生理的金标准。尽管目前无创检查能解答许多解剖学疑问，但存在复杂解剖问题的病例或那些需要生理学资料的患者导管介入检查仍是重要工具。对麻醉医师而言，重要的心导管检查资料包括如下：

1. 患儿对镇静药的反应
2. 所有心腔和大血管的压力和氧饱和度
3. 心内和心外分流的位置和大小 ($\dot{Q}p/\dot{Q}s$)
4. 肺血管阻力和体循环阻力
5. 心腔大小和功能
6. 瓣膜解剖和功能
7. 与之前手术有关的体循环或肺循环动脉畸变状况
8. 冠状动脉解剖
9. 既往分流的解剖、位置和功能
10. 可能影响计划好的血管通路或手术方式的获得性或先天性解剖变异

仔细复习心导管资料和了解其对手术和麻醉方案的潜在影响是必不可少的。不是所有医疗问题都能在术前得以评估和纠正，手术医师、心内科医师和麻醉医师必须讨论潜在的管理问题和是否需要在到达手术室前进一步评估或干预。麻醉医师与心内科医师间的充分交流与合作将优化患者的治疗和围术期临床管理。通常，这些医疗机构会有定期安排的心脏内科和心脏外科联合会议讨论候选的手术患者，期间会显示和讨论所有基本信息。这种会议提供了了解建议手术的特殊患者的宝贵机会和增强关于先天性心脏病当前概念和治疗的多学科交流的继续教育论坛，包括内科和手术治疗。

术前用药

参见第 93 章。

术中管理

手术室准备

手术室必须提前、细致地准备（参见第 92 章）。麻醉机必须能提供空气、氧气、二氧化碳、一氧化氮和氧化亚氮，以便帮助稳定肺循环和体循环血流。静脉内输液管道应排除气泡以防异常的空气栓塞。标记备用的复苏药物应包括琥珀酰胆碱、葡萄糖酸钙或氯化钙、碳酸氢钠、阿托品、去氧肾上腺素、利多卡因和肾上腺素。高风险患者应提前配制和备用正性肌力药物，通常为多巴胺，但如果提示强烈需求也应准备好其他药物。对所有小儿患者而言，必须备用某些麻醉药物（如依托咪酯、丙泊酚、氯胺酮）。在小儿心脏麻醉中，许多患者储备功能有限，作为对其潜在心脏病变的适应性反应释放的内源性儿茶酚胺水平增高。因此，复苏药物应在麻醉诱导前备妥并即刻可用。

对先天性心脏手术而言，快速改变体温的降温和复温设备是不可或缺的。深低温体外循环期间，患者被降至 18℃。应配备能快速调节体温的装置。冷热水垫体表降温和高效的手术室和环境温度控制系统对这类患者的术中管理很重要（参见第 54 章）。

生理学监测

应根据患儿的状况和计划手术的大小采用特定的监测。框 94-2 列表显示了围术期常用的监测技术。麻醉诱导前连接无创监测设备。对于哭闹的小儿患者，麻醉医师可选择在麻醉诱导后即刻使用监测设备。标准监测包括心电图、脉搏氧饱和度、呼气末二氧化碳监测、心前区听诊和对应尺寸的血压袖带（振荡法或多普勒听诊法）。其他监测设备包括留置动脉导管、温度探头和食管听诊器。通常当手术干预需体外循环或可能导致肾缺血或当麻醉管理包含与尿潴留有关的区域技术时应置入导尿管。某些中心心血管大手术时常规监测中心静脉压。另外，作者所在医院通常采用直

框 94-2 器官系统的监测

心肺系统
食管听诊
心电图
　标准 7 导联，ST 段 T 波分析，食管心电图导联
脉搏氧饱和度
自动振荡血压
呼气末二氧化碳监测
呼吸机参数
留置动脉导管
中心静脉导管
肺动脉导管
经胸测压导管
　左心房或右心房，肺动脉
多普勒彩色血流成像超声心动图
　心外膜或经食管
中枢神经系统
外周神经刺激器
脑电图分析
特殊监测
　脑血流量：氙清除法
　脑代谢率：近红外光谱法，氧耗测定法
　经颅多普勒成像
　颈静脉球氧饱和度
温度
鼻咽部、直肠、食管、鼓膜
肾功能
导尿管

接放置经胸动脉管道以获取相关信息以便脱离体外循环和术后监测。此时，体外循环前经皮中心静脉导管提供的信息或通道的好处应与其施加的风险相权衡。

只有经留置的动脉内导管才可能持续监测动脉压。在幼童中桡动脉置管首选 22G 或 24G 导管，年龄较大的儿童和青少年可用 20G 导管。细致的观察、触摸和测定四肢无创血压有助于确保先前或当前计划手术过程（例如先前桡动脉切开、主动脉缩窄的锁骨下动脉补片或 Blalock-Taussig 分流）不影响动脉压监测的选择部位。其他可选置管部位包括尺动脉、股动脉、腋动脉和脐动脉（新生儿）。胫后动脉或足背动脉置管通常难以满足复杂手术操作。周围动脉置管，主要指下肢远端，体外循环后作用有限，当远端肢体温度低下时，不能反映中央动脉压力[52]。

由于心肌和脑保护主要由低温维持，准确和持续监测体温极其关键。监测直肠和鼻咽温度是由于其分别反映了核心温度和脑部温度。监测食管温度较好地反映了心脏和胸腔温度。虽然鼓膜探头能有效反映脑部温度，但可能导致鼓膜破裂。

脉搏氧饱和度和二氧化碳监测提供了关于通气和氧合程度的实时反馈信息，可用于外科分流和肺动脉

束带前后指导通气和调节血流动力学，优化 $\dot{Q}p/\dot{Q}s$ 比值。深低温停循环患者的周围血管收缩使数字化氧饱和度探头变得不可靠。在新生儿中，推荐使用舌部传感器提供中心测量的氧饱和度，其温度相关性变异较小[53]。

经胸（位于右心房、左心房、肺动脉）或经静脉肺动脉导管的使用取决于患儿病程、生理状况和手术干预的个体化基础。例如，三尖瓣闭锁或单心室行 Fontan 手术的患儿，位于 Fontan 路径和肺静脉心房中的导管特别有用。Fontan 手术后，在无心室搏动腔优势的情况下维持肺血流，前负荷、肺血管阻力和肺静脉压轻微变化将影响肺血流并因而影响全身心排血量。从体循环静脉压和左心房压获得的数据有助于明确血管内容量（中心静脉压）、肺血管阻力（中心静脉压 - 左心房压梯度）或心室顺应性（左心房压）的相对重要性，每一指标需不同的治疗方法。

作为一般原则，体重大于 7kg 的患儿可经颈内静脉路径置入经静脉的肺动脉导管。5.0Fr 导管用于体重 7～25kg 的患儿，7.0Fr 导管用于体重大于 25kg 的患儿，对于体重低于 7kg 的幼儿，可经股静脉置入肺动脉导管。有时后一技术需要透视辅助。在大多数情况下，术中经胸监测通道和超声多普勒成像的应用减少了对经静脉肺动脉导管的需求。

特殊监测

术中超声心动图 在小儿心血管手术期间，可用于监测患者的新技术中最有应用前景的是超声多普勒成像技术（参见第 46 章）。已有数项报道描述了先天性心脏手术期间术中超声多普勒成像的应用[54-56]。二维超声心动图结合脉冲波多普勒超声和彩色血流图，能为大多数手术患者提供详细的形态学和生理学信息。在手术室中使用超声多普勒可在体外循环前获得解剖和生理数据，因而完善了手术方案。转流前超声多普勒检查可精确指导麻醉和手术管理[9, 54]。由于麻醉患者不受心外膜和经食管超声心动图检查的限制，因此经常有新的发现并相应地改变了管理方案（图94-4）。

体外循环后的超声多普勒检查能通过测定室壁运动和收缩期心脏增厚，即刻评估手术修复效果和心脏功能[9, 54]。该技术能在体外循环后显示残余结构缺损，在同样的手术情况下能即刻得到修复，避免了需再次手术的显著残余结构缺损离开手术室（图94-5）。通过检测室壁运动或收缩期心脏厚度变化明确体外循环后患者有无新出现的右心室和左心室收缩异常，多普勒超声为即刻药物干预提供了指导。重要的是，超声

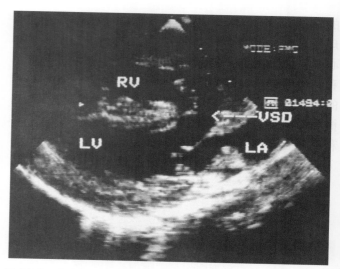

图94-4 术中体外循环前心外膜术中超声心动图长轴切面。图中指示了嵌入室间隔的三尖瓣乳头肌。基于此图，手术医师判断患儿有可能需修复室间隔缺损，而术前认为患儿仅能行姑息性手术。LA，左心房，LV，左心室，RV，右心室（参见第46章）

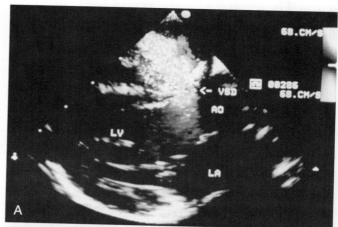

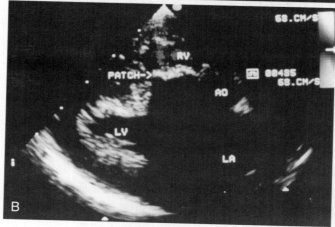

图94-5 A. 伴多普勒血流图的超声心动图长轴切面显示初次修复术后因补片裂开导致残余室间隔缺损（VSD）。流经室间隔缺损的湍流表现为马赛克样白色斑点（箭头）。这一发现需重建体外循环并再次修复。B. 再次修复后的长轴多普勒血流图显示再次修复后室间隔缺损的补片闭合（箭头）。提示马赛克样白色斑点消失，无湍流。AO，主动脉，LA，左心房，LV，左心室，RV，右心室

多普勒成像证实的体外循环后心室功能不全和残余结构缺损与再次手术率增高和并发症与死亡率增加有关[57]。因此，这一监测工具有助于评价手术效果和判断手术风险，有望改善手术效果。

术中超声多普勒成像技术主要有两种：心外膜和经食管超声心动图。使用经食管超声心动图在麻醉诱导和气管插管后置入探头可监测患者（参见第 46 章）。这一技术的优点为在不干扰手术的情况下可持续监测心脏结构和功能[9, 58]。由于其理想的成像位置，经食管超声心动图特别有助于评价肺静脉回流和二尖瓣成形术、完全房室瓣修补术和复杂先天性心脏病纠治术后左侧房室瓣的完整性。由于临床经验和双平面成像技术的改善，早期图像的局限性已从本质上消除。目前小儿双平面经食管超声心动图探头对体重的限制扩展至 2.5 ~ 3kg 的新生儿[59]。特别值得警惕的经食管超声心动图的潜在风险包括因探头大小或探头弯曲时降主动脉和气道受压。如果经食管超声心动图仅用于修复前，由于考虑低温和低 / 无血流状态期间食管受损，可在手术期间取出探头。

小儿术中超声心动图检查的第二项技术是心外膜路径[54, 59]。这一路径需将清洁的短焦 5.0MHz 或 7.0MHz 传感器跨越麻醉头架置入无菌护套中，然后再置于心脏的心外膜表面。这一技术最利于探头操作，可全面了解心脏的主要结构和动力功能。这一路径的优点在于可在任何大小患者中获得所有切面。其缺点是需要操作者有足够的技能与经验，调整探头时需中断手术，对心肌的直接机械操作可能造成有害影响[57]。鉴于目前经食管超声心动图的性能，心外膜成像已极少使用。

中枢神经系统的特殊监测　脑监测的主要目的在于心脏手术期间提高对脑功能和功能不全的认识，以便采取有效的脑保护策略。由于体外循环期间许多正常脑灌注的决定因素受心脏团队外部的控制，如血流量（心排血量）、灌注压、温度、血细胞比容和动脉血氧分压（PaO_2），因此，了解这些因素对新生儿、婴儿和幼儿脑的影响十分必要。此外，非生理状态下的脑功能监测，如深低温停循环后或深低温（18℃）持续流量体外循环期间，提供了能描绘脑血管生理和病理的独特机会。众多术中技术已被用于脑监测以预防缺氧、缺血、栓塞和电生理紊乱引起的继发性脑损伤（参见第 49 章）。这些技术主要包括以下三种模式的独立运用或组合：①近红外光谱法提供静脉为主的组织氧合血红蛋白饱和度的测量方法；②经颅多普勒成像测量动脉血流和阻力；③脑电图评估与灌注相关的

皮质活动变化[60]。另外，术中和术后使用专门临床研究工具测量脑流量和代谢对进一步了解脑功能极其重要。在新生儿主动脉弓重建术中，多模式神经功能监测也用于指导体外循环、深低温停循环和局部低流量脑灌注技术的实施[61-63]。

监测可用于深低温停循环之前降温期间的缺血检测或识别脑代谢活动显著下降。深低温转流和停循环期间，脑电图有助于监测中枢神经系统功能。例如，完全停循环之前的深低温期间，动态脑电图可识别残留脑电活动。然后进一步降温诱发等电位静默，脑电图可检测任何后续的脑电活动。由于停循环期间的残留脑电活动与持续脑代谢有关，因此等电位状态可预防停循环期间的缺血性脑损伤。脑电图也可用于监测麻醉深度。术后脑电图分析表明许多高危患者存在亚临床癫痫发作，这些异常可能与较差的神经心理学预后关联。体外循环后的术中脑电图监测和其变化的意义尚待明确。

经颅多普勒成像出于研究目的已用于婴幼儿，可探测动静脉血流异常和检测微栓[64]。该技术采用多普勒原理通过探测来自大脑中动脉血流反射信号的频移来计算流量[65]。由于此动脉直径相对恒定，血流速度与脑血流速度近似。经颅多普勒成像具有几个优点：①无创；②无需暴露于射线；③可持续监测。该技术的另一优点是能评估温度或灌注变化引起的流量的快速变化，这在心脏手术期间很常见。经颅多普勒成像的局限性包括：①可重复性差，尤其在低流量时，当轻微移动患者头部可大幅改变信号强度和基线测定；②缺乏低温体外循环期间的验证性研究，温度、流量降低和非搏动性灌注的层流特性可能限制了脑血流速度测定的精确度。常温期间经颅多普勒成像的脑血流量测定与更多脑血流标准测定法相关性良好，某些研究已验证了其在低温体外循环期间的有效性[66]。

经颅多普勒成像已用于研究体外循环和深低温停循环对小儿脑血流动力学的影响，也用于评估脑栓塞发生率。最近采用经颅多普勒成像监测脑部的研究启用了数个研究组，提供了关于小儿患者心脏手术期间正常和异常脑灌注问题的重要信息。关于脑灌注压、自主调节、动脉氧分压效应和温度等问题，已在小儿患者中采用经颅多普勒成像得以解决并在随后作了讨论[66-68]。该技术还提供了关于心脏手术期间大脑中动脉是否存在气栓的定性信息[69]。心脏手术期间这一脑损伤重要机制的量化将大有益处。今后采用经颅多普勒成像的研究还应解决这一损伤机制问题。

预后极佳的医疗中心可能报道在新生儿先天性心脏病围术期监护期间"从不"或"总是"使用脑氧饱

和度监测。证据显示所提供的脑氧饱和度值与颈静脉球饱和度相关，作为一种评估脑部氧供的无创性方法，使用脑氧饱和度的好处是合理的[70]。Austin 及其合作者报道了术中监测的脑血氧饱和度数值，他们指出在采用脑氧饱和度、经颅多普勒成像和脑电图的多模式神经功能监测期间，脑氧合血红蛋白去饱和解释了大多数神经生理功能异常[71]。在他们的研究中有超过2/3 的患者存在可检测的神经监测不良事件，这些不良事件中有相似比例的患者需灌注师、手术医师或麻醉医师干预。手术干预，如重新定位插管占不良事件的 1/4，一半以上需灌注师处理。那些出现不良事件而未处理的患者术后神经系统后遗症的发生率较高。在实施某些特定的手术技术期间，如局部脑灌注，脑氧饱和度监测可能有利于指导术中处理[72-73]，但尚未证实能改善术后神经系统发育。

采用氙清除技术对脑血流的研究提高了对幼童体外循环期间，尤其是深低温期间和停循环期之后脑血管动力学的认识[74-77]。该研究手段已描述了体外循环、温度和各种灌注技术对脑血流的影响，并间接反映了对脑代谢的影响（图 94-6）。采用该技术的研究表明，脑血流自主调节的某些机制，如压力 - 流量调节在深低温时消失，并在完全停循环期之后发生再灌注损伤。

麻醉诱导和维持

心胸手术术中管理的原则是基于对每种疾病过程

病理生理的理解和各种麻醉药和其他药物对特定的患者状况影响的实践知识（参见第 92 章）。麻醉诱导技术的选择取决于心功能不全的程度、心脏病变、术前用药提供的镇静深度和是否留置了动脉导管。在心脏储备功能良好的患儿中，通过密切监测，诱导技术相当多。对仅具备一定心脏储备功能的患者而言，麻醉诱导时滴定给药比特殊的麻醉技术更重要。许多麻醉诱导技术已得到安全有效的应用，如七氟烷、异氟烷和氧化亚氮，静脉或肌内注射氯胺酮，静脉注射丙泊酚、芬太尼、咪达唑仑[78]。对行心内直视手术的新生儿而言，最普遍的方法是阿片类药物和肌松药联合诱导，而心脏储备功能充足的年龄较大的患儿通常采用七氟烷或氟烷吸入麻醉诱导。由于氯胺酮增加体循环阻力和心排血量，并因而减少右向左分流，常用于发绀状态患儿的麻醉诱导。可静脉或肌内注射，但肌内注射可能导致疼痛、躁动和随后的动脉血氧饱和度下降。

通常大多数患儿能接受和耐受吸入麻醉诱导。七氟烷吸入麻醉诱导实施方便、安全，甚至可用于发绀患者，如法洛四联症患者（彩图 94-7）。在这些伴有右向左分流和体循环氧饱和度降低风险的患儿中，尽管氟烷诱导可导致体循环动脉压下降，但良好的气道和通气仍可维持良好的氧合[79]。熟练的气道管理和有效的通气同样是麻醉诱导的重要组成部分。分流的复

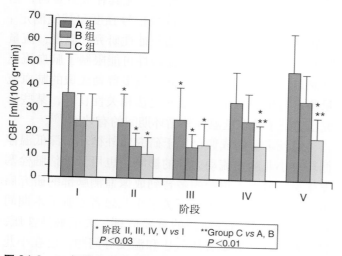

图 94-6　67 例婴幼儿体外循环前、中、后的脑血流变化直方图（x̄±s）。A 组经历 28～32℃的中低温体外循环（MOCPB）；B 组为 18～22℃的深低温体外循环（DHCPB）；C 组在 18℃完全停循环（TCA）。图中指出了完全停循环后的脑再灌注损伤（C 组）。第 I 阶段，体外循环前；第 II、第 III 阶段，低温体外循环；第 IV 阶段，体外循环复温期；第 V 阶段，体外循环后（From Greeley WJ, Brusino FG, Ungerleider RM, et al: The effects of cardiopulmonary bypass on cerebral blood flow in neonates, infants, and children, Circulation 80:1209, 1989.）

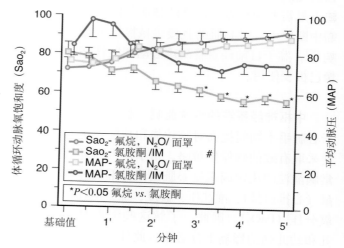

彩图 94-7　存在右向左分流风险的法洛四联症患儿，面罩吸入氟烷 / 氧化亚氮（n=7）和肌内注射氯胺酮（n=7）诱导时脉血氧饱和度和平均动脉压变化的比较。图中显示尽管平均动脉压显著下降，但氟烷吸入组的动脉血氧饱和度能得以维持。（# 译者注，原图图例标识有误。经查证原始引用文献，第 2、第 3 图例的标记文字应互换，即绿色框点为 MAP- 氟烷，N₂O/ 面罩；淡黄色框点为 SaO₂- 氯胺酮 /IM）（From Greeley WJ, Bushman GA, Davis DP, et al: Comparative effects of halothane and ketamine on systemic arterial oxygen saturation in children with cyanotic heart disease, Anesthesiology 65:666, 1986.）

杂性、血管阻力的变化以及气道和通气对心血管系统的影响仍是麻醉诱导期间最重要的。

麻醉诱导后建立或增加静脉通路。通常给予非去极化肌松药，静脉内阿片类药物或吸入麻醉药或两者共同用于维持麻醉。患儿吸入100%氧进行预氧合，随后小心置入润滑过的经鼻气管内导管。通常选择经鼻导管是由于多数患者需术中经食管超声心动图、术后机械通气，或两者都需要，经鼻比经口气管导管提供了更大的稳定性和患者舒适度。建议实施一定程度的肺泡预氧合，甚至在体循环灌注可能因肺血管阻力降低致肺血流增加而受损的患儿中。这一操作可延缓插管期间的氧饱和度降低。如果患儿到达手术室时带有气管内导管，我们有责任予以更换，因为小内径导管内的干结分泌物可显著阻塞气流。体外循环期间当停止湿化通气时，可能发生明显的气管内导管阻塞。在手术开始时更换新的气管内导管可最大程度减轻这一影响。

由于先天性心脏病和手术方式的多样化，因此个体化的麻醉管理方案必不可少。这些患者的麻醉维持取决于年龄、患者的状况、手术特点、体外循环持续时间和术后是否需机械通气。应为每位患者设计血流动力学目标评估，以减轻病理生理负荷，充分利用特定麻醉药和通气策略已知的特性。这些个体化方案必须与整体围术期目标相整合，构成最佳麻醉方案。术前需正性肌力药和机械通气支持的复杂病变患者，通常选择能精细控制血流动力学的强效阿片类药物诱导和维持麻醉。单纯房间隔缺损或室间隔缺损患者，首选强效吸入麻醉药，以便术后尽早拔管和缩短重症监护时间。比特定麻醉技术和药物更重要的是熟练执行麻醉计划、关注患者对药物的反应、手术操作的相关变化和尽早发现术中并发症。

在小儿心脏手术患者中观察了文献报道的正常小儿吸入麻醉时动脉压和心率变化（参见第92章）。尽管氟烷和异氟烷降低新生儿和婴幼儿血压，但与氟烷的作用相比，异氟烷的扩血管作用可改善整体心肌收缩力[80]。虽然异氟烷能改善心脏储备，但麻醉诱导期间喉痉挛、呛咳和氧饱和度下降的发生限制了其作为诱导药物用于先天性心脏病患儿[81]。强效吸入麻醉药作为主要麻醉药应用于心血管储备功能良好并准备早期术后拔管的患者。这些患者能很好地耐受与使用吸入麻醉药有关的心肌抑制和低血压，具体包括房间隔缺损或室间隔缺损闭合术、主动脉瓣下隔膜切开术、肺动脉瓣或主动脉瓣狭窄、法洛四联症、分流、动脉导管结扎和主动脉缩窄修补术。

地氟烷的心肺特性与异氟烷相似（参见第47章和第28章）[82]。其主要优点是较低的血气和组织溶解度，这使得吸入气和肺泡浓度之间快速平衡和清除期间肺泡浓度快速下降[83]。这一特性在手术期间提供了更精确的药物剂量并使地氟烷成为小儿心脏麻醉更可控的辅助用药。地氟烷的三个主要缺点是效能、刺激性和负性肌力作用[84-85]。正常婴幼儿中的研究提示1MAC地氟烷所需浓度为8%～10%[86-87]。地氟烷的刺激性很强，尽管摄取迅速，但既往使用此药用于吸入诱导的经验表明气道反应性和喉痉挛发生率相当高[87-89]。尽管地氟烷的负性肌力作用显著弱于氟烷，但不能作为单一麻醉药用于有显著心力衰竭的患者[89]。

七氟烷具有可耐受的芳香气味，心肌抑制作用低于氟烷[90]。另外，其血气溶解度与地氟烷一样低。在血流动力学方面，七氟烷往往导致某种心动过速，尤其在年龄较大的患儿，可维持体循环动脉压稳定[91]。与氟烷麻醉患者相比，七氟烷麻醉患儿心率和体循环动脉压下降幅度较小，且超声心动图证实心脏收缩力和心指数均正常。这一效应尤其见于21三体综合征患儿[92-93]。围绕七氟烷麻醉潜在毒性副产品的争议持续存在，主要与患者的代谢和麻醉呼吸回路中复合物A的生成有关。尽管仍不清楚复合物A在成人麻醉中的重要性，但证据显示这种毒性产物的生成在小儿中显著降低[94]。

复杂先天性心脏病和心脏储备有限的患儿需能提供血流动力学稳定的麻醉技术。心脏储备有限的患者，对吸入为主的麻醉方法耐受性差，尤其是体外循环术后。芬太尼是此类患者最佳的麻醉诱导和维持药物。小到中剂量芬太尼可作为吸入麻醉药的辅助。低浓度吸入麻醉药与小剂量阿片类药物合用可缩短或省去术后机械通气，而同时保持术中血流动力学稳定的优势。当采用大剂量阿片类药物时，术后需机械通气。先天性心脏病手术修复后术后阶段给予婴幼儿芬太尼25μg/kg和泮库溴铵的血流动力学效应包括左心房压、肺动脉压、肺血管阻力和心指数不变，体循环阻力和平均动脉压轻度下降[95]。由于泮库溴铵的心血管作用，它是一个小儿心脏手术的较理想肌松药。遗憾的是该药已不再提供临床应用，因此必须使用维库溴铵或罗库溴铵（参见第34章）。与芬太尼50～75μg/kg联合泮库溴铵相比，大剂量芬太尼50～75μg/kg联合罗库溴铵或维库溴铵导致行复杂先天性心脏病修复术患儿动脉压和心率下降程度轻微增加[96]。尽管芬太尼的安全剂量范围较大，但对于通过内源性儿茶酚胺维持处于代偿边缘的血流动力学功能的特定婴幼儿群，这些剂量可能表现出剧烈的心血管变化。也有研究表

表94-7 小儿心血管患者舒芬太尼药代动力学*

年龄组	$t_{1/2}\alpha(min)$	$t_{1/2}\beta(min)$	清除率 ml/(kg·min)	Vd_{ss} (L/kg)
1~30 天	23±17	737±346	6.7±6.1	4.2±1.0
1~24 个月	16±5	214±41	18.1±2.7	3.1±1.0
2~12 岁	20±6	140±30	16.9±2.2	2.7±0.5
12~18 岁	20±6	209±23	13.1±0.4	2.7±0.5

*$t_{1/2}\alpha$，慢分布半衰期；$t_{1/2}\beta$，清除半衰期；Vd_{ss}，稳态分布容积。
所有数值以均数 ± 标准差表示（参见参考文献 38）

明，在先天性膈疝修补术后的新生儿中，芬太尼能阻断刺激诱发的肺血管收缩和维持肺循环稳定[97]。因此，芬太尼被推广用于手术室，在此稳定伴反应性肺血管床的新生儿和幼童的肺血管反应对脱落体外循环和稳定分流量非常关键。虽然芬太尼5~10μg/kg 应能提供某种程度的镇痛效果，但在术中稳定的血流动力学情况下仍能保持足够的通气以便术后拔管。

从历史上看，同芬太尼和泮库溴铵一样，舒芬太尼和泮库溴铵为小儿心血管病患者提供了同样的心血管稳定性。正如前面所指出的，缺乏泮库溴铵的状况已被维库溴铵或罗库溴铵所取代。单次接受舒芬太尼5~20μg/kg 用于麻醉诱导可的患儿拥有稳定的气管插管前阶段[98-99]。气管插管和其他刺激如胸骨切开不会引起临床显著的血流动力学变化，尽管这些变化大于等效剂量芬太尼。输注芬太尼 [0.1μg/(kg·min)] 产生的心率和血压变化较小，这对血流动力学剧烈波动耐受较差的患儿尤为重要。对患有重度先天性心脏病的新生儿而言，与氟烷麻醉和术后常规使用吗啡相比，舒芬太尼麻醉和术后输注可减少心脏手术后的并发症。[100] 该研究中观察到的应激反应抑制可能说明了发病率的差异，代表更典型苯哌啶类阿片药物剂量（如芬太尼0~75μg/kg）的对照组没有得出如此大剂量的阿片类药物是否为最佳选择的结论。

与其他阿片类药物相比（参见第31章），超短效阿片类药物瑞芬太尼，提供了由非特异性组织酯酶代谢的独特优势，因而限制了与长时间消除有关的药物蓄积的潜在风险[101]。在选定的患者中瑞芬太尼可在术中发挥抑制内源性反应的优势，但在手术结束时可能存在危害。一项在小儿门诊手术中比较等效剂量阿芬太尼和瑞芬太尼的随机对照试验显示，仅阿芬太尼组出现苏醒延迟需纳洛酮拮抗[103]。在成人和小儿中，瑞芬太尼引起的血流动力学变化与其他阿片类药物相似，表现为不同程度的心动过缓、动脉血压轻度下降[102-105]。

由于阿片类药物广泛用于小儿心脏手术和有创监测的使用，因此这些药物的药代动力学和药效学已有深入研究[98, 104]。芬太尼与舒芬太尼的临床药理学大体表现为相同的年龄相关的药代动力学和药效学。例如，与青少年（12~16 岁）的成人清除率相比，1 个月至12 岁患者的舒芬太尼清除率增高，新生儿期（出生至1 个月）的清除率降低（表94-7）[88, 92]。此外，研究显示连续使用舒芬太尼类麻醉药的先天性心脏病新生儿，出生后第 1 周至第 3 或 4 周期间的清除率和消除速度显著增快（图94-8）[94]。后一观察极可能与肝微粒体酶活性的成熟变化和静脉导管闭合致肝血流增加有关。新生儿出生后第一个月，清除率和消除速度的差异加上心血管储备能力有限，难以确定该年龄段阿片类药物剂量。小心滴定芬太尼5~10μg/kg 或舒芬太尼1~2μg/kg 或持续输注技术是达到血流动力学稳定和准确剂量反应的最可靠方法。体外循环、不同机构的麻醉方法和患者个体差异会以不可预知的方式影响阿片类药物的药代动力学和药效学进程。甚至在某些疾病状态如法洛四联症或病理生理条件如腹内压增高情况下改变药代动力学过程[95-96]。

右美托咪定为 α_2 受体激动剂，美国食品药品管理局批准其用于成年患者镇静。现已作为平衡技术的一

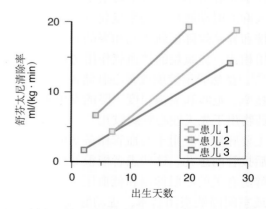

图94-8 3 例先天性心脏病新生儿出生后第 1 个月的舒芬太尼清除率，新生儿期舒芬太尼清除率高于成人 *(Data from Greeley WJ, de Bruijn NP: Changes in sufentanil pharmacokinetics within the neonatal period, Anesth Analg 67:86, 1988.)*

表 94-8　成人与小儿体外循环间的区别

参数	成人	小儿
低体温	极少低于 25～30℃	一般 15～20℃
完全停循环的应用	极少	经常
泵预充		
血容量稀释效果	25%～33%	150%～300%
小儿预充液中的其他添加成分		血，白蛋白
灌注压	50～80mmHg	20～50mmHg
α 稳态对比 pH 稳态管理策略的影响	中低温时最小	深低温时最显著
所测动脉血二氧化碳分压（$PaCO_2$）的差别	30～45mmHg	20～80mmHg
葡萄糖调节		
低血糖	极少—严重肝损伤时才出现	常见—肝糖原储备下降
高血糖	经常—使用胰岛素易于控制	不常见—可发生反跳性低血糖

框 94-3　中枢神经系统损伤和潜在可调控的术中因素

空气或微粒栓子
中心降温的速度和深度（如果应用）
深低温停循环（如果应用）
再灌注损伤和炎性反应
中心复温速度／温度过高
高血糖
高氧血症
体外循环期间 pH 管理
体外循环期间血细胞比容管理

部分用于儿科麻醉，术前和术中发挥镇静和抗焦虑作用，术后用于防止出现谵妄和镇静[106]。Potts 及其同事[107] 总结了小儿右美托咪定药代动力学资料后发现，与成人相比，其拥有大分布容积、消除延迟、清除率降低且小儿患者间的差异显著。右美托咪定药效显著，当用于小儿患者时麻醉医师应牢记这点。尽管高血压可能也很常见，但低血压和心动过缓是小儿使用右美托咪定时最常报道的效应[108]。已知右美托咪定显著影响心脏传导作用，主要通过窦房结和房室结的抑制导致心动过缓[109]。建议有心动过缓或窦房结或房室结功能不全风险的患儿应慎用右美托咪定。右美托咪定也常用于成人辅助镇痛，但缺乏支持其在小儿中使用的资料[110]。作者所在机构右美托咪定主要用于术后镇静。右美托咪定 0.5～1μg/kg 作为负荷量为缓慢给予超过 10min。如果需要术后长期镇静，通常从 0.3～1μg/(kg·h) 开始。

体外循环

成人与小儿体外循环的区别

体外循环对新生儿、婴儿和幼儿的生理影响与成人差别很大（表 94-8）（参见第 66 章）。体外循环期间，小儿患者所暴露于成人中未见的生物极端状态包括深低温（18℃）、血液稀释（循环血容量稀释超过 3～5 倍）、低灌注压（20～30mmHg）和泵流量大范围变化 [从 200ml/(kg·min) 到完全停循环] 以及不同的血液 pH 管理技术（α 稳态、pH 稳态或两者交替）。这些参数显著不同于正常生理值，并在体外循环期间和之后影响正常脏器功能的保护。除了这些显著变化，葡萄糖供应的细微变化、插管位置、主 - 肺动脉侧支循环的存在和患者年龄可能是影响体外循环期间器官功能的重要因素。

成人患者不常暴露于这些生物极端状况。在成人心脏病患者中，体温很少降至 25℃ 以下，血液稀释多为中度，灌注压通常维持在 50～80mmHg，流量维持在 50～65ml/(kg·min)，中低温时 pH 管理策略影响很小，很少使用停循环。由于成人患者中大量肝糖原储备，很少因葡萄糖供应的变化出现问题。动静脉插管较粗，较少引起心房和主动脉变形，其位置较易判断。尽管表面上相似，但小儿体外循环的实施与成人有相当大的区别。小儿对体外循环的反应可发生显著的生理差异。此外，几项可调控的术中因素可影响神经心理学方面的并发症（框 94-3）。

预充液容量

由于小儿预充液容量与血容量比例极不协调，因此需高度重视小儿体外循环所用预充液。成人预充液容量相当于患者血容量的 25%～33%，而新生儿和婴儿的预充液容量可能超过患者血容量的 200%。采用目前的低容量循环回路（例如小容量氧合器、较细的管道），预充液容量不超过幼小新生儿的一倍血容量。因此，必须注意达到生理学上平衡的预充液并尽可能限制容量。然而，大多数小儿预充液电解质、钙、葡萄糖和乳酸水平相差很大。如果预充液含大量库血，电解质、葡萄糖和乳酸水平可能相当高，或如果加入少量库血含量又相当低。一般小儿预充液钙含量很低，这可能有助于转流开始时快速减慢心率。

预充液的主要成分包括晶体液、库血（维持与体温相匹配的血细胞比容）和胶体液。加入预充液的其他成分可能有甘露醇、缓冲液（碳酸氢钠或氨丁三醇）和类固醇。许多机构在新生儿和幼童预充液中加入胶体或新鲜冰冻血浆，或使用全血预充液。实验证明，血浆蛋白浓度低下可通过增加毛细血管渗漏损害淋巴回流并影响肺功能[111]。尽管尚无研究表明预充液中加入白蛋白能改善成人体外循环期间的预后，但有研究提示维持正常胶体渗透压可改善经历体外循环患儿的生存率[112-113]。

加入新鲜冰冻血浆或全血（参见第 61 章和第 62 章）是为了恢复婴幼儿体外循环时被严重稀释的促凝血物质的水平。对新生儿和婴儿而言，预充液必须加入血液。大多数机构采用浓缩红细胞，但也有一些使用全血。单个献血者采集的全血既补充红细胞又补充了凝血因子。事实上，低容量循环回路可使灌注师和麻醉医师共用一个单位全血，因而可使整个围术期过程中的献血者局限于一人足矣。

预充液中加入任何血液制品将引起葡萄糖负荷极大增加。如果发生脑缺血，高血糖可增加神经系统损伤的风险。加入甘露醇增强了渗透性利尿和循环中氧自由基的清除。加入类固醇可稳定细胞膜，理论上可产生减少缺血期间离子转移的作用。但是，类固醇可升高葡萄糖水平，如果存在脑缺血期可能有害。类固醇仍是预充液中较具争议的添加成分之一。

温度

心脏手术期间低温体外循环用于保护脏器功能（参见第 93 章）。常用三种不同的体外循环方法：中低温（25～32℃）、深低温（18℃）和深低温停循环。转流方法的选择基于所需手术条件、患者体型、手术类型和对患者的潜在生理影响。

中低温体外循环是年龄较大儿童和青少年的主要转流方法。在这些患者中，静脉插管操作较方便，心脏较易容纳上下腔静脉插管。上下腔插管减少了右心房血液回流，提高了手术医师对心内解剖的观察。中低温也被选作要求不高的婴儿心脏手术，如房间隔缺损或不复杂的室间隔缺损。大多数手术医师愿意在新生儿和婴儿中采用上下腔静脉插管。然而，在这些患者中，该方法技术上更难，并可能导致短期的血流动力学不稳定。另外，腔静脉柔软而导管较硬，可能导致腔静脉阻塞，影响静脉引流和肠系膜和脑循环静脉压升高。

深低温体外循环一般用于需行复杂心脏手术的新生儿和婴儿。然而，某些患复杂心脏病变或严重主动脉弓病变的年龄较大患儿受益于深低温。大多数情况下，选择深低温可使手术医师在低流量体外循环或完全停循环的条件下手术。较低的泵流量 [50ml/(kg·min)] 通过提供几乎无血的术野为手术医师改善了手术条件。深低温停循环可使手术医师移除心房或主动脉插管。如果采用这一技术，手术修复可因术野无血和无插管干扰更精细。停循环即使发生在深低温情况下，也应关注深低温如何更好地保护脏器功能，此时脑处于最大的风险中。

血液稀释

体外循环期间已采用血液稀释减少了同种异体血用量，并通过降低血液黏滞度改善了微循环。虽然浓缩的血液具有较好的携氧能力，但其黏滞度减少了流经微循环的有效血流。低温状态下，血液黏滞度显著增高，流速减慢。低温加上体外循环的非搏动血流损害了流经微循环的血流，可导致血液淤滞、小血管阻塞和组织大范围的灌注不足。因此，血液稀释是低温体外循环期间的重要设置。然而，在设定低温下血液稀释的适当水平还没有明确定义。而且，血液稀释也降低灌注压、增加脑血流，因而潜在增加了微栓入脑的风险，并降低血液的携氧能力[114]。采用动物模型，研究者发现极度血液稀释至血细胞比容低于 10% 导致供氧不足，但 30% 的较高血细胞比容水平，可改善深低温停循环后的脑功能恢复[115]。在年龄不足 9 个月的婴儿中，Jonas 和同事们[116] 在一项采用两种血液稀释方案（20% 对比 30% 血细胞比容）的随机试验中证实了这些发现。随后在 1 岁时用 Bayley 婴儿发育量表评估患儿发育情况。在短期内，低血细胞比容值组体外循环后 1h 心指数较低、血清乳酸水平较高、术后第 1 天全身总水含量有较大增加。1 岁时，智力发育指数评分相似，但较低血细胞比容值组的精神运动发育指数评分显著较低。而且这组患儿的精神运动发育指数评分低于均值 2 个标准差。由于停循环期间红细胞是氧储存的主要部位，尤其在复温阶段，因此当这种技术如设想的那样有用时，血细胞比容值接近 30% 一般优先选择深低温。目前，大部分中心体外循环期间维持血细胞比容在 25%～30% 之间，以增加重要器官如脑的氧供。由于深低温和深低温停循环后脑的自主调节功能受损，因此脑组织氧供是特别重要的关注因素。

为了在新生儿和婴儿中达到血细胞比容 25%～30% 的水平，预充液必须加入库血。体外循环中的混合血细胞比容（全部预充液容量加上患者血容量的血细胞比容水平）可用以下公式计算：

$$HCT_{CPB}=BV_{pt}\times HCT_{pt}/BV_{pt}+TPV$$

其中 HCT_{CPB} 是混合血细胞比容（$TPV+BV_{pt}$），BV_{pt} 是患者的血容量 [体重 (kg)× 血容量估算值 (ml/kg)]，TPV 是总预充容量，HCT_{pt} 是患者的初始血细胞比容。该计算式可用于估算无血预充液患者的血细胞比容，因而适用于较大年龄的儿童和青少年。在新生儿和婴儿中，灌注师必须在预充液中加入全血，以在低温体外循环期间达到所需的血细胞比容。以下公式用于估算预充液达到这一血细胞比容水平时必须加入的红细胞毫升数：

$$加入 RBCs(ml)=(BV_{pt}+TPV)(HCT_{所需})-(BV_{pt})(HCT_{pt})$$

其中，BV_{pt} 是患者血容量，TPV 是总预充容量，$HCT_{所需}$ 是体外循环所需的血细胞比容水平，HCT_{pt} 是患者的初始血细胞比容。

脱离体外循环后的最佳血细胞比容水平尚不清楚，同样，成人何时开始输血也不明确（参见第 61 章）。体外循环后血细胞比容水平应依据患者修复后的功能和解剖来确定。伴有残留低氧血症或有中到重度心功能不全的患者，血细胞比容水平 40% 或更高有利于改善携氧能力。生理性纠正和心功能良好的患者可耐受 25%～30% 的血细胞比容水平[117]。在轻至中度心功能不全患儿中，接受的血细胞比值容处于这些水平之间似乎较为谨慎。因此，在生理性纠正、心室功能较好和血流动力学稳定的患者中，在体外循环后即刻就应重点考虑与血液和血液制品输注有关的风险。

血气管理

低温体外循环期间 α 稳态与 pH 稳态血气管理理论上的优势是一个有极大争议的话题（参见第 60 章和第 93 章）。尽管 pH 稳态策略可能对脑损伤主要风险为微血栓的成人而言不是最佳的，但由于婴儿没有动脉粥样硬化病变，因此认为这种风险较低。采用 pH 稳态管理，体外循环降温期间在吸入的混合气体中加入二氧化碳增加了脑血流，可改善脑组织氧合和预后。

来自波士顿儿童医院的大型研究已解决了体外循环期间关于 pH 管理有争议的问题。在这项研究中，深低温体外循环期间年龄不足 9 个月的婴儿随机采用 α 稳态和 pH 稳态，并长期密切随访[118-119]。研究者评估了在年龄不足 9 个月因各种心脏病变行双心室修复术患儿的神经发育状况，结果表明采用 pH 稳态策略的短期优点包括术后发病趋势较少和首次脑电活动恢复时间较短，在大动脉转位患者中，气管插管和 ICU 滞留持续时间短较短[118]。然而，在 2 岁和 4 岁的随访中，采用 α 稳态或 pH 稳态策略，并不与神经发育状况的改善或受损相关联[119]。

体外循环的启动

体外循环开始前，心脏上的动静脉插管可能导致转流期间发生明显问题。静脉插管位置异常可能阻塞腔静脉。由于新生儿动脉压通常较低（20～40mmHg），粗且相对较硬的插管容易使这些易折的静脉血管发生扭曲，因此体外循环期间的静脉阻塞问题尤为突出[111, 113]。下腔静脉插管可能阻碍内脏血管床的回流，导致因静水压升高或直接降低跨肠系膜、肾和肝血管床的灌注压而出现腹水。肾、肝和胃肠功能不全可随之出现，对伴有无法解释的腹水的小婴儿应引起重视。同样的插管问题也会阻塞上腔静脉，转流期间出现这种状况可能更糟。在这些情况下，可能带来三个问题：①脑水肿；②局部或全脑血流量降低；③到达脑循环的泵流量比例降低，导致脑部降温不充分。

在手术室中，转流开始后应经颈内静脉导管监测上腔静脉压力，同时检查患者头部有无肿胀的体征。与灌注师讨论静脉回流是否充分，上身与下身存在大的温差应提醒麻醉医师和手术医师可能静脉插管存在问题。伴有大的体循环静脉异常（永存左上腔或下腔静脉中断奇静脉连接）的患者存在静脉插管和引流问题时风险特别大。

主动脉插管位置可能发生问题。主动脉插管可能滑入无名动脉开口致血流选择性进入右脑循环。而且，插管尖端的位置可能促使血流优先流回主动脉，或产生因文丘里效应从脑循环窃取血流。这一问题在体外循环开始后通过监测脑血流发现左右半球间存在较大差异得以证实。主肺动脉间大的侧支循环的存在，如大的动脉导管未闭，也可使血液从体循环转移至肺循环，因而降低了体外循环时的脑血流量和脑的降温效率。手术医师应在体外循环前或体外循环开始后即刻控制好动脉导管以消除这一问题，可能的话，术前应在心导管室栓塞大的主肺动脉侧支循环。患主动脉弓显著畸形（例如主动脉闭锁、主动脉弓离断）的新生儿，可能需彻底改进插管技术，如将动脉插管置入肺动脉主干并暂时阻断肺动脉分支，通过未闭的动脉导管或甚至升主动脉和肺动脉主干双重动脉插管行全身灌注。如此调整需小心谨慎以确保重要脏器有效、完全灌注和降温。

一旦主动脉和静脉插管成功并与体外循环回路的动静脉端连接，转流开始。缓慢启动动脉泵，前向血流一经确认，静脉血引流至氧合器。逐渐增加泵流量直至达到完全循环支持。如静脉回流减少，动脉管道压力较高或平均动脉压过高，须减小泵流量。管道压力过高和静脉引流不畅通常分别由动脉和静脉插管错位或扭曲所致。静脉血从患者引流出的速度取决于患者与氧合器入口的高度差和静脉插管与管道直径。某些情况下可采用真空辅助吸引以增加静脉引流。

新生儿和婴儿常用深低温。为此，泵预充液保持在冷却状态（18～22℃）。体外循环实施期间当冷灌注液接触心肌时，心率迅速减缓，心肌收缩力减弱。婴儿心脏泵出的全部血流迅速减少。因此，为了在正常或接近正常体温时维持足够的全身灌注，动脉泵必须快速达到全流量。

新生儿和婴儿通过首先启动动脉泵开始体外循环。一旦主动脉流量得以保证，即可松开夹闭的静脉管道，血液从右心房通过虹吸作用进入氧合器入口。如果存在主动脉夹层或发生主动脉插管错位，松开夹闭的静脉管道前的流量有助预防潜在放血的问题。新生儿和婴儿的血容量/预充容量比较低，如果静脉引流先于主动脉输入血流，血管内容量将急剧下降。一旦主动脉插管位置确认无误，迅速增加泵流速以维持有效全身灌注。由于极少需考虑冠状动脉病变，除非插管引起的扭曲累及冠状动脉，心肌应均匀降温。当采用冷预充液时，体外循环开始前必须谨慎使用转流泵补充容量，因为在手术医师准备开始体外循环前，输注冷灌注液可导致心动过缓和心肌收缩力受损。

体外循环一旦开始，应确认回路连接良好、心肌灌注充分和心脏处于最佳松弛状态。静脉引流不畅可快速导致心室扩张。婴儿和新生儿心室顺应性低，心脏对前负荷过度增加的耐受性相对较差，这点显得特别明显。如果发生心室扩张，必须降低泵流量并重新定位静脉插管。此外，也可通过放置心内吸引导管或在合适的心腔放置小型引流装置为心脏减压。

泵 流 量

历来推荐的儿童最佳泵流量基于患儿体重和有效器官灌注的证据，这些证据来源于体外循环期间动脉血气、酸碱平衡和全身耗氧量的测定等[120]。低温条件下代谢降低，因而体外循环流量可降低并仍能满足或超过组织代谢的需求（见下文中低流量体外循环讨论部分）。

特 殊 技 术

深低温停循环

某些患先天性心脏病的新生儿、婴幼儿需采用深低温停循环技术，以广泛修复复杂的先天性心脏缺损。这一技术有利于在最佳条件下实施精细的手术修复，手术野无血流或插管干扰，提供了最大程度器官保护，常常缩短体外循环总时长。深低温应用的科学原理主要是以温度调节的代谢降低为依据。实施降温期间，体温每下降10℃，总机体和脑氧耗使氧的代谢率降低2～2.5倍[121]。这些结果与最初由 Arrhenius 采用公式 k=Ae-RT 描绘的离体模型一致（译者注，原文有误。Arrhenius 公式应为 $k=Ae^{-Ea/(RT)}$），即温度降低与化学反应的速率常数降低相关。深低温低流量体外循环期间，氧供减少与重要器官（例如脑）灌注优先增加和氧摄取增加有关[122]。因此，在某种程度上，深低温低流量体外循环通过降低氧代谢率、提高优先的器官灌注和增加组织氧摄取来发挥保护作用。

深低温停循环的安全期持续时间尚未明确划定[123]。尽管深低温停循环期间所有器官系统都有发生缺血和再灌注损伤的风险，表现为乳酸和丙酮酸的生成，但大脑对这些作用最敏感，且耐受性最差。深低温停循环后脑干和皮质诱发电位以及动态脑电图均发生改变[123-125]。诱发电位异常与深低温停循环持续时间有关，为代谢改变所致。在停循环期之后的再灌注期，新生儿和小婴儿的脑血流量和代谢仍处于抑制状态（图94-9，参见图97-6）[76]。重要的是，在这样的极低温度下，大脑似乎丧失了自主调节功能，脑灌注高度依赖于体外循环灌注的操作和转流后的血流动力学表现。

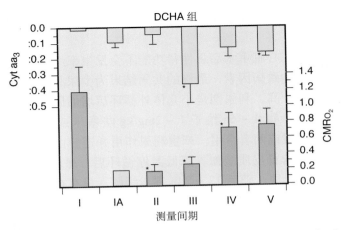

图 94-9　深低温停循环期间患者细胞色素氧化酶（cyt aa₃）近红外光谱信号和脑氧代谢率（CMRo₂）变化柱状图。6 例患者的细胞色素氧化酶数据用均数 ± 标准误表示；脑代谢率以均数 ± 标准差表示。细胞色素氧化酶的负值意味着氧化酶数量下降。* CMRo₂ 和 cyt aa₃ 值与对照组相比存在显著性差异，$P \pm 0.05$（译者注，原文有误。$P \pm 0.05$，应为 $P < 0.05$。另原图中 IA 间期的 CMRo₂ 柱状图颜色有误，应为深蓝色）。

婴儿和新生儿长时间深低温停循环的潜在有害作用已有了充分描述。目前一致认为，长时间连续深低温停循环可能对神经系统预后不利。然而，对是否存在深低温停循环"安全期"和患者特异性、手术特异性或术后管理策略是否可能减轻或加重深低温停循环所致的中枢神经系统损害存在较大争议。深低温停循环对中枢神经系统和其他系统预后的有害作用的病例报道要么影响不一致，要么没有影响[118, 126-127]。随着时间的推移，三点问题已明确：①持续时间较短的深低温停循环与不良后果的相关性不一致；②深低温停循环的作用为非线性现象；③这些效应很可能受患者自身因素、术前和术后因素的影响[127-129]。最近对 549 例采用深低温停循环行 Norwood 一期手术患者的大规模研究认为，持续时间大于 45min 是患者术后 30 天死亡的一个危险因素[130]。

局部脑灌注

一些手术医师发明了复杂主动脉弓重建或心内修复期间提供持续脑灌注的创新性和挑战性的策略，以避免或尽量减少深低温停循环的应用。然而，避免深低温停循环需延长体外循环持续时间，已证明长时间体外循环对短期和长期预后有不良影响[58-59]。长时间体外循环与短时间（或无）深低温停循环比较的相对风险／收益仍是不断争议的话题。在学习这一新管理策略的努力中，最近两项研究评估了局部脑灌注技术。在一项非随机研究中，来自波士顿的 Wypij 和同事们[131]随访了 29 例行一期姑息性手术的患儿，其中 9 例实施

30 ～ 40ml/(kg·min) 的局部脑灌注[131]。作者指出，采用局部脑灌注和以深低温停循环为主要策略的患儿相比，1 岁时心理和精神运动发育指数没有差异。来自密歇根大学的研究小组发表了一项深低温停循环在功能性单心室患者中复合或不复合 20ml/(kg·min) 局部脑灌注的大规模随机试验，规划实施多阶段的长期研究[132]。该研究共纳入 77 例出院率（88%）和 1 年生存率（75%）相似的患者。尽管局部脑灌注组得分偏低，但任何时间点所见的两组精神运动发育指数或心理发育指数评分均无显著差异。

葡萄糖的调节

完全、不完全和局灶性脑缺血期间高血糖的有害作用已得到充分证明（参见第 39 章）[133-134]。葡萄糖加重脑损伤的作用取决于两个因素：三磷酸腺苷（adenosine triphosphate，ATP）的利用和乳酸酸中毒[135-136]。生成 ATP 前葡萄糖无氧代谢需磷酸化并消耗 2 分子 ATP。最初这种 ATP 消耗可能导致 ATP 快速耗竭，这解释了高血糖加重神经损伤的原因。在葡萄糖加重的脑损伤中乳酸酸中毒也是重要因素。然而，它的重要作用可能是作为糖酵解酶抑制剂。乳酸在 ATP 被葡萄糖磷酸化消耗后即刻通过抑制糖酵解减缓了无氧 ATP 的生成[137]。

尽管缺血期间高血糖的有害作用很明确，但几乎没有证据支持儿童体外循环或深低温停循环期间恶化的神经系统预后与高血糖有关联。尽管 34 例经历深低温停循环儿童的回顾性研究表明高血糖患儿的神经系统预后更差，但报道的结果无统计学意义[138]。对左心发育不良综合征患儿经 Norwood 一期手术后获得性神经损伤的回顾表明，高血糖是广泛脑坏死或脑室内出血患儿中显著相关的因素。其他众多潜在的危害因素（例如缺氧时间、舒张压与收缩压过低、血小板减少）与观察到的神经系统病变有统计学关联[139]。无论葡萄糖直接作用于神经损伤，还是仅仅作为因其他因素最终发生神经损伤的高危人群的标志物仍不清楚。

低血糖在新生儿围术期经常受到关注（参见第 93 章）。肝糖原异生降低加上糖原储备减少使新生儿发生低血糖的危险增加。在患先天性心脏病的新生儿中，体循环灌注降低（例如重度主动脉缩窄、左心发育不良综合征、重度主动脉瓣狭窄）导致肝生物合成减弱并进一步损害葡萄糖生成。这些患者可能完全依赖外源性葡萄糖，转流前需输注 20% ～ 30% 葡萄糖以维持正常血糖的情况并不少见。年龄较大儿童的低血糖也不能幸免，因此易患低血糖诱发的神经损伤。处于低心排血量状态的

患者（心肌病、移植前患者、术后危重患者）需再次手术，当在大量正性肌力药物支持下，存在糖原储备减少和术中低血糖的风险[140]。

体外循环期间低血糖的影响因低温、二氧化碳管理和转流期间可能改变正常脑血管反应的其他因素变得更加复杂。在犬模型中，胰岛素诱发低血糖至30mg/dl不改变脑电图结果。然而，低碳酸性低血糖10min后，脑电图变得平坦[141]。当在这些动物中监测局部血流时，皮质和海马区血流维持正常而脑部其他区域血流下降。当血糖水平超过8mg/dl时，单纯低血糖不会诱发脑电图活动消失[142]。

深低温体外循环和深低温停循环期间脑血流量和代谢发生改变。低血糖的额外效应即使很轻微，也可能导致脑自主调节功能改变和皮质损伤加重达到顶峰[139]。在新生儿和婴儿脱离体外循环期间和体外循环后早期，采用过度通气降低肺血管阻力的常规做法可能进一步加重低血糖损伤。血糖监测和严格保持正常血糖是先天性心脏病患者体外循环管理的重要组成部分。

对肾的影响

体外循环后，低温、非搏动灌注和低平均动脉压的联合作用引起血管紧张素、肾素、儿茶酚胺和抗利尿激素的释放[143-145]。这些循环中激素促进了肾血管收缩，并降低了肾血流量。然而，尽管体外循环对肾功能存在负面影响，但低流量、低血压、非搏动灌注与患者术后肾功能不全尚无联系（表94-9）[144]。与术后肾功能不全最有关系的因素是术前肾功能不全和体外循环后的心排血量显著降低。术前因素包括原发性

表94-9　小儿体外循环后并发症

终末器官损伤	病因和体征
肾损伤	器官发育不成熟，原有肾疾病 心肺转流后低心排血量，DHCA 的应用 以 GFR 降低和 ATN 为特征的肾功能不全
肺损伤	内皮受损，毛细血管渗漏增加，补体激活和粒细胞脱颗粒 以顺应性降低、FRC 减少和 A-a 氧梯度增加为特征的肺功能不全
DHCA 后脑损伤	自主调节功能丧失，代谢降低和脑血流减少、细胞酸中毒和脑血管不全麻痹 以癫痫、发育商降低、舞蹈手足徐动症、学习障碍、行为异常为特征的 CNS 功能不全

A-a，肺泡 - 动脉；ATN，急性肾小管坏死；CNS，中枢神经系统；DHCA，深低温停循环；FRC，功能残气量；GFR，肾小球滤过率

肾疾病、低心排血量和心导管检查后的造影剂相关性肾损伤[145]。

小儿心脏手术后急性肾功能不全发生率约为 8%。涉及多种致病因素，最终的共同结果为少尿和血清肌酐水平升高。利尿剂是小儿体外循环后增加尿量的主要手段。每 4～6h 给予 1～2mg/kg 呋塞米或 1mg/kg 依他尼酸或两者合用，产生利尿作用并逆转由体外循环引起的肾皮质缺血。深低温停循环后，患者可 24h 少尿或无尿，随后 12～24h 逐步缓解。只有在这些患者自发排尿开始后，使用利尿药才有效。

新生儿和年龄较小婴儿的肾小球滤过率、肌酐清除率和髓质浓缩能力大幅降低。因此，这些患者使用体外循环后导致的液体潴留大于通常所见的年龄较大的患儿和成人患者。最终结果可能增加机体总含水量、器官（如肺、心脏）重量和大大增加术后脱离通气支持的难度。复温期间或体外循环后超滤的应用能有效减少机体总含水量、限制体外循环的损伤作用并缩短术后通气时间[146-147]。

对肺的影响

心脏停搏可保护心脏，但体外循环期间未同步对肺采取保护措施。体外循环后肺功能不全很常见，但其发病机制尚未明确（表94-9）。广义上，肺损伤由两种方式介导：首先是粒细胞和补体激活产生的炎症反应；其次是肺泡表面活性物质最大程度丧失的机械作用，肺不张导致通气/血流灌注比例失调，肺容量减小和呼吸力学改变。

体外循环后肺功能的特点表现为静态与动态顺应性降低、功能残气量减少、肺泡表面活性物质缺乏和肺泡 - 动脉血氧梯度增加[148-149]。血液稀释和低温体外循环导致的肺不张和毛细血管渗漏增加是最主要的病因。血液稀释降低循环血液中血浆蛋白，血管内胶体渗透压下降，促使水分向血管外空间外渗。低温体外循环可引起补体激活和粒细胞脱颗粒[150]。粒细胞和补体是通过血小板填塞和介质释放引起毛细血管 - 肺泡膜损伤和微血管功能障碍的重要因素，从而增加肺血管阻力。术后阶段，在减少肺水、降低肺部并发症方面改良超滤技术非常有效。

应激反应和体外循环

低温体外循环期间应激反应的特征是大量代谢产物和激素物质的释放，包括儿茶酚胺、皮质醇、生长激素、前列腺素、补体、葡萄糖、胰岛素、内啡肽和其他物质[11,151]。这些物质释放的可能原因包括血液

与泵管和氧合器等非内皮表面接触、非搏动血流、低灌注压、血液稀释、低温和麻醉偏浅。促使应激激素释放的其他因素包括低温体外循环期间肾及肝清除延迟、心肌损伤和肺循环被排除在转流环路之外。肺负责代谢和清除许多这类激素。通常应激反应在体外循环复温期间达到顶峰。大量证据表明，加深麻醉可减轻应激反应 [11, 151]。

作为正常的新生儿适应性反应，升高的循环应激激素何时才会变得有害？这些物质可介导不良反应如心肌损伤（儿茶酚胺）、体循环和肺循环高压（儿茶酚胺、前列腺素）、肺内皮损伤（补体、前列腺素）和肺血管反应（血栓素）。已有研究阐明在行动脉导管结扎术的早产儿中使用芬太尼和在复杂先天性心脏病新生儿中使用舒芬太尼控制应激反应的优势 [100, 152]。尽管似乎有必要抑制应激反应，更多的证据表明新生儿应激反应，特别是儿茶酚胺的内源性释放，可能是出生时存活必需的适应性代谢反应 [153]。因此，完全消除适应性应激反应可能并非理想状态。目前尚不清楚患先天性心脏病的新生儿病情重达何种程度时，需要依靠应激反应来维持血流动力学稳定。

应采用适当的麻醉深度减轻应激反应，但没有必要试图完全阻滞此反应。体外循环期间可接受的麻醉最好通过将挥发罐连接至泵氧合器持续给予吸入麻醉药、小剂量增加阿片类药物或借助持续输注技术精确给予阿片类药物，或阿片类药物复合苯二氮䓬类药物来实现。与以氟烷为主的麻醉相比，阿片类药物为主的麻醉技术导致应激激素释放减少和术后代谢性酸中毒和乳酸减少，因此可能是复杂先天性心脏病的首选麻醉技术 [100]。如通过给予超大剂量阿片类药物（例如芬太尼或舒芬太尼）实现足够的麻醉深度，术后将需机械通气。相比之下，体外循环终止时的吸入麻醉药残余水平（例如氟烷或异氟烷）可产生短暂心肌抑制，从而增加停机难度。由于手术技术改进和体外循环并发症的降低，目前临床已较少使用大剂量阿片类药物麻醉。

体外循环的中止

在患者脱离体外循环时，通过直接观察心脏和监测右心房或左心房充盈压来评估血容量（参见第 66 章）。当充盈压适当、患者复温完全、酸碱状态正常、心率适当并为窦性节律时，停止静脉引流，患者可脱离体外循环。保留动脉插管以便缓慢输入残余泵血用于以维持最佳充盈压。心肌功能可通过直接观察心脏和经胸左心房或右心房导管、经皮颈内静脉导管或术

中超声心动图来评估。脉搏氧饱和度也可用于评估心排血量是否充足 [154]。体循环动脉血氧饱和度低下或血氧探头无法测到脉搏可能是心排血量极低和体循环血阻力较高的表现 [155]。

复杂先天性心脏病修复后，麻醉医师和手术医师可能难以使患者脱离体外循环。在这种情况下必须作出诊断，这些诊断包括：①手术效果不佳，伴有需修复的残余病变，②肺动脉高压，③右心室或左心室功能不全。

通常用到两种普遍采用的方法，可单独或结合使用。术中"心导管"可用于分别评估各大血管和心腔压力值（例如，导管回撤测量或直接针刺评估跨修复瓣膜、狭窄部位或管道的残余压力梯度，测定残余分流的氧饱和度数据）[156]。另外，超声多普勒成像可用于提供结构或功能异常的术中影像，有助于术后心脏修复的评估 [9, 157]。如果发现结构异常，在患者离开手术室之前可再行体外循环修复残余病变。带着明显的残余结构病变离开手术室不利于患者生存并增加患者的并发症（图 94-5）[9, 157]。超声多普勒成像可迅速确定右心室和左心室功能不全，提示肺动脉高压的存在。另外，超声多普勒成像也可鉴别缺血或心肌内气体引起的局部室壁运动异常，将指导特定药物治疗并提供评价这些治疗效果的方法（图 94-10）[158]。

超　滤

新生儿、婴儿和幼童实施体外循环导致严重的促炎反应和显著的血液稀释。这可能导致器官功能障碍引起的体外循环后并发症和死亡率增高。最易受影响的器官系统为心脏、肺和脑。尽管患者血液和转流回路异体表面间的接触是促发炎症级联反应的强效刺激物，但其他因素包括缺血、深低温、复温和手术创伤也是其发生的重要原因。这类炎性介质包括补体过敏毒素、血管活性胺和细胞因子（例如肿瘤坏死因子-α），可导致血管渗透性增加 [73]。尽管使用了包括血液、晶体、白蛋白和缓冲液在内的生理平衡预充液和较小循环管道，体外循环开始时还是发生血液稀释。然而，血液稀释可能对从轻度到深低温停循环的低温条件下手术的患者有利。体外循环启动将改变血液的黏滞特性，已证实这些改变持续至体外循环结束后阶段 [159]。尽管灌注模式、心内吸引、动脉滚轴泵类型和体外循环回路的剪切力很重要，但在改变血液黏滞度方面，温度和血细胞比容发挥了最重要的作用。已经证实，低温伴高血细胞比容导致更高的黏滞度 [160]。升高的黏滞度可改变器官灌注，尤其是脑内灌注。由

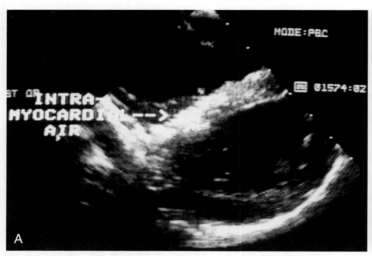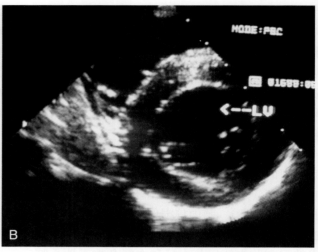

图 94-10　A. 二维超声心动图心室短轴切面显示室间隔和右心室壁内存在气体（箭头）。心肌内气体表现为高密度"雪花状"回声区域。图中指示表现为室间隔压扁的相关室壁运动异常。B. 患者经去氧肾上腺素处理，体循环和冠状动脉灌注压升高，导致气体被清除，回波强度恢复正常，左心室（LV）壁的运动和结构恢复正常

于黏滞度这些变化，体外循环降温阶段可以耐受血液稀释。虽然血液稀释早期有利，但随之出现的炎症反应会导致液体渗入血管外间隙，继而发生前面提到的潜在组织器官功能障碍。由于通过清除过多的液体和炎性介质，防止器官功能障碍和改善氧合才是硬道理，因而采用超滤。最终结果是经半透膜去除了血浆中的水分和低分子量溶质。

现代灌注技术基本采用五种超滤模式，其中三种用于体外循环期间。预充超滤始于浓缩红细胞加入预充液时，并在转流前阶段实施。其目的是用血液取代晶体、调整 pH、改变电解质浓度至更安全水平，并清除献血者血液中可能存在的炎性介质[161]。常规超滤包括在任何时候对体外循环支持下的患者实施液体清除。这一方法常用于清除与心肌停搏液等量的清亮液体。常规超滤可在所有体外循环阶段实施，包括在回路中安装超滤器，并与静脉管道或静脉储血槽连接。过多清除超滤液将导致储血槽血量不足。在零平衡超滤中，一旦液体被清除则用晶体替代以避免储血槽容量不足，因此无净清除容量。转流中超滤的第三种方法为稀释性超滤，用于特定电解质（例如钾）浓度升高时。方法包括用半量生理盐水取代超滤液，从而将特定的电解质浓度稀释至安全水平。从转流中超滤的描述可以理解，尽管这些方法的名称不同，但目的相似，即试图通过清除多余的清亮液体导致血液浓缩、清除炎症介质和调节电解质浓度在安全水平。

1991 年由 Naik 和合作者[146]首先描述的改良超滤涉及患者一旦脱离体外循环就实施血液滤过。可通过将从心房引出的血液浓缩后回输至心房的静脉静脉技术或将从主动脉插管引出的血液经静脉通道回输的

动脉静脉技术来实现改良超滤[146, 162-163]。更具体地说，该技术是将血液经主动脉插管逆行引出，与来自静脉储血槽和氧合器的剩余回路容量一起流经超滤器。由滚轴泵维持流经超滤器的流量在 10 ~ 30ml/kg，较慢的速率使血管内流体室逐渐变化，因而更易耐受。必要时在整个操作过程中通过加入晶体液至静脉储血槽以维持心房压不变。滤过端施加负压吸引以达到最大跨膜压，使超滤速率可达 100 ~ 150ml/min[60]。改良超滤过程的终点以时间（15 ~ 20min）和血细胞比容达标（通常为 40%）为标志，一旦回路容量被晶体液所取代或患者的血流动力学不能耐受也应中止超滤。

年龄很小患者的心脏手术可能很复杂伴随长时间体外循环和阻断时间，因此脱机后心肌功能抑制。尽管体外循环期间超滤的目的是清除体内过多的水分，但研究发现正是改良超滤的使用显著改善了心肌功能（图 94-11）[60, 164-165]。在一项非低温停循环条件下实施根治性手术患儿的研究中，Davies 和合作者[166]采用超声心动图监测发现患者的收缩和舒张功能都有改善。研究发现改良超滤后与负荷无关的前负荷可添补每搏功得以改善，因而很好地提示了收缩功能改善。同一研究证实改良超滤后心肌壁厚度和切面减小，未用改良超滤的对照组患者不存在相应改变。这些减小导致舒张末长度增加和舒张末压力下降，二者提示舒张功能改善。虽然据推测这些改善的原因是心肌水肿减轻，但也观察到血细胞比容增高。由于 24h 后无法观察到这些积极效应，改良超滤的绝对益处仍不清楚[166]。

肺功能不全是体外循环最常见的副作用之一[167]。因此，超滤和改良超滤的应用在于改善氧合、减少炎性介质对肺泡毛细血管膜和肺血管反应性的影响。研究

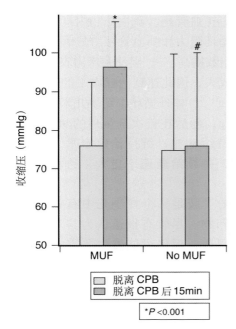

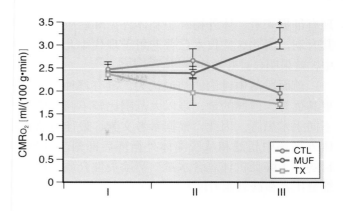

图 94-12 深低温停循环前后的脑氧代谢率测定。图中指出，与对照组和输血组相比，改良超滤组动物的脑氧代谢率在第三阶段明显增高。CTL，对照组，MUF，改良超滤组；TX，输血组 (From Skaryak LA, Kirshbom PM, DiBernardo LR, et al: Modified ultrafiltration improves cerebral metabolic recovery after circulatory arrest, J Thorac Cardiovasc Surg 109:744, 1995.)

图 94-11 脱离体外循环（CPB）后和应用或不应用改良超滤（MUF）后 15min 的收缩压。图中指出在应用改良超滤后，收缩压得以明显改善。(From Ungerleider RM: Effects of cardiopulmonary bypass and use of modified ultrafiltration, Ann Thorac Surg 65:S35, 1998; reprinted with permission from the Society of Thoracic Surgeons.)

超滤后心肺功能改善的共同点是相关炎性介质减少。研究表明，超滤液含多种低分子炎性介质，包括 C3a、C5a、白介素 -6、白介素 -8、肿瘤坏死因子、心肌抑制因子和内皮素 [168-169, 174]。改良超滤后内皮素 -1 的清除导致肺血管反应性的改善，这对肺血管反应性较高的未满 4 ~ 6 个月婴儿和腔静脉肺动脉分期重建患者尤为重要。已经证实，改良超滤对清除与体外循环后发生的毛细血管渗漏综合征有关的强效炎性介质肿瘤坏死因子的效果最佳。尽管改良超滤具有诸多积极作用，但文献并未提出某种超滤方式明显优于其他方式，这再次提示或许这些方法的结合可能获得最佳效果。

表明，应用超滤和改良超滤的患者肺顺应性提高、呼吸道阻力和肺血管反应性降低，氧合得以改善 [167-171]。因此，很明显这就是这些方法在小儿心脏手术中被广泛接受的原因，尤其对肺顺应性正常伴肺血管阻力低下的患者而言至关重要（即那些生理性单心室患者）。尽管这些研究通常发现脱离体外循环后和改良超滤的完成使肺功能即刻得到改善，但关于这些作用是否导致超过 6h 的功能改善存在分歧，有研究显示 24h 时肺功能几无改善。然而，这些研究的结论认为转流中超滤和改良超滤的结合可在体外循环后早期获得最佳效果。

体外循环和深低温停循环对患儿脑的长期影响的研究正在进行。如前所述，启动体外循环将影响重要脏器。一项在深低温停循环乳猪模型中实施的研究发现，体外循环后的改良超滤改善了血细胞比容、脑氧供和氧耗，因而可能减轻脑损伤。进一步研究得出了相似的结论，研究阐明有 4 个变量对改善脑氧合很重要：二氧化碳分压、平均动脉压、血细胞比容和改良超滤的流量 [172-173]。前三者提高可改善氧供，提高改良超滤流量可引起窃血现象，即发生明显的从主动脉插管流入改良超滤回路舒张期径流。因此，尽管改良超滤对正常脑功能的恢复十分重要，但必须注意不应通过增加流量缩短改良超滤时间，以免抵消其益处（图 94-12）。

另一个重要的体外循环后问题是持续失血。正如已经讨论的，改良超滤毫无疑问通过清除体内过多水分使患者的血细胞比容升高，进而减少用血并减少术后出血 [175]。的确，当其用于年龄较大儿童时，可完全避免使用异体血液。

这些技术的缺点应引起注意。超滤器加入体外循环回路增加了回路的复杂程度，因而它也是回路相关并发症发生的潜在区域。改良超滤的反对者也指出了以下可能发生的问题：气体可能进入动脉插管内、患者的抗凝时间延长、从患者体内引出血液可能导致低血容量、过滤后的血液未流经热交换仪 / 氧合器导致低温、药物的血浆浓度可能增高（例如芬太尼）[176]。另一个可能与超滤有关的并发症是甲状腺激素减少。这一急性甲状腺功能减退可导致器官功能抑制，表现为心脏收缩力、心率和心排血量降低，体循环阻力升高，所有这些将显著影响体外循环后即刻阶段的状况 [177]。尽管必须认真权衡其他医学技术的利益与风险，但从现有证据来看，体外循环中和体外循环后应用超滤极其有利，因此这些技术已普遍用于现代小儿心脏手术中，效果明显且并发症少[163, 165, 178-179]。

前面段落中讨论的结论认为，没有哪种超滤方式更具优势。遗憾的是，难以大范围比较不同条件下的不同手术患者。因此，根据参考文献，最佳策略包括体外循环中超滤和从脱离体外循环后即刻改良超滤，目的在于降低机体总含水量、清除炎性介质、提高血细胞比容和携氧能力以及保护重要脏器功能。

体外循环中止时的特殊问题

参见第 66 章。

左心室功能不全

小儿心脏手术后左心室收缩能力可能降低。这是由于修复过程中手术引起的缺血、术前心肌状况、深低温停循环对心肌顺应性的影响和手术导致左心室负荷状态的新增与改变[180-181]。左心室功能不全可通过优化前负荷、提升心率、增加冠状动脉灌注压、纠正钙离子水平和加用正性肌力药物来治疗。新生儿的心率依赖性心排血量、心肌顺应性低下和对钙与儿茶酚胺的反应性降低是影响正性肌力药物支持需求的因素。正性肌力药物支持通常从多巴胺 3 ~ 10μg/(kg·min) 开始。多项研究表明，多巴胺在儿童中的作用呈年龄依赖性。幼儿心脏手术后，多巴胺增加心排血量更多地与心率增快有关而非每搏量增加；而在年轻的成人中多巴胺显著提高每搏量。尽管如此，婴儿和新生儿对多巴胺输注的反应良好，表现为体循环血压和心排血量升高，全身灌注得以改善。

补充钙剂对增强心肌收缩力有重要作用。尽管由于对再灌注损伤的关注使补充钙剂有些失宠，但仍是小儿心脏手术后的重要治疗措施。小儿体外循环后即刻，常见钙离子水平波动，这主要是由大量输注富含枸橼酸和白蛋白的血液制品所致，如全血、新鲜冰冻血浆、血小板和止血必需的低温冷沉淀物，所有这些均与钙结合[182]。体外循环后早期常规补充钙剂对左心室功能下降患者特别有益。在窦性或结性心动过缓患者中，因可能发生房室传导显著减慢，须谨慎使用钙剂。

肾上腺素 0.02 ~ 0.2μg/(kg·min) 常用于严重左心室功能不全患者，这些患者常处于伴左心房充盈压升高，或有超声多普勒成像收缩力减弱或局部缺血证据的持续低血压状态[183]。

米力农为强效磷酸二酯酶 -3 抑制剂，也是婴幼儿有效的强心扩血管药。新生儿心内直视手术后的研究显示，体循环阻力和肺血管阻力显著降低，每搏量增加导致心指数提高[184]。婴幼儿米力农的分布容积和清除率大于成人，因此达到治疗水平的首次剂量可能高达 100μg/kg[185]。体外循环中新生儿米力农的首次剂量为 100μg/kg，随后在首次剂量后的 90min 内以 0.2μg/(kg·min) 持续输注以维持治疗水平。在年龄较大的婴幼儿中，持续给药速率更大，通常为 0.5 ~ 1.0μg/(kg·min)。

多巴酚丁胺是一个在小儿中有效但作用较弱的正性肌力药物。尽管有报道认为其对新生儿变时效应弱于多巴胺，但仍可能发生严重的快速型心律失常。这可能与多巴酚丁胺和异丙肾上腺素间相似的结构有关[183]。小儿心脏手术后多巴酚丁胺主要通过提升心率增加心排血量。在未成熟动物中多巴酚丁胺的效能有所下降，这与新生儿中 α 受体减少和循环儿茶酚胺水平较高相一致。

右心室功能不全

原发性右心室功能不全常见于新生儿、婴幼儿体外循环后。例如法洛四联症修补术后，先前的右心室肥厚、右心室切开和右心室流出道跨瓣环补片导致急性肺动脉瓣反流和右心室容量超负荷，是术后右心室功能不全的常见原因[20]。右心室功能不全的治疗包括针对降低肺血管阻力和不扩张右心室的情况下保护冠状动脉灌注的措施。应处理代谢性酸中毒并选择具有血管扩张特性的正性肌力药物（例如多巴胺、氨力农或米力农）。对重度心室功能不全病例，小剂量肾上腺素 [0.01 ~ 0.03μg/(kg·min)] 可产生强心作用但不收缩血管[181]，应调整机械通气辅助右心室功能并最大限度降低肺血管阻力。

与左心室相比，心室收缩期间正常右心室较低的腔内压接受 2/3 冠状动脉充盈。在右心室功能不全者中，维持正常或稍高的动脉收缩压可最大限度地保持右心室冠状动脉灌注，从而增加收缩力。如果体外循环后早期需持续强心支持，应及时评估以积极查找其他的结构和功能异常。前负荷应维持在正常或稍高水平。由于右心室收缩力降低，最大限度增加前负荷使其处于 Starling 曲线的最高部分十分重要。然而，由于心室顺应性降低和舒张功能不全，患者不能耐受右心室过度膨胀。容量超负荷可能导致明显的舒张功能不全、三尖瓣反流和前向血流受限。通常，右心室功能不全的新生儿和婴幼儿很难耐受中心静脉压高于 12 ~ 14mmHg[186]。如果伴有严重右心室功能不全，应延迟关胸[187]，这样可消除胸壁和机械通气施加的阻抗,使右心室达到最大舒张末容量。在新生儿、婴幼儿中处理体外循环后显著右心室功能不全的另一项策略为允许心房水平右向左分流的存在。从这一策略获益的典型患者包括经法洛四联症和永存动脉干修复术的新生儿。保持心房水平的交通开放,允许右向左分流,可维持心排血量和体循环氧供。尽管这些患者体循环氧饱和度有所下降,但有效心排血量和组织氧供得以提高,体循环灌注压升高,右心室冠状动脉灌注得以维持。随着右心室功能改善,右心房压力下降,右向左分流量减少,全身动脉血氧饱和度升高。

如果右心室功能不全持续恶化并累及体循环心排血量,应考虑体外生命支持 [体外膜式氧合 (extracorporeal membrane oxygenation,ECMO)]。当 ECMO 用于循环支持时,首选静脉动脉插管。可经中心大动脉和大静脉获得动静脉通路,通常为颈动脉和颈内静脉,或是直接胸内插管。严重心室功能不全的恢复的前提是基于心肌处于暂时性损伤的概念 (即心肌顿抑),并能随时间而恢复[188-189]。ECMO 用于降低室壁张力、提高冠状动脉灌注压和维持氧合血的体循环灌注。ECMO 也可用于治疗左心室衰竭,尽管在这种情况下其成功率低于右心室功能不全或肺动脉高压。因无法脱离体外循环而使用 ECMO 的患者,其死亡率显著高于那些术后晚期使用 ECMO 的患者[190]。Fontan 手术后需 ECMO 的患儿生存率一直是最低的[191]。ECMO 对心肌损伤和肺动脉高压患者的作用是提供足够的全身氧输送和系统灌注,以便促进心室休息和恢复。如能迅速建立,ECMO 甚至为术后心脏病患者的复苏提供了有效的手段[192]。伴有右心室功能不全但肺功能尚满意的年龄较大患儿,选择性右心室辅助装置可能优于 ECMO[193]。

肺动脉高压

原发性肺动脉高压是一个致死性疾病。肺血管阻力进行性持续升高最终导致右心衰竭和死亡[194-195]。肺动脉高压的定义是静息时平均肺动脉压大于 25mmHg 或运动时大于 30mmHg[196]。最近两项研究显示,肺动脉高压是心导管检查或麻醉下非心脏手术患者重要围术期心血管并发症的一个明显预测指标,包括肺动脉高压危象、心搏骤停和死亡[197-198]。超过体循环压的肺动脉压是发生主要并发症的先兆。然而,这些并发症与年龄、病因、麻醉方法或气道管理无关。麻醉前应评估疾病的严重程度。应特别谨慎有明显胸痛、晕厥、眩晕、静息呼吸困难、低心排血量状态、代谢性酸中毒、低氧血症和右心衰竭体征的病史。肺血管阻力急性增高导致肺动脉高压危象时,可引起右心室后

负荷增加、右心室功能不全和血流动力学失代偿。超过体循环压的肺动脉压可导致肺血流不足、左心室前负荷不足、心排血量低下和左、右心室衰竭。伴发的低血压可导致冠状动脉缺血,形成恶性循环。诱发肺动脉高压患者发生肺动脉高压危象的围术期因素包括低氧、高碳酸血症、酸中毒、低温、疼痛和气道操作。这类患者常需进行血流动力学导管检查、药物试验、非心脏或心脏外科手术。尽管必须为患者的病理生理学状态和手术过程规划每一例麻醉,但仍有某些共性原则。围术期应持续应用肺血管扩张药物和强心药。检查包括全面超声心动图检查,偶尔辅以胸部 CT 血管造影以排除肺栓塞性疾病。作者所在医院通常不用术前药,以氯胺酮小剂量滴定进行静脉诱导。可能伴有出血、血流动力学不稳定和通气状态改变的手术操作必须建立有创动脉压监测。全身麻醉时应注意避免体循环低血压,控制通气和氧合,并积极治疗酸中毒。血容量正常患者若出现低血压,可能需使用强心药治疗,必要时使用 α_1 受体激动剂[199-200]。

肺动脉高压的治疗目标为降低肺血管阻力和减轻右心室负荷。通过改变通气模式、吸入氧浓度和血 pH 实现肺血管阻力的降低。特别是调控新生儿和婴儿肺血管床就是调节 $PaCO_2$、pH、PaO_2、P_AO_2 和机械通气[201-202]。$PaCO_2$ 是肺血管阻力的强效调节介质,尤其是新生儿和小婴儿。在肺动脉高压婴儿中降低 $PaCO_2$ 至 20mmHg 并使 pH 值增加到 7.6,可使肺血管阻力持续和反复降低。调节血清碳酸氢盐水平使 pH 值达到 7.5～7.6 并维持 $PaCO_2$ 在 40mmHg,对肺血管阻力有相同的有利作用[203]。PaO_2 和 P_AO_2 都能降低肺血管阻力。在心内分流存在的情况下,改变吸入氧浓度对 PaO_2 几无影响。因此,可以推断,通过提高吸入氧浓度降低肺血管阻力,可能是由于 P_AO_2 而非 PaO_2 对肺血管的直接扩张作用。

机械通气在降低肺血管阻力方面也起到重要作用。新生儿和婴儿闭合容量大于功能残气量,因此,在正常呼吸末一些气道即已关闭。这一过程导致肺的有些区域有血流灌注却还无通气。当这些肺段低氧越来越严重时,可继发低氧性肺血管收缩,净效应为肺血管阻力增加。因此,小心的膨胀肺为维持功能残气量可选择性地降低肺血管阻力。在实际工作中,这是通过相对较大的潮气量和较慢的呼吸频率来实现的,可导致胸廓大幅摆动。通常,新生儿和婴儿一般设定潮气量 15～25ml/kg,呼吸频率 15～25 次 / 分。降低通气频率的同时增大潮气量可降低平均气道压,并提供较长的呼气相。

由于肺血流主要发生在呼吸周期的呼气相,因此,

通气模式应调整为吸气时气体充分分布至整个肺部，并延长呼气相以增加流经肺的血流量。体外循环后期应用呼气末正压须谨慎。较低的 PEEP（3～5mmHg）可防止毛细血管和毛细血管前血管受压变窄，从而降低肺血管阻力。而较高的 PEEP 或平均气道压过高可导致肺泡过度膨胀，使肺泡壁和间质内的毛细血管网受压。这一状况可增加肺血管阻力，并降低肺血流量[149]。

最后或许也是最少被公认的机械通气有助于降低右心室负荷。吸气时由于胸内压升高，肺到左心房的压力梯度增大，从而增加心排血量。这种通气辅助常见于肺动脉高压或右心室功能不全患者。吸气时可见动脉压力波形增高。使用呼吸机增加体循环血流的作用与心肺复苏期间胸泵学说用于解释血流非常相似[204]。吸气辅助作用必须与平均气道压升高对肺血管阻力和右心室后负荷有潜在的负面效应相平衡。为了使这些心肺相互作用达到最大程度，应采用大潮气量和低呼吸频率。

经药物干预调节肺血管阻力的努力普遍不令人满意。临床和实验研究显示，最有希望降低肺血管阻力的药物是磷酸二酯酶抑制剂。氨力农和米力农是目前在美国上市的仅有的此类药物。两者都可降低肺血管阻力和体循环阻力并增加右心室收缩力[205]。异丙肾上腺素在正常肺循环中有轻微的肺动脉血管扩张特性[206]，可降低心脏移植术后成人肺血管阻力，但很少有数据支持其降低心脏手术后婴幼儿肺血管阻力。在未发育成熟的动物中，心肌对异丙肾上腺素的反应性较差并引起心动过速和心肌氧耗增加。这些作用可降低冠状动脉灌注并导致心肌相对缺血。前列腺素 E_1 和前列环素有肺血管扩张作用，但都可引起体循环低血压，严重限制了其使用[207-208]。

由于缺乏特异性肺血管床扩张药，一直在探索控制肺动脉高压和肺血管阻力升高的新的药理学方法。两项新的概念包括超短效静脉血管舒张剂和吸入性血管舒张剂如一氧化氮。超短效静脉血管舒张药物为非特异性强效血管舒张药，半衰期以秒计算。这些药物注入右侧循环后，产生强效短暂的肺动脉平滑肌松弛作用[209]。当药物到达体循环时不再具有药效。腺苷和 ATP 样复合物具有这些特性，今后可能适用于肺动脉高压的临床治疗[210]。

过去十年中，已开发出几种治疗肺动脉高压的强效方法[201-202]。持续静脉输注前列环素可改善肺动脉高压的肺血管血流动力学、运动耐量和生存率[211]。西地那非是一种选择性磷酸二酯酶-5 抑制剂。磷酸二酯酶-5 分解环磷酸鸟苷。西地那非可产生显著的、相对选择性的肺血管扩张作用，并与一氧化氮有协同作用[212-214]。波生坦是一种双重内皮素受体阻断药。初步

报告显示波生坦可改善肺动脉高压患者的症状、运动耐量和血流动力学。该药耐受性良好，除剂量依赖性肝酶增高外无其他副作用[215]。肺移植是原发性肺动脉高压唯一可行的外科治疗方法，然而 5 年生存率仍低于50%，闭塞性细支气管炎仍是最常见的死亡原因[216-217]。安排移植前，所有患者须行心导管血流动力学检查和药物试验，通过增加吸入氧气浓度和吸入一氧化氮确定肺动脉高压是否可逆[218]。虽然许多成人中心使用了吸入用伊洛前列素，但在儿科临床实践中尚未成为常规。

体外循环伴相关内皮损伤的先天性心脏病患者易发生术后肺动脉高压。阻碍肺血流或残留左向右分流的解剖因素需手术处理。二尖瓣疾病或左心室功能不全致导致的左心房压升高，肺静脉阻塞、肺动脉分支狭窄，或手术引起的肺血管截面积减少都可使右心室压力增高，加重右心负担。

一氧化氮是一种以吸入气体形式给予的内皮源性血管扩张剂，是先天性心脏病患者肺血管阻力升高最有发展前景的治疗方法（参见第 104 章）。尽管无选择性，但其可被血红蛋白快速灭活，吸入时不产生体循环血管扩张作用[219]。一氧化氮可降低成人二尖瓣狭窄患者和患肺动脉高压的特定小儿心脏病患者的肺动脉压[220-222]。一氧化氮似乎对心内直视术后肺血管阻力显著升高的先天性心脏病患者有效，对术前伴特殊解剖状况（例如完全性肺静脉异位引流、先天性二尖瓣狭窄）的肺动脉高压也有效[220, 222]。尽管小儿体外循环后常发生内皮损伤，但由于一氧化氮直接作用于血管平滑肌，其仍然有效[223]。一些中心对 Fontan 术后中心静脉压 - 左心房压梯度超过 10mmHg 的患者常规给予小剂量一氧化氮（1～5ppm）[224]。最后，一氧化氮可提供诊断信息帮助手术后的外科患者或移植前评估患者区分反应性肺血管收缩和固有的解剖阻塞病变[225-226]。在移植前评估患者中，鉴别肺血管收缩和重度肺血管闭塞病变将影响关于伴有与先天性心脏病或心肌病有关的肺动脉高压患儿是否能从心脏移植或心肺移植中存活的预测。

术后肺动脉高压的管理策略和肺动脉高压危象的治疗包括镇静、中度过度通气（维持 $PaCO_2$ 在 30～35mmHg）、中度碱中毒（pH>7.5）、提高吸入氧浓度、最佳 PEEP 状态（使功能残气量最大化）、肺血管扩张药物（例如一氧化氮），和造成或维持心内右向左分流以维持心排血量[227-228]。一氧化氮对 Fontan 类手术后肺血管阻力的调节也有用[229]。患者停用一氧化氮时需谨慎行事，因为突然停药可能诱发反跳性肺动脉高压和肺动脉高压危象[229-230]。

抗凝、止血和血液保护

现代小儿心脏麻醉必须包括有效抗凝、止血和血液保护的原则和临床实践（参见第 61～63 章）。体外循环后出血仍是小儿心脏手术的突出问题[231]。体外循环后持续出血需血液成分替代与血流动力学受干扰和暴露于多位献血者的发病有关。小儿止血功能较难恢复，其诊断和治疗效果不佳。

经体外循环下心脏手术的新生儿和婴幼儿术后出血概率高于成人患者[231]，这与多种因素有关。首先，不成比例地暴露于非内皮样体外循环回路，产生炎症样反应。体外循环炎性反应与患者年龄成反比，患者年龄越小反应越明显[111]。由于补体和血小板激活与血液中的其他蛋白系统（即纤溶系统）激活相关联，因而这一止血功能的激活可能导致止血功能受损和增加出血倾向，在小儿心脏手术期间起着主要作用。其次，新生儿和婴儿中实施的手术类型通常涉及更广泛的重建与缝合，因此较成人心脏病患者手术出血概率更高。手术还经常在深低温停循环下进行，可进一步损害止血功能[232]。再者，新生儿不成熟的凝血系统也可能影响受损的止血功能[233]。尽管小儿先天性心脏病患者的促凝物质和因子水平可能因肝合成功能不成熟或功能受损而降低[234]，但术前通常无功能性出血倾向。最后，发绀型心脏病患者体外循环前后的出血倾向均增高。

体外循环是血栓形成的明显激发因素，启动前需肝素抗凝。肝素通常经验性地根据患者的体重给予，其效果由激活全血凝固时间监测。肝素主要与抗凝血酶Ⅲ耦合发挥作用，由于促凝物质和抑制因子存在年龄相关差异和数量差异，因此肝素剂量及其效应的变异一直颇受关注。据观察出生后第一周肝素的敏感性最高，随后进行性下降直至约 3 岁时接近成人的数值[235]。这些发现与婴儿中促凝物质和抑制因子含量的变化一致，尤其是凝血酶原和抗凝血酶Ⅲ的变化[236]。使用肝素还必须考虑体外循环预充容量和成分，特别是加入新鲜冰冻血浆时。作者建议肝素剂量为 200U/kg，加上每毫升预充液追加 1～3U，以维持激活全血凝固时间在 480s 以上。

肝素可用鱼精蛋白中和，其剂量取决于肝素量或患者体重。鱼精蛋白过量事实上可能加重术后出血[237]。新生儿鱼精蛋白剂量似乎较大并随患者年龄的增长而减小。与年龄较大儿童和成人相比，婴幼儿相对增加的鱼精蛋白需求提示体外循环后循环中的肝素水平较高[238]。器官发育不成熟和主要采用低温停循环致肝的肝素清除延迟将导致肝素代谢和排出减少。作者在新生儿中通常给予 4mg/kg 鱼精蛋白，而青少年和成人给予 2mg/kg 即可恢复激活全血凝固时间至基础值。为避免鱼精蛋白过

量，患者间的差异要求某种形式的个体评估以指导药物用量[237]。

患先天性心脏病的新生儿和小婴儿循环促凝物质与抑制因子水平低下。体外循环的血栓形成和血液稀释效应进一步加重体外循环后止血功能异常。血液有形成分如粒细胞和血小板可能被激活，促凝物质可被体外循环稀释。另外，深低温停循环可增加凝血和纤溶活性。温度越低，止血功能活化程度越高。因此，体外循环后出血的原因很多[238]。不适当地使用血制品独立地纠正个体凝血异常，可进一步加重现有促凝物质的稀释和暴露于多位献血者的风险。由于输注血制品与许多并发症有关，因而应尽量避免输血，除非提示患者有明确组织氧合受损或伴有明显临床出血的、已确诊的凝血疾病。无论是术中和术后，心脏手术期间手术团队的所有成员都应尽最大努力常规实施血液保护。

体外循环后出血很常见（参见第 66 章）。手术医师应首先努力确定修复部位明显的外科性出血源。然后通过测定激活全血凝固时间评估鱼精蛋白逆转肝素是否充分。通常，无论有无出血，许多小儿患者的标准凝血试验显示部分凝血酶原时间、凝血酶原时间延长，低纤维蛋白原血症，其他促凝物质稀释和出血时间延长（彩图 94-13）。持续出血最常见的原因是血小板功能不全[239-240]。在这种情况下，存在出血有必要输注血小板。在没有出血的情况下，临床上并无常规使用血制品以纠正实验室凝血异常的指征。如果输注血小板后出血依然存在，重新评估和重复输注血小板或给予低温冷沉淀物或新鲜冰冻血浆可能有帮助。大多数情况下，精细的外科技术、适当给予鱼精蛋白、合适的患者体温和血小板输注可纠正过度失血。在新生儿中，过度失血和选择性成分输血对体内残存促凝物质不断升级的稀释作用加重了出血治疗的难度。这种情况下有必要输注新鲜全血。体外循环后输注新鲜全血（采集时间小于 48h）可在最低程度暴露于献血者的情况下满足血液学方面的所有要求。在不足 2 岁经历复杂心脏修复手术的患儿中，体外循环后输注全血恢复止血功能和减少失血的有效性已得到证实[231]。

在作者的实际操作中，依据个体患者的病变和复杂性，与手术医师商讨后使患者达到最佳血细胞比容。通过在转流中和转流后使用达到血细胞比容水平的最少量血制品，最大程度减少出血和凝血障碍，减少供体暴露和减轻输血相关性急性肺损伤（参见第 61 章）。

已有许多尝试通过药物干预减少体外循环后出血。醋酸去氨加压素、抗纤维蛋白溶解药氨基己酸和氨甲环酸在各种手术中的成功尝试，可显著减少心脏手术后失血[241-243]。研究显示蛋白酶抑制剂抑肽酶能

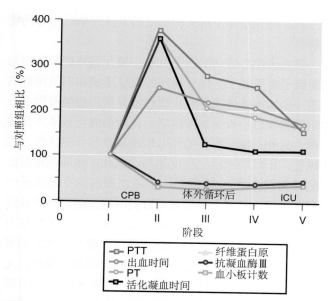

彩图94-13 25例儿童体外循环前、中、后血液凝血状态变化折线图。凝血时间和凝血因子以与对照组相比的百分率变化表示。阶段Ⅰ，体外循环前基础值；阶段Ⅱ，体外循环后，鱼精蛋白拮抗肝素前；阶段Ⅲ，使用鱼精蛋白后；阶段Ⅳ，离开手术室前即刻；阶段Ⅴ，至重症监护病房（ICU）3h后。PT，凝血酶原时间；PTT，部分凝血酶原时间

减少手术后心脏失血，但因致命性的过敏反应已撤出美国市场 [232, 244-248]。抗纤维蛋白溶解药可逆地与主要负责分解纤维蛋白的纤溶酶原上的赖氨酸异构体位点结合发挥作用，通过抑制纤溶酶原，然后是纤溶酶，保持纤维蛋白的促凝血作用。在最近一项 22 258 例患者的大规模观察性研究中发现，抑肽酶在减少需外科干预的出血和死亡率方面的作用与氨基己酸和氨甲环酸相似 [249]。鉴于抑肽酶的过敏反应风险和在外科出血中与抗纤维蛋白溶解药相似的益处，许多机构倾向于使用氨基己酸和氨甲环酸。作者医院使用氨基己酸作为新生儿行复杂手术的抗纤维蛋白溶解药，在再次手术开胸前使用，并在体外循环开始时重复给药。

术后阶段必须持续实施血液保护技术。孤立性凝血异常常见于心脏问题较简单的术后患者（图94-13）。通常，这些凝血异常术后第一天能自行纠正，与出血过多无关。因此，没有必要常规输入血制品纠正这些异常。如缺乏出血临床证据和确诊患有需特定成分治疗的特殊疾患，不应输注血制品。还应避免常规使用血制品补充容量，输注乳酸林格液或生理盐水效果满意且成本低廉，又无输血相关风险。

术 后 管 理

在整个麻醉和手术管理中，经历心胸手术的小儿

患者术后早期管理是一个重要阶段。尽管手术过程是影响预后的主要因素，但术后管理也同等重要。作为手术团队成员，麻醉医师必须了解并融入术后早期管理阶段。小儿心脏手术患者术后管理的细则不在本章讨论范围，但提出一些总的指导原则和方法，为麻醉医师提供基本知识。

术后阶段的特点为当机体从体外循环和心脏手术异常生理状态恢复时，机体发生一系列生理学和药理学变化。在这一阶段，心脏手术的效果、任何潜在的病变、低温体外循环和特殊技术如深低温停循环的影响可产生特定问题。术后早期，必须及时识别和处理异常恢复状况和特殊问题。好在大多数患者能够在由于手术修复和体外循环作用产生的生理侵害所施加的不良影响和病理生理学负荷状态减轻的益处间取得平衡，导致并发症和死亡率较低。

因此，患者术后管理的指导原则是了解麻醉和心脏手术后恢复的正常和异常状况。术后早期，即使是正常恢复患者，由于残留麻醉药的药理作用和继发于血流动力学负荷状态骤变、手术创伤和体外循环的进行性生理变化，是持续生理变化阶段之一。麻醉和手术不仅影响患者的意识状态，而且影响心血管、呼吸、肾和肝功能、水和电解质平衡以及免疫防御机制。尽管存在这些改变，但大多数行心脏手术患者的术后管理应可预测和标准化。

心脏病患者的术后管理大体上分为四个时段：①转运至 ICU；②在 ICU 病情稳定；③脱离强心药与通气支持；④体液交换。患者经过这些阶段的快慢取决于以下因素：潜在疾病的进程、术前治疗状况、手术效果、体外循环持续时间和有无术中并发症。ICU团队最重要的作用之一是确诊恢复异常患者的术后并发症并提供干涉性治疗。由于正常恢复过程中心脏术后生理变化剧烈但具有自限性，因此难以判断异常状况。在这样的情况下，由经验丰富的医师和护士实施统一的多学科治疗方案有助于确诊恢复阶段的任何异常。这些异常通常需更密切的观察，更多的有创监测、药物干预和更多的心肺技术支持。并发症包括低血容量、残余心脏结构缺损、右心室和左心室衰竭、高动力性循环、肺动脉高压、心脏压塞、心律失常、心脏停搏、肺功能不全、少尿、癫痫发作和脑功能不全。关键是在正常恢复过程中及时发现这些异常状况，并积极处理。

麻醉医师能帮助心脏病患者恢复的重要领域是疼痛控制（参见第97章）。疼痛和镇静是 ICU 干预中最常见的问题。多种因素影响术后疼痛的开始、发生和严重程度。危重患儿术后早期给予强效阿片类药物减轻应激

反应并降低并发症[100]。通过包括强效阿片类药物在内的术前给药和术中麻醉管理技术，达到减轻术后疼痛的目的。术前或手术过程中术未使用阿片类药物的患者术后早期一旦停用吸入麻醉药将需要镇痛处理。大多数术后疼痛患者可通过静脉给予小剂量阿片类药物处理，通常为吗啡。这对术后早期准备脱离呼吸机的患者十分重要。保留气管插管和机械通气过夜的患者应给予充分镇静和镇痛直至开始撤离呼吸机。通常持续泵注苯二氮䓬类药物和阿片类药物。持续泵注镇静药和镇痛药可使术后镇痛更加平稳可靠。当患者脱离机械通气时，同时也停用镇静药和镇痛药。在这些情况下，仔细调整阿片类药物剂量能迅速缓解疼痛。在反应性肺动脉高压患者中，研究显示阿片类药物可预防肺动脉高压危象[97]。

区域麻醉可用于婴幼儿开胸术后疼痛控制（参见第 92 章）。该方法可避免静脉使用阿片类药物引起的呼吸抑制。硬膜外腔给予阿片类药物是非常有效的疼痛治疗方法。这一技术用于小儿术后镇痛，经骶管"单次注射"或通过细的骶管导管实施硬膜外给药。吗啡和氢吗啡酮能提供持续时间达 6～12h 的有效镇痛，无明显呼吸抑制。作者医院使用 0.05～0.075mg/kg 吗啡以无菌生理盐水稀释至 1.25ml/kg，经骶管注入取得良好效果。区域麻醉术后镇痛的应用最适合术后早期拔除气管导管的患儿。该技术的相对禁忌证包括血流动力学不稳定和凝血参数异常伴活动性出血的患者。使用区域技术，患者可预期动脉氧合更佳、更快脱离呼吸机，并减少术后呼吸系统并发症。然而，未留置膀胱导尿管的患者易发生尿潴留，但一般无需治疗。

需大范围开胸或双侧胸骨切口（即"翻盖"）的儿童可考虑胸部硬膜外镇痛。这一技术可显著减少为这些难以忍受的疼痛切口提供充分镇痛所需的全身阿片类用药伴发的呼吸抑制和呼吸动力异常。如果手术需全身肝素化，作者医院通常推迟放置硬膜外导管直至肝素作用被中和。在经左侧开胸行主动脉缩窄修复术患者中，在确定下肢运动功能正常后放置骶管或硬膜外导管。对心脏、肺或心肺联合移植患者，只在术后准备拔除气管导管，且可停用影响患者呼吸功能的静脉药物时，放置胸部硬膜外导管。通常这些患者需硬膜外导管镇痛数天。

术后神经心理学并发症

随着手术死亡率降低，神经系统并发症已成为先天性心脏病新生儿和婴儿日益严重的问题（参见第 99 章）。尽管先天性心脏病新生儿术后早期中枢神经系统后遗症如脑卒中和癫痫发生的比例很低，但已愈发认识到对更细微的神经系统异常长期随访的重要性[217, 226, 250]。

这些发现可能包括精细和粗大运动障碍、语音和语言迟钝、视觉运动和视觉空间能力失调、注意力缺陷障碍、学习障碍和执行功能受损。先天性心脏病患者存在先天性脑病是对改善长期神经系统预后的挑战。许多先天性心脏病新生儿存在先天性脑部结构异常和染色体异常，或两个兼有，以及可能损害脑部发育的生理异常。头部超声检查已发现 1/5 经心脏手术的足月儿存在脑部异常，其中半数异常在术前已存在[250]。

术后继发性神经损伤，可能与体外循环后脑自身调节功能改变、缺氧缺血性损伤、癫痫发作或导致 ICU 滞留时间延长的其他问题有关。除产前和可修正的围术期因素外，遗传和环境因素也很重要。遗憾的是，可修正的围术期因素比患者自身特异性因素更难解释长期预后的差异。

临床上超过 10% 的婴儿可检测出新发生的术后神经损伤[7]，而采用更敏感的脑部成像技术如磁共振成像，检出率超过 50%[251-252]。鉴于新的神经损伤可发生于新生儿住院期间的不同时间点，因而对降低已知危险因素是围术期的关键。经历心脏手术婴儿的中枢神经系统损伤机制包括缺氧缺血、栓塞、活性氧和炎性微血管病变。术前焦点在于防止缺氧缺血性损伤和血栓性损害。与中枢神经系统损伤有关的可修正术中因素包括 pH 管理、体外循环期间的血细胞比容、局部脑灌注深低温停循环。鉴于婴儿器官功能和组织发育不成熟以及相对于其机体大小的体外循环回路尺寸较大，与年龄较大儿童或成人相比，体外循环对婴儿的不利影响可能更大[253]。然而，在神经损伤的术中预防领域已有大量研究。随着技术和新疗法的不断改进，对体外循环和其他支持技术的实施已进行了积极研究。

由于影响这类人群神经系统预后的因素众多，在缺乏前瞻性随机对照试验的情况下，无法很好地理解暴露于全身麻醉药对发育的影响，很难详述全身麻醉药的影响。现有文献表明，多次暴露、暴露于累积剂量和婴儿期暴露可能增加神经发育延迟的风险[254-256]。因此，小儿心脏麻醉与上述三项风险因素均有关，应尽量减少暴露时间、整合必需的手术和推迟不必要的手术直至与神经系统风险相关性较小的年龄可能较为合适。重要的是，应在发育的关键时点谨慎选择作用于不同神经受体的麻醉药物。目前，作者改进后采用芬太尼 5～10μg/kg，可早期拔管并可将麻醉相关的神经系统风险降至最低。目前由美国国立卫生研究院资助的多中心试验正在探讨这一观点和在这一易受损期使用纯 α_2 受体激动剂（右美托咪定）的神经保护作用。

机械辅助装置

最近数十年，由于术前管理、外科技术、麻醉管理、药物疗法和术后管理的改善，先天性心脏病和肺部病变患儿生存率已有所提高。尽管如此，药物治疗无效的急、慢性心力衰竭患者仍需得到治疗。此时可能需要使用 ECMO 或心室辅助装置（ventricular assist devices，VADs）等设备。需支持的状态包括无法脱离体外循环、急性心脏停搏、恶性心律失常，和继发于潜在先天性病变或与获得性心肌病有关的心肌功能恶化。好在只有不足 2% 的体外循环后患者需要这种干预[257]。因此，机械支持可作为一种促进心室功能恢复的治疗选项，作为移植前的过渡，或用于需创伤性诊断或治疗的功能储备极低患者的心脏支持（例如 Williams 综合征伴重度肺动脉瓣上狭窄或主动脉狭窄）。如同其他疗法，着手使用机械辅助装置前必须排除禁忌证，包括极端早产儿、严重的不可逆多器官功能衰竭、无法治愈的恶性肿瘤和原有神经系统损害[257]。使用 ECMO 时麻醉管理起辅助作用，限于复苏辅助和转换至 ECMO 时与心脏手术有关的出血状况。一旦患者完全处于 ECMO 支持下，应持续通气但设置 10 次/分较慢的频率，峰压 $20cmH_2O$，PEEP 设为 $5 \sim 10cmH_2O$，吸入氧浓度减为约 40%。这些设置加上对流经回路滤膜的二氧化碳和氧的管理有助于预防肺不张。这与放置 VAD 的患者明显不同。此时，麻醉医师管理患者如同常规脱离体外循环。如果放置全心 VAD，必须严加注意心室泵血入肺血管床，因为这一心室的衰竭将导致灾难性后果。因此，调整管理以减轻向肺泵血的心室负荷至关重要，包括磷酸二酯酶抑制剂类强心扩血管药、强心药支持和甚至可能吸入一氧化氮降低肺血管阻力和增加前向血流。应与灌注师协同，为 VAD 的有效运作评估和维持血管内容量负荷，从而为辅助心室充分减负。肺功能监测也至关重要，必须充分肺灌洗、肺复张和使用合适的通气参数。后文中将提及，在植入 VAD 时出血是一个潜在风险，因此，必须制定明确的策略如抗纤维蛋白溶解药物、准备足够的血和血制品，甚至可能使用活化凝血因子（例如Ⅶ因子）[258]。

表 94-10 显示了两种辅助装置间的差别。两种设备植入时都有潜在出血风险，但从临床经验来看，由于广泛剥离和心室切口大，植入 VAD（特别是双心

表 94-10　ECMO 和 VAD 的比较

比较因素	ECMO	VAD
插管时出血	++	++
胸骨切开	不需要	需要
左心房引流	±	−
血液制品使用	+++	+
双心室辅助的插管数量	2	4
通气支持	+	
静脉抗凝	+	±
支持持续时间	数周	数月
紧急支持	是	否
患者活动性	−	+

ECMO，体外膜式氧合；VAD，心室辅助装置

VAD）更成问题。ECMO 需抗凝并保持全血凝固时间在 $180 \sim 200s$ 范围内也可导致明显的活动性出血，尤其如果放置于需围术期即刻支持的患者。使用膜式氧合器 ECMO 回路需持续静脉抗凝以维持全血凝固时间在前述范围。除了术后早期阶段，使用 VAD 系统的患者可改为口服用药。推荐采用双重疗法，抗血小板治疗包括阿司匹林或氯吡格雷，第二部分治疗包含抗凝药的使用，华法林（香豆素）或皮下注射低分子肝素[257]。

如前所述，这些技术可用作移植前过渡，因此，暴露于供体抗原显得尤为重要。Stiller 和合作者[259]的研究比较了血制品用量后发现，VAD 治疗患者插管后在长达 8 天中血制品用量较少。重要的是，作者指出即使在术后较晚时间开始支持，这种差异依然存在[259]。

使用 VAD 系统存在三个潜在缺点。使用 VAD 时缺乏肺的支持，只能用于肺功能良好的患者。从表 94-10 可见，当需要双心室支持时，患者需要两套独立的 VAD 装置，需放置 4 个插管，这在极小的婴儿中存在技术难度。第三缺点是 VAD 放置无法在危急状态下或类似 ECMO 在床边完成。

VAD 的重要优势在于支持时患者无需卧床，与 ECMO 相比 VAD 支持能维持数月，而 ECMO 仅能维持数周。另一个优于 ECMO 的特点是这些患者无需进一步左心房引流。放置 ECMO 的患者需在胸骨切开或球囊房间隔切开时放置左心房引流，需将患者转运至心导管室，可能存在与 ECMO 患者转运相关的并发症。

尽管成功复苏并放置了辅助装置，但其并发症和死亡率仍较高，ECMO 预后更差。20 世纪 90 年代放置 ECMO 后患者死亡率达 47%，本世纪初系列报道显示无明显改善[260-263]。与此相反，安置 VAD 的患者生存率更高，系列报道中高达 80% 的患者能存活到移植或成功脱离支持[262, 264]。然而，Blume 及其同事[261]的研究指出，相比暴发性心肌炎和心肌病患儿，先天性心脏病患儿年龄越小，体重越轻，则死亡率越高[261]。除了生存率数据，另一个最重要指标是神经系统预后，VAD 组预后较好[265-266]。神经系统预后不良的危险因素仍是低体重和深低温停循环持续时间，由于实施 ECMO 的患儿年龄较小，其中一些经深低温停循环实施先天性异常修复手术，需紧急 ECMO 支持脱离体外循环或在术后即刻放置，两者均不利于 ECMO 患儿存活[267]。

生存率预测对这些患者的管理非常重要。一个常用的预测生存率的变量是，支持开始后 3 ~ 5 天心室功能恢复，如果需更长时间的支持，并发症和死亡率增加[263, 267]。两种方式均已成功用作移植过渡，80% 以上 VAD 患者可存活至移植，而 ECMO 患者生存率不足 60%。ECMO 还常用于婴幼儿群和复杂先天性心脏病患儿，两者均是 VAD 患者死亡率增高的因素[267]。两种方式与并发症和死亡率相关的重要原因包括继发于出血或栓塞的脑血管事件、回路相关问题（例如回路血栓形成）、肾衰竭需血液透析、脓毒症、活动性出血和多器官衰竭。

尽管这些方式常被相互比较，但在心脏病患儿治疗中各有独特之处。ECMO 的主要优势在于能在危急状态下迅速用于任何年龄和体形的患者。过去，装置大小一直是限制小儿患者植入 VAD 系统的因素。柏林心脏 VAD（Berlin Heart AG，Berlin，Germany）甚至可用于新生儿。欧洲使用该系统已超过 10 年，泵的大小从 10 ~ 80ml 不等。目前在美国该装置仅用于紧急情况。由此可见，两种方式有一定互补性，ECMO 用于紧急情况，一旦患者生理状况稳定但仍需支持，有必要使用 VAD 进行长期支持。

临时性全人工心脏（Total Artificial Heart，TAH）系统是一种用于儿童的新型机械辅助装置。TAH 系统适用于随时有死亡风险的双心室衰竭患者的移植过渡。该装置的植入和使用比较独特，需完全去除自身心肌，只有等待心脏移植才能恢复。一旦心肌被去除，流入和流出泵腔室被植入至左、右心血管。体型要求包括体表面积 ≥ 1.7m²，超声心动图显示左心室舒张末直径 ≥ 70mm，CT 扫描显示第十胸椎水平前后径 ≥ 10cm，胸片显示心胸比 ≥ 0.5。更小的 TAH 装置可

能不久将上市，可植入更小的患者。该装置已成功用于一名 Fontan 术后生理功能衰竭患者的移植过渡，该患者之后接受了心脏移植。

心肺移植术的麻醉

尽管胸腔器官移植围术期管理在本文的其他章节已有叙述，但这些过程用于小儿需某些特殊改良（参见第 75 章）。不同之处包括受体的特征、患儿的术前准备、麻醉管理、手术的考虑、体外循环后管理和预后。尽管有一些为先天性心脏畸形实施的最早的心脏移植手术，但这一适应证在 20 世纪 80 年代以前很罕见。1984 年，实施的少量小儿心脏移植手术的 60% 以上为心肌病患者，一般为青少年。随后 10 年，心脏移植治疗的先天性心脏畸形婴幼儿数量大幅上升导致统计数据发生显著变化（图 94-14）[268]。至 1995 年，接受心脏移植的儿童超过 70% 不足 5 岁，其中半数在 1 岁以下。这些因先天性心脏畸形接受心脏移植的婴儿绝大多数是由于重建方案失败或被认为无法存活（图 94-15）[268]。这一转变的影响涉及围术期管理的每个方面。

与成人相比，拟行心脏移植的儿童肺动脉高压的可能性更大。大多数成人心脏移植预案不会为肺血管阻力超过 6 Wood units/m² 的患者实施移植手术[269]。但婴幼儿的排除标准仍有争议。有些预案接受肺血管阻力高达 12 Wood units/m² 的患者，特别是如果肺血管对血管扩张药如 O_2、一氧化氮、钙通道阻滞剂或前列环素有反应的患者[270]。通常假设新生儿肺血管阻力升高，但来自某些方案的结果数据表明，这一因素实际上对出生第一年患儿的术后转归并不重要，也许是由于婴儿的供体心脏近期历经过渡循环，能更好地应对肺血管阻力增高所致的右心室压力负荷[271]。

小儿心脏移植的麻醉方案必须适应其广泛的病理生理学变化。之前讨论的对负荷状况的分析和血流动力学优化，对患先天性心脏畸形的受体有利。只有少数这类患者经历了心脏移植，这是由于重建心脏手术对心室功能尚可患者的自然病程仍有较大风险，但大多数受体表现为一定程度的心室功能受损。因此，这类患者需谨慎滴定心肌抑制作用最小的麻醉药物以免心血管系统衰竭。在这类脆弱人群中，即使适量阿片类药物也可能与全身血流动力学显著恶化有关，大概是由内源性儿茶酚胺释放减少所致。对大多数先天性心脏病患者而言，熟练的气道和通气管理是平稳诱导的关键因素，尤其是伴肺血管阻力增高时。无论麻醉计划的设计和实施多么完美，仍有部分患儿诱导时失代偿，须复苏治疗。

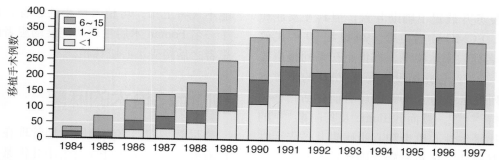

图 94-14 各年龄层小儿心脏移植的人口统计数据。堆积柱状图显示小于 16 岁患者行心脏移植手术的总人数和年龄分布。图中指出，20 世纪 80 年代后期所做的移植手术增长迅速，尤其是 5 岁及 5 岁以下儿童。20 世纪 90 年代中期达到顶峰，移植手术的总人数（包括成人和儿童）稍有下降，但患儿相对年龄比例仍基本固定 (Data from the Registry of the International Society for Heart and Lung Transplantation, Addison, Tex.)

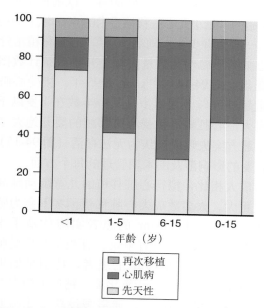

图 94-15 小儿心脏移植适应证。过去 20 年，小儿心脏移植的主要适应证几乎为先天性畸形和心肌病所均分。近年来，由于人口统计的年龄变化，先天性心脏畸形的小儿移植者稍占多数。如图所示，年龄较小的患儿更可能因先天性畸形接受心脏移植 (Data from the Registry of the International Society for Heart and Lung Transplantation, Addison, Tex.)

　　尽管新生儿和婴幼儿原位心脏移植具有某些技术挑战性，但移植一个解剖正常心脏的复杂程度不如同年龄患儿中常见的几种心脏重建手术。然而，要适应将这一手术与伴发的大心血管畸形修复术合并的要求，需要精湛的技术和创造力，仅有这一领域少数最优秀的先天性心脏病外科医师能完成 [272-273]。

　　由于已经历较长缺血期，移植心脏难以耐受可能伴有血管重建不完善的残余血流动力学叠加的负荷。广泛的血管修复，特别是长期低氧血症的大龄患儿，加上凝血异常的倾向增加了出血，这是小儿心脏移植并发症和死亡的主要原因。尽管如此，一旦移植成功，这些移植心脏将对发育中的婴儿和儿童刺激生长和适

应性的生理因素有反应 [274]。

　　脱离体外循环期间和术后早期管理的注意事项主要集中在三个病理生理学状态：心肌保护、去神经化和肺血管阻力。与心脏重建手术相比，即使移植手术很快完成，心脏也会经受更长的缺血期。尽管一些研究者认为婴儿心脏能忍受更长时间的缺血，但这些心脏存在一段时期的再灌注损伤，事实上都需要药物支持，有些病例还需要机械支持 [271]。另外，内源性适应性反应和外源性交感活性药物对去神经移植物无效。由于绝大多数行心脏移植的患儿表现为某种程度的肺血管阻力升高，因此，即使是孤立性的终末期心肌病患者，新移植心脏的右心室也极易发生功能衰竭。

　　通气和药物干预常用于改善肺血管阻力和提供正性肌力作用与加快传导。一旦肺部充分扩张，作者所在医院采用纯氧通气，维持 $PaCO_2$ 值 ≤ 30mmHg。所有移植患者都给予小剂量多巴胺 3 ~ 5μg/(kg·min) 和异丙肾上腺素 0.02 ~ 0.05μg/(kg·min) 以提高心肌收缩力、加快传导和降低肺血管阻力。有明显缺血后心功能不全的患者，如这些药物不能维持足够的心肌收缩力，应追加其他药物（例如米力农、肾上腺素）。大多数移植中心都有始于围术期的免疫抑制治疗的专门预案。与成人一样，小儿移植手术通常也使用三重免疫抑制剂，即钙调磷酸酶抑制剂（例如环孢素、他克莫司）、抗代谢药（例如硫唑嘌呤）和类固醇。一段时间无排斥反应后，应逐渐减量和停用一或两种药物，特别是新生儿，因其会发生某种程度耐受 [275-276]。

　　全美统计显示小儿心脏移植预后较成人稍差 [268]。主要危险因素是年龄小于 1 岁和存在先天性心脏疾病。由于这些因素密切相关（即绝大多数 1 岁以下婴儿是为了治疗先天性心脏病才进行心脏移植），因此难以判断年龄的独立影响。术中同时修复心血管结构异常增加了围术期出血、残余血流动力学负荷状态和肺血管阻力升高所致的右心衰竭的风险。当两因素结合时，1

岁以下婴儿手术死亡率达 24%，超过年龄较大儿童死亡率的两倍[268]。除了术后早期阶段，所有年龄组的死亡率大致相同。但是，排斥反应后遗效应和必须使用免疫抑制剂导致并发症和死亡率进行性增高。即使是最合适的移植受体，其 14 年生存率仅为 28%，因此这些手术应视为小儿的姑息性治疗[268]。

儿童肺移植和心肺联合移植均取得了可观的手术存活率[277-278]，目前仍是治疗严重肺血管疾病和某些进行性肺部疾患的唯一可行的手术疗法。但该手术仍是小儿中罕见的手术。肺移植可能并发闭塞性细支气管炎，一种可导致随时间推移流量相关的肺功能逐渐恶化的退化性小气道疾病。尽管目前的手术死亡率小于 20%，但患者的 3 年生存率只有 50% ~ 60%[268, 277]。

患者在心脏移植后需监测性心导管检查、活检和其他操作[257, 279-281]。这些患者的麻醉方案应考虑去神经移植的生理学和药理学问题、免疫抑制剂副作用、感染风险和潜在的排斥反应[279-281]。移植心脏的血管病变是移植后并发症和死亡的主要原因，导致进行性移植心脏功能障碍伴心力衰竭，心律失常风险增加，还可能发生心律失常性猝死。由于移植心脏的血管病变由内膜增生所致，传统的血管再通术无效，因此再次移植是唯一的治疗选项。心脏移植后的高脂血症常发生于成人和儿童，长期激素疗法和其他免疫抑制剂可使之加重。他汀类药物控制移植后高脂血症的效果良好，并可能表现出固有的免疫抑制作用。移植后肾功能障碍的危险因素有钙调神经磷酸酶抑制剂的使用、机械性循环支持、长期强心药支持和原有肾功能障碍。较新的强效免疫抑制剂（例如他克莫司）可减少移植后晚期的激素药物用量，消除长期服用激素的不利影响。目前，这类药物如西罗莫司可联合应用小剂量钙调神经磷酸酶抑制，因而最大程度降低了长期用药的肾毒性。移植后淋巴增殖性病变可导致异常淋巴增生，病理表现范围较广，从早期的局灶性病变到多形性淋巴瘤，或在某些病例中表现为单形性淋巴瘤。从临床角度看，最常见的病变部位和症状包括胃肠道和呼吸系统。多形性病变患者的治疗主要是减少或暂停免疫抑制剂，辅助性手术疗法用于组织学诊断和梗阻病变。大多数中心对无反应性多形性和单形性淋巴瘤仍保留传统化疗。由于心脏去神经支配，无法利用自主调节机制防止患者血流动力学状态的大幅波动，应激反应也慢于常人。心脏参数可发生显著改变，患者的体循环血压和心脏充盈压可降低。由于代偿机制延迟，心排血量降低导致冠状动脉和脑灌注减少，高血压患者尤为明显。治疗主要依靠直接作用于心肌和血管的药物。大多数免疫抑制剂影响肝、肾功能并与麻醉药相互影响。

非直视心脏手术的麻醉

早期婴儿根治性修复手术显著降低了非根治性、姑息性非直视心脏手术的数量。根治性非直视心脏手术包括动脉导管未闭结扎和主动脉缩窄修复。非根治性非直视心脏手术包括肺动脉环束和心外分流如 Blalock-Taussig 分流。这些手术无需体外循环。因此，静脉通路和动脉内监测对评估和支持这些患者十分重要。脉搏氧饱和度监测仍是术中管理有价值的指标。

尽管视频辅助胸腔镜技术越来越普遍，但动脉导管未闭结扎通常经左侧开胸完成[282-283]。其生理学管理目标是应对左向右分流产生的容量超负荷。动脉导管未闭较大而肺血管阻力较低的患者一般表现为肺血流过多和充血性心力衰竭。新生儿和早产儿还有大量进入肺动脉的舒张期径流风险，可能危害冠状动脉灌注。因此，患者从无症状健康儿童到需强心支持下依赖呼吸机的病重早产儿。前者可耐受多种麻醉技术，甚至可在手术室拔管，而后者需要谨慎控制麻醉和液体管理的方案。通常，手术纠正前早产儿可试用吲哚美辛并限制液体。早产儿转运至手术室可能特别困难并存在潜在风险，需高度警惕避免气管导管脱出、患儿体温降低和静脉通路堵塞。由于这些原因，目前许多中心在新生儿 ICU 实施结扎手术。

部分动脉导管未闭早产儿所在医院没有手术团队。这些患者的动脉导管未闭结扎术需将高危新生儿转至其他有常规实施手术团队的中心，或能实施手术的团队愿意前往新生儿所在地实施手术。Gould 和合作者[284] 总结了手术团队在院内和院外手术的经验，该团队由小儿心脏麻醉主治医师、注册麻醉护师、小儿心脏外科主治医师和助手以及心脏外科手术室护士组成。在他们的团队中没有与麻醉相关的并发症。两地手术围术期并发症的发生率无显著差异。该研究表明动脉导管未闭结扎术可在缺乏小儿心脏外科病房医院的新生儿 ICU 内安全实施，无转运危重患儿招致的风险。另外，患儿继续由最熟悉其病史和社会关系的新生儿科团队进行治疗，最大程度为患儿家庭减少不便。

动脉导管未闭结扎术的并发症包括，意外结扎左肺动脉或降主动脉、喉返神经损伤和动脉导管破裂大出血。早产儿动脉导管结扎后，肺部顺应性受损可能需增加通气支持，应预计有左心室后负荷急剧增高的表现，特别是术前已有左心室功能不全的患儿。婴幼儿已可采用胸腔镜外科技术结扎动脉导管未闭。这一方法的优点是胸腔镜切口小、术后疼痛较轻和手术当天即可出院。

　　主动脉缩窄为降主动脉近动脉导管附着处狭窄性病变。主动脉血流受阻的结果程度不一，严重梗阻累及远端体循环灌注，轻度梗阻仅表现为上肢血压增高。可并发二尖瓣和主动脉瓣异常。在重度缩窄的新生儿中，体循环灌注依赖未闭动脉导管的右向左分流。这种情况下，左心室功能不全很常见，并需前列腺素 E_1 保持足够的体循环灌注。通常建议右上肢建立外周静脉通路和留置动脉导管以利术中和术后管理。左心室功能不全患者，中心静脉导管有助于压力监测和正性肌力药物支持。

　　手术方式为经左侧开胸，由此阻断主动脉、端-端吻合、主动脉补片成形或锁骨下补片成形修复缩窄。主动脉阻断期间，通常允许明显的近端高血压存在（高于基础值 20%～25%），这是基于扩血管治疗可能损害远端灌注和加重脊髓缺血的证据。松开阻断钳之前，输注晶体液 10～20ml/kg。降低麻醉药浓度和额外的扩容支持直至血压回升。由于压力感受器反应性增高，修复手术后反跳性高血压很常见并常需药物治疗。阻断后，体循环高血压导致的主动脉壁张力可通过使用 β 受体阻滞剂艾司洛尔或 a/β 受体阻滞剂拉贝洛尔有效降压[285]。近期研究表明，6 岁以下患儿应接受的艾司洛尔初始剂量为 250～500μg/kg，随后根据血压，以 250～750μg/(kg·min) 泵注。尽管有艾司洛尔泵注，但仍有 25%～50% 患者的血压超过目标范围，需第二种药物。硝普钠在未用 β 受体阻滞剂时可提高计算的主动脉壁张力，常被选作第二种药物。其他达到目标血压可能性更大的药物包括硝酸甘油和尼卡地平。普萘洛尔对年龄较大的患者有用，但可引起婴儿和幼童严重心动过缓。尽管硝普钠在未用 β 受体阻滞剂时，通过加速 dP/dT（收缩力），实际上增高计算的主动脉壁张力，但加用硝普钠可能是控制顽固性高血压所必需的。卡托普利或其他可选的抗高血压方案始于持续高血压患者的恢复期。

　　经历不使用体外循环心外分流安置术的婴儿，其管理目标的重点与其他分流病变相似，通过调节 $PaCO_2$、PaO_2 和呼吸力学参数使肺血流和体循环血流达到平衡。通常中央性分流经正中胸骨劈开施行，而 Blalock-Taussig 分流术可经胸廓切开或胸骨劈开施行。在肺血流极度低下的患儿中，远端吻合时需部分肺动脉阻断可导致肺血流进一步减少和氧饱和度低下，需密切监测脉搏氧饱和度。阻断时应小心谨慎，避免肺动脉扭曲将有助于维持肺血流。在阻断时发生严重氧饱和度低下和心动过缓的情况下，将需要在体外循环

下完成手术。

　　术中并发症包括出血和关胸期间严重体循环氧合不足，通常提示胸腔内组织器官的关系发生改变，导致肺动脉扭曲或分流管道扭结。伴随大的手术分流的形成导致急性容量超负荷，术后早期可能发生肺水肿。目的在于增加肺血管阻力的措施，如降低吸入氧浓度至室内空气水平、允许 $PaCO_2$ 增高、加用呼气末正压是降低肺血流的有用措施，直至肺循环得到调整。减轻充血疗法如利尿剂和地高辛可缓解充血性心力衰竭的表现。在这种情况下，早期拔除气管导管不可取。

　　肺动脉环束用于限制婴儿的肺血流，这些患者的病变从解剖上和生理上被视为无法根治。这些患者通常处于充血性心力衰竭伴体循环灌注减少而肺血流过多的状态。手术医师在肺动脉主干周围放置限制性束带降低肺血流。束带放置很不精确，需麻醉团队精心协助方能成功完成。作者所在医院将患者置于 21% 吸入氧浓度环境并维持 $PaCO_2$ 在 40mmHg，以此模拟术后状态。根据畸形程度，束紧肺动脉束带以达到血流动力学（例如远端肺动脉压为体循环压的 50%～25%）或生理学（例如 Qp:Qs 接近 1）目标。如果达成这些目标产生了不可接受的低氧血症，应松开束带。

介入或诊断性心脏手术的麻醉

　　介入和诊断性心导管技术的进展正显著改变着先天性心脏病患者的手术和非手术方法（参见第 90 章）。心导管室常见的介入疗法见表 94-11。非手术介入技术正逐步取代需手术和体外循环的方法，用于安全闭合继发孔型房间隔缺损、室间隔缺损和动脉导管未闭。狭窄的主动脉瓣和肺动脉瓣、复发性主动脉缩窄和肺动脉分支狭窄可在心导管室中扩张，避免手术干预[286-287]。这些技术缩短了住院时间，对手术干预风险较高的复发性主动脉缩窄、肌性和心尖部室间隔缺损患者尤为有利。许多患复杂心脏缺损的患者手术风险极大。创新的介入手术改善了血管解剖、降低了心室的压力负荷，并降低了这些患者的手术风险。例如，在肺动脉发育不良的法洛四联症患者中，球囊血管成形术和血管支架术创建了通畅的肺动脉解剖，降低了肺动脉压和右心室舒张末压。介入导管治疗期间并发症更常见，包括动脉血栓形成、心律失常（尤其是心脏传导阻滞）、血流动力学不稳定、装置或弹簧圈栓塞、出血和大血管或心脏穿孔[288]。年龄小于 6 个月和体形较小的婴儿并发症更常见。时刻保持警惕、纠正电解质紊乱、维持酸碱平衡状态和适当肝

表 94-11　心导管室常见介入疗法

简单的介入疗法	
闭合装置	**弹簧圈栓塞**
房间隔缺损	静脉减压
室间隔缺损	主肺动脉侧支循环
动脉导管未闭	外科性分流
卵圆孔未闭	冠状动脉 / 房室瘘管
球囊瓣膜成形	球囊血管成形
主动脉狭窄	肺动脉分支狭窄
肺动脉狭窄	主动脉缩窄
复杂的介入疗法	
左心发育不全综合征	
Norwood 术后	
肺动脉狭窄	血管成形术
旁路血栓形成	扩张 / 血栓摘除术
限制性房间隔缺损	球囊隔膜造口术
主动脉弓梗阻	血管成形术
主肺动脉侧支循环	弹簧圈栓塞
Glenn/Fontan 术后	
静脉减压	弹簧圈栓塞
隔板漏	装置 / 弹簧圈栓塞
体循环静脉狭窄 / 血栓形成	血管成形术 / 血栓摘除术
右心室衰竭	开窗术
运动耐量下降	闭合窗孔
主肺动脉侧支循环	弹簧圈栓塞
Fontan 通路梗阻	肺动脉血管成形术，球囊隔膜造口术
大动脉转位	球囊房间隔造口术
法洛四联症	
旁路血栓形成	血栓摘除术
肺动脉狭窄	血管成形术
主肺动脉侧支循环	弹簧圈阻塞
其他介入疗法	
重度肺动脉高压	房间隔切开术
ECMO 左心减压	房间隔切开术
肺静脉狭窄	球囊血管成形支架
体循环静脉狭窄 / 血栓形成	球囊血管成形 / 血栓摘除术

ECMO，体外膜式氧合

素化可减轻某些并发症。早期适量输血输液，婴儿心脏停搏复苏时快速建立 ECMO 可改善预后。预期需心肺移植的高危患者拟行诊断性肺动脉高压评估也需要麻醉管理。尽管右心室压力超过体循环压力的患者手术伴随风险很高，但这些患者最好在全身麻醉和控制通气下处理。

心导管室介入或诊断性操作的麻醉管理必须包含用于在手术室治疗这些患者的同等水平的准备情况。这些患者有相同的复杂心脏生理，某些病例生理复杂程度更大，心血管储备功能更差。球囊扩张期间，介入导管操作可急剧加大心脏的压力负荷。放置通过二尖瓣或三尖瓣的粗导管可引起急性瓣膜反流，或者如果瓣膜开口较小导致短暂的瓣膜狭窄。当导管通过分流部位时肺血流显著减少，可发生严重的低氧血症。麻醉方案必须考虑心脏介入操作的特殊目的和麻醉管理对介入操作的影响。介入导管操作大体分为三个不同的阶段：数据采集阶段、介入治疗阶段和介入后评估阶段。

在数据采集阶段，心内科医师置入血流动力学导管评估计划介入操作所需的程度。在患者正常生理状态下获取导管资料，即首选呼吸室内空气、生理性 $PaCO_2$ 和自主呼吸。增加吸入氧浓度或改变 $PaCO_2$ 可能掩盖生理数据。尽管一些患者如果肺血流太低可能需要吸氧，但吸入室内空气可能导致致命性低氧，在这些患儿的处理中与介入心内科医师商讨是必不可少的。在介入治疗阶段，患者通常需气管插管和机械通气。安全的气道可使麻醉医师专注于血流动力学问题。正压通气还可降低空气栓塞的风险。自主呼吸期间，胸膜腔内压大幅降低可将空气夹带入血管鞘并导致肺循环或体循环中到达的空气栓子形成。肌松药消除体动和控制通气，从而减少心脏结构的呼吸摆动，也有利于精确定位介入装置。介入治疗期间经常发生失血和心室功能变化。介入手术中或术后即刻可能需要容量替代疗法和强心支持。

在介入操作后阶段，需评估介入治疗成功与否和对生理的影响。血压、混合静脉血氧饱和度、心室舒张末压和心排血量可测得时，可用于评估介入治疗的影响。持续严重的血流动力学紊乱提示需 ICU 监护和呼吸或心血管支持治疗。由于许多患者血流动力学不断变化，改变了对麻醉的需求，可酌情持续静脉输注氯胺酮 / 咪达唑仑或丙泊酚。强效吸入麻醉药通常不用作主要麻醉药，但可作为辅助用药。

下文简述一些介入操作和相关麻醉问题。这些介入治疗的成功无疑将导致其在未来数年的广泛开展与应用。

经导管房间隔缺损封堵术

在房间隔缺损经导管封堵术中，一个折叠双伞翻盖装置于大口径经股静脉放置的引导鞘内，前行至右心房，并穿过房间隔缺损进入左心房。装置的每一侧由悬挂于六个弹簧支臂上的涤纶网状补片组成，打开时如同一把自动伞。采用双平面透视和经食管超声心动图，将导管定位于左心房内远离二尖瓣的位置[289]。回拉引导鞘在左心房内打开六个远端支臂和其涤纶网罩。然后回撤引导鞘和装置使远端支臂贴紧左侧房间隔。透视和经食管超声心动图用于确定支臂在左心房侧并不干扰二尖瓣活动。一旦准确定位，引导鞘被进一步回撤，露出装置的近端和近端支臂，弹簧打开贴紧右侧房间隔。当定位无误时，松开装置[289]。在122例实施经导管房间隔缺损封堵术患儿的回顾资料中，导致血流动力学异常需处理的手术并发症发生率为9%[290]。

继发孔型房间隔缺损首选封堵治疗。现有数据不断支持采用适当间隔长度和装置直径可用于适当大小的患者中封堵小到中度缺损（小于 8 ~ 20mm）[291-293]。该法耐受性良好，长期并发症最少。当患者使用相对其体型较大的封堵装置时，可出现心肌糜烂、心脏传导阻滞等并发症，尤其是缺损位于前上缘的患者[294-295]。血栓是罕见的并发症可给予药物治疗，其发生与装置有关[296]。尽管有近十年的经验，但这些装置仍在观察研究中，因而仅在数量有限的研究中心用到。

经导管室间隔缺损封堵术

大多数在心导管室择期封堵的室间隔缺损为中间肌部或心尖部室间隔缺损，这类缺损在手术室中难以缝合或需要切开左心室。左心室切开与左心室功能不全的较高发生率有关，已退居至最不理想的手术选项的位置。室间隔缺损的首选治疗方法是手术闭合。经导管肌部室间隔缺损封堵操作安全。然而，其并发症发生率较高，包括心脏传导阻滞、失血和血流动力学不稳定[297-298]。膜部室间隔缺损封堵仍处于研究初期，并发症的发生率尚待确定[299-300]。经导管途径需切开房间隔和放置经股动脉的逆行导管并前行至左心房。该导管经房间隔被拖入右心房，用于引导上腔静脉导管（经颈内静脉置入）穿过房间隔缺损进入左心房，跨过二尖瓣进入左心室。室间隔缺损的探测从左心室侧进入。使用较粗的包含双伞翻盖装置引导鞘防止二尖瓣卡瓣，导致急性二尖瓣反流，在某些室间隔缺损大或二尖瓣瓣环较小的病例中，可发生急性重度二尖

瓣狭窄。如果出现后一情况，将不可避免地发生体循环心排血量降低和一段时间的严重低血压。导管放置期间，可能需明智地应用缩血管药维持冠状动脉灌注压，并在室间隔缺损装置放置后继以容量和强心复苏治疗。在美国这一翻盖装置高度专业化的应用仅限于极少的小儿中心。

肺动脉分支狭窄血管成形术

介入导管治疗最重要领域之一是发育不良或狭窄的肺动脉分支的扩张和支架置入。在伴肺动脉发育不良的法洛四联症、肺动脉闭锁，或手术导致周边狭窄的单心室患者中，球囊血管成形术和支架置入手术创建了有利的肺动脉解剖，并降低了随后手术修复的风险（图 94-16）。周边肺动脉狭窄是不适合手术的病变，特别适合导管介入和血管成形。球囊血管成形术通过撕开血管内膜和中层，使血管重塑和扩大血管直

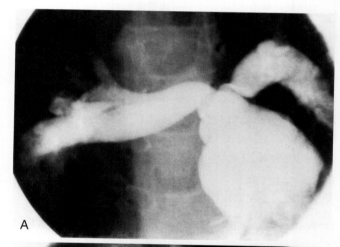

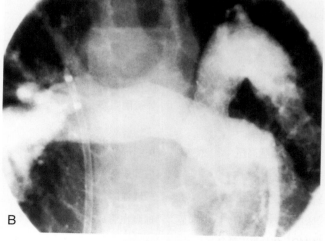

图 94-16　A. 肺动脉干闭锁和室间隔缺损患者中导管远端的重度双侧肺动脉分支狭窄。支架被置于右侧和左侧肺动脉内。B. 相同投影部位和放大倍数的后续血管造影显示右侧和左侧的狭窄明显改善

径。将球囊跨越狭窄病变放置以便球囊中心位于狭窄处。扩张球囊直至球囊腰部消失。理想情况下，首先扩张最狭窄的病变部位以最大程度减小对肺血流和心排血量的影响。当球囊扩张时，肺血流减少，右心室后负荷增加，心排血量降低。合并室间隔缺损或房间隔缺损的患者，球囊扩张时发生右向左分流和氧饱和度降低。无分流的患者，急性右心室后负荷增加可导致全身低血压和右心室衰竭。这类操作所需的粗大血管鞘可引起三尖瓣反流，这是重度右心室高压患者难以耐受的。有时，球囊导管必须跨主肺动脉分流放置，可显著降低肺血流。

该技术成功用于约 60% 的患者。在早期病例中，并发症包括低血压（40%）、肺动脉破裂（3%）、单侧再灌注肺水肿（4%）、扩张肺血管的动脉瘤样扩张（8%）、死亡（1.5%）和一过性术后右心室功能不全[301]。技术改进和患者筛选有利于采用优质球囊导管和支架的效果，同时显著降低了严重的并发症。通过预测血流模式的变化，麻醉管理最大程度减小血流动力学受累及，治疗一过性低血压和提供气道支持最大程度降低了肺动脉破裂和急性单侧肺水肿的相关风险[301]。

William 综合征合并瓣上主动脉和肺动脉狭窄是一组的独特的患者。这些患者可能存在多部位严重肺动脉分支狭窄，导致患者右心室压与体循环相似或超出体循环及右心室功能不全。患者还可伴有冠状动脉狭窄和发生心内膜下缺血，后者主要源于双心室肥厚所致的血流动力学紊乱。瓣上主动脉狭窄、双心室流出道梗阻和冠状动脉狭窄的存在与围术期风险增加有关。通常这类患者的肺动脉分支狭窄血管成形术采用正压通气下全身麻醉，并在心脏 ICU 恢复[302]。必须小心维持体循环阻力、心肌氧合和收缩力。存在心室肥厚时应尽量避免心动过速和心内膜下缺血。

球囊瓣膜切开术

在代偿功能良好的婴幼儿中，球囊瓣膜切开术常可在没有麻醉支持的情况下完成。例外情况包括新生儿伴重度主动脉或肺动脉狭窄和血流动力学不稳定的显著心室功能不全患者。球囊瓣膜成形术的适应证为跨瓣压差大于 50mmHg 的肺动脉瓣或主动脉瓣狭窄。球囊扩张术对大多数患者有效，除了瓣膜发育不良（例如 Noonan 综合征）患者，扩张后常出现肺功能不全，但这在近期和中期不构成问题。需长期预防亚急性细菌性心内膜炎。只有 8% 患者需再次介入治疗。通常患者在 ICU 中恢复，根据血流动力学的稳定情况可能需要输血输液。新生儿期主动脉瓣狭窄手术效果较差。所有

治疗均为姑息性，再次介入治疗的发生率高，通常球囊瓣膜成形术为初始治疗。球囊扩张术后残余梗阻或反流较为常见，可能需再次介入治疗。存在的真正风险是主动脉瓣和主动脉瓣下室间隔受损，其结果是急性主动脉瓣关闭不全和冠状动脉缺血。瓣膜成形术期间经常发生低血压和心动过缓，许多中心有在心导管室中为这些高危介入治疗备用 ECMO 的规定。手术和灌注团队随时待命对获得良好预后至关重要。患重度主动脉瓣狭窄的新生儿介入操作前常需强心药和前列腺素维持全身灌注稳定。复发性缩窄的球囊扩张术通常是年龄较大患儿术后再次缩窄的首选疗法。这类患者常有高血压，可在深度镇静或全身麻醉下进行手术。左心发育不良综合征行 Norwood 姑息术后的患儿，缩窄可发生于主动脉弓远端吻合部位。当导管经右心顺行置入新主动脉时可引起血流动力学明显波动的三尖瓣和新主动脉瓣反流。密切监测和积极的血流动力学干预可改善其预后。

弹簧圈栓塞

经导管法可用于阻塞不需要的血管结构。血管内弹簧圈已用于闭合动脉导管、主肺动脉侧支循环、外科性体肺动脉分流、单心室病变的静脉侧支循环、冠状动脉瘘和某些动静脉畸形（例如 Galen 畸形的静脉）。在某些情况下，为了最大程度降低弹簧圈脱落危及重要脏器灌注的风险，心内科医师请求采用全身麻醉并使用肌松药。

根据病变，患者可表现为重度发绀、低心排血量型或高心排血量型心力衰竭，或冠状动脉缺血。冠状动脉瘘患者应额外注意维持心肌氧供和降低氧耗。栓塞所用的材料可包括手术凝胶（明胶海绵）、乙醇和弹簧圈。其中一些材料可引起伴血流动力学衰竭的严重过敏反应。必须预防性使用抗生素预防细菌性心内膜炎。血管造影用于证实血管结构被成功栓塞，并确定部位是否合适。

人 工 瓣 膜

经导管肺动脉和主动脉生物瓣置换正在开展。肺动脉瓣为安装在可球囊扩张的 Cheatham 铂金支架上的牛颈静脉瓣。该技术受到牛颈静脉瓣最大尺寸 22mm 的限制。在肺动脉瓣部位经皮放置肺动脉生物瓣已经实现，进一步改良和微型化将可用于右心室流出道动脉瘤样病变。目前经导管肺动脉瓣植入入选患者包括 5 岁或以上、体重 ≥ 30kg、瓣膜部管径 16 ～ 22mm 的患儿。入选患者伴有中到重度肺动脉瓣反流，

常伴右心室扩大或功能障碍，以及平均右心室流出道跨瓣压差大于 35mmHg。经导管主动脉瓣置换一直用于病情复杂和因手术风险不考虑手术的主动脉瓣狭窄成人患者。这些装置在小儿中的应用受到限制。一些作者描绘了经导管肺动脉瓣在高压瓣膜管道中的应用，短期表现良好。经导管瓣膜放置的并发症包括血管的导丝穿孔、导管破裂或冠状动脉受压。

急诊手术

急诊介入手术如球囊房间隔造口术对大动脉转位、限制性房间隔缺损合并单心室等生理异常的患者，可确保血液充分混合，挽救患者生命，并为择期手术提供适当的时机。这项操作可在床边经超声心动图引导完成，或在心导管室通过透视确定球囊位置。经股静脉或脐静脉通路，球囊导管经卵圆孔前行进入左心房。在造影下扩张球囊，并经房间隔拉回直至形成满意的房间隔缺损。如果操作成功，左、右心房压应相等并充分混合血液。氧合和肺静脉引流应得以改善。并发症包括心房穿孔、二尖瓣或三尖瓣及肺静脉撕裂和低心排血量状态。球囊房间隔造口术还可用于 ECMO 治疗患者的紧急左心减压。

心内膜心肌活检

心内膜心肌活检是作为移植后定期导管监控的部分项目来完成的，用于确定原位心脏移植后患者有无排斥反应。通常经右颈内静脉路径完成右心置管，经此引导长鞘管和活检钳。一般取 5～8 个样本。心内膜心肌活检还用于确诊心肌炎或心肌病，年龄较小的患儿需要镇静或全身麻醉，而年龄较大患儿可仅在局部麻醉下完成这一操作。在急性排斥反应期，对患儿实施心导管术进行心内膜心肌活检时，恶性心律失常的风险极高，可能需心肺复苏。预示排斥反应发作的临床病史包括发热、胃肠道功能紊乱和心律失常。并发症包括穿孔、三尖瓣损伤和冠状动脉右室瘘形成。

体外膜式氧合支持患者的心导管术

Booth 和合作者[303] 报道了 ECMO 支持的小儿患者行心导管术的波士顿经验。其适应证包括手术修复的评估、左心减压、心肌炎或心肌病、血流动力学评估、导管介入治疗和心律失常消融。最常见的介入治疗是左心房高压患者的左心减压、肺动脉球囊血管成形术和心内膜心肌活检。麻醉医师与灌注和护士团队协作

将机械支持下的患者安全转运。转运前需确认转运的物流保障、手术医师到位和用血齐备。在 ECMO 回路中使用异氟烷或镇静药物提供麻醉，转运前患者必须制动，保持肺部无通气。麻醉医师的作用是负责安全转运，并参与处理机械、心肺和血液方面的紧急问题。

目前，杂交技术在心脏手术有较大困难的病变中具有一定的优势，例如心尖或前壁肌部室间隔缺损，或存在多个复杂病变禁忌直接手术的高危患者，或手术并发症和死亡率很高。需密切合作以便改良手术路径为其后的介入治疗提供便利。杂交技术已用于左心发育不良综合征的管理。一期姑息性手术建立房间隔交通，并在心导管检查期间在动脉导管内置入支架以维持导管持续开放，经手术放置右和左肺动脉外部束带，或经导管置入内部束带[304-305]。二期姑息性手术中在体外循环下完成改良 Norwood 手术行双向 Glenn 血管吻合[306]；三期（Fontan 手术）完全由经导管技术完成[307]。在目前外科手术主导的现实下，似乎难以将动脉导管支架作为治疗选择，但对有直接手术禁忌的患者，这一技术提供了一个有吸引力的过渡手段[308]。

成人先天性心脏病

流行病学和分类

成人先天性心脏病患者的治疗是医学中一个新兴前沿。成人先天性心脏病是指从轻到重、从姑息性到根治性、有或无多个成人合并症的一系列临床疾病。此外，一些成人先天性心脏病患者可能已施行姑息性修复手术，目前已不再是特殊疾病的首选治疗手段，如用于治疗右襻型大动脉转位（d-TGA）的 Mustard 和 Senning 手术。另一个特殊问题是成人先天性心脏病患者对治疗依从性低。先天性心脏病发病率估计为每 1000 活产儿 3～6 例，其中约 85% 预计可存活至成年[309]。先天性心脏病患病率在儿童和成人中均上升，其中成人占大部分。

2001 年 Bethesda 会议基于临床诊断将成人先天性心脏病患者分为简单、中度和极度复杂组[309]。麻醉医师应注意 Bethesda 专题会议对成人先天性心脏病的建议，是基于这些患者的治疗分布而言的。建议极度复杂的先天性心脏病患者应到三级成人先天性心脏病专业诊疗中心定期复诊。

成人先天性心脏病患者管理的注意事项

成人先天性心脏病患者可能存在小儿先天性心脏

病患者没有的独特解剖或生理学后遗症。此外，这些患者可能对儿时所做的治疗所知甚少或没有途径获取医疗信息，大大增加了其管理难度。随着成人先天性心脏病患者数量的增加，麻醉医师将有机会在紧急情况下处理此类患者。医师应尽可能多地收集关于患者病史的详情、手术修复情况和目前的功能状态。需关注的重点包括是否存在心律失常、低氧血症、肺动脉高压、心室功能不全、分流情况、血栓形成和是否需预防性使用抗生素。心律失常是成人先天性心脏病患者最常见后遗症之一。常见心律失常多由心房扩张引起，包括心房颤动和心房扑动，可能有或无血流动力学显著变化。心电图的 QRS 段右束支传导阻滞改变常见于法洛四联症修复术后。无肺部疾病时，低氧血症多由肺血流减少所致，肺血流减少可能是梗阻或残余右向左分流的结果。避免低氧血症加重的策略包括充分补液、机械通气和降低肺血管阻力和氧耗的同时增加肺灌注。始终应谨慎地测定患者的基线脉搏氧饱度作为麻醉用药参考。此外，输注浓缩红细胞可最大程度优化携氧能力。许多伴慢性低氧血症的成人先天性心脏病患者可能需要血细胞比容值大于 45% 以获取足够的氧供。这些患者伴有发绀的红细胞增多症将增加血管栓塞的风险。当处理这些成人先天性心脏病患者时，始终应考虑是否存在肺动脉高压。肺血管床慢性容量超负荷致小动脉增生，最终形成肺动脉高压。儿童期可发现肺动脉高压的常见病变包括分流病变，如未治疗将导致肺血管阻塞性疾病。此时若存在低氧血症，需高度怀疑肺动脉高压和艾森门格综合征的可能。麻醉医师始终应高度怀疑成人先天性心脏病患者存在心室功能不全的可能。许多先天性心脏病缺损增加心脏的容量或压力负荷，随着时间推移，可导致扩张或肥厚表现。在实施麻醉管理中有必要小心滴定诱导和维持药物以维持心室功能。为了增加伴低氧血症的先天性心脏病患者的肺血流，可建立不同大小和位置的分流。多数情况下患者依赖这些分流的通畅给肺部供血，分流阻断可能是灾难性的。同样，由于血流模式的改变，各种分流或心腔内可能形成血栓。因此，需具体的抗凝策略确保血流通畅。美国心脏协会已提供了关于预防感染性心内膜炎建议的更新指南，具体指南可见本章节。

成人先天性心脏病具体病变的特殊考虑

法洛四联症

　　法洛四联症包括四个不同生理意义的病变：重度室间隔缺损、不同程度右心室流出道梗阻、右心室肥大和主动脉骑跨。这种心脏异常模式的典型临床表现是肺血流减少导致缺氧。早期法洛四联症的治疗采用体 - 肺动脉分流（Blalock-Taussig 分流）使患儿长大，随后在年龄稍大后行最终修复。直至 20 世纪 70 年代，许多患者仍在施行经典的 Blalock-Taussig 分流术或中央分流术。目前，改良 Blalock-Taussig 分流术仍用于某些早期解剖根治风险很高的法洛四联症患者。通常大多数医师喜欢在 1 岁以内行择期根治手术以避免生理改变造成的继发性损害。有时，肺动脉狭窄的程度可保护肺免受来自室间隔缺损的过多循环血液的危害，同时使肺血流足以满足生长，这些患者可能未行任何修复手术。成年法洛四联症患者可能存在这些潜在修复术的任何一种。当处理成人法洛四联症患者时，需谨慎确定已实施的修复手术类型和这种修复的功能状态。麻醉医师应警惕这些成人患者的发绀程度，维持充足的肺血流。如果曾行心室切开，ECG 可能出现源于右心室的心律失常或右束支传导阻滞。应密切注意右心室衰竭的体征，包括颈静脉压增高和肝大。法洛四联症修复术后另一个常见并发症为肺动脉瓣反流，如不及时治疗可能会导致右心衰竭。

Fontan 循环

　　在 20 世纪 70 年代早期，Fontan 和 Kreutzer 在三尖瓣闭锁患者中施行一种手术试图将肺血流从体循环分离[310]。现在已知为 Fontan 手术，这一原理被用于许多类型的功能性单心室患者。手术的本质是将去氧静脉血直接和被动地引转向至肺部，使单心室将血泵至体循环。当用于左心发育不良综合征时，Fontan 手术是三阶段手术的最后一步，由此将肺循环和体循环分离。这些阶段性手术通常在 4 ~ 5 岁以内尽早完成。偶尔会发现成年患者由于随访失联，未完成循环的完全分离，产生不同的影响主要表现为发绀和心室功能不全。即使完成了全腔静脉肺动脉吻合，许多患者术后 15 年的存活率降低。常见死亡原因包括血栓栓塞、心力衰竭、蛋白丢失性肠病和心律失常[311]。当处理成人 Fontan 生理患者时，麻醉医师应关注可能进一步损害氧合和心肌功能的情况，如脱水、酸中毒、缺氧和使用心肌抑制药物。另外，最初的 Fontan 手术直接将右心房连接至肺动脉，后来发现这一术式因心房扩大和导致心律失常存在缺陷。典型满意的 Fontan 手术应能维持氧饱和度在 95% 以上。某些经历 Fontan 手术的成人先天性心脏病患者之前已证明或假定存在高度血栓栓塞风险，可能需长期抗凝，任何外科手术都须考虑这一抗凝状态的管理。

大动脉转位

当主动脉起源于解剖学右心室而肺动脉起源于解剖学左心室时发生大动脉转位。在典型的右襻型大动脉转位中，体肺循环并行，患者依赖血液混合存活。在 20 世纪 80 年代，大动脉转位的手术处理包含心房水平 switch 手术，即 Mustard 或 Senning 手术，通过隔板系统在心房水平将静脉回流至心脏的血液改道。因此，高度氧合的肺静脉血改道返回右心室，泵入主动脉和体循环。体循环缺氧血被引导至左心室，经肺动脉泵入肺部进行氧合。这一策略的长期并发症包括隔板梗阻或泄漏伴心律失常导致心房扩张、窦房结功能障碍或猝死。较特殊的并发症包括体循环右心室功能不全、房室瓣反流、肺动脉下狭窄和肺动脉高压。目前首选手术方式是大动脉调转术，即将包含冠状动脉的主动脉连接至左心室，将肺动脉连接至右心室。大动脉调转术的并发症包括新的主动脉瓣反流、冠状动脉口狭窄致心肌缺血、左心室或右心室流出道梗阻、残余心内分流和左心室功能不全。

小儿心脏电生理

诊断评估

心脏事件监测

伴心律失常的大多数患者表现为偶发或阵发性症状。这些症状可包括胸痛、心悸、晕厥和黑矇。经电话远程心电图事件监测仪因其便携和由患者激活，可为心律失常编档[312]。

植入式心脏记录仪

植入式循环记录仪埋置于皮下，可持续监测节律，既可由患者或家长手动激活记录，也可在发生高速或低速参数时自动记录[313]。这些植入式循环记录仪的价值在于，当无创方法无法诊断时，可将心律失常与临床症状关联。通常循环记录仪作为门诊手术在全身麻醉下植入，疼痛轻微。

旁路射频消融

射频消融为旨在消除房性或室性折返性心动过速的非手术方法。该技术采用射频消融导管需定位传导通路，并精确消融异常通路。导管消融用于治疗十分棘手的难治性心律失常，且病灶或通路适合消融。在小儿患者中，电生理导管经股静脉导入，导管尖端定位于右心耳、希氏束区、右心室心尖部和冠状窦。有时右颈内静脉径路用于置入冠状窦导管。在定位过程中快速心房起搏，有时输注异丙肾上腺素诱发心律失常。消融导管用于确定表面位置，随后消融通路。消融期间患者意外体动可能导致导管移位和损伤正常传导组织。因此，幼童常需全身麻醉。为辨别异常通路，应选用能维持循环儿茶酚胺的麻醉药和技术，避免抑制心律失常。尽管小剂量挥发性麻醉药能达到相同的满意效果，但作者医院目前首选丙泊酚持续静脉麻醉。定位过程中需快速心房起搏，有时还需输注异丙肾上腺素。

有文献报道患者术后发生严重心肌病，但极为罕见。源于长时间快速心房起搏和输注异丙肾上腺素引起的室上性心动过速频发和心肌氧失衡的潜在心肌病据推测可能是致病原因。手术过程较长时，动脉置管有助于持续血压监测和血气。手术并发症包括射线暴露、心脏压塞、心包炎、腹股沟血肿、动脉血栓、房室传导阻滞、体循环栓塞形成、冠状动脉夹层、二尖瓣和三尖瓣损伤以及心内膜炎。

心房内折返性心动过速

心房内折返性心动过速（intraatrial reentrant tachycardia，IART）与许多修复后先天性心脏病患者的高并发症和死亡率有关，尤其是广泛心房手术后，如 Fontan 手术和心房调转术。IART 的治疗选项包括抗心律失常药物、导管消融、手术和起搏。这种心律失常通常伴有长期心肌功能不全和残余病变。谨慎选择麻醉药、监测和早期处理低心排血量很重要，尤其是单心室生理患者。定位期间长时间诱发心律失常可导致低心排血量状态，需要强心治疗。这类患者可能需在心脏 ICU 恢复。尽管据报道导管消融即时成功率较高，但这类患者中心律失常复发仍是问题[314]。据报道，93% 的患者可即时成功并确认无可诱发的、持续性 IART。34% 患者复发，其中 88% 发生在 1 年内。Fontan 生理患者的复发率最高。常规射频消融导管消融病变范围不足和深度不够是复发的主要原因。采用术前和术中定位，冷冻消融术可成功用于 IART 患者术中右心房内或房颤患者左心房内。新一代抗心动过速起搏器（AT500，美敦力公司，明尼阿波利斯，明尼苏达州）已用于治疗 IART。该装置通过使用抗心动过速起搏，可成功终止 54% 的可治疗的心动过速，无室性心律失常发生[315]。不适宜导管消融或消融失败的患者，手术消融结合先天性心脏病修复术可能成功。这对存在复杂生理情况（例如 Fontan 修复加迷宫手术）的患者尤为有用[316-318]。

心律失常和心源性猝死

某些心肌病和离子通道疾病与致死性心律失常导致的心源性猝死风险增加有关。患者通常有晕厥、黑矇或濒于猝死的病史。安置埋藏式心律转复除颤器（automated internal cardioverter-defibrillators，AICDs）可作为这些患者的初级或二级预防。

起搏器和除颤器的植入

起搏器适用于完全心脏传导阻滞或伴有症状的心动过缓和血流动力学失代偿的窦房结功能障碍（参见第 48 章）。患儿通常需要气管内插管全身麻醉。应该指出，麻醉药可能与心动过缓的加重有关。麻醉诱导前可采用经胸起搏电极，或需输注有变时效应异丙肾上腺素。可能需要经胸、食管或紧急经静脉起搏直至植入永久起搏装置。幼童的起搏器发生器通常置于上腹部，而年龄较大患儿和青少年置于锁骨下区域。心外膜导联用于静脉较细的幼童和无法经静脉通道进入心脏的患者（例如 Fontan 循环）。心外膜起搏器置入通常由心脏外科医师和就位的能为装置设置程序的电生理学专家共同完成。必须开放足够的外周静脉通路以防大出血，应准备好血液。也有必要监测电起搏活动的机械夺获模式，包括有创动脉监测或脉搏容积描记图。经静脉起搏可在有外科医师支持的情况下在手术室完成，或在心导管室由心内科医师完成。在后一种情况下，病例讨论时报备外科支持很重要。

AICDs 植入用于致命性室性心律失常，包括长 QT 综合征、肥厚型心肌病和致心律失常源性右心室发育不良。值得注意的是，装置置入后测试可能诱发心室纤颤。在装置故障的情况下，除了抗心律失常药物如胺碘酮、镁剂和利多卡因，外部除颤装置绝对必不可少。患者植入这些装置时行气管内插管全身麻醉和控制通气。常规使用有创动脉压监测，局麻药局部浸润和静注短效阿片类药物可提供充分镇痛。患者在远程监控下留观过夜，提供 24h 适当的抗生素治疗。

再同步化治疗的进展

心力衰竭和某些先天性心脏病常伴有束支传导阻滞或心室间传导延迟，无论手术前或手术后，可导致心肌非同步收缩引起的心室功能不全。双心室起搏通过起搏两个心室，试图使两个心室收缩同步，从而改善整体心室功能。在左束支传导阻滞患者中，心脏再同步疗法抵消了潜在的心电和机械不同步，提高了心

肌收缩力、心脏功能、运动耐量和生活质量。多点起搏已试用于小儿患者[319]。手术时植入两个心房和三个心室外膜电极，心室电极置于彼此间尽可能远的位置。术后建立心房同步的心室起搏，调节房室间期，使两个心室位点同时起搏时的 QRS 复合波最窄。多点起搏可使 QRS 复合波明显缩窄，总体上改善心指数和升高收缩压。先天性心脏病患儿手术后的多点起搏有助于脱离正性肌力药物，因而降低了副作用如增加心肌氧耗。已有关于双心室起搏可改善扩张型心肌病和完全房室传导阻滞患儿预后的病例报道[320-321]，但其长期效果尚待研究。右束支传导阻滞是先天性心脏病术后的常见后果。可能存在右心室压和（或）容量负荷，随之而来的是右心室扩大和运动障碍。双腔起搏期间所有患者 QRS 间期缩短。双腔起搏再同步期间心指数也增加。产生最窄 QRS 间期的起搏部位也能最大程度改善心指数[322-323]。

非心脏手术麻醉

感染性心内膜炎的预防：美国心脏协会指南

美国心脏病学会和美国心脏协会于 2008 年更新了感染性心内膜炎的预防指南。关于指南变化的详尽讨论超出本章范围。感染性心内膜炎的预防措施包括以下内容[324]：

- 涉及牙龈组织或牙周区域牙科操作或存在口腔黏膜穿孔；
- 存在呼吸道黏膜切口的呼吸道操作；
- 涉及感染的皮肤、皮肤结构或肌肉骨骼组织的操作。

胃肠道和生殖泌尿系操作不再推荐常规预防。对于择期手术，生殖泌尿系或胃肠道手术前应处理并存的肠球菌尿路感染。对于急诊手术，患者的感染性心内膜炎风险最高，可以考虑预防。

为牙科操作推荐预防的情况包括如下（表 94-12）：

- 人工心脏瓣膜。
- 曾罹患感染性心内膜炎。
- 未根治的先天性心脏病，包括姑息性分流和管道。
- 使用人工材料或装置完全修复先天性心脏病术后 6 个月内。
- 先天性心脏病修复术后残余病变部位或其邻近部位

表 94-12　感染性心内膜炎的预防

状况	药物	牙科操作前 30 ~ 60 min 单剂量	
		成人	儿童
口服	阿莫西林	2 g	50mg/kg
无法口服	氨苄西林或	2g IM/IV	50mg/kg IM/IV
	头孢唑啉 / 头孢曲松	1g IM/IV	50mg/kg IM/IV
青霉素过敏 / 口服过敏	头孢氨苄或	2g	50mg/kg IM/IV
	克林霉素或	600mg	20mg/kg IM/IV
	阿奇霉素 / 克拉霉素	500mg	15mg/kg
青霉素过敏 / 无法口服药物	头孢唑啉 / 头孢曲松或	1g IM/IV	50mg/kg IM/IV
	克林霉素	600mg	20mg/kg

万古霉素可作为 β- 内酰胺酶不耐受患者或感染源为耐甲氧西林的金黄色葡萄球菌患者的替代选择

存在人工补片或装置。
- 心脏移植受体进展为心脏瓣膜病。

　　上述内容只是指南推荐。目前，作者医院的做法是咨询小儿的心内科医师，并根据患儿病情、手术方式、菌血症风险和心内科医师的意见作出决定。

心脏磁共振成像

　　除了在远离手术室区域施行全身麻醉的常用注意事项，在磁场区域工作需使用防磁设备，麻醉医师需做好在这些患者中提供复苏治疗的准备。有植入装置的患者需进行评估以确保磁共振的相容性和安全性。通常，起搏器、植入式除颤器和动脉瘤夹属于磁共振成像禁忌证。其他如弹簧圈、支架、手术夹可造成干扰和成像伪影，但不会威胁患者安全。通常磁共振成像筛查形式是患者评估的组成部分，需与磁共振成像技师或放射科医师共同讨论。对大多数患者而言，磁共振扫描可作为门诊操作施行。幼儿患者、不合作患者或幽闭恐怖症患者需镇静或全身麻醉。可输注丙泊酚实施全凭静脉麻醉，无需建立人工气道，避免了麻醉废气清除，使患者迅速恢复[325]。除了吸入麻醉药，右美托咪定、氯胺酮和咪达唑仑可用于实施麻醉[326]。需要屏气或可能累及气道的患者，或需了解冠状动脉解剖详情的患者可能需气管内插管正压通气全身麻醉。不论选择何种技术，必须连续监测心率、脉搏氧饱和度、二氧化碳、无创血压和体温。吸氧至患者完全从麻醉中恢复。在血流动力学受累及的情况下，患者须从磁共振成像扫描台转运至能安全使用复苏设备

的环境。随着兼容性导管和设备的发展，磁共振成像将成为减少 X 线暴露的有用工具，尤其是对需多次介入治疗的先天性心脏病患。Razavi 和合作者[327] 的经验表明磁共振成像与透视结合用于先天性心脏病患者心导管检查，可减少射线暴露，并改善软组织显像。

心脏手术患者手术室外麻醉

　　心脏病患者和其他需要在手术室外环境接受手术或检查的任何患者一样。因此，麻醉医师应始终准备应对任何可能发生的情况，并遵循指南如 ASA 所订指南。这里讨论的情况不包括在心导管室施行的手术，因已有其他章节探讨（参见第 68 章）。先天性心脏手术的特点使许多患者因进行性出血或作为复苏的一部分解除心脏压塞或安置 ECMO 需紧急开胸探查，所有上述情况可能发生在 ICU。很明显，我们无法精确预测哪些患者术后有问题，但参与手术的医师对可能需进一步探查或手术的患者判断更为准确。因此，未雨绸缪怎么强调也不过分，手术组可过度准备，这是最佳选择。因此，必须保证患者任何时候均可获得足够的血液或血制品（参见第 61 章）用于完成手术。这些患者的成功救治依赖于团队对他们的治疗，因此手术医师、麻醉医师、重症监护医师、灌注师和手术室护士必须随时待命。一旦决定在 ICU 手术，术前准备的速度至关重要。所幸，作者医院的麻醉医师能在 15min 内获得全套预备的药物、电解质和输注溶液。如果患者从手术室返回在数小时内，同样的药物随患者送至 ICU，因而随时可用。急诊准备包括确保血液核对、加温装置开启待用和准备好前述急救药品，并

且急救车（带体内除颤电极板）备用。手术操作所需血液制品包括新鲜全血（采集时间 <48h 的手术室剩余全血）或是采集时间 <7 天的浓缩红细胞，若是更长时间的血液，最好先洗涤避免输血后急性高钾血症的可能。此时，麻醉医师的职责是全面辅助手术操作，包括患者的镇静、手术体位与手术准备、备血，并持续进行容量复苏，给予复苏药物和气道管理。

患动脉导管未闭的早产儿是心脏手术团队面临的管理难题，因为这些危重新生儿所在医院常远离正常备有手术团队的大型医疗中心。Gould 和合作者[284]报道了作者医院的团队已在远离的医院成功施行了动脉导管结扎术。原则是心脏手术团队出诊至患儿身边，而非等待这些危重婴儿转运至医生所在处。在这篇文章中，在本院新生儿 ICU 手术的新生儿，手术成功率和并发症与对照组相当。因此，从麻醉医师的角度出发，需要携带整套气道管理设备、前述相关药物、可在当地医院使用的浓缩红细胞等。该手术的麻醉方案包括大剂量阿片类药物、肌松药、抗生素和持续输注术前血管活性药物。作者发现这是稳定和耐受性良好的麻醉方案。

对麻醉服务的需求不断扩大，心脏病患儿亦是如此。因而，患儿可能需要放射检查，包括 CT、磁共振成像和核医学扫描、放射介入治疗和胃肠检查。在讨论患儿和麻醉前，麻醉医师应当全面了解患儿即将接触的环境，如是否存在磁场、最近的急救车位置和能否快速获得所需帮助。进入每种潜在临床状况的特定临床场所之前，一些基本问题须加以讨论。

详尽的术前评估对任何麻醉操作至关重要。绝大多数小儿心脏病患者病史长而复杂，术前评估应涵盖详细的心脏状态描述，包括既往手术史、导管检查结果和相关情况（例如神经认知功能、肺功能状态和肾功能）。基于患者基本情况，近期超声心动图检查可对患者心脏整体功能、瓣膜病理状况、是否存在心内分流、手术分流的通畅情况和是否存在心包积液作出非常重要的临床描述。尽管这可能是理想状态，但通常麻醉医师很少能获得超声心动图数据，因而临床病史和体格检查相当重要。然而，心脏移植患者需在计划手术的短时间内进行超声心动图检查，因为它能提供指示与无症状患者相反的心功能恶化的重要信息。最后是禁食时间。脱水可能对许多患者的生理状况造成严重损害（例如单心室生理、存在外科分流、未修复的法洛四联症）。这些患者计划手术前 2h 口服补水很重要，如无法实现必须静脉补液。麻醉过程取决于计划手术的持续时间、患者生理状态（例如自主呼吸或控制通气）、气道管理（自主呼吸、喉罩或气管内插管）、麻醉维持、往返于手术区域和患者体温的维持。离开诱导区域前麻醉团队必须准备应对气道意外事件甚至紧急状况，因此，麻醉医师必须在患者转运途中携带辅助气道装置和复苏药物。众多不同地点可能难以在各处均配备麻醉机，然而，应配备带有额外气道管理装置的麻醉车、静脉液体和复苏药物。不同麻醉医师及不同医院的麻醉方法可能不尽相同，但详尽了解患者病情以及具备快速处理任何难题的能力，是手术室外麻醉的重要共同之处。

参 考 文 献

见本书所附光盘。

第 95 章 小儿与新生儿重症监护治疗

Todd J. Kilbaugh • Maurice Zwass • Patrick Ross

王 坤 丁文刚 译 王国年 审校

致谢：编者及出版商感谢 George A. Gregory 博士在前版本章中所作的贡献，他的工作为本章节奠定了基础。

要 点

- 家庭在儿科重症监护治疗病房（pediatric intensive care unit, PICU）中的作用随着时间而演变，目前认为家庭的照顾是儿科危重症医疗的一个重要组成部分。

- 先天性心脏病可引起患儿出生后的氧合、灌注和心肌功能发生严重改变，先天性心脏病可以分为低氧型和氧含量正常型两类。

- 休克治疗的总体目标是治疗病因、恢复足够的组织氧供并消除无氧代谢产生的代谢产物。机体越快恢复充足灌注，整体预后越好。

- 在 2011 版新生儿复苏计划指南中新生儿复苏方面的一项最新变化是推荐使用空气进行正压通气（positive pressure ventilation, PPV）。但是如果复苏时需要胸外按压或药物，仍然推荐使用 100% 氧气进行 PPV。

- 小儿心搏骤停并不罕见。每年至少 16 000 例美国儿童（每年每 100 000 名儿童中 8 ~ 20 例）发生心搏呼吸骤停。

- 心搏骤停和心肺复苏（CPR）干预措施的四个不同阶段是：①心搏骤停前阶段，②无灌注阶段（未经治疗的心搏骤停），③低灌注 CPR 阶段，④心搏骤停和复苏后阶段。

- 最近修订了急性呼吸窘迫综合征（acute respiratory distress syndrome, ARDS）的诊断标准，在现在的柏林定义中，ARDS 根据缺氧的程度被分成三个等级。轻度为呼气末正压（PEEP）>5 时，$PaO_2/FiO_2 = 201 ~ 300$；中度为 PEEP>5 时，$PaO_2/FiO_2 = 100 ~ 200$；重度为 PEEP>10 时，$PaO_2/FiO_2 < 100$。

- 创伤性脑损伤（traumatic brain injury, TBI）由两部分组成：由脑实质直接的机械损害引起的原发性损伤和随后数小时至数天发生的继发性损伤。继发性损伤可能涉及多种机制，包括缺血、兴奋性中毒、代谢衰竭与细胞凋亡、脑水肿、轴索损伤、炎症和再生。

- 肺血管闭塞性危象可导致急性胸部综合征（acute chest syndrome, ACS）。急性胸部综合征是镰状细胞病致死的主要原因和该病的第二常见并发症。

- 肿瘤溶解综合征是由大量肿瘤细胞急性溶解产生的一种代谢危象，血清尿酸、钾离子、磷酸盐浓度升高，磷酸盐浓度升高引起低钙血症。

- 事故和创伤是 1 ~ 14 岁儿童死亡的主要原因。

重症监护治疗病房和手术室的关系

儿科重症监护治疗领域可能起源于麻醉，但是随着时间的推移这两个学科逐渐分开。由于每一领域都需要大量的培训，很少有医务人员能涵盖两个学科。对更复杂的患者在手术室和重症监护治疗病房（intensive care unit, ICU）都需要进行加强治疗。ICU 和手术室医师之间要有良好沟通以确保患者的监护和治疗无缝过渡。许多医疗机构要求每例患者在术前及术后均要由 ICU 和麻醉科的主治医师进行交接。了解当前 ICU 的医疗情况可以减少潜在的麻醉困难。同样，了解手术和麻醉管理将会指导之后几天在 ICU 的治疗。一个完整的麻醉记录包括相关的病史、过敏史、气道情况、静脉和动脉通路、输血补液情况、血管活性药物的需求、输注药物包括抗生素的给药时间、并发症、实验室检查结果和最近的动脉血气分析，这些信息可以在麻醉记录中获得，然而，麻醉医师的一个简短口头总结可以提供更实用的细节。

儿科重症监护治疗病房的家庭合作治疗

　　家庭在儿科重症监护治疗病房（pediatric intensive care unit, PICU）中的作用随着时间的推移而进展，由家人来照顾他们的孩子已经被认为是重症监护治疗中重要的一部分。很多重症监护治疗病房的医师把一个家庭单位作为他们的患者。很多儿科医院邀请父母与治疗他们孩子的护士、呼吸治疗医师、内科医师一起参加查房。有文献提示让家庭成员参与查房相比传统查房不需要更多时间，也不影响教学[1]。即使在床位开放的环境中也可以保护隐私。参与治疗的家庭和医护人员都对这种模式非常满意。随着时间推移，更多的 ICU 将会转向这种模式。

　　ICU 病房中患儿的父母会有严重的情绪困扰，有时会出现创伤后精神紧张性障碍的症状[2]。ICU 是家庭和孩子的一个独特而且经常是可怕的地方。ICU 治疗的过程涉及多个医疗护理人员的交接班和非常多的医师（例如，住院医师、学生、研究员和多学科专家）的参与。ICU 中的家庭会出现情绪失控、担心财务问题以及其他情况进而影响患儿父母的应对。帮助父母应对孩子的重大疾病和这些压力是重症监护治疗的核心部分。父母可能会显示出有悖常理的异常行为，如过度航脏、过度敏感化、归咎于他人（包括配偶）、轻视并征求各地的意见（例如互联网、环境爱护者）。应该努力理解促成这些行为的原因以提供最佳的医疗服务。同样重要的是帮助和教育家长了解他们孩子的疾病。这种情况下社会工作者、心理学家以及儿童和家庭治疗师都是重症监护治疗团队的重要部分。

　　随着向以家庭为中心治疗的转向，需要解决父母在场的情况下如何进行有创性操作，特别是心肺复苏（cardiopulmonary resuscitation, CPR）的问题。不幸的是，大多数这类研究都是在急诊科而非 ICU 进行的。Dingeman 等[3]的综述表明 15 项研究解决操作或者心肺复苏时父母在场问题的研究中有 10 项是在急救部门进行的。Dudley 等[4]的研究表明家庭成员在场不会延迟小儿创伤的复苏。Mangurten 等[5]也表明家庭成员在场不会造成 CPR 或有创性操作等医疗措施的间断，而且整体的家长满意度增加。在 PICU 中，进行 CPR 时家庭成员在场也有积极的意义[6]。实际上，进行操作或者复苏时允许父母在场也许有利于父母面对危重症患儿的创伤。随着时间的推移，家长在场的情况越来越多，应当注意医护人员对家长在场的态度。允许家长在场的决定不能适用于所有人。当临床医师和父母参与度下降时，也需要存在另一种合适的方式。此外，在这些活动中家庭成员也需要一名护理员，这类似于在手术室内麻醉诱导期父母在场的问题（见第 93 章）。必须在操作前对家庭进行指导，以保证临床治疗过程不中断。在笔者所在 ICU，这个角色由社会工作者或医疗小组成员担任。有创性操作时父母在场会带来不同的挑战，因为这些事件与 CPR 相比发生的更频繁，团队中的非技术操作人员要照顾好家庭成员。

医疗错误披露

　　我们相信向家庭披露医疗差错是符合道德标准的，但是一些医师可能担心诉讼进而抵制该做法。在一项 1018 位伊利诺伊州居民的调查中，27% 的居民表示他们将起诉，但 38% 表示如果医院适当地披露和采取补救措施，他们会推荐这家医院[7]。这项研究的作者得出结论："患者对承认和披露医疗差错的人员更信任和宽容，不愿意提起诉讼。"对家属解释医疗差错应该由团队的高级成员来执行，目前通常是 ICU 的主治医师，但是根据事件和结局的复杂性也可能由 ICU 的主任来解释。进行沟通时应包括以非技术性语言来解释所发生的情况及原因、对孩子的影响及治疗计划的改变，以及如何防止未来发生类似的错误。我们发现如果有 ICU 社会工作者出面帮助沟通是有帮助的，主治医师仍需要在场，直到所有问题都得到回答或者在必要的时候约定另外见面的时间。大多数医院通过质量保证程序对错误或不良预后进行跟踪。应该针对事件进行"根本原因分析"。医疗差错会发生，但这些应被视为提高工作质量并防止未来同类事件发生的机会。

　　在 ICU 病房要面对死亡和临终关怀[8]。在医学角度无法为患儿提供帮助时姑息治疗也起着重要的作用（见第 65 章）。ICU 的这种服务对患有慢性疾病、再次入院将会死亡的儿童非常有帮助。采用团队的方式，尽量减少儿童和家庭在生命的尽头遭受疼痛和痛苦。医护人员和 ICU 小组成员必须清楚何时让家庭进行选择以及支持他们超越自己的信仰和习俗，目标是防止进一步的痛苦和折磨[9]。随着时间推移家长会意识到医疗无价值，然而，这一概念会受到经济、社会、伦理、个人和宗教观点及情感的影响。很难界定医疗有无价值，但当疼痛和痛苦持续而患儿最终还要死亡时，治疗可能是徒劳的，但缓解痛苦及对家庭的支持从来都是有意义的。

小儿重症监护治疗病房的组成

医疗和护理主任、医院行政管理者以及来自儿科各亚专科、麻醉科和外科的代表必须对 PICU 的政策和流程承担责任，且可对 PICU 的人事、设备购入以及组织内结构和设计变化进行建议。

医疗主任对患儿的医疗质量、患儿分拣、规章和流程的设立、在职培训及与会诊医师之间的合作进行监管。理想情况下，病房中时刻（包括夜间）应有包括住院医师、实习医师和主治医师各级水平的医师在场。

护理主任应有熟练的小儿重症护理、教育和人事管理能力。护理人员必须在小儿重症监护治疗和复苏术等各方面都经过培训。工作人员数量需要有一定的灵活性，在必要的时候可提供一对一的照顾。同时，多学科合作是继续教育和科室定位的必要条件。

其他的成员包括呼吸治疗师、物理治疗师、营养师、社工、实验室技术人员、药剂师以及面向患儿和工作人员的精神病医师和心理学家。应鼓励所有的医疗和保障人员参与查房、继续教育和团队的会议。

每张病床周围应具有足够的工作空间，并有触手可及的储存空间，可将生命支持设备安置其中。工作人员读书、开会、睡眠及沐浴设备应一应俱全。应为患儿父母提供日间陪护及夜间陪同过夜的空间，鼓励患儿父母尽可能多地参与患儿治疗过程。

每个床位设置应标准化，以方便提供不同水平的监护。单间的病房最为理想，如果不能做到，床位之间应有足够间距，以保证私密性并使院内交叉感染的可能性最小化。PICU 的空间内还应提供隔离病房。

对清醒患儿还应提供各种消遣活动及娱乐器具，电视和电脑游戏经常优于大剂量镇静药物[10-11]。足够的护士和床边护理可以预防潜在的危及生命的事件。由于患儿需要近距离的仔细观察，在 PICU 设立中心监测护理站并不重要。

心血管系统（见第93章和第94章）

结构与功能的发育

在胚胎 6 周时心脏形状发育完成，但肌原纤维的密度和成熟度继续增长至出生后一年。在这段时间里，肌细胞处于一个迅速的蛋白质合成和细胞生长过程，需要细胞内高浓度的细胞核、线粒体和内质网。这些大量无弹性、无收缩性的物质使新生儿的心肌比成人顺应性差且收缩效率低。在胎儿和新生儿，心室顺应性低，舒张末期即使发生很小的容量变化也可能导致舒张末期压力发生巨大改变。另外，小儿通过 Frank-Starling 机制增加每搏量效果也不显著。新生儿更多的依赖心率来维持心排血量[12-13]。心排血量的增加仅 15% 与静脉输液相关，增加心排血量更多地依赖于增加心率[14]。尤其在治疗危重婴儿时应考虑到其心排血量的特点。

循环的发育

成人和胎儿的循环有很多差异。胎儿循环的特点为：①胎盘为呼吸器官；②肺循环阻力（pulmonary vascular resistance，PVR）高；③体循环阻力（systemic vascular resistance，SVR）低；④胎儿心泵中右心室泵血占优势。胎儿生活在一个低氧的环境中，由于胎儿血液中对氧高亲和力的血红蛋白浓度高，因此胎儿血中氧含量与成人相似（20ml 氧气 /100ml 血液）。胎儿体循环有几个分流——动脉导管、静脉导管和卵圆孔，富氧血液可以绕过肺直接进入脑和心脏。以下的变化使胎儿由两套并存的循环系统转化为成人的一套循环系统：

1. 随着第一次呼吸的出现，肺组织膨胀、肺泡氧分压上升、pH 值升高以及神经体液介质和 NO 的释放，这些使肺血管床舒张[15]。
2. 当胎盘从子宫壁剥离，胎盘血管收缩，SVR 增加和左心室后负荷上升。PVR 下降而 SVR 上升，左心房压高过右心房压，使卵圆孔的活瓣功能性关闭。解剖学上卵圆孔也许数月至数年不会关闭，至少 15% 以上的成人卵圆孔未闭[16-17]。
3. PVR 的降低导致动脉导管血流逆向，使动脉导管暴露于氧合的体动脉血中，加上血中前列腺素 E_2（PGE_2）于出生后迅速下降，促进了动脉导管闭合。而解剖上的闭合需要数周时间。
4. 随着胎盘循环消失以及门脉压调整以适应下腔静脉压，静脉导管被动关闭。
5. 由于肺血管肌层结构重塑导致 PVR 进一步下降。

胎儿时期，肺中心血管床有相对较厚的肌肉层，出生后，这些肌肉层变薄，且扩展至肺的外周，该过程需数月至数年才能完成。

循环系统自主神经控制的发育

对于胎儿期和围生期自主循环调整功能完整性的认识仍然为一种推测。胎儿心脏儿茶酚胺的存储低下，而对外源性去甲肾上腺素的敏感性较高。

人类支配心肌的肾上腺素能神经发育在 18～28 周孕龄完成。在人类出生后，心肌去甲肾上腺素储备低下、交感神经数目少。新生儿肾上腺素反应确实存在，只是强度小。人类新生儿胆碱能系统出生时已发育完全，心脏对迷走神经刺激敏感。自主神经张力增高时更易出现心动过缓。在足月妊娠后压力感受器反射存在，但发育不完全。早产儿体位改变不会引起心率变化[16]，提示压力感受器反射不完全或较弱。化学感受器反射在子宫中已得到良好发育。胎儿对低氧的反应性心动过缓被认为是由化学感受器介导的，可能类似于水下动物的氧储备机制[17]。

心肌代谢

胎儿的心肌代谢与成人不同，正常情况下在子宫中心肌就处于相对低氧状态，婴儿的心脏较成人更能耐受低氧。这种差别可能部分源于胎儿心肌组织中高浓度的糖原和更有效的无氧代谢的能力。因为糖原储备多、无氧代谢能力更有效，胎儿和新生儿的心脏相对更能耐受低氧，如果氧合和灌注很快重新建立，更容易使其复苏。

出生后氧耗急剧上升，推测这是因为新生儿需要维持体温。在正常环境温度下，足月婴儿的氧耗量约为 6 ml/（kg·min），10 天和 4 周分别增至 7ml/（kg·min）和 8 ml/（kg·min）。

常见心血管疾病

先天性心脏病

先天性心脏病导致出生后氧合、灌注和心肌功能明显改变（框 95-1；参见第 94 章）。这些异常情况可以分为低氧和含氧量正常的病变。后者包括左心系统的阻塞性病变（二尖瓣狭窄、主动脉瓣狭窄、主动脉狭窄、肺静脉畸形反流、室间隔缺损或患者动脉导管存在左向右分流）。反之，低氧性病变包括三尖瓣狭窄、

框 95-1　新生儿常见的先天性心脏畸形

1. 发绀型先天性心脏病
   - 法洛四联症
   - 大动脉转位
   - 左心发育不全综合征
   - 肺动脉闭锁伴完整室间隔
   - 单心室
   - 完全性肺静脉异位引流
   - 三尖瓣闭锁
2. 伴有充血性心力衰竭的先天性心脏病
   - 室间隔缺损
   - 动脉导管未闭
   - 严重的主动脉瓣狭窄
   - 主动脉缩窄

肺动脉瓣狭窄、肺动脉狭窄或发育不全、法洛四联症。存在右向左分流的右心病变引起的低氧可导致充血性心力衰竭（congestive heart failure，CHF）和肺水肿。

严重先天性心脏病新生儿通常表现为发绀或 CHF（框 95-1）。随着 PVR 逐渐降低至成人水平，出生后数月心功能异常处于变化之中。当 PVR 降低时，左向右分流增加，心力衰竭的症状会更加明显。很多有严重室间隔缺损的新生儿，无论术前检查是否发现，出生后数周内可能没有左向右分流，然而，手术中碱中毒会增加分流。新生儿 CHF 的常见症状和体征包括喂养困难、易激惹、出汗、心动过速、呼吸急促、外周脉搏微弱、皮肤低灌注及肝大。很多存在肺水肿的患儿表现为不缓解的呼吸急促。心脏器质性疾病会引起发绀；但也必须考虑引起发绀的其他原因，如呼吸系统疾病、PVR 增加（持续性肺动脉高压）和高铁血红蛋白血症。

先天性心脏病可通过体检、心电图、胸片和出生后或胎儿的超声心动图诊断，有时可采用心导管进行介入治疗或诊断。MRI 常用来在心脏手术前确定先天性心脏解剖缺损。

先天性心脏病的治疗首先在于缓解 CHF、提高全身灌注以及改善或维持肺血流。在左心发育不全综合征、主动脉狭窄或闭锁、主动脉弓离断和症状性新生儿主动脉缩窄的情况下，动脉导管必须保持开放。在很多情况下，需要注射前列腺素 E_1 维持生命直至心脏矫形手术得以实施[18]。

小儿急性循环衰竭（休克和脓毒症）

休克

休克时无法提供组织所需的足够氧气。休克的状态取决于氧供与氧耗的平衡。通常情况下，机体为组织提供的氧气处于过剩状态。应激或生病的时期，血

流量的减少或血氧含量降低可引起氧供减少，而此时组织对氧的需求和摄取可能增加。血液中的氧含量依赖于结合到血红蛋白的量和血浆中氧的溶解量：氧含量（CaO_2）（ml/dl）=（1.34g/dl）（SaO_2）（Hb）+（PaO_2）（0.003）。正常氧含量大约为 20 ml/dl。输送到组织的氧气取决于氧含量和心排血量。氧输送（$\dot{D}O_2$）（ml/min）=氧含量（CaO_2）×心排血量（CO）。氧耗量（$\dot{V}O_2$）是等式的需求部分。当高于临界阈值很多时，氧耗量（$\dot{V}O_2$）不依赖于氧输送（$\dot{D}O_2$）。当低于此临界阈值，$\dot{V}O_2$ 依赖于 $\dot{D}O_2$。对于婴儿和年幼儿童，$\dot{V}O_2$ 估计为 175ml/（min·m^2）。氧耗量等于氧输送乘以氧摄取率（O_2EX）：$\dot{V}O_2 = \dot{D}O_2 \times O_2EX$。氧摄取率等于（$CaO_2 - CvO_2$）/$CaO_2$。$CaO_2$ 是动脉血氧含量，CvO_2 是静脉血氧含量。动脉和静脉血氧含量差别为（4~6）ml/100ml。最初，当氧供降低时，氧耗可以通过增加氧摄取保持不变。低于氧供的临界值时，氧耗依赖于氧供。当氧供不能满足人体的代谢需要，会减少或消除不必要的代谢，这种代谢包括生长、神经递质的合成和调节体温等。在这种方式下，剩余的氧可以继续作为线粒体的底物。体内器官如肾、皮肤、肠道和骨骼肌有相对高的代谢需要，因此需更大量的血液供应。这些器官也有高比例的交感神经支配，允许血流再分配到氧气储备有限的器官，如大脑和心脏。

休克的分类

临床医师对休克的分类有几种模式。此外，在每个分类模式中，疾病可以分为多个类别。一个分类模式将休克分为低血容量性休克、心源性休克、分布性或血管源性休克和心外阻塞性休克。

低血容量性休克可因外伤或胃肠道（gastrointestinal, GI）出血引起。非出血性低容量性休克可能是由于呕吐、腹泻、多尿和液体摄入不足引起的体液丢失。烧伤、创伤和过敏反应时的液体再分配也能导致低血容量性休克。

心肌病变引起的心脏功能下降导致心源性休克，在成人通常是心肌梗死，儿童比较常见的原因是心肌炎或心肌病。心源性休克的其他原因包括机械故障，如瓣膜反流或梗阻。显著的心律失常时，心肌收缩不同步，心排血量减少，也可以导致心源性休克。

心外阻塞性休克是由于物理因素阻止足够的正向循环血流。原因包括继发于纵隔肿块、胸腔内压力增高的张力性气胸、缩窄性心包炎、心包积液和心脏压塞引起的前负荷不足。收缩时遇到阻塞的原因包括肺动脉高压、肺栓塞和主动脉夹层。

分布性休克是由全身血管阻力下降和终末器官血流量分布不均匀造成的。分布性休克时心排血量可增加，但是因为全身血管阻力非常低，动脉血压仍然较低。分布性休克感染性原因可能是细菌、真菌、病毒或立克次体感染，或这些感染产生的毒素。中毒性休克综合征是一种毒素介导的低血压情况。过敏性或类过敏性反应也是一个类型的分布性休克。全身炎症反应综合征（SIRS）可能出现分布性休克。脊髓休克可导致神经源性基础上的分布性休克。肾上腺功能不全引起循环系统激素水平下降，全身血管阻力降低，导致分布性休克。

休克的诊断

保持高度警觉对迅速识别儿科患者的休克很重要。容量损失可能很容易从现病史中发现。发热、皮疹和易激惹可能表明感染；然而，心源性休克可能仅表现为活动度差和反应性降低。此外，如果患者的休克目前处于代偿阶段，则在体检中很难发现问题。儿童休克初期可能表现为心动过速、四肢冰冷和毛细血管充盈差。但分布性休克的儿童的末梢可能是温暖的，只是表现为心动过速。应进行简单的有针对性的体格检查包括：觉醒水平、外周灌注、黏膜、脉率和体征、呼吸情况、尿量以及动脉血压。在儿童中，只有休克进展到一定程度，动脉血压才会下降，低血压是患儿休克晚期和失代偿的标志。代谢性酸中毒可能不会在初期出现。

代偿机制

机体在休克发生时会利用代偿机制尽可能保持足够的组织灌注。液体从细胞内和间质再分配到血管内并减少肾小球滤过来限制肾的液体损失。机体还通过醛固酮和抗利尿激素释放来减少液体经肾排出。交感神经活动增强和肾上腺素释放增加可减少静脉容量并在一定程度上维持动脉血压。机体通过提高心率来维持心排血量。循环中的儿茶酚胺和肾上腺的刺激可增加心肌收缩力。交感神经刺激促使血液从非重要器官转移到重要器官。在组织水平，通过增加红细胞2,3-二磷酸甘油酸（2,3-diphosphoglycrate, DPG）、发热和组织酸中毒促进血红蛋白增加氧的传递。

治疗和预后

积极治疗小儿感染性休克可以改善预后。感染性休克的治疗是治疗一般休克的一个很好的模型。治疗休克的总体目标是解决休克的根本原因、恢复组织足够的氧供并清除在无氧代谢下产生的代谢产物。机体越快恢复足够灌注，预后越好。很多医院已经根据图95-1 给出的数据建立了治疗脓毒症的方案。作为复苏指南，所有医护人员都已经掌握了这些方案。

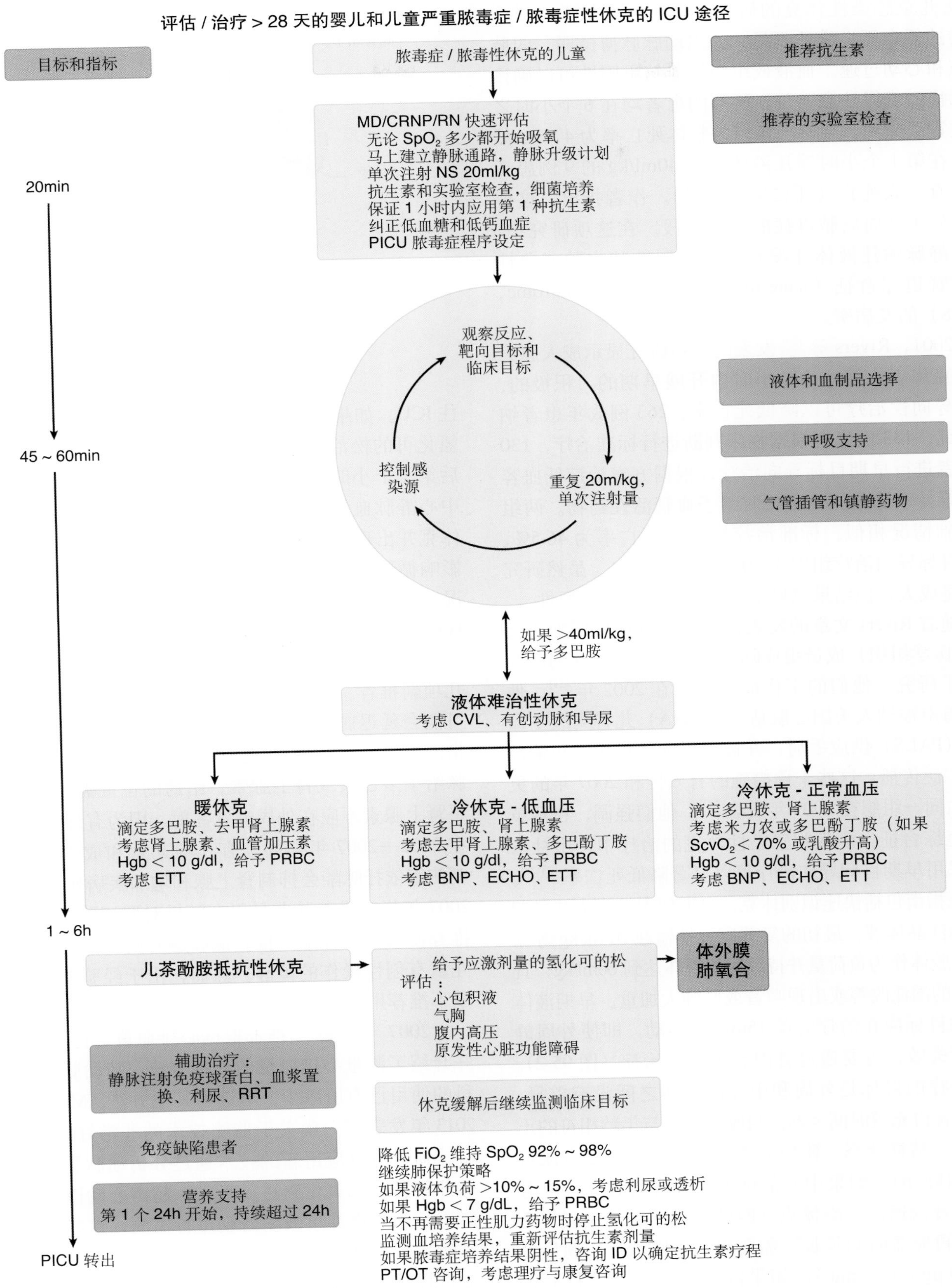

评估 / 治疗 > 28 天的婴儿和儿童严重脓毒症 / 脓毒症性休克的 ICU 途径

| 目标和指标 | 脓毒症 / 脓毒性休克的儿童 | 推荐抗生素 |

推荐的实验室检查

MD/CRNP/RN 快速评估
无论 SpO$_2$ 多少都开始吸氧
马上建立静脉通路，静脉升级计划
单次注射 NS 20ml/kg
抗生素和实验室检查，细菌培养
保证 1 小时内应用第 1 种抗生素
纠正低血糖和低钙血症
PICU 脓毒症程序设定

20min

观察反应、
靶向目标和
临床目标

控制感
染源

重复 20m/kg，
单次注射量

液体和血制品选择

呼吸支持

气管插管和镇静药物

45 ~ 60min

如果 >40ml/kg，
给予多巴胺

液体难治性休克
考虑 CVL、有创动脉和导尿

暖休克
滴定多巴胺、去甲肾上腺素
考虑肾上腺素、血管加压素
Hgb < 10 g/dl，给予 PRBC
考虑 ETT

冷休克 - 低血压
滴定多巴胺、肾上腺素
考虑去甲肾上腺素、多巴酚丁胺
Hgb < 10 g/dl，给予 PRBC
考虑 BNP、ECHO、ETT

冷休克 - 正常血压
滴定多巴胺、肾上腺素
考虑米力农或多巴酚丁胺（如果
ScvO$_2$ < 70% 或乳酸升高）
Hgb < 10 g/dl，给予 PRBC
考虑 BNP、ECHO、ETT

1 ~ 6h

儿茶酚胺抵抗性休克

给予应激剂量的氢化可的松
评估：
　心包积液
　气胸
　腹内高压
　原发性心脏功能障碍

**体外膜
肺氧合**

辅助治疗：
静脉注射免疫球蛋白、血浆置
换、利尿、RRT

免疫缺陷患者

营养支持
第 1 个 24h 开始，持续超过 24h

休克缓解后继续监测临床目标

降低 FiO$_2$ 维持 SpO$_2$ 92% ~ 98%
继续肺保护策略
如果液体负荷 >10% ~ 15%，考虑利尿或透析
如果 Hgb < 7 g/dL，给予 PRBC
当不再需要正性肌力药物时停止氢化可的松
监测血培养结果，重新评估抗生素剂量
如果脓毒症培养结果阴性，咨询 ID 以确定抗生素疗程
PT/OT 咨询，考虑理疗与康复咨询

PICU 转出

图 95-1　脓毒症复苏途径

在 1991 年，Carcillo 等[19] 报道了一项在急诊室 34 例儿童感染性休克的研究。诊断休克基于相对于年龄的低血压、灌注不足、外周动脉脉搏微弱、四肢发凉和心动过速。血液或组织培养结果阳性可以确诊脓毒症。值得注意的是，所有的患者均在 6 个小时之内放置了肺动脉导管。该组的整体死亡率为 47%；然而，在第 1 个小时输注液体超过 40ml/kg 的 9 例患者中只有一人死亡（死亡率为 11%）。作者指出，这位患者死于 2 周后脓毒症的第二阶段。在这项研究中，快速静脉输注液体并没有增加心源性肺水肿或急性呼吸窘迫综合征（acute respiratory distress syndrome，ARDS）的发病率。

2001，Rivers 等[20] 发表的一项研究显示成人感染性休克患者在第一个 6 小时内开展早期的、积极的、目标导向性治疗可以降低死亡率。263 例成年患者纳入研究，133 例患者根据临床判断进行标准治疗，130 例患者进行早期目标导向治疗，根据方案治疗低血容量和维持动脉血压，必要时给予血管活性药物。两组的基础情况相似。标准治疗组住院死亡率为 46.5%，早期目标导向治疗组则为 30.5%（$P<0.01$）。虽然研究对象是成人，但结果也显示早期积极干预的必要性。

随着 Rivers 文章的发表，一个由危重病医学协会（一个医学组织）成员组成的工作队对休克患儿的问题进行了研究，他们的工作成果发表在 2002 年[21]。他们的指南被纳入美国心脏协会（AHA）儿科高级生命支持（PALS）供应手册，并被翻译为西班牙语和葡萄牙语广泛传播。这些干预措施的有效性和 2007 年的更新是由同一组织在 2009 年发表[22]。他们强调，在登革热休克综合征、疟疾和感染性休克的治疗中，由社区医师采用早期目标导向治疗可以显著降低死亡率[23-25]。

该指南包括快速识别休克、早期使用抗生素并早期静脉输注晶体液。最初的复苏应包括输注 20 ml/kg 等张盐水或胶体作为负荷量并持续给予液体达到 60ml/kg，直到患者的灌注改善或出现啰音或肝肿大加重。早期液体复苏的目标应在治疗的前 15min 内启动，即使外周静脉插管失败，可要通过骨内装置启动治疗（图 95-2）。指南治疗的目标是外周和中心的脉搏之间没有差异、毛细血管再充盈时间 <2s、四肢温暖、与年龄相符的正常血压、精神状态、葡萄糖浓度和钙离子浓度及尿量 >1ml/（kg·h）。如果中心静脉通路不容易建立，应考虑放置骨内通路。冷休克（四肢发凉、颜色斑驳、毛细血管再充盈时间延长）需要用多巴胺治疗，剂量可高达 10 μg/（kg·min），如果没有改善，可用肾上腺素 0.05～0.3μg/（kg·min）治疗。暖休克（较快的毛细血管再充盈）宜用去甲肾上腺素。要尽早安排儿童入

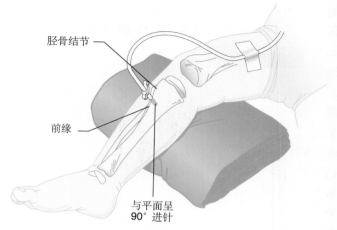

图 95-2　骨髓腔内置管技术

住 ICU。如果休克不能被血管活性药物改善，应考虑氢化可的松治疗儿茶酚胺抵抗性休克。推荐在入 ICU 后第 1 个小时内完成的治疗应包括监测中心静脉压、中心静脉血氧饱和度和心排血量。如果表现为持续性休克并出现儿茶酚胺抵抗，应提示临床医师排除可能影响循环的心包积液、气胸或显著升高的腹内压等情况。在无法对休克进行纠正时，应考虑体外膜肺氧合（extracorporeal membrane oxygenation，ECMO）。

2007 年指南根据 2002 到 2007 年之间文献产生了几项新推荐。即使熟练的操作者放置中心静脉通路也可能会延迟血管活性药物支持的启动。因此，2007 年指南推荐如果还没有建立中心静脉通路，就经外周静脉给予多巴胺或肾上腺素。给药的位置需要监测。去甲肾上腺素不应在外周静脉注射，因为有外渗的风险。在 2002—2007 年期间，有几项儿童和成人的研究表明使用依托咪酯会抑制肾上腺和增加疾病死亡率[26-27]。2007 年指南推荐除非是用在随机对照试验中，否则不推荐使用依托咪酯。推荐氯胺酮和阿托品用于婴儿和儿童有创性操作的镇静。然而，由于经验有限，氯胺酮不推荐用于新生儿。

2007 年指南[22] 推荐根据心排血量进行滴定治疗，并介绍了测量心排血量的几种方法。肺动脉导管在儿科的使用已有所减少，可选用其他方法。Mtaweh 等在 2013 年发表了一篇关于监测技术的非常好的综述[28]。心排血量可以应用新的技术通过分析动脉脉搏波、经肺热稀释、二氧化碳重复吸入、超声心动图、胸部生物阻抗和超声连续波多普勒进行监测，这些技术比肺动脉导管创伤性小。然而，有些技术还需要在儿童中心进行验证研究，而且不是在所有中心都可应用。

2007 年指南中的另外一个领域是解决液体排出问题[22]。Goldstein 等于 2005 年进行了一项研究，研究

对象是多器官功能衰竭的儿童患者，包括急性肾衰竭需要连续性肾替代治疗（continuous renal replacement therapy，CRRT）的儿童患者。在 CRRT 开始阶段，液体负荷百分比较低组生存率有所改善[29]。支持液体复苏的首要前提下，2007 年指南提出了新的对于液体超负荷和多器官功能衰竭患者体液排出的建议[21]。他们建议对得到了充分的液体复苏但无法通过自然的尿量保持正当液体平衡的患者使用利尿剂、腹膜透析或 CRRT。然而，并不是所有中心都能进行小儿患者的腹膜透析和 CRRT。但是，过量的血管内液体和急性肾衰竭所致死亡率之间的关联是在儿童 ICU 治疗中现实存在的问题。

临床医师在治疗感染性休克患者时应考虑到有可能发生肾上腺功能不全。一些事件可以预测肾上腺轴的功能抑制，包括最近接受过糖皮质激素、酮康唑、依托咪酯治疗的患者。此外，患有暴发性紫癜或影响下丘脑、垂体或肾上腺功能疾病的患者，肾上腺功能不全的风险增加。肾上腺功能不全患者需要补充皮质类固醇。然而，对于没有这些因素的感染性休克的儿童，肾上腺功能不全的风险及全身类固醇治疗对预后的影响并不清楚。在 2007 年，Zimmerman 博士[30]对类固醇治疗脓毒症的成人和有限的小儿文献进行了综述。他强调成人研究表明大剂量短疗程的类固醇与生存率下降有关。此外，CORTICUS 实验的资料表明低剂量类固醇作为一种生理性替代，可以更快缓解血管加压素抵抗性休克，但死亡率没有变化。从 2002 年开始直到 2007 年的指南一直没有改变：只推荐绝对肾上腺功能不全或垂体肾上腺素轴衰竭和儿茶酚胺抵抗性休克的患者使用氢化可的松治疗。绝对肾上腺功能不全的定义为促肾上腺皮质激素刺激后皮质醇峰浓度小于 18μg/dl。

心血管药理学

药理学上支持循环系统的药物包括正性变力和变时性药物、血管收缩和扩张药物（降低后负荷）和抗心律失常药物（见第 16 章和第 93 章）。大多数现有药物并未在儿童患者中进行充分研究，推荐剂量和预期疗效是从成人研究和临床经验中推断的。

正性肌力药物用于增加循环衰竭患儿的心排血量，多数正性肌力药物同时影响心率和血管舒缩张力。儿童通常可以良好耐受心动过速，甚至可以从中获益[32]。在新生儿，其心室肌顺应性相对较差，每搏量变化很小，心动过速就成为提高心排血量的重要方法。由于提高心率和心肌收缩力的药物都会增加心肌氧耗，因此给药期间必须保证充足的动脉氧合和足够的代谢底物。在严重酸中毒和可能存在脓毒症时，拟交感胺类药的心血管反应减弱，此时应提高输注速率，但是在酸中毒改善时需重新调整剂量。下面将列出在小儿重症监护治疗中常用的正性肌力药物及简要用法（表 95-1）。

肾 上 腺 素

肾上腺素用于存在心肌功能障碍性休克的治

表 95-1 血管活性药物和正性肌力药物

药物	作用	剂量 μg/（kg·min）	正性肌力	正性变时	扩张血管	收缩血管
肾上腺素	α、β	0.05 ～ 2.0	++	++		++
异丙肾上腺素	β₁、β₂	0.05 ～ 2.0	++	++	+	
多巴胺	δ	1 ～ 3			+ 肾血管 内脏血管	
	β＞α	5 ～ 15	+	+		+ 或 －
	β、α	＞15	+	+		+
米力农		单次注射剂量：50μg/kg，给药时间 15min 以上 输注：0.375 ～ 0.75	+		+	
去甲肾上腺素	α＞＞β	0.05 ～ 1.0	轻度 +	+		++
硝普钠		0.5 ～ 10			动脉＞静脉	
硝酸甘油		1 ～ 20			++	

疗是有效的。儿童起始剂量通常是 $0.05 \sim 0.2 \mu g /$ $(kg \cdot min)$。如果已经有明显的末梢和腹部器官的血管舒张，为了达到转移血液到心脏和大脑的总体目标，剂量可高达 $1 \sim 2 \mu g / (kg \cdot min)$。

多巴胺

多巴胺是儿科患者最常使用的正性肌力药物。多巴胺是去甲肾上腺素和肾上腺素的代谢前体。其作用表现为剂量依赖性，在重症患儿中低剂量时兴奋多巴胺能受体（虽没有很好的文献支持），中剂量时 [$5 \sim 10 \mu g / (kg \cdot min)$] 兴奋 β 肾上腺素能受体，具有变时和变力的作用；大剂量时 [$10 \sim 20 \mu g / (kg \cdot min)$] 兴奋部分 α 肾上腺素能受体，具有外周血管收缩的作用。小儿需要高于成人的剂量才能达到同样的效果。一项对婴儿心脏术后的研究表明，为增加心排血量，用量需达到 $15 \mu g/ (kg \cdot min)$ [33]。这表明未成熟心肌中储存的去甲肾上腺素释放较少。而在生病的早产儿，由于多巴胺的清除率降低，表现出比预期更大的升压反应。

血管加压素

血管加压素是一种作用于肾和血管的垂体肽。在肾，血管加压素作用于肾小管，控制水的重吸收，通过刺激血管平滑肌 V_1 受体引起血管收缩。临床作为包括胃肠道出血、中枢性尿崩症和低血压的第二或第三线药物使用。

异丙肾上腺素

异丙肾上腺素是一种人工合成的、强效的、非选择性的 β 肾上腺素能受体激动剂，有很强的变时效应和非常低的 α 肾上腺素能受体亲和力，儿童对其耐受性很好。然而，大剂量的异丙肾上腺素可以导致心肌缺血 [34]。异丙肾上腺素还可以引起血管扩张，这种情况对快速输入容量有反应。它通常用于在完全性心脏传导阻滞时提高心率，在心脏移植术后短期内使失神经支配的供体心脏通过增加心率提高心排血量以及在肺动脉高血压危象期间通过激活 $β_2$ 肾上腺素能受体有效地扩张肺血管。

多巴酚丁胺

多巴酚丁胺具有正性肌力和降低后负荷的效应。它激活 β 和 α 受体。主要是作为正性肌力药物应用，与多巴胺相比血管收缩作用较弱。在一些研究中以 $5 \sim 20 \mu g / (kg \cdot min)$ 的速度连续输注可以增加心肌氧供。在儿童可诱发心动过速，而在成人却不会 [35-36]。

去甲肾上腺素

去甲肾上腺素是强效 α、β 受体激动剂，婴儿和儿童中的使用有增多趋势 [37]。心功能接近正常并伴有外周血管扩张的儿童对这种药物反应良好。尤其在脓毒症引起的暖休克、过敏反应、肝衰竭和区域麻醉相关的交感神经阻滞等情况下有效（见第 92 章）。这将增加 SVR，但也限制了肠系膜血流量和肝灌注。

米力农

米力农是选择性磷酸二酯酶 III 抑制剂，可通过抑制降解提高环磷酸腺苷的浓度。该药同时具有正性肌力和血管扩张作用，但不作用在 α 和 β 受体。已经证实该药可以改善小儿心脏手术后低心排血量综合征的预后 [38]。应用米力农的初始剂量为 $25 \sim 75 \mu g/ kg$，给药时间要超过 15min，维持量是 $0.25 \sim 0.75 \mu g/ (kg \cdot min)$。因为注射负荷剂量后可能发生低血压，在 ICU 病房经常不给予负荷剂量。肾衰竭能明显延长该药的清除半衰期 [39-41]。心外 ICU 之外使用时，米力农用于血管收缩的感染性休克，可能有治疗肺动脉高压的效果。

左西孟旦

左西孟旦通过结合到心肌肌钙蛋白 C，增加心肌收缩装置的钙敏感性以增加收缩力。该药增加心脏射血分数，同时可减少儿茶酚胺剂量，对动脉血压和心率的影响很小。在儿童中，最常见的适应证是心脏衰竭或心脏手术后，初始剂量为 $6 \sim 12 \mu g/ kg$，然后以 $0.1 \sim 0.2 \mu g / (kg \cdot min)$ 的速度输注 [41-42]。

奈西立肽

奈西立肽是人 B 型钠尿肽的重组形式，B 型钠尿肽在血管内容量过量和心室壁张力增加时从心室壁释放。通过作用在鸟苷酸环化酶导致静脉和动脉血管扩张。此外，B 型钠尿肽可使心肌松弛（lusitropy）和尿钠排泄。在儿童，它降低中心静脉压，增加尿量 [43]。儿童和成人通常初始剂量是 $2 \mu g/kg$ 静脉推注，之后 $0.005 \sim 0.01 \mu g/ (kg \cdot min)$ 连续输注。

洋地黄

洋地黄用于长期治疗儿童心肌衰竭非常有效，但对新生儿效果不佳 [44]。由于其半衰期长并不可预测，应谨慎用于血钾、钙和 pH 值不稳定的患儿。这种情况下，更适合应用起效快、可滴注给药的正性肌力药物。

钙

当血清离子钙低于正常时，给予钙剂有正性肌力效果。如果钙离子水平正常，则其正性肌力作用不明显。离子钙水平低最常见于 Di George 综合征、快速输注大剂量含枸橼酸保存液的血制品以及钙代谢较不稳定的新生儿。钙对心脏传导系统也有影响，快速给予钙剂可以导致严重心动过缓或心搏骤停，这种作用在低血钾和应用洋地黄的患儿中更为严重。钙是否有血管舒缩作用仍有争议，但大多数报告称其可提高 SVR 和 PVR[45]。

碳酸氢盐治疗

严重酸中毒会抑制心肌功能和减少组织灌注。在通气足够的状态下（可能情况下 $PaCO_2 < 40mmHg$；见第 60 章），当 pH < 7.20 时可以使用 1 ~ 2mEq/kg 碳酸氢盐来纠正酸中毒。pH < 7.00 时必须进行治疗，因为此时循环系统对拟交感神经兴奋性胺类无反应。在给予纠正 pH 值的措施后，持续或再出现的酸中毒说明持续的低灌注状态，需要进一步治疗。输注碳酸氢盐只可以临时改善对药物的反应。反复输注碳酸氢盐会导致高钠血症和高渗。每输注 50mEq 碳酸氢盐，当其与体内酸性物质完全反应时可产生 1250ml 的 CO_2。因此，给药时必须保证足够通气来避免酸中毒的恶化。三羟甲基氨基甲烷（trishydroxymethylaminomethane，THAM）可作为碳酸氢盐的替代物，但是需要更大剂量才能获得与碳酸氢盐同等的酸碱比例的纠正，对于 CHF 患者存在一定问题。THAM 不增加 $PaCO_2$。

血管扩张药物

血管扩张药物用于控制体循环高血压、通过降低后负荷提高心排血量、控制肺动脉高压和减少心内分流。血管扩张药物用于控制体循环高血压和提高 CHF 患儿的心排血量是非常有效的。用其治疗肺动脉高压和心内分流则效果有限，因为血管扩张药同时降低 PVR 和 SVR，可能增加肺外右向左分流，进而减少肺血流量。

尼卡地平

尼卡地平是一种静脉输注的二氢吡啶类钙通道阻滞药物，对儿童有强效的抗高血压作用。起效时间快，通常在 1min 以内，适用于治疗严重高血压。Flynn 等[46]报道尼卡地平可有效用于对抗 2 岁到 18 岁儿童的高血压。在作者所在机构，尼卡地平用于治疗高血压危象。输注范围是 0.5 ~ 1μg /（kg·min），最高可达 3μg /（kg·min）。

硝普钠

硝普钠可以舒张小动脉和静脉的平滑肌，从而降低后负荷和前负荷。硝普钠的半衰期仅数分钟，因此通过静脉滴注达到理想疗效是非常安全的。硝普钠最常用于控制严重的体循环高血压、为减少出血而进行的控制性降压以及提高低心排血量综合征（心肌炎、手术后心脏状态）患儿的心排血量[47]。硝普钠可以连续使用数天。但部分儿童会出现氰化物和硫氰化物中毒，尤其肾衰竭或肾灌注不足的儿童。血清硫氰化物的水平达到 10mg/dl 时，会伴有虚弱、低氧血症、恶心、肌肉痉挛和定向力障碍。此时应立即停用硝普钠。

肼屈嗪

肼屈嗪可用于控制体循环高血压，因为其对动脉系统的舒张作用比静脉系统明显。输注这种药物可导致头痛、恶心、头晕、多汗和震颤。最重要的急性副作用是心动过速，此作用可能增加心排血量，β 受体拮抗剂（拉贝洛尔）可以对抗此效应[48]。

妥拉唑林和酚妥拉明

这些竞争性 α 肾上腺素能阻滞剂可以在一定程度上治疗肺动脉高压[49]。它们可以有效地控制嗜铬细胞瘤术前症状。这些药物的严重副作用包括心动过速、室性心律失常、低血压和组织水肿。

前列腺素 E_1

前列腺素 E_1 直接作用于血管平滑肌，极大地提高了对心脏病新生儿的治疗水平。当以 0.05 ~ 0.1μg/（kg·min）输注时，可以维持新生儿动脉导管的开放并使某些患儿已关闭的动脉导管重新开放。这种药物对动脉导管依赖性的心脏畸形患者是必不可少的，如主动脉弓中断、严重的主动脉狭窄或左心发育不全综合征，因为体循环血供依赖于动脉导管。同样，在肺动脉闭锁和严重肺动脉狭窄时也必不可少[18]。呼吸暂停、发热和低血压是这种药物的常见副作用。

一氧化氮

一氧化氮（nitric oxide，NO）是一种内皮源性血管舒张因子，是选择性舒张肺血管的药物[50]。肺动脉高压患者可以吸入 NO 来降低 PVR。它可以改善反应性肺动脉高压新生儿的预后[51-53]。NO 与血红蛋白结合后灭活，并不进入体循环。在 5 ~ 80ppm 的剂量时，偶尔会引起全身性血管舒张或临床明显的高铁血红蛋白血症[52]。

心律失常

窦性心动过速或相对应年龄心率的升高并不考虑为心律失常；然而，ICU 患者心率显著增加可能是最危重的情况。原因包括低血容量性心动过速、发热、疼痛、焦虑、充血性心力衰竭、心肌疾病及功能障碍和甲状腺功能亢进，治疗目的是治疗基础疾病而不是心动过速。没有心脏病的儿童可以耐受暂时性的高达180～200 次 / 分的心率，这种情况也并不少见。儿童不能增加每搏输出量，他们通过增加心率来增加心排血量。再次强调，治疗目标不是控制增加的心率而是治疗心动过速的原因。如果窦性心律失常随呼吸运动出现加速期和减速期，这表明患者迷走神经张力大于交感神经张力，而且可能心脏储备良好。心率缓慢或窦性心动过缓是在 ICU 另一个比较常见的心律。在年长的相对适应的青少年患者比较常见。其他可能的原因有颅内压（intracranial pressure，ICP）增高、高钾血症、低体温、严重缺氧和甲状腺功能减退症，需要进一步查明。右美托咪定用量增加、应用 β 肾上腺素能受体阻滞剂或地高辛时也会发生心率减慢。儿童先天性心脏病术后可能发生窦房结功能障碍。暂时性的心动过缓可在手术中放置经皮起搏器治疗。如果停止应用起搏器会出现完全性心脏传导阻滞或缓慢的室性逸搏，则可能需要在心脏手术后不久就安装永久性起搏器；否则，可以观察一段时间，有可能会恢复。

正常心脏传导从窦房结起源。电活动的传播通过心房的结间通路，在房室结延迟，然后通过希氏束，并通过左、右束支传导至心室。室上性心动过速（supraventricular tachycardia, SVT）是在心房水平、房室（AV）结、或两者共同作用出现的心率增快。SVT 通常具有窄 QRS 波形。窦性心动过速不是 SVT，而是正常传导途径的加速。SVT 包括折返和非折返性心动过速。

折返性心动过速包括房室结折返性心动过速（AV node reentrant tach ycardia，AVNRT）、房室折返性心动过速和心房扑动。AVNRT 是经典的小儿 SVT。折返性心动过速的发生是由于存在旁路，允许心脏的异常电流传导。在标准心电图上可能很容易发现异常通路的存在，如预激综合征（Wolf-Parkinson-White syndrome，WPW）。另外，异常通路可能不会出现在心电图上，即隐蔽通路。隐蔽通路会造成非预激房室折返性心动过速。在 AVNRT，房室结是折返发生的部位。心房扑动时，在心房组织内有微小的折返通路。在儿童中，通路通常临近三尖瓣。心房扑动时，心房内折返后，传导主要通过 AV 结减慢。折返通路较小时心房扑动速率会很高。传导在房室结减慢，这些高

速率通常不能传导到心室。然而，如果心房扑动或颤动发生在预激综合征患者，旁路允许电流传导速度明显快于房室结传导。通过旁道电流的快速传导可导致室性心动过速（ventricular tachycardia, VT）或心室颤动（ventricular fibrillation, VF），可引起猝死。

由于非折返原因引起 SVT 归因于心肌组织自律性异常。异常自律性的原因包括心房颤动和心房异位性心动过速。在非折返 SVT，增高的心房率在通过房室结传导时减慢。在儿童，房颤通常由在肺静脉旁的紊乱通路引起。这样的节律被描述为"无规律的不规则节律"。异位房性心动过速是心房快速跳动，连续且无窦性形态。快速心房跳动可以有一个焦点，而多灶性或紊乱性房性心动过速，可以有几种不同的心房起源。短时间的异位房性心动过速，通常不引起后遗症，但长时间会导致心肌病。

折返性 SVT 的治疗取决于患者临床病情是否稳定。异常折返通路可以通过同步心脏电复律或其他方法阻断。如果患者病情不稳定，可以对折返性室上性心动过速采用 0.5～1J/kg 同步心脏电复律术进行治疗，如果患者病情稳定则可以尝试其他方法。通过提高迷走神经张力，如冰块挤压眼球或 Valsalva 方法刺激等可能阻断折返通路。注射腺苷可以短暂阻断 AV 节点上的传导，因此腺苷可以阻断经过 AV 节点传导的折返性 SVT。如果折返传导不经过 AV 节点，腺苷不会终止心动过速，但有助于病因诊断。给药后可能出现短时间的窦性停搏。腺苷通过红细胞代谢，是短效药物。给予腺苷时必须备好心脏电复律设备。起始剂量为 0.1mg/kg（最大剂量 6mg），给药时应以足够的速度快速推注。有条件的通过中心静脉给药会更有效。如果 0.1mg/kg 无效，可以再次给予 0.2mg/kg（最大单次剂量为 12mg）。再增大药物剂量并不能提高治疗效果。如果 STV 仍然存在，应该应用其他药物如胺碘酮、普鲁卡因胺或是维拉帕米。胺碘酮能够阻断 AV 结和旁路，但如果给药过快会降低动脉压。胺碘酮和普鲁卡因胺给予负荷量后均应持续输注。维拉帕米阻断 AV 结作用比腺苷时间长；然而，维拉帕米在小儿（小于 2 岁）可能导致其他致命性的心律失常。如果患者发生 SVT，必须进行心内科会诊。如有必要应对患者进行随访，心脏超声或许有益。基于此原因，应该进行长期随访。

交界性异位心动过速是由发生在房室交界区的异常自主节律引起的。这种儿科心律失常并不常见，可见于先天性心脏病修补后，最常见于法洛四联症术后造成的损伤（见第 94 章）。

如果没有证据表明其他原因引起的心动过速，宽大复杂心动过速发生于心室。如果在心室内发生脱离传

导束的传导，SVT 会引起宽大复杂的心动过速。考虑到可能耽误宽大复杂的心动过速治疗的风险，应该首先当做 VT 治疗。如果没有脉搏，应开始 CPR、除颤，并按照 PALS 指导方针进行治疗。如果患者有脉搏，并且动脉压稳定，可以有时间考虑其他方法治疗，包括心脏电复律术或是应用腺苷、胺碘酮或者普鲁卡因胺等药物治疗。VF 的治疗方法包括心肺复苏、心脏电除颤术，之后按照 PALS 指导意见处理。心室节律应该马上监测以评估发生尖端扭转型室速的风险，使用镁剂或有裨益。

在儿童的连续心电监护过程中可能会发现常见的异常情况。正常儿童可能发生 PR 间期延长或一度房室传导阻滞，通常这些儿童没有症状。二度房室传导阻滞可能是莫氏 I 型和莫氏 II 型。莫氏 I 型也被称作文氏传导阻滞，表现为逐渐延长的 PR 间期直到一个 QRS 消失，之后循环发生。延迟的状态是因为 AV 结延迟传导了电信号造成的，一般是良性的表现。莫氏 II 型则很少是良性表现，PR 间期仍然正常，但可能会出现 QRS 消失或心室停搏。这种现象反映了希氏 - 普肯野纤维病变，可能进展为完全性房室传导阻滞。莫氏 II 型在儿童中发生率远低于成人。完全性房室传导阻滞或三度房室传导阻滞造成彻底的房室运动分离。完全房室传导阻滞发生时，心房收缩频率远高于心室（详见第 47 章），通过心室逸搏发生心室收缩。婴儿发生先天性完全性房室传导阻滞的诱因可能是母亲有先天免疫性疾病，如红斑狼疮。当先心病手术破坏了传导通路时，会发生完全性房室传导阻滞。立即静脉应用异丙肾上腺素可能提高心室率以治疗完全性房室传导阻滞。如无效，在有效治疗前应使用经胸廓或静脉起搏。

期前收缩在 PICU 也很常见。房性期前收缩通常是良性的，多由心房组织内的自主节律造成，与窦房结无关。室性期前收缩（premature ventricular contractions, PVC）大多是良性的，一般不需处理。中心静脉导管接触心脏容易造成 PVC 增加。如果出现 PVC，导管应后撤。PVC 意味着可能存在需要纠正的电解质紊乱，钾、镁、钙的异常都可能引发 PVC。外源性儿茶酚胺会引起 PVC，如果儿茶酚胺浓度下降 PVC 会得到改善。内源性儿茶酚胺同样引起 PVC，如果对疼痛或焦虑进行处理则 PVC 会得到纠正。

高 血 压

儿童原发性高血压并不常见。一旦发生高血压，常常是与其他疾病有关且很难控制。急性起病的严重体循环动脉高血压是医疗急症，有可能引起心血管失代偿、高血压脑病、癫痫发作和颅内出血。在年长儿，高血压的神经方面表现多先于心血管失代偿的表现。严重高血压的新生儿常伴有 CHF。高血压的治疗主要是阻止病情进展、控制高血压的绝对水平、改善心血管和神经系统症状 [54-55]。

新生儿复苏

新生儿出生时心血管和呼吸系统均会发生剧烈变化。如果这些变化不成功，新生儿常会死亡或发生中枢神经系统损伤（见第 108 章）。因此，新生儿出生时必须有能够进行新生儿复苏的人员在场。去寻找复苏人员的时间对新生儿来说可能是一种灾难。本部分讨论新生儿出生时心肺功能不全的原因、预后及复苏方法。尽可能遵循美国儿科学会的建议实施复苏。许多组织都公布了新生儿复苏的指南，包括美国心脏学会和美国儿科学会 [56]。

胎儿出生时的评估

出生时应该迅速评估新生儿是否足月妊娠、是否有呼吸和哭泣及是否有正常音调 [56]（见第 77 章；表 95-2）。

表 95-2　新生儿评估

临床状态	干预措施
初始复苏	清理气道 保温、保持干燥、刺激和体位 评估心率、呼吸和皮肤颜色
HR>100 次 / 分，呼吸正常，无发绀	观察
HR>100 次 / 分，存在持续的呼吸窘迫或发绀	清理气道 SpO₂ 监护 考虑 CPAP
窒息、喘或 HR<100 次 / 分	面罩 PPV SpO₂ 监护
在开始复苏后 (PPV)，HR>100 次 / 分，通气良好	复苏后监护治疗
HR<60 次 / 分	考虑插管 胸外按压 调整 PPV
HR=60 ~ 100 次 / 分	继续 PPV SpO₂ 监护

CPAP，持续气道正压；HR，心率；PP，正压通气；SpO₂，外周血氧饱和度

进一步评估

进一步评估包括三个征象：心率（HR）、呼吸和氧合情况。评估心率的方法是听诊。以上生命体征的评估应在出生后第一个30s内完成。

清理气道

推荐新生儿合适的体位为嗅花位，操作者应该尽量避免过屈或过伸，否则都会影响气道通畅。即使是健康的新生儿也应避免深部吸引操作，因为可能引起迷走神经张力过高导致心动过缓[57]。这里不包括本身有呼吸道阻塞或因胎粪而引起呼吸抑制的新生儿（本节稍后会做讨论）。

体温控制

复苏的初始阶段，新生儿的全身体温目标是正常体温。第一步是擦干新生儿，并给以加温措施使腋窝温度保持在36.5℃。新生儿应用聚乙烯膜包裹颈部及躯干以避免热量流失。新生儿缺血缺氧性脑病应该在出生数小时后尝试控制性低温，并且应仅限于三级医疗中心。

氧气

2011新生儿复苏指南中关于新生儿复苏最新的变化就是除胸外按压或需要使用药物复苏时使用100%纯氧进行正压机械通气（positive pressure ventilation, PPV）外，均使用空气进行PPV。PPV开始后在新生儿使用血氧探头（右手）监测很重要。对于早产儿，调整吸入氧浓度使患儿达到目标血氧饱和度。总结：①对于新生儿皮肤青紫或需要PPV者使用空气；②早于32周的早产儿调整氧浓度（表95-3）；③胸外按压或给予药物复苏时使用100%氧气，之后调整氧浓度以达到目标SpO_2；④在右手（导管远端）使用血氧探头。

通气

胎儿通常在出生后30s内开始呼吸，90s内趋向稳定。出生数分钟后的正常呼吸频率为40~60次/分。吸气与呼气之间无明显停顿，这有助于产生并保持正常功能残气量（FRC）。呼吸暂停和呼吸减慢都可延长呼气时间、减少FRC，进而导致低氧。导致呼吸暂停和呼吸减慢的原因包括严重酸中毒、窒息、母体

表95-3　早产儿（<32周）：以滴定方式通过氧气混合器达到目标血氧饱和度（SpO_2）

分娩后时间（min）	目标 SpO_2（%）
1	60~65
2	65~70
3	70~75
4	75~80
5	80~85
10	85~95

用药、感染或中枢神经系统受损。呼吸频率增快（>60次/分）的原因包括低氧血症、低血容量、代谢性或呼吸性酸中毒、中枢神经系统出血、气胸、肺部疾病（如透明膜病、误吸综合征和感染）、肺水肿和母体用药（如麻醉性镇痛药、酒精、镁和巴比妥类药物）。

如果有必要，初始PPV控制呼吸气道压为$20cmH_2O$。通气频率应维持在40~60次/分，并重新评估心率、皮肤颜色和呼吸音。在新生儿，心率变快可能是对通气是否充分的最好评估。如果胃扩张影响通气则需要下胃管（8Fr）减压改善顺应性。左右两侧胸廓的起伏应同时，幅度应相同，而且不要超过自主呼吸时的幅度。由于新生儿胸壁薄、传导性好，单纯靠是否有呼吸音可引起误判。两侧的呼吸音不一致需警惕肺不张、肺萎陷或先天性肺解剖异常。如果在胃部听到响亮的呼吸音提示可能有气管食管瘘。如果通气正常，会出现新生儿皮肤变粉、产生有节律的呼吸和正常心率。

大多数窒息的新生儿并无肺部疾患，气道峰压小于$25cmH_2O$即可达到良好的通气，即使是气管插管后最初的几次呼吸。有些新生儿肺部顺应性低下（如新生儿红细胞增多症、先天性肺解剖异常、肺水肿、严重胎粪误吸和膈疝），在此情况下通常需要较高的压力进行通气，此时容易漏气。为减少这种可能性，吸气压力应首先保持在$15~20cmH_2O$。如果这种低压力（低潮气量）及高频率通气不能改善氧合，则应调高吸气压力和潮气量。通气不足将加重新生儿低氧血症，导致神经系统损伤甚至死亡。如果PaO_2>70~80mmHg或SaO_2>94%，则应当逐步降低吸入氧浓度（如果已经应用高浓度吸入氧）直至PaO_2或SaO_2维持到相对年龄的正常范围。对于孕周少于或等于34周的新生儿而言，氧合应维持在正常值的低限，以防止发生早产儿视网膜病[58]。气管内插管时应持续监测

新生儿心率，因为气管内插管易引发缺氧新生儿的心律失常。如果操作者不能通过面罩进行有效通气或插管失败，可以尝试置入喉罩（laryngeal mask airway, LMA）[59-60]。

气　胸

气胸发生率在经阴道自然分娩新生儿中占 1%，在胎粪污染新生儿中占 10%，在分娩室需机械通气的新生儿中占 2%～3%。气胸一侧的胸壁常高于健侧，并且在通气时起伏小。最强的心脏搏动点向无气胸的一侧偏移。气胸侧胸壁心音可能减弱。若怀疑存在气胸，可将一个小型高强度冷光源置于新生儿胸壁皮肤上照射皮肤，气胸侧的胸壁会发光[61]。用穿刺针或是胸部引流管可以治疗气胸。

气管内插管

使用呼吸囊 - 面罩通气或气管内插管时应将头置于中立位或嗅花位。将适当尺寸的气管导管（ETT）插入气管。根据新生儿个体大小将导管尖端置于声门下 1～2cm。通常而言，体重分别为 1kg、2kg、3kg 和 4kg 的婴儿导管尖端距齿龈的距离分别为 7cm、8cm、9cm 和 10cm。当机械通气的压力为 15～25cmH$_2$O 时，应该有少量气体从气管导管和气管之间泄露。这种漏气的要求限定了新生儿体重 <1.5kg 时，使用内径为 2.5mm 的导管；体重为 1.5～2.5kg 时，使用 3.0mm 导管；体重 >2.5kg 时，使用 3.5mm 的导管。确定气管导管位置正确的方法包括直视气管导管通过声带、机械通气时双侧胸廓运动对称以及呼出气在气管导管上出现雾气。听诊双侧肺部呼吸音应明显强于腹部，肤色、心率和 SaO$_2$ 应当有所好转。呼气过程中应存在 CO$_2$，然而由于有些新生儿潮气量较小，肺血流少，CO$_2$ 描记法可能无效。

心　脏　按　压

双手拇指置于新生儿胸骨处，其余手指环绕胸廓以托起背部（图 95-3）。按压胸骨下移 1/3 胸廓厚度，按压 3 次应伴有 1 次人工通气，以替代过去每 4 次按压呼吸 1 次，因为有效的按压频率为每分钟 90 次按压伴随 30 次呼吸。心率评估应为每 45s 到 60s 进行一次。如果充分通气并有效按压 60s 后心率仍低于 60 次 / 分，应该考虑使用药物。

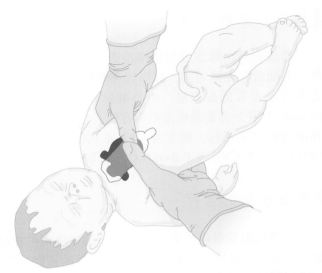

图 95-3　新生儿胸外按压。为了简化，未显示通气情况 *(From Gregory GA: Resuscitation of the newborn, Anesthesiology 43:225, 1975.)*

药　物

药物只有在婴儿发生严重衰竭或有明显异常导致心血管衰竭的情况下使用。每个分娩室均需要一个新生儿体重相关剂量的药物快速使用参照表。对于复苏用药物首选静脉途径用药；然而，对于训练有素的操作者可以快速进行骨内和脐静脉置管，也能挽救生命。

肾上腺素

新生儿复苏首选药物为肾上腺素。在胸外按压和 PPV 开始 45～60s 后，如果心率仍低于 60 次 / 分就应该给予。推荐浓度为 1：10 000，剂量 0.1～0.3ml/kg（0.01～0.03 mg/kg），并用 1ml 生理盐水冲管。首选静脉给药，但如果静脉通道无法建立时可以通过气管导管给药，但如果经气管导管给药，则应给予高剂量的肾上腺素浓度为 1：10 000，剂量 0.5～1ml/kg（0.05～0.1mg/kg）。如有必要每 5min 可重复使用肾上腺素，并每 45～60s 评估一次心率。

纳洛酮

纳洛酮并不是呼吸困难的新生儿复苏的首选药物[56-62]。新生儿应该用 PPV 进行呼吸支持，包括产妇分娩前 4 h 内接受麻醉药物的情况。然而，如果出现持续呼吸困难，则可以考虑使用纳洛酮。此外，对于有麻醉药物依赖史产妇分娩的新生儿应避免使用纳洛酮，否则会有戒断反应引起的癫痫风险。

低血容量的检测

通过测量动脉血压和体格检查（如皮肤颜色、灌注、毛细血管充盈时间、脉搏容积和肢体温度）来确定患者是否有低血容量。中心静脉压（central venous pressure, CVP）监测是确定是否有低血容量并能够指导补液的有意义指标。新生儿 CVP 正常值范围是 $2 \sim 8$ cmH_2O，如果 CVP 低于 $2~cmH_2O$，应考虑有低血容量。

低血容量的治疗

治疗低血容量需要补充血制品和晶体液来扩充静脉血容量，也可使用白蛋白，但其有效性的证据有限。如果怀疑胎儿出生时存在低血容量，则应在新生儿出生前在分娩室备有 O 型、Rh 阴性浓缩红细胞[63]。如果血流动力学允许，可以缓慢滴注 10ml/kg 晶体和血制品，时间应超过 10min，以降低发生脑室内出血的可能性。有时需要大量血液和液体使动脉血压维持到正常水平。在一些罕见情形下，新生儿必须补充占总血容量（足月新生儿为 85ml/kg，早产儿为 100ml/kg）50% 以上的血液，特别是在胎儿出生过程中胎盘破裂时。但在大多数情形下，新生儿补充 $10 \sim 20ml/kg$ 以下的液体即可达到正常的平均动脉压水平。

低血压的其他原因

低血糖、低钙血症和高镁血症也可导致新生儿低血压。扩充血容量和（或）输注多巴胺对酒精或镁中毒引起的低血压通常有效。高镁血症的新生儿可给予葡萄糖酸钙，剂量为 $100 \sim 200mg/kg$（给药时间应在 5min 以上）[56]。

胎 粪

胎粪污染的羊水（meconium-stained amniotic fluid, MSAF）如果在宫内或分娩过程中被误吸则可能导致严重的肺损伤和呼吸窘迫综合征。多数吸入胎粪的病例发生在宫内，因此，只有在患儿处于如无呼吸或呼吸抑制、心率低于 100 次 / 分和肌张力弱的情况下才应进行气管插管，通过吸引清除呼吸道内 MSAF[56,64-65]。当 MSAF 的患儿存在抑制时，在分娩后应快速对新生儿进行气管插管，通过气管导管进行吸引。如果最后仍有大量 MSAF 存在或新生儿处于濒死状态，则应直接转至新生儿 ICU。

皮 肤 颜 色

所有新生儿在出生时基本上都存在皮肤轻度青紫现象。出生 60s 后，大多数新生儿躯干变红，但手足仍青紫。如果 90s 后仍存在（尤其是在吸氧或机械通气时）躯干发绀，则应考虑是否存在窒息、低心排血量、肺水肿、高铁血红蛋白血症、红细胞增多症、先天性心脏病、心律失常或肺部疾患（如呼吸窘迫、气道阻塞、肺发育不良、膈疝）。新生儿出生时皮肤苍白常提示窒息、低血容量、酸中毒、贫血或先天性心脏病。如果新生儿在出生 2min 内全身发红，则可能是由于酒精或镁中毒或存在碱中毒（pH>7.5）。rubrous 新生儿经常存在红细胞增多症。

复 苏 设 备

复苏床应适当倾斜，使新生儿头低于肺水平，以便于肺内液体的引流，并降低误吸胃内容物的可能性。除非发生窒息，应使用可控制红外线加热器保持新生儿的体温在 $36 \sim 37℃$ 之间。如果发生窒息，则应该使体温控制在 $34 \sim 35℃$，以保护脑功能。备好吸引装置，并且有多种压力可调，不应使用压力低于 $-100~mmHg$ 的吸引器。气管内插管的设备包括 0 号和 00 号直喉镜片、笔样的喉镜柄、2.5mm、3.0mm 和 3.5mm 的气管内导管以及能顺利通过导管内径的吸引管。复苏时使用的通气系统必须可提供呼气末正压（PEEP）通气，并能提供至少 150 次 / 分的通气频率。单向活瓣可以一直处于关闭状态，尤其是当使用高速气流和高呼吸频率时。经过培训的医疗人员可使用改良的 Jackson-Rees 或 Ayres 系统达到很好的效果。大潮气量所致的肺过度膨胀可引发炎性反应，导致新生儿出现慢性肺病[276]；肺轻度膨胀产生的肺损伤较小。在分娩室对新生儿进行辅助或控制通气时应当持续监测气道压力，避免过高的气道压力和过大的潮气量。在任何危重情况下，都应当有相关信息来指导对患者的治疗，因此，必须监测动脉血气情况以及血 pH 值，血气结果应当在抽血后 10min 内得到。脐动脉置管可监测动脉压、抽取血样进行血气分析和血 pH 值检查，并便于紧急情况下的输液。新生儿出生后，即可以将脉搏氧监测仪连接于手或足上监测动脉氧饱和度（SaO_2）[66]。脉搏血氧监测仪能使复苏者迅速观察到氧合状态的变化，并及时调整吸入氧浓度。新生儿正常的 SaO_2 为 87 % ~ 95 %，相应的 PaO_2 在 $55 \sim 70mmHg$ 之间。

小儿心搏骤停与复苏

小儿心搏骤停并不少见。每年至少 16 000 美国儿童（每 100 000 中有 8~20 名儿童）发生过心肺骤停[67-71]。其中多于半数的心搏骤停发生在医院内[67,72]。随着复苏技术的进步和器械的改善，心搏骤停的复苏率在过去的 25 年里有了显著提高[73]。

小儿心搏骤停的预后较 20 年前有显著改善。例如，院内发生心搏骤停的新生儿生存率已从 20 世纪 80 年代的不到 10% 提高到了 21 世纪的 25%。发生心搏骤停并生存出院的新生儿通过特殊儿童神经系统预后检测及生活质量评估发现有 75% 的患儿预后令人满意[73,76-78]。影响小儿心搏骤停后预后的因素包括：①原本的疾病情况；②发生心搏骤停时的周围环境；③最初的心电图检查；④无循环状态的时长（即心搏骤停过程中没有自主循环或 CPR 的时长）；⑤复苏过程中提供的生命支持质量；⑥复苏后生命支持质量。

毫无疑问，院外小儿复苏的预后较院内差得多[68-69,79-87]，很可能与院外心搏骤停的无循环时间相对长有关，许多小儿心搏骤停并没有被发现，仅有 30% 儿童接受目击者的 CPR。基于以上原因，在院外发生心搏骤停的小儿仅有低于 10% 能够生存至出院，而且幸存者常有神经系统损伤。这些结果令人迷惑，因为旁观者对成人实施 CPR 的成功率是小儿的两倍多[88]。一个由日本发起的令人兴奋的前瞻性全国范围内基于人群的队列研究发现，院外心搏骤停患儿无论是传统 CPR（包括人工呼吸）或者仅进行胸外按压都比没有进行 CPR 患者生存率高 2 倍以上[89]。该研究把心搏骤停的预后进一步分层为"心因性"和"非心因性"，并明确了接受旁观者 CPR 时人工呼吸的相对价值。对院外非心因的心搏骤停患儿进行旁观者传统 CPR（包括人工呼吸），神经系统预后在发生心搏骤停后一个月的良好率较单纯胸外按压或无 CPR 高。小儿因心脏原因引起的心搏骤停，CPR（传统方式或仅行胸外按压）较无 CPR 者神经系统预后有明显改善。有趣的是，传统 CPR 或仅进行按压对于心因性小儿心搏骤停的效果相似，动物或成人的结果也相似[89]。

院内心搏骤停小儿较成人生存率高，有 27% 的小儿生存出院而成人仅为 17%[73]。无论小儿还是成人，因心律失常引起的心搏骤停预后更佳（VF/VT）。小儿因心律失常引起的院内心搏骤停较少见（小儿为 10%，而成人为 25%），大约 1/3 的小儿和成人在发生心律失常导致的心搏骤停后生存并出院。有趣的是，儿童在院内心搏骤停的高生存率（24%vs.11%），反映了儿童

较成人心搏骤停和无脉性电活动的生存率更高。进一步的研究显示婴儿和学龄前儿童较年长儿童的生存率高[77]。对于儿童来讲生存率高可能是由于胸腔顺应性好，提高主动脉舒张压并增加静脉回流从而使冠状动脉和脑血流的灌注改善，但这仅仅是推测[90-91]。另外，院内小儿心搏骤停生存率与院内有专业的儿科医师有关。

复苏的步骤

心搏骤停和复苏由四部分组成：①心搏骤停前阶段，②无循环阶段（无心搏骤停急救措施），③低循环期阶段（CPR），④停搏及复苏后阶段。应采取最佳的干预措施改善心搏骤停患儿的预后，包括选择 CPR 的时机和阶段，如表 95-4 所示。

心搏骤停前阶段

心搏骤停前的阶段包括患者之前的相关疾病情

表 95-4　心搏骤停和复苏的分期

分期	干预措施
心搏骤停前阶段（预防）	对患者进行良好的监护及快速的紧急状况反应 识别并处理呼吸衰竭或休克以预防心搏骤停
心搏骤停（无循环）阶段（保护）	尽快进行 BLS 和 ACLS 组织应急反应，领导人明确 当有明确的指征时尽早除颤
低灌注（CPR）期（复苏）	深、快的按压 使胸廓充分回弹 避免胸外按压的中断 避免过度通气 调整 CPR 以达到最佳冠状动脉血流灌注（冠状动脉灌注压及呼出 CO_2） 在 CPR 过程中通过其他方法提高生命器官的灌注 如果标准 CPR/ALS 不能获得成功则应考虑 ECMO
复苏后阶段 短期	优化心排血量和脑血流 如果有指征，治疗心律失常 避免高血糖、高热和过度通气 对可能出现的紧急情况需要预先研究方案
复苏后阶段 长期康复 （再生）	早期干预，进行专业与物理治疗 生物工程和技术干预 干细胞移植的应用前景

ACLS，高级心脏生命支持；ALS，高级生命支持；BLS，基础生命支持；CPR，心肺复苏；ECMO，体外膜肺氧合

况如神经系统、心血管系统、呼吸系统及代谢相关疾病，或是突发事件如呼吸衰竭或休克使代谢供应和代谢需求不匹配。院内发生心搏骤停患儿在发生心搏骤停前数小时常会有生理状态改变[93-94]。因此，在停搏前阶段干预主要集中在阻止心搏骤停的发生，需要注意早期识别呼吸衰竭和休克，并进行针对性处理。早期识别对于判断患儿是否处于心搏骤停前期具有重要意义，与成人不同，尽管患儿临床状况不断恶化，但是在心搏骤停发生前仍可以维持适当的血压。医疗应急团队（medical emergency teams，METs，也叫快速反应团队）是为预防这一问题而特别组建的院内急诊队伍。鼓励一线成员，甚至包括患儿父母，通过METs根据生理学参数或直觉评估患儿。METs通过评估患者，将具有发生失代偿高风险的患者转至PICU，目的是预防出现完全性心搏骤停或减少提供进一步生命支持的反应时间，从而缩短无循环期。通过回顾性研究发现与建立METs前相比，METs降低了发生心搏骤停的概率[95-97]。早期判定的方案并不能明确所有发生心搏骤停风险的患儿，把病情严重的患儿早期转入ICU能够更好地监测病情并且实施强有力的干预，从而改善复苏后的监护和临床预后。值得注意的是发生心搏骤停前的状态需要得到识别并立刻进行监护和干预，以防进一步发生心搏骤停。相对于目前花费大量研究经费和资源去研究心搏骤停的其他各个阶段，特别关注心搏骤停前阶段的状态研究能够极大提高生存率和改善神经系统预后。

无循环和低灌注阶段

为改善小儿心搏骤停的预后，应尽量缩短心搏骤停无循环阶段。高风险患者应该进行监护，以期早期识别心搏骤停并及时开始基础和高级生命支持。有效的CPR能够在低灌注期提高冠状动脉灌注压（与右心房压相比，能够提高主动脉舒张压），并且能够提高心排血量，增加重要器官血供。重要的基础生命支持原理是通过用力、快速地按压，在按压间期使胸廓完全回弹，尽量避免中断心外按压。心肌主要在心脏舒张期通过冠状动脉从主动脉根部获得血流灌注。当心脏停止跳动则血流停止，冠状动脉也终止灌注。然而，通过胸外心脏按压，主动脉压力升高的同时，右心房压力也升高。而后在按压间期短暂降压，右心房压力下降比主动脉更快，下降的程度更低，进而产生压力梯度使氧合后的血液进入心肌。因此胸廓完全回弹对于制造右心房与主动脉根部间的压力差是至关重要的。脑灌注压（cerebral perfusion pressure，

CPP）低于15mmHg不利于CPR后的自主循环恢复（return of spontaneous circulation，ROSC）。在CPR的低灌注阶段，通过按压达到最佳冠状动脉灌注压、呼出二氧化碳浓度和心排血量能改善ROSC，并且能够改善成年动物和人类的短期和长期预后[98-105]。无论对于年轻动物或患儿都很有必要研究评估目标导向CPR。其他能够判断心室纤颤、无脉电活动的监护对于缩短无循环期很有必要，一旦发生应进行除颤。很明显，单纯CPR对于心律失常后心搏骤停的复苏是不够的。由于窒息或心肌缺血引起的心搏骤停，提供充分的心肌灌注和氧供是恢复自主循环的关键。

心搏骤停和复苏后阶段

心搏骤停和复苏后阶段包括协调和技术性控制复苏后即时状态、之后数小时乃至数天及长时间康复过程。复苏后即刻是室性心律失常及再灌注损伤发生的高风险期。在复苏即刻和之后数天的干预目的是治疗复苏后心脏功能异常，并降低复苏后组织损伤（例如防止复苏后高热和低血糖、还有复苏后治疗性的降温、防止高血糖和避免氧过载）。在停跳和复苏后期，细胞损伤（如中毒、氧化应激和代谢应激）和细胞死亡（如细胞凋亡和坏死）具有很大的研究前景，并可能产生细胞靶向干预方法。康复阶段主要集中在修复受损细胞和器官并重建细胞或器官间的反应与信息传递，以提高远期功能性预后。

这个阶段复苏要求的关键是监护。某个阶段采取的有利措施对于其他阶段可能是有害的。例如心搏骤停后低灌注期发生的严重血管收缩能够提高冠状动脉灌流，对自主性循环恢复是有利的，但是同样的严重血管收缩在复苏后期则增加左心室后负荷压力，可能加重心脏劳损和功能异常。根据当前对心搏骤停和复跳的生理学理解，首先考虑动脉血压、氧的运输与消耗、体温和其他生理指标，以期获得最佳的预后。将来的策略可能会利用已掌握的日益提高的关于细胞损伤、血栓形成、再灌注损伤、瀑布学说、损伤和复原的细胞标记，包括干细胞的移植技术。

心搏骤停（无循环）和CPR（低灌流）阶段的干预措施

气道和呼吸

在CPR过程中，心排血量和肺血流大约是正常窦性心律的10%～25%；因此，仅需要很低的分钟

通气量即可以提供充足的肺与血液间的气体交换。动物和成人数据显示在 CPR 过程中经常发生过度通气（如过度的人工呼吸），这可能会影响静脉回流，进而影响心排血量[106-108]。这些有害的血流动力学结果常伴随着某一操作者考虑控制呼吸道及人工呼吸而暂停 CPR 的情况，这样对预后更不利[109-112]。尽管过度通气存在弊端，但是因为小儿心搏骤停多为窒息造成的，因此应该立即开始充足的通气。心律失常致心搏骤停与窒息致心搏骤停发生的生理机制不同。动物实验中，突发性室颤引起的心搏骤停，在没有人工呼吸的情况下进行胸外按压，4～8min 内 PaO_2 和 $PaCO_2$ 仍在可接受范围内[113-114]。在某种程度上说，由于在心搏骤停开始时无血流，并且动脉的耗氧量很小，因此动脉内氧和二氧化碳浓度与心搏骤停前期相比并没有明显的区别。在 CPR 期间的低灌流状态，肺相当于氧气的储存库；因此在没有人工呼吸的情况下能够保持足够的氧气供应。一些回顾性研究显示，成年人由于室颤引起的心搏骤停在胸外心脏按压时无论有无人工呼吸，抢救结果是相似的[115]。然而窒息导致的心搏骤停，由于外周及肺内血流在骤停前仍保持流动，导致动静脉内氧含量明显降低、乳酸水平提高、肺内储存氧耗净。因此心肺复苏一开始，就存在动脉内氧含量低和酸血症。在这种情况下，控制通气进行呼吸复苏对于患者来讲是可以挽救生命的。相反，在室速或室颤导致的心搏骤停抢救时，不应该在 CPR 过程中过度通气或在胸外按压过程中为通畅气道并进行人工呼吸而中断按压，因为这是致命的。总之，复苏技术应根据患者的生理状态而实行，以期达到最佳预后。

循环——低灌注期间达到最佳血流的 CPR：按压更深、更快

心搏骤停发生时，大动脉和冠状动脉血流立刻中断[115]。这时，提供高质量的 CPR（按压采用大幅度、高频率）对于恢复冠状动脉血流具有重要意义。CPR 的目的是最大程度增加心脏灌注压（myocardial perfusion pressure，MPP）。

相关公式如下：

$$MPP = AoDP - RAP$$

心脏血流量的提高依靠主动脉舒张压（aortic diastolic blood pressure，AoDP）和右心房压（right atrial pressure，RAP）之间的压力梯度。按压阶段，AoDP 与 RAP 同时升高，因此，MPP 无明显变化；然而在胸外按压的胸廓回弹阶段，RAP 较 AoDP 下降得更低更快，产生了压力梯度使氧合的血液灌注心肌。一些动物和临床实验已经证明，在室速 / 室颤和窒息引起的心搏骤停模型中，建立 MPP 对于预测短期生存预后（也就是 ROSC）具有重要意义[104,116-119]。因为没有胸外按压就没有血流，应尽量避免中断胸外按压。在胸外按压期间应在回弹期保证静脉回流，应保证胸廓充分回弹并避免过度通气（因过度通气使胸内压升高，减少静脉回流）。

基于上面公式，MPP 能够通过提高主动脉与右心房间的压力差来实现。例如，吸气阻力设备（impedance threshold device，ITD）带有很小的、一次性阀门，能够直接接到气管导管或面罩，在自主吸气阶段增加胸廓负压和阻止 CPR 胸腔回弹阶段空气进入肺内。动物实验和临床成人 CPR 表明 ITD 可以提高重要器官的灌注压和心脏血流[120-125]；然而，在唯一的随机成人 CPR 研究中，ITD 仅限于降低无脉性电活动患者的死亡率[125]。其他证据表明使用胸外按压设备（active compression-decompression device，ACD）进行 CPR 可以增加胸腔内负压、提高灌注压。ACD 为便携装置，像家用活塞一样通过吸引方式吸住患者前胸部，在回弹期可以主动减压，使胸腔产生真空。通过增加回弹期胸腔内负压促进血液回流入心脏[126]。动物实验和临床成人的研究已经证明联合应用 ACD 和 ITD，较单独使用 ACD 更能增加 CPR 期间灌注压[122]。最后，使用 ITD 或 ACD 等辅助措施可以改善 CPR 时血流的同时，最基本的方法仍是用力、快速的按压、让胸廓回弹充分、尽量避免胸外按压的中断和避免过度通气，这是在 CPR 期间提高血流灌注并改善生存率的主要因素。

胸部按压深度

儿科胸部按压深度推荐至少达到胸廓前后径的 1/3（婴儿大约 4cm，儿童大约 5cm），该意见主要是根据专家的临床共识，通过动物、成人和有限的儿童数据推断而来的。在一项 6 个婴儿的小型研究中，胸部按压目标为胸廓的前后径一半的深度相比于 1/3 深度明显改善了收缩压[127]。尽管这项研究范围很小，而且只是定性估计了胸部按压的深度，但是它仍是第一个收集实际的小儿资料并支持胸部按压深度指南的研究。相反的，两项最近的研究通过 CT[128-129] 发现，如果按照胸廓的前后径的比率（%）

计算，按压深度要深于成人的推荐深度，但是胸廓的前后径 1/2 的按压深度会直接按压在完全排空的心脏位置，这在大多数儿童会引起心脏移动，因为其前后胸直径偏小。有必要进一步从实际儿童处理中收集数据，并研究定量儿童胸部按压深度与短、长期临床预后（动脉血压、呼气末二氧化碳、自主循环恢复、生存率）的关系。

按压 / 通气比例

在心肺复苏期间，必须提供足够的通气量，但不可过量，在特定复苏过程中，应该根据循环情况和组织代谢的要求进行通气。因此，在心肺复苏低灌注期间，心排血量是正常的 10% ~ 25%，需要低通气量[130]。然而，儿科患者按压和通气的最适宜比例还不清楚，取决于包括按压频率、通气量、按压血流、按压过程中因通气而中断的时间等多个因素。在一个儿科心搏骤停的模型中，分钟通气量相同时，按压 / 通气比为 15：2 与按压通气比为 5：1 相比，增加了 48% 的按压次数[131-132]。这点非常重要，因为当胸部按压中止时，主动脉压力迅速下降引起冠状动脉灌注压突然下降，心肌氧供下降[115]。增加按压 / 通气比可以减少按压的中断次数，增加冠状动脉血流。应该平衡好正压通气（增加血氧含量、消除 CO_2）的好处和抑制循环带来的坏处。这些研究结果也是 AHA 推荐小儿按压 / 通气比为 15：2 的部分原因。

按 压 周 期

在成人心搏骤停模型中，在胸部按压时间占整个循环时间 30% 的时候，心排血量和冠状动脉血流是最适宜的（按压时间和胸廓回弹时间比大约为 1：2）[133]。随着心肺复苏持续时间的延长，最适宜的按压时间应增加到 50%。在幼猪模型中，与按压时间低于工作周期的 30% 相比，非按压时间在 250 ~ 300ms（120 次 / 分按压频率时，按压时间占按压周期的 40% ~ 50%）可增加脑的灌注压。

环绕按压与胸骨点按压

在成人和动物心搏骤停模型中，环绕胸部心肺复苏已经被证实可以显著改善血流动力学[135]。在较小的婴儿进行胸部按压时，通常情况下可以双手包围胸部并用拇指按压胸骨（胸部挤压）。在一个幼小动物心肺复苏模型中，这种"双拇指"法挤压胸部的方法

与传统的双手指按压胸部相比，可以产生较高的收缩压、舒张压和脉压[136]。虽然没有经过严格的研究，但根据临床经验使用两指法对心搏骤停的患儿实行 CPR 难以达到足够的按压深度和维持足够的动脉压。因此 AHA 指南建议对于婴儿行 CPR 时，使用两拇指 - 环绕的手法[137]。

开胸心肺复苏术

在动物模型中，高质量标准的胸外 CPR 可使心肌血流达到正常值的 50% 以上，脑血流大约为正常值约 50%，心排血量约为正常值的 10% ~ 25%[115,117,138-139]。相比之下，开胸 CPR 时心肌和脑血流接近于正常情况。尽管开胸心脏按摩可以改善动物和人类冠状动脉灌注压和增加除颤成功率[140-142]，但是在许多情况下，施行开胸术进行开胸心肺复苏术是不切合实际的。一个包括 27 例小儿钝挫伤后行 CPR 的回顾性综述（15 例开胸 CPR 和 12 例胸外 CPR）显示，开胸 CPR 增加了住院费用，却没有改变 ROSC 或者生存出院的情况。然而，这两组的生存率都为 0%，可能提示这些患儿伤得太重或者抢救太晚，以至于不能从这种创伤性的治疗方法中受益。开胸 CPR 常见于开胸心脏手术和胸骨切开术后的患儿。在某些特殊复苏环境下，开胸 CPR 的早期标准需要重新考虑。

治疗心搏骤停的药物

注射肾上腺素可以改善窒息和室颤引起的心搏骤停的初期复苏成功率。然而，注射肾上腺素是否能改善小儿心搏骤停的生存状况，目前还没有文献报道。在小儿心肺复苏时的常用药物包括血管升压类药物（肾上腺素和垂体后叶素）、抗心律失常药物（胺碘酮和利多卡因）及其他药物如氯化钙和碳酸氢钠。接下来逐个药物介绍。

血管升压类药物

肾上腺素

肾上腺素是内源性的儿茶酚胺，可以强效激活肾上腺素能 α 和 β 受体。α 受体被激活，表现缩血管作用，增加全身和肺血管阻力。在 CPR 期间，该药虽然使整体的心排血量减少，但是升高的主动脉舒张压改善了冠状动脉灌注的压力和心肌血流；如前所述，充足的心肌血流是 ROSC 的关键因素。在高质量的 CPR 过程中，肾上腺素还可以增加脑血流，因为外周血管

收缩直接增加了脑循环血流的比例[144-146]。然而，在全脑血流增加时，肾上腺素却减少了脑局部微循环的血流[147]。β肾上腺素能效应增加心肌收缩性和心率，舒张骨骼肌血管床和支气管平滑肌，但是心搏骤停时肾上腺素应用剂量大，在外周血管床观察不到β肾上腺素能效应。肾上腺素也增加了室颤的敏感性和强度，因此增加了电除颤成功的可能性。在动物心搏骤停模型中，相比标准剂量的肾上腺素（$0.01 \sim 0.02$ mg/kg），应用大剂量的肾上腺素（$0.05 \sim 0.2$ mg/kg）可改善心肌和脑血流，增加最初 ROSC 的概率[148-149]。然而，前瞻性和回顾性研究表明，大剂量肾上腺素不会改善成人或小儿的生存率，还可能与不良的神经系统预后相关[150-151]。一项随机双盲对照研究表明，小儿住院期间发生的心搏骤停，应用标准剂量的肾上腺素抢救失败后，应用大剂量肾上腺素对比标准剂量的肾上腺素，其 24 小时的生存率显著降低[152]（1/27 生存者：6/23 生存者；$p < 0.05$）。基于这些临床研究，在初始或者复苏的治疗中，不常规推荐应用大剂量的肾上腺素。重要的是，这些研究提示大剂量的肾上腺素会使患者复苏后的血流动力学恶化并降低生存的可能性。

垂体后叶素

垂体后叶素是一种长效的内源性激素，作用于特异性调节全身血管收缩的受体（V_1 受体）和肾小管水重吸收的受体（V_2 受体）。垂体后叶素的血管收缩特性在骨骼肌和皮肤的血管床最显著。与肾上腺素不同，垂体后叶素不能收缩肺血管。在心搏骤停的实验模型中，与肾上腺素相比，垂体后叶素能增加心脏和脑血流，改善长期生存率。然而，垂体后叶素减少了 CPR 期间和复苏后的内脏血流，进而增加了复苏后的后负荷，进一步增加了左心室的张力[138,153-156]。成人随机对照试验发现在 CPR 期间应用垂体后叶素或肾上腺素，转归是相似的[157-158]。在小儿心搏骤停期间，6 例持续长时间的心搏骤停患儿中有 4 例患儿应用了垂体后叶素，发现在标准药物复苏失败后，应用垂体后叶素可使自主循环恢复[159]。然而，从美国卫生协会心肺复苏国家注册处获得的 1293 例连续的小儿心搏骤停病例中发现，应用垂体后叶素的病例（仅有 5% 的病例）自主循环恢复的可能性较低。因此，垂体后叶素不太可能代替肾上腺素成为小儿心搏骤停抢救的一线药物。已有研究提示垂体后叶素与肾上腺素联合应用值得进一步研究，特别是最初对肾上腺素复苏无反应的长时间停搏病例。

抗心律失常药物

钙剂

尽管缺少证实其有效的证据，钙剂仍然常用于儿科心搏骤停的患者。在缺少明确临床适应证（如低钙血症、钙通道阻滞剂过量、高镁血症以及高钾血症）时给予钙剂并不能改善心搏骤停患者的预后[160-168]。有三项儿科临床研究发现常规给予钙剂可能存在潜在危害，包括降低生存率和不良的神经学预后[160-168]。尽管支持 CPR 期间应用钙剂的临床文献有限，但在可能发生低钙血症（包括肾衰竭、休克伴大量输血——见第 61 章）的心搏骤停患者 CPR 期间应该考虑应用钙剂。

缓冲溶液

目前还没有随机对照实验研究碳酸氢钠在小儿心搏骤停中的应用。两项随机对照研究观察了碳酸氢钠在成人心搏骤停[169]和呼吸停止的新生儿中的应用价值[170]。这两项研究均未发现碳酸氢钠可以改善生存率。事实上一项多中心回顾性的院内儿科研究发现，在心搏骤停过程中输注碳酸氢钠可降低生存率，即使控制了年龄、性别、首次记录的心脏节律后也是如此[167]。因此，在小儿心搏骤停复苏过程中不推荐应用碳酸氢钠。在严重代谢性酸中毒的成年危重症患者中应用碳酸氢钠可以纠正酸中毒，但并未改善血流动力学[171-172]。严重的酸中毒可以抑制儿茶酚胺活性，破坏心肌功能[173-174]，尽管如此，临床数据并不支持在 CPR 期间应用碳酸氢钠。酸中毒会增加植入心脏起搏器患儿心脏电刺激的阈值[175]；因此，碳酸盐或其他缓冲液适用于治疗这些患儿的严重酸中毒。碳酸氢钠也适用于三环类抗抑郁药过量、高钾血症、高镁血症或钠离子通道阻滞剂中毒的患者。碳酸氢盐的缓冲作用体现在氢离子和碳酸根离子结合生成 CO_2 和水的过程中，CO_2 必须通过足够的分钟通气量清除，因此，如果在碳酸氢钠注射过程中通气功能受损，CO_2 的聚集将降低碳酸氢盐的缓冲作用。因为 CO_2 易于穿透细胞膜，在没有足够通气情况下注射碳酸氢钠，细胞内酸中毒可能加重。因此，碳酸氢盐不适用于呼吸性酸中毒。不同于碳酸氢钠，三羟甲基氨基甲烷（tromethamine，THAM）缓冲液中额外的氢离子不产生 CO_2。事实上在 THAM 注射过程可以消耗 CO_2。THAM 适用于缓冲分钟通气量受损患者的酸中毒。THAM 通过肾消除，故慎用于肾功能不全的患者。Carbicarb 是一种等摩尔的碳酸氢钠碳酸钠混合物，是一种较碳酸氢钠产生 CO_2 少的缓冲液。在犬心搏骤停模型中，给予碳酸氢钠、THAM 或碳酸氢钠碳酸钠混合液三种中任何一种缓冲液的动物恢复自主循环的比率均高于单纯给予生理盐水的动物。注射碳酸氢钠和碳酸氢钠碳酸钠混合液的动物，自主循环恢复的间隔明显短于单纯给予生理盐水的动物。在 6h 研究周期的后期，所有恢复自主循环的动物均进入了深昏迷状态，对生存率的提高并没有定论[176]。在 CPR 阶段尚不推荐使用 THAM 或碳酸氢钠碳酸钠混合液。

复苏后的干预

体温的管理

两篇开创性的文章[177-178]展示了诱导低体温（32～34℃）可以改善成人室颤心搏骤停复苏后昏迷患者的预后，这两项研究均是随机对照研究，入组标准为 18 岁以上非创伤性室颤复苏成功后持续昏迷的患者[179-180]。然而在最近一项关于院外心搏骤停后失去意识的成人幸存者生存率的随机对照实验证实：与目标体温 36℃相比，目标体温为 33℃并未改善患者的预后[181]。用这些研究很难解释和推断在儿童中的情况；然而，在发生心搏骤停、头部创伤、卒中、缺血等损伤时，48h 内发热与不良神经系统预后相关。对缺氧缺血性脑病的新生儿进行选择性脑组织降温以及全身性降温的实验表明，诱导性低体温可以改善患儿的预后[182-183]。一项进行中的随机对照实验（clinicaltrals.gov identifier NCT00880087; THAPCA: Therapeutic Hypothermia After Pediatric Cardiac Arrest [www.thapca.org]）正在观察治疗性低体温对心搏骤停患儿的疗效。至少，CPR 后避免患儿体温过高是合理的。在监测核心温度的情况下，需要对 CPR 后患儿应用退烧药以及外用降温装置来避免体温过高，这一过程被称为"治疗性控温"。需要注意的是抑制体温过高并不容易。许多心搏骤停患儿在应用抑制体温过高的措施后仍然会出现高体温。

血糖的控制

心搏骤停后高血糖和低血糖都与不良的神经系统预后相关[184-187]。低血糖直接与不良的神经系统预后相关，而高血糖可能本身有害，但也可能是长时间缺血导致的应激反应的标志物。最近一项随机实验研究表明，严格控制血糖与危重患儿的临床预后不相关，但与低血糖的发生率增高相关[188]。总之，目前并没有足够证据强烈推荐对心搏骤停后自主循环恢复的患儿要控制高血糖。如果控制自主循环恢复后患儿的高血糖，需要严密监测血糖浓度避免发生低血糖。

血压的管理

心搏骤停后自主循环恢复的患者动脉血压会有较大波动，心搏骤停或复苏后常常出现心脏功能衰竭并伴有低血压（稍后讨论）[179-180,189-198]。另外，心搏骤停后也可能发生高血压，尤其是在心搏骤停后心功能异常应用血管活性药物的患者。心搏骤停后最佳动脉血压应该能够维持重要脏器的灌注压，因为在最初的心搏骤停和心肺复苏时，"无灌注"和"低血流灌注"状态损害了各器官。健康人的脑血流存在脑神经血管的自身调节，当平均动脉压在一个很宽范围内波动时，脑血流仍能够维持恒定，然而，成人心搏骤停复苏时脑血流自动调节功能受损，这种情况也可能在儿童患者中出现[199]。

心搏骤停影响了脑神经血管束的自身调节，限制了脑调节过量血流和微血管灌注压的能力，从而导致全身高血压期间的再灌注损伤。在动物模型中，复苏后短时间诱导高血压与正常灌注压相比，可改善神经系统的预后[200-201]。相反，全身低血压由于不能满足机体能量的供需平衡，导致缺血性损伤后神经系统一直处于代谢危机状态。调节心搏骤停后血压最实用的方法是在复苏后这个高风险时期努力减少动脉压的波动。

复苏后心肌功能障碍

无论动物或是人类，成功复苏后通常都会出现心搏骤停后心肌顿抑和低血压[179-180,189-198]。心搏骤停后心肌顿抑是心室收缩和舒张功能失衡的整体表现。心搏骤停后心肌顿抑在病理生理和生理上是与败血症相关性心肌功能障碍和体外循环后心肌功能障碍类似的综合征，机制包括炎症介质和 NO 产物的增加[192,195-196,198]。因为良好的心功能是心搏骤停后再灌注的必要条件，因此治疗心搏骤停后心肌功能障碍对改善生存率非常重要。在复苏后阶段必须根据心血管生理学情况调整使用改变心肌收缩力的药物、血管加压素和血管扩张药物。尽管并没有明确的最适宜的心搏骤停后低血压和心肌功能障碍的治疗方法，但是积极的血流动力学支持可改善预后。多巴胺、米力农、左西孟旦可有效改善心搏骤停后心肌功能障碍[189-190,202-203]。在临床观察研究中，液体复苏已用于低血压伴中心静脉压低的患者，很多血管活性药物，包括肾上腺素、多巴酚丁胺、多巴胺已用于治疗心肌功能障碍综合征[179-180,193-197]。最后，这些药物最适宜的使用方法是目标导向滴定，应该进行有创血流动力学监测。一般来说加强治疗的目标是有足够的动脉压和氧气运输，然而足够的定义是模糊的。对于中心静脉压低的血管舒张性休克，合理干预包括静脉液体复苏和血管活性药物，治疗左心室心肌功能障碍的适当方法包括等容治疗、使用影响心肌收缩力的药物和减轻后负荷。

神经系统监测

心搏骤停后持续的神经系统监护和目标性干预可以改善神经系统预后（也可见第49章）[204]。持续脑电图越来越多地应用于严重患者的神经系统监测，用来判断无抽搐性癫痫和接受神经肌肉阻滞药物治疗患者的癫痫发作（见第34章）。连续EEG监测既无创又可在床旁实施，可以持续评估大脑皮质功能，监护的结果可由在别处的神经科医师进行分析，而不需要由床旁监护的内科医师解读。然而，定量EEG工具的进展可以让床旁医护人员判断重要的神经生物事件，比如癫痫或者背景的突然变化，可以进行实时的分析和干预[205]。在一项儿童持续性EEG监测的前瞻性研究中，39%的心搏骤停后患儿发生了非抽搐性癫痫（12/31）[206]。与前一项研究中的19个患儿部分重叠的队列研究表明，非抽搐性癫痫在心搏骤停后接受治疗性低温的患儿中很常见[206]。非抽搐性癫痫在小儿心搏骤停后经常出现。非抽搐性癫痫与成人和婴儿严重疾病的较差预后相关[207-213]，但在心搏骤停后的儿科患者中并未得到证实。持续EEG监测可应用于心搏骤停后的患儿，同时一些出现非抽搐性癫痫的患者（尤其是非抽搐性癫痫持续状态）应该应用抗癫痫药物。非抽搐性癫痫的频率和应用抗癫痫药物治疗的益处仍需要证实。

氧化损伤可能在心搏骤停复苏后治疗的早期阶段最为严重[214]。在动物模型中，复苏过程中和复苏后立即使用100%的氧气（相比室内空气）可加剧重要的线粒体酶（丙酮酸脱氢酶或超氧化物歧化酶）或线粒体脂质（心磷脂）的氧化损伤，从而导致更严重的神经功能损伤[215-218]。使用脉搏血氧饱和度逐步调定法调整氧浓度可以降低复苏后高氧损伤、显著改善神经病理学和神经行为的预后[219]。在心搏骤停的24h内收入ICU的患者中，高氧和缺氧或正常氧含量的观察性研究发现，动脉血氧分压≥300mmHg与住院患者死亡率独立相关[220]。我们认为应该谨慎地逐步调定儿科患者心搏骤停后的血氧饱和度。虽然最佳的血氧是未知的，但FiO_2应逐步调节至使$SpO_2 > 94\%$的最低量。也许心搏骤停后的治疗未来将包括更积极的神经重症加强治疗措施，如近红外光谱测定技术、脑微透析、脑组织氧合（$PbtO_2$）、脑血流量甚至线粒体功能障碍的床旁分析。

心肺复苏的质量

尽管存在循证医学的指南、也进行了大量的复苏培训及用药的资格认证，但是CPR的质量通常很差（另见第108章）。心肺复苏指南选择性推荐了某些CPR参数的目标值，包括按压频率、按压深度和通气，推荐避免CPR的间断并提倡胸骨按压间期完全释放压力[221]。但是按压频率不够、按压深度不足和大量的停顿时常发生。足够的按压强度和速度、尽量减少停顿时间、允许胸廓充分回弹及不过度通气可明显改善心肌、脑和全身灌注，并可能会改善预后[111]。复苏后管理质量对提高复苏生存者的预后非常重要[193]。国际联络复苏委员会和AHA近期再次共同强调要在心搏骤停复苏过程中监测心肺复苏质量和避免过度通气[222]。虽然CPR过程中正确的数量、时间、强度和通气持续时间等仍存在争议，但是根据血流灌注量测量并逐步调整通气量是没有争议的，也是有必要的。因此，安全、准确和实用性高的技术将改善CPR质量的检测和反馈。

最近开发出来的技术已经能够通过压力传感器和加速度计监视CPR的质量，为CPR管理者提供胸外按压的频率、深度和通气量的有声反馈。近期儿科数据表明，强化培训和实时纠正反馈可以帮助胸部按压质量达到特定年龄的AHA心肺复苏指南目标[223-225]。此外，改善复苏后重症监护医疗水平可以提高复苏后生存率[193]。

体外膜肺氧合及体外心肺复苏

观察性研究发现体外心肺复苏（extracorporeal CPR, ECPR）可提高院内和院外心脏骤停抢救常规治疗无效患者的短期和长期生存率[226-229]。这些研究因样本量小、选择偏倚并存在因适应证干扰而导致的缺乏随机化而受到批评[230]。研究ECPR对治疗院内心搏骤停影响的随机对照实验是不可能的，因为这需要大量的样本及复杂的方法学，并缺乏盲法和提供者之间的条件均等。虽然缺乏随机对照实验，但对儿童ECPR的观察性研究清楚地表明，原发性心脏病儿童的心搏骤停发生时，实施ECPR方案有利于患者的生存[231]。对于无原发性心脏病的儿科患者，该方面的数据则不清楚。令人印象深刻的是，这些研究一致显示：尽管ECMO实施前平均的心肺复苏持续时间约50min，经过ECPR治疗的超过三分之一的儿童生存至出院。重要的是，64% 的经过 ECPR 治疗而生存至出院的患者有良好的神经功能评分 [232]。目前的指南建议 ECPR（或救援 ECMO）应考虑用于心搏骤停的原因为可逆的或者将进行心脏移植，并且初期心肺复苏失败的患者 [233]。从时间上讲，有效的 ECPR 可能是儿科患者 CPR 常规治疗的一个重要补充治疗。未来将会定义患者人群和优化体外支持的临床方法，但是临床医师实施 CPR 时，如果患者对常规 CPR 无反应则应早期考虑 ECPR。也许未能在 5min 内达到自主循环恢复，临床医师应该自问：① 患者病情是否可逆；② ECMO 是否会是一个通向好预后的潜在"桥梁"；以及 ③ 我们是否有人员和资源提供及时的 EMCO。

儿童心室颤动和室性心动过速

儿科心室颤动（VF）和室性心动过速（VT）一直是一个未得到充分重视的儿科问题。最近的研究指出 27% 的住院心搏骤停患者在复苏过程中会出现 VF 和 VT（即休克性心律失常）[234]。在 PICU 的住院人群中，41% 心搏骤停与 VF 和 VT 有关 [235]。NRCPR 数据库显示，发生心搏骤停者的住院患儿中有 10% 最初存在 VF 或 VT。总计 27% 的儿童在复苏过程中发生过 VF 和 VT[234]。VF 的发生率随着环境和年龄而变化 [236]。在特殊情况下，例如三环类抗抑郁药过量、心肌病、心脏手术后和 QT 间期延长综合征的情况下，VF 和无脉性 VT 更有可能发生。对于短期 VF 的治疗选择是快速除颤。总体来说，除颤时间每延迟 1min，死亡率增加 7% ~ 10%。因为除颤前需要确定是室颤，所以早期通过心电图确诊节律非常重要。认为儿童 VF 发生极少的态度可能会导致致命性的后果。推荐的除颤能量是 2 J/kg。在 20 世纪 70 年代中期，所有儿童的推荐起始能量均是 60 ~ 200J。考虑到除颤导致的心肌损伤，在很多种类动物中，0.5 ~ 1 J/kg 的除颤能量足以达到除颤效果。Gutgesell 等 [236a] 评估了 2J/kg 单相除颤策略的效率，包含 27 名儿科患者的 71 次经胸除颤。除颤能量 2J/kg（最高能量 10 J）范围内除颤成功（终止颤动）率为 91%。更近的数据证实儿童室颤应用 2 J/kg 的最初电击能量后终止率低于 60%，说明有效的除颤可能需要更高的除颤能量 [83,237-239]。有趣的是，NRCPR 回顾性研究的数据证实 4 J/kg 的初始能量与短期生存率低有关（例如快速从心搏骤停转为自主节律而生存）。虽然已经有五十年的儿科临床除颤的经验，但是最佳的除颤能量仍是未知的。

抗心律失常药物：利多卡因和胺碘酮

VF 患者应用抗心律失常药应避免耽误电击的时机。但是，在电除颤尝试失败后，可以考虑用药增加除颤的有效性。肾上腺素是目前儿科和成人 VF 的一线用药。如果肾上腺素单次用药和随后的重复给药除颤无效，则应该考虑应用利多卡因和胺碘酮。

传统上利多卡因推荐用于电击抵抗的儿童和成人 VF 患者。但是，与安慰剂相比，电击抵抗的室颤患者在院外发生心搏骤停后，仅胺碘酮可以增加患者入院时的生存率 [240]。另一项院外 VF 对电击抵抗的研究证实，接受胺碘酮治疗的患者比接受利多卡因治疗的患者有更高的入院时生存率 [241]。以上两项研究均不包括儿童。胺碘酮作为抗心律失常药物应用于儿童已有一些经验，再借鉴于相关的成人研究，可以考虑将胺碘酮用于儿科电击抵抗的 VF/VT 的治疗。推荐的剂量是 5 mg/ kg，快速静脉注射。没有抗心律失常药物治疗儿科难治性 VF 的比较研究。尽管从成人的研究数据和电生理的机械信息推断胺碘酮可能较适宜用于儿科电击抵抗的 VF 治疗，但最佳的选择仍不明确。

儿科自动胸外除颤仪

自动胸外除颤仪（automated external defibrillators, AEDs）改善了成人室颤的生存率 [242-243]。AEDs 推荐用于 8 岁或年龄较大的儿科心搏骤停患者 [137,244]。有些数据显示一些类型的 AEDs 能精确诊断各年龄儿童的 VF，但是许多 AEDs 均因为除颤板和能量仅适合成人而受到限制。现已研发出附带于成人 AEDs 中可缓冲能量输出的小型除颤板适配器，使其适用于儿童。需要强调的是，AEDs 诊断运算法则应对于儿科 VF 和 VT 敏感并且特异。一些 AEDs 制造商对这些运算法则的敏感性和特异性进行试验以保证 AEDs 合理应用于较小年龄的儿童。

CPR 应何时终止？

诸多因素决定了心搏骤停后患者生存的可能性，其中包括心搏骤停的机制（例如外伤性、窒息性和循环休克的进展）、发生地点（例如医院内或医院外）、反应（例如有目击者或无目击者，有或无目击者 CPR）、潜在的病理生理（例如心肌病、先天性的缺陷、药物毒性或代谢紊乱）以及疾病潜在的可逆性潜力。这些因素在决定终止复苏前均应考虑。传统意义来说，连续 CPR 超出 15min 或需要两个以上治疗剂量的肾上腺素则认为继续进行 CPR 是无效的 [245]。可能由于 CPR 质量和复苏后治疗的改善，越来越多的 CPR 超过 15min 和应用两个剂量肾上腺素的住院患者拥有更好的预后 [73,76]。之前的描述表明即使进行了长时间的 CPR，ECPR 也有极好的预后潜力 [246-250]。相反，过早终止 CPR 意味着彻底放弃和宣布死亡。目前，对何时终止 CPR 这一重要的临床问题仍然没有明确答案。

呼 吸 系 统

结构和功能的发育：年龄相关性呼吸参数

气道和肺泡

　　肺于妊娠的第 4～8 周开始发育。在这阶段，肺芽已分化出主支气管；在第 6 周所有支气管均可辨认；至第 16 周从气管轴上长出的小气道数已接近于成人。当气道发育完全时，终末端气道再塑形并成倍增加而形成一簇大肺泡囊或肺泡雏形，可以进行气体交换。真正的肺泡于出生前后出现，肺泡囊在出生后逐渐变薄，直到出现分隔。

　　在出生时，婴儿有近 2400 万个肺泡；8 岁时，该数量增加到 3 亿个。此后，肺的进一步发育只是肺泡体积的增大。新生儿肺弹力组织的数量较少，弹力蛋白仅延伸展至肺泡管。弹力蛋白继续延伸至肺泡水平并于 18 岁时达到最大量。在之后的 50 年里，弹力蛋白缓慢减少。肺顺应性与弹力蛋白数量紧密相关。因此，在青春期肺顺应性达到峰值，而在年龄较小或较大时肺顺应性相对较低。直到 5 岁时潮气量范围的气道才闭合。

肺循环

　　肺动脉主干出现于妊娠第 14 周。到 20 周时，肺循环的分支接近于成人，并且出现表面的侧支血管结构。在胎儿期，动脉与气道和肺泡囊相伴行发育。在妊娠的 9～12 周之间，支气管动脉出现。在妊娠 12 周时，血管壁发育出良好的弹力蛋白层，早在妊娠 14 周时，平滑肌细胞即开始发育。至妊娠 19 周，弹力组织延伸至第七级肺动脉分支，平滑肌细胞也向远端延伸。胎儿动脉的肌化终止在比成人和儿童更近端的水平上。与成人相似大小的血管相比，胎儿肌化的血管管壁更厚。肺动脉血管处于主动收缩状态，直至妊娠末期。研究表明，在羊胚胎中，肺血流在 0.4～0.7 孕程时仅占双心室排血量的 3.5%，在接近足月时

增至 7%。出生后即刻，肺动脉血流增加至接近成年水平。肺静脉系统与肺动脉系统的发育过程相似。肺动脉在出生后持续发育，新动脉随着支气管气道的建立而延伸，直至 19 月龄。其他动脉继续发育，直至 8 岁。随着肺泡体积的增长，肺泡的分支动脉更加精细和复杂。当已存在的动脉直径增大时，动脉结构也发生变化。在出生后的第 1 年，动脉肌层厚度降至成人水平。

生化发育

　　到妊娠 24 周时，肺泡柱状上皮变平，Ⅰ 型肺泡上皮细胞用以分界和支撑肺泡。较大的 Ⅱ 型肺泡上皮细胞产生和储存表面活性物质。表面活性物质最初出现在妊娠的 23～24 周，在妊娠的最后 10 周其浓度增加 [58]。在大约妊娠 36 周时，表面活性物质释放至肺泡内，为胎儿出生后的生存提供了可能性。

呼吸过渡：胎盘到肺

　　在妊娠大约 24 周时，肺就有能力可以在子宫外进行气体交换。但是，为了保证出生后气体交换充足，出生后即刻必须发生一些重要的循环和机械性改变。通气在出生后数小时开始与灌注相匹配。起初，有肺膨胀不全处的右向左的肺内分流，还有通过肺动脉导管处的左向右分流和部分通过卵圆孔处的右向左的分流。新生儿 PaO_2 为 50～70 mmHg，提示其右向左分流量是正常成人的 3 倍。从胎儿到新生儿呼吸和循环的转变是动态的。出生后，如果暴露于酸中毒、寒冷或低氧血症的环境下，则肺血管床可以持续收缩。肺动脉收缩，未饱和的血液通过卵圆孔和肺动脉导管发生右向左的肺外分流增加，从而减少了肺血流量。这种持续性的肺血管收缩被称为新生儿持续性肺动脉高压或持续性胎儿循环。

呼吸力学

　　为了通气，呼吸肌必须克服肺的静态弹性作用力和动态抵抗力。这两种反作用力的变化会影响胎儿出生后的肺容量、呼吸节律和呼吸作功。

肺顺应性与年龄

　　肺的顺应性随着年龄的增长而变化，这是因为肺泡结构、弹力蛋白以及表面活性物质的改变所致。在出生时，肺顺应性低的原因是肺泡雏形的壁较厚和弹力蛋白量较少。表面活性物质不足（如肺透明膜病）进一步降低肺顺应性。在出生后第一年，肺顺应性随肺泡发育和弹力蛋白量的增加而改善。

胸壁

婴儿胸壁有高度的顺应性，因为其肋骨呈软骨样。婴儿盒样形状的胸廓比成人背部扁平的胸廓弹性回缩力小。成人的膈肌和肋间肌有高比例的慢收缩、高氧化能力和不易疲劳的肌纤维。成人 65% 的肋间肌纤维和 60% 膈肌纤维是这种纤维，而新生儿仅有 19% ~ 46% 的肋间肌纤维和 10% ~ 25% 的膈肌纤维为这种纤维[60]。因此新生儿更容易发生肌肉疲劳，并降低胸壁的稳定性。胸壁良好的顺应性和肺较差的顺应性的净结果是肺泡萎陷伴有低静息肺容量（即功能残气量）。尽管存在肺萎陷的趋势，儿童可通过呼吸急促、喉中断及呼气时肋间肌张力的增加稳定胸廓，以保持较高的动态功能残气量。

上呼吸道

儿童与成人的上呼吸道存在一些解剖上的差异，这影响了他们维持气道通气的能力。小儿喉部位置偏向前和头侧，面罩通气和气管插管的最佳体位是"嗅花位"。颈部过伸易引起气道阻塞。成人气道最狭窄的部分是声门，5 岁以下的儿童气道最狭窄的部分是环状软骨，因为喉的后部较前部更易偏向头侧，导致环状软骨呈椭圆形而不是圆形。5 岁以后，向前的喉头已降至成人水平[251]。通过小儿声门的气管插管易造成远端气道的缺血损伤[251]。儿童环状软骨窄，气管软骨柔软，无套囊的 ETT 即可达到良好的密封效果。尽管一些人常规对 5 岁以下的小儿应用带套囊的气管导管，但事实上很少需要[252]。

闭合容量

肺的弹性回缩力与闭合容量密切相关。闭合容量是终末气道闭合后肺内残余在终末气道外的气体容量。闭合容量大可增加无效腔通气，导致肺不张和右向左的肺血分流。弹力组织有助于保持气道开放，所以小气道的弹力层越厚，非软骨支撑的小气道关闭时肺容量就越少。闭合容量在青春期末较小，而在老人和小儿时相对较大。儿童可通过快速呼吸、经常活动和哭泣来克服高闭合容量和继发性肺不张所致的并发症。对于不活跃的、镇静的或者麻醉的幼儿，高闭合容量成为一个重要问题。

阻力

新生儿有高阻力或低传导率的小气道（传导率 = 1/ 阻力）。小气道的直径在 5 岁前不会明显增加；因此，小儿基础气道阻力高，对导致气道进一步狭窄的疾病（如平滑肌收缩、气道水肿和炎症）更敏感。这种新生儿和小儿的高气道阻力有助于维持 FRC。

呼吸的控制

新生儿呼吸控制是独特的。低氧最初可短时间地增加通气，随后会发生持续的通气减低。这种反应在早产儿则更加明显，在足月儿出生几周后消失。周期性呼吸常见于小儿，尤其是早产儿，这可能与延髓呼吸中枢发育不全有关。

氧气运输：氧摄入和释放

胎儿血红蛋白 2,3- 二磷酸甘油酸浓度低，氧饱和度为 50% 时的氧分压（P50）为 18 mmHg，远低于成人的 27 mmHg。P50 低可使胎儿在低氧分压时携带的氧更多，但在组织中释放氧更难。出生后 3 ~ 6 个月，胎儿血红蛋白被成人的血红蛋白取代。胎儿血红蛋白氧含量增加和血红蛋白浓度增加对胎儿有利，这可保证输送给大脑和心脏的氧含量为每 100ml 血液中含有 20ml 氧气。这种氧含量与成人呼吸室内空气时相同。新生儿的氧耗量在出生时是 6 ~ 8 ml/（kg·min），在出生后 1 年降至 5 ~ 6 ml/（kg·min）。婴儿的通气血流比值下降、胎儿血红蛋白 P50 的降低[53] 及进行性贫血的特点，造成出生后的数月难以实现足够的氧气输送，婴儿在出生后的 4 ~ 5 个月通过近 250 ml/（kg·min）的高心排血量予以代偿。

呼 吸 衰 竭

呼吸衰竭是指肺不能进行足够的氧合和从肺动脉血排除 CO_2。导致呼吸衰竭的原因有许多，包括环境低氧、肺实质病变和肺血管疾病。完整病史可以表明呼吸功能不全的严重性和长期性，有助于鉴别诊断和确定合适的治疗方案。具体的病案应该包括有无早产史、先前的气道操作、机械通气史、肺以外的其他器官功能障碍和呼吸疾病家族史。详细的喂养史和持续至目前的生长图表可能帮助提供有价值的信息，因为生长迟缓会增加氧气的需求。通常总氧耗的 1% ~ 2% 被用于呼吸。而当呼吸系统存在疾病时，呼吸氧耗可能占总氧耗的 50%。呼吸衰竭的婴儿和儿童经常有肋间和胸骨上的凹陷，提示呼吸作功和氧耗增加。患儿在呼气时发出咕噜声以维持 FRC。大多数婴儿和儿童呼吸急促，这可以通过减少呼气时间帮助维持 FRC。浅快的呼吸比深大呼吸耗能少。呼吸衰竭的婴儿常有口唇、皮肤和黏膜的发绀，但是除非 PaO_2 低于 70 mmHg，否则很难发现皮肤颜色变化。应注意观察胸部呼吸运动的对称性。呼吸运动异常可能说明气胸或支气管阻塞。由于小儿胸廓小，声音容易从一侧肺传递到另一侧肺，即使存在气胸，呼吸音也可能是正常的。腹部膨隆会显著地阻碍婴儿和低龄儿童的呼吸运动。

呼吸功能监测

动脉血气可直接监测血中氧分压，是测量氧合的金标准。氧合血红蛋白百分比可直接测量也可通过 PaO_2、pH 值、$PaCO_2$ 及温度计算。静脉和毛细血管血气不能预测动脉血氧分压。动脉置管在小儿重症监护病房的应用逐渐减少。脉搏血氧仪的应用已十分广泛。当饱和度低于 97% 时，脉搏血氧仪能连续评估动脉氧饱和度；这与氧解离曲线的形状相关。脉搏血氧仪通过光的至少两个波长穿过患者并以光的吸光度变化进行比较来得到氧饱和度。饱和度在 91%～97% 的范围内，脉搏血氧计读数比测定的动脉血氧饱和度高约 1%[253]。然而，饱和度在 76%～90% 的范围内，脉搏血氧计读数高于动脉血氧饱和度测量值约 5%，可信区间也增宽[253]。当使用传感器的肢体末端血流灌注减少时脉搏血氧仪读数不准确。最后，大多数脉搏血氧仪对高铁血红蛋白和碳氧血红蛋白等异常血红蛋白检测并不特异，在这些情况下会出现错误结果。

$PaCO_2$ 可用作判断通气是否充足的指标。尽管从毛细血管或静脉血液获得的 $PaCO_2$ 也能提供有价值的信息，但是 ABGs 分析依然是金标准。从 CO_2 描计仪或经皮 CO_2 监测（TCOM）可以获得 CO_2 的连续信息，这与脉搏血氧仪类似。CO_2 监测仪波形显示呼出的 CO_2 可以基于任一时间或体积。基于时间的 CO_2 浓度监测仪更为常见。CO_2 分析仪分为吸气系统和非吸气系统。吸气系统从通气回路采集样本进行 CO_2 检测。非吸气系统需要在呼吸机回路中放置呼气盒。系统采用红外光源和检测器进行呼出二氧化碳的测量。从 CO_2 浓度监测仪可以得到很多数据，包括呼气末 CO_2（end-tital CO_2，$ETCO_2$）值、呼吸频率、无效腔、心排血量以及气道阻塞的情况。

基于时间的 CO_2 描计仪检测到的斜率平台常低于 $PaCO_2$。$ETCO_2$ 增加可能意味着通气的改变，必须要进行分析。对于拥有健康肺的成人来说，$ETCO_2$ 与 $PaCO_2$ 之间的梯度通常为 2～5mmHg。当无效腔增加、肺血管异常、心排血量减少以及肺过度扩张时，$ETCO_2$ 与 $PaCO_2$ 之间的梯度将增加。CO_2 描计仪得到的 $ETCO_2$ 在临床上可根据肺泡无效腔分数（alvolar dead space fraction，AVDSf）计算近似的肺泡无效腔。$AVDSf = (PaCO_2 - PetCO_2) / PaCO_2$。AVDSf 是肺泡无效腔的一个合理指标[254]，Ghuman 等在小儿急性低氧性呼吸衰竭的研究中发现其与死亡率独立相关[255]。可通过基于时间的 CO_2 浓度描计仪产生的波形得到其他有价值的信息。例如呼气相斜率逐渐上升可以提示气道阻塞性疾病。当 ETT 密闭很好时，基于时间的 CO_2 描计仪对于较慢频率的呼吸检测更加准确。

容积 CO_2 描计仪记录的是 CO_2 浓度而不是呼出容积，并且作为一种部件逐渐在一些呼吸机中出现，也可以使用独立的监护设备。容积 CO_2 描计仪提供了计算无效腔的直接信息。临床上容积 CO_2 描计仪在设置最佳 PEEP 方面很有用处。这样设置的 PEEP 既可使肺泡复张以改善氧合，又会降低无效腔而不导致过度扩张。容积 CO_2 描计仪也可以用来验证支气管扩张剂治疗的反应。

在某些情况下，使用 TCOM 可以提供连续的通气测量，如高频通气。TCOM 模块加热传感器下方的皮肤使毛细血管床扩张，CO_2 穿过皮肤的扩散增加。随后扩散的 CO_2 即可被检测。首次设置 TCOM 时应当根据毛细管或动脉血气进行校准。校正后的刻度随着时间的推移会出现漂移，但新的模块已提高了稳定性。

用或不用呼吸机的呼吸作功可通过计算压力速率乘积（pressure-rate product，PRP）来获得。压力通过植入球囊导管至食管远端三分之一来测量，这个压力也可以用来等同于胸膜压力。PRP 是食管压力的变化（Pes）与呼吸频率（RR）的乘积。$PRP = Pes \times RR$。PRP 已经成为研究中测量呼吸作功的客观方法，已经应用于以下方面：应用 PEEP[256] 时拔管前后作功和梗阻性气道疾病时的作功[257]、评估吸气负荷增加的情况[258]、经鼻套管高流量通气的有效性评估[259]。一些呼吸机可以测量食管压力，或者可以用独立的装置测量食管压力。除了计算 PRP，在测量跨肺压时食管压力也是非常重要的。很多成人研究逐步证实了根据跨肺压逐步调整 ARDS 患者通气参数的益处[260-262]。跨肺压对一些肥胖并且需要机械通气的呼吸衰竭患者特别有益[263]，因为这些患者胸壁顺应性的降低可能会使临床医师限制呼吸机的压力。

呼吸时相或腹胸运动之间的同步性可以通过呼吸感应体积描记法测量（respiratory inductance plethysmography，RIP）。这种无创性方法通过放置在腹部和胸部的弹性带进行测量。腹部和胸部的运动改变弹性带上微电极的电感。腹部相对于胸部的运动可以通过图形或相位角呈现或测量出来。当存在呼吸受阻时，如上呼吸道阻塞，腹部和胸壁的运动就会出现滞后，相位角增加。RIP 获得的相位角是上气道阻塞程度的客观指标[258,264]，并且可以用于评估治疗的有效性[265-266]。这是一个研究上呼吸道阻塞病因和疗效非常有价值的工具，而临床医师则在该过程中存在越来越多的观察者之间的差异[267]。RIP 可以使用独立设备进行方便的测量，在未来的儿科研究中可能有更突出的作用。

可以通过呼吸肺量测定法获得接受机械通气患者呼吸作功的信息。肺量测定可显示流速 - 容量环、压力 - 容量环以及流速 - 时间、压力 - 时间和容量 - 时间曲线图。一些呼吸流速 - 容量环的特征形状可以帮助诊断各种呼吸疾病。流速 - 容量曲线呼气部分典型的挖空表现是梗阻性肺疾病的特点。呼吸机上的压力 - 容量环可以指导增加 PEEP 使可能发生肺不张的肺组织恢复，这在图形上显示为吸气曲线上低位拐点。曲线从平台区移动到最大顺应区表示在压力变化给定的情况下的最大容量变化。如果吸气压力或容量过大，压力容量环出现高位拐点，提示肺过度膨胀。过度膨胀的压力 - 容量曲线形状似鸟嘴，此时应减少呼吸机的设置。

鼻咽、颈部和胸部的放射性检查评估对呼吸功能障碍的病因和病情严重程度提供有价值的信息。对于不合作的患儿，采用 X 线透视检查能够评估气道和膈肌运动。动脉血气分析是气体交换是否充足的指标。PaO_2 有助于计算肺泡 / 动脉氧分压差（A-a 梯度）以及计算右向左的肺内分流。动脉血中 CO_2 的清除是反映肺功能的另一个指标。CO_2 的清除不足提示肺内血流分布不均，尤其是无效腔增加。

脐动脉置管是在新生儿中常用的技术，通过导管能够获得动脉血并能持续测量动脉血压。导管易于置入和保留[268]。留置导管的前端应位于或高于主动脉分叉水平，且在肾动脉水平以下（L_2）。一旦患儿状态稳定，应置入外周动脉导管，并拔除脐动脉导管。所有动脉置管均会增加远端血栓疾病的风险。必须小心冲洗动脉导管，以预防形成脑或心脏栓子。正确置入和保留动脉导管的情况下极少发生严重并发症。尽管长时间置管的动脉可能会堵塞，但在短时间内会再通。

新生儿呼吸衰竭

呼吸衰竭的原因在一定程度上取决于患儿发病的年龄（也可参见第 103 章）。新生儿呼吸衰竭常常是由于肺和肺血管的先天性异常和未成熟所致。先天性异常包括气道畸形、肺或肺外器官发育不全以及肺血管畸形。未成熟情况包括早产儿窒息、肺透明膜病及肺表面活性物质产生和分泌异常。在围产期新生儿易患感染和应激。持续肺动脉高压能够并发新生儿肺和肺外疾病。新生儿呼吸衰竭的重要原因见表 95-5。许多

表 95-5　新生儿呼吸窘迫的原因

位置	先天异常	发育不成熟	特殊的新生儿应激
呼吸控制损害	中枢神经系统发育不全 Ondine's curse 综合征	早产儿窒息 颅内出血	药物毒性 脓毒症 中枢神经系统感染 癫痫
神经肌肉疾病	先天性肌病		高位颈髓损伤
结构损伤	胸廓畸形 肺发育不全 膈疝 Potter 综合征 腹部功能障碍 腹裂畸形 脐突出		严重的腹部膨隆 气胸或其他渗漏
气道阻塞	后鼻孔闭锁		大量胎便吸入
上呼吸道	Pierre Robin 综合征 喉蹼 / 裂 先天性气管 / 喉狭窄 喉返神经麻痹 血管瘤 淋巴瘤		继发于脊髓发育不 良的声带麻痹
下呼吸道	气管食管瘘 肺叶气肿		胎便 / 血液吸入
肺泡疾病		呼吸窘迫综合征	支气管肺发育不良

疾病可以引起较大儿童的呼吸衰竭（框 95-2）。无论病因如何，呼吸衰竭可分为：肺组织正常的小儿低通气综合征，原发性肺泡或间质异常及梗阻性气道病变。

肺组织正常的小儿低通气综合征

导致低通气的原因包括神经肌肉疾病、中枢性低通气和肺扩张的结构性或解剖性损害（即上气道阻塞和严重腹胀）。这些临床病症的特征为肺膨胀不全、继发性肺不张、肺内右向左分流和低氧血症。肺不张及其所致的功能残气量下降能够增加呼吸作功。儿童对呼吸作功增加和肺容量低的反应是呼吸频率加快伴有潮气量减少。这种呼吸方式最终增加肺不张和肺内分流。因此，肺组织结构正常但伴有低通气综合征的小儿表现为呼吸浅快、小潮气量、呼吸作功增加和发绀。胸片显示肺容量小、粟粒状肺不张或肺叶肺不张。正压通气（IPPV）和呼气末正压通气（PEEP）可使肺复张，迅速扭转其病理过程。

原发性肺泡或间质异常

肺本身疾病包括肺泡疾病或肺间质疾病，因降低肺顺应性和增加气道闭合而影响肺功能，导致肺不张和呼吸作功增加。肺间质纤维化或肺泡水肿或炎症使肺顺应性下降。在僵硬的肺中，需要更大的胸腔内负压来增加空气流动，从而增加呼吸作功和患气胸的风险。

梗阻性气道病变

气道梗阻可以是外源性的，也可以是内源性的。内源性小气道梗阻常见于毛细支气管炎、支气管肺炎、哮喘和支气管肺发育不良（BPD）。气道阻塞使传导下降或阻力上升，进而增加呼吸作功。部分气道梗阻对呼出气流的阻碍多于吸入，因此导致肺内气体增多或局部肺气肿。完全的气道梗阻导致肺不张和肺内右向左分流。小气道疾病通常有气道完全和部分梗阻、肺不张和肺过度扩张的混合影像。肺不张区域导致肺内右向左分流，过度扩张区域增加无效腔。如果全肺过度扩张，则肺顺应性下降、呼吸作功增加。临床和胸片表现为不同程度的肺不张和过度扩张。总之，各种原因引起的呼吸衰竭其病理生理过程均相似，即肺不张与低功能残气量伴肺内右向左分流和（或）肺泡过度扩张伴无效腔增加与 CO_2 清除下降。所有类型的呼吸功能不全有关的呼吸作功增加均能导致疲劳和呼吸节律性改变，进一步使初始的进程复杂化。如果没有及时发现并治疗较小患儿的呼吸作功增加，则可导致

框 95-2 儿童呼吸衰竭的原因

1. 呼吸控制受损
   - 脑外伤
   - 颅内血肿
   - 继发于肿瘤、水肿、脑积水和 Reye 综合征的颅内压增高
   - 中枢神经系统感染
   - 药物中毒
   - 癫痫持续状态
2. 神经肌肉疾病
   - 高位颈髓损伤
   - 小儿麻痹症
   - 吉兰－巴雷综合征
   - 神经退行性疾病（例如，Werdnig-Hoffman 综合征）
   - 肌肉营养不良和肌肉病变
   - 重症肌无力
   - 肉毒素中毒
   - 破伤风
   - 膈神经损伤
3. 结构损伤
   - 严重的脊柱后凸
   - 连枷胸
   - 胸廓内肿瘤
   - 气胸或纵隔气肿
   - 大量的胸腔积液、血胸和脓胸
   - 严重的腹部膨隆
   - 严重的肥胖（pickwickian 综合征）

4. 气道阻塞
   - 上呼吸道
   - 先天畸形
   - 肿瘤，内部或外部的
   - 会厌炎
   - 喉炎（喉气管支气管炎）
   - 异物
   - 插管后水肿，肉芽组织或瘢痕
   - 声带麻痹
   - 烧伤
   - 血管环
   - 下呼吸道
   - 哮喘
   - 细支气管炎
   - 异物
   - 肺叶气肿
   - 囊肿性纤维化
5. 肺泡疾病，肺炎
   - 感染：细菌、病毒、真菌、肺囊虫
   - 化学性：吸入、碳氢化合物、烟尘吸入
   - 肺水肿：心源的、淹溺、毛细血管渗漏综合征
6. 大量的肺不张
7. 氧中毒
8. 肺紊乱
9. 肺出血

呼吸暂停、缺氧和心搏骤停。

呼 吸 治 疗

经鼻导管或者面罩吸氧等一些方法可增加吸入氧浓度 (fraction of inspired oxygen, FiO_2)。鼻导管吸氧氧气流量达 5L/min 时，FiO_2 升高达 40%，然而，这种高速的气流会使患者产生不适感。在吸气过程中，由于室内空气夹带在鼻导管周围，鼻导管的方法不能使 FiO_2 进一步增加。值得注意的是，患者的体积大小与每次呼吸的吸气量密切相关。患者体型越大，经导管的吸气量越多，夹带室内空气量更多，相反，患者体型越小，呼吸过程夹带的空气越少，这对 FiO_2 的影响很大。

应用合适的面罩辅助呼吸可进一步增加 FiO_2。相对于没有开孔的非循环呼吸面罩而言，带开孔的 Venturi 面罩或者简易面罩可以允许挟带更多的室内空气。采用连接氧贮存器和单向阀的非循环呼吸式面罩辅助呼吸时，可使 FiO_2 接近 1。在儿科病房患有呼吸窘迫的患儿可能暂时需要一个高流量非循环呼吸式面罩辅助呼吸。如果症状无明显改善，需要立即采取干预措施，将患儿转移至 PICU。非循环呼吸式面罩系统可湿化，改善患儿的不适感，但无法提供正压通气。

高流量湿化的鼻导管 (high-flow humidified nasal cannula, HFHNC) 供氧可以提供更高的 FiO_2，相对于标准鼻导管，患儿更容易耐受。HFHNC 中的气体加热至体温水平，采用水蒸气几乎完全湿化。HFHNC 可以向患儿输送高达 10L/min 的流量。Rubin 等 [259] 研究发现具有较高流量的 HFHNC 可明显减少危重患儿的呼吸作功，这种供氧方式已经应用于细支气管炎患者的支持治疗 [269-270]。然而，尚不清楚 HFHNC 的显著益处是由于洗出气道内 CO_2 还是来自产生的正压。较高的气体流速有可能引起潜在并发症。Hegde 等曾报道在 3 例患者中发生空气渗漏综合征 [271]。随着 HFHNC 应用的普及，也许会发现更多潜在的问题。考虑到 HFHNC 的 FiO_2 可以达到 1.0，在急诊室和 ICU 病房的应用受到限制，因为高强度的呼吸支持可掩盖呼吸窘迫的严重程度。

无创通气可以通过持续气道正压通气 (continuous positive airway pressure, CPAP) 或双水平正压通气 (bilevel positive airway pressure, BiPAP) 方法实现。这需要借助紧密的鼻或面罩进行气道正压通气。大多数新型的呼吸机都可提供这种治疗措施，但特异的独立式 BiPAP 呼吸机应用更广泛。BiPAP 治疗最适合于短期应用及应用于具有咳嗽和保护气道能力的患者。因为触发背景频率的设定，患者并不是每次都能够触发

呼吸。如果患者完全依赖于呼吸机设置的速率，则应该考虑气管插管。由 BiPAP 转换为气管插管的其他适应证包括：持续佩戴面罩引起的面部组织受压损伤、BiPAP 辅助呼吸期间患者不能经口进食需要接受肠内营养以及需在 BiPAP 上增加压力设置。

CPAP 通过提供气道压力、降低肺不张、减小无效腔及改善通气/血流平衡的方法，来减少患者的呼吸作功。CPAP 初始压力一般为 4~6mmHg，然后按需要和患者的耐受程度增加。考虑到气道正压通气会给患者带来不适感，应从较低的压力开始，逐渐增加通气压力，使患者逐渐适应。即使患者最终接受 BiPAP 治疗，作者通常也会先给予患者数分钟的 CPAP。BiPAP 的呼气压起始值也为 4~6mmHg，而吸气压比设定的呼气压通常高出 4~6mmHg。吸气流量上升时间、吸气和呼气压力均可调整。所有这些变化都有助于患者耐受治疗。在有紧闭密封圈的情况下，FiO_2 可达到 1.0。使用全面罩辅助呼吸会增加呕吐患者误吸的风险。BiPAP 疗法目前已被用于哮喘持续发作的患者 [272-273]，为其提供一个更为有效的输送雾化药品的途径。根据目前指南的推荐，BiPAP 呼吸疗法的适应证越来越广 [274-275]。BiPAP 呼吸疗法也可以用于慢性呼吸衰竭的患者，如中枢性通气不足或限制性肺疾病的患者。这些患者可以在家接受这种疗法。

应仔细选择 ETT 的尺寸，2 岁以上小儿的 ETT 尺寸计算公式为：(年龄 + 16)/4。此公式可提供适当尺寸的 ETT 内径。合适的大小应该是当正压通气的压力在 20~30cmH_2O 时会有轻微漏气。尺寸过大的 ETT 会导致患儿永久性咽喉或声门下严重损害，尤其存在上呼吸道炎症如喉气管支气管炎等情况时。由于小儿的气管软骨软，声门相对狭窄，无套囊 ETT 用于 5 岁以下的小儿一般不会漏气。然而，如果患者患有肺部疾病需要高压通气时，带套囊的气管导管更为适宜。小套囊 ETT 经常应用于 ICU 的小儿患者中 [252]，但应注意确保正压通气在 25~30cmH_2O 有轻微漏气。套囊导管通常会消除 ETT 周围漏气，但套囊过度充气可阻断静脉血流并损伤气道。到目前为止，尚无较小患儿长期应于套囊气导管的安全性资料。

气管内插管时，气管导管位置必须准确，胸部起伏对称，腋窝处听诊两肺呼吸音相同。电子或比色的 CO_2 监测设备可以帮助确认 ETT 是在气管还是在食管内 [276]。如果 ETT 双线处于声带的水平，表明位置正确。另一种正确放置 ETT 位置的方法是将 ETT 继续推进使它进入右主支气管，然后在左腋下听呼吸音，此时，左侧的呼吸音消失。缓慢回撤 ETT，当左侧呼吸音可闻及时，根据患儿的体积大小，继续回撤 1~

2cm。当两侧呼吸音相同时，固定导管。从胸片看，ETT 的尖端应该位于声带和隆嵴之间。在小儿，隆嵴和声带之间的间距很短。因此，稍不注意就可将 ETT 放置在主支气管。小儿头颈部屈曲会使气管导管位置滑入更深；而头颈部的拉伸使气管导管向声带移位。转动头部偏向一侧可能使 ETT 接触到气管壁，进而阻塞 ETT 前端，引起 CO_2 潴留和（或）低氧血症。小儿可以在气管造口前将气管导管留置 2 周以上，这是由于适当的气道湿化以及支气管吸引、监测（SaO_2）、护理等技术的提高，使较长时间留置气管内插管成为可能。带管患儿必须严密监护，以防分泌物阻塞管腔和导管意外脱出或滑入主支气管。在新生儿，带有 Murphy 孔比无 Murphy 孔的气管导管更易被分泌物阻塞。Murphy 孔接近 ETT 末端。一旦 ETT 进入主支气管，婴儿不可能通过 Murphy 孔进行有效呼吸。由于 ETT 与主支气管的大小几乎相同，婴儿不可能通过导管周围呼吸。因此带有 Murphy 孔的气管导管是危险的，可能不宜用于较小的婴儿。气管造口的适应证是：患儿需要长期保持人工气道进行机械通气和气管内吸引分泌物或绕过上气道梗阻。在形成满意的造口通道前，气管造口导管意外脱出会威胁患儿的生命。气管造口后 72 h 内，经造口处重新插管相当困难，可能造成假性通道，从而不能通气，引起气道梗阻、纵隔气肿和气胸等并发症。

相对于无创通气而言，气管插管及机械通气可显著提高气道压力并使 FiO_2 达到 1.0。机械通气的模式会因地域的不同而改变，但在 PICU，压力控制通气的应用多于容量控制通气。应用压力控制通气时，压力恒定，而潮气量随着肺顺应性的变化而变化。而应用容量控制通气时，潮气量恒定，压力则随肺顺应性的变化而变化。以上是儿科 ICU 中两种主要的机械通气方式。对于大多数肺顺应性良好行气管插管的患儿而言，以上两种通气模式之间差异不大。而那些肺顺应性较差的患儿，压力控制通气的一个潜在优点是大多数呼吸机可降低吸气流速，导致吸气的早期气流速度最大，达到压力峰值时减速到零。与容量控制模式相比，产生相同的潮气量时，压力控制模式产生的气道峰压较低。

现代化呼吸机上附加的通气模式可能有利于肺损伤患者的使用。虽然呼吸机制造商不同，模式名称之间也存在一定的差异，但是大部分呼吸机上带有一种通气模式，既保证一定的目标潮气量，又能将压力降至治疗所需的最低压力，该模式定义为压力调节的容量控制和容量保障。这些模式可以减少所用的压力，在患者充分镇静或者不存在呼吸机抵抗的条件下充分

发挥效果。

气道压力释放通气（airway pressure-release ventilation, APRV）是一种新型的机械通气模式，仅有几个中心在使用。该模式在儿科领域的研究较少[277-279]，其优点和局限性仍需进一步探讨。Maquet 公司（Rastatt, Germany）研发的 Servo-i 呼吸机可实现一种新型激发呼吸机同步的方法——神经调节辅助通气（neurally adjusted ventilator assist, NAVA）。该方法通过一个小的食管探头去感知膈肌的电活动，并通过此电活动与呼吸机同步。一些研究证实，这种改良的触发活动可能具有提高患儿舒适度、降低呼吸机设置并增加分钟通气量等优点[280-281]。APRV 实质上是一种短暂的、间歇性释放并带有自主呼吸功能的 CPAP。高 CPAP 水平（P_{high}）有利于肺泡复张和延长氧合时间（T_{high}），而定时释放到低压（P_{low}）可使呼气及 CO_2 清除的阻力达到最小化。此外，由于患儿随时都可以进行自主呼吸，因此 P_{high} 和 P_{low} 都可以改善肺力学和气体交换。APRV 不同于其他的通气模式，因为它间歇性减少气道压力而不是增加气道压力维持通气过程中肺开放。因此，释放时间（T_{low}）不应太短，这样才有足够的潮气量（6 ~ 8 ml/kg），但也不应过长以避免肺泡萎陷和肺萎陷性损伤。综上所述，APRV 通气模式的控制参数包括 P_{high}、T_{high}、P_{low}、T_{low} 以及 FiO_2。根据成年患者应用建议来看，APRV 通气模式在儿科患者中应用受限[282]。P_{low} 初始设置为零。P_{high} 有几种设施方法，如设置为平台压力或 75% 峰值吸气压力。然而，由常规通气模式转换到该模式时，P_{high} 的设定值通常根据 mP_{AW} 压力大小确定，计算方法如下：（$P_{high} \times T_{high}$）+（$P_{low} \times T_{low}$）/（$T_{high} + T_{low}$），此处 mP_{AW} 设定值通常比传统 mP_{AW} 高 2 ~ 3 cmH_2O。设定 T_{high} 和 T_{low} 之前，首先应该根据患儿的年龄确定呼吸频率范围，计算出一个周期的总时间，例如呼吸频率为 20 次 / 分，一个周期的总时间为 3 s。T_{high} 等于一个周期的总时间减去 0.2 ~ 0.6s 的 T_{low}（起始设置为 0.4s），即一个周期的总时间 3 s 可分为 2.6 s 的 T_{high} 和 0.4 s 的 T_{low}，或者，总的循环数（呼吸频率）=60s/（$T_{high} + T_{low}$）。转换到 APRV，和转换到高频振荡通气（HFOV）一样，都需要时间使肺充分复张。如果患者治疗几个小时后仍有严重低氧血症，可通过增加 T_{high} 促进氧合作用。一旦完成设置，P_{low} 和 T_{low} 通常不需要再调整，然而，肺顺应性改善后，可引起 P_{high} 降低和 T_{high} 升高，目的是使患者达到 5 ~ 6cmH_2O 的持续 CPAP，以利于拔出气管导管。APRV 可能优于其他先进的机械通气模式，因为可以允许患儿的整个通气周期有自主呼吸能力，可以改善呼吸力学和减少镇静剂及神经肌肉阻滞药

物的使用。然而，一些学者们认为，与 HFOV 相比，APRV 通气引起气道释放过程中肺泡反复塌陷的发生率更高，导致更严重的肺萎陷伤[279,283]。

高频通气是一种通气频率远高于正常生理呼吸频率的机械通气方法。在保证分钟通气量的前提下，这种通气模式可减小潮气量。在几种模式中最常用于儿科的是 HFOV。Lunkenheimer 于 1972 对 HFOV 进行了首次描述[284]，这种类型的呼吸机通过一个活塞连接到半硬式连接管，继而与气管内插管相连接。该回路可达到一个目标气道压。然后活塞以每分钟 840 次的频率摆动，产生小的正负压，由此形成呼吸周期。该方法产生的平均气道压力比常规机械通气高，这可以预防肺不张，并可以预防每个呼吸周期中开放和关闭肺泡产生的剪切力。FiO_2 的设置与传统呼吸机相同。活塞的振动频率在 6～14 赫兹［赫兹（Hz）=1 周期 / 秒，6 赫兹 =360 次 / 分］之间进行调整以排出 CO_2。呼吸机的振幅是活塞每次移动的距离，这些移动通过导管产生小幅度的呼吸。有关 HFOV 中气体传输方式机制的假说有几种，但目前尚无一种假说得到确实证明。潮气量取决于患者肺的顺应性、ETT 尺寸、装置频率以及振幅。潮气量与频率成反比：$VCO_2=$ 呼吸频率 × 潮气量 $(VT)^2$。从常规模式的通气转换成 HFOV 时，调整初始功率设置（简称 ΔP、功率或振幅）至可见到从锁骨到腹部或骨盆的胸壁"摆动"。在 HFOV 开始前将平均气道压（mean airway pressure, mP_{AW}）最初值比常规通气模式中最后的 mP_{AW} 高将近 5 cmH_2O 的压力。一般来说，HFOV 的潮气量略高于功能残气量；然而，事实上是很难测量真实的潮气量并提供精确的"最优"的肺容积。临床上，以每次升高 1～2 cmH_2O 压力的方法逐渐提高平均气道压（mP_{AW}）直到氧合改善、FiO_2 降到低于 0.60，以避免氧中毒。在逐渐提高 mPAW 的过程中，用胸部 X 线进行评估。在胸片上观察到肺上下超过 9 个后肋或使一侧横膈变平即可视为过度伸张或者过度膨胀。初始设置频率，以赫兹为单位进行度量，见表 95-6。HFOV 是唯一一种主动呼气的通气模式。尽管一定程度的允许性高碳酸血症可以存在，但是如果高碳酸血症导致严重的呼吸性酸中毒和内环境紊乱，HFOV 可通过几个途径提高分钟通气量。首先，应为患儿吸痰。HFOV 的一个缺点是缺乏自主通气和足够的气道清理能力，因此，内吸（在不会造成呼吸道塌陷的情况下）的使用可确保气道、气管导管通畅，利于肺复张。其次，提高 ΔP/ 振幅，使肺最大限度的复张，增加每分通气量。再次，频率（Hz）可以慢慢下降，提高肺复张和增加分钟通气量。最后，ETT 套囊放气，这样可

表 95-6 高频振荡通气的起始频率设置

患者体重（kg）	起始频率设置（Hz）
<2	15
2～15	10
16～20	8
21～30	7
31～50	6
>50	5

使 CO_2 从 ETT 周围扩散。HFOV 的缺点：无法进行部分通气支持；增加了镇静和肌松的要求；由于 mP_{AW} 较高会对心肺功能产生影响，阻碍静脉回流；假如通路因吸痰而断开，复张的肺泡可能再次塌陷。

HFOV 一直用于儿科急性肺损伤（ALI）和急性呼吸窘迫综合征（ARDS）的抢救。Arnold 等[285]于 1994 年出版的刊物是唯一关于 HFOV 的多中心随机试验。该研究表明，在 30 天之内 HFOV 组更少使用辅助吸氧。此外有其他的儿科研究如 Babbitt 等的单中心回顾性研究[286]也显示 HFOV 具有积极的作用。许多关于儿科领域 HFOV 的研究证实，在一些死亡率较高的疾病进程中，HFOV 作为一种抢救措施可能是改善预后的恰当方法。对于一些患有死亡率非常高的疾病的重症患儿，如免疫缺陷患儿发生 ARDS，HFOV 的应用是决定患儿的存亡的关键环节[279]。Sud 等[287]发表的循证医学（Cochrane）综述，总结了在成人 ARDS 患者的疗效："该系统的研究表明，在治疗 ALI 和 ARDS 方面，HFO 优于现在流行的肺保护性通气策略，具有良好发展前景。"最近发表的成人 OSCILLATE 研究[288]（The Oscillation of ARDS Treated Early Trial）可能会进一步限制 HFOV 的使用。在 548 例患者入组后，这项多中心随机对照试验提前终止。HFOV 组的院内死亡率为 47%，而常规通气组的死亡率为 35%。目前还不清楚在儿科患者中是否也会出现这些结果，毕竟儿科患者疾病的进展过程和身体条件与成年人是十分不同的。由于此项研究的结果，是否能促使人们在儿科进行多中心的 HFOV 试验尚不清楚。有可能 HFOV 在儿科领域有其他适应证，如漏气综合征或先天性膈疝。

高频冲击通气（high-frequency percussive ventilation, HFPV）将设定的潮量呼吸频率叠加在传统的呼吸频率上。HFPV 作为一种通气模式允许肺以渐进的

方式逐步膨胀达到一个目标峰值压力，同时还允许在预设的较低的压力下进行被动呼气。HFPV 已在吸入性肺损伤的人群中取得了良好的效果，因其能够安全地进行氧合和持续以气体驱动高频冲击的方式通气，有助于清理气道异物 [289-292]。这些特性使该方法特别适合于发生急性呼吸衰竭的患儿改善氧合和通气，实施肺保护策略 [293]。

急性肺损伤和急性呼吸窘迫综合征

1994 年欧美联席会议 [294] 提出诊断 ARDS 的临床标准，该标准被广泛应用于研究以确定疾病的相同严重程度，然后探讨各种治疗方案对相同病情的治疗效果。最近对 ARDS 的诊断标准进行了修订，即大家所知的柏林标准 [295-296]。该标准中，ARDS 依据缺氧程度被分成三个相互独立的类型。轻度：PEEP 大于 5 时，PaO_2/FiO_2=201 ~ 300；中度：PEEP>5 时，PaO_2/FiO_2=100 ~ 200；重度：PEEP>10 时，PaO_2/FiO_2<100。柏林标准来自于两个大型数据集的一致意见和性能评价标准。柏林标准新增加的部分包括：发病时间、胸片中双肺透光度和不能完全用心力衰竭解释的呼吸衰竭。De Luca 等 [297] 就柏林标准在儿科领域的可操作性进行了评估，认为其有效性与成人相似。Khemani 等 [298] 在随附的社论中指出，患者根据此标准得到的诊断与欧美共识标准的诊断相似。该社论还介绍了儿科 ARDS 的其他研究，有一些不同于成人的方面，例如减少动脉穿刺置管的使用。能够充分考虑到儿科 ARDS 独特性的特殊诊断标准还需要深入的探讨。

肺损伤的临床特点可以从轻度、自限性呼吸困难到快速进展的致命性呼吸衰竭。ALI 的临床过程可分四个阶段（见框 95-3）；然而这四个阶段并不是所有患者都要经历，疾病可在任何阶段发生改变。有关肺损伤的严重程度和治疗办法的生化标志物和基因序列的研究还在不断的深入；然而，到目前为止，没有可靠的临床生化标志物或基因组的序列用于预测或靶向治疗。

框 95-3　肺损伤临床进展的四个阶段

1. 胸部 X 线片无异常的呼吸困难和呼吸急促
2. 低氧血症，$PaCO_2$ 正常或降低，24 ~ 48h 内胸片上可见到少量的实变或渗出阴影
3. 达到急性肺损伤的诊断标准：严重动脉低氧血症、肺顺应性下降伴随胸片上双侧特征性的浸润影
4. 双侧大量实变阴影合并持续的低氧血症、无效腔通气增加或 $PaCO_2$ 上升，这种情况通常已达终末期

肺保护策略的原则：降低呼吸机相关的肺损伤

随着肺损伤（肺或肺外损伤）的进展，肺部可分为三个假设的区域（图 95-4）。

1. 严重塌陷，肺泡淹没的区域（依赖区）
2. 伴有肺泡萎陷的可恢复区（过渡区）
3. 正常肺（非依赖区）

机械通气的目的是使过渡区复张进行气体交换、正常的肺组织免受呼吸机相关肺损伤，同时给依赖性塌陷区的肺泡以充分时间从疾病状态（即肺炎、败血症）中恢复。过渡区的恢复和呼吸机相关性肺损伤的预防可通过使用 PEEP 以及限制潮气量和平台期压力来实现。这种潜在的复杂任务可以简化如图 95-5，并定义为肺压力 - 容积曲线原理。随着肺泡气道压力增加，需要一个开放的压力（P_{flex}）来克服气道阻力和肺泡的顺应性（顺应性 =$\Delta V/\Delta P$）。压力低于 P_{flex} 将导致肺泡萎陷，称为肺不张。如果气道压力反复超过 P_{flex}、再低于 P_{flex}，肺泡也将反复开放和塌陷，从而导致壁面受到剪切应力，最终导致损伤或称为不张伤。根据滞后曲线吸气支的上升趋势，当压力增大到一个

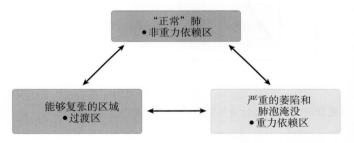

图 95-4　保护性肺通气策略，肺被假定为三个区域

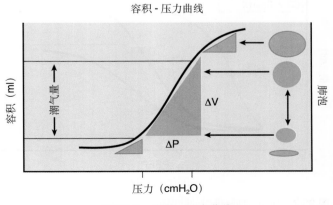

图 95-5　容积 - 压力曲线

点（称为 P_{max}）时，肺泡开始过度扩张。高于 P_{max}，剪切应力再一次导致肺泡损伤，此时称为容积伤。因此，在理论上，我们试图保持潮气量在容积 - 压力曲线可最大限度改善顺应性的范围内，以使压力高于 P_{flex} 但低于 P_{max}，这个理念称为开放性肺通气。根据 ARDSNet 初步研究，使用低潮气量（6 ~ 8 ml/kg）复合 PEEP（开放肺策略）能降低急性呼吸窘迫综合征患儿的发病率和死亡率（图 95-6）[299]。然而，随着肺损伤向肺部正常区和过渡区的蔓延，容积 - 压力曲线会因肺顺应性的下降而向右移动，治疗窗因此而缩小，同时还需要增加 PEEP，导致需要更高的平均气道压力维持正常区和过渡区肺的膨胀（图 95-7）。

肺保护策略试图通过抑制容积伤、气压伤、剪切力损伤、氧中毒和生物性损害减少呼吸机相关肺损伤（图 95-8）。尽管在 ARDS Net 最初的研究中使用常规对照组，但是目前使用 6 ~ 8 ml/kg 低潮气量已成为一种治疗标准。PEEP 的优势包括增加功能残气量、改善呼吸顺应性、改善通气 / 血流比例失调和使肺水再分配。PEEP 最终目标是改善动脉氧合。最近多项研究中均认可了低潮气量的使用，但是在这些试验中的关于 PEEP 的使用却存在很大争议。动物模型显示略高于 P_{flex} 的 PEEP 可把肺损伤和炎症反应降低到最小[300]。临床上难以测定肺泡开放压力的临界值。因此，大多数临床医师最初采用最低限度的扩张方法，将 PEEP 设置在 5 ~ 9 cmH$_2$O 之间，如果肺损伤加重、低氧血症恶化，可增加 PEEP，进而增加平台期压力，促进复张。这些方法通常保持平台期压力值应低于 30 ~ 35 cmH$_2$O。这些策略并没有表现出降低死亡率的作用，但是却可以改善其他预后[301]。对于出现 ARDS 的患者有更多精确方法确定最佳 PEEP 值，如根据动态顺应性或静态压力 - 容积环逐步调整以明确临界开放压力。其他方法包括根据动态顺应性或静态压力 - 容积曲线进行调整。值得注意的是，PEEP 促使肺复张的同时胸腔内压力也会升高，可能减少静脉回流，抑制心排血量。因此，尽管改善了氧合，而氧气向重要器官的输送却可能会受到影响。

平台期气道压力

平台期气道压力持续大于 35 cmH$_2$O 能导致气压伤：气胸、纵隔气肿和皮下气肿。为了防止气压伤，在分钟通气不足时可允许 PaCO$_2$ 增加。只要患者能够耐受酸中毒、肾通过潴留的 HCO$_3^-$ 可以进行缓冲，如果并存疾病无相关禁忌证，就能接受允许性高碳酸血症。

部分通气支持

要预防膈肌的神经肌肉阻滞和麻痹，在机械通气期间允许存在自主呼吸。部分通气支持可以促进肺泡

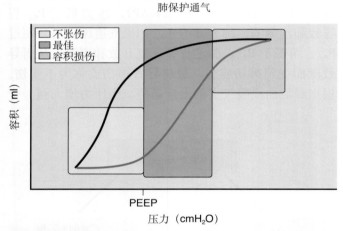

图 95-6　保护性肺通气策略。PEEP，呼气末正压通气

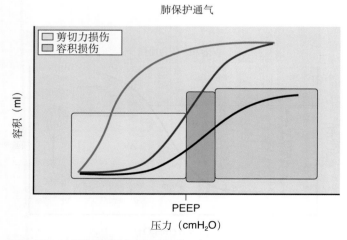

图 95-7　肺顺应性降低时的肺保护通气。PEEP，呼气末正压通气

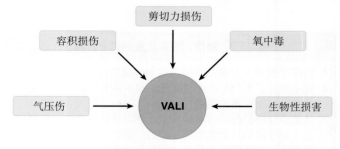

图 95-8　呼吸机相关性肺损伤原理

复张、改善通气 / 血流比（V/Q）的失衡、增加静脉回流和心排血量，有利于尽早脱机。预防神经肌肉麻痹还能减少对镇静的需要。

急性呼吸窘迫综合征的辅助治疗

俯卧位

俯卧位可改善 ARDS 患者的氧合，并已安全地应用于儿科患者（见第 41 章）。对于某些患者，俯卧位可促进肺复张。患者的选择和俯卧位治疗持续的时间尚不能确定，然而，在肺损伤后早期俯卧位治疗可能对一部分患儿有效，对于那些立即可见到效果的患儿可能会从长期的俯卧位治疗中获益[302]。Guerin 等[303]对患有严重 ARDS 的成年患者进行了一个多中心前瞻性随机对照实验（prospective randomized control trial of patients with severe ARDS, PROSEVA），实验表明早期（稳定后 12 ~ 24 h 内）实施俯卧位治疗，每天持续几个小时（连续 16h），共进行 28 天可显著降低 28 天和 90 天的死亡率[303]。虽然俯卧位治疗可改善氧合，但其在儿科治疗中是否会影响死亡率尚未可知。对有脑损伤和低氧血症进行性加重的患儿，在监测颅内压的前提下可尝试俯卧位治疗[304-305]。

表面活性物质的治疗

给予外源性肺表面活性物质是治疗新生儿呼吸窘迫综合征（respiratory distress syndrome, RDS）的标准疗法；然而，肺表面活性物质治疗 ALI 和 ARDS 的效果并不确定。给予外源性肺表面活性物质（卡尔法坦）后，氧合立即得到改善，生存率也呈提高的趋势；然而，在最近的一项随机对照试验中，Willson 等[306]发现与安慰剂相比，给予肺表面活性物质并不能改善预后。临床医师仍然觉得可能有一类特定的患儿（即溺水者）可以从外源性表面活性物质的使用中获益。关于患者的选择、使用的时机及可联合的其他疗法用于 ALI/ARDS 治疗的研究正在进行。

一氧化氮

吸入一氧化氮（inhaled nitric oxide, iNO）作为一种选择性肺血管扩张剂能改善 V/Q 比失衡、降低肺动脉高压并减少右心室作功（见第 104 章）。NO 使 cGMP 上调，使平滑肌松弛和肺小动脉扩张。iNO 直接到达通气的肺单位，改善这部分肺的灌注，对其他肺血管床没有明显影响，因此能够改善 ARDS 患者的 V/Q 比失衡和氧合。与俯卧位疗法和给予表面活性物质相似，NO 能暂时改善氧合。Adhikari 等[306a]通

过一个系统性回顾和 meta 分析发现，不论病情轻重，iNO 都不能降低成年 ARDS 患者的死亡率。在儿科，Bronicki 等进行的小规模随机试验表明 ARDS 患儿接受 iNO 可显著改善 28 天内生存率、无体外膜肺氧合生存率和无机械通气天数。虽然本试验规模较小，但是能推动儿科领域对该疗法的进一步研究，同时该方法还将被多个大的儿科中心作为主要辅助疗法应用（Bronicki 等，尚未发表的成果）。

体外膜肺氧合

如果先进的通气模式无法改善患儿的 ARDS，ECMO 仍然可作为一个补救措施。Brodie 等[307]推荐 ARDS 成年患者进行 ECMO 的标准为：① P/F<150 时考虑使用；② P/F<80 时应当使用；③ $PaCO_2$>80 mmHg 考虑使用；④呼气末平台期压力大于 30 cm H_2O 考虑使用[307]。成人 CESAR 试验显示使用 ECMO 治疗能改善成年患者预后；然而，此试验的方法有严重缺陷[308]。当前，一项正在成年患者中进行的试验，使患者随机接受 ECMO 或标准通气方案，预计结果是 ECMO 可挽救严重 ARDS 患者的肺损伤（EOLIA；clinicaltrials.gov。编号：NCT01470703）[309]。目前尚不清楚 ECMO 是否能改善 ARDS 患儿的预后；然而，随着静脉 - 静脉间 ECMO 使用的增多，有关人群、时机和辅助方案的研究应该也正在进行。

药物辅助治疗：镇静药和止痛药

镇静药常用于清醒患儿，使其能够配合机械通气。镇静药的用量取决于儿童的年龄、体重、潜在疾病以及需要呼吸支持的程度。一些精神不振的婴儿不需要使用镇静药。镇静药使患儿与呼吸机同步，这能够减小气道峰压、减轻咳嗽和人机对抗，从而阻止了肺部气体的泄漏。持续输注芬太尼 1 ~ 2 μg/（kg·h）能够减轻疼痛和保持镇静，但是之后如果要保持相同水平的镇静程度需要增加芬太尼的输注速度[94]。其他药物，如劳拉西泮（每 4 ~ 6 h 静脉注射 0.1 ~ 0.2 mg/kg）或者咪达唑仑 [0.05 ~ 0.2 mg/（kg·h）] 是阿片类药物的有效辅助用药。这些药物如果静脉用量得当通常不会对心血管系统产生影响[95]。但是早产新生儿应用劳拉西泮数天后，可能会因为药物体内蓄积导致类固醇反应性低血压。对于早产新生儿来说劳拉西泮的半衰期大约是 72 h，每 4 ~ 6 h 给药会使药物在血液和组织内蓄积。

神经肌肉阻滞药（见第 34 章）能增加胸壁顺应性，减少氧耗[311]，并有利于进行机械通气。如果应

用神经肌肉阻滞药，应同时应用镇静、抗焦虑和镇痛药物。

泮库溴铵和维库溴铵是 PICU 最常用的肌松药。泮库溴铵的常用剂量是每 1～2 h 静脉注射 0.1 mg/kg 或者 40～100 μg/（kg·h）持续静脉输注。泮库溴铵引起的心动过速对成人来讲是不利的，但是对婴幼儿和儿童来讲却有利于维持心排血量。维库溴铵静脉单次给药 0.08～0.2 mg/kg，然后持续静脉输注 60～150μg/（kg·h），与泮库溴铵相比较少发生心动过速。顺式阿曲库铵（静脉单次给药 0.1～0.2mg/kg，然后持续静脉输注 60～120 μg/（kg·h）因为消除不依赖于肝肾功能，也是常用的药物。如果这些药物使用超过 1 天，应该考虑间断停药以避免药物蓄积以及长期的神经肌肉功能缺失。

脱离机械通气

关于气管拔管和脱离机械通气，儿科领域的文献少于成人。由 Newth 等[312] 在 2009 年发表了一篇被当时熟知的回顾性研究。已经有研究尝试寻找可以预测儿童能成功脱离机械通气的指标。大部分指标用于研究，也有一些具有临实用价值，例如由 Yang 和 Tobin[313] 发现的快速浅呼吸指数（Rapid Shallow Breathing Index, RSBI）。RSBI 等于呼吸频率／潮气量。当患儿呼吸舒畅时，呼吸频率较慢而潮气量较大。在这种情况下，RSBI 值较低。而呼吸窘迫患者往往呼吸频率快而潮气量较小，因此 RSBI 较高。有几种不同的脱离机械通气的技术，包括减低呼吸机频率设置、进行每日自主呼吸试验、增加压力支持和 CPAP[314]。脱离机械通气的具体机制尚不清楚，但是合适的脱机方案将能减少机械通气的时间[315]。当前，最好的解决办法是每天观察患儿是否具备可以拔出气管导管的可能。经常性的评估能发现更多能够拔管的患儿[316]。

然而，也存在一定的预计拔管失败率。若机械通气持续使用至我们能完全确定患儿拔管不会失败，则许多患儿进行机械通气的时间将会长于其实际需要时间。2003 年，16 个 ICU 的回顾性研究[317] 显示机械通气超过 48h，患儿的拔管失败率为 6.2%（1.5%～8.8%）。许多医院开始对患儿进行每日自主呼吸试验（spontaneous breathing trials, SBTs）。即降低通气支持，但是要严密观察以便发现呼吸窘迫。通气支持降低是指压力支持、CPAP 和 T 管通气降低。患儿没有明显的呼吸频率增加、血氧饱和度降低、出汗、血流动力学紊乱或呼吸作功增加的迹象即认为成功。能够成功完成自主呼吸试验即开始拔管计划。在 ICU，SBTs 直接在医师的指导下进行或者由呼吸治疗师独立地进行。

在 SBT 期间，虽然呼吸支持降低，但是使用 CPAP 可避免加重患者病情。Manczur[318]、Willis[256] 和 Hammer 等[319] 各自发表的论文表明应用较小 ETTs 的婴儿和儿童当使用 CAPA 和 T 管通气时不能通过"吸管"呼吸。相对于成人而言，ETT 直径可能较小，同时导管长度也短，吸气流速比成人低。流速约为 0.5 L/（kg·min）[320]。因此，一个 3kg 的婴儿吸气流速为 1.5 L/min，一个 60kg 的成年人吸气流速为 30 L/min。若患者不能成功完成 SBT，他可能在拔出气管导管后无法完成呼吸作功。

总之，拔管的标准包括：完整的气道反射、血流动力学稳定、能够清除分泌物、具有一定的觉醒度。患者能产生的吸气负压（negative inspiratory force, NIF）是可测量的。NIF 用一个校准的压力计在残气量时吸气测得。通常 NIF 达到或超过 -30 与成功拔管相关。ETT 周围有漏气可能是拔管的一个指征；然而，有研究表明在 ETT 周围没有漏气也不能预示拔管就会失败[321-322]。拔管失败通常定义为在预定尝试拔管后 24h 内重新插管。众多原因能引起拔管失败，但最主要的一类则是拔管后上呼吸道梗阻。2003 年一项研究显示[317]，37% 拔管失败患者的原因是上呼吸道梗阻。然而，上呼吸道梗阻临床评估有很大的主观变异性[267]，这可能限制了相关研究。在找到减少声门下狭窄和梗阻的有效治疗方法之前，对气道梗阻的客观评估是必要的。

呼吸系统疾病

喉气管支气管炎（哮吼）

哮吼常发生于 3 个月～3 岁的婴幼儿。主要由于病毒感染（副流感病毒、流感病毒、腺病毒）引起的上呼吸道水肿，尤其是在声门下部位。患儿在数天前有上呼吸道感染症状，继而出现声嘶、咳嗽，可伴有喘鸣。临床上需要仔细评估呼吸困难的程度和患儿对呼吸作功增加的代偿能力。这些患儿应首先应用消旋肾上腺素雾化吸入减少上呼吸道黏膜水肿[323]。类固醇激素的应用虽然普遍但仍有争议[77]。当患儿无力承受呼吸作功的增加并且 CO_2 升高时，则需进行气管插管。气管插管时，选择 ETT 型号应比通常年龄对应的号码小 0.5～1.0 mm。气管导管尺寸要合适，使患儿易于自主呼吸，也有利于护士有效吸引呼吸道的分泌物。哮吼通常在 3～7 天内自动缓解，平均置管时间约为 5 天，喉气管支气管炎很少见于 4 岁以上小儿。

会厌炎

会厌炎是一种会厌组织黏膜感染，以前是由 B 型流感嗜血杆菌引起，但由于抗流感嗜血杆菌疫苗效果显著，现多由葡萄球菌和链球菌引起。以前会厌炎通常发生于 4～6 岁的小儿，现在一般发生于较大的儿童（甚至是成人）[324]。对于较小的患儿，会厌炎是真正的气道急症，因为它可以很快发展为完全和致命的呼吸道梗阻。建立安全气道是首要任务。会厌炎患儿可突然出现发热等中毒症状和呼吸窘迫。气管插管是常用的治疗方法，直到开始抗生素治疗（氨苄西林和氯霉素或头孢曲松）且全身中毒症状消退。流感嗜血杆菌疫苗的应用大大降低了该病及其他流感嗜血杆菌感染性疾病的进程[111]。

细支气管炎

细支气管炎是下呼吸道急性病毒性感染，常发生于 2 岁以下的儿童。症状和体征包括呼吸受阻、喘息、轻度至中度低氧血症，呼吸肌作功增加和气道阻力升高。病因通常是呼吸道合胞病毒（RSV）感染[325]。患细支气管炎的婴幼儿如果合并有早产史、慢性肺病、或者先天性心脏病，则发生呼吸衰竭的风险很高。对于新生儿，呼吸暂停是失代偿的最初表现，多发生于出现显著高碳酸血症之前。呼吸肌疲劳是机械通气的常见适应证。治疗主要是支持疗法，包括对呼吸衰竭患儿进行气管内插管和机械通气[326]。帕利珠单抗是一种单克隆抗体药物，常用于有感染季节性 RSV 危险的患儿（早产儿以及合并先天性心脏病、免疫抑制性疾病或多发性先天异常的婴幼儿），大大地降低了此类人群的发病率。利巴韦林是抑制病毒复制的药物，可用于治疗 RSV 感染同时伴有先天性心脏病、免疫抑制疾病或多发性先天异常的患儿。

囊性纤维化

囊性纤维化是一种致命的常染色体隐性遗传病，染色体异常定位于 7 号染色体。虽然胰腺、肝、肺、胃肠道和生殖系统均可出现异常，但据报道 90% 的发病率和死亡率源于肺囊性纤维化。它的病理性改变是严重的气道阻塞、支气管扩张、肺气肿，最终导致终末期呼吸衰竭。

在过去 30 年中，该病的生存率得到了极大的提高，有 1/3 以上的患者生存超过 30 岁[123]。主要是因为抗生素、营养辅助疗法以及对并发症治疗等方面的改善。已有人对于慢性呼吸衰竭的患者进行了肺移植手术，但是成功率的差异很大[327-328]。

支气管肺发育不良

支气管肺发育不良（bronchopulmonary dysplasia，BPD）是一种慢性肺部疾病，发生于新生儿严重肺疾病后生存的患者，病因不明，但患者通常为早产儿、有透明膜病病史及需长期高 FiO_2 和高水平肺膨胀压力的呼吸支持治疗史。炎症反应可能是该病的一个重要原因[329]。BPD 患儿动态肺顺应性下降、通气阻力增加、生理无效腔增大、呼吸作功显著增加。这类患儿体检可发现肺过度充气、肋间回缩、鼻翼煽动和喘鸣。胸片示肺容量增加、纤维化、囊性变和肺不张。存在不同程度的低氧和高碳酸血症[330-331]。BPD 的治疗包括最大程度的能量辅助治疗，以补偿呼吸作功增加导致的大量能量消耗。一些患者需要呼吸支持（机械通气，CPAP）。利尿剂和支气管舒张药为常用药物，但可引起电解质紊乱。大部分长期生存的患者具有正常肺功能，然而，一些幸存患儿有严重的慢性生理性改变[332-333]。在出生的第一年，病毒或细菌性肺部感染通常会增加对呼吸支持的需要，这些感染也可能是致命的。预防 BPD 进展的治疗方法正处于研究阶段，因为机械通气对未成熟肺的创伤被认为是 BPD 的主要原因，目前正在评估替代机械通气的疗法，包括外源性表面活性物质、高频通气（尤其是 HFOV）[334]、ECMO 及液体通气[330,335]。

睡眠呼吸暂停

睡眠时的正常通气取决于上呼吸道正常解剖结构和许多完整的反射，后者包括中枢对低氧和高碳酸血症的反应、对气道刺激物的反应以及咽喉和以下部位肌肉动态位相性收缩。睡眠呼吸暂停是由于上述某个或多个正常保护性反应发生异常所致。在婴儿期，睡眠呼吸暂停相对常见。有许多假说，但最有说服力的是髓质化学感受器尚未发育成熟。Ondine's curse 综合征是最严重的中枢性呼吸暂停，患者在睡眠时会发生完全的呼吸暂停。患有婴儿猝死综合征的婴儿可能出现略轻的呼吸障碍。治疗包括呼吸兴奋剂（茶碱）及睡眠时行心电呼吸监测。对于一些严重患者需要行气管切开和夜间机械通气[132]。阻塞性睡眠呼吸暂停可发生在儿童的各个年龄段，与特定的解剖结构异常（如扁桃体、腺样体、Pierre Robin 综合征以及气管和喉软化）有关。症状和体征包括洪亮的打鼾声、因梗阻发作而周期性憋醒、因睡眠剥夺所致行为异常和肺源性心脏病。诊断应根据病史、心电图和对患者睡眠的研究。支气管镜也有助于确诊，较小患儿肝脏增大可提示患儿有肺动脉高压。睡眠呼吸暂停治疗包括切除或绕过梗阻部位。扁桃体、腺样体切除能够改善气道，但在术后数天里仍可能发生明显的呼吸道梗阻。对这些儿童，很少需要气管造口术。

异物误吸

异物误吸在儿童很常见，且常常是突发事件。虽然各个年龄阶段均可发生，但 6 个月～3 岁发病率最高。蔬菜（如花生）和其他食物（如热狗）、硬币及小块的玩具零件是常见的误吸物品。许多异物可以透过放射线。症状与异物吸入气道的部位和吸入的时间有关。急性症状包括完全性气道梗阻、喘鸣、哮鸣或急性咳嗽；而慢性症状为血性痰、慢性咳嗽或喘鸣。喘鸣可以是慢性症状也可以是急性症状。诊断应根据病史及体格检查，有些病例，放射学影像（平片或透视）有助于诊断。对腹部猛推法治疗的有效性和安全性存在争议。Heimlich 手法和背部拍击法适用于急性上呼吸道完全性梗阻。治疗亚急性阻塞或下呼吸道异物误吸的方法包括气管镜检查、体位引流、胸部理疗、支气管扩张器和手术取出等[336]。

上气道梗阻和脊髓脊膜膨出

声带麻痹常由一些疾病如脑干异常和脊髓发育不良所致。脊髓脊膜膨出患儿常伴有 Arnold-Chiari 畸形和喘鸣。表现为延髓向尾侧移位、脑神经束过长以及异常的脑干动脉结构。声带麻痹可继发于脑干受压（如脑积水）或脑干局灶性梗死。这些脑干异常的治疗包括脑积水的减压，如果麻痹持续存在，应行 Arnold-Chiari 畸形部位的颈部减压。尽管应用这些手术疗法，一些患儿还需要气管切开及长期机械通气治疗。

哮　喘

近年来小儿哮喘发病率呈升高趋势。据疾病预防和控制中心估计，发病率在 1980 年是 3.6%，2003 年是 5.8%，到 2011 年增长到了 9.5%（www.cdc.gov/nchs/fastats/asthma.htm）。值得庆幸的是大多数哮喘患儿不需要重症监护治疗。然而对于哮喘患儿还是存在显著的发病率和死亡风险。2012 年由 Newth 等[337]在 ICU 做了一个哮喘致死和致命危险的研究，显示 12% 的患者出现并发症，死亡率为 4%。在入院前发生心搏骤停的 11 个患者中有 10 人死亡。针对这种情况，定义危重哮喘为需要入 ICU 治疗的急性发作的哮喘。

哮喘是炎症反应性疾病。气道的黏膜下层有肥大细胞、嗜酸性粒细胞和 CD4 淋巴细胞浸润。脱颗粒的肥大细胞释放白三烯和组胺（导致水肿），增加黏液分泌和趋化白细胞。多种因素均可激发哮喘的发作和肥大细胞脱颗粒。这些因素包括过敏、感染（病毒多于细菌）、天气变化和强烈的情感变化。炎症增加气道敏感性，造成气道高反应。支气管痉挛、黏膜水肿和黏液增多导致气道变窄，明显增加气道阻力。气道阻力在层流时与半径三次方相关，而在涡流时则与半径的四次方相关。因为气道管腔小，儿童哮喘发作时气道阻力的变化要远大于成人。由于呼气时出现阻力，呼气相哮鸣音为其典型症状。支气管痉挛、水肿或黏液堵塞会导致小气道完全梗阻。通气血流比例失调导致低氧血症。气道的阻塞也会增加气道无效腔。为了保证通气，呼吸频率会明显增加。所以，初始阶段 $PaCO_2$ 通常较低。如果 $PaCO_2$ 正常或升高，即发生了呼吸肌疲劳与将要发生呼吸衰竭。

哮喘不一定有哮鸣音，这种呼吸杂音由于气道阻塞而产生。肺炎、上呼吸道阻塞、异物误吸、CHF 都可伴有哮鸣音，但是每种疾病治疗的方法不同。一个蹒跚学步的孩子突然出现哮鸣音应高度怀疑是异物误吸，病史中会有近期窒息和咳嗽的病史，即使有气道高反应性或过敏的病史也不能排除异物误吸，而应保持高度的警惕。如果有喘息症状的患儿胸片显示心影增大而不是支气管周围袖套征，则更有可能是哮喘，但是心衰也可能会出现这样的症状。胸片是对首次出现喘鸣的患儿必要的检查，也是因喘鸣而进入 ICU 的患儿所必须做的检查。严重的哮喘发作可不伴有哮鸣音，因为喘鸣音的出现是需要空气的流动的，患者很有可能因明显的气流受阻而听不到喘鸣音。患者听诊时呼吸音寂静或者气流受限应立即采取治疗措施。

哮喘急性发作的患儿可能会有几天上呼吸道感染症状并且呼吸作功会增加。在呼吸空气的情况下血氧饱和度较低。于患儿而言坐位可能是较为舒适的体位，因为坐位有利于呼吸肌作功。辅助呼吸肌参与呼吸。听诊时呼气相会延长。为了提高气道压力，一些患儿呼吸时可能会撅起嘴，较小的儿童也可能听到喘息声。患儿说话时可能很难说出超过一或两个单词。出现此情况时应立即进行治疗，首先进行辅助吸氧以缓解低氧血症。如果患儿只是轻度的呼吸困难，鼻导管吸氧便可。如果是中度至重度的呼吸窘迫，则应该选择面罩或者非循环式呼吸面罩。吸入 β 受体激动剂，如沙丁胺醇，舒张支气管平滑肌。如果没有足够的气流将吸入的药物送入气道，则需静脉或皮下注射特布他林或肾上腺素。应该尽早给予类固醇药物，因为该类药物的起效时间较长。如果初步的治疗效果不明显，应安排进入 ICU 进行治疗。许多急救部门会做 ABGs，但是临床症状便可以提供足够的信息来指导治疗。

哮喘治疗

辅助吸氧　氧气可以通过标准鼻导管吸入，但吸入氧浓度（FiO₂）的改善有限。标准的鼻导管可使 FiO₂ 提高至 40%。用标准的鼻导管时，氧流速不宜超过 4 ~ 5 L/min，否则患儿难以耐受。简易面罩可使 FiO₂ 提升至 50%。密闭的非循环式面罩吸氧可以使 FiO₂ 接近于 1。HFHNC 可以提供几乎完全湿化的气体，也可使 FiO₂ 接近 1。2014 年 Rubin 等[259] 的研究显示患儿使用 HFHNC 可以减少呼吸作功。它的作用机制还不是很清楚。一些医师借助 HFHNC 的原理输送 β 受体激动剂或者其他雾化吸入的药物，但到目前为止没有数据来支持其效果。

吸入 β 受体激动剂　吸入 β 受体激动剂可舒张支气管平滑肌。最常用的 β 受体激动剂是沙丁胺醇，它是有活性的 R 和无活性 S 对映体的外消旋混合物。左旋沙丁胺醇，有活性的 R 对映体，可作为一个单独的治疗药物，但最近的研究表明它并没有更好的效果[338]，也未减少增加心率的副作用[339]。沙丁胺醇是选择性 β₂ 受体激动剂，可通过吸入器或者雾化吸入。在 ICU 的初步治疗要持续使用沙丁胺醇，常用剂量为 0.15 ~ 0.5 mg/（kg·h）或者 10 ~ 20 mg/h。当呼吸困难缓解、气道相对通畅时，可每 1 ~ 2 个小时间歇用药。吸入性的特布他林对 β₂ 受体的选择性比沙丁胺醇弱，所以较少使用。但特布他林仍是一种重要的静脉注射药物。沙丁胺醇常可导致心动过速。有时难以区分心率的增加是由药物毒性引起的还是呼吸窘迫进展造成的。使用沙丁胺醇可能会出现心律失常，但通常都是室性早搏频率增加。大剂量使用沙丁胺醇会使舒张压降低，这也可能与血容量减少和胸腔内压增加有关。作用于中枢神经系统可能造成激惹和颤抖。低钾的原因可能是 β 肾上腺素受体激动剂促进钾进入细胞。异丙托溴铵，一种吸入性抗胆碱药，有时可与沙丁胺醇配伍间断给予。异丙托溴铵具有促进支气管扩张并且不减少纤毛清除功能的优点。

皮质类固醇　在 ICU 静脉注射类固醇要优于口服用药，因为口服用药会减少药物吸收和延迟起效时间。甲泼尼龙是常用的药物，因为其盐皮质激素的副作用较小。初始剂量是 2 mg/kg，随后每 6h 按 0.5 ~ 1 mg/kg 追加。有些地方可能更喜欢用地塞米松和氢化可的松。类固醇药物是哮喘急性发作的常用药物。如果类固醇药物使用不超过 5 天，并不需要逐渐减量。静脉使用类固醇药物可能会引发高血糖、高血压和偶发的激惹。在 ICU 治疗的初始阶段吸入类固醇药物是无效的。

静脉输液　危重哮喘患儿因患病期间摄入量不足和呼吸频率增加造成的隐性失水增多，进入 ICU 时可能呈脱水状态。如果患儿脱水，应快速输液来维持患者循环容量。然而要避免输液过量而引起肺水肿，因为肺水肿会进一步降低氧合和增加气道阻力。需要机械通气来改善呼吸窘迫进行性加重的患儿也可能需要进行快速补液。在气管插管的时候经常会出现低血压。

静脉或皮下注射 β 肾上腺素受体激动剂　气体交换显著减少时会降低吸入药物的输送，这时需要使用静脉 β 受体激动剂。特布他林经常是首选药物，而且与肾上腺素、异丙肾上腺素相比，特布他林对 β₂ 受体具有一定的选择性。对于未建立静脉通路的儿童，特布他林可以通过皮下注射，按 0.01 mg/kg 用药，最大剂量不超过 0.3 mg。特布他林静脉注射按 10 μg/kg 在 10 ~ 20min 内推完，维持剂量为 0.1 ~ 10 μg/（kg·min），根据情况调整至有效剂量。没有静脉通路的严重哮喘发作时可皮下应用肾上腺素，1 ∶ 1000 的溶液按 0.01 mg/kg 给药，最大剂量不超过 0.5mg。但是末梢低灌注可能会影响它的吸收。通过静脉给予的肾上腺素是进行机械通气并伴有低血压的患儿理想药物。异丙肾上腺素越来越少用于危重哮喘患儿。

甲基黄嘌呤类　是否使用甲基黄嘌呤氨茶碱代替静脉注射特布他林作为二线药物治疗危重哮喘存在地域性差异。进入 ICU 的哮喘儿童很少用甲基黄嘌呤作为慢性治疗药物。用于控制病情的新型药物如白三烯抑制剂的推出使口服茶碱类药物的患儿越来越少。甲基黄嘌呤可舒张支气管平滑肌，但其具体的作用机制尚不清楚。甲基黄嘌呤负荷剂量是静脉注射 5 ~ 7 mg/kg，缓慢推注超过 30 min，维持剂量为 0.5 ~ 0.9 mg/（kg·h）。如果患者在过去的 24 h 内口服过茶碱类药物，负荷量减少 50% 或者根据血清茶碱水平调整氨茶碱用量。一般来说，1 mg/kg 甲基黄嘌呤会使血清茶碱浓度升高 2 μg/ml。在哮喘急性期，血清茶碱的目标浓度为 10 ~ 20 μg/ml。茶碱的治疗窗很窄，当药物浓度超过 20 μg/ml 就会出现恶心、心动过速、躁动或焦虑的症状。茶碱浓度过高可引起癫痫发作。

镁剂　吸入或者静脉给予镁剂可舒张支气管平滑肌。镁剂通过拮抗钙通道而舒张平滑肌。2013 年有关儿童[340]镁剂的实验表明雾化吸入镁剂可能对急性重度哮喘发作的治疗有益。静脉注射镁也有益于重度哮喘的缓解[341-342]。对于镁的使用也有地域性差异，但至少应该做一个电解质检查检测镁离子水平，如果有低镁血症则应给予镁剂。使用镁剂治疗危重哮喘和低镁血症的方法一样，25 ~ 45 mg/kg 静脉注射，注射时间超过 30min。镁中毒会出现肌无力、心律失常、反应迟缓和呼吸抑制。

氦气　氦气和氧气的混合气（氦氧混合气）可以改善气体层流。这是因为氦气比氮气的密度低（约 1/7）。氦气必须在所占的比例较高的情况下才对小气道有益。最佳氦气与氧气的比例是 80 ∶ 20 或 70 ∶ 30；因此低氧血症和需要辅助吸氧限制了此法的应用。氦氧混合气有助于 β₂ 受体激动剂的吸入[343]。随着其他更有效的治疗方法的应用，氦氧混合气可能已不作为常规使用方法，但对于严重的危重哮喘仍然有帮助。

氯胺酮　氯胺酮是非竞争性 N- 甲基 -D- 天冬氨酸受体拮抗剂，能够产生分离麻醉。氯胺酮也具有支气管舒张作用；在 ICU 是很有用的镇静药，因为它对呼吸影响较小。常规剂量对血流动力学影响不大。对于患有哮喘并气管插管行机械通气的患儿氯胺酮联合苯二氮䓬类药物是一个很好的镇静方案。此外，儿科研究表明[344]，儿童顽固性支气管痉挛在接受氯胺酮连续输注后 PaO_2/FiO_2 和机械通气时肺动态顺应性有明显的改善。目前还没有证据证明应用氯胺酮对哮喘发作患儿镇静是否会减少气管插管。最近一项 Cochrane 数据回顾[345]显示，重症急性哮喘发作的患儿如果不进行气管插管，氯胺酮没有明显的优势。如果使用氯胺酮进行镇静，负荷剂量为 1mg/kg 静脉注射，在重复给药前确保起效时间。氯胺酮持续给药剂量为 5 ~ 30μg/（kg·min）。氯胺酮的一个副作用是烦躁，因此常与苯二氮䓬类联合应用。

无创通气　并没有足够的证据可以证明无创通气有益于儿童哮喘[272]。临床上，对于能够进行有效气体交换、抵抗面罩和机械通气的患儿，不宜进行无创通气。然而，对于不能进行有效气体交换和呼吸肌疲劳的患儿，无创通气治疗容易实施并且会让患儿更舒适。无创通气可用在治疗方案起效（类固醇药物）之前并可以减少插管的可能性。患者的意识水平和气道的清除能力减低时应避免使用此方法。

气管插管　当需要气管插管进行机械通气的时候，患者已经有低氧血症、酸中毒和呼吸肌疲劳，呼吸储备非常少。气管插管应由插管技术熟练的医师来实施。还应该建立静脉通路进行补液。可使用氯胺酮和苯二氮䓬类药物。氯胺酮会增加气道分泌物，这时可以考虑给予阿托品。使用氯胺酮可能会出现躁动，所以使用苯二氮䓬类药物发挥顺行性遗忘作用。作者所在 ICU 的处理原则是使患儿插管后尽快恢复自主呼吸或尽早进行自主呼吸。另外，可考虑使用罗库溴铵这种快速起效的中时效肌松药。琥珀酰胆碱也可以使用，但是应该注意其副作用如高钾血症。推荐使用带套囊的气管导管，因为可能需要较高的气道峰压。插管后，立即应用较慢的呼吸频率达到足够的通气，防止肺泡过度扩张、降低气胸发生风险。插管后可能出现急性代偿不全，低血容量和胸腔压力增高可能是诱发因素。还应考虑到气管插管移位或阻塞，还要排除气胸和设备失灵。

机械通气（见第 103 章）　机械通气治疗哮喘患者的最佳方案颇具争议（详见第 103 章）。反对压力控制模式的观点认为哮喘患者会出现气道顺应性的改变，呼吸机设置为压力控制模式时会导致潮气量不足。反对容量控制模式的观点认为与压力控制相比，相同的潮气量会产生更大的峰值压力。如前所述，笔者采取的做法是使已插管的哮喘患者尽快转为自主呼吸。这样，患者可以设定自己的呼吸频率，在压力支持和 PEEP 的基础上，设置自己的吸呼比。由于压力支持通气模式即使不是由患者限制，也是由患者触发，因此建议采用此通气模式[346]。虽然在该模式下，初始时可能会出现 $PaCO_2$ 的升高，但是如果患者氧合良好，则可以耐受这样的 CO_2 升高。

既往临床中，针对插管后的哮喘患者，临床医师习惯将 PEEP 设置为 0 或较低，以防出现肺过度膨胀[347]及气压损伤。然而，自从 1998 年来，已经有四项成人研究[348-351]以及一项儿童研究[257]得出明确结论：对于已插管的哮喘患者，外源性 PEEP 具有明显优势。上述研究证明，外源的 PEEP，当达到内源性 PEEP 的水平时，可提高呼吸机的敏感性、减少机械通气工作、通过辅助通气在患者自主呼吸时减少呼吸作功。随着呼吸作功的减少，患者觉得更舒适，进而减少了对镇静药的需求量。对于哮喘患者，通过呼吸机提供与内源性 PEEP 匹配的外源性 PEEP，可以改善通过 ETT 雾化的效果。匹配的 PEEP 可促进（哮喘患者）早期脱机。值得注意的是，一些临床医师认为匹配 PEEP 不排除可能会有外源 PEEP 造成肺过度扩张的风险。肺的过度扩张可以增加肺过度膨胀及漏气综合征[347]的风险。压力支持及 PEEP 下的自主呼吸可以减少呼吸作功（work of breathing, WOB）[256-257]。对于具体患者而言，何种水平的外源性 PEEP 会导致肺的过度膨胀尚不确定。理论上讲，对于自主呼吸的患者，如果外源性 PEEP 不超过内源性 PEEP 则不应该导致呼气末肺容量的增加[352]。此外，为了减少无效腔，提高顺应性，呼气末肺容量甚至可以相应地减少。笔者所在的 ICU，是在呼吸机停顿间歇测量内源性 PEEP，让患者在下一次呼吸运动之前完全呼气并测得压力。通过呼吸机逐步增加外源性 PEEP，并观察呼吸频率及呼吸的临床过程。外源性 PEEP 保持在内源性 PEEP 水平以下，根据患者对于治疗的反应，不断评估外源性及内源性 PEEP。针对已插管的哮喘患者，机械通气治疗的最佳方案需要进一步的研究，但由于每年需要这项治疗的人数不多，研究受到一定的限制。

吸入麻醉药　吸入麻醉药的特点之一就是扩张支气管，已用于气管插管的危重哮喘儿童。异氟烷可以减少支气管痉挛及镇静药物的使用量，已经在笔者所在的 ICU 广泛应用。然而，吸入麻醉在 ICU 的环境下很难实施。现代 ICU 呼吸机的设计不适合应用蒸发罐。ICU 的呼吸机没有可重复吸入的呼吸环路，所以要消耗极多的吸入麻醉药。ICU 的呼吸机没有统一的气体净化器；因此，需要采取一定的措施防止环境污染。Wheeler 等[353] 曾报道一项包含 6 例患者的案例，Tobias[354-356] 出版了一系列文章详述吸入麻醉药在哮喘及一些其他临床疾病中的应用。由 Char 等[357] 发表的最新的针对插管哮喘患者的回顾性队列研究中，在死亡率上，使用吸入麻醉药与未使用吸入麻醉药相比各中心之间并没有明显的差异。在应用吸入麻醉药的中心，使用呼吸机的时间更长、住院天数更多以及住院费用更高。由于应用吸入麻醉药需要更专业的技术指导，所以应用此项治疗的中心较少。在欧洲有麻醉药物保存设备（AnaConDa; Sedana Medical, Uppsala, Sweden），但美国还没有该配备。这种设备是一种微型的挥发器及保存介质或反射过滤器，使吸入性麻醉剂保持在患者一侧。这种设备可与正常的呼吸机配套使用。最后，随着人们更加了解吸入麻醉药的神经毒性，临床医师必须权衡好为控制哮喘持续状态而长期使用吸入麻醉药的利弊。

哮喘持续状态的体外生命支持　体外生命支持（extracorporeal life support, ECLS）被视作致命哮喘的急救措施。与吸入麻醉相比，针对个体应用 ECLS 的中心更少。一个单中心研究报道了 ECLS 的应用[25]，但是由于患者数量太少（n=13），不足以证明其治疗是否比机械通气或传统的治疗方法更让患者受益。

中枢神经系统

在婴儿与儿童，系统性疾病是造成中枢神经系统疾病的常见原因。在 PICU，癫痫、头部外伤、中枢神经系统感染、低氧及代谢性脑病等均是引起急性神经功能障碍的常见原因。对神经功能障碍的评估应了解婴儿随年龄增长而发展的运动和认知能力。表 95-7 列出了各年龄段发育标志。

出生后的神经功能发育

新生儿运动功能取决于孕期，而非出生后年龄。孕 28 周出生婴儿 3 个月大时的运动反应能力与足月新生儿相似。虽然出生后存在皮质易化调节，但大部分新生儿运动行为是由皮质下区控制的。因此，在新生儿严重皮质损伤时，其运动仍可不受影响。新生儿智力发育程度很难评估。开始可通过一些新生儿正常反射的消失和新的运动能力的获得来估测。适应行为或互动行为可通过对重复刺激的适应及眼睛接触来首先观察到。婴儿的智力发育有赖于外界环境的有效刺激及社会的影响，尤其受到一个或数个个体的影响。这也是为什么需长期进行重症监护治疗的婴儿和儿童需要父母的参与及启发性刺激。

神经系统功能的评估

评估神经系统功能的最重要方法是临床检查。清醒儿童，能够配合检查者和看护者完成一系列的指定活动，这是反映皮质高级功能完好的敏感指标。当儿童的认知功能因疾病或药物的影响而受到抑制时，大体运动功能、一般的活动水平、外周和脑干的反射成为尽管粗略但很重要的中枢神经系统功能检查。一个详细的检查包括评估镇静剂药物作用下的意识和警觉性。Glasgow 昏迷评分（Glasgow Coma Scale, GCS）已被用作定量评定神经系统损伤患者的功能指标（表 95-8），但是该评分并不是因为这一原因而出现的，仍然需要进行广泛的研究，致力于发现直接的评分和无创的评估危重儿童意识的方法[358]。如果疼痛刺激导致去皮质和（或）去大脑强直，则表明有重要的中枢神经系统紊乱，需进一步评估。去大脑强直时手臂和

表 95-7　正常年龄的主要发育标志

年龄	运动功能	语言	适应性行为
4~6 周	俯卧位时抬头和从一侧向另一侧转头	哭	微笑
4 个月	从仰卧位到坐位头部无滞后现象；试图抓住大的物体	发出高兴的声音	微笑，大声笑，对熟悉的物品或人表示出愉快
5 个月	自觉地用双手抓，玩弄脚趾	能发出基本的声音	对镜中的自己笑（啊、哦）
6 个月	用单手抓，从俯卧位到仰卧位滚动，需支撑能坐	发声的内容增加	表现出不高兴和对食物的偏好
8 个月	不用支撑能坐，两个手互传东西，从仰卧位到俯卧位滚动	双音节（爸爸、大大、妈妈）	对"不"有反应
10 个月	坐得很好，会爬，扶着可站立，手指和拇指对合夹取小东西		会表示再见，玩游戏，躲猫猫
12 个月	扶着可站立，可以搀扶着走路	2~3 个字短语	懂得物体的名称，对图画感兴趣
15 个月	独立行走	能说一些可理解的话	对指令有反应，会模仿
18 个月	搀扶下能上下楼梯，会脱衣服	能说许多可理解的话	执行一些简单命令
2 岁	独立上楼梯，会奔跑	会说 2~3 个词的短语	可参加有组织的活动；指出身体的一些部位

表 95-8　婴儿和儿童 Glasgow 昏迷评分

活动	成人 / 儿童反应	婴儿反应	评分
睁眼（E）	自动睁眼	自动睁眼	4
	呼之睁眼	呼之睁眼	3
	疼痛时睁眼	疼痛时睁眼	2
	无反应	无反应	1
语言反应（V）	有语言定向能力	咕咕或水泡音	5
	言语混乱	易激惹，哭闹	4
	不适当的词语	疼痛刺激时哭	3
	不能理解的声音	疼痛刺激时呻吟	2
	无反应	无反应	1
运动反应（M）	听从指令	正常反应	6
	定位刺激	触摸时缩回	5
	伤害性刺激缩回	疼痛缩回	4
	疼痛扭曲	疼痛扭曲	3
	疼痛伸直	疼痛伸直	2
	无反应（松弛）	无反应（松弛）	1

手旋前而肘关节外展，去皮质强直时的上肢表现为肘关节弯曲和双手紧握。根据患儿对疼痛刺激的反应或根本无反应（结合咳嗽反射、排出呕吐物或口腔分泌物的能力），专业医师应考虑患者是否可以保护气道。瞳孔反射通常不受影响，因此当瞳孔反射消失时则应高度重视。瞳孔散大常由于三环类抗抑郁药、阿托品的应用或药物戒断症状。瞳孔缩小但反应尚在表明损伤在脑桥，但也常见于阿片类药物或巴比妥类药物存留。眼底检查是判断颅内压增高或视网膜出血的重要检查手段。然而，一般医护人员可能会很难做出这些评估，需要专业眼科医师检查。

神经系统功能的实验室评估（参见第49章）

脑电图用于诊断癫痫、等电位脑死亡及监测巴比妥类药物导致的昏迷（参见第 49 章）。另外，连续脑电图监测通常用来监测危重患儿的非抽搐性癫痫的发作 [206,359-360]。这种资源密集型的监测系统已证明可以改善治疗结局。然而由于它在新生儿和儿科重症监护的应用持续增加，有必要进一步研究该有效、无创的方法。CT 可以迅速发现中枢神经系统病变、结构损伤的程度并无创评估颅内压。经颅超声是一种床边技术，用于评估颅缝未融合患儿脑室大小和颅内解剖结构。磁共振成像可以检查眶内、眼部损伤、脑干和脊髓损伤，也能很好地观察软组织异常 [361]。磁共振成像的主要缺点是每个检查部位的时间较长，患者在扫描器内的时间过长，可能难以接受。并且，由于 MRI 扫描室必须保持较低的室温，所以在 MRI 扫描时维持患儿体温也是一个问题。由于许多泵和呼吸机不能送入扫描室，也很难保证有明显心肺疾病的患儿在磁共振检查时的安全性。在 ICU，多普勒超声可在床边评估脑血流（cerebral blood flow, CBF）速度，虽然并不直接测量脑血流量，但是一种有用的床边检查。CBF 扫描是巴比妥类药物中毒昏迷期间诊断脑死亡的金标准和常规检查方法。测量 ICP 可以通过将导管插入侧脑室或将置入蛛网膜螺钉（subarachnoid screw）或换能器到硬膜外腔或脑组织。脑室的导管可提供准确的波形，还可以直接引流脑脊液（cerebrospinal fluid, CSF）降低 ICP。其他测量 ICP 的手段方法基本不能提供连续波形，也不允许引流脑脊液。

创伤性脑损伤

尽管复苏治疗在进步，小儿创伤性脑损伤（traumatic brain injury, TBI）的发病率仍然很高（见第49 章及第 81 章）。TBI 是由两部分组成：最初主要由直接机械力量造成脑实质结构的破坏及数小时至数天后的继发性损伤。继发性损伤涉及多种原因，包括缺血、中毒、代谢紊乱、细胞凋亡、脑肿胀、轴突损伤、炎症及再生 [362]。为改善危重患儿的预后需要避免或者尽可能减少继发性脑损伤。

传统观念认为，缺血在继发性脑损伤中占重要地位。因此，逆转缺血是至关重要的。但对大脑受损位置简单的氧供并不能减轻脑外伤产生的大脑继发性损伤的级联反应。最近的证据表明，尽管足够的氧气输送到大脑组织，但继发性脑损伤仍然存在，这是由于存在持续的脑代谢危象 [363-364]。此外，氧过多并不利于逆转脑代谢危象，反而会因为超氧化物和自由基导致继发性脑损伤。创伤性脑损伤后脑组织的新陈代谢不同：一些区域增加葡萄糖和氧气利用率（可能是因为离子不稳定）；然而大部分区域氧化代谢降低到临界阈值，脑氧代谢率（cerebral metabolic rate of oxygen, CMRO$_2$）极低 [365]。另外创伤性脑损伤后脑血流量低，脑组织更易受损 [365-366]。在未成熟脑组织中，神经血管束如何输送脑血流至继发性脑损伤的代谢危象区域及调节脑血流，仍然是重要的研究方向。

脑灌注压力和脑血流量

从婴儿期到童年发展过程中不成熟大脑对 TBI 的反应在快速改变，因此有效治疗方案的研究非常复杂 [367-368]。评估治疗脑损伤患儿的治疗措施必须使用不成熟的动物模型作为模拟儿童试验。不幸的是，大多数的治疗原则是来自于成人临床研究或成年小动物研究。虽然这些结论能为患儿治疗提供方向，但仍需对不成熟的大脑进行进一步研究，尤其是在继发性脑损伤中，医护人员只能通过调整 CBF 和预测神经血管束的调节，间接地改变目标位置的代谢。即使是健康的大脑，脑血管反应（cerebral veasel response, CVR）性调节是复杂的，并且对之知之甚少 [369-371]。更为复杂的是，脑损伤后 CVR 会因为脑损伤的损伤机制、年龄甚至性别而产生很大不同。最佳的全脑血流量是一个难以预测的临床目标，过低可能与缺血性损伤有关，过高可能造成充血性脑血容量增加及 ICP 增加。在脑损伤创伤后早期，脑灌注不足可以引起继发性脑损伤，进而导致发病率和死亡率增加 [366,372]。在成人中，脑组织挫伤区的脑血流量较低区域类似于急性缺血性脑卒中的缺血半暗带 [373-374]。通过氙 CT 扫描发现，在儿童初次创伤性脑损伤后 24h 内就会出现脑血流量较低状态，但48h后出现超出正常或基本正常的脑血流[372]。此外，由于在临床工作中难以实施连续性监测，将CBF作为儿科患者神经恢复是个理论目标。因此，通常应用CPP［平均动脉压（mean arterial pressure，MAP）－ICP＝CPP］替代。

当大脑自动调整受损，受损部分脑组织的脑血流量及代谢可能依赖于足够的CPP。主要困难是如何确认CPP是"足够"的。目前，通过成人试验、临床TBI及脑卒中研究，推测出小儿CPP阈值（40～60mmHg）[373,375]。然而，据最近研究发现与脑卒中相比，成人TBI后可在更高水平的CBF时发生脑缺血[373]。Chambers等[376-378]发表了儿科不同年龄段CPP的阈值，低于该阈值将发生脑缺血并出现预后不良及死亡率增加。这些研究发现了脑灌注不足的CPP水平，但未确定CPP"最佳治疗数值"，因此认为上述CPP阈值相当于脑损伤阈值。

目前尚不清楚40mmHg是否为CPP最小阈值，或者防止脑损伤的CPP值可能更高[379]。使用目前应用的儿科CPP指南（CPP＞40mmHg）可能无法保证脑组织足够的氧供[380-381]。由此产生这样一个问题：对于儿科TBI，CPP＞40mmHg是否足够高？在动物模型中，缺血性脑卒中后轻度的高血压具有良好效果，但是在临床应用中却具有争议[382-383]。成人TBI研究中发现，当CPP＞70mmHg会增加成人呼吸窘迫综合征的风险，但目前尚不清楚这是否适用于儿科患者[384-385]。一项146例儿科TBI回顾性研究发现，脑损伤后6h内低血压与预后不良显著相关[386]。儿科TBI低灌注的治疗窗似乎更早，并且持续时间更短。笔者认为，早期积极干预，支持血压（特别是在关键时期，如多发性创伤患者的最初复苏）、插管及放置支持管路和神经监护设备，对于神经复苏至关重要。2012年发布的指南，基于儿科TBI的Ⅲ类证据，表明最低CPP为40mmHg，而对于大龄儿童，最低CPP应为50mmHg[387]。然而，在严重TBI中，源自大型动物模型的研究数据可能支持使用更高CPP（＞70mmHg）[388]。

维持目标脑灌注压力通常需要血管活性药物的支持。不要因建立中心静脉通路而延迟血管活性药物的使用，但要知道血管活性药物输液外渗的风险及由专业人员尽快地开放中心静脉通路以减少上述风险。在没有复杂的有创的颅内监测时，可以在有限的监测条件下，使早期的儿科TBI情况稳定下来。应用去氧肾上腺素维持早期脑血管血流动力学的稳定，达到较高水平的MAP或者CPP，能够减少脑损伤并改善远期预后。在儿科脑损伤患者中，常用的提高MAP的一线血管活性药物是去氧肾上腺素，其为α受体激动剂，对脑血管顺应性的影响很少或根本没有[389-392]。另一个比较受欢迎的药物为去甲肾上腺素（norepinephrine，NE）。NE主要作用于α受体导致周围血管收缩，但也有较弱的β效应，具有正性变力作用。目前，在血管活性药物中，NE作为优先选择，与多巴胺相比，可以更好地提升CPP[393-395]。Prathep等[396]报道，成年人创伤性脑损伤伴随心脏功能受损具有较高的住院死亡率。儿科TBI患者心血管系统应该维持在什么水平及哪种心血管活性药物应作为一线药物仍需进一步研究。我们相信，将来的治疗将建立在由缺血性神经复苏联合早期、直接代谢性神经复苏之上[397]。

脑部损伤儿童患者的呼吸道管理

气道管理

由于气道保护反射消失及中枢呼吸功能失调，因此昏迷及脑损伤患者发生呼吸衰竭的风险非常高。此外，伴随损伤（肺挫伤、误吸、左心室功能紊乱或衰竭、由于创伤或感染后导致的全身炎症）及改善脑灌注方法（如晶体输注、高氯性代谢性酸中毒、高钠血症及血管活性药物）可加剧ALI和ARDS进展。处理这类患者的医师，除了训练有素能够建立人工气道，还要在麻醉诱导和气管插管时有神经保护的方案。医师在治疗不断进展的肺部疾病及循环不稳定（由于全身性炎症反应和气道压过高导致的心脏前负荷减少所致）时，还要能够同时处理神经复苏。处理儿科患者脑损伤的最初步骤通常是改善氧合、机械通气、预防或处理低血压以减轻缺血。气管插管的指征包括：吸氧后低氧血症未改善、呼吸暂停、高碳酸血症（$PaCO_2 > 45$ mm Hg）、GCS≤8以及GCS下降幅度超过3（与初始GCS无关）、瞳孔扩大超过1mm、颈椎损伤影响呼吸、喉反射消失、脑疝或库欣征象[398]。

麻醉诱导及气管内插管

神经损伤患者由于在麻醉诱导时气道保护性反射丧失，很容易出现胃内容物反流误吸。此外，发生创伤时颈部脊髓容易受到损伤，很多患者都带着颈托以保证颈椎稳定。对于神经损伤的患者进行气管插管时麻醉诱导的目标：①尽量缩短麻醉诱导到气管插管的时间间隔，减少胃内容物误吸的风险；②减少有害反射，有害反射会进一步增加ICP，从而加重颅内出血或造成脑疝；③维持充足的与年龄相匹配的脑灌注压；

④维持充分的氧供并保持 $PaCO_2$ 在正常范围，确保脑血流正常以避免缺血[399]。所有患者都存在饱胃和颈椎损伤的风险，因此尽可能选取快速顺序诱导和神经保护的措施。在气管插管前应该使用面罩吸入 100% 的氧气以排除氮气使功能残气都被氧气取代，在气管插管前储备足够的氧。为避免胃内容物误吸，应避免使用经面罩简易呼吸囊通气，除非患者有即将发生脑疝的症状体征或有威胁生命的严重乏氧。对于脑损伤的患者如果没有脑疝，在面罩通气时应避免过度换气，因为较低的 $PaCO_2$ 会增加脑血管阻力而减少脑血流，减少氧供和代谢产物的排除。受过训练的专家在管理小儿气道时的要点是使患儿的颈部处于中立位并进行轻度的轴性牵引，防止对颈椎的损伤或防止颈椎损伤的加重。环状软骨压迫应该由另一名受过该训练的人实施，如果该操作影响快速气管插管应放弃使用。使用直接喉镜经口气管插管，尽量避免经鼻插管，因为颅脑损伤的患者可能有颅底骨折。

由于气管插管本身是一种伤害性刺激，会增加 ICP，因此在快速顺序诱导时应适当地使用镇静和镇痛药物。患者的血流动力学和神经学状态决定了诱导药物的选择。在气管插管前一般静脉给予利多卡因 1 ～ 1.5 mg/kg 以缓解因喉镜置入引起的 ICP 增高[73]。对于血流动力学不稳定的患者常选用静脉联合使用利多卡因、依托咪酯 0.2 ～ 0.6mg/kg、肌松药罗库溴铵 1mg/kg 或琥珀酰胆碱 1mg/kg。琥珀酰胆碱的肌松作用较非去极化肌松药（如罗库溴铵）恢复迅速，因此作者认为对于可能有困难气道的小儿进行快速顺序诱导时该药是不错的选择。对于急性颅脑损伤的危重小儿有几种麻醉药物和方法用于麻醉诱导。接下来的部分我们要讨论几种麻醉药物的利弊。目前尚不清楚这些药物对脑损伤患者的优点和弊端，相关的动物试验发现这些药物既有神经保护作用也有神经毒性。目前明确的是这些药物是治疗脑损伤患者必不可少的，临床工作人员应关注最新的文献并考虑到每一种药物的药效动力学。

依托咪酯

依托咪酯是一种能够产生镇静、催眠及遗忘作用的短效静脉药物。副作用包括呼吸抑制、低血压、肌阵挛和抑制肾上腺功能；因此不能应用于怀疑肾上腺功能不全及脓毒症患儿[400]。依托咪酯通过减少 CBF 及 $CMRO_2$ 来减少 ICP，且与巴比妥或丙泊酚相比，对心血管抑制作用较弱，并能维持脑灌注压[401-402]。其增加脑血管阻力的作用幅度高于降低 $CMRO_2$ 的幅度，导致代谢紊乱，进而抵消其神经保护作用[403-404]。增

加的脑代谢紊乱会进一步扩大脑组织损伤中的缺血核心及缺血半暗带范围。脑血管张力的增加是因为依托咪酯抑制一氧化氮合酶[405]。应该特别注意依托咪酯恢复迅速，一旦气道保护恢复，依托咪酯对意识的影响将迅速消失，原因是药物从脑组织再分布到无效组织。意识的恢复可能需要 5 ～ 15min，如果复合应用罗库溴铵（肌肉松弛作用维持约 45 min）进行麻醉的快速序列诱导，患者肌肉松弛期间需要持续的镇静。应该联合应用短效阿片类药物如芬太尼，特别是患者合并外伤，例如骨折时。另一种方案是联合使用利多卡因，芬太尼 1 ～ 4μg/kg 及罗库溴铵。对血流动力学稳定的患者，还可以与起效快的苯二氮䓬类药物合用，例如咪达唑仑 0.05 ～ 0.2mg/kg。此外短效镇痛药物芬太尼与利多卡因联合使用时，可以减少直接喉镜检查引起的儿茶酚胺释放[406]。

氯胺酮

氯胺酮是一种苯环己哌啶衍生物，通常以两个对映异构体混合物状态配制在盐酸盐溶液中。其 pH 值约为 4，在通过静脉给药或肌内注射时会有注射痛。氯胺酮是一种 N- 甲基 -D- 天冬氨酸受体拮抗剂，会增加 CBF 和 $CMRO_2$[407-408]。在脑脊液通路阻塞患者的早期研究发现，氯胺酮降低 CPP、增加 ICP[409- 410]。近期对于严重脑损伤患者的研究显示，氯胺酮增加脑灌注压，且仅轻微增加 ICP[411-413]。一项 30 例气管插管的脑损伤患儿的研究显示，单次剂量的氯胺酮能够降低 ICP，并不导致血压及脑灌注压的降低[414]。目前，在上述患者中或者未完全控制气道的患者中，氯胺酮对神经损伤预后的影响还未明确。然而氯胺酮可能适于颅脑损伤的患者，尤其是有多发性创伤且不适用依托咪酯的患者。

丙泊酚

丙泊酚是一种短效的具有镇静催眠作用的静脉麻醉药，可用于提供中度或深度的镇静。丙泊酚能够快速使患者达到深镇静状态，且作用时间短，恢复期愉快。对于需要在镇静下进行无创神经系统检查（例如 CT 平扫或 MRI）的儿科患者中，丙泊酚较受欢迎。由于起效迅速且恢复快，很容易进行反复的神经系统评估，例如由于卒中出现精神状态改变的镰形细胞贫血症患儿。丙泊酚也有抗惊厥和降低 ICP 作用，可用于癫痫患者的镇静或用于脑室腹腔分流术后效果不好，出现阻塞性脑水肿的患儿进行神经放射学成像诊断[415]。同时，也有丙泊酚提供足够镇静并治疗颅内高压的报道[415-416]。一些儿科创伤性颅脑损伤的病例

报告称，在长时间（24h）持续输注丙泊酚的患儿中出现代谢性酸中毒及死亡的情况[417-421]。有一种罕见但致命的"丙泊酚输注综合征"，其与乳酸酸中毒、高脂血症、多器官衰竭相关联，首次报道于接受长时间（24h）及大剂量 [> 4.5mg/（kg·h）] 输注丙泊酚的患儿[422]。目前的指南建议，在创伤性脑损伤患儿的治疗中，不推荐"连续输注丙泊酚"[423]。丙泊酚的不良反应包括注射部位疼痛、呼吸暂停或呼吸抑制、低血压和心动过缓，对具有脑缺血风险的患者产生不利影响。如果使用，尤其需要关注丙泊酚降低平均动脉压的作用。有时需要经静脉快速补充晶体及使用血管活性药物缓解丙泊酚导致的脑灌注压的降低作用并避免缺血事件的发生。丙泊酚不提供任何镇痛作用。

右美托咪定

右美托咪定，一种中枢性 α_2 肾上腺素能受体激动药，被美国食品药品监督管理局批准用于气管插管成人患者的短时间持续静脉镇静（<24h）[424]。与丙泊酚相似，右美托咪定具有起效快及相对快速的消除半衰期，通常给予单次注射剂量后持续输注。与其他镇静药物相比的优点之一是镇静的同时发生呼吸抑制的风险较低。越来越多的人研究将该药用于无气管插管患儿无创神经影像学检查中的镇静。在一项研究中，对比了右美托咪定和丙泊酚在小儿磁共振检查中的应用[425]。虽然丙泊酚镇静的起效时间及恢复时间较短，但相对于右美托咪定，更易出现低血压、呼吸抑制和血氧饱和度下降[425]。

动物研究显示右美托咪定能够对缺氧缺血区域具有神经保护作用并减少细胞凋亡的发生，这也增加了将右美托咪定作为成人和小儿镇静和神经保护药物的研究热度。同时，在成人健康自愿者的研究中发现，其能够平行降低脑氧代谢率及脑血流，这也就预示了右美托咪定将有望用于颅内高压患者的短期镇静，例如头外伤、脑肿瘤或梗塞性脑积水[426]。在小儿 TBI 病例报告中，未发现右美托咪定对 ICP 具有不利影响。一例患儿在接受右美托咪定和其他镇静药物的治疗后出现了高血压，另外两例患儿接受右美托咪定和其他镇静药物并进行治疗低体温时出现了心动过缓[427-428]。对于右美托咪定在颅内高压患儿中的潜在应用价值还需要进一步研究。右美托咪定最常见的副作用是心血管系统反应。心动过缓，甚至窦性停搏或心搏骤停都曾见报道。低血压和高血压都曾被报道，后者可能与 α_{2B} 受体激动导致外周血管收缩有关。很可能还存在轻度的呼吸抑制。尽管 ICP 并没有增加，但是脑灌注压和脑血流出现下降。其对于癫痫发作阈值的影响似乎是混合性的[429]。笔者并不推荐右美托咪定作为一种麻醉诱导药物使用，然而，它很可能对于颅脑损伤且需要镇静的患者有益。右美托咪定在儿科患者方面的应用研究仍需探索。

气管插管后处理

气管插管成功后，需要确认血氧饱和度为 100 %、CO_2 分压正常（35 ~ 39mmHg，通过动脉血气分析确认，呼气末二氧化碳监测趋势），并行胸部 X 光片显示气管插管处于隆嵴上（在儿科气管插管中常见气管导管误入右主支气管）。除非患者具有脑疝的症状和体征，应该避免应用预防性过度通气（$PaCO_2$ < 35 mmHg）。过度通气会导致大脑血管收缩，进而减少脑血流量和脑血容量。这虽然可以降低颅内压，但可能导致脑缺血[430]。脑疝的症状和体征，例如库欣三联征（不规则呼吸、心动过缓和系统性高血压）、瞳孔异常、一侧肢体无力或者伸肌异常，100% 纯氧过度通气是可以挽救生命的手段。但要避免（组织内）氧过多，一旦能够保持稳定的气道，应调整 FiO_2 使 SaO_2 大于 90%。抬高头部 30°（注意保护颈椎）以增加静脉回流，降低 ICP[431-432]。另外，应保持头部中立位，防止静脉扭曲，进而影响脑部静脉回流。如果上述措施还不能改善脑疝的症状及体征，需要应用额外的镇静药物及镇痛药物，此时要注意避免因药物引起的低血压。

声门上气道装置

尽管在危重患者中，声门上气道装置并不被当作永久性的气道，然而在脑损伤患儿的复苏急救过程中却是很重要的。声门上气道装置，例如 LMA，可能能够拯救患儿的生命。当使用直接喉镜插管困难或者简易面罩通气（bag-mask-ventilation, BMV）难以提供通气支持时，应置入 LAM 来减轻缺氧并控制通气，直到医师能够使用更先进的方式成功进行气管插管。

插管后处理

气管插管成功后，吸入氧浓度应该保证血氧饱和度高于 90% 和正常的 CO_2 分压（35~39 mmHg，通过 ABGs 和 ETCO2 确认）。如果脑疝即将发生，应采用中度的过度通气（30~35 mmHg）并通过便携式胸部 X 线机来确定气管内插管的位置[430]。抬高头部 30°，同时患者头部保持中立位，改善静脉回流并降低颅内压[431]。

神经功能监测（参见第 49 章）

最近，Kohaneck 等发布了关于婴儿、小儿和青少年 TBI 治疗的指南更新[433]（见第 49 章）。当决定颅内容量的四个因素（CSF、血液、脑组织和支持组织）之一增加时，颅内压即将增加。如果其中一个因素增加但另一个因素出现等量的容量下降，那么 ICP 将不发生变化。当容量变化调节作用消失时，颅内压在容量增加的驱动下开始成比例增加。对于大龄儿童和成年人来说，头颅坚固，颅腔是一个封闭的容器，而且其内容物是不可压缩的。当患者 GCS 评分为 8 分时，III 级证据支持置入 ICP 监测装置[433]。当 ICP 高于 20mmHg 时，应考虑进行干预治疗，然而绝对的 ICP 目标值尚未确定，间歇性的 ICP 升高超过 20 mm Hg 可能与自主调节不稳定有关。最近，Chestnut 等[434] 报道了一篇关于在成人严重 TBI 时应用临床检查或影像学检查进行颅内监测的随机对照实验。其研究结果及最新的临床证据都在质疑 ICP 高于 20mmHg 时进行干预治疗的严谨性。上述目标或许应该被用作多模式监控的一个组件[377]。最常用作 TBI 的多模式监控（multimodal monitoring, MMM）的辅助手段为脑组织氧合（Licox, Integra），脑组织氧监测同样被用于小儿严重 TBI 的监控中[381,435]，如果使用脑组织氧合监测，需要维持脑组织局部氧分压超过 10～15mmHg。虽然目前尚不清楚多模式神经监控，但在进行高级神经复苏时，需要考虑包括有创监测（脑组织氧合、微透析、脑血流和颅内脑电图）和无创监测。但是包括 Chestnut 等[434] 研究均显示，需要进一步探究脑的机制、脑监测的时机及检测方法的选择以尽量避免继发性脑损伤。

颅内高压及继发性损伤的一线和二线辅助治疗

在 2012 年的指南中[433]，使用高渗盐水治疗颅内高压为 II 级证据，可考虑用于降低颅脑损伤患儿的颅内压。由于钠离子不能快速通过血脑屏障而且其具有类似于甘露醇的渗透压梯度，因此使用 3% 的生理盐水治疗颅内压增高的方法日益普及[436]。3% 的生理盐水理论上还更多的益处，包括提高心排血量、减少炎症反应、维持正常细胞的静息电位和细胞容积以及刺激心房钠尿肽的释放。推荐单次注射剂量为 6.5～10 ml/kg，但是医师可以考虑从小剂量开始给药并滴定至需要的药效学反应。可以重复给药，但建议保持血浆渗透压低于 320mOsm/ L。应该避免预防性过度通气使 $PaCO_2$ 低于 30mmHg。甘露醇通过降低血液黏度降低颅内压，但会增加瞬时脑血流和氧的运输。

腺苷浓度降低，具有完整的自动调节功能区的脑血流量不变。尽管脑血容量和颅内压降低，脑血流量仍保持不变。甘露醇还通对脑实质脱水和利尿进而降低 ICP[437]。药物发挥渗透性作用需要 20～30 min。可以间断性静脉给予 0.25～1 g/kg 甘露醇以控制 ICP。但药物最终会进入 CSF，并升高 ICP。巴比妥类药物应仅考虑用于顽固性颅内高压。对于头部损伤患者，没有证据推荐严格控制血糖，同时也没有证据表明需要使用调节免疫的饮食。但在严重脑损伤患者中，有 II 级证据表明需要进行抗癫痫治疗。在笔者的工作机构，标准做法是进行连续性脑电监测，并开始预防性使用左乙拉西坦。将床头部升高 30°，并保证头部中立位以保证颅内静脉回流。即便头部轻微偏离中线也可能导致颅内压成倍的升高。

严重颅脑损伤的低温治疗

Hutchinson 等[438] 发表的一项多中心随机对照试验，探讨使用低温作为小儿神经保护策略[8]。实验结论如下，在小儿重型脑损伤后 8h 内开始使用低温治疗（32.5℃，持续 24h），其神经系统的转归并未改善，而且低温组死亡率增加。这项研究的后续分析表明，低温组低血压情况和脑灌注压下降情况显著增加，可能是死亡率增加的原因[439]。第二阶段的三项随机对照实验研究严重 TBI 患儿经历一个相对较长的低体温窗口（48～72h）及一个缓慢的复温过程后的低温和常温治疗策略的有效性[440]。但由于实验中期分析时显示无效而提前终止。因此目前人们认为，小儿颅脑损伤的护理标准为常温。

去骨瓣减压术

依据 2012 年的指南[433]，对于出现早期恶化迹象、脑疝或者难治性高血压的脑损伤患儿可以考虑去骨瓣减压术，证据等级为 III 级。目前，一项探讨针对成人严重颅脑损伤的手术减压方法正在研究中。

治疗环境

已经证实有组织的创伤中心的护理能够减少严重颅脑损伤患者的死亡率[441]。不幸的是，大部分严重的颅脑损伤发生在缺乏院前急救及 ICU 高级护理的区域[442]。脑损伤的危重患儿需要稳定且快速地转移至一级创伤中心。

缺氧缺血性脑病

没有证据表明 ICP 增加或调整 ICP 能改善缺氧

缺血性脑病患者的预后。临床上合并外伤或代谢性脑病的患者预后较差，积极管理颅内压，最多能够防止中枢神经系统的进一步损害，这点是非常重要的[433]。GCS 评分为这些患者提供了合理的神经功能评价。

脑 积 水

另一个导致 ICP 升高的原因是 CSF 容量的增加（即脑积水）。脑积水的常见原因包括：脑室分流阻塞、先天畸形导致的导水管狭窄和压迫、感染、后颅窝肿瘤或颅内出血。置入一个外部或者内部的分流导管引流脑脊液可以挽救生命。

肿 瘤

脑肿瘤在小儿很常见，约 70% 发生在后颅窝。最常见的肿瘤类型是星形细胞瘤。最初的症状包括局灶性损害、共济失调或颅内压增高的症状。肿瘤切除后需要立即行神经功能评估，可能还需要脑 CT 扫描来进行评估。后颅窝开颅术后，出血可能导致呼吸抑制。如果进行了脑室引流，那么应关注引流量。术后应密切随访，关注抗利尿激素分泌综合征（syndrome of inappropriate antidiuretic hormone secretion, SIADH）、尿崩症及脑性耗盐综合征。SIADH 通常发生在手术后的 24 ~ 48h，导致自由水潴留和血中电解质的减少，可迅速加重脑水肿。中枢性尿崩症（central diabetes insipidus, DI）通常发生鞍上肿瘤术后，当抗利尿剂储备耗竭后出现的显著利尿作用，导致血清渗透压增加、尿渗透压降低及尿比重下降（<1.005）。DI 是鞍上手术后的一个典型的三段式变化（从 SIADH → DI → SIADH）中的一段，需进行扩容及必要时应用血管活性药物。

小儿癫痫持续状态

癫痫持续状态是抽搐持续发作时间持续超过 20min，或癫痫反复发作而中间意识未恢复。医师常无法找到癫痫发作的确切原因，诊断出的最常见的原因是感染（脑膜炎或脑炎）和代谢异常（毒素、头部外伤及缺氧缺血性损伤）。由于癫痫持续状态下癫痫活性增大，脑及骨骼肌代谢和氧耗增加，这将患儿置于细胞缺氧的风险之中。在癫痫发作时，气道梗阻及无效的胸壁和膈肌运动将限制通气，加重低氧血症和高碳酸血症。癫痫发作的治疗中首先要建立通畅的气道，给氧并确保通气充足，静脉注射抗惊厥药物终止其发作。常用的抗惊厥药包括劳拉西泮、苯巴比妥、副醛及苯妥英钠。劳拉西泮是一种快速、可靠的抗癫痫药物，可单次静脉给予 0.1mg/kg，当未建立静脉通路时可直肠给药。苯巴比妥，单次注射剂量为 5 ~ 10mg/kg（极量：20mg/kg），也可终止癫痫发作。劳拉西泮的主要副作用是当给予大剂量时会产生呼吸抑制。联合使用苯巴比妥和劳拉西泮会加重呼吸抑制。磷苯妥英经静脉给药剂量可达到 20 mg/kg，但应该缓慢给药避免心血管功能抑制。副醛可经直肠给药，剂量 0.3 ml/kg。最后，经静脉注射硫苯妥钠 1 ~ 4mg/kg 可终止大多数难治性癫痫，但更大的剂量会引起呼吸暂停、呕吐和胃内容物误吸。更进一步来说，将来可能很难获得硫苯妥钠。一旦癫痫得到控制，必须查明引起癫痫的病因。

肾 系 统

肾系统的功能发育

肾系统的胚胎发育开始于妊娠第 3 周中期，首先发育形成前肾小管。妊娠第 10 周，一个有功能的肾和集合系统诞生，胎儿尿液排泄到膀胱内。妊娠 32 ~ 36 周，每个肾有足量的肾单位。因为胎盘是胎儿的主要排泄器官，因此肾的生长不受功能需求所控制。在妊娠晚期，肾的生长随着体重和体表面积呈线性增加。在妊娠 28 ~ 35 周，肾小球滤过率（glomerular filtration rate, GFR）迅速增加，从 10ml/（min·m²），到出生后 2 周时增至 20 ml/（min·m²）左右。虽然 GFR 在早产儿较低，但增长的速率与足月儿相同[444]。肾小管的功能在足月儿出生时尚未完全成熟。新生儿的肾对抗利尿激素（antidiuretic hormone，ADH）和加压素非常敏感，尿液的渗透压可以从 50mOsm/L 上升到 780mOsm/L[445]。早产儿肾小管的功能更不成熟。

在新生儿，碳酸氢盐的肾阈值约为 20mEq/L。因此 20mEq/L 的血浆碳酸氢盐浓度对于婴儿是正常的，并不能提示代谢性酸中毒，这表明标准酸碱的列线图表不适用于婴儿。肾小管葡萄糖的阈值在足月新生儿与成人中相同，但在早产儿低至约 125 ~ 150mg/dl。足月儿出生后第 3 天，约排出 1% 或略少的钠。但在早产儿，可排出高达 5%。新生儿的肾素、血管紧张素和醛固酮水平很高，在出生后数周降低。

肾功能评估

在静息状态下，肾接收 20% ~ 25% 的心排血量，由于存在自动调节，肾维持接近恒定的肾血流量和肾小球滤过率。肌酐是骨骼肌的最终分解产物，并完全由肾排出体外，血液尿素氮是蛋白质代谢的副产物。在脱水、蛋白质摄入量增加及 GI 消化血液的情况下，BUN 值可以不依赖于肾功能而增加。

肾药理

危重患儿疾病治疗的一个重要方面是维护适当的液体平衡。在 ARDS 患者、慢性肺部疾病患者或 CHF 患者，即使肾功能正常，也经常应用利尿剂预防肺水肿和改善心肺功能。升袢利尿剂呋塞米可能是儿科重症治疗中最广泛使用的药物之一。呋塞米经由（肾）小管液达到 Henle 的升袢。对于首次应用利尿剂治疗的患者，呋塞米的单次注射剂量通常为 0.5 ~ 1mg/kg，总量约为 10mg。应采用能够增加尿量的最小剂量，以避免其毒性，包括电解质紊乱及耳毒性[446]。对于进行性肾功能不全者，需要增加呋塞米剂量才能保持相同的临床反应。由于利尿剂治疗经常引起显著的低钾血症、低氯血症及其他的电解质丢失，因此对于进行利尿剂治疗的患者需要经常监测电解质及肾功能。呋塞米和白蛋白结合，在低白蛋白时（多在危重症患者中出现），转运至肾的分泌位点的呋塞米减少。在给予利尿剂之前或同时，给予 25% 的白蛋白可以改善呋塞米的转运及利尿作用。白蛋白的常用剂量为 0.5 ~ 1g/kg。作用于其他部位的利尿剂，如氢氯噻嗪（远曲小管）是常用的辅助性利尿剂。螺内酯，阻滞醛固酮激素，是一种较弱的利尿剂，但其可以避免钾离子的丢失。增加利尿剂剂量但利尿效果不佳时可能提示肾灌注恶化或肾衰竭。

肾衰竭

急性肾衰竭是突发性的，通常为肾功能暂时性丧失（见第 72 章及第 74 章），不能排出含氮的废物，存在液体及电解质的失衡。急性肾衰竭的表现为：①梗阻位置（肾前性，肾后性（梗阻性），或肾性肾功能紊乱）；②尿量（少尿、多尿、无尿）。尿液的成分组成通常是改变的，同时在急性肾衰竭中，经常存在液体、电解质及酸碱平衡紊乱。急性肾衰竭的原因包括低灌注、梗阻、毒素、药物、炎症及自身免疫系统紊乱。

在危重症患儿中，急性肾衰竭多为肾前性，主要是由于全身灌注不足，肾血流降低，进而导致尿量减少、氮质血症及缺血性肾损伤。氮质血症是由于蛋白质代谢所产生的含氮性产物蓄积而造成的。对于脱水患者进行补液或补液与正性肌力药物联合使用，可能逆转肾前性肾衰竭。通过测定 CVP 和心排血量或通过肾血流量（多普勒流量分析或核显像技术）判定循环血容量是否足够，。

肾性肾衰竭的原因可能是肾小球、肾小管或肾血管疾病。肾小球疾病包括溶血性尿毒症综合征（hemolytic-uremic syndrome，HUS）、链球菌感染后肾小球肾炎、过敏性紫癜和其他炎性免疫性复合疾病。急性肾小管损伤最常由低氧或缺血所致；其他原因有横纹肌溶解、脓毒症、高热、溶血和各类肾毒性物质如汞、四氯化碳和乙二醇。

肾后性的尿路梗阻可以发生在集合系统的任何部位，但在膀胱颈水平或输尿管膀胱或输尿管肾盂连接部分的梗阻是常见表现。所有这些畸形均可造成机械梗阻性肾病、肾损伤或者肾衰竭。梗阻的症状可能很轻微，要通过放射性核素、超声或内镜检查来判定。反复发作的泌尿道感染常常是梗阻性损伤的临床表现[447]。血管疾病，包括动脉栓塞、静脉血栓及先天性畸形，也是肾衰竭的原因。

高钾血症及钠异常

随着肾功能不全，钾的排泄逐渐减少。高钾血症可引起致命性心律失常，并需要立即处理。中度的血钾增高在心电图表现为 T 波高尖。随着高钾血症进一步进展，可出现 ST 段压低、宽大的 QRS 波群，进而导致传导异常、心动过缓、心室纤颤或心搏骤停。高钾血症治疗包括立即停止注射外源性钾，可静脉注射钙剂：氯化钙 10 ~ 20mg/kg 或葡萄糖酸钙 30 ~ 60mg/kg，以稳定心肌细胞膜。静脉应用碳酸氢钠 1 ~ 2mEq/kg，通过提升血 pH 驱动钾离子进入细胞内液。葡萄糖和胰岛素也可以驱动钾离子到细胞内，静脉用葡萄糖 1 ~ 2g/kg，胰岛素为 1U/4g 葡萄糖。如果患者气管插管，增加呼吸频率使血液偏碱性，驱使钾离子进入细胞内。值得注意的是，上述手段并未将钾离子移出体内。在透析开始前，离子交换树脂，磺苯聚乙烯酸钠（Kayexalate），可以与钾离子结合以移除钾。该树脂以混悬剂形式口服或直肠给药，并最终从身体内排出。口服剂量为 1g/kg，可以每 6h 一次；直肠给药可以是每 2 ~ 6h 一次。灌肠给药的效果不如口服给药。

在危重症患儿中，还可见其他电解质紊乱，即严重的低钠血症和高钠血症。低钠血症可出现癫痫发作，常发生于血钠低于 120mEq/L 时。在低钠性癫痫中，初始治疗是给予 3% 高渗盐水，旨在终止癫痫发作，并提高血清钠，使其高于 124mEq/L。然而，在没有癫痫发作时，患者多为慢性低钠，应缓慢纠正，以避免渗透性脱髓鞘。此治疗策略也适用于高钠血症，迅速纠正高钠血症可能比高钠血症本身更有害。

肾替代治疗

肾替代治疗用于改善体内液体的转移及严重的电解质紊乱。透析的适应证见框 95-4。肾替代治疗通常采用腹膜透析、血液透析或连续静脉 - 静脉血液透析。透析模式的选择取决于患者的体重及医疗单位的经验和资源。

腹膜透析（peritoneal dialysis, PD）相对成本低，与静脉过滤相比，血流动力学变化小，且无需中心静脉通路，操作简单。此技术在婴儿及小龄儿童患者中特别有效。腹膜透析需要向腹腔置入一根柔软多孔的导管。确认透析管通畅后，向腹腔注入透析液，脏腹膜及壁腹膜作为半透透析膜，使透析液与血浆及细胞外液平衡。透析液的组成类似于血浆组成：约 130mEq/L 钠离子，100mEq/L 氯离子，35mEq/L 的乙酸盐或乳酸盐作为缓冲剂，3.5mEq/L 钙离子，1.5mEq/L 镁离子，葡萄糖浓度可以是等渗或高渗的。高渗溶液可以移除体内液体及电解质。在腹膜透析时，由于腹腔内透析液可以增加腹内压，进而阻碍有效的自主呼吸，因而呼吸可能会受到影响。一旦发生上述情况，应进行机械通气。腹膜透析时经常发生细菌或真菌性腹膜炎。严重脱水、循环衰竭及代谢紊乱也是腹膜透析的并发症。

血液透析的原理与腹膜透析基本相似，只是血液接触面是半透膜而非腹膜。血液透析比较适于急性致命性电解质紊乱、液体超负荷及有毒物质摄入。血液透析比腹膜透析更有效。溶质运输通过血液滤过和超滤进行对流转运。通过高渗透膜两侧的静水压使血浆超滤，同时血容量被乳酸林格液置换 [448]。

框 95-4　透析的适应证

1. 严重高钾血症

2. 对治疗无反应的代谢性酸中毒

3. 容量超负荷伴 / 不伴重度高血压

4. 容量超负荷伴 / 不伴充血性心力衰竭

5. 尿毒症导致的尿毒症性脑病、心包炎及出血

6. 非梗阻性无尿

7. 先天性代谢异常

8. 某些药物过量

9. 明显增高的血尿素氮水平（>100）是相对指征

10. 治疗有可能降低脓毒症或全身性炎症反应综合征的炎症

连续静脉 - 静脉血液滤过（continous veno-venous hemofiltration, CVVH）是 CRRT 的常见形式，能清除等渗液体但清除溶质的作用有限。然而，这些管路可很容易地转换为透析，即连续静脉 - 静脉血液透析，能够清除更多的溶质。对于体重较小的患者，当 CVVH 管道内超过患者 15% 的血容量时，精确的流速是很重要的。此外，由于小号透析管的流动特性，其在技术上也具有挑战性。血液透析可以通过两个独立的 5-F 单腔导管，但通常使用双腔导管，最小需要 7-F。CVVH 的抗凝可以应用肝素或局部应用柠檬酸。柠檬酸可以通过机器前放置的三通给予，使管道局部处于低钙环境，进而产生抗凝作用，再通过中心静脉给予患者补充钙离子。通过柠檬酸进行局部抗凝，避免了全身抗凝，减少了全身出血的危险。

肾衰竭的预后

急性肾衰竭预后与患者的年龄、基础疾病以及突发性打击的程度有关（见第 23 章）。总的来讲，儿童预后要比成人好。事实上，若肾仅遭受短时间缺血缺氧性损害，且其他器官未被累及，则儿童通常可以完全恢复。慢性肾衰竭儿童需要在门诊进行长期腹膜透析或血液透析，直到其可以行肾移植 [449]。研究表明，在 CRRT 初始时液体超负荷的程度与患者死亡率相关 [124]，且独立于疾病严重程度的评分。

溶血性尿毒症综合征

溶血性尿毒症综合征（hemolytic – uremic syndrome, HUS）是儿童急性肾衰竭最常见的原因。该综合征以微血管病理性溶血性贫血、血小板减少及急性肾损害为主要特征。在北美，HUS 常与产毒性大肠埃希杆菌 O157 感染有关，但也与其他血清型和其他志贺样菌产毒细菌感染有关 [450]。大肠埃希杆菌 O157 寄生在牛肠道内，并可通过一些加工途径污染牛肉 [451]。该细菌可以通过煮沸杀灭。可在日间护理机构、社会机构和军队中出现人与人之间的传播。该疾病中只有一小部分表现为家庭形式的传播。HUS 主要侵害 6 个月～4 岁的儿童，但各个年龄段均可出现感染 [170]。其实验室检查及临床表现与成人血栓性血小板减少性紫癜相似。事实上，一些研究者认为这两种情况是一种疾病的连续性表现。细菌毒素和脂多糖（一种细菌内毒素）是 HUS 形成的病因。毒素导致肾内皮细胞、血管及其他器官的损害直接或间接与激活白细胞有关 [452]。细胞因子如白介素 -1、肿瘤坏死因子、前列腺素 I_2、血栓素 A_2 和假性血友病因子多聚体，可能参与了此疾病的病理过程 [453]。该病潜伏期 3～12 天，症状持续约 1

周。患者通常有腹部绞痛、血性腹泻、里急后重和呕吐[454]。儿童感染大肠埃希杆菌 O157 后出现血性腹泻者约有 10% 进展为 HUS。轻度感染患者表现为贫血、血小板减少、氮质血症、尿量减少，病程简单。重症患者无尿较常见，也可能发生高血压及癫痫发作，病程延长。少部分儿童表现为进展性和永久性肾功能不全、严重者反复发作性溶血、血小板减少症及神经系统损伤。血液学异常包括溶血及血小板减少。溶血可导致高胆红素血症，尽管网织红细胞增多，仍出现严重贫血，血红蛋白浓度可降至 4 ~ 5g/dl。血小板减少症是由于肝和脾中血小板的破坏和分离所致[455]。其余血小板表现为聚集功能受损[456]。弥散性血管内凝血 (disseminated intravascular coagulation，DIC) 常见。HUS 患者均会出现肾小球毛细血管内皮细胞损害。急性肾衰竭的少尿或无尿通常持续不超过 1 周，但可以迁延 10 周以上[457]。肾小球和（或）动脉损伤可能很大程度上取决于是否存在肾功能不全（肾小球的损害）、溶血及高血压（动脉损害）以及其严重程度。中枢神经系统异常表现为意识不清、癫痫发作、易激惹、共济失调、肌张力降低、偏瘫，反射亢进和幻觉。CNS 异常并发症可能与严重高血压、电解质紊乱、微血栓或脑水肿和 ICP 升高有关[458]。腹部绞痛常见，可能很难与肠套叠、肠狭窄或穿孔、结肠坏疽及其他外科急腹症相鉴别[459]。胰腺炎也常发生在 HUS 患者。液体超负荷、高血压、贫血或循环内毒素介导的心肌抑制可能会导致充血性心力衰竭。治疗 HUS 主要是支持疗法，要慎重对待容量状况、电解质和酸碱平衡、营养状况、抗感染情况及高血压和凝血异常的治疗。胃肠道隔离是防止该病继发性传播的必要手段。准确记录体液出入量，经常评估体重及体液情况为临床管理的重点。留置中心静脉导管用来检测 CVP 及抽取血样，也可通过中心静脉导管进行静脉内给药和营养支持。尽可能避免肾毒性药物，若必须应用时，应调整剂量，并且严密监测血药浓度。每日的液体量必须严格限制，补充不显性失水量、尿量和其他丢失量。补充的液体必须含有所丢失的电解质。热量支持是必需的。经肠道进食是首选，但出现肠梗阻时，常需进行胃肠外营养。止泻药会使结肠炎持续时间延长，并且抗生素可能促进 HUS 的进展[460-461]。迄今尚未证实有任何特效疗法。肝素、纤维蛋白溶解剂、阿司匹林、双嘧达莫、皮质激素、维生素 E 及呋塞米均未影响 HUS 的转归[181]。免疫球蛋白治疗、血浆置换、输注新鲜冰冻血浆的疗效不确定，也未证明其远期治疗效果。在过去 30 年中，透析、加强营养以及其他支持疗法可将死亡率从最初报道的 100% 降至 10%

以下。但在发展中国家和表现为遗传倾向的 HUS 儿童，死亡率仍然很高。

内分泌系统

肾上腺轴

肾上腺轴的异常可以导致糖皮质激素和（或）盐皮质激素分泌过量或不足。许多这方面的紊乱只有到成人阶段才被诊断出来并治疗处理。本文将对先天性肾上腺增生症、嗜铬细胞瘤和医源性慢性肾上腺功能不全进行简单阐述。

先天性肾上腺增生症

先天性肾上腺增生症是一类常染色体隐性疾病，与 21-、11- 或 17- 羟化酶缺乏相关。儿童 21- 羟化酶的缺乏可以是部分型（单纯男性化型）或完全型（盐丢失型）。出生时，部分型儿童患者表现为外生殖器的男性化，而完全型患儿则表现为进行性的盐丢失状态（即低钠高钾）。出生后最初数周内表现为喂养困难、呕吐和停止生长；临床表现和病史提示幽门梗阻。如果该疾病在早期未被及时诊断和治疗，患儿可发生严重的心血管性衰竭。必须抽取血样进行电解质、葡萄糖分析，如果诊断未被明确，须检测促肾上腺皮质激素（ACTH）、可的松、醛固酮和血浆肾素活性。

治疗应积极处理血容量和心功能问题、调节血糖并补充所缺乏的激素。紧急情况下，可单次静脉注射醋酸氢化可的松 1.5 ~ 2.0mg/kg，然后以 25 ~ 250mg/d 分次给药。盐皮质激素可以用醋酸氟氢可的松替代，0.05 ~ 0.2mg/d，口服给药，这类患者常需在日常饮食中添加额外的盐分。11- 或 17- 羟化酶的缺乏不会导致盐分流失，男性化和高血压是常见的首发症状[185]。

嗜铬细胞瘤

仅有不足 5% 的嗜铬细胞瘤患者在儿童时期得以诊断。通常情况下，这类肿瘤常局限于肾上腺髓质，但亦可发生于交感神经链的任何部位。儿童儿茶酚胺过量的症状和体征与成人相同。术前、术中和术后的处理也与成年患者相似。

医源性慢性肾上腺功能不全

长期每日使用类固醇制剂治疗哮喘、肾病综合征、恶性肿瘤的情况很普遍。这种用药方法会造成肾上腺功能不全状态，可能在严重疾病和应激状态下引起心血管衰竭的风险。对于儿童，局部使用激素可以抑制 ACTH 的生成。在应激状态下必须进行激素替代治疗（每日补给剂量的 3 倍）。

垂体前叶

脑垂体功能不全通常继发于肿瘤或肿瘤的切除[462]。ICU 中与这些病变相关的急性问题，常需对肾上腺轴和 ADH 异常进行支持治疗。

尿崩症

尿崩症分为中枢性、肾性或精神性。中枢性是 ICU 患者最常见的形式。ADH 的缺乏导致多尿和烦渴；并且严重的患者可能无法通过饮水满足液体需要量，进而发生严重低血容量。尿崩症的原因可以是脑肿瘤、脑外伤、神经手术和临床脑死亡[463-464]。ICU 的处理为液体替代治疗，或在效果不明显的情况下应用水合血管加压素（抗利尿激素）进行激素替代治疗。临床症状可能是暂时性的也可能是长期的。无论怎样均必须密切监测液体出入量。

抗利尿激素分泌异常综合征

抗利尿激素分泌异常综合征表现为患者肾功能正常，但由于尿液中钠和水的异常流失导致低钠血症和低渗透压。尿液渗透压高于血浆渗透压。此综合征可在多种情况下发生，包括脑外伤、神经手术、脑膜炎、低氧以及其他任何可引起大量体液转移和需要大量液体替代治疗的大手术[465]。该疾病常为自限性，只有在未考虑此诊断而患者出现严重低钠血症并引起 CNS 功能障碍时，该病才会导致严重后果。癫痫发作很少见，除非血浆钠低于 120mEq/L，治疗时须注意，应缓慢提高血浆钠水平。治疗该综合征应限制液体入量，在严重病例，可输注高渗或等渗盐水。

胰腺和胰岛素（参见第 39 章）

低血糖

在 ICU 患者中，低血糖是一种常见问题。对儿童低血糖的判定曾经产生过争议。然而，无论在儿童、早产儿或者足月的新生儿的血糖水平很少低于 40 mg/dl。低血糖的常见症状包括心动过速、出汗、虚弱、意识模糊、癫痫发作和昏迷。低血糖的原因可以分为引起糖利用增加的疾病和造成糖生成减少的疾病两个亚类。新生儿由于肝糖原异生作用不成熟或者糖异生减少引起短暂的低血糖，可以在数小时到数天内自行纠正。如果低血糖状态持续存在，则需要考虑是否存在肝酶缺乏、内分泌异常或高胰岛素血症（即胰腺细胞异常，糖尿病母亲的婴儿）。在新生儿期，其他引起低血糖的原因包括脓毒症、低温、缺氧及母亲服用的降糖药物经胎盘进入胎儿体内。在大龄儿童，低血糖与酮症性低血糖[466]、肝酶异常、高胰岛素血症、肝衰竭及瑞氏综合征等有关，亦可是某些药物的副作用。无论何种病因，低血糖最初的处理都是给予葡萄糖。初始剂量是以 0.5g/kg 配制 50% 糖水（$D_{50}W$）。然后静脉持续输注以维持儿童代谢所需的葡萄糖量（参见随后的胃肠道系统章节）。

高糖血症

根据病因及预后不同，儿科 ICU 的高糖血症可分为两大类。第一类包括已知的 1 型糖尿病患儿，因为疾病的初始临床表现而被送往 ICU，此外还有其他疾病的患儿因为反复的胰岛素代谢问题而被送往 ICU。第二类送往 ICU 的患儿主要是指在治疗原发疾病过程中突然发生的危急的高血糖症，这种情况通常可能是身体应激反应的结果。

糖尿病酮症酸中毒

糖尿病酮症酸中毒（diabetic ketoacidosis, DKA）是糖尿病最严重的急性并发症，是葡萄糖和酮体生成过多和利用减少造成的高血糖性酮症酸中毒（参见第 39 章）。临床症状包括：高血糖性渗透性利尿导致的脱水和低血容量性休克、代偿性过度通气（Kussmaul 节律）、致命性电解质紊乱，以及在严重代谢失衡病例出现神经功能迟钝及昏迷[467]。实验室检查存在血糖浓度增高、严重的代谢性酸中毒及代偿性低碳酸血症、渗透压增高、高脂血症以及血钠浓度正常或偏低（通常因高脂血症而出现假性低钠血症）。全身性钾流失，磷酸盐可能流失，但两者水平可能因为代谢性酸中毒的存在而表现为正常。

治疗 DKA 需要谨慎纠正代谢紊乱，密切监测 DKA 引起的多系统并发症以及由治疗引起的并发症。以等渗无糖溶液补充足够的血容量，同时联合应用外源性胰岛素，通常被定义为 two-bag 系统[468]。通过静脉输注普通胰岛素 0.1U/（kg·h），治疗目标是使血糖以 75～100mg/（dl·h）的速率降低，持续输注至血糖达到 250～300mg/dl。此时，应同时输注

5% 的糖盐水（D_5NS）。糖和胰岛素应持续输注，直到患者能够耐受口服营养的摄入及常规胰岛素皮下注射。大多数临床医师继续给予胰岛素输注至酸中毒基本纠正。必须密切监测血钾水平。这类患儿有全身性钾流失，但只有出现尿液后才能在输注液体中加入钾。理论上需要补充磷酸盐的量要比实际上需要的多，但在大多数情况下，有一半的钾是以磷酸盐形式补充的。静脉输注液体和胰岛素通常可以纠正严重的代谢性酸中毒。应避免使用碳酸氢钠纠正酸中毒，因为这会造成或加重患儿的神经系统功能异常。在重度 DKA，患者处于高渗性脱水状态，脑细胞内容量减少。脑细胞可产生具有渗透活性的渗透微粒（如肌醇），以此来吸引更多的水到细胞内来帮助细胞维持正常形态。当充分补液和高渗状态开始纠正时，脑细胞会逐渐肿胀直至增加的渗透微粒代谢或清除。因此，快速纠正高渗状态可导致明显的脑水肿[469]，并可能导致神经功能障碍的恶化，这种情况下需要有创性的神经功能监测[443]。脑的 pH 值由脑脊液的 HCO_3^- 水平和所含 CO_2 决定。与 HCO_3^- 相比，脑脊液中 CO_2 的含量可以快速与血液达到平衡。因此，随着体循环酸中毒的纠正，过度通气减弱，引起 $PaCO_2$ 增高；如果 $PaCO_2$ 上升太迅速，在脑脊液中 HCO_3^- 再平衡前，可加剧脑脊液的酸中毒。由于迅速纠正 pH 存在上述问题，在 DKA 中不提倡给予碳酸氢盐，除非患者心血管状态不稳定。即使应用碳酸氢盐，也应给予小剂量。但是，尽管非常谨慎及缓慢地纠正高渗状态和酸中毒，高渗性昏迷和急性脑水肿依然可能发生[470]。DKA 中脑水肿的病理生理机制尚不清楚。在 DKA 患儿中，亚临床的脑水肿相对常见[471]。如果肿胀明显，应立即使用甘露醇并开始治疗颅内高压，其目的是避免继发性的脑损伤。

胃 肠 系 统

ICU 中的胃肠问题包括：由获得性疾病及先天性解剖畸形和器官功能障碍所致的器官功能障碍及衰竭。另外，足够营养的补给对危重病患者来说很重要。

肠道结构及功能的发育

胎儿中肠发育的相关知识可以解释许多严重的先天性畸形。虽然肠道起始于一个空腔管道，但其在妊娠 7～10 周时就被快速生长的上皮细胞封闭起来。中间腔的再造要推迟到上皮细胞中的空泡融合时。此再

造过程的异常导致了一些新生儿肠道的闭锁。妊娠 3～10 周，中肠位于腹腔外，只有后肠与腹部的左侧相固定。在妊娠第 10 周时，肠道逆时针旋转 270° 并重新进入腹腔。如果中肠未移回到腹腔内，则出现脐膨出。中肠旋转异常可导致腹腔内关系异常，其中最重要的是肠旋转不良和肠扭转。

肝的发育

约在妊娠第 3 周，肝开始发育，起始于前肠的外生长。与成人相比，胎儿期的肝相对较大。尽管胎儿在子宫内依赖母体肝及胎盘进行解毒和排泄，但是无论在出生前还是出生后，胎儿肝均为其生存所必需。早在妊娠 10～12 周，胎儿肝即参与葡萄糖调节、蛋白质及脂质合成，以及一些药物的代谢。胎儿肝储存的肝糖原接近成人的 3 倍，但在出生数小时内几乎完全释放，以补偿胎盘营养供给的中断[472]。新生儿需用数周的时间重新建立肝糖原储备，因此在此阶段，婴儿处于低血糖的危险之中。

先天性畸形

明显的解剖畸形通常在出生后数天内便可诊断。一些明显的畸形，如脐膨出、腹裂、膈疝及肛门闭锁，可通过最开始的体格检查发现。另外一些畸形在出生后数天内即有症状，例如无法进食、肠闭锁、小结肠、气管食管瘘及胎粪性肠梗阻。还有一些畸形在新生儿期之后发现，其诊断和治疗尚处于两难境地。一些特殊疾病将在下文中予以讨论。

肠旋转不良和中肠扭转

肠旋转不良是由胎儿中肠在进入腹腔时的不完全旋转所引起的。这种异常的旋转可以通过腹膜的索带（Ladd 带）导致部分性或完全性十二指肠梗阻，或者更重要的是可以导致中肠扭转。中肠（十二指肠到横结肠）及其血管供应形成一条单独的长柄，如果柄扭转，可导致整条中肠梗死。脐膨出的婴儿通常合并有肠旋转不良。婴儿和儿童的症状通常有高位肠梗阻（胆汁性呕吐）或急腹症、肠穿孔和脓毒症。治疗主要是将坏死的肠管行外科切除、手术复位和固定扭转肠道。术前受累严重的婴儿需要在术后进行呼吸支持和全胃肠外营养。

Meckel 憩室

Meckel 憩室表明脐肠系膜或卵黄管的持续存在。

由于其是无痛性低位胃肠道出血的原因而受到临床关注。出血是由胃酸分泌引起肠道黏膜溃疡所致。虽然这些出血通常为自限性的，但是也有危及生命的大量出血的报道[473]。其诊断通常很难确定，常为排除性诊断。高锝酸盐同位素扫描时可发现憩室中时有胃黏膜。治疗措施是支持疗法，但需要格外关注血液的补给，确切的治疗方法是外科切除。

Hirschsprung 病

Hirschsprung 病（先天性巨结肠）是一种发生在直肠和结肠（偶尔发生在小肠）的副交感神经节缺失性疾病[198]。神经节的缺失导致了远端肠管的狭窄以及相邻的近端正常肠管的膨胀。其临床症状较轻者可出现腹部膨胀、粪便淤滞，重者则可出现中毒性巨结肠、腹膜炎甚至肠穿孔。中毒性巨结肠经常发生于较小的儿童；据报道，其死亡率高达 75%。Hirschsprung 病的初步诊断可以依靠病史及体格检查发现。钡餐灌肠可以显示狭窄段及其近端肠管的胀气。其确切诊断为在直肠或回肠（或两者）组织活检未找到神经节细胞。中毒性巨结肠的治疗既有支持性治疗（扩容和抗生素治疗），又有确定性治疗（外科结肠造瘘术减压）。

其他肠道疾病

肠道疾病可以表现为出血、梗阻、炎症以及继发性的营养吸收不良和肠穿孔。引发儿童胃肠道出血的因素包括炎性疾病（胃炎）、溃疡、血管曲张以及血管畸形。尽管溃疡作为原发病在儿科患者并不常见，但是危重症患儿会发生应激性胃炎和应激性溃疡，因此应考虑适当应用抗酸药及 H_2 受体阻断药。肠套叠、肠管围绕先天性或术后形成的索带扭转，以及肠自身的扭转（肠扭转）均可以导致肠梗阻。肠套叠在小儿年龄组相对常见，常发生于回肠远端。只有在少数情况下才会出现有意义的症状，如息肉或局限性水肿（如 Henoch-Schönlein 紫癜）。肠套叠的治疗主要是外科手术治疗，但如果患者无明显肠道坏死表现，也可以通过一些方法如钡餐、空气或盐水灌肠治疗[474]。炎性肠疾病包括克罗恩病和局限性肠炎[475]。亦须考虑多种致病菌，如沙门菌、志贺菌和耶尔森菌属。这些患者经常有腹泻、吸收不良（尤其伴有乳糖耐受不良时）和血性腹泻。有些患者甚至发生中毒性急腹症。

坏死性小肠结肠炎

坏死性小肠结肠炎（necrotizing enterocolitis, NEC）是一种以小肠和结肠溃疡坏死为特征的暴发性新生儿疾病，具体病因不明，可能是多因素导致的。其中早产是发生 NEC 的最高风险因素。该病可能是肠道缺血、口饲以及病原微生物的综合作用结果。脐动脉导管、围产期窒息、呼吸窘迫综合征以及持续的动脉导管未闭均可能是与其有关[476]。此病的发生率在逐年升高，儿科 ICU 中有 1% ~ 5% 的新生儿罹患该病。其最初常见表现为：喂养不耐受、腹部膨隆和血便，继而还可能出现肠梗阻、肠穿孔和脓毒症。治疗方法为：停止胃肠道喂养、鼻胃管减压、静脉输液、血流动力学支持及合理使用抗生素，如果出现了腹部游离气体，则需行剖腹探查。腹腔引流对极低体重和濒死患儿会有帮助[477]，常需维持数周的全胃肠外营养，在相对好转之后数周至数月内可能还会发生肠梗阻[478]。

肝衰竭

肝衰竭可以出现在慢性或急性肝病患者中。慢性肝衰竭可以由胆道闭锁、先天的代谢性疾病（酪氨酸血症、Wilson 病、半乳糖血症、囊性纤维性病变）或者慢性肝炎引起。患有慢性肝疾病的患儿主要表现为合成功能失调（营养不良、低蛋白血症、凝血异常）、降解功能失调（黄疸和高血氨症）以及门静脉高压症（脾功能亢进和静脉曲张）。急性肝衰竭最常见的起因是甲型肝炎和乙型肝炎。出血、水肿、其他器官功能失调（包括肝脾大小）可以通过体格检查获得。实验室检查包括合成功能指标 [白蛋白、凝血酶原时间（prothrombin time, PT）、部分凝血活酶时间（partial thromboplastin time, PTT）]、降解功能指标（胆红素和氨）以及肝酶指标。根据个体化原则，还可以做肝脏超声、放射对照检查以及肝组织活检等。肝衰竭的致命性并发症包括：急性出血、心血管功能障碍（继发于体液大量转移的血管内的低血容量）以及中毒性脑病引起的颅内高压。治疗措施为期待治疗和支持治疗。10% 的葡萄糖输液可以保证足够的糖类供给，低蛋白质饮食使氨的生成最小化。可以根据需要给予维生素 K、新鲜冰冻血浆和血小板以纠正凝血功能障碍。用新鲜血浆和血小板置换血浆可以改善凝血功能并维持血容量正常。口服乳果糖和新霉素灌肠法可用来降低肝肠循环中氨的生成和吸收[479]。同时，应当密切监测心血管系统和呼吸功能，并给予支持治疗。对颅内高压这一并发症的预测是十分重要的。血清中氨的水平通常用于监测神经系统功能[479]，但氨是否为中枢神经系统的主要毒素或仅是化学标记物之一，目前尚不清楚。激素可用于治疗一些炎性肝炎。应用换血和血浆置换来减少毒素水平[480]，但尚无充足的证据证明该手段可以改善发病率及死亡率[481]。对于某些急性肝衰竭患者，包括由毒素和感染引起的患者，可以考虑做肝移植手术[482]。

肝外胆管闭锁

每 8000～10 000 名新生儿中可出现 1 例肝外胆管闭锁[483]。不同患者之间其闭锁的程度及十二指肠与肝管近端分支之间胆道系统的不连续性均不同。肝外胆管闭锁常采用外科治疗（空肠 Roux-en-Y 和肝门肠吻合术）及缝合肝外胆管。不足 6～9 个月的患儿应用 Kasai 术式最为成功。然而，该方法也存在许多急性或慢性的并发症，包括肝衰竭、上行性胆管炎、伴有门脉高压和血管曲张的肝硬化。尽管存在上述并发症，但是由于适合的供体器官不足，所以 Kasai 术依然在实施[484]。

肝移植

免疫抑制剂的发展及外科技术的进步增加了肝移植的成功率（见第 74 章）。肝移植手术的成功取决于围术期及术后阶段的管理，其依赖于外科学、胃肠学、麻醉学、免疫学和 ICU 等诸学科的通力合作。现在，肝移植相关的多数临床问题均能预先得到评估。在手术室中，术中大量的血液丢失并需要大量的输血输液，因此，必须严密监测心血管、肾和血液／凝血情况。移植物生存所要求的免疫抑制使患者处于"正常"菌群和条件致病菌感染的危险境地，监测和早期积极进行抗生素治疗极为重要。与 CVP 及肺毛细血管楔压升高无关的体循环高血压可能与抗排斥药物有关。许多患者需要积极抗高血压治疗（如肼屈嗪、二氮嗪和卡托普利）[485-486]。

危重病儿童的营养支持

在 PICU 的患儿并存神经系统、呼吸系统及心血管病系统疾病时，营养支持可能不是优先考虑的事情。然而，不给予营养支持可能导致患儿错过改善治疗与预后的重要机会（见第 106 章）。与肠外营养比较，肠内营养支持对于减少肠道细菌易位、减少便秘，并减少感染风险都有潜在好处。Khorasani 等[487]发表于 2010 年的一项单中心研究对比晚期接受肠内营养（12%）和早期接受肠内营养（8.5%）的烧伤患儿死亡率，发现早期肠内营养可以降低烧伤患儿的死亡率。Mehta 等[488]在 2012 发表的一项国际多中心队列研究中发现，较低水平的 60 天死亡率与肠内营养摄入占目标营养摄入的高百分比有关。该队列入选了 500 例从 1 个月到 18 岁的在 PICU 需要机械通气支持 48h 以上的儿童，肠外营养的患儿死亡率较高。该项研究证明，早期肠内营养可以改善危重患儿的预后，该结论在 Mikhailov 等[488]2013 的研究工作中得到进一步证实。该项研究是涉及 12 个中心的多中心回顾性研究，入选标准在 PICU 驻留超过 96h 及以上的 1 个月到 18 岁的患儿，共 5015 例患儿入选。该项研究把早期肠内营养定义为在入住 ICU 的第一个 48h 内通过肠内营养获得目标热量的 25%。该项研究发现，与未接受早期肠内营养的患儿相比，接受肠内营养的患儿死亡率更低（OR：0.51；95% 可信区间，0.34～0.76；P=0.001），上述结果均经过疾病的严重程度、年龄及参与中心的校正。早期肠内营养并未增加住院时间及机械通气时间。

鉴于越来越多证据支持早期肠内营养，应该每日考虑是否可能开始肠内营养，并将饲管放置超出幽门，以保证在 ICU 中肠内营养供给的可行性。Mehta 等[489]表明，即使已经开始早期肠内营养，仍会受到显著干扰。71% 的患者中平均停止肠内营养的时间约为 2 天。尽管对于每个临床医师来说，个体化的对其管理的患者进行肠内营养供给可能存在困难，但是在 ICU 中，制订早期肠内营养方案以增加目标营养供给是值得期待的[490]。PICU 中，可能有 25%～30% 患儿营养不良[489]。较小儿童及患有慢性病的儿童能量储备有限，应早期给予肠内营养。若肠内营养供给困难，尽管存在风险，也应考虑给予肠外营养。高浓度葡萄糖溶液增加了静脉炎及其他并发症的风险。给予高浓度葡萄糖肠外营养也需要放置中心静脉导管。中心静脉导管在置管及使用过程中存在感染的风险。其他肠外营养的风险还包括：感染、胆汁淤积、肝管狭窄、电解质紊乱及三酰甘油升高。如果肠内营养不可行，除非有进一步的证据显示对营养不良的儿童有害，应进行肠外营养。

血液病学

ICU 的血液病急症包括凝血系统、免疫系统及红细胞异常。这些异常独立出现或继发于多器官系统衰竭。免疫系统将在感染性疾病章节讨论。

凝血系统

正常的凝血包括初始血小板栓子的形成及纤维蛋白的产生（内源性或外源性途径）。无论在哪个阶段，都必须有血小板、凝血因子以及完整的血管共同参与（见第62章）。新生儿可能存在可测得的凝血功能异常，但很少有临床表现。足月儿及大多数早产儿均有正常的血小板-血管间相互作用，但血小板的聚集暂时受损。此外，在胎儿及新生儿中许多凝血因子的活性或者浓度下降。最为重要的是维生素K依赖性因子：因子Ⅱ、Ⅶ、Ⅸ和Ⅹ。上述因子在刚出生时很低，若没有补充维生素K，则在出生后第1周降至更低水平。在大多数婴儿，除早产儿外，因子Ⅴ和Ⅷ接近成人水平。在婴儿，虽然常规凝血活性检查结果延长，但由于新生儿缺少足够的蛋白酶抑制剂（主要是抗凝血酶Ⅲ），新生儿的血液在体外能很快凝结[216]。

输血治疗

很多患儿在PICU驻留期间需要输血治疗（表95-9；参见第61章）。红细胞减少可能是因为自身红细胞产生减少和频繁的实验室检查所导致的细胞损失。血小板减少可能是因为自身产生减少或脾的吞噬。因频繁的实验室检查而导致的血小板减少很少见。肝衰竭所致的凝血因子的降低可能会导致患者进一步出血。输入血液制品有风险。输血反应可以分为非免疫性及免疫性。非免疫性反应包括：通过血液成分传播的病毒或细菌感染、循环超负荷、凝血障碍、低体温及电解质紊乱。储存时间过长将导致PRBC红细胞溶血增加，同时钾离子水平明显升高。在创伤或者急性失血时，快速输注红细胞将导致高血钾。在ICU，PRBC输注时间通常超过2~4h，因此不会出现高血钾问题。免疫相关的输血反应包括：血管内及血管外的溶血。溶血性输血反应可能非常严重甚至危及生命。交叉配血可以减少溶血反应，但也必须仔细核对患者及待输入的血液制品。非溶血性免疫相关的输血反应包括：发热反应、轻度过敏、过敏性反应及输血相关的急性肺损伤（transfusion-related acute lung injury，TRALI）。

表95-9 血液成分治疗

血液成分	剂量	说明
浓缩红细胞	10~20ml/kg	升高血红蛋白2~4g/dl
任意捐献者血小板	1U/10kg或5~10ml/kg	来源于许多捐献者
机采血小板	10ml/kg	来源于单个捐献者
新鲜冰冻血浆	10~20ml/kg	提供20%~30%的凝血因子
冷沉淀	1U/10kg	提供大量纤维蛋白原（50~80mg/dl）

输血相关的急性肺损伤

以前没有认识到TRALI是输血的并发症，但是这种意识在不断提高（见第61章）。关于PICU中患儿TRALI的研究越来越多[491-497]。输血而产生的TRALI的诊断依赖于排除其他原因导致的肺水肿，包括容量超负荷、脓毒症导致的肺水肿及心源性肺水肿。关于TRALI机制提出了二次打击模型。初次打击是肺里内潜在的炎症因子，二次打击是血液制品的输入，进而导致TRALI。还不确定这些损害是否由长时间储存血液中存在的中性粒细胞、HLA抗体或者脂质的生物活性所引起。一项由Church等[489]开展的研究表明，ALI患儿接受新鲜冷冻血浆后死亡率增高，此类患者中ALI已经形成了初次打击。死亡率增高的相关性独立于低氧血症的严重程度、弥散性血管内凝血或者多器官障碍综合征。输血有一定风险，并且在输血前就应该考虑到这些风险。在一些临床案例中，儿科患者能承受的缺血程度要高于预期。在2007年，Lacroix等[499]在儿科重症监护病房的输血需求（the Transfusion Requirements in Pediatric Intensive Care Units, TRIPICU）研究中表明，采用限制性输血策略能够降低PICU中的PRBC使用。以血红蛋白作为指标，一组为7g，一组为10g。在限制性输血组，PRBC的使用降低了44%，且未增加任何不良后果。上述结果可能并不适用于所有的ICU患者，如持续性出血者。在TRIPICU研究中，患者的动脉血压没有低于同龄平均值的2倍SD以下，也没有需要增加正性肌力药物。在普通小儿外科[500]及心外科患儿[23]中，对原始的TRIPICU研究进行亚组分析后，发现组间的多器官功能障碍综合征发生并无显著差异。

凝血障碍

在PICU患者中，许多原因能导致凝血缺陷，如脓毒症、外伤、恶性肿瘤、胰腺炎及肝衰竭（见第62章）。PT检验了外源性凝血途径及共同凝血途径。在肝衰竭、维生素K缺乏及DIC时，PT延长。活化部分凝血酶时间（activated partial thromboplastin time，aPTT）反映内源性及共同的凝血途径。在肝衰竭、血友病A、血管性血友病及DIC时，aPTT延长。在PICU中，需要关注的是有些患者的潜在炎性状态可以激活凝血并抑制自然抗凝机制。这也是DIC发生的基础。2001年，血栓和止血国际协会（the International Society of Thrombnosis and Hemostasis）[501]发布了DIC评分系统。该评分系统采用血小板计数、纤维蛋白相关标记物、凝血酶原时间及纤维蛋白原作为指标，并把 DIC 分为非显性 DIC 及显性 DIC 。在非显性 DIC 中，凝血的平衡被炎症或微血管的非炎性紊乱抑制，但代偿机制仍存在。在显性 DIC 中，止血系统失代偿。该 DIC 评分系统可用于研究及评估对治疗的反应。Khemani 等[502] 在 2009 年发现，在 132 例伴有脓毒症或者休克的 PICU 患者中，DIC 评分较高与死亡率相关。DIC 的最高评分为 8 分。评估指标为血小板计数及纤维蛋白原的降低、凝血酶原时间的延长及纤维蛋白降解的证据。显性 DIC 的患者死亡率为 50%（DIC 评分 ≥ 5）。DIC 分数小于 5 的患者死亡率为 20%。即使校正了疾病的严重程度及正性肌力药物的使用，较高的 DIC 评分与死亡率的相关性依然存在。DIC 的治疗也应是针对导致凝血系统失衡的潜在疾病的治疗。未来的研究目标将是研究患者 DIC 纠正后的预后，甚至是 FFP 也可以影响预后。Church 等[498] 发现较高的死亡率与 FFP 输入有关，DIC 的风险与输血风险之间的平衡还未明确。

镰状细胞病

血红蛋白 S，或者镰状细胞，是最常见的血红蛋白病。地中海贫血患者具有明显的地域差异。血红蛋白 S 是由于 β 链 6 位密码子上的一个点的突变，导致缬氨酸代替了通常的谷氨酰胺。血红蛋白 S 是由带有缬氨酸的异常 β- 链和正常的 α- 链结合的产物。当存在两个异常基因时，就形成了血红蛋白 SS（hemoglobin SS，HbSS，或者镰状细胞病）。HbSS 的并发症是因血红蛋白进入 PICU 最常见的原因。脱氧 HbSS 的红细胞导致了细胞内的血红蛋白聚合，这使红细胞失去可变形性并出现形态学的变化。在脱氧状态下，异常的红细胞从双凹结构变为典型的镰状细胞形状。异常红细胞的寿命更短且更容易发生溶血。相应的，罹患镰状细胞疾病者伴有慢性的严重的溶血性贫血。

镰状细胞危象

有三种镰状细胞危象：溶血性，再生障碍性及血管闭塞。溶血性危象的特点是由于溶血的增加导致的红细胞比容及血红蛋白急剧下降。这种典型下降伴随着红细胞生成显著增加或网状细胞增多。同样的，再生障碍性危象也伴有血细胞比容和血红蛋白的下降，但是不伴随网状细胞增多，骨髓中红细胞前体的产生减慢或者停止。再生障碍性危象常由感染造成，其中 90% 为细小病毒 B19 感染。血管闭塞危象是经典的镰状细胞危象，是由感染、脱水、酸中毒或缺氧引起。红细胞呈现镰刀状阻塞小血管，导致梗塞。梗塞能发生在任何器官，但更易发生在肺、肾、骨骼、皮肤、脾、眼睛及中枢神经系统。

急性胸部综合征

发生在肺部的血管闭塞危象导致急性胸部综合征（acute chest syndrome, ACS）。ACS 是镰状细胞病患者死亡的首要原因，也是该病的第二常见并发症。ACS 被定义为胸部放射线下可见的新出现的肺浸润，且伴随着发热、呼吸道症状或者胸痛，临床过程多变。国际急性胸痛综合征研究小组（the National Acute Chest Syndrome Study Group）[500] 发表一项多中心报告表明，几乎 50% 被确诊为 ACS 的患者最初表现为其他种症状，大多数为典型的疼痛。常有肺脂肪栓塞的报告，通常是非常严重的病例，其原因可能是骨髓坏死后释放的坏死的骨髓脂肪进入了血流。ACS 的常见病因是感染，肺炎衣原体及支原体菌属是常见的病原菌。ACS 的治疗目标是早期诊断。由于罹患镰状细胞疾病的患儿初期几乎没有症状，所以应该提高警惕。所有伴有发热的镰状细胞疾病的患儿都应接受胸部放射线检查。胸部放射线显示任何阳性变化，都应立即进行治疗。初始抗生素治疗应用头孢呋辛或头孢噻肟复合大环内酯类。患者应该充分水化，且严密监测病情变化，一旦出现液体超负荷，则应立即开始利尿治疗。即使氧饱和度正常，患者也应该吸氧，如允许，每位患儿均应进行肺活量测定。且应考虑使用支气管扩张药物。应尽最大努力控制疼痛。如果患者贫血，单纯的红细胞输入可能有帮助，但是可能需要血液置换。上述措施的应用具有地域性差别。血液置换的原因是随着血红蛋白的增加血液的黏度也会增加，同时，镰状细胞患者的血液黏度在去氧的条件下会更高，进行血液置换可以降低血液黏度并且改善氧合[501]。血液置换可以改善微血管的灌注并且降低炎性介质；红细胞交换能降低患者的白细胞计数、血小板计数及可溶性血管黏附分子 -1[28]，然而对于白细胞介素 -1α、白细胞介素 -1β、白细胞介素 -8 或肿瘤坏死因子 -α，没有效果或者仅短暂的降低。在全国急性胸痛综合征研究小组刊物上[504]，13% 的患者需要机械通气，且气管插管组死亡率为 19%。

神经系统并发症

血液置换对于因镰状细胞疾病引发的神经系统并发症的治疗具有重要作用。对于年龄在 20 岁以下的罹患镰状细胞疾病的患者群中，卒中的发病率为 0.44/每 100 患者年[505]。已有研究旨在评估神经系统并发症的风险并对卒中进行预防治疗。镰状细胞疾病相关的卒中预防试验（the Strokr Prevention Trial in Sickle Cell Anemia, STOP）目的是评估慢性输血治疗能否预防镰状细胞疾病患儿发生卒中，可以通过经颅多普勒评估患者卒中风险。实验组的血红蛋白 S 浓度保持在30% 以下 [506]，与标准治疗组相比，采用慢性输血疗法患者的卒中发生率降低了 90%。因上述研究结果，该试验提前 16 个月完成。慢性输血疗法也伴随着同源免疫及铁过载等长期副作用 [507]。可获得的数据表明，输血疗法应该用于罹患镰状细胞疾病及急性神经系统改变的儿童。对急性胸痛综合征及神经系统功能改变者，虽然血液置换很重要，但是也存在风险。是否需要中心静脉通路或者动脉通路具有地域性差异。在血液置换过程中，应该密切观察以防止液体超负荷或者是血容量过低。血液制品也具有风险。若血液未经加温，则导致幼儿低体温。血液置换的最佳地点及方式取决于 ICU 的资源、血库及血液科。

获得性障碍

众多情况均可以降低凝血因子含量，维生素 K 依赖性因子是最易受到影响的。肝部疾病、华法林治疗及继发于肠道疾病的吸收障碍综合征或者由于长期的抗生素治疗导致的肠道菌群的改变等均可以导致维生素 K 依赖性凝血因子的降低。此外，未经治疗的新生儿维生素 K 缺乏将导致新生儿出血性疾病。在这种情况下，PT 延长，且因子 II、VII、IX 及 X 均处于低水平。除非肝的合成功能严重受损，否则服用维生素 K 通常可以逆转上述因子的缺乏。

获得性血小板异常包括产生减少、破坏增加和功能减退。产生减少或者低增生状态包括骨髓疾病，例如白血病和再生障碍性贫血及化疗药物的副作用。破坏增加可以是免疫介导的（如特发性血小板减少性紫癜）[508] 或者是消耗性疾病导致的（如微血管病，HUS 或者血栓性血小板减少性紫癜）[509]。最后，血小板功能障碍已经发现于尿毒症、慢性红细胞增多症伴有发绀性心脏疾病的患者 [510]。获得性血小板减少症的治疗包括：输注血小板，如果有可能，纠正潜在的疾病。治疗性脾切除术可以增加某些罹患严重免疫性疾病患者的血小板生存率。

肿　瘤　学

过去的几十年里，儿科肿瘤患者的生存率得到了显著提升。关于儿科肿瘤的监测、流行病学及最终转归可以在 http://www.seer.cancer.gov 中获得。而且，造血干细胞移植（hematopoietic stem cell transplantation,

HSCT）可治疗疾病的数量及种类也在不断增加。这些因素导致 PICU 中肿瘤患者数量的增加。这类患者群多在专业的肿瘤病房或者骨髓移植舱中受到更专业及细致的治疗。这些护理区域都有严格的护理制度及隔离规程，这在医院的其他病房是不可能实施的。为了保证肿瘤患者都能待在肿瘤病房，一些医院在这些区域允许使用低剂量变力性药物，如多巴胺 5 μg/（kg·min）。这可能意味着如果一些患者超过上述支持水平则需要被送到 ICU。他们可能伴有脓毒症及休克，并且对体液复苏及低水平变力性药物支持无反应。另外一些患者可能因病房里不能实施呼吸支持而转入 ICU。早期的文献提示尽早开始 CRRT 治疗或防止液体超负荷对 HSCT 患者有益 [511-512]，但是也有其他研究未发现上述意义 [513]。然而，有阳性发现的文献认为，伴有液体超负荷的 HSCT 患者应尽早进入 ICU。总之，有证据表明 ICU 护理能够改善儿科肿瘤患者的预后 [514-517]。对于在控制疾病严重程度后进行的 HSCT 来说，死亡率并未得到明显改善 [518]。而且，对于需要机械通气的患者来说，与非 HSCT 相比，HSCT 患者的死亡率更高 [519]。

由于患病期间的治疗及疾病自身特点，肿瘤患者的免疫力很低。在中性粒细胞减少期间，脓毒症的风险增加，发热可能是脓毒症的首发症状，目前研究多致力于发现哪类患者易发展为菌血症 [520-521]。脓毒症及肿瘤疾病的预后需要持续性关注。Pound 等 [514] 的研究表明，ICU 中脓毒症的死亡率在肿瘤组（15.9%）与对照组（11.6%）间没有显著性差异，从 ICU 转出后前六个月的生存率也未发现显著性差异。Fiser 等 [517] 于2005 年的研究表明，伴有严重脓毒症的儿科肿瘤患者的总体死亡率为 17%，HSCT 组的死亡率为 30%，明显高于非 HSCT 组（12%）。对于同时需要机械通气及变力性药物支持的患者，其死亡率高达（64%）。

白细胞淤滞

白细胞淤滞（血管阻塞）是由于细胞或白细胞（white blood cells, WBCs）数目增加所致的高黏滞性造成的。急性淋巴细胞白血病患者的 WBC 超过 500 000/mm³ 及 AML 患者 WBC 数目超过 200 000/mm³，预示将出现这种综合征。在 AML 中，与淋巴细胞相比，白血病细胞变形能力降低，因此虽然白细胞计数低也会产生相同的症状。

脑及肺是白细胞淤滞的主要靶器官，通常表现为血管阻塞及器官梗死。初始症状包括：呼吸急促、发绀、呼吸作功增加、意识改变以及局部神经功能障碍。

除了支持疗法外，减少循环肿瘤负荷及黏滞性是治疗的首要目标。通过去除白细胞和血液置换可以暂时达到治疗的目的。头部放射治疗可以减少中枢神经系统的肿瘤负荷，化疗可以阻断细胞的生成，同时可能会破坏循环中的肿瘤细胞。化疗的初始目标是阻止细胞的生成且不产生大量的细胞溶解。这样可以停止肿瘤细胞负荷的增加，且在充分灌注重新建立之前不引起严重的代谢危象 [522-523]。

肿瘤细胞溶解综合征

肿瘤细胞溶解综合征是由大量肿瘤细胞急性溶解导致的代谢危象。血清中尿酸、钾离子、磷酸盐浓度均升高；磷酸盐浓度的升高导致低血钙。高钾血症及低钙血症是致命性的；尿酸的升高可导致急性肾衰竭 [524]。可以通过碱化尿液、输入液体及利尿来治疗肿瘤细胞溶解综合征。在进行任何化疗之前，必须评估患者的肾功能。若肾功能正常，则可以给予别嘌呤醇和拉布立酶。在多数病例中，强化利尿这种保守治疗及给予别嘌呤醇或拉布立酶可以防止肾衰竭，但偶尔有些病例也必须进行透析治疗。透析治疗的指征包括：

1. 钾 >6 mEq/L，并且尽管进行离子交换仍继续上升
2. 尿酸 >19mg/L
3. 肌酐 >10mg/L
4. 磷 >10mg/L 或上升迅速
5. 容量过度负荷
6. 具有症状的低钙血症

纵 隔 肿 瘤

罹患纵隔肿瘤及呼吸窘迫的儿童常常主诉咳嗽、呼吸困难、喘鸣及气促。他们更愿意直坐而不能仰卧。胸片通常显示有纵隔大肿块，气管影模糊或消失。这些肿瘤可以导致血管的体位性梗阻，比如上腔静脉和肺动脉。Lam 等 [525] 报道，临床表现常常是非特异的或者是偶然的，而且罹患气道狭窄的患者也常表现出上腔静脉综合征的症状 [525]。上述症状通常被称为严重纵隔肿块综合征（critical mediastinal mass syndrome），需要经验丰富的多学科团队的关注。这些肿瘤可能是恶性的（87% 为霍奇金及非霍奇金淋巴瘤），也可能是良性的；预后和治疗依靠明确的诊断，诊断最好是治疗前进行活检 [526]。然而，获得纵隔肿物的组织样本可能需要

麻醉和手术，必须要控制和监测气道，而所有这些操作均可能导致患者死亡。影像学指导下应用局部麻醉的细针穿刺活检可以使某些患者在非麻醉状态下获得组织样本。在获得组织样本前进行放疗可以使肿瘤减小，进而使麻醉下的组织活检更加简单和安全。胸内气管阻塞是这些患者面临的主要麻醉风险；当患者仰卧，且深度麻醉或者被肌松药麻痹时，往往难以保持气道通畅 [525,527]。检查需要患者的充分配合，因为存在呼吸困难，患者经常很难配合治疗。麻醉诱导及气管插管多采用坐姿并且保留自主呼吸。如果气道损害严重，应该对肿瘤进行放疗并且在进行组织活检前应该给患儿类固醇；然而，这些治疗可能改变诊断结果，因此在实施前应该先和肿瘤科医师讨论。有时，外周结节或肿物也可在局部麻醉下进行组织活检。如果肿瘤巨大，一些肿瘤也可能超出放疗范围。Sticker 等 [527] 报告表明，46 例单中心回顾中，对有症状的前纵隔肿块患者，在全麻并保持自主呼吸情况下实施组织活检，并未发现严重并发症 [527]。总之，尽管诊断是治疗肿瘤疾病的关键，但是活检的风险可能远大于组织学诊断的益处。

免疫与感染

经验性抗生素治疗

对 PICU 来说，对抗生素治疗做一个经验性建议很困难。缺乏适当管理的广谱抗生素应用会造成抗生素耐药性。经验性抗生素治疗应根据各医院及患者群的常见易感细菌进行。笔者所在机构，对于脓毒症患者，由于耐甲氧西林金黄色葡萄球菌（methicillin-resistant Staphylococcus aureus, MRSA）的发生率上升，首选联合应用万古霉素和第三代头孢菌素。为了减少 MRSA 的传播，所有患者入住时均进行筛查，若发现 MRSA 则隔离患者。当菌培养结果及药敏实验结果回报后，抗生素的治疗可以更具有特异性并且抗菌谱更窄。与传染病专家见面并讨论目前医院的培养隔离菌群及抗生素的耐药性，是可能对经验抗生素治疗做出的最好建议。最好提前做出经验性抗生素治疗的决定。

预防医源性感染

医院获得性感染（hospital-acquired infections, HAIs）对医疗系统具有显著影响，而对患者可以是致命性的。Klevens 等 [528] 2007 年发表的一篇文章估

计 2002 年全美国院内感染的人数为 170 万。这其中，有 417 946 例成人及儿童的感染发生在 ICU 中。预计该阶段院内感染的死亡人数为 98 987。最好的保护措施可能是洗手及使用酒精凝胶，并且鼓励其他人也这样做。鼓励他人或者树立一个正面典型比仅仅参与更有效果。Schneider 等[529]于 2009 年进行了一项研究，将重症监护实习生或新护士与高级管理人员配对并且评估手部卫生是否合规。在控制阶段，高级管理人员并未意识到该研究，手部卫生达标者为 20%。被辅导的实习生手部卫生合格者为 22%。当高级管理人员被招募到研究中后，其手部卫生合格率为 94%，对研究不知晓的实习生的手部卫生合格率增加到 56%。可以推测出如果医护人员知道他们正在被观察，那么手部卫生合格率会更高。Schneidr 等的研究表明，建立正面行为的角色非常重要[529]。推荐进行持续的手部卫生合格审核。审核人员可能是患者的父母，若发现医护人员没有洗手，应该给予提醒。尽管很困难，但是愿意去提醒别人洗手很重要。

呼吸机相关肺炎

气管插管及机械通气对于呼吸衰竭的患者是必需的。不幸的是，气管插管阻止了气道的保护机制，增加了呼吸机相关肺炎（ventilator-associated pneumonia, VAP）的风险。没有肺部感染但需要机械通气的患者可能出现肺炎；因肺炎而需要机械通气的患者可能出现二次感染。VAP 能增加发病率及死亡率。Srinivasan 等[530]2009 年的一项研究表明，罹患 VAP 的患者机械通气时间及 ICU 驻留时间均更长，更为重要的是死亡率显著增加。未罹患 VAP 患者的死亡率为 2.4%，而罹患 VAP 患者的死亡率为 10.5%。VAP 定义为机械通气超过 48h 的患者新出现的下呼吸道感染。诊断标准包括：胸片可见的新的浸润灶、细菌培养阳性、白细胞计数升高或降低及发热或者体温波动。

在 2005 年 1 月，非营利医疗保健机构（Institute for Healthcare Improvement, IHI）开展了拯救 100 000 生命的运动。目标是在 18 个月内通过 6 种特定的可靠的临床干涉措施拯救 100 000 例患者。他们鼓励医院设置快速反应小组，对急性心肌梗死采取循证疗法、预防药物不良反应、预防手术部位感染、预防中心静脉的感染及 VAP。最后两项利用具有科学依据的集束化治疗干预共同实施。这些干预很成功。从 VAP 立场看，在实施该措施之前 PICU 患者中 VAP 发生率

在 2002 年为 11.6/1000 呼吸机天[531]。VAP 集束化干预措施特别适用于儿科患者[532]，并且 VAP 的发病率有显著的改善。在 2009 年的研究中显示集束化干预措施具有益处。Bigham 等[533] 研究表明，VAP 发生率从 5.6%/1000 呼吸机天降至 0.3%/1000 呼吸机天。该单中心研究结果还表明，机械通气时间、住院时间及死亡率均降低。在其他儿科研究中也显示出这种集束化干预措施的好处[534-535]。

为了在机械通气时减少新的细菌感染，VAP 束的组成旨在减少细菌定植并防止污染分泌物的误吸。为了减少口腔和鼻窦的细菌，每 2 ~ 4h 用氯己定进行口腔护理。为了降低污染分泌物的误吸，需要采取多种措施：首先，在气管导管内吸引或者是气管导管套囊放气之前，应该对口咽部进行吸引。其次，每 2 ~ 4h 或重新摆体位前，应该排干呼吸机管道的冷凝水。进行上述操作时不应该切断呼吸机。第三，使用导管内吸引，在气管导管内吸引时无需断开呼吸机。最后，通过保持床头抬高 30°，可以防止呼吸机管路内分泌物被动进入气管导管。

VAP 束中包含的方法不难操作而且很容易成为常规操作。更有趣的协同作用是干预措施的联合应用效果大于单独干预措施的效果。存在中心静脉导管时，严格遵守预防措施束对预防血液感染也有很大的帮助。

导管相关的血流感染

成人和小儿的导管相关的血流感染（catheter-associated blood stream infection, CA-BSI）越来越受到重视。由于 CA-BSI 导致住院时间延长，造成发病率、死亡率及费用增加，因此，这也是评估医院的一个指标。在一项儿科心脏 ICU 进行的前瞻性研究中，Abou 等[536] 发现，血行感染患儿的死亡率为 11%，而未患有血行感染的患儿死亡率为 2%。降低血行感染的最好方法就是不放置中心静脉管。应该不断评估患者是否需要置入中心静脉导管，若允许，可采用外周导管。不幸的是，在多种条件下，例如需要应用血管活性药物，则中心静脉置管不可避免。中心静脉置管护理的一系列措施的联合运用能够显著的减少血行感染，并且降低患者的发病率和死亡率。

在中心静脉导管置入及留置过程中，实施集束化预防措施后，可以显著降低感染率。2010 年一项涉及 29 个 PICU 的研究[537] 指出，这些措施可以将 CA-BSI 降低 43%。这个结果是稳定的而且程度在逐步提高。同一研究小组在 2011 年的随访研究中表明，CA-BSI

的发生率进一步降低[538]。上述措施可分为两部分：中心静脉导管的置入及留置。在中心静脉管置入期间，该措施的目标是保证整个涉及区域完全无菌。应用氯己定为两个月以上患儿做皮肤准备。术间的所有人均佩戴无菌口罩和帽子。操作者还要穿无菌手术服及戴无菌手套。床上铺较大的无菌单。第二部分是中心静脉导管留置期间。对于静脉注射管，hub 和导管置入部位的护理均有严格的指南。当换药时，应该使用无菌手套并用氯己定擦洗置管区域 30s，保证风干 30s。住院期间，严格遵守上述措施，对于防止 CA-BSI 是必要的。在许多机构，感染人数已降至很低，以致每件感染事件都可以单独审查。

尿路感染

尿管相关的尿路感染是最常见的医源性感染。移除非必需的导尿管可以显著地降低尿路感染的风险。在一些病例中，尿管不能移除，但是需要努力防止感染。建立集束化膀胱护理措施作为质量改进措施，可以显著降低感染率。在 2013 年 Esteban 等[539] 的研究中，一系列方法的实施使尿管相关的尿路感染从 23.3/1 000 尿管天降低到 5.8/1 000 尿管天。导尿管护理的一系列方法减少了细菌定植和尿液反流至膀胱。尿管以无菌的方式置入，并且每次更换尿管时至少用氯己定纱布清洁尿道周围一次。为了防止尿液反流，尿袋位置应该低于膀胱水平，在移动患者时要排空尿袋或者夹闭尿管。

新生儿感染

具有免疫缺陷的新生儿感染的易感性增加。细胞免疫的降低导致胎儿和婴儿容易感染病毒和真菌。另外，婴儿的 B 细胞功能降低及免疫球蛋白产生减少，后者可以通过母体免疫球蛋白 G 增高得到补偿。2~3 月龄时，婴儿还不能产生足够的抗体，而母体的抗体已经达到最低值[540]。该阶段，体内抗体数量浓度低，因此感染的概率增加。先天或产后的因素均可能引起围生期感染。先天性感染的原因是出生前接触病毒、原虫及细菌病原体。常见疾病包括 "TORCH"：即弓形虫（T）、其他（包括 HIV、梅毒及肺结核）（O）、风疹病毒（R）、巨细胞病毒（C）和单纯性疱疹病毒Ⅱ型（H）。这些感染很少引起严重的脓毒症，但是当发生严重的中枢系统抑制、循环衰竭及血小板减少时，会与细菌感染相混淆。若在怀孕初期感染 TORCH，可引起胎儿的衰竭或主要器官的畸形。早产儿在新生儿期很容易出现急性感染。无论妊龄大小，感染的表现和症状均难以察觉。因而，应提高对感染的怀疑力度，降低诊断和治疗的阈值[541]。最常见的病原体是由母亲的生殖道寄居病原体：B 族链球菌、大肠杆菌 E、李斯特菌及疱疹病毒。产道有疱疹病毒活动时可引发新生儿暴发性感染，这是剖宫产的一个指征，但并不能阻止所有新生儿避免疱疹病毒的感染。B 族链球菌是导致新生儿脓毒症最常见的病原体。B 族链球菌感染导致心肺系统严重不稳定，30% 的患儿感染脑膜炎。2~3 周龄的新生儿，此病原体多表现为脑膜炎，很少表现为肺部疾病。一旦怀疑存在脓毒症，应立即进行血培养、尿培养及脑脊液培养。由于很难确定婴儿的感染部位，所以需要反复的完整的脓毒症检查。细胞培养结果回报后，就可以开始氨基比林及氨基糖苷类治疗，如庆大霉素，直至获得特异性的菌群信息。大约 50% 的怀疑脓毒症的新生儿可以获得血培养的阳性结果。

小儿创伤

产前及围产期损伤

围产期损伤见于产前或出生后即刻（见第 81 章）。最常见的产前损伤是由于母亲的枪弹伤或是钝器伤。这两种情况下胎儿的死亡率至少是母亲的 2 倍[542]。导致胎儿死亡多由于母亲休克或胎儿乏氧，而非直接损伤。出生时的损伤常见于过大、足月胎儿和臀位胎儿。头部损伤包括线性或凹陷的颅骨骨折、颅脑血肿、硬膜下或蛛网膜下血肿以及脑实质或脑室内出血。颅内损伤可以引起 ICP 升高、脑缺血、神经系统损伤和死亡。胸锁乳突肌损伤引发颈斜，颈部牵拉导致脊髓横贯性损伤。由颈部牵引导致的其他神经损伤是膈神经麻痹和欧勃麻痹或克兰麻痹（Erb or Klumpke palsy），这可能是由于牵拉和（或）撕扯臂丛神经造成的。肩位难产通常导致锁骨骨折或肱骨骨折，臀位可导致股骨骨折。肝、脾、肾上腺及肾损伤可引起致命性大出血或血栓。血栓引起大脑、冠状动脉及肾血管床的组织缺损。在产房紧急情况下的气管插管可导致气管和食管穿孔，尤其是早产儿。

儿童创伤

1~14 岁儿童最主要的死亡原因是事故和外伤[543]。儿童易发生坠落伤和摔伤、溺水、几乎溺死、车祸、误服毒物和烧伤。头部损伤很常见，尤其是幼儿，其头部很大，而颈部肌肉支持相对缺乏[544]。儿童受到刀、枪之类的锐器伤较少，而钝器伤则更常见。腹部钝器伤引起实质性脏器损伤（肝或脾）的机会要比空腔脏器多。体温降低通常是外伤后的常见并发症，儿童由于体表面积相对较大所以热量丢失也快。溺水小儿或接近溺水小儿是典型的低体温损伤。所有年龄段创伤患者的处理均要求井然有序的快速诊断和治疗。小儿外伤后可预防的死亡原因包括气道阻塞、气胸和休克。休克常见的原因是未充分治疗的出血或颅内血肿不断扩大导致的继发性脑损害[545]。美国外科医师学会建议对儿科创伤患者使用四步法：①初步检查，②复苏，③再次检查，④最终治疗[250]。初步检查要求快速评估气道、呼吸及循环（ABCs）。对于意识消失的患儿来说，相对大的舌体和较窄的口咽很容易造成气道阻塞。在昏迷的儿童中，其舌体相对咽部而言比例较大，容易造成气道阻塞。先托起患者的下颌并通过面罩和气囊给氧，直到完成气管插管。不合适的通气可以导致胃内胀气、呕吐和误吸。与成年人相比，在儿童中颈椎损伤比较少见，但这类患者在排除脊柱损伤前需要固定颈椎。在建立气道以后，需要观察胸壁的对称运动、听诊呼吸音和早期拍摄胸片来确定足够的通气。张力性气胸可临床诊断，可通过针吸引流。针吸引流可在放置胸腔引流管之前减轻张力、稳定患者病情。儿童的循环状态可以得到快速评估，低血容量首先表现为心动过速、外周灌注差、脉搏细弱，最后出现低血压（可能在血容量丢失25%后才会发生）[546]。严重低血容量患儿要快速置入中心静脉导管。若不能迅速建立外周静脉通路，可以进行骨内置管[547]。通过患儿的临床表现及失血量（或血浆量）的评估指导容量复苏。在进一步评估中，需要进行从头部到足部的全身检查，并制订确切的治疗方案。儿童的诊断方法与成人相似，但需考虑到儿童的特殊之处。由于需要开腹手术的患者会出现腹膜炎及腹围增加，临床上可以进行判断[548]。诊断性腹腔冲洗有助于已补充40ml/kg的血液后血流动力学仍不稳定患儿的诊断。有的患儿情况太不稳定以至于不能做CT，腹腔冲洗可以定位不明确的出血位置。腹腔冲洗也可以评估准备做非腹腔手术的急诊手术患儿的腹腔损伤状况。如果手术很紧急，很多医师放弃采用此方法。腹部损伤手术指征包括腹腔内有游离气体、有脏器破裂表现和不可控的急性出血。脾的破裂和肝裂伤并不一定是外科手术的指征，应首选支持治疗即积极补足血容量并重新评估[549]。对于颅内损伤者，应快速检查颅脑和神经系统。颅脑损伤最重要的征象是意识逐渐减弱。快速诊断并治疗颅内严重损伤可以降低ICP

并防止继发性脑损伤。

虐待儿童

虐待儿童的诊断是存在急性外伤，而外伤的原因通常是难以解释的，还可能伴有陈旧性伤痕，包括已治愈的撞伤、打伤和骨折。儿童虐待还包括精神虐待、性虐待以及不给儿童提供足够的食物、衣着、住所、医疗、卫生、教育和监护。当对损伤的解释不恰当或不充分以及现存的外伤程度超过了诉说的原因时，就应怀疑存在虐待儿童。多家医院的住院史、急诊科就诊史、多位医师或医院的就诊记录和以前的外伤史都提示儿童有受虐待的可能。通常来说，受伤史会经常变化。以上是儿童受虐待的共同特征，但并非特定病征。大多数受虐儿童都大于3岁，他们常常卫生条件很差，身心发育延迟。常见伤害包括撞伤、鞭打、皮肤破口、烫伤，或是被烟头、火炉和热铁块烧伤。长骨骨折可以出现在任何年龄。腹部外伤、窒息征象、多处软组织损伤和生殖器损伤亦很常见。头部损伤也有可能，摇动婴儿可导致无明显外伤的颈椎损伤和颅内出血及对冲伤。怀疑虐待儿童时要仔细客观地记录病史，在病例上记录好细节，采集病史时对肯定的陈述及所做的修改要有备注。体格检查包括生长参数、软组织损伤和烫伤的描述，最好对所有损伤部位做图解甚至拍照。受伤部位的颜色、形状、分布和估计外伤的时间都需要记录在案。化验检查应包括所有长骨、肋骨和颅骨的检查；凝血功能状况包括血细胞比容、血小板计数、PT和PTT；如果考虑可能有性虐待的话，尚需对生殖器和咽喉部进行细菌培养以确定有无性病。若怀疑虐童，应马上上报。

服毒伤害

虽然各种公共卫生预防措施都获得了成功，但小儿中毒仍是一个常见的现象。幸运的是，通过向地区中毒控制中心打电话咨询，绝大多数怀疑为中毒的儿童能够在家中得到处理。一项研究表明，所有进入PICU的患者中有5%为急性中毒[550]。在这项研究中，约有半数为意外服毒，另一半为自杀性服毒。在意外服毒的人群中，平均年龄为2岁，而在自杀人群中，平均年龄为15岁。虽然儿童和青少年可能服入的有毒物质不同，但治疗原则却是一致的。治疗有3个主要目的：①鉴别有毒物质、去除污染物并排出有毒物质[551]；②使有毒物质对患者的危害最小；③密切观察并进行器官支持，直到解毒过程完成。排毒的过程包括催吐、洗胃、使用活性炭和柠檬酸镁使有毒物质排出。可通过某些特效解毒剂，结合血液透析或炭血灌注来最大程度减少毒性作用，特效解毒剂包括针对铁的去铁胺、针对甲醛的乙醇、针对麻醉性镇痛药过量的纳洛酮以及针对对乙酰氨基酚的N-乙酰半胱氨酸。因为服毒情况复杂，尤其是自杀性服毒包含多种药物，特效解毒剂治疗只能偶尔成功。器官系统功能的监测和支持通常包括：气道保护和机械通气、开放静脉、对心律不齐和心肌抑制患者行心血管功能监测及发生惊厥时给予抗惊厥药物治疗。向临床药理学家或当地中毒控制中心咨询以及与社工或精神病医师沟通，是治疗急性中毒儿童的重要部分。常见的服毒以及相应治疗的并发症包括摄入碳氢化合物或声门功能丧失导致的吸入性肺炎、脓血症、呼吸抑制、心肌抑制、心律失常、惊厥和昏迷。在治疗时还应当考虑到引发或促成其服毒的社会心理环境。应当向家庭提供咨询使其能正确地监护和保护儿童的安全。自杀未遂者常常会再次企图自杀，应及早进行心理干预。

重症儿童的转运

　　重症患儿的转运可能发生在院内或者院间。院内转运往往是必需的，例如往返于手术室和病房的转运，及进行影像学检查时的转运。在这种情况下，临床医师必须清楚检查的风险及益处，例如 MRI 获得的信息是否值得转运、改变监测手段及离开 ICU。以脑部 MRI 为例，患者可能需要离开病房 90～120 min，此过程中患者的监测及治疗情况明显改变。CT 扫描时间较短，但仍然存在同样的风险。因此，必须考虑患者疾病的严重程度。带有气管导管的患者面临导管阻塞及移动的风险；需要正性变力药物支持的患者面临药物中断的风险。根据不同的医院，患者转运小组可包括呼吸治疗医师、临床护士及转运护士。有的医院会派出 ICU 人员，一些医院有专门的院内转运小组。当购入新设备时，转运监测装置应考虑配有监测呼末二氧化碳的装置。对于幼儿来说，转运过程中很难维持体温。

　　三级医院建立院间转运系统。规模较小的社区医院可以使用外部资源。应该了解可用转运小组的能力，了解的细节包括直升飞机及固定翼飞机的可用性、转运小组的工作方式、转运小组的负责区域及转运小组可提供的医疗干预措施的能力。多数转运护理医师可进行气管插管、静脉或动脉置管及在院外时放置胸腔引流管。当与相关医院交接时，这些信息都很重要。同时，在接收到转运请求时，需要评估由仅提供基本的生命支持的复苏小组来转运患者是否安全。如果医院对于治疗危重患儿没有经验，那么可能首先考虑的就是转院以给予患儿更好的治疗，可能没有考虑到在转运中，当患儿病情恶化时可以采用哪种支持，他们也可能不愿意等待转运小组，但是必须讨论转运儿童需要的所有的相关情况。当考虑组建转运小组时，需要考虑相关医院的距离、患儿病情、复苏支持的状况及不停变化的情况。一旦转运小组出发，接收医院应该根据原医院的建议继续支持及复苏。关于转运小组组建及发展的相关信息已经超出了本章讨论的范围。一个非常好的资源是来自于美国儿科学会关于空中和地面转运新生儿和胎儿的指南。如果考虑用直升机来转运患儿，则必须考虑海拔方面的物理学知识。之前可能没有考虑过的肺泡里大气压的公式

$$PAO_2 = (P_B - P_{H_2O}) \times FiO_2 - (PaCO_2/R)$$

　　由于在海平面时 P_B 是 760mmHg，而到了海拔 8 000 英尺后 P_B 变为 565mmHg。因此，飞行中需要充足的供氧，对于患有明显肺部疾病者，即使给予供氧，仍可能存在氧合不足。根据波耳定律（压力$_1$× 容量$_1$=压力$_2$× 容量$_2$），低海拔压力时气体扩张，这意味着小量的气胸有可能扩张为大量气胸，气管导管套囊可能膨胀使气管受压。PICU 依靠转运小组的出色技能。为保持熟练度，转运者需要练习插管和相关技能。当转运小组医师或护士在手术室内培训气管插管时，应该对其提供帮助，这点十分重要。

参 考 文 献

　　见本书所附光盘。

第七部分

术后治疗

第 96 章　麻醉后监护病房

Theodora Katherine Nicholau

朱萧玲　王韶双　译　侯立朝　熊利泽　审校

要　点

- 全麻苏醒期可伴有影响多器官系统功能的多种生理紊乱。最常见的是术后恶心呕吐（PONV）、低氧、低体温和寒战以及血流动力学不平稳。

- 在一项对麻醉后监护病房（PACU）的 18 000 多例患者的前瞻性研究中，麻醉苏醒期并发症的发生率高达 24%。其中最常见的是恶心和呕吐（9.8%），需要上呼吸道支持（6.8%），低血压（2.7%）。

- 术后早期发生呼吸道梗阻的最常见原因是仍处于镇静状态或反应迟钝的患者咽肌肌力尚未恢复。吸入全麻药、静脉全麻药、肌肉松弛剂以及阿片类药物的残余作用，均可引起 PACU 患者咽肌肌力恢复延迟。

- 口咽部肌肉是神经肌肉阻滞后恢复最慢的肌群，常规四个成串刺激（TOF）肌松监测并不能准确反映咽肌肌力的恢复程度。

- 中时效肌松药可增加术后呼吸系统并发症的发生率。用胆碱酯酶抑制剂新斯的明拮抗肌松，不仅不能预防术后肺部并发症发生，事实上反而可能增加术后肺部并发症的发生率。

- 约有 8% ~ 10% 腹部手术患者进入 PACU 后仍需气管插管和机械通气。术后早期呼吸衰竭多见于一些短时快速可逆的异常情况，如：疼痛引起的屏气、膈肌功能恢复不良、肌力恢复延迟以及药物性呼吸中枢抑制。

- 在 12 导联心电图（ECG）检查中，尽管联合 II 导联与 V_5 导联能反映 80% 的心肌缺血事件，但心电监护仪的诊断准确度却很有限。由于存在人为错误，美国心脏病学会指南推荐，在术后早期采用电脑 ST 段分析系统（如果条件允许）对心脏并发症高风险患者提供心肌缺血监护。

- 术后尿潴留是指膀胱容积 >600ml 且 30min 内不能排尿，有研究指出 PACU 中尿潴留的发生率为 16%。发生术后尿潴留的最明显的预测因素：年龄大于 50 岁，术中输液量大于 750ml，入 PACU 时膀胱容积已经大于 270 ml。

- 围术期接受静脉造影剂的患者应注意充分水化。用生理盐水进行积极地水化是防止造影剂肾损伤的最有效方法。

- 据报道，66 例腹腔镜减肥手术患者中有 22.7% 患者发生横纹肌溶解。其风险因素包括体重指数（BMI）超标和手术时间过长。

- 术后寒战发生率在全身麻醉后高达 65%（5% ~ 65%），硬膜外麻醉后为 33%。已明确的风险因素包括：男性患者和诱导用药选择。与硫喷妥钠相比，丙泊酚使用后常有寒战。

- 约 10% 的年龄 >50 岁的择期手术患者在术后 5 天内会出现不同程度谵妄。某些特定手术术后谵妄发生率更高，如髋关节骨折修复术（>35%）和双膝人工关节置换术（41%）。

- PACU 监护标准要求有一名医师承担 PACU 患者的转出任务（标准 V），即便是转出决定是由 PACU 床旁护士根据医院制定的转出标准或评分系统做出的。

麻醉后监护病房（postanesthesia care unit，PACU）是用来监护和治疗患者生理功能从麻醉手术中早期恢复的地方。PACU 是从对患者一对一监护的手术室转移到较少密切监护的普通医院病房或患者独立在家之间的过渡。为应对这独特的过渡时期，PACU 的配置既要满足不稳定患者复苏的需要，还要为稳定患者的"恢复"提供一个安静舒适的环境。PACU 的位置要靠近手术科室，便于麻醉医师快速协助诊治。

转　入　PACU

PACU 的工作人员主要是由受过专门训练、能及时识别术后并发症的护士组成。患者被送达 PACU 时，麻醉医师需向 PACU 的护士提供有关患者病史、用药情况、麻醉和手术的详细信息。需特别注意监测氧合（SpO$_2$）、通气（通气频率、气道通畅度和 ETCO$_2$）以及循环 [血压、心率、心电图（ECG）] 等。患者在 PACU 时需连续记录生命体征，至少每 15min 记录一次。所记录的生命体征及其他相关信息是患者医疗文书记录的一部分。对 PACU 患者监护和治疗的特殊要求和建议可参考美国麻醉医师学会（ASA）制定的操作规范和指南。

PACU 监护规范

PACU 监护规范规定了临床所需的最低监护要求。因此，应将该标准作为最低要求，工作人员根据临床判断可高于该最低标准。PACU 监护规范应定期更新，以适应临床参数与技术进步。最新版本的 PACU 监护规范发表于 2009 年，总结如下[1]：

Ⅰ. 所有接受全身麻醉、区域麻醉或监护麻醉的患者，都应接受适当的麻醉后监护。
Ⅱ. 应由一名熟悉患者情况的麻醉人员护送患者到 PACU。转运期间应根据患者情况进行适当的监护与支持并不断地评估及治疗。
Ⅲ. 到达 PACU 时，应再次评估患者情况，并由护送患者的麻醉人员向 PACU 责任护士就患者病情进行口头交班。
Ⅳ. 在 PACU，应连续评估患者的状况。根据患者病情选用合适的监测方法对患者观察监护。尤其应注意监测氧合、通气、循环、意识和体温。在麻醉恢复期，特别是恢复早期，应采用定量的方式，

如脉搏氧饱和度来监测评估患者的氧合状况*。
Ⅴ. 医师负责决定患者是否可转出 PACU。

与操作规范不同，操作指南不是规定。操作指南旨在协助医护人员作出临床决策。ASA 麻醉后监护操作指南是通过以下三方面人员协同多次探讨制定的：① ASA 任命的一个特别工作小组，由私人麻醉医师、院校麻醉医师和流行病学家组成；② PACU 顾问；③ 大多数 ASA 会员。该指南是根据文献回顾、专家意见、开放论坛评论和临床可行性来制订的。该指南推荐在麻醉手术恢复期，合理评估、监测并治疗重要脏器功能（框 96-1）[2]。

除了框 96-1 中总结的 PACU 患者病情评估与监测措施外，还包括以下措施：

* 应用多种止吐药预防或治疗术后恶心呕吐（PONV）。
* 有低氧血症风险的患者吸氧。
* 条件许可时，可给予暖风机维持患者正常体温。
* 可使用哌替啶或其他阿片受体激动剂治疗术后寒战，但不能替代用复温治疗低体温。
* 只要使用苯二氮䓬类、阿片类或肌松药物时，就应备有相应的拮抗剂。
* 患者主诉要求排尿或喝清流汁不应该作为 PACU 患者转出的一个标准，但对特定患者可能是必要的。
* 所有患者均需由负责人员陪伴回家。
* 不必强制规定最短留滞时间，但 PACU 患者转出前必须排除其不再有心肺功能抑制的风险。

术后早期生理变化

患者全麻手术苏醒时有可能伴有许多影响多脏器系统功能的生理紊乱。最常见的是术后恶心呕吐（PONV），低氧，低温和寒战，以及循环不稳定。在一项纳入 18 000 多例 PACU 患者的前瞻性研究中，并发症的发生率高达 24%，其中最常见的是恶心呕吐（9.8%）、需上呼吸道支持（6.8%）和低血压（2.7%）（图 96-1）[3]。

美国一项历时 4 年于 1989 年结束的麻醉相关医疗事故索赔案调查研究显示，1175 例案例中 7.1% 是恢复期事故[4]。尽管 PACU 中恶心呕吐的发生率非常高，但严重不良后果却与气道、呼吸和心血管事件的发生

---

* 在一些情况下，负责的麻醉医生并不一定照此去做。这时应在病历中进行记录（包括原因）。

框 96-1　PACU 患者病情评估与监测指南概要

呼吸系统
　　定期评估气道通畅度、呼吸频率和氧饱和度，应特别关注氧合和通气监测

心血管
　　应常规监测心率和血压，心电监护应处于随时可用

神经肌肉
　　对所有应用非去极化肌松药或患有神经肌肉系统疾病的患者，应进行神经肌肉功能评估（参见第 53 章）

精神状态
　　应定期评估精神状态

体温
　　应定期测定患者体温

疼痛
　　应定期评估患者疼痛

恶心呕吐
　　应常规进行定期评估患者恶心呕吐情况

容量
　　应评估患者术后补液情况并相应调整。评估包括：对明显出血以及需要额外的静脉液体管理

尿
　　对特定患者或特定手术操作应根据实际情况评估尿量和排尿情况

引流和出血
　　必要时应定期评估引流量和出血情况

From Apfelbaum JL, Silverstein JH, Chung FF, et al: Practice guidelines for postanesthetic care: an updated report by the American Society of Anesthesiologists Task Force on Postanesthetic Care, Anesthesiology 118:291-307, 2013

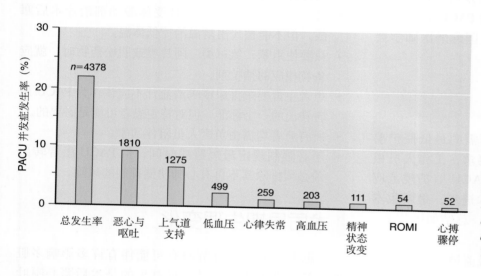

图 96-1　18 473 例 PACU 患者的研究数据显示：PACU 患者并发症总发生率为 23.7%。其中恶心呕吐、需要上呼吸道支持和低血压最为常见。ROMI，指排除心梗 *(From Hines HR, Barash PG, Watrous G, et al: Complications occurring in the post-anesthesia care unit: a survey, Anesth Analg 74:503-509, 1992. Used with permission.)*

密切相关。根据澳大利亚不良事件监测研究（AIMS）数据库的统计显示，2002 年发生的 419 例恢复室医疗事故中，气道和呼吸系统问题（183 例，43%）和心血管事件（99 例，24%）占绝大多数（表 96-1）[5]。这与 1989 年结束的美国麻醉事故索赔案调查结果相似，该数据显示 PACU 医疗事故索赔中与呼吸相关的事件占一半以上[4]。

患者至 PACU 的转运

　　把患者从手术室转运至 PACU 的过程中，须严密监测患者上呼吸道通畅程度和呼吸运动的有效性。观察胸廓是否随呼吸动作适当起伏，听诊呼吸音，或简单地把手掌放在患者口鼻上方感觉呼出气流，就能确定患者通气是否充分。

　　除个别情况外，所有全麻手术患者在转运途中都应吸氧。一项对 502 例转入 PACU 的患者观察发现，患者到达 PACU 时出现低氧血症（$SpO_2 < 90\%$）的一个最重要相关因素是转运期间呼吸空气。其他风险因素还包括体重指数（BMI）增高、镇静评分增高和呼吸急促[6]。

　　尽管大多数日间手术患者身体健康，在呼吸空气时也能安全地转运，但必须根据患者自身情况作出这样的决定。高龄（>60 岁）（见第 80 和 89 章）和超

表 96-1 报告 AIMS 的 419 例恢复室相关不良事件中的事故原因分析

事故原因	案例数（比例 %）
心血管	99 (24)
呼吸	97 (23)
气道	86 (21)
用药错误	44 (11)
中枢神经系统	32 (8)
设备	27 (6)
沟通	7 (2)
低体温	6 (1)
区域阻滞问题	4 (1)
病历不完整	4 (1)
体温过高	3 (1)
外伤	3 (1)
牙科问题	2 (0.5)
肾	1 (0.2)
皮肤	1 (0.2)
输血	1 (0.2)
设施受限	1 (0.2)
胃肠道问题	1 (0.2)

From Kluger MT Bullock MF: Recovery room incidents: a review of the Anesthetic Incident Monitoring Study (AIMS), Anesthesia 57:1060-1066, 2002

重（>100kg）的日间手术患者在转运中呼吸空气时发生低氧的风险明显增高[7]。接受小手术的健康患者，如存在单纯通气不足，同样可导致低氧血症。

上呼吸道梗阻

咽部肌肉张力丧失

全麻术后早期气道梗阻的最常见原因是镇静和反应迟钝患者容易发生咽部肌肉张力丧失。吸入麻醉药、静脉麻醉药、肌肉松弛剂和阿片类药物的残余效应是 PACU 患者咽部肌肉张力丧失的主要原因。

在清醒患者，膈肌收缩产生吸气性负压的同时，咽部肌肉收缩从而利于上呼吸道开放。由此，舌和软腭向前牵拉，确保了吸气时气道开放。睡眠期间咽部肌肉兴奋性受抑制，导致肌肉张力下降易发气道梗阻。吸气相咽部组织顺应性消失又可引起反射性的代偿性

呼吸用力和反射性的代偿性吸气负压增加，从而进一步加重气道梗阻，形成恶性循环[8]。

气道梗阻时患者用力呼吸的特征是反常呼吸，表现为胸骨上凹和腹肌活动增强。随着气道梗阻加重，用力吸气时胸壁塌陷和腹部凸起产生的摇摆运动更加明显。此时，上托下颌保持呼吸道通畅或（和）面罩持续正压通气（CPAP）就能缓解由于咽肌张力消失所引起的气道梗阻。麻醉药物的残余作用完全消失之前，需持续给予患者气道支持。个别患者可能需要放置口咽或鼻咽通气道、喉罩，甚至气管内导管。

神经肌肉阻滞残余作用

在 PACU 评估上呼吸道梗阻时，应考虑麻醉期间使用肌松药的患者存在肌松残余作用的可能（框 96-2）[9-10]（参见第 35 章）。由于膈肌肌力恢复早于咽肌，所以患者抵达 PACU 时残余肌松表现并不明显。保留气管导管时呼末二氧化碳和潮气量虽能提示患者通气已充分恢复，但仍不能保证患者维持上呼吸道通畅和清除分泌物的能力也恢复了。拔管刺激、搬动患者到转运车上，以及随后面罩气道支持，都有利于在转运到 PACU 的路上保持患者气道开放。当处于 PACU 安静环境时，患者的上呼吸道梗阻才表现出来。使用中短效肌松药的患者在 PACU 也有可能存在残余肌松作用。即使在手术室内使用肌松拮抗剂达到了充分的临床拮抗效果，在 PACU 仍可能出现残余肌松作用。

临床上常采用 4 个成串刺激（train-of-four, TOF）比值来评估全身麻醉患者的神经肌肉功能[11]。TOF 比值是一种主观评价指标，单凭触碰或视觉观察常会出现误差其结果不一定可靠。TOF 值在 <0.4 ~ 0.5 才会受到重视，然而 TOF 值持续在 0.7 时就会出现明显的临床肌无力症状和体征[12]。此外，拇指内收肌 TOF 比值大于 0.9 时咽肌功能才恢复正常[13]。尽管 100Hz 刺激引起的 5s 强直性收缩是药物性肌松作用被充分逆转的最可靠指标[12, 14]，但也和 TOF 比值一样存在同样误差的问题。

曾使用神经肌肉阻滞药的患者，即使已经应用了拮抗药新斯的明仍需特别注意。一项针对 18 000 余例术中应用中时效神经肌松阻滞药的患者的前瞻性对照研究表明，无论是否给予抗胆碱酯酶药拮抗肌松作用，中时效神经肌肉阻滞药引起的肌无力会增加术后发生呼吸系统并发症的风险[11]。

对于清醒患者，临床评估神经肌肉阻断恢复情况首选疼痛性 TOF 或强直刺激。临床评估指标包括握手

框 96-2   促使非去极化肌肉松弛药作用延长的因素

药物
吸入性麻醉药
局部麻醉药（利多卡因）
抗心律失常药（普鲁卡因胺）
抗生素 [多黏菌素类、氨基糖苷类、林可酰胺类（克林霉素）、甲硝唑（灭滴灵）、四环素类]
皮质类甾醇类
钙通道阻滞剂
丹曲林
代谢与生理状态
高镁血症
低钙血症
低体温
呼吸性酸中毒
肝 / 肾衰竭
重症肌无力综合征
延长去极化肌松药作用的因素
琥珀酰胆碱过量
血浆胆碱酯酶活性降低
  血浆胆碱酯酶含量降低
  • 极端年龄（新生儿、老年）
  • 疾病状态（肝疾病、尿毒症、营养不良、血浆置换术）
  • 激素水平改变
  • 妊娠
  • 避孕药
  • 糖皮质激素
  血浆胆碱酯酶活性受抑制
  • 不可逆性（二乙氧膦酰硫胆碱）
  • 可逆性（依酚氯铵、新斯的明、溴吡斯的明）
基因变异（非典型血浆胆碱酯酶）

解质紊乱都有利于患者肌力的恢复。应用舒更葡糖钠（sugammadex）替代新斯的明作为肌松拮抗剂，有望降低 PACU 患者残余肌松的发生率。新斯的明的使用必须在肌力开始有所恢复时才有效，而舒更葡糖钠是选择性罗库溴铵结合剂，其使用则不需要等待肌力恢复。最新研究表明，舒更葡糖钠能在 5min 内使 85% 的患者从无肌颤恢复至 TOF 比值 >0.9[16]。尽管欧洲自 2008 年即开始使用舒更葡糖钠，而美国目前仅仅限临床试验（参见第 35 章）。2012 年，美国开始实施舒更葡糖钠和新斯的明拮抗罗库溴铵肌松作用的临床对照研究[17]。

喉痉挛

喉痉挛是指声带突然痉挛，导致喉口完全关闭。喉痉挛常发生在全麻苏醒期刚拔管的患者。尽管喉痉挛最可能发生在手术室拔管时，但全麻后转入 PACU 时入睡的患者在被唤醒时，也有发生喉痉挛的风险。

上托下颌并应用 CPAP（高达 40cmH$_2$O）常常是足以中止喉痉挛的刺激。如果上托下颌并给予 CPAP 无效，可立即给予琥珀酰胆碱 [0.1 ~ 1.0mg/kg 静脉注射（IV）或 4mg/kg 肌内注射（IM）] 使骨骼肌松弛。喉痉挛时声门紧闭，试图强行通过声门行气管内插管是不可取的。

水肿或血肿

气道水肿可能是长时间俯卧位或头低脚高位手术的一个并发症。这在大失血和需积极液体复苏的手术患者中尤其明显。颜面和巩膜水肿是重要体征，能提醒临床医师患者可能存在气道水肿，但这些外部可见的体征并不一定伴有咽部组织水肿（参考第 55 章）。除全身性水肿外，舌部、咽部和颈部手术操作，包括甲状腺切除术[18-19]、颈动脉内膜剥脱术[20] 以及颈椎手术[21] 均能引起局部组织水肿或血肿。在 PACU 给这类患者拔管时，必须在拔管前先评估气道的通畅度。通过吸除口咽部分泌物和抽出气管导管套囊内气体后评估患者通过气管导管外呼吸的能力。封堵气管导管近端，然后要求患者通过气管导管外进行呼吸。气流良好提示拔管后患者仍能保持气道通畅[22]。另一种方法，抽出气管导管套囊气体后，测定导管周围产生"漏气"时所需的胸腔内压。这个方法最初用于小儿伪膜性喉炎患者拔管前的评估[23]。当该方法用于普通口咽部水肿患者时，难以确定"安全"压力阈值。最后，当患者采用容量控制通气模式时，可测定套囊放气前

力度、伸舌、抬腿、抬头持续 5s 等。其中，抬头持续 5s 被认为是标准指征，它不仅反映整体的运动力量，更能反映患者的维持和保护气道能力。然而，门齿强烈对抗压舌板的能力是反映咽肌张力的更可靠指标。该操作相当于平均 TOF 比值为 0.85，而能持续抬头时 TOF 比值为 0.6[12]。在一项长达一年，对 7459 例全身麻醉患者的研究中，Murphy 等确定了其中 61 例严重呼吸事件（见第 35 章）。这些严重呼吸事件均发生在入 PACU 后 15min 内，同时已行 TOF 检查。与对照组（0.9098±0.07）相比，这些患者的 TOF 比值较低（0.62±0.20）[15]。

PACU 患者肌无力主要表现为呼吸窘迫和（或）躁动。如果怀疑患者持续存在或重新出现神经肌肉无力，应尽快排查可能的原因（见框 96-2）。其中呼吸性酸中毒和（或）低体温比较常见。在患者入 PACU 且外部刺激减小后，挥发性吸入麻醉药或阿片类药物（或二者都有）的残余抑制作用常可导致上呼吸道梗阻，进而引起进行性加重的呼吸性酸中毒。使用一些简单的方法，如注意保暖，给予气道支持，纠正电

后呼出气潮气量。需再次插管的患者一般"漏气"量较小（套囊放气前后呼出气潮气量之间百分比差别较小）。建议拔除气管导管的临界值是差值 >15.5%[24]。套囊放气后出现漏气，提示有可能成功拔管，但并不保证能成功拔管。反之，正如套囊漏气试验失败，也不能排除成功拔管的可能性[25-26]。当然，套囊漏气试验并不能替代全面可靠的临床评估。

水肿或血肿所致严重上呼吸道梗阻的患者，可能无法实施面罩通气。甲状腺或颈动脉手术后血肿，应尝试解除伤口包扎或拆开缝线，并清除血肿，以缓解气道压迫。该方法只作为姑息性措施，如果大量液体或血液（或二者都有）渗入咽壁组织层，上述方法不能有效地解除气道压迫。如需紧急气管插管，要备好困难气道处理设备，如有条件，做好行紧急气管切开术的准备也非常重要。如此时患者能自主呼吸，应首选清醒气管插管技术，因为此时使用直接喉镜可能很难窥见声门。

阻塞性睡眠呼吸暂停

由于大多数阻塞性睡眠呼吸暂停（obstructive sleep apnea，OSA）患者并不肥胖，且绝大多数患者在外科手术时漏诊，OSA 综合征常常是导致 PACU 气道梗阻的易忽视因素[27-28]。

OSA 患者很容易发生气道梗阻，应该在患者完全清醒且能按指令动作后再拔除气管导管[8, 29]。此类患者咽部组织增生不仅增加气道梗阻的发生，并且使直视喉镜气管插管困难或难以操作[30-31]。在 PACU，已拔除气管导管的 OSA 患者对阿片类药物极为敏感，如有可能，应采用连续区域阻滞技术提供术后镇痛[32-33]。十分有趣的是，苯二氮䓬类药物对咽肌肌力的影响大于阿片类药物，围术期使用苯二氮䓬类药物能显著增加 OSA 患者在 PACU 发生气道梗阻的概率[8, 34]。

针对 OSA 患者，术前制订相应处理方案时应考虑到术后即给予 CPAP 支持。应要求患者在手术当日携带自己的 CPAP 设备，以便患者抵达 PACU 前即设定好 CPAP。对于在家不常规使用 CPAP 或自己没有 CPAP 设备的患者，需要提前联系好呼吸治疗师为患者提供合适的 CPAP 传输装置（面罩或鼻腔导气管），并确定能预防上呼吸道梗阻发生的正压通气压力[35-36]。

对合并有病态肥胖的 OSA 患者，应在手术室拔管后即刻给予 CPAP，而不是等送达 PACU 后再应用，这对患者更有益。Neligan 等比较了腹腔镜减肥手术患者拔管后即刻给予 CPAP（10 cmH₂O）和 30min 后在 PACU 给予同样 CPAP 的临床效果。与对照组相比，拔管后即刻 CPAP 支持能够改善患者术后 1h 和 24h 的肺功能（如功能残气量、呼气峰流速、用力呼气量）[37]。

上呼吸道梗阻的处理

应密切关注上呼吸道梗阻。再次行气管内插管前，应尝试用无创方法开放气道。对咽肌肌力下降患者，上托下颌同时给予 CPAP（5 ~ 15 cm H₂O）通常都足以开放上呼吸道。如果 CPAP 无效，应立即置入口咽通气道、鼻咽通气道或喉罩。成功开放上呼吸道并确保足够通气后，应找出引起上呼吸道梗阻的原因并给予处理。对成年患者，可给予持续性刺激或分别静脉给予小剂量的纳洛酮（0.3 ~ 0.5μg/kg）或氟马西尼（0.2 mg）（最大量 1 mg）来逆转阿片类药物或苯二氮䓬类药物的镇静作用。对肌松药的残余作用，可通过药物方法或纠正导致肌松残余的其他因素来逆转，如低体温。

PACU 患者低氧血症的鉴别诊断

肺不张和肺泡通气不足是术后早期短暂性动脉低氧血症的最常见原因[38]。对术后持续低氧血症患者，应注意临床相关情况鉴别[39]。回顾患者病史、手术过程以及临床症状与体征将有助于可能的原因（框 96-3）。

肺泡通气不足

根据肺泡气平衡方程，呼吸空气时，单纯通气不足就可导致动脉低氧血症（见第 19 章）（图 96-2）。在海平面水平，二氧化碳分压正常的患者呼吸空气时肺泡氧分压（PAO_2）为 100 mmHg。因此，没有明显的肺泡 - 动脉血氧分压差异的健康患者，其动脉血氧分压（PaO_2）也接近 100 mmHg。同一位患者，如肺泡二氧化碳分压（$PACO_2$）从 40 mmHg 增加至 80 mmHg（肺泡通气不足），就会造成 PAO_2 仅 50 mmHg。因此，即使肺功能正常，呼吸空气时如果发生通气不足，也可引起低氧血症。

正常情况下，$PaCO_2$ 每升高 1mmHg，分钟通气量呈线性增加约 2L /min。在全麻术后早期，由于吸入麻醉药、阿片类药物和镇静催眠药物的残余作用，对二氧化碳的通气反应受到显著抑制。除呼吸动力受到抑制外，术后通气不足的原因还包括残余肌松作用或潜在神经肌肉疾病所致的全身乏力。一些限制性肺功能

框96-3　导致术后动脉低氧血症的因素
肺内右向左分流（肺不张）
通气/血流灌注比值失调（功能残气量下降）
充血性心力衰竭
肺水肿（液体负荷过重、气道梗阻后水肿）
肺泡通气不足 [麻醉药和（或）肌松药的残余作用]
弥散性低氧（给予氧气也难以缓解）
吸入胃内容物（误吸）
肺栓塞
气胸
氧耗增加（寒战）
脓毒症
输血相关性肺损伤
成人呼吸窘迫综合征
高龄
肥胖

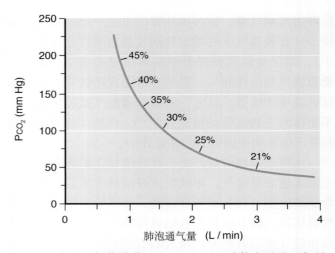

图96-3　肺泡二氧化碳分压（PCO_2）可反映静息肺泡通气量。百分比指肺泡氧分压（PO_2）恢复至正常范围所需要的吸入氧浓度 *(Modified from Nunn JF: Nunn's applied respiratory physiology, ed 6. Philadelphia, 2005, Butterworth-Heinemann. Used with permission.)*

$$PAO_2 = FiO_2 (PB - PH_2O) - \frac{PCO_2}{RQ}$$

$$Paco_2 = 40 \text{ mm Hg}$$
$$PAO_2 = 21(760 - 47) - \frac{40}{0.8} = 150 - 50 = 100 \text{ mm Hg}$$

$$Paco_2 = 80 \text{ mm Hg}$$
$$PAO_2 = 21(760 - 47) - \frac{80}{0.8} = 150 - 100 = 50 \text{ mm Hg}$$

PAO_2	= 肺泡氧分压
$Paco_2$	= 动脉血二氧化碳分压
FiO_2	= 吸入氧浓度
PB	= 大气压
PH_2O	= 水蒸汽压
RQ	= 呼吸商

图96-2　通气不足是动脉低氧血症的原因 *(From Nicholau D: Postanesthesia recovery. In Miller RD, Pardo MC Jr, editors: Basics of anesthesia, ed 6. Philadelphia, 2011, Saunders.)*

异常，如原有胸壁畸形、术后腹部包扎或腹胀也可导致通气不足。

通过吸氧（图96-3），给予外部刺激患者保持清醒，给予药物逆转阿片类药物和苯二氮䓬类药物的作用或机械通气可纠正继发于高碳酸血症的低氧血症。

肺泡氧分压下降

弥散性低氧是指氧化亚氮（N_2O）麻醉结束时，N_2O 快速弥散到肺泡内，N_2O 稀释肺泡气体，导致 PAO_2 和 $PaCO_2$ 一过性下降。患者呼吸空气时，PAO_2 降低可引起动脉低氧血症，而 $PaCO_2$ 降低则可抑制呼吸驱动力。在无供氧的情况下，停用 N_2O 麻醉后，弥散性低氧能持续 5～10min。因此，这可导致刚入 PACU 时发生动脉低氧血症。

通气/血流比失调和分流

缺氧性肺血管收缩是使正常肺维持最佳通气/血流比的机制（见第19和51章）。该反应使肺通气不良区域的血管收缩，促使该区域血液流向通气好的肺泡。在 PACU 中，吸入麻醉药的残余作用，及用于治疗高血压的硝普钠和用于改善血流动力学的多巴酚丁胺等都会削弱缺氧性肺血管收缩反应，加重动脉低氧血症。

与通气/血流比（V/Q）失调不同，真性分流对氧疗无反应。引起术后肺内分流的原因包括肺不张、肺水肿、反流误吸、肺栓塞和肺炎。其中肺不张很可能是术后早期肺内分流的最常见原因。让患者保持坐位姿势、深呼吸和面罩正压通气能有效地治疗肺不张。

静脉血掺杂增多

静脉血掺杂增多通常指在低心排血量状态下，未氧合的静脉血与氧合的动脉血混合。正常情况下，只有 2%～5% 心排血量经肺分流，且分流的血液混合静脉血氧饱和度在正常范围，对 PaO_2 影响很小。低心排时，氧合严重不充分的血液回流到心脏。另外，肺泡氧合障碍时，如肺水肿和肺不张，使分流量显著增加。此时未氧合的分流血液与氧合的动脉血混合使 PaO_2 降低。

弥散功能降低

弥散功能降低可能反映存在潜在的肺部疾病，如肺气肿、肺间质病变、肺纤维化或原发性肺动脉高压。因此，在 PACU 低氧血症的鉴别诊断必须考虑任何原有肺部疾病的影响。

最后，应当牢记由于未被及时发现氧源中断或空氧气瓶所致的氧供不足。

肺 水 肿

术后早期肺水肿通常是心源性的，继发于容量超负荷或充血性心力衰竭。由气道梗阻（梗阻后肺水肿）、脓毒症、输血（输血相关性急性肺损伤，TRALI）引起的肺水肿较少见。

梗阻后肺水肿

梗阻后肺水肿和由其所致的低氧血症是麻醉手术结束、拔除气管导管后发生上呼吸道梗阻的严重后果，临床上较为罕见。梗阻后肺水肿是一种漏出性水肿，是由于用力吸气对抗关闭的声门，引起胸腔内负压急剧增加所致。此时胸腔内负压及静脉回流增加，使跨肺血管床的静水压力梯度增大，促进了液体渗出。健康强壮患者发生梗阻后肺水肿的风险会增大，由于其能产生更大的吸气力量。

喉痉挛可能是 PACU 梗阻后肺水肿最常见原因，但是任何上呼吸道梗阻情况都有可能引起梗阻后肺水肿[41-42]。由此导致的低氧血症通常在上呼吸道梗阻 90min 内发生，同时伴有胸片表现为双侧肺部散在浸润。治疗措施为支持性治疗，包括供氧、利尿，严重者可给予正压通气。

输血相关性肺损伤

对术中接受过血液制品的患者，PACU 肺水肿的鉴别诊断应包括输血相关性肺损伤（见第 61 章）[43-44]。输血相关性肺损伤的症状一般出现在输注含血浆的血液制品（浓缩红细胞、全血、新鲜冰冻血浆或血小板）后 1～2h 内。因为这种反应在输血后 6h 内仍可发生，术中输血的患者在 PACU 有可能发生输血相关性肺损伤。由此所致的非心源性肺水肿常伴有发热和全身性低血压。出现症状时应行血细胞计数检查，可见白细胞计数急性降低（白细胞减少症），说明肺组织和渗出液粒细胞增多[45-46]。支持治疗措施包括供氧和药物利尿。机械通气可用于纠正低氧血症和呼吸衰竭，可能需要升压药处理顽固性低血压[47]。

以往，由于缺乏特异性诊断标准，对该综合征存在漏诊和漏报。最近，输血专家通过欧美共识会议提出有关诊断标准，提高了对该综合征的认识（框 96-4）[48-49]。

低氧血症的监护和治疗

供 氧

在成本控制的时代，对所有全身麻醉恢复期患者常规辅助供氧被认为是增加费用且不必要的措施[50]。反对常规氧疗者认为，以现有的 PACU 标准连续监测血氧饱和度容易识别需氧疗的患者。支持此意见的研究显示，全身麻醉后在 PACU 的大多数患者吸空气时不会出现低氧（63% 的患者在 $SaO_2 < 90\%$ 的阈值，83% 的患者在 $SaO_2 < 94\%$ 的阈值）[51]。尽管该研究的作者预测在 PACU 取消常规吸氧可大大节省医疗费用，但是另一些学者认为，限制氧疗的经济效益可能会被处理并发症带来的费用所抵消[52-53]。

尽管在 PACU 对所有全麻苏醒期患者预防性吸氧存在争议，但是大多数学者认为利大于弊。即便给予吸氧，相当一部分患者在 PACU 停留的某个时间将发生低氧[54-55]。Russell 等观察了 100 例呼吸空气转运至 PACU 的患者。在 PACU 内雾化面罩吸入至少 40% 的氧气。在转运 PACU 前 2min $SaO_2 > 97\%$。有 15% 的患者在抵达 PACU 时有一过性的低氧（$SpO_2 < 92\%$ 持续时间 >30s），这种即发性低氧的发生与患者年龄、体重、ASA 分级、全身麻醉和静脉输液量超过 1500ml

---

框 96-4 输血相关性急性肺损伤诊断标准：欧美专家共识会议建议

1. 急性肺损伤诊断依据：
   a. 急性出现的症状和体征
   b. 低氧血症
      i. $PaO_2/FiO_2 < 300$，或
      ii. 吸入空气 $SpO_2 < 90\%$，或
      iii. 低氧血症的其他临床证据
   c. 胸片显示：双肺有浸润性改变，无心影增大
   d. 无左心房高压的临床证据
2. 输血前无急性肺损伤
3. 输血 6h 内出现肺功能障碍
4. 发病时排除了其他造成急性肺损伤的相关因素

Modified from Swanson K, Dwyre DM, Krochmal J, Raife TJ: Transfusionrelated acute lung injury (TRALI): current clinical and pathophysiologic considerations, Lung 184:177-185, 2006.
PaO_2，动脉血氧分压；FiO_2，吸入气氧浓度；SpO_2，脉搏血氧饱和度

呈正相关。此外，尽管在到 PACU 后给予预防性氧疗，还有 25% 的患者在到达 PACU 30~50min 后仍发生出现低氧。这种迟发性低氧较转入 PACU 时低氧更严重（SaO_2 可降至 71%~91%），且持续时间更长（5.8±12.6min）。其他相关因素包括麻醉持续时间和女性。

无供氧的情况下，安全地实施麻醉后监护的前提是必须随时备好以下条件：包括每个床旁都备有有效的供氧装置，并有足够的人力观察和及时处理。Gravenstein 认为这种警觉可能不实际，也难以避免少部分患者发生不良后果的风险[56]。

脉搏氧饱和度的局限性

麻醉后监护的 ASA 标准要求"特别注意"观察和监测患者的氧合与通气。脉搏氧饱和仪是 PACU 监测低氧血症的标配监护仪，但它并不能说明通气是否充分[57]。尽管已有数项研究证实氧饱和度仪发现吸空气患者是否存在通气不足的作用有限[58-59]，而且它也不能可靠地发现吸氧患者是否存在通气不足[59]。在 PACU 监测通气状况时，脉搏血氧饱和度监测不能替代专业人员的密切观察。

最适围术期氧合

术后恶心呕吐

大量研究就围术期吸氧能否减少 PONV 的发生率进行了探讨（参见第 97 章）。在第一项研究中，Grief 等对 231 例择期结肠切除术患者随机给予 30% 或 80% 氧疗（用氮气调整吸入氧浓度）。此研究示，术中及术后 2h 给予 80% 氧疗使 PONV 的发生率降低近一半（从 30% 降至 17%）[60]。研究组随后一项对 240 例择期妇科腹腔镜手术患者的研究示，围术期吸入 80% 氧在预防 PONV 方面具有与昂丹司琼（吸入 30% 氧）一样的效果。与单使用 30% 氧组相比，给 80% 氧和昂丹司琼都能使术后 24h 内的 PONV 发生率降低 50%（从 44% 降至 22%）[61]。

提高吸入气氧浓度不能降低择期小儿口腔手术[62]、成人甲状腺手术[63] 或斜视手术[64] 患者 PONV 的发生率。对 210 例（年龄 4~79 岁）斜视手术患者的研究发现，PONV 发生率在 30% 氧气或空气＋诱导时昂丹司琼、80% 氧气或空气、30% 氧气或空气等三组患者中相同。此外，腹腔镜胆囊切除术患者，不使用氧化亚氮，也不增加吸入氧浓度，同样可降低 PONV 的发

生。在该研究中，把氧浓度从 40% 增加到 80% 并无进一步获益[65]。

不用氧化亚氮、增加氧浓度可减低 PONV 发生率的机制尚不明了。尽管有证据证实围术期增加氧供能降低结肠直肠手术患者 PONV，但并不支持非肠道手术[66]。增加氧供对降低肠外手术患者 PONV 发生率的效果并不明显，这可能是不用氮气和氧化亚氮与高浓度氧一起发挥作用可减轻肠胀气和肠道缺血等胃肠道反应。

Kober 等对救护车转运的轻微创伤老年患者研究发现，与吸空气相比，高浓度氧能使恶心呕吐发生率降低 4 倍。在这项双盲研究中，患者随机给予吸空气或氧流量 10L/min 的 100% 氧面罩吸氧。并且该研究的作者认为氧气对晕动症的作用可能存在中枢机制[67]。

伤口感染

增加氧供似乎可降低结肠手术患者伤口感染的发生率。Grief 等将 500 例结肠切除术患者随机分为给予 30% 或 80% 氧气（复合空气）。此研究示，较高浓度氧能使伤口感染发生率降低 6%（11.2% 降至 5.2%）[68]。最近对西班牙 14 所医院 300 例患者的一项多中心随机对照研究发现增加氧供能使患者伤口感染降低 30%[69]。此研究者比较了术中与术后 6h 给予 30% 或 80% 氧。在这项研究中，所有患者围术期标准化护理，根据疾病控制中心标准诊断手术部位感染。

但也有研究结果并不一致，有研究结果示给予 80% 氧的腹腔大手术患者术后伤口感染发生率（25%）高于给予 35% 氧的患者。值得注意的是，该研究因不是随机研究而遭广泛质疑，因为与 35% 氧的患者相比，给予 80% 氧的患者比较肥胖、手术时间较长且术中出血量较多。与西班牙的多中心研究不同，该研究中伤口感染诊断是基于图表回顾而不是基于规范化标准[70]。

氧化亚氮

氧化亚氮在伤口感染风险中的作用尚有争议。预后研究组（the Outcomes Research Group）表明，对结肠切除手术患者控制性供氧（35%）时，不使用氧化亚氮也不能降低手术部位感染的发生率[71]。

目前为止，最大规模的多中心试验比较了 2050 例氧化亚氮为基础的麻醉与无氧化亚氮全身麻醉对重大手术患者的影响。排除心胸手术。是否排除结

肠切除术患者或既往有 PONV 病史的患者由麻醉医师慎重考虑。患者随机给予 30% 氧气 +70% 氧化亚氮或 80% 氧气 +20% 氮气。结果显示,不用氧化亚氮可显著降低 PONV 和术后 30 天内重要并发症的发生率。重要的并发症包括肺炎、气胸、肺栓塞、伤口感染、心肌梗死、静脉血栓形成、卒中和术中知晓。研究主要结论认为不用氧化亚氮并不缩短住院时间[72]。但是,该研究没有控制吸入氧浓度;因此,尚不清楚这种有益的效应是不采用氧化亚氮还是增加吸入氧浓度所致[73]。

供氧系统

补充供氧

在 PACU,供氧系统的选择取决于低氧血症的程度、手术操作和患者依从性。头颈部手术患者因存在伤口和微血管肌肉皮瓣压迫性坏死的风险,可能不宜面罩给氧,而鼻腔堵塞患者不采用鼻导管给氧。对禁忌密闭面罩和固定带的患者,可选用氧帐或不密封的吸氧装备。

传统气泡式加湿器鼻导管给氧通常限制最大流量为 6L/min,以最大限度地降低湿化不充分带来的不适感和并发症。一般来说,经鼻导管氧气流量每增加 1L/min,FiO_2 可增加 0.04,氧流量为 6L/min 时,FiO_2 约为 0.44。直到最近,拔管患者最大氧供仍需通过无重复吸入系统面罩吸入或高流量雾化吸入器提供。然而,这些系统效率低下,面罩不配套和(或)无法满足高分钟通气量的需求导致大量空气混合。新的高流量鼻导管装置能为患者提供 37℃、相对湿度为 99.9%、40L/min 的氧流量,从而让患者更为舒适[74]。

目前经鼻咽部高流量吸氧时所能达到的 FiO_2 相当于传统面罩装置给氧的效果。实际上,在氧流量(10 ~ 40L/min)相似范围内,Vapotherm 系统较非重复吸入式面罩提供更高浓度的 FiO_2。与重复吸入式面罩不同,这些装置是在整个呼吸周期直接给鼻咽部输送高流量氧气。高流量产生的 CPAP 可能提高了该装置的吸氧效果[75]。

持续气道正压

估计有 8% ~ 10% 的腹部手术患者进入 PACU 后仍需气管插管和机械通气。如本章前述,术后早期呼吸衰竭多由一些短暂、快速、可逆性的异常情况所致,如疼痛引起的屏气、膈肌功能失调、肌无力和药物性呼吸中枢抑制。迅速出现的可逆的低氧血症可能是由于通气不足、肺不张或容量负荷过重所致。此时应用 CPAP 能促使肺泡复张和缓解低氧血症。肺储备功能增加也能改善肺顺应性和降低呼吸作功。在最近的一项随机对照试验中,209 例择期腹部大手术患者被随机分为在 PACU 单纯辅助供氧或辅助供氧联合 CPAP(压力 7.5cmH₂O)。结果显示,给 PACU 患者应用 CPAP 可显著降低气管插管、肺炎、感染和脓毒症的发生率。在纳入 209 例患者后,由于效果问题而中止研究(表 96-2)(参见第 103 章)[76]。

行 Roux-en-Y 型胃分流术的肥胖患者中 OSA 患者占很大比例,术后 CPAP 让这些患者明显受益。最初外科医师不愿接受该治疗方案,担心 CPAP 会使胃和近端小肠胀气,导致吻合口破裂。在另一项纳入 1067 例胃空肠吻合术患者的单中心研究中,有 420 例患者合并 OSA,给予 CPAP 并不增加术后吻合口漏的风险[77]。

表 96-2　CPAP 用于处理手术后低氧血症的临床效果观察

	对照组（n=104）	CPAP 组（n=105）	相对风险（95% CI）	P 值*
肺炎,患者例数（%）	10（10）	2（2）	0.19（0.04 ~ 0.88）	0.02
感染,患者例数（%）	11（10）	3（3）	0.27（0.07 ~ 0.94）	0.03
败血症,患者例数（%）	9（9）	2（2）	0.22（0.04 ~ 0.99）	0.03
吻合口漏,患者例数（%）	6	1		
肺炎,患者例数	3	1		
死亡,患者例数（%）	3（3）	0（0）		0.12

Modified from Squadrone V, Coha M, Cerutti E, et al: Continuous positive airway pressure for treatment of postoperative hypoxemia: a randomized controlled trial, JAMA 293:589-595, 2005
CPAP,持续正压通气;CI,可信区间。
* 所有 P 值为双侧 t 检验。对照组与 CPAP 组之间的统计学比较,绝对变量采用 Fisher 精确检验,连续变量采用双侧 t 检验

无创正压通气

即使在 PACU 中应用 CPAP，也会有一些患者需其他通气支持。已有研究证实，无创正压通气（NIPPV）（见第 103 章）是 ICU 中替代气管内插管的一种有效方法。虽然 NIPPV 在急慢性呼吸衰竭治疗中的应用已非常成熟，但其在 PACU 中的应用仍十分有限。

以往由于 NIPPV 可能会引起胃扩张、误吸和伤口裂开，术后早期避免使用。尤其是食管或胃手术患者。决定对 PACU 患者使用无创通气前须慎重考虑患者和手术两方面的因素。相对禁忌证包括：血流动力学不稳定或危及生命的心律失常、精神状态异常改变、有较高误吸风险、无法使用鼻罩或面罩（头部和颈部手术）以及顽固性低氧血症[78]。已有部分个案报道了在 PACU 成功应用 NIPPV 代替气管插管用于成人和儿童患者。2000 年，Tobias 报道 2 例患者成功应用 NIPPV，一例为胃造口术后患者，另一例为胆囊切除术后患者[79]。Albala 和 Ferrigno 系列报道了更多病例（8 例患者），但都未涉及腹腔内手术。两项研究的作者都认为 NIPPV 的成功应用取决于恰当的患者选择和认真细致的实施方案[80]。

NIPPV 是通过面罩用呼吸机的压力支持模式来实现。另外，使用 BiPAP 呼吸机可通过鼻导管或面罩给予正压。框 96-5 提供了对急性呼吸衰竭患者实施 NIPPV 的具体方案。

血流动力学不稳定

PACU 患者血流动力学异常可表现为高血压、低血压、心动过速或心动过缓，单独或同时发生。PACU 中血流动力学不稳定对患者长期预后可产生负面影响。值得注意的是，与低血压和心动过缓相比，术后高血压和心动过速使计划外入住 ICU 的风险增加，死亡率增高[81]。

高　血　压

有原发性高血压病史的患者，在 PACU 中发生严重高血压的风险最大[82]。其他因素包括：疼痛、恶心呕吐、通气不足及高碳酸血症、全麻苏醒期躁动、高龄、尿潴留和原有肾疾病（框 96-6）。颈动脉内膜剥脱术和颅内手术后多有高血压。许多患者，尤其是既往有高血压病史的患者，在 PACU 期间常需使用药物来控制血压（见第 39 章）。

框 96-5　对急性呼吸衰竭患者实施 NIPPV 的示例方案 *

1. 根据手术操作、患者误吸风险、保护气道能力以及对面罩依从性选择合适的患者
2. 床头抬高呈 ≥ 45 度角
3. 选择大小合适的面罩，并将面罩连接至呼吸机
4. 向患者解释所采取的治疗措施，使其放心
5. 设置初始通气参数（CPAP：0cm H_2O；压力支持：10cm H_2O)
6. 轻柔握住面罩置于患者面部，使患者舒适，与呼吸机同步
7. 鼻梁及其他压力点使用伤口护理敷料保护
8. 用头带扣紧面罩
9. 缓慢增加 CPAP
10. 调整压力支持，以达到潮气量足够和患者最舒适
11. 对缺氧患者，以 2 ~ 3cmH_2O 的增幅逐渐增加 CPAP，直至 $FiO_2 \leqslant 0.6$
12. 避免面罩压力峰值 >30cmH_2O
13. 设置呼吸机报警和窒息备用参数
14. 告诉患者和护士必要时（需重新放置面罩，疼痛或不适）或出现并发症（呼吸困难，腹胀，恶心呕吐）时呼叫医师
15. 监测氧饱和度，并根据血气分析结果调整呼吸机参数

Modified from Abou-Shala N, Meduri U: Noninvasive mechanical ventilation in patients with acute respiratory failure, Crit Care Med 24:705-715, 1996. CPAP，持续正压通气；FiO_2，吸入氧浓度。
* 该方案来自 University of Tennessee, Memphis, Tennessee, USA

框 96-6　引起术后高血压的因素

术前高血压
低氧血症
容量负荷过多
全麻苏醒期躁动
寒战
药物作用反跳
颅内压增高
交感神经系统活动增加
　高碳酸血症
　疼痛
　躁动
　肠胀气
　尿潴留

低　血　压

术后性低血压常见下列情况：①低血容量性（前负荷降低），②分布性（后负荷降低），③心源性（自身泵衰竭）（框 96-7）。

低血容量（前负荷降低）

PACU 患者发生低血压的常见原因是血管内液体容量减少和前负荷下降所致。这种低血压对静脉输液反应良好。术后早期血管内容量减少的常见原因有以

奋，以维持全身血压和心率。即使使用很小剂量的吸入性麻醉药、阿片类药物或镇静催眠药都能够减低这些患者的交感神经系统张力，引起明显的低血压。

过敏反应（过敏或类过敏）也可能是 PACU 患者低血压的原因之一。肾上腺素是治疗过敏反应所致低血压的首选药物。血清类胰蛋白酶浓度增高可证实过敏反应的存在，但血清类胰蛋白酶浓度增高并不能鉴别过敏反应与类过敏反应。用于测定血清类胰蛋白酶浓度的血液样本应在过敏反应发生后 30～120min 内获得，但结果可能需要等待数日。肌松药是手术期间发生过敏反应的最常见原因（表 96-3）[84-85]。

在 PACU，如怀疑低血压是由脓毒症所致，应立即采血做血培养，并在患者转回预约病区前立刻启动经验性抗生素治疗。尿道手术和胆道手术是导致脓毒症引起的突发性严重低血压的常见手术操作。此时，尽管即刻液体复苏是最重要的措施，但通常仍需要至少短时间的升压药支持。去甲肾上腺素是脓毒症患者首选升压药。脓毒性休克时血管加压素缺乏导致了血管扩张[86]，因此严重脓毒性休克时给予小剂量血管加压素（0.01～0.05U/min）能改善平均动脉压，并降低对儿茶酚胺类血管加压药的需求，也有利于肾功能的保护[87]。

框 96-7 PACU 患者发生低血压鉴别诊断

血管内容量不足
  持续容量丢失
  液体进入第三间隙
  肠道准备
  胃肠液丢失
  手术部位出血
毛细血管通透性增加
  脓毒症
  烧伤
  输血相关性急性肺损伤
心排血量降低
  心肌缺血 / 梗死
  心肌病
  瓣膜病
  心包疾病
  心脏压塞
  心律失常
  肺栓塞
  张力性气胸
  药物性低血压（β 受体阻滞剂，钙通道阻滞剂）
血管张力下降
  脓毒症
  过敏反应（过敏，类过敏）
  脊髓休克（脊髓损伤，医源性高位脊髓损伤）
  肾上腺功能不全

心源性（心脏泵衰竭）

导致术后明显低血压的心源性因素包括：心肌缺血与心肌梗死、心肌病、心脏压塞和心律失常。鉴别诊断取决于外科手术、患者术前心脏风险及健康状况。为明确低血压的原因，可能需监测中心静脉压、超声心动图，极少数情况需监测肺动脉楔压。

下几个方面：体液进行性转移至第三间隙或液体丢失；术中补液不足（尤其是重大腹腔内手术患者及术前接受肠道准备的患者）；椎管内麻醉（蛛网膜下腔或硬膜外阻滞）引起的交感神经系统张力消失。

术中失血量大的患者，术后发生低血压应排除活动性出血。不管估计的术中失血量是多少，估算的失血量往往不准确。如果患者病情不稳定，应床旁检测血红蛋白，以排除实验室检查等待时间。如果患者正服用 β 受体阻滞剂或钙通道阻滞剂治疗，心动过速可能不是低血容量或贫血的可靠指标。

分布性（后负荷下降）

PACU 患者发生血液分布性休克可能是多种生理紊乱的结果，包括医源性交感神经阻断、危重病、过敏反应和脓毒症。医源性交感神经阻滞常继发于区域麻醉技术，是围术期低血压的一个重要原因。高位交感神经阻滞（高达 T_4 平面）可使血管张力降低，并阻断心脏加速神经纤维。如果不及时处理，即使是年轻健康患者，严重低血压情况下发生的心动过缓可能导致心搏骤停[83]。血管加压药、去氧肾上腺素和麻黄碱等升压药是治疗交感神经系统阻滞所致低血压的方法。

危重病患者可能依赖于交感神经系统的过度兴

表 96-3 围术期诱发过敏反应的药物

药物	围术期过敏反应发生率（%）	与围术期过敏反应关系最密切的药物
肌肉松弛药	69.2	琥珀酰胆碱、罗库溴铵、阿曲库铵
天然橡胶、胶乳	12.1	乳胶手套、止血带、Foley 导尿管
抗生素	8	青霉素和其他 β- 内酰胺类
催眠药	3.7	丙泊酚、硫喷妥钠
胶体	2.7	葡聚糖、明胶
阿片类药物	1.4	吗啡、哌替啶
其他	2.9	丙帕他莫、抑肽酶、木瓜凝乳蛋白酶、鱼精蛋白、布比卡因

From Hepner DL, Castells MC: Anaphylaxis during the perioperative period, Anesth Analg 97:1381-1395, 2003

心肌缺血：评估和治疗

低危患者

PACU 患者心电图变化的识别受患者心脏病史和危险指数的影响。低危患者（<45 岁，无明确心脏病史，只有一项危险因素）术后 ECG 中 ST 段的改变通常并不表明有心肌缺血。引起这些低危患者心电图 ST 段改变的相对良性的因素包括焦虑、食管反流、过度通气和低钾血症。一般情况下，这些患者只需要常规 PACU 观察；如其他相关症状和体征时就需要进一步临床评估。如 ECG 改变伴有心律失常或（和）血流动力学不稳定，则需要更积极的评价（见第 39 章）。

高危患者

与低危患者相比，即使不出现典型体征或症状，高危患者心电图 ST 段和 T 波改变也具有重要意义。这些患者出现任何与心肌缺血相一致的 ST 段或 T 波改变都应该快速做进一步的评估，以排除心肌缺血。在 PACU，如怀疑心肌缺血或梗死时，应检测血清肌钙蛋白水平。在获得测定肌钙蛋白的血样以及 12 导联心电图后，必须采取适当的心脏监护和请心内科随访。

心脏监护

术后早期心肌缺血很少伴有胸痛，确诊 PACU 患者是否有心肌缺血取决于心脏监护的敏感性（参见第 45 和 47 章）。尽管联合 II 导联与 V_5 导联能检测到 80% 的 12 导联 ECG 提示的缺血性事件，但从心电监护上靠视觉获得的结果往往不准确。由于存在人为误差，美国心脏病学会推荐，如条件允许，术后早期应采用 ST 段电脑自动化分析系统来监护高危患者[88]。最近一项小规模单中心研究中，Goldman 等认为 PACU 获得的术后 12 导联心电图可能是调整 50 岁以上心肌缺血低危的患者风险分层的一项有价值的手段[89]。然而，同时对于接受高危或中危手术的已知或可疑冠心病患者，只建议术后应常规做 12 导联 ECG 检查。

心律失常

围术期心律失常通常是短暂多因素的（见框 96-6）。围术期引起心律失常的可逆因素包括低氧血症、通气不足及高碳酸血症、内源性或外源性儿茶酚胺、电解质紊乱、酸中毒、液体负荷过重、贫血和药物戒断综合征[90]。

心动过速

PACU 患者发生窦性心动过速的常见原因有：疼痛、躁动、通气不足及高碳酸血症、低血容量和寒战。相对少见但比较严重的病因包括出血、心源性或感染性休克、肺栓塞、甲状腺危象和恶性高热。

房性心律失常

非心胸外科大手术后，新发房性心律失常的发生率高达 10%。心脏和胸科手术后，心房受到激惹，这种心律失常的发生率会更高[91]。原有心脏危险因素、体液正平衡、电解质紊乱和低氧患者，其术后心房颤动的风险显著增加[92]。新发的房性心律失常都不是良性的，因为这些心律失常的发生多与住院时间延长、死亡率增加有关[93]。

室性心律失常

PACU 患者常发生室性期前收缩（PVCs）和室性二联律。发生 PVCs 通常反映交感神经系统兴奋性增加，常发生于气管插管、疼痛和短暂性高碳酸血症期间。真正的室性心动过速提示存在心肌病理学改变，但罕见。尖端扭转型室性心动过速、心电图 QT 间期延长则可能是与内在因素或药物（胺碘酮、普鲁卡因胺或氟哌利多）相关。

缓慢性心律失常

在 PACU，心动过缓的发生常为医源性。药物相关性因素包括：β 受体阻滞药、肌松拮抗剂抗胆碱酯酶药、阿片类药物以及右美托咪定等。操作和患者自身相关性因素包括：肠胀气、颅内压或眼内压增高以及蛛网膜下腔麻醉。蛛网膜下腔麻醉平面过高则可阻滞源自于 $T_1 \sim T_4$ 的心脏加速性神经纤维，引起严重心动过缓。由此引发的交感神经阻滞、心动过缓、血容量可能不足及静脉回心血量减少，即使是在年轻健康的患者，也有可能造成突发性心动过缓甚至心搏骤停。

心房颤动

控制心室率是治疗新发心房颤动的早期目标。对同时有血流动力学不稳的患者，可能需立即电复律，但大多数患者在给予药物治疗后就得到控制，药物治疗常用 β 受体阻滞剂或钙通道阻滞剂[94]。对于禁用 β 受体阻滞剂的患者，可选用钙通道阻滞剂地尔硫䓬。如果担心血流动力学不稳定，可选用短效 β 受体阻滞剂艾司洛尔。对术后由儿茶酚胺引起的心律失常患者，使用上述药物常可达到化学复律的目的。如果治疗目的是药物复律，在 PACU 可使用负荷剂量的胺碘酮来控制心率。但应注意静脉给予胺碘酮有可能引起 QT 间期延长、心动过缓和低血压。

治　疗

治疗心律失常的紧迫性取决于心律失常所致的生理变化结果，主要是低血压或（和）心肌缺血。快速性心律失常可减少冠状动脉灌注时间，增加心肌氧耗。其影响取决于患者原有心脏功能，对冠心病患者的危害最大。而心动过缓对心脏每搏量固定患者的危害比较大，如婴幼儿和限制性心包疾病或心脏压塞患者。大多数情况下，应首先搞清病因并纠正已存在的异常情况（如低氧血症或电解质紊乱）[95]。考虑治疗方案时，还须考虑对心肌缺血或肺栓塞发生的影响。

肾功能障碍

术后肾功能障碍的鉴别诊断包括肾前性、肾性和肾后性原因（框 96-8）。通常情况下，其病因为多因素的，术中的肾损害可加重术前已存在的肾功能不全。在 PACU，诊断和治疗的重点应放在寻找易引起可逆性少尿的原因 [如尿量 <0.5ml / （kg·h）]。例如，导

框 96-8　术后少尿

肾前性
低血容量（出血、脓毒症、第三间隙液体丢失、容量复苏不足）
肝肾综合征
低心排血量
肾血管阻塞或断裂
腹内高压
肾性
缺血（急性肾小管坏死）
造影剂
横纹肌溶解
肿瘤溶解
溶血
肾后性
手术损伤输尿管
输尿管血块或结石梗阻
机械性（尿管梗阻或异位）

尿管阻塞或脱落易于纠正，但常被忽视（框 96-8）。如情况许可，应该与手术医师（泌尿外科或妇科）讨论手术过程的细节，以排除输尿管、膀胱或尿道解剖上的梗阻或断裂。

少　尿

血管内容量不足

术后早期少尿的最常见原因是血容量不足。此时，补充液体（500 ~ 1000ml 晶体液）通常可有效地恢复尿量。怀疑术中失血时，应检测血细胞比容，反复进行冲击补液以维持尿量。容量复苏可最大限度地增加肾灌注，对防止进行性缺血性肾损伤和发展到急性肾小管坏死尤为重要。

围术期有很多事件可改变肾灌注。术前或术中血管造影容易造成缺血性损伤，后者则是继发于肾血管收缩和直接的肾小管损伤。围术期容量不足，能加重脓毒症引起的肝肾综合征或急性肾小管坏死。手术本身也能影响到肾血管通畅度而降低肾灌注。最后，腹内压力增高也会损害肾灌注。

如果禁忌液体冲击疗法或持续性少尿，则需评估血管内容量和心脏功能，以鉴别脓毒症性低血容量和低心排。没有使用利尿剂时，测定排钠分数有助于确定肾灌注是否充足。但肾前性氮质血症的诊断并不能鉴别低血容量、充血性心力衰竭或肝肾综合征。此时，监测中心静脉压或（和）超声心动图可有助于鉴别诊断。

术后尿潴留

术后尿潴留可导致膀胱过度扩张和永久性逼尿肌损害。在 PACU，应用超声检查能确定膀胱容量并鉴别尿潴留[96]。Keita 等使用该技术测定 313 例患者转入 PACU 时和转出 PACU 前的膀胱容量，试图分析出高危患者。该研究收集数据包括：年龄、性别、尿潴留史、术中使用抗胆碱能药物、术中输液量、静注吗啡。尿潴留定义为膀胱容量 >600ml，且在 30min 内无法排空。在此研究中 PACU 患者术后尿潴留的发生率为 16%。最显著的预测因子有：年龄 >50 岁，术中输液 >750ml 以及转入 PACU 时膀胱容量 >270ml[97]。此研究主张高危患者应使用超声检查以发现可能的尿潴留。

造影剂肾病

目前在颈内动脉狭窄、主动脉瘤和外周血管疾病治疗方面，血管造影术与血管内支架置入术正在取代开放

式手术。因此，造影剂肾病也常常被列入术后肾功能不全的鉴别诊断中。对任何已接受静脉内造影剂的患者，围术期应注意充分水化。应用生理盐水加强水化对防治造影剂性肾病最为有效。研究表明，应用碳酸氢钠碱化尿液可提供额外的肾保护作用[91]。如果碳酸氢钠用于肾保护，应在使用造影剂前给予 154mEq/L 的碳酸氢钠，以 3ml /（kg·h）的速度输注 1h，随后以 1ml /（kg·h）的速度输注 6h[98]。乙酰半胱氨酸价格便宜且易于给药（造影前后口服），也可能提供一定的肾保护作用[99]。尽管有许多研究支持乙酰半胱氨酸的有效性，但 meta 分析并不确定其作用[100-101]。

腹内高压

任何腹部手术后少尿且体检腹胀的患者，应考虑腹内高压。腹内高压会影响肾灌注并导致肾缺血和术后肾功能不全。非肥胖患者的腹腔内压力（IAP）正常值是大约 5mmHg。腹内高压通常分为四级：Ⅰ级，12 ~ 15 mmHg；Ⅱ级，16 ~ 20mmHg；Ⅲ级，21 ~ 25mmHg；Ⅳ级，>25mmHg。腹腔间隔室综合征是指 IAP 超过 20mmHg 伴或不伴有腹腔灌注压 <50mmHg[102]。对腹部大手术患者的前瞻性研究结果显示，约 40% 新发肾功能不全的患者为腹内高压所致。在这项研究中，术后肾功能损害与以下四个独立因素有关：低血压、脓毒症、高龄和腹腔压力增高[103]。膀胱压力可间接反映 IAP 的程度。对怀疑有腹内高压的患者，应监测膀胱压力间接反映 IAP，以及时发现并尽快给予干预措施，缓解腹腔内压力和恢复肾灌注。测定膀胱压力时，患者应处于仰卧位，在患者呼气末测压，注意避免腹部肌肉收缩。和测定动脉血压一样，压力传感器应置于腋中线水平[103]。

横纹肌溶解

横纹肌溶解可使严重挤压伤或热损伤的患者术后恢复过程变得复杂。接受减肥手术的病态肥胖患者，横纹肌溶解发生率也显著增高。据报道，接受腹腔镜下减肥手术的 66 例患者，横纹肌溶解发生率为 22.7%[104-106]。其风险因素包括：BMI 增加和手术时间延长。可根据患者病史和手术过程来决定是否在 PACU 中检测肌酸磷酸激酶水平[104]。早期积极水化，维持好尿量是治疗的关键。可使用髓袢利尿剂冲洗肾小管并避免液体超负荷。临床上也常静脉滴注甘露醇促进肌红蛋白管型从肾小管排出，也给予碳酸氢钠对抗肌红蛋白的毒性作用，但其临床效果有限。对 2000

多例合并横纹肌溶解的创伤患者研究结果提示，输注碳酸氢钠和甘露醇并不能进一步降低急性肾衰竭的发生率[107]。也没有证据表明肾保护剂量的多巴胺对肾有保护作用[108]。对重症患者，可尝试使用连续肾替代疗法清除肌红蛋白。高通量膜能有效清除循环中的肌红蛋白，常规的血液透析滤器则没有类似的作用。连续肾替代治疗主要采用的是高通量膜。此外，对流式（即连续血液滤过去除溶质的机制）较扩散式（即传统血液透析去除溶质的机制）更能清除大分子溶质[109]。

体温和寒战

全身麻醉和硬膜外麻醉后常发生术后寒战反应（参见第 54 章）。全身麻醉和硬膜外麻醉的术后寒战发生率分别高达 65%（范围 5% ~ 65%）和 33%。已知的危险因素包括：男性和诱导药物。丙泊酚较硫喷妥钠更易发生寒战[110]。

机 制

术后寒战通常伴有低体温，但也有例外。尽管体温调节机制能够解释低体温患者的寒战，但有不同机制可解释正常体温患者的寒战反应。其中一个可能的机制是根据大脑与脊髓在全身麻醉后并不是同时恢复所提出。脊髓功能恢复较快，引发脊髓反射脱抑制，表现为阵挛性活动。支持该假说的依据是，多沙普仑作为一种中枢神经系统兴奋剂，在处理术后寒战反应方面具有一定的效果。其他几个机制可能与 κ 型阿片类受体、NMDA 受体和 5-HT 受体的作用有关。给予大剂量瑞芬太尼麻醉寒战发生率比较高，其机制与引起痛觉超敏的机制相似。突然停用阿片类药物可激动 NMDA 受体[111]。此外，同一作者还发现术中使用小剂量氯胺酮能够降低瑞芬太尼所致寒战的发生率，也支持此理论[112]。曲马朵是弱 μ 受体激动剂、去甲肾上腺素和 5- 羟色胺再摄取抑制剂。曲马朵在发挥镇痛作用的同时也能够预防术后寒战[113]。

治 疗

治疗措施包括及时发现和处理低体温。鼓膜温度是最易获得的准确的中心体温。腋窝、直肠和鼻咽温度测量精确度较差，且低于中心温度。暖风机可用于纠正低体温。有研究表明，在寒战反应刚开始时，给予某些阿片类药物、昂丹司琼[114] 和可乐定[115] 可有效消除寒战。成人最常用的是静脉注射哌替啶 0.35 ~ 0.4mg/kg（12.5 ~ 25mg IV）。研究表明，全身麻醉[116]和区域麻醉[117]前静脉给予小剂量氯胺酮（0.5mg/kg IV）可有效预防寒战的发生。

临床影响

寒战除了造成患者的明显不舒适外，还增加氧耗、增加 CO_2 产生和提高交感神经张力，并与心排血量增加、心率增快、血压和眼内压增高密切相关。低体温患者转入 PACU 后，应尽快给予保暖措施以避免低温的即刻并发症和延迟性并发症。轻、中度低体温（33 ~ 35℃）可抑制血小板功能、凝血因子活性和药物代谢。低体温可加重术后出血、延长神经肌肉阻滞剂的作用时间，并可延迟苏醒时间。这些即刻并发症可使患者在 PACU 停留时间延长[118]。远期损害有：心肌缺血和心肌梗死发生率增高、伤口愈合延迟和围术期死亡率增高。

术后恶心呕吐

如没有预防措施，吸入麻醉的患者中约 1/3 将出现 PONV（10% ~ 80%）（参见第 97 章）[119]。PONV 的后果包括：转出 PACU 延迟、非预期住院、误吸发生率增高以及术后显著不适。鉴别 PONV 高风险患者并给予预防性干预，能显著改善患者在 PACU 的监护质量和满意度。从患者角度来说，PONV 可能较术后疼痛更加不适。

预防与治疗

PONV 的预防措施包括对麻醉技术和麻醉用药的改进。在一项多因素多中心随机对照研究中，Apfel 等研究了 6 种预防措施（包括相关药物与技术）对 PONV 高风险患者（PONV 风险 > 40%）的效果[119]。针对 PONV 的干预有药物方法和非药物方法。药物方法包括：氟哌利多 1.25mg，地塞米松 4mg 或昂丹司琼 4mg。麻醉干预措施包括：丙泊酚替代吸入麻醉药，氮气替代氧化亚氮，瑞芬太尼替代芬太尼。4 000 多例患者被分至 64 种可能的组合中。该研究发现，三种止吐药都能将 PONV 发生的风险降低至 26% 以下。丙泊酚（降低 19%）和氮气（降低 12%）降低 PONV 发生的风险更明显。

尽管，预防 PONV 比治疗更为有效，但仍有部分患者在接受适当预防措施后在到达 PACU 时仍需治疗。目前也没有确切的证据表明有一种 5- 羟色胺受体拮抗药较其他药物更有效。框 96-9 列出了 PACU 中常用的不同种类的止吐药。如果适时给予足够剂量的止吐药仍然无效，则在 PACU 中仅简单地给予更大剂量的同类药物也不会有明显的效果。

阿瑞匹坦是一种 P 物质拮抗剂，能够阻断神经激肽 1（NK1）受体，可能对高危和难治性患者有效。推荐麻醉前口服阿瑞匹坦 40mg。最初的临床研究表明麻醉前口服阿瑞匹坦有效作用时间可持续至术后 48h[120]。

谵妄

大约 10% 的 50 岁以上成年患者在择期手术后 5 天内会表现出不同程度的谵妄（见第 79 章）[121]。某些特定手术后谵妄发生率更高，如：髋部骨折修复术（>35%）[122] 和双膝关节置换手术（41%）[123]。尽管术后最初几天出现谵妄的患者大多数为老年人，但在 PACU 患者中发生谵妄的比例仍不确定。许多术后谵妄和术后认知功能障碍（POCD）的研究也没有对 PACU 停留时间进行评估[124]。美国精神病学会将谵妄定义为一种认知功能的急性改变或意识混乱，且不能归因于术前疾病状态、药物中毒或药物治疗[125]。然而，患者术前情况包括年龄、器官功能状态和药物滥用等，都是增加术后谵妄发生概率的风险因素。

风险因素

术后持续谵妄一般见于老年患者[126]。因术后谵妄可延长患者的住院时间，增加药物费用并使死亡率

框 96-9　常用的止吐药（成人剂量）

抗胆碱能药物
东莨菪碱（0.3 ~ 0.65mg，IV）
术前耳后无毛区域使用东莨菪碱透皮贴剂（1.5mg），术后 24h 后除去

抗组胺药
羟嗪（12.5 ~ 25mg，IM）
吩噻嗪类
异丙嗪（12.5 ~ 25mg，IM）

促动力药
甲氧氯普胺（10 ~ 20mg，IV）若胃肠梗阻避免使用

5- 羟色胺受体拮抗药
昂丹司琼（4mg，IV）手术结束前 30min 给予
格拉司琼（12.5mg，IV）手术结束前 15 ~ 30min 给予

血管升压药
麻黄碱（25mg，IM）与羟嗪 25mg 合用

皮质类固醇
地塞米松（4 ~ 8mg，IV）麻醉诱导时使用

增加，就人力和物力方面而言其是一种昂贵的并发症。发生术后谵妄的成年高危患者可以在术前鉴别出来。引发术后谵妄的最重要术前风险因素包括：①高龄（>70 岁）；②术前认知障碍；③器官功能低下；④酗酒；⑤既往有谵妄病史。引起术后谵妄的术中风险因素包括：术中失血，血细胞比容 <30% 和术中输血[121, 126]。有研究表明，在成年患者，术中血流动力波动（低血压）[127]、使用氧化亚氮[128] 和麻醉技术（全身麻醉或区域麻醉）[129] 并不增加术后谵妄或远期认知功能障碍的风险。

PACU 谵妄患者的临床评估包括对患者基础疾病和代谢紊乱的充分评估，例如：肝和（或）肾性脑病。有关术后谵妄的诊断必须排除或治疗医源性因素，包括水化不足、围术期用药、低氧血症、高碳酸血症、疼痛、脓毒症和电解质紊乱。

管　理

在患者转入 PACU 前，对有可能发生术后谵妄的高危患者进行评估鉴别是必要的[126, 130]。严重躁动的患者需约束和（或）需要额外的人手来控制其行为，以防伤及自身。早期鉴别高危患者，也能指导术后药物治疗。把接受择期小型手术的老年患者（>60 岁）尽可能安排在门诊手术中心，也是为了最大限度地降低 POCD 的发生率[131]。

苏醒期兴奋

苏醒期兴奋是全身麻醉苏醒过程中的一过性意识模糊状态，不能与持续术后谵妄相混淆。苏醒期兴奋在儿童很常见，约 30% 以上儿童在 PACU 期间会发生躁动或谵妄。苏醒期兴奋常发生在全身麻醉苏醒后的 10min 内，但在入睡后送到恢复室的患儿也会有发作。苏醒期兴奋在儿童发生的高峰年龄为 2 ~ 4 岁之间[132]。与谵妄不同，这种苏醒期兴奋常迅速消失，随后顺利恢复[133]。

在儿童中，全麻苏醒期兴奋最常见于吸入麻醉后快速"苏醒"。已有研究报道，苏醒期兴奋可见于异氟烷[134]，较少见于氟烷[135]，但常见于难溶解的七氟烷[136] 和地氟烷。一些研究提示，苏醒期兴奋的发生主要与使用的麻醉药种类有关，与苏醒快慢无关[137]。七氟烷与丙泊酚的对照研究显示，尽管丙泊酚苏醒迅速，但其麻醉苏醒远较七氟烷平稳。通过逐渐降低七氟烷吸入浓度来延迟苏醒，也不能降低苏醒期兴奋的发生率[138]。

除苏醒迅速外，文献支持的其他病因包括，如麻醉药内在特性、术后疼痛、手术种类、年龄、术前焦虑、潜在疾病和辅助用药。认识到这些促发因素，有助于鉴别与治疗苏醒期兴奋高危儿童[133]。

对全麻苏醒期兴奋高危儿童应采取简单的预防措施，包括减轻术前焦虑、治疗术后疼痛和提供一个宽松的恢复环境。预防和治疗儿童苏醒期躁动和谵妄的药物包括：咪达唑仑[139]、可乐定[140-142]、右美托咪定[143-144]、芬太尼[145-146]、酮咯酸[147] 和毒扁豆碱[148]。对儿童患者，应用最常用的术前抗焦虑药咪达唑仑所得出的数据不一。尽管咪达唑仑通常可降低术后谵妄的发生率和持续时间，但并非所有研究都支持此观点。部分研究并没有发现咪达唑仑的有效性，但其结果也不确定咪达唑仑是否是一个独立因素，还仅仅是其他术前风险因素的一个反映[149]。

成人全麻苏醒期兴奋的发生率显著小于儿童，发生率 3% ~ 4.7%[150]。有研究发现，与全麻苏醒期兴奋相关的手术和麻醉因素包括：术前给予咪达唑仑（OR 1.9）、乳腺手术（OR 5.190）、腹部手术（OR 3.206），而手术持续时间与之相关性较小[150]。

苏 醒 延 迟

即使患者经历了长时间手术与麻醉，也应在 60 ~ 90min 内对刺激出现反应[151]。如果发生了苏醒延迟，评估生命体征（动脉血压、动脉氧合、心电图和体温），并行神经学检查（患者在术后早期可能出现神经反射亢进）是重要步骤。监测脉搏氧饱和度，做动脉血气与 pH 值分析，可有助于及时发现氧合与通气方面的问题。必要时加做其他的血液学检查来检测可能存在的电解质紊乱和代谢异常（如，血糖浓度）。

麻醉药物的残余镇静作用是 PACU 患者苏醒延迟的最常见原因。如果苏醒延迟的可能原因是阿片类药物的残余作用，则应静脉注射纳洛酮，并逐步增加剂量（成人每次增量 20 ~ 40μg）；同时应该注意的是该治疗将会同时拮抗阿片类药物的镇痛作用。毒扁豆碱在逆转抗胆碱能药物（特别是东莨菪碱）的中枢神经系统镇静作用方面可能有效。氟马西尼是苯二氮䓬类药物残余中枢抑制效应的特效拮抗剂。在无法用药物效应来解释苏醒延迟时，应考虑其他的原因，如低体温（尤其是体温 <33℃）、低血糖症和颅内压升高，这一点非常重要。当考虑苏醒延迟可能是中枢神经系统原因所致时，有可能需行 CT 检查。已知胰岛素依赖性糖尿病患者可能存在低血糖症时，则需测定血糖浓度。残余肌松作用也可能引起苏醒延迟，可用外周神

经刺激仪证实，并给予拮抗剂来纠正。

PACU 转出标准

尽管不同 PACU 的转出标准可能不同，但一些普遍原则是通用的（框 96-10）[2]。总而言之，没必要强制规定 PACU 最短滞留时间。最基本的 PACU 转出标准是，患者恢复到不再有呼吸抑制的危险，且意识清楚或精神状态恢复到基础水平。血流动力学标准宜根据患者基础血流动力学指标而定，不要求具体的血压和心率。转出 PACU 时，应评估患者的外周神经功能并记录在案。如果术后出现新的外周神经病变，患者转出 PACU 时的评估和记录的外周神经功能可能成为有用信息。

麻醉后评分系统

1970 年，Aldrete 和 Kroulik 提出了监测麻醉后恢复程度的麻醉后评分系统。最初的 Aldrete 评分是对活动度、呼吸、循环、意识和皮肤颜色 5 项指标，采用 0 分、1 分、2 分进行评分。现采用 10 分评分，对达到 9 分的患者，可考虑转出 PACU[152]。多年来，人们不断完善该系统，以适应现代科学技术特别是麻醉技术发展的步伐，并扩展到日间手术。1995 年，脉搏氧饱和度替代了视诊评价氧合状况，同时还增加了一些评估指标，以适应日间手术管理的需要（表 96-4 和 96-5）[153]。

随着门诊手术数量与复杂程度的增加，一些学者对转出标准进行了修改，并包括直接回家的标准。麻醉后出院评分系统（PADSS）仍在不断改进。最初的 PADSS 是根据以下 5 项标准制订的：生命体征、活动度和精神状态、疼痛和恶心呕吐、手术出血以及液体

表 96-4 PACU 转出评分标准

评估指标	分值
活动度	
按指令移动四肢	2
按指令移动两个肢体	1
无法按指令移动肢体	0
呼吸	
能够深呼吸和随意咳嗽	2
呼吸困难	1
呼吸暂停	0
循环	
血压波动幅度≤麻醉前水平的 20%	2
血压波动幅度为麻醉前水平的 20%～50%	1
血压波动幅度≥麻醉前水平的 50%	0
意识	
完全清醒	2
可唤醒	1
无反应	0
氧饱和度（脉搏血氧测定法）	
吸空气，氧饱和度 >92%	2
需辅助给氧，氧饱和度 >90%	1
辅助给氧，氧饱和度 <90%	0

Modified from Aldrete JA: The postanaesthesia recovery score revisited, J Clin Anesth 7:89-91, 1995

表 96-5 成年患者转出 PACU 直接回家的出院评分标准

评估指标	分值*
生命体征（平稳，并与年龄和麻醉前基础值一致）	
血压与心率波动幅度在麻醉前水平的 20% 之内	2
血压与心率波动幅度在麻醉前水平的 20%～40%	1
血压与心率波动幅度大于麻醉前水平的 40%	0
活动水平（恢复到麻醉前行走的能力）	
步态稳定，无眩晕或符合麻醉前水平	2
需要搀扶	1
无法行走	0
恶心呕吐	
无或很少	2
中度	1
重度（反复治疗后仍有）	0
疼痛（最小是无痛，口服镇痛药可控制；疼痛的定位、类型和强度符合麻醉前预期的术后不适水平）	
可接受度	
是	2
否	1
手术出血（与手术预期出血相一致）	
轻度（无需更换敷料）	2
中度（需更换敷料达到 2 次）	1
重度（需更换敷料 3 次以上）	0

Modified from Marshall SI, Chang F: Discharge criteria and complications after ambulatory surgery, Anesth Analg 88:508-517, 1999
* 患者总评分至少达到 9 分，方可被允许离开

框 96-10 转出 PACU 推荐意见总结
1. 患者应恢复清醒和定向力，或精神状态恢复到基础水平
2. 不必强制规定最短滞留时间
3. 生命体征平稳，并在可接受范围之内
4. 应在患者已达到具体标准后才转出
5. 应用评分系统对患者转出 PACU 的适当度进行评估并归档
6. 转出前排尿和饮用清流质的要求不应该成为常规转出标准的一部分，尽管这些要求可能适合于某些特定患者
7. 门诊手术患者应该由负责人陪伴回家
8. 对门诊手术患者应提供书面指导，包括术后饮食、用药、活动和紧急情况下呼叫的电话号码

Modified from American Society of Anesthesiologists Task Force on Postanesthetic Care: Practice Guidelines for Postanesthetic Care, Anesthesiology 96:742-752, 2002

出入量。现行标准将疼痛和恶心呕吐分开，并删除出院前要求排尿的标准[154-158]。术后疼痛是造成日间手术患者出院延迟和非预期住院的最重要原因（见第89章）。为增加患者满意度和按时出院，Chung等认为加强预防性镇痛治疗使高危患者获益。这项研究纳入了10 008例日间手术患者，结果提示：患者疼痛的发生率与强度随着BMI与麻醉时间的增加而增加。其中矫形外科和泌尿外科手术患者表现更为显著[159]。

PACU监护标准要求安排一位医师专门负责PACU患者的转出（标准Ⅴ）[1]。即使是PACU护士根据医院批准的患者转出标准或评分系统在床旁做出患者是否适合转出时，也必须有一名医师负责。在PACU转出标准付诸实施前，必须首先获得麻醉科和医院医疗行政部门的认可。病历记录上必须注明负责医师的姓名。

感染控制

由于空间[148]、人员[160-161]和时间等方面限制，使感染微生物在PACU传播。PACU一般是开放式病房，病床之间无物理屏障。护士和呼吸治疗师往往同时管理一例以上的患者，而患者在PACU的停留时间是按小时而非按天计算的短暂停留。对于复杂的感染控制监测，常规监测不能发现PACU因感控疏忽导致的感染，而数日后在外科病房才会发现。1999年，在大型都市医院，一系列洗手审查措施被作为改善洗手相关并发症的重要感染屏障被引入PACU的设计中（开放式病房）[148]。

考虑到上述问题，人们一直将PACU看作手术室消毒技术与外科病房感染控制标准之间"最薄弱"环节就不足为奇。尽管已认识到PACU有增加感染的风险，但直到最近才重视这方面的研究。最近一项关于PACU人员洗手的研究结果表明，目前PACU护士遵守该项感染控制标准的依从性很差[162-163]。该研究对3143例PACU患者的监护观察研究示，患者进入PACU时护士对洗手规定的平均依从度只有19.6%，当患者已进入PACU后护士对洗手规定的依从度为12.5%。在这项研究中，对患者监护工作的强度是一项预测护士对洗手规定依从度的独立因素，即工作量越大，护士遵守感染控制措施的可能性就越小。其他独立因素包括：高龄患者（>65岁）、清洁手术（手术操作未进入呼吸道、消化道和泌尿道）和污染手术（严密污染控制的情况下的呼吸道、消化道、生殖泌尿道手术操作）。与预计的一样，在面对已知污染或已知有感染伤口的患者时，护士对洗手规定的依从性最好。

ICU床旁安装含酒精洗手液装置，可提高PACU医务人员对保持手部卫生规定的依从度[164-167]。尽管在PACU目前没有相似的研究，PACU患者护理的工作量和工作强度与ICU相当。疾病控制和预防中心发布的卫生保健机构中手部卫生指南建议："在病房入口或病床旁及其他方便的地点安装含酒精洗手液容器，以及医务人员携带个人便携式洗手液容器"[168]。尽管安装含酒精洗手液装置有望提高医务人员对手部清洁规定的依从度，但在PACU未进行过有关随访性研究。

未来展望

重症医疗

近年来，欧美各国对ICU床位的需求显著增加。因为PACU拥有对全麻苏醒期患者进行监护、呼吸支持和复苏的设备和专家，所以在ICU无床位情况下，PACU是治疗危重患者理想的选择（见第101章）[169]。尽管现在常在PACU治疗危重患者，但如何保证患者治疗质量，对医院管理者和医务人员来说仍是一个挑战[170]。

在PACU有效实施ICU救治方案的一个障碍是需要多学科医师的参与。由于PACU距离手术室较近，麻醉医师是在PACU分管大多数全麻苏醒期患者的医师。而管理非外科ICU的专科医师多不熟悉PACU，且这些非外科ICU也远离PACU。因此，在遇到重危患者时，PACU护士必须尽快联系有关专科医师，并沟通好，以确保对重危患者的救治。

如今PACU面临如下挑战：需要多学科医师协作，由内科医师、麻醉医师和外科医师共同负责对患者的救治；缺乏家属访视空间，传统开放式PACU缺乏足够的空间；感染控制力度无法提高，原因是PACU病床间距近和患者周转快；PACU护士应预先接受ICU专业培训[171]。Ziser等通过对英国因ICU患者满员而入住PACU的400例患者的研究发现，PACU医护人员业务能力有限、医患沟通不充分以及患者家属访视设施不足是PACU面临的最重要问题。在这项研究中，患者平均年龄53岁，平均停留PACU时间为12.9h。70%患者需行机械通气，77.8%患者需行有创监测，4.5%患者在PACU等待ICU床位时死亡。转入PACU的高峰时段为凌晨1点到上午11点[172]。

为保证PACU患者的监护质量，PACU专业学会合力提出了一项针对ICU分流患者的救护标准。学会于 2000 年提出了《关于 ICU 分流患者的联合申明》。特别要求 PACU 从业人员必须达到 PACU 护理人员配备比例和 ICU 从业人员资格要求[173]。

《联合申明》推荐：PACU 医护工作应符合如下标准：

- 目前大家认可的是，第 1 阶段 PACU 的主要职责是为全麻苏醒期患者提供最佳的监护，并有效保证手术安排计划顺利实施。
- 配置合理的工作人员来保证安全，既能监护管理全麻苏醒期患者，又能对 ICU 患者进行有效的监护治疗。监护管理 ICU 患者的从业人员标准应该符合 ICU 有关指南，并根据具体要求与需要来确定。
- 第 1 阶段 PACU 的本质就是重症监护病房，应该满足对重症患者监护治疗的需要。PACU 资质应当包括但不仅局限于呼吸机管理、血流动力学监测和药物治疗，并且与患者数量成比例。
- 管理部门需制定和执行一项全面的资源利用预案，并持续评估。这样，当 PACU 或 ICU 患者收容满员时，根据预案调配工作人员岗位，满足这种变化对人员的需求。
- 管理部门应该有一项多学科协作预案，以合理利用 ICU 床位资源。可把转入和转出标准用来评估患者接受重症监护治疗的必要性，并决定转入的优先顺序。

ICU 床位满员时，除增加 PACU 收容急症患者外，也鼓励及时降低特定患者的护理级别。以往也有一些直接从手术室转至 ICU 进行重症监护治疗或特殊监护患者，通过 PACU 接受常规术后监护治疗后成功恢复。例如，开颅手术[174]、肝移植[175-176] 和心脏手术术后患者。美国佛罗里达大学神经外科团队的研究表明，接受简单开颅手术的患者通过 PACU 监护治疗后安全恢复，明显减少了住院天数和医疗费用，且不增加发病率或死亡率[163]。同样，现在也提倡肝移植患者术后早拔管，通过 PACU 监护治疗也顺利恢复。为保证 ICU 床位利用率和避免取消心脏手术，澳大利亚墨尔本的一个团队在 PACU 内建立了一个心脏手术恢复病房[177]。以上这些成功案例，都要求 PACU 有足够的空间和专业的护理技能。

PACU 中的门诊手术

最后，PACU 还可安排一些门诊小手术来解决经济效益问题（见第 89 章）[178]。PACU 尤其适用于接受无创治疗和微创伤治疗的患者，如电休克疗法[179-180]、电复律[181]、硬膜外血液填充[178] 和肝组织活检[178] 等。日间患者可直接入住 PACU 进行以上治疗，经过短时间恢复后即可直接回家。为此，PACU 必须有适当的人员和计划安排，以便不干扰日常手术室安排和术后恢复。电休克疗法的特殊性在于需要麻醉医师实施全身麻醉。通常操作短暂，能安排在日常手术之前进行。一项成功的电休克治疗可安排在早上 5:30，护士和患者比例为 2：1，预计在 PACU 停留 2h[180]。

小　　结

PACU 不仅是一个全麻苏醒期患者观察病房，而且对各年龄段和处于疾病不同阶段的患者而言，PACU 的监护和治疗是不可替代的。自创建 50 多年来，PACU 已证明了其超强的适应能力，以满足不断发展的医疗保健体系的需求。

参 考 文 献

见本书所附光盘。

第 97 章　术后恶心呕吐

Christian C. Apfel

吴 进 译　邵东华 李伟彦 审校

要　点

- 术后恶心呕吐（postoperative nausea and vomiting，PONV）有可能通过中枢和外周受体介导的多种途径诱发，但确切机制尚不清楚。

- 许多与患者、麻醉和手术相关的危险因素和 PONV 的高发有关，但这种相关可能并非因果关系。例如，妇科手术后 PONV 的发生率较高，这是由于女性对恶心呕吐较敏感所致，并非手术本身的原因所致。

- 应用独立预测因素（经统计学校正了混杂变量）预测 PONV 风险的简化风险评分方法是最佳预测方法，它取代了以往的多种因素相关联的评估方法。

- 在吸入全麻的成年患者中，Apfel 预测发生 PONV 的简化风险评分方法包括女性、非吸烟、有 PONV 史或晕动病史、术后使用阿片类药物这 4 个独立的预测因素。如具备以上 0、1、2、3 或 4 种情况者，发生 PONV 的风险分别为 10%、20%、40%、60% 和 80%。

- 在实施全麻的门诊患者中，发生出院后恶心呕吐（postdischarge nausesa and vomiting, PDNV）的简化风险评分方法包括女性、年龄小于 50 岁、有 PONV 史、在麻醉后恢复室（postanesthesia care unit, PACU）中使用过阿片类药物和在 PACU 中发生呕吐。如具备以上 0、1、2、3 或 4 种情况者，发生 PDNV 的风险分别为 10%、20%、30%、50% 和 90%。

- 儿童也有一个用于预测发生术后呕吐（POV）的类似的简化风险评分方法，包括手术时间大于或等于 30min、年龄大于或等于 3 岁、斜视手术、POV 史或亲属有 POV/PONV 史这四个主要的危险因素。

- 使用吸入麻醉药和阿片类药物是导致 PONV 的主要因素，因此不用或少用这些药物的麻醉方法（比如，采用区域麻醉或者全凭静脉麻醉）是降低 PONV 风险的有效措施。

- PONV 的预防措施应根据患者的基础风险状态制定，基础风险状态可用简化风险评分方法判定。若 PONV 评分患者处于高风险状态，就应给予干预措施使患者的风险降至最低 [绝对的风险降低水平＝基础的风险水平 × 相对危险度（RR）降低率]。

- 能有效减少 PONV 的止吐药物有赛克力嗪、苯海拉明、氟哌利多、地塞米松、甲氧氯普胺、昂丹司琼、多拉司琼、托烷司琼和格拉司琼。与安慰剂相比，使用这些止吐药后发生恶心和呕吐的 RR 约为 0.6～0.8。

- 神经激肽（NK_1）拮抗剂在抑制术后恶心方面与其他止吐药相当，而在抑制 POV 方面则效果更佳。

- 虽然昂丹司琼预防 PONV 的最小有效剂量为 4mg，但其补救治疗的最小有效剂量仅为 1mg。根据此项观察，许多专家认为 PONV 的补救治疗所需药量仅为其预防剂量的 1/4。

- 术中已经预防性地使用了昂丹司琼，但在 PACU 仍然发生 PONV 的患者，再次使用昂丹司琼或格拉司琼作为补救治疗措施则无效。因此可以推断，针对已被阻断受体的补救治疗措施是无效的，而应该使用作用机制不同的止吐药来替代。

据报道，手术后的恶心和呕吐的发生率约为 20%～30%[1]，两者合在一起成为术后第二大常见并发症（疼痛最为常见）[2-8]。1992 年，Watcha 和 White[9] 作了划时代的综述之后，PONV 已经成为临床常用的专业术语。1999 年，PONV 成为美国国家医学图书馆（NLM）医学主题词。本章中 PONV 这一名词用于描述恶心和（或）呕吐和（或）干呕这些术后综合的临床症状。尽管人们普遍认为手术是导致 PONV 的最重要的直接因素，但是带上"术后"这两个字并不意味着认同这个观点。几项前瞻性的研究表明，不同类型的手术后观察到的 PONV 发生率的不同在很大程度上反映了患者自身因素及麻醉相关的危险因素与 PONV 高度相关，而并非手术因素[4-5, 8]。

PONV 是一种很不愉快的感受[10]，患者常认为它比术后疼痛更难受。据一项精心设计的研究显示，美国[11] 和欧洲[12] 的患者分别愿意自己掏腰包支付 56 美元或 65 欧元来治疗 PONV。在 PONV 高危患者中，预防性使用抗 PONV 的药物能有效地改善患者的预后和提高患者的满意度[13]。虽然 PONV 通常能自限，但是术后呕吐/干呕（POV）偶尔可导致严重的术后并发症，如误吸、切口裂开、食管破裂、皮下气肿和气胸等（由 PONV 所致的实际发生率还没有具体统计）[14-15]。PONV 可延长患者在麻醉恢复室（PACU）中的留治时间，也是导致门诊或院外麻醉非住院患者意外住院的主要原因[16]。仅在美国，每年用于 PONV 相关的医疗费用就高达几亿美元[17-18]。

大量文献反映了对 PONV 的认识、预防和治疗的理解正逐步深入。在经同行评议的杂志上发表的有关防治 PONV 的随机对照临床研究已达 3000 个左右，而且每年新发表的研究也将近有 300 个。当然，这其中的部分原因是来自医药产业对研究和开发新的更有效的止吐药的兴趣。本章的目的在于通过深入的方法学理解关于 PONV 的最新研究进展，以解决传统观点和现有的最佳证据之间的分歧。这些关于 PONV 的最新知识和研究进展将使读者能够在日常的临床实践中更有效地处理 PONV。

病因学：恶心呕吐的通路

恶心呕吐可通过很多途径而诱发（图 97-1）[19-20]。

胃肠道内的毒性物质

食入毒性物质（如高张盐水、硫酸铜等）会引起肠壁上的肠嗜铬细胞释放 5- 羟色胺（5-HT）[21]。肠壁上的肠嗜铬细胞中所含有的 5- 羟色胺约占了体内总量的 90%，它可在多种化学和机械因素的刺激下释放 5- 羟色胺。体内 5- 羟色胺也可以通过间接激动 M_3- 毒蕈碱型受体、β- 肾上腺素能受体和 H_3 受体而释放。相反，激动 γ- 氨基丁酸（$GABA_B$）受体、$5-HT_4$ 受体、$α_2$- 肾上腺素能受体以及存在血管活性肠多肽和生长抑素等被认为可抑制 5- 羟色胺的释放[19]。5- 羟色胺分泌在肠道壁上迷走神经传入末梢附近，这些迷走神经通过孤束核传到脑干背侧，这一点通过在切断迷走神经的动物模型上能抑制顺铂所致的呕吐的试验中得到证实[22]。然而具有神经内分泌功能的类癌所分泌的大量 5- 羟色胺通常导致患者出现脸红、腹泻、喘鸣和腹绞痛，但通常并不引起典型的恶心呕吐。这提示 5- 羟色胺的催吐作用是通过自主神经而非通过血流携带至靶器官而发挥作用。因此，虽然腹部手术之后肾分泌

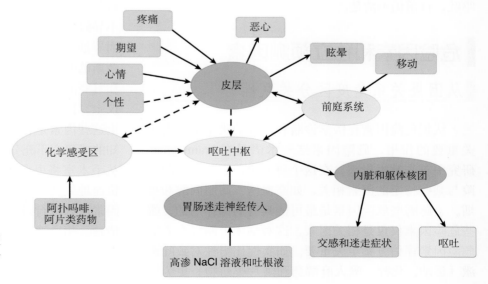

图 97-1　恶心呕吐的通路。虚线是假设的只有间接证据的通路（Created by Christian Apfel, MD, PhD.）

5- 羟基乙酸（5- 羟色胺的一种代谢产物，具有更长的半衰期）与 PONV 相关[23]，但真正导致 PONV 的作用机制仍不清楚。

吸收的毒素和药物

毒素和药物吸收进入血液循环后，可通过刺激延髓的催吐化学感受区（CRTZ）导致恶性呕吐[24]。CRTZ 位于最后区（一种位于第四脑室底部的室周器）。虽然 CRTZ 在解剖学上位于中枢神经系统，但其独特的可渗透的内皮（缺乏血脑屏障）使其能像外周器官一样感受血液中催吐物质的刺激[25]。19 世纪 50 年代，Borison 和 Wang 通过一系列的研究证实了 CRTZ 中有许多受体，激活这些受体可刺激脑干的呕吐中枢导致呕吐（图 97-2）[26-30]。虽然这一机制可解释阿扑吗啡 [一种高选择性的多巴胺（D_2）受体激动剂] 所致的呕吐以及氟哌利多（D_2 受体拮抗剂）可拮抗其所致的呕吐作用，但是 CRTZ 怎样感知和转导催吐刺激以及为什么输注多巴胺并没有导致典型的恶心呕吐的并发症，目前仍不清楚。此外，目前也不清楚为什么血液循环中某些受体激动剂并不能导致恶心呕吐，而其相应的受体拮抗剂却能预防或者减少恶心呕吐的发生。

刺激前庭系统

正如在晕动病或梅尼埃病中所观察到的，前庭系统是另一个导致呕吐的根源[31-33]。晕动病也是导致 PONV 的危险因素之一[2-8]。究竟是前庭系统的传入冲动导致呕吐中枢呈高致吐状态，还是麻醉药或阿片类镇痛药能增加前庭器官或其信号处理的敏感性而导致呕吐，目前仍不清楚。

危险因素和独立预测因素

从因果关系角度区分关联性

认识危险因素在医学诊断和治疗的决策上起着至关重要的作用。危险因素这一术语是在 Framingham 研究中首先被提出来。在这个研究中，心脏疾病的风险与某些特定的因素相关，如高血压、高胆固醇和吸烟。了解哪些危险因素是最可能具有病因作用的，哪些危险因素仅仅是相关因素，这对临床上制订有效的危险因素评估方案至关重要。如女性比男性对致吐刺激（运动、化疗、吸入麻醉药和阿片类药物）更为敏感[34-35]。如果 PONV 的总体平均发病率在 30% 左右，而女性的 PONV 发病率约是男性的 3 倍[3, 5]，那么男性和女性患者 PONV 的平均发病率应分别在 15% 和 45% 左右（假定相同数量的男女患者接受麻醉）[36]。因此，将近一半的女性在妇科手术后发生 PONV 就不足为奇了。在这个角度看来，手术的种类可被认为是 PONV 的危险因素之一。然而在妇科手术中常规预防性地使用止吐药而做其他手术时不用并没有得到公认。因为女性在长时间的非妇科手术后 PONV 的发生率也超过了 50%[4-5]，而短时间的妇科手术后（如刮宫术）PONV 的发生率只有 7%[37]。因此，目前手术的分类太过广泛，用来预测 PONV 的发生率并不可靠[38]。

PONV 的发生可能是多种因素所致，也就是说致吐因子（吸入麻醉药、阿片类药物）作用于易感患者（女性患者、晕动病史、非吸烟者）所致。这些因素不仅导致 PONV 发生率增加，而且是预测 PONV 的重要独立因素[38]。重视这些已被确定的可引起 PONV 的独立预测因素可以更准确地对 PONV 做出预测[38]。因此，下文将比较仅仅增加 PONV 风险的相关因素（危险因素或者相关危险因素）与导致 PONV 的危险因素（独立危险因素或者独立预测因素）。表 97-1 列出了大样本队列研究中得出的一些独立预测因素的相对重要性（通过优势比表示）。

可能无关的因素

许多文献和参考书中列出了很多关于 PONV 的危险因素，却没考虑相关证据或者作用的强度。这导致临床普遍持有的有关 PONV 的危险因素的观点和文献证据之间出现分歧。例如，Eberhart 等报道了超过 80% 的德国麻醉医师认为肥胖是导致 PONV 的危险因素[39]。然而，Kranke 等研究发现，体重指数的增加并不导致 PONV 发生率的提高[40]。相似的分歧还存在于面罩通气[41-42]、经鼻或口腔放置胃管[43-46]、静脉使用新斯的明拮抗残余肌松[47-48]、月经周期[49]，甚至天气和月亮的位置等[50-51]是否会影响 PONV 的发生率等争议上。因此，下文我们将在基于文献的基础上集中讨论这些因素是否会影响 PONV 发生率。当然，一些未知或研究不充分的危险因素也可能还未发现。例如，从手术室将患者快速转运到 PACU，特别是将运输车快速地旋转或减速有可能引起患者的呕吐。但是这一因素从未进行过正规的研究，因此其重要性目前仍不清楚。相应地，下面的讨论集中在一些最可获得的证据上。

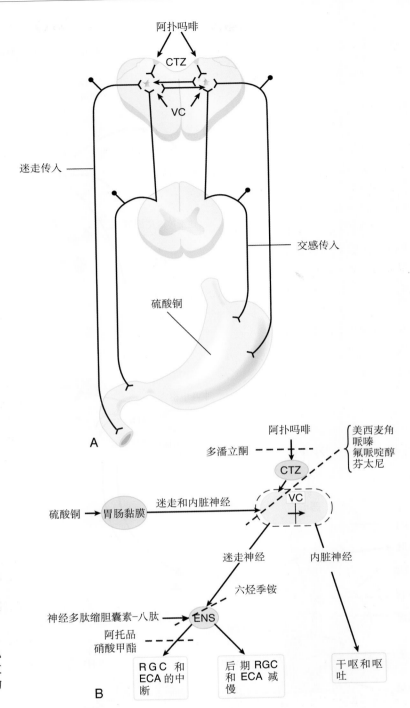

图 97-2 呕吐反射组成的各种模型。A. 1952 年 Wang 和 Borison。B. 1989 年 Lang 和 Marvig。C. 1981 年 Borison 和 McCarthy。D. 1988 年 Andrews、Repaport 和 Sanger。注意：所有这些模型本质上包含了相同的关键部分。CTZ，延髓呕吐中枢；ECA，电控制活动；ENS，肠神经系统；5-HT，5-羟基色胺；NTS，孤束核；RGC，巨大逆行收缩；PCRF，小细胞网状结构；SP，P 物质；VC，呕吐中枢

与患者相关的独立因素

女性

女性是患者特异的最有力的 PONV 的预测因素，优势比约为 2.6[52]（见表 97-1），且与麻醉技术无关。女性可遭遇妊娠剧吐[53]，她们晕动病的阈值也比男性要低[54]。女性对恶心和呕吐更加易感的原因还不清楚，绝经后这种易感性一直存在并可持续到之后的大部分时间[55]。

不吸烟

人第一次吸烟的时候经常会出现恶心和腹泻[56]，这可能是尼古丁的急性效应，因为恶心是尼古丁贴片的主要副作用[57]。也许有人认为吸烟者会比不吸烟者 PONV 发生率高[39]，但是 Cohen 等研究发现，不吸烟者其 PONV 发生率是吸烟者的 1.8 倍[3]，这一点已被后来的 meta 分析所证实。这个 meta 分析包含了 PONV 危险因素的大样本的研究[52]。吸烟为什么能够减少 PONV 的风险目前并不完全清楚，但推测是长

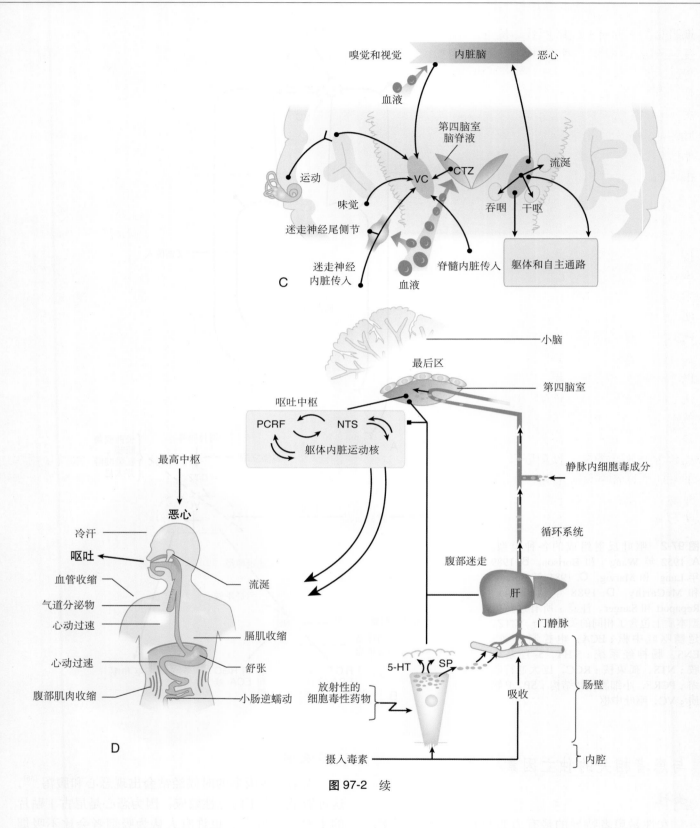

图 97-2 续

期吸烟的人对恶心脱敏所致。尼古丁间接刺激 GABA 受体介导了中枢多巴胺释放[58]，围术期尼古丁的戒断导致术后中枢多巴胺水平降低，因此减少了 CRTZ 部位的多巴胺能通路活化，而这些通路与恶心和呕吐相关（作者的猜想）。然而不吸烟并不是出院后恶心呕吐的危险因素[59]，可能是因为出院后一旦患者继续开始吸烟，由减弱的多巴胺能刺激所产生的保护作用即消失。

PONV 史、晕动病和偏头痛

有 PONV 史[2, 4, 6, 8, 37, 60-62]、晕动病史[2, 4, 6, 61-62] 和偏头痛史[4, 8] 的患者对恶心呕吐刺激的敏感性并不完全相同。虽然人们凭直觉认为有 PONV 史是患者随后发生 PONV 的最强的预测因素，但情况并非如此。事实上，多数研究证实，与 PONV 史相比，女性是发生 PONV 的更强的预测因素。

在一个 1566 例患者的研究中发现：1/3 患者有 PONV 史（569 例），其中发生 PONV 的约占 50%（280 例）；2/3 患者无 PONV 史（997 例），其中发生 PONV 的占 1/3（320 例）（图 97-3）[38]。很显然，有 PONV 史是患者发生 PONV 的高危因素。然而，如果把 PONV 史作为 PONV 的单一预测因素，那么在发生了 PONV 的 600 例患者中只有不到一半（280/600）能够被正确预测到。事实上，若把 PONV 史作为 PONV 的单一预测因素，其确定患者发生 PONV 的敏感性不到 50%。也就是说，在发生 PONV 的患者中，只有不到 50% 的患者能够被正确预测到（低于随机猜测）[38]。

年龄

在成人，虽然 PONV 的发生率随年龄的增加而下降，每 10 岁的优势比为 0.88[52]，但年龄并非总是一个强的危险因素[3, 37, 55, 60, 62-66]。然而，在儿童，Eberhart 等研究发现年龄大于等于 3 岁与发生 PONV 的风险增长相关[67]。

焦虑

焦虑有可能影响 PONV 的发生，但这并没有在一项小样本的儿童研究中得到证实[68]。然而，在对样本量相对大些的成人随机对照研究的二次分析中发现，使用两种标准化的心理测试工具来评价焦虑，其与 PONV 有统计学上显著但十分微弱的相关性[66]。虽然焦虑可增加 PONV，但术前焦虑的评估似乎并不能显著提高对 PONV 的预测水平。

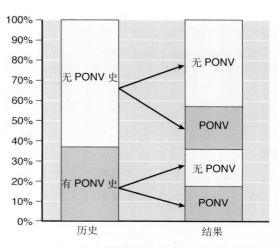

图 97-3 以 PONV 史为例说明单一预测因素评估患者发生 PONV 风险时有限的敏感性 (From Apfel CC, Kranke P, Eberhart LH: Comparison of surgical site and patient's history with a simplified risk score for the prediction of postoperative nausea and vomiting, Anaesthesia 59:1078-1082, 2004.)

麻醉相关的独立因素

术前使用阿片类药

比较术前给予不同的阿片类药与 PONV 的关系的研究目前并不多。Eger 等研究发现，术前使用吗啡和哌替啶并没有明显的区别[69]。该研究同时发现增强 $GABA_A$ 的药物戊巴比妥组比安慰剂组 PONV 发生率低。

术中使用阿片类药

在成人，现在还没有关于阿片类药的种类和剂量会影响 PONV 发生的大样本前瞻性研究。在儿童扁桃体切除术中，大剂量使用吗啡 [镇痛的半数有效量（ED_{50}）为 0.18mg/kg] 可导致 POV 发生频繁（见第 93 章）[70]。

关于术中使用阿片类药的种类是否对 PONV 有影响现在还没有定论。有研究发现阿芬太尼引起的 PONV 比芬太尼或舒芬太尼少[71]。有人推测瑞芬太尼可能因半衰期超短以致术后蓄积少，从而导致 PONV 发生率低。然而，芬太尼和瑞芬太尼相比，其 PONV 发生率并没有显著差异，这可能是由于该研究以大手术为主，术后需用大量阿片类药来镇痛，从而掩盖了瑞芬太尼的潜在益处[48]。据报道，吗啡 -6- 葡糖苷酸（吗啡的一种有活性的代谢产物）与吗啡相比 PONV 发生率低[72]，但在另一研究中并没有发现显著统计学差异[73]。总之，现有的证据表明，不管是术中还是术后使用阿片类药物，其使用的剂量而非种类是 PONV 的主要预测因素（或原因）之一。

表 97-1　与患者、麻醉或者手术相关的 PONV 危险因素的优势比 *

研究（第一作者和年份）	Cohen, 1994	Koivuranta, 1997	Apfel, 1998	Apfel, 1998		Apfel, 1999	1999	Sinclair, 1999	Eberhart, 2000	Junger, 2001	Visser, 2001	Apfel, 2002	Apfel, 2002		P... 20..
终点	N	N	V	V	V	NV (FIN)	NV (GER)	NV	NV	NV	NV	NV	NV	V	N
危险因素															
患者相关因素															
女性	2.6	2.4	2.7	3.6	1.7	2.3	3.6	2.8	2.8	2.5	—	2.9	1.7	2.4	2.
PONV 或 MS 史	—	2.3	1.9	1.9	4.3	2.0	1.9	3.1	2.3	—		1.8	1.9	2.4	4.
MS 史	—	1.7	1.9						2.1			1.7			
偏头痛史	—	1.6	1												
非吸烟状态	1.8	2.1	1.7	2.1	1	2.3	2.0	1.5	1.8	1.9	—	1.8	1.6	1.9	1.
年龄（每10岁）	0.9	1	1.2	0.8	0.9	1	0.7	0.9	1	1.0	—	1.0			0.
BMI	1.0	1.6	1.4	1	1	—	—	1		1	—	0.8			
ASA 分级	1.5	1.2	1.7					1							
麻醉相关因素															
持续时间（每小时）	1.5	2.0	2.1	1.3	1	1	1.8	2.5	1.8	1.4	—	1.4	1.9	1.9	1.
吸入麻醉药	1.5	1.7	1			—	—	10.1		2.5	2.1	1	1		—
氧化亚氮	—								2.2						
阿片类药物术中使用	1.3			1						4.2		1.9	1		
阿片类药物术后使用	—	1.7	1		1	2.5	1		1.2	1		1.3	2.3	2.5	4.
手术相关因素															
耳鼻喉手术	1.7	1	1		1	1		4.4		1	—	1	1.4	1	0.
妇科手术	1.3	1	1			—	—	3.3		1		1.1	—		0.
眼科手术	1.8	1	1		0.7	1	1	5.9		1		1.4	3.7	1	—
胆囊切除术	—											2.9			
甲状腺手术	—	—		2.7											0.
腹部手术	0.9	1	1		0.9	1	1			1		1.2			
腹腔镜手术	2.3	1	1		0.4	1	1					2.1			
矫形外科手术	—	1	1		0.9	1		3.4				1.1			
泌尿手术										1					
乳腺手术				2.2											0.
神经外科手术										1					
整形手术								6.7							0.
头颈手术										1					

Modified from Apfel CC, Heidrich FM, Jukar-Rao S, et al: Evidence-based analysis of risk factors for postoperative nausea and vomiting, Br J Anaesth 109:742-753, 2012

ASA，美国麻醉医师学会；BMI，体重指数；FIN，芬兰的数据；GER，德国的数据；MS，晕动病；N，恶心；PDNV，出院后恶心呕吐；PONV，术后恶心呕吐；V，呕吐

* 在研究的多因素回归模型中被分析过但无显著统计学差异的变量在表中用"1"表示，研究中没有涉及或者报道的变量用"—"表示。有显著差异的结果用粗体表示，无显著差异的结果用斜体表示

Stadler, 2003		Apfel, 2004	Apfel, 2004	Van den Bosch, 2005	Choi, 2005	Wallenborn, 2006	Wallenborn, 2007	Leslie, 2008	Nakagawa, 2008	Rodseth, 2010	Apfel, 2012	
N	V	NV	NV	NV	NV	NV	NV	NV	NV	NV	NV	PDNV
2.7	3.8	2.7	3.1	1.6	2.9	2.3	2.5	2.1	7.3	1.9	2.6	1.6
1.8	2.0	1.8	1.7	2.1	2.4	1.9	2.1	—	—	2.6	1.4	1.6
—	—	—	—	—	—	—	—	—	—	—	—	—
2.2	1.3	—	—	—	—	—	—	—	—	—	—	—
2.4	3.0	1.8	1.6	1.9	2.0	2.1	2.0	1	4.6	—	1.4	1.0
0.9	0.9	—	—	0.8	1	0.8	—	0.9	1.1	—	—	—
1.0	0.9	—	—	1	0.9	1.0	1.0	—	—	—	—	—
—	—	—	—	1	1	—	—	—	—	—	—	—
1.0	0.8	—	1.2	1	1.9	3.3	6.3	1.3	0.9	—	—	—
2.5	3.7	—	1.4	2.1	2.0	—	—	—	—	—	—	—
—	—	—	1.2	—	1	—	—	2.0	—	—	0.9	1.4
—	—	—	—	1	0.8	—	—	1	—	—	1.5	1.2
1.0	1.0	1.5	2.1	1	—	1.5	1.0	—	—	1.4	1.5	1.7
—	—	1.6	—	1.8	—	1.2	—	—	—	—	1.3	1.5
9.3	0.8	1.8	1.3	—	—	1.8	—	—	—	—	0.8	1.1
9.5	2.1	1.5	—	1	—	—	—	—	—	—	—	—
—	—	3.2	1.5	—	—	1.6	—	—	—	—	1.2	1.8
—	—	—	1.2	—	—	2.0	—	—	—	—	—	—
5.8	1.2	2.2	1.0	1.8	—	0.8	—	1.8	—	—	—	—
—	—	3.2	—	1	1.3	—	—	—	—	—	2.3	1.2
2.7	1.0	1.3	0.9	—	—	1.1	—	—	—	—	1.0	1.4
8.1	6.2	—	—	—	—	—	—	—	—	—	1.2	1.5
—	—	—	0.7	—	—	—	—	—	—	—	0.7	1.1
4.8	1.0	—	—	—	—	—	—	—	6.4	—	—	—
2.9	1.7	—	—	—	—	—	—	—	—	—	—	—
5.0	1.8	—	1.1	—	—	—	—	—	—	—	—	—

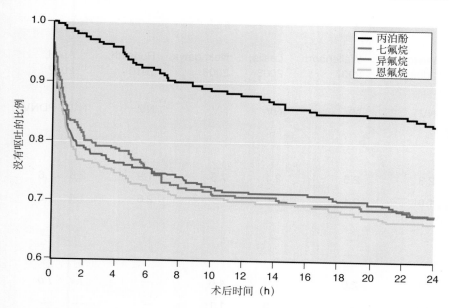

图 97-4　恩氟烷、异氟烷、七氟烷和丙泊酚麻醉术后呕吐的 Kaplan-Meier 曲线 *(From Apfel CC, Kranke P, Katz MH, et al: Volatile anaesthetics may be the main cause of early but not delayed postoperative vomiting: a randomized controlled trial of factorial design, Br J Anaesth 88:659-668, 2002.)*

术后使用阿片类药

　　大多数采用多因素分析的大样本研究证实，术后使用阿片类药会使 PONV 的风险增加一倍 [2, 4-5, 38, 60, 74-75]。阿片类药的剂量 [76] 比种类（比如，吗啡与哌替啶）[77] 影响更为明显。因此，减少阿片类药的使用可减少 PONV 的发生。事实上，静脉使用对乙酰氨基酚或者环氧合酶 -2 选择性的非甾体消炎药（NSAIDs）[78] 可使阿片类药的用量减少 30% ~ 50%，从而使 PONV 的发生率趋于降低。另外，外周阿片类药的拮抗剂爱维莫潘（alvimopan）似乎能在不影响其中枢镇痛效应的情况下减轻术后晚期恶心的严重程度 [79]，其机制可能为减轻术后肠梗阻和阿片类药导致的肠功能障碍 [80-83]。

丙泊酚和吸入麻醉药

　　丙泊酚被普遍认为具有止吐作用。在 PACU 中，Gan 等把丙泊酚加入到患者自控镇痛（PCA）的泵中用作"患者自控止吐"。研究发现，丙泊酚在非镇静的血药浓度 343ng/ml 时可使 50% 的患者恶心的发生减少 [84-85]。然而用类似的设计，Scuderi 等却未能证实丙泊酚有任何止吐效应 [86]。在另一项研究中，健康志愿者被随机分配接受丙泊酚、咪达唑仑和安慰剂，然后输注阿扑吗啡 [87]，发现在非镇静剂量下，丙泊酚和咪达唑仑均没有保护作用，但在镇静剂量下，这两种药均能提高患者恶心的阈值。因此，丙泊酚镇静是否具有抗呕吐作用还不清楚。

　　与单纯的区域麻醉相比，全麻后 PONV 的发生率明显提高 [37]。这就引出了有关全麻中使用的每种药物，比如阿片类药、吸入麻醉药和氧化亚氮，对 PONV 影响大小的疑问。虽然先前的 meta 分析已证

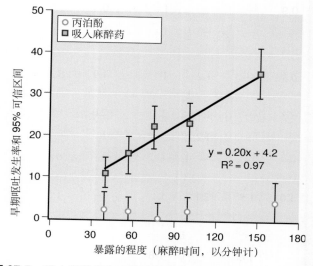

图 97-5　吸入麻醉药和丙泊酚维持麻醉后早期（0 ~ 2h）呕吐发生率 *(From Apfel CC, Kranke P, Katz MH, et al: Volatile anaesthetics may be the main cause of early but not delayed postoperative vomiting: a randomized controlled trial of factorial design, Br J Anaesth 88:659-668, 2002.)*

实，与吸入麻醉药相比，丙泊酚所致的 PONV 的发生率更低 [88-89]，但在对志愿者的研究中发现，吸入七氟烷 8h 恶心呕吐的发生率超过 80%，强烈提示吸入麻醉药具有致吐特性 [90]。此外，一个大样本的临床研究也证实：①吸入麻醉药和丙泊酚所致呕吐的区别主要发生在术后 2 ~ 6h（图 97-4）；②更为重要的是，早期呕吐发生率的不同与剂量相关（图 97-5），因此这种不同并非由丙泊酚所致，而是与吸入麻醉药剂量依赖性的致吐效应相关 [75]。吸入麻醉药异氟烷、恩氟烷和七氟烷所致的 PONV 没有明显差异。这一研究也与 Gupta 等的 meta 分析（比较了丙泊酚、异氟烷、七氟

烷和地氟烷）[91]、Macario 等的 meta 分析（比较了七氟烷和地氟烷）[92] 以及 Wallenborn 等的研究（比较了异氟烷、七氟烷和地氟烷）[93] 结果相一致。

氧化亚氮

20 世纪 80 年代的许多研究和 20 世纪 90 年代的 meta 分析中都强调了氧化亚氮有致吐作用[94-95]，但氧化亚氮的致吐作用可能没有吸入麻醉药强[74]。而且，氧化亚氮和吸入麻醉药的致吐作用是相互独立的，即它们合用时致吐作用相加[74]。比氧化亚氮的致吐作用更加值得关注的是：一个具有里程碑意义的研究对氧化亚氮组（70%N₂O，30%O₂）和富氧组（80%O₂，20%N₂）进行了比较，发现氧化亚氮组不仅发生了更多的 PONV，而且也发生了更加严重的不良事件（肺部并发症、切口感染和发热）[96]。另一大规模的多中心研究也通过氧化亚氮组（70%N₂O，30%O₂）和不含氧化亚氮组（70%N₂，30%O₂）的比较，试图为氧化亚氮与严重并发症之间的关联提供进一步的证据[97]。

麻醉持续时间

几项研究表明麻醉持续时间对 PONV 存在影响[4, 37, 61, 74-75, 93]。这一时间依赖性的剂量反应的幅度变化很大，以每小时的优势比表示在 1.15[74] 至 2.53[37] 之间。正如先前提到，麻醉持续时间的影响在术中使用吸入麻醉药时较大，而使用丙泊酚时较小（图 97-5），且依赖于阿片类药的用量[74]。无论如何，长时间的、创伤大的手术 PONV 发生率高的观点通常都是正确的。事实上，在一项交叉效度分析得出的简化风险评分中，麻醉持续时间与术后静脉使用阿片类药的量是呈线性相关的。因为静脉使用阿片类药是稍微更强的预测因素，所以静脉使用阿片类药物仍作为预测 PONV 的一个独立的预测因素，而不是麻醉持续时间[5]。

手术相关的独立预测因素

许多手术与高 PONV 发生率相关[9]，这导致针对不同类型手术的许多假说机制——鼓室成形术所致的前庭刺激、扁桃体切除术中吞咽下血液、乳房手术患者的心理负担、腹腔镜手术中的腹膜刺激、腹部手术所致的 5- 羟色胺释放以及子宫切除术对迷走神经的刺激等[98-100]，这些均导致在止吐研究中有限定手术类型的趋势。毫无疑问，接受大的腹部手术或妇科手术的患者 PONV 风险增加，PONV 发生率至少有 50%。然而，在许多情况下，这些发生率可能反映了另一些潜在的因素的影响，如持续暴露于有致吐作用的吸入麻醉药和（或）术中使用了大剂量的阿片类药物。事实上，增加志愿者吸入麻醉药的暴露时间（无任何手术干预），几乎所有的人随后都会发生恶心或呕吐[90]。因此，恶心呕吐的风险评估应该基于这些潜在的独立预测因素，而不是手术的种类。另外，有几项研究支持手术种类不是导致术后恶心[4]、呕吐[4, 8, 63]、PONV[5, 60] 或需要补救治疗的独立预测因素（见表 97-1）[65]。然而，有别的研究发现有几类手术是导致术后恶心[3, 8]、呕吐[64] 或 PONV[37, 61, 66, 74] 的独立预测因素。不过，在绝大多数研究中手术种类并非总是能被证明是 PONV 的独立预测因素，但腹腔镜胆囊切除术和妇科手术可能是个例外[3, 59, 74]。虽然斜视手术在成人并不是危险因素[101]，但在儿童却是很明确的与临床相关的 POV 的独立预测因素[67, 102]。

有人认为不管是不是 PONV 的独立预测因素，只要知道哪些手术类型是危险因素就足以使我们决定是否需要预防性止吐。PONV 的发生率在所谓的"易致吐的手术"（如腹腔镜手术，成人斜视手术，中耳手术，疝气修补术，扁桃体或腺样体切除术，悬雍垂 - 腭 - 咽成形术）中并不比其他类型的手术高。实际上，Scuderi 等根据"易致吐的手术"将患者分类，研究发现，所谓的"易致吐的手术"与其他手术相比，在 PACU 中 PONV 的发生率分别为 37%（80/215）和 31%（112/360），并没有明显差别[103]。这些发现也与另一研究一致，该研究发现"易致吐的手术"术后 24h 内 PONV 的发生率为 42%（283/681），而其他手术为 36%（317/885）[38]。综上所述，虽然某种类型的手术会导致 PONV 发生率的升高，但因果关系仍未确定。除了儿童的斜视手术，大多数类型的手术 PONV 的发生率很可能与潜在的患者和麻醉相关的因素相关。

风 险 评 估

PONV 是多因素所致，因此 PONV 风险评估宜采用多个独立预测因素综合评估。

英国的 Palazzo 和 Evans 率先采用多因素 logistic 回归分析了 148 例接受整形小手术的患者，建立了"术后恶心呕吐"预测模型[2]。一年后，logistic 回归分析被应用于加拿大 4 个临床中心进行的 16 000 例住院患者的 PONV 的调研[3]。二元 logistic 回归分析是多变量的统计方法，可以通过计算独立预测因素（如女性、非吸烟）的系数来定量这些因素对二元结果（这里是 PONV）影响的相对大小。系数计算公式如下：$P = 1 / (1 + e^{-z})$，$z = \alpha \cdot x_1 + \beta \cdot x_2 + \gamma \cdot x_3 + \cdots + \omega$，$\alpha$、$\beta$、$\gamma$ 等是因素 x_1、x_2、x_3 等的系数，这些系数与

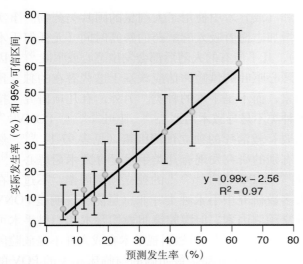

图 97-6 10 百分位组中术后呕吐的平均预测发生率和实际发生率的相关性 *(From Apfel CC, Greim CA, Haubitz I, et al: The discriminating power of a risk score for postoperative vomiting in adults undergoing various types of surgery, Acta Anaesthesiol Scand 42: 502-509, 1998.)*

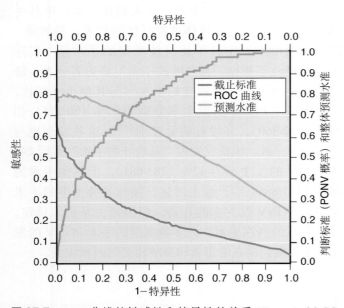

图 97-7 ROC 曲线的敏感性和特异性的关系 *(From Apfel CC, Greim CA, Haubitz I, et al: The discriminating power of a risk score for postoperative vomiting in adults undergoing various types of surgery, Acta Anaesthesiol Scand 42:502-509, 1998.)*

预测因素的优势比直接相关，通过公式优势比 (a) =e^a 来计算获得。这一方法同下文提到的相对风险或风险比相似。

当比较那些报告系数的文献和那些报告优势比的文献时，认识这点是至关重要的[8]。因此，表 97-1 所列举的优势比不仅可以衡量 PONV 作为危险因素的影响，还可以作为独立预测因素的影响。

随后，两个研究机构各自进行了大规模的研究并

运用 logistic 回归分析建立了更为通用的预测 PONV 模型[4, 63-64]。Koivuranta 等第一个发表了基于 logistic 回归分析的 PONV 预测模型，并通过选择 5 个最强的预测因素：女性、有 PONV 史、手术时间超过 60min、晕动病史及非吸烟，建立了一个简化模型[4]。在这些独立预测因素中有 0、1、2、3、4 或 5 个因素存在时，发生 PONV 的风险分别为 17%、18%、42%、54%、74% 和 87%。一年后，在耳鼻喉（ENT）手术中预测 POV 的模型也问世了，在一个验证队列中其预测的发生率与临床观察的发生率很相近（图 97-6）[63]。因为后一模型是在 ENT 手术中建立的，其是否能适用于其他手术并不清楚。在随后的研究中纳入了各种类型的手术，手术的类型（在不考虑麻醉时间的情况下）被认为是一独立预测因素，其预测能力用受试者工作特征（ROC）曲线下的面积表示，并不比先前的风险评分（独立于手术类型）差。值得注意的是，ROC 曲线下面积（ROC-AUC）是 0.77（图 97-7），这就意味着预测的平均正确率在 3/4 左右[64]。随后，这两个研究机构进行了交叉验证并发现一个中心的风险评分可以预测另一个中心 PONV 的发生（ROC-AUC=0.65 ~ 0.75），且简化了的评分的预测能力并不降低（ROC-AUC= 0.63 ~ 0.73）[5]。最终的简化风险评分方法包括 4 个预测因素：女性、有 PONV 史或晕动病史、非吸烟、术后使用阿片类药物；如具备以上 0、1、2、3 和 4 项情况者，PONV 发生率分别为 10%、21%、39%、61% 和 79%（图 97-8）[5]。虽然 Apfel 的 PONV 评分更简单更受欢迎，但在术后阿片类药被大量使用的国家，Koivuranta 的 PONV 评分预测得稍微准确些[62]。

简化风险评分是用于预测住院患者术后 24h 内 PONV 的发生率。Chung 的团队开发了一个较为复杂的预测门诊患者 PONV [也被称为出院后恶心和（或）呕吐（PDNV）] 的评分[37]，虽然纳入了手术类型作为预测因素，但这种评分似乎逊于简化风险评分[60-61]。然而，这种评分稍逊的原因之一可能是因为对其验证是在住院患者中进行的。一项更新的来自荷兰的 Kalkman 研究团队的验证表明，简化风险评分方法的预测效能相当有限，ROC-AUCs 仅为 0.63 ~ 0.66[62]。在他们的患者群体中，发现术后使用阿片类药物（先前的研究中总是被证明可影响 PONV 的风险，也是简化风险评分模型中的一个重要的独立预测因素）与 PONV 的发生率的增加并不相关，这也许能解释简化风险评分有限的预测效能。因此，在术后和出院后阿片类药物被广泛应用的美国进行了一个超过 2000 例患者的大样本多中心的研究，以便开发出一个用于门诊患者 PDNV 的风险评分[59]。其总的 PDNV 的发生率是 37%（图 97-

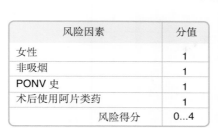

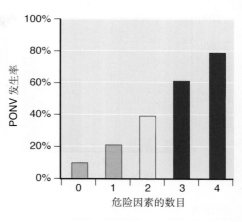

图 97-8　成人简化风险评分 *(From Apfel CC, Laara E, Koivuranta M, et al: A simplified risk score for predicting postoperative nausea and vomiting: conclusions from crossvalidations between two centers, Anesthesiology 91:693-700, 1999.)*

风险因素	分值
女性	1
非吸烟	1
PONV 史	1
术后使用阿片类药	1
风险得分	0...4

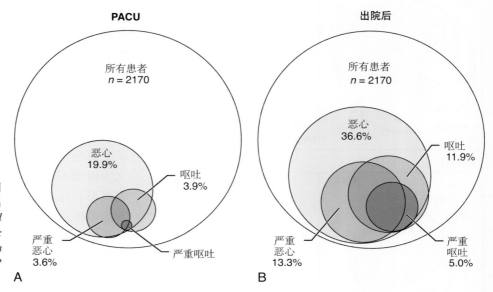

图 97-9　美国一项含有超过 2000 例门诊患者的研究中 PACU 内（A）和出院后（B）PDNV 的发生率 *(From Apfel CC, Philip BK, Cakmakkaya OS, et al: Who is at risk for postdischarge nausea and vomiting after ambulatory surgery? Anesthesiology 117:475-486, 2012.)*

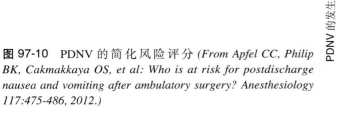

图 97-10　PDNV 的简化风险评分 *(From Apfel CC, Philip BK, Cakmakkaya OS, et al: Who is at risk for postdischarge nausea and vomiting after ambulatory surgery? Anesthesiology 117:475-486, 2012.)*

危险因素	分数
女性	1
PONV 史	1
年龄 <50 岁	1
在 PACU 中使用过阿片类药物	1
在 PACU 中发生过恶心	1
共计	0...5

9），logistic 回归分析鉴定出 5 个 PDNV 的独立预测因素：女性、小于 50 岁、PONV 史、在 PACU 中使用过阿片类药以及在 PACU 中有恶心发生[59]。基于这 5 个危险因素的简化风险评分的 ROC-AUC 为 0.72，具备 0、1、2、3、4 和 5 项危险因素时 PDNV 的发生率分别为 7%、20%、28%、53% 和 89%（表 97-10）[59]。

这些评分模型是用于预测成人的，并不适用于儿童患者[104]。然而，POV 的风险可通过 Eberhart 等[67]建立的儿童简化风险评分来预测。这个简化风险评分考虑到以下四种因素：手术时间 ≥ 30min、年龄 ≥ 3 岁、斜视手术、本人或直系亲属有 PONV 史（表 97-11）。具备以上 0、1、2、3 和 4 项危险因素时 POV 的发生率分别为 9%、10%、30%、55% 和 70%（ROC-AUC 为 0.72）（亦见第 93 章）[67]。

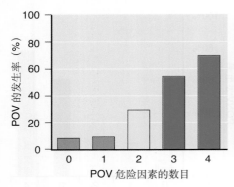

危险因素	分数
手术时间 ≥ 30 min	1
年龄 ≥ 3 岁	1
斜视手术	1
本人父母或兄弟姐妹有 PONV 史	1
共计	0...4

图 97-11 用于儿童的 POV 的简化风险评分 (*From Eberhart LH, Geldner G, Kranke P, et al: The development and validation of a risk score to predict the probability of postoperative vomiting in pediatric patients, Anesth Analg 99:1630-1637, 2004.*)

住院患者

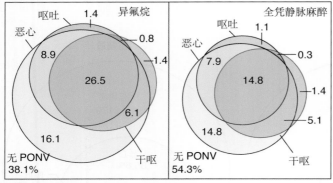

门诊患者

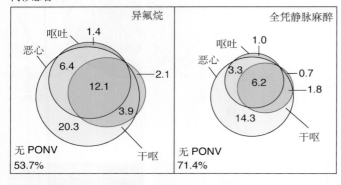

图 97-12 住院和门诊患者实施吸入或丙泊酚麻醉后恶心、呕吐和干呕的 Venn 图 (*From Visser K, Hassink EA, Bonsel GJ, et al: Randomized controlled trial of total intravenous anesthesia with propofol versus inhalation anesthesia with isoflurane-nitrous oxide: postoperative nausea with vomiting and economic analysis, Anesthesiology 95:616-626, 2001.*)

预防性使用止吐策略

方法学背景

恶心和呕吐 / 干呕的测定

　　正确理解文献中的各种定义和方法学对于解读结果是至关重要的。例如，虽然恶心和呕吐是有联系的，但它们也可能独自发生，因此，应当对它们分开评估和报道，以便进行不同文献之间的比较研究。不论使用吸入麻醉还是静脉麻醉的住院患者和门诊患者都是

如此（图 97-12）[7]。不能意识到这一关键点导致了对相当一部分文献结果评定的困难。相似的困难还表现在各种分级方法一般并不能足够恰当地评估 PONV。例如，采用四级评分法来评估 PONV，即"没有恶心呕吐，轻度恶心，严重恶心或不超过两次呕吐，超过两次呕吐"，这一方法不能反映导致 PONV 的潜在生理原因和表现出的症状，也不能确定患者分别发生恶心、呕吐或者两者都有的比例 [105]。

　　恶心（来源于希腊语 nautia，意为晕船）常被定义为胃部不适想吐的感觉。恶心程度可不相同、持续时间可长短不一且程度可随时间变化而变化。有三种方法可衡量这一症状的严重程度。

　　最被广泛认可的测量恶心程度的方法是采用视觉模拟评分（VAS）。VAS 评分采用 10cm 的直线，左端表示没有恶心，右端表示所能想象的最严重的恶心。患者被要求在直线上选择一点来表示其当前恶心的程度。VAS 评分方法被认为是一标准的评价方法，因其可靠性和敏感性已在疼痛研究中得到公认 [106]。另一常用方法是书面或口头的 11 点数字等级评定法（NRS），患者根据其恶心的程度选择 0 至 10 中的 11 个数字，0 表示没有恶心，10 表示可能的最严重的恶心。NRS 评分的优点是使用简单且与金标准 VAS 评分敏感性相似 [107]。最简单的衡量方法似乎是一个明确的语言等级评分（VRS），患者用无、轻度、中度或严重来描述其症状。遗憾的是，虽然 Boogaerts 等证实在评估恶心上 VRS 和 VAS 评分相关性很好 [108]，但在疼痛研究中发现 VRS 敏感性不如 VAS[107]。总之，NRS 评估方法是在敏感性和使用方便方面兼顾平衡最好的方法。

　　通常，恶心的程度随着时间的改变而改变，因此对总的严重程度进行评估需要反复地测试。当评估的间隔时间明显超过恶心发作的持续时间时，对恶心的评估有可能就不太准确。根据经验，让患者评估其恶心的平均程度和（或）最严重程度比局限的被询问时的程度可能更客观。因此，恶心的评估应该是覆盖一

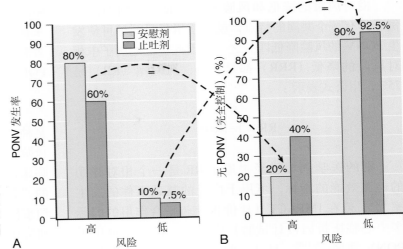

图 97-13 A 和 B，相对风险（RR）或相对风险比（RRR）与患者的基础风险无关。注：A 和 B 表示相同的资料，但药物的效能只能依据发生事件（例如 PONV）的风险率来判断而不能依据不发生事件（例如无 PONV）的风险率来判断

段时间而不是在某个时间点来进行。

　　呕吐（vomitting），作为一个临床症状，就是胃内容物通过口或鼻强有力地排出。干呕（retching）与呕吐相似，不同的是没有胃内容物进入咽部（干呕）。"呕吐发作"常常人为定义为缓解期不到 1min 的一次或多次呕吐和（或）干呕。然而，为了简化以及由于呕吐比干呕发生更频繁，很多作者所说的呕吐就包括呕吐和干呕。在这种情况下，采用"呕吐发作"这样的术语是比较合适的。衡量呕吐和呕吐发作比衡量恶心简单，因为呕吐涉及了明显可识别的肌肉反射运动。因此呕吐的严重程度最好用呕吐的发作次数表示，对每次呕吐的时间进行记录可以就时间进程进行二次分析。

　　由于缺乏公认的衡量恶心和呕吐的标准，因此，即使主要结果是复合指标，比如 PONV 发生率，发表文章时还是应该把恶心和呕吐的发生率分开表述。只要有可能，补救治疗的频率和效果也应该报道，以便在随后的 meta 分析中进行治疗效果的比较[105]。另外，患者对轻度（不是严重的）恶心可能无主诉，从而不被包括在粗略的发生率——一个二元结果之内，这也可能就是为什么考虑了恶心呕吐严重程度的评分能使分析的结果比二元结果具有更强的统计学效能。

效能和效应的测量　从流行病学的角度来看，效能是指干预措施在某个临床试验中所能取得的影响，而效应指在现实世界中的影响。对 PONV 试验而言，预防性止吐的效能最有可能通过相对危险 [也叫危险比（都可以用 RR 来表示）] 或者 OR 表示，RR 或 OR 用于衡量药物的特异的止吐潜能。不同的是，预防性干预的效应最有可能通过绝对风险差（absolute risk reduction，ARD，也称绝对风险减少）或者需要治疗的病例数（number-needed-to-treat，NNT）来衡量，

ARD 或 NNT 为干预措施应用于某个特定 PONV 风险的人群时所带来的实际收益。为了能完全理解文献中关于治疗效果的不同衡量方法的意义，有必要弄清效能和效应的衡量方法之间的根本区别（比如 RR 和 ARD）。当比较不同止吐试验中的效能和确定特定临床情况下的干预措施的效应时，正确理解两者的区别至关重要。

绝对风险差（ARD）和需要治疗的例数（NNT）　应用二元结果比如 PONV 的发生率时，预防性使用止吐药在某个特定潜在风险的个人（或者群体）中的临床获益或者效应最好用 ARD 来表示。例如，一个患者处于 PONV 高危状态，如 80% 的发生率时，使用止吐药如昂丹司琼可把 PONV 的风险降到 60%（ARD 为 20%）（图 97-13A）。因此，在 PONV 基础风险为 80% 的 100 例患者中事先给予昂丹司琼就可以在 20% 的患者中预防 PONV 的发生，也就是说 5 个这样的患者中将有 1 个得益于昂丹司琼干预。换句话说，为了使其中 1 例不出现 PONV，5 例高风险患者将需要预防性止吐：NNT 为 5，可用如下的公式来计算：

$$NNT = 1/ARD$$

　　然而，当昂丹司琼在 PONV 低危险的患者（如 10% 的发生率）中预先使用时，风险仅会降至 7.5%，因此 ARD 仅为 2.5%，而 NNT 为 40。因此，用于衡量效应的 ARD 和 NNT 关键取决于患者发生 PONV 的基础风险。由此可见，一项研究中得出的 ARD 和 NNT 不能用来衡量其在具有不同基础风险的（更高或更低）群体中的效能。这就体现了客观风险评估的重要性，可以把预防性止吐措施用于哪些获益最多的患者。

相对风险的降低和风险率 前面所提到的两个例子具有一个共同的特点，就是使用昂丹司琼可使发生 PONV 的风险降低四分之一，因此，上述例子中相对风险的降低（RRR）都是 25%，风险率（RR）是 75%，用公式表示：

$$RR = 1 - RRR$$

别的医学领域已经报道了 RR 是一个相对强劲的检测效能的指标，可用于广泛的基础事件的发生率[109]，但在 IMPACT（评价止吐药联合作用的国际多中心临床析因设计试验）中才第一次被报道用于 PONV 领域[74, 110]。另外，此试验证实三种被测试的止吐药（昂丹司琼、地塞米松和氟哌利多）在止吐中的作用是相对独立的，且总的来说不依赖于其他危险因素[74]。换句话说，RR 和 RRR 是评价预防性使用止吐药效能的可靠指标，且不依赖于患者的基础风险。

因此，临床上可以预计的预防性使用止吐药的效应即 ARD，可用患者的基础风险（baseline risk）乘以 RRR 来表示。公式如下：

$$ARD = 基础风险 \times RRR$$

相应地，剩余风险（remaining risk）可用如下公式估计：

$$
\begin{aligned}
剩余风险 &= 基础风险 - ARD \\
&= 基础风险 \times (1 - RRR) \\
&= 基础风险 \times RR
\end{aligned}
$$

免于症状的相对益处 然而，只有当结果是"PONV"而不是"无 PONV"时，RRR 或 RR 才与患者的基础风险无关。在第一个例子（即高风险组）中不发生 PONV 概率分别为 20%（不使用止吐药）和 40%（预防性使用止吐药）（图 97-13B）。因此预防性使用止吐药将会使两倍的患者免于 PONV，也就是说不发生 PONV 的相对得益（RB）是 2。然而，在另一个例子（低风险组）中，即使 PONV 的发生率降低了 25%，但不发生 PONV 概率分别是 90%（不使用止吐药）和 92.5%（预防性使用止吐药），不发生 PONV 的 RB 仅为 1.03（92.5/90）。这表明不发生 PONV 或者"免于症状"的 RB 十分依赖于患者的基础风险。类似的还有完全反应（无呕吐且无补救治疗）或者完全控制（无恶心、无呕吐且无补救治疗）。因此，当报道的结果是免于一些症状比如"无恶心""无

呕吐""完全反应"或者"完全控制"时，RB 不能用来衡量药物的效能。因此，以后的文章应报告呕吐或者恶心而不是无呕吐或者无恶心，复合的测量应报告 PONV 或者补救治疗而不是完全反应或者完全控制。

研究结果的推广 如前所述，在临床试验中证实某种止吐药效能所需的患者数关键取决于患者的基础风险（常被描述为对照事件发生率）。一个关于 PONV 临床试验所需样本量的估测表可在 Apfel 和同事所写的"怎样研究术后恶心呕吐"一文中找到[105]。当对照事件发生率较高时（比如选择了高风险的患者），在研究中需要的样本量就少。此外，对高风险的患者预防性使用止吐药，因其绝对风险差异会更大，也就更有可能从中获益。因此，大多数关于 PONV 的临床试验都选择特定的被认为具有 PONV 高风险的手术来进行研究。然而，如前所述，要鉴别出高风险的患者还是用简化风险评分更可靠[38]。

仅选择一种手术类型患者来进行研究的另外一个原因是可减少异质性而增强研究的效率。虽然这是一种公认的用于连续性结果的研究方法，但它并不适用于可信区间仅为患者例数和比例的二元结果。

大多数研究只选择一种手术类型的第三个原因可能源于这样的观点：即手术的类型在 PONV 的发生时可能起着关键性的病理生理作用。如果这一观点是正确的，那么，在一种手术中研究的结果可能不能运用于其他手术。Carlisle 和 Stevenson 在对其 meta 分析亚群分析的基础上研究这一问题[111]，发现没有任何迹象表明手术的种类会影响止吐药的效能，他们亚群分析理论上的局限性是基于了研究间的比较。然而，另两个样本量足够大的随机对照研究也未能发现手术的类型与止吐药的作用之间有任何关联（图 97-14）[74-75]。

总之，目前已发表的数据表明止吐药的效能与手术类型无关。因此，在用于其他类型的手术或与那些随机试验相似的情况时，临床医师可认为这些止吐药可取得相似的止吐效能。对于临床研究者来说，应当探讨更新的问题而不是重复在别的类型的手术中已经进行过的 PONV 试验。因此，针对特定类型手术的关于 PONV 的独立 meta 分析不可能会加深我们对 PONV 的认识和理解[112-113]。

围术期疼痛管理（参见第 98 章）

局部麻醉

多因素分析的结果表明引起 PONV 的主要原因是暴露于高致吐因素，即使用吸入麻醉药和阿片类

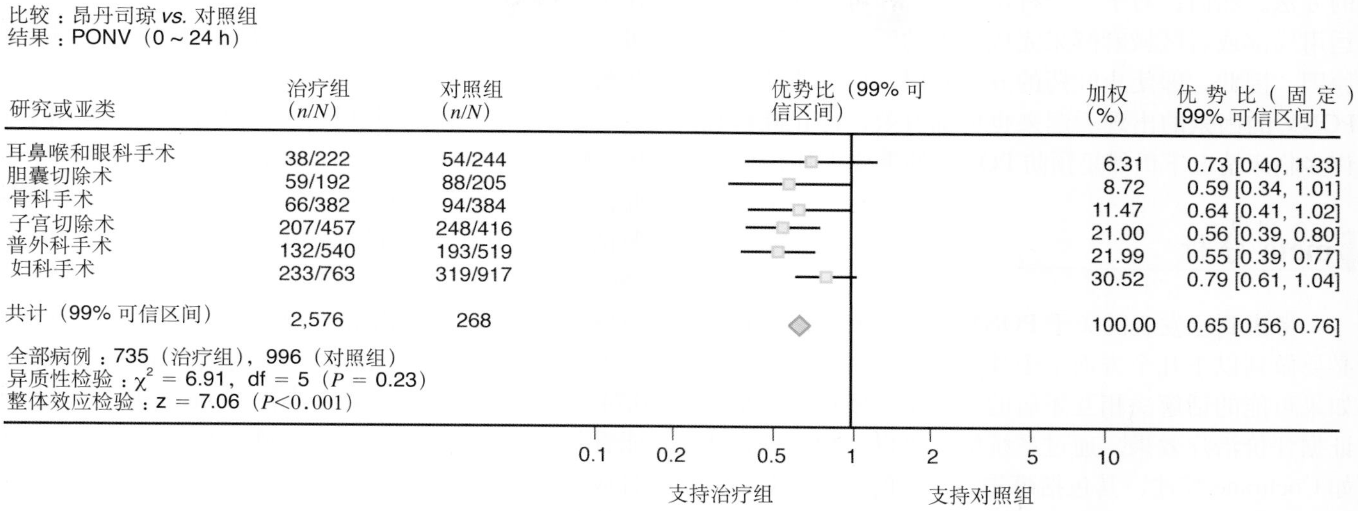

比较：昂丹司琼 *vs.* 对照组
结果：PONV （0～24 h）

研究或亚类	治疗组 (*n/N*)	对照组 (*n/N*)	优势比（99% 可信区间）	加权 (%)	优势比（固定）[99% 可信区间]
耳鼻喉和眼科手术	38/222	54/244		6.31	0.73 [0.40, 1.33]
胆囊切除术	59/192	88/205		8.72	0.59 [0.34, 1.01]
骨科手术	66/382	94/384		11.47	0.64 [0.41, 1.02]
子宫切除术	207/457	248/416		21.00	0.56 [0.39, 0.80]
普外科手术	132/540	193/519		21.99	0.55 [0.39, 0.77]
妇科手术	233/763	319/917		30.52	0.79 [0.61, 1.04]
共计（99% 可信区间）	2,576	268		100.00	0.65 [0.56, 0.76]

全部病例：735（治疗组），996（对照组）
异质性检验：$\chi^2 = 6.91$, df = 5 （$P = 0.23$）
整体效应检验：z = 7.06 （$P<0.001$）

0.1　0.2　0.5　1　2　5　10
支持治疗组　　　　支持对照组

图 97-14 昂丹司琼的效能与手术类型无关 (Data from Apfel CC, Korttila K, Abdalla M, et al: A factorial trial of six interventions for the prevention of postoperative nausea and vomiting, N Engl J Med 350:2441-2451, 2004.)

药物。如果两者都能避免，PONV 的发生率有望大大降低。事实上，一项对 5 年内 1264 例使用了不含阿片类药物的丙泊酚／氯胺酮镇静技术在局部麻醉下行各种门诊手术患者的回顾研究表明，仅有 7 例患者（0.6%）发生呕吐，21 例患者（2%）术后需要止吐药物 [114]。然而，这个研究缺少对照组，因此解释该结果时需持谨慎态度。尽管如此，其结果与一些小样本高质量的随机对照研究相一致，比如 White 等关于不同麻醉方案的比较 [115]。在 White 等的研究中，髂腹股沟-下腹部神经阻滞、脊髓麻醉以及全身麻醉（使用吸入麻醉药和阿片类药物），PONV 的发生率分别为 7%、12% 和 62%。

区域麻醉

与主要采取区域麻醉时（用或不用镇静剂）（参见第 56 和 57 章）PONV 发生率较低相一致的是一篇 meta 分析的结果，这篇 meta 分析将作为门诊手术主要麻醉方法的单次区域麻醉（周围神经阻滞或者椎管内阻滞）和全身麻醉作了比较 [116]。随机接受周围神经阻滞的患者恶心的发生率比那些接受全身麻醉的患者低四倍多（6.8% *vs.* 30%）。RR 为 0.23，RRR 相应为 77%，这相当于联合应用 4 种止吐药物才能达到的止吐效果（见下文）[74]。

与之相类似的是，椎管内阻滞后的恶心发生率也较低（5% *vs.* 14.7%），其 RR 为 0.34，RRR 为 66%，然而这些差异并没有统计学意义，需要进一步研究来证实（$P<0.06$）。用于硬膜外麻醉的麻醉药中常加入阿片类药物来增加阻滞深度，这可能是用不含阿片类局麻药行椎旁神经阻滞的 PONV 发生率比硬膜外麻醉

时低的原因 [117]。

基于同样的因素，脊髓麻醉术中的恶心和呕吐的发生率是不同的。两个大样本的有关脊髓麻醉的队列研究 [118-119] 证实，以下几个因素可以作为预测围术期恶心和呕吐的独立因素：女性、晕动病史、术前心动过速、术前静脉使用过阿片类药物、鞘内使用普鲁卡因、使用去氧肾上腺素或者肾上腺素、低血压或者高位蛛网膜下腔阻滞（T_4 或者更高）。

非阿片类镇痛药

虽然个别的研究已经能够证实 NSAIDs 能够减少疼痛和（或）对阿片类药物的需求（参见第 30 章），但大多数研究不能证明它们对继发结果的益处，如 PONV 发生率。Marrre 和 Bonnet 等进行了一项关于随机对照试验的定量的系统性回顾，虽然还没有足够的证据来证明 NSAIDs 可以显著减少瘙痒、尿潴留或者呼吸抑制的发生，但是他们能够证实其 PONV 的 RR 为 0.7（RRR 为 30%）[78]。虽然 NSAIDs 的效能没有区域麻醉高，但其等同于使用了 4mg 的昂丹司琼。

止吐药

到目前为止，已经发表了超过 3000 篇关于 PONV 的文章，并且每年新增超过 300 篇。虽然大多数是报道预防 PONV 的随机对照研究，但是看来真正能预防 PONV 的良药仍未找到。

一个可能的原因是探询 PONV 发生原因的努力还相对很少。比如，没有什么文献承认引起 PONV 发生的已知的最强因素是吸入麻醉药和阿片类药物以及不含阿片类药物的区域麻醉可能是预防 PONV 最有效

的方法。然而，对于一个特定的患者，可能存在不能运用局部或者区域麻醉来完成手术的医学和管理上的原因。因此，即使止吐药的效能有限，而且避免诱发PONV的因素的出现看起来也更加有效，但止吐药在许多临床情况下仍然是预防PONV的重要工具。

meta分析

考虑到已发表的关于PONV的研究有很多，很有必要做到以下几个方面：①找出所有可用的证据；②如果可能的话解决相互矛盾的结果；③依据最可用的证据评价治疗效果。通过系统综述可以实现这些，比如Cochrane综述，其包括事先设定好的研究问题、入选和排除标准以及确立好的检索策略来确保找到所有相关的文献。术语"系统综述"的特征为科学地严格地找到和考虑到所有可用的证据，而术语"meta分析"的特征为用统计学的方法来综合分析各种研究结果，从而得出对于处理效应最准确的点估计值。因此，使用meta分析来定量分析处理效应的系统综述常常被描述为"定量的系统综述"。

第一篇PONV的系统综述是有关氧化亚氮的效应，由Tramer等所写[94]。因为系统综述往往集中探讨一个定义明确的特定的问题，随后又有数十篇发表，因此有必要对这些系统综述进行综述[120-121]。

幸运的是，Carlisle和Stevenson已对所有可被用来研究预防PONV的药物进行了一个全面的Cochrane综述[111]。第一个版本包含737个研究共103 237名患者：这是到目前为止关于PONV最大样本量的meta分析，也是临床医师想要单个参照来选择预防PONV的药物时最重要的文献。另外，与许多早前的主要集中于NNT（正如前文所述，NNT并非一个有效的评价效能的指标）的系统综述不同的是，Carlisle和Stevenson的Cochrane综述采用的是RR。

止 吐 药

表97-2列出了止吐药的一些概况。

多巴胺拮抗剂

甲氧氯普胺用来预防PONV已有数十年。它的止吐性能主要是通过它的抗多巴胺能作用和促进动力的性能介导[122]。过去，大剂量的甲氧氯普胺（比如，200mg/6h）是预防化疗引起的恶心呕吐（CINV）的主要措施。这种大剂量可能具有抗5-羟色胺（5-HT）的

作用[123]。不幸的是，大剂量在超过10%的患者身上可引起锥体外系的不良反应，这些不良反应可用抗组胺药和苯二氮䓬类药物治疗[124]。

因此，小剂量的甲氧氯普胺（10mg）被广泛用于临床。然而，这个剂量已被证实是没有临床效果的[125]。因此，Wallenborn等进行了一个大样本的随机安慰剂对照试验，对比了8mg的地塞米松单独使用或与10mg、25mg或者50mg的甲氧氯普胺联合使用时的效果[126]。与单独使用地塞米松相比，三种不同剂量的甲氧氯普胺与地塞米松联合使用预防PONV的风险比分别为0.89、0.74和0.63。因此，甲氧氯普胺25mg或者50mg的效能看起来与另外一些效果已明确的止吐药类似。使用时应当权衡其效能和潜在的不良反应（多数为可治疗的低血压和心动过速），四组中运动障碍和（或）锥体外系症状的发生率分别为0.1%、0.4%、0.8%和0.8%。在行扁桃体切除术的儿童中，中等剂量的0.5mg/kg的甲氧氯普胺的作用不及0.1 mg/kg的昂丹司琼[127]。

氟哌利多是一个高效能的D_2-拮抗剂，低剂量0.625～1.25mg静脉注射已被证明有很好的止吐性能[111, 128-129]，其对于恶心和呕吐的RR分别为0.75和0.76[130]。虽然以前认为氟哌利多用于恶心的效果优于呕吐[128]，IMPACT证实其用于恶心的效能与呕吐类似（图97-15）[130]。而且，其效果与昂丹司琼相似[74, 131]，对于PONV的RR为0.62[111]。与安慰剂相比，氟哌利多引起镇静的比例增加（RR，1.32），但头痛的比例降低（RR，0.79）[111]。虽然有超过400篇的文献对氟

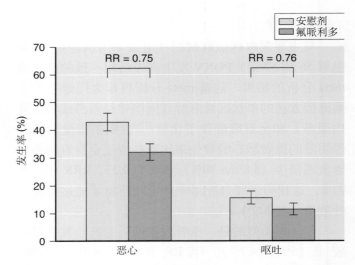

图97-15 氟哌利多与安慰剂相比对于0～24小时恶心和呕吐的风险比（RR）(*Data from IMPACT; figure from Apfel CC, Cakmakkaya OS, Frings G: Droperidol has comparable clinical efficacy against both nausea and vomiting, Br J Anaesth 103:359-363, 2009.*)

哌利多进行研究，但目前还未明确它的最低有效剂量和最佳给药时机。由于它的血浆半衰期相对较短，约为 3h，所以应当在手术结束时给药，而且给药剂量应为最低有效剂量 0.625mg 以便把其潜在的镇静不良反应降到最低。

基于同样的药代动力学原因，在含有吗啡的 PCA 泵中加入氟哌利多似乎是一种十分有效的减少阿片类药物导致恶心和呕吐的做法。一项量效反应的研究表明，在 1mg 的吗啡中加入 5μg、15μg 或者 50μg 的氟哌利多后的 RR 分别为 0.88、0.63 和 0.44[132]。虽然每毫克吗啡中加入 50μg 氟哌利多似乎是最有效的剂量，但它伴有镇静的不良反应，因此作者认为每毫克吗啡中加入 25μg 的氟哌利多是最合适的。

也有报道称小剂量的氟哌利多可导致焦虑不安[133]、静坐不能[134] 和肌张力障碍[135]。然而，这些报道是相互矛盾的[136]。另外，美国食品与药品监督管理局（FDA）已经接到了与氟哌利多使用相关的严重心律失常（尖端扭转型室性心动过速）和死亡的报告，由此发出了下面的"黑盒子"（black box）警告：

氟哌利多禁用于有或可疑有 QT 间期延长的患者，包括那些患有先天性 QT 间期延长综合征的患者。在其他止吐药都没有明显效果的患者中使用氟哌利多，给药之前要使用 12 导联 ECG 确认其没有 QT 间期延长（男性 440ms，女性 450ms），给药之后还要监测 ECG 2～3h。在有发生 QT 间期延长综合征风险的患者中使用氟哌利多也要极其小心，比如那些电解质紊乱或者使用吸入麻醉药和静脉使用阿片类药的患者。

FDA 关于氟哌利多的"黑盒子"警告在一些临床医师中产生了争议，这些医师仍然看重小剂量氟哌利多用于预防 PONV 的作用。根据 White 等的研究，全身麻醉本身可导致 QT 间期从大约 400ms 延长到 430ms，而安慰剂、氟哌利多 0.625mg 或者 1.25mg 分别在麻醉中使用时，QT 间期平均最长延长了 12、15 和 22ms[137]。与氟哌利多相比，麻醉本身会对平均 QT 间期产生更强的总体效应，而且这种效应个体间差异更大。另一方面，在一例患者中观察到，给予 1.25mg 氟哌利多后，其 QT 间期延长了 133ms。Charbit 等研究了作为 PACU 里的补救治疗措施时，氟哌利多 0.75mg 与昂丹司琼 4mg 对 QT 间期的影响[138]。麻醉后超过 40% 的患者 QT 间期延长，给予氟哌利多或者昂丹司琼后，QT 间期另外又平均最长延长了 17ms 或者 20ms（图 97-16）。这就对 QT 间期延长的临床意义产生了疑惑。一般说来，英国医药产品专利委员会认为 QT 间期延长短于 30ms 不太可能有临床意义。另

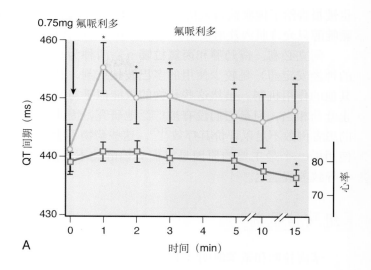

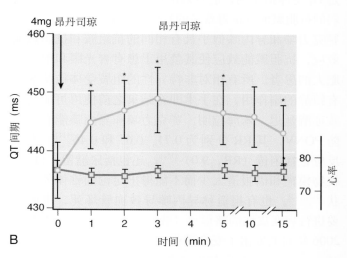

图 97-16　氟哌利多（A）或昂丹司琼（B）治疗 PONV 后 QT 间期的延长 *(From Charbit B, Albaladejo P, Funck-Brentano C, et al: Prolongation of QTc interval after postoperative nausea and vomiting treatment by droperidol or ondansetron, Anesthesiology 102:1094-1100, 2005.)*

外，针对先天性 QT 间期延长综合征的患者的研究得出的数据表明，QT 间期延长 10ms 时，其风险比为 1.056，据此可以推断，延长 30ms 时，其危险增加 18%（RR，1.18）；延长 133ms 时，其危险增加一倍（RR，2.06）[139]。根据以上数据，对于心电图正常的健康患者来说，氟哌利多的危险似乎可以忽略。然而，当存在未被发现的传导异常时，氟哌利多与其他能延长 QT 间期的药物同时使用可能引发有临床意义的 QT 间期延长，导致尖端扭转型室性心动过速，这种可能性很难排除[140]。

由于氟哌利多的"黑盒子"警告，使氟哌啶醇得到更多的关注，最近有研究表明其效能与昂丹司琼相似[141-142]。然而，与氟哌啶醇相关的心律失常和死亡

也被报告给了健康监督机构，因此 FDA 发出警告，氟哌啶醇只允许肌内注射使用，而不能用于静脉注射。

阿立必利、奋乃静和**丙氯拉嗪**（后两种为高效能的神经安定药）是较少使用的多巴胺拮抗剂，其还有其他的作用机制。虽然这些药物的效能似乎与其他的止吐药相当，但是它们没有被广泛地研究，因此有限的患者例数不足以评价其疗效[111]。这些药物不能经常使用的一个最主要的原因是它们有镇静的不良反应，可导致苏醒延迟。

组胺拮抗剂

苯海拉明和茶苯海明（苯海拉明的一种氨茶碱盐）是 H_1 受体拮抗剂，能有效治疗晕动病，也具有相对较弱的抗胆碱能（抗毒蕈碱的）效应（见表 97-2）[111, 143]。赛克力嗪和异丙嗪似乎具有相同的抗组胺和抗胆碱能效应，抗胆碱能效应使其禁用于患有青光眼和前列腺肥大的患者。所有相对非特异性的组胺受体拮抗剂都有镇静的副作用，在手术即将结束之前使用可能会导致苏醒延迟。苯海拉明、赛克力嗪和异丙嗪能有效预防 PONV，其 RR 分别为 0.71、0.67 和 0.46[111]。不良反应包括困倦（RR，9.0）[111]，还包括尿潴留、口干、视物模糊和因报道太少而不能得出定论的锥体外系症状[111, 143]。也有报道称异丙嗪导致血管坏死，进而需要进行病变皮肤的整形和（或）截肢术，这使 FDA 在 2006 年对其发出了安全警告。

抗胆碱能药

关于阿托品具有潜在的止吐效能的数据是相互矛盾的。比如，当与新斯的明同时给药来逆转神经肌肉阻滞时，阿托品与格隆溴铵相比，较少引起术后呕吐[48, 111]。一个似乎合理的解释是阿托品与格隆溴铵不同，它可以穿过血脑屏障。然而，可能由于阿托品的半衰期短，其与安慰剂的比较则是阴性的[111]。东莨菪碱是另外一种可以作用于中枢的抗胆碱能药（抗毒蕈碱），其与阿托品一样，半衰期相对较短，其透皮制剂具有更好的药代动力学，药效持续 72h，可克服半衰期短的局限。透皮贴剂的膜层用于东莨菪碱的持续缓慢释放，因此不能被剪开，剪开后会使给药剂量受限。一旦症状消失或者风险最高的时期（如术后首个 4~6h）已过，患者可以去除贴剂。东莨菪碱有明确的预防运动导致的恶心和呕吐的作用[144]，其贴剂也被证实能有效预防术后首个 24h 内的 PONV，RR 分别为 0.59 和 0.68[145]。东莨菪碱在手术前夜透皮给药的效果与在手术当天的早晨似乎相似

（RR 分别为 0.56 和 0.61）[145]。透皮贴剂长的作用时间使得其在预防门诊患者 PDNV 上特别有用，然而这方面的数据不多。术后 24~48h 视力障碍发生率的增加似乎是其仅有的不良反应，且存在明显的量效关系，因为术后第 2 天（比如用了两天的药后）视力障碍增加了 3 倍[145]。虽然在对超过 3000 例患者的 meta 分析中没有发现与精神错乱有关联，还需要进一步的研究来证明当给予抗胆碱能药比如东莨菪碱时，是否年纪越大越容易对这个不良反应易感[146]。另外，东莨菪碱透皮给药也会导致暂时性的瞳孔扩大[146]，在神经外科手术中使用时需谨慎，因为瞳孔扩大可以误认为严重并发症的一个表现。

5- 羟色胺（5-HT）拮抗剂

昂丹司琼是第一个 5-HT 拮抗剂，它的临床应用对于预防早期 CINV 具有里程碑的意义。与先前所有的止吐药相比，其效果要好得多而且不良反应更少（不引起锥体外系症状或者镇静）。如果考虑到昂丹司琼对于 CINV 的优越效能，那么其能迅速享有预防 PONV 最有效的止吐药的盛名就不会出人意料，且其盛名被阳性结果的重复发表而加强。据 Tramer 等的分析，这些重复发表如果被纳入到 meta 分析，昂丹司琼的效果将会被夸大 23%[147]。事实上，在含有超过 5000 例患者的 IMPACT 试验中，恶心和呕吐的风险缩减量分别为 0.74 和 0.67[148]。与氟哌利多类似，昂丹司琼先前被认为在一个结局（呕吐）上的效果比其他结局更好[149]，但 IMPACT 试验证实昂丹司琼在恶心和呕吐上的效能类似（图 97-17）[148]。另外，同一研究表明，昂丹司琼用于 PONV 的效果与其他止吐药类似[74]。具体为：昂丹司琼 4mg、地塞米松 4mg 和氟哌利多 1.25mg 的 RR 分别为 0.76、0.76 和 0.74（每种药物降低 RRR 大约 25%）[74]。昂丹司琼的血浆半衰期为 4h，因此在手术结束时给药比麻醉诱导后立即给药更有效[150-151]。

多拉司琼及其经肝转化的活性代谢产物羟化多拉司琼是高度特异的 5-HT$_3$ 拮抗剂，其血浆半衰期大约是昂丹司琼的两倍。一般来说，所有的第一代 5-HT 拮抗剂在给予等效剂量时都被认为作用效果相同。对昂丹司琼而言，4mg 已被明确证明是其最低有效剂量（增加任何剂量都不能进一步产生临床相关效应时的最低剂量）。对于多拉司琼，Korttila 等的研究数据表明，其 50mg 优于 25mg，等于昂丹司琼 4mg[152]。然而这与对三个研究的荟萃分析矛盾，该 meta 分析认为 12.5mg 是最低有效剂量，这也是被 FDA 批准的用于

表 97-2 所有经研究显示有显著统计学效应的止吐药的机制、剂量以及效能

止吐药（美国商品名）	主要的（其他的）作用机制	研究较多的成人静脉用量（另外说明给药途径的除外）	与安慰剂相比有统计学意义的风险比（RR）			注释
			恶心	呕吐	PONV	
甲氧氯普胺（Reglan）	D_2, 促运动的 ,($5-HT_3$)	10 或 20 mg 10 mg 25 mg 50 mg	0.82 0.75 0.57	0.76 0.80 0.71 0.60	0.76 0.78 0.74 0.63	
氟哌利多（Inapsine）	D_2 (α_1)	0.625 ~ 1.25 mg	0.65	0.65	0.62	镇静 RR = 1.32, 头痛减少 RR = 0.79, FDA 黑盒子警告
氟哌啶醇（Haldol）	$D_{2,3,4}$ (D_1), $5-HT_2$	1mg IV 或 0.5 mg IM	0.48	0.38 0.23		FDA 安全警告
阿立必利（Vergentan）	D_2, 促运动的	50 ~ 200 mg	0.65	0.49		缺少剂量反应的证据
奋乃静（Trilafon）	D_2, (D_1), H_1, $5-HT_2$	2.5 ~ 5 mg IV 或 IM		0.70		
丙氯拉嗪（Compazine）	D_2 (M, α_1, H_1)	6.25 ~ 12.5 mg IV 或 IM ,3 ~ 6 mg 含服	0.73	0.68	0.68	
茶苯海明（Dramamine）或苯海拉明（Benadryl）	H_1 (M)	31.25 ~ 62.5 mg IV, 50mg 栓剂		0.61	0.71	困倦 RR = 9.0
赛克力嗪（Marezine）	H_1 (M)	50 mg IV 或 IM	0.67	0.55	0.67	
异丙嗪（Phenergan）	H_1 (M)	12.5 ~ 25 mg 或 12.5 ~ 50 mg IM			0.46	
东莨菪碱（Scopoderm）	M	1.5mg（3 次 / 天）	0.63 0.49 0.71	0.65 0.43 0.68	0.71 0.46 0.78	口干 RR = 1.25
昂丹司琼（Zofran）	$5-HT_3$	4 mg	0.68	0.54	0.56	头痛 RR = 1.16，于手术结束时给药
多拉司琼（Anzemet）	$5-HT_3$	12.5 ~ 50 mg	0.82	0.62	0.72	心律失常警告（加拿大）
格拉司琼（Kytril）	$5-HT_3$	1 mg	0.67	0.42	0.56	
托烷司琼（Navoban）	$5-HT_3$	所有剂量 2 mg 5 mg	0.77 0.75 0.69	0.60 0.67 0.56	0.72 0.71 0.69	头晕减少 RR = 0.37
帕洛诺司琼（Aloxi）	$5-HT_3$	0.075mg	0.69	0.66		
地西泮 , 劳拉西泮（Ativan）	调节 $GABA_A$	10mg PO,2 ~ 2.5 mg PO	0.50, 0.55			
咪达唑仑（Versed）	调节 $GABA_A$,	2 ~ 5 mg IV, 7.5 ~ 15 mg PO		0.73		
爱维莫潘（Entereg）	μ 阿片受体					
地塞米松（Decadron）	未知	4 ~ 8 mg	0.58	0.51	0.48	起效慢，诱导后给药
Aprepitant（Emend）	NK1	40mg PO				昂丹司琼的有力对照：对恶心的效果相似，但对呕吐的效果明显更好：RR 分别为 0.38 和 0.55

D，多巴胺；FDA，美国食品与药品监督管理局；GABA，γ- 氨基丁酸；H，组胺；$5-HT_3$，5- 羟色胺；IM，肌内注射；IV，静脉给药；M，毒蕈碱；NK1，神经激肽 -1；PO，口服；PONV，术后恶心呕吐；RR，风险比

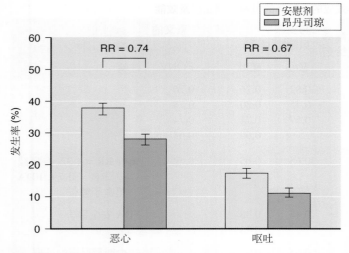

图 97-17 昂丹司琼与安慰剂相比对于恶心和呕吐的相对风险（RR）。两个结局的相对风险之差为 0.07 不太可能与临床相关 *(From Jokela RM, Cakmakkaya OS, Danzeisen O: Ondansetron has similar clinical efficacy against both nausea and vomiting, Anaesthesia 64:147-151, 2009.)*

预防 PONV 的剂量 [153]。

格拉司琼是另一种高特异性的 5-HT₃ 拮抗剂，其半衰期大约是昂丹司琼的两倍。FDA 批准的格拉司琼用于预防 PONV 的剂量为 1mg。这是基于 Wilson 等所做的量效研究，在研究中格拉司琼 0.1mg、1.0mg 和 3.0mg 在预防术后呕吐方面的风险比分别为 0.94（没有显著差异）、0.56 和 0.66[154]。第二个量效研究比较了格拉司琼 2μg/kg、5μg/kg、10μg/kg 和 20μg/kg 的效能，发现 5μg/kg 似乎是其最低有效剂量，这对于一个体重 70kg 的成年患者来说大概是 0.35mg[155]。尽管这些相对大样本的随机对照试验已经得出结果，但是一些新的研究重新探讨了格拉司琼剂量低至 0.1mg 时能有效预防 PONV 的可能性。一研究在经腹子宫切除术的患者中比较了格拉司琼 0.1mg、0.2mg 和 0.3mg 以及安慰剂的效果 [156]，虽然与安慰剂相比，所有三种剂量在术后首个 6h 内的呕吐发生率都减少，但在术后 24h 后呕吐的发生率没有显著差异。另一项研究在行腹腔镜手术的患者中比较了地塞米松联合格拉司琼 0.1mg 或者昂丹司琼 4mg 的效果 [157]。研究显示首个 2h 内格拉司琼和昂丹司琼组中呕吐的发生率在分别为 6% 和 3%，然而，该研究没有足够的效力来证明这个主要结果在统计学上有显著差异。那些认为格拉司琼 3mg 预防 PONV 的效果优于 1mg 的研究已被质疑。目前的证据表明，FDA 批准的 1mg 而不是 0.1mg 是格拉司琼预防 PONV 的有效剂量。

虽然所有的 5-HT 拮抗剂都被认为具有相似的效果，但第二代帕洛诺司琼却可能是个例外。帕洛诺司琼不仅半衰期长达约 40h，还能与 5-HT₃ 受体变构结合导致受体内化，而且还能与神经激肽 -1（NK1）受体有负协调效应 [158-159]。可能正是由于这些独特的特性，帕洛诺司琼是用于预防 CINV 最有效的 5-HT₃ 受体拮抗剂，特别是对于那些其他 5-HT 拮抗剂通常无效的迟发性 CINV。这是否也意味着其预防 PONV 或者 PDNV 有更好的效果，还不清楚。与其他 5-HT₃ 受体拮抗剂一样，帕洛诺司琼 0.075mg 用于 PONV 的 RRR 大约为 30%[160-161]。然而，一项更新的研究表明，当等效剂量的帕洛诺司琼和昂丹司琼分别加入芬太尼 PCA 泵时，其对 PONV 的效能优于昂丹司琼 [162]。除了延长的半衰期和优越的效能外，帕洛诺司琼似乎也不会影响 QT 间期，因此在有心律失常风险的患者中使用可能更加安全。

地塞米松

地塞米松已被证明是一种有效的止吐药 [74, 111]，动物试验表明其通过抑制中枢的孤束核而非通过抑制延髓的最后区而起作用 [163]。大多数早期的研究使用地塞米松 8 ~ 10mg[129, 164]，然而几个小样本的量效试验有足够的证据表明 2.5 ~ 5.0mg 可以被认为是其最低有效剂量 [165-167]。地塞米松起效慢，这也许能解释其早期应用比晚期应用效果似乎更好的原因 [168]。根据 Carlisle 和 Stevenson 的研究，地塞米松对于恶心和呕吐的 RR 分别为 0.57 和 0.51[111]，直接的逐一比较表明其效能与昂丹司琼或者氟哌利多相似 [74, 111]。

神经激肽拮抗剂

P 物质是一种与 NK1 受体结合的调节肽，NK1 受体被发现存在于胃肠道的传入迷走神经上。更重要的是，在 20 世纪 50 年代，P 物质被证明存在于中枢神经系统的某些区域中，这些区域被认为与呕吐反射有关 [169]。然而，在动物研究中，花费了超过 40 年的时间来证明 NK1 拮抗剂能有效地拮抗各种呕吐刺激 [170]。几年之后，Diemunsch 等初步研究表明，NK1 拮抗剂 GR205171 可用于控制妇科大手术的 PONV[171]。随后，CP-122,721 被进行了多中心研究 [172]，发现 200mg 可使术后呕吐的发生率从 50% 降低到 10%，这相当于 RR 为 0.2，RRR 为 80%，与先前所有其他的止吐药相比止吐效果更明显。

NK1 受体拮抗剂强有效的止吐效果在阿瑞吡坦的研究中得以证实，阿瑞吡坦在同类药中第一个被 FDA 批准用于临床。一个包含三个研究机构的多中心研究比较了静脉给予昂丹司琼 4mg 与口服给予阿瑞吡坦 40mg 或者 125mg 的效果[173]。虽然各组恶心的发生率相似，但呕吐的发生率分别为 26%、10% 和 5%。考虑到昂丹司琼能减少呕吐的风险大约为 26%[74]，如果在该研究中纳入安慰剂组的话，那么安慰剂组呕吐的发生率将可能在 35% 左右。因而，与安慰剂相比，阿瑞吡坦 40mg 和 125mg 的 RR 将分别在 0.3 和 0.15 左右，也就是说 RRR 将分别在 70% 和 85% 左右，这再一次说明其效果明显强于其他止吐药。一个类似的国际试验（也缺少安慰剂对照组）得到了类似的结果（虽然没那么显著）[174]。在这个试验中，静脉给予昂丹司琼 4mg、口服阿瑞吡坦 40mg 和 125mg 后呕吐的发生率分别为 29%、16% 和 14%。对于预防 PONV，阿瑞吡坦 40mg 是 FDA 所批准的剂量。

将来在市场上我们将有可能看到一些其他 NK1 受体拮抗剂，比如 casopitant 和 rolapitant[176]。然而，虽然 NK1 受体拮抗剂在预防呕吐方面有着似乎更加优越的性能，但在预防恶心方面却并不如此。而且由于相对较贵，阿瑞吡坦很少用于预防 PONV。然而，它们出色的止吐效果使得 NK1 拮抗剂成为减少某些医疗风险的理想药物，这些医疗风险与特定治疗（比如用金属丝固定颌，神经外科操作和上消化道手术）后发生的呕吐有关。

联合应用和多模式治疗

目前可用的止吐药中没有哪种能够完全阻止 PONV 的发生。事实上，根据 Carlisle 和 Stevenson 的 meta 分析，FDA 批准的有效止吐药的总体 RR 为 0.65，也就是说 RRR 为 35%[111]。考虑到结果为阳性的小样本研究往往更容易发表（出版倾向性），实际的 RRR 有可能小于 35%。事实上，在一个大样本的多中心研究中，昂丹司琼、地塞米松和氟哌利多的 RR 在 0.75 左右，也就是说其 RRR 是 25% 而不是 35%[74]。

考虑到预防使用止吐药作用有限，Scuderi 等首次研究了多模式的方法[177]。在行腹腔镜手术的门诊患者中，他们研究了不同止吐措施联合应用的效果（Ⅰ组，n = 60），包括术前干预措施（咪达唑仑 10～30μg/kg 用于缓解焦虑，输注晶体液 10ml/kg）和术中干预措施（氟哌利多 0.625mg，地塞米松 10mg，用瑞芬太尼 / 丙泊酚诱导和维持，手术结束时行胃减压、给予酮咯酸 30mg、昂丹司琼 1mg，手术结束前 10min 给予芬太尼 25μg）。Ⅱ组和Ⅲ组的患者采用七氟醚 / 氧化亚氮 / 芬太尼平衡麻醉，给予（n = 42）或不给（n = 37）昂丹司琼 4mg。在采取多模式措施的Ⅰ组中，没有患者发生呕吐，只有一

例患者（1.7%）在出院之前有恶心症状。相比之下，Ⅱ组和Ⅲ组分别有 10 例（24%）和 15 例（42%）患者有恶心症状。虽然该研究中不同止吐措施联合应用降低 PONV 的发生这一效应非常显著，但其试验设计不能区别出每一个干预措施对减少 PONV 所做的贡献程度。而且，还不清楚各种止吐干预措施之间会发生什么相互作用，比如，是否存在特定的对这些阳性结果贡献最大的协同作用。

受此启发，IMPACT[74, 110] 应运而生。在该研究中，4123 例患者被随机分到由 6 种预防性措施组成的 64 种可能性组合中：昂丹司琼 4mg 或不给昂丹司琼；地塞米松 4mg 或不给地塞米松；氟哌利多 1.25mg 或不给氟哌利多；丙泊酚或吸入麻醉药；氮气或氧化亚氮；瑞芬太尼或芬太尼。昂丹司琼、地塞米松和氟哌利多各能减少 PONV 的风险约 26%（RR, 0.74）[74]。丙泊酚减少风险 19%，氮气 12%；因此使用丙泊酚但不使用氧化亚氮［比如全凭静脉麻醉（TIVA）］的 RRR 与使用各单一的止吐药相似。该研究提出了两个主要观点。第一，所有干预措施都被证明是独立起作用的，因此，联合应用止吐措施时的 RR 能通过各自措施的 RR 的相乘估算出。比如，联合应用昂丹司琼、地塞米松和氟哌利多这三种药的 RR 为 $0.74 \times 0.74 \times 0.74 = 0.41$；也就是说，三种药物每种能减少风险大约 1/4，联合应用能产生 RRR 为 $1 - 0.41 = 59\%$。图 97-18 表明所有三种止吐药的效果是相似的，它们之间的三种两两联合的效果也是相似的，因为它们之间没有相互作用。第二，通过 OR 或者 RR 来衡量的药物的效能被证明与患者的风险无关。因而，

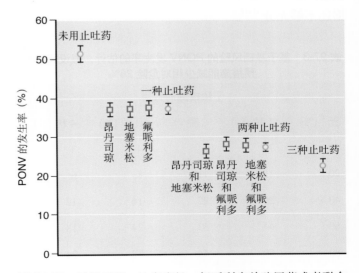

图 97-18 昂丹司琼、地塞米松、氟哌利多单独用药或者联合用药时 PONV 的减少 (From Apfel CC, Korttila K, Abdalla M, et al: A factorial trial of six interventions for the prevention of postoperative nausea and vomiting, N Engl J Med 350:2441-2451, 2004.)

效应（就 ARD 或 NNT 而言）主要取决于患者的基础风险而不是止吐药的选择。由于患者的风险在降低，在联合措施中每新加入一种止吐药所能得到的收益将越来越少。

例如，一例术后需用阿片类药物的无 PONV 史或者晕动病史的不吸烟女性患者的 PONV 的风险大约为 60%[5]。如果她使用止吐药（比如地塞米松 4mg），那么她的风险将减少至 44%（表 97-3；$0.6 \times 0.74 = 0.44$），这意味着 ARD 为 16%。如果使用三联止吐药物，她的 PONV 的风险将减少至大约 24%，如果加用第四种止吐药物风险将减少至 18%（见表 97-3）。第四个止吐药的 ARD 仅为 6%，还不到第一个止吐药的一半。显然，第一个止吐药的效应最大，由于基础风险已降低，再加用的止吐药的效应会降低。另外一个例子就是一准备行短时间手术的男性吸烟患者，其术后也无需使用阿片类药物，其初始风险约为 10%[5]。即使是第一个止吐药也最多只能减少不到 3% 的风险（见表 97-3）。这里最关键的信息就是，患者的基础风险是止吐措施效应的主要决定因素。因此，低风险的患者很少有理由需要预防性用药，中等风险的患者给予单一的止吐药可能是合理的，高风险的患者可能从联合治疗中获益[74]。

其他选择或辅助方法

生姜经常被认为有止吐作用，即使关于生姜的研究很少且大多数结果为阴性，同时 meta 分析的结果也是矛盾的[178-180]。然而，根据 Carlisle 和 Stevenson 的系统综述，生姜作为一个能有效预防 PONV 措施的证据还不够充分[111]。

表 97-3 基于基础风险的 PONV 发生率的估计，假设每种干预措施能减少相对危险 26%

干预措施的数目				
无*(%)	1 种 (%)	2 种 (%)	3 种 (%)	4 种 (%)
10	7	5	4	3
20	15	11	8	6
40	29	22	16	12
60	44	33	24	18
80	59	44	32	24

From Apfel CC, Korttila K, Abdalla M, et al: A factorial trial of six interventions for the prevention of postoperative nausea and vomiting, N Engl J Med 350:2441-2451, 2004.

* 用于举例说明的 10%、20%、40%、60% 和 80% 的基础风险水平分别对应了简单风险评分里的 0、1、2、3 和 4 种危险因素

对补充大量晶体液的研究进行 meta 分析表明，这种措施可以有效减少 PONV 的发生，效果等同于一种止吐药，并且对 PONV 的作用在术后晚期更强[181]。先前认为补充晶体液可通过减轻整夜禁食所致的脱水及随之而来的器官低灌注而减少 PONV 的发生，然而，即使是经过 10 小时的禁食，手术患者血容量仍然正常。因此，相应地，有人推测额外的液体可减轻吸入麻醉药所致的相对低血容量，这种低血流量可导致医学性的垂体后叶中精氨酸血管加压素的释放[182-184]。虽然晶体液相对便宜且不良反应总体上不危险，但大量补充对伤口愈合是有害的，同样对体液容易积聚的大手术如腹腔内手术术后的恢复也是不利的[185-187]。另外，还需要一个设计良好的大样本试验来证实这个 meta 分析的结果。

各种报道探讨了刺激经典的针灸 P6 穴（手腕掌侧的手厥阴心包经上的第六个穴位）用于预防 PONV 的效果[188-192]。Lee 等 2004 年的 Cochrane 综述找到 26 篇文献，发现与对照组相比，其对于恶心和呕吐的 RR 分别为 0.72 和 0.71[193]。这种效果与传统的止吐药相当[194]。这些阳性的结果带来了疑问，那就是预防 PONV 时为什么很少使用刺激 P6 穴呢。由于大多数研究是小样本的，Lee 等进行了一项二次模拟分析，发现其对于恶心而不是呕吐的效果可能是由于出版倾向性的缘故[195]。根据已发表的证据，通过针刺、电刺激、经皮神经刺激、激光刺激、尖锐物刺激和手指按压手腕 P6 穴似乎都是预防 PONV 的有效措施。

特 殊 情 况

小 儿 麻 醉

对儿童的研究较少，而且通常把重点放在 POV 上，因为在年幼的儿童中进行恶心的评估是很困难的（见第 93 章）[196-197]。有限的几项研究探讨了危险因素[198]，但仅有一项设计良好的多中心前瞻性研究建立了一个预测 POV 的模型（见之前的关于风险评估的部分）[67]。虽然手术类型对成年人的影响在某种程度上是有争议的，但正如 Eberhart 等所认为的那样[67]，斜视手术特别是肌肉固定束（Faden 手术）似乎是儿童 POV 的独立预测因素[102, 199]。与此同时，与通常认为的观点不同的是，没有什么证据表明耳鼻喉科手术或者阑尾切除术是 POV 的独立预测因素。

关于止吐药，其对儿童的效能似乎与成人相当。在成人中彻底研究止吐药量效反应的试验还很少，在儿童中就更少。因此，大多数的小儿剂量是人为地设

定为普通成人每千克体重剂量的大约 1/50 ~ 1/25。

出院后恶心和呕吐

在美国，超过 60% 的手术在门诊完成（门诊手术）。PONV 除了是推迟出院和意外重新入院的一个主要原因之外，也可能会给出院后的患者带来极大的困扰（见第 89 章）[200-201]。事实上，由于 PDNV 发生时患者不再能得到即刻的经静脉的补救治疗而口服给药又是不能忍受的，因此 PDNV 应引起特别重视。美国的一项全麻下门诊手术的大样本多中心研究发现术后首个 48 小时内 PDNV 的发生率是 37%[59]，这与美国先前的一项小样本的研究相似，这个研究报道了有 35% 的患者遭受严重 PDNV，以致他们恢复正常日常活动的时间被推迟[202]。考虑到与住院手术相比，门诊手术一般创伤小且范围小，因而暴露于围术期 PONV 诱发因素如吸入麻醉药和阿片类药物的机会就少，这么高的发生率有点令人惊讶。多中心研究鉴别出 5 个 PDNV 的独立预测因素：女性、年龄小于 50 岁、先前麻醉后有 PONV、PACU 中使用过阿片类药物、PACU 中发生过恶心（见之前的风险评估部分）[59]。因此，如同 PONV，使用简化风险评分很容易就可评估患者 PDNV 的风险[59]。

有趣的是，止吐药对于 PDNV 的 RRR 似乎同 PONV 的相似。比如，根据 Gupta 等的一篇系统综述，对于出院后恶心的 RR：4mg 的昂丹司琼为 0.77，1mg 多的氟哌利多为 0.68，地塞米松为 0.55[203]。作用时间短的药物效果要差些，特别是使用其最低有效剂量时，作用时间长的止吐药可能更受青睐。另外，虽然在含有超过 2000 例患者的研究中已证实地塞米松可以显著减少 PDNV 的发生，昂丹司琼却没有效果[59]。因此，地塞米松、东莨菪碱（由于其贴剂能持续释放）、帕洛诺司琼和阿瑞吡坦也许是预防出院后恶心呕吐的合理的首选。当然，还需要进一步的研究来证实这个假设，特别是对那些新的药物。

补 救 治 疗

探讨止吐药用于预防 PONV 的研究很多，而探讨其用于补救治疗已发生的 PONV 的研究却相对较少。事实上，当 Kazemi-Kjellber 和 Tramer 等对用于补救治疗已发生的恶心和呕吐的措施进行定量的系统综述时，一共仅有 18 项随机对照研究符合纳入标准[204]。他们报道的绝对风险降低率在 20% 和 30% 之间，与大样本研究报道的用于预防 PONV 的 RRR 为 20% 到 30%

相一致[74]（在研究补救治疗时，绝对风险降低率和 RRR 是相等的，因为所有接受治疗的患者都已经出现症状）。事实上，Scuderi 等证明对 PONV 早期的补救治疗的效果与常规使用预防性措施相似，这些效果包括对出院时间、意外再入院发生率以及恢复到正常日常活动所需时间的影响[103]。然而这个发现不能解释患者舒适度的差异，即使这种舒适度可能很难通过患者的满意度来衡量。

关于药物剂量，早期使用昂丹司琼 1mg 补救治疗与预防使用昂丹司琼 4mg 效能相似且效应更强[205-206]。因此补救治疗只需要预防措施剂量的 1/4。

5-HT 拮抗剂不仅是最常用于预防的止吐药，也是最常用于补救治疗的止吐药[207]。一个可能的原因为 5-HT 拮抗剂是目前唯一可静脉使用的止吐药，其用于补救治疗时起效快速且不引起镇静的不良反应。正如前面提到的那样，5-HT 拮抗剂有高选择性，易于阻滞几乎所有存在的受体。因而，一旦使用昂丹司琼来预防，之后在 PACU 中再使用其来补救治疗将无效[208]。然而，即使和相关理论及已有的证据相矛盾，在先前已经预防使用过之后，昂丹司琼仍然作为一线的补救治疗措施被普遍使用。类似的，如果患者在先前已接受过昂丹司琼用于预防 PONV，那么再使用格拉司琼——另外一种 5-HT 拮抗剂作为补救治疗措施将无效[209]。因此，作为一个经验法则，目前认为给予一种止吐药后，补救治疗时选择另一种类的止吐药是最有效的。这个建议已被二次分析所证实，分析表明，预防使用昂丹司琼或者氟哌利多之后，异丙嗪作为补救治疗措施的效果明显要比重复使用昂丹司琼或者氟哌利多好得多[210]。

地塞米松用于预防 PONV 时被证明与昂丹司琼同样有效[74]。地塞米松在临床上起效很慢，正如观察到的那样，其在手术开始时给药的效果比在结束时要好[168]。然而，Rusch 等证明在昂丹司琼或者氟哌啶醇中加入地塞米松用于补救治疗时能增加 24 小时内的总 RRR[211]。

总之，与用于预防时相比，用于补救治疗时药物似乎有着相同的效能，从而有更好的效应。另外，与用于预防时相比，补救治疗时所需的剂量更小，并且给予先前没有使用过的药物更加可取。

处理 PONV 的合理指南

已发表的文献如此之多，对麻醉医师制订一个综合、有效的策略来预防和治疗 PONV 带来了挑战。最终，共识性的指南被制定了出来。然而，这只是一群人在某个特定内容或措辞上的认同或者妥协，并不能保证绝对无误。比如，一些指南要求在不同的干预措施中报道 NNT，似乎这能在不同试验中对药物效能进行比较，即使这在方法学上并不理想（要理解效能和效应的差别可见先前的讨论）。

因此，根据本章阐述的最新的知识和理解，最后一节描述了一个用于预防和治疗 PONV 的合理策略，而不是对各种指南进行总结。临床医师可以把它当做指导，但不能当做是教条，因为必然也有其他类似的一些有效策略。正因为如此，下面的三条规则将是有帮助的：①评估对于预防的需求；②根据患者的需求来权衡确定预防措施（包括改变麻醉方法）；③随访患者，立即采取作用机制与先前不同的补救治疗措施。

认识到预防 PONV 的重要性

对预防 PONV 重要性的认识受到患者自身 PONV 的风险、与 PONV 相关的潜在医学问题以及患者和医师对 PONV 的认识和态度三方面因素的影响。建议使用风险评分来评价患者的风险，比如 Apfel 等或者 Koivuranta 等用于成人的评分以及 Eberhart 等用于儿童的评分 [4-5, 67]。虽然这些评分还很不完美，但与 PONV

史或者手术类型相比其提供了较好的预测指标 [38]。

权衡患者的需求

对预防措施需求有限的患者

一般来说，当患者的风险较低时（比如 10%~20%），预防性使用止吐药一般是不合理的（表97-4）[74]。理由为当患者风险低时，止吐药的效应就低，因而需要预防很多患者才能使其中一例受益。这样低风险的患者就接受了不必要的止吐药物，即使很少发生，这些药物可能带来一些不良反应（比如镇静、头痛、QT 间期延长、尖端扭转型室性心动过速）。然而，正如先前所提到的，如果是患者愿意或者担心呕吐会引起内科或者外科的并发症，预防用药便是合理的。

对需要一些预防措施的患者

当患者有中度风险时，采取一种或两种止吐措施常常是合理的，但不一定就需要使用止吐药物。一种措施是麻醉诱导后应用 TIVA（丙泊酚、空气和芬太尼）和（或）地塞米松 4mg，同时加以能减少阿片类药物需求的措施（NSAIDs、利多卡因、小剂量氯胺酮）。

表 97-4　处理 PONV 的法则 *

偏爱全凭静脉麻醉		预期的补救措施	1 个危险因素	2 个危险因素	3 个危险因素	4 个危险因素
住院患者	是	昂丹司琼	地塞米松	+ TIVA	+ 多巴胺2受体拮抗剂	+ 阿瑞吡坦
		非 5-HT₃ 类药	地塞米松	+ TIVA	+ 昂丹司琼	+ 阿瑞吡坦
	否	昂丹司琼	地塞米松	+ 多巴胺2受体拮抗剂	+ 阿瑞吡坦	+ TIVA
		非 5-HT₃ 类药	地塞米松	+ 昂丹司琼	+ 阿瑞吡坦	+ TIVA
偏爱全凭静脉麻醉		预期的补救措施	1 个危险因素	2 个危险因素	3 个危险因素	4~5 个危险因素
门诊患者	是	帕洛诺司琼	地塞米松	+ TIVA+ 东莨菪碱透皮贴剂	+ 多巴胺2受体拮抗剂	+ 阿瑞吡坦
		非 5-HT₃ 类药	地塞米松	+ TIVA+ 东莨菪碱透皮贴剂	+ 帕洛诺司琼	+ 阿瑞吡坦
	否	帕洛诺司琼	地塞米松	+ 东莨菪碱透皮贴剂	+ 阿瑞吡坦	+ TIVA
		非 5-HT₃ 类药	地塞米松	+ 东莨菪碱透皮贴剂	+ 帕洛诺司琼	+ 阿瑞吡坦

* 基于患者风险推荐的预防策略，这些风险包括：住院或者门诊状态、预期的补救措施以及麻醉实施者对于全凭静脉麻醉的偏爱

对预防措施有强烈需求的患者

当患者有高风险或者极高风险时，避免使用全身麻醉且围术期尽量少用阿片类药物可能是最有效的措施（比如外周神经阻滞、脊髓麻醉）[116]。然而，如果仍然需要全身麻醉，推荐使用含地塞米松 4mg[74] 加另外一种止吐药（比如异丙嗪 12.5～25mg、茶苯海明 31.25～62.5mg 或者甲氧氯普胺 25～50mg）的 TIVA。选择哪种药物来搭配没有太大关系，因为大多数药物表现有相似的效果[111]，且间接的证据表明：作用机制不同的药物之间作用是相加的（即它们独立地发挥作用）[74]。当然，如果另外再使用一种止吐药，吸入麻醉可以代替 TIVA，但这使得在 PACU 里一旦发生 PONV，可供选择的补救治疗药物将减少一种。这在选用 5-HT 拮抗剂时尤为突出，如果不使用，其可以作为一个可供选择的没有镇静不良反应的有效补救措施。

及时补救治疗

补救治疗可选择那些先前没有用过的或者根据止吐药的半衰期表明其作用已经消失的药物[190]。如果在手术室里没有使用过 5-HT 拮抗剂，那么它们也许是 PACU 里的首选，因为它们没有镇静的不良反应。另外，在多拉司琼或者氟哌啶醇中加入地塞米松可能会增加补救措施的总的风险降低量（如果其先前没有使用过）[211]。最后，考虑到刺激 P6 穴位用于预防 PONV 的效能已被证实，那么也可以考虑将其作为一种选择。

参 考 文 献

见本书所附光盘。

第98章　急性术后疼痛

Robert W. Hurley • Jamie D. Murphy • Christopher L. Wu

聂　煌　译　　孙焱芫　　熊利泽　审校

要　点

- 伤害性感受是具有多个调节位点的动态过程（即神经元可塑性改变）。持续性伤害性传入可能导致神经元快速敏化并可能发展为慢性疼痛。

- 术后疼痛，尤其在未予以有效控制时，可导致有害的急性影响（即不良生理反应）和慢性影响（即远期康复延迟和慢性疼痛）。

- 超前镇痛通过预防中枢敏化可能减少急性与慢性疼痛发生。虽然绝大多数实验结果支持超前镇痛的观点，但是由于方法学问题，临床试验的证据尚不充分。

- 在处理术后疼痛方面，患者自控镇痛（译者注：原文为患者自控麻醉）（口服、皮下、离子导入、静脉、椎旁或硬膜外给药）可实现个体化滴定镇痛药物，较之传统的医者给药方式（如肌内注射或间断静脉注射）具有若干优势。

- 不同途径（如静脉/肌内/皮下/椎管内）给予阿片类药物后呼吸抑制的发生率无显著差异。对应用阿片类镇痛药的患者必须进行适当的监测，以便及时发现与阿片类药物相关的副作用，如呼吸抑制。

- 合理选用辅助性药物如非甾体抗炎药物、可乐定、对乙酰氨基酚、氯胺酮和加巴喷丁可能改善术后镇痛效果，减少麻醉性镇痛药相关的副作用。

- 与全身应用阿片类药物相比，围术期硬膜外镇痛可能具有一些优点，包括促进胃肠功能恢复，降低肺部并发症、凝血相关性不良事件以及心血管事件发生率，特别是对高危患者或手术而言。但对个体患者需权衡硬膜外镇痛的利弊，并应在术后硬膜外镇痛期间采取适当的监测方案。

- 硬膜外镇痛不是一种标准化的处理方案，因为不同的导管位置（导管-切口一致或不一致）、术后镇痛持续时间以及镇痛方案（局部麻醉药与阿片类药物相比）对围术期并发症发病率的影响可能存在差异。

- 术后疼痛管理应能满足特殊人群（如阿片类药物耐受、小儿、肥胖以及阻塞性睡眠呼吸暂停患者）的需求，因为这些特殊人群的解剖、生理、药理或社会心理学方面可能与正常人群不同。

基 础 知 识

在过去40年期间，急性术后疼痛管理发生了革命性变化。临床医师、经济学家以及医疗政策专家广泛地认识到对急性疼痛处理不足，因此由美国卫生和人类服务部的医疗质量与研究机构（前身是医疗政策与研究机构）制定了一项有关急性疼痛管理的国家级临床实践指南[1]。该里程碑性的文件包括如下内容：承认对围术期疼痛管理的历史性缺陷，有效控制疼痛的重要性，医疗机构有责任充分提供围术期镇痛，并声明某些病例需要医疗专家的参与。另外，几个专业协会（如美国麻醉医师协会，卫生保健组织鉴定联合委员会）也制定了急性疼痛管理的临床实践指南或者提出了一些新的疼痛管理标准。

麻醉医师精通药理学、各种区域麻醉技术以及伤害性感受神经生物学的知识，他们始终引领急性术后疼痛管理的临床与研究的前沿。麻醉医师建立了急性术后疼痛服务的概念（院内疼痛服务），将循证医学应用于急性术后疼痛中，并革新了急性疼痛管理的方法；麻醉医师在所有这些方面所起的作用，使他们理所当然地成为"围术期医师"，医疗机构的高级顾问和临床治疗专家，以及手术室内的高级技术专家。为外科患者和其他内科患者提供有效的镇痛是麻醉医师多重角色的重要组成部分。在急性术后疼痛服务领域，经常缺失的是对患者除慢性基线疼痛以外的急性术后疼痛的管理。这些患者在院内常被"急/慢"疼痛服务人员随意处置，而没有取到很好的疗效。麻醉医师可以很好地管理伴慢性疼痛患者的急性术后疼痛，因为他们所接受的现行麻醉学课程培训中包含了慢性疼痛治疗的内容。本章主要关注急性术后疼痛，对院内慢性疼痛的急性管理也有所涉及。

疼痛的传导路径和伤害性感受的神经生物学

手术可引起组织损伤，从而导致组胺以及炎性介质如肽类（如缓激肽）、脂质（如前列腺素类）、神经递质（如5-羟色胺）以及神经营养因子（如神经生长因子）等的释放[2]。炎性介质的释放可激活外周伤害性感受器，启动伤害性感受信息向中枢神经系统（CNS）转导与传递；炎性介质的释放还激活神经源性炎症的过程，使外周神经释放神经递质（如P物质和降钙素基因相关肽），导致血管扩张和血浆外渗[2]。伤害性刺激经外周伤害性感受器转导，从外周内脏与躯体经A-δ和C神经纤维传递到达脊髓背角，并在该部位整合伤害性传入与下行性调制性传入信息（如5-羟色胺、去甲肾上腺素、γ-氨基丁酸和脑啡肽）。进一步传递取决于脊髓中复杂调制的影响。某些冲动传递到脊髓前角和前外侧角产生节段性（脊髓）反射，这可能与骨骼肌张力增加、膈神经功能抑制甚或胃肠活动减弱有关。其他冲动则通过脊髓丘脑束和脊髓网状束传递到更高级的中枢，诱发脊髓上与皮层反应，最终产生疼痛感受和情感表达。

外周炎性介质的不断释放使功能性伤害性感受器敏化，并激活休眠状态的感受器[3]。外周伤害性感受器可能敏化，并表现为兴奋性阈值降低，兴奋下放电频率增加以及基础（自发性）放电频率增加[3]。外周强烈的伤害性传入也可能导致中枢敏化（CNS持续性损伤后变化可导致疼痛超敏）和中枢超兴奋（神经元对组织损伤后正常传入反应的夸大和延长[3]）。这种伤害性传入可能导致脊髓背角功能性改变以及其他后果，可能使机体随后感受术后疼痛更加剧烈。脊髓背角的神经环路极其复杂，我们才刚刚开始阐明不同神经递质与受体在伤害性感受过程中的特殊作用[2]。然而，尽管其他神经递质或第二信使效应器（如P物质，蛋白激酶C）在脊髓敏化和慢性疼痛中也可能起到重要的作用，但是某些受体 [如N-甲基-D-天门冬氨酸（NMDA）] 对急性损伤后慢性疼痛的发展可能起到特别重要的作用。我们对伤害性感受神经生物学的了解从17世纪Descartes提出的固定的反射环路理论，已发展成现今的神经可塑性观点，该观点认为伤害性信息的传递在不同水平均存在动态整合与调制。然而，对于伤害性感受过程中各种受体、神经递质和分子结构的特殊作用，我们的认识仍有许多空白。

了解伤害性感受的神经生物学对理解急性疼痛向慢性疼痛的转变过程极为重要。由于急性疼痛可以很快转化为慢性疼痛，那么传统划分急慢性疼痛的方法则过于武断[4]。伤害性刺激能在1h内引起脊髓背角新基因的表达（神经敏化的基础），并在相同时间窗内足以引起行为学的改变[5]；急性术后疼痛的强度可以很好预测慢性术后疼痛的发生[6]。对围术期疼痛的控制（如超前镇痛）和实施方式（如围术期多模式镇痛）对促进术后患者短期和长期的康复都很重要。

术后疼痛的急性与慢性影响

未得到控制的术后疼痛可能导致一系列有害的急性与慢性影响。通过降低术中伤害性感受向CNS的传入来减轻围术期病理生理变化，并优化围术期镇痛，可降低并发症，并促进患者术后早期[7]以及出院后的康复。

急性影响

围术期可发生伤害性传入触发或维持的各种病理生理反应。尽管这些反应可能是为对机体有益的目的产生，但是对现代手术医源性的同样反应可能有害。未得到控制的术后疼痛可能强化上述某些围术期病理生理反应，增加患者发病率与死亡率。缓解术后疼痛，尤其是采用某些镇痛方案可能降低患者发病率与死亡率[10]。

伤害性刺激从外周向中枢的传递可引起神经内分泌应激反应，这种神经内分泌反应同时伴有局部炎性物质（如细胞因子、前列腺素类、白三烯类、肿瘤坏死因子α）和全身性介质。疼痛引起的主要神经内分泌反应涉及下丘脑-垂体-肾上腺皮质系统与交感肾上腺系统的相互作用。疼痛引起脊髓节段以上的反射性反应可引起交感神经张力增高、儿茶酚胺和分解代谢性激素（如皮质激素、促肾上腺皮质激素、抗利尿激素、胰高血糖素、醛固酮、肾素、血管紧张素Ⅱ）分泌增加以及合成代谢性激素分泌减少[8]。其作用结果包括水钠潴留以及血糖、游离脂肪酸、酮体和乳酸水平升高，出现高分解代谢状态，表现为代谢与氧耗增加、储存部位代谢底物动员[8]。这种应激反应的强度受到多种因素的影响，包括麻醉类型和手术损伤强度，而应激反应程度与手术创伤程度呈正相关[9]。负氮平衡和蛋白质分解可能阻碍患者的康复，而降低应激反应和术后疼痛可能有利并加速患者术后恢复。

神经内分泌应激反应可能强化机体其他部位有害的生理效应。这种应激反应可能是发生术后高凝状态的一个重要因素。凝血功能的增强（如天然抗凝物质水平的降低和促凝物质水平的增加）、纤维蛋白溶解的抑制、血小板反应性和血浆黏性的增强都可能促使术后与高凝状态相关事件的发生率增高，如深静脉血栓形成、血管移植失败和心肌缺血[10]。这种应激反应也可能加重术后免疫抑制，免疫抑制的程度与手术损伤严重程度相关[4]。这种应激反应引起的高血糖症可能导致伤口愈合差以及免疫功能抑制。

未得到控制的术后疼痛可能兴奋交感神经系统，从而促使发病率与死亡率升高。交感神经系统兴奋可能增加心肌耗氧量（这在心肌缺血与心肌梗死发生中可能起重要作用[10]）；并可能通过冠状动脉收缩和减弱局部代谢性冠状动脉舒张作用而降低心肌氧供[11]。交感神经系统兴奋还可能延迟术后胃肠蠕动功能的恢复，诱发麻痹性肠梗阻。尽管术后肠梗阻是中枢性和局部性因素综合所致抑制传入的结果[10-11]，但是交感传出活性增强如未控制的疼痛可能降低胃肠活动，延迟胃肠功能恢复。

手术损伤后激活伤害性感受器，结果可能启动一些有害性脊髓反射弧。术后呼吸功能显著降低，特别是上腹部和胸部手术后，脊髓反射性抑制膈神经兴奋是这种术后肺功能降低的一个重要因素[10]。然而，术后疼痛的控制也同样重要，因为疼痛控制差的患者可能呼吸变浅，咳嗽不充分，易发术后肺部并发症[11]。伤害性感受器的激活也可能启动脊髓反射性胃肠道功能抑制，使胃肠蠕动恢复延迟[10]。

围术期可出现许多有害性病理生理效应，激活伤害性感受器的激活和应激反应。未控制的疼痛可能引起交感神经系统兴奋，导致一系列潜在的有害性生理反应，增加患者发病率和死亡率。伤害性感受器的激活也可能引起一些有害性抑制性脊髓反射。控制这种急性术后疼痛相关的病理生理过程可能减轻应激反应，抑制交感神经兴奋和抑制性脊髓反射，由此降低患者发病率和死亡率，改善预后［如健康相关性生活质量（HRQL）和患者满意度］[13]。

慢性影响

慢性术后疼痛（CPSP）尚未得到广泛认识，10%～65%的手术患者（取决于手术类型）发生CPSP，其中2%～10%的患者经历严重CPSP[12]。急性术后疼痛控制不良可能是发生CPSP的一项重要预测因素[6,13]。急性疼痛转化为慢性疼痛非常迅速，长期行为学和神经生物学改变的发生也远远早于我们既往所认识的[4]。CPSP较常见于截肢术（30%～83%）、开胸术（22%～67%）、胸骨切开术（27%）、乳房手术（11%～57%）以及胆囊手术（高达56%）等手术后[6]。尽管有研究显示术后急性疼痛的严重程度是CPSP发生的一个重要因素[6]，但是并没有最终确定术后急性疼痛的严重程度和随后发生的CPSP之间的因果关系，其他一些因素（如术后疼痛过度敏感的面积）也许更能预示CPSP的发生[14]。患者术前疼痛的严重程度是上述因素之一。患者存在更强的术前疼痛，可能导致中枢敏化，易感于术后疼痛以及其后的术后慢性疼痛[14]。因此实施急性疼痛服务的临床医生必须充分了解慢性疼痛状况，并在术前参与患者的治疗。随着急性疼痛治疗团队在麻醉手术前参与治疗程度的增加，术后疼痛的发生率和严重程度将明显下降。

控制术后急性疼痛可能改善患者的长期恢复或患者后果（如提高患者的生活质量）。术后早期疼痛就得到控制的患者（特别是采用持续硬膜外或外周导管镇痛技术）可能能积极参加术后的康复训练，从而改善术后短期和远期恢复[15]。优化术后疼痛治疗能提高HRQL[16]。术后疼痛治疗不佳引起的术后慢性疼痛可能对患者日常生活质量造成影响。

预防性镇痛

较老的术语"超前镇痛"是指在手术创伤前给予某项镇痛措施较之术后给予同样举措更能有效缓解急性术后疼痛。超前镇痛的确切定义是医学领域中争议的焦点之一，并且关系到超前镇痛是否具有临床意义的问题。超前镇痛的定义包括在手术开始之前给予什么药物，采取什么措施防止只是切口损伤引起的中枢敏化建立（即术中）、如何防止切口损伤和炎症损伤引起的中枢敏化（如术中和术后），或指涉及整个围术期包括术前干预、术中镇痛和术后疼痛管理（即预防性镇痛）的干预[31]。前两个定义相对狭窄，可能导致临床试验中检测不出超前镇痛的作用。超前镇痛的合理性是建立在防止中枢敏化的基础上。手术创伤引起的伤害性感受传入可能导致中枢神经系统高敏，加重术后疼痛。作为一种流行或充分讨论的观点，手术前开始实施的单一镇痛措施（无论外周或椎管内阻滞）都不能减轻超出镇痛效应时限的痛行为[17]。当对伤害性传入的阻滞消失，外科损伤将重新使中枢致敏，临床试验的结果就是阴性的。基于上述原因，这一术语已被弃用。

如前所述，强烈的伤害性传入（如术后外周疼痛）可能引起中枢的改变（如中枢敏化），并导致痛觉超敏和超兴奋（如组织损伤后神经元对正常传入夸大和延长的反应）。预防性镇痛的目的在于防止这一类型慢性疼痛的产生。这一定义广义上包括在围术期任何时候给予的任何防止疼痛所致敏化的方案。中枢的敏化和超兴奋也可在术后发生于没有术前疼痛病史的患者。

相反，某些患者在术前已有急、慢性疼痛，手术损伤前中枢神经系统已被致敏，这些患者在术后将经历更严重的疼痛。这一对已有疼痛的强化作用不仅发生于急诊入院患者，甚至也发生在亚急诊和长期门诊就医的患者。采取镇痛措施预防中枢敏化将对患者康复带来短期（减轻术后疼痛，加速康复）和长期（减少慢性疼痛，提高HRQL）益处[16]。遗憾的是，很多临床研究（如试验）都缺乏对超前镇痛/预防性镇痛的明晰界定和实验设计[18-19]。

干预的时机[18]在临床上可能不及预防性的其他因素重要（即干预的强度与时程）。如果手术切皮前的干预不完全或不充分，不足以防止中枢敏化，就不是预防性镇痛。切口和炎症损伤对中枢敏化的触发和维持都十分重要，如果将预防性镇痛的定义仅仅限定在手术（即切口损伤）期间可能缺乏临床相关性，也不够恰当，因为炎症反应可能持续至术后期间，并持续维持中枢敏化。

伤害性刺激的传入被多段完全阻滞并将延续至术后时，可观察到最大临床益处。通过加强多模式镇痛干预措施，预防中枢敏化[18]在理论上可减轻或消除急性术后疼痛/痛觉过敏和手术后慢性疼痛[6]。

围术期恢复的多模式方法

实施多模式策略促进患者恢复一般能将控制术后疼痛的镇痛优势最大化。就围术期转归这样复杂的问题，单模式干预措施很难奏效，因此，术后疼痛治疗可能不足以明显改善患者的某些预后[7, 20]。多模式策略原则包括：通过应用区域阻滞技术[7]和镇痛药联合使用（即多模式镇痛）来控制术后疼痛，使患者早期活动、早期恢复肠道营养、接受宣教以及减轻围术期应激反应。尽管之前曝光了多模式镇痛研究学术欺骗的丑闻，但随后谨慎进行的系统性综述研究对其有效性给予了有力支持[22]。因为可以提供良好的镇痛和有益于维持生理功能，硬膜外镇痛成为多模式策略不可缺少的一部分。

围手术恢复期采用多模式策略来控制术后的病理生理反应和促进康复可以加速患者恢复并缩短住院时间[23]。重大胸、腹部手术患者采用多模式策略，能降低激素与代谢应激反应，维持总体蛋白质水平，缩短拔管时间，降低疼痛评分，使肠道功能较早恢复，并能较早达到离开重症监护医疗病房的标准[23]。通过综合外科学、麻醉学、伤害性感受神经生物学和疼痛治疗学的最新数据和技术，多模式策略将传统医疗程序改变为术后有效康复途径，是"临床途径"（加速术后恢复）或"快通道"的扩展[23]。这种策略在保障安全的前提下可能减少围术期并发症、缩短住院时间、提高患者满意度。然而，广泛实施多模式策略尚需多学科的协作、革新传统术后医疗原则、增加医疗投入和扩展传统急性疼痛服务，这在当今的经济环境中可能受限。

治 疗 方 法

术后疼痛治疗有多种选择，包括全身（即阿片类与非阿片类药物）镇痛药和区域（即椎管内和外周）镇痛技术。根据患者的意愿并个体化评估每种治疗方法的利弊，临床医师可为个体患者选择最适合的术后镇痛方案。对接受不同镇痛方式的患者术后进行监测的基本指标见框98-1。

全身镇痛技术

阿片类药物

优点和特性

阿片类镇痛药是术后疼痛治疗的基础用药之一。尽管有证据表明阿片类药物也可能作用于外周阿片类受体，但是这类药物一般通过CNS中的μ受体发挥其镇痛效应[24]。理论上阿片类镇痛药的优点是其镇痛作用无封顶效应。事实上阿片类药物的镇痛效能往往受药物耐受性或阿片类药物相关副作用的限制，如恶心、呕吐、镇

框98-1　术后镇痛的监测和记录

镇痛药物*
药物名称、浓度和剂量
PCA泵参数的设置：需求量、锁定时间、持续输注量
给药总量（包括无效和有效剂量的总数）
限量设置（如1h或4h内限制所给药量）
补充性或具突破性的镇痛药物

常规监测
生命体征：体温、心率、血压、呼吸频率
镇痛：静息和活动时的疼痛水平、疼痛的缓解情况
爆发痛药物的使用

副作用
心血管系统：低血压、心动过缓或心动过速
呼吸状况：呼吸频率、镇静水平
恶心和呕吐、瘙痒、尿潴留
神经系统检查
运动阻滞或功能和感觉水平的评估
硬膜外血肿的证据

提供的指导说明
副作用的治疗
合用其他CNS抑制剂
需要通知主管医师的触发参数变化
有问题时的联系方式（24h/每周7天）
如PCA泵出现故障时的紧急镇痛措施

*术后镇痛包括全身给予阿片类药物和区域镇痛技术。该表综合了一些预打印医嘱、记录以及ASA急性疼痛管理实践指南中关于静脉PCA和硬膜外镇痛日常管理的重要内容[2]。
CNS,中枢神经系统；PCA,患者自控镇痛

静或呼吸抑制。阿片类药物可通过皮下、经皮和肌内注射给药，但是术后全身性阿片类镇痛药物最常用的给药途径是口服和静脉内。阿片类药物亦可注入特殊的解剖部位，如鞘内或硬膜外腔（参见后部分"椎管内单次剂量阿片类药物"和"持续硬膜外镇痛"）。

治疗术后疼痛时，阿片类药物剂量、血清浓度以及镇痛反应之间的关系存在很大的个体间和个体内差异[25]。某一给药途径（如肌内注射）可能比其他途径（如静脉注射）所引起的血清药物浓度变异性更大。治疗中重度术后疼痛，阿片类药物一般采用胃肠外给药途径（如静脉内或肌内注射），部分原因是这些途径比口服给药的镇痛作用起效更快更可靠。对于术后不能接受口服用药的患者，可能必须胃肠外给予阿片类药物。当患者开始进食，并且胃肠外给予阿片类药物稳定控制术后疼痛时，改为口服给药。虽然口服阿片类药物（代表性作为复合用药的一部分，该复合用药还包括如对乙酰氨基酚的辅助药物）通常在术后按需求给药（PRN），但是口服缓释阿片类药物较传统PRN方案可能提供更好的镇痛效果[25]。当然上述结果

还需进一步试验验证，复合给药也需逐例设定。尽管传统的透皮给予芬太尼（被动）的方式尚未成为急性术后疼痛的常规疗法，但是一种新型芬太尼电易化透皮给药技术已用于成年住院患者[26]。

静脉内患者自控镇痛

术后镇痛不全的原因很多，包括前面提及的个体间和个体内镇痛需求的差异大、血清药物水平的差异（特别是肌内注射）以及用药延迟。传统的PRN镇痛方案难以弥补这些不足。综合考虑这些问题，静脉内患者自控镇痛（PCA）可优化阿片类镇痛药的给药方式，而且能将患者之间药代动力学和药效动力学差异的影响降至最小。静脉内PCA建立在一个负反馈环路基础上；当患者感到疼痛的时候可自行给予麻醉性镇痛药，而疼痛减轻时不需用药。如果该负反馈环路被干扰，就可能发生过度镇静或呼吸抑制[27]。尽管有一些设备相关性故障的报道，但是PCA泵本身很少出问题，大多数与PCA相关的问题是由于使用者或操作者失误所致[28]。

PCA装置能设定一些参数，包括需求（单次）剂量、锁定时间和背景输注量（表98-1）。最佳需求量或单次给药剂量是静脉内影响PCA效能的重要因素，因为需求量不足可能导致镇痛效果不佳，而需求量过大可能导致呼吸抑制等不良反应发生率高[27]。尽管尚不能确定最佳需求量，但是现有数据提示，对于从未使用过阿片类药物的患者，吗啡最佳需求量是1mg，芬太尼为40μg；然而临床上芬太尼的实际用量（10～20μg）往往较少[28]。锁定时间也可能影响静脉内PCA的镇痛效能。锁定时间过长可能导致镇痛不足，从而降低静脉内PCA的效果。锁定时间太短，前次给药还未达到充分镇痛作用前就追加另一剂量，可能使药物相关副作用增加。其实，锁定时间是静脉内PCA的安全性特征。尽管最佳锁定时间不明，但根据PCA泵中的药物大多数锁定时间选择在5～10min，在此区间内的变化对镇痛或副作用似无影响[28]。

大多数PCA装置支持除追加量以外的持续或背景输注。最初认为常规应用背景输注有一些优点，包括改善镇痛效果，特别在睡眠期间，然而后来的临床试验并未证实从未使用过阿片类药物的患者采用背景输注有任何益处。许多研究表明，背景输注尤其在成人只增加镇痛药的用量和呼吸抑制等副作用的发生率[31]。应用夜间背景输注并不改善患者术后睡眠模式、镇痛效果或恢复情况[29]。虽然不推荐从未用过阿片类药物的成年患者使用静脉内PCA持续或背景输注，但是背景输注在阿片类药物耐受的患者以及小儿患者中可能有一

表98-1　静脉内患者自控镇痛方案

药物浓度	单次剂量*	锁定时间　（min）	持续输注
受体激动剂			
吗啡（1mg/ml）			
成人	0.5～2.5mg	5～10	—
小儿	0.01～0.03mg/kg［最大0.15mg/(kg·h)］	5～10	0.01～0.03mg/(kg·h)
芬太尼（0.01mg/ml）			
成人	10～20μg	4～10	—
小儿	0.5～1μg/kg［最大量4μg/(kg·h)］	5～10	0.5～1μg/(kg·h)
氢吗啡酮（0.2mg/ml）			
成人	0.05～0.25mg	5～10	—
小儿	0.003～0.005mg/kg［最大量0.02mg/(kg·h)］	5～10	0.003～0.005mg/(kg·h)
阿芬太尼（0.1mg/ml）	0.1～0.2mg	5～8	—
美沙酮（1mg/ml）	0.5～2.5mg	8～20	—
羟吗啡酮（0.25mg/ml）	0.2～0.4mg	8～20	—
舒芬太尼（0.002mg/ml）	2～5μg	4～10	—
受体激动-拮抗剂			
丁丙诺啡（0.03mg/ml）	0.03～0.1mg	8～20	—
纳布啡（1mg/ml）	1～5mg	5～15	—
喷他佐辛（10mg/ml）	5～30mg	5～15	—

*除注明外的所有剂量均只适用于成人患者。药物之间单次给药剂量（mg *vs.* mg/kg、μg *vs.* μg/kg）和持续输注［mg/(kg·h) *vs.* μg/(kg·h)］的单位不同。如需要建立初始镇痛作用，麻醉医师应该逐步给予静脉内负荷剂量。患者的需求个体差异很大，老年和危重的患者应给予较小的剂量。对从未用过阿片类药物的患者，不建议开始就应用持续输注

定作用（参见后续部分"阿片类药物耐受的患者"和"小儿患者"）。

与传统PRN镇痛方案相比，静脉内PCA可提供更好的术后镇痛效果，并提高患者满意度，但是否更为经济尚不确定[30]。一项meta分析结果显示，静脉内PCA（与PRN阿片类药物比较）能提供更为显著的镇痛效果，并明显提高患者满意度；然而，静脉内PCA组患者阿片类药物用量和瘙痒发生率均高于PRN阿片类药物治疗者，但是不良事件发生率无差异[30]。从经济学角度考虑，还不清楚静脉内PCA是否优于传统PRN或肌内应用阿片类药物，因为费用计算复杂。

当评价其他患者相关性结果时，静脉内PCA可能具有明显优势，如患者满意度。这些结果正显得越来越重要，因为医疗机构已将这些指标作为评估医疗质量的标准和市场导向的工具（见第6章）。与静脉内、肌内或皮下给予PRN阿片类药物相比，患者更倾向于选择静脉内PCA。使用静脉内PCA的患者满意度较高的可能原因是：镇痛效果较好、可行自控给药、避免出现明显疼痛以及不再依赖护士来给予镇痛药。

无论如何，影响患者满意度的原因复杂，许多因素影响或预测静脉内PCA的满意度。尽管使用静脉内PCA患者满意度在总体上较高，但是正确评估患者满意度方面仍存在许多方法学的问题[31]。

静脉内PCA的阿片类药物相关不良事件的发生率与静脉内、肌内或皮下给予PRN阿片类药物似乎并无显著差异。静脉内PCA相关的呼吸抑制发生率低（约1.5%），且似乎并不高于全身和椎管内PRN给予阿片类药物[32]。静脉内PCA时发生呼吸抑制可能与背景输注的使用、高龄、同时使用镇静或催眠类药物以及并存肺部疾病如睡眠呼吸暂停等有关[33]。程序设定或操作失误（即操作者的错误）也可能引起静脉内PCA相关性呼吸抑制[34]。

非阿片类药物

非甾体消炎药

非甾体消炎药物（NSAIDs）包括阿司匹林和对乙酰氨基酚，是由各种具有不同药代动力学特性的镇

痛化合物所组成。NSAIDs发挥其镇痛作用的主要机制是抑制环氧合酶（COX）和前列腺素类合成，后者是外周敏化和痛觉过敏的重要介质。尽管传统观点认为NSAIDs是主要作用于外周的药物，但是其亦能通过抑制脊髓COX而发挥其镇痛作用[35]。目前至少发现2种COX亚型（即COX-1为组织型；COX-2为诱导型），二者具有不同功能（即COX-1参与血小板凝集、止血和胃黏膜保护，而COX-2参与疼痛、炎症和发热），基于此开发出的选择性COX-2抑制剂有别于同时阻断COX-1和COX-2的传统NSAIDs[36]。COX-3亚型的发现可解释对乙酰氨基酚和其他一些退热剂镇痛和解热的主要中枢机制，然而COX-3与对乙酰氨基酚的确切关系仍不明了[37]。

单独给予NSAIDs一般仅对轻中度疼痛产生有效的镇痛作用。传统观点认为NSAIDs是阿片类药物治疗中重度疼痛的一种有益辅助药物，事实上，一些定量的系统性回顾分析提示，NSAIDs单独或与阿片类药物联合应用时可能较以往认为的更有益（表98-2，图98-1）。NSAIDs通过口服或胃肠外给药，通过一种有别于阿片类药物和局部麻醉药的作用机制产生镇痛效应，作为多模式镇痛方案的一部分尤其有效。几项meta分析探讨了静脉PCA加入NSAIDs和对乙酰氨基酚作为阿片类药物辅助用药的镇痛效能，结果提示只有NSAIDs[38]，而不是对乙酰氨基酚[39]在降低疼痛评分方面具有统计学差异（但可能无临床意义）[40-41]。尽管所有方案都能显著减少吗啡的消耗量，但是只有NSAIDs（而不是对乙酰氨基酚）可降低恶心、呕吐和镇静等阿片类药物相关副作用的风险。

围术期使用NSAIDs可引起一些副作用，包括止血功能下降、肾功能障碍、胃肠道出血、对骨骼愈合和骨生成的有害作用。这些副作用均与NSAIDs抑制环氧合酶和前列腺素类生成有关，后者介导整个机体的多种不同的反应。应用NSAIDs引起的止血功能下降主要是由于血小板功能障碍和血栓烷A_2（由COX-1产生）抑制所致，后者是血小板凝集和血管收缩的重要介质[42]。NSAIDs对围术期出血的影响一直存有争议，一项围术期应用酮咯酸的监测性研究证实，手术部位的出血并未显著增加。至于NSAIDs类是否影响骨的愈合和生成，也存在争议[43]。尽管NSAIDs被用于髋臼骨折和髋关节置换术，以减少异位成骨作用，但他们对其他骨组织的短期作用尚不清楚[44]。近期的两项系统性综述提示，一些高质量的研究结果揭示NSAIDs并未增加骨不连的风险。显然，短期应用NSAIDs缓解骨折后疼痛并不增加延迟愈合的风险[45]。脊柱融合术后短期（短于14天）应用常规剂量NSAIDs（如酮咯酸

表98-2　缓解中重度术后疼痛50%以上的单剂镇痛药相对功效

药物*	平均 NNT[†]	95% CI
对乙酰氨基酚（1000mg 口服）	3.8	3.4～4.4
阿司匹林（600～650mg 口服）	4.4	4.0～4.9
阿司匹林（1000mg 口服）	4.0	3.2～5.4
双氯芬酸（50mg 口服）	2.3	2.0～2.7
双氯芬酸（100mg 口服）	1.9	1.6～2.2
布洛芬（600mg 口服）	2.4	1.9～3.3
酮咯酸（10mg口服）	2.6	2.3～3.1
酮咯酸（30mg 肌注）	3.4	2.5～4.9
萘普生（550mg 口服）	2.7	2.3～3.3
西乐葆（200mg 口服）	3.5	2.9～4.4
西乐葆（400mg 口服）	2.1	1.8～2.5
曲马朵（100 mg 口服）	4.8	3.8～6.1
加巴喷丁（600mg 口服）	11	6.0～35
可待因（60mg）+ 对乙酰氨基酚（600～650mg 口服）	4.2	3.4～5.3
羟考酮（5mg）+ 对乙酰氨基酚（325mg 口服）	2.5	2.0～3.2
可待因（60mg 口服）	16.7	11.0～48.0
吗啡（10mg 肌注）	2.9	2.6～3.6
羟考酮（15mg 口服）	2.4	1.5～4.9

CI，可信区间；NNT，需要治疗的人数。
*部分数据的获得和更改已经得到Bandolier的许可。参见http://www.medicine.ox.ac.uk/bandolier/
[†] 该表中NNT数据指将术后中重度疼痛缓解超过50%必须治疗的患者人数，NNT反映了统计学和临床的差异，可用于比较不同治疗手段的效能，总结临床相关方法的治疗作用。NNT 数值较低提示该组镇痛效能较强。参见以图形表示数据的图98-1

<120mg/d），并不增加不连风险；但大剂量（如酮咯酸>120mg/d）则影响愈合，提示NSAIDs对脊柱融合的影响呈剂量依赖性[46]。脊柱外科医生常倾向于保守而不愿在术后给予脊柱融合术患者NSAIDs。

高危患者如低血容量、肾功能异常或血清电解质异常者围术期使用NSAIDs可能发生肾功能障碍，因为前列腺素类可扩张肾血管床，介导肾利尿和排钠功能。NSAIDs不应禁用于术前肾功能正常的患者，尽管他们可能引起术后早期临床意义不大的肾功能一过性降低，但对血容量和肾功能正常的患者影响不大[47]。围术期使用NSAIDs与胃肠道出血发生率较高有关，因为NSAID能抑制胃黏膜细胞保护因子前列腺素类合成所必需的

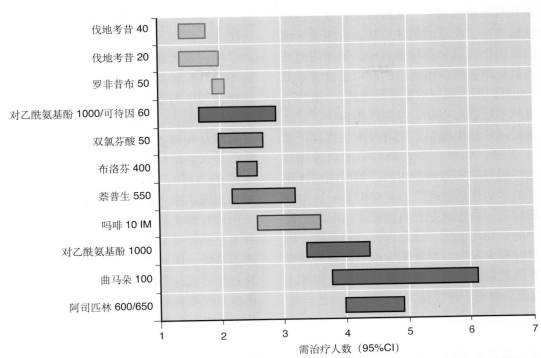

图98-1 缓解患者中重度疼痛50%以上所需接受治疗的患者人数（NNT）。表98-2反映了一些阿片类与非阿片类镇痛药的NNT均值和95%可信区间（CI）。这些NNTs数据来源于与安慰剂比较，缓解中重度术后疼痛50%以上时非阿片类药物单次用量效能的临床试验研究。药物名称的剂量单位是mg *(From Bandolier. Available at http://www.medicine.ox.ac.uk/bandolier/.)*

COX-1[48]。NSAIDs（包括阿司匹林）或对乙酰氨基酚可能诱发支气管痉挛，而且对阿司匹林敏感的哮喘患者对对乙酰氨基酚可能存在交叉敏感性[49]。由于炎症期间外周COX-2的表达增加，理论上选择性抑制COX-2可达到镇痛效果而无COX-1抑制相关的副作用。即使采用超过治疗剂量的COX-2抑制剂，胃肠道并发症的发生率也较低[50]，对血小板的抑制作用最小[51]。然而，长期应用COX-2抑制剂可显著增加心血管风险，这也是罗非考昔退出市场的原因[52]。尽管心血管毒性作用似是所有COX-2抑制剂的一种作用效应，但是COX-2抑制剂的心血管风险与种属相关，并受许多因素的影响如具体药物、剂量以及患者特征等[52]。围术期使用与较长时间使用COX-2抑制剂的问题稍有不同[53]。一项随机试验评估了伐地考昔及其静脉内前体药帕瑞考昔应用于冠状动脉旁路移植术（CABG）患者中的安全性，并与安慰剂作对比[54]。与单独应用安慰剂组相比，伐地考昔组和帕瑞考昔组以及同时应用安慰剂与伐地考昔组患者确定发生至少一项不良事件的比例较高[54]。CABG术后应用帕瑞考昔和伐地考昔可增加心血管事件的发生率，因此这种情况下应用这些药物引起人们的高度关注。但随后一系列的随机对照试验结果显示，帕瑞考昔和伐地考昔用于大的非心脏手术患者时，不良事件发生率与接受安慰剂组的患者相比无显著差异[55]。

加巴喷丁类药物

加巴喷丁和普瑞巴林，除用于抗癫痫外，也用于神经病理性痛的治疗。它们作用于钙离子通道的α_2-δ配体，抑制钙内流及其后的兴奋性神经递质释放。口服普瑞巴林相比于加巴喷丁吸收更快、生物活性更强（$\geqslant 90\% vs. < 60\%$）[56]。尽管存在这些差异，口服加巴喷丁可增强阿片类在静息和运动时的镇痛作用，减少阿片类用量和相关副作用，但随之增加诸如镇静、头晕等副作用[57-59]。普瑞巴林的镇痛效应不如加巴喷丁确切。一项meta分析的结果显示，普瑞巴林用于急性术后镇痛时可减少阿片类用量和相关副作用，但对疼痛强度影响不大[60]。另一项meta分析的结果提示，围术期应用普瑞巴林可提供额外的镇痛作用，但也增加其他副作用如头晕/轻度头痛或视觉障碍的发生率[61]。尽管还需要更多的试验来揭示诸如剂量、用药时间等具体参数，但可考虑将其作为多模式术后镇痛的组成部分。而且，围术期应用加巴喷丁和普瑞巴林可减少CPSP的发生率[62]。

氯胺酮

传统上认为氯胺酮是一种术中使用的麻醉药，然而小剂量（镇痛）氯胺酮可增强术后镇痛作用，因其拮抗NMDA受体的特性对减少中枢敏化和阿片类药物耐受可能具有重要意义[63]。氯胺酮可口服、静脉（PCA或持续输注）、皮下或肌注给药。一项关于围术期氯胺酮的系统性回顾分析结果显示，围术期间使用镇痛剂量的氯胺酮可减少镇痛药的需求量或者降低疼痛强度[64]。此外，围术期应用氯胺酮可减少24h PCA吗啡的消耗量和术后恶心呕吐，且副作用最少[64]。之后的一项系统性回顾结果提示，尤其在术后疼痛严重的患者，如上腹部、胸科、重大矫形手术后静脉应用氯胺酮是术后镇痛的有效辅助用药。氯胺酮同样可减轻儿科患者的术后疼痛强度[66]（见第93章）。对围术期应用氯胺酮的一种顾虑是它可能产生遗忘的神经药理效应并影响认知功能[67]。虽然存在上述可能，但给予镇痛剂量时很少发生。氯胺酮也用于硬膜外和鞘内，但是其外消旋混合物具有神经毒性作用，因此不主张将外消旋氯胺酮用于神经处。

曲马朵

曲马朵是一种合成的阿片类药物，具有弱μ-受体激动剂作用，并可抑制5-羟色胺和去甲肾上腺素的再摄取，具体是哪种形式主要发挥镇痛作用尚不清楚[68]。虽然曲马朵主要是通过中枢机制发挥其镇痛作用，但是它可能具有外周局部麻醉药的特性[69]。曲马朵对治疗术后中度疼痛有效[70]，与阿司匹林（650mg）与可待因（60mg）或与布洛芬复合剂（400mg）的镇痛效能相当（见表98-2，图98-1）[70]。除曲马朵外给予对乙酰氨基酚（较之单独用曲马朵）可减少副作用而不影响其镇痛效能[71]。静脉曲马朵PCA与阿片类PCA的镇痛评分相似，但两组的副作用不同（比如曲马朵组术后恶心呕吐发生率高而瘙痒发生率相对低）[72]。曲马朵用于术后镇痛的优点包括相对无呼吸抑制、重要脏器毒性和胃肠蠕动抑制，滥用可能性低（1/100 000）[68]。常见的副作用（总体发生率为1.6%～6.1%）包括眩晕、嗜睡、多汗、恶心、呕吐、口干和头痛[70]。曲马朵应慎用于抽搐或颅内压增高的患者（见第70章），禁用于服用单胺氧化酶抑制剂的患者[70]。

区域镇痛技术

各种椎管内（主要是硬膜外）和外周区域镇痛技术可有效地治疗术后疼痛。一般来说，硬膜外与外周技术（尤其使用局部麻醉药时）的镇痛效果优于全身应用阿片类药物[73]，这些技术的应用甚至可能降低发病率与死亡率[10, 74]。然而，应用这些技术也有相关风险，临床医师应该针对每例患者权衡利弊，特别是在应用抗凝剂情况下这些技术的应用还存有一些争议。

椎管内单次应用阿片类药物

鞘内或者硬膜外单次注射阿片类药物可有效地作为单一性或辅助性镇痛药。决定某一特定阿片类药物临床药理学的重要因素之一是其亲脂性程度（相对于亲水性而言）（表98-3）。一旦这些药物经鞘内直接注射或从硬膜外腔逐渐渗入与脑脊液（CSF）产生反应，亲水性阿片类药物（如吗啡和氢吗啡酮）倾向于滞留在CSF中，产生延迟的长时间镇痛作用，同时其副作用发生率一般较高，因为亲水性阿片类药物易向头侧或脊髓上扩散。椎管内给予亲脂性阿片类药物如芬太尼和舒芬太尼则镇痛作用起效迅速，从脑脊液中迅速清除，因此限制了其向头侧扩散和某些副作用如延迟性呼吸抑制的发生。亲水性阿片类药物的镇痛作用位点主要在脊髓，而椎管内单次注射亲脂性阿片类药物的主要作用位点（脊髓抑或全身）尚不肯定[75]。

针对不同临床情况，亲脂性与亲水性阿片类药物药代动力学的不同可能影响阿片类药物的选择，以期达到镇痛效果最佳、副作用最小的目的。鞘内单次注射亲脂性阿片类药物可满足镇痛起效迅速（数分钟）、镇痛持续时间适中（<4h）且呼吸抑制的风险最小的需求（如日间手术患者）[76]。对于需要更长镇痛时间可予监护的住院患者，则鞘内单次注射亲水性镇痛药更为合适。

表98-3 椎管内给予阿片类药物的特性

特性	亲脂类阿片类药物	亲水性阿片类药物
常用药物	芬太尼，舒芬太尼	吗啡，氢吗啡酮
镇痛起效	起效迅速（5～10min）	起效延迟（30～60min）
作用时间*	较短（2～4h）	较长（6～24h）
CSF扩散	CSF扩散最小	CSF中广泛扩散
作用位点	脊髓±全身	主要在脊髓±髓上
副作用		
恶心与呕吐	亲脂性阿片类药物的发生率低于亲水性	
瘙痒	亲脂性阿片类药物的发生率低于亲水性	
呼吸抑制	主要在早期，延迟性罕见	早期（<6h）和延迟（>6h）性都有可能发生

CSF, cerebrospinal fluid，脑脊液。
*镇痛持续时间有所差异

硬膜外单次注射亲脂性和亲水性阿片类药物也可用于术后镇痛，其注意事项一般类似于鞘内单次注射阿片类药物。硬膜外单次注射芬太尼可产生快速术后镇痛作用，然而研究提示，以不含防腐剂的生理盐水将芬太尼（常用剂量50~100μg）稀释至少10ml，单次硬膜外注射可使镇痛起效延迟、作用时间延长，可能是由于亲脂性阿片类药物初始扩散与弥散增加所致。硬膜外单次注射吗啡可产生有效的术后镇痛作用。硬膜外单次注射亲水性阿片类药物可能特别适用于硬膜外置管位置与手术切口部位不一致（如腰部硬膜外置管用于胸部手术）的术后硬膜外镇痛。老年患者和胸部硬膜外置管的患者对硬膜外吗啡的需要量较低。鞘内与硬膜外阿片类药物的常用剂量见表98-4。

最近问世一种包裹于脂质体中的缓释型硬膜外吗啡制剂（单次用量），可将硬膜外镇痛时间延长至48h[77]。应用这种新型硬膜外吗啡制剂时需要警惕一些问题。为使药物颗粒重新悬浮，抽取药物前应将药瓶轻轻倒置，但要避免剧烈或过度摇晃。同时给予脂质缓释吗啡和局部麻醉药可能增高吗啡的峰浓度，因此为将药物的这种药代动力学相互作用减至最小，药品制造商建议临床医师给予局部麻醉药（包括试验剂量）和脂质缓释吗啡的间隔时间至少为15min。另外，由于这种脂质缓释吗啡不含任何抑菌物质，一旦从药瓶抽取后应在4h内使用。最后，作为传统的椎管内单次注射的阿片类药物，脂质缓释吗啡用于老人、生理储备能力下降或合并其他疾病的患者时，应采用较低剂量。目前，脂质缓释吗啡在小儿患者的应用尚无任何研究，未被批准使用。

持续硬膜外镇痛

通过硬膜外留置导管实施镇痛是一种安全有效治疗急性术后疼痛的方法[78]。术后硬膜外镇痛的效果优于全身应用阿片类药物（图98-2）[79-80]。然而，应该认识到硬膜外镇痛并不是一个通用术语，它包含与众不同的操控因素，如镇痛药的选择与用量、导管留置部位、围术期实施镇痛的时机与持续时间[78]。虽然本章主要介绍术后硬膜外镇痛的管理，事实上，术中应用硬膜外复合全身麻醉与全身麻醉后全身应用阿片类药物镇痛相比，可使患者术后疼痛更轻，恢复更快[81]。以上每一个因素都可能影响术后镇痛的质量、患者预后，甚至发病率和死亡率。

镇痛药物

局部麻醉药 硬膜外单独输注局部麻醉药可用于术后镇痛，但是通常其镇痛效果不及硬膜外局部麻醉药-阿片类药物[79-80]。局部麻醉药在硬膜外腔作用的确切部位还不清楚，可能部位包括脊神经根、背根神经节或者脊髓本身[68]。尽管一些解剖学资料提示局部麻醉药在硬膜外腔最初阻滞的部位是在神经根鞘和背根神经节[75]。单纯硬膜外输注局部麻醉药用于术后镇痛可能避免阿片类药物相关副作用，但是因其失败率较高（感觉阻滞减退以及镇痛不全），且运动障碍和低血压的发生率较高[78]，所以联合应用局部麻醉药-阿片类药物更为常用[78]。

硬膜外输注阿片类药物 阿片类药物可单独应用于术后硬膜外输注，并且一般不会引起运动障碍或交感神经阻滞所致低血压[78]。硬膜外输注亲脂性（如芬太尼、舒芬太尼）和亲水性（如吗啡、氢吗啡酮）阿片类药物会有所不同。硬膜外持续输注亲脂性阿片类药时，镇痛部位（脊髓抑或全身）尚不明确。一些数据提示硬膜外输注亲脂性阿片类药物优于静脉给药[82]，但

表98-4 椎管内阿片类药物的用量*

药物	鞘内或蛛网膜下腔单次用量	硬膜外单次用量	硬膜外持续输注量
芬太尼	5~25μg	50~100μg	25~100μg/h
舒芬太尼	2~10μg	10~50μg	10~20μg/h
阿芬太尼	—	0.5~1mg	0.2mg/h
吗啡	0.1~0.3mg	1~5mg	0.1~1mg/h
氢吗啡酮	—	0.5~1mg	0.1~0.2mg/h
缓释吗啡†	不推荐	5~15mg	不推荐

*药物用量仅适用于椎管内单独使用阿片类药物。未提供鞘内或蛛网膜下腔持续输注剂量。老年人或用于颈或胸段时采用较低剂量可能就有效。不同药物单次用药（μg vs. mg）与持续输注（μg/h vs. mg/h）的单位不同。
†具体用量和用法参见说明书

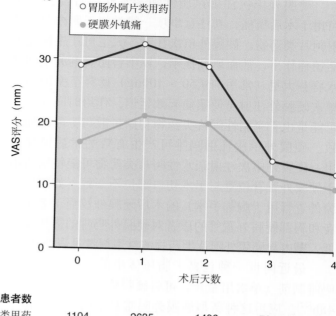

图98-2　术后1~4天每日（x轴）硬膜外镇痛（深蓝色圈表示）与胃肠外阿片类药物（浅蓝色圆圈表示）的视觉模拟疼痛评分的均数和标准差（y轴）*(From Block BM, Liu SS, Rowlingson AJ, et al: Efficacy of postoperative epidural analgesia: a meta-analysis, JAMA 290:2455-2463, 2003, with permission.)*

观察患者数					
胃肠外阿片类用药	1104	2635	1496	794	536
硬膜外镇痛	1010	2618	1527	822	566

硬膜外单纯持续输注亲脂性阿片类药物的总体优势并不明显[78]。

硬膜外持续输注亲水性阿片类药物的镇痛部位主要在脊髓。硬膜外持续输注亲水性阿片类药物可能特别适用于硬膜外置管部位与手术部位不一致或硬膜外使用局部麻醉药产生副作用（如低血压、运动障碍）的患者。与硬膜外间断给予吗啡相比，硬膜外持续输注吗啡的镇痛效果更好，且副作用较少。硬膜外持续输注亲水性阿片类药物的镇痛效果可能优于传统PRN全身给予阿片类药物。

联合应用局部麻醉药和阿片类药物　硬膜外输注一种局部麻醉药与一种阿片类药物可能优于单独应用一种局部麻醉药或一种阿片类药物。与单独用药相比，联合应用局部麻醉药和阿片类药物的术后镇痛效果更好（包括活动时镇痛的改善）、减少感觉阻滞的减退，并可能减少局部麻醉药的用量，尽管其对发生率的影响尚不确定[78]。硬膜外持续联合输注局部麻醉药-阿片类药物的镇痛效果也优于静脉内PCA给予阿片类药物[79]。硬膜外应用局部麻醉药与阿片类药物的镇痛作用是相加或协同尚不明了。许多局部麻醉药可用于硬膜外持续输注。一般情况下选用布比卡因、罗哌卡因或左布比卡因，因为它们对感觉和运动神经存在差异阻滞，优先阻滞感觉神经，对运动功能的影响最小。术后硬膜外镇痛的浓度低于术中硬膜外麻醉的浓度。阿片类药物也有多种选择，尽管许多临床医师优

先选用亲脂性阿片类药物（如芬太尼或舒芬太尼），因其起效迅速[78]。亲水性阿片类药物（吗啡或氢吗啡酮）作为局部麻醉药-阿片类药物硬膜外镇痛的一部分也可提供有效的术后镇痛。联合应用局部麻醉药-阿片类药物时疼痛评分最低且药物相关副作用最小的最佳药物配方和剂量尚不明了。需要进一步研究探讨不同硬膜外导管置入位置下其他类型手术的最佳联合用药，并与硬膜外患者自控镇痛（PCEA）比较这些最佳持续输注联合用药的效能。

辅助药物　硬膜外可输注各种辅助药物，以增强镇痛作用，并最大限度地减少副作用，但是尚无一种辅助药物获得广泛认可。研究较多的两种辅助药物是可乐定和肾上腺素。可乐定主要是通过脊髓背角中初级传入神经元以及中间神经元上的α_2受体和下行去甲肾上腺素途径介导其镇痛作用，硬膜外常用剂量是5~20μg/h[83-84]。可乐定的临床应用受到其副作用的限制，如低血压、心动过缓和镇静[85]。低血压和心动过缓呈剂量依赖性。肾上腺素可能改善硬膜外镇痛作用，增强感觉阻滞，通常给药浓度为2~5μg/ml[86-87]。硬膜外给予NMDA受体拮抗剂如氯胺酮在理论上能减轻中枢敏化，并增强硬膜外阿片类药物的镇痛作用，但尚需进一步研究其安全性和镇痛作用。

导管位置

硬膜外导管位置与切口皮区一致（即导管-切

表98-5　不同外科手术推荐导管置入位置

切口部位	手术类型	一致型硬膜外导管留置
胸部	肺减容术，乳房根治术，开胸术，胸腺切除术	$T_4 \sim T_8$
上腹部	胆囊切除术，食管切除术，胃切除术，肝切除术，胰十二指肠切除术	$T_6 \sim T_8$
中腹部	膀胱前列腺切除术，肾切除术	$T_7 \sim T_{10}$
下腹部	腹主动脉瘤修复术，结肠切除术，前列腺根治术，经腹子宫切除术	$T_8 \sim T_{11}$
下肢	股骨动脉旁路术，全髋或全膝关节置换术	$L_1 \sim L_4$

L，腰段水平；T，胸段水平

口－一致镇痛）（见表98-5）通过给适当切口皮区节段输注镇痛药物可使术后硬膜外镇痛效果最佳，最大限度地减少副作用（如降低下肢运动阻滞和尿潴留），降低并发症发生率[10, 78]。观察性研究与随机研究的数据提示，与导管－切口－一致的硬膜外镇痛相比较，导管－切口－不一致的硬膜外镇痛（如胸部手术时下腰段留置导管）可由于无效镇痛造成患者疼痛增加、早期拔除硬膜外导管。导管－切口一致的硬膜外镇痛通过向支配皮区有目标地给予镇痛药物，药物需求量可能较小，药物相关副作用减少。应用腰段硬膜外置管时下肢运动阻滞的发生率较高，也可能导致硬膜外镇痛比预期结束得早[88]。腹部或胸部手术采用高位胸段硬膜外镇痛时，不抑制下部交感神经活性，可使尿潴留的发生率降低，减少常规留置导尿的需求[83]。胸段硬膜外置管似乎相对安全，尚无证据表明其神经并发症发生率较高（与腰段相比）。胸腹部手术患者硬膜外镇痛降低并发症的优点仅见于胸段（一致型），而不见于腰段（不一致型）硬膜外置管[84]。

椎管内镇痛药物的副作用

应用术后硬膜外镇痛可发生许多药物相关性（阿片类药物和局部麻醉药）副作用，但是在自然地归因于硬膜外镇痛方案前，需除外其他因素如低血容量、出血、低心排血量引起的低血压，脑血管意外，肺水肿，以及进展性脓毒症导致的呼吸抑制。对椎管内镇痛以及其他类型术后镇痛的所有患者都应该实施标准化管理，包括镇痛方案的标准医嘱与护理方案、神经系统监测、副作用的治疗以及哪些临界参数需要向医师汇报（见框98-1）。

低血压　用于硬膜外镇痛方案中的局部麻醉药可能阻断交感神经纤维，促发术后低血压。虽然术后硬膜外镇痛引起的术后低血压发生率可能高达约7%，但是平均可能接近0.7% ~ 3%[78-89]。一项关于术后镇痛的系统性回顾研究结果显示，硬膜外镇痛低血压发生率的均值（95%CI）为5.6%（3% ~ 10.2%）[32]。治疗硬膜外镇痛引起的非严重低血压的措施包括降低局部麻醉药的用量（降低给药速度或浓度），硬膜外单独输注阿片类药物，因为椎管内阿片类药物几乎不引起术后低血压；还有纠正引起低血压的其他潜在因素[78]。

运动阻滞　术后硬膜外镇痛所用的局部麻醉药可能促发约2% ~ 3%患者出现下肢运动阻滞[78-89]，这可导致足跟部出现压痛[90]。一项meta分析的研究显示，PCEA时运动阻滞的平均发生率为3.2%[79]。用较低浓度局部麻醉药以及为腹部或胸部手术留置导管-切口-一致型硬膜外导管可降低运动阻滞的发生率。尽管大多数患者运动阻滞在硬膜外输注停止后约2h消失，但是应及时评估运动阻滞为持续性或渐进性，椎管内血肿、椎管内脓肿和鞘内导管移位都应考虑为鉴别诊断的一部分[78]。

恶心呕吐　椎管内单次给予阿片类药物时，约50%患者发生恶心呕吐，而持续输注阿片类药物的累计发生率可高达80%。数据显示，椎管内阿片类和（或）联合局麻药镇痛时，术后恶心呕吐发生率与全身应用阿片类相仿。不论哪种镇痛方式，女性患者的发生率更高。椎管内阿片类药物相关性恶心呕吐发生率呈剂量依赖性，但是近期的一项meta分析结果提示蛛网膜下腔给入大剂量吗啡（≥0.3mg）与较低剂量（<0.3mg）相比，并不增加术后恶心或呕吐发生率[92]。椎管内阿片类药物引起的恶心呕吐可能与脑脊液中阿片类药物向头侧扩散至延髓最后区有关。硬膜外单独输注芬太尼或与局部麻醉药联合应用时恶心呕吐的发生率低于硬膜外输注吗啡。多种药物可有效治疗椎管内阿片类药物引起的恶心呕吐，包括纳洛酮、氟哌利多、甲氧氯普胺、地塞米松、昂丹司琼和经皮东莨菪碱[93-94]。

瘙痒　瘙痒是硬膜外或鞘内使用阿片类药物时最常见的副作用之一，发生率约为60%，而硬膜外应用局部麻醉药或全身应用阿片类药物所引起的瘙痒发生率为15%～18%[95]。一项系统性回顾研究显示，硬膜外术后镇痛和静脉阿片类PCA的瘙痒平均发生率（95%CI）分别是16.1%（12.8%～20%）和13.8%（10.7%～17.5%）[91]。虽然椎管内阿片类药物引起瘙痒的原因尚不清楚，但是似乎与外周组胺释放无关，而可能与延髓"痒中枢"的激活、阿片类药物向头侧迁移后激活三叉神经核或神经根处的阿片类受体有关。椎管内阿片类药物相关性瘙痒发生率是否呈剂量相关性尚不清楚，因为一项定量的系统性回顾[95]研究提示，没有证据支持两者间的相关性，但其他临床和实验研究表明两者显著相关[96]。现已评价了各种药物防治阿片类药物诱发瘙痒（对某些患者而言相当麻烦）的功效。静脉内注射纳洛酮、纳曲酮、纳布啡、氟哌利多似可有效控制阿片类药物诱发的瘙痒[95]。meta分析显示，5-羟色胺受体拮抗剂也可有效预防椎管内阿片类给药引起的瘙痒[94]。硬膜外应用吗啡与产后单纯性疱疹的复发有关。

呼吸抑制　椎管内使用适当剂量的阿片类药物引起呼吸抑制的发生率并不高于全身用药。椎管内应用阿片类药物后呼吸抑制的发生率呈剂量依赖性，一般在0.1%～0.9%，并不高于全身给予阿片类药物。如果将呼吸抑制定义为呼吸频率减慢，则发生率低于1%[32]。临床上呼吸抑制发生的确切比例很难决定，因为用于诊断的标准繁多（比如呼吸频率、氧饱和度、二氧化碳分压以及是否需要给予呼吸兴奋剂/阿片类拮抗剂等）[32]。椎管内应用亲脂性阿片类药物引起延迟性呼吸抑制少于亲水性阿片类药物，尽管给予亲脂性阿片类药物可能与早期呼吸抑制明显相关[113]。延迟性呼吸抑制主要与亲水性阿片类药物向头侧扩散有关，吗啡注射后的呼吸抑制一般发生在12h内。椎管内阿片类药物引起呼吸抑制的危险因素包括剂量增加、高龄、同时全身应用阿片类药物或镇静药，可能还包括长时间或大范围手术、存在合并疾病（如阻塞性睡眠呼吸暂停）。临床评估项目如呼吸频率可能并不能可靠地预测患者通气状态或即将发生的呼吸抑制。纳洛酮可有效地治疗呼吸抑制，每次0.1～0.4mg，可重复（必要时应进行气道管理）；但是与椎管内阿片类药物呼吸抑制作用相比，纳洛酮的临床作用时间相对较短，因此可能需要持续输注纳洛酮[0.5～5μg/（kg·h）][97]。尽管围术期给予单剂缓释吗啡（与静脉吗啡PCA相比）可有效缓解疼痛达48h，但呼吸抑制的发生率相应增加[98]。有关预防、诊断和治疗椎管内阿片类引起的呼吸抑制的临床指南已经发布[99]。

尿潴留　与椎管内应用阿片类药物相关的尿潴留是由于阿片类药物与脊髓阿片类受体相互作用，降低逼尿肌收缩力所致[101]。椎管内给予阿片类药物后尿潴留的发生率高于全身用药。尿潴留似乎并不取决于阿片类药物的用量，可采用小剂量纳洛酮进行治疗，但是有逆转镇痛作用的风险。尿潴留发生率约23%，多发于接受硬膜外镇痛患者。另一项回顾性研究提示总的发生率约9%[100]。然而临床上可能难以确定尿潴留的准确发生率，因为重大手术的患者往往常规导尿。

患者自控硬膜外镇痛

传统上，实施硬膜外镇痛是以固定速度输注或持续硬膜外输注（CEI）给药；然而已越来越常见通过患者自控装置（PCEA）进行硬膜外镇痛。PCEA类似于静脉内PCA，满足术后镇痛的个体化需求，某些方面可能优于CEI，包括药物用量较少、患者满意程度较高[43]。PCEA的镇痛效果也可能优于静脉内PCA[79]。

PCEA是普通外科病房安全有效的术后镇痛方法。通过对2项每项1000多例患者的观察性研究结果分析，90%以上的PCEA患者镇痛充分，疼痛评分中位数在静息下为1，活动下为4[89,101]。其副作用发生率为：瘙痒为1.8%～16.7%，恶心为3.8%～14.8%，镇静为13.2%，低血压为4.3%～6.8%，运动阻滞为0.1%～2%，呼吸抑制为0.2%～0.3%[89,101]。这些副作用发生率低于或相当于CEI所报道的发生率。

PCEA镇痛的最佳配方和给药参数尚不明了。与静脉内PCA相比，PCEA较常用持续或背景输注加需求量，并且其镇痛效果可能优于仅应用需求量[102]。一般说来，大多数急性疼痛治疗专家倾向于联合应用各种低浓度局部麻醉药与阿片类药物（表98-6），以期增强镇痛效果，最大限度地减少副作用如运动阻滞和呼吸抑制。对于CEI来说，联合应用局部麻醉药与阿片类药物的镇痛效果优于单独应用局部麻醉药或阿片类药物。通常选择亲脂性阿片类药物，因其起效迅速，作用时间较短，可能更适用于PCEA[89]。应用低浓度局麻药可提供完善镇痛而几乎不导致运动阻滞[103]。

硬膜外镇痛的优势

围术期采用硬膜外麻醉和镇痛，特别是应用以局部麻醉药为主的镇痛配方，能减轻手术的病理生理反应，并且与全身使用阿片类药物镇痛相比，可能降低患者的发病率与死亡率[10-11]。一项随机数据（包括141项试验，9 559例患者）的meta分析证实，围术期椎管内麻醉和镇痛（与全麻和全身使用阿片类药物相比）可降低总体死亡率约30%（主要为矫形外科患者）[104]。硬膜外镇

表98-6 患者硬膜外自控镇痛配方

镇痛配方*	持续输注速度 (ml/h)	需求量 (ml)	锁定时间 (min)
总体方案			
0.05%布比卡因 + 4μg/ml 芬太尼	4	2	10~20
0.0625%布比卡因 + 5μg/ml 芬太尼†	4~8	3~5	10~20
0.1%布比卡因 + 5μg/ml 芬太尼	6	2	10~20
0.2%罗哌卡因 + 5μg/ml 芬太尼	5	2	20
胸部手术			
0.0625%~0.125% 布比卡因 +5μg/ml 芬太尼†	3~4	2~3	10~20
腹部手术			
0.0625%布比卡因 + 5μg/ml 芬太尼†	4~8	3~5	10~20
0.125%布比卡因 + 0.5μg/ml 舒芬太尼	3~5	2~3	10~20
0.1%~0.2%罗哌卡因 +2μg/ml芬太尼	3~5	2~5	10~20
下肢手术			
0.0625%~0.125% 布比卡因+5μg/ml 芬太尼†	4~8	3~5	10~20

*表中列举的配方来自文献中联合应用局部麻醉药-亲脂性阿片类药物。
†约翰霍普金斯医院常用的患者自控硬膜外镇痛方案

痛能降低术后胃肠道、肺部并发症发生率,还可能降低心脏并发症发生率[10,74]。

术后胸段硬膜外镇痛通过抑制交感神经系统兴奋,减少阿片类药物总用量,减轻胃肠道脊髓反射性抑制,能促进胃肠蠕动的恢复,且不引起肠吻合口破裂[74,105]。临床随机研究证实,采用以局部麻醉药为主的镇痛溶液进行术后胸段硬膜外镇痛,患者胃肠道功能恢复较快,达到出院标准较早[106]。腹部手术后采用硬膜外局部麻醉药镇痛的患者胃肠蠕动的恢复早于硬膜外阿片类药物镇痛者[106]。

围术期采用以局部麻醉药为主的硬膜外镇痛可降低腹部和胸部手术患者的术后肺部并发[107-108],推测系通过完善镇痛,从而减轻"夹板"表现,并减轻膈肌功能的脊髓反射性抑制作用,从而保护患者术后肺

功能[10]。48项随机临床试验的meta分析[109]和一项大规模随机临床试验[110]证实,应用以局部麻醉药为主的胸段硬膜外镇痛可降低肺部感染和并发症的发生率。然而,术后应用硬膜外阿片类药物、肋间阻滞、伤口浸润或胸膜内镇痛的患者肺部并发症发生率并无明显降低[109]。随后的一项meta分析证实胸段硬膜外镇痛可减少术后肺部并发症的优点[111]。

术后胸段硬膜外镇痛可降低术后心肌梗死的发生率[84],而腰段硬膜外镇痛无此作用,可能是由于应激反应与机体高凝状态减轻、术后镇痛效果改善和冠状动脉血流有利地重新分配所致[74]。该研究发现只有胸段硬膜外镇痛可降低术后心肌梗死的发生率,这证实胸段硬膜外镇痛具有有益生理作用的实验结果,如心肌缺血严重程度或心肌梗死面积减少、交感神经介导的冠状血管收缩减轻、有缺血风险部位的冠脉血流量得到改善[74]。行心脏手术的患者使用胸段硬膜外镇痛时可降低术后室上性心律失常和呼吸并发症的风险[112]。

虽然硬膜外镇痛似可降低手术后胃肠道、肺部,并可能降低心脏并发症的发病率,但是术后硬膜外镇痛在其他方面如术后凝血、认知功能障碍[113]和免疫功能的有益作用尚不清楚。尽管术中应用区域麻醉可降低高凝状态相关事件的发生率(如深静脉血栓形成、肺栓塞和血管移植失败)[104],但是术后硬膜外镇痛并未明显降低高凝状态相关事件的发生率。

硬膜外导管置入位置与手术切口皮区相对应时(即导管-切口-一致性镇痛),术后硬膜外镇痛的优势最大,可使所用药物剂量较少,药物引起的副作用如瘙痒、恶心、呕吐、尿潴留、运动阻滞和低血压的发生率较低[89]。与导管-切口-不一致的硬膜外镇痛相比,导管-切口-一致性镇痛[132]可使胃肠功能恢复较早,心肌梗死发生率较低[84]以及镇痛效果更好[74]。术后硬膜外镇痛减轻术后病理生理反应和改善后果的作用还取决于所使用药物的类型(阿片类药物相对于局部麻醉药)。以局部麻醉药为主的硬膜外镇痛配方能最大限度地减轻围术期病理生理反应,并可使腹部手术后胃肠蠕动恢复较早[106]和肺部并发症发生较少(与阿片类药物为主的配方相比)[109]。硬膜外镇痛不可一概而论,因为不同的置管位置和镇痛方案都可能影响围术期发病率。

围术期硬膜外镇痛是否改善患者自述后果尚不清楚[114]。术后硬膜外镇痛可改善术后镇痛质量和患者自述后果如患者满意度[31]与HRQL[16]。与全身使用阿片类药物相比,硬膜外应用局部麻醉药始终能提供优异的镇痛效果[79-80]。尽管"满意"的概念复杂,难以准确测定,但是术后硬膜外镇痛的优势可能影响患者满

意度和改善HRQL[16]。

围术期应用区域麻醉/镇痛可能与术后癌症复发率降低相关[115]。围术期应用区域麻醉/镇痛使肿瘤手术患者受益的可能原因包括减轻免疫抑制及减少吸入麻醉剂/阿片类用量。区域麻醉所致的交感神经阻滞可能增加四肢血流，从而增加组织氧供，利于杀伤肿瘤细胞[116]。然而，影响肿瘤复发的因素很多，关于围术期区域镇痛技术的远期影响如对肿瘤复发的影响目前尚不确定。全髋或膝关节置换术中采用区域麻醉/镇痛与全麻相比可减少手术部位感染的发生[117]。

硬膜外镇痛的风险

是否采用围术期硬膜外麻醉-镇痛技术必须权衡其利弊。一些并发症与硬膜外导管放置有关，术后硬膜外镇痛的情况下应该讨论硬膜外导管留置有关的数项风险（如硬膜外血肿和脓肿）。一项关于区域麻醉后神经系统并发症的回顾性分析结果表明，椎管内阻滞后神经系统并发症发生率低于4/10 000（0.04%）；外周神经阻滞后神经疾病发生率低于3/100（3%）[118]。然而，现代麻醉实践中椎管内阻滞或外周神经阻滞后永久性神经损伤罕见[118]。椎管内镇痛患者常规监测项目见框98-1。

同时应用抗凝药物和椎管内麻醉与镇痛一直是较有争议的问题。但是1993年北美开始应用低分子量肝素后的10多年里，脊髓血肿发生率的增加引起人们对该问题的高度重视。

不同类型和种类的抗凝药具有不同的药代动力学特质，可影响椎管内导管置管、穿刺以及导管拔除的时机。虽然许多观察和回顾性研究探讨了应用各种抗凝药物和椎管内操作下脊髓血肿的发生率，但是都未得出椎管内麻醉与抗凝药物绝对安全的确切性结论。美国区域麻醉和疼痛医学学会（American Society of Regional Anesthesia and Pain Medicine, ASRA）根据现有文献，就在应用各种抗凝药物情况下实施椎管内技术（导管置入和拔除）列举了系列指南，抗凝药包括口服抗凝药（华法林）、抗血小板药物、纤维蛋白溶解药-溶解血栓药物、标准普通肝素和低分子量肝素[119]。ASRA指南建议：椎管内针穿刺、置管或拔管的时机应该考虑特种抗凝药物的药代动力学特性；必须定时检测神经功能；同时应用多种抗凝药物可能增加出血的风险；镇痛方案应有利于神经学监测（对某些患者，这种监测可能要求持续至拔除硬膜外导管后的24h）。尽管ASRA指南的制定是基于最新的文献，但受限于硬膜外血肿发生率低，一些回顾性研究中操作（如硬膜外导管拔除）发生在指南规定时机以外[120]。在ASRA网站（www.asra.com）上能查到关于椎管内麻醉与抗凝药物的ASRA一致性声明的更新版本，某些声明列出了较新型的抗凝药物[119]。北美以外的麻醉学会也制定了各自有关不同抗凝药使用时区域麻醉的指南[122-123]。产科患者与其他外科患者发生硬膜外血肿的风险可能不同[122-123]。

与术后硬膜外镇痛有关的感染可能来自内源性或外源性[78]。硬膜外镇痛相关性严重感染（如脑膜炎、脊髓脓肿）罕见（<1∶10 000）[124]，尽管某些研究者报道其发生率较高［约1/（1 000~2 000）］[124]。深入分析所报道硬膜外脓肿发生率较高的研究显示，这些患者硬膜外镇痛时间相对较长或并存免疫减弱与其他疾病（如恶性肿瘤、创伤）[78]。普通外科患者术后硬膜外镇痛导管留置标准时间约2~4日，一般不会形成硬膜外脓肿[89]。虽然短期（<4日）硬膜外输注后罕见严重感染性并发症，但是随着导管留置时间延长，阳性培养结果比例增加，表皮炎症或蜂窝织炎发生率可能相对较高（4%~14%），导管细菌定植率可能更高（20%~35%），然而导管定植率可能并不是预警硬膜外腔感染的一项良好指标[125]。ASA颁布了椎管内阻滞相关感染性并发症的预防、诊断、治疗建议[126]。

尽管硬膜外镇痛可能提供优异的术后镇痛效果，但是硬膜外导管从硬膜外腔移位进入鞘内、血管内或皮下间隙可降低该技术的效果。这种失败率（即任何原因导致早于预期终止导管应用，无效硬膜外置管或者导管置入"假硬膜外腔"）约为6%~25%，其中许多医疗中心报道的失败率为10%~20%，但是硬膜外导管过早移位的实际发生率可能较低（平均5.7%；95%可信区间：4.0%~7.4%）[73,89]。幸运的是，硬膜外导管移位至鞘内和血管内的发生率远低于失败率[142]。尽管术后硬膜外导管很少发生移位至鞘内或血管内，但是应用含肾上腺素的试验剂量、局部麻醉药分次注射以及每次注射局部麻醉药前回抽可能预防局部麻醉药意外注入血管内和鞘内引起的相关并发症（如高位或全脊髓麻醉、惊厥、神经毒性）[78]。采用局部麻醉药为主的硬膜外镇痛方案是否势必掩盖下肢筋膜间隙综合征尚不明了，因为全身应用阿片类镇痛药也与筋膜间隙综合征的延迟诊断有关[127]。

外周区域镇痛

应用单次注射或持续输注的外周区域镇痛技术，其镇痛效果优于全身应用阿片类药物[128]，甚至可能改善患者预后[129]。各种伤口浸润和外周区域镇痛技术（如臂丛、腰丛、股神经、坐骨神经和皮神经阻滞）都可增强术后镇痛效果。外周区域镇痛在某些方面可能优于全身应用阿片类药物（如镇痛效果更好，阿片类药物相关的副作用减少）和椎管内技术（如脊髓血肿风险降低）[130]。

一次性注射局部麻醉药的外周区域技术可能主要用于术中麻醉或作为术后镇痛的一种辅助方法。与安慰剂相比，采用局部麻醉药进行外周神经阻滞能提供优异的镇痛效果，减少阿片类药物的用量，降低阿片类药物相关的副作用，提高患者满意度[130]。局部麻醉药用于外周神经阻滞产生术后镇痛的持续时间不定，但是注射后可能持续长达24h。一项早期的系统性回顾研究显示，局部麻醉药还可用于伤口浸润，为各种手术提供有效的术后镇痛[131]。近期的一项meta分析的结果提示在伤口局部经导管输注局部麻醉药不能减轻术后疼痛[132]。

局部麻醉药可通过外周神经置管后持续输注。多种方法可选择用于置管，包括神经刺激仪、超声引导以及寻找异感。随机对照试验的结果提示，外周区域镇痛利于术后恢复，支持的证据包括：加速关节被动活动范围的恢复、使尽早达到出院标准，有助于患者从医院或康复中心早期出院。持续外周神经阻滞也可在门诊（家）实施，经常应用一种便携式移动泵[133]。与全身应用阿片类药物相比，应用持续输注或患者自控外周镇痛的镇痛效果更好，阿片类药物相关性副作用减少，患者满意度提高[128, 130]。外周镇痛的最佳参数（即局部麻醉药、浓度、阿片类药物、辅助药物以及持续/PCA/间断单次给药的比较）尚需确定。

胸部或非硬膜外镇痛

一些非硬膜外的区域镇痛技术可用于治疗术后胸部疼痛，包括椎旁和肋间阻滞、胸膜间（胸膜内）镇痛和冷冻镇痛。其中最有前途的技术似为胸段椎旁阻滞，它已用于胸部、乳房和上腹部手术以及肋骨骨折疼痛治疗[135]。胸段椎旁阻滞时镇痛的可能位点包括直接的躯体神经、交感神经和硬膜外阻滞[135]。胸段椎旁阻滞可单次注射或通过导管持续输注，提供的镇痛效果可能等于或优于胸段硬膜外镇痛，是替代胸段硬膜外镇痛的一种重要方法[136-137]。与胸段硬膜外镇痛相比，胸段椎旁阻滞可提供同等的镇痛效果，并兼具副作用少（如低血压发生率低）、术后肺部并发症低的优点[137, 139]。经椎旁置管持续输注较之间断给药镇痛评分更低，效果更优。

经腹横肌平面（TAP）阻滞是通过阻断腹壁的神经传入来实现术后镇痛。TAP多用于成人（儿童偶用）多种外科手术后镇痛，通常在超声引导下实施[141-142]。至少2篇回顾性研究提示，TAP可减少术后吗啡用量、降低术后恶心呕吐发生率，可能减轻腹部术后的疼痛强度[143-144]。虽然TAP阻滞已显现出术后早期更优的镇痛效果，但手术方式、镇痛药剂量、技术以及最佳镇痛时机都需进一步研究[141]。

胸膜间镇痛的镇痛效能和作用机制[即感觉或（和）交感神经阻滞]不再存有争议。胸膜间镇痛在术后疼痛控制、开胸术后肺功能保护和术后肺部并发症降低方面不如硬膜外和椎旁镇痛[109]。近期的一项系统性回顾提示，胸膜间阻滞不能提供充分的术后镇痛[139]。肋间神经阻滞可提供短期的术后镇痛作用，且术后可反复应用；然而随着阻滞次数增多，气胸发生率增高（单根神经阻滞时发生率为1.4%，每例患者总体发生率为8.7%）[145]。与硬膜外镇痛相比，肋间神经阻滞与胸膜间镇痛类似，均不降低术后肺部并发症的发生率[109]。

关节内镇痛

手术后外周局部给予阿片类药物（如膝关节手术后关节内注射）可提供长达24h的镇痛作用[146]，并降低慢性疼痛的发生率[147]。目前在初级传入神经纤维外周末梢发现阿片类受体，且外周组织炎症期间该受体上调[148]。总结这一专题的多项随机临床试验结果[146]，关节腔内应用较高剂量吗啡（5mg vs. 1mg）的镇痛效果优异，但是关节腔内应用与全身使用阿片类药物的镇痛程度可能并无显著差异[146]。随后的一项定性的回顾性研究结果显示，膝关节镜手术后关节腔内给予吗啡没有明显镇痛作用[149]。不能排除关节腔内注射吗啡的全身作用。一项回顾性研究结果提示关节腔内给予NSAIDs可提供临床相关的外周镇痛。关节腔内注射局部麻醉药可产生短暂的术后镇痛作用，其临床益处尚不明了[151]。临床医生需注意已有关节镜术后注射局部麻醉药引起盂肱关节软骨溶解的报道。

其他技术

其他非药理学技术如经皮神经电刺激疗法（TENS）、针灸、锻炼/活动和心理学方法，都能用于缓解术后疼痛。TENS产生镇痛作用的机制尚不明了，可能与调理脊髓伤害性感受冲动、内源性脑啡肽释放或综合上述因素，以及其他机制有关。尽管这些方法的镇痛效能尚有争议，但是TENS和针灸可能提供术后镇痛作用、降低术后阿片类药物需求量、减少阿片类药物相关性副作用和减轻交感肾上腺系统的活化。总的来说，与其他镇痛方法相比，这些术后疼痛治疗方法相对安全、无创，且无其他镇痛药治疗方法的全身副作用[153]。TENS可提供术后镇痛，减少镇痛药用量[154-155]。

早期下床活动有利于矫形手术后功能恢复[156]，并且在手术病理痛动物模型中证实可减少痛行为[157]。虽然许多现有试验存在一些方法学问题，这些治疗方法在术后疼痛管理中的确切作用尚不明了，但它们可作为备选添加至临床医生的治疗设备中。尤其是锻炼和活动计划不仅便宜，而且易于实行。

虽然本章主要介绍了伤害性感受的神经生物学和目前用于术后疼痛治疗的药理学方法，但是疼痛体验是复杂、多层面的"一种不愉快的感觉和情感体验"，如同国际疼痛研究协会所部分定义的。对手术切口的差异性行为学反应与一般性（即性格、性别、年龄和文化）和特殊性（即恐惧、抑郁、愤怒和应对能力）心理因素有关[158]。认知行为疗法和行为疗法在减轻疼痛和缓解疼痛相关性心理因素方面可能有效[159]。鉴别和明确心理因素能减轻疼痛，增强镇痛药物的效能，并减轻患者悲痛，其中部分是通过增强安慰剂的作用[158]。虽然传统上一直认为安慰剂效应具有心理学起源，但是安慰剂反应在其激活内源性阿片类物质的作用中可能发挥部分作用，可用于降低疼痛强度[160]。

特殊人群的术后镇痛

以上讨论了急性术后疼痛管理原则与实践的一般方法，但是对于可能存在特殊的解剖学、生理学、药理学、情感和认知问题的特定人群，可能需要进行调整这些方法。急性疼痛的管理应该考虑特殊人群的特殊需求。在一些书籍中每个论题都有独立成章，以下概述每种人群相关的一般原则与要点，更详细的论述可参考有关文献。

阿片类药物耐受的患者：术前存在疼痛的患者

阿片类药物耐受患者可分为3类：①采用阿片类药物治疗慢性疼痛者；②为娱乐目的用药导致药物应用障碍者；③上述两个原因兼而有之。不论患者基于什么目的用药，对于他们的围术期疼痛治疗相比于从未用过阿片类药物的患者更具挑战性。

虽然尚无明确的阈值或时间段用以定义阿片类药物耐受，但美国食品与药品管理局（FDA）发布了定义阿片类药物耐受的指南。概言之，常规应用至少一种以下药物的患者考虑为阿片耐受：吗啡口服60mg/d；芬太尼透皮贴剂25μg/h；羟考酮口服30mg/d；氢吗啡酮口服8mg/d；羟吗啡酮口服25mg/d；或服用同等镇痛剂量其他阿片类药物一周以上。

阿片类药物耐受患者的术后镇痛可能难以处理，因为用于阿片类药物用药空白史患者的评价标准与治疗方案并不适用于阿片类药物耐受的患者。虽然阿片类药物耐受患者在术后早期一般需要较高剂量的镇痛药，但是许多医务人员基于担忧成瘾和或药物相关性副作用未能给予术后充分镇痛。处置长期使用阿片类药物的患者时，医务人员常常混淆数个药理学术语（即耐受、生理依赖和成瘾），从而导致医疗行为中可能发生误解和治疗决策不当。

"耐受"指阿片类药物的药理学特性，即为维持一定镇痛水平所需的药物剂量不断增加。"生理依赖"指阿片类药物的另一种药理学特性，以突然中止给予阿片类药物或给予拮抗剂时出现戒断综合征为特征。耐受和生理依赖是阿片类药物的药理学特性，并不同于"成瘾"相关的异常心理状态或行为；成瘾是一种慢性功能紊乱，特征是强迫性使用某种物质，导致使用者生理、心理或社会性危害，并且尽管存在这种危害却仍继续使用。对成瘾的过度担心可促使医务人员治疗术后疼痛不充分；然而，研究资料提示，对既往无成瘾史的患者采用阿片类药物控制疼痛而出现医源性成瘾的风险很小[162-163]。

数项疼痛评估和治疗的原则能够应用于阿片类药物耐受的患者。医师应意识到患者自述的疼痛评分高；以客观疼痛评估指标（如能深呼吸、咳嗽和行走）结合患者自述的疼痛评分来决定治疗方案。医师要明确需鉴别和治疗两个主要问题：一是阿片类药物基础需要量的维持，二是切口疼痛的控制；认识到脱毒一般不是围术期的目标[164-166]。

治疗有阿片类药物应用史的患者需管理患者、家属以及外科同行对镇痛的期待值。对于有慢性疼痛或急慢性疼痛的住院患者，治疗目标是稳定及合理调整（如果必要）门诊治疗疼痛的处方，而不是从门诊角度处置一长期存在的顽固性疼痛，因为治疗围术期疼痛的医生作为治疗团队的一员很难在非常有限的时间内对患者慢性疼痛的处置带来实质性的改变。因此，有几项普遍原则适用于处理阿片类耐受或慢性疼痛接受阿片类治疗者的围术期疼痛。虽然慢性疼痛患者不等同于阿片类耐受患者，但许多这类患者也存在阿片耐受，之前讨论的治疗原则和策略也适用于这些患者。医师应早期制订治疗方案，并与患者、手术小组和护理人员进行讨论；术后补偿患者的平时用药量或阿片类药物基础需要量；预计术后镇痛药需求量的增加[167]；最大限度地应用辅助药物；考虑使用区域镇痛技术；并为转为口服药物治疗方案做好计划。医师、患者以及其他人员需认识到，非阿片类辅助治疗（不包括曲马朵、NSAIDs和对乙酰氨基酚）可在住院期间开始，但是对持续存在的慢性疼痛可能没有影响。认识并重视明确疼痛的非伤害性感受来源对慢性疼痛患者可能尤为重要[158]。

对阿片类药物耐受患者显然不宜单独采用PRN的镇痛方案，因为术后期间补偿阿片类药物基础需求量才能优化镇痛效果，并可能预防药物戒断症状。阿片类药物的基础需要量可经全身给药（一般经静脉内），直到患者能耐受口服镇痛方案[28]。例如，能够将患者阿片类药物基础需求量的50%～100%作为静脉内PCA方案的一部分通过持续输注给予，可用需求量来控制切口疼痛。转换表（表98-7）可能有利于阿片类药物等效镇痛剂量的转换（即一种阿片类药物不同途径给药或两种不同阿片类药物间的转换）；但是这些表格仅有助于医务人员在开始滴定阿片类药物时估计用量[168]。

阿片类药物耐受患者一般需要加大术后镇痛药用量，包括较大的需求量[28, 167]。根据镇痛需求，可能需

要频繁（如每天2～3次）调整患者静脉内PCA的需求量或持续输注量。对不同阿片类药物反应存在个体差异；如果决定更换阿片类药物，选择何种阿片类药物不如根据等效镇痛剂量调整重要。不同的阿片类药物可能出现不同的副作用；如果患者不能耐受第一种阿片类药物，可合理地改用另外一种阿片类药物[169]。辅助药物如NSAIDs应作为常规基础用药，以优化镇痛效能，可能起到减少阿片类药物用量的作用。应用椎管内阿片类药物的区域镇痛技术可为阿片类药物耐受患者提供优异的镇痛效果，同时在理论上可防止戒断症状，但临床医生需做好诊断围术期阿片类戒断症状的准备。

患者耐受口服用药后，应着手将静脉内阿片类药物转换为更适合患者出院回家后使用的口服剂型。阿片类药物耐受患者一般调整为联合阿片类药物控释剂型（如缓释吗啡）定时用药与短效即释阿片类药物PRN用药。虽然阿片类药物耐受患者在1～2天内能完成由静脉内应用阿片类药物向口服剂型的转换，但是在极为困难的患者可能需要数日完成该过程。对于静脉阿片类药物基础需求量高的患者（如静脉PCA阿片类背景输注量高），临床医生需注意在药物转换过程中不能突然停止静脉输注阿片类，而应逐步降低基础需求量以适应缓释剂型起效慢的特点。由于个体间或个体本身对阿片类药物的敏感性存在显著变异、阿片类药物之间缺乏完全交叉耐受性（新的阿片类药物的效能可能大于预期）以及疼痛强度的变化，即术后早期疼痛可能迅速减轻[168]，因此阿片类药物由静脉内向口服或透皮剂型的转换并不是一门精确的科学，转换表数据仅用作粗略指导。鉴于上述原因，对于合理控制疼痛患者恰当的开始转换方法可能为：将阿片类药物等效剂量的约50%～75%转换为阿片类药物缓释剂或透皮芬太尼贴剂，剩余的转换为PRN使用的短效阿片类药物，但是可能必须额外调整。

虽然阿片类是这些患者最常用的镇痛药，但是通过与院内疼痛服务组织进行协商，医生可考虑使用镇痛剂量（低剂量）的氯胺酮[170]。氯胺酮可作为氯胺酮PCA的一部分或与阿片类合用PCA进行基础给药，皮下或口服均可。对于阿片类耐受或慢性疼痛的患者，相比于术后进一步应用阿片类药物，氯胺酮具有明显优点（比如镇痛反应性强、较低的呼吸抑制发生率以及对胃肠道系统影响小）。

服用布托啡诺的患者与阿片类耐受或慢性疼痛的患者类似，也对术后镇痛带来挑战，不独如此，由于布托啡诺具有部分μ受体激动效应，这将带来新的困难。虽然它是一部分激动剂，但当与纯的μ受体激

表98-7 阿片类受体激动剂等效镇痛剂量指南

药物	与吗啡相比的相对强度	等效镇痛剂量（mg）	
		口服	胃肠外
吗啡		30	10
丁丙诺啡	强很多	N/A	0.4（7.5μg/h TD）
布托菲诺	强很多	N/A	2
可待因	弱	200	125
芬太尼	强很多	—	0.1（16.5μg/h TD）
氢可酮	稍弱	30	N/A
氢吗啡酮	强很多	7.5	1.5
左啡诺	强很多	4	N/A
美沙酮	强	10	5
呐布啡	相等	N/A	10
羟考酮	强	20	N/A
羟吗啡酮	强	10	1
喷他左辛	弱	150	60
他喷他多	弱	100	N/A
曲马朵	弱很多	300	N/A

等效镇痛剂量为大致剂量，仅用于估计阿片类药物需求量。实际用量可能有所差异，部分原因是患者对阿片类药物的反应存在显著的个体间差异。药物剂量应个体化并逐渐加大用量至起效

动剂合用时，它表现出拮抗的药理作用。而且布托啡诺与受体分离的时间存在差异，所以当与一纯的激动剂合用时，很难确定其效应何时由拮抗转为吗啡、羟考酮、氢吗啡酮和其他类似阿片类药物的完全激动效应。这将导致一种危险境地，即先前合适的激动剂剂量可能导致呼吸抑制或其他剂量相关的副作用。理想状态是在手术前2天停用布托啡诺，但是这在很多外科诊室难以做到，因为麻醉医师往往在手术前夕才首次见到患者。如果患者在术前没有正规停用布托啡诺，应通过舌下或皮下给予基础量。或者当患者处于紧急围术期时，必要时给予等效剂量的静脉药物替代。虽然患者维持了稳定的布托啡诺剂量，仍需给予阿片类滴定至术后疼痛缓解，或者给予其他非阿片类辅助药物（包括可乐定、氯胺酮、右美托咪啶）替代阿片类药物。

小 儿 患 者

如同成年患者的情况，相当数量的儿童存在急性疼痛治疗不足[171]，而且这一状况持续存在[167]。儿童与成年人之间除了解剖、生理、药效和药代动力学不同外，小儿患者还存在可能影响术后有效疼痛控制的独特障碍。小儿患者术后疼痛的控制十分重要，因为疼痛控制不佳可能导致发病率或死亡率增高[172]。

小儿患者疼痛控制最重要的一些障碍是误认为小儿和婴儿感觉不到疼痛，对疼痛无记忆，疼痛的经历不会带来任何后果[171]。这些错误假设可能阻碍疼痛的管理。由于发育、认知和情感的差异，难以评估小儿患者的疼痛。小儿患者可能难以定义和量化一种主观感受如疼痛。缺乏疼痛常规评估和再评估方法可能影响急性疼痛的有效管理[171]。特殊的量表可协助年幼儿童自述疼痛；但是，解读行为和生理学参数可用于评估语前或不能自述其疼痛的儿童的疼痛强度。而评估智障患儿的疼痛又是一独特的挑战[173]。

由于小儿患者对术后疼痛和镇痛药物的使用可能存在许多焦虑，所以应在术前与患儿及其家属讨论术后疼痛管理计划。一般而言，轻中度疼痛首选口服镇痛药物，静脉内或区域镇痛适用于中重度术后疼痛[171, 174]。强烈不主张应用肌内注射，因为存在注射痛和镇痛药物吸收差异。患儿对针的恐惧可能妨碍术后疼痛的控制，因为小儿患者可能宁愿默默忍受疼痛也不愿接受疼痛性、令人焦虑的肌内注射。重视药物相关性副作用对减轻患儿痛苦、提高术后镇痛方案的依从性十分重要。

静脉内PCA装置的应用可满足镇痛药个体化需求，为患儿提供了自主权。4岁儿童已具有正确使用静脉内PCA装置的认知能力和身体能力[175]。虽然吗啡是其他阿片类药物参照比较的标准，但是等效镇痛剂量吗啡的镇痛效果似乎并不优于其他阿片类药物（如氢吗啡酮）。哌替啶的代谢物具有毒性作用，而且有更好的替代药物，故其不适用于小儿患者（或成人）急性疼痛管理[171]。一项有关静脉PCA增加背景输注是否增加呼吸抑制发生风险的meta分析显示，与成人风险增加的结果不同，小儿患者呼吸抑制风险并未增加[29]。护士或父母控制镇痛也有效，可用于某些情况下，但是约1.7%的患儿发生明显的呼吸抑制，所以可能需要严密监测患儿（尽管某些研究显示接受代理PCA的患儿并不比未接受代理PCA的患儿发生更多的不良事件）[176-177]。对于不能使用静脉内PCA的小儿患者，持续输注或间断注射阿片类药物可有效地提供术后镇痛作用[178]。尽管不论何种途径给予阿片类药物都可能发生呼吸抑制，但是临床上罕见小儿患者发生明显呼吸抑制[175]。不同于成人，术后椎管内、静脉内或肌内给予阿片类药物时，小儿患者临床上似乎并不会多次出现明显低氧事件[179]。应用非阿片类药物如NSAIDs或对乙酰氨基酚可能改善整体镇痛效果，降低术后阿片类药物用量，并减少某些阿片类药物相关性副作用如术后恶心呕吐[180]。一些研究资料提示，术后直肠给予高于推荐剂量的对乙酰氨基酚（40mg/kg，随后每间隔6h给予20mg/kg，3次）可达到恰当的血清镇痛水平[181]。此外，在某些特殊情况，其他镇痛药物如氯胺酮和曲马朵也可作为小儿术后镇痛的辅助用药[66, 182]。

外周和椎管内区域镇痛技术常有效地用于小儿患者急性疼痛的管理。超声引导下的区域镇痛技术将进一步增加区域镇痛在小儿术后疼痛管理中的应用[183]。最常用的技术之一是硬膜外镇痛，可采取单次注射或导管持续输注技术。导管可置入（一般在全麻下）硬膜外腔的任何节段（如胸段、腰段、骶段），但是骶段方法似最为常用，因为导管易向头侧置入到适当的皮区支配节段。通过硬膜外导管或穿刺针注入局部麻醉药或（和）阿片类药物均提供有效的术后镇痛作用。虽然硬膜外（骶管）镇痛可安全地用于新生儿，但是临床医师应该认识到持续输注的最大剂量可能低于大龄儿童，因为其α_1-酸性糖蛋白（结合局部麻醉药）水平较低以及相对不成熟肝代谢酰胺类局部麻醉药的能力下降[184]。硬膜外输注中加入辅助药物如可乐定可能增强术后镇痛效果[185]。

持续硬膜外（骶管）镇痛可安全地用于术后[200]，与持续硬膜外镇痛相关性感染率极低，尽管定植率相对高[125]。持续外周导管技术也能有效地用于小儿患者。区域镇痛技术可用于切口（如疝修补术或睾丸固定术）、开胸术和矫形外科手术的镇痛[186]。局部麻醉药也可表面给药提供镇痛作用。虽然缺乏小儿患者区域镇痛与全身给予阿片类药物后果比较的研究资料，但是一些研究提示应用硬膜外镇痛可改善某些预后，如拔除气管插管较早、胃肠功能恢复较早以及住院时间较短[187]。此外，一些其他的方法如针刺可能成为小儿术后镇痛的有效辅助方法，尽管还需要大规模的随机临床试验来证明它们在小儿术后镇痛中的作用[188]。

肥胖和阻塞性睡眠呼吸暂停

肥胖和阻塞性睡眠呼吸暂停（OSA）的患者可能是发生术后并发症的较高危人群。肥胖和OSA是不同的疾病状态，但是因为肥胖患者发生OSA的比例高于非肥胖患者[189]，所以两种疾病之间有一定关联。尽管一些研究资料提示硬膜外镇痛可能降低肥胖患者的术后并发症[190]，但是OSA患者最佳术后镇痛和监测方案尚不明了。研究资料提示，患者睡眠可能在术后早期受到干扰，这可能影响术后发病率和源自患者的预后。

肥胖的定义是体重指数（BMI）大于 30 kg/m^2，病态肥胖和超病态肥胖定义为BMI分别大于35kg/m^2、55kg/m^2。肥胖的发生率一直在增加，在过去的数十年跨越不同种族、受教育程度和收入水平人群成为一种流行趋势（包括儿童与成人）[191-194]。尽管肥胖患者不一定患有OSA，但是肥胖是OSA患者最重要的生理特征。约60%～90%的OSA患者是肥胖患者，至少5%的病态肥胖患者患有OSA。OSA定义为：尽管有连续通气用力，但是每小时发生大于5次、每次大于10s的呼吸暂停[189]。据估计，约有4%的男性和2%的女性（总共1800万美国人）患有OSA，并且高达95%的患者被漏诊OSA[189]。OSA患者一般是肺动脉高压、心肌病、高血压和可能心肌梗死的高危人群[195]。气流阻塞病理生理学主要与睡眠期间上气道咽部塌陷有关，包括腭后、舌后和会厌后的咽部，特别是在快速动眼睡眠期间[189]。阻塞发作期间，OSA患者可能表现为低氧血症、缓慢型心律失常或快速型心律失常、心肌缺血、左心室每搏量和心排血量突然下降或肺动脉压和全身血压升高[195]。

在了解OSA病理生理学的基础上，就容易理解这些患者术后疼痛管理的困难所在。OSA患者是发生呼吸骤停的高危人群[196]。虽然尚不清楚OSA患者较之不伴OSA的病态肥胖患者是否更易发生术后低氧血症，但病态肥胖患者（无论OSA与否）术后即便在供氧时也更常发生失氧合状况[197]。应用镇静剂量的苯二氮䓬类和阿片类药物可导致频发低氧血症和呼吸暂停，这对于OSA患者尤其危险[196]。有证据显示，术后每小时的呼吸不良事件发生率与吗啡剂量相关[198]，因此使用非阿片类药物（如曲马朵、右美托咪定）或无阿片类技术有助于显示术后呼吸相关不良事件发生。优化使用NSAIDs或非阿片类辅助药（如可乐定、氯胺酮、右美托咪定），避免使用苯二氮䓬类，采用局部麻醉药为主的硬膜外镇痛，可能降低呼吸抑制和呼吸骤停的风险，因为硬膜外和全身应用阿片类药物与术后突发性呼吸骤停有关[196,199]。此外，应用区域镇痛技术（如胸段硬膜外镇痛）有助于肥胖患者术后肺功能指标的恢复[200]。

美国麻醉医师协会阻塞性睡眠呼吸暂停患者围术期管理小组制定了包括OSA患者术后镇痛方案的指南[201]。尽管专家承认术后镇痛方案的选择结论是建立在对各种镇痛技术疗效评估依据尚不充分的基础上；比较硬膜外、肌内或静脉给予阿片类药物在减少呼吸抑制方面的文献没有得出明确的结论；患者自控用药时，追加阿片类药物的问题也缺乏相关的文献，但专家还是认为使用局部镇痛技术而非全身给予阿片类药物可以减少OSA患者因围术期风险增加而可能造成的不良后果[201]。另外，专家认为椎管内术后镇痛时排除使用阿片类药物（与使用相比）可以减少围术期的风险，使用NSAIDs可以通过减少阿片类药物的用量降低不良后果的发生。专家对于OSA患者是否可以通过避免基础输注阿片类药物减少不良后果的发生持怀疑态度[201]。遗憾的是，目前缺乏临床随机试验的数据资料可以为OSA患者术后镇痛提供确切的高质量循证医学建议。

院内疼痛服务

术语"急性疼痛服务（APS）"或"急性疼痛医疗（APM）"与区域麻醉疼痛服务（RAPS）或围术期疼痛服务（PPS）的含义不尽相同，每一术语描绘了一种角色。它们对健康服务体系的其他医生可能造成混淆。APS/APM包含了比围术期更为宽泛的服务，管理住院患者的一切急性疼痛，如围术期疼痛、医疗疼痛、慢性疼痛基础上的急性疼痛，比如发生于镰状细胞病、胰腺炎、炎性肠病的急性扩张或其他需药物或导管技术治疗的疼痛。PPS应用相同技术治疗患者的围术期疼痛，而RAPS只关注为术后镇痛留置了导管的患者，每所医院通过哪种类型服务很大程度上取决于当地专家、当地财力以及患者人群。慢性疼痛服务组织是建立在缺乏广泛性或RAPS/PPS疼痛服务的医院以满足病患需求，因为这些组织是非常受限的治疗团队。当学术性的区域麻醉专家将其职能扩展到围术期疼痛或急性疼痛治疗领域，他们几乎已可提供所有院内疼痛治疗，与此同时，提供门诊疼痛治疗（通常指慢性疼痛治疗）的医师在医院内角色被弱化。

尽管APS/APM已发展出多种模式，但在组织方面的关键问题十分相似（框98-2）。APS/APM的发展和维持需要国家和当地（社会机构和部门）行政和财务的支持。在美国，国家和第三方付款者之间存在分歧，前者提倡通过引进镇痛指南或扩展急性疼痛服务来改进术后疼痛的治疗，而后者希望降低这类服务的开支。由于急性疼痛服务系统的建立会带来一定的经济负担，大医院才有可能提供这类服务，并热衷于使用诸如硬膜外等高水平镇痛技术[202]。采用围术期疼痛治疗方案的正规院内疼痛服务更常出现于教学医院，而不是非教学医院[203]。APS是否能真正改善转归还不清楚。有两篇早期的系统性综述考察了APS对患者转归的影响[100, 204]。尽管两篇综述都表明实施APS能降低疼痛评分，但在镇痛药相关副作用（如恶心、呕吐）

框98-2　院内疼痛服务组织的架构
培训活动
麻醉医师
住院医师宣教（如可行）
健康保险人员
医院管理者
护士
患者及家属
药剂师
外科医师
管理活动
经济问题
设备评估
人力资源：疼痛服务人员、文书管理支持
机构行政管理活动
质量的提高和保障
科学研究（如可行）
护理
继续教育和在职培训
护理职责
护理策略和流程
疼痛护理（如可行）
质量的提高和保障
资料档案
医院政策和规程
床边疼痛管理评估表
日常会诊记录
教学资料
预案启动套件

的发生率、患者满意度以及总体费用等方面，其作用还不确定。除去与管理急性疼痛服务相关的直接成本（如人员、设备、药物），没有适当的药物经济学研究用来评估急性疼痛服务的成本效益：如采用围术期硬膜外镇痛，可以通过缩短在监护病房的滞留时间和减少并发症来降低患者的医疗费用[10]。但是，一项随机对照研究比较了麻醉医师领导的、护理为基础APS管理的患者自控镇痛与全身给予追加剂量的阿片类镇痛，结果显示当APS介入诸如接受大手术的特殊人群时将取得更高的性价比[205]。

专业的院内疼痛服务团队允许麻醉医师参与围术期医疗，尽管在提供这些服务的经济可行性方面尚未达成统一认识[206]。这也是建立这些服务组织面临的众多挑战之一。当住院患者急性疼痛医疗服务不断发展到更广泛的院内疼痛服务时，针对住院患者区分急、慢性疼痛服务似乎已无必要。消除这一重复和不清晰的角色设置，有助于减少费用、提高疼痛治疗的连续性。尽管费用涉及广泛的院内疼痛服务执行的各环节，这些服务为患者、研究机构和社会提供了有效资源。伴随APS/APM的建立，我们针对传统的区域麻醉医师培训设立了新的目标，包括更多有关慢性疼痛状况的正规教育课程以及如何处置此类患者住院期间发生急症的情况。这些教育涉及慢性疼痛状态下的短期治疗、维持患者的长期治疗以及长期治疗与急性疼痛治疗之间的相互作用。

麻醉医师掌握局部麻醉技术，了解伤害性感受神经生物学，熟谙镇痛药和局部麻醉药的药理学知识，已成为术后镇痛和急性疼痛服务的领导者，能够提供围术期镇痛以及危重病医学治疗和术前评估等多项服务，这些与麻醉医师的新身份——围术期医师高度适应。麻醉医师的地位随之提高，成为手术室外受到尊重的专家顾问。

参 考 文 献

见本书所附光盘。

第99章 手术和麻醉引起的认知功能障碍和其他长期并发症

Lars S. Rasmussen • Jan Stygall • Stanton P. Newman

蒋玲玲 李 锐 译 张 野 顾尔伟 审校

要 点

- 神经心理学测试方法的选择、测量和分析均会影响术后认知功能障碍（postoperative cognitive dysfunction，POCD）的研究结果。患者术后的主观感受与神经心理学测试的结果变化并不相关，可能是受情绪驱使。有充分的证据显示，心脏手术 POCD 的产生机制是多因素的，微栓子的形成是其中之一。非心脏的大手术术后也可能出现 POCD，但其机制尚不明确。高龄是 POCD 的危险因素（见第 80 章）。

麻醉和手术后即刻脑功能发生明显改变，表现为意识水平降低以及注意力、记忆和反应时间受损。尽管患者看上去是完全清醒的，但术后数小时内仍可能完全遗失记忆。因此，患者常常重复问同样的问题。正是因为这些原因，无论在医院内还是日间手术后，患者在转运途中以及术后第一个晚上都应该有一名成人陪伴。

麻醉后脑功能何时恢复到正常尚不明确。如果所有的问题都是由麻醉药引起的，那么停止输入麻醉药后，认知功能应能够迅速恢复到术前水平。如果将麻醉药的消除作为唯一的标准，那么吸入麻醉药和丙泊酚的作用将不同于那些消除缓慢的催眠药，如巴比妥类和苯二氮䓬类药物。但麻醉药及其浓度（剂量）不过是众多与麻醉恢复有关的重要因素之一（见第 30 章）。麻醉和手术后认知功能恢复所需要时间的长短受多因素影响，包括麻醉类型、手术类型和患者自身的特点。在某些患者，认知功能恢复迅速（数小时内），而其他患者脑功能障碍的时间却长得多。术后认知功能障碍不是新概念，常被简称为 POCD。这个术语的使用也不是一成不变的，且应该区分下面三种术后认知功能的改变。

1. 谵妄通常容易被识别，它是一个以注意力障碍合并意识水平改变或思维紊乱为特征的急性的波动的状态，一般持续数天，严重程度可以从轻度到重度不等。

2. 短期的认知障碍在术后几天内可能很明显。这种情况较为多见，可能是由于包括手术和麻醉药物在内的多种因素的综合作用。这种认知功能的紊乱是短期的，仅出现在术后的前几天内。神经心理学测试是对其进行评估的最佳办法，其中最常用的筛查测试是简易智力量表（Mini-Mental State Examination，MMSE）。有关 POCD 的临床研究常常在麻醉后数小时或数天内即对患者进行测评。本章将介绍其中一些研究结果。

3. 我们认为真正的 POCD 是一种认知功能的微妙改变，持续时间长达数周、数月甚至更长，需要行神经心理学测试加以验证。它可被看做是一种以记忆损害、学习困难和注意力难以集中为特征的轻度的认知障碍。

以上数种出现在术后的认知功能障碍需要与痴呆相鉴别。痴呆由大脑病变引起，通常是慢性的或呈进行性发展，在此过程中会出现包括记忆、思考、定向、理解、计算、学习能力、语言和判断力在内的大脑皮层的多种高级功能紊乱，但意识却不受影响。认知功能的损害还伴随情感控制、社会行为能力或意志力的减退。痴呆通常只有在病情持续存在至少 6 个月才诊断。

POCD 的检测

POCD 的发病率在不同的研究报道之间差异很大，

尽管手术与麻醉相似。除患者个体差异外，也可部分归因于方法学的差异，比如成套测试方法的选择、术后认知功能测试时间点以及分析方法的选择。

手术患者的神经心理学测试

神经心理学测试通常用来客观地测定认知功能。与其他应用于临床的评估测试不同，这种测试的敏感度应当非常高。这些测试工具应该对潜在的弥漫性脑损伤很敏感。因此，这些测试应该涵盖一整套能够广泛覆盖到各认知领域的评测方法，如记忆、注意力、专注力和知觉运动能力（知动能力）。由于外科手术的限制，留给医生进行评测的时间通常非常有限，因此根据实际情况，这一系列必要的评测方法在实际操作中往往需要做出妥协。

一篇关于非心脏手术后 POCD 相关研究的综述[1]指出，各种研究共用到了约 70 种、9 个系列的不同测试方法，每个研究中使用 1 到 13 种测试方法。测试的主要内容通常是记忆和学习。然而，所采用的测试方法的数量本身也有问题，应用的测试方法越多，所检测出来的功能障碍似乎也越多，虽然这也与 POCD 定义的不同有关。还有一个问题是一整套测试耗时长，容易导致患者疲劳，所以常常通过使用不同测试来维持患者兴趣。此外也可以尝试交替使用纸、笔、计算机、手写以及口头表达等不同的方式进行，以维持兴趣。

早期研究 POCD 时通常使用传统的智力测试，比如韦氏成人智力量表（WAIS/WAIS-R）或筛查测试比如 MMSE。尽管这些测试具有较高的可信度，但对术后可能产生的细微变化并不敏感[2-3]。最近它们已被种类众多的、可用于重复评估的神经心理学测试所替代，其中很多测试方法经计算机处理后已非常便于管理和实现标准化。通常这些研究是由一系列医疗和非医疗的专家（专业人员）进行的。脑功能的评估需要专业的知识与方法，尤其针对如何进行测试以及如何对患者的反应作出反馈，最理想的做法是这些测试由同一位受过培训的神经心理学家在相同的环境里进行评估。

评估的时机

检测 POCD 一个非常重要的问题就是评估的时机。手术前评估的时限在各个试验中差异很大，有些从手术前数周就开始评估，有些则在手术前 1 天甚至手术当天进行。患者通常会对即将到来的手术感到焦虑。尽管在大多数 POCD 研究中，有关术前焦虑对神经心理学测试产生影响的研究证据目前很少，但患者焦虑和抑郁程度是否对认知功能测试产生影响，这点仍有待论证。

认知功能问题通常出现在手术后即刻并且一般是暂时性的。早期评估能够很好地检测出暂时性认知功能紊乱。这些手术后评估可能受医疗常规的影响，例如：阿片类镇痛药、疼痛和疲劳。随后在恢复期（术后至少 4 周）的评估更可能检测出持续性的和具有临床意义的改变。

早期的认知功能紊乱是否总能预示长期的认知功能障碍，这是一个很重要的问题。有证据显示出院前的早期评估可以预测长期的认知功能减退[4-6]，但是两者间的确切关系还需进一步阐明。

分析

许多方法可以定义和测量功能障碍。一些研究利用术后的和正常评分之间的显著差异[7]，其他的研究则使用筛检的截止点[8-11]。第三种方法比较两个不同的手术和麻醉组[12-13]。第四种方法则对一个手术组和对照组进行比较[14-15]。在其余研究中第五种方法依照变量的多重比较来分析系列测试的神经心理学数据。这种方法的灵敏度高，即便差异细微也能检测出，但是出现第一类错误的风险很高。另外，这种分析不是非常合适于说明功能减退发生与否，因为它是基于组的均值，而不是个体变化，并且没有计算认知能力下降的发生率[11, 16]。

许多研究者已经采用第六种方法，即"个体变化"的方法，每个参与者在这种方法里充当对照。参与者术后的评分先与术前的评分进行比较。然后用一个统计学上定义的标准评价参与者是否有 POCD。但这个统计学上定义的标准在不同的研究中并没有统一；例如，Shaw 及其同事[17]认为，与手术前评分比较，手术后评分在一个或多个神经心理学测试中下降等于或大于一个标准差，就可以定义为 POCD。然而，Treasure 及其同事[18]评价参与者是否有 POCD 则需要在两个或更多的测试中出现同样的评分下降。其他的研究者同样采用评分下降 1 个标准差定义 POCD，但是评分下降是在 21 个测试中的 1 个或 4 个[19]，而其余的研究者定义 POCD 为在 20% 的测试中评分下降 20%[20]。这种二元法的优势在于它把个体表现定义和分类到一个在临床环境中似乎有意义的实体，并且容易理解。然而，这些定义源于统计学，没有内在意义或者与脑损伤没有相关性。另一个缺点是这些方法只考虑病情恶化，没考虑病情改善。由于用来研究 POCD 的神经心理学测试应当具有高度的敏感性，还应经得起反复测试。但是当患者接受至少两次以上的测试并且相隔时间较短时，我们会发现患者对一些测试已经有所了解。这可能是由于评估完成时患者对测试或变化策略的熟悉程度增加所引起的。尽管我们采取措施来降低学习效果，比如采用平行等同的形式，但是这些影响还是不可能从重复试验中完全消除。或许，无法学习任务及策略本身就是测量脑损伤的方法，这便是实践效应的基础。这种认识已经出现在很多关于 POCD 的研究之中 [9, 21]。因而，所用的分析形式应该考虑术后发生的任何学习，或者学习失败。

William-Russo 和他的同事 [22] 做了一项把学习进行计量的研究，他们对每种检测建立一种临床显著变化评分 (clinically important difference，CID)，来对个体变化进行检测。当研究中引入对照组后，就可以对学习效果进行评估。多中心国际术后认知功能障碍研究小组 [23] (ISPOCD) 对健康对照组进行三次间断评估后得到了神经心理学测试评分改变的平均值，然后将其与手术组进行比较。对照组分值改变的平均值用来对学习能力进行评估。每次测试后，将手术组的分值改变减去平均值，得到的差值再除以对照组相应分值改变的标准差，就可以得到一个 Z 值。将 Z 值与每个单独测试分数结合能够得到一个复合的神经心理学评分。作者也采用截点评分来定义 POCD，即两个独立测试 Z 值或其合成 Z 值达到 1.96 或是更高（评分越高表示衰退的程度越高）。

有时定义一个对照组的界限不是很明确。对照组的应用使研究可信度大大增强，并且允许评估像学习这样的变量的影响，然而如何构建一个合适的对照组呢？POCD 研究采用了不同类型的对照组，比如健康志愿者、研究参与者的朋友和亲戚、处在其他条件下的患者以及条件相同但未进行手术的患者 [24-25]。然而，在 POCD 中没有"理想"的对照组。例如，采用健康志愿受试者作为对照组不能对认知状态非特异性的影响进行计量。把不同条件下的患者作为对照组，就假设了对照组和研究组的认知和学习条件相同。由于外科的决定或患者的选择不进行手术的条件相同患者作为对照组，由于分组没有随机化，组间的重要临床因素会有不同。

神经心理学研究的局限性

患者需要具备完成神经心理学测试的认知能力作为基准，因此，这些研究只能纳入术前没有脑部疾病的患者。由于很难获得可靠的术前评估，急诊手术患者也没有纳入研究。

在这些研究中，特别是长期随访研究中，一些患者因死亡或者病重而不能继续进行评估，另外一些患者选择拒绝随访。某些情况下，一些恢复良好并重返工作岗位的患者会认为没有必要再联系医生而造成失访。这种病例的减少并非随机，而更可能是受旅途的距离和不便的影响。一般情况下，短期随访的失访率还是较低的 [1]。病情严重的患者更有可能失访 [25]。在智商 (IQ) 较低 [5] 和受教育程度较低 [26] 的患者中，失访更为常见。假如所有患者都接受评估，POCD 的发病率可能更高或不同于报道。

主观认知和认知变化的代理评级

尽管神经心理学测试是检测 POCD 使用最多的方法，但有时也采用另一种方法，即认知变化的自我报告 [27-30]。这些研究采用的方法有认知障碍问卷、认知行为评定量表、认知困难评分或者检查，并且报道了术后主观认知功能障碍。例如，Khatri 等 [28] 采用认知困难评分，发现 16% 的患者冠状动脉旁路移植术 (CABG) 后 6 周内自觉有认知困难。另外，Ward 及其同事 [30] 采用认知障碍问卷比较局部麻醉和全身麻醉，发现 3 天前接受全身麻醉的患者报告认知功能有统计学上的显著减退，而接受局部麻醉的患者则没有。

尽管有研究已经明确了关于患者生活质量的代理人评级的可靠性 [31]，但对患者认知方面的研究却寥寥无几。Thornton 等 [32] 发现，患者认知功能的改变很有可能由患者的配偶或关系密切的亲属发现。Bergh 等 [33] 研究发现，配偶对患者注意力和记忆力的分级与患者本人一致。然而，患者主观报告与正式认知评估之间的关系尚不明确。大量研究发现，患者情绪和对认知困难感知的相关性要比神经心理学测试评分和主观报告的相关性更强 [28, 34-37]，患者越是焦虑和抑郁，报告的认知问题越多。这可能是由于情绪压抑的患者形成消极信息处理的偏差，进而导致认知能力感知的扭曲 [28, 34, 36]。

心脏手术后 POCD 的发生率和危险因素

心脏手术 [冠状动脉旁路移植术和（或）瓣膜置换或修补术] 后 POCD 的发生率在术后第 1 周为 50%～70%，6 周后为 30%～50%，6 个月和 1 年后为 20%～40%（见第 60 章）[38]。这些差异正如前面所讨论的那样，部分原因是由于方法学的问题，比如采用不同的神经心理学测试，测定的时限和对认知功能减退的定义。为了减少这种差异，召开了会议达成共识并且拟定了关于心脏术后 POCD 评估使用的神经心理学测试的指南[39]。

尽管在发生率、测试时限、测试类型和分析方法等方面均存在差异，但一定比例的患者心脏手术术后发生 POCD 似乎是一个普遍的共识。尽管经常涉及心肺转流术（CPB）的使用，其原因可能是多方面的。

降低与心脏手术相关认知功能减退发生率的干预措施

降低心脏手术后大脑并发症发生率的措施，需要以导致这些问题的原因为依据（见第 67 章）。显著危险因素包括高龄（见第 80 章）、难治性左心室功能不全和 CPB 持续时间，这些因素中我们能够改变的仅仅是最后一条，通过改变 CPB 的管理和相关技术或者避免使用 CPB 来进行干预。

CPB 涉及很多违反正常生理学的行为。体外循环时间长短与 POCD 相关，提示 CPB 操作过程中存在对大脑有害的物质[40-41]。大脑微栓子是手术中重要的致病因子，可以是微粒（如粥样斑块，脂肪或血小板聚集体）或是空气。使用无创性持续经大脑中动脉多普勒超声能够检测出大脑血液循环中的微栓子。通过这种技术，发现微栓子的数量与分流术时间的长短有关。有研究表明心脏手术后不久死亡的患者，其脑中出现微栓子与 CPB 的时间长短正相关[42]。然而，心脏手术中 POCD 与微栓子之间的关系目前仍不明确。有些研究发现它们之间有关系[43-45]，有些则发现没有关系[46-48]。这个关系被一系列的因素复杂化，包括大脑微栓子的大小和最终分布。微栓子的最终位置是一个重要因素，因为它们可能卡在一个不能被所采用的神经心理学测试涵盖的区域，或者是对认知功能不太重要的区域。固体微栓子可能比气体微栓子更容易导致损伤，但没有明确的证据支持这个结论。

CPB 的管理

pH 的管理

低温时可以通过 pH-stat 或 α-stat 来管理 pH（见第 54 和第 67 章）[49]。α-stat 管理的神经病学和认知的预后更好。Stephan 等[50]发现，采用 pH-stat 管理时，术后 7 天患者有显著的脑充血，且神经病学事件增加。尽管 Bashein 等[51]研究后发现这两种技术对神经心理学测试结果的影响没有差异，但 Murkin 等[52]和 Patel 等[49]均发现，与 pH-stat 管理相比，α-stat 管理对神经心理学测试结果影响更小。

温度

低温可以延长循环停止的安全时限（见第 54 章）。低温灌注已经常规应用于瓣膜和 CABG 手术（见第 67 章）。近来常温和常温心脏停搏已用于心肌保护，但其神经保护作用可能受到影响。最近，正常体温和常温下的心搏停搏法被认为是心肌保护的方法，但却没有神经保护作用。关于该问题的研究得出了矛盾的结论，有些研究显示正常体温的灌注可能具有潜在的损害作用[53-55]，而另外一些研究发现这两种方法没有什么不同[56-58]。因为浅低温被认为具有神经保护作用，而在临床试验中没有发现低温的优点，这点令人惊讶。但是脑的低温保护并不适用于所有患者，并且复温过程可能有损害作用。复温到 38℃ 神经元可能会受到损伤，并且快速复温可能会使得麻醉药和其他气体不再溶解从而产生微栓子。然而，Buss 等[59]发现，与低体温比较，复温到 38℃ 对神经心理学测试结果的影响并无差异。Nathan 等[60]发现低温可能对认知功能有保护作用。

术后的体温调节作用尚不明确。Grocott 等[61]发现，术后第一个 24h 内温度和 POCD 之间存在关系。尽管没有发现这段时期 37℃ 以上时曲线下面积与 POCD 相关，但发现温度峰值与术后第 6 周出现 POCD 直接相关。

动脉管道过滤

动脉管道过滤器是 CPB 循环中可选择的附加装置，主要用来阻止环路中的异物进入患者体内（参见第 67 章）。两项研究发现[62-63]当使用动脉管道过滤器时，大脑中动脉内检测到的微栓子数量明显减少。尽管有两篇更早的研究[64-65]表明，是否使用动脉管道过滤器对于认知预后没有影响，但 Pugsley 等[63]在进一步的研究中发现使用动脉管道过滤器的患者在术后 8 天（46% 过滤 *vs.* 71% 无过滤，P = 0.05）及术后 8 周（8% 过滤 *vs.* 27% 无过滤，P = 0.03）POCD 发生率下降。两个早期研究的评估仅局限于急性住院期间，可能混淆了结果，而 Pugsley 等[63]则证明在术后 8 周仍有显著差异。

搏动与非搏动

尽管非搏动性心肺转流是应用最为广泛的灌注方法，但心脏搏动泵出的血流更接近生理学（见第 67 章）。Murkin 等[51]研究发现，搏动和非搏动血流得出的神经心理学结果无显著差异。

血细胞比容

血细胞比容值可能与 CABG 预后有关。Habib 等[66] 连续研究了 5000 例手术，发现血细胞比容低至 1/5 与重要器官功能障碍、死亡率和 6 年生存率相关。Karkouti 等[67] 也发现围术期发生卒中的风险与术中最低血细胞比容呈正相关。然而，在一项关于认知功能障碍的研究中，Harrison 等[68] 发现，认知预后与血细胞比容的水平并无相关性。

血糖的管理

心脏手术后高血糖和 POCD 的关系尚不明确[69]（见第 39 章）。然而，Puskas 等[70] 对 525 例接受 CABG 术的患者进行了研究，发现非糖尿病患者高血糖与手术后 6 周认知能力下降相关，而高血糖对合并糖尿病患者认知功能没有影响。

氧合器的类型

多年来氧合器有了显著的发展（见第 67 章）。早期研究对两种类型的氧合器（鼓泡式与膜式）进行了比较。Padayachee 等[71] 通过经颅多普勒超声发现，膜式氧合器比鼓泡式氧合器产生的大脑微栓子更少。也有两项研究表明，使用膜式氧合器比鼓泡式氧合器更能减少 POCD 的发生[72-73]。目前膜式氧合器的广泛应用很可能对神经心理学测试结果产生了积极作用。

避免心肺转流术（CPB）

脱泵冠状动脉旁路移植术（OPCAB）作为多根血管重建的一项常规技术，使得我们可以把 CPB 在 CABG 术后神经病学和神经心理学功能减退中发挥的作用进行单独研究。OPCAB 可以减少微栓子和脑卒中的发生。三项近期 meta 分析研究[74-76] 表明，与传统的 CABG 相比，OPCAB 在降低脑卒中发生率上有一定优势，但是没有显著性差异。

神经心理学方面的研究报道结果同样也不一致。有研究认为与 OPCAB 比较，体外循环下进行手术的患者，第 1 周和第 10 周认知功能较差[77]。一项大型（n=281）随机研究显示，对于那些接受 OPCAB 的患者，术后 3 个月的神经心理学测试表现更好，但是这种差异在随后的 12 个月[78] 和 5 年[79] 随访调查中逐渐消失。同样，对认知结果的主观计量在手术后一年也相似[80]。2004 年 Dijk 等[6] 进行进一步研究后发现，首次接受 CABG 的患者出现早期认知功能减退，可预测 3 个月后的认知结果，但 CPB 的使用对这种早期认知功能减退没有显著的影响。

升主动脉粥样硬化的管理

在对主动脉进行操作时，比如插入套管可能使粥样硬化斑块脱落引起栓塞（见第 67 和第 69 章）。明确动脉内斑块有利于改变套管插入位置或者在非体外循环下行冠状动脉旁路移植手术。通常是通过触诊来明确，但超声更灵敏，使用主动脉外超声检测斑块可以降低 POCD 的发生率[81]。

心脏手术中有关脑保护的药理学技术

公认的神经保护性药物在脑保护方面的研究结果各不相同（表 99-1）。此外，很多研究的缺陷使得许多研究结果并不可靠。例如以前报道过的利多卡因的脑保护作用，随后又被否定。

非心脏手术后 POCD 的发生率和危险因素

Bedford[82] 于 1955 年对非心脏手术术后是否存在认知功能减退进行了研究。这些结果都是通过对患者的主观观察和询问其家属及监护人而得来的。通过这些方法，他报道全麻后 7%（18/251）的 65 岁以上老年患者全麻后出现痴呆（研究方法与以往不同）（见第 80 章）。显而易见，这项研究缺乏客观依据，意味着需采用神经心理测验来测定患者的认知功能。后来，Simpson 等[83] 对 620 例老年患者进行了研究，发现麻醉与认知功能减退并没有显著联系。

许多早期 POCD 研究收集的病例数量较少，因此很多这些早期的研究对 POCD 的检测没有统计学意义。另外，很多研究中进行神经心理学测试的数量有限，分析不明确，并且研究结果存在差异。虽然如此，但是有关非心脏手术后患者出现 POCD 的证据越来越多。例如，Grinchniik 等[20] 对 29 例平均年龄 60 岁行胸部或血管手术的患者研究后发现，术后 6～12 周 45% 的患者出现 POCD（见第 66 和第 69 章）。在心脏手术中 POCD 的定义与早期的研究类似，采用在 20% 的测试中（共有 11 个测试变量）减退 20% 来定义（见第 67 章）。Ancelin 等[19] 对 98 例平均年龄 73 岁的患者研究后发现，71% 的患者术后 9 天在 28 项测试中至少 1 项出现下降，56% 的患者术后 3 个月在 28 项测试中至少 1 项出现下降。膝关节置换术后 1 周内 41% 的患者出现 POCD，术后 3 个月 18% 的患者出现 POCD[84]（见第 79 章）。一项大样本（228 例患者）研究表明，对年龄大于 64 岁的患者早期评估发现，非

表 99-1 减少心脏手术后的 POCD 的药理干预的随机试验

作者	年份	药物	病例数	神经心理学测试结果
Nussmeier 等 [139]	1986	硫喷妥钠	完成 182 例	术后 5 天内没有差异
Roach 等 [140]	1999	丙泊酚	完成 99 例	术后 5 ~ 7 天或 50 ~ 70 天内没有显著性差异
Legault 等 [141]	1996	尼莫地平	参与 149 例，完成率为 65% ~ 69%	术后 1 周、1 个月、6 个月内均没有差异（实验提前终止）
Fish 等 [142]	1987	前列环素	完成 74 例	术后 1 周或 2 个月内没有显著性差异
Grieco 等 [143]	1996	GM₁ 神经节苷酯	完成 25 例	术后 1 周或 6 个月内没有显著性差异
Arrowsmith 等 [46]	1998	瑞马西胺	完成 159 例	发病率没有显著性差异；但用 Z 值评分法则瑞马西胺组 POCD 明显降低
Butterworth 等 [144]	1999	培戈汀	完成 58 例	术后 5 ~ 7 天或 4 ~ 6 周内没有显著性差异
Mitchell 等 [145]	1999	利多卡因	完成 42 例	术后第 10 天（40% vs. 75%）和第 10 周 46% vs. 75%）利多卡因组的 POCD 均明显低于对照组
Wang 等 [146]	2002	利多卡因	完成 88 例	术后 9 天内利多卡因组的 POCD 明显低于对照组（19% vs. 40%）
Kong 等 [147]	2002	氯美噻唑	完成 219 例	术后 4 ~ 7 周内没有显著性差异
Taggart 等 [148]	2003	来昔帕泛	完成 135 例	出院时或 3 个月内均没有显著性差异
Mathew 等 [149]	2004	培克珠单抗	参与 800 例	在术后第 4 天或第 30 天均没有显著性差异
Harmon 等 [150]	2004	抑肽酶	完成 35 例	在第 4 天和第 6 周抑肽酶组的 POCD 明显减少，分别为 94% vs. 58% 和 23% vs. 55%
Mathew 等 [151]	2009	利多卡因	6 周完成 182 例	术后 6 周或者 1 年没有显著差异
Mitchell 等 [152]	2009	利多卡因	10 周完成 118 例	术后 10 周或 25 周没有显著差异

心脏手术后 1 ~ 2 天 POCD 的发病率为 16.8%，POCD 的定义是 3 项测试中有 2 项出现减退[85]。进一步研究证明，非心脏手术后确实会发生 POCD，Williams-Russo 等[22] 报道，231 例平均年龄大于 65 岁的患者行膝关节置换术后 6 个月 POCD 的发生率为 5%（见第 79 章）。在此项研究中，POCD 的定义为专家组对每项测试都一致认为有"临床显著减退"。然而该研究没有与对照组进行比对。可惜的是，这些研究通常没有设立对照组。与之相反，ISPOCD 研究[23] 收集了 1218 例老年患者和 176 例健康志愿者。这些患者在全麻下接受大的非心脏手术。结果发现患者术后 POCD 的发生率 1 周后为 25.8%，3 个月后为 9.9%。此发生率显著高于对照组，对照组中符合 POCD 诊断标准的

分别只有 3.4% 和 2.8%。一项采用相同方法的单中心研究进一步支持这些研究结果，该研究发现年龄超过 60 岁的患者出院时 POCD 发生率为 41.4%，3 个月后为 12.7%[86]。

非心脏手术后 POCD 的危险因素

在大多数关于 POCD 的研究中，被评估的受试者平均年龄为 60 岁[1]，很多研究会特别选择年龄"较大"的患者（见第 80 章）。这就在一定程度上导致了在早期报道中把认知功能障碍与"老年患者"联系在一起。虽然年龄已经被证明是导致 POCD 的显著且独立的危险因素。比如，ISPOCD 研究[23] 显示，

手术后 3 个月，年龄在 60～69 岁的患者 POCD 的发病率为 7%，而大于 69 岁的患者 POCD 的发病率为 14%。Ancelin 等 [19] 也发现 POCD 的发生率与年龄增长有关。然而，POCD 的研究选择对象鲜有年轻患者。ISPOCD2 组的研究样本量最大，其中包括 508 例中年患者（40～59 岁）和 185 例同龄人组成的对照组 [35]，研究发现 POCD 的发生率在术后 1 周为 89/463（19.2%），在术后 3 个月为 26/422（6.2%），而对照组分别为 7/176（4.0%）和 7/169（4.1%）。两组认知功能障碍发病率的差异在术后 1 周有显著统计学差异（P=0.001），而术后 3 个月两组差异无统计学意义（P=0.33）。有趣的是，将手术患者与之前的年龄大于 60 岁患者相比，发现中年组 POCD 的发生率在术后 1 周（P=0.0064）和 3 个月（P=0.026）均显著下降 [35]。该结果类似于 Monk 等 [86] 近期一项对 1064 例非心脏手术患者的研究结果。该研究比较了 331 例年龄在 18～39 岁之间、378 例年龄在 40～59 岁之间和 355 例年龄在 60 岁以上三组患者 POCD 的发病率。结果发现出院时年轻组为 36.6%、中年组为 30.4%、老年组为 41.4%，各组之间均有显著差异；3 个月后，年轻组与中年组的发病率相似（分别为 5.7% 和 5.6%），

而老年组的发病率明显高于前两组（12.7%）。

除了年龄之外，还确认了影响 POCD 发生率的其他危险因素。ISPOCD1 研究 [23] 显示麻醉持续的时间、呼吸系统并发症、感染并发症、二次手术和教育水平都是重要的危险因素。尽管推测偶发的低氧血症和低血压也是重要的危险因素，但研究中没有发现与 POCD 在统计学上有明显差异。最重要的危险因素相关分析结果在表 99-2 中列出。也有其他学者提出了潜在的 POCD 危险因素。术前曾有脑血管意外被证明是术后 3 个月发生 POCD 的一个显著危险因素 [86]。Ancelin 等 [19] 发现术后认知功能减退与年龄增长、受教育程度低、术前测试水平较低、抑郁以及麻醉类型（全身麻醉与硬膜外麻醉）有关。麻醉类型的重要性将在本章后面的内容中讨论。

手术类型

小手术

对小手术后 POCD 的研究主要集中在门诊手术后早期结果。Heath 等 [87] 随机对 60 例年龄在 18～60 岁的接受硫喷妥钠或丙泊酚麻醉的患者进行研究，此外

表 99-2　按选择的患者、手术和麻醉因素比较全身麻醉大手术后老年患者分别在 1 周和 3 个月内出现 POCD 的比例

患者、手术和麻醉因素	1 周		3 个月	
	患者例数	POCD 患者比例（%）	患者例数	POCD 患者比例（%）
年龄（岁）				
60～69	586	135（23%）	532	39（7%）
≥ 70	425	125（29%）	378	52（14%）
教育程度				
＜中学	576	153（27%）	518	49（9%）
中学	290	76（26%）	260	26（10%）
＞中学	145	31（21%）	132	16（12%）
术前使用苯二氮䓬类药物	116	32（28%）	105	5（5%）
麻醉持续时间（min）				
≤ 120	196	37（19%）	179	20（11%）
121～240	503	121（24%）	448	40（9%）
≥ 241	312	102（33%）	283	31（11%）
并发症				
低氧血症 *	115	30（26%）	98	11（11%）
低血压 †	229	59（26%）	214	20（9%）
呼吸系统并发症	99	40（40%）	88	12（14%）
感染并发症	91	30（33%）	138	13（9%）
二次手术	24	13（54%）	50	7（14%）

* 一次或多次氧饱和度 ≤ 80% 持续 >2min。
† 一次或多次平均动脉压 ≤ 60mmHg 持续 ≥ 30min。

Data from Moller JT, Cluitmans P, Rasmussen LS, et al; ISPOCD investigators: Long-term postoperative cognitive dysfunction in the elderly: ISPOCD1 study. Lancet 351:857-861, 1998

还包括 30 例年龄相近的受试者组成对照组。尽管术后 1～2h 两组在神经心理学行为上有显著差异，但是在 24h 后这种差异消失。ISPOCD 收集了 372 例住院或门诊小手术患者作为研究对象[88]，结果发现在术后 7 天 POCD 的发生率为 22/323（6.8%）；其中 164 例住院患者中有 16 例（9.8%）出现 POCD，而 141 例门诊手术患者中仅有 5 例（3.5%）发生 POCD（P = 0.033），两组病例选择没有随机化（见第 89 章），而术后 3 个月两组 POCD 发生率无显著差异（住院和门诊患者 POCD 发生率分别为 8.8% 和 4.5%）。

总而言之，在术后 1 周 POCD 的发生率小手术比大手术要低得多。数个重要因素可以解释 POCD 发生率的差异，包括手术创伤、手术后应激反应、术后疼痛、睡眠剥夺、镇痛需求以及提前出院后早期返回熟悉环境的可能性。并且，术后炎症反应和恢复程度之间可能存在相关性。Hall 等[89] 报道髋关节成形术后通过白介素（IL）-6 测定的炎症反应与认知功能恢复程度相关。

颈动脉内膜剥脱术

颈动脉内膜剥脱术被认为是需要引起格外注意的手术（见第 69 章）。

患者主要表现为颈内动脉重度狭窄（>70% 或 >90%）。手术后，由于大脑缺血、栓塞或过度灌注可能增加神经系统并发症的发生。另一方面，有学者认为，手术后脑灌注纠正或因为脑栓子来源之一颈动脉斑块去除，大脑功能较术前会有所改善。然而，在两项系统性综述中醒目地提出对该方面神经心理学研究得出的结论是矛盾的[90-91]。颈动脉内膜剥脱术后，超过 50% 的研究表明术后患者认知功能可得到改善，而有 43% 的研究显示认知功能没有变化或发生减退[91]。

区域麻醉与全身麻醉

如果全身麻醉是导致 POCD 的重要因素，那么区域麻醉将降低 POCD 的发生率（见第 56、57 章）。一项在术后采用神经心理学测试的随机研究发现，术后第 1 周 POCD 的发生无显著差异，区域麻醉术后 6h 到 4 天的神经心理学测试结果明显优于全身麻醉[12, 92-93]，而手术 1 周以后，没有检测到区域麻醉的优势（表 99-3）。方法学的限制可能是一个重要的混杂因素，因为在这些研究中要对患者单盲甚至包括检查者施行双盲是比较困难的。

一项样本量最大的研究表明，全身麻醉与区域麻醉 POCD 的发生率无显著差异，无论术后 1 周 [全身麻醉组为 37/188（19.7%），区域麻醉组为 22/176（12.5%），P=0.06]，或是术后 3 个月 [全身麻醉组为 25/175（14.3%），区域麻醉组为 23/165（13.9%），P=0.93][94]。24 例区域麻醉组的患者由于麻醉失败改为全身麻醉（见第 56 章），而全身麻醉组也有 35 例患者实际采用了腰麻或硬膜外麻醉。这 59 例患者并没有全部完成研究，但通过研究方案分析排除后发现，术后 1 周两组患者 POCD 的发生率有显著差异：全身麻醉组为 33/156（21.2%），而区域麻醉组为 20/158（12.7%）（P=0.04）；但在术后 3 个月无差异。

病因学分析

POCD 可能是有毒物质或低氧导致脑细胞损伤的结果。有毒物质可能是药物例如全身麻醉药或镇痛药，也可能是手术诱导的激素或炎症介质释放，或者以上联合因素。低氧可能由动脉低氧血症或低灌注引起，而引起低灌注的原因有心排血量下降、血流分布不均、血栓形成或栓塞。

药　　物

麻醉药的中枢神经系统毒性可能导致 POCD（见第 15 章）。通常认为全身麻醉是一种完全可逆的过程，但这一论点尚未被证实。动物接触麻醉药物后会引起大脑的数种类型的改变。Jevtovic-Todorovic 等[95] 发现大脑在接触异氟烷、氧化亚氮和咪达唑仑后有组织学的变化。将发育中的大鼠大脑接触异氟烷后发现，在丘脑核和顶叶皮层出现细胞凋亡，如果再加入咪达唑仑或氧化亚氮，这种现象更为明显[95]。水迷宫测试显示与对照组相比，麻醉大鼠的记忆能力下降。此外，对幼鼠皮下给予咪达唑仑或氯胺酮[96]，以及给予丙泊酚或氯胺酮联合丙泊酚或硫喷妥钠[97] 后发现其大脑皮层细胞发生凋亡。成年大鼠的大脑皮层接触氧化亚氮后出现神经元空泡坏死和神经元变性坏死。然而，经过 3h 的恢复，空泡化神经元似乎能可逆变回没有空泡的神经元，并且加入地西泮或异氟烷后可以阻断神经元退化[98]。这些研究结果很有趣，但尚无令人信服的证据表明人类全身麻醉后可诱发不可逆的神经元改变，而氧化亚氮也并非唯一使用的麻醉药。

人神经胶质瘤细胞在接触异氟烷后可发生凋亡，同时发现淀粉样前蛋白水平增高[99]。淀粉样前蛋白的异常加工及 β- 淀粉样蛋白聚集是阿尔茨海默病的特征性变化。因此值得关注的是全身麻醉药是否影响到

表 99-3 通过神经心理学测试对比全身麻醉和区域麻醉的随机研究

作者	完成例数	年龄	术后的间隔时间	手术类型	结果
O'Dwyer 等 [153]	255	平均年龄 55 岁	6h、24h 和 3 天	疝修补术	无显著性差异
Casati 等 [154]	30	中位数 84 岁	1 天和 7 天	髋关节骨折修复术	无显著性差异
Rasmussen 等 [94]	340	中位数 71 岁	3 个月	手术种类不限	采用意向性治疗分析，术后 3 个月无显著差异；但当采用研究方案分析时术后 1 周有显著差异，21% vs. 13%，支持区域阻滞
Somprakit 等 [155]	120	第 1 组平均年龄 37 岁 第 2 组平均年龄 67 岁	1 天和 3 天	手术种类不限	整个实验组间无显著性差异，但老年组更易出现 POCD
Williams-Russo 等 [22]	231	中位数 69 岁	1 周和 6 个月	膝关节置换术	两组间无显著性差异
Campbell 等 [156]	157	平均年龄 77 岁	24h，2 周，3 个月	白内障手术	各组间无显著性差异
Haan 等 [13]	37	平均年龄 72 岁	4 天和 3 个月	泌尿系统手术	无显著性差异
Nielson 等 [157]	64	平均年龄 69 岁	3 个月	膝关节置换术	各组间无显著性差异
Jones 等 [158]	129 50 例对照	年龄大于 60 岁	3 个月	膝关节或髋关节置换术	在 5 个测试变量中的其中 2 个，全身麻醉较区域麻醉组有显著改善（P 值分别为 0.03 和 0.04）
Chung 等 [10]	44	平均年龄 72 岁	6h、1 天、3 天和 5 天	泌尿系统手术	无显著性差异
Asbjørn 等 [93]	40	平均年龄 69 岁	4 天和 3 周	前列腺切除术	无显著性差异
Ghoneim 等 [159]	105	平均年龄 61 岁	1~7 天和 3 个月	手术种类不限	无显著性差异
Hughes 等 [12]	30	平均年龄 68 岁	24h、48h 和 1 周	髋关节成形术	1 周后无显著性差异
Chung 等 [92]	44	平均年龄 72 岁	6h、1 天、3 天、5 天和 1 个月	前列腺切除术	区域麻醉组中术后 6h MMSE 评分显著升高
Bigler 等 [160]	38	平均年龄 79 岁	1 周和 3 个月	髋关节骨折修复术	两组结果都有改善，但无显著性差异
Riis 等 [161]	30	年龄大于 60 岁	1 周和 3 个月	髋关节置换术：采用全身麻醉，硬膜外麻醉或联合麻醉	认知功能在术后 4 天内发生减退，之后有所改善，两组间无显著性差异
Karhunen 和 Jöhn [162]	47	平均年龄 73 岁	1 周	白内障手术	局部麻醉组术后 1 周两项联合评分中的 1 个有显著下降

该蛋白的加工。麻醉药物的其他作用可能与脑受体功能的长期改变有关。已发现阿尔茨海默病患者的胆碱能功能下降，对这类患者使用胆碱酯酶抑制剂可能有帮助。一项研究表明，反复大鼠腹腔内注射戊巴比妥可以引起大脑胆碱能结合力改变 [100]。通过麻醉组和对照组动物脑组织蛋白质含量的比较，发现麻醉药物能引起大脑基因表达和蛋白质合成模式的改变 [101-103]。这些通过动物实验和细胞培养得到的结果，很难在人体上复制。在麻醉药毒性的动物实验中氧合、通气或灌注不足及体温调节不当都可能影响实验结果。此外，对啮齿类动物幼体施行全身麻醉可能会导致低血糖发生。因此这些情况下麻醉药的脑细胞损害可能是由药

物效应以外的其他机制引起，但是这些影响因素多数是在小儿麻醉下才会出现。研究麻醉药物对人类中枢神经系统的毒性作用要相对困难得多。尽管大量流行病学研究没有发现麻醉药对认知功能有长期效应，但这些研究都有严重缺陷。例如一项对 1257 例健康受试者及 946 例既往至少接触过一种全身麻醉药的实验者的研究发现，接触麻醉药物与认知功能测试之间无显著相关[104]。然而，作为回顾性资料的收集，受试者不能确切地回顾曾经接触的麻醉药物的类型和数量，以及接触麻醉药物的确切时间。因此很难对接触时间进行研究。最近有两项更优化的研究，心脏手术的患者进行 CPB 时，两组患者分别给予吸入麻醉药和丙泊酚，比较术后认知功能[105-106]（见第 67 章）。结果显示仅在术后 1 周两组之间有差异，术后 3 个月无差异[105]。除麻醉药外，其他很多与手术相关的药物，比如镇痛药对认知功能也有重要影响，但也有研究认为，在老年手术患者中，术后镇痛的类型与认知功能的减退无显著相关[107]。这与 Johnson 等[35] 的研究结果一致，即测试前 24h 内给予阿片类药物对结果没有显著影响。目前仍然不能排除在术后数周至数月内，其他精神类药物对患者神经心理学测试结果的影响。

激　　素

大手术可以引起下丘脑 - 垂体 - 肾上腺轴（hypothalamic-pituitary-adrenal，HPA）和交感神经系统激素的释放。大量实验及临床资料表明，认知功能损害与糖皮质激素水平高有关[108-109]。已经发现皮质醇对海马细胞有毒性作用，而该结构在短时记忆转变为长时外显记忆以及在 HPA 轴的下行控制系统中起到关键作用。因此有人推测，反复间断性应激可以减弱海马对 HPA 轴的抑制从而延长兴奋性[110]。一项对 187 例年龄超过 60 岁的非心脏手术患者的研究发现持续的皮质醇分泌模式变化和术后 1 周出现 POCD 显著相关[111]。

炎 性 介 质

外科手术可以激活免疫系统，通过淋巴细胞释放炎性介质，细胞因子是重要的炎性介质，能够诱发其他炎性介质的激活，并直接或间接影响大脑功能[89, 112-113]。心脏手术中使用 CPB 会出现非常显著的炎症反应，有报道称在该类手术后出现 POCD 的患者中，细胞因子 IL-1 和 IL-10 水平显著升高[114]。在非心脏手术中，POCD 常伴随炎性介质的水平升高[115-116]，这些领域的

研究目前集中在动物实验上[117-118]。

低　　氧

大脑低氧会导致不可逆转的损伤，取决于低氧的程度、持续时间和易感性。输送至大脑的氧主要依赖于大脑的血供和动脉血氧浓度，主要与血红蛋白浓度和动脉血氧饱和度相关。脑低氧主要是由于血流的减少或动脉低氧血症。与麻醉有关的无法通气或气管导管插入食管未被发现，均能引起显著而持久的低氧血症[119] 及随后的脑损伤。围术期动脉血氧饱和度适度降低很常见，但是与脑血流量和血红蛋白水平发生大幅度波动比较，其重要性可能被过分强调[120]。一种可能的解释就是通过脉搏血氧仪比较容易连续监测动脉血氧饱和度。目前尚未发现动脉轻度低氧血症与术后并发症有任何联系，包括 POCD[23, 121]。

大脑灌注不足

在脑血管没有闭塞的情况下，脑血流量一过性减少可引起神经学改变或认知功能障碍（见第 70 章）。脑血流量根据脑代谢来调节，血压变化较大时通过改变阻力血管的直径保证脑血流量基本不变（自身调节）。这种自身调节作用的低限在健康成人大约为平均动脉压 50mmHg，但在高血压患者中会有所提高[122]。在此限度以下，进一步扩张血管也不会增加脑血流量。手术中要测量脑血流量或脑氧合是复杂的。测量方法包括氙 -133、近红外光谱、经颅多普勒超声（实际测量的是脑血流速度）和颈静脉血氧饱和度。所有的这些技术都有其自身局限性。因此，临床中经常使用脑灌注压来评估脑灌注情况。麻醉期间脑代谢下降，因此可以接受较低的脑血流量。早期对心脏手术的研究发现，长时间低血压是导致大脑功能障碍的一个危险因素[40, 123]，但后续研究均未能证实这一点。

血栓形成或栓塞

栓子或血栓阻塞脑动脉会引起脑梗死，脑组织的坏死包括神经元和神经胶质细胞。通过尸体解剖或脑显影技术如计算机断层扫描（CT）或磁共振成像（MRI）可以明确脑组织结构消失和界限清楚的梗死。脑梗死患者可能完全没有临床症状，这主要取决于梗死大小和位置，但通常的临床表现是脑卒中。通过研究已经明确了在一般人群导致卒中以及与手术相关的数个危险因素。年龄是一个重要的因素，其他的重要

危险因素包括手术类型、心脏疾病，特别是心房颤动、周围血管疾病、既往脑血管意外史和糖尿病[124-125]（见第 80 章）。普通外科手术后以脑卒中为表现的主要大脑并发症的发生率为 0.2%～0.7%。大多数围术期出现的脑梗死是由栓子导致的。大栓子的直径超过 200μm，主要由粥样硬化物质或血栓组成。这些大栓子可能来源于左心房、左心室或主动脉。

微栓子直径小于 200μm，如前所述，常见于心脏手术（见第 67 章）。与大栓子不同，微栓子通常是由进入静脉循环的空气构成，比如通过 CPB 循环中使用的导管，或通过动脉导管进入。此外，如果手术区域在心脏水平以上且没有静脉窦，比如背部手术、颅骨切开术和膝关节置换术，由于静脉或骨髓的负压作用使栓子从静脉一侧通过开放的卵圆孔造成动脉栓塞。已经发现关节置换术中出现微栓子（见第 79 章）。在术后 1 周和 3 个月通过 13 项测试对 37 例患者的认知功能进行特别评估后发现 POCD 的发生率分别为 41% 和 18%。但是与经颅多普勒超声检测到的微栓子没有显著关系[84]。

遗 传 因 素

对药物、炎症、创伤及其他有害因素易感性的个体差异性可以用遗传变异多态性来解释。此类遗传因子对痴呆的发展具有重要意义，但不是决定其表型的唯一因素。

载脂蛋白 E（ApoE）是一种中枢神经系统损伤后恢复的重要蛋白[126]。ApoE 有三种不同亚型 E2、E3 和 E4，分别由 ApoE 基因上的等位基因 ε2、ε3 和 ε4 编码。等位基因 ε3 是野生型基因，在 75% 的本地欧洲人群中表达，而 ε2 和 ε4 相对较少[127]。ε4 可能增加罹患阿尔茨海默病的风险，并且与头部创伤预后不良相关[128-130]。已有关于心脏手术后等位基因 ε4 与 POCD 之间关系的研究，但相关的研究结果仍存在争议[131-132]。在一项对等位基因 ε4 与 POCD 关系的研究中，选取 976 例年龄大于等于 40 岁的患者进行非心脏手术，结果显示在术后 1 周（P=0.49）和 3 个月（P=0.28）等位基因 ε4 均不是发生 POCD 的危险因素[133]。然而，在颈动脉手术患者中 POCD 与等位基因 ε4 表达之间似乎显著相关[134]。在普通外科患者中，其他遗传因素也很重要，比如对炎症反应和药物代谢的个体差异性是由于药物代谢系统细胞色素 P-450 的多态性。某种药物代谢非常缓慢可能与恢复延迟相关，而代谢过快可导致高浓度的中间降解产物[135]。这两种情况都可以导致受体功能紊乱，但是否与 POCD 相关尚有待证实。

POCD 的临床意义与长期转归

我们已经讨论了 POCD 的检测及其可能的发病原因，但是这种功能障碍对患者有什么影响呢？常见的报道是老年患者在手术后认知功能显著减退，特别是在记忆方面。家属常描述患者功能丧失、缺乏主动性以及对活动的兴趣下降。在退休人群中表现在玩纸牌或做填字游戏方面。而重返工作岗位的患者表现出非常明显的认知衰退，几乎不可能按照术前原先的方式和速度来完成日常工作。这些问题在中年或青年患者中也很常见，他们可能也经历了某种程度的认知功能障碍。

值得关注的是，POCD 实际导致的功能损害是否能从日常生活活动中反映。一项对全身麻醉下行非心脏大手术老年患者的研究发现，在术后 3 个月出现 POCD 与日常生活活动中功能减退有显著相关性[23]。Johnson 等[35] 在对中年患者研究后发现，根据术后 3 个月亲属的报告，术后一周发生的 POCD 与日常生活能力减退在统计学上显著相关。长期的随访发现，非心脏手术后合并 POCD 的患者死亡率明显升高[86, 136]。同时 POCD 也与提前退休并需要社会经济支持有关[136]。手术后发生痴呆并不多见，而 POCD 是否会导致痴呆并没有相关的深入研究。Avidan 等[137] 发现，对受试者反复行认知功能测试，按照手术和麻醉暴露，认知下降比率并没有发生改变，而年龄相关的认知下降可能给出部分解释。显著的可变性也很重要，一些研究发现，接受大手术（甚至心脏手术）的患者和接受很小手术的患者，如经皮血管造影术，两者在长期的 POCD 发生率方面并没有区别。

参 考 文 献

见本书所附光盘。

第100章 术后失明

Steven Roth

陈　曦　译　姚立农　审校

要　点

- 麻醉后失明是一种罕见但后果严重的并发症，常发生于心脏、脊柱和头颈部手术后。

- 围术期失明的原因包括视网膜动脉主干或分支阻塞、前部或后部的缺血性视神经病变、皮质盲和急性青光眼。经尿道前列腺切除术后可出现短暂性失明。玻璃体切除的患者若接受氧化亚氮麻醉，在玻璃体切除后，由于急性气泡扩张和眼内压增加可致视网膜血管闭塞。

- 术后失明的症状和体征可能很隐匿，常被误认为是麻醉药的残余作用。一旦患者主诉眼痛、无光感、完全或部分视野缺损、视敏度降低或瞳孔反射消失，必须立请眼科医师进行评估。

- 围术期视网膜中央动脉主干或分支闭塞的最主要原因是眼部受压。心脏手术时，栓子可能会堵塞视网膜动脉。

- 预计长时间俯卧位手术并且大量失血的患者发生缺血性视神经病变的风险较高。此外，脊柱手术中一些因素，包括性别为男性、肥胖、Wilson框架的使用以及围术期液体管理，都会提高风险。对这些患者，如何评估适当的血压、血红蛋白、液体输入和应用血管升压药物方面尚有争议。麻醉医师在制订麻醉计划时，应仔细考虑缺血性视神经病的危险因素。麻醉医师应考虑告知患者，长时间、俯卧位、预计出现大出血的手术存在失明的风险。麻醉医师和外科医师需要共同制订一个手术方案，据此手术知情同意中对该并发症的解释会更加容易。

- 围术期失明同时合并有神经定位体征和（或）共济反射消失以及眼球运动异常时，提示皮质盲，应请神经科会诊。

围术期失明（perioperative visual loss, POVL）是一种并不常见但后果严重的并发症。脊柱手术，特别是融合手术时最易发生。因此，本章讨论的重点是脊柱手术围术期失明，其中包括该并发症的发生率、危险因素、诊断以及眼部损伤的治疗。眼部手术后的眼损伤在相关眼科文献中已有详细介绍，因此本章讨论主要集中于非眼部手术时发生的失明，包括手术后视网膜损伤、视神经损伤和脑的视觉通路损伤。

关于围术期失明尚无大范围的、前瞻性临床研究，仅有少量的回顾性研究、调查报道和病案报道。两个大样本的回顾性研究表明，围术期缺血性视神经病变（ischemic optic neuropathy，ION）较为罕见，发生率仅约为1/60 000～1/125 000[1-2]。

术后失明主要发生于脊柱和心脏手术后。Shen等调查了美国住院患者样本数据库中除了妇产科手术外的8种常见手术的围术期失明的发生率，他们发现，脊柱手术围术期失明发生率最高（3.09 / 10 000, 0.03%），其次是心脏手术（8.64 / 10 000, 0.086%）。从1996年至2005年的十年间，Shen及其同事[3]调查的围术期失明的发生率逐年下降。Patil等[4]发现未记录入美国全国住院患者样本数据库中的脊柱手术围术期失明的全年发病率为0.094%[4]。Stevens等[5]报道3450例脊柱手术患者发生4

例ION（0.1%），在另外一所医院的3300例脊柱手术患者中发现2例（0.06%）[6]。Chang和Miller回顾了某医院14 102例脊柱手术患者，其中确诊为ION的4例，发病率0.028%[7]。另有研究表明[6]，心脏手术后ION的发病率高达1.3%[8]，但最近两项大型的回顾研究表明其发生率为0.06%和0.113%[9-10]。

Myers等[11]对28例脊柱外科手术患者进行了术后失明的病例对照研究。美国麻醉医师协会（American society of anesthesiologists，ASA）终审索赔数据库中记录了了93例脊柱手术后失明病例[12]。Nuttall等[9]针对心脏手术患者在梅奥诊所进行了一项回顾性病例对照研究[9]。而最近的研究是一项由美国及加拿大17个医疗机构合作的针对脊柱外科手术围术期缺血性视神经病变的回顾性的病例对照研究[13]。本章将详述这些研究结果。

视网膜缺血：视网膜中央动脉主干或分支闭塞

视网膜中央动脉闭塞（central retinal artery occlusion，CRAO）会减少视网膜的整体血供，而视网膜分支动脉闭塞（occlusion of a retinal arterial branch，BRAO）则仅局限性地影响部分视网膜，大多数情况下损伤是不可逆的。引起视网膜动脉闭塞的主要原因有4个：眼外部压迫、视网膜动脉血供减少（视网膜动脉循环栓塞或由全身因素导致的血流减少）、视网膜静脉回流受阻以及凝血异常导致的动脉血栓形成。

围术期CRAO常见的原因是体位导致的眼外部受压，眼内压（intraocular pressure，IOP）增高阻断了视网膜中央动脉的血流（见第41章），最易发生于俯卧位脊柱手术的患者。鼻窦手术时眼眶受压也能引起球后中央出血。

虽然较罕见，但是各种栓子能够直接减少视网膜中心动脉（central retinal artery，CRA）本身或其分支的血流。栓子通过未闭的卵圆孔到达动脉循环造成血管栓塞[14]，最易发生于心脏开放性手术[15]。单纯低血压本身很少导致视网膜缺血。27 930例低血压患者中只有3例出现视网膜缺血[16]。

颈部手术结扎颈静脉后静脉回流受损[17]。不论是正常志愿者还是俯卧位行脊柱手术患者，虽然变化程度不同，但头低位均显著增高IOP，而头高位能降低IOP[18-19]。目前IOP变化的临床意义仍不确定。

临床表现

患者主要表现为无痛性失明和瞳孔反应异常。眼

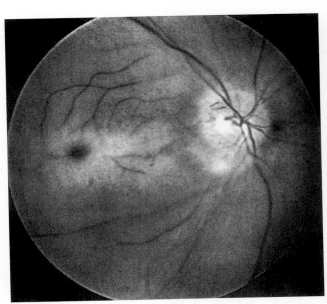

图100-1 视网膜血管闭塞的检眼镜表现。注意：视网膜动脉闭塞的临床标志，图中间视神经凹处可见视网膜变白和樱桃红斑点。缺血视网膜失去正常的透明性，视神经凹比周围组织薄，覆盖的脉络膜呈现出樱桃红斑点 *(From Ryan SJ: Retina, ed 2, St. Louis, CV Mosby, 1995.)*

底检查发现视网膜浑浊或变白，有时可见视网膜动脉狭窄[20]。BRAO的特征是可见胆固醇栓子（金黄色、有折光）、钙化的栓子（白色、无折光）或活动性白色血小板纤维栓子（暗淡、污浊的白色）。CRAO的典型征象是在白色玻璃样的视网膜上可见樱桃红斑点（图100-1）。由于视网膜缺血区呈现白色，其下方的脉络膜供血区显露出红色。然而并不是所有的RAO均有上述表现，因此，未出现上述表现不能排除RAO的发生。其他原因导致失明的鉴别诊断见表100-1。

视网膜缺血的机制

视网膜缺血时细胞外谷氨酸浓度增加[21]，体内和体外实验也证实谷氨酸受体拮抗剂能减轻缺血损伤[22]，均支持谷氨酸的兴奋性毒性损伤作用。谷氨酸释放增加引起细胞内Ca^{2+}浓度增高，最终启动细胞破坏机制。

缺血后血流具有两种明显的特征。一是充血，如猫视网膜和脉络膜缺血后立即出现血流急剧增加[23]。这种充血与临床密切相关；血管和血-视网膜屏障损伤后充血可导致视斑水肿[24]。另一血流紊乱的极端现象是低灌注。在成年大鼠已观察到再灌注期持续1～4h的低灌注状态[25]。这种血流变化的机制还不清楚，可能与血管舒张物质如腺苷和一氧化氮的耗竭有关。

视网膜血供来源于视网膜和脉络膜血管[26]。因此，视网膜血管闭塞后，仍有脉络膜血供从视网膜外

表100-1　鉴别诊断：视网膜、视神经和视皮层损伤的眼科检查*

	AION	PION	皮质盲	CRAO	BRAO
视乳头	白色肿胀，乳头周围火焰样出血，视神经头端水肿晚期视神经萎缩	初期正常晚期视神经萎缩	正常	正常晚期视神经萎缩	正常晚期视神经萎缩
视网膜	正常或小动脉变细	正常或小动脉变细	正常	樱桃红斑点†，白色、水肿、狭窄的视网膜动脉	可见栓子‡；部分视网膜变白水肿
光反射	缺失或RAPD	缺失或RAPD	正常	缺失或RAPD	正常或RAPD
固定或共济反射	正常	正常	受影响	压迫可影响	压迫可影响
视动性眼球震颤	正常	正常	缺失	正常	正常
视觉威胁反应	是，如果尚有一定程度视觉保留	是，如果尚有一定程度视觉保留	无反应	是	是
跟踪物体	正常，如果尚有一定程度视觉保留	正，如果尚有一定程度视觉保留	缺失	正常	正常
眼肌功能	正常	正常	正常	压迫可影响	压迫可影响
视野检查	高度缺损盲点	高度缺损，盲区，盲点，常无光感	偏盲（取决于损伤区域），外周受损	多失明	盲区外周正常

AION：前部缺血性视神经病；BRAO，视网膜动脉分支闭塞；CRAO，视网膜中央动脉闭塞；PION，后部缺血性视神经病；RAPD，相对性瞳孔传入障碍。

*典型症状和体征，有些患者可能不同，因为首发症状不同，检查的时机也不同。

†因为缺乏内层视网膜细胞的覆盖，在樱桃红斑点可看见脉络膜循环。

‡胆固醇、血小板-纤维蛋白栓子、钙化的粥样斑块

层通过弥散方式供氧。猴眼发生CRAO、缺血97min后视斑几乎没有损伤；240min后出现深层不可逆损伤[27]。这些研究结果是通过夹闭中央视网膜动脉获得的，可能无法类推到围术期眼睛由于外压引起的并发症[28]。有趣的是，同一研究认为动脉粥样硬化不增加猴眼缺血的敏感性。事实上，动脉粥样硬化可能对动物缺血损伤有"预适应"作用。

眼的外部压迫同时减少视网膜和脉络膜血流[23]，同时由于视网膜内层细胞对压力的不同感受性[29]，与CRA结扎相比，眼的外部压迫导致的IOP增加可能引起更严重的损伤。在视网膜缺血动物模型的研究中[30-33]，外部压迫时缺血耐受的时间可能更短（表100-2）。

视网膜中央动脉闭塞

围术期CRAO的原因通常是外部压迫导致IOP增高，最终闭塞视网膜动脉循环。患者的某些特征可能预示CRAO的风险。面部解剖异常的患者更易受到麻醉面罩或头部枕垫等外部压力的损伤。成骨不全患者由于缺少胶原纤维，网硬纤维持续存在，黏多糖增多，因此眼的纤维被膜菲薄且不成熟。由于面部骨质

发育异常，巩膜和角膜显著变薄，突眼症状明显，这些因素都使患者眼部易受外压而损伤。亚裔由于鼻梁较低，眼外部受压的风险较高[34]。

头部位置不正确可能挤压眼内容物，因而使视网膜血流闭塞（见第41章）。不正确体位的病例包括俯卧位手术的患者。应特别注意马蹄形头托，因为它的形状和面部狭窄的开口，不正确的头位或无意中移动头部可能使眼睛接触头托。在俯卧位患者发生CRAO的大多数报道中，都使用了马蹄形头托或相似的设备（例如矩形头托[35]）[34, 36]。Kumar和同事[37]回顾了已发表的脊柱手术后发生CRAO的病例报道。体征和症状包括由于光感丧失造成的单侧失明、传入瞳孔障碍、眶周和（或）眼睑水肿、结膜水肿、眼球突出、上睑下垂、眶上区感觉异常、角膜混浊/云翳以及角膜擦伤。眼球运动损伤、淤血或其他眼部附近的外伤也有报道。眼底镜检查可见视斑/视网膜水肿、樱桃红色斑或视网膜血管减少。两篇报道描述了4例持续眼外部受压患者视网膜色素的改变，提示均发生了脉络膜循环缺血[38-39]。尽管大多数病例没有进行成像研究来明确诊断，但早期计算机断层扫描（CT）或磁共振成

表100-2　视网膜缺血动物实验和导致损伤的时间

作者	动物	缺血方式	缺血时间
Hayreh等（1980，2004）[27-28]	猴	CRA结扎	>100～240min
Ettaiche等（2001）[30]	大鼠（棕色-挪威）	增加IOP	20min和40min
Roth等，Zhang等（1998，2002）[31-32]	大鼠（S-D）	CRA结扎，增加IOP	45min和60min
Zhu等（2002）[33]	小鼠（ND4）	增加IOP	30、45、60min

像（MRI）均显示眼球突出和眼外肌肿胀[37]。醉酒的人睡觉时眼睛受压导致"星期六晚视网膜病变"综合征的研究有相似发现[40]。

　　Hollenhorst和同事[41]报道，俯卧位行神经外科手术的患者可发生单侧偏盲，并用猴子进行了重复实验，对眼部施加200mmHg压力增高IOP，持续60min并同时降低血压；而在Hollenhorst报告的8例患者中有6例没有出现低血压。组织学检查发现，猴眼由于视网膜神经节细胞死亡后发生不可逆变性，出现视网膜水肿、血管网扩张，4个月后视网膜结构进一步严重破坏并有视神经轴突损伤[41]。

　　近来有很多研究使用啮齿类动物研究IOP增高的后果。Bui和同事通过视网膜电流描记术发现IOP增高引起视觉功能改变。视网膜神经节细胞对IOP增高最为敏感，IOP从30mmHg增加到50mmHg时，视网膜电流图（electroretinogram，ERG）出现明显异常。继续增加IOP则影响到感光细胞[42]。对不同品系的大鼠或小鼠，能导致视网膜损伤的IOP增高的持续时间有所不同（见表100-2），短至20min，长至30min或45min[32-34]。图100-2概括了外部加压增加IOP导致视网膜损伤的机制。

　　新型的头部固定装置，如方形或环形头托以及观察眼部状况的特制镜子（即：ProneView，Dupaco，Oceanside，Calif.），能够避免眼部受压。但是，最近报道了一例患者虽然在俯卧位时使用了方形头托并且带有护目镜，仍然出现了单侧视网膜动脉闭塞。由于头托和护目镜之间空间有限，因此护目镜对眼部仍有压迫的风险。此患者出现了眼部直接受压的症状，而较为讽刺的是此款目镜是生产厂商Dupaco为保护眼睛而设计的[44]。

　　缺血性眼腔室综合征好发于鼻窦手术后的球后出血，在一例俯卧位脊柱手术后也曾出现[45]。该患者术中头部放置在硅胶头托上，手术持续8h，输注了仅1L的晶体溶液。术后出现左眼痛、无光感、面部水肿、眼球突出4mm等眼张力增高症状。眼科检查发现角膜

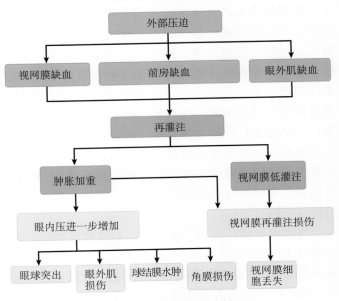

视网膜血管栓塞：机制

图100-2　眼外部加压后视网膜损伤的机制

水肿且磨损严重，瞳孔居中、扩大、固定、高度白内障、视神经苍白、视网膜出血以及眼球运动不协调。IOP 45mmHg，MRI显示眼球突出，眼外肌扩大以及眼球明显隆起。行一侧内眦切开减压后视力也无明显改善。导致该损伤的原因可能与眼部直接压迫有关。

　　鼻窦镜手术在围术期可出现眶内出血、眼眶气肿。若眶内使用杆菌肽软膏还能导致眼腔室综合征[46]。眼腔室综合征不同于脊柱手术后ION，可能与Hollenhorst等对眼睛压迫性损伤的早期描述相似[41]，是一种急性眼部损伤，必须尽快减压以降低增高的IOP。

头颈部外科手术

　　虽然颈淋巴结清扫术后失明的主要原因是ION，但颈部和鼻/鼻窦手术也可能发生CRAO[47]。鼻窦镜手术后眼部并发症的发病率是0.12%[48]。操作中由于钝器伤及眼眶出血可导致眼眶腔室综合征，压迫动静脉循环，发生CRAO和视神经损伤[49]。动脉内注射含肾

上腺素的1%利多卡因可间接损伤CRA，其作用机制可能是由于动脉痉挛或栓塞[50]。

视网膜动脉分支阻塞

BRAO通常导致永久缺血性视网膜损伤和部分视野缺损。当症状只有部分外周视野缺损或小斑点时并不能立即引起患者注意。BRAO主要由各种来源的栓子引起，但个别病例有血管痉挛的报道。大多数报告认为栓子主要来自血管内注射、术野和心脏手术时心肺转流术（cardiopulmonary bypass，CPB）进入的循环性栓子。

视网膜荧光血管造影证实CPB时微栓子可到达视网膜。体外循环灌注损伤的发生和程度与氧合器类型有关。当使用鼓泡式氧合器时，几乎所有患者都有微栓子形成，而在膜式氧合器只有一半的患者有视网膜灌注损伤，神经系统损伤并未见报道[51]。在冠状动脉旁路移植术（coronary artery bypass graft，CABG）患者，CRA分支出现多个钙化栓子的情况很常见，这些栓子造成不同类型和不同位置的视野缺损。用猪进行研究发现，CPB时空气栓塞的机制包括无灌注、血管渗漏和痉挛以及红细胞淤滞和出血。使用全氟化碳能阻断这些机制[52]。

有病例报道，在颈部和头部注射各种药物后可发生BRAO，患者突然出现不可逆性失明。在鼻黏膜注射甾体类药物几乎会即刻失明[53]。几乎近半数的报告病例中，眼底检查发现有晶体栓子，还有一例患者有明显的血管痉挛。使用其他药物，如在颈内动脉超选择性注射卡莫斯汀治疗神经胶质瘤，或整形手术中眼眶注射脂肪，都可能因视网膜动脉栓塞而导致失明[54]。在施行头颈部神经放射学或血管造影/栓塞麻醉时，应该意识到有发生该并发症的可能。

用利多卡因或布比卡因混合肾上腺素（1∶100 000或1∶200 000）施行鼻中隔手术浸润麻醉可引起BRAO，导致部分或全部视野缺损[50]。推测发生BRAO的原因是动脉内逆行注射肾上腺素或利多卡因和肾上腺素进入颈外动脉分支而引起血管痉挛。另外一个可能的原因是肾上腺素引起血小板聚集形成逆行栓塞。

一例俯卧位行脊柱手术的患者发生BRAO。术后发现该患者卵圆孔未闭，失明是由来自腰椎手术部位的异常空气、脂肪或骨髓栓子造成[14]。

预　后

围术期视网膜动脉闭塞导致患者大多数永久性失明。

治　疗

目前可用的治疗方法并不令人满意。如眼部按摩以降低IOP（青光眼患者禁忌）；如果存在栓子，按摩可以将栓子驱赶到更外周的分支动脉中[20]。静脉注射乙酰唑胺可增加视网膜血流，还可以吸入5% CO_2和氧混合气体以增强血管舒张，增加视网膜和脉络膜氧供等[26]。进一步处理包括溶栓治疗，但该方法在某些手术后相对禁忌。初步的临床研究显示，6～8h内通过眼动脉插管行纤维蛋白溶解可明显改善视觉转归[55]。一项多中心的研究正在检验其确切疗效[55]。动物研究表明，局部低温是减轻缺血后损伤的简单有效方法[56]，由于危险性小，可以应用于临床。

预　防

为避免无意识的外力压迫所致的视网膜动脉闭塞，麻醉医师必须设法避免压迫眼球，如避免麻醉面罩压迫眼睛。如果手术野接近面部，术者的手臂一定不许放在患者的眼睛上。对俯卧位手术患者，应使用填充良好的头托，保证眼部不受挤压。应通过视、触间断检查头和眼的位置。俯卧位患者使用马蹄形头托必须更加仔细，目前已有更安全的固定方法。俯卧位行颈椎手术患者不能使用这种头托，因为头部移动的机会更大，会导致眼部受压。卧位病人颈椎手术时防止头部移动的最有效的方法是使用针型固定头架。

对俯卧位患者要检查眼部情况，应该在改变位置后以及没有外部压迫的情况下至少每20min检查一次眼部。如果头托不适合患者头部（如过大）或进行颈椎手术，可考虑使用针型固定头架。目前一些外科医师甚至在腰椎手术时常规使用针型固定头架，以减少眼部受压的机会，但也应考虑防范其相关风险。对大多数俯卧位患者，建议使用商售的方形泡沫头垫。头部处于生理位置，眼和鼻在头垫的开口位置，麻醉医师可从下方间断检查眼部受压情况。当手术床使用透明的托盘时，可以在下方放置镜子（ProneView）间接观察眼部情况。ProneView非常有用，它在泡沫头托的下方直接固定一面镜子，很容易在术中观察眼部情况。俯卧位常规使用方形头托时不建议使用护目镜保护眼睛。

在进行鼻和鼻窦手术及神经放射学操作时最重要的原则是避免注射时误入血管或影响眼部循环。鼻窦镜手术后应检查是否有急性IOP升高的征象，若有则应考虑眶内出血的可能。如果出现应立即进行眼科会诊。体外循环期间栓子是视网膜血管闭塞的主要致病因素。目前还无有效的方法以及时发现和阻止该并发症。手术方式的改进也许能降低动脉栓子的发生率。

缺血性视神经病变

缺血性视神经病变发病初期并无明显征象，是50岁以上老年人突发失明的最主要原因。据估计，美国每年非动脉炎型ION的发病率为2.3/100 000[57]。两种类型的ION—前部缺血性视神经病（anterior ischemic optic neuropathy，AION）和后部缺血性视神经病（posterior ischemic optic neuropathy，PION）—都分为动脉炎型和非动脉炎型。动脉炎型AION由颞浅动脉炎导致，对甾体类药物治疗有效，是一种全身性疾病，常见于60岁以上的老年人，尤其是女性多发。与外科手术无关的自发性ION通常由AION导致。其特殊机制和血管定位的结果仍然未能确定[58]。直到最近才有了AION的动物模型[59]。

非动脉炎型ION比动脉炎型更为常见，围术期以该型占绝大多数。ION可发生于各种手术后，最常见于心胸手术[60]、脊柱融合固定术[61]、头颈部手术[62]，骨关节手术[3]和鼻/鼻窦手术[63]，但也偶发于血管手术、普通外科手术、尿道手术（例如根治性前列腺切除术）、剖宫产、妇科手术和脂肪抽吸术后。绝大多数ION病例是成年人，也有少数发生于儿童[77]。

虽然有许多关于自发性AION的临床研究，但是针对PION的却很少。缺乏对照研究、没有动物模型、病理学和危险因素的不确定等，都限制了对围术期ION的认识。绝大部分的认识是基于个案报道和小样本病例报道，这些病例来自ASA术后失明登记数据库[12]。现已经进行了两项对脊柱手术患者的病例对照研究[11, 13]，以及两项对心脏手术患者的研究[8, 9]。

机　　制

体外模拟的视神经轴突缺血[64]最后导致轴突破坏。当氧输送降低时，ATP耗竭引起膜去极化，通过特异的电压门控通道引起Na^+和Ca^{2+}内流，与Na^+-Ca^{2+}交换泵作用相反[65]。Ca^{2+}超载激活蛋白水解酶和其他酶引起细胞损伤。ION可能通过细胞凋亡导致神经损伤，在体外很可能通过降低氧供来诱发[66]。

血脑屏障破坏是AION的早期变化，对受累患者进行荧光血管造影证实AION时视神经乳头（optic nerve head，ONH）有染料泄逸的现象[67]。染料泄逸与视盘水肿有关，在AION症状发生前就可出现[68]。血脑屏障破坏和缺血性损伤的关系还不清楚。早期研究显示，视神经头部具有典型的血脑屏障[69]；但是，最新对猴和人视神经头部的微血管进行免疫组化研究发现，筛板前区缺乏典型的血脑屏障特性[70]，这可以解释缺血后视神经乳头的早期水肿现象。

目前对缺血性视神经损伤的体内细胞机制还了解甚少。Guy[71]阻断大鼠颈动脉30min，24h内视神经出现缺血和肿胀。在缺血视神经发现的硝基酪氨酸免疫阳性染色表明，一氧化氮以及氧自由基可能加重血脑屏障的损伤。Bernstein和同事[59]制造了一个AION的啮齿类动物模型。在通过血栓形成诱发AION后，30min内视神经循环被损毁，随后1～2天水肿达到高峰，5天后缓解。可见苍白、萎缩的视神经，与有限的人AION病理学研究结果相似[72]。缺血损伤后37天，视网膜神经节细胞的比例减少约40%。6天后视神经轴突膨胀、溶解。常见的病理变化如视神经间隔增厚和轴突破坏也与人视神经的改变相似。

通过荧光素血管造影对AION进行临床研究显示，当视盘明显水肿时，筛板前视盘充盈迟缓。充盈迟缓出现在76%的受试者中，而正常眼中并未发现。说明AION时充盈迟缓仅是初始过程，并不是由视盘水肿导致[58]。Hayreh[73]指出AION主要由视神经血供的个体差异引起[73]。该理论不但得到解剖研究的支持，而且得到AION患者失明多样性的证明。"分水岭区理论"已引起争议，该理论认为睫状后动脉灌注不足和血流重新分布导致视盘梗死。Arnold和Hepler[67]发现，分水岭区充盈迟缓在正常眼比在AION患者中更常见[67]。因此是由于睫状后短动脉（posterior ciliary arteries，PCAs）分支区域灌注压下降，而不是分水岭区的灌注压下降导致视盘灌注不足[74]。AION的组织病理学发现梗死主要在筛板后区域[75]。提示睫状后短动脉的血流直接供应视盘，是血供减少的主要因素。

一些学者提出血压或IOP的变异可能导致AION。服用抗高血压药物的患者，夜间可反复发生低血压，从而影响视神经血流灌注[76]。在AION发病机制中IOP波动的重要性还未确定[77]。视神经供血循环的解剖或生理差异可使一些患者易于发生AION[78]，特别是当全身动脉压降低时。

Hayreh[79]报告，AION患者血压夜间降低达25%～30%[79]。虽然没有对照组，但是压下降程度大于相同年龄组的正常人群。Landau和同事[80]在正常人群和AION患者中比较了血压下降的程度，发现并没有差异，虽然AION患者的日间血压稍低一些。因此，慢性或间歇性低血压在AION发病机制中的作用仍有争议。另有研究指出AION和睡眠呼吸暂停综合征有关[81]，但AION的机制是否与反复低氧、眼内压增高、血压降低和视神经血流自动调节改变有关还不清楚。

小视盘（常指杯/盘比例小）的人更易患AION[82]，因为视神经轴突穿出的开口狭小，所以在水肿和血流降低时更易受损。视盘挤压的损伤机制包括缺血后轴浆的机械性阻塞、轴质淤滞、筛板硬化以及视网膜神经节细胞对神经营养因子的利用率下降[58]。Tesser和同事[72]报道了一例自发性AION病例，神经上部的轴突损伤严重包裹CRA。有限的组织病理学证据表明梗死发生在神经的巩膜内部分，并且向后延伸1.5mm。作者认为是致密的巩膜管造成了视神经前部的"腔室综合征"[72]。

很多研究探讨了全身系统性疾病如高血压和糖尿病的作用（见第39章）。34%到47%的AION患者患有高血压，但是仅在45岁到64岁的人群中和非AION患者相比有显著性差异。Hayreh发现在各个年龄段中血管危险因素普遍增加。在大多数AION研究中，患者的糖尿病发生率增加，但是AION与卒中、心肌梗死、吸烟和胆固醇增高没有明显的相关性[58]。在缺血性视神经病减压试验（ischemic optic neuropathy decompression trial，IONDT）中的患者，47%有高血压，24%有糖尿病，11%有心肌梗死病史，3%有卒中史[83]，但这些"血管危险因素"也可能同样存在于普通人群。出于伦理的考虑，IONDT没有设置无ION的对照组。吸烟也可能是ION的危险诱因，不过尚无足够的病例报道[99]。有报道发现AION和促血栓形成因子之间有关联，例如缺乏C蛋白、S蛋白或Leiden V因子，但是各报告的结果相互矛盾[84]。

患 者 特 征

PION大多数发生在脊柱手术后[85]。心脏手术后发生AION时有报道。尽管有迟发病例的报道，特别对于术后需要镇静接受机械通气的患者，但是围术期失明一般发生在术后24～48h，经常在苏醒时被发现[13]。患者出现的典型症状有无痛性失明、传入瞳孔损伤或瞳孔反应消失、完全性失明、无光感或视野缺损、颜色视觉减弱或消失。AION患者可能存在水平视野缺损。AION的早期症状可见视盘水肿和出血；尽管PION患者主诉有失明，但是其视盘检查正常。数周或数月时间以后出现视神经萎缩。损伤可能是单侧或双侧的，但是大多数脊柱外科手术后ION病例都是双侧的。虽然有些报道描述了如因水肿或神经旁增生导致的神经膨大等改变，但是眼部MRI经常漏诊ION[86]。更加先进的MRI技术也许会增加诊断的敏感性[87]。视觉诱发电位可有异常，视网膜电流图一般无明显异常[88]。

最近发表的一些病例报道能提供患者的某些特殊资料。在统计这些资料之后会对更多的病例资料进行检查。1968—2002年共报道围术期AION 51例[89]。其中59%的患者进行过开放性心脏手术；12%鼻部、头颈部手术；12%脊柱手术。平均年龄53岁，男性占72%。许多报道中数据不完善，数据类型有差异。这些患者的手术时间均较长，平均手术时间508min。在有血压记录的患者中，术前平均动脉压92mmHg，最低平均动脉压65mmHg。术前血红蛋白平均13.7 g/dl，术中最低8.7g/dl，术后8.1g/dl。患者术中输入了大量液体：输血1.4L，晶体液8.2L，胶体1.0L。有20%的患者，失血超过2L。61%有冠状动脉疾病，27%有高血压，24%有糖尿病。由于CABG手术占多数，所以可能存在发病率较高的偏倚。

由于发病延迟或行机械通气给予镇静，AION的症状和体征不明显，67%患者失明的症状在术后24h以后才发现。实际上，所有患者都有视盘水肿、苍白或两者同时出现。60%以上的患者有传入瞳孔损伤或非反应性瞳孔改变。14%的患者视野呈水平状缺损，20%有中央盲点，20%以失明为首发症状。55%的患者呈现双侧失明，45%为单侧。报告中有15例进行了试验性治疗，包括甾体类药物、大量输液、血管收缩药或以上方法联合应用，但其病情不能完全改善。51例患者中有47%症状无改善或加重，29%获得改善，25%未描述转归。

1968—2002年间的病例报告描述了38例PION患者。这些患者的手术过程与AION患者不同。8%有开放性心脏手术史，24%鼻部、头颈部手术；39%脊柱手术。平均年龄50岁，男性占63%。虽然AION少有儿童患者的报道，但是其中4例围术期PION发生在13岁以下儿童。同AION一样，这些患者的手术时间也较长，平均手术时间448min。在有血压记录的患者中，术前平均动脉压90mmHg，术中最低平均动脉压61mmHg。术前血红蛋白平均12.0g/dl，术中最低8.0g/dl，术后10.0g/dl。这些数值和AION病例相似。术中血细胞比容从44%降至27%，术后增至29%。患者术中也输入相当多的液体，特别是血液制品：输血2.3L，晶体液8.8L，胶体1.6L。37%的患者术中失血超过2L。只有8%的患者有冠状动脉疾病，32%有高血压，21%有糖尿病。与AION相比，冠状动脉疾病患者的发病率很低。发病时间大都在术后24h以内。47%的患者有失明，水平视野缺损占8%，26%有中央盲点。27例患者（71%）有传入瞳孔损伤或瞳孔无反应性。92%的患者初步行眼科检查发现视盘正常。63%的患者呈现双侧失明，34%为单侧。45%的患者症状无改善，29%获得改善，18%未描述转归。

总之，大多数AION患者均进行了开放性心脏手术。PION患者中行脊柱融合术的患者数最多。主要差别是冠状动脉疾病发生率在PION组较低；PION在儿童患者中的发生率较高，术中血液替代治疗者更多、失明的起病和识别更快以及患病后彻底失明的可能性较AION更大。

系列病例回顾

Sadda和同事[90]回顾性研究了两大学术机构22年多72例ION患者的系列资料。其中38例自发性PION，28例围术期PION，其余6例是动脉炎性PION。38例自发性非动脉炎性PION患者平均年龄68岁，39%有高血压，24%有糖尿病，18%有冠状动脉疾病，32%有脑血管病史。双眼累及的患者占21%，90%的患者存在不同类型的视野缺损。只有30%的患者得到改善，而35%的患者加重。与视神经杯/盘比过小的AION患者不同，PION患者只有4%存在视神经结构异常。14例脊柱手术患者与其他两组比较相对年轻，冠状动脉疾病和糖尿病发病率较低，高血压情况相似。遗憾的是没有提供术中数据，但最初的检查和后期随访发现手术患者比非手术患者更易发生累及双侧的视觉损伤（54%），而且后果严重。

Buono和Foroozan[85]回顾了83例PION病例。其中36例描述了详细的临床特点，而另外47例仅报道了总体数据。大约54%患者行脊柱手术，13%行颈淋巴结清扫术，33%行其他手术。平均年龄52岁，脊柱手术组（平均年龄44岁）比其他组患者更年轻。大约2/3为男性患者，3/4的病例在术后24h内发生失明，76%的患者视敏度仅为"数手指"或更差，54%的患者几乎无视敏度或无光感，60%多的患者双眼受累。治疗后38%的患者视力提高，其中14例最初无光感，12例（85%）没有改善。在PION患者中，65%具有以下一项或几项特征：高血压、糖尿病、吸烟、高脂血症、冠状动脉疾病、充血性心力衰竭、心律失常、脑血管病以及肥胖。最低血红蛋白平均9.5g/dl（5.8到14.2g/dl），最低收缩压平均77mmHg（48～120mmHg），术中平均失血3.7L（0.8～16L），平均手术时间8.7h（3.5～23h）。

脊柱外科手术

Cheng和同事[91]对在美国实施脊柱手术的外科医师进行了调查，22位外科医师报告了24例失明病例。平均年龄47±15岁。实施腰椎手术最常见，平均手术时间4.8±3.5h。平均血细胞比容由42±5%降至35±7%。平均估计失血量793～1142ml（译者注：原文为：793±1142，应为：793～1142ml）。有5例患者失血估计超过1 800ml，其中3例进行输血。24例患者中21例术中血压正常，2例行控制性降压。4例有糖尿病，1例有周围血管疾病，1例同时有糖尿病和周围血管疾病。

Ho和同事[92]回顾了脊柱手术后发生AION和PION的病例，5例AION，17例PION，年龄中位数分别为53岁和43岁。大多数病例发生于腰椎融合术后。AION病例平均手术时间522min，PION病例为456min。AION患者最低平均动脉压62～78mmHg，PION患者为52～85mmHg。PION患者术中平均最低血细胞比容27%。平均失血量AION病例1.7L、PION病例5L。平均晶体/胶体容积为AION病例6.0L/0.8L，PION病例8.0L/2.2L。60%的AION患者和27%的PION患者有糖尿病，20%的AION患者有冠状动脉疾病而PION患者中没有发现。高血压在两组中相似（40%和53%）。手术后24h内40% AION患者出现症状；59%PION患者苏醒时即刻出现症状，88%的患者在24h内出现症状。60% AION患者和65% PION患者视敏度可有一定程度的改善。

ASA术后失明登记数据库中[12]脊柱手术患者的资料表明，缺血性视神经病患者（83例）与视网膜动脉闭塞患者（10例）相比有非常明显的区别。平均失血量在缺血性视神经病组为2.0L，视网膜动脉闭塞组为0.75L。最低血细胞比容在前者为26%，而后者为31%。ION患者与术前基础水平相比血压下降剧烈：33%患者最低收缩压大于90mmHg，20%患者最低收缩压低于或等于80mmHg。大约57%的患者的收缩压或平均动脉压低于基础水平的20%～39%，25%的患者低于基础水平40%～49%。大约1/4的患者应用了控制性降压。几乎所有的病例手术时间长于6h。大多数病例估计失血量大于1L，估计失血量中位数为2L，最低血细胞比容中位数为26%。这类患者都使用了大容量液体复苏，其中给予晶体液量中位数大约为10L。大多数患者接受了胸、腰、腰骶部的椎体融合手术，这些手术通常要多次反复进行。患者术中的体位固定，30%使用Wilson框架，27%使用Jackson脊柱床，20%使用软胸垫。57%使用泡沫头垫，19%使用Mayfield头架。与AION相比，PION的病例占大多数。ASA 1或2级的患者占64%，平均年龄50±14岁，大约41%有高血压，16%有糖尿病，10%有冠状动脉疾病。术后失明登记处没有脊柱手术患者原始资料的对照组，无法对风险因素进行病例对照研究。

在一回顾性病例对照研究中，28例脊柱手术后失明患者入选，Myers和同事[111]发现，最低收缩压和血细胞比容在发生ION患者和未发生ION患者间没有差异，说明低血压和贫血不能完全解释ION的发生。大约40%的ION患者手术前没有发现血管疾病等风险因素，高血压和吸烟在两组中比例相似[111]。

此外，一个重要的后续研究于2012年发表，此研究对象为ASA围术期失明注册表，与Myers的研究相比对危险因素做了更为全面的检测。本研究是一个针对腰椎融合手术围术期ION危险因素的多中心的回顾性研究。研究对象为第一批在ASA围术期失明注册表注册的患者。对照组为在美国和加拿大17个学术医疗中心随机选择的患者。这项研究的结果总结在表100-3。在这个回顾性病例对照研究中，增加腰椎手术围术期ION的发生概率有6个高危因素：男性、肥胖、Wilson支架辅助体位、麻醉持续时间、大量失血及胶体/晶体比例较低的复苏液体。

心脏手术

已报道两项心脏手术后的回顾性盲法病例对照研究（见第67章）。Shapira和同事[8]研究了一所机构中的602例患者。患者在全身中度低温（25℃）下使用膜式氧合器行CPB。血流指数为2L/（m^2·min），灌注压低于50mmHg时给予去氧肾上腺素，应用α稳态维持pH。8例患者（1.2%）发生AION。发生或未发生失明的患者间的手术前风险因素没有差异。与未发病患者相比，AION患者体外循环时间较长（252min vs. 164min），最低血细胞比容较低（18% vs. 21%）。术中血流指数、灌注压、PCO_2水平没有差异。AION患者比未发病患者术后24h体重增长明显（增加18% vs. 11%），需要更大剂量的肾上腺素和氨力农来维持血

表100-3　增加腰椎融合手术围术期ION发生的比值比的因素

	比值比	P 值
男性	2.53（1.35～4.91）	0.005
肥胖	2.83（1.52～5.39）	0.001
Wilson支架	4.30（2.13～8.75）	<0.001
麻醉持续时间，每小时	1.39（1.22～1.58）	<0.001
预计失血量，每1L	1.34（1.13～1.61）	0.001
晶体液作为非血液替代制品，每5%	0.67（0.52～0.82）	<0.001

流动力学稳定。视觉症状通常在术后1到3天撤离呼吸机支持后立即出现。

Nuttall和同事[9]进行了回顾性病例对照研究，调查了1976至1994年间在Mayo临床部进行心脏手术的大约28 000例患者。发现17例（0.06%）患有ION。通过单变量分析得出，导致ION的高危因素包括术后血红蛋白较低、严重的血管疾病史、在体外循环48h内进行血管造影、体外循环持续时间较长、输注红细胞以及使用非红细胞血液成分。ION患者都接受了长时间的CPB，CPB前和CPB后全身血压没有差异。9例患者发生了双侧ION，5例（29%）没有视盘水肿的患者可能发生了PION而不是AION。经检查发现5例ION患者的杯/盘比小于0.3。Holy和他的同事[93]的一系列最新的研究也显示了相似的结果，但他们的研究包括其他类型的手术，这使得心脏手术后果的详细解释变得复杂。Kalyani和同事[10]回顾性调查了一所机构9年间9701例心脏手术后发生ION的病例。结果认为对11例ION患者（0.11%）的调查不能明确ION的特殊风险因素。

外伤（见第72章）

Cullinane和同事[94]回顾性调查了1991—1998年间一所机构中18 000例外伤病例的病案资料（见第81章）。其中350例需要在术后第一个24h进行21～50L（平均33±8L）的大容量液体复苏。ION发病率为2.6%（9例）。4例出现双侧失明。均无眼底镜检查的资料。平均年龄34±13岁。患者有酸中毒，血浆乳酸盐水平为2.5～17.5mEq/L。平均最低血细胞比容为7.5%～28%（平均20%±8%），输注血制品包括9～39个单位的红细胞（平均22±10单位）。所有患者都有凝血障碍，都发生了急性呼吸窘迫综合征，需要吸入高浓度氧和呼气末正压（平均水平29±9cm H_2O）。所有患者都发生全身性炎症反应综合征，66%的患者眼周发生眼腔室综合征。由于患者需要延长机械通气和镇静，检查出失明的平均时间为36天。

视神经血供

缺血性视神经病变中AION影响视神经前段而PION影响后段，虽然推测缺血损伤是由血管引起，但并没有确切的证据，损伤部位是动脉还是静脉也尚未确定。视神经前部和后部的血供在解剖上是不同的[73]。PION的病理生理学和AION相比更不好理解。

视神经前段接近筛板，筛板富有弹性，由胶原组织组成，视神经和视网膜中央动、静脉穿过筛板进入视盘。视神经前段包括表浅神经纤维层和筛板前区。

筛板前区是一层厚密组织并形成视盘的主要部分[95]。表浅神经纤维层由视网膜神经节细胞轴突延伸形成，位于由视盘周围横跨视神经的Bruch膜延伸所成的平面前方。其后面紧接筛板前区，与视盘周围脉络膜相邻。筛板区是胶质细胞束和致密结缔组织间的移行区

域。视神经前段主要是星形胶质细胞，而视神经后段和眼球后段主要为少突胶质细胞和小胶质细胞。神经纤维穿过筛板。筛板后区为视神经后部，由脑膜鞘和有髓鞘轴突组成。视神经直径在此处增大到约3mm。

表浅神经纤维层主要从视网膜的小动脉得到血供，在颞侧也可得到来自睫状后动脉的血供。筛板前区由视乳头周围脉络膜血管向心的分支和Zinn-Haller环（图100-3）的血管供血，但并非每只眼均存在Zinn-Haller环[73]。该区域是否有来自脉络膜的血流尚有争议。筛板区由睫状后动脉的向心分支或Zinn-Haller环供血，但前者是主要的供血动脉。筛板前区和筛板存在的毛细血管纵向吻合也许能对缺血损伤提供额外保护，但其重要性尚未得到充分认识。

筛板后区、视神经后段有2条主要供血动脉（图100-4）在PION时受到影响。由外周向心分布的血管系统为视神经提供大部分血流。这些血管系统主要由视乳头周围脉络膜血管和Zinn-Haller环的分支形成。视网膜中央动脉的软脑膜分支、其他的眼动脉和睫状后动脉也起到了一定作用。软脑膜血管分支走行于神经间隔。视网膜中央动脉神经内部分的小分支形成离心的血管系统，但有时缺如。因此，视神经后部血供的差异可能会导致PION的某些个体易感性[96]。

血流调节

因测量技术有限，对视神经血流的自身调节的研究产生了矛盾的结果[87]。对猴和羊的研究表明，视神经头部血流的自动调节范围与脑灌注压的调节范围基本相同。但是，在有动脉硬化的猴，其自动调节能力存在缺陷[97]。该研究没有直接测量血流而是测量葡萄糖消耗，而且样本量也过小。其他证据表明在视神经后部也存在自身调节。在对猫的研究中，用放射自显

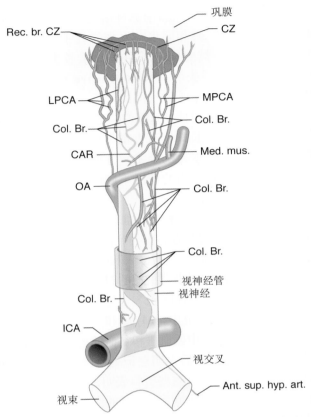

图100-3　眼动脉的起源、路径和分支，从上图可见睫状后动脉。Ant. sup. hyp. art.，垂体前上动脉；CAR，视网膜中央动脉；Col Br，侧支；CZ，Zinn-Haller动脉环；ICA，颈内动脉；LPCA，睫状后动脉侧支；Med. mus.，内侧肌性动脉；MPCA，睫状后动脉中间支；OA，眼动脉；Rec. br.，侧支 *(From Pillanut LE, Harris A, Anderson DR, et al, editors: Current concepts on ocular blood flow in glaucoma. The Hague, Netherlands, 1999, Kugler.)*

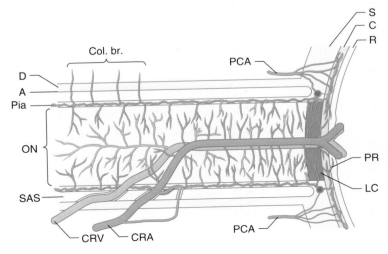

图100-4　视神经的血供。左侧为视神经前段；右侧为视神经后段（脑侧）。前段从睫状后动脉（PCA）和脉络膜（C）获得血供；后段从软膜动脉穿通支（Col br）和视网膜中央动脉（CRA）分支得到血供。A，蛛网膜；CRV，视神经中央静脉；D，硬脑膜；LC，长毛细动脉；ON，视神经；PR，睫状后短动脉；R，视网膜；S，巩膜；SAS，蛛网膜下腔 *(From Hayreh SS: Ischemic optic neuropathy, University of Iowa, Department of Ophthalmology. <http://www.medicine.uiowa.edu/eye/AION-part2.> Accessed August 8, 2014)*

影方法直接测量视神经血流，发现全身平均动脉在40～200mmHg的范围内，视神经筛板前区、筛板区和筛板后区的血流维持在恒定水平[98]。

应用激光多普勒对13名健康志愿者的研究发现，眼灌注压在56～80mmHg间视盘的血流保持不变[99]。另一项人体研究中，眼内压极度升高仍有血流的最小灌注压仅为22mmHg[100]。其他调查也发现，在眼压达到40mmHg时视盘仍有血流存在。但是某项研究的10名健康年轻志愿者中有2名没有表现出自动调节能力[78]。用彩色多普勒成像技术证实，眼内压极度增高时睫状后动脉的血流量降低。这些发现似乎都支持睫状后动脉分布存在的"分水岭"区可导致一些患者眼损伤的假设，包括患有未知血管疾病的健康人，当眼灌注压降低、全身血压降低或眼内压升高时，可引起视盘缺血坏死。目前，临床尚无可靠的技术预测这些患者。

组织学表现

仅有少数ION病例进行了视神经的病理组织学检查。3例手术后患者全部发生了视神经眶内部分梗死，但是结果并不完全一致。两例有外周轴突中轴部分的损害。一例患者一只眼睛有轴突外周损伤，而另一只眼有完全的轴突损伤[85]。尽管对AION患者进行了大量的尸检，梗死的位置还是不能确定。Tesser和同事[72]发现一个自发性AION患者的轴突损伤位于神经的上部，主要围绕视网膜中央动脉。梗死发生在视神经的巩膜部分，向后延伸1.5mm。

可能的致病因素

回顾性病例对照研究表明，围术期ION的致病因素包括手术时间长、低血压、失血、贫血或血液稀释、血流动力学改变、视神经的脑脊液流动（包括患者体位的影响和围术期液体复苏）、异常的视神经血流自身调节、视神经血供的解剖学变异、小杯/盘比、血管升压药的应用、存在的全身血管危险因素（包括高血压、糖尿病、动脉粥样硬化、高脂血症、肥胖和吸烟史）、俯卧位、脊柱手术时间过长、手术过程中的液体复苏以及其他系统异常如睡眠呼吸暂停综合征和高凝状态。

通常一个患者具有一个或多个上述不可预测因素。大多数病例有某些程度的低血压、贫血和液体复苏。多数脊柱术后ION患者术前是相对健康的。低血压、失血、手术时间长和大量液体输入可能在很多复杂的脊柱手术中经常发生[11, 85, 90-92]。因此，可能是这些

因素的联合作用加上视神经后部血流自身调节异常、促血栓生成倾向和其他患者的特异性因素导致了视神经缺血损伤。

目前的了解和争议

由于缺乏病例对照和前瞻性研究，ION的致病因素还不确定。Myers和同事[111]发现脊柱手术后失明的患者，其手术持续时间较长且失血量较大。这一研究结果同样被术后失明（postoperative visual loss，POVL）研究小组发现[13]。因此认为手术时间过长、失血量过大的患者可能是ION的高危人群[101]。脊柱融合手术一般耗时较长并伴有大量失血，所以对需要前路和后路进行脊柱融合的手术，分期进行手术可能是明智的。而这些在适当的情况下应由外科医生和麻醉医生共同考虑决定。

多数病例报告认为术中低血压是危险因素[102-103]。但是，低血压并不总是存在，而且接受麻醉的患者常会发生一定程度的低血压，血压本身也可能与术后失明无关[8, 104-106]。Cheng和同事[91]报道的24例脊柱手术后失明中只有2例应用了控制性降压[91]。另一对脊柱融合手术患者的回顾性对照研究中，Myers和同事[111]发现不管患者是否出现ION，术中低血压和贫血的程度是一致的。美国麻醉医师协会术后失明登记处记录有大量脊柱手术后失明患者的资料。这些资料表明，术后出现ION的患者术中血压下降更为剧烈。33%的患者最低收缩压高于90mmHg，而20%的患者最低的收缩压80mmHg或更低。约57%的患者收缩压或平均动脉血压低于基础血压20%～39%，25%的患者低于40%～49%。27%的患者应用了控制性降压[12]。Patil和他的同事们报道了持续性低血压患者ION比值比更高。但是，很多因素的存在影响了研究结果。其中，本研究使用全国住院病人样本（the Nationwide Inpatient Sample, NIS）。使用NIS时，诊断代码不能得到证实，低血压发生的时机（是否处于围术期）和程度亦不能确定[3, 107]。POVL研究小组没有发现病例对照研究中存在低血压[13]。Holy和同事们也得出了同样的结论[93]。同样，Shapira及其同事[8]对同一单位2年内602例开放性心脏手术的病例的回顾性病例对照研究发现，术中最低灌注压在患者和正常患者间没有明显不同。Nutall和同事[9]更大样本的病例对照研究中没有指出CPB期间的血压，但在ION患者和视力未受影响的患者中，CPB前后的血压没有差异[7]。开放性心脏手术时体温降低或者其他全身变化，如全身性炎症反应综合征等也可能在ION的发生中起到一定作用，但这些机制尚未被研究。

低血压可能导致视神经灌注压降低和局部缺血损伤，与眼循环系统的解剖变异、自身调节异常或灌注压降低时无法充分代偿等因素有关。由于确切的术前和术中血压在文献中都没有报道，所以安全的"最低限度"血压很难确定[101]。

围术期ION的病例报告失血很值得关注。这些患者一般在术中出现过大量失血和血红蛋白浓度明显降低。美国麻醉医师协会输血指南[108]建议外科患者的血红蛋白大于8.0g/dl时可不必输血。美国胸外科医师协会和心血管麻醉医师协会通过对心脏手术为主的此类操作可用的证据基础的综合，最近也颁布了类似的指南[109]。

有些专家认为术中血红蛋白降低与麻醉过程中发生的一样会增加发生ION的风险[110]。但在手术中，如心脏和脊柱手术或其他任何手术，是否需要改变该标准目前还存在争议。四项回顾性病例对照研究试图确定血红蛋白或血细胞比容下降是否与ION有关。Myers和同事[11]指出脊柱手术患者是否发生ION与最低血细胞比容无关。同样，POVL研究小组发现血红蛋白下降不增加ION的比值比[13]。Holy和同事[93]得到了类似的结果，但在研究对象为混合病人。但Nuttall和同事[9]认为在心脏外科手术患者，较低的最低术后血红蛋白与ION轻度相关（比值比：1.9；$P < 0.047$）。17例发生ION的患者中有13例最低术后血红蛋白小于8.5g/dl，对照组34名患者中有14例也出现类似情况。这项研究的缺陷是没有说明ION的具体类型，有许多统计对照，样本量过小。因为脊柱和心脏手术截然不同，将心脏手术的结果外推到其他手术也是不适当的。虽然心脏手术失明是一种罕见但可怕的并发症，但是，在心脏手术输血临床实践指南中，失血、血红蛋白值和失明间是否有关系尚不能确定[109]。

在尚未控制的大出血时，血容量不能很好地维持，视神经氧供减少可导致AION或PION[111]。只是究竟血红蛋白降低到什么程度、持续多长时间还没有确定（见第61章）。但是，许多病例中都存在频发和明显的出血现象。在维持血管内容量情况下的失血（血液稀释）是有害的论点可能没有科学依据。实验表明，激光多普勒测量的小型猪视神经前部血流在等容血液稀释（血细胞比容降低到30%）时可达到基本维持，同时在玻璃体表面测得的氧张力增加15%[112]。另外，Lee和同事[113]证明成年猪的血细胞比容极度降低（15%）和平均动脉压降低（50mmHg）能够导致视神经血流量显著减少。但没有组织学或视神经功能方面的研究，并且猪脑和眼睛的血液循环与人类差别较大[113]。血液稀释非显著性的降低猫脉络膜氧供[114]并增加视网膜前组织氧张力[115]。健康志愿者可耐受非常低

的血液稀释（血红蛋白50g/dl）而没有任何全身氧供异常[116]。Hebert和同事[117]进行的多中心前瞻性随机试验提供数据证明危重病人的自由输血策略的临床使用（低比容）。大量补液后可发生AION和PION，特别是俯卧位手术的患者。提示手术体位可能改变视神经静脉的血流动力学。因此建议术中应将患者的头部置于心脏水平以上，脊柱外科俯卧位手术时应尽可能使患者处于中立位。通过测量发现，眼内压在俯卧位时确实升高而且受到手术台位置的影响，但眼内压的变化与视觉损伤和视功能的变化没有关联[18]。Cheng和同事[19]发现在麻醉早期，俯卧位患者的眼内压高于仰卧位患者（27 ± 2mmHg vs. 13 ± 1mmHg）。5h后，俯卧位患者眼压升高可达40 ± 2mmHg，但20名患者中无一例出现失明。苏醒期间眼压增高最为明显，资料还表明维持血压正常时眼部灌注压也可能下降，因此进行实验设计时必须考虑这些结果。苏醒期间眼压增高说明浅麻醉增高眼内压。另外，该研究缺乏仰卧位对照组来控制不确定因素，因为俯卧位本身不能解释眼内压的明显升高。虽然该调查结果很有意义，但仍需要进一步的全面评估。

俯卧位手术时眼部的外部压迫是潜在危险因素。很多缺血性视神经病的患者始终没有明显的眼部受压过程，如术中使用针式固定头架[118]或受累眼处于上方[119]。但正如前述，没有压迫导致的视网膜损伤就不会发生缺血性视神经病（见早期研究）。我们已证实猫眼压升高能降低视网膜和脉络膜的血流[23]，Geijer和Bill[120]在猴准确测量了眼压升高的程度对视网膜和视神经血流的影响。当眼压升高使灌注压维持在40cmH$_2$O以上时，对视网膜和视神经前板部分的血流影响很小，但灌注压力低于40cmH$_2$O时，视网膜和前板的血流与灌注压成比例增加或减少。高眼压使视网膜和前板血流停止时，板层后部的血流却在加速，可见高眼压导致血流重新分配，更有利于板层后部的视神经。因此，没有造成视网膜伤害的眼压升高不会产生孤立的缺血性视网膜病。持续升高的眼压能显著降低视网膜和脉络膜血流。即使眼压轻微增加，也会损伤对压力变化更为敏感的视网膜神经节细胞[23, 42]。

大量液体复苏在围术期缺血性视神经病中是否为致病因素仍值得推敲，但此理论仍具有一定的价值。液体复苏对长时、复杂并伴有大量失血、失液的脊柱手术中是必需的[104-105]，但可能导致眼压增加、视神经水肿或两者兼而有之。视网膜中央静脉与视神经并行穿出眼部，很容易形成"间隔室综合征"。液体积聚在筛板周围也容易造成对神经细胞轴突的压迫。Culinane及同事[94]报告酸中毒的外伤患者大量输血后大多

数会出现腹部的"间隔综合征"。Sullivan和同事[121]回顾性调查了13例烧伤面积达25%以上并进行大量液体复苏的患者。入院后48h内4例输注液体超过27L的患者眼压升高超过30mmHg，但没有提及眼科检查的结果。缺血性视神经病患者通常都接受过大量的补液治疗[89]。ASA术后失明登记处记录的患者术中平均输入9.7L晶体[12]，心脏手术术后失明的病例对照研究[6]证实，由于大量输液患者术后体重增加。这些结果均提示大量补液可能导致缺血性视神经病。POVL研究小组发现，当非血液替代治疗中胶体比例下降会使发展中的ION的比值比升高[13]。可能是因为使用胶体可能会减少术中视神经水肿，尤其是当患者术中为俯卧位时。然而，目前视神经水肿尚未证实。在健康志愿者，俯卧位姿势可导致视神经直径的增加[122]。这可能是由于静脉高血压。新的磁共振检查方法可在不久的将来使视神经水肿及静脉高压的研究成为可能。动物模型也可能成为研究这些围术期危险因素的方法。

头颈部外科手术中颈内静脉结扎后可出现缺血性视神经病，因此增加静脉压具有潜在风险[17, 62, 123]。但颈内静脉结扎后，头颈部依然存在其他的静脉侧支循环。尽管液体疗法与缺血性视神经病的关系尚不明确，Myers及其同事[11]、POVL研究小组[13]以及Patil和他的同事[4]均认为长时间手术与缺血性视神经病是有关系的，然而发生缺血性视神经病的手术时间差异很大[12]。

根治性前列腺切除术报道了ION病例（见第87章）。此手术过程值得注意，因为患者的体位采取了头低位的大角度倾斜体位，同时腹腔镜的采用增加了腹内压[124]。有人指出脊柱手术后面部水肿提示发生缺血性视神经病的可能[125]，然而实际上，脊柱融合术后很多面部水肿的患者并未发生缺血性视神经病。因此，两者的相关性仍不确定，面部水肿作为危险因素尚未证实。

Killer和同事[126]采集了自发性颅内高压视神经鞘开窗术患者视神经处和腰部的脑脊液（cerebrospinal fluid，CSF）标本，比较白蛋白、IgG、β-微量蛋白、脑源性脂质运载蛋白样前列腺素D合酶。同时对患者行MRI和CT脑池造影。根据各种蛋白在视神经和腰部含量的不同以及脑池造影的结果，可以推断脑脊液循环状态。他们发现脑脊液过高会显著压迫视神经。液体复苏时脑脊液压力一般会升高，因此也会导致视神经受压，但该理论还未经过验证。

目前，虽然已提出很多解释术中补液在缺血性视神经病中作用的理论假设，如视网膜中央静脉渗出、视神经内脑脊液流动方向以及颅内压的改变等等，但都没有在动物或人体研究中得到证实。缺血性视神

病患者的眼部MRI未能给这些理论提供任何证据[127]。没有研究支持眼周水肿、IOP与ION的发生存在任何关系。液体复苏可能是ION的危险因素之一，尤其对俯卧位手术和心脏手术的患者，但具体机制、液体量及性质，目前尚不明确。

视神经血液循环的解剖变异可能导致缺血性视神经病。甚至在正常患者，视神经前部和后部循环潜在"分水岭区"的位置以及血流自动调节能力[78]，都是值得关注却仍未通过临床验证的因素。很少有人研究眼灌注压与视神经血流变化的关系。对人的研究表明，在临床常用或更低的灌注压时，视神经的血流不受影响，但这些研究主要针对视神经前部[99]。使用激光多普勒测量仪进行研究时，仪器的穿透深度很关键。很可能测量的是视网膜血管而不是视神经乳头，而且这种仪器不能测量视神经血流，更无法测量筛板后视神经的血流。在动物研究中，即使平均动脉压低至40mmHg，视神经各层次包括筛板后区的血流依然存在[98]。

Hayreh与其同事[128]认为AION与血管收缩物质的过度分泌有关，过多的血管收缩物质能减少视神经的血流灌注。该假设的主要依据是持续大出血患者后期可发展为AION。缩血管药物在心脏外科手术中或是血管收缩素减少的情况下常被用来维持血压。Shapira及其同事[8]发现心脏外科手术时长时间使用肾上腺素及长时间侧支循环和ION的发生相关。Lee和Lam[106]也报告了1例腰椎融合术后使用去甲肾上腺素（苯福林）而发生ION的患者。不久，他们又报告了4例使用血管升压药和正性肌力药来维持血压和心输出量的危重患者发生了ION[129]。但是，视神经上并不存在α-肾上腺素能受体，全身应用这些药物时除了筛板前区也不能穿过血脑屏障。因此，血管收缩药物对ION患者的作用还不清楚，目前也没有具体的应用指南。

ION的病例报告中患者常有高血压、糖尿病、冠状动脉或脑血管病史，但也有例外。冠状动脉疾病和高血压的患者很多进行了CABG，但很少发生ION。包括Myers、Holy和POVL研究小组的研究在内，没有病例对照数据表明脊柱手术时这些因素与ION的发生有关[11, 13, 93]。系列病例表明许多PION患者围术期很少有血管疾病的危险因素[90]。对非手术患者的前瞻性研究表明，颈动脉疾病与ION也没有关联[130]。尽管一般认为围术期ION与动脉粥样硬化有关的主要原因是视神经血管系统对异常灌注压的调节能力减弱（即：自动调节能力被干扰），但在人体研究中尚未证实，动物实验的数据也很少且不确定[97]。

服用治疗勃起功能障碍药物的患者可发生AION。个中原因一直在争论[131]，但因其可能增加的风险，加

上该类药物对围术期未知的影响，一般建议外科手术前停服这些药物1～2天。

蝶窦和筛窦靠近眶部和视神经且骨质脆弱，手术中易导致眼部损伤。手术损伤筛窦外侧壁、筛骨眶板可引起球后出血。鼻窦内镜手术后也有失明的报道[132]，可能是手术直接损伤了视神经，但球后出血产生的血肿压迫更常见。还可能出现眼部肌肉麻痹（主要是内直肌），表现为眼睑下垂。若出现眼部腔室综合征，需立即进行手术减压以保护视力[133]。预后一般较差，只有1例是短暂失明[132]，而其他所有病例都是永久性失明。麻醉医师对球后出血必须保持高度警惕，一旦出血，需进行紧急手术减压。

综上所述，围术期ION发病机制还未完全清楚。在心脏手术、脊柱外科手术或头颈部手术的患者，许多因素都能够导致ION的发生。患者可能存在视神经解剖变异或血流自动调节能力异常，但这些异常目前在术前还无法发现。手术中各种因素可能会以不可预知的方式影响、导致ION的发生。临床医师应认识到俯卧位、长时间以及大量失血的脊柱外科手术更易出现失明。存在以下情况时风险增加：男性、肥胖、需Wilson框架辅助体位的手术和非血液液体复苏时胶体比例降低（见第61章）。虽然动脉血压和长时间脊柱外科手术时的液体复苏均为有关因素，但是围术期ION的发生机制仍旧不清楚。

预后、治疗和预防

目前尚无有效方法治疗ION。关于围术期ION治疗的病例也少有报道。Williams和同事[110]总结了ION治疗的实验性方法。乙酰唑胺可降低眼内压，改善视神经前部和视网膜血流[134]。利尿药如甘露醇和呋塞米可减轻水肿。在急性期，皮质激素可减轻轴突水肿，但是在术后期却增加伤口感染的机会。由于甾体激素的作用未得到充分证实，使用时应慎重。适当增加眼灌注压和血红蛋白浓度也许是合适的做法，特别是当血压和血红蛋白浓度降低时。如果怀疑眼内静脉压增高可抬高头部，但头部抬高往往降低眼的血供。同样，眼内压增高时也应设法降低。若患者因眼间隔综合征导致失明，应立即行减压（眼角切开术）（见第84章）。

Buono和Foroozan[85]指出，目前围术期缺血性视神经病变的治疗仍缺乏足够的证据。一些病例报告认为增加血压或血红蛋白，或应用高压氧可改善视力[89]。神经保护或降低眼压的药物虽然在理论上是有价值的，但从未被证实过[135]。Stevens和同事[136]报告纠正贫血和低血压后，2例脊柱手术后视神经病变的患者得到明显改善。其中1例局部改善，最终恢复，另1例效果更佳。但正如Buono和Foroozan[85]所说，难以肯定这种改善得益于治疗，因为有些未治疗的患者仍能自然恢复。

预防策略取决于患者视神经循环的情况，但术前、术中我们难以了解和监测。对脊柱手术只能提出一般性的建议，但是否能防止围术期视神经病变仍是未知。

术中头部位置应处于中立位，头低位是应绝对避免的。尽管并无研究证明术中血压管理影响发展中ION的发生，但仍应维持血压接近基线水平。当然，是否可以通过降低血压来减少术中动脉出血和失血热仍需要判断和讨论。心脏手术体外循环时要保持最优的灌注压力。血压管理只是患者麻醉管理的一部分，视神经也不是麻醉管理的唯一考虑。许多麻醉医师应用血管紧张素转换酶抑制剂、血管紧张素Ⅱ受体阻滞剂或联合β肾上腺素受体阻滞剂、钙通道阻滞剂控制高血压，但往往术中又出现低血压[137]。这种情况下患者出现术中动脉血压下降，特别是脊柱手术中，需要使用血管升压药。患者对麻黄碱和新福林可能耐受，需应用血管加压素以维持血压[137]。但应用血管活性药物和静脉输液提高血压又有其他风险，如降低肾、肝和肠道的血流灌注，也可能出现充血性心力衰竭衰竭或心肌缺血。在选择适当的血压范围和补液量时这些风险需着重考虑[138]。

血细胞比容是否应达到或接近基准值仍有争议（见第61章）。虽然科学依据尚显不足，但麻醉医师在控制性降压和血液稀释时应尽力维持血细胞比容大于25%。然而目前的常规做法是在失血时首先大量补液，往往造成过度的血液稀释，特别是需要大量输血补液的脊柱融合手术。相对"干"的补液策略已在腹部手术中应用，但其作用和效果还未在其他手术证实[139]。更早的使用血液制品或输入更多的胶体液都可能潜在地减少晶体液的用量，但这种液体管理方式对失明的发生情况的影响尚不清楚。POVL研究小组的研究结果提供了一些指南：当患者俯卧位手术需要大量液体复苏时可采用胶体液。此时限制液体量是不明智的，因为控制输液会产生另外的危险如多器官衰竭[138]。

越来越多的神经外科医生对腰椎手术及腰椎融合术采用微创手术方案。这些手术方法减少了失血和补液量，但却增加了ION的发生率。麻醉医师不能直接控制的措施是对复杂脊柱病变进行分期手术，但麻醉医师可以建议外科医生采用保守的手术方案。该方案需要评价多种危险因素（感染、脊髓不稳定等），但可能会大大缩短手术时间。还可以提倡患者与外科医生的术前沟通。预测高失血和其他风险可以完善围术期计划及对患者的护理。

第7版米勒麻醉学的框90-1总结了2006年ASA工作组关于脊柱外科手术围术期失明的结论。2012年，另一个ASA专责小组发布了关于脊柱外科手术围术期失明的修订版（框100-1）。虽然没有重大变化，但更新了文献分析和建议也更为详细。例如，2006年总结了7个要点。相比之下，2012年总结了22个要点，细分为术前、术中、手术分期及术后管理。

2006年ASA专责小组认为高危患者如长时间手术的患者和（或）有大量失血的患者围术期失明的风险也较高。然而围术期失明与失血本身、血红蛋白水平或晶体的使用无关。但头部的位置或头高位体位是一个危险因素。2012年专责小组回顾附加文献得出结论：新的发现和论文不能证明2006年建议的主要变化。然而，2012年的报告陈述中提供了更多的细节。框100-1列出了2012年ASA工作小组的报告陈述总结（附录1）。

对高危患者特别冠状动脉旁路移植和复杂脊柱融合手术的患者，术前是否应告知其围术期视神经病变的可能仍存在争议。ASA围术期失明专责小组的意见是对高危患者，如手术时间长、失血多的脊柱融合患者，应及时告知[141]。但在手术前麻醉医师与患者的短时交流很难获得良好沟通，尤其是在美国现代化的麻醉过程中。因此，麻醉医师应要求外科医生与患者就可能的并发症提前进行深入交谈。

皮 质 盲

完全皮质盲呈双侧失明、无视动性眼球震颤和对威胁刺激无眼睑反射，但瞳孔反应、眼球活动视网膜和视神经正常。左右两侧枕皮层损伤可致完全失明，而局部损伤可致同侧偏盲。

双侧枕部梗死产生的完全失明非常罕见。由于视觉通路穿过顶枕叶，围术期脑血管意外影响颈内动脉、大脑中动脉、基底动脉和大脑后动脉后都可出现皮质盲，但由于循环的双侧吻合，失明的程度很难预测[142]。大约80%的术后皮质盲患者发生于心脏和其他胸部手术。根据神经心理学测试方法敏感性不同，许多患者表现出术后神经后遗症[143]。

最初，完全皮质盲通常伴有顶-枕部区域卒中的体征。患者通常患有认知不能，即对感觉刺激无反应。随时间迁移，视觉通常得到改善，遗留视野缺损和视觉定位不能。典型的表现是调节性瞳孔反射存在，视野在数日内大部分恢复，但空间感觉以及大小和距离感觉损伤持续存在。视觉注意力受限，不能使图像在视网膜上完整成像。

某医院808例冠状动脉旁路移植手术患者有10例出现皮质盲，脑干扫描发现5例有枕部梗死[144]。对同一医生完成的700例冠状动脉旁路移植和瓣膜置换手术进行回顾性调查，2例有单侧枕部皮层梗死[145]。Shaw和同事对[146]312例冠状动脉旁路移植手术进行前瞻性调查有

框100-1　ASA围术期失明专责小组的推荐意见

I. 术前注意事项
- 这个阶段患者没有可预测患者术后缺血性视神经病变（ION）的可识别的术前特征。
- 暂无证据表明眼科或视神经评估有助于识别患者围术期失明的风险。
- 接受长时间手术或者大量失血或者两者同时存在的患者围术期失明的风险可能会增加。
- 长时间手术、大量失血，或两者同时存在都与围术期失明存在小的、不可预知的关联。
- 因为短时间脊柱手术后失明的发生概率比较低，因此是否给予非术后失明的高危患者知情告知还应根据具体情况决定。

II. 术中管理
血压管理
- 高危患者应给予持续动脉血压监测。
- 脊柱外科手术中控制性降压可与围术期失明有关，因此此类患者的控制性降压的实施应根据具体情况而定。
- 高危患者应考虑进行中心静脉血压监测，胶体液应同晶体液共同使用以维持大量失血患者的血管内容量。
贫血的管理
- 高危患者术中大量失血时应间断监测血红蛋白和血细胞比容

的值。尚无明确的输血标准以避免贫血有关的围术期失明。
升压药的使用
- 对于脊柱外科的高危患者暂没有足够的证据指导α受体激动剂的使用。
患者体位
- 专责小组认为没有病理生理机制可解释面部水肿导致围术期ION。没有证据表明眼部压迫可导致局部术前或术后ION。然而，应该避免眼睛直接的压力，以防止视网膜中央动脉阻塞（CRAO）的发生。
- 如果有可能，高危患者的头部应固定在心脏水平或更高。

III. 分期手术
- 尽管高危患者采用分期脊柱外科手术可能增加附加额外费用和患者危险（如感染、血栓或神经损伤），但它同时也可以降低一些患者的这类风险以及围术期失明的风险。

IV. 术后管理
- 该小组的共识是当高危患者的状况恶化时应及时评估视力变化。
- 如果认为可能发生失明，应进行眼科紧急会诊以确定原因。
- 抗血小板药物、类固醇或降低眼内压的药物对缺血性视神经病的治疗无明显作用。

From Practice advisory for perioperative visual loss associated with spine surgery: an updated report by the American Society of Anesthesiologists Task Force on Perioperative Visual Loss <https://www.asahq.org/For-Members/Practice-Management/Practice-Parameters.aspx>. (Accessed 09.09.14)

5%发生皮质盲[146]，至少50%患者伴发神经学损伤。在另一项研究中发现视觉损伤的开始时间与神经学损伤发生的时间接近[147]。心脏手术后神经学障碍的最大、最新研究是由Roach和同事完成的[148]，总共对24家不同医院的2108例冠状动脉旁路移植术患者进行了前瞻性研究，神经系统并发症发生率为6%，没有报道眼部并发症。其后的多数研究结果均相似，Newman和同事[149]进行了回顾性分析。皮质盲的相关因素包括年龄、不稳定型心绞痛、糖尿病、卒中病史或短暂性脑缺血发作、冠状动脉旁路移植手术史和血管病史及肺部疾病史。这些研究都没有报道视觉障碍的发生率。

病例报告中皮质盲的患者，55%发生于冠状动脉旁路移植术后，23%在其他手术后[150]。儿童也有发生。45%的患者有低血压，23%有贫血/血液稀释。超过半数的患者有冠状动脉疾病，但是皮质盲可发生于有各种全身疾病的患者，包括先天性心脏病、肝衰竭、产后肺栓塞和高胆固醇血症。有半数的病例报告没有说明发病时间，其余报告的发病时间一般在术后一天内。几乎所有患者的检眼镜检查都是正常的，只有1例是AION合并皮质盲。视觉缺损都是双侧的，只有1例表现为类似外侧膝状体损伤的症状。神经学损伤的发生率可高达38%，谵妄的发生率为25%，65%患者视觉可得到改善。

机制和病理生理

皮质盲可由全脑缺血、心搏骤停、低氧血症、颅内高压和大出血、局部缺血、血管阻塞、血栓、颅内出血、血管痉挛和栓子引起。如果缺血或缺氧时间过长，细胞能量供给中断，将启动一系列生化反应最终导致细胞死亡。大脑皮层神经元损伤的细胞通路已被广泛研究[151]。

冠状动脉旁路移植术后最易发生皮质盲，但是对其病理生理机制几乎一无所知。脑和视觉损伤的主要原因可能是来自术野的栓子，如脂肪颗粒、粥样硬化斑块、脂质微栓和纤维蛋白-血小板凝集物[152]。已证实冠状动脉旁路移植术后视网膜循环有较高的栓子发生率[153]，动脉粥样硬化的患者尤其危险[148]。脑水肿也可能成为皮质盲的诱因，但是冠状动脉旁路移植术后早期脑MRI证实脑水肿只发生在20～40min，随后1～3周没有脑水肿，所以这个原因值得怀疑[154]。脑水肿可能与冠状动脉旁路移植术后25%多的视觉模糊异常有关[155]。除了栓子，大脑中动脉和后动脉灌注交界区的脑血流短暂降低也可能是一诱因，特别是先前有脑血管疾病的患者[156]。

预后、治疗和预防

皮质盲的恢复时间可能很长，先前健康的患者恢复程度较好。所以，当有局部神经学症状时，治疗首先应避免卒中加重。心脏手术中防止神经并发症的方法存有争议。现已提出了一些减少术中对主动脉的操作的方法[157]。瓣膜置换时从心脏排除气体和取出颗粒物质可降低栓塞的危险。小于70岁的无脑血管疾病的患者，体外循环时使用动脉滤过器，经颅多普勒超声可发现微栓子数目减少。微小的神经心理和神经变化（包括眼球震颤）发生率也降低，所研究患者中无视力损伤发生[158]。对有脑血管疾病的患者应维持适当的全身灌注压避免低灌注发生，但是在开放性心脏手术中还没有对照性的研究证实失明和灌注压的关系。经颅多普勒技术的发展可提高栓子的可探测率。没有依据表明神经保护药对这些患者有保护作用。非体外循环心脏手术能避免、但是不能彻底消除许多栓子引起的并发症[158]。

急性青光眼

全麻后很少有急性闭角型青光眼的报道。主要在女性和老年患者中自发出现。危险因素包括遗传因素、前房过浅和晶体厚度增加。急性青光眼发病的高峰期是55～65岁[159]。青光眼并没有在围术期多发，目前只有3篇报道。Gartner和Billet[160]报道3437例全麻和脊麻手术后4例发生急性闭角型青光眼（0.1%）[160]。Wang和同事[161]报告25 000例手术发生5例，发生率为0.02%。Fazio和同事[162]报告的发生率最高，913例全麻和脊麻手术后急性闭角型青光眼发生9例，其中2例为双侧（1%）。这些研究都没有发现急性青光眼与特定的麻醉技术和药物有关。

当虹膜与晶体表面贴合时阻塞房水由后房向前房流动，从而造成房水循环障碍，导致急性闭角型青光眼。瞳孔中度散大并伴有瞳孔阻滞，如不及时纠正，升高的眼内压可导致视神经损伤。对疼痛性红眼、云状或模糊视觉的患者应考虑急性闭角型青光眼的可能，有时可能伴有头痛、恶心和呕吐，且通常双侧发病。闭角型青光眼应与角膜磨损相区别，后者虽有疼痛，但无瞳孔体征、眼内压增高、主观失明和头痛[2]，手术后数小时到数天可能无症状出现。急性闭角型青光眼是急症，应立即行眼科会诊。治疗应选用β肾上腺素能拮抗剂、α肾上腺素能激动剂、碳酸酐酶抑制剂、乙酰胆碱能激动剂和皮质激素。必要时应给予全身镇痛药物。后期可行周边虹膜切除术，保持前房和后房通畅[160]。

经尿道前列腺切除术后视觉变化

经尿道前列腺切除术（transurethral resection of the prostate，TURP）后视觉变化已被认识近50年（见第72章）[163]。这些变化可单独发生或作为术后综合征的一部分，该综合征包括因冲洗液（通常用1.5%甘氨酸溶液）过量吸收导致的低钠血症、脑水肿、癫痫、昏迷和容量超负荷所致心力衰竭[164]。虽然由于经济和管理的限制以及新的无创技术的发展，TURP的应用逐渐减少[165]，但并发症仍时有发生。冲洗液的吸收是非手术相关并发症最主要的原因。决定冲洗液的吸收量的因素包括切除时间、前列腺静脉窦开放程度、冲洗液静水压和"冲洗液-血液交界面"的静脉压[166]。Hamilton-Stewart和Barlow[167]质疑手术时间的作用，他们发现切除时间较长并不增加冲洗液吸收。在切除较小的前列腺时，其静脉和被膜暴露较早，尽管切除时间短，但冲洗液的吸收量与长时间缓慢切除基本一样[167]。所以，即使静脉窦不开放，也可能有明显的吸收，因此术者很难预测和估计吸收的液体量。

症状和体征

视觉损伤可发生在切除手术中或术后数小时，很少发生在当患者已经苏醒了的术后第二天[168]。从光感彻底丧失到精细视觉缺损，体征和症状多样，最初主诉可能是光晕感和蓝色视觉。体检发现瞳孔散大、对光反射消失、眼内压正常、眼外肌运动正常，眼底检查无视乳头水肿[169]。这些变化可于数小时后缓解或持续80h以上。还未见永久性失明的报道。

视觉障碍的机制

视觉变化的可能机制包括脑水肿[170]、甘氨酸对视网膜和脑皮质的毒性[169]、氨毒性[171]和IOP增高[172]。甘氨酸是最小的氨基酸，主要通过载体途径进入细胞，但其转运速度相对较慢。甘氨酸很容易透过血脑屏障，通过阻断氯离子通道使细胞超极化，抑制视网膜神经元自发和诱发活性[173]。甘氨酸浓度最高的部位为无轴突神经细胞、神经丛及位于视网膜神经节细胞层[174]。由于对ERG振荡电位的明显影响，甘氨酸的主要作用部位可能是无长突细胞[175]，当然对其他视网膜内层细胞也有作用。甘氨酸改变狗和人的视觉诱发电位，说明它还作用于视神经。出现视觉症状的甘氨酸血浆浓度约为4000μmol/L[176]。

TURP期间的低钠血症/低渗透压都可以引起枕部皮层水肿，但其相关性还未得到证实。也许该区域节段性的血管疾病可导致脑肿胀[164]。高眼压可引起盲斑扩大和旁中央盲点。在水负荷过重时，眼内压增高可能与TURP综合征有关。但在一项对22例行TURP患者的前瞻性研究中，Peters和同事[172]发现TURP时出现临床表现的患者IOP并无变化[172]。TURP后的视觉变化是暂时的，经常伴有TURP综合征。最重要的预防措施是保持高度警惕，避免冲洗液过度吸收。

玻璃体切割术和玻璃体气体填塞致失明

玻璃体切割术患者常用C_3Fl_8进行气体填塞，气泡扩张和IOP急剧增高有导致失明的风险。既往玻璃体切除的患者在外科手术时使用N_2O进行麻醉，因急性气泡扩张可导致视网膜血管阻塞。N_2O麻醉影响眼内气泡的大小。Wolf和同事[177]发现N_2O和氧气的混合气体导致SFl_6气泡体积增大3倍多，吸入空气时增加50%，吸入纯氧增加35%。全氟化碳气体在眼中至少残存28天。玻璃体切除和气体填塞术后41天给予N_2O麻醉仍导致失明。因此，麻醉医师对近期行过玻璃体切割术和气体填塞的患者应高度警惕，不应使用N_2O气体麻醉[178-179]。

结 论

围术期失明可发生于视网膜动脉阻塞、缺血性视神经病、皮质盲或急性青光眼。TURP后可出现一过性失明。玻璃体切除和气泡填塞后使用N_2O麻醉可导致永久性失明。视网膜动脉阻塞和缺血性视神经病损伤最为严重，极易导致失明。尽管避免了对眼的压迫，但这些并发症依然可能发生，特别是脊柱、心脏和整形外科手术后（见第68章和第79章）。导致缺血性视神经病的危险因素还未完全确定。

致谢

Roth博士的相关课题研究由National Institutes of Health Grant EY10343及北美神经-眼科学协会资助。Roth博士代表患者、医院和医疗保健人员声明为围术期失明提供了专业评估和证据。

参 考 文 献

见本书所附光盘。

第八部分

危重症医学

第 101 章　危重症麻醉学

Linda L.Liu • Michael A.Gropper

孙莹杰　刘功俭 译　张铁铮 审校

要　点

- 由于危重症专科医师将非常短缺，人们提出了多种重症监护治疗病房（intensive care units，ICUs）的人员组成模式，包括引入非医务人员、多学科监护团队以及远程医疗等。
- 目前循证医学建议，脓毒症的治疗不再推荐使用大剂量糖皮质激素。适度的血糖控制可能比严格的血糖控制更安全。活化蛋白 C 并不能降低脓毒症的病死率。
- 急性肺损伤或急性呼吸窘迫综合征患者实施机械通气时应采用潮气量为 6ml/kg（理想体重），呼气末正压（PEEP）为 5 ~ 12cmH$_2$O。其他增加动脉血氧分压 / 吸入氧浓度（PaO$_2$/FiO$_2$）的方法，包括肺复张手法和吸入 NO，均未被证实可降低死亡率。
- 未接受肝移植的急性肝衰竭患者死亡率高，其主要原因是多系统器官衰竭、脓毒症和脑水肿。
- 早期施行血液透析和更高容量的血液滤过可降低 ICU 急性肾衰竭患者的死亡率，而与透析方式（间断血液透析或连续性肾替代治疗）无关。
- 早期活动可降低院内死亡率、缩短 ICU 留治时间和住院时间，增加非机械通气天数，缩短谵妄的持续时间。
- 预防呼吸机相关性肺炎的建议包括：使用硫糖铝调控胃液 pH、床头抬高 30°以及声门下吸引分泌物等。
- 为降低因导管相关性血行感染，建议采取超声引导置管、严格的无菌操作技术以及选用抗感染导管等综合措施。

危重症医学始于 20 世纪 40 年代，当时麻醉医师是为了给脊髓灰质炎患者提供生命支持。如今这一学科已历经革命性的变化。随着新设备、新手术和新药物的不断进展，ICU 医师在各种危重症治疗和生命支持中，逐步采用了侵入性新技术。近十年来，危重症医学和 ICU 引入循证医学，由此掀起了另一场变革。本章将讨论 ICU 人员结构的组成模式，包括对 ICU 医师价值的评估；ICU 医师在改善危重症患者预后，特别是引进循证医学概念以后的作用；着重关注临床新技术的实施及其成本 - 效益比。最后，对 ICU 常见危重症患者的管理进行综述。

重症监护治疗病房的组织机构

随着人口老龄化和医疗技术的提高，ICU 已是现代医院中的一个重要组成机构。在美国，用于危重患者治疗的费用已占国民生产总值（gross domestic product，GDP）的 0.5% ~ 1%[1]。65 岁以上患者占 ICU 患者 50% 以上[2]。巨额的医疗费用促使人们开展了大量研究以求达到最佳的成本 - 效益比。在初期阶段，ICU 的管理多采用开放模式，临床各科医师都可管理其中的患者。近年来，多数 ICU 都已采用"医学主管"模式，由其全面负责危重患者的治疗和管理。

医学主管的作用

"医学主管"应由具有专业资格的危重症医师来担任[3]，其任务是确保 ICU 的医疗质量与安全，其责任包括对患者病情进行分类评估、培训工作人员、制订临床技术流程和改进质量等。外科 ICU 的医学主管通常是麻醉医师，麻醉医师会特别关注影响患者监护和患者从手术室向 ICU 高效转运等问题。1994 年，危重症医学学会（Society of Critical Care Medicine）对 ICU 的医学主管制订了 7 项工作职责[4]：

1. 判定患者收住和离开 ICU 的时间。
2. 制订治疗方案或原则。
3. 收集资料。
4. 核准病房预算。
5. 更新设备与技术。
6. 促进 ICU 人力、物力资源的有效利用。
7. 负责院内及 ICU 人员继续教育工作的协调与运作。

鉴于医学主管需要付出更多的工作时间，其重要性日益增加，医院应对医学主管的工资待遇给予相应的提高，以促使他（她）们全身心地投入工作。

人员组成

2003 年，美国国会要求卫生资源与服务管理局（HRSA）调查危重症医学的人员配备是否充足。HRSA 拥有医师劳动力供需关系的模型，可用于评价专科医师的配备是否充足。在美国胸科协会等机构的协助下，HRSA 得出的调查结论是，如果按照目前的发展趋势，到 2020 年，危重症医学劳动力的增长不足以为大众提供最佳的治疗服务[5]。目前由重症医师直接监管的患者其实仅占危重症患者总数的 1/3，因此以上的预测还只是保守估计。如果按照 Leapfrog 集团（美国一家专门对医院照顾患者情况进行评价的第三方机构）的建议，重症医师应直接监管危重患者总数的 2/3，那么对重症医师的需求就更大，将出现 1500家危重症治疗从业人员的缺口[6]。

危重症医学与麻醉医师

尽管危重症医学起源于麻醉医师的实践，但麻醉医师在危重症专科医师中所占比例正日渐减少。肺科与危重症医师协会人力资源委员会（COMPACCS）于1996—1999 年间进行的一项调查结果显示，尽管麻醉医师在处理危重患者方面训练有素，且在手术室内也

会经常处理此类患者，但麻醉医师仅占危重症专科医师的 6.1%[6]。随着对危重症专科医师需求的日益增加，这一趋势将更加明显。最新数据表明，2010 — 2011年间仅有 83 名医师参加了 49 个麻醉危重症医学继续教育项目[7]，而有 417 名医师参加了 122 个肺疾病 /危重症医学继续教育项目。

麻醉医师参加危重症工作的人数逐年减少有多方面的原因。主要原因是危重症医师的报酬一般都比麻醉医师少，额外的专科培训使其报酬更低。在欧洲，由于手术室和 ICU 不存在报酬差异，所以危重症医疗主要是由麻醉医师完成[8]。在澳大利亚和新西兰，重症医学培训已成为可自行培训住院医师的独立专业。2010 年，危重症医学院接管了这项工作，其目标是为危重症专业建立单独的培训体系，并监管所有的重症医学受训者[9]。

麻醉医师参与危重症医学人数减少的现状已引起美国麻醉学理事会（ABA）和美国麻醉医师协会（ASA）的关注，计划在麻醉住院医师培训期间增加危重症医学的教学比例，并施行"试验性的住院医师计划"，该计划将在住院医师及其后的培训期同时提供麻醉学与危重症医学的培训。

内科医师

对普通和专科患者来说，大多数研究显示，危重患者应该由重症医师来治疗。例如，Pronovost 等[10]研究发现，ICU 治疗能影响腹主动脉瘤修补术患者的预后。他们分析了马里兰州 3000 例接受腹主动脉瘤修补术的患者后发现，如果患者未接受 ICU 医师每天一次的查房，其死亡率将增加 3 倍。此外，心搏骤停、肾衰竭、脓毒症、输注血小板以及重新插管的危险性也大大增加。

Pronovost 等[8] 在一项大型 meta 分析中研究了医师组成和重症患者的预后，他们将 ICU 分为"初级"ICU 和"高级"ICU，前者没有或只有非专职重症医师，后者具有专职重症医师或为封闭式 ICU。研究发现，"高级"ICU 内的患者院内死亡率的相对危险性下降 29%，ICU 死亡率的相对危险性下降 39%。此项研究及其他研究报告的结果使得在 ICU 配备专科ICU 医师成为患者和医院管理者的强制性要求。

Leapfrog 集团（www.leapfroggroup.org）是由商业圆桌会议（Business Roundtable）发起的，由几家大公司的执行官（CEO）组成。这些公司为超过 3400 万的消费者购买医疗保险，所以他们对卫生政策具有很大的影响力。该集团最先提出的建议之一就是在 ICU中应配备受过专业培训的重症医师。虽然有大量证据

支持，但该建议并未得到 Leapfrog 其他建议的强力支持 [11]。除前面讨论的因素之外，这也使得对重症医师的需求激增。

关于重症医师是否需要始终在 ICU 中值守甚至值夜班的问题是目前争论的焦点。因为许多社区医院 ICU 缺少夜班医师，所以此前的研究主要是评估教学医院的 ICU 住院医师 [2]。与实行 24h 随叫随到的危重症医师制度相比，推行强制性夜班制度对 ICU 患者的长期生存率并无影响 [12]。Wallace 等 [13] 在一项包括 65 000 例患者的回顾性、多中心研究中，将 ICU 的人员配备同患者的预后相关联，采用多变量模型对 ICU 夜班医师与住院死亡率进行相关性分析，结果表明，配备夜班医师加上低强度的白班人员使死亡率增高，但配备夜班医师加上高强度的白班人员也并不降低死亡率。Kerlin 等 [14] 的研究结论与此一致。他们通过在一所教学医院 ICU 进行的随机试验发现，高强度的白班人员并配备夜班住院医师并不能改善患者的预后。上述研究提示，通过增加 ICU 人员进行每天 24h、每周 7 天的工作，既不是最合理的，也不是最经济的模式。

高级医疗执业医师

在主治医生监管下，引入非执业医师如执业护师（NPs）、助理医师（PAs）增加或替代重症医师队伍已非常普遍，尤其是在施行住院医师"值班时间限制"的医疗机构。与传统的由住院医师组成的治疗团队相比，这种人员配备模式对于高强度的成人 ICU 更安全、更高效 [15]。住院医师在 ICU 仅是短时间轮转，而非执业医师则更为固定。ICU 人员的一致性和稳定性可更好地促进彼此之间的交流，团队成员相互间更加熟悉 [16]。最新的调查结果表明，在美国的教学医院成人 ICU 中，助理医师可承担大约 25% 的 ICU 工作，执业护师则承担了超过 50% 的 ICU 工作 [17]。

多学科治疗小组

优化 ICU 的人员组成是降低 ICU 死亡率和提高工作质量的重要方法。多学科模式就是额外配备包括护士、呼吸治疗师、临床药剂师和其他能提供危重症治疗的人员，这部分人员与专业人员共同组成危重症治疗团队。危重症医学学会和美国危重症护士学会已经批准了这种模式 [18-19]。Kim 等 [20] 的回顾性队列研究显示，按重症医师组成进行分层后，与单纯低强度重症医师的配置相比，高强度重症医师联合多学科治疗小组的配置的死亡率最低（OR 为 0.78，95%CI 为 0.68 ~ 0.89，P < 0.001），其次是低强度重症医师联合多学科治疗小组（OR 为 0.88；95%CI 为 0.79 ~ 0.97，P = 0.01）。

护理 使患者得到最佳恢复所需的护士人数尚未明确。尽管大多数的研究显示，护士配备越少对患者的预后越不利（如死亡率、感染及褥疮等），但这些研究多为观察性研究，不能充分证明护理人员配备与患者预后的因果关系 [21-22]。很多因素都会影响患者的预后，而护士配备只是其中的一个潜在因素 [23]。一些医院更偏爱动态排班，根据预期的工作量编排各班次 ICU 护士数量。这种人员与工作量相匹配的构成在经济上对医院有利，但它可能造成护理人员的不确定性。

药剂师 药剂师已经成为 ICU 小组不可或缺的成员，他们在提高用药安全、改善患者预后、减少药物费用及住院医师培训等方面发挥了很大作用 [24]。一项涉及美国 1034 家 ICU 的研究调查发现，临床药师参与 ICU 工作的占 62%[25]，临床药师的参与可降低血栓和其他栓塞性疾病患者的死亡率 [26]，并降低院内感染、社区获得性感染和脓毒症患者的死亡率 [27]。临床药师参与 ICU 工作最大的益处是能够减少潜在的药物不良事件。Leape 等 [28] 研究显示，药剂师参与 ICU 工作可使药物不良事件（adverse drug events，ADE）发生率从 10.4/1000 病程日（95% CI 为 7 ~ 14）下降到 3.5/1000 病程日（95% CI 为 1 ~ 5，P < 0.001）。

呼吸治疗师 呼吸治疗师在通气管理方面具有重要作用。他们的参与有利于顺利撤机，从而缩短机械通气时间 [29-30]。其他医院正在以多种创新的方式让他们参与更多的 ICU 工作。Arroliga 及其同事们研究发现，呼吸治疗师参与机械通气患者的口腔护理等工作可显著降低呼吸机相关性肺炎（ventilator-associated pneumonia，VAP）的发病率，使其从 4.3 件次 /1000 通气日降低至 1.2 件次 /1000 通气日 [31]。

远程医疗

尽管有证据支持在 ICU 内应配备专职重症医师，但是目前受过全面培训的重症医师数量无法满足这一要求。Ewart 等估测只有不到 15% 的 ICU 拥有专职重症医师 [32]。基于 ICU 医生短缺的事实，"eICU"应运而生，即少量的重症医师利用远程技术监测并指导治疗大量的 ICU 床位。事实上，远程医疗也符合 Leapfrog 集团的要求，是非常具有吸引力的选择。远程医疗通过集中专家意见，可以整合昂贵而又稀缺的医疗资源从而优化危重症治疗，尤其是对于农村和社区 ICU。2008 年，约 5000 张病床是由 eICU 远程监管的 [33]。

第一家医院应用远程医疗始于 2000 年，2004 年该医院公布了他们的应用结果，ICU 患者的死亡率下降了 25%（从 8.6% 到 6.3%），ICU 留住时长（length of stay，LOS）缩短了 14%（从 5.6 天到 4.8 天）[34]。Lilly 等研究表明，在采用住院医师随诊的 ICU 中实施远程医疗可使患者的院内死亡率从 13.6% 下降到 11.8%，住院时间可从 13.3 天下降到 9.8 天 [35]。这一新的诊疗模式还有助于改善现有的危重症治疗实践。另外一项包括两所社区医院、4000 名患者的研究结论与此相反，该研究认为 eICU 的应用并不能降低病死率、住院时间和医疗费用。但该研究中大量临床医师参与 eICU 时受到限制，所以这一研究存在一定的局限性 [36]。而 Lilly 的研究中医师的介入更加积极主动、诊疗的患者更多。

总之，现有数据表明，因重症医师短缺和提高诊疗水平应运而生的 eICU 能极大地影响和改善 ICU 患者的预后。目前，eICU 对于死亡率高、住院时间长，以及偏远地区无法实现高危患者转运的 ICU，已成为重要的组成部分。所以，应大力支持 eICU 的存在 [37]，eICU 在重症治疗工作中的作用亦将得到进一步的发展。在由机构购买医疗的体系中，eICU 可成为弥补危重症医师缺乏的方法之一，但其是否会被取代或如何取代尚不明确。

危重症治疗的质量评估

证据的质量

决定一种临床治疗方案的应用价值，重要的是评估制订方案所依据的证据。许多研究小组已经制订了评价证据的标准。牛津循证医学中心制订了证据分级的严格标准（表 101-1）。有了这些标准，我们就可用定好的标准对具体工作进行分级。只有通过严格的临床试验分析才可以确定哪些治疗措施可以改善患者的预后。对这些治疗方案成本 - 效益的分析同样重要。诊疗手段的施行需要财政支出和人力投入，所以医学主管的作用就是让医院管理者了解新的诊疗措施的成本 - 效益比。图 101-1 所示为一项理论上合理的治疗的成本 - 效益关系。

治疗技术和药物的进展使危重症诊治有了长足的进步，循证医学对危重症医学的发展也作出了同样的贡献。最初我们总是把危重症治疗的目标放在恢复人体内稳态上，现在我们逐渐认识到正常生理的恢复并不总是最希望达到的治疗目标。该原则的一个重要范例是在处理急性呼吸窘迫综合征（ARDS）患者中发现的。当采用较大潮气量（12ml/kg 标准体重）机械

表 101-1　证据的等级

等级	说明
1a	随机对照试验的系统综述（同质）
1b	有较窄可信区间的单向随机对照试验
1c	全或无试验*
2a	队列研究的系统综述（同质）
2b	单个队列研究（包括低质量的随机对照试验）
2c	结局调查
3a	病例对照研究的系统综述（同质）
3b	单个病例对照研究
4	病例系列研究（和质量不高的队列研究及病例对照研究）
5	无明确严格评估的专家意见，或基于生理学、前期研究或"第一原理"的专家意见

Modified from data provided by the Centre for Evidence-Based Medicine, Oxford, UK. Available at <http://www.cebm.net/index.aspx?o=1025.>(Accessed 15.07.12.)
* 未采取治疗措施时所有患者均死亡，采取措施后部分患者存活；或者采取治疗措施前部分患者死亡，采取措施后均存活

通气时可改善氧合 [38]，但这些患者的死亡率比采用较低潮气量（6ml/kg 标准体重）的患者死亡率更高。这个例子和其他一些实例都说明，对现有的和新的治疗手段，应该采用前瞻性随机临床试验进行检验。

循证实践的实施

循证实践的应用促进了患者监护治疗方案的标准化，使效率提高，资源使用减少 [39]。医院必须制订适应临床实践的方案，但这种方案不能取代正确的临床判断的地位。这些方案应该是临床实践的有益补充，它们不是静止不变的，应当根据情况不断修改方案，使其成为不断改进的指南。为了使方案有效，院方要投入方案实施所必需的资源，必须征集足够的关键人员如医师、呼吸治疗师、护理人员等，使得全体重症监护治疗小组成员都能帮助修改制订方案的标准。

也许开展循证医学实践最困难的任务是确定具有特定临床情况的个体患者能否从循证医学实践中获益。存在可削弱治疗效果的特殊疾病患者和其他患者存在病理生理学差异吗？在可能降低治疗安全性或疗效的体系或医护人员依从性方面有无重要的差别？患者是否存在应从试验中排除的其他并发症？尽管存在这些局限性，但当这些措施大规模应用于患者人群时，

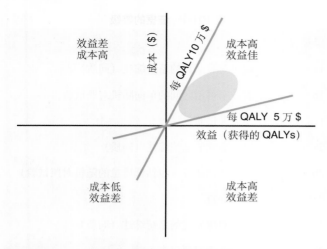

图 101-1　一项理论上合理的治疗的成本 - 效益关系示意图，该项治疗增加了额外花费，但有效地提高了患者生活质量，延长了其生命。质量校正生命年（QALY）是指生活质量达到可接受水平的一年。斜线代表 QALY 的成本。每个 QALY 的成本决定于接受治疗的患者总数。例如，病情不太危重的患者接受活化蛋白 C 治疗的每 QALY 的成本要远远高于那些更危重的患者

通常能降低死亡率和降低医疗费用。

危重症患者的管理

本部分将讨论几种常见危重疾病的管理，诸如脓毒症、急性呼吸窘迫综合征（ARDS）、肝衰竭和肾衰竭。众多管理计划支持采用"协议治疗方案"。另外，将介绍一些可能被引入未来方案中的管理理念，在此讨论是因为它对于重症监护具有重要意义。

脓毒症与多系统器官功能衰竭

脓毒症是美国危重症患者死亡的主要原因，每年有 75 万人罹患脓毒症 [1]。每年投入脓毒症治疗的经费近 170 亿美元 [1]。鉴于脓毒症死亡率高、花费巨大的事实，促使人们投入相当大的精力研究有效的脓毒症治疗方案。与其他医学领域一样，新治疗方案需要从临床常规实践中归纳整合而得，其过程将是漫长的。经过多年临床试验的失败之后，一些随机对照试验开始取得成效。本部分将集中讨论三个问题：皮质醇替代、血糖控制和活化蛋白 C。

皮质醇替代疗法

随着人们认识到严重脓毒症是一种极度炎症反应，皮质激素成为众多针对脓毒症的随机临床试验中的首选治疗方法之一。研究表明，大剂量、短疗程肾上腺皮质激素治疗是有副作用的 [40-41]。2002 年，

Annane 等提出不同的设想 [42]，即脓毒症患者如果接受小剂量氢化可的松治疗 5 天以上（一般为 7 天），其撤离血管加压药的时间显著缩短 [43-44]。研究结果显示，对促肾上腺皮质激素试验无反应的患者，对照组死亡率为 63%，治疗组死亡率为 53%（$P = 0.02$）；在对照组，有 40% 的患者可以撤离血管加压药治疗，而在治疗组为 57%（$P = 0.001$）。

采取皮质激素治疗脓毒症仍存在争议。Annane 团队完成的大样本随机研究显示，小剂量糖皮质激素治疗并无疗效，却伴随感染率增加。皮质激素治疗脓毒性休克研究项目（CORTICUS）历时 3 年，纳入欧洲 52 家 ICU 中的 499 例患者，以评价小剂量皮质激素是否能提高脓毒性休克和脓毒症患者的生存率 [45]。患者接受 11 天的类固醇逐渐减量治疗，不使用盐皮质激素。结果与 Annane 等的研究相反，治疗组患者的 28 天死亡率与安慰剂组比较，无明显改善（34% vs. 31%，$P = 0.57$）。总之，虽然小剂量糖皮质激素联合盐皮质激素治疗最初可能有益，但多中心大样本随机研究并不能得出相同的结果。因此，对严重脓毒症患者不应采取大剂量皮质激素治疗。

这些研究提出了一个问题，依托咪酯具有肾上腺抑制作用，采用依托咪酯施行气管内插管的患者，其预后较差。因此，建议不使用依托咪酯。Chan 等 [46] 对严重脓毒症和脓毒性休克患者使用依托咪酯的研究进行了 meta 分析，其中 5 项研究评价的是死亡率，7 项研究评价的是肾上腺功能不全。汇总结果发现其死亡率的相对风险增加了 1.2（95% CI 为 1.02 ~ 1.42），而肾上腺皮质功能不全的风险增加了 1.33（95% CI 为 1.22 ~ 1.46）。尽管这些数据还不足以得出结论，但文献建议依托咪酯不适合作为脓毒症患者的首选药物。

危重症患者的血糖控制

入住 ICU 的严重损伤或重症感染患者（如烧伤、创伤或脓毒症）常处于高代谢状态（参见第 39 章），并伴有外周葡萄糖摄取和利用增强 [47]、高乳酸血症 [48]、糖合成增加 [49]、糖原合成抑制 [50] 和胰岛素抵抗 [49]。当骨骼肌、脂肪组织、肝和心脏对葡萄糖的摄取达到饱和之后，可出现糖耐量降低、糖异生不完全性抑制以及外周胰岛素抵抗 [51]。通过上述机制可使机体处于高血糖状态，借以满足机体对能量代谢底物的需要。这种代谢反应强度在创伤的最初数日内达到峰值，而后随着患者的恢复逐渐降低 [48]。但由于组织低灌注或感染的持续存在，高血糖反应状态可持续很久，并由此引发进行性代谢紊乱和多系统器官功能衰竭。

过去认为，继发于脓毒症的高血糖状态是一种有

利反应，因为高血糖能在细胞能源耗竭时促进细胞对葡萄糖的摄取。通常推荐血糖浓度为 160～200mg/dl，这是不引起高渗血症而细胞葡萄糖摄取量最大的血糖浓度[52]。然而，在高血糖患者，由于中性粒细胞吞噬细菌的作用减弱[53]，使糖尿病患者术后感染率增高[54]，降低了心肌梗死患者的远期预后[55]。高血糖使脑卒中和颅脑外伤患者的预后更差[56]（参见第 70 章）。

Van den Berghe 等[57] 推测，即使轻度高血糖（血糖水平介于 110～200mg/dl）也是有害的，仍会增加危重症患者的病死率和病残率。他们对 1548 例外科 ICU 患者进行了前瞻性对照研究，一组施行胰岛素强化治疗，严格控制血糖水平在 80～110mg/dl；对照组按传统方法治疗，控制血糖水平在 180～200mg/dl。在 ICU 住院 5 天以上者，传统疗法组死亡率为 20.2%，而强化治疗组死亡率为 10%（P = 0.005）。强化治疗组的血行感染发生率降低（4.2% vs. 7.8%，P = 0.003），需透析治疗的肾衰竭发生率降低（4.8% vs. 8.2%，P = 0.007），多发性神经病理损害的发生率降低（28.7% vs. 51.9%，P < 0.001）。胰岛素强化治疗组患者需要长时间机械通气和重症监护治疗的可能性减少。该试验结果有力地说明了严格控制血糖的意义，至少对外科 ICU 患者是如此。

反对对危重症患者严格控制血糖的学者提出，应当慎重考虑低血糖的危险，因为是胰岛素的治疗作用而非血糖控制带来益处。胰岛素有多方面的治疗效应，包括抑制肿瘤坏死因子 TNF-α[58]。TNF-α 触发促凝活性和纤维蛋白沉积，抑制对内毒素血症和中毒性休克有促进作用的巨噬细胞抑制因子[59]。为明确是胰岛素的作用还是血糖控制的效应，Van den Berghe 等[60] 将以往的资料运用多变量分析法进行再次分析，其结论是：死亡率、多发性神经病变和血行感染的发生率降低与血糖水平的降低有关，而与胰岛素实际给予量无关。研究发现，胰岛素的剂量与肾衰竭的发生率有关，而与血糖水平无关。研究者认为，这种差别可能是胰岛素对肾的直接作用引起，或是由于胰岛素经肾清除，肾衰竭患者对外源性胰岛素的需要量减少。Finney 等[61] 在一项前瞻性观察性研究中提供了另外的证据。他们观察了 523 例外科 ICU 患者的血糖控制效应，再次证实不良结局的主要决定因素是高血糖，而不是低胰岛素症；死亡率的降低与控制血糖水平有关，而与胰岛素的保护效应无关。增加胰岛素剂量与所有水平高血糖患者的死亡率增加均有关。经过回归分析的这些资料提示，保持血糖水平在 145mg/dl 以下者的生存率，与严格控制血糖水平在 80～110mg/dl 者可能是相同的。

对 Van den Berghe 研究的主要质疑认为，该试验是在相对同质的外科患者人群中进行的。最近，该研究团队发表了一个对 1200 例 ICU 患者进行严格血糖控制的跟踪随访的研究报告[62]。其结果显示，严格控制血糖使得新近获得性肾损伤的发病率降低、呼吸机撤离时间较早、转出 ICU 或出院时间提前，但死亡率并无改变。对患者亚群的分析显示，对入住 ICU 3 天（或以上）的患者严格控制血糖水平肯定是有益的，死亡率可降低（43% vs. 52.5%，P = 0.009）。但该试验未能明确说明对入住 ICU 短于 3 天的患者施行胰岛素加强治疗是否会造成伤害或是否有好处。

此后，数项多中心随机对照研究评估了严格控制血糖的风险 - 收益比[63-65]。两项研究［重症脓毒症容量替代和胰岛素治疗（VISEP）研究以及血糖控制治疗研究］被提前叫停，原因是低血糖发生率过高（分别为 17% vs. 4.1%，P < 0.001；8.7% vs. 2.7%，P < 0.001）。最近，最大规模的 NICE-SUGAR 试验研究包括了 42 家 ICU 的 6000 名患者，结果表明两组患者在 ICU 留住时间、呼吸机撤离时间以及肾替代治疗时间上并无差别。更令人不安的是，他们发现严格控制血糖可增加低血糖的发生率（6.8% vs. 0.5%，P < 0.001）和 28 天的死亡率（22.3% vs. 20.8%，P = 0.02）[65]。经过对 NICE-SUGAR 数据库的详细分析显示，患者损害程度取决于低血糖的程度[66]。基于目前的研究可以认为，严格控制血糖甚至是常规正常血糖都可能不是正确的目标导向[67]。最佳的血糖目标对于不同患者和不同病情来说可能各不相同，而血糖的变化率比一个恒定的数值更有价值。

活化蛋白 C

严重脓毒症患者有凝血功能异常，轻度的凝血功能异常可以表现为 D- 二聚体浓度轻微升高，重者直接发生弥散性血管内凝血（DIC）[68, 69]。人们认识到脓毒症可引起微血栓，而且脓毒症患者血液中活化蛋白 C（activated protein C，APC）的浓度偏低，故研究 APC 以期找到针对脓毒症的治疗方法[70]。APC 是天然的抗凝血剂，可使 Va 和 Ⅷa 失活，阻止凝血酶生成，后者可激活多种炎症通路而诱发炎症[71]。APC 可溶解血栓，清除全身微血栓[69]，减少组织因子表达及结合选择素，后者可激活作用于血管内皮细胞表面的中性粒细胞[72]。最新资料表明，无论多系统器官功能衰竭的启动因素是什么，APC 的水平可预测其预后[73]。

重组人类 APC（Xigris，美国礼来制药）用于治疗严重脓毒症[72]。在一项蛋白 C 治疗严重脓毒症的全球性评价（PROWESS）研究中，将 1690 例重症脓毒症患者随机分为 APC 治疗组和安慰剂组。安慰剂组的死亡率为 30.8%，APC 治疗组的死亡率为 24.7%（$P = 0.005$）。持续 96h 静脉输注 APC 24μg/(kg·h) 可使绝对死亡危险降低 6.1%。由于该试验很早就得出了有效的结论而随即被终止，但亚组分析显示随病情严重程度的增加［急性生理与慢性健康（Acute Physiology and Chronic Health Evaluation，APACHE）评分 >24］，其降低死亡率的效果会受到限制。由于 APC 自身的抗凝作用，可以预见其最主要的不良反应是严重出血（3.5% vs. 2%，$P = 0.06$）。美国食品药品监督管理局（FDA）仅基于 PROWESS 一项研究即批准了该药的应用，但仅限于高危患者使用，并且要求对 APACHE Ⅱ 评分较低的患者进行进一步研究。而此前针对低 APACHE 评分患者的 ADDRESS 试验（ADministration of DRotrecogin alfa [activated] in Early stage Severe Sepsis trial）因意义不大，很早就被数据安全监管委员会叫停了[74]。

一项新的有关 APC 的随机安慰剂对照试验（PROWESS-SHOCK）希望能提供一个明确的答案[75]。在这项试验中，募集了来自欧洲、北美洲、南美洲、澳大利亚、新西兰以及印度的 208 家医院患有感染、全身炎症反应和休克的 1697 名患者，随机注射 96h 的 APC 或安慰剂。主要研究终点为 28 天死亡率，结果两组相同（APC 组 26.4%，对照组 24.2%，RR 1.09，95% CI 为 0.92 ～ 1.28，$P = 0.31$）。此项研究结果促使礼来制药公司在 2011 年年末自愿从市场上撤回了药物 APC。

急性呼吸衰竭

最初 ICU 是为治疗脊髓灰质炎所引起的急性呼吸衰竭而建立的。从那时起，随着现代机械呼吸机的不断发展，急性呼吸衰竭的治疗得到彻底革新。1967

年，Ashbaugh 等[76]最先报道了 12 例成人 ARDS，其症状包括急性呼吸窘迫、氧疗难以纠正的发绀、肺顺应性降低及胸片示双肺弥漫性渗出阴影。由于最初的定义缺乏鉴别患者的明确标准，1994 年欧美共识会议委员会制订了 ARDS 的诊断标准[77]。

尽管欧美共识委员会制订的诊断标准为 ARDS 网络研究和其他研究提供了统一的框架标准，但该定义存在明显不足，包括 PaO_2/FiO_2 比值会随呼吸机设置而变化、胸部 X 线检查可靠性差以及难以与静水压性肺水肿鉴别。因此，有必要召开新一届的共识会议更新既往的定义，ARDS 柏林定义由此产生[78]。表 101-2 比较了急性肺损伤（acute lung injury，ALI）和 ARDS 两种诊断标准的区别。

对 ALI 或 ARDS 的治疗主要是支持性的机械通气，其目的是为病因治疗和肺的自然愈合赢得时间[79]。直到最近，多数研究报道 ALI 或 ARDS 的死亡率为 40% ～ 60%，其死因主要为脓毒症或多器官功能衰竭，而非原发性呼吸方面的病因[80, 81]。

数项临床试验均指出，ALI 和 ARDS 的共同标志性特点是"肺顺应性降低"。2000 年，在美国国立卫生研究院（National Institutes of Health，NIH）ARDS 网站上发表了对保护性机械通气策略的权威性研究结果"[38]。在这项针对 ALI 患者的前瞻性研究中，接受 12ml/kg 潮气量通气的患者其死亡率为 40%，而潮气量为 6ml/kg 者死亡率降至 31%；低潮气量组无须机械通气和未并发器官衰竭的时间较长。该研究与既往一些非结论性研究存在差异，推测主要源于以下几个方面：首先，NIH 的研究采用了比其他研究更低的潮气量，因此更能说明问题；其次，NIH 研究中通过提高通气频率或使用碳酸氢钠来治疗呼吸性酸中毒，预

表 101-2 急性呼吸窘迫综合征 AECC 定义和柏林定义的比较

	AECC 定义[77]	柏林定义[78]
病程	急性起病	已知临床发病或呼吸症状新发或加重后 1 周内
氧合指数	ALI：$PaO_2/FiO_2 \leqslant 300mmHg$； ARDS：$PaO_2/FiO_2 \leqslant 200mmHg$；	轻度：$200mmHg < PaO_2/FiO_2 \leqslant 300mmHg$ 伴 PEEP 或 CPAP $\geqslant 5cmH_2O$ 中度：$100mmHg < PaO_2/FiO_2 \leqslant 200mmHg$ 伴 PEEP $\geqslant 5cmH_2O$ 重度：$PaO_2/FiO_2 \leqslant 100mmHg$ 伴 PEEP $\geqslant 5cmH_2O$
胸片	双侧肺浸润影	双肺斑片影不能完全用渗出、小叶 / 肺塌陷或结节解释
水肿	无左房压增高的临床证据情况下，PAWP $\leqslant 18mmHg$	呼吸衰竭无法完全用心力衰竭或体液超负荷解释
危险因素	无	若患者无肺损伤的危险因素，则应行客观评估如超声心动图等检查以排除静水压性肺水肿

AECC，欧美共识会议；ALI，急性肺损伤；ARDS，急性呼吸窘迫综合征；FiO₂，吸入氧浓度；PaO₂，动脉血氧分压；PAWP，肺毛细血管楔压；PEEP，呼气末正压

防了其他有害作用；最后，NIH 研究中纳入 861 例患者，是迄今为止最大样本量的研究，因此增强了研究所发现的低潮气量通气的阳性结果的统计学效力[82]。

在采用相同患者数据的第二次研究中，Eisner 等[83]发现没有证据表明低潮气量通气策略所产生的效果随 ARDS 的临床原因而变化。尽管脓毒症 ARDS 的死亡率最高（43%），肺炎和吸入性肺炎 ARDS 的死亡率居中（36%），创伤 ARDS 的死亡率最低（11%），但无证据显示低潮气量通气治疗对不同组 ALI 或 ARDS 的治疗效果有差异。研究人员得出结论，无论其致病原因是什么，低潮气量通气治疗适用于所有的 ALI 或 ARDS 患者。

对 ALI 或 ARDS 患者通气管理上取得的重要进展使 ICU 患者的治疗得到提高。ARDSnet 试验证实，低潮气量机械通气治疗可使 ICU 死亡率明显降低 9%，因此在更有效的策略出现之前，该方法应列为治疗 ALI 或 ARDS 患者的标准策略。图 101-2 所示为加利福尼亚大学旧金山分校对 ALI 或 ARDS 患者所采用的机械通气治疗方案。关于无 ARDS 患者是否应采用保

ARDSnet
NIH NHLBI ARDS 临床医学网
机械通气治疗方案总结
UCSF 危重症医学科

急性发作诊断标准：
1. $PaO_2/FiO_2 \leqslant 300$（校正海拔高度）。
2. 与肺水肿同时出现的胸片示双侧肺部渗出影（片状、浸润或无改变）。
3. 无左心房压增高的临床证据。

第一部分：通气机的设置和调节
1. 计算理想体重（IBW）
   男性 = 50 + 2.3 ×[身高（英尺）−60]
   女性 = 45.5 + 2.3 ×[身高（英尺）−50]
2. 选择辅助控制模式
3. 设置初始 TV 到 8ml/kg（IBW）
4. 每隔一定时间（≤ 2h）减低 TV 1ml/kg(IBM)，直到 TV = 6ml/kg(IBM)
5. 设定初始频率接近基线 V_E 水平（不大于 35bpm）
6. 调整 TV 和 RR 以达到目标 pH 和平台压
7. 设定吸气流速超过患者的需要（通常 > 80L/min）

第二部分：撤机

> 撤机耐受的定义
> 1. RR ≤ 35（超过 35，持续不到 5min）和
> 2. SpO_2 ≥ 88%（可以耐受 80%，不超过 15min）和
> 3. 无呼吸窘迫（少于下列 2 项）：
> 脉率＞通常频率的 120% 并超过 5min，辅助呼吸肌明显参与呼吸，腹部反常呼吸，出汗，主诉呼吸困难。

A. 当出现下列情况时，执行 CPAP 试验
1. FiO_2 ≤ 0.40 和 PEEP ≤ 8
2. PEEP 和 FiO_2 ≤前日水平
3. 患者有可接受的自主呼吸用力（可在 5min 内减少通气频率 50% 以检测呼吸用力）
4. 无血管收缩药支持的情况下，收缩压 ≥ 90mmHg

实施试验：
设置 CPAP = 5cmH₂O，FiO_2 = 0.50
假如 RR ≤ 35 持续 5min，进一步采用下面的压力支持通气撤机
假如 RR > 35 在 5min 之内，可在适当处理（如吸引、镇痛和抗焦虑）之后再重复试验
假如不能耐受 CPAP 试验，回到以前的 A/C 模式

B. 压力支持撤机程序
1. 设置 PEEP=5，FiO_2=0.50
2. 根据 CPAP 试验期间的 RR 设置初始 PS
   a. 如 CPAP RR < 25：设置 PS=5cmH₂O 并采取步骤 3d
   b. 如 CPAP RR=25 ~ 35：设置 PS=20cmH₂O，然后每间隔不到 5min 减少 5cmH₂O，直到 RR=26 ~ 35，然后采取步骤 3a
   c. 如初始 PS 不能耐受：回到以前的 A/C 模式
3. 降低 PS（1700h 后不再降低）
   a. 每隔 1 ~ 3h 减低 PS 5cmH₂O，然后采取 3d 步骤（再次采用上一次可耐受的 PS 水平，并采取步骤 3a）
   b. 如 PS ≥ 10cmH₂O 不能耐受，回到以前的 A/C 模式；如耐受了，则可整夜用 5cmH₂O 或 10cmH₂O PS，直到第二天清晨撤机
   c. 如 PS=5cmH₂O 不能耐受，回到 PS 10cmH₂O；如耐受了，则可整夜用 5cmH₂O 或 10cmH₂O PS，直到第二天清晨撤机
   d. 如 PS=5cmH₂O 能耐受 2h 以上，可以考虑使用下面的非辅助呼吸

图 101-2　加利福尼亚大学旧金山分校（UCSF）对 ALI 或 ARDS 患者所采用的低潮气量机械通气治疗方案。该方案基于 ARDSnet 临床试验方案而制订。A/C，辅助 / 控制；BP，血压；CPAP，持续正压通气；FiO_2，吸入氧浓度；ICU，重症监护治疗病房；I：E，吸 - 呼比；NHLBI，美国国立心肺和血液研究院；NIH，美国国立卫生研究院；PAO_2，肺泡气氧分压；PEEP，呼气末正压；Pplat，平台压；PS，压力支持，RR，呼吸频率；SpO_2，外周血氧饱和度；TV，潮气量；V_E，每分通气量

C. 非辅助性呼吸试验
1. 放置 T 管，气管垫圈或 CPAP<5cmH₂O
2. 按下列方法评估 2h 耐受性
3. 如能耐受，考虑拔管
4. 如不能耐受，回到 PS 5cmH₂O

非辅助呼吸耐受的定义：
1. RR ≤ 35 和
2. SpO₂ ≥ 90% 和（或）PaO₂ ≥ 60mmHg 和
3. 自主呼吸 TV ≥ 4ml/kg（IBM）和
4. 不存在呼吸窘迫（少于下列 2 项）：
脉搏高于通常脉率的 120% 且超过 5min，辅助呼吸肌明显参与呼吸，腹部反常运动，出汗，主诉呼吸困难。

氧合目标：
PaO₂ 55～80mmHg 或 SpO₂ 88%～95%
使用以下渐增式 FiO₂/PEEP 比值以达标：

FiO₂	0.3	0.4	0.4	0.5	0.5	0.6	0.7	0.7
PEEP	5	5	8	8	10	10	10	12

FiO₂	0.7	0.8	0.9	0.9	0.9	1.0	1.0	1.0
PEEP	14	14	14	16	18	20	22	24

目标平台压：≤ 30mmH₂O
至少每 4h 和在每次改变 PEEP 或 TV 时检查平台压（吸气末停顿 0.5s）、SpO₂、总 RR、TV 和 pH

若平台压 > 30cmH₂O：减低 TV 1ml/kg（min = 4ml/kg）
若平台压 < 25cmH₂O：增加 TV 1ml/kg，直到平台压 > 25cmH₂O 或 TV < 6ml/kg

目标 pH：7.25～7.45
酸中毒的处理：
pH < 7.25 但 ≥ 7.20
1. pH<7.25 时通知 ICU 住院医师
2. 提高 RR，直到 pH > 7.25 或 PaCO₂ < 25
3. 如 RR=35 和（或）PaCO₂ < 25，可以给予碳酸氢钠，也可不予处理至 pH < 7.20
pH < 7.20
1. 增加 RR 到 35（如果不到 35 的话）
2. 若 pH 持续 < 7.20，考虑输注碳酸氢钠，可以以 1ml/kg 的幅度增加直到 pH > 7.20（可以超过平台压靶目标）
碱中毒的处理（pH > 7.45）
1. 尽可能减低通气量

I：E 目标比率 1：1～1：3。调整流速以达到目标。
若 FiO₂=1.0 且 PEEP=24cmH₂O，可以调整 I：E 至 1：1

图 101-2 续

护性肺通气策略的问题尚无答案，最新的 meta 分析表明在无肺损伤的患者中，低潮气量通气可延缓肺损伤、降低死亡率[84]。

非传统的通气措施

为改善 ALI 引起的低氧血症和通气血流比失调，除采用低潮气量通气策略外，还可采取其他的治疗措施如高呼气末正压、肺复张手法、俯卧位通气、一氧化氮吸入（iNO）、神经肌肉阻滞药和早期气管切开术等。下文将对此进行讨论。

高呼气末正压 应用呼气末正压（positive end-expiratory pressure，PEEP）的主要目的是减少周期性肺泡塌陷和剪切伤。Brower 等[85]评估了低潮气量和增加呼气末容量避免肺损伤的作用（assessment of low-tidal volumeand increased end-expiratory volume to obviate lunginjury，ALVEOLI 研究），将接受低潮气量通气的 549 名 ARDS 患者随机分为高 PEEP 组和低 PEEP 组，结果发现两组院内死亡率相似（24.9% vs. 27.5%）。这一结论被近期的 meta 分析所证实，该分析从 3 项超过 2000 名患者的试验收集数据来验证高或低 PEEP 的效果。而高 PEEP 或低 PEEP 与提高住院患者的生存率无关[86]。故目前仍然推荐使用传统的 5～12cmH₂O 的 PEEP 值。

肺复张手法 ARDS 患者必然伴发"重力依赖性肺不张"。肺不张可导致肺内分流、通气血流比失调和肺不同部位的肺顺应性差异。有人对肺复张提出采用持续性增高气道压的策略，以促使肺泡重新膨胀[87]。运用此法必须谨慎，操作不当可引起不良并发症，诸如静脉回流显著减少而导致低血压；肺泡通气量下降可引发高碳酸血症和呼吸性酸中毒；还可能引发气胸、心律失常和细菌移位等。最合适的气道压力、持续时间和频率尚无明确参数可循。ALVEOLI 研究中，给予患者高 PEEP 的同时采用气道压在 $35 \sim 40 cmH_2O$、持续 30s 的肺复张手法，以评估其对氧合的影响[85]。对最初 80 例患者的观察提示，肺复张手法仅有轻度改善氧合的作用，所以未应用于其他患者。由于肺复张手法仅短暂提高氧合而不能改善死亡率，所以不推荐常规应用。

俯卧位通气 鉴于肺不张和通气血流比失调可能与重力有关，有人设想如果将患者处于俯卧体位，有可能改善气体交换功能。尽管在变换俯卧位的搬动中可能会遇到一些困难，诸如气管导管、监测仪缆线或胸腔引流管的意外脱落、患者的意外伤害等，但可获得较高的功能残气量，也利于排出气管内分泌物和改善氧合。Gattinoni 等[88] 设计了一项多中心的前瞻性随机试验，比较仰卧位和俯卧位对 ARDS 患者的影响。该研究将 304 例患者分为仰卧位组和俯卧位组，后者每天给予 6h 以上的俯卧位机械通气，连续 10 天。俯卧位组氧合得到改善，但两组之间的死亡率并无差异。最近，Guerin 等[89] 对重症 ARDS 患者（$PaO_2/FiO_2<150mmHg$）进行了研究，所有参与此项研究的中心均有 5 年以上俯卧位通气的经验。所有患者在病程早期（随机分组后的 1h 内）采用俯卧位通气，每天连续 16h，同时给予镇静药和肌肉松弛药。结果表明，28 天死亡率从对照组的 32.8% 下降到俯卧位组的 16%，而且干预组的并发症发生率未见明显增加（$P < 0.001$）。个别患者可能从中获益，但现有数据不支持在所有医院常规施行俯卧位通气。利用具有旋转功能的特制病床可能是俯卧位通气的替代措施，但目前尚无针对这种病床疗效的前瞻性研究。

一氧化氮（NO）吸入 人体有许多细胞具有合成内源性 NO 的功能，如巨噬细胞、肥大细胞和平滑肌细胞等。NO 具有调节血管紧张度和神经传递、抑制血小板聚集和细胞毒性等功效，与自由基产生相互作用[90-91]。NO 与血红蛋白结合，经代谢转变为亚硝酸盐和硝酸盐而经尿排出[92]。其代谢过程非常迅速，半衰期极短，仅几秒钟，且效应点仅局限于其即时释放的区域。故吸入 NO（iNO）可选择性地抵达肺通气尚好的区域，促使局部毛细血管扩张，由此来改善通气血流比失调和改善氧合（图 101-3）。iNO 的这种效应与其他肺血管扩张剂有所不同，后者的作用是不加选择地扩张全身血管，反而促使气体交换功能恶化（参见第 104 章）。而 iNO 的作用仅局限于肺血管内的血红蛋白，这样就可避免全身血管扩张的危害。

最初，iNO 仅作为一种改善氧合的抢救性措施用于严重 ARDS 的治疗[93]。进一步的研究发现，在 ARDS 病程早期使用 iNO，能降低肺动脉压；使静脉血掺杂下降；在不影响血压、体血管阻力（SVR）或心排血量的情况下使氧合改善[94-95]；PaO_2/FiO_2 比值平均可提高 42%[96]。长时间吸入 NO，其良好效果仍能保持稳定，但如果突然终止 iNO，则可出现反跳综合征[97]。

1988 年已有 3 篇对 ARDS 患者 iNO 治疗的随机研究报告发表，其中 2 篇的病例数少（不足 40 例），但其结果恰与另一篇多中心研究的随机双盲观察结果相一致[98]。这些报告都指出，在使用 iNO 之初，氧合可快速改善；但在第 2 ~ 7 天时，试验组与安慰剂组的组间 FiO_2 已无显著性差异。最重要的结果是，两组间在 4 周内的死亡率、存活天数和需行机械通气等方面无差异。患者对 iNO 治疗反应好的含义是：PaO_2 增高超过 20% 或更高，iNO 治疗组与传统治疗组间的 30 天死亡率无显著性差异[96]。最近一项包含 12 个单位 1237 例资料的 meta 分析也发现，iNO 组的 PaO_2/FiO_2 比值增高，但 iNO 组的住院死亡率、机械通气天数或撤离机械通气时间均无显著性差异。iNO 组的肾功能紊乱风险增高（RR 为 1.5；95%CI 为 $1.11 \sim 2.02$）[99]。

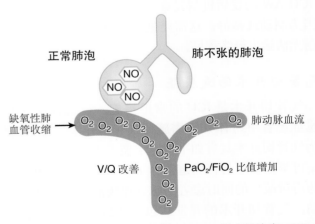

图 101-3 吸入 NO 的作用机制。FiO_2，吸入氧浓度；NO，一氧化氮；O_2，氧气；PaO_2，动脉血氧分压；$\dot{V}/\dot{Q}$，通气 / 血流 (*Adapted from Liu LL, Aldrich JM, Shimabukuro DW, et al: Special article:rescue therapies for acute hypoxemic respiratory failure, Anesth Analg111:693-702, 2010.*)

根据以上资料，对 ARDS 患者不推荐常规使用 iNO。对氧合低下的危重症例也无资料表明 iNO 具有抢救性效果。iNO 对某些特殊病例（例如急性进行性缺氧、严重肺动脉高压或右心功能衰竭）的潜在价值，尚有待进一步研究阐明。

神经肌肉阻滞药 1977 年首次报道了患者联合应用机械通气、高剂量皮质醇和神经肌肉阻滞药（neuromuscular blocking agents，NMBAs）后出现严重的肌无力（参见第 34 章）[100]。此后，又有 20 余项研究成果公开发表，多为观察性研究。大部分研究结果表明，NMBAs 仅偶尔与 ICU 获得性肌无力（ICU-acquired weakness，ICU-AW）有因果关系[101]。Kesler 等[102]在临床实践中改变策略以避免肌肉松弛。他们比较了 1995—2004 年期间 74 名哮喘患者的记录，发现尽管刻意减少了 NMBAs 的使用，但 ICU-AW 的发生率并无不同（20% vs.14%，P = 0.23）。

最近，Papazian 等[103]报道了一项关于顺式阿曲库铵对重度 ARDS 患者（PaO₂/FiO₂<150）影响的研究，340 名患者随机分为接受 48h 的顺式阿曲库铵组和安慰剂组。除了 90 天生存率这个主要参数外，同时将肌力测试作为检验肌无力的指标，结果显示，两组 ICU-AW 的发生率无明显差别（29% vs.32%，P = 0.49）。在接受不同剂量顺式阿曲库铵的亚组试验中，各组间 ICU-AW 的发生率也无差别（37% vs. 30%，P = 0.32）。同安慰剂相比，顺式阿曲库铵组 90 天死亡风险比为 0.68（95% CI 为 0.48～0.98，P = 0.04）。

就目前对 NMBAs 的了解，尚需更多的研究资料加以明确。在行机械通气的 ARDS 患者中，短时间使用 NMBAs 能增加氧合、减少呼吸机相关性肺损伤。但 ICU-AW 的发病机制究竟是因为神经肌肉阻滞药还是因为制动或镇静，这需要进一步研究以明确，在此之前无法给出最终意见。

气管切开术的适应证

气管切开术是 ICU 的常用措施。行机械通气的危重症患者中约有 10% 需施行气管切开术[104]。一般认为气管切开术具有如下优点：便于更安全的气道管理；可早期安全进行肠道营养；更便于口腔护理；镇静药用量减少的同时患者的感觉比较舒适；促进早期活动。气管切开术的并发症包括造口处感染、气胸、皮下气肿、气管软化和气管狭窄[105]。气管切开术存在的问题主要有：哪些急性呼吸衰竭患者应施行气管切开术？如何判定气管切开术的最佳时机？

一篇发表于 1998 年的综述指出，气管切开术用于危重症患者能改变机械通气时长和防止气道损伤，这一观点尚未得到充分的证据支持[106]。其后，有个别研究报道认为早期施行气管切开术可减少机械通气天数[107]，缩短留住 ICU 时间和住院总天数[108]，使上呼吸道损伤率降低[107]。一项 meta 分析研究试图对这一问题做出决定性评价，但遗憾的是符合入选 meta 分析标准的患者例数在 5 项试验中仅有 406 例[109]。分析结果提示，实施气管切开术的时机不能改变死亡率和院内获得性肺炎的风险，但早期施行气管切开术可减少机械通气天数和留住 ICU 的总天数。有关数据见表 101-3。由于下列问题（病例入选或排除标准、实施气管切开术"早"或"晚"的定义、入选患者的个体差异性、院内获得性肺炎的诊断标准等）的可变性，所以此 meta 分析的异质性较高，因此对上述结果尚不能视为结论性意见。

最近 Blot 等在法国 25 所 ICU 进行了一项随机对照试验，将早期气管切开术（气管插管 4 天内）与长期气管插管相比较，结果显示，气管切开术对 28 天死亡率、VAP 发生率、无须机械通气时间和 ICU 留住时间并无益处[110]。Terragni 等在意大利 12 所 ICU 中进行的随机对照试验也证实了这一结论，他们发现早期气管造口（插管后 6～8 天）与晚期气管造口（插管后 13～15 天）对减少 VAP 无统计学意义（14% vs. 21%，P = 0.07）[111]。

危重症患者早期或晚期实行气管切开术对死亡率和 VAP 发生率均无明显影响。也许某些患者能从早期气管切开中获益，但困难在于如何判断这些患者可能在首次撤离呼吸机时失败而需要延迟撤机过程，这就需要一个更好的预测模型。气管切开术应在可能撤机困难或撤机过程较长的患者实施。遗憾的是，目前尚无特异而敏感的试验或者评分系统能预测患者是否需延迟撤机。因此，对施行气管切开术患者的选择尚存在主观性。

表 101-3 早期和晚期实施气管切开术的比较

	相对风险	95% 可信区间	P 值
气管切开术的时机	0.79	0.45～1.39	0.42
肺炎的发展	0.9	0.66～1.21	0.48
	平均差	95% 可信区间	P 值
机械通气时间	−8.5 天	−15.3～−1.7 天	0.03
ICU 留住天数	−15.3 天	−24.6～−6.1 天	0.001

Modified from Griffiths J, Barber VS, Morgan L, et al: Systematic review andmeta-analysis of studies of the timing of tracheostomy in adult patientsundergoing artificial ventilation, BMJ 330: 1243, 2005

经皮穿刺式气管切开术与切皮开放式气管切开术的比较 经皮穿刺式气管切开术是为保障成年危重症患者气道安全而出现的一种方法，其优点包括：皮肤创口小、组织创伤少、创口感染率低、移动患者入手术室时的风险低、所需人力少。两项 meta 分析报告指出，经皮穿刺式气管切开术的并发症减少，资源消耗降低，成本 - 效益提高；并且，由于该方法可在床旁施行，因此与切皮开放式气管切开术相比，前者可行性更强[112-113]。需要谨记的是这些研究结果的适用范围需排除下列情况，如紧急气管造口、可疑困难气道或困难气道、既往气道问题、凝血功能障碍和既往气管造口史等。因此，尽管经皮穿刺式气管切开术安全有效，但从目前资料看，该法仅适用于入住 ICU 的某些特定患者。

静脉液体的管理和监控

肺动脉导管（pulmonary artery catheters，PACs）用于危重症患者的比例已大幅度下降。多数研究未能证实其有效性，甚至认为反而有害。其中最著名的研究是 SUPPORT（Study to Understand Prognoses and Preferences for Outcomes and Risks of Treatments），该研究对 5735 例危重症患者进行回顾性分析[114]，指出采用 PAC 者死亡率增高、费用增加。Richard 等[115] 对 ARDS 或休克患者进行了 PAC 和中心静脉导管（central venous catheters，CVCs）的前瞻性对照研究。该研究纳入法国 36 所 ICU 的 676 例患者，临床管理交由经治内科医师来负责，结果显示两者所有涉及预后的变量均无差异。

最近，在美国国立心肺和血液研究所（NHLBI）ARDS 临床试验网站指导下，对 1000 例确诊为 ALI 的患者进行液体和导管治疗试验（Fluids and Catheters Treatment Trial，FACTT），分别采用 PAC 或 CVC 作为获得血流动力学数据的工具[116]。承担此项研究的人员都来自大学 ICU，受过血流动力学分析的培训，遵循特异性的管理流程。研究表明，尽管与导管相关的严重并发症很少，但 PAC 组的心律失常和传导阻滞发生率确实较高；两组都不能防止或逆转器官衰竭，不能减少必需的支持治疗（如血管加压药、辅助通气或肾替代治疗），不能缩短转出 ICU 的时间，不能降低 60 天死亡率。可能是由于对上述资料的认识，美国在过去 10 年间的 PAC 使用率已降低 65%[117]。

最近，FACTT 得出一个令人感兴趣的结论，在已确诊的 ALI 患者中使用保守性液体治疗方案可能更为有效[118]。虽然两组的 60 天死亡率相同，但保守性液体治疗可改善肺功能和中枢神经系统功能；减少镇静

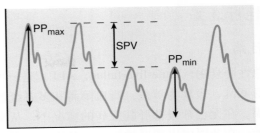

图 101-4 液体反应的无创监测。PPmax，最大脉压；PPmin，最小脉压；SPV，收缩压变异度

药、机械通气和重症监护的需求；不增加并发症（如非肺源性器官衰竭或休克）的发生率。

既往 10 年不再强调对肺毛细血管楔压和中心静脉压的监测，而是更关注对液体治疗反应的评估[119]。基于生理反应的动态指标比静态指标更有意义[119]。这种源于动脉压力波形 [收缩压变异率（SPVs）和脉压变异率（PPVs）] 的监测是微创的、实时的，可用于评估机械通气患者的心肺交互作用（图 101-4）。尽管在麻醉状态下，这些预测液体反应性的研究前景良好[120-121]，但在 ICU 中却存在很多问题。通常要求患者必须是窦性心律、胸腔闭合、腹压正常，而且是在行 0 ~ 5cmH2O PEEP 控制通气的情况下[122]。

或许最佳的液体治疗方法是根据临床检查结果进行管理，并根据患者的病程进展给予适当的滴定输液。在脓毒症急性期，目标导向的开放性输液对患者是有益的[123]。但是，在确诊为 ALI 的患者，过量的液体是无益的。

液体选择：晶体与胶体比较

目前尚无明确证据表明哪类液体（胶体或晶体）更适用于液体管理。Finfer 等将近 7000 名 ICU 患者随机分组给予 4% 白蛋白或生理盐水[124]。两组 28 天死亡率相似，提示白蛋白和生理盐水用于混合的 ICU 患者容量替代治疗的作用是相同的。在胶体液中，证据显示不应使用羟乙基淀粉，以避免肾损伤。与生理盐水相比，使用羟乙基淀粉复苏的患者需要肾替代治疗的比例明显增加（7% vs. 5.8%，P = 0.04），而且副作用更多（如瘙痒和皮疹）（5.3% vs. 2.8%，P < 0.001）[125]。与乳酸林格液相比，严重脓毒症患者使用羟乙基淀粉可增加 90 天死亡率（RR 为 1.17；95% CI 为 1.01 ~ 1.36，P = 0.03）和肾替代治疗率（RR 为 1.35；95% CI 为 1.01 ~ 1.80，P = 0.04）[126]。目前越来越多的观点认为不应使用羟乙基淀粉（参见第 61 章）。

急性肝衰竭

流行病学

急性肝衰竭（acute live failue，ALF）是一种罕见的全身紊乱，表现为黄疸、凝血障碍和多系统器官功能衰竭。在无已知慢性肝脏疾病的情况下，从出现黄疸开始，在 8 周内出现肝性脑病（肝昏迷）者，即可确诊为 ALF[127]。美国每年约有 2000 例 ALF 患者[128]，其中服用过量乙酰氨基酚是主要诱因[129]。对暴发性肝衰竭（fulminant hepatic failure，FHF）患者如果不及时施行肝移植手术，死亡率可高达 60%～80%[130]，死因主要为多器官衰竭、脓毒症和脑水肿。一般来讲，在 ALF 期间施行肝移植，预后比慢性肝病期施行肝移植者为差，其术后由脓毒症和多系统器官功能衰竭导致的死亡率高[131]。

影响急性肝衰竭预后的因素

肝移植时机的选择与患者的筛选非常重要，因为肝移植是治疗 ALF 的唯一有效措施[132]。虽然目前已有相关的评分系统，但是由于 ALF 的病因十分复杂，所以其准确度受到影响（图 101-5）。绝大多数是受到例数的限制，而有些病程较长的患者在治疗过程中支持性的治疗措施不断改变。英国皇家学院（The King's College）的评估标准用于评估那些不行肝移植手术则面临死亡的患者，特异度可高达 94.6%，但灵敏度较低（58.2%），这提示有一部分未达到评估标准的患者仍将会死亡[133]。此评估标准的阴性预测值也不高，因此可能导致原本无须肝移植就可恢复的患者接受了肝移植手术。另一种预测标准终末期肝病评估模式（Model for End-Stage Liver Disease，MELD）[134]，适用于评估各种原因（包括乙酰氨基酚）所致的 ALF 的预后。测定血乳酸盐水平[135]和高磷酸盐血症[136]也有一定的应用前景。

暴发性肝衰竭的处理

一般支持治疗　ALF 患者往往病情迅速恶化，均需入住 ICU 进行严密监护、明确病因，并尽早将适合原位肝移植的病例转入移植中心。对出现神经症状而致气道不畅者需尽早施行气管内插管。为维持血压需输注晶、胶体液扩容。为预防脑水肿，需纠正酸碱失衡、处理高热和严密监测血糖。因肝肾综合征导致的肾衰竭，随着肝功能的恢复可逆转。对进展期 ALF 需施行连续性肾替代治疗（continuous renal replacement-therapy，CRRT），以治疗肾功能不全、稳定血容量和防止脑水肿。由于这些患者发生菌血症和脓毒症的概

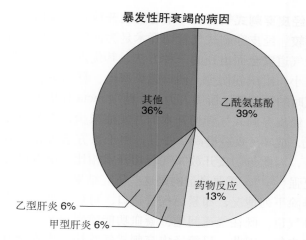

暴发性肝衰竭的病因

图 101-5　暴发性肝衰竭的病因 (Modified from Schiodt FV, Atillasoy E, Shakil AO, et al: Etiology and outcome for 295 patients with acute liver failure in the United States, Liver Transpl Surg 5:29-34, 1999.)

率高于普通人群，故早期使用抗生素和控制感染源非常重要[138]。尽管凝血与纤溶途径均存在异常，但仍处于相对平衡，除非血小板计数过低，出、凝血功能尚可保持相对稳定状态[139]。一旦明确病因，应采取对应的治疗（如 N-乙酰半胱氨酸用于治疗乙酰氨基酚中毒、青霉素 G 用于治疗蕈类中毒、妊娠相关急性肝衰竭者尽早分娩等）[134]。

颅内压增高的处理　ALF 一旦发生脑水肿和颅内高压，很可能是一种灾难性的并发症（参见第 70 章）。体内原本由肝清除的渗透活性化合物此时蓄积在血液内并弥散入脑实质。其水分移入神经细胞和神经胶质的结果是脑肿胀，可能诱发脑疝。目前对构成脑水肿的真正化合物尚不清楚，氨可能是其中一种重要物质。

脑水肿的诊断可能比较困难。必须进行一系列的神经病学检查，经常行头颅动态计算机断层扫描可识别脑水肿的早期征象。尽管早期监测颅内压已被证实不能改善预后[140]，但很多中心仍在采用。传统方法采用脑室内置管监测，但由于可导致严重出血，所以可通过经颅或经腰段硬膜外腔进行颅内压的监测。

降低颅内压的方法还包括 CRRT 清除血氨、低温、巴比妥类药镇静以及使用甘露醇和高张盐水等[141]。尽管大多数实验室数据证明低温有益于控制 ALF 引发的脑并发症，但仍缺乏临床随机试验证明其安全性或有效性[142]。

肝的支持设备

生物人工肝：生物人工肝使用肝细胞以代替终末期肝的合成、解毒和排泄功能。人的肝细胞不易培养

成活，所以通常选择猪肝细胞更为合适[143]。生物人工肝的基本原理是：在空心纤维毛细管的管壁外空隙中预置肝细胞，将患者的血浆引入纤维毛细管，血浆中的分子物质允许通过管壁薄膜，与肝细胞接触进行交换，而血浆中的免疫球蛋白、补体和细胞成分则被阻止不能通过。2004 年，一项前瞻性的关于生物人工肝系统的多中心随机对照研究结果发表[144]，结果表明，生物人工肝不能提高生存率。该研究的亚组分析结果显示，有部分暴发性或亚暴发性肝衰竭患者接受生物人工肝治疗后生存率有所提高，但该结果无显著意义。

体外人工透析设备：能提高滤过选择性的微孔膜的问世使体外人工透析设备重新得到关注。这种系统针对白蛋白结合物包括 FHF 患者体内蓄积的大多数毒素，大分子物质如免疫球蛋白不能通过。这种装置在生物化学方面有了显著的改进[145]，但是这些研究规模还比较小，而且缺乏对照，所以是否能应用到临床并改善预后仍存在争议（参见第 107 章）。

总之，这些肝支持系统看似安全，但存在出血、全身感染、弥散性血管内凝血（DIC）和过敏反应等副作用。一项针对接受人工和生物人工生命支持系统治疗的 ALF 患者的 meta 分析（该分析包含 8 项随机对照试验的 139 名患者）结果显示，上述肝支持系统不能明显改善 ALF 患者的死亡率[146]。考虑到患者病情的严重程度，临床随机试验受到限制。在该方法被大力推荐应用于临床之前，应该开展更多的有关存活率的对照试验。

急性肾衰竭

流行病学

ICU 中急性肾损伤（acute kidney injury，AKI）的发病率及其预后差异很大。据报道其发病率可高达 35%[147]。肾替代治疗是这类患者的主要支持手段，但死亡率仍然很高。尽管近年来肾替代治疗技术有所提高，但 ICU 中 AKI 导致的死亡率仍高于 50%[148]。

诊断

AKI 的诊断尚无统一标准。最近的调查显示，在各类文献中 AKI 的定义至少有 35 种[149]。这种混乱状况导致报道中 ARF 的发病率和临床表现存在很大的差异。由肾科医师和重症医师组提出急性透析的质量倡议（Acute Dialysis Quality Initiative，ADQI），提出了诊断肾功能不全的新标准。他们认为识别轻度肾功能不全具有重要的临床意义，因此将肾功能不全按轻度至重度进行分级才能更好地描述该疾病。推荐采用 RIFLE（Risk，Injury，Failure，Loss and ESRD）诊断标准（表 101-4），以风险、损害、衰竭与两种预后分级（肾功能丧失和终末期肾病）进行描述。患者死亡率随着 RIFLE 升高而升高，与共存疾病无关[150]。这些数据提示即使对于轻度 AKI 也应采取预防措施，这样能提高生存率，且恢复 ICU 患者肾功能应作为特定的治疗目标。

急性肾衰竭的处理

一般支持治疗　对 ARF 患者需严密监控，应按肾前性、肾性和肾后性原因进行鉴别诊断。实验室评估应包括血清电解质、尿电解质、尿常规和尿沉淀物检查。少尿时必须仔细评估容量状态是低血容量还是高血容量，低血容量能够引起肾前性氮质血症。需纠正电解质紊乱及酸碱失衡。对进行性肾衰竭患者应给予持续的肾支持，包括纠正容量负荷过重和电解质紊乱。对抗生素和其他药物的剂量，需根据肌酐清除率

表 101-4　RIFLE 诊断标准

	肾小球滤过率（GFR）	排尿（UO）	住院死亡率相对风险[150]
风险	Cr 增加 1.5 倍或 GFR 减小 > 25%	UO < 0.5ml/(kg·h) × 6 h	2.2（95%CI 为 2.17 ~ 2.3）
损伤	Cr 增加 × 2 倍或 GFR 减小 > 50%	UO < 0.5ml/(kg·h) × 12h	6.1（95%CI 为 5.74 ~ 6.44）
衰竭	Cr 增加 3 倍或 GFR 减小 ≥ 75% 或 Cr > 4mg/dl	UO < 0.3ml/(kg·h) × 24h，或无尿 × 12h	8.6（95%CI 为 8.07 ~ 9.15）
丧失	肾功能完全丧失 > 4 周		
ESRD	终末期肾病		

GFR，肾小球滤过率；UO，尿量；OR，比值；Cr，肌酐；ESRD，终末期肾病
Modified from Kidney Disease: Improving Global Outcomes, Acute Kidney Injury Work Group: KDIGO clinical practice guideline for acute kidney injury, Kidney Inter Suppl 2(1):1-138, 2012

和血药浓度进行调整，并予严密监控。尿毒症可能引起血小板功能障碍而引发出血问题，需使用去氨加压素（DDAVP）支持。

使用高氯溶液（0.9% 生理盐水、4%～5% 白蛋白）进行液体复苏可导致尿量和电解质分泌减少、高氯性血症、代谢性酸中毒和肾血管收缩。近期一项开放性序贯研究显示在危重患者限制使用高氯溶液可延缓肾衰竭的进程及减少肾替代治疗的需求[151]。

肾支持治疗 ARF 患者常需要某种肾替代治疗。一般采用"持续静脉 - 静脉血液滤过法"（continuous venovenous hemofiltration，CVVH），这种方法是 CRRT 的一种。尽管 CRRT 理论上比间歇血液透析法（intermittent hemodialysis，IHD）更具优势，如可以增加血流动力学稳定性、提高滤过量、增强超滤能力等，但尚无独立的随机试验证明其优越性[152, 153]。对其有效使用时限、配量设置以及对患者的益处尚不十分清楚。

近期研究发现，透析效果与透析方式（IHD 或 CVVH）无关，而与透析剂量有关。透析不足似乎是有害的[154]，ARF 患者早期开始较高滤过量的透析治疗似乎可降低死亡率[155]。而加强剂量的 CRRT 在死亡率、肾功能恢复以及 ICU 留住时间等方面并未显示出优势[156-158]。尽管行 IHD 时的血流动力学更不稳定，但当 CRRT 和 IHD 治疗的两组患者采用相同的透析剂量、多聚体膜和碳酸氢盐缓冲系统时，两者的 60 天死亡率并无差异[159]。尽管目前都趋向于使用 CRRT，但可显著节省 ICU 资源的 IHD 正在引起关注。

重症监护治疗中的并发症

ICU 死亡率已有所下降。例如，2 年内脓毒症的死亡率从 37% 下降到了 30.8%（$P<0.001$）[160]。尽管 ICU 的医疗管理已有长足的进步和提高，但 ICU 治疗的并发症限制了死亡率的进一步下降。下文将讨论 ICU 并发症的预防，如 ICU-AW、院内获得性感染（HAIs）以及交班时出现的错误。

ICU- 获得性肌无力

近年来，随着危重症患者生存率的提高，很多患者从 ICU 转出后需行进一步的康复治疗。重度神经肌肉无力或 ICU-AW 是 ICU 存活者中常见的并发症，并且可导致严重的功能损害。导致 ICU-AW 的危险因素众多，包括疾病的严重程度、全身炎症反应综合征（SIRS）[161]、持续数天的两种或两种以上器官功能障碍、机械通气持续时间[162]、ICU 留住时间、血糖水平[163] 以及皮质类固醇或 NMBAs 的应用[164]。严格控制血糖的利弊尚存在争议，皮质类固醇或 NMBAs 的应用与 ICU-AW 之间是否存在因果关系尚无定论。目前还缺少针对 ICU-AW 的预防和治疗意见[165]。

可行性的治疗就是在 ICU 中要尽早活动、避免长期卧床。运动锻炼能提高肌肉力量，并促进具有肌肉保护作用的抗炎细胞因子的产生[166]。Griffiths 等在应用 NMBAs 治疗的呼吸衰竭患者中观察一侧下肢持续被动运动的疗效。与另一侧下肢相比，接受被动运动的下肢中肌肉 DNA- 蛋白比例（一种消耗指标）的下降明显减少[167]。

其他研究也证明了早期活动可改善临床预后。专业的运动治疗团队（包括护士、助理护士及理疗医师）按照早期运动治疗方案，提供每周 7 天的康复治疗，可明显降低住院死亡率（12.1% vs.18.2%，$P = 0.125$）。对体重指数、APACHE II 评分和血管加压药使用情况进行校准后发现，早期运动可以减少 ICU 留住时间（5.5 天 vs. 6.9 天，$P = 0.025$）和住院时间（11.2 天 vs. 14.5 天，$P = 0.006$）[168]。

尽管此前资料显示早期运动具有明确的益处，但对 ICU 内危重患者的运动仍存在挑战和顾虑。困难之一就是 ICU 危重患者所接受的气管内插管、血管内穿刺置管以及其他医疗设备的使用均要求卧床并制动，且已成为常规，但研究表明机械通气的患者同样可以安全地进行活动。Bailey 等观察了 103 名 ICU 患者的 1400 次活动，发现只有 9 名患者发生了 14 个微小事故。这些早期运动并未引发气管导管脱出等意外事件，也未增加医疗费用和延长住院时间[169]。Morris 等对 145 名气管插管的 ICU 患者实行早期运动的研究得出了相似的结论，也未发生设备脱出等意外情况[168]。很显然，ICU 中早期运动是可行的，应受到常规的支持，而且应该更早于目前的习惯做法。Schweicker 等的研究是在气管插管平均 1.5 天后开始早期运动治疗[170]。早期运动患者出院后各项功能更加自主（59% vs. 35%，$P = 0.02$），更多的患者可直接回家（43% vs. 24%，$P = 0.06$）。在 28 天随访期内，给予运动治疗的试验组与对照组相比较，发生精神障碍的时间更短（中位数 2.0 天 vs. 4.0 天，$P = 0.02$），无须机械通气的时间更长（23.5 天 vs. 21.1 天，$P = 0.05$）。

ICU 中的早期运动治疗需要多学科合作[171]。想达到改变常规的目标需要得到单位领导和临床医生的支持[172]。医师、护士、理疗师之间的良好交流至关重要。应深入研究哪些患者群体比其他患者更能从早期运动治疗中获益，同时应进一步明确早期运动的适宜度和相对或绝对禁忌证。总之，早期运动对降低死亡率是非常有前途的治疗手段。

院内获得性感染

ICU 中最常见的院内感染为尿路感染（31%），其次是肺炎（27%），再次是原发性血行感染（19%）[173]。某些研究指出，积极改进服务质量可降低院内交叉感染率、死亡率和费用[174-175]。由美联邦政府资助的"医疗补助计划和医疗保险服务中心"对 ICU 常见并发症如尿路感染和 CVC 相关性血行感染，已不再提供额外的经费补偿。除了普遍采用的公布感染率外，此项"绩效"政策显然促进了医院对感染率监控的重视。

呼吸机相关性肺炎

在气管插管前无肺炎迹象或可能发展为肺炎的临床证据，而于插管机械通气 48h 后出现了肺炎，称为"呼吸机相关性肺炎"（ventilator-associated pneumonia，VAP）[176]。VAP 是行机械通气和危重患者发病率和死亡率较高的主要诱因。VAP 的发生率估计为 10% ~ 25%[177]，死亡率估计为 5% ~ 27%[178]。VAP 的发病可能与微量误吸被细菌污染的口咽或胃液分泌物有关，危险因素包括已行抗生素治疗和施行有创监测[179]。

对 VAP 的诊断尚存在质疑。当患者出现发热、白细胞增多、脓性分泌物、X 线胸片示新的浸润性阴影，以及气管内分泌物经非定量性分析分离出细菌时，可以做出肺炎的疑似诊断。这种诊断标准属非特异性，容易导致滥用抗生素、增加住院费用、促使耐药微生物的出现，而且还可能延误对发热真正原因的诊断。这些问题促使一些学者建议对 VAP 的诊断采用有创性技术手段。

Fagon 等[180] 在纤维支气管镜直视下，利用无菌取样刷或支气管肺泡灌洗技术采集样本，进行定量性细菌培养。如果用取样刷采集的样本，每毫升培养出不低于 10^3 个菌落单位（CFU）/ml；或用支气管肺泡灌洗采集的样本，每毫升培养出不低于 10^4 个 CFU/ml，即可确诊为 VAP。有创性取样组与对照组比较，第 14 天时死亡率下降（16.2% *vs.* 25.8%，P = 0.022），无须抗生素治疗的天数增加（5.0±5.1 天 *vs.* 2.2±3.5 天，P<0.001）。该研究提出在应用抗生素治疗之前必须明确 VAP 的诊断，这一点引发强烈争议。Bregeon 等[181] 沿用同样的研究思路，但不用有创性纤维支气管镜手段，而改用带无菌刷的导管直接采集样本，其细菌检出敏感度与有创纤维支气管镜采集样本者相同。

呼吸机相关性肺炎的预防

和所有院内感染一样，预防是最为有效的措施。过多使用预防应激性溃疡而改变胃液 pH 的药物会增加发生 VAP 的危险[182]。因此，使用不增高胃液 pH 的硫糖铝可能优于 H_2 受体拮抗剂或质子泵抑制剂。采用床头抬高 30° 的体位是预防 VAP 成本 - 效益比最优的方法。Drakulovic 等[183] 发现此项措施可使 VAP 发生率降低且无副作用。这种体位可减少胃食管反流，并且易于实施和监控。

气管导管套囊上方分泌物堆积可使进入气道的细菌量增加。连续吸引声门下分泌物需要使用专门的气管导管，这种导管有第 2 个腔可允许吸引导管套囊近端的分泌物。一项 meta 分析纳入了 13 项符合入选标准的随机对照试验。在这 13 项试验中，12 项试验显示声门下分泌物吸引可明显降低 VAP 发生率。VAP 总的 *RR* 是 0.55（95% *CI* 为 0.46 ~ 0.66，P < 0.00001）。声门下分泌物吸引可降低 ICU 入住时间（−1.52 天，95% *CI* 为 −2.94 ~ −0.11，P = 0.03）和减少机械通气时间（−1.08 天，95% *CI* 为 −2.04 ~ −0.12，P = 0.03），并延长了 VAP 首次发作的时间（2.66 天，95% *CI* 为 1.06 ~ 4.26，P = 0.001）。但是声门下分泌物吸引并没有降低不良反应，亦不能降低在院死亡率或 ICU 死亡率[184-185]。对于预期需长时间气管插管行机械通气的患者，导管内声门下分泌物吸引可有效预防 VAP 的发生。最近的一项 meta 分析显示，采用口腔护理和 2% 的氯己定减少口腔微生物的数量也可有效预防 VAP 的发生（*RR* 为 0.72；95% *CI* 为 0.55 ~ 0.94，P = 0.02）[185]。

导管相关性血行感染

中心静脉导管相关性血行感染是医源性感染的主要原因之一。美国导管相关性血行感染（catheter-related bloodstream infections，CRBSI）的发生率已经从 2001 年的 43 000 例下降到了 2009 年的 18 000 例[186]，9 年间下降了 58%。由于每例 CRBSI 可增加医疗费用 16 550 美元，所以 CRBSI 发生率的下降除了能减少并发症率和死亡率外，还节省了医疗支出。随着临床技术的整体推进，多数 CRBSIs 是可以预防的。事实上，医疗补助计划和医疗保险服务中心已不再赔偿因 CRBSI 而产生的额外费用[187]，很多州政府也要求医院向公众发布 CRBSI 的发生率[188]。

中心静脉导管感染的预防

最近许多研究表明，通过包括循证干预手段在内的大规模高质量的改进措施，预防CRBSIs已取得了巨大成效[189-190]。美国卫生保健感染控制实践咨询委员会近期刚刚更新了预防血管内导管相关感染的多学科指南[191]。指南推荐应用超声引导置管[192]、氯己定和乙醇消毒皮肤[193]、穿刺包内配备氯己定海绵[194]、应用抗感染中心静脉导管[195]、2%氯己定日常皮肤护理[196]等技术和标准，并要求应用足够大的无菌敷料。指南还强调，只有经过专业训练的人员才能执行此项操作，并且要建立周期性评估制度来考核这些专业人员。

由于发生CRBSI与留置导管的时间有关，因此对是否继续留置CVC，需要每日评估，对已不需要留置者，应立即拔除。导管置入后5~7天内感染的风险相对较低，长于此时限者感染风险率呈指数级增长[197]。几项采用导引钢丝更换导管或在新穿刺点定期更换导管的试验未能显示有改善感染风险的结果[198]。虽然最佳的置管和维护技术可使感染风险降至最小，但是降低血行感染的最有效措施是正确评估留置CVC的时间，不再需要留置时应予立即拔除。患者转出ICU前应再次评估是否需要继续留置CVC，此时常是拔除导管包括导尿管的适宜时间。

导管相关性尿路感染

医源性尿路感染（hospital-acquired urinary tract infections，HAUTIs）占院内感染（HAIs）的40%，每次感染所需的医疗费用估计为1200~2700美元[199]。几乎80%的HAUTIs是导尿管相关性尿路感染（catheter-associated urinary tract infections，CAUTIs）[200]。ICU最常放置的是Foley导尿管，CAUTIs的发生率是3.1~7.4/1000导管日[201]。

一项对441所医院的调查结果显示，美国ICU内很少关注CAUTI的预防[202]。为弥补这一缺陷，多个相关的公共和个人部门都积极地参与了这项工作，协助减少CAUTI的发生率以及与之相关的发病率、死亡率和医疗费用。例如，医疗补助计划和医疗保险服务中心不再为医院支付CAUTI所产生的费用[202]。2011年，联合委员会引入循证医学，把预防CAUTIs作为2012年国家患者安全目标之一[203]。今年医疗补助计划和医疗保险服务中心通过的2014年启动的医院住院质量报告公布了CAUTI的发生率[204]。

导尿管相关性尿路感染的预防

遗憾的是，目前尚无一种能被广泛应用的CAUTI预防策略。Saint等发现只有30%的医院常规应用便携式膀胱超声仪，只有14%的医院为男性应用安全套导尿管，只有9%的医院下达导尿管留置提醒或停止医嘱[205]。为此，联合委员会已经制订了相关流程，包括合理留置导尿管列表和拔出及管理导尿管列表[206]，并提出如下措施：

1. 置入导尿管应遵循现有的循证医学指南，适当情况下应限制导尿管的使用和留置时间，并采用无菌技术留置导尿管。
2. 导尿管的管理应保持尿液流出顺畅、尿液收集装置无菌，必要时应更换收集装置。
3. 依据指南的监测依从性或最佳临床实践评估CAUTI预防流程，并评估预防措施的有效性。

有关严格遵守预防CAUTI推荐意见与CAUTI发生率之间的关系还有待研究。

手部清洁

手卫生是减少院内感染最有效的独立因素。尽管如此，医务工作者遵守手卫生的比例仍不理想[207]。多种手部清洁产品被用于评估加强医务人员手部清洁的依从性，其中包括普通肥皂、乙醇基质抗菌剂、氯己定、六氯酚、碘酒和碘伏、对氯间二甲苯酚、季胺类化合物和二氯苯氧氯酚等[208]。尽管缺乏随机对照试验资料，但数项研究表明，使用含乙醇洗手液，同时遵循洗手规范，可降低耐药金黄色葡萄球菌感染的发生率[209]。

一项来自感染控制相关人员的调查研究发现，95所退伍军人管理局（Veterans' Administration，VA）所属医院中86%使用乙醇洗手液，在非退伍军人管理局所属的416所医院中85%采用乙醇洗手液。含乙醇洗手液在医院的推广应用需要领导的支持、强制性应用以及引入并遵循循证医学推荐意见[210]。含乙醇洗手液易于采用，对使用者几乎无危险。手卫生是一项价格低廉、易于达成的目标，且具有无可比拟的益处。

交流沟通和工作交接

由于住院医师工作时间的限制，许多ICU又需要满足每天24h和每周7天的工作要求，所以工作人员之间的交接对患者的治疗护理尤为重要。交接班时极易发生交流沟通问题，导致患者安全性降低、医疗差错增加[211]。2006 年，联合委员会制订了一项新的关于交接班的患者安全目标，要求各机构按标准流程完成交接班工作。目前还缺少相关研究，因此，医院医学学会召集专家组完善了一系列交接班规范。

专家组参考文献并提出了如下建议：①应具有正式的、受到公认的交接班计划；②安排特定时间进行交接班，使用模板或其他技术手段记录患者信息；③各班次间要设有预期目标，施行面对面口头交接；④优先交接危重患者，关注可能发生的病情及如何处理等具体事项；⑤重点标注应落实的工作[212]。无论是教学医院，还是非教学医院，均应开展随机对照研究，以进一步评估这些推荐意见，并探讨更好的交接班方法。

结　语

随着人口老龄化以及新操作、新技术不断投入临床实践，危重症医学正在成长和发展。麻醉医师在美国参与 ICU 工作者仅占少数，而在欧洲和世界其他地区则占大多数。ICU 培训为麻醉从业人员提供了更多机会。本章回顾了 ICU 常见问题的管理，读者可参阅第 101～108 章内容以了解更多与 ICU 相关的临床实践。ICU 是一个联系多学科的融合体，不仅要治疗原发疾病，更需要处理各种并发症。为避免带给患者伤害，ICU 从业人员对最优的临床实践包括从最简单的措施如手卫生到最先进的技术手段，都要了然于胸。

参 考 文 献

见本书所附光盘。

第 102 章　危重症治疗规程和决策支持

Benjamin A. Kohl • C. William Hanson

荆　娜　译　　马　虹　审校

要　点

- 治疗规程能保证临床治疗的标准化，并使循证治疗得到广泛采纳。
- 治疗规程的实施需要多学科团队全面的设计和监督。通常需要反复地进行评估（尤其是早期），以确保治疗规程的依从性并监测结果。
- 治疗规程的设计目的不仅是为了提高治疗质量，还包括改善预后和提高治疗效率，同时降低治疗的差异性和医疗费用。
- 治疗规程执行后应根据特定的指标来评估干预措施的效能，并帮助决定是否需要调整治疗规程。
- 已发现有价值的质量指标（根据效果、可行性和证据的力度）包括：①呼吸机相关并发症患者的百分比[1]；②耐药菌感染患者的百分比；③中心静脉导管感染患者的百分比；④每位患者出现并发症的数量；⑤机械通气的平均天数；⑥胃肠道出血率；⑦平均 ICU 留住时长；⑧患者的满意度。
- 计算机决策支持流程正日渐复杂化且应用更加广泛。熟悉特定工具的局限性对其应用管理和避免差错至关重要。

呼吸和重症学会人力资源委员会（COMPACCS）应美国重症医疗服务的持续需求提出的 2000 年规划似乎很准确[2-3]。因为未来经过适当培训的医务人员的供给未必能满足日益增长的需求，医师将面临患者更多、病情更重而医疗资源却相对匮乏的局面[4-5]。毋庸置疑，由危重症医师主导的病区会因发病率和死亡率降低而受益，而医务人员短缺和患者数量的不断增加迫使我们改变医疗模式，以达到效益最大化、治疗差异最小化及疾病治疗标准化[6-9]。为达此目的，越来越多的重症监护治疗病房（intensive care unit，ICU）正逐步采用并实施临床路径和临床治疗规程。然而，治疗规程的设计并不是一件轻松的事。在制订治疗规程时，不仅要考虑到改善服务质量，还要能改善预后并达到效率最大化，同时能减少治疗的差异并降低费用。Lohr 及其同事将"质量"定义为："为个人和群体提供的健康服务能达到预期效果的可能性所增加的程度，且与当前专业知识相一致。[10]"为了我们患者的福祉，不管是设计新的还是执行已知的治疗规程，医疗服务的提供者将此定义作为指导原则是很有必要的。此外，至关重要的是临床医师不应将以治疗规程指导的医疗看做是对临床判断的制约。相反，治疗规程需要更多地考虑患者之间细微的个体差异，一位专职而有经验的临床医师能够在适当的时机终止治疗规程的实施。这样，上述目标就变成了一个动态的过程：这是一个学习的过程、一个观察的过程和一个训练反应的过程。若没有该目标，重症医疗则会变成"食谱化医学"，而治疗规程则成为"灾难配方"。

在本章中，我们将结合以下 5 个预设目标讨论处理治疗规程的理论基础：①提高治疗的质量；②改善效率；③降低费用；④减少差错；⑤促成严谨的临床研究。我们更加致力于治疗规程设计的技术方面，包括团队建设、最佳证据的评估和达成共识、保留灵活性以及持续质量改进（CQI）。此外，也应讨论治疗规程实施的必要因素。这个过程是首先判别优先等级，继而设定目标，直至最终根据新证据不断修订治疗规程。为了诠释这些重要的理念，本章回顾复习已被

ICU 普遍使用的三种治疗规程。在最后的部分，讨论基于治疗规程的医学的未来，包括闭环反馈计算机辅助决策模型和便携式电脑的作用。此外，以治疗规程为基础的危重症医疗领域已初具规模，但是治疗规程的发展和实施及繁杂细微之处，需要一个庞大的多学科团队的协助、理解及主人翁精神。最后，举例说明如何将治疗规程整合为高端复杂的计算机决策工具。

制订治疗规程的理论基础

当利用最佳的有效证据来改进治疗质量和患者预后时，需要建立可以减少治疗变异性的危重症治疗规程或临床实践指南（clinical practice guidelines，CPGs）。1994 年，英国医学期刊的一篇评论预言："'循证医学'一词目前只为少数医师所熟悉，但是到新千年时它将被所有人了解。[11]"尽管预言得到证实，但患者治疗模式变更的幅度却差强人意。当今的重症医师必须从诸多的文献资料中，总结出对特殊患者或人群最有效的治疗手段，而不是根据经验或个案去实施治疗。这些客观资料的质量和统计分析的稳定性在不断地提高。尽管现行的许多治疗规程来自于多中心随机对照试验（randomized controlled trials，RCTs）的数据，但 2000 年以前发表的临床指南超过半数没有 RCT 支持[12]。

重症治疗中的大量干预措施很明显可以降低发病率和死亡率，同时降低费用[13-18]。尽管如此，最佳证据和最佳实践之间仍存在差异[19-20]。随着不断出现的新证据，我们如何去分析和执行这些新的资料呢？使用同样的方法获取每个证据有利有弊（表 102-1）[21]。治疗规程或指南的发展应明确说明，使用了何种客观的评级制度来归类和分级数据。

CPGs 发展的要素包括：①改善患者预后；②建立管理标准（无论在体制或者专业方面）；③改变实践模式[22]。尽管这些要素为 CPGs 提供了基本理论，但任何新治疗规程的主要目标还是提高治疗质量。质量的定义是什么？美国医学研究所定义为："为个人和群体提供的健康服务能达到预期效果的可能性所增加的程度，且与当前专业知识相一致。[10, 23]"持续质量改进（continuous quality improvement，CQI）这一术语源于商业领域，由 W. Edward Deming 所创。Deming 是一名专业的统计学家，因在第二次世界大战期间对美国经济所产生的积极影响而声名大振。他教导管理阶层如何通过客观评估、测试和再评估改善设计和产品质量。CQI 与传统的、被动的根本原因分析形成对比。根本原因分析集中于识别问题，然后识别与此有因果联系的"重大事件"（或事件）。在 CQI 中，对重症管理所涉及的所有因素进行评估，并将其作为改善治疗规程的潜在目标[24-25]。新治疗规程一旦确认，用设计好的系统去衡量该特定干预的效能和结果[26]。这种变更通过内部的评估系统不断地重新评估和改良[27]。根据某个特定 ICU 的目标，可以制订适当的有针对性的干预措施。

不适当的目标可能导致错误的结论和不恰当的干预，所以要仔细选择改善质量的特定目标。以"降低 ICU 再次入住率"为目标就是一个实例。尽管再次入住 ICU 的患者死亡率和住院时间显著增加，但再入住 ICU 可能也意味着此前出 ICU 时的质量问题，或者可能代表与疾病严重的程度相关的副现象[24, 28-31]。质量目标不应该仅限于发病率和死亡率，以"过程中的变化"为目标可能同样重要，例如阿司匹林或 β- 受体阻断剂在急性冠状动脉综合征患者中的应用。同样，"管理中的主观感受"为目标（如患者满意度、疼痛缓解、恶心）与任何其他结果一样，需要同样的重新评估[32]。根据文献报道，改善患者预后的干预措施和质量评估已被证实[14]。已发现有价值的质量评估方法（根据效果、可行性和证据的力度）如下：

1. 呼吸机相关并发症患者的百分比
2. 耐药菌感染患者的百分比
3. 中心静脉导管感染患者的百分比
4. 每位患者出现并发症的数量
5. 机械通气的平均天数
6. 胃肠道出血率
7. 平均 ICU 留住时长
8. 患者的满意度

表 102-1　使用同一系统分级证据来实施 ICU 治疗规程的优点和缺点

优点	缺点
使用不同的系统评估各种干预可能会造成混乱	未采用随机对照试验研究的干预也许不能被评估或者导致假阴性结论
选择一种特定的分级治疗规程，可以减少因个人兴趣产生偏差结果的概率	使用单一系统充分地分级多种等级的干预证据，可能过于复杂
用一种相似的分级治疗规程比较两种完全不同的结论时，证据的缺陷会变得更加明显	
鉴别证据的差距可以促成更好的研究	

Adapted from Schunemann HJ, Fretheim A, Oxman AD: Improving the use of research evidence in guideline development: 9. Grading evidence and recommendations, Health Res Policy Syst 4:21, 2006

当治疗规程符合"质量"标准后，就有必要对治疗规程的效能和费用进行分析。效能不仅涉及可实施性，也与总的经济费用和干预时机有关。另外，有效的治疗规程可以减小管理的变异性，很可能也能减少错误并拯救生命[6, 33]。尽管治疗规程的发展是以循证医学为基础，但仍处于一个反复试验的初级阶段。系统理论为我们提供了许多重要的内容，这些是治疗规程设计及最大化实践性所必需的[34-35]。统计制程控制领域的奠基人 Walter Shewhart 首次描述了新过程测试及其对整个系统影响的评估。Shewhart 描述了通过行动学习模式，名为计划 - 实施 - 研究 - 行动（Plan-Do-Study-Act, PSA）循环[36]。在 1996 年，利用 PSA 循环完成实践的最佳例子是由北部新英格兰心血管疾病研究小组所完成[37]。通过在实践中不断地再评估差异性及源于庞大数据库的发病率和死亡率，小组成员制订出一些实践的治疗规程，如麻醉、止血和心肺转流泵的管理治疗规程，使这一地区冠状动脉旁路移植手术死亡率降低 24%。

矛盾的是，治疗规程的发展和实施对其他昂贵治疗产生了负面影响，从而导致总体疗效不佳。其中以 ICU 的治疗规程为例，ICU 治疗规程的设计是为了优化镇静和镇痛效能。尽管实施该治疗规程达到了抗焦虑和缓解疼痛的最初目标，但是副作用也相应出现，包括延长了机械通气时间、增加了院内获得性肺炎和血流动力学不稳定的风险[38-39]。治疗规程效能的最后一个方面是干预的时机。在不恰当的时间实施循证治疗可能无效或有害，例如为急诊科设计严重脓毒症治疗规程[40]。在疾病进程中延迟实施这些治疗（甚至 1 天），会增加死亡率[41]。因此，一个没有鉴别和说明危险人群和诊断的疾病治疗规程是没有意义的，甚至会存在危险。

最后，治疗规程有助于规范临床研究。即使没有标准、定义、确定的路径和明确的干预，不管是前瞻性、随机性的研究，还是观察性的研究，对研究发现的解读都将加强临床的实用性。治疗规程中限定了某些标准试图去控制混杂变量。治疗规程被测试和反复应用时，新的研究也正在产生。大量 RCTs 呈现出实施治疗规程时的改良结果[42-46]。为了危重症医学的长足进步，治疗规程必须不断接受新的研究结果，危重症医师必须乐于遵循指南。然而，当考虑不同的种群时，基于种群研究和仔细分析的数据才适用于特定指南或治疗规程。

治疗规程设计

治疗规程设计通常需要一个多学科团队[46-47]。然

框 102-1　　指南制订的过程
制订过程
优先选择问题
成立专门小组
声明利益冲突
就进程达成协议
准备步骤
问题的系统回顾
确定重要的结果
为结果准备证据
证据质量分级和推荐的强度
确定每个结果的证据质量
确定结果的相对重要性
判断所有证据的总体质量
权衡利弊
权衡收益与费用
决定推荐的强度
后续步骤
实施和评估

From GRADE Working Group: Grading quality of evidence and strength of recommendations, BMJ 328:1490, 2004

而，设计过程需要正确判断受影响的变量、分级数据、不断的重新评估方法和内在的灵活性（框 102-1）。受影响的变量是指将受到新治疗规程间接影响（正面或负面的）的因素。例如，镇静、抗焦虑治疗规程并没有考虑机械通气时间、院内肺炎发生率、恶心、呕吐等其他变量。受影响的变量是为了达到某种治疗目的而伴随出现的副作用。受影响的变量可能是普遍的，如上述变量，也可能是特有的。呼吸机撤机治疗规程在表面上看起来还不错，但在实际应用中并不完全实用，需要取决于呼吸治疗师所在的机构。同样，ICU 血糖控制治疗规程可能在某一机构中有效，但在其他机构可能无效，甚至有害[48-49]。

评估和分级文献必须是基于在研究中所得出的变量。另外，"最佳证据"的评估必须考虑到设计治疗规程相关的患者人群。必须了解某一研究中的纳入和排除标准，以及疾病的流行程度和发生率。只有以这种方式进行严格的分析研究，从业人员才能开始进行证据质量分级。传统上，证据质量涉及四个部分：研究设计、研究质量、一致性及直接性[50]。

研究设计包括调查研究的基本格式和目的。研究设计包括病例对照研究、队列研究和随机对照研究（RCTs）。病例对照和队列研究的目标是在某些潜在危险因素（如高血糖症）和发病率（如感染）或死亡率之间建立一种联系。队列研究可以是回顾性的或者前瞻性的，而病例对照研究一定是回顾性的。RCTs 是前

瞻性的，力求确认因果关系而不是联系。出于各种原因，RCTs 被认为是最具有决定性的试验，也常被认为是准确可靠的[51]。然而，RCTs 不总是可行的，尤其涉及罕见疾病及其预后，可能不像观察性研究一样适用。事实上，很多治疗规程已经挑战了传统的分级研究设计模式，如把 RCTs 放在首位，而将专家意见和个案放在次要位置[52-53]。无论如何，研究设计必须根据其优点进行评估和分级，对于特殊人群和特定结果加以考虑。

研究质量与之前提到的"质量"是完全不同的概念。研究质量涉及研究方法和研究实施过程。在评估研究质量时，需要仔细检查以下因素：适当的盲法、随机化方法、安慰剂选择、统计分析及降低偏倚。修订后的 CONSORT 报表提供了一个有用的可以测量研究质量指标的模板（表 102-2）[54]。识别研究质量妥善性的能力并不精确，评论者的观点也不一致[55]。在参

与者的共同努力下，已经为解决这些不足而制订了一个处理程序，通过此程序可以减少在研究质量评估和分级中产生的观察者之间或观察者自身的变异性[56]。此外，优秀的研究设计并不一定会产生同样优秀的研究质量。例如，RCTs 不一定具有最高的质量，RCTs 也可以具有显著的内在偏倚[52-53]。尽管将偏倚从研究中完全消除很困难，但是为了高质量的研究，必须充分减少偏倚。Jadad 等将研究质量定义为"产生无偏倚结果的试验设计的可能性"[59]。然而，如 Verhagen 等指出的那样，尽管偏倚的减少能增强研究的内部有效性，但研究质量必须考虑研究的外部有效性[60]。也就是说，当评估质量研究时，把适应性和研究结果对人群的影响作为一个变量来整体考虑。检查研究的一致性和直接性是测量外部有效性的途径之一。

一致性指不同研究者结果的再现性。我们必须考虑效应强度的一致性、效应的趋势、效应特殊的统计

表 102-2　评估研究质量所需考虑的项目

章节 / 题目	描述词
题目 / 摘要	如何分配干预措施的实施对象
导言 / 背景	科学背景和原理说明
方法	
参与者	参与者的入选标准，收集资料的环境和位置
干预	每组中干预措施的精确细节，这些干预实际上如何和何时实施
目标	特定目标和假设
结果	明确首要和次要的结果测量，当需要时，使用增强质量测量的任何方法
样本量	如何确定样本量，当适用时，对任何暂时分析和终止规则原因进行说明
随机化	
制订顺序	制订随机分配顺序的方法，应包括任何限制的细节（如阻断、分层）
分配隐藏	实现随机分配顺序的方法，阐明顺序是否被隐藏直至分配干预
实施	谁制订分配顺序，谁登记参与者，以及谁给参与者分组
盲法（掩蔽）	负责干预和评估结果的参与者是否对分组情况不清楚；如果完成，如何评估盲法成功
统计方法	比较主要结果的统计方法；附加分析方法，例如亚组分析和校正分析
结果	
参与者的数量	每阶段参与者的数量。确切地说，报告每组中随机分配的、接收预期治疗的、完成研究治疗规程的、分析主要结果的参与者的数量
征集	确定征集和随访的时间
基本资料	每组基本人口统计学信息和临床特性
数据分析	在每个分析中包括每组参与者数目，是否分析由"目的到治疗"
结果和估计	每个主要和次要结果、每组结果的总结，以及估计影响的大小和精密度（如 95% 可信区间）
辅助分析	通过报告其他已完成的分析以说明多样性，包括亚组分析和校正分析，说明预先设定的和探索性分析
不良事件	每个干预组中所有重要的不良事件和副作用
评论	
解释	结果的解释说明，考虑研究假设、潜在偏倚或不精确的来源，以及分析和结果多样性的相关危险
普遍性	研究发现的普遍性（外在有效性）
全部证据	在现有证据基础上对结果的总体说明

From Moher D, Schulz KF, Altman D: The CONSORT statement: revised recommendations for improving the quality of reports of parallel-group randomized trials, JAMA 285:1987-1991, 2001

和临床意义。如果根据限定，某些相似群体产生较大的不一致性，降低了证据质量和对特殊结果的概括性，因此在对治疗规程实施的证据进行分级时应加以考虑。异质性是一个统计学术语，用来评估不同研究之间的一致性，它在 meta 分析中常常被用到。传统上，Cochran Q 统计根据全部 meta 分析估计值中的每个独立研究的估计值的方差之和计算而来[61]。然而，当研究数量较小时，这个检验发现显著异质性的能力较差，为此 Higgins 等设计了一个应用更广泛的检验统计值 I^2。I^2 描述的是由于存在异质性，而并非由于偶然性导致的研究间总方差的百分比[62-63]。I^2 值的范围是 0（未观察到异质性）~ 100%。设计以证据为基础的治疗规程时，必须重点考虑 I^2 值（参见第 111 章）。

最后，研究的直接性能更具体地说明外部效度的普遍性和适用性。单一中心死亡率的降低能代表所有 ICU 患者的死亡率吗？还是结果只能代表单一机构的疗效？在探讨高容量血液滤过与脓毒症发生率之间的关系时，也提出了同样的问题。这样的问题被描述为："我们很愿意推广随机试验结果，但由于各种原因，多数患者不能被纳入最相关的研究。[64]" 即使有种说词叫"数据就是数据"，但对于医师来说，采用直接性评估等方法来做决定同样很重要[65]。在应用这些原则或执行治疗规程前，必须详细审核其证据所涉及的患者人群、诊断标准和替代指标[66]。

治疗规程设计中，上述各方面都应考虑，并根据结果的重要性、疾病的严重程度、实施治疗规程的风险和益处以及费用将这些方面进行分级。尽管困难，但文献必须被分级。对其中 100 多个系统的回顾发现，不存在单一的最佳设计；相反，证据评估过程的应用才是最重要的[67]。

实施治疗规程

设计一个危重症治疗规程和在实践中实施一种变化是完全不同的。如前文所述，治疗规程设计是以资料回顾、适用性的判断和证据力度分级为根据的。然而，实施治疗规程需要 ICU 团队中各个成员的沟通和合作。在实施一个新的治疗规程之前，培训、确定对象和目标、数据收集、差异性分析和实施效果的评估很重要。

认真选择一个多学科的专门工作组去评估和策划危重症治疗规程的开发和实施是非常重要的。在大多数情况下，这样的团队包括拥有主导作用的医师和护理人员，以及挑选出的专业辅助人员（依治疗规程而定），例如呼吸治疗师、营养学家、药剂师或理疗医师。尤其对于外科 ICU 来说，医师成员中应该包含危重症治疗和首诊外科团队的领导人员。

被动的教育方式，如治疗规程讲授或治疗规程宣传，都是无效的实施策略[68-70]。医师医疗行为的改变需要拓展、对话和讨论。治疗规程被整合于计算机系统，在适当的时候进行警告、提示和建议，已证明是有效的治疗规程实施策略[69]。培训须讲明治疗规程的要点，例如支持改变当前治疗规程的证据、新治疗模式的优点以及新治疗规程与现行惯例的兼容性。

尽管目标和目的定义不同，但它们通常是联系在一起的。目标经常作为连续数据点被测量，并设定一界限，超出界限的患者不被考虑在"治疗规程范围内"。目的定义为满足目标要求后，大概所能达到的实际结果。以目标为例，如维持血糖水平 ≤ 150mg/ml、床头抬高 ≥ 30°，在感染出现 3h 内给予抗生素，维持机械通气患者的吸气峰压低于 30cmH$_2$O（参见第 103 章）。以目的为例，如降低胸骨创口的感染率、降低呼吸机相关性肺炎的发生、降低脓毒症向脓毒性休克的进展、降低呼吸机相关肺损伤的发生。目标和目的在治疗规程实施前就必须设定，以便客观地对治疗规程的依从性和效果进行分析。

重症监护治疗病房的治疗规程

本部分将重点讲述当前在 ICU 中使用的三个治疗规程。此用意不在于确定一项特殊的管理法则，而是为了阐明各团队已经制订的最佳管理方法。每个题目介绍了治疗规程发展和实施的不同方面。

血糖控制

自从具有里程碑意义的"Leuven"研究发表之后，又发表了许多严格控制血糖的治疗规程（tight glycemic control，TGC）（参见第 39 章）[15]。而且，该单一研究改变了外科 ICU 的管理标准，此后严格控制血糖很快被各种不同的专业采用[71-72]。如何最好地达到正常血糖已经成为真正的论题，研究小组需结合自身的基础环境设计一项适合他们自己的治疗规程。我们以斯坦福医院合理的治疗规程设计过程举例学习（图 102-1）[73]。尽管该小组设计的实际治疗规程可能与其他小组不同，但设计的过程和步骤可以为想要从事相似工作的小组提供模板。开始时就提出问题（即高血糖与医院死亡率增加有关），着手对相关文献进行综述并确认问题。在他们的机构中，采用一种系统对问题进行精确量化、测量相关变量和评估结果。由多

ICU 血糖管理治疗规程

由 ICU 委员会批准 2/01/03
由 ICU 多学科委员会最终修改 9/26/03

基本理论
高血糖与住院期间死亡率及重症患者器官功能紊乱高度相关

目标
本治疗规程目标为维持血糖 <140mg/dl

监测
按附表，通过采血或指尖检测评估血糖水平

饮食	监测频率
NPO	Q8h：6AM，中午，6PM，午夜
PO 饮食	1h AC 和 QHS
管饲，TPN	Q6h：6AM，中午，6PM，午夜

对大多数患者，6h 血糖评估将从早晨 BMP 获得。如果连续 2 天无任何治疗，血糖 <140mg/dl，血糖监测将变为 Q12h 执行（6AM，8PM）

高血糖的治疗

血糖值（mg/dl）	措施（皮下注射胰岛素剂量）
<140	无须治疗
140～169	3 单位普通胰岛素，每 3h 复测血糖
170～199	4 单位普通胰岛素，每 3h 复测血糖
200～249	6 单位普通胰岛素，每 3h 复测血糖
250～299	8 单位普通胰岛素，每 3h 复测血糖
300+	10 单位普通胰岛素，每 3h 复测血糖

+ 如果 2 次连续测量血糖值超过 200 mg/dl，开始胰岛素持续输注。
对接受胰岛素输注的所有患者进行每小时 FSG 或血糖测量。
上述波动值是指南：若患者需要更多或更少的监护治疗，治疗规程可以做出相应修改。

胰岛素输注管理
1. 最初输注速率

血糖值（mg/dl）	胰岛素剂量
200～249	4 单位 /h
250～299	6 单位 /h
300～399	8 单位 /h
400+	10 单位 /h

重点
* 所有接受持续胰岛素输注的患者必须持续补充糖原，无论是通过静脉（D5W 或 TPN）还是胃肠道内营养。
* 如果患者必须离开 ICU 去进行诊断性检查，与从 ICU 转出一样，胰岛素输注需要中断。

2. 随后的管理，基于每小时的血糖检测

血糖值（mg/dl）	胰岛素剂量
<140	停止输注或持续低剂量输注以避免"反弹"
140～169	2 单位 /h
170～199	3 单位 /h
200～249	6 单位 /h
350～399	8 单位 /h
400+	10 单位 /h

如果这一治疗计划没有降低患者血糖，请联系医师。

图 102-1 合理治疗规程设计的实例。AC，餐前；BMP，基础代谢功能检查试验组合；D5W，5% 葡糖糖；FSG，空腹血糖；ICU，重症监护治疗病房；NPO，禁食；PO，口服；QHS，睡前；TPN，全胃肠外营养 *(From Krinsley JS: Effect of an intensive glucose management protocol on the mortality of critically ill adult patients, Mayo Clin Proc 79:992-1000, 2004.)*

学科团队合作设计一项解决问题的治疗规程。最后，确定治疗规程并成功实施，进行统计分析以确认该治疗规程的作用。

输 血

在美国有三分之一的 ICU 患者将会接受输血治疗（参见第 61 章）[74-75]。尽管导致危重症患者贫血的因素众多，还有一些是隐匿因素，但需要输血治疗是很明确的 [76-77]。输血相关感染的风险已经降低，但是仍然存在。遗憾的是，同种异体输血造成了大量非传染性并发症，包括急性肺损伤和免疫调节问题 [79-81]。那么医师如何把握输血时机呢？

为危重症患者有效输注红细胞相关的最佳证据来

自加拿大危重症管理研究小组[42]。限制性输血（维持血红蛋白在 7.0 ~ 9.0g/dl，输血指征是 7.0g/dl）患者预后与大量输血（维持血红蛋白在 10 ~ 12g/dl，输血指征是 10g/dl）患者的预后无差异。自此，两个大规模的多中心研究开始评估以上输血实践。ABC（危重症患者的贫血和输血）试验探讨了在大规模欧洲人群中的输血风险和益处[82]。作者提出接受任何输血治疗和 28 天死亡率之间存在正相关（22.7% vs.17.1%，P=0.02）。此外，死亡风险随着输血量的增加而增加。第二个研究是美国的一项 CRIT 试验，也进行了一个相似的分析[75]，再次证实了输血是死亡率相关的独立危险因素，红细胞输注量的增加与死亡率增加相关。

然而，输血治疗规程的实施需要的不仅是对文献的理解。如上所述，实施治疗规程必须对基础设施、多学科团队的组建、文献的系统分级、测量实践效果及变异性的方法都有深入理解。一项综合的血液保存策略需要被理解和发展。如果未标明混杂变量，治疗规程实施的净效应可能就不值得一提。影响输血风险的变量包括静脉切开术[77, 83]、不适当的抢救措施[84-85]、不专业地使用止血药[86]（参见第 61 ~ 63 章），但不仅限于这些。关于这个题目最具凝聚力和逻辑性的设计已经发表，应该成为专有治疗规程实施的模板[87]。

呼吸机撤机

在 ICU 的一些干预措施中，很少有比机械通气后撤离呼吸机研究更严密的治疗规程（参见第 101、103 章）。其实，这方面的治疗规程已经过试验和验证，并成为循证医学指南[88-93]。有大量的数据资料包括 3 个大规模的随机对照研究，已经证明在治疗规程指导下，机械通气持续时间可以缩短，所以重症管理医师应该掌握解决此问题的治疗规程[45, 94-95]。呼吸机撤机治疗规程被高度重视的原因是，在设计治疗规程时指出了问题的关键：无论是在设计或参与的人员方面，如果混杂因素没有解决或包含在治疗规程内，该 ICU 治疗规程终将失败。关于 ICU 呼吸机治疗，镇静和镇痛就是两个干扰因素。在呼吸机撤机和终止镇痛时机之间如果没有某些接合点，遵守和成功实施治疗规程便会遇到巨大困难[44, 96]。

以治疗规程为基础的医学展望

对于已制订的治疗规程的实施，最常见的障碍是执业医师的依从性。个体经验通常是循证医学实践的敌人。决策过程越来越依赖于特别设计的计算机和手

提设备[91, 97-100]。然而，更重要的是医师对当前技术和近期文献的理解、对这些资源局限性的认识，以及本着优化指南为目标，对上述因素和结果进行持续动态解析的能力[101]。几个小组在一些领域已经开始了这样的回顾，如创伤性脑损伤[102]、营养支持[103]、血糖控制[104]、镇静和镇痛[105]。难道危重症医学已经变得如此复杂，以至于只能依靠医师的能力，每天在浩如烟海的信息中去进行探究和总结吗？

尽管临床治疗规程确实减少了实践的差异性，但还是不能为 ICU 治疗提供一种通用性方法。一些研究者提倡，针对每个患者的多种治疗目标，系统性地制订多种检查清单，从而为医务人员进行提示，而不是一味地更新治疗规程。Vincent 开发的 FAST HUG 助记符号就是一个典型例子：

F：营养（Feeding）
A：镇痛（Analgesia）
S：镇静（Sedation）
T：预防血栓（Thromboprophylaxis）
H：床头抬高（Head of bed elevation）
U：预防溃疡（Ulcer prophylaxis）
G：控制血糖（Glycemic control）

每天，助记符号都应用于每一位患者。鉴于治疗规程可能涉及并适用于任何系统，目录可以帮助重症医师避免疏忽。

计算机化的临床决策支持

尽管临床决策支持（clinical decision support，CDS）的概念已经存在了十多年，但近期才开始实施应用如此系统化流程建立的治疗规程[107-108]。任何坚实的临床支持系统都必须依赖于多种数据源的多重数据输入。通过适当的处理，这些数据可以用来评估治疗和干预的效果，并且适当调整进一步的管理治疗。这种检测、应答、检测变化并恰当的再应答能力是闭环系统成功的关键[109-111]。因此，计算机化的治疗规程一定是可取的，并且当系统（患者）改变时能够整合新的数据。适当的监督可能使这样的流程比治疗规程来指导医师更有效[112]。对于这种实用性学科，还需要进一步的研究以更好地评估其适用范围，但是技术的进步必定会使其更普及。

结　语

治疗规程的发展和实施是一个复杂和艰苦的过程。治疗规程的全面恰当实施需要一个多学科团队和一个详细的教育计划。尽管循证医学是这个过程的核心，但也要对文献有详细的解读，且临床经验和个案也不容忽视。治疗规程是为大多数医师设计的，它需要一个细致和受过专业培训的重症医师去判定不适用的患者。治疗规程也应使研究设计标准化和混杂变量最小化。治疗规程成功应用的关键是具有评估特定治疗规程效果和进行适当调整的能力。未来的危重症医学中必然会产生越来越多的以高质量证据为基础的治疗规程。这些治疗规程可能与各种计算机和手持设备接合，有助于确保治疗规程的遵守，并更容易地解读每天获得的大量信息。重症医师需要学习选择干预的适合人群，并在核查清单的帮助下，保证对患者的全面管理。

参 考 文 献

见本书所附光盘。

第103章　呼吸治疗

Salvatore Grasso • Luciana Mascia • V. Marco Ranieri

张洁译　张卫　王士雷审校

要　点

- 间歇正压机械通气是急性呼吸衰竭患者辅助通气的金标准。呼气末正压（PEEP）是在正压通气的呼气末给予正压。在自主呼吸整个循环周期内给予持续正压称为持续气道正压（CPAP）。
- 机械通气的模式可分为完全呼吸机控制通气和部分呼吸机控制通气。
- 正压机械通气通常需要通过气管插管或气管切开实施，但也可经患者口、鼻或通过头罩实施。
- 完全或部分不经过肺的体外气体交换器（体外支持）可用于对传统机械通气治疗效果不佳的呼吸衰竭患者。
- 急性呼吸窘迫综合征（ARDS）是急性发作的肺部炎症反应，胸部影像学检查可见双侧浸润性改变。ARDS的特征是肺功能残气量减少与静态顺应性下降。正确的呼吸机设置对于最大限度地减少ARDS患者呼吸机诱导的肺损伤至关重要。

机械通气的目的是通过最小的呼吸做功（WOB）产生气体流量和容量以提供充足的肺泡通气，呼吸肌的收缩产生通气需要的动力。通过整合化学感受器、肺牵张感受器和代谢需求的变化等传入信号，由膈神经调节这一动力的时机和强度。自主呼吸时，呼吸肌收缩产生的压力（Pmus）提供气体流量和容量分别对抗呼吸系统的阻力和弹性。在这种情况下，每个瞬间的自主呼吸行为可以被描述为：

$$Pmus = Pres + Pel \qquad (1)$$

其中Pres代表阻力，是气体流量和呼吸系统阻力的函数（Pres= 流量 × 阻力），Pel代表弹性回缩力，是气体容量和呼吸系统弹性的函数（Pel= 容量 × 弹力）。假设阻力和弹力之间为线性关系，方程1则变为：

$$Pmus = （流量 × 阻力）+（容量 × 弹力） \qquad (2)$$

急性呼吸衰竭需要呼吸支持通常出现在下列病理或药物干预过程中：①呼吸肌肌力减弱，难以产生足够的呼吸肌收缩力（Pmus）；②呼吸肌做功不能满足通气需求的增加；③呼吸功负荷增加。在患者吸气相气道开放时应用"正压"（即高于一个大气压的压力）是当前实施"辅助呼吸"和恢复适当通气的主要方法。在患者气道开口和肺泡之间形成的气压梯度产生"正向的"气流（即从呼吸机流向患者）。而被动的呼气相则依赖吸气末肺泡压（吸气相储备于呼吸系统中的弹性回缩力使之成为正压）与气道开口之间的压力梯度。在这种情况下，患者气道开口压（Pao）应包括通气设备产生的压力（Pappl）加上呼吸肌收缩产生的压力，并遵循下列方程式：

$$Pmus + Pappl =（流量 × 阻力）+（容量 × 弹力） \qquad (3)$$

恢复气体交换、减轻患者呼吸肌负担和改善患者呼吸困难的能力取决于呼吸机设置和患者通气需求之间的匹配程度，即患者 - 呼吸机的相互作用[1]。

根据患者Pmus和Pappl的相对比例，机械通气模式可分为完全呼吸机控制通气和部分呼吸机控制通气。

- 完全由呼吸机控制的通气支持：患者的自主呼吸完全由呼吸机取代，Pmus 因镇静（及后期出现的呼吸肌麻痹）或某一病理过程而消失；由呼吸机提供流量、容量和（或）压力。
- 辅助 - 控制通气支持：当患者用力自主吸气时，呼吸机提供固定的辅助或吸气时间支持；由患者触发呼吸机（辅助 - 控制模式）。
- 辅助通气支持：患者控制呼吸频率的同时接受对自主呼吸的正压辅助。理想状态下，患者自身保留对吸气时间和呼气时间的完全控制。作为辅助自主呼吸的 Pappl 固定不变或与自主吸气用力（即 Pmus）成一固定比例。

机械通气的设置

呼吸机正压通气可根据 3 个变量来分类：触发变量（引发呼吸）、限制变量（正压控制气体输送）和切换变量（终止吸气相）。可在呼吸机上设置的这 3 个变量会影响与呼吸有关的 3 个生理变量，即通气动力、（当吸气开始时）、通气需求（满足代谢需要的流量及容量）和吸气持续时间及其与呼吸周期时间的比值[2]。调控通气的触发变量是时间（在机械控制通气时）或流量和压力，以及呼吸机感知患者吸气的能力（触发功能，在机械辅助通气时）。呼吸机的气体输送可设定为固定（控制通气模式）或可变（辅助通气模式）的流量、容量或压力。根据预定的时间、气流、压力值或膈肌电活动阈值，呼吸机实现从吸气到呼气的周期切换。

完全呼吸机控制通气支持（机械控制通气）

机械控制通气的主要特征是呼吸机按预定的时间变量启动或者停止呼吸（由医务人员设置）。在呼吸机通气支持过程中控制气体输送的限制变量是流量和容量［机械控制通气（CMV）或压力控制通气（PCV）］（图 103-1）。前一种方式中，呼吸机以恒定的（方形）或非恒定（主要为递减的）的流量传送预设的潮气量（V_T）。流量是独立变量（即无论患者的气道阻力如何，呼吸机维持预设的流量模式），在充气过程中，气道开口压（Pao）取决于患者呼吸系统的物理机械特性。后一种方式中，呼吸机向患者的气道开口施加预设的正压水平（通常是方形的）。因此，Pao 是由呼吸机设置的独立变量并保持不变，而输送的 V_T 取决于吸气时间和患者呼吸系统的物理机械特性。吸气流量

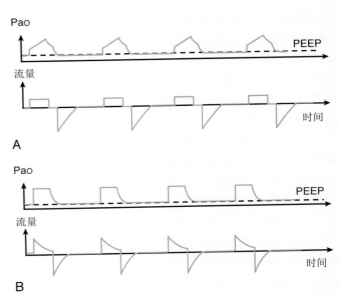

图 103-1　两种基本控制性间歇正压通气模式中的流量和气道开口压的变化示踪图。A. 容量切换；B. 压力切换。PEEP，呼气末正压

开始即达到峰值，随后呈指数式衰减，当预置压力与肺泡压相等时衰减为 0。

目前尚无确切证据支持如何选择容量切换或压力切换通气方式。当维持每分通气量较为重要时，宜选择容量切换模式。因为在 PCV 时，V_T 是因变量，受施加的压力、吸气时间和呼吸系统阻抗（主要是吸气系统弹力和阻力）的影响。另外，从生理学角度来说，机械通气时压力模式可使肺实质内的 V_T 分布更均一[3]。病理状态通常会增加肺实质的不均一性，使得肺区内肺组织存在不同的弹力和阻力（即不同的时间常数 τ = 弹力 × 阻力）。理论上说，流量限制性控制通气模式会导致弹力和阻力较低肺组织过度通气，同时高弹力和（或）阻力肺组织通气不足。根据这些理论，对患有非均质性肺疾病的患者，压力限制性控制通气是较好的选择，因为这一模式可以使 V_T 在不同弹力和阻力的肺组织内分布更均匀。

近年来，新型呼吸机在理论上能够提供兼具恒定压力和预设 V_T 的控制通气模式（压力调节容量控制或容量补偿）。它包含一个闭环程序，这一程序能够根据对呼吸系统静态顺应性的自动测量，在每一次呼吸时持续适应性调整施加的压力水平以达到目标 V_T。

机械辅助通气

机械辅助通气技术旨在减轻呼吸肌负担，缓解通气支配神经损伤患者的呼吸困难。根据程序设置，患

者可获得一定的自由度，包括呼吸频率、呼吸模式（吸气时间、呼气时间、吸气持续时间及其占呼吸周期时间的比例）和辅助方式。这些部分通气支持模式恢复气体交换、减轻呼吸肌负担和减轻患者呼吸困难的程度，主要取决于呼吸机设置和患者通气需求之间的匹配程度[1, 2, 4]。

保留需要通气支持的危重患者膈肌活动的目的是减少镇静和肌肉松弛的需要，使与机械通气相关的心血管副作用降到最低[5]，更重要的是减少控制模式时发生的膈肌失用性萎缩[6]。实际上，Levine 与他的同事[6] 已经证实，与机械控制通气相关的膈肌静止在18～69h 内即可导致显著的肌纤维萎缩，后者可能与膈肌静止诱发的蛋白质溶解有关。此外，与控制模式相比，部分通气支持已被证明可能通过膈肌收缩复张萎陷的肺区，从而改善通气／血流比例失调。

辅助模式的一个潜在问题是患者 - 呼吸机不同步，可被记录为无效呼吸、双重触发和神经与机械吸气时间不一致。Brochard 团队建立了一个非同步评分系统用于评估机械辅助通气模式，已表明高评分与危重患者的延迟撤机和高气管切开率有关[7]。

辅助／控制机械通气

患者可通过激活吸气触发功能设置自己的呼吸频率（作为一项安全措施，如无自主呼吸发生，呼吸机会按预设的备份频率给予控制呼吸）。呼吸机使用时间变量终止呼吸。控制气体传输的限制变量是流量和容量［机械辅助／控制通气（A/CMV）］或压力［辅助压力控制通气（A/PCV）］。

若激活压力触发装置，患者需降低呼吸回路中的压力达到预定阈值，而流量触发装置则需患者吸气达到预设的吸气流量。A/CMV 期间，患者 - 呼吸机同步依靠触发机制（压力或流量触发）的质量和控制呼吸的类型（容量切换或压力切换）；联合应用流量触发和A/PCV 能够改善患者 - 呼吸机相互抵抗，因为后者与容量切换模式相比有较高的吸气峰值流量[8]。

A/CMV 能够满足患者的需要吗？ Marini 和其同事[9] 的研究证明，在患者触发呼吸机时，气体开始传输的同时，呼吸用力并未停止，总的呼吸做功甚至可能超过自主呼吸，特别是在辅助／控制通气模式时[9]。其实，一旦患者触发呼吸机，即出现一个与自主呼吸时相似的吸气流量迅速增加，患者就会与呼吸机施加的持续流量对抗。相反，应用压力限制程序时，呼吸机依据患者的呼吸用力增加容量输送，因而患者能够获得与患者生理需要更加接近的吸气峰值流量[10]。

总而言之，辅助／控制（A/C）通气不能恢复神经通气的协调性。呼吸机工作量的减少是以患者呼吸用力增加为代价的。如果要恢复正常的神经通气的协调性耦联，需要在较大的吸气用力时给予较高的辅助支持水平，反之亦然[11]。清醒患者很难耐受这种通气模式。动力性过度充气（见后）和吸气冲动增加的患者（由于发热、高代谢状态和脓毒性休克所致），A/CMV 时会出现进行性气体陷闭和呼吸性碱中毒。

同步间歇指令通气

同步间歇指令通气（SIMV）允许患者在预设的间歇指令控制呼吸之间进行自主呼吸。在这一时间窗内，自主吸气动作可触发呼吸机送气，即呼吸机软件根据设定的强制呼吸频率建立一个时间窗口，患者的自主用力可在这一时间窗内触发每一次强制呼吸。如果患者在时间窗内无自主呼吸，则呼吸机会按预设的呼吸频率自动送气辅助通气。根据同步指令通气的模式不同，控制呼吸可以是容量或压力切换模式。自主呼吸可得到不同程度的压力支持（见后文）。改变指令呼吸的频率可使呼吸模式接近完全控制呼吸或完全自主呼吸。在患者 - 呼吸机的互动方面，SIMV 与 A/CMV 有相同的局限性。

压力支持通气

压力支持通气（PSV）是目前对机械通气患者撤机前和呼吸冲动保留的急性呼吸衰竭患者实施机械通气最常用的部分机械通气模式[12]。压力支持通气时，患者的自主呼吸触发呼吸机，继而呼吸机通过有创或无创的方式在气道开口施加持续正压（Pappl，见方程3）。V_T 取决于 Pmus、Pappl 和呼吸系统阻抗（主要是弹力和阻力）三者的相互作用（见方程2、3）。PSV 旨在为呼吸肌减负并改善患者的呼吸用力和 V_T 之间的关系。也就是说，在相同的吸气用力时，患者能够产生大于自主呼吸时的 V_T。PSV 在多种临床情况下能够缓解呼吸困难。然而应用 PSV 时，呼吸机的辅助与患者吸气用力无关，因此只能部分恢复神经 - 通气耦联[11]。

在压力支持通气过程中，当吸气流速下降到预设水平时发生吸气相到呼气相的切换。吸气流量的衰减是患者神经性吸气时间的明确指示。当自主用力吸气停止时，流速将衰减至呼气触发阈值以下[13]。根据呼吸机软件设置，"呼气触发"感应可以是一个固定的最小吸气流速值或与吸气流量峰值的百分比。在几种不同的 ICU 呼吸机中，触发呼气的吸气流量峰值百分比（呼气触发感应）可在 5%～90% 调节。遗憾的是，通常在神经性用力吸气终止与呼吸机辅助终止之间存在滞后现象，可能严重干扰患者 - 呼吸机相互作用而引发患者 - 呼吸机非同步[7]。如果患者用力吸气微弱或呼吸机施加的压力相对高于患者需求，或二者同时存在时，呼吸机将会延长吸气辅助时间，甚至超过自主吸气时间，造成神经性和机械性吸气时间的严重差异[14]。一种干预措施是匹配神经与机械性吸气时间以最大程度减少非同步并调整呼气触发感应。另外，部分呼吸机允许调整肺充气开始时的压力上升时间（吸气压力斜率）以改变吸气流量峰值[15]。但是，PSV 模式无法估计吸气用力的值。临床上对呼气触发感应的调整大多依靠经验。研究表明，当患者没有用力吸气时，呼吸频率将会低于 20 次 / 分而 V_T 大于 8ml/kg[16]。临床常用方法是调整通气支持以维持呼吸频率在 20 ~ 35 次 / 分，V_T 在 5 ~ 8ml/kg[17]；然后调整吸气压力斜率和呼气触发灵敏度以使患者 - 呼吸机非同步最小化[7]。

成比例辅助通气

成比例辅助通气（PAV）时，呼吸机放大患者呼吸用力的作用以产生与患者的流量和容量相匹配的压力。预先设定的是患者吸气用力与呼吸机施加压力的比例而不是目标压力[11, 18]。

要实现 PAV，呼吸机可通过内置传感器测量患者自主呼吸瞬间的流量和容量，同时监护医师需要计算并设定弹性和阻力的数值。得到这些参数后，呼吸机的处理器估计 Pmus 值（见方程 2），并按比例辅助患者呼吸用力（根据操作者预先设置好的比例参数）。

设置 PAV 需要可靠地估计弹力和阻力（见方程 2）。如果估计是正确的，呼吸机产生的压力将会低于抵消呼吸系统被动特性所需的压力，患者将会维持自主呼吸，同时呼吸机也会成比例放大患者呼吸用力的作用。过高或过低地估计弹力和阻力都会严重影响患者和呼吸机的相互作用。如果低估弹力和阻力，PAV 的辅助不足以有效缓解患者的呼吸困难；相反，如果估计过高，将会产生正反馈，当患者停止吸气用力时，呼吸机仍持续输送流量和容量（"逃逸"现象）。

为解决估计自主呼吸患者弹力和阻力的临床问题，最近的 PAV plus（PAV+）程序通过内置传感器以无创的方式自动测量弹力和阻力，呼吸机可以根据测得的数值连续调整比例辅助的水平。对于呼吸系统机械特性的无创评估，是通过在 PAV 过程中于吸气末短暂地（100 ~ 300ms）阻塞气道开口实现的[19-20]。

PAV 与 PSV 最显著的区别是，PAV 时，V_T 随时

间变化的范围较大[21]。PAV 时，突发高碳酸血症主要通过增加 V_T 引起每分通气量的代偿性增加，而呼吸频率保持不变。与此相反，PSV 时，呼吸频率增加，但 V_T 并不能显著增加。这样看来，与 PSV 相比，PAV 更好地模拟了高碳酸血症时的生理反应[8]。PAV 被证实能明显减轻吸气肌负担并改善慢性阻塞性肺疾病（COPD）患者的呼吸模式[22]。

神经调节通气辅助

神经调节通气辅助（NAVA）的算法是基于测量膈肌电活动的通气辅助方式。膈肌电活动可以通过一个植入鼻胃管放置于食管下段的电极片进行测量。这一信号既可以触发呼吸机（神经触发），又能使呼吸机与膈肌成比例地辅助患者吸气用力。应用 NAVA 时，呼吸动力控制贯穿在触发到吸气相与呼气相之间切换的通气循环的所有阶段（图 103-2），并且通气输出的所有变化均与每一次呼吸匹配。NAVA 恢复神经 - 通气耦联的潜在生理优势已被证实[23-24]。然而，与 PAV 相似，尚缺乏有力的临床试验表明 NAVA 能够显著改善临床转归（快速撤机、气管切开率、患者 ICU 生存率）。

NAVA 时，由膈肌电活动信号驱动呼吸机。如何根据膈肌电活动的微伏特（μV）值设置呼吸机输送的压力值呢？推荐使用以下几种方法：①在 PSV 期间记录膈肌电活动，在虚拟状态下设置 NAVA 以获得与 PSV 相同的峰压（NAVA 预览系统）；②进行性增加 NAVA 辅助水平直至出现峰压或 V_T 平台[25]；③设置 NAVA 水平以维持呼吸频率在 20 ~ 35 次 / 分，V_T 在 5 ~ 8 ml/kg（临床方法，模拟 PSV），但仍需更多的临床研究来回答这一重要问题。

记录膈肌电活动信号提供了一个极好的方法来研究不同通气模式时患者 - 呼吸机相互作用的切入点。膈肌神经通气效能（NVE）可通过计算自主呼吸 V_T 与膈肌电活动峰值水平的比值得到，而膈肌神经肌肉效能（NME）可通过计算短时气道开口阻塞期间（10 ~ 20s）Pao 负向偏移与相应的膈肌电活动峰值水平的比值获得。准备撤机前测量的 NVE 与 NME 值与撤机成功率相关[26]。

呼气末正压与持续气道正压

呼气末正压（PEEP）是指机械通气在呼气末施加的正压。在自主呼吸过程中施加的持续正压称为持续气道正压（CPAP）。PEEP 和 CPAP 对生理的影响在于对气体交换、肺顺应性和全身血流动力学的作用。

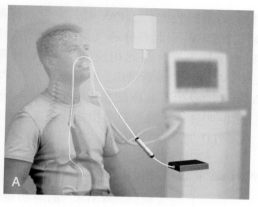

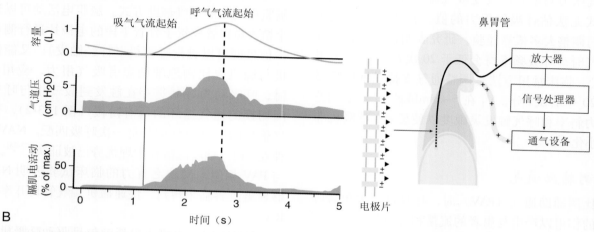

图 103-2 神经调节通气辅助（NAVA）的构想。植入鼻胃管并放置于食管下段的电极片，能感知膈肌电活动。这一信号可以触发呼吸机（神经触发功能），并使其与膈肌电活动成比例地辅助患者吸气用力

对气体交换的影响

PEEP/CPAP 通过复张塌陷的功能性肺泡，改善肺水再分布，改善动脉血氧合，从而减少通气/血流比例失调。

肺泡复张指一定 PEEP/CPAP 水平时塌陷组织的再次膨胀，使 V_T 分布更均匀，并增加功能残气量。此外，PEEP/CPAP 使肺水重新分布，从肺泡区向血管周围间质分布，并通过使血流由分流区转向正常区域改善通气/血流比例失调。

所有这些效应取决于所施加的 PEEP/CPAP 是否能够复张原先萎陷的肺泡[21-22]。一方面，如果应用的 PEEP/CPAP 能够促使肺泡复张，将会降低分流，改善氧合，减少无效腔。另一方面，如果出现大量正常肺泡过度膨胀，那么由于无效腔增加将导致动脉血二氧化碳分压（$PaCO_2$）升高，同时动脉血氧分压（PaO_2）下降，这取决于 PEEP/CPAP 是否减少心排血量。

对呼吸力学的影响

呼吸系统顺应性（即 $V_T \div Ppl-PEEP$）很好地反映了呼吸系统的弹性特性。PEEP/CPAP 的应用会对顺应性产生如下影响：

- 顺应性增加，提示肺泡复张。
- 顺应性不变，表明通气处于呼吸系统容量 - 压力曲线的线性部分。
- 顺应性下降，表明肺过度膨胀。

对血流动力学的影响

应用 PEEP/CPAP 可能通过以下几种不同的机制影响血流动力学：降低右心静脉回流，增加右心室后负荷，降低心室顺应性和减弱心室收缩力[29-31]。总之，其对血流动力学的改变取决于之前的心室负荷情况和心室的功能以及 PEEP/CPAP 对肺机械特性的影响。

如果患者的心功能正常，胸腔内压升高的主要后果是静脉回流减少和心输出量下降。因为右心室前负荷下降，所以在应用 PEEP/CPAP 前需要有足够的循

环血容量，以避免出现右心室输出量下降。对于左心室功能不全或充血性心力衰竭的患者，胸腔内压升高可降低左心室跨壁压，减少左心室后负荷，改善左心室功能。由于舒张期容量增加，静脉回流的减少不影响这类患者的心排血量[32]。

无创通气

一般是通过气管插管或气管切开实施机械通气。然而，研究证实，经口或鼻进行无创机械通气具有改善呼吸功能的作用，并使与有创通气相关的副作用降到最低。无创通气几乎完全是通过部分辅助呼吸技术实施。无创通气的潜在优势包括减少患者不适、减少镇静的需求以及降低呼吸机相关性肺炎和败血症的发生率[33]（参见第 101 章）。临床试验表明，在特定的临床情况下，避免气管插管，患者的预后显著改善[34]。然而，无创通气成功的关键依赖于对患者的正确选择和应用该技术团队的专业水平，因为最近的数据提示，在尝试无创通气失败后行气管插管的患者会经历更长时间的有创机械通气和更长的 ICU 留住时间[35]。

大量随机对照试验明确支持无创通气的指征包括 COPD 急性加重期、急性心源性肺水肿、术后呼吸衰竭和免疫功能低下患者的呼吸衰竭（例如实体器官移植受体和骨髓移植患者，见后文）[35]。

在其他临床情况下，应慎用无创通气。据报道，经无创通气治疗的社区获得性肺炎患者的气管插管率较低，住院时间缩短[36]。在经验丰富的中心对 ARDS 以应用无创通气为首选干预措施，使得约 54% 的病例不需插管[37]，而应用 CPAP 并未提高生存率或缩短住院时间[38]。很多临床研究都试图将无创通气技术确定为加快从有创通气脱机的一种手段，但是尚无结论性结果。作为"困难脱机"的 COPD 患者的一种脱机技术，当患者未完全达到自主呼吸标准时，无创通气的应用对机械通气时间和死亡率的影响在两项临床研究中得到相互矛盾的结果[39-40]。最近，已证明无创通气并不能避免拔管后发生急性呼吸衰竭患者的再次插管[41]。几乎没有无创通气在急性哮喘、上呼吸道梗阻和创伤患者中应用的研究。其他可能的应用领域包括低氧血症或高碳酸血症患者进行纤维支气管镜检查时[42]，以及非有创通气适应证患者的姑息治疗[43]。

最近发表的两篇文章评价了两家著名的大医院（波士顿的麻省总医院和意大利都灵的 Molinette 医院）无创通气的疗效[44-45]。这两项研究均表明，无创通气作为常规治疗标准应用于由于心源性肺水肿和 COPD 急性加重而致的呼吸衰竭患者时，最终插管的百分比与随机对照试验相似，但应用于低氧性呼吸衰竭患者时的插管百分比较这些试验高。无创通气失败与低氧性呼吸衰竭患者的高住院死亡率相关[44-45]。

预示无创通气成功的因素包括：年龄较轻、疾病起病较缓 [以急性生理学和慢性健康评分（APACHE Ⅱ）或 SAPS（简化急性生理学评分）Ⅱ 评分进行量化评分]、患者的合作能力、牙列完整、最小化气体泄漏的技术能力、适度高碳酸血症（即 45 ～ 90 mm Hg）和适度酸中毒（即 pH 7.35 ～ 7.10）[46]。无创通气试验有效的标志为在 30 ～ 60min 内出现呼吸频率减慢、$PaCO_2$ 降低。

理想的无创通气连接装置应达到患者的最佳舒适度和最少气体泄漏。目前可用的有面罩（口鼻或鼻）和头罩。口鼻面罩在 80% ～ 100% 的患者中出现漏气，20% ～ 34% 面部皮肤发红，8% ～ 32% 不耐受面罩，10% ～ 20% 口鼻干燥、鼻腔充血，2% ～ 31% 鼻梁溃疡，16% 感到眼涩，8% 出现胃胀，6% 发生误吸。使用头罩可尽可能减少这些副作用，但这种通气装置可能延误 PSV 辅助通气，并引起明显的噪声[47]。

无创通气时患者的监护包括频繁检查通气装置以评估二氧化碳重复吸入、意外脱机、气体泄漏、皮肤坏死、患者清除分泌物的能力。监测生理学参数（氧饱和度、动脉血气分析、呼气 V_T、呼吸频率、辅助呼吸肌的运动、反常腹部运动、胃胀、心率和血压）以及主观参数（精神警觉性、舒适度和呼吸困难）对患者的安全至关重要。据估计，第一个 8h 呼吸治疗师花费在无创通气治疗患者身上的时间较气管插管患者更长，但在随后的 8h 花费在气管插管患者身上的时间更长[48]。

非常规通气支持

以上描述的通气支持模式被定义为"常规的"，因为它们遵循两个原则：输送高于无效腔量的 V_T 和在气道开口处施加正压。接下来，我们将描述被定义为非常规的通气支持模式，这类模式输送低于无效腔量的 V_T（高频振荡通气，HFOV）。

高频振荡通气

应用 PEEP 常规通气的目的在于当输送 V_T 时周期性增加气道开口压力时保持肺充盈。不同的是，HFOV 呼吸机类似于 CPAP 设备，施加一个持续的平均气道压（Pao,mean）。新鲜气体（40 ～ 60L/min）持续进入呼吸回路，同时呼气活瓣允许维持预设的 Pao,mean 水平。与 CPAP 的主要不同之处在于，振荡压力冲击以极高的频率（即 180 ~ 900 次 / 分，5 ~ 15Hz）叠加于 Pao,mean 之上。技术上，高频振荡呼吸机是基于一个能够在 CPAP 回路中产生脉压"冲击"的振荡活塞泵（图 103-2，A）。每次振荡产生一个正弦周期压力，上升或下降至高于或低于 Pao,mean 的水平（当活塞泵向患者方向移动时，压力升高；紧接着活塞泵远离患者，压力下降）。一个重要的问题是，HFOV 不仅提供主动吸气（正向冲击波）的动力，而且提供呼气（负向冲击波）的动力。由操作者确定整体振幅，压力变化幅度（ΔP）可调节至高达 70 ~ 90cmH$_2$O。值得注意的是，ΔP 数值在活塞附近读取，而传导至气道开口的压力大幅下降（由于高振荡频率和极为有限的活塞运动），气管导管和肺泡内的 ΔP 也大幅下降（通常只有 2 ~ 4cmH$_2$O），因此，所产生的 V_T 为 1 ~ 2 ml/kg——也就是说低于解剖无效腔量。观察发现，以极高频率输送压力冲击波能够从气管插管患者肺内排出 CO$_2$ 至气道开口，这是在气道开口处快速振荡通气以测量肺机械特性试验的意外收获。HFOV 期间 CO$_2$ 排出的机制包括：①对近端肺泡的直接通气；②邻近肺单位之间以不同时间常数进行的摆动呼吸；③分支肺泡管内吸气与呼气气流的流动；④轴向对流与横向混合[49]。CO$_2$ 由肺内排出，弥散至呼吸回路内，然后被持续进入回路内的大量新鲜气体所稀释。HFOV 期间氧合的决定因素是气道开口平均压力和吸入氧浓度。CO$_2$ 清除的主要决定因素是压力变化幅度（ΔP）、压力振荡频率和偏流（有限）。可通过增加 ΔP 和降低振荡频率加速 CO$_2$ 清除。简言之，ΔP 越高，V_T 越大，CO$_2$ 清除越快；振荡频率越慢，V_T 越大，CO$_2$ 清除越快。

综上所述，HFOV 是一种独特的以极低 V_T 和较高平均气道压为特点的通气方式，同时能够维持足够的 CO$_2$ 清除率。这成为一种"极端"的肺保护方法，因为 V_T 最小化和充足的压力在保证肺充气的同时避免了传统 V_T 输送方法可能带来的过度充气的风险。传统上，HFOV 被认为是当 ARDS 患者需要高正压水平以保证肺泡张开时保留通气的策略[50]。因此，它主要被应用在病变严重患者的小型研究中，这些研究人群的死亡率相对较高。近期有两项多中心、大型临床研究 OSCAR[51] 和 OSCILLATE[52] 试验，分别观察了 398 例和 548 例患者，检验 HFOV 作为保护性肺通气策略应用于 ARDS 早期能够降低 ARDS 死亡率的假设。遗憾的是，这些试验未能证实 HFOV 优于传统的肺保护性通气策略（见后文）。根据这些发现，不推荐将 HFOV 作为 ARDS 患者的常规治疗措施。

机械控制通气的监测

在容量切换型恒定流速通气伴短暂吸气末暂停时，对获取的气道开口 - 时间（Pao-t）信号的分析有助于对呼吸系统的物理机械性能的监测。恒定流速期间的 Pao-t 包含以下信息（图 103-3）：

- 阻力压增加（图 103-3 中的 AB 段）代表在吸气气流开始输送时气道开口压（Pao）的逐步升高。它不完全垂直于时间轴，而是由于呼吸机无法突然增加流量和不同肺区的不均一性呈现为一条不连续的斜线。
- 弹性压增加（图 103-3 中的 BC 段）代表由呼吸系统进行性充气膨胀产生的 Pao 升高，其斜度取决于呼吸系统的弹性特质。它并不总是线性的，当呼吸系统顺应性随着肺充气而改变时，它可能呈曲线（见后文）。
- Pao$_{peak}$（图 103-3 中的 C 点）是吸气末 Pao 达到的峰值。流速和吸气时间已定时，Pao$_{peak}$ 同时表示"阻力"压和"弹性"压增加。Pao$_{peak}$ 之后，吸气末暂停时（吸气活瓣和呼气活瓣同时关闭），Pao-t 图像可分为两段：①由于气流中断使阻力为零，压力立即从 Pao$_{peak}$ 降为 Pao$_{occlusion}$（图 103-3 中的 D 点）。②从 Pao$_{occlusion}$ 缓慢减到吸气末压力（Pao$_{plat}$）（图 103-3 中的 E 点），这一段取决于气体在肺部不同弹性和阻力特性的区域之间重新分布的过程及肺组织的惯性特征。V_T 已定时，Pao$_{plat}$ 表示呼吸系统的弹性。吸气末停顿后，呼气活瓣打开，同时吸气活瓣关闭，呼吸系统被动呼气直至达到呼吸系统弹性平衡点（图 103-3 中的 EF 段）。如果向呼吸回路的呼气支添加一个呼气末活瓣，FG 段等于施加的 PEEP 值。

已证实，在恒定流量通气时，气道压力 - 时间曲线变化的程度与 V_T 肺充气时呼吸系统顺应性变化的程度相关：曲线斜率逐渐增加表明顺应性逐步增加；反之，曲线斜率逐渐降低，表明顺应性在 V_T 吸气时逐渐降低；压力呈线性增加表明顺应性在肺充气过程中保持不变[53-54]。充气时顺应性的逐渐增加或降低分别与肺泡开放、塌陷和肺泡充气过度相关[55]，这是机械通气产生肺机械牵张的主要机制[56]。因此，通过分析恒定流量通气时的 Pao-t 图形（BC，图 103-3），可无创检测出肺泡复张 / 再塌陷或过度充气或两者同时发生（张力指数的概念，图 103-4）。最近的数据表明，在 ARDS 患者中根据张力指数分析调整 PEEP 水平，可以最小化呼吸机产生的机械牵张，并提示连续监测该指数可能有利于建立肺保护性通气策略[57]。

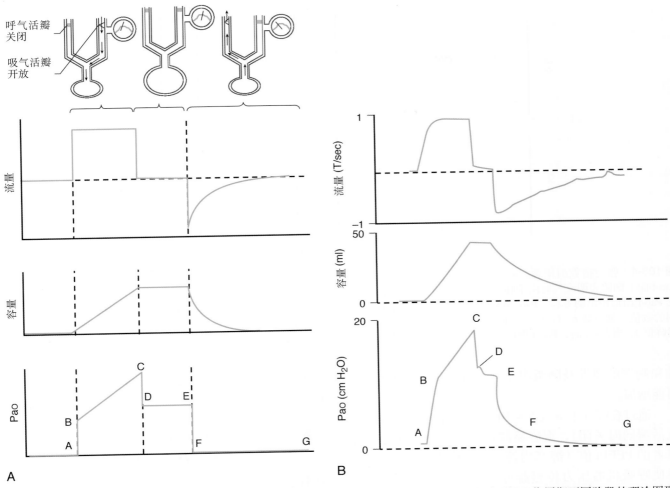

图 103-3　恒流机械控制通气时流量、容量和气道开口压（Pao）的描记图。A. 单室肺模型中呼吸机工作周期不同阶段的理论图形。模型没有考虑呼吸系统的黏滞弹性和惰性特征以及肺不同区域的不均一性。B. 实际图形。相应地，AB 段（阻力压增加）、BC 段弹力压升高。C 点（Pao_{peak}）之后的 Pao_{peak} 到 Pao_{plat}（E）段，Pao-t 可分为两部分：①压力迅速从 Pao_{peak} 降为 $Pao_{occlusion}$（D）；②在 2 ~ 5s 内从 $Pao_{occlusion}$ 缓慢减到 Pao_{plat}。后者主要是由于气体在不同弹性和阻力的肺区之间（不同区域吸气末压力不平衡）重新分布的过程。因此，$Pao_{occlusion}$–Pao_{plat} 的差异与肺部不同区域间的不均一性成比例

呼吸阻力对抗气流通过呼吸系统，定量为引起一个单位气流所必需的压力数值，根据欧姆定律：

$$阻力 = 驱动压 / 流速$$

其中驱动压力是在气道中产生既定不变的层流的"阻力"。呼吸系统的总阻力是肺阻力（气道阻力加肺组织阻力）和胸壁阻力（主要是组织抵抗力）之和，单位为 $cmH_2O/(L \cdot s)$。因此，当恒定气流突然中断时，呼吸系统总阻力（Rmax, rs）与 P_{peak}–P_{plat} 压力的衰减呈正比，根据方程：

$$Rmax,rs= （P_{peak}–P_{plat}） / 流量$$

呼吸系统总阻力 Rmax, rs 可进一步分为气道阻力（Rmin）和附加阻力（ΔR）。从 P_{peak} 到 $Pao_{occlusion}$ 压力

的瞬间下降与气道阻力成比例：

$$Rmin= （P_{peak}–Pao_{occlusion}） / 流量$$

而从 D 点缓慢减到 P_{plat} 与额外阻力成比例：

$$\Delta R =Rmax,rs-Rmin$$

对于全身麻醉期间的正常人，气流 0.4L/s，V_T 在正常范围时，Rmax,rs 为 5 ~ 6 $cmH_2O/(L \cdot s)$，Rmin 为 2 ~ 3$cmH_2O/(L \cdot s)$。

Rmin,rs 在气道阻力增加的病理状态下升高，如哮喘、急性心源性肺水肿、ARDS 和 COPD。但是，由于 Rmin,rs 是气道阻力、机械回路和气管导管阻力的总和，在鉴别诊断时应考虑到气管导管阻塞的可能性。在一些病理情况下如严重 COPD 或病态肥胖的患者，

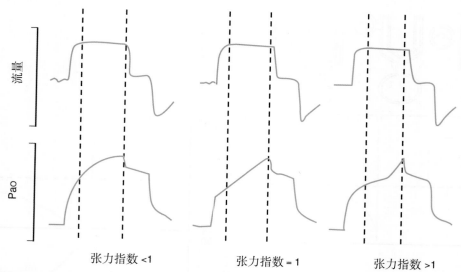

图 103-4　张力指数的概念。通过分析恒定流量通气时的 Pao-t 图形，可检测出肺泡复张／再塌陷或过度充气或两者同时发生。Pao-t 向下凹陷表明充气时由于肺泡复张，顺应性逐渐增加；反之，向上凸起表明充气时由于肺泡过度充气，顺应性逐渐降低。根据 Pao-t 图形得出的方程（$Pao = a \times t^b + c$）可测算张力指数。在这里，系数 a 和 c 是常数，系数 b 是用来描述 Pao-t 图形的一个无量纲的数值。如系数 $b<1$，Pao-t 图形呈向下的弧形（充气时顺应性增加）；反之，系数 $b>1$，Pao-t 图形呈向上的弧形（充气时顺应性降低）。当 $b=1$ 时，Pao-t 图形呈直线，充气时顺应性不变

肺和胸壁的惯性及肺组织不均一性（表示为 ΔR）均可能增加。

通过在呼气末屏气 5～10s（呼气末吸气活瓣和呼气活瓣同时关闭），很容易测量机械控制通气的制动患者的 PEEPi 值（静态内源性 PEEP, PEEPi, st），这样使呼吸机的压力传感器可读取呼气末肺泡压（图 103-5）。这是呼吸系统总的呼气末正压（PEEPtot）。动态过度充气患者的 PEEPtot 值高于施加的 PEEP 值（PEEPext），这时 PEEPi, st 就是 PEPtot 和 PEEPext 之间的差值。

当应用部分通气支持技术时，需动态测量 PEEPi（PEEPi, dyn）。其计算的金标准需要连续记录流量、Pao、食管压力和胃内压（图 103-6）。

呼吸系统静态顺应性（Cst, rs）是指呼吸系统容量随每单位施加压力的变化而变化（单位是 ml/cmH_2O）：

$$Cst,rs = V_T / (Pao_{plat} - PEEPtot)$$

其中 Pao_{plat} 在 2～5s 吸气末暂停结束时（E 点，图 103-3）测定。弹性即顺应性的倒数，单位为 cmH_2O/ml，表示如下：

$$Est,rs = (Pao_{plat} - PEEPtot) / V_T$$

为了正确计算 Cst, rs，PEEPtot 必须代替 PEEPext，以区分由于动态过度充气导致的 Pao_{plat} 升高（此时 PEEPtot 高于 PEEPext 而 Cst, rs 不受影响），以及由

于 Cst, rs 降低导致的 Pao_{plat} 升高（此时 PEEPtot 等于 PEEPext）。

胸壁机械特性的作用

肺和胸壁呈"串联"：因此，Cst, rs 是肺和胸壁顺应性的总和（分别为 Cst, L 和 Cst, cw），Est, rs 是肺和胸壁弹性的总和（分别为 Est, L 和 Est, cw）：

$$1/Cst,rs = 1/Cst, L + 1/Cst, cw$$

因此

$$Est,rs = Est,L + Est,cw$$

Cst, cw 和 Est, cw 的计算：

$$Cst,cw = V_T / (吸气末 Pes - 呼气末 Pes)$$

和

$$Est,cw = (吸气末 Pes - 呼气末 Pes) / V_T$$

理论上说，应该利用胸腔压力变化而不是食管压力变化测定肺周围压力。可是，在临床实践中测量胸腔压力几乎是不可能的，因此常用食管压力替代。

记录食管压的方法是在患者半卧位时把带气囊的导管插入食管下三分之一并连接到压力传感器。区分

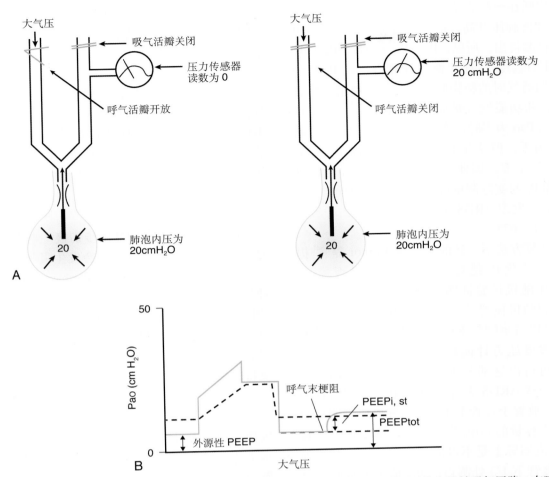

图 103-5　静态内源性 PEEP（PEEPi, st）的测量，呼气末屏气操作图示。A. 图示为呼吸系统和机械通气回路。在呼气相，呼吸机呼气活瓣打开，而吸气活瓣关闭。因此，压力传感器读取大气压力。当执行呼气末屏气操作时，吸气活瓣和呼气活瓣均在呼气末关闭。结果压力传感器读取呼气末肺泡的压力。B. 一个恒流机械通气周期中 Pao 图形的描记，随后为呼气末屏气。屏气结束时，可得到 PEEPtot 值。虚线是指肺泡压的理论值

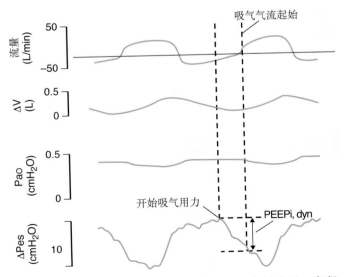

图 103-6　接受持续气道正压的自主呼吸患者的流量、容积、Pao 和食管压（Pes）轨迹记录。动态内源性 PEEP（PEEPi, dyn）是从用力吸气开始至正压吸气气流开始之间 Pes 偏离的数值

肺和胸壁的弹性特点可能有助于呼吸顺应性下降的鉴别诊断。由于胸腔和腹腔仅靠膈肌相隔，腹压增加是导致胸壁僵硬最重要的因素之一，但腹压不高的患者也可能由于胸壁畸形、容量超负荷或胸腔积液影响胸壁机械特性。

跨肺压的作用

常规的通气治疗是根据 Pao 进行调整，这种做法的根据是假定 Pao 接近于跨肺压（P_L）——即气道开口压力（Pao）与胸腔压力（P_{PL}）之差。虽然这种假设对胸壁弹力（E_{cw}）正常的大部分患者来说是合理的，但是当 E_{cw} 显著增加时，相当一部分 Pao 在扩张胸壁时消失，因而低于 P_L。这一点对于 ARDS 患者很重要，因为腹腔压力升高、胸腔积液、容量超负荷和体表水肿都可使 E_{cw} 升高[58]。对这类患者进行通气时，应以 P_L 而不是 Pao 为目标[59-61]。根据 Gattinoni 等提出的弹力计算方法[62]，任何施加于气道开口的正压均

作用于两种串联在一起的弹性结构（肺和胸壁），使得静态胸膜压和跨肺压升高，这一升高可由胸壁与肺组织弹力之比推测得出。所以，$P_{PL}=P_{AO}\times(E_{CW}/E_{RS})$ 且 $P_L=P_{AO}\times(E_L/E_{RS})$。这样，弹力计算得出的 P_L 即为正压机械控制通气时的肺膨胀压力的变化差值，而忽略了绝对 P_{PL} 和功能残气量时的 P_{PL} 值[61, 63]。由于计算的原因，当 Pao 为零时，弹力计算得出的 P_{PL}（也就是 P_L）必然为零，但这并不表示在同样的情况下 P_{PL} 和 P_L 绝对值等于零。因此，必须明确区分弹力计算得出的 P_{PL} 和 P_L 与实际测量或 P_{PL}（和 P_L）的绝对值。Chiumello 等[63]发现 ARDS 患者的胸壁弹力占呼吸系统总弹力的 7%~67%。

与弹力计算方法不一致的是，由 Talmor 等[64]提出了在呼气末优化 P_L 绝对值而不管 E_{cw} 是否减弱。通过一项临床随机试验证明这种方法改善了 ARDS 患者的氧合和肺机械特性。在 Tamlor 的研究中，他们调整 PEEP 以对抗呼气末腹部施加于依赖肺区的额外压力，从食管压力计读数中减去 5cmH_2O 的纵隔器官重力后可得出这部分额外重力。这么做的生理学基础是，一些 ARDS 患者的氧合由于腹部器官的压迫而变差。放置于食管下 1/3 处的气囊压力明显受到腹部内容物容量的影响[65]。但是，确定这一"真实" P_{PL} 绝对值实际上是不可能的。事实上，胸壁弹力正常时，食管下 1/3 处测得的 P_{PL} 值可能很高，反之亦然[66]。此外，应用 PEEP（整体施加的压力）时，作用于依赖肺区表面的"局部" P_{PL} 可能引起非依赖肺区的过度膨胀。

在一项猪模型实验和一项 H1N1 流感患者的队列研究中，以弹力计算得出的 P_L,plat 代替 Pao,plat 作为目标以改善肺通气的策略均诱发了 ARDS[69]。

在对 ARDS 和胸壁机械特性受累患者进行通气时，必须明确基本的生理学概念，也就是跨肺压是实际的肺膨胀压力。

机械辅助通气的监测

临床上，机械辅助通气时监测的主要参数包括对患者与呼吸机间的互动评价和人机不同步的发生。

吸气触发不同步

在呼吸肌开始运动和机器开始送气之间实际上始终存在一个滞后，尽管 NAVA 的神经触发机制已使其降到最低[70]。触发相 PEEPi 的存在可能使患者与呼吸机间的互动更为复杂[71]。尽管患者用力吸气，呼吸机仍无法检测出患者辅助呼吸的需求而导致无效触发。

这种现象通常出现在通气辅助水平较高和呼气时间较短时。低弹性、高阻力和 PEEPi 这些机械特性，可能引发无效触发的发生[7]。

通气需求/气体输送不同步 当呼吸机输送的流量、容量和压力不能满足患者的通气需求时就会出现不同步。以压力为目标的呼吸可以更好地满足患者的通气需求，因为吸气刚开始时的气道压快速上升伴有高吸气流量，产生的气流类似于正常生理状态下的气流。

吸气时间与总时间非同步切换 当患者试图呼气而呼吸机仍继续输送气体时会发生吸气时间（Ti）与总时间（Ttot）非同步切换。Parthasarathy 等证实，在神经性呼气相延长机械充气时间可以减少无阻抗呼气的时间[72]。实施无创 PSV 时，气体泄漏会导致吸气时间异常延长，阻碍吸气向呼气的切换。这种情况下，患者会与呼吸机对抗持续用力呼气或在没有任何压力支持时吸气（吸气中断）[73]。

呼吸功 评估一个接受部分通气支持患者的呼吸功有助于设置机械通气支持的最适水平，这一通气水平使得呼吸肌做功接近正常，且避免了过度的肌肉做功或过度的机械辅助。遗憾的是，这需要复杂的设备、食管内压和胃内压的持续监测以及大量的生理学专业知识。如前所述，PAV+ 程式可持续评估患者的呼吸功，而 NAVA 技术可以持续监测膈肌电活动。尽管呼吸功指的可能是单次呼吸做功，而临床上测量每分钟的呼吸功和每分通气量的呼吸功 [WOB/L = WOB/（min·每分通气量）] 会更有用。正常人休息时的 WOB/L 为 0.3~0.6 J/L，然而在所有可用的部分通气支持模式中，患者需要额外的"医源性"做功以克服气管导管及呼吸回路的阻力并触发呼吸机做功[74]。

呼吸生理学原理的临床应用

非均质肺的弹性特点和呼吸机相关肺损伤

ARDS 患者常需要机械通气。大多数 ARDS 患者一旦实施机械通气，反映肺换气功能的参数及总体的临床状况都会有所改善。然而自 20 世纪 80 年代中期起，大量的研究表明机械通气可加重之前存在的肺损伤（呼吸机相关性肺损伤，ventilator-induced lung injury，VILI）[56-75]。肺泡损伤的不均匀分布的特点使 ARDS 时较易发生 VILI。轴向 CT 扫描清晰地证实

ARDS 肺中正常通气肺泡与通气不良肺泡、塌陷肺泡与过度充气肺泡共存[76]（图 103-7）。一项关于这些区域分布模式的系统回顾分析将肺不张的分布模式分为局灶性（约 36% 的患者，正常通气的非依赖区域与塌陷的依赖区域共存）、弥漫性（约 23%，肺部呈广泛不透明样改变）和斑片样分布（约 41%，塌陷区域不均衡地分布于整个肺部）[76-78]。这种不均匀分布对呼吸系统的机械特性产生了深刻影响，"静态"或"准静态"下呼吸系统吸气相容量 - 压力曲线可呈现这一点[79]。用不同的容量水平或以极缓慢的方式膨胀呼吸系统时，气道开口压的增加可反映呼吸系统弹性特征的变化。肺充气开始时，肺顺应性的进行性增加 ["下拐点"（LIP）] 表明充气时呼气末萎陷的肺泡重新开放（肺泡复张），而吸气末肺顺应性的进行性下降 ["上拐点"（UIP）] 表明大量肺泡在吸气末进行性扩张（过度充气）。在正常个体，下拐点通常出现于呼吸系统弹性平衡点以下，上拐点出现于容量接近总体肺容量时。对于 ARDS 患者，上拐点和下拐点都出现在 V_T 范围内，并且分别提示塌陷的肺泡开始复张和过度充气时的压力（图 103-8）。传统的观念依然正确，特别是对早期 ARDS 和存有可复张肺的患者来说。然而，在大部病例中，肺复张出现在容量 - 压力曲线吸气相的上升支并且是一种渐进的现象。此外，通过绘制容量 - 压力曲线的下降支（即呼气支）可观察到吸气相和呼气相的曲线之间存在明显的滞后现象。这意味着：①肺复张是贯穿整个吸气相的现象，完全的肺复张需要很高的压力；②一旦肺复张后，肺不张区域易于在较低的压力水平萎陷，这一压力低于吸气时肺泡张开所需的压力[80-81]。

根据 Gattinoni 等提出的"婴儿肺"概念，机械通气时输送的"标准" V_T（如使动脉 PCO_2 "正常化"的 V_T）可引起 ARDS 患者正常通气区域的肺泡出现反复的潮式过度充气[82]。此外，如果应用低水平的 PEEP，呼气末塌陷的肺单位会在充气时重新开放，产生反复的潮式肺泡开放和塌陷现象（潮式肺复张）。已证实潮式肺泡复张与潮式过度充气可以激活肺泡上皮细胞、内皮细胞与肺内巨噬细胞的细胞内促炎信号传导通路，使促炎介质以及抗炎介质转录相关的基因分别被上调与下调，最终导致肺泡炎症的发生[83]。即使是相对短期的机械通气也可诱发"生物伤"并导致局部的炎症反应，而肺损伤后出现的中性粒细胞、巨噬细胞与成纤维细胞的浸润将放大这一炎症反应（图 103-9）[75]。此外，作用于肺泡壁的机械刺激可以使肺泡细胞表面释放血栓调节蛋白（通过蛋白水解作用激活蛋白 C 的表面分子），从

而在肺泡水平抑制蛋白 C 的激活。因此，VILI 也可以加重肺泡内的促凝与抗纤溶状态[84]。其他的"生物伤"包括通过灭活 I 型和 II 型肺泡细胞表面的 N^+/

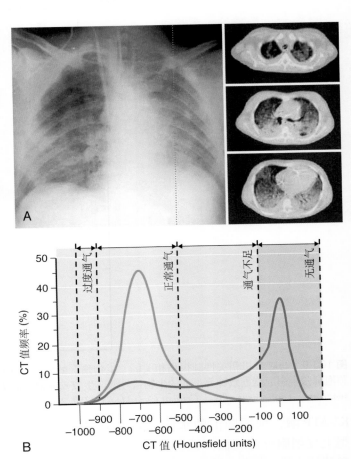

图 103-7　A. 急性呼吸窘迫综合征的胸部 X 线正位片和 CT 扫描（肺尖、肺门和肺底）。胸片显示除右上肺外弥漫性毛玻璃样不透明改变。CT 扫描从前后位和横切面均显示为非均质肺疾病。B. 以 CT 值划分的肺分区，正常情况下（蓝线）和典型 ALI/ARDS 时（灰线）

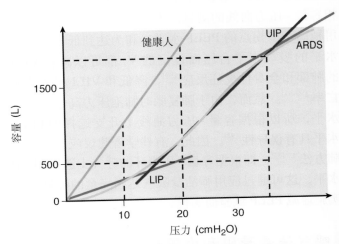

图 103-8　健康人和 ARDS 患者呼吸系统的静态容量 - 压力曲线。UIP 和 LIP 都出现在潮气量范围内并且分别提示塌陷肺泡开始复张和过度充气时的压力。UIP，上拐点；LIP，下拐点

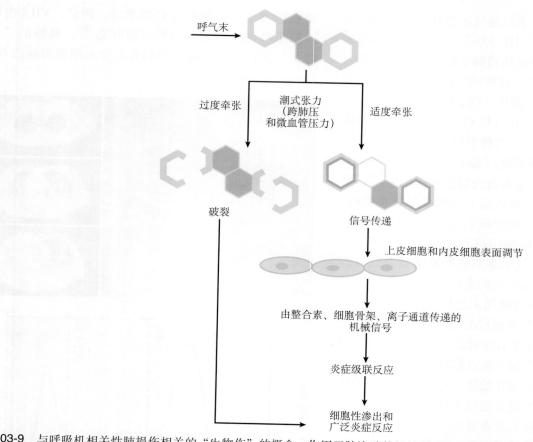

图 103-9　与呼吸机相关性肺损伤相关的"生物伤"的概念。作用于肺泡壁的机械刺激传导［潮式肺泡开放/萎陷和（或）潮式肺泡牵张］引起能导致肺部炎症的生物信号的产生 *(From Marini JJ, Gattinoni L: Ventilatory management of acute respiratory distress syndrome: a consensus of two, Critical Care Med 33:250, 2004.)*

K^+-ATP 酶、削弱肺泡的水肿清除能力[85]、抑制 Ⅱ 型上皮细胞分泌表面活性物质[86]、上调基质金属蛋白酶的生成[87]。上述所有机制均支持 VILI 可能充当着多系统器官功能衰竭（MODS）"发动机"的观点，该观点由 Slutsky[75] 最先提出并于最近被证实[88]。

已有数种"肺保护"通气策略被推荐用于最大限度地减轻 VILI。最初的研究是基于对呼吸系统吸气相容量 - 压力曲线的测量。为避免呼气末肺泡萎陷应用稍高于下拐点的 PEEP 水平，和为达到低于上拐点水平的吸气末平台压而设定的 V_T 都可以减轻 VILI 的肺部和全身性炎症反应[89]，降低和 VILI 相关的死亡率[90-91]。然而，由于肺复张时肺泡压力高于下拐点水平，所以根据容量 - 压力曲线上升支选择的 PEEP 水平具有误导性[92]。因此，有些学者建议应用"开放肺方法"[81]，即根据容量 - 压力环的呼气支选择 PEEP 水平。这可通过应用肺活量吸气达到完全的肺复张后实施递减 PEEP 试验而实现。

呼气流量受限和内源性呼气末正压

正常人静息状态时，呼气末肺容量（EELV）接近于呼吸系统的弹性平衡点（功能残气量，FRC）。只要呼气时间短于肺内气体排空至正常功能残气量所需的时间，就会发生气体陷闭。因此，此时呼气末肺泡内呈正压状态，导致动态性过度充气，即呼气末肺泡正压，称为内源性 PEEP[93-94]。通过测量由 EELV 至 FRC 延长的被动排空过程（30 ~ 60s）中的呼出气体容量，可估测陷闭的气体量（图 103-10）。

流量受限引起的内源性呼气末正压

由于呼气时远端气道塌陷，呼气流量明显受限[95]。这种情况是 COPD 患者所特有的，而对于正常人仅见于最大用力呼气时。呼气流量受限的病理生理特点最初是用瀑布模型解释的（图 103-11）[96]。由此可知，只要外源性 PEEP 值不超过 PEEPi 值，那么通过应用外源性 PEEP 来提高下游压力时并不会影响呼气流量及上游气道闭合的临界压力。

作为一种吸气负荷阈值，PEEPi 增加吸气肌的负担，导致吸气肌必须克服弹性回缩力才能产生吸气气流。COPD 急性加重期，克服 PEEPi 产生吸气气流所需的呼吸功可占总呼吸做功的 40%[22]，而给予适当的外源性 PEEP 可以明显减少呼吸肌做功[97]。根据瀑布

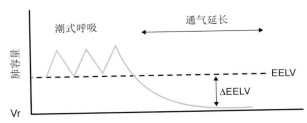

图 103-10　对于动态性肺过度充气患者，机械通气时呼气末肺容量（EELV）和呼吸系统的弹性平衡容量（Vr）之间存在差异（ΔEELV）。肺的完全排空需要在机械呼气末断开患者与呼吸回路的连接，进行 15～20s 的长时被动呼气直至大气压水平

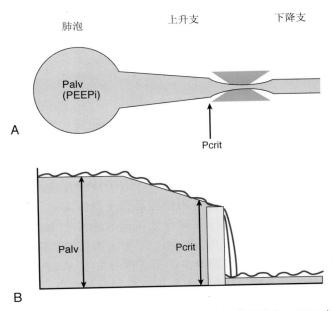

图 103-11　瀑布模型。由于呼气时远端气道塌陷和 COPD 患者呼气气流严重受限，以及呼气末肺泡压（Palv）为正值，从而导致内源性呼气末正压的产生。由于小气道陷闭，增加下游气道压力不会影响上游气道闭合的临界压力，除非施加的压力超过上游气道的压力（Pcrit）

学说，当外源性 PEEP 在测得的 PEEPi 范围之内时，可减少吸气做功而不会进一步导致肺泡过度充气[98]。但是，瀑布学说假设所有远端气道的临界闭合压是相同的，与已知的不同区域肺单位之间有显著差异的观点存在矛盾[99]。因此，简单的瀑布类比可能并不准确。对于机械通气的 COPD 患者，安全的外源性 PEEP 应较测得的 PEEPi 稍低，这样才不会加重动态过度充气。试验数据表明，对于大多数 COPD 患者来说，相当于 75%PEEPi 水平的外源性 PEEP 是低于临界闭合压（Pcrit）的[100]。

无流量限制的内源性呼气末正压

当呼气时间短于肺被动排空至功能残气量水平所需的时间时会产生无流量限制的 PEEPi。肺内气体排空的时间取决于下面几个变量的相互作用：V_T、吸气末呼吸系统的弹性回缩力和呼气阻力。此外，对于机械通气的患者还应该考虑到气管导管的阻力、呼气活瓣以及 PEEP 设备。因此，高分钟通气量、高呼吸系统的顺应性及高呼气阻力时，肺没有足够的时间排空至功能残气量时的弹性平衡点。这和因气流受限引起的问题是不同的，因为在这种情况下使用外源性 PEEP 会产生呼气气流的"反压力"，加重动力性过度通气[101]。

在机械通气的患者，动态过度通气会严重影响血流动力学，因为它会减少静脉回流，增加右心室后负荷，导致低心排状态。Pepe 和 Marini 最早描述了这一现象更常见于机械控制通气的 COPD 和哮喘患者[102]。这与患者自主呼吸时出现明显动态过度通气的情况截然不同[103]。PEEPi 起到一个吸气阈值负荷的作用，即患者必须产生一个与之对抗的胸腔内负压才能产生吸气气流。胸腔内压力下降而肺容量不变这一现象在理论上与 Muller 手法相似（图 103-12）。当出现明显急性加重或依赖机械通气的 COPD 患者突然撤机时，这一机制可显著增加静脉回流和心排血量。由于严重 COPD 患者的肺血管床相对损害较大，肺血管挛缩，会出现肺动脉高压和右心室扩大。另外，已证实急性右心室扩大会引起室间隔左移，从而导致左心室舒张功能受限和肺充血[104-106]。应用低于 Pcrit 的外源性 PEEP/CPAP 不仅可减少呼吸肌做功，而且可减轻 PEEPi 对自主呼吸患者血流动力学的影响[103]。

尽管通常认为 PEEPi 和动态过度通气是同义的，但 PEEPi 并不一定提示动态过度通气或气体潴留。当呼气肌也参与呼气活动时，呼气末肺泡内压将呈正压而无动态过度通气[107]。

机械通气在临床病例的应用

急性呼吸窘迫综合征

ARDS 是由直接或间接的危害性因素导致的急性发作的肺部炎症反应，影像学表现为与肺水肿一致的弥漫性的双肺浸润，肺动脉楔压小于 18mmHg 和（或）没有左心房压增高的临床表现，以及难治性的动脉低氧血症（参见第 101 和 102 章）。根据专家组的建议，ARDS 的定义已被更新（柏林定义）[108-109]。该委员会确定了 ARDS 常见的直接和间接致病因素（见后文），并将 ARDS 定义为一种包含以下标准的临床综合征：① 由特定的临床损害引起；② X 线或 CT 扫描示双肺致密影，并且胸腔积液、肺叶/肺塌陷

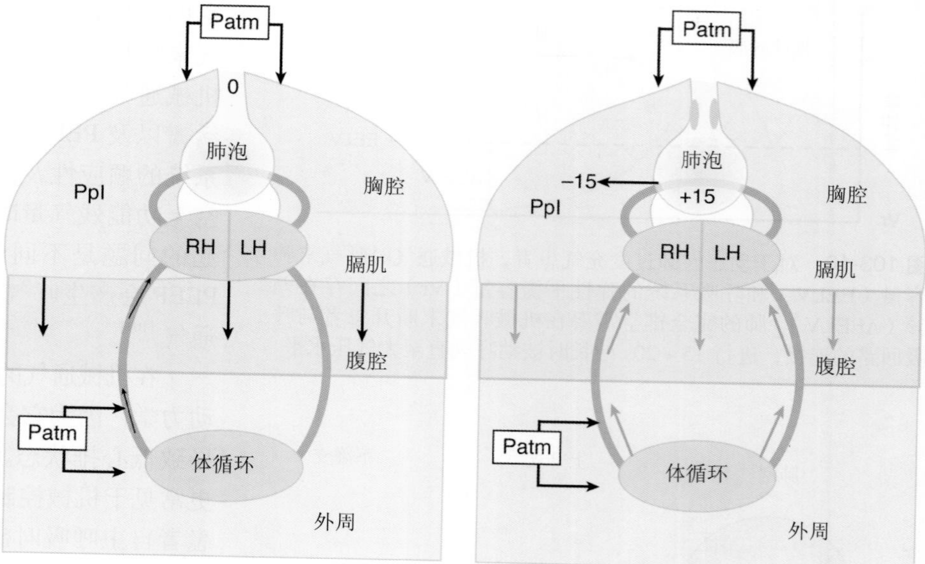

图 103-12 动态过度充气和内源性 PEEP 的血流动力学效应。自主吸气时较大气压（Patm）稍低的胸腔内负压引起静脉回流生理性增加，这一作用在动态过度充气患者中呈病理性放大。为产生吸气气流（即产生负的肺泡内压），过度充气患者需要产生能够平衡 PEEPi 的胸腔内负压，这会明显增加静脉回流

或结节不能完全解释；③无法用心力衰竭或血管内液超负荷完全解释的肺水肿（这些均可与 ARDS 并存）；④氧合受损——在 PEEP 或 CPAP 压力水平高于 5cmH$_2$O 时，动脉氧分压与吸入氧浓度（P/F）的比值低于 300。P/F 可用于 ARDS 患者的病情分级：根据 P/F 所在区间 300～200、200～100、<100 分别划分为轻度、中度和重度。重要的是，其严重程度与死亡率有关[27]，轻度 ARDS 患者可信区间 CI 为 27%（CI：24%～30%），中度为 32%（CI：29%～34%），重度为 45%（CI：42%～48%）（P < 0.10）[108-109]。

虽然以前 ARDS 十分罕见[110]，但近来一项基于群体的研究表明，每年 ARDS 的发病率（经年龄矫正）为 86.2/100 000[111]。据报道，由于治疗水平的提高，ARDS 的死亡率已经从 20 世纪 80 年代末期的 60%～70% 降至近 20 年来的 30%～40%[112-114]。与 ARDS 死亡率增高相关的危险因素包括：高龄、低 PaO$_2$/FiO$_2$ 比、感染性休克、APACHE Ⅱ（Acute Physiology and Chronic Health Evaluation Ⅱ，急性生理学和慢性健康评分系统Ⅱ）评分较高、SOFA（Sequential Organ Failure Assessment，序贯器官衰竭评估）评分较高、Glasgow 昏迷评分较低及合并慢性肝脏疾病[115]。最常见的长期损害有肌萎缩和肌无力、显著的神经认知与情感功能障碍、出院 2 年后持续的生活质量低下。尽管在 6 个月内，除一氧化碳弥散能力持续下降之外，肺功能通常可恢复正常，但上述情形仍会出现[116-117]（参见第 101 章）。

引起肺损伤的因素可分为肺部直接损害和间接损害，前者包括肺炎或误吸，后者包括脓毒血症或严重创伤（图 103-13）。这些"原发打击"诱发肺部炎

症反应，如果同时进行损伤性的机械通气，将会加重 ARDS 的病理改变[75, 83]。临床研究表明，临床过程中如果支气管肺泡灌洗液中白介素（IL）-6、IL-8、IL-1 和肿瘤坏死因子（TNF）等细胞因子持续升高，患者的死亡率会随之增加并阻碍肺部和全身性炎症反应的缓解[112, 118-119]。这些炎症介质主要来自中性粒细胞，它们在 ALI/ARDS 的发生和发展中起着重要作用[120]。可是重度中性粒细胞减少的患者也会发生 ALI/ARDS，这表明有多种平行和相互影响的机制参与其中[121]。

ALI/ARDS 以呼吸系统的异常机械特性为特征，其标志为呼吸系统功能残气量减少和静态顺应性下降[122]。

过去推荐使用大潮气量通气（10～15ml/kg）以维持患者正常的 pH 和 PaCO$_2$[123]。大潮气量通气现已被证实会对肺造成剪切力损伤，引起肺过度膨胀和机械损伤而导致局部和全身炎症反应。由国立健康研究院的心肺和血液研究所资助，ARDS Network 实施的一项多中心随机对照试验有 10 所医学中心的 75 个重症监护治疗病房参与，选择 ARDS 患者，比较 V$_T$ 为 12ml/kg 的控制通气策略（基于预期体重，PBW）与 V$_T$ 为 6ml/kg（PBW）的肺保护通气策略[112]。这项研究原准备观察 1000 例患者，但在中期分析显示肺保护通气组的死亡率较对照组低 22% 时，样本采集终止，共有患者 861 例。这一有益的结果出现在两组患者中，包括有或无脓毒血症的患者和不同程度肺功能障碍的患者。ARDS Network 根据传统标准，使用标准化 PEEP-FiO$_2$ 结合表设定 PEEP 水平和吸入氧浓度。此外，ARDS Network 研究通过增加呼吸频率和大量应用碳酸氢盐维持 PaCO$_2$ 接近正常范围。从临床角度来看，这项研究是非常重要的，因为它证实了一种特

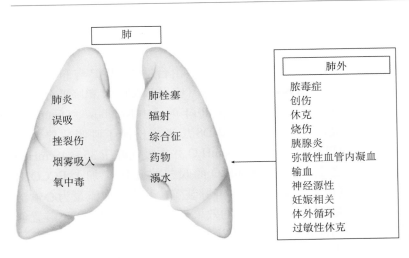

图 103-13　急性呼吸窘迫综合征的肺内（原发的）和肺外（继发的）诱因

殊的干预方法即降低 V_T，能降低这些患者的死亡率。最近一些研究旨在测试"更高的"PEEP 对死亡率的影响，虽然他们认为较高的 PEEP 可以缩短呼吸机的使用时间和减少非传统治疗的需求，但其结果表明较高的 PEEP 并未提高生存率[67, 124-125]。迄今为止，尚未确定最佳 PEEP 值以及设定 PEEP 的最好方法[125]。

获得性呼吸窘迫综合征与顽固性低氧血症

最近的研究报道，严重低氧血症在 ARDS 患者中的发生率为 7%～26%[67, 125]，而大部分患者可通过 ARDS Network 的金标准保护性肺通气策略恢复氧合。针对应用保护性通气策略后仍有严重低氧血症的通气治疗困难患者，其抢救治疗流程中包括通气和非通气策略[50, 126]。这里将作简要回顾。

首先需要区分重度低氧血症和顽固性低氧血症。遗憾的是，尚无这一重要问题的指南（参见第 102 章）。在呼气压力研究（EXPRESS）中，Mercat 等[67]间接地将重度低氧血症定义为已接受抢救性通气治疗或非通气治疗策略；而在肺开放通气研究（LOVS）中，Meade 等[125]将顽固性低氧血症定义为持续吸入 FiO_2 为 1.0 的气体至少 1h 后 PaO_2 仍低于 60mmHg。已有的关于使用体外氧合器（ECMO）抢救治疗的 ARDS 患者的数据，包括病例系列报道[127-134]、一项随机临床试验[135]，以及体外生命支持组织的指南，表明尽管使用高水平 PEEP、平均气道压和 Pao,mean，临界的 PaO_2/FiO_2 比值仍为 50～80。最近一篇综述中，Esan 等[50]重新定义了重度低氧血症：①尽管 V_T 低至 4ml/kg PBW，PaO_2/FiO_2 仍小于 100 或 Pao,plat 高于 30cmH$_2$O，或者②氧合指数（OI）大于 30。氧合指数的计算如下：

$$OI = (P_{AO,mean} \times FiO_2 \times 100) / PaO_2$$

顽固性低氧血症的抢救通气方法

根据临床经验，首选的抢救策略是基于非常规通气方法。首先需要确定可复张的肺泡数量。其重要性是因为它可能改变患者的临床经过。如果尚存的可复张肺泡很少，患者更适合有创非通气抢救策略，主要是 ECMO（见后文）；相反，如果尚存在较多的可复张肺泡，那么应采用开放肺通气方法。

根据所使用的复张肺方法，可复张肺（即肺复张措施能够再次开放的在最小肺膨胀压力下非充气肺组织的百分比）也不尽相同。DeMato 等[136]在研究中采用积极开放肺的方法，使用高吸气开放压力以完全复张肺组织（高达 55～60mmHg），然后逐渐减少 PEEP。他们发现可复张肺的中位数为 45%（四分位间距为 25%～53%）。在一项较早的试验中，Gattinoni 等[137]应用仅 45cmH$_2$O 的肺膨胀压力，可复张比例明显较低（13%±11%）。因为，很高的复张压力可能给患者带来风险（气压伤、血流动力学不稳定），应采用积极还是保守性复张方法仍有争议。

受损胸壁机械特性的作用是肺复张时的一个重要问题。如果胸壁弹性高于正常，像某些 ARDS 患者中所出现的，施加于气道开口的肺复张压力会大大影响胸壁并造成 P_L（即实际肺膨胀压力）低于预期值。在胸壁弹性受损时，根据弹力计算得出的 P_L 调整开放肺策略能够重现与胸壁弹性正常时得到的数值相同的吸气末 P_L[68]。最近，应用以 P_L 26cmH$_2$O 为目标的开放肺策略成功逆转了常规通气下的顽固性低氧血症，14 位 H1N1 甲型流感诱发 ARDS 患者中有 7 位成功逆转。这些患者曾准备采用 ECMO 治疗低氧血症[69]。

顽固性低氧血症的非通气抢救方法

已证实俯卧位是顽固性低氧血症的有效抢救治疗

措施[137-138]。最近的 meta 分析显示它还能降低无顽固低氧血症的重度 ARDS 患者的死亡率[138a]。

一氧化氮吸入剂（iNO）是一种选择性的肺血管扩张剂，无全身作用。iNO 被认为可改善气体交换，降低肺动脉高压，从而优化通气／血流比（参见第 104 章）。尽管它能改善氧合，但尚未证实能改变临床转归[139]。因此，并不推荐 iNO 用于 ALI/ARDS 的常规治疗，但用于伴有顽固性低氧血症患者的急救治疗可能是有益处的。

对重度 ARDS 患者应用神经肌肉阻滞剂能改善严重的氧合不足（参加第 34 章）。在一项针对早期重度 ARDS 患者的队列研究中，神经肌肉阻滞剂（顺式阿曲库铵）的应用显著提高了生存率[140]。是否在中、重度 ARDS 患者治疗的第一个 48h 内应用神经肌肉阻滞剂尚无定论。

顽固性低氧血症的体外支持

体外回路、人工肺、导管等技术设备提供了一个连续的治疗过程，从 ECMO 至微创二氧化碳清除技术（ECCO2R）[141-142]。

静脉 - 静脉 ECMO 最初被建议用于辅助 ARDS 患者自然肺以恢复气体交换[141]。静脉血通过一个大孔径导管（24～32Fr）引出，通常导管被置入上腔静脉，由泵驱动血液流经人工肺，然后经由一个较小的回输静脉导管返回静脉循环。ECMO 期间，血液的氧合取决于几个变量间的相互作用，包括流经 ECMO 回路的血流量、心排血量、自然肺残余的肺功能，以及 ECMO 氧合器中吹扫式气体的 FiO_2[141]。20 世纪 80 年代早期，因为在一项随机临床试验[143]中未能证实它能降低死亡率，这项技术几乎被弃用。最近这项技术的"复苏"源于两个重要原因：ECMO 回路、血液泵和氧合器的技术改进（改良的生物相容性）；ECMO 期间对自然肺保护性通气技术的应用。

与过去不同的是，现在 ECMO 用于维持肺部休息的同时提供可接受的气体交换。其目标不再是使气体交换正常化，而是对自然肺提供超保护性通气并应用 ECMO 输送充足的氧气以保持组织的稳态。一项随机临床试验（CESAR trial）证实，在集中至三级医疗机构接受完整的抢救治疗的患者生存率比个体医院中常规通气治疗的患者生存率高[135]。目前，重症 ARDS 病例的治疗成为关注的焦点，可能是因为继发于甲型流感（H1N1）的 ARDS 患者及其引起的顽固性低氧血症数量增多[144-146]。对微创治疗失败患者的抢救治疗，ECMO 具有不可替代的作用[128, 147]。

急性呼吸窘迫综合征的体外二氧化碳清除

通过"断开"氧合（由合适的 CPAP 与 FiO_2 水平获得）和二氧化碳清除（应用 ECCO2R 和降低分钟通气量）的理论依据在 40 年前已由 Kolobow 和 Gattinoni 提出[148]。他们在 ARDS 患者中检测了呼吸暂停氧合（PEEP 设为 15～25cmH2O 并在吸气峰压 35～45cmH2O 之上叠加 3～5cmH2O 的叹气式正压）加上 ECCO2R（由泵驱动的静脉 - 静脉装置，其内的血流量为心输出量的 20%～30%）的效果[149]。第一代 ECCO2R 装置创伤性较大，它需要 2L/min 的血流量，因此需要大孔径引流和回输导管。此外，其预充量为 1.5～2L。并且，第一代 ECCO2R 装置气体透过硅胶膜肺创造了血液和空气的接触界面，可激活炎性和促凝血液通路[142]。

在过去的 10 年中，利用动静脉压力差驱动血液通过低阻力肝素化回路的动静脉无泵装置已被使用[150]。一方面，它的主要优点是较低的抗凝要求、较小的预充量、对血液成分较低的机械性损伤，以及避免再循环；另一方面，流经这类装置的血流量依赖于患者的血流动力学状态。它们还增加左向右分流，并且因为需要大孔径（16～19Fr）动脉插管，可能导致下肢缺血。

ECCO2R 领域的最新创新是微创低流量（350～450ml/min）静脉 - 静脉泵技术。这种装置采用了高效且具生物相容性的聚丙烯或聚 -4- 甲基 -1- 戊烯中空纤维氧合器[142]和小孔径导管（8～12Fr）或同轴双腔管，该导管与那些用于连续肾替代治疗的导管相似，它们需要较小的预充量和较少的肝素[151]。

静 - 静脉低流量装置允许应用超保护性 V_T、极低呼吸频率或两者同时应用。在一项前期观察性临床试验中，与 ARDS Net 协议相比，Ranieri 团队发现降低 V_T 至 3～4 ml/kg 可进一步减轻 VILI[152]。虽然仍需等待确定性的临床试验结果，但微创 ECCO2R 在 ARDS 的治疗中具有重要作用，因为高碳酸血症是肺保护协议失败的主要原因[142]。

慢性阻塞性肺疾病

COPD 是一种慢性肺部炎症，其特征为不完全可逆的慢性流量受限（参见第 101 和 102 章）[153]。COPD 在全球所有死因中居第 4 位，据估计男性发病率约为 9/1000，女性发病率约为 7/1000，但近来的数据显示在发达国家这种疾病的发生率没有性别差异[154-155]。COPD 晚期发生的严重通气／血流比例失调可导致慢性二氧化碳蓄积、低氧血症和代偿性红细胞增多，再加上肺血管广泛的破坏与重塑，最终导致肺动脉高压与慢性肺源性心脏病[156]。肺气肿严重损害肺组织的弹性回缩力并改变肺泡与小气道的连接结构，影响其稳定性。肺泡驱动力下降或易于出现动态呼气期塌陷均导致呼气流量受限[94]。

COPD 急性加重期是指在疾病过程中出现喘息加重、痰量增多呈脓性[157]。气管支气管感染、暴露于污染的空气及并发其他疾病都会导致 COPD 加重，但有些情形下，原因尚不清楚[158]。加重期气道梗阻和动态过度充气可引起急性呼吸肌能力受限和每分通气量降低，结果出现慢性高二氧化碳血症急性发作、低氧血症及血流动力学受损。严重威胁生命的 COPD 加重期以 pH < 7.30 和 PaO_2 < 60mmHg（呼吸室内空气时）为特征，此时需要强化氧疗、药物治疗与通气治疗。氧疗的目标是维持 PaO_2 稍高于 60mmHg，因为当存在慢性高二氧化碳血症时，适度的低氧血症可以刺激呼吸中枢。

在 COPD 急性加重期，早期联合应用无创压力支持通气（消除吸气肌负荷和增加 V_T）和呼气末正压通气（对抗 PEEPi 产生的吸气肌吸气阈值负荷）可以降低气管插管率、并发症发生率、院内死亡率及缩短住院时间[159-160]。无创间歇正压通气（NIPPV）模式的应用经验虽然令人鼓舞，但有关它们的生理学研究十分有限[161-162]。生理学研究表明 COPD 急性加重期应用持续正压通气（CPAP）是有益处的，可是尚没有使用 CPAP 的明确指征[163]。如果需要采用机械控制通气，可根据失代偿前的 CO_2 水平来调节每分通气量，这对最大程度减少肺泡过度充气和避免自主呼吸恢复时发生反弹性呼吸性酸中毒十分重要。这时，测量 PEEPi 和选择适当的通气模式（低 V_T、低呼吸频率、长呼气时间）以尽量降低 PEEPi 至关重要[164]。

ECCO2R 技术可替代无创通气失败的 COPD 加重患者的气管内插管[165]，这种方法的临床重要性有希望被证实。

急性心源性肺水肿

任何引起左心室不能泵出肺静脉回心血量的病理状况都会导致急性心源性肺水肿（ACPE）。其导致肺毛细血管静水压升高，引起体液漏出（具有漏出液的特征）到肺间质，最终漏出至肺泡腔。肺间质与肺泡水肿会引起表面活性物质失活、小气道壁增厚，从而导致肺弹性增加、阻力增加（心源性哮喘）与低氧血症。由于低氧和呼吸做功增加使应激反应增强，而增强的应激反应使左心室负荷增加，并可能导致左心室缺血，进而左心室泵出静脉回心血量能力受限，这一过程形成正反馈[166]。此外，僵硬水肿的肺组织使患者产生更大的胸内负压变化，这种压力变化增加了静脉回流并进一步促进毛细血管液体漏出。最终，吸气期胸内负压越低，左心室的透壁压越高，导致左心室后负荷增加（图 103-14）[32]。

研究证实 CPAP 和 NIPPV 能够降低插管率及改善 ACPE 患者的预后[167-170]。值得注意的是，一项小规模的临床研究提出严重警告：与持续正压通气相比，使用双相正压通气（BiPAP，PSV 的一种形式）的 ACPE 患者发生心肌缺血事件的风险较高[171]。近来，两项 meta 分析表明 CPAP 和 NIPPV 均可以明显降低气管插管率，但 CPAP 可明显降低死亡率而 NIPPV 与生存率改善有关，但无显著差异[172-173]。同一 meta 分析未证实 CPAP 与 NIPPV 引起的心肌缺血事件存在显著差异。总之，有些学者建议将 CPAP 作为 ACPE 的一线治疗措施，因为它更经济、更容易实现，并且和 NIPPV 一样有效[173]。

有关无创通气在 ACPE 患者中的应用还有几个问题需要解决：①诱发 ACPE（收缩性心力衰竭或舒张性心力衰竭）[174]的机制是否会影响患者对无创通气的反应？② CPAP 或 NIPPV 可否用于急性心肌梗死患者？③对这类患者的亚群体使用 CPAP 或 NIPPV 是否有不同的指征？例如，对于 ACPE 合并高二氧化碳血症的患者采用 NIPPV 可能是更好的选择[174]。而且，如何优化 ACPE 患者 CPAP 和 NIPPV 的设置还需进一步的研究。

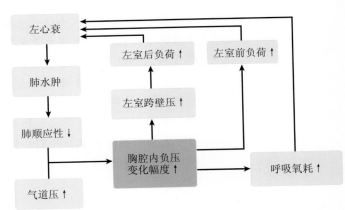

图 103-14　左心室衰竭时心肺相互作用的恶性循环导致急性心源性肺水肿（详见本文）

参 考 文 献

见本书所附光盘。

第 104 章 一氧化氮和其他吸入性肺血管舒张药

Fumito Ichinose • Warren M. Zapol

陈凤收 译 方波 马虹 审校

要点

- 内源性一氧化氮（nitric oxide，NO）是氧和 L- 精氨酸经一组被称为一氧化氮合酶的酶与 L- 瓜氨酸作用的副产物。

- NO 对心血管系统的作用多是通过激活酶溶性鸟苷酸环化酶而介导的，后者进而催化 5'- 鸟苷三磷酸生成第二信使环磷酸鸟苷（cyclic guanosine monophosphate，cGMP）。NO 可能直接调节其他信号转导系统。例如，吸入 NO 可能直接参与翻译后的蛋白质修饰，包括蛋白质的亚硝基化。

- NO 可经面罩、鼻导管或气管内插管安全吸入。

- 肺内血流分布和通气（通气血流分布）是决定经肺氧合效果和动脉血氧分压的主要因素。与静脉内使用血管扩张药物相反，吸入 NO 能选择性地增加通气区域的灌注，因此降低肺内分流、改善动脉氧合。

- 吸入 NO 疗法经美国食品药品监督管理局批准用来治疗临床或超声心动图证实的肺动脉高压所致的新生儿缺氧性呼吸衰竭（参见第 95 章）。

- 吸入 NO 疗法可以降低支气管肺发育不良的发生率，并且提高出生体重大于 1000g 的早产儿的存活率[50]（参见第 95 章）。吸入 NO 是一种在心导管实验室广泛应用于测定肺动脉高压小儿和成人患者肺循环血管舒张能力的安全有效的药物[68]（参见第 67 章）。

- 几项临床试验表明，急性呼吸窘迫综合征（ARDS）患者吸入 NO 对死亡率或机械通气时间没有影响；然而长期随访显示，小剂量吸入 NO 治疗后 6 个月时，ARDS 存活患者某些肺功能测试结果更佳[83]（参见第 101 章）。

- 心脏瓣膜病患者吸入 NO 产生的血管舒张反应存在差异。这种血管舒张反应的变异性可能和肺血管重塑与血管主动收缩之间的平衡有关[89]。

- 尽管吸入 NO 似乎不影响全身血管阻力，但吸入 NO 却表现出多种全身性的效应。吸入 NO 可抑制血小板功能[54]，减轻肺外器官的缺血再灌注损伤[125]，并逆转游离血红蛋白在循环中的副作用。

- 吸入依前列醇已被用做成人和儿童患者的一种选择性的肺血管扩张剂[164]，但吸入依前列醇的疗效和安全性还未确定。对于何时以及如何使用这些吸入血管扩张剂还没有达成共识。

引 言

无论是外科手术患者还是 ICU 患者，肺动脉高压都会使其治疗复杂化。严重的急性肺动脉高压可导致右心衰竭。肺动脉高压和右心衰竭可使左心室充盈降低、心排血量减少，引起体循环低血压。由于右心室壁张力增加，右心室舒张末压和右心室心肌耗氧增加，此时动脉压降低将影响右心室冠状动脉灌注，导致右心室缺血[1]。右心缺血使右心衰竭加重，心排血量及体循环动脉压进一步降低（图 104-1）。只有使肺动脉

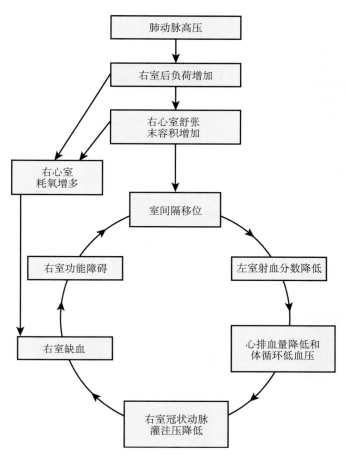

图 104-1　肺动脉高压触发右心室衰竭的恶性循环

压降低，右心室射血增加，才能终止此恶性循环。遗憾的是，一般静脉使用的血管舒张药物会加重体循环低血压。而对于急性或慢性肺动脉高压的患者，吸入 NO 可选择性舒张肺血管而不降低体循环动脉压。除 NO 外，文献还报道了很多其他吸入性肺血管舒张药。本章将就 NO 和其他吸入性肺血管扩张药的理论基础、当前使用状况和未来的治疗潜力进行讨论。

吸入一氧化氮

自从 1987 年发现 NO 是内皮源性血管舒张的关键分子，NO 的研究已经扩展到生物医学的很多领域。目前已明确 NO 是遍布体内的重要信号分子。内源性 NO 是氧和 L- 精氨酸经一组被称为一氧化氮合酶的酶与 L- 瓜氨酸作用的副产物。NO 对心血管系统的多数作用是通过激活酶溶性鸟苷酸环化酶而介导的，后者进而催化 5'- 鸟苷三磷酸生成第二信使 cGMP。NO 可直接调节其他信号传递系统。例如，NO 可能直接参与翻译后的蛋白质修饰，包括蛋白质的亚硝基化（图 104-2）。

1991 年，Frostell 及其同事发现了吸入 NO 作为选择性肺血管舒张药的治疗潜力。他们给清醒的羔羊输注稳定的凝血噁烷类似物制造肺动脉高压模型，之后吸入 NO 可起到快速且显著的肺血管舒张作用（图 104-3）。由于 NO 与血红蛋白亲和性高，快速结合后使得吸入 NO 的血管舒张作用仅限于肺组织。而经静脉输注血管舒张药常引起血管舒张和体循环低血压。NO 特有的高选择性肺血管舒张能力，推动了大量的临床前期研究和临床研究。早期的研究表明吸入 NO 治疗伴有急性肺动脉高压的危重新生儿，可快速提高氧合而不造成体循环低血压[3-4]。随后在很多研究小组对动物和患者的研究的努力推动下，美国食品药品监督管理局于 1999 年批准吸入 NO 用于临床，2001 年得到欧洲药品评价局和欧盟委员会批准，2008 年又得到日本卫生劳工和福利部门批准[5-8]。

吸入 NO 在很多方面发挥了重要作用，如小儿及成人肺动脉高压合并呼吸衰竭和心力衰竭的治疗；测定肺血管床血管舒张能力；预防婴儿肺损伤发展成慢性肺病（参见第 95 章）。

物理性质、给药方法和作用机制

一氧化氮气体的化学性质

NO 是一种无色无味的气体，仅少量溶于水[9]。大气中 NO 浓度在 10 ~ 500 ppb（十亿分之），但在交通拥挤的地区和闪电时，NO 浓度可超过 1.5ppm（百万分之）[10]。吸烟时，大气中的氮和烟草中的含氮化合物燃烧氧化生成 NO，香烟烟雾中 NO 浓度可达到 1000ppm[11]。NO 在空气中不稳定，可自发氧化形成毒性较大的氮氧化物（NO_2、N_2O_4 等）。因此，NO 需储存在惰性气体稀释的气瓶中，通常是氮。

吸入一氧化氮的给药途径和监测

NO 可安全地通过面罩、鼻导管或气管插管吸入。使用时应仔细调节 NO 浓度，并控制其暴露在氧气中的时间，现已有数种商业化的设备具有此功能。化学发光设备可以更加准确地测定 NO 和 NO_2，但是电气化学探测器经证实足以测定吸入 NO，该方法已作为几种临床输送系统中不可或缺的组成部分。几项临床研究中，NO 已通过脉冲鼻腔给药长期使用[12]。尽管已有 ICU 医务人员担心自身可能会被动吸入 NO，但是 ICU 室内的 NO 浓度很低，不会产生危害[13]。

一氧化氮/环磷酸鸟苷信号转导系统

NO 被吸入后快速通过肺泡毛细血管膜进入下方

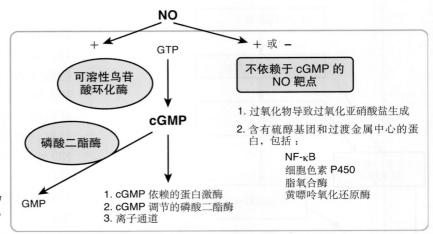

图 104-2　一氧化氮信号通路。cGMP，环磷酸鸟苷；GMP，鸟苷酸；GTP，鸟苷三磷酸；NF-κB，核转录因子 kappa-B

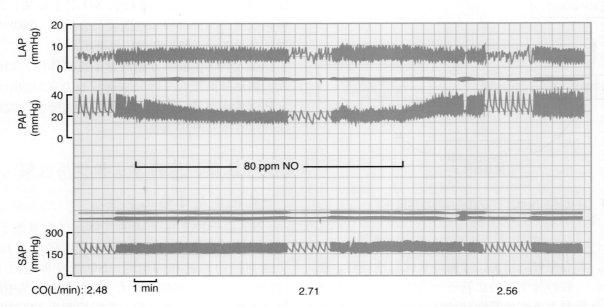

图 104-3　吸入 80ppm 一氧化氮对 U46619（一种稳定的凝血噁烷类似物）诱导的肺动脉高压羊羔的作用。吸入 NO 可降低肺动脉压（PAP）而不影响左房压（LAP）和体循环动脉压（SAP）。CO，心排血量 (From Frostell C, Fratacci MD, Wain JC, et al: Inhaled nitric oxide. A selective pulmonary vasodilator reversing hypoxic pulmonary vasoconstriction, Circulation 83:2038-2047, 1991. Used with permission.)

的肺血管平滑肌（图 104-4）。NO 刺激可溶性鸟苷酸环化酶（sGC）合成 cGMP，cGMP 再激活 cGMP 依赖性蛋白激酶引起血管舒张。cGMP 水解成 GMP，生理功能丧失并从细胞内排出。环核苷酸经环化核苷酸磷酸二酯酶（cyclic nucleotide phosphodiesterases，PDEs）家族水解。在 11 个 PDE 同工酶中，PDE5 是平滑肌中活性最高的 cGMP 水解物[14]。PDE5 与 cGMP 亲和力高，可被 PDE 抑制剂如扎普司特、西地那非和伐地那非选择性抑制。除了肺血管舒张作用，吸入 NO 对肺还具有其他几个作用，例如吸入 NO 被证实具有舒张支气管[15-16]、抗炎[17] 和抗增生[18] 作用。NO 还通过非 cGMP 依赖性机制与含血红素分子（除了 sGC）和活泼的硫醇基蛋白相互作用[19]。NO 与超

氧自由基（O_2^-）相互作用形成强效氧化剂过氧亚硝基（$ONOO^-$），由此限制了 NO 的生物利用度。NO 遇到氧合血红蛋白（Hb）迅速代谢为硝酸盐，同时形成高铁血红蛋白（MetHb）。在红细胞内，电子供体快速将 MetHb 转化为亚铁 Hb。

吸入一氧化氮改善通气 / 血流比

肺内通气 / 血流比值（$\dot{V}/\dot{Q}$）是影响肺氧合效果和动脉氧分压的主要因素。正常健康肺组织的多数通气部分灌注良好。右向左分流主要在肺外（如支气管静脉），且少于心排血量的 5% ~ 8%[20]。正常情况下，局部肺泡缺氧使邻近缺氧区的血管床收缩，血流重新分布到通气更好和肺泡内 PO_2 更高的肺组织。吸入 NO

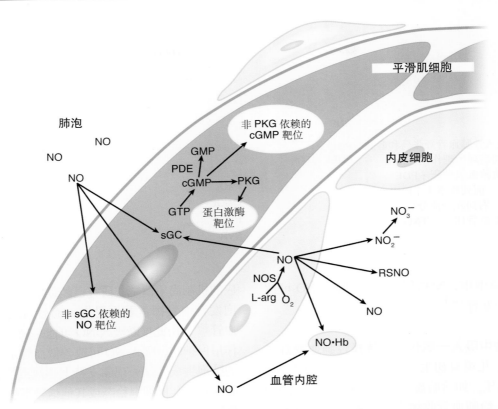

图 104-4　肺内一氧化氮（NO）信号通路图表。NO 来源于内皮细胞或吸入弥散到血管平滑肌细胞。NO 的很多靶位决定了该分子对心血管系统的多种作用。可溶性鸟苷酸环化酶（sGC）是 NO 的一个重要靶位。NO 结合到 sGC 的亚铁血红素部分，刺激细胞内第二信使环磷酸鸟苷（cGMP）合成。cGMP 作用于很多靶位，包括离子通道、cGMP 调节的磷酸二酯酶（PDEs）和 cGMP 依赖性蛋白激酶（PKGs）。PKGs 已被证实可磷酸化血管平滑肌细胞内的各种蛋白质。cGMP 经 PDEs 代谢为 GMP。在血液循环中，大部分 NO 与高亲和力血红蛋白快速结合，小部分 NO 仍然与包括蛋白质在内的其他分子作用。GMP，鸟苷酸；GTP，鸟苷三磷酸；Hb，血红蛋白；L-arg，L- 精氨酸；NO_2^-，亚硝酸盐；NO_3^-，硝酸盐；NOS，一氧化氮合酶；O_2，氧气；RSNO，S- 亚硝基硫醇 *(From Ichinose F, Roberts JD Jr, Zapol WM: Inhaled nitric oxide: a selective pulmonary vasodilator:current uses and therapeutic potential, Circulation 109:3106-3111, 2004. Used with permission)*

增强这一机制，因此对一些疾病可以增加血管紧张度。这种吸入性血管舒张效应与静脉应用血管舒张药具有明显区别。静脉应用血管舒张药引起肺血管广泛舒张，增加非通气肺血流，造成肺内分流增加，PaO_2 降低；相比之下，吸入 NO 选择性增加通气区域的灌注，因此降低肺内分流，改善动脉氧合（图 104-5）。在成人和儿童 ARDS 患者中，吸入 NO 改善肺内分流和氧合的益处得到充分展现[21-22]，但这种效果有时很短暂[23]。

吸入一氧化氮的临床应用

吸入一氧化氮在围生期和小儿中的应用

一氧化氮是围生期肺的一个重要调节分子　几项研究表明出生时 NO 对调节肺血管阻力（PVR）具有重要作用。例如在几种动物正在发育的肺中，妊娠后期 NOS 及 sGC 表达和信号传递增加，在出生后达到最大，成年后降低[24-26]；而且由于出生时 NOS 抑制剂减弱了 PVR 下降[27-28]，所以 NO 信号传递很可能在从胎儿过渡到新生儿肺循环系统中发挥关键性作用。

多种新生儿和婴儿肺疾病与内皮细胞损伤和 NO/cGMP 信号传递减少相关。对新生儿的研究证实，过早的动脉导管收缩、脓毒性介质和胎粪误吸都会造成肺内皮细胞损伤。例如子宫内结扎胎羊动脉导管可造成流率诱发的内皮细胞功能障碍，引起内皮 NOS（NOS3）表达[29]及 NO 引起的血管舒张作用降低[30]。此外，心脏病变如房室间隔缺损、房室管、持续性动脉导管未闭和无室缺的大血管转位可造成内皮细胞损伤，降低 NO 介导的肺血管舒张活性，引起肺动脉高压[31]。

NO/cGMP 信号传递在调节肺发育中发挥了重要作用。如轻度低氧的新生 NOS3 缺陷小鼠肺泡发育受到严重抑制，吸入 NO 可以改善[32-33]。此外，在肺血

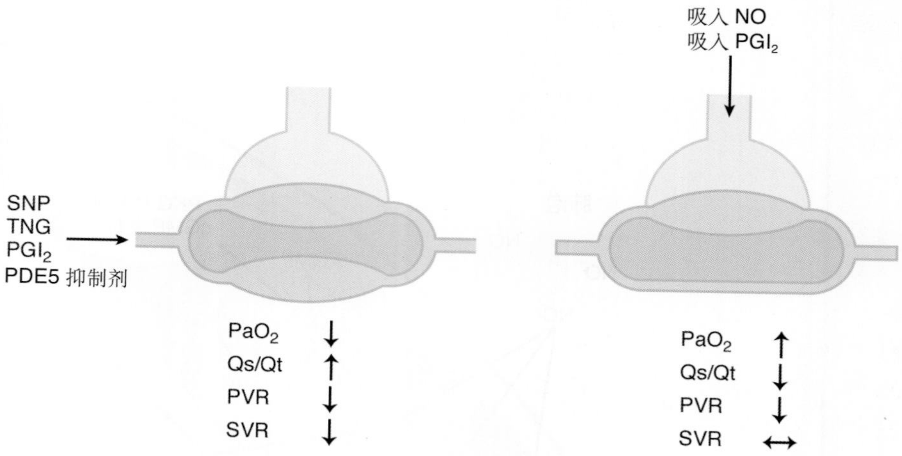

图 104-5 图解吸入性肺血管舒张药和静脉血管舒张药的不同病理生理作用。NO，一氧化氮；PaO$_2$，动脉血氧分压；PDE5，磷酸二酯酶 5；PGI$_2$，前列腺素 I$_2$；PVR，肺血管阻力；Qs/Qt，右向左分流分数；SNP，硝普钠；SVR，体血管阻力；TNG，硝酸甘油

管病的围生期模型中，NO 活性降低，吸入 NO 可改善周围肺动脉的发育[34]。

在初生动物中吸入一氧化氮的选择性肺血管舒张作用实验研究 几项对初生动物的研究证实吸入 NO 可降低肺动脉高压。如给胎盘循环完整的胎羊吸入 NO 可降低 PVR[35]。给肺血管收缩合并低氧血症的新生羔羊吸入 NO 可降低 PVR，增加肺 cGMP 水平，而且不受酸中毒影响[36]。重要的是，后期研究发现吸入 NO 不会引起体循环血管舒张，吸入 80ppm 的 NO 不会降低体循环血管阻力或血压。吸入 NO 还可逆转肺血管重塑初生动物的血管收缩。无论是提早的动脉导管结扎引起肺血管病的初生羔羊，还是合并肺周围动脉肌化肺血管病的初生羔羊，吸入 NO 均可产生剂量依赖性血管舒张，提高全身氧合和生存率[37-38]。

吸入一氧化氮能缓解初生动物的肺疾病 例如初生大鼠持续性缺氧或暴露于内皮毒素造成肺损伤，引起肺动脉肌化和肺动脉高压，这与肺动脉高压和多种先天性心脏病患者相似。慢性缺氧的初生动物模型长时间吸入 NO 可减轻肺血管重塑和右室肥大[34]。重要的是，吸入 NO 甚至能抑制无肺动脉高压的肺血管重塑。Roberts 等报道野百合碱诱导内皮损伤的初生大鼠吸入 NO 可减少肺血管壁细胞异常增生，并预防异常的肺血管重塑，从而避免发展成肺动脉高压[18]。这些发现证实吸入 NO 在纠正异常血管发育和新生肺损伤继发肺动脉高压中发挥重要作用。

早产羔羊和狒狒、新生小鼠和大鼠的肺损伤影响肺泡和肺微血管的发育[39]。吸入 NO 可促进受损的肺组织发育。例如长期机械通气的早产狒狒[40]和羔羊[41]长时间吸入 NO 可增加肺泡生成。而且吸入 NO 可改善高氧肺损伤小鼠的肺泡发育[42]。吸入 NO 对肺泡生成保护效应的机制尚不清楚。研究已经证实肺血管系统在调节肺泡发育中发挥重要作用[43]，而且吸入 NO 保护新生肺血管[34]，由此推断吸入 NO 可能是通过对微血管系统的作用保护肺。吸入 NO 可改善微血管系统发育障碍幼鼠的肺泡生成，这一现象支持上述观点[44]。NO 调节影响肺发育的其他细胞稳态或其他信号系统也可能是其作用机制。

吸入一氧化氮可增加伴有肺动脉高压的低氧新生儿的氧合 前期研究证实吸入 NO 可增加肺动脉高压和严重低氧新生儿的氧合[3-4]。几项多中心随机对照研究已证实吸入 NO 能改善低氧和肺动脉高压足月儿和接近足月儿的氧合[6,8]。其中的一项研究发现近半数严重持续性肺动脉高压新生儿吸入 NO 后氧合增加[6]。重要的是，吸入 NO 治疗后婴儿氧合增加幅度与吸入 NO 前低氧水平呈正比，而且 75% 的患儿吸入 NO 后氧合持续增加。另一项研究探讨吸入 NO 的最佳浓度[45]，吸入 80ppm NO 的患儿氧合增加最多，即使 5~20ppm 的 NO 也可明显提高动脉氧分压。几项研究报道吸入 NO 可降低体外膜肺氧合（ECMO）的需求[6,8]。

吸入一氧化氮在支气管肺发育异常中的应用 支气管肺发育异常（BPD）是一种重要的早产儿慢性肺病。在氧和呼吸机诱导肺损伤后，正常肺泡和微血管系统发育抑制或中断是 BPD 的部分原因[46]。一项早期研究证实吸入 NO 不能降低 BPD 的发生率[47]，但是 Schreiber 等对 207 例早产婴儿的单中心研究表明吸入 NO 可降低 BPD 发生率和早产儿死亡率[48]。随后的一项多中心研究也证实吸入 NO 可降低出生体重大于 1000g 早产儿的 BPD 发生率和死亡率[49]。随后 Kinsella 等对 793 例孕龄 34 周以下早产儿的研究表明，129 例出生体重不低于 1000g 的早产儿亚组吸入 NO 可降低 BPD 发生率[50]。Ballard 等对 582 例出生体重低于 1250g 的早产儿的多中心研究证实，出生后开始吸入 NO 7～21 天可提高生存率并降低 BPD 发生率[51]。虽然以上研究结果令人鼓舞，但是仍需要更多的研究以明确吸入 NO 预防 BPD 的作用。

吸入一氧化氮对新生儿的安全性 即使研究证实新生儿和婴儿长期吸入 NO 很安全[52]，但是吸入 NO 对肺及肺外的远期效应尚不明确。特别是长期吸入 NO 对正常肺细胞增殖和分化及对肺泡和微血管系统发育的影响尚不清楚。

NO 能增加血小板 cGMP 水平，并抑制血小板功能[53]。吸入 NO 改变血小板功能的潜在作用[54]在未成熟婴儿要得到高度重视，因为止血功能异常可增加脑室内出血（IVH）及相关神经损伤的发生或发展。一项研究表明吸入 NO 与体重低于 1000g 婴儿的死亡率和 IVH 发生率增加有关[49]。然而其他几项研究证实吸入 NO 不增加早产儿 IVH 的发生率或严重程度[47-48, 51]。事实上，一项对早产儿的大样本研究表明吸入 NO 可降低 IVH 的发生率及其后遗症[52]。

早产儿吸入 NO 改善肺病与改善神经发育是否相关尚不明确。欧洲一项对近百例早产儿的多中心研究表明，吸入 NO 对产后 1 年的死亡率或严重残疾无影响[55]。在随后的随访中，吸入 NO 对早产儿产后 2 年的神经发育并无影响[56]。而对年长早产儿的另一项研究评价更为严格，结果表明吸入 NO 能改善神经系统预后[57]（参见第 95 章）。

吸入一氧化氮在成人心肺疾病中的应用

在心导管室中测试肺血管反应 血管舒张药可改善肺动脉高压患者的长期临床预后已得到证实，并用于临床[58]。很多血管舒张药，包括静脉用前列环素和钙通道阻滞剂已在心导管中用于诊断试验，但是这些药物可引起全身血管舒张，增加肺内右向左分流[59]。相比之下，最近的研究表明吸入 NO 是测定肺动脉高压小儿[60-61]和成人[62-63]肺循环血管舒张能力的一种安全有效的药物；比较常用的方法是持续吸入 20～80ppm 的 NO 5～10min。与口服用药和作用于全身的血管舒张药不同，吸入 NO 选择性舒张肺血管[64-65]。建议术前在吸氧和吸入 NO 条件下，而非单纯吸氧下评价血流动力学，可以更准确地评估最适合心脏手术或移植的肺动脉高压患者[66]。1998 年，美国 32% 的三级医院把吸入 NO 作为测试肺血管反应的首要血管舒张药[67]。根据 2000 年的一项调查，94% 的儿科心脏病专家认为吸入 NO 是经临床证实的可作为心导管

室中测试肺血管反应的药物[68]。

吸入一氧化氮治疗慢性肺动脉高压 治疗慢性肺动脉高压的方法包括前列环素（前列腺素 I_2，PGI_2）及其类似物、内皮素 -1 受体拮抗剂（ERA_S）和磷酸二酯酶 5 抑制剂[69-70]。虽然静脉连续应用前列环素（依前列醇）可以改善生存率和运动耐量[71]，但是留置中心静脉导管有潜在引起菌血症的危险。便携式 NO 输送系统应用于少数原发性肺动脉高压患者的可行性已有报道[72-73]，但是长期在家吸入 NO 的安全性和有效性还需要大样本调查[69, 74-76]。PGI_2 类似物、ERA_S 和磷酸二酯酶 5 抑制剂是目前肺动脉高压治疗的主要药物，但它们都会引起除肺部作用以外的全身作用，进而产生副作用。对于无法耐受上述药物副作用的患者而言，可考虑长期的吸入 NO 治疗。

右心室心肌梗死造成心源性休克的治疗 右冠状动脉病变引起的下壁心肌梗死（MI），可能并发右室损伤及右心功能不全。如果冠状动脉血运未能及时重建，即使左室功能代偿，也会发展为心源性休克，死亡率高。Inglessis 等报道少数右室心肌梗死（RVMI）引起的心源性休克患者吸入 80 ppm NO 可减轻右心室负荷，使心脏指数提高大约 25%[77]。RVMI 合并卵圆孔未闭患者吸入 NO 治疗后，右向左分流显著减少，而且全身氧合得到改善。尚需进一步研究确定吸入 NO 是否能降低 RVMI 的发病率和死亡率。

成人型急性呼吸窘迫综合征 对重度 ARDS 患者的临床研究发现，吸入 NO 可以产生选择性肺血管舒张[21]，降低肺毛细血管压[78]和肺跨血管白蛋白流动[79]及改善氧合[21]。虽然这些临床研究和急性肺损伤动物模型的基础研究表明吸入 NO 治疗的生理益处，但是后续临床试验结果令人失望。对 177 例患者（平均氧合指数≈129mmHg）的一项随机、双盲、安慰剂对照研究发现，吸入不同浓度的 NO（1.25～80ppm）与安慰剂对比，死亡率、生存天数和脱离机械通气时间没有差异[80]。欧洲的另一项对急性肺损伤患者（n=286，平均氧合指数≈105mmHg）的前瞻性、随机、非盲研究也表明吸入 NO 对死亡或机械通气时间无影响。随后，在美国 46 家医院的 ICU 中进行的一项大型随机、双盲、安慰剂对照研究评估了低剂量（5ppm）吸入 NO 对 385 名中、重度肺损伤患者的作用（参见第 101 章）。意向治疗分析表明吸入 NO 与安慰剂相比（氮气），对于患者的死亡率（23% *vs.* 20%）、存活且无须辅助呼吸时间（平均值，10.7

天 *vs.* 10.6 天）、存活且达到拔管氧合标准时间（平均值，16.7 天 *vs.* 17.0 天）没有明显益处。但是，吸入 NO 治疗会在治疗最初 24h 明显提高 PaO_2（$P<0.05$），到了 48h 则再无此差异[82]。令人感兴趣的是，长期随访显示小剂量吸入 NO 治疗后 6 个月，ARDS 存活患者选定的肺功能指示有更好的改善价值[如肺总量（TLC）、1s 用力呼气容积（FEV_1）、用力肺活量容量（FVC）、FEV_1 / FVC][83]。肺功能是 ARDS 幸存患者长期发病率及生活质量的影响因素之一，仍需要进一步的试验来确定吸入 NO 对于此类患者慢性肺功能的影响。

慢性阻塞性肺疾病 严重的慢性阻塞性肺疾病（COPD）常常并发肺动脉高压和低氧血症。COPD 低氧血症的主要原因是通气 / 血流不匹配，而不是肺内右至左分流（如 ARDS）。缺氧性肺血管收缩使静脉血流分布到通气更好的肺区，从而改善动脉氧合。虽然对 COPD 患者吸入 NO 比氧气具有更强大的肺血管舒张作用，但吸入混合空气的 NO 可引起阻塞肺通气不良区域的血管舒张，而该区域的肺组织并没有获得足够的氧气补充。吸入 NO 使低通气肺区域血流增加能导致经皮肤氧饱和度[84] 和 PaO_2[85] 降低。然而，NO 与适度的氧气混合吸入（经面罩 1L/min）[86]，较单纯氧疗使 PaO_2 增加更多。最近的一项前瞻性随机对照研究表明，通过一个便携式吸气脉冲装置混合吸入 NO 和氧气 3 个月，较单纯吸氧能更好地改善肺血流动力学，同时没有使 COPD 患者的氧合恶化[87]。需要进一步研究确定长期非卧床吸入脉冲式 NO 和氧气对重度 COPD 患者生活质量和死亡率的影响。

吸入一氧化氮在围术期肺动脉高压中的应用

冠状动脉旁路移植术 肺动脉高压常常使体外循环（CPB）心脏手术的术中和术后管理更加复杂（参见第 67 章）。一些非对照研究表明，吸入 20～40 ppm 的 NO 能有效降低冠状动脉旁路移植术（CABG）患者术后肺动脉压，甚至在术前无明显肺动脉高压的患者也是如此[88-90]。虽然这些结果证实吸入 NO 可短暂治疗 CPB 后肺动脉高压，然而吸入 NO 是否可以改善 CABG 患者的临床预后尚无定论。需要一个大型前瞻性随机试验明确吸入 NO 在这类患者中的作用。

先天性心脏病 术后肺动脉高压是先天性心脏病术后死亡的一个重要原因[91-92]，这可能是由于内皮功能障碍使 NO 生物利用度降低引起[31, 93]。肺动脉高压

和随之而来的心力衰竭与几种先天性心脏缺陷相关，特别是那些肺血流量增加的先天性心脏缺陷（如室间隔缺损和房室管畸形）。据报道吸入 NO 可以改善先天性心脏病术后肺动脉高压[94-95]，减少了术后 ECMO 的需求[96]。在一项随机双盲研究中，Miller 等探讨了实施先天性心脏病手术的高危婴儿吸入 NO 的预防作用[97]（参见第 94 章）。124 例患儿无论有无肺动脉高压均纳入该研究，术前随机分组。他们发现与安慰剂相比，术后持续吸入 10ppm NO 直至拔气管导管前的婴儿更少出现肺动脉高压危象，而且拔管时间更短。这些研究表明，吸入 NO 可安全降低先天性心脏病术后的肺动脉高压。需要进一步研究验证吸入 NO 是否应该用于先天性心脏病手术体外循环后的所有患者以降低围术期发病率和死亡率。

瓣膜性心脏病 慢性二尖瓣疾病患者由于左心房压力升高，术前可能存在肺动脉高压（参见第 67 章）。二尖瓣修补或置换后，肺血管重构及血管收缩可能持续或缓慢逐渐改善。据报道，吸入 NO 对瓣膜性心脏病患者具有血管舒张作用[89, 98]。这种血管舒张反应具有变异性，可能与肺血管重构和血管收缩之间的平衡有关。心脏瓣膜病修复后，吸入 NO 治疗可以减少肺动脉高压的血管收缩成分[99]。吸入 NO 是否可以改变心脏瓣膜术后患者的临床预后尚无定论。

心脏移植 肺动脉高压是心脏移植受体右心衰竭和术后早期死亡的主要原因。急性右心室衰竭的管理目标包括通过维持体循环血压保持冠状动脉灌注，以及降低肺血管阻力（PVR）而减轻右室负荷[100]。静脉血管舒张药物往往造成全身性低血压；相比之下，对少量患者的研究证实心脏移植后吸入 NO 可选择性降低 PVR，增加右室每搏做功[101]。对吸入 NO 产生阳性的血管舒张反应已作为心脏移植筛选的一项标准[102]。

左心室辅助装置植入 左心室辅助装置（LVAD）植入后，20%～50% 的患者会发生右心室功能不全[103]。右心室向 LVAD 泵足量血液的能力由右心室内在收缩力和右心室后负荷决定，而右心室后负荷受 PVR 影响。长期充血性心力衰竭 PVR 通常增高，受 CPB 影响，术后早期 PVR 进一步增高。吸入 NO 已被证明可有效降低 LVAD 植入后右心室功能障碍的 PVR[104]。建议在考虑右心室辅助装置植入前尝试吸入 NO，如果吸入 NO 取得满意效果就可以避免有创的操作[105]（参见第 67 章）。尽管一项小规模随机对照双盲研究显示植入 LVAD 且合并肺动脉高压的患者吸入 NO 对血流动力学

有益（降低肺动脉压力，增加 LVAD 流量）[106]，但最近一项大的临床研究没有发现植入 LVAD 后吸入 NO 的益处[107]。

肺缺血再灌注损伤的治疗 缺血再灌注（I-R）损伤是肺移植后早期移植失败的主要原因之一。肺内皮细胞活化引起活化白细胞的黏附和扣押被认为是 I-R 损伤的重要机制。NO 具有抗炎的特性，在临床前研究中吸入 NO 已被证明可减轻肺 I-R 损伤[108]。虽然两个非对照临床研究表明吸入 NO 可防止肺 I-R 损伤[109-110]，但是一个小型随机安慰剂对照研究显示再灌注后 10min 吸入 20ppm NO 不影响肺移植后患者的生理状况或临床预后[111]。需要更多的研究来明确肺移植后 I-R 损伤患者吸入 NO 的治疗作用。

吸入一氧化氮的肺外效应

由于 NO 可降低 PVR 而不影响血压，所以最初认为吸入 NO 的作用仅限于肺。有一种推测认为 NO 一旦入血，即迅速被氧合血红蛋白清除，产生硝酸盐和 metHb[2]。然而，早在 1993 年，就有越来越多的证据证明吸入 NO 能够抑制血小板的功能[54]。随后，很多关于吸入 NO 具有广泛全身影响的文章发表，详见 McMahon 和 Doctor[112] 最近概括总结的数据（表 104-1）。本部分回顾了吸入 NO 减少 I-R 损伤的作用，以及在什么情况下吸入 NO 调节全身血管舒缩。此外，还探讨了吸入 NO 全身效应的可能机制。

吸入一氧化氮与血小板功能

众所周知，NO 供体能够抑制血小板功能，但是由于其降压作用限制了其抗凝作用的临床应用。1993 年，Hogman 等首先报道，吸入 30ppm 的 NO 能够延长兔及健康志愿者的出血时间[54]。随后，多家研究机构报道了相互矛盾的研究结果。一部分研究者称吸入 NO 能够延长新生儿及成人的出血时间；而另一部分研究者则认为吸入 NO 既不延长出血时间，也不影响血小板功能。最近一项随机对照双盲交叉研究表明，当与肝素合用时，吸入 NO 并不会对活化凝血时间、血浆凝血酶原时间、活化凝血酶原时间、出血时间或血小板聚集产生明显的影响[113]。另外，受吸入 NO 能够抑制血小板功能这一研究结果启示，一些研究者开始进行动物实验，探讨能否利用吸入 NO 来治疗由

表 104-1 吸入一氧化氮的生物效应、生理作用和潜在的临床应用

生物效应	作用	临床应用	参考文献
肺血管舒张	降低肺动脉压	肺动脉高压	2
	减少肺外右向左分流，改善全身氧合	新生儿肺动脉高压和先天性心脏病	3, 4, 94
	降低右室后负荷	LVAD 植入后右室衰竭	106
		合并心源性休克的 RVMI	(77)
		心脏术后右心室衰竭	88
改善肺通气血流比	改善全身氧合	急性肺损伤 / 肺炎	20, 80, 81
		慢性肺病	87
肺血管和肺泡发育	减少血管 SMC 增生和增加受损伤发育肺的肺泡形成	预防或改善先天性心脏病婴儿的肺动脉高压和早产婴儿的慢性肺病	33, 34, 40, 41
吸入 NO 的全身作用	抑制血小板	减少（犬）冠状动脉溶栓后的血栓形成	54, 114
	抑制白细胞	改善（猫）缺血 - 再灌注后肠系膜血流	117
		减少心脏缺血 - 再灌注损伤后心肌梗死面积	121, 122
	红细胞外血红蛋白氧化	减少细胞外血红蛋白诱导的血管收缩和肾功能障碍	132 ～ 134
	神经保护	改善（小鼠）心搏骤停后存活率和神经功能	135 ～ 137
		减少（小鼠）脑梗死面积和增加（羊）卒中后脑血流量	

LVAD，左室辅助装置；NO，一氧化氮；RVMI，右室心肌梗死；SMC，平滑肌细胞。
From Bloch KD, Ichinose F, Robert JD, et al: Inhaled NO as a therapeutic agent, Cardiovasc Res 75:339-348, 2007. Used with permission

于血小板功能亢进引起的血管疾病。例如，Semigran 研究小组报道患有冠状动脉血栓的犬经过溶栓治疗，吸入 20ppm 或 80ppm 的 NO 减少了由血小板介导的血栓形成[114]，而同时服用 PDE5 抑制剂会增强这一作用[115-116]。在这些研究中，吸入 NO 既没有延长出血时间，也没有引起血压下降。

吸入一氧化氮与其他器官的缺血 - 再灌注损伤

研究显示，NO 能够与蛋白质巯醇形成稳定的具有生物活性的络合物，Kubes 研究小组据此结果开始研究吸入的 NO 能否被带到外周组织[117]。在猫缺血 - 再灌注小肠的毛细血管后微静脉研究中观察到，吸入 80ppm 而非 20ppm 的 NO 能够阻止血流速度的下降、白细胞活化（滚动、黏附、迁移）以及血管渗漏。同时还观察到吸入 NO 能够阻止由 L-NAME（NOS 的抑制剂）引起的小动脉收缩及中性粒细胞活化。有趣的是，由于吸入 NO 不改变内毒素血症猫的中性粒细胞活化或血管渗漏，研究者推测吸入 NO 对富含 NO（由诱导型 NOS 产生）的外周组织无作用。恰恰相反，Neviere 等报道吸入 NO（10ppm）将会减慢受内毒素感染大鼠的白细胞黏附于肠系膜小静脉的内皮[118]。而且，吸入 NO 能够阻止由内毒素血症引起的心功能障碍和白细胞聚集。随后 Kubes 等报道与 NO 供体不同，吸入 NO 并不能阻止由缺血 - 再灌注引起的肠黏膜渗透性增加，认为吸入 NO 的作用限于血管部位[119]。

基于以上观察结果，Guery 等评估吸入 NO 对心肌缺血 - 再灌注后心功能的保护作用[120]：一组大鼠呼吸空气 4h，一组大鼠呼吸空气和 10ppm 的 NO 4h，将两组大鼠心脏分离并离体灌注，然后停止冠状动脉灌注 30min，再恢复灌注 40min，结果发现经过吸入 NO 预处理的大鼠缺血 - 再灌注心肌的收缩及舒张功能均有改善。Hataishi 等继续深入研究，他们观察了小鼠吸入 NO 减轻在体心脏缺血 - 再灌注损伤的疗效[121]。在小鼠心肌缺血的最后 20min 和在灌注后 24h 吸入 NO 后，心肌梗死面积缩小并且心肌的收缩及舒张功能有所改善。在缺血后 30min、60min 和 120min 吸入 80ppm 的 NO 对减轻心肌梗死的面积无明显差异。吸入 40ppm 和 80ppm 的 NO 减轻心肌缺血 - 再灌注损伤的作用相当，但是吸入 20ppm 的 NO 没有效果。吸入 NO 能够减少心脏中性粒细胞聚积，当白细胞耗尽时，NO 就不能发挥缩小心肌梗死面积的作用了。最近，此项研究的对象已由啮齿类动物转向更接近临床的猪。Janssens 等报道吸入 80ppm NO 的猪心脏经过 50min

缺血和 4h 的再灌注后，心肌梗死面积缩小，灌注有所改善[122]。在小样本研究中发现吸入 NO 能减少体外循环后[123]肢体缺血再灌注[124]，以及肝移植患者[125]的缺血 - 再灌注损伤，进一步证明吸入 NO 具有减轻肺外器官缺血 - 再灌注损伤的作用。基于这些观点，一项旨在观察吸入 80ppm 的 NO 能否减少 ST 段抬高心肌梗死患者的梗死面积的随机临床试验已经开始了。

吸入一氧化氮与全身血管张力

关于吸入 NO 能否改变全身血管张力仍存在争议。无论成人还是婴儿的各类疾病患者吸入最高达 80ppm 的 NO 均没有观察到有显著临床意义的血压下降。然而，有报道称猫吸入 80ppm 的 NO 可减弱 L-NAME 引起血压升高的作用[119]。Cannon 等在健康志愿者前臂动脉注射称为 N- 甲基 -L- 精氨酸（L-NMMA）的广谱一氧化氮合酶抑制剂后，吸入 80ppm NO 会增加前臂血流速度[126]。与此相反，Hataishi 等观察到经 L-NMMA 治疗的小鼠和先天性缺乏一氧化氮合酶 3（NOS3）的小鼠吸入 80ppm 的 NO，全身血管阻力并不降低[127]。

在溶血引起内皮功能障碍的情况下，吸入 NO 导致全身血管阻力下降的作用最明显，如镰状细胞病（SCD）发生血管闭塞疼痛危象（VOC）时。血浆中的血红蛋白可通过清除内皮源性 NO 导致全身血管收缩[128]。临床前研究和小样本临床研究提示吸入 NO 对改善镰状细胞病血管闭塞疼痛危象有益处[129-130]。然而，一项前瞻性、多中心、双盲、随机、安慰剂对照的临床试验对 150 名镰状细胞病发生血管闭塞疼痛危象的患者，分别吸入 NO 和氮气 72h，结果显示与安慰剂相比，吸入 NO 并不能缩短疼痛缓解的时间[131]。

临床前研究也显示吸入 NO 在对抗全身性血管收缩以及血红蛋白氧载体相关性炎症[132]、延长浓缩红细胞的保存期限（40 天）[133]，以及对抗脑型疟疾方面[134]都有益处。几项研究吸入 NO 对多种与细胞外 Hb 相关疾病疗效的临床研究正在进行。

吸入一氧化氮的脑保护作用

尽管 NO 依赖的信号通路能够对 I-R 损伤起到多方面的保护作用，然而 NO- 供体化合物对全身血管的扩张作用限制了其在血压不稳定患者中的应用，特别是心搏骤停复苏后的患者（参见第 108 章）。心搏骤停是世界范围内的重要死因之一。虽然心肺复苏的方法引入了体外自动除颤仪和低温治疗，有了很大的改进，仍只有接近 10% 的院外心搏骤停患者能够存活至出院。幸存者中多达 60% 的患者在复苏后 3 个月内有中到重度认知缺陷。没有药物能够改善心搏骤停和 CPR 的结果。

最近的一项临床前研究中，Minamishima 等评估了吸入 NO 对小鼠心搏骤停和 CPR 结果的影响。他们指出自主循环恢复后 1h 开始吸入 40ppm 的 NO 持续 23h：①可以改善小鼠的神经和心肌功能及其 10 天生存率；②减轻 24h 内水异常扩散和血脑屏障的破坏（在活体小鼠通过 MRI 可发现）；③防止心搏骤停 4 天后脑内细胞凋亡及神经胶质细胞激活；④减轻心搏骤停后 1 天和 4 天时炎性细胞因子诱导的大脑和心脏炎症反应 [135]。CPR 后吸入 NO 的保护作用如果外推至人类，临床可行度高，因为 NO 吸入在患者入院获得知情同意后即可开始。

随后的临床前研究也支持吸入 NO 的作用。Terpolilli 等发现吸入 NO 通过选择性扩张侧支动脉能够防止在小鼠和绵羊由于大脑中动脉阻塞所致的缺血性脑损伤 [135]。与之类似，在幼鼠新生儿缺血模型中，吸入 NO 可通过建立侧支循环降低脑损伤 [137]。评估吸入 NO 的神经保护作用的临床研究正在进行之中。

吸入一氧化氮是如何引起全身效应的？

人们目前只知道吸入 NO 在溶血性疾病中的外周作用机制，其他情况下的外周反应机制并不完全明了。其中一个假说提出，在吸入 NO 期间，血细胞包括白细胞、血小板在红细胞清除 NO 之前均暴露于 NO，正是这些暴露于 NO 下的血细胞引起吸入 NO 的全身效应（图 104-6）。例如，血小板暴露于肺循环中的 NO 后，其在受损血管处的活化受到抑制。然而，这个假说并不能完全解释 Fox-Robichaud 等 [117] 所报道

的内容，他们发现吸入 NO 能够导致一些血管床扩张，而且在猫不会改变白细胞与体外固化的血小板单体结合的能力。

另一个相反的假说是，有一部分吸入的 NO 逃过了血红蛋白的清除，并以一种持久稳定的生物活性状态输送到外周（图 104-6）。Loscalzo 的小组认为内源性 NO 与血液中各种分子量的硫醇包括血清白蛋白发生作用 [138-139]。这些亚硝基硫醇能够把 NO 带到远离其合成部位的组织。Stamler 等 [93] 观察到 NO 与血红蛋白 β 链上的半胱氨酸硫基作用，血红蛋白的亚硝基化取决于氧分压，肺部氧分压较高，能够使红细胞获得血红蛋白，而到达氧分压相对低的外周组织时就会释放低分子量的亚硝基硫醇 [112]。NO 在血中被氧化为亚硝酸盐，当其遇到亚硝酸盐还原酶类包括去氧血红蛋白则会再次释放 NO [140]。在缺氧的组织中，由于红细胞含有亚硝基化血红蛋白以及硝酸盐形成，这些物质可能与全身血管舒张有关。NO 可能与血浆中其他物质发生反应生成新的物质，然后再次释放 NO，例如亚硝胺类、亚硝酰基及硝化了的脂类。

在人们确定了吸入 NO 能够选择性扩张肺血管前，即已有数个小组研究了吸入 NO 的代谢转归。1975 年，Oda 等报道在小鼠、大鼠及兔，吸入 NO 在血液中形成亚硝酰基血红蛋白 [141]。1987 年，Yoshida 和 Kasama 报道吸入 145ppm 的 NO 123min 后，有亚硝酰基血红蛋白、亚硝酸盐和硝酸盐形成 [142]。最近 Cannon 等发现健康成年志愿者吸入 80ppm NO 后，亚硝酰基血红蛋白浓度显著升高，而亚硝酸盐增加不明显 [126]。这两种物质在动脉血中的浓度要高于静脉血，这说明它们在外周组织得到利用。Cannon 等并没有检测到血浆中

图 104-6　吸入 NO 是一种选择性肺血管舒张药，可作用于全身血管。该肺泡毛细血管单位示意图重点显示了吸入 NO 舒张肺小动脉、降低肺动脉压（PAP）的能力。虽然正常情况下吸入 NO 不舒张体循环小动脉或改变体循环动脉压（SAP），但是吸入 NO 也具有全身作用（如文中所述），这是由于循环中的细胞暴露于肺内的 NO 及血液中的 NO 衍生物：巯基亚硝基化蛋白或包括巯基亚硝基化白蛋白的 S- 亚硝基蛋白；巯基亚硝基化血红蛋白或 S- 亚硝基血红蛋白（在 β 链的 Cys[93] 上的亚硝酰化）；NO-Fe- 血红蛋白或亚硝酰基血红蛋白和亚硝酸盐 *(From Bloch KD, Ichinose F, Robert JD, Zapol WM: Inhaled NO as a therapeutic agent, Cardiovasc Res 75:339-348, 2007. Used with permission)*

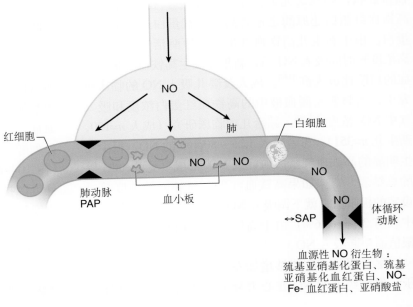

亚硝基硫醇及亚硝酰基血红蛋白增加。与此相反，Ng 等报道在猫吸入 80ppm NO 后，检测到血浆中亚硝基硫醇和亚硝酰基血红蛋白含量增高，这两种物质在肠内 I-R 处升高更明显[143]。亚硝基白蛋白在动脉血中水平较高，而亚硝酸盐浓度在静脉血中较高，这说明亚硝基白蛋白在外周被消耗，而亚硝酸盐在外周产生。

最近 Duranski 等研究证实亚硝酸盐作为吸入 NO 的介质在 I-R 损伤中发挥重要作用[144]。他们发现血液中亚硝酸盐水平稍有增加即对减轻肝和心脏的 I-R 损伤有重要意义。此外，在鼠类的 I-R 损伤研究中，Hataishi 等[121] 报道吸入 NO 能够增加血浆及血液里的亚硝酸盐水平，而这一浓度正与 Duranski 等证实的有效浓度接近。最近，Nagasaka 等发现吸入 NO 会导致血液及组织中 NO 的各种代谢产物迅速蓄积，使吸入 NO 产生的心肌 I-R 损伤保护作用迅速起效[145]。

使用方法及安全性

长时间吸入低浓度的 NO 是安全的。大部分临床毒性是由于 NO_2 形成及高铁血红蛋白血症所致。NO_2 在水溶液中迅速转变成硝酸（如酸雨），硝酸对呼吸道有巨大的毒性。已有报道人类暴露于低至 1.5ppm 的 NO_2 中气道反应性增加[146]。吸入高于此浓度的 NO_2，主要的毒性反应是肺水肿[147]，吸入后可导致迅速死亡[148]。

吸入 NO 后，NO 与血红蛋白结合形成亚硝酰基血红蛋白，然后迅速被氧化成高铁血红蛋白。二价血红蛋白摄取及释放 NO 的速率是其摄取及释放氧气的 $10^5 \sim 10^6$ 倍。循环中过高浓度的高铁血红蛋白将导致组织乏氧。通常，只有高铁血红蛋白占全部血红蛋白的 15% ~ 20% 时，才会出现发绀；高于 30% 时，会出现明显的临床症状，如疲乏无力、呼吸困难[149]。在红细胞中，高铁血红蛋白还原酶迅速将高铁血红蛋白还原为血红蛋白。由于新生儿高铁血红蛋白还原酶活性较低，在高浓度长时间吸入 NO 后，新生儿发生高铁血红蛋白血症的风险比成人高[149]。成人及婴儿吸入 NO 的临床研究中，需频繁监测血液中的高铁血红蛋白浓度和吸入气中 NO_2 浓度[5-7, 80]。综合几项临床研究（成人 $n=120$，新生儿 $n=351$），患者吸入 1.25 ~ 80ppm 的 NO，很少发生明显的高铁血红蛋白血症或 NO_2 形成（见 Steudel 等的总结表）[20]。如果高铁血红蛋白和 NO_2 的浓度超过设定的极限值，就下调吸入 NO 的浓度。在 471 个病例中仅有 3 例（0.6%）由于高铁血红蛋白和 NO_2 超过极限值而中断吸入 NO。

尽管吸入 NO 能够增加左心衰竭患者的左室充盈压，但已经证明 NO 在心力衰竭患者具有选择性舒张肺血管的作用[59, 150]。体外实验数据[151-152] 显示 NO 具有直接负性肌力作用，临床观察也得出一致结论，认为吸入 NO 对左心功能不全患者会产生明显的负性肌力作用。然而，研究人员发现吸入 NO 出现的左室充盈压升高是由于左室顺应性相对差的区域灌注增加，而非负性肌力作用的原因[153]。左室机械辅助的心力衰竭患者只有当心排出量没有得到辅助时，吸入 NO 才会增加左室充盈压[154]，这一现象支持上述观点。但是必须意识到，吸入 NO 舒张肺血管的作用超过左心功能下降，从而可引起肺水肿。

其他吸入性肺血管舒张药

背景

吸入 NO 作为选择性肺血管舒张药成功应用于临床后，由于其治疗费用昂贵（最高限额每天 3000 美元，每月 12 000 美元），在美国人们开始寻找 NO 的代替品[155]。各种静脉用血管舒张药，如前列环素（PGI_2）[156]、米力农[157]、硝酸甘油[158]、硝普钠[159]、前列腺素 E_1（PGE_1）[160]、依前列醇（一种稳定的 PGI_2 类似物）[161]、伊洛前列素[162] 都以吸入形式进行过临床试验。人们期待这些静脉用血管扩张剂经吸入给药后能够在肺部发挥最大疗效，而同时全身作用最小（图 104-5）。尽管这些药物围术期说明书以外的用药及用药途径（如吸入）的研究报道了鼓舞人心的试验结果，尤其是吸入性依前列醇[161, 163-164]，但至今关于这些吸入性血管舒张药的有效性及安全性尚无定论（依前列醇在作者所在机构使用会作为例子在下一部分讲述）。

吸入性依前列醇

在马萨诸塞州总医院，成人和儿童患者中依前列醇（Flolan）已被用于治疗心脏手术中肺动脉高压、术后肺动脉高压、右心室功能不全以及顽固性低氧血症。对于成人患者，使用注射泵和喷射雾化器将依前列醇（30 000ng/ml）连接到呼吸机的吸入通道[163]（图 104-7）。通常的起始剂量为 30ng/(kg·min)，并且可以提高到 50ng/(kg·min)。对于儿科患者，药物浓度和空气流量应相应地调整。

局限性 虽然短暂暴露于吸入性 PGI_2 或其类似物与吸入 NO 类似，能减小 PVR[165-166]，但 PGI_2 及其类似物大剂量吸入时可导致低血压[166]。依前列醇的血浆

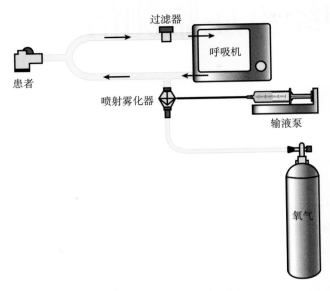

图 104-7　患者机械通气时吸入依前列醇的装置示意图

半衰期足够长（～6min），会导致全身效应，即使使用很小的剂量也能在体循环动脉中发现其活性代谢产物。此外，依前列醇必须溶解在一种高黏度和碱性甘氨酸稀释剂（pH=10.5）中，而此稀释液与气管炎[167]、间质性肺炎[168]和呼吸机机阀失灵[169]相关。建议每2h更换呼吸机过滤器以避免阀门故障。最后，虽然声称吸入依前列醇的成本低于吸入 NO，但是还未有考虑到后续治疗对整体成本影响的完整的成本比较。例如，如果一种治疗减少了 1 天 ICU 治疗或 RV 辅助装置或 ECMO 灌注，那么此时药物费用的差异就并不重要了。为解决这些问题需要合理设计并进一步研究，以便更好地确定其他选择性较差的吸入性肺血管扩张剂的作用。

结　语

吸入 NO 是能够产生确切的选择性肺血管舒张作用的第一种血管舒张药。它具有选择性作用于肺部血管的特性，并且能通过增加肺通气区的血流来改善肺通气 / 血流比，增加动脉血氧合。已有大量的实验室及临床研究阐述 NO 的生化、生理及副作用，及在成人和儿童不同疾病中的临床效果。与此同时，吸入 NO 已经普遍应用于临床。据估计，在美国每年大约有 2 万人接受吸入 NO 治疗。在过去 16 年间，全世界超过 10 万例儿童和成人接受吸入 NO 治疗肺动脉高压和低氧血症。对很多患者来说，吸入 NO 挽救了他们的生命。人们仍然把吸入 NO 作为独特的、富有吸引力的方法，尝试用它治疗各种疾病，从移植肺的急性排斥反应到镰状红细胞危象。对 NO 各方面的评估非常复杂，不能因为在某种特殊疾病状态的个别研究误导我们对其的理解。随着医学的发展，大范围临床人体研究结果的积累最终会确立吸入 NO 在多种疾病中的治疗地位。

参 考 文 献

见本书所附光盘。

第 105 章　神经重症监测治疗

Michael J. Souter • Arthur M. Lam

刘学胜 译　张 野　顾尔伟 审校

要　点

- 神经系统的重症监护是基于对大脑和脊髓的生理功能支持以及继发损伤的预防。此目标的实现还有赖于对心肺、胃肠道、肾、内分泌等多系统功能的适当维持。

- 大脑功能主要依赖与脑代谢相匹配的脑血流灌注和氧合。当颅内容量增加超出颅内压（ICP）的自身调节能力后，ICP 升高，将会进一步降低大脑灌注。由此引起的细胞能量衰竭将会启动与加速脑水肿和炎症。

- 脑水肿的消退取决于施加于血脑屏障上的流体静水压和渗透压的相互作用。灌注压力过高或血管内低渗会加剧脑水肿，应避免出现。血脑屏障的通透性随时间及病理进程而变化，并会显著影响高渗性药物的脱水作用。

- 发热在神经重症监护病房中常被忽视。发热通过一系列病理过程会显著影响患者的预后。

- 神经学监测不仅指选择适当的监测设备，还包括对监测到的数据做出迅速反应并制订相应的治疗方案。尽管目前大部分常用的监测方法仍缺乏 1 级证据支持，但监测的目标仍是最大限度地优化内环境。临床神经功能检查仍是监测和治疗的重要内容。

- 颅脑外伤的发病率有所下降，其多见于年轻患者，并对社会经济产生长久影响。需要迅速地进行外科评估。目前已不再推荐对广泛颅脑挫裂伤患者行去骨瓣减压术。低温治疗可能对难治性颅内高压患者有益。禁止使用糖皮质激素。

- 蛛网膜下腔出血（SAH）在最初的出血停止后，继发的脑缺血会增加患者的发病率和死亡率。治疗缺血并发症的方法包括增加灌注压力、维持血容量以及采用合适的氧疗。无论是否使用血管舒张药物，腔内血管成形术在治疗血管痉挛中发挥着越来越重要的作用。SAH 也可能伴有明显的肺、心血管、内分泌等系统的改变。

- 缺血性脑卒中的成功救治取决于生存时间窗的把握。及时评估和快速治疗对患者转归至关重要。血管腔内治疗以及超声技术将随着磁共振成像技术的进展而发挥越来越重要的作用。

- 脊髓损伤患者必须密切观察其呼吸功能，因为在患者出现临床情况改善前，呼吸功能随时可能恶化。呼吸肌疲劳是常见的原因之一。

- 针对中枢神经系统感染，需要采取类似于脓毒症患者那样积极主动的治疗措施，例如脑脊液取样检查以及早期经验性使用抗生素等。

中枢神经系统（CNS）重症监护涉及多学科间的合作，如神经外科学、神经外科麻醉学、神经病学、神经放射学和神经电生理学。每个学科都有其独特的作用，不仅对脑损伤提供监测治疗，而且通过合作可以对心肺、内分泌、胃肠道和肾等支持脑生理功能的多个系统均提供最佳的监测治疗。为完成对上述多个救治目标的整合工作，需要专科的神经危重症治疗医师的参与，该专业已被越来越多地认识到是一个重要的亚专业[1]。

为了降低住院患者的死亡率并缩短住院时间，最好是建立神经危重症救治团队而并非由某一单个专业的医师进行救治[2]。尽管大脑在人体器官中具有重要的功能，然而其功能的维持也主要依赖于其他器官功能的稳定，以使得大脑的稳态得以维持和修复、恢复机制得以实现。脑损伤不仅与多个其他脏器系统的功能紊乱有关，而且也会加重其他脏器系统的损伤（框105-1）。尽管其他专业的医师经过培训也能成为神经危重症治疗医师，但经过神经外科麻醉和危重症治疗培训的麻醉医师显然更适合承担这份工作。他们通过综合应用气道管理和心血管支持方面的技能，加上自身对生理学和神经药理学知识的理解，有可能改善患者的预后。

框 105-1　严重脑损伤相关的潜在性系统并发症	
全身	发热
	炎症激活
心血管	心律失常：心动过缓、心动过速、心房颤动
	高血压
	低血压
	左心室功能不全
呼吸	呼吸暂停
	肺炎：误吸性、坠积性、呼吸机相关性
	肺水肿
	急性呼吸窘迫综合征
胃肠道	胃腐蚀
	肠梗阻
	便秘
	穿孔
	吸收不良
肾	脱水
	急性肾衰竭
	泌尿系统感染
血液	贫血
	白细胞增多
	凝血紊乱、弥散性血管内凝血
	深静脉血栓形成、肺栓塞
代谢 / 内分泌	低钠血症、高钠血症
	高血糖
	低钾血症、高钾血症
	低镁血症
	低磷血症
	氮质血症
	横纹肌溶解症

颅内生理学和大脑自身调节作用

脑血管循环受到外周坚硬颅骨的限制（参见第17章）。当有限的代偿机制耗竭后，由于颅骨的限制，颅内容量的增加会导致颅内压（ICP）增加。随颅内容量的变化而改变的 ICP 曲线通常称为颅内顺应性曲线，将其称为颅内弹性曲线可能更合适（图105-1）。

这样，颅内弹性率增加意味着顺应性的下降，颅内容量的微小变化即可导致压力的显著增加。颅内容量的改变是由脑组织和颅内液体容积的变化所引起的，颅内液体包括血液、组织液和脑脊液（CSF）。颅内占位性病变会改变颅内容量，降低颅内顺应性，加剧液体容积变化所致的压力变化。

脑脊液从颅内流入椎管可以代偿性调节颅内容量的微小变化，呈现指数关系的压力 - 容积曲线（图105-1）。

颅顶被大脑镰和小脑幕所分隔，故形成颅内压力梯度（图105-2）。脑组织可能经脑室的这些"孔"膨出形成脑疝。靠近硬脊膜边缘的脉管系统变形和受压可能直接或间接地引起脑组织损伤[3]。其典型表现见于严重的大脑镰疝，即"中线移位"，这时可能会引起脑前部脉管系统的阻塞，导致额叶梗死。

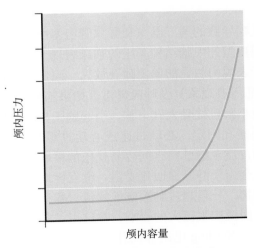

图 105-1　颅内压力 - 容积关系

压力梯度是驱动液体流动的动力，促使脑脊液在脑室和颅外椎间孔内流动。这种压力代偿能力的大小受制于可以改变的脑脊液容量；当容量发生剧烈变化时，将引起脑组织的移位。这种移位可能是由于脑脊液排出受阻，即大脑镰疝导致的室间孔阻塞或是小脑

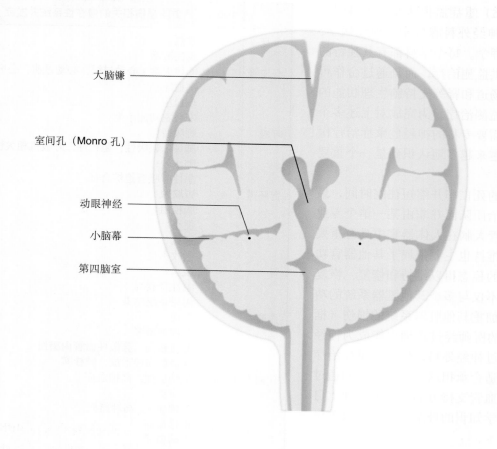

大脑镰

室间孔（Monro 孔）

动眼神经

小脑幕

第四脑室

图 105-2　颅内腔隙——冠状缝切面概略图

幕裂孔疝导致的第三脑室和导水管阻塞所致。这都将会出现典型的中脑结构受压的临床表现。有自主呼吸的患者表现为明显的单侧瞳孔放大、同侧或对侧偏瘫（颞叶疝压迹现象）及呼吸异常。如果脑疝持续发展，将会使小脑自枕骨大孔下移，引起脑干持续受压，出现双侧瞳孔固定、心动过速或心动过缓及高血压[4]。连接脑皮质至静脉窦之间容易受压的桥联静脉一旦受压，也会由于静脉血回流受阻，继发性地导致颅内容量的增加。一旦超过脑顺应性阈值，容积的变化就会对静脉回流产生巨大的影响，在这里，容积的变化起到了一个 Starling 电阻器的作用。这种静脉回流的下降将反过来加剧和延长压力的上升。血容量的增加包括血管外因素（如出血）或血管内因素（如主要的静脉容量蓄积）。静脉血容量约占颅内总血容量的 75%，而动脉、微动脉和毛细血管内的血容量仅占约 25%。

其他主要液体成分容量的变化主要受脑水肿的影响。脑水肿常见的是细胞毒性脑水肿和血管源性脑水肿[5-6]。细胞毒性脑水肿常源自低氧，表现为细胞肿胀；而间质性的血管源性脑水肿通常是由于血脑屏障出现破坏所致，常见于高血压患者[7]。

因此，控制脑血容量的变化会对 ICP 产生显著的影响。脑血流量（CBF）的自身调节会随着动脉压、动脉血二氧化碳分压（$PaCO_2$）或动脉血氧分压（PaO_2）的改变而产生相应的变化，这种自身调节作用通过动态改变小动脉管径以维持足够的脑灌注来满足脑代谢的需要（图 105-3）。pH、$PaCO_2$、钾和腺苷都是参与流量调节的众多代谢性调节递质[8]。

脑损伤、异常的呼吸和血压都可能直接损害脑血流调节。反过来，当动脉灌注量超出了静脉引流量时，静脉血容量会进一步增加，也可以升高 ICP。结果，如低血压、气道梗阻、发热和癫痫发作等诸多不良事件也会导致所谓的"继发性生理损伤"。也已证实这些不良事件将会加剧对脆弱大脑的损害，导致患者的预后更差[6,9]。

底物供应（如氧和营养元素）下降到低于细胞赖以生存所必需的阈值时，细胞因子和趋化因子的释放就会引起细胞损伤。炎症的扩散会加剧这种损伤[10]，破坏血脑屏障的功能，并可能直接导致细胞凋亡。血脑屏障的破坏可导致血管源性水肿发生，并使血清蛋白以延时效应进入到脑实质。与白质相比，这种作用在高代谢的灰质表现得更为明显[5]。多数研究认为，变化的峰值出现在最初的 48h 内，但有一项研究显示，多达 25% 的患者 ICP 增高的峰值出现在 5 天后[11]。

心肺功能的综合考虑

任何通气效能的下降都可能会通过 CO_2 诱发的血管舒张作用对脑顺应性（弹性）产生不利影响。已有学者注意到这种情况下呼气末正压（PEEP）的影响，但患者肺顺应性的下降不仅使 PEEP 的使用成为必要，

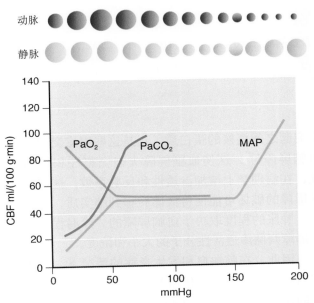

图 105-3 脑血流量（CBF）和血管管径随平均动脉压（MAP）、动脉血氧分压（PaO_2）和动脉血二氧化碳分压（$PaCO_2$）变化的自身调节控制图

同时也会削弱胸膜腔内压向脑循环的传递[12]。总体而言，使用 PEEP 所带来的通气效能的改善利大于弊。但是，需要警惕的是在血容量不足的情况下不恰当地使用 PEEP 可能会减少功能性静脉回流量和心排血量，而这最终会影响到脑灌注[12]。

心排血量和动脉血压的下降会触发脑血管的舒张反射，以优先保持脑血流量。一般认为低血压是增加死亡率的因素，无论其发生在复苏中，还是源于医源性的因素[13-14]。这种血管舒张作用将会增加静脉血容量并进一步降低脑灌注压（CPP）[15]。

低氧血症会引起直接或间接的脑损伤。当氧分压低于 60mmHg 时，除了使细胞氧梯度降低造成直接损伤外，还可能是引起 ICP 升高造成大脑继发损伤的一个重要因素。撇开原发因素，脑灌注下降可能会进一步加重意识障碍，进而导致气道损害和通气不足，使氧合功能进一步下降（图 105-4）。结果，存在意识障碍的颅脑损伤患者，无论其原发病发病机制如何，由于气道反射受损和反复发生的误吸，常并发肺损伤，使肺炎的发病率显著增加[16]。

另外一个可能的机制是由损伤触发的炎症反应导致脑内细胞因子的释放，有时足以诱发急性呼吸窘迫综合征（ARDS）和全身炎症反应综合征（SIRS）[17-18]。此外，初始阶段过度通气所采用的高潮气量通气会加重 ARDS 的发展[19]（参见第 101 ~ 103 章）。对于存在脑部病理生理改变的患者，这将使治疗陷入两难的境地。然而，旨在为减小肺泡的过度膨胀、减轻肺损伤而发展出来的所谓"开放肺（open lung）"概念（即小潮气量、高频率和高 PEEP），虽然理论上存在对 ICP 的不利影响，但似乎也可用于神经外科的患者[20]。

利用 $PaCO_2$ 和 CBF 之间的关系也可用来测试机械通气患者的自主呼吸。如果使 $PaCO_2$ 恢复正常后，出现 ICP 升高，则提示脑血管顺应性受限。该理念可

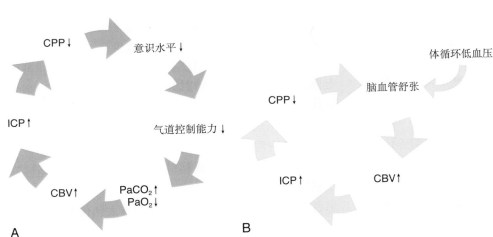

图 105-4 A. 通气 - 神经环路功能异常，动脉血二氧化碳分压（$PaCO_2$）和动脉血氧分压（PaO_2）的诱发改变引起脑血容量（CBV）、颅内压（ICP）和脑灌注压（CPP）的变化，从而影响呼吸调控。B. 血流动力学 - 神经环路功能异常，与 A 图类似，低血压诱发脑血管舒张，增加 CBV 和 ICP 及使 CPP 下降，从而导致血管扩张

用于指导随后的治疗和制订通气策略，任何脱机操作时还应考虑对 ICP 的影响。

液体和电解质

正常情况下，流体静水压使毛细血管内液体流出，而毛细血管内外渗透压平衡使液体留在血管内[21]：

$$Jv = Kf([Pc - Pi] - \sigma[\pi c - \pi i])$$

其中 Jv 代表腔隙之间的净液体流动，Pc 代表毛细血管流体静水压，Pi 代表间质流体静水压，πc 代表毛细血管渗透压，πi 代表间质渗透压，Kf 代表滤过系数（这是体表面积和渗透系数的乘积），σ 代表反射系数（膜对渗透活性粒子的抗渗透性）。在颅外毛细血管，这些渗透力来源于血浆渗透压，因为较小的溶质能够顺着浓度差通过毛细血管基底膜，只有大分子蛋白质继续发挥作用。

然而，由于大脑内皮细胞之间表现为"紧密连接"，完整的血脑屏障仅允许较小的溶质（如钠离子和氯离子）通过；这种半通透性使脑毛细血管液体转移产生流体静压和总渗透压的功能，而血浆渗透压所起的作用很小，体液转移大部分依赖于渗透压梯度。在未使用外源性渗透活性物质（如甘露醇）的情况下，这个渗透压梯度主要取决于钠离子的浓度。

血清渗透克分子浓度 = 血清钠 ×2+ 糖 /18+ 尿素氮 /2.8

因此，总的来说，当水肿作为一个重要的考虑因素时，神经外科患者不应使用低渗溶液。常用溶液的摩尔渗透压浓度如表 105-1 所示。

同时，内皮细胞紧密连接和脂质双层膜也会起到降低水的渗透性的作用，因而降低滤过系数。这种生理结构限制了水分子因张力改变而通过血管床，否则，仅仅每千克毫摩尔分子量的微小变化就可引起巨大的渗透压变化，使得脑容量显著降低。因此，通过血脑屏障的净液体转移取决于其透水性（即滤过系数）和溶质渗透性（即反射系数）。一些血脑屏障反射物质对脑部水含量能产生重要的影响（如甘露醇和高渗盐水），这些物质可以产生渗透性利尿作用。

无论是相对的还是绝对的灌注及底物供应不足，均会引起能量衰竭。这对血脑屏障的完整性和功能造成影响。血脑屏障是一个依赖于能量的生理学结构，而不是一个纯粹的解剖学结构。缺血和快速的再灌注可引起金属基质蛋白酶的产生，其可直接破坏封闭内

表 105-1　常用静脉溶液的钠含量、重量渗克分子浓度和胶体渗透压

液体	重量渗克分子浓度（mOsm/kg）	胶体渗透压（mmHg）	Na$^+$（mEq/L）
血浆	289	21	141
晶体			
0.9% 氯化钠溶液	308	0	154
0.45% 氯化钠溶液	154	0	77
3% 氯化钠溶液	1030	0	515
乳酸钠林格液	273	0	130
Lyte 血浆	295	0	140
甘露醇（20%）	1098	0	0
胶体			
羟乙基淀粉（6%）	310	31	154
白蛋白（5%）	290	19	

皮突起之间连接的蛋白质，正是这些内皮突起组成了血脑屏障[22]。这使血脑屏障失去完整性和增加通透性，在病理学上增加渗透性和反射系数。这种急性血脑屏障的破坏可能使得液体转移到脑实质，导致脑肿胀。肿胀的程度取决于血脑屏障的"渗漏程度"和血脑屏障两侧渗透活性分子的大小和浓度。

因此，在脑缺血和发生炎症的情况下，液体治疗应当慎重考虑。脑对代谢及内分泌活性发挥着稳态调控的作用，神经系统功能障碍可使水和电解质平衡出现异常变化。糖尿病尿崩症产生的多尿和随后的血容量减低就是很好的例证，如果未及时处理，将会引起低血压。医源性原因，如使用渗透性利尿剂、镇静剂和镇痛药，也会出现这种情况。脑干或脊髓损伤可引起去交感神经支配，这时由于血管舒张和外周静脉瘀积的增加，也会导致静脉回流的减少[23]。

通常伴随脑损伤出现的交感神经放电增加同样可引起脑外全身性的应激性增加，导致应激性胃溃疡、高分解代谢、高血糖和葡萄糖耐量异常等发病率上升[24]。

脑损伤后营养需要量常常增加，有证据表明，早期使用肠内营养可改善预后（参见第 106 章）[25]。

高血糖是加重脑损伤的一个重要因素[26]。但是，严格控制血糖的强化胰岛素治疗方法总的来说对危重症患者的预后可能有害，并有可能加重大脑代谢应激[27-28]（参见第 39 章）。适度的血糖控制值得提倡。

发热和感染

超过 50% 的神经重症监护病房的患者会出现发热[29]。虽然常被忽视，但对受损的大脑来说，它会导致氧耗和代谢应激增加[29]。ICU 患者存在诸多引起感染和脓毒症的危险因素，包括多种腔内留置导管（如动脉导管、静脉导管和脑脊液引流管等）。其他引起发热的可能原因包括颅内出血和药物的特异质反应（如抗癫痫药苯妥英钠）[29-30]。发热与神经系统损伤的预后不良相关，包括颅内出血、蛛网膜下腔出血（SAH）和脑卒中。有 meta 分析研究表明，发热与神经系统发病率和死亡率的增加相关[31]。

尽管尚未证实低体温能有效治疗脑外伤[32] 或 SAH[33]，但这并不意味着正常体温与高热相比不能给患者带来益处。临床上，许多医师越来越倾向于预防和治疗发热[34]。

由于能引起发热的原因众多，为了能选择恰当的治疗，必须每天对患者进行病情评估以寻找发热的原因。然而，大多数情况下都不能明确病因，这时可以采取经验性治疗，包括按时给予对乙酰氨基酚和应用降温毯等，有时甚至需要更多有创的降温措施。

监 测

积极采用各种有创的生理功能监测（参见第 49 章和图 105-5）可避免出现或纠正继发性生理损伤。但任何监护仪都不能替代定期临床 CNS 检查的重要性，因为监测各种脑功能（如脑电活动、脑氧合和 ICP）的监护仪只呈现各种数据，其本身对信息并不能进行完整的分析、整合。同样，还必须密切关注患者的液体容量状态、呼吸频率、心血管稳定性和代谢消耗等基本参数。

颅 内 压

ICP 监测自 20 世纪 70 年代被引入临床后，便迅速成为一项标准监测指标，但其实用性和有效性难以确定。虽然如此，NIH 在拉丁美洲资助的一项随机对照试验证明 ICP 监测没有明显的益处[36]。迄今为止，尚无可靠的无创监测 ICP 的方法，这仍是需要研究的课题。然而，最近的研究结果显示 ICP 监测对预后只有很小的影响[35]，监测必须有效地指导治疗，且 ICP 数据应当作为影响因素之一而不应替代临床评

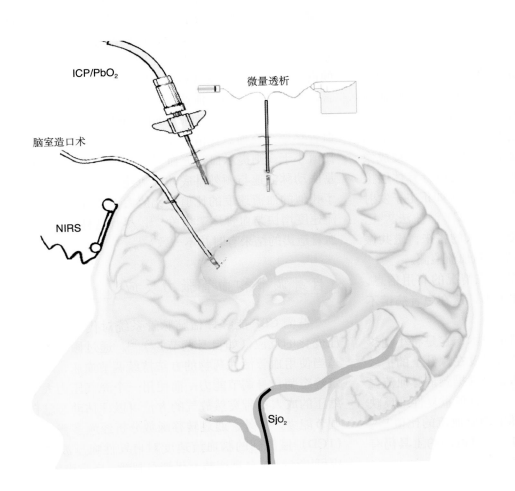

图 105-5 有效的颅内监测示意图。NIRS：近红外血氧定量法；ICP：颅内压（经由脑室造口或实质探针）；PbO₂：脑组织血氧定量法；SjO₂：微量透析和颈静脉血氧定量法

估。但是，大多数神经外科中心在管理创伤性脑损伤和 SAH 时已常规加入此项监测，并使用确定的阈值（如 ICP>25mmHg）作为开始干预治疗的临界点，包括使用渗透性药物（如甘露醇或高渗盐水）或手术治疗（如颅骨切开减压或 CSF 引流）。

ICP 传感器可能仅代表它们所放位置的腔隙压力（图 105-2），对大脑镰或小脑幕对侧的急性瞬间压力变化可能不敏感[37]。脑实质光纤测压装置的创伤较小且易于放置，但只能在体外校准且不能引流 CSF。因此，只要有可能放入脑室，脑室导管仍是测压的金标准，但需要付出增加大约 6% 的感染风险的代价[38]。

当脑室很小时，技术操作上会变得很困难，出血和挫伤的风险也会增加。

只要适当注意可能的校准漂移问题，富有经验的专业人员能快速地放置 ICP 监测设备并尽可能减少并发症发生[39]，这对指导治疗一般来说是有益的。但当存在凝血病和血小板功能障碍时，则禁忌放置此类监测装置。

ICP 变化趋势中一旦出现特征性的波形则有助于判断患者的预后（如 ICP 出现 Lundberg "A" 样或"平台样"波形，提示脑顺应性严重下降[40]并即将发生脑疝）。

脑 血 流 量

Symon 和其他研究者确定了维持脑功能的重要脑血流量阈值（表 105-2）[41]。最初的定量测量脑血流量（CBF）的方法费力、费时，且并不能准确判断局部情况[42]。它们逐渐被可进行基本区域血流测量的同位素示踪方法（如吸入的或血管内的氙 -133）或成像与定性测量相结合的方法 [如单光子发射计算体层摄影（SPECT）] 所取代。定标显像技术例如正电子发射断层摄影（PET）和稳定的氙或对比 CT 灌注法[42]已经成为许多中心的标准。可能在不久的将来，磁共振成像灌注法将会快速普及并提供定量血流监测。

尽管这可以提供有关局部灌注情况的有用信息，但检查时常常需要将患者转出 ICU，这在患者病情不稳定的情况下可能并不适用。

温度稀释法是一种局部测量技术，它是将小型热电偶放置于大脑皮层。血流量与温度在探针上的扩散速度相关[43]。其中的一个方法就是根据颈静脉血流温度的扩散速度来测定血流量。其是否可重复性地反映 CBF 取决于颈静脉血流与全部脑静脉血流的比值[44]。这些设备能否成为一种可靠的、持续监测的工具仍有待观察。

表 105-2　脑血流量的功能阈值

脑血流量 [ml/(100g·min)]	结果
50	正常
20	脑电图缓慢
15	等电位脑电图
6～15	缺血半影区
<6	神经元坏死

经颅多普勒监测

经颅多普勒监测是通过多普勒频移效应来测定接受超声波检查部位的动脉血流速度[45]（参见第 49 章）。其常用来反映表浅血管的血流量，对有经验的操作者来说则可了解动态变化的血流量。这项技术具有可床旁使用、相对快速和无创的优点，经眼、颞侧和枕骨大孔声窗这些主要部位监测大脑动脉环血流量，具有极好的瞬时分辨力，本身无创，可以进行反复测量，且风险极低或无风险。在小部分患者，主要是老年女性，颞骨的厚度可能会妨碍监测[46]。流速与流量之间估算的前提是假定大的传导血管的直径相对固定。在不同情况下，血流速度的改变可用来评估血管直径的变化（如蛛网膜下腔出血后血管痉挛）[47]或颅内血管的狭窄程度（彩图 105-6）。对大脑中动脉而言，通过检查颅内血流速度与颅外颈内动脉血流速度的比值——痉挛指数（the Lindegaard index）可以鉴别血管痉挛与充血。比值大于 3 通常提示血管痉挛，而比值小于 3 则提示血管充血[48]。同样，通过比较颅内基底动脉流速与颅外基底动脉流速，在后循环也确定了相似的血流速度的比值，比值大于 2 且基底动脉血流速度增快与血管痉挛相关[49]，尽管这种判断结果与血管造影的结果有时并不一致[50]。

自身调节和血管张力反应

监测 CBF 能够评估脑脉管系统对代谢环境和血压变化的反应（如自身调节）[51-52]。通过倾斜试验或适当使用血管活性药物的方法持续调节血压，可以测定静态脑自身调节能力；而使用一个充气压力大于收缩压的成人袖带突然放气的方法可以评估动态脑自身调节能力。另外，通过转移函数分析经颅多普勒超声（TCD）监测到的脑血流速度对自发性血压波动的反应可以评估脑自身调节，尽管与刺激 - 反应模式相比，

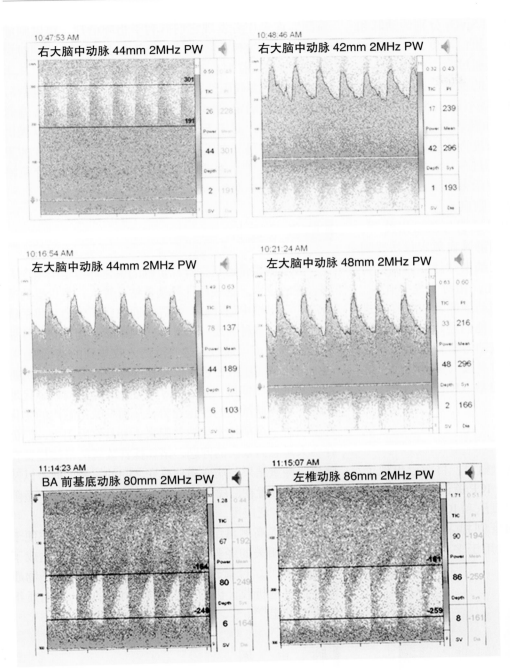

彩图 105-6　中脑和脊椎基底动脉脑血流速度升高的经颅多普勒超声图像

可能这些方法的可靠性相对较低[53]。评估患者有无脑自身调节能力可以用于指导随后的治疗和判断预后，因为患者一旦失去脑自身调节能力，往往提示预后不良[54-55]。当采用观察 CBF 对 PaCO2 变化的反应来评估脑血管储备功能或脑血管张力反应性时，可以通过再次吸入或向呼吸回路内添加 CO2 的方法进行，也可使用乙酰唑胺来进行评估[53]。

颈静脉球血氧测定

在假设红细胞比容和代谢恒定的前提下，Fick 原理可以反过来通过监测静脉血氧饱和度来评估 CBF 是否足够以及脑氧供需平衡是否匹配：

$$如果\ AVDO_2 = (CMRO_2/CBF)，那么$$
$$CaO_2 - CjvO_2 = (CMRO_2/CBF)$$

如果忽视溶解的 O_2 的作用，则：

$$(SaO_2 - SjvO_2) \times Hgb \times 1.34 = (CMRO_2/CBF)$$

这里 $CMRO_2$ 为脑氧代谢率，CaO_2 和 $CjvO_2$ 分别

为动脉和颈静脉氧含量，SaO_2 和 $SjvO_2$ 分别为动脉和颈静脉血氧饱和度，Hgb 为血红蛋白浓度，1.34 为氧亲和力常数。在体内，导管可以通过颈内静脉逆行被放置到颈静脉球内接近颈静脉孔的位置，甚至可以到达更高的位置，进入大的颈静脉窦（图 105-7）[56-57]。

这些导管可以提供与灌注和耗氧量相关的信息，类似于使用混合静脉血氧定量法进行休克治疗。去饱和（<50%，提示氧供不足或氧耗过多）和异常高饱和（>75%，提示充血或脑卒中）均提示患者预后不良[58-59]。推算出的动静脉氧含量差可能在脑血流量充足的情况下是更为准确的评估方法，也已证明与预后相关[60]。由于对局部变化反应不敏感，颈静脉血氧定量法受到了质疑，因为它反映的是两个大脑半球静脉回流汇合后的平均静脉血氧饱和度。因此，相对于无氧代谢，一些作者建议使用氧耗量联合脑动静脉乳酸梯度来进行有氧代谢的化学计量评估[61]。他们还建议使用代谢导向管理策略，反对使用脑血流动力学管理策略，也就是说，目标导向治疗依据代谢参数（颈静脉血氧饱和度），而不是依据血流动力学参数（ICP 和 CPP）。

脑组织氧压

与评估体内氧合作用的概念相似，目前已出现了微型化的 Clark 电极，它通过与 ICP 监测导管整合在一起，可以用来同时监测组织氧压和 ICP。其正常值是 25 ~ 45mmHg，低于 15mmHg 则提示存在病理改变[63]。这些 PbO_2 监测设备已被用于多种病理情况的监测。许多作者发现它们有利于指导治疗、提供脑灌注是否充足的有用信息[63]，虽然在没有 CPP 监测时单独使用 PbO_2 监测也能判断患者不良结局[64]，但其本身也存在诸多局限性，比如存在测量误差、校准漂移，而且仍不能确定局部测量结果是否具有整体的普遍意义[65]。不过，对于无局灶性损害的患者，它可以提供有关大脑对调节血压和氧合等治疗措施的反应性的重要反馈信息[66]。寄希望于基于 PbO_2 指导的治疗策略在今后的临床试验中可以解决上述问题[67]。

脑微量透析

使用脑微量透析探针评价脑的生化环境是一项令人感兴趣的技术。这些探针经颅骨钻孔置入，将少量的透析液在脑组织中循环后，经导管回收到颅外的收集系统中。这样，多种物质（如乳酸、丙酮酸、葡萄糖、甘油和谷氨酸）可以通过半透膜渗透入收集到的透析液中，再通过床旁高压液相色谱仪对其进行分析[68]。按照透析液收集的时间间隔（通常 1h），可以图形化或数字化地显示各种物质浓度的变化趋势，从而反映出脑内的生化环境状态。这项技术虽然看起来十分具有吸引力，但仍存在大量悬而未决的问题，诸如探针放置的最佳位置在哪里、测量结果与病变病理改变之间的关系如何，以及探针需要放置在白质内还是灰质内等[68]，这些都严重阻碍了它的广泛应用。

为了提高测量结果之间进行比较的准确性并便于广泛积累相关的经验，最近就微量导管的放置达成了一项共识[69]。目前透析膜技术的进步已使大分子物质能够透过透析膜，因而使得研究微血管内的蛋白质组学成为可能[68]。

脑 电 图

脑电图（EEG）是通过合适的电极放置来检测和记录产生的脑电活动，这种放射状和轴向放置电极的方法是一种国际标准记录系统（参见第 49 章），定义为 10/20 系统，它显示和记录随后监测到的波形。EEG 监测仪通过一系列不同的方式量化和分析波谱成分的频率、振幅和功率。这些设备对于其他方式无法评估的神经危重症患者可以提供重要的诊断信息。在使用 EEG 进行单独评估时，倾向于使用诊断性的快照模式；而在 ICU 中，持续 EEG 监测尚未得到充分使用。由于在使用和图像解释方面存在困难，需要专业设备和专业技术人员的参与。一般而言，24h 连续监测 EEG 比快照式记录更有意义。

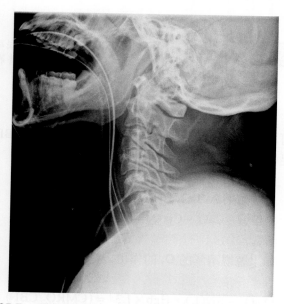

图 105-7　颈椎侧位片，其显示放置颈静脉血氧饱和度（$SjvO_2$）导管的合适定位——第 1 颈椎下缘之上（箭头实际上在颈静脉孔内）

此外，无论是脑外伤还是 SAH，会有很多患者发展成非惊厥性癫痫持续状态[70-71]，这一点容易被忽视，但这是脑病变和脑应激很重要的原因。然而，EEG 监测仪使用与操作相对复杂，它的使用具有明确的适应证，神经重症监护医师应当熟悉其功能和使用的基本原则。

利用处理过的 EEG 信息也已研制出多种相关设备，用于监测"麻醉深度"。尽管这些设备也被用来监测危重症患者的镇静水平，但设计这些仪器的初衷并非是用于且也不适用于监测神经系统的完整性或癫痫发作的活动。

近红外分光光度计

20 世纪 90 年代初提出的"脑脉搏血氧测定"是一个引人关注的概念。它依据的是光谱反射原理：近红外光可以轻易地穿透骨骼，其被散射与反射的比例与组织中光吸收物质（如血红蛋白和其他组织中的有色基团）的浓度呈反比。颅骨表面的探测器被设计并校正成可以探测经表面向下穿透大脑皮质后反射回来的光线。另一个毗邻的探测器用于探测仅穿透浅表组织的反射光线。将两个信号通过一定方式的演算就可以估算出组织氧饱和度。但该监测在使用中也受到了诸多因素的困扰，例如如何保证所选择监测部位组织的可靠性和特异性，以及如何避免组织中其他有色基团的交叉干扰等[72-73]。它用来持续监测血流量变化趋势的意义可能更大一些，尤其是儿童和颅外颈动脉疾病患者[74-75]。

放射成像技术

虽然在监测时间上存在一定的滞后，但放射成像技术仍可作为一种监测手段[76]。其中最常用的是 CT 和 MRI。CT 是最有用也是最常用的技术，因为它也是最有效的方法。MRI 尽管比较耗时，但对脑干和轴突损伤比较敏感。无论 CT 还是 MRI 均能提供有关血管结构的有用信息，但传统上还是以血管造影术作为金标准。对颅内肿块、弥散性损伤或出血的评估可以用来指导患者的治疗、分类和预后判断[77]。

为了便于临床研究中比较不同治疗方案之间的治疗效果，必须对 CT 影像进行标准化并进行分类。Marshall 评分表（Marshall scale）已被用于创伤性脑损伤患者颅内出血程度的分级及预后判断（表 105-3）[78-79]。Fisher 评分表（Fisher scale）主要用于 SAH 患者蛛网膜下腔出血量的评估[80]。这里再次提示，血管痉挛的程度与患者的预后显著相关（框 105-2A）[81]，更与改良 Fisher 评分相关（框 105-2B）[82]。两种评分的准确性均依赖于对图像的经验性判读。最近一篇文献在总结了意大利 18 个神经外科中心的资料后发现，Marshall 评分与临床情况并不相符，这进一步揭示了对影像资料进行标准化的迫切性[83]。

临床检查

进行必要的神经学检查是神经危重症监测治疗中必不可少的内容。重复的、客观的神经学功能检查的重要性并不亚于上述提到的各种复杂的检测技术，而

表 105-3　Marshall 评分表：CT 对颅脑损伤的分类

种类	定义
I 级弥散损伤	无明显的颅内病理学改变
II 级弥散损伤	脑池存在中线偏移 0～5mm 和（或）呈现密度病灶；没有 ≥ 25ml 的高或混杂密度病灶
III 级弥散损伤	脑池受压或消失，中线偏移 0～5mm；没有 ≥ 25ml 的高或混杂密度病灶
IV 级弥散损伤	中线偏移 >5mm；没有 ≥ 25ml 的高或混杂密度病灶
可清除的大型病灶（V级）	外科手术可清除的任何病灶
不可清除的大型病灶（VI级）	≥ 25ml 的高或混杂密度病灶；不能经外科手术清除

框 105-2A　Fisher 评分表：CT 扫描表现

1 型	未检测到出血
2 型	蛛网膜下腔血液弥散性沉积，无血凝块，无 > 1mm 的出血板层
3 型	局限的血凝块和（或）垂直板层厚度 ≥ 1mm 的出血
4 型	弥散或无蛛网膜下腔出血，但脑内或脑室内存在血凝块

框 105-2B　改良 Fisher 评分表：CT 扫描表现

0 型	未检测到出血
1 型	薄的* 蛛网膜下腔出血，无脑室内出血
2 型	薄的蛛网膜下腔出血，有脑室内出血
3 型	厚的蛛网膜下腔出血，无脑室内出血
4 型	厚的蛛网膜下腔出血，有脑室内出血

* 薄厚的区别是垂直厚度是否超过 1mm

且它能更深入地了解神经系统的整体功能，并能在一个复杂的动态过程中整合相关的信息。其中一项最基本而重要的检查是瞳孔对光反射，单侧对光反射消失可能提示颞叶沟回疝已形成对中脑的压迫且情况紧急。双侧瞳孔对光反射消失提示小脑疝即将或已经发生，但迅速有效的治疗仍可能使之逆转。

用于普通神经系统评估的临床评分系统已有很多。Glasgow 昏迷评分（GCS）是一个著名的、使用广泛的评分系统（表 105-4）。GCS 主要是对命令、声音和伤害性刺激后出现的睁眼、言语和运动反应等进行单独评估[85]。Hunt & Hess 评分（Hunt and Hess scale，表 105-5）用于 SAH 患者分类和死亡率的估计[86]。世界神经外科医师联盟评分（WFNS）是一个更好的评分系统，因为它利用了更为流行的 GCS 评分，但对其不足之处进行了修正（框 105-3）[87]。了解和使用这些评分对理解相关术语和进行神经危重症治疗至关重要。

多模式监测

没有一种监测能单独对脑生理功能提供令人信服且可靠的信息，因而也就出现了多种替代的监测技术。任何单一的监测方法可能都会受到各种质疑，但现在有一个很有意思的理念就是：将不同的监测参数综合起来进行多模式监测，以提高诊断的准确性并指导临床治疗[88]。尽管理念比较诱人，但在临床应用上才刚刚起步，在方法学的标准化问题上也存在很多困难；

表 105-4　Glasgow 昏迷评分

	6	5	4	3	2	1
睁眼	N/A	N/A	自行睁眼	呼之能睁眼	刺痛能睁眼	不能睁眼
言语	N/A	能对答，定向正确	能对答，定向障碍	胡言乱语，不能对答	仅能发音，无语言	不能发音
运动	能按指令完成动作	刺痛时能定位	刺痛时肢体能回缩	刺痛时肢体异常屈曲	刺痛时肢体过度伸展	刺痛时肢体无动作

N/A, Not applicable，无

表 105-5　Hunt & Hess 评分系统

级别	临床表现	存活率（%）（近似）
1 级	无症状或轻度头痛	70
2 级	中等到剧烈头痛，颈项强直，除可能的颅神经麻痹外，无神经系统功能缺失	60
3 级	精神状态轻度改变（意识模糊、昏睡），轻度局部神经功能缺失	50
4 级	木僵和（或）轻度偏瘫	20
5 级	昏迷和（或）去大脑强直	10

框 105-3　世界神经外科医师联盟评分

1 级	GCS 评分 15 分，无运动缺陷
2 级	GCS 评分 13 ~ 14 分，无运动缺陷
3 级	GCS 评分 13 ~ 14 分，存在运动缺陷
4 级	GCS 评分 7 ~ 12 分，不论有无运动缺陷
5 级	GCS 评分 3 ~ 6 分，不论有无运动缺陷

GCS, Glasgow 昏迷评分

相关产品的快速商品化可能会对其临床应用有很大的促进作用。

神经危重症监护病房的常见病

头部外伤

创伤性颅脑损伤的治疗是神经危重症治疗早期的重点之一（参见第 81 章）。随着交通立法的完善及对乘客保护的加强，美国创伤性颅脑损伤的发病率已呈现下降的趋势，坠落伤已取代交通事故上升至首要原因[89]。这些致伤因素再加上暴力袭击、越野以及运动损伤等，使其成为一种"鲜为人知的流行病"[89]。近年来的武装冲突和爆炸袭击也增加了伤者的数量[90]。创伤性颅脑损伤多见于年轻人。除了在战时，醉酒也是常见的致病因素之一[91-92]。

在所有情况下，动能的传递都会导致大脑结构的变形，产生血管和神经纤维的离断性损伤。这种损伤涵盖了从局部挫伤到弥漫性多病灶损伤，不同环境下和不同受害者之间所遭受的损伤各不相同。比较典型的是脑挫伤多位于蝶骨翼和颞骨脊等骨性突起处[93]。

损伤引起的病理特点呈现多样性，这使得一些脑损伤假说受到了质疑，因为颞叶损伤的表现可能与后颅窝损伤完全不同。

创伤性颅脑损伤也可以按钝性伤或贯通伤等来进行分类。贯通伤导致的后果也千差万别，主要取决于创伤的部位、深度和损伤的能量，但如果是横贯中脑的贯通伤，一般多是致命伤[94]。虽然贯通伤的早期死亡率较高，但幸存者的预后与非贯通伤相似[95]。

创伤造成的血管损伤可能累及较表浅的动脉血管，如翼点骨折常存在典型的脑膜中动脉损伤。这通常会导致硬膜外血肿[96]，如果不及时治疗，这些迅速扩大的血肿会导致神经功能的迅速恶化和灾难性的后果，其死亡率在 15%～20%[97]。另外，大脑皮质和硬脑膜静脉窦间的皮质桥联血管经常会因旋转力或加速/减速性作用力而撕裂，产生慢性硬膜下血肿。其临床表现可能进展缓慢，甚至难以发现外部创伤的痕迹。遗憾的是，在静脉血肿形成的这段时间内，症状可能很隐匿，易被忽略。缓慢扩张的血肿可以产生累积的破坏效果，到最终出现严重的体征时，其破坏性可能等同于甚至比进展迅速的损伤更严重[98]。该疾病更常见于老年患者，高龄性的脑萎缩使桥联静脉的张力和跨越的距离均增加，因而也更容易破裂。

正如之前所描述的颅内压 - 容量关系一样（图105-1），通常继发产生的颅内高压使动脉血流减少，随后导致 CPP 下降，结果造成组织缺氧和细胞死亡，从而使原发性病理损伤加重。

自身调节功能的丧失也会反作用于上述病理过程，使 ICP 进一步升高。这种情况常见于弥漫性脑损伤。这些患者虽然单个病灶很小，但多个病灶叠加起来所产生的炎性改变就足以影响大脑的自主调节功能[99]。

创伤性蛛网膜下腔出血（tSAH）患者约占创伤性颅脑损伤入院患者的 60%[100]。虽然不同的报道之间存在某些差异，但可以肯定的是 tSAH 会影响患者的预后[101]。一个有趣的发现是，67% 的 tSAH 患者存在 QTc 时间延长[102]。约 20% 的 tSAH 患者可能出现血管痉挛，进而导致二次缺血性损伤。经颅多普勒成像有助于血管痉挛的诊断和治疗。血管痉挛也被认为是爆炸伤害病理学进展的特征性改变[90]。

ICU 创伤性颅脑损伤患者治疗的关键在于运用"高级创伤和生命支持"（ATLS）的指导原则对患者进行全面的检查和评估。众所周知，隐匿性损伤在早期检查中常常被漏诊，常常导致患者在抵达 ICU 时病情被延误。更糟的是，患者甚至可能在做 CT 检查的过程中出现病情恶化。这些患者可能因二次生理性打击

而加重原发性脑损伤[14]。

总体而言，创伤性脑损伤治疗的共同目标是维持脑灌注。占位性病变的患者当颅内占位引起组织结构变形时，应进行手术切除。尽管还没有大样本临床试验的结果，但药物难以控制的 ICP 升高患者尽早进行去骨瓣减压术尚未证明有效，甚至可能使患者预后变差[103]。药物治疗在术前和术后均可进行，也可作为弥漫性脑损伤患者的备选治疗手段。ICU 患者药物治疗的中心环节在于降低 ICP 和维持脑灌注，虽然两者有时难以兼顾。尽管使用渗透性利尿剂治疗 ICP 升高是一种合理的方法，但它也有可能对有效循环血容量和心肌功能产生不利的影响[104]。甘露醇使用后早期有利于减少脑内容积，随后被肾排出。甘露醇也会减少体循环血容量，引起心排血量和血压下降——可能在改善原发损伤的同时又造成新的损伤。

近年来甘露醇的使用已呈下降趋势，取而代之的是使用高张性盐水（HTS）[105]。HTS 的复苏效果满意，也不会出现使用甘露醇后那样的延迟性低血压[106]。使用高张盐水和使用甘露醇一样有一些顾虑（如在损伤或血脑屏障破坏的情况下，具有渗透活性的颗粒可能扩散到脑间质中）[107]。当减少高渗盐水的用量时，血浆渗透压开始下降，这时，"反弹"效应就可能使颅内含水量重新增加。这在脑挫伤与非脑挫伤患者中已观察到存在不同的影响[108]。虽然单次使用高张盐水已证实是有用的，但持续输注高张盐水或持续维持高钠血症是否能改善患者的预后仍有待观察。

虽然在一项针对创伤患者的大型研究中并未发现不同的复苏液体会对预后产生不同的影响[109]，但对分组数据的析因分析（post-hoc analysis）表明，创伤性脑损伤患者使用白蛋白会增加死亡率[110]。这与脑卒中患者的研究结论似乎存在差异[111]，可能需要前瞻性对照研究以进一步明确原因。

通过调节 CO_2 也可调控大脑血流量，但通常需要进行气管插管和机械通气。

减少脑血容量和降低 ICP 一般需要行控制性过度通气[112]。最近的研究表明，过分的过度通气反而有害，而且大多数权威人士也认同要限制 CO_2 降低的水平，以免发生缺血[113]。

颅脑创伤基金会发布了有关颅脑创伤管理的指南，并定期更新。该指南着重强调了先前提及的各项原则，即要在降低 ICP 的同时维持适当的灌注压[114]。同时他们还对这些策略的优点达成共识。他们建议将 $PaCO_2$ 维持在 30～35mmHg[108]，CPP 在 60～70mmHg。过高的 CPP 对预后不仅无益，反而有害[115-116]。

超过脑自动调节范围的高血压可引起颅内血容量

增加，并通过损伤血脑屏障的机制导致血管源性脑水肿[7]。这一观点支持 Lund 团队的方案，即优先限制跨毛细血管床的 Starling 作用力以避免水肿的形成[117]。这些研究者推荐将 CPP 控制在 50mmHg，必要时可使用 β- 受体阻断剂，用巴比妥类药物降低代谢需求以及静脉输注胶体等[118]。

现在已经积累了一定的病例资料，可以用来比较基于 CPP 的治疗方案对预后的影响[119]。然而最近一个小样本随机对照试验发现，对于创伤性脑损伤和 SAH 患者，采用改良的 Lund 治疗方案（包括甘露醇）在微量透析监护下比激进的定向 CPP 处理（70 ~ 80mmHg）得到的死亡率更低[120]。尽管这个研究有明显的缺陷，但是可能使患者获益，值得今后深入研究。同亚型的处理过程会对不同的治疗产生不同的反应，同时，病灶的大小、炎症反应的严重程度以及血脑屏障的完整性等也会造成部分影响。

目前，ICP/PbO₂ 和脑室切开引流都常用于重症颅脑损伤患者的治疗。然而，如果存在凝血障碍，则是选用有创监测的禁忌证。创伤性脑损伤患者出现凝血障碍往往提示预后不良，应积极采用凝血因子、新鲜冰冻血浆和血小板治疗。

众多回顾性研究都表明高血糖与不良预后相关[26]。对于创伤性颅脑损伤患者采用严格血糖控制的 meta 分析表明患者未能受益[121]，Vespa 及其同事在一项交叉研究中发现采用严格血糖控制还能导致灾难性的代谢功能障碍[28]，因此在血糖控制上需要采用温和的治疗策略。

一项样本量超过 10 000 例患者的多中心研究显示，皮质激素会增加患者的死亡率和发病率[122]，因此皮质激素不再被推荐用于颅脑损伤患者。

低温治疗仍然对控制创伤性脑损伤患者 ICP 升高具有一定的作用[123]。早期预防性的应用可能会使患者受益[124]。尽管过去认为低温不能改善预后，但随后发现之前那些多中心研究中的研究对象主要是那些接受较大创伤外科手术的患者，因为这些患者总体预后较差[125]。

预防深静脉血栓形成（DVT）的时机一直存在争议。大家普遍认为需要预防，因为多达 25% 的单纯创伤性颅脑损伤患者会出现 DVT[126]。大多临床医师建议应在受伤后 48 h 内采取预防措施。有一些证据表明，术后立即使用肝素进行预防是安全的，并没有增加额外出血的风险[127]。

蛛网膜下腔出血

SAH 主要发生在动脉瘤患者中（aSAH）。在美国每年 aSAH 的新发病例约为 9.7/10 万人，有时可多达 14.5/10 万人[128]。不同种族和地域的差别高达 10 倍左右，芬兰和日本的发病率超过美国的 2 倍[129]。女性发生 aSAH 的危险系数是男性的 1.24 倍[129]。大部分微动脉瘤患者年龄超过 50 岁，但是存在性别差异，男性的高峰年龄为 25 ~ 45 岁和 85 岁以上，女性的高峰年龄为 55 ~ 85 岁[129]。aSAH 具有相对较高的发病率和死亡率[124]。12% ~ 15% 的患者死于院前，25% 死于发病最初的 48h 内，死亡的主要原因是首发出血，其次是再出血[128, 130]。继发病变和死亡主要归咎于缺血而引起的继发性神经功能障碍[128]。

死亡率和发病率在过去几十年已得到明显改善[129]。这表明，通过改进手术操作和强化医疗中心专业知识的更新有可能使死亡率和发病率得到进一步下降。神经影像学和血管腔内隔绝技术的同步发展对改善预后起到了很大作用[131-132]。

早期治疗与晚期治疗

SAH 患者的死亡和病情恶化多数是由于未经处理的动脉瘤再次出血和因动脉痉挛而引起的缺血性损伤或梗死。延迟性大脑缺血一直被认为是继发性的血管痉挛，但最新研究表明血管痉挛和最终的缺血损伤不一致，某些研究发现可能有其他的缺血病因（比如微血栓形成）[133]。这些证据对临床试验中将血管痉挛作为独立临床预后的应用提出了质疑[127]，但血管痉挛仍是缺血的重要原因。再次出血的高峰时间发生在最初出血之后的第一个 24h 内，此后逐渐下降，在 6 个月时趋于稳定，再发风险约为 2%。相反，血管痉挛往往出现在第 3 天，第 5 ~ 7 天达到高峰，14 天后开始减少。这导致了关于治疗时机的争论——早期干预可能利于防止再次出血，但却增加了血管痉挛的风险，从而可能导致灾难性的神经缺血性障碍。早期手术同样也不利于血管松弛。虽然尚没有对预后影响的报道，但在出血后 72h 内夹闭动脉瘤可能要优于积极使用缩血管药物和血管腔内支架手术[134]。自从国际蛛网膜下腔动脉瘤试验发表，血管内弹簧圈栓塞正在迅速成为可选的治疗手段，特别是后颅窝动脉瘤和医疗条件不好的患者[135]。

除了再次出血和血管痉挛，25% ~ 30% 的 SAH 患者可出现急性脑积水，急诊行脑室引流术不仅可以挽救患者生命，还可以改善预后[136]。

抗纤溶药

尽管先前认为抗纤溶药物会增加脑卒中的风险[137]，但在夹闭动脉瘤前短期应用抗纤溶药具有一定的益处，虽然有增加脑积水发生率的顾虑，但缺乏研究证据支持[138]。然而，临床上许多医师都通过输注血管活性药（如尼卡地平）来控制血压，以减少再次出血的风险，直到动脉瘤稳定为止[139]。

血管痉挛

血管痉挛被认为是由于一氧化氮介导的血管舒张功能减退所致，同时内皮素的生成增加，引起血管收缩。血管外的血红素分子是众多因子中的罪魁祸首[140]。尽管只有 30%～40% 的患者会出现症状，但 70% 的 SAH 患者造影可以发现血管痉挛。蛛网膜下腔有大量血液的患者出现血管痉挛的风险较高。临床上常用 Fisher 分级预测发生血管痉挛的风险[80]，改良 Fisher 分级中 4 级的血管痉挛发生率最高[82]。最近，一项有关不同治疗技术的 meta 分析结果表明，各种治疗之间血管痉挛的发病率没有差异[141]。然而，最近研究显示血管内治疗与外科夹闭相比，血管痉挛的发生率和严重性下降，但对患者预后两者几乎没有差别[142-143]。

自从 20 世纪 50 年代开始到 80 年代，提倡"三 H"疗法（高血容量、高血压、血液稀释）的不同组合到联合三者的方法用于治疗血管痉挛[144]。尽管临床经验显示可能有效，但缺乏足够的随机对照研究和 meta 分析结果的支持[145-146]。采用"三 H"疗法也可能会导致高血容量相关并发症的发生率增加[146,148]。

目前争论的焦点是推荐使用等容液体加用血管加压素提高血压而不是采用高血容量[128-129]。

血液稀释在很大程度上是高容量补液的被动结果，因而要减少它们的相关性。更重要的是，血红蛋白水平较高的患者较少发生脑梗死，预后也更佳[149]。谨慎输血以增加氧供的方法并未见有益。相反，输血可增加血管痉挛的风险，对预后不利[149-150]。大多数危重症医学文献都支持输血有害的观点[151]。上述结论需要进行更多的前瞻性研究来证明。

从有关 SAH 的随机对照试验中得到的仅有的一项 1 级证据是关于使用尼莫地平的。从确诊后开始预防性地使用该药 21 天，可在一定程度上改善预后并降低缺血性损伤的风险[128,130]，但它对血管造影后血管痉挛的发生率并无明显影响[152]，因此使尼莫地平改善预后的效应受到质疑[133]。尼莫地平具有纤溶蛋白溶解活性，可能对微血栓形成有益[153]。

使用恰当的影像技术有利于血管痉挛的处理，包括使用经颅多普勒监测和 SPECT，以及必要时行脑血管造影。实施"三 H"治疗必须使用有创监测，包括动脉压和中心静脉压监测（或其他能反映前负荷的参数）。

机械性血管球囊扩张（血管成形术）已成为治疗血管痉挛的一件重要武器[154-155]。血管成形术受到血管内径的大小及病变部位是否可以接近的限制，同时存在血管破裂的致命性风险[155]。

通过动脉内注射血管扩张剂行药物性血管成形术已越来越普及。最早使用的是罂粟碱，有关使用尼卡地平和维拉帕米等钙通道阻滞剂的报道也越来越多，且副作用较少。目前使用的药物的局限性主要在于作用时间短暂，一般不超过 24h[156]。血管扩张药可应用于因血管管径太细而无法使用球囊扩张的患者。

目前为止，还没有出现其他更加值得期待的治疗方法。试验性使用内皮缩血管肽拮抗剂和他汀类药物在以血管痉挛和临床预后为终点的试验中还没有得到一致的结果。尽管血管痉挛的发生率下降，但是没有一种药物能改善预后[157-158]。

心功能不全

SAH 患者可出现明显的自律性紊乱，表现为心电图和心肌活动的改变。心电图的改变比较多见，但似乎并不影响患者的预后[159]。然而，一些研究表明，32% 的患者在扫描中出现异常灌注，这与患者的临床病史、心电图变化或神经功能状态等并无明显关系[160]。

8% 的 SAH 患者存在超声心动图的异常，其中多数为脑基底池出血的患者，常伴有低血压和肺水肿，且神经功能评分较低。虽然在报道中提到了多种心电图异常，但较经典的改变是出现对称性 T 波倒置和严重的 QTc 延长[161]。

神经源性心肌顿抑是一个已经明确的临床现象，它可严重限制心肌的收缩力。然而，与心肌梗死相比，它是可逆性改变，预后较好。心功能的显著异常在72h 内开始减轻；但如果顿抑较为严重，则应该考虑采用血管腔内治疗代替手术治疗（如果动脉瘤适合行腔内成形术）。心功能不全限制了对血管痉挛的积极治疗并使其复杂化，这时采用血管腔内成形术可能更合适[162]。与动脉粥样硬化缺血性心脏病不同，心肌顿抑通常在超声心动图检查中表现为尖端分离[163]。相反，SAH 患者发生的心脏紊乱与 Tako-tsubo 心肌病（一种绝经后妇女由于交感神经活性过高造成的急性短暂的功能障碍）相似[164]。急性 SAH 时，肌钙蛋白常会升高，这种肌钙蛋白的升高与出血的增加、血流动力学紊乱和预后相关[165]。目前仍不清楚这种肌钙蛋白的升高究竟是代表真正的心肌损伤或仅仅是因为"心肌渗漏"。有趣的是，有研究提示心肌顿抑的患者存在肾上腺素受体的多态性，然而，不同的受体基因型意味着患者儿茶酚胺的敏感性及释放均增加，从而导致心肌损伤和功能障碍的风险增加 3～4.8 倍[166]。框 105-4

框 105-4 有关蛛网膜下腔出血的心血管处理策略的建议

一般策略

1. 不稳定型动脉瘤的高血压管理（尼卡地平滴定使收缩压 <140mmHg）
2. 预防性维持等容量，预防性高血容量没有作用
3. 给予尼莫地平（可能的他汀类药物）

心血管不稳定时

1. 血压和心排血量的调整需保证动脉瘤的安全
2. 心电图
   如果异常：QT 间期延长，ST 段改变，检查肌钙蛋白
   如果肌钙蛋白升高：行超声心动图检查
3. 一旦有低血压或怀疑心力衰竭，检查超声心动图
4. 心排血量监测
5. 多巴酚丁胺支持心排血量和去甲肾上腺素维持血压
6. 切实可行时反复考虑
7. 对于单纯的室壁运动受限和肌钙蛋白不断上升，可置入冠状动脉介入性导管（如果可能的话先考虑）
8. 避免使用 β- 受体阻断剂，除非有活动性的冠状动脉疾病
9. 血管痉挛：使用等容量 / 轻度高血容量和升压药治疗，和监测心排血量：随灌注试验建议调整目标
10. 输血：维持血细胞比容在 25% 以上，如果可能避免使用库血

列出一套典型的心血管处理策略。综合意见列表已经发布[128, 130]。

呼吸功能障碍

肺损伤是 SAH 患者临床常见的并发症，其中有近 17% 的患者出现严重呼吸功能障碍。这些患者的神经系统功能预后不佳[167]。输血又使肺损伤（输血相关急性肺损伤）的风险增加，从而增加死亡率[168]（参见第 61 章）。评分较低的 SAH 患者也可发生肺水肿，可以是神经源性或心源性。

内分泌和代谢紊乱

高血糖已被确定为预后不良的一个危险因素，特别是 SAH 患者[169-170]。然而，激进的血糖控制对 SAH 患者无益，甚至可能使预后更差[171]。与创伤性颅脑损伤一样，也不推荐使用皮质类固醇[172]。

据观察，有 30%～40% 的 SAH 患者合并有低钠血症[173]。脑性盐耗综合征（CSWS）或抗利尿激素分泌异常综合征（SIADH）是不是主导机制仍有争议[174]。

在 CSWS 患者，尽管机体处于持续性的低钠血症，钠仍以高浓度形式主动排出机体，并伴有多尿[175]。Berendes 及其同事曾经证实患者脑钠肽（BNP）的释放增加，那时他们认为 BNP 只来源于大脑[176]。但越来越多的证据表明，BNP 的产生主要来源于心室，但目前尚不清楚 BNP 是源自出血时心室的应激性释放并伴有

交感释放，还是源于大脑内处于异常灌注状态的稳态区域。低钠血症也与脑梗死有关[177]，这与临床观察一致，低钠血症预示着约 24h 内将发生血管痉挛[178]。

总的来说，SIADH 是全身低钠血症更常见的原因，但它不应减少循环血容量。当发生 SAH 后出现低血容量时，应该（包括我们）考虑 CSWS 可能是更加常见的病因[178]。这两种情况下低钠血症的管理存在诸多不同。CSWS 患者需要钠和水分的替代治疗，而 SIADH 则需要限制液体，因为补液可能会加剧血管痉挛。如果考虑到容量负荷本身会引起利钠作用，则情况将变得更为复杂[180]。两种紊乱都与 SAH 相关，主要的不同特征是血管容量的状态，CSWS 与血容量减少相关，而 SIADH 与血容量增多相关。因为延迟性缺血损伤与低钠血症和血容量减少呈负相关，故许多临床医师建议应用高渗盐水作为 SAH 患者低钠血症的首要治疗措施[181]。图 105-8 给出了神经外科患者低钠血症的鉴别方法。

饮食和营养

SAH 可以引起强烈的应激反应，其中分解代谢亢进状态与神经功能损伤的严重程度相关。出血后第 10 天，患者的静息能量消耗达到高峰，可达正常状态下的 172%。高代谢状态加上可能出现的头痛、恶心和呕吐，可导致出现相对的低蛋白血症，加剧低血容量的趋势[182]。

缺血性脑卒中

脑卒中是美国第四大死因，仅次于心脏病、癌症和慢性下呼吸道疾病，是主要的致残病因之一，发病率约为 3%，每年患者人数约 79.5 万[183]。

当大脑的氧供和营养缺乏到一定程度并持续一定时间后，将出现神经元细胞的死亡。当氧供和营养完全中断时，脑细胞将在数分钟内死亡。坏死组织周围存在一个临界缺血的区域，细胞的死亡可能与缺血的时间有关。这就是缺血半影带，也是经积极治疗可能被挽救的区域。心脏病学家有一句座右铭："时间就是心肌"，同样我们也可以说："时间就是神经元。"

因此，治疗的目标已经从稳定生理状态和避免危险因素，转向加快再灌注和挽救受到威胁的脑组织。

对受梗死威胁的心肌需同时进行积极救治，治疗需在急诊室内就开始，一直持续到进入 ICU。首选静脉溶栓剂，接着进行动脉内溶栓和机械溶栓，最近出现了不同溶栓方法的联合应用。目前推荐的静脉内溶栓治疗时间窗为 4.5h，动脉内溶栓治疗为 8h，但可根

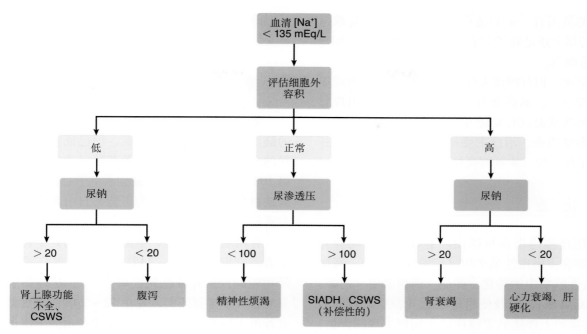

图 105-8 神经外科患者低钠血症的鉴别诊断流程图。CSWS，脑盐消耗综合征；SIADH，抗利尿激素分泌异常综合征

据血流灌注和弥散灌注 MRI 进行调整[184]。在最近对前循环卒中患者的系统综述中，没有证据表明哪种治疗策略优于另外一种策略。保持血流通畅的血管支架植入技术开展越来越广泛，但需要进一步研究其有效性[184]。椎基底动脉闭塞的患者应用更新的技术可能更为有效[185]。

保持充足的灌注直到溶栓完成至关重要。因此，除非正引起心肌损害或已发生颅内出血，否则不应对高血压进行治疗。当然，出现颅内出血的患者也不应接受溶栓治疗，应该积极地避免低血压。

一旦溶栓完成，出血风险就会增加，这时高血压应该得到控制[186]。该治疗不良反应的核心问题还是出血，其主要与溶栓药物剂量过大或治疗延误有关[187]。要密切关注溶栓后的 CT 检查和任何全身性出血的征象，比如下腹部疼痛可能提示有腹膜后出血。已坏死区域的脑组织会发生肿胀，造成邻近区域的压迫性缺血。正如创伤性颅脑损伤和 SAH 一样，损伤的不同解剖部位会产生不同的影响，缺血性脑卒中造成的结果也会随发生血管闭塞的区域不同而出现差异。

除了控制脑容量外，最近对发生"恶性"肿胀的患者尽早施行减压术又重新引起了大家的兴趣。水肿可导致 ICPs 超过 30mmHg，并随之增加死亡率。目前的研究提示在症状出现后 24h 内实施大骨瓣的去骨瓣减压术可能有益[188]。年龄与预后呈负相关，而是否是优势半球的损伤则似乎与预后无关。然而其有效性仍值得怀疑，因为只有少数研究结果表明患者受益[189]。

神经外科术后监护

许多神经外科的手术时间长，可对大脑造成明显的损伤（参见第 70 章）。尽管开颅术后大多数有意义的事件出现在术后早期，但患者术后通常都进入 ICU 以避免继发损伤，且机械通气的撤机时间也多相应延长[190]。考虑到患者可能存在自身调节障碍和脑血管顺应性的损害，因此 ICU 监护特别需要小心地控制血压，尽量减轻水肿的形成。然而，神经系统检查的重要性仍是不言而喻的，尽早停用或间断停用镇静药物以便进行适当的临床检查是比较谨慎的办法。

血管性病变患者（如动静脉畸形和血管肿瘤）易出现充血，同颈动脉内膜切除术一样，良好的血压控制对其有益。在动静脉畸形或颈动脉疾病患者中，邻近畸形的大脑区域或位于严重颈动脉狭窄同侧的脑组织常常缺乏自身调节作用，或仅在非常有限的血压范围内存在自身调节作用。在患者的自动调节机制恢复正常之前，血压应小心并严格控制在所谓的"正常压力灌注临界点（normal pressure perfusion breakthrough）"的水平。可通过单独或联合静脉滴注尼卡地平或艾司洛尔的方法来达到调整血压的目的。

除非实施了血管旁路移植术，否则行动脉瘤夹闭术的患者不属于这个范畴，此时应同时注意血压调控的最低和最高目标，这就是所谓的 Goldilocks 法。如果血压维持太低，将增加移植物血栓形成的风险。如果压力过高，则可导致移植物血管破裂或发生出血。尽管血压维持的范围有一定的随意性，同时缺乏客观数据支持，但习惯上还是要将收缩压维持在 100～120mmHg 这个狭窄范围内。

虽然罕见，但行腰椎 CSF 引流的患者可能出现中枢性脑疝综合征。其诊断有一定困难，当患者出现意识状态的突然减退且有 CSF 引流史，应及时进行适当的脑干影像学检查。治疗主要是进行水化（补液）并将患者置于屈氏位（头低脚高位）。

颅内出血

非创伤性颅内出血可以由动脉瘤破裂、动静脉畸形血管破裂、出血性脑卒中（淀粉样血管病、高血压）、缺血性脑卒中的转化、肿瘤、药物滥用（乙醇、可卡因、麻黄碱），以及使用华法林（香豆素）等引起。CT 扫描加上伴随的定位症状和病理生理的评估，可以迅速明确诊断。鉴别诊断动脉瘤破裂可能需要行血管造影术。

治疗主要是通过降低再次出血的风险以避免出现二次打击以及避免出现低氧血症、高碳酸血症和脑水肿[191-192]。最基本的治疗主要是针对气道和循环。如果最初的 CT 或 MRI 检查提示有发生动静脉畸形的可能，则应当采取措施控制血压，减少再次出血的风险。加用 ICP 监测将利于 CPP 的目标控制并提供一种更符合生理的方法来处理体循环血压。如果颅内出血位于后颅窝或中脑，应考虑植入脑室引流管，以减少脑积水的风险。存在上述区域损伤的患者易发生气道和呼吸的问题，可能需要尽早行气管插管来保护气道和防止误吸。

这些情况下应用尼莫地平的作用尚不明确。皮质类固醇的使用也无指征。如果患者正在服用华法林，应使用新鲜冻血浆和维生素 K 将其作用逆转。

多数颅内血肿的体积会在最初 24h 内扩大，其扩张的体积与预后相关。虽然重组因子Ⅶa 的使用能减少颅内出血的体积扩张，但不能改善预后。重组因子Ⅶa 在颅内出血中的作用并未确定，尽管它能快速逆转华法林的抗凝作用。

颅内出血的治疗通常采用药物疗法和支持疗法，同时将血压控制在 180mmHg 以下。在进行临床试验时，动脉收缩压目标值为 140mmHg，可以减少颅内血肿体积扩大的风险[193-194]。

颅内出血很少需要手术治疗[192]。然而，对小脑出血、脑干受压或表现为急性神经功能恶化或出现阻塞性脑积水的患者，可能就需要行手术清除血肿[191-192]。尽管近些年来其他类型卒中患者的发病率和死亡率已

经下降，但颅内出血后发生卒中的患者预后并没有明显变化。

心搏骤停后的颅脑损伤

虽然适度低体温对创伤性颅脑损伤和 SAH 患者的脑保护作用并不尽如人意，但已证明其对继发于室颤的全脑缺氧患者，能改善其神经功能的预后（参见第 108 章）。神经系统并发症常见于心搏骤停引起的全脑缺血患者，并且被认为可能与自由基的产生和脑缺血再灌注引起的细胞损伤有关。

有两项研究报道，室颤复苏后仍处于昏迷状态的患者，立即采用 32～34℃ 的轻度低温疗法可改善神经功能的预后并降低死亡率[195-196]。这些作用已在更多的患者中得到证实，现在 12～24h 的轻度低温已被推荐用于所有心搏骤停后存在神经功能障碍患者的治疗[197]。

最初的研究是使用冷却后的液体经静脉输注来诱导低体温，此后更先进的方法／设备被引入临床。其中包括无创方法，如采用强风冷却毯覆盖四肢和躯干、体表粘贴冷却垫；以及有创方法，如血管内置入热交换导管。连接到热交换器的水冷式黏附垫是目前最常用的方法。

有些临床医师认为使用体感诱发电位（特别是使用 N20 和 N70 潜伏期）将有助于预测心搏骤停后昏迷患者的预后[198]。

癫痫持续状态

这种状况是指"癫痫反复发作，期间没有恢复期"，其发病率和死亡率均较高，据估计每年 12.6 万～19.5 万的发病患者中，约有 5 万人死亡[199]。一些临床医师曾试图用更严格的定义来确诊这种状态，即癫痫状态至少应持续 30min 以上。无论怎样定义，抗癫痫治疗都应迅速开始，因为持续超过 5min 的癫痫状态一般很难自行终止。发作的类型虽然变化多样，但都可能发展成癫痫持续状态，其中包括非抽搐型发作，这一型在诊断上有一定的困难[200]。

任何对大脑皮质影响较大的损伤均可诱发癫痫的发作，包括感染性、机械性、代谢性或中毒性等因素。器质性疾病或一些合并症（如戒酒）能使癫痫发作的阈值下降，这时，即使是轻度的损伤也可能诱发癫痫持续状态。结合前面强调的对大脑应避免和终止二次打击，癫痫持续状态对代谢的不利影响是显而易见的，管理指南也已发布[201]。治疗的目标包括终止发作、生

理支持和预防复发。其中还可能涉及气管内插管和机械通气，但不应使用长效肌松剂，以免掩盖正在发作或复发的癫痫状态。强烈推荐行脑电监测。由于心血管作用相对较温和，首选终止发作的抗癫痫药物包括劳拉西泮和咪达唑仑。苯妥英钠仍然是常用药，但要注意给药速度，给药过快可能引起低血压和心动过缓。诱发低血压的风险也限制了硫喷妥钠、戊巴比妥和异丙酚的使用[201]。针对那些常用抗癫痫药治疗难以控制的患者，使用吸入麻醉药治疗已经被证明有效[202]。

吉兰 - 巴雷综合征

吉兰 - 巴雷综合征（GBS）的发生率为每年 1 ~ 4/10 万人口。其发病率随着年龄增长而增加，是入住 ICU 最常见的神经系统疾病之一[203-204]。

典型的 GBS 是一种急性炎性脱髓鞘性多发性神经病，表现为渐进性加重的肌无力。它可以表现出弛缓性麻痹和呼吸衰竭。该综合征可并发多种病症，包括急性炎性脱髓鞘性多发性神经病（AIDP）、急性运动轴索性神经病（AMAN）、急性运动 - 感觉轴索性神经病（AMSAN）和 Miller-Fisher 综合征（MFS），后者首先影响到脑神经。AIDP 是美国最常见的亚型，而且超过 50% 的患者近期有细菌或病毒感染史。空肠弯曲杆菌是最常被检出的病原体，常同时伴有巨细胞病毒、EB 病毒和单纯疱疹病毒感染。GBS 可能因亚型不同而表现出不同的感觉系统和自主神经系统病变特征，其发病和痊愈的速度也存在一定的差异。通常，症状进展数天后在第 2 周达到高峰期，以后维持在一个稳定水平。约 5% 的患者进展更迅速，在症状开始 72h 内，功能丧失即达到顶峰。第 4 周，大部分患者症状进展到极限，其后不久可观察到症状开始改善。但是其恢复期可以迁延至 6 个月。至于发病迅速是否就意味着恢复缓慢和预后较差，仍然存在一些争议[203-204]。

通气功能障碍是患者入住 ICU 的主要原因，用力肺活量小于 20ml/kg 是提示需要密切观察的敏感指标，小于 15ml/kg 则可能需要气管插管，这时患者可出现疲劳和通气不足。由于高碳酸血症症状出现较晚，因此一般不用它来判断病情。

延髓功能障碍虽然不太常见，但可能会出现在通气受累之前，尤其是 MFS 型的患者。

多达 20% 的患者可出现自主神经系统异常，这也是并发症的常见诱因[205]。这样的患者需要密切观察，因为心律失常是老年患者常见的死因。其表现可能千差万别，如尿潴留、顽固性心动过速、严重低血压及突发性高血压等。

检查应包括心电图、CSF 蛋白（有无细胞蛋白升高）、肌电图（轴索变性与不良预后相关）、潜在致病病原体的抗体状态 / 筛选及其动态判断等，因为 GM$_1$ 抗体出现与不良预后相关，而抗 -GQ1b 抗体阳性者常合并有 MFS[204]。

传入神经阻滞痛和精神抑郁是治疗中面临的特殊挑战。这种疼痛可能很严重，主要分布于躯干，抗癫痫药物的治疗作用可能要优于阿片类药物。它无疑与抑郁的多发有关。因为不能活动、厌烦情绪，或由于工作人员因繁忙而不能积极地与这些认知功能正常的患者进行主动交流（在神经危重症监护病房相对罕见）等，都会使患者病情更加恶化。对明确病程较长的患者宜尽早行气管切开术。

使用血浆或静脉注射丙种球蛋白都可以使 GBS 症状局限并促进疾病恢复。两者之中并未发现哪种方法更优，联合使用也没有优势。然而，许多医师在治疗失败时会交替尝试它们。免疫治疗导致的持续性的足下垂是长期机械通气的指征[206]。

已证明，无论单独使用或联合应用免疫治疗，干扰素和皮质激素均不能改善患者的预后[203]。

脊髓损伤

与 GBS 相比，脊髓损伤（SCI）更为常见（1.1 万例 / 年），且治疗困难，几乎不可避免都会遗留长期后遗症。美国脊髓损伤的患者估计超过 27 万例。其功能障碍的程度类似于 GBS，随损伤平面的升高，患者可能会相继出现下肢、躯干、上肢和膈肌的严重运动功能麻痹。此外，患者常存在外伤性交感神经离断，出现心动过缓、低血压和胃肠麻痹。后者常常被忽视，其后产生的腹胀将进一步威胁已经受累的膈肌功能。交感神经阻断引起的心血管效应，尤其是对高于 T$_5$ 水平损伤的患者，会表现为心动过缓和低血压[207]。输液和使用升压药物治疗能起到支持作用，同时可以用多巴胺来提高患者心率。单纯的迷走神经刺激再加上缺氧，可引起心动过缓[207]。复苏的目标是有争议的，但最近比较流行的方法是借鉴创伤性脑损伤患者维持 CPP 的方法来维持脊髓的灌注。低于 T$_5$ 水平的损伤患者亦可出现低血压，但通常只有在变动体位、低血容量或存在合并症时才会出现。

是否需通气支持取决于损伤平面。如果损伤在 C5 以下，即使膈肌功能完整，由于腹肌和肋间肌的瘫痪，在急性期仍可能发生呼吸困难，因为这些肌肉的麻痹显著降低了膈肌收缩的功效。这样，就出现了吸气时胸部凹陷的反常呼吸。应用腹带可以部分缓解。颈部脊髓完全性损伤的患者由于功能残气量的突然丧失和胸锁乳突肌失去了对胸壁的稳定作用，常出现急性呼吸衰竭。随着时间的推移，除了高位颈髓损伤的患者，许多患者可以恢复自主呼吸的能力。关于用于脊髓患者的通气模式存在着争议。有些临床医师建议使用较大的潮气量，因为这样可能会保持肺泡开放，防止出现肺不张和治疗缺氧，但缺乏随机设计的临床研究证明，并且最近观察到肺牵张损害的相反结果。缺氧可能是本体感受紊乱的结果而不是过度通气的适应证[208]。

随着动、静脉短路的增加，下肢的血液流量减少。这可能会导致血栓栓塞性疾病的发生率增加，建议尽早使用低分子量肝素预防。

同 GBS 一样，脊髓损伤患者通常意识清楚，这本身是一个附加的心理性应激因素。因此，最好能采取一个真正全面的治疗方案，除了能支持心肺、胃肠道、肾和外部组织的功能外，还要兼顾患者心理治疗的需求。这类患者的重症监护治疗和康复支持等方面已取得了长足的进步，过去 30 年来，这类患者的 2 年生存率已得到了显著提高。但遗憾的是，长期生存率并没有得到改善[209]。

重症肌无力

虽然重症肌无力是一种相对少见的疾病（患病率 10 ~ 20/10 万人），但由于患者可出现肌肉功能的急性快速减退，极易引起通气功能衰竭（肌无力危象），因而也是神经危重症治疗的对象之一。重症肌无力本身与各种自身免疫性疾病（如甲状腺疾病、恶性贫血、类风湿关节炎）有很强的相关性，也与女性特定类型的人类白细胞抗原（HLA）感染有关[210-211]。

肌无力危象可以随病情的逐渐进展而出现，或常由其他的因素而加剧。这可能包括感染、近期手术或中断免疫抑制剂治疗。许多药物可加重肌无力危象，包括氨基糖苷类药物、喹诺酮类药物、抗癫痫药（包括苯妥英钠）、类固醇、β- 受体阻断剂、钙拮抗剂、氯胺酮、利多卡因、神经肌肉阻滞剂和抗胆碱能药物[211]。

诊断时应排除 GBS、脑干卒中、有机磷中毒和肉毒杆菌毒素中毒的可能。检查应包括电生理检查、CSF 蛋白监测、依酚氯铵反应、乙酰胆碱和肌肉酪氨酸激酶受体的抗体等。

其典型表现为呼吸肌和（或）咽肌无力急性恶化。应密切观察患者肌力衰竭的进展情况。用力肺活量低于 15ml/kg 是气管插管的指征[211]。

其他主要疗法是免疫调节。通常是及早开始静脉注射免疫球蛋白或行血浆置换，以延缓症状的进展，避免真正的危象出现。皮质类固醇对长期控制免疫抑制有效，因为 IgG 和血浆置换的疗效持续时间有限。单用皮质类固醇会在患者症状改善之前产生暂时性症状恶化，所以最好在血浆置换或注射 IgG 后立即开始使用[212]。

脑膜炎

脑膜炎是一种覆盖 CNS 的严重软脑膜炎症。致病原体随不同的患病人群而改变。社区感染的常见病菌有肺炎链球菌、流感嗜血杆菌、李斯特菌、脑膜炎奈瑟菌和 B 族链球菌。脑膜炎奈瑟菌在青少年尤为常见。自儿童疫苗接种计划实施以来，流感嗜血杆菌主要影响成年人，但其他致病菌往往会影响所有年龄组的人群。另外，院内感染主要发生在神经外科患者，特别是使用脑室引流的患者，其病原体主要是革兰氏阴性杆菌及葡萄球菌。诊断要点包括发热并伴有典型的颈项强直和精神状态改变；畏光、视乳头水肿和新发的癫痫较少见。皮疹是脑膜炎奈瑟球菌感染的典型表现，而关节炎只发生在极少数人群。检查应包括腰椎穿刺后脑脊液的革兰染色和培养，但先前使用任何剂量的抗生素都可能降低其敏感性。这种情况下，可以选择聚合酶链反应（PCR）检测，并已取代了缺乏特异性的乳胶凝集试验。只有当患者有颅内占位性病变、脑卒中、局部感染，近期有癫痫发作或免疫功能低下等病史时，才推迟行腰椎穿刺而采用 CT 检查。同样，有视乳头水肿的迹象、意识水平下降，或局灶性神经功能丧失也提示需要行 CT 检查以避免腰椎穿刺引起脑疝形成。脑膜炎患者脑水肿并不少见，并可导致精神状况急性恶化。ICP 监测可能是必要的。

应迅速开始治疗，只有在紧急取样做革兰染色和细菌培养时才可暂停治疗。如果革兰染色难以作出鉴别时，可使用第三代头孢菌素开始经验性的抗生素治疗（如头孢曲松或头孢噻肟），并联合万古霉素，直到获得细菌学和药敏试验结果。这将覆盖社区感染的病原体。万古霉素和头孢吡肟可以有效覆盖院内感染或创伤合并感染。联合使用类固醇激素对脑膜炎球菌有效，并且显示可以降低死亡率[213]。

脑膜炎预后取决于患者因素、致病生物体的致病性及开始有效治疗的时间。一项令人关注的研究调查了入院时低血压、精神状态改变或癫痫发作对预后的影响。如果单出现 1 个因素时，死亡率为 9%；存在 2 个因素时，死亡率增加到 33%；而同时存在 3 个因素的患者死亡率为 57%[214]。

脑　炎

脑炎表现为发热、头痛和意识改变，可能还有谵妄、局灶性缺陷及癫痫发作。混合性脑膜脑炎的患者可出现颈项强直，而单纯的脑炎患者多无此症状。伴随的特征表现是可能出现带状疱疹样的水疱疹（尽管没有小疱疹也不能排除带状疱疹的可能）、西尼罗河病典型的双侧麻痹、疑似流行性腮腺炎的腮腺炎，以及狂犬病样的活动亢进、恐水征和咽肌痉挛。西尼罗河病发病率正迅速上升，从 1999 年的 62 例到 2006 年的 4219 例，似乎主要是发生于农村地区[215]。有许多既非病毒性又非感染性因素引起的脑炎可能会混淆诊断，包括脉管炎、系统性红斑狼疮、脑卒中、立克次体和寄生虫感染及由药物引起的脑炎（如 IgG）。仔细的临床检查、病史采集和实验室检查是必需的。应抽取脑脊液做病毒 DNA PCR 以及常规生化、培养和细胞计数等检查。MRI 对确定 CT 难以发现的脱髓鞘和水肿是有效的。血清学检查有助于 Epstein-Barr（EB）病毒、流行性腮腺炎和西尼罗河病毒的病因学诊断。如脑脊液 PCR 无效，推荐配对取样本以供随后的比较。脑组织活检被认为是金标准，但它现在更多的是作为脑脊液 PCR、培养和血清学检查均为阴性结果后的最后手段。

1 型单纯疱疹如果不迅速治疗，预后很差。推荐在标本取样后尽快开始一个疗程的阿昔洛韦静脉用药治疗。

病原体不能确定的病例并不少见，这时患者的预后往往取决于依据临床特征的分型，伴有顽固性惊厥和脑水肿的患者往往提示预后不良。自限性的惊厥发作则提示可迅速恢复。

脑　死　亡

医师掌握脑死亡的诊断标准并在临床上不折不扣地遵循这些标准是至关重要的（参见第 76 章）。已有许多因理解不当导致检查不完善、误诊并造成各方倍感压力的不幸案例。

脑死亡标准最初依据的是 1986 年制订的"哈佛标准"，随后的修改内容包括允许将脑死亡的概念从包括脊髓在内的整个神经系统死亡中单独分离出来[216]。

所有这些诊断均建立在对神经系统功能进行可靠临床检查的基础上，包括检查脑和颅神经对高碳酸血症、疼痛、光照、温度变化及中耳姿态反射等不同刺激的反应；同时还要检测眨眼、咳嗽、呕吐等反射。应该有明确的引起神经功能障碍的机制。与进行 GCS 评分一样，应在患者全身氧合和灌注正常的情况下进行检查。诸如低温、代谢 / 内分泌紊乱和持续镇静或作用于神经肌肉的药物这样的混合因素应加以避免或纠正。尽管指南允许单独一名医师可独立进行成年人的诊断[217]，但两位医师同时评判可能更佳，而儿科病例强制性要求两位医师参与[218]（参见第 95 章）。其中至少有一名医师应该接受过神经内科、神经外科或神经重症监护的培训。对明确诊断的目的而言，检查时间间隔可能并不重要，而选择与家属沟通的时机并让他们做好准备显得更为重要。测试之一应包括进行一次有医师在场的操作得当的呼吸暂停试验，操作中 $PaCO_2$ 的变化范围应适当。儿科病例需要行两次呼吸暂停实验[218]。如果由于任何原因使得某项测试无法在安全的情况下完成，或不能让任一医师满意时，那么就必须做脑血流的确证试验。

医院应有经机构认证的检查方案，并在实施检查的地点张贴已备现场复习，并及时进行质量分析和提高。

关于伦理的思考

神经 ICU 领域经常会遇到有关伦理的问题（参见第 10 章）。遗憾的是，和先前提到的高死亡率一样，患者出现影响生存质量的并发症的概率也很高，以致许多患者和家属常常存在放弃积极治疗的想法[219]。对致力于治愈和挽救生命的医师而言，他们很难认同这样的观点。然而，西方文化的伦理价值核心就在于维护个体的自主性（以及无害、仁慈与公平的原则），这一原则已经扩展到了医疗决策的范畴。这可能会在医疗团队内部由于对治疗目标存在观念分歧，而导致出现决策和交流上的不愉快，进而又会将分歧扩大到与患者及其家属之间，因而他们的想法也可能会完全不一样。

下面的一些策略可能有助于避免或减轻这些困难：

- 对预后的评估应该建立在最佳地利用现有证据的基础之上。这可能包括在与家属沟通前，医疗团队成员内部应做好计划和讨论。即使是被请求的，也应避免随便发表个人意见。
- 团队内部的关系应该是开放和平等的，并充分尊重公开讨论的原则。这样可以避免对治疗目标和态度的误解，使得与家属的沟通更具有一致性，因为他们会因发现治疗团队成员之间存在分歧而感到困扰。
- 如果能得到患者的事先声明则好处多多。神经危重症监护病房应建立自己的收治协议，其中应包括要求所有具有自主意识的患者考虑表达出他们自己的态度或订立遗嘱。

- 如果可能，应定期与家属／患者沟通病情及判断预后，为他们提供一个消除误解的机会，并让家属能逐步了解可能预期出现的问题。
- 在内部从制度上建立一套机制，以便及时提出问题并检讨自己的工作。如有医院伦理委员会则更加有利，他们能检查问题、促进学术性探讨，并帮助达成共识。
- 所有决策应有仔细和完整的记录。
- 对限制或取消治疗的医嘱应有明确的书面记录，并尽可能符合医院的规章制度。

在其他重要领域亦可能发生冲突，本文中不可能一一列举，但读者可就下列问题展开思考：

- 有关脑死亡患者和无心搏患者器官捐赠的问题。

- 对无自主决策能力，又无家属的患者如何作出停止治疗的决策问题。
- 有关死亡证明的医院规章和国家法规，无论它是神经系统标准还是心血管标准。

结　语

神经危重症的监护要求对神经系统及支持神经系统的各器官系统的生理学、药理学和病理学都有全面的理解。要获得最佳的治疗效果，需要多学科的协作，以及适当地关注有关的复杂病理过程的细节，并在危重症治疗医师的指导下，对它们进行最佳整合。

参 考 文 献

见本书所附光盘。

第 106 章　营养与代谢组学

Charles Weissman

万小健　译　邓小明　审校

要　点

- 脓毒症、创伤和手术可激活影响全身所有系统的复杂代谢与炎症反应。
- 应激反应下代谢反应以分解代谢、高代谢、高血糖症（损伤性糖尿病）和脂肪分解增多为特征。
- 反调节性激素（如皮质醇、胰高血糖素、儿茶酚胺）以及细胞因子（如白介素 –1、肿瘤坏死因子）是应激反应的主要介质。
- 某些术中麻醉方法和术后镇痛方法能够调理应激反应。
- 在疾病急性期，不能进食的患者应接受肠外或肠内营养支持。
- 在危重疾病急性期进行营养支持是一种辅助疗法，旨在为潜在性代谢紊乱的患者提供足够的营养物质，以帮助细胞生化功能，并减少体重进一步下降。
- 只有当应激反应损害已经减轻的情况下，损耗的肌肉和脂肪量才能得以补充。
- 应避免过度喂养或激进地再喂养。

人体是一种具有适应能力的有机体，它有许多相互关联的机制，以识别、应答和解决威胁或干扰内环境稳态的内部（如感染）和外部（如极端温度）事件（应激原）。麻醉医师必须了解这些机制，因为麻醉医师日常会处理急性和慢性内稳态改变的患者。而且，麻醉和手术会对机体生理过程、解剖和生化产生明显干扰和改变，这些变化可激活机体的应激反应。

应激反应是一种进化的协助机体对紧急危险作出反应的机制。儿茶酚胺和其他激素的大量释放可增强机体呼吸、心血管和代谢系统的功能，从而提高机体脱离危险以及维持失血后重要器官灌注的能力。激素微环境变化引起的代谢性改变，增加了某些底物的可利用性，也减少了另一些底物的可利用性。因此，机体试图改善伤口愈合、血液凝固和体液免疫的状况，是机体对出血和感染等急性事件的一种有益反应。尽管曾认为应激反应是机体一种积极的防御机制，但是目前认为这种应激反应的作用效果更为含糊，因为它引起的生理后果，尤其是增加各种器官系统的输出信号，可能通过加重已经受损害的器官系统负荷，而可能导致机体发病率和死亡率增加。例如在原有冠状动

脉疾病的患者中，儿茶酚胺刺激引起的心动过速和心肌需氧量增加能导致心肌缺血。

Hans Selye 最初描述应激反应为"机体对于任何需求所作出的非特异性反应"[1]。然而，现代研究证实，反应性质各异，取决于应激原的类型与强度。当应激过度时，机体反应才表现为非特异性。而且，研究认为，应激反应的慢性激活与多种疾病相关，如动脉粥样硬化和抑郁症。虽然慢性应激往往并不是疾病的原因，但它参与疾病的发病机制、加重及持续时间[2]。

系统生物学和代谢组学

机体是一个复杂的系统——这个系统中异质互联的部件内有许多动态和非线性关系，其作用和性质并不能用某些成分的结构和功能来完全解释清楚。这种生物复杂性进一步表现为多水平的组织层次（如基因、细胞、组织）、多种反馈环、对干扰的有效反应、对内源性与外源性威胁的适应能力以及非直观的往往为反常的行为[3]。为更好地理解诸如应激时的生物复杂性，人们对系统生物学/医学的兴趣越来越浓厚，其用系

统生物学 / 医学应用数学模式和系统工程方法来阐明生理学和病理生理学之间内在关系的机制[4]。辅助方法有 omic 技术，其能够分析细胞、组织或生物体中所有收集的基因（基因组学）、蛋白质（蛋白组学）或代谢物（代谢组学）。例如，代谢组学技术用于比较正常与病理环境下某些代谢物和代谢路径的差异[5]。这些较新的方法不同于通常的简化论方法，其运用广角观点分析复杂生物体系统的某一组成部分。

代谢控制系统及手术应激反应

生物体不断进行调整，以适应不断变化的内部和外部环境。这些本能的改变称为稳态应变，其中包括温度与皮质醇产量的昼夜变化、因饮食和进水引起的代谢变化以及运动时的心肺反应[6]。当稳态应变机制不足以维持内环境稳态时，就发生应激反应，从而导致机体的许多功能发生改变，以减轻和遏制应激性威胁[7]。

Cuthbertson 将机体对手术和创伤性损伤的反应经典地描述为三个阶段：

1. 低潮期（≤ 24h），也称为复苏期，以需要处理的组织低灌注为特征。
2. 涨潮期（其持续时间取决于损伤的严重程度），以分解代谢、高代谢、高血糖以及炎症反应为整体特征。
3. 合成代谢期（可能持续数月），是指合成代谢促进损伤修复并恢复至正常代谢状态的时期。

然而，由于现代外科和重症医学的发展使得严重损伤的生存率得到改善，模糊了这一个经典过程。如今严重受伤的患者常常在其受伤的数天内接受多次手术，并且常常在重症监护治疗病房（ICU）长时间滞留期间并发医院内感染。这些手术和感染使已经高度应激的机体产生进一步应激——二次打击[8]。这种二次打击的后果很棘手，因为其持续或加剧了代谢改变，增加了多器官衰竭发生的概率[9]。

下丘脑 - 垂体轴

许多稳态应变和内稳态一样，其变化受到中枢位于下丘脑 - 垂体轴反馈控制系统的控制。损伤区域传入神经输入信号或集中于边缘系统的情绪活动，以及体液因子，如炎性细胞因子肿瘤坏死因子 -α（TNF-α）、白细胞介素 -1（IL-1）和 IL-6 等激活下丘脑，结果触发机体对手术与创伤的应激反应[10]。另外，内源性大麻素信号丧失使神经元释放谷氨酸的

抑制作用消失，从而使下丘脑 - 垂体激活[11]。下丘脑可增加交感神经系统活性，使心血管系统功能增强，并刺激肾上腺髓质分泌肾上腺素和刺激胰腺分泌胰高血糖素（图 106-1）。下丘脑激活促肾上腺皮质激素（CRH）和减少各种下丘脑释放因子 [如生长激素释放激素（GHRH）] 的分泌。下丘脑是机体的温度调节中心，也能控制体温。诸如 IL-1β（内源性致热原）介质的刺激可通过双相机制引起发热，第一相是通过增加细胞内神经酰胺所介导，第二相通过环氧化酶 -2（COX-2）介导的前列腺素 E_2 所引起[12-13]。外周的肾上腺髓质、胃肠道、皮肤、神经纤维和免疫细胞也可产生 CRH。在炎症部位，CRH 作为旁分泌或自分泌炎症介质（图 106-2）通过外周 CRH 受体发挥其作用[14-15]。

应激期间，释放因子以及其他刺激因子可刺激神经垂体（垂体后叶）释放精氨酸加压素 [AVP，也称抗利尿激素（ADH）]，并刺激腺垂体（垂体前叶）分泌催乳素（PRL）和生长激素（GH）进入循环[16]。CRH 与 AVP 协同作用，可刺激腺垂体分泌阿片黑皮素前体。在应激状态，IL-6 通过垂体促肾上腺皮质细胞表面的 IL-6 受体发挥作用，也与 CRH 协同作用。阿片黑皮素前体可分裂为促肾上腺皮质激素（ACTH）、β- 内啡肽和 α- 黑色素细胞刺激素（α-MSH），从而将内源性阿片类物质与下丘脑垂体 - 肾上腺轴联系起来。ACTH 继而刺激肾上腺皮质束状带分泌糖皮质激素。meta 分析示皮质醇反应随着年龄增大而增强，且女性大于男性[17]。糖皮质激素，包括外源性给予的糖皮质激素构成一个抑制下丘脑分泌 CRH 和 AVP 的负反馈系统。在非应激状态下，下丘脑 - 垂体控制机制调节皮质醇呈昼夜节律地分泌，峰浓度出现在清晨，在晚上 11 点达到最低。在术后应激状态下，皮质醇分泌增加 2 ~ 3 倍，且昼夜节律紊乱，浓度最高值与最低值间隔延长[18]。而有趣的是，α-MSH 浓度在重大创伤后降低[19]。

精氨酸加压素（抗利尿激素）

AVP 对于维持血管内稳态至关重要，在渗透压增加、动脉血压降低以及血容量减少时分泌[20]。它通过磷脂酰肌醇双磷酸通路（V1 受体）引起血管收缩和刺激水通道蛋白 -2（V2 受体）引起肾水潴留[21]。各种应激均可造成血浆 AVP 浓度升高，包括手术、肺炎、伴或不伴左室衰竭的心肌梗死等。手术开始后，血浆 AVP 的浓度增加，经常在手术完成后数天维持在高水平。血浆血管加压素浓度升高的程度和时间与应激程度成比例。脓毒性休克时，AVP 浓度在初期增加，随后降至极低水平[22]。相对低浓度的 AVP 是脓毒性休

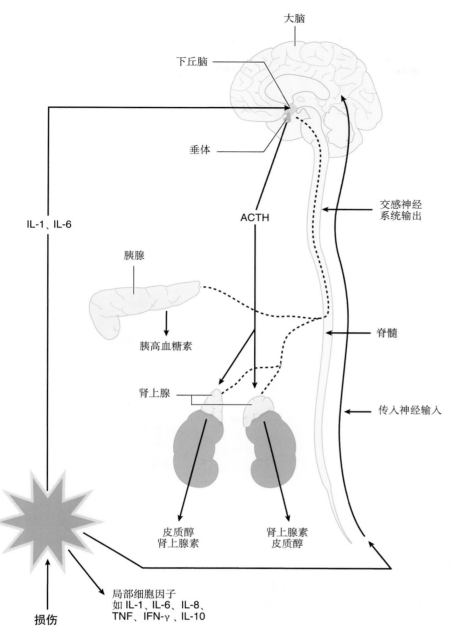

大脑

下丘脑

垂体

ACTH

交感神经
系统输出

胰腺

胰高血糖素

脊髓

肾上腺

传入神经输入

皮质醇
肾上腺素

肾上腺素
皮质醇

IL-1、IL-6

损伤

局部细胞因子
如 IL-1、IL-6、IL-8、
TNF、IFN-γ、IL-10

图 106-1 应激反应的启动机制如图所示。传入神经输入信号和细胞因子如 IL-6 和 IL-1 刺激下丘脑 - 垂体轴，导致促肾上腺皮质激素（ACTH）分泌（刺激肾上腺皮质释放皮质醇）和交感神经系统激活（刺激胰腺 α 细胞分泌胰高血糖素和肾上腺髓质分泌肾上腺素）。细胞因子和生长因子在创伤部位发挥局部作用，也有一些具有内分泌作用。IL，白细胞介素；TNF，肿瘤坏死因子

克时血管持续扩张和心脏手术后血流动力学不稳定的原因之一 [23-24]（参见第 67 章）。并且，一些脓毒性休克 ≥ 3 天的患者渗透压调节功能不全，表现为对水盐负荷的 AVP 反应缺乏 [25]。

生长激素

生长激素（growth hormone，GH）由腺垂体分泌，下丘脑生长激素释放因子刺激其分泌，而生长抑素抑制其分泌。GH 对调控胎儿期和儿童期生长发育至关重要，其在应激时有双相作用。应激初期（2 ~ 3h）产生胰岛素样作用，而较长时间应激能产生抗胰岛素和促进合成代谢的作用；应激后期引起氨基酸合成结构蛋白质增加，导致胰岛素抵抗而引起葡萄糖耐受不良，使儿茶酚胺的脂肪分解作用敏感性增高而引起脂肪分解增加。GH 可刺激肝和其他外周组织分泌胰岛素生长因子 1（IGF-1）和 2（IGF-2）。IGF-1 具有胰岛素样功能，还具有介导 GH 的合成代谢与促进骨骼生长活性的作用。IGF-1 通过直接减少蛋白质氧化和提高胰岛素敏感性使胰岛素和 GH 刺激蛋白质合成而促进合成代谢。对正常机体输注 IGF-1 5 天并不改变葡萄糖氧化率，但能增加脂肪氧化、提高静息能量消耗（REE）、减少蛋白质氧化。7 种 IGF 结合蛋白可改变 IGF-1 的利用度和作用。多数（~ 90%）血循环 IGF-1 与胰岛素样生长因子 – 结合蛋白 3 (IGFBP-3) 结合，而 IGFBP-1 在调节非结合（游离）IGF-1 方面起重要作用。

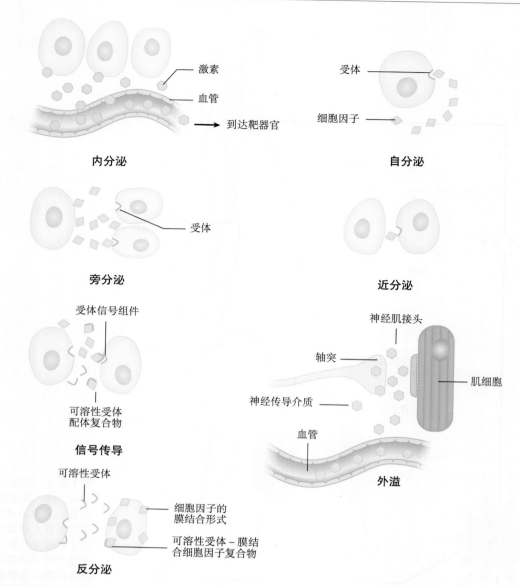

内分泌

激素
血管
→ 到达靶器官

自分泌

受体
细胞因子

旁分泌

受体

近分泌

信号传导

受体信号组件

可溶性受体
配体复合物

外溢

神经肌接头
轴突
肌细胞
神经传导介质
血管
神经递质

反分泌

可溶性受体

细胞因子的
膜结合形式
可溶性受体 – 膜结
合细胞因子复合物

图 106-2　激素、细胞因子以及其他生物活性物质影响终末器官功能的各种机制。内分泌：通过血液运输激素和其他物质到达终末器官。自分泌：细胞产生物质并作用于自身。旁分泌：介质局部作用于同一组织床内。近分泌：经介质作用于邻近细胞。信号传导：一个可溶性受体在其配体存在情况下结合一种多聚体受体复合物的信号成分。外溢：神经递质没有经神经末梢摄取而进入血管。反分泌：可溶性受体与膜结合形式的细胞因子相互作用，用于控制细胞因子的效应

严重创伤性损伤、烧伤、手术等后，血液 GH 浓度即刻升高，其升高程度大致与创伤程度成比例。然而，术前 / 损伤前 GH 浓度在 1 天后即开始下降。严重创伤患者的 GH 分泌仍持续呈搏动性，但暴发性分泌则不那么频繁。IGF-1、IGF-2 和 IGFBP-3 在创伤和烧伤后减少 40% ~ 60%，急性呼吸窘迫综合征（ARDS）时也一样，而 IGFBP-1 和 IGFBP-4 增加[26]。脓毒症患者中 IGFBP-1 和 IGFBP-3 均降低，决定 IGF 浓度的主要是 IGFBP-3[26a]。尽管 GH 升高，但 IGF-1 和 IGFBP-3 降低，可能是因为 GH 对肝刺激作用抵抗所致[27]。GH 和 IGF-1 浓度降低是由于 IL-1β 的抑制作用，其后果是造成蛋白质分解代谢。并且，术后 GH 和 IGF-1 轴抑制减少及皮质激素的明显升高与术后谵妄有相关[26b, 26c]。

内分泌系统

下丘脑 - 垂体轴是内分泌系统的主要控制者，进而控制着机体大部分代谢功能（图 106-1）。内分泌激素是应激代谢反应的主要介质。胰高血糖素、皮质醇和儿茶酚胺与胰岛素对糖和脂类代谢的作用相反，因此称为反调节激素。

交感肾上腺素能系统

交感肾上腺素能系统由交感神经系统和肾上腺组成，产生和分泌儿茶酚胺、去甲肾上腺素、肾上腺素

和多巴胺（参见第 16 章）。在应激如焦虑、低血压、低体温、手术、烧伤、高碳酸血症和意外伤害后，这些激素的血清浓度增加。严重烧伤患者去甲肾上腺素浓度增加 2～10 倍，与烧伤面积相一致 [28]。儿茶酚胺分泌方式与年龄相关。与年轻创伤患者（中位数年龄 34 岁）相比，老年患者（中位数年龄 66 岁）血循环中去甲肾上腺素浓度更高，而肾上腺素浓度减少 [29]。在激活交感神经系统反应的同时，并发副交感神经活性急性抑制。这种抑制很重要，因为副交感神经系统可减轻促炎反应 [30]。

交感神经系统激活可使肾上腺髓质分泌肾上腺素入血，而大多数去甲肾上腺素由交感神经末梢释放。因此，血浆肾上腺素浓度反映了肾上腺髓质的分泌情况，而血浆去甲肾上腺素水平是交感神经系统活性的指标。血浆肾上腺素和去甲肾上腺素浓度不一定同时增加。大多数由交感神经节释放的去甲肾上腺素通过神经末梢从突触中再摄取。因此，只有"溢出"到血浆中的去甲肾上腺素才能被检测到（图 106-2）。血浆去甲肾上腺素浓度是外溢率与血浆清除率之差。除内源性儿茶酚胺分泌增加外，许多危重患者接受输注外源性具有血管加压和正性肌力支持作用的儿茶酚胺，这些儿茶酚胺还有额外的代谢作用及其他作用。例如，输注多巴胺可抑制促甲状腺激素（TSH）、催乳素（PRL）和 GH 的分泌，而输注去甲肾上腺素可降低胰岛素敏感性 [31]。

除了其心血管作用，儿茶酚胺对代谢有重要的影响。β_2- 肾上腺素能刺激可增强糖异生、肝糖原分解以及胰高血糖素释放而阻断糖原合成 [32-33]。β_2- 肾上腺素和 β_3- 肾上腺素能刺激可增加脂肪分解，但是 α_2 刺激则抑制脂肪分解。儿茶酚胺对脂肪的作用在女性比男性更明显 [34]。正常机体输注肾上腺素并不影响蛋白质代谢 [35]。普萘洛尔并不能降低葡萄糖产生与葡萄糖循环，这证实儿茶酚胺作为对抗胰高血糖素诱发和维持烧伤患者异常糖代谢方面所起的作用较小。

交感肾上腺素能系统还会影响免疫系统。淋巴组织（脾、胸腺、淋巴结、骨髓）由交感神经支配，使得交感传出信号可直接影响淋巴细胞和巨噬细胞（细胞表面有 β 受体的辅助 T 细胞 [Th1]）。β_2 受体刺激淋巴细胞可使细胞因子合成下调，抗炎细胞因子合成上调，抑制 Th1 细胞功能（细胞免疫），促进体液免疫（Th2 细胞）[30, 36]。但是脓毒症时，儿茶酚胺的免疫抑制作用下降，肾上腺素可增加或不减少 TNF-α 的分泌 [36]。因此，交感肾上腺素能系统是应激反应的主要调节系统，同时也是负反馈的一部分。

糖皮质激素

皮质醇是一种主要的应激激素，其血浆水平在手术和创伤应激后明显升高，这主要是由于肾上腺皮质分泌增强。但是在某些情况下，其血浆浓度增高也可由于肾功能降低以及肝血流量减少使肝清除率降低所致 [37]。此外，给予外源性糖皮质激素对皮质醇生成抑制最轻，这可通过开颅术后连续 2 天给予地塞米松 24mg/d 并不能抑制 ACTH 或皮质醇浓度升高得以证实。血浆皮质醇浓度升高可促进糖异生，使脂肪组织对脂肪分解激素（GH 和儿茶酚胺）的作用更敏感，并通过阻断胰岛素的抗蛋白水解作用而增加蛋白水解 [38]。一般认为皮质醇通过降低胰岛素对葡萄糖摄取系统的激活比率（抑制葡萄糖转运体 -4 移位到细胞膜）和增加 11β- 羟基类固醇脱氢酶活性而引起胰岛素抵抗 [38a]。此外，皮质醇具有抗炎和免疫抑制作用。抗炎作用包括对 ACTH 和促炎细胞因子产生的负反馈作用，以及刺激抗炎因子 IL-10 的分泌。这些抗炎和免疫抑制作用可防止应激激活的防御机制过度并损害机体。与浓度升高的作用不同的是，基础浓度的皮质醇具有抗脂肪分解作用，并可能促进正常免疫反应。

皮质醇是应激反应的一种重要介质，因为它可促进儿茶酚胺的作用和分泌，从而有助于维持手术应激期间的心血管稳定。肾上腺切除动物和艾迪生病（原发性肾上腺皮质功能减退症）患者在应激期间死亡率较高，证实了糖皮质激素的重要性。此外，观察到依托咪酯用于危重患者镇静时使死亡率增加。依托咪酯通过抑制 11β- 羟化和 17α- 羟化而阻断肾上腺类固醇合成。同样，6 个月内正在接受或一直接受外源性肾上腺皮质激素的患者在应激事件前应给予类固醇激素替代治疗，以避免肾上腺功能不全的问题。

术中及术后 ACTH 和皮质醇水平升高的幅度和持续时间与手术创伤程度相关性良好。股骨骨折和烧伤后皮质醇浓度可能保持高水平长达 2 周。观察研究示手术期间给予外源性 ACTH 并不增加血浆皮质醇浓度，从而证实了手术期间 ACTH 分泌增加往往远大于产生最大肾上腺皮质反应所需的量。在长时间（7～10 天）危重疾病中，尽管皮质醇水平升高，但是血清 ACTH 浓度低，说明存在刺激肾上腺皮质的其他机制 [39]。

80% 的皮质醇与皮质醇结合球蛋白（CBG）结合，CBG 亲和力高，但结合皮质醇的能力低；10% 的皮质醇与血清白蛋白结合，后者亲和力低，但是结合皮质醇的能力高。其余未结合的皮质醇称为游离皮质醇，具有生物活性 [40]。在大手术后及脓毒症期间白蛋白浓度下降，因此直接测定游离皮质醇浓度可说明白蛋白的结合效应[41]。大手术后、脓毒症期间以及烧伤后，由于总皮质醇浓度增加和CBG降低，故游离皮质醇浓度增加。择期大手术后，血清总皮质醇浓度增加55%，CBG降低30%[42]。在应激状态下，游离皮质醇水平比总皮质醇更好地反映了肾上腺反应[43]。烧伤皮肤和非烧伤皮肤中测得的皮质醇水平均明显升高，与血浆游离皮质醇或总皮质醇无相关性，但与烧伤面积相关。因此，血浆皮质醇水平并不能准确反映其组织活性[44]。CBG降低可能是因为IL-6抑制CBG生成和（或）中性粒细胞释放的酯酶增加而导致CBG降解增加。

糖皮质激素通过多种神经环路和信号机制产生负反馈而减少激活的下丘脑-垂体轴的输出。反馈通过多种机制起作用，包括快速反馈机制，即糖皮质激素激活糖皮质激素膜受体使下丘脑室旁核（PVN）合成内源性大麻素，并逆向调节大麻素I型受体调节的对PVN神经内分泌细胞兴奋性冲动的抑制作用[39]。其他机制包括皮质醇阻断海马、杏仁核和垂体传出，对下丘脑-垂体轴产生负反馈[39]。

胰高血糖素和胰岛素

胰高血糖素和和胰岛素均由胰腺分泌，前者由 α 细胞分泌，后者由 β 细胞分泌。这些激素进入门静脉，在肝脏呈高浓度。胰高血糖素的主要作用是刺激肝糖原分解和糖异生（参见第39章）。胰高血糖素可增加肝细胞环腺苷酸（cAMP），通过cAMP激活的蛋白激酶和腺苷一磷酸（AMP）激活的蛋白激酶促进糖异生[45]。当转运到肝的糖异生底物（乳酸、丙氨酸、甘油）增加时，胰高血糖素促进糖异生同时磷酸化cAMP反应的调节组成部分（cAMP-response element modulator，CREM），其与基因上的反应元件结合使糖异生酶的产生增加[45]。胰岛素的作用相反，它降低细胞内cAMP浓度，阻止糖异生。胰高血糖素通过不同于肾上腺素能介质的受体——第二信使机制来增加细胞内cAMP[46]。在饥饿和糖尿病酮症酸中毒时，胰高血糖素也增加肝糖原分解和生酮作用。生理水平的胰高血糖素是否刺激脂肪分解仍有争论[47]。在非应激状态下，低血糖、蛋白质/氨基酸摄取、内啡肽、运动、GH、肾上腺素及糖皮质激素可刺激胰高血糖素分泌。生长抑素、胰岛素、输注或服用葡萄糖可抑制胰高血糖素的分泌。

胰岛素是一种合成代谢激素，具有多种效应。除了增加脂肪细胞和肌细胞葡萄糖跨膜运输外，它可刺激糖原生成，促进葡萄糖氧化，抑制脂肪组织和骨骼肌脂肪分解，抑制净脂肪酸氧化，抑制肝和肌肉生酮作用，并增加肌肉、脂肪组织及肝的氨基酸转运与蛋白质合成率。胰岛素通过磷酸酰肌醇3激酶和在其他过程中激活 Akt（蛋白激酶B）增加葡萄糖转运子GLUT-4。血浆胰高血糖素/胰岛素比例是糖异生程度的主要决定因素。禁食和饥饿期间，由于胰高血糖素浓度升高和胰岛素浓度下降，使胰高血糖素/胰岛素比例升高。该比例增加可促进糖异生和糖原分解。在饱食状态下，胰岛素占优势，与上述情况正好相反。

大多数大型手术后，血清胰高血糖素浓度升高。因为手术期间胰岛素浓度降低，所以胰高血糖素/胰岛素比例增加。胰岛素浓度降低是由于儿茶酚胺浓度升高或尿量增多而抑制胰岛素分泌。阻断 α-肾上腺素能作用能消除这种抑制。低水平胰岛素伴有儿茶酚胺、皮质醇、胰高血糖素水平升高的激素环境，以及胰岛素抵抗导致了血糖升高。脓毒症患者中，该机制可能缺失，从而导致低血糖症，这种状态下存活率极低[48]。术后由于血浆葡萄糖水平增高及肾上腺素诱导的 β-肾上腺素能刺激增强，胰岛素浓度升高。不同于饥饿状态，血浆胰岛素浓度往往较基础值显著增加，尽管与血糖升高水平相比仍然偏低。

反调节激素

胰高血糖素、儿茶酚胺和皮质醇称为反调节激素，因其与胰岛素的作用相反，并对肝葡萄糖生成起协同增加作用。这些激素上调产生糖异生途径酶的基因[49]。Shamoont 等[50]探讨了正常机体联合输注氢化可的松、胰高血糖素和肾上腺素的短期效应，旨在模拟中度损伤时的血浆水平。他们观察到葡萄糖生成（糖异生）增加，葡萄糖清除减少；同时给予三种激素的效果显著大于仅给予一种或两种激素，提示它们具有协同作用[50]。儿茶酚胺和胰高血糖素具有协同作用：当正常机体输注任意一种激素时，糖异生仅短暂性升高；当两者同时输注时，糖异生时间延长。这种协同作用的可能原因是胰高血糖素通过非 β-受体机制增加了细胞内cAMP，尤其在肝。这可能放大了肾上腺素的作用。皮质醇与肾上腺素和其他 β-肾上腺素能激动剂有协同作用（该作用用于治疗哮喘）。胰高血糖素和皮质醇均提高与糖异生酶产生相关的基因的转录，如葡萄糖-6-磷酸化酶（G-6-P）。推测其机制包括皮质醇导致的抑制儿茶酚胺-O-甲基转移酶和阻断儿茶酚胺再摄取。糖皮质激素还可通过增加 β₂-受体表达和增加 β₂-受体基因转录阻止 β₂-肾上腺素能受体下调[51]。此外，糖皮质激素可降低细胞因子浓度，这非常重要，因为IL-1和TNF能下调 β 受体。此外，糖皮质激素可部分地逆转术后长时间肾上腺素能刺激引起的 β 受体下调及敏感性降低[52]。同时输注这三种激素还可引起负氮平衡和负钾平衡、葡萄糖耐受不良、高胰岛素血症、胰岛素抵抗、钠潴留和外周血白细胞增多。氮丢失似乎主要是由于皮质醇，因为皮质醇输注时的氮平衡类似于输注三种激素时。这种氮丢失也并非意外损伤后所观察到的程度。激素输注后，亮氨酸通量和氧化发生显著改变，但是 3- 甲基组氨酸分泌仅少量增加，表明几乎没有肌肉分解。因此，严重损伤后所观察到的蛋白质分解和大量氮丢失必然是由其他介质所致。另外，正常机体也不发热，急性期蛋白质并不增加，血清铁不降低。当正常机体注入致热性（刺激 IL-1 分泌）激素表雄酮时，出现发热、白细胞增多、血铁过少，而并不出现反调节激素升高、高血糖症或负氮平衡。输注反调节激素及表雄酮较各自单独输注可模拟损害反应的更多特征。因此，在创伤和脓毒症的反应期间，内分泌与炎症介质都起作用。

生殖激素

手术和创伤性损伤反应是以低促性腺激素性功能减退症为特征。垂体对下丘脑分泌的促性腺激素释放激素（Gn-RH）的反应下降，造成促黄体激素（LH）和卵泡刺激素（FSH）释放减少。手术期间，FSH 和 LH 的浓度几乎无变化，但是在术后第 1 天减少。CRH 和皮质醇浓度升高也可能加重生殖功能的抑制[53]。在男性，由于生殖激素产生减少和清除增加，睾酮浓度显著降低，这种降低直接与疾病严重程度相关。总睾酮比游离睾酮下降明显，同时性激素结合蛋白也下降[54-55]。烧伤患者睾酮下降是由于 LH 的生物活性低下，且 LH 脉冲式分泌高峰反应受抑制。在男性，手术后肾上腺雄激素脱氢表雄酮（DHES）及其硫酸盐（DHEA-S）受抑制。绝经前女性应激期间雌激素浓度下降与闭经有关。然而，绝经后女性胆囊切除术后 DHEA 和 DHEA-S 水平增高。这一有趣的现象是因为肾上腺雄激素浓度在绝经期后下降。危重患者雌二醇浓度升高，升高程度与死亡率相关，与性别无关[56]。外周雄性激素芳香化增加而不是产生增加是血清雌二醇增加的主要原因[55]。

甲状腺激素

术后恢复期间、创伤后、广泛烧伤后以及脓毒症期间（即非甲状腺性急性疾病期间），甲状腺内稳态发生显著变化，表现为血清 T_3 浓度降低、T_4 降低或正常、游离 T_4 正常、反向 T_3 增加以及 TSH 水平正常。这种变化常常称为"非甲状腺疾病综合征"或"病态甲状腺功能正常综合征"。由于 3- 型脱碘酶活性增强加速骨骼肌和肝中的 T_3 和 T_4 失活，而 1- 型脱碘酶活性降低则导致 T_3 转换为 T_4 减少。但对 1- 型脱碘酶活性降低的作用仍有质疑，因为 T_3 在酶活性降低前即经常下降[57]。虽然 TSH 浓度在正常范围内，但是夜间 TSH 峰值较低，类似于中枢性甲状腺功能减退表现。此外，TSH（通过寡糖）的唾液酸化作用降低，这可能是 TSH 的生物活性改变的原因。非甲状腺疾病综合征的发生发展机制仍不明确，尤其在长期重症患者中，其 T_4 浓度也降低。有人指出在血清 T_3 低浓度状态下，TSH 升高能力不足，并怀疑这是否是由于甲状腺释放激素（TRH）的刺激太弱所致。对生前患有病态甲状腺功能正常综合征患者的下丘脑室旁核尸检的研究结果证实了这一观点，其生前血清中 T_3 和 TSH 低浓度与尸解该核内总 TRH mRNA 之间存在正相关。然而，应激状态的患者输注 TRH 可使 TSH 和外周甲状腺浓度增加[59]。

患病期间血清 IL-6 及可能的 IL-1 水平升高与血清 T_3 浓度低有关[60]。短期（4h）和长期（42 天）输注重组 IL-6 可降低 T_3 浓度，但是不降低 T_4 浓度。目前尚不清楚 IL-6 升高是否是非甲状腺疾病综合征的原因之一，或者只是一个相关的现象。正常机体输注内毒素的研究显示，TNF 在内毒素诱发的甲状腺激素变化中并不起作用。输注多巴胺可降低 TSH 基础浓度，抑制 TSH 对 TRH 的反应，降低血清 T_4 与 T_3 水平，并可能加重病态甲状腺功能正常综合征。停止输注多巴胺可导致 TSH、T_4 和 T_3 增加。65 岁以上住院老年患者中，低 T_3 水平是短期预后差的敏感指标之一，而低游离 T_3 是 ICU 患者中机械通气时间延长和死亡率的预测指标（参见第 80、101 和 102 章）[61-62, 62a]。使用甲状腺激素和 TRH 治疗非甲状腺疾病综合征一直受到人们的关注。一项对术后患者甲状腺治疗的系统回顾显示静脉输注 T_3 治疗可增加心排血量，但对死亡率没有影响[63]。

在非甲状腺疾病综合征中，虽然总 T_4 浓度因为甲状腺素结合球蛋白（TBG）浓度降低而下降，但是其血浆游离 T_4 的浓度保持正常。应激期间，肝 TBG 合成减少，清除也可能加快（蛋白酶裂解）。患者在应激状态下，甲状腺代谢方面最有趣的是虽然 T_3 和 T_4 水平低下，但是患者仍呈高代谢状态。

细胞因子

机体对损伤和脓毒症的反应包括神经内分泌与炎症或免疫反应。免疫系统细胞（如淋巴细胞、巨噬细胞）产生的细胞因子是炎症反应的主要介质，许多细胞因子具有多种功能（表106-1）。细胞因子的释放模式由遗传与环境因素（应激类型与强度）所决定。这些细胞因子释放模式控制着炎症反应的严重程度及免疫反应的强度[64]。一些细胞因子（如 TNF-α、IL-1α/β、IFN-γ、IL-6、IL-8、IL-17、IL-18）是促炎因子（Ⅰ型），而另一些（如 IL-4、IL-10、TGF-β、IL-13、IL-37）是抗炎因子（Ⅱ型）。一些细胞因子（如 IL-12）通过指令未分化辅助 T 细胞分化为 Th1 表型来诱发细胞免疫，而另一些细胞因子（如 IL-10）可诱导 Th2 表型并增强体液免疫。炎症反应通过促炎因子与抗炎因子之间的平衡来控制。结肠手术中和术后 IL-6、IL-8 和 IL-10 水平比术前基线水平高[65]。此外，脓毒症生存率与促炎因子而非抗炎因子的反复分泌有关，这表明对免疫系统的炎症反应刺激是对抗脓毒症的必要条件。另外，创伤后促炎细胞因子 INF-γ 和 IL-12 的抑制伴有抗炎细胞因子 IL-10 水平升高与免疫抑制和脓毒症相关[64]。

促炎因子的释放需要两个步骤[66]。首先是病原相关分子模式（PAMPs）的信号产生细胞因子前体。激活和释放 IL-1β 和 IL-18 等细胞因子需要炎症小体参与，其为多分子复合物，可识别致病细菌相关形态并激活炎症级联反应[67-68]。巨噬细胞形成炎症小体，包含核苷酸结合寡聚化结构域（NOD）样受体蛋白（如 NLRP3、NLRC4）和 DNA 感测复合物，可识别和激活促炎裂解酶 -1（caspase-1）。NLRC4 激活还可导致巨噬细胞焦亡（pyroptosis，程序性死亡的一种形式），即抢占巨噬细胞 – 细菌结合的隐藏空间，使其暴露于细胞外而受免疫系统的全面攻击。焦亡的复杂本质也是播散炎症反应的有效手段，可预警宿主病原物的出现。其他炎症小体，尤其是中性粒细胞中发现的含 NLRP3 的炎症小体参与对其他病原物的反应，其释放 IL-1β 和 IL-18，而不是 IL-1α 和 IL-33[68a]。

细胞因子与内分泌系统间相互作用密切。癌症患者应用 IL-6 后，体内促肾上腺皮质激素和皮质醇明显升高证明了这一点。同样，内分泌激素也影响细胞因子的分泌，如皮质醇抑制 IL-1 和 TNF-α 的分泌。

细胞因子除了通过内分泌作用外，还通过局部旁分泌、自分泌以及邻分泌机制发挥作用（图 106-2）。因此，血浆浓度并不能确切地反映细胞因子活性。细胞因子的作用也受到受体、受体 - 拮抗剂和细胞质信号分子的复杂网络的调理。例如，IL-1 的效应受到同时分泌的 IL-1 受体拮抗剂（IL-1ra）的调理，IL-1ra 可阻止 IL-1 的作用。而且，可溶性细胞因子受体是由膜结合受体蛋白裂解或新生产物所产生。这些循环中的可溶性受体可结合细胞因子，可能起到中和细胞因子的作用，或者作为载体蛋白保护细胞因子免于蛋白质分解。因此，这些可溶性细胞因子受体可能具有促炎或抗炎作用。

急性伤口愈合过程中存在重叠的时相：止血、炎症、增生、血管生成和消退，该过程证实了细胞因子的局部作用。炎症相包括可分泌生长因子和细胞因子的中性粒细胞、巨噬细胞和淋巴细胞的渗出。这些介质作用于局部，在整个伤口愈合过程中都具有化学趋化、促有丝分裂及其他作用活性。择期切口疝修补术第一个 24h 的伤口引流液中含有高浓度的细胞因子，包括促炎因子（IL-1α、IL-6 和 IFN-γ）和抗炎因子（IL-10、IL-1ra），此后数天浓度下降。似乎两种细胞因子互相平衡，促炎因子刺激免疫细胞以防止感染，而抗炎因子调节促炎因子作用并促进伤口愈合。

虽然细胞因子主要通过自分泌、旁分泌和邻分泌发挥作用，但是很多研究一直在探讨它们在应激状态下的血液浓度。一般来言，血液浓度与应激程度相当。中等刺激的全髋关节置换术后，IL-6 水平在术后 6h 内明显高于术前水平，到术后第 1 天开始回到基线水平。相反，IL-1β、IL-12、IL-10 和 IL-8 水平不升高[69]。与开腹前列腺切除术相比，腹腔镜前列腺切除术后及术后 1 天，IL-10、IL-6 和 IL-1β 立即下降[69a]。

许多细胞因子有多种功能（表 106-1）。例如，IL-1 可引起发热，诱导肝急性相蛋白质合成，上调前列腺素类化合物合成，诱导 B 淋巴细胞成熟，激活 NK 淋巴细胞。IL-6（也称为 B 细胞刺激因子和肝细胞刺激因子）具有内分泌功能，也有局部作用。许多细胞可产生 IL-6，包括单核细胞、成纤维细胞、胶质细胞和淋巴细胞。内分泌激素如儿茶酚胺类可刺激 IL-6 的产生，而皮质醇和雌激素可抑制 IL-6 的产生。IL-6 家族的可溶性受体（如 sIL-6R、sIL-11R）是激动剂，能够通过与所有 IL-6 家族细胞因子的全能信号转导受体 gp130 相互作用来传递信号（图 106-2）。

TNF-α 是一种主要由单核细胞和巨噬细胞分泌的多功能促炎因子，它可影响脂质代谢、免疫、造血、凝血以及内皮功能（表 106-1）。TNF-α 似乎具有作用相反的性质。例如，它可诱导炎症期中性粒细胞增生，但是又能诱导中性粒细胞凋亡[70]。而且，TNF-α 通过抑制 Fas 介导的凋亡来延长炎症细胞的寿命，从而放大炎症反应（图 106-3）。用于治疗类风湿关节炎的 TNF 阻滞剂伊纳西普、阿达木单抗和英夫利昔单抗证实了 TNF 的多种作用。然而这些药物增加了肺结核发病的风险，因为 TNF 在人体免疫抵御分枝杆菌引起的该疾病中发挥着关键作用[71]。

表 106-1　细胞因子

细胞因子	功能
TNF-α(恶病质素) 促炎因子	• 刺激 T、B 淋巴细胞和巨噬细胞 • 是中性粒细胞趋化剂 • 刺激中性粒细胞呼吸暴发和增殖 • 刺激内皮细胞和单核细胞释放组织因子 • 刺激单核细胞释放其他促炎因子 • 具有抗肿瘤活性 • 介导癌症和 AIDS 的恶病质 • 抑制脂蛋白脂酶合成，抑制脂肪细胞内脂肪合成 • 刺激急性期蛋白质合成 • 介导针对专性和兼性细菌与寄生虫的部分细胞免疫 • 参与胰岛素抵抗的形成 • 减少促红细胞生成素的产生，从而导致炎症性贫血 • 促进成纤维细胞增殖
IL-1 促炎因子	• 通过刺激 G-CSF 和 GM-CSF 而刺激髓细胞生成 • 是内源性致热源 • 刺激 T (NK 细胞) 淋巴细胞、B 淋巴细胞和巨噬细胞 • 减弱抗凝机制和促进血栓形成，诱导组织因子产生 • 诱导单核细胞释放各种介质 • 刺激辅助 T 细胞，从而诱导该细胞分泌 IL-2 并表达 IL-2 受体 • 通过提高黏附分子如细胞间黏附分子 -1 (ICAM-1) 和内皮细胞白细胞黏附分子 (ELAM) 表达来促进中性 　粒细胞、单核细胞、T 细胞、B 细胞的黏附作用 • 是炎症反应的介质，增强花生四烯酸代谢（特别是前列环素和 PGE₂)
IL-4 抗炎因子	• 抑制巨噬细胞活性 • 增殖与活化 B 细胞 • 增强 Th2 细胞分化 • 抑制 IL-2 诱导的 NK 细胞的细胞活化
IL-6 促炎与抗炎因子	• 刺激急性期蛋白质反应 • 刺激下丘脑分泌 CRF • 在病态甲状腺功能正常综合征中抑制能将 T_4 转化为 T_3 的 5' - 脱碘酶 • 刺激 B 淋巴细胞，并参与其向浆细胞分化 • 在 IL-2 存在时 , 诱导成熟和未成熟 T 细胞分化为细胞毒性 T 细胞 • 刺激抗体分泌
IL-8 促炎因子	• 是中性粒细胞趋化剂 • 通过 IL-1 和 TNF-α 强烈刺激合成 • 激活中性粒细胞，从颗粒释放酶 • 趋化所有已知类型的迁移性免疫细胞，增强黏附分子的表达
IL-10 抗炎因子皮肤	• 由 Th1 和 Th2 细胞产生，并下调其功能 • 抑制抗原呈递的细胞活性 • 抑制巨噬细胞活性 • 抑制 Th1 辅助 T 细胞亚群产生促炎细胞因子如 IFN-γ、IL-2 和 TNF-α • 在巨噬细胞中，由细菌脂多糖刺激 • 通过促进细胞因子 mRNA 降解来抑制 IL-1、IL-6 和 TNF-α 的合成 • 防止巨噬细胞活化
IL-13 抗炎因子	• 下调巨噬细胞活性，从而减少 IFN-γ 或细菌脂多糖引起的促炎细胞因子 (IL-1、IL-6、IL-8、IL-10 和 　IL-12) 和趋化因子 (MIP-1、MCP) 产生 • 增加 IL-1ra 的产生 • 强烈抑制细菌脂多糖诱导的组织因子表达，降低 IL-1 或 TNF 的致热作用，从而保护血管内皮细胞和单核 　细胞免于炎性介质诱导的促凝血改变
IFN-γ 抗炎因子	• IFN-γ 有抗病毒和抗寄生虫活性 • 主要生物活性是作为一种免疫调节剂 • 主要功能之一是激活巨噬细胞 • 影响细胞介导的细胞毒性机制 • 是 T 细胞生长和功能分化的调质 • 是 Th1 细胞的标志性细胞因子

AIDS，获得性免疫缺陷综合征 ；CRF，促肾上腺皮质激素释放因子 ；G-CSF，粒细胞集落刺激因子 ；GM-CSF，粒细胞 - 巨噬细胞集落刺激因子 ；IFN，干扰素 ；IL，白介素 ；MCP，单核细胞趋化蛋白 ；MIP-1，巨噬细胞炎性蛋白 -1 ；NK，自然杀伤细胞 ；PGE₂，前列环素 E_2 ；Th1，T 辅助 1 细胞 ；Th2，T 辅助 2 细胞 ；TNF- α，肿瘤坏死因子 α

脂肪因子

脂肪组织除了贮存脂肪，还是有代谢活性的内分泌器官，其不同的代谢作用取决于脂肪组织的部位[72]。脂联素是众多脂肪因子之一，因其刺激血管内皮一氧化氮（NO）产生而有降低血小板聚集和血管扩张的作用[72]。脂联素因抑制 TNF-α 生成和增加组织对胰岛素的敏感性而有抗炎作用。瘦素控制食欲而调整食物摄入和体重。瘦素浓度与胰岛素水平呈正比，而与糖皮质激素呈反比。抵抗素（resistin）刺激促炎细胞因子释放并降低内皮产生黏附分子。此外，脂肪组织分泌 TNF-α、IL-1、IL-6、IL-8 和单核细胞趋化蛋白 -1 (MCP-1) 等促炎细胞因子[73]。

患危重病时，血浆脂联素下降，瘦素浓度下降或无变化，抵抗素水平上升[74-75, 75a]。在这种情况下，血清抵抗素浓度与 C 反应蛋白（CRP）、IL-6 和 TNF-α 等炎症介质水平相关[76]。病毒或细菌性肺炎患者肺中瘦素表达水平增加，动物研究显示瘦素有肺促炎作用[76a]。腹部大手术后，血清脂联素水平及其脂肪细胞内 mRNA 水平下降，脂肪细胞内 IL-6 mRNA 水平上升，同时血清抵抗素水平增加[77-78]。心脏手术时，皮下和心外膜脂肪组织中抵抗素、IL-6 和 MCP-1 mRNA 表达增加，而皮下脂肪组织中 TNF-α 也增加[79]。炎症介质上调伴有脂联素下调，说明脂肪组织参与了手术、创伤和脓毒症应激时的代谢环境改变。并且，给健康人体输注内毒素也提示脂肪炎症和胰岛素信号通路可能与这

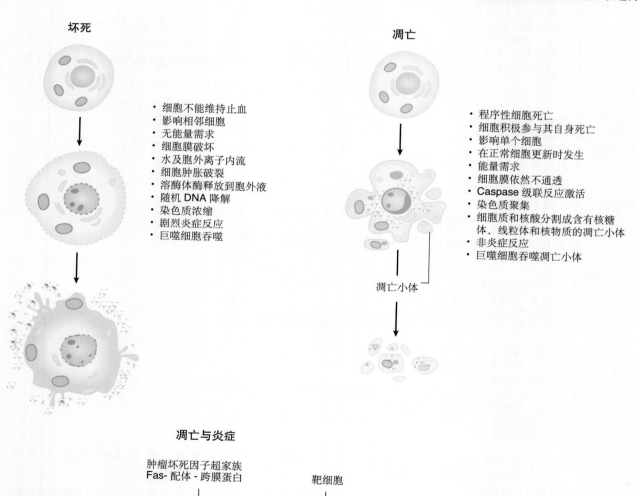

坏死

- 细胞不能维持止血
- 影响相邻细胞
- 无能量需求
- 细胞膜破坏
- 水及胞外离子内流
- 细胞肿胀破裂
- 溶酶体酶释放到胞外液
- 随机 DNA 降解
- 染色质浓缩
- 剧烈炎症反应
- 巨噬细胞吞噬

凋亡

- 程序性细胞死亡
- 细胞积极参与其自身死亡
- 影响单个细胞
- 在正常细胞更新时发生
- 能量需求
- 细胞膜依然不通透
- Caspase 级联反应激活
- 染色质聚集
- 细胞质和核酸分割成含有核糖体、线粒体和核物质的凋亡小体
- 非炎症反应
- 巨噬细胞吞噬凋亡小体

凋亡小体

凋亡与炎症

肿瘤坏死因子超家族
Fas- 配体 - 跨膜蛋白

靶细胞

T 淋巴细胞

Fas 受体

凋亡

- 皮质类固醇刺激免疫细胞的凋亡
- 细胞凋亡是脓毒症期间清除活化淋巴细胞的关键机制
- 在脓毒症期间中性粒细胞凋亡延迟，使其在血流中存在时间延长
- 多器官功能衰竭可能与细胞凋亡增加相关（Fas 系统发挥作用）

图 106-3　坏死与凋亡的区别。图中还展示了炎症期间凋亡的重要性

些情况下机体胰岛素抵抗相关 [80]。

内皮细胞

血管内皮细胞代谢活跃，在应激反应中通过合成 NO 和黏附分子等各种重要介质而发挥积极的作用 [80a]。创伤和脓毒症时的高肾上腺活动性、低灌注压、缺氧和炎症等可触发内皮细胞活动增强（图 106-4）。

免疫 - 凝血联络

外科手术、烧伤及创伤可导致白细胞增多、血小板增多和贫血。细胞因子诱导的造血生长因子、粒细胞集落刺激因子（G-CSF）释放介导了手术和感染时所见的粒细胞增多。G-CSF 可使中性粒细胞、单核细胞和 T 淋巴细胞产生增加，在大手术后至少 1 周内高于术前水平 [81]。血小板生成素可诱导血小板增多，并且血小板生成素增高与 IL-6 及急性期反应物水平升高相呼应 [82]。急性和某些慢性应激状态下可出现炎症性贫血（也称慢性疾病贫血）。因为尽管在骨髓中铁储备充足，但是不能将铁与红细胞前体结合，所以红细胞

生成受到抑制。这种抑制是由诸如 IL-6 等炎症因子造成的，其刺激肝细胞产生调节铁平衡的铁调素。铁调素浓度增加可降低转铁蛋白活性，从而使铁转运出巨噬细胞减少，致使巨噬细胞内铁离子集聚 [83-84]。另外，红细胞生成素分泌下降以及对其敏感性降低 [84a]。

炎症系统与凝血系统之间存在明显的双向交叉联系，如增加的可溶性 CD40 配体、血小板源性 TNF 家族调节物与内皮细胞和免疫细胞上的 CD40 受体相互作用使促炎、促凝和免疫调节功能增强 [85-86]。围术期出现明显的高凝状态继发于促凝通路上调，使生理性抗凝物质减少及纤维蛋白溶解减少 [87]。抗凝血酶、组织因子通路抑制剂（TFPI）和蛋白 C 降低，同时伴有组织因子（TF）升高，导致凝血酶生成与纤维蛋白沉积增加，结果引起促凝血物质增高。这可导致微血管血栓形成。纤维蛋白分解降低是由于组织纤溶酶原激活物（t-PA）降低和纤溶酶原激活物抑制剂 -1（PAI-1）升高所致。细胞因子是其重要的调理因子：TNF-α 上调 PAI-1，单核细胞表达 TF，IL-6 刺激 TF。另外，尤其在脓毒症期间，来源于体外的血小板反应性增强可增强这种促凝血状态。纤维蛋白原浓度与 α_1-抗胰蛋白酶与 α_2- 巨球蛋白浓度均升高，它们可抑制

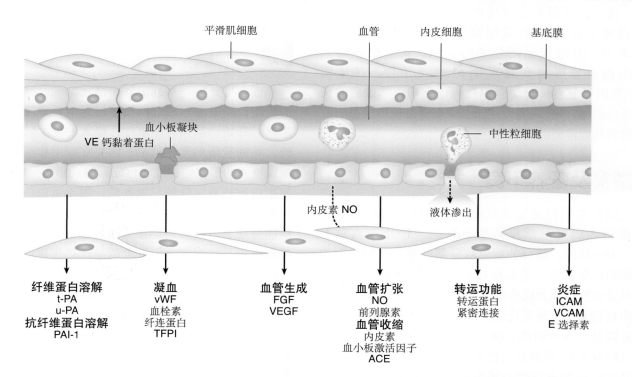

图 106-4 内皮细胞具有许多功能。内皮细胞产生的一氧化氮（NO）通过舒张相邻肌细胞而扩张血管，而内皮素可引起血管收缩。NO- 内皮系统是血管张力的局部控制器。在脓毒症期间，TNF 等炎症细胞因子可上调诱导型一氧化氮合酶（iNOS），从而增加内皮细胞产生 NO，导致血管舒张。脓毒症期间，内皮表面覆盖的细细一层糖胺聚糖的糖萼脱落使内皮损伤，发生血管内皮损伤，黏附分子表达增加，结果造成白细胞附着和血管内皮（VE）钙黏着蛋白及基底膜均破坏，导致液体渗出到细胞外间隙。并且，循环内皮细胞数量增加。黏附分子及选择素募集粒细胞进入组织。ACE，血管紧张素转换酶；FGF，成纤维细胞生长因子；ICAM，细胞间黏附分子；PAI-1，纤溶酶原激活物抑制因子 -1；TFPI，组织因子通道抑制剂；t-PA，组织纤溶酶原激活物；u-PA，尿型组织纤溶酶原激活物；VCAM，血管细胞黏附分子；vWF，血管假性血友病因子；VGEF，血管内皮生长因子

蛋白 C。升高的 C4 结合蛋白可降低游离蛋白 S，然而 C 反应蛋白（CRP）可通过单核细胞和中性粒细胞增加 TF 的表达。脓毒症和创伤时，由激活或凋亡细胞产生的循环 TF 表达微粒也增加[88]。其他因素也可诱发高凝状态，包括局部组织损伤（内皮细胞分泌 PAI）以及甲基丙烯酸甲酯单体和骨髓碎片等物质。血小板生成素浓度提高促进了血小板聚集，导致单核细胞 - 血小板聚集物的形成[89]。在严重受伤患者中，占主导的高凝状态被释放的 t-PA、可溶性血栓调节蛋白和内皮细胞糖萼外皮（释放肝素样物质）等促低凝因子所弥补[90]。在术后恢复期（第 3～7 天），高凝状态逐渐缓解。高凝状态并不是由反调节激素所触发。当这些激素的混合剂加上血管紧张素 II 和加压素一起输入正常志愿者时，纤维蛋白溶解和抗凝物质活性均增强，纤溶蛋白原、t-PA 和蛋白 C 浓度增加，血小板活性增强。当内毒素输入正常机体之前，输注的肾上腺素具有抗凝作用，这进一步证实了这些结果。

区域麻醉，尤其下半身手术，引起的高凝状态轻于全身麻醉，引起深静脉血栓形成也较少（参见第 56 章）。腹腔镜胆囊切除术引起的高凝状态似乎轻于开腹胆囊切除术[91]。

反之，促凝状态可加剧炎症反应。凝血酶通过蛋白酶活化受体上调细胞因子（如 IL-6、IL-8 和 MCP-1），并增加黏附分子的表达。正常机体输入重组因子 Ⅶ 可增高血浆 IL-6、IL-8 浓度，这证明 TF/Ⅶ 因子复合体可增强中性粒细胞和巨噬细胞的炎症反应[92]。一般认为炎症加上微血管血栓形成是引起多器官功能障碍的原因之一。

禁食及营养不良

禁食可引起适应性反应，使机体即使缺乏营养物质摄入仍可继续维持功能状态。停止摄入营养 24～48h 期间，储存的糖原被分解（糖原分解）而为组织提供葡萄糖。葡萄糖对脑、红细胞、皮肤及肾髓质至关重要，因为这些组织或器官必须有葡萄糖供给。胰高血糖素 / 胰岛素比例升高（胰高血糖素升高、胰岛素降低）介导糖原分解，并促进内源性葡萄糖的产生（糖异生）。除胰高血糖素升高及胰岛素降低外，通过儿茶酚胺和皮质醇分泌少量增加可避免低血糖症。儿茶酚胺诱导的 β- 肾上腺素能刺激增加，可加快脂肪分解，因此脂肪组织中储存的三酰甘油（TGs）分解成游离脂肪酸（FFA）及甘油。一些 FFA 经肝转化成酮体（β- 羟基丁酸和乙酰乙酸）作为能源利用[93-94]。在禁食 42h 后随着糖原耗竭，葡萄糖逐渐依靠糖异生

来供应，所供应的葡萄糖量占 90% 以上[94]。糖异生的底物中包括脂肪分解释放的甘油和糖酵解产生的乳酸。

随着饥饿的持续，骨骼肌与平滑肌组织蛋白质分解生成氨基酸。丙氨酸和谷氨酸等氨基酸主要运输到肝，但是也有一些转运到肾作为糖异生的底物。肌肉分解可导致负氮平衡（分解代谢）。随着饥饿继续持续发展，身体通过降低糖异生与肌肉分解率进行调整适应，并伴有游离 T3 及儿茶酚胺水平降低，静息时能量消耗（REE）减少。血清瘦素下降伴有 T3 下降。肌肉蛋白质分解减少使氮丢失减少，从而减轻负氮平衡。可能出现糖异生降低，这是由于大脑适应了利用酮体作为其部分能量需求[106]。同时，脂肪分解释放脂肪酸产生大量腺苷三磷酸（ATP）。

长期饥饿使得机体的脂肪和瘦体组织（肌肉）大量消耗，从而导致体重下降。蛋白质分解及肌肉蛋白质合成降低，导致机体出现明显虚弱和疲乏，还可出现水钠潴留。长时间饥饿使机体免疫功能降低，导致革兰氏阴性细菌至鼻咽与肺内皮细胞的黏附增加。这种细菌黏附以及呼吸肌与免疫系统功能降低使患者易发生肺炎，这是饥饿或严重营养不良患者死亡的首要原因（参见第 101 和 102 章）。

进　食

进食可分为一系列步骤：消化、吸收和摄入食物的代谢。肠道激素通过向机体发送信号分泌胰岛素等激素，开始一系列有序事件。摄入的糖类转化成葡萄糖，并刺激胰岛素分泌；不需要立即用作能量的葡萄糖以糖原的形式储存或转化成脂肪（脂肪生成）。摄入的蛋白质被消化分解成氨基酸，用于蛋白质合成，并用做神经递质和其他物质的前体。脂肪被储存用于供给能量或者用做前列环素类和其他物质的前体。食物吸收可提高代谢率——进食诱导产热作用或食物产热效应，这占每日总能量消耗的 10%～15%。蛋白质摄入所增加的代谢率大于等能量的糖类或脂肪[96]。进食后能量消耗增加可持续 3～4h。

手术与创伤性损伤的代谢反应

手术与创伤应激的代谢反应明显不同于饥饿反应。不同于饥饿期间以保存体重为目的的适应性反应，人们一直将手术与创伤应激的这种代谢反应称为自噬代谢[97]。该反应表现为脂肪和瘦体组织丢失，是由以蛋白质分解、糖异生、脂肪分解、高代谢及胰岛素抵

抗为特征的强制性分解代谢状态所致。外源性营养物质并不能丝毫减轻这种自噬代谢（参见第 81 章）。

手术和创伤的代谢反应强度和时程取决于损伤程度、总手术时间、术中失血量和术后疼痛程度。腹腔镜手术的损伤小于开放性手术，可使 IL-1、IL-6 和急性期 CRP 浓度降低。有人观察到严重烧伤（＞40% 体表面积）后患者最大的代谢反应表现为代谢率为正常的 2 倍，分解代谢持续数月，结果导致免疫抑制、反复感染和伤口愈合差[21]。

糖 类 代 谢

手术和意外损伤可使反调节激素（针对胰岛素）皮质醇、儿茶酚胺和胰高血糖素分泌增加[61]，使肝加速性糖异生而出现内源性葡萄糖水平升高（图 106-5）。这种葡萄糖生成增加同时伴有外周组织对胰岛素抵抗引起葡萄糖利用减少以及高血糖症。血清胰岛素水平正常或升高能预防酮症，但是不足以预防高血糖症。一般认为高血糖症是确保以消耗葡萄糖为主细胞的葡萄糖供应，如伤口炎症细胞和免疫细胞。

胰岛素抵抗的定义是在血清胰岛素浓度正常或升高的情况下，葡萄糖清除功能障碍[98]。这种胰岛素抵抗见于外周组织中，可使胰岛素敏感性较健康对照个体下降 50%～70%，这可能是由于受体后缺陷而妨碍细胞摄取葡萄糖，其与手术大小、烧伤范围和脓毒症严重程度相关[98]。这种受体后缺陷可能是由于细胞内葡萄糖转运系统活性或非氧化葡萄糖处理功能受损（即肌糖原合成酶活性降低）所致[99]。胰岛素抵抗伴有蛋白质降解增加、线粒体功能不全、折叠蛋白在肌

浆内质网积聚，导致促凋亡状态[100-101]。胰岛素抵抗在择期开腹胆囊切除术后可持续达 3 周，严重烧伤后可达 3 年[100, 102-103]。内科 ICU 患者中，胰岛素抵抗程度与疾病的严重程度、体质量指数及高代谢程度相关[98]。

应激性疾病的患者尽管葡萄糖氧化途径完整，但是其氧化的葡萄糖总量可能降低（尤其在全身高代谢情况下），这是由于胰岛素抵抗限制了细胞葡萄糖摄取率。尽管对胰岛素浓度增加的增量反应仍能维持，但是每单位胰岛素浓度降低葡萄糖的能力明显降低。即使出现胰岛素抵抗，但是由于非胰岛素介导的葡萄糖摄取增加以及大量葡萄糖（由于高血糖症）进入抵抗的胰岛素途径，使外周组织葡萄糖总摄入量往往正常或轻度升高。然而相对于血糖浓度及高代谢，这种摄入仍然低下。

葡萄糖能氧化生成 ATP、水和二氧化碳（CO_2）；能转化成糖原储存于肝和肌肉，或转化成脂肪。后者的过程称为脂肪生成，可见于肝和脂肪组织，但脂肪组织可能是脂肪生成的主要部位。正常情况下，糖类摄取可抑制脂肪氧化，增加葡萄糖氧化，并促进脂肪储存。人体的脂肪生成在数量上并不重要，因为脂肪生成效率低于脂肪氧化率。然而当糖类的摄入量超过能量消耗总量（TEE）时，脂肪生成就成为一个更重要的途径，呼吸商 (RQs) 可能超过 1.0，这表明净脂肪生成。作为以葡萄糖为基础的肠外营养（TPN）的一部分，重症患者静脉给予葡萄糖 4mg/(kg·min) 可部分地增加肝重新脂肪生成，尽管 RQ 仅为 0.90[104]。虽然一般认为在手术或脓毒症应激情况下，脂肪生成能力下降，但是依然有这种脂肪生成。脂肪生成减少可能继发于 TNF，它和其他物质一起能诱发脂肪前体细

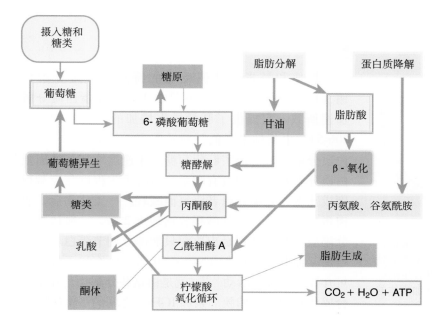

图 106-5 应激期间的代谢环境。内源性葡萄糖生成（糖异生）率大大提高。甘油（来自脂肪分解）、丙氨酸（来自蛋白质分解）和乳酸（来自创伤）为底物。由于胰岛素抵抗，用于产生能量（ATP）的葡萄糖减少，因此，脂肪酸 β-氧化成为主要的产能途径。外源性葡萄糖摄入并不减少糖异生率。由于胰岛素浓度正常或升高，所以酮体生成无明显增加。ATP：腺苷三磷酸

胞和脂肪细胞的凋亡。IL-1β 也可能抑制人体内脂肪细胞的脂肪生成。

脂类代谢

应激状态（如创伤、脓毒症）可改变脂类代谢。主要的改变是由于 β₂- 肾上腺素能兴奋增加而加快脂肪分解[105]。β₂- 肾上腺素能受体兴奋可增加 cAMP 浓度，进而通过蛋白激酶 A 和脂肪组织 TG 脂肪酶刺激激素敏感性脂肪酶的活性（图 106-6）[106]。内毒素可能通过炎症 IKKB/NF-κB 通路（IκB 激酶 - 核因子 κ 轻链 - 活化 B 细胞增强因子）刺激脂肪分解[107]。消瘦者对 β₂- 肾上腺素能兴奋的脂质分解反应大于肥胖者；β₃- 肾上腺素能受体在刺激人体脂肪分解中似

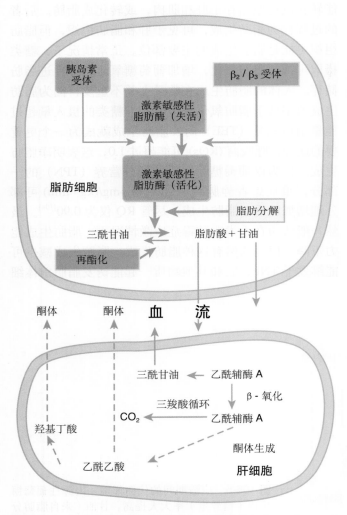

图 106-6　应激状态下的脂类代谢。儿茶酚胺兴奋 β₂ 与 β₃ 受体，激活激素敏感性脂肪酶，导致脂肪分解。游离脂肪酸被运送到肝并接受 β 氧化，是应激期间能量的主要来源（乙酰辅酶 A 净生成 130 个 ATP）。脂肪分解释放的甘油是糖异生的底物，可转化为葡萄糖。由于胰岛素浓度升高，并不增加酮体的产生。脂肪分解和再酯化增加，导致无效循环

乎也起到一定的作用。胰高血糖素、TNF-α、IL-1、INF-α 以及 INF-γ 浓度升高在刺激脂肪分解中可能起到作用[108]。IL-6 刺激骨骼肌中脂肪分解而不是脂肪细胞[109]。胰岛素抵抗有利于脂肪分解，因为胰岛素的抗脂肪分解效应减弱[98]。脂肪分解率具有组织区域性差异。内脏脂肪细胞的脂肪分解率最高，这是因为其 β₂ 与 β₃ 受体活性升高以及 α₂- 肾上腺素能受体活性降低。这种区域差异源自不同的脂肪干细胞[110]。在一定摄入水平下，受伤患者的 RQ 持续低于正常人，说明他们的脂肪氧化较多（表 106-2）。正常机体输注可引起净脂肪合成的葡萄糖量并不能抑制受伤和脓毒症患者的脂肪氧化，导致负脂肪平衡。由于脂肪分解率大于脂肪氧化率，所以血浆游离脂肪酸浓度高。

应激期间快速的甘油和游离脂肪酸转换率反映了脂肪分解加速。脂肪分解增加使全身循环游离脂肪酸（FFA）的供给增加。然而转换率大于根据这些底物血浆浓度增加所预期的水平，这表明 FFA 再酯化为三酰甘油（TG）增加并且 TG 分解为 FFA 增加。一般认为这种 TG-FFA/ 甘油底物循环活性增加是应激期间高代谢的原因之一（图 106-7）。普萘洛尔抑制 β- 肾上腺素能受体可降低烧伤患者的脂质氧化和静息代谢率。腹部手术患者输注葡萄糖可增加交感神经系统活性，从而进一步增加脂肪分解。

应激状态下，脂肪氧化对静息能量消耗（REE）的相对作用增加，而葡萄糖氧化的作用下降。脂肪分解释放的游离脂肪酸进行 β 氧化，这是应激状态下患者产生 ATP 的主要途径（图 106-5 和图 106-6）。对食管切除术后患者的观察反映了这种情况，即随着患者的逐渐康复，脂肪氧化供能逐渐减少，而葡萄糖氧化供能增加。

蛋白质代谢

损伤和脓毒症代谢反应的特点之一是分解代谢（负氮平衡）。分解代谢是由于骨骼肌蛋白质分解加速所致，它提供了肝糖异生增加的一些底物（图 106-5）。生长抑素降低肝糖异生率，并不降低外周蛋白质分解率，这证实肝葡萄糖产生速度增加与外周蛋白质分解水平增加没有联系。氮的丢失程度与应激程度成比例，并随着患者康复而减轻。严重烧伤后，肌肉蛋白质分解和氨基酸释放增加近 2 倍。一般认为内分泌应激激素特别是皮质醇只能部分调节蛋白质分解增加；而其他介质如 TNF-α、IL-1、IL-6 和干扰素 -γ 可介导分解代谢活动[111]。就是由这些分解代谢介质与合成代谢激素（如胰岛素和 IGFs）之间的平衡决定了

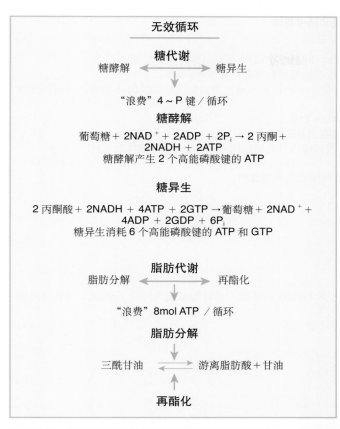

无效循环

糖代谢

糖酵解　⟷　糖异生

↓

"浪费" 4～P 键／循环

糖酵解

葡萄糖 + 2NAD$^+$ + 2ADP + 2P$_i$ → 2 丙酮 +
2NADH + 2ATP
糖酵解产生 2 个高能磷酸键的 ATP

糖异生

2 丙酮酸 + 2NADH + 4ATP + 2GTP → 葡萄糖 + 2NAD$^+$ +
4ADP + 2GDP + 6P$_i$
糖异生消耗 6 个高能磷酸键的 ATP 和 GTP

脂肪代谢

脂肪分解　⟷　再酯化

↓

"浪费" 8mol ATP／循环

脂肪分解

三酰甘油　⟷　游离脂肪酸 + 甘油

再酯化

图 106-7　应激反应时高代谢供能的两种无效循环。一种无效循环是通过不同酶同时催化的一组相反的反应，其中至少有一个反应是由腺苷三磷酸（ATP）水解供能，因此产热。脂质代谢循环中有净脂肪分解，而葡萄糖代谢循环中有净糖异生。ADP，腺苷二磷酸；GDP，鸟苷二磷酸；GTP，鸟苷三磷酸；NAD$^+$，烟酰胺腺嘌呤二核苷酸；NADH，烟酰胺腺嘌呤二核苷酸（还原态）；P$_i$，磷酸葡糖异构酶

分解代谢的程度。骨骼肌蛋白质分解有许多重要的代谢途径，包括溶酶体组织蛋白酶和泛素介导的蛋白质降解通路[111-112]。肝通过增加 α- 氨基氮（尿素）清除也促进分解代谢。手术后该转化速率翻倍。联合应用依托咪酯、生长抑素以及胸段硬膜外麻醉下阻断胰高血糖素和皮质醇的分泌可降低该清除率，说明了胰高血糖素及可能的皮质醇和传入神经反射在该过程中的作用。

应激期间骨骼肌蛋白质合成活性的研究结果并不一致。Constantin 等研究表明，无论输注生理盐水还是 TPN，蛋白质分解都增加，并且骨骼肌蛋白质合成均减少（如开腹胆囊切除术后 24h 降低 31%）[112]。蛋白质代谢紊乱严重，因为开腹胆囊切除术后给予 TPN 并不减少术后 24h 肌肉蛋白质合成。手术过程中肝活检证实，手术 20min 后肝蛋白质合成受到抑制，且随手术进程进一步下降。肠上皮细胞、免疫细胞和角质形成细胞等快速复制细胞的组织也表现为蛋白质合成

减少。其他研究声称，净负氮平衡是由于蛋白质分解加速，超过了蛋白质合成增加所致[113-114]。

创伤和手术后长时间卧床休息的有害影响可进一步加剧应激激素和细胞因子导致的蛋白质代谢紊乱。正常志愿者卧床休息 28 天可导致腿部肌肉量丢失 0.4kg，腿部伸展力降低 23%[115]。当给这些卧床休息的志愿者应用模拟疾病或创伤期间皮质醇浓度的氢化可的松时，腿部瘦体组织丢失增加 3 倍以上（1.4kg），这占腿部肌肉量的 6%，相当于全身瘦体组织丢失 4kg。此外，腿部伸展力量也降低 28%。与卧床休息前相比，肌肉蛋白质合成率下降，而肌肉蛋白质分解率维持不变[116]。相比之下，钝性创伤患者全身瘦体组织平均丢失超过 6.4kg，因为这些患者处于蛋白质分解状态，而且蛋白质合成也减少。长期卧床制动可加重应激患者肌肉量丢失和虚弱。因此，早期运动和锻炼是治疗的重要部分。

应激期间，肝急性相蛋白如纤维蛋白原、结合珠蛋白、补体、免疫球蛋白、血清淀粉样蛋白 A 和 CRP 等合成增加[117]。内源性皮质类固醇（它们不能独立启动该反应）浓度升高与 IL-1β、TNF-α 和 IFN-γ 一起刺激急性期蛋白的分泌。这些细胞因子通过肝巨噬细胞诱导 IL-6 分泌，其通过与皮质醇的协同作用，经由转录激活因子 3（STAT3）的信号转导，促进急性期蛋白的产生[117]。同时，IL-6 及皮质类固醇启动负反馈回路，抑制单核吞噬细胞产生 IL-1β 和 TNF-α。细菌感染触发的急性期反应强于病毒感染。急性期蛋白增强机体抵抗感染的能力，可刺激伤口愈合及改善止血。纤维蛋白原增加可以增加凝血能力和血浆黏度[118]，这也是红细胞沉降率作为一项非特异性诊断测试疾病活动性的原因。由于 CRP 浓度急剧增加，故其常用于衡量急性期反应和应激程度（如髋关节置换术后第 2 天，其浓度从 <6mg/L 上升至 >200mg/L）[69]。

急性期蛋白合成增加的同时，白蛋白、转甲状腺素蛋白（前白蛋白）、视黄醇结合蛋白和转铁蛋白等结合蛋白的合成减少。结合蛋白合成及其血浆浓度降低可升高游离激素和电解质的血浆浓度及生物利用度。如上所述，皮质醇结合球蛋白与白蛋白血浆浓度的下降可增加游离皮质醇的浓度。白蛋白浓度（半衰期 21 天）降低是由于合成减少、增加的细胞外液再分布和转换率较大所致。因此，白蛋白浓度的短期变化并不反映其合成的变化。通过测定短半衰期蛋白质（如前白蛋白，半衰期 2 天）评价营养状态。然而，这也有诸多限制，因为这些蛋白质浓度在肝衰竭时下降，而在肾衰竭时增加。

表 106-2 能量消耗和热卡需求

能量消耗（定义）

基础能量消耗（BEE），也称为基础代谢率（BMR）：清醒时禁食 12h，恒温环境 (25℃) 下测得的能量消耗。

食物的产热作用，也称为特殊动力作用：食物摄取后的能量消耗。饭后能量消耗可能增长 5% ~ 10%。

静息能量消耗（REE）：仰卧位休息静眼时的能量消耗。如果在进餐数小时内或连续输注营养物质如连续输注 TPN，则包括食物产热作用。约比 BEE 大 10%。

睡眠能量消耗（SEE）：即睡眠期间的能量消耗，它通常比 REE 小 10% ~ 15%。

活动能量消耗（AEE）：即体力活动期间的能量消耗。最大运动量时能比 BEE 大 6 ~ 10 倍。

环境温度：处于寒冷环境的患者能量消耗增加使体温上升。通过寒战和增加棕色脂肪代谢（新生儿）而使体温上升。

发热：体温每升高 1℃，代谢率增加 10%（或每 °F 增加 7%）。

总能量消耗（TEE）：指 24h 总能量消耗，也就是睡眠、休息和活动期间能量消耗总和。

估计静息能量消耗

1. Harris-Benedict 公式

 男：$eBEE (kcal/d) = 66 + (13.7 \times W) + (5 \times H) - (6.8 \times A)$

 女：$eBEE (kcal/d) = 655 + (9.6 \times W) + (1.7 \times H) - (4.7 \times A)$

 $eREE = eBEE \times$ 应激因素

 $eTEE = eREE \times$ 活动因素

 eBEE，估计基础能量消耗；W，体重 (kg)；H，身高 (cm)；A，年龄 (years)；eREE，估计静息能量消耗；eTEE，估计总能量消耗。

2. 应激因素

 自主呼吸的无镇静患者：

 大手术：15% ~ 25%

 感染：20%

 长骨骨折：20% ~ 35%

 营养不良：减少 10% ~ 15%

 烧伤：视程度，最大达 120%

 脓毒症：30% ~ 55%

 严重创伤：20% ~ 35%

 慢性阻塞性肺疾病（COPD）：10% ~ 15%

 机械通气的镇静患者：减少 10% ~ 15%

3. 活动因素

 机械通气的镇静患者：0 ~ 5%

 机械通气（辅助通气）的患者：5% ~ 10%

 长期卧床、自主呼吸的无镇静患者：10% ~ 15%

 坐在椅子上：15% ~ 20%

 自由活动患者：20% ~ 25%

测量能量消耗

间接测热法包括测量氧耗量 (V_{O_2}) 和二氧化碳产量 (V_{CO_2})。气体交换法用于测量 V_{O_2} 和 V_{CO_2}，而 Fick 法只能用于测量 V_{O_2}。

Weir 方程：能量消耗（EE）$(kcal/d) = 1.44 (3.9 \times V_{O_2}) + (1.1 \times V_{CO_2})$

静息时测量得出 REE

计算 TEE：$TEE = REE \times$ 活动因素

连续测量 24h 可得出 TEE

测量氮平衡

氮平衡 = [氮摄入] − [氮排出]；负平衡 = 分解代谢；正平衡 = 合成代谢

而 [氮摄入] = 24h 通过肠内或肠外摄入的所有蛋白质 / 氨基酸

[氮排出] = [UUN + 4 + EL]

UUN，24h 尿中的尿素氮；4，平均粪便及皮肤丢失量（g）；EL，过量丢失，如富含蛋白质的引流液（如脓液）。

6.25 g 蛋白质 / 氨基酸 = 1 g 氮

患者每日热卡需求	按测量或估计 REE 计算	按体重计算
机械通气的镇静患者	(1.0 ~ 1.2) ×REE	20 ~ 24 kcal/kg
机械通气的无镇静患者	1.2 ×REE	22 ~ 24 kcal/kg
自主呼吸的危重患者	(1.2 ~ 1.3) ×REE	24 ~ 26 kcal/kg
自主呼吸的病房患者（维持）	1.3 ×REE	24 ~ 26 kcal/kg
自主呼吸的病房患者（补充量）	(1.5 ~ 1.7) ×REE	25 ~ 30 kcal/kg

增加 1 磅重的体重，约需要超出 TEE 3500 kcal 的能量

表 106-2 续

呼吸商	能量 (kcal/g)	呼吸商值 (RQ)*
糖类	4.0	1.00
右旋糖（葡萄糖）	3.4	1.00
脂肪	9.0	0.70
蛋白质	4.0	0.80
乙醇	7.0	0.67
脂肪生成		8.00

RQ，静息时 CO_2 生成量与 O_2 消耗量的比值。
* 全身呼吸商受糖类、脂肪和蛋白质氧化以及脂肪生成的相对总量的影响。例如，当患者以 100ml/h 的速度输注 5% 葡萄糖 4 天，其全身呼吸商为 0.77 ~ 0.8，反映以脂肪和蛋白质氧化为主要的能量来源状态。全身呼吸商大于 1 表示净脂肪生成。人类即使糖类摄入量极高，通常也不会出现呼吸商高于 1.2 ~ 1.3。

能 量 消 耗

代谢消耗葡萄糖和脂肪酸等燃料，产生含能量的化合物（如 ATP）以用于许多耗能的机体功能。进食的主要功能之一是补充这种燃料。以热能形式释放的能量总量直接地反映消耗燃料的总量（直接热卡测定），而以消耗 O_2、生成 CO_2 和尿素氮排出总量间接地反映消耗燃料的总量（间接热卡测定）。每天总能量消耗（TEE）的组成概述于表 106-2。每日应摄入的热卡应满足日常的能量消耗。摄入量超过 TEE 可导致脂肪蓄积和体重增加，而摄入量持续小于 TEE 可引起体重下降。

应激性疾病患者的代谢环境改变可增加静息能量消耗（REE）。对术后自主呼吸、创伤、感染和烧伤患者的大多数研究认为，其 REE 高于由 Harris-Benedict 方程所估计的静息能量消耗（eREE）（表 106-2）[120-122]。而作为适应性反应的一部分，饥饿或半饥饿状态的患者的结果截然相反，其 REE 下降。

测量术后自主呼吸患者的能量消耗（间接测热法）显示其 REE 大于 eREE。择期手术患者 REE 较 eREE 高 10% ~ 20%，而脓毒症患者 REE 较 eREE 高 20% ~ 40%（尽管有报告脓毒症后该值可高达 80%）。长骨骨折患者 REE/eREE 往往高于类似损伤程度但无骨折的患者。REE 高峰约出现在术后第 3 天，而危重创伤或危重烧伤患者的高代谢可能持续长达 3 ~ 4 周。烧伤患者可表现为极端高代谢状态（REE 较 eREE 高 120%），其高代谢程度与烧伤的范围和严重程度呈正比 [123]。老年患者（>60 岁）高代谢表现较少（参见第 80 章）。

术后机械通气和创伤患者的 REE 增高要低于自主呼吸患者，因为前者正接受镇静剂和（或）肌肉松弛剂，两者均可使 REE 下降 20%[124]。这些患者测得的 REE 往往为 eREE 的 ±(10% ~ 16%)[125-126]。这些患者无高代谢的另一个原因是，机械通气控制呼吸时没有或很少有呼吸做功。随着患者开始自主呼吸，由于呼吸做功增加及镇静减轻，其 REE 上升。机械通气撤机时，随着患者越来越依靠其自主呼吸维持，且镇静停止，出现焦虑，其能量消耗进一步增加 [127]。然而，重要的是要注意这些极危重的 ICU 患者体内滞留了大量的复苏液（第三间隙），使其体重增加达 10% ~ 12%。由于水肿液无代谢活性，在 Harris-Benedict 方程中应用当前体重而不是损伤前体重，可能高估 eREE，从而低估了高代谢的程度 [128]。

应激期间高代谢的原因有多种。发热可导致能量消耗增加，体温每增加 1℃，能量消耗增加 11%。此外，糖异生和尿素生成等耗能过程增加的作用可增高代谢率。正常机体输入儿茶酚胺可增高代谢率 [129]。这种增高的程度甚至大于联合输注皮质醇、胰高血糖素与儿茶酚胺。头部损伤患者显著的高代谢主要是由于交感神经系统的激活。这也见于其他类型的颅内病变。例如，蛛网膜下腔出血后至少持续 5 天，REE 比 eREE 高 18%。高热引发的寒战可使能量消耗明显增加（>200%），因此可使用镇静药和（或）神经肌肉阻滞剂处理。这种能量消耗增加也曾归因于蛋白质氧化与合成增加。然而，据报道择期手术后患者即使蛋白质转换增加，能量消耗也只有轻度变化。促使高代谢的另一个过程是无效底物循环（图 106-7）。β- 肾上腺素能阻滞剂可以降低脂肪分解 / 重新酯化的无效循环速率，从而降低烧伤儿童的 REE。无效循环增加的目的是使患者灵活地迅速适应能量底物需求的变化。

环境因素也可能影响能量消耗。环境温度和湿度升高可通过减少蒸发丢失来降低烧伤患者的 REE，从而减少产能以维持体温。

对脓毒症的代谢反应

与择期手术短期应激及其后的恢复期不同，脓毒症以持续应激性刺激伴有全身影响为特点，可导致多器官系统功能障碍。脓毒症期间所观察到的基本代谢反应类似于重大手术、烧伤、创伤后以及重大非感染性疾病如胰腺炎和严重输血反应（如削弱胰岛素对脂肪分解和糖异生的抑制作用）[130]。但是脓毒症进一步表现为由细菌及其成分诱发和持续存在额外的代谢、炎症、免疫和凝血反应[131]。在感染性危重创伤患者血浆蛋白质组谱中发现较大量的补体和凝血蛋白证实了该观点，而无感染的危重创伤患者则不存在这种结果[79]。这种生化差异很重要，因为它们可能作为生物标志物用于早期检测活动性感染，并可用于鉴别脓毒症或脓毒性休克与全身炎症反应综合征（框 106-1）[132]。

框 106-1　全身炎症反应综合征和脓毒症鉴别标准

全身炎症反应综合征（SIRS）
符合下列 2 项及 2 项以上标准：
1. 体温：> 38℃ 或 < 36℃
2. 心率：> 90 次／分
3. 呼吸频率：> 20 次／分 或外周动脉血 CO_2 分压（$PaCO_2$）：< 32mmHg
4. 白细胞（WBC）计数：> 12 000mm³ 或 < 4000mm³ 或未成熟形态 > 10%

脓毒症
SIRS 加上确切的感染部位（局部生物培养阳性）。血培养不必阳性。尽管 SIRS、脓毒症和脓毒性休克通常伴有细菌感染，但不一定有菌血症。

严重脓毒症
脓毒症伴有器官功能障碍、异常低灌注或低血压
异常低灌注包括但不仅限于：
1. 乳酸酸中毒
2. 无尿
3. 急性意识状态改变

脓毒性休克
即使给予液体复苏，仍存在脓毒症导致的低血压及异常低灌注

作为先天性免疫宿主防御系统的一部分，Toll 样受体（一组模式识别受体）可识别细胞外或吞噬体信号分子，包括病原体相关性分子模式（PAMP）即细菌、病毒、真菌和原生动物的产物，或损伤细胞释放的细胞内蛋白质［损害相关分子模式（DAMPs），如高迁移率族蛋白 -1］[133]。除了 Toll 样受体，还有胞浆内可识别细胞内 PAMPs 的 NOD 样受体和识别病毒 RNA 的 RIG-1 样受体[134]。刺激 Toll 样受体可激活免疫细胞的转录因子 NF-κB 和 JNK（c-Jun 氨基末端激酶），从而启动基因编码促炎因子的转录。Toll 样受体基因缺陷的小鼠仍然死于脓毒症，表明脓毒症期间有多种激活途径。感染类型影响炎症反应的性质。革兰氏阴性菌内毒素（脂多糖）诱导 TNF-α、IL-1 和 IL-6 的产生，而由革兰氏阳性菌引起的 IL-8 增加远超

出 TNF-α、IL-1 和 IL-6 的增加[135]。此外，无菌炎症产生的 Toll 样受体基因表达与脓毒症不同[136]，而感染性休克与严重脓毒症引起细胞因子的特征不同[137]，病毒感染与细菌感染的特征不同。

危重症相关皮质醇不足是指相对于疾病严重性来说血清皮质醇活性不足，据报道这在脓毒症患者中经常发生[138]（参见第 101 章）。皮质醇浓度可能处于超常范围，并且可能因额外 ACTH 刺激而反应性增加。危重症相关皮质醇不足在临床通常表现为对液体及血管加压素治疗的反应性降低，这通常也与病死率增加有关。这种相对性肾上腺皮质功能不全是急性自限性，因为它随着急性疾病消退而恢复。其病因不明，可能是由于 ACTH 水平或皮质醇分泌减少和（或）组织器官对糖皮质激素敏感性降低所致[139]。因此，面临的挑战是找到可轻松快速地鉴别此类患者的途径，并确定糖皮质激素替代是否能改善结果[138]。在一项多中心、随机、双盲、安慰剂对照试验中，对感染性休克患者给予安慰剂或小剂量激素（如每 6h 静脉注射氢化可的松 50mg 连续 5 天，随后 5～6 天逐渐减量），对 ACTH 有反应和无反应两组的死亡率并无差异。尽管氢化可的松比安慰剂能更迅速地扭转休克，但发生二重感染、出血和高血糖的事件更多[139-141]。

应激反应的调理

虽然应激反应演化为协助机体对即刻危险做出反应的机制，但是其作用可能不利于手术或脓毒症患者。如针对阻止急性出血的高凝状态可能导致卧床患者深静脉血栓形成和肺动脉栓塞。而且，过度应激状态下，细胞因子和应激激素的产生可引起长时间的分解代谢，导致脂肪和肌肉丢失，造成患者虚弱和疲劳。这种虚弱和疲劳加上应激相关性免疫功能紊乱可增加感染易感性。

应激反应的有害后果增加了人们对终止其出现和（或）作用的兴趣。但是，有必要考虑应激反应调理的目标是完全消除或只是减弱这种反应。通过消除应激反应，则低血容量时通过儿茶酚胺维持血压或刺激细胞因子生成以提高免疫力等这些有益作用可能丧失。因此，部分或选择性抑制这种反应可能更合理。这样，可能部分地保留一些反应，如对低血容量的心血管反应。减少应激反应某些后果的其他优点包括减少分解代谢和脂肪分解的程度，从而减少肌肉与脂肪量的丢失。在脓毒症患者中尝试过的一种办法是选择性介质阻滞。在脓毒症和脓毒性休克期间，抗细胞因子疗法（如抗 TNF 抗体、IL-1 受体拮抗剂）就是一个主要例

子。这种疗法的结果令人失望，因为该疗法不仅证实没有改善患者生存率，而且在某些情况下甚至降低生存率。失败的可能原因包括针对单一介质的阻断可能不足以阻断大范围进行中的生物级联反应。另一个可能的原因是，细胞因子产生有益的免疫增强作用以协助机体对抗感染。因此，阻碍这些作用可使免疫功能下降，导致死亡率上升。所以，任何试图调理应激反应的方法必须监测其有害作用。

手术前应激反应

择期手术患者往往面临术前焦虑，这是一种与下丘脑 - 垂体轴和可能的细胞因子低水平激活相关的心理应激状态。这种早期激活的证据来自有人观察到患者获知手术信息后唾液皮质醇上升 50%。其他研究表明，术前 β- 内啡肽和肾上腺素浓度均增加。目前还不清楚这种已经存在的应激反应激活对随后手术引起的应激反应是否有叠加作用（参见第 38 章）。

术前用药以缓解焦虑，从而减轻应激反应。术前用咪达唑仑可缓解焦虑，减少术中肾上腺素分泌，可能还可减少去甲肾上腺素和皮质醇等的分泌。虽然目前还不清楚苯二氮䓬类药物如何发挥其作用，但是接受苯二氮䓬类药物的患者对外源性 ACTH 刺激下可反应性产生皮质醇，这支持较高水平苯二氮䓬类药物对下丘脑或垂体发挥其作用的观点。术前大量用药，即联合应用阿片类药物与抗组胺药物或联合应用阿片类药物、抗胆碱药与苯二氮䓬类药物削弱血清儿茶酚胺、AVP、ACTH 和皮质醇增加的效果优于只给予苯二氮䓬类药物。给予松果体分泌的褪黑激素作为术前用药可缓解焦虑[142]。也有人研究了非药物方法来缓解焦虑。应用音乐、视频眼镜和智能手机等可减轻术前焦虑，因此可能具有实际应用价值[143-143c]。

麻醉前禁食是减少肺误吸风险的可行方法（参见第 38 章）。有些患者术前禁食 8 ～ 12h。这种方法已经受到质疑，因为患者到手术室时已处于低胰岛素和高水平胰高糖素导致的糖原分解饥饿状态。患者随后处于手术应激导致的胰岛素抵抗、分解代谢和糖原异生状态。目前的指南允许术前 2h 进食清淡流质。该指南引发了术前 2 ～ 3h 给予糖类（如 50g）或糖类 - 蛋白质混合物（如 50g 糖类 +15g 谷氨酰胺）的兴趣，从而增加胰岛素浓度和降低胰高血糖素水平，由此缓解术后胰岛素抵抗和分解代谢程度[144-148]。小样本研究显示给予这些食物可降低术后胰岛素抵抗，减少蛋白丢失和保护线粒体功能[146-148]。meta 分析认为与安慰组相比，术前给予糖类可能是安全的，并可削弱术后

胰岛素抵抗，但此研究样本量较少[149]。给予糖类是"快速恢复外科（ERAS）"项目的一部分，其还包括胸段硬膜外麻醉或镇痛、无胃肠减压和早期恢复经口进食等。meta 分析提示这可减少开腹结肠手术后所有（而不是主要）并发症和住院时间[150-151]。对 17 项研究的系统回顾显示术前给予富含糖类的饮料可减少术后胰岛素抵抗，并缓解焦虑和恶心呕吐，但没有证据提示可防止肌肉组织消耗[151a]。

术中应激反应

应用麻醉药物调理术中应激反应取决于多种因素，包括麻醉与手术类型。由于几乎不可能将麻醉药本身的作用与手术损伤所产生的应激反应分开，所以研究一般是比较在特定的外科手术期间两种或多种麻醉方案对总体应激反应的影响。

吸入麻醉药

挥发性麻醉药抑制激素应激反应的程度最小，并且对手术刺激导致的反向生化反应（如脂肪分解）基本没有作用。尽管挥发性麻醉药中恩氟烷阻断术中儿茶酚胺激增的作用最强，但挥发性麻醉药是否能够防止手术诱导儿茶酚胺分泌的证据相互矛盾。无论是否手术，氟烷和异氟烷都不会影响血清皮质醇的浓度。在腹部子宫切除术中用双频指数（BIS）监测七氟烷麻醉深度在 50 和 25 的情况下，术中皮质醇和血糖水平没有区别[152]。然而，七氟烷可减弱皮质醇和 ACTH 对腹腔镜下卵巢囊肿摘除术的反应[153]。吸入麻醉下头颈部长时间（> 10h）手术期间，异氟烷 / 笑气或七氟烷 / 笑气麻醉下，血浆皮质醇、ACTH、胰岛素或胰高血糖素浓度无任何差异；但是吸入七氟烷时，肾上腺素和去甲肾上腺素浓度在手术期间降低，而在术后升高[154]（参见第 26 章）。

静脉麻醉药

一些静脉麻醉药可部分地改变应激反应的内分泌与代谢性成分。硫喷妥钠（5.0 ～ 5.1mg/kg）并不能防止插管后儿茶酚胺浓度增加。然而，许多研究表明，插管时使用丙泊酚（2.0 ～ 2.2mg/kg）而不是硫喷妥钠，肾上腺素和去甲肾上腺素的浓度较低。这是由于丙泊酚具有抑制儿茶酚胺分泌的内在特性，其可能通过减少嗜铬细胞释放儿茶酚胺起作用。丙泊酚（1.5 ～ 2.5mg/kg）也会降低插管过程中的皮质醇浓度。依托

咪酯除了降低高血糖外并不影响代谢反应，这是由于依托咪酯通过阻止皮质醇与醛固酮的合成而抑制肾上腺皮质反应。

与苯二氮䓬类相比，α_2-肾上腺素能受体激动剂可乐定和右美托咪啶能更有效地减轻插管和术中应激引起的血流动力学与儿茶酚胺反应。α_2-受体激动剂通过减少中枢与周围神经释放去甲肾上腺素而减轻应激反应。术前口服可乐定 4.5μg/kg 可降低术中血浆儿茶酚胺浓度。类似的剂量不仅降低血浆，也能降低脑脊液（CSF）中 TNF-α 和去甲肾上腺素的浓度[155]。该剂量也可减弱小手术术中和术后的高血糖反应。可乐定是否也可降低皮质醇反应仍不明了[156]。此外，α_2-激动剂如右美托咪啶并不抑制类固醇生成[157]（参见第 30 章）。

阿片类药物

阿片类药物能减轻应激反应。芬太尼（50μg/kg）加上氟烷和氧化亚氮可避免子宫切除术时通常出现的皮质醇和 GH 的升高，并使葡萄糖正常。吗啡（1.0mg/kg）可降低腹部手术时 GH 和皮质醇的升高。然而，另有研究表明，相同剂量的吗啡并不能抑制类似手术过程中 GH 分泌的增加。有一些研究但不是全部提示，阿片类药物也可减少细胞因子生成[65, 158-159]。与异氟烷麻醉相比，丙泊酚-阿芬太尼麻醉可使 IL-6 浓度更低。有人认为 IL-6 浓度较低是由于阿片类药物可与单核细胞受体结合，降低细胞内 cAMP 浓度。cAMP 对单核细胞分泌 IL-6 是必需的。然而与七氟烷和七氟烷-芬太尼麻醉相比，丙泊酚-瑞芬太尼并不总是抑制 IL-6 的升高[158-159]。与小剂量瑞芬太尼 [0.25μg/（kg·min）] 加上七氟烷麻醉相比，大剂量瑞芬太尼 [1.0μg/(kg·min)] 输注加上七氟烷可降低 ACTH、皮质醇、肾上腺素、去甲肾上腺素和 ADH 对应用肢体止血带的反应[159a]。

在心脏手术期间，阿片类药物抑制应激诱发的反应最为明显。虽然大剂量芬太尼（50 ~ 200μg/kg）和吗啡（2 ~ 4mg/kg）可防止体外循环前儿茶酚胺和皮质醇的增加，但是体外循环期间儿茶酚胺和皮质醇浓度仍增加。同样，大剂量舒芬太尼（12μg/kg 诱导、切皮前 3μg/kg、体外循环前 5μg/kg）可抑制体外循环前儿茶酚胺、皮质醇和 AVP 的增加，但是未能减轻其在体外循环手术中及术后的增加。体外循环逆转阿片类药物抑制应激反应的作用是由于非搏动血流、转流环路的人工表面、肾素和血管紧张素释放、低温以及血浆阿片类药物浓度的稀释所致。

阿片类药物抑制应激反应的机制仍不明了。一种理论认为这种作用是通过下丘脑和垂体阿片类受体所介导。这种理论已受到质疑，因为舒芬太尼对脑阿片受体的亲和力远远大于芬太尼，但是芬太尼与舒芬太尼对应激反应的影响相近。静脉注射（50μg，然后每 30min 追加 20μg）和鞘内注射高剂量（150μg）舒芬太尼均能减弱全身麻醉下腹部重大手术患者术中肾上腺素与去甲肾上腺素的反应。然而，只有鞘内注射组术中 ACTH 与皮质醇的反应减弱。因此，舒芬太尼的独特作用可能只在鞘内给药时明显[160]。

全身麻醉无疑可预防更强的应激反应，使患者感觉不到手术的不适和疼痛，但是它不能完全消除应激反应的许多表现，因为麻醉并不能减少或消除损伤区的传入神经冲动。此外，全身麻醉并不改变伤口区域内所产生的 IL-6 和 TNF 等细胞因子的作用（参见第 30 章）。

椎管内麻醉

椎管内麻醉比全身麻醉能更有效地减轻应激反应（参见第 56 章）。这种麻醉改变术中应激反应的能力取决于阻滞水平、手术位置以及所用药物。硬膜外麻醉下肢手术术中儿茶酚胺浓度低于全身麻醉[100]。这种儿茶酚胺减少可能是由于阻断了传入神经的刺激冲动，从而减少下丘脑激活交感神经系统和肾上腺髓质。下丘脑激活减少的进一步证据是，T4 水平的硬膜外麻醉可成功地削弱 TSH 的增加。同样，硬膜外麻醉下阴道手术可减少通常的 AVP 增加。

椎管内麻醉的下腹部和下肢手术可降低或消除手术的高血糖反应，这可能是由于肾上腺素反应降低或（和）肝交感路径阻滞而导致肝糖原分解的刺激减弱所致。下腹部手术时，硬膜外阻滞降低交感神经与肾上腺活性还可防止术中游离脂肪酸和甘油（脂肪分解）的正常性增加。交感神经阻滞降低术中脂肪分解的进一步证据是，在腹股沟疝修补术期间，只有当脊髓麻醉平面到达 T1 ~ T3 感觉平面时，脂肪分解才减少。椎管内阻滞对皮质醇分泌的影响仍不太明了。虽然下腹部手术期间椎管内麻醉可减轻应激引起的皮质醇反应，但是这种抑制的程度是否与其他激素的抑制类似仍不清楚。可能因硬膜外麻醉不能改变 IL-6 对腹部手术的反应，从而不能完全减少应激反应，这提示 IL-6 分泌既不是由伤害性刺激所介导，也不受交感神经阻滞的影响。IL-6 增加垂体 ACTH 的分泌，从而刺激皮质醇分泌。脊髓损伤患者接受损伤平面以下的手术时，会出现类似的儿茶酚胺和皮质醇分泌减少[161]。

椎管内麻醉减轻下腹部手术应激反应的效果比上

腹部或胸腔手术明显。T3～T4 平面的硬膜外阻滞是否能抑制上腹部手术时儿茶酚胺和皮质醇浓度激增仍有争议。上腹部或胸部手术期间高达 C6 的硬膜外阻滞并不影响皮质醇反应。对胃切除术期间阻滞平面从 T3～T4 扩展至 L1～T12 可显著降低皮质醇反应这个假说仍存在争议。同样，仍不确定上腹部手术时硬膜外阻滞是否能改变脂质或蛋白质代谢，尽管它似乎可部分抑制高血糖反应[162]。事实上，区域麻醉不能抑制上腹部刺激诱发的应激反应是因为不能完全阻断传入交感神经，以及不能阻断迷走神经传入通路、膈传入神经或局部释放体液物质所致。另有研究提示，区域麻醉不能完全阻断传入刺激，从而不影响下丘脑－垂体－肾上腺轴，因为硬膜外诱导的交感神经阻滞并不能完全阻断神经传导，但是只能削弱其传导。与单独硬膜外麻醉相比，上腹部手术期间联合硬膜外与内脏阻滞（丁哌卡因直接注入内脏神经丛）可明显降低儿茶酚胺反应和血浆皮质醇浓度，由此支持了上述假说。同样，与硬膜外麻醉相比，脊髓连续输注局麻药更有效减轻上腹部手术时皮质醇与血糖反应，这可能是因为传入神经阻滞效果更好。

硬膜外麻醉不能减轻上腹部手术应激反应的另一种可能解释是经未阻断的迷走传入神经传递刺激。然而，迷走神经阻滞或迷走神经切断术后并未见应激反应减弱。膈神经参与其中的证据显示，上腹部手术时硬膜外阻滞达 C3～C4 皮区水平时抑制 ACTH 与 AVP 增加的效果比 C8～T2 皮区阻滞水平明显。

区域麻醉时所用药物也会影响其对应激反应的作用。硬膜外阿片类药物并不能防止儿茶酚胺激增。2- 氯普鲁卡因和丁哌卡因可抑制儿茶酚胺浓度增加，而利多卡因无此效应。这种差异可能是由于利多卡因的中枢刺激作用所致。

联合全身麻醉与椎管内麻醉

如果全身麻醉有足够深度以缓解气管内导管的刺激，且椎管内麻醉足以阻断手术部位的传入信号，则联合全身麻醉与椎管内麻醉应该可减轻应激反应。与单独全身麻醉（七氟烷 - 瑞芬太尼）相比，全身麻醉联合罗哌卡因 - 舒芬太尼胸段硬膜外麻醉可明显降低耻骨后前列腺癌根治术中及术后皮质醇、肾上腺素和去甲肾上腺素浓度增加[163]。结直肠手术应用地氟烷－硬膜外麻醉（感觉阻滞平面 T4～S1）和地氟烷 - 瑞芬太尼麻醉时，葡萄糖生成和高糖血症均少于单纯使用地氟烷[164]。与单独全身麻醉相比，胸段硬膜外麻醉联合全身麻醉（异氟烷）下行上腹部手术时，血浆皮

质醇、肾上腺素和 IL-10 水平较低[165]。

人们广泛研究了联合全身麻醉与硬膜外麻醉对接受冠状动脉旁路移植术患者的影响。与只接受大剂量芬太尼的对照组相比，冠状动脉旁路移植术期间给予芬太尼复合胸段硬膜外丁哌卡因［每 4h 给予 10mg（5mg/ml）］麻醉的患者术中（包括体外循环期间）和术后肾上腺素与去甲肾上腺素水平均较低。而皮质醇反应是否也减轻的结果却不一致。虽然并不影响细胞因子的反应，但 CRP 和纤维蛋白原而不是肌钙蛋白 -I 水平却在术后 16～24h 下降[166]。与全身麻醉加术后吗啡患者自控镇痛（PCA）相比，在无体外循环心脏手术患者术后（12～48h），全身麻醉联合硬膜外麻醉并术后持续硬膜外镇痛可降低 IL-6 和 IL-8，而不是皮质醇和肌钙蛋白 -I[167]。尽管在体外循环冠状动脉旁路移植术中硬膜外麻醉联合全身麻醉可降低应激反应，但 meta 分析并没有证实其可减少心肌梗死或降低死亡率[168]（参见第 56 章）。

体温调节

减少应激反应的另一种方法是维持围术期正常体温（参见第 54 章）。术中低体温随后术后复温可刺激应激反应。低温患者（核心温度 35.3℃）术后血浆去甲肾上腺素与肾上腺素浓度高于温暖对照组[169]。这些儿茶酚胺浓度升高部分是由于术后复温时寒战及血管扩张导致的低血压所致。推测儿茶酚胺升高是低体温患者血管手术后心肌缺血发生率较高的原因之一。因此有诸多理由保持术中患者温度正常。

术后阶段

麻醉对术中应激反应的抑制作用常因麻醉苏醒而消失，这是由疼痛、意识恢复以及一系列引起应激的事件（如气管拔管、寒战）所致（参见第 96 章）。异氟烷麻醉手术后立即出现血浆 ACTH 和皮质醇过度升高证明了这种术后应激反应的存在。同样，七氟烷 - 笑气麻醉后，气管拔管后出现皮质醇、ACTH 和儿茶酚胺峰浓度，提示麻醉苏醒的应激强度大于手术。七氟烷麻醉时因为其典型的快速苏醒特点，这种现象可能特别明显。与这种儿茶酚胺浓度明显升高相关的是心肌梗死发病率升高，在术后 24～48h 达峰水平。

与吸入麻醉药一样，静脉麻醉药实施的全身麻醉也不能防止术后应激反应。静脉阿片类药物麻醉并不能减弱术后远期（>3h）的应激反应。体外循环心脏手术后患者给予丙泊酚深度镇静 12h 的研究进一步证

实，麻醉苏醒可消除麻醉对应激反应的抑制作用。与对照组相比，这种镇静可减少皮质醇与儿茶酚胺的上升，同时减少心动过速和高血压。然而，一旦停用丙泊酚，激素浓度即上升，表明深度镇静只是延迟应激反应的出现[170]。因此，除非在苏醒与拔管期间及其之后应用药物持续抑制应激反应，否则术后就肯定会出现应激反应。

下腹部手术后，通过硬膜外导管给予局部麻醉药连续术后镇痛可减轻这种应激反应。例如，结直肠外科手术后 24h 内连续硬膜外镇痛（感觉阻滞 T4～S5）可有效削弱儿茶酚胺的增加，但是对皮质醇浓度无效。子宫切除术后 24h 内采用类似方案的患者血糖和游离脂肪酸浓度低于全身麻醉者。而且，髋关节置换术应用硬膜外 24h 给予局麻药（感觉阻滞水平 T10）患者的氮节约优于单纯全身麻醉患者。这只见于术后局部麻醉药提供镇痛的情况下，而不是麻醉情况下。同样，髋关节置换术采用联合腰硬麻醉及术后硬膜外镇痛（罗哌卡因 - 舒芬太尼）可引起术后第 1 天亮氨酸氧化率减少，而仅在术中可预防高血糖症[171]。术后连续硬膜外镇痛可更有效减轻上腹部以下手术后的应激反应，结果与术中硬膜外麻醉相近。然而，据报道上腹部手术后应激反应也减轻。例如，腹主动脉瘤术后给予硬膜外吗啡可降低交感反应，但是不降低肾上腺的肾上腺素反应，从而可降低术后高血压的发病率。然而，结肠手术患者术后硬膜外罗哌卡因或硬膜外吗啡镇痛均不抑制分解代谢性反应，但是罗哌卡因确实可增加糖类的氧化速度，这可能反映了胰岛素抵抗减轻[172]。胰岛素抵抗减轻加上糖异生减少可使高血糖症较少[172]。因此，硬膜外阿片类药物或局部麻醉药对疼痛的控制并不能减轻与这些手术相关的许多代谢性变化[173]。然而，联合硬膜外阿片类药物 / 局麻药镇痛在减轻分解代谢方面似乎更有效[174]。

改变应激反应是否可改善结果仍不明了。麻醉的理想作用之一是"无应激"状态，达到这样一种效果已越来越重要，因为应激反应通常与术后并发症的发生相关，特别是在慢性病及老年患者中[175]。然而，当代麻醉实践只能部分地改变这种反应，并且只能在特定条件下实现。全身麻醉减轻应激反应的能力非常有限，而区域麻醉更有效。因此，有理由相信区域麻醉将会改善患者预后。一项 meta 分析结果表明，在各种手术中，区域麻醉的死亡率低于全身麻醉。然而，该分析已受到质疑，因为似乎只有矫形手术患者的预后得到改善。而且发病率研究证实，在某些情况下，硬膜外麻醉可减少术后并发症，如深静脉血栓形成。

调理围术期应激反应的措施包括非麻醉方法（如

使用 β- 肾上腺素能受体拮抗剂阻断心血管终末器官受体和 α₂- 肾上腺素能激动剂兴奋中枢受体）。这些方法取得了一定的成功。缺血性心脏病患者使用 β- 肾上腺素能受体拮抗剂并不能减轻围术期神经内分泌或内分泌应激反应，但是可阻断终末器官的反应。这些终末器官的阻断作用也影响代谢。严重烧伤儿童给予普萘洛尔可降低 REE，抑制肌肉分解代谢，减少脂肪分解，保存瘦体组织并降低 TNF 和 IL-1 浓度，而不增加感染[176]。脂肪分解和肝血流降低使运送到肝的脂肪酸减少，因而可预防脂肪肝导致的肝大[177]。普萘洛尔并不影响死亡率[176]。严重脓毒症患者应用选择性 β₁- 肾上腺素能受体阻断剂并不影响 REE 或肌肉蛋白质动力学[178]，这表明这种缓解作用主要是由于 β₂- 受体阻断作用。然而，重要的是在合成代谢期间不宜继续进行 β- 阻滞，因为 β- 肾上腺素能活性在肌肉组织修复中可能起重要作用[179]。

调理应激反应的另外一种非麻醉方法是术前单次给予外源性糖皮质激素。在重大腹部、肝和食管手术前 60～90min 静脉注射甲泼尼龙（30mg/kg）可降低应激反应，使 IL-6、CRP、去甲肾上腺素和 AVP 分泌增加较少，且增加 IL-10 的分泌。对 51 项研究的 meta 分析显示，单次注射甲泼尼龙（15 或 30mg/kg）并不增加并发症发生率[180]。需要进一步研究来确定这种方法是否显著影响患者结果。同样，心脏手术前应用甲泼尼龙可减少细胞因子的释放。

任何单纯一种方法都不可能减轻应激反应，也不能明显改变患者结果，这就产生了"多模式"方案。其目标是通过改善疼痛控制、肠功能早期恢复以及早期活动来缩短恢复期并减少术后功能状态的下降。这种方案具体包括以下某些或全部方法：麻醉前用药（苯二氮䓬类药、β- 阻断剂、α₂- 激动剂）、术前进食糖类、控制血糖、维持正常体温、联合硬膜外麻醉或镇痛和非甾体类抗炎药、避免应用阿片类药物、早期经口进食或胃肠外营养以及腹部大手术后早期活动[181-182]。这样一个方案使 60 例结肠直肠切除术患者中 32 例在术后 48h 内出院回家；而一项经腹结肠切除术研究显示，这可使住院时间从 10 天减少到 7 天[183]。全身麻醉加胸部硬膜外麻醉及术后胸部硬膜外镇痛下根治性膀胱切除术患者，采用早期经口营养和被动活动等，与常规治疗的患者相比，尿液儿茶酚胺类含量较低，负氮平衡较少，肠道功能恢复较早，急性期反应较轻[119]。这种调理围术期应激反应的多模式方案非常符合逻辑且实用，该方案加上非侵袭性手术可能改变术后医疗效果。

葡萄糖控制

重大应激反应后几乎立即出现继发于胰岛素抵抗和内源性葡萄糖加速生成的高血糖症（参见第 39 章）。在非心脏大手术时，麻醉诱导后 2h 即出现血糖峰值[183a]。给予外源性儿茶酚胺类和糖皮质激素类可加重这种高血糖症。目的论解释血糖浓度升高的原因是这可给伤口和其他葡萄糖依赖性组织提供足够的葡萄糖。糖尿病治疗经验表明了严格控制血糖浓度的优点，这促使我们探索在管理应激（如手术、烧伤、创伤和脓毒症）相关的急性高血糖症时严格控制血糖是否也有益处。

烧伤患者出现严重高血糖伴有免疫抑制，刺激交感 - 肾上腺活性，死亡率增加，感染率增加，皮肤移植成活率降低，分解代谢增加以及渗透性利尿导致容量不足[184-187]。这些效应是由葡萄糖促炎作用所致，葡萄糖促进 TNF-α 和 IL-1 分泌增加，中性粒细胞在外周组织黏附与扣留增加，NO 引起的微血管舒张作用受损，以及反映天然免疫功能的单核细胞人白细胞抗原 DR（HLA-DR）表达降低[188]。同时伴有高血糖症可使正常受试者输注内毒素引起的促炎因子反应增强[189]。这些观察结果提出了这样的疑问：血糖浓度升高本身是有害的还是高血糖只是严重应激反应的一个标志？创伤患者入院时的高血糖症预示着其死亡率较高，而糖尿病与非糖尿病的心脏外科手术患者的高血糖症与感染发生率较高有关。

而且，Van den Berghe 等[184] 的研究表明，对手术患者（主要是心脏手术）实行加强胰岛素疗法并维持血糖浓度正常水平（≤ 110mg/dl）可降低死亡率。与常规疗法相比，加强胰岛素疗法可使 ICU 患者死亡率（尤其是多器官衰竭者）降低 43%，脓毒症降低 46%，需要透析或血液滤过的急性肾衰竭降低 41%。并且，ICU 内加强胰岛素疗法超过 7 天的患者较少出现危重的多发性神经病或肌病[190]。这些结果引发的问题是，血糖浓度的降低或给予胰岛素这种合成代谢和抗炎激素，是否可降低发病率与死亡率。进一步研究提示，避免高血糖而不是给予胰岛素纠正对机体是有益的，因为不管血糖浓度如何，给予胰岛素的总量与死亡率增加有关[191]。后来的临床观察提示，疾病的严重性是发病率与死亡率的主要决定因素，正如组织胰岛素抵抗程度决定了控制血糖所需的胰岛素总量所证实的。

严格控制应激疾病患者血糖的观点必须加以谨慎考虑。越来越多未发现的低血糖症发生率，尤其是在麻醉和镇静的患者中，这使得推荐将血糖控制在较高浓度（>140mg/dl）[184-185]。多中心的危重患者血糖异常评估和应用血糖调节方案改善生存（NICE-SUGAR）试验发现，ICU 患者中应用胰岛素控制血糖目标 81 ~ 108mg/dl 的患者比控制目标血糖 <180mg/dl 的患者死亡率更高（90 天绝对风险增加 2.6%），低血糖发生率更高（6.8% vs. 0.5%）[192]。死亡率增加是因为低血糖还是其他原因仍不清楚，因为在某些情况下胰岛素也表现出促炎作用，上调 NF-κB[193]。另一个问题是不是所有人群或只是特殊人群有益于严格控制血糖。对心脏手术的一项 meta 分析显示严格控制血糖治疗降低 ICU 死亡率和住院时间，术后心房纤颤减少和降低机械通气支持的时间；而另一相似分析认为死亡率没有减少而术后感染率下降[194-195]。后来在儿外科患者中得到了相似的结果[195a]。血糖 - 胰岛素治疗可能对心肌梗死和缺血患者有利[196]。一项涵盖 13 567 例患者 26 项研究的 meta 分析认为对危重患者严格控制血糖并不降低死亡率，但却可以控制低血糖风险增加[197-198]。针对 1369 例儿科 ICU 患者的多中心试验结果示严格控制血糖（72 ~ 126mg/dl）与常规血糖控制（<216mg/dl）对预后没有明显影响[198a]。

对大手术后与危重患者给予胰岛素治疗降低血糖浓度被认为对消除高血糖症所致的促炎作用有利（如降低 IL-6、IL-8、高迁移家族蛋白 -1 和 TNF-α，同时干预 IL-6 信号传导），同时胰岛素有抗炎效应；保护线粒体腔室与内皮细胞；降低血清皮质醇浓度；减少尿素氮丢失；并且增加 IL-4 和 IL-10 等抗炎激素分泌[199-204]。并且，在内科 ICU 中，胰岛素治疗可抑制脂肪分解，减少内生糖的产生，增加糖清除，但对蛋白质丢失没有影响[205]。

营养支持

围术期

传统上术后立即给患者输注 5% 葡萄糖（葡萄糖单一水化物），其可提供 50g/L 葡萄糖或 170kcal/L 热卡（每克葡萄糖可提供 3.4kcal 的热卡）。因此，患者接受 5% 葡萄糖 2 ~ 3L/d，基本上处于半饥饿状态。输注少量葡萄糖原理是其节约蛋白质的效应（即减少糖异生，从而减少蛋白质分解的需求，使尿素氮丢失减少）。在正常受试者中，氮丢失随着输注葡萄糖的增加而呈线性降低，一直到摄入量达 150g/d。如果不提供蛋白质和脂肪，葡萄糖摄入大于 150g/d 不会进一步节约蛋白质。另外，小剂量应用糖类（100g/d）可防止酮症发生[95]，并可引起术后高血糖。在应激反应时，即使给予大剂量葡萄糖，外源性葡萄糖抑制糖异生的作用消失。手术中前 3h 以 2g/(kg·min) 输注葡萄糖可减少 60% 的内源性葡萄糖生成，而术前应用可减少 90%[182]。葡萄糖输注方案只应术后持续数日（4~6 天），直到患者能经口进食为止。超过这个时限，患者仍不能经口进食时应评估是否行肠内或肠外营养支持。

人们一直致力于寻找改善术后期间给予葡萄糖低热总量效应的方法。与静脉内疼痛管理方案相比，腹部手术后通过术中和术后用局麻药和阿片类药物（0.1% 的丁哌卡因加上 2μg/ml 芬太尼达到 T7~L3 感觉阻滞）进行连续硬膜外阻滞可更好地缓解疼痛，从而进一步降低内源性氨基酸氧化，并通过降低胰岛素抵抗来增加全身葡萄糖的摄入[206-207]。这些结果是预料之中的，因为术后疼痛本身可诱发胰岛素抵抗，并使机体处于分解代谢状态[208]。而且，硬膜外镇痛可缩短术后肠麻痹持续时间（如胸部>腰部，局麻药>阿片类药物），使经口进食恢复较早[209]。

人们一直在探寻术后输注低热卡氨基酸的蛋白质节约效应[210]。该理念是提供少量外源性氨基酸作为糖异生底物（1g 产生 0.5g 葡萄糖），从而避免输注 5% 葡萄糖期间出现的高血糖症。然而，使用多少量蛋白质作为能量来源是有限制的，而术后输注氨基酸只能轻度降低糖异生作用，但抑制蛋白质分解和 IGF-1 下降，刺激蛋白质合成[211-212]。尽管氨基酸确实可降低瘦体组织的丢失，但给予氨基酸代替 5% 葡萄糖似乎并无优点[210]。

术中输注氨基酸的另一作用是作为热卡生成剂，在术前数小时或麻醉诱导后开始应用可预防或减轻术中低体温[213]。麻醉期间，中枢体温调节处于静止状态，从而导致氨基酸的产热作用放大。麻醉期间氨基酸诱导的产热作用主要在骨骼肌等内脏以外的组织，该产热作用是由于氨基酸转换增加，而蛋白质降解与合成都是耗能（产热）的过程[214]。这种输注方法可使脊髓麻醉期间体温下降减少 0.5~0.8℃[215-216]，非体外循环下冠状动脉旁路移植术时也有此作用[217]。输注氨基酸 [11.4% 溶液以 2ml/（kg·h）输注 1h] 可成功治疗术后低温导致的寒战[217a]。

营养支持的适应证

实施营养支持的主要适应证是预防或治疗不能或不愿经口摄入足够食物患者的营养不良。20%~35% 的患者在入院时或住院期间患有营养不良。因此，对所有住院患者都应该将营养的评估和营养支持的决策作为常规医疗工作的一部分。当计划给患者提供营养支持时，主要考虑的是营养是否能改善患者预后或生活质量，因为许多终末期疾病不可避免地存在营养消耗[218]。为应激反应患者提供营养支持的另一个重要原因是这些患者的代谢环境已经发生了变化，这对营养物质的利用与代谢的影响很大。而且，反复发作脓毒症的危重患者正处于进展性促炎反应，可促进持续分解代谢。因此，在应激性疾病的急性期间，营养支持是一种辅助性疗法，其目的是提供能量底物，以辅助细胞功能，并防止瘦体组织和脂肪组织丢失。必须要等到疾病合成代谢期才能补充丢失的脂肪与肌肉组织。

术前营养不良可因更严重的全身炎症反应和更多的术后感染而伴有不良手术后果[219]。术后风险增加的术前标准包括血清白蛋白低于 3.0mg/L，BMI 低于 18kg/m²，以及体重在 6 个月内下降大于 10%~15%[220-222]。与无风险患者相比，14% 行择期胃肠手术的患者在术前营养评估时发现有营养风险时，其术后严重并发症发生风险增加 3.5 倍，平均住院周期增加 2.5 倍[223]。然而，难以证明营养不良患者术前实施胃肠外和肠内营养的益处，除非严重营养不良患者，其术前给予 7~10 天营养补充可减少术后非感染性并发症的发生[224-226a]。术中和术后持续 TPN 也有利于这类患者。

meta 分析显示择期胃肠切除手术后 1~2 天即恢复经口进食，而不是延长禁食或经鼻胃管胃肠减压时间，可减少术后并发症，不增加死亡率、吻合口瘘或延长住院周期。其他类型的择期和急诊大手术术后不宜给予营养支持，除非预计患者术后 7~8 天不能恢复足够的经口进食[220]。此时间内预计患者不能恢复足够的经口进食则应在术后早期（1~4 天）即开始营养支持。术前营养耗竭的患者术后早期不能很快恢复经口进食，如头颈部或食管癌患者，手术中应留置经鼻胃肠管或空肠管，术后即给予肠内营养支持[220]。系统回顾认为与 TPN 相比，肝叶切除术后早期（1~3 天内）即开始肠内营养可减少感染并发症[227]。同样，文献系统回顾提示，尽管许多胰十二指肠切除术患者术前营养耗竭，但是由于并发症发病率高而不推荐常规术后 TPN，而推荐术后肠内营养[228]。与直肠切除术后 8h 开始胃肠外营养相比，经鼻空肠营养支持的吻合口瘘更少、排便更早，并且住院周期更短[228a]。

机械通气的 ICU 患者营养不良的发生率为 38%~100%[211]（参见第 102 章）。因此，营养支持指南推荐早期开始肠内营养，即入住 ICU 24~48h 内开始，以减少感染性并发症和缩短住院时间[229-230]。不能耐受肠道摄入营养的患者应考虑 TPN 替代。然而，不能耐受肠内营养的患者何时开始 TPN 仍存在争议。欧洲临床营养和代谢协会（ESPEN）指南认为，如果患者进入 ICU 2 天后仍不能达到足够的经口进食，则应开始 TPN。美国胃肠外和胃肠营养协会（ASPEN）、危重症医学会（SCCM）和加拿大指南则建议等待 7 天后开始 TPN[230-231]。与早期（48h 内）开始 TPN 补充肠内营养不足相比，随机多中心试验发现延期（≥ 8 天）开始 TPN 恢复更快（机械通气时间更少）、感染更少、需要行肾替代治疗的时程更短、胆汁瘀积更少[232]。此研究支持在 ICU 第 1 周给予低热卡喂养。而且，在急性肺损伤患者中，与完全胃肠喂养相比，入住 ICU 后营养喂养（10 ~ 20 kcal/h）6 天并不能减少脱离机械通气的时间，60 天死亡率或感染并发症，但胃肠不耐受发生较少[233-234]。另一项对 ICU 短期肠内营养禁忌患者的随机多中心研究发现，与保守营养支持相比，给他们肠外营养支持尽管缩短了机械通气时间，但并不改变 60 天死亡率或缩短 ICU 留滞时间[234a]。然而其他研究则提示，在入住 ICU 后 48h 内根据测量的 REE，根据需要通过 TPN 补充肠内营养提供能量摄入可提高生存率[235-236]。入住 ICU 后开始营养支持非常重要，但何时开始和给予多少比例的全热卡摄入仍不明确。

肠外营养与肠内营养

设计营养支持方案时主要的决策是营养支持的途径。如果患者自己进食，必须监测其摄入量以确定进食是否充足。许多患者缺乏食欲，因此在两餐之间可能需要补充营养（零食）来增加其热卡摄入。患者可能由于意识模糊或虚弱而不能自行进食，则可能需要喂养。严重 COPD 患者在进食期间可能因动脉血氧合不足引起疲乏无力而受限。这类患者在进食时可能需要经鼻导管额外供氧。不能通过进食获得足够热卡摄入的患者需要行肠内或肠外营养补充。

肠内营养途径优于肠外营养途径，因为前者是一种外源性营养摄入的天然途径。然而，除了价格低廉，目前的证据并不完全支持这一观点[236-237]。肠道途径避免了血管内通路及其伴随的感染和脓毒症的风险。另外，经胃肠道给予营养物质的选择性大于胃肠外途径，允许更好地安排营养物摄入。肠内营养的其他优点是营养物质易制备，可维持肠道功能。维持肠道完整性（肠道可摄取胃肠道腔内营养物质的 70%）的重要性在于减少细菌从肠道易位。动物研究表明，肠道完整性降低和通透性增加引起肠道细菌易位可导致肠道免疫炎症反应系统（派尔集合淋巴结和肝巨噬细胞）的局部激活。这些细胞可释放细胞因子，加剧已存在的全身炎症反应，从而增加多器官功能衰竭的风险。然而，并无充足的证据表明人类存在明显的细菌易位[238]。术后危重患者不摄入任何营养物质或只接受 TPN，肠道不摄入营养物可伴有小肠绒毛萎缩、绒毛细胞数量减少以及黏膜厚度变薄，用尿液乳果糖 - 甘露醇比例测得的肠道通透性增加。这些变化在给予肠内营养喂养后可恢复。有趣的是并没有证据证实，术前接受 10 天肠外营养的患者出现黏膜萎缩。一般认为萎缩本身并不会导致细菌易位，事实上需要进一步的干扰才会发生。休克复苏后小肠缺血 - 再灌注损害就是这样一种干扰，其本身就能改变肠道完整性[239]。临床观察支持该论点，急诊手术时切除肠系膜淋巴结的患者细菌生长发生率更高。有这种淋巴结的患者常发生术后脓毒症[240]。而且，在应激反应患者中，这种肠上皮和淋巴组织持续增殖情况下可能营养供应不足，从而进一步破坏肠道的完整性。对肠道完整性降低的担心，加上研究表明给予肠内营养而不是肠外营养的患者仍可吸收木糖，就有理由推荐早期进行肠内营养，即使仅给予极少量。此时有指征同时应用 TPN，以提供充足的热卡摄入[241]。

实施肠内营养的一项重要决定是采用何种给予方式。大多数患者最初采用鼻肠管，包括大口径导管。大口径导管的优点是能够对残留食物进行定量并可快速进行鼻胃管吸引。缺点是胃排空障碍以及导管口径所致的胃食管连接部位功能不全而可能引起肺误吸。另外，长期应用大口径导管可能引起鼻窦炎和中耳炎。因此，饲管的型号及其远端的位置是主要问题。对于中长期肠内营养者，最好选用小口径（8 ~ 12Fr）、质软（如硅橡胶）、长（可达到空肠）且末端加重的饲管。这种饲管可减轻鼻咽部的损伤，并使胃食管连接处功能不全降到最低。危重患者常见胃排空障碍，因此宜将导管远端放置到屈氏韧带（小肠功能一般保持完整），以防止食物胃内潴留及由此引起的肺误吸风险[215]。然而，空肠营养支持实际上是否可降低误吸的风险尚有争议。与胃内营养支持相比，空肠营养支持有助于较高热卡的摄入。由于胃排空障碍和仰卧不动的体位，常常使饲管难以通过幽门。因此，如果可能，应在腹部手术中将饲管插过幽门。在非手术情况下，可尝试将饲管放入胃内后，让患者右侧卧位，给予促进胃肠动力药（如甲氧氯普胺），使远端加重的导管通过幽门。如果失败，应在内镜或 X 线辅助下放置导管。

对于预期术后早期不能进食的患者（如严重创伤、严重头部损伤以及食管手术），推荐在手术中放置空肠造瘘管。需要经鼻胃肠管进行长时间（>4周）肠内营养的患者应该手术或内镜辅助下经皮行胃造瘘术或空肠造瘘术。通常实施经皮内镜胃造瘘术（PEGs），或者通过 PEG 放置空肠管。

当肠道途径不能提供或维持足够热卡摄取时宜应用肠外营养。虽然优先选用肠道，但是有些情况下肠外营养是必要的。短肠综合征患者术后需要 TPN，如果其剩余肠道不能充分满足足够的经口摄入，甚至要持续终生应用 TPN。TPN 的其他绝对适应证是小肠梗阻、活动性消化道出血、假性梗阻且完全不能耐受进食，以及高排出性肠道 - 皮肤瘘（除非喂饲管能通过瘘管远端）。部分大肠梗阻时可能不可能摄入低渣饮食。肠外营养的相对适应证包括未愈合的中度排出性肠道－皮肤瘘；肠道需要"休息"，如肠道炎症急性发作和急性放射性肠炎；腹内脓毒症所致的明显腹胀和肠梗阻；肠梗阻解除后肠道持续扩张；中链三酰甘油饮食无效的乳糜胸。肠道途径不能提供足够的营养也是 TPN 的指征[242]。ICU 患者因为腹泻、呕吐、胃排空差、喂饲管移位以及因诊断性检查、操作和手术终止进食时均为 TPN 的指征[243]。

肠外营养可通过中心或外周静脉导管给予。外周静脉不能耐受超过 750 mOsm/L 的渗透压（相当于 12.5% 葡萄糖），因此所能耐受的液体量限制了热卡摄入。所以，外周静脉途径主要用于补充营养或短期营养支持。中心静脉导管是 TPN 的主要途径。首选入路是锁骨下静脉，其部位稳定，患者接受度好，且感染率低于颈内静脉或股静脉。为了最大限度地减少置管与感染并发症，熟练的操作者应按常用的中心静脉管路（CVL）检查清单要求，在无菌条件下置入锁骨下导管[244]。这个检查清单提倡洗手制度；全屏障预防措施，包括隔离衣、帽子、口罩和手套；以及 5% 氯己定醇皮肤准备等。应在超声引导下置入导管[245]。导管应为只用于 TPN 的单腔导管。多腔导管和多种用途单腔导管的感染率高[246]。为长期使用，应置入经皮下隧道 Hickman- Broviac 硅橡胶导管，其隧道近端有 Dacron 套袖以减少感染。

配方成分

葡萄糖和糖类

对于受伤和感染患者，外源性葡萄糖和糖类可最大限度地降低糖异生率和脂肪分解率[247]，这不同于饥饿患者再进食时糖类用于降低糖异生和脂肪分解。尽管应激状态患者葡萄糖的利用降低，但是给予糖类仍然重要，因为某些机体组织不能轻易地利用其他底物。

而且，葡萄糖和糖类的摄入可刺激胰岛素分泌，其有促进蛋白质合成和减少脂肪分解的促合成代谢特性。然而，即使通过积极的胰岛素治疗，高血糖症常常限制给予葡萄糖和糖类的用量。TPN 诱发高血糖的严重程度与葡萄糖输注速率和受伤程度呈直接相关性。老年人更易患高血糖症。

重要的是要认识到，通常给予患者的糖类经常不仅仅是 TPN 中葡萄糖或肠内营养中的糖类。患者通常输注 5% 葡萄糖（170kcal/ L），而静脉内脂肪乳剂至少包括 22 g/L 甘油，其进入糖异生通路。给予急性应激状态患者过量葡萄糖 [> 4mg/（kg·min）]，摄入总热卡大于 REE，可引起产热反应，从而进一步升高血糖浓度，并生成额外的 CO_2。额外增加 CO_2 必须经肺排出，如果不能充分排出，可导致动脉血 CO_2 分压（$PaCO_2$）增高。

危重病患者肠内葡萄糖吸收率和程度均下降。吸收下降的原因包括胃排空迟缓和小肠吸收下降[248-249]。与入住 ICU 后 24h 内即开始肠内营养相比，延迟 4 天肠内喂养可使小肠糖吸收障碍[250]，这也是 ICU 收治后应尽早开始肠内营养的另一个原因。

脂类

一般静脉内给予长链三酰甘油（LCT）脂肪乳剂。这些乳剂含有大豆油和乳化剂（卵磷脂），并且热卡高（如 10% 和 20% 的溶液分别含有 1.0kcal/ml 和 2.0kcal/ml 热卡）。一旦输入体内，这种脂肪乳剂就转换为类似于乳糜大小的富含三酰甘油的微粒和乳化剂产生的富含磷脂的微粒，后者称为脂质体。乳糜微粒状颗粒经脂蛋白脂肪酶水解成为脂肪酸和甘油。脂质体刺激胆固醇生成，并与胆固醇结合，以长效异常脂蛋白 -X 的形式在血液中蓄积[252]。为了最大限度地减少脂质体的形成，应缓慢输注脂肪乳剂。脂肪乳剂也是丙泊酚、两性霉素 B 和依托咪酯等许多脂溶性药物的溶剂。因此，输注丙泊酚镇静能提供相当数量的脂肪热卡，在计算摄入热卡时应包括在内。

为防止必需 FFA 缺乏需要给予外源性脂肪，所以接受 TPN 的患者每周最少应输注脂肪乳剂（10%LCT 乳剂 500ml）2 ~ 3 次。脂肪乳剂还可作为能量，因为脂肪氧化是应激期间产能的主要途径。即使是在给予葡萄糖的状态下，给予脓毒症和创伤患者的脂肪乳剂也能很好地进行氧化，甚至患有脓毒症和多器官功能障碍的慢性肝功能衰竭患者也能有效地代谢静脉内脂肪乳剂。目前临床实践是考虑将脂肪乳剂作为能量底物，并按总 TPN 热卡的 30% ~ 40% 给予脂肪乳剂。

LCT 脂肪乳剂可能有免疫抑制作用。体外研究显示脂肪乳剂可减弱中性粒细胞的细菌杀灭作用，抑制单核因子表达，以及其他免疫抑制作用。对创伤患者的研究认为输注脂肪乳剂导致感染增加，然而一项 meta 分析并没有表明 LCT 脂肪乳剂不利于免疫功能[253]。并且，对健康志愿者接触内毒素的研究显示，当给予输注大豆产生的脂肪乳剂时可提高炎症反应（IL-6 和 TNF-α 增加）[254]。

传统上用于肠外营养的大豆生产的 LCT 乳剂含有 ω-6 多不饱和脂肪酸比例高，特别是亚油酸（53%）。亚油酸是血栓烷 A₂ 和前列腺素 E₁ 的前体，后两者可导致血小板聚集和炎症。此外，鱼油含有 ω-3 脂肪酸（如二十碳五烯酸和亚麻酸）是不同前列腺素（如血栓烷 A₃）的前体，其引起的血小板聚集活性较低、炎症较轻。手术后输注 7 天富含鱼油的脂肪乳剂的患者血小板聚集程度轻于输注不含鱼油的脂肪乳剂的患者[255]。meta 分析显示鱼油补充的 TPN 可减少住院和 ICU 留滞周期，并减少术后感染率，但不影响死亡率[162]。手术后口服不饱和脂肪酸可提高淋巴细胞增殖和 NK 细胞活性。富含不饱和脂肪酸和 γ- 亚麻酸的肠内营养方案可促进抗炎性前列腺素 E₁ 产生，并用于 ARDS 患者降低肺微血管通透性，减少肺泡巨噬细胞合成前列腺素、IL-8 和白三烯[256-257]。这些营养配方继续输注的研究发现，其可缩短患者机械通气时间，减少 ICU 滞留时间以及降低死亡率[256-257]。然而，肠内营养单次补充 ω-3 脂肪酸、γ- 亚麻酸和抗氧化剂不能增加 ARDS 患者脱离呼吸机的时间[258]。

为减少静脉 LCT 脂肪乳剂可能的局限性，如产生毒性过氧化脂质、免疫抑制和加重炎症等，人们对以中链 TG（MCTs）或橄榄油产生的单饱和脂肪酸取代 LCT 的兴趣增加。MCTs 进入线粒体不需要肉毒碱，在诸如脓毒症时肉毒碱降低的情况下可能有优势。MCTs 本质上是一种能量底物，似乎其不能储存。MCT 对免疫的抑制作用似乎轻于 LCT，且不参与类花生酸的合成[259]。许多商品化的肠内营养配方同时含有 MCTs 和 LCTs，可能是因为 MCTs 吸收更好。静脉用 MCT-LCT 或 LCT- 橄榄油乳剂尚未在美国上市[260]。

蛋白质与氨基酸

氨基酸和蛋白质是营养支持方案中必不可少的成分。TPN 包含商品化配制好的氨基酸混合物，而肠内营养配方含有游离氨基酸、肽类或整蛋白。给予应激患者蛋白质或氨基酸的目的是通过为糖异生和蛋白质合成提供外源性氨基酸，以减少内源性蛋白质降解。可惜应激状态下外源性氨基酸和蛋白质并没有很好利用，因为蛋白质水解对给予外源性葡萄糖、蛋白质或

氨基酸等的正常负反馈机制相对无反应。恢复期仍然是负氮平衡。烧伤儿童患者在烧伤后 6 个月甚至 1 年内，大腿骨骼肌消耗对输注氨基酸没有反应[261, 261a]。在分解代谢状态，建议蛋白质 / 氨基酸摄入量为 1.2 ～ 1.5g/（kg·d），因为更大摄入量并不能进一步促进氮保留，而是代谢为尿素，因此血液尿素氮可能上升。如大面积烧伤和大脓肿引流等大量蛋白质丢失的情况下，有必要增加蛋白质 / 氨基酸的摄入量。必须同时给予足够的非蛋白质热卡（即葡萄糖、脂肪），以使蛋白质 / 氨基酸不被用作能量来源。

蛋白质 / 氨基酸不能显著减少氮丢失，这促使研究人员探索如何减少蛋白质水解、增加蛋白质合成的方法。曾有人尝试使用富含支链氨基酸的溶液作为 TPN 组成部分，这对氮平衡有一些改善[262]，但并不能改善预后。高度应激患者的某些肠内营养配方也富含这些氨基酸[263]。应用诸如 IGF-1 加 IGFPB-3 等促进合成代谢的物质和有合成代谢作用的皮质醇，从而减少蛋白质氧化，改善蛋白质合成，这些仍在研究中[264]。胰岛素是另外一种合成代谢物质，较低剂量时通过抑制主要的分解代谢通路，即 ATP- 泛素蛋白酶体蛋白水解通路，可减少蛋白质分解[265]，较高剂量时其也刺激蛋白质合成[264]。给予烧伤患者小剂量胰岛素，可增加骨骼肌蛋白质合成，并改善创面基质形成。然而，在肠内营养的创伤患者中并没有观察到胰岛素对蛋白质代谢的合成作用。因此，营养摄入途径在胰岛素的合成代谢作用中可能发挥作用。

氨基酸是一些内源性物质的前体。因此，通过改变 TPN 和肠内营养配方中各种氨基酸的比例，可能会影响代谢环境[267]。谷氨酰胺是血液和骨骼肌中最丰富的游离氨基酸，是肠上皮细胞、免疫细胞等快速分裂细胞的主要燃料，也是嘌呤、嘧啶、核苷酸的前体。它主要在骨骼肌中合成，并参与了器官间氮的运输。严重应激期间，血浆谷氨酰胺浓度下降，可能继发于谷氨酰胺合成减少，这可能是丙氨酸成为器官间氮的主要运载体的原因。动物研究显示，分解代谢性疾病期间，当从头合成功能不全时，谷氨酰胺可能成为一种必需氨基酸。这些研究还表明，肠外与肠道补充谷氨酰胺的营养可能防止肠道细菌易位，诱导中性粒细胞吞噬功能激活，减少中性粒细胞凋亡，维持肠道完整性，并增加抗氧化剂谷胱甘肽的浓度。对手术患者肠外补充谷氨酰胺 TPN 的 meta 分析认为，其可以缩短住院周期并减少术后感染的发病率[268]。对入住 ICU 后 24h 给予谷氨酰胺补充的危重患者安慰剂随机对照研究显示，其可以增加多器官功能衰竭患者住院期间和 60 天死亡率[268a]。因此，在这些患者中不建

议补充谷氨酰胺。其他有补充谷氨酰胺指征的患者包括烧伤、危重症患者、造血干细胞移植的受体和急性胰腺炎患者[172a]。谷氨酰胺是相当难以溶解的，在水溶液中仅为有限的稳定状态。因此，当静脉输注时通常是给予丙氨酸-谷氨酰胺二肽。营养支持中也加入精氨酸。其可刺激创伤患者免疫细胞减少 NO 的产生，而在脓毒症患者中其可增加 NO 的产生。因此，若精氨酸不使疾病加重的情况下应当补充精氨酸。

营养方案需要许多成分（表 106-3 和表 106-2）。选择给予途径是关键性决策，因为配方的类型与组成完全取决于给予途径。应用胃肠外途径时，蛋白质的摄入限于商业化的氨基酸混合物，糖类限于葡萄糖，脂肪限于可供的脂肪乳剂。肠内营养则有更多的选择，因为有各种商品化配方可选。可能采用各种标准化的蛋白质、脂质和糖类产物来补充肠内营养配方。通过间接测热法测量 REE 或估计需要量，可以决定热卡摄入量（表 106-2）。

并 发 症

营养支持的并发症可由于营养供给系统或营养本身的问题所致。肠内营养时与供给系统或营养物相关的并发症发生率较肠外营养时更常见。然而，肠外营养时感染并发症更常见（参见第 101 和 102 章）。有指导安全解决和施行肠外营养的指南[268b, 268c]。

肠外营养可发生中心静脉置管并发症。这些并发症包括继发于锁骨下或颈内静脉置管的气胸。锁骨下静脉置管的气胸发生率为 1%~5%，但是如果有经验者进行操作，其发生率较低。其他并发症包括出血造成血胸、臂丛神经损伤以及导管误入奇静脉、右心室或逆行进入颈内静脉。外周（经臂静脉）置入中心静脉导管（PICC）有避免气胸的优势，但是较难放置，并且置入位置不理想、上臂血栓和皮肤穿刺部位刺激的发生率较高。导管尖端应高于左心房，并经胸部 X 线确认后才开始输注营养。周围静脉通路无论是通过短的外周静脉导管或 PICC 途径均能引起血栓性静脉炎。使用短的导管，必须将溶液的渗透压限制在 750mOsm 以内，以防止静脉炎。为了进一步防止静脉炎，有些医师将肝素和氢化可的松添加到溶液中，也有人将硝酸甘油贴片放置在导管穿刺部位。至关重要的是，应定期检查周围肠外营养导管部位，当有静脉炎的证据时要更换导管。

导管相关性感染是 TNP 时主要的静脉通路并发症。4 个相互作用的因素可导致微生物定植和菌血症：①疏水性和微生物产生的胞外多糖；②纤维蛋白和纤

维连接蛋白附着到导管表面的数量；③导管材质（即疏水性、表面电荷、致血栓性）；④医源性因素，如无菌术和免疫力。在导管置入的第一个 72h 感染少见，但是随后发生率增加。中心静脉导管相关血流感染的发病率为 0.3~30/1000 导管日，尽管观察到革兰氏阴性菌逐渐增加，但最常见的是由表皮葡萄球菌、金黄色葡萄球菌或念珠菌所致[270-271]。导管相关性感染死亡率高达 25%。TPN 的一个主要问题是减少感染。因此，营养液要在层流净化罩下制备。一旦制备好，不可向溶液中添加任何东西，使用前必须一直冷藏。所有导管或管路必须无菌操作，输液管路操作应保持在最少限度，必须定期检查该部位有无红斑和感染迹象。

置入鼻肠导管进行肠内营养可导致并发症，因为这种导管能进入呼吸道，能在胃内盘绕打结，导管不能进入胃内而留在食管。因此，喂饲前通过胸部和（或）腹部 X 线片确认喂饲管的位置至关重要。鼻肠管可以退回到胃（在空肠喂养时）或食管，从而增加误吸的风险。1/3 的胰十二指肠术后患者出现鼻空肠管脱出[272]。患者牵拉导管以及口腔吸引时可发生这种导管异位。因此，导管应稳定固定于鼻部，如果怀疑可能移位，应拍 X 线片确定。肠内营养的主要问题经常是摄入量减少或者中断，这妨碍给予每天热卡需求。这种减少和中断是由于大量胃内残留、喂饲管机械故障（如移位进入食管和阻塞）、内科或外科操作、脓毒症和呕吐所致。多达 1/3 接受肠内营养的患者不能达到摄入 25kcal/(kg·d) 的目标。因此，重要的是要密切监测实际肠内营养摄入量，以便采取措施确保足够热卡摄入。措施包括建立更安全的径路以避免或防止导管移位（如放置 PEG），将导管远端放入到屈氏韧带以下以避免胃残留。肠道摄入量仍然不足的情况下，应该考虑经肠外营养补充[273]。早期喂养不充分的患者可能出现累计摄入热卡不足。因此，重要的是要监测热卡摄入，尽量避免热卡摄入不足。

一般情况下，手术留置针式空肠造口术可为术后肠道喂养提供安全有效的途径。然而，可能出现并发症，包括导管脱落、局部蜂窝织炎和梗阻。通过经常冲洗导管和限制食物黏稠度可避免梗阻。220 例在开腹手术期间放置空肠造口的创伤患者有 4% 出现重大并发症，这些并发症包括小肠穿孔、小肠扭转伴梗死、腹腔内泄漏以及小肠坏死[274-275]。小肠坏死的死亡率接近 100%[276]。直径较大的导管比针式空肠造口术更常发生这些并发症[274]。其他报道的有腹腔内与皮下脓肿以及小肠梗阻。其他并发症还包括导管断裂，特别是在拔除时发生于插孔处和空肠皮肤瘘管形成处。

表 106-3 设计营养支持方案时的考虑因素

因素	要求	问题
给予途径	评估肠内与肠外或两者兼有	
热卡需求	通过间接测热法测量 REE 通过建立的方程估计 REE 使用按体重计算公式	见表 106-2
蛋白质 / 氨基酸比例	评价应激程度，测量氮平衡 肠外营养：氨基酸溶液 肠内营养：标准或高蛋白质配方；氨基酸（要素饮食）vs. 多肽 vs. 蛋白质水解产物。如果蛋白质过度丢失，则需要增加蛋白质摄入量	非应激患者：0.8 ~ 1.2g/（kg·d）蛋白质 应激患者：1.0 ~ 1.5g/（kg·d）蛋白质
热量 / 蛋白质比例	以热量 / 氮比例表达	标准配方：150：1 应激配方：125 ~ 100：1
糖类	肠外营养：葡萄糖是唯一可用的营养物质 肠内营养：低聚糖和淀粉	应激期间，葡萄糖摄入量不宜超过 4mg/（kg·min）
脂类	肠外营养：LCT 脂肪乳剂；在某些国家可有含 MCTs 脂肪乳剂、橄榄油、鱼油（ω-3 脂肪酸） 肠内营养：包含 LCT 或 LCT/MCT 脂肪乳剂；某些富含 ω-3 脂肪酸的配方	
脂类 / 糖类比率	肠外营养：脂类中 C：H：O 比率为 30：70 ~ 60：40 肠内营养：取决于配方。高热量配方 (1.5 ~ 2.0kcal/ml) 的脂类比率较高	
电解质	肠外营养：钠 (NaCl，醋酸钠)、钾 (KCl，醋酸钾)、PO_4 (KPO₄，NaPO₄) MgSO₄、钙（葡萄糖酸钙） 肠内营养：预制剂；如需要，可添加电解质	钾：1 ~ 1.2mEq/（kg·d） 镁：8 ~ 20mEq/d 钙：10 ~ 15mEq/d 磷酸盐：20 ~ 30mmol/d
微量元素	肠外营养：铜、钼、硒、锌、锰、铬 肠内营养：还包含铁、碘	
维生素	肠外营养：商品化的多种维生素制剂含有所有的维生素（某些制剂不包含维生素 K） 肠内营养：含有所有维生素，包括维生素 K；提供推荐的每日需要量的配方容量取决于配方 脂溶性维生素：A、D、E、K 水溶性：B₁（硫胺素）、B₂（核黄素）、B₃（烟酸）、B₅（泛酸）、B₆（吡多辛）、叶酸、B₁₂、C	需要每周检测 PT(INR)；如有指征，给予维生素 K 维生素 C：创伤修复时需要量增加
水	肠外营养：稀释与浓缩配方 肠内营养：标准 (1.06kcal/ml) vs. 高热量 (2.0kcal/ml)	稀释配方用于通过外周静脉输注 浓缩配方用于液体受限或摄入高热量
特殊疾病考虑因素	肾衰竭 肝衰竭 肺部疾病 烧伤 糖尿病 充血性心力衰竭	见正文"特殊注意事项" 见正文"特殊注意事项" 减少糖类绝对摄入量；以脂类代替糖类作为总的高摄入能量 见"特殊注意事项" 控制血糖，监测血清三酰甘油 浓缩配方，低钠摄入

C：H：O，碳：氢：氧；INR，国际标准化值；KCl，氯化钾；KPO₄，磷酸钾；LCT，长链三酰甘油；MCT，中链三酰甘油；MgSO₄，硫酸镁；NaCl，氯化钠；NaPO₄，磷酸钠；PT，凝血酶原时间；REE，静息能量消耗

代谢并发症

营养支持应缓慢开始，仅当患者耐受饲食时增加。由于营养支持的代谢并发症常见，因此重要的是每日监测急症患者的电解质和血糖，特别是在开始营养支持时。如有必要，应调整配方。高血糖症是一种常见的并发症，特别是在严重应激、使用类固醇激素、需要胰岛素治疗的糖尿病患者。给予胰岛素比减少摄取葡萄糖更有利，除非在给予高剂量胰岛素下仍出现过度高血糖症（>250mg/dl）。胰岛素治疗能降低血清钾和磷的浓度，需要及时补充。重要的是，随着应激反应的消退，糖不耐受程度下降，胰岛素需求减少。因此，必须密切监测血糖，防止低血糖症。

突然停止一直喂食大量糖类时可出现低血糖症。连续喂食可导致血液中胰岛素高浓度，当糖类摄入停止时，就会出现低血糖症。因此，当连续肠外与肠内营养停止时，必须停止任何同时输注的胰岛素，应该静脉输注葡萄糖并频繁监测血糖。临床上使用含糖：脂肪比例较低（70：30～50：50）的 TNP 溶液可降低突然停止饲食后低血糖症的发病率。手术过程中应继续 TPN，而术前 8h 应停止肠内营养，并开始输注葡萄糖，以防止低血糖。

再喂养

对营养耗竭患者（≤6个月内体重下降≥10%）必须谨慎施行再喂养，以免导致他们已经适应了很少或没有摄食情况下的代谢系统负荷过重[277]。这类患者的喂养必须从摄入量低于 REE 的糖类、脂肪与蛋白质的平衡饮食开始。摄入量应在7～10天内逐步增加。因为这些患者可能食欲旺盛，应监测摄入量，以防止过度进食。必须监测患者有无液体量超负荷、肺水肿、电解质紊乱的体征。应进行心电图（ECG）监测，因为 QT 间期延长是尖端扭转型室性心动过速的先兆。低磷血症发生在组织开始重建时，尤其是磷酸盐摄入量不足时，这称为"再喂养综合征"。低磷血症可能导致重要肌肉（包括呼吸肌）无力和葡萄糖耐受不良，因为磷酸盐是组织生物膜、酶、核苷，尤其是 ATP 的重要组成部分。并发低镁血症、低钙血症和低钾血症可能加剧肌无力。收入 ICU 后至少48h 没有摄入营养的 62 例患者中有 34% 在再次喂养时出现低磷血症（血清水平 <0.65mmol/L 或下降了0.16mmol/L）。慢性酗酒者尤其容易出现低磷血症。肠内营养发生低磷血症比肠外营养多见[278]。

可能需要一段时间才能转为正氮平衡，因为需要逐步增加蛋白质摄入量，且再喂养后糖异生仍然持续一段时间。一般而言，营养耗竭患者可有效地补充脂肪和糖原储存，并重建肌肉组织。重建肌肉需要锻炼，因此长期卧床或不能活动的患者几乎不可能重建肌肉。

过度喂养

应激患者过度喂可引起许多后果（框 106-2）[230, 279-281]。

框 106-2　肠外与肠内营养过度喂养的后果

能量摄入：底物超过能量需求和合成功能

应激患者 >1.5～1.7 REE
- 脂肪储备增加
- CO_2 和尿素生成，产热效应增加

糖类：>4.5mg/(kg·min)

肺：CO_2 生成增加，导致 V_E 增加，可能导致呼吸急促
如果 V_E 增加不足，则 $PaCO_2$ 增高

肝：脂肪肝，AST、ALT 和碱性磷酸酶增高，肝大
高血糖症：可能导致渗透性利尿和肾前性氮质血症
细胞内钾增加：血清钾降低
胞内磷酸盐增加：血清磷酸盐降低
REE 增加：由于儿茶酚胺分泌增加，引起产热增加所致

脂类：>2 g/(kg·d)

肝：胆汁瘀积、脂肪肝
RES 和脂肪消耗增加
血清三酰甘油增加

蛋白质：>2 g/(kg·d)

肾：尿素生成增加
随着肾功能降低，BUN 升高
肾功能正常下，由于 BUN 分泌增加，可能出现利尿。这可能导致肾前性氮质血症
肺：氨基酸-蛋白质增加呼吸动力并可能导致呼吸急促

液体摄入：过度喂养可能导致液体超负荷，心脏或肾功能下降时尤为严重

感染：血流感染增加

AST，谷草转氨酶；ALT，谷丙转氨酶；BUN，血尿素氮；CO_2，二氧化碳；$PaCO_2$，动脉血二氧化碳分压；REE，静息能量消耗；RES，网状内皮组织系统；V_E，分钟通气量

胃肠系统并发症

肠外营养常发生肝脏并发症。与其发生相关的因素包括潜在疾病及其严重程度、并发脓毒症以及所用药物。如果 TNP 不是主要的原因，则可能起附加作用。葡萄糖负荷大 [>4 mg/(kg·min)] 可导致肝脂肪变性和脂肪肝，活检可见"门性三联体炎"。后者伴有 γ-谷氨酰转肽酶、谷丙转氨酶、谷草转氨酶和碱性磷酸酶升高。TPN 开始后 3～6 周可能出现肝内胆汁瘀积伴碱性磷酸酶和胆红素升高。长时间给予大量 ω-6 多不饱和脂肪酸负荷（≥2g/d）也可能引起胆汁瘀积[282]。鱼油为主的 ω-3 多不饱和脂肪酸似乎可解决此问题[283]。

肠内营养常与胃肠道功能障碍相关。约 50% 的

机械通气患者存在胃排空延迟。内科 ICU 患者胃残留量多少与疾病严重程度相关[284]。因此，通常连续给予喂食，并间隔一定时间反复监测胃残留[285]。与小肠内喂养相比，胃内喂养患者胃残留、呕吐和反流更常见。一项对 400 例主要通过鼻胃管喂养的 ICU 患者的多中心前瞻性研究结果显示，胃肠道并发症的发生率为 62.8%，包括腹泻（14.7%）、便秘（15.7%）、大量胃残留（39%）、腹胀（13.2%）、呕吐（12.2%）和反流（5.5%）。15% 的患者由于胃肠道并发症被迫停止肠内营养[276]。胃排空障碍和大容量胃内残留（150～220ml）者，应考虑应用促胃动力药。个别研究显示，静脉内红霉素的效果优于甲氧氯普胺（改善率为 87% vs. 62%），但是两种药物疗效随着时间延长而下降[286]。补救疗治中应用这两种药均有效[285, 287]。为减少误吸，患者应半卧位喂食；若胃内残留量大，可使用促进蠕动的药物。目前尚不清楚幽门下喂食是否可减少误吸[229]。重要的是要意识到肠内营养时可发生药物－营养相互作用。

腹泻对于患者和医务人员而言是非常令人烦恼的肠内营养并发症。根据其定义不同，所报道的发生率在 2%～53%，在饲食时期发生率为 38%。所用腹泻的定义很重要，因为许多肠道产物为"低残渣"，也就是说，它们不含有纤维素，可能不会有成形粪便。配方相关的腹泻原因包括高渗喂食、给予过快、产毒微生物或病原微生物污染饲食。因此，喂养应消毒，并且悬挂不得超过 8～12h[288]。非配方相关的原因包括配伍使用山梨醇酏剂、甘露醇或聚乙二醇等药物，芽胞杆菌性小肠结肠炎，腹腔内感染，广谱抗生素的广泛使用，低白蛋白血症。低白蛋白血症相关性腹泻是由于小肠壁水肿所致，可导致吸收不良。然而，低白蛋白血症患者通过使用要素和肽类饮食可达到无腹泻喂养。含有纤维的配方可减少腹泻，但是不是都有效[289]。大多数肠道配方不含乳糖，可排除乳糖不耐受的问题。非感染性腹泻患者应用果胶和抗动力药可能减轻腹泻。但是，必须监测这些患者是否出现便秘。肠内营养罕见肝胆并发症（< 5%）。

特殊注意事项

烧 伤

烧伤患者面临特殊问题，因为他们能量消耗巨大，蛋白质经皮丢失和液体需要量大（参见第 59 章）。如果患者无法进食，肠内营养是首选方式。许多试验研究结果表明，入院后数小时内开始肠内营养可减轻患者对烧伤的应激反应程度。因此，严重烧伤（>20%）患者常早期即在入院 16h 内开始营养支持。然而，系统性回顾并无足够证据显示早期肠内营养较晚期肠内营养更具优势以及早期肠内营养可减轻应激反应[290]。为确保成功给予高热卡、高蛋白质饮食，鼻肠饲管应放入空肠。必须密切监测烧伤患者的能量摄入。若能量摄入不足，则需要补充。进食的患者可在两餐之间补充摄入营养。肠内营养患者可由肠外营养提供补充营养。并且，烧伤患者蛋白质需求量升高，需要更多的维生素和微量元素[290a]。

肝功能障碍

肝功能障碍特别是肝硬化并发急性疾病时，代谢情况复杂（参见第 73 和 74 章）。90% 确诊肝硬化的患者常因厌食、腹水丢失大量蛋白质，因低盐、低蛋白质饮食口味差而经口摄入差，以及高代谢而出现体重丢失、肌肉消耗[291]。这些患者存在高胰岛素血症、胰岛素抵抗、糖异生加速、脂质过氧化增加，还可能存在糖原生成减少[292]。也可能出现必需脂肪酸、锌和硒不足。肝移植术后，由于纠正了高胰岛素血症和胰岛素抵抗，葡萄糖清除得以改善。然而，患者接受皮质类固醇作为其免疫抑制疗法的组成部分，则持续存在糖代谢异常。

肝硬化患者由于衰竭状态而似乎适合于营养补充。然而，由于其预后差，尤其并发严重疾病时，住院治疗的重症肝硬化患者的肠内营养支持与生存率下降相关。Cochrane 回顾分析并没有发现令人信服的证据支持肝病患者常规应用肠外或肠内营养支持，或经口补充[293]。然而，肝移植的成功使人们对等待移植患者的营养支持重新产生兴趣。这些患者需要限制水钠摄入和需要利尿剂来控制其液体过度负荷。他们需要增加蛋白质 - 氨基酸的摄入量 [1.2～1.5g/(kg·d)]，以补充腹水形成造成的丢失，并且需要摄入高热卡以补偿代谢亢进（25～40kcal/d）[294]。一些肝硬化患者进展为肝性脑病。当出现脑病时，目前推荐是不减少蛋白质摄入，而是给予摄入 1.0～1.2g/(kg·d) 蛋白质合用乳果糖和（或）新霉素[295]。对持续脑病患者，应当考虑给予富含支链氨基酸的溶液或喂养配方。肝硬化时，这些氨基酸的血浆浓度低。一般认为静脉输注这些氨基酸可对抗脑内与肝性脑病相关的芳香族氨基酸的影响[296]。而且，这些氨基酸不在肝代谢，可用于蛋白质合成。Cochrane 回顾分析结果显示，肝性脑病发病率下降，而死亡率或不良事件并不减少[297]。

肾功能障碍

已有慢性肾脏疾病和新发生的急性肾衰竭对营养提出了特殊挑战（参见第 72、73 和 74 章）。由于急性肾衰竭与脓毒症和休克相关，所以它是外科领域特别棘手的问题。如同其他应激患者，这些患者存在胰岛素抵抗、分解代谢和高代谢，但由于尿毒症可加重胰岛素抵抗、代谢性酸中毒和循环蛋白水解酶而使分解代谢情况恶化。肾内可转换各种氨基酸，也可降解特殊肽类，所以蛋白质-氨基酸代谢方面也有明显异常。血液透析时释放的细胞因子可能进一步加剧分解代谢状态。肾衰竭患者不能耐受大量液体负荷，特别是少尿时；患者不能自我调节电解质的浓度；由于不能排泄尿素，患者也不能耐受大量蛋白质-氨基酸负荷。由于这些患者需要 30 kcal/(kg·d) 热卡和 1.0～1.5g/(kg·d) 蛋白质，所以需要经常透析来清除废物和多余液体。由于透析相关性氨基酸丢失，可能需要增加蛋白质-氨基酸摄入量。有人曾用富含必需氨基酸的溶液减少尿素的生成，Cochrane 回顾分析认为必需氨基酸可能缩短急性肾功能不全总病程并改善生存率[298]。根据非必需氨基酸在疾病状态下可能成为必需氨基酸的理论，目前建议联合给予必需氨基酸和非必需氨基酸复合物并透析[299]。

血液透析、持续肾替代治疗（CRRT），也就是连续静脉静脉和动静脉血液透析滤过以及腹膜透析，通过排除多余的水和尿素，并平衡电解质浓度而有助于肠内营养和肠外营养，从而使患者充分补充热卡和氨基酸-蛋白质。然而，这些疗法可导致氨基酸丢失（10～15g/d），且与氨基酸摄入量无关，但是与血浆氨基酸浓度、透析液流出量以及滤过效率有关。大多数氨基酸的浓度在血浆和透析液中相等。因此，应增加营养支持中氨基酸-蛋白质含量。通过积极 CRRT，患者需要高达 2.5 g/(kg·d) 的蛋白质才达到正氮平衡[300-301]。目前建议给予蛋白质 1.5～1.8g/(kg·d)[302]。透析也可导致肽、蛋白质（腹膜透析时）和水溶性维生素丢失。因此，一些肾性肠内营养配方添加了维生素 B。

腹膜透析和 CRRT 溶液通常含有 1.5% 的葡萄糖，尽管可使用的浓度可高达 4.25%。这些葡萄糖有 35%～45% 可被吸收，是糖类热卡的来源之一。腹膜透析时，可吸收高达 500 g/d 的葡萄糖。同样，血液滤过时含葡萄糖的置换溶液是葡萄糖能量的来源之一。一项研究显示它可提供 300g/d 的葡萄糖。当设计营养方案时必须考虑这种葡萄糖负荷，葡萄糖-糖类含量需相应减少。此外，因为存在强烈应激状态和

透析相关葡萄糖吸收，所以需要监测葡萄糖浓度。可能需要胰岛素治疗，以减轻高血糖症，但是肾衰竭患者可能对胰岛素特别敏感。若用含糖量低的溶液用于 CRRT，其可导致糖丢失，营养支持时应当补充糖[302]。

一般来说，肾衰竭患者的营养方案不应含有磷、钾或镁，因为这些电解质的浓度都已经升高。可能需要增加钙摄入量，而钠含量应近似于等张，因为患者已不能调节血清钠浓度。然而透析期间，必须密切监测血清电解质，并根据指标进行纠正[301]。

胰腺炎

急性胰腺炎和慢性胰腺炎急性发作的传统治疗是停止一切经口进食，施行鼻胃管吸引并提供全方法肠外营养支持。然而，现代实践是在病程早期（48～72h 内）开始肠内营养。一些 meta 分析表明，与 TPN 相比，肠内营养的感染发病率较低、器官衰竭较少、死亡率下降[303]。并且，肠内营养患者较少引起高血糖症，胰岛素需求较少[304]。因此，尽管经鼻胃管喂养并不差，但经鼻空肠肠内营养是急性胰腺炎患者营养支持的首选途径。只有当患者不能耐受肠内营养时才应用 TPN[305, 305a]。

结　语

从日常实践来说，由麻醉医师处理手术和危重患者，这些患者存在创伤和脓毒症造成的代谢与炎症反应的问题。他们必须经常调整该反应本身的主要方面（例如应用硬膜外麻醉）、调节终末器官的反应（例如 β-肾上腺素能阻滞）以及治疗其后果（例如血糖控制、营养支持），而保持其有益方面（如免疫增强）作用。然而，患者的代谢情况是动态变化的；因此，干预措施必须恰当、有效，尤其是及时。这种动态情况需要能快速评估代谢和免疫情况的工具[306]。这种评估包括应用系统生物学方法和基因学、转录物组学（mRNA）、蛋白质组学以及代谢组学信息，以更好地了解该反应的时期。这些组学技术因能快速探寻一些生物标志物而不同于目前仅能追踪一两个生物标志物的方法[307, 307a]。基因组学研究已经揭示了脓毒症期间 Toll 样受体激活，引起细胞因子分泌和终末器官反应的不同取决于个体基因[308]。同样，性别在该反应中起一定作用。例如，年轻烧伤女性较男性高代谢少，且合成代谢激素浓度较高；而健康成年妇女对脓毒症的易感性似乎低于男性，这可能是因为其接触内毒素时

促炎先天性免疫较强，而对去甲肾上腺素敏感性降低较少[309]。因此，应用这些新技术有可能找到更具针对性的治疗措施。

参 考 文 献

见本书所附光盘。

第 107 章　体外支持疗法

Zaccaria Ricci • Stefano Romagnoli • Claudio Ronco

刘 洁　任晓燕 译　熊君宇 审校

要　点

- 体外膜肺氧合（extracorporeal membrane oxygenation，ECMO）和肾脏替代治疗（renal replacement therapy，RRT）是体外支持疗法中两项非常重要的技术，常用于危重患者，其肾、肺和心脏可有效地被人工取代。
- ECMO 由一个特殊的心肺机构成，可以为发生严重但有逆转可能的心脏和（或）呼吸衰竭的患者提供长时间的气体交换支持。尽管体外生命支持（extracorporeal life support，ECLS）一词可以描述得更准确些，但实际上 ECMO 却是最常用且被普遍接受的。
- 针对不同的器官衰竭和病情严重程度（例如呼吸衰竭、心源性休克、心源性休克合并呼吸衰竭），可以给患者应用不同的配置（静脉 - 静脉、静脉 - 动脉、动脉 - 静脉）。
- 在过去的几年中，ECMO 的环路、泵、气体交换器和导管的制造水平有了很大的提高，使系统更简便、安全，并能更有效地用于长时间的支持治疗。这些进步完全得益于制造商、临床医生和科研人员之间的密切交流和合作。
- 体外血液净化技术是一种用于重症急性肾损伤（AKI）患者去除体内废物如肌酐和尿素，以及血液中游离水的方法。血液净化系统通常被称为 RRT。对于危重患者，通常采用持续 RRT（continuous RRT，CRRT）的方法，但也可间断使用 RRT。
- 去除溶质可以通过透析（扩散）、血液滤过（对流）或两者结合的方法实现。水分只能通过超滤（ultrafiltration，UF）的方法去除。
- RRT 需要深入了解重症肾脏病学和多器官功能衰竭的临床表现与临床症状的进展。是否应用 RRT 应由经过严格培训的团队及时作出决定。为了去除溶质以达到血液净化的目的，需要采用正确的 RRT 配方、监测以及操作才能实现。液体超负荷时，仅需采用单纯的 UF，并要制订积极的目标。

体外支持疗法简介：重症患者的多器官支持

当今，不断有危重症患者死于一种复杂且因素众多的综合征——多器官功能障碍，其死亡率在 50%～90%。在过去 10 年里随着外科技术和药物方面的改进，严重疾病的患者能够被收入 ICU 救治。当发生多器官功能衰竭时，治疗方案主要是针对重要脏器的支持，仍无特殊治疗可供选择。肾的自我调节功能薄弱，多器官功能衰竭时常受累，透析已成为常规治疗手段。如今，肾脏替代治疗（RRT）的开发和利用，对多器官功能的支持治疗能够实施可行的、合理的、多方面的干预。多器官支持治疗的概念[1]是指在体外应用专门的泵、回路以及膜来替代心脏、肺、肝和肾的方法来处理患者血液（参见第 101 章）。

本章对有肾衰竭、呼吸衰竭以及循环衰竭的重症新生儿、小儿以及成人进行体外循环机械支持的各方面细节做了全面阐述，其技术特点和临床应用问题将在下面进行讨论。

历　史

体外膜肺氧合

体外膜肺氧合（extracorporeal membrane oxygenation，ECMO）由一个特殊的人工心肺机组成，可以长期为有逆转可能的严重心功能衰竭、呼吸衰竭或二者皆有的患者提供气体交换。用体外生命支持（extracorporeal life support，ECLS）一词来描述可能更为准确，它包括静 - 静脉（VV）、静 - 动脉（VA）以及动 - 静脉（AV）模式，但实际上 ECMO 是最常用且被普遍接受的说法。对于体外循环氧合的研究很多年前即已开始。1930 年前后，体外支持第一次尝试用于一位死于肺栓塞的年轻女性患者，当年 John H. Gibbon 和他的妻子于费城杰佛逊医学院在 IBM 公司的帮助下发明了一个滚筒泵装置和氧合器[2]。然而，第一次应用这种新的心肺机是在 1953 年，当时一名叫 Cecila Bavolek 的 18 岁患者接受了房间隔缺损修补术。尽管 Gibbon 的原始心肺机很烦琐，并且难以管理，但它开启了心脏直视手术的时代。1954 年，心脏直视手术之父 C. Walton Lillehei 和 Richard A. De Wall 应用鼓泡式氧合器进行了心脏手术[3]。然而，原始的氧合器设计不适合长时间的支持。1957 年，Karl Kammermeyer 发现，用一个通常称为硅酮橡胶的薄二甲基硅氧烷的膜来分离血液和气体，可以有效地进行气体交换[4]。硅氧烷膜式氧合器的使用终于促进了新术语 ECMO 的出现。1970 年，Baffes 及其同事报道了 15 例利用体外支持进行姑息心脏手术的案例[5]。1972 年，Hill 及其同事报道第一次在手术室外使用体外支持的病例。一名 24 岁男子因摩托车事故导致急性呼吸衰竭，通过外周静 - 动脉插管使用 Bramson 膜心肺机进行了 75h 的体外支持。体外旁路流量为 3 ~ 3.6 L/min 时，辅助治疗可以使氧气张力从 38mmHg 增加到 75mmHg，气道峰值压力从 60cmH_2O 降低至 35cmH_2O，吸入氧浓度（fraction of inspired oxygen concentration，FiO_2）从 100% 降到 60%，最终呼吸衰竭逆转，患者康复[6]。同年，被认为是现代体外支持之父，也是最先在新生儿和儿童中使用 ECMO 的 Robert Bartlett 博士，在一例行马斯塔德手术 (Mustard procedure，根治性大血管转位) 的 2 岁患儿身上，成功应用 ECMO 长达 36h[7]。1975 年，发生了现代 ECMO 历史上最重要的一桩事件。一名孕妇为了让孩子能过上更好的生活，越过边境，从墨西哥偷渡到美国。当她到达加州奥兰治县时，

胎膜破裂，经历了一个复杂的生产过程后，这名新生儿吸入大量胎粪，发展为重症肺炎。当氧合降至毫无希望的水平时，Robert Bartlett 为她使用了 ECMO。经过 3 天的支持，这个名叫 Esperanza，西班牙语意为"希望"的宝宝完全康复。对新生儿疾病使用 ECMO 使得生存率从最初使用时的 10% 逐渐提高到 75%。1985 年，Bartlett 及其同事发表了一篇引起激烈争论的前瞻性随机对照研究，将 ECMO 用于患有急性呼吸衰竭的新生儿，这项研究是根据一种名为"随机化胜者优先"的方法来统计的。在这个偶尔被临床试验使用的自适应随机设计里，如果一组治疗比较成功，那么更多的患者将被分配到这个治疗组[8]。12 名婴儿纳入该项研究，1 例患者被随机分配到常规治疗组（患者死亡）；剩余 11 例患者均给予 ECMO（全部存活）[9]。随后，Pearl O'Rourke 博士进行了一个重要的随机对照试验，并于 1989 年发表论文[10]。该研究阐述了在儿童中应用 ECMO 的生存率远远高于传统治疗方法（97% vs. 60%），这项研究显示了体外支持相对于传统治疗方法的优势。后来科学界和外界媒体发表评论认为，随机标准治疗方案里没有 ECMO 可能有悖于人道原则。最终，在 1996 年，英国 ECMO 协作试验组于 Lancet 杂志上刊登了 ECMO 治疗新生儿急性呼吸衰竭有效性的确切证据[11]。该研究纳入 185 名患有严重呼吸衰竭（由于胎粪吸入导致持续性肺动脉高压、先天性膈疝、孤立的持续性胎儿循环、脓毒症和特发性呼吸窘迫综合征）的新生儿。这项研究表明，由具有良好组织能力的新生儿 ECMO 服务团队处理，对有潜在可逆性呼吸功能不全的新生儿使用 ECMO，显示了良好的临床有效性。人们对 ECMO 日益增长的兴趣及其在全球的推广导致了一个组织的诞生，这个组织旨在收集 ECMO 的使用数据，比较结果并分享不同的经验和专业知识。1989 年，体外生命支持组织（Extracorporeal Life Support Organization，ELSO）成立。1991 年，在巴黎举行的首届欧洲体外肺支持研讨会建立了欧洲 ELSO (European ELSO，Euro-ELSO) 基金会。ELSO 是开发、定义以及出版 ECMO 辅助治疗适应证、指南和建议的中心，不仅针对新生儿，也针对儿童和成人。20 世纪 90 年代发表的一系列案例都表明 ECMO 对于小儿呼吸衰竭治疗的可行性和有效性[12]。1996 年，Green 及其同事[13] 对 41 例因急性呼吸衰竭收入 ICU 的小儿患者进行研究。这些患儿接受常规机械通气、高频通气或 ECMO，结果表明 ECMO 在提高生存率方面具有优越性，对第 50 到第 75 百分死亡率风险组的患者效果尤为明显 [分层是根据氧合指数（OI）和小儿死亡危险评分]。

与新生儿相反，ECMO 对成年患者的益处显效更慢、更困难。由 Zapol 开展并于 1979 年发表在 *JAMA* 的第一个成人试验结果显示，只用静 - 动脉 ECMO 治疗呼吸衰竭的患者生存率很低（来自 9 个中心共 90 例患者）[14]。该研究受到了严厉批评，主要原因是招募的患者为垂死患者、参与研究的许多中心缺乏经验、过度使用抗凝剂（由于使用肝素涂覆的环路）导致出血并发症以及因为 ECMO 组患者没有接受肺保护性通气。该结果导致在数年间，有很多年成人呼吸衰竭患者都避免使用 ECMO。Alan H. Morris 及其同事进行了一项随机临床试验，进一步确认了对成人患者应用 ECMO 无益处[15]。这项研究招募了 40 例成人急性呼吸窘迫综合征（acute respiratory distress syndrome, ARDS）患者。他们接受静 - 动脉支持（去除二氧化碳）或由电脑计算并控制的传统通气策略，但是研究结果表明两组并没有差异。Morris 及其同事的研究项目受到了批评，因为一些中心缺乏收集使用体外机械支持的经验和数据的经验。在 2001—2006 年，一项探讨成人应用 ECMO 的安全性、临床有效性和成本效益的大型研究在英国进行并在 *Lancet* 杂志上发表，该研究对传统通气支持和 ECMO 治疗成人严重呼吸衰竭的疗效进行了比较[16]。共 180 例成人患者按照 1：1 的比例被随机分配到持续常规通气组（$n = 90$）或 ECMO 组（$n = 90$）。分配到对照组的患者在特定的多个治疗中心接受治疗，而 ECMO 组的患者在唯一的一个 ECMO 中心接受治疗。在该试验的终点，即随机分组 6 个月后，随机分到 ECMO 组的患者死亡率或严重残疾的概率更低（$P = 0.03$）。尽管该研究在有些方面饱受非议（22 例 ECMO 组的患者在接受 ECMO 治疗前就已经死亡，常规治疗组没有特异的肺保护通气），但是研究结果却引起了人们的极大兴趣，尤其恰逢全球 H1N1 流感（甲型流感）大流行。感染 H1N1 会诱发一种特别严重的 ARDS，这使人们对 ECMO 的成人应用重新产生了兴趣。事实上，世界许多地区的 ECMO 中心已经公布了他们治疗继发于甲型流感肺部并发症的经验[17]。在过去的 10 年中，ECMO 在不同类型的患者包括新生儿、儿童和成人中的使用逐步增加。最新的 ELSO 注册表报告 / 国际摘要，根据已收集的共计 50 667 例患者的数据显示，ECMO 的平均存活率为 73%（http://www.elsonet.org）。ECMO 治疗重症急性呼吸窘迫综合征（EOLIA）试验是一个大型多中心临床试验，旨在评估 ECMO 用于重症 ARDS 的疗效，现在正在进行中，许多医生都在热切期待结果，因为这个大型研究将为 ECMO 的使用提供更为详细的数据结果、适应证和禁忌证*。

肾脏替代治疗

1977 年，Peter Kramer 描述了第一个专门用于危重症患者的连续透析模式：连续动 - 静脉血液滤过（CAVH）[18]。那时在 ICU，RRT 是治疗急性肾损伤（acute kidney injury，AKI）患者的最后机会，它主要是用合适的机器采用不同的透析方案来进行治疗，但是它难以用于病情不稳定的危重症患者。在 CAVH，环路中的血液流动由存在的动 - 静脉压力梯度驱动，依靠跨膜压力（transmembrane pressure，TMP）梯度产生自动超滤。动 - 静脉压力梯度取决于患者的平均动脉压和环路的固有阻力；自动超滤取决于过滤器中流体静压以及由超滤柱从患者水平到地面所产生的负压吸引。CAVH 可以连续缓慢地清除体液，维持溶质浓度的稳定，并且防止有毒物质出现峰值。CAVH 是第一次将人工肾支持用于危重症患者的一个例子。它能够克服由于快速排出体液和血浆渗透压的快速下降造成的低血压，由于电解质改变和血管内容量转移导致的心律失常，以及由于脑损伤导致的脑水肿。然而 CAVH 也有很多严重的局限性。它需要动脉和静脉通路，有时难以实现，并能导致更高的发病率。溶质清除受限于低超滤率和 CAVH 的纯对流性质。UF 的限制来自于大多数血流动力学不稳定患者的环路中相对低的血流以及低的跨膜压力梯度。最低的清除率可以导致环路中出现大量凝血。CAVH 低于 20ml/min 就难以满足严重分解代谢患者的需要。

为了克服这些技术上的局限性，人们设计了新的过滤器，它增加了横截面积和内部中空纤维的直径，降低了单位长度和血流阻力。由于这些改进，过滤压力波动和由于超滤导致的易凝血现象虽未能避免，但得以减轻。那段时间有另一种选择，就是在平行平板设备中安装高度生物相容性膜。这些过滤器的固有阻力更低，确保在某一特定动 - 静脉压力梯度下有较高的体外血流；而且它们在过滤室里配备了第二个端口，使逆流透析液能够被新设计的连续动 - 静脉血液滤过透析（continuous AV hemodiafiltration with dialysis，CAVHD）模式所调控。

合理的改进是在体外环路中使用蠕动泵。过去在 ICU 使用血泵被认为是透析团队（护士和肾病顾问专家）的专有技能，需要专业知识。最终，这个泵体系

---

* *http://www.clinicaltrials.gov/ct2/show/NCT01470703?term= eolia&rank=1. (Accessed November 18, 2013)*

的知识开始在重症治疗领域传播，使静 - 静脉血液滤过成为现实。CAVH 硬件的发展需求不再局限于血液泵，还扩展到液体输送系统和超滤控制机制，使透析液或替代溶液的输送达到可接受的精确程度。

持续静 - 静脉肾脏替代治疗的进展是双腔导管的问世，它使得单根静脉穿刺得以实现，因此降低了动静脉都需要穿刺而引起的高并发症发生率。随后，滚动泵的机械作用产生驱动力。血流最终能按程序设定的满意精确度传输。新的持续静 - 静脉治疗需要负压测量及安装在泵之前动脉线路里的报警器，以及正压测量及安装在静脉环路里的报警器。这条线路中必须安装排气泡装置以防气体栓塞（CAVH 中不需要气泡排出装置，因为整个环路处于正压状态下）。血流速度越快，滤过率和清除率越高。因此，滚动泵也被应用到了透析或者环路中的补液输送部分，而且治疗期间必须频繁使用外部刻度以提供足够准确的液体平衡。新应用的技术所带来的益处还是被系统的总误差以及体外循环环路和液体平衡装置之间的有限整合所抵消。安全性和性能确实没有达到最佳。血泵往往不准确，随着时间的推移，环路管道被损坏，过滤分数因为压力和流量的波动变得不可控。因此，滤过器中的血细胞比容和血小板计数会升高至超出安全值，过滤器内经常发生凝血。准确的超滤调控在现代 RRT 中是必需的。早期的机器没有刻度或泵，而且当容积泵开始用于过滤器来驱动透析液和超滤液时，误差接近 10%，难以应用于长达 24h 的治疗。此外，当该膜堵塞和接近失效时，因为膜超滤系数的大幅波动性，超滤体积计量泵的不准确性会增加。最后，获得附加信息或者附加功能的需要使得医生和护士在该系统中加入许多其他的设备，通常整合不佳，最终的结果就是一个令人烦恼的"圣诞树样效应"。大家很快发现，一个理想的体外循环环路应该在超滤和透析端口、过滤器进出管路的导管进出腔内合并有持续压力测量装置，它可以使 ICU 工作人员保持过滤器有效和环路通畅，及时发现潜在的凝血，确保患者安全[19]。

体外支持的技术问题和模式

体外膜肺氧合

如何提供人工气体交换

应用 ECMO 的主要目的是根据全身需求保证足够的 O_2 输送（oxygen delivery，DO_2）（DO_2= 心排血量 × 动脉血氧含量），并以适当的比例清除 CO_2。实际上，心肺治疗的总体目标是保持 DO_2 至少是耗氧量（oxygen consumption，VO_2）[VO_2= 心排血量（动脉静脉氧含量）的两倍。如果药物治疗不能维持这种平衡和（或）出现正在进行的呼吸机或升压药引起的医源性损伤风险（即所需要的治疗本身引起器官功能衰竭），那么此时可以使用 ECMO 提供生命支持，给予诊断和治疗的时间，直到心肺系统恢复。一般情况下，当只需要呼吸辅助时，可采用静 - 静脉 ECMO；而如果需要心血管循环支持时，应该使用静 - 动脉 ECMO。动 - 静脉 ECMO 是一种特殊的模式，主要用于肺被动辅助（无泵）以到达脱羧的目的（见下文讨论）。因此 ECMO 是一个可以改变的体外循环环路，它可以为心肺衰竭的患者提供短期呼吸支持和潜在的循环支持（图 107-1）。它涉及使用的机械装置包括一个泵、一个环路和一个人工肺（参见图 107-1 和见下文讨论）。该技术是通过排放静脉血，并泵入人工肺中，在人工肺中排出 CO_2 并添加 O_2。这些经过动脉化的血液，通过静脉（VV 模式）或动脉（VA 模式）返回体循环中。VV 模式的自体肺和人工肺是串联的，而在 VA 模式中它们是平行的。这两种模式可以完全或部分地取代自体肺，但只有 VA 模式可以为心脏和循环系统提供支持。如果需要完全的心肺支持，那么这两种模式下流经人工肺的血流量应该等于总的心排血量，这就需要一个排血量为 $60 \sim 100ml/(kg \cdot min)$ 的系统（包括插管、泵、环路和人工肺）。在 VA 模式中，如果静脉血没有完全排空（部分在 VA 旁路中），那么循环血液就是两种分离成分的混合物：①流经自体肺并被左室射入主动脉的血；②流经人工肺去除 CO_2、填充 O_2 后被人工泵（彩图 107-2）泵入主动脉（通常经由股动脉）的血。在 VV 模式（彩图 107-3），流经人工肺的血被泵入右心系统（右心房）与来自体循环的血混合。通过使用多管腔的单管道或两三种不同的管路，不同的技术模式可应用于 VV 模式实现排血（经上腔静脉和下腔静脉流入）和回血（经右心房流出）（彩图 107-4；并见下文讨论）。在这种模式的辅助下，泵入右心室的血量（前负荷）等于排出的血量。

氧气的输送和二氧化碳的清除

进行 ECMO 期间，O_2 的输送取决于 4 个要素的共同作用：

1. 人工肺中血液氧合
2. 血液流经人工肺
3. 自体肺中血液氧合
4. 血液流经自体心脏

因此，血液氧合依次取决于膜的技术特性（如几何形状、血膜厚度、材料、红细胞、输送时间、血红

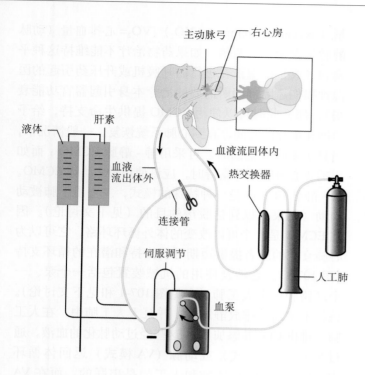

图 107-1 体外膜肺氧合系统示意图。经颈静-动脉的 VA ECMO 模式在儿科患者更常见

VA-ECMO

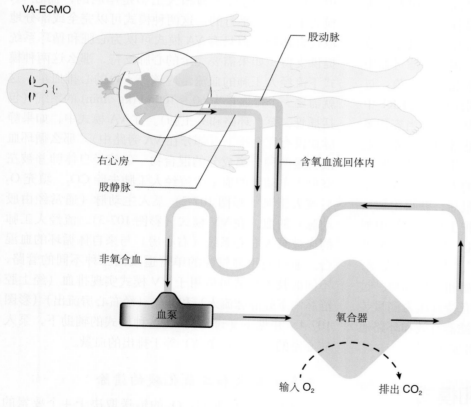

彩图 107-2 经股静-动脉 VA ECMO 模式示意图

蛋白浓度、入口饱和度和 FiO_2)、ECMO 排水套管中的氧饱和度（来自患者）、血红蛋白浓度以及 ECMO 环路中的血流量。实际上，当血液氧合几乎完全依赖 VV 模式的 ECMO（例如严重的 ARDS 患者）时，体循环动脉血氧分压 (arterial pressure of oxygen, PaO_2) 不可能在正常范围内（95% ~ 100%），应调整空气-氧气混合流量 (FiO_2 ECMO) 以及流经人工肺的血流

以便使 PaO_2 达到最适水平（至少 55mmHg）和（或）使动脉血氧饱和度超过 88% 以及 $PaCO_2$ 正常 [20]。呼吸机的 FiO_2 应减少到最低值，防止出现氧中毒，使动脉血氧饱和度保持在 88% 以上。要增加局部肺泡的动脉血氧分压 (PaO_2)，就必须增加环路中的血流。此外，氧合血液到达肺循环时，可以减轻缺氧性肺血管收缩，其会进一步使体循环氧合恶化 [21]。一些中心采

VV-ECMO (1)

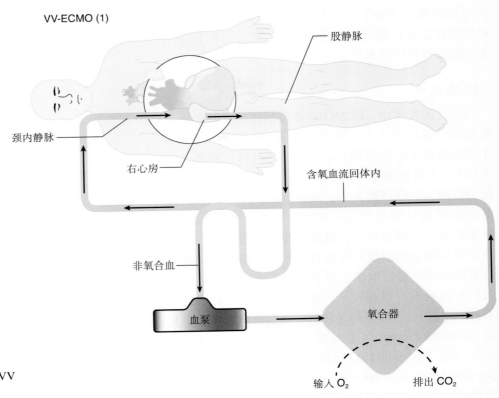

股静脉

颈内静脉

右心房

含氧血流回体内

非氧合血

血泵

氧合器

输入 O_2　　排出 CO_2

彩图 107-3　经股静脉 - 颈内静脉 VV ECMO 模式示意图

VV-ECMO (2)

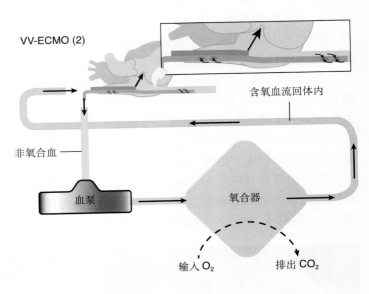

含氧血流回体内

非氧合血

血泵

氧合器

输入 O_2　　排出 CO_2

彩图 107-4　采用 Avalon 插管（小图）的单静脉 VV ECMO 模式示意图

用滴定法使环路中血流的动脉血氧饱和度（SaO_2）大于 80%[21]。与氧合不同，CO_2 的清除比氧合效率更高，这是因为 CO_2 的溶解度更大（菲克原理）以及 CO_2 解离曲线相对更直。因此，使足够的新鲜气体流经氧合器就可以清除 CO_2，但只有 0.5 ~ 1.5 L/min [10 ~ 15 ml/(kg · min)] 的血流经过人工肺。为了获得足够的氧合，通常需要流量达到 50 ~ 60 ml/(kg · min)，血流量取决于心排血量和管路中再循环的血量，但其可能仍需要达到 80 ~ 100 ml/(kg · min)。具体地说，新鲜气体流量初始时可以和环路中血流量相同，然后需要调

整流量以使 $PaCO_2$ 维持在正常范围内[21]。结果，新鲜气体流量主要决定了 $PaCO_2$，而 PaO_2 取决于流经人工肺的血流[21]。

应用 ECMO 期间，机械通气参数的设定应通过维持肺膨胀，尽可能减少创伤性损伤的风险，如呼吸机相关性肺损伤（ventilator-induced lung injury, VILI）。对所有使用 ECMO 的患者都应该实施保护性机械通气策略：使吸气压力低于 25 ~ 30cmH₂O，呼气末正压（positive end-expiratory pressure, PEEP）在 10 ~ 20cmH₂O（防止肺泡萎陷），呼吸频率 4 ~ 6 次 / 分，FiO_2 在维持

外周氧饱和度（SpO₂）大于 88% 的基础上尽可能低。对于预计需要长期呼吸支持的患者，应考虑在 ECMO 下早期行气管切开术[22]。

环路元件

过去的几年中，ECMO 设备包括环路（肝素化）、泵和氧合器在技术上不断改进。ECMO 环路主要由 4 个部分组成：①管和插管；②泵；③气体交换器（人工肺）；④热交换器（图 107-1）。这些部件可以加用压力监测、治疗药物入口、血液滤过、RRT 以及其他监测血液成分的附件（例如 pH、PaO₂、PaCO₂、钾、氧饱和度、血细胞比容、温度、血红蛋白浓度、碱剩余以及碳酸氢盐浓度）等配合成套。环路的尺寸和设计可以局部改变，取决于患者身材大小、临床目的以及医疗机构的习惯和做法。在 VA 模式下（对于肺和心脏的支持），总的原则是环路必须保证血流量为：儿童 100 ml/(kg·min)，成人为 60ml/(kg·min)。而 VV 模式（用于肺辅助）目标血流量在新生儿为 120ml/(kg·min)，成人为 60 ~ 80ml/(kg·min)[23]。如果临床目的仅仅是为清除 CO₂，环路的模式可以是 VA、VV 或 AV。AV 模式不需要人工泵（无泵），因为它利用动 - 静脉压力梯度产生一个通过低阻膜（如 NovaLung 公司的介入性肺辅助膜式通气机，NovaLung Gmbh，海尔布隆，德国）的流量（彩图 107-5）。通过该膜的低流量（最高 1 L/min）一般就足以清除 3 ~ 6 ml/(kg·min) 的 CO₂[23]。静脉插管（引流侧）和血管是血流通过环路的两个重要的限制性元件。根据泊肃叶方程，血流阻力取决于插管的长度和半径（4 次方）。因此把较短和较大（内径）的插管放置到右心房可使更高的血流进入环路。例如，将 100mmHg 的压力梯度用于 1m 的管子（内径约 1cm）中，那么产生的血流

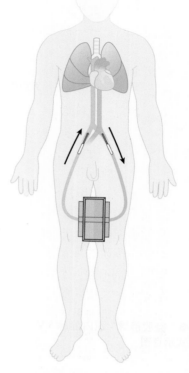

彩图 107-5　NovaLung 介入性肺辅助 [iLA] 膜式呼吸机（NovaLung Gmbh, Heilbronn, 德国）无泵 AV ECMO 示意图

大约为 5 L/m[23]。

目前主要有两种泵用于 ECMO 环路：滚动泵和离心泵。最初的几十年里，滚动泵是唯一使用的类型，但它的普及度在离心泵改进后已经下降。滚动泵由位于曲线轨道内的管道组成。轨道位于滚筒旋转的外径上。滚筒的旋臂末端挤压管道，推动血流前进并产生持续的血流。泵的输出取决于泵每分钟的转数

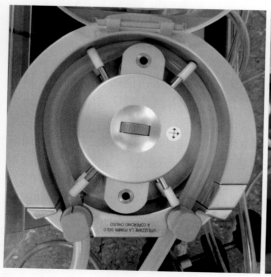
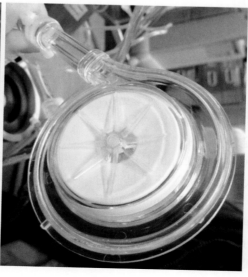

图 107-6　滚动泵（左）和离心泵（右）

(revolutions per minute，rpm) 和管道 (图 107-6) 内容积。滚动泵的主要问题有：①电机笨重；②管道可能被泵的旋臂损坏；③入口（前泵）负压和出口（后泵）正压过大；④使用过程中需仔细监测。

许多医疗机构用离心泵取代了滚动泵作为 ECMO 的常规应用（图 107-6）。离心泵包括一个装有叶片的叶轮或者内置一组光滑塑料锥体的塑料筒。叶轮通过磁场与一个小而轻的电机耦合。叶轮转速为 2000 ~ 5000 转 / 分，产生一个受限旋涡将血液吸入泵头并驱使血液向氧合器方向运行。一次性泵头内的磁铁产生的离心力引导血液走向出口（即泵入口的负压将血液吸入泵箱，在出口产生正压）。使用离心泵的问题是当入口堵塞时，血液停滞和泵头发热会增加血栓形成、空腔化 [形成空腔（即血液中存在气泡）] 和溶血的风险。然而，每分钟转速的限制和新的设计已经大大降低了这些风险 [24]。离心泵是依赖前后负荷的，因此当排血管里血容量减少以及后泵压力增高时，血流降低。最近制造用于 VA 支持的泵提供搏动性血流，这可能比连续性非搏动性血流更好。与滚动泵相比，离心泵具有以下几个优点：①灌注体积更小；②不要求重力排水；③非常重要的是，它们可以工作数周，使得材料损害的发生率最小化。

现代氧合器拥有微孔膜的肺，它比旧的硅橡胶膜明显更加有效。此外，这些新组件更容易灌注和制造。通过涂覆具有超薄气体渗透膜的纤维就解决了血浆渗漏（这些膜的主要缺点）的问题。这个新的装置称为中空纤维氧合器，它具有以下几个优点：①血小板和血浆蛋白消耗率较小；②气体交换更有效；③血流阻力更低（便于使用离心泵）；④灌注体积最少 [25]。空气 - 氧气混合气流被输送到氧合器，以维持 O_2 输送和清除 CO_2 所需的弥散梯度。氧浓度（气流的 FiO_2）需调整至使 $PaO_2 > 55mmHg$ 和（或）血氧饱和度 > 88%。气体流量决定了氧合后血液中的 CO_2 分压（partial pressure of CO_2，PCO_2），它的速率应调整到能维持生理 $PaCO_2$。

最后，热交换器中的热水循环维持体温，该热交换器可以有效地将环路和水浴相接触，因此使用 ECMO 的患者通常体温能维持正常。ECMO 还可以给低温患者复温。异体生物材料和塑料可以诱发血栓形成，所以必须使用抗凝剂。和血栓相比，出血并发症仍然更成问题，因为目前的环路和氧合器含有肝素涂层，或涂有生物相容性材料。应该调整肝素的剂量以维持活化部分凝血活酶时间在 40 ~ 55s 或 1.2 ~ 1.8 倍正常值。也可以考虑维持 1.5 倍的活化凝血时间 [23]。使血红蛋白（hemoglobin，Hb）的水平维持在至少

7 ~ 15 g/dl（取决于低氧血症和患者并发症）是有益的，但有关最佳 Hb 浓度尚未达到共识 [25]。如果血小板计数 < 75 000/ mm³，就应该输注血小板。但一些中心禁止使用血小板，除非因为出血导致血小板减少时才会使用 [25]。一般来说，当血小板计数 > 100 000 / mm³ 且没有出血并发症时，才可以使用阿司匹林。最后，应当给予最小剂量的镇静剂和镇痛药，而神经肌肉阻断药通常应用在 ECMO 的早期 [26]。一些患者在接受 ECMO 治疗期间可以活动。

血管通路

血管通路是所有类型 ECMO 最主要的特点 [27]。成人装置中，一般采用 Seldinger 技术经皮插管。应用血管超声能更好地识别静脉通路，沿着导丝插入血管进入右心房，以免在近端血管处缠绕。另一种方法是手术暴露血管，在儿科更常见。但是插管技术应根据所需支持的类型和患者的年龄、身高以及临床情况而有所不同。例如 VA 型 ECMO 应用在婴儿和儿童时，最常见的方法是手术暴露右颈静脉和颈总动脉，而成年患者通常经皮或手术暴露股静脉和动脉进行插管。成人使用 VA 型 ECMO 时，股动静脉通路常为首选，只有在特殊情况下（如烧伤、开放性伤口、严重周围血管疾病）才使用腋动脉。为降低成人肢端缺血的风险，可以在动脉插管的远端放置小分流导管，或作为一种替代，将股动脉与聚四氟乙烯（PTFE）血管移植物 [尾端至侧方 (end-to-side)] 吻合以产生一个双向血流 [28]。在某些特殊情况下，例如患者无法脱离心肺转流（参见第 67 章）时，可经升主动脉和右心房直接插管（经胸方法）。当使用 VV 型 ECMO 时，可以考虑两个主要的静脉引流模式：①放置 2 个插管，1 个排血、1 个进血（图 107-3）；或②1 个插管，即插入 Avalon 插管（图 107-4）。在第一种情况下，最常见的是股 - 颈静脉法，即由一个大的多孔排血套管经由股静脉插入右心房，靠近 cavoatrial 结（插管尺寸 23 ~ 29Fr）。然后一个单级导管作为回返套管经右颈内静脉插进上腔静脉（21 ~ 23 Fr）。可以放置一个补充套管（在另一侧股静脉）来提高排血量。当血液泵入人工肺时，会出现因为高阻力而导致的压力显著升高。尽管血压越高，血液泄漏和膜损伤的概率也会越高，但一般认为 300mmHg 的压力是安全的。有 3 个孔（2 个用于排水、1 个用于回输）的双腔管随着 Avalon 套管插入右颈内静脉；Avalon 套管的前端必须到达下腔静脉，也就是和上腔静脉血一起被排出的地方 [29]。经过气体交换器后，血液返回右心房走向第二腔（彩图 107-4），进入对着三尖瓣的第三孔。单个套管就这样

排出双静脉血，然后将氧合后的血液推入右心室，这样的血液再循环量是最小的。使用 X 线透视法或超声心动图或二者结合进行插管，对于确保入口和出口的准确位置很重要[30]。根据患者的需要，用压力和流程图来选择最合适的设置。

肾脏替代治疗环路：肾的体外膜肺氧合

连续 RRT（CRRT）的目标是使血液净化尽可能接近自体肾的净化效果。血液由 VV 模式驱动通过半透膜以排除水和溶质。目前设计出的适用于 ICU 的第三代机器能够满足透析剂量的需求，具有严格的安全性，因此推荐用于各个现代 ICU[31]。现代设备通常安装 4 ~ 5 个滚压泵（血液、透析液、回输、UF- 出水、附件）、3 ~ 4 个刻度以及压力传感器（入口、出口、过滤器、废水）来监测整个环路条件。这些机器允许的流体负荷为 20 ~ 40 kg，以减少护理工作量和换包需要的停机时间。同时，血泵最大流率增加至近450ml/min，透析液置换泵最大流率增加至 8 ~ 10 L/h。流出泵最大流率增加至 20 ~ 25 L/h。滚压血泵的准确性能有所提高，实现了宽流速范围，使血流误差保持在 2% 以下。新的计算方法允许每小时更新一次所应用的净超滤量和实际的差距，以纠正接下来一小时的超滤设置，从而减少实际液体流失出入。第三代机器的一个有趣的安全特征即在预定时间内能为可接受的超滤误差设定限制，此后该设置自动中断，需要操作员干预[32]。此功能似乎很重要，因为当超滤错误报警出现延迟或不可控时，它会减少可能出现的人为错误。

CRRT 机器现在的用户界面设计友好，具有大屏幕和清晰的警告、报警信号；最重要的是可以监测过去 24h 或更长时间内环路压的趋势，并最终将这些趋势以曲线图的形式可视化。这些特点使治疗变得灵活和安全，而且易于由高到低调节流量，从低效率的血液透析转变为标准的 CRRT。此外，治疗期间[33]可以调整模式以适应患者迅速变化的临床状况，或者根据环路情况调整 CRRT 设置（例如，增加预稀释血液滤过率或如果出现凝血的早期征兆就切换到透析）。

CRRT 过滤器是危重患者血液净化装置的一个关键特点。目前各种情况下使用的膜都是高度生物相容性的合成膜。这些过滤器是由具有不同总表面积的空心纤维基团（0.1 m² 至超过 2 m²）组成，以满足不同身材患者治疗的需要。这种纤维通常具有高孔隙率（30 ~ 50 A°），同时用于扩散和对流的处理（见下文讨论）。聚丙烯腈、聚砜和聚甲基丙烯酸甲酯都是当前市场上最常用的膜类型，它们具有高超滤系数 [超过20ml/（h·mmHg）]、高扩散和高对流的性能。

抗凝

CRRT 环路需要抗凝的原因是，血液与环路的管路、滤过器的膜接触后会激发凝血级联反应。这种体外激活不可避免地会导致过滤器或环路凝血（参见第67 章）。抗凝策略随 RRT 已设置时间表的变化而改变（是连续治疗的首要特征），在此期间血液和人造表面的相互作用最大化。抗凝的目标是：①保持体外循环环路和透析通畅，同时减少处理或停机处理时间，因为它们可能影响 RRT 整体的清除；②尽可能使用最少的材料来减少治疗费用；③以患者的风险最小化来达到这些目标。总之，抗凝管理的首要标准是任何情况下都不应该让患者冒着出血的风险而延长环路的使用时间。

尽可能完善环路的建立和无抗凝

RRT 环路的许多技术特性都可以影响任何抗凝方法的效果。血管通路必须具有足够的尺寸，应避免管道扭结，血流速度应超过 100 ml/min，须防止泵流量的波动（现代机器中这个问题主要是因为环路阻力增加，而不是流量不准确）和准确地监测静脉气泡（出现于空气和血液接触时）。鉴于此，环路必须放置另一个环路元件：血浆滤过分数应尽可能低于 20%，而且如果可行的话应选择预稀释过的血液进行滤过。当设置最优化时，抗凝剂就只是通畅环路中相对较小的组成部分；事实上，当患者有出血风险（凝血时间延长和血小板减少症）时，可以安全地使用 RRT 而无须使用任何抗凝剂[34]。

普通肝素

普通肝素（unfractionated heparin, UFH）是最常用的抗凝剂。它使用简单，并且有拮抗剂（鱼精蛋白）。肝素的剂量范围是 5 ~ 10 IU/（kg·h）。对于循环时间短的患者，普通肝素可以和鱼精蛋白（区域肝素化）以 1 : 1 的比例使用（每毫克鱼精蛋白对应150IU 的普通肝素），并要严格监测活化部分凝血活酶时间（APTT）。使用普通肝素的问题在于普通肝素的生物利用度相对不可预测、必须保证抗凝血酶Ⅲ（AT Ⅲ）的水平正常和预防肝素诱发的血小板减少症（HIT）发生。

低分子肝素

有些医疗机构已经有将低分子量肝素（low-molecular-weight heparin, LMWH）这种相对较新的抗凝剂用于 RRT 的经验。前瞻性研究还没有证实 LMWH 在延长环路寿命方面的优越性，但是与普通肝素相比，它有更好的生物利用度、更低的 HIT 发病率，但成本增加 10%。

前列环素

前列环素（prostaglandin, PGI_2）的半衰期短，是有效的血小板凝集抑制剂，是 RRT 抗凝的潜在有效药物。PGI_2 输注剂量为 4 ~ 8 ng/(kg·h)，可加入或不加入小剂量的普通肝素。较大剂量 PGI_2 可能引发低血压。一些研究已证实了 PGI_2 的疗效，但其高成本和有害的副作用可能会限制其在短时环路上的使用[35]。

枸橼酸

枸橼酸是一种局部抗凝剂，其抗凝作用是由于枸橼酸对钙的螯合能力。钙螯合可防止血凝块形成。简而言之，制备一种无钙、含枸橼酸钠替代溶液或透析溶液，或两者的混合物，然后以适当的速度输注以达到所需的 APTT（60 ~ 90s）。然后使用氯化钙替代螯合钙作用透析并维持正常血钙。这种方法能有效地保持过滤器通畅，不劣于肝素。这也避免了 HIT 的风险，也不会导致全身抗凝作用。这种抗凝治疗的相对不足包括低钙血症、代谢性碱中毒和替代透析液的操作繁琐[36-37]。

表 107-1 抗凝策略

药品名称	支持	反对
无抗凝	出血风险高	环路使用时间相对短
普通肝素	常规	HIT
低分子肝素	常规（替代普通肝素）	HIT
前列环素	环路使用时间非常短	低血压
枸橼酸	常规，环路使用时间非常短	低钙血症
达那肝素	HIT	数据不足
阿加曲班	HIT	数据不足
Irudine	HIT	数据不足
甲磺酸萘莫司他	HIT	数据不足
肝素涂覆的环路	常规	数据不足

HIT，肝素诱发的血小板减少症

其他策略

之前提到的其他替代方法见表 107-1。

血管通路

必须强调血管通路的基础性作用。事实上，循环障碍更经常见于血管通路不够通畅，而非抗凝不足。因此，好的透析导管能使患者避免抗凝药物剂量的不适当增加。VV RRT 依靠使用临时的双腔导管。这种导管可插入中心静脉中，不同品牌、形状和尺寸都适用。选择插入双腔导管的部位应该考虑许多因素，如临床医生的专业知识、患者体形以及其他现有的静脉插管。股静脉通常是血管通路的首选。颈内静脉或锁骨下静脉往往效果不佳，而腹股沟穿刺对于凝血障碍和危重的患者更安全、更易操作。另一种合理选择是经右颈内静脉插管，导管的尖端到达右心房。采用这种方法时，环路血流量可以达到 300ml/min。成人患者导管内径的大小范围为 12 ~ 14Fr，长度为 16 ~ 25cm。导管越大越短，其性能越好。而选择股静脉时，20cm 长的导管，其前端位置靠近下腔静脉时，环路内的流动性是最佳的。当怀疑有血流不足或导管故障时，应用生理盐水来冲洗静脉和动脉管腔，测试注射和回吸阻力。还须与肢端凝血和因患者体位导致的肢端扭结相区分。在第一种情况下，可以尝试切换动脉和静脉分支。这会增加环路再循环，临床后果可忽略不计。在第二种情况下，可以尝试应用几小时肝素或尿激酶封管，或者最后可以尝试由导丝更换插管。

如何运载净化的人工血：扩散与对流

肾脏替代治疗由通过半透膜的血液净化组成。血液流入由多孔生物相容合成材料制成的空心纤维。多种物质（水，尿素，低、中和高分子量溶质）凭借扩散与对流机制都可以通过这些膜，从血液到中空纤维的流出侧（图 107-7）。

扩散期间，在相同浓度情况下，溶质的运动依靠可从膜的一侧向对侧扩散的倾向从而实现对流；实际结果是溶质从最高浓度侧流向最低浓度侧。半透膜的其他特性如膜的厚度和表面积、温度和扩散系数对扩散的影响很大。透析是 RRT 的一种方式，主要基于扩散原理：透析溶液流经滤器逆流入血流以保持从入口至出口的最高溶质梯度。连续的 VV 血液透析（CVVHD）时，扩散是溶质的运输方法（图 107-8）。

在对流期间，溶质穿过半透膜和相对多的超滤水

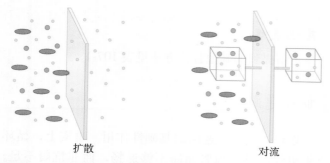

图107-7 扩散和对流的图示。在扩散过程中，根据如下公式，溶质通量（Jx）是半透膜两侧溶质浓度梯度（dc）、温度（T）、扩散系数（D）、膜的厚度（dx）、膜的表面积（A）共同作用的结果：

$$Jx = D \times T \times A(dc/dx)$$

相反，对流的溶质通量（Jf）需要膜两侧的压力梯度膜[跨膜压（TMP）]促使含有晶体的血浆流动，这一过程称为超滤。整个过程也依赖于膜渗透系数（Kf）。根据孔的大小，胶体和细胞不会穿过半透膜。

$$Jf = Kf \times TMP$$

$TMP = Pb - Pd - \pi$，Pb 为血液流体静力压，Pd 为超滤侧的静水压，π 为血液胶体渗透压。

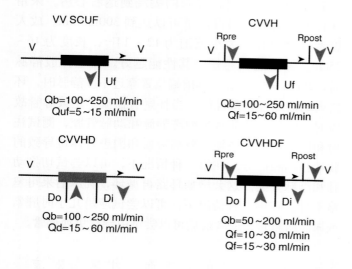

图107-8 图中所示为最常用的连续性肾脏替代治疗设置。黑色三角形代表血流方向，灰色三角形代表透析液 - 置换溶液流向。CVVH，连续静脉 - 静脉血液滤过；CVVHD，连续静脉 - 静脉血液透析；CVVHDF，连续静脉 - 静脉血液透析滤过；Di，透析液进入；Do，透析液流出；Qb，血流速度；Qd，透析液流速；Quf，超滤流速；Rpost，过滤器后替代液；Rpre，过滤器前替代液；SCUF，缓慢连续超滤；Uf，超滤；V，静脉；VV，静脉 - 静脉

（水穿过膜）交汇。换句话说，当溶剂（血浆水）对应 TMP 被超滤推压穿过膜时，只要该膜的孔隙率允许分子从血液过筛，溶剂便会携带溶质。超滤的流程由下列因素决定：超滤速率（Qf）、膜超滤系数（Km）和通过在中空纤维两侧压力所产生的 TMP 梯度，可根据下列公式计算：

$$Qf = Km \times TMP$$

血液舱的流体静水压取决于血流量（Qb）。Qb 越大，TMP 越大。在现代 RRT 机上，超滤通过一个泵来控制整个过滤器，此泵能控制超滤速率。现代系统设定可以维持恒定的 Qf；当过滤器是"新制品"时，超滤泵的初始效果是自动延缓超滤工作，在超滤侧产生正压。当膜纤维阻塞时，须用负压维持稳定的 Qf。在这种情况下，TMP 会逐步增加到最高水平，有凝血的可能性并且溶质清除会受到显著影响。事实上，如果对流过程中所清除的分子真正被拖到 UF 一边，那么蛋白层也的确会逐步关闭纤维毛孔，以限制溶质大幅转移[38]。膜这种独特的能力定义为吸附，研究表明其在高分子量的毒素清除中起主要作用[39]；但也应当考虑到膜的吸附容量通常在第一个治疗时间就已饱和。这表明吸附成分对溶质清除的影响很小，说明只依靠对大量分离过程影响较小的过程，如扩散和对流[40]。当 UF 继续进行、血浆水和溶质从血液中滤过，由于血液浓缩和血细胞比容增加，过滤器内的流体静压会消失并出现膨胀压。血浆水从血液移出的比例称为滤过分数，它应保持在 20% ~ 25% 的范围内，以防过滤膜内的血液过度浓缩，也避免膨胀压等于 TMP 时的危急时刻，以及避免过滤压达到平衡的状况。最后，用替代溶液取代血浆水完成血液滤过过程，并将提纯的血液回输给患者。替换液体可以在过滤后给予，伴随着称为后稀释血液滤过的过程。也可以在过滤前注入溶液，这称为预稀释血液滤过。虽然后稀释与尿素清除采用相同的方法（即 2000ml/h，见下文讨论），预稀释尽管在理论上会降低溶质的清除，但它可以靠降低血液浓度和减少过滤纤维内的蛋白质结块来延长环路的使用寿命。常规血液滤过是利用高渗透性的膜，该膜的表面积大约为 $1m^2$，蒸汽灭菌，分界点为 30 000 道尔顿（30kD）。超滤血浆水的体积和回输替代溶液之间的差值等于净超滤，最终液体从患者体内排除，以达到控制液体的目的。根据患者的需要，净超滤的范围可设定为从 > 1 L/h（肺水肿伴发充血性心力衰竭并对利尿剂抗药的急性肾损伤患者）到 0（分解代谢状态下的脓毒症伴有肌酐升高的患者）。在没有水移动的扩散期间，为了控制液体平衡，须增加透析的净超滤速度。

缓慢连续超滤（SCUF）和连续的 VV 血液滤过（CVVH）需要应用对流（图107-8）。

联合应用对流和扩散就构成了连续的 VV 血液透析滤过（CVVHDF）（图107-8）。

专业术语

间歇血液透析（intermittent hemodialysis, IHD）：是一种常用的扩散疗法。通常用低通透性纤维素膜，使

血液及透析液以逆流的方式循环。由于透析液和血液并不接触,透析液不必消毒灭菌,但必须不含致热原。超滤过率等于预期体重减少量。该项治疗可每日进行或每周进行 3 次,一般每次 4 h。 血流量 (Qb):150 ~ 300ml/min,透析液流量 (Qd):300 ~ 500ml/min。

腹膜透析 (peritoneal dialysis, PD):是一种重要的扩散治疗。治疗中,血液沿着腹膜毛细血管循环,血液也接触透析液。通过插入的腹膜导管向腹腔灌注透析液。透析液产生可变的浓度和张力梯度,使溶质和水运动。这种治疗方式可连续或间歇进行。

缓慢连续超滤 (slow continuous ultrafiltration, SCUF):是一种血液通过高通透性过滤器经由静脉 - 静脉模式的体外回路被驱动的技术。当膜转运尚未被替换时,就产生了超滤液,超滤液的量相当于体重的减少量。这种方法仅用于容量超负荷患者的液体控制 [即对利尿剂治疗无效的充血性心力衰竭 (CHF) 患者]。Qb:100 ~ 250ml/min,超滤流量 (Quf):5 ~ 15ml/min (图 107-8)。

连续静脉 – 静脉血液滤过 (continuous venovenous hemofiltration, CVVH):是一种通过高通透性过滤器经由静脉 - 静脉模式的体外回路而驱动血液的技术。为了达到血液净化和容量控制的目的,膜转运部分或完全被替代,超滤液就在这个过程中产生。在过滤器后加入替代液,该技术可称为稀释后血液滤过。若在过滤器之前加入,则称为稀释前血液滤过。因此,在过滤器之前或之后均可以加入替代液。溶质以对流的方式被清除,清除率等于超滤率。Qb:100 ~ 250 ml/min,Quf:15 ~ 60 ml/min (图 107-8)。

连续静脉 – 静脉血液透析 (continuous venovenous hemodialysis, CVVHD):是一种血液通过低通透性透析器经由静脉 - 静脉模式的体外回路被驱动的技术,而透析液逆流液在透析液室间传输。当膜转运过程产物等于患者所求体重减少量时,超滤液产生。溶质清除主要以扩散转运形式进行,扩散效率只限于小分子溶质。Qb:100 ~ 250ml/min,Qd:15 ~ 60ml/min (图 107-8)。

连续静脉 – 静脉血液透析滤过 (continuous venovenous hemodiafiltration, CVVHDF):是一种血液通过高通透性透析器经由静脉 - 静脉模式的体外回路被驱动的技术,而透析液的逆流液在透析液室间输送。当膜转运超过患者需要的体重减少量时,就产生超滤液。需补充替代液维持液体平衡。溶质以对流转运和自由扩散的形式清除。Qb:100 ~ 250 ml/min,Qd:15 ~ 60 ml/min,替代溶液流 (Qf):15 ~ 60ml/min (图 107-8)。

血液灌注 (hemoperfusion, HP):患者的血液循环于活性炭包埋的血管床上,通过吸附作用清除溶质。这种技术应用于能被活性碳清除的中毒时有特效,但是可能会导致血小板及蛋白质的消耗。

血浆置换 (plasmapheresis, PP):是一种应用特殊血浆过滤器的疗法。用分子量切割膜所得结果明显高于血液滤过器所得 (100 ~ 1000 kD)。血浆被整体滤过。靠输注血浆制品如冰冻血浆或白蛋白进行血液重组。该技术适用于蛋白质或蛋白质结合性溶质的清除。

高流量透析 (high-flux dialysis, HFD):一种联合应用高通透性透析膜与超滤控制系统的治疗技术。由于透析膜的特点,超滤发生在过滤器的近端,由此产生的负压被应用于透析室的正压所抵消,故在过滤器远端产生了反渗透现象,使替代液从透析液对流通道进入血液。联用了扩散转运和对流转运,由于应用无致热源的透析液,因此无须使用替代品。

高容量血液滤过 (high-volume hemofiltration, HVHF):是一种用高通透性透析膜和高容量血液滤过设置的疗法:Qb:>200ml/min,Qf:>45ml/(kg·h)。

肾脏替代治疗的剂量与方案

与用于 ICU 中的其他疗法类似,透析也应使用合适的量。RTT 剂量的传统概念认为,它测量的是通过肾脏替代治疗排出代谢废物和毒素后得到的纯净血液的量。由于这庞大且仍不完全被熟知的物质家族太难以测量和量化,RRT 剂量的概念通常被归纳为衡量消除代表性标识溶质的量。这种前提有两个主要缺点:①由于每种溶质的动力学和分布容积不同,标识溶质不能代表 AKI 发生时所积聚的全部溶质,因为每种溶质的动力学和分布容量不尽相同;②对于终末期肾衰竭或 AKI 患者,RRT 期间清除的肌酐未必代表其他溶质的清除,对终末期肾衰竭和 AKI 来说都是如此。然而尽管存在这些不足,但众多数据表明[41],单一溶质标识物评价透析剂量与患者预后之间的关系似乎具有临床相关性,因此,这种评价方法具有临床实用价值。此外,RRT 剂量概念对临床实践也有帮助。与抗生素、升压药、抗炎药以及机械通气类似,血液净化的体外治疗需要操作人员明确治疗时机、剂量与方案。

进行肾脏替代治疗时,肌酐及尿素的清除取决于环路血流量 (circuit blood flow, Qb)、血滤 (hemofiltration, Qf) 或透析 (dialysis, Qd) 流量、溶质分子量以及透析机类型和型号。Qb 作为 RRT 中的一个变量,主要取决于临床所用血管环路及机器的内在特性。在对流转运中与 Qf 相结合的 Qb 和滤过分数相关。滤过分数不限制 Qd，但当 Qd/Qb 超过 0.3 时，可以粗略估计分布于血液中的溶质不会使透析液完全饱和。此外，尽管经过多年的研究，对于特定毒素的清除也没有成功；尿素和肌酐常作为参考溶质来测量肾衰竭时的肾脏替代治疗清除率。虽然现有证据不支持尿毒症的程度与其导致的慢性肾疾病的直接相关性，但在没有特定溶质的情况下，还可用血液中尿素和肌酐的清除率来指导治疗剂量。在 UF 中，驱动压使溶质（如尿素、肌酐）顶住膜并进入孔，此过程取决于膜对该分子的筛过系数（sieving coefficient, SC）。SC 表示无计量单位的数字常数值，以滤过液与血浆或血液中溶质浓度比率来估计。以尿素或肌酐为例，SC 为 1.0，说明完全渗透；SC 为 0，表明完全排斥。分子大小（超过约 12 kD）和过滤器的多孔性是 SC 的主要决定因素。对流转运中的清除率（clearance, K）等于 Qf 与 SC 的乘积。因此，与扩散转运不同，K 与 Qf 呈线性关系，SC 则随溶质而不同。在扩散转运中，当 Qd 超过约三分之一 Qb 时，K 与 Qf 的线性关系就消失。连续缓慢有效的治疗与血液中何种溶质必须被清除无关，我们可以粗略估计 RRT 剂量为 Qf 或 Qd。在 ICU 的连续治疗中，目标是尿素清除率至少为 2L/h。有些临床证据表明尿素的最佳清除率为 35ml/（kg·h），即体重 70kg 的患者约为 2.8L/h（见下文讨论）[42]。其他人建议根据患者需求、尿素的生成率和单个患者的分解代谢状态来设定剂量。然而，对于成年危重患者，连续治疗清除率 < 2L/h 肯定会带来不良后果。

RRT 的剂量也可用某一特定溶质的清除分数来表达，即：

$$Kt / V$$

其中 K 为透析清除率，t 为透析时间，V 为标记溶质的分布容积。在长期血液透析的中期（几年）生存者中，Kt / V 是小分子溶质透析充分的明确的标志物。在终末期肾病中，尿素通常用做晚期肾病的标识分子用于指导治疗剂量，现在推荐 Kt / V_{UREA} 至少为 1.2。例如，假设患者体重为 70kg，每天进行 20h 的血液滤过，零平衡为 2.8L/h。由于血液滤过期间，从血浆中超滤出的水分将把全部尿素拽过透析膜，使其清除率等于 UF 流量，所以该患者的 K_{UREA} 为 47ml/min（2.8L/h = 2800ml/60min）。治疗时间（t）为 1200min（20 个 60min）。尿素分布容积约等于全身含水量，即 42 000ml（70kg×60% = 42L = 42 000ml），则该患者的 Kt/Vurea= [47×1200] ÷ 42 000 = 1.34。然而，Kt/VUREA 应用于 AKI 患者尚未得到确切验证[43]。事实上，尽管应用 Kt / V 评价 AKI 剂量在理论上很吸引人，

但是由于 AKI 特性会影响 Kt / V 的准确性，因此仍面临很多问题，包括：缺乏代谢性稳态、尿素分布容积（V_{UREA}）不确定、高蛋白质代谢率、液体容量不稳定以及在 RRT 过程中残余肾功能的动态变化特性。另外，在 AKI 患者，预定剂量的设置也受技术问题的限制，如回路再循环、临时静脉导管引起的血流不通畅、膜凝血和机器故障。最后，低血压及血管活性药使用的临床问题还导致溶质在组织器官中分布不平衡。

上述问题说明，将应用于终末期肾病患者的典型治疗方法，应用于 ICU 中 AKI 患者时存在不足之处。同时也说明，不同于长期血液透析，即使仅改变剂量（如将隔日透析改为每日透析）也可以为 AKI 患者带来"不同"的治疗。更多细微的调整，如计算出的 Kt/V 为 1.0 或 1.2，允许在计算误差范围内，并不代表可靠的剂量变化。然而，剂量、计算以及具体处置的重要价值在于避免了透析不足，并改善了实施有效治疗的监测，提高了实施有效治疗的认识。

最后，能被或需要被 RRT"剂量"影响的治疗需求，其并不是对以尿素为代表的小分子溶质的简单控制。能够被影响的方面包括酸碱平衡、血管张力、钾、镁、钙、磷、血管内容量、血管外容量及温度，以及避免与溶质控制相关的不良作用。对于危重患者（例如心脏手术术后凝血障碍性出血的患者），在不引起液体超负荷（每小时有 1 ~ 1.5L 的超滤液被清除）的情况下，快速给予 10U 新鲜冰冻血浆、10U 冷沉淀和 10U 血小板比设定 Kt/V 为任何特殊值重要得多。RRT 剂量与预防性容量控制有关。对于并存右心衰竭、AKI 及 ARDS 的患者，接受肺保护性通气并有允许性高碳酸血症及酸中毒，RRT 可以 24h 调整酸碱平衡以恢复 pH，并通过维持正常容量状态及降低肺动脉压进而改善心肺功能。Kt/V（或者其他溶质剂量的概念）只是所给予剂量产生的副产品。外伤并发横纹肌溶解的年轻患者，其血钾迅速上升至 7mmol/L，透析剂量首先应该考虑控制高钾血症。有暴发性肝衰竭、急性肾损伤、脓毒症和脑水肿且等待急诊肝移植的患者，脑水肿因发热加重，用来降低体温的 RRT 剂量可能使颅内压增加。最后，因缺血性室间隔缺损需要紧急手术而出现的肺水肿、AKI、缺血性肝炎以及需要正性肌力药和主动脉内球囊反搏支持的患者，其 RRT 剂量应是平稳且能安全去除的液体，以确保血管外容量下降而血管内容量保持最佳。去除溶质仅仅是液体控制的一个副产品。对于 AKI 患者的 RRT 剂量，必须明确考虑这些方面。尽管每一方面的剂量都很难测量，但对于 AKI 患者 RRT 剂量的设定，应该将所有相关临床评估的剂量包括在内。迄今为止，在急症领

表 107-2　肾脏替代治疗的方案

临床变量	操作变量	设置
液体平衡	净超滤	对于血流动力学不稳定的患者，优先选择负平衡的连续管理（100～300ml/h）。如果以血液净化为主，CRRT 的目标清除率为：2000～3000ml/h [（或 25～35 ml/（kg·h）]，首选 CVVHDF。如果选择 IHD，建议每天 4h，且 Kt/V >1.2
充足程度及剂量	清除率 / 方式	CRRT：2000～3000ml / h ［或 35ml /（kg·h）］；优先选择 CVVHDF。如果选择 IHD，建议每天 4 h。规定 Kt/V > 1.2
酸碱	溶液缓冲	对于乳酸酸中毒和（或）肝衰竭的患者，碳酸氢盐缓冲液优于乳酸盐缓冲液
电解质	透析 / 替代	可考虑使用不含钾离子的溶液以防止高钾血症。同时根据 $MgPO_4$ 变化精确管理
开始时间	计划	建议早期、大强度的 RRT
协议	工作人员 / 机器	训练有素的工作人员根据既定的机构治疗方案使用 RRT

CRRT，连续肾脏替代治疗；CVC，中心静脉导管；CVVHDF，连续静脉 - 静脉血液透析滤过；ECG，心电图；IHD，间断血液透析；K，清除率；RRT，肾脏替代治疗；S-G，Swan-Ganz 导管

表 107-3　连续治疗的方案示例

	估计的尿素清除率 (K_{CALC}) [†]	注意	达到 35 ml/（kg·h）的 Q 值	达到 Kt / V = 1 的 Q 值
后稀释 CVVH	$K_{CALC} = Qrep$	始终保持滤过分数 < 20%（Qb 必须为 5 倍的 Qrep）	Qrep: 41ml/min 或 2450ml/h	Qrep: 29ml/min 或 1750ml/h
预稀释 CVVH	$K_{CALC} = Quf / [1 + (Qrep / Qb)]$	改变滤过分数（保持 < 20%）	Qrep:53ml/min 或 3200ml/h （Qb = 200 ml/min）	为使 Qb 为 200ml/min：Qrep: 35ml/min 或 2100ml/h
CVVHD	$K_{CALC} = Qdo$	保持 Qb 至少为 3 倍的 Qd	Qdo: 41ml/min 或 2450ml/h	Qdo: 29ml/ min 或 1750ml/h
后稀释 CVVHDF（50% 对流转运及扩散 K）	$K_{CALC} = Qrep + Qdo$	CVVH 及 CVVHD 的注意事项	Qrep: 20ml/min + Qdo：21ml/min	Qrep: 14ml/min 替代液 + Qdo: 15ml/min

尿素分布容积：V（L）= 患者体重（kg）× 0.6
估计的清除率分数：$Kt/K_{CALC} = K_{CALC}$（ml/min）× 处方治疗时间（min）/V(ml)
35 ml/（kg·h）约相当于 Kt/V = 1.4 的尿素清除率。Kt / V = 1 时约为 25 ml/（kg·h）
滤过分数计算（后稀释）：Qrep / Qb × 100
滤过分数计算（预稀释）：Qrep / Qb + Qrep × 100
CVVH: 连续静脉 - 静脉血液滤过；CVVHD: 连续静脉 - 静脉血液透析；CVVHDF: 连续静脉 - 静脉血液透析滤过；Qb，血流速度；Qdo，透析液流速；Qnet，患者净体丢失；Qrep，替代液流速；Quf，超滤流速（Quf=Qrep + Qnet）
[*] 70 kg 的患者，$V_{UREA} = 42 L$，在理想的 24 h 期间（t = 1440 min）
[†] K_{CALC} 中简单地认为净超滤（患者液体丢失）为零

域，与容量控制、酸碱平衡控制或张力控制相比，没有证据表明这种溶质的控制与临床预后关系更密切。

表 107-2 和 107-3 所示为每一时间的 RRT 方案。

连续与间断肾脏替代治疗

在 ICU，CRRT 和间断 RRT 都可以实现血液净化。目前 80% 的危重患者使用 CRRT。目前，相关重症医学协会尚未给出具体建议，选择哪种方法主要取决于医疗机构的规章和专业知识。应将对代谢的控制作为衡量透析是否有效的指标，血尿素氮应控制的平

均水平为 60mg/dl，100kg 的患者接受 2 L/h CVVH 治疗数天后，血尿素氮值可以控制到这一水平。但是，计算机模拟实验显示，即使在密集的 IHD 中，也很难达到上述血尿素氮值[44]。除了对去除溶质动力学有特殊益处外，增加 RRT 的频率会降低每次治疗的超滤要求。避免因快速超滤率导致的容量波动也意味着剂量计算的可比性是比较困难的。

然而，尽管有新的膜、新的血管通路插管、复杂的透析机器以及量身定制的透析液成分，RRT 频率（CRRT 与间断 RRT）和患者死亡率之间的关系仍尚未确定。根据当前的科学证据，治疗严重脓毒症和脓毒

性休克的救治指南[45]认为，对于 AKI 患者，RRT 的治疗作用等同于 IHD。Vinsonneau[46] 等进行了一项大样本前瞻性随机多中心研究，涉及 21 个 ICU，历时 3 年半。在技术设备相似的几个中心，将 360 例急性肾衰竭（ARF）患者随机分为 CVVHD 组和 IHD 组，最初的试验终点是患者 60 天死亡率。8 个月后，由于招募的患者数太少而改变了纳入标准。组间比较显示，28 天、60 天（CVVHDF 33%；IHD 32%）及 90 天死亡率没有统计学差异。作者得出如下结论，所有 ARF（作为多器官功能障碍综合征的一部分）患者都可用 IHD 治疗。当时，该研究是比较这两种治疗方法的最好的随机对照研究。可惜的是，该研究在开展期间，CVVHD 及 IHD 的技术发生了很大的变化。正如 Vinsonneau 等所言，该研究可能改变了部分试验研究策略，特别是在肾脏支持治疗的剂量方面。然而，该研究很难得出"初始标准化剂量"，并使该剂量满足每位患者的代谢控制目标。有趣的是，由于医疗实践中透析剂量的改变，在招募患者阶段，IHD 组患者死亡率下降。在研究中，并未对剂量进行组间比较，因此不能得出确定性结论。作者认为[47]，对于哪种方法更好需要根据各自的特性来考虑。CRRT 可能更适用于血流动力学不稳定的患者及排出水分和溶质的既定时间超出 24h 的患者，而 IHD 能在单位时间内排出更多的水分和溶质，并不需要持续抗凝或完全制动。此外，连续疗法的优点在于长时间治疗而无须间断给药。遗憾的是，Vinsonneau 的研究没有提供此信息。最后一点，如果患有 AKI 的多器官功能障碍综合征患者能接受 IHD 治疗，那么 CVVHDF 治疗也是安全的。

其他学者也得出了相似的结论[48-49]。这些临床试验共同发现是，IHD 与当代透析技术一起应用时更安全更有效。但是，CRRT 自由和扩展使用的安全性和有效性比预期要低。在过去的 20 年中，IHD 技术的改进大大降低了透析中低血压的发生率。这包括容量控制透析机的引进、生物相容性透析膜的常规应用、以碳酸氢盐为基础的透析液应用及大剂量透析。Schortgen 等报道，通过医疗干预提高机体对 IHD 中血流动力学波动的耐受性，IHD 过程中血流动力学不稳定的发生率较低且效果较好[50]。临床实践建议应用等渗盐溶液启动透析循环，设定透析溶液中 [Na$^+$] 在 145mmol/L 以及透析液温度低于 37℃时，停止扩血管治疗。因此，优先选择 CRRT 这种治疗方法的观点正随时间的推移而改变。

总之，选择肾脏支持治疗模式因人而异。在常规的临床实践中按照 Vinsonneau 所设计的方案，当临床状况发生变化时（例如，当患者血流动力学改善或患者已拔管时，从 CRRT 换到 IHD；反之亦然），治疗方法也应该合理地变化，但是这一共识还没有得到科学的验证[51]。在临床研究中，患者可随机分配接受一种治疗或另一种治疗，所得到的结论有时难于临床推广。

多种技术的融合应用是解决这一永恒争议的可行方案。依据透析时间及溶质清除的方法（对流或扩散），这些技术已被赋予了不同的名称，如慢速低效长期的日常透析（slow low-efficiency extended daily dialysis, SLEDD）[52]、时间延长的日常间断 RRT（prolonged daily intermittent RRT, PDIRRT）[53]、长期日常透析（extended daily dialysis, EDD）[54]，或者单纯的长期透析[55]。从理论上讲，应用上述方法可以达到 CRRT 及 IHD 的最佳疗效，包括有效地清除溶质并使溶质失衡最小化，降低超滤膜的滤过率并稳定血流动力学，优化透析比率，降低抗凝需求，减少治疗费用，有效利用资源，同时提高患者的行动能力。早期病例报道显示，这些技术的融合具有可行性及较高的清除率。一项短期单中心研究发现，与 CRRT 相比，上述技术采用的剂量及血流动力学稳定性方面均是可接受的[56]。Baldwin 等将 16 例患者随机分为 CVVH 疗法组（8 例）、每日长时透析并超滤（extended daily dialysis with filtration, EDDf）组（8 例），进行为期 3 天的观察研究，对比小分子溶质、电解质及酸碱平衡的控制情况[56]。结果显示，尿素及肌酐水平的组间比较未见统计学差异。除 CVVH 组有 1 例患者在 72h 后发生低磷酸盐血症（0.54mmol/L），两种方法均纠正了治疗前的电解质紊乱。为期 3 天的治疗后，与 CVVH 组相比，EDDf 组出现了轻度但持续的代谢性酸中毒。

目前已经能生产出超纯的置换液并应用于 ICU，费用较 CRRT 低，置换量大并且时间较短。血液滤过可以与扩散相结合，在人员充足的白天或夜班期间，也可根据设定的清除率选择纯扩散模式。透析方法的选择几乎没有限制，标准设置后 3h 或 4h 的 IHD 或 35ml/(kg·h) 的 CRRT 均可以选择。也可行血液 SLEDD 治疗，透析液的流速为 150ml/min 持续 8h，夜间 12h 的 SLEDD 也可以作为备选方案。

临床应用

体外膜肺氧合

体外膜肺氧合（静-静脉和静-动脉模式）的启动

ECMO 有两种模式：静-静脉 ECMO（VV

ECMO）提供呼吸支持，以及静 - 动脉 ECMO（VA ECMO）提供呼吸和循环支持。静脉血在氧合后返回到主动脉（通常经股动脉或右颈总动脉到达主动脉弓），VA ECMO 可以为心源性休克患者提供循环支持。

VA ECMO 已经成功用于心肌恢复、心室长期辅助装置、心肌梗死后心脏移植、心肌病、心肌炎、心脏切开后心力衰竭以及心搏骤停的支持治疗[57]。使用 VA ECMO 必须考虑的一个关键问题是，由机器泵出的血（高度氧合）混合了来自左心室的血（氧合很差），可能导致上半身（包括冠状动脉循环和脑）低氧血症而下半身氧合颇佳（丑角综合征）。针对这个问题，应仔细监测和测量右侧桡动脉血的氧合情况。可以在流入侧留置套管至右颈内静脉，建立静 - 动 - 静脉的 ECMO（VAV ECMO）。VA ECMO 的另一个问题是，左室衰竭引起后负荷增加，引起左房压力增高。通过穿透室间隔的插管引流左房血液、从心尖处排出左室血液（左侧开胸），或者直接排出左房血液，都可以解决这个问题。

有严重缺氧性呼吸衰竭但无心脏功能不全的患者，可接受经皮外周 VV ECMO。依赖 VA ECMO 而保留心功能的患者可能出现严重的脑和心脏缺氧，使患者面临严重的并发症，例如全身性栓塞、肢端缺血以及左室壁张力增加。在使用 VV ECMO 前常规用超声心动图评价左心功能，以确认是否有必要使用 VA ECMO。在 VV ECMO 模式下，上、下腔静脉血经过股静脉或颈静脉排出（引流），进入人工肺后被泵入右房（回流）。左心室维持肺血流以及体循环。与 VA ECMO 相比，VV ECMO 有以下几个优点：①不使用动脉，避免了缺血或者血栓形成的风险；②肺血流是氧合血，可以促进血管扩张；③维持搏动性血流进入器官；④避免泵血逆流造成的左室后负荷增加。

ECMO 已经用于多种形式的呼吸衰竭，例如传统机械通气难以治疗的 ARDS、肺损伤、严重哮喘、肺栓塞、等待肺移植患者以及其他疾病患者，使用患者包括新生儿和儿童[58]。

VV ECMO 的适应证和禁忌证

成人 尚无大型临床试验对成人使用 VV ECMO 的确切适应证进行研究。尽管如此，仍建议 ECMO 用于各种原因（原发或继发）导致的缺氧性呼吸衰竭：呼吸衰竭的死亡率预计大于 50% 时考虑使用 ECMO，高达 80% 时应当使用 ECMO†。当 FiO_2 高于 90% 和

† 参见"ELSO 一般指南中患者特殊支持"。
<http://www.elso.med.umich.edu/WordForms/ELSO%20Pt%20Specific%20Guidelines.pdf> (Accessed October 18, 2012)

（或）Murray 评分 2 ~ 3 时，PaO_2/FiO_2 小于 150 mmHg 时，死亡风险达 50%；当 FiO_2 高于 90% 和（或）Murray 评分 3 ~ 4 分时，PaO_2/FiO_2 小于 80mmHg 时，死亡风险高达 80%。其他适应证包括哮喘引起的 CO_2 潴留或允许性高碳酸血症伴 $PaCO_2 > 80mmHg$、无法达到平台压（$Pplat \leq 30 cmH_2O$）或严重漏气患者。一般来说，ECMO 应该在微创治疗失败，而 VILI 或持续脑缺氧发生之前使用。2009 年春季 H1N1 流感大流行后，一些机构提出了更严格的标准。例如，澳大利亚的新南威尔士州健康部门建议，针对顽固性低氧血症和高碳酸血症（$PaCO_2 > 100 mmHg$ 并伴有 $PaO_2/FiO_2 < 100$）患者使用 ECMO 时首先使用 VV ECMO。法国的 REVA(Réseau Européen de Recherche en Ventilation Artificielle) 组织建议，如果发生低氧血症 ($PaO_2/FiO_2 < 50 mmHg$)，尽管潮气量减少到 4 ml/kg、高 PEEP(10 ~ 20 cmH_2O) 以及高 FiO_2 (>80%)，当平台压力达到 $35cmH_2O$ 时，应开始使用 ECMO[59]。

根据 ELSO 指南，成人没有使用 VV ECMO 的绝对禁忌证。患者下述情况与预后不良直接相关，故在实施 ECMO 前应仔细权衡，包括 7 天或更长的时间损伤性机械通气、药物源性免疫抑制剂（中性粒细胞绝对计数 $<400/ ml^3$）以及近期或远期的中枢神经系统出血。也应考虑患者的具体情况。虽然没有具体年龄的禁忌证，但年龄的增加也会使风险增加；体重超过 125 kg 会导致操作困难以及不能达到足够的血流量；还应该考虑合并症。

一些移植中心正在评估 ECMO 对肺移植的支持作用。实际上，很多在过去被视为 ECMO 禁忌的情况（例如脓毒症、外伤、恶性肿瘤、肺出血）近来正在被很多有经验的中心重新评估。此外，随着对 ECMO 兴趣的重燃，更先进的技术、更可靠的设备、更有效的培训计划将不断采用并实施，这些都大大扩展了 ECMO 的适应证。

新生儿 根据 ELSO 指南，新生儿的 OI 为 20 时考虑使用 VV ECMO，当 OI 为 40 时必须使用 VV ECMO。OI 的计算方式如下：

[平均气道压力（mean airway pressure，MAP）× FiO_2]÷[动脉导管末端 PaO_2 × 100]

致死性严重遗传病、不可逆的脑损伤，以及Ⅲ级或更严重的脑室内出血是新生儿使用的禁忌证。相对禁忌证包括不可逆的器官损害（除非考虑器官移植）、体重低于 2kg，考虑到孕周小于 34W 可能增加颅内出血风险，也被列入相对禁忌证（参见第 95 章†）。

儿童患者　众所周知不存在绝对的适应证，但是应该在需使用机械通气高级生命支持 7 天内考虑使用 ECMO[†]。

禁忌证包括 10 天内需行神经外科手术或颅内出血、近期手术或创伤以及出血危险性增加的患者。Ⅱ级或Ⅲ颅内出血是常规禁忌证。

VA ECMO 的适应证和禁忌证

根据 ELSO 指南，成人心力衰竭使用 ECMO 的指征是，血容量充足时使用正性肌力药 - 血管收缩药，但仍伴有组织灌注不足的心源性休克。如果适合的话，应在使用 ECMO 前使用主动脉内球囊反搏。VA ECMO 典型的适应证包括急性心肌梗死、心肌炎、围生期心肌病、失代偿性慢性心力衰竭和心脏手术后休克。感染性休克只有在某些治疗中心才是使用 VA ECMO 的适应证。美国心脏协会关于心肺复苏 (cardiopulmonary resuscitation，CPR) 的指南建议，对容易逆转以及进行了高质量 CPR 的患者可以使用 ECMO 来辅助 CPR[‡]。

对于儿科患者，ELSO 建议针对患儿心脏术后无法脱离体外循环而出现的早期心力衰竭，可以使用 VA ECMO。在 ICU，对适当的药物治疗无效时可以使用 VA ECMO。此外，对于任何原因导致的心搏骤停，对 CPR 有反应但是不稳定以及对 5min 的直接心脏按压无反应的患者可以考虑使用 VA ECMO。最后，VA ECMO 可以用在与手术无关的任何心力衰竭患者，包括心肌炎、心肌病以及药物过量中毒[†]。

管理和监测

拥有现代技术的泵、回路以及氧合器，加上 ICU 护士在 ECMO 技术和管理方面的培训，确保了 ECMO 机器和患者管理的高效性。医疗和护理团队每天应评估回路数次，而灌注师或者其他 ECMO 专业技术人员应每天至少检查回路一次。所有组件都必须检查其适当的功效，有无纤维蛋白沉积和血栓。此外，必须仔细观察插管处以便发现任何炎症和感染的迹象。

ECMO 辅助下的患者需要通过心电图、气道压力和流量、动脉血压以及 ECMO 相关监测仪器来严密监测重要脏器功能。相关仪器包括：

- 流量计计算回路输送的血流量。
- 传感器测量不同部位的压力。膜肺之前的压力非常重要，压力升高意味着氧合器内可能出现血栓。

[†] 参见 "ELSO 一般指南中患者特殊支持"。
<http://www.elso.med.umich.edu/WordForms/ELSO%20Pt%20Specific%20Guidelines.pdf> (Accessed October 18, 2012)

- 引出的静脉（上腔静脉、下腔静脉和冠状窦）血氧饱和度是 VA ECMO 期间 $DO_2 : VO_2$ 的良好指标。
- VV ECMO 期间的高氧饱和度可能意味着由于插管移位导致的静脉血再循环（氧合血被回路再摄取）。

体外膜肺氧合的脱机

肺功能改善（对 AV ECMO 而言，是心脏循环状态改善）是必要条件，也就是说，这是从 VV ECMO 脱机不可缺少的必要条件。呼吸力学、血气以及影像学的改善都是独立的征象。当呼吸机设置为肺保护模式，如果关闭通向氧合器的气流，心肺功能维持稳定达 1 ~ 4h，就可以停泵并且撤除插管。肺的恢复可能需要数周或数月，有报道 ARDS 后经过 50 ~ 100 天的 ECMO 支持后恢复的案例[60]。在 ECMO 的早期阶段因为肺功能严重受损，$EtCO_2$ 可能很低。当肺开始恢复以及流向通气肺泡的血液量增加时，$EtCO_2$ 也就相应增加。$EtCO_2$ 接近正常值意味着可以考虑脱机。当 VA ECMO 应用于心功能障碍的患者时，恢复的迹象包括动脉搏动增强以及超声心动图显示心脏收缩功能改善。在 VA 模式，如果夹闭血管回路，由旁路维持回路内的血液循环时，心肺功能可以维持，也可以除去插管。

肾脏替代治疗的管理

肾脏替代治疗的适应证

无论何种 CRRT 技术，都适用于以下临床指标受累的重症 AKI 患者：

1. 连续控制容量状态
2. 血流动力学稳定
3. 酸碱状态可控
4. 尿毒症控制良好的同时能够提供富含蛋白质的营养支持
5. 控制电解质平衡
6. 控制磷和钙的平衡
7. 预防颅内液体波动
8. 感染风险最小
9. 组织相容性高

尽管开始使用 RTT 的时间有明确的指南或建议，但及时干预的初步概念已被普遍接受。当上面列出的一个或多个临床表现伴随少尿出现时，应该在 24h 内开始应用 RRT。紧急使用透析的唯一指征是高剂量利尿剂治疗无效的肺水肿伴血钾快速增高患者。对伴有无尿的重症患者来说，控制体液平衡是极为重要的。所有的危重患者每天都需要输入大量液体——血液和新鲜冰冻血浆、升压药和其他连续输注药物以及肠内和肠外营养，这些液体的输注都不应该受到限制或中断。伴有感染性休克的 AKI 患者接受大量液体复苏导致液体超负荷的例子并不罕见。随之而来的体液正平衡和间质性水肿倾向使得有必要去除水，而且如果可能的话，应达到每日液体的负平衡。体外 RRTS 通常用于超滤。超滤水和血浆具有相似的渗透压。基于这个原因，隔离超滤基本上等同于血液脱水并可能伴随着血细胞比容的增加及溶质浓度的最小变动[61]。CRRT 缓慢并连续地去除患者血浆中的水，以类似于尿排出；而每周 3 次间歇性血液透析，每次在几个小时内去除的液体量必须相当于 2 天以来输注的液体量加上无尿患者机体可能出现的多余水分相当的液体量。与过度超滤率相关的血管内容量的丢失基于两个原因，一是所需液体量的高速率去除导致；二是由于快速透析溶质丢失导致的跨细胞及组织液移动造成的。快速去除液体的主要后果是导致血流动力学不稳定。对由于血流动力学不稳定而需要使用大量升压药和适当液体复苏、营养补充以及输注血制品的伴有脓毒症的 AKI 患者，肾脏替代治疗模式的选择应该是保证液体缓慢去除，也就是每日治疗时间延长几个小时以满足每日所需的液体平衡的快速变化。特别是接受 CRRT 治疗的 AKI 患者，当血容量和尿毒症控制妥当时，可给予富含蛋白质的液体（1.5 ~ 2.5 g/d）以改善每日氮平衡，有助于改善免疫功能和整体预后[62]。对于 RRT 期间液体流失的安全处理需要详细掌握患者的情况，理解 UF 过程以及严密监测患者对去除液体的心血管反应。为了保持 AKI 患者的组织灌注，理想的液体平衡是在不影响患者有效血容量的基础上去除多余的水分。但是究竟用哪些临床数据来定义液体超负荷仍有争议，这些数据包括：患者实际体重或干重、平均动脉压（MAP）、中心静脉压、楔压、全身氧饱和度、混合静脉血氧饱和度、生物电阻抗或目前可行的监测手段（中心静脉导管、Swan Ganz 导管以及经食管超声心动图）及其他。然而对于液体超负荷的患者，准确评估应该去除的液体量是极其重要的[63]。缓慢和恒定超滤的主要特征之一是，可以使组织液缓慢不断地补充脱水的血液。这是因为流体静力和渗透力的驱动可以去除血浆内大量的水，同时降低了血容量不足和低血压的风险。对于危重患儿，要优先考虑纠正容量超负荷。近来研究已经证实，重建小儿患者足够的液体含量是预测预后的主要独立变量[64]。在大量 AKI 成人患者研究中也发现了类似的结果[65]。

溶质去除是一个广义的概念，通常定义为消除标记溶质。这个标记溶质应该合理地代表血液中可经过肾正常去除的所有溶质。遗憾的是，能够代表所有 AKI 期间堆积的相关溶质并不存在，因为对每种分子来说其动力学和分布容积是不同的。其结果是，在 RRT 期间控制的单一溶质只能粗略地评估治疗的有效性。由于这些原因，尿素通常是一个不完美的标记溶质，因为它在所有 AKI 患者体内堆积，而且其血清水平易于测量。此外，尿素的毒性温和，是蛋白质代谢的最终产物，它的堆积意味着需要透析，而它的去除意味着治疗的有效性。尿素是一种小分子，它的分布容积类似于机体水分总量。它不与蛋白质结合，可以自由地穿过组织和细胞膜。肌酐具有相似的特性，是另一种常用的标记溶质。

一旦决定使用 RRT，必须设定透析剂量，而且治疗时要小心处置。透析治疗的强度可以通过透析量和输送给患者的血液滤过量来大致表示。Vicenza 小组在 2000 年完成一项里程碑式的临床试验[66]，揭示了这两个量结合体重对 AKI 患者的重要性。发表于 2009 年的两个大型多中心随机对照研究（正常与增强水平 [RENAL] 替代治疗的随机研究[67] 以及退伍军人管理局和美国国立卫生研究院 [VA/NIH] 急性肾衰竭试验网 [ATN] 研究[68]）最终确定了最佳透析剂量的概念。RENAL 和 ATN 旨在比较正常或低强度肾脏支持治疗与增强或密集治疗之间的效果，尤其 RENAL 研究对 25 ml/（kg·h）的 CVVHDF 与 40 ml/（kg·h）的 CVVHDF 进行了比较；而 ATN 研究 20 ml/（kg·h）的 CVVHDF 或 1 周 3 次间断透析与 35 ml/（kg·h）的 CVVHDF 或每日间断透析之间进行了比较。出人意料的是，这两项研究表明 RRT 剂量强度的增加并没有改善患者的预后，基本上用大型数据否定了之前小型的临床试验结果。正常剂量的推荐范围为 20 ~ 30 ml/（kg·h）连续治疗，或者 1 周 3 次间断血液透析，或者二者兼而有之。

少尿 – 无尿型肾衰竭患者常伴有继发于不可测量的阴离子增加（强离子间隙 [SIG]12.3 mEq/L）导致的轻度酸血症、高磷酸血症和高乳酸血症。低蛋白血症的碱化作用减弱了这种酸中毒。研究者评估了间歇性血液透析和 CVVHDF 对于酸碱平衡的影响，代谢性酸中毒在两组中均是常见的，而且间歇性血液透析和 CVVHDF 会纠正代谢性酸中毒。然而，纠正的速度和程度可能显著不同。在第一个 24h 内，CVVHDF 纠正代谢性酸中毒比间歇性血液透析更迅速、更有效。在随后 2 周的治疗期内，与 CVVHDF 相比，间歇性血液透析的代谢性酸中毒发生率较高。因此在纠正代谢性酸中毒上，要优先考虑 CVVHDF 而不是间歇性血液透析。在 CVVH 和腹膜透析之间的比较中，随机分到

CVVH 组的所有患者在 50h 内纠正了酸中毒，而腹膜透析组只有 15% 的患者纠正了酸中毒（$P < 0.001$）[69]。

Rocktaschel 表明一旦开始 CVVHDF，酸中毒会在 24h 内得到纠正。这种变化与 SIG 降低以及磷酸盐和氯化物浓度降低有关。在 CVVHDF 治疗 3 天后，由于 SIG 进一步降低以及持续低蛋白血症中血清磷酸浓度降低导致代谢性碱中毒，患者会出现碱血症[70]。

当临床医生将大量注意力集中在 CRRT 的益处时，关于 CRRT 可能引起的风险常被忽视。作为一种连续体外治疗，CRRT 通常需要连续抗凝，这会增加出血风险。相反，体外循环回路凝血也经常发生在 CRRT 中，这有可能导致血液丢失，并加重危重患者的贫血。使用 CRRT 相关溶质转移的增加，可能使危重患者的氨基酸、维生素、儿茶酚胺和其他具有有利作用的溶质去除增加。连续疗法必须连续工作。每天有多少治疗真正持续超过了 18～20h？由过滤器 - 回路 - 导管凝血、更换回路、频繁更换替代液以及患者的移动（手术、诊断）导致的停机，应被仔细监测，而且可能会严重影响透析剂量[71-72]。另外值得关注的是技术问题，包括机器故障、用药错误和复合错误，已有 CRRT 运行的技术问题以及由此可能导致患者发病率和死亡率增加的报道。当接受 CRRT 治疗的 AKI 危重患者预期的发病率和死亡率都很高时，检测安全问题、不良事件或两者兼而有之是特别困难的。目前，肾脏病文献中很少有研究给出危重患者使用 CRRT 或 IHD 的安全性或不良反应的实质性信息。引进新的技术和设备到医疗实践中后，会自然而然地设想新的治疗方法能带来益处，尤其是当该治疗成为 ICU 病床的典型设备的一部分而且对重症患者每天 24h 应用时。当一个专业透析护士在白班负责管理治疗几个小时时，人们的关注度更高。尽管如此，新一代具有严密安全特性和多种处方设置的专用 CRRT 机已经上市。在任何情况下，理想的治疗仍然是不存在的。在现代机器变为常规使用前，必须对专业的 ICU 人员进行培训。

停止肾脏替代治疗的指征

关于停止使用 RRT 时机的问题，相关证据极少。可以从近期的文献中收集一些见解。一项开始和结束支持治疗（Beginning and Ending Supportive Therapy，BEST）肾研究组的报告，描述了现阶段多国停止 CRRT 实践中，确定成功停机的相关变量以及停机是否可能对患者造成后果[73]。在这项研究中，313 例患者从 CRRT 停机至少 7 天并被归类为成功组，而 216 名被归类为重复 -RRT 组。对成功停机的多元 logistic 回归

分析得出，尿量 [在停止 CRRT 前 24h 内的 OR（odds ratio，OR）为每天增加 1.078 /100ml] 和肌酐（OR 为增加 0.996mmol/ L）为成功停机的重要预测因素。使用利尿剂对预测尿量会产生负面影响。与其他观察性研究一样，想确认重复 RRT 组患者是否应该在肌酐或者尿量达最佳值后停止 RRT，从而导致不同的预后，这一想法是不可行的。再透析的风险因素也由台湾国立大学外科 ICU 急性肾衰竭研究组分析得到[74]。在这项研究中，94 名 RRT 患者，停机保持在 30 天以上被认为是成功的（21%），而且与序贯器官衰竭评估（Sequential Organ Failure Assessment，SOFA）得分、年龄、透析持续和尿量呈正相关。有意思的是，那些 RTT 停机保持了 5 天的患者中，有超过 2/3 停机时间保持到了 30 天。

作为常规建议，在 RRT 停机前，医生应等待足够的尿量（无利尿剂治疗）以及满意的肌酐值。患者肾小球滤过率和治疗清除率的附加效果应导致 RRT 肌酐值正常或低于正常。一旦肾功能接近基础值或肾前性 AKI 水平，无须任何停机计划而停止治疗似乎是合理的。另外，仅有局部肾功能恢复迹象的患者可能受益于更具体的和延迟的停机时间，例如降低超滤率或者将之前的连续 RRT 治疗方案改为间断 RRT。此外，新的肾预后标志物的探索引起了人们极大的关注，研究者希望通过新型预后标志物预测出一旦停止 RRT，患者何时能恢复肾功能以维持停用 RRT 状态。

其他体外支持技术

体外循环去除二氧化碳或呼吸透析

肺保护性通气是治疗不同程度呼吸功能不全的主要手段之一。肺保护的基本方案包括小潮气量（<6～8ml/ 理想体重）和低气道压力（平台压 < 30cmH$_2$O），因为有证据显示小潮气量会降低 ARDS 患者机械通气治疗的死亡率。小潮气量通气会降低 CO$_2$ 清除率，从而导致高碳酸血症等相关问题。大量的 ARDS 患者临床实践证明应用肺保护通气策略合并高碳酸血症的概率为 14%[75]，而所有 ARDS 患者通气压力小于 28 cmH$_2$O 也可能使患者发生高碳酸血症[76]。我们不希望出现高碳酸血症，因为它会通过免疫抑制和损伤的肺上皮加重肺损伤，还会加重右心衰以及已有的颅内高压[77]。当允许性高碳酸血症不适用时，可以使用机器去除 CO$_2$（extracorporeal CO$_2$ removal [ECCOR]，体外 CO$_2$ 去除）[76]。现代超保护通气 ECCOR 系统在去除 CO$_2$ 的同时无须提供显著氧合（不同于 ECMO

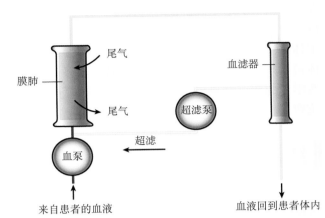

图 107-9　血液被泵入与透析过滤器串联的膜肺，超滤液在膜前回流入血。UF，超滤

系统），即可提高生存率。去除 CO_2 可通过一个专门的系统实施（图 107-9），该系统由一个泵驱动并与新生儿膜肺和血滤器串联在一起的体外 VV 回路组成。这种回路要求膜肺和血滤器耦合。

通过增加血滤器施加的下游阻力，会使膜肺内部的压力升高。该技术也降低了气泡形成的风险。此外，通过由血滤器分离出的血浆水来稀释膜肺的血液会使肝素的使用最小化。最后，由进入肺膜的超滤水再循环提供的附加血流使得 ECCOR 性能优化。用于该装置的血流是不可忽略的（200 ~ 400 ml/min），正常的透析血管通路在这种情况下是不够的[77]。另一种系统利用心排血量和动脉压使血液流动通过低阻人工肺（AV 无泵的 CO_2 去除系统；介入性肺辅助 [iLA] 膜式呼吸机，NovaLung 公司，德国海尔布隆）（图 107-5）。无泵系统会减少血液的损伤，但需要大口径动脉套管和充足的血流以及动脉压力。考虑使用 ECMO 的一般原则是 ECCOR 基本有效，ECCOR 与 ECMO 的基本区别是 CO_2 和氧动力学的差异（CO_2 以溶解的碳酸氢盐的形式转运，由于其溶解度比 O_2 高，更容易以扩散的形式通过体外膜）导致 ECCOR 系统血液流速降低（0.5 ~ 1.5 L/min）[22]。因为必须要更低的血流，所以更新的 ECCOR 设备使用类似于那些用于透析（CO_2 透析）的双腔插管[78]。例如，iLA 膜呼吸机加载了一个大流速的泵（从 0.5 L/min 到 6 ~ 7 L/min），再加上不同的膜和插管。肺体外支持的新领域是开发使用效率更高和更简易的新机器。随着 VV 去除 CO_2(decapneization) 适应证的扩展，有损伤通气的需求会显著降低，而且在未来 10 年内，危重患者的预后会进一步改善。

高分子截流血液滤过或血液透析以及血浆治疗

通过体外治疗去除脓毒症患者体内增加的炎性介质，其潜在可用策略是使用高分子截流 (cutoff)，这个膜上的孔足以使更大的分子 (15 ~ 60 kD) 通过扩散去除。由于生物学依据已广泛接受对患有脓毒症相关的 AKI 患者使用 HCO 膜的 RRT。体外和体内研究已证实，它去除细胞因子的能力大于迄今为止任何其他技术[79]，并且提高了脓毒症实验模型的生存率[80]。HCO 疗法似乎对免疫细胞的功能有益，而且关于 HCO 膜间歇性血液透析用于人体的初步研究证实，它可以去除标记的细胞因子白细胞介素（IL）-6 和 IL-1 受体拮抗剂，而且会降低脓毒症患者使用去甲肾上腺素的剂量[81]。HCO 膜的血液净化现已在至少 4 项临床研究中应用于超过 70 例脓毒性 AKI 患者，没有严重副作用的报道。可以预见的是，白蛋白的损失显著，但是可以尝试使用 HCO 膜的扩散，而不用对流的方式减轻白蛋白的损失，同时还可以保持对细胞因子的清除率。

血浆治疗实际上包括两种治疗：血浆去除和血浆置换。在血浆去除中，血浆从血液细胞中分离出来，沿着含有不同吸附剂的一个或多个柱流动。此后，经过处理的血浆回输给患者。血浆置换是一个单一步骤的方法，即血液被分离成血浆和细胞，再将血细胞回输给患者，而血浆用其他供体的血浆或者白蛋白来替换。新鲜冰冻血浆用来补充失去的液体量，也用于维持凝血功能所需的各种因子的补充，或者纠正血浆疗法导致的潜在功能紊乱。血浆疗法用于脓毒症相关的血栓性微血管病的治疗最有效[82]。在早期一些小型临床试验中，一种称为配对血浆滤过吸附 (CPFA) 的新兴杂交技术，是在血浆过滤器的下游放置一个树脂盒子，这会提高非脓毒症特异性炎性介质的去除，得到了令人满意的结果[83-85]。CPFA 旨在降低脓毒症及多器官功能衰竭患者循环中促炎和抑炎介质的水平。

为了克服血浆过滤的缺点并提高去除效率，CPFA 在血浆过滤器的下游使用了一个特定的吸附盒。CPFA 提高了非特异性炎性介质的去除并取得了令人满意的结果。遗憾的是，据 Livigni 报道，最近一项旨在利用 CPFA 提高脓毒症相关 AKI 患者生存率的多中心临床试验（血浆过滤和吸附结合临床试验）已经完成，但是没有达到预期效果。有趣的是，一个亚组分析显示，超过 2L/d 的 CPFA 剂量（处理的血浆量）会降低脓毒症相关 AKI 患者死亡率。此外，一项新的 CPFA 临床试验显示，提高危重患者护理标准可能会降低死亡率，该试验，认为死亡率不是主要观察终点。

需要体外膜肺氧合患者的连续性肾脏替代治疗

危重患者的一种特殊而复杂的类型就是同时需要 RRT 和 ECMO。这种临床现象经常发生在儿科患者。很多 AKI 儿童需要 ECMO，他们患有严重的心功能不全（心肾综合征）或者需要机械通气（肺肾综合征）。CRRT 回路可以并联（血液流动与 ECMO 回路方向相同）或串联（血液流动与 ECMO 回路方向相反）。Santiago 和同事描述了如何将 CRRT 连接到 ECMO 回路上[86]：CRRT 回路的入口（动脉）线由一个三通连接 ECMO 血泵，该三通也用来注入肝素；而出口（静脉）线由另一个三通连接在氧合器之前。笔者在此提出相反的建议，即 CRRT 的入口可以连接在 ECMO 泵之后，而过滤器出口在泵（进入存储器，如果存在的话）之前返回到 ECMO 回路。这种 CRRT 回路靠逆流来实现体外支持，使 RRT 血流从 ECMO 动脉端（血液返回到患者）吸出，然后被注入 ECMO 静脉端（患者血排出）[87]。第二种方法可能会在离心泵后降低血流阻力和湍流，当滚轮泵存在时可以提高贮存排水。考虑到 CRRT：ECMO 血流比从未超过 0.1，由这种回路引起的血液再循环是可忽略的。Shaheen 和同事[88] 最近对两个不同亚群的患儿进行了试验：一组需要血液滤过，另一组需要血液滤过和 ECMO。结果显而易见，需要 CVVHDF 和 ECMO 的患儿死亡率明显高于仅需要血液滤过治疗的患儿。因此，笔者建议某些治疗应该由有经验的团队来实施。对高龄和大体重的多样化人群使用 CVVHDF，给临床和技术带来了极大的挑战。ECMO 中使用低频 CVVHDF 以及其他体外疗法，都提出了维持护理技能的问题。单独使用 CVVHDF 还是结合 ECMO 的客观临床和生化标志物还有待确定。但是一些研究已经显示了这种组合对儿科患者的安全性和可行性[89]，即使对这样困难的组合有一些担心（如液体平衡的准确性）[90]。目前，

一些学者声称应该对所有 ECMO 患者使用 CRRT[91]。在与 46 例历史对照患者的对比中，15 例新生患儿在 ECMO 期间使用了连续血液滤过，其结果是显著降低了体外支持以及机械通气的时间；这种方法也会促进体液管理平衡并改善毛细血管渗漏综合征。此外，这些学者的研究结果显示输血量减少并降低了 ECMO 的花费。

结　　语

近年来，体外循环回路的制造在技术上已有了长足进步，使得长期支持更简单、安全、有效。新 ECMO 和 CRRT 系统可以由一名接受过培训并且有经验的床旁护士管理，患者接受数周甚至数月的支持治疗，而无严重的并发症。

虽然最近的研究表明 ECMO 可以改善患者呼吸衰竭或心源性休克，或两者兼而有之的预后，但是 ECMO 的适应证仍然存在争议。有趣的是，RRT 也有类似的争议。尽管如此，除了大型试验显示出确切的证据，对心肺和（或）肾衰竭的危重患者使用肺保护性通气策略以及及时使用连续血液净化的有利证据和经验也不断增加。因此，更简单、更小甚至创伤性更少的体外装置正在研发中，在 ICU 中也越来越频繁地被使用。

在未来，ECMO、CRRT、体外 CO_2 去除设备、血液灌注、吸附或血浆过滤和吸附（用于 CPFA 或肝脏支持）将被整合到单一的多功能机中，用户界面友好，参数设置灵活，可使用不同的任意布局，以适应不同医疗需求。最后，信息技术的进步使集成的体外血液净化系统可以和所有电子治疗设备（从简单的注射泵到 CRRT 机）相连，从而制造出一个真正意义上的人造器官。

参 考 文 献

见本书所附光盘。

第 108 章　心肺复苏：基础生命支持和高级生命支持

Brian P. Mcglinch • Roger D. White
鲁显福 译　曹君利　曾因明 审校

要 点

- 循环、气道、呼吸（circulation, airway, breathing, CAB）已经替代了气道、呼吸、循环（ABC）。对于发生心搏骤停的成人和小儿患者来说，与先开放气道相比，在突发心搏骤停（sudden cardiac arrest, SCA）后首先实施不间断、高质量的胸外按压，能够获得更好的生存机会和神经预后。当怀疑患者出现心搏骤停时，应立即开始胸外按压。

- 在发现心搏骤停后应尽可能早地实施电除颤复苏，随后立即恢复胸外按压，无须进行电击后的心脏节律分析。研究未能证明在单次电击或一连串电击除颤前先实施一段时间的胸外按压对预后有益。

- 开放气道的高级措施已经不再作为心脏复苏时的首选，目前尚缺乏气管插管能促进心搏骤停后成功复苏的有益证据。

- SCA 复苏期间，在不影响实施不间断、高质量胸外按压的前提下，可以使用血管升压药物。肾上腺素、血管加压素和胺碘酮均已被证实能够提高复苏成功率，但对幸存者出院并没有影响。

- 只要设备条件具备，采用超声技术有助于识别心搏骤停的可纠正的潜在原因，并有助于指导复苏的终止。

- 目标导向体温管理（也叫低温疗法）用于因突发、致命性心律失常引起的院外心搏骤停后复苏成功的昏迷患者，能显著改善幸存出院者的神经功能预后。这门技术逐渐被扩展到一些非突发性、致命性心律失常患者的复苏治疗。

- 小儿复苏方法已经被简化以便于复苏的实施。胸外按压以 100 次/分的频率实施，每 30 次按压后插入两次呼吸（与成人的复苏一致）。如果只有 1 名施救者，应在实施复苏之前首先进行求助。如果发现婴儿的脉搏低于 60 次/分，应立即实施胸外按压。

- 体重超过 10kg、发生致死性心律失常的儿童可以使用成人除颤电极板进行除颤，除颤电极板之间至少相隔 3cm。对于年龄小于 1 岁或者体重低于 10kg 的儿童，推荐使用婴幼儿除颤电极板，首次除颤能量按 2J/kg 设定。

- 大多数成人和儿童 SCA 导致的死亡发生在第 1 个 24h 以内。协调复苏后护理，包括冠状动脉导管置入和其他多种重症监测手段，如实施目标导向体温管理，将为 SCA 幸存者获得较理想的神经和心脏康复创造良好机会。

- 一些旨在提高低心排血量、改善心搏骤停患者自身循环状态的先进技术，是当前临床研究最活跃的领域。虽然众多研究结果提示一些新复苏技术很有前景，但在其未被纳入复苏指南之前，尚需要更多结果一致和可重复性的证据。

虽然复苏的历史可以追溯到《圣经》时代[1]，但是当代心肺复苏（cardiopulmonary resuscitation, CPR）方法则认为始于 1966 年，当时由美国科学院国家研究委员会提出了 CPR 的统一执行标准[2]。自此，历届委员会都会根据基础和临床的有效数据，对既往 CPR 标准进行不断的更新与修订[3-10]。最新被推荐的指南是"2010 年美国心脏协会心肺复苏和心血管急救指南（2010 年 AHA CPR 和 ECC 指南）"，它是由美国心脏协会（American Heart Association, AHA）和欧洲复苏委员会（European Resuscitation Council, ERC）众多专家们就复苏问题所达成的第三次国际性复苏指南与共识，代表了众多不同国家、不同文化背景和不同医学专业人士的集体智慧。

新指南中的每一步干预措施，其科学信息都经过了广泛的循证医学评估，这一结构简明的心血管急救复苏程序有助于解决一些潜在的争议。基础生命支持（basic life support, BLS）和高级心脏生命支持（advanced cardiac life support, ACLS）是建立在可靠的临床基础之上，并得到了心血管急救团体的广泛认同，而反映这种认同性的证据就是 AHA 的 BLS 和 ACLS 培训项目和相关培训材料已被广泛使用。本章旨在结合当前对 BLS 和 ACLS 的理解和 AHA 出版的教材[11-12]，综述 BLS 和 ACLS 的前提、理论基础和操作方法。

反复修订后的心搏骤停后心血管急救指南所推荐的干预措施，在近 50 年来已经挽救了成千上万的生命。但就我们所观察的情况而言，尽管有如此详细的指南，就全球范围内在院外发生的众多目击下的突发心搏骤停（sudden cardiac arrest, SCA）患者，能存活出院的生存概率仍然低于 10%[13]。即便患者出现心搏骤停时能被即刻发现，并严格遵照复苏指南进行正规抢救，绝大多数发生心源性猝死的患者并不能有效复苏。

有关 BLS-CPR 的完整步骤不在本章内容的介绍之列，具体可参阅相关指南和 AHA 出版的教材。本章将着重回顾麻醉医师在手术室、重症监护治疗病房（intensive care units, ICUs）和其他医疗场所中有关 BLS 和 ACLS 的临床实践。

突发心搏骤停和心肺复苏

SCA 是一个复杂的动态过程。心搏骤停后全身动脉血会继续向前流动，直到主动脉和右心房之间的压力差达到平衡；同样，心搏骤停后肺动脉和左心房之间的前向肺血流也会发生一个类似的过程[14-16]。此时，

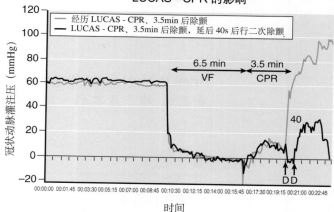

图 108-1　采用 LUCAS 装置 CPR 对冠状动脉灌注压的影响。CPR，心肺复苏；D，除颤；VF，室颤 (From Steen S, Liao Q, Pierre L, et al: The critical importance of minimal delay between chest compressions and subsequent defibrillation: A haemodynamic explanation, Resuscitation 58:249, 2003.)

动、静脉压力梯度消失，左心充盈下降，右心过度充盈，静脉容量血管逐渐扩张（图 108-1）。当动、静脉压力达到平衡时（时间大约在心搏骤停后 5min），冠状动脉灌注和脑血流即终止。

生理学机制

20 世纪 60 年代初，CPR 成为一项被广泛应用的临床技能。通常所说的"心泵机制"认为，按压胸骨和脊柱之间的心脏是导致血液泵出的直接原因。临床 CPR 期间使用经食管超声心动图监测，可以帮助我们评估在胸外按压时心脏的大小和瓣膜位置的变化，以评估血流的方向。通过 CPR 期间的超声心动图我们可以观察到，在胸外按压时，左、右心室的血容量下降，三尖瓣和二尖瓣关闭，血液射入动脉系统，所有这些均符合心泵机制（图 108-2）[17-20]。

一旦发现有心律失常（或者任何可以影响心排血量的心律失常），只要患者可以按照语言指示咳嗽，嘱患者反复剧烈地咳嗽（咳嗽 CPR），这能使低血压合并室颤的患者意识维持长达 100s 之久。这种咳嗽维持意识的现象表明，除直接按压心脏（心泵）的机制外，可能仍有其他的机制参与了心搏骤停后的前向血液流动[21]。剧烈地咳嗽可以产生一个动脉压力脉冲，通过前向血流与压力打开主动脉瓣[22]，这个过程通常被称为胸泵机制（图 108-2）。胸外按压导致胸腔内压力增加，最终使得胸腔内的血管内压达到平衡。在静脉端，静脉瓣和胸腔入口处静脉的塌陷限制了压力的反向传递或者血液回流。在动脉系统，血管相对不易塌陷，

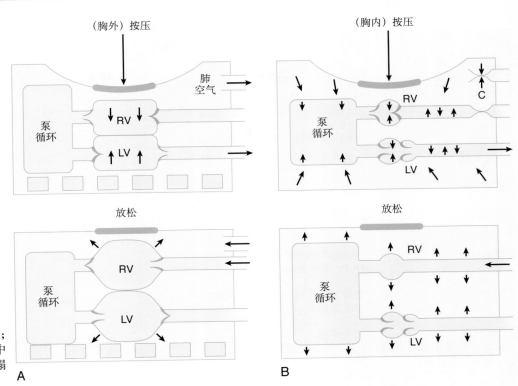

图 108-2　A. 图示心脏按压泵；B. 图示为胸内按压泵，在图 B 中的 "C" 代表气道或静脉壁结构塌陷。LV，左心室；RV，右心室

能够将压力和血液传递到胸腔外的血管系统。一些研究表明，进行胸外按压或者剧烈咳嗽时，左心能够被动地将肺静脉血输入外周动脉循环。当进行胸外按压时，高胸内压促使肺动脉瓣关闭、二尖瓣和主动脉瓣开放，来自肺部的血流通过左心室流向外周[23]。

　　复苏期间心泵和胸泵机制同时并存。超声心动图已经证实了心泵理论。咳嗽 CPR 至少在致死性心律失常发生后的早期阶段能有效维持患者意识的事实，支持胸泵理论。心搏骤停后，由于左心滞留了大量的血液，胸外按压最初可能是先启动心泵机制；经长时间复苏后，伴随动静脉压力阶差达到平衡时，肺血容量增加，这时可能较为支持胸泵机制。

　　CPR 期间，体循环、冠状动脉和脑血流量都依赖于有效的胸外按压和回心血量。胸外按压的频率达到100 次 / 分，按压 - 放松的比例大约为 50：50。这时静脉回流至胸腔的时间有限，心搏骤停后静脉血回流到胸腔所需压力较低。因此，CPR 期间中等程度的胸内压增加及过度通气，都将影响静脉回流，不利于体循环、冠状动脉和脑灌注，从而降低了自主循环恢复（return of spontaneous circulation, ROSC）的可能性。

　　CPR 期间有效的、不间断的胸外按压，可以使心排血量达到正常自主循环的 25%～30%。CPR 期间体循环和肺循环的灌注情况可以反映心排血量的减少，表现为颈动脉搏动减弱和二氧化碳排出量减少（本章后有论述）。如果心搏骤停时没有缺氧因素（如溺水、

窒息），那么心搏骤停后肺内氧含量足以维持 CPR 最初几分钟内的动脉氧含量。针对 CPR 期间冠状动脉、脑和体循环氧供受限的因素，改善血流比增加动脉血氧含量更重要。因此，SCA 发生后立即实施胸外按压比进行人工呼吸更为重要。

基础生命支持

　　BLS 包括对紧急情况的早期识别、启动急救反应系统（如在美国拨打 911），以及在 SCA、心脏病发作、卒中和外源性异物阻塞气道（foreign body airway obstruction, FBAO）后所采取的干预措施。这些干预措施除打电话和（或）自动体外除颤器（automated eternal defibrillator, AED）外，不需要借助其他设备。BLS 中包含 AEDs 是因为其能在公众场所普遍获得（如机场、学校、购物中心、医院、娱乐和运动场所），其操作简单、能自动分析心脏节律以及实施电击（以 AED 为基础进行心脏节律分析）。

　　所有 BLS 的干预措施（表 108-1）[24]对防止 SCA、终止 SCA 或 SCA 后循环支持直至自主循环恢复，都有时间敏感性。从 2005—2010 年的 5 年间，AHA 关于 BLS 的各项建议、临床证据及对突发心肌梗死后的幸存者的预后观察，都支持在气道管理、人工呼吸和脉搏检查之前应优先实施不间断的胸外按压[24]。在成人和儿童的复苏过程中，气道、呼吸、循环（ABC）已经被

表 108-1　成人、儿童和婴幼儿基础生命支持的关键点小结

组成	建议		
	成人	儿童	婴幼儿
意识	无反应（针对任何年龄） 无呼吸或无正常呼吸（如仅喘息） 10s 内不能触及脉搏（仅对于 HCP）	无呼吸，仅喘息	
CPR 顺序	CAB		
按压频率	至少 100 次 / 分		
按压深度	至少 2 英寸（5cm）	至少 1/3；AP 深度大约 2 英寸（5cm）	至少 1/3；AP 深度大约 1.5 英寸（4cm）
胸壁回缩	按压间期内完全回缩 HCPs 每隔 2min 循环按压		
按压中断	在胸外按压时尽可能少地中断 中断限制在 10s 内		
开放气道 按压：呼吸比例（直到高级气道建立）	仰头举颏 （HCP 怀疑创伤：托起下巴） 30：2 单人或两人救助	30：2 单人救助 15：2 2 位 HCP 施救者	30：2 单人救助 15：2 2 位 HCP 施救者
机械通气，救助者未受专业训练或受训练但不熟悉	仅仅按压		
机械通气，高级气道建立（HCP）	每次呼吸持续 6~8s（8~10 次 / 分） 与胸外按压非同步 大约每次呼吸 1s 可见胸廓抬起		
除颤	尽早使用 AED 在除颤前后尽可能使中断胸外按压时程减至最小 每次电击除颤后立即开始 CPR		

From Peberdy MA, Callaway CW, Neumar RW, et al: Part 9: post-cardiac arrest care:2010 American Heart Association Guidelines for Cardiopulmonary Resuscitation and Emergency Cardiac Care, Circulation 122: (18 Suppl 3),S768-S786, 2010.
AED, 自动除颤器；AP, 前后的；CAB, 循环 - 气道 - 呼吸；CPR, 心肺复苏；HCP, 医疗保健提供者

循环、气道、呼吸（CAB）所取代[24]。目击者和医务人将濒死喘息误判为患者有自主呼吸的现象很常见，并不能在 SCA 后的早期及时发现脉搏的消失[24-25]。靠呼吸和脉搏的评估判断 SCA 几乎都不准确。因此，无论救助者是否接受过医疗培训，都应该在发现 SCA 后尽早启动 CPR[24, 26-27]，以最大化提高复苏成功率。在发现患者可能发生 SCA 并且呼之不应后应立即启动胸外按压[24]。成人和儿童的成功复苏中，以 100 次 / 分的频率实施 30 次胸外按压，然后人工呼吸 2 次（30：2）。

CPR 期间仍然推荐胸外按压要"用力快速按压"[24]。尽管还没有足够的人类研究证据来确定理想的胸外按压频率，但当前建议成人和儿童心搏骤停后

以 100 次 / 分的频率实施胸外按压。对于成人，胸外按压的深度应该达到 2 英寸（5cm）；对于儿童，胸外按压的深度应该达到胸部的 1/3。一项大型研究表明，依据心搏骤停后出院存活率评估 CPR 的质量（根据 2010 年 AHA 指南推荐的 CPR 和 ECC 的胸外按压深度），发现按压的深度和速度影响心搏骤停后的复苏质量[28]。虽然大部分入院前的胸外按压并不符合 2010 年 AHA 推荐的胸外按压深度（50mm），但是相较于那些低于最佳水平的胸外按压，胸外按压的深度和频率接近 2010 年 AHA 指南推荐的深度和频率，患者有更高的生存率。

胸外按压的中断不利于冠状动脉和脑的血流灌

注、自主循环的恢复以及患者的生存[29-30]。针对这种情况，2010 年 AHA 关于 CPR 和 ECC 的指南更加强调即便在实施其他复苏手段（如人工呼吸、气管插管、除颤、电除颤后节律分析和脉搏检查）时不应中断胸外按压[31]。2010 年 AHA 关于 CPR 和 ECC 的指南推荐，在实施单人和双人 CPR 期间，按压：通气比例为 30：2，以最大限度地减少因人工呼吸导致胸外按压的中断。在自身心脏功能和全身循环缺失的情况下，应立即实施 CPR 直到患者的自主循环恢复或者患者已经宣告死亡。尽管 CPR 的效率远低于自然循环，但是正确、不间断地实施 CPR，可以供给冠脉循环和脑充足的血流量，足以使 ROSC 患者完全恢复。

对于普通的救助人员，可能会感觉不舒服或者不愿意提供人工呼吸，那么单纯的心脏按压复苏仍可能有助于复苏。毫无疑问，对发生 SCA 的人迅速实施胸外按压可以挽救生命。但是，日本一项针对 40 000 名发生 SCA 患者的研究发现，与传统的实施人工呼吸 CPR 对比，接受单纯胸部按压 CPR 的患者，1 个月生存率和神经功能恢复都更低。作者还指出，不能迅速实施 CPR 将降低生存率；并且无论采用哪种 CPR 方法，年龄的增长都会降低神经功能的恢复[32]。为了获得最佳的 SCA 后的生存机会，传统的 CPR 明显优于单纯胸部按压 CPR。

采用类似的研究方法，Bobrow 和同事[33]对院外发生心搏骤停并且首先实施气道干预复苏的患者进行面罩高流量吸氧，然后他们将这些患者与接受袋状面罩进行通气氧合患者的出院后生存率和神经功能恢复情况进行比较，所有患者在实施 600 次胸外按压后都进行气管插管。该复苏新方法使得在复苏早期只需在心脏节律分析和除颤时中断胸外按压，这使人们意识到复苏的早期阶段通气和氧合的价值。报道称，尽管发生未被察觉的心搏骤停或未采取电复律的通气组患者的出院生存率和神经功能恢复情况并没有显著差别，但是对于那些发现心搏骤停和心律失常而进行电除颤并接受了被动氧合而非袋状面罩呼吸者，其神经功能预后有所改善（38.2% vs. 25.8%，调整优势比 [OR] 为 2.5，95% 的可信区间 [CI] 为 1.3 ~ 4.6）。这些结果进一步强调高质量、不间断胸外按压的重要性，而不再刻意强调在复苏早期实施气道干预。

另一个证明 2010 年 AHA 关于 CPR 和 ECC 的指南注重高质量、不间断胸外按压的例子来源于一项大样本研究（N=3960）。通过 10 年的研究，最后将前 5 年的复苏和生存结果与后 5 年比较，评估院外发生心搏骤停心律失常而未除颤患者的复苏和神经功能预后[34]。在此期间，AHA 的复苏指南有所修改，主要

是改善胸外按压的质量和避免因其他复苏措施导致胸外按压的中断。尽管发生心律失常的非电击（除颤）患者的存活率明显低于电击患者，但 2005 年 AHA 关于 CPR 和 ECC 的指南仍然强调高质量、不间断的胸外按压，从统计学上可以看到显著改善了 ROSC（从 27% 上升到 34%）、出院率（3.4% 上升到 6.8%）、出院后的神经功能预后（3.4% 上升到 5.1%）、1 个月存活率（4.1% 上升到 6.2%）和 1 年存活率（2.7% 上升到 4.9%）。

CPR 标准和机制的多次修订表明适当采取措施改善循环（如插入式腹部按压心肺复苏、机械胸外按压装置、吸气阻力阀装置），有益于自主循环的重新建立；但与标准 CPR 相比，还没有哪种设备被证明能提高出院存活率。因此，无论 CPR 产生血流的机制如何，它只是一种暂时的干预手段，需要快速提供 ACLS，更重要的是对心脏颤动的患者实施快速除颤，只有除颤器有助于持续性地改善心搏骤停后的存活率。

首先电击还是心肺复苏？

早期的指南推荐对未及时发现的心搏骤停或者心搏骤停至开始复苏超过 4min 的患者，在除颤之前先实施一段时间的 CPR。但是，证据表明在除颤之前常规实施 90 ~ 180s 的 CPR 是不够的，两组随机对照试验的结果未能证明在除颤之前实施 CPR 有利于恢复自主循环或者提高出院率[35-36]。回顾前后对照研究的结果证实，如果在除颤之前实施 CPR[37]，可以改善患者 30 天和 1 年的神经功能恢复。一项大型观察研究结果也证明了院外发生心搏骤停患者的存活率可能会因为胸外按压次数的增加而改善[38]。而在实践中遇到发生 SCA 者，应立即实施胸外按压直到使用充电完毕的 AED 准备除颤。

体外自动除颤器和手动除颤

成人心搏骤停后最常见的心律失常就是心室颤动（VF），虽然 VF 的发生率正在逐渐减少[39]。VF 是心肌的一种高代谢激活状态，VF 时心肌的氧储备和代谢底物都迅速耗竭。胸外按压可以提供心肌氧气和能量底物，增加除颤的成功率。CPR 可以延长 VF 的时间，但是大多数情况下 CPR 并不能将 VF 逆转为正常节律。其实，除颤的过程就是通过放在胸壁上的 2 个电极板将足够的电流传递至心肌，中断杂乱的心脏活动，并恢复心肌组织的正常节律或使心脏停搏至少 5s[40]。除颤并不等同于复苏，成功的终止 VF 需要有效的胸外按压和迅速的除颤相结合。

AHA 已将使用 AED 进行早期除颤作为 BLS 培

训的一部分，并且强调了公众应用除颤的概念，鼓励非专业人员如警察、保安和其他人等对心搏骤停患者实施早期除颤。针对可能发生 SCA 的患者使用 AED，可以分析心脏节律并检测 VF 和快速室性心动过速，然后自动除颤。经过训练的救助者的任务就是将除颤板放到患者的胸部、打开 AED，当 AED 提示有除颤指征时按压按钮实施除颤。除外 AED 放电和除颤后心律分析，整个过程应尽量减少胸外按压的中断。

世界上第一台 AED 于 1979 年问世 [41]。1986 年，世界上第一台带有微处理器的 AED 诞生，它采用 3 次连续、非递增、180J 的单相波放电。随后 AED 除颤技术不断得到改进，由单相波（直流电）向双相除颤波（交流电）转化，仪器变得更小、更轻便，心律分析更准确。

救助人员面临的一个问题是卫生保健和公共场所的 AED 设备有各种型号，对于管理这些设备的部门来说，考虑到 AED 的费用、仪器的寿命和低维修期，更换这些设备不在优先考虑范围内。因此，救助人员在使用 AED 时可能会发生心律分析超时（从而延长胸外按压的中断时间）和除颤多次（如连续 3 次除颤而未插入胸外按压）。这时，即使是过时的除颤方法可能也会比试图遵循当前的 AED 方法更有帮助。如果旧的 AED 方法干扰了复苏，那么应该及早采用手动除颤器。

在使用标准的除颤器而不是 AEDs 进行复苏的情况下，救助者必须马上了解除颤器的性能。当使用手动除颤器时，节律分析屏能够特异性地识别除颤器是单相还是双相的。手动除颤器的使用应与当前 AED 方法相同：①强调当除颤板放置好还未进行节律分析的期间，应当实施不间断的胸外按压；②在电击后立即实施胸外按压；③在胸外按压和人工呼吸 2min 后再次进行心脏节律分析；④只有在出现 VF 和快速性

VT 时行电除颤。如果是使用单相除颤，那么首先就应该使用高能量除颤（300~360J）[42]。

单次与重复除颤

2005 年开始，AHA 推荐在使用 AED 或者手动除颤器实施单次电击之后，立即进行胸外按压和人工呼吸 2min，然后再次进行心脏节律分析。2010 年 AHA CPR 和 ECC 指南中再次强调了这种方法 [43]。胸外按压应该持续到除颤器已经准备好进行电击，并在电击后立即恢复胸外按压而不等待心脏节律分析。在大多数情况下，电除颤后心脏只会出现短时间的"停顿"，这有利于胸外按压产生的冠状动脉血流供应。有些心搏骤停的患者已经建立了血流动力学监测，如果电除颤后出现动脉波形则提示可能正常心脏节律已恢复，胸外按压可以不用再继续。

这时，只有在心脏手术或者心脏导管介入实验室内 [40,43]，才可以实施连续多次除颤而不需要等到胸外按压和通气 2min 后的这种特殊复苏方式。这些患者在发生 VF 或者 VT 时，通常都有有创血流动力学监测和除颤电极板，所以能够立即识别 VF。因此，也只有这些复苏过程中才会进行一连串的重复电击。

双相除颤波形

双相除颤波首先向一个方向提供能量，然后向反方向持续放电。现代 AEDs 和除颤器都应用了双相波技术。双相缩短和直线双相（图 108-3 和图 108-4）[40] 两种波形在特定的能量水平下都可以有效终止 VF。非随机临床试验已经证实，对于提高神经功能完整患者的出院率来说，单相波优于其他波。1996 年首次提出电阻补偿、固定低能量双相波（150J）技术，通过电生理实验设置的对照组发现这种双相波比传统的、逐渐增加能量的单相波（200~300J）更能有效地终止

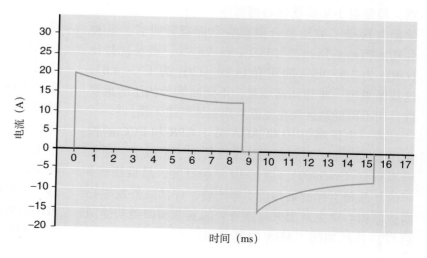

图 108-3　双相截断指数波形 (From Deakin CD: Advances in defibrillation, Curr Opin Crit Care 17(3):233, 2011. Used with permission.)

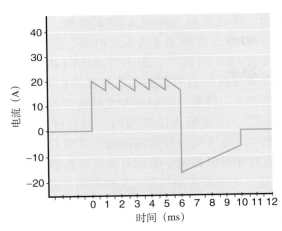

图 108-4　直线双向波形 (From Deakin CD: Advances in defibrillation, Curr Opin Crit Care 17(3):233, 2011. Used with permission.)

VF [44-46]。

不论患者体重大小，电阻补偿允许除颤器在电阻测量的基础上改变波形特征，电击后（特别是 70～80Ω）产生经胸廓的电流进行除颤 [47]。在低能量除颤时，双相除颤波和电阻补偿比单相、无电阻补偿的单相波更有效 [48-51]。

在双相除颤电击后可能会出现一次高的电击除颤率。如果一次双相电击后，VF 仍然持续存在，那么应立即实施胸外按压以补偿心肌氧供和代谢底物，而不是再次电击 [40]。虽然无论波形怎样，第一次双相波电击都不应该低于 150J，但是 Hess 和同事通过研究报道证实，当使用这种固定能量方法（120J-120J-120J）实施直线双相波除颤时，高频率的电击能够成功终止 VF 并且不改变 ROSC 或者出院生存率。

当患儿需要实施电除颤时，有必要对成人除颤过程进行适当的修改。如果可能的话，尽量将小儿除颤器的电极前后放置，首次电击能量水平应该在 2～4J/kg 范围内。目前还没有资料表明更高的除颤能量对儿童是不安全的，这些建议与之前的 AHA 复苏指南是一致的（参见第 93 章）。

有关心脏复律与除颤的治疗流程，包括一些特殊心律失常的处理，具体详见本章下文。

植入式心脏除颤器

对于一些可能会发生致命性心律失常的患者，应当植入除颤器提供快速自动除颤（参见第 48 章）。植入式电复律除颤器（implantable cardioverter defibrillator, ICD）被认为是治疗由非瞬时、可逆性因素引发患者再发致命性心律失常的最有效方法 [53-54]。ICD 放置的 I 类适应证如框 108-1 所示 [54]。充血性心力衰竭患者放置 ICD 的适应证如框 108-2 所示 [54]。一些 ICDs

植入的 II 类适应证主要是依据指南，认为有发生致命性心律失常高风险且既往无心搏骤停史的患者使用。ICD 放置的 III 类适应证通常为那些可能伴有严重潜在的疾病，不论植入 ICD 与否均不太可能存活 12 个月以上的患者。

对于植入 ICD 的患者，任何表明或证实 ICD 激活的临床指征和检查都可以确定心律失常的存在。如果 VF 或 VT 已经发生，那么可能发生了上述三类中的一种。首先，ICD 激活代表轻度心脏病患者发生了某种孤立的心律失常事件，并且 ICD 能够保持功能放电以纠正这种心律失常的能力，从而使患者长时间生存成为可能。其次，ICD 激活代表之前稳定性心血管疾病出现了不利的改变，心律失常可能预示着发生心力衰竭、心肌梗死或者缺血、瓣膜功能恶化或者其他严重的医学疾病。最后，对于患有严重心脏病的患者来说，ICD 激活表明潜在疾病的进一步发展和极差的预后。在大多数情况下，ICD 激活表明患者的基本情况出现

框 108-1　植入式心脏除颤器放置的 I 类适应证

- 因 VF 或血流动力学不稳定的持续室性心动过速引发的心搏骤停事件的幸存者，评估诊断除外完全可逆的病因
- 结构性心脏病和自发持续室性心动过速，不论血流动力学稳定与否
- 临床相关的不明原因的晕厥，电生理检查时血流动力学波动明显的室性心动过速或 VF
- 先前由原发性心肌梗死引起，左心室射血分数 < 35% 至少 40 天，纽约心脏病协会（NYHA）心功能分级在 II 级或 III 级
- 非缺血性扩张性心肌病射血分数 ≤ 35% 和 NYHA 心功能分级在 II 级或 III 级
- 先前由原发性心肌梗死引起，射血分数 < 30% 至少 40 天，NYHA 心功能分级在 I 级
- 心肌梗死，射血分数 < 40% 的非持续性室性心动过速和电生理检查时诱发 VF 或持续性室性心动过速

From Aronow WS: Implantable cardioverter-defibrillators, Am J Ther 17:e208, 2010

框 108-2　充血性心力衰竭患者放置植入式心脏除颤器的 I 类适应证

- 预防性阻止因心搏骤停、VF 或血流动力学不稳定的室性心动过速引起的当前及原先心力衰竭症状加重、左心室射血分数减少
- 原发性阻止猝死，减少非缺血性扩张心肌病的死亡率或缺血性心脏病心肌梗死后 40 天、左心室射血分数 ≤ 35%、经最佳药物治疗后 AYHA 心功能 II 级或 III 级、期望保持良好功能状态且生存预期在 1 年以上者
- 或许可以用于接受心脏再同步化治疗且 NYHA 心功能分级 III 级的患者，或尽管已接受最佳药物治疗后心功能分级仍是 IV 级的卧床患者

From Aronow WS: Implantable cardioverter-defibrillators, Am J Ther 17:e208, 2010

了严重恶化。

ICD 直接对心肌进行电除颤，通常是 40J。植入 ICDs 的患者通常能感觉到 ICD 激活，这有利于患者向外界求助。当 ICD 检测到恶性心律失常时，会产生 8 次电击，除非检测到新的心律失常，有时候会导致超过 8 次[40]。在确诊或者怀疑 ICD 放电后，应当迅速检查 ICD。

ICD 电击提示救助者需要准备 ACLS，包括除颤器电极板的位置、心电监护和静脉（IV）注射通路。为了防止损害 ICD 和降低 AED（如果没有手动除颤器）将 ICD 产生的起搏峰误认为 QRS 波的可能性，除颤器电极板的位置应该远离 ICD（ICD 除颤电极通常置入左侧或右侧胸肌下方）。当 ICD 与复苏相关的一些人工干预设备相竞争时，可以在 ICD 上放置起搏器磁铁来暂停 ICD 的激活。

心搏骤停后的气道管理和通气

麻醉医师都知道通气对于 ROSC 和心搏骤停后器官保护至关重要性（参见第 55 章）。AHA 的 ACLS 培训项目实际上已将这种治疗作为胸外按压之后的优先治疗措施，并且尽量减少中断胸外按压[24]，这与 2010 年 AHA CPR 和 ECC 指南是一致的。通气方式的选择取决于临床状况。大多数情况下，推荐仰头举颏法作为控制气道的第一步。对于意识消失或者淡漠的患者来说，引起上呼吸道阻塞的主要原因是会厌而不是舌头[55]。因为会厌韧带附着在舌骨上，所以可以用手移动舌骨将会厌提起。我们所观察到的仰头举颏法能有效地开放阻塞气道，这从解剖学上也得到了证实。仰头托颌法同样也是为了达到恢复呼吸道通畅的目的[56]。

在抢救需行人工呼吸而尚未气管插管的心搏骤停患者时，不论系单人和双人 CPR 操作，都应该在胸外按压 30 次之后给予 2 次人工呼吸，提供救援的人应该受过 CPR 培训[24]。2010 年 AHA CPR 和 ECC 指南允许未受过培训的救助者为保证不中断胸外按压，而不提供人工呼吸，直到更专业的救援人员到达（图 108-5）[24]。当实施人工呼吸时，只有呼出足够力量和容积的气体才可以使胸廓抬起，并且只有在实施人工呼吸时才可以暂时中断胸外按压（直到建立安全气道）。通气力度或者潮气量过大都可能会超过食管开放压力[57]，从而导致胃胀气、反流误吸等不良后果[58-59]。如果已经气管插管，以 8～10 次 / 分的小潮气量低频通气并不干扰胸外按压。对于心搏骤停的患者而言，最佳潮气量或呼吸频率的设定目前尚不清楚。

在心搏骤停后的最初几分钟内，首先应该实施胸外按压，除非患者是由于窒息、溺水等原因导致的心搏骤停；在这种情况下，必须在胸外按压之前首先进行人工通气[24]。CPR 期间组织的氧供更多是由血流和低心排血量决定，而不是动脉血氧含量[60]。CPR 期间的低心排血量导致肺对氧的摄取下降，反过来减少了在低流量状态下患者对通气的需求[60]。救助者在复苏时应避免过度通气。通气使得胸内压增加阻碍了静脉回流到心脏，从而降低心排血量和复苏效果[61]。

2010 年 AHA CPR 和 ECC 指南已经不再强调开放气道是心搏骤停患者的优先措施[61]。试图进行气管插管通常会严重影响胸外按压，尤其是当救助者没有插管经验或者对这些干预措施不熟练。没有足够证据表明气管插管后可以改善 ROSC。但是一项大样本回顾性研究对 25 000 名院内心搏骤停的患者进行统计发现，在心搏骤停后最初的 5min 行气管插管并没有提高自主循环恢复率，但是提高了 24h 存活率[62]。那些不熟练的或者没有插管经验的救助者应该重点熟悉储

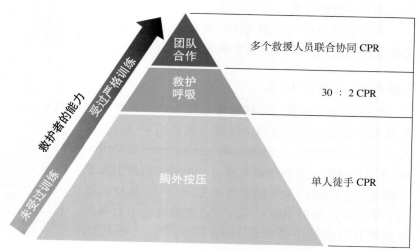

图 108-5 心肺复苏积木模型 (From Travers AH, Rea TD, Bobrow BJ, et al: Part 4: CPR overview: 2010 American Heart Association Guidelines for Cardiopulmonary Resuscitation and Emergency Cardiovascular Care, Circulation 122(18 Suppl 3): S678, 2010.)

氧袋 - 简易呼吸器 - 面罩通气或者放置声门上通气道。

声门上通气装置［如喉罩、King LT（喉管）通气］被认为是院内、院外行高级气道管理时较理想的工具。这些设备不需要声门口的可视化，插入时不需要中断胸外按压。虽然大多数情况下，声门上通气道能够开放气道并进行有效的通气，但是没有气管插管安全，不能防止反流误吸的发生，放置声门上通气道并不等同于气管内插管。它们不仅适用于没有气道管理知识的救助者，同样也适用于气管插管困难的情况。当声门上通气道放置后可以监测呼气末二氧化碳分压（PetCO$_2$），其重要性将在下一章讨论。

一旦建立气道，必须通过听诊呼吸音、胸廓的抬起和呼气末二氧化碳的存在确认导管的位置。这些参数用于评估择期手术中的气道管理，并且代表了一种标准的麻醉监护环境。由于心搏骤停后的不稳定性和高风险的周边环境（无论是院外还是院内），当在手术室外放置通气道时，必须采用听诊呼吸音、胸廓抬起、二氧化碳存在这些参数对患者进行评估。推荐在复苏过程中持续监测 PetCO$_2$ 是为了确保通气道放置位置安全、指导胸外按压，当呼末二氧化碳容量突然增加时可能提示自主循环的恢复。

1978 年，Kalenda[63] 描述了使用二氧化碳波形图指导有效的胸外按压。他通过 3 名心搏骤停患者证实了监测 PetCO$_2$ 数值的价值，患者自主循环恢复伴有 PetCO$_2$ 的改变。Kalenda 提出使用持续机械控制通气时，呼出的二氧化碳可以连续精确地反映肺灌注，进而反映心排血量[63]。

尽管 Kalenda 的观察和结论有重要的临床价值，但是直到近几年人们才开始对心搏骤停和 CPR 中监测 PetCO$_2$ 做了进一步研究。1984 年，Grundler 和同事[64] 使用猪的心搏骤停模型，证实了在心搏骤停后 PetCO$_2$ 的值迅速减少，一旦复苏立即增加。在这些初步的实验观察基础上，该研究团队提出 PetCO$_2$ 监测可能是 CPR 期间指导实施高级生命支持的一个相对简单无创的方法[64-65]。如果观察到 PetCO$_2$ 值非常低以及混合静脉血中二氧化碳分压（PvCO$_2$）增加，可能是心搏骤停和 CPR 期间肺血流严重减少，导致急性肺供氧不足[66]。随后对狗的研究说明，PetCO$_2$ 可能会影响与冠状动脉灌注压有密切联系的呼气末混合静脉血二氧化碳分压（PvCO$_2$），并且灌注压本身也被发现可影响心搏骤停模型的存活率。在猪的 VF 模型中，VF 发生时 PetCO$_2$ 会迅速从 4.0%±0.2% 下降到 0.7%±0.2%［均数 ± 标准误（±SEM）][69]。实施胸外按压和持续性容控机械通气后，PetCO$_2$ 能迅速增加到 1.9%±0.3%，并且在成功除颤和除颤后继续胸外按压 12min 后，数值继续增加到 4.9%±0.3%。人们发现在开胸和封闭式 CPR 时，心排血量和 PetCO$_2$ 的变化之间都有着密切的联系[69]（表 108-2）。

心搏骤停患者实施 CPR 期间进行 PetCO$_2$ 监测已见报道[17, 70-73]。通过对 10 名自主循环恢复患者的研究发现，自主循环恢复后 PetCO$_2$ 值能迅速从 1.7%±0.6%（均数 ± 标准差）增加到 4.6%±1.4%[55]。因此，PetCO$_2$ 的快速增加经常是自主循环恢复的首要临床指征。在一项由 575 名患者参与的大型回顾性研

表 108-2 心肺复苏中呼气末二氧化碳监测

患者		PetCO$_2$（mmHg）					
		有 ROSC			无 ROSC		
	患者数	Mean±SD	95%CI	患者数	Mean±SD	95%CI	
所有							
1min	14	23.0±7.4	18.7～27.3	13	23.0±7.4	10.4～16.1	
2min	12	26.8±10.8	20.0～33.7	12	23.0±7.4	11.8～19.0	
CPR 期间最大值	14	30.8±9.5	25.3～36.3	13	23.0±7.4	17.4～28.0	
心室颤动							
1min	8	24.3±6.8	18.5～30.0	5	23.0±7.4	6.8～17.2	
2min	6	28.2±11.4	16.2～40.1	5	23.0±7.4	7.0～17.8	
CPR 期间最大值	8	33.0±10.2	24.5～41.5	5	23.0±7.4	6.8～34.4	

CI，可信区间；CPR，心肺复苏；PetCO$_2$，呼气末二氧化碳分压；ROSC，自主循环恢复；SD，标准差。
Adapted from ECC Committee, Subcommittees, Task Forces of the American Heart Association: 2005 American Heart Association Guidelines for Cardiopulmonary Resuscitation and Emergency Cardiovascular Care, Circulation 112 (24 Suppl):IV1-IV203, 2005

究中，Heradstveit 及同事们报道[73]，采用 $PetCO_2$ 值鉴别气管导管位置是否在气管内，其灵敏度和特异度均为 100%。这作为胸外按压的有效指征，能早期检测出自主循环的恢复。尽管作者注意到心搏骤停复苏后患者 $PetCO_2$ 较高，但是他们仍然反对用 $PetCO_2$ 来预测自主循环的恢复，因为已经发现有很多其他因素可以影响 $PetCO_2$（如心搏骤停原因、救助者疲劳、复苏持续时间）。

在 10 名危重症患者中，其中有 9 名因为感染或者心源性休克发生心搏骤停，$PetCO_2$ 在心搏骤停之后瞬间从 $1.7\% \pm 0.9\%$ 减少至 $0.4\% \pm 0.4\%$（均数 $\pm$ 标准差）[57]。这种心搏骤停前 $PetCO_2$ 值偏低意味着低心排血量和低肺血流量。随着胸外按压的实施，$PetCO_2$ 值增加到 $1.0\% \pm 0.5\%$。在 7 名循环恢复的患者中，自主循环重新建立后，$PetCO_2$ 迅速从 $1.3\% \pm 0.5\%$ 增加到 $3.7\% \pm 2.1\%$，自主循环恢复 4 min 后逐渐下降并稳定在 $2.4\% \pm 1.8\%$。对于自主循环未恢复的复苏失败病例，$PetCO_2$ 仍然可以保持在 $0.7\% \pm 0.4\%$。

决定 $PetCO_2$ 的主要因素是二氧化碳的产生、肺泡通气量和肺血流量[61-64]。

当实施持续性容量通气时，心搏骤停后不会立即出现二氧化碳产生的变化，无论是动物实验还是临床研究，都在心搏骤停和 CPR 期间以及自主循环恢复期间观察到 $PetCO_2$ 的改变，表明 $PetCO_2$ 反映了肺血流量和心排血量[17, 70-72, 74]。有创全身动脉血压监测和控制通气时，$PetCO_2$ 监测能为充分复苏提供最佳的血流动力学评估；也可以用其对两种干预措施进行评估，用其评估胸外按压和复苏用药的效果是可行的[75]。

$PetCO_2$ 值监测是麻醉和重症监护设置的标准之一（参见第 44 章）。2010 年 AHA CPR 和 ECC 指南强调对于心搏骤停后气管插管或者放置声门上通气道的成人，这一监测技术应当首选推荐。$PetCO_2$ 监测技术已经可以在院外急救设施中获得，而且更加可靠。因此，无论什么时候都应该尽可能地使用 $PetCO_2$ 监测来确保适当的气管导管位置、预测 ROSC 或监测胸外按压的有效性[61]。

高级生命支持

所有的医师，尤其是参与有创性操作如镇静或麻醉等管理的医师，都应该能够实施 CPR 和其他的复苏措施。CPR 后要快速实施 ACLS 措施。一年两次甚至每年都要将 BLS 和 ACLS 作为临床医师实践的检验标准，确保与更新的 AHA 复苏指南同步。

一项使用计算机程序模拟危重患者发生心搏骤停

的研究中，只有 30% 的参与者，包括麻醉住院医师、主治医师和私人医师，是按照 AHA 的 ACLS 指南处理模拟的心搏骤停[76]。距离上一次 ACLS 培训的时间长短是决定能否正确处理模拟的心搏骤停的重要因素。6 个月内接受 ACLS 培训的医师，71% 能够根据 AHA 的 ACLS 指南处理心搏骤停。6 个月~2 年内接受过 ACLS 培训的人能正确处理心搏骤停的比例下降 30%。超过 2 年未接受培训的人不能正确使用 ACLS 指南实施复苏[76]。ACLS 培训结束后 6 个月，操作技能有明显的下降（如第一次除颤时间、除颤的顺序、气管插管和药物的给予）。这些研究结果表明进行多种形式的培训和 ACLS 的再培训很有必要，能促使我们熟练地掌握符合 AHA ACLS 培训计划规定的基本知识和技能等现有原则来处理心搏骤停。

心律失常的监测和识别

及时发现和治疗有潜在生命威胁（骤停前）的心律失常是 ACLS 的基本组成部分。早期识别和及时干预心搏骤停前出现的症状和体征，通常可以阻止致命性心律失常的发生，避免了采取 BLS 和 ACLS。在这一部分，首要讨论的是室上性心律失常，以及那些室性起源的心律失常，都可引起血流动力学紊乱（参见第 45、47 和 48 章）。

缓慢型室上性心律失常

缓慢型室上性心律失常可能是起源于窦房结或者房室交界（图 108-6），也可由二度（二度 I 型和 II 型）（图 108-7 和图 108-8）或三度房室（AV）传导阻滞引起（图 108-9）。窦性（或房室交界性）心动过缓和二度 I 型房室传导阻滞（AV 节点）通常表现为迷走神经功能亢进。在大剂量深麻醉状态下可能会看到窦性心动过缓和二度 I 型房室传导阻滞（文氏现象）。

在蛛网膜下腔麻醉时，静脉回流的减少和迷走神经功能亢进可能会产生心动过缓和严重的低血压反应，从而导致心搏骤停。无论是什么类型的心动过缓都可能会导致动脉血压明显下降和心排血量减少（或输出测量值减少）的临床症状，或引起心室肌的异常去极化，所以当出现心动过缓时都应该进行治疗。以上任一种症状的出现，都可能预示着血流动力学或者电生理学的恶化，并向致命性心律失常发展，如心脏停搏或者 VF。首先应该静脉注射（IV）阿托品 0.5~1.0mg，如有必要每隔 3~5min 重复给药，总剂量不超过 3mg[61]。对于成人，阿托品的剂量低于 0.5mg 可能会减慢心率，所以应该避免[61]。

使用阿托品治疗有症状的心动过缓时，应该同时

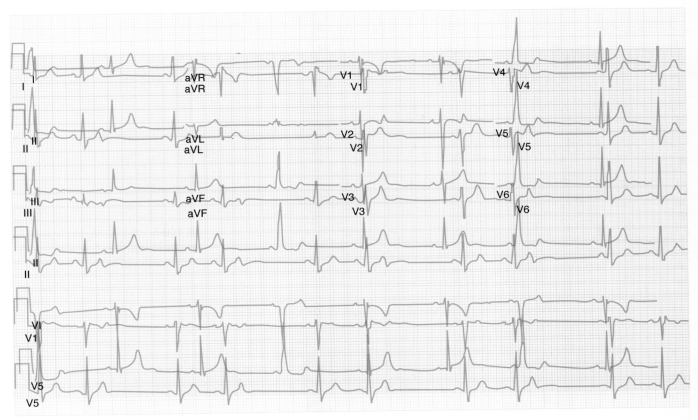

图 108-6　窦性心动过缓伴房性期前收缩复合波

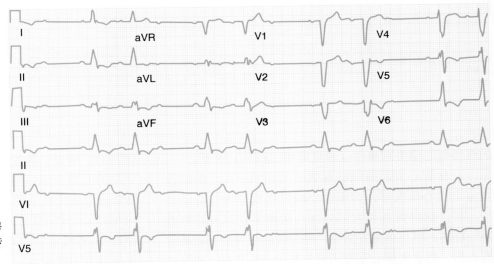

图 108-7　正常窦性节律合并一度房室传导阻滞、莫氏 I 型和 II 型心脏传导阻滞

使用经皮起搏（transcutaneous pacing, TCP）电极。对意识清晰、有症状的缓慢型心律失常患者应用 TCP 是非常痛苦的，所以应该被看做是一种辅助措施，临床上也缺乏有力的证据表明 TCP 优于药物干预[61]。当使用阿托品和 TCP 治疗缓慢型心律失常没有效果时，可以考虑静脉注射多巴胺 [2～10μg/（kg·min）] 或者肾上腺素（2～10 μg/min）。

如果药理学方法和 TCP 都不能有效地使心率和血流动力学增加（动脉血压、心排血量增加）或电生理学改善（心室异位起搏消除），那么可以采用经静脉起搏或者在蛛网膜下腔麻醉时，经静脉注射低剂量的肾上腺素（0.2mg）等替代疗法[77-78]。术中心脏起搏器的应用（如经食管起搏装置、经肺动脉导管起搏等）减少了在紧急情况下注射异丙肾上腺素治疗术中发生

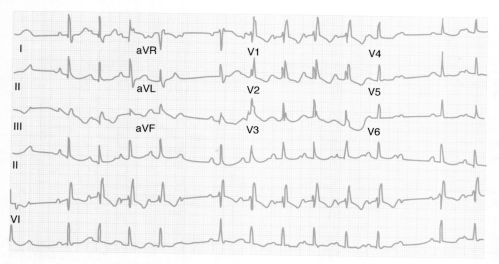

图 108-8 窦性心动过速合并莫氏 II 型心脏传导阻滞及右束支传导阻滞

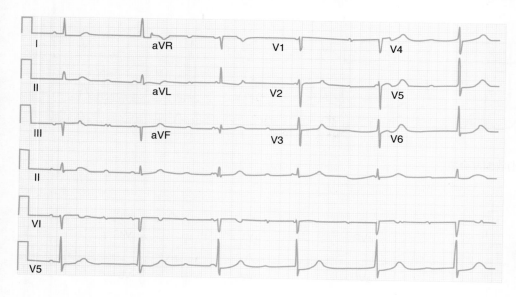

图 108-9 三度完全性心脏传导阻滞合并窦性心动过速与交界性逸搏心律

的缓慢型心律失常事件（参见第 48 章和第 68 章）。

经食管心房起搏能够有效地治疗术中发生的缓慢型室上性心律失常，如窦性心动过缓或交界性心动过缓[79-80]。这种设备与大部分体外起搏装置以及除颤器是一样的，以当前配置而言，经食管起搏仅能有效地起搏心房，想要起搏心室则需要完整的 AV 节点。如果患者存在心房颤动（房颤）或者 AV 传导干扰，使用这种方法治疗有症状的缓慢型心律失常则是无效的。

图 108-10[61] 是 2010 年 AHA CPR 和 ECC 指南推荐的治疗缓慢型心律失常流程图。

快速性室上性心律失常

医学专业人士应该能够正确识别和区分窦性心动过速、单纯复杂性快速性室上性心律失常、广泛复杂性心动过速。快速性室上性心律失常包括：心房扑动

（房扑）、房颤、阵发性折返性心动过速以及其他一些罕见的心律失常（参见第 68 章）。这里我们讨论阵发性快速性室上性心律失常（paroxysmal supraventricular tachycardia, PSVT）、伴有心室率增快的房颤（或房扑）、多源性房性心动过速。这些心律失常不仅可以导致血流动力学紊乱，而且可以给诊断和治疗带来挑战。考虑到心律分析的复杂性和早期识别干预的重要性，我们先了解两大概念：心室起源的最广泛复杂的心动过速和不规则狭窄性复杂心动过速，如房颤或多源性房性心动过速。图 108-11[61] 所示是 2010 年 AHA CPR 和 ECC 指南推荐的治疗心动过速的流程图。

以图 108-12 A 所示的 PSVT 为例，如果这种快速性心律失常已导致血流动力学恶化，那么应该选择电复律治疗。对于发生房性快速性心律失常者行电复律，如果使用单相除颤器，推荐初始采用 100～200J 除颤；

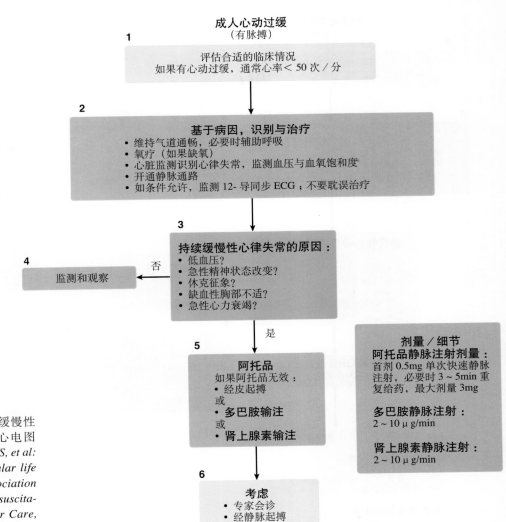

1

成人心动过缓
（有脉搏）

评估合适的临床情况
如果有心动过缓，通常心率 < 50 次 / 分

2

基于病因，识别与治疗
- 维持气道通畅，必要时辅助呼吸
- 氧疗（如果缺氧）
- 心脏监测识别心律失常，监测血压与血氧饱和度
- 开通静脉通路
- 如条件允许，监测 12- 导同步 ECG；不要耽误治疗

3

持续缓慢性心律失常的原因：
- 低血压？
- 急性精神状态改变？
- 休克征象？
- 缺血性胸部不适？
- 急性心力衰竭？

4　否 ←　监测和观察

是

5

阿托品
如果阿托品无效：
- 经皮起搏
或
- **多巴胺输注**
或
- **肾上腺素输注**

6

考虑
- 专家会诊
- 经静脉起搏

剂量／细节
阿托品静脉注射剂量：
首剂 0.5mg 单次快速静脉注射，必要时 3 ~ 5min 重复给药，最大剂量 3mg

多巴胺静脉注射：
2 ~ 10 μg/min

肾上腺素静脉注射：
2 ~ 10 μg/min

图 108-10　2010 年美国心脏协会缓慢性心律失常的治疗流程图。ECG，心电图 (From Neumar RW, Otto CW, Link MS, et al: Part 8: adult advanced cardiovascular life support: 2010 American Heart Association Guidelines for Cardiopulmonary Resuscitation and Emergency Cardiovascular Care, Circulation 122(18 Suppl 3):S749, 2010.)

如果使用的是双相除颤器，那么首先采用 100 ~ 120J 除颤，然后根据需要可以增加能量。如果患者的血流动力学稳定，可以在药物治疗前尝试采用刺激迷走神经的方法（如对清醒患者行 Valsalva 动作）。单纯刺激迷走神经可以终止 20% ~ 25% 的折返性快速性室上性心动过速（supraventricular tachycardias, SVTs）[81]。如果刺激迷走神经的方法无效，可以选用腺苷来终止规则快速性室上性心律失常。腺苷可以减慢窦房结和房室结传导、延长不应期，从而能有效终止 PSVT，而 PSVT 最常见的原因就是房室结折返 [82-85]。该药物可以引起房室结传导阻滞（图 108-12B），因此可以作为揭示不确定起源的快速性心律失常（如房颤、房扑）机制的诊断性用药。因为腺苷可以被细胞快速摄取和代谢，所以为了在房室结处达到足够的药物浓度引起房室结传导阻滞，必须在靠近心脏的静脉血管内快速注入。腺苷使用的首次剂量是 6mg，根据需要可以在 1 ~ 2 min 内给予第二次剂量 12mg。如果使用中心静

脉导管给药，那么剂量可以分别降至 3mg 和 6mg。如果注射药物的部位远离心脏（如经手背的小静脉）而且速度缓慢，不但可能没有效果，而且可能会短暂地加速快速性心律失常（图 108-13A、B）[88]。这种反向加快心率的现象表明，腺苷在房室结处阻滞不全会导致交感神经系统兴奋增加。同样，我们可以在房扑时观察到 2：1 下传转为 1：1 下传 [89-91]。这种不良反应表明，想要诊断房扑需要依赖心电图；如有必要，可同时使用迷走神经刺激方法激发房扑波。房颤和预激综合征（Wolff-Parkinson-White 综合征）患者在使用腺苷后也可以观察到心率加快 [91]。与维拉帕米一样，心率加快是由于房室结传导阻滞导致房颤波沿旁路下传所致。虽然腺苷的半衰期很短，可以减少这种风险，但是对于房颤和预激综合征的患者，最好还是避免使用腺苷及其他一些房室传导阻滞的药物。一旦使用腺苷后出现快速性心律失常，应立即进行电除颤。

腺苷的半衰期非常短（< 5s），这有利有弊。如潮

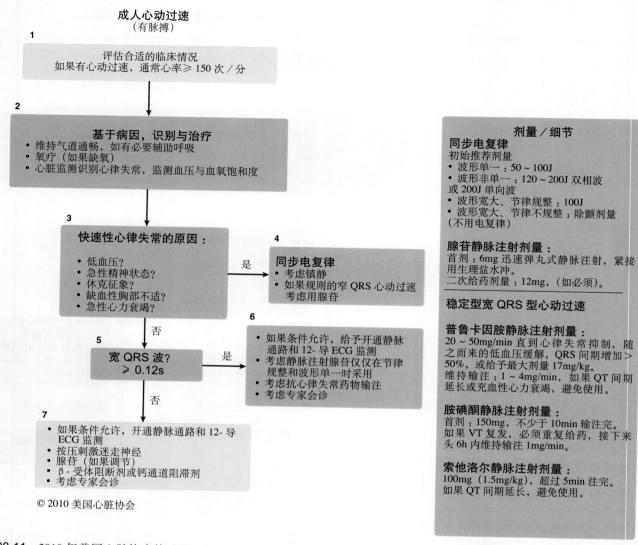

成人心动过速
（有脉搏）

1 评估合适的临床情况
如果有心动过速，通常心率≥ 150 次 / 分

2 基于病因，识别与治疗
- 维持气道通畅，如有必要辅助呼吸
- 氧疗（如果缺氧）
- 心脏监测识别心律失常，监测血压与血氧饱和度

3 快速性心律失常的原因：
- 低血压？
- 急性精神状态？
- 休克征象？
- 缺血性胸部不适？
- 急性心力衰竭？

是 → **4** 同步电复律
- 考虑镇静
- 如果规则的窄 QRS 心动过速考虑用腺苷

否

5 宽 QRS 波？
≥ 0.12s

是 → **6**
- 如果条件允许，给予开通静脉通路和 12- 导 ECG 监测
- 考虑静脉注射腺苷仅仅在节律规整和波形单一时采用
- 考虑抗心律失常药物输注
- 考虑专家会诊

否

7
- 如果条件允许，开通静脉通路和 12- 导 ECG 监测
- 按压刺激迷走神经
- 腺苷（如果调节）
- β - 受体阻断剂或钙通道阻滞剂
- 考虑专家会诊

© 2010 美国心脏协会

剂量／细节
同步电复律
初始推荐剂量
- 波形单一：50 ～ 100J
- 波形非单一：120 ～ 200J 双相波或 200J 单向波
- 波形宽大、节律规整：100J
- 波形宽大、节律不规整：除颤剂量（不用电复律）

腺苷静脉注射剂量：
首剂：6mg 迅速弹丸式静脉注射，紧接用生理盐水冲。
二次给药剂量：12mg，（如必须）。

稳定型宽 QRS 型心动过速

普鲁卡因胺静脉注射剂量：
20 ～ 50mg/min 直到心律失常抑制，随之而来的低血压缓解，QRS 间期增加 > 50%，或给予最大剂量 17mg/kg。
维持输注：1 ～ 4mg/min，如果 QT 间期延长或充血性心力衰竭，避免使用。

胺碘酮静脉注射剂量：
首剂：150mg，不少于 10min 输注完。
如果 VT 复发，必须重复给药，接下来头 6h 内维持输注 1mg/min。

索他洛尔静脉注射剂量：
100mg（1.5mg/kg），超过 5min 注完。
如果 QT 间期延长，避免使用。

图 108-11　2010 年美国心脏协会快速性心律失常治疗流程图。ECG，心电图；VT，室性心动过速 *(From Neumar RW, Otto CW, Link MS, et al: Part 8: adult advanced cardiovascular life support: 2010 American Heart Association Guidelines for Cardiopulmonary Resuscitation and Emergency Cardiovascular Care, Circulation 122(18 Suppl 3):S751, 2010.)*

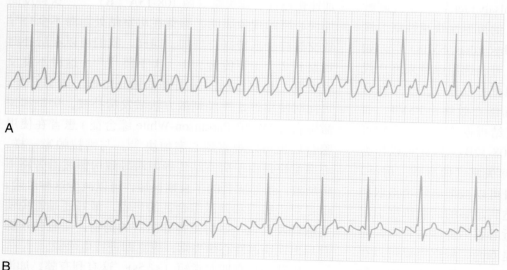

A

B

图 108-12　A. 当前所示心室率达 180 次 / 分的室上性心动过速，心动过速的原因不明。B. 室上性心动过速静脉注射腺苷 6mg 后；房扑波明显可见，从而确诊

红、呼吸困难和胸痛等副作用持续时间很短，但是可能会引起快速性心律失常的复发，需要使用其他的药物或需要再次使用重复剂量的腺苷。腺苷引起的房室传导阻滞可以被茶碱类或者甲基黄嘌呤拮抗，被双嘧达莫和卡马西平增强[92-93]。框 108-3 列出一个有关腺苷的使用，包括剂量建议的调整方案。

腺苷注射后可以引起支气管痉挛，包括在术中使用时[94-97]，这种并发症也见于支气管哮喘或者慢性阻塞性肺疾病（chronic obstructive pulmonary disease, COPD）的患者。支气管痉挛发生的机制目前还不清楚，可能是由支气管平滑肌腺苷受体受到刺激或者肥大细胞释放介质介导支气管收缩引起。氨茶碱是腺苷受体的拮抗剂，能够有效治疗术中腺苷诱发的支气管痉挛[97]。考虑到这种情况，对于有支气管哮喘或者 COPD 病史的患者应禁用或慎用腺苷。

如果 PSVT 对腺苷没有反应或者再发，可以选择维拉帕米，5mg 就会引起持续性的房室传导阻滞，维拉帕米也可以用来减慢房颤或房扑的心室率[98]。但是对于伴有预激综合征（Wolff-Parkinson-White 综合征）的房颤或房扑患者应禁用；在这种情况下，维拉帕米引起的经旁路传导增加可能会使心室率急剧增加或者引发 VF [90-100]。如果房颤或房扑由于快速的心室率导致血流动力学恶化，应该采用电复律治疗；采用低能量同步电除颤可以终止房扑。

心室率快的房颤或房扑可能会引起与心率相关的血流动力学紊乱，包括围术期低血压或者心排血量减少，或二者兼受影响。对于血流动力学不稳定的患者，应该使用电复律。近期发生的房扑对低能量的电击（如采用单相或者双相 50J）非常敏感。房扑也可以被体外起搏器的超速起搏抑制终止。对于房颤患者，起始电复律能量应采用单相波 100 ~ 200J 或者双相波 100 ~ 120J，之后根据需要可以逐渐增加电击能量。

对于伴有快速心室率的房颤或者房扑且血流动力学稳定的患者，可以使用药物治疗。对于急性发生的快速心律失常，经静脉注射伊布利特可以最快地恢复窦性心律[101]。伊布利特是第三类抗心律失常药，能够延长动作电位时程和有效不应期而不影响动作电位的上升支[101-102]。首次给药 1mg，10min 内给完，必要时可以在首次给药后 10min 重复再第 2 次给药 1mg。房扑较房颤更容易恢复窦性心律（63% vs. 31%），短阵房颤更易恢复。QT 间期的延长反映了药物的药理作用，8.3% 的患者在使用伊布利特后出现多形性室速（polymorphic VT, PVT）伴 QT 间期延长。因此，临床医生应该学会处理这种心律失常。

其他治疗快速性室上性心律失常的药物包括地尔硫䓬、维拉帕米、β- 受断阻断剂、普鲁卡因胺和胺碘酮。钙通道阻滞剂通过减慢房室传导和延长不应期来控制房扑、房颤和多源性房性心动过速患者的心室率。地尔硫䓬应在 2min 内给予首次剂量 0.25mg/kg，之后根据需要，在 10 ~ 15min 内再给予 0.35mg/kg 的追加

框 108-3　腺苷的给药方案*	
外周给药（肘正中静脉） 中心静脉给药 如果服用了茶碱类药物 如果服用了双嘧达莫	6mg，如果必要，追加 12mg 3mg，如果必要，追加 6mg 如果必要，9mg 外周给予， 6mg 中心静脉给予 2mg 外周给予，1mg 中心静脉给予

* 患有哮喘和正在服用卡马西平的患者慎用

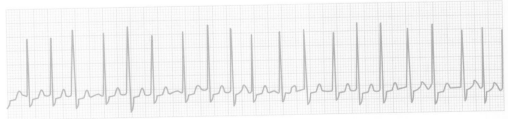

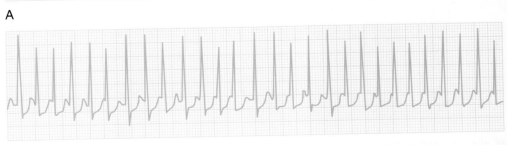

图 108-13　A. 房颤合并 190 次／分的室性心动过速；B. 注射 6 mg 腺苷后，心室率增加到 240 次／分 (From White RD: Acceleration of the ventricular response in paroxysmal lone atrial fibrillation following the injection of adenosine, Am J Emerg Med 11:245, 1993.)

量。以 5 ~ 15mg/h 的速率注射可以维持心室率。如果静脉注射维拉帕米，可以先给予 5mg，随后根据需要在 15 ~ 30min 内追加 5 ~ 10mg。如无禁忌证，可以用 β 肾上腺素受体阻断剂帮助控制心室率。胺碘酮是一种复杂的药物，具有抗肾上腺素作用，用于由室上性心律失常、由旁路或者房室结快速传导引起的心动过速和其他药物控制心室率无效的心律失常，可以在 10min 内静脉推注 150mg，接着以 1mg/min 的速度维持 6h，每天最大剂量为 2g。虽然抗心律失常的药物（如胺碘酮、索他洛尔、普鲁卡因胺、伊布利特等）能够有效终止临床症状明显的 SVTs，但是相较于腺苷和维拉帕米，并不是理想的一线用药。

多源性（多形性）房性心动过速是一类最常被误诊为房颤的快速性心律失常[103-105]。多源性房性心律失常的治疗不同于折返性室上性心律失常（如房扑、房颤和 PSVT 等）。在 12 导联心电图的同一导联上至少观察到 3 种形态不同的 P 波，并且心室率超过每分钟 100 次，才可以诊断为多源性房性心动过速（图 108-14）。多源性房性心动过速常发生于 COPD 患者，尤其是病情加重需要入住 ICU 管理的患者，但是也可在其他情况下发生，如低钾血症、使用儿茶酚胺类药物和急性心肌梗死的患者[105-106]。处理这些引起心肌兴奋性改变的潜在诱因很重要。洋地黄和电复律对其他室上性心律失常有效，而对多源性房性心动过速无效。洋地黄中毒或重复无效地实施电复律可能会引起误诊。心室功能良好的患者，可以用钙通道阻滞剂、β- 受体阻断剂和胺碘酮控制心室率；对于心室功能受损的患者，可以选用地尔硫䓬和胺碘酮。

同步电复律可以用来治疗不稳定性 SVT、伴有快速心室率的不稳定房颤、房扑和不稳定型单纯室速。

缓慢型室性心律失常

在心血管急救过程中，需要紧急处理的缓慢型室性心律失常是完全性心脏传导阻滞伴缓慢的室性逸搏心率（如 15 ~ 30 次／分）（图 108-15）。在这种情况下，可以尝试用阿托品；但是应尽快完成经体外或经静脉起搏；如果已经安装了体外起搏器，则应尽快启用。

快速型室性（广泛复杂的）心律失常

在所有潜在致命和有心搏骤停前兆的各种类型的心律失常中，室性心律失常（ventricular tachyarrhythmia, VT）最需要进行紧急干预（图 108-16）。发生心搏骤停的 VT（无脉性室速）可与 VF 一起讨论。在药物或电击干预期间或之前，应该一直寻找导致 VT 的原因并积极处理。低氧血症、高碳酸血症、低血钾或低血镁（或二者同时发生）、洋地黄中毒以及酸碱平衡

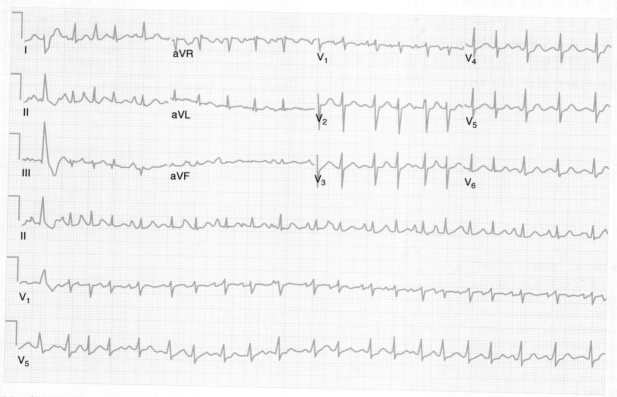

图 108-14　多源性房性心动过速。P 波形态特征呈多形性，每一个 QRS 波群复合体前面均有一个单一的 P 波

失调都是导致 VT 的常见病因，如果存在应立即快速评估与纠正。

VT 的治疗取决于心动过速所引起的血流动力学紊乱程度。如果患者血流动力学稳定，且心室功能良好（没有肺水肿的证据或明确的左心室功能不全病史），则可选择普鲁卡因胺和同步电复律进行治疗。如果选择心脏电复律，所用电极能量和前述血流动力学不稳定的患者一样。如果采用抗心律失常治疗，推荐使用普鲁卡因胺（Ⅱa 类证据）、胺碘酮（Ⅱb 类证据）、索他洛尔（Ⅱb 类证据）。长 QT 间期的 VT 患者禁用普鲁卡因胺和索他洛尔。更为重要的是一般只用一种药物治疗，在没有咨询专家的情况下不能增加其他种类的药物。普鲁卡因胺的负荷剂量 20～50mg/min，直到心律失常被抑制、低血压有所改善、QRS 间期延长达 50% 或总剂量达到 17mg / kg。负荷剂量

之后应追加 1～4mg / min 的维持剂量。索他洛尔可在 5min 内、以 1.5mg / kg 的速度给药。胺碘酮在 10min 静脉注射 150mg，随后 6h 内以 1mg / min 静脉滴注，之后 18h 时内以 0.5mg / min 的剂量维持。低血压是上述这三种推荐药物治疗的常见并发症。

对于血流动力学不稳定的患者，即对有严重低血压、肺水肿、临床症状或心电图均显示有急性心肌缺血或心肌梗死的患者，应选择单相电极能量 360J 或双相、非递增、电阻补偿式电极能量 120J 同步电复律（参见第 47 章）。

尖端扭转型心动过速（"点扭转"）于 1966 年首次描述，是 VT 的一个非典型的特殊类型，以基线为中心、QRS 波呈连续扭转和多形性外观。这种心律失常基于电生理紊乱的主要表现为：显著和不均匀的复极延迟。心电图呈 QT 间期延长，典型表现为 QRS 波群

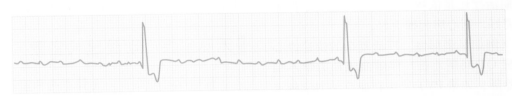

图 108-15　1 例颈动脉窦高度敏感的患者呈缓慢室性逸搏心率（14 次 / 分）。针对这种缓慢型心律失常的治疗，选择采取经体外或经静脉起搏

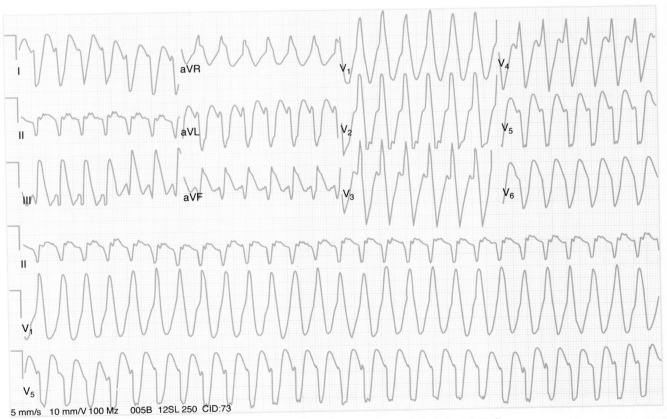

图 108-16　室性心动过速。心率 280 次 / 分，QRS 波宽度 160ms，并呈连续 3 次夺获或融合节律

间期长 - 短交替不一（图 108-17）。尖端扭转型室速可以由药物如奎尼丁、普鲁卡因胺、丙吡胺和吩噻嗪诱发，也可由心动过缓、低钾血症、低镁血症或急性心肌缺血或心肌梗死诱发。尽管胺碘酮显著地延长复极，但它很少引起尖端扭转，可能是因为该药物引起的心室肌复极时间延长相对均一，不同于其他药物所引起的复极不均匀现象。

与尖端扭转型室速密切相关的是 PVT（图 108-18）。将这类心动过速描述为 PVT 而不是尖端扭转型室速，意味着复极延长的原因不明显、QT 间期并不延长[79, 107-109]。因为 PVT 和尖端扭转型室速都会危及生命，这就需要进行正确的诊断。危急情况下的治疗区别取决于 QT 间期有无延长。如果出现 QT 间期延长，治疗的直接目的就是缩短复极时间（在撤除原先使 QT 间期延长的药物或纠正病理状态，如纠正低血钾后）。在过去，异丙肾上腺素可达到这种治疗目的，但是决定性短期治疗还是依赖心室或心房起搏；如果房室传导功能完好，则心房起搏更好。

如果 PVT（例如呈多形性、广泛复杂的快速性心律失常，无明显 QT 间期延长）伴随血流动力学不稳定，则需立即除颤。如果 PVT 发生在血流动力学稳定

的患者身上，则治疗 VT 的正规抗心律失常药物早期可以尝试应用。在治疗这种类型的 PVT 时，也应早期想到应用硫酸镁，尤其当病史怀疑是尖端扭转型室速，但 QT 间期延长不能被心电图所证实时。为了确定 QT 间期延长，常需要借助 12 导联心电图。

2010 年 AHA CPR 和 ECC 指南为快速性心律失常（包括室上性和室性起源）提供了整套的治疗流程（图 108-11）。该流程较之以前的版本进行了简化，并提供了更准确、更直接的评估及干预措施。

心搏骤停的处理

这部分内容综述了包括电击和药理学手段在内的治疗各种类型致死性心律失常的干预措施（图 108-19），并介绍各种 ACLS 治疗药物的优点和副作用。在心搏骤停前或有潜在威胁生命的心律失常的识别和管理中，已经介绍了一些临床常用药物。

无脉室性心动过速或室颤

就治疗目的而言，无脉室速和室颤本质上同属致

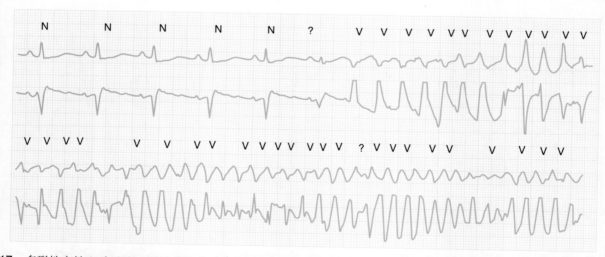

图 108-17　多形性室性心动过速。窦性节律中延长的 QT 间期表明这种心律不齐是尖端扭转型室速，这种心律失常发生在心搏骤停患者复苏以后

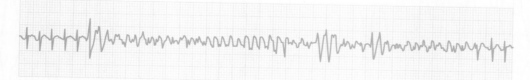

图 108-18　多形性室性心动过速。QRS 波群有多种形态，但是没有像图 108-17 中所示的"尖端扭转"，心动过速自发终止 *(From White RD, Wood DL: Out-of-hospital pleomorphic ventricular tachycardia and resuscitation: Association with acute myocardial ischemia and infarction, Ann Emerg Med 21:1282, 1992.)*

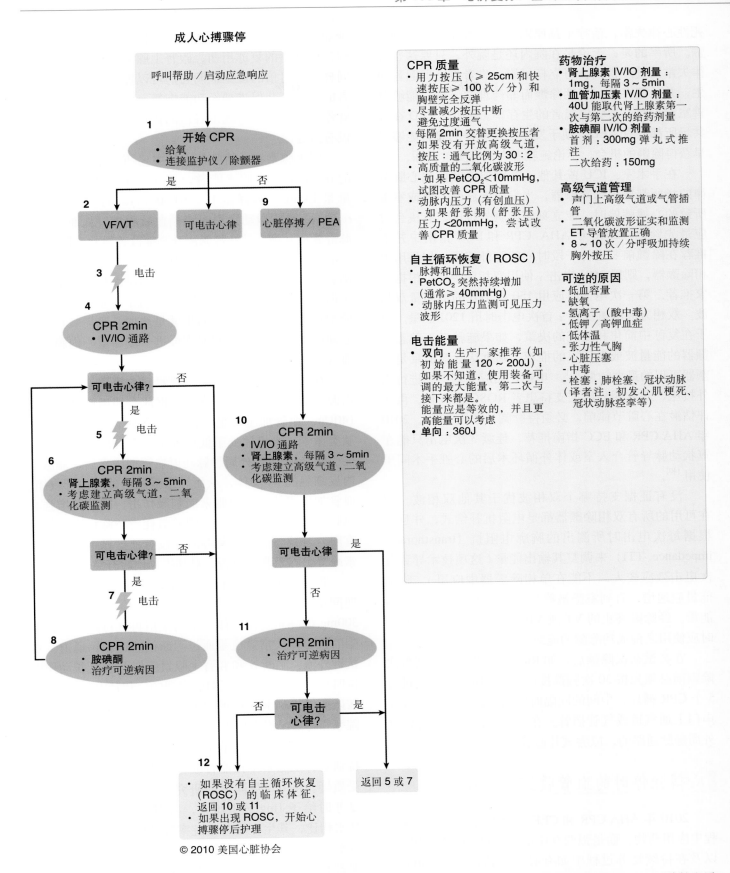

成人心搏骤停

CPR 质量
- 用力按压（≥ 25cm 和快速按压≥ 100 次／分）和胸壁完全反弹
- 尽量减少按压中断
- 避免过度通气
- 每隔 2min 交替更换按压者
- 如果没有开放高级气道，按压：通气比例为 30：2
- 高质量的二氧化碳波形
  - 如果 PetCO₂<10mmHg，试图改善 CPR 质量
- 动脉内压力（有创血压）
  - 如果舒张期（舒张压）压力 <20mmHg，尝试改善 CPR 质量

自主循环恢复（ROSC）
- 脉搏和血压突然持续增加
- PetCO₂ 突然持续增加（通常 ≥ 40mmHg）
- 动脉内压力监测可见压力波形

电击能量
- 双向：生产厂家推荐（如初始能量 120 ~ 200J）；如果不知道，使用装备可调的最大能量，第二次与接下来都是。能量应是等效的，并且更高能量可以考虑
- 单向：360J

药物治疗
- **肾上腺素 IV/IO 剂量**：1mg，每隔 3 ~ 5min
- **血管加压素 IV/IO 剂量**：40U 能取代肾上腺素第一次与第二次的给药剂量
- **胺碘酮 IV/IO 剂量**：首剂：300mg 弹丸式推注
  二次给药：150mg

高级气道管理
- 声门上高级气道或气管插管
- 二氧化碳波形证实和监测 ET 导管放置正确
- 8 ~ 10 次／分呼吸加持续胸外按压

可逆的原因
- 低血容量
- 缺氧
- 氢离子（酸中毒）
- 低钾／高钾血症
- 低体温
- 张力性气胸
- 心脏压塞
- 中毒
- 栓塞：肺栓塞、冠状动脉（译者注：初发心肌梗死、冠状动脉痉挛等）

© 2010 美国心脏协会

图 108-19　美国心脏病协会 (AHA) 心搏骤停治疗流程图。CPR，心肺复苏；IO，骨内穿刺；IV，静脉输注；PEA，无脉性电活动；PetCO₂，呼气末二氧化碳；VF，室颤；VT，室速 (*From Neumar RW, Otto CW, Link MS, et al: Part 8: adult advanced cardiovascular life support: 2010 American Heart Association Guidelines for Cardiopulmonary Resuscitation and Emergency Cardiovascular Care, Circulation 122(18 Suppl 3):S736, 2010.*)

死性心律失常，治疗干预原则相同，首先必须进行除颤。所幸的是，无论是在院内还是院外，只要这些心律失常能处理得当，将立杆见影，患者将立即起死回生，并长期存活。早期除颤而非药理学干预，能够改善室颤导致心搏骤停患者的生存率。因此，PAD 在公共场所都放有 AED，便于发生心搏骤停的患者能够尽早获得除颤的机会，不论施救者有没有受过训练。

在手术室、ICU 或其他一些需要连续监测心脏节律的场所都要用到除颤器，当发生无脉性室速或室颤所致的心搏骤停时，应立刻实施胸外按压，有机会时应最先除颤。2010 年 AHA CPR 和 ECC 指南中并不推荐在除颤前要进行一段时间的胸外按压。如果用单相除颤器，则用 360J 电击；使用双相除颤器，根据厂家推荐、第一次电击时应用 150～200J 的低能量双相波。双相方波能量设置：首次电击时用 120J 能量。对于在复苏中简化和改进的决策，如果施救者不熟悉除颤器的能量波或者厂家的推荐，则默认除颤能量是除颤器可用的最大能量[61]。电击之后应立刻继续进行胸外按压，除有明显证据支持患者 ROSC 已恢复。再次评估潜在心脏节律前，必须持续胸外按压 2min。2010 年 AHA CPR 和 ECC 指南推荐，连续 3 次电击只能在冠状动脉导管介入室或体外循环术后的心脏手术间里使用[40]。

没有证据支持哪个双相波优于其他双相波。现在可用的所有双相除颤器都是电阻抗补偿式，并且会根据每次电击时所测出的胸廓电阻抗（transthoracic impedance, TTI）来调整其输出能量（这项技术导致首次电击效应较大，不能在单相除颤器中应用）。除颤能量应递增，直到室颤被终止或者达到最大除颤输出能量。经除颤终止的 VT 或 VF、又复发者，再次除颤时应使用之前成功除颤的能级。

在尝试初次除颤后，如 ROSC 仍没恢复，则再次除颤前必须先按 30 次胸部按压、2 次通气的比例进行 5 个 CPR 循环。中间的间隔时间窗内，可以考虑放置声门上通气道或气管插管。在此期间，对于没有建立外周静脉通路的，应尝试开通静脉通路。

心搏骤停时的血管收缩药治疗

2010 年 AHA CPR 和 CEE 指南不再强调在复苏过程中应用药物。而是强调有质量、不间断的胸外按压，以及在持续复苏过程中如有必要的话，每隔 2min 应尝试进行除颤的必要性。尽管肾上腺素成为复苏过程中主要的治疗药物已有很多年，但在心搏骤停后应用肾上腺素缺乏足够的临床证据能证明其可改善生存和

神经预后。血管加压素和胺碘酮作为另外两种在心搏骤停中常用的复苏用药，跟肾上腺素一样，在临床上同样缺乏可信的证据证明它们可以提高心搏骤停后患者的出院率并促进神经功能恢复。三种药物对于心搏骤停后 ROSC 均表现出各自的优点，但在出院率上并没有益处。

肾上腺素在心搏骤停中的主要药理作用是其强大的 α- 和 β- 肾上腺素能激动效应。肾上腺素的推荐剂量是 1.0mg（稀释至 1：10 000，10ml）静脉注射。α_1 和 α_2 受体激动会引起末梢血管收缩，从而导致动脉舒张压升高。动脉舒张压升高能改善冠状动脉血流。在心搏骤停期间适度提高动脉舒张压，能够改善冠状动脉血流或其他冠脉低血流灌注情况，从而有助于自主循环恢复。肾上腺素诱发的 β- 肾上腺素能激动作用能增加心肌收缩力，其后果就是增加心肌需氧量，在心搏骤停低血流量期间或许会进一步加重心内膜下缺血（参见第 16 章）。

在先前的复苏指南中，观察到心搏骤停幸存者的内源性血管加压素水平升高，据此会加用血管加压素（40U）。血管加压素是一种由神经垂体分泌的内源性肽类激素，当机体处于低血容量或全身低灌注状态时能引起分泌。经外周静脉注射血管加压素后，能激活内皮细胞的 V_1 受体，从而导致强烈的外周血管收缩。血管加压素缺乏肾上腺素能刺激作用，因此其增强心肌收缩力、增加心肌与大脑的氧耗与新陈代谢的作用有限。心搏骤停患者复苏时，没有证据显示血管加压素跟肾上腺素联用与否，对其生存预后有益。

胺碘酮在 ACLS 阶段使用，是由于在心搏骤停期间给予肾上腺素及除颤复律后，静脉注射胺碘酮 300mg 能终止室性心律失常而不用再进行除颤。胺碘酮的抗心律失常效应是通过阻断钠通道和钙通道、对抗钾外流、阻断 α 和 β 肾上腺素能作用、延长动作电位时程、增加心肌不应期而实现的。和肾上腺素相似，胺碘酮能提高 ROSC 的速度，但仍未观察到该药对出院率和神经结局有何影响及益处。

肾上腺素的作用在心搏骤停复苏中仍存在疑问，特别是肾上腺素干预能否改善心搏骤停后神经结局倍受质疑。Jacobs 与同事的研究[110]发现，在心搏骤停复苏时给予 1mg 肾上腺素，与对照组给予等量生理盐水相比，其生存率与出院率等结局在两组间并没有区别；然而跟对照组相比，在复苏过程中使用过肾上腺素的患者，统计学显示 ROSC 概率增高。尽管在这项研究中发生心搏骤停的患者数量很多（$N = 4103$），但仅有 601 例患者采用了随机分组，因此极有可能会使结果存在一定偏差。Olasveengen[111]及其助手实施

的一项关于心搏骤停期间外周注射通路和药物应用的研究中也得到相似的结果。复苏时如果有静脉注射通路的话就给予肾上腺素，如果没有注射通路则不给予。和 Jacobs 的研究结果类似，肾上腺素的应用对于 ROSC 的表现不凡，但对于能否显著改善出院率和神经系统预后并没有显著统计学意义。Hagiharagn 及同事[112] 的类似研究发现，肾上腺素的应用与心搏骤停后自主循环更好的恢复之间有关系，但是对于提高出院率和改善神经系统功能的恢复并没有益处。

血管加压素在心搏骤停中应用的好处仍需更进一步严密的观察。Mentzelopoulos[113] 与同事对现已发表的针对心脏复苏中应用血管加压素的研究，进行了大样本 meta 分析（包括随机对照研究），考察心肺复苏时血管加压素（加或不加肾上腺素）对 ROSC 与远期神经预后的作用。结论是心搏骤停患者使用血管加压素，除了对心搏停止者的长期存活有益处外，（其他）即无益处亦无坏处。尽管心搏骤停时加用血管加压素的理论优势令人鼓舞（强烈的末梢血管收缩，不激动 β 肾上腺素能受体），但在临床实际应用中血管加压素在心搏骤停事件中所起到的作用却很小。2010 年 AHA CRP 和 ECC 指南认为，心搏骤停患者复苏时采用单次静注单计量肾上腺素 +40U 血管加压素来代替单纯静脉注射肾上腺素是可以接受的[61]（图 108-19）。

胺碘酮作为一线抗心律失常药物在心搏骤停中使用，这在 2010 年 AHA CRP 和 ECC 指南中是被认可的[61]。胺碘酮在难治性持续心动过速的院外复苏研究中，Kudenchuk[114] 和同事报道了一项随机对照前瞻性研究结果，给院外心搏骤停 3 次除颤后同时伴有持续性室颤的患者静脉注射胺碘酮 300mg 或者安慰剂和肾上腺素 1mg。研究表明，胺碘酮治疗组患者的住院生存率有了显著提高，但在出院率上并未见有任何差别。关于胺碘酮和利多卡因对于入院前室颤作用评估的研究中，Dorian 和同事[115] 报道了在加拿大多伦多的院外心搏骤停患者中进行的一项双盲临床对照试验，旨在比较胺碘酮和利多卡因的应用效果。结果表明，在终止院外患者持续室颤方面，胺碘酮比利多卡因更有优势。关于胺碘酮和利多卡因对入院前室颤作用评估的研究，跟（前述）胺碘酮在难治性持续心动过速院外复苏中应用的研究相似；同利多卡因或安慰剂相比，胺碘酮仅改善入院患者的生存率，而不改变出院率。根据这些研究，对应用肾上腺素和电除颤无效的室颤，可以用胺碘酮来作为尝试终止心律失常的补充疗法。明确这一疗法的长期益处目前尚缺乏充分认识。

复苏过程中静脉注射肾上腺素 1mg 应成为治疗室颤和持续性室性心动过速首选的药物治疗方式。这个剂量可以每隔 3～5min 重复一次，直到心搏骤停终止。注射肾上腺素 2min 后开始除颤。对于除颤无效的室颤，应考虑使用胺碘酮 300mg 静脉注射，5min 钟内可以重复一次，必要时可以再追加胺碘酮 150mg 静脉注射。除了上述已被 AHA 复苏指南所推荐的药物外，其他血管升压药或抗心律失常药物未获支持使用。

无脉性电活动

无脉性电活动 (pulseless electrical activity, PEA) 是指多源性心律紊乱，都是以存在有序的电活动而无脉搏为特征。必须首先鉴别可能引起 PEA 的可逆因素（框 108-4）。呼吸系统急症引起的严重低氧血症可以导致 PEA。创伤、低血容量、心脏压塞和张力性气胸是引起心搏骤停的可能原因，必须想到并紧急处理。对于术中和术后突发性心搏骤停，应想到急性肺栓塞或空气栓塞等严重事件的可能性。孕妇子宫挤压下腔静脉、羊水栓塞或子宫破裂都是导致 PEA 的可能因素（参见第 77 章）。如果出现严重高血钾、代谢性酸中毒或药物（例如洋地黄、β- 受体阻断剂、钙通道阻滞剂、三环抗抑郁药）过量等因素，心室自主节律可能出现紊乱。一旦识别导致 PEA 的原因，在能提供更多明确的治疗方式前，应迅速启动胸外按压并给予肾上腺素 1mg 临时处理。针对每一种突发状况都应有相应的干预措施，PEA 如不纠正将会发展成心搏停止或室颤。

框 108-4　心搏骤停潜在的可逆病因	
低血容量	张力性气胸
缺氧	压塞（心脏的）
氢离子（酸中毒）	中毒
低钾血症或高钾血症	栓塞（肺动脉）
低体温	栓塞（冠状动脉）

心搏停止

心搏停止是完全持续的电活动消失，常常是终末期表现。对于绝大多数患者而言，心搏停止并不可逆。但在行使有效的胸外按压后，立即启动氧疗和静脉注射肾上腺素复苏，这对于目击下的心搏骤停往往行之有效。隐性室颤在理论中比实践中更常见，关于心搏停止实际上就是室颤的说法不切实际，也不应该立刻进行除颤。处理心搏停止时也不再提倡使用阿托品。心搏停止患者复苏时，在心律失常发生前就应给予氧疗，并施行胸部按压至少 2min 和静脉注射肾上腺素，然后再进行 ROSC 评估或电活动的恢复。

超声心动图在心搏骤停中的应用

当发生 PEA 时，无论是处在心搏骤停状态还是室性心律失常终止后的状态，2010 年 AHA CPR 和 ECC 指南均推荐通过进行 "5Hs 和 5Ts" 评估（框 108-4）明确引起心搏骤停的可逆因素。低体温、低氧或电解质紊乱很容易被发现。而引起心搏骤停的其他原因可以应用超声心动图来鉴别。尽管 2010 年 AHA CPR 和 ECC 指南中未明确推荐，但对于 PEA 患者进行快速超声心动图评估，可以迅速干预那些可能无法检测到的可逆因素。

超声技术在美国大多数外科病房和 ICU 中随时可用，用于指导局部神经阻滞定位、血流动力学不稳定患者的心脏功能评估或和引导介入性操作（参见第 46 章）。在心搏骤停期间，超声心动图有可能鉴别肺栓塞、严重血容量不足、心脏压塞或心脏功能受损情况——即便对于那些技术经验有限的临床医生而言，也能解释这些超声图片 [116]。美国超声心动图协会指南推荐，当术中发生心搏骤停时应进行有限集中的经食管超声心动图 [117-118]。或许，最重要的是当 PEA 在整个复苏过程中持续存在时，超声心动图可以辅助做出关于停止复苏的决策 [119]。随着在心搏骤停期间应用超声心动图经验的积累，或许最终会强调用这项技术来诊断引起 PEA 和心搏骤停的原因；在有序的心律出现前确定心肌收缩脉冲的 "有" 或 "无"；如果出现 ROSC，也可以用这种方法指导复苏。

复苏后干预措施

紧急经皮冠状动脉介入治疗

对于院外心搏骤停复苏成功的患者，2010 年 AHA CPR 和 ECC 指南 [120] 推荐使用紧急经皮冠状动脉介入治疗（percutaneous, PCI）和血管造影。大约 90% 的院外心搏骤停复苏成功的患者均有冠状动脉疾病的证据 [121]，且冠状动脉造影显示，70% 的患者至少有一支冠状动脉病变 [122-123]。这些发现是心搏骤停复苏后早期推荐实施紧急冠状动脉造影的依据，即使 12 导心电图没有证明复苏后发生心肌缺血。早期冠状动脉介入治疗可重建冠脉血流，增强心肌收缩力、增加心脏电活动和维持血流动力学平稳。纤维蛋白溶解治疗用于院外心搏骤停幸存者还未表现出有利的结果，尤其是和 PCI 相比 [124-125]。指南强调，对于心搏骤停的幸存者（包括复苏后仍处于昏迷状态的患者），直接实施早期 PCI 可作为心搏骤停后的高级管理措施的一部分。

目标导向温度管理

院外心搏骤停患者的平均存活率是 8.4%（3.0% ~ 16.3%）[126-127]。仅有 1/3 的院外心搏骤停患者能幸存入院，这些幸存者中的 2/3 患者在出院之前就死亡 [128]。对于成功 ROSC 后的大部分处于濒死的患者，最终死于缺血性神经损伤 [129]。在正常体温状态下，脑血流量少于 125ml / min、持续时间超过 7min 将引起永久性神经损伤 [130]（参见第 54 章）。因此，如采用干预措施减弱心搏骤停给中枢神经组织造成的影响，提高心搏骤停患者的生存率是有可能的。

脑缺血会引起血小板聚集和脱颗粒、蛋白质和酶的变性、中性粒细胞和补体激活等炎症反应，所有这些都会增加血脑屏障的渗透性，或出现由神经元损伤生物标志物所证明的血脑屏障的损坏 [131]。神经元缺血导致低血流量或血流停止，酸中毒进行性加重，导致细胞内乳酸酸中毒和二氧化碳蓄积。细胞内酸中毒抑制酶的功能，减少神经递质的再摄取和耗尽腺苷三磷酸（ATP）和腺苷二磷酸（ADP）的储备。随着腺苷的蓄积，引起血管舒张和神经元水肿。随着能量储备的耗尽，神经元细胞膜 Na-K-ATP 酶的功能障碍，从而导致细胞外高钾和细胞内高钙。增高的细胞内钙离子激活蛋白水解酶和脂肪酶，进一步扰乱神经元细胞膜的功能，导致兴奋性神经递质的大量释放，谷氨酸是神经毒害作用最强的神经递质。过量的谷氨酸促进谷氨酸受体的过度激活，增加已经处于紧张状态的神经元的兴奋性，进一步导致钙离子流入神经元内，引起神经元死亡。

大脑的炎症级联反应可被减弱。首先，在复苏期间，通过有效不间断的胸外按压来改善血流量；其次，如果 ROSC 已经建立并维持，则可以通过诱导低体温来减弱。在心搏骤停后，药物除了用于增加心排血量来改善脑灌注、阻止低血压和治疗高血糖外，药理学手段改善神经系统的结局是无效的 [130]。诱导性低体温治疗能降低脑代谢和脑氧消耗率，也能减弱心搏骤停阶段因脑缺血诱发的炎症反应。

自 2005 年以来，AHA 批准了目标化温度管理（如诱导中心体温 32 ~ 34℃），对于院外发生室颤或无脉性室速的患者，血流动力学稳定、复苏成功但仍处于昏迷状态，低温治疗可持续到 12 ~ 24h。在 2010 年

AHA CPR 和 ECC 指南中，这一推荐措施被重申[132]。然而，即使参与制订 2010 年 AHA CPR 和 ECC 指南的美国心脏协会专家们也承认，目前制订的绝大部分关于目标化体温管理指南所依据的研究仍有许多不足之处。

许多对复苏后治疗性低体温，即对目标化温度管理（用现在的术语来讲）感兴趣的人，源自一篇 2002 年随机对照研究的结果，该研究表明，当对发生院外室颤或无脉性室速昏迷的幸存者诱导并维持低体温时，其神经功能的结局有所改善[133]。心搏骤停复苏后，为了改善神经功能预后，必须使患者全身体温降下来，而非仅仅局限于患者头部。通常从患者的目标中心体温（32~34℃）降温与复温均需要几小时。当前临床实践通过联合应用液体降温毯、冰块、加压通风毯、静脉输注低温液体和（或）侵入性装置与导管来管理患者的可控性低体温及对其进行复温处理。用血管内装置（译者注：血管内变温导管连接体外热交换机）来降低体温，发生脓毒症的概率更高，大部分情况下不支持采用这种方法[134]。

尽管受到强烈关注，但在治疗性低体温研究中，患者的存活结果仍不容乐观[133]。对于低体温治疗组而言，绝大多数患者在出院前非死即残（不良神经预后）。然而，那些幸存到出院的患者与对照组相比，神经功能恢复得更好。目标化温度管理后神经结局改善发生的确切机制仍不清楚。

在芬兰重症监护协会进行的一项回顾性研究中，研究者回顾了在"低体温前"时期（2000—2002 年）和"低体温"时期（2003—2008 年）院外心搏骤停复苏成功后进入 ICU 的患者，评估目标化温度对幸存患者造成的影响[135]。患者的年龄、性别和初始格拉斯哥昏迷评分均相似，排除 2003 年以后收治的患有更严重疾病的患者，未评估详细的神经病学参数。作者报道称，实施目标化温度管理可以显著降低院外心搏骤停后患者的入院死亡风险（死亡率从 57.9% 降至 51.1%）。然而，自从 2003 年普遍采用目标化温度管理以来，患者存活率并未改变。尽管越来越多的患者采用了这种治疗措施，大多数患者在经历院外室颤或无脉性室速心搏骤停之后，最终仍旧死亡。

目标化温度管理对于大部分室颤和无脉性室速心搏骤停的患者仍有明显益处。大量评估除外室颤和无脉性室速心搏骤停患者的目标化温度管理的研究，既未发现生存率的提高，也未发现神经系统结局的改善[136]。心搏骤停患者 ROSC 后可出现各种类型的心律失常，与广泛采用目标化温度管理一致的是，不间断的胸外按压等 BLS 支持方式已有所改进。

大量评估与非休克性心律失常相关性心搏骤停的研究中，不间断地实施胸外按压被证明可以提高复苏成功率和改善神经系统的结局[137]。BLS 的实施与 2010 年 AHA CPR 和 ECC 指南一致，可能会混淆回顾性临床观察的结果。研究表明，目标化温度管理只对休克性心律失常有益处。在此期间，尽管临床证据清楚地说明目标化温度管理只对休克性心律失常有益处，但其仍旧逐渐被考虑用于所有非创伤性心搏骤停幸存者中，尤其对于那些发生在院内的心搏骤停患者。

2010 年 AHA CPR 和 ECC 指南推荐目标化温度管理可考虑用于任何血流动力学稳定和心搏骤停后复苏但在 ROSC 后仍然无反应的患者。目标化温度管理的起始最佳时间并不清楚，也没有有用的数据表明从诱导低温到复温的最佳持续进程。在大多数情况下，目标化温度管理是复苏后协同诱导和维持低体温多重管理中的一部分，接着是由熟悉诱导低体温管理技术的保健医疗提供者进行严密监测下复温[138]。镇静、神经肌肉阻滞和机械通气是从低温诱导、维持及复温期间的患者管理所必备的措施。

心搏骤停后 ROSC 的温度管理提供了重要的观察数据。非创伤性心搏骤停复苏后，低体温患者［平均 34.5℃（四分位数间距：33.7~35.9℃）vs. 35.1℃（四分位数间距：34.4~35.8℃）］同那些入院时体温更高的患者相比，住院死亡率更高[139]。相同的研究发现，在夏天观察心搏骤停 ROSC 后未能幸存的患者，入院时比那些幸存者的体温更高。同时，这些观察表明体温控制受损与心搏骤停后较差的存活率有关。下丘脑功能障碍常伴随体温调节中枢受损，建议对创伤及心搏骤停者进行相关体温监测[139-141]。心搏骤停复苏后的患者下丘脑功能障碍、体温调节受损所扮演的角色，或许源于全脑缺血影响了体温调节中枢，和（或）外周血管舒缩通路的损坏导致血管收缩和血管舒张也影响体温调节[139, 142]。尽管 Benz-Woerner 和助手[139]注意到入院的非幸存者体温均较低，但为达到目标低体温所需要的调整时间在各组之间并没有差别。最后，这项研究表明心搏骤停复苏后的非幸存者与幸存者相比［非幸存者（600±144）min vs. 幸存者（479±120）min][139]，需要更长的时间来进行复温。对于心搏骤停复苏后的幸存者而言，内在体温受损的管理似乎是一项重要的预警信息。

在目标化温管理期间，出现血流动力学不稳定、心律失常、电解质紊乱、惊厥发作、出血、高血糖和感染等并发症并非少见。在一项针对 754 例患者院外心搏骤停复苏后大样本前瞻性的观察研究中，通过研究不良事件的发生来评估其对死亡率的影响[134]。将近一半的患者患有肺炎（无论有没有进行低温治疗），但对死亡率并没有产生影响。只有惊厥发作、需要抗惊厥治疗者和持续性高血糖患者（>144 mg/dl）跟死亡率上升有关。该研究组中，754 名患者中有 182 名（24%）曾出现惊厥发作。心搏骤停开始和心肺复苏开始之间显著的时间延长以及 ROSC 前更长的复苏时间对患者来说都是唯一的；发生心搏停止的可能性或者以无脉性电活动为最初心律，对于那些惊厥发作的患者来说也是唯一的。尽管惊厥发作是不好的预兆，但惊厥发作并不都意味着较差的生存率；31 例需要抗惊厥治疗的惊厥发作幸存者，在随后的 6 个月内都出现较好的神经转归。持续性高血糖被认为是与内源性和外源性儿茶酚胺释放有关的典型应激反应的表现，暗示临床结局不容乐观。当前仍不能确定心搏骤停幸存者理想的血糖水平。在心搏骤停后的一段时间，避免治疗性低血糖看起来和治疗高血糖同样重要；低血糖也和死亡率上升有关。

对于治疗心搏骤停幸存者的医生而言，目标化温度管理后神经系统恢复的预后是其必须面对的一个复杂问题。苯二氮䓬类药物、神经肌肉阻滞剂、静脉注射镇静剂和麻醉药，在心搏骤停复苏后诱发低体温期间管理时经常用到，低体温干扰这些药物的药代学和药效学。药物对神经系统或者神经肌肉功能的影响会干扰脑干的条件反射，影响脑电图（EEGs）和躯体感觉诱发电位（SSEPs）监测，这对阐释其神经生理学变化很困难[143]。

神经科专家依赖常用的测量方式预测神经损伤后神经系统的结局，即格拉斯哥 - 匹兹堡大脑功能分级量表（GP-CPC）[143]，这在框 108-5 中已有概括。

一个神经病学医生的临床评估可以估测心搏骤停复苏后神经系统的恢复程度，包括瞳孔对光反射、角膜反射和对疼痛刺激的运动反应[143]。美国神经病学会目前的建议是：没有使用人工低温的心搏骤停患者在复苏后 72h，如果检查存在瞳孔反射消失、角膜反射消失、运动反射或伸肌姿势消失等临床指标，则高度预示神经功能恢复不良，并依此作为没必要再施行人工低温的依据[144]。使用人工低温的患者，在停止因人工低温而使用镇静剂后 24h 内，如果运动功能恢复，则预示神经功能恢复良好，这一预测的特异性为 100%[145]。EEG 监测即使在低体温期间也是很有用的，因为仅仅低体温并不会对 EEG 波形有显著的影响（参见第 49 章）。镇静、催眠药引起 EEG 波形呈极低的电压模式。2010 年 AHA CPR 和 ECC 指南中推荐在低温治疗患者需尽早进行间断"采点"监测脑电图或连续脑电监测[132]。脑电监测期间如发现惊厥发作，应进

框 108-5　格拉斯哥 - 匹兹堡大脑功能分级量表和功能结局

CPC 1	神经功能完全恢复
CPC 2	中度神经功能障碍
CPC 3	严重神经功能障碍，但意识尚存
CPC 4	昏迷或植物人状态
CPC 5	（脑）死亡

行干预治疗，但是抗惊厥药物对神经系统结局的影响尚不清楚。

AAN 的实践参数并没有解释心搏骤停复苏后人工低温（以及和这种治疗有关的药物性干预治疗）对神经功能预测的影响。一旦患者经历过人工低温，那么用来决定较差神经恢复的传统数据就变得不再可靠。目标化温度管理和心搏骤停复苏后神经功能的预测仍是一个研究和评论的热门话题，很可能有待于在下一版 AHA 复苏指南里作透彻讲解。

复苏后氧疗

社区复苏的关注程度逐渐上升，如关注心搏骤停、心脏功能恢复后的最佳吸入氧浓度。动物实验研究表明，当缺氧与局部缺血事件发生后，伴随着循环血流量的恢复，较低的动脉血氧浓度比更高的动脉血氧浓度更有优势，更有助于提高动物的生存率[146-149]。ROSC 期间增加动脉血氧浓度是否会损害缺血细胞，尤其是神经细胞，复苏期间是否应采取较低的吸入氧浓度？

在基础科学水平，体温正常而灌注不足期（如循环骤停时），当细胞含氧量较低时，细胞能量的产生（ATP）从有氧代谢（氧化磷酸化）变成无氧代谢（糖酵解）。对于绝大多数细胞，尤其是神经细胞而言，低血流量时（氧供不足）糖酵解并不能满足持续的产能需要，如果缺血细胞恢复了灌注和氧的运输，那么氧自由基特别是超氧化物（O_2^-），就会在线粒体中产生，通过还原型烟酰胺腺嘌呤二核苷酸磷酸（NADPH）氧化。超氧化物歧化酶是一种能使氧自由基失活的细胞酶，但随着持续性缺血和再灌注期间多种氧自由基产物的过量释放，酶解作用就会逐渐消失。动物实验研究中所报道的再灌注副作用跟这些氧自由基产生理论相一致。

动物实验已经报道了心搏骤停复苏后提供高浓度与低浓度氧的负面结果。然而，人类预后的研究则强调，对比正常动脉氧含量，高动脉氧含量基本上不具有说服力。Bellomo 和助手在一项包括 12 108 例非创伤性心搏骤停复苏后患者的回顾性研究中报道，高氧

[动脉氧分压（PaO$_2$）高于 300mmHg] 跟住院死亡率等消极预后之间并没有独立的关系[150]，他们也报道了心搏骤停后的低氧会导致最低的出院率。

当前，缺乏有关心搏骤停复苏成功后必须避免吸入高氧浓度的人类研究证据。尽管高氧可能对心搏骤停的幸存者不会提供附加益处，但低氧对这些患者有明确的伤害，必须避免。根据已获得的信息，2010 年 AHA CPR 和 ECC 指南中推荐如下方法来管理心搏骤停幸存者：即采取可靠的持续脉搏血氧饱和度仪监测氧疗，边增加（吸入氧浓度）边观察，保持 SPO$_2$ 维持在 94% ~ 98%[132]。

小儿心肺复苏

小儿心搏骤停中较差的幸存数据表明，小儿和成人一样对心搏骤停不耐受。总的说来，大约 6% 的患儿能在院外心搏骤停中幸存[151]，院内小儿心搏骤停的结局更好[151]。2008 年全国心肺复苏登记（NRCPR）的报道显示，住院患儿因无脉性心搏骤停复苏后的总体存活率为 33%[152]。跟成人一样，对于从心搏骤停中幸存的小儿，需要迅速地识别和治疗（参见第 93 章）。

小儿复苏的临床实践需要更专业的知识、临床技能和治疗手段。2010 年 AHA CPR 和 ECC 指南中对这一观点的认识已相当明确。然而，保健医疗提供者必须认识到复苏指南推荐的方法，既适用于成人也适用于小儿，在心搏骤停急救中应简化与改进流程，不论患者的年龄大小。对于成人而言，当单人施救时，小儿胸外按压应达到每分钟 100 次，每 30 次胸外按压插入 2 次人工呼吸。

即使是在进行气道管理和除颤时，应尽可能地减少中断胸外按压，中断的时间应尽可能缩短，这和成人复苏一样。尽可能少的中断次数和有效的胸外按压、通气以及有效迅速的电除颤，而不必纠结于药物管理，将有助于提高小儿心搏骤停复苏概率。以此信息为依据，高级心肺支持训练在推荐治疗方面提供了足够的相容性，从年轻人到老年人都能有效地应用这些在小儿和老人心搏骤停中采用的治疗方式。关于更为详细的细节，可查阅 AHA 的教科书和手册。

小儿基础生命支持

首先，就训练的方便性和一致性而言，婴儿是指从 1 个月到 1 岁，儿童是指从 1 岁到青春期（即女性的胸部发育期），成人则被认为是那些在青春期内或青春期外的人群。图 108-20 描述了当前对提供小儿基础

生命支持（pediatric basic life support, PALS）的医疗保健工作者的建议[152]。

当遇到一个没有反应的小孩时，应简单地尝试确定其无反应性。如果小孩无反应，则打电话求助，取出复苏装置。当不只一个抢救者施救时，建议检查脉搏的有或无。单人施救时，应立即启动应急系统，然后再检查脉搏。检查小儿股动脉或肱动脉脉搏对于医务工作者和普通施救者都很困难[153-154]。施救者触摸明显脉搏的时间不宜超过 10s。如果不能触及明显的脉搏，或者婴儿可触及的脉率低于 60 次 / 分，则立即实施胸外按压。

和成人一样，最初的小儿基础生命支持复苏顺序现在也强调先进行胸外按压，而不是先开放气道。尽管在小儿心搏骤停中，窒息是比室颤更为常见的病因，但为了训练的简单起见，小儿心搏骤停复苏最开始的干预推荐的就是胸外按压而不是人工呼吸。人工呼吸前 30 次的胸外按压仅使通气延迟 15 ~ 20s。

胸外按压频率为 100 次 / 分。在婴儿，施救者应将两个手指放在乳房连线的胸骨柄以下，按压胸骨的深度为胸腔前后径的 1/3（大约 3cm）；在儿童，用一或两只手按压胸骨的下半部分，按压深度为胸腔前后径的 1/3（5cm）。实施 30 次胸外按压，随后在尽可能少地中断胸外按压的情况下给予 2 次人工呼吸。再次估测出现脉搏前，应实施 2min 的胸外按压和人工呼吸。每次按压都要使胸壁完全弹回，这可以使静脉回心血量不受阻。

单独施救者在复苏期间应进行 30 次胸外按压并插入 2 次呼吸。如果有两个施救者，胸外按压和通气的比值是 15：2，可以在最少按压中断的情况下给予呼吸。如果建立了高级呼吸支持，在不中断胸部按压的情况下可提供 8 ~ 10 次 / 分的人工呼吸。

突然看到儿童昏迷很有可能是由室颤引起的。在婴儿或儿童心搏骤停中 AED 的应用从理想方面来说应该包括一个小儿衰减器（对于较小的体形可以限制震动能）和一套小儿除颤电极板。对于婴儿的心搏骤停，推荐使用手动除颤器。小儿心搏骤停的首次除颤能量是 2J / kg。如果需要再次除颤时，则能量增加到 4J / kg。如果没有小儿除颤器，可以毫不犹豫地用成人除颤器。除颤将起到至关重要的作用。

气道异物阻塞（FBAO）

超过 90% 的气道异物阻塞引起的死亡发生在年龄大于 5 岁的儿童。婴儿最常见的气道异物是液体，大多数的儿童气道异物主要是小件物体（如气球、食物等）（参见第 55 和第 93 章）。如果一个孩子发出声音

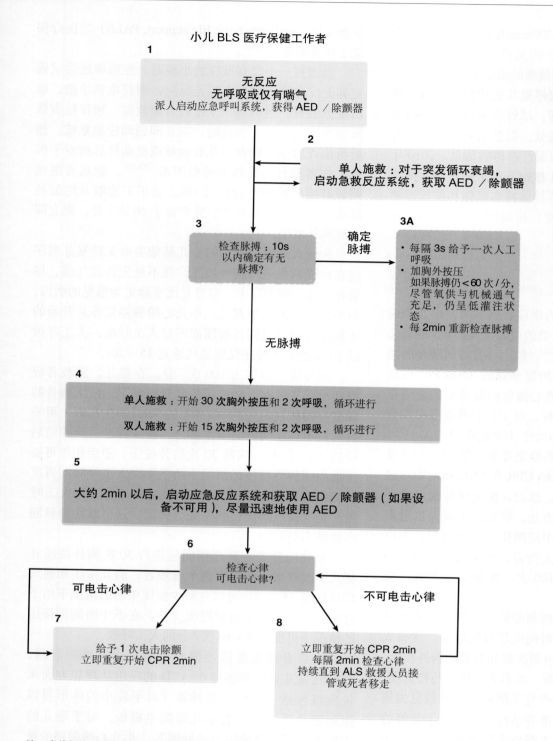

小儿 BLS 医疗保健工作者

1
无反应
无呼吸或仅有喘气
派人启动应急呼叫系统，获得 AED／除颤器

2
单人施救：对于突发循环衰竭，
启动急救反应系统，获取 AED／除颤器

高质量 CPR
- 按压频率至少 100 次/分
- 按压
  深度至少 1/2 胸廓前后径，婴幼儿大约 1.5 英寸（4cm），儿童 2 英寸（5cm）
- 允许完全回弹
  每次按压等胸廓完全回弹
- 胸外按压尽量减少中断
- 避免过度通气

3
检查脉搏：10s
以内确定有无脉搏？

确定脉搏

3A
- 每隔 3s 给予一次人工呼吸
- 加胸外按压
  如果脉搏仍 <60 次/分，尽管氧供与机械通气充足，仍呈低灌注状态
- 每 2min 重新检查脉搏

无脉搏

4
单人施救：开始 30 次胸外按压和 2 次呼吸，循环进行

双人施救：开始 15 次胸外按压和 2 次呼吸，循环进行

5
大约 2min 以后，启动应急反应系统和获取 AED／除颤器（如果设备不可用），尽量迅速地使用 AED

6
检查心律
可电击心律？

可电击心律

不可电击心律

7
给予 1 次电击除颤
立即重复开始 CPR 2min

8
立即重复开始 CPR 2min
每隔 2min 检查心律
持续直到 ALS 救援人员接管或死者移走

注：虚线框内系由医疗保健工作者而由非专业救援人员执行　　© 2010 美国心脏协会

图 108-20　2010 年美国心脏协会针对医疗保健工作者的小儿基础生命支持 (BLS) 流程图。AED，自动除颤器；ALS，高级生命支持；CPR，心肺复苏 (From Berg MD, Schexnayder SM, Chameides M, et al: Part 13: pediatric basic life support: 2010 American Heart Association Guidelines for Cardiopulmonary Resuscitation and Emergency Cardiovascular Care, Circulation 122(18 Suppl 3):S866, 2010.)

或咳嗽，成人应该谨慎地观察但是不干预。如果异物阻塞严重的话（没有咳嗽和呼吸），那么就应该立即实施干预。婴儿的异物阻塞应该在拍打背部 5 次之后，再行 5 次胸外按压，直至阻塞解除。出现呛咳的儿童，应该实施 Heimlich 急救手法，直到气道阻塞解除。在

这两种情况下，如果呛咳的婴儿或儿童失去反应，应立即启动 CPR，实施 30 次胸外按压，随后进行气道检查来确定异物的存在。应该尝试双人人工呼吸。如果气道阻塞不能解除，那么应该再次启动 CPR 并持续直到气道阻塞解除。

溺水

当单人施救者遇到溺水的婴儿或儿童时，应该在寻求帮助之前实施 2min 的 CPR（按压 - 通气比例为 30 ∶ 2）。如果有两名救助者或者更多时，应该立即电话寻求帮助，尽量在早期提供通气和氧合。

小儿高级生命支持（ACLS）

与成人不同，小儿的心跳呼吸骤停多为继发性，很少为原发性心血管疾病引起。这一点非常重要，因为 ACLS 的措施主要是针对恢复心脏功能，可能会导致医生延迟对患儿的针对性治疗（参见第 95 章）。例如，伴有严重缺氧和呼吸性酸中毒的渐进性呼吸衰竭会导致心动过缓和全身性低血压，从而进一步发展为心搏骤停。这种心搏骤停是由缺氧而不是原发性心血管疾病所致。使用阿托品增加心率的治疗对低氧、高二氧化碳的患儿是无效的，可能会导致治疗失误。

VF 和 VT 在院内和院外的小儿心搏骤停患者中的发生率已上升至 15%。这种致命性的心律失常发病率从童年时期开始伴随年龄的增长而增加。越来越多的证据支持，基因异常导致的心肌离子通道病变是儿童发生致命性心律失常的根源。这一遗传背景提供的证据表明，原发性心血管疾病可能会导致小儿心搏骤停。要想区分引起小儿心搏骤停是原发性还是继发性因素，要求充分考虑相关的临床资料和熟悉各种小儿 ACLS 的复苏操作。

气道控制和通气

鉴于引起小儿心搏骤停的原因中，呼吸系统的发病率高于心血管疾病，麻醉医师应该充分意识到需要进行有效的基础和高级气道管理，以及通气和氧合的重要性。气道管理对呼吸相关的心搏骤停患者至关重要。跟成人心搏骤停一样，气道管理不应延长胸外按压的中断时间。如果采用面罩通气可以提供有效的通气，那么不一定需要气管插管。当气管插管困难或者因插管引起胸外按压中断的时间延长的话，可以考虑选择其他手段开放气道（如喉罩）。与成人一样，可以运用呼气末二氧化碳监测和听诊呼吸音来判断高级通气道放置的位置。

静脉通路

想要给病危的儿童建立静脉通道具有一定挑战性。所以对于那些无其他静脉通路的病危儿童，经常采用经骨内（intraosseous, IO）通道，因为经骨内通道

比较容易建立，而且液体和药物可以快速经骨内通道进入中心循环。

所有的复苏药物和血液制品都可以经骨内途径注射。经静脉和经骨内两种途径的血药浓度是一样的[156]。经骨内通道给药比经气道给药更好。由于为了对抗液体从骨小管流到骨髓腔，必须对液体进行加压才能使其流向循环通路。

心律失常的识别与监测

ECG 监测有助于立即识别心搏骤停，尤其是婴儿和儿童心搏骤停前的节律。迅速干预和纠正心搏骤停前的节律可能会阻止和逆转心搏骤停，例如缺氧所致的进行性心动过缓。因此，下文首先讨论潜在的威及生命的心律失常，继之讨论心搏骤停。

缓慢型室上性心律失常

婴儿和儿童出现缓慢的心率要求立即寻找原因，首先是低氧（图 108-21）。心搏骤停前的心动过缓通常是窦性或交界性起源，如果不能立即提供氧气和其他治疗，则会很快发展成为二度或三度心脏阻滞。如果排除了缺氧可能，出现心动过缓伴有灌注不良的临床表现如全身性低血压，那么应该立即采用胸外按压和肾上腺素对患儿进行治疗。婴儿和儿童脉搏低于 60 次 / 分，应该考虑实施胸外按压。

肾上腺素是治疗婴儿和儿童心动过缓的首选用药。推荐剂量是 0.01mg/kg，使用 1 ∶ 10 000 的稀释浓度，然后经静脉或骨内注射（经静脉注射的剂量和经骨内注射一样）。根据需要，肾上腺素每隔 3 ~ 5min 可重复使用。如果需要经气管导管将药物注入支气管内，推荐剂量是 0.1mg/kg，1 ∶ 1000 稀释。

如果肾上腺素不能增加心率，那么可以使用阿托品 0.2 mg / kg，并可重复一次。对使用肾上腺素和阿托品无效的难治性心动过缓，也可以考虑使用 TCP。

室上性心律失常

在婴儿和儿童中，室上性心动过速（SVT）可能是异位房性心律，如房扑或房颤或折返性心动过速[157]。应依据标准的儿科心脏病教科书所推荐的特异性诊断方法和治疗方式进行诊治（图 108-22）。尽管大部分婴儿和儿童可以很好地耐受 SVT，但是当心率达到 240 ~ 300 次 / 分时应立即实施电复律，否则可能导致严重的血流动力学紊乱。在这种前情况下，快速的 SVT 会导致心血管不稳定[158]，必须采取同步电复律治疗。首次能量为 0.5 ~ 1.0 J / kg，如有必要可以加倍。如还不能转复为窦性节律，应该重新考虑是否诊

断 SVT 有误。

对于血流动学稳定的 SVT 儿童，推荐在药物治疗之前行迷走神经刺激法。如果迷走神经刺激失效的话，可以选用腺苷以 0.1 mg / kg 的剂量经静脉或骨内通道快速推注。如果 SVT 持续存在或再发，可以在首次给药 1 ~ 2min 内以 0.2 mg / kg 的剂量再次经静脉或骨内注射。腺苷的最大单次剂量不超过 12 mg。

对于血流动学稳定的 SVT，如果腺苷治疗失败的话，可以考虑在电复律之前使用普鲁卡因胺（15mg / kg，30 ~ 60min 给完）和胺碘酮（5mg / kg，20 ~ 60min 内给完），不推荐同时使用这些药物。

在紧急情况下，不推荐使用维拉帕米治疗小儿 SVT，因为它可能会导致低血压和抑制心肌收缩功能。特别对于年龄小于 1 岁、有充血性心力衰竭或心肌抑制、接受 β- 受体阻断剂治疗或房室间有旁路通道的婴儿更不宜使用。

室性心动过缓

与室上性心动过缓一样，如果出现缓慢的自主心室率，但是尚有脉搏，必须考虑严重低氧血症的可能。治疗首先应改善氧合和通气。就像在室上性心动过缓中所阐述的一样，只有先将缺氧处理好了，才可以采用增加心率的措施。

快速性室性心律失常

尽管普遍误认为快速性室性心律失常伴有严重的血流动力学紊乱，但实际并非如此。心室率在 150 ~ 200 次 / min 时可以耐受并且可以扪及脉搏，但是快速性室性心律失常应该被逆转为正常心律。如果患者血流动力学稳定，强调在治疗之前使用 12 导联心电图进

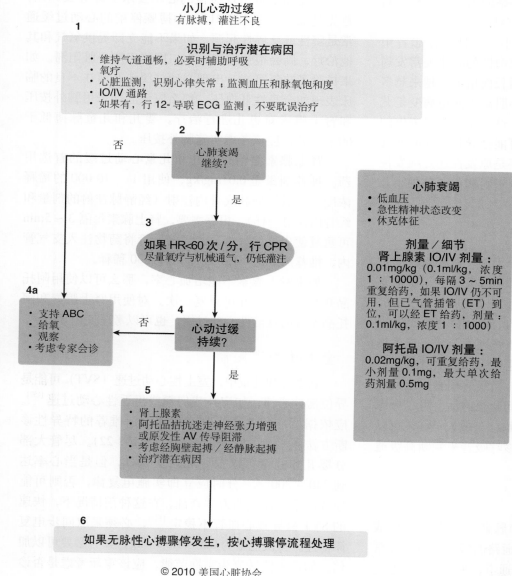

图 108-21　2010 年 AHA 小儿高级生命支持 (PALS) 心动过缓处理流程图。ABC，气道、呼吸、循环；AV，房室；ECG，心电图；HR，心率；IO，经骨内；IV，经静脉 *[From Kleinman ME, Chameides L, Schexnayder SM, et al: Part 14: pediatric advanced life support: 2010 American Heart Association Guidelines for Cardiopulmonary Resuscitation and Emergency Cardiovascular Care, Circulation 122(Suppl 3):S888, 2010]*

行一次确诊。当心动过速出现宽大 QRS 波形时，表明需要使用电复律治疗，以 0.5 J / kg 开始，必要时可以逐渐增加至 2 J / kg，不论是使用单相波还是双相波电击。如果采用药物治疗，可以选用胺碘酮，用药方法同 SVT；也可以考虑静脉注射普鲁卡因胺（剂量跟治疗 SVT 时一样）；但这两种药物不能同时使用。如果是超快型心动过速（超过 300 次／分）或伴有心血管虚脱和无脉搏，这种情况处理应跟处理 VF 一样，立即行胸外按压和同步电除颤。

心脏停搏的处理

　　一旦发生无脉，必须立即治疗，不仅要纠正潜在的心律失常，还要在心跳停搏、呼吸骤停期间维持器官的功能。在复苏期间必须细致地观察以确保合适的胸外按压频率和深度，以避免出现通气不足和胸外按压中断的情况；同时使用药物维持复苏期间有效的灌注压。无脉性心搏骤停患儿高级生命支持（PALS）流程如图 108-23 所示。

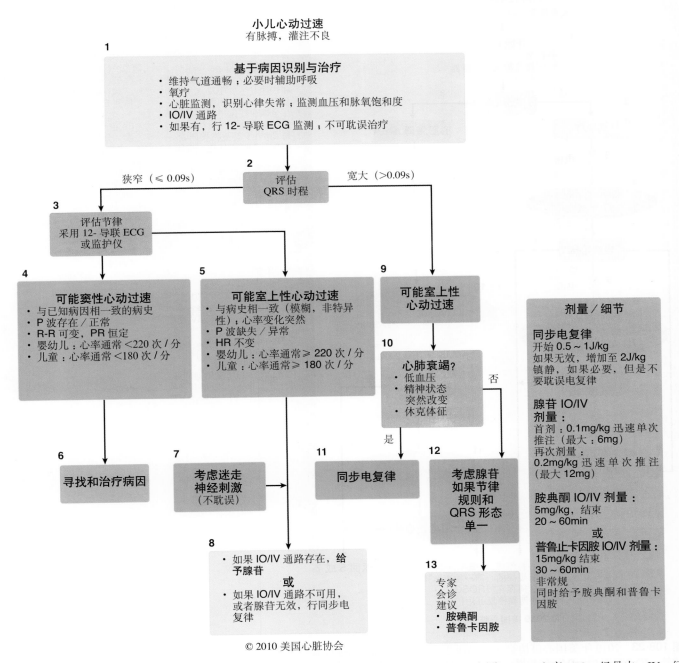

图 108-22　2010 年美国心脏协会小儿高级生命支持 (PALS) 心动过速处理规则。ECG，心电图；HR，心率；IO，经骨内；IV，经静脉 (From Kleinman ME, Chameides L, Schexnayder SM, et al: Part 14: pediatric advanced life support: 2010 American Heart Association Guidelines for Cardiopulmonary Resuscitation and Emergency Cardiovascular Care, Circulation 122(18 Suppl 3):S887, 2010.)

绝大多数心搏骤停患儿，其最终的心肌电活动呈缓慢型。早期副交感神经系统和 α- 肾上腺素能神经的活动占主导地位，可以部分解释这一现象。此外，快速室性心律失常（VF 或 VT）是患有先天性心脏病的婴儿和儿童最常见的心律失常，这类儿童会有心脏肥大、心室肌数量增加，这是产生折返波，从而具备始发和维持 VT 或 VF 的解剖学基础。

无脉性电活动（PEA）和心搏停止

PEA 的小儿患者与成人一样，存在某种形式的心肌电活动，但是未扪及脉搏。在婴儿和儿童中，最常见的紊乱是缓慢而不规则的室性自主心律，最后通常发展为室性停搏。当存在 PEA 时，应立即积极寻找诱因。像成人一样，要考虑缺氧、低血容量、张力性气胸、心脏压塞、低体温或酸中毒等会导致 PEA 或心搏停止的临床表现，指导我们有针对性地治疗，避免药物滥用。

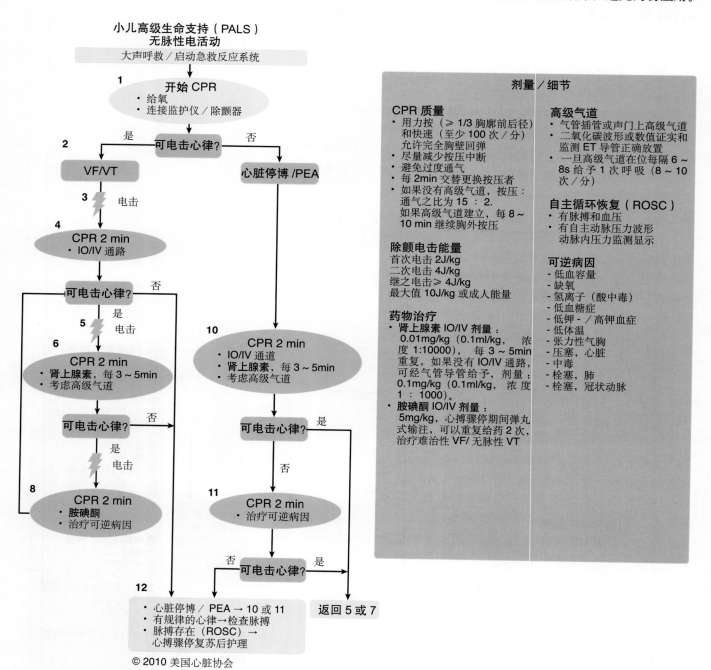

图 108-23　2010 年美国心脏协会小儿高级生命支持 (PALS) 无脉性骤停处理规则。CPR，心肺复苏；ECG，心电图；ET，气管插管；IO，经骨内；IV，经静脉；PEA，无脉性电活动；VF，室颤；VT，室性心动过速 (From Kleinman ME, Chameides L, Schexnayder SM, et al: Part 14: pediatric advanced life support: 2010 American Heart Association Guidelines for Cardiopulmonary Resuscitation and Emergency Cardiovascular Care, Circulation 122(18 Suppl 3):S885, 2010.)

PEA 和心搏停止这两种情况都可选用肾上腺素。如果已经知道心搏骤停的原因，但仍无法有效终止时，可予以肾上腺素 0.01mg / kg（1：10 000 稀释，0.1ml / kg）经静脉或经骨内通道注入（两种途径都可以达到同样的血药浓度）。只要心搏骤停仍存在，可以每隔 3～5min 经静脉或经骨内重复给予肾上腺素。除颤对 PEA 或心搏停止并无益处，所以不需要考虑。

无脉性室速或室颤

未入院的小儿心搏骤停患者有 5%～15% 发生 VF[160-161]，而在院内发生心搏骤停的患儿中比例上升到 20%。VF 和 VT 相对而言，在婴儿和儿童中较少见，大部分可能伴有先天性心脏病。先天性心脏综合征患儿心肌数量的增加为保持形成 VF 和 VT 的折返电波提供了解剖与电生理背景。跟成人一样，治疗儿童无脉性室速或室颤，首选除颤而不是药物治疗。

如果儿童的体重超过 10kg，可以使用成人除颤电极板进行除颤。两个电极板间距至少要间隔 3cm。对于年龄小于 1 岁或体重低于 10kg、年龄较小的儿童，应该使用儿童除颤器。目前还不知道婴儿和儿童的安全有效的电除颤能量。2010 年 AHA CPR 和 ECC 指南推荐首次除颤使用 2 J / kg（无论是单相还是双相波），如果室性心律失常持续存在的话，可以逐渐增加至 10 J / kg 或一次成人除颤能量（根据除颤器制造商的建议）[158]。

如果心搏骤停持续存在，根据 PEA 相关的处理方式，肾上腺素作为首选药物，首次剂量 0.01 mg / kg 经 IV 或 IO 给予（1：10 000 稀释，0.1 ml / kg）。对心搏骤停的患儿使用血管加压素的证据尚不充分，对除颤没有反应的持续性 VF 或 VT，可以考虑以 5 mg / kg 的剂量经 IV 或 IO 给予胺碘酮；如果需要，胺碘酮可以两倍剂量重复给药。

小儿心肺复苏的终止

婴儿和儿童的复苏是否成功，尚缺乏明确的临床指征或可靠的预测指标。一旦发现小儿心搏骤停，迅速实施有效的胸外按压和通气，并快速启动进一步复

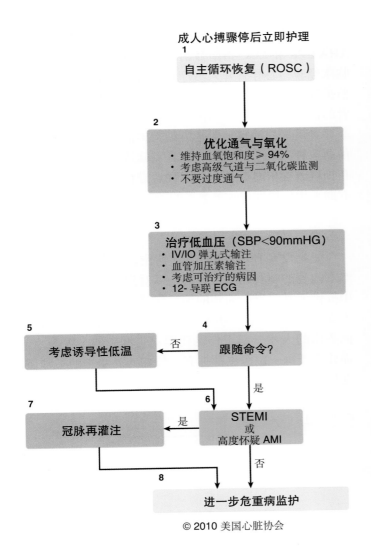

图 108-24　2010 年美国心脏协会成人心搏骤停后立即处理流程图。AMI，急性心肌梗死；FiO₂，吸入氧浓度；IV，经静脉；PetCO₂，呼气末二氧化碳分压；SBP，收缩压；SpO₂，脉氧饱和度；STEMI，ST 段抬高型心肌梗死 (From Peberdy MA, Callaway CW, Neumar RW, et al: Part 9: post-cardiac arrest care: 2010 American Heart Association Guidelines for Cardiopulmonary Resuscitation and Emergency Cardiovascular Care, Circulation 122(18 Suppl 3):S768-786, 2010. Available at: http://circ.ahajournals.org/content/122/18_suppl_3/S768.full.)

苏措施，有助于改善预后，但是不能提高复苏成功的概率。对于婴儿和儿童出现再发或难治性的 VF 或 VT 时，可以考虑延长复苏时间，尤其是如果可以获得体外膜肺氧合（extracorporeal membrane oxygenation，ECMO）加心肺支持[162]，则可以认为能够逆转引起心搏骤停的原因。

突然不明原因的死亡

婴儿到青少年突发的、不明原因的死亡可能与心肌细胞的离子通道发生基因突变和变异有关。离子通道病变允许心肌细胞膜两侧出现异常的电解质移动，诱发心脏出现不规则的去极化和心律失常[163-172]。在发生心源性猝死的患者中，通过尸检发现，2%～10% 的婴幼儿与儿童[163-170] 和 14%～20% 的青少年都有离子通道病变[171-172]。对于有年轻儿童意外死亡的家庭应该考虑这方面的因素。AHA 推荐由在心血管疾病与遗传病分析方面具备经验的病理学家对患者实施尸检，以及对其一级和二级亲属进行一次遗传分析，以便寻找离子通道病变的证据。

未来的复苏科学和护理

当前，复苏科学由于能够显著改善心搏骤停患者的生存率而渗透到各个领域。2010 年 AHA CPR 和 ECC 指南强调了不中断的胸外按压。大量证据也清楚地表明，在复苏中实施高质量不中断的胸外按压，对于提高发生致死性心律失常和心搏停止患者 ROSC 的概率很重要。

一些药物（如肾上腺素、胺碘酮）使用后可以改善心搏骤停患者的住院率，但是不能够改善出院率。低体温疗法和目标体温管理越来越多地被用于心搏骤停后昏迷的患者，这些入院后的心搏骤停幸存者最终可能会因为这种疗法获得比较好的神经功能预后及较高的出院率。目标化温度管理的关键，是为昏迷患者提供可靠、及时和持续性的治疗，或者以这种疗法为基础建立专业化治疗中心；实施目标化温度管理的最佳开始时间仍不确定。如果心搏骤停幸存者所到达的医院没有能力提供目标化温度管理，则应该考虑尽早转院（译者注：设备之间不间断的重症监护救治与转移），因为从复苏开始到启动目标化温度治疗的最初几小时，被证明能对心搏骤停患者的救治提供有利的条件。

体外膜肺氧合

虽然 2010 年 AHA CPR 和 ECC 指南没有特别提及体外膜肺氧合，但是本章节基于大量的临床经验和报道描述了 ECMO 在持续性心搏骤停患者中的应用和益处。

体外循环生命支持（extracorporeal life support，ECLS）适用于心搏骤停复苏后双心室衰竭、为纠正冠状动脉病变插入冠状动脉导管（监测心室功能恢复）后出现持续性 VF 或 PEA 的患者，或者是由于心肌炎或怀疑有心肌离子通道疾病引起致死性心律失常的患儿。一些机构已经在几年前报道了他们使用 ECLS 的临床经验[173-175]。在一些报道中，ECLS 开始由急诊科的医师实施[176]。而在近期的所有报道中，认为 ECLS 应该在复苏的早期由经验丰富的临床医师实施，在胸外按压期间实施 ECLS 疗法，即在大血管内放置导管，其中一个要放到右心房，在技术上非常具有挑战性并且耗时，ECLS 仅供三级医疗中心技术准入和体验这一技术。因此，当前 ECLS 的理论意义比临床例证更具有说服力。

复苏后护理

大多数死亡发生在心搏骤停后 24h[177-178]。2010 年 AHA CPR 和 ECC 指南强调了心搏骤停后实施复苏的临床经验、心导管介入治疗和心搏骤停幸存者的重症监护管理的重要性。图 108-24 所示为心搏骤停后幸存者的治疗流程。虽然当前尚不清楚什么是对心搏骤停幸存者最好的治疗，但是由经验丰富的卫生保健人员借助多种高级干预措施对患者实施持续性护理，并且在护理过程中对心搏骤停幸存者进行有效评估，都将有助于优化护理和改善患者的预后[132]。

致谢

如果没有 Roger D. White 博士，作者不可能完成本章内容的顺利编写！在此，谨对为本章节编写过程中提供无私宝贵而周到的编写建议、专业指导以及个人支持的 Roger D. White 博士致以深切的感谢！与如此杰出的人才一起工作是我职业生涯中的一大亮点，谨此寄予每一位医生都拥有一位如此高水平的良师益友！谢谢您，Dr. White ！

参考文献

见本书所附光盘。

第九部分

附属问题及相关责任

第 109 章　手术室用电安全

Lawrence Litt

都义日　石海霞　崔伟华　朱倩译　于建设　田鸣审校

要　点

消防安全问题

- 手术开始前，麻醉医师在准备麻醉机和药品车时，一定要了解应急设备的位置和操作方法。应当问自己是否已了解以下内容：
- 最近的灭火器在哪里？每间手术间均应配备一个灭火器。
- 氧气切断阀在哪里？如何关闭进入手术室的氧气？
- 最近的火灾报警装置在哪里？是否能通过该装置及时联系到医院的"911"？火警报警装置往往嵌于靠近消防水带所在的墙上。
- 最近的逃生通道在哪里？
- 最近的除颤器和抢救物品车在哪里？
- 电气火灾，特别是涉及电器面板的火灾需要采取特别的手段。如果可能的话，迅速切断所有电力供应，可以使电气火灾转变成普通火灾。灭火还须选择类型合适的灭火器。最常见的是喷水灭火器，但是水绝对不能用于电气着火或正在燃烧的可燃液体。电气火灾需要使用干粉灭火器。二氧化碳灭火器最适合扑灭油和液体导致的火灾，但也可用于电气火灾。
- 避免开放面罩氧气流过高，以防电外科手术中造成局部富氧环境。

宏电击的电气问题

- 手术室使用的所有电气设备均应接地，尽管这些设备内部允许包含不接地的电路。如果某台设备的电源线仅有一个双插脚插头（即没有可插到插座第三个洞的接地插脚），那么该设备就不能在手术室使用。任何时候插、拔插头，都不应猛拽电源线。同样，不要使用电源插头已损坏的设备，不要用重型设备碾压电源线。
- 患者不应与手术室的电气接地构成直接连接。
- 电外科手术中，应使用电手术器械提供的接地垫将患者与地面妥善连接。接地垫应有足够黏度，并且保证粘贴时与患者的接触面积足够大。长时间手术须检查接地垫，必要时应重新粘贴或更换。接地垫应尽量接近手术部位，并尽可能远离任何起搏器导线和心电图导线。移除接地垫后，应检查皮肤有无灼伤。
- 如果电外科手术中需要增加电流强度，须检查接地垫连接是否有误。非常"湿"的手术，不论是否存在电流强度增加的现象，都应注意是否存在涉及接地垫和其他电触点（如心电图电极）的错误电流径路。例如，在腹部手术中，生理盐水和体液可打湿手术部位以外的手术巾，可能导致接地垫与心电图电极形成电路连接。
- 设备启动后如线路隔绝监测仪（line isolation monitor, LIM）报警，应立

要 点（续）

即拔除该设备电源，因为插入该设备可使主隔离变压器的二次侧与地面耦联。也可能多个设备同时插入时，使主变压器二次侧通过它们的共同电容耦联到地面。可以通过断开不同设备的电源来测试。如果发现某台设备在与其他设备共同使用时导致 LIM 报警，应停用该设备，并检查其意外接地的原因。

- 所有电气设备应定期由有经验的人员进行测试，这项工作通常是由负责手术室的临床生物工程团队负责。麻醉医师应查验设备是否得到良好的维护，是否按照标准操作，整个电气环境是否符合国家防火协会（National Fire Protection Association, NFPA）的要求[1, 2-7]。

心脏起搏器的微电击问题

- 安装有植入式自动心脏转复除颤器（automated implanted cardioverter-defibrillator, AICD）的患者，须在第一片佐尔垫连接好以后，手术开始前关闭 AICD。关闭 AICD 一般是通过放置磁铁或重新编程完成。应该明确的是磁铁不改变 AICD 的起搏程序，因此，有必要进行术前心脏电生理会诊以建立适宜的起搏。
- 如果可能的话，手术时应尽量使用双极电凝设备代替单极电凝设备。
- 应在术前对所有可编程起搏器进行检查，以确保其功能正常。
- 依赖起搏器的患者均需准备不依赖频率感知的非同步起搏程序和传统的除颤器。
- 其他装有心脏起搏器的患者也应经过术前心脏起搏电生理会诊确定起搏方案。
- 完全性心脏传导阻滞的药物治疗计案应准备就绪，特别是依赖起搏器的患者，麻醉药物车中应备好异丙肾上腺素，保证随时可用。
- 做电生理监测时，麻醉医师应注意检查电生理医师是否将接地垫妥善粘贴并接地。

磁共振成像（magnetic resonance imaging, MRI）问题

- 对正在接受 MRI 扫描的患者使用脉搏血氧仪监测血氧饱和度时，只能选用不含金属或导体且配备光导纤维探头的设备。
- 内部有金属线的设备不能用于 MRI 检查，包括有金属丝的漂浮导管（感应温度）和硬膜外导管。
- 铁磁性麻醉设备不得带入核磁检查室，以避免危险。
- 可被磁铁吸引的必需麻醉设备应妥善固定于墙面，并在患者进入检查室前进行测试。
- 麻醉医师在核磁检查室内长时间停留须戴上耳塞，以避免高分贝的噪声造成永久性听力损害。

常见的一般问题

- 如果不能确定电烧伤或电气事故的原因，则与事故有关的设备或区域应予以封存，由有经验的生物医学人员进行包括模拟患者情况在内的彻底调查。

尽管科技的进步提高了手术室电气设备的精密性，但以下三种危险自使用易燃麻醉药以来就一直存在，即火灾、电烧伤和电击（宏电击和微电击）。虽然科技的进步使警报系统和保护措施不断改进，但由于电气设备使用数量和规模不断增加，导致出现新的不安全因素，给麻醉和手术中的患者造成严重伤害。忽视电气安全会造成严重的后果。医学文献中不断报道悲惨事件，这些事件甚至给患者造成了终生的痛苦。通常，罪魁祸首是不安全的手术设备或手术设备的不安全使用。当然，灾难也可能来源于损坏的麻醉和监护设备或对其的错误操作。

从 1995 年到 2000 年，报告术中火灾的文献量猛增[8-13]，这些火灾离不开氧气、燃料和火源这三个条件，即"火灾三角"[13]。手术室火灾分成三个基本类型：①患者或患者体内的东西着火；②设备导致的电气火灾（例如由电流引燃和维持的火灾）；③手术巾或其他手术室物品起火。疏忽所致的物品引燃通常容易发生和识别，例如，由电子设备产生的电火花或高温引燃手术巾。但是，火源也可能是复杂、不能马上查清的，例如一例麻醉中呼吸回路呼气阀门爆炸[14]。手术室里，麻醉医师必须关注消防安全问题，尽一切可能使火源远离燃料，并保证氧气的安全使用。除了火灾，电气设备不正确接地、其他失误或射频场感应电流还可导致严重烧伤。一篇文献报道了一位新生儿长时间使用外部心脏起搏装置后发生三度烧伤[15]（参见第78 和 95 章）。还有文献报道，9V 直流电供电的小型神经肌肉刺激仪[16]导致了患者严重烧伤。总的来说，虽然患者触电致死曾是手术和手术室内以及住院治疗期间公认的危险事件，但是这类事件现在已很罕见[17-20]。

尽管许多现代设备看起来与早期同类设备不同，但由电所造成的伤害与前几代产品却是类似或相同的。手术室电气故障不断造成火灾和爆炸、中枢和外周神经刺激和损伤、肌肉刺激和挛缩、组织烧伤、干扰心脏起搏器，以及使重要设备突然断电。医疗设备的安全标准已提高，多数并发症可以通过良好维护设备、注意患者的电气连接以及正确处理设备报警而避免。在围术期，电气带来的危险一般可在其造成损失前发现，故正确了解用电安全是麻醉医师的一个特别重要的责任[21-25]。

一般性的描述后，下文将介绍电气安全的重要细节。前文的"要点"是安全临床实践的指南。

电气接地

什么是电气接地？这个问题之所以重要，是因为

讨论电气安全的核心往往是电路是否"接地"。对临床医师来讲，电气接地就是三相插头中的第三插脚是否正确连接并正确插入墙壁插座。就一个回路来说，接地就是通过与之连接的物体，瞬间获得或释放大量电荷。国家防火协会（National Fire Protection Association, NFPA）制定的国家用电法规(National Electrical Code, NEC)对接地的定义是：有意或是无意用导体将电路或设备与大地相连，或与另外与大地连接的其他导体相连。由于大地是一个无限的电荷储存器，可以无限度地接受或释放电荷，任何带电的物体与大地连接后均会失去电荷，而取得与大地相同的电势[21]。大地及与其连接的各物体之间电压为零。

当一个电路有意识接地时，多种物理对象均可作为电路接地的途径。远程机动部队的外科医院或者休闲露营车的设备，可连接至钉入大地的长钉。在大型城市医疗中心，接地对象可能包括地下管道网络。对于一个非常小的设备，例如手持电台，一个人即可充当接地。

临床工作者不必对接地选择的细节非常了解，但是必须清楚自己、患者及与他们有关的设备是否接地。活体器官仅能耐受强度极低的电流。如果接地不可靠，当微小电流通过机体时就有可能造成心脏或神经组织损伤；较大电流通过机体则可能发生危险。幸运的是，现在能够为手术室和手术设备设置警报，从而可在错误电流形成前报警。如果手术室有线路隔绝监测仪（LIM），可在因错误接地及将要形成通过患者机体的巨大电流前发出警报。如机体通过电阻相当大的物体与大地构成连接，则可以保证人体不受巨大电流的威胁。通过电阻小的物体与大地连接所存在的危险可通过一个不实际但是很生动的假设来说明。设想一个人站在巨大的与熔化的地心相连的巨大铜柱的顶端，这个低电阻的巨大接地系统是非常不安全的。可以想象，这个人在接地连接中本质上成了电阻，当巨大电流产生时，他将随时遭受打击。为保障人的安全，可在人和铜柱之间插入很大的电阻，但不是插入充分绝缘的材料。这样，即可解释在使用环丙烷之类易爆炸麻醉气体的时代，为何要在手术间铺设以特殊材料制成的具有一定导电能力的地板。这种材料碳含量很高，既不像金属那样导电能力很强，也不像橡胶那样绝缘能力很强。这种高碳的材料使地面看起来呈黑色。目前医院的手术室中，手术台和垫子通常是由这种材料制成的。

在美国，电源插头具有三个插脚：两个提供电压，或称电能；另一个仅用来接地（如连接到另一个与大地相连的物体）。到欧洲或其他地方旅行过的人

可能记得看到过仅有两个插孔的插座和两个插脚的插头。将插头具有三个插脚的设备插入两线系统是非常不安全的，因为第三个插脚未与其他物体相连接。

具有接地故障断路器（ground fault current interrupter, GFCI）的插座可允许使用者检测第三插孔是否安全接地。更有意义的是，GFCI 可以在一或两根电源线意外与大地相连时应急断开电路，从而提高用电安全性。所以，GFCI 是"第一过失"探测器。具有 GFCI 的插座有测试和重置两个按钮。按下测试按钮，可使插座内特定的电阻器与火线及地线相连。如果地线（第三线）连接完好，通过电阻器的电流可使插座电路断开，插座停止供电。按下重置按钮可重置断路器，恢复供电。如施工者意外忘记安装地线或地震等其他灾害破坏地线接地，则按下测试按钮无法使断路器打开。NFPA 要求在潮湿环境（如手术室）中使用的电源插座必须有电源线意外接地保护装置。安装具有 GFCI 的插座是 NFPA 要求之一。下文还将介绍的另外一种（传统但昂贵）方式是安装带有 LIM 的隔离变压器[26-27]。在手术室中，电源插座如不是带有 LIM 的隔离系统中的一部分就应该具有 GFCI。

电气工程师通常将大地的电势（电压）定义为零。所以，电路中任何一点电压就是该点与大地间的电压差。正因为如此，商业化的电路中，接地连接能够帮助专业人员检查设备电路。技术人员将电压表探头一端与大地连接，另一端与电气元件相连，即可检测设备是否正常。电压表面板可以显示数据，从而可以判断电路中存在的问题。指定电气接地位置有助于人们就电路性能标准进行沟通。

电路绝缘

电流通过人体与大地连通构成完整电路时，大量电流通过机体可造成组织损伤。防止触电事故，保证安全的策略就是所有电源与大地隔绝，使地线可靠接地来引导伤害性电流避开人体。

过去，手术室电路绝缘依靠隔离变压器。隔离变压器有很多插座和计量表，通常看起来像大型墙壁面板。隔离变压器这个名词来源于输出电源确实与大地隔绝的事实。图 109-1A 就是隔离变压器的示意图。变压器内的一个装置可以经常检查其状态是否良好。该装置称为 LIM，可监测电源输出线绝缘的程度。下文将回顾一下 LIM 的工作原理、为何该装置具有重要意义，以及它的确切本质。

手术室的电能来源于医院内与地方供电公司交流电（alternating current, AC）站相连的初级电源（某些紧急情况下是汽油发电机供能的初级电源）。传统设置中，电源接入手术室后，经过一或多个大型隔离变压器的次级线圈调制、绝缘后分配给电源插座。这样的变压器价格昂贵，在新医院中已经不多见。使用这种变压器的医院，三相插座的连接与医院内其他地方的标准连接方法稍有不同[25]。手术室内，仅一条电源线接地并不能形成完整的电路。

每个隔离变压器的面板均需要安装 LIM。LIM 是一个电流计，可显示变压器输出电源与大地的隔离情况。由于使用易燃麻醉剂，原来 NFPA 要求在所有手术室内必须使用大型隔离变压器[26]。如果使用其他隔离电路能够保证安全绝缘，那么建造手术室就可以不使用隔离变压器。大多数电气设备内部的电源变压器能够提供隔离电压。与以前不同的是，每一电气设备内置小型隔离变压器取代了为所有设备供电的大型隔离变压器。这样就为取消手术室大型隔离变压器及其 LIM 提供了条件。重症监护治疗病房和麻醉术后恢复室等使用与手术室相同的电气设备，但通常没有隔离变压器和 LIM，该事实也为取消手术室隔离变压器提供了依据。麻醉医师是否该拥护取消手术室内隔离变压器和 LIM？答案不是"是"或"否"[26-27]，而与电气设备的类型和手术环境有关。手术时，患者可能被液体打湿，从而导电性增强。这种情况下，可通过液体建立错误的低电阻通路，如从生理盐水到心电图电极或手术台。门诊手术中心的新手术室看来不需要隔离变压器，这个设备更适用于进行肝移植和其他需要使用大量液体的手术间。

从图 109-1A 的隔离变压器示意图可见，每个插座都有两条火线与变压器的次级线圈相连接。第三接点，即插头中的地线末端，与医院的标准接地装置相连，而不是与隔离变压器相连。变压器的初级电路与

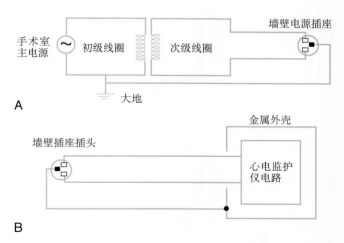

图 109-1　隔离变压器示意图（A）和手术室心电图监护仪的接地（例如设备电源插座）（B）

大地连接，但次级电路不与大地连接。

当心电图监护仪接入手术室电源插座（图109-1B），两条来自次级线圈的火线均不通过心电图的电路与大地连接。这说明了电路的基本原理即连有仪器的电路不需接地，包绕电路的金属外壳通常需要接地。对于很多电路而言，功能正常有赖于绝缘良好。"所有手术室设备必须接地"的说法是指电气设备电源线中的接地连接必须与变压器提供的"大地"连接。如图109-1B所示，心电图机与医院的电气接地连接，内部电路连接到隔离变压器的输出端。

出于安全性和电源保护考虑，电路应包括三根线：①火线，在美国为黑色，在英国和其他一些国家是白色。②零线，在美国为白色，在英国是黑色。③接地线，通常是绿色的。医用、商用和家庭用电的电源盒一般接收240V电线后转换为两条120V主电源电路（图109-2A）（240和120数值是交流电电路的电压均方根值，峰值电压放大了1.41倍，即2的平方根）。尽管火线和零线在与电源插座连接中携带电流，但图109-2A示意为什么零线连接到上游变压器的中心是安全的。如图所示，两个120V的并联电路具有相同的电流负载，这样导致电流从零线返回时，在并联电路中是电量相等，电流相反。通过主电源盒设计出火线和零线，不等宽度的电气插脚和插座插头使电气设备保护电路的不对称。附加背景和细节等基本信息最近

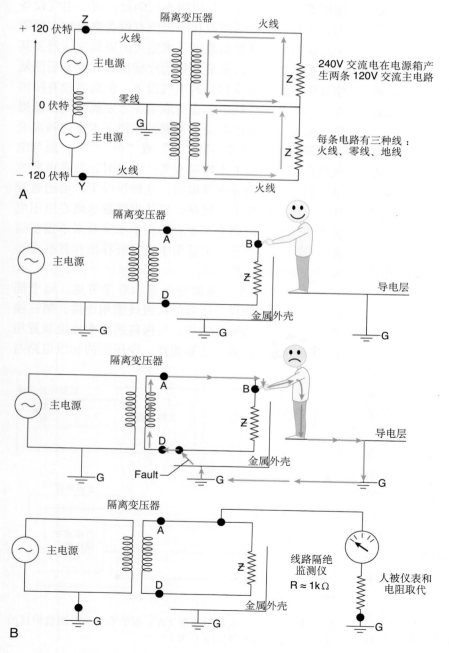

图109-2　A. 交流电路中主电源盒接受240V电压产生两条120V隔离电路示意图。左侧代表变压器的次级线圈，初级线圈未显示。零线连接左侧240V主电源的输入端的中心与大地。隔离变压器产生两条120V的隔离电路，每个装有一台设备由阻抗Z表示。箭头表示电流方向。隔离电路中的中央水平线与初级电路中的零线相对，并连接到电源插座相接触的零线。B. 图示为当变压器输出端置于地下时，在右侧的人如果触碰到隔离电源线不会发生电击现象（顶端）。如果该人接触到发生接地故障的电路后则会被电击（中间）。在潜在漏电的电流通路中，即红色标识，电流从发生接地故障的地面产生后流经人体后返回到地面。以电流表和巨大电阻代替遭受电击的人。这是线路隔绝监测仪的工作原理。R，电阻；kΩ，1000欧姆

已有文献报道[1]。

图 109-2B 示意并联电路的安全性值得进一步探讨。机械或电路损坏可能影响心电监护仪的安全使用，是否设备内部出现问题，该问题进而导致患者或麻醉医师接触到内部电路？果真如此，电流是否会流经人体，引起损伤或不幸事件？如果心电监护仪电路与大地隔绝，答案是：这种情况不会发生。

图 109-2B 的第一部分示意图显示了绝缘是如何保证人体安全的。与大地不绝缘的人体于 B 点接触内部电路。隔离变压器连接插座（点 A 和 D）的两根火线提供了电流。然而，电流从 A 点到 D 点的唯一通路需经过电阻抗 Z。由于墙壁插座的两条火线均不接地，图 109-2B 的人不会遭到电击。

但是，图 109-2B 的第二部分示意两处无意的接地会导致危险，特别是其中一处接地通过了人体。假设 D 点附近漏电，导致内部电流与金属外壳接触。此时接触 B 点将会遭受电击。由于漏电，电流可通过大地形成经过人体的电流（从 A 到 D）。因此，保持电源线与大地绝缘和获知绝缘出现损坏非常必要。

每个隔离变压器均具有 LIM，可以监测两根火线的绝缘情况。图 109-2B 的第三部分示意，LIM（一个电流表）代替了微笑和皱眉的人（图 109-2B）。LIM 显示电流安倍数极低，说明变压器输出电源的绝缘状态良好（图 109-2A）。由于任何一根火线都有可能意外接地，故 LIM 连接的实际情况与图示不同。LIM 实际上是连到隔离电源输出端两侧的（图 109-3），并且当任一侧的对地电阻小于 25 000 Ω 或最大短路电流超过 2mA 时发出声音报警。LIM 对 2mA 以下的电流不敏感。本章稍后还将讨论，LIM 对微安培电流和微电击没有保护作用。

手术室中常发生电源与大地之间的短路，导致 LIM 启动。这通常是生理盐水、血液或其他导电液

体滴入手术台旁的接线板插座所致。所以，NFPA 和联合委员会［以前的医院机构认证联合委员会（The Joint Commission, TJC）］规定，手术室和其他临床医疗区域禁用电源接线器。最理想的情况是手术室内每一台电气设备均配有安全可靠的墙壁插座。个别情况必须使用电源接线器时，应选择能够负载强大电流并具备防水盖的接线器。如果接线器插座被打湿并导致 LIM 启动，应更换接线器。接入新设备时，如 LIM 突然报警，应立即断开该设备电源。如接入某设备导致 LIM 反复报警，则应停止使用并检修该设备。同样，如某电源插座常引起 LIM 报警，也应停止使用并检修该插座。当 LIM 报警指示电路有一处意外接地，就意味着当出现第二处接地时将通过地线连接产生强大的伤害性电流。伤害性电流的通路可能是麻醉医师、患者和某些设备。LIM 报警提示手术室内人员接触设备时可能被电击或被电灼伤。

如前所述，除使用隔离变压器和 LIM 外还可应用其他方法探测电路是否有意外接地。直接安装带接地故障断路器（GFCI）的插座也是一种可行的方法。但这种插座发挥作用时会突然断掉插座电源；LIM 则只提示手术室人员存在意外接地，而不会切断电源。LIM 的缺点是对人为因素太过敏感。一些装置在手术室内发出电辐射时会导致 LIM 错误报警，包括产生超声波的肿瘤粉碎器、红外线、用于立体定向手术或解剖定位的激光手术导航系统，如电脑隐形系统和脑外科手术指导平台。这些系统通过电磁波跟踪患者身上的标记物，从而将患者的位置和核磁及 CT 三维立体定位构成关联。在红外线导航系统中，噪声可以干扰红外脉冲血氧计传感器。但是，用手术巾遮盖传感器可轻松避免对脉搏血氧饱和度的干扰和误导。

电容耦合

电路中，电阻耦合是指以导线或电阻器直接连接的两个电气元件，这是麻醉医师可以认识并理解的最简单的耦合。这种连接是直观的，且其在直流和各种频率的交流电路中的作用显而易见。更微妙和抽象的是电容耦合的概念。该概念只存在于交流电中。这个概念与麻醉医师的相关之处在于它存在于高频交流电电路中。如 LIM 报警仅在电手术器械的电极向患者发出高频电流时启动，则可能因电容耦合的存在而出现电流的对地通路。况且，有的电源插座只在低频电流时是安全的，高频电流则不然。在这个问题得到解决之前，连于电源插销的接地垫和设备必须保持一定的距离。其理论基础缘于电容耦合的原理。

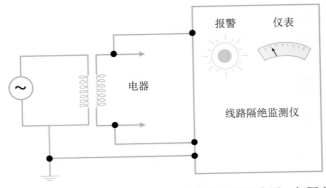

图 109-3　线路隔绝监测仪（LIM）完整连接示意图。如隔离电源线的电阻小于 25 000 Ω，监测仪即报警，意味着通过 LIM 的电流达到或者超过 2mA

平板电容（图109-4）在交流电路中是一个允许电荷临时储存和通过的元件，麻醉医师使用除颤器和准备电击前的"充电"就是平板电容的实际应用。有趣的是平板电容在直流电路中不允许电荷通过，在交流电流中却允许电荷通过。物体的电阻抗以欧姆来计量，表示其阻碍交流或直流电的能力。这是电阻的广义概念，电路中所有元件频率依赖性地分配欧姆数，如电容、导体和电阻。针对电容，其欧姆数可通过一个简单公式计算。单纯平板电容的阻抗（Z，单位欧姆）与交流电频率（f）有关：

$$Z = \frac{1}{2\pi fC}$$

本例中，电容（C，单位法拉）与电容平板的面积呈正比，与平板间的距离呈反比。频率（f）增加，电流阻抗降低。直流电路中，频率为0，阻抗则无限大。

当电流频率极高时，产生对地电容耦合，其阻抗小于低频率电流。其原因是房间中任意两个导电物体存在一定的距离和一定的表面积，从而形成了电容。任意两个物体都具有电容耦合，这就意味着在交流电频率的作用下，隔离变压器的两根输出线经常与大地耦合。

尽管通常情况下这种电容耦合并不重要，但是某些情况下当交流电频率为60Hz时，电容耦合就会产生作用。更多见的是，在高频时（通常几百或几千赫兹），电容耦合已成为电手术器械使用中的难题。可使高频电流轻易通过的电容耦合常被厂商用于以下两种连接：电手术设备和电刀头之间（电切和电凝末端），以及电手术设备和连接于患者机体的接地垫之间。接地垫的正规术语是弥散电极板。电容耦合可允许电刀的高频电流通过患者机体；同时，由于低频电流时阻抗增高，电容耦合还可阻止电刀头和弥散电极板之间形成危险的低频电流经患者接地。

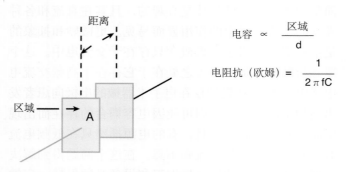

图109-4 平板电容示意图。C，电容，单位法拉；f，交流电频率

有文献报道，电手术器械中的电容耦合还可能起到防止有故障的神经刺激仪9.5V直流电严重灼伤患者的作用[16]。文献中提到当时使用了一台老式电手术器械，连于患者的弥散电极板不构成电容耦合，故已损坏的神经刺激仪与大地构成连接，形成了构成直流电路的前提条件（错误连接导致电流通过患者、大地和弥散电极板）。此报道中直流电持续通过患者，甚至包括神经刺激仪不发出脉冲时。在腹腔镜和内镜手术时，避免单极电烧工具和邻近金属导体（如套管针的套管）间形成多余的电容耦合非常重要。多余电容耦合产生的杂散电流可导致肠道和胆管等器官损伤[28-29]。麻醉医师需注意这类潜在的手术并发症，尤其要防止错误地将并发症归因于麻醉。

麻醉下行MRI检查时，电容耦合是常规脉搏血氧计（非光导纤维电缆）致患者灼伤的原因[30-32]。然而错误使用氧饱和度探头导致灼伤患者的事件也可以独立存在，与电容耦合或核磁成像环境所致射频放电电流无关[33-34]。而这类灼伤事件中，患者位于导致探头过热的异常电路之外。如错误地将其他探头连于血氧计控制板也可引起灼伤患者事件。

众所周知，非常安全的常规脉搏血氧计（非光导纤维电缆）在核磁成像环境中可能会变成危险装置，导致患者灼伤。这是由于在获取MRI数据时，电磁场在兆赫频率（如射频线圈）和千赫频率（如梯度线圈）间变化导致的。电容耦合能够使患者与脉搏血氧计电缆和脉搏血氧计探头金属相连接，使患者成为高频电路中的一部分，电流在电容耦合处，特别是探头附着处进出[35-38]。幸运的是，麻醉医师现在已经认识到，在核磁环境中，仅可使用光生成和探测部分以不导电的光导纤维连接的脉搏血氧计。控制板与电缆的连接位于磁体之外，远离MRI线圈脉冲，并且只能以不导电的组件连接磁体中的患者。这样可避免MRI检查时由血氧饱和度监护带来的患者灼伤。

MRI检查时，麻醉医师只能使用上述可用于核磁环境的脉搏血氧计监护患者。如果使用常规脉搏血氧计则可能导致患者严重灼伤。

电 击

宏 电 击

宏电击是指高电压或大电流作用于机体，导致神经和（或）肌肉功能受到干扰。当宏电击发生在心脏附近，如患者心电监护导联突然与电源线接通，则可能发生致命的事故[17]。但即使接触位置远离心脏，宏电击也可造成伤害。

如某人手臂意外接触电路终端，电流流经手臂的反应与电流的振幅和频率有关。60Hz 电流达到 300μA 时可被人察觉，达到 1mA 时人可感到疼痛。当电流超过一定强度，人便不能自主摆脱带电物体，这个强度的电流称为摆脱电流[39]。摆脱电流的强度与频率和个体差异有关。图 109-5 所示为不同交流电频率作用的电流密度平均值范围。50～60Hz 的交流电达到各项指标所需的电流密度最低，说明这个频率的交流电最危险。心肌对电击的反应也与频率有关。当谈及安全问题时，电流远较电压重要。表 109-1 所示为生理反应与流经机体总电流之间的关系。

通过机体总电流达 0.1～2.5A（大致是摆脱电流的 10 倍）可导致心室纤颤。一个内置心脏起搏器一次发出的脉冲强度为 0.1～50μA。机体总电流中只有一小部分通过心脏并影响其功能。在内置心脏起搏器导线附近使用电手术器械可产生微电击电流。由于大家遵守安全接地的原则，最后一篇确定由电手术器械引起心室纤颤的报道见于 1968 年[40]。

除颤也是基于同样的原理，即皮肤是一个良好的绝缘体，其表面需要有大电场才能在体内提供小电场。胸外心肺复苏时，一股 360 瓦 - 秒（或焦耳）的电流给予机体的能量与大口径手枪产生的能量相当（0.45 口径子弹重 250 格令，枪口速度 860 英尺 / 秒，其能量相当于 540 瓦 - 秒），但心脏去极化仅需所给予能量中的一小部分。

微 电 击

即使微小的电流通过机体也可对肌肉和神经的正常功能造成干扰。微电击是指很低的电压或很微弱的电流直接作用于心脏，通常是通过体外或体内心脏起搏器电极有意造成的。但是无意的微电击也可以造成心室纤颤，非常危险。短路的内镜和短路的透析机曾引起意外微电击，致患者死亡[16, 41]。1980 年以前，动脉和中心静脉压力传感器曾是微电击的潜在危险源。它们的电极与接触肝素盐水的部件非常接近，故而电流可能经过电极接触人体[42-43]。但是，1982 年出现了可在低电压下使用的一次性微型压力传感器。现在临床上只使用这样的传感器，多年大量使用无并发症出现，足以证明其安全性。但此系统也存在小缺陷，正如有的文献报道，错误的电缆连接可允许进行压力描记，但实际血压读数偏低[44]。

当设定安全阈值时，电流密度是最适于描述的变量。研究人员报告，通过心脏引起心室纤颤的电流至

少为 50μA[39, 45-46]。1993 年 12 月 2 日，美国国家标准化组织（American National Standards Institute, ANSI）将 10μA 定为接触心脏的电极或导管的最大允许漏电强度。这个电流密度明显小于内置式心脏起搏器单次脉冲放电的峰值（0.1～10μA）。2mA 是 LIM 报警阈值，故 LIM 对微电击无防范作用。

心电监护电极通过监护仪主机内的隔离变压器与电源电路相隔绝，这就是二级隔离（参见第 44 章和 47 章），但是欲行静脉内或心腔内心电监护的麻醉医师（如 P 波引导经上臂置入中心静脉测压管）应严格检查心电监护仪漏电强度。在一些心电监护和脑电监护系统中，电极获得的信号通过光电二极管输出端

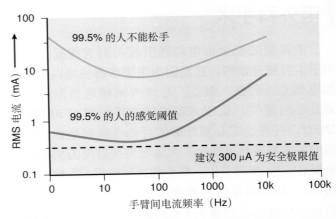

图 109-5 当手意外接触电路终端，电流流经手臂的反应与电流的振幅和频率有关。60Hz 电流达到 300μA 时可被人察觉，达到 1mA 时人可感到疼痛。如电流超过一定强度，人不能自主摆脱带电物体，这个强度的电流称为摆脱电流。摆脱电流的强度与频率和个体差异有关。RMS，平方根平均值

表 109-1 60Hz 电流通过体表流经躯体的效应

电流（mA）（1s 接触）	效应
1	感知阈
5	最大无害电流
10～20	超过摆脱电流，继而持续肌肉收缩
50～100	疼痛，可能发生昏厥、虚脱、运动能力受损，心脏和呼吸功能存在
100～2500	心室纤颤，呼吸中枢未受影响
≥ 6000	正常频率的心肌收缩，暂时性呼吸麻痹；如电流密度过大可出现烧伤（通常大于 100mA/cm²）

Modified from Bruner JMR: Hazards of electrical apparatus, Anesthesiology 28: 396,1967

（主机内电池供电）的光耦合放大器转换为光学信号。这是一种更彻底的二级隔离。

神经放射介入专家进行血管内介入手术，为某些类型的颅内动脉瘤患者放置电凝线圈。这些线圈直接置入位置深且有瘤颈的微动脉瘤。如果微动脉瘤的开口大且深度小，就要特别注意线圈可能松动甚至在放置部位导致血栓。因此，这种情况可使用分离式线圈完全堵塞未填充区域。确定线圈位置和稳定性后，血管造影操作者可像使用电刀一样，通过线圈发出短电脉冲，使线圈在已知位置分离。尽管麻醉医师应该意识到新技术中可能由电导致的潜在危险[47]，但还是应该对分离式线圈不会带来宏电击和微电击感到满意。

电外科手术

手术室的安全用电问题引起人们重视是从应用电手术器械开始的，这是因为电手术器械可以引起诸如电休克、灼伤、爆炸、心律失常和起搏器的功能紊乱等问题[48]。电手术器械的工作频率在300kHz～2MHz，可将引起心室纤颤的可能性降到最低。在使用电手术器械的过程中，大量电流通过电刀头端微小电极（I）进入患者身体。较小的接触面积引起较高的电阻（R），较高的电流密度会加热局部组织。产生的加热效应与这两者的乘积 I^2R 呈正比。这就产生了电切和电凝。电刀头的设计也是为了在其作用点外产生较低的电流密度（较低的 I^2R）。图109-6示意电流散开。电手术器械实际上就是高度控制下的局部组织灼伤。

对那些体内有金属饰物（如脐环、乳头环、耳环和舌钉等）的患者，应考虑术中是否会出现意外电灼伤。显然，高度推荐的、最好的解决办法是术前移除金属饰物。然而有时也会出现饰物不便于移除或者患者不同意移除的情况。此时，如手术野远离饰物或该饰物不在切割电极和接地垫构成的电流通路中，也可将其保留。例如，如乳房部位的手术应移除乳头环，

如保留对侧乳头环，则接地垫不应粘贴在对侧。正如我们之前提到的在没有金属饰物的情况下，电流通过切割电极可迅速散开。担心金属饰物给患者带来危害是因为它可能使经过附近的电流再聚集，进而导致灼伤。所以，与皮肤接触的金属饰物如不取下，则应尽可能使其与皮肤保持最大的接触面积并固定。例如，金属脐环应平放于腹部。如果使用电容耦合的回流电极而不是接地垫的话，则必须移除所有金属饰物。这是因为所有金属物品的表面均能与电容耦合电极形成电容耦合，从而增加灼伤概率。

燃烧常会产生烟雾，吸入电烧时产生的烟雾是否对人体有害？有研究人员在国家职业安全和健康协会的协助下进行了研究，他们收集了乳腺手术过程中电烧所产生的烟雾，然后应用Ames实验对这些烟雾潜在的诱变性进行研究[49]。尽管已证明这些混合物具有诱导机体细胞突变的能力，但单纯的由电烧所产生的烟雾是否对手术室工作人员的健康造成危害还不清楚。尽管如此，研究仍然建议手术医师应尽量减少电烧所产生的烟雾，并尽量避免人体吸入。

由于冒烟也常常是燃烧导致的，故电手术过程中应使用不易燃烧的材料。曾经因为高度易燃的无菌巾过于靠近电刀，引起手术室的火灾[50]。此类火灾所产生的烟雾携带有大量的有毒物质。

综上所述，我们不难发现，电手术器械可以产生足够的电流引起组织灼伤。正在进行外科手术的患者，可能通过血液、生理盐水、尿液或其他导电液体与手术床、地面、监护电极、外科牵开器等其他导体形成导电回路。这样就形成了潜在的电流通路。例如，来自电手术器械的电流可以通过接地垫进入患者体内，再通过一个或多个心电图电极回到该设备。在这种情况下，电手术设备产生的电流并没有在手术过程中通过电刀的头端，但在患者身上同样产生了灼伤。

由于电手术设备在潮湿的环境中使用存在一定的危险，尤其是在潮湿的环境下可能会出现接地故障，

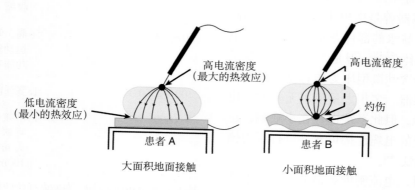

图109-6 使用小面积和大面积接地垫时，电流通过机体的情况

所以在现代手术室中，需要隔离变压器和 LIM。GFCI插座可以通过突然切断电源的办法来对接地故障进行保护。但是，隔离变压器在出现接地故障时会开启LIM 警报，而不引起电源中断。在心外科手术过程中，停电是一种很危急的情况，这就是为什么麻醉医师必须知道如何操作体外循环机的手摇曲柄[51]。地氟烷挥发器也需要电源。国家防火协会要求手术室必须使用接地故障探测器。但是，麻醉医师、外科医师以及医院管理者均有权力根据当地的情况，选择 GFCIs或者带有 LIMs 的隔离变压器[26-27]。

单极电手术器械

　　了解单极和双极电手术器械的区别十分重要。不论何种电手术器械，外科医师均会对组织进行电切和电凝操作。大多数情况下是使用单极电手术器械，在其使用过程中，电流通过电手术器械尖端电极进入体内，然后通过患者身体传导至接地垫，接地垫贴在手术野以外。如果接地垫过于干燥（例如大部分与患者接触的凝胶脱落），或者由于某种原因接地胶板与患者接触不良时，患者的皮肤会出现灼伤。在这种情况下，电流在通过接地胶板时被集中在很小的表面积上。皮肤的电阻很大，在接地垫与皮肤接触面积很小的时候，I^2R 会显著增高，电阻的增高就会导致皮肤的电灼伤[52]。在接地垫失灵时，心电监护的电极片就变成了高频电手术器械所产生电流的临时回路，所以在心电监护的电极片处也会产生皮肤灼伤[53-54]。

　　氩气刀（argon beam coagulator, ABC）是一种更有效的单极电手术器械，该设备正被越来越多的外科医师接受，尤其是需要对血管组织进行电切或电凝操作时[55]。对于不熟悉氩气刀的设计和应用的手术室工作人员来说，很容易将它和氩气激光混淆，因为氩气刀在使用时，在电极尖端会有一束明亮的光线用来校准操作部位。这道光线与氩气激光发出的光颜色相同，其存在表明细小的氩气流柱持续传导电流。发展氩气刀的原因是金属电刀头存在一些问题。在出血多的部位，电刀头易被烧焦的组织覆盖，如不除去焦痂，电刀无法继续使用。此时，外科医师不得不停止操作。当需要横断大量血管组织时（如肝切除或需要修复肝破口时），传统电刀很难发挥作用。而使用氩气刀，由于没有金属表面，就不会附着焦痂。切割电极接触组织的尖端是可以导电的氩气流柱。

　　麻醉医师必须知道，氩气刀的使用意味着电手术器械的应用越来越广，安全问题比以往更加重要。与传统电手术器械相同，氩气刀的电切和电凝作用来源

于氩气接触组织局部的 I^2R 带来的热量。所以，氩气刀类似于传统电弧焊接。由于氩气刀最终可能成为电火花发送机，我们应注意可能发生类似于过去使用易燃麻醉气体时发生的起火爆炸事件。

　　某些部位的手术使用单极电手术设备则并不安全。神经外科手术及放置心脏起搏器的患者常遇到这个问题。解决的方法就是使用双极电手术设备（见下文讨论）。据最近报道，1 例术前放置心内 Swan-Ganz导管的患者行腹腔镜下膈下肿物切除术，术中应用单级手术设备时发生心室纤颤，也是腹腔镜手术中最常见的。其原因是否为使用中的电极电路存在漏电，电流通过接地垫或电容耦合到心内导管，迄今为止仍原因不明。鉴于上述原因，建议靠近心脏的腹腔镜手术操作慎用双极电凝[2, 56]。

双极电手术器械

　　与单极电手术器械一样，双极电手术器械的电流也是通过一个电极流入患者机体。但是，双极电刀的输入电流不通过机体流至远处的弥散电极，而是流入距第一电极数毫米处的第二电极。双极电刀头部呈镊状，两尖端为两个电极。电流仅通过手术部位两电极之间数毫米宽的组织。卵巢、输卵管手术常使用双极电刀。使用单极电刀行女性绝育术曾造成过数例致命的肠损伤事件[3-4]。

　　安装心脏起搏器或内置自动复律 - 除颤器（AICD）的患者术中常需要使用电手术器械（见第48 章）。对于这样的患者应尽可能使用双极电手术器械。尽管如此，在非常偶然的情况下，起搏器还是会受到干扰。由于电外科手术中，AICD 可能意外发放 3 ~ 20J 除颤，电击伤害患者、外科医师和其他接触患者的人员，故不管进行何种电外科手术，均应关闭 AICD。如有人碰巧接触到体内 AICD 正在发放除颤电击的患者，也可能感受到危险、疼痛的电击。在AICD 之上放置磁铁可关闭其除颤功能，仅保留其起搏功能。放置磁铁不会影响起搏器的起搏程序（AICD均有起搏电路）。当关闭 AICD 除颤功能时，应保证连接患者与外部除颤 / 起搏器的佐尔垫功能正常，同时做好进行"标准"复苏的准备。例如高级心脏生命支持（advanced cardiac life support, ACLS）小组准备好能够使用的除颤垫。如果 ACLS 小组中的麻醉医师到达心搏骤停现场，并发现患者体内植有起搏设备，应立即了解该设备是否为 AICD，以便防止"紧急救护"队在复苏过程中被电击。

　　由于现在使用的起搏器种类繁多，如何避免术中

起搏器受到干扰，应根据起搏器具体情况而定[5-6]。总的来说，是否被干扰取决于患者体内起搏电极的种类（单极或双极）、电路屏蔽、电手术器械电流的强度和患者体内电流路径。无论何种情况，接地垫均须粘贴在尽可能远离起搏器及其导线的地方。此外，如果可能，接地垫与电手术器械切割电极间的路径不要与起搏器至心脏间的电路存在交叉。由于存在电容耦合，电手术器械可能造成起搏器受抑制，或程序受到干扰。干扰可导致完全性传导阻滞、无起搏及严重心动过缓。此类事故可见于很多近期报道[7, 57-60]。

麻醉医师应随时准备将起搏器调整为非同步模式（规律、不受抑制地发出起搏信号）。放置磁铁不一定能使起搏器转变为非同步模式（起搏器依赖患者需要的模式）。起搏器种类繁多，术前应仔细咨询心脏电生理专家，保证可程控起搏器功能正常。尽管对可程控起搏器采取的一些防范措施（如关闭频率感知功能）易于理解，但是请相应专业人士会诊可能是深入了解该起搏器的唯一方法[6, 54]。大多数医院都有负责电生理紧急会诊的心脏病专家值班。

最后，麻醉医师应熟悉药物起搏，即异丙肾上腺素的用法，必要时以 1μg/ml 小量单次静脉注射。

安 全 用 电

保证用电安全，须进行详尽、有效的检查，如检查消防安全和起搏器安全使用等。麻醉医师都应养成每日工作前按清单逐个检查设备的习惯，就像飞行员和副驾驶在航班起飞前进行检查一样。多年以前"警觉"一词常用于描述麻醉医师的眼睛和意识，因为其需要反复、全面地关注手术室内的每一个细节，现在则形象地描述了手术室先进的电子监护设备和报警系统的价值。但是，没有哪一种电子监护设备能够告诉麻醉医师警报器的位置和如何通过组织计划来保障用电安全，诸如准备足够的电源插座分别为不同设备供电及防止电路过载等。如果仅按照清单进行检查，就会遗漏某些应该想到的问题[61]。安全用电不仅包括按清单进行检查，同时也需对新问题提高警惕。要点部分列出了安全用电的简明指南，麻醉医师还可根据情况进行改进和细化。

参 考 文 献

见本书所附光盘。

第110章　环境安全和药物依赖

Theodora Katherine Nicholau • Christopher G. Choukalas

柴叶静　雍芳芳 译　宋子贤　贾慧群 审校

要　点

- 麻醉气体播散到手术室空气中是不可避免的。在美国，大气中废气暴露标准极限由国家职业安全卫生研究所（the National Institute for Occupational Safety and Health，NIOSH）设定，氧化亚氮推荐标准为时间加权平均值不超过 25ppm，挥发性麻醉气体最高限度为 2ppm。

- 高质量的数据表明，手术室空气中含有微量浓度麻醉气体不会对人体健康造成危害。

- 射线的职业性暴露主要源于患者和周围设备的 X 线散射。距离患者 3 英尺（0.915m）或可将射线的职业性暴露造成的生理伤害降至最低。距离患者 6 英尺（1.83m）起到的防护作用相当于 2.5mm 铅板。

- 人类免疫缺陷病毒（human immunodeficiency virus，HIV）、乙型和丙型肝炎职业暴露的最常见原因是经皮伤害。通常情况下，此类疾病传播的概率很小，多数情况下通过空心针头引起。这些针头上沾染着明显血污以及接触过此类病毒滴度较高的患者。

- 文中推荐了 HIV 和乙型肝炎病毒职业暴露后的预防治疗方法。美国公共健康服务机构推荐的有关职业暴露后预防治疗指南可在疾病控制和预防中心（Centers for Disease Control and Prevention，CDC）网站上找到。国家职业暴露后预防治疗热线每天 24h 开通，并提供专家咨询（1-888-448-4911）。

- 为最大限度降低血源性病原体的职业暴露风险，应时刻采取标准防护措施。CDC 已经出版了有可能接触携带血源性病原体的血液和体液时应该采取的相应保护措施。任何时候只要可能，均应使用无针头设备。

- 睡眠剥夺会对医师的情绪、认知功能、反应时间和警惕性产生不良影响。虽然睡眠剥夺与疲劳会明显损害医生的临床诊疗能力，但由此对患者产生的全面影响还很难确定。

- 麻醉医师在戒毒治疗中心的出现频率过高。麻醉医师对强效阿片类药物的偏爱和便利的获取途径导致了药物成瘾的泛滥。

- 麻醉医师的毒品相关死亡率是内科医师的两倍多。

- 尽管很多麻醉医师在治疗成功后重返工作岗位，但治疗后的复发率相当高。在职业生涯早期即对强效麻醉性镇痛药成瘾的医师出现复发最为常见。彻底的康复需要有终身接受治疗的决心。对于某些麻醉医师而言，离开麻醉专业是唯一的解决办法。

麻醉学专业的特殊性给其从业人员带来多种暴露风险，这与其他医学专业有所不同。有的风险是能感受到的或者是身体上的，例如麻醉废气和传染病；有的则是隐匿的和心理上的，例如压力、疲劳和成瘾性药物滥用的危险。每一种风险都能被减轻，但不可能消除。身体上的风险暴露有麻醉气体、辐射、血源性病原体等。高效气体清除系统、无针系统、保护性静脉输液套装、规范的预防措施和暴露后预防治疗方案等方法都已经在现代麻醉实践中成为常规。不足为奇的是，风险暴露越难感受到，其危害程度就越难降低。建立工作时间限定制度会减少住院医师的疲劳，但这并不会改善患者的预后，尤其是当这样的限定制度应用于实习医生时并不适合。造成成瘾性药物滥用这一问题的因素很多，且没有令人满意的解决办法。本章将逐一阐述上述环境和场所风险暴露的相对危害性，并简要说明如何避免这些风险暴露的措施。认识到这些危害对于麻醉安全至关重要。

麻醉气体

实施吸入麻醉时，会有极少量麻醉废气进入手术室空气中。职业性暴露可能产生的影响包括认知功能障碍和生殖问题（例如自然流产和儿童发育缺陷）[1]。各级部门已经强制执行了职业暴露的极限值，但这种做法往往会流于武断和观念陈旧。尽管许多措施旨在减轻职业暴露的风险，但强制执行的极限值往往超出临床实践的数值。

暴露极限

废气浓度通常以每百万容积中废气所占的容积来表示（ppm）。例如，七氟烷瓶内或蒸发罐内液体上方的饱和蒸汽浓度为100%，其浓度就是100万ppm；同理，2%七氟烷的浓度即为20 000ppm。国家职业安全卫生研究所（NIOSH）推荐，手术室周围空气中氧化亚氮和挥发性麻醉药的最高浓度分别为25ppm和2ppm[2]；如与氧化亚氮合用，挥发性麻醉药的最高浓度降为0.5ppm[3]。1989年，美国政府工业卫生学家会议（American Conference of Governmental Industrial Hygienist，ACGIH）将暴露的持续时间写进指南，建议在8h的工作日内氧化亚氮加权平均浓度为50ppm[1]。职业安全与健康管理局（Occupational Safety and Health Administration，OSHA）出版了一份关于麻醉气体职业性暴露原因及结果的详尽概要，但这份概要自从2000年就没有更新过，其中有关暴露极限值与NIOSH早在

表 110-1　推荐的吸入性麻醉药的暴露极限

药物	NIOSH (ppm)*	NIH (ppm)†
氧化亚氮	25	50
氟烷	2	50
异氟烷	2	2
七氟烷	–	2

NIH，美国国立卫生研究院；NIOSH，国家职业安全卫生研究所；ppm：体积浓度。
* Data from National Institute for Occupational Safety and Health: Criteria for a recommended standard: occupational exposure to anesthetic gases and vapors, DHEW (NIOSH) publication no. 77-140, Washington, DC, 1977, U.S. Department of Health, Education and Welfare
† 美国国立卫生研究院：2012年麻醉废气监控项目。<http://www.ors.od.nih.gov/sr/dohs/Documents/Waste %20Anesthetic%20Gas%20%28WAG%29%20Surveillance%20Program.pdf/>（2013年6月12日访问）

20年前制定的类似[1]。2012年，NIOSH健康分院出版更新了有关七氟烷（20ppm）和氧化亚氮（50ppm）的职业性暴露最高值，也和其他原有的麻醉剂不在临床常规使用有关（表110-1）[4]。

假设1ml液态挥发性麻醉药能够产生200ml蒸气，将1ml挥发性麻醉药置于20英尺×20英尺×9英尺的密闭空间内，蒸气浓度接近2ppm。NIOSH推荐的氟烷最高浓度比人类能够感觉到的最低浓度还要低数倍，只有50%的志愿者在33ppm时能感觉到。氟烷的感觉阈值从小于3ppm到大于100ppm不等[5]。如果已经闻到麻醉药，浓度肯定已经超过推荐的最高值。

20世纪70年代末，NIOSH提出了氧化亚氮和氟烷的暴露极限，遗憾的是，暴露极限至今没有更新过，也没有加入新的挥发性麻醉药。这些标准的选择很随意，以引起副作用（50ppm氧化亚氮或1ppm氟烷可引起牙科专业学生的认知障碍[6]）的最低浓度，及实际容易被感知的最低浓度为标准[7]。随后他们才意识到研究对象是摩门教徒，这是一个对镇静药物更为敏感的小群体，大多数人可能对低浓度气体并不敏感[8]。在近期的研究工作中，研究人员发现麻醉药的浓度在50ppm才可导致认知障碍，尽管样本量较小，但无论如何这个水平都远远超过了NIOSH的标准[10-11]。

如果没有麻醉废气清除系统，氧化亚氮和吸入麻醉药的浓度可以分别达到3000ppm和50ppm[5]。虽然合适的麻醉废气清除系统可以很好地控制麻醉废气浓度，但是在日常的麻醉实践中并不是总能达到NIOSH推荐的标准。麻醉诱导时面罩的漏气、呼吸回路的断开、喉罩和无套囊气管导管的应用都会造成手术室的污染。实施儿童麻醉时更容易暴露于麻醉废气中（参见第93章），因为在儿童麻醉中，麻醉诱导和无套囊

气管导管的应用更常见。另外，喉罩的使用也增加了成人麻醉时手术室废气的浓度。一项关于在成人中使用氧化亚氮和七氟烷诱导并维持麻醉的研究结果表明，半数的麻醉废气浓度都超过了 NIOSH 标准[12]。

手术室内全面使用废气清除系统会使手术室工作人员产生错误的安全感。Kanmura 及其同事对 402 例氧化亚氮浓度异常增高的麻醉进行分析，发现面罩通气导致的氧化亚氮浓度增高占 42%，未连接废气排除系统占 19.2%，儿童气管内导管周围漏气占 12.5%，设备漏气占 11.5%[13]。虽然废气清除系统未正常工作不是造成污染的最常见原因，但其造成的污染程度远远大于吸入诱导，而且此项观察中所有的未正常连接废气清除系统的原因都是人为的，而非设备问题[13]。因为大部分麻醉机没有识别是否连接到废气清除系统的功能，所以不易判断废气清除系统连接是否失败。透彻地理解并维护废气清除系统正常发挥作用对于达到 NIOSH 标准是至关重要的，更重要的是减少手术室的污染。

职业性暴露不只局限于手术室人员，因为患者到达术后恢复室（postanesthesia care unit，PACU）后的 5～8h 内，还要继续呼出痕量的氧化亚氮[14]。Sessler 和 Badgwell 对 PACU 最初 1h 护理接受吸入麻醉患者的护士肩部和翻领部的麻醉药浓度进行了测量，发现护理接受异氟醚、地氟醚、氧化亚氮麻醉患者的护士呼吸区域（肩部和翻领部）的麻醉药浓度高于 NIOSH 推荐的标准的比率分别为 37%、87% 和 53%[7]。最近一项相似的研究报道了加拿大 PACU 麻醉恢复期患者呼吸区域的氧化亚氮浓度为 3.1ppm，远远低于 Sessler 和 Badgwell 报道的浓度[14]。这些研究都证明了在 PACU 中适当通风的重要性。两项研究都报道 PACU 空气交换每小时 8 次，但是 Sessler 的研究中部分空气是再循环的[15]。如果空气交换每小时 20 次，而且每次交换摄入 25% 的新鲜空气，氧化亚氮的浓度就可以降低到探测不到的水平[16]。

虽然 OSHA 目前没有关于氧化亚氮和吸入麻醉药暴露的规定，但是提供了减少职业暴露的指南，包括适当的废气清除系统及其监测装置、探查和纠正机器漏气、装备有效的通气系统[1]。手术室的推荐空气交换率最小为每小时 15 次，而且至少有 3 次是与室外空气交换。在恢复室，推荐至少每小时 6 次空气交换，而且至少 2 次是与室外空气交换。OSHA 推荐一年检测两次相关地点的麻醉气体浓度，记录工作人员的暴露程度并验证废气清除和通气系统的有效性。另外，OSHA 还推荐持续记录空气采样的方法、位置、数据和测量的浓度，还要对麻醉机漏气试验的结果持续记录至少 20 年。虽然 OSHA 是一个政府机构，但这些建议还没有上升为法律[17]。

对健康的影响

麻醉剂与癌症的发生、流产、认知功能障碍及精神不佳有关。早期对于以往麻醉剂的研究是通过灌胃给予啮齿动物麻醉药来观察其致癌性，但这种途径和剂量可能与现在的临床麻醉无关[17]。尽管七氟烷和地氟醚这类最新的吸入麻醉剂并没有在啮齿动物中进行致癌性实验，但通过吸入途径进行的啮齿动物实验并没有显示出这些现代麻醉药与癌症有相关性[17]。

直到 20 世纪 60 年代末，俄罗斯的一篇文章报道了麻醉废气的潜在危害后，人们才开始充分意识到长期暴露于麻醉废气中可能会对健康造成不良反应。1967 年，Vaisman 报道了女麻醉医师流产率增高，31 例中有 18 例发生流产[18]。

继这篇报道之后，又有很多回顾性研究。其中 20 世纪 70 年代中期在美国和英国进行的三项大规模研究得出结论，手术室内的女麻醉医师流产的发生率高于手术室外的女医师。男、女麻醉医师的子女中先天畸形的发生率也明显高于对照组的医师。除了对生育的影响，对 6 项早期研究的 meta 分析结果显示，麻醉气体暴露与男性麻醉医师的肝病发生率[19]，以及女性麻醉医师宫颈癌、肝病、肾病的发生率相关[20]。

随后的一些报道又对这些文章进行了批判，认为错误的方法学是导致这些错误推论的基础，当对这些数据进行重新分析后，不能得到同样的结论。多种因素都可能引起偏倚，包括应答率不足、缺少对混淆变量（如年龄、营养、产科史、饮酒、吸烟、甲基异丁烯酸甲酯接触史和辐射）的控制、缺乏对麻醉气体接触的定量、无随访、不恰当的对照组以及未亲自核实数据等[19-22]，甚至一些问卷的标题，如"麻醉废气对健康的影响"和"麻醉工作与妊娠"，可能也会使每天接触麻醉药的答卷者夸大其经历[23-24]。另外，1997 年的一篇文章对 1984—1992 年的 19 项研究进行了 meta 分析，结论是暴露于麻醉气体的女性，流产相对危险（RR）为 1.48（95%CI 为 1.4～1.58）[25]。

鉴于该长期持续存在的争论，美国麻醉医师学会（ASA）手术室工作人员职业健康委员会组织了一个研究痕量麻醉废气的专题调查小组。调查小组分析了当时能获得的所有流行病学资料后认为，无证据表明职业性接触麻醉废气会对健康产生不良影响。1999 年公布的至今没有更新过的调查报告不仅进行了回顾性分析，而且还引用了一项英国正在进行的前瞻性研究的数据。这项研究监测了 11 500 名在英国工作的女医师，记录了她们的职业、工作实践、生活方式、医疗和产科病史、接触麻醉废气的时间和是否使用净化设备。初期报告表明，女麻醉医师不孕症、自发性流产、儿童先天性畸形的发生率与其他医师无差异 [26]。一项最近的研究认为关于痕量职业性暴露危害的科学性证据是没有说服力的 [20]，并且 ASA 的态度是："没有证据表明痕量浓度的麻醉废气会对在有麻醉废气清除系统的场所工作的个人健康产生不利影响 [17]。"然而，大部分的研究都有较大的局限性并且日常的职业性暴露可能会超出已设定的安全值。

对行为能力的影响

NIOSH 的推荐源于 Bruce 和 Bach 对健康志愿者进行的实验室研究。他们的研究表明，单独暴露于低至 50ppm 的氧化亚氮或联合 1ppm 的氟烷会导致行为能力下降，但同样的研究发现 25ppm 的氧化亚氮联合 0.5ppm 的氟烷则不会产生这种效应 [2, 27]。随后的 3 个研究小组对志愿者的研究没有证实 Bruce 和 Bach 的发现。由于研究人员意见不一致，所以有人认为，"由于尚无足够的证据表明在未安装废气清除设备的手术室中测定的麻醉药浓度会对人体的精神活动产生影响，所以可以认为这种浓度不会影响人体的精神活动。" [28] 一项对志愿者的研究表明，在氧化亚氮和氟烷浓度分别为 0~2300ppm 和 0~37ppm 的手术室内从事日常临床工作，精神运动活动未受影响 [29]。这些研究结果表明，没有引起精神运动活动受抑制的明确界限。因此，各国也就没有统一的职业暴露标准。加拿大、英国和西欧监管机构制订的标准没有美国的严格 [5]。

辐　射

麻醉医师一般会接触到离子化和非离子化的电磁射线。前者主要是 X 射线，有时是放射性核素释放的 γ 射线，后者来源于激光。接触放射性核素释放的 α 和 β 射线很少见。离子化射线有足够的能量，能破坏组织中电子的稳定轨道，产生游离的原子团和离子化的分子。如果接触的辐射足够严重，会造成组织破坏或染色体变异而引发恶性增殖。非离子化射线可以激发电子在分子内从基态移动到更高的轨道，但电子仍然在分子内。因此，对组织的损伤主要是吸收辐射后产热造成的。

离子化射线：X 线

在过去，大部分在手术室内接触的辐射都是由于使用便携式荧光检查和 X 射线机。然而，自从 2000 年起，为了与成像和影像导引程序增加的麻醉数量保持一致，麻醉医师暴露在大剂量辐射中的风险明显增加。血管内手术的进步使得大量的手术可以在放射室内进行，这就明显增加了麻醉医师暴露于离子化射线的危险。因为这种辐射不能被人体感知，所以了解它的基本特点会将个体暴露减少到最低。胶片剂量计虽不能提供保护，但提供了监测暴露量的手段。

接触 X 线的剂量通常以雷姆（roentgen equivalents man，rem）为单位，用来测量作用于人体的射线对组织造成的生物损害 [30]。自然界的射线暴露剂量是不同的，它取决于地理位置，美国人每年为 80~200 毫雷姆（mrem）。自然辐射主要来自于宇宙射线 [海平面约为 40mrem，每增加 1000 英尺（304.8m）增加 10mrem]，以及泥土、砖及混凝土中具有放射性的化合物。大多数医师接触的职业辐射量不超过自然辐射量。要求年最高职业接触量不超过 5mrem，但实际上放射人员的接触量很少超过规定接触量的 10%。放射人员接触的射线主要来自于 X 线透视。建议放射人员在妊娠期间的射线接触量最高不超过 500mrem [31]。

辐射的职业暴露主要来自患者和周围设备散射的 X 线，而不是 X 射线机本身直接产生的 [32]。拍一次胸片，患者接触 25mrem 的射线。如果多拍几张，有时会超过 1rem。透视时产生的射线量取决于 X 线光束的长度。光能被物体表面反射，X 线也能被遇到的平面反射。这种散射是造成职业性暴露的主要原因。因为散射射线的强度与放射源到反射面的距离呈反比，所以物理隔离是最好的保护。推荐与患者至少保持 3 英尺（0.915m）的距离。6 英尺（1.83m）空气提供的保护相当于 9 英寸（0.0252m）的混凝土或 2.5mm 的铅 [33]。虽然铅衣不舒服，但是含有 0.25~0.5mm 铅层的铅衣可以有效阻挡大部分散射辐射，推荐在有暴露风险时穿戴这种铅衣 [34]。未遮挡的部位，如眼睛晶状体，仍有受到损伤的危险 [32]。术中辐射测量表明，外科医师的射线暴露量与经验呈负相关。骨科手术中，麻醉医师接收的辐射量非常小，以至于测量不到 [35]。

辐射物理师建议坚持 ALARA（as low as reasonably achievable）计划，即尽可能合理地减少辐射暴露。为了职业暴露的安全，要对放射科人员进行全面的辐射物理学知识的培训。注意保护方法可使所有人员的辐射接触降到最小。采纳推荐的保护方法会将暴露限制到最低水平。科技的创新带来成像技术的进步及工业化的设计可能会进一步减小暴露量[36-37]。

非离子化辐射：激光

激光（laser）是 "light amplification by stimulated emission of radiation" 的缩写，意思是受激辐射式光频放大器（参见第 88 章）。激光器产生的是红外线、可见光或紫外线。尽管激光的辐射是非离子化的，但仍然有潜在的危险性，主要在于其强度和治疗时组织释放的物质。

激光器应用于许多外科领域，如眼科、整形外科、妇科、神经外科、泌尿外科、头颈外科和胃肠外科。手术用激光产生强烈而集中的电磁辐射，用于切割或破坏组织。辐射通常是红外线或可见光，通常在"激光介质"中产生，它是由激光枪中高强度的能量激发后释放的相同波长（同相或单色素光）的光子产生的。介质材料（如二氧化碳、氩）决定了激光的波长。临床常用的二氧化碳和钕：钇铝石榴石（Nd：YAG）激光发射器，分别发射远红外和近红外波长的光；氩和可调频染料激光器能产生可见光[38]。

激光对附近工作人员最大的危害是眼部损伤。基于目前对激光的理解，已经制订了严格的标准，不过随着使用经验的增加，还会有阶段性更新。直接暴露于辐射和反射的辐射中均可引起眼部损害，包括角膜和视网膜灼伤、黄斑或视神经破坏以及白内障形成。护目镜可以滤过特定类型的激光辐射，并且不影响视觉。例如，清晰的塑料透镜能够阻挡二氧化碳激光产生的远红外（10.6mm）辐射，但不能滤过 Nd：YAG 激光产生的近红外（1060nm）辐射。每一种护目镜的镜架上都标有滤波器的类型，使用前应进行检查。不能使用有划痕或裂纹的滤波器。因为某些滤波器能阻断部分可见光，所以在使用前要确认能够看到患者监护仪，还要仔细阅读镜架上的说明。建议所有工作人员都使用护目镜，因为反射的辐射与直接的辐射一样危险，且在一般的手术室内辐射强度并不随距离而明显衰减[38]。

烟（激光手术中产生的蒸气和细胞碎片）直到最近仍认为是无害的。现在认为，烟也可能带来很大危险。手术中所产生的烟，粒子直径的中值为 $0.31\mu m$（范围为 $0.1 \sim 0.8\mu m$）。大多数手术口罩不能过滤这样小的粒子[39]。即使滤过直径大于 $0.5\mu m$ 的粒子后，二氧化碳激光治疗产生的组织烟雾仍能引起实验动物肺损伤。如果直径大于 $0.1\mu m$ 的粒子都被滤过，就无肺损伤发生，这说明清除烟雾的重要性[40]。实验条件下，存活于激光辐射产生的烟雾中的细菌能够恢复活力[41]。在激光治疗足底疣和生殖器湿疣产生的蒸气中发现了完整的人乳头瘤病毒（human papilloma virus，HPV）的 DNA[42-43]。在人类免疫缺陷病毒（HIV）阳性细胞培养物的激光蒸发烟雾中发现了 HIV 前病毒 DNA。虽然这些实验使用的都是组织培养技术，并未在临床环境中复制，但是强调了严格清除烟雾的重要性[44]。只要使用专门设计的吸引和滤过设备来清除蒸气，手术室人员基本上不会被激光播散的 HPV DNA 所污染[42]。然而，有报道一名手术医师感染了喉乳头状瘤病毒，他以前曾治疗过（使用激光并且未使用吸引器）几例感染肛门湿疣的患者。从该医师喉部的肿瘤组织中分离出了 6 型和 11 型 HPV DNA（同种肛门生殖器湿疣最常见的病毒类型）。虽然尚不能得出结论，但表明喉部乳头状瘤可能是吸入病毒颗粒所致[45]。因此，要非常谨慎，确保清除所有包含于蒸气中的碎片。

感 染

乙型肝炎病毒（hepatitis B virus，HBV）、丙型肝炎病毒（hepatitis B virus，HCV）和 HIV 是最令高危医务工作者担忧的血源性病原体。493 名麻醉医师接受了一项多中心研究，其中 32% 的人在过去 12 个月至少被污染的针头扎过一次，这些人中，只有一半的人寻求治疗[46]。使用空心针头比使用实心针头感染的风险要高，使用大孔针和深部肌肉损伤的感染率更高[47]。一项评估麻醉医师经皮伤害（PCI）的研究发现，近 90% 的伤害来自空心针头注射，并且都是自己造成的，最常见的受伤部位是惯用手，并且认为是可以预防的。大部分伤害发生在处理污染针头期间[48]。结核分枝杆菌［结核病的致病菌（TB）］主要通过呼吸道飞沫传播，是职业性风险的重要来源，应该作为常规筛查项目。

乙 型 肝 炎

20 世纪 80 年代，每年有 200 ~ 300 名医务工作者死于乙型肝炎。幸运的是，一种有效的乙型肝炎疫苗的引进降低了这种疾病的发生率、发病率和死亡率[49]。在这之前，乙型肝炎的隐性感染在高年资住院医师中是常见的。在一项包括 267 名医师的多中心研究中发现，未接种过乙型肝炎疫苗和乙型肝炎免疫球蛋白的麻醉科住院医师中，乙型肝炎血清学指标阳性率为 17.8%。大多数血清学检测阳性的住院医师没有意识到他们已经暴露在 HBV 中了。发生率和地域之间无相关性，但血清学检测阳性率与工作年限平行相关。工作 11 年（包括实习期和在其他专业工作的时间）以上的住院医师中有 30% 为 HBV 血清学阳性[50]。

美国有 80 万～140 万的人感染了 HBV，他们中大部分都不知道自己已经被感染[51]。虽然胃肠道外接种 HBV 后血清转化率高达 40%，但转化率还是与宿主的感染性和接触血液的量呈正比[52]。HBV 生存能力较强，60℃ 加热 4h 以及使用含有苯酚或次氯酸的消毒液均不能确保杀灭 HBV。HBV 能在针头、环境表面、手套上存活 14 天以上[53]。因为戴手套并不能确保避免被针头刺伤，并且 HBV 生存力较强，所以在管理患者和清洗设备的过程中，难免会接触到病毒。为了预防感染，血清学检测阴性的医务人员应接种乙肝疫苗。20 世纪 80 年代末，在酵母中用重组 DNA 方法合成了疫苗，从而消除了对先前由乙型肝炎表面抗原（hepatitis B surface antigen，HBsAg）阳性患者血清制备的疫苗的担忧[54]。目前 OSHA 血源性病原体标准要求雇主要无偿地为有合理机会可能暴露于 HBV 的雇员提供免疫接种[55]。未接受过免疫但怀疑已经暴露于 HBsAg 阳性感染源的麻醉医师，应当使用乙型肝炎免疫球蛋白（hepatitis B immune globulin，HBIG）进行被动免疫，并接受 3 次系列乙肝疫苗注射[49]。联合使用 HBIG 和 HBV 疫苗可以达到 85%～90% 的有效率，而单独使用一种方法的有效率为 70%～75%[56]。

丙 型 肝 炎

就像 HBV 一样，HCV 主要通过血液传播。幸运的是，HCV 在库存血中的发生率显著减少（参见第 61 章）。通过对 HCV 抗体进行分析，研究者称只有 1%～2% 的医务工作人员有 HCV 抗体（与志愿者相似），这表明 HCV 并不容易传染[57-58]。同一分析表明，在这些伤害中通过污染的针头传播 HCV 的概率不到 4%[59]。目前尚无 HCV 暴露后有效的治疗方法。相反，推荐的暴露后管理方法也都是针对于早期发现和对慢性病程进行干预。使用血清免疫球蛋白预防感染几乎没有意义，因为在免疫球蛋白制品中并不总是能够发现 HCV 抗体[52]。暴露于 HCV 的医务人员应尽早进行 HCV 抗体和丙氨酸转化酶活性基线检测，随后在 3 个月、6 个月进行检测[56]。

人类免疫缺陷病毒

HIV 是一种逆转录病毒，以 CD4$^+$ 表面抗原的形式附着于细胞（主要是 T 辅助淋巴细胞），最终把病毒制造的 DNA 整合进入宿主细胞核进行复制[47]。幸运的是，HIV 是一种相对脆弱的病毒，适当地注意清洁和小心进行有创操作的话，麻醉医师在管理患者的过程中感染这种疾病的概率极低。

被 HIV 感染后 2～10 周出现初期感染症状。通常表现为持续 1～2 周的自限性非特异性发热病毒综合征。如果血清学筛选检测、酶联免疫吸附试验（ELISA）、一种更为敏感的补充试验（免疫印迹或间接荧光抗体试验）呈阳性，个体即应考虑已感染了 HIV 并具有传染性。ELISA 相对容易在临床实验室操作，但可能出现假阳性。补充试验需时较长，但对于确诊是必需的。感染后几周内检验结果就会呈现阳性，但首次出现机会性疾病的平均潜伏期可能会长达 11 年[47]。

尽管曾有职业相关性感染的报道，但绝大多数病例都归因于非职业性接触[60]。根据 2001 年美国疾病控制和预防中心（Center for Disease Control and Prevention，CDC）发布的数据，已经记载了美国职业获得性 HIV 感染的 56 例疑似病例和 138 例可能性病例[56]，其中有 48 例是经皮肤感染。在 1746 例内科医师感染 AIDS 的病例中，只有 6 例与职业接触直接相关。

针头损伤是麻醉医师最可能的感染途径。虽然不能明确引起人体感染的最少污染血量，但是 HIV 抗体出现的可能性与接触污染血的量和病毒颗粒的浓度有关[49]。因此，很多血清转化现象与大孔径针头深部肌内注射污染血液有关。根据患者群体的感染性，工作 30 年的麻醉医师理论上的职业接触危险计算值 HIV 为 0.049%，HCV 为 0.45%[61]。

如果不存在技术错误，医务人员将 HIV 传染给患者的可能性极小。在 57 名感染 HIV 的医师（包括 29 名牙科医师、12 名外科医师和 16 名非手术科室的内科医师）治疗的 19 000 多例患者中，未发现感染病例。佛罗里达州一位牙医治疗的 1100 例患者中有 6 例被感染[62]，这是唯一的医师传染给患者的感染。只要常规进行适当灭菌、消毒和保洁，就能杀死仪器、物体表面和衣物上的 HIV。"高水平的灭菌方法" 通常能杀死污染的外科器械和麻醉设备上的病毒，主要是要仔细清洗，然后用市场上出售的杀菌剂或 1∶100～1∶10 的次氯酸钠（家用漂白粉）浸泡。这些方法能杀灭细菌和病毒，但不能有效杀死细菌的芽胞。所以，仪器在消毒之前要彻底地清洗。医院内污染的亚麻制品不能在手术室内或其他病区清洗，应当直接放在密封的防水袋内。常规方法即可清洗干净。传染性废弃物（包括分泌物、血液和其他体液）应当进行焚烧或高压灭菌，但是大量用于冲洗的液体可以通过生活污水管直接排放[63]。标准预防措施可以既保护个人，又保护患者。

血源性感染职业性暴露的预防

1992 年 3 月，OSHA 发布了全面的、强制性标准，旨在最大限度地减少对血源性病原体的职业暴露。雇主要负责制订一个暴露控制计划，保护每一名可能接触血液或血液制品的医护人员。雇主为雇员免费提供保护性装备，包括手套、隔离衣和眼罩。这个标准还在许多方面提出了要求，包括提供洗手设备、适当的污染材料容器、处理污染衣物的方法、废物的管理方法[55]。

虽然采取了标准预防措施，但是医务人员被污染针头伤害的发生率仍令人难以接受。2000 年，CDC 估计在美国每年有超过 380 000 名医务人员受到污染物的经皮损害[64]。因此，国会修改了血源性病原体预防标准，纳入了"针头误刺安全和预防法案"（H.R.S 178）[65]。该法案除了要求用人单位建立暴露控制计划并记录每一例事故外，还强调使用安全设备和无针系统。自从该法案在 2000 年 11 月被立法成为全面预防血源性疾病在医务人员中传播计划的一部分，OSHA 就号召在有"安全有效的替代品"时，应当废除有针设备。之所以提出这项建议是由于 20 世纪 90 年代的证据表明安全的设备能够减少针头误刺损伤[66]。

PCI 的风险与医学专业和临床经验有关。Duke 健康和安全监测系统追踪了 24 425 名医务工作者 4 年时间里的血液和体液（BBF）暴露情况，于 2002 年终止，发现全职医务工作者（FTEs）平均经皮损伤率为 3.9%，从业小于 4 年的发生率更高，全职麻醉医师最高，达 19.1%[67]。近期的一项研究表明延长工作时间是造成实习医师 PCI 的主要原因。这篇文章在 1 个月内调查了 17 003 人，有 498 人发生了 PCI。精神不集中（64%）和疲劳（34%）是最常见的两个原因。延长工作时间和夜班时间时，PCI 的发生明显更频繁[68]。

不是所有的 PCI 都与疾病传播有关，如果发生经皮损伤，感染 HCV 和 HIV 的概率很小（分别为 0.5%[69] 和 0.3%）[69-71]，主要取决于暴露的种类（如中空的针头、穿刺血管的针、穿透的深度）和来源因素（如病毒载量）。没有接种疫苗或暴露后预防的医疗工作者感染 HBV 的概率为 30%[69]。因为大多数职业暴露不会导致 HIV 传播，所以暴露后预防指南要权衡感染的危险性和可能的治疗毒性。感染的相对危险取决于暴露的类型和血液量。下列 4 个因素会使感染的风险增加：①经皮肤暴露；②设备上有可见的血液；③中空的针头；④高病毒滴度（如患者处于病程末期）。一般情况下，医护人员如果出现了针刺伤，并且没有接种乙肝疫苗，则应当注射乙肝免疫球蛋白，或乙肝疫苗，或两者都用，是否应用抗逆转录病毒来预防 HIV 应向有经验的医生咨询。如果暴露于感染的血液或体液，医务工作者应该立即联系医院的职业健康部门和国家临床医师暴露后预防热线（Post-Exposure Prophylaxis Hotline，PEP line，1-888-448-4911），听取专家建议。这个热线是 24h 服务的，可以提供疾病传播风险评估的建议和暴露后预防的发生。可以登录疾病预防和控制中心（CDC）网站，即 http://www.cdc.gov/mmwr/preview/mmwrhtml/rr5011a1.htm[56]，获得最新的职业暴露于血源性病原体的管理指南。

暴露后预防和 HIV 基线检测应在暴露后数小时内完成。预防要尽早开始。动物实验表明，如果在接触后 24～36h 开始预防，可有效降低感染率。因为目前尚不清楚人类的有效预防时间，所以美国公共健康服务机构建议在暴露后 1 周内均须采取预防措施。如能耐受，则推荐进行 4 周治疗。此外，无论是否采取了暴露后预防措施，都要进行随访，包括咨询和暴露后 6 周、12 周、6 个月进行 HIV 抗体检测[72]。

没有足够的证据证明医务工作者使用 PEP 的有效性，主要是由于职业暴露后很少出现血清转换。一项医务工作者经皮损伤后暴露于 HIV 的回顾性研究显示，暴露后使用叠氮胸苷（zidovudine，ZDV）进行暴露后预防可以降低 81% 的风险（95% CI 为 45%～94%）[73]。

结　核　病

20 世纪初，结核病是导致死亡的主要原因。自从 1946 年发现了链霉素、1952 年发明了异烟肼、1970 年发明了利福平后，结核病的发病率逐步降低。但在 1985 年，美国的结核病发病率开始明显上升。1985—1990 年，报告的结核病病例增加了 16%，仅 1990 年一年就增加了 10%，是自 1953 年开始进行全国报告后最高的一年[74]。多数病例是感染后复发的移民或是免疫系统受损的患者，许多患者都产生了多重耐药的结核分枝杆菌菌株，也有住院患者之间和患者 - 医务人员之间发生传播的[75-76]。这些病例的共同点是低度怀疑结核病，有时在尸检后才确诊[77]。

针对 20 世纪 80 年代中期结核病在美国复燃这一情况，CDC 在 1990 年出版了新的防止结核病传播指南。在随后的 10 年里，对此指南进行了多次修改，第一次在 1992 年，然后是 1994 年。1992 年，指南主要针对预防结核病的院内传播；1994 年，增加了对多重耐药结核病的管理建议；2005 年，更新的指南包括全面的医疗场所预防多重耐药结核病计划[78]，这项计划把重点放在每个医院的结核病预防管理上，而不是用统一的标准要求所有医院。最重要的是结核病患者的诊断和治疗；技术设备的发展，包括隔离病房、过滤和通气；个人防护设备的使用；完善医务工作人员健康教育计划。

自从 20 世纪 90 年代 CDC 指南的完善，新感染的结核病病例数已经开始逐步下降，现在美国报告的病例数是自 1953 年首次报告以来最低的。

2010 年，美国结核病的总发病率是 4/10 万[79]，明显低于 1996 年的 8/10 万。尽管总体在下降，但发病率仍存在明显的地域差异。2011 年，阿拉斯加州的发病率最高（9.3/10 万），其次分别是加利福尼亚（6/10 万）和纽约（4.7/10 万）[80]。感染率最低的是怀俄明州（0.7/10 万）。医疗工作者的感染危险性可能和他们执业的区域有关。

CDC 的目标是在 2010 年将发病率降至 1/100 万以下[78]。为了达到这一目标，目前推荐的范围明显更广，包括了医疗环境。此文件中"医疗环境"这一术语包括所有的医学活动可能涉及的医疗设施，包括门诊、交叉设施等[78]。

结核分枝杆菌感染患者在说话、咳嗽、喷嚏或唱歌时，细菌均可通过空气小飞沫（1~5μm）传播。

传播的可能性直接与感染的飞沫浓度（每次咳嗽最多可以排出 60 万飞沫）及暴露时间相关。飞沫能够播散到周围 3 英尺的距离，能够生存几天并传播疾病[74]。对于医务人员来说，气管插管是继支气管镜后，最容易出现皮肤检测转阳的危险因素。健康人吸入了污染的飞沫造成的全身感染通常在 2~10 周内被免疫系统限制。这类人群感染后终生发生活动性结核的概率大约为 10%。HIV 患者的可能性更高，每年为 7%~10%[78]。

通常使用的结核菌素皮肤试验（纯化蛋白衍生物）提供结核分枝杆菌感染的定性测量。现有一种更新的定量测定，但是需要血样，这种检测能够明确非典型微生物的感染[78]。所有可能接触结核分枝杆菌的医务人员在参加工作前均应进行皮肤检测。检查结果阴性者每年都要重新接受检查。如果过去一直阴性的个体出现皮试阳性，说明有新的感染。如果接触结核病患者 1 年后检测仍为阴性（或者 1 年前检测为阴性，此次仍为阴性），推荐使用两步检测法。这是因为随时间推移，减弱的延迟性高敏反应可以使潜在的感染产

生假阴性结果。第一次检测将加强反应，导致阳性结果。1~3 周后进行的第二次检测可增加检测的阴性预测值。

新出现的皮肤检测阳性者，需要进行胸部 X 线检查和临床评估以除外活动性疾病。如果结核病诊断成立，应根据推荐的指南立即开始治疗。根据《疾病报告法》，通常要在 24h 内通知地方或国家健康部门。如果排除了活动性疾病，应该考虑对潜在性的结核分枝杆菌感染进行药物治疗。鉴于常规抗结核药物治疗的肝毒性，可由专业的卫生与传染病医师进行会诊。

麻醉医师在工作中也可以发生无症状的转变。

OSHA 的空气污染预防标准包括环境控制和呼吸保护。环境控制是指管理废气通气和一般通气的工程措施，例如空气交换率、高频微粒空气过滤（HEPA 过滤）、紫外线照射杀菌（UVGI，照射室内上部或者管道内的空气和再循环）。呼吸保护需要能够过滤小于 1μm 颗粒的面罩，在吸入流速达到 50L/min 时，滤过有效性为 95%。如果面罩佩戴正确，即使在工作环境进行剧烈活动，过滤失败的感染性颗粒仍小于 5%。这些面罩通常称为 N95 面罩。为了发挥面罩的功能，必须确保面罩和面部贴合紧密，避免吸气时携入空气，以达到清洁过滤的目的。为了达到此目的，NOISH 规定雇主要每年监测面罩的使用和维护。

新型传染性媒介

新型传染性媒介偶尔会出现，并给公众与医务工作者造成焦虑，包括朊病毒性疾病如克罗伊茨费尔特 - 雅各布病（CJD）、冠状病毒性感染如严重急性呼吸道综合征（SARS-CoV）、一种新的潜在的中东 SARS（MERS-CoV）和 2009 年暴发的 H1N1 流感。当这种暴发出现时，医疗中心必须有适当的计划和程序来控制传染源，并保护工作者免于感染。

职业暴露情况下，这些新型传染性媒介中感染最少的可能是朊病毒。朊病毒性疾病如 CJD 的传播被认为是食用了感染动物的肉类产品，或接受了污染的器官如角膜或硬脑膜组织，或接触了从尸体提取的垂体激素，所有这些几乎不可能在工作环境中出现。有关朊病毒是否可以通过供体的血液传播存在争议，但至今即使是经常处理供体血制品的麻醉科医师也未见到关于此传播途径的相关报道。同样，2007 年 CDC 报道未发现通过空气或飞沫途径的职业或非职业传播[81]，并推荐对朊病毒感染患者的护理采取标准预防。

携带呼吸道病毒的患者使麻醉科医师存在明确的

职业暴露风险。

2003 年 SARS-CoV 的流行是一个很好的例子，说明了针对控制和职业安全的计划的潜在影响。在多伦多，在暴发的第一阶段，医院有 77% 的患者被感染，且所有 SARS 患者中有一半为医务工作者[82]。大量医务工作者感染 SARS-CoV 证实在控制疾病传播中早期监测和控制传染的重要性。虽然 SARS-CoV 直到 2004 年才被诊断，但由其暴发产生的关注适用于其他传染性呼吸性疾病如季节性和非季节性（2009 年 H1N1 的流行）流感和最近新发现的疑似 SARS-CoV 病毒[83-84]。例如，已有记录患者传染医务工作者的 MERS-CoV 病例[85]，且其致死率超过 50%。

尽管确定 MERS-CoV 流行可能带来的后果和严重程度为时过早，但即使是如 CDC 这样的顾问团也尚未发布建议。对于未来可能发生的其他呼吸道病毒性传染病，吸取以往流行病的经验教训可能非常有助于控制这些传染媒介（表 110-2）。

疲 劳

近几十年来，疲劳对患者安全的影响已经成为关注的焦点（参见第 7 章）。人类睡眠最易受到干扰的时间已经明确。睡眠的主要高峰在凌晨 2 ~ 7 点，在下午的中间时段有一个小高峰[86]。不规律的工作安排和睡眠中断都会增强这些高峰，这可能是灾难发生频率昼夜变化的原因（如单人摩托车事故和灾难性工业事故；美国三米岛、切尔诺贝利和其他 2 个核反应事故的发生都是在凌晨 1 ~ 5 点）。1990 年，一项对麻醉工作者的不记名调查显示许多调查对象参加临床工作的时间超过了他们的感知极限，且在患者护理中出现的差错均因疲劳导致[87]。

表 110-2　既往呼吸道病毒暴发的经验教训

机构	个人
未来暴发的预测	预防飞沫与接触传播
职工培训和制订应对大规模暴露的措施	眼睛保护
充足的隔离设备	发热或咳嗽时在家休息
运用模拟测试设备的运行情况	按时接种疫苗
主动监督	
收集数据和上报	

From Centers for Disease Control and Prevention: Severe acute respiratory syndrome, supplement C: preparedness and response in healthcare facilities, 2004. <http://www.cdc.gov/sars/guidance/C-healthcare/index.html< (Accessed 09.12.13.)

1988 年，职业睡眠协会联合会（Association of Professional Sleep Society, APSS）的灾难、睡眠和公共政策委员会提出最新的建议：

1. 操作人员应认识到操作错误更常发生于凌晨 1 ~ 8 点。
2. 应制订一个识别与睡眠相关的错误表现的计划。
3. 由于睡眠不足或睡眠不规律有增加错误发生的趋势，所以应当限制工作时间，保证足够的睡眠[88]。

虽然很难将疲劳归为一种增加患者发病率和死亡率的原因，但已有报道日间麻醉开始较晚和下班时间开始麻醉均会增加患者的麻醉并发症[89-90]。一项研究指出这些并发症多数与术后恶心和有效镇痛的管理疏忽有关[90]。更让人信服的数据来自一项退伍军人事务部门（Veterans Affairs，VA）非急诊外科手术的研究，其指出下午 4 点后开始的手术对患者死亡率有影响[91]。对每 3 天或 4 天一次夜班的大学住院医师进行标准的认知功能检测发现，慢性疲劳对认知功能有不良影响[92]。当使用模拟患者研究缺乏睡眠对麻醉科住院医师精神运动和临床工作的影响时发现，精神活动和情绪受影响，而临床工作能力不受影响[93]。一篇外科文献也认为，精神活动和认知能力与临床工作能力之间缺乏相关性[94-95]（参见第 8 章）。

疲劳确实影响临床结果。例如，如果调整住院医师的工作时间，尽量减少睡眠缺乏和疲劳，医疗错误可明显减少。这项调查是在一所大学附属的退伍军人事务部门进行的，同时还发现患者住院时间减少，开具的实验室检查也减少[96]。在另一项对 225 名医师的调查中发现，48.8% 的人抱怨劳累，19.5% 的人认为超时工作的压力是出现临床差错和不能以最佳状态管理患者的重要原因[97]。

为了降低疲劳可能对实习生医疗质量的影响，医学毕业生教育认证委员会（Accreditation Council for Graduate Medical Education，ACGME）在 2011 年的最新标准中限定了住院医师计划的工作时间（框 110-1）[98]。

有效限制住院医师工作时间是很难实现的，甚至出现了存在争议的数据。限制工作时间普遍改善了住院医师的睡眠和认知功能，相比之下，其是否可以改善患者预后仍不确定，反而对主治医师的工作状态及专业满意度有不利影响[99]。《新英格兰医学杂志》报道由于限制工作时间从而减少了注意力不集中（当住院实习医师每周工作时间由 80h 降至 60h）和医疗事故（当住院实习医师轮转时间降至每周最多 16h）[100-101]。然而，两个都是小规模研究，且仅限于住院实习医师，而高年资住院医师还要更长时间的轮

框 110-1 住院医师工作时间限制概述

- 所有级别的住院医师 4 周内平均每周工作不超过 80h。
- PGY1 连续工作不超过 16h。
- 除情况特殊外，PGY1 持续负责一个患者，或提供一种独特的教育和人文角色。室内连续工作不超过 24h，允许休息 4h。
- PGY1 不允许值夜班，高年资住院医师每周夜班时间不超过 80h。
- 住院医师轮班间应该有 10h（必须 8h）。如果前一个轮班有电话打扰，则必须达 14h。
- 住院医师必须 4 周内平均 7 天中有 1 天完全无工作打扰（包括电话）。

注：PGY1，第一年住院医师

班 [99]。为了明确工作时间和临床预后的关系，两项大规模的全美国范围内的多中心研究统计了 2003 年 7 月工作时间法案实施 2 年前和 2 年后入院患者 30 天内的死亡率 [102-103]。他们对比了有大量住院医师的医院（认为受此规定影响最大的是住院医师）和住院医师较少的医院的死亡率。研究发现规定实施后，虽然死亡率没有差异，但是小规模的 VA 研究确实提示亚群患者的预后有所改善。或许可以不改变工作时间，从而减少疲劳的影响。一项外科住院医师的研究显示当疲劳的住院医师服用一种中枢神经系统兴奋剂莫达非尼，与安慰剂作比较，其可以改善记忆力、规划能力、冲动和注意力，但不会影响精神活动。药物如何增强住院医师的表现需要教育者、政策制定者、患者及住院医师自己进一步观察。

熟知患者情况的疲劳医师和仅通过交班了解患者的休息医师均有出现错误的潜在可能。是否会出现更多的错误目前尚无研究。患者的预后依赖于一种微妙平衡，即治疗的不连续性和疲劳对医学判断的影响之间的平衡 [104-106]。

工作压力不仅仅存在于住院医师阶段。英国的一项研究表明，取得执业资格的医师最明显的压力来源是在工作时不能控制周围环境 [107]。特殊的原因还包括同事之间的关系（尤其是和外科医师）、工作超负荷、被诉讼的危险、同行审查和不断增加的管理责任。随后的对 ASA 退休成员的调查也得到了相似的结果。困难麻醉病例、职业责任和夜班时的紧张也是明显的压力因素 [107]。

可能与其他医学专业不同，麻醉医师要时刻对威胁生命的情况保持警觉并立即作出反应。不恰当的反应会使一个有可能恢复健康的患者失去生命。日复一日的麻醉工作是否会导致麻醉医师产生明显的生理性压力呢？目前的研究还不支持这项假设。对由 38 名麻醉医师完成的 203 例麻醉进行调查，并未出现有临床意义的生理性压力指标的改变，如心率、血压和皮质激素水平 [108]。虽然在医学院或麻醉医师继续教育论坛上很少强调压力的处理之道，但应该予以强调。压力是所有人都难免遇到的普遍现象。对我们和他人的交往来说，重要的是识别受到压力后的行为表现，不仅是其他人的，还有自己的。对抗压力的有效方法包括加强交流、合理的建议、相互冲突的管理、保证足够的与家人共处的时间以及与工作完全无关的娱乐时间 [109]。

药物滥用

麻醉工作中潜在的精神类药物滥用是有明确记录的。麻醉医师在日常工作中很容易获得作用于精神系统的强效药物，他们对这些药物也很熟悉。即使是挥发性吸入麻醉药也有滥用的可能，因为医务人员很容易获得这些药物。Zacny 和 Galinkin 报道，在 1991 年海湾战争期间，一名空军药剂师滥用异氟烷 [110] 和滥用七氟烷导致死亡 [111]。毫无疑问，熟悉和易获得性是自 2000 年以来麻醉人员滥用丙泊酚增加的原因 [112-113]。

越来越多的科学证据表明，成瘾是一种药物长期作用于大脑导致的慢性、复发性疾病 [114]。接受该事实对于正在同药物依赖做斗争的医师来说是非常残酷的。本部分将介绍关于麻醉医师的药物依赖，以及如何帮助同事或患者本人摆脱药物依赖。

流行病学

对医师 [115-116]、住院医师 [117-119]、实习医师和医学生 [120] 药物滥用的发生率已展开研究。1992 年的国家调查报告公布，医师每年和终生药物滥用发生率分别为 2.1% 和 7.9%，此发生率明显低于一般人群发生率（16%）。这些结果均使我们怀疑医师比一般人群更容易发生药物成瘾的说法 [118]。一项最新的研究指出由于案例报道习惯的不同，真实的发生率是未知的；且其发生率可能至少应与普通大众相同 [121]。虽然医师更少吸烟和使用其他违禁药品，如大麻、可卡因和海洛因，但他们在无医疗监控的情况下获取镇静药和弱镇静剂的可能性是普通人的 5 倍 [122]。这种自我开药的趋势从医学院里使用镇静剂开始，持续至住院医师阶段使用苯二氮䓬类和处方阿片类药物。医师滥用乙醇应引起特别关注。虽然年轻医师中严重乙醇滥用率低于对照组，但是随着年龄的增长，医师群体中乙醇滥用率上升，而在普通人群中下降。在 50 ~ 55 岁年龄阶段，医师的酗酒率远超过普通人群 [123]。

普遍认为麻醉医师比其他专业医师更可能滥用药物。有三项回顾性调查表明，麻醉医师药物滥用的发生率为 1%～2%[124-126]。这些数字主要是根据美国麻醉学项目主任的回忆和每名接受问卷调查的麻醉医师的诚实性。然而，这些调查的估计值都惊人的相似。此外，在澳大利亚和新西兰对麻醉实习生所进行的研究结果是一致的[127]，最新的美国评估也是一样的[128]。1993 年，约有 2% 的美国麻醉科住院医师在担任住院医师期间开始对一种药物成瘾[129]。

比较已经公布的全体医师和麻醉医师（包括有执业资格的医师和住院医师）的药物滥用，有相当一部分麻醉医师出现在药物治疗中心[130]。在三项著名的治疗计划中，麻醉医师占接受治疗医师总数的 12%～14%；而在美国，麻醉医师只占医师总数的 4%[129, 131-132]。麻醉医师以 3 倍的频率更多地出现在治疗中心，这在全美国一段时间内保持不变。例如，来自加利福尼亚的转移方案的数据显示麻醉医师占接受治疗医师的 17%，而麻醉医师只占医师的 5%[133]。虽然这些数字表明麻醉医师药物依赖的发生率明显较高，同时也反映了药物滥用的可能性和麻醉医师证实同事患病的能力，以及该特殊群体为劝说同事接受治疗所做的努力。

20 世纪 80 年代开始的由国家管理的受伤害医师治疗计划[132-135]报告表明，虽然所有受伤害的麻醉医师都有药物依赖，但其他医师中至少 10% 有其他形式的伤害，如抑郁[131, 133, 136]。在麻醉医师药物滥用者中，将近有 50% 小于 35 岁，1/3 是住院医师。50% 的麻醉医师同时使用药物和乙醇，40% 只使用药物，一小部分只使用乙醇。最常滥用的麻醉性镇痛药是芬太尼，其次是舒芬太尼、哌替啶、吗啡和一些口服药。

可悲的是，药物滥用的医师可能直到失去生命，才刚刚发现问题所在。当比较年龄较小者和年长者的药物滥用时，前者的死亡可能改变了频数分布。例如，若年轻的医师死亡显然其不会再成为年长的药物滥用者。大量的研究已经调查了医师[137-138]和麻醉医师[139-141]及一般人群的死亡率。由各种原因导致的死亡率中，医师低于普通人群。这种差异是由于医师对生活方式的认识使他们的一些伤害性行为（如吸烟）减少，以及与医师的社会经济地位较高和更容易获得完善的健康医疗保健有关。虽然麻醉医师的死亡率低于其他专业医师，但其与药物相关的死亡和自杀危险性却相当高。研究发现，美国白种男性麻醉医师[140]和英国麻醉医师（大多为女性）的自杀发生率比相应的对照组人群高 2 倍[138]。美国近期的一项研究表明，麻醉医师自杀的可能性是实习医师的 1.45 倍；药物滥用相关死亡的相对风险更高，为 2.79

倍[141]。所有这些研究都明确表明，对麻醉工作者来说，药物滥用相关性死亡是一种严重的职业危害。

病　因　学

最初的职业压力出现在任住院医师期间，长时间工作，没有放松的时间，以及某些病例会对情绪产生不良影响。首次遇到自己治疗的患者死亡时，会感到自己能力不足[135]。医疗工作无疑是紧张的，但压力是导致医师药物成瘾的主要原因吗？事实与长期的共识相反，压力不是促成医师药物成瘾的必需因素，个性、家庭药物滥用史和以前娱乐性使用药物与医师的药物滥用都有关系[123, 142]。

可获得性

专业不同，滥用的模式也不同，与熟悉程度和可获得性有关。精神病科医师最常口服苯二氮䓬类，而麻醉医师首选高效麻醉性镇痛药。麻醉医师是医师中的一个特殊群体，因为他们自己直接给患者用药，而不是命令他人给患者用药。麻醉医师能立刻获得药物，这可能是该专业医师成瘾的最重要原因。在一项大规模研究项目中，接受药物滥用治疗的麻醉住院医师有 85% 认为随时可以得到药物影响了他们的职业选择[136]。自从 20 世纪 90 年代以来，麻醉科采取措施严格监督住院医师和医务人员使用管制药品。

尽管美国住院医师培训计划中增强了对管制药物的责任性，但是药物依赖的发生率并未降低[143]。虽然一个研究项目公布了关于强制限制药物试验这一概念验证的经验，但更需要研究证明预防的有效性[144]。2002 年对 123 个学院麻醉科的调查发现，这些科室都采取了一些新的措施来管理管制药物，包括药物分发、处理和责任性的改变。这项研究进行了 7 年，这期间药物发放从护士转到分支药房（42%）或发药机（31%）。打开但未用的药物返回药房（52%）或在一名证明人面前销毁（41%），给药量要与分发的药量进行比对（80%）。尽管发药方式和责任性有所改变，但药物滥用的发生率并未下降[128]。

将来，自动发药系统可直接监测非典型的药物处理，可以更准确地明确药物去向[145-146]。另外，麻醉信息管理系统和药物发放系统联网可以准确调查到药物处理上的差异，但这些系统尚未完全实现[147]。

药效

医师中更常见的是药物滥用，而非成瘾。虽然偶尔的乙醇滥用很危险，但可能不会导致成瘾。效力较小的阿片类药物如吗啡、哌替啶和可待因也是如此[116]。相反，芬太尼和其他高效阿片类药物成瘾的可能性极大，一旦使用，就可能会导致药物依赖[136]。发现药物滥用所需要的时间与所用药物的效能呈反比。例如，滥用舒芬太尼和芬太尼基本上分别在 1～6 个月和 6～12 个月就会被发现，而乙醇滥用可能要超过 20 年才被发现[134]。由于耐受性发展很快，必须加大剂量才能获得期待的感觉。在成瘾的医师中，每天使用 50～100ml 芬太尼或 10～20ml 舒芬太尼很常见。使用芬太尼在数月内，舒芬太尼在数周内，很容易就能达到这种剂量。在统计学上，药物的效能和致命性有关。1990—1997 年间，18% 确诊的教学医院科室药物滥用者常在被怀疑前死亡或需要复苏[127]。芬太尼是他们最常选用的药物。

其他因素

化学药物依赖是一种复杂的多因素疾病。试验性用药史会增加将来成瘾的危险性[116]。遗传倾向可能会促进从滥用到成瘾的转变。如果认定可获得性和效能是麻醉医师药物成瘾的唯一原因，就会忽略很多其他因素，如以前的药物使用史和家族药物滥用史。

管 理

对出现药物依赖医师的管理包括确诊、干预、个体化治疗和重返工作岗位。每个科室都应当建立这样一些机制来帮助受到危害的同事。药物依赖尚未发展到晚期之前，对工作能力并无影响，因此通常不能确定一名医师是否已经发展成药物依赖。ASA 药物依赖工作小组于 2002 年更新了成瘾的麻醉医师具有的特点（框 110-2）[148]。

在疾病的早期阶段，虽然没有可以明确诊断的症状和体征，但是一些表现可以帮助明确疾病的存在（表 110-3）。

一般来说，对外界失去兴趣是最早的表现，如放弃运动、社会活动、教堂活动和朋友聚会。接着出现家庭混乱，常见的有家庭争论、性问题、对家庭事件不感兴趣。再次，是频繁出现不能解释的疾病、个性改变、工作繁重、频繁在城市间奔走。如果成瘾过程发展缓慢，这些表现可能要经过几年的时间才能明显地表现出来。

工作能力通常最后受到影响。文件管理员和护士可能会最先发现成瘾医师的行为改变。记录变得马虎；越来越明显地过多地使用某种药物，还可能会出现以患者需要这些药物为理由的不寻常冲动。同事可

框 110-2 成瘾麻醉医师的特点概述
• 50% 的成瘾麻醉医师 <35 岁
• 住院医师中更多见
• 许多是美国骨科协会（AOA）会员
• 76%～90% 选用阿片类
• 33%～50% 是多种药物滥用
• 33% 有成瘾性疾病的家族史
• 65% 发生在麻醉科

Modified from Arnold W, et al: Chemical dependence in anesthesiologists: what you need to know when you need to know it, 2002. <http://anestit.unipa.it/ mirror/asa2/ProfInfo/chemical.html> (Accessed 30.04.14.)

表 110-3 药物依赖的症状和体征

工作中	家庭中
异常的行为改变（如非常大的情绪波动、抑郁、发火、欣快感）	远离家人、朋友和娱乐活动
受到他人的议论	行为改变（如非常大的情绪波动）
麻醉管理中使用麻醉性镇痛药越来越多	家庭战争和争吵
无意识地绘图	无法解释的频繁患病（通常发生于乙醇成瘾者）
宁愿单独工作	赌博
频繁地出入卫生间	婚外恋
不正常地喜欢安慰他人	法律事件（如因酒后驾驶被逮捕）
不正常地喜欢接电话	性欲降低
不值班时频繁出现在医院	在家中发现药物和注射器
频繁的、无法解释的缺勤	在家中隐居
值班的时候很难找到人	呼吸时有乙醇味
过度关心患者的术后疼痛	体重下降
总是穿长袖的长袍（掩盖针眼和防止别人发现早期戒断时的寒战症状）	针尖样瞳孔（阿片药成瘾者）
针尖样瞳孔	戒断症状（如出汗、发抖）
体重下降	对质的时候否认使用药物或乙醇
发生昏睡	
发生死亡	
被他人发现自己用药（唯一的特殊证据）	

能也会注意到类似的改变。直接观察到自我给药即可确定诊断，但不常见[149]。

患病医师用肤浅的逻辑解释他们奇怪的行为方式，以此表明自己未患病。同事也否认，他们宁愿接受这些解释，也不愿承认自己的同事是一位药物成瘾者。所以，直到表现得非常明显时才能确诊。

治　疗

发现同事药物依赖后，最初恰当的反应是寻求帮助。求助于有管理药物依赖医师经验的人，并开始接下来的治疗[133]。在美国，大多数州的医疗协会都有管理受伤害医师的委员会，对患病医师提供支持。只要医师遵从委员会的建议，委员会就会一直提供支持。这些委员会是医师和医疗局或注册机关之间的缓冲机构。他们也提供顾问帮助确诊、干预并为患病的医师推荐合适的治疗中心。虽然各州的法律不完全一样，但通常都要求委员会将医师的治疗过程告知医疗局。在许多州，医疗局通常不会谴责遵从委员会建议的患病医师。

干预是证实发生药物依赖者患病并需要进行治疗的过程[150]。干预应在至少有 2 名相关人员的情况下进行，理想状况是在一名经验丰富者的指导下进行。在会面之前，治疗小组必须搜集药物使用的证据，包括药房记录、麻醉药记录和其他相关证据。在同患者会面之前，小组成员（如同事、心理师、家庭成员）要进行排练，这是非常重要的。许多专家建议每名参加者都要准备书面材料，在干预过程用作参考。这样做的目的是在一种同情的方式下，提供成瘾者无法反驳的证据，并开始适当的治疗计划。如果干预治疗小组中有一名成员是正在康复中的医师，他的作用会是无价的。在干预之前安排好住院治疗和行程（如果计划这样做）[150]。

一切就绪后，参与者就座，然后请患者入席。每个人依次表达他们对患者健康的关注，并描述他们以前看到的异常行为。如有必要，可以展示手头的文件。解释疾病的基础和治疗，鼓励患者接受提出的计划。如果患者拒绝（许多人开始都会拒绝，因为害怕对局面失去控制），可以告诉患者最终的治疗决定要在专家团彻底评估后做出。如果最后不能确诊，患者就可以出院，否则就要开始可能持续几个月的治疗。如果患者还是不同意，就要提醒患者，根据法律，干预者必须将此事报告给医疗委员会和管制药物委员会。虽然这不代表免除法律制裁，但是许多法庭都愿意这样做。

干预开始后，应当有人一直陪伴患者，这样做不仅可防止可能的自我伤害或潜逃，也可以为开始恢复提供有必要的社会支持。只要准备充分，大多数干预都是成功的。

治疗包括深度的评估，通常需要住院和门诊治疗。正式的治疗可能要持续数月[131]，但是根据最初的计划安排，有一些治疗计划允许正在恢复中的医师在进行门诊治疗的几年中可以同时继续行医[133]。虽然这个方法尚有争议，但在有管理经验的中心接受治疗的医师通常进展更好。虽然每项治疗计划都不同，但共同目标都是让恢复中的医师保持清醒。在这种帮助下，医师和同等帮助集团（如匿名戒酒会或匿名戒毒会）之间形成了一种强烈的联系。

预后与重返工作岗位

对于正在康复的医师来说，脱离治疗是一个困难的过程。全面的治疗计划提供了与工作完全不同的环境。因此，如果有富有理解力和同情心的同事愿意为这些恢复中的医师提供情感支持，会对他们重返工作岗位起到巨大作用。逐步恢复工作是很重要的，早期可能还需要其他人帮助管理毒麻药处方。如无这些支持，复发的可能性将大大增加。

在很多州，受伤害医师委员会在恢复过程中发挥了很大作用。正式终止治疗后，委员会准备一份"治疗后期合同"，医师要同意遵从委员会的建议。委员会通常规定了医师必须参加的会面的数量和类型、"监督医师"的名字、需要随机按要求进行尿样检查以及如果复发要采取的措施[131, 151-152]。许多康复计划要求患病医师在返回工作岗位后坚持使用纳曲酮（naltrexone）或双硫仑（disulfiram），或者两药合用，时间为 6 个月或更长。新的乙醇依赖治疗包括正在调查的药物，如阿坎酸（acamprosate）、溴隐亭（bromocriptine）、选择性 5- 羟色胺再摄取抑制剂、丁螺环酮（buspirone）和右美托咪定（dexmedetomidine）[153-155]。只要医师遵守合同，委员会就会提供支持。

美国联邦法律［美国残疾人法案（Americans with Disabilities Act，ADA）］提供有限的保护，防止对康复人员出现就业歧视[156]。虽然目前使用药物不受此法律保护，但成功接受治疗并能工作者被认为是"有资格的残疾人"。ADA 认为有过药物依赖史者是"有残疾的"。尽管不要求雇主为其提供治疗，但要求雇主合理地安排想返回工作岗位的、有工作能力的个体。对于恢复中的医师来说，安排可包括调整工作安排，如几个月不安排值班、协助他们处理麻醉处方。如果对于雇主来说可能会出现难以预料的困难，不要求强行安排。例如，在法庭上雇主可能认为接受恢复中的医师会对其他雇员有不良的影响或者认为费用太高。ADA 是否适用也取决于个人和医院或集体之间的雇主-雇员关系类型。可以肯定的是，任何寻求 ADA 支持的人都需要足够的法律指导。

治疗计划报告表明，大多数医师都能重返有价值的、职业的生活[157]。成功的结果有赖于终身参加治疗后计划、完全戒除药物和乙醇以及对自身疾病的不断了解。现在一些人仍相信麻醉医师能否长期戒酒与年龄和确诊时的状态有关。芬太尼成瘾的住院医师复发率明显较高[160]。虽然每个病例都要分别处理，但对于强效阿片类药物成瘾的低年资住院医师务必考虑改换专业。一项对重返工作岗位的麻醉医生的研究显示，即使大多数调查对象了解他们有相关药物依赖史，仅有不到一半的调查对象要求避免使用先前滥用的药物，且至少有 2 例复发[158]。一项回归分析表明，心理健康疾病史、大量阿片类药物应用史（如芬太尼注射，不包括口服羟考酮）和复发史均可能成为复发的严重危险因素[159]。医生应用阿片类处方药治疗慢性疼痛是否存在复发的高风险尚不清楚。

只要其他方面都合格，美国麻醉委员会（ABA）允许正在从乙醇成瘾或其他药物依赖中恢复的医师参加认证笔试和口试。如果有这种病史的候选人满足了认证的要求，"委员会将决定是否需要延迟一段时间授予其证书，以避免让一名可能会对其他人的安全和健康带来直接威胁的候选人通过认证"[160]。如果委员会认为这样的延期是合适的，"在对候选人乙醇成瘾史或不合法用药史这一特殊情况做出评估后，委员会将决定延迟候选人认证的时限"。这与 ADA 规定的内容一致[160]。

参 考 文 献

见本书所附光盘。

第 111 章　麻醉中的统计方法

Stanley H. Rosenbaum

丁文刚　刘金锋 译　周华城 审校

要　点

- 数据都应作图展示。数据的显著趋势应该是直观可见的。
- 应详细了解统计程序，以确保该程序是按需求进行计算的。
- 计量数据不能按分类数据进行处理——两者的数学运算方式是不同的。
- 许多统计方法都假设数据是以一种对称的钟形曲线方式"正态"分布的。如果数据呈非正态分布，则这些统计方法会产生误导。
- 标准差（*SD*）用于描述数据的离散度，而标准误（*SEM*）则用于数据组之间的比较。
- 将结果变量与一种以上因素进行相关性分析的多元回归分析往往需要较大的数据样本，但它可能找出采用一元回归分析可能遗漏掉的相关性。
- 应用多元回归分析时，如果两个变量之间密切相关，统计程序则可能漏报其中与结果相关的一个变量。
- 在假设验证中，阴性结果可能表明真的没有差别，也可能仅仅因为该研究的检验效能太弱以至于无法找出真正的微小差别。
- *P* 值是在假定检验假设间不存在真正差异的前提下，观察到的结果出现的概率。它并不等同于检验假设间存在差异的概率。
- 应认识到"贝叶斯"方法用于诊断性检测时，某一检验的价值取决于患者的群体：若该群体中这种检验几乎总是得出真阳性结果，则假阴性结果的数量就会超过真阴性的数量，该检验的利用价值就降低了；同理，若某项检验几乎总是获得真阴性结果，则假阳性结果将导致混淆。
- 选择偏倚使许多实际工作中的临床研究结果难以解释。随机化临床试验是减少选择偏倚的最佳途径。
- 当心"数据挖掘（data dredging）"的错误。数据进行分析时，使用不适当的检验方法，可能得出一些有误导性的、看起来似乎是有意义的结论。

过去 500 年里，科学知识的进步把试验结果和对经验观察的数学评估紧密联系起来。统计学作为一个数学分支，其作用是尽可能用数学方法来描述试验结果，并分析隐藏于试验背后的因果关系。

对于希望使用统计方法的临床医师或临床科学家而言，所面对的一个严峻问题是：统计学是近代数学的一个分支，其大部分内容发展于 20 世纪。统计学在数学上的复杂性常远远超出大学生的演算水平，而这种演算水平是传统医学训练所能达到的上限。而且，许多统计方法包含了极其冗长而枯燥的计算，需要计算机辅助实现。这一缺陷使研究者陷入窘境，统计方法很有用，是理解医学科学的必需知识，却因为晦涩难懂而难以使用。

本章作为全书的一个章节，无法推导和透彻解释统计中运用到的数学原理。很多介绍文章也仅提供了简略的菜单样的统计学方法和一些推理。实际应用中，除了最简单的统计能用纸和笔进行手工计算外，其他绝大多数统计要用计算机完成。统计计算应用程序在个人电脑上使用广泛，其中大多数统计程序设计合理、使用方便，无须特殊准备。

应用电脑统计软件时遇到的问题是，隐藏在统计量背后的假设总是难以捉摸。最易犯的错误就是用错了方法或途径，软件给出的结果看上去正确，而实际是错误的。正如计算机方面的谚语所说的，输入垃圾信息（统计误用）就会得出毫无意义的结果。

本章的目的是介绍一些正确的统计描述用语，说明在具体情况下如何选择恰当的统计方法，还将指出一些典型而普遍的医学统计学错误。当然，读者必须熟悉自己实际使用的程序。

统 计 方 法

在大量的统计规则中，若干独立的、有价值的领域可以分别加以研究。"描述统计学"是使用数学方法对经验观察中提取的数据进行描述或分类。"统计检验"是从一系列观察结果之间得出结论的常用方法。以上各类都有许多各自的技巧。

数 据 类 型

谨记每种统计方法学都是在正规数学定义和证明的基础上建立的。尽管有时简单直观的方法足以理解发生的事件，但应用数学统计却可能产生严重的误导。统计表格和计算机程序所依赖的数学证明和计算要求必须严格区分各类型的数据（表 111-1）。

计量数据单纯由一组连续的计数性测量值构成（如 1.2、33.4），常用来描述离散的计数资料，例如同一分类的计数或整体数量。这一方法偶尔会发生偏差：尽管每个家庭的儿童总数不会是分数，但笼统地说"一般家庭有 2.3 个小孩"也是有意义的。在实际应用时，连续和离散的数据都可以采用近似于处理计量数据的方法来进行统计处理。

分类数据是另一种重要的数据类型。其中一种称为等级数据。"等级"是指事物的秩序或排列顺序（如

表 111-1 资料类型

数据类型	举例
计量数据	1.1、22
序数数据	第一、第二
二分类数据	男或女、存活或死亡
多分类数据	红、绿、蓝

第一、第三、第十），特别要注意勿把等级数据当做计量数据，例如别混淆了"第一"与数值"1"等诸如此类数据。试图把等级数据中的序号当做计量数据处理，通常没有意义并且在数学上也是错误的。对数据随意分类并进行运算处理很容易得出令人误解的结果。

二分类数据是另一种类似的分类数据（如上与下、多与少）。最常见的分类数据是简单分类（如红、绿、蓝；肿瘤、糖尿病、溃疡）。当使用简单或二分类资料时，试图把数值分组以期得到数值结果，从数学逻辑上讲是不妥的，其结果也没什么意义。分类数据必须用特殊的统计方法处理。

统 计 描 述

最常见的统计目的是描述数据分布情况，最直接的方式就是列出所有的原始资料。对小样本数据可给出实际测量值。对大样本资料，绘制统计图或线条趋势图将有助于理解。用数字无法描述的数据，在图中常可显示出频数、分布趋势和归类分组，因此建议对数据进行分析前应绘制统计表和散点图。如肉眼观察即怀疑数据有误，那么统计分析者应非常小心地进行处理，以避免差错。选择正确的统计图表是一门艺术，利用特殊的数据处理程序有助于找出清晰可辨的线索。

正 态 分 布

数学统计概念中最著名的就是"正态分布"，又称为"钟形曲线"。数据以一个值为中心对称分布，构成平滑的曲线，这是一个有着很深数学根源的经典统计学概念。该曲线与直觉的想法很吻合，即测量值围绕一个"真实值"随机分布，越接近"真实值"，测量值越多；而离"真实值"越远，测量值则越少。

很多典型的数据围绕一个中心点呈正态分布。正态分布又称"高斯分布"，起源于一个假说：假设有一个中心即"真实值"存在，测量值偏离中心的距离是随机的，且随距离增加，测量值存在的可能性越低（图 111-1）。

正态分布被严格应用于大样本的连续计量数据。通常数据不完全符合正态性标准，这时需要取近似值。幸运的是，大多数计算机统计程序可以解决该问题并得出满意的结果。

通常，数学描述测量值的位置关系定义为"分布"。除正态分布外，还有其他很多比较少见的分布形式。它们构成不同的曲线，各自有其特殊的数学特

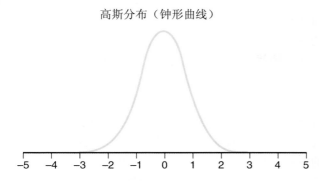

高斯分布（钟形曲线）

$$-5 \quad -4 \quad -3 \quad -2 \quad -1 \quad 0 \quad 1 \quad 2 \quad 3 \quad 4 \quad 5$$

图 111-1　高斯分布钟形曲线。X 轴单位为标准差

性。并非所有的数据都呈正态分布，即便曲线看上去是"钟形"。如果曲线过宽、过窄，或不平滑，则从正态分布引申出来的数学逻辑都不适用。

当数据遵循正态分布，或遵循任何特定的数学分布时，可应用参数统计方法进行分析。参数化是指用一组特定的数值描述数据的分布情况。很多情况下，数据无法使用确定的参数统计，这时要用非参数统计方法。非参数统计方法对数据分布的数学假说相对较少，但更难理解，而且统计出差异的效能不强。如果对非正态分布数据用参数统计方法分析将得出错误的计算结果，事先做正态性检验或用恰当的检验可以避免发生此类错误。

在实际应用中，人们常把数据当做正态分布数据处理。然而，明智的研究者会用统计软件对数据先做正态性检验，若不符合正态分布则改用其他方法。

集中趋势的检测

在描述资料时，先要给出所描述的数据的近似值、范围和大小。具体做法取决于所涉及的数据类型（框 111-1）。对分类或二分类资料，如果可行，应给出每组的合计数（总数）。对多组分类数据，可以按顺序命名和排列。对等级资料的概括描述很难，一般是第一个或最后一个位置的数据最有意义。

将数据由小到大排列，中位数就是该组数据的中心或中间位置的值。中位数适用于计量数据或分类数据中的序数数据。能用来描述计量数据的数学方法有

很多，最常用到的是均数，或是将所有观察值平等计算后得出的简单算术平均数。对于"加权平均数"，各观察值并非平等相加，而是根据权重相加。

可以数学方法分析的计量数据可能与某曲线吻合，即可先根据测量数据值计算出与之拟合的数学公式。这一过程包含复杂的计算，需借助计算机完成。数据之间可以是简单的直线关系，也可以是包括指数、多项式或其他函数的复杂方程。由此方程计算出的值作为该曲线的参数。这些参数可以近似地描述研究数据。对于单纯的直线近似关系，其参数是斜率和 Y 轴截距。而对于复杂方程，其参数应是组成该方程的各种计算值。

众数是指一组数据中最常见的值。若资料确实是连续分布的，这个概念可能产生歧义，因为很可能各个数据间都有差别（假如仅在趋近于无穷小时）。由此，在描述连续数据的众数时有必要把各值归组为短的区间，这样大多数数据所在的区间就是众数区间。众数也会在描述数据总体趋势时产生歧义，因为不能说众数就是处于中间位置的数值。

数值变量资料可将其中的数据归类成百分位数或相似分组描述。如第 10 百分位数的意思是 10% 的资料数据小于或等于该值。第 50 百分位数实际上就是中位数。第 99 百分位数就是大于或等于 99% 的变量值的那个值。四分位数、五分位数或其他分组都以相似的方式计算。无论哪种描述方式都可能会对结果的认识产生偏倚。在简单资料 [2, 2, 3, 7, 14] 中，众数 =2，中位数 =3，均数 =5.6。到底哪个参数更确切些呢？答案取决于要用资料做什么，因为没有完美的参数。

离散趋势的测量

通常分析人员不仅要描述数据中的变量值，还要描述数据分布。对正态分布资料，经典方法是计算标准差（standard derivation，*SD*）。得到标准差后会发现，大约 68% 的测量值在均数 ±1 个标准差范围内，95% 的变量值在均数 ±2 个标准差范围内。标准差越大，钟形曲线越宽；反之，标准差越小，钟形曲线越窄。

反而言之，如测量某未知数值，得到的测量值围绕实际数值呈随机正态分布，则大约 68% 的测量值分布在实际数值 ±1 个标准差的范围内。当然，这只是概率最大的结果。任何真实的随机分布数据中都可能出现不规则数据。

非正态分布数据很难用一种标准形式来描述其离散趋势，通常只给出极差，即最大变量与最小变量的差值。偶尔数据过于分散时，上下四分位数比极差更有意义。

框 111-1　集中趋势的测量
均数 ± 标准差
众数
中位数
百分位数

注意

软件计算标准差很容易，但应慎重对待。数据分布形状通常并非是完美的对称钟形曲线，数值两端常超出曲线末端。例如，研究包括许多儿童的各年龄段的一群人，很容易算出平均年龄为 10 岁，而标准差为 15。显然，曲线末端不会出现值为 -5 岁的点。在这种情况下，标准差虽然在描述数据分布上有一定作用，但从严格的数学角度看，则为应用不当。

均数的标准误

正如随机计量数据可用标准差来描述一样，由多组结果计算出的均数也可用类似的形式描述。但由此得到的均数标准差不是针对测量数据，而是针对均数。计算出的值称为标准误（standard error of the mean，*SEM*）。随着样本量增加，测量值就会越来越接近无法完全确定的"真实值"。通过对样本均数的比较，可以逐渐逼近这个"真实值"。这样，随着数据的积累，标准误（样本均数的标准差）会越来越小。这个概念很直观，也合情合理。也就是说，即便数据自身分布是离散的，但对一个数据的测量次数越多，样本均数越接近真实值。

区分标准差和标准误很重要。标准差是用来描述数据变量间的离散程度，而标准误反映样本均数间的离散程度。统计软件可同时轻松计算出这两个值，通常标准误小一些。如果用标准误来描述样本间的差异，应清楚地标明。倘若样本含量很大，标准误可能会很小；而无论样本含量多大，来自于离散程度大的数据标准差都会很大。

绘制统计图表　经验丰富的统计学家都强调，在统计分析前应该先用图表将数据的大致情况表示出来。若发现数据散布广，呈非对称分布或形式特殊，提示应选择适用的统计工具。而且，位置处于极端的点可作为找出数学或试验误差的线索。

回归分析　数据有可能常与数学方程相拟合，这个方程可能是一条直线（如直线相关），也可能是任一种连续的数学方程。在回归分析中，可用软件来确定数据的最优拟合方程。为此，必须为软件提供各种可利用的曲线类型，例如直线方程、二次方程、指数函数方程等。软件将给出数据的最优拟合方程的参数。

回归分析是比较复杂的方法。首要是选出适合数据的恰当的数学关系。显然，绘制统计图非常有用。至于如何使曲线与数据拟合得更好，有一些数学上的技巧。其中最常用的是"最小二乘"原则，该方法可减小每个数据点至曲线的距离的平方。该方法已存在约两百年，运用起来一直很困难，直到计算机出现后才便于使用。

回归分析软件会给出拟合方程的参数，如直线斜率、Y 轴上的截距，以及符合数据的方程参数。在运用选定的方程时，若方程与资料的一致性欠佳，使用者须注意。同时还应特别注意，即使是杂乱堆砌起来的资料也可能和某个方程拟合，并有着惊人的一致性。应该公正地承认肉眼对趋势的把握能力。因此，如数据与图中曲线不太一致，明智的做法是对结果持怀疑态度。

单变量与多变量回归　对数据做回归分析首先要确定自变量。在单变量分析中，只有一个变量来做所有的计算和数据描述。例如，比较一组研究对象的身高和体重的关系。然而，实际上可能有许多变量决定结果变量。在多变量分析中，将用到两个或以上的变量来描述观察结果。如在上例中，研究对象的体重可以用身高、年龄和性别进行分析。需注意，得出的结果是一个连续计量变量，但却是由一组混合变量（既有计量变量如年龄和身高，又有分类变量如性别）来决定的。用于多变量分析的精确数学方法取决于所用变量的性质。通常，对实际资料来说，采用一组混合变量可能意义更大。

在数据的初步分析过程中，简单的单变量分析有助于对相互关系的理解。但是分析者须注意，仅做单变量分析而未纳入合适的变量进行分析，可能漏掉不易察觉的关系。例如，创伤患者的心率与镇痛药剂量相关，但两者间的因果关系更取决于疼痛的程度。

应用计算机进行多变量回归分析时很容易遇到潜在的陷阱。如果忽视一组变量相互间可能存在的相关性，而将其描述为完全独立的变量，会造成严重错误。对自变量来说，一个变量值的变化不会预示另一个变量值的变化。在体重与年龄和身高的关系这个例子中，成人的年龄和身高将被认为是独立变量，数学上年龄和身高是不相关的。而对儿童来说，年龄和身高是相关的。因此，体重可表达为体重对年龄或体重对身高的函数。对于后者，重点放在自变量上的多变量分析，将仅仅得出体重是身高的函数，而忽视了体重与年龄的关系。因此当涉及多个变量时，必须注意不能因为对结果的生成没有影响而忽略掉试验中的一些重要关系。高级统计软件可发现该类问题。发现不同变量间显著的相关性，提示我们如仅报告自变量可能会遗失一些信息。如果使用比较简单的统计程序，明智的做法是用剩余的变量做多变量分析，以便找出可能存在的其他相关关系。

多变量间关系的分析也会出现一些难以解释的现象，如软件分析得出了一个可信度高但与资料弱相关的变量。这种情况在直线回归分析中称之为"相关系数小但 P 值显著"的结果（关于 P 值的更多阐述见后文）。如果计算得出的相关性差，则不能用这种相关性来很好地解释现有数据，那么即使这种相关性在统计学上并非偶然，也不会对资料的分析提供多大帮助。让人迷惑的事实是，虽然相关度低且说服力不强，但此种弱相关性却有非常高的可信度。

假设检验　最常用的统计技术是对某问题进行验证，称之为"假设检验"，也常称为"显著性检验"。在此过程中衍生出极具价值的概念"P 值"。这个 P 值被常用来总结统计强度以显示对假设的支持或拒绝。组间比较时常用到"无效假设"和"备择假设"的比较。无效假设是指假设两组资料间没有差别，而备择假设（对立假设）为假设有差别。分析单组资料，比较该资料的两个性状，如推断由数据计算出的均值是否与"0"有差别，这时的无效假设应是"均数 = 0"，而备择假设应是"均数 = 测量值 ≠ 0"。

如果无效假设成立，根据观察数据计算的 P 值可作为得到现有数据的概率。必须指出，P 值虽然是在假定无效假设成立的条件下计算的，但并不意味着它就是备择假设成立的概率。实际上如果无效假设成立，则不可能从资料中得到另外的结果。在实际检验中，所有数据都具有随机性，因此永远不能否定此观察结果是不幸的偶然。

在假设验证中，需要选择一个显著性水平，称为"α"值。若 $P < \alpha$，则结果被认为具有统计学意义，假设为真；若 $P \geqslant \alpha$，则假设被拒绝（等同于接受无效假设）。应记住这个逻辑顺序：事先确定 α，然后由数据计算 P 值。继而比较这两个值，最后做出统计推断。如果 $P < \alpha$，则假设成立，无效假设被拒绝。P 值是无效假设成立的概率，尽管运气不好，数据来自于观察。一般将 α 设为 0.05，且 $P < 0.05$。当无效假设成立时，出现现有统计量的概率 < 5%。

检验标准是人为设定的。如果想更确切地拒绝无效假设，可以把 α 设为 0.01。生物医学研究中常将 α 设为 0.05。要知道一个极小的 P 值也许能使研究者拒绝无效假设，但不会提供更多有关备择假设的真实属性的信息。比如抛硬币，连续 6 次都是头像在上，这让我们拒绝该硬币头像在上与在下机会是均等的无效假设，但不足以确信该硬币抛出后总是头像在上落地。

预设无效假设成立，由资料计算出 α 值，若 P 值很小则允许拒绝该假设。但即便 P 值再小，也不能充分说明备择假设的成立。

检验效能　显然，统计检验能否做出明确的判断取决于所能获得的样本量。仅有少量观察对象或数据点时，得到的结论不能和拥有大量数据时一样令人信服。如果研究者目的是想推断硬币落地的公平性，仅抛两次无法令人信服，而上千次则会使人对此有更好的了解。在统计假设验证中，研究效能描述的是一个研究所具有的发现真实差别的能力。当资料确实不能反映差别，或数据太少以至于经数学计算得到一个弱的 P 值时，一个假设验证也许不能获得"显著性"（不能得出 $P < \alpha$）。为此，定义一个"β 错误"，即错误地接受无效假设的概率（假设备择假设成立时计算得出）。检验效能 = $1 - \beta$。如要得到更高的检验效能，应使 β 值尽量小。达此目的需要足够的样本量，这样在无效假设和备择假设间发现差别后，才可以信服地接受。

样本量通常要在试验开始前就计算出来，以便为了得到合理的预期结果，确定需要多少样本。在确定了 α 值和检验效能，并对预期结果做出初步估计之后，就可以利用标准软件计算必需的样本量。应审慎对待任何未发现组间差别的所谓"阴性"研究结果。结果为"阴性"要么是确实不存在差别，要么是样本量太少以至于无法显示出统计学显著性。

置信区间　统计分析中越来越普遍地使用"置信区间"作为统计推断描述。方法是规定一个值的范围，推测"真"值以某种可能性（常选在 95%）落在该范围内。为简单起见，定义置信区间 = 均数 ± 标准差。当以正确的统计方法描述"无差别"时，使用"置信区间"描述结果特别有用。在这里，恰当的说法应该是：在约定的统计信度水平前提下，真正的差别包含在小于"x"的置信区间内。

总之，对于假设验证需要了解以下几点：

- 无效假设，如均数 = 0
- 备择假设，如均数 = m
- α 值（事先选取），如 $\alpha = 0.05$
- 检验效能（事先选取，计算样本量以保证足够的数据），如检验效能 = 0.8
- P 值，由数据计算得出

若 $P < \alpha$，可以认为无效假设和备择假设间存在显著差异。数值可以用置信区间来描述。当要表明数值间无差别，置信区间的差别（如存在）可描述为小

于某计算值。

研究设计

科学研究的要点通常在于对某些结果的量化测定，而用统计计算可实现这种量化分析。然而，如果对研究未进行严格设计就得出了数据，那么对该数据所做的形式上的统计分析就会收效甚微，甚至产生误导。经典的研究过程通常为试图表达某些变量（例如均数或趋势），或者在接受或拒绝假设中做出选择。对于任何问题，分析人员都应始终注意所得的结果是否真正解答了拟解决的问题，同时应防止因不恰当的结论而得到歧义。

科学研究中的"观察性研究"即只收集资料，而不施加任何特殊的干预，避免影响分组或影响组内成员。因为在观察性研究中只能将得到的素材当做数据，所以更应关注其他尚未意识到的因素，这些因素可能使我们产生误解或限制我们对资料的分析能力。

在干预性研究中，研究人员需在开始收集资料以前明确试验分组、干预措施，并尽量预防和排除潜在的干扰因素。临床试验中对不同的疗法进行比较即为典型的干预性研究。

科研设计中一个主要的顾虑是统计偏倚。这是研究中的一种系统效应，可能导致结论解释上的错误。在考虑多种可能的设计方式时，要注意可能潜在的偏倚。比较某些变量时，如果未意识到各组间在其他（但重要）方面存在差异，就会产生选择性偏倚。由于各组间研究对象也许存在多种多样的差别，分组结果既受到错误选择的影响，又受到偶然"坏运气"的影响，组内并非公平可比。尽管结果是由研究的分组变量决定的，实际上却可能受到了其他一些因素的误导。例如，比较某种疾病手术和药物治疗的疗效和预后，分组时手术治疗组男性明显多于女性，故该研究中得出的任何关于手术和药物治疗的结论都是存在偏倚的，可能反映的仅仅是接受手术治疗的男患者与接受药物治疗的女患者在疗效上的差别。

当多个变量间关系密切时，可产生混杂偏倚。因此，尽管所研究变量预计是重要的，事实上却存在其他更重要的混杂变量。例如，研究过度肥胖对寿命的影响，因糖尿病与过度肥胖密切相关，研究所得出的结论与其说是针对过度肥胖，倒不如更准确地说是针对糖尿病。当变量间不存在互相关联时，一个变量不会随其他变量的变化而改变，称此变量为"自变量"（从粗略的非数学角度看），而相互关联的变量是因变量。

不同组间进行比较时，若测量方法的标准或灵敏度不一致，就会出现测量偏倚。例如，分别对合并和未合并冠状动脉疾病的患者采集有关胸痛的病史，可以设想那些知道自己患有心脏病的患者要么对短暂疼痛的记忆比健康人更详尽，要么可能更愿意否认疼痛而自认为是健康的。因此，研究者的技巧在于能否预计且避免这样的偏倚。

在采用盲法的研究（更贴切的叫法是"面具"研究）中，实施测量的人对试验分组不知情，由此可避免潜在的测量误差。例如，有活性的药物与无活性的安慰剂比较，一个知道哪些患者服用了有活性的药物的研究者，可能更注意随访其药效和不良反应。在采用双盲法的临床研究中，患者和资料收集人员都不清楚谁服用了药物或安慰剂，从而避免了测量偏倚。

观察性研究可分为个案研究、病例-对照研究或队列研究。在一个简单的个案研究中，报告的是病例个案或一组病例。这样的报告可说明某观察现象或效应的存在，提供可能有代表性的观测特征，提示治疗方法或既往史。此类研究无法提供医学证据，因为总有这样的可能：即观察现象是由某些其他的隐蔽因素造成的，或者观测到的特征在某种方面不典型。无论如何，本着"眼见为实"的宗旨，很多的医学报道采用病例观察的形式。

队列研究和病例-对照研究间的区分很关键，然而却常被误解。两种类型的研究通常都是在不同组观察对象间比较所实施的某种干预的效应。病例-对照研究的分组是在实施干预之后确定的，通常为按照是否发生某结局而分为病例组与对照组。因为是在实施干预后分组，选择性偏倚或难以鉴别的混杂变量会误导观察者。例如，研究高血压对手术死亡率的影响，如果按是否有围术期心脏事件分组，有一组肯定与其他组有差别。然而，这样得出的结果有可能产生误导，可能与高血压相关的肾脏疾病才是使结果具有显著性的真正因素（混杂偏倚）。另外，有高血压的患者也许是因为更严重的外科疾病而被内科医生送去做手术的。因此，组间并不具有可比性（选择性偏倚）。

在队列研究中，研究对象在干预试施前就进行监测。分组时尽量保持各组条件相同，然后及时监测。这样的研究对描述疾病的自然进程很有用，而且在病因方面也有提示作用。但是，与其他类型的观察性研究一样，选择性偏倚和混杂偏倚都可能出现并导致错误的结果。

病例-对照研究有时又称为"回顾性研究"，原因是只有在受试对象完成研究之后（据此确定他们属于哪个组）才可以开始分析过程。从这个意义上说，队列研究是一种前瞻性研究，必须在干预前尽量收集数据。遗憾的是，这些术语会被误用，因为病例 - 对照研究显然也可以事先就计划好（前瞻性地）。另外，无论一个研究有着多么明确的前景，一旦数据收集完毕，就要开始进行分析（回顾性研究）。应该尽量避免使用这样的术语。

通过了解观察性研究的作用，可以看出干预性临床研究的优势在于：研究者事先确定要比较的各组成员，并使各组的其他条件尽可能相同。在随机化的临床研究中，研究对象被分配到各组的机会均等。因此，若研究对象间出现了某种偏差或较小的选择性偏倚，对各组的影响都是一样的（在结果中可被剔除）。这样一项研究在本质上必然属于前瞻性研究。

随机化的临床研究是医学研究的理想标准，因为它们最好地规避和减少了偏倚。但开展一项临床试验所需的经费和耗费的精力相当大。应认识到，这样的试验要求在施加干预前就把患者登记在册。患者放弃选择治疗方式的权利，接受和允许在多种选择中随机分配他们的治疗方案。这些试验（即使涉及的是标准治疗方案）须取得伦理委员会的批准和患者的知情同意。

即便用最佳的临床试验方法仍会遇到潜在的困难，包括如何处理微小的选择性偏倚和考虑谁会被纳入试验中。研究人员和他们热情的同事积极关注着的研究，其最后的结果可能是做法并不规范，不能被归纳成标准的临床惯例。试验中的患者基本上是基于研究所能给他们带来的益处而被动员起来的，不能指望他们严格履行试验计划或保持在一个对他们来说未显示出成效的研究项目中。

数据挖掘和多重比较问题

对所有由资料得出的结论进行统计分析时，应该意识到，存在着把极不可靠的统计结论误解为有代表性的真正结论的可能性。如果连续抛硬币 6 次，落地时都是头像在上，这个结果可能导致得出该硬币平衡性不好的推断。然而，就算是用完全平衡的硬币，也有 1/64 的机会得到同样的结果。当选定了一个 α 值等于 0.05，也就等于大约可接受 5% 的随机误差。与此相似，每做 20 次试验就可能有一次仅仅因为偶然性或坏运气而得出错误结论。假如用多种方式分析一个大样本资料，就可能因这种偶然性使结果显示出统计显著性。这就是数据挖掘错误。当对单一数据集内的太多变量做相关分析时，也许会随机地发现某事物似乎表现出统计意义，这种错误便有代表性地发生了。

同样，如在两组研究对象间做大量的独立比较，

可以接受的错误概率是 5%，每 20 次比较大约会得出一次错误的但具有"统计学意义"的结论，这就是多重比较错误。已经有一些数学方法可纠正这些错误，即对统计分析的用户来说最中肯的建议是正视错误的存在并寻找修正的办法。

检验的选择

非参数检验

当计算一些变量的随机分布时，经常会看到群集的变量围绕某些中心值呈现出明显的钟形（正态）分布。然而，正如上文提及的，并非所有资料都呈现出如此满意的分布。非计量形式的资料诸如分类数据（如红、黑；男、女）或等级数据（第一、第二），不能使用如均数或标准差为参数的数学分布来描述，须使用非参数检验。非参数检验特别适用于分类数据或等级数据的分析。分布非常不规则的数据（非正态分布）则不应使用要求数据呈正态性的方法处理。这类数据须借助非参数检验。

选择统计检验方法的第一步是判定适用于正态分布数据的统计方法是否恰当，是否需要使用非参数统计方法（表 111-2）。正态性检验一般内置于统计软件中。对表格或图形中的频数的简易检测常常传达出大量的信息。

列联表

表格数据的分析是非参数检验的一个常见问题，统计表格中每个格里都有一个特定分类的计数。要解决的问题是鉴别各组间是否有统计差别。例如，男性、女性；他们各自的政治倾向：共和党 *vs.* 民主党，一起构成一个 2×2 的四格表。如再加上其他政党，如绿党和未宣布的某党，就构成了一个 2×4 列联表。如果要分析男和女是否有政治倾向上的差别，或民主党和绿党成员在性别构成上是否有差异，就应该选择适合于列联表资料的非参数检验。

配对与非配对资料

对每一个体都相对独立的不同组别进行比较时，统计背后的数学原理会假定即使样本来源高度相关，每个个体因存在独立性和随机性而大不相同。例如，研究两组对象的血压，一组给予药物治疗，一组不予治疗。由于血压实测值分布很分散，取决于研究对象以前的健康状况，微小的药物效应很难观察到。然而，如研究同一个体治疗前后的差异，则广泛的原始差异就被剔除了，微小的药理作用就会显示出来。在后者

的研究中，数据在组中是配对出现的。使用配对资料进行研究对于寻找细微变化非常敏感。反之，对配对资料的错误应用可能会使根本不存在统计学差异的资料得出有显著统计学意义的结果。

两组分析与多组分析

在简单统计分析中，可能要描述一组数据或使该组数据与一个标准值进行比较。当进行两组比较，因需要描述每组数据的特征，并推断组间有无统计学差异，所以情况变得略微复杂。而面对三组或三组以上的比较时则需要进行更多工作，多组分析涉及了两个不同类型的问题。首先，需要知道各组间是否存在显著性差异，或者他们是否来自于同一个总体（数值上的差别仅仅是抽样造成的）；其次，若确定了各组间统计学意义上不全相同，还需要知道哪几组间不同，也就是说，是全都不同还是仅一组或少数几组不同而余下的各组相互类似。总之，选择检验方法须考虑以下几点（表 111-2）：

1. 一组、两组还是多组？
2. 配对或非配对分组？
3. 参数（符合正态分布的计量资料）或非参数检验？

对概率的贝叶斯判别

术语"概率"的通常意思在正式统计学中容易被混淆。实际应用中，通常交换使用两个概率概念。在求频数时，把概率看做多次重复试验时随机事件出现的比率。多次向上抛硬币，其头像向上落地的机会为50%，因此说抛硬币头像向上落地的概率是 0.5。

然而，在实际应用中，不可能将试验重复多遍以获得一个事件出现的频数。主观的方法是在最佳的猜测和判定的基础上限定一个事件的概率。这种主观的判定同医疗工作中基于实践和经验而做出解释的做法极其相似。这种方法常称为"贝叶斯统计学"，因数学公式"贝叶斯方程"而得名，该方程用于处理主观概率。

贝叶斯方程最实用的观点是：在开始统计学计算前要考虑到事件的原始发生概率。这样做与实际情况很匹配，其中的任何检验或预测都取决于研究中患者的实际情况。临床上应该考虑患者的自身特点，否则武断地做医学诊断是不理智的。对临床专家而言，心电图显示心肌缺血发生在一个平素健康的 30 岁男子身上，与发生在该男子的祖父（过度肥胖、高血压）身上显然不同。在相似的讨论中，运动诱发试验阴性不能排除一个高风险患者存在心脏疾患的可能性（因为得病机会相当高，且诱发试验在一些患者身上反应不灵敏）。

在医学实践中，贝叶斯统计学最常用于对诊断性或预测性数据进行解释说明。当施行预测性的检查时，名词"贝叶斯"常被当做患者或人群易患何种疾病的指征。

在应用诊断性或预测性的检查时，灵敏度和特异度这两个概念非常有用，因为它们不取决于总体。灵敏度粗略地说就是某项检查能够查出疾病的能力。特异度是指某项检查避免误诊的能力。为应用这些术语，定义了以下四种情况：

真阳性（true positive，TP）：实际患病而检查结果为阳性；

假阳性（false positive，FP）：实际未患病而检查结果为阳性；

真阴性（true negative，TN）：实际未患病而检查结果为阴性；

表 111-2 检验的选择

比较目的	正态分布（参数的）计量资料	非参数计量资料	分类资料
组间描述	均数 $\pm SD$	中位数、众数、百分位数	合计数和率
组间数值比较	t 检验	Wilcoxon 秩和检验	卡方检验
两组比较	非配对 t 检验	Mann-Whitney 检验	卡方，Fisher 确切概率法
配对比较	配对 t 检验	Wilcoxon 秩和检验	McNemar 检验
三组或多组比较	ANOVA	Kruskal-Wallis H 检验	卡方检验
多组匹配比较	重复测量方差分析	Friedman M 检验	—
回归分析	线性回归	非参数回归	Logistic 回归

ANOVA，方差分析；*SD*，标准差

假阴性（false negative，FN）：实际患病而检查结果为阴性。

灵敏度 = TP / (TP + FN)

特异度 = TN / (TN + FP)

理想的检查灵敏度为"1"，表明该项检查患者不会漏诊；特异度为"1"，表明该项检查不会将健康人误诊为患者。

有时会用到下面两个定义：

阳性预测值（PPV）= TP / (TP + FP)

阴性预测值（NPV）= TN / (TN + FN)

应该记住，虽然一项检查的灵敏度和特异度不取决于总体特征，但却依赖于检查的质量。而 PPV 和 NPV 取决于所检查的总体，"贝叶斯"的注解正适用于这种情况（尽管本章的目的不是要证明这些观点，但读者可以这样设想以便于理解：当对一个不包含患者的总体进行检查时，灵敏度、特异度、PPV 和 NPV 会如何，只要 TN 和 FP 不是"0"，则 PPV 接近"0"，而 NPV 接近"1"。同样，对一个几乎都是患者的总体进行检查时，PPV 近似于"1"，而 NPV 则几乎为"0"）。

"贝叶斯"定理现在可以陈述为只对倾向于表现结果为阳性的对象进行诊断性或预测性的检查，但也不绝对。若检查的对象易于表现为阳性结果，那么一项阳性试验更有说服力，而阴性试验更可能得出假阴性而非真阴性结果。同样，若受试群体不太可能患某种特定疾病，则一项阴性试验结果更具说服力，而阳性试验结果更可能是假阳性而非真阳性结果。

meta 分析

临床研究的统计效能通常与患者数量相关。但是由于费用、难以找到合适的患者以及其他困难，许多临床研究都是小样本研究，决定了这些研究的统计效能不强。meta 分析能够把相近的分组合并，从而增加样本量，提高检验效能。meta 分析可以把证据合并起来支持某一结论，或是显示不同观察组之间的不同降低结论的可信度。当然，把不同的研究项目合并的前提是认为所有的参与者和干预措施都是相近的。meta 分析能够将关于同一问题的几个试验进行合并，并能够纠正局部的系统错误，但在合并时大样本量研究的权重系数更高而易于出现偏倚。

倾向评分

倾向评分用于临床研究中当各组不均一时组间比较的常用校正方案。通过计算初始风险的校正因子使各组的条件更匹配与相近，这种校正因子被称为倾向评分。由于平衡了不同组对干预因素的倾向性，因此，倾向评分能够提供对处理结果的非偏倚评估。虽然这种方法从数学上来说可有效用于组间或组内多重比较，但也可能引起微小偏倚。

循证医学

科学判断是错综复杂的过程，医疗决策建立在理论推理，以及对经验资料、传统习惯和该领域权威推测的基础上。现代科学领域的哲学家大多意识到，那种认为科学方法就是完全无误地解释原始资料的陈旧观点是幼稚可笑的。所有试验中收集到的资料都要在当今世界的理论背景下重建、挑选和解释。科学是一系列普遍性定律的衍生物，这些定律互相保持一致，以经验数据为基础，能够进一步预测或解释其他数据。对于任意一组数据来讲通常不止一种理论解释。对科学解释的选择，与对统计检验的选择类似，通常要建立在预先了解数据和试验背景的基础上。

诚然这些都是事实，我们仍须强调现代医学已经逾越了前一个发展时期，那时仅仅凭"实践"和"艺术"就足以做出医学推断。循证医学是个时髦的术语，即谨慎运用适当的试验科学数据做出医学决策。临床对照试验和大样本的观察性研究是获得这些数据的主要方法。meta 分析是一种数据报告，它能够整合多个相似研究的结论，建立起更具有统计学意义的研究，创造更好的机会，从而得出更具有统计学意义的结论。

临床医师在实际工作中有很多途径分析经验性证据，并提供医疗决策指南。政府部门和私人医疗组织制订了许多指南和临床实践文件，从而对可利用的证据进行质量评估，为临床医疗提供建议。为得到进一步指导意见，这些建议按照可信度等级排列。最可信的资料有完善的理论作为支撑，因此更具说服力。由说服力较弱的数据得出的研究报道，诸如非对照性研究，则预示其可信度稍差。

小　结

临床医师应用统计方法来分析试验数据或评估他人的科学报道。因为目前数据分析多是应用诸多商业软件的其中一个，而每种软件都有自己的菜单、格式和微妙的注意事项，所以对初出茅庐的统计人员来说，最宝贵的建议是熟悉程序、阅读手册和数据绘图。应有效利用人类的视觉能力，以看出分组情况和数据的分布趋势。如果结论看上去与数据不符，应引起特别注意。

当评估一份科学报告的学术价值时，一个认真的临床医师在读过"方法"部分后，接下来就要问前面建议过的问题：研究对象是否经过挑选以减少偏倚？统计方法是否恰当？样本含量是否足够以显现统计学显著性？结论是否经过论证？本研究结论能否推广应用于其他案例？或该结论仅在该研究所限定的条件下才适用？

最后，尽管应用了最好的统计方法和最仔细的试验过程，一个明智的临床医师仍应认识到一些表面上做得很好的试验也会得出错误的结论。一个研究结论，特别是可能颠覆传统理论的结论应经得起验证，即由另一个团队在不同的条件下用不同的患者重复研究。适当的怀疑是做好统计和科学研究的基础。

参 考 文 献

见本书所附光盘。

第 112 章 美国麻醉医师协会（ASA）临床指南的证据分级和评价

Richard T.Connis • David G.Nickinovich • Robert A.Caplan • Jeffrey L.Apfelbaum
倪育飞 译 连庆泉 审校

随着临床医师和各专业机构寻求加强患者安全，减少可避免的病死原因，各种医学实践指南在加速涌现。每年各医学专科团体制订和发布大量的实践指南，这些指南成为临床实践的重要资源[1-3]。虽然这些指南都有共同的形式（例如文献综述、专家共识），但各类指南的制订过程却并不一致[4-6]。只有对大量不同来源的证据采用一致、透明的方法制订指南，才更可能在日常的临床实践中得到认可和实施。

早在 1991 年，美国麻醉医师协会（ASA）就为其 48 000 位会员和其他医疗行业从业者制订了一套方法学，要求必须通过对临床证据进行全面评估来制订指南和操作指标。这些文件制订过程的基本原则是将各种的资源（不仅仅限于科学文献）进行严谨的收集、分类、评估和适宜的综合（图 112-1）。其关键步骤如下：①文献的收集与整理；②文献评估和偏倚消除；③以文献为基础的证据分类和集合；④以专家意见为基础的证据评价；⑤对集合证据的组织和整合协议。在接下来的部分，我们将对 5 个关键步骤的重要特点进行描述。

文献的收集与整理

首先，科学信息的收集和评价始于特定临床问题或议题的确认，以患者临床特征、医疗机构、医疗管理供应者、指南的预期使用者、明确的纳入与排除标准等为确定临床议题选取的依据。其次，必须对干预是与结果的量化关系或"证据联系"有明确的阐述[7]，包括说明在特定条件下存在证据联系的治疗或干预是如何与预计结果相联系的。最后，为了能够明确来自研究设计、实施、报告中的潜在偏倚，文献发现的评价和报道必须简洁、明了[8-9]。当临床问题或议题被充分确定，并罗列关联证据后，就可以开始进行全面系统化的相关文献检索了。

文献的初步检索由 8 ~ 12 位来自不同学科领域（如全科医师、亚专科医师、私立医院或教学医院的执业医师、方法学专家）及不同地域的人员组成的工作组或"任务组"审核完成，同时文献越与筛选标准一致，越可能被选取。大范围地检索文献以获取所有相关文章，并通过手工和电子检索确认。文献检索在某种程度上是系统性的，它以确切的检索协议为指导，同时其预期结果与临床干预相关。采用合适的方法通过协议将文献检索的系统性和广泛性有机结合起来，以减少潜在偏倚，否则不严谨的检索将导致对潜在偏倚的疏忽[10]。

一旦完成文献的初步检索，那么将开始文献的评审、评价以及数据的提取等工作。采用"数据提取"式电子表格有利于从大量文章中组织和汇总数据，在表格中与临床干预相关的患者结果被分类记录（表112-1 ~ 表 112-3）。采用表格法对结果数据按照干预方式进行组织，同时记录每个研究的关键分析特征（如样本量、研究设计方案、统计学参数等）。这些表格有助于结果的描述报告，也包括所记录的将来可用于正式统计（如 meta 分析）的数据。此外，表格所呈现的结果也有助于发现不同干预的不同结果，同时突出发生的少见或特殊的结果。

评估文献和消除偏倚

由于指南关注的是特定的临床问题或议题，所以需要通过审核各类研究中患者样本量的合适性和治疗或干预的相关性，以此确定纳入相关文献。除了检查研究中临床结果报道的详细记录外，还需要对研究中的试验设计偏倚、样本量、测量尺度、效能及其他传统统计参数进行评估。对主要接受相似治疗方案的患

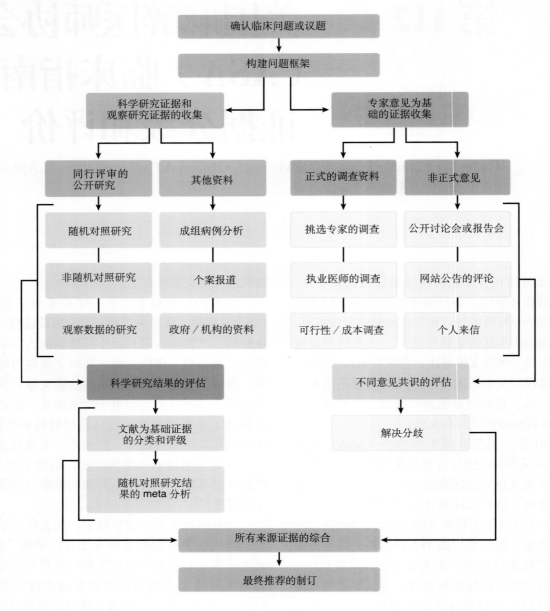

图 112-1 证据处理流程图

者的不同研究或涉及同种类型的患者（如成人或小儿、急诊或普通门诊患者）的研究，将这些研究结果进行统一归类。上述保障措施是基于确保对偏倚的识别和管理的基本关注。

偏倚的识别和管理是有效收集和综合证据的关键。总体上，以科学研究文献为基础的证据，其偏倚主要来源于以下五个方面：①文章的筛选策略；②文章的评审过程；③规定格式文章的结果报告；④研究设计和统计方法的评估；⑤研究质量的评级和比重。作为 ASA 方法学（ASA methodology）的一部分，必须遵循相应的程序以减少以上来源偏倚的影响。在接下来的部分，我们将依次阐述各类偏倚的应对措施。

文献的选择偏倚

当指南的制订者为了提出自己青睐的观点而带有倾向性的选择研究，这时就会出现文献的筛选偏倚。当负责文献评审和评估的人员相信所选择的干预是安全有效的，那么他可能会忽视或排除相反的研究结果[11]。为了确保防止此类偏倚，ASA 指南制订时应尽可能收集大量发表的文章，以构成所需的文献。正如之前描述的，ASA 检索协议的广泛性因任务组成员的临床背景和阅历的多样性而获得极大的帮助。这种多样性确保了任务组所选的文章尽可能广泛。

当编辑评论、来信、意见书等作为科学研究证据

表 112-1　数据提取式电子表格范例：氯己定/磺胺嘧啶银涂层导管与普通导管的比较：综述*

作者（年）	信件/摘要	研究设计	盲法	统计学	样本量	健康/ASA分级	患者年龄	治疗方式	CVC目的	穿刺时间	地点	置管部位
随机对照研究												
Bach (1996)	*	RA	*	Y	233	*	*	*	*	*	ICU	*
Brun-Buisson(2004)	*	RA	*	Y	366	*	m=59	*	*	*	ICU	Sub
Ciresi (1996)	*	RA	*	Y	191	营养不良	m=56	*	TPN	*	*	IJ, sub, fem
Collin (1999)	*	RA	*	Y	119	创伤, surg	m=47	*	*	*	ER, ICU	IJ, sub, fem
George (1997)	*	RA	*	Y	60	*	19-60	心、肺移植	*	*	*	IJ, sub, fem
Hannan (1999)	*	RA	*	Y	228	肾衰竭	m=60	*	*	*	ICU	IJ, sub, fem
Heard (1998)	*	RA	*	Y	308	*	m=56	Vasc, gen surg	*	*	ICU	IJ, EJ, sub,fem
Logghe (1997)	*	RA	*	Y	538	恶性肿瘤	m=51	*	*	*	*	Jug, sub
Maki (1997)	*	RA	I,O*	Y	158	*	m=48	*	*	*	ICU	IJ, sub, fem
Ostendorf(2005)	*	RA	DB*	Y	184	肿瘤	m=52	化疗	*	*	*	IJ, sub, fem
Permerton(1996)	*	RA	*	Y	88	Panc cancer	m=49	*	TPN	*	OR, 床旁	IJ, sub
Rupp (2005)	*	RA	DB	Y	780	肿瘤	m=61	*	*	*	ICU	IJ, sub, fem
Tennenberg(1997)	*	RA	*	Y	282	*	m=59	*	TPN	*	ICU, 病房	*
van Heerden(1996)	*	RA	*	Y	54	APACHE II	m=49	*	Drug admin	*	ICU	*
非随机对比研究*												
Loo (1998)	*	NR	*	Y	125	APACHE II	m=50	*	*	*	ICU	IJ, sub
观察性研究、个案报道、不严谨的组间比较												
Darouiche(1999)	*	RA	*	D	382	Cardiopulm	m=56	*	*	*	*	Jug, sub, fem
Oda (1997)	*	CR	*	N	1	糖尿病	47	子宫切除术	*	After induct	OR	Sub
Stephens(2001)	*	CR	*	N	1	糖尿病	50	CABG	*	*	*	右侧 IJ
Terazawa(1998)	信件	CR	*	N	1	神经麻痹	28	Surg	*	After induct	OR	*

表格栏目中星号（*），无相关信息；Drug admin，用药途径；APACHE II，急性生理与慢性健康评分 II；ASA，美国麻醉医师协会；CABG，冠状动脉旁路移植术；Cardiopulm，心肺相关的；CR，个案报道；CVC，中心静脉置管；D，仅限于证据性描述性统计分析，DB，双盲；EJ，颈外静脉；ER，急诊室；fem，股静脉；gen，普通的；IJ，研究者施自；ICU，重症监护治疗病房；After induct，麻醉诱导后，jug，具体颈部位置未明；m，中位数；N，统计学方法未明，NR，非随机，O，观察者首，RA，随机，sub，锁骨下，surg，外科手术；TPN，全胃肠外营养，vasc，血管外科，Y，证据联系相关的比较性统计分析。
* 表中数据仅供举例说明，详细信息参见指南的数据提取工作簿。
Selected data from American Society of Anesthesiologists: Practice guidelines for central venous catheterization, Anesthesiology 116:539-573, 2012

表 112-2　数据提取式电子表格范例：氯己定／磺胺嘧啶银涂层导管与普通导管的比较：综述 *

作者（年）	导管类型	管腔规格	导管固定方式	敷料类型	留置时间	穿刺点检查频率	措施 1	措施 2
随机对照研究								
Bach (1996)	涂层 vs. 普通	双腔或三腔	*	*	*	*	涂层导管	无抗菌涂层
Brun-Buisson(2004)	涂层 vs. 普通	单腔或双腔	*	*	m=8 vs. 9	*	涂层导管	普通无涂层
Ciresi (1996)	涂层 vs. 普通	三腔	*	*	m=12.9 vs. 11.5	*	涂层导管	普通无涂层
Collin (1999)	涂层 vs. 普通	三腔	缝线	聚维酮碘软膏	m=9.0 vs. 7.3	*	涂层导管	无抗菌涂层
George (1997)	涂层 vs. 普通	多腔	*	生物敷料	*	每日	涂层导管	普通无涂层
Hannan (1999)	涂层 vs. 普通	三腔	缝线	半透性敷料	m=7.5 vs. 7.6	48h	涂层导管	普通无涂层
Heard (1998)	涂层 vs. 普通	三腔	*	透明敷贴	*	48h	涂层导管	无抗菌涂层
Logghe (1997)	涂层 vs. 普通	多腔	*	*	m=20	48h	涂层导管	普通无涂层
Maki (1997)	涂层 vs. 普通	三腔	*	*	m=6.0	每日	涂层导管	无抗菌涂层
Ostendorf (2005)	涂层 vs. 普通	双腔	胶布	透明敷贴	m=12.3 vs. 10.8	*	涂层导管	普通无涂层
Pemberton(1996)	涂层 vs. 普通	*	*	密闭透明敷料	*	5 次 / 周	涂层导管	普通无涂层
Rupp (2005)	涂层 vs. 普通	三腔	*	*	m=5.1 vs. 5.9	*	涂层导管	无抗菌涂层
Tennenberg(1997)	涂层 vs. 普通	双腔或三腔	*	*	*	*	涂层导管	普通无涂层
Van Heerden(1996)	涂层 vs. 普通	三腔	*	透明敷贴	m=5	*	涂层导管	普通无涂层
非随机对比研究								
Loo (1998)	涂层 vs. 普通	三腔	*	*	m=6.6	*	涂层导管	普通无涂层
观察性研究、个案报道、不严谨的组间比较								
Darouiche(1999)	涂层	*	*	*	m=8.2	*	涂层导管	*
Oda (1997)	涂层	*	*	*	*	*	涂层导管	*
Stephens(2001)	涂层	*	*	*	*	*	涂层导管	*
Terazawa(1998)	涂层	*	*	*	*	*	涂层导管	*

Selected data from American Society of Anesthesiologists: Practice guidelines for central venous catheterization, Anesthesiology 116:539-573, 2012.
表格栏目中星号（*），无相关说明，详细信息参见指南的数据提取工作簿
* 表中数据仅供举例说明。

表 112-3 数据提取式电子表格范例：氯己定／磺胺嘧啶银涂层导管与普通导管的比较：感染和其他并发症

作者（年）	感染类型	感染并发症	其他结果
随机对照研究			
Bach (1996)	细菌定植 (20.7% vs. 38.5%)	*	*
Brun-Buisson (2004)	细菌定植 (3.7% vs. 13.1%)、血源性 (18.6% vs. 20.6%)、脓毒症 (2.1% vs. 6.3%)	*	*
Ciresi (1996)	细菌定植 (10.9% vs. 12.1%)、血源性 (3.6% vs. 8.1%)	*	*
Collin (1999)	细菌定植 (2% vs. 18%)	*	*
George (1997)	细菌定植 (23% vs. 71%)、血源性 (9% vs. 29%)	*	*
Hannan (1999)	细菌定植 (27.2% vs. 40.2%)、血源性 (0.6% vs. 1.7%)、脓毒症 (1.7% vs. 4.5%)	*	*
Heard (1998)	细菌定植 (40% vs. 52%)、菌血症 (3.3% vs. 3.8%)	*	*
Logghe (1997)	菌血症 (5.0% vs. 4.7%)	*	*
Maki (1997)	细菌定植 (13.5% vs. 24.1%)、血源性 (1.0% vs. 4.6%)、革兰氏阴性杆菌 (0% vs. 4.1%)	触痛、疼痛	*
Ostendorf (2005)	细菌定植 (12% vs. 33%)、菌血症 (3.3% vs. 7.4%)	*	*
Pemberton(1996)	穿刺点感染 (12% vs. 10%)、脓毒症 (6% vs. 8%)	*	*
Rupp (2005)	细菌定植 (9.3% vs. 16.3%)	*	*
Tennenberg (1997)	细菌定植 (28% vs. 49%)、局部感染 (5.8% vs. 22.4%)、败血症 (3.8% vs. 6.4%)	*	*
Van Heerden(1996)	细菌定植 (13% vs. 38.5%)	*	*
非随机对比研究			
Loo (1998)	细菌定植 (15.6% vs. 30.9%)、菌血症 (3.9% vs. 3.7%)	*	*
观察性研究、个案报道、不严谨的组间比较			
Darouiche(1999)	细菌定植 (22.8%)	*	*
Oda (1997)	*	*	过敏性休克、低血压、心动过速、红斑
Stephens(2001)	*	*	低血压、红疹、心搏骤停
Terazawa(1998)	*	*	过敏性反应、低血压、心动过速、红斑

表格栏目中星号（*）：无相关信息

来源时，也会出现文章的筛选偏倚，而此类文章的撰写往往是为了对所关注的干预或结果提出特定观点。尽管某些编辑评论和来信是佐证翔实的，但其并未像研究论文那样接受同行评审。这些文章的作者可能是专家，也可能不是；可能仅狭隘地关注了文献的部分内容，或特意撰写使文章充满争议。尽管这些文章有利于突出有关的临床问题，但并不是以文献为基础的证据的有效来源。

评审偏倚

仅有同一类专家（如生物统计师）或单个评估者进行数据提取或阐释研究发现时，可能会发生评审偏倚。此类评估者通常不能充分意识到数据的局限性，同时也未能意识到文章结果报告的分析阐述缺乏恰当的依据（如能否将使用不同药物、不同剂量水平、不同给药途径的研究数据综合起来）。理想状态下，应由每一个相关专业至少委派一人参与组成评审人员，并

慢性疼痛治疗实践指南：评估者可信度表格 [1]
美国麻醉医师协会

请评估您所指派的文献并就每个研究填写一份表格：

1. 任务组成员姓名 ＿＿＿＿＿＿＿＿＿＿＿＿＿＿＿

2. 文献第一作者姓名及日期 ＿＿＿＿＿＿＿＿＿＿＿＿＿＿＿＿＿

3. 本研究的试验设计方案是以下哪种类型？ （请在字母上画圈以选择最佳答案）
    A. 无设计方案（如述评、个案报道）
    B. 观察性研究设计（如医疗记录的回顾、已结案的索赔记录）
    C. 前瞻性的非随机对照研究（如类试验研究、队列研究）
    D. 随机对照研究（如随机对照研究）

4. 本研究的数据处理方案是以下哪种类型？ （请在字母上画圈以选择最佳答案）
    A. 无数据处理方案（如述评、个案报道或缺乏数据资料的多个病例报道）
    B. 描述性统计分析（如百分比、频率）
    C. 关联性统计分析（如相关、回归统计分析）
    D. 比较性统计分析（如 t 检验、曼 - 惠特尼 U 检验、Kruskall-Wallace W 检验）

5. 这篇文献最能代表以下哪项因素或干预的证据联系？ （请在数字上画圈以选择最佳答案）

    1. 无证据联系
    2. 病史、体格检查及心理评估
    3. 介入性诊断手术
    4. 多模式疼痛干预
    5. 椎间盘热凝治疗术
    6. 射频消融术
    7. 针灸
    8. 关节阻滞
    9. 神经或神经根阻滞
    10. 肉毒杆菌毒素注射
    11. 经电刺激神经调节

    12. 经皮电刺激（TENS）
    13. 硬膜外类固醇注射
    14. 鞘内药物治疗
    15. 抗惊厥药物
    16. 抗抑郁药物
    17. NMDA 受体拮抗剂
    18. 阿片类药物治疗
    19. 外用药物
    20. 物理治疗
    21. 心理治疗或咨询
    22. 扳机点注射

6. 本研究的证据联系所代表的因素或干预是否有第二项选择？ （从上面数字中选择）＿＿＿＿

7. 您认为这篇文献应该被包含进资料库吗？ 是 ＿＿＿＿ 不是 ＿＿＿＿

8. （可选项）。如果你对问题 7 选择不是，那么请简略回答为什么您认为这篇文献不应该被资料库收录？ （可写在背面）

———————————
[1] Survey form used in the development of the American Society of Anesthesiologists "Practice Guidelines for Chronic Pain Management: an Updated Report," Anesthesiology 2010; 112:810-833

图 112-2　评估者可信度表格范例

独立完成所有文献的评审。然而，当需要评审几百项研究时，时间和经济上都不允许如此谨慎。ASA 制订每项指南时都通过应用"可信度表格"来避免这个问题。可信度表格指至少两位方法学专家（如研究设计和分析方面的专家）和任务组成员对随机抽选的文章进行单独审核。为了确认审核过程中是否存在偏倚，采用预定的可信度表格（图 112-2）实施正式的可信度评估。通过敏感度分析对这张表格所收集的信息进行评估[12-17]，同时将会在指南中报告其可信度评估结果。

报告偏倚

当指南仅对特定的文献发现进行了报道时，就会导致报告偏倚。有时称之为"目前最好文献"的报告，这类偏倚通常归因于太过重视某种特定类型文献 [随机对照研究（RCTs）]，而忽视了其他类型的文献（如观察性研究或个案报道）。对来源此类证据发现的大范围忽视，将导致低估某一结果（如罕见或者严重的并发症），或者发生干预相关益处或危害风险误判。为了减少这类偏倚的影响，ASA 检索协议对文献类型并未作严格限制。事实上，ASA 有意识地检索已发表的个案报道，来确保所有干预结果都能被覆盖。

研究设计引起的偏倚

研究偏倚在任何调查过程中都会受到特别关注，需要采取周密的措施限制其影响。随机对照研究的设计特点是能够无偏倚地评估干预的影响，也是确认干预和结果之间因果效应的金标准。此外，RCT 的前瞻性使其得以避免时间序列问题，因其强制规定"实施干预必定在评估结果之前"。随机分配原则保证了研究结果相对不受到不可测的风险因素或研究对象（患者）特征的影响 [18]。由于各研究小组的构成隐含相似性，使得其可测量或不可测量混杂因素得以控制，因此有利于进行组间比较 [19]。RCTs 结果的有效性依赖于不同研究小组间患者的随机分配达到何种程度，因其能够有效均衡各组间患者的风险因素或易感性。

然而，RCTs 成为金标准的前提假设是该研究的实施完全符合这类研究的正规设计特征。当研究设计并未遵循随机化原则时将导致问题出现；此外，未能隐蔽分组或缺乏盲法将会导致评价偏倚或高估治疗效果。另外，评估研究对象在研究过程中是否发生重要变化也很重要，同时需要确保研究对象能充分反映重要的临床群体。尽管上述很多潜在问题超出了任务组的工作领域，但是当指南的制订目的被明确后，任务组就可以直接负责处理研究对象的相关临床特征这一最后问题。

如前所述，RCTs 未能报道某些重要结果，也可能未能确认一些罕见结果。RCT 的结果报道可能没有非 RCT 研究那样具体和深入，后者通常会提供更多的并发症或副作用详细列表。因此，仅仅关注 RCTs 将导致重要结果报道不全或漏报。RCTs 同样也可能会出现非随机变异，它可能来源于几个方面，包括研究实施的方式或研究的早期终止 [19-21]。在整个过程的任何环节（如研究设计、结果确认和评估、数据分析或发现报道）中，非随机变异会导致干预效果的曲解，其曲解程度随临床主题而变化 [22-28]。

RCTs 能提供干预有效性的证据，但也仅限于该研究调查范围内。同时 RCTs 也不能评估很多临床问题，如普通人群中特定疾病的发生率或患者类别特征与患病风险间的联系。很多临床议题因伦理问题、法律限制或缺乏可行性而无法实施 RCT。为了避免上述问题，ASA 在文献处理过程中整合了 RCT 研究和非 RCT 研究结果的采集和评价。

尽管缺乏 RCT 证据并不能被认为是证据的缺乏，但对非随机研究的发现仍然要慎重对待。非随机前瞻性研究即使已尽量减少选择偏倚（如采用准试验设计、横断面或队列研究设计），仍然可能出现偏倚，如对治疗效果的高估或组间缺乏潜在可比性 [32-33]。对回顾性研究（如病例对照研究）结果的阐释同样需要慎重处理，还包括更常见的基于结果进行抽样的研究。尽管如此，通过恰当的阐释，观察性研究有助于确定潜在

协变量和产生新的可论证假说，但它不能提供直接的因果证据。

为了能够调整控制观察性研究中的混杂因素，通常会采用各种统计学方法，如线性协变量调整模型和倾向分数分析 [34-35]。通过调整观察到协变量的潜在影响，以此减少研究的非随机分配偏倚，但是这样仍无法完全消除不可测变量引起的偏倚 [36-37]。尽管统计学方法能够显示数据不足以支持对因果效应的有效评估，但大多数观察性研究缺乏对混杂变量影响的评估能力。正如 ASA 的"麻醉前评估实践公告"所指出的那样 [38]，在术前诊断和检查的文献中，已有多个例子发现其观察资料存在混杂偏倚，如使手术小组知晓了术前检查结果，从而潜在影响了患者的围术期管理，并使术前检查和术后结果之间的关联研究出现混杂因素。

尽管在成效评估的准确性和有效性方面，RCTs 是现有的最佳文献，但 ASA 检索协议还包括其他类型的研究，这类研究可能提供与研究结果相关的最佳证据资源，而 RCTs 未能评估该类证据。为了提供广泛的证据，必须记录所有研究结果而不管其研究设计方案。

研究质量分级有关的偏倚

在实践指南的制订过程中，通常会采用正规系统对研究质量进行分级处理及确定权重。现有多种评级系统，其中一些是基于早期的分类系统，即基于研究设计和数据分析标准对 RCTs 进行分级处理 [39-41]。尽管这些分级系统被广泛地应用，但是它们可能受到的偏倚限制了其准确确定报道文献质量的能力 [42]。

对研究文献的准确分级有赖于其研究设计和分析标准等相关信息的完全呈现。若缺乏这部分信息，将直接影响其质量分级。例如，一个精心设计的双盲研究可能遗漏分配隐藏等相关信息。事实上，由于研究发表的论文中往往不包含这部分信息，即使该研究已经进行了有效的分配隐藏，也不会在其质量分级中反映出来。实际上，对这类偏倚的处理方法非常有限，除非将此作为质量指标来归类研究。

另外，由于干预常常会与多个本质上不同的结果联系在一起，因此将干预作为单一权重将会导致发生偏倚的风险。例如，镇痛药物可能在减轻疼痛的同时也会导致呕吐的发生增加。因此，评估者必须判断哪些结果更具有临床意义。在一些案例中，和其他干预结果相比，其中一种结果明显更为重要（如死亡率相比满意度）。然而，在很多案例中，其临床重要性的等

级并不清晰，这就需要评估者汇集相关结果以形成有效的整体决定。为了使指南不受到这类潜在偏倚的影响，ASA 以各自详细的报告结果为基础对干预的证据进行分别归类，然后在文档中单独记录每个与干预有关的结果发现。ASA 对研究质量分级处理的透明化是这一过程的标志。

最后，若评估者在评估研究时受到与该研究优点无关的因素干扰，往往也会发生研究质量评估的偏倚。例如，评估者可能对发表论文的杂志质量有意见，或其自身认识论文作者，这些都可能会不知不觉地影响到研究质量的评级。在一些例子中，评估者可能知道未被公开发表的部分研究信息，由此影响了评估者对研究质量的评定。ASA 通过采用多名评估者进行评估以减轻这类原因的偏倚。在文献分级中为了尝试控制偏倚的影响，发现和限制潜在的偏倚是必须强调的重点。

以文献为基础的证据分类和集合

一旦完成文献评估和临床结果资料的记录后，指南将报告由汇集的文献中获取的证据。ASA 采用基于研究设计的标准分类系统，这样能使指南的阅读者更确切地理解以文献为基础的证据来源。这些证据来源范围从源自 RCTs 的 meta 分析到公开发表的个案报道。

文献汇集后的发现将依照证据的类别、水平和证据的指向性（如有益性或有害性）进行分类。证据分类具体参考各个特定证据联系的研究的试验设计（如干预 - 结果设定）。A 类证据表明其结果完全来源于 RCTs，而 B 类证据表明其结果来源于非随机设计的观察性研究、未能规范实施的 RCTs 以及个案报道。当能够获得时，在发表指南的结果中，A 类证据将优先于 B 类证据被记录。证据分类后再进一步进行不同的证据分级。将两类证据按照证据水平进行分级，其分级具体参考研究发现总结的强度和质量（如统计发现、数据类型、报道发现或重复发现的研究数量）。最后，每个结果均被确认是有益的、有害的或不确定的，并依次记录在案。这一系统使得以文献为基础的证据获得清晰而准确的分类（框 112-1）。

以专家意见为基础的证据评价

尽管文献能够对干预相关的益处或害处提供令人信服的证据，但需参考和综合以专家意见为基础的证据，两者相辅相成。这些专家意见通常针对指南在临

框 112-1 美国麻醉医师协会的文献分类

A 类证据：随机对照研究，其对特定结果的不同临床干预进行了比较研究。其具有统计学意义（$P < 0.01$）的结果被指定为对患者有益 (B) 或有害 (H)；无统计学意义的结果被指定为有争议的 (E)。

水平 1：该级别文献包含足够多的 RCTs，能进行 meta 分析*，或此类研究的 meta 分析结果能够作为证据被报道。

水平 2：该级别文献包含多个 RCTs，但其数量不能满足进行有效的 meta 分析以制订相应的指南。此类 RCTs 的研究结果作为证据被报道。

水平 3：该级别文献仅包含单个 RCTs，同时其研究结果可作为证据被报道。

B 类证据：观察性研究或不严谨的组间比较的 RCTs，能够推论出各临床干预及其结果间是有利关系还是不利关系。推论出的结果依据其指向性分为有益 (B)、有害 (H) 或不确定 (E)。研究报道的统计结果其显著性阈值为 $P < 0.01$。

水平 1：该级别文献包含对特定结果的不同临床干预进行观察性比较研究（如队列研究、病例 - 对照研究等）。

水平 2：该级别文献包含关联性统计分析的观察性研究（如相对风险、相关系数、敏感度和特异度）。

水平 3：该级别文献包含仅有描述性统计分析而无比较的观察性研究（如频率、百分比）。

水平 4：该级别文献包含个案报道。

没有足够的文献：当证据不存在（没有合适的研究发现）或不充足时，文献中就会缺乏足够的科学证据。由于这些文献存在方法学上的问题（如研究设计或实施中存在混杂因素）或未能达到指南方针所规定的内容标准，因此通常不能清楚地阐释其研究发现，从而不能用于评估临床干预和结果之间的联系。

---

* 所有的 meta 分析均由美国麻醉医师协会的方法组实施完成，其他来源的 meta 分析将被评估，但并不视为原始证据的来源

床实践中接受和执行的关键环节，例如资源利用、成本、工作场所的可行性等。在其他组织制订指南的过程中，这些信息常被忽视、漠视或轻轻带过。相反，ASA 系统性地收集以专家意见为基础的证据，并以此评估以文献为基础的证据，以及指南中制订的具体推荐与医师经验及患者治疗一致性的程度[43-45]。

如同文献一样，以专家意见为基础的证据能够从多种来源获取。另外，每种来源都必须接受独立彻底的检查。设计专用调查表是系统性收集以专家意见为基础的证据的一种方式[46]。对于 ASA，其专家意见的主要（但不是唯一）来源包括专家的调查意见和临床医生及其他保健专业人员的广泛意见[43-44]。然后，ASA 指南任务组确定并严格审查：①预先的抽样范围；②回复样本的预期规模；③预期回复率；④有关问题的特定措辞；⑤回复的记录方式。正式的调查表将发送给由任务组成员选择的 75 ~ 150 名"专家顾问"以及随机抽取的约 5000 名活跃的 ASA 注册会员。

由 ASA 任务组确定的专家顾问通常是熟悉该指

椎管内阻滞相关感染并发症的预防、诊断和处理指南 [1]
美国麻醉医师协会

感谢您同意成为美国麻醉医师协会椎管内麻醉相关感染并发症任务组的顾问。以下是对
"椎管内麻醉感染相关并发症的预防、诊断和处理指南"的制订十分重要的几个专题。请逐
项检查，并选择其中最能代表您意见的选项。

1. 椎管内阻滞相关感染并发症的预防：

	强烈同意	同意	不确定	不同意	强烈不同意
1a. 行椎管内阻滞前有必要对病史、体格检查、相关实验室检查进行评估	☐	☐	☐	☐	☐
1b. 行椎管内麻醉前对病史、体格检查、相关实验室检查进行评估有利于识别发生椎管内阻滞相关感染并发症的高危患者	☐	☐	☐	☐	☐

2. 存在椎管内阻滞相关感染风险的患者：

2a. 对于此类患者需要按具体条件适当地选择椎管内阻滞	☐	☐	☐	☐	☐
2b. 可选择椎管内阻滞替代方案	☐	☐	☐	☐	☐
2c. 选择椎管内阻滞时可考虑改善患者病情	☐	☐	☐	☐	☐
3. 对已知或可疑菌血症患者实施椎管内阻滞时，需要事先使用抗生素治疗	☐	☐	☐	☐	☐
4. 硬膜外脓肿患者应避免腰椎穿刺	☐	☐	☐	☐	☐

[1] Selected items from a consultant survey form used in the development of the American Society of Anesthesiologists "Practice Advisory for the Prevention, Diagnosis, and Management of Infectious Complications Associated with Neuraxial Techniques," Anesthesiology 2010; 112:530-545

图 112-3　专家顾问调查表范例

南专题领域的专家，也包括那些直接受指南影响的相关医学专业或临床实践人员。调查的抽样范围限于活跃的官方注册 ASA 会员。对亚专科或其他机构参与调查的成员抽样范围与其类似。统一的调查表将发送至所有工作组，从而使他们之间的观点分歧能被准确地记录。调查表上的问题并不是用于评估干预的有效性。其问题直接针对指南所推荐的干预是否应该实施，被调查者的意见依据其对指南提出推荐的支持或不支持程度来衡量（图 112-3）。这些调查发现能够提供与具体临床干预高度严谨和密切相关的证据来源。这些正式调查能生成可计量的以意见为基础的证据来源，这些证据对指南推荐的起草和完成非常重要。

为了缓解以专家意见为基础的信息内在固有偏倚，任务组设计制作了用于评估专家意见的正式表格，

这些意见与评估的文献有着相似的主题。由证据模型确认的干预 - 结果这一联系被用于检索和评估以文献为基础的证据，同时也被用于制作调查表的个别项目。干预 - 结果这一联系是通过证据模型确认和对文献为基础证据的调查及评估所得到的，同时也被用于制订调查表的个别项目。为了减少因问题的措辞而引起的可能偏差，ASA 调查表采用与指南推荐一致的语言。调查表的这种设计特征降低了对最终指南推荐因语言措辞引起的误解。

在指南的正文中，除了提供调查回复的简述外，还有各类问题的调查回复率或调查问题五个回复尺度的中位值（框 112-2）。此外，每个实践指南均包含调查问题回复的全部范围的记录，如专家顾问或随机抽取的广泛的 ASA 会员，适当情况下还包括其他相关机

无菌操作：	强烈同意	同意	不确定	不同意	强烈不同意
5. 使用穿刺针置入椎管内导管时要注意无菌操作	□	□	□	□	□
6. 无菌操作包括以下方面：					
摘除首饰	□	□	□	□	□
洗手	□	□	□	□	□
戴无菌手套	□	□	□	□	□
戴手术帽	□	□	□	□	□
穿手术服	□	□	□	□	□
戴口鼻面罩	□	□	□	□	□
在新操作前更换面罩	□	□	□	□	□
使用用于备皮的个人消毒包	□	□	□	□	□
患者的无菌铺巾	□	□	□	□	□
导管置入点使用无菌敷贴	□	□	□	□	□
7. 实施椎管内阻滞前，你喜欢用哪种消毒液清洁皮肤？请按顺序排列以下消毒液：1（最喜欢）到 5（最不喜欢）每个选项只有一个序号					
氯己定	□				
氯己定混合乙醇	□				
聚维酮碘	□				
聚维酮碘混合乙醇	□				
其他消毒液	□				
8. 持续硬膜外输注时使用细菌滤器	□	□	□	□	□
9a. 避免椎管内给药系统的中断和重新连接，以尽量减少感染并发症的发生风险	□	□	□	□	□

图 112-3 续图

构会员的问答（图 112-4）。这些以专家意见为基础的信息对指南推荐合适性与可行性的专家意见进行了量化阐述。指南推荐获得最终阐述的关键是了解支持和不支持指南推荐的执业会员百分比。

除了从正式调查表中获得的信息外，在医师组织的全国会议上对指南推荐的报告和讨论也可以成为以专家意见为基础的信息的非正式来源，而这些组织的医师在实践中也受指南影响。尽管收集的意见信息不能被量化，但源自参加报告会或“公开讨论会”的人员的意见常常可以明确指南推荐引出的特殊问题（例如氯己定能否用于新生儿皮肤消毒）。为了能进一步扩大意见基础的范围，以及有尽可能多的意见来源，实践指南的草稿将刊登在 ASA 官方网站上，连同附带文件。任何阅读过文件的人均对其提出批注，这些非结构化的批注在推荐最终完成前将由任务组进行评估。为了促进学科间的合作与学习，还将会征求其他医学专业组织的意见。

任务组对以专家意见为基础的证据的每个来源均予以分别评估。如果在这些来源中存在不同的意见，那么将会寻找额外的信息以达成共识。在形成最终的推荐以前，任务组将再次评估所有收集的证据。通过重新评估通常能减少指南推荐的附加条件。

证据集合的组织和整合协议

当所有的证据被收集、组织和评估后，任务组将确定哪部分以文献为基础的证据和以专家意见为基础的证据是互补的，哪部分不是。高级别的以文献为基

框 112-2　美国麻醉医师协会的调查分类	
A 类证据：专家意见。调查的回复来源于由美国麻醉医师协会（ASA）任务组指定的专家顾问 B 类证据：会员意见。调查的回复来源于抽取的 ASA 会员代表，在适当的时候，也可以来源于具备相应专题知识的组织中会员的调查回复 调查回复可能是二分式或以 5 点尺度表示并以中位数汇总*。	强烈同意：中位数为 5（至少 50% 的回复为 5） 同意：中位数为 4（至少 50% 的回复为 4 或 4 和 5） 不确定：中位数为 3（至少 50% 的回复为 3，或至少 50% 的回复未包含其他类别的回应或相似类别组合的回应 不同意：中位数为 2（至少 50% 的回复为 2 或 1 和 2） 强烈不同意：中位数为 1（至少 50% 的回复为 1）

* 如果获得回复的数量均等，那中位数就取中间两数的算术平均值。其相同的分数将由预定公式来计算

困难气道管理最新进展和指南
美国麻醉医师协会

			每一项目调查回复率[1]		
	N[2]	强烈 同意	同意	不确定	不同意	强烈 不同意

1. 评估以下基本气道管理问题所带来的可能临床影响：

	N[2]	强烈同意	同意	不确定	不同意	强烈不同意
患者不合作或不同意	66	60.6*	33.3	3.0	3.0	0.0
面罩通气困难	66	93.9*	6.1	0.0	0.0	0.0
声门上气道放置困难	66	75.8*	21.2	1.5	1.5	0.0
喉镜暴露困难	66	84.8*	10.6	4.6	0.0	0.0
气管插管困难	66	89.4*	9.1	1.5	0.0	0.0
外科人工气道建立困难	66	71.2*	24.2	4.6	0.0	0.0

2. 处理困难气道的整个过程中应积极寻找机会为患者输送氧气

	66	86.4*	10.6	1.5	1.5	0.0

3. 考虑以下基本气道管理选择相关临床价值与可行性：

清醒气管插管 vs. 全麻诱导后插管	66	78.8*	19.7	1.5	3.0	0.0
无创技术 vs. 有创技术作为最初的插管方法	66	54.5*	34.8	9.1	1.5	0.0
插管过程中保留自主呼吸 vs. 不保留自主呼吸	66	74.2*	21.2	1.5	1.5	1.5
可视喉镜 vs. 硬式喉镜片作为最初的插管工具	66	48.5	25.8*	16.7	7.6	1.5

4. 紧急无创气道通气可选择以下哪种气道装置：

硬式支气管镜	66	13.6	33.3	16.7*	30.3	6.1
纤维支气管镜	66	69.7*	12.1	3.0	12.1	3.0
声门上气道装置	66	92.4*	7.6	0.0	0.0	0.0

5. 困难气道管理便携存储单元中应包含可视喉镜

	66	71.2*	18.2	7.6	3.0	0.0

6. 对所有患者实施麻醉或气道管理前应尽可能地了解患者气道病史

	66	90.9*	6.1	3.0	0.0	0.0

[1] 带有星号的百分比分数表示其为中位数
[2] N = 每个项目所回复的专家顾问人数

* Selected data from Apfelbaum JL, Hagberg CA, Caplan RA, et al: Practice guidelines for management of the difficult airway: an updated report by the American Society of Anesthesiologists Task Force on Management of the Difficult Airway. Anesthesiology, 2013;118:251-270

图 112-4　专家顾问调查回复表的调查结果范例

磁共振成像麻醉监护的指导意见 [1]
美国麻醉医师协会

1. 您每年大约为多少名磁共振成像患者实施麻醉监护？ _____

2. 为了实施本指导意见，您的临床实践中是否需要新的设备、援助和培训？
   是 _____　不是 _____（如果不是，请跳过问题3）
   a. 需要哪些设备、援助和培训？
   b. 您估计本指导意见初步实施的花费是多少？ _____

3. 在对您的开支有影响的临床实践中，本指导意见是否需要持续改进？
   是 _____　不是 _____（如果不是，请跳过问题4）
   a. 您期望有哪些改进？ _____
   b. 您估计每年的开支是多少？ $ _____

4. 因本指导意见的实施，哪些临床实践领域需要改进？
   可多选

   ☐ 教育
   ☐ 麻醉工作者和医疗辅助人员的审核
   ☐ 患者的检查
   ☐ 磁共振成像前计划的准备
   ☐ 磁共振成像患者的管理——监护
   ☐ 磁共振成像患者的管理——麻醉管理
   ☐ 磁共振成像患者的管理——气道管理
   ☐ 磁共振成像患者的管理——急诊情况
   ☐ 磁共振成像后护理

5. 本指导意见实施后对一个典型患者的处理时间预计会有什么影响？
   请在选择的一项画圈
   a. 大概会增加 _____ 分钟
   b. 大概会减少 _____ 分钟
   c. 察觉不到影响

---

[1] Feasibility survey form used in the development of the American Society of Anesthesiologists "Practice Advisory on Anesthetic Care for Magnetic Resonance Imaging," Anesthesiology 2009; 110:459-479

图 112-5　可行性调查表格范例

础的证据，特别是 RCTs，与专家调查或意见为基础的证据相一致，是推荐级别定义为强烈推荐的必要基础。但是当以文献为基础的证据和以专家意见为基础的证据不相一致，那么即使前者是高级别的证据，任务组也将采用不那么强烈的推荐措辞，或者采用推荐干预的替代方案。

在指南制订过程中对所有种类的证据进行评估的目的是为了确保最终的指南推荐拥有广泛而扎实的证据。由于推荐强度是基于各类证据的一致性，最终推荐所用的措辞能反映出问题的缓解，这些问题通常出现在提出推荐的多重审核过程中。指南的推荐不能单一地基于以文献为基础或以专家意见为基础的证据。其他需要考虑的因素包括临床医师执行推荐干预的准备情况，还包括干预有关的监管要求。因此，任务组

在指南制订过程中必须保持灵活性，以使其能够适用于各种临床情形。

一旦指南被著述并生成草稿文件，那么将会对指南实施的可行性和成本进行调查（图 112-5）。ASA 协会通过咨询在指南相关实践领域的专家以实施可行性调查。其包括以下问题：

1. 哪些临床实践领域在指南进行调整后必须进行更改？
2. 指南实施的预计成本是多少？
3. 执业医师实施指南所需的时间预计增加或减少多少？

这些以专家意见为基础的可行性评估是指南推荐最终确定的关键。

ASA 设计了用于从广泛资源中获取各种证据的方法，这套方法能够制订任何临床环境下的指南推荐。

文献结果：

A 类证据：有益	B 类证据：有益	不确定的结果	B 类证据：有害	A 类证据：有害
水平 1：RCT 的 meta 分析	水平 1：非随机对照研究	结果不确切的 RCT 的 meta 分析	水平 1：非随机对照研究	水平 1：RCT 的 meta 分析
水平 2：多个 RCTs	水平 2～3：观察性研究	结果不确切或不一致的 RCTs 或单个 RCT	水平 2～3：观察性研究	水平 2：多个 RCTs
水平 3：单个 RCT	水平 4：成组病例分析或个案报道	结果不确切或不一致的 B 类证据	水平 4：成组病例分析或个案报道	水平 3：单个 RCT

正式的调查结果

强烈同意*	同意	不确定的意见	不同意	强烈不同意
专家调查回复意见的中位数 = 5**	专家调查回复意见的中位数 = 4	专家调查回复意见的中位数 = 3	专家调查回复意见的中位数 = 2	专家调查回复意见的中位数 = 1
会员调查意见的中位数 = 5	会员调查意见的中位数 = 4	会员调查意见的中位数 = 3	会员调查意见的中位数 = 2	会员调查意见的中位数 = 1
亚专科成员*** 调查意见的中位数 = 5	亚专科成员调查意见的中位数 = 4	亚专科成员调查意见的中位数 = 3	亚专科成员调查意见的中位数 = 2	亚专科成员调查意见的中位数 = 1

非正式的意见

非正式的意见	大多数非正式意见的倾向赞成	非正式意见不确定或存在不一致	大多数非正式意见的倾向反对	非正式意见强烈反对

* 对提出的干预至关重要的调查回复：5＝强烈同意，4＝同意，3＝不确切，2＝不同意，1＝强烈不同意。
** 表示对指南提出的干预意见强烈同意。
** 发给亚专科或其他合适参与组织的调查表

彩图 112-6　源自各类证据的结果类型的图示

由于 ASA 相关的指南证据主要来源于公开发表的文献和专家意见这两方面，因此本方法能够独立审核每种来源的证据以确定证据类型，同时能够确定两类主要证据的一致程度。通过对上述各类证据的研究，相关指南的任务组能够通过辅助工具制订有力且有用的推荐。

为了帮助读者熟悉上述各类证据，彩图 112-6 将各类证据以彩色标记直观表示。表格中以文献为基础的证据位于第一行，接着是源自正式调查的证据，最后是非正式的以专家意见为基础的证据。对患者有益的证据以绿色或蓝色标记，而对患者有害的证据以红色或橙色标记。高级别的证据以较深的颜色标记，无效或不确定的证据以无色标记。采用这类汇总表，证据的分类呈现能指导工作组著述推荐。例如，当各类证据一致显示为较深的颜色时，任务组可能有信心制订强推荐。而各类证据的颜色并不一致时，任务组将会对该推荐更为谨慎，或对该推荐干预的实施提供更多的细节。通过上述各类证据的使用，任务组能够遵循基于证据理由制订完全透明化的推荐。

指南实施的最后一步是其审批过程的开展。各组织间的审批过程大不相同，通常最终都由相应的管理机构实施。对于 ASA，指南的制订首先需要 ASA 行业规范和参考指南委员会（简称委员会）的批准，并最终由 ASA 代表大会（以投票方式）表决通过。委员会将指南文件提交给代表大会前，还需要正式的参考委员会进行评估以实施再次的审批程序。此次评估以听证会的形式进行，同时对那些希望对提出的指南或其中的推荐发表评论的 ASA 成员开放。然后参考委员会将推荐意见递交给代表大会，由后者予以批准或否决，而代表大会表决赞成或反对是否需要对指南文件进行修改。如果该指南未能获得批准，代表大会将指示委员会着重关注在下一年制订并提交重新修订的指南。这一评估过程能够在指南最终被 ASA 会员接受和认可前对其进行彻底审核。

小结和结论

循证指南为不断改善患者的健康和安全提供了强有力的工具。这些指南在患者护理的关键领域能够指导临床医师并规范临床实践。为此对科学研究文献全面且无偏倚的评估就极为重要。以文献为基础的证据来源包括：①提供因果关系证据的 RCTs；②提供证据关联与描述的观察性研究；③罕见或严重并发症的个案报道。然而指南的证据来源不应仅限于科学研究论文和观察性的文献。尽管文献是指南科学证据的主要来源，其他因素如推荐的可行性、可操作性、专业认同度也发挥着关键作用。

在科学研究结果的基础上又联合专家意见为基础的证据作为补充，这样有助于建立广泛的证据支持基础，从而减少了对结果狭隘解释的风险。妥善开展的正式调查所获得的数据能够提供有关治疗措施合适性与可行性的重要证据，而来自公开讨论会、互联网或其他来源的非正式意见有助于验证指南实施的可行性。此外，如大规模观察或管理数据库等其他信息来源可能也有帮助[47-48]。由于这些资源包括多种不同的信息类型，一些能够量化，一些则不能，因此必须按照其自身作为一个整体因素的价值进行评估。

鉴于制订指南时采用方法的广泛性和严谨性，随着简洁、透明的循证指南在临床的使用增多，临床医师对证据的质量更有信心。ASA 所采用的公开、透明的程序向执业医师清楚地显示了证据的积累方式。由于循证指南最终是为了促进临床疗效和患者的安全，因此其制订过程必须清晰而明确；同时尽最大可能减少执业医师及其患者的利益受损。

参 考 文 献

见本书所附光盘。

索　引

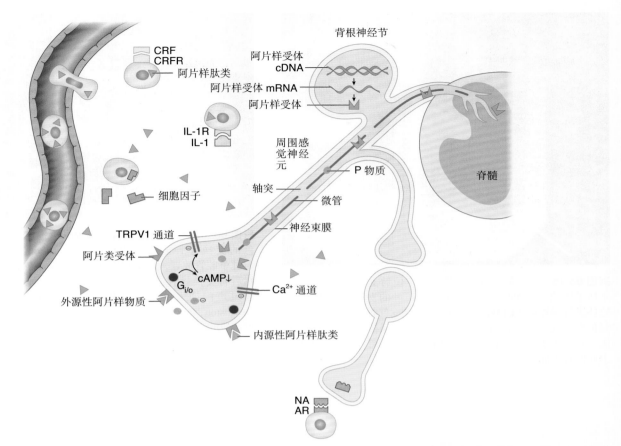

彩图 64-2 周围损伤组织内的内源性镇痛机制。含有阿片样肽类的循环白细胞在黏附分子活化和趋化因子的作用下渗出。随后，这些白细胞受应激或释放因子的刺激分泌阿片样肽类。例如，促肾上腺皮质激素释放因子（corticotropin-releasing factor，CRF）、白细胞介素 -1β（interleukin-1β，IL-1）和去甲肾上腺素（noradrenaline，NA，由交感神经节后神经元释放）可以分别激活白细胞上的促肾上腺皮质激素释放因子受体（CRF receptor，CRFR）、白细胞介素 -1 受体（IL-1R）和肾上腺素能受体（adrenergic receptor，AR），引起阿片样物质的释放。外源性阿片样物质或内源性阿片样肽类（绿色三角符号）与阿片样受体结合。这些受体在背根神经节内合成并沿轴突微管被输送到外周（和中枢）的感觉神经末梢。随后通过抑制离子通道（例如 TRPV1、钙离子）（见图 64-3 和文章内容）和 P 物质的释放产生镇痛作用 *(Modified from Stein C, Machelska H: Modulation of peripheral sensory neurons by the immune system: implications for pain therapy, Pharmacol Rev 63:860-881, 2011.)*

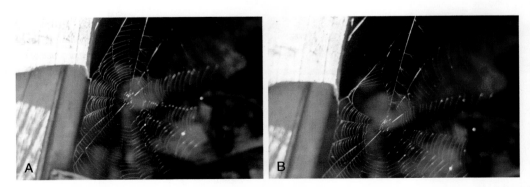

彩图 66-6 A. 以蜘蛛网作为肺模型演示肺大疱的病理生理机制。B. 切断蜘蛛网的一格后，弹性回缩力使蜘蛛网从失去结构支撑的区域被拉开，形成一大疱。虽然大疱周围的小格看起来是被压缩了，但这只是由于弹力的重新分配所造成的，并不是大疱内正压引起的向周围的挤压 *(Reproduced with permission from Slinger P: Principles and practice of anesthesia for thoracic surgery, New York, Springer, 2011.)*

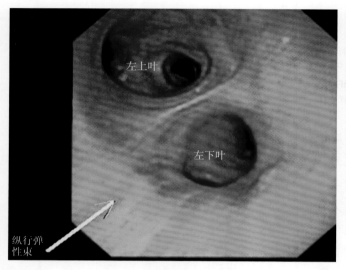

纵行弹
性束

彩图 66-15 对左侧支气管导管正确定位后支气管管腔远端镜下所见图像。可同时看见左上叶与左下叶的支气管开口。注意这些纵行弹性束（LEB，箭头）。它们从支气管黏膜的后壁向下延伸至主支气管。它们是将纤维支气管镜保持前后位的有用标志。在左主支气管，它们可延伸至左下叶，可作为区分下叶与上叶的有用标志

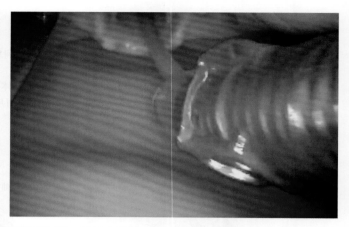

彩图 66-19 通过交换导管在可视喉镜指导下放置双腔管。绿色的交换导管（Cook Critical Care，Bloomington，Ind）最初过单腔管放置，而单腔管已经被拔除（在这张照片拍摄前），然后将交换导管通过双腔管管腔抽出，而双腔管是在直视下通过声门插入的。照片中的双腔管（Fuji，Phycon，Vitaid，Lewinston，NY）在远端支气管开口处为斜面，并且具有一个可弯曲的支气管腔，有助于这项操作

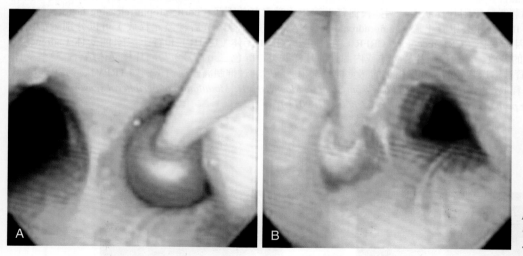

彩图 66-17 放置支气管和阻塞导管。通过纤维支气管镜从气管内隆嵴上方观察支气管阻塞导管在右主支气管（A）和左主支气管（B）的正确位置 *(Reproduced with permission from Slinger P:Principles and practice of anesthesia for thoracic surgery, New York, Springer, 2011.)*

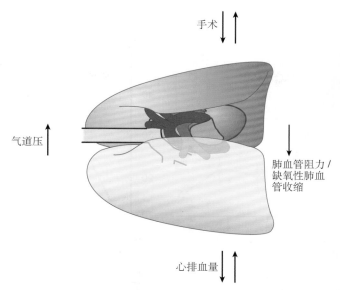

手术

气道压

肺血管阻力 /
缺氧性肺血
管收缩

心排血量

彩图 66-25 OLV 期间肺动脉血流分布的影响因素。缺氧性肺血管收缩（HPV）以及非通气侧肺的塌陷会增加肺血管阻力（PVR），血流分布倾向于通气侧肺。通气侧与非通气侧胸腔之间的气道压力梯度有助于血流分布于非通气侧肺。外科手术与心排血量具有双相作用，可增加亦可降低流向通气侧肺的比例

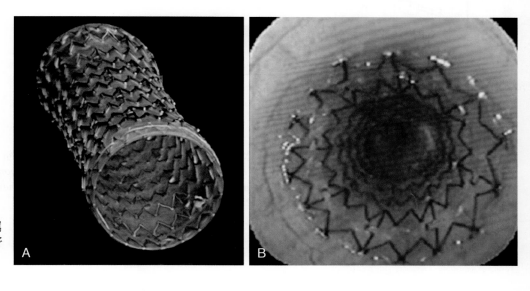

彩图 66-37 A. 自膨式可屈金属气管支架；B. 纤维支气管镜视野下自膨式可屈金属气管支架近端

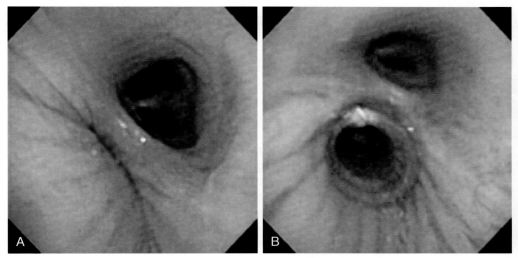

彩图 66-38 A. 肺移植术后左下肺叶塌陷患者的气道图像；B. 通过硬式支气管镜已将硅化橡胶支架置入左下肺叶

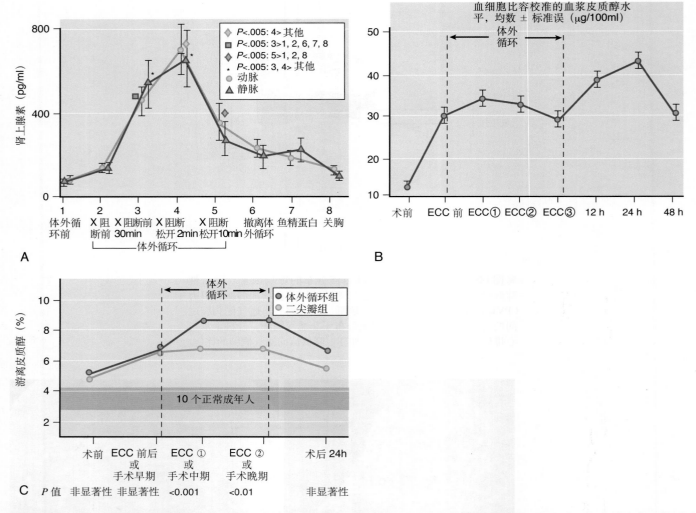

彩图67-4 A，心脏手术中血浆肾上腺素（Epi）水平。竖条表示标准误；X-clamp，主动脉阻断。B 和 C，心脏手术中的皮质醇水平。ECC，体外循环 *(A, Redrawn from Reves JG, Karp RB, Buttner EE, et al: Neuronal and adrenomedullary catecholamine release in response to cardiopulmonary bypass in man, Circulation 66:49-55, 1982; B and C, from Taylor KM, Jones JV, Walker MS, et al: The cortisol response during heart-lung bypass, Circulation 54:20-25, 1976.)*

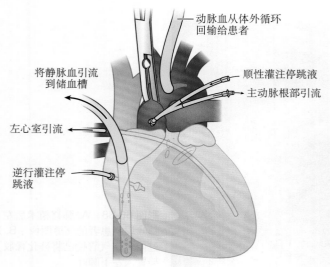

彩图67-12 一种常见的心肺转流插管方法。心肺转流至少需要两个插管：将一个插管插入右心房，将静脉血引流到体外回路，将另一个插管插入升主动脉，将动脉血从体外回输到患者体内。其他插管是用来阻断后保护心脏。顺行灌注即通过放在升主动脉的一个特殊灌注针（位于主动脉瓣和主动脉阻断钳之间）给予心脏停跳液。逆行灌注指通过一个尖端球囊插管直接经冠状静脉窦灌注心脏停跳液。引流管用于心脏减压，在主动脉钳开放时吸走气泡。顺行灌注针也用于主动脉根部吸引，经右上肺静脉可插入左室吸引导管

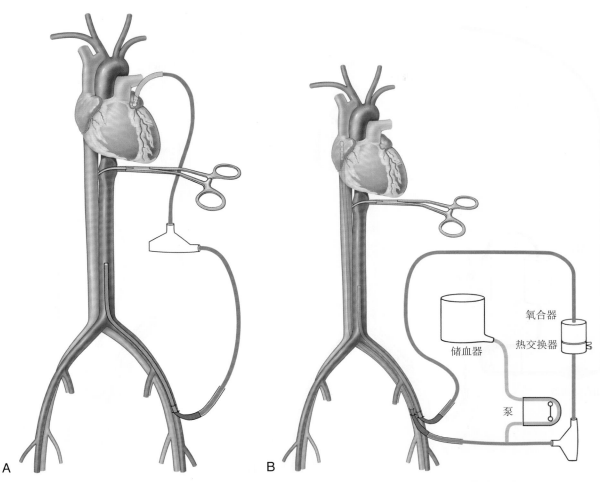

彩图 67-15 左心转流（LHB）简图。A，简单 LHB（左心房、离心泵和股动脉）。B，复杂 LHB（包括氧合器、热交换器以及用于给予液体的储血器）

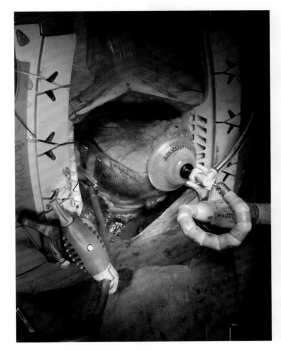

彩图 67-20 本图显示 OPCAB 时第一钝缘支（OM1）与大隐静脉移植血管的吻合。本图是从患者的头端显示。可见已经完成的左侧乳内动脉到左前降支吻合。采用 Maquet 通路装置（MAQUET，Wayne，NJ）以吸引力摆正心脏而使回旋支更易操作 *(Courtesy Alexander Mittnacht, MD, Mount Sinai School of Medicine, New York; From Mittnacht AJC, Weiner M, London MJ, Kaplan JA: Anesthesia for myocardial revascularization. In Kaplan JA, Reich DL, Savino JS, editors: Kaplan's cardiac anesthesia: the echo era, ed 6, St. Louis, 2011, Saunders, p 524.)*

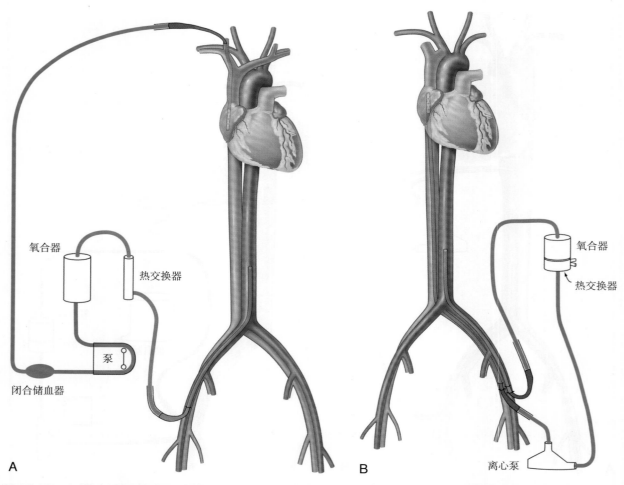

氧合器

热交换器

泵

闭合储血器

A

氧合器

热交换器

离心泵

B

彩图 67-16 A,患者通过颈内静脉和股动脉插管,中间连结传统的 ECMO 管路。B,患者通过股动脉和股静脉插管,中间连结简单的心肺支持管路

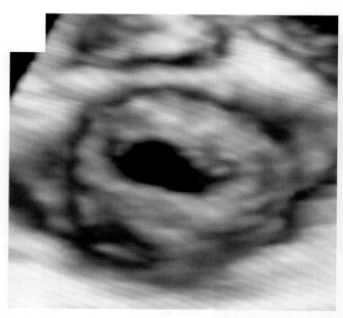

彩图 67-23 从左心房看狭窄的二尖瓣三维图像 *(From Lang RM, Tsang W, Weinert L, et al: Valvular heart disease: the value of 3-dimensional echocardiography, J Am Coll Cardiol 58:1933-1944, 2011.)*

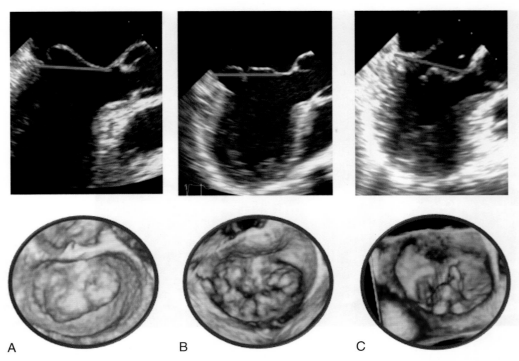

A   B   C

彩图67-25 二尖瓣脱垂的鉴别诊断。2D TEE长轴切面显示前瓣脱垂（A，上图），从左心房看3D TEE图（A，下图）。当瓣叶游离缘在收缩期超过二尖瓣瓣环平面时可以诊断二尖瓣脱垂。2D TEE长轴切面显示腱索延长导致波浪样双叶二尖瓣脱垂（B，上图），从左心房看3D TEE图像（B，下图）。由于瓣叶组织过多，在收缩期瓣体突入左心房，瓣叶游离缘仍然低于二尖瓣环平面，可以诊断波浪样瓣。2D TEE长轴切面显示由于腱索破裂，出现连枷样瓣叶（C，上图），从左心房看P2连枷3D TEE图像（C，下图）*(From Lang RM, Tsang W, Weinert L, et al: Valvular heart disease: the value of 3-dimensional echocardiography, J Am Coll Cardiol 58:1933-1944, 2011.)*

预消融

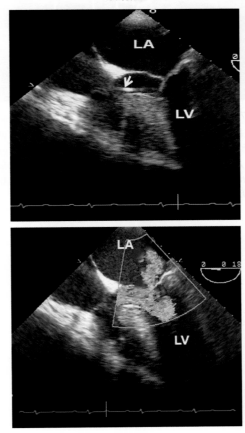

彩图67-27 TEE图像。上图，二维图像显示左室流出道狭窄，合并收缩期前向运动（箭头）。下图，彩色多普勒图像显示呈马赛克色块的高速血流信号，二尖瓣偏心反流朝向后外侧 *(From Naguch SF, Bierig M, Budoff MJ, et al: American Society of Echocardiography clinical recommendations for multimodality cardiovascular imaging of patients with hypertrophic cardiomyopathy, J Am Soc Echocardiogr 24: 473-498, 2011.)*

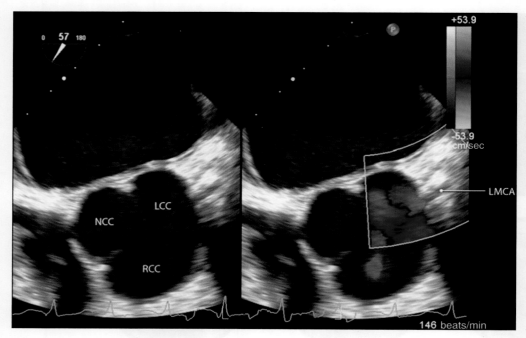

彩图 67-30 食管中段短轴切面。LMCA，左主冠状动脉；NCC，无冠状瓣；RCC，右冠状尖 (From Virtual TEE: <http://pie.med.utoronto.ca/tee>.)

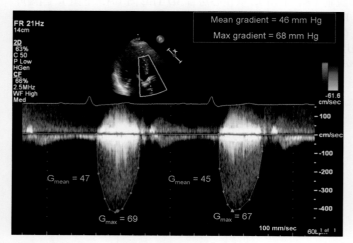

彩图 67-31 连续多普勒定量测量主动脉狭窄的程度 (From <http://web.stanford.edu/group/ccm_echocardio/ cgi-bin/mediawiki/ index.php/Aortic_stenosis_assessment>. [Accessed 21.08.14].)

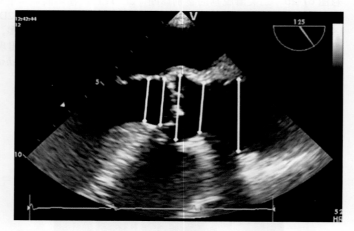

彩图 67-32 术中 TEE 测量主动脉瓣环，包括左室流出道（以排除重度非对称性室间隔肥厚）、主动脉瓣环径、Valsalva 窦、窦管交界以及升主动脉直径（箭头，从左到右）(From Pasic M, Buz S, Dreysse S, et al: Transapical aortic valve implantation in 194 patients: problems, complications, and solutions, Ann Thorac Surg 90:1463-1469; discussion 1469-1470, 2010.)

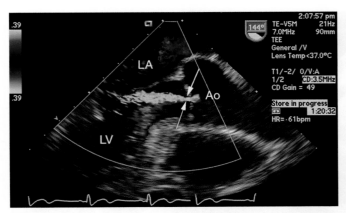

彩图 67-34 缩流。用标尺测量主动脉反流束最狭窄部分，大约与瓣口反流面积相当 *(From Perino AC, Reeves ST, editors: A practical approach to transesophageal echocardiography, ed 2, Philadelphia, 2008, Lippincott Williams & Wilkins, p 232.)*

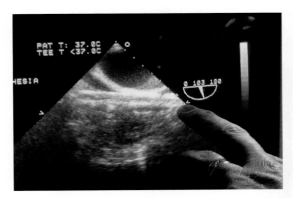

彩图 67-35 静脉置管通过下腔静脉 - 右心房进入上腔静脉

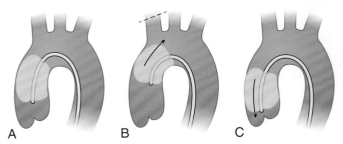

彩图 67-36 A. 图示在升主动脉上定位良好的 EndoClamp。B. EndoClamp 向远端移位，可能堵塞无名动脉的血流。C. EndoClamp 向近端移位，可能主动脉阻断不全和心肌停跳不充分 *(Modified with permission from Kottenberg-Assenmacher E, Kamler M, Peters J: Minimally invasive endoscopic port-access intracardiac surgery with one lung ventilation: impact on gas exchange and anaesthesia resources, Anaesthesia 62:231-238, 2007; from Vernick WJ, Woo JY: Anesthetic considerations during minimally invasive mitral valve surgery, Semin Cardiothorac Vasc Anesth 16:11-24, 2012.)*

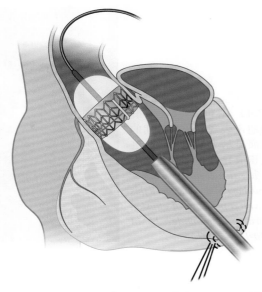

彩图 67-38 经心尖主动脉瓣植入术的示意图。通过球囊扩张在自身瓣环上植入人工瓣膜 *(From Walther T, Ralk V, Borger MA, et al: Minimally invasive transapical beating heart aortic valve implantation: proof of concept, Eur J Cardiothorac Surg 31:9-15, 2007.)*

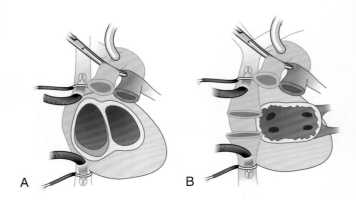

彩图 67-39 心脏移植的外科技术。A，双房技术。供体心脏被吻合至受体的右心房和左心房体部。B，双腔静脉技术。供体左心房被吻合至单独的左心房口，包括受体的肺静脉

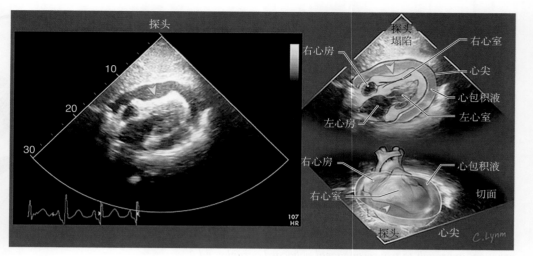

彩图 67-43　心包积液导致心脏压塞的超声表现。舒张早期的剑下切面显示大量的环绕心脏的心包积液导致右心室完全塌陷（箭头）*(From Roy CL, Minor MA, Brookhart MA, et al: Does this patient with a pericardial effusion have cardiac tamponade? JAMA 297:1810-1818, 2007.)*

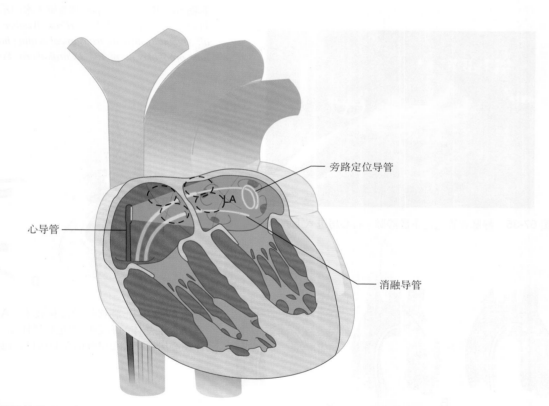

彩图 68-8　消融手术中的导管放置。在心内超声心动图的引导下放置定位导管和消融导管 *(Courtesy O. Wazni, MD, Cleveland Clinic, Cleveland, OH.)*

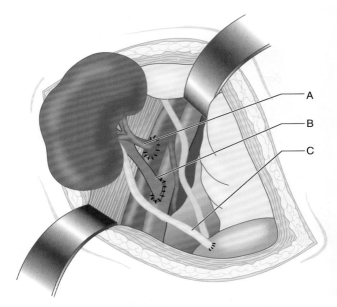

彩图 74-4　肾移植。A. 肾动脉与髂外动脉行端侧吻合。B. 肾静脉与髂外静脉行端侧吻合。C. 输尿管与膀胱黏膜吻合 *(From Hardy JD: Hardy's Textbook of Surgery, ed 2. Philadelphia, 1988, JB Lippincott.)*

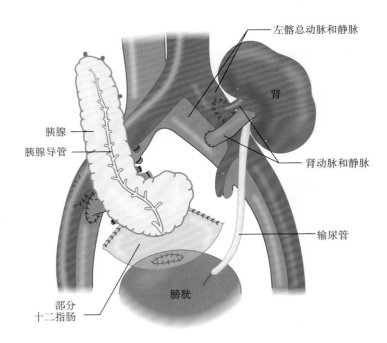

彩图 74-6　胰腺移植。外分泌液通过胰—十二指肠—膀胱造口吻合术引流至膀胱。肾移植时肾动脉和静脉分别与髂总动脉和静脉吻合 *(Modified from Moody FG, editor: Surgical Treatment of Digestive Diseases, ed 2. St Louis, 1990, Mosby–Yearbook.)*

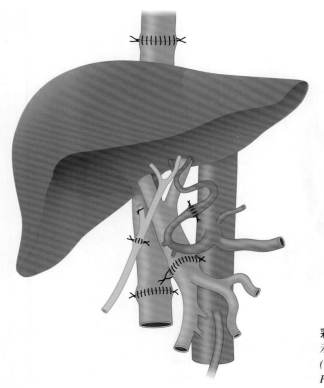

彩图 74-9　肝移植。图示为经典的腔静脉间植入技术，显示了肝上和肝下下腔静脉、门静脉、肝动脉和胆管的吻合 *(From Molmenti E, Klintmalm G: Atlas of Liver Transplantation. Philadelphia, 2002, Saunders.)*

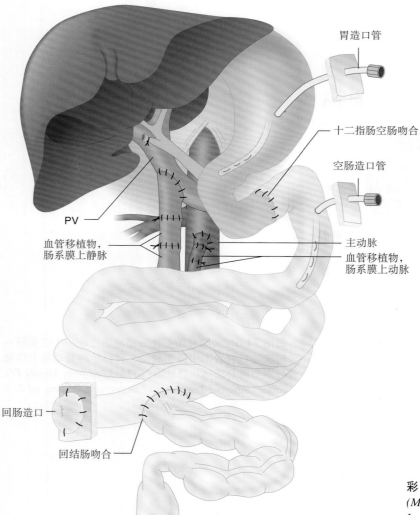

胃造口管

十二指肠空肠吻合

空肠造口管

PV

血管移植物，
肠系膜上静脉

主动脉

血管移植物，
肠系膜上动脉

回肠造口

回结肠吻合

彩图 74-12　小肠移植。图示植入的供体小肠 *(Modified from Abu-Elmagd K, Fung J, Bueno J, et al: Logistics and technique for procurement of intestinal, pancreatic and hepatic graft from the same donor, Ann Surg 232:680-687, 2002.)*

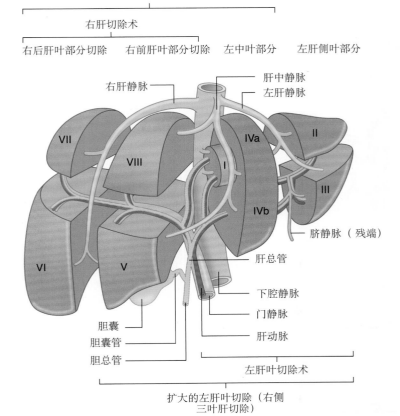

扩大的右肝叶切除（右侧三叶肝切除）

右肝切除术

右后肝叶部分切除　　右前肝叶部分切除　　左中叶部分　　左肝侧叶部分

右肝静脉　　　　　　　　肝中静脉
　　　　　　　　　　　　左肝静脉

VII

VIII

IVa

II

I

IVb

III

脐静脉（残端）

V

肝总管

VI

下腔静脉

胆囊　　　　　　　　　　门静脉

胆囊管　　　　　　　　　肝动脉

胆总管

左肝叶切除术

扩大的左肝叶切除（右侧
三叶肝切除）

彩图 75-5　肝分段解剖图示了在各种部分肝切除时应切除的肝部分 *(Redrawn from Steadman RH, Braunfeld M, Park H: Liver and gastrointestinal physiology. In Hemmings HC, Egan T, editors: Pharmacology and physiology in anesthesia: foundations and clinical applications. Philadelphia, 2013, Saunders, p 475-486.)*

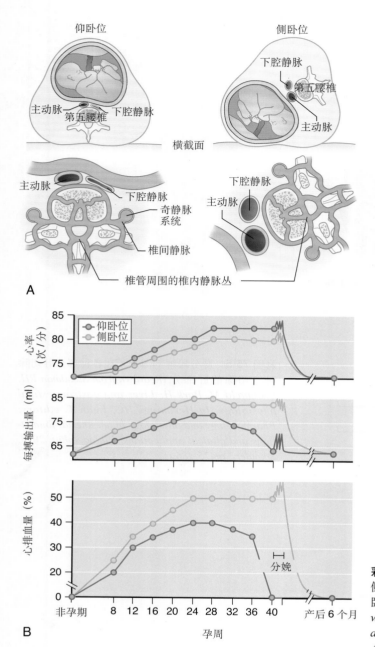

彩图 77-1 A. 妊娠子宫仰卧位时对主动脉-腔静脉的压迫和侧卧位时解除压迫的横切面示意图。B. 不同妊娠时期孕妇仰卧位和侧卧位心率、每搏输出量和心排血量的改变 *(Reprinted with permission from Bonica JJ, editor: Obstetric analgesia and anesthesia, Amsterdam, 1980, World Federation of Societies of Anaesthesiologists.)*

彩图 78-7 A. 骶尾部畸胎瘤（SCT）胎儿的超声成像。注意肿瘤的骶尾部起源。B. SCT 胎儿正在行子宫内切除术。注意在静脉导管插入大隐静脉前，止血带应短暂放置于左腿上 *(Courtesy Dr. Anita Moon-Grady, Department of Pediatrics, University of California, San Francisco, Calif.)*

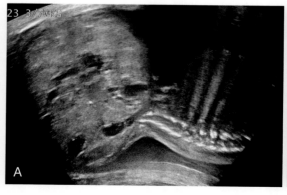
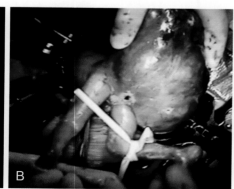

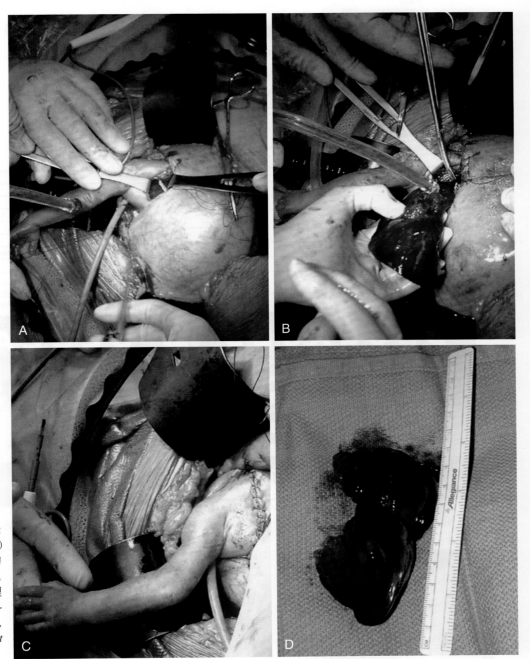

彩图 78-9　A. 胸骨切开后显示的先天性肺气道畸形（CPAM）的开放性切除。B. 切除的CPAM肿块。C. 关闭胎儿胸腔。D. 切除的CPAM肿块的病理标本 *(Courtesy Dr. Anita Moon-Grady, University of California, San Francisco Fetal Treatment Center, San Francisco, Calif.)*

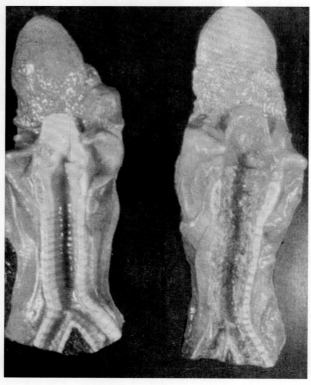

EVACU-AID™
TRIAGE TAG

CONTAMINATION:
___NO ___YES
Circle type below

Chemical Biological
Radioactive

Respirations ___ Yes ___ No
Perfusion ___ +2 SEC ___ -2 SEC
Mental Status___ Can do ___ Can't do
Mark × ORIENTED ___ DISORIENTED ___ UNCONSCIOUS ___

Time	Pulse	B/P	Respiration

Time	Drug Solution	Dosage

Major Injuries: ___
Destination: ___

© 2002 AGM,Inc.
All Rights Reserved

Notes: ___

Allergies: ___
Prescriptive Medication: ___

Personal Information
Name: ___
Address: ___
City: ___ St: ___ Zip: ___ Phone: ___
Male:___ Female:___ Age: ___ Weight: ___

DECEASED

IMMEDIATE
714821

DELAYED
714821

MINOR
714821

DECEASED

IMMEDIATE

DELAYED

MINOR

PRINTED IN CHINA

彩图 82-5 用于野外分类的标签（正面和背面）。根据患者伤情的严重程度以及是否需要立即现场救治或迅速转运到创伤中心，将患者分为 4 组

彩图 83B-7 芥子气暴露引起的气管损害 *(Courtesy Her Majesty's Stationery Office, London, United Kingdom.)*

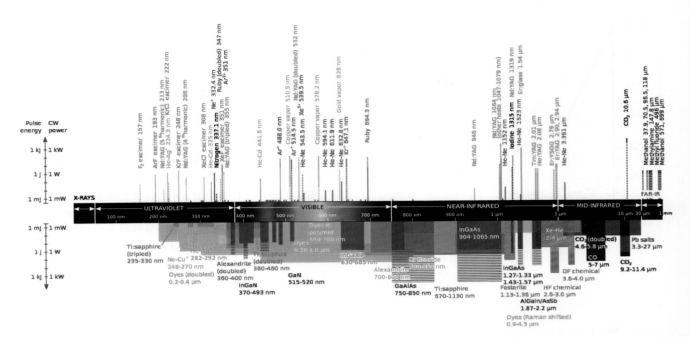

彩图 88-4　市售激光器的能量和波长。纵轴：能量；上方：频率；下方：波长。蓝色：染料激光器；绿色：固体或半导体激光器；红色：气体或准分子激光器 *(From Danh. Wikipedia Commons. <http://en.wikipedia.org/wiki/File:Commercial_laser_lines.svg> Accessed 11/22/2013.)*

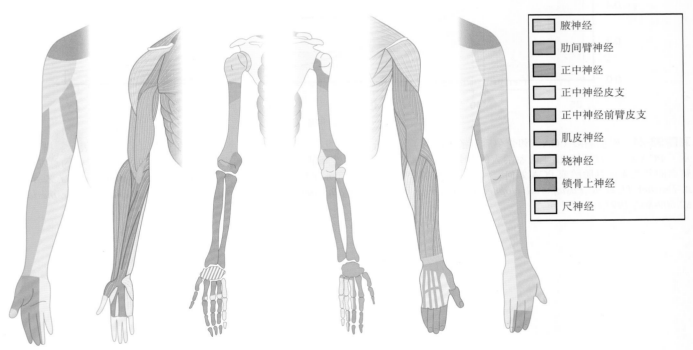

	腋神经
	肋间臂神经
	正中神经
	正中神经皮支
	正中神经前臂皮支
	肌皮神经
	桡神经
	锁骨上神经
	尺神经

彩图 92-11　上肢皮肤、肌肉及骨骼的神经支配图

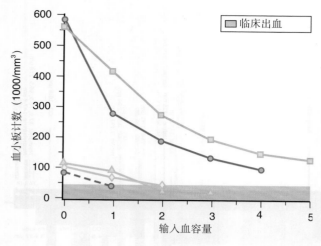

彩图 93-20 稀释性血小板减少常发生在大量失血时。但是否需要输注血小板则取决于初始时的血小板计数。初始血小板计数低的患儿在失血量达 1～2 倍血容量时即可发生稀释性血小板减少，而初始血小板计数高的患儿则无需输注血小板治疗。蓝色虚线、黄色实线、绿色实线代表初始血小板计数低的患儿；蓝色和橙色线代表初始血小板计数高的患儿 *(Data from Coté CJ, Liu LM, Szyfelbein SK, et al: Changes in serial platelet counts following massive blood transfusion in pediatric patients, Anesthesiology 62:197-201, 1985.)*

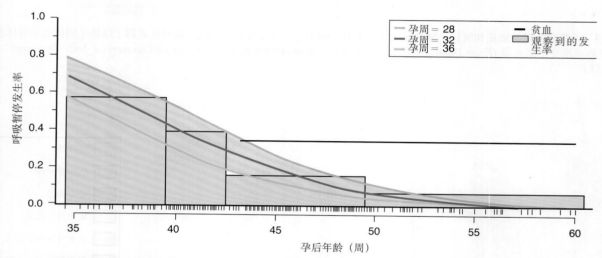

彩图 93-24 根据胎龄（GA）和受孕后年龄（PCA）预测所有婴儿发生呼吸暂停的概率。贫血的患儿以水平黑线表示。横坐标显示了 PCA 对应的数目。出生时胎龄大的婴儿发生呼吸暂停的危险性降低。阴影部分代表该胎龄范围内婴儿呼吸暂停的总发生率。贫血的婴儿无论其胎龄或 PCA 如何，其发生呼吸暂停的概率相同（水平黑线）*(Reproduced with permission from Coté CJ, Zaslavsky A, Downes JJ, et al: Postoperative apnea in former preterm infants after inguinal herniorrhaphy. A combined analysis, Anesthesiology 82:809-802, 1995.)*

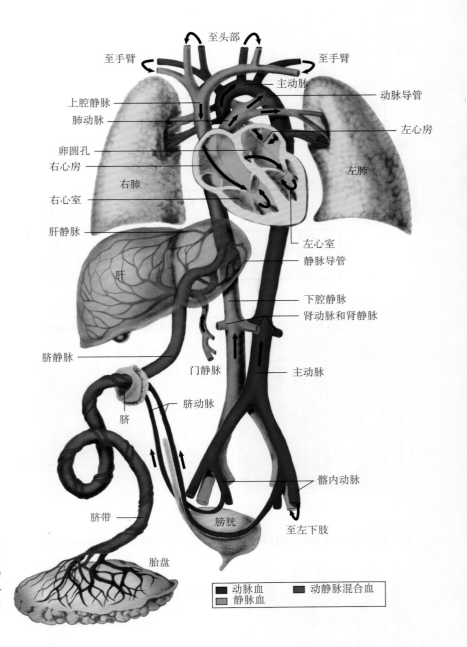

彩图 94-1 妊娠晚期胎儿循环路径，注意经由卵圆孔和动脉导管的选择性血流模式（译者注：原图有误。①图中降主动脉内血流指示箭头的方向错误，应从近心端指向远心端；②图中脐静脉内血液颜色为蓝色，而胎儿脐静脉内应为氧合的动脉血，颜色应为红色）

图例：
- ■ 动脉血
- ■ 静脉血
- ■ 动静脉混合血

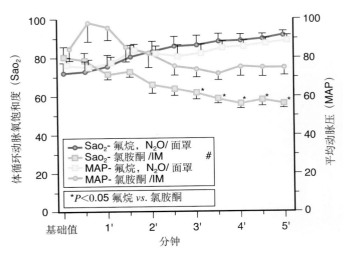

图例：
- Sao₂- 氟烷，N₂O/ 面罩
- Sao₂- 氯胺酮 /IM　#
- MAP- 氟烷，N₂O/ 面罩
- MAP- 氯胺酮 /IM

*P<0.05 氟烷 *vs.* 氯胺酮

纵轴左：体循环动脉血氧饱和度 (Sao₂)
纵轴右：平均动脉压 (MAP)
横轴：分钟　基础值　1'　2'　3'　4'　5'

彩图 94-7 存在右向左分流风险的法洛四联症患儿，面罩吸入氟烷 / 氧化亚氮（*n*=7）和肌内注射氯胺酮（*n*=7）诱导时动脉血氧饱和度和平均动脉压变化的比较。图中显示尽管平均动脉压显著下降，但氟烷吸入组的动脉血氧饱和度能得以维持。（＃译者注，原图图例标识有误。经查证原始引用文献，第 2、第 3 图例的标记文字应互换，即绿色框点为 MAP－氟烷，N₂O/ 面罩；淡黄色框点为 Sao₂－氯胺酮 /IM）*(From Greeley WJ, Bushman GA, Davis DP, et al: Comparative effects of halothane and ketamine on systemic arterial oxygen saturation in children with cyanotic heart disease, Anesthesiology 65:666, 1986.)*

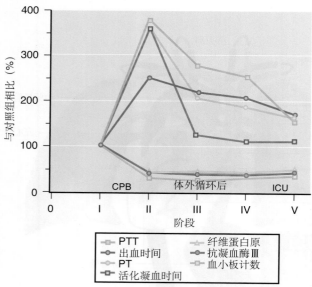

彩图 94-13　25 例儿童体外循环前、中、后血液凝血状态变化折线图。凝血时间和凝血因子以与对照组相比的百分率变化表示。阶段Ⅰ，体外循环前基础值；阶段Ⅱ，体外循环后，鱼精蛋白拮抗肝素前；阶段Ⅲ，使用鱼精蛋白后；阶段Ⅳ，离开手术室前即刻；阶段Ⅴ，至重症监护病房（ICU）3h 后。PT，凝血酶原时间；PTT，部分凝血酶原时间

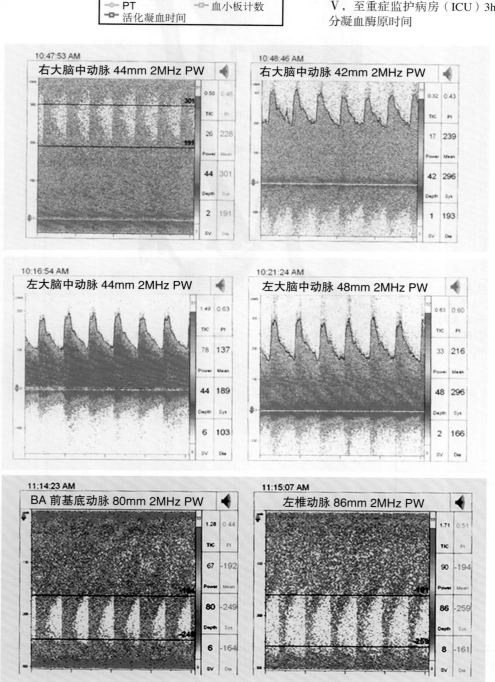

彩图 105-6　中脑和脊椎基底动脉脑血流速度升高的经颅多普勒超声图像

VA-ECMO

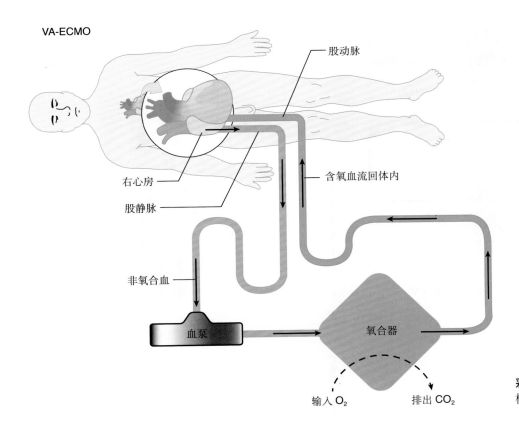

股动脉

右心房

股静脉

含氧血流回体内

非氧合血

血泵

氧合器

输入 O₂

排出 CO₂

彩图 107-2　经股静 - 动脉 VA ECMO
模式示意图

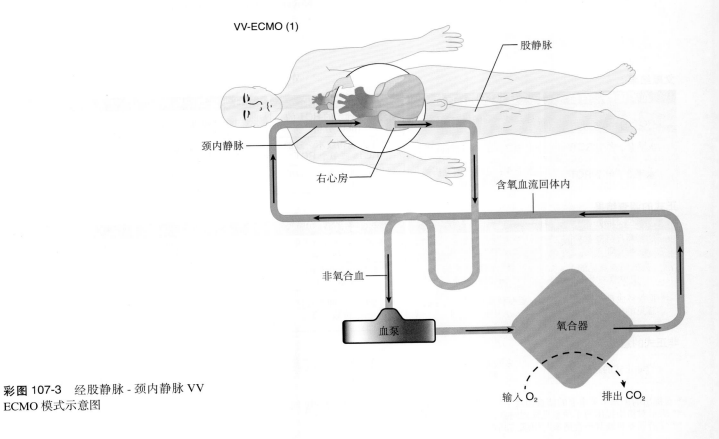

VV-ECMO (1)

股静脉

颈内静脉

右心房

含氧血流回体内

非氧合血

血泵

氧合器

输入 O₂

排出 CO₂

彩图 107-3　经股静脉 - 颈内静脉 VV
ECMO 模式示意图

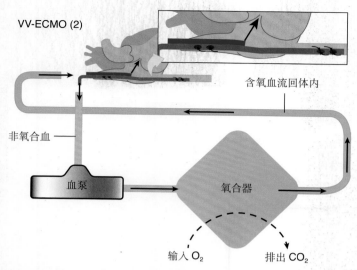

VV-ECMO (2)

含氧血流回体内

非氧合血

血泵

氧合器

输入 O$_2$　　排出 CO$_2$

彩图 107-4　采用 Avalon 插管（小图）的单静脉 VV ECMO 模式示意图

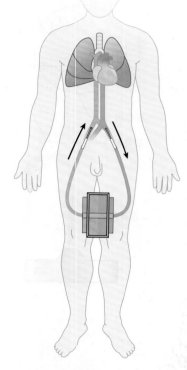

彩图 107-5　NovaLung 介入性肺辅助［iLA］膜式呼吸机（NovaLung Gmbh, Heilbronn, 德国）无泵 AV ECMO 示意图

文献结果：

A 类证据：有益	B 类证据：有益	不确定的结果	B 类证据：有害	A 类证据：有害
水平 1：RCT 的 meta 分析	水平 1：非随机对照研究	结果不确切的 RCT 的 meta 分析	水平 1：非随机对照研究	水平 1：RCT 的 meta 分析
水平 2：多个 RCTs	水平 2~3：观察性的研究	结果不确切或不一致的 RCTs 或单个 RCT	水平 2~3：观察性的研究	水平 2：多个 RCTs
水平 3：单个 RCT	水平 4：成组病例分析或个案报道	结果不确切或不一致的 B 类证据	水平 4：成组病例分析或个案报道	水平 3：单个 RCT

正式的调查结果

强烈同意	同意	不确定的意见	不同意	强烈不同意
专家调查回复意见的中位数 = 5**	专家调查回复意见的中位数 = 4	专家调查回复意见的中位数 = 3	专家调查回复意见的中位数 = 2	专家调查回复意见的中位数 = 1
会员调查意见的中位数 = 5	会员调查意见的中位数 = 4	会员调查意见的中位数 = 3	会员调查意见的中位数 = 2	会员调查意见的中位数 = 1
亚专科成员***调查意见的中位数 = 5	亚专科成员调查意见的中位数 = 4	亚专科成员调查意见的中位数 = 3	亚专科成员调查意见的中位数 = 2	亚专科成员调查意见的中位数 = 1

非正式的意见

非正式的意见	大多数非正式意见的倾向赞成	非正式意见不确定或存在不一致	大多数非正式意见的倾向反对	非正式意见强烈反对

* 对提出的干预至关重要的调查回复：5 = 强烈同意，4 = 同意，3 不确切，2 = 不同意，1 = 强烈不同意。
** 表示对指南提出的干预意见强烈同意。
** 发给亚专科或其他合适参与组织的调查表。

彩图 112-6　源自各类证据的结果类型的图示